ANESTESIOLOGIA CLÍNICA
de Morgan e Mikhail

Nota

A medicina é uma ciência em constante evolução. À medida que novas pesquisas e a própria experiência clínica ampliam o nosso conhecimento, são necessárias modificações na terapêutica, onde também se insere o uso de medicamentos. Os autores desta obra consultaram as fontes consideradas confiáveis, num esforço para oferecer informações completas e, geralmente, de acordo com os padrões aceitos à época da publicação. Entretanto, tendo em vista a possibilidade de falha humana ou de alterações nas ciências médicas, os leitores devem confirmar estas informações com outras fontes. Por exemplo, e em particular, os leitores são aconselhados a conferir a bula completa de qualquer medicamento que pretendam administrar, para se certificar de que a informação contida neste livro está correta e de que não houve alteração na dose recomendada nem nas precauções e contraindicações para o seu uso. Essa recomendação é particularmente importante em relação a medicamentos introduzidos recentemente no mercado farmacêutico ou raramente utilizados.

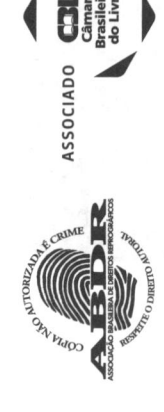

A278   Anestesiologia clínica de Morgan e Mikhail / John F.
       Butterworth; David C. Mackey; John D. Wasnick ;
       tradução : Simone Kobe de Oliveira... [et al.] ;
       revisão técnica : André Schwertner, Hugo Daniel Welter
       Ribeiro. – 7. ed. – Porto Alegre : Artmed, 2024.
       xv, 1.256 p. il. ; 28 cm.

       ISBN 978-65-5882-199-1

       1. Anestesiologia. I. Butterworth, John F. II. Mackey,
       David C. III. Wasnick, John D.

                                                      CDU 616-089.5

Catalogação na publicação: Karin Lorien Menoncin – CRB 10/2147

John F. Butterworth • David C. Mackey • John D. Wasnick

ANESTESIOLOGIA CLÍNICA de Morgan e Mikhail

7ª edição

Tradução

Simone Kobe de Oliveira (*Caps. 1-6*); André Garcia Islabão (*Iniciais; Caps. 7-17*);
André Schwertner (*Caps. 18-26*); Ananyr Porto Fajardo (*Caps. 45-48*);
Opportunity Translations (Weslley Waideman) (*Caps. 27-44; 49-59; Índice*)

Revisão técnica

André Schwertner (*Caps. 1-15; 17-37; 47; 49-59*)
Anestesiologista. Doutor em Medicina: Ciências Médicas pela Universidade Federal do Rio Grande do Sul (UFRGS).
Hugo Daniel Welter Ribeiro (*Caps. 16, 38-46; 48*)
Anestesiologista. Doutor em Medicina: Ciências Médicas pela UFRGS.

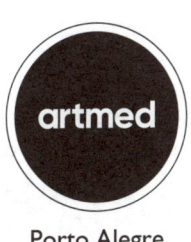

artmed

Porto Alegre
2024

Obra originalmente publicada sob o título *Morgan and Mikhail's clinical anesthesiology, 7th edition*
ISBN 9781260473797
Original edition copyright © 2022 by McGraw-Hill, LLC, New York, New York. All Rights reserved.
Portuguese language translation copyright © 2024 by GA Educação Ltda. All Rights Reserved.

Gerente editorial: *Letícia Bispo de Lima*

Colaboraram nesta edição

Editora: *Mirian Raquel Fachinetto*

Preparação de originais: *Heloísa Stefan, Julia Santos Nunes Rodrigues e Mirela Favaretto*

Leitura final: *Carine Garcia Prates*

Capa sobre arte original: *Tatiana Sperhacke – Tat Studio*

Editoração: *Clic Editoração Eletônica Ltda.*

Reservados todos os direitos de publicação, em língua portuguesa, a
GA EDUCAÇÃO LTDA.
(Artmed é um selo editorial do GA EDUCAÇÃO LTDA.)
Rua Ernesto Alves, 150 – Bairro Floresta
90220-190 – Porto Alegre – RS
Fone: (51) 3027-7000

SAC 0800 703 3444 – www.grupoa.com.br

É proibida a duplicação ou reprodução deste volume, no todo ou em parte, sob quaisquer formas ou por quaisquer meios (eletrônico, mecânico, gravação, fotocópia, distribuição na Web e outros), sem permissão expressa da Editora.

IMPRESSO NO BRASIL
PRINTED IN BRAZIL

Autores

John F. Butterworth IV, MD
Former Professor and Chairman
Department of Anesthesiology
Virginia Commonwealth University School of Medicine
VCU Health System
Richmond, Virginia

David C. Mackey, MD
Professor
Department of Anesthesiology and
 Perioperative Medicine
University of Texas MD Anderson Cancer Center
Houston, Texas

John D. Wasnick, MD, MPH
Steven L. Berk Endowed Chair for Excellence
 in Medicine
Professor and Chair
Department of Anesthesia
Texas Tech University Health Sciences Center
School of Medicine
Lubbock, Texas

Brian M. Ilfeld, MD, MS (Clinical Investigation)
Professor of Anesthesiology, In Residence
Division of Regional Anesthesia and Pain Medicine
Department of Anesthesiology
University of California at San Diego
San Diego, California

Bruce M. Vrooman, MD, MS, FIPP
Associate Professor of Anesthesiology
Geisel School of Medicine at Dartmouth
Dartmouth-Hitchcock Medical Center
Lebanon, New Hampshire

Edward R. Mariano, MD, MAS
Professor
Department of Anesthesiology, Perioperative
 & Pain Medicine
Stanford University School of Medicine
Chief, Anesthesiology & Perioperative Care Service
Associate Chief of Staff, Inpatient Surgical Services
Veterans Affairs Palo Alto Health Care System
Palo Alto, California

Gabriele Baldini, MD, MSc
Associate Professor
Medical Director, Montreal General Hospital
 Preoperative Centre
Department of Anesthesia
McGill University Health Centre
Montreal General Hospital
Montreal, Quebec, Canada

George W. Williams, MD, FASA, FCCP
Associate Professor of Anesthesiology and Surgery &
 Vice Chair for Critical Care Medicine,
 Department of Anesthesiology
Medical Co-Director, Surgical Intensive Care
 Unit- Lyndon B. Johnson General Hospital
Medical Director, Donor Specialty Care Unit- Memorial
 Hermann Hospital TMC
Chair, American Society of Anesthesiologists Committee
 on Critical Care Medicine

Jody C. Leng, MD, MS
Department of Anesthesiology and Perioperative
 Care Service, Virginia
Palo Alto Health Care System, Palo Alto, California
Department of Anesthesiology, Perioperative and
 Pain Medicine, Stanford University School of
 Medicine, Stanford, California

John J. Finneran IV, MD
Associate Professor of Anesthesiology
University of California, San Diego

Kimberly Youngren, MD
Clinical Assistant Professor of Anesthesiology
Geisel School of Medicine
Program Director, Pain Medicine Fellowship
Dartmouth Hitchcock. Lebanon

Michael A. Frölich, MD, MS
Tenured professor
Department of Anesthesiology
 and Perioperative Medicine
University of Alabama at Birmingham
Birmingham, Alabama

Michael Ramsay, MD, FRCA
Chairman, Department of Anesthesiology
Baylor University Medical Center
Baylor Scott and White Health Care System
Professor
Texas A&M University Health Care Faculty
Dallas, Texas

Nirvik Pal, MD
Associate Professor
Department of Anesthesiology
Virginia Commonwealth University
School of Medicine, Richmond, Virginia

Pranav Shah, MD
Assistant Professor
Department of Anesthesiology
VCU School of Medicine
Richmond, Virginia

Seamas Dore, MD
Assistant Professor
Department of Anesthesiology
Virginia Commonwealth University
School of Medicine, Richmond, Virginia

Autores de edições anteriores

Alina Nicoara, MD
Associate Professor
Department of Anesthesiology
Duke University Medical Center
Durham, North Carolina

Aschraf N. Farag, MD
Assistant Professor
Department of Anesthesia
Texas Tech University Health Sciences Center
Lubbock, Texas

Bettina Schmitz, MD, PhD
Associate Professor
Department of Anesthesia
Texas Tech University Health Sciences Center
Lubbock, Texas

Christiane Vogt-Harenkamp, MD, PhD
Assistant Professor
Department of Anesthesia
Texas Tech University Health Sciences Center
Lubbock, Texas

Cooper W. Phillips, MD
Assistant Professor
Department of Anesthesiology
UT Southwestern Medical Center
Dallas, Texas

Denise J. Wedel, MD
Professor of Anesthesiology
Mayo Clinic
Rochester, Minnesota

Elizabeth R. Rivas, MD
Assistant Professor
Department of Anesthesiology
Texas Tech University Health Sciences Center
Lubbock, Texas

Johannes De Riese, MD
Assistant Professor
Department of Anesthesiology
Texas Tech University Health Sciences Center
Lubbock, Texas

Kallol Chaudhuri, MD, PhD
Professor
Department of Anesthesia
West Virginia University School of Medicine
Morgantown, West Virginia

Lydia Conlay, MD
Professor
Department of Anesthesia
Texas Tech University Health Sciences Center
Lubbock, Texas

Nirvik Pal, MD
Associate Professor
Department of Anesthesiology
Virginia Commonwealth University
School of Medicine, Richmond, Virginia

Nitin Parikh, MD
Associate Professor
Department of Anesthesia
Texas Tech University Health Sciences Center
Lubbock, Texas

Pranav Shah, MD
Assistant Professor
Department of Anesthesiology
VCU School of Medicine
Richmond, Virginia

Robert Johnston, MD
Associate Professor
Department of Anesthesia
Texas Tech University Health Sciences Center
Lubbock, Texas

Sabry Khalil, MD
Assistant Professor
Department of Anesthesiology
Texas Tech University Health Sciences Center
Lubbock, Texas

Sanford Littwin, MD
Assistant Professor
Department of Anesthesiology
St. Luke's Roosevelt Hospital Center and Columbia
    University College of Physicians and Surgeons
New York, New York

Seamas Dore, MD
Assistant Professor
Department of Anesthesiology
Virginia Commonwealth University
School of Medicine, Richmond, Virginia

Suzanne N. Northcutt, MD
Associate Professor
Department of Anesthesia
Texas Tech University Health Sciences Center
Lubbock, Texas

Swapna Chaudhuri, MD, PhD
Professor
Department of Anesthesia
Texas Tech University Health Sciences Center
Lubbock, Texas

Apresentação

Parece que foi ontem que recebemos a 6ª edição deste livro-texto tão popular na área da anestesiologia. O mundo mudou bastante, contudo, o que também se refletiu na nossa área, tornando indispensável esta nova edição! Os autores, John Butterworth, David Mackey e John Wasnick, mantiveram os conceitos-chave no início de cada capítulo para chamar a atenção do leitor para os pontos mais importantes. Eles atualizaram os capítulos e as referências, em especial aqueles sobre recuperação acelerada no pós-operatório (ERAS, do inglês *Enhanced Recovery After Surgery*) e anestesia cardiovascular, com ênfase crescente na substituição valvar percutânea.

Anestesiologia clínica de Morgan e Mikhail é um dos livros-texto de anestesia mais vendidos no mundo todo, com a edição anterior tendo sido traduzida para 10 idiomas. É popular entre residentes de anestesia e estudantes de outras áreas. Embora ele não pretenda trazer todas as informações da área, busca fornecer uma base de conhecimentos sólida para que nossa especialidade possa trabalhar de maneira eficaz. E os autores alcançaram seus objetivos.

Parabéns aos autores e organizadores deste excelente livro-texto.

Angela Enright OC, MB, FRCPC
Ex-Presidente da World Federation
of Societies of Anesthesiologists

Prefácio

Os últimos anos têm sido intensos para os profissionais da saúde em geral e, em especial, para as equipes de anestesia, em razão das ondas de variantes do coronavírus e à evolução contínua de nossa área de trabalho. Para suprir as necessidades advindas da covid-19 foram necessárias novas abordagens para manejo da insuficiência respiratória. As atualizações e novidades da área de anestesiologia tornaram indispensável esta 7ª edição.

Assim, esta obra reflete a importância continuada da recuperação acelerada no pós-operatório (protocolo ERAS), do cuidado intensivo do paciente cirúrgico, do manejo da dor e dos exames de imagem nessa área.

Fizemos o melhor possível para eliminar as referências desnecessárias, pois confiamos na inteligência de nossos leitores, os quais imaginamos ser fluentes em buscas na internet e de PubMed.

Mais uma vez oferecemos uma lista de conceitos-chave no início de cada capítulo e incluímos imagens e ilustrações onde eram necessárias.

Agradecemos aos leitores de olhar aguçado que apontaram erros tipográficos na 6ª edição e esperamos que você seja igualmente vigilante ao ler esta 7ª edição, enviando um e-mail para a editora ao suspeitar de algum erro para que possamos corrigi-lo em futuras reimpressões da obra.

John F. Butterworth, IV, MD
David C. Mackey, MD
John D. Wasnick, MD, MPH

Sumário

1. A prática da anestesiologia 1

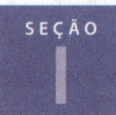

SEÇÃO I — Equipamentos e monitores de anestesia

2. O ambiente da sala de cirurgia 7
3. Sistemas respiratórios 29
4. A estação de trabalho de anestesia 43
5. Monitorização cardiovascular 69
6. Monitorização não cardiovascular 101

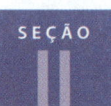

SEÇÃO II — Farmacologia clínica

7. Princípios farmacológicos 119
8. Anestésicos inalatórios 127
9. Anestésicos intravenosos 147
10. Agentes analgésicos 161
11. Agentes bloqueadores neuromusculares 171
12. Inibidores da colinesterase e outros antagonistas farmacológicos dos agentes bloqueadores neuromusculares 191
13. Fármacos anticolinérgicos 201
14. Agonistas e antagonistas adrenérgicos 205
15. Agentes hipotensores 219
16. Anestésicos locais 227
17. Adjuvantes em anestesia 239

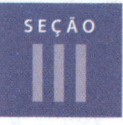

SEÇÃO III — Manejo anestésico

18. Avaliação pré-operatória, pré-medicação e documentação perioperatória 259
19. Manejo de vias aéreas 269
20. Fisiologia cardiovascular e anestesia 301
21. Anestesia em pacientes com doença cardiovascular 333
22. Anestesia para cirurgia cardiovascular 385
23. Fisiologia respiratória e anestesia 431
24. Anestesia em pacientes com doença respiratória 465
25. Anestesia para cirurgia torácica 481
26. Neurofisiologia e anestesia 507
27. Anestesia para neurocirurgia 523
28. Anestesia para pacientes com doenças neurológicas e psiquiátricas 541
29. Anestesia para pacientes com doença neuromuscular 555
30. Fisiologia renal e anestesia 569
31. Anestesia para pacientes com doença renal 589

32 Anestesia para cirurgia geniturinária   605

33 Fisiologia hepática e anestesia   623

34 Anestesia para pacientes com doença hepática   639

35 Anestesia para pacientes com doença endócrina   657

36 Anestesia para cirurgia oftalmológica   675

37 Anestesia para cirurgia de otorrinolaringologia e cabeça e pescoço   687

38 Anestesia para cirurgia ortopédica   701

39 Anestesia para trauma e cirurgia de emergência   715

40 Fisiologia materna e fetal e anestesia   737

41 Anestesia obstétrica   753

42 Anestesia pediátrica   785

43 Anestesia geriátrica   813

44 Anestesia ambulatorial e não cirúrgica   827

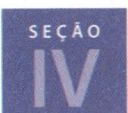

SEÇÃO IV — Anestesia regional e manejo da dor

45 Bloqueios espinais, epidurais e caudais   841

46 Bloqueios de nervos periféricos   877

47 Tratamento da dor crônica   931

48 Protocolos de otimização da recuperação e otimização de resultados perioperatórios   987

SEÇÃO V — Medicina perioperatória e intensiva

49 Manejo de pacientes com distúrbios hidreletrolíticos   1007

50 Manejo ácido-base   1039

51 Manejo de fluidos e terapia com hemocomponentes   1055

52 Termorregulação, hipotermia e hipertermia maligna   1075

53 Nutrição em cuidados perioperatórios e críticos   1083

54 Complicações anestésicas   1089

55 Reanimação cardiopulmonar   1117

56 Cuidados pós-anestesia   1143

57 Preocupações clínicas comuns na medicina intensiva   1161

58 Terapia inalatória e ventilação mecânica na sala de recuperação pós-anestésica e na UTI   1183

59 Melhoria da segurança, qualidade e desempenho   1205

Índice   1211

INERVAÇÃO PERIFÉRICA, VISÃO ANTERIOR

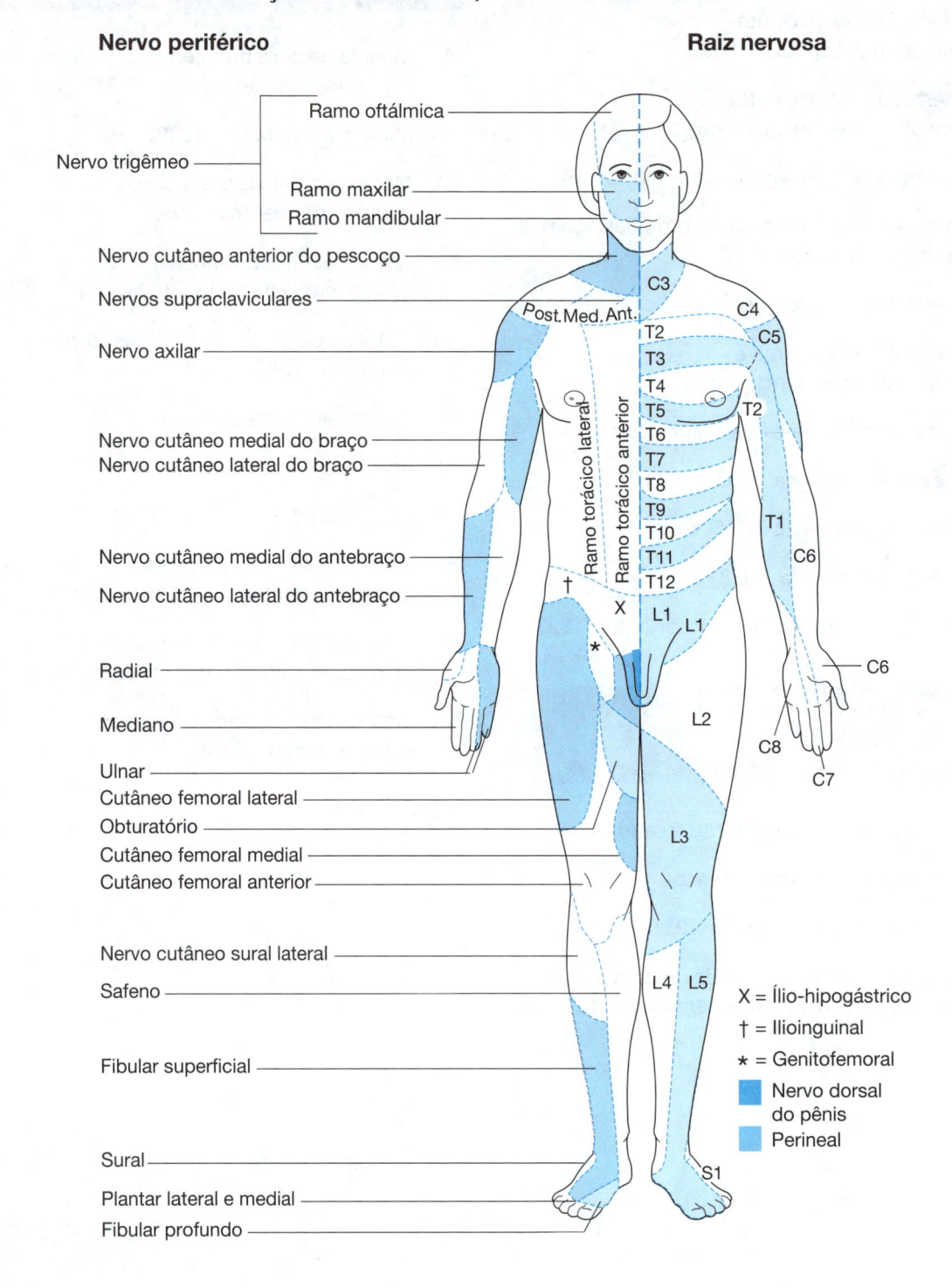

Nervo periférico   **Raiz nervosa**

- Nervo trigêmeo
  - Ramo oftálmica
  - Ramo maxilar
  - Ramo mandibular
- Nervo cutâneo anterior do pescoço
- Nervos supraclaviculares
- Nervo axilar
- Nervo cutâneo medial do braço
- Nervo cutâneo lateral do braço
- Nervo cutâneo medial do antebraço
- Nervo cutâneo lateral do antebraço
- Radial
- Mediano
- Ulnar
- Cutâneo femoral lateral
- Obturatório
- Cutâneo femoral medial
- Cutâneo femoral anterior
- Nervo cutâneo sural lateral
- Safeno
- Fibular superficial
- Sural
- Plantar lateral e medial
- Fibular profundo

X = Ílio-hipogástrico
† = Ilioinguinal
✱ = Genitofemoral

■ Nervo dorsal do pênis
■ Perineal

INERVAÇÃO PERIFÉRICA, VISÃO POSTERIOR

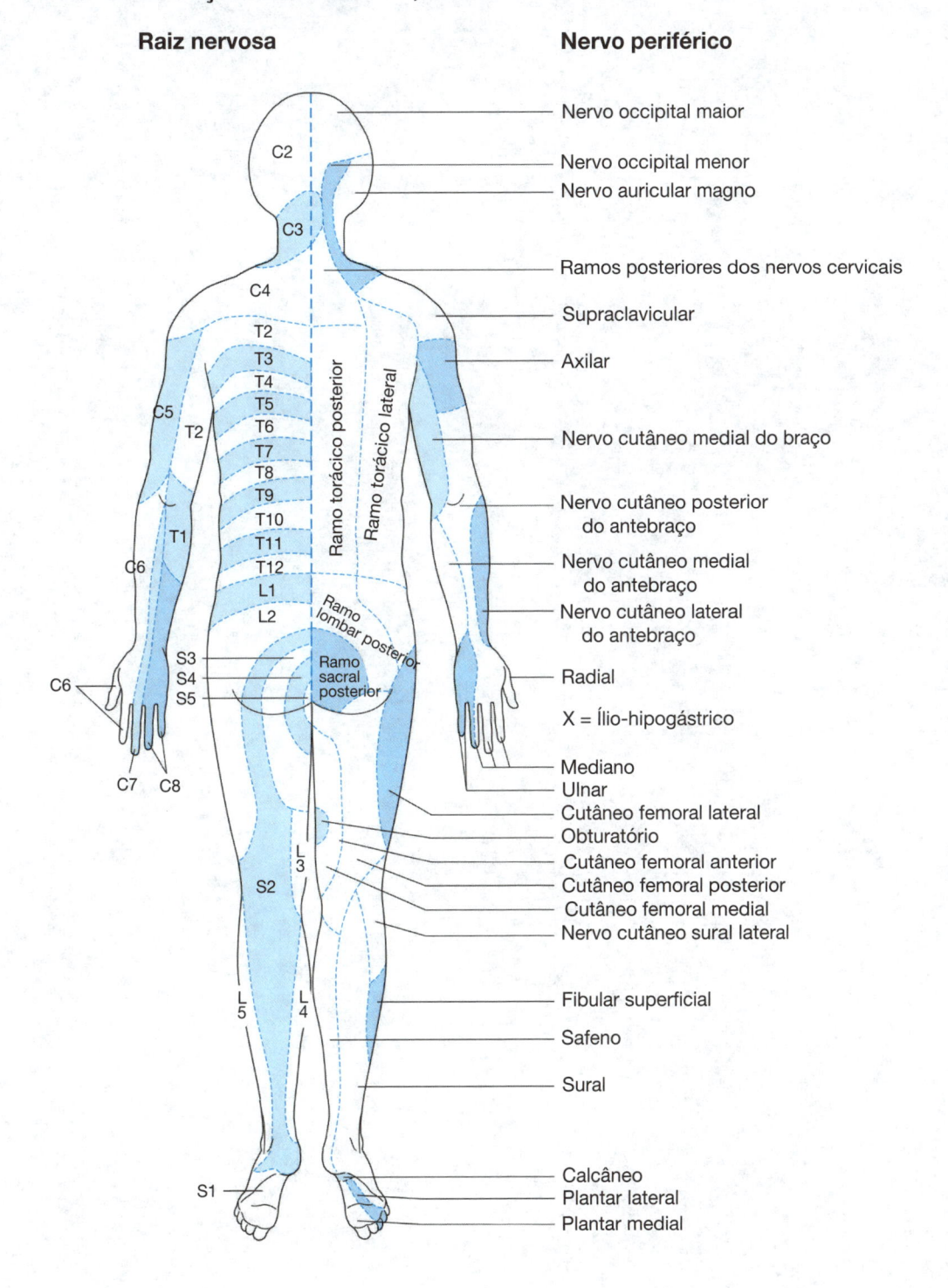

Raiz nervosa   **Nervo periférico**

- Nervo occipital maior
- Nervo occipital menor
- Nervo auricular magno
- Ramos posteriores dos nervos cervicais
- Supraclavicular
- Axilar
- Nervo cutâneo medial do braço
- Nervo cutâneo posterior do antebraço
- Nervo cutâneo medial do antebraço
- Nervo cutâneo lateral do antebraço
- Radial
- X = Ílio-hipogástrico
- Mediano
- Ulnar
- Cutâneo femoral lateral
- Obturatório
- Cutâneo femoral anterior
- Cutâneo femoral posterior
- Cutâneo femoral medial
- Nervo cutâneo sural lateral
- Fibular superficial
- Safeno
- Sural
- Calcâneo
- Plantar lateral
- Plantar medial

CAPÍTULO 1

A prática da anestesiologia

CONCEITOS-CHAVE

1. Em 1846, Oliver Wendell Holmes foi o primeiro a propor o uso do termo *anestesia* com o objetivo de designar o estado que incorpora amnésia, analgesia e narcose para possibilitar a realização de cirurgias sem dor.

2. O éter era usado para fins recreativos ("brincadeiras de éter"), mas não foi empregado em humanos como agente anestésico até 1842, quando Crawford W. Long e William E. Clark o utilizaram, independentemente, em pacientes para cirurgia e extração dentária, respectivamente. Em 16 de outubro de 1846, William T.G. Morton conduziu a primeira demonstração divulgada de anestesia geral para cirurgia usando éter.

3. A aplicação original da anestesia local moderna é creditada a Carl Koller, na época residente em oftalmologia, que fez uma demonstração de anestesia tópica do olho com cocaína em 1884.

4. O curare facilitou muito a intubação traqueal e o relaxamento muscular durante a cirurgia. Pela primeira vez, foi possível realizar cirurgias em pacientes sem a exigência de níveis relativamente profundos de anestesia geral inalatória para produzir relaxamento muscular.

5. John Snow, muitas vezes considerado o pai da especialidade em anestesia, foi o primeiro médico a investigar cientificamente o éter e a fisiologia da anestesia geral.

6. A doutrina do "capitão do navio", na qual o cirurgião era o responsável por todos os aspectos dos cuidados perioperatórios do paciente (incluindo a anestesia), não é mais uma noção válida quando um anestesiologista está presente.

O filósofo grego Dioscórides usou pela primeira vez o termo *anestesia* no primeiro século d.C. para descrever os efeitos narcóticos da planta *mandrágora*. O termo foi utilizado em referências do século XVIII como "falha de sensação" ou "privação dos sentidos". Em 1846, Oliver Wendell Holmes foi o primeiro a propor o uso do termo *anestesia* com o objetivo de designar o estado que incorpora amnésia, analgesia e narcose para possibilitar a realização de cirurgias sem dor. Nos Estados Unidos, o emprego do termo *anestesiologia* para denotar a prática ou o estudo da anestesia foi proposto pela primeira vez na segunda década do século XX para enfatizar a base científica crescente da especialidade médica.

Embora a anestesia atualmente se baseie em fundamentos científicos comparáveis aos de outras especialidades médicas, a prática da anestesia continua sendo uma mistura de ciência e arte. Além disso, a prática se expandiu e envolve bem mais do que tornar os pacientes insensíveis à dor durante cirurgias ou parto (Tabela 1-1). Os anestesiologistas, em seu ofício, precisam ter familiaridade com uma longa lista de outras especialidades, incluindo cirurgia e suas subespecialidades, medicina interna, pediatria, cuidados paliativos e obstetrícia, bem como técnicas de imagem (em particular o ultrassom), farmacologia clínica, fisiologia aplicada, ciência da segurança, melhoria de processos e tecnologia biomédica. Os avanços nos fundamentos científicos da anestesia a tornam uma profissão intelectualmente estimulante e em rápida evolução. Muitos médicos que ingressam na residência em anestesiologia já possuem vários anos de pós-graduação em medicina e talvez certificação em outras especialidades médicas.

Este capítulo revisa a história da anestesia, enfatizando suas raízes britânicas e norte-americanas, e considera o escopo atual da especialidade.

A história da anestesia

A especialidade médica da anestesiologia começou em meados do século XIX e se estabeleceu firmemente no século seguinte. As civilizações antigas utilizavam papoula, folhas de coca, raiz de mandrágora, álcool e até mesmo

CAPÍTULO 1 A prática da anestesiologia

TABELA 1-1 Aspectos da prática médica incluídos no escopo da anestesiologia

Avaliação, consulta e preparação de pacientes para anestesia.
Alívio e prevenção da dor durante e após procedimentos cirúrgicos, obstétricos, terapêuticos e diagnósticos.
Monitorização e manutenção da fisiologia normal durante o período perioperatório ou periprocedimento.
Manejo de pacientes críticos.
Diagnóstico e tratamento de doenças agudas, crônicas e relacionadas à dor do câncer.
Gestão de unidades de cuidados paliativos e dos cuidados paliativos.
Manejo clínico e ensino de reanimação cardíaca, pulmonar e neurológica.
Avaliação da função respiratória e aplicação de terapia respiratória.
Condução de pesquisa científica clínica, translacional e básica.
Supervisão, ensino e avaliação do desempenho do pessoal médico e de saúde envolvido em cuidados perioperatórios ou periprocedimentos, das unidades de cuidado paliativo e dos cuidados paliativos, cuidados intensivos e controle da dor.
Envolvimento administrativo em estabelecimentos de saúde, organizações de assistência e escolas de medicina, conforme apropriado à missão do Conselho Americano de Anestesiologia (ABA, do inglês *American Board of Anesthesiology*).

Dados da certificação primária do livro de políticas do American Board of Anesthesiology (Cartilha de Informações), 2017.

flebotomia (até o ponto de o paciente perder a consciência) para permitir que os cirurgiões realizassem as cirurgias. Os antigos egípcios utilizavam a combinação de papoula (contendo morfina) e meimendro (contendo escopolamina) para esse propósito. Uma combinação semelhante de morfina e escopolamina era amplamente usada como pré-medicação até recentemente. Em lugar da anestesia regional, na antiguidade, era usada a compressão de troncos nervosos (isquemia neural) ou a aplicação de frio (crioanalgesia). Os incas podem ter praticado a anestesia local quando seus cirurgiões mascavam folhas de coca e as aplicavam nas feridas operatórias, particularmente antes da realização de trepanações para o tratamento de cefaleias.

A evolução da cirurgia moderna foi prejudicada não apenas pela pouca compreensão a respeito de processos de doença, anatomia e assepsia, mas também pela ausência de técnicas anestésicas confiáveis e seguras. Essas técnicas evoluíram primeiramente com a anestesia inalatória, passando depois pela anestesia local e regional, anestesia intravenosa e bloqueadores neuromusculares. O desenvolvimento da anestesia cirúrgica é considerado uma das mais importantes descobertas da história da humanidade, tendo sido introduzido na prática sem o suporte de qualquer ensaio clínico randomizado.

ANESTESIA INALATÓRIA

Como a agulha hipodérmica só foi inventada em 1855, os primeiros anestésicos gerais foram os agentes inalatórios. O éter dietílico (conhecido na época como "éter sulfúrico" porque era produzido por uma reação química simples entre o álcool etílico e o ácido sulfúrico) foi originalmente produzido em 1540 por Valerius Cordus. O éter era usado para fins recreativos ("brincadeiras de éter"), mas não foi empregado em humanos como agente anestésico até 1842, quando Crawford W. Long e William E. Clark o utilizaram, independentemente, em pacientes para cirurgia e extração dentária, respectivamente. No entanto, nem Long nem Clark divulgaram sua descoberta. Quatro anos depois, em Boston, em 16 de outubro de 1846, William T.G. Morton conduziu a primeira demonstração divulgada de anestesia geral para cirurgia usando éter. O sucesso notável daquela exposição levou o cirurgião a exclamar para uma plateia cética: "Senhores, isso não é uma farsa!".

O clorofórmio foi produzido, independentemente, por Moldenhawer, von Liebig, Guthrie e Soubeiran por volta de 1831. Embora usado pela primeira vez por Holmes Coote em 1847, o clorofórmio foi introduzido na prática clínica pelo escocês Sir James Simpson, que o administrou a suas pacientes para aliviar a dor do parto. Ironicamente, Simpson quase abandonou sua prática médica depois de testemunhar o terrível desespero e agonia de pacientes submetidos a cirurgias sem anestesia.

Joseph Priestley produziu óxido nitroso em 1772, e Humphry Davy notou suas propriedades analgésicas pela primeira vez em 1800. Gardner Colton e Horace Wells usaram o óxido nitroso pela primeira vez como anestésico para extrações dentárias em humanos em 1844. A falta de potência do óxido nitroso (uma concentração de óxido nitroso de 80% resulta em analgesia, mas não em anestesia cirúrgica) levou a demonstrações clínicas menos convincentes do que aquelas com éter.

O óxido nitroso foi o menos popular dos três primeiros anestésicos inalatórios por causa de sua baixa potência e sua tendência a causar asfixia quando usado isoladamente (ver Capítulo 8). O interesse pelo óxido nitroso foi retomado em 1868, quando Edmund Andrews o administrou com 20% de oxigênio; seu uso foi, todavia, ofuscado pela popularidade do éter e do clorofórmio. Ironicamente, o óxido nitroso é o único desses três agentes ainda utilizado hoje. O clorofórmio superou o éter em popularidade em muitas áreas (em particular no Reino Unido), mas relatos de arritmias cardíacas, depressão respiratória e hepatotoxicidade relacionadas ao clorofórmio levaram os médicos a abandoná-lo em favor do éter, principalmente na América do Norte.

Mesmo após a introdução de outros anestésicos inalatórios (cloreto de etila, etileno, éter divinílico, ciclopropano, tricloroetileno e fluoroxeno), o éter permaneceu como anestésico inalatório padrão até o início da década de 1960. O único agente inalatório que rivalizava com a segurança e a popularidade do éter era o ciclopropano (introduzido em 1934). No entanto, ambos são altamente combustíveis e desde então foram substituídos por uma sucessão de potentes hidrocarbonetos fluorados não inflamáveis: halotano (desenvolvido em 1951; lançado em 1956), metoxiflurano (desenvolvido em 1958; lançado em 1960), enflurano (desenvolvido em 1963; lançado em 1973) e isoflurano (desenvolvido em 1965; lançado em 1981).

Atualmente, o sevoflurano é de longe o agente inalatório mais popular nos países desenvolvidos. É muito menos pungente do que o isoflurano e tem baixa solubilidade no sangue. Preocupações infundadas sobre a potencial toxicidade de seus produtos de degradação atrasaram sua liberação nos Estados Unidos até 1994 (ver Capítulo 8). Foi provado que essas preocupações são teóricas. O sevoflurano é muito adequado para induções inalatórias e substituiu amplamente o halotano na prática pediátrica. O desflurano (lançado em 1992) tem muitas das propriedades desejáveis do isoflurano, bem como absorção e eliminação mais rápidas (quase tão rápidas quanto as do óxido nitroso). Sevoflurano, desflurano e isoflurano são os agentes inalatórios mais usados em países desenvolvidos em todo o mundo.

ANESTESIA LOCAL E REGIONAL

As qualidades medicinais da coca foram reconhecidas pelos incas durante séculos antes que suas ações fossem observadas pela primeira vez pelos europeus. A cocaína foi isolada das folhas de coca em 1855 por Gaedicke e purificada em 1860 por Albert Niemann. Sigmund Freud realizou um trabalho seminal com a cocaína. Entretanto, a aplicação original da anestesia local moderna é creditada a Carl Koller, na época residente em oftalmologia, que fez uma demonstração de anestesia tópica do olho com cocaína em 1884. Mais tarde, ainda em 1884, William Halsted usou cocaína para infiltração intradérmica e bloqueio de nervos (incluindo bloqueio do nervo facial, plexo braquial, nervo pudendo e nervo tibial posterior). August Bier administrou o primeiro anestésico espinal em 1898. Ele também foi o primeiro a descrever a anestesia regional intravenosa (bloqueio de Bier), em 1908. A procaína foi sintetizada em 1904 por Alfred Einhorn e, em 1 ano, foi usada clinicamente como anestésico local por Heinrich Braun. Braun também foi o primeiro a adicionar epinefrina para prolongar a duração dos anestésicos locais. Ferdinand Cathelin e Jean Sicard introduziram a anestesia epidural caudal em 1901. A anestesia epidural lombar foi descrita pela primeira vez em 1921 por Fidel Pages e outra vez (independentemente) em 1931 por Achille Dogliotti. Anestésicos locais adicionais introduzidos mais tarde incluem dibucaína (1930), tetracaína (1932), lidocaína (1947), cloroprocaína (1955), mepivacaína (1957), prilocaína (1960), bupivacaína (1963) e etidocaína (1972). As adições mais recentes, ropivacaína (1996) e levobupivacaína (1999), têm duração de ação semelhante à da bupivacaína, porém menos toxicidade cardíaca (ver Capítulo 16). Outro anestésico local quimicamente diferente, a articaína, tem tido grande aplicação em anestesia odontológica.

ANESTESIA INTRAVENOSA
Agentes indutores

A anestesia intravenosa exigiu a invenção da seringa e agulha hipodérmicas por Alexander Wood em 1855. As primeiras tentativas de anestesia intravenosa incluíram o uso de hidrato de cloral (por Oré em 1872), clorofórmio e éter (Burkhardt em 1909) e a combinação de morfina e escopolamina (Bredenfeld em 1916). Os barbitúricos foram sintetizados pela primeira vez em 1903 por Fischer e von Mering. O primeiro barbitúrico usado para indução da anestesia foi o ácido dietilbarbitúrico (barbital), mas foi somente com a introdução do hexobarbital, em 1927, que a indução com barbitúricos se tornou popular. O tiopental, sintetizado em 1932 por Volwiler e Tabern, foi usado clinicamente pela primeira vez por John Lundy e Ralph Waters em 1934, e por muitos anos permaneceu o agente mais comum para indução de anestesia intravenosa. O metoexital foi usado clinicamente pela primeira vez em 1957 por V.K. Stoelting, e continua a ser muito popular como anestésico geral de ação curta para eletroconvulsoterapia. Depois que o clordiazepóxido foi descoberto em 1955 e liberado para uso clínico em 1960, outros benzodiazepínicos – diazepam, lorazepam e midazolam – passaram a ser muito usados para pré-medicação, sedação consciente e indução de anestesia geral. A cetamina foi sintetizada em 1962 por Stevens e usada clinicamente pela primeira vez em 1965 por Corssen e Domino; foi lançada em 1970 e continua a ser popular hoje, sobretudo quando administrada em combinação com outros agentes para anestesia geral ou quando infundida em doses baixas para despertar pacientes com condições dolorosas. O etomidato foi sintetizado em 1964 e lançado em 1972. O entusiasmo inicial quanto à sua relativa falta de efeitos circulatórios e respiratórios foi atenuado pela evidência de supressão suprarrenal, relatada mesmo após uma única dose. A liberação do propofol em 1986 (1989 nos Estados Unidos) foi um grande avanço na anestesia ambulatorial devido à sua curta duração de ação (ver Capítulo 9). O propofol é atualmente o agente mais popular para indução intravenosa em todo o mundo.

Agentes bloqueadores neuromusculares

A introdução do curare por Harold Griffith e Enid Johnson, em 1942, foi um marco na anestesia. O curare facilitou muito a intubação traqueal e o relaxamento muscular durante a cirurgia. Pela primeira vez, foi possível realizar cirurgias em pacientes sem a exigência de níveis relativamente profundos de anestesia geral inalatória para produzir relaxamento muscular. Esses planos profundos de anestesia geral costumam resultar em depressões cardiovascular e respiratória excessivas, bem como em despertar demorado. Além disso, planos profundos de anestesia inalatória muitas vezes não eram tolerados por pacientes frágeis.

A succinilcolina foi sintetizada por Bovet em 1949 e liberada em 1951; continua sendo um agente-padrão para facilitar a intubação traqueal durante a indução em sequência rápida. Até recentemente, a succinilcolina permanecia incontestada em seu rápido início de relaxamento muscular profundo, mas seus efeitos colaterais levaram à busca de um substituto comparável. Outros bloqueadores neuromusculares (BNMs; discutidos no Capítulo 11) – galamina, decametônio, metocurina, alcurônio e pancurônio – foram introduzidos mais tarde. Infelizmente, esses agentes são, muitas vezes, associados a efeitos colaterais (ver Capítulo 11), e a busca pelo BNM ideal continua. Agentes recentemente introduzidos que se assemelham mais a um BNM ideal incluem vecurônio, atracúrio, rocurônio, mivacúrio e cis-atracúrio.

Opioides

A morfina, isolada pela primeira vez do ópio entre 1803 e 1805 por Sertürner, também foi experimentada como anestésico intravenoso. Devido aos eventos adversos associados aos opioides nos primeiros relatos, muitos anestesistas preferiram a anestesia inalatória pura. O interesse pelos opioides na anestesia voltou após a síntese e introdução da meperidina em 1939. O conceito de *anestesia balanceada* foi introduzido em 1926 por Lundy e outros e evoluiu para incluir tiopental para indução, óxido nitroso para amnésia, um opioide para analgesia e curare para relaxamento muscular. Em 1969, Lowenstein reacendeu o interesse pela anestesia opioide "pura" reintroduzindo o conceito de grandes doses de opioides como anestésicos completos. A morfina foi o primeiro agente assim empregado, mas a fentanila e a sufentanila foram preferidas por uma grande margem como agentes únicos. À medida que a experiência com essa técnica aumentava, suas múltiplas limitações – prevenção não confiável da consciência do paciente, supressão incompleta das respostas autonômicas durante a cirurgia e depressão respiratória prolongada – foram percebidas. A remifentanila, um opioide sujeito à rápida degradação por esterases plasmáticas e teciduais inespecíficas, permite que níveis profundos de analgesia opioide sejam empregados sem preocupação com a necessidade de ventilação pós-operatória, embora com risco aumentado de tolerância aguda a opioides.

EVOLUÇÃO DA ESPECIALIDADE
Origens britânicas

Após sua primeira demonstração pública nos Estados Unidos, a anestesia com éter foi rapidamente adotada na Inglaterra. John Snow, muitas vezes considerado o pai da especialidade em anestesia, foi o primeiro médico a investigar cientificamente o éter e a fisiologia da anestesia geral. Ele foi o primeiro a investigar cientificamente o éter e a fisiologia da anestesia geral. Snow também foi um pioneiro em epidemiologia, tendo ajudado a deter uma epidemia de cólera em Londres, provando que o agente causador era transmitido pela ingestão de água de poço contaminada, e não por inalação. Em 1847, Snow publicou o primeiro livro sobre anestesia geral, *On the Inhalation of the Vapour of Ether*. Quando as propriedades anestésicas do clorofórmio foram divulgadas, ele rapidamente investigou e desenvolveu um inalador para esse agente também. Ele acreditava que um inalador deveria ser usado na administração de éter ou clorofórmio para controlar a dose do anestésico. Seu segundo livro, *On Chloroform and Other Anaesthetics: Their Action and Administration*, foi publicado postumamente em 1858.

Após a morte de Snow, o Dr. Joseph T. Clover assumiu seu lugar como principal anestesista da Inglaterra. Clover enfatizou a monitorização contínua do pulso do paciente durante a anestesia, uma prática que ainda não era padrão na época. Ele foi o primeiro a usar a manobra de elevação da mandíbula para aliviar a obstrução das vias aéreas, o primeiro a insistir que o equipamento de reanimação sempre deveria estar disponível durante a anestesia e o primeiro a usar uma cânula cricotireóidea (para salvar um paciente com tumor oral que desenvolveu obstrução completa das vias aéreas). Depois de Clover, Sir Frederic Hewitt tornou-se o principal anestesista da Inglaterra na década de 1890. Ele foi responsável por muitas invenções, incluindo a cânula orofaríngea. Hewitt também escreveu o que muitos consideram ser o primeiro verdadeiro livro de anestesia, que teve cinco edições. Snow, Clover e Hewitt estabeleceram a tradição de médicos anestesistas na Inglaterra, mas foi Hewitt quem apresentou os argumentos mais consistentes e fortes para educar os especialistas em anestesia. Em 1893, a primeira organização de médicos especialistas em anestesia, a London Society of Anaesthetists, foi formada na Inglaterra por J.F. Silk.

As primeiras intubações traqueais eletivas durante a anestesia foram realizadas no final do século XIX pelos cirurgiões Sir William MacEwen na Escócia, Joseph O'Dwyer nos Estados Unidos e Franz Kuhn na Alemanha. A intubação traqueal durante a anestesia foi popularizada na Inglaterra por Sir Ivan Magill e Stanley Rowbotham na década de 1920.

Origens norte-americanas

Nos Estados Unidos, apenas alguns médicos tinham se especializado em anestesia até 1900. A tarefa de administrar anestesia geral era, frequentemente, delegada a residentes da clínica cirúrgica, estudantes de medicina ou clínicos gerais.

A primeira organização de médicos anestesistas nos Estados Unidos foi a Long Island Society of Anesthetists, formada em 1905, a qual, à medida que cresceu, recebeu o nome de New York Society of Anesthetists em 1911. O grupo, agora conhecido como International Anesthesia Research Society (IARS), foi fundado em 1922 e, naquele mesmo ano, a revista científica, patrocinada pela IARS, *Current Researches in Anesthesia and Analgesia* (hoje chamada *Anesthesia and Analgesia*) começou a ser publicada. Em 1936, a New York Society of Anesthetists passou a se chamar American Society of Anesthetists e, posteriormente, em 1945, American Society of Anesthesiologists (ASA). A revista científica *Anesthesiology* foi publicada pela primeira vez em 1940.

Harold Griffith e outros fundaram a Canadian Anesthetists Society em 1943, e Griffith (agora mais conhecido por introduzir o curare) foi seu primeiro presidente. Doze anos depois, a revista agora conhecida como *Canadian Journal of Anesthesia* foi publicada pela primeira vez. Cinco médicos se destacaram no desenvolvimento inicial da anestesia nos Estados Unidos depois de 1900: James Tayloe Gwathmey, F.H. McMechan, Arthur E. Guedel, Ralph M. Waters e John S. Lundy. Gwathmey foi o autor (com Charles Baskerville) do primeiro grande livro norte-americano de anestesia em 1914 e foi o primeiro presidente altamente influente da New York State Society of Anesthetists. McMechan, auxiliado por sua esposa, foi a força motriz por trás da IARS e da *Current Researches in Anesthesia and Analgesia*, e até sua morte, em 1939, coordenou, incansavelmente, médicos especializados em anestesia em organizações nacionais e internacionais. Guedel foi o primeiro a descrever os sinais e os quatro estágios da anestesia geral. Ele defendeu tubos traqueais com balonetes e introduziu a ventilação artificial durante a anestesia com éter (mais tarde chamada por Waters de *respiração controlada*). Ralph Waters foi o responsável por uma longa lista de contribuições para a especialidade, provavelmente a mais importante delas foi a sua insistência na educação adequada de especialistas em anestesia. Waters desenvolveu o primeiro departamento acadêmico de anestesiologia na Universidade de Wisconsin em Madison. Lundy, trabalhando na Clínica Mayo em Minnesota, foi fundamental na formação do ABA (1937) e presidiu a Seção de Anestesiologia da American Medical Association por 17 anos.

Devido à escassez de médicos especializados em anestesia nos Estados Unidos, os cirurgiões das Clínicas Mayo e Cleveland começaram a treinar e empregar enfermeiros como anestesistas no início do século XX. Com o aumento do número de enfermeiros anestesistas, uma organização nacional foi formada em 1932. Primeiro foi chamada de American Association of Nurse Anesthetists, mas recentemente (de forma controversa) renomeada como American Association of Nurse Anesthesiology (AANA). A AANA promoveu pela primeira vez um exame de certificação em 1945. Em 1969, dois programas para assistentes de anestesiologia começaram a aceitar alunos e, em 1989, foram realizados os primeiros exames de certificação para assistentes de anestesiologia. Enfermeiros anestesistas certificados e assistentes de anestesiologia representam membros importantes da força de trabalho em anestesia nos Estados Unidos e em outros países.

O reconhecimento oficial

Em 1889, Henry Isaiah Dorr, um dentista, foi nomeado Professor de Prática Odontológica, Anestésicos e Anestesia no Philadelphia College of Dentristy. Assim, ele foi o primeiro professor de anestesia conhecido no mundo. Thomas D. Buchanan, do New York Medical College, foi o primeiro médico a ser nomeado Professor de Anestesia (em 1905). Quando o ABA foi estabelecido, em 1938, o Dr. Buchanan foi seu primeiro presidente. A certificação de especialista em anestesia foi disponibilizada pela primeira vez no Canadá em 1946. Na Inglaterra, o primeiro exame para o Diploma em Anestesia ocorreu em 1935, e a primeira Cátedra em Anestésicos foi concedida ao Sir Robert Macintosh em 1937 na Universidade de Oxford. A anestesia tornou-se uma especialidade oficialmente reconhecida na Inglaterra apenas em 1947, quando o Royal College of Surgeons estabeleceu sua Faculdade de Anestesistas. Em 1992, um Royal College of Anesthetists independente recebeu sua licença. Mudanças importantes ocorreram na Alemanha durante a década de 1950, com o progresso provavelmente tendo sido retardado pelo isolamento dos médicos especialistas alemães em relação a seus colegas de outros países, o que começou na Primeira Guerra Mundial e continuou até o término da Segunda Guerra Mundial. Primeiro, a revista *Der Anaesthetist* começou a ser publicada em 1952. No ano seguinte, os requisitos para treinamento especializado em anestesia foram aprovados e a Sociedade Alemã de Anestesistas foi fundada.

O escopo da anestesiologia

A prática da anestesia mudou drasticamente desde os dias de John Snow. Os anestesiologistas modernos devem ser tanto consultores perioperatórios quanto prestadores de cuidados aos pacientes. Em geral, os anestesiologistas são responsáveis por quase todos os aspectos "não cortantes" dos cuidados médicos do paciente no período perioperatório imediato. A doutrina do "capitão do navio", na qual o cirurgião era o responsável por todos os aspectos do cuidado perioperatório do paciente (incluindo a anestesia), não é mais uma noção válida quando um anestesiologista está presente. O cirurgião e o anestesiologista devem trabalhar juntos como uma equipe eficaz e, em última análise, ambos respondem ao paciente, e não um ao outro.

A prática moderna da anestesia não se limita a tornar os pacientes insensíveis à dor (ver Tabela 1-1). Os anestesiologistas monitoram, sedam e fornecem anestesia geral ou regional fora da sala de cirurgia para vários procedimentos de imagem, endoscopia, eletroconvulsoterapia e cateterismo cardíaco. Anestesiologistas como Peter Safar foram pioneiros na reanimação cardiopulmonar, e os anestesiologistas continuam a ser membros integrantes das equipes de reanimação.

Um número cada vez maior de médicos busca subespecialidades em anestesia para cirurgia cardíaca em adultos (ver Capítulo 22); cuidados intensivos (ver Capítulo 57); neuroanestesia (ver Capítulo 27); anestesia obstétrica (ver Capítulo 41); anestesia pediátrica (ver Capítulo 42); cuidados paliativos, anestesia regional e manejo da dor aguda (ver Capítulos 45, 46, 48); e medicamentos para dor crônica (ver Capítulo 47). Requisitos de certificação para competência especial em cuidados intensivos, anestesia pediátrica e medicina para dor crônica já existem nos Estados Unidos. Programas de formação (*Fellowship*) em Anestesia Cardíaca em Adultos, Medicina Intensiva, Anestesiologia Pediátrica, Anestesiologia Obstétrica, Anestesia Regional e Tratamento da Dor Aguda, Medicina do Sono, Cuidados Paliativos e Dor Crônica têm requisitos de acreditação específicos. A educação e a certificação em anestesiologia também podem ser usadas como base para a certificação em Medicina do Sono ou em Medicina Paliativa.

Os anestesiologistas estão ativamente envolvidos na administração e direção médica de muitas clínicas de cirurgia ambulatorial, blocos cirúrgicos, unidades de terapia intensiva e departamentos de terapia respiratória. Eles lideram programas de Recuperação Avançada em seus hospitais. Eles também assumiram cargos administrativos e de liderança na equipe médica de muitos hospitais e unidades de atendimento ambulatorial. Eles atuam como reitores de escolas de medicina e executivos-chefes de sistemas de saúde. Nos Estados Unidos, eles atuaram em legislaturas estaduais, no Congresso Nacional e no cargo de Surgeon General.* O futuro da especialidade nunca pareceu tão brilhante.

LEITURAS SUGERIDAS

American Board of Anesthesiology Policies, 2021. Disponível em: http://www.theaba.org. Acessado em 29 de setembro de 2021.

Bacon DR. The promise of one great anesthesia society. The 1939–1940 proposed merger of the American Society of Anesthetists and the International Anesthesia Research Society. *Anesthesiology*. 1994;80:929.

Bergman N. *The Genesis of Surgical Anesthesia*. Wood Library-Museum of Anesthesiology; 1998.

Eger E III, Saidman L, Westhorpe R, eds. *The Wondrous Story of Anesthesia*. Springer; 2014.

Keys TE. *The History of Surgical Anesthesia*. Schuman Publishing; 1945.

Reves JG, Greene NM. Anesthesiology and the academic medical center: place and promise at the start of the new millennium. *Int Anesthesiol Clin*. 2000;38:iii.

Shepherd D. *From Craft to Specialty: A Medical and Social History of Anesthesia and Its Changing Role in Health Care*. Xlibris Corporation; 2009.

Sykes K, Bunker J. *Anaesthesia and the Practice of Medicine: Historical Perspectives*. Royal Society of Medicine Press; 2007.

---

*N. de R.T. Nos Estados Unidos, o *Surgeon General* é indicado pelo Presidente e corresponde ao chefe do serviço público de saúde em nível federal.

SEÇÃO I: Equipamentos e monitores de anestesia

CAPÍTULO 2

O ambiente da sala de cirurgia

CONCEITOS-CHAVE

1. Uma pressão de 1.000 libras por polegada quadrada (psi) indica que o cilindro "E" está, aproximadamente, meio cheio, o que representa 330 L de oxigênio.

2. A única maneira confiável de determinar o volume residual de óxido nitroso é pesando o cilindro.

3. Para evitar conexões incorretas de cilindros, os fabricantes de cilindros adotaram um *sistema de pinos de segurança*.

4. Um princípio básico de segurança contra radiação é manter a exposição "tão baixa quanto razoavelmente viável" (ALARP, do inglês *as low as reasonably practical*). Os princípios ALARP otimizam a proteção contra a exposição à radiação pelo uso de *tempo*, *distância* e *blindagem*.

5. A magnitude de uma fuga de corrente é normalmente imperceptível ao toque (< 1 miliampere [mA] e bem abaixo do limite para fibrilação de 100 mA). No entanto, se a corrente contornar a alta resistência oferecida pela pele e for aplicada diretamente ao coração, uma corrente tão baixa quanto 100 microampères (μA) (*microchoque*) pode ser fatal. A fuga máxima permitida em um equipamento da sala de cirurgia é de 10 μA.

6. Para reduzir a chance de duas falhas elétricas coexistentes, um *monitor de isolamento de linha* mede o potencial de fluxo de corrente da fonte de alimentação isolada em relação ao solo. Basicamente, o monitor de isolamento de linha determina o grau de isolamento entre os dois fios de alimentação e o aterramento e prevê a quantidade de corrente que *poderia* fluir se um segundo curto-circuito se desenvolvesse.

7. Quase todos os incêndios cirúrgicos podem ser evitados. Ao contrário das complicações clínicas, os incêndios são um produto de propriedades físicas e químicas simples. A ocorrência é garantida quando da combinação adequada de fatores fundamentais para a combustão, mas pode ser quase totalmente eliminada pela compreensão dos princípios básicos dos riscos de incêndio.

8. O fator de risco mais comum para um incêndio em centro cirúrgico está relacionado à administração aberta de oxigênio.

9. A administração de oxigênio em concentrações superiores a 30% deve ser orientada pelo quadro clínico do paciente, e não por protocolos ou hábitos.

10. A sequência de interrupção do fluxo de gás e remoção do tubo endotraqueal, quando ocorrer um incêndio na via aérea, não é tão importante quanto garantir que ambas as ações sejam executadas de imediato.

11. Antes do início de cirurgia a *laser*, o dispositivo a *laser* deve estar na sala de cirurgia, sinais de alerta devem ser afixados nas portas e óculos de proteção devem ser fornecidos. O anestesista deve garantir que os sinais de alerta e os óculos correspondam à etiqueta do dispositivo, já que a proteção é específica para cada tipo de *laser*.

Os anestesiologistas, que passam mais tempo nas salas de cirurgia do que qualquer profissional de outra especialidade médica, são responsáveis por proteger os pacientes e a equipe da sala de cirurgia de uma infinidade de perigos. Algumas dessas ameaças são exclusivas da sala de cirurgia. Como resultado, o anestesiologista pode ser responsável por garantir o funcionamento adequado dos gases medicinais da sala de cirurgia, prevenção e gerenciamento de incêndio, fatores ambientais (p. ex., temperatura, umidade, ventilação, ruído) e segurança elétrica.

Cultura de segurança

Os pacientes muitas vezes pensam na sala de cirurgia como um lugar seguro onde o cuidado prestado é centrado na proteção do paciente. Anestesiologistas, cirurgiões, enfermeiros e outros profissionais de saúde são responsáveis por realizar tarefas críticas com segurança e eficiência. A menos que os membros da equipe da sala de cirurgia permaneçam vigilantes, é possível a ocorrência de erros que podem resultar em danos ao paciente ou aos membros da equipe da sala de cirurgia. A melhor forma de prevenir danos graves ao paciente ou à equipe do centro cirúrgico é criar uma *cultura de segurança* que identifique e interrompa atos inseguros antes que o dano ocorra.

Uma ferramenta que fomenta a cultura de segurança é a utilização de uma lista de verificação (*checklist*) de segurança cirúrgica. Essas listas de verificação devem ser usadas em todos os casos antes da incisão e incluir componentes considerados cruciais ao serviço. Muitas listas de verificação cirúrgicas são derivadas da lista de verificação de segurança cirúrgica publicada pela Organização Mundial da Saúde (OMS). Para que os *checklists* sejam eficazes, eles devem ser usados, e todos os membros da equipe cirúrgica devem estar focados na verificação quando um *checklist* estiver sendo utilizado. As listas de verificação são mais eficazes quando realizadas de forma interativa. Um exemplo de uma lista de verificação mal executada é aquela cuja leitura é feita na íntegra, após a qual o cirurgião pergunta se todos concordam. Esse formato dificulta a identificação de possíveis problemas. Um método melhor é obter uma resposta após cada ponto de verificação. Por exemplo, o cirurgião pode começar perguntando: "Todos concordam que este paciente é Fulano de Tal?", e depois pergunta: "Todos concordam que estamos realizando uma remoção do rim esquerdo?". As listas de verificação ideais não tentam cobrir todas as possibilidades, mas abordam os principais componentes, o que permite que sejam concluídas em menos de 90 segundos.

Alguns profissionais argumentam que as listas de verificação desperdiçam muito tempo, deixando de perceber que cortar caminho para economizar tempo muitas vezes leva a problemas, perda de tempo e danos ao paciente. Se as listas de verificação de segurança fossem seguidas em todos os casos, haveria reduções na incidência de complicações cirúrgicas evitáveis, como cirurgia no local errado, procedimentos no paciente errado, objetos estranhos retidos ou administração de um medicamento a um paciente com alergia conhecida àquele fármaco. Os profissionais de anestesia têm sido líderes em iniciativas de segurança do paciente e devem assumir um papel proativo para utilizar listas de verificação e outras atividades que promovam a cultura de segurança.

Sistemas de gases medicinais

Os gases medicinais mais usados em salas de cirurgia são oxigênio, óxido nitroso, ar e nitrogênio. Embora tecnicamente não seja um gás, a exaustão a vácuo para descarte ou recuperação de resíduos de gás anestésico e para sucção cirúrgica também deve estar presente, já que são considerados partes integrantes do sistema de gás medicinal. Os pacientes correm risco se os sistemas de gases medicinais, sobretudo o oxigênio, estiverem mal configurados ou apresentarem mau funcionamento. O anestesista deve entender as fontes dos gases e os meios de seu fornecimento na sala de cirurgia para prevenir ou detectar o esgotamento do gás medicinal ou a conexão incorreta da linha de suprimento. As estimativas do pico de demanda de um determinado hospital especificam o tipo de sistema de fornecimento de gás medicinal necessário. Os projetos e os padrões seguem a National Fire Protection Association (NFPA) 99 nos Estados Unidos e HTM 2022 no Reino Unido.

FONTES DOS GASES MEDICINAIS
Oxigênio

Um suprimento confiável de oxigênio é um requisito crítico em qualquer área cirúrgica. O oxigênio de grau medicinal (99% ou 99,5% puro) é fabricado por destilação fracionada de ar liquefeito. O oxigênio é armazenado como gás comprimido à temperatura ambiente ou como líquido, quando refrigerado. A maioria dos hospitais de pequeno porte armazena oxigênio em dois bancos de cilindros de alta pressão (cilindros H) conectados por uma tubulação de distribuição (**Figura 2-1**). Apenas um banco é usado por vez. O número de cilindros em cada banco depende da demanda diária prevista. O tubo de distribuição contém válvulas que reduzem a *pressão do cilindro* (cerca de 2.000 psi) para a *pressão da linha* (55 ± 5 psi) e alternam, automaticamente, os bancos quando um grupo de cilindros estiver esgotado.

Um sistema de armazenamento de oxigênio líquido (**Figura 2-2**) é mais econômico para hospitais de grande porte. O oxigênio líquido deve ser armazenado bem abaixo de sua temperatura crítica de –119 °C, já que os gases podem ser liquefeitos por pressão *somente* se forem armazenados abaixo de sua temperatura crítica. Um hospital de grande porte pode ter como reserva um suprimento

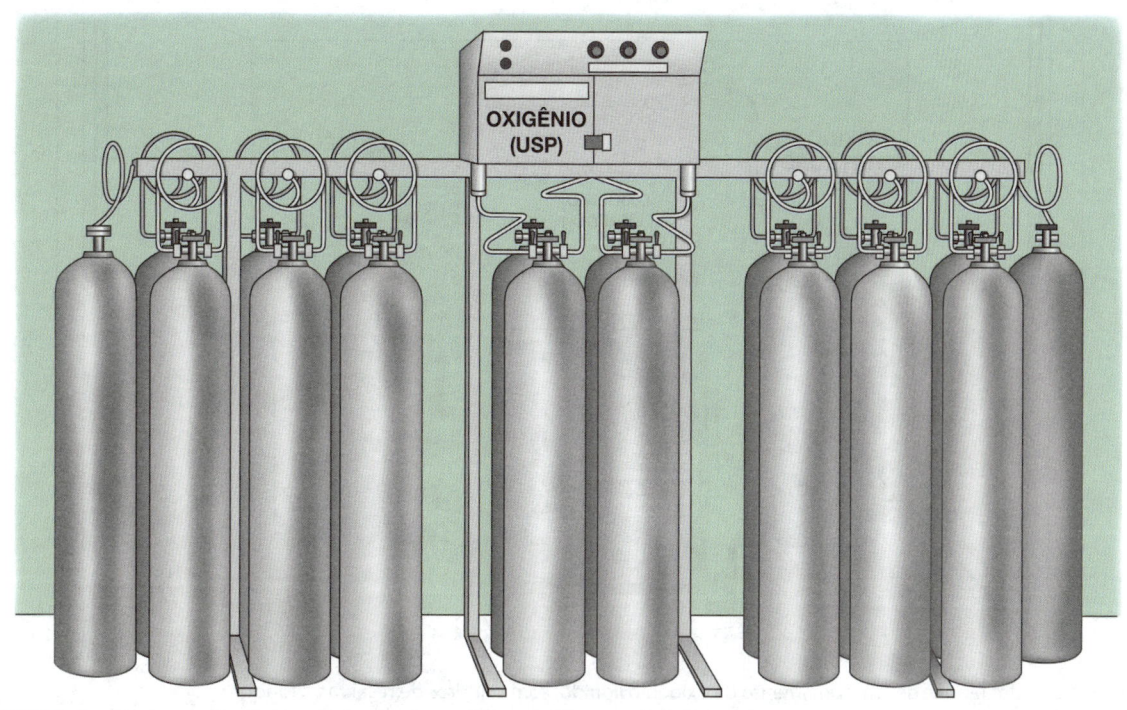

FIGURA 2-1 Um banco de cilindros H de oxigênio conectados por uma tubulação.

menor de oxigênio líquido ou um banco de cilindros de gás comprimido, que podem fornecer as necessidades diárias de oxigênio. Para evitar uma falha no sistema de gás do hospital, o anestesiologista deve sempre ter um suprimento de emergência (cilindro E) de oxigênio disponível durante a anestesia.

A maioria dos aparelhos de anestesia acomoda cilindros E de oxigênio (Tabela 2-1). À medida que o oxigênio é gasto, a pressão do cilindro cai de maneira proporcional ao seu conteúdo. Uma pressão de 1.000 psi indica que o cilindro "E" está, aproximadamente, meio cheio, o que representa 330 L de oxigênio à pressão atmosférica e à temperatura de 20 °C. Se o oxigênio for consumido a uma taxa de 3 L por minuto, um cilindro que estiver meio cheio ficará vazio em 110 minutos. A pressão do cilindro de oxigênio deve ser avaliada antes de ser usado e periodicamente durante o uso. Os aparelhos de anestesia em geral também acomodam cilindros E para ar medicinal e óxido nitroso, podendo aceitar cilindros de hélio. Os cilindros de gases medicinais comprimidos usam um sistema de pinos de segurança para evitar cruzamentos e conexões inadvertidas para diferentes tipos de gás. Como um recurso de segurança, os cilindros E de oxigênio têm um "plugue" feito de uma *liga de metal*. Essa liga tem um baixo ponto de fusão, permitindo a dissipação da pressão em caso de incêndio, o que poderia aquecer o cilindro a ponto de explodir. Essa "válvula" de alívio de pressão foi projetada para romper a 3.300 psi, bem abaixo da pressão que as paredes do cilindro E podem suportar (mais de 5.000 psi), evitando o "enchimento excessivo" do cilindro.

Óxido nitroso

O óxido nitroso é quase sempre armazenado por hospitais em grandes cilindros H conectados por um tubo de distribuição, com um recurso de cruzamento automático. O armazenamento líquido de grandes volumes de óxido nitroso é econômico apenas em instituições muito grandes.

Como a temperatura crítica do óxido nitroso (36,5 °C) está acima da temperatura ambiente, ele pode ser mantido liquefeito sem um elaborado sistema de refrigeração. Se a temperatura do óxido nitroso liquefeito subir acima de sua temperatura crítica, ele retornará à sua fase gasosa. Como o óxido nitroso não é um gás ideal e é facilmente compressível, a transformação em fase gasosa não é acompanhada por um grande aumento na pressão do cilindro. No entanto, como acontece com os cilindros de oxigênio, todos os cilindros E de óxido nitroso são equipados com um plugue de metal para evitar explosão sob condições de pressão de gás inesperadamente alta (p. ex., enchimento excessivo não intencional ou durante um incêndio).

Embora uma interrupção no fornecimento de óxido nitroso não seja catastrófica, a maioria dos aparelhos de anestesia possui cilindros E de óxido nitroso de reserva. Como esses cilindros menores também contêm óxido nitroso em seu estado líquido, o volume restante em um cilindro não é proporcional à pressão do cilindro. No momento em que o óxido nitroso líquido é consumido e a pressão do cilindro

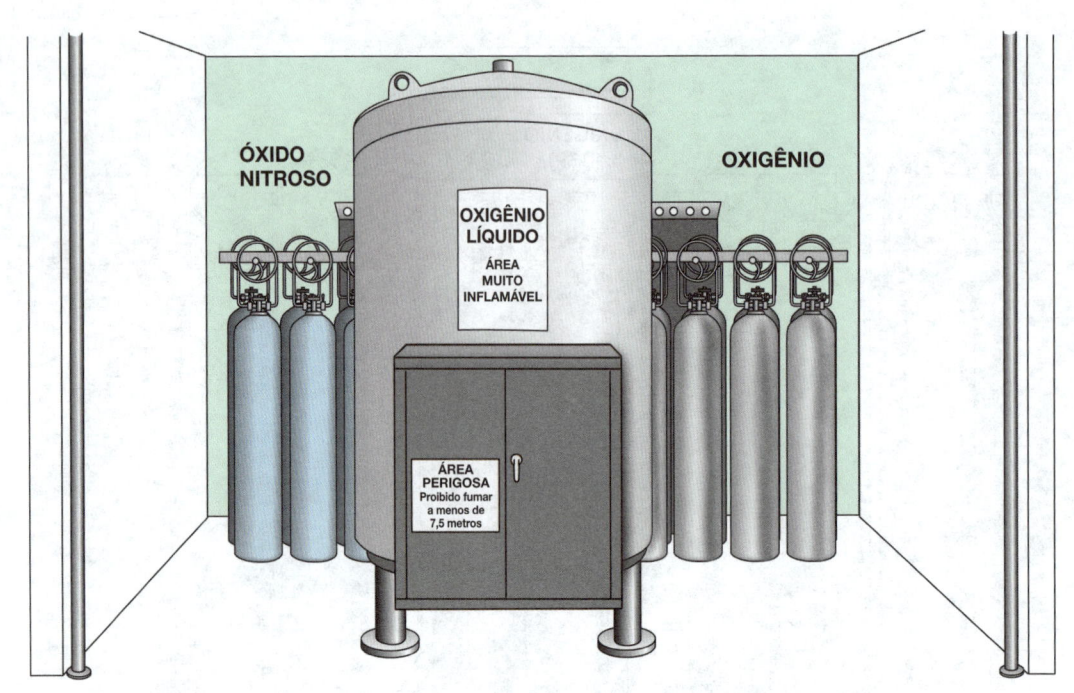

FIGURA 2-2 Um tanque de armazenamento de oxigênio líquido, com cilindros de reserva ao fundo.

começa a cair, restam apenas cerca de 400 L de óxido nitroso. **Se o óxido nitroso líquido for mantido a uma temperatura constante (20 °C), ele vaporizará na mesma taxa em que é consumido e manterá uma pressão constante (745 psi) até que o líquido se esgote.**

❷ A única maneira confiável de determinar o volume residual de óxido nitroso é pesando o cilindro. Por essa razão, o peso da tara, ou peso vazio, dos cilindros contendo um gás comprimido liquefeito (p. ex., óxido nitroso) é frequentemente estampado no cilindro. O manômetro de um cilindro de óxido nitroso não deve exceder 745 psi a 20 °C. Uma leitura mais alta indica mau funcionamento do medidor, transbordamento do cilindro (enchimento de líquido) ou um cilindro contendo um gás diferente do óxido nitroso.

Como energia é consumida na conversão da fase líquida para a fase gasosa (calor latente da vaporização), o óxido nitroso líquido esfria durante a vaporização. A queda na temperatura resulta em menor pressão de vapor e menor pressão do cilindro. O resfriamento é tão pronunciado em altas taxas de fluxo que muitas vezes há gelo no cilindro e o regulador de pressão pode congelar em tais circunstâncias.

Ar medicinal

A utilização de ar está se tornando mais frequente em anestesiologia à medida que foram diminuídos a popularidade do óxido nitroso e o uso de oxigênio em altas concentrações desnecessárias. O ar do cilindro é de grau medicinal, sendo obtido pela mistura de oxigênio e nitrogênio. O ar desumidificado (mas não estéril) é fornecido ao sistema de tubulação do hospital por bombas de compressão. As entradas dessas bombas devem estar distantes das aberturas da exaustão a vácuo e do maquinário, para minimizar a contaminação. Como a temperatura crítica do ar é −140,6 °C, ele existe como um gás em cilindros, cuja pressão cai proporcionalmente ao seu conteúdo.

TABELA 2-1 Características dos cilindros de gás medicinal

Gás	Cilindro E Capacidade[1] (L)	Cilindro H Capacidade[1] (L)	Pressão[1] (psi a 20 °C)	Cor (EUA)	Cor (internacional)	Forma
O_2	625-700	6.000-8.000	1.800-2.200	Verde	Branco	Gás
Ar	625-700	6.000-8.000	1.800-2.200	Amarelo	Branco e preto	Gás
N_2O	1.590	15.900	745	Azul	Azul	Líquido
N_2	625-700	6.000-8.000	1.800-2.200	Preto	Preto	Gás

[1]Dependendo do fabricante.
N_2O, óxido nitroso; O_2, oxigênio.

Nitrogênio

Embora o nitrogênio comprimido não seja administrado aos pacientes, ele pode ser usado para acionar equipamentos da sala de cirurgia, como serras, brocas e instrumentos cirúrgicos manuais. Os sistemas de suprimento de nitrogênio incorporam o uso de cilindros H conectados por um tubo de distribuição ou um sistema de parede fornecido por um suprimento central acionado por compressor.

Vácuo

Um sistema central de aspiração hospitalar geralmente consiste em bombas de sucção independentes, cada uma capaz de lidar com picos de demanda. As válvulas de descarte em todos os locais de uso evitam a contaminação do sistema com materiais estranhos. O sistema de vácuo médico-cirúrgico pode ser usado para descarte de gás anestésico residual (DGAR), desde que não afete o desempenho do sistema. Os recipientes de vácuo medicinal costumam ser de cor preta com letras brancas. Um sistema de vácuo DGAR específico é necessário para os aparelhos de anestesia modernos. A saída DGAR pode incorporar o uso de um regulador de sucção com um indicador de flutuação que deve ser mantido entre as marcações designadas. O excesso de sucção pode resultar em ventilação inadequada do paciente, e níveis insuficientes de sucção podem resultar em falha na evacuação dos gases anestésicos residuais. Os recipientes e tubos DGAR em geral são de cor lilás.

Dióxido de carbono

Muitos procedimentos cirúrgicos são realizados usando técnicas laparoscópicas ou assistidas por robótica, exigindo a insuflação das cavidades corporais com dióxido de carbono, um gás inodoro, incolor, não inflamável e ligeiramente ácido. Cilindros grandes contendo dióxido de carbono, como cilindros M ou cilindros LK, costumam ser encontrados na sala de cirurgia; *esses cilindros compartilham orifício e rosca de tamanho comum com os cilindros de oxigênio e podem ser trocados inadvertidamente.*

FORNECIMENTO DE GASES MEDICINAIS

Os gases medicinais são fornecidos de sua fonte de suprimento central para a sala de cirurgia por meio de uma rede de tubos dimensionados de forma que a queda de pressão em todo o sistema nunca exceda 5 psi. Os tubos de gás são geralmente construídos com tubos de cobre sem emenda usando uma técnica de soldagem especial. A contaminação interna das tubulações com poeira, graxa ou água deve ser evitada. O sistema de fornecimento de gás do hospital aparece na sala de cirurgia como mangueiras penduradas, como colunas de gás ou como elaborados braços articulados (Figura 2-3). Os equipamentos da sala de cirurgia, incluindo o aparelho de anestesia, conectam-se às saídas do sistema de tubulação por mangueiras codificadas por cores. Mecanismos de acoplamento rápido, que variam em formato de acordo com diferentes fabricantes, conectam uma extremidade da mangueira à saída de gás apropriada. A outra extremidade se conecta ao aparelho de anestesia por meio de um encaixe no sistema de segurança, de diâmetro não intercambiável, que evita a incorreta conexão da mangueira.

Cilindros E de oxigênio, óxido nitroso e ar são acoplados diretamente ao aparelho de anestesia. Para evitar conexões incorretas de cilindros, os fabricantes de cilindros adotaram um *sistema de pinos de segurança*. Cada cilindro de gás (tamanhos A–E) tem dois orifícios em sua válvula, que encaixam nos pinos correspondentes no cabeçote do aparelho de anestesia (Figura 2-4). O posicionamento relativo dos pinos e furos é único para cada gás. Múltiplas anilhas colocadas entre o cilindro e o cabeçote impedem o engate adequado dos pinos nos furos, anulando o sistema de pinos de segurança, e, portanto, não devem ser usadas. O sistema de pinos de segurança também é ineficaz se os pinos do cabeçote estiverem danificados ou se o cilindro for abastecido com o gás incorreto.

O funcionamento das fontes de fornecimento de gás medicinal e dos sistemas de tubulação é constantemente monitorado por sistemas de alarme central e de área. Luzes indicadoras e sinais sonoros alertam sobre a mudança para fontes de gás secundárias e pressões de tubulação anormalmente altas (p. ex., mau funcionamento do regulador de pressão) ou baixas (p. ex., esgotamento do suprimento) (Figura 2-5).

Os aparelhos modernos de anestesia e analisadores de gases anestésicos medem continuamente a fração inspirada de oxigênio (FiO_2). Os analisadores têm uma configuração variável de limite da FiO_2 mínima, mas devem ser configurados para evitar a desativação desse alarme. A monitorização da FiO_2 não reflete a concentração de oxigênio distal ao sensor de monitorização e, portanto, não deve ser usada para referenciar a concentração de oxigênio dentro de dispositivos distais, como tubos endotraqueais. Devido à troca gasosa, taxas de fluxo e *shunting*, pode haver uma diferença marcante entre a FiO_2 monitorada e a concentração real de oxigênio no nível do tecido.

Fatores ambientais na sala de cirurgia

TEMPERATURA

A temperatura na maioria das salas de cirurgia parece desconfortavelmente fria para muitos pacientes conscientes e,

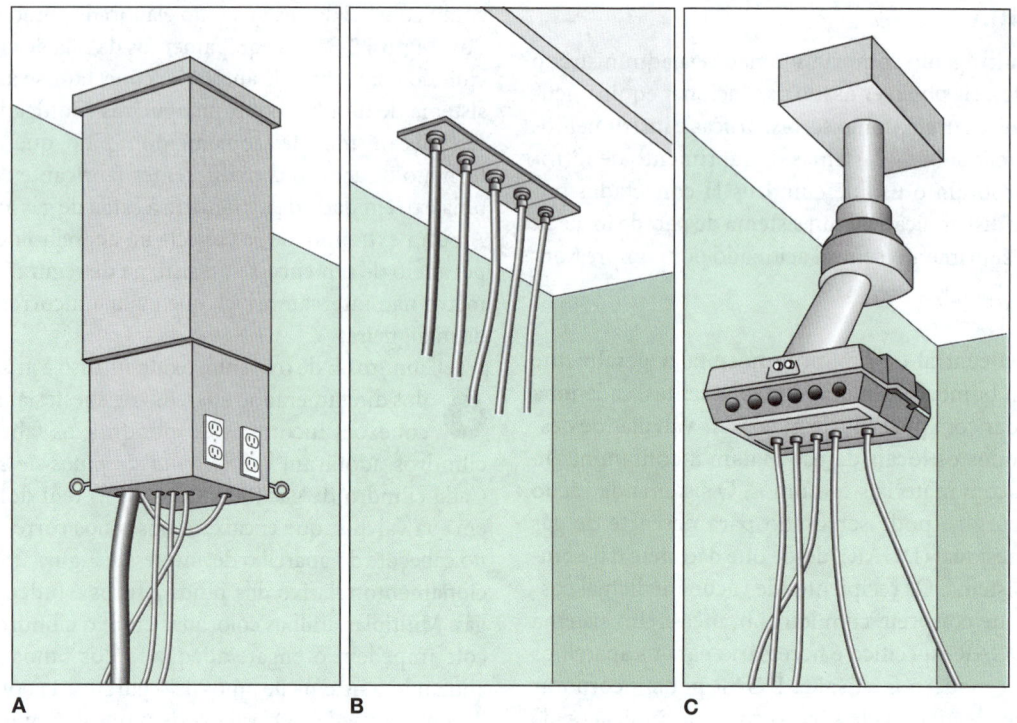

FIGURA 2-3 Exemplos típicos de **A**: colunas de gás, **B**: mangueiras penduradas no teto e **C**: braços articulados. Uma extremidade da mangueira codificada por cores se conecta ao sistema de fornecimento de gás medicinal do hospital por meio de um mecanismo de acoplamento rápido. A outra extremidade se conecta ao aparelho de anestesia através do sistema de pinos de segurança.

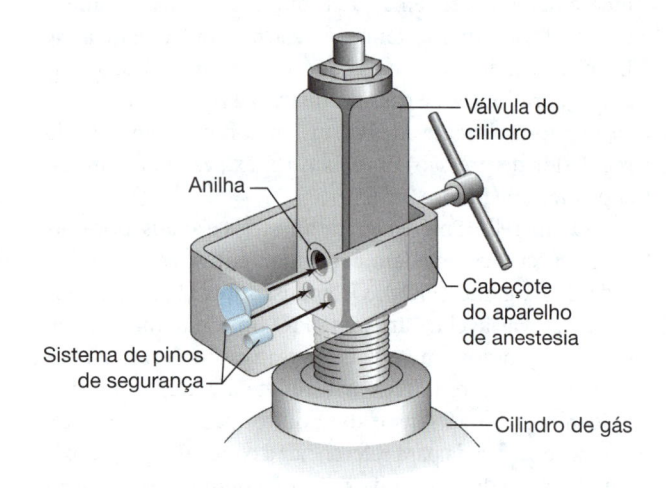

FIGURA 2-4 Interligação do sistema de pinos de segurança entre o aparelho de anestesia e o cilindro de gás.

às vezes, para os anestesistas. No entanto, enfermeiros instrumentadores e cirurgiões ficam em trajes cirúrgicos por horas sob as luzes quentes da sala de cirurgia. Como princípio geral, o conforto do pessoal da sala de cirurgia deve ser conciliado com o cuidado do paciente, e, para pacientes adultos, a temperatura ambiente deve ser mantida entre 68 e 75 °F (20-24 °C). O impacto da temperatura ambiente na temperatura central do paciente deve ser monitorado, pois a hipotermia está associada à infecção da ferida, coagulação prejudicada, maior perda sanguínea intraoperatória e hospitalização prolongada (ver Capítulo 52).

UMIDADE

Nas décadas anteriores, a manutenção da umidade adequada da sala de cirurgia era importante, já que as descargas estáticas eram uma fonte temida de ignição quando gases anestésicos inflamáveis, como éter e ciclopropano, eram usados. Atualmente, o controle da umidade é mais relevante para as práticas de controle de infecção, e a umidade ambiente da sala de cirurgia deve ser mantida entre 20 e 60%. Abaixo dessa faixa, o ar seco facilita a mobilidade aérea de material particulado, que pode ser um vetor de infecção. Em altos níveis, a umidade pode afetar a integridade de dispositivos de barreira como campos cirúrgicos de tecido estéreis e coberturas de mesa de instrumentos.

VENTILAÇÃO

Uma alta taxa de fluxo de ar na sala de cirurgia diminui a contaminação do local. Essas taxas de fluxo, em geral alcançadas por meio da mistura de até 80% de ar recirculado com ar fresco, são projetadas de maneira a diminuir o fluxo turbulento e serem unidirecionais. Embora

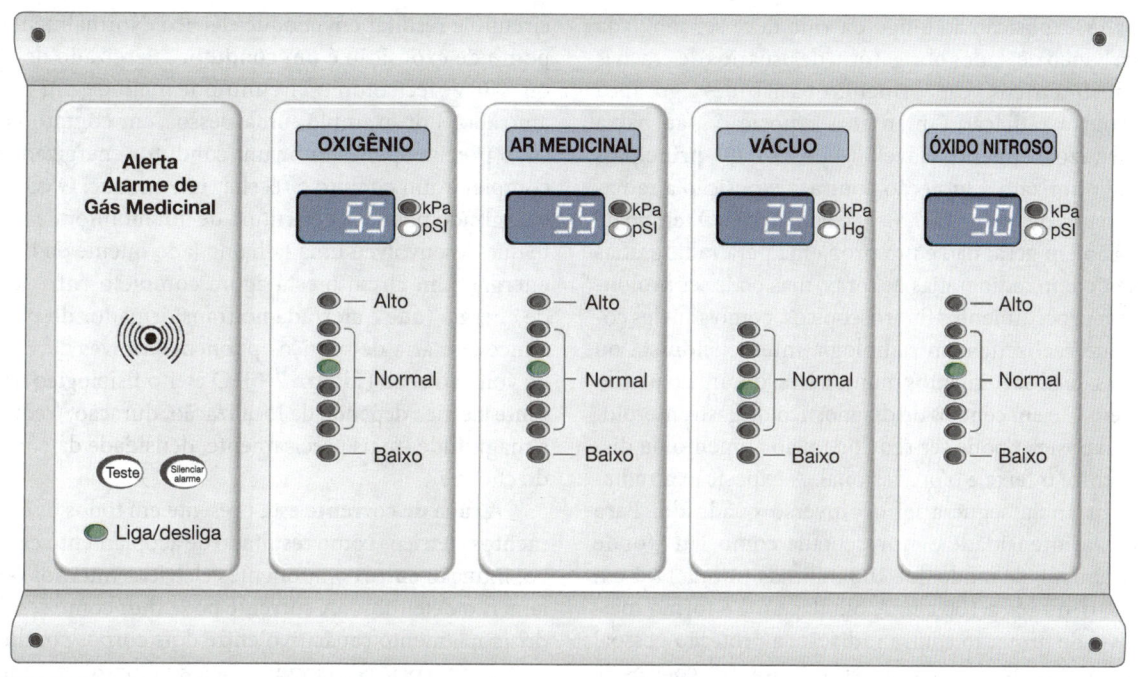

FIGURA 2-5 Exemplo de um painel de alarmes que monitora a pressão da linha dos gases.

a recirculação economize custos de energia associados ao aquecimento e ao ar-condicionado, ela não é adequada para o DGAR. Portanto, um sistema separado de eliminação de gases anestésicos residuais deve sempre complementar a ventilação da sala de cirurgia. A sala de cirurgia deve manter uma pressão levemente positiva para afastar os gases que escapam do sistema de eliminação e deve ser projetada para que o ar fresco seja introduzido através do ou próximo ao teto e o retorno do ar seja tratado no nível do chão ou próximo a ele. As considerações sobre a ventilação devem abordar tanto a qualidade do ar quanto as mudanças de volume. A National Fire Protection Association (NFPA) recomenda 20 trocas de volume de ar por hora para diminuir o risco de estagnação e crescimento bacteriano. A qualidade do ar deve ser mantida por uma adequada filtragem do ar, por meio do uso de um filtro de 90%, definido simplesmente como aquele que filtra 90% das partículas. Embora os filtros de partículas de alta eficiência (HEPA, do inglês *high-efficiency particulate filters*) sejam muito usados, eles não são exigidos pelos padrões de engenharia ou controle de infecção.

RUÍDO

Vários estudos demonstraram que a exposição ao ruído pode ter um efeito prejudicial na função cognitiva humana, e a exposição prolongada pode resultar em prejuízo auditivo. O ruído da sala de cirurgia foi medido em 70 a 80 decibéis (dB), com picos sonoros frequentes superiores a 80 dB. Como referência, se a voz falada tiver que ser elevada acima do nível de conversação, o ruído ambiente é de aproximadamente 80 dB. Os níveis de ruído na sala de cirurgia se aproximam da média ponderada pelo tempo (TWA, do inglês *time-weighted average*) para o qual a Occupational Safety and Health Administration (OSHA) exige proteção auditiva. Marteletes ortopédicos e brocas neurocirúrgicas podem atingir níveis de ruído de 125 dB, o nível em que a maioria dos seres humanos começa a sentir dor.

RADIAÇÃO IONIZANTE

Os profissionais da anestesia são expostos à radiação como um componente do diagnóstico por imagem ou da radioterapia; exemplos incluem fluoroscopia, aceleradores lineares, tomografia computadorizada, terapia de feixe direcionado, terapia de prótons e radiografias diagnósticas. Os efeitos da radiação em humanos são medidos por unidades de doses absorvidas, como gray (Gy) e rads, ou por unidades de dose equivalentes, como Sievert (Sv) e radiação Roentgen equivalente no homem (REM). Órgãos sensíveis à radiação, como olhos, tireoide e gônadas, devem ser protegidos, assim como o sangue, a medula óssea e o feto. Os níveis de radiação devem ser monitorados se os indivíduos forem expostos a mais de 40 REM, e o método mais comum de medição é por crachá dosimétrico. Os crachás dosimétricos devem ser utilizados rotineiramente por profissionais anestesiologistas que trabalham mesmo de forma intermitente em áreas onde a fluoroscopia ou outros dispositivos de radiação ionizante são usados. A exposição ao longo da vida deve ser tabulada em um banco de dados obrigatório de usuários de crachás dosimétricos. Um princípio básico de segurança contra radiação é manter a exposição "tão baixa quanto razoavelmente viável" (ALARP). Os princípios ALARP otimizam a proteção contra a exposição à radiação pelo uso de *tempo*, *distância* e *blindagem*. O tempo de exposição em geral não é um problema para radiografias simples, como radiografias de tórax, mas pode ser prolongado em procedimentos fluoroscópicos, como aqueles comumente realizados em radiologia intervencionista ou em áreas de procedimentos pulmonares, durante o uso do braço em C e em centros de diagnóstico de gastrenterologia. A exposição pode ser reduzida pelo aumento da distância entre o feixe e o profissional. A exposição à radiação a distância segue a lei do inverso quadrado. Para ilustrar, a intensidade é representada como $1/d^2$ (onde d = distância), de modo que 100 milirads (mrads) a 1 cm serão 0,01 mrads a 100 cm. A blindagem é a forma mais confiável de proteção contra radiação; a proteção pessoal típica existe na forma de aventais de chumbo, colares de tireoide e óculos. As blindagens físicas costumam ser incorporadas aos centros de radiologia e podem ser tão simples quanto uma parede ou uma blindagem de chumbo rolante para colocar entre o feixe e o profissional. Embora a maioria das instalações modernas seja projetada de maneira muito segura, os profissionais ainda podem ser expostos à radiação dispersa, pois as partículas atômicas são refletidas na proteção. Por essa razão, a proteção contra radiação deve ser vestida sempre que se utilizar radiação ionizante.

À medida que o uso de blindagem confiável aumentou, a incidência de doenças associadas à radiação em órgãos sensíveis diminuiu, com exceção das cataratas induzidas por radiação. Como os óculos de proteção não têm sido consistentemente usados no mesmo grau que outros tipos de proteção pessoal, a incidência de catarata induzida por radiação está aumentando entre os profissionais que trabalham em salas de radiologia intervencionista. Os anestesistas que trabalham nesses ambientes devem considerar a utilização de óculos de proteção ou lentes com chumbo para diminuir o risco de tais problemas.

Segurança elétrica

O RISCO DE ELETROCUSSÃO

O uso de equipamentos médicos eletrônicos expõe pacientes e profissionais de saúde ao risco de choque e eletrocussão. Os profissionais de anestesia devem ter uma compreensão dos perigos elétricos e sua prevenção.

O contato do corpo com dois materiais condutores em diferentes potenciais de voltagem pode fechar um circuito e resultar em choque elétrico. Normalmente, um ponto de exposição é um condutor energizado de 120 V ou 240 V, fechando o circuito por meio de um contato aterrado. Por exemplo, uma pessoa em contato com o chão precisa apenas tocar um condutor energizado para completar um circuito e receber um choque. O condutor energizado pode ser a estrutura de um monitor de paciente que desenvolveu uma falha no lado quente da linha de energia. Um circuito está agora completo entre a linha de energia (que é aterrada no transformador do poste da concessionária de serviços públicos) através da vítima e de volta ao chão (**Figura 2-6**). O efeito fisiológico da corrente elétrica depende da localização, duração, frequência e magnitude (mais precisamente, densidade da corrente) do choque.

A **fuga de corrente** está presente em todos os equipamentos elétricos como resultado de acoplamento capacitivo, indução entre componentes elétricos internos ou isolamento defeituoso. A corrente pode fluir como resultado do acoplamento capacitivo entre dois corpos condutores (p. ex., uma placa de circuito e seu invólucro), mesmo que eles não estejam fisicamente conectados. Alguns monitores são duplamente isolados para diminuir o efeito do acoplamento capacitivo. Outros monitores são projetados para serem conectados a um aterramento de baixa impedância (fio terra de segurança), que deve desviar a corrente de uma pessoa que toque na caixa do instrumento.

A magnitude de uma fuga de corrente é normalmente imperceptível ao toque (< 1 miliampere [mA] e bem abaixo do limite para fibrilação de 100 mA). No entanto, se a corrente contornar a alta resistência oferecida pela pele e for aplicada diretamente ao coração, uma corrente tão baixa quanto 100 microampères (μA) (*microchoque*) pode ser fatal. A fuga máxima permitida em equipamentos da sala de cirurgia é de 10 μA.

Fios de marca-passo cardíaco e cateteres de monitorização invasiva fornecem uma via condutiva direta para o miocárdio; além disso, sangue e solução salina normal também podem servir como condutores elétricos. A quantidade exata de corrente necessária para produzir fibrilação depende do momento do choque em relação ao período vulnerável de repolarização do coração (a onda T no eletrocardiograma). Até pequenas diferenças de potencial entre as conexões de aterramento de duas tomadas elétricas na mesma sala de cirurgia podem colocar o paciente em risco de microeletrocussão.

PROTEÇÃO CONTRA CHOQUE ELÉTRICO

A maioria das eletrocussões de pacientes é causada pelo fluxo de corrente do condutor energizado de um circuito aterrado através do corpo e de volta ao aterramento

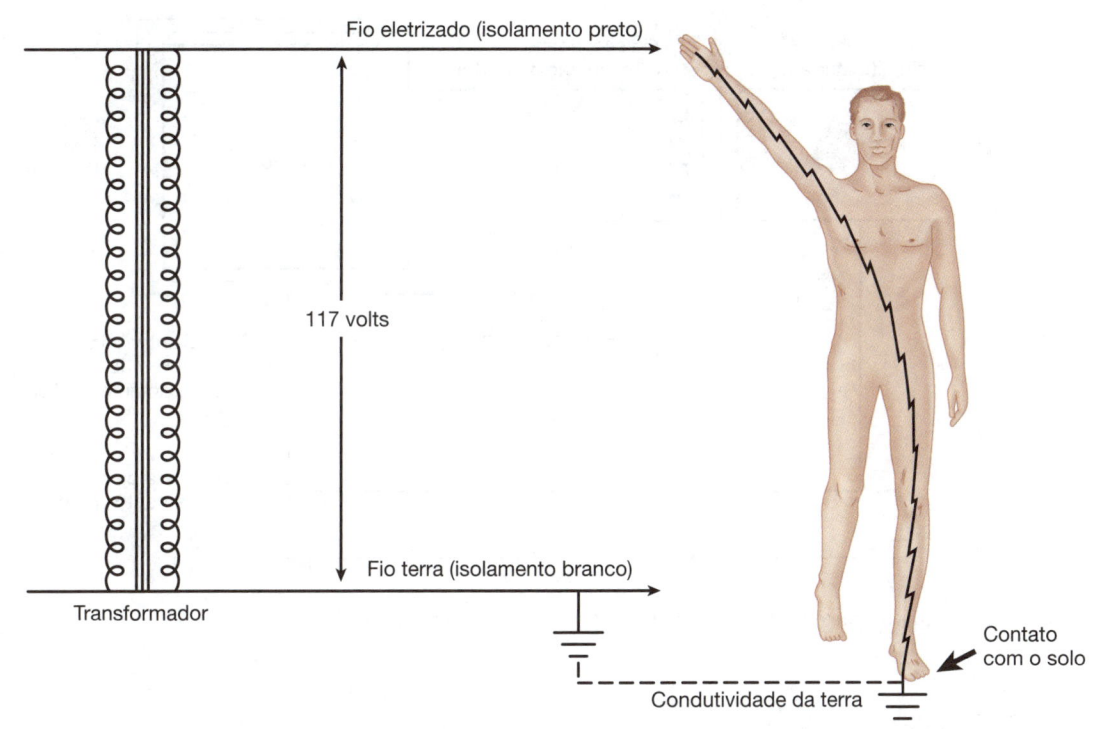

FIGURA 2-6 A configuração para a maioria dos choques elétricos. Uma pessoa acidentalmente aterrada entra em contato simultâneo com um fio eletrizado de um equipamento elétrico, em geral através de um equipamento defeituoso que fornece uma via entre a corrente e uma superfície condutora exposta. O circuito elétrico completo se origina com o fio secundário do transformador (a fonte de tensão) e se estende através do fio eletrizado, a vítima e o contato da vítima com o solo, o próprio solo, o fio terra neutro na entrada do equipamento e de volta ao transformador através do fio neutro (ou terra). (Modificada com permissão de Bruner J, Leonard PF. *Electricity, Safety, and the Patient*. St Louis, MO: Mosby Year Book; 1989.)

(ver **Figura 2-6**). Isso seria evitado se tudo na sala de cirurgia fosse aterrado, exceto o paciente. Embora o aterramento direto do paciente deva ser evitado, o isolamento completo do paciente não é viável durante a cirurgia. Em vez disso, a fonte de alimentação da sala de cirurgia pode ser isolada por um **transformador de isolamento** (**Figura 2-7**).

Ao contrário do transformador da empresa de serviços públicos localizado no poste, a fiação secundária de um transformador de isolamento não é aterrada e fornece duas linhas de tensão energizadas, e não aterradas, para os equipamentos da sala de cirurgia. Os invólucros dos equipamentos, mas não os circuitos elétricos, são aterrados através da ponta mais longa de um plugue de três pinos (*aterramento de segurança*). Se um paciente aterrado entrar em contato, acidentalmente, com um fio energizado, a corrente não fluirá pelo paciente porque nenhum circuito de volta à bobina secundária foi concluído (**Figura 2-8**).

Obviamente, se ambas as linhas de energia entrarem em contato, o circuito se fecha e um choque é possível. Além disso, se uma das linhas de energia entrar em contato com o aterramento devido a uma falha, o contato com a outra linha de energia completará um circuito através de um paciente aterrado. Para reduzir a chance de duas falhas coexistentes, um *monitor de isolamento de linha* mede o potencial de fluxo de corrente da fonte de alimentação isolada em relação ao solo (**Figura 2-9**). Basicamente, o monitor de isolamento de linha determina o grau de isolamento entre os dois fios de alimentação e o aterramento e prevê a quantidade de corrente que *poderia* fluir se um segundo curto-circuito se desenvolvesse. Um alarme é ativado caso um fluxo de corrente inaceitavelmente alto para o solo (em geral 2 mA ou 5 mA) se torne possível, mas a energia não é interrompida, a menos que também seja ativado um interruptor de circuito de falha de aterramento. Este último, comum em banheiros e cozinhas domésticas, em geral não é instalado em locais como salas de cirurgia, onde a descontinuação dos sistemas de suporte à vida (p. ex., máquina de circulação extracorpórea) é mais perigosa do que o risco de choque elétrico. O alarme do monitor de isolamento de linha apenas indica que a fonte de alimentação reverteu parcialmente para um sistema aterrado. Ou seja, embora o monitor de isolamento de linha avise sobre a existência de uma única falha (entre uma linha de alimentação e um fio terra), são necessárias duas falhas para que ocorra um choque. Como o monitor de isolamento de linha emite um alarme quando a soma da fuga de corrente excede o limite definido, o último equipamento adicionado costuma ser o defeituoso;

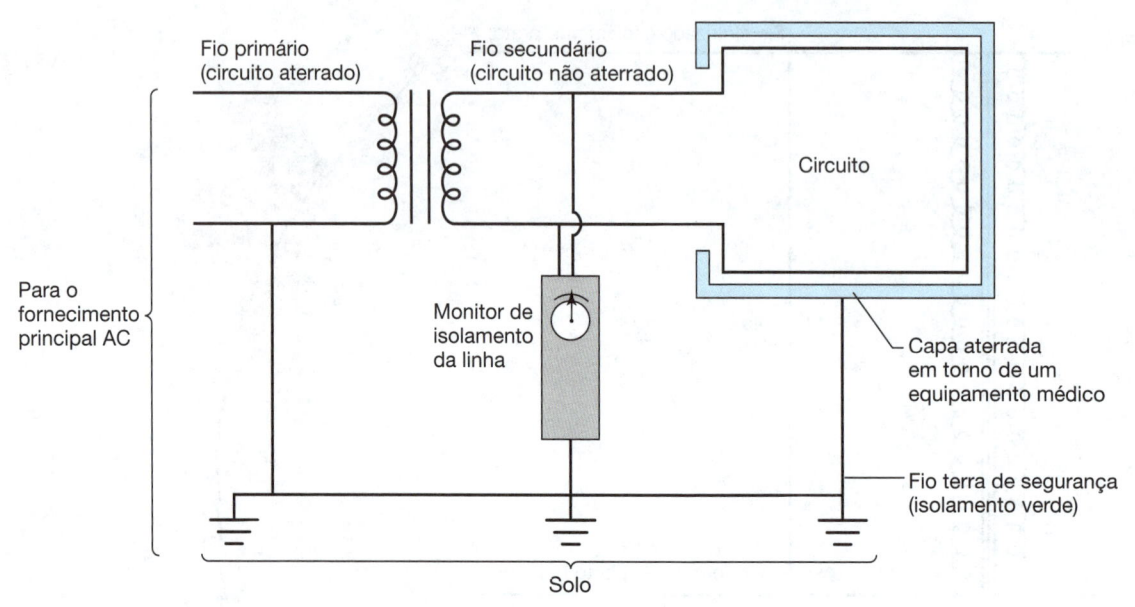

FIGURA 2-7 Um diagrama do circuito de um transformador de isolamento e o monitor.

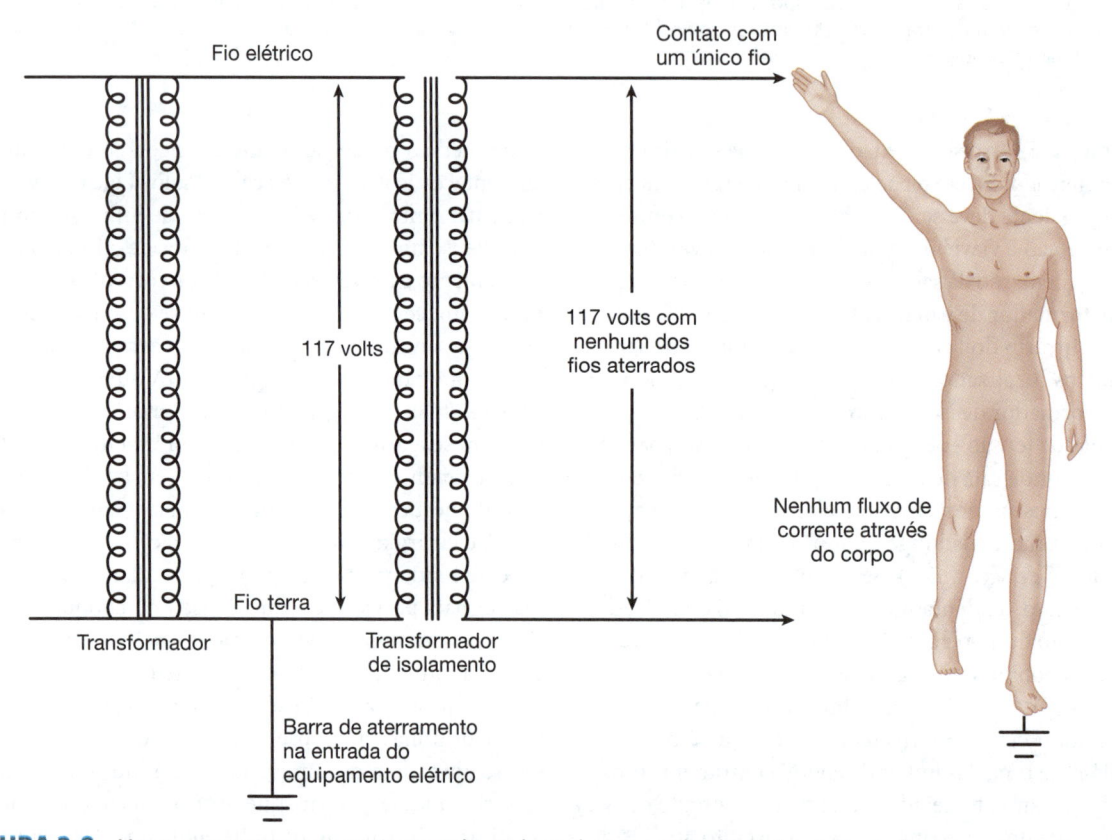

FIGURA 2-8 Mesmo que uma pessoa esteja aterrada, nenhum choque resulta do contato com um fio de um circuito isolado. O indivíduo está em contato simultâneo com duas fontes distintas de tensão, mas não fecha um circuito incluindo qualquer uma das fontes.
(Modificada com permissão de Bruner J, Leonard PF. *Electricity, Safety, and the Patient*. St. Louis, MO: Mosby Year Book; 1989.)

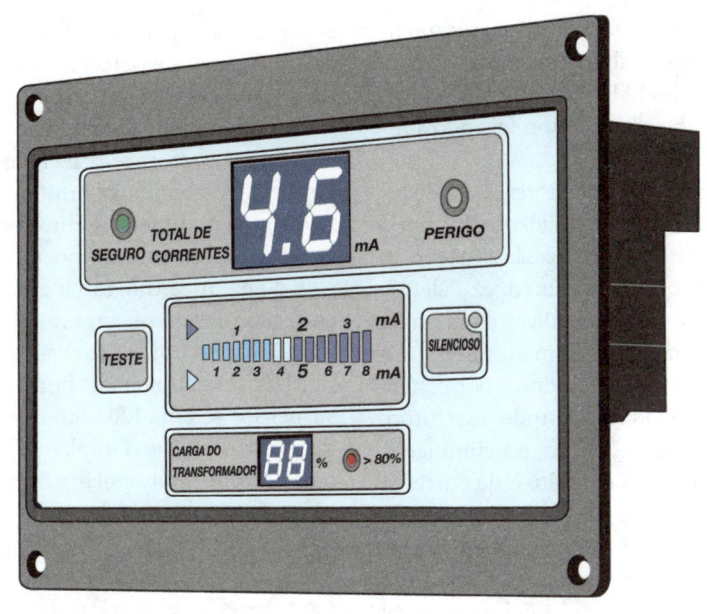

FIGURA 2-9 Um monitor de isolamento de linha.

todavia, se este item for de suporte à vida, outro equipamento pode ser removido do circuito para avaliar se o item de segurança é realmente o culpado.

Mesmo os circuitos de energia isolados não fornecem proteção completa contra as pequenas correntes capazes de causar fibrilação por microchoque. Além disso, o monitor de isolamento de linha não pode detectar todas as falhas, como, por exemplo, um fio terra de segurança rompido dentro de um equipamento. Existem, no entanto, projetos de equipamentos modernos que diminuem a possibilidade de microeletrocussão. Eles incluem isolamento duplo do chassi e da caixa, fontes de alimentação da bateria não aterradas e isolamento do paciente de equipamentos aterrados, usando acoplamento óptico ou transformadores.

Na edição mais recente do Código de Instalações de Saúde NPFA 99 dos Estados Unidos, os requisitos do sistema de construção para as instalações – incluindo sistemas elétricos – são baseados em uma avaliação de risco realizada pelos responsáveis pelas instalações, com a contribuição dos profissionais de saúde. Os riscos são categorizados em níveis, da seguinte forma:

- *Categoria 1* – Sistemas de instalações nos quais a falha de tal equipamento ou sistema pode causar ferimentos graves ou morte dos pacientes ou dos profissionais.
- *Categoria 2* – Sistemas de instalações nos quais a falha de tal equipamento pode causar ferimentos leves dos pacientes ou dos profissionais.
- *Categoria 3* – Sistemas de instalações em que a falha de tal equipamento não é suscetível de causar lesões aos pacientes ou aos profissionais, mas pode causar desconforto aos pacientes.
- *Categoria 4* – Sistemas de instalações em que a falha de tal equipamento não teria impacto no atendimento aos pacientes.

Os locais e sistemas da categoria 1 devem ter maior confiabilidade e redundância; categorias menores terão requisitos menos rigorosos. De acordo com o código elétrico, as salas de cirurgia são definidas como um local úmido, que requer sistemas elétricos que reduzem o risco de choque elétrico. Se uma sala de cirurgia for usada para procedimentos sem exposição a líquidos, como salas destinadas à colocação de cateter central ou procedimentos oftalmológicos, as instalações podem realizar uma avaliação de risco e reclassificar a sala de cirurgia como área não úmida.

DIATERMIA CIRÚRGICA (ELETROCAUTÉRIO, ELETROCIRURGIA)

Unidades eletrocirúrgicas (ESUs, do inglês *electrosurgical units*), ou bisturi elétrico, geram uma corrente elétrica de frequência ultra-alta que passa de um pequeno eletrodo ativo (ponta do cautério) através do paciente e sai por meio de um grande eletrodo de placa (placa de dispersão ou eletrodo de retorno). A alta densidade de corrente na ponta do cautério é capaz de coagular ou cortar o tecido, dependendo do tipo de onda elétrica. A fibrilação ventricular é evitada pelo uso de frequências elétricas ultra-altas (0,1-3 MHz) em comparação com a linha de alimentação (50-60 Hz). A grande área de superfície do eletrodo de retorno de baixa impedância evita queimaduras no ponto de saída da corrente, fornecendo uma baixa densidade de corrente (o conceito de *saída* de corrente é tecnicamente incorreto porque a corrente é alternada, e não direta). Os altos níveis de potência das ESUs (até 400 W) podem causar acoplamento com cabos de monitor, levando à interferência elétrica.

O mau funcionamento da placa de dispersão pode resultar da desconexão da ESU, contato inadequado com o paciente ou gel condutor insuficiente. Nessas situações, a corrente encontrará outro local para sair (p. ex., eletrodos de eletrocardiograma ou peças metálicas da mesa de cirurgia), o que pode resultar em queimadura (**Figura 2-10**). As precauções para evitar queimaduras por diatermia incluem a colocação adequada do eletrodo de retorno, evitando próteses e protuberâncias ósseas, e a eliminação de contatos do paciente com o solo. O fluxo de corrente através do coração pode levar ao mau funcionamento de um marca-passo cardíaco implantado ou de desfibrilador cardioversor. Esse risco pode ser minimizado por meio da colocação do eletrodo de retorno o mais próximo possível do campo cirúrgico e o mais longe possível do dispositivo cardíaco implantado.

As ESUs mais recentes são isoladas dos aterramentos usando os mesmos princípios da fonte de alimentação isolada (*saída isolada* versus *unidades de referência aterradas*). Como essa segunda camada de proteção fornece ESUs com suas próprias fontes de alimentação isoladas, o monitor de isolamento de linha da sala de cirurgia pode não detectar uma falha elétrica. Embora algumas ESUs sejam capazes de detectar mau contato entre o eletrodo de retorno e o paciente, monitorando a impedância, muitas unidades mais antigas acionam o alarme apenas se o eletrodo de retorno estiver desconectado do aparelho. Os eletrodos bipolares limitam a propagação da corrente a alguns milímetros, eliminando a necessidade de um eletrodo de retorno. Como a interferência do marca-passo e do eletrocardiograma é possível, o pulso ou os sons cardíacos devem ser monitorados de perto quando qualquer ESU for utilizada. Dispositivos cardioversores desfibriladores automáticos implantados podem precisar ser suspensos se uma ESU monopolar for usada, e qualquer dispositivo cardíaco implantado deve ser verificado após o uso de ESU monopolar para verificar se suas configurações não foram alteradas por interferência elétrica.

Incêndios cirúrgicos e lesões térmicas

PREVENÇÃO DE INCÊNDIO E PREPARAÇÃO

Os incêndios cirúrgicos são relativamente raros, com uma incidência de cerca de 1 em 87.000 casos, o que se aproxima da taxa de incidência de outros eventos, como objetos

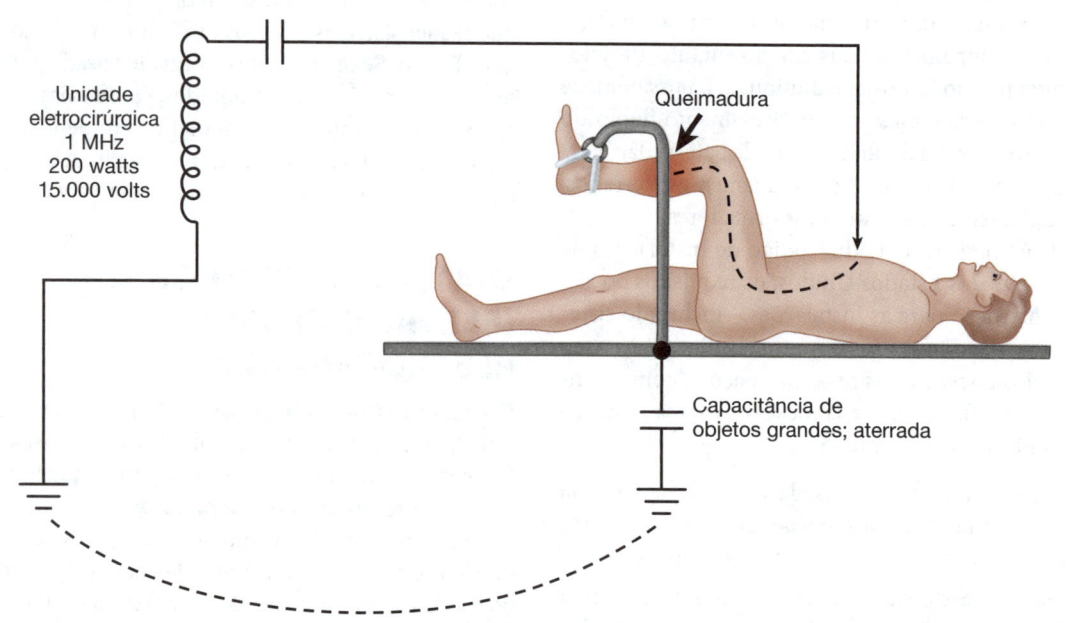

FIGURA 2-10 Queimadura com unidade eletrocirúrgica. Se a via de retorno está comprometida, o circuito pode ser concluído por outras rotas. Como a corrente é de alta frequência, os condutores identificados não são essenciais; as capacitâncias podem preencher lacunas no circuito. A passagem da corrente através do paciente até uma pequena área de contato pode produzir uma queimadura. (Uma perneira não ofereceria proteção na situação descrita.) A ESU isolada tem muito menos probabilidade do que a ESU aterrada de provocar queimaduras em locais ectópicos. O termo *aterrado* neste contexto se aplica à descarga da ESU e não tem nada a ver com sistemas de energia isolados *versus* aterrados. (Modificada com permissão de Bruner J, Leonard PF. *Electricity, Safety, and the Patient*. St Louis, MO: Mosby Year Book; 1989.)

estranhos retidos após a cirurgia e cirurgia em local errado. Quase todos os incêndios cirúrgicos podem ser evitados (**Figura 2-11**). Ao contrário das complicações clínicas, os incêndios são um produto de propriedades físicas e químicas simples. A ocorrência é garantida quando da associação de fatores fundamentais para a combustão, mas pode ser quase totalmente eliminada pela compreensão e atenção aos princípios básicos dos riscos de incêndio. O fator de risco mais comum para o incêndio em centro cirúrgico está relacionado à administração aberta de oxigênio.

Situações classificadas como de alto risco para incêndio em centro cirúrgico são aquelas que envolvem uma fonte de ignição próxima a um oxidante. A combinação química simples necessária para qualquer incêndio costuma ser chamada de *tríade do fogo* ou *triângulo do fogo*.

A tríade é composta por combustível, oxidante e fonte de ignição (calor). A **Tabela 2-2** lista os contribuintes potenciais para incêndios e explosões na sala de cirurgia. *Incêndios cirúrgicos podem ser controlados e, possivelmente, evitados completamente pela incorporação de educação, simulações de incêndio, preparação, prevenção e resposta com programas educacionais fornecidos regularmente ao pessoal da sala de cirurgia.*

Para os anestesistas, a educação sobre prevenção de incêndios deve enfatizar fortemente os riscos na administração aberta de oxigênio. A Anesthesia Patient Safety Foundation desenvolveu um vídeo educacional e um módulo de ensino *online* que fornece informações de segurança sob a perspectiva do anestesista.

As simulações de incêndio em salas de cirurgia aumentam a conscientização sobre os riscos de incêndio

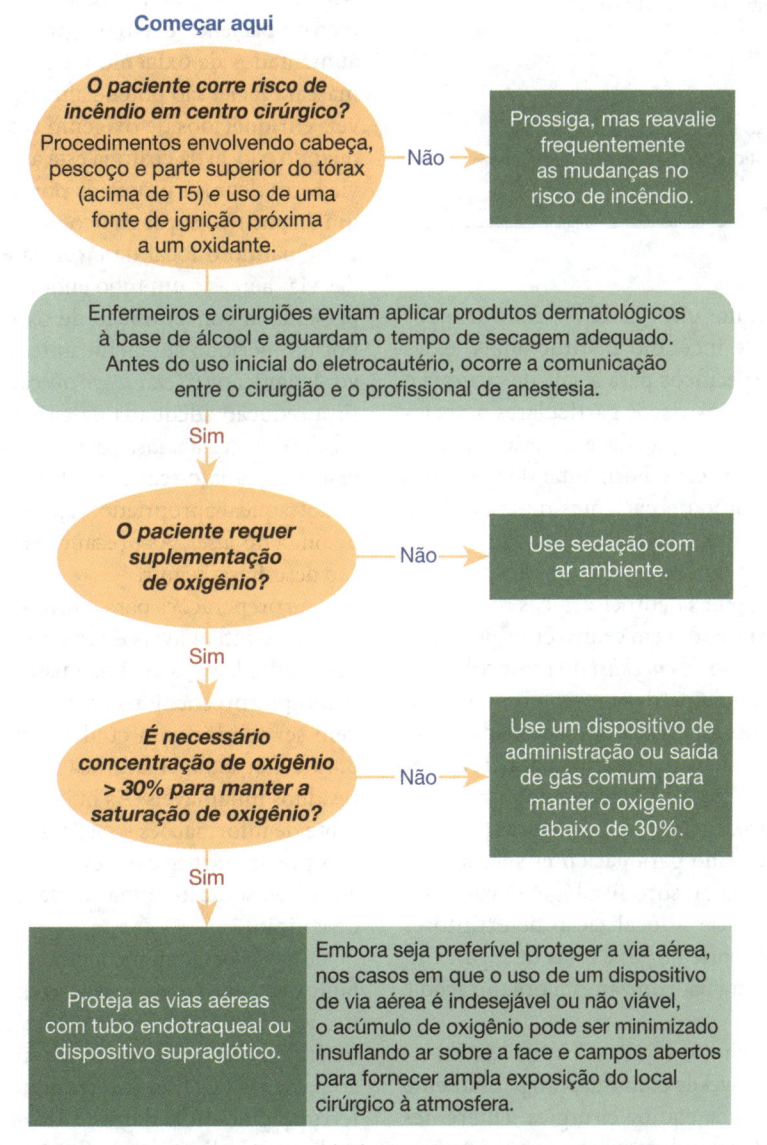

FIGURA 2-11 Algoritmo de prevenção de incêndio em sala de cirurgia. (© Anesthesia Patient Safety Foundation. Usada com permissão.)

TABELA 2-2 Potenciais contribuintes para incêndios e explosões em centros cirúrgicos

Agentes inflamáveis (combustíveis)
    Soluções, aerossóis e pomadas
        Álcool
        Clorexidina
        Benzoína
        Mastisol
        Acetoacetato
        Produtos derivados de petróleo
    Campos cirúrgicos (papel e tecido)
    Vestimentas cirúrgicas
    Compressas e pacotes cirúrgicos
    Suturas cirúrgicas e telas
    Plástico/policloreto de vinila/produtos de látex
        Tubos endotraqueais
        Máscaras
        Cânulas
        Tubos
    Gases intestinais
    Cabelo
Gases que suportam a combustão (oxidantes)
    Oxigênio
    Óxido nitroso
Fontes de ignição (calor)
    Lasers
    Unidades eletrocirúrgicas
    Fontes de luz de fibra óptica (ponta distal)
    Brocas e furadeiras
    Desfibriladores externos

associados a procedimentos cirúrgicos. Ao contrário dos treinamentos típicos de incêndio institucionais, esses exercícios devem ser específicos para a sala de cirurgia e devem dar maior ênfase aos riscos particulares associados a esse ambiente. Por exemplo, deve-se levar em consideração a evacuação vertical e horizontal de pacientes cirúrgicos, a movimentação de pacientes que requerem assistência ventilatória e situações específicas, como decúbito ventral ou lateral, e a movimentação de pacientes que podem estar fixados em pinos neurocirúrgicos.

A preparação para incêndio em centro cirúrgico pode ser incorporada ao processo de *checklist* do protocolo universal. Os membros da equipe devem ser apresentados pelo nome e pelas funções específicas pré-acordadas, caso ocorra um incêndio. Os itens necessários para controlar adequadamente um incêndio podem ser montados ou identificados com antecedência (p. ex., assegurar o uso do tubo endotraqueal adequado para pacientes submetidos a cirurgia a *laser*; ter água ou soro fisiológico pronto no campo cirúrgico; identificar a localização de extintores de incêndio, válvulas de corte de gás e rotas de fuga). Um pôster ou fluxograma para padronizar esta organização é benéfico.

A prevenção de incêndios catastróficos na sala de cirurgia começa com um nível de comunicação permanente entre todos os membros da equipe cirúrgica. Diferentes aspectos da tríade de fogo costumam estar sob o domínio de determinados membros da equipe. Combustíveis como soluções à base de álcool, removedores de adesivos, assim como campos e compressas cirúrgicas, são normalmente controlados pelo enfermeiro circulante. Fontes de ignição como eletrocautério, *lasers*, furadeiras e brocas, além de fontes de luz para lanternas de cabeça e laparoscópios, em geral, são controladas pela equipe cirúrgica. Os anestesistas mantêm o controle da concentração oxidante de oxigênio e óxido nitroso. Exemplos de comunicação entre o pessoal da sala de cirurgia são as situações em que um cirurgião verifica a concentração de oxigênio antes de usar eletrocautério em ou perto de uma via aérea ou um anestesista pede ao auxiliar da sala de cirurgia que configure os campos cirúrgicos de modo a evitar o acúmulo de oxigênio em um caso que envolva o uso de cânula nasal para administração de oxigênio.

9 A administração de oxigênio em concentrações superiores a 30% deve ser orientada pelo quadro clínico do paciente, e não por protocolos ou hábitos. Fluxos aumentados de oxigênio fornecidos por cânula nasal ou máscara facial são potencialmente perigosos. Quando níveis enriquecidos de oxigênio são necessários, sobretudo quando o local da cirurgia está acima do nível do xifoide, a via aérea deve ser protegida por um tubo endotraqueal ou um dispositivo supraglótico.

Quando o local da cirurgia estiver dentro ou perto das vias aéreas e um tubo endotraqueal inflamável estiver presente, a concentração de oxigênio deve ser reduzida por um período suficiente antes do uso de um dispositivo de ignição (p. ex., *laser* ou cauterização), para permitir a redução adequada da concentração de oxigênio no local. A cirurgia a *laser* das vias aéreas deve incorporar a ventilação a jato sem um tubo endotraqueal ou um tubo endotraqueal apropriado, específico para o comprimento de onda do *laser*. As precauções para a utilização de *laser* são descritas a seguir.

As preparações para a pele à base de álcool são extremamente inflamáveis e requerem um tempo de secagem adequado. Deve-se evitar misturar as soluções. Grandes *swabs* pré-preenchidos com solução à base de álcool devem ser usados com cuidado na cabeça ou no pescoço para evitar a supersaturação do produto e o excesso de resíduos inflamáveis. As bulas dos produtos são uma boa fonte de informações sobre essas preparações. A gaze e as compressas cirúrgicas devem ser umedecidas com água estéril ou solução salina se usadas próximas a uma fonte de ignição.

Caso ocorra um incêndio na sala de cirurgia, é importante determinar se o incêndio está localizado *no paciente, nas vias aéreas* ou *em outro local da sala de cirurgia*. Para incêndios nas vias aéreas, a administração de gases frescos ao paciente deve ser interrompida imediatamente. A interrupção do fluxo de gás fresco para o paciente pode ser realizada desligando os fluxômetros, desconectando o circuito do aparelho ou desconectando o circuito do tubo endotraqueal. O tubo endotraqueal deve ser removido, e água estéril ou soro fisiológico devem ser despejados nas vias aéreas para extinguir qualquer tecido em chamas ou material estranho. A sequência de interrupção do fluxo de gás e remoção do tubo endotraqueal, quando ocorrer um incêndio na via aérea, não é tão importante quanto garantir que ambas as ações sejam executadas de imediato. As duas tarefas podem ser realizadas ao mesmo tempo e pelo mesmo indivíduo. Se realizadas por diferentes membros da equipe, o pessoal deve agir sem esperar por uma sequência predeterminada de eventos. Após essas ações, a ventilação pode ser retomada, de preferência com ar ambiente e evitando gases enriquecidos com oxigênio ou óxido nitroso. O tubo endotraqueal deve ser examinado quanto a peças faltantes. A via aérea deve ser restabelecida e, se indicado, examinada cuidadosamente com um broncoscópio de fibra óptica. Tratamento para inalação de fumaça e transferência para um centro de queimados devem ser considerados.

Para incêndios no paciente, o fluxo de gases oxidantes deve ser interrompido, os campos cirúrgicos precisam ser removidos e o fogo tem de ser extinto com água ou abafamento. O paciente deve ser avaliado quanto à lesão. Se o fogo não for extinto imediatamente nas primeiras tentativas, pode ser usado um extintor de dióxido de carbono (CO_2). Outras ações podem incluir a evacuação do paciente e a ativação do alarme mais próximo. Conforme já observado, antes de uma emergência real, a localização dos extintores de incêndio, saídas de emergência e válvulas de corte de gás fresco devem ser verificadas pela equipe da sala de cirurgia.

Incêndios que resultem em ferimentos que exijam tratamento clínico ou em morte devem ser relatados ao bombeiro que detém a jurisdição sobre a instalação. Os profissionais devem adquirir familiaridade básica com os padrões de relatórios, que podem variar de acordo com o local.

Os casos em que a administração de oxigênio suplementar é usado e o local cirúrgico está acima do xifoide constituem o cenário mais relatado para incêndios cirúrgicos. Com frequência, o rosto ou as vias aéreas estão envolvidos, resultando em lesões com risco de vida ou gravemente desfigurantes. Esses incêndios quase sempre podem ser evitados pela eliminação da administração aberta de oxigênio.

EXTINTORES DE INCÊNDIO

Para incêndios não eliminados por tentativas iniciais, ou aqueles em que a evacuação pode ser dificultada pela localização ou intensidade do fogo, justifica-se o uso de extintor portátil. Um extintor de CO_2 é seguro para incêndios no paciente na sala de cirurgia. O CO_2 se dissipa prontamente, não é tóxico e é provável que não resulte em lesões térmicas. O FE-36, um produto mais caro da DuPont, também pode ser usado.

Os extintores de classificação "A" contêm água, o que torna problemático seu uso na sala de cirurgia devido à presença de equipamentos elétricos. Um extintor de vapor de água classificado como "AC" é excelente, mas requer tempo e volume adequado de vapor, em várias tentativas para extinguir o incêndio. Além disso, esses dispositivos são grandes e difíceis de manobrar. Os extintores de incêndio A e AC podem ser construídos de forma relativamente barata como dispositivos não ferromagnéticos, tornando-os a melhor escolha para incêndios envolvendo equipamentos de ressonância magnética. Extintores de halon, embora muito eficazes, estão sendo eliminados devido às preocupações com a destruição da camada de ozônio e por causa da atmosfera hipóxica que cria para os socorristas. Os *halotrons* são extintores do tipo halon, de menor impacto ambiental e não deixam resíduos.

SEGURANÇA DO *LASER*

Lasers são comumente usados em salas de cirurgia e áreas de procedimentos. Quando os *lasers* são utilizados nas vias aéreas ou para procedimentos envolvendo o pescoço e a face, o caso deve ser considerado de alto risco para incêndio em centro cirúrgico e tratado conforme discutido antes. O tipo de *laser* (CO_2, neodímio-ítrio alumínio granada [Nd:YAG] ou titanila fosfato de potássio [KTP]), o comprimento de onda e a distância focal são considerações importantes para a operação segura de *lasers* medicinais. Sem essas informações vitais, o pessoal da sala de cirurgia não pode proteger adequadamente a si mesmo ou ao paciente contra danos. Antes do início da cirurgia a *laser*, o dispositivo a *laser* deve estar na sala de cirurgia, sinais de alerta devem ser afixados nas portas e óculos de proteção devem ser fornecidos. Os padrões do American National Standards Institute (ANSI) especificam que óculos e dispositivos a *laser* devem ser rotulados de acordo com o comprimento de onda emitido ou a proteção oferecida. O anestesista deve garantir que os sinais de alerta e os óculos correspondam à etiqueta do dispositivo, já que a proteção é específica para cada tipo de *laser*. Alguns *lasers* oftalmológicos e *lasers* de mapeamento vascular têm uma distância focal tão curta que não são necessários óculos de proteção. Para outros dispositivos, óculos de proteção devem ser vestidos pelo pessoal durante todo o tempo do uso do *laser*, além de proteção ocular na forma de óculos ou tapa-olhos no paciente.

A seleção do tubo endotraqueal deve ser baseada no tipo de *laser* e no comprimento de onda. A bula do produto e a rotulagem de cada tipo de tubo devem ser comparadas com o tipo de *laser* utilizado. Tubos endotraqueais com menos de 4 mm de diâmetro não são compatíveis com Nd:YAG ou *laser* de argônio, e tubos compatíveis com Nd:YAG não estão disponíveis em meias medidas. Tentativas de envolver tubos endotraqueais convencionais com papel-alumínio devem ser evitadas. Este método obsoleto não é aprovado pelos fabricantes ou pela agência norte-americana Food and Drug Administration (FDA); ele muitas vezes leva à quebra ou ao desfiamento e não confere proteção completa contra a penetração do *laser*. Alternativamente, a ventilação a jato sem um tubo endotraqueal pode oferecer um risco reduzido de incêndio nas vias aéreas.

GESTÃO DE RECURSOS DE EQUIPE: CRIANDO UMA CULTURA DE SEGURANÇA NA SALA DE CIRURGIA

O gerenciamento de recursos de equipe (GRE) foi desenvolvido na indústria da aviação para promover o trabalho em grupo e permitir que o pessoal intervenha ou solicite investigação de qualquer situação considerada insegura. O GRE é composto por sete princípios, e seu objetivo é evitar erros causados por ações humanas. No modelo da companhia aérea, o GRE dá a qualquer membro da tripulação a autoridade para questionar situações que estão fora do determinado na prática normal. Antes da implementação do GRE, os membros da tripulação, exceto o capitão, tinham pouca participação nas operações da aeronave. Depois que o GRE foi instituído, qualquer pessoa que identificar um problema de segurança pode tomar medidas para garantir a resolução adequada da situação. O benefício desse método na sala de cirurgia é claro, dado o potencial para que um erro cometido seja fatal.

Os sete princípios do GRE são (1) adaptabilidade/flexibilidade, (2) assertividade, (3) comunicação, (4) tomada de decisão, (5) liderança, (6) análise e (7) consciência situacional. *Adaptabilidade/flexibilidade* refere-se à capacidade de alterar um modo de ação quando novas informações se tornam disponíveis. Por exemplo, se um grande vaso sanguíneo for rompido acidentalmente em um procedimento de rotina, o anestesiologista deve reconhecer que o plano anestésico mudou e a reanimação volêmica deve ser feita mesmo na presença de condições clínicas que normalmente contraindicam a administração de grandes volumes de fluidos.

Assertividade é a disposição e prontidão para participar ativamente, declarar e manter uma posição até ser convencido pelos fatos de que outras opções são melhores; isso requer iniciativa e coragem para agir. Por exemplo, se um cirurgião experiente e respeitado disser ao anestesiologista que a estenose aórtica do paciente não é um problema porque é uma condição crônica e o procedimento será relativamente rápido, o anestesiologista deve responder expressando suas preocupações sobre o manejo do paciente e não deve prosseguir até que um plano anestésico e cirúrgico seguro tenha sido acordado.

A *comunicação* é definida, simplesmente, como o envio e recebimento claro e preciso de informações, instruções ou comandos e o fornecimento de avaliação útil. A comunicação é um processo de mão dupla e deve ser contínua.

A *tomada de decisão* é a capacidade de usar lógica e bom senso para tomar decisões com base nas informações disponíveis. Os processos de tomada de decisão estão envolvidos quando um médico menos experiente procura o conselho de um médico mais experiente ou quando uma pessoa adia decisões clínicas importantes por causa de fadiga. A boa tomada de decisão é baseada na percepção das limitações pessoais.

Liderança é a capacidade de dirigir e coordenar as atividades de outros membros e incentivar o grupo a trabalhar em equipe.

A *análise* refere-se à capacidade de desenvolver planos de contingência e de curto prazo, bem como de coordenar, alocar e monitorar os recursos da equipe e da sala de cirurgia.

O último, e mais importante, princípio é a *consciência situacional*, ou seja, a precisão com que a percepção de uma pessoa sobre o ambiente reflete a realidade. Na sala de cirurgia, a falta de consciência situacional pode custar minutos preciosos, como quando as leituras de um monitor (p. ex., capnógrafo ou acesso arterial) mudam repentinamente e o operador se concentra no monitor, e não no paciente. Deve-se decidir se o monitor está correto e o paciente está gravemente doente ou se o monitor está incorreto e o paciente está bem. O método de solução de problemas usado deve considerar ambas as possibilidades, mas eliminar rapidamente uma delas. Nesse cenário, a visão em túnel pode resultar em erros catastróficos. Além disso, se a linha de amostragem se deslocou e o capnógrafo indicar CO_2 expirado baixo, esse achado não exclui a possibilidade de que, ao mesmo tempo, possa ocorrer uma embolia pulmonar, resultando em diminuição do CO_2 expirado.

Se todos os membros da equipe da sala de cirurgia aplicarem esses sete princípios, os problemas decorrentes de fatores humanos podem ser quase totalmente eliminados. Esses sete princípios de nada servem quando aplicados em um ambiente opressivo de sala de cirurgia. Qualquer pessoa preocupada deve ser capaz de falar sem medo de repercussões. O Capítulo 59 fornece uma discussão mais aprofundada sobre essas e outras questões relacionadas à segurança do paciente.

FUNÇÕES DAS AGÊNCIAS DE ACREDITAÇÃO E ÓRGÃOS REGULADORES

Nos Estados Unidos, o Centers for Medicare and Medicaid Services (CMS) dirige muitas das políticas e dos procedimentos obrigatórios, que são executados pelos estabelecimentos de saúde. Os esforços para reduzir reclamações fraudulentas e disparidades nos níveis de atendimento incluem a exigência de certificação por uma agência de acreditação, como The Joint Commission (TJC), Det Norske Veritas/Germanischer Lloyd (DNV GL) e outras. Essas agências de acreditação examinam processos e procedimentos e determinam se os estabelecimentos de saúde possuem políticas apropriadas e se essas políticas são realmente seguidas. O processo pode envolver uma autoavaliação submetida pelo estabelecimento de saúde e uma visita ao local, realizada por uma equipe de vários profissionais médicos que inspecionam o local, observam as operações e comparam as observações com as políticas e a autoavaliação.

Os agentes de acreditação usam normas, códigos e padrões para determinar se um estabelecimento de saúde está realizando o atendimento de acordo com as melhores práticas atuais. Muitas agências de acreditação mantêm políticas rígidas, que proíbem o uso de qualquer coisa que não seja padronizada ou que não esteja de acordo com as normas para fornecer a acreditação. Os anestesistas devem estar informados de que diretrizes, recomendações e normas, com frequência, não devem ser usados pelos agentes de acreditação para determinar a melhor prática. Recomendações, normas e diretrizes em geral são opiniões fundamentadas e, como tal, carregam um grau menor de evidência do que um padrão. Os estabelecimentos de saúde devem ser advertidos de que às vezes os inspetores podem emitir uma notificação incorreta, com base nessas opiniões. Todas as agências de acreditação mantêm um processo de apelação das notificações, e, se forem emitidas notificações aparentemente injustificadas, os administradores dos estabelecimentos podem considerar essa opção.

Os inspetores costumam notificar os anestesiologistas pelos aparelhos de anestesia destrancados e pelo uso de certos adornos considerados de risco para infecção. Com relação ao aparelho trancado, uma avaliação mais adequada é se o aparelho de anestesia está seguro. Como a maioria das salas de cirurgia está dentro de uma área com acesso controlado, elas são consideradas espaços seguros, e, desde que as salas de cirurgia não sejam deixadas sem vigilância, esse cenário deve estar de acordo com as regras de segurança em relação aos medicamentos.

Em relação ao traje na sala de cirurgia, os inspetores podem se basear na recomendação da Association of Perioperative Registered Nurses (AORN)* para o vestuário na sala de cirurgia, que se limita ao uso de jalecos e aventais individuais e exige que o traje cirúrgico seja lavado na unidade de saúde. Contudo, tal recomendação é apenas uma opinião profissional. Organizações como a American Society of Anesthesiologists (ASA) e o American College of Surgeons (ACS) têm como foco auxiliar no esclarecimento quando citações de acreditação entram em conflito com a evidência clínica (ou a falta dela).

Códigos e regulamentos não estão sujeitos a tais opiniões, e notificações de acreditação baseadas em conflito com um código ou regulamento em geral são válidas. No entanto, os códigos e regulamentos passam frequentemente por revisão e atualizações, e os inspetores de acreditação do local podem não estar usando a versão mais recente como referência.

A segurança é mais bem impulsionada pela cultura, e as tentativas de regulamentar o comportamento seguro, simplesmente criando políticas, devem ser evitadas. Nossa experiência sugere que a maioria dos erros ou falhas de segurança se deve a fatores como engenharia deficiente, pressão de produção, processos inconsistentes ou uma combinação destes. Melhorias no projeto, avaliação e correção de falhas do sistema são muito mais eficazes na promoção da segurança do paciente e da equipe do que a criação de uma política.

PROJETO FUTURO DAS SALAS DE CIRURGIA

Tecnologia de bloqueio para a segurança

Apesar da maior conscientização sobre segurança e aumento dos esforços educacionais entre o pessoal da sala de cirurgia, os danos aos pacientes continuam sendo inaceitavelmente frequentes. Da mesma forma, apesar das ameaças de suspensão de pagamento, pontuação pública de médicos e hospitais, *sites* de classificação de fornecedores e consequências legais punitivas, os erros médicos e os fatores humanos que levam a erros não foram eliminados. No futuro, projetos de engenharia de segurança podem ajudar na redução de erros médicos. Uma área em desenvolvimento é a utilização de dispositivos de bloqueio que não podem ser operados até que ocorra uma sequência definida de eventos. A equipe de anestesia emprega a tecnologia de bloqueio com vaporizadores de anestesia, o que evita o uso de mais de um vaporizador por vez.

---

*N. de R.T. No Brasil, as entidades de acreditação costumam se basear na Norma Regulamentadora 32 (NR32), sobre Segurança e Saúde no Trabalho em Serviços de Saúde, que proíbe a utilização de qualquer adorno, incluindo alianças, anéis, pulseiras, relógios de uso pessoal, colares, brincos, broches, *piercings* expostos, gravatas e crachás pendurados com cordão.

A expansão dessa tecnologia pode impedir a liberação de um medicamento de um dispositivo de distribuição automática até que um código de barras seja escaneado da pulseira hospitalar de um paciente ou, no mínimo, as alergias a medicamentos do paciente tenham sido inseridas no banco de dados do equipamento. Outras aplicações podem incluir um *laser* que não pode ser usado quando a FiO_2 é superior a 30%, minimizando assim o risco de incêndio. Da mesma forma, computadores, monitores e outros dispositivos podem ser projetados para serem inoperáveis até que a identificação do paciente seja confirmada.

Projeto do fluxo de trabalho

Coordenar as atividades de cirurgiões, anestesistas, enfermeiros de centro cirúrgico, técnicos e pessoal de serviços gerais é essencial para o funcionamento de uma unidade cirúrgica. Os diretores clínicos dos estabelecimentos de saúde devem acomodar procedimentos de durações variadas, exigindo diferentes graus de complexidade e eficiência cirúrgica, ao mesmo tempo em que permitem cirurgias não planejadas ou de emergência. A necessidade de otimizar o agendamento e a equipe levou ao desenvolvimento de sistemas de *software* que antecipam e registram o tempo dos eventos cirúrgicos.

Alguns centros cirúrgicos melhoram o fluxo de trabalho incorporando áreas de indução anestésica separadas para diminuir o tempo não cirúrgico gasto nas salas de cirurgia. Embora incomum nos Estados Unidos, salas de indução são empregadas há muito tempo no Reino Unido. Um modelo de sala de indução usa equipes de anestesia rotativas. Uma equipe é designada para o primeiro paciente do dia; uma segunda equipe induz a anestesia no próximo paciente em uma área adjacente, enquanto a sala de cirurgia está sendo arrumada. A segunda equipe continua cuidando desse paciente após a transferência para a sala de cirurgia, deixando a primeira equipe disponível para induzir a anestesia no terceiro paciente enquanto a sala de cirurgia está sendo preparada. A vantagem desse modelo é a continuidade do cuidado; a desvantagem é a necessidade de duas equipes de anestesia para cada sala de cirurgia.

Outro modelo usa equipes distintas de indução e anestesia. A equipe de indução induz a anestesia para todos os pacientes em um determinado dia e depois transfere os cuidados para a equipe de anestesia, que é designada para uma sala de cirurgia individual. A vantagem desse modelo é a redução do pessoal de anestesia para salas de indução; as desvantagens incluem falha em manter a continuidade dos cuidados e congestionamentos de pessoal quando vários pacientes devem passar por indução simultaneamente. Esse modelo pode usar uma sala de indução adjacente a cada sala de cirurgia ou uma sala de indução comum, que atende a várias salas de cirurgia.

O último modelo usa várias salas de cirurgia com funcionários, uma delas sendo mantida aberta. Depois que o primeiro paciente do dia é transferido para a sala inicial, os pacientes subsequentes sempre seguem para a sala aberta, eliminando assim a espera pela preparação da sala e do pessoal da equipe. Todos esses modelos assumem que o aumento no custo da equipe adicional de anestesia pode ser justificado pelo aumento da produtividade cirúrgica.

Metodologia ágil

Muitos hospitais estão explorando formas de aplicação da *metodologia ágil* ao ambiente cirúrgico. Os sistemas ágeis procuram encontrar e eliminar desperdícios e atividades duplicadas. A empresa mais notável a aplicar a metodologia ágil é a Toyota, que criou um sistema ágil, o *Toyota Production System* (TPS), o qual foi incorporado por muitos sistemas de saúde em seus ambientes perioperatórios. O TPS se concentra em três conceitos: muda, muri e mura. *Muda* (do termo japonês para "lixo") é criado por *muri* e *mura*. *Muri* é o desperdício criado por sobrecarga e pressão de produção, e *mura* é o desperdício criado por padrões de trabalho irregulares ou falta de nivelamento de carga.

O TPS também incorpora um conjunto de cinco processos, referidos como *5S*, em esforços de melhoria. Esses processos-chave, que começam com o som da letra S no original na língua japonesa, foram traduzidos para palavras sinônimas, iniciadas com a letra S, em inglês.

- *Sort* (Classificar) – Eliminar o excesso, remover os itens que não estão sendo usados e os itens desnecessários ou indesejados.
- *Set in Order* (Organizar) – Arrumar os itens em uso para facilitar a seleção e a organização. Tornar o fluxo de trabalho mais fácil e natural.
- *Shine* (Limpar) – O local de trabalho deve estar limpo.
- *Standardize* (Padronizar) – As estações de trabalho devem ser semelhantes e a variabilidade deve ser reduzida ou eliminada. Todo processo deve ter um padrão.
- *Sustain* (Sustentar) – O trabalho deve ser orientado por objetivos; ninguém deveria ter de pedir a outra pessoa que faça o seu trabalho; ao contrário, todos deveriam fazer a sua parte sem a necessidade de serem solicitados.

Com a eliminação de desperdícios e aplicação da metodologia 5S, as operações diárias devem se tornar mais seguras, padronizadas e eficientes.

Identificação por radiofrequência

A tecnologia de identificação por radiofrequência (RFID, do inglês *radio frequency identification*) utiliza um *chip* com um pequeno transmissor cujo sinal é lido por um leitor; cada *chip* produz um sinal único. A tecnologia tem muitas aplicações potenciais no ambiente perioperatório. O uso de RFID em crachás de identificação (ID) de funcionários pode permitir que as salas de controle cirúrgico acompanhem a equipe de enfermagem, cirurgiões e anestesistas, evitando a necessidade de *pager* e telefone para estabelecer a localização do pessoal-chave. A incorporação da tecnologia em faixas de identificação de pacientes e macas hospitalares permite que o fluxo de um paciente seja rastreado em todo o estabelecimento de saúde. A capacidade de projetar um sinal de identificação para os sistemas hospitalares ofereceria um grau adicional de segurança para pacientes incapazes de se comunicar com os profissionais do hospital. Por último, a tecnologia de RFID pode ser incorporada em instrumentos cirúrgicos e compressas, permitindo que as contagens sejam realizadas pela identificação dos objetos, conforme eles passam para dentro e para fora do campo cirúrgico. No caso de as contagens não corresponderem, um leitor de radiofrequência pode ser passado sobre o paciente para rastrear objetos retidos.

DISCUSSÃO DE CASO

Cuidados de monitorização anestésica com suplementação de oxigênio

Você é solicitado a fornecer cuidados de monitorização anestésica para um paciente submetido à remoção simples de uma lesão na bochecha. O paciente é obeso mórbido e tem história de apneia do sono. Ele afirma: "Me incomoda quando as pessoas estão trabalhando no meu rosto", e indica que não quer se lembrar de nada da cirurgia. O cirurgião garante que o procedimento não durará mais de 5 minutos. O acompanhante do paciente menciona que eles não são da cidade e marcaram o voo de retorno para casa para logo após o procedimento.

Quais características deste caso indicam um alto risco de incêndio em centro cirúrgico?

Pacientes com história clínica de apneia obstrutiva do sono costumam apresentar sensibilidade a medicamentos sedativos, principalmente opioides. Mesmo a administração de pequenas doses de opioides pode levar à obstrução das vias aéreas superiores e hipoventilação, resultando em hipercapnia e hipoxemia. Em pacientes obesos, obstrução das vias aéreas superiores, hipoventilação e diminuição da capacidade de reserva funcional podem resultar em rápida dessaturação de oxigênio. A maioria dos anestesistas responde aumentando a quantidade de suplementação de oxigênio fornecida, por meio de máscara facial ou cânula nasal. A administração aberta de oxigênio em concentrações superiores a 30% é um dos elementos da tríade do fogo. Outra consideração é a localização anatômica do procedimento. Uma localização acima do apêndice xifoide neste paciente colocaria uma fonte de ignição (se usada) muito próxima da administração aberta de um oxidante.

Qual é a maneira mais segura de proceder?

Existem três estratégias que podem ser implementadas para melhorar a segurança nesse cenário: evitar a suplementação de oxigênio, proteger a via aérea com um tubo endotraqueal ou dispositivo supraglótico ou evitar o uso de uma fonte de ignição.

Existe alguma preocupação relacionada ao manejo das vias aéreas ou seleção do dispositivo de administração?

Como observado antes, é provável que o paciente manifeste alterações nas vias aéreas associadas à apneia obstrutiva do sono e à obesidade. A seleção do dispositivo de administração deve levar em consideração a necessidade de prevenir a administração aberta de oxigênio.

Como a duração do procedimento afetaria o manejo da anestesia?

Na prática, se o paciente precisar de um procedimento mais demorado, o efeito do anestésico local pode passar; a dose cumulativa de narcóticos fornecida pode exacerbar a apneia obstrutiva do sono do paciente e aumentar o tempo de recuperação. Além disso, a excisão cirúrgica mais complexa pode resultar em sangramento, exigindo o uso de cauterização.

A expectativa de alta do paciente logo após o procedimento afeta seus planos de anestesia?

A expectativa de um período de recuperação acelerada pode não ser viável se o paciente necessitar de anestesia geral ou quantidades significativas de opioides. A ASA publicou um guia que fornece orientação para a avaliação pós-operatória segura e alta de pacientes com apneia obstrutiva do sono. Ver www.asahq.org.

E se o cirurgião achar que seus planos são "exagerados"?

O primeiro e mais eficaz meio de resolução de conflitos é comunicar suas preocupações específicas ao cirurgião. Se isso falhar, o procedimento não deve prosseguir enquanto qualquer membro da equipe tiver uma preocupação legítima de segurança. Muitas diretrizes e recomendações relacionadas à segurança publicadas pela ASA também são endossadas por sociedades profissionais, como o ACS. Os anestesiologistas também devem desenvolver familiaridade com os métodos de resolução de conflitos de seus estabelecimentos de saúde, antes que um evento ocorra.

LEITURAS SUGERIDAS

Dorsch JA, Dorsch SE. *Understanding Anesthesia Equipment*. 5th ed. Lippincott Williams & Wilkins; 2008. Uma discussão detalhada sobre gases comprimidos e sistemas de distribuição de gases medicinais, mas muitos outros capítulos estão se aproximando da obsolescência.

Ehrenwerth J, Eisenkraft JB, Berry JM. *Anesthesia Equipment: Principles and Applications*. 3rd ed. Elsevier; 2021.

National Fire Protection Association (NFPA). *Standard for Health Care Facilities*. NFPA; 2021. Uma versão atualizada dos padrões NFPA 99.

PÁGINAS NA INTERNET

O American National Standards Institute é a fonte de referência para padrões de *laser* e muitos outros padrões de engenharia de proteção. http://www.ansi.org

A Anesthesia Patient Safety Foundation fornece recursos e um boletim informativo que discute importantes questões de segurança em anestesia. O *site* também contém um *link* para visualizar ou solicitar o vídeo *Prevention and Management of Operating Room Fires*, que é um excelente recurso para obter informações sobre os riscos e prevenção de incêndios cirúrgicos. http://www.apsf.org

A página na internet da American Society of Anesthesiologists (ASA) contém os parâmetros e conselhos práticos da ASA. Muitos são orientados para questões de segurança do paciente e todos podem ser impressos para revisão. http://www.asahq.org

A Compressed Gas Association e seu *site* são dedicados ao desenvolvimento e à promoção de padrões de segurança e práticas seguras na indústria de gás industrial. http://www.cganet.com

O ECRI (antigo Emergency Care Research Institute) é uma agência independente de pesquisa sobre serviços de saúde, sem fins lucrativos, que se concentra em tecnologia em saúde, risco em saúde, além de gestão de qualidade e gestão ambiental em saúde. http://www.ecri.org

A agência norte-americana Food and Drug Administration (FDA) tem uma extensa página na internet, que cobre amplamente muitas categorias. As duas divisões principais abordam a segurança do paciente: o Centro de Dispositivos e Saúde Radiológica (Center for Devices and Radiological Health, CDRH), que regula e avalia dispositivos médicos, e o Centro de Avaliação e Pesquisa de Medicamentos (Center for Drug Evaluation and Research, CDER), que regula e avalia medicamentos. http://www.fda.org

A National Fire Protection Association (NPFA) tem um *site* com um catálogo de publicações sobre incêndio, eletricidade e questões de segurança predial. Algumas áreas exigem uma assinatura para acessar. http://www.nfpa.org

A Patient Safety Authority mantém os dados coletados das notificações obrigatórias de incidentes com dano ou quase dano na Comunidade da Pensilvânia. Alguns dados, como os relativos a incêndios cirúrgicos, podem ser extrapolados para determinar a incidência provável para todos os Estados Unidos. http://patientsafetyauthority.org

A página na internet *Virtual Anesthesia Machine* possui extensos módulos interativos para facilitar a compreensão de muitos processos e equipamentos. A página, que contém ilustrações e animações gráficas de alta qualidade, requer inscrição gratuita. http://vam.anest.ufl.edu

A Society of American Gastrointestinal and Endoscopic Surgeons (SAGES) criou o Fundamental Use of Surgical Energy (FUSE), um programa educacional e de certificação para todo o pessoal cirúrgico. O conteúdo educacional está (desde outubro de 2021) disponível gratuitamente, e os processos de certificação e educação continuada estão disponíveis por uma taxa razoável. O curso abrange todos os tipos de unidades cirúrgicas elétricas na sala de cirurgia e faz recomendações para seu uso correto e precauções de segurança. http://www.fuseprogram.org

REFERÊNCIAS

Bree K, Barnhill S, Rundell W. The dangers of electrosurgical smoke to operating room personnel. A review. *Workplace Health Saf*. 2017;65:517.

Burgess RC. Electrical safety. *Handb Clin Neurol*. 2019;160:67.

Dexter F, Parra MC, Brown JR, Loftus RW. Perioperative COVID-19 defense: an evidence-based approach for optimization of infection control and operating room management. *Anesth Analg*. 2020;131:37.

Gui JL, Nemergut EC, Forkin KT. Distraction in the operating room: a narrative review of environmental and self-initiated distractions and their effect on anesthesia providers. *J Clin Anesth*. 2021;68:110110.

Haugen AS, Sevdalis N, Søfteland E. Impact of the World Health Organization surgical safety checklist on patient safety. *Anesthesiology*. 2019;131:420.

Jung JJ, Elfassy J, Jüni P, Grantcharov T. Adverse events in the operating room: definitions, prevalence, and characteristics. A systematic review. *World J Surg*. 2019;43:2379.

Katz JD. Control of the environment in the operating room. *Anesth Analg*. 2017;125:1214.

Koch A, Burns J, Catchpole K, Weigl M. Associations of workflow disruptions in the operating room with surgical outcomes: a systematic review and narrative synthesis. *BMJ Qual Saf*. 2020;29:1033.

Kyriazanos I, Kalles V, Stefanopoulos A, et al. Operating personnel safety during administration of hyperthermic intraperitoneal chemotherapy (HIPEC). *Surg Oncol*. 2016;25:30.

Mowbray NG, Ansell J, Horwood J, et al. Safe management of surgical smoke in the age of COVID-19. *Br J Surg*. 2020;107:1406.

Papadakis M, Meiwandi A, Grzybowski A. The WHO safer surgery checklist time out procedure revisited: strategies to optimize compliance and safety. *Int J Surg*. 2019;69:19.

Pattni N, Arzola C, Malavade A, et al. Challenging authority and speaking up in the operating room environment: a narrative synthesis. *Br J Anaesth*. 2019;122:233.

Prakash L, Dhar SA, Mushtaq M. COVID-19 in the operating room: a review of evolving safety protocols. *Patient Saf Surg*. 2020;14:30.

Rhea EB, Rogers TH, Riehl JT. Radiation safety for anaesthesia providers in the orthopaedic operating room. *Anaesthesia.* 2016;71:455.

Roy S, Smith LP. Preventing and managing operating room fires in otolaryngology-head and neck surgery. *Otolaryngol Clin N Am.* 2019;52:163.

Wahr JA, Abernathy JH III, Lazarra EH, et al. Medication safety in the operating room: literature and expert-based recommendations. *Br J Anaesth.* 2017;118:32.

Wakeman D, Langham MR Jr. Creating a safer operating room: groups, team dynamics and crew resource management principles. *Semin Pediatr Surg.* 2018;27:107.

Wheeler DS, Sheets AM, Ryckman FC. Improving transitions of care between the operating room and intensive care unit. *Transl Pediatr.* 2018;7:299.

CAPÍTULO

Sistemas respiratórios

3

CONCEITOS-CHAVE

1. Como a insuflação evita qualquer contato direto com o paciente, não há reinalação dos gases expirados se o fluxo for alto o suficiente. No entanto, a ventilação não pode ser controlada com esta técnica, e o gás inspirado contém quantidades imprevisíveis de ar atmosférico aprisionado.

2. Tubos respiratórios longos com alta complacência aumentam a diferença entre o volume de gás fornecido a um circuito, por uma bolsa-reservatório ou ventilador, e o volume efetivamente fornecido ao paciente.

3. A válvula ajustável de limite de pressão (APL, do inglês *adjustable pressure-limiting*) deve estar totalmente aberta durante a ventilação espontânea para que a pressão do circuito permaneça insignificante durante a inspiração e a expiração.

4. Como o fluxo de gás fresco equivalente ao volume-minuto é suficiente para evitar a reinalação, o sistema Mapleson A é o circuito Mapleson mais eficiente para ventilação *espontânea*.

5. O circuito Mapleson D é eficiente durante a ventilação controlada, já que o fluxo de gás fresco força o ar alveolar para *longe* do paciente e em *direção* à válvula APL.

6. Aumentar a dureza da cal sodada, pela adição de sílica, minimiza o risco de inalação de pó de hidróxido de sódio, além de diminuir a resistência do fluxo de gás.

7. O mau funcionamento de qualquer uma das válvulas unidirecionais em um sistema circular pode permitir a reinalação de dióxido de carbono, resultando em hipercapnia.

8. Com um absorvedor, o sistema circular evita a reinalação de CO_2 em fluxos de gás fresco reduzidos (fluxo de gás fresco ≤ 1 L) ou mesmo fluxos de gás fresco equivalentes à absorção de gases anestésicos e oxigênio pelo paciente e pelo próprio circuito (anestesia com sistema fechado).

9. Devido às válvulas unidirecionais, o espaço morto do aparelho em um sistema circular é limitado à área distal ao ponto de mistura de gás inspiratório e expiratório na peça em Y. Ao contrário dos circuitos Mapleson, o comprimento do tubo respiratório sanfonado do sistema circular não afeta diretamente o espaço morto.

10. A fração de oxigênio inspirado (FiO_2) fornecida ao paciente, por um sistema respiratório de reanimação, é diretamente proporcional à concentração de oxigênio e à taxa de fluxo da mistura de gases fornecida ao reanimador (em geral 100% de oxigênio) e inversamente proporcional ao volume-minuto fornecido ao paciente.

Os *sistemas* respiratórios são o circuito final de fornecimento de gases anestésicos ao paciente. Os *circuitos* respiratórios conectam o paciente a um aparelho de anestesia (Figura 3-1). Muitos sistemas diferentes de circuitos foram desenvolvidos, cada um com graus variados de eficiência, conveniência e complexidade. Este capítulo revisa os sistemas respiratórios mais importantes: insuflação, extração, circuitos Mapleson, sistema circular e sistemas de reanimação.

A maioria das classificações de sistemas respiratórios consolida artificialmente características funcionais (p. ex., a extensão da reinalação) com características físicas (p. ex., a presença de válvulas unidirecionais). Como essas classificações aparentemente contraditórias (p. ex., aberto, fechado, semiaberto, semifechado) muitas vezes tendem a confundir em vez de ajudar na compreensão, elas serão evitadas nesta discussão.

INSUFLAÇÃO

O termo *insuflação* costuma denotar o sopro de gases anestésicos no rosto do paciente. Embora a insuflação

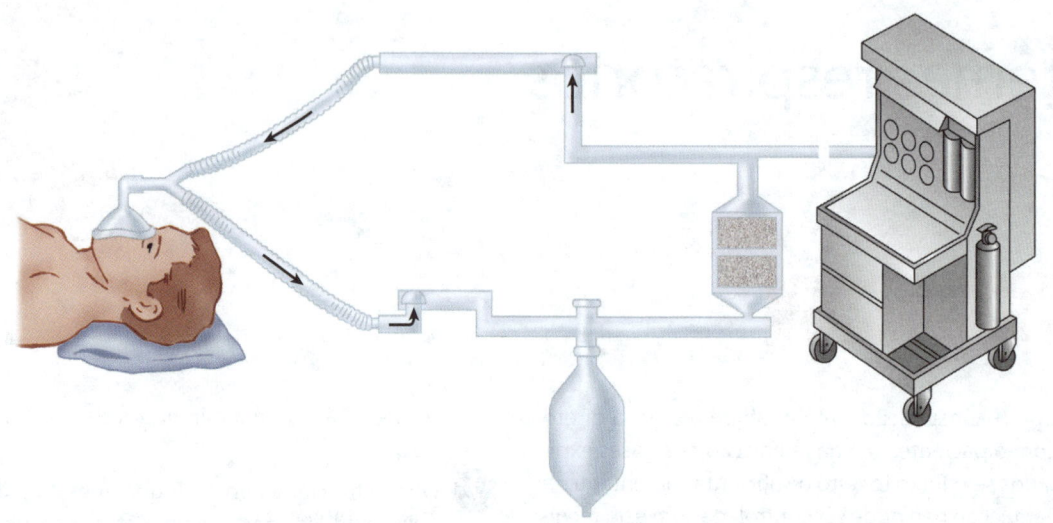

FIGURA 3-1 A relação entre o paciente, o sistema respiratório e o aparelho de anestesia.

seja categorizada como um sistema respiratório, talvez seja melhor considerá-la uma técnica que evita a conexão direta entre um circuito respiratório e as vias aéreas do paciente. Como as crianças em geral resistem à colocação de uma máscara facial (ou um acesso intravenoso), a insuflação é particularmente valiosa durante as induções com anestésicos inalatórios em pediatria (**Figura 3-2**). Também é útil em outras situações. O acúmulo de dióxido de carbono (CO_2) sob a cabeça e pescoço é um risco em cirurgias oftalmológicas realizadas com anestesia local. A insuflação de ar na face do paciente em alta taxa de fluxo (> 10 L/min) evita esse problema e reduz o risco de incêndio devido ao acúmulo de oxigênio (**Figura 3-3**).

1 Como a insuflação evita qualquer contato direto com o paciente, não há reinalação dos gases expirados se o fluxo for alto o suficiente. No entanto, a ventilação não pode ser controlada com esta técnica, e o gás inspirado contém quantidades imprevisíveis de ar atmosférico aprisionado.

A insuflação também pode ser usada para manter a oxigenação arterial durante breves períodos de apneia (p. ex., durante a broncoscopia). Em vez de soprar gases pela face, o oxigênio é direcionado para os pulmões por meio de um dispositivo colocado na traqueia.

ANESTESIA POR GOTEJAMENTO ABERTO

Embora a anestesia por gotejamento aberto não seja usada na medicina moderna, seu significado histórico justifica uma breve descrição aqui. Um anestésico altamente volátil – historicamente, éter ou clorofórmio – era pingado em uma máscara coberta de gaze (máscara de Schimmelbusch) e aplicada no rosto do paciente. À medida que o paciente inala, o ar passa pela gaze, vaporizando o agente líquido e levando altas concentrações de anestésico para o paciente. A vaporização reduz a temperatura da máscara, resultando em condensação de umidade e queda na pressão do vapor anestésico (a pressão do vapor é proporcional à temperatura).

Uma técnica moderna, derivada da anestesia por gotejamento aberto, usa vaporizadores de extração que dependem dos esforços inspiratórios do paciente para extrair o ar ambiente através de uma câmara de vaporização. Essa técnica pode ser usada em locais ou situações em que gases medicinais comprimidos não estão disponíveis (p. ex., campos de batalha).

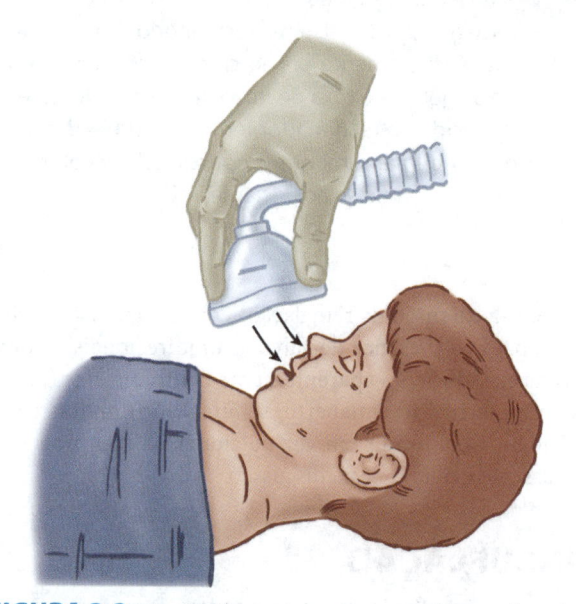

FIGURA 3-2 Insuflação de um agente anestésico na face de uma criança durante a indução.

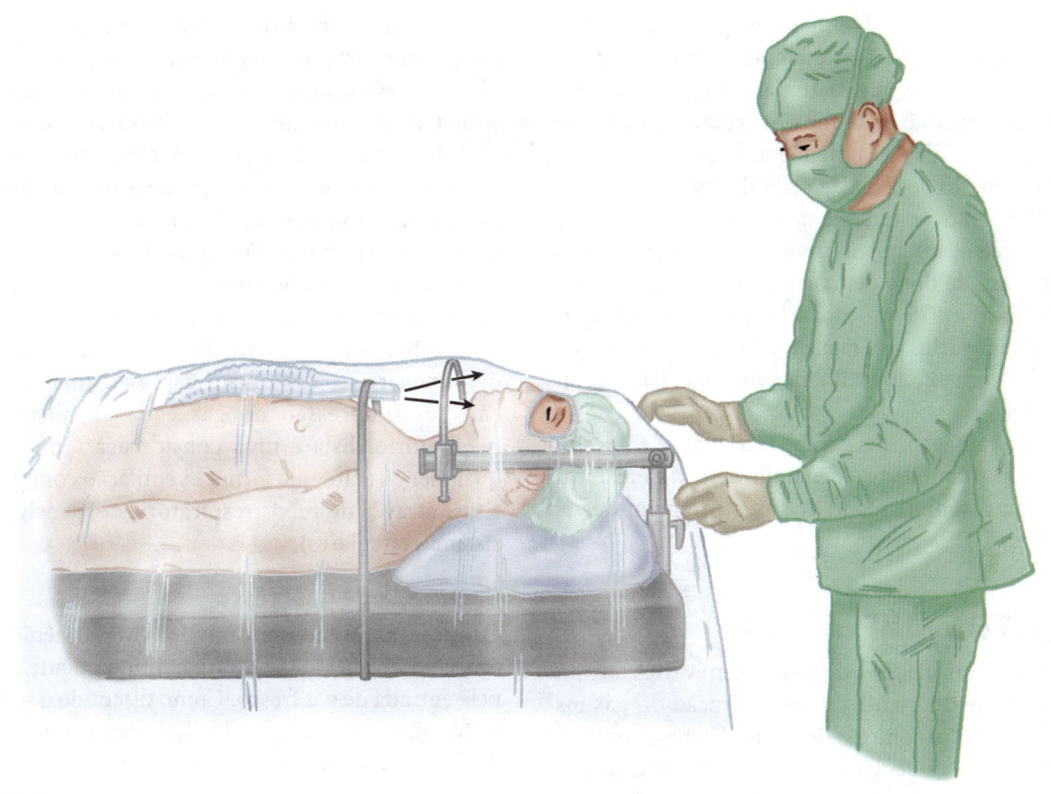

FIGURA 3-3 Insuflação de oxigênio e ar sob um campo cirúrgico sobre a cabeça.

ANESTESIA POR SISTEMAS DE ARRASTE (*DRAW-OVER*)

Os dispositivos de arraste são constituídos por circuitos sem reinalação, que usam ar ambiente como gás carreador, embora oxigênio suplementar possa ser usado, se disponível. Os dispositivos podem ser equipados com conexões e equipamentos que permitam ventilação com pressão positiva intermitente (VPP) e exaustão passiva, bem como pressão positiva contínua nas vias aéreas (CPAP, do inglês *continuous positive airway pressure*) e pressão expiratória final positiva (PEEP, do inglês *positive end-expiratory pressure*).

Em sua aplicação mais básica (**Figura 3-4**), o ar é aspirado através de um vaporizador de baixa resistência à medida que o paciente inspira. Os pacientes que respiram

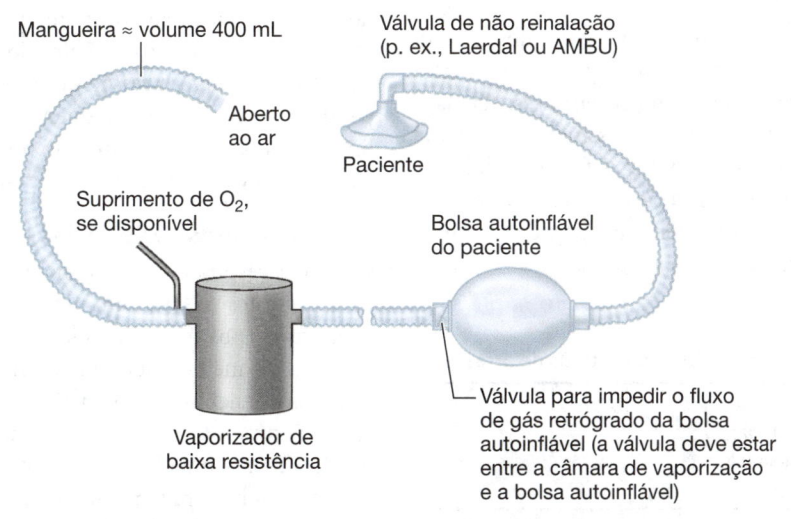

FIGURA 3-4 Diagrama esquemático de um dispositivo/circuito de anestesia de arraste.

espontaneamente o ar ambiente e um agente halogenado potente em geral manifestam uma saturação de oxigênio (SPO_2) inferior a 90%, uma situação tratada com VVP, oxigênio suplementar ou ambos. A fração inspirada de oxigênio (FiO_2) pode ser suplementada usando um tubo reservatório aberto de cerca de 400 mL, conectado a uma peça em T no lado a montante do vaporizador. Ao longo da faixa clínica de volume corrente e frequência respiratória, uma taxa de fluxo de oxigênio de 1 L/min fornece uma FiO_2 de 30 a 40%, ou com 4 L/min, uma FiO_2 de 60 a 80%. Existem vários sistemas de arraste disponíveis comercialmente que compartilham propriedades comuns (Tabela 3-1).

A maior vantagem dos sistemas de arraste é sua simplicidade e portabilidade, tornando-os úteis em locais onde não há disponibilidade de gases comprimidos ou ventiladores.

CIRCUITOS MAPLESON

Os sistemas de insuflação e de arraste têm várias desvantagens: controle deficiente da concentração do gás inspirado (e, portanto, controle deficiente da profundidade da anestesia), inconvenientes mecânicos durante a cirurgia de cabeça e pescoço e poluição da sala de cirurgia com grandes volumes de gases residuais. Os **sistemas Mapleson** resolvem alguns desses problemas incorporando componentes adicionais (tubos respiratórios, entradas de gás fresco, válvulas ajustáveis de limite de pressão [APL, do inglês *adjustable pressure-limiting*], bolsas-reservatório) no circuito respiratório. A localização relativa desses componentes determina o desempenho do circuito e é a base da classificação de Mapleson (Tabela 3-2).

Componentes dos circuitos Mapleson

A. Tubos respiratórios

Tubos sanfonados conectam os componentes do circuito Mapleson ao paciente (Figura 3-5). O grande diâmetro dos tubos (22 mm) cria um caminho de baixa resistência e um reservatório em potencial para gases anestésicos. Para minimizar os requisitos de fluxo de gás fresco, o volume de gás dentro dos tubos respiratórios na maioria dos circuitos Mapleson deve ser pelo menos tão grande quanto o volume corrente do paciente.

TABELA 3-1 Propriedades dos dispositivos de arraste

Portátil
Baixa resistência ao fluxo de gás
Utilizável com qualquer agente[1]
Saída de vapor controlável

[1]O halotano não pode ser usado com o dispositivo Epstein Mackintosh Oxford.

A complacência dos tubos respiratórios determina, em grande parte, a complacência do circuito. (Complacência é definida como a mudança de volume produzida por uma mudança na pressão.) Tubos respiratórios longos com alta complacência aumentam a diferença entre o volume de gás fornecido a um circuito, por uma bolsa-reservatório ou ventilador, e o volume efetivamente fornecido ao paciente. Por exemplo, se um circuito respiratório com complacência de 8 mL de gás/cmH_2O for pressurizado durante o fornecimento de um volume corrente a 20 cmH_2O, 160 mL do volume corrente serão perdidos no circuito. Os 160 mL representam uma combinação da compressão do gás e da expansão do tubo respiratório. Esta é uma consideração importante em qualquer circuito que forneça ventilação com pressão positiva através de tubos respiratórios expansíveis (p. ex., sistemas circulares).

B. Entrada de gás fresco

Os gases (anestésicos misturados com oxigênio ou ar) do aparelho de anestesia entram continuamente no circuito pela entrada de gás fresco. Como discutido a seguir, a posição relativa da entrada de gás fresco é o principal fator de diferenciação entre os circuitos Mapleson.

C. Válvula ajustável de limite de pressão (válvula de alívio de pressão, válvula *pop-off*)

À medida que os gases anestésicos entram no circuito respiratório, a pressão aumentará se o influxo de gás for maior do que a captação combinada do paciente e do circuito. Os gases podem sair do circuito através de uma válvula APL, controlando esse aumento de pressão. Os gases que saem entram na atmosfera da sala de cirurgia ou, de preferência, em um sistema de eliminação de gases residuais. Todas as válvulas APL permitem um limite de variação de pressão para ventilação. A válvula APL deve estar totalmente aberta durante a ventilação espontânea para que a pressão do circuito permaneça insignificante durante a inspiração e a expiração. A ventilação assistida e controlada requer pressão durante a inspiração para expandir os pulmões. O fechamento parcial da válvula APL limita a saída de gás, permitindo pressões positivas no circuito durante as compressões do reservatório.

D. Bolsa-reservatório (balão respiratório)

Os balões respiratórios funcionam como um reservatório de gás anestésico e são um método para gerar ventilação com pressão positiva. São projetados para aumentar a complacência, à medida que seu volume aumenta. Três fases distintas de enchimento do balão respiratório são reconhecidas (Figura 3-6). Depois de atingida a capacidade nominal de 3 L para uma bolsa-reservatório de adultos (fase I), a pressão sobe rapidamente até um pico (fase II). Novos aumentos de volume resultam em um platô ou até mesmo

TABELA 3-2 Classificação e características dos circuitos Mapleson

Classe Mapleson	Outros nomes	Configuração[1]	Fluxos de gás fresco necessários		Comentários
			Espontâneo	Controlado	
A	Magill	(figura: EGF → Tubo respiratório, Válvula APL, Bolsa de respiração, Máscara)	Igual ao volume-minuto (≈ 80 mL/kg/min)	Muito alto e difícil de prever	Má escolha durante a ventilação controlada. O sistema Magill fechado é uma modificação que melhora a eficiência. O Mapleson A coaxial (sistema respiratório de Lack) fornece eliminação de gases residuais.
B		(figura: EGF Válvula APL)	2 x volume-minuto	2-2,5 x volume-minuto	
C	Water	(figura: EGF Válvula APL)	2 x volume-minuto	2-2,5 x volume-minuto	
D	Circuito de Bain	(figura: Válvula APL, EGF)	2-3 x volume-minuto	1-2 x volume-minuto	Modificação Bain coaxial: tubo de gás fresco dentro do tubo respiratório (ver **Figura 3-7**).
E	T de Aire	(figura: EGF)	2-3 x volume-minuto	3 x volume-minuto (I:E-1:2)	O tubo de expiração deve fornecer um volume maior do que o volume corrente para evitar a reinalação. A limpeza é difícil.
F	Modificação de Jackson-Rees	(figura: EGF, Válvula APL)	2-3 x volume-minuto	2 x volume-minuto	Um sistema Mapleson E com um balão respiratório conectada à extremidade do tubo respiratório para permitir ventilação controlada e limpeza.

[1]APL, limitação de pressão ajustável (válvula); EGF, entrada de gás fresco.

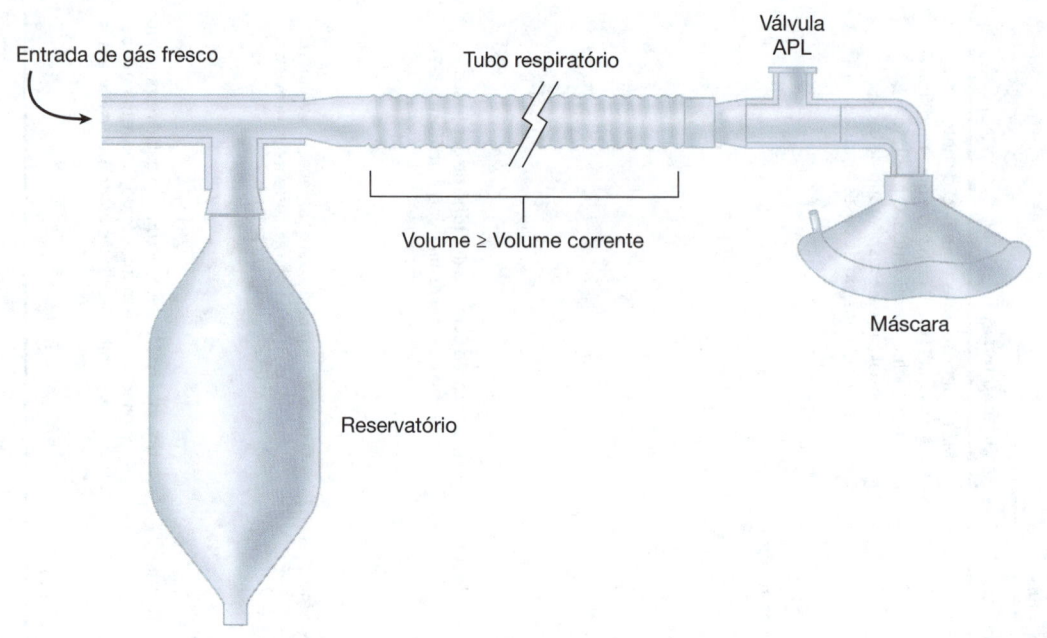

FIGURA 3-5 Componentes de um circuito Mapleson. APL, limitador de pressão ajustável (válvula).

uma ligeira diminuição na pressão (fase III). Este efeito de platô fornece alguma proteção mínima dos pulmões do paciente contra altas pressões nas vias aéreas se a válvula APL for deixada involuntariamente na posição fechada enquanto o gás fresco continua a fluir para o circuito.

Características de desempenho dos circuitos Mapleson

Os circuitos Mapleson são leves, baratos e simples. A eficiência do circuito respiratório é medida pelo fluxo de gás fresco necessário para reduzir a reinalação de CO_2 a um valor insignificante. Como não há válvulas unidirecionais ou absorção de CO_2 nos circuitos Mapleson, a reinalação é evitada pelo fluxo adequado de gás fresco no circuito e pela ventilação do gás exalado pela válvula APL antes da inspiração. Geralmente há alguma reinalação em qualquer circuito Mapleson. O fluxo total de gás fresco no circuito controla a quantidade. São necessários fluxos elevados de gás fresco para atenuar a reinalação. A válvula APL nos circuitos Mapleson A, B e C está localizada perto da máscara facial, e a bolsa-reservatório está localizada na extremidade oposta do circuito.

Examine outra vez o desenho de um circuito Mapleson A na **Figura 3-5**. Durante a ventilação espontânea, o gás alveolar contendo CO_2 é exalado para o tubo respiratório ou ventilado diretamente através de uma válvula APL aberta. Antes de ocorrer a inalação, se o fluxo de gás fresco exceder o volume-minuto alveolar, a entrada do gás fresco força o gás alveolar, remanescente no tubo respiratório, a sair da válvula APL. Se o volume do tubo respiratório for igual ou superior ao volume corrente do paciente, a inspiração seguinte conterá apenas gás fresco.

④ Como o fluxo de gás fresco equivalente ao volume-minuto é suficiente para evitar a reinalação, o sistema Mapleson A é o circuito Mapleson mais eficiente para ventilação *espontânea*.

A pressão positiva durante a ventilação *controlada*, no entanto, requer uma válvula APL parcialmente fechada. Embora parte do gás alveolar e fresco saiam pela válvula

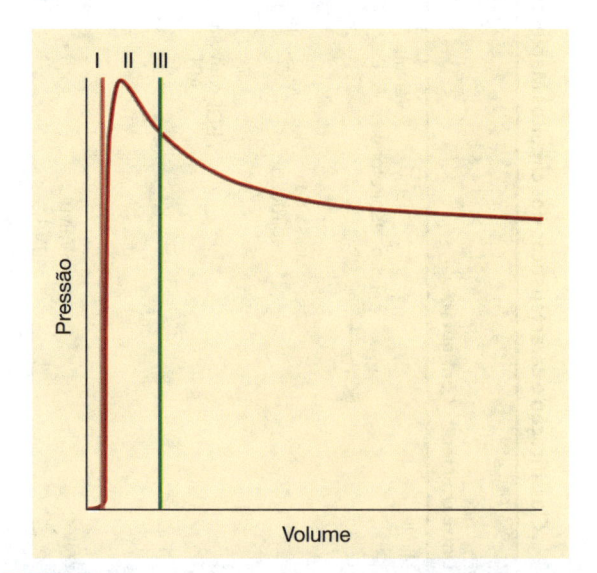

FIGURA 3-6 O aumento da complacência e elasticidade das bolsas respiratórias, conforme demonstrado por três fases de enchimento (ver texto). (Reproduzida com permissão de Johnstone RE, Smith TC. Rebreathing bags as pressure limiting devices. *Anesthesiology*. 1973 Feb;38(2):192-194.)

durante a inspiração, nenhum gás é liberado durante a expiração, já que o gás exalado fica estagnado durante a fase expiratória da ventilação com pressão positiva. Como resultado, fluxos muito altos de gás fresco (maiores que três vezes o volume-minuto) são necessários para evitar a reinalação em um circuito Mapleson A durante a ventilação controlada. A entrada de gás fresco está próxima à válvula APL em um circuito Mapleson B.

A troca da posição da válvula APL e da entrada de gás fresco transforma um circuito Mapleson A em um **circuito Mapleson D** (ver Tabela 3-2). O circuito Mapleson D é eficiente durante a ventilação controlada, já que o fluxo de gás fresco força o ar alveolar para *longe* do paciente e em *direção* à válvula APL. Assim, o simples fato de mover componentes altera completamente os requisitos de gás fresco dos circuitos Mapleson.

O **circuito de Bain** é uma versão coaxial do sistema Mapleson D que incorpora o tubo de entrada de gás fresco dentro do tubo respiratório (**Figura 3-7**). Essa modificação diminui o volume do circuito e retém o calor e a umidade, melhor do que um circuito Mapleson D convencional, como resultado do aquecimento parcial do gás inspirado por troca em contracorrente com os gases expirados mais quentes. Uma desvantagem desse circuito coaxial é a possibilidade de dobras ou desconexão da tubulação de entrada de gás fresco. A inspeção periódica do tubo interno é obrigatória para identificar esses problemas; se não forem reconhecidos, qualquer um desses eventos pode resultar em reinalação significativa do gás exalado.

O SISTEMA CIRCULAR

Embora os circuitos Mapleson superem algumas das desvantagens dos sistemas de insuflação e de arraste, os altos fluxos de gás fresco necessários para evitar a reinalação

TABELA 3-3 Características dos circuitos respiratórios

	Insuflação e gota aberta	Mapleson	Circular
Complexidade	Muito simples	Simples	Complexo
Controle da profundidade anestésica	Ruim	Variável	Bom
Capacidade de eliminação de gases residuais	Muito ruim	Variável	Boa
Conservação de calor e umidade	Não	Não	Sim[1]
Reinalação de gases expirados	Não	Não[1]	Sim[1]

[1]Essas propriedades dependem da taxa de fluxo de gás fresco.

de CO_2 resultam em desperdício de agente anestésico, poluição do ambiente da sala de cirurgia e perda de calor e umidade do paciente (Tabela 3-3). Na tentativa de evitar esses problemas, o **sistema circular** adiciona mais componentes ao sistema respiratório.

Os componentes de um sistema circular incluem: (1) um absorvedor de CO_2 contendo um absorvente de CO_2; (2) uma entrada de gás fresco; (3) uma válvula inspiratória unidirecional e tubo respiratório inspiratório; (4) um conector em forma de Y; (5) uma válvula expiratória unidirecional e um tubo respiratório expiratório; (6) uma válvula APL; e (7) um reservatório (**Figura 3-8**).

Componentes do sistema circular

A. Absorvedor de dióxido de carbono e o absorvente

A reinalação do gás alveolar conserva o calor e a umidade. No entanto, o CO_2 no gás exalado deve ser eliminado para prevenir a hipercapnia. O CO_2 se combina quimicamente com a água formando ácido carbônico. Absorventes de

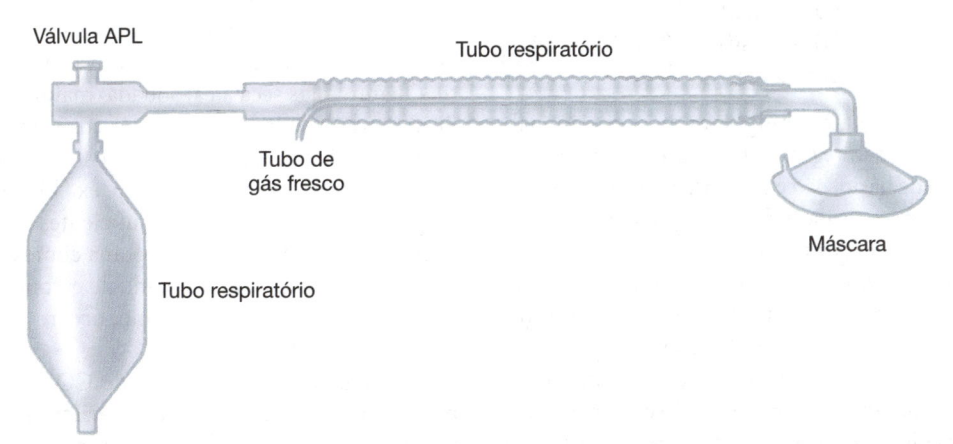

FIGURA 3-7 Um circuito de Bain é um sistema de circuito Mapleson D com a tubulação de gás fresco dentro do tubo respiratório sanfonado. APL, limitador de pressão ajustável (válvula). (Reproduzida com permissão de Bain JA, Spoerel WE. Flow requirements for a modified Mapleson D system during controlled ventilation. *Can Anaesth Soc J.* 1973 Sep;20(5):629-636.)

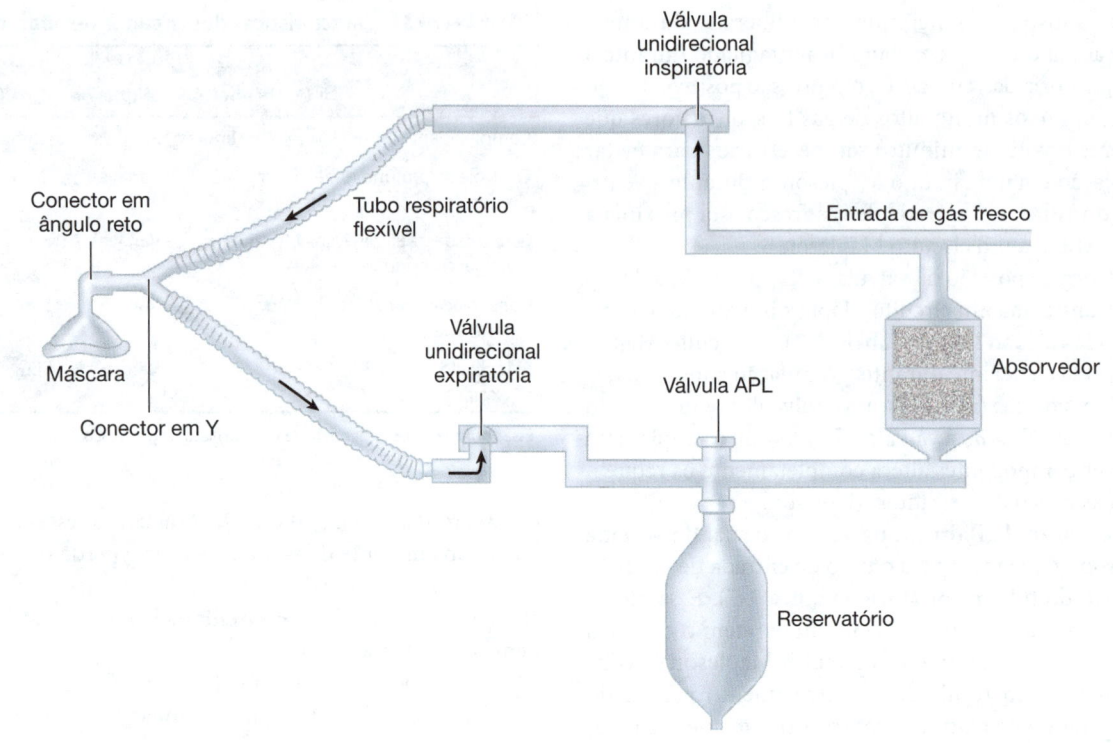

FIGURA 3-8 Um sistema circular. APL, limitador de pressão ajustável (válvula).

CO_2 (p. ex., cal sodada ou hidróxido de cálcio) contêm sais de hidróxido que são capazes de neutralizar o ácido carbônico. Os produtos finais da reação incluem calor (o calor da neutralização), água e carbonato de cálcio. A **cal sodada** é um absorvente capaz de absorver até 23 L de CO_2 por 100 g de absorvente. Consiste principalmente em hidróxido de cálcio (80%), junto com hidróxido de sódio, água e uma pequena quantidade de hidróxido de potássio. As reações são as seguintes:

$$CO_2 + H_2O \rightarrow H_2CO_3$$
$$H_2CO_3 + 2NaOH \rightarrow Na_2CO_3 + 2H_2O + Calor$$
(reação rápida)
$$Na_2CO_3 + Ca(OH)_2 \rightarrow CaCO_3 + 2NaOH$$
(reação lenta)

Observe que a água e o hidróxido de sódio, inicialmente consumidos, são regenerados. Outro absorvente, a cal de hidróxido de bário, não é mais usado devido ao possível aumento do risco de incêndio no sistema respiratório.

Um corante indicador de pH (p. ex., violeta de etila) muda a cor de branco para roxo como consequência do aumento da concentração de íons de hidrogênio, indicando o esgotamento do absorvente. O absorvente deve ser substituído quando 50 a 70% tiver mudado de cor. Embora os grânulos esgotados possam voltar à sua cor original quando repousados, não ocorre recuperação significativa da capacidade de absorção. O tamanho do grânulo é um meio-termo entre a maior área de superfície de absorção dos grânulos pequenos e a menor resistência ao fluxo de gás dos grânulos maiores. Os grânulos comumente usados como absorventes de CO_2 estão entre 4 e 8 mesh; o número mesh corresponde ao número de furos por polegada quadrada de uma área. Os sais de hidróxido são irritantes para a pele e as membranas mucosas. Aumentar a dureza da cal sodada pela adição de sílica minimiza o risco de inalação de pó de hidróxido de sódio. Água é adicionada ao absorvente durante o empacotamento a fim de fornecer condições ideais para a formação de ácido carbônico. A cal sodada comercial tem um teor de água de 14 a 19%.

Os grânulos absorventes podem absorver e depois liberar quantidades clinicamente ativas de anestésico volátil. Quanto mais seca a cal sodada, maior a probabilidade de absorver e degradar os anestésicos voláteis. Os anestésicos voláteis podem ser decompostos em monóxido de carbono por absorventes secos (p. ex., hidróxido de sódio ou potássio), em quantidades suficientes para causar concentrações de carboxi-hemoglobina clinicamente mensuráveis. A formação de monóxido de carbono é maior com o desflurano; com o sevoflurano, ocorre a uma temperatura mais elevada.

Amsorb é um absorvente de CO_2 que consiste em hidróxido de cálcio e cloreto de cálcio (com sulfato de cálcio e polivinilpirrolidona adicionados para aumentar a dureza). Possui maior inércia do que a cal sodada, resultando em menor degradação de anestésicos voláteis

(p. ex., sevoflurano em composto A ou desflurano em monóxido de carbono).

O composto A é um dos subprodutos da degradação do sevoflurano pelo absorvente. Concentrações mais altas de sevoflurano, exposição prolongada e técnica anestésica de baixo fluxo parecem aumentar a formação do composto A. Foi demonstrado que o composto A produz nefrotoxicidade em certos animais, mas nunca foi associado a efeitos nocivos em humanos.

Os grânulos de absorvente estão contidos em um ou dois recipientes que se encaixam perfeitamente entre a placa frontal e a placa da base, que, juntas, formam essa unidade chamada de absorvedor (Figura 3-9). Embora volumosos, os recipientes duplos permitem absorção completa de CO_2, demandam trocas menos frequentes dos absorventes e oferecem menor resistência ao fluxo de gás. Para garantir a absorção completa, o anestesista deve garantir que o volume corrente do paciente não exceda o espaço de ar entre os grânulos absorventes, que é aproximadamente igual a 50% da capacidade do absorvedor. A cor do corante indicador é monitorada pelas paredes transparentes do absorvedor. A exaustão do absorvente em geral ocorre primeiro onde o gás exalado entra no absorvedor e ao longo das lisas paredes internas do recipiente. A canalização através de áreas de grânulos mal empacotados é minimizada por um sistema defletor, que direciona o fluxo de gás pelo centro, permitindo assim uma maior utilização do absorvente. Um depósito na base do absorvedor coleta poeira e umidade.

B. Válvulas unidirecionais

As válvulas unidirecionais, que funcionam como válvulas de retenção, contêm um disco de cerâmica ou mica apoiado horizontalmente em uma base da válvula anular (Figura 3-10). O fluxo direto desloca o disco para cima, permitindo que o gás avance pelo circuito. O fluxo reverso empurra o disco contra sua base, evitando o refluxo. O mau funcionamento da válvula costuma ocorrer devido a um disco empenado ou irregularidades na base. A válvula expiratória é exposta à umidade do gás alveolar. A resultante condensação e formação de umidade podem impedir o deslocamento ascendente dos discos, resultando no escape incompleto dos gases expirados e na reinalação.

A inalação abre a válvula inspiratória, permitindo que o paciente respire uma mistura de gás fresco e exalado que passou pelo absorvedor de CO_2. Simultaneamente, a válvula expiratória se fecha para evitar a reinalação do gás exalado que ainda contém CO_2. O fluxo subsequente de gás para longe do paciente durante a expiração abre a válvula expiratória. Este gás é ventilado através da válvula APL ou reinalado pelo paciente após passar pelo absorvedor. O fechamento da válvula inspiratória durante a expiração evita que o gás expirado se misture com o gás fresco no ramo inspiratório. O mau funcionamento de qualquer uma das válvulas unidirecionais em um sistema circular pode permitir a reinalação de dióxido de carbono, resultando em hipercapnia.

Otimização da configuração do sistema circular

Embora os principais componentes do sistema circular (válvulas unidirecionais, entrada de gás fresco, válvula

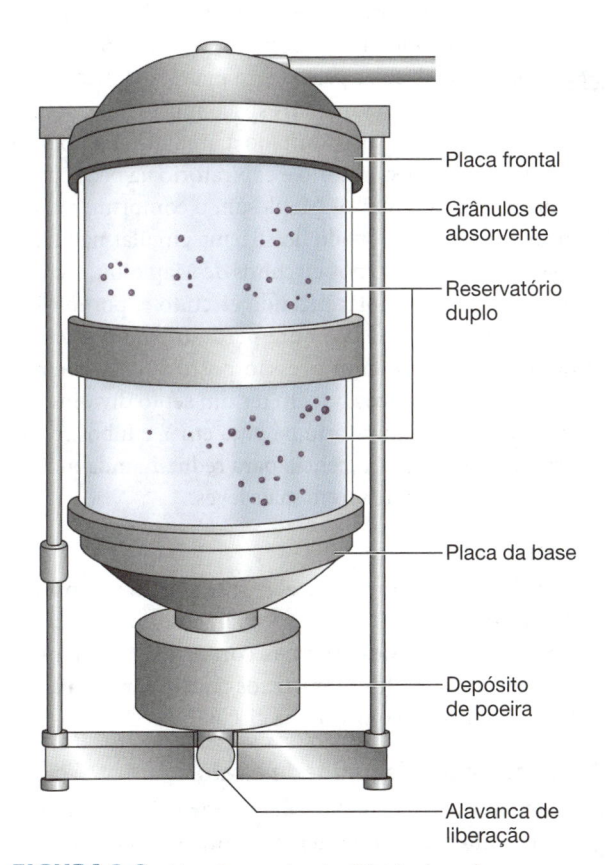

FIGURA 3-9 Um absorvedor de dióxido de carbono.

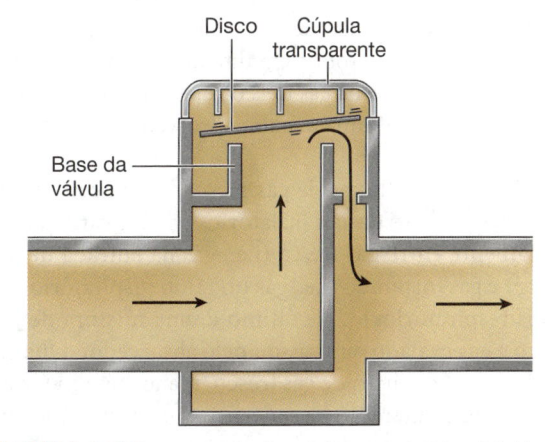

FIGURA 3-10 Uma válvula unidirecional. CO_2, dióxido de carbono.

APL, absorvedor de CO_2 e bolsa-reservatório) possam ser colocados em diversas configurações, a disposição seguinte é a preferida (ver **Figura 3-8**):

- As válvulas unidirecionais ficam relativamente próximas do paciente para evitar o fluxo reverso no caso de ocorrer um vazamento no circuito. Porém, as válvulas unidirecionais não são colocadas no conector em Y, pois isso dificultaria a confirmação ou a manutenção da orientação adequada e o funcionamento intraoperatório.
- A via de entrada do gás fresco é posicionada entre o absorvedor e a válvula inspiratória. O seu posicionamento a jusante da válvula inspiratória faria com que o ar fresco não passasse pelo paciente durante a expiração e fosse desperdiçado. O gás fresco introduzido entre a válvula expiratória e o absorvedor ficaria diluído no gás recirculante. Além disso, os anestésicos inalatórios podem ser absorvidos ou liberados por grânulos de cal sodada, tornando assim mais lenta a indução e a superficialização.
- A válvula APL geralmente é colocada entre o absorvedor e a válvula expiratória e próxima à bolsa-reservatório (**Figura 3-11**). Posicionar a válvula APL neste local (i.e., antes do absorvedor) ajuda a conservar a capacidade de absorção e minimiza a saída de gás fresco. A válvula APL regula o fluxo de gás do ramo expiratório do circuito para o sistema de descarte de gás.
- A resistência à expiração é reduzida pela localização da bolsa-reservatório no ramo expiratório.

Características de desempenho do sistema circular

A. Necessidade de gás fresco

⑧ Com um absorvedor, o sistema circular evita a reinalação de CO_2 em fluxos de gás fresco reduzidos (fluxo de gás fresco ≤ 1 L) ou mesmo fluxos de gás fresco equivalentes à absorção de gases anestésicos e oxigênio pelo paciente e pelo próprio circuito (anestesia em sistema fechado). Em fluxos de gás fresco superiores a 5 L/min, a reinalação é tão mínima que um absorvedor de CO_2 costuma ser desnecessário.

Com baixos fluxos de gás fresco, as concentrações de oxigênio e anestésicos inalatórios podem variar acentuadamente entre gás fresco (i.e., gás na entrada de gás fresco) e gás inspirado (i.e., gás no ramo inspiratório dos tubos respiratórios). Este último é uma mistura de gás fresco e gás exalado que passou pelo absorvedor. Quanto maior a taxa de fluxo de gás fresco, menos tempo levará para que uma alteração na concentração de anestésico no gás fresco se reflita em uma alteração na concentração de anestésico no gás inspirado. Vazões mais altas aceleram

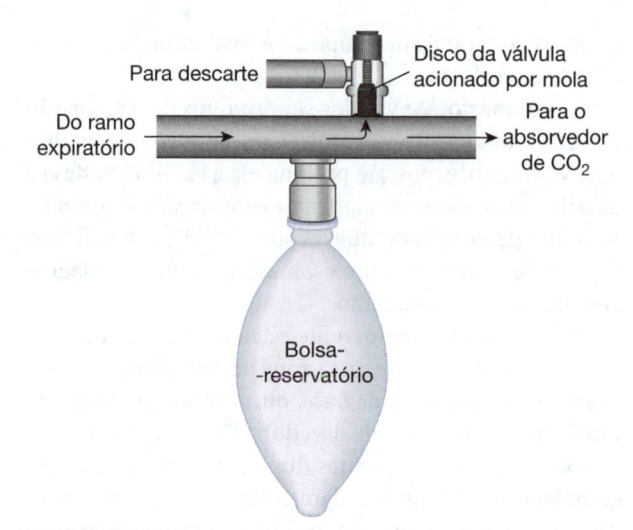

FIGURA 3-11 Válvula ajustável de limite de pressão (APL). CO_2, dióxido de carbono. (Reproduzida com permissão de Rose G, McLarney JT: Anesthesia Equipment Simplified. New York, NY: McGraw Hill; 2014.)

a indução e a recuperação e podem compensar vazamentos no circuito.

B. Espaço morto

A parte do volume corrente que não sofre ventilação alveolar é chamada de *espaço morto*. Assim, qualquer aumento no espaço morto deve ser acompanhado por um aumento correspondente no volume corrente, para que a ventilação alveolar permaneça inalterada. Devido às válvulas unidirecionais, o espaço morto do aparelho em um sistema circular é limitado à área distal ao ponto de mistura de gás inspiratório e expiratório na peça em Y. Ao contrário dos circuitos Mapleson, o comprimento do tubo respiratório sanfonado do sistema circular não afeta o espaço morto. Como nos circuitos de Mapleson, o comprimento afeta a complacência do circuito e, portanto, a quantidade de volume corrente perdido para o circuito durante a ventilação com pressão positiva. Os sistemas circulatórios pediátricos podem ter um septo dividindo o gás inspiratório e expiratório na peça em Y e tubos respiratórios de baixa complacência para reduzir ainda mais o espaço morto, além de serem mais leves.

C. Resistência

As válvulas unidirecionais e o absorvedor aumentam a resistência do sistema circular, especialmente em altas taxas respiratórias e grandes volumes correntes. No entanto, mesmo recém-nascidos prematuros podem ser ventilados com sucesso usando um sistema circular.

D. Conservação de umidade e calor

Os sistemas de fornecimento de gás medicinal fornecem gases desumidificados e à temperatura ambiente ao circuito de anestesia. O gás exalado, por outro lado, está saturado de água à temperatura corporal. Portanto, o calor e a umidade do gás inspirado dependem da proporção relativa entre o gás reinalado e o gás fresco. Altos fluxos são acompanhados de baixa umidade relativa, enquanto fluxos reduzidos permitem maior saturação de água. Os grânulos absorventes de CO_2 fornecem uma fonte significativa de calor e umidade no sistema circular.

E. Contaminação bacteriana

O risco mínimo de retenção de microrganismos nos componentes do sistema circular poderia, teoricamente, levar a infecções respiratórias em pacientes subsequentes. Por essa razão, filtros bacterianos são incorporados nos tubos respiratórios inspiratórios ou expiratórios ou na peça em Y.

Desvantagens do sistema circular

Embora a maioria dos problemas dos circuitos Mapleson sejam resolvidos pelo sistema circular, essas melhorias levaram a outras desvantagens: maior tamanho e menor portabilidade; aumento da complexidade, resultando em maior risco de desconexão ou mau funcionamento; complicações relacionadas ao uso de absorvente; e a dificuldade de prever as concentrações de gás inspirado durante baixos fluxos de gás fresco.

SISTEMAS RESPIRATÓRIOS DE REANIMAÇÃO

As bolsas de reanimação (bolsas AMBU ou unidades bolsa-máscara) são comumente usadas para ventilação de emergência devido à sua simplicidade, portabilidade e capacidade de fornecer quase 100% de oxigênio (**Figura 3-12**). A ventilação bolsa-máscara mantém saturações de oxigênio mais altas durante a intubação traqueal em pacientes adultos críticos. Um reanimador é diferente de um circuito Mapleson ou de um sistema circular porque contém uma **válvula de não reinalação**. (Lembre-se de que um sistema Mapleson é considerado sem válvula, embora contenha uma válvula APL, enquanto um sistema circular contém válvulas unidirecionais que direcionam o fluxo através de um absorvedor, mas permitem a reinalação dos gases expirados.)

Altas concentrações de oxigênio podem ser fornecidas a uma máscara ou tubo traqueal durante a ventilação espontânea ou controlada se uma fonte de alto fluxo de gás fresco estiver conectada ao bocal de entrada. A válvula do paciente abre durante a inspiração controlada ou espontânea para permitir o fluxo de gás da bolsa de ventilação para o paciente. A reinalação é evitada pela ventilação do gás exalado para a atmosfera através das portas de expiração nesta válvula. A bolsa de ventilação compressível e autoinflável também contém uma válvula de entrada. Essa válvula se fecha durante a compressão da bolsa, permitindo a ventilação com pressão positiva. A bolsa é reinflada pelo fluxo através da entrada de gás fresco e através da válvula de entrada. Conectar um reservatório à válvula de entrada ajuda a evitar a entrada de ar ambiente. O conjunto da válvula do reservatório consiste, na verdade, em duas válvulas unidirecionais: a válvula de entrada e a válvula de saída. A válvula de entrada permite que o ar ambiente entre na bolsa de ventilação se o fluxo de gás fresco for inadequado para manter o enchimento do reservatório. A pressão positiva na bolsa-reservatório abre a válvula de saída, que libera o oxigênio, se o fluxo de gás fresco for excessivo.

Existem várias desvantagens nos sistemas respiratórios de reanimação. Primeiro, eles exigem altos fluxos de gás fresco para atingir alta FiO_2. A FiO_2 fornecida ao paciente, por um sistema respiratório de reanimação, é diretamente proporcional à concentração de oxigênio e à taxa de fluxo da mistura de gases fornecida ao reanimador (em geral 100% de oxigênio) e inversamente proporcional ao volume-minuto fornecido ao paciente. Embora uma válvula de paciente funcionando normalmente tenha baixa resistência à inspiração e à expiração, a umidade exalada pode causar o travamento dela. Por fim, a liberação do gás exalado para a atmosfera pode levar à contaminação local se os gases expirados estiverem contaminados com agentes infecciosos.

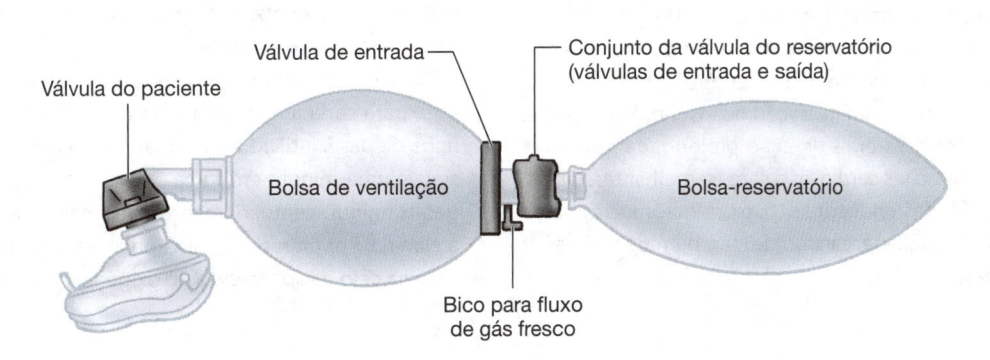

FIGURA 3-12 O reanimador Laerdal. (Reproduzida com permissão da Laerdal Medical Corp.)

DISCUSSÃO DE CASO

Superficialização inexplicada da anestesia

Uma criança de 5 anos extremamente obesa, mas saudável, apresenta-se para correção de hérnia inguinal. Após a indução sem intercorrências da anestesia geral e intubação traqueal, o paciente é colocado em um ventilador configurado para fornecer um volume corrente de 6 mL/kg a uma taxa de 16 respirações/min. Apesar da administração de altas concentrações de sevoflurano em 50% de oxigênio no ar, nota-se taquicardia (145 batimentos/min) e hipertensão leve (144/94 mmHg). Fentanila (3 µg/kg) é administrada para aumentar a profundidade anestésica. A frequência cardíaca e a pressão arterial continuam a aumentar e são acompanhadas por batimentos ventriculares prematuros frequentes.

O que deve ser considerado no diagnóstico diferencial das alterações cardiovasculares desse paciente?

A combinação de taquicardia e hipertensão durante a anestesia geral deve sempre alertar o anestesiologista para a possibilidade de hipercapnia ou hipóxia, ambas produzindo sinais de aumento da atividade simpática. Essas condições oferecem risco de vida e devem ser rápida e imediatamente descartadas por monitorização do CO_2 expirado, oximetria de pulso ou gasometria arterial.

Uma causa comum de taquicardia e hipertensão intraoperatória é o nível inadequado de anestesia. Essa condição costuma ser confirmada pelo movimento. Se o paciente estiver paralisado, porém, há poucos indicadores confiáveis de anestesia superficial. A falta de resposta a uma dose de um opioide deve alertar o anestesiologista para a possibilidade de outras causas, talvez mais graves.

A hipertermia maligna é rara, mas deve ser considerada em casos de taquicardia inexplicável, especialmente se acompanhada de contrações atriais ou ventriculares prematuras. Certos medicamentos usados na anestesia (p. ex., cetamina, efedrina) estimulam o sistema nervoso simpático e podem produzir ou exacerbar taquicardia e hipertensão. Pacientes com diabetes que se tornam hipoglicêmicos com a administração de insulina ou agentes hipoglicemiantes orais de ação prolongada podem apresentar alterações cardiovasculares semelhantes. Outras anormalidades endócrinas (p. ex., feocromocitoma, tempestade tireoidiana, carcinoide) também devem ser consideradas.

Algum desses problemas poderia estar relacionado a um mau funcionamento do equipamento?

O analisador de gases pode confirmar a administração de gases anestésicos ao paciente. Um vaporizador vazio certamente causaria anestesia inadequada, taquicardia e hipertensão, mas não causaria hipercapnia.

Uma conexão incorreta do ventilador pode resultar em hipóxia ou hipercapnia. Além disso, uma válvula unidirecional com defeito aumentará o espaço morto do circuito e permitirá a reinalação do CO_2 expirado. A saturação de cal sodada também pode levar à reinalação na presença de um baixo fluxo de gás fresco. A reinalação de CO_2 pode ser detectada durante a fase inspiratória em um capnógrafo. Caso pareça que a reinalação se deve a um mau funcionamento do equipamento, o paciente deve ser desconectado do aparelho de anestesia e ventilado com uma bolsa de reanimação até que os reparos sejam possíveis.

Quais são outras consequências da hipercapnia?

A hipercapnia tem uma infinidade de efeitos, a maioria deles mascarados pela anestesia geral. O fluxo sanguíneo cerebral aumenta proporcionalmente com o CO_2 arterial. Este efeito é perigoso em pacientes com aumento da pressão intracraniana (p. ex., devido a tumor ou trauma cerebral). Níveis extremamente altos de CO_2 (> 80 mmHg) podem causar inconsciência relacionada a uma diminuição do pH do líquido cerebrospinal. O CO_2 deprime o miocárdio, mas esse efeito direto costuma ser ofuscado pela ativação do sistema nervoso simpático. Durante a anestesia geral, a hipercapnia comumente resulta em aumento do débito cardíaco, elevação da pressão arterial e propensão a arritmias.

As concentrações séricas elevadas de CO_2 podem sobrecarregar a capacidade tamponante do sangue, levando à acidose respiratória. Essa condição provoca o deslocamento extracelular de outros cátions, como Ca^{2+} e K^+. A acidose também desloca para a direita a curva de dissociação da oxi-hemoglobina.

O CO_2 é um poderoso estimulante respiratório. De fato, para cada aumento de mmHg da $PaCO_2$ acima da linha de base, indivíduos normais acordados aumentam seu volume-minuto em cerca de 2 a 3 L/min. A anestesia geral diminui acentuadamente essa resposta, e a paralisia a elimina. Por último, a hipercapnia grave pode produzir hipóxia pelo deslocamento do oxigênio dos alvéolos.

LEITURAS SUGERIDAS

Casey JD, Janz DR, Russell DW, et al. Bag-mask ventilation during tracheal intubation of critically ill adults. *New Engl J Med.* 2019;380:811.

Dobson MB. Anaesthesia for difficult locations–developing countries and military conflicts. In: Prys-Roberts C, Brown BR, eds. *International Practice of Anaesthesia*. Butterworth Heinemann; 1996.

Gegel B. A field expedient Ohmeda Universal Portable Anesthesia Complete draw-over vaporizer setup. *AANA J.* 2008;76:185.

Levy RJ. Anesthesia-related carbon monoxide exposure: toxicity and potential therapy. *Anesth Analg.* 2016;123:670.

Rose, G, McLarney JT. *Anesthesia Equipment Simplified*. McGraw-Hill; 2014.

A estação de trabalho de anestesia

CAPÍTULO 4

CONCEITOS-CHAVE

1. Os resultados adversos relacionados ao equipamento raramente se devem a mau funcionamento ou falha do dispositivo; em vez disso, o uso indevido dos sistemas de administração de gás anestésico é três vezes mais prevalente entre os eventos relatados. Acidentes anestésicos evitáveis são frequentemente atribuídos à falta de familiaridade do operador com o equipamento, falha do operador em verificar o funcionamento do aparelho antes do uso, ou ambas. Tais incidentes representaram cerca de 1% dos casos no banco de dados do ASA Closed Claims Project de 1990 a 2011.

2. O aparelho de anestesia recebe gases medicinais de um suprimento de gás, controla o fluxo e reduz a pressão dos gases desejados a um nível seguro, vaporiza os anestésicos voláteis na mistura final de gases e entrega os gases a um circuito respiratório conectado às vias aéreas do paciente. Um ventilador mecânico é conectado ao circuito respiratório, mas pode ser excluído com um interruptor durante a ventilação espontânea ou manual (bolsa).

3. Enquanto o suprimento de oxigênio pode passar diretamente por sua válvula de controle de fluxo, o óxido nitroso, o ar (em alguns aparelhos) e outros gases devem primeiro passar por dispositivos de segurança antes de atingir suas respectivas válvulas de controle de fluxo. Esses dispositivos permitem o fluxo de outros gases somente se houver pressão de oxigênio suficiente no dispositivo de segurança e ajudam a evitar o fornecimento acidental de uma mistura hipóxica em caso de falha no suprimento de oxigênio.

4. Outra característica de segurança dos aparelhos de anestesia é uma ligação do fluxo de óxido nitroso ao fluxo de oxigênio; esse arranjo ajuda a garantir uma concentração mínima de oxigênio de 25%.

5. Todos os vaporizadores modernos são específicos para determinados agentes e corrigidos para temperatura, capazes de fornecer uma concentração constante do agente, independentemente das mudanças de temperatura ou fluxo através do vaporizador.

6. Um aumento na pressão das vias aéreas pode sinalizar uma piora da complacência pulmonar, um aumento no volume corrente ou uma obstrução no circuito respiratório, no tubo endotraqueal ou nas vias aéreas do paciente. Uma queda na pressão pode indicar uma melhora na complacência pulmonar, uma diminuição no volume corrente ou um vazamento no circuito.

7. Tradicionalmente, os ventiladores nos aparelhos de anestesia têm um projeto de sistema de circuito duplo e são alimentados pneumaticamente e controlados eletronicamente. Os aparelhos mais novos também incorporam controles por microprocessadores e sensores sofisticados de pressão e fluxo. Alguns aparelhos de anestesia têm ventiladores que usam um projeto de sistema em pistão de circuito único.

8. A principal vantagem de um ventilador de pistão é sua capacidade de fornecer volumes correntes precisos para pacientes com complacência pulmonar muito baixa e para pacientes muito pequenos.

9. Sempre que um ventilador for usado, os "alarmes de desconexão" devem ser ativados passivamente. As estações de trabalho de anestesia devem ter, pelo menos, três alarmes de desconexão: baixo pico de pressão inspiratória, baixo volume corrente expirado e baixo CO_2 expirado.

10. Como a válvula de escape do ventilador está fechada durante a inspiração, o fluxo de gás fresco da saída de gás comum do aparelho normalmente contribui para o volume corrente fornecido ao paciente.

Continua na próxima página

Continuação

11 O uso da válvula de liberação de fluxo de oxigênio (*flush*) durante o ciclo inspiratório de um ventilador *deve ser evitado* porque a válvula de escape do ventilador será fechada e a válvula ajustável de limite de pressão (APL, do inglês *adjustable pressure-limiting*) será excluída; o pico de oxigênio (600-1.200 mL/s) e a pressão do circuito serão transferidos para os pulmões do paciente.

12 Grandes discrepâncias entre o volume corrente definido e o real que o paciente recebe são frequentemente observadas na sala de cirurgia durante a ventilação controlada por volume. As causas incluem complacência do circuito respiratório, compressão de gás, acoplamento ventilador-fluxo de gás fresco, limite predefinido de pico de pressão nas vias aéreas do ventilador e vazamentos no aparelho de anestesia, no circuito respiratório ou nas vias aéreas do paciente.

13 Os removedores de gases residuais eliminam os gases que foram liberados do circuito respiratório pela válvula APL e pela válvula de escape do ventilador. A poluição do ambiente da sala de cirurgia com gases anestésicos pode representar um risco à saúde da equipe cirúrgica.

14 Uma inspeção de rotina do equipamento de anestesia antes de cada uso aumenta a familiaridade do operador e confirma o funcionamento adequado. A agência norte-americana Food and Drug Administration (FDA) disponibilizou um procedimento de verificação geral para aparelhos de gás anestésico e sistemas respiratórios.

Nenhum equipamento está mais intimamente associado à prática da anestesiologia do que o aparelho de anestesia (**Figura 4-1**). O anestesiologista usa o aparelho de anestesia para controlar a ventilação, a concentração de oxigênio fornecida ao paciente e para administrar anestésicos inalatórios. O bom funcionamento do aparelho é crucial para a segurança do paciente. Os aparelhos de anestesia modernos incorporam muitos recursos e dispositivos de segurança, monitores e vários microprocessadores integrados. Além disso, os sistemas de aparelhos modulares permitem uma variedade de configurações e recursos dentro da mesma linha de produtos. O termo *estação de trabalho de anestesia* é, portanto, frequentemente usado para aparelhos de anestesia modernos. Os anestesistas devem estar familiarizados com os manuais de operação de todos os aparelhos em sua prática clínica. A **Figura 4-1A** exibe a aparência externa típica de uma estação de trabalho de anestesia. A **Figura 4-1B** mostra arranjos distintos de aparelhos de anestesia modernos.

Muito progresso foi feito na redução do número de resultados adversos decorrentes da administração de gás anestésico. Os resultados adversos relacionados ao

1 equipamento raramente se devem a mau funcionamento ou falha do dispositivo; em vez disso, o uso indevido dos sistemas de administração de gás anestésico é três vezes mais prevalente entre os eventos relatados. O uso indevido do equipamento inclui erros na preparação, manutenção ou implantação de um dispositivo. Acidentes anestésicos evitáveis são frequentemente atribuídos à falta de familiaridade do operador com o equipamento, falha do operador em verificar o funcionamento do aparelho antes do uso, ou ambas. Tais incidentes representaram cerca de 1% dos casos no banco de dados do Closed Claims Project da American Society of Anesthesiologists (ASA) de 1990 a 2011. Lesões graves foram relacionadas a erros de profissionais envolvendo, em particular, sistemas improvisados de administração de oxigênio e falhas no circuito respiratório, problemas de suprimento de oxigênio suplementar fora da sala de cirurgia e problemas com o ventilador de anestesia. Em 35% desses casos, uma verificação pré-anestésica adequada do aparelho (consulte as recomendações de 2008 da ASA para verificação pré-anestésica) provavelmente teria evitado o evento adverso. Embora as lesões do paciente secundárias ao equipamento de anestesia tenham diminuído tanto em número quanto em grau de gravidade nas últimas décadas, os relatos de consciência durante a anestesia geral aumentaram.

O American National Standards Institute e posteriormente a ASTM International (antes conhecida como American Society for Testing and Materials, F1850–00) publicaram especificações-padrão para aparelhos de anestesia e seus componentes. A **Tabela 4-1** lista os recursos essenciais de uma estação de trabalho de anestesia moderna.

VISÃO GERAL

2 Em sua forma mais básica, o aparelho de anestesia recebe gases medicinais de um suprimento de gás, controla o fluxo e reduz a pressão dos gases desejados a um nível seguro, vaporiza anestésicos voláteis na mistura gasosa final e entrega os gases na saída de gás comum ao circuito respiratório conectado à via aérea do paciente (**Figuras 4-2** e **4-3**). Um ventilador mecânico é conectado ao circuito respiratório, mas pode ser excluído com um interruptor durante a ventilação espontânea ou manual (bolsa). Um suprimento auxiliar de oxigênio e um

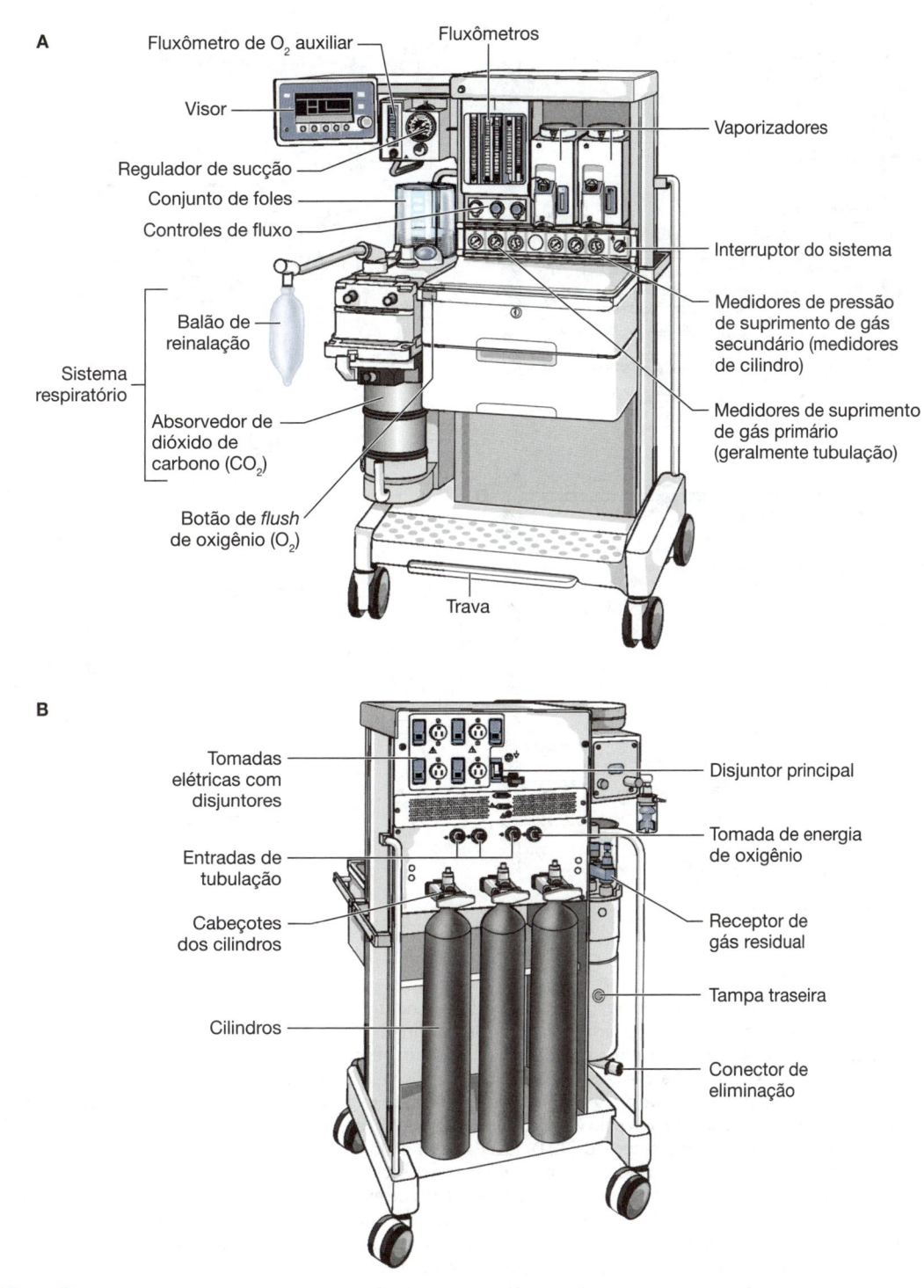

FIGURA 4-1A Aparelho de anestesia moderno (Datex-Ohmeda Aestiva). **A:** Frente. **B:** Parte de trás.

regulador de sucção também são geralmente incorporados à estação de trabalho. Além dos recursos de segurança padrão (ver **Tabela 4-1**), os aparelhos de anestesia de última geração possuem recursos de segurança adicionais e computadores integrados que conectam e monitoram todos os componentes, executam verificações automatizadas e fornecem opções como manutenção automatizada de registros e interfaces de rede para monitores externos e sistemas de informações hospitalares. Esforços estão em andamento para o desenvolvimento de sistemas de administração de anestesia capazes de gerenciamento anestésico cada vez mais autônomo ou em "circuito fechado".

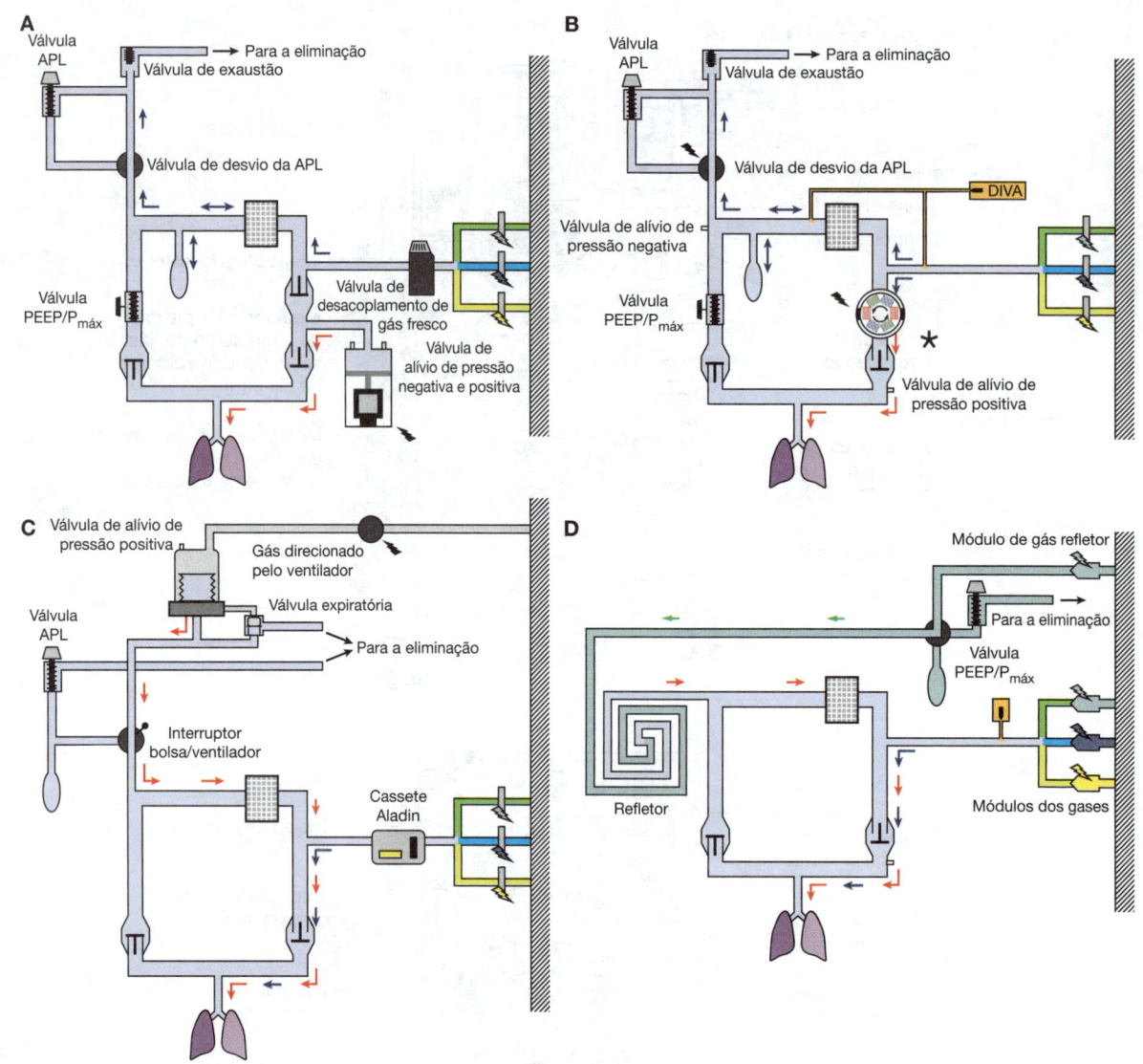

FIGURA 4-1B Configuração do circuito de aparelhos de anestesia modernos. Das saídas da parede, os gases carreadores (O_2 = verde; ar = amarelo; N_2O = azul) passam por reguladores de pressão na entrada do aparelho de anestesia. Seus fluxos para o circuito respiratório são controlados por fluxômetros eletrônicos (para-raios coloridos), exceto no FLOW-i, onde são utilizados módulos de gás. Durante a ventilação espontânea ou assistida, o excesso de gás é liberado por meio da válvula ajustável de limite de pressão (APL). Como todos os aparelhos são representados durante a fase inspiratória de uma respiração mecânica (*setas azuis*, a direção do fluxo de gás fresco [FGF]; *setas vermelhas*, fluxo de gás gerado pelo ventilador), a válvula APL é excluída do sistema circular. Além disso, a válvula inspiratória está aberta e a válvula expiratória está fechada. **A:** Dräger Fabius (Apollo e Primus têm configurações de circuito semelhantes). O gás fresco flui através de um vaporizador convencional. Uma válvula de desacoplamento de gás fresco direciona o FGF durante a fase inspiratória para a bolsa-reservatório e, uma vez preenchida, para a válvula de exaustão para fazer a entrega do volume corrente pelo ventilador de pistão, acionado eletronicamente independente do FGF. Em nenhum ponto ao longo de sua trajetória as setas vermelhas e azuis se sobrepõem durante a inspiração. As válvulas de alívio de pressão negativa e positiva (no ventilador) e as válvulas Pmáx são válvulas de segurança que só abrem com pressão negativa e positiva muito alta no ventilador ou no circuito. **B:** Dräger Zeus (o Perseus possui um circuito similar, exceto pela entrada do GF que está localizada entre a turbina e a válvula inspiratória [ver asterisco] e possui um vaporizador convencional). O gás fresco entra no sistema circular através de uma entrada separada do injetor de agente líquido (DIVA). Uma turbina acionada eletronicamente mistura os gases no sistema (diminuindo os tempos de resposta), ventila o paciente (considerando e ajustando o influxo contínuo de gás fresco) e ajuda a aplicar a pressão expiratória final positiva (PEEP). As rotações da turbina são induzidas pela alternância da corrente através de bobinas posicionadas aos pares, magnetizando-as sucessivamente e atraindo-as para os ímãs (*pretos*) contidos na carcaça da turbina. **C:** GE Aisys. Os controles eletrônicos do vaporizador de derivação variável determinam a proporção do FGF que passa pela câmara de vaporização (cassete Aladin). A mistura de gás anestésico resultante entra no sistema circular próximo à válvula inspiratória. O gás comprimido da saída da parede é usado para acionar o fole do ventilador e gerar o volume corrente. A pressão no compartimento do fole, ao redor do fole, é controlada por uma válvula acionada eletronicamente, e a pressão excessiva ao redor do fole é ventilada por meio da válvula de alívio de pressão positiva do ventilador. O Aisys usa compensação do FGF:

(Continua)

TABELA 4-1 Recursos de segurança essenciais em uma moderna estação de trabalho de anestesia

Características essenciais	Finalidade
Conexões específicas de gás não intercambiáveis nas entradas de tubulação (DISS)[1], com medidores de pressão, filtro e válvula de retenção	Evitar anexos incorretos na tubulação; detectar falha, esgotamento ou flutuação
Sistema de pinos de segurança para cilindros, com manômetros e pelo menos um cilindro de oxigênio	Evitar fixações incorretas do cilindro; fornecer suprimento de gás de reserva; detectar esgotamento
Alarme de baixa pressão de oxigênio	Detectar falha no suprimento de oxigênio na entrada de gás comum
Dispositivo controlador de proporção mínima de oxigênio/óxido nitroso (proteção hipóxica)	Impedir a administração de menos de 21% de oxigênio
Dispositivo de segurança contra falha de oxigênio (dispositivo de desligamento ou dosagem)	Evitar a administração de óxido nitroso ou outros gases quando o suprimento de oxigênio falhar
O oxigênio deve entrar no coletor comum, localizado a jusante de outros gases	Prevenir hipóxia em caso de vazamento de gás proximal
Monitor de concentração de oxigênio e alarme	Evitar a administração de misturas de gases hipóxicos em caso de vazamento do sistema de baixa pressão; regular com precisão a concentração de oxigênio
Alarmes e monitores essenciais, ativados automaticamente (p. ex., concentração de oxigênio)	Impedir o uso do aparelho sem monitores essenciais
Dispositivo de bloqueio do vaporizador	Impedir a administração simultânea de mais de um agente volátil
Capnografia e medição de gás anestésico	Ventilação guiada; evitar sobredose de anestésico; ajudar a evitar a consciência intraoperatória
Mecanismo de descarga de oxigênio que não passa pelos vaporizadores	Reabastecer ou lavar rapidamente o circuito respiratório
Monitor de pressão do circuito respiratório e alarme	Prevenir o barotrauma pulmonar e detectar pressões sustentadas positivas, pico alto e pressões negativas nas vias aéreas
Monitor de volume expirado	Avaliar a ventilação e prevenir hipo ou hiperventilação
Monitoramento de oximetria de pulso, pressão arterial e eletrocardiograma	Fornecer monitoramento-padrão mínimo
Ventilador mecânico	Controlar a ventilação alveolar com mais precisão e durante a paralisia muscular por períodos prolongados
Bateria de reserva	Fornecer energia elétrica temporária (> 30 min) para monitores e alarmes em caso de falta de energia
Sistema de eliminação	Evitar a contaminação da sala de cirurgia com gases anestésicos residuais

[1]DISS, sistema de segurança de diâmetro padrão.

(Continuação)
←

o volume corrente fornecido pelo fole é ajustado (diminuído) pela quantidade de gás fresco que entra no ramo inspiratório durante o ciclo inspiratório. **D:** Getinge FLOW-i. O gás fresco é fornecido por meio de três módulos de gás, um para cada gás (O_2, ar, N_2O), e o vapor é adicionado por um vaporizador por meio da injeção de um agente líquido na câmara de vaporização aquecida. O gás exalado é temporariamente armazenado em um longo tubo chamado refletor de volume (ele redireciona ou "reflete" um volume de gás exalado de volta ao sistema circular). O volume corrente inspirado consiste em gás do refletor de volume empurrado para fora pelo módulo de gás refletor, além de gás fresco dos três módulos de gás, com um agente adicionado pelo injetor. Quanto menor o FGF, mais gás exalado será empurrado de volta para o sistema circular. A mistura de gás dentro do refletor de volume é mínima. A válvula APL/PEEP é fisicamente a mesma válvula e não tem pressão de abertura. (Reproduzida com permissão de Hendrickx JFA, De Wolf AM. The Anesthesia Workstation: Quo Vadis? *Anesth Analg*. 2018 Set;127(3):671-675.)

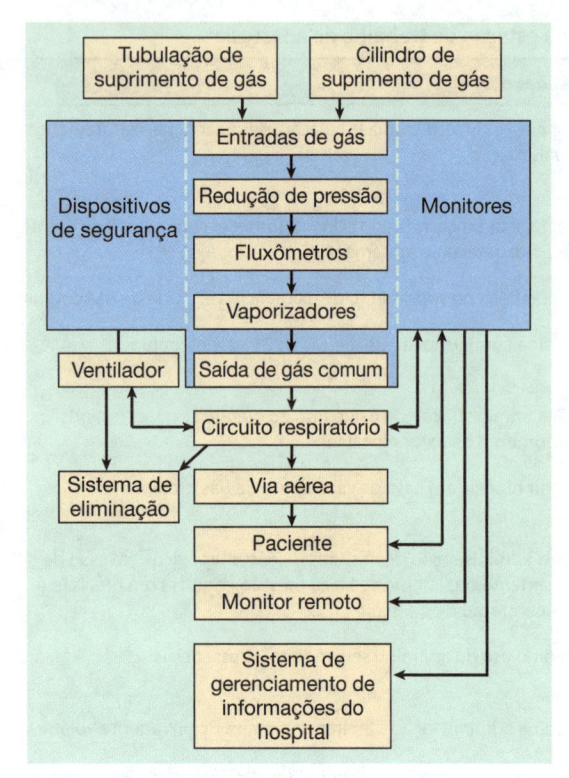

FIGURA 4-2 Esquema funcional de um aparelho/estação de trabalho de anestesia.

Alguns aparelhos são projetados especificamente para mobilidade, compatibilidade com ressonância magnética (RM) ou tamanho compacto.

SUPRIMENTO DE GÁS

A maioria dos aparelhos tem entradas de gás para oxigênio, óxido nitroso e ar. Os modelos compactos em geral não possuem entradas de ar, enquanto outros aparelhos podem ter uma quarta entrada para hélio, heliox, dióxido de carbono (CO_2) ou óxido nítrico. Entradas separadas são fornecidas para o suprimento de gás da tubulação principal que passa pelas paredes das unidades de saúde e do suprimento de gás do cilindro secundário. Os aparelhos, portanto, possuem dois manômetros de entrada de gás para cada gás: um para a pressão da tubulação e outro para a pressão do cilindro.

Entradas da tubulação

Oxigênio e óxido nitroso (e frequentemente ar) são fornecidos de sua fonte de suprimento central para a sala de cirurgia por meio de uma rede de tubulação. A tubulação é codificada por cores e se conecta ao aparelho de anestesia por meio de um **sistema de segurança de diâmetro padrão não intercambiável** (**DISS**, do inglês *diameter-index safety system*) que evita a conexão incorreta da mangueira. Tornar os diâmetros do furo do corpo e do bico de conexão específicos para cada gás fornecido evita a intercambialidade. Um filtro ajuda a reter as partículas do abastecimento da parede, e uma válvula de retenção unidirecional evita o fluxo retrógrado de gases para a tubulação de abastecimento. Deve-se observar que a maioria dos aparelhos modernos possui uma tomada de energia para oxigênio (pneumática), que pode ser usada para acionar

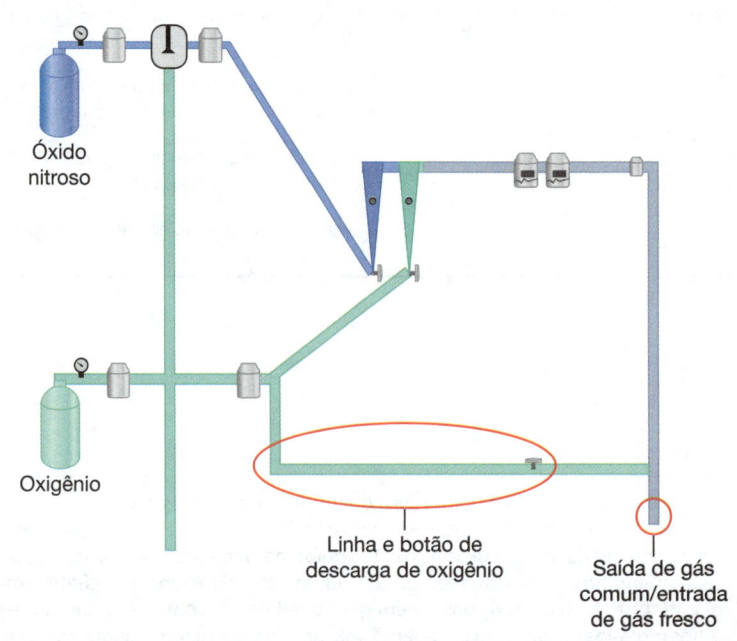

FIGURA 4-3 O aparelho de anestesia reduz a pressão do suprimento de gás, vaporiza os agentes anestésicos e distribui a mistura de gás na saída de gás comum. A linha de descarga de oxigênio contorna os vaporizadores e direciona o oxigênio diretamente para a saída de gás comum. (Reproduzida com permissão de Rose G, McLarney JT: *Anesthesia Equipment Simplified*. Nova York, NY: McGraw Hill; 2014.)

o ventilador ou fornecer um medidor auxiliar do fluxo de oxigênio. As conexões DISS para a entrada de oxigênio e para a tomada de energia para oxigênio são idênticas, devendo-se ter cuidado para não trocá-las por engano. A pressão aproximada da tubulação dos gases fornecidos ao aparelho de anestesia é de 50 psi (libra por polegada quadrada).

Entradas dos cilindros

Os cilindros são fixados ao aparelho por meio de um conjunto de cabeçotes suspensos que usam um **sistema de segurança de pinos padrão** para evitar a conexão acidental de um cilindro de gás errado. O conjunto de cabeçotes inclui pinos indicadores, uma anilha, um filtro de gás e uma válvula de retenção que evita o fluxo de gás retrógrado. Os cilindros de gás também são codificados por cores para gases específicos, facilitando a identificação. Na América do Norte, é usado o seguinte esquema de codificação de cores: oxigênio = verde; óxido nitroso = azul; CO_2 = cinza; ar = amarelo; hélio = marrom; nitrogênio = preto. Os códigos de cores diferem em todo o mundo; portanto, os profissionais devem estar cientes do esquema de cores em uso em seus países. Os cilindros E conectados ao aparelho de anestesia são uma fonte de gases medicinais de alta pressão e costumam ser usados apenas como suprimento de reserva em caso de falha na tubulação. A pressão do gás fornecido pelo cilindro para o aparelho de anestesia é de 45 psi. Alguns aparelhos têm dois cilindros de oxigênio, de modo que um cilindro pode ser usado enquanto o outro é trocado. A 20 °C, um cilindro E cheio contém 600 L de oxigênio a uma pressão de 1.900 psi ou 1.590 L de óxido nitroso a 745 psi.

CIRCUITOS DE CONTROLE DE FLUXO

Reguladores de pressão

Ao contrário da pressão relativamente constante do fornecimento de gás da tubulação, a pressão de gás alta e variável nos cilindros torna o controle de fluxo difícil e potencialmente perigoso. Para aumentar a segurança e garantir o uso ideal dos gases do cilindro, os aparelhos usam um regulador de pressão para reduzir a pressão do gás do cilindro para 45 a 47 psi.[1] Essa pressão, que é um pouco menor do que a da tubulação, permite o uso preferencial da alimentação da tubulação se um cilindro for deixado aberto (a menos que a pressão da tubulação caia abaixo de 45 psi). Depois de passar por medidores de pressão e válvulas de retenção, os gases da tubulação compartilham um

caminho comum com os gases do cilindro. Uma válvula de alívio de alta pressão fornecida para cada gás é ajustada para abrir quando a pressão de alimentação exceder o limite máximo de segurança do aparelho (95-110 psi), como pode acontecer com uma falha do regulador em um cilindro. Alguns aparelhos também usam um segundo regulador para diminuir ainda mais a pressão da tubulação e do cilindro (regulação de pressão em dois estágios). Uma redução de pressão em dois estágios também pode ser necessária para um fluxômetro de oxigênio auxiliar, para o mecanismo de descarga de oxigênio ou para o gás de acionamento que alimenta um ventilador pneumático.

Dispositivos de proteção contra falha na administração de oxigênio

3 Enquanto o suprimento de oxigênio pode passar diretamente por sua válvula de controle de fluxo, o óxido nitroso, o ar (em alguns aparelhos) e outros gases devem primeiro passar por dispositivos de segurança antes de atingir suas respectivas válvulas de controle de fluxo. Em outros aparelhos, o ar segue diretamente para sua válvula reguladora de fluxo; isso permite a administração de ar mesmo na ausência de oxigênio. Esses dispositivos permitem o fluxo de outros gases somente se houver pressão de oxigênio suficiente no dispositivo de segurança e ajudam a evitar o fornecimento acidental de uma mistura hipóxica em caso de falha no suprimento de oxigênio. Assim, além de alimentar a válvula de controle de fluxo de oxigênio, o oxigênio da via de entrada comum é usado para pressurizar dispositivos de segurança, válvulas de descarga de oxigênio e tomadas de energia do ventilador (em alguns modelos). Os dispositivos de segurança detectam a pressão de oxigênio por meio de uma pequena linha de "pressão piloto" que pode ser derivada da entrada de gás ou do regulador secundário. Em alguns sistemas de aparelhos de anestesia, se a linha de pressão piloto cair abaixo de um limite (p. ex., 20 psi), as válvulas de fechamento se fecham, impedindo a administração de quaisquer outros gases. Os termos *à prova de falhas* e *corte de óxido nitroso* foram usados anteriormente para a válvula de fechamento de óxido nitroso.

A maioria dos aparelhos modernos usa um dispositivo de segurança de dosagem em vez de uma válvula de corte no limite especificado. Esses dispositivos, chamados de *dispositivo de proteção contra falha de oxigênio* ou *regulador de equilíbrio*, reduzem de forma proporcional a pressão do óxido nitroso e de outros gases, exceto o ar. (Eles desligam completamente o óxido nitroso e o fluxo de outros gases somente abaixo de uma pressão de oxigênio mínima definida [p. ex., 0,5 psi para óxido nitroso e 10 psi para outros gases].)

Todos os aparelhos também possuem um sensor de baixa pressão de suprimento de oxigênio que ativa sons

---

[1]Conversões de unidades de pressão: 1 kiloPascal (kP) = $kg/m \cdot s^2$ = 1.000 N/m^2 = 0,01 bar = 0,1013 atmosfera = 0,145 psi = 10,2 cmH_2O = 7,5 mmHg.

de alarme quando a pressão do gás de entrada cai abaixo de um valor limite (em geral 20-30 psi). Deve-se enfatizar que esses dispositivos de segurança *não* protegem contra outras possíveis causas de acidentes hipóxicos (p. ex., conexões incorretas de linhas de gás) nas quais a pressão limite pode ser mantida por gases contendo pouco ou nenhum oxigênio.

Válvulas e medidores de fluxo

Uma vez que a pressão foi reduzida a um nível seguro, cada gás deve seguir por válvulas de controle de fluxo e é avaliado por fluxômetros antes de se misturar com outros gases, entrar no vaporizador ativo e passar para a saída de gás comum do aparelho. **As linhas de gás próximas às válvulas de fluxo são consideradas parte do circuito de alta pressão, enquanto aquelas entre as válvulas de fluxo e a saída de gás comum são consideradas parte do circuito de baixa pressão do aparelho.** Os botões de controle codificados por toque e cor tornam mais difícil desligar ou ligar o gás errado. Como um recurso de segurança, o botão do oxigênio, em geral, possui entalhes e é maior, normalmente se projetando mais do que os outros botões. Por convenção, nos aparelhos modernos, o fluxômetro de oxigênio é posicionado mais à direita, a jusante dos demais gases; esse arranjo ajuda a evitar hipóxia se houver vazamento de um fluxômetro posicionado a montante.

Os botões de controle de fluxo ajustam a entrada de gás nos fluxômetros por meio de uma válvula agulha. Os fluxômetros nos aparelhos de anestesia são classificados como de orifício variável e pressão constante (rotâmetro) ou eletrônicos. Nos fluxômetros de orifício variável e pressão constante, uma esfera indicadora, bobina ou flutuador é suportada pelo fluxo de gás através de um tubo (tubo de Thorpe) cujo furo (orifício) é cônico. Perto do fundo do tubo, onde o diâmetro é pequeno, um baixo fluxo de gás criará pressão suficiente sob o flutuador para elevá-lo no tubo. À medida que a esfera sobe, o orifício (variável) do tubo se alarga, permitindo que mais gás passe ao redor da esfera. A esfera cessará de subir quando seu peso for suportado apenas pela diferença de pressão acima e abaixo dela. Se o fluxo for aumentado, a pressão sob a esfera aumenta, elevando-a mais alto no tubo até que a queda de pressão suporte apenas o peso da esfera. Essa queda de pressão é constante, independentemente da vazão ou da posição no tubo, e depende do peso da esfera e da área da seção transversal do tubo.

Os fluxômetros são calibrados para gases específicos, pois a taxa de fluxo através de uma constrição depende da viscosidade do gás em fluxos laminares baixos (Lei de Poiseuille) e de sua densidade em fluxos turbulentos altos. As esferas são projetadas para girar constantemente para que permaneçam centralizadas no tubo, minimizando assim o efeito de atrito com a parede do tubo. Revestir o interior do tubo com uma substância condutora aterra o sistema e reduz o efeito da eletricidade estática. Alguns fluxômetros possuem dois tubos de vidro, um para vazões baixas e outro para vazões altas (**Figura 4-4A**); os dois tubos estão em série e ainda são controlados por uma válvula. Um sistema de conicidade dupla pode permitir que um único fluxômetro leia as vazões altas e baixas (**Figura 4-4B**). **As causas do mau funcionamento do fluxômetro incluem detritos no tubo de fluxo, desalinhamento vertical do tubo e aderência ou ocultação da esfera no topo de um tubo.**

Caso se desenvolva um vazamento dentro ou a jusante de um fluxômetro de oxigênio, uma mistura de gás hipóxica pode ser fornecida ao paciente (**Figura 4-5**). Os fluxômetros de oxigênio são *sempre* posicionados a jusante de todos os outros fluxômetros (mais próximos do vaporizador) para reduzir esse risco.

Alguns aparelhos de anestesia têm controle e medição de fluxo eletrônicos. Nesses casos, há o auxílio de um medidor convencional de fluxo de oxigênio (Thorpe) como reserva. Outros modelos possuem fluxômetros convencionais, além dos modelos com medição eletrônica do fluxo de gás junto com tubos Thorpe e monitores digitais ou digitais e gráficos. A queda de pressão causada por um restritor de fluxo é a base para a medição da taxa de fluxo de gás nesses sistemas. Nesses aparelhos, oxigênio, óxido nitroso e ar têm, cada um, um dispositivo eletrônico de medição de fluxo na seção de controle de fluxo antes de serem misturados. Fluxômetros eletrônicos são necessários se os dados da taxa de fluxo de gás forem adquiridos automaticamente por sistemas computadorizados de registro.

A. Fluxo mínimo de oxigênio

As válvulas de fluxo de oxigênio costumam ser projetadas para fornecer um fluxo mínimo de oxigênio quando o aparelho de anestesia está ligado. Um método envolve o uso de um resistor de fluxo mínimo. Esse recurso de segurança ajuda a garantir que um pouco de oxigênio entre no circuito respiratório, mesmo que o operador se esqueça de ligar o fluxo de oxigênio.

B. Controlador de proporção de oxigênio/óxido nitroso

④ Outra característica de segurança dos aparelhos de anestesia é uma ligação do fluxo de óxido nitroso ao fluxo de oxigênio; esse arranjo ajuda a garantir uma concentração mínima de oxigênio de 25%. O controlador de proporção de oxigênio/óxido nitroso conecta as duas válvulas de fluxo de forma pneumática ou mecânica.

Vaporizadores

Os anestésicos voláteis (p. ex., halotano, isoflurano, desflurano, sevoflurano) devem ser vaporizados antes de serem administrados ao paciente. Os vaporizadores possuem

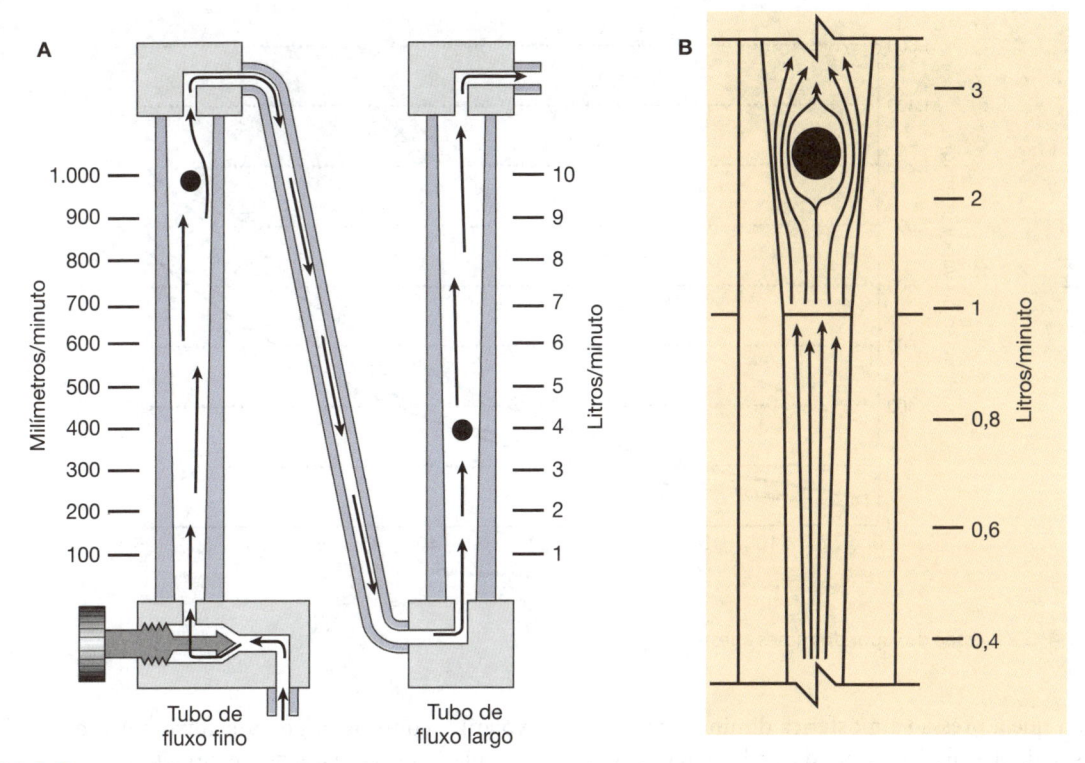

FIGURA 4-4 Fluxômetro de orifício variável e pressão constante (tipo Thorpe). **A:** Sistema de dois tubos. **B:** Sistema de cone duplo.

discos calibrados para concentração que adicionam com precisão os agentes anestésicos voláteis ao fluxo de gás combinado de todos os fluxômetros. Eles devem estar localizados entre os fluxômetros e a saída de gás comum. Além disso, a menos que o aparelho aceite apenas um vaporizador por vez, todos os aparelhos de anestesia devem ter um dispositivo de travamento ou exclusão que impeça o uso simultâneo de mais de um vaporizador.

A. Física da vaporização

Nas temperaturas encontradas em uma sala de cirurgia, as moléculas de um anestésico volátil em um recipiente fechado são distribuídas entre as fases líquida e gasosa. As moléculas do gás bombardeiam as paredes do recipiente, criando a pressão de vapor saturado desse agente. A pressão de vapor depende das características do agente volátil e da temperatura. Quanto maior a temperatura, maior a tendência de as moléculas do líquido passarem para a fase gasosa e maior a pressão de vapor (**Figura 4-6**). A vaporização requer energia (calor latente de vaporização), o que resulta na perda de calor do líquido. À medida que a vaporização prossegue, a temperatura do anestésico líquido restante cai e a pressão do vapor diminui, a menos que calor esteja prontamente disponível para entrar no sistema. Os vaporizadores contêm uma câmara em que um gás carreador fica saturado com o agente volátil.

O ponto de ebulição de um líquido é a temperatura na qual sua pressão de vapor é igual à pressão atmosférica.

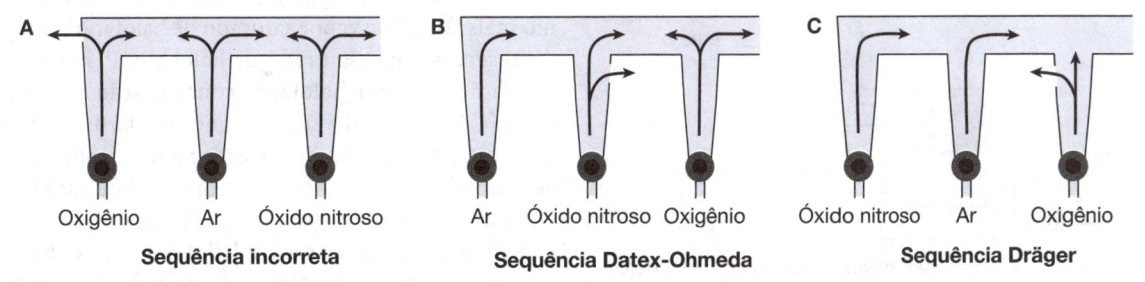

FIGURA 4-5 Sequência de fluxômetros em um aparelho de três gases. **A:** Sequência insegura. **B:** Sequência Datex-Ohmeda típica. **C:** Sequência Dräger típica. Observe que, independentemente da sequência, um vazamento no tubo de oxigênio ou mais a jusante pode resultar no fornecimento de uma mistura hipóxica.

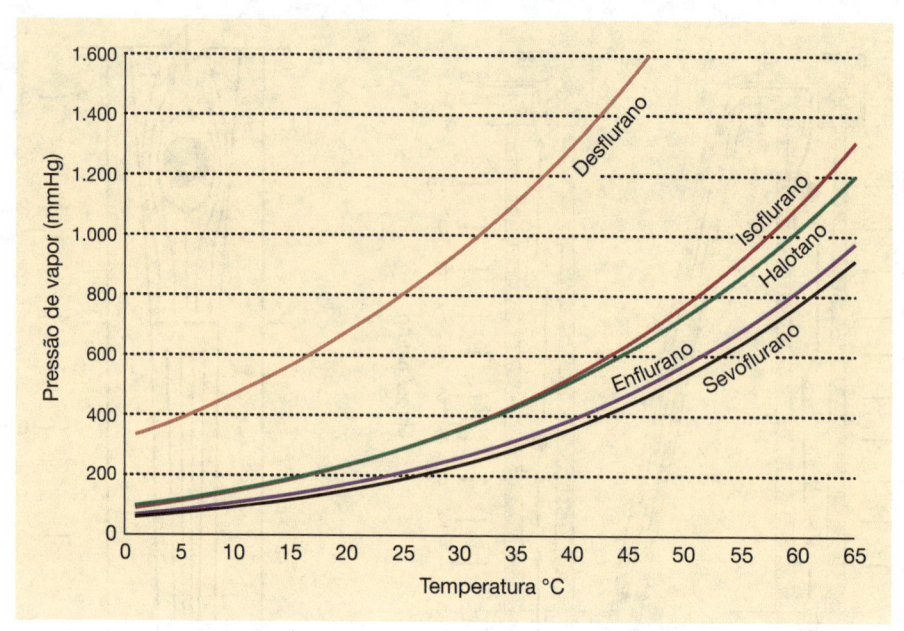

FIGURA 4-6 Pressão de vapor dos gases anestésicos.

À medida que a pressão atmosférica diminui (como em altitudes mais elevadas), o ponto de ebulição também diminui. Agentes anestésicos com pontos de ebulição baixos são mais suscetíveis a variações na pressão barométrica do que agentes com pontos de ebulição mais altos. Entre os agentes comumente usados, o desflurano tem o ponto de ebulição mais baixo (22,8 °C a 760 mmHg).

B. Caldeira de cobre

O vaporizador de caldeira de cobre não é mais usado em anestesia clínica; no entanto, entender como ele funciona fornece informações valiosas sobre a administração de anestésicos voláteis (**Figura 4-7**). É classificado como um vaporizador de fluxo medido (ou vaporizador controlado por fluxômetro). Em uma caldeira de cobre, a quantidade de gás carreador que borbulha através do anestésico volátil é controlada por um fluxômetro dedicado. Esta válvula é desligada quando o circuito do vaporizador não está em uso. O cobre é usado como metal de construção devido ao seu calor específico relativamente alto (a quantidade de calor necessária para elevar a temperatura de 1 g de substância em 1 °C) e à sua alta condutividade térmica (a velocidade de condução de calor através de uma substância), que aumenta a capacidade do vaporizador de manter uma temperatura constante. Todo o gás que entra no vaporizador passa pelo líquido anestésico e fica saturado de vapor. A quantidade de 1 mL de anestésico líquido produz cerca de 200 mL de vapor de anestésico. Como a pressão de vapor dos anestésicos voláteis é maior que a pressão parcial necessária para a anestesia, o gás saturado que sai de uma caldeira de cobre deve ser diluído antes de chegar ao paciente.

Por exemplo, a pressão de vapor do halotano é 243 mmHg a 20 °C, então a concentração de halotano que sai de uma caldeira de cobre a 1 atmosfera seria 243/760, ou 32%. Se 100 mL de oxigênio entrarem na caldeira, em torno de 150 mL de gás sairão (os 100 mL iniciais de oxigênio mais 50 mL de vapor saturado de halotano), um terço disto sendo vapor saturado de halotano. Para uma concentração de 1% de halotano (concentração alveolar mínima [CAM] 0,75%) a ser entregue, os 50 mL de vapor de halotano e 100 mL de gás carreador que deixam a caldeira de cobre devem ser diluídos em um total de 5.000 mL de fluxo de gás fresco. Assim, cada 100 mL de oxigênio que passa por um vaporizador de halotano se traduz em um aumento de 1% na concentração, se o fluxo total de gás no circuito respiratório for de 5 L/min. Portanto, quando o fluxo total é fixo, o fluxo através do vaporizador

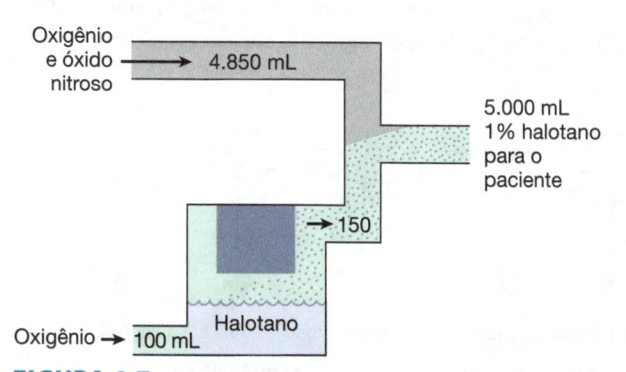

FIGURA 4-7 Esquema de um vaporizador de caldeira de cobre. Observe que 50 mL/min de vapor de halotano são adicionados para cada fluxo de oxigênio de 100 mL/min que passa pelo vaporizador.

determina a concentração final do anestésico. O isoflurano tem uma pressão de vapor quase idêntica, de modo que existe a mesma relação entre o fluxo na caldeira de cobre, o fluxo total de gás e a concentração do anestésico. No entanto, se o fluxo total de gás diminuir sem um ajuste no fluxo da caldeira de cobre (p. ex., exaustão de um cilindro de óxido nitroso), a concentração de anestésico volátil liberado aumenta rápido para níveis potencialmente perigosos.

C. Vaporizadores convencionais modernos

5 Todos os vaporizadores modernos são específicos para determinados agentes e corrigidos para temperatura, capazes de fornecer uma concentração constante de agente, independentemente das mudanças de temperatura ou fluxo através do vaporizador. Girar um controlador calibrado único no sentido anti-horário para a porcentagem desejada desvia uma fração apropriadamente pequena do fluxo total de gás para o gás carreador, que flui sobre o anestésico líquido em uma câmara de vaporização, deixando o equilíbrio para sair do vaporizador inalterado (**Figura 4-8**). Como parte do gás que entra nunca é exposta ao líquido anestésico, esse tipo de vaporizador de agente específico também é conhecido como *vaporizador de desvio variável*.

A compensação de temperatura é atingida por uma tira composta por dois metais diferentes soldados entre si. As tiras de metal se expandem e se contraem de maneira diferente, em resposta às mudanças de temperatura. Quando a temperatura diminui, a contração diferencial provoca a dobra da tira, permitindo que mais gás passe pelo vaporizador. Essas tiras bimetálicas também são usadas em termostatos domésticos. À medida que a temperatura aumenta, a expansão diferencial causa a dobra da tira para o outro lado, restringindo o fluxo de gás para o vaporizador. Alterar as taxas de fluxo total de gás fresco dentro de uma ampla faixa não afeta de maneira significativa a concentração do anestésico, já que a mesma proporção de gás é exposta ao líquido.

Uma vez que esses vaporizadores são agente-específicos, deve-se evitar preenchê-los com o anestésico incorreto. Por exemplo, preencher involuntariamente um vaporizador específico para sevoflurano com halotano pode levar a uma sobredose anestésica. Primeiro, a maior pressão de vapor do halotano (243 mmHg vs. 157 mmHg) causará a liberação de uma quantidade 40% maior de vapor anestésico. Segundo, o halotano é mais que duas vezes mais potente que o sevoflurano (CAM 0,75 vs. 2,0). Por outro lado, o preenchimento de um vaporizador para halotano com sevoflurano causará uma subdosagem anestésica. Os vaporizadores modernos oferecem portas de preenchimento específicas para agentes a fim de evitar o preenchimento com um agente incorreto.

Os vaporizadores de desvio variável compensam as alterações nas pressões ambientais (i.e., alterações de altitude, mantendo a pressão parcial relativa do gás

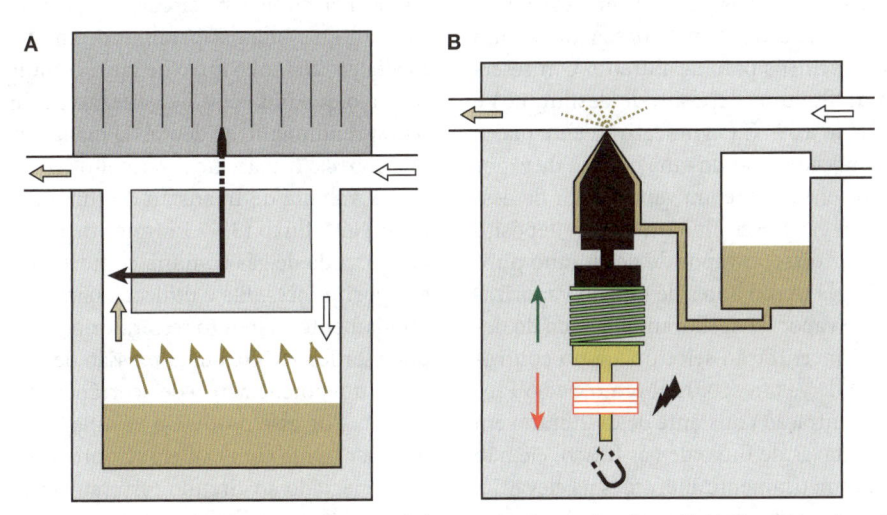

FIGURA 4-8 Tecnologia do vaporizador. **A:** Princípio geral do vaporizador de desvio variável. Quando o disco (*dial*) é girado, mais ou menos gás fresco é direcionado para a câmara de vaporização contendo o agente líquido (*laranja*). O gás que sai da câmara de vaporização está saturado com o agente (na temperatura predominante) e se mistura com o gás contornando a câmara de vaporização. O desflurano não pode ser administrado com este tipo de vaporizador porque ele ferve à temperatura ambiente. **B:** Princípio do injetor. O vaporizador DIVA do Zeus e o vaporizador FLOW-i usam tecnologia de injeção de combustível em seus sistemas. O agente líquido (*laranja*) é pressurizado, o que torna o sistema adequado também para o desflurano. O agente líquido é injetado em uma câmara aquecida (onde evapora e se mistura com o gás fresco) ou diretamente no sistema respiratório (no Zeus, no modo de controle de alvo) por meio de um bocal. Na posição de repouso, uma mola (*verde*) empurra o êmbolo ferromagnético (*amarelo*) para dentro do bocal. Quando o microprocessador direciona a corrente através do fio enrolado ao redor do êmbolo ferromagnético (*amarelo*), o êmbolo é movido para trás (*seta vermelha*), e o agente líquido é injetado. (Reproduzida com permissão de Hendrickx JFA, De Wolf AM. The Anesthesia Workstation: Quo Vadis? *Anesth Analg.* 2018 Set;127(3):671-675.)

anestésico). É a pressão parcial do agente anestésico que determina seus efeitos fisiológicos dependentes da concentração. Assim, não há necessidade de aumentar a concentração do anestésico ao usar um vaporizador de desvio variável em altitude, porque a pressão parcial do agente anestésico permanecerá praticamente inalterada. Embora, em pressões ambientais mais baixas, o gás que passa pelo vaporizador seja exposto à saída aumentada do vaporizador, devido à Lei de Dalton da pressão parcial dos gases, a pressão parcial do vapor anestésico permanecerá amplamente não afetada, quando em comparação com as pressões parciais obtidas no nível do mar.

D. Vaporizadores eletrônicos

Os vaporizadores controlados eletronicamente devem ser utilizados para desflurano e podem ser usados para todos os anestésicos voláteis em alguns aparelhos de anestesia.

1. Vaporizador de desflurano – A pressão de vapor do desflurano é tão alta, que no nível do mar ele quase ferve à temperatura ambiente (ver **Figura 4-6**). **Essa alta volatilidade, junto com uma potência de apenas um quinto da de outros agentes voláteis, apresenta problemas de administração exclusivos.** Primeiro, a vaporização necessária para a anestesia geral produz um efeito de resfriamento que sobrecarregaria a capacidade dos vaporizadores convencionais de manter a temperatura constante. Segundo, como ele vaporiza muito extensivamente, seria necessário um fluxo de gás fresco tremendamente alto para diluir o gás carreador para concentrações clinicamente relevantes. Esses problemas foram abordados pelo desenvolvimento de vaporizadores específicos para desflurano. Um reservatório contendo desflurano (depósito de desflurano) é eletricamente aquecido a 39 °C (significativamente maior que seu ponto de ebulição), criando uma pressão de vapor de 2 atmosferas. Ao contrário de um vaporizador de desvio variável, nenhum gás fresco flui através do depósito de desflurano. Em vez disso, o vapor de desflurano puro se une à mistura de gás fresco antes de sair do vaporizador. A quantidade de vapor de desflurano liberada do depósito depende da concentração selecionada no controle e da taxa de fluxo de gás fresco. Embora o Tec 6 Plus mantenha uma concentração constante de desflurano em uma ampla gama de taxas de fluxo de gás fresco, ele não pode compensar automaticamente alterações na elevação, como fazem os vaporizadores de desvio variável. A redução da pressão ambiental (p. ex., alta elevação) não afeta a concentração do agente administrado, mas diminui a pressão parcial do agente. Assim, em altitudes altas, é preciso aumentar manualmente o controle da concentração de desflurano.

2. Vaporizador de cassete Aladin (GE) – O fluxo de gás do controle de fluxo é dividido em fluxo de desvio e fluxo da câmara líquida. Este último é conduzido em um cassete, codificado em cores específicas do agente (cassete Aladin), no qual o anestésico volátil é vaporizado. O aparelho aceita apenas um cassete de cada vez e o reconhece por meio de marcação magnética. O cassete não contém canais de fluxo de desvio; portanto, diferentemente dos vaporizadores tradicionais, o anestésico líquido não pode escapar durante o manuseio, e o cassete pode ser transportado em qualquer posição. Depois de deixar o cassete, o fluxo na câmara líquida, agora saturado com anestésico, se reúne com o fluxo de desvio antes de passar pela saída de gás fresco. Uma válvula restritora de fluxo, próxima ao fluxo de desvio, facilita o ajuste da quantidade de gás fresco que flui para o cassete. O ajuste da razão entre o fluxo de desvio e o fluxo da câmara líquida altera a concentração de agente anestésico volátil administrado ao paciente. Os sensores no cassete medem a pressão e a temperatura, determinando a concentração do agente no gás que deixa o cassete. O fluxo correto da câmara líquida é calculado com base na concentração desejada de gás fresco e na concentração de gás no cassete.

Saída de gás comum (fresco)

Diferentemente das múltiplas entradas de gás, o aparelho de anestesia possui apenas uma saída de gás comum que fornece gás ao circuito respiratório. O termo *saída de gás fresco* também é frequentemente usado devido ao seu papel crítico na adição de novo gás, de composição fixa e conhecida, ao sistema circular. Ao contrário dos modelos mais antigos, alguns aparelhos de anestesia mais recentes medem e relatam o fluxo de saída comum de gás. Um dispositivo que impede a desconexão é utilizado para evitar o desprendimento acidental da mangueira de saída de gás que conecta o aparelho ao circuito respiratório.

A válvula de liberação de fluxo de oxigênio fornece um alto fluxo (35-75 L/min) de oxigênio diretamente para a saída de gás comum, contornando os fluxômetros e vaporizadores. Ela é utilizada para reabastecer ou lavar rapidamente o circuito respiratório, mas como o oxigênio pode ser fornecido a uma pressão de linha de 45 a 55 psi, existe um potencial real de ocorrência de barotrauma pulmonar. Por esse motivo, a válvula de liberação de fluxo deve ser usada com cautela sempre que um paciente estiver conectado ao circuito respiratório. Além disso, o uso inadequado da válvula de *flush* (ou válvula emperrada) pode resultar no refluxo de gases para o circuito de baixa pressão, causando diluição da concentração do anestésico inalatório. Alguns aparelhos usam um regulador de dois estágios para diminuir a pressão de descarga de oxigênio para um nível mais baixo. Uma borda protetora ao redor do botão de descarga limita a possibilidade de ativação não intencional.

O CIRCUITO RESPIRATÓRIO

Em adultos, o sistema respiratório mais utilizado com aparelhos de anestesia é o sistema circular, embora ocasionalmente seja usado um circuito de Bain. Os componentes e o uso do sistema circular já foram discutidos (ver Capítulo 3). É importante observar que a composição do gás na saída de gás comum pode ser controlada com precisão e rapidez por meio de ajustes nos fluxômetros e vaporizadores. Em contrapartida, a composição do gás, sobretudo a concentração de anestésico volátil, no circuito respiratório é significativamente afetada por outros fatores, incluindo absorção do anestésico nos pulmões do paciente, volume-minuto, fluxo total de gás fresco, volume do circuito respiratório e presença de vazamentos de gás. O uso de altas taxas de fluxo de gás durante a indução e a emergência diminui os efeitos de tais variáveis e pode diminuir a magnitude das discrepâncias entre a saída de gás fresco e as concentrações de anestésico no sistema circular. A dosagem da concentração de gás anestésico inspirado e expirado também facilita muito o manejo anestésico.

Analisadores de oxigênio

A anestesia geral não deve ser administrada sem um analisador de oxigênio no circuito respiratório. **Três tipos de analisadores de oxigênio estão disponíveis: polarográfico (eletrodo Clark), galvânico (célula de combustível) e paramagnético.** As duas primeiras técnicas usam sensores eletroquímicos que contêm eletrodos de cátodo e ânodo embutidos em um gel de eletrólito separado do gás de amostra por uma membrana permeável ao oxigênio (geralmente Teflon). À medida que o oxigênio reage com os eletrodos, é gerada uma corrente proporcional à pressão parcial do oxigênio no gás de amostra. Os sensores galvânicos e polarográficos diferem na composição de seus eletrodos e géis eletrolíticos. Os componentes da célula galvânica são capazes de fornecer energia química suficiente para que a reação não necessite de uma fonte de energia externa.

Embora o custo inicial dos sensores paramagnéticos seja maior que o dos sensores eletroquímicos, os dispositivos paramagnéticos são autocalibráveis e não possuem peças consumíveis. Além disso, seu tempo de resposta é rápido o suficiente para diferenciar entre as concentrações de oxigênio inspiradas e expiradas.

Todos os analisadores de oxigênio devem ter um alarme de baixo nível que seja ativado automaticamente ao ligar aparelho de anestesia. O sensor deve ser colocado no ramo inspiratório ou expiratório do circuito respiratório do sistema circular, mas *não* na linha de gás fresco. Como resultado do consumo de oxigênio do paciente, o ramo expiratório tem uma pressão parcial de oxigênio um pouco menor do que o ramo inspiratório, particularmente em baixos fluxos de gás fresco. O aumento da umidade do gás expirado não afeta de modo significativo a maioria dos sensores modernos.

Espirômetros

Os espirômetros, também chamados de *respirômetros*, são usados para medir o volume corrente exalado no circuito respiratório de todos os aparelhos de anestesia, geralmente próximo à válvula de expiração. Alguns aparelhos de anestesia também medem o volume corrente inspiratório, logo após a válvula inspiratória, ou os volumes correntes reais liberados e expirados no conector Y, que se conecta às vias aéreas do paciente.

Um método comum emprega uma palheta rotativa de baixa massa no ramo expiratório em frente à válvula expiratória do sistema circular (anemômetro de palheta ou respirômetro de Wright).

O fluxo de gás através das palhetas dentro do respirômetro causa sua rotação, que é medida eletronicamente, fotoeletricamente ou mecanicamente.

Durante a ventilação com pressão positiva, as alterações nos volumes correntes expirados em geral representam alterações nas configurações do ventilador, mas também podem ocorrer devido a vazamentos no circuito, desconexões ou mau funcionamento do ventilador. Esses espirômetros são propensos a erros causados por inércia, fricção e condensação de água. Por exemplo, os respirômetros de Wright fazem leituras subestimadas em taxas de fluxo baixas e leituras superestimadas em taxas de fluxo altas. Além disso, as medições dos volumes correntes "expirados" neste local do ramo expiratório incluem o gás que expandiu o tubo sanfonado do circuito (e não foi administrado ao paciente). A diferença entre o volume de gás fornecido ao circuito e o volume de gás que realmente chega ao paciente torna-se muito significativa com tubos respiratórios longos e complacentes; frequência respiratória rápida; e aumento da pressão nas vias aéreas.

Pressão do circuito

A pressão do circuito respiratório é sempre medida em algum lugar entre as válvulas unidirecionais expiratória e inspiratória; a localização exata depende do modelo do aparelho de anestesia. A pressão do circuito respiratório geralmente reflete a pressão das vias aéreas se for medida o mais próximo possível das vias aéreas do paciente. As medições mais precisas das pressões inspiratória e expiratória podem ser obtidas na conexão em Y.

6 Um aumento na pressão das vias aéreas pode sinalizar uma piora da complacência pulmonar, um aumento no volume corrente ou uma obstrução no circuito respiratório, no tubo endotraqueal ou nas vias aéreas do paciente. Uma queda na pressão pode indicar uma melhora na complacência pulmonar, uma diminuição no volume corrente ou um vazamento no circuito. No entanto, se a pressão do circuito estiver sendo medida no absorvedor de CO_2, ela nem sempre refletirá a pressão nas vias aéreas do paciente. Por exemplo, prender o ramo expiratório dos tubos respiratórios durante a expiração impedirá que a respiração do paciente saia dos pulmões. Apesar desse aumento na pressão das vias aéreas, um medidor de pressão no absorvedor mostrará zero por causa da válvula unidirecional interveniente. Alguns aparelhos incorporaram *feedback* auditivo para mudanças de pressão durante o uso do ventilador.

Válvula ajustável de limite de pressão

A válvula APL, às vezes chamada de *válvula de alívio de pressão* ou *válvula pop-off*, costuma estar totalmente aberta durante a ventilação espontânea, mas deve estar parcialmente fechada durante a ventilação manual ou assistida por bolsa. A válvula APL em geral requer ajustes finos. Se não estiver suficientemente fechada, a perda excessiva de volume do circuito, devido a vazamentos, impede a ventilação manual. Ao mesmo tempo, se estiver muito fechada ou totalmente fechada, um aumento progressivo da pressão pode resultar em barotrauma pulmonar (p. ex., pneumotórax) ou comprometimento hemodinâmico, ou ambos. Como um recurso de segurança adicional, as válvulas APL em aparelhos modernos atuam como verdadeiros dispositivos limitadores de pressão que nunca podem estar completamente fechados; o limite superior costuma ser de 70 a 80 cmH_2O.

Umidificadores

A umidade absoluta é definida como a massa de vapor de água em 1 L de gás (i.e., mg/L). Umidade relativa é a relação entre a massa real de água presente em um volume de gás e a quantidade máxima de água possível a uma determinada temperatura. A 37 °C e 100% de umidade relativa, a umidade absoluta é de 44 mg/L, enquanto, à temperatura ambiente (21 °C e 100% de umidade), é de 18 mg/L. Os gases inalados na sala de cirurgia são normalmente administrados à temperatura ambiente com pouca ou nenhuma umidificação. Os gases devem, portanto, ser aquecidos à temperatura corporal e saturados com água pelo trato respiratório superior. A intubação traqueal e o alto fluxo de gás fresco contornam esse sistema normal de umidificação e expõem as vias aéreas inferiores a gases secos (< 10 mg H_2O/L) à temperatura ambiente.

A umidificação prolongada de gases pelo trato respiratório inferior leva à desidratação da mucosa, alteração da função ciliar e, se excessivamente demorada, tem o potencial de provocar o aumento de secreções, atelectasia e até descompasso ventilação/perfusão. O calor do corpo também é perdido à medida que os gases são aquecidos e, ainda mais importante, à medida que a água é vaporizada para umidificar os gases secos. O calor de vaporização da água é 560 cal/g de água vaporizada. Felizmente, essa perda de calor representa apenas cerca de 5 a 10% da perda total de calor intraoperatório, o que não é significativo para um procedimento curto (< 1 h), e em geral pode ser facilmente compensado com uma manta de aquecimento de ar forçado. A umidificação e o aquecimento dos gases inspiratórios podem ser mais importantes para pacientes pediátricos pequenos e pacientes mais velhos com doença pulmonar subjacente grave (p. ex., fibrose cística).

A. Umidificadores passivos

Umidificadores adicionados ao circuito respiratório minimizam a perda de água e calor. Os projetos mais simples são umidificadores condensadores ou unidades de troca de calor e umidade (HME, do inglês *heat and moisture exchanger*) (**Figura 4-9**). Esses dispositivos passivos não adicionam calor ou vapor, mas contêm um material higroscópico que retém a umidade e o calor exalados, que são liberados na inalação subsequente. Dependendo do projeto de umidificador, eles podem aumentar substancialmente o espaço morto do aparelho (mais de 60 mL^3), o que pode causar reinalação significativa em pacientes pediátricos. Eles também podem aumentar a resistência do circuito respiratório e o trabalho respiratório durante as respirações espontâneas. A saturação excessiva de uma unidade de HME com água ou secreções pode obstruir o circuito respiratório. Alguns umidificadores condensadores também atuam como filtros eficazes que podem proteger o circuito respiratório e o aparelho de anestesia contra contaminação cruzada bacteriana ou viral. Isso pode ser particularmente importante ao ventilar pacientes com infecções respiratórias ou sistemas imunológicos comprometidos.

B. Umidificadores ativos

Os umidificadores ativos são mais eficazes do que os passivos na preservação da umidade e do calor. Os umidificadores ativos adicionam água ao gás passando o gás por uma câmara de água (umidificador de passagem) ou através de um pavio saturado (umidificador de pavio), borbulhando-o na água (umidificador de bolhas) ou misturando-o com água vaporizada (umidificador de fase de vapor). Como a elevação da temperatura aumenta a capacidade de um gás para reter o vapor de água, os umidificadores aquecidos com elementos controlados por termostato são mais eficazes.

Os perigos dos umidificadores aquecidos incluem lesão pulmonar térmica (a temperatura do gás inalado deve ser monitorada e não deve exceder 41 °C), infecção nosocomial, aumento da resistência das vias aéreas devido ao excesso de condensação de água no circuito respiratório,

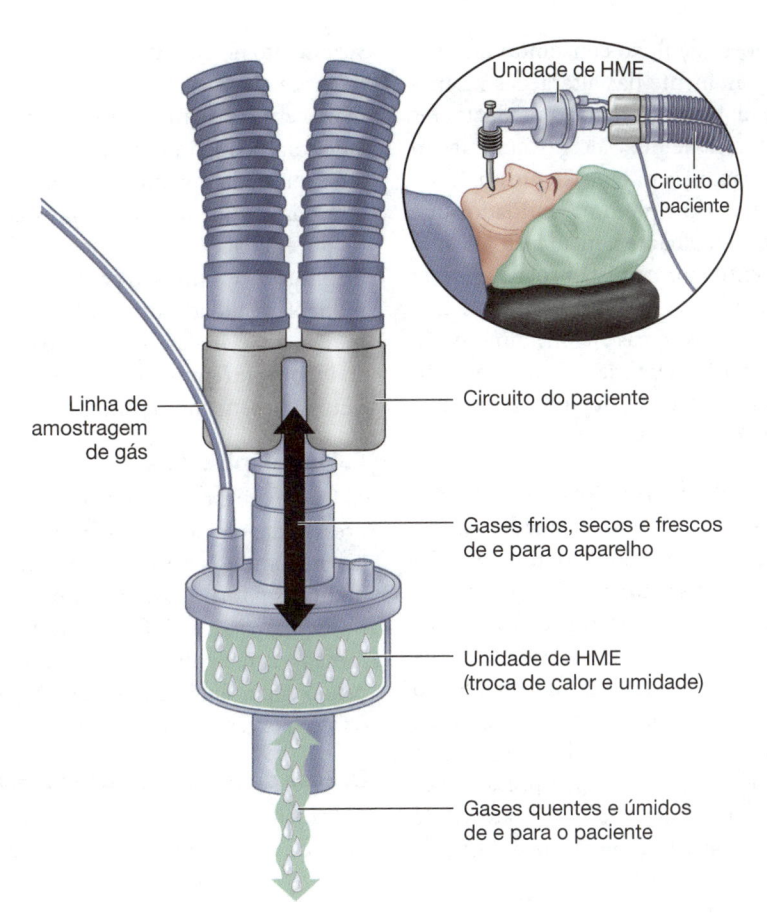

FIGURA 4-9 O trocador de calor e umidade (HME) funciona como um "nariz artificial" que se conecta entre o tubo traqueal e o conector de ângulo reto do circuito respiratório.

interferência com a função do fluxômetro e aumento da probabilidade de desconexão do circuito. Esses umidificadores são de particular utilidade em crianças, pois ajudam a prevenir tanto a hipotermia quanto o entupimento de pequenos tubos traqueais por secreções ressecadas. Naturalmente, qualquer projeto que aumente o espaço morto das vias aéreas deve ser evitado em pacientes pediátricos. Ao contrário dos umidificadores passivos, os umidificadores ativos não filtram os gases respiratórios.

VENTILADORES

Todos os aparelhos de anestesia modernos são equipados com um ventilador. Historicamente, os ventiladores usados na sala de cirurgia eram mais simples e compactos do que seus equivalentes na unidade de terapia intensiva (UTI). Essa distinção tornou-se confusa devido aos avanços da tecnologia e à crescente necessidade de ventiladores do tipo "UTI" à medida que mais pacientes gravemente doentes chegam à sala de cirurgia. Os ventiladores de alguns aparelhos modernos têm os mesmos recursos que os da UTI. De fato, durante a pandemia de covid-19, as estações de trabalho de anestesia foram empregadas para fornecer ventilação mecânica quando os ventiladores tradicionais de UTI não estavam disponíveis. O Capítulo 57 traz uma discussão completa sobre ventilação mecânica e sistemas de ventiladores.

Visão geral

Os ventiladores geram fluxo de gás por criar um gradiente de pressão entre a via aérea proximal e os alvéolos. A função do ventilador é mais bem descrita em relação às quatro fases do ciclo ventilatório: inspiração, transição da inspiração para a expiração, expiração e transição da expiração para a inspiração. Embora existam vários esquemas de classificação, o mais comum se baseia nas características da fase inspiratória e no método de ciclagem da inspiração para a expiração.

A. Fase inspiratória

Durante a inspiração, os ventiladores geram volumes correntes produzindo fluxo de gás ao longo de um gradiente de pressão. O aparelho gera uma pressão constante (geradores de pressão constante) ou uma taxa de fluxo de gás constante (geradores de fluxo constante) durante a inspiração, independentemente das alterações na mecânica pulmonar (**Figura 4-10**). Geradores inconstantes produzem pressões ou taxas de fluxo de gás que variam durante o ciclo, mas permanecem consistentes de uma respiração para outra. Por exemplo, um ventilador que gera um padrão de fluxo semelhante a meio ciclo de uma onda senoidal (p. ex., ventilador de pistão rotativo) seria classificado como um gerador de fluxo não constante. Um aumento na resistência das vias aéreas ou uma diminuição na complacência pulmonar aumentaria o pico da pressão inspiratória, mas não alteraria a taxa de fluxo gerada por esse tipo de ventilador (**Figura 4-11**).

B. Fase de transição da inspiração para a expiração

O término da fase inspiratória pode ser acionado por um limite de tempo predefinido (duração fixa), uma pressão inspiratória definida que deve ser atingida ou um volume corrente predeterminado que deve ser fornecido. Os ventiladores ciclados por tempo permitem que o volume corrente e o pico da pressão inspiratória variem dependendo da complacência pulmonar. O volume corrente é ajustado pela definição da duração inspiratória e da taxa de fluxo inspiratório. Os ventiladores ciclados por pressão não passarão da fase inspiratória para a fase expiratória até que uma pressão predefinida seja atingida. Se um grande vazamento no circuito diminuir significativamente o pico de pressão, um ventilador ciclado por pressão pode permanecer na fase inspiratória indefinidamente. Por outro lado, um pequeno vazamento pode não diminuir de forma acentuada o volume corrente porque a ciclagem será atrasada até que o limite de pressão seja atingido. Os ventiladores ciclados com base no volume variam a duração inspiratória e a pressão para fornecer um volume predefinido. Na realidade, os ventiladores modernos superam as muitas deficiências dos projetos clássicos de ventiladores ao incorporarem parâmetros de ciclagem secundários ou outros mecanismos limitantes.

C. Fase expiratória

A fase expiratória dos ventiladores costuma reduzir a pressão das vias aéreas ao nível atmosférico ou a algum valor predefinido de pressão expiratória final positiva (PEEP, do inglês *positive end-expiratory pressure*). A expiração é, portanto, passiva. O fluxo para fora dos pulmões é determinado principalmente pela resistência das vias aéreas e pela complacência pulmonar. Os gases expirados enchem o fole; o excesso é liberado para o sistema de eliminação.

D. Fase de transição da expiração para a inspiração

A transição para a próxima fase inspiratória pode ser baseada em um intervalo de tempo predefinido ou uma

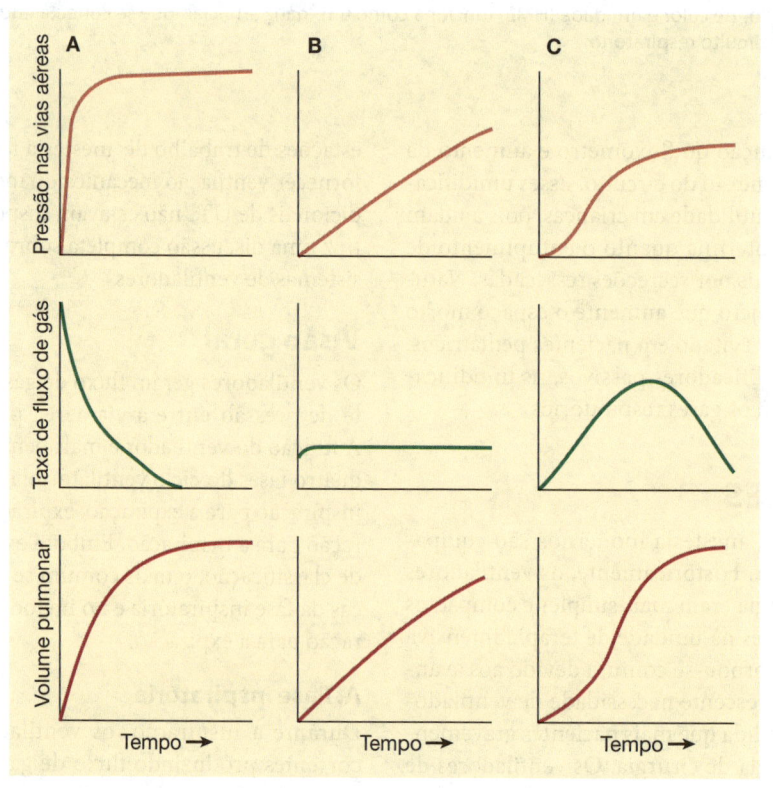

FIGURA 4-10 Perfis de pressão, volume e fluxo de diferentes tipos de ventiladores. **A:** Pressão constante. **B:** Fluxo constante. **C:** Gerador não constante.

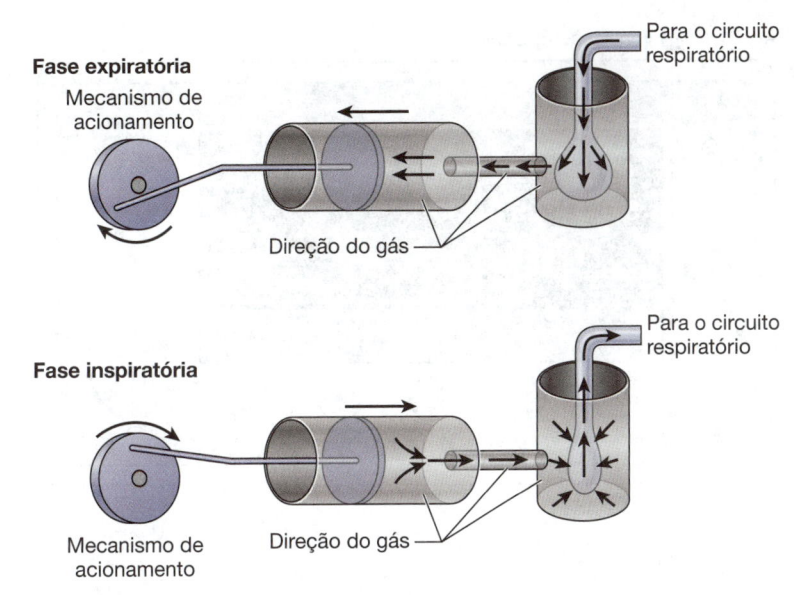

FIGURA 4-11 Ventilador de pistão rotativo.

mudança na pressão. O comportamento do ventilador durante esta fase, junto com o tipo de ciclagem da inspiração para a expiração, determina o modo ventilatório. Durante a ventilação controlada, no modo mais básico de todos os ventiladores, a próxima respiração sempre ocorre após um intervalo de tempo predefinido. Assim, o volume corrente e a frequência são fixos na ventilação controlada por volume, enquanto o pico da pressão inspiratória e a frequência são fixadas na ventilação controlada por pressão (Figura 4-12).

Projeto do circuito do ventilador

7 Tradicionalmente, os ventiladores nos aparelhos de anestesia têm um projeto de sistema de circuito duplo e são alimentados pneumaticamente e controlados eletronicamente (Figura 4-13). Os aparelhos mais modernos também incorporam controles baseados em microprocessadores e sensores de pressão e fluxo sofisticados e precisos para obter vários modos ventilatórios, PEEP, volumes correntes acurados e recursos de segurança aprimorados.

A. Sistema de ventiladores de circuito duplo

Em um projeto de sistema de circuito duplo, o volume corrente é fornecido a partir de um conjunto de fole, que consiste em um fole contido em um invólucro de plástico rígido transparente (ver Figura 4-13). Um fole permanente (ascendente) é preferido, pois chama a atenção para uma desconexão do circuito ao colapsar. Foles suspensos (descendentes) raramente são usados e não devem ser pesados; ventiladores mais antigos com foles suspensos pesados continuam a encher por gravidade, apesar de uma desconexão no circuito respiratório.

O fole em um ventilador de circuito duplo substitui a balão respiratório no circuito de anestesia. O oxigênio ou ar pressurizado da saída do ventilador (45-50 psi) é direcionado para o espaço entre a parede interna do invólucro de plástico e a parede externa do fole. A pressurização do invólucro de plástico comprime o fole no interior do invólucro, forçando o gás para dentro do circuito respiratório e do paciente. Em contrapartida, durante a expiração, o fole sobe à medida que a pressão dentro do invólucro de plástico cai e o fole se enche com o gás exalado. Uma válvula de controle de fluxo do ventilador regula o fluxo de gás de acionamento na câmara de pressurização. Essa válvula é controlada pelas configurações do ventilador no painel de controle (ver Figura 4-13). Ventiladores com microprocessadores também utilizam dados de sensores de fluxo e pressão. Se o oxigênio for usado para energia pneumática, ele será consumido a uma taxa pelo menos igual ao volume-minuto. Assim, se o fluxo de gás fresco de oxigênio for de 2 L/min e um ventilador estiver fornecendo 6 L/min ao circuito, um total de pelo menos 8 L/min de oxigênio está sendo consumido. Isso deve ser considerado se o sistema de gases medicinais do hospital falhar e for necessário o uso do cilindro de oxigênio. Alguns aparelhos de anestesia reduzem o consumo de oxigênio incorporando um dispositivo Venturi que aspira o ar ambiente para fornecer energia pneumática de ar/oxigênio. Aparelhos mais novos podem oferecer a opção de usar ar comprimido para energia pneumática. Um vazamento no fole do ventilador pode transmitir alta pressão de gás para as vias aéreas do paciente, resultando potencialmente em barotrauma pulmonar. **Isso pode ser indicado por um aumento maior do que o esperado na concentração de oxigênio inspirado (se o oxigênio for o único gás de pressurização).** Alguns

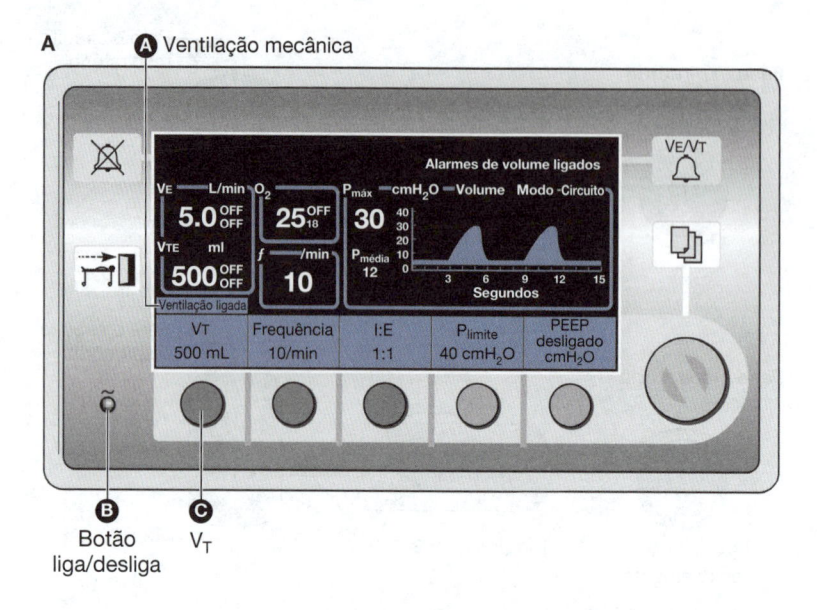

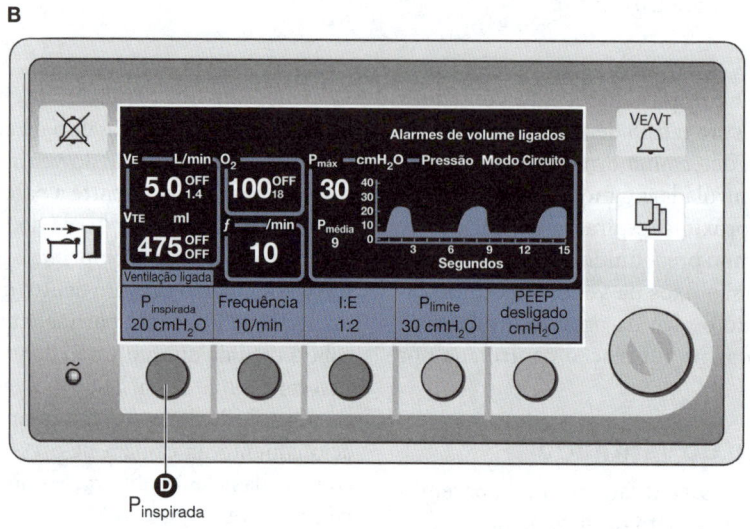

FIGURA 4-12 Controles do ventilador (Datex-Ohmeda). **A:** Modo de controle de volume. **B:** Modo de controle de pressão.

ventiladores possuem um regulador de gás de acionamento, que reduz a pressão de acionamento (p. ex., para 25 psi) para maior segurança.

Os ventiladores de circuito duplo também incorporam uma válvula de respiração livre que permite que o ar externo entre na câmara rígida de acionamento e o fole entre em colapso, se o paciente gerar pressão negativa ao fazer respirações espontâneas durante a ventilação mecânica.

B. Ventiladores de pistão

Em um sistema de pistão, o ventilador substitui o fole por um pistão acionado eletricamente, e o ventilador requer mínima ou nenhuma energia pneumática (oxigênio).

❽ A principal vantagem de um ventilador de pistão é sua capacidade de fornecer volumes correntes precisos para pacientes com complacência pulmonar muito baixa e para pacientes muito pequenos.

C. Válvula de escape

Sempre que um ventilador for usado em um aparelho de anestesia, a válvula APL do sistema circular deve ser funcionalmente removida ou isolada do circuito. Isso é conseguido com um interruptor bolsa/ventilador. Quando o interruptor é colocado na posição "bolsa", o ventilador é excluído e a ventilação espontânea/manual (bolsa) é possível. Quando está na posição "ventilador", o balão respiratório e a válvula APL são excluídas do circuito respiratório. A válvula APL pode ser excluída automaticamente em alguns aparelhos de anestesia mais recentes, quando o ventilador estiver ligado. O ventilador contém sua própria válvula de alívio de pressão (*pop-off*), chamada *válvula de*

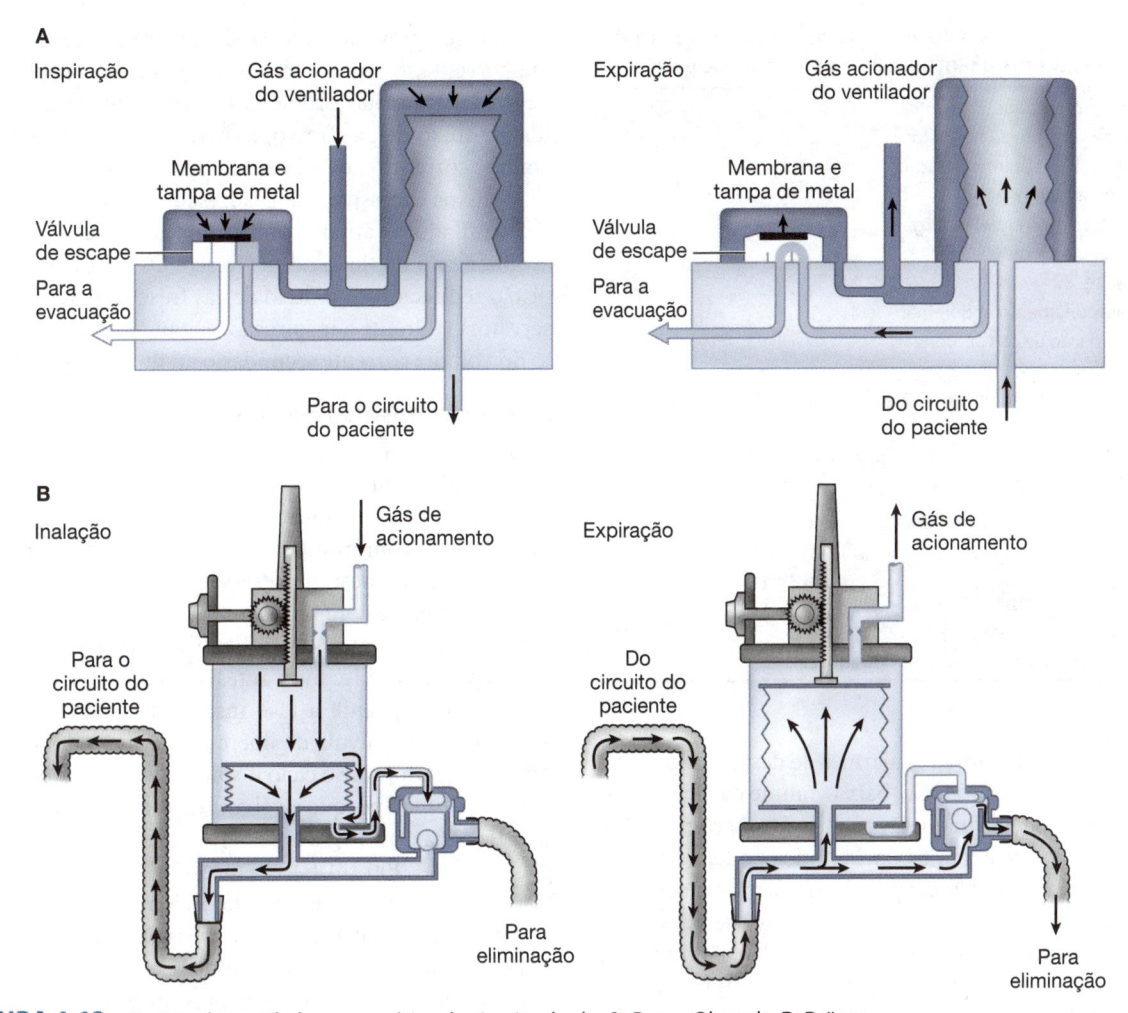

FIGURA 4-13 Projeto de ventilador pneumático de circuito duplo. **A:** Datex-Ohmeda. **B:** Dräger.

escape, que é fechada pneumaticamente durante a inspiração para que a pressão positiva possa ser gerada (ver **Figura 4-13**). Durante a expiração, o gás de pressurização é expelido e a válvula de escape do ventilador não é mais fechada. O fole ou o pistão do ventilador se reabastece durante a expiração; quando o fole está completamente cheio, o aumento da pressão do sistema circular provoca o direcionamento do excesso de gás para o sistema de exaustão através da válvula de escape. A obstrução dessa válvula pode resultar em pressão anormalmente elevada nas vias aéreas durante a expiração.

Monitorização de pressão e volume

A pressão inspiratória de pico é a pressão de circuito mais alta gerada durante um ciclo inspiratório e fornece uma indicação de complacência dinâmica. A pressão de platô é a pressão medida durante uma pausa inspiratória (um tempo sem fluxo de gás) e reflete a complacência estática. Durante a ventilação normal de um paciente sem doença pulmonar, a pressão inspiratória de pico é igual ou apenas um pouco maior que a pressão de platô. Um aumento na pressão inspiratória de pico e na pressão de platô implica aumento no volume corrente ou diminuição na complacência pulmonar. Um aumento na pressão inspiratória de pico sem nenhuma alteração na pressão de platô indica um aumento na resistência das vias aéreas ou na taxa de fluxo de gás inspiratório (**Tabela 4-2**). Assim, a forma da onda de pressão do circuito respiratório pode fornecer informações importantes sobre as vias aéreas. Muitos aparelhos de anestesia exibem graficamente a pressão do circuito respiratório (**Figura 4-14**). O uso de um cateter de sucção facilmente descarta a presença de secreções das vias aéreas ou dobras no tubo traqueal. A broncoscopia com fibra óptica flexível costuma fornecer um diagnóstico definitivo.

Alarmes ventilatórios

Os alarmes são parte integrante de todos os ventiladores de anestesia modernos. Sempre que um ventilador for usado, os "alarmes de desconexão" devem ser ativados passivamente. As estações de trabalho de anestesia

TABELA 4-2 Causas do aumento da pressão inspiratória de pico (PIP), com ou sem aumento da pressão de platô (PP)

PIP e PP aumentadas
  Volume corrente aumentado
  Complacência pulmonar reduzida
    Edema pulmonar
    Posição de Trendelenburg
    Derrame pleural
    Ascite
    Tamponamento abdominal
    Insuflação de gás peritoneal
    Pneumotórax hipertensivo
    Intubação endobrônquica
PIP aumentada e PP estável
Taxa de fluxo de gás inspiratório aumentada
Aumento da resistência das vias aéreas
  Tubo endotraqueal dobrado
  Broncoespasmo
  Secreções
  Aspiração de corpo estranho
  Compressão das vias aéreas
  Hérnia do balonete do tubo endotraqueal

devem ter, pelo menos, três alarmes de desconexão: baixo pico de pressão inspiratória, baixo volume corrente expirado e baixo CO_2 expirado. O primeiro é sempre embutido no ventilador, enquanto os dois últimos podem estar em módulos separados. Um pequeno vazamento ou desconexão parcial do circuito respiratório pode ser detectado por reduções sutis no pico de pressão inspiratória, no volume expirado ou no CO_2 expirado, antes que os limites do alarme sejam atingidos. Outros alarmes integrados do ventilador incluem pico de pressão inspiratória alto, PEEP alta, pressão alta sustentada nas vias aéreas, pressão negativa e baixa pressão de suprimento de oxigênio. A maioria dos ventiladores de anestesia modernos também possui integrados espirômetros e analisadores de oxigênio, que fornecem alarmes adicionais.

Problemas associados aos ventiladores de anestesia

A. Acoplamento ventilador–fluxo de gás fresco

10 Da discussão anterior, é importante observar que, como a válvula de escape do ventilador está fechada a inspiração, o fluxo de gás fresco da saída de gás comum do aparelho normalmente contribui para o volume corrente fornecido ao paciente. Por exemplo, se o fluxo de gás fresco for de 6 L/min, a relação inspiratória--expiratória (I:E) for 1:2 e a frequência respiratória for de 10 respirações/min, cada volume corrente incluirá 200 mL extras, além da saída do ventilador:

$$\frac{(6.000 \text{ mL/min})(33\%)}{10 \text{ respirações/min}} \approx 200 \text{ mL/respiração}$$

Assim, aumentar o fluxo de gás fresco eleva o volume corrente, o volume-minuto e a pressão inspiratória de pico. Para evitar problemas com o acoplamento ventilador-fluxo de gás fresco, a pressão das vias aéreas e o volume corrente expirado devem ser monitorados de perto, e fluxos excessivos de gás fresco devem ser evitados. Os ventiladores atuais compensam automaticamente o acoplamento do fluxo de gás fresco. Os ventiladores tipo pistão redirecionam o fluxo de gás fresco para a bolsa-reservatório durante a inspiração, evitando assim o aumento do volume corrente secundário ao fluxo de gás fresco.

B. Pressão positiva excessiva

Altas pressões inspiratórias intermitentes ou sustentadas (> 30 mmHg) durante a ventilação com pressão positiva aumentam o risco de barotrauma pulmonar (p. ex., pneumotórax) ou comprometimento hemodinâmico, ou ambos, durante a anestesia. Pressões excessivamente altas podem surgir de configurações incorretas no ventilador, mau funcionamento do ventilador, acoplamento do fluxo de gás fresco (discutido antes) ou ativação da descarga de oxigênio durante a fase inspiratória do ventilador.

11 O uso da válvula de liberação de fluxo de oxigênio (*flush*) durante o ciclo inspiratório de um ventilador *deve ser evitado* porque a válvula de escape do ventilador será fechada e a válvula APL será excluída; o pico de oxigênio (600-1.200 mL/s) e a pressão do circuito serão transferidos para os pulmões do paciente.

Além de um alarme de alta pressão, todos os ventiladores possuem uma válvula automática ou APL integrada. O mecanismo de limitação de pressão pode ser tão simples quanto uma válvula, que se abre em uma determinada pressão, ou por detecção eletrônica, que encerra abruptamente a fase inspiratória do ventilador.

C. Discrepâncias de volume corrente

12 Grandes discrepâncias entre o volume corrente definido e o real que o paciente recebe são frequentemente observadas na sala de cirurgia durante a ventilação controlada por volume. As causas incluem complacência do circuito respiratório, compressão de gás, acoplamento ventilador-fluxo de gás fresco (descrito antes) e vazamentos no aparelho de anestesia, no circuito respiratório ou nas vias aéreas do paciente.

A complacência para circuitos respiratórios padrão para adultos é de cerca de 5 mL/cmH_2O. Assim, se o pico de pressão inspiratória for de 20 cmH_2O, cerca de 100 mL do volume corrente definido são perdidos para expandir o circuito. Por esse motivo, os circuitos respiratórios para pacientes pediátricos são projetados para serem muito mais rígidos, com complacências entre 1,5 e 2,5 mL/cmH_2O.

As perdas de compressão, normalmente cerca de 3%, são devidas à compressão de gás dentro do fole do ventilador e podem depender do volume do circuito respiratório.

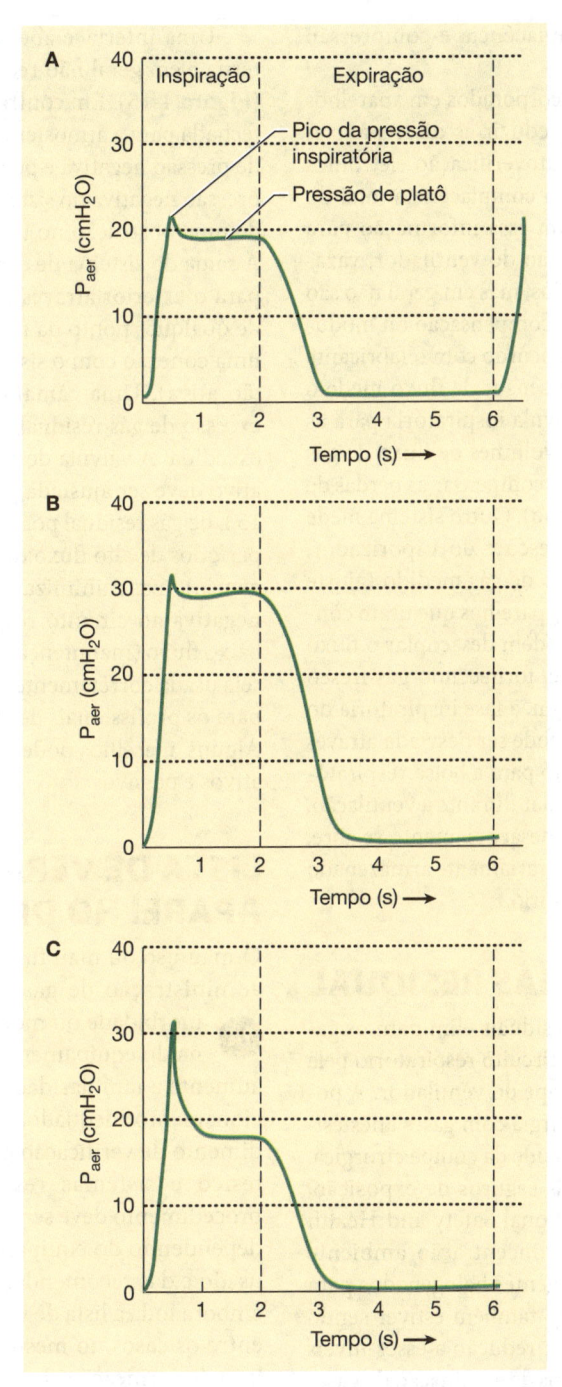

FIGURA 4-14 As pressões nas vias aéreas (P_{aer}) podem ser apresentadas em forma de gráfico em função do tempo. **A:** Em pessoas em condições normais, a pressão inspiratória de pico é igual ou ligeiramente maior que a pressão de platô. **B:** Um aumento no pico de pressão inspiratória e na pressão de platô (a diferença entre os dois permanece quase constante) pode ser devido a um aumento do volume corrente ou a uma diminuição da complacência pulmonar. **C:** Um aumento na pressão inspiratória de pico com pouca alteração na pressão de platô sinaliza um aumento na taxa de fluxo inspiratório ou um aumento na resistência das vias aéreas.

Assim, se o volume corrente for de 500 mL, outros 15 mL do gás corrente definido podem ser perdidos. A amostragem de gás para medições de capnografia e gás anestésico representa perdas adicionais, a menos que o gás amostrado seja devolvido ao circuito respiratório.

A detecção precisa de discrepâncias de volume corrente depende de onde o espirômetro é colocado. Ventiladores sofisticados medem os volumes correntes inspiratórios e expiratórios. É importante observar que, a menos que o espirômetro seja colocado no conector Y do circuito respiratório, as perdas por complacência e compressão não serão aparentes.

Vários mecanismos foram incorporados em aparelhos de anestesia mais recentes para reduzir as discrepâncias do volume corrente. Durante a autoverificação eletrônica inicial, alguns aparelhos medem a complacência total do sistema e subsequentemente usam essa informação para ajustar a excursão do fole ou pistão do ventilador; vazamentos também podem ser medidos, mas em geral não são compensados. O método atual de compensação ou modulação do volume corrente varia de acordo com o fabricante e o modelo. Em um sistema, um sensor de fluxo mede o volume corrente fornecido na válvula inspiratória para as primeiras respirações e ajusta os volumes de fluxo de gás de acionamento subsequentes para compensar as perdas de volume corrente (ajuste de avaliação). Outro sistema mede continuamente o fluxo de gás fresco e do vaporizador, e subtrai essa quantidade do fluxo de gás medido (ajuste preventivo). Como alternativa, os aparelhos que usam controle eletrônico do fluxo de gás podem desacoplar o fluxo de gás fresco do volume corrente, fornecendo gás fresco apenas durante a expiração. Por fim, a fase inspiratória do fluxo de gás fresco do ventilador pode ser desviada através de uma válvula de desacoplamento para a bolsa respiratória, que é excluída do sistema circular durante a ventilação. Durante a expiração, a válvula de desacoplamento se abre, permitindo que o gás fresco, temporariamente armazenado na bolsa, entre no circuito respiratório.

REMOVEDORES DE GÁS RESIDUAL

13 Os removedores de gases residuais eliminam os gases que foram liberados do circuito respiratório pela válvula APL e pela válvula de escape do ventilador. A poluição do ambiente da sala de cirurgia com gases anestésicos pode representar um risco à saúde da equipe cirúrgica. Embora seja difícil definir níveis seguros de exposição, o National Institute for Occupational Safety and Health (NIOSH) recomenda limitar a concentração ambiente de óxido nitroso a 25 ppm e de agentes halogenados para 2 ppm (0,5 ppm, se óxido nitroso também estiver sendo usado) em amostras temporais. A redução a esses níveis residuais só é possível com sistemas de eliminação de gases residuais que estejam funcionando adequadamente.

Para evitar o acúmulo de pressão, o volume de gás em excesso é expelido pela válvula APL no circuito respiratório e pela válvula de escape do ventilador. Ambas as válvulas devem ser conectadas às mangueiras (tubulação de transferência) que levam à interface de exaustão, que pode estar dentro do aparelho ou em um acessório externo. A pressão imediatamente a jusante da interface deve ser mantida entre 0,5 e + 3,5 cmH$_2$O durante condições normais de operação. A interface de exaustão pode ser descrita como aberta ou fechada.

Uma interface aberta é aberta para a atmosfera externa e em geral não requer válvulas de alívio de pressão (Figura 4-15). Em contrapartida, uma interface fechada é fechada para a atmosfera externa e exige válvulas de alívio de pressão negativa e positiva que protegem o paciente da pressão negativa do sistema de vácuo e da pressão positiva de uma obstrução no tubo de descarte, respectivamente. A saída do sistema de exaustão pode ser uma linha direta para o exterior através de um ducto de ventilação, além de qualquer ponto da recirculação (exaustão passiva), ou uma conexão com o sistema de vácuo do hospital (exaustão ativa). Uma câmara ou bolsa-reservatório aceita o excesso de gás residual quando a capacidade do vácuo é excedida. A válvula de controle de vácuo em um sistema ativo deve ser ajustada para permitir a evacuação de 10 a 15 L de gás residual por minuto. Essa taxa é adequada para períodos de alto fluxo de gás fresco (i.e., indução e emergência), mas minimiza o risco de transmissão de pressão negativa ao circuito respiratório durante condições de baixo fluxo (manutenção). A menos que a interface aberta seja usada corretamente, o risco de exposição ocupacional para os profissionais de saúde é maior com essa interface. Alguns aparelhos podem vir com sistemas de eliminação ativos e passivos.

LISTA DE VERIFICAÇÃO DO APARELHO DE ANESTESIA

O mau uso ou mau funcionamento do equipamento de administração de gás anestésico pode causar grande morbidade ou mortalidade. **14** Uma inspeção de rotina do equipamento de anestesia antes de cada uso aumenta a familiaridade do operador e confirma o funcionamento adequado. A FDA disponibilizou um procedimento de verificação geral para aparelhos de gás anestésico e sistemas respiratórios (Tabela 4-3). Esse procedimento deve ser modificado conforme necessário, dependendo do equipamento específico que está sendo usado e das recomendações do fabricante. Observe que, embora toda a lista de verificação não precise ser checada entre os casos no mesmo dia, o uso consciente de uma lista de verificação abreviada é obrigatório antes de cada procedimento anestésico. Um procedimento de verificação obrigatório aumenta a probabilidade de detectar falhas no aparelho de anestesia. Alguns aparelhos de anestesia fornecem uma verificação automatizada do sistema que requer uma quantidade variável de intervenção humana. Essas verificações do sistema podem incluir fornecimento de óxido nitroso (prevenção de mistura hipóxica), administração de agente anestésico, ventilação mecânica e manual, pressões de tubulação, de eliminação, conformidade do circuito respiratório e vazamento de gás.

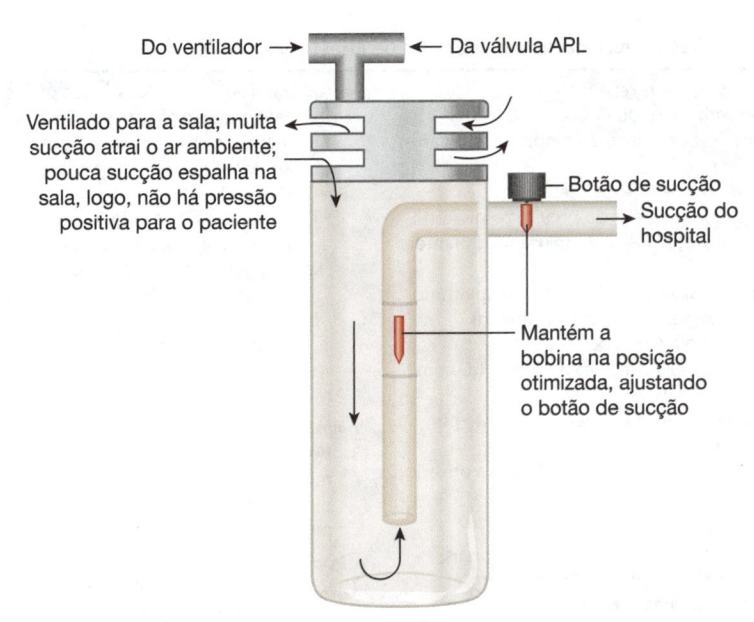

FIGURA 4-15 Sistema de eliminação de interface aberta. (Reproduzida com permissão de Rose G, McLarney JT: *Anesthesia Equipment Simplified*. Nova York, NY: McGraw Hill; 2014.)

TABELA 4-3 Recomendações de verificação do aparelho de anestesia[1]

Esta verificação, ou um equivalente razoável, deve ser realizada antes da administração da anestesia. Estas recomendações são válidas apenas para um sistema de anestesia que esteja em conformidade com os padrões atuais e relevantes e inclua um ventilador de fole ascendente e pelo menos os seguintes monitores: capnógrafo, oxímetro de pulso, analisador de oxigênio, monitor de volume respiratório (espirômetro) e monitor de pressão do sistema respiratório com alarmes de alta e baixa pressão. Os usuários são encorajados a modificar esta diretriz para acomodar as diferenças no sistema do equipamento e variações na prática clínica local. Tais modificações locais devem ser, apropriadamente, revisadas pelos pares. Os usuários devem consultar os manuais do operador para procedimentos e precauções específicas.

Equipamento de ventilação de emergência
*1. Verifique se o equipamento de ventilação de reserva está disponível e funcionando.

Sistema de alta pressão
*2. Verifique a alimentação do cilindro de O_2.
   a. Abra o cilindro de O_2 e verifique se ele está pelo menos meio cheio (cerca de 1.000 psi).
   b. Feche o cilindro.
*3. Verifique os suprimentos da tubulação central; verifique se as mangueiras estão conectadas e se os medidores da tubulação marcam cerca de 50 psi.

Sistema de baixa pressão
*4. Verifique o estado inicial do sistema de baixa pressão.
   a. Feche as válvulas de controle de fluxo e desligue os vaporizadores.
   b. Verifique o nível de enchimento e aperte as tampas de enchimento dos vaporizadores.
*5. Execute uma verificação de vazamento do sistema de baixa pressão do aparelho.
   a. Verifique se o interruptor principal do aparelho e as válvulas de controle de fluxo estão desligados.
   b. Conecte a mangueira de sucção à saída de gás comum (fresco).
   c. Aperte a mangueira repetidas vezes até que esteja totalmente colapsada.
   d. Verifique se a mangueira permanece *totalmente* colapsada por, pelo menos, 10 segundos.
   e. Abra um vaporizador de cada vez e repita os passos c e d.
   f. Remova a mangueira de sucção e reconecte a mangueira de gás fresco.

*6. Ligue a chave geral do aparelho e todos os outros equipamentos elétricos necessários.
*7. Teste os fluxômetros.
   a. Ajuste o fluxo de todos os gases em toda a sua faixa, verificando a operação suave dos flutuadores e se os tubos de fluxo estão intactos.
   b. Tente criar uma mistura hipóxica de O_2/N_2O e verifique as alterações corretas no fluxo ou no alarme.

Sistema de eliminação
*8. Ajuste e verifique o sistema de exaustão.
   a. Certifique-se de conexões adequadas entre o sistema de exaustão com a válvula APL (*pop-off*) e com a válvula de alívio do ventilador.
   b. Ajuste o vácuo do gás residual (se possível).
   c. Abra totalmente a válvula APL e oclua a peça em Y.
   d. Com o fluxo mínimo de O_2, permita que o balão do reservatório de eliminação colapse completamente e verifique se o medidor de pressão do absorvedor está próximo de zero.
   e. Com a descarga (*flush*) de O_2 ativada, permita que o balão reservatório de eliminação se distenda totalmente e, em seguida, verifique se o medidor de pressão do absorvedor indica < 10 cmH_2O.

Sistema respiratório
*9. Calibre o monitor de O_2.
   a. Certifique-se de que o monitor lê 21% no ar ambiente.
   b. Verifique se o alarme de baixa pressão de O_2 está ativado e funcionando.
   c. Reinstale o sensor no circuito e lave o sistema respiratório com O_2.
   d. Verifique se o monitor agora lê mais de 90%.

(Continua)

TABELA 4-3 Recomendações de verificação do aparelho de anestesia[1] (Continuação)

10. Verifique o estado inicial do sistema respiratório.
    a. Coloque a chave seletora no modo Balão.
    b. Verifique se o circuito respiratório está completo, sem danos e desobstruído.
    c. Verifique se o absorvente de CO_2 está adequado.
    d. Instale os equipamentos acessórios do circuito respiratório (p. ex., umidificador, válvula PEEP) a serem usados durante o caso.
11. Execute uma verificação de vazamento do sistema respiratório.
    a. Defina todos os fluxos de gás para zero (ou mínimo).
    b. Feche a válvula APL (*pop-off*) e oclua a peça em Y.
    c. Pressurize o sistema respiratório a cerca de 30 cmH_2O com fluxo de O_2.
    d. Certifique-se de que a pressão permanece constante por, pelo menos, 10 segundos.
    e. Abra a válvula APL (*pop-off*) e certifique-se de que a pressão diminui.

Sistemas de ventilação manual e automática
12. Teste os sistemas de ventilação e as válvulas unidirecionais.
    a. Coloque um segundo balão respiratório na peça em Y.
    b. Defina os parâmetros apropriados do ventilador para o próximo paciente.
    c. Mude para o modo de ventilação automática (ventilador).
    d. Ligue o ventilador e encha o fole e o balão respiratório com fluxo de O_2.
    e. Defina o fluxo de O_2 para o mínimo e outros fluxos de gás para zero.
    f. Verifique se durante a inspiração o fole fornece o volume corrente apropriado e se durante a expiração o fole se enche completamente.
    g. Defina o fluxo de gás fresco para cerca de 5 $L \cdot min^{-1}$.
    h. Verifique se o fole do ventilador e os pulmões simulados enchem e esvaziam adequadamente sem pressão sustentada no final da expiração.
    i. Verifique a ação adequada das válvulas unidirecionais.
    j. Verifique os acessórios do circuito respiratório para garantir o funcionamento adequado.
    k. Desligue o ventilador e mude para o modo de ventilação manual (Bolsa/APL).
    l. Ventile manualmente e verifique a insuflação e desinsuflação dos pulmões artificiais e a sensação apropriada de resistência e complacência do sistema.
    m. Remova o segundo balão respiratório da peça em Y.

Monitores
13. Verifique, calibre ou defina os limites de alarme de todos os monitores: capnógrafo, oxímetro de pulso, analisador de O_2, monitor de volume respiratório (espirômetro) e monitor de pressão com alarmes de pressão alta e baixa nas vias aéreas.

Posição final
14. Verifique o estado final do aparelho.
    a. Vaporizadores desligados
    b. Válvula APL aberta
    c. Chave seletora para o modo Balão
    d. Todos os fluxômetros para zero (ou mínimo)
    e. Nível de sucção do paciente adequado
    f. Sistema respiratório pronto para uso

[1] Dados da FDA e do U.S. Department of Health and Human Services.
[2] APL, válvula ajustável de limite de pressão; CO_2, dióxido de carbono; H_2O, água; O_2, oxigênio; PEEP, pressão expiratória final positiva.
*Se um anestesiologista usar o mesmo aparelho em casos sucessivos, essas etapas não precisam ser repetidas ou podem ser abreviadas após a verificação inicial.

DISCUSSÃO DE CASO

Detecção de um vazamento

Após a indução da anestesia geral e intubação de um paciente de 70 kg para uma cirurgia eletiva, um ventilador de fole é ajustado para fornecer um volume corrente de 500 mL a uma taxa de 10 respirações/min. Dentro de alguns minutos, o anestesiologista percebe que o fole não sobe até o topo de seu invólucro de plástico transparente durante a expiração. Pouco tempo depois, o alarme de desconexão é acionado.

Por que o fole do ventilador caiu e o alarme de desconexão soou?

O fluxo de gás fresco no circuito respiratório é inadequado para manter o volume do circuito necessário para a ventilação com pressão positiva. Em uma situação em que não haja fluxo de gás fresco, o volume no circuito respiratório cairá lentamente devido à constante captação de oxigênio pelo paciente (consumo metabólico de oxigênio) e absorção do CO_2 expirado. A ausência de fluxo de gás fresco pode ser devida ao esgotamento do suprimento de oxigênio do hospital (lembre-se da função da válvula de segurança) ou à falha ao ligar as válvulas de controle de fluxo do aparelho de anestesia. Essas possibilidades podem ser descartadas por meio da análise do medidor de pressão de oxigênio e dos fluxômetros. Uma explicação mais provável é um vazamento de gás que excede a taxa de fluxo de gás fresco. Vazamentos são particularmente importantes em anestesia de circuito fechado.

Como estimar o tamanho do vazamento?

Quando a taxa de entrada de gás fresco for igual à taxa de saída de gás, o volume do circuito será mantido. Portanto, o tamanho do vazamento pode ser estimado pelo aumento dos fluxos de gás fresco até que não haja mudança na altura do fole de uma expiração para outra. Se o fole colapsar apesar de uma alta taxa de entrada de gás fresco, uma desconexão completa do circuito deve ser considerada. O local da desconexão deve ser determinado imediatamente e reparado para evitar hipóxia e hipercapnia. Uma bolsa de reanimação deve estar prontamente disponível e pode ser usada para ventilar o paciente, se houver demora na correção da situação.

Quais são os locais mais prováveis de uma desconexão ou vazamento do circuito respiratório?

As desconexões ocorrem com mais frequência entre o conector de ângulo reto e o tubo traqueal, enquanto os vazamentos são mais comumente atribuídos à placa de base do absorvedor de CO_2. No paciente intubado, em geral ocorrem vazamentos na traqueia ao redor de um tubo traqueal sem balonete ou de um balonete inadequadamente preenchido. No entanto, existem vários locais potenciais de desconexão ou vazamento dentro do aparelho de anestesia e do circuito respiratório. Cada adição ao circuito respiratório, como um umidificador, fornece outro local potencial para um vazamento.

Como esses vazamentos podem ser detectados?

Vazamentos podem ocorrer antes da saída do gás fresco (i.e., dentro do aparelho de anestesia) ou após a entrada do gás fresco (i.e., dentro do circuito respiratório). Grandes vazamentos dentro do aparelho de anestesia são menos comuns e podem ser descartados por um teste simples. Ao se apertar o tubo que conecta a saída de gás fresco do aparelho à entrada de gás fresco do circuito, cria-se uma contrapressão que obstrui o fluxo direto de gás fresco do aparelho de anestesia. Isso é indicado por uma queda na altura dos flutuadores do fluxômetro. Quando a tubulação de gás fresco é liberada, os flutuadores devem voltar rapidamente e se estabilizar em sua altura original. Se houver um vazamento substancial dentro do aparelho, obstruir a tubulação de gás fresco não resultará em contrapressão, e os flutuadores não cairão. Um teste mais sensível para detectar pequenos vazamentos que ocorrem antes da saída de gás fresco envolve a fixação de uma ponteira de sucção na saída, conforme descrito na etapa 5 da Tabela 4-3. Corrigir um vazamento dentro do aparelho em geral exige a sua retirada de serviço.

Para detectar prontamente vazamentos dentro de um circuito respiratório não conectado a um paciente, fecha-se a válvula APL, oclui-se a peça em Y e ativa-se a descarga (*flush*) de oxigênio até que o circuito atinja uma pressão de 20 a 30 cmH_2O. Um declínio gradual na pressão do circuito indica um vazamento no circuito respiratório (ver Tabela 4-3, etapa 11).

Como são localizados os vazamentos no circuito respiratório?

Qualquer conexão dentro do circuito respiratório é um local potencial de vazamento de gás. Uma pesquisa rápida do circuito pode revelar um tubo respiratório frouxamente conectado ou um adaptador do analisador de oxigênio rachado. Causas menos óbvias incluem o desprendimento da tubulação usada pelo alarme de desconexão para monitorar as pressões do circuito, uma válvula APL aberta ou uma unidade de exaustão ajustada incorretamente. Os vazamentos em geral podem ser identificados de forma audível ou, em caso de suspeita de conexões, pela aplicação de uma solução de sabão e a subsequente busca pela formação de bolhas.

Vazamentos dentro do aparelho de anestesia e do circuito respiratório costumam ser detectáveis se o aparelho e o circuito tiverem passado por um procedimento de verificação estabelecido. Por exemplo, as etapas 5 e 11 das recomendações da FDA (ver Tabela 4-3) revelarão a maioria dos vazamentos.

LEITURAS SUGERIDAS

Haina KMK Jr. Use of anesthesia machines in a critical care setting during the coronavirus disease 2019 pandemic. *A Pract.* 2020;14:e01243.

Hendrickx JFA, De Wolf AM. The anesthesia workstation: quo vadis? *Anesth Analg.* 2018;127:671.

Kuck K, Johnson KB. The three laws of autonomous and closed-loop systems in anesthesia. *Anesth Analg.* 2017;124:377.

Mehta S, Eisenkraft J, Posner K, Domino K. Patient injuries from anesthesia gas delivery equipment. *Anesthesiology.* 2013;119:788.

Rose G, McLarnery J, eds. *Anesthesia Equipment Simplified.* McGraw-Hill Education; 2014.

Sherwin MA, Eisenkraft JB. Anesthesia hazards: what is the role of the anesthesia machine? *Int Anesthesiol Clin.* 2020;58:27.

PÁGINAS NA INTERNET

A página na internet da Anesthesia Patient Safety Foundation fornece recursos e um boletim informativo que discute importantes questões de segurança em anestesia. http://www.apsf.org/

A página na internet da American Society of Anesthesiologists inclui um *link* para as Recomendações da ASA de 2008 para verificação pré-anestésica (https://www.asahq.org/resources/clinical-information/2008-asa-recommendations-for-preanesthesia-checkout). https://www.asahq.org/clinical/fda.aspx

Monitorização cardiovascular

CAPÍTULO 5

CONCEITOS-CHAVE

1. A ponta do cateter para aferição da pressão venosa central não deve migrar para as câmaras cardíacas.

2. Embora o cateter de artéria pulmonar (AP) possa ser usado para orientar a terapia hemodinâmica direcionada e garantir a perfusão de órgãos em estados de choque, outros métodos menos invasivos para determinar o desempenho hemodinâmico estão disponíveis, incluindo medições do débito cardíaco (DC) por termodiluição transpulmonar, análise do contorno da onda de pulso arterial e métodos baseados em medições de bioimpedância no tórax.

3. As contraindicações relativas à cateterização da AP incluem bloqueio do ramo esquerdo (devido à preocupação com bloqueio cardíaco completo) e condições associadas a um risco muito maior de arritmias.

4. A pressão da AP deve ser monitorada continuamente para detectar um posicionamento incorreto por migração distal excessiva do cateter.

5. Medições acuradas do DC dependem de injeção rápida e suave, conhecimento preciso da temperatura e do volume do fluido injetado, digitação correta dos parâmetros específicos de calibração para o cateter de AP utilizado e evitação de medidas durante a eletrocauterização.

A monitorização perioperatória vigilante do sistema cardiovascular é uma das principais funções dos anestesistas. A American Society of Anesthesiologists (ASA) estabeleceu padrões para a monitorização básica da anestesia, que inclui a monitorização contínua da oxigenação, ventilação, circulação e temperatura enquanto o paciente estiver anestesiado. Este capítulo concentra-se nos dispositivos e técnicas de monitorização usados para monitorar a função cardíaca e a circulação em pacientes saudáveis e não saudáveis.

PRESSÃO ARTERIAL

A contração rítmica do ventrículo esquerdo, ejetando sangue para o ramo arterial, resulta em pressões arteriais pulsáteis. O pico da pressão sistólica final do ventrículo esquerdo (na ausência de estenose da valva da aorta) aproxima-se da pressão arterial sistólica (PAS); a pressão arterial mais baixa, durante o relaxamento diastólico, é a pressão arterial diastólica (PAD). A pressão de pulso é a diferença entre as pressões sistólica e diastólica. A média ponderada no tempo das pressões arteriais durante o ciclo de um pulso é a **pressão arterial média (PAM)**. A PAM pode ser estimada pela aplicação da seguinte fórmula:

$$PAM = \frac{(PAS) + 2(PAD)}{3}$$

A pressão arterial varia dependendo de onde a pressão é medida ao longo da vasculatura. **Conforme um pulso se move para a periferia, através do ramo arterial, a reflexão da onda distorce a forma da onda da pressão, levando a um aumento das pressões sistólica e de pulso** (Figura 5-1). Por exemplo, a pressão sistólica da artéria radial costuma ser maior que a pressão sistólica da aorta devido à sua localização mais distal. Por outro lado, as pressões sistólicas da artéria radial muitas vezes subestimam as pressões mais "centrais" imediatamente após a circulação extracorpórea hipotérmica devido a alterações na resistência vascular da mão. As substâncias vasodilatadoras podem acentuar essa discrepância. O local de aferição em relação ao coração afeta a medição da pressão arterial devido ao efeito da gravidade (Figura 5-2). Em pacientes com doença vascular periférica grave, pode haver diferenças significativas nas medidas de pressão arterial entre as extremidades. O valor maior deve ser considerado nesses pacientes.

Tendo em vista que os métodos não invasivos (palpação, Doppler, ausculta, oscilometria, pletismografia, retenção de volume) e invasivos (canulação arterial) de determinação da pressão arterial diferem muito, eles são discutidos separadamente.

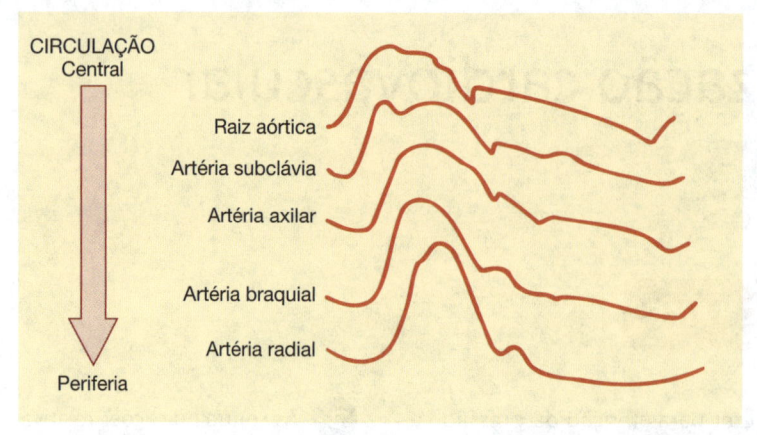

FIGURA 5-1 Mudanças na configuração à medida que a onda se move para a periferia. (Reproduzida com permissão de Lake CL, Hines RL, Blitt CD. *Clinical Monitoring: Practical Applications in Anesthesia and Critical Care Medicine*. Philadelphia, PA: WB Saunders; 2001.)

1. Monitorização não invasiva da pressão arterial

Indicações

O uso de qualquer anestésico é uma indicação para a monitorização da pressão arterial. As técnicas e a frequência de determinação da pressão dependerão das condições do paciente e do tipo de procedimento cirúrgico. Realizar uma medição não invasiva da pressão arterial a cada 3 a 5 minutos é adequado na maioria dos casos.

Contraindicações

Embora algum método de medição da pressão arterial seja obrigatório, as técnicas que dependem de um manguito

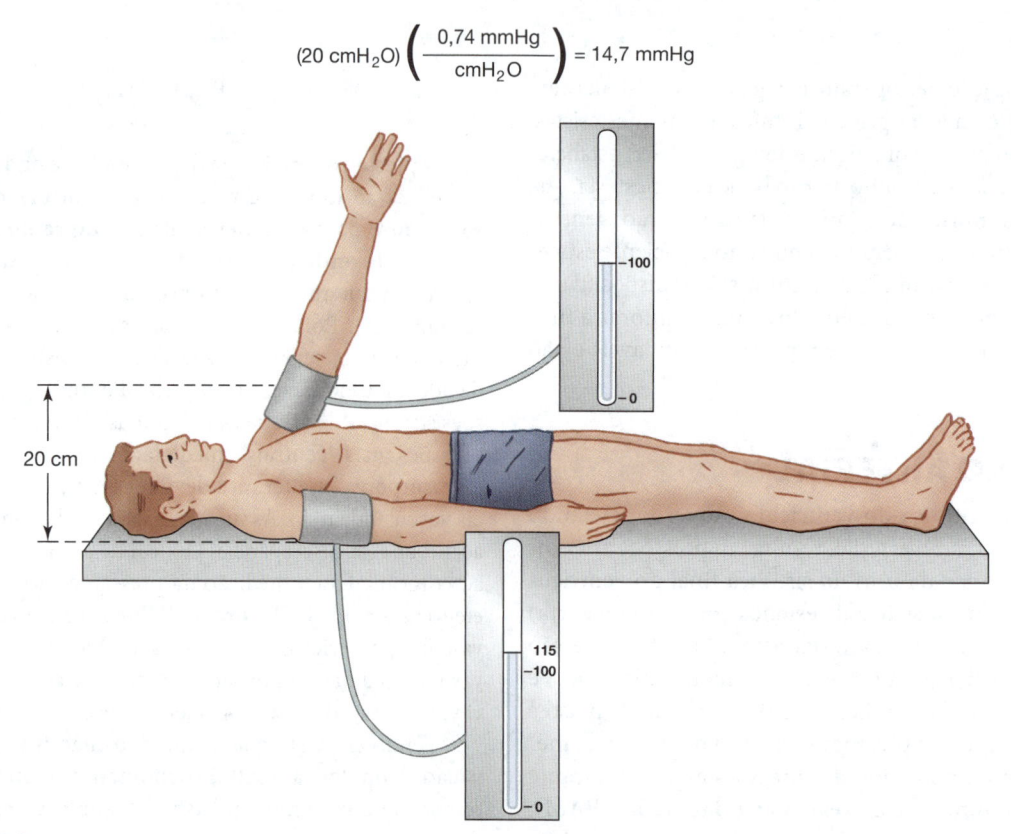

$$(20 \text{ cmH}_2\text{O}) \left(\frac{0{,}74 \text{ mmHg}}{\text{cmH}_2\text{O}} \right) = 14{,}7 \text{ mmHg}$$

FIGURA 5-2 A diferença na pressão arterial (mmHg) em dois locais diferentes de medição é igual à altura de uma coluna interposta de água (cmH$_2$O) multiplicada por um fator de conversão (1 cmH$_2$O = 0,74 mmHg).

devem ser evitadas em extremidades com anormalidades vasculares (p. ex., cateter de diálise) ou com acessos intravenosos. Apesar de raro, pode ser impossível monitorar a pressão arterial em pacientes que não possuem um local acessível (p. ex., aqueles com queimaduras) a partir do qual a pressão arterial possa ser registrada com segurança.

Técnicas e complicações

A. Palpação

A determinação da PAS pode ser feita pela (1) localização de um pulso periférico palpável, (2) insuflação de um manguito de pressão arterial próximo ao pulso até que o fluxo seja ocluído, (3) liberação da pressão do manguito em 2 ou 3 mmHg por batimento cardíaco e (4) medição da pressão do manguito na qual as pulsações são novamente palpáveis. Entretanto, esse método tende a subestimar a pressão sistólica devido à insensibilidade do toque e ao atraso entre o fluxo sob o manguito e as pulsações distais. A palpação não fornece uma pressão diastólica ou PAM. O equipamento necessário é simples e barato.

B. Sonda Doppler

Quando uma sonda Doppler substitui o dedo do anestesiologista, a aferição da pressão arterial torna-se sensível o suficiente para ser útil em pacientes obesos, pediátricos e naqueles em choque (**Figura 5-3**). O **efeito Doppler** é a mudança na frequência das ondas sonoras quando sua fonte se move em relação ao observador. Por exemplo, o tom do apito de um trem aumenta à medida que o trem se aproxima e diminui à medida que ele se afasta.

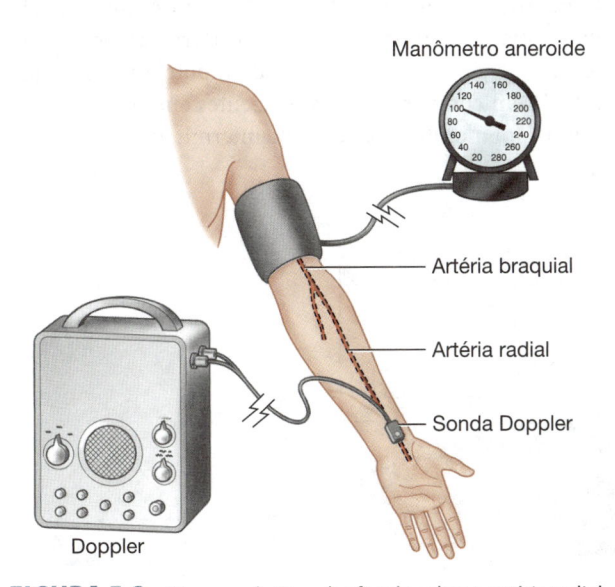

FIGURA 5-3 Uma sonda Doppler fixada sobre a artéria radial detectará o movimento dos glóbulos vermelhos enquanto o manguito de pressão arterial estiver abaixo da pressão sistólica. (Reproduzida com permissão de Parks Medical Electronics.)

Do mesmo modo, a reflexão das ondas sonoras de um objeto em movimento causa uma mudança de frequência. Uma sonda Doppler transmite um sinal ultrassônico que é refletido pelo tecido subjacente. À medida que os glóbulos vermelhos se movem ao longo de uma artéria, uma mudança de frequência Doppler será detectada pela sonda. A diferença entre a frequência transmitida e recebida causa o som sibilante característico, que indica o fluxo sanguíneo. Como o ar reflete o ultrassom, um gel de acoplamento (mas não gel de eletrodo corrosivo) é aplicado entre a sonda e a pele. Observe que apenas as pressões sistólicas podem ser determinadas de forma confiável com a técnica Doppler.

C. Ausculta

A insuflação de um manguito de pressão arterial a uma pressão entre as pressões sistólica e diastólica causará o colapso parcial de uma artéria subjacente, produzindo fluxo turbulento e os sons característicos de Korotkoff. Esses sons são audíveis através de um estetoscópio colocado sob o terço distal do manguito de pressão arterial ou logo distalmente a ele. O médico mede a pressão com um aneroide ou um manômetro de mercúrio.

Ocasionalmente, os sons de Korotkoff não podem ser ouvidos em parte da faixa de pressão sistólica a diastólica. Essa lacuna auscultatória é mais comum em pacientes hipertensos e pode levar à medida imprecisa da pressão diastólica. Os sons de Korotkoff costumam ser difíceis de auscultar em ambientes ruidosos e durante episódios de hipotensão ou vasoconstrição periférica acentuada.

D. Oscilometria

As pulsações arteriais causam oscilações na pressão do manguito. Essas oscilações são pequenas se o manguito for insuflado acima da pressão sistólica. Quando a pressão do manguito diminui para a pressão sistólica, as pulsações são transmitidas para todo o manguito e as oscilações aumentam acentuadamente. A oscilação máxima ocorre na PAM; depois disso, as oscilações diminuem. Como algumas oscilações estão presentes acima e abaixo da pressão arterial, um manômetro de mercúrio ou aneroide fornece uma medição imprecisa e não confiável. Monitores de pressão arterial automatizados medem eletronicamente as pressões em que as amplitudes de oscilação mudam (**Figura 5-4**). Um microprocessador deriva as pressões sistólica, média e diastólica usando um algoritmo. Aparelhos que requerem ondas de pulso consecutivas idênticas para confirmação da aferição podem não ser confiáveis durante arritmias (p. ex., fibrilação atrial). Os monitores oscilométricos não devem ser usados em pacientes em circulação extracorpórea. No entanto, a velocidade, precisão e versatilidade dos dispositivos oscilométricos melhoraram

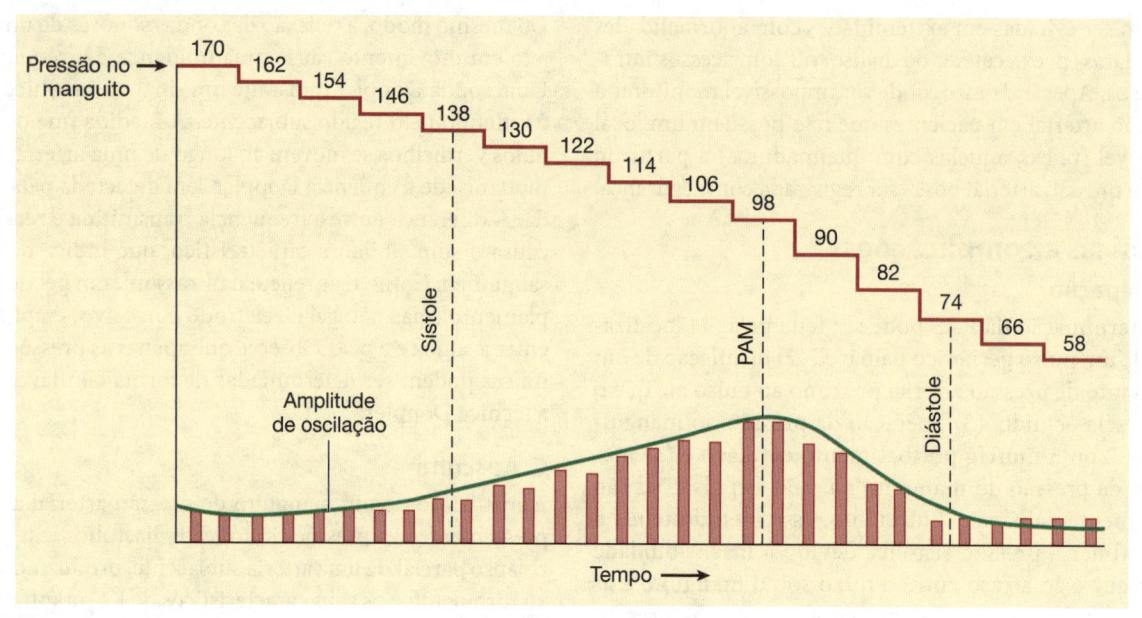

FIGURA 5-4 Determinação oscilométrica da pressão arterial. PAM, pressão arterial média.

muito e eles se tornaram os monitores de pressão arterial não invasivos preferidos nos Estados Unidos e em nível mundial.

E. Tonometria arterial e o método do manguito de dedo

A tonometria arterial mede a pressão arterial batimento a batimento, detectando a pressão necessária para achatar parcialmente uma artéria superficial, que é sustentada por uma estrutura óssea (p. ex., artéria radial). Um tonômetro, que consiste em vários transdutores de pressão independentes, é aplicado à pele sobrejacente à artéria (**Figura 5-5A**). A tensão de contato entre o transdutor diretamente sobre a artéria e a pele reflete a pressão intraluminal. Registros contínuos da pulsação produzem um traçado muito semelhante à forma da onda da pressão arterial aferida de modo invasivo. As limitações dessa tecnologia incluem a sensibilidade à interferência por movimento e a necessidade de calibração frequente.

O método do manguito de dedo usa um manguito de dedo inflável, e um detector de luz infravermelha mede a mudança do diâmetro do dedo para gerar a curva de pressão (**Figura 5-5B**). Esses dispositivos aplicam pressão ao dedo para determinar a PAM e geram uma curva, a partir da qual é calculado o DC. Um estudo de 2018 demonstrou que os pacientes que tiveram monitorização não invasiva e contínua da pressão arterial apresentaram duração e gravidade reduzidas da hipotensão intraoperatória em comparação com pacientes em que a pressão arterial foi monitorada de forma intermitente.

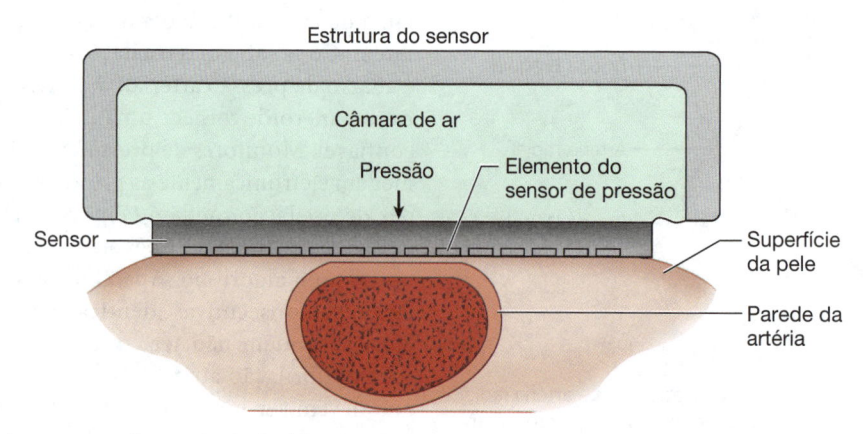

FIGURA 5-5A A tonometria é um método de determinação contínua (batimento a batimento) da pressão arterial. Os sensores devem ser posicionados diretamente sobre a artéria.

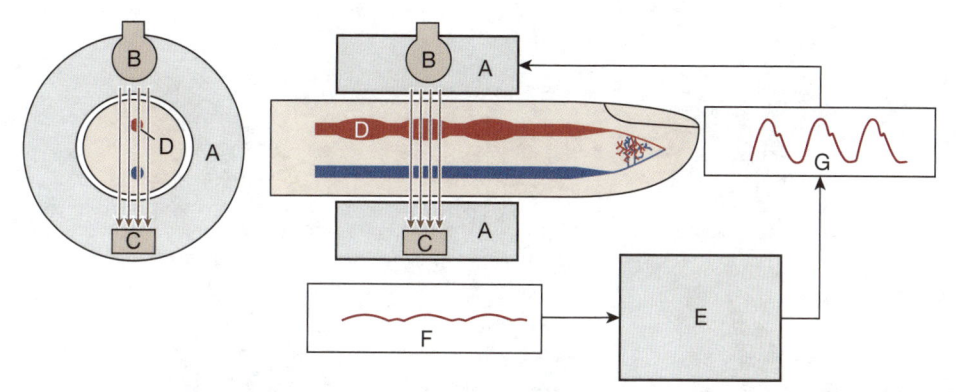

FIGURA 5-5B Método do manguito de dedo (técnica de descarga vascular [*vascular unloading*]), método de clampeamento de volume). Ilustração esquemática mostrando o princípio do método de aferição utilizando o manguito de dedo. Uma braçadeira de dedo inflável **(A)** com um fotodiodo de infravermelho integrado **(B)** e o detector de luz **(C)** aplica pressão ao dedo e mede o diâmetro (i.e., volume de sangue) da artéria do dedo **(D)**. A pressão do manguito é ajustada automaticamente usando um sistema de controle **(E)** para manter o diâmetro da artéria do dedo constante (e a parede arterial "descarregada"). A partir da pressão necessária para manter constante o volume na artéria do dedo **(F)** ao longo do ciclo cardíaco, a forma de onda da pressão arterial pode ser derivada indiretamente **(G)**. Com esta forma de onda de pressão arterial, o débito cardíaco pode ser estimado usando a análise de onda de pulso. (Reproduzida com permissão de Saugel B, Dueck R, Wagner JY. Measurement of blood pressure, *Best Pract Res Clin Anaesthesiol*. 2014 Dec;28(4):309-322.)

Considerações clínicas

O fornecimento adequado de oxigênio aos órgãos vitais deve ser mantido durante a anestesia. Infelizmente, os instrumentos para monitorar a perfusão e a oxigenação de órgãos específicos são complexos, caros e muitas vezes pouco confiáveis e, por esse motivo, presume-se que uma pressão arterial adequada forneça o fluxo sanguíneo adequado aos órgãos. No entanto, o fluxo também depende da resistência vascular:

$$\text{Fluxo} = \frac{\text{Pressão}}{\text{Resistência}}$$

Mesmo que a pressão seja alta, quando a resistência também é alta, o fluxo pode ser baixo. Assim, a pressão arterial deve ser vista como um indicador – mas não uma medida – da perfusão dos órgãos.

A precisão de qualquer método de medição da pressão arterial que envolva um manguito de pressão arterial depende do tamanho adequado do manguito (**Figura 5-6**). O manguito insuflado deve se estender pelo menos até a metade da extremidade, e a largura do manguito deve ser 20 a 50% maior que o diâmetro da extremidade.

Monitores de pressão arterial automatizados, usando um dos métodos antes descritos ou uma combinação deles, são frequentemente empregados em anestesiologia. Uma bomba de ar independente infla o manguito em intervalos definidos. A colocação incorreta ou o ciclo muito frequente desses dispositivos automatizados pode resultar em paralisia nervosa e, quando eles são colocados na mesma extremidade de um cateter intravenoso, pode haver extravasamento de fluidos ou de hemoderivados administrados por via intravenosa.

2. Monitorização invasiva da pressão arterial

Indicações

As indicações para a monitorização invasiva da pressão arterial por cateterização de uma artéria incluem hipotensão real ou prevista, ampla variação da pressão arterial, doença de órgãos-alvo necessitando de regulação da pressão arterial batimento a batimento e a necessidade de múltiplas gasometrias arteriais ou outras análises sanguíneas.

Contraindicações

Se possível, a cateterização deve ser evitada em artérias terminais menores sem fluxo sanguíneo colateral ou em extremidades com suspeita de insuficiência vascular preexistente.

A. Seleção da artéria para canulação

Várias artérias estão disponíveis para cateterização percutânea.

1. A **artéria radial** é comumente canulada por causa de sua localização superficial e fluxo colateral substancial (na maioria dos pacientes, a artéria ulnar é maior que a radial, e as duas se conectam via arcos palmares). Cinco por cento dos pacientes têm arcos palmares incompletos e falta de fluxo sanguíneo colateral adequado. O teste de Allen é um método simples, mas não confiável, para avaliar a segurança da canulação da artéria radial. Nesse teste, o paciente interrompe o fluxo sanguíneo da mão fechando o punho. Enquanto o operador oclui as artérias radial e ulnar com pressão

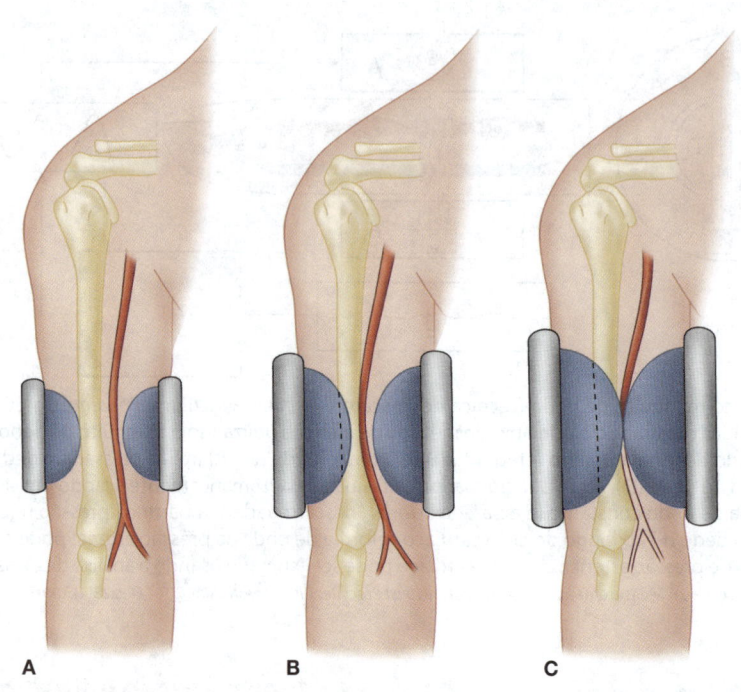

FIGURA 5-6 A largura do manguito para aferição da pressão arterial influencia as leituras de pressão. O manguito mais estreito **(A)** exige mais pressão, e os manguitos mais largos **(B)** e de tamanho normal **(C)** exigem menos pressão para ocluir a artéria braquial para a determinação da pressão sistólica. Um manguito muito estreito pode produzir uma grande superestimação da pressão sistólica. Embora o manguito mais largo possa subestimar a pressão sistólica, o erro com um manguito 20% largo demais não é tão significativo quanto o erro com um manguito 20% estreito demais. (Reproduzida com permissão de Gravenstein JS, Paulus DA. *Clinical Monitoring Practice*. 2nd ed. Philadelphia, PA: Lippincott Williams & Wilkins; 1987.)

na ponta dos dedos, o paciente relaxa a mão pálida. O fluxo colateral através do arco arterial palmar é confirmado quando o polegar se tornar rosado dentro de 5 segundos após a liberação da pressão na artéria ulnar. O retorno tardio da cor normal (5-10 s) indica teste inconclusivo ou circulação colateral insuficiente (> 10 s). O teste de Allen tem utilidade tão questionável que muitos profissionais o evitam rotineiramente. De maneira alternativa, o fluxo sanguíneo distal à oclusão da artéria radial pode ser detectado por palpação, sonda Doppler, pletismografia ou oximetria de pulso. Ao contrário do teste de Allen, esses métodos para determinar a integridade da circulação colateral não requerem a cooperação do paciente.

2. A cateterização da **artéria ulnar** costuma ser mais difícil do que a cateterização radial devido ao curso mais profundo e tortuoso da artéria ulnar. Devido ao risco de comprometer o fluxo sanguíneo para a mão, a cateterização ulnar normalmente não seria considerada se a artéria radial do mesmo lado tiver sido puncionada, mas canulada sem sucesso.

3. A **artéria braquial** é grande e facilmente identificável na fossa antecubital. Sua proximidade com a aorta fornece menos distorção na forma da onda. No entanto, por estar próxima ao cotovelo, predispõe os cateteres da artéria braquial a dobras.

4. A **artéria femoral** é propensa à formação de ateroma e pseudoaneurisma, mas geralmente oferece excelente acesso. O sítio femoral tem sido associado a um aumento na incidência de complicações infecciosas e trombose arterial. A necrose asséptica da cabeça do fêmur é uma complicação rara, mas trágica, da canulação da artéria femoral em crianças.

5. As **artérias pediosa** e **tibial posterior** estão a uma certa distância da aorta e, portanto, têm as curvas mais distorcidas.

6. A **artéria axilar** é circundada pelo plexo axilar, e danos nos nervos podem resultar de um hematoma ou canulação traumática. Ar ou trombos podem rapidamente obter acesso à circulação cerebral durante a lavagem retrógrada vigorosa de cateteres de artéria axilar. No entanto, em pacientes com queimaduras extensas, a artéria axilar pode ser a melhor opção.

B. Técnica de canulação da artéria radial

Uma técnica de canulação da artéria radial é ilustrada na **Figura 5-7**. A supinação e a extensão do punho posicionam de forma ideal a artéria radial. O sistema de tubo de pressão

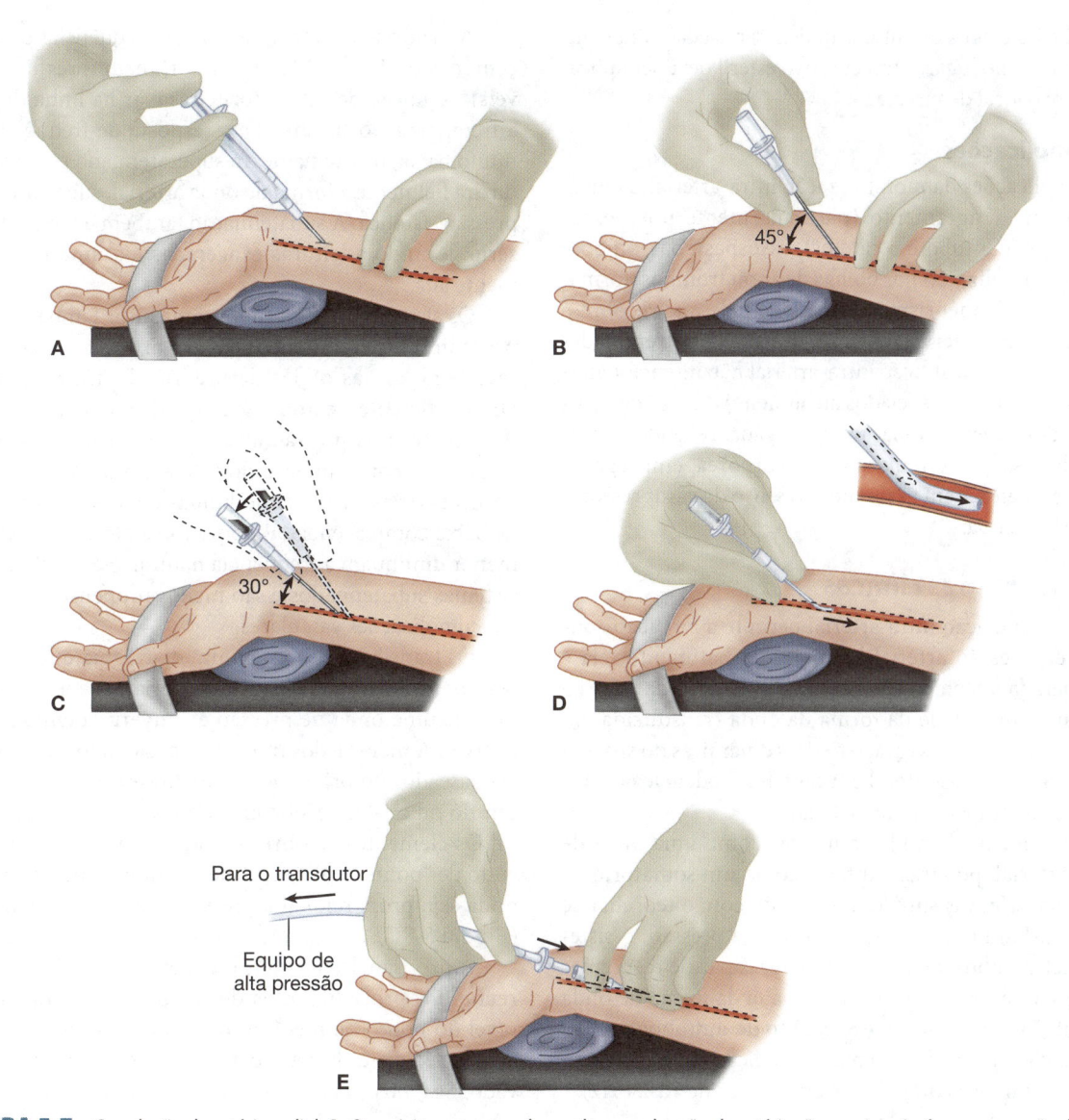

FIGURA 5-7 Canulação da artéria radial. **A:** O posicionamento adequado e a palpação da artéria são cruciais. Após a preparação da pele, um anestésico local é infiltrado com uma agulha de calibre 25 G. **B:** Um cateter de calibre 20 ou 22 G é introduzido através da pele em um ângulo de 45°. **C:** O retorno de sangue sinaliza a entrada na artéria, e o conjunto cateter-agulha é abaixado em um ângulo de 30° e introduzido mais 1 a 2 mm, para garantir uma posição intraluminal do cateter. **D:** O cateter avança sobre a agulha, que é retirada. **E:** A pressão proximal com os dedos médio e anelar evita a perda de sangue, enquanto o conector Luer-lock do tubo arterial é preso ao cateter.

e transdutor deve estar próximo e já lavado com solução salina para garantir uma conexão fácil e rápida após a canulação. O pulso radial é palpado, e o curso da artéria é determinado pressionando levemente as *pontas* dos dedos indicador e médio da mão não dominante sobre a área de máxima pulsação ou pelo uso de ultrassom (técnica preferida dos autores quando alguma dificuldade é encontrada). Após a limpeza da pele com clorexidina ou outra solução para assepsia, infiltra-se lidocaína a 1% na pele de pacientes conscientes, diretamente acima da artéria, com uma agulha de pequeno calibre. Uma agulha maior de calibre 18 G pode então ser usada para puncionar a pele, facilitando a entrada de um cateter de calibre 20 ou 22 G sobre a agulha e através da pele, em um ângulo de 45°, direcionando-a para o ponto de palpação. Após aparecer sangue vermelho vivo no reservatório, um fio-guia pode avançar através do cateter até a artéria, e o cateter pode ser avançado sobre o fio-guia. Como alternativa, a agulha é abaixada em um ângulo de 30° e avançada mais 1 a 2 mm para garantir que a ponta do cateter esteja bem inserida no lúmen do vaso. O cateter é avançado para fora da agulha no lúmen arterial, e então a agulha é retirada. A aplicação de pressão firme sobre a artéria, próximo ao local de inserção do cateter, evita que o sangue jorre do cateter enquanto o tubo estiver conectado.

Fita à prova d'água ou suturas podem ser usadas para manter o cateter no lugar, e um curativo estéril deve ser aplicado sobre o local de inserção.

C. Complicações

As complicações da monitorização intra-arterial incluem hematoma, sangramento (particularmente por desconexões entre o tubo e o cateter), vasospasmo, trombose arterial, embolização por bolhas de ar ou trombos, formação de pseudoaneurisma, necrose da pele que recobre o cateter, lesão de nervo, infecção, necrose de extremidades ou dedos e administração intra-arterial não intencional de fármacos. Fatores associados ao aumento da taxa de complicações incluem canulação prolongada, repetidas tentativas de inserção, circulação extracorpórea, emprego de cateteres maiores em vasos menores, uso de vasopressores e hiperlipidemia.

Considerações clínicas

Como a canulação intra-arterial permite a medição contínua da pressão arterial batimento a batimento, ela é considerada a técnica ideal de monitorização da pressão arterial. A qualidade da forma da onda transduzida, no entanto, depende das características dinâmicas do sistema cateter–tubo–transdutor. Leituras falsas podem levar a intervenções terapêuticas inadequadas.

Uma forma de onda complexa, como uma onda de pulso arterial, pode ser expressa como um somatório de ondas harmônicas simples (de acordo com o teorema de Fourier). Para uma medição precisa da pressão, o sistema cateter–tubo–transdutor deve ser capaz de responder adequadamente à frequência mais alta da forma de onda arterial (**Figuras 5-8A** e **5-8B**). Dito de outra maneira, a frequência natural do sistema de medição deve exceder a frequência natural do pulso arterial (cerca de 16-24 Hz).

A maioria dos transdutores tem frequências de várias centenas de Hz (> 200 Hz para transdutores descartáveis). A adição de tubos, torneiras e ar na linha diminui a frequência do sistema. Se a resposta de frequência for muito baixa, o sistema ficará superatenuado e não reproduzirá fielmente a forma de onda arterial, subestimando a pressão sistólica. A subatenuação também é um problema sério, levando a leituras exageradas e a uma PAS falsamente alta.

Os sistemas cateter–tubo–transdutor também devem prevenir a **hiper-ressonância**, um artefato causado pela reverberação das ondas de pressão dentro do sistema. Um **coeficiente de atenuação** (β) de 0,6 a 0,7 é o ideal. As medições da pressão arterial são aprimoradas minimizando o comprimento do tubo, eliminando torneiras desnecessárias, removendo bolhas de ar e usando tubos de baixa complacência. Embora os cateteres de diâmetro menor diminuam a frequência natural, eles melhoram os sistemas subatenuados e são menos propensos a resultar em complicações vasculares.

Os transdutores contêm um diafragma que é distorcido por uma onda de pressão arterial. A energia mecânica de uma onda de pressão é convertida em um sinal elétrico. A maioria dos transdutores são tipos de resistência baseados no princípio do **medidor de tensão**: esticar um fio ou cristal de silicone altera sua resistência elétrica. Os elementos sensores são arranjados como um circuito de "ponte de Wheatstone" de modo que a tensão de saída seja proporcional à pressão aplicada ao diafragma (**Figura 5-8C**).

A precisão do transdutor depende da calibração correta e dos procedimentos de zeragem. Uma dânula no nível do ponto de medição desejado – em geral a linha axilar média – é aberta, e o gatilho zero no monitor é ativado. Se a posição do paciente for alterada pela elevação

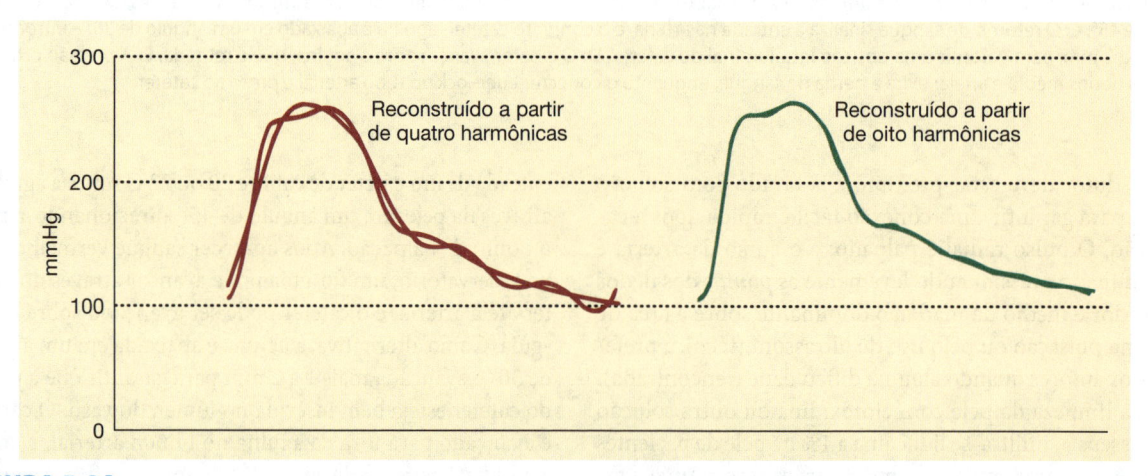

FIGURA 5-8A Um formato de onda original sobrepõe uma reconstrução de quatro harmônicas (*esquerda*) e uma reconstrução de oito harmônicas (*direita*). Observe que o gráfico harmônico mais elevado se assemelha mais à forma de onda original. (Reproduzida com permissão de Saidman LS, Smith WT. *Monitoring in Anesthesia*. Philadelphia, PA: Butterworth-Heinemann; 1985.)

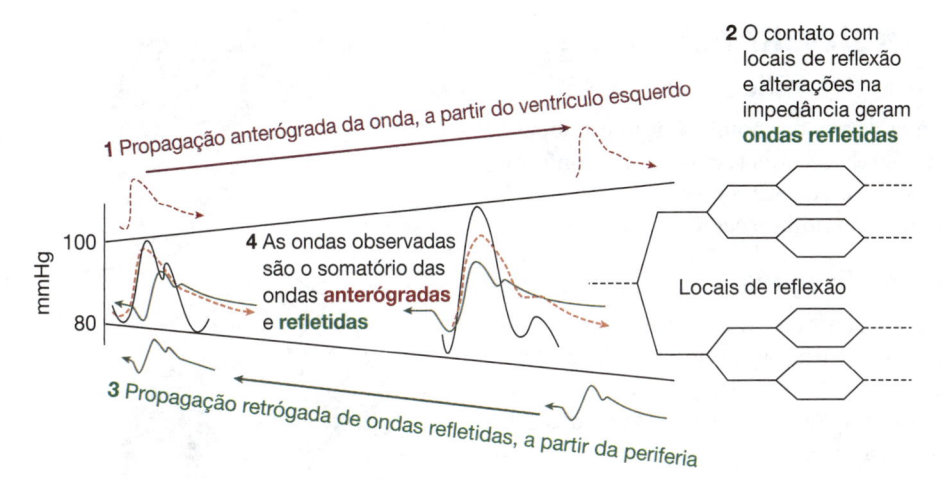

FIGURA 5-8B O formato da onda da pressão arterial é a soma dos formatos de onda de pressão anterógrada e retrógrada. A diferença de fase entre esses dois formatos de onda, bem como a diminuição ao longo do tempo, pode levar a formatos complexos. Observe que, neste exemplo, como em muitos humanos, a pressão de pulso aumenta à medida que se move em direção à periferia (a pressão arterial média, no entanto, deve diminuir). (Reproduzida com permissão de Roach JK, Thiele RH. Perioperative blood pressure monitoring. *Best Pract Res Clin Anaesthesiol*. 2019 Jun;33(2):127-138.)

ou abaixamento da mesa cirúrgica, o transdutor deve ser movido em conjunto ou zerado para o novo nível da linha axilar média. Em um paciente sentado, a pressão arterial no cérebro difere significativamente da pressão ventricular esquerda. Nessa circunstância, a pressão cerebral é determinada mediante ajuste do transdutor para zero no nível da orelha, que se aproxima do círculo de Willis. O zero do transdutor deve ser verificado regularmente, pois algumas medições do transdutor podem "desviar" com o tempo.

As leituras digitais das pressões sistólica e diastólica são uma média contínua das medições mais altas e mais baixas dentro de um determinado intervalo de tempo. Como os artefatos de movimento ou cauterização podem resultar em alguns números muito enganosos, a forma de onda arterial deve sempre ser monitorada. A forma da onda arterial fornece pistas para diversas variáveis hemodinâmicas. A frequência do deslocamento ascendente indica contratilidade, a frequência do deslocamento descendente indica resistência vascular periférica, e variações exageradas no tamanho durante o ciclo respiratório sugerem hipovolemia ou volumes correntes excessivos. Cateteres intra-arteriais também fornecem acesso para amostragem e gasometrias arteriais intermitentes. A análise do formato da onda da pressão arterial permite a estimativa do DC e de outros parâmetros hemodinâmicos. Esses dispositivos são discutidos na seção sobre monitorização do DC.

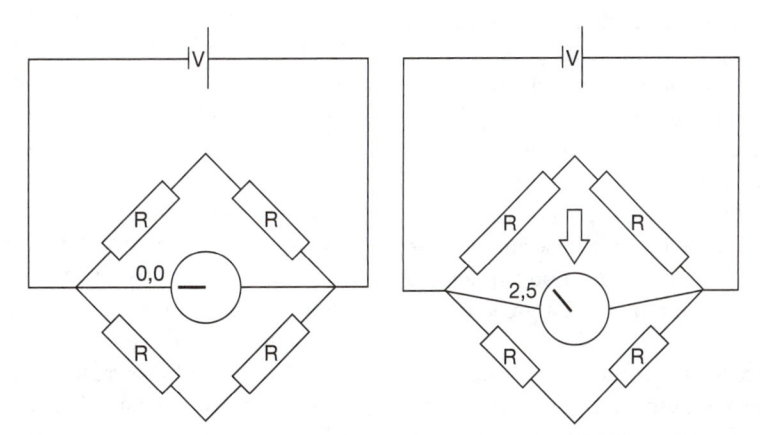

FIGURA 5-8C A ponte de Wheatstone é um circuito de engenharia simples que permite a medição precisa da pressão arterial. Forças mecânicas dobram a ponte de Wheatstone, alterando a resistência de seus elementos, que, quando desalinhados, levam a um pequeno diferencial de tensão que pode ser detectado (e convertido em unidades de pressão). (Reproduzida com permissão de Roach JK, Thiele RH. Perioperative blood pressure monitoring. *Best Pract Res Clin Anaesthesiol*. 2019 Jun;33(2):127-138.)

ELETROCARDIOGRAFIA

Indicações e contraindicações

Todos os pacientes devem ter monitorização intraoperatória contínua de seu eletrocardiograma (ECG), conforme exigido pelos padrões da ASA para monitorização anestésica básica. Não há contraindicações.

Técnicas e complicações

A seleção da derivação determina a sensibilidade de diagnóstico do ECG. As derivações do ECG são posicionadas no tórax e nas extremidades para fornecer diferentes perspectivas dos potenciais elétricos gerados pelo coração. Ao final da diástole, os átrios se contraem, o que fornece a contribuição atrial ao DC, gerando a onda "P". Após a contração atrial, o ventrículo é preenchido, aguardando a sístole. O complexo QRS inicia a atividade elétrica da sístole após o atraso do nó atrioventricular (AV) de 120 a 200 ms. A despolarização do ventrículo procede do nó AV ao longo do sistema interventricular através das fibras His-Purkinje. O QRS normal dura cerca de 120 ms, podendo ser prolongado em pacientes com miocardiopatias e insuficiência cardíaca. A onda T representa a repolarização enquanto o coração se prepara para contrair novamente. O prolongamento do intervalo QT, secundário a desequilíbrios eletrolíticos ou efeito de fármacos, pode levar a arritmias potencialmente fatais (*torsades de pointes*).

O eixo elétrico da derivação II é de aproximadamente 60° do braço direito à perna esquerda, que é paralelo ao eixo elétrico dos átrios, resultando nas maiores tensões de onda P de qualquer derivação de superfície. Essa orientação melhora o diagnóstico de arritmias e a detecção de isquemia da parede inferior. A derivação V_5 encontra-se sobre o quinto espaço intercostal na linha axilar anterior; esta é uma boa posição para a detecção de isquemia da parede anterior e lateral. Uma derivação V_5 verdadeira só é possível em ECGs de sala de cirurgia com pelo menos cinco condutores, mas uma V_5 modificada pode ser monitorada mediante reorganização da colocação padrão de três derivações (**Figura 5-9**). Idealmente, como cada derivação fornece informações exclusivas, as derivações II e V_5 devem ser monitoradas de maneira simultânea. Se só houver disponibilidade de um aparelho de canal único, a derivação preferida para a monitorização depende da localização de qualquer infarto prévio ou isquemia e de arritmia ou isquemia parecerem ser uma preocupação importante.

Eletrodos são colocados no corpo do paciente para monitorar o ECG. O gel condutor diminui a resistência elétrica da pele, a qual pode ser ainda mais diminuída mediante limpeza do local com álcool. Os eletrodos de agulha são usados apenas se os discos não forem adequados (p. ex., em um paciente com queimaduras extensas).

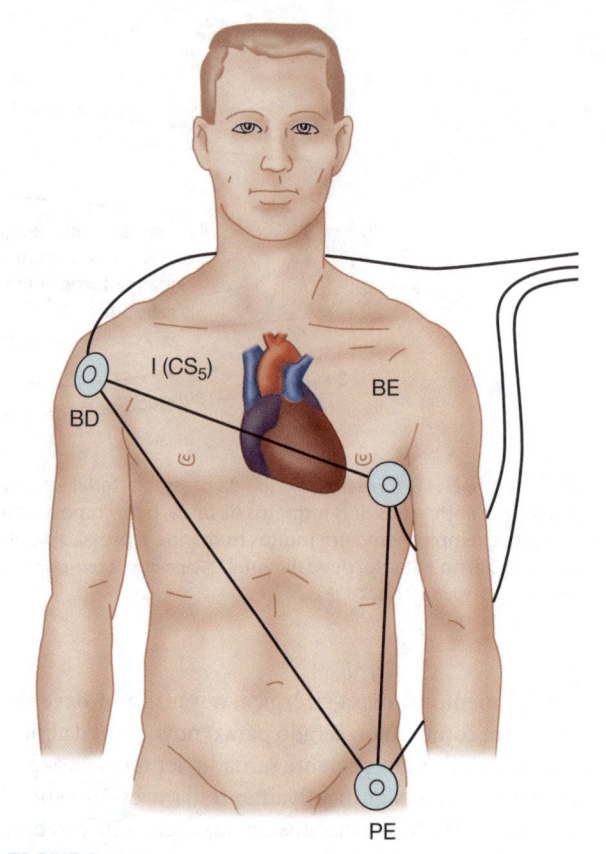

FIGURA 5-9 Posicionamento do eletrodo de três membros. A isquemia anterior e lateral pode ser detectada colocando-se o eletrodo do braço esquerdo (BE) na posição V_5. Quando a derivação I é selecionada no monitor, uma derivação V_5 modificada (CS_5) é exibida. A derivação II permite a detecção de arritmias e isquemia da parede inferior. BD, braço direito; PE, perna esquerda.

Considerações clínicas

O ECG é um registro dos potenciais elétricos gerados pelas células miocárdicas. Seu uso rotineiro permite detectar arritmias, isquemia miocárdica, anormalidades de condução, mau funcionamento do marca-passo e distúrbios eletrolíticos (**Figura 5-10**). Devido aos pequenos potenciais de tensão que são medidos, os artefatos continuam sendo um grande problema. Movimento do paciente ou do fio condutor, uso de eletrocautério, interferência de 60 Hz de dispositivos próximos de corrente alternada e eletrodos defeituosos podem simular arritmias. Filtros de monitorização incorporados ao amplificador para reduzir artefatos de "movimento" levarão à distorção do segmento ST e podem impedir o diagnóstico de isquemia. As leituras digitais da frequência cardíaca (FC) podem ser enganosas devido à interpretação incorreta de artefatos ou grandes ondas T – em geral observadas em pacientes pediátricos – como complexos QRS.

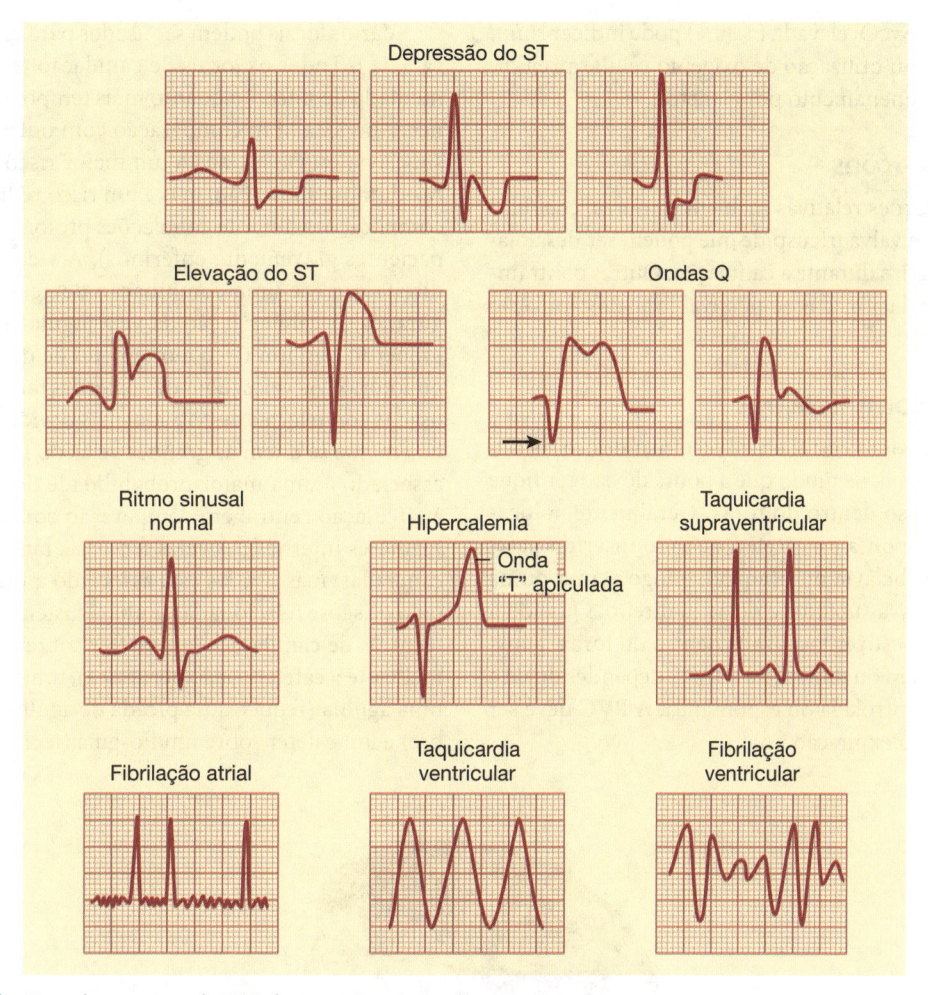

FIGURA 5-10 Traçados comuns de ECG durante cirurgia cardíaca. (Reproduzida com permissão de Wasnick J, Hillel Z, Kramer D, et al. *Cardiac Anesthesia & Transesophageal Echocardiography*. New York, NY: McGraw Hill; 2011.)

Os critérios comumente aceitos para o diagnóstico de isquemia miocárdica exigem que o ECG seja registrado no "modo diagnóstico" e inclua uma depressão plana ou descendente do segmento ST superior a 1 mm, 80 ms após o ponto J (o final do complexo QRS), particularmente em conjunto com inversão da onda T. A elevação do segmento ST com ondas T apiculadas também pode representar isquemia. Síndrome de Wolff-Parkinson-White, bloqueios de ramo, captura de marca-passo extrínseco e terapia com digoxina podem impedir o uso de informações do segmento ST. O bipe audível associado a cada complexo QRS deve ser alto o suficiente para detectar mudanças na frequência e no ritmo quando a atenção visual do anestesiologista é direcionada para outro lugar. Alguns ECGs são capazes de armazenar complexos QRS aberrantes para análise posterior, e alguns podem até interpretar e diagnosticar arritmias. A interferência causada por unidades de eletrocautério limita a utilidade da análise automatizada de arritmia na sala de cirurgia.

CATETERIZAÇÃO VENOSA CENTRAL
Indicações

A cateterização venosa central é indicada para monitorização da pressão venosa central (PVC), administração de fluidos para tratar hipovolemia e choque, infusão de medicamentos cáusticos e nutrição parenteral total, aspiração de êmbolos de ar, inserção de eletrodos de estimulação transcutânea e obtenção de acesso venoso em pacientes com veias periféricas problemáticas. Com cateteres especializados, a cateterização venosa central pode ser utilizada para monitorização contínua da saturação venosa central de oxigênio ($SvcO_2$). A $SvcO_2$ é usada como uma medida para avaliar a adequação do fornecimento de oxigênio. Uma $SvcO_2$ reduzida (normal > 65%) alerta para a possibilidade de fornecimento inadequado de oxigênio aos tecidos (p. ex., baixo DC, baixa hemoglobina, baixa saturação arterial de oxigênio, aumento do consumo de oxigênio). Uma SvcO$_2$ elevada (> 80%) pode indicar *shunt* arterial/venoso ou utilização de oxigênio celular prejudicada (p. ex., envenenamento por cianeto).

Contraindicações

As contraindicações relativas incluem tumores, coágulos ou vegetações da valva tricúspide que podem ser desalojadas ou embolizadas durante a canulação. Outras contraindicações estão relacionadas ao possível local de canulação (p. ex., infecção).

Técnicas e complicações

A canulação venosa central envolve a introdução de um cateter em uma veia de modo que a ponta do cateter fique no sistema venoso dentro do tórax. Geralmente, a localização ideal da ponta do cateter, quando inserido pelas veias jugular, subclávia ou braquial, é logo acima ou na junção da veia cava superior e do átrio direito. Quando a ponta do cateter estiver localizada dentro do tórax, a inspiração aumentará ou diminuirá a PVC, dependendo de a ventilação ser controlada ou espontânea. A PVC deve ser medida durante a expiração final.

Vários locais podem ser usados para canulação (**Figura 5-11**). Todos os locais de canulação têm um risco aumentado de infecção quanto mais tempo o cateter permanecer no local. Em comparação com outros locais, a veia subclávia está associada a um maior risco de pneumotórax durante a inserção, mas a um risco reduzido de outras complicações durante canulações prolongadas (p. ex., em pacientes gravemente enfermos). A veia jugular interna direita oferece uma combinação de acessibilidade e segurança. A cateterização da veia jugular interna do lado esquerdo tem um risco aumentado de derrame pleural e quilotórax. As veias jugulares externas também podem ser usadas como locais de entrada, mas devido ao ângulo agudo em que se unem às grandes veias do tórax, usá-las está associado a uma maior probabilidade de falha no acesso à circulação central em comparação com o uso das veias jugulares internas. As veias femorais também podem ser canuladas, mas usá-las está associado a um risco aumentado de sepse relacionada à linha. Existem pelo menos três técnicas de canulação: um cateter sobre uma agulha (semelhante à cateterização periférica), um cateter através de uma agulha (requer uma picada de agulha de grosso calibre) e um cateter sobre um fio-guia (técnica de Seldinger;

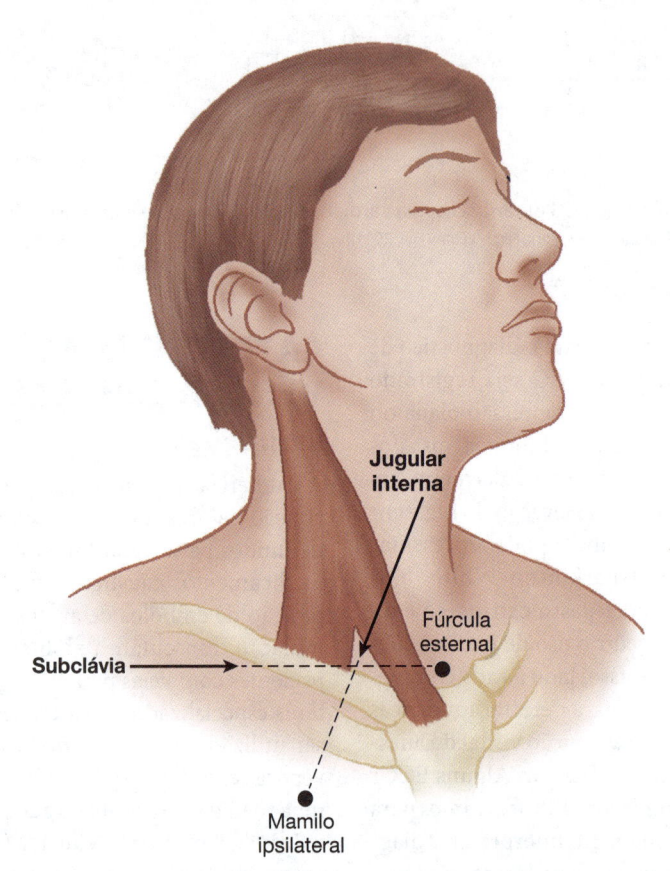

FIGURA 5-11 As veias subclávia e jugular interna são usadas para acesso central no perioperatório, com a fúrcula esternal e o mamilo ipsilateral determinando a direção da passagem da agulha, respectivamente. (Reproduzida com permissão de Wasnick J, Hillel Z, Kramer D, et al. *Cardiac Anesthesia & Transesophageal Echocardiography*. New York, NY: McGraw Hill; 2011.)

Figura 5-12). A esmagadora maioria dos acessos centrais são colocadas usando a técnica de Seldinger.

O cenário a seguir descreve a colocação de um acesso venoso na jugular interna. O paciente é colocado na posição de Trendelenburg para diminuir o risco de embolia gasosa e distender a veia jugular interna (ou subclávia). A cateterização venosa central requer técnica asséptica completa, incluindo lavagem das mãos, luvas estéreis, avental, máscara, gorro, preparação bactericida da pele (soluções à base de álcool são preferidas) e campos estéreis. As duas cabeças do músculo esternocleidomastóideo e a clavícula formam os três lados de um triângulo (**Figura 5-12A**). Uma agulha de calibre 25 G é utilizada para infiltrar o ápice do triângulo com um anestésico local. A veia jugular interna pode ser localizada por meio de ultrassom, o qual recomendamos enfaticamente que seja usado sempre que possível (**Figura 5-13A**). Muitas instituições determinam o uso de ultrassom sempre que a canulação da veia jugular interna for realizada (**Figura 5-13B**). De modo alternativo, a veia pode ser localizada mediante avanço da agulha de calibre 25 G – ou uma agulha de calibre 23 G em pacientes mais pesados – ao longo da borda medial da cabeça lateral do esternocleidomastóideo, em direção ao mamilo ipsilateral, em um ângulo de 30° em relação à pele, visando lateralmente o pulso da artéria carótida. A aspiração de sangue venoso confirma a localização da veia. É essencial que a veia (e não a artéria) seja canulada. A canulação da artéria carótida pode causar hematoma, acidente vascular cerebral, comprometimento das vias aéreas e possivelmente morte. Uma agulha de parede fina de calibre 18 G, ou um cateter de calibre 18 G sobre agulha, é avançado ao longo do mesmo caminho da agulha localizadora (ver **Figura 5-12B**), e então a agulha é removida do cateter uma vez que este tenha avançado na veia. Depois de obter o fluxo sanguíneo livre, em geral confirmamos a PVC *versus* PA (usando tubo de extensão intravenosa) antes de introduzir um fio-guia (ver **Figura 5-12C**). Recomendamos enfaticamente que o posicionamento correto do fio-guia seja confirmado por ultrassom. A agulha (ou cateter) é removida e um dilatador é avançado sobre o fio. O cateter é preparado para inserção mediante lavagem de todas as portas com solução salina, e

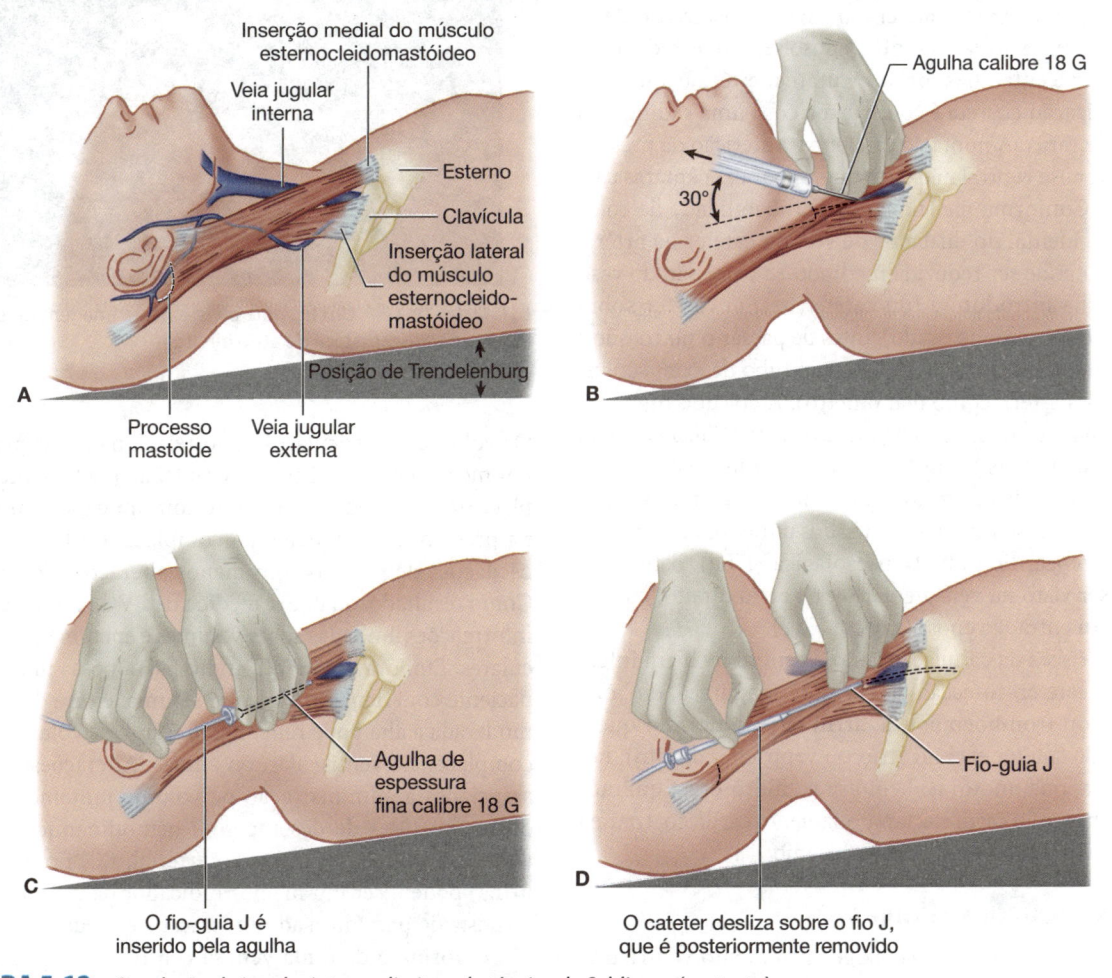

FIGURA 5-12 Canulação da jugular interna direita pela técnica de Seldinger (ver texto).

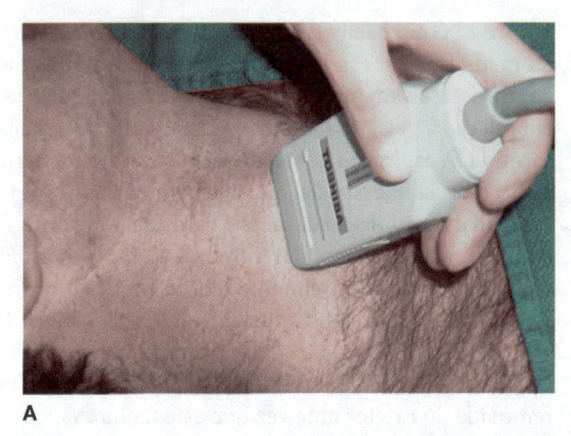

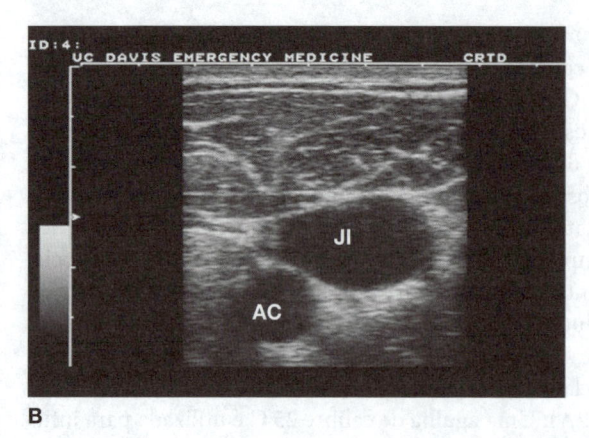

FIGURA 5-13 **A:** Posição da sonda para ultrassom da grande veia jugular interna com a artéria carótida mais profunda e **B:** imagem de ultrassom correspondente. AC, artéria carótida; JI, veia jugular interna. (Reproduzida com permissão de Tintinalli JE, Stapczynski J, Ma OJ, et al. *Tintinalli's Emergency Medicine: A comprehensive study guide*, 7th ed. New York, NY: McGraw Hill; 2011.)

todas as portas distais são "tampadas" ou clampeadas, exceto aquela por onde o fio deve passar. Em seguida, o dilatador é removido e o cateter final é avançado sobre o fio (ver **Figura 5-12D**). Não perca o controle da ponta externa do fio-guia. O fio-guia é removido, com o polegar colocado sobre o eixo do cateter para evitar a aspiração de ar até que o tubo do cateter intravenoso seja conectado a ele. O cateter é então fixado e um curativo estéril é aplicado. A localização correta é confirmada com uma radiografia de tórax. A ponta do cateter para aferição da pressão venosa central não deve migrar para as câmaras cardíacas. Conforme mencionado, a probabilidade de colocação acidental do dilatador de veia ou cateter na artéria carótida pode ser reduzida medindo-se a pressão do vaso na agulha introdutora (ou cateter, se um cateter sobre agulha estiver sendo usado) antes de passar o fio (o que é mais simples de fazer usando-se um tubo de extensão intravenosa estéril como manômetro). A cor do sangue e a pulsatilidade podem ser enganosas ou inconclusivas e não devem ser usadas como guia para determinar a canulação venosa. Mais de um método de confirmação deve ser utilizado. Nos casos em que são usados ultrassom de superfície ou ecocardiografia transesofágica (ETE), o fio-guia pode ser visto na veia jugular ou no átrio direito, confirmando a entrada venosa (**Figura 5-14**).

Os riscos da canulação venosa central incluem infecção do cateter, infecção da corrente sanguínea, embolia gasosa ou tromboembólica, arritmias (indicando que a ponta do cateter está no átrio ou ventrículo direito), hematoma, pneumotórax, hemotórax, hidrotórax, quilotórax, perfuração cardíaca, tamponamento cardíaco, trauma em nervos e artérias próximos e trombose.

Considerações clínicas

A função cardíaca normal exige enchimento ventricular adequado. A PVC se aproxima da pressão atrial direita.

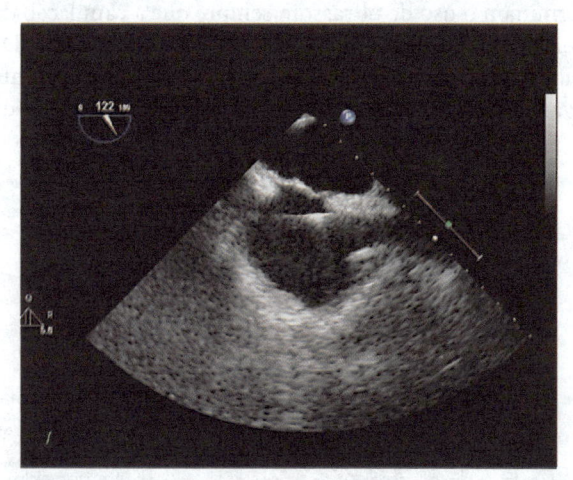

FIGURA 5-14 Um fio-guia é visto nesta imagem de ecocardiografia transesofágica do átrio direito.

Os volumes ventriculares estão relacionados às pressões por meio da complacência. Os ventrículos altamente complacentes acomodam o volume com mudanças mínimas na pressão. Os sistemas não complacentes têm maiores oscilações de pressão com menos alterações de volume. Como resultado, qualquer medida de PVC revelará apenas informações limitadas sobre volumes e enchimento ventriculares. Embora uma PVC muito baixa possa indicar um paciente com depleção de volume, uma leitura de pressão moderada a alta pode refletir sobrecarga de volume, baixa complacência ventricular, ou ambas. Alterações na PVC associadas à administração de volume juntamente com outras medidas de desempenho hemodinâmico (p. ex., volume sistólico, DC, pressão arterial, FC, produção de urina) podem ser um melhor indicador da capacidade de resposta do paciente à administração de fluido.

O formato da onda venosa central corresponde aos eventos de contração cardíaca (**Figura 5-15**): as ondas *a*

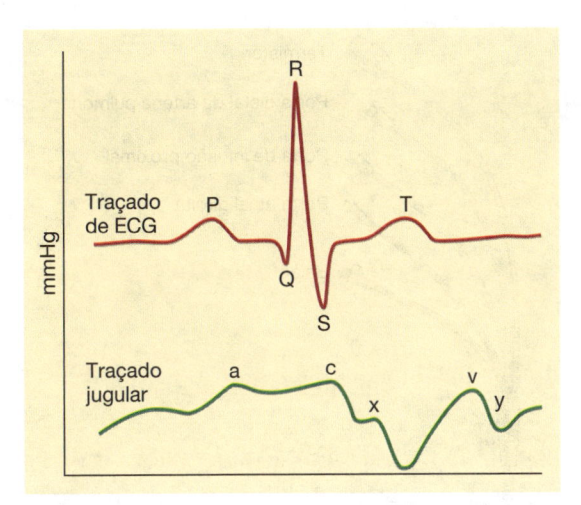

FIGURA 5-15 As ondas ascendentes (a, c, v) e descendentes (x, y) de um traçado venoso central em relação ao eletrocardiograma (ECG).

da contração *a*trial estão ausentes na fibrilação atrial e são exageradas nos ritmos juncionais ("ondas *a* de canhão"); as ondas *c* são devidas à elevação da valva tricúspide durante a *c*ontração ventricular precoce; as ondas *v* refletem o retorno *v*enoso contra uma valva tricúspide fechada; e as ondas *x* e *y* descendentes são provavelmente causadas pelo deslocamento para baixo da valva tricúspide durante a sístole e pela abertura da valva tricúspide durante a diástole.

CATETERIZAÇÃO DA ARTÉRIA PULMONAR

Indicações

O cateter de artéria pulmonar (AP) (ou cateter de Swan-Ganz) foi introduzido na prática rotineira em salas de cirurgia e em unidades coronarianas e de terapia intensiva na década de 1970. Rapidamente se tornou comum que pacientes mais críticos submetidos a cirurgias de grande porte fossem conduzidos à cateterização da AP. O cateter fornece medições das pressões de oclusão, do DC e da AP e é utilizado para orientar a terapia hemodinâmica, sobretudo quando os pacientes se tornam instáveis. A determinação da pressão de oclusão da AP, ou pressão de cunha, permite (na ausência de estenose mitral) uma estimativa da pressão diastólica final do ventrículo esquerdo (PDFVE) e, dependendo da complacência ventricular, do volume ventricular. Por meio da capacidade do cateter de AP de realizar medições do DC, o volume sistólico (VS) do paciente também pode ser determinado.

$$DC = VS \times FC$$
$$VS = DC/FC$$
$$\text{Pressão arterial} = DC \times \text{resistência vascular sistêmica (RVS)}$$

Consequentemente, a monitorização hemodinâmica com o cateter de AP tenta discernir por que um paciente estava instável de modo que a terapia possa ser direcionada para o problema subjacente.

Se a RVS estiver diminuída, como em estados de choque vasodilatador (sepse), o VS pode aumentar. Por outro lado, uma redução no VS pode ser secundária ao baixo desempenho cardíaco ou hipovolemia. A determinação da pressão de "cunha" ou pressão de oclusão capilar pulmonar (POCP) pela insuflação do balão do cateter estima a PDFVE. Uma diminuição do VS no cenário de POCP/PDFVE baixas indica hipovolemia e a necessidade de administração de fluido. Um coração "cheio", refletido por POCP/PDFVE altas e VS baixo, indica a necessidade de um medicamento inotrópico positivo. Por outro lado, um VS normal ou aumentado no cenário de hipotensão pode ser tratado com a administração de medicamentos vasoconstritores para restaurar a RVS em um paciente vasodilatado.

Ainda que os pacientes possam apresentar, e de fato apresentem, concomitantemente hipovolemia, sepse e insuficiência cardíaca, a abordagem de tratamento de choque recém-mencionada usando cateter de AP para guiar a terapia tornou-se mais ou menos sinônimo de cuidados intensivos perioperatórios e anestesia cardíaca. No entanto, vários grandes estudos observacionais mostraram que pacientes tratados com cateteres de AP tiveram resultados piores do que pacientes semelhantes que foram tratados sem cateteres de AP. Outros estudos parecem indicar que, mesmo que o manejo do paciente guiado por cateter de AP possa não causar danos, ele não oferece benefícios específicos. Embora o cateter de AP possa ser usado para orientar a terapia hemodinâmica direcionada e garantir a perfusão dos órgãos em estados de choque, outros métodos menos invasivos para determinar o desempenho hemodinâmico estão disponíveis, incluindo medições do DC por termodiluição transpulmonar, análise do contorno da onda de pulso arterial e métodos baseados em medições de bioimpedância no tórax. Todos esses métodos permitem o cálculo do VS como um guia para o manejo hemodinâmico. Além disso, a saturação de oxigênio no sangue do átrio direito, em oposição à saturação venosa mista (o normal é 75%), pode ser utilizada como uma medida alternativa para discernir a extração de oxigênio tecidual e a adequação do fornecimento de oxigênio para os tecidos.

Apesar de numerosos relatos de sua utilidade questionável e do número crescente de métodos alternativos para determinar parâmetros hemodinâmicos, o cateter de AP ainda é empregado no perioperatório com mais frequência nos Estados Unidos do que em outros lugares. Embora a ecocardiografia possa determinar prontamente se o coração está cheio, comprimido, contraindo ou vazio, a obtenção e interpretação das imagens necessita de um indivíduo treinado. Monitores hemodinâmicos alternativos ganharam ampla aceitação na Europa e são cada vez mais usados nos Estados Unidos, diminuindo ainda mais o uso dos cateteres de AP.

A cateterização da AP pode ser considerada sempre que o índice cardíaco, a pré-carga, o estado volêmico ou o grau de oxigenação do sangue venoso misto precisam ser determinados. Esses dados podem ser particularmente importantes nos pacientes cirúrgicos em maior risco de instabilidade hemodinâmica ou durante procedimentos cirúrgicos associados a uma incidência muito maior de complicações hemodinâmicas. No entanto, os autores preferem a ETE nessas situações.

Contraindicações

As contraindicações relativas à cateterização da AP incluem bloqueio do ramo esquerdo (devido à preocupação com bloqueio cardíaco completo) e condições associadas a um risco muito aumentado de arritmias. Um cateter com capacidade de estimulação é mais adequado para essas situações. Um cateter na AP pode servir como foco de infecção em pacientes bacteriêmicos ou de formação de trombo em pacientes propensos à hipercoagulação.

Técnicas e complicações

Embora vários cateteres de AP estejam disponíveis comercialmente, o modelo mais popular integra cinco lumens em um cateter de 7,5F, 110 cm de comprimento, com um corpo de cloreto de polivinila (Figura 5-16). Os lumens abrigam o seguinte: fiação para conectar o termistor, localizado próximo à ponta do cateter, a um computador de DC por termodiluição; um canal de ar para insuflar o balão; uma porta proximal para infusões, injeções para o DC e medições das pressões do átrio direito, a 30 cm da ponta; uma porta ventricular a 20 cm para infusão de medicamentos; e uma porta distal para aspiração de amostras de sangue venoso misto e medições de pressão da AP.

A inserção de um cateter na AP requer acesso venoso central, que pode ser realizado usando a técnica de Seldinger antes descrita. Em vez de um cateter venoso central, um dilatador e uma bainha são passados sobre o fio-guia. O lúmen da bainha acomoda o cateter de AP após a remoção do dilatador e do fio-guia (Figura 5-17).

Antes da inserção, o cateter de AP é verificado mediante insuflação e desinflação do seu balão, e todos os três lumens são preenchidos com fluido intravenoso. A porta distal é conectada a um transdutor que é zerado para a linha axilar média do paciente.

O cateter de AP é avançado através do condutor na veia jugular interna. A cerca de 15 cm, a ponta distal deve entrar no átrio direito, e um traçado venoso central, que varia com a respiração, confirma a posição intratorácica. O balão é então inflado com ar de acordo com as

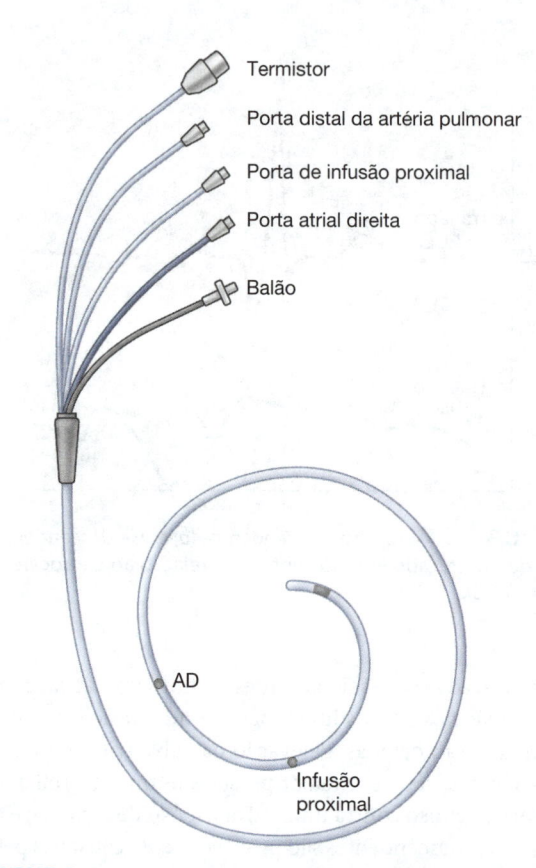

FIGURA 5-16 Cateter de flutuação da artéria pulmonar com ponta em formato de balão (cateter de Swan-Ganz). AD, átrio direito.

recomendações do fabricante (em geral 1,5 mL) para proteger o endocárdio da ponta do cateter e permitir o fluxo pelo ventrículo direito para direcionar o cateter para frente. O balão é sempre esvaziado durante a retirada. Durante o avanço do cateter, o ECG deve ser monitorado quanto a arritmias. A ectopia transitória por irritação do ventrículo direito pelo balão e pela ponta do cateter é comum e raramente exige tratamento. Um aumento súbito na pressão *sistólica* no traçado distal indica a localização ventricular direita da ponta do cateter (Figura 5-18). A entrada na artéria pulmonar ocorre normalmente por 35 a 45 cm e é anunciada por um aumento súbito na pressão *diastólica*.

O balão deve ser esvaziado e o cateter retirado se as mudanças de pressão não ocorrerem nas distâncias esperadas, para evitar nós no cateter. Ocasionalmente, a inserção pode exigir fluoroscopia ou ETE para orientação.

Depois que a ponta do cateter entrar na AP, um avanço adicional mínimo resulta em um formato de onda de pressão de oclusão da artéria pulmonar (POAP). O traçado da AP deve reaparecer quando o balão for desinflado. O encunhamento antes da insuflação máxima do balão indica que ele está além da sua posição ideal, e o cateter deve ser levemente tracionado (com o balão desinflado).

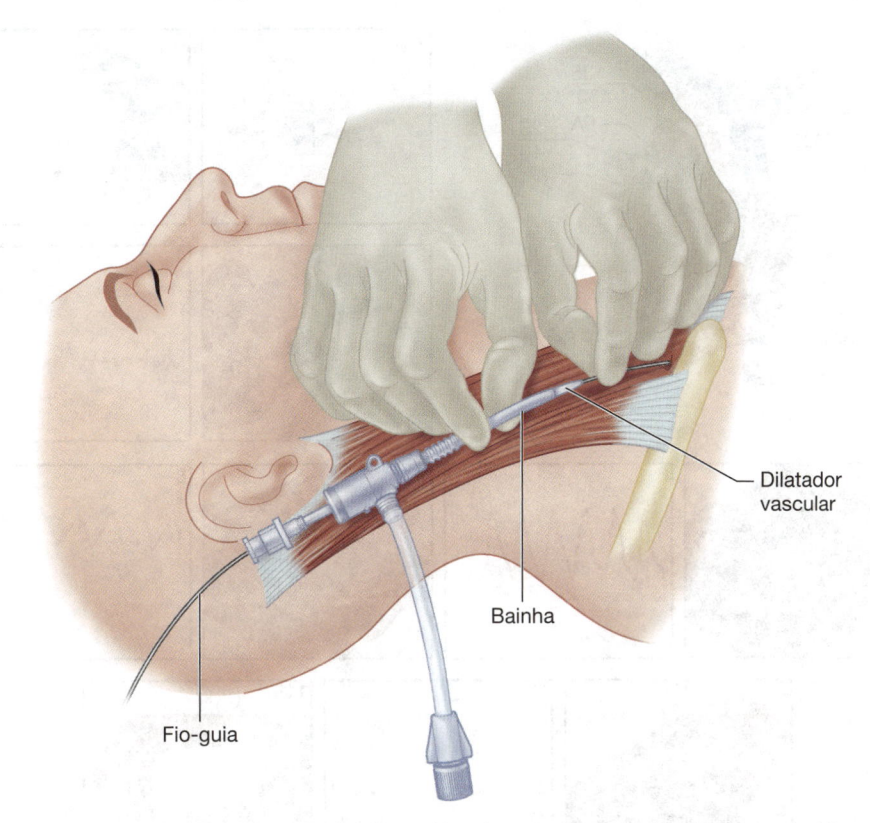

FIGURA 5-17 Um introdutor percutâneo, consistindo em um dilatador vascular e uma bainha, é introduzido através do fio-guia.

Como a **ruptura da AP** devido à insuflação excessiva do balão pode causar hemorragia e mortalidade, as leituras de cunha não devem ser obtidas com muita frequência.

④ A pressão da AP deve ser monitorada continuamente para detectar um posicionamento incorreto por migração distal excessiva do cateter. A posição correta do cateter é confirmada por uma radiografia de tórax.

As inúmeras complicações da cateterização da AP incluem todas aquelas associadas à canulação venosa central, mais endocardite, trombogênese, infarto pulmonar, ruptura da AP e hemorragia (particularmente em pacientes que tomam anticoagulantes, idosos, pacientes do sexo feminino, ou pacientes com hipertensão pulmonar), nós no cateter, arritmias, anormalidades de condução e dano valvar pulmonar. Mesmo traços de hemoptise não devem ser ignorados porque podem indicar a ruptura da AP. Se houver suspeita de hemoptise, a colocação imediata de um tubo traqueal de duplo lúmen pode manter a oxigenação adequada do pulmão não afetado. O risco de complicações aumenta com a duração da cateterização, que em geral não deve ultrapassar 72 horas.

Considerações clínicas

Os cateteres de AP permitem uma estimativa mais precisa da pré-carga ventricular esquerda do que a PVC ou o exame físico (mas não tão preciso quanto a ETE), bem como a amostragem de sangue venoso misto. Cateteres com termistores autônomos (discutidos mais adiante neste capítulo) podem ser usados para medir o DC, a partir do qual uma grande variedade de valores hemodinâmicos pode ser derivada (Tabela 5-1). Alguns modelos de cateteres incorporam eletrodos que permitem o registro e estimulação de ECG intracavitário. Os feixes de fibra óptica opcionais permitem a medição contínua da saturação de oxigênio do sangue venoso misto.

Starling demonstrou a relação entre a função ventricular esquerda e o comprimento da fibra muscular diastólica final do ventrículo esquerdo, que costuma ser proporcional ao volume diastólico final (ver Capítulo 20). Se a complacência não estiver anormalmente diminuída (p. ex., por isquemia miocárdica, sobrecarga, hipertrofia ventricular ou tamponamento pericárdico), a PDFVE deve refletir o comprimento da fibra. Na presença de valva mitral normal, a pressão atrial esquerda aproxima-se da pressão ventricular esquerda durante o enchimento diastólico. O átrio esquerdo se conecta com o lado direito do coração por meio da vasculatura pulmonar. O lúmen distal do cateter de AP, corretamente encaixado, é isolado das pressões do lado direito pela insuflação do balão. Sua abertura distal é exposta apenas à pressão capilar, que – na ausência de altas pressões nas vias aéreas ou doença vascular pulmonar – é igual à pressão atrial esquerda. De

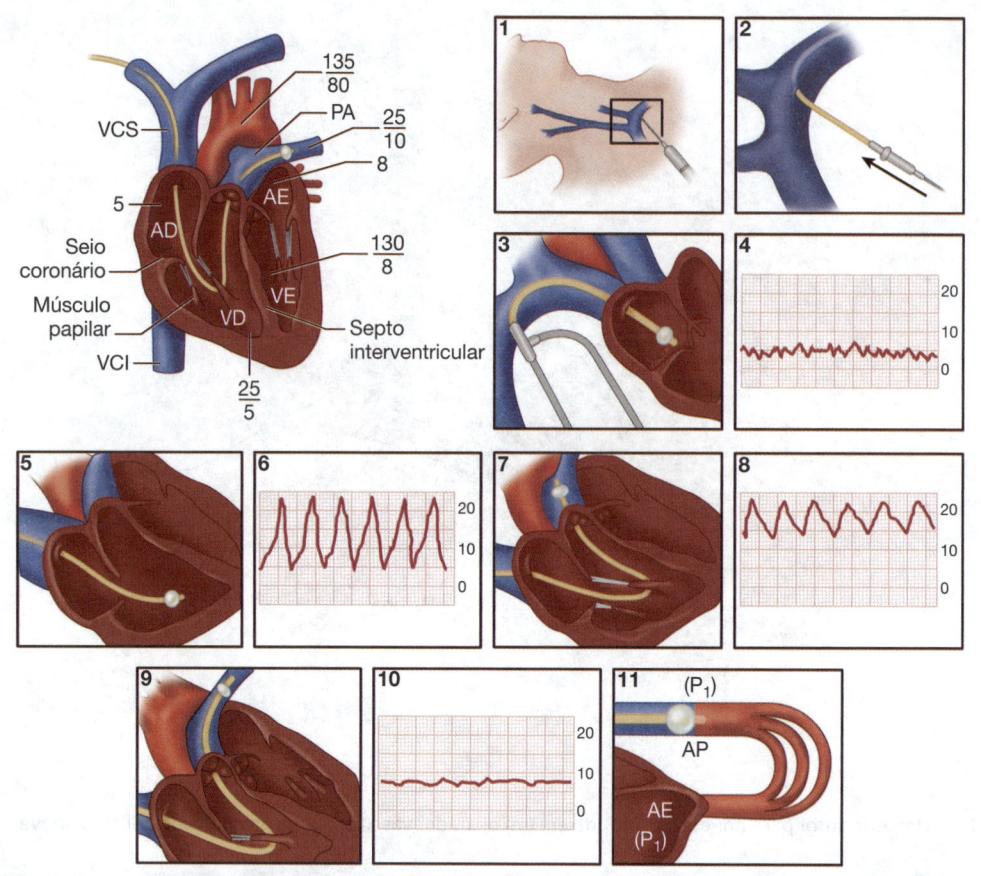

FIGURA 5-18 Embora sua utilidade seja cada vez mais questionada, os cateteres de artéria pulmonar (AP) continuam a fazer parte do manejo perioperatório do paciente de cirurgia cardíaca. Após a colocação de um introdutor com bainha na circulação central (**painéis 1 e 2**), o cateter de AP é insuflado. A colocação do acesso central deve sempre ser concluída usando técnica estéril rigorosa, cobertura de corpo inteiro e somente após várias confirmações redundantes da localização correta da circulação venosa. A orientação de pressão é usada para determinar a localização do cateter de AP na circulação venosa e no coração. Ao entrar no átrio direito (AD; **painéis 3 e 4**), observa-se o traçado da pressão venosa central. Passando pela valva tricúspide (**painéis 5 e 6**), as pressões ventriculares direitas são detectadas. De 35 a 50 cm, dependendo do tamanho do paciente, o cateter passará do ventrículo direito (VD) pela valva do tronco pulmonar até a artéria pulmonar (**painéis 7 e 8**). Isso é observado pela determinação da pressão diastólica uma vez que a valva do tronco pulmonar é atravessada. Por fim, quando indicado, o cateter com ponta de balão formará uma cunha ou ocluirá um ramo da artéria pulmonar (**painéis 9, 10 e 11**). Quando isso ocorre, a pressão da artéria pulmonar se equilibra com a do átrio esquerdo (AE), que, salvo qualquer doença da valva mitral, deve refletir a pressão diastólica final do ventrículo esquerdo. VCI, veia cava inferior; VCS, veia cava superior. (Reproduzida com permissão de Soni N. *Practical Procedures in Anesthesia and Intensive Care*. Philadelphia, PA: Butterworth Heinemann; 1994.)

fato, a aspiração pela porta distal durante a insuflação do balão coleta amostras de sangue arterial. A POAP é uma medida indireta da PDFVE que, dependendo da complacência ventricular, se aproxima do volume diastólico final do ventrículo esquerdo.

Considerando que a PVC pode refletir a função ventricular direita, um cateter de AP pode ser indicado se um dos ventrículos estiver acentuadamente insuficiente, causando dissociação hemodinâmica dos lados direito e esquerdo. A PVC é pouco preditiva da pressão capilar pulmonar, sobretudo em pacientes com função ventricular esquerda anormal. Mesmo a POAP nem sempre prediz a PDFVE. A relação entre o volume diastólico final do ventrículo esquerdo (pré-carga real) e a POAP (pré-carga estimada) pode se tornar duvidosa durante condições associadas à alteração da complacência atrial ou ventricular esquerda, da função da valva atrioventricular esquerda (mitral) ou da resistência da veia pulmonar. Essas condições são comuns logo após cirurgias de grande porte cardíacas ou vasculares e em pacientes criticamente enfermos que estão recebendo agentes inotrópicos ou sofrendo choque séptico.

Em última análise, o valor das informações fornecidas pelo cateter de AP depende de sua correta interpretação pelos profissionais de saúde responsáveis pelo paciente. Assim, o cateter de AP é apenas uma ferramenta para auxiliar na terapia perioperatória dirigida. Dado o número crescente de métodos menos invasivos hoje disponíveis para obter informações semelhantes, prevemos que a cateterização da AP venha a se tornar principalmente de interesse histórico.

TABELA 5-1 Variáveis hemodinâmicas derivadas dos dados de cateterização da artéria pulmonar[1]

Variável	Fórmula	Normal	Unidades
Índice cardíaco	$\dfrac{\text{Débito cardíaco (L/min)}}{\text{Área de superfície corporal (m}^2\text{)}}$	2,2-4,2	L/min/m^2
Resistência periférica total	$\dfrac{(\text{PAM} - \text{PVC}) \times 80}{\text{Débito cardíaco (L/min)}}$	1.200-1.500	dinas·s cm^{-5}
Resistência vascular pulmonar	$\dfrac{(\text{PMAP} - \text{POAP}) \times 80}{\text{Débito cardíaco (L/min)}}$	100-300	dinas·s cm^{-5}
Volume sistólico	$\dfrac{\text{Débito cardíaco (L/min)} \times 1.000}{\text{Frequência cardíaca (batimentos/min)}}$	60-90	mL/batimento
Índice de volume sistólico (IVS)	$\dfrac{\text{Volume sistólico (mL/batimento)}}{\text{Área de superfície corporal (m}^2\text{)}}$	20-65	mL/batimento/m^2
Trabalho sistólico do ventrículo direito	0,0136 (PMAP– PVC) × IVS	30-65	g-m/batimento/m^2
Trabalho sistólico do ventrículo esquerdo	0,0136 (PAM – POAP) × IVS	46-60	g-m/batimento/m^2

[1]g-m, grama metro; PAM, pressão arterial média; PMAP, pressão média da artéria pulmonar; POAP, pressão de oclusão da artéria pulmonar; PVC, pressão venosa central.

DÉBITO CARDÍACO

Indicações

A determinação do DC, para permitir o cálculo do VS, é uma das principais razões para a cateterização da AP. Atualmente, existem vários métodos alternativos e menos invasivos para estimar a função ventricular e auxiliar na terapia guiada por metas.

Técnicas e complicações

A. Termodiluição

A injeção de uma quantidade (2,5, 5 ou 10 mL) de fluido abaixo da temperatura corporal (em geral temperatura ambiente ou gelada) no átrio direito altera a temperatura do sangue em contato com o termistor na ponta do cateter de AP. O grau de mudança é inversamente proporcional ao DC: a mudança de temperatura é mínima se houver um alto fluxo sanguíneo, enquanto a mudança de temperatura é maior quando o fluxo está reduzido. Após a injeção, pode-se plotar a temperatura em função do tempo para produzir uma **curva de termodiluição** (**Figura 5-19**). O DC é determinado por um programa de computador que integra a área sob a curva.

⑤ Medições acuradas do DC dependem de injeção rápida e suave, conhecimento preciso da temperatura e do volume do fluido injetado, digitação correta dos parâmetros de calibração específicos para o cateter de AP utilizado e evitação de medidas durante a eletrocauterização. A insuficiência tricúspide e os *shunts* cardíacos invalidam os resultados porque apenas o débito do ventrículo direito para a AP está realmente sendo medido. A infusão rápida de fluido gelado raras vezes resulta em arritmias cardíacas.

Uma modificação da técnica de termodiluição permite a medição contínua do DC com um cateter especial e um sistema de monitorização. O cateter contém um filamento térmico que introduz pequenos pulsos de calor no sangue próximo à valva do tronco pulmonar e um termistor que mede as mudanças na temperatura do sangue na AP. Um programa no monitor determina o DC, correlacionando a quantidade de entrada de calor com as mudanças na temperatura do sangue.

A termodiluição transpulmonar (sistema PiCCO®, sistema VolumeView™) baseia-se nos mesmos princípios da termodiluição, mas não requer cateterização da AP.

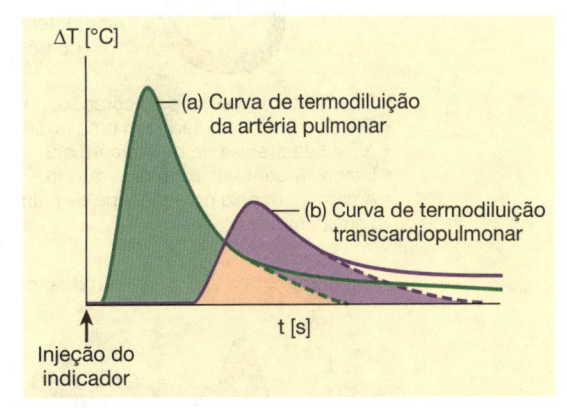

FIGURA 5-19 Comparação das curvas de termodiluição após injeção de solução salina fria na veia cava superior. O pico de mudança de temperatura ocorre mais cedo quando medido na artéria pulmonar (a) do que se medido na artéria femoral (b). A partir daí, ambas as curvas logo se reaproximam da linha de base. (Reproduzida com permissão de Reuter D, Huang C, Edrich T, et al. Cardiac output monitoring using indicator dilution techniques: Basics, limits and perspectives. *Anesth Analg*. 2010 Mar 1;110(3):799-811.)

Um acesso central e um cateter arterial equipado com termistor (geralmente colocado na artéria femoral) são necessários para realizar a termodiluição transpulmonar. As medições térmicas de cateteres da artéria radial foram consideradas inválidas. As medições de termodiluição transpulmonar envolvem a injeção de um indicador frio na veia cava superior por meio de um acesso central (**Figura 5-20**). Um termistor registra a mudança de temperatura no sistema arterial após o trânsito do indicador frio pelo coração e pelos pulmões, além de estimar o DC.

A termodiluição transpulmonar também permite o cálculo do volume diastólico final global (VDFG) e da água pulmonar extravascular (APEV). Por meio de análise matemática e extrapolação da curva de termodiluição, o programa de termodiluição transpulmonar pode calcular tanto o tempo médio de trânsito do indicador quanto seu tempo de decaimento exponencial (**Figura 5-21**). O volume térmico intratorácico (VTIT) é o produto do DC e do tempo médio de trânsito (TMT). O VTIT inclui o volume de sangue pulmonar (VSP), a APEV e o sangue contido no coração. O volume térmico pulmonar (VTP) inclui tanto a APEV quanto o VSP e é obtido multiplicando-se o DC pelo tempo de decaimento exponencial (TDE). Subtraindo o VTP do VTIT, tem-se o

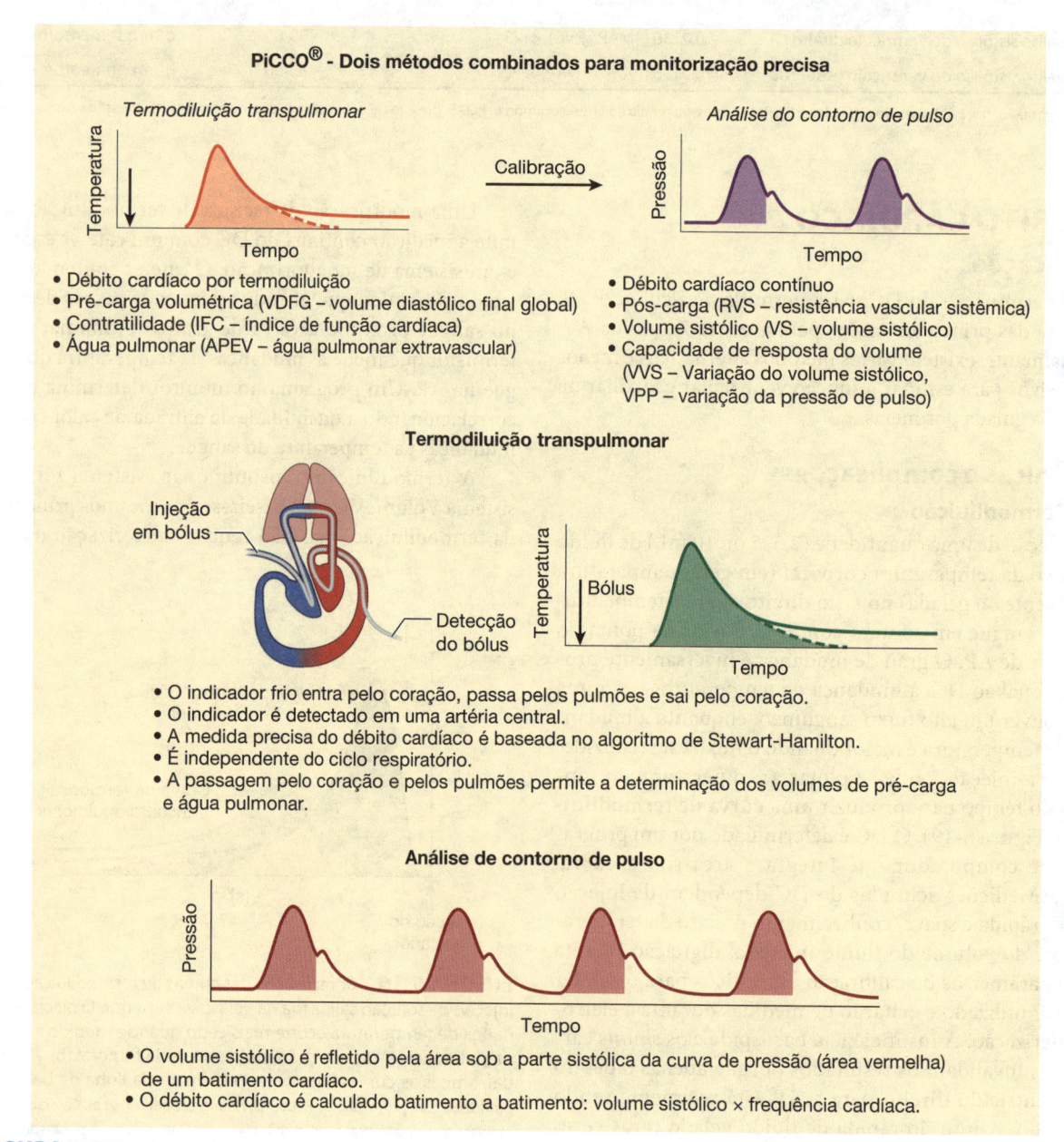

FIGURA 5-20 Dois métodos combinados para monitorização precisa. (Reproduzida com permissão da Royal Philips Electronics.)

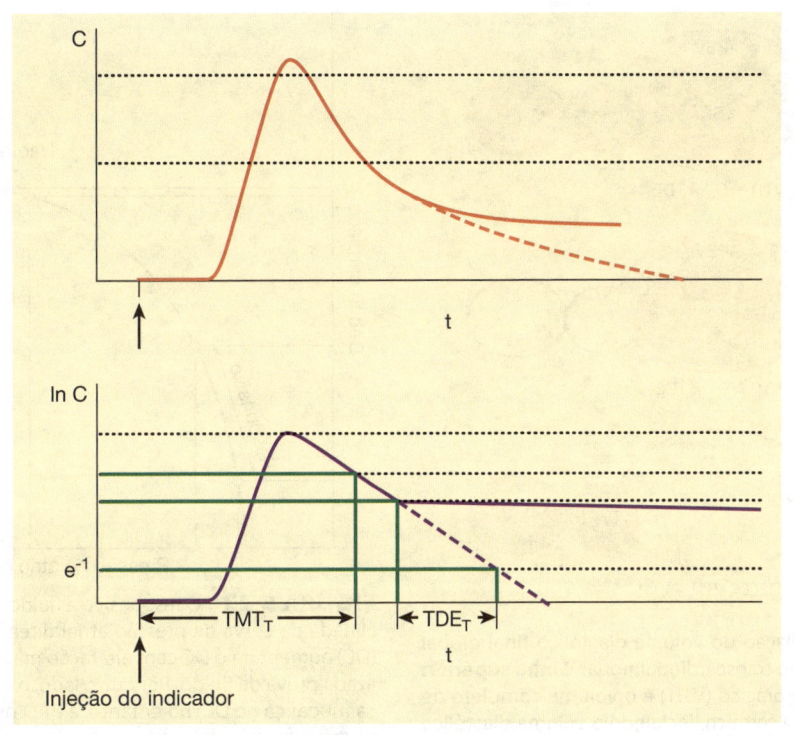

FIGURA 5-21 A curva superior representa a clássica curva de termodiluição, mostrando a concentração de um indicador ao longo do tempo no local de detecção. Por extrapolação da curva (linha tracejada), os fenômenos de recirculação potencial são excluídos. A ilustração logarítmica (curva inferior) permite definir o tempo médio de trânsito (TMT_T) e o tempo de decaimento exponencial (TDE_T) do indicador. (Reproduzida com permissão de Reuter D, Huang C, Edrich T, et al. Cardiac output monitoring using indicator dilution techniques: Basics, limits and perspectives. *Anesth Analg*. 2010 Mar 1;110(3):799-811.)

VDFG (**Figura 5-22**). O VDFG é um volume hipotético que assume que todas as câmaras do coração estão cheias simultaneamente na diástole. Com um índice normal entre 640 e 800 mL/m^2, o VDFG pode auxiliar na determinação do estado volêmico. Um índice de água pulmonar extravascular inferior a 10 mL/kg é normal. A APEV é o VTIT menos o volume de sangue intratorácico (VSIT). VSIT = VDFG × 1,25.

Assim, APEV = VTIT − VSIT. Um valor de APEV aumentado pode ser indicativo de sobrecarga de fluido. Por meio da análise matemática da curva de termodiluição transpulmonar, é possível, portanto, obter índices volumétricos para guiar a terapia de reposição de fluidos. Além disso, esses sistemas calculam a variação do VS e a variação da pressão de pulso por meio da análise do contorno de pulso, sendo que ambas podem ser usadas para determinar a capacidade de resposta do fluido. Tanto o VS quanto a pressão de pulso diminuem durante a ventilação com pressão positiva. Quanto maiores as variações ao longo da inspiração e expiração em pressão positiva, maior a probabilidade de o paciente melhorar os parâmetros hemodinâmicos após a administração de fluido. A **Figura 5-23** demonstra que os pacientes localizados na parte mais inclinada da curva responderão melhor à administração de fluido em comparação com aqueles cujo estado volêmico já é adequado. Medidas dinâmicas, como VS e variação da pressão de pulso, auxiliam na identificação de indivíduos com probabilidade de responder à administração de fluido (**Figuras 5-24** e **5-25**).

A variação da pressão de pulso é a mudança na pressão de pulso que ocorre ao longo do ciclo respiratório em pacientes com ventilação por pressão positiva. À medida que o volume é administrado, a variação da pressão de pulso diminui. Uma variação maior que 12 a 13% sugere responsividade aos fluidos. Medidas dinâmicas, como variação da pressão de pulso e variação do volume sistólico, tornam-se menos confiáveis quando há arritmias. Infelizmente, muitos dos estudos de validação usando essas medidas dinâmicas foram realizados antes do uso rotineiro de estratégias de ventilação pulmonar protetora com baixo volume corrente (6 mL/kg) durante a ventilação com pressão positiva.

B. Diluição de corante

Se o corante indocianina verde (ou outro indicador, como lítio) for injetado através de um cateter venoso central, seu aparecimento na circulação arterial sistêmica pode ser medido pela análise de amostras arteriais, com um detector apropriado (p. ex., um densitômetro para indocianina verde). A área sob a **curva resultante do corante**

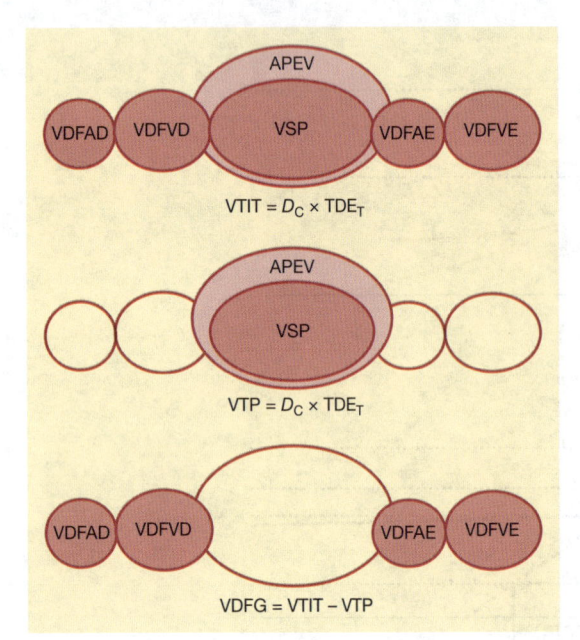

FIGURA 5-22 Avaliação do volume diastólico final global (VDFG) por termodiluição transcardiopulmonar. **Linha superior:** O volume térmico intratorácico (VTIT) é o volume completo de distribuição do indicador térmico, incluindo o volume diastólico final do átrio direito (VDFAD), do ventrículo direito (VDFVD), do átrio esquerdo (VDFAE), do ventrículo esquerdo (VDFVE), o volume de sangue pulmonar (VSP) e a água pulmonar extravascular (APEV). É calculado multiplicando o débito cardíaco (DC) pelo tempo médio de trânsito (TMT_T) do indicador. **Linha do meio:** O volume térmico pulmonar (VTP) representa a maior câmara de mistura neste sistema e inclui o VSP e a APEV e é avaliado pela multiplicação do DC pelo tempo de decaimento exponencial (TDE_T) do indicador térmico. **Linha inferior:** O VDFG, incluindo os volumes do coração direito e esquerdo, agora é calculado subtraindo VTP de VTIT. (Reproduzida com permissão de Reuter D, Huang C, Edrich T, et al. Cardiac output monitoring using indicator dilution techniques: Basics, limits and perspectives. *Anesth Analg*. 2010 Mar 1;110(3):799-811.)

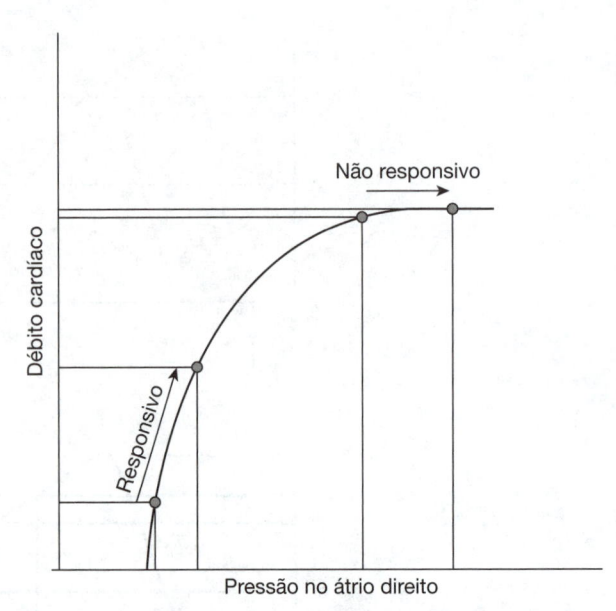

FIGURA 5-23 O responsivo a fluido, localizado na porção inclinada da curva de pressão atrial direita (PAD)/débito cardíaco (DC) aumentará o DC com alteração mínima da PAD quando realizada prova de fluido. Por outro lado, o não responsivo verá pouca mudança no DC; no entanto, a PAD provavelmente aumentará. (Reproduzida com permissão de Cherpanath T, Aarts L, Groeneveld J, Geerts B. Defining fluid responsiveness: A guide to patient tailored volume titration. *J Cardiothorac Vasc Anesth*. 2014 Jun;28(3):745-754.)

indicador está relacionada ao DC. Ao analisar a pressão arterial e integrá-la ao DC, os sistemas que usam lítio (LiDCO™) também calculam o VS batimento a batimento. No sistema LiDCO™, um pequeno volume de cloreto de lítio é injetado em bólus na circulação. Um eletrodo sensível ao lítio em um cateter arterial mede a queda na concentração de lítio ao longo do tempo. A integração da concentração em um gráfico de tempo permite que a máquina calcule o DC. O dispositivo LiDCO™, assim como o dispositivo de termodiluição PiCCO®, emprega análise do contorno da onda de pulso arterial para fornecer determinações contínuas, batimento a batimento, do DC e de outros parâmetros. As determinações de diluição de lítio podem ser feitas em pacientes que possuem apenas acesso venoso periférico. O lítio não deve ser administrado a pacientes no primeiro trimestre da gravidez. A técnica de diluição do corante, no entanto, introduz os problemas de recirculação do indicador, amostragem de sangue arterial e acúmulo de indicador em segundo plano, potencialmente limitando o uso de tais abordagens no período perioperatório. Bloqueadores neuromusculares adespolarizantes podem afetar o sensor de lítio.

C. Dispositivos de contorno de pulso

Os dispositivos de contorno de pulso usam o rastreamento da pressão arterial para estimar o DC e outros parâmetros dinâmicos, como pressão de pulso e variação do VS com ventilação mecânica. Esses índices são usados para ajudar a determinar se a hipotensão provavelmente responderá à fluidoterapia.

Os dispositivos de contorno de pulso dependem de algoritmos que medem a área da porção sistólica do traçado da pressão arterial desde o final da diástole até o final da ejeção ventricular. Os dispositivos então incorporam um fator de calibração para a complacência vascular do paciente, que é dinâmico e não estático. Alguns dispositivos de contorno de pulso contam primeiro com termodiluição transpulmonar ou termodiluição de lítio para calibrar o equipamento para medições subsequentes de contorno de pulso. O sensor FloTrac (Edwards Lifesciences) não requer calibração com outra medida e depende de uma análise estatística de seu algoritmo para contabilizar as alterações na complacência vascular que ocorrem como consequência da alteração do tônus vascular.

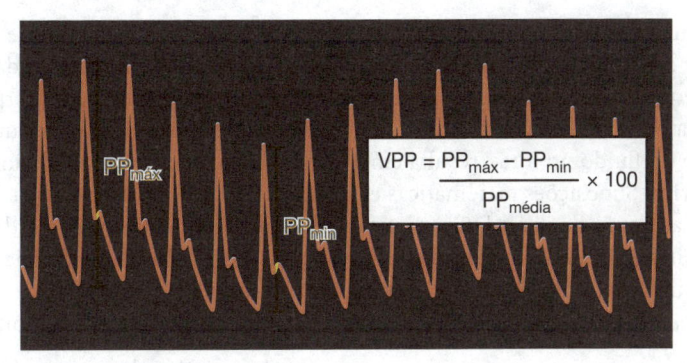

FIGURA 5-24 Cálculo da variação da pressão de pulso (VPP). $PP_{máx}$, pressão de pulso máxima; $PP_{média}$, pressão de pulso média; PP_{min}, pressão de pulso mínima. (Reproduzida com permissão de Scott MC, Mallemat H, eds. Assessing volume status. *Emerg Med Clin N Am*. 2014 Nov;32(4):811-822.)

$$VPP = \frac{PP_{máx} - PP_{min}}{PP_{média}} \times 100$$

D. Doppler esofágico

O Doppler esofágico baseia-se no princípio Doppler para medir a velocidade do fluxo sanguíneo na aorta torácica descendente. O princípio Doppler é parte integrante da ecocardiografia perioperatória. O efeito Doppler já foi descrito neste capítulo. O sangue na aorta está em movimento relativo em comparação com a sonda Doppler no esôfago. À medida que os glóbulos vermelhos circulam, eles refletem uma mudança de frequência, dependendo tanto da direção quanto da velocidade de seu movimento. Quando o sangue flui em direção ao transdutor, sua frequência refletida é maior do que a transmitida pela sonda. Quando as células sanguíneas se afastam do transdutor, a frequência é menor do que a inicialmente enviada pela sonda. Usando a equação de Doppler, é possível determinar a velocidade do fluxo sanguíneo na aorta. A equação é:

Velocidade do fluxo sanguíneo = {mudança de frequência/cosseno do ângulo de incidência entre o feixe Doppler e o fluxo sanguíneo} × {velocidade do som no tecido/2 (frequência da fonte)}

Para que o Doppler forneça uma estimativa confiável da velocidade, o ângulo de incidência deve ser o mais próximo possível de zero, pois o cosseno de 0 é 1. Conforme o ângulo se aproxima de 90°, a medida Doppler não é confiável, pois o cosseno de 90° é 0.

O aparelho Doppler esofágico calcula a velocidade do fluxo na aorta. Como as velocidades das células na aorta viajam em diferentes velocidades ao longo do ciclo cardíaco, o aparelho obtém uma medida de todas as velocidades das células que se movem ao longo do tempo. A integração matemática das velocidades representa a distância que o sangue percorre. A seguir, por meio de nomogramas, o monitor estima a área da aorta descendente. O monitor calcula, assim, tanto a distância percorrida pelo sangue quanto a área: área × comprimento = volume.

Consequentemente, o VS de sangue na aorta descendente é calculado. O conhecimento da FC permite calcular a porção do DC que flui pela aorta torácica descendente, que é cerca de 70% do DC total. A correção para esses 30% permite que o monitor estime o DC total do paciente. O Doppler esofágico depende de muitas suposições e nomogramas, o que pode prejudicar sua capacidade de refletir com precisão o DC em diversas situações clínicas.

E. Bioimpedância torácica

Alterações no volume torácico causam alterações na resistência torácica (bioimpedância) para correntes de baixa amplitude e alta frequência. Se as alterações torácicas

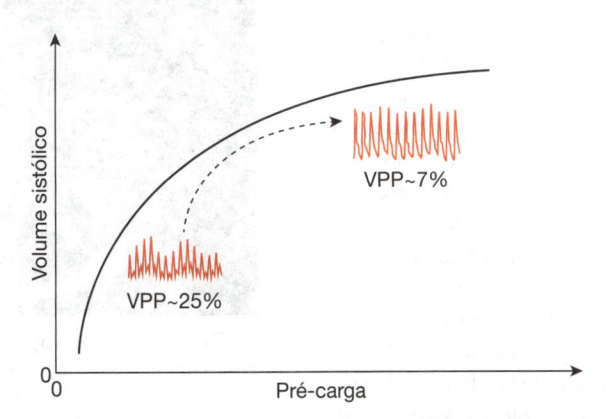

FIGURA 5-25 A variação da pressão de pulso (VPP) diminui à medida que o volume é administrado. (Reproduzida com permissão de Ramsingh D, Alexander B, Cannesson M. Clinical review: Does it matter which hemodynamic monitoring system is used? *Crit Care*. 2013 Mar 5;17(2):208.)

na bioimpedância forem medidas após a despolarização ventricular, o VS pode ser continuamente determinado. Esta técnica não invasiva requer seis eletrodos para aplicar microcorrentes e detectar a bioimpedância em ambos os lados do tórax. O aumento do fluido no tórax resulta em menor bioimpedância elétrica. Suposições matemáticas e correlações são então usadas para calcular o DC a partir de mudanças na bioimpedância. As desvantagens da bioimpedância torácica incluem suscetibilidade a interferência elétrica e de movimento.

F. Princípio de Fick

A quantidade de oxigênio consumida por um indivíduo (VO_2) é igual à diferença entre o conteúdo (C) de oxigênio arterial e venoso (a-v) (CaO_2 e CvO_2) multiplicada pelo DC. Portanto,

$$DC = \frac{\text{Consumo de oxigênio}}{\text{Diferença no conteúdo de } O_2 \text{ a-v}} = \frac{\dot{V}O_2}{CaO_2 - CvO_2}$$

O conteúdo misto de oxigênio venoso e arterial é facilmente determinado se um cateter de AP e um acesso arterial estiverem instalados. O consumo de oxigênio também pode ser calculado a partir da diferença entre o conteúdo de oxigênio no gás inspirado e expirado. Variações do princípio de Fick são a base de todos os métodos de diluição de indicador para determinação do DC.

G. Ecocardiografia

Não há ferramentas mais poderosas para diagnosticar e avaliar a função cardíaca no perioperatório do que a ecocardiografia transtorácica (ETT) e a ETE. Tanto a ETT quanto a ETE podem ser empregadas no pré e pós-operatório. A ETT tem a vantagem de ser totalmente não invasiva; entretanto, pode ser difícil adquirir as "janelas" para visualizar o coração. Na sala de cirurgia, o acesso limitado ao tórax faz da ETE uma opção ideal para visualizar o coração. Já estão disponíveis sondas de ETE descartáveis que podem permanecer posicionadas em pacientes gravemente enfermos por dias, durante os quais exames de ETE intermitentes podem ser realizados.

A ecocardiografia pode ser empregada pela equipe de anestesia de duas maneiras, dependendo dos graus de treinamento e certificação. A ETE básica (ou hemodinâmica) permite ao anestesiologista discernir a fonte primária da instabilidade hemodinâmica do paciente. Enquanto nas últimas décadas o cateter de AP era usado para determinar a razão pela qual o paciente está hipotenso, o anestesista que realiza a ETE está tentando determinar se o coração está adequadamente preenchido, contraindo de forma apropriada, não comprimido externamente e desprovido de quaisquer defeitos estruturais grosseiramente óbvios. A todo momento, as informações obtidas da ETE devem ser correlacionadas com outras informações, assim como com o estado geral do paciente.

Os anestesiologistas que realizam ETE avançada (diagnóstica) fazem recomendações terapêuticas e cirúrgicas com base em suas interpretações da ETE. Várias organizações e conselhos foram estabelecidos em todo o mundo para certificar profissionais em todos os níveis de ecocardiografia perioperatória. Mais importante, os indivíduos que realizam ecocardiografia devem estar cientes dos requisitos de credenciamento de suas respectivas instituições.

A ecocardiografia tem muitos usos, incluindo:

- Diagnóstico da origem da instabilidade hemodinâmica, incluindo isquemia miocárdica, insuficiência cardíaca sistólica e diastólica, anormalidades valvares, hipovolemia e tamponamento pericárdico.
- Estimativa de parâmetros hemodinâmicos, como VS, DC e pressões intracavitárias.
- Diagnóstico de doenças estruturais do coração, como valvopatias, *shunts*, doenças da aorta.
- Orientação das intervenções cirúrgicas, como reparo da valva mitral.

Várias modalidades ecocardiográficas são empregadas no período perioperatório por anestesiologistas, incluindo ETT, ETE, ultrassonografia epiaórtica e epicárdica e ecocardiografia tridimensional. Algumas vantagens e desvantagens das modalidades são as seguintes:

- A ETT tem a vantagem de ser não invasiva e essencialmente isenta de riscos. Hoje em dia, os exames de ETT de alcance limitado são cada vez mais comuns na unidade de terapia intensiva (**Figura 5-26**). Exames de ETT à beira do leito, como os protocolos FATE (ecocardiografia transtorácica avaliada por foco, do inglês *focus-assessed transthoracic echocardiography*) ou FAST (avaliação focada em ultrassonografia no trauma, do inglês *focused assessment with sonography*

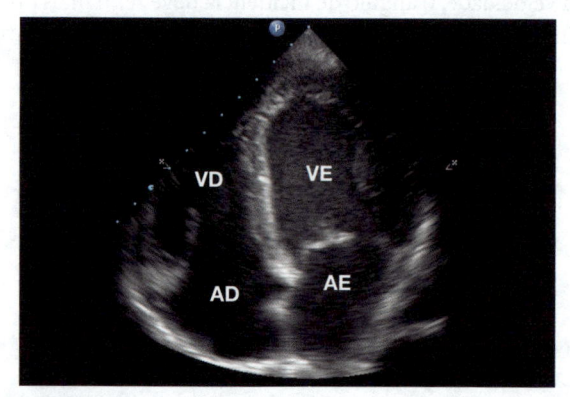

FIGURA 5-26 Visão apical normal de quatro câmaras. AD, átrio direito; AE, átrio esquerdo; VD, ventrículo direito; VE, ventrículo esquerdo. (Reproduzida com permissão de Carmody KA, Moore CL, Feller-Kopman D: *Handbook of Critical Care and Emergency Ultrasound*. New York, NY: McGraw Hill; 2011.)

in trauma), podem auxiliar prontamente no diagnóstico hemodinâmico. É possível identificar várias doenças cardíacas comuns, durante o período perioperatório, usando o reconhecimento de padrões (**Figuras 5-27** e **5-28**).

- Ao contrário da ETT, a ETE é um procedimento invasivo com potencial para complicações com risco de vida (ruptura esofágica e mediastinite) (**Figura 5-29**). A proximidade do esôfago com o átrio esquerdo elimina o problema de obtenção de "janelas" para visualizar o coração e permite grande detalhamento. A ETE tem sido usada com frequência na sala de cirurgia cardíaca nas últimas décadas. Seu uso para orientar a terapia em casos gerais tem sido limitado tanto pelo custo do equipamento quanto pelo aprendizado necessário para interpretar corretamente as imagens. Tanto a ETT quanto a ETE geram imagens bidimensionais do coração tridimensional. Como consequência, é necessário visualizar o coração através de muitos planos e janelas de imagens bidimensionais para recriar mentalmente a anatomia tridimensional. A capacidade de interpretar essas imagens no nível de certificação avançado requer muito treinamento.

- As técnicas de imagem de ultrassonografia epiaórtica e epicárdica empregam uma sonda de eco envolta em uma bainha estéril e manipulada por cirurgiões torácicos no intraoperatório para obter visualizações da aorta e do coração. A traqueia cheia de ar impede a imagem da aorta ascendente na ETE. Como a aorta é manipulada durante a cirurgia cardíaca, a detecção de placas ateroscleróticas permite ao cirurgião minimizar potencialmente a incidência de acidente vascular cerebral embólico. A imagem do coração com ultrassonografia epicárdica permite a ecocardiografia intraoperatória quando a ETE é contraindicada por causa de doença esofágica ou gástrica.

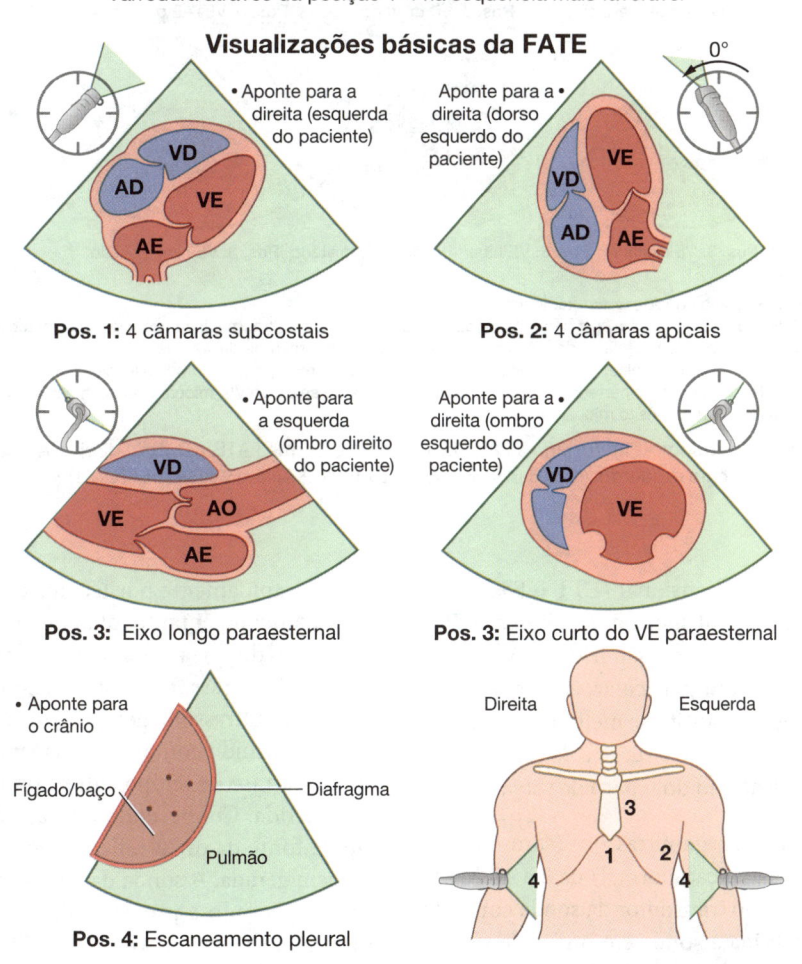

FIGURA 5-27 O exame FATE. AD, átrio direito; AE, átrio esquerdo; AO, aorta; VD, ventrículo direito; VE, ventrículo esquerdo. (Reproduzida com permissão de UltraSound Airway Breathing Circulation Dolor (USABCD) e Prof. Erik Sloth. http://usabcd.org/node/35.)

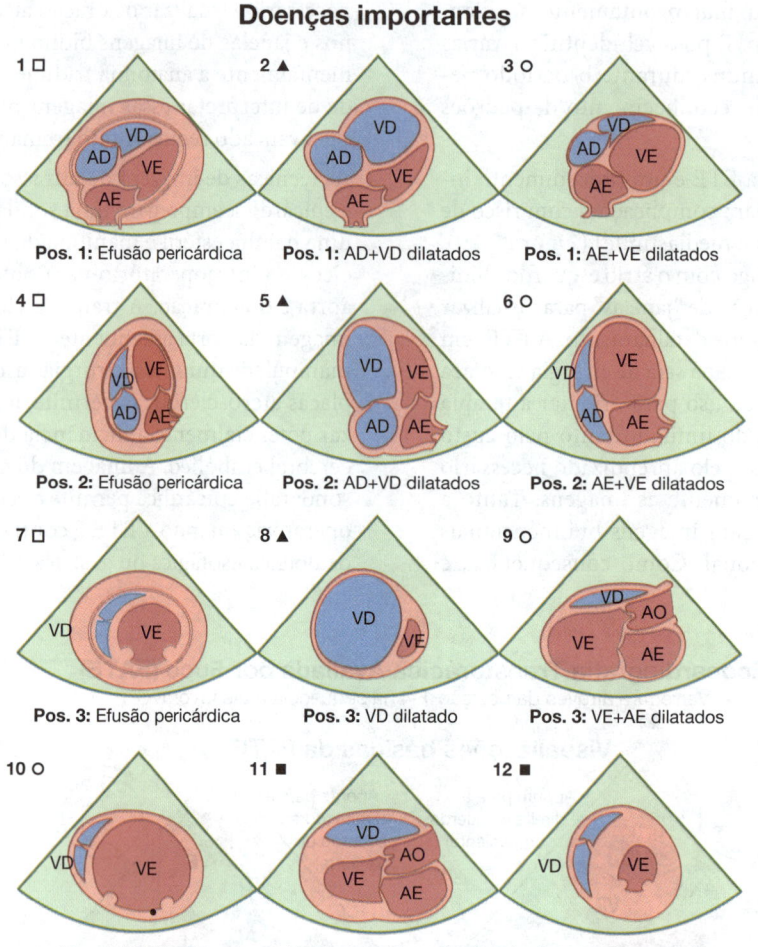

Doenças importantes

Pos. 1: Efusão pericárdica   **Pos. 1:** AD+VD dilatados   **Pos. 1:** AE+VE dilatados

Pos. 2: Efusão pericárdica   **Pos. 2:** AD+VD dilatados   **Pos. 2:** AE+VE dilatados

Pos. 3: Efusão pericárdica   **Pos. 3:** VD dilatado   **Pos. 3:** VE+AE dilatados

Pos. 3: VE dilatado   **Pos. 3:** VE hipertrofiado + AE dilatado   **Pos. 3:** VE hipertrofiado

Doenças a considerar em particular:
- □ Pós-operatório de cirurgia cardíaca, após cateterismo cardíaco, trauma, insuficiência renal, infecção.
- ▲ Embolia pulmonar, infarto do VD, hipertensão pulmonar, sobrecarga de volume.
- ○ Cardiopatia isquêmica, miocardiopatia dilatada, sepse, sobrecarga de volume, insuficiência aórtica.
- ■ Estenose aórtica, hipertensão arterial, obstrução da via de saída do VE, miocardiopatia hipertrófica, doenças de depósito miocárdico.

FIGURA 5-28 Condições patológicas importantes identificadas com o exame FATE. AD, átrio direito; AE, átrio esquerdo; AO, aorta; VD, ventrículo direito; VE, ventrículo esquerdo. (Reproduzida com permissão de UltraSound Airway Breathing Circulation Dolor (USABCD) e Prof. Erik Sloth. http://usabcd.org/node/35.)

- A ecocardiografia tridimensional (ETT e ETE) tornou-se disponível nos últimos anos (**Figura 5-30**). Essas técnicas fornecem uma visão tridimensional da estrutura do coração. Em particular, as imagens tridimensionais podem quantificar melhor os volumes do coração e gerar uma visão cirúrgica da valva mitral para auxiliar na orientação do reparo da valva.

A ecocardiografia emprega ultrassom (som em frequências maiores que a audição normal) de 2 a 10 MHz. Um sensor piezoelétrico no transdutor da sonda converte a energia elétrica fornecida à sonda em ondas de ultrassom. Essas ondas então viajam pelos tecidos, encontrando o sangue, o coração e outras estruturas. As ondas sonoras passam rapidamente por tecidos de impedância acústica semelhante; no entanto, quando encontram tecidos diferentes, são dispersas, refratadas ou refletidas de volta para a sonda de ultrassom. A onda de eco então interage com a sonda de ultrassom, gerando um sinal elétrico que pode ser reconstruído como uma imagem. O equipamento conhece o atraso de tempo entre a onda sonora transmitida e a refletida. Conhecendo o atraso de tempo, a localização da fonte da onda refletida pode ser determinada e a imagem gerada. A sonda da ETE contém uma miríade de cristais gerando e processando ondas, que então criam a imagem de eco. A sonda da ETE pode gerar imagens em vários planos e pode ser fisicamente manipulada no estômago e no esôfago, permitindo a visualização das

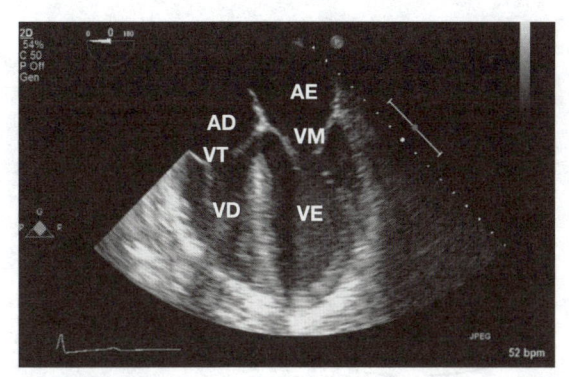

FIGURA 5-29 As estruturas do coração vistas em um corte medioesofágico de quatro câmaras, incluindo átrio direito (AD), valva tricúspide (VT), ventrículo direito (VD), átrio esquerdo (AE), valva mitral (VM) e ventrículo esquerdo (VE). (Reproduzida com permissão de Wasnick J, Hillel Z, Kramer D, et al. *Cardiac Anesthesia & Transesophageal Echocardiography*. New York, NY: McGraw Hill; 2011.)

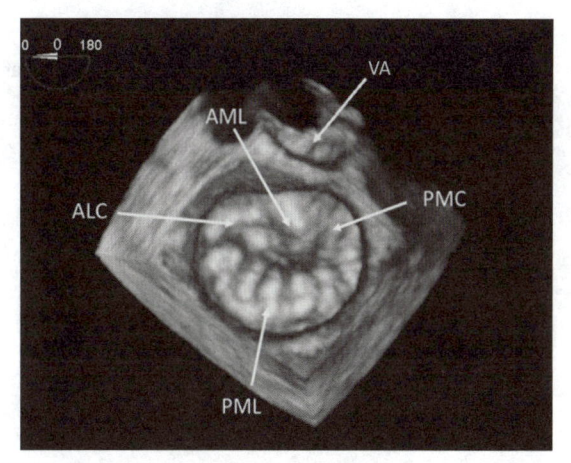

FIGURA 5-30 Ecocardiografia tridimensional da valva mitral demonstrando o folheto anterior (AML), o folheto posterior (PML), a comissura anterolateral (ALC) e a comissura posteromedial (PMC). A valva da aorta (VA) também é vista. (Reproduzida com permissão de Wasnick J, Hillel Z, Kramer D, et al. *Cardiac Anesthesia & Transesophageal Echocardiography*. New York, NY: McGraw Hill; 2011.)

estruturas cardíacas (**Figura 5-31**). Essas visualizações podem ser usadas para determinar se as paredes do coração estão recebendo suprimento sanguíneo adequado (**Figura 5-32**). No coração saudável, as paredes ficam mais espessas e se movem para dentro a cada batida. As anormalidades do movimento da parede, nas quais as paredes do coração não conseguem aumentar sua espessura durante a sístole ou se movem de forma discinética, podem estar associadas à isquemia miocárdica.

O efeito Doppler é usado rotineiramente em exames ecocardiográficos para determinar a direção e a velocidade do fluxo sanguíneo e do movimento do tecido. O fluxo sanguíneo no coração segue a lei da ação das massas. Portanto, o volume de sangue que flui por um ponto (p. ex., a via de saída do ventrículo esquerdo) deve ser o mesmo volume que passa pela valva da aorta. Quando o caminho pelo qual o sangue flui torna-se estreito (p. ex., estenose aórtica), a velocidade do sangue deve aumentar para permitir a passagem do volume. O aumento na velocidade conforme o sangue se move em direção a uma sonda de eco esofágica é detectado. A equação de Bernoulli (mudança de pressão = $4V^2$) permite que os ecocardiografistas determinem o gradiente de pressão entre áreas de diferentes velocidades, onde V representa a área de velocidade máxima (**Figura 5-33**). Usando Doppler de onda contínua, é possível determinar a velocidade máxima à medida que o sangue acelera através de uma estrutura cardíaca patológica. Por exemplo, um fluxo sanguíneo de 4 m/s reflete um gradiente de pressão de 64 mmHg entre uma área de fluxo lento (a via de saída do ventrículo esquerdo) e uma região de alto fluxo (uma valva da aorta estenótica).

A equação de Bernoulli permite que os ecocardiografistas estimem as pressões intracavitárias e na AP.

Assumindo que $P_1 >> P_2$

O fluxo sanguíneo procede de uma área de alta pressão (P_1) para uma área de baixa pressão (P_2).

O gradiente de pressão é igual a $4V^2$, onde V é a velocidade máxima medida em metros por segundo.

Por isso,

$$4V^2 = P_1 - P_2$$

Assim, supondo que haja um jato de fluxo sanguíneo regurgitante do ventrículo esquerdo para o átrio esquerdo e que a pressão sistólica do ventrículo esquerdo (P_1) seja igual à pressão arterial sistêmica (p. ex., sem estenose aórtica), é possível calcular a pressão atrial esquerda (P_2). Dessa maneira, os ecocardiografistas podem estimar as pressões intracavitárias quando há gradientes de pressão, velocidades de fluxo mensuráveis entre áreas de alta e baixa pressão e conhecimento de P_1 ou P_2 (**Figura 5-34**).

O Doppler de fluxo colorido é usado por ecocardiografistas para identificar áreas de fluxo anormal. O Doppler de fluxo colorido cria uma imagem visual atribuindo um código de cores às velocidades do sangue no coração. O fluxo sanguíneo direcionado para longe do transdutor ecocardiográfico é azul, enquanto o que está se movendo em direção à sonda é vermelho. Quanto maior a velocidade do fluxo, mais clara a tonalidade da cor (**Figura 5-35**). Quando a velocidade do fluxo sanguíneo se torna maior do que a que o equipamento pode medir, o fluxo em direção à sonda é mal interpretado como um fluxo que se afasta da sonda, criando imagens de fluxo turbulento e "distorção" da imagem. Tais mudanças no padrão de fluxo são usadas por ecocardiografistas para identificar áreas de doença.

O Doppler também pode ser utilizado para fornecer uma estimativa do VS e do DC. Semelhante às sondas Doppler esofágicas antes descritas, a ETT e a ETE podem

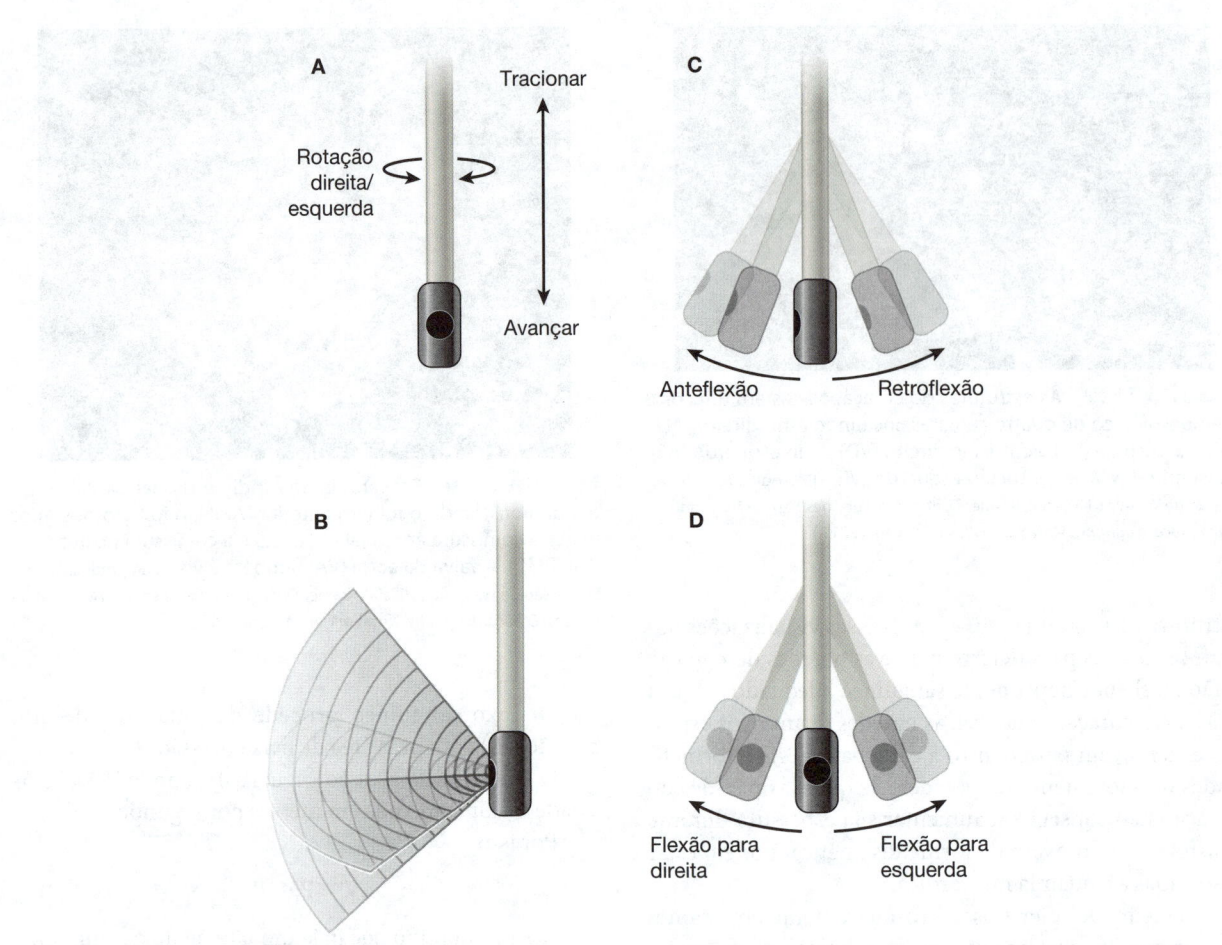

FIGURA 5-31 A sonda de eco é manipulada pelo examinador de várias maneiras para criar as imagens-padrão que constituem o exame abrangente de ecocardiografia transesofágica (ETE) perioperatória. Nunca force a sonda; se encontrar resistência, suspenda o exame. Informações ecocardiográficas podem ser fornecidas por um exame epicárdico e epiaórtico intraoperatório. O avanço da sonda no esôfago permite os exames superior, médio e transgástrico **(A)**. A sonda pode ser girada no esôfago da esquerda para a direita para examinar as estruturas dos lados esquerdo e direito **(A)**. O uso do botão localizado na sonda permite que o ecocardiografista gire o feixe de varredura em 180°, criando assim vários cortes de imagens bidimensionais do coração tridimensional **(B)**. Por fim, os painéis **C** e **D** demonstram a manipulação da ponta da sonda para permitir que o feixe seja direcionado para melhor visualização da imagem. (Modificada com permissão de Shanewise JS, Cheung AT, Aronson S, et al. ASE/SCA guidelines for performing a comprehensive intraoperative multiplane transesophageal echocardiography examination; recommendations of the American Society of Echocardiography Council for Intraoperative Echocardiography and the Society for Cardiovascular Anesthesiologists Task Force for Certification in Perioperative Transesophageal Echocardiography. *Anesth Analg*. 1999 Out;89(4):870-884.)

ser usadas para estimar o DC. Supondo que a via de saída do ventrículo esquerdo seja um cilindro, é possível medir seu diâmetro (**Figura 5-36**). Sabendo disso, é possível calcular a área por onde o sangue flui usando a seguinte equação:

$$\text{Área} = \pi r^2 = 0,785 \times \text{diâmetro}^2$$

Em seguida, a integral da velocidade no tempo é determinada. Um feixe Doppler é alinhado em paralelo com a via de saída do ventrículo esquerdo (**Figura 5-37**). As velocidades que passam pela via de saída do ventrículo esquerdo são registradas e o equipamento integra a curva velocidade/tempo para determinar a distância percorrida pelo sangue.

$$\text{Área} \times \text{comprimento} = \text{volume}$$

Neste caso, o VS é calculado:

$$\text{VS} \times \text{FC} = \text{DC}$$

Por fim, o Doppler pode ser usado para examinar o movimento do tecido miocárdico. A velocidade tecidual é normalmente de 8 a 15 cm/s (bem menor que a do sangue, que é de 100 cm/s). É possível discernir tanto a direcionalidade quanto a velocidade do movimento do coração usando a função Doppler tecidual do aparelho de eco. Durante o enchimento diastólico, o anel miocárdico lateral se move em direção à sonda da ETE. Velocidades miocárdicas reduzidas (< 8 cm/s) estão associadas a função diastólica prejudicada e pressões diastólicas finais do ventrículo esquerdo mais altas.

CAPÍTULO 5 Monitorização cardiovascular 97

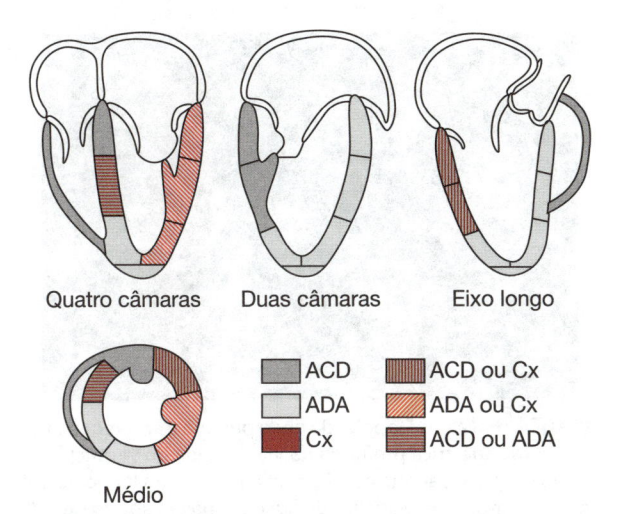

FIGURA 5-32 Distribuições típicas da artéria coronária direita (ACD), da artéria coronária descendente anterior esquerda (ADA) e da artéria coronária circunflexa (Cx) em visualizações transesofágicas do ventrículo esquerdo. A distribuição arterial varia entre os pacientes. Alguns segmentos têm perfusão coronariana variável. (Adaptada com permissão de Lang RM, Bierig M, Devereux RB, et al. Recommendations for chamber quantification: a report from the American Society of Echocardiography's Guidelines and Standards Committee and the Chamber Quantification Writing Group, developed in conjunction with the European Association of Echocardiography, a branch of the European Society of Cardiology, *J Am Soc Echocardiogr.* 2005 dez;18(12):1440-1463.)

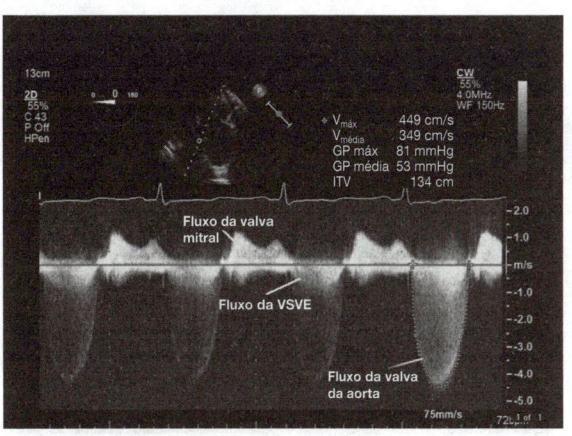

FIGURA 5-33 O intervalo de tempo-velocidade (ITV) da valva da aorta é calculado usando o Doppler de onda contínua, enquanto o Doppler de onda pulsada é útil para medições em velocidades sanguíneas mais baixas. Este Doppler de onda contínua foi alinhado paralelamente ao fluxo da valva da aorta usando a visualização transgástrica profunda. É importante observar que a velocidade do sangue através da valva da aorta é superior a 4 m/s. VSVE, via de saída do ventrículo esquerdo. (Reproduzida com permissão de Wasnick J, Hillel Z, Kramer D, et al. *Cardiac Anesthesia & Transesophageal Echocardiography.* New York, NY: McGraw Hill; 2011.)

PSVD − PAD = 4VV
PSVD = 4VV + PAD

PSVD = Pressão sistólica do VD
PAD = Pressão atrial direita
V = Velocidade do jato de RT

PSVE − PAE = 4VV
PAE = PSVE − 4VV

PSVE = Pressão sistólica do VE
V = Velocidade do jato de RM

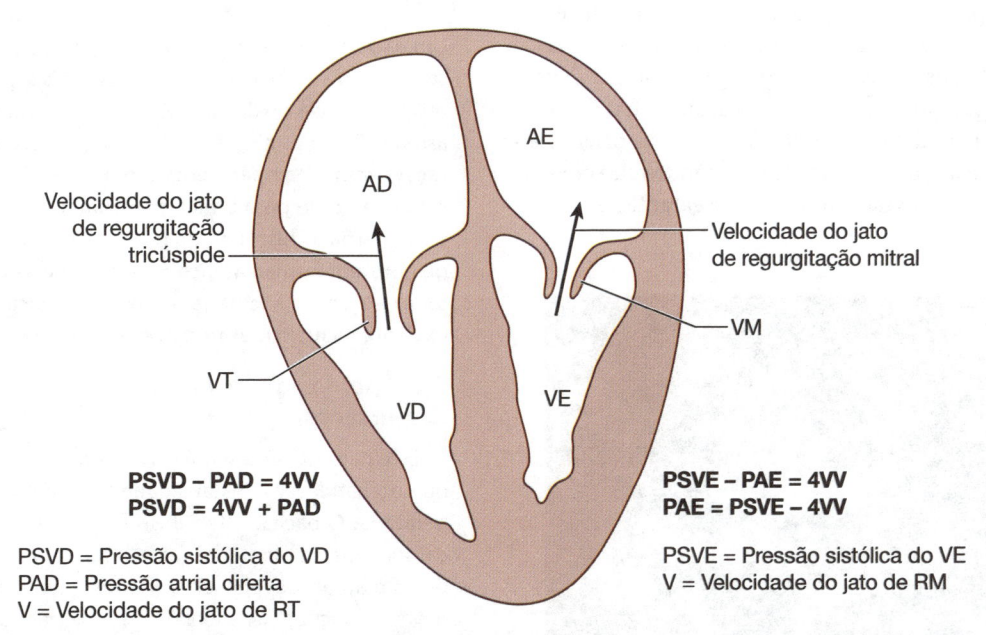

FIGURA 5-34 As pressões intracavitárias podem ser calculadas usando pressões conhecidas e a equação de Bernoulli quando os jatos regurgitantes estão presentes. A pressão sistólica da artéria pulmonar (AP) é obtida quando há insuficiência tricúspide e a pressão atrial direita (PAD) é conhecida. Supondo que não haja doença valvar pulmonar, a pressão sistólica do ventrículo direito (PSVD) e a pressão sistólica pulmonar são as mesmas. A pressão atrial esquerda pode ser calculada de forma semelhante se houver insuficiência mitral. Novamente, assumindo que não há doença valvar, a pressão sistólica do ventrículo esquerdo (PSVE) deve ser igual à pressão arterial sistólica sistêmica. A subtração de $4V^2$ da PSVE estima a pressão atrial esquerda (PAE). AD, átrio direito; AE, átrio esquerdo; VD, ventrículo direito; VE, ventrículo esquerdo; VM, valva mitral; VT, valva tricúspide. (Reproduzida com permissão de Wasnick J, Hillel Z, Kramer D, et al. *Cardiac Anesthesia & Transesophageal Echocardiography.* New York, NY: McGraw Hill; 2011.)

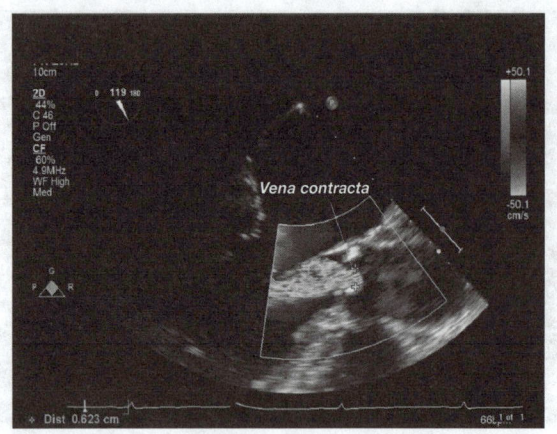

FIGURA 5-35 A imagem Doppler de fluxo colorido mostrando o eixo longo da valva da aorta medioesofágica demonstra a medição da *vena contracta* da insuficiência aórtica. A *vena contracta* representa o menor diâmetro do jato regurgitante ao nível da valva da aorta. Uma *vena contracta* de 6,2 mm classifica a insuficiência aórtica, neste caso, como grave. (Reproduzida com permissão de Wasnick J, Hillel Z, Kramer D, et al. *Cardiac Anesthesia & Transesophageal Echocardiography*. New York, NY: McGraw Hill; 2011.)

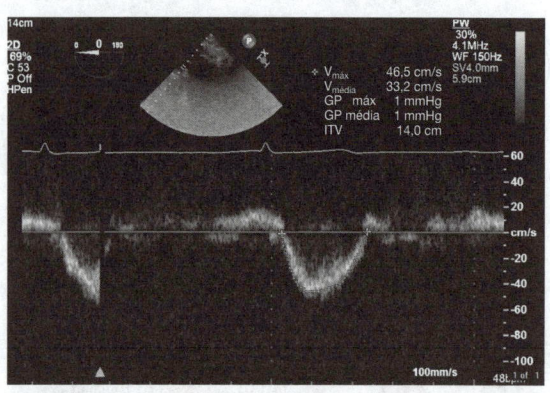

FIGURA 5-37 O Doppler de onda pulsada é empregado nesta visão transgástrica profunda da via de saída do ventrículo esquerdo (VSVE). O sangue está fluindo na VSVE para longe do esôfago. Portanto, as velocidades de fluxo aparecem abaixo da linha de base. A velocidade do fluxo através da VSVE é de 46,5 cm/s. Isso é esperado quando não há nenhuma doença, observada quando o sangue é ejetado ao longo da VSVE. Rastrear o envelope de fluxo (linhas pontilhadas) identifica o intervalo de tempo-velocidade (ITV). Neste exemplo, o ITV é de 14 cm. (Reproduzida com permissão de Wasnick J, Hillel Z, Kramer D, et al. *Cardiac Anesthesia & Transesophageal Echocardiography*. New York, NY: McGraw Hill; 2011.)

Em última análise, a ecocardiografia pode fornecer monitorização cardiovascular abrangente. Seu uso rotineiro fora da sala de cirurgia cardíaca tem sido dificultado tanto pelos custos do equipamento quanto pelo treinamento necessário para interpretar corretamente as imagens. É provável que a equipe de anestesia realize um número crescente de exames ecocardiográficos no perioperatório. Todos os residentes de anestesiologia devem adquirir habilidades básicas de ecocardiografia. Quando surgem dúvidas além daquelas relacionadas à orientação hemodinâmica, a interpretação por um indivíduo credenciado em ecocardiografia diagnóstica é garantida.

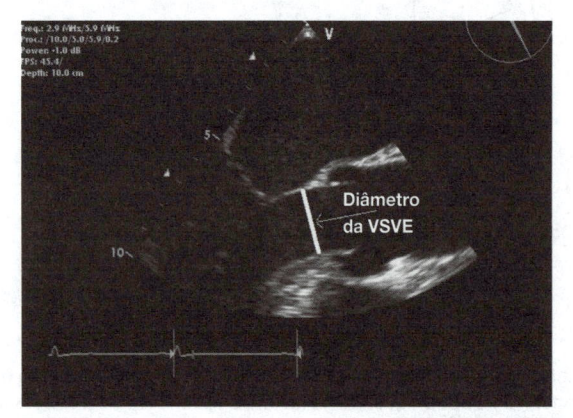

FIGURA 5-36 A visão do eixo médio do esôfago é empregada nesta imagem para medir o diâmetro da via de saída do ventrículo esquerdo (VSVE). Conhecendo o diâmetro da VSVE, é possível calcular a área da VSVE. (Reproduzida com permissão de Wasnick J, Hillel Z, Kramer D, et al. *Cardiac Anesthesia & Transesophageal Echocardiography*. New York, NY: McGraw Hill; 2011.)

DISCUSSÃO DE CASO

Monitorização e manejo hemodinâmico de um paciente complicado

Um paciente de 68 anos apresenta perfuração do cólon secundária a diverticulite. Os sinais vitais são os seguintes: frequência cardíaca, 120 batimentos/min; pressão arterial, 80/55 mmHg; frequência respiratória, 28 respirações/min; e temperatura corporal, 38 °C. O paciente está agendado para uma laparotomia exploradora de emergência. O histórico do paciente inclui a colocação de um *stent* farmacológico na artéria descendente anterior esquerda 2 semanas antes. Os medicamentos do paciente incluem metoprolol e clopidogrel.

Quais parâmetros hemodinâmicos devem ser empregados?

Este paciente apresenta diversos problemas médicos que podem levar à instabilidade hemodinâmica perioperatória. O paciente tem histórico de doença arterial coronariana tratada com *stents*. Quaisquer ECGs anteriores e atuais devem ser revisados quanto a sinais de novas alterações nas ondas ST e T, sinalizando isquemia. O paciente está taquicárdico e febril e, portanto, pode estar concomitantemente isquêmico, vasodilatado e hipovolêmico. Todas essas condições podem complicar o manejo perioperatório.

A canulação arterial e a monitorização fornecerão determinações da pressão arterial batimento a batimento no intraoperatório e também permitirão a obtenção de gasometrias arteriais em um paciente com probabilidade de estar acidótico e hemodinamicamente instável. O acesso venoso central é obtido de modo a permitir a reanimação volumétrica e fornecer uma porta para a administração de fluido para as avaliações transpulmonares de DC e variação de VS. De forma alternativa, a análise do contorno do pulso pode ser empregada a partir de um traçado arterial para determinar a capacidade de resposta ao volume, caso o paciente fique hemodinamicamente instável. A ecocardiografia pode ser usada para determinar função ventricular, pressões de enchimento e DC, além de fornecer vigilância para o desenvolvimento de anormalidades da motilidade da parede induzidas por isquemia.

Um cateter de AP também pode ser colocado para medir o DC e a pressão de oclusão capilar pulmonar; no entanto, usaríamos a ETE se não pudéssemos controlar bem o paciente com um acesso arterial, um cateter de PVC e um monitor para o DC (p. ex., análise de contorno de pulso, termodiluição transpulmonar).

A escolha dos monitores hemodinâmicos ainda é responsabilidade de cada médico e depende da disponibilidade das técnicas de monitorização. É importante também considerar quais monitores podem ser usados no pós-operatório para garantir a continuação da terapia guiada por metas.

LEITURAS SUGERIDAS

Alhashemi JA, Cecconi M, della Rocca G, Cannesson M, Hofer CK. Minimally invasive monitoring of cardiac output in the cardiac surgery intensive care unit. *Curr Heart Fail Rep.* 2010;7(3):116.

Beaulieu Y, Marik P. Bedside ultrasonography in the ICU: part 1. *Chest.* 2005;128:881.

Beaulieu Y, Marik P. Bedside ultrasonography in the ICU: part 2. *Chest.* 2005;128:1766.

Bein B, Renner J. Best practice & research clinical anaesthesiology: advances in haemodynamic monitoring for the perioperative patient: perioperative cardiac output monitoring. *Best Pract Res Clin Anaesthesiol.* 2019;33:139.

Breukers RM, Groeneveld AB, de Wilde RB, Jansen JR. Transpulmonary versus continuous thermodilution cardiac output after valvular and coronary artery surgery. *Interact Cardiovasc Thorac Surg.* 2009;9:4.

Chatterjee K. The Swan Ganz catheters: past, present, and future. A viewpoint. *Circulation.* 2009;119:147.

Cherpanath TG, Aarts LP, Groeneveld JA, Geerts BF. Defining fluid responsiveness: a guide to patient-tailored volume titration. *J Cardiothorac Vasc Anesth.* 2014;28:745.

De Backer D, Vincent JL. The pulmonary artery catheter: is it still alive? *Curr Opin Crit Care.* 2018;24:204.

Fayad A, Shillcutt SK. Perioperative transesophageal echocardiography for non-cardiac surgery. *Can J Anaesth.* 2018;65:381.

Funk D, Moretti E, Gan T. Minimally invasive cardiac monitoring in the perioperative setting. *Anesth Analg.* 2009;108:887.

Geisen M, Spray D, Fletcher S. Echocardiography-based hemodynamic management in the cardiac surgical intensive care unit. *J Cardiothorac Vasc Anesth.* 2014;28:733.

Goepfert MS, Reuter DA, Akyol D, Lamm P, Kilger E, Goetz AE. Goal-directed fluid management reduces vasopressor and catecholamine use in cardiac surgery patients. *Intensive Care Med.* 2007;33:96.

Hadian M, Kim H, Severyn D, Pinsky M. Cross comparison of cardiac output trending accuracy of LiDCO, PiCCO, FloTrac and pulmonary artery catheters. *Crit Care.* 2010;14:R212.

Hett D, Jonas M. Non-invasive cardiac output monitoring. *Curr Anaesth Crit Care.* 2003;14:187.

Joshi R, de Witt B, Mosier J. Optimizing oxygen delivery in the critically ill: the utility of lactate and central venous oxygen saturation ($SCVO_2$) as a roadmap of resuscitation in shock. *J Emerg Med.* 2014;47:493.

Kobe J, Mishra N, Arya VK, Al-Moustadi W, Nates W, Kumar B. Cardiac output monitoring: technology and choice. *Ann Card Anaesth.* 2019;22:6.

Maheshwari K, Khanna S, Bajracharya GR, et al. A randomized trial of continuous noninvasive blood pressure monitoring during noncardiac surgery. *Anesth Analg.* 2018;127:424.

Marik P. Noninvasive cardiac output monitors: a state of the art review. *J Cardiovasc Thorac Anesth.* 2013;27:121.

McGuinness S, Parke R. Using cardiac output monitoring to guide perioperative haemodynamic therapy. *Curr Opin Crit Care.* 2015;21:364.

Michard F, Alaya S, Zarka V, Bahloul M, Richard C, Teboul JL. Global end-diastolic volume as an indicator of cardiac preload in patients with septic shock. *Chest.* 2003;124:1900.

Monnet X, Teboul JL. Transpulmonary thermodilution: advantages and limits. *Crit Care.* 2017;21:147.

Ramsingh D, Alexander B, Cannesson M. Clinical review: does it matter which hemodynamic monitoring system is used? *Crit Care.* 2013;17:208.

Renner J, Grünewald M, Bein B. Monitoring high-risk patients: minimally invasive and non-invasive possibilities. *Best Pract Res Clin Anaesthesiol.* 2016;30:201.

Reuter DA, Huang C, Edrich T, Shernan SK, Eltzschig HK. Cardiac output monitoring using indicator-dilution techniques: basics, limits, and perspectives. *Anesth Analg.* 2010;110:799.

Rex S. Brose S, Metzelder S, et al. Prediction of fluid responsiveness in patients during cardiac surgery. *Br J Anaesth.* 2004;93:782.

Roach JK, Thiele RH. Perioperative blood pressure monitoring. *Best Pract Res Clin Anaesthesiol.* 2019;33:127.

Saugel B, Cecconi M, Hajjar LA. Noninvasive cardiac output monitoring in cardiothoracic surgery patients: available methods and future directions. *J Cardiothorac Vasc Anesth.* 2019;33:1742.

Schmidt C, Berggreen AE, Heringlake M. Perioperative hemodynamic monitoring: still a place for cardiac filling pressures? *Best Pract Res Clin Anaesthesiol.* 2019;33:155.

Shanewise J, Cheung A, Aronson S, et al. ASE/SCA guidelines for performing a comprehensive intraoperative multiplane transesophageal echocardiography examination: recommendations of the American Society of Echocardiography Council for Intraoperative Echocardiography and the Society of Cardiovascular Anesthesiologists Task Force for Certification in Perioperative Transesophageal Echocardiography. *Anesth Analg.* 1999;89:870.

Singer M. Oesophageal Doppler monitoring: should it be routine for high-risk surgical patients? *Curr Opin Anesthesiol.* 2011;24:171.

Singh K, Mayo P. Critical care echocardiography and outcomes in the critically ill *Curr Opin Crit Care.* 2018;24:316.

Skubas N. Intraoperative Doppler tissue imaging is a valuable addition to cardiac anesthesiologists' armamentarium: a core review. *Anesth Analg.* 2009;108:48.

Strumwasser A, Frankel H, Murthi S, Clark D, Kirton O; American Association for the Surgery of Trauma Committee on Critical Care. Hemodynamic monitoring of the injured patient: from central venous pressure to focused echocardiography. *J Trauma Acute Care Surg.* 2016;80:499.

Vincent JL. Fluid management in the critically ill. *Kidney Int.* 2019;96:52.

PÁGINAS NA INTERNET

Os padrões da American Society of Anesthesiologists para a monitorização básica durante a anestesia podem ser encontrados no *site* da organização. http://www.asahq.org

Monitorização não cardiovascular

C A P Í T U L O

6

CONCEITOS-CHAVE

1 Os capnógrafos detectam de forma rápida e confiável a intubação esofágica – um desastre anestésico –, mas não detectam de modo confiável a intubação do brônquio principal.

2 A paralisia residual pós-operatória continua sendo um problema nos cuidados pós-anestésicos, resultando em vias aéreas potencialmente lesadas e comprometimento da função respiratória, aumentando o tempo de permanência e o custo na sala de recuperação pós-anestésica (SRPA).

O capítulo anterior revisou a monitorização hemodinâmica de rotina usada na prática anestésica. Este capítulo examina a vasta gama de técnicas e dispositivos usados no perioperatório para monitorar a transmissão neuromuscular, a condição neurológica, a troca gasosa respiratória e a temperatura corporal.

Monitores de troca de gases respiratórios

ESTETOSCÓPIO PRECORDIAL E ESOFÁGICO

Indicações

Antes da disponibilidade rotineira de monitores de troca gasosa, os anestesiologistas usavam um estetoscópio precordial ou esofágico para garantir que os pulmões estivessem sendo ventilados, para monitorar as desconexões do circuito e para auscultar os sons cardíacos e confirmar os batimentos cardíacos. Embora amplamente suplantados por outras modalidades, o dedo no pulso e a ausculta permanecem monitores de linha de frente, sobremaneira quando a tecnologia falha. A ausculta torácica continua sendo o principal método para confirmar a ventilação pulmonar bilateral na sala de cirurgia, embora a detecção do formato da onda de dióxido de carbono (CO_2) expirado seja definitiva para excluir a intubação esofágica.

Contraindicações

Estetoscópios esofágicos e sondas de temperatura esofágica devem ser evitados em pacientes com varizes ou estenoses esofágicas.

Técnicas e complicações

Um estetoscópio precordial (peça torácica de Wenger) é uma peça pesada de metal em forma de sino colocada sobre o tórax ou fossa supraesternal. Embora seu peso tenda a manter sua posição, os discos adesivos dupla-face mantêm a vedação na pele do paciente. Existe uma variedade de peças disponíveis comercialmente, mas o tamanho infantil funciona bem para a maioria dos pacientes. A peça é conectada ao auricular do anestesista por um tubo de extensão.

O estetoscópio esofágico é um cateter de plástico macio (8-24F) com aberturas distais cobertas por um balão (**Figura 6-1**). Embora a qualidade dos sons respiratórios e cardíacos seja muito melhor do que com um estetoscópio precordial, seu uso é limitado a pacientes intubados. Sondas de temperatura, eletrodos de eletrocardiograma (ECG), sondas de ultrassom e até mesmo eletrodos de marca-passo atrial foram incorporados aos estetoscópios esofágicos. A colocação pela boca ou pelo nariz pode, ocasionalmente, causar irritação da mucosa e sangramento. Raras vezes, o estetoscópio desliza para dentro da traqueia, em vez do esôfago, resultando em vazamento de gás ao redor do balonete do tubo traqueal.

Considerações clínicas

As informações fornecidas por um estetoscópio precordial ou esofágico incluem confirmação da ventilação, qualidade dos sons respiratórios (p. ex., estridor, sibilos), regularidade da frequência cardíaca e qualidade dos sons cardíacos (sons abafados estão associados à diminuição do débito cardíaco). A confirmação dos sons respiratórios bilaterais após a intubação traqueal, no entanto, é mais bem feita com um estetoscópio binaural.

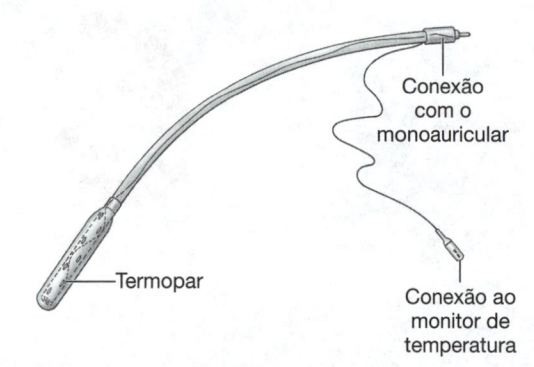

FIGURA 6-1 Estetoscópio esofágico.

OXIMETRIA DE PULSO

Indicações e contraindicações

Os oxímetros de pulso são monitores obrigatórios para qualquer anestesia, inclusive nos casos de sedação moderada. Não há contraindicações.

Técnicas e complicações

Os oxímetros de pulso combinam os princípios da oximetria e da pletismografia para medir de forma não invasiva a saturação de oxigênio no sangue arterial. Um sensor contendo fontes de luz (dois ou três diodos emissores de luz) e um detector de luz (um fotodiodo) é colocado em um dedo da mão, dedo do pé, lóbulo da orelha ou qualquer outro tecido perfundido que possa ser transiluminado. Quando a fonte de luz e o detector estão opostos um ao outro no tecido perfundido, a oximetria de transmitância é usada. Quando a fonte de luz e o detector são colocados no mesmo lado do paciente (p. ex., na testa), a retrodifusão (refletância) da luz é registrada pelo detector.

A oximetria depende da observação de que a hemoglobina oxigenada e reduzida difere em sua absorção de luz vermelha e infravermelha (Lei de Lambert-Beer). Especificamente, a oxi-hemoglobina (HbO_2) absorve mais luz infravermelha (940 nm), enquanto a desoxi-hemoglobina absorve mais luz vermelha (660 nm) e, portanto, aparece azul ou cianótica a olho nu. A mudança na absorção de luz durante as pulsações arteriais é a base das determinações oximétricas (Figura 6-2). A relação das absorções nos comprimentos de onda da luz vermelha e infravermelha é analisada por um microprocessador para fornecer a saturação de oxigênio (SpO_2) do sangue arterial, com base em normas estabelecidas. Quanto maior a proporção de absorção de vermelho para infravermelho, menor a saturação de oxigênio da hemoglobina arterial. As pulsações arteriais são identificadas por pletismografia, permitindo correções para absorção de luz por sangue venoso não pulsante e tecido. O calor da fonte de luz ou da pressão do sensor pode, em circunstâncias extraordinariamente raras, causar danos aos tecidos. Nenhuma calibração do usuário é necessária.

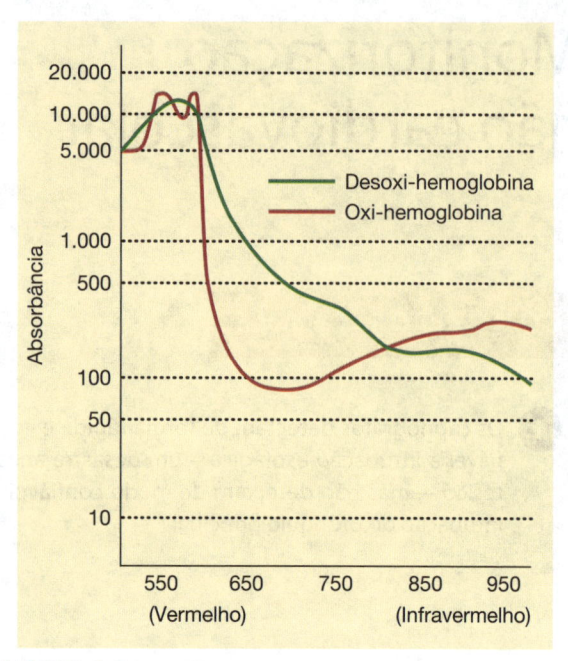

FIGURA 6-2 A oxi-hemoglobina e a desoxi-hemoglobina diferem em sua absorção de luz vermelha e infravermelha.

Considerações clínicas

Além da SpO_2, os oxímetros de pulso fornecem uma indicação da perfusão tecidual (amplitude do pulso) e medem a frequência cardíaca. Dependendo da curva de dissociação do complexo oxigênio-hemoglobina de um determinado paciente, uma saturação de 90% pode indicar uma PaO_2 inferior a 65 mmHg. A cianose clinicamente detectável costuma corresponder a uma SpO_2 inferior a 80%. A intubação do brônquio principal em geral não é detectada pela oximetria de pulso na ausência de doença pulmonar ou em baixas concentrações de fração inspirada de oxigênio (FiO_2).

Como a carboxi-hemoglobina (COHb) e a HbO_2 absorvem luz a 660 nm, os oxímetros de pulso que comparam apenas dois comprimentos de onda de luz registrarão uma leitura falsamente alta em pacientes com intoxicação por monóxido de carbono. A meta-hemoglobina tem o mesmo coeficiente de absorção nos comprimentos de onda do vermelho e do infravermelho. A taxa de absorção 1:1 resultante corresponde a uma leitura de saturação de 85%. **Assim, a meta-hemoglobinemia causa uma leitura de saturação falsamente baixa quando a SaO_2 for de fato maior que 85%, e uma leitura falsamente alta se a SaO_2 for de fato menor que 85%.**

A maioria dos oxímetros de pulso são imprecisos em baixa SpO_2, e todos demonstram um atraso entre as mudanças da SaO_2 e da SpO_2. **Outras causas de interferência na oximetria de pulso incluem luz ambiente excessiva, movimento, corante azul de metileno, pulsações venosas em um membro dependente, baixa perfusão (p. ex.,** baixo débito cardíaco, anemia profunda, hipotermia, aumento da resistência vascular sistêmica), sensor mal posicionado e vazamento de luz do diodo emissor de luz para o fotodiodo, desviando do leito arterial (*shunt* óptico). No entanto, a oximetria de pulso pode ser uma ajuda inestimável para o diagnóstico rápido de hipóxia, que pode ocorrer na intubação esofágica não reconhecida, e facilita a monitorização do fornecimento de oxigênio aos órgãos vitais. Na sala de recuperação, a oximetria de pulso ajuda a identificar problemas pulmonares pós-operatórios, como hipoventilação, broncoespasmo e atelectasia. O exame avançado do formato de onda fotopletismográfica pode auxiliar na avaliação da capacidade de resposta ao volume em pacientes sob ventilação mecânica.

Duas extensões da tecnologia de oximetria de pulso são a saturação mista de oxigênio no sangue venoso (SvO_2) e a oximetria cerebral não invasiva. A primeira requer a colocação de um cateter contendo sensores de fibra óptica na artéria pulmonar, que determinam continuamente a SvO_2 de maneira análoga à oximetria de pulso. Como SvO_2/$SvcO_2$ varia com alterações na concentração de hemoglobina, débito cardíaco, saturação arterial de oxigênio e consumo de oxigênio corporal total, sua interpretação é um tanto complexa. O fornecimento prejudicado de oxigênio aos tecidos (redução da saturação arterial de oxigênio, redução do débito cardíaco, aumento da demanda tecidual de oxigênio) resulta em menor saturação venosa de oxigênio. Concentrações mais altas de oxigênio venoso ocorrem quando a oferta de oxigênio excede a demanda tecidual ou quando ocorre *shunt* arteriovenoso. A medida da saturação venosa central de oxigênio ($SvcO_2$) costuma ser usada como um substituto da SvO_2. A SvO_2 mede a saturação do sangue venoso que retorna da parte superior do corpo, da circulação cardíaca e da parte inferior do corpo. Normalmente, a SvO_2 é de cerca de 70%. A $SvcO_2$ é em geral alguns pontos percentuais maior, pois não reflete o retorno venoso da circulação cardíaca.

A oximetria cerebral não invasiva monitora a saturação regional de oxigênio (rSO_2) da hemoglobina no cérebro. Um sensor colocado na testa emite luz de comprimentos de onda específicos e mede a luz refletida de volta ao sensor (espectroscopia óptica de infravermelho próximo). Ao contrário da oximetria de pulso, a oximetria cerebral mede a saturação de oxigênio no sangue venoso e capilar, além da saturação do sangue arterial. Assim, suas leituras de saturação de oxigênio representam a saturação média de oxigênio de toda a hemoglobina microvascular regional (aproximadamente 70%). A parada cardíaca, a embolização cerebral e a hipóxia grave causam uma diminuição drástica na rSO_2. A oximetria cerebral é empregada de rotina no manejo perioperatório de pacientes submetidos à circulação extracorpórea. (Consulte a seção "Monitores do sistema neurológico".)

CAPNOGRAFIA
Indicações e contraindicações

A determinação da concentração expirada de CO_2 ($ETCO_2$) para confirmar a ventilação adequada é obrigatória durante todos os procedimentos anestésicos. Aumentos na ventilação do espaço morto alveolar (p. ex., tromboembolismo pulmonar, embolia gasosa venosa, diminuição da perfusão pulmonar) produzem uma diminuição na $ETCO_2$ em comparação com a concentração de CO_2 arterial ($PaCO_2$). Geralmente, $ETCO_2$ e $PaCO_2$ aumentam ou diminuem dependendo do equilíbrio entre produção e eliminação de CO_2 (ventilação). Uma queda rápida de $ETCO_2$ é um indicador sensível de embolia gasosa, na qual pode ocorrer aumento da ventilação do espaço morto e diminuição do débito cardíaco. A capnografia também é usada para avaliar o sucesso da reanimação contínua, em que as melhorias na perfusão são reconhecidas por aumentos no CO_2 expirado. Não há contraindicações.

Técnicas e complicações

A capnografia é um monitor valioso dos sistemas pulmonar, cardiovascular e respiratório anestésico. Os capnógrafos de uso comum dependem da absorção da luz infravermelha pelo CO_2. Assim como na oximetria, a absorção da luz infravermelha pelo CO_2 é regida pela Lei de Lambert-Beer.

Os capnógrafos de desvio (corrente lateral) sugam continuamente o gás do circuito respiratório para uma célula de amostragem dentro do monitor de cabeceira. A concentração de CO_2 é determinada pela comparação da absorção de luz infravermelha na célula da amostra com uma célula livre de CO_2. A aspiração contínua de gás anestésico representa, essencialmente, um vazamento no circuito respiratório que contaminará a sala de cirurgia, a menos que seja eliminado ou devolvido ao sistema respiratório. Altas taxas de aspiração (até 250 mL/min) e tubos de amostragem com baixo espaço morto costumam aumentar a sensibilidade e diminuir o tempo de atraso. No entanto, se os volumes correntes (Vt) forem pequenos (p. ex., pacientes pediátricos), uma alta taxa de aspiração pode arrastar gás fresco do circuito e diluir a medida da $ETCO_2$. Baixas taxas de aspiração (< 50 mL/min) podem retardar a medida da $ETCO_2$ e subestimá-la durante a ventilação rápida. As unidades de desvio são propensas à precipitação de água no tubo de aspiração e na célula de amostragem, o que pode causar obstrução da linha de amostragem e leituras errôneas. O mau funcionamento da válvula expiratória e o esgotamento do meio absorvente de CO_2 são detectados pela presença de CO_2 no gás inspirado. Embora a falha da válvula inspiratória também resulte na reinalação de CO_2, isso não é tão facilmente perceptível porque parte do volume inspiratório ainda estará livre de CO_2, fazendo com que o monitor leia zero durante parte da fase inspiratória.

Considerações clínicas

1 Os capnógrafos detectam de forma rápida e confiável a intubação esofágica – um desastre anestésico –, mas não detectam de modo confiável a intubação do brônquio principal. Embora possa haver algum CO_2 no estômago devido ao ar expirado engolido, ele deve ser eliminado em umas poucas respirações. A cessação repentina de CO_2 durante a fase expiratória pode indicar uma desconexão do circuito. O aumento da taxa metabólica provocado pela hipertermia maligna causa uma elevação acentuada na $ETCO_2$.

O gradiente entre $PaCO_2$ e $ETCO_2$ (normalmente 2-5 mmHg) reflete o espaço morto alveolar (alvéolos que são ventilados, mas não perfundidos). Qualquer redução significativa na perfusão pulmonar (p. ex., embolia gasosa, diminuição do débito cardíaco ou redução da pressão arterial) aumenta o espaço morto alveolar, dilui o CO_2 expirado e diminui a $ETCO_2$. Os capnógrafos exibem um formato de onda da concentração de CO_2 que permite o reconhecimento de uma variedade de condições (**Figura 6-3**).

ANÁLISE DE GASES ANESTÉSICOS

Indicações

A análise dos gases anestésicos é essencial durante qualquer procedimento que exija anestesia inalatória. Não há contraindicações para a análise desses gases.

Técnicas

As técnicas para analisar múltiplos gases anestésicos incluem espectrometria de massa, espectroscopia Raman, espectrofotometria infravermelha ou oscilação de cristal piezoelétrico (quartzo). A maior parte desses métodos é, sobretudo, de interesse histórico, já que a maioria dos gases anestésicos são atualmente medidos por análise de absorção infravermelha.

As unidades infravermelhas usam uma variedade de técnicas semelhantes às descritas para a capnografia. Esses dispositivos são todos baseados na Lei de Lambert-Beer, que fornece uma fórmula para medir um gás desconhecido dentro do gás inspirado, já que a absorção da luz

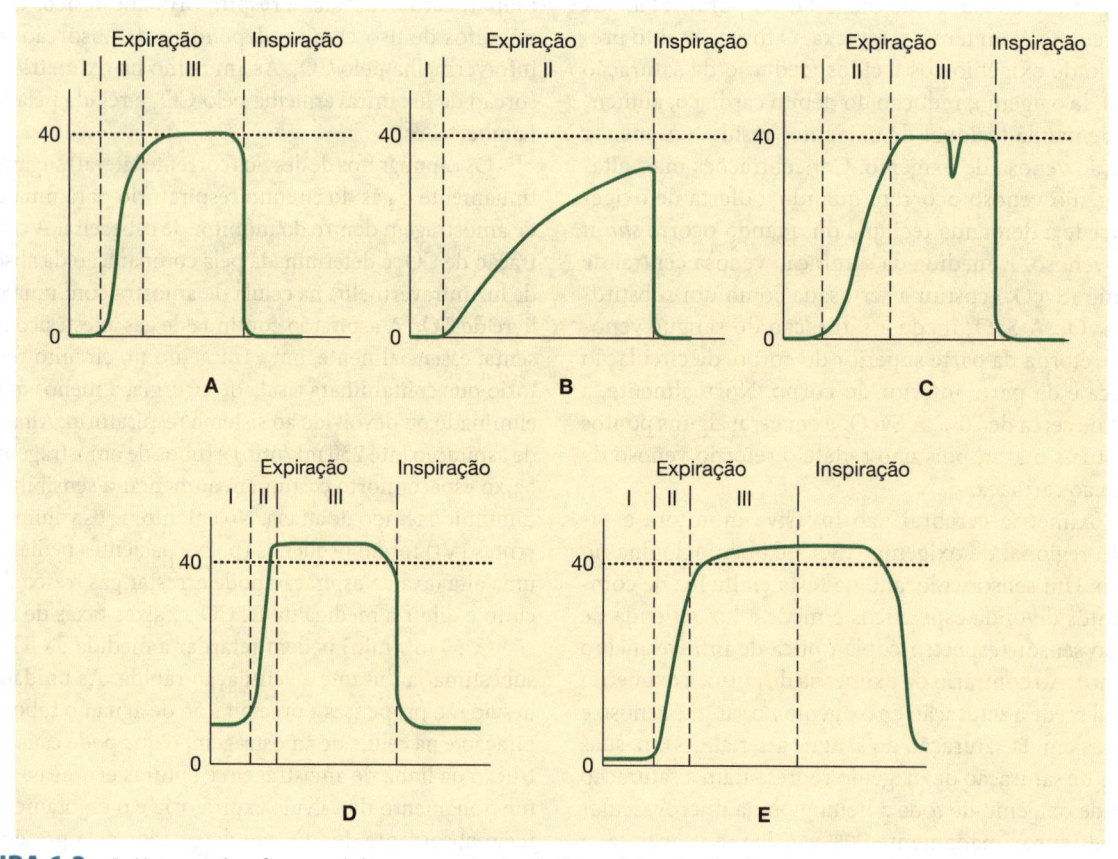

FIGURA 6-3   **A:** Um capnógrafo normal demonstrando as três fases da expiração: fase I – espaço morto; fase II – uma mistura de espaço morto e gás alveolar; fase III – platô gasoso alveolar. **B:** Capnografia de paciente com doença pulmonar obstrutiva crônica grave. Nenhum platô é alcançado antes da inspiração seguinte. O gradiente entre o dióxido de carbono expirado (CO_2) e o CO_2 arterial está aumentado. **C:** Depressão na fase III indica esforço respiratório espontâneo. **D:** A falha do CO_2 inspirado em retornar a zero pode representar uma válvula expiratória danificada ou absorvente de CO_2 esgotado. **E:** A persistência de gás exalado durante parte do ciclo inspiratório sinaliza a presença de uma válvula inspiratória danificada.

infravermelha que passa por um solvente (gás inspirado ou expirado) é proporcional à quantidade do gás desconhecido. O oxigênio e o nitrogênio não absorvem a luz infravermelha. Há vários dispositivos disponíveis comercialmente que usam uma fonte de luz infravermelha de feixe único ou duplo, e filtragem positiva ou negativa. Como as moléculas de oxigênio não absorvem a luz infravermelha, sua concentração não pode ser medida com monitores que dependem da tecnologia infravermelha, e, portanto, a concentração de oxigênio deve ser medida por outros meios (ver adiante).

Considerações clínicas

A. Análise de oxigênio

Para medir a FiO_2 do gás inalado, os fabricantes de aparelhos de anestesia contam com várias tecnologias.

B. Célula galvânica

A célula galvânica (célula de combustível) contém um ânodo de chumbo e um cátodo de ouro banhados em cloreto de potássio. No terminal de ouro são formados íons hidroxila, que reagem com o eletrodo de chumbo (consumindo-o gradualmente), produzindo óxido de chumbo e fazendo com que a corrente, que é proporcional à quantidade de oxigênio sendo medida, flua. Como o eletrodo principal é consumido, a vida útil do monitor pode ser prolongada expondo-o ao ar ambiente quando não estiver em uso. Esses são os monitores de oxigênio usados em muitos aparelhos de anestesia no ramo inspiratório.

C. Análise paramagnética

O oxigênio é um gás apolar, mas é paramagnético, e, quando colocado em um campo magnético, o gás se expande, contraindo-se quando o ímã é desligado. Ao ligar e desligar o campo e comparar a mudança resultante no volume (ou pressão ou fluxo) com um padrão conhecido, a quantidade de oxigênio pode ser medida.

D. Eletrodo polarográfico

Um eletrodo polarográfico possui um cátodo de ouro (ou platina) e um ânodo de prata, ambos banhados em um eletrólito e separados do gás a ser medido por uma membrana semipermeável. Ao contrário da célula galvânica, um eletrodo polarográfico funciona apenas se uma pequena voltagem for aplicada a dois eletrodos. Quando a tensão é aplicada ao cátodo, os elétrons se combinam com o oxigênio para formar íons hidroxila. A quantidade de corrente que flui entre o ânodo e o cátodo é proporcional à quantidade de oxigênio presente na amostra.

E. Espirometria e medidas de pressão

Os aparelhos de anestesia contemporâneos medem as pressões, o volume e o fluxo das vias aéreas para calcular a resistência e a complacência. As avaliações de fluxo e volume são feitas por dispositivos mecânicos que costumam ser bastante leves e muitas vezes são colocados no ramo inspiratório do circuito de anestesia.

Das anormalidades detectadas, as mais fundamentais incluem pico de pressão inspiratória baixo e pico de pressão inspiratória alto, que indicam uma desconexão do ventilador ou do circuito, ou uma obstrução das vias aéreas, respectivamente. Ao medir o Vt e a frequência respiratória (*f*), o volume-minuto expirado (VE) pode ser calculada, proporcionando uma certa sensação de segurança de que os requisitos de ventilação estão sendo atendidos.

As curvas espirométricas em geral são exibidas como fluxo *versus* volume e volume *versus* pressão (**Figura 6-4**). Existem alterações características nas curvas em face de obstrução, intubação brônquica, doença reativa das vias aéreas e assim por diante. Se uma curva normal for observada logo após a indução da anestesia e a curva subsequente for diferente, o anestesista observador será alertado para o fato de que a complacência pulmonar ou das vias aéreas, ou ambas, podem ter mudado. A ventilação mecânica e os ventiladores são discutidos mais detalhadamente no Capítulo 57. (O Capítulo 23 revisa a fisiologia respiratória.)

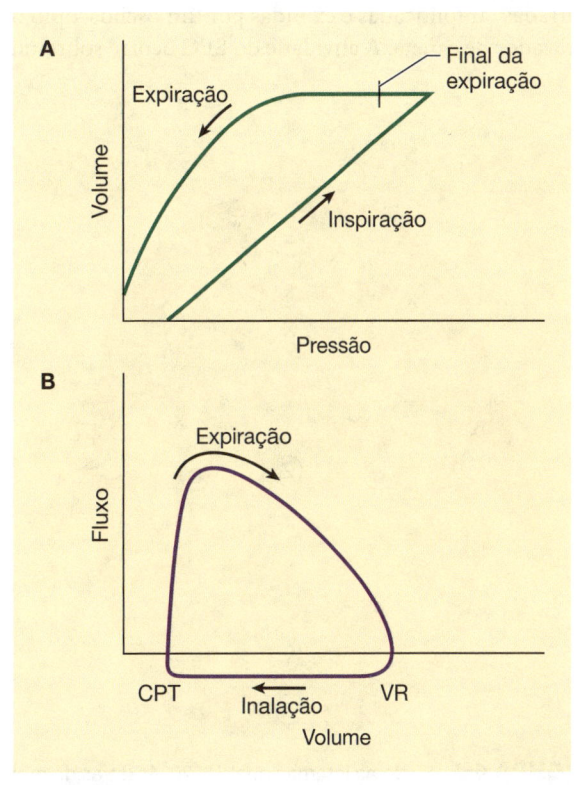

FIGURA 6-4 **A:** Alça volume–pressão normal. **B:** Alça fluxo-volume normal.

Monitores do sistema neurológico

ELETRENCEFALOGRAFIA

Indicações e contraindicações

O eletrencefalograma (EEG) é, ocasionalmente, usado durante a cirurgia cerebrovascular para confirmar a oxigenação cerebral adequada, ou durante a cirurgia cardiovascular para garantir que o surto-supressão ou um sinal isoelétrico tenha sido obtido antes da parada circulatória. Um EEG completo de 16 derivações e 8 canais não é necessário para essas tarefas, e sistemas mais simples estão disponíveis. Não há contraindicações.

Técnicas e complicações

O EEG é um registro de potenciais elétricos gerados por células do córtex cerebral. Embora eletrodos-padrão de ECG possam ser usados, os discos de prata contendo um gel condutor são os preferidos. Eletrodos em forma de agulhas de platina ou aço inox traumatizam o couro cabeludo e possuem alta impedância (resistência); no entanto, eles podem ser esterilizados e colocados em um campo cirúrgico. A posição do eletrodo (montagem) é regida pelo sistema internacional 10–20 (**Figura 6-5**). As diferenças de potencial elétrico entre combinações de eletrodos são filtradas, amplificadas e exibidas por um osciloscópio ou gravador de caneta. A atividade do EEG ocorre sobretudo em frequências entre 1 e 30 ciclos/s (Hz). As ondas alfa têm uma frequência de 8 a 13 Hz e são frequentemente encontradas em um adulto em repouso com os olhos fechados. As ondas beta de 8 a 13 Hz são encontradas em indivíduos concentrados e, às vezes, em indivíduos sob anestesia. As ondas delta têm uma frequência de 0,5 a 4 Hz e são encontradas em lesões cerebrais, distúrbios convulsivos, sono profundo e anestesia. As ondas teta (4-7 Hz) também são encontradas em indivíduos adormecidos e durante a anestesia. As ondas do EEG também são caracterizadas por sua amplitude, que está relacionada ao seu potencial (alta amplitude, > 50 microV; média amplitude, 20-50 microV; e baixa amplitude, < 20 microV). Por fim, o EEG é analisado quanto à simetria entre os hemisférios esquerdo e direito.

A análise de um EEG multicanal às vezes é realizada no intraoperatório para detectar áreas de isquemia cerebral, como durante a endarterectomia carotídea. Do mesmo modo, pode ser usada para detectar isoeletricidade no EEG e proteção cerebral máxima durante a parada hipotérmica. O gráfico bruto do EEG é complexo na sala de cirurgia e, muitas vezes, o EEG é processado usando análise espectral de potência. A análise de frequência divide o EEG em uma série de ondas senoidais em diferentes frequências e, em seguida, traça o gráfico da potência do sinal em cada frequência, permitindo uma apresentação da atividade do EEG de uma forma mais facilmente interpretada em comparação com os dados brutos do EEG (**Figura 6-6**).

À medida que a anestesia inalatória se aprofunda progressivamente, a ativação beta inicial é seguida por lentidão, surto-supressão e isoeletricidade. Agentes intravenosos, dependendo da dose e do fármaco utilizado, podem produzir uma variedade de padrões de EEG.

A consciência durante a anestesia geral continua sendo uma preocupação incômoda para os anestesistas. Foram desenvolvidos dispositivos que processam sinais de EEG de dois canais e exibem uma variável adimensional para indicar o nível de vigília. O índice bispectral (BIS) é o mais usado. Os monitores BIS examinam quatro componentes dentro do EEG, que estão associados ao estado anestésico: (1) baixa frequência, encontrada durante anestesia profunda; (2) ativação beta de alta frequência encontrada durante anestesia "leve"; (3) ondas de EEG suprimidas; e (4) surto-supressão. Outros dispositivos tentam incluir medidas de atividade muscular espontânea, influenciadas pela atividade de estruturas subcorticais, que não contribuem para o EEG, mas fornecem uma avaliação adicional da profundidade anestésica. Vários dispositivos, cada um com seu próprio algoritmo para processar o EEG ou incorporar outras variáveis para determinar a vigília do paciente, podem estar disponíveis no futuro (**Tabela 6-1**).

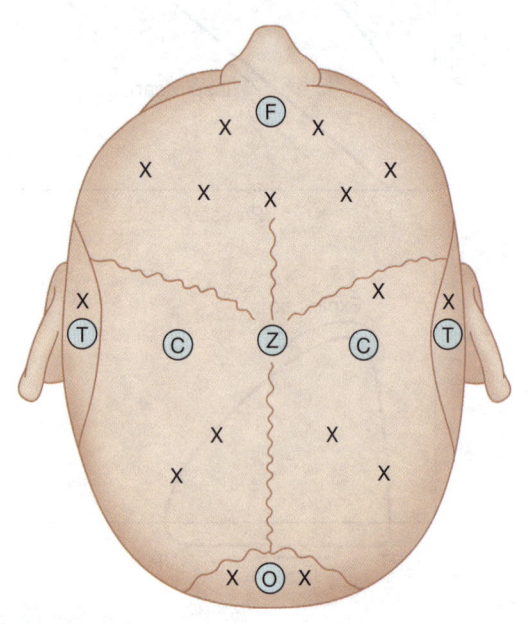

FIGURA 6-5 Sistema internacional 10–20. As letras de montagem referem-se à localização craniana. C, coronário; F, frontal; O, occipital; T, temporal; Z, meio.

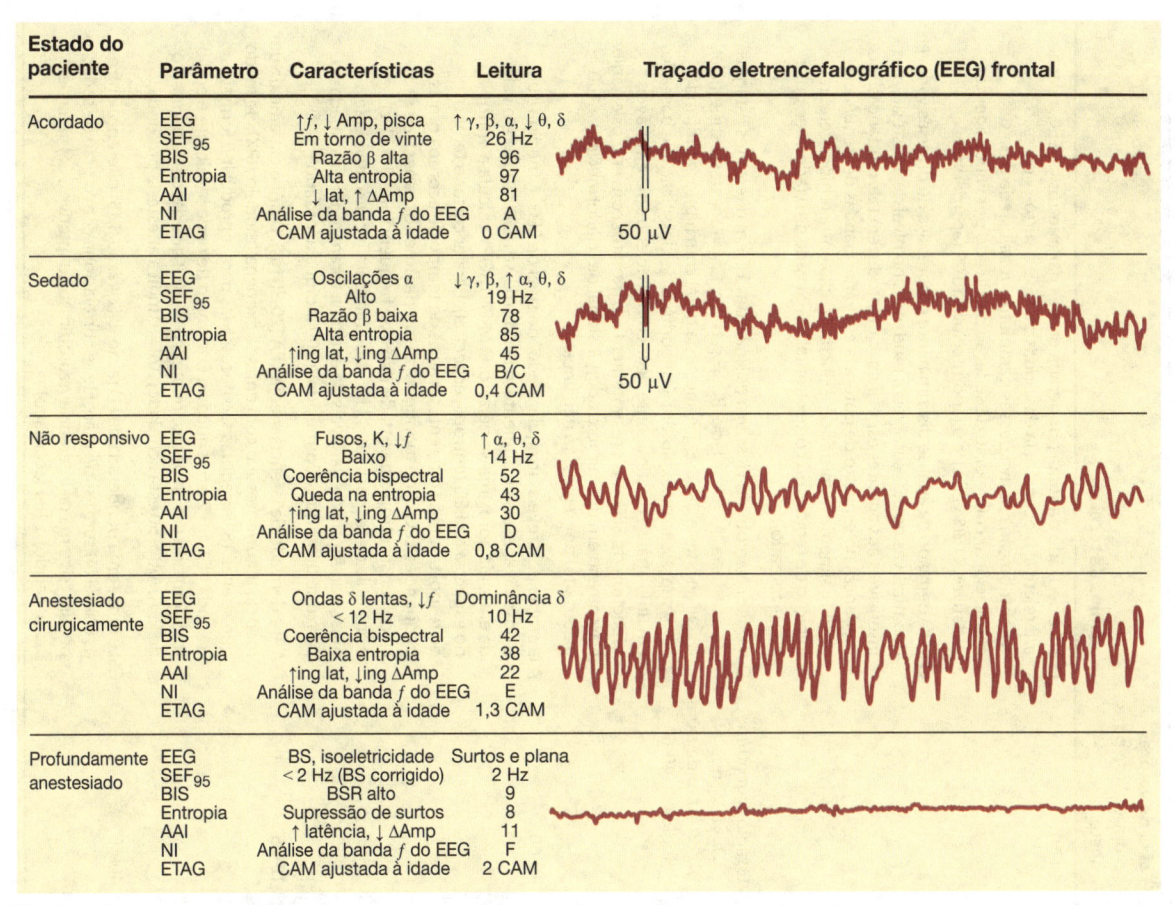

Estado do paciente	Parâmetro	Características	Leitura	Traçado eletrencefalográfico (EEG) frontal
Acordado	EEG	↑f, ↓ Amp, pisca	↑ γ, β, α, ↓ θ, δ	
	SEF$_{95}$	Em torno de vinte	26 Hz	
	BIS	Razão β alta	96	
	Entropia	Alta entropia	97	
	AAI	↓ lat, ↑ ΔAmp	81	
	NI	Análise da banda f do EEG	A	
	ETAG	CAM ajustada à idade	0 CAM	50 μV
Sedado	EEG	Oscilações α	↓ γ, β, ↑ α, θ, δ	
	SEF$_{95}$	Alto	19 Hz	
	BIS	Razão β baixa	78	
	Entropia	Alta entropia	85	
	AAI	↑ing lat, ↓ing ΔAmp	45	
	NI	Análise da banda f do EEG	B/C	
	ETAG	CAM ajustada à idade	0,4 CAM	50 μV
Não responsivo	EEG	Fusos, K, ↓f	↑ α, θ, δ	
	SEF$_{95}$	Baixo	14 Hz	
	BIS	Coerência bispectral	52	
	Entropia	Queda na entropia	43	
	AAI	↑ing lat, ↓ing ΔAmp	30	
	NI	Análise da banda f do EEG	D	
	ETAG	CAM ajustada à idade	0,8 CAM	
Anestesiado cirurgicamente	EEG	Ondas δ lentas, ↓f	Dominância δ	
	SEF$_{95}$	< 12 Hz	10 Hz	
	BIS	Coerência bispectral	42	
	Entropia	Baixa entropia	38	
	AAI	↑ing lat, ↓ing ΔAmp	22	
	NI	Análise da banda f do EEG	E	
	ETAG	CAM ajustada à idade	1,3 CAM	
Profundamente anestesiado	EEG	BS, isoeletricidade	Surtos e plana	
	SEF$_{95}$	< 2 Hz (BS corrigido)	2 Hz	
	BIS	BSR alto	9	
	Entropia	Supressão de surtos	8	
	AAI	↑ latência, ↓ ΔAmp	11	
	NI	Análise da banda f do EEG	F	
	ETAG	CAM ajustada à idade	2 CAM	

FIGURA 6-6 Estados do paciente, dispositivos ou abordagens para avaliação da profundidade anestésica, características principais de diferentes abordagens de monitorização e possíveis leituras em diferentes profundidades de anestesia. As leituras apresentadas representam exemplos de possíveis leituras que podem ser vistas em conjunto com cada traço de eletrencefalografia frontal. Os traçados eletrencefalográficos mostram períodos de 3 segundos (eixo x), e a escala (eixo y) é de 50 μV. AAI, A-Line Autorregressive Index (um algoritmo próprio de extrair o potencial evocado auditivo de média latência do eletrencefalograma); Amp, amplitude de uma onda de EEG; BIS, escala de índice bispectral; BS, supressão de surto; BSR, taxa de supressão de surto; CAM, concentração alveolar mínima; EEG, eletrencefalografia; ETAG, concentração expirada de gás anestésico; f, frequência; Fusos, fusos do sono; γ, β, α, θ, δ, ondas de EEG em frequências decrescentes (γ, > 30 hertz [Hz]; β, 12-30 Hz; α, 8-12 Hz; θ, 4-8 Hz; δ, 0-4 Hz); K, complexos K; lat, latência entre um estímulo auditivo e uma resposta em forma de onda EEG evocada; NI, índice de narcotendência; Pisca, interferências relacionadas ao piscar de olhos; SEF$_{95}$, frequência de borda espectral abaixo da qual residem 95% das frequências de EEG. (Reproduzida com permissão de Mashour GA, Orser BA, Avidan MS. Intraoperative awareness: From neurobiology to clinical practice. *Anesthesiology*. 2011 May;114(5):1218-1233.)

Até agora, a literatura médica fornece suporte muito limitado para a eficácia desses dispositivos na prevenção da consciência. Alguns estudos demonstraram uma incidência reduzida de consciência quando esses dispositivos foram usados, ao passo que outros estudos falharam em revelar qualquer vantagem sobre o uso de medições de gás inalatório expirado para garantir uma concentração adequada de anestésico volátil. Como a resposta individual do EEG aos agentes anestésicos e o nível de estimulação cirúrgica são variáveis, a monitorização do EEG para avaliar a profundidade da anestesia ou administrar o anestésico titulado nem sempre pode garantir a ausência de consciência. Além disso, muitos monitores têm um atraso, que pode indicar o risco de o paciente estar consciente somente depois de ele já ter acordado (**Tabela 6-2**).

Considerações clínicas

Para realizar uma análise bispectral, os dados medidos pelo EEG passam por uma série de cálculos (**Figura 6-7**) para chegar a um único número que se correlaciona com a profundidade da anestesia/hipnose.

Valores de BIS de 65 a 85 têm sido recomendados como uma medida de sedação, enquanto valores de 40 a 65 têm sido recomendados para anestesia geral (**Figura 6-8**).

Muitos dos estudos iniciais do BIS não eram ensaios prospectivos, randomizados e controlados, mas observacionais, de baixo poder e não cegados. O monitor custa vários milhares de dólares e os eletrodos de uso único custam cerca de US$ 10 a 15 por anestesia. Infelizmente, alguns pacientes com consciência tiveram um BIS inferior

TABELA 6-1 Características dos monitores de profundidade anestésica disponíveis comercialmente

Parâmetros	Aparelho/fabricante	Consumível	Sinais fisiológicos	Faixa de valores recomendada para anestesia	Princípios da técnica
Índice bispectral (BIS)	A-2000/Aspect Medical Systems, Newton, MA	Sensor BIS	EEG^2 monocanal	40-60	O BIS é derivado da soma ponderada de três parâmetros de EEG: relação α/β relativa; biocoerência das ondas do EEG; e surto-supressão. A contribuição relativa desses parâmetros foi ajustada para se correlacionar com o grau de sedação produzido por vários agentes sedativos. O BIS varia de 0 (adormecido) a 100 (acordado).
Índice de estado do paciente (PSI, do inglês *patient state index*)	Analisador do estado do paciente (PSA 400)/Physiometrix, Inc., N. Billerica, MA	PSArray	EEG de 4 canais	25-50	O PSI é derivado da análise discriminante progressiva de diversas variáveis quantitativas do EEG sensíveis a mudanças no nível de anestesia, mas insensíveis aos agentes específicos que produzem tais mudanças. Inclui mudanças no espectro de potência em várias bandas de frequência de EEG; simetria hemisférica; e sincronização entre regiões cerebrais e inibição de regiões do córtex frontal. O PSI varia de 0 (adormecido) a 100 (acordado).
Estágio Narcotrend Índice Narcotrend	Monitor Narcotrend/Monitor-Technik, Bad Bramstedt, Alemanha	Eletrodo de ECG comum	EEG 1-2-canais	Estágio Narcotrend D_{0-2} a C_1, que corresponde a um índice de 40-60	O monitor Narcotrend classifica os sinais de EEG em diferentes estágios de anestesia (A = acordado; B_{0-2} = sedado; C_{0-2} = anestesia superficial; D_{0-2} = anestesia geral; $E_{0,1}$ = anestesia geral com hipnose profunda; $F_{0,1}$ = supressão de explosão). O algoritmo de classificação é baseado em uma análise discriminante de medidas de entropia e variáveis espectrais de EEG. Mais recentemente, o monitor converte os estágios Narcotrend em um número adimensional de 0 (adormecido) a 100 (acordado) por regressão não linear.
Entropia	S/5 Módulo de entropia, M-ENTROPY/Datex-Ohmeda, Instrumentarium Corp., Helsinki, Finlândia	Sensor de entropia especial	EEG monocanal	40-60	A entropia descreve a "irregularidade" do sinal de EEG. À medida que a dose de anestésico aumenta, o EEG torna-se mais regular e o valor da entropia aproxima-se de zero. O M-ENTROPY calcula a entropia do espectro de EEG (entropia espectral). Para encurtar o tempo de resposta, utiliza diferentes janelas de tempo de acordo com as frequências EEG correspondentes. Dois parâmetros espectrais são calculados: entropia de estado (faixa de frequência de 0-32 Hz) e entropia de resposta (0-47 Hz), que também inclui a atividade muscular. Ambas as variáveis de entropia foram redimensionadas para que 0 indique adormecido e 100 indique acordado.
Índice autorregressivo A-Line (AAI, do inglês *A-Line autoregressive index*)	Monitor AEP/2/Danmeter A/S, Odense, Dinamarca	Eletrodo de ECG comum	PEA	10-25	O AAI é derivado da latência média PEA (20-80 ms). O AAI é extraído de um modelo autorregressivo com entrada exógena (modelo ARX), de modo que apenas 18 varreduras são necessárias para reproduzir o formato de onda PEA em 2 a 6 segundos. O formato de onda resultante é então transformado em um índice numérico (0-100) que descreve o formato do PEA. AAI > 60 está acordado, AAI = 0 indica anestesia profunda.
Índice do estado cerebral (CSI, do inglês *cerebral state index*)	Monitor do estado cerebral (CSM, do inglês *cerebral state monitor*), Danmeter A/S, Odense, Dinamarca	Eletrodo de ECG comum	EEG monocanal	40-60	CSI é uma soma ponderada de (1) razão α, (2) razão β, (3) diferença entre as duas e (4) surto-supressão. Ele se correlaciona com o grau de sedação por um "sistema de inferência neurodifuso adaptativo". CSI varia de 0 (adormecido) a 100 (acordado).

ECG, eletrocardiograma; EEG, eletrencefalograma; PEA, potencial evocado auditivo.
Reproduzida com permissão de Chan MTV, Gin T, Goh KYC. Interventional neurophysiologic monitoring. *Curr Opin Anaesthesiol.* 2004 Oct;17(5):389-396.

TABELA 6-2 Lista de verificação para prevenir a consciência intraoperatória

✓ Verifique todos os equipamentos, medicamentos e dosagens; certifique-se de que os medicamentos estejam claramente rotulados e que as infusões corram para as veias.
✓ Considere administrar uma pré-medicação amnésica.
✓ Evite ou minimize a administração de relaxantes musculares. Use um estimulador de nervo periférico para guiar a dose mínima necessária.
✓ Considere usar a técnica do antebraço isolado, se for indicada paralisia intensa.
✓ Escolha agentes inalatórios potentes em vez de anestesia intravenosa total, se possível.
✓ Administre pelo menos 0,5 a 0,7 da CAM do agente inalatório.
✓ Defina um alarme para uma baixa concentração de gás anestésico.
✓ Monitore a concentração de gás anestésico durante o desvio cardiopulmonar da máquina de *bypass*.
✓ Considere tratamentos alternativos para hipotensão além de diminuir a concentração do anestésico.
✓ Se achar que não pode ser administrada anestesia suficiente devido à preocupação com o comprometimento hemodinâmico, considere a administração de benzodiazepínicos ou escopolamina para amnésia.
✓ Suplemente agentes hipnóticos com agentes analgésicos, como opioides ou anestésicos locais, que podem ajudar a diminuir a experiência de dor em caso de consciência.
✓ Considere o uso de um monitor cerebral, como um eletrencefalograma bruto ou processado, mas não tente minimizar a dose de anestésico com base no monitor cerebral, já que atualmente não há evidências suficientes para apoiar essa prática.

Reproduzida com permissão de Mashour GA, Orser BA, Avidan MS. Intraoperative awareness: from neurobiology to clinical practice. *Anesthesiology*. 2011 May;114(5):1218-1233.

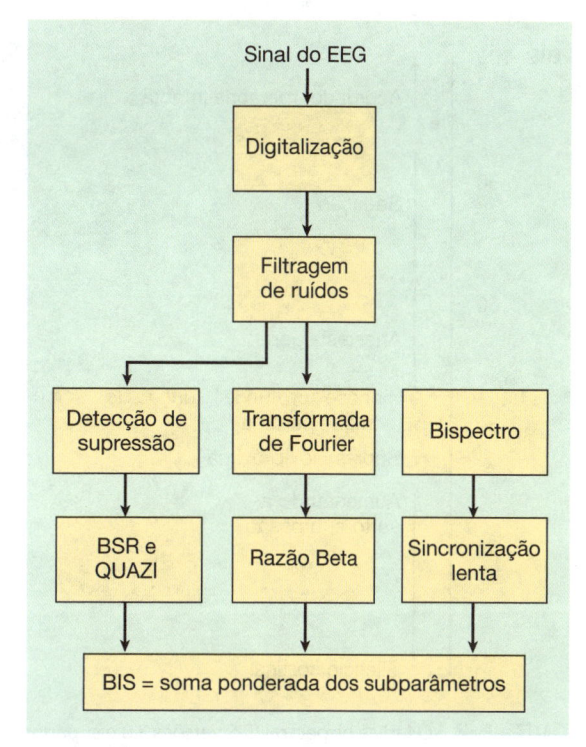

FIGURA 6-7 Cálculo do índice bispectral. BIS, escala de índice bispectral; BSR, taxa de surto-supressão; EEG, eletrencefalograma. (Reproduzida com permissão de Rampil IJ: A primer for EEG signal processing in anesthesia. *Anesthesiology*. 1998 Oct;89(4):980-1002.)

a 65, o que questiona o valor dessa medida. A detecção da consciência muitas vezes pode minimizar suas consequências. As perguntas durante as visitas pós-operatórias podem identificar um possível evento de consciência. Pergunte aos pacientes o seguinte:

- Do que você se lembra antes de dormir?
- Do que você se lembra logo ao acordar?
- Você se lembra de alguma coisa entre dormir e acordar?
- Você teve algum sonho enquanto dormia?

O acompanhamento próximo e o envolvimento de especialistas em saúde mental podem evitar o estresse traumático que pode estar associado a eventos de despertar intraoperatório. Cada vez mais, os pacientes são tratados com anestesia regional e sedação com propofol. Os pacientes submetidos a tais anestésicos devem ser informados de que podem se lembrar de eventos perioperatórios. O esclarecimento das técnicas utilizadas pode evitar que os pacientes assim tratados acreditem que "estavam acordados" durante a anestesia.

O BIS está associado aos desfechos? Alguns pesquisadores sugeriram que a permanência hospitalar e a mortalidade aumentam em pacientes que apresentam o chamado "triplo baixo" de pressão arterial média baixa, baixa pontuação BIS e baixa concentração alveolar mínima de anestésicos voláteis. Outros investigadores não identificaram tal associação.

POTENCIAIS EVOCADOS

Indicações

As indicações para monitorização intraoperatória de **potenciais evocados** (PEs) incluem procedimentos cirúrgicos associados a possível lesão neurológica: fusão espinal com instrumentação, ressecção de tumores da coluna e da medula espinal, reparo do plexo braquial, reparo de aneurisma da aorta toracoabdominal, cirurgia de epilepsia e (em alguns casos) ressecção de tumor cerebral. A isquemia na medula espinal ou no córtex cerebral pode ser detectada por PEs. PEs auditivos também têm sido usados para avaliar os efeitos da anestesia geral no cérebro. O PE auditivo de média latência pode ser um indicador mais sensível que o BIS em relação à profundidade anestésica. A amplitude e a latência desse sinal após um estímulo auditivo são influenciadas pelos anestésicos.

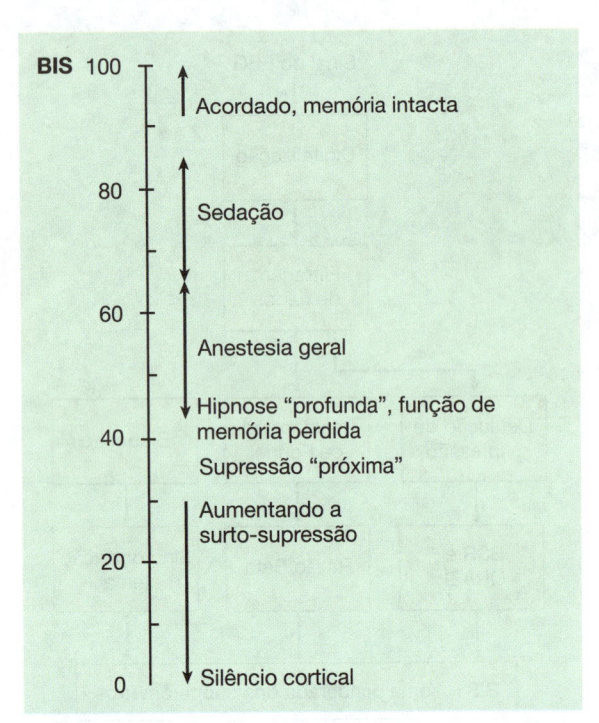

FIGURA 6-8 O índice bispectral (BIS versões 3.0 e superior) é uma escala adimensional, que varia de 0 (supressão eletrencefalográfica cortical completa) a 100 (acordado). Valores de BIS de 65 a 85 são recomendados para sedação, enquanto valores de 40 a 65 são recomendados para anestesia geral. Em valores de BIS inferiores a 40, a supressão cortical torna-se perceptível em um eletrencefalograma bruto como um padrão de surto-supressão. (Reproduzida com permissão de Johansen JW et al: Development and clinical application of electroencephalographic bispectrum monitoring. *Anesthesiology.* 2000 Nov;93(5):1337-1344.)

Contraindicações

Embora não haja contraindicações específicas para potenciais evocados somatossensoriais (PESs), essa modalidade é extremamente limitada pela disponibilidade de locais de monitorização, equipamentos e pessoal treinado. A sensibilidade a agentes anestésicos também pode ser um fator limitante, sobremaneira em crianças. Potenciais evocados motores (PEMs) são contraindicados em pacientes com metal intracraniano retido, defeitos cranianos ou dispositivos implantáveis, bem como após convulsões e qualquer dano cerebral importante. Lesão cerebral secundária à estimulação repetitiva do córtex e indução de convulsões é uma preocupação quando se usam PEMs.

Técnicas e complicações

A monitorização de PE avalia de maneira não invasiva a função neuronal medindo as respostas eletrofisiológicas à estimulação da via sensorial ou motora. Os PEs comumente monitorados são respostas evocadas auditivas do tronco encefálico (REATEs), PESs e, cada vez mais, PEMs (**Figura 6-9**).

Para PESs, uma breve corrente elétrica é fornecida a um nervo periférico sensorial ou misto por um par de eletrodos. Se a via estiver intacta, um potencial de ação nervoso será transmitido ao córtex sensorial contralateral para produzir um PE. Esse potencial pode ser medido por eletrodos de superfície cortical, mas geralmente é medido por eletrodos no couro cabeludo. As respostas múltiplas são calculadas e o ruído de fundo é eliminado para distinguir a resposta cortical a um estímulo específico. Os PEs são representados por um gráfico de voltagem *versus* tempo. Os formatos das ondas resultantes são analisadas quanto à latência pós-estímulo (o tempo entre a estimulação e a detecção do potencial) e à amplitude do pico. As ondas são comparadas com traçados de linha de base. As causas técnicas e fisiológicas de uma alteração em um PE devem ser diferenciadas das alterações devido a danos neuronais. As complicações da monitorização de PE são raras, mas incluem irritação da pele e isquemia por pressão nos locais de aplicação dos eletrodos.

Considerações clínicas

Os PEs são alterados por muitas variáveis além do dano neuronal. O efeito dos anestésicos é complexo e difícil de resumir. **Em geral, as técnicas anestésicas intravenosas (com ou sem óxido nitroso) causam alterações mínimas, ao passo que agentes voláteis (sevoflurano, desflurano e isoflurano) devem ser evitados ou usados em uma concentração baixa e constante.** Os PEs de ocorrência precoce (específicos) são menos afetados pelos anestésicos do que as respostas de ocorrência tardia (inespecíficas). Alterações nas REATEs podem fornecer uma medida da profundidade da anestesia. Os fatores fisiológicos (p. ex., pressão arterial, temperatura e saturação de oxigênio) e farmacológicos devem ser mantidos o mais constantes possível.

A obliteração persistente dos PEs é preditiva de déficit neurológico pós-operatório. Embora os PESs geralmente identifiquem danos na medula espinal, por causa de suas diferentes vias anatômicas, a preservação do PE *sensorial* (medula espinal dorsal) não garante a função *motora* normal (medula espinal ventral) (falso-negativo). Além disso, os PESs induzidos pela estimulação do nervo tibial posterior não conseguem distinguir entre isquemia periférica e central (falso-positivo). Técnicas que provocam PEMs por meio da estimulação magnética ou elétrica transcraniana do córtex permitem a detecção de potenciais de ação nos músculos, se a via neural estiver intacta. A vantagem de usar PEMs em oposição aos PESs para monitorização da medula espinal é que os PEMs monitoram a medula espinal ventral e, se forem sensíveis e específicos o suficiente, podem ser usados para indicar quais pacientes podem desenvolver um déficit motor pós-operatório. Os PEMs são mais sensíveis à isquemia da medula espinal

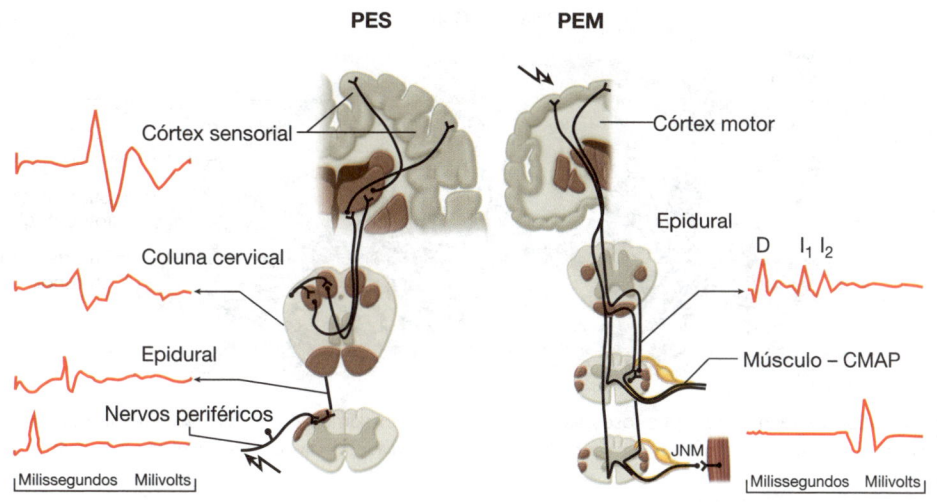

FIGURA 6-9 Vias neuroanatômicas do potencial evocado somatossensorial (PES) e potencial evocado motor (PEM). O PES é produzido pela estimulação de um nervo periférico, em que uma resposta pode ser medida. O estímulo elétrico sobe a medula espinal pelas colunas posteriores e pode ser registrado no espaço epidural e sobre a coluna cervical posterior. Ele cruza a linha média após fazer sinapse na junção cervicomedular e ascende pelas vias lemniscais, fazendo uma segunda sinapse no tálamo. A partir daí, ele viaja para o córtex sensorial primário, onde a resposta cortical é medida. O PEM é produzido pela estimulação do córtex motor levando a uma rajada elétrica que desce para as células do corno anterior da medula espinal, através do trato corticoespinal. Depois de fazer sinapse, ele viaja através de um nervo periférico e cruza a junção neuromuscular (JNM) para produzir uma resposta muscular. O PEM pode ser medido no espaço epidural como ondas D e I produzidas por estimulação direta e indireta (via neurônios internunciais) do córtex motor, respectivamente. Também pode ser medido como um potencial de ação muscular composto (CMAP) no músculo. (Reproduzida com permissão de Sloan TB, Janik D, Jameson L. Multimodality monitoring of the central nervous system using motor-evoked potentials. *Curr Opin Anaesthesiol.* 2008 Out;21(5):560-564.)

do que os PESs. As mesmas considerações para PESs são aplicáveis aos PEMs: eles são reduzidos em amplitude por agentes inalatórios voláteis, altas doses de benzodiazepínicos e hipotermia moderada (temperaturas < 32 °C). Os PEMs requerem monitorização do nível de bloqueio neuromuscular. A comunicação próxima com um neurofisiologista ou técnico de monitorização é essencial antes do início de qualquer caso em que esses monitores sejam usados. Esses são os casos em que os anestésicos inalatórios (se usados) devem ser mantidos em uma concentração expirada constante para garantir a confiabilidade da monitorização.

OXIMETRIA CEREBRAL E OUTROS MONITORES CEREBRAIS

A oximetria cerebral usa espectroscopia de infravermelho próximo (NIRS, do inglês *near-infrared spectroscopy*). A luz infravermelha próxima é emitida por uma sonda no couro cabeludo (**Figura 6-10**). Os receptores são posicionados para detectar a luz refletida de estruturas profundas e superficiais. Assim como na oximetria de pulso, a hemoglobina oxigenada e a hemoglobina desoxigenada absorvem luz em diferentes frequências. Da mesma forma, o citocromo absorve a luz infravermelha nas mitocôndrias. A saturação da NIRS reflete em grande parte a absorção da hemoglobina venosa, pois não tem a capacidade de identificar o componente arterial pulsátil. Saturações regionais inferiores a 40% nas medidas NIRS, ou alterações superiores a 25% das medidas basais, podem indicar eventos neurológicos secundários à diminuição da oxigenação cerebral.

A saturação reduzida do bulbo venoso jugular também pode fornecer uma indicação de aumento da extração de oxigênio do tecido cerebral ou diminuição da oferta de oxigênio cerebral. A monitorização direta da oxigenação cerebral pode ser realizada pela colocação de uma sonda no ou sobre o tecido cerebral. As intervenções para preservar a oxigenação do tecido cerebral são necessárias quando a pressão de oxigênio tecidual for inferior a 20 mmHg. Tais intervenções melhoram o fornecimento de oxigênio aumentando a FiO_2, aumentando a hemoglobina, melhorando o débito cardíaco, diminuindo a demanda de oxigênio (p. ex., com medicamentos sedativos/hipnóticos) ou uma combinação desses métodos.

Outros monitores

TEMPERATURA

Indicações

A temperatura dos pacientes submetidos à anestesia deve ser monitorada durante todo o processo anestésico, exceto os mais curtos. A temperatura pós-operatória é cada vez

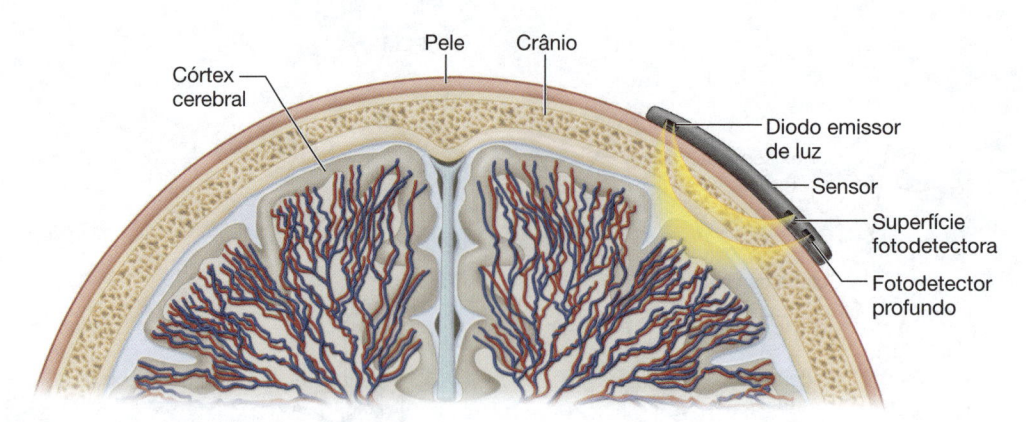

FIGURA 6-10 Princípio da técnica de espectroscopia de infravermelho próximo INVOS®. (Reproduzida com permissão de Rubio A, Hakami L, Münch F, et al. Noninvasive control of adequate cerebral oxygenation during low-flow antegrade selective cerebral perfusion on adults and infants in the aortic arch surgery. *J Card Surg.* 2008 Sep-Oct;23(5):474-479.)

mais utilizada como uma medida da qualidade da anestesia. A hipotermia está associada ao metabolismo lento de fármacos, hiperglicemia, vasoconstrição, coagulação prejudicada, tremores pós-operatórios acompanhados de taquicardia e hipertensão e aumento do risco de infecções do local cirúrgico. A hipertermia pode causar taquicardia, vasodilatação e lesão neurológica. Consequentemente, a temperatura deve ser medida e registrada no perioperatório.

Contraindicações

Não há contraindicações, embora um determinado local de monitorização possa ser inadequado para certos pacientes.

Técnicas e complicações

Durante a cirurgia, a temperatura costuma ser medida por meio de um termistor ou termopar. Os termistores são semicondutores cuja resistência diminui previsivelmente com o aquecimento. Um termopar é um circuito de dois metais diferentes unidos, de modo que uma diferença de potencial é gerada quando os metais estão em temperaturas diferentes. Sondas de termopar e termistor descartáveis estão disponíveis para monitorar a temperatura da membrana timpânica, nasofaringe, esôfago, bexiga, reto e pele. Os sensores infravermelhos estimam a temperatura a partir da energia infravermelha produzida. As temperaturas da membrana timpânica refletem a temperatura central do corpo; no entanto, os dispositivos usados podem não medir com segurança a temperatura na membrana timpânica. As complicações da monitorização da temperatura geralmente estão relacionadas a traumas causados pela sonda (p. ex., perfuração retal ou da membrana timpânica).

Considerações clínicas

Cada local de monitorização tem vantagens e desvantagens. A membrana timpânica, teoricamente, reflete a temperatura cerebral, já que o suprimento sanguíneo do canal auditivo é a artéria carótida externa. O trauma durante a inserção e o isolamento do cerume prejudicam o uso rotineiro de sondas timpânicas. As sondas de temperatura retal têm uma resposta lenta às mudanças na temperatura central. As sondas nasofaríngeas são propensas a causar epistaxe, mas medem com precisão a temperatura central se colocadas adjacentes à mucosa nasofaríngea. O termistor em um cateter de artéria pulmonar também mede a temperatura central. Existe uma correlação variável entre a temperatura axilar e a temperatura central, dependendo da perfusão da pele. Tiras adesivas de cristal líquido colocadas na pele são indicadores inadequados da temperatura corporal central durante a cirurgia. Sensores de temperatura esofágica, muitas vezes incorporados em estetoscópios esofágicos, fornecem a melhor combinação de economia, desempenho e segurança. O sensor de temperatura deve ser posicionado atrás do coração no terço inferior do esôfago para evitar a aferição da temperatura dos gases traqueais. Convenientemente, os sons cardíacos são mais proeminentes neste local. Para mais informações sobre as considerações clínicas do controle de temperatura, consulte o Capítulo 52.

DÉBITO URINÁRIO

Indicações

O cateterismo vesical é o método mais confiável de monitorização do débito urinário. O cateterismo é rotina em alguns procedimentos cirúrgicos complexos e prolongados, como cirurgia cardíaca, cirurgia vascular aórtica ou renal, craniotomia, cirurgia abdominal de grande porte ou procedimentos nos quais são esperados grandes deslocamentos de fluidos. Cirurgias demoradas e administração intraoperatória de diuréticos são outras possíveis indicações. Ocasionalmente, o cateterismo vesical pós-operatório é indicado em pacientes que apresentam dificuldade para urinar na sala de recuperação após anestesia geral ou regional.

Contraindicações

Os cateteres de Foley devem ser removidos o quanto antes para minimizar o risco de infecções do trato urinário associadas a cateteres.

Técnicas e complicações

A cateterização da bexiga costuma ser realizada por pessoal da cirurgia ou enfermagem. Pode ser necessário chamar um urologista para cateterizar pacientes com estenoses e outras anatomias uretrais anormais. Um cateter de Foley de borracha macia é inserido na bexiga por via transuretral e conectado a uma bolsa de coleta calibrada e descartável. Para evitar o refluxo de urina e minimizar o risco de infecção, a bolsa de coleta deve permanecer em um nível abaixo da bexiga. As complicações do cateterismo incluem trauma uretral e infecções do trato urinário. A descompressão rápida de uma bexiga distendida pode causar hipotensão. A drenagem suprapúbica da bexiga com tubo inserido através de uma agulha de grosso calibre é uma alternativa incomum.

Considerações clínicas

Uma vantagem adicional de colocar um cateter de Foley é a capacidade de incluir um termistor na ponta do cateter para que a temperatura da bexiga possa ser monitorada. Enquanto o débito urinário for alto, a temperatura da bexiga reflete com precisão a temperatura central. Um valor agregado do uso mais difundido dos urômetros é a capacidade de monitorar e registrar eletronicamente o débito urinário e a temperatura.

O débito urinário é um reflexo imperfeito da perfusão e função renal e do estado renal, cardiovascular e do volume de fluidos. Monitores não invasivos de função e débito cardíacos (incluindo ecocardiografia) fornecem avaliações mais confiáveis da adequação do volume intravascular. O débito urinário inadequado (oligúria) é frequentemente definido de forma arbitrária como um débito urinário inferior a 0,5 mL/kg/h, mas, na verdade, é uma função da capacidade de concentração e da carga osmótica do paciente. A composição eletrolítica da urina, a osmolaridade e a gravidade específica auxiliam no diagnóstico diferencial da oligúria.

ESTIMULAÇÃO DE NERVO PERIFÉRICO

Indicações

Devido à variação na sensibilidade do paciente aos agentes bloqueadores neuromusculares, a função neuromuscular de todos os pacientes que recebem esses agentes, de ação intermediária ou prolongada, deve ser monitorizada. Além disso, a estimulação de nervo periférico é útil para detectar o início da paralisia durante as induções anestésicas ou a adequação do bloqueio durante infusões contínuas com agentes de ação curta.

Contraindicações

Não há contraindicações para a monitorização neuromuscular, embora alguns locais devam ser excluídos devido ao procedimento cirúrgico. Além disso, músculos atrofiados em áreas de hemiplegia ou lesão de nervo podem parecer refratários ao bloqueio neuromuscular devido à proliferação de receptores. Determinar o grau de bloqueio neuromuscular usando tal extremidade pode levar à potencial superdosagem de agentes bloqueadores neuromusculares competitivos.

Técnicas e complicações

Um estimulador de nervo periférico fornece corrente (60-80 mA) a um par de eletrodos de ECG de cloreto de prata, ou às agulhas subcutâneas colocadas sobre um nervo motor periférico. A resposta mecânica ou elétrica, evocada do músculo inervado, é observada. Embora a eletromiografia forneça uma medida rápida, precisa e quantitativa da transmissão neuromuscular, a observação visual ou tátil da contração muscular costuma ser utilizada na prática clínica. A estimulação do nervo ulnar do músculo adutor do polegar e a estimulação do nervo facial do músculo orbicular dos olhos são mais comumente monitoradas (**Figura 6-11**). Como é a inibição do receptor neuromuscular que precisa ser monitorada, a estimulação direta do músculo deve ser evitada mediante a colocação de eletrodos ao longo do nervo, e não sobre o próprio músculo. Os estimuladores de nervos periféricos devem ser capazes de gerar pelo menos uma corrente de 50 mA através de uma carga de 1.000 Ω para fornecer uma estimulação supramáxima do nervo subjacente. Essa corrente é desconfortável para um paciente consciente. As complicações da estimulação nervosa são limitadas à irritação da pele e abrasão no local de fixação do eletrodo.

Devido às preocupações com o bloqueio neuromuscular residual, maior atenção tem sido dada ao fornecimento de medidas quantitativas do grau de bloqueio neuromuscular no período perioperatório. A aceleromiografia usa um transdutor piezoelétrico no músculo a ser estimulado. O movimento do músculo gera uma corrente elétrica que pode ser quantificada e exibida. De fato, a aceleromiografia pode prever melhor a paralisia residual, em comparação com a monitorização tátil de rotina usado na maioria das salas de cirurgia, se for calibrada desde o início do período operatório para estabelecer linhas

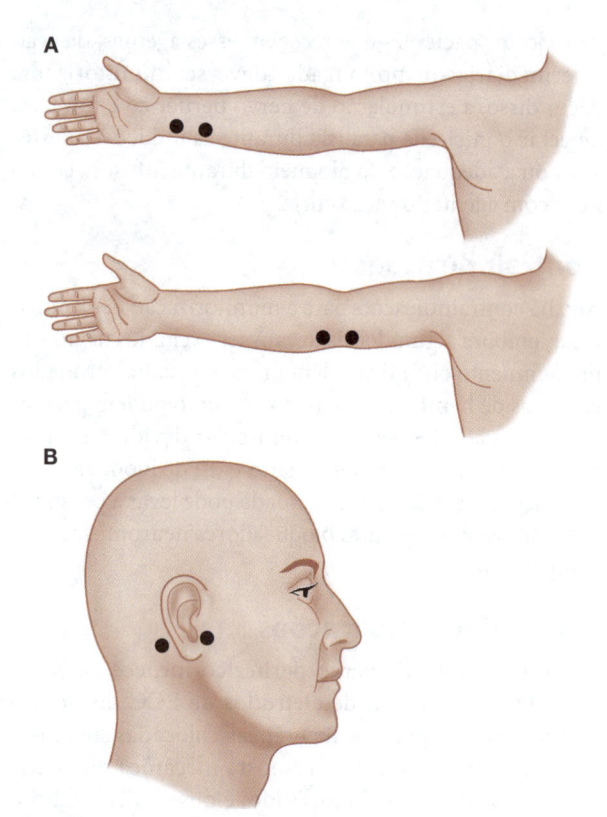

FIGURA 6-11 **A:** A estimulação do nervo ulnar causa a contração do músculo adutor do polegar. **B:** A estimulação do nervo facial leva à contração do músculo orbicular dos olhos. O músculo orbicular dos olhos se recupera do bloqueio neuromuscular antes do adutor do polegar. (Reproduzida com permissão de Dorsch JA, Dorsch SE. *Understanding Anesthesia Equipment*. 4th ed. Philadelphia, PA: Lippincott Williams & Wilkins; 1999.)

de base antes da administração de agentes bloqueadores neuromusculares.

Considerações clínicas

O grau de bloqueio neuromuscular é monitorado pela aplicação de vários padrões de estimulação elétrica (**Figura 6-12**). Todos os estímulos têm 200 μs de duração e padrão de onda quadrada, além de intensidade de corrente igual. Uma contração é um único pulso, fornecido a cada 1 a 10 segundos (1-0,1 Hz). O aumento do bloqueio resulta em diminuição da resposta evocada à estimulação.

A sequência de quatro estímulos consiste na aplicação de quatro estímulos sucessivos de 200 μs em 2 segundos (2 Hz). Os espasmos em um padrão de sequência de quatro estímulos desaparecem progressivamente à medida que o bloqueio do relaxante muscular adespolarizante aumenta. A proporção das respostas à primeira e à quarta contração muscular é um indicador sensível de paralisia muscular adespolarizante. Como é difícil estimar a taxa na sequência de quatro estímulos, é mais conveniente observar visualmente o desaparecimento sequencial dos espasmos, pois isso também se correlaciona com a extensão do bloqueio. O desaparecimento da quarta contração representa um bloqueio de 75%, a terceira contração, um bloqueio de 80%, e a segunda contração, um bloqueio de 90%. O relaxamento clínico costuma exigir 75 a 95% de bloqueio neuromuscular.

A estimulação tetânica, com 50 ou 100 Hz, é um teste sensível da função neuromuscular. A contração sustentada por 5 segundos indica reversão adequada, mas não necessariamente completa, do bloqueio neuromuscular. A estimulação em dupla salva (DBS, do inglês *double-burst stimulation*) representa duas variações da estimulação tetânica que são menos dolorosas para o paciente. O padrão $DBS_{3,3}$ de estimulação nervosa consiste em três estímulos curtos (200 μs) de alta frequência, separados por intervalos de 20 ms (50 Hz), seguidos de mais três estímulos espaçados entre si por 750 ms. O $DBS_{3,2}$ consiste em três impulsos de 200 μs a 50 Hz, seguidos por dois impulsos iguais em intervalos de 750 ms. O DBS é mais sensível do que a sequência de quatro estímulos para a avaliação clínica (i.e., visual).

Como os grupos musculares diferem em sua sensibilidade aos agentes bloqueadores neuromusculares, o uso do estimulador de nervo periférico não pode substituir a observação direta dos músculos (p. ex., o diafragma) que precisam estar relaxados para um procedimento cirúrgico específico. Além disso, a recuperação da função do adutor do polegar não é exatamente paralela à recuperação dos músculos necessários para manter a via aérea. **Os músculos diafragma, reto abdominal, adutores laríngeos e orbicular dos olhos se recuperam do bloqueio neuromuscular mais cedo do que o adutor do polegar.** Outros indicadores de recuperação adequados incluem elevação sustentada da cabeça (≥ 5 s), a capacidade de gerar uma pressão inspiratória de pelo menos −25 cmH_2O e um forte aperto de mão. A tensão de contração é reduzida pela hipotermia do grupo muscular monitorado (6%/°C). As decisões sobre a adequação da reversão do bloqueio neuromuscular, bem como o momento da extubação, devem ser tomadas apenas considerando a apresentação clínica do paciente e as avaliações determinadas pela estimulação nervosa periférica.

❷ A paralisia residual pós-operatória continua sendo um problema nos cuidados pós-anestésicos, resultando em vias aéreas potencialmente lesadas e comprometimento da função respiratória, aumentando o tempo de permanência e o custo na SRPA. A reversão dos agentes bloqueadores neuromusculares é justificada, assim como o uso de agentes bloqueadores neuromusculares de ação intermediária, em vez de agentes de ação prolongada. Monitores quantitativos de bloqueio neuromuscular são recomendados para reduzir a incidência de pacientes internados na SRPA com paralisia residual.

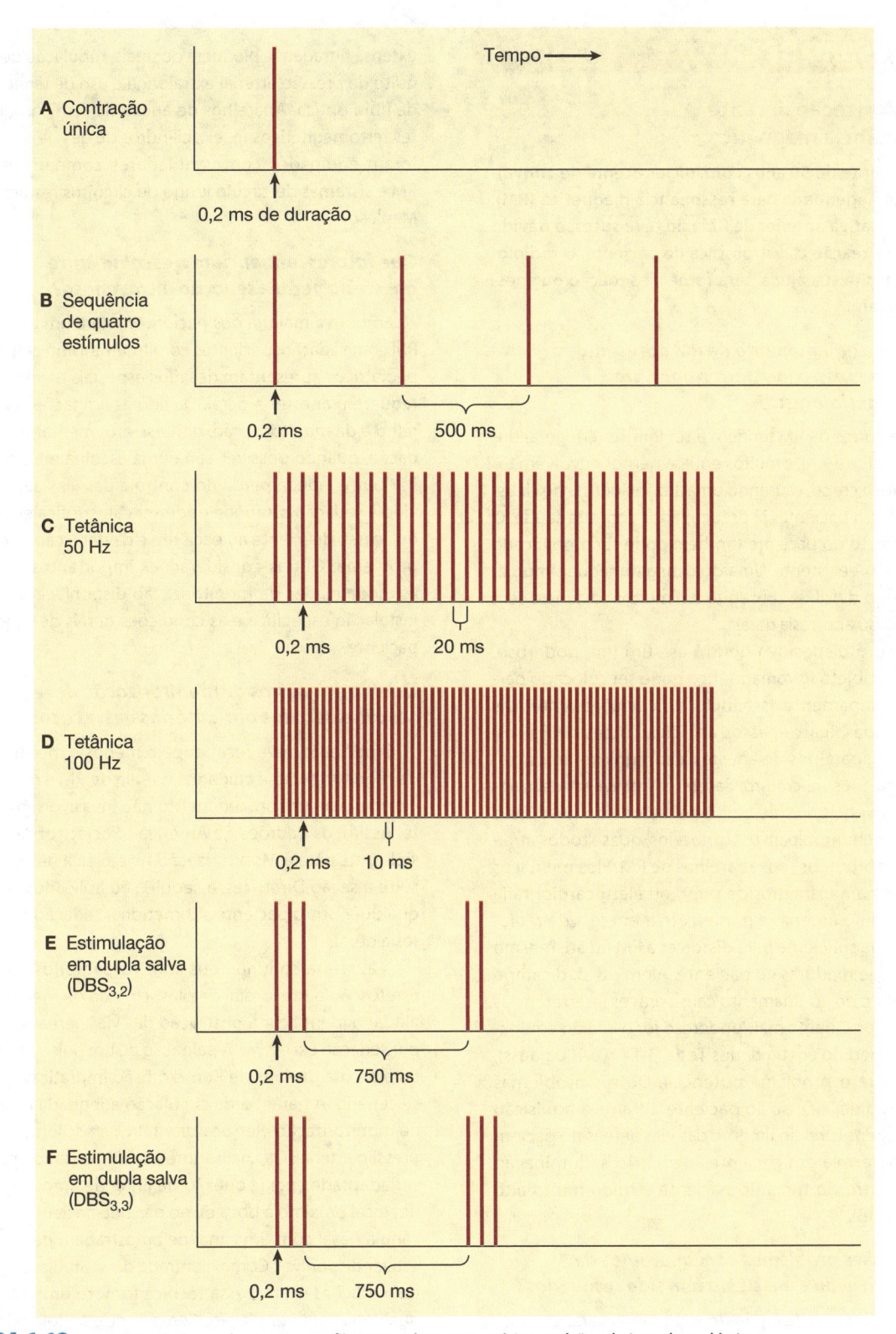

CAPÍTULO 6 Monitorização não cardiovascular 115

A Contração única

0,2 ms de duração

B Sequência de quatro estímulos

0,2 ms 500 ms

C Tetânica 50 Hz

0,2 ms 20 ms

D Tetânica 100 Hz

0,2 ms 10 ms

E Estimulação em dupla salva (DBS$_{3,2}$)

0,2 ms 750 ms

F Estimulação em dupla salva (DBS$_{3,3}$)

0,2 ms 750 ms

FIGURA 6-12 Os estimuladores de nervos periféricos podem gerar vários padrões de impulsos elétricos.

DISCUSSÃO DE CASO

Monitorização durante ressonância magnética

Um paciente de 50 anos com início recente de convulsões está agendado para ressonância magnética (RM). Uma tentativa anterior de RM não teve sucesso devido à intensa reação claustrofóbica do paciente. O radiologista solicita sua ajuda para fornecer sedação ou anestesia geral.

Por que o equipamento de RM apresenta problemas especiais para o paciente e o anestesiologista?

Os estudos de RM tendem a ser longos (em geral durando mais de 1 h), e muitos equipamentos envolvem totalmente o corpo, causando uma alta incidência de claustrofobia em pacientes já preocupados com sua saúde. O desconforto do paciente também pode ser amplificado pela dor preexistente. Uma boa imagem requer imobilidade, algo difícil de conseguir em muitos pacientes sem sedação ou anestesia geral.

Como o dispositivo de RM usa um ímã poderoso, nenhum objeto ferromagnético pode ser colocado perto do equipamento. Isso inclui articulações protéticas implantadas, marca-passos artificiais, clipes cirúrgicos, baterias, aparelhos de anestesia comuns, relógios, canetas, cartões de crédito, cateteres intravenosos, cilindros convencionais de oxigênio, baldes domésticos e pesos de chumbo para os tornozelos, quase todos atraídos e "capturados" por aparelhos de RM. Fios metálicos comuns para oxímetros de pulso ou eletrocardiografia atuam como antenas e podem atrair energia de radiofrequência suficiente para distorcer a RM ou até mesmo causar queimaduras no paciente. Além disso, o campo magnético do equipamento causa graves interferências no monitor. Quanto mais poderoso for o ímã do equipamento, medido em unidades Tesla (1 T = 10.000 gauss), maior será o problema potencial. Outros problemas incluem difícil acesso ao paciente durante a aquisição das imagens (principalmente das vias aéreas do paciente), hipotermia em pacientes pediátricos, iluminação fraca dentro do túnel do paciente e ruído muito alto (até 100 dB).

Como esses problemas com aparelhos de monitorização e anestesia têm sido resolvidos?

Os fabricantes de equipamentos modificaram os monitores para que sejam compatíveis com o ambiente de RM. Essas modificações incluem eletrodos eletrocardiográficos não ferromagnéticos, cabos de grafite e cobre, extensa filtragem e bloqueio de sinais, tubulação de manguito de pressão arterial extralonga e uso de tecnologias de fibra óptica. Aparelhos de anestesia sem componentes ferromagnéticos (p. ex., cilindros de gás de alumínio) foram equipados com ventiladores compatíveis com RM e sistemas de círculo longo ou circuitos respiratórios Mapleson D.

Que fatores influenciam a escolha entre anestesia geral e sedação intravenosa?

Embora a maioria dos pacientes tolere um estudo de RM com sedação, pacientes com traumatismo craniano e pediátricos apresentam desafios especiais e geralmente requerem anestesia geral. Devido às limitações do aparelho e da monitorização, pode-se argumentar que a sedação, quando possível, seria uma escolha mais segura. Por outro lado, a perda do controle das vias aéreas devido à sedação profunda pode ser catastrófica em razão do acesso deficiente ao paciente e da detecção tardia do problema. Outras considerações importantes incluem as modalidades de monitorização disponíveis em uma instalação específica e as condições gerais de saúde do paciente.

Quais parâmetros de monitorização devem ser considerados obrigatórios neste caso?

O paciente deve receber pelo menos o mesmo nível de monitorização e cuidados na sala de RM e na sala de cirurgia para um procedimento não invasivo semelhante. Assim, os Padrões da American Society of Anesthesiologists para a Monitorização Anestésica Básica (consulte a seção Diretrizes, a seguir) são aplicados como a qualquer outro paciente submetido à sedação ou anestesia geral.

A ausculta contínua dos sons respiratórios com um estetoscópio precordial de plástico (não de metal) pode ajudar a identificar a obstrução das vias aéreas causada por sedação excessiva. A palpação de um pulso periférico ou a escuta de sons de Korotkoff são impraticáveis nesse cenário. A garantia da circulação adequada depende da monitorização eletrocardiográfica e oscilométrica da pressão arterial. Os analisadores de CO_2 expirado podem ser adaptados pela conexão da linha de amostragem a um local próximo à boca ou ao nariz do paciente, se uma cânula nasal com um canal de amostragem de CO_2 não estiver disponível. Como a entrada de ar ambiente impede medições exatas, essa técnica fornece um indicador qualitativo da ventilação. Sempre que for planejada a sedação de um paciente, o equipamento para conversão de emergência para anestesia geral (p. ex., tubos traqueais, bolsa de reanimação) deve estar imediatamente disponível. Embora as salas de RM em geral estejam localizadas em áreas remotas, longe da sala de cirurgia, equipamentos e medicamentos apropriados devem estar prontamente disponíveis para emergências relacionadas à anestesia, como via aérea inacessível ou hipertermia maligna.

Nesses casos, é necessária a presença contínua de profissionais especializados em anestesia?

Absolutamente, sim. Pacientes sedados devem ter cuidados anestésicos monitorados de forma contínua para evitar uma série de complicações imprevistas, como apneia ou êmese.

DIRETRIZES

Padrões da American Society of Anesthesiologists para Monitoramento Anestésico Básico.

LEITURAS SUGERIDAS

Avidan M, Zhang L, Burnside B, et al. Anesthesia awareness and bispectral index. *New Eng J Med*. 2008;358:1097.

Bergeron EJ, Mosca MS, Aftab M, Justison G, Reece TB. Neuroprotection strategies in aortic surgery. *Cardiol Clin*. 2017;35:453.

Brull SJ, Kopman AF. Current status of neuromuscular reversal and monitoring: challenges and opportunities. *Anesthesiology*. 2017;126:173.

Chan ED, Chan MM, Chan MM. Pulse oximetry: understanding its basic principles facilitates appreciation of its limitations. *Respir Med*. 2013;107:789.

Fahy BG, Chau DF. The technology of processed electroencephalogram monitoring devices for assessment of depth of anesthesia. *Anesth Analg*. 2018;126:111.

Hajat Z, Ahmad N, Andrzejowski J. The role and limitations of EEG-based depth of anaesthesia monitoring in theatres and intensive care. *Anaesthesia*. 2017;72(suppl 1):38.

Kasman N, Brady K. Cerebral oximetry for pediatric anesthesia: why do intelligent clinicians disagree? *Pediatr Anaesth*. 2011;21:473.

Kertai M, White W, Gan T. Cumulative duration of "triple low" state of low blood pressure, low bispectral index, and low minimum alveolar concentration of volatile anesthesia is not associated with increased mortality. *Anesthesiology*. 2014;121:18.

Kirkman MA, Smith M. Brain oxygenation monitoring. *Anesthesiol Clin*. 2016;34:537.

Lam T, Nagappa M, Wong J, Singh M, Wong D, Chung F. Continuous pulse oximetry and capnography monitoring for postoperative respiratory depression and adverse events: a systematic review and meta-analysis. *Anesth Analg*. 2017;125:2019.

Lien CA, Kopman AF. Current recommendations for monitoring depth of neuromuscular blockade. *Curr Opin Anesthesiol*. 2014;27:616.

Mashour G, Orser B, Avidan M. Intraoperative awareness. *Anesthesiology*. 2011;114:1218.

Messina AG, Wang M, Ward MJ, et al. Anaesthetic interventions for prevention of awareness during surgery. *Cochrane Database Syst Rev*. 2016;10:CD007272.

Moritz S, Kasprzak P, Arit M, et al. Accuracy of cerebral monitoring in detecting cerebral ischemia during carotid endarterectomy. *Anesthesiology*. 2007;107:563.

Myles P, Leslie K, McNeil J. Bispectral function monitoring to prevent awareness during anaesthesia. The B-Aware randomized controlled trial. *Lancet*. 2004;363:1757.

Naguib M, Koman A, Ensor J. Neuromuscular monitoring and postoperative residual curarization: a meta-analysis. *Br J Anaesth*. 2007;98:302.

Nwachuku EL, Balzer JR, Yabes JG, et al. Diagnostic value of somatosensory evoked potential changes during carotid endarterectomy: a systematic review and meta-analysis. *JAMA Neurol*. 2015;72:73.

Punjasawadwong Y, Chau-In W, Laopaiboon M, Punjasawadwong S, Pin-On P. Processed electroencephalogram and evoked potential techniques for amelioration of postoperative delirium and cognitive dysfunction following non-cardiac and non-neurosurgical procedures in adults. *Cochrane Database Syst Rev*. 2018;5:CD011283.

Rabai F, Sessions R, Seubert CN. Neurophysiological monitoring and spinal cord integrity. *Best Pract Res Clin Anaesthesiol*. 2016;30:53.

Sessler D. Temperature monitoring and perioperative thermoregulation. *Anesthesiology*. 2008;109:318.

Sessler D, Sigl J, Keley S, et al. Hospital stay and mortality are increased in patients having a "triple low" of low blood pressure, low bispectral index, and low minimum alveolar concentration of volatile anesthesia. *Anesthesiology*. 2012;116:1195.

Stein EJ, Glick DB. Advances in awareness monitoring technologies. *Curr Opin Anaesthesiol*. 2016;29:711.

Thirumala PD, Thiagarajan K, Gedela S, Crammond DJ, Balzer JR. Diagnostic accuracy of EEG changes during carotid endarterectomy in predicting perioperative strokes. *J Clin Neurosci*. 2016;25:1.

Tusman G, Bohm S, Suarez-Sipmann F. Advanced uses of pulse oximetry for monitoring mechanically ventilated patients. *Anesth Analg*. 2017;124:62.

SEÇÃO II — **Farmacologia clínica**

CAPÍTULO 7

Princípios farmacológicos

CONCEITOS-CHAVE

1. As moléculas dos fármacos obedecem à lei da ação das massas. Quando a concentração plasmática excede a concentração tecidual, o fármaco passa do plasma para o tecido. Quando a concentração plasmática é menor que a concentração tecidual, o fármaco passa dos tecidos de volta para o plasma.

2. A maioria dos fármacos que cruzam prontamente a barreira hematoencefálica (p. ex., fármacos lipofílicos como os hipnóticos e os opioides) é avidamente absorvida pela gordura corporal.

3. A biotransformação inclui os processos químicos pelos quais a molécula do fármaco é alterada no organismo. O fígado é o órgão primário para o metabolismo da maioria dos fármacos.

4. Fármacos compostos por moléculas pequenas e não ligadas passam livremente do plasma para o filtrado glomerular. A fração não ionizada (não carregada) do fármaco é reabsorvida nos túbulos renais, enquanto a porção ionizada (carregada) é excretada na urina.

5. A meia-vida de eliminação é o tempo necessário para que a concentração do fármaco diminua em 50%. No caso de fármacos descritos pela farmacocinética de múltiplos compartimentos (p. ex., todos os fármacos usados em anestesia), há múltiplas meias-vidas de eliminação.

6. A redução do efeito de um fármaco não pode ser prevista a partir das meias-vidas. A meia-vida contexto-dependente é um conceito clinicamente útil para descrever a taxa de redução na concentração do fármaco e deve ser usado no lugar das meias-vidas para comparar as propriedades farmacocinéticas dos medicamentos intravenosos usados em anestesia.

A prática clínica da anestesiologia está diretamente conectada com a ciência da farmacologia clínica. Desse modo, poderíamos imaginar que o estudo da farmacocinética e da farmacodinâmica receberia uma atenção comparável àquela dada à avaliação da via aérea, à escolha do anestésico inalatório, ao bloqueio neuromuscular ou ao tratamento da sepse nas provas e no currículo de anestesiologia. Infelizmente, a frequente identificação errada e o uso inadequado das mensurações e dos princípios farmacológicos sugerem que isso ainda não tenha acontecido.

FARMACOCINÉTICA

A farmacocinética define as relações entre as dosagens dos fármacos, sua concentração nos fluidos e tecidos corporais e o tempo. Ela consiste em quatro processos ligados: absorção, distribuição, biotransformação e excreção.

Absorção

A absorção define o processo pelo qual um fármaco se move desde o local de administração até a corrente sanguínea. Há muitas vias possíveis para a administração de fármacos: inalatória, oral, sublingual, transtraqueal, retal, transdérmica, transmucosa, subcutânea, intramuscular, intravenosa, perineural, epidural e intratecal. A absorção é influenciada pelas características físicas do fármaco (solubilidade, pK, diluentes, ligantes, formulação), dose, local de administração (p. ex., intestino, pulmão, músculo) e, em alguns casos (p. ex., administração perineural ou subcutânea de anestésicos locais), por aditivos como a epinefrina. A biodisponibilidade define a fração da dose administrada que alcança a circulação sistêmica. Por exemplo, a nitroglicerina é bem absorvida pelo trato gastrintestinal, mas tem baixa biodisponibilidade quando administrada por via oral. A razão para isso é que a nitroglicerina sofre extenso metabolismo hepático de primeira passagem antes de alcançar a circulação sistêmica.

A administração oral de fármacos é conveniente, barata e relativamente tolerante a erros de dosagem. Porém, ela exige a colaboração do paciente, expõe o fármaco ao metabolismo hepático de primeira passagem e permite que o pH gástrico, as enzimas digestivas, a motilidade, os alimentos e outros fármacos potencialmente reduzam a previsibilidade da oferta sistêmica do fármaco.

Os fármacos não ionizados (não carregados) são mais prontamente absorvidos que as formas ionizadas (carregadas). Assim, um ambiente ácido (estômago) favorece a absorção de fármacos ácidos ($A^- + H^+ \rightarrow AH$), enquanto um ambiente mais alcalino (intestino) favorece os fármacos básicos ($BH^+ \rightarrow H^+ + B$). Contudo, na maioria dos casos, a maior quantidade agregada do fármaco é absorvida no intestino em vez do estômago devido à maior área de superfície no intestino delgado e à maior duração do trânsito.

Toda a drenagem venosa do estômago e do intestino delgado flui para o fígado. Assim, a biodisponibilidade de fármacos altamente metabolizados pode diminuir de forma significativa devido ao metabolismo hepático de primeira passagem. Como a drenagem venosa da boca e do esôfago flui para a veia cava superior em vez do sistema portal, a absorção dos fármacos é desviada do sistema portal, e a absorção bucal ou sublingual de fármacos evita o fígado e o metabolismo de primeira passagem. A administração retal evita parcialmente o sistema portal e representa uma via alternativa em crianças pequenas e nos pacientes que não estão aptos ou não toleram a ingestão oral. Porém, a absorção retal pode ser errática, e muitos fármacos irritam a mucosa retal.

A administração transdérmica de fármacos pode oferecer uma administração contínua e prolongada de alguns fármacos. Porém, o estrato córneo é uma barreira efetiva para todos os fármacos, com exceção de alguns pequenos e lipossolúveis (p. ex., clonidina, nitroglicerina, escopolamina, fentanila, anestésicos locais de base livre [Emla®]).

As vias parenterais de administração de fármacos incluem as injeções subcutâneas, intramusculares e intravenosas. A absorção subcutânea e intramuscular depende da difusão do fármaco a partir do local da injeção até a corrente sanguínea. A velocidade com que um fármaco penetra na corrente sanguínea depende do fluxo sanguíneo até o tecido onde houve a injeção e da formulação injetada. Os fármacos dissolvidos em solução têm absorção mais rápida que aqueles apresentados em suspensão. As preparações irritativas podem causar dor e necrose tecidual (p. ex., diazepam intramuscular). As injeções intravenosas evitam o processo de absorção.

Distribuição

Após sua absorção, o fármaco é distribuído pela corrente sanguínea por todo o organismo. Os órgãos altamente perfundidos (o chamado grupo rico em vasos) recebem uma fração desproporcional do débito cardíaco (Tabela 7-1). Assim, esses tecidos recebem uma quantidade desproporcional do fármaco nos primeiros minutos após a sua administração.

Esses tecidos se aproximam de um equilíbrio em relação à concentração plasmática mais rapidamente do que aqueles tecidos menos bem perfundidos devido a diferenças no fluxo sanguíneo. Porém, os tecidos menos bem perfundidos, como a gordura e a pele, podem apresentar uma enorme capacidade de absorção de fármacos lipofílicos, resultando em um grande reservatório do fármaco após longas infusões ou dosagens maiores.

❶ As moléculas dos fármacos obedecem à lei da ação das massas. Quando a concentração plasmática excede a concentração tecidual, o fármaco passa do plasma para o tecido. Quando a concentração plasmática é menor que a concentração tecidual, o fármaco passa dos tecidos de volta para o plasma.

A velocidade de aumento da concentração do fármaco em um órgão é determinada pela perfusão daquele órgão e pela solubilidade relativa do fármaco no órgão em relação ao sangue. A concentração de equilíbrio em um órgão com relação ao sangue depende apenas da solubilidade relativa do fármaco no órgão em relação ao sangue, a menos que o órgão seja capaz de metabolizar o fármaco.

As moléculas no sangue estão livres ou ligadas a constituintes do sangue como as proteínas e lipídeos plasmáticos. A concentração livre atinge um equilíbrio entre os órgãos e tecidos. O equilíbrio entre as moléculas ligadas e não ligadas é instantâneo. Como as moléculas não ligadas do fármaco se difundem para os tecidos, elas são instantaneamente substituídas por moléculas previamente ligadas. A ligação a proteínas plasmáticas não afeta a taxa de transferência diretamente, mas afeta a solubilidade relativa do fármaco no sangue e nos tecidos. Quando um fármaco é altamente ligado no sangue, será necessária uma dose muito maior para se alcançar o mesmo efeito sistêmico. Se o fármaco for altamente ligado aos tecidos e não ligado no plasma, a solubilidade relativa favorece a

TABELA 7-1 Composição, massa corporal relativa e porcentagem do débito cardíaco dos grupos de tecidos

Grupo de tecido	Composição	Massa corporal (%)	Débito cardíaco (%)
Rico em vasos	Cérebro, coração, fígado, rins, glândulas endócrinas	10	75
Músculos	Músculo, pele	50	19
Gordura	Gordura	20	6
Pobre em vasos	Ossos, ligamentos, cartilagens	20	0

transferência do fármaco para os tecidos. Dito de outra forma, um fármaco que seja altamente ligado nos tecidos mas não ligado no sangue apresentará um gradiente de concentração do fármaco livre muito grande que levará o fármaco para os tecidos. De modo inverso, se o fármaco estiver altamente ligado às proteínas plasmáticas e apresentar poucos sítios de ligação nos tecidos, a transferência de uma pequena quantidade do fármaco será suficiente para permitir que a concentração do fármaco livre atinja um equilíbrio entre o sangue e os tecidos. Assim, altos níveis de ligação no sangue em relação aos tecidos aumentarão a velocidade de início do efeito do fármaco porque será necessário que menos moléculas sejam transferidas para o tecido a fim de que se produza uma concentração efetiva do fármaco livre.

A albumina tem dois sítios de ligação principais com uma afinidade por muitos fármacos ácidos e neutros (incluindo o diazepam). Os fármacos altamente ligados (p. ex., varfarina) podem ser deslocados por outros fármacos que competem pelos mesmos sítios de ligação (p. ex., verde indocianina ou ácido etacrínico) com consequências perigosas. A α_1-glicoproteína ácida (AAG) se liga a fármacos básicos (p. ex., anestésicos locais, antidepressivos tricíclicos). Se as concentrações dessas proteínas diminuírem, a solubilidade relativa dos fármacos no sangue diminui, aumentando a captação pelos tecidos. Doença renal, doença hepática, insuficiência cardíaca crônica e alguns cânceres reduzem a produção de albumina. Grandes queimaduras de mais de 20% da área de superfície corporal levam a uma perda de albumina. Trauma (incluindo cirurgias), infecção, infarto do miocárdio e dor crônica aumentam os níveis de AAG. A gestação está associada com redução das concentrações de AAG. Nenhum desses fatores tem muita relevância no caso do propofol, o qual é administrado com suas próprias moléculas de ligação (o lipídeo na emulsão).

As moléculas lipofílicas podem ser prontamente transferidas entre o sangue e os órgãos. As moléculas carregadas conseguem passar em pequenas quantidades para a maioria dos órgãos. Porém, a barreira hematoencefálica é um caso especial. A permeação do sistema nervoso central por fármacos ionizados é limitada pelas células gliais pericapilares e pelas junções estreitas das células endoteliais. A maioria dos fármacos que cruzam prontamente a barreira hematoencefálica (p. ex., fármacos lipofílicos como os hipnóticos e os opioides) é avidamente absorvida pela gordura corporal.

O intervalo de tempo até a distribuição dos fármacos para os tecidos periféricos é complexo e mais bem descrito com o uso de modelos e simulações de computador. Após a administração intravenosa em bólus, a rápida distribuição do fármaco do plasma para os tecidos é responsável pela profunda redução na concentração plasmática observada nos primeiros minutos. Para cada tecido, há um ponto no tempo em que a concentração tecidual aparente é a mesma concentração do plasma. A fase de redistribuição (para cada tecido) ocorre após esse momento de equilíbrio. Durante a redistribuição, o fármaco retorna dos tecidos para o plasma. Esse retorno do fármaco para o plasma reduz a velocidade de declínio na concentração plasmática do fármaco.

Após a administração de um bólus de um agente de indução, a distribuição em geral contribui para a rápida superficialização ao remover o fármaco do plasma durante vários minutos. Após infusões prolongadas de fármacos anestésicos lipofílicos, a redistribuição costuma retardar a superficialização à medida que o fármaco retorna dos reservatórios teciduais para o plasma durante várias horas.

O complexo processo de distribuição do fármaco que entra e sai dos tecidos é uma das razões para que as meias-vidas não ofereçam praticamente nenhuma orientação para a previsão dos tempos de superficialização. A redução das ações clínicas de um fármaco é mais bem prevista por modelos computacionais que utilizam a *meia-vida contexto-dependente* ou o *tempo de decréscimo*. A *meia-vida contexto-dependente* é o tempo necessário para que ocorra uma redução de 50% na concentração plasmática do fármaco após uma infusão pseudoestado de equilíbrio (em outras palavras, uma infusão que tenha continuado por tempo suficiente para obter concentrações próximas ao estado de equilíbrio). Aqui, o "contexto" é a duração da infusão, a qual define a massa total do fármaco que permanece dentro da pessoa. O *tempo de decréscimo contexto-dependente* é um conceito mais generalizado que se refere a qualquer redução clinicamente relevante da concentração em qualquer tecido, sobremaneira no cérebro ou no sítio do efeito.

O volume de distribuição, V_d, é o volume aparente no qual um fármaco foi "distribuído" (i.e., misturado). Esse volume é calculado dividindo-se uma dose em bólus do fármaco pela concentração plasmática no momento 0. Na prática, a concentração usada para definir o V_d costuma ser obtida pela extrapolação das concentrações subsequentes de volta ao "momento 0" quando o fármaco foi injetado (isso supõe uma mistura imediata e completa), da seguinte forma:

$$V_d = \frac{\text{Dose em bólus}}{\text{Concentração}_{\text{tempo0}}}$$

O conceito de um único V_d não se aplica a nenhum fármaco intravenoso usado em anestesia. Todos os fármacos anestésicos intravenosos são mais bem modelados com pelo menos dois compartimentos: um central e um periférico. O comportamento de muitos desses fármacos é descrito de forma mais precisa com o uso de três compartimentos: um central, um periférico de equilíbrio rápido e um periférico de equilíbrio lento. O compartimento central inclui o sangue e quaisquer tecidos de equilíbrio ultrarrápido, como os pulmões. O compartimento periférico é composto pelos outros tecidos corporais. No caso dos fármacos com dois compartimentos periféricos, o compartimento de equilíbrio rápido abrange os órgãos e os músculos, enquanto o compartimento de equilíbrio lento representa grosseiramente a distribuição do fármaco na gordura e na pele. Esses compartimentos são chamados de V_1 (central), V_2 (distribuição rápida) e V_3 (distribuição lenta). O volume de distribuição no estado de equilíbrio, V_{dee}, é a soma desses volumes de compartimentos. V_1 é calculado pela equação anterior mostrando a relação entre volume, dose e concentração. Os outros volumes são calculados por meio de modelamento farmacocinético.

Um V_{dee} pequeno implica que o fármaco tem alta solubilidade na água e permanecerá em grande medida dentro do espaço intravascular. Por exemplo, o V_{dee} do vecurônio é de cerca de 200 mL/kg em homens adultos e de cerca de 160 mL/kg em mulheres adultas, indicando que o vecurônio está presente principalmente na água corporal, com pouca distribuição na gordura. Porém, o anestésico geral típico é lipofílico, resultando em um V_{dee} que excede a água corporal total (cerca de 600 mL/kg em homens adultos). Por exemplo, o V_{dee} para a fentanila é de cerca de 350 L em adultos, e o V_{dee} para o propofol pode ser de mais de 5.000 L. O V_{dee} não representa um volume real, mas, sim, o volume no qual a dose do fármaco administrado precisaria se distribuir para se obter a concentração plasmática observada.

Biotransformação

3 A biotransformação inclui os processos químicos pelos quais a molécula do fármaco é alterada no organismo. O fígado é o órgão primário para o metabolismo da maioria dos fármacos. Uma exceção são os ésteres, os quais sofrem hidrólise no plasma ou nos tecidos. Os produtos finais da biotransformação costumam ser (mas nem sempre o são) inativos e hidrossolúveis. A solubilidade na água permite a excreção pelos rins.

A biotransformação metabólica é frequentemente dividida em reações de fase I e de fase II. As reações de fase I convertem um composto inicial em metabólitos mais polares por meio de oxidação, redução ou hidrólise. As reações de fase II juntam (conjugam) um fármaco inicial ou um metabólito de fase I com um substrato endógeno (p. ex., ácido glicurônico) para formar metabólitos hidrossolúveis que podem ser eliminados na urina ou nas fezes. Embora isso costume ser um processo sequencial, os metabólitos de fase I podem ser excretados sem passar pela biotransformação de fase II, e uma reação de fase II pode preceder ou ocorrer sem uma reação de fase I.

A depuração hepática é o volume de sangue ou plasma (o que for mensurado no exame) do qual o fármaco é eliminado por unidade de tempo. As unidades de depuração são unidades de fluxo: volume por unidade de tempo. A depuração pode ser expressa em mililitros por minuto, litros por hora ou qualquer outra unidade de fluxo conveniente. Se todas as moléculas do fármaco que entrarem no fígado forem metabolizadas, a depuração hepática será igual ao fluxo sanguíneo hepático. Isso é verdadeiro para poucos fármacos, embora seja praticamente este o caso do propofol. Para a maioria dos fármacos, apenas uma fração do fármaco que chega ao fígado é removida. A fração removida é chamada de *taxa de extração*. Assim, a depuração hepática pode ser expressa como o fluxo sanguíneo hepático vezes a taxa de extração. Se a taxa de extração for de 50%, a depuração hepática será de 50% do fluxo sanguíneo hepático. A depuração de fármacos removidos de forma eficiente pelo fígado (i.e., que apresentam uma alta taxa de extração hepática) é proporcional ao fluxo sanguíneo hepático. Por exemplo, como o fígado remove quase todo o propofol que passa através dele, quando o fluxo hepático é duplicado, também é duplicada a depuração do propofol. A indução de enzimas hepáticas não tem efeito sobre a depuração do propofol porque o fígado remove de forma muito eficiente todo o propofol que passa através dele. Mesmo a perda grave de tecido hepático, como na cirrose, tem pouco efeito sobre a depuração do propofol. Fármacos como propofol, propranolol, lidocaína, morfina e nitroglicerina têm depuração dependente do fluxo.

Muitos fármacos apresentam baixas taxas de extração e são depurados lentamente pelo fígado. Para esses fármacos, a etapa limitadora da velocidade não é o fluxo sanguíneo hepático, mas, em vez disso, a capacidade metabólica do próprio fígado. Alterações no fluxo sanguíneo hepático têm pouco efeito sobre a depuração desses fármacos. Porém, se houver indução das enzimas hepáticas, a depuração aumentará porque o fígado terá maior capacidade para metabolizar o fármaco. De modo inverso, se houver dano hepático, haverá menor capacidade disponível para o metabolismo, e a depuração será reduzida. Assim, os fármacos com baixas taxas de extração hepática apresentam depuração dependente da capacidade. As taxas de extração da metadona e da alfentanila são de 10 e 15%, respectivamente, o que torna esses fármacos dependentes da capacidade.

Excreção

Alguns fármacos e muitos metabólitos de fármacos são excretados pelos rins. A depuração renal é a taxa de eliminação de um fármaco do organismo pela excreção renal. Este conceito é análogo ao da depuração hepática, e, da mesma forma, a depuração renal pode ser expressa como o fluxo sanguíneo renal vezes a taxa de extração renal.

4 Fármacos compostos por moléculas pequenas e não ligadas passam livremente do plasma para o filtrado glomerular. A fração não ionizada (não carregada) do fármaco é reabsorvida nos túbulos renais, enquanto a porção ionizada (carregada) é excretada na urina. A fração do fármaco ionizada depende do pH; assim, a eliminação renal dos fármacos que existem na forma ionizada e não ionizada depende em parte do pH urinário. Os rins secretam ativamente alguns fármacos nos túbulos renais.

Muitos fármacos e metabólitos de fármacos passam do fígado para o intestino através do sistema biliar. Assim, alguns fármacos excretados na bile são reabsorvidos no intestino, um processo chamado de *recirculação êntero-hepática*. Algumas vezes, os metabólitos excretados na bile são subsequentemente reconvertidos no fármaco inicial. Por exemplo, o lorazepam é convertido pelo fígado em lorazepam glicuronídeo. No intestino, a β-glicuronidase quebra a ligação do éster e transforma o lorazepam glicuronídeo em lorazepam.

Modelos de compartimentos

Os modelos multicompartimentais oferecem uma estrutura matemática que pode ser usada para relacionar as doses de fármacos com as alterações nas concentrações dos fármacos ao longo do tempo. Conceitualmente, os compartimentos nesses modelos são tecidos com um tempo de distribuição semelhante. Por exemplo, o plasma e os pulmões são componentes do compartimento central. Os órgãos e os músculos, algumas vezes chamados de *grupo rico em vasos*, poderiam ser o segundo compartimento ou compartimento de equilíbrio rápido. A gordura e a pele têm a capacidade de se ligar a grandes quantidades de fármacos lipofílicos, mas são pouco perfundidas. Isso poderia representar o terceiro compartimento, ou compartimento de equilíbrio lento. Esta é uma definição intuitiva dos compartimentos, mas é importante reconhecer que os compartimentos de um modelo farmacocinético são abstrações matemáticas que relacionam a dose com a concentração observada. Não existe uma relação direta entre qualquer compartimento "matematicamente identificado" e qualquer órgão ou tecido no organismo.

Muitos fármacos usados em anestesia são bem descritos pelos modelos de dois compartimentos. Este em geral é o caso se os estudos usados para caracterizar a farmacocinética não incluírem a amostragem arterial rápida durante os primeiros minutos (Figura 7-1). Sem a amostragem arterial rápida, a queda inicial ultrarrápida na concentração plasmática imediatamente após uma injeção em bólus passa despercebida, e o volume do compartimento central é misturado ao do compartimento de equilíbrio rápido. Quando a amostragem arterial rápida é usada nos experimentos farmacocinéticos, os resultados costumam sustentar o uso de um modelo de três compartimentos. Assim, o número de compartimentos identificáveis relatados em um estudo farmacocinético pode ser mais uma função do delineamento experimental do que uma característica do fármaco.

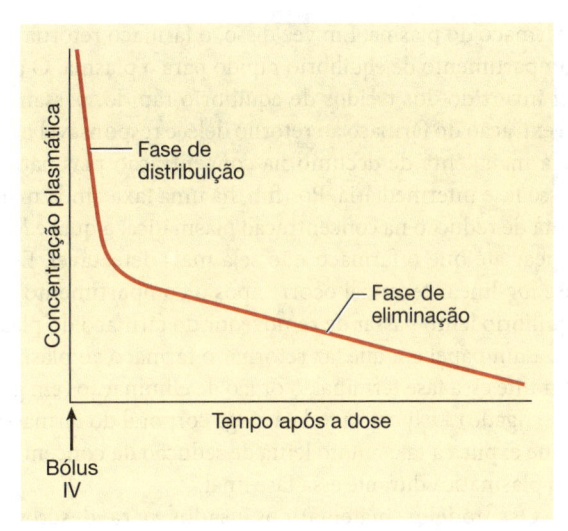

FIGURA 7-1 Modelo de dois compartimentos demonstrando as alterações nas concentrações do fármaco na fase de distribuição e na fase de eliminação. Durante a fase de distribuição, o fármaco passa do compartimento central para o periférico. Na fase de eliminação, o fármaco retorna do compartimento periférico para o central e é metabolizado e excretado.

Conforme citado antes, nos modelos compartimentais, presume-se que a concentração instantânea no momento de uma injeção em bólus seja a quantidade do bólus dividida pelo volume do compartimento central. Isso não está correto. Se o bólus for administrado ao longo de alguns segundos, a concentração instantânea é 0 porque o fármaco está todo na veia, ainda fluindo até o coração. São necessários um ou 2 minutos para que o fármaco se misture ao volume do compartimento central. Esta especificação errada é comum nos modelos farmacocinéticos convencionais. Os modelos mais baseados na fisiologia, algumas vezes chamados de *modelos cinéticos de interface frontal (front-end)*, podem caracterizar o atraso inicial na concentração. A complexidade adicional que esses modelos introduzem é útil apenas se as concentrações durante os primeiros minutos forem clinicamente importantes. Após os primeiros minutos, os modelos de interface frontal lembram os modelos compartimentais convencionais.

Nos primeiros minutos após a administração de um bólus inicial de um fármaco, sua concentração cai muito rápido à medida que o fármaco se difunde velozmente para os compartimentos periféricos. As concentrações costumam diminuir por uma ordem de magnitude ao longo de 10 minutos! Para os fármacos com depuração hepática muito rápida (p. ex., propofol) ou para aqueles que são metabolizados no sangue (p. ex., remifentanila), o metabolismo contribui de forma significativa para a queda inicial rápida na concentração. Após essa queda muito rápida, ocorre um período de redução mais lenta na concentração plasmática. Durante este período, o compartimento de equilíbrio rápido não está mais removendo o fármaco do plasma. Em vez disso, o fármaco retorna do compartimento de equilíbrio rápido para o plasma. O papel invertido dos tecidos de equilíbrio rápido, passando da extração do fármaco ao retorno dele, é responsável pela taxa mais lenta de declínio na concentração plasmática nessa fase intermediária. Por fim, há uma taxa ainda mais lenta de redução na concentração plasmática, a qual é *log*-linear até que o fármaco não seja mais detectável. Esta fase *log*-linear terminal ocorre após o compartimento de equilíbrio lento passar de removedor do fármaco do plasma a um papel em que faz retornar o fármaco ao plasma. Durante essa fase terminal, o órgão de eliminação (em geral o fígado) é exposto à toda a carga corporal do fármaco, o que explica a taxa muito lenta de redução da concentração plasmática durante essa fase final.

Os modelos matemáticos usados para descrever um fármaco com dois ou três compartimentos são, respectivamente:

$$Cp(t) = Ae^{-\alpha}t + Be^{-\beta}t$$

e

$$Cp(t) = Ae^{-\alpha}t + Be^{-\beta}t + Ce^{-\gamma}t$$

em que $Cp(t)$ é igual à concentração plasmática no tempo t, e α, β e γ são os expoentes que caracterizam as porções muito rápida (i.e., muito íngreme), intermediária e lenta (i.e., *log*-linear) da concentração plasmática ao longo do tempo, respectivamente. Os fármacos descritos pelos modelos de dois e de três compartimentos apresentarão duas ou três meias-vidas. Cada meia-vida é calculada como o *log* natural de 2 (0,693) dividido pelo expoente. Os coeficientes A, B e C representam a contribuição de cada um dos expoentes para a redução geral da concentração ao longo do tempo.

O modelo de dois compartimentos é descrito por uma curva com dois expoentes e dois coeficientes, enquanto o modelo de três compartimentos é descrito por uma curva com três expoentes e três coeficientes. As relações matemáticas entre compartimentos, depuração, coeficientes e expoentes são complexas. Cada coeficiente e cada expoente é uma função de cada volume e de cada depuração.

5 A meia-vida de eliminação é o tempo necessário para que a concentração do fármaco diminua em 50%. No caso de fármacos descritos pela farmacocinética de múltiplos compartimentos (p. ex., todos os fármacos usados em anestesia), há múltiplas meias-vidas de eliminação; em outras palavras, a meia-vida de eliminação depende do contexto.

6 A redução do efeito de um fármaco não pode ser prevista apenas a partir das meias-vidas. Além disso, não se pode determinar com facilidade o quão rápido irá desaparecer o efeito de um fármaco simplesmente observando coeficientes, expoentes e meias-vidas. Por exemplo, a meia-vida terminal da sufentanila é de cerca de 10 horas, enquanto aquela da alfentanila é de 2 horas. Isso não significa que a recuperação do efeito da alfentanila será mais rápida porque a recuperação clínica após a dosagem será influenciada por todas as meias-vidas, e não apenas a terminal. Os modelos computacionais demonstram claramente que a recuperação de uma infusão com duração de várias horas será mais rápida quando o fármaco administrado for a sufentanila do que quando o fármaco for a alfentanila. O tempo necessário para uma redução de 50% na concentração depende da duração ou do "contexto" da infusão. A meia-vida contexto-dependente, citada antes, captura esse conceito e deve ser usada no lugar das meias-vidas para comparar as propriedades farmacocinéticas dos medicamentos intravenosos usados em anestesia.

FARMACODINÂMICA

A farmacodinâmica, o estudo sobre como os fármacos afetam o organismo, envolve os conceitos de potência, eficácia e janela terapêutica. Os conceitos farmacodinâmicos fundamentais são capturados pela relação entre a exposição a um fármaco e a resposta fisiológica ao fármaco, geralmente chamada de *relação de dose–resposta* ou de *concentração–resposta*.

Relações de exposição-resposta

À medida que o organismo é exposto a uma quantidade crescente de um fármaco, a resposta ao fármaco também aumenta, em geral até um valor máximo. Esse conceito fundamental na relação entre exposição e resposta é capturado de forma gráfica colocando-se a exposição (geralmente a dose ou a concentração) no eixo *x* como variável independente e a resposta do organismo no eixo *y* como variável dependente. Dependendo das circunstâncias, a dose ou a concentração pode ser colocada em uma escala linear (**Figura 7-2A**) ou em uma escala logarítmica (**Figura 7-2B**), enquanto a resposta costuma ser colocada como resposta mensurada real (ver **Figura 7-2A**) ou como uma fração da medida fisiológica basal ou máxima (ver **Figura 7-2B**). Para os nossos propósitos aqui, as propriedades farmacodinâmicas básicas são descritas em termos de concentração, mas qualquer medida de exposição ao fármaco (p. ex., dose, área sob a curva) pode ser usada.

O formato da relação costuma ser sigmoide, conforme mostrado na **Figura 7-2**. A forma sigmoide reflete a observação de que em geral deve haver uma determinada quantidade mínima do fármaco antes que haja uma resposta fisiológica mensurável. Assim, o lado esquerdo da curva é plano até que a concentração do fármaco alcance um limiar. O lado direito também é plano, refletindo a resposta fisiológica máxima do organismo, além da qual o organismo simplesmente não consegue responder a quantidades adicionais do fármaco. Assim, a curva é plana coeficiente de Hill). Na primeira equação, $E_{máx}$ é a mensuração fisiológica máxima, e não a alteração máxima em relação ao basal. Na segunda equação, $E_{máx}$ é a alteração máxima em relação ao efeito basal (E_0). Definidos dessa maneira, cada parâmetro do modelo farmacodinâmico reflete os conceitos específicos antes citados. $E_{máx}$ está relacionado com a eficácia intrínseca de um fármaco. Os fármacos altamente eficazes apresentam um grande efeito fisiológico máximo, caracterizado por um $E_{máx}$ grande. No caso de fármacos pouco eficazes, $E_{máx}$ será igual a E_0. C_{50} é uma medida da potência do fármaco. Os fármacos altamente potentes apresentam uma C_{50} baixa; assim, pequenas quantidades produzem o efeito do fármaco. Os fármacos de pouca potência apresentam uma C_{50} alta, indicando que há necessidade de uma grande quantidade do fármaco para obter o seu efeito. O parâmetro γ indica a inclinação da relação entre concentração e efeito. Um valor de γ abaixo de 1 indica um aumento muito gradual no efeito do fármaco conforme se aumenta a concentração. Um valor de γ acima de 4 sugere que, uma vez alcançado o efeito do fármaco, pequenos aumentos em sua concentração produzem grandes aumentos no efeito do fármaco até que se obtenha o efeito máximo.

A curva descrita anteriormente representa a relação entre a concentração do fármaco e uma resposta fisiológica contínua. A mesma relação pode ser usada para caracterizar a probabilidade de uma resposta binária (sim/não) à dose de um fármaco:

$$\text{Probabilidade} = P_0 + (P_{máx} - P_0)\frac{C^\gamma}{C_{50}^\gamma + C^\gamma}$$

Neste caso, a probabilidade (*P*) varia desde 0 (sem chance) até 1 (certeza). P_0 é a probabilidade de uma resposta "sim" na ausência do fármaco. $P_{máx}$ é a probabilidade máxima, necessariamente menor ou igual a 1. Conforme citado antes, *C* é a concentração, C_{50} é a concentração associada com metade do efeito máximo, e γ descreve a inclinação da relação entre concentração e resposta. Metade do efeito máximo é o mesmo que uma probabilidade de 50% de resposta quando P_0 é 0 e $P_{máx}$ é 1.

A *janela terapêutica* de um fármaco é a variação entre a concentração associada a um efeito terapêutico desejado e a concentração associada a uma resposta tóxica ao fármaco. Essa variação pode ser mensurada como a diferença entre dois pontos na mesma curva de concentração *versus* resposta (quando a toxicidade representa uma forma exagerada de resposta desejada ao fármaco) ou como a distância entre duas curvas distintas (quando a toxicidade representa uma resposta ou um processo diferente daquele da resposta desejada ao fármaco). Para um fármaco como o nitroprussiato, uma única curva de concentração *versus* resposta define a relação entre concentração e redução na pressão arterial. A janela terapêutica pode ser a diferença

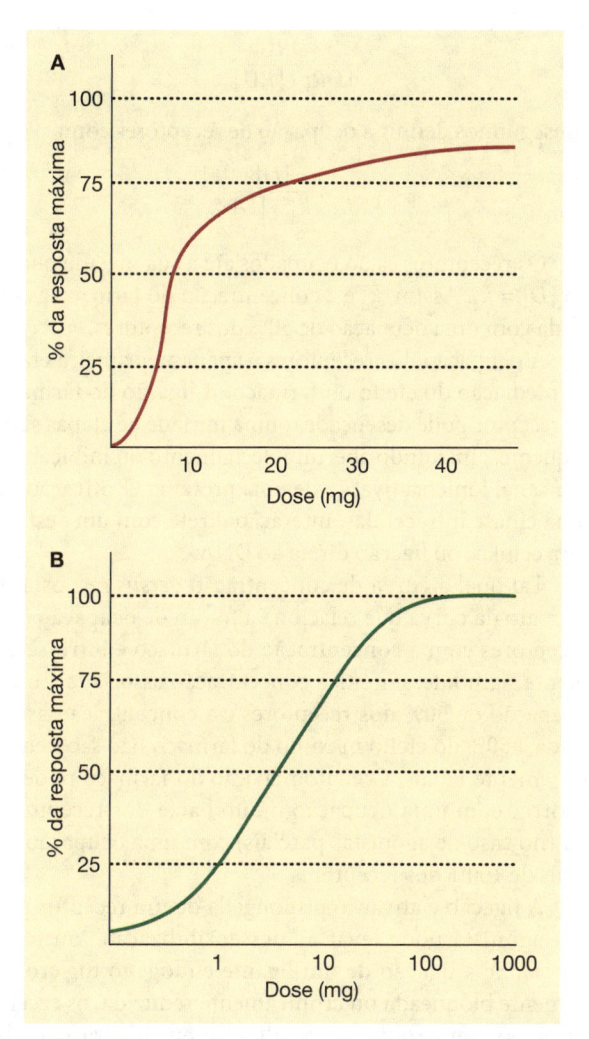

FIGURA 7-2 O formato da curva de dose (ou concentração)-resposta depende de a dose ou a concentração plasmática ser colocada em uma escala linear (**A**) ou logarítmica (**B**).

tanto à esquerda como à direita. Uma curva sigmoide é necessária para conectar a linha de base à assíntota, sendo por isso que as curvas sigmoides são onipresentes nos modelos farmacodinâmicos.

A relação sigmoide entre a exposição e a resposta é definida por uma de duas relações intercambiáveis:

$$\text{Efeito} = E_{máx}\frac{C^\gamma}{C_{50}^\gamma + C^\gamma}$$

ou

$$\text{Efeito} = E_0 + (E_{máx} - E_0)\frac{C^\gamma}{C_{50}^\gamma + C^\gamma}$$

Em ambos os casos, *C* é a concentração do fármaco, C_{50} é a concentração associada com metade do efeito máximo, e γ descreve o grau de inclinação da relação entre concentração e resposta (também conhecida como entre a concentração que produz uma redução desejada de 20% na pressão arterial e uma concentração tóxica que produz uma redução catastrófica de 60% na pressão arterial. Porém, para um fármaco como a lidocaína, a janela terapêutica pode ser a diferença entre a C_{50} para a supressão de arritmias ventriculares e a C_{50} para as convulsões induzidas pela lidocaína, os dois efeitos sendo descritos por distintas relações entre concentração e resposta. O índice terapêutico é a C_{50} para toxicidade dividida pela C_{50} para o efeito terapêutico desejado. Devido ao risco de depressão ventilatória e cardiovascular (mesmo em concentrações apenas um pouco maiores do que aquelas que produzem anestesia), considera-se que a maioria dos hipnóticos inalatórios e intravenosos tenha índices terapêuticos muito baixos em relação a outros fármacos.

Receptores de fármacos

Os receptores dos fármacos são macromoléculas (em geral proteínas) que se ligam ao fármaco (agonistas) e medeiam a resposta ao fármaco. Os antagonistas farmacológicos revertem os efeitos dos agonistas sem que exerçam um efeito por conta própria. O antagonismo competitivo ocorre quando o antagonista compete com o agonista pelo mesmo sítio de ligação, cada um potencialmente deslocando o outro. O antagonismo não competitivo ocorre quando o antagonista, por meio de ligação covalente ou por outro processo, prejudica de maneira permanente o acesso do fármaco ao seu receptor.

O efeito do fármaco é governado pela fração de receptores que estão ocupados por um agonista. Essa fração se baseia na concentração do fármaco, na concentração dos receptores e na força da ligação entre o fármaco e o receptor. Essa ligação é descrita pela lei da ação das massas, a qual afirma que a taxa de reação é proporcional às concentrações dos reagentes:

$$[D][RU] \underset{k_{off}}{\overset{k_{on}}{\rightleftarrows}} [DR]$$

em que $[D]$ é a concentração do fármaco, $[RU]$ é a concentração de receptores não ligados, e $[DR]$ é a concentração de receptores ligados. A constante de frequência k_{on} define a taxa com que o ligante se liga ao receptor. A constante de frequência k_{off} define a taxa com que o ligante se desliga do receptor. O estado de equilíbrio ocorre quase imediatamente. Como a taxa de formação no estado de equilíbrio é de 0, ocorre que:

$$[D][RU]k_{on} - [DR]k_{off}$$

Nesta equação, k_d é a constante da taxa de dissociação, definida como k_{on}/k_{off}. Se definirmos f, a fração de ocupação dos receptores, como:

$$\frac{[DR]}{[DR]+[RU]}$$

conseguimos definir a ocupação de receptores como:

$$f = \frac{[D]}{k_d + [D]}$$

Os receptores estão ocupados até a sua metade quando $[D] = k_d$. Assim, k_d é a concentração do fármaco associada com uma ocupação de 50% dos receptores.

A ocupação dos receptores é apenas a primeira etapa na mediação do efeito do fármaco. A ligação do fármaco ao receptor pode desencadear uma miríade de etapas subsequentes, incluindo abertura, fechamento ou inibição de um canal iônico; ativação de uma proteína G; ativação de uma cinase intracelular; interação direta com uma estrutura celular; ou ligação direta ao DNA.

Tal qual a curva de concentração *versus* resposta, o formato da curva que relaciona a fração de ocupação dos receptores com a concentração do fármaco é intrinsecamente sigmoide. Porém, a concentração associada a uma ocupação de 50% dos receptores e a concentração associada a 50% do efeito máximo do fármaco não são necessariamente iguais. O efeito máximo do fármaco poderia ocorrer com uma ocupação muito baixa dos receptores ou (no caso de agonistas parciais) com uma ocupação de mais de 100% dos receptores.

A ligação e ativação prolongada de um receptor por um agonista pode levar à "dessensibilização" ou tolerância. Se a ligação de um ligante endógeno for cronicamente bloqueada ou cronicamente reduzida, os receptores podem proliferar, resultando em hiperatividade e aumento da sensibilidade. Por exemplo, após a lesão da medula espinal, os receptores nicotínicos de acetilcolina não são estimulados pelos impulsos dos nervos motores e proliferam no músculo desnervado. Isso pode levar a respostas exageradas (incluindo hipercalemia) à succinilcolina.

LEITURAS SUGERIDAS

Ansari J, Carvalho B, Shafer SL, Flood P. Pharmacokinetics and pharmacodynamics of drugs commonly used in pregnancy and parturition. *Anesth Analg.* 2016;122:786.

Bailey JM. Context-sensitive half-times: what are they and how valuable are they in anaesthesiology? *Clin Pharmacokinet.* 2002;41:793.

Brunton LL, Hilal-Dandan R. Knollman BC, eds. *Goodman & Gilman's The Pharmacological Basis of Therapeutics.* 13th ed. McGraw-Hill; 2017: chap 2.

Shargel L, Yu ABC, eds. *Applied Biopharmaceutics & Pharmacokinetics.* 7th ed. McGraw-Hill; 2016.

Anestésicos inalatórios

CAPÍTULO 8

CONCEITOS-CHAVE

1. Quanto mais rápida for a captação do agente anestésico, maior a diferença entre as concentrações inspirada e alveolar e menor a velocidade de indução.

2. Três fatores afetam a captação do anestésico: a solubilidade no sangue, o fluxo sanguíneo alveolar e a diferença de pressão parcial entre o gás alveolar e o sangue venoso.

3. Os estados de baixo débito predispõem os pacientes a dosagens excessivas de agentes solúveis, pois a taxa de elevação das concentrações alveolares estará marcadamente aumentada.

4. Muitos dos fatores que aceleram a indução também aceleram a recuperação: eliminação da reinalação, altos fluxos de gás fresco, baixo volume do circuito anestésico, baixa absorção pelo circuito anestésico, redução da solubilidade, alto fluxo sanguíneo cerebral e aumento da ventilação.

5. A hipótese unitária propõe que todos os agentes inalatórios compartilham um mecanismo comum de ação em nível molecular. Antes, isso era sustentado pela observação de que a potência anestésica dos agentes inalatórios se correlaciona diretamente com sua solubilidade em lipídeos (regra de Meyer-Overton). A implicação é de que a anestesia resulta de moléculas que se dissolvem em sítios lipofílicos específicos; porém, essa correlação é apenas aproximada.

6. A concentração alveolar mínima (CAM) de um anestésico inalatório é a concentração alveolar que evita os movimentos em 50% dos pacientes em resposta a um estímulo padronizado (p. ex., incisão cirúrgica).

7. A exposição prolongada a concentrações anestésicas de óxido nitroso pode resultar em depressão da medula óssea (anemia megaloblástica) e até mesmo deficiências neurológicas (neuropatias periféricas).

8. A "hepatite por halotano" é extremamente rara. Pacientes expostos a múltiplas anestesias com halotano a curtos intervalos, mulheres obesas de meia-idade e pessoas com predisposição familiar à toxicidade pelo halotano ou com histórico pessoal de toxicidade são considerados como de risco aumentado.

9. O isoflurano dilata as artérias coronárias, mas não de forma tão potente como a nitroglicerina ou a adenosina. A dilatação de artérias coronárias normais pode teoricamente desviar o sangue para longe de lesões estenóticas fixas.

10. A baixa solubilidade do desflurano no sangue e nos tecidos corporais torna a indução anestésica e a superficialização muito rápidas.

11. Rápidos aumentos na concentração do desflurano levam a elevações transitórias, porém algumas vezes preocupantes, na frequência cardíaca, na pressão arterial e nos níveis de catecolaminas, as quais são mais pronunciadas do que as que ocorrem com o isoflurano, sobretudo em pacientes com doença cardiovascular.

12. A não pungência e as elevações rápidas na concentração alveolar do anestésico fazem do sevoflurano uma excelente opção para induções inalatórias suaves e rápidas em pacientes pediátricos e adultos.

O óxido nitroso, o clorofórmio e o éter foram os primeiros anestésicos gerais universalmente aceitos. Os agentes inalatórios usados na atualidade incluem óxido nitroso, halotano, isoflurano, desflurano e sevoflurano.

A evolução de uma anestesia geral pode ser dividida em três fases: (1) indução, (2) manutenção e (3) superficialização.

Os anestésicos inalatórios, notavelmente o halotano e o sevoflurano, são de particular utilidade para a indução anestésica inalatória nos pacientes pediátricos, nos quais pode ser difícil a instalação de um acesso venoso. Embora os adultos costumem ser induzidos com agentes intravenosos, a não pungência e o rápido início de ação do sevoflurano o tornam prático para a indução anestésica inalatória também em adultos. Independentemente da idade do paciente, a anestesia costuma ser mantida com agentes inalatórios. A superficialização depende primariamente da redistribuição do agente a partir do cérebro, seguido pela eliminação pulmonar. Devido à sua via de administração singular, os anestésicos inalatórios têm propriedades farmacológicas úteis que não são compartilhadas por outros agentes anestésicos.

Farmacocinética dos anestésicos inalatórios

Embora o mecanismo de ação dos anestésicos inalatórios não seja completamente compreendido, seus efeitos finais claramente dependem da obtenção de uma concentração tecidual terapêutica no sistema nervoso central (SNC). Existem muitas etapas entre o vaporizador anestésico e a deposição do anestésico no cérebro (**Figura 8-1**).

FATORES QUE AFETAM A CONCENTRAÇÃO INSPIRATÓRIA (F_I)

O gás fresco que sai do aparelho de anestesia se mistura com gases no circuito respiratório antes de ser inspirado pelo paciente. Assim, o paciente não está necessariamente recebendo a concentração ajustada no vaporizador. A composição real da mistura de gás inspirada depende sobremaneira da taxa de fluxo de gás fresco, do volume do sistema respiratório e de qualquer absorção pelo aparelho ou pelo circuito respiratório. Quanto maior a taxa de fluxo de gás fresco, menor o volume do sistema respiratório, e quanto menor a absorção pelo circuito, mais parecidas serão a concentração de gás inspirada e a concentração de gás fresco.

FATORES QUE AFETAM A CONCENTRAÇÃO DE GÁS ALVEOLAR (F_A)

Captação

Se não houvesse captação do agente anestésico pelo organismo, a concentração de gás alveolar (F_A) rapidamente se aproximaria da concentração de gás inspirada (F_I). Como os agentes anestésicos são captados pela circulação pulmonar durante a indução, as concentrações alveolares demoram mais para aumentar em comparação com as concentrações inspiradas ($F_A/F_I < 1,0$). Quanto maior a captação, menor é a taxa de elevação da concentração alveolar e menor a relação $F_A:F_I$.

Como a concentração de um gás é diretamente proporcional à sua pressão parcial, a pressão parcial alveolar

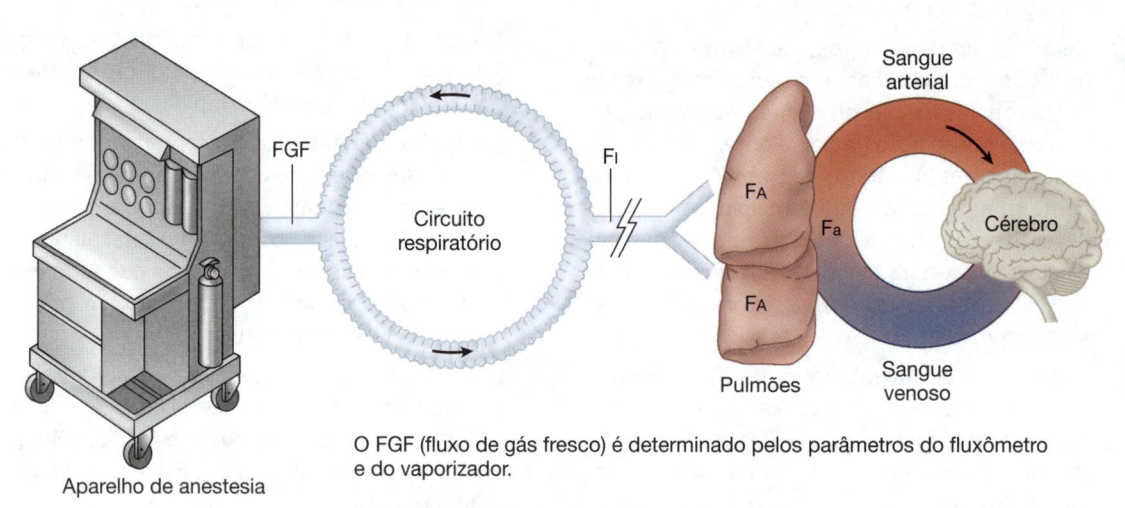

O FGF (fluxo de gás fresco) é determinado pelos parâmetros do fluxômetro e do vaporizador.

A F_I (concentração de gás inspirada) é determinada por (1) taxa de FGF; (2) volume do circuito respiratório; e (3) absorção pelo circuito.

A F_A (concentração de gás alveolar) é determinada por (1) captação (captação = $\lambda.b/g \times C(A-V) \times Q$); (2) ventilação; e (3) efeito da concentração e efeito do segundo gás:
    a) efeito concentrador
    b) efeito de aumento do fluxo de entrada

A F_a (concentração de gás arterial) é afetada pelo equilíbrio ventilação/perfusão.

FIGURA 8-1 Os agentes anestésicos inalatórios devem atravessar várias barreiras entre o aparelho de anestesia e o cérebro.

também aumentará de maneira lenta. A pressão parcial alveolar é importante porque ela determina a pressão parcial do anestésico no sangue e, no final das contas, no cérebro. Da mesma forma, a pressão parcial do anestésico no cérebro é diretamente proporcional à sua concentração no tecido cerebral, a qual determina seu efeito clínico.

① Quanto mais rápida for a captação do agente anestésico, maior a diferença entre as concentrações inspirada e alveolar e menor a velocidade da indução.

② Três fatores afetam a captação do anestésico: a solubilidade no sangue, o fluxo sanguíneo alveolar e a diferença de pressão parcial entre o gás alveolar e o sangue venoso.

Os agentes relativamente insolúveis, como o óxido nitroso, são captados menos avidamente pelo sangue em comparação com os agentes mais solúveis, como o sevoflurano. Assim, a concentração alveolar do óxido nitroso aumenta e alcança um estado de equilíbrio mais rapidamente que a do sevoflurano. As solubilidades relativas de um anestésico no ar, sangue e tecidos são expressas como coeficientes de partição (Tabela 8-1). Cada coeficiente é a relação entre as concentrações do gás anestésico em cada uma das duas fases do estado de equilíbrio. O *estado de equilíbrio* é definido como pressões parciais iguais nas duas fases. Por exemplo, o coeficiente de partição sangue/gás ($\lambda_{s/g}$) do óxido nitroso a 37 °C é de 0,47. Em outras palavras, no estado de equilíbrio, 1 mL de sangue contém 0,47 vezes o óxido nitroso contido em 1 mL de gás alveolar, ainda que as pressões parciais sejam as mesmas. Dito de outro modo, o sangue tem 47% da capacidade para óxido nitroso do gás alveolar. O óxido nitroso é muito menos solúvel no sangue que o halotano, o qual tem um coeficiente de partição sangue/gás a 37 °C de 2,4. Assim, é necessário dissolver quase cinco vezes mais halotano que óxido nitroso para aumentar a pressão parcial do sangue na mesma quantidade. Quanto maior o coeficiente sangue/gás, maior é a solubilidade do anestésico e maior é a sua captação pela circulação pulmonar. Como consequência dessa solubilidade elevada, a pressão parcial alveolar aumenta até um estado de equilíbrio de maneira mais lenta. Como os coeficientes de partição de gordura/sangue são maiores que 1, a solubilidade do sangue/gás é aumentada pela lipidemia pós-prandial e reduzida pela anemia.

O segundo fator que afeta a captação é o fluxo sanguíneo alveolar, o qual – na ausência de *shunt* pulmonar – é igual ao débito cardíaco. Se o débito cardíaco cair a zero, cairá igualmente a captação do anestésico. À medida que o débito cardíaco aumenta, também aumenta a captação do anestésico, diminui a elevação da pressão parcial alveolar e ocorre um atraso na indução. O efeito das mudanças no débito cardíaco é menos pronunciado no caso dos anestésicos insolúveis, já que tão pouco é captado independentemente do fluxo sanguíneo alveolar. Os estados de

③ baixo débito predispõem os pacientes a dosagens excessivas de agentes solúveis, pois a taxa de elevação das concentrações alveolares estará marcadamente elevada.

O fator final a afetar a captação do anestésico pela circulação pulmonar é a diferença de pressão parcial entre o gás alveolar e o sangue venoso. Este gradiente depende da captação tecidual. Se os anestésicos não passassem por órgãos como o cérebro, as pressões parciais venosa e alveolar ficariam idênticas e não haveria captação pulmonar. A transferência do anestésico do sangue para os tecidos é determinada por três fatores análogos à captação sistêmica: a solubilidade tecidual do agente (coeficiente de partição tecido/sangue), fluxo sanguíneo tecidual e diferença de pressão parcial entre o sangue arterial e o tecido.

Para compreender melhor a captação e distribuição dos anestésicos inalatórios, os tecidos foram classificados em quatro grupos com base em sua solubilidade e fluxo sanguíneo (Tabela 8-2). O grupo altamente perfundido e rico em vasos (cérebro, coração, fígado, rins, órgãos endócrinos) é o primeiro a receber quantidades apreciáveis do anestésico. A solubilidade moderada e o volume pequeno limitam a capacidade desse grupo, de modo que ele é também o primeiro a alcançar o estado de equilíbrio (i.e., pressões parciais arterial e tecidual iguais). O grupo dos músculos (pele e músculos) não é tão bem perfundido, de maneira que a captação é mais lenta. Além disso, ele tem maior capacidade devido a um volume maior, e a captação

TABELA 8-1 Coeficientes de partição de anestésicos voláteis a 37° C[1]

Agente	Sangue/Gás	Cérebro/Sangue	Músculo/Sangue	Gordura/Sangue
Óxido nitroso	0,47	1,1	1,2	2,3
Halotano	2,4	2,9	3,5	60
Isoflurano	1,4	2,6	4,0	45
Desflurano	0,42	1,3	2,0	27
Sevoflurano	0,65	1,7	3,1	48

[1] Esses valores são médias derivadas de múltiplos estudos e devem ser usados apenas para comparação, e não como números exatos.

TABELA 8-2 Grupos de tecidos com base na perfusão e solubilidade

Característica	Rico em vasos	Músculo	Gordura	Pobre em vasos
Porcentagem do peso corporal	10	50	20	20
Porcentagem do débito cardíaco	75	19	6	0
Perfusão (mL/min/100 g)	75	3	3	0
Solubilidade relativa	1	1	20	0

será sustentada por horas. A perfusão do grupo da gordura é quase igual àquela do grupo dos músculos, mas a enorme solubilidade dos anestésicos na gordura leva a uma capacidade total (solubilidade tecido/sangue × volume de tecido) que demoraria dias para alcançar o estado de equilíbrio. A mínima perfusão do grupo pobre em vasos (ossos, ligamentos, dentes, pelos, cartilagens) resulta em captação insignificante.

A captação do anestésico produz uma curva característica que relaciona a elevação da concentração alveolar com o tempo (Figura 8-2). O formato desse gráfico é determinado pelas captações de grupos de tecidos individuais (Figura 8-3). A elevação íngreme inicial de F_A/F_I se deve ao enchimento sem oposição dos alvéolos pela ventilação. A taxa de elevação diminui à medida que o grupo rico em vasos – e, por fim, o grupo muscular – alcança níveis de saturação do estado de equilíbrio.

Ventilação

A redução da pressão parcial alveolar pela captação pode ser contrabalançada pelo aumento da ventilação alveolar. Em outras palavras, a reposição constante do anestésico captado pela corrente sanguínea pulmonar resulta em melhor manutenção da concentração alveolar. O efeito do aumento da ventilação será mais evidente sobre a elevação da F_A/F_I no caso de anestésicos solúveis, pois eles são mais sujeitos à captação. Como a F_A/F_I se aproxima muito rapidamente de 1,0 para os agentes insolúveis, o aumento da ventilação tem efeito mínimo. Ao contrário do efeito dos anestésicos sobre o débito cardíaco, os anestésicos e outros fármacos (p. ex., opioides) que deprimem a ventilação espontânea reduzirão a taxa de elevação da concentração alveolar e criarão uma alça de retroalimentação negativa.

Concentração

O alentecimento da indução devido à captação a partir do gás alveolar pode ser contrabalançado pelo aumento da concentração inspirada. Curiosamente, o aumento da concentração inspirada não apenas amplia a concentração alveolar, mas também amplia a sua taxa de elevação (i.e., aumenta a F_A/F_I) devido a dois fenômenos (ver Figura 8-1) que produzem o chamado efeito concentrador. Primeiro, se 50% de um anestésico é captado pela circulação pulmonar, uma concentração inspirada de 20% (20 partes de anestésico para 100 partes de gás) resultará em uma concentração alveolar de 11% (10 partes de anestésico permanecendo em um volume total de 90 partes de gás). Por outro lado, se a concentração inspirada é aumentada para 80% (80 partes de anestésico para 100 partes de gás), a concentração alveolar será de 67% (40 partes de anestésico permanecendo em um volume total de

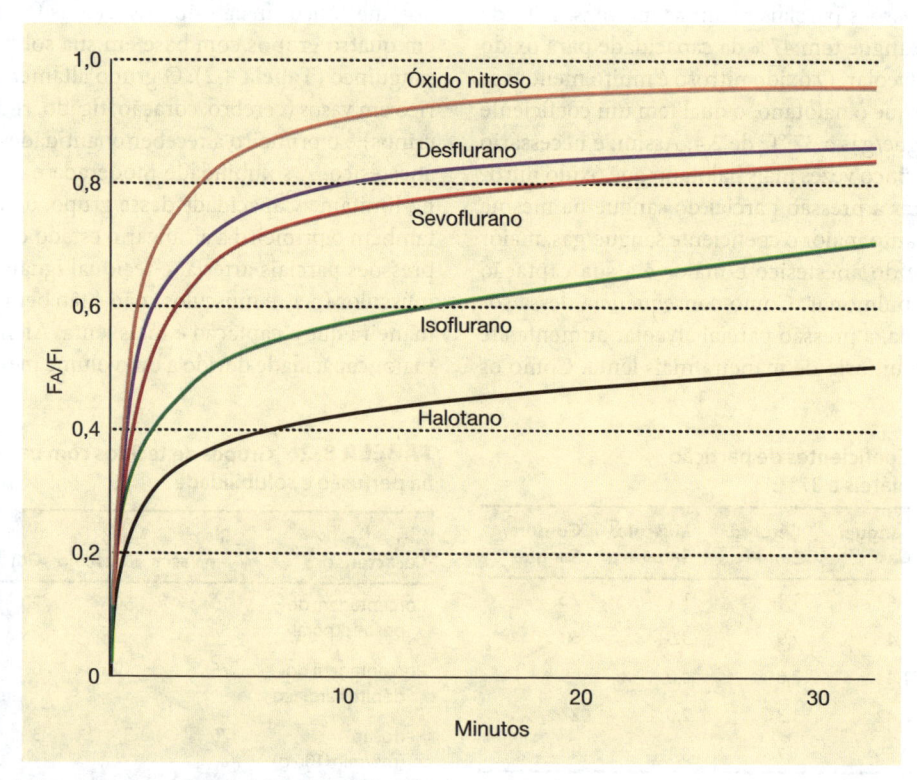

FIGURA 8-2 A F_A aumenta em direção à F_I mais rapidamente com o óxido nitroso (um agente insolúvel) do que com o halotano (um agente solúvel). Ver a Figura 8-1 para uma explicação sobre F_A e F_I.

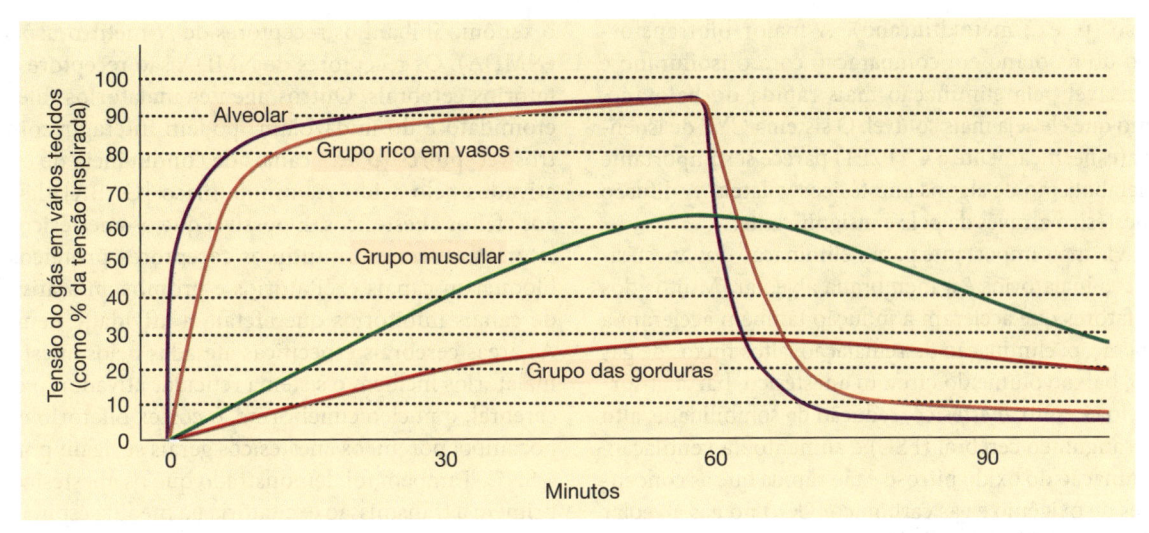

FIGURA 8-3 A elevação e queda na pressão parcial alveolar precede aquela de outros tecidos. (Modificada com permissão de Cowles AL, Borgstedt HH, Gillies AJ, et al. Uptake and distribution of inhalation anesthetic agents in clinical practice. *Anesth Analg*. 1968 July-Aug;47(4):404-414.)

60 partes de gás). Assim, mesmo que 50% do anestésico sejam captados em ambos os exemplos, uma concentração inspirada maior resulta em uma concentração alveolar desproporcionalmente mais alta. Neste exemplo, o aumento de quatro vezes na concentração inspirada resulta em aumento de seis vezes na concentração alveolar. O caso extremo é uma concentração inspirada de 100% (100 partes por 100), a qual, apesar de uma captação de 50%, resultará em uma concentração alveolar de 100% (50 partes do anestésico permanecendo em um volume total de 50 partes de gás).

O segundo fenômeno responsável pelo efeito de concentração é o efeito de aumento do fluxo de entrada. Usando o exemplo anterior, as 10 partes de gás absorvidas devem ser substituídas por um volume igual da mistura a 20% para evitar o colapso alveolar. Assim, a concentração alveolar se torna 12% (10 mais 2 partes de anestésico em um total de 100 partes de gás). Por outro lado, após a absorção de 50% do anestésico na mistura de gás a 80%, 40 partes de gás a 80% devem ser inspiradas. Isso aumenta ainda mais a concentração alveolar de 67% para 72% (40 mais 32 partes de anestésico em um volume de 100 partes de gás).

O efeito de concentração é mais significativo com o óxido nitroso do que com os anestésicos voláteis, pois o primeiro pode ser usado em concentrações muito maiores. Contudo, uma alta concentração de óxido nitroso aumentará (pelo mesmo mecanismo) não apenas a sua própria captação, mas teoricamente também aquela de um anestésico volátil administrado de forma concomitante. O efeito de concentração de um gás sobre outro é chamado de *efeito do segundo gás*, o qual, apesar de sua persistência em questões de provas, é provavelmente insignificante na prática clínica da anestesiologia.

FATORES QUE AFETAM A CONCENTRAÇÃO ARTERIAL (Fa)
Desequilíbrio ventilação/perfusão

Normalmente, supõe-se que as pressões parciais alveolar e arterial dos anestésicos sejam iguais, mas na verdade a pressão parcial arterial é consistentemente menor do que seria previsto pelo gás expiratório final. As razões para isso podem incluir mistura venosa, espaço morto alveolar e distribuição não uniforme do gás alveolar. Além disso, a existência de desequilíbrio de ventilação/perfusão aumentará a diferença alveolar-arterial. O desequilíbrio atua como uma restrição ao fluxo: ele aumenta a pressão diante da restrição, reduz a pressão para além da restrição, e diminui o fluxo através da restrição. O efeito final do desequilíbrio de ventilação/perfusão é um aumento na pressão parcial alveolar (em particular no caso de agentes altamente solúveis) e uma redução na pressão parcial arterial (sobretudo no caso de agentes pouco solúveis). Assim, a intubação brônquica ou o *shunt* da direita para a esquerda reduzirão a velocidade da indução com o óxido nitroso mais do que com o sevoflurano.

FATORES QUE AFETAM A ELIMINAÇÃO

A recuperação da anestesia depende da redução das concentrações do anestésico no tecido cerebral. Os anestésicos podem ser eliminados por biotransformação, perda transcutânea ou expiração. A biotransformação costuma responder por um aumento mínimo na taxa de declínio da pressão parcial alveolar. Seu maior impacto ocorre na eliminação de anestésicos solúveis que sofrem metabolismo extenso (p. ex., metoxiflurano). A maior biotransformação do halotano em comparação com o isoflurano é responsável pela eliminação mais rápida do halotano, mesmo que ele seja mais solúvel. O sistema CYP de isoenzimas (especificamente a CYP2E1) parece ser importante no metabolismo de alguns anestésicos voláteis. A difusão do anestésico através da pele é insignificante.

A via mais importante para a eliminação dos anestésicos inalatórios é a membrana alveolar. Muitos dos fatores que aceleram a indução também aceleram a recuperação: eliminação da reinalação, altos fluxos de gás fresco, baixo volume do circuito anestésico, baixa absorção pelo circuito anestésico, redução da solubilidade, alto fluxo sanguíneo cerebral (FSC) e aumento da ventilação. A eliminação do óxido nitroso é tão rápida que as concentrações de oxigênio e gás carbônico (CO_2) no gás alveolar são diluídas. A **hipóxia por difusão** resultante é prevenida pela administração de oxigênio a 100% por 5 a 10 minutos após a suspensão do óxido nitroso. A velocidade da recuperação costuma ser mais rápida do que na indução, pois os tecidos que não alcançaram o estado de equilíbrio continuarão a captar o anestésico até que a pressão parcial alveolar caia abaixo da pressão parcial tecidual. Por exemplo, a gordura continuará a captar o anestésico e acelerará a recuperação até que a pressão parcial exceda a pressão parcial alveolar. Essa redistribuição não é tão útil após a anestesia prolongada (as pressões parciais do anestésico na gordura terão ficado "mais próximas" das pressões parciais arteriais quando o anestésico tiver sido removido do gás fresco) –, assim, a velocidade de recuperação também depende do período pelo qual o anestésico foi administrado.

Farmacodinâmica dos anestésicos inalatórios

TEORIAS DA AÇÃO ANESTÉSICA

A anestesia geral é um estado fisiológico alterado caracterizado pela perda reversível da consciência, analgesia, amnésia e algum grau de relaxamento muscular. São muitas as substâncias capazes de produzir anestesia geral: elementos inertes (xenônio), compostos inorgânicos simples (óxido nitroso), hidrocarbonetos halogenados (halotano), éteres (isoflurano, sevoflurano, desflurano) e estruturas orgânicas complexas (propofol, etomidato, cetamina). Uma teoria unificadora para explicar a ação anestésica teria que acomodar toda essa diversidade estrutural. Na verdade, os vários agentes provavelmente produzem anestesia por conjuntos diferentes de mecanismos moleculares. Os agentes inalatórios interagem com vários canais iônicos presentes no SNC e no sistema nervoso periférico. Acredita-se que o óxido nitroso e o xenônio inibam os receptores de N-metil-D-aspartato (NMDA). Os receptores de NMDA são receptores excitatórios cerebrais. Outros agentes inalatórios (além do etomidato e do midazolam) podem interagir com outros receptores (p. ex., canais de condutância de cloreto ativados pelo ácido γ-aminobutírico [GABA]) levando aos efeitos anestésicos. É possível que os anestésicos inalatórios atuem em múltiplos receptores proteicos que bloqueiam canais excitatórios e promovem a atividade de canais inibitórios que afetam a atividade neuronal. As áreas cerebrais específicas afetadas pelos anestésicos inalatórios incluem o sistema reticular ativador, o córtex cerebral, o núcleo cuneiforme, o córtex olfatório e o hipocampo; porém, os anestésicos gerais se ligam por todo o SNC. Também foi demonstrado que os anestésicos deprimem a transmissão excitatória na medula espinal, particularmente ao nível de interneurônios do corno dorsal envolvidos na transmissão da dor. Diversos aspectos da anestesia podem estar relacionados a diferentes sítios de ação anestésica. Por exemplo, é provável que inconsciência e amnésia sejam mediadas por ação anestésica cortical, enquanto a supressão da retirada proposital à dor provavelmente está relacionada a estruturas subcorticais como a medula espinal ou o tronco encefálico. Um estudo em ratos revelou que a remoção do córtex cerebral não alterava a potência dos anestésicos! Na verdade, as medidas de CAM, a concentração anestésica que impede o movimento em 50% das pessoas ou animais, são dependentes dos efeitos anestésicos ao nível da medula espinal, e não do córtex.

A compreensão prévia sobre a ação dos anestésicos tentava identificar uma hipótese unitária para os efeitos anestésicos. Essa hipótese propõe que todos os agentes inalatórios compartilham um mecanismo comum de ação em nível molecular. Antes, isso era sustentado pela observação de que a potência anestésica dos agentes inalatórios se correlaciona diretamente com sua solubilidade em lipídeos (regra de Meyer-Overton). A implicação é de que a anestesia resulta de moléculas que se dissolvem em sítios lipofílicos específicos. É evidente que nem todas as moléculas lipossolúveis são anestésicas (algumas na verdade são convulsivantes) e que a correlação entre potência anestésica e lipossolubilidade é apenas aproximada (**Figura 8-4**).

A ação anestésica geral poderia ocorrer por alterações em qualquer um de diversos sistemas celulares (ou uma combinação deles), incluindo canais iônicos ativados por voltagem, canais iônicos ativados por ligantes, funções de segundo mensageiro ou receptores de neurotransmissores. Parece haver uma forte correlação entre a potência anestésica e as ações sobre os receptores GABA. Assim, a ação anestésica pode estar relacionada com a ligação a domínios relativamente hidrofóbicos em proteínas dos canais (receptores GABA). A modulação da função GABA

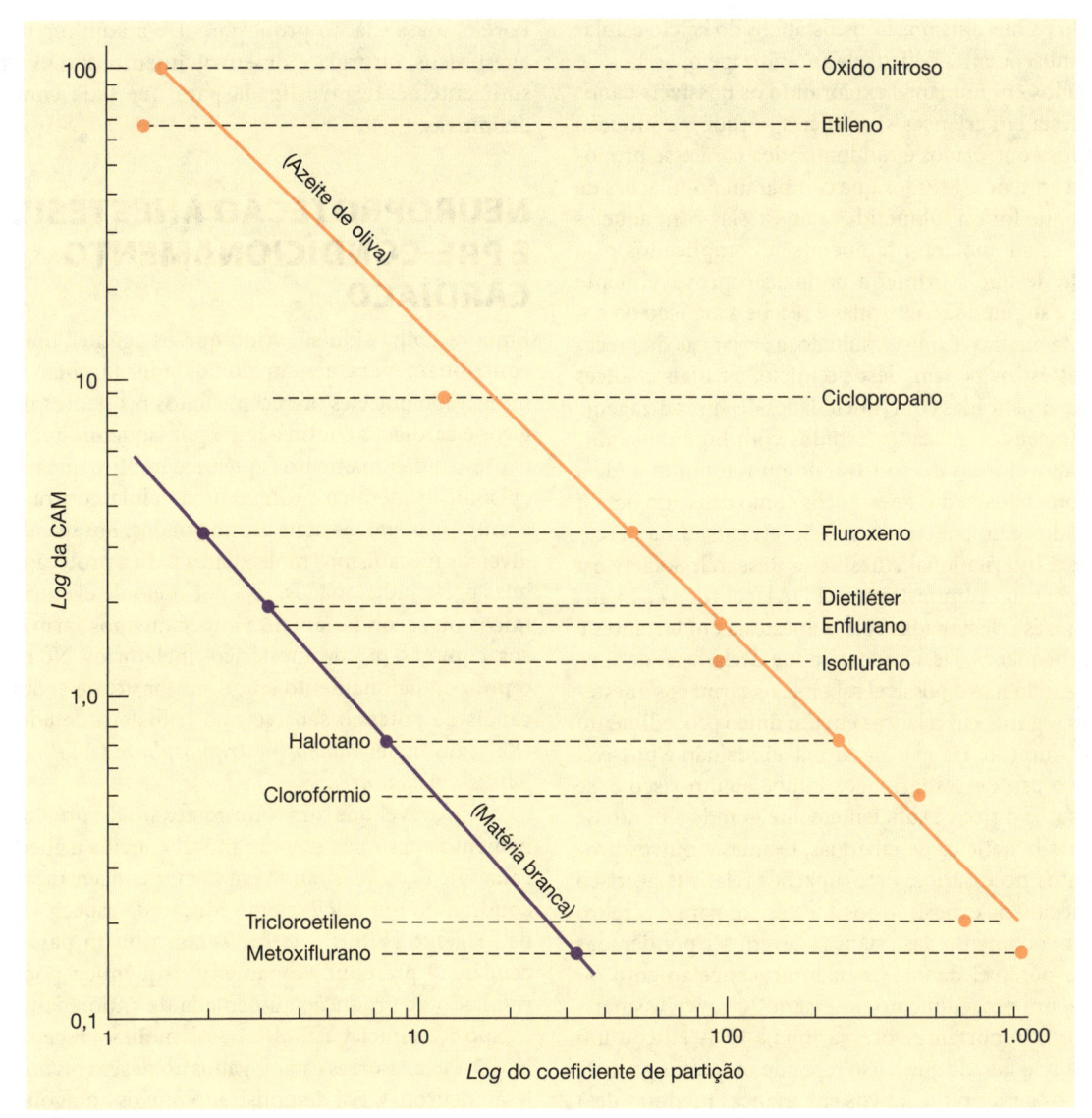

FIGURA 8-4 Há uma correlação boa, mas não perfeita, entre potência anestésica e lipossolubilidade. CAM, concentração alveolar mínima. (Modificada com permissão de Lowe HJ, Hagler K. *Gas Chromatography in Biology and Medicine*. Phladelphia, PA: Churchill Livingstone; 1969.)

pode se mostrar um mecanismo de ação muito importante para diversos agentes anestésicos. A subunidade α_1 do receptor de glicina, cuja função é potencializada pelos anestésicos inalatórios, é outro possível sítio de ação anestésico.

Outros canais iônicos ativados por ligantes cuja modulação pode ser importante na ação anestésica incluem os receptores nicotínicos de acetilcolina e os receptores de NMDA.

É provável que as investigações sobre os mecanismos da ação anestésica continuem ainda por vários anos, pois muitos canais proteicos podem ser afetados por agentes anestésicos individuais, e ainda não foi identificado nenhum sítio obrigatório. A seleção de algum(ns) entre tantos alvos moleculares para obter os efeitos ideais com o mínimo de ações adversas será o desafio no desenvolvimento de melhores agentes inalatórios.

NEUROTOXICIDADE DE ANESTÉSICOS

Nos últimos anos, tem havido uma preocupação contínua de que os anestésicos gerais possam causar dano ao cérebro em desenvolvimento. Tem sido levantada a questão de que a exposição aos anestésicos afeta o desenvolvimento e a eliminação de sinapses no cérebro de lactentes, podendo ocasionar o comprometimento cognitivo posteriormente. Por exemplo, estudos em animais demonstraram que a exposição ao isoflurano promove a apoptose neuronal, alterando os mecanismos homeostáticos do cálcio celular com os subsequentes déficits de aprendizagem.

Estudos em humanos explorando os possíveis danos da anestesia em crianças são difíceis porque a condução de estudos controlados e randomizados para esse propósito seria antiética. Estudos que comparam populações de crianças que foram submetidas a anestesias com aquelas que não se submeteram também são complicados pela realidade de que a primeira população provavelmente também é submetida a cirurgias e recebe a atenção da comunidade médica. Como resultado, as crianças que recebem anestésicos podem, desde o início, ter mais chances de ser diagnosticadas com dificuldades de aprendizagem.

Estão sendo realizados estudos com humanos, animais e laboratoriais demonstrando ou refutando a ideia da neurotoxicidade dos anestésicos como causa do déficit de aprendizagem em crianças. A SmartTots, uma parceria entre a International Anesthesia Research Society e a Food and Drug Administration (FDA), coordena e financia pesquisas relacionadas com a anestesia em lactentes e crianças pequenas. De acordo com sua declaração de consenso: "Ainda não é possível saber se os fármacos anestésicos são seguros em crianças em um único procedimento de curta duração. Da mesma forma, ainda não é possível saber se o uso desses fármacos impõe algum risco e, se for o caso, se o risco é suficientemente grande a ponto de superar os benefícios de cirurgias, exames e outros procedimentos necessários. Preocupações relativas ao risco desconhecido da exposição aos anestésicos para o cérebro em desenvolvimento das crianças devem ser ponderadas contra o possível dano associado ao cancelamento ou atraso de um procedimento necessário" (ver www.smart-tots.org). É importante observar que a FDA lançou um alerta sobre o fato de que o uso repetido ou prolongado de anestésicos gerais ou sedativos em crianças menores de 3 anos pode afetar o cérebro em desenvolvimento.

Contudo, vários estudos clínicos não conseguiram demonstrar desfechos adversos após exposições únicas e breves a anestésicos em crianças, havendo um consenso crescente de que é improvável que exposições únicas a anestésicos em lactentes e crianças pequenas resultem em dano. Alguns defendem estratégias de mitigação para limitar a exposição a anestésicos em crianças e incorporam a dexmedetomidina no manejo anestésico. Foi sugerido que a dexmedetomidina pode ter propriedades neuroprotetoras contra a neurotoxicidade induzida por anestésicos. Outros investigadores estão examinando o papel do xenônio em combinação com outros anestésicos inalatórios para promover a antiapoptose.

Também foi sugerido que os agentes anestésicos contribuem para a hiperfosforilação da proteína tau. A hiperfosforilação da proteína tau está associada com a doença de Alzheimer (DA), e a hipótese é de que as exposições a anestésicos podem contribuir para a progressão da DA. Porém, a associação proposta entre a administração de anestésicos, cirurgia e desenvolvimento de DA não foi suficientemente investigada para que haja conclusões definitivas.

NEUROPROTEÇÃO ANESTÉSICA E PRÉ-CONDICIONAMENTO CARDÍACO

Embora tenha sido sugerido que os agentes inalatórios contribuam para a neurotoxicidade, também foi demonstrado que eles oferecem efeitos protetores neurológicos e cardíacos contra a lesão por isquemia-reperfusão. O pré-condicionamento isquêmico implica que um breve episódio isquêmico protege uma célula contra futuros eventos isquêmicos mais pronunciados. Foram sugeridos diversos mecanismos moleculares para a proteção das células pré-condicionadas, seja por meio de eventos isquêmicos ou secundariamente a mecanismos farmacológicos, como no uso de anestésicos inalatórios. No coração, o pré-condicionamento surge, em parte, de ações sobre canais de potássio sensíveis ao trifosfato de adenosina (K_{ATP}, do inglês *adenosine triphosphate (ATP)-sensitive potassium channels*).

É provável que o mecanismo exato do pré-condicionamento anestésico seja multifocal e inclua a abertura de canais de K_{ATP}, resultando em menor concentração mitocondrial do íon cálcio e em redução de espécies reativas de oxigênio (EROs). As EROs contribuem para a lesão celular. O pré-condicionamento isquêmico pode ser o resultado da produção aumentada de antioxidantes após a exposição inicial à anestesia. Além disso, receptores de NMDA excitatórios estão ligados ao desenvolvimento de lesão neuronal. Foi demonstrado que os antagonistas do NMDA, como o gás nobre anestésico xenônio, são neuroprotetores. O xenônio tem um efeito antiapoptótico que pode ser secundário à sua inibição do fluxo de entrada do íon cálcio após a lesão celular. Como no caso da neurotoxicidade, o papel dos anestésicos inalatórios na proteção tecidual é objeto de investigações continuadas. Os estudos têm demonstrado efeitos benéficos dos anestésicos inalatórios na cirurgia de revascularização coronariana. Além disso, os anestésicos inalatórios podem oferecer proteção contra a lesão pulmonar inflamatória.

IMUNOMODULAÇÃO ANESTÉSICA

Foi demonstrado que os anestésicos inalatórios apresentam efeitos imunossupressores. Embora a imunossupressão possa ser desejável nas condições inflamatórias (p. ex., inflamação pulmonar), ela pode ser prejudicial em pacientes submetidos ao tratamento do câncer. Assim, a evitação dos anestésicos inalatórios foi sugerida por alguns em favor dos agentes intravenosos (exceto os opioides) no manejo pré-operatório de pacientes com câncer.

CONCENTRAÇÃO ALVEOLAR MÍNIMA

6 A CAM de um anestésico inalatório é a concentração alveolar que evita os movimentos em 50% dos pacientes em resposta a um estímulo padronizado (p. ex., incisão cirúrgica). A CAM é uma medida útil porque reflete a pressão parcial cerebral, permite comparações de potência entre os agentes e oferece um padrão para as avaliações experimentais (Tabela 8-3). Contudo, deve-se recordar que este é um valor médio com utilidade limitada no manejo de pacientes individuais, sobretudo durante momentos de concentrações alveolares que mudam rapidamente (p. ex., indução e superficialização).

Os valores de CAM para as combinações de anestésicos são praticamente aditivos. Por exemplo, uma mistura de 0,5 CAM de óxido nitroso (53%) e de 0,5 CAM de isoflurano (0,6%) produz a mesma probabilidade de que os movimentos em resposta à incisão cirúrgica sejam suprimidos em relação a 1,0 CAM de isoflurano (1,2%) ou 1,0 CAM de qualquer outro agente isolado. Ao contrário da depressão do SNC, o grau de depressão miocárdica pode não ser equivalente na mesma CAM: 0,5 CAM de halotano produz mais depressão miocárdica que 0,5 CAM de óxido nitroso. A CAM representa apenas um ponto na curva de concentração-resposta – é o equivalente de uma concentração efetiva mediana (CE_{50}). Os múltiplos da CAM são clinicamente úteis se as curvas de concentração-resposta dos anestésicos comparados forem paralelas, quase lineares ou contínuas quanto ao efeito sendo previsto. Foi constatado que cerca de 1,3 CAM de qualquer dos anestésicos voláteis (p. ex., halotano: 1,3 × 0,75% = 0,97%) evita os movimentos em aproximadamente 95% dos pacientes (uma aproximação da CE_{95}); 0,3 a 0,4 CAM está associado com o despertar da anestesia (CAM para despertar) quando o fármaco inalado é o único agente a manter a anestesia (uma circunstância rara).

A CAM pode ser alterada por diversas variáveis fisiológicas e farmacológicas (Tabela 8-4). **Um dos casos mais importantes é a redução de 6% na CAM por década de idade, independentemente do anestésico volátil.** A CAM não costuma ser afetada por espécie, gênero ou duração da anestesia. Além disso, conforme observado antes, a CAM não é alterada após a transecção da medula espinal em ratos, levando à hipótese de que o sítio da inibição anestésica das respostas motoras esteja na medula espinal.

TABELA 8-3 Propriedades dos anestésicos inalatórios modernos

Agente	Estrutura	CAM%[1]	Pressão de vapor (mmHg a 20 °C)
Óxido nitroso	N=N, O	105[2]	–
Halotano	F–C(F)(F)–C(Cl)(Br)–H	0,75	243
Isoflurano	H–C(F)(F)–O–C(H)(Cl)–C(F)(F)–F	1,2	240
Desflurano	H–C(F)(F)–O–C(H)(F)–C(F)(F)–F	6,0	681
Sevoflurano	(F₃C)₂CH–O–CH₂F	2,0	160

[1] Estes valores de concentração alveolar mínima (CAM) se referem a humanos de 30 a 55 anos e são expressos como porcentagens de 1 atmosfera. As grandes altitudes exigem uma concentração inspirada maior do anestésico para obter a mesma pressão parcial.
[2] Uma concentração maior de 100% significa que há necessidade de condições hiperbáricas para obter 1,0 CAM.

TABELA 8-4 Fatores que afetam a CAM[1]

Variável	Efeito na CAM	Comentários
Temperatura		
Hipotermia	↓	
Hipertermia	↓	↓ se > 42 °C
Idade		
Jovem	↑	
Idoso	↓	
Álcool		
Intoxicação aguda	↓	
Abuso crônico	↑	
Anemia		
Hematócrito < 10%	↓	
PaO_2		
< 40 mmHg	↓	
$PaCO_2$		
> 95 mmHg	↓	Causado por < pH no LCS
Tireoide		
Hipertireoidismo	Sem alteração	
Hipotireoidismo	Sem alteração	
Pressão arterial		
Pressão arterial média < 40 mmHg	↓	
Eletrólitos		
Hipercalcemia	↓	
Hipernatremia	↑	Causado por alteração do FSC[2]
Hiponatremia	↓	Causado por alteração do FSC
Gestação	↓	CAM reduzida em um terço com 8 semanas de gestação; normal em 72 h pós-parto
Fármacos		
Anestesia local	↓	Exceto cocaína
Opioide	↓	
Cetamina	↓	
Barbitúrico	↓	
Benzodiazepínicos	↓	
Verapamil	↓	
Lítio	↓	
Simpatolíticos		
Metildopa	↓	
Clonidina	↓	
Dexmedetomidina	↓	
Simpatomiméticos		
Anfetamina		
Crônico	↓	
Agudo	↑	
Cocaína	↑	
Efedrina	↑	

[1]Essas conclusões se baseiam em estudos com humanos e animais.
[2]CAM, concentração alveolar mínima; LCS, líquido cerebrospinal.

Farmacologia clínica dos anestésicos inalatórios

ÓXIDO NITROSO

Propriedades físicas

O óxido nitroso (N_2O; gás hilariante) é incolor e essencialmente inodoro. Embora não seja explosivo nem inflamável, esse gás apresenta a mesma chance de combustão do oxigênio. Diferentemente dos agentes voláteis potentes, o óxido nitroso é um gás em temperatura ambiente e em pressão ambiente. Ele pode ser armazenado como um líquido sob pressão, pois a sua temperatura crítica (a temperatura na qual uma substância não pode ser armazenada como líquido independentemente da pressão aplicada) se encontra acima da temperatura ambiente. O óxido nitroso é um anestésico relativamente barato; porém, preocupações relacionadas à sua segurança levaram ao interesse continuado em alternativas como o **xenônio** (Tabela 8-5). Conforme citado antes, o óxido nitroso, como o xenônio, é um antagonista do receptor NMDA.

Efeitos nos sistemas orgânicos

A. Cardiovasculares

O óxido nitroso tende a estimular o sistema nervoso simpático. Assim, mesmo que o óxido nitroso deprima diretamente a contratilidade miocárdica *in vitro*, a pressão arterial, o débito cardíaco e a frequência cardíaca ficam essencialmente inalterados ou discretamente aumentados *in vivo* devido à sua estimulação das catecolaminas (Tabela 8-6). A depressão miocárdica pode ficar evidente em pacientes com doença coronariana ou hipovolemia grave. A constrição da musculatura lisa vascular pulmonar aumenta a resistência vascular pulmonar, o que resulta em elevação geralmente modesta da pressão diastólica final do ventrículo direito. Apesar da vasoconstrição dos vasos cutâneos, a resistência vascular periférica não é alterada de forma significativa.

B. Respiratórios

O óxido nitroso aumenta a frequência respiratória (taquipneia) e diminui o volume corrente como resultado da estimulação do SNC. O efeito final é uma alteração mínima no volume-minuto e na pCO_2 arterial em repouso. O *drive* hipóxico, a resposta ventilatória à hipóxia arterial que é mediada por quimiorreceptores periféricos nos corpos carotídeos, está marcadamente reduzido mesmo com doses pequenas de óxido nitroso.

C. Cerebrais

Ao aumentar o FSC e o volume sanguíneo cerebral, o óxido nitroso produz uma discreta elevação na pressão intracraniana, assim como aumenta o consumo de oxigênio cerebral ($CMRO_2$). As concentrações de óxido nitroso abaixo da CAM podem oferecer analgesia em cirurgias dentárias, trabalho de parto, lesões traumáticas e procedimentos cirúrgicos menores.

D. Neuromusculares

Diferentemente de outros agentes inalatórios, o óxido nitroso não oferece relaxamento muscular significativo. Na verdade, em altas concentrações em câmaras hiperbáricas, o gás causa rigidez da musculatura esquelética. O óxido nitroso não desencadeia hipertermia maligna.

E. Renais

O óxido nitroso parece reduzir o fluxo sanguíneo renal por aumentar a resistência vascular renal. Isso reduz a taxa de filtração glomerular e o débito urinário.

F. Hepáticos

O fluxo sanguíneo hepático provavelmente diminui durante a anestesia com óxido nitroso, mas em menor extensão do que com os agentes voláteis.

G. Gastrintestinais

O uso do óxido nitroso em adultos aumenta o risco de náuseas e vômitos pós-operatórios, presumivelmente como resultado da ativação da zona-gatilho quimiorreceptora e do centro do vômito no bulbo.

Biotransformação e toxicidade

Durante a superficialização, quase todo o óxido nitroso é eliminado pela expiração. Uma pequena quantidade se difunde e sai através da pele. A biotransformação é limitada àqueles menos de 0,01% que sofrem metabolismo redutivo por bactérias anaeróbias no trato gastrintestinal.

Ao reverter de forma irreversível a oxidação do átomo de cobalto na vitamina B_{12}, o óxido nitroso inibe as enzimas

TABELA 8-5 Vantagens e desvantagens da anestesia com xenônio (Xe)

Vantagens
Inerte (provavelmente atóxico e sem metabolismo)
Mínimos efeitos cardiovasculares
Baixa solubilidade no sangue
Rápida indução e recuperação
Não desencadeia hipertermia maligna
Ambientalmente amigável
Não explosivo
Desvantagens
Alto custo
Baixa potência (CAM = 70%)[1]

[1]CAM, concentração alveolar mínima.

TABELA 8-6 Farmacologia clínica dos anestésicos inalatórios

	Óxido nitroso	Halotano	Isoflurano	Desflurano	Sevoflurano
Cardiovascular					
Pressão arterial	S/A[1]	↓↓	↓↓	↓↓	↓
Frequência cardíaca	S/A	↓	↑	S/A ou ↑	S/A
Resistência vascular sistêmica	S/A	S/A	↓↓	↓↓	↓
Débito cardíaco[2]	S/A	↓	S/A	S/A ou ↓	↓
Respiratório					
Volume corrente	↓	↓↓	↓↓	↓	↓
Frequência respiratória	↑	↑↑	↑	↑	↑
PaCO$_2$					
Repouso	S/A	↑	↑	↑↑	↑
Desafio	↑	↑	↑	↑↑	↑
Cerebral					
Fluxo sanguíneo	↑	↑↑	↑	↑	↑
Pressão intracraniana	↑	↑↑	↑	↑	↑
Taxa metabólica	↑	↓	↓↓	↓↓	↓↓
Convulsões	↓	↓	↓	↓	↓
Neuromuscular					
Bloqueio adespolarizante[3]	↑	↑↑	↑↑↑	↑↑↑	↑↑
Renal					
Fluxo renal	↓↓	↓↓	↓↓	↓	↓
Filtração glomerular	↓↓	↓↓	↓↓	↓	↓
Débito urinário	↓↓	↓↓	↓↓	↓	↓
Hepático					
Fluxo sanguíneo	↓	↓↓	↓	↓	↓
Metabolismo[4]	0,004%	15-20%	0,2%	< 0,1%	5%

[1] S/A, sem alteração.
[2] Ventilação controlada.
[3] O bloqueio despolarizante também é provavelmente prolongado por esses agentes, mas isso não costuma ter importância clínica.
[4] Porcentagem do anestésico absorvido que sofre metabolismo.

que dependem da vitamina B_{12}. Essas enzimas incluem a metionina-sintetase, a qual é necessária para a formação de mielina, e a timidilato-sintetase, a qual é necessária para a síntese de DNA. A exposição prolongada a concentrações anestésicas de óxido nitroso pode resultar em depressão da medula óssea (anemia megaloblástica) e até mesmo deficiências neurológicas (neuropatias periféricas). Porém, a administração de óxido nitroso para a coleta da medula óssea não parece afetar a viabilidade das células mononucleares da medula óssea. Devido aos possíveis efeitos teratogênicos, geralmente é melhor evitar o óxido nitroso em gestantes que ainda não estejam no terceiro trimestre. O óxido nitroso também pode alterar a resposta imune a infecções por afetar a quimiotaxia e a motilidade dos leucócitos polimorfonucleares.

Contraindicações

Embora o óxido nitroso seja relativamente insolúvel em comparação com outros agentes inalatórios, ele é 35 vezes mais solúvel que o nitrogênio no sangue. Assim, ele tende a se difundir nas cavidades que contêm ar mais rapidamente do que o nitrogênio é absorvido pela corrente sanguínea. Por exemplo, se um paciente com um pneumotórax de 100 mL inalar óxido nitroso a 50%, o conteúdo de gás do pneumotórax tenderá a se aproximar daquele da corrente sanguínea. Como o óxido nitroso irá se difundir para dentro da cavidade mais rapidamente do que o ar (sobretudo o nitrogênio) se difunde para fora, o pneumotórax se expande até que contenha cerca de 100 mL de ar e 100 mL de óxido nitroso. Se as paredes que circundam a cavidade forem rígidas, haverá aumento de pressão em vez de volume. **Os exemplos de condições nas quais o óxido nitroso pode ser perigoso incluem embolia gasosa venosa ou arterial, pneumotórax, obstrução intestinal aguda com distensão intestinal, ar intracraniano (pneumoencéfalo após fechamento da dura-máter ou pneumoencefalografia), cistos de ar nos pulmões, bolhas de ar intraoculares e enxerto de membrana timpânica.** O óxido nitroso irá até mesmo se difundir para dentro de balonetes de tubos traqueais, aumentando a pressão contra a mucosa traqueal. Obviamente, o óxido nitroso tem valor limitado em pacientes que necessitam de altas concentrações de oxigênio inspirado.

Interações medicamentosas

Como a elevada CAM do óxido nitroso impede seu uso como um anestésico geral completo, ele é frequentemente usado em combinação com os agentes voláteis mais potentes. A adição de óxido nitroso reduz a necessidade desses outros agentes (65% de óxido nitroso reduz a CAM dos anestésicos voláteis em cerca de 50%). Embora o óxido nitroso não deva ser considerado um gás transportador benigno, ele realmente atenua os efeitos circulatórios e respiratórios dos anestésicos voláteis em adultos. A concentração do óxido nitroso que flui através de um vaporizador pode influenciar a concentração do anestésico volátil administrado. Por exemplo, a redução da concentração de óxido nitroso (i.e., o aumento da concentração de oxigênio) aumenta a concentração dos agentes voláteis apesar de um ajuste constante no vaporizador. Essa disparidade se deve às solubilidades relativas do óxido nitroso e do oxigênio em anestésicos voláteis líquidos. O efeito do segundo gás foi discutido antes. O óxido nitroso é um gás que causa depleção do ozônio com efeito estufa.

HALOTANO

Propriedades físicas

O halotano é um alcano halogenado (ver Tabela 8-3). As ligações de carbono-flúor são responsáveis por sua natureza não inflamável e não explosiva.

Efeitos nos sistemas orgânicos

A. Cardiovasculares

Uma redução dose-dependente da pressão arterial se deve à depressão miocárdica direta; 2,0 CAM de halotano em pacientes não submetidos a cirurgia resultam em redução de 50% na pressão arterial e no débito cardíaco. A depressão cardíaca – por interferência na troca de sódio-cálcio e na utilização intracelular de cálcio – causa aumento na pressão atrial direita. Embora o halotano seja um vasodilatador das artérias coronárias, o fluxo sanguíneo coronariano diminui devido à queda da pressão arterial sistêmica. A perfusão miocárdica adequada costuma ser mantida porque a demanda miocárdica de oxigênio também diminui. Normalmente, a hipotensão inibe os barorreceptores no arco aórtico e na bifurcação carotídea, causando redução na estimulação vagal e elevação compensatória na frequência cardíaca. O halotano reduz esse reflexo. O alentecimento da condução pelo nó sinoatrial pode resultar em ritmo juncional ou bradicardia. Em lactentes, o halotano reduz o débito cardíaco por uma combinação de diminuição da frequência cardíaca e depressão da contratilidade miocárdica. O halotano sensibiliza o coração para os efeitos arritmogênicos da epinefrina, de modo que doses de epinefrina acima de 1,5 µg/kg devem ser evitadas. Embora haja redistribuição do fluxo sanguíneo para os órgãos, a resistência vascular sistêmica permanece inalterada.

B. Respiratórios

O halotano costuma causar respiração rápida e superficial. A frequência respiratória aumentada não é suficiente para contrabalançar a redução do volume corrente, de maneira que a ventilação alveolar diminui e a $PaCO_2$ em repouso aumenta. O **limiar apneico**, a maior $PaCO_2$ na qual um paciente permanece apneico, também aumenta porque a diferença entre ela e a $PaCO_2$ de repouso não é alterada pela anestesia geral. Da mesma forma, o halotano limita o aumento do volume-minuto que, em geral, acompanha uma elevação da $PaCO_2$. Os efeitos ventilatórios do halotano provavelmente se devem a mecanismos centrais (depressão do bulbo) e periféricos (disfunção da musculatura intercostal). Essas alterações são exageradas por doença pulmonar preexistente e atenuadas pela estimulação cirúrgica. O aumento da $PaCO_2$ e a redução da pressão intratorácica que acompanham a ventilação espontânea com o halotano parcialmente revertem a depressão do débito cardíaco, da pressão arterial e da frequência cardíaca antes descritas. O *drive* hipóxico é significativamente reduzido mesmo em concentrações baixas de halotano (0,1 CAM).

O halotano é um broncodilatador potente, pois pode reverter o broncoespasmo induzido pela asma. Esta ação não é inibida pelos agentes bloqueadores β-adrenérgicos. O halotano atenua os reflexos da via aérea e relaxa a musculatura lisa brônquica por meio da inibição da mobilização de cálcio intracelular. Ele também deprime a depuração de muco do trato respiratório (função mucociliar), promovendo hipóxia e atelectasias pós-operatórias.

C. Cerebrais

Ao dilatar os vasos cerebrais, o halotano reduz a resistência vascular cerebral e aumenta o volume de sangue cerebral e o FSC. A **autorregulação**, a manutenção de um FSC constante durante mudanças na pressão arterial, é reduzida. Elevações concomitantes na pressão intracraniana podem ser prevenidas pelo estabelecimento de hiperventilação *antes* da administração do halotano. A atividade cerebral é reduzida, levando a um alentecimento eletrencefalográfico e a reduções modestas nas necessidades metabólicas de oxigênio.

D. Neuromusculares

O halotano relaxa a musculatura esquelética e potencializa a ação de bloqueadores neuromusculares (BNMs) adespolarizantes. Como outros anestésicos voláteis potentes, ele é um desencadeante da hipertermia maligna.

E. Renais

O halotano reduz o fluxo sanguíneo renal, a taxa de filtração glomerular e o débito urinário. Parte dessa redução pode ser explicada por uma queda na pressão arterial e no débito cardíaco. Como a redução no fluxo sanguíneo renal é maior que a redução na taxa de filtração glomerular, a fração de filtração é aumentada. A hidratação pré-operatória limita essas alterações.

F. Hepáticos

O halotano reduz o fluxo sanguíneo hepático proporcionalmente à queda do débito cardíaco. O vasospasmo arterial hepático foi relatado durante a anestesia com halotano. O metabolismo e a depuração de alguns fármacos (p. ex., fentanila, fenitoína, verapamil) parecem estar prejudicados pelo halotano. Outras evidências de disfunção celular hepática incluem a retenção do contraste sulfobromoftaleína (BSP) e elevações discretas das transaminases hepáticas.

Biotransformação e toxicidade

O halotano é oxidado no fígado por uma determinada isoenzima do CYP (2E1) a seu metabólito principal, o ácido trifluoroacético. Na ausência de oxigênio, o metabolismo redutivo pode resultar em um pequeno número de subprodutos hepatotóxicos que se ligam de forma covalente a macromoléculas teciduais. Isso tem mais chance de ocorrer após a indução de enzimas pela exposição crônica a barbitúricos.

A disfunção hepática pós-operatória tem várias causas: hepatite viral, comprometimento da perfusão hepática, hepatopatia preexistente, hipóxia de hepatócitos, sepse, hemólise, colestase intra-hepática benigna pós-operatória e hepatite induzida por fármacos. A "**hepatite por halotano**" é extremamente rara. Pacientes expostos a múltiplas anestesias com halotano a curtos intervalos, mulheres obesas de meia-idade e pessoas com predisposição familiar à toxicidade pelo halotano ou com histórico pessoal de toxicidade são considerados como de risco aumentado. Os sinais estão principalmente relacionados à lesão hepática, como a elevação dos níveis séricos de alanina e aspartato-transferase, elevação das bilirrubinas (provocando icterícia) e encefalopatia.

A lesão hepática vista em humanos – necrose centrolobular – também ocorre em ratos pré-tratados com um indutor enzimático (fenobarbital) e expostos a halotano sob condições de hipóxia ($FiO_2 < 14\%$). Este *modelo hipóxico de halotano* resulta em dano hepático por metabólitos redutivos ou hipóxia.

Outras evidências apontam para um mecanismo imune. Por exemplo, alguns sinais da doença indicam uma reação alérgica (p. ex., eosinofilia, erupção cutânea, febre) e não aparecem até alguns dias após a exposição. Além disso, um anticorpo que se liga a hepatócitos previamente expostos ao halotano foi isolado em pacientes com disfunção hepática induzida por halotano. Essa resposta de anticorpos pode envolver proteínas microssomais hepáticas que foram modificadas pelo ácido trifluoroacético como antígeno desencadeante (proteínas hepáticas trifluoroacetiladas como a carboxilesterase microssomal). Outros agentes inalatórios que sofrem metabolismo oxidativo também podem causar hepatite. Porém, os agentes mais novos sofrem pouco ou nenhum metabolismo e, assim, não formam adutos de proteínas do ácido trifluoroacético nem produzem a resposta imune que causa hepatite.

Contraindicações

É prudente evitar o halotano em pacientes com disfunção hepática inexplicada após a exposição anestésica prévia.

O halotano, como todos os anestésicos inalatórios, deve ser usado com cuidado (e apenas em combinação com hiperventilação modesta) em pacientes com lesões expansivas intracranianas devido à possibilidade de hipertensão intracraniana secundária ao aumento do volume sanguíneo e do fluxo sanguíneo cerebral.

Os pacientes hipovolêmicos e alguns pacientes com redução grave na função ventricular esquerda podem não tolerar os efeitos inotrópicos negativos do halotano. A sensibilização do coração às catecolaminas limita a utilidade do halotano quando é administrada epinefrina exógena (p. ex., em soluções anestésicas locais) ou em pacientes com feocromocitoma.

Interações medicamentosas

A depressão miocárdica vista com o halotano é exacerbada pelos agentes bloqueadores β-adrenérgicos e por agentes bloqueadores dos canais de cálcio. Os antidepressivos tricíclicos e os inibidores da monoaminoxidase foram associados a flutuações na pressão arterial e a arritmias, embora nada disso represente uma contraindicação absoluta. A combinação de halotano e aminofilina resultou em arritmias ventriculares.

ISOFLURANO

Propriedades físicas

O isoflurano é um anestésico volátil não inflamável com odor pungente de éter.

Efeitos nos sistemas orgânicos

A. Cardiovasculares

O isoflurano causa mínima depressão ventricular esquerda *in vivo*. O débito cardíaco é mantido por um aumento da frequência cardíaca devido à preservação parcial dos barorreflexos carotídeos. A estimulação β-adrenérgica leve aumenta o fluxo sanguíneo da musculatura esquelética, reduz a resistência vascular sistêmica e diminui a pressão arterial. Aumentos rápidos na concentração de isoflurano levam a elevações transitórias na frequência cardíaca, pressão arterial e níveis plasmáticos de norepinefrina. O isoflurano dilata as artérias coronárias, mas não de forma tão potente como a nitroglicerina ou a adenosina. A dilatação de artérias coronárias normais pode teoricamente desviar o sangue para longe de lesões estenóticas fixas, o que seria a base para a preocupação com o "roubo" coronariano com este agente, preocupação esta que já foi em grande medida esquecida.

B. Respiratórios

A depressão respiratória durante a anestesia com isoflurano lembra aquela de outros anestésicos voláteis, exceto pelo fato de a taquipneia ser menos pronunciada. O efeito final é uma queda mais pronunciada no volume-minuto. Mesmo baixas concentrações de isoflurano (0,1 CAM) reduzem a resposta ventilatória normal à hipóxia e hipercapnia. Apesar de uma tendência para causar irritação dos reflexos da via aérea superior, o isoflurano é um bom broncodilatador, talvez não tão potente como o halotano.

C. Cerebrais

Em concentrações maiores que 1 CAM, o isoflurano aumenta o FSC e a pressão intracraniana. Acredita-se que esses efeitos sejam menos pronunciados do que com o halotano e são revertidos pela hiperventilação. Ao contrário do halotano, a hiperventilação não precisa ser instituída antes do uso do isoflurano para evitar a hipertensão intracraniana. O isoflurano reduz as necessidades cerebrais metabólicas de oxigênio e, com 2 CAM, produz um eletrencefalograma (EEG) eletricamente silencioso.

D. Neuromusculares

O isoflurano relaxa a musculatura esquelética.

E. Renais

O isoflurano reduz o fluxo sanguíneo renal, a taxa de filtração glomerular e o débito urinário.

F. Hepáticos

O fluxo sanguíneo hepático total (fluxo em artéria hepática e veia porta) pode ser reduzido durante a anestesia com isoflurano. Porém, o suprimento hepático de oxigênio se mantém melhor com o isoflurano do que com o halotano porque a perfusão da artéria hepática é preservada. Os testes de função hepática não costumam ser afetados.

Biotransformação e toxicidade

O isoflurano é metabolizado em ácido trifluoroacético. Embora os níveis séricos de fluoreto nos fluidos possam aumentar, a nefrotoxicidade é extremamente improvável, mesmo na presença de indutores enzimáticos. A sedação prolongada (> 24 h com isoflurano a 0,1-0,6%) em pacientes criticamente enfermos resultou em níveis plasmáticos elevados de fluoreto (15-50 µmol/L) sem evidências de comprometimento hepático. Da mesma forma, o uso de até 20 CAM-horas de isoflurano pode levar a níveis de fluoreto acima de 50 µmol/L sem disfunção renal pós-operatória detectável. Seu metabolismo oxidativo limitado também minimiza qualquer possível risco de disfunção hepática significativa.

Contraindicações

O isoflurano não apresenta contraindicações exclusivas. Os pacientes com hipovolemia grave podem não tolerar seus efeitos vasodilatadores. Ele pode desencadear hipertermia maligna.

Interações medicamentosas

A epinefrina pode ser administrada com segurança em doses de até 4,5 µg/kg. Os BNMs adespolarizantes são potencializados pelo isoflurano.

DESFLURANO

Propriedades físicas

A estrutura do desflurano é muito semelhante àquela do isoflurano. Na verdade, a única diferença é a substituição de um átomo de flúor por um átomo de cloro no isoflurano. Porém, essa "pequena" alteração tem efeitos profundos sobre as propriedades físicas do fármaco. Por exemplo, como a pressão de vapor do desflurano a 20 °C é de 681 mmHg, em grandes altitudes (p. ex., Denver, Colorado) ele ferve à temperatura ambiente. Tal problema necessitou do desenvolvimento de um vaporizador especial para o desflurano. Além disso, a baixa solubilidade do desflurano no sangue e nos tecidos corporais torna a indução e a superficialização da anestesia muito rápidas. Assim, a concentração alveolar do desflurano se aproxima da concentração inspirada mais rapidamente do que com outros agentes voláteis, oferecendo um controle anestésico mais exato das concentrações anestésicas. **O tempo de despertar é em torno de 50% menor do que o observado após o uso do isoflurano.** Isso é principalmente atribuível a um coeficiente de partição sangue/gás (0,42) que é ainda mais baixo do que aquele do óxido nitroso (0,47). Embora o desflurano tenha cerca de um quarto da potência de outros agentes voláteis, ele é 17 vezes mais potente que o óxido nitroso. Uma alta pressão de vapor, uma duração de ação ultracurta e a potência moderada são as principais características do desflurano.

Efeitos nos sistemas orgânicos

A. Cardiovasculares

Os efeitos cardiovasculares do desflurano parecem ser semelhantes àqueles do isoflurano. Um aumento na concentração está associado a uma queda da resistência vascular sistêmica que leva a uma redução da pressão arterial. O débito cardíaco permanece relativamente inalterado ou discretamente reduzido entre 1 e 2 CAM. Há uma elevação moderada da frequência cardíaca, da pressão venosa central e da pressão arterial pulmonar que não costuma ser aparente em doses baixas. Rápidos aumentos na concentração do desflurano levam a elevações transitórias, porém algumas vezes preocupantes, na frequência cardíaca, na pressão arterial e nos níveis de catecolaminas, as quais são mais pronunciadas do que as que ocorrem com o isoflurano, sobretudo em pacientes com doença cardiovascular. Essas respostas cardiovasculares ao aumento rápido das concentrações de desflurano podem ser atenuadas com fentanila, esmolol ou clonidina.

B. Respiratórios

O desflurano causa redução do volume corrente e aumento na frequência respiratória. Há uma redução global na ventilação alveolar que causa elevação da $PaCO_2$ em repouso. Como outros agentes anestésicos voláteis modernos, o desflurano deprime a resposta ventilatória ao aumento da $PaCO_2$. A pungência e a irritação da via aérea durante a indução com desflurano podem se manifestar como salivação, apneia, tosse e laringospasmo. A resistência da via aérea pode aumentar em crianças com suscetibilidade à reatividade de vias aéreas. Esses problemas fazem do desflurano uma opção ruim para a indução anestésica inalatória.

C. Cerebrais

Como outros anestésicos voláteis, o desflurano faz vasodilatação direta da vasculatura cerebral, aumentando o FSC, o volume sanguíneo cerebral e a pressão intracraniana em normotensão e normocapnia. Contrabalançando a redução da resistência vascular cerebral, ocorre um marcado declínio na taxa metabólica cerebral de oxigênio ($CMRO_2$) que tende a causar vasoconstrição cerebral e moderar qualquer aumento do FSC. Porém, a vasculatura cerebral permanece responsiva a alterações da $PaCO_2$ de modo que a pressão intracraniana pode ser reduzida pela hiperventilação. O consumo cerebral de oxigênio é reduzido durante a anestesia com desflurano. Assim, ao longo de períodos de hipotensão induzida pelo desflurano (pressão arterial média = 60 mmHg), o FSC é adequado para manter o metabolismo aeróbico apesar da baixa pressão de perfusão cerebral. O efeito sobre o EEG é semelhante àquele do isoflurano. Inicialmente, a frequência do EEG é aumentada, mas, à medida que a profundidade anestésica aumenta, o alentecimento do EEG se manifesta, levando a um padrão de surto-supressão (*burst supression*) com as concentrações inaladas mais altas.

D. Neuromusculares

O desflurano está associado com uma redução dose-dependente na resposta à estimulação de quatro estímulos (*train-of-four*) e à estimulação tetânica de nervos periféricos.

E. Renais

Não há evidências de qualquer efeito nefrotóxico significativo causado pela exposição ao desflurano. Porém, à medida que o débito cardíaco diminui, são esperadas reduções no débito urinário e na filtração glomerular com o desflurano e todos os outros anestésicos.

F. Hepáticos

Os testes de função hepática não costumam ser afetados pelo desflurano, desde que a perfusão orgânica seja mantida no perioperatório. O desflurano sofre metabolismo mínimo; assim, o risco de hepatite induzida por anestésico também é mínimo. Assim como acontece com o isoflurano e o sevoflurano, a oferta hepática de oxigênio costuma ser mantida.

Biotransformação e toxicidade

O desflurano sofre mínimo metabolismo em humanos. Os níveis séricos e urinários de fluoreto após a anestesia com desflurano são praticamente inalterados em relação aos níveis pré-anestésicos. A perda percutânea é insignificante. O desflurano, mais do que outros anestésicos voláteis, é degradado por absorvedores de CO_2 desidratados (em particular o hidróxido de bário, mas também o hidróxido de sódio e de potássio), gerando níveis de monóxido de carbono com possível importância clínica. A intoxicação por monóxido de carbono é difícil de diagnosticar sob anestesia geral, mas a presença de carboxi-hemoglobina pode ser detectável por uma gasometria arterial ou por leituras abaixo do esperado na oximetria de pulso (embora ainda falsamente elevadas). A disponibilidade de absorvente desidratado ou o uso de hidróxido de cálcio podem minimizar o risco de intoxicação por monóxido de carbono. O desflurano é o anestésico inalatório que mais causa depleção do ozônio.

Contraindicações

O desflurano compartilha muitas das contraindicações de outros anestésicos voláteis modernos: hipovolemia grave, hipertermia maligna e hipertensão intracraniana.

Interações medicamentosas

O desflurano potencializa os BNMs adespolarizantes tanto quanto o isoflurano. A epinefrina pode ser administrada com segurança em doses de até 4,5 µg/kg, pois o desflurano não sensibiliza o miocárdio aos efeitos arritmogênicos da epinefrina. Embora a superficialização seja mais rápida após a anestesia com desflurano em relação à anestesia com isoflurano, a troca de isoflurano para desflurano ao final da anestesia não acelera de maneira significativa a recuperação, nem a superficialização mais rápida se traduz em alta mais breve da unidade de cuidados pós-anestésicos. A superficialização com o desflurano foi associada a *delirium* em alguns pacientes pediátricos.

SEVOFLURANO

Propriedades físicas

Como o desflurano, o sevoflurano é um éter fluorado. A solubilidade do sevoflurano no sangue é um pouco maior do que a do desflurano ($\lambda_{s/g}$ 0,65 vs. 0,42) (ver Tabela 8-1). A não pungência e as elevações rápidas na concentração alveolar de anestésico fazem do sevoflurano uma excelente opção para induções inalatórias suaves e rápidas em pacientes pediátricos e adultos. Na verdade, a indução anestésica inalatória com 4 a 8% de sevoflurano em uma mistura de 50% de óxido nitroso e oxigênio pode ser alcançada dentro de 1 minuto. Da mesma forma, sua baixa solubilidade no sangue resulta em rápida queda da concentração alveolar de anestésico após a suspensão do uso e em uma superficialização mais rápida em relação ao isoflurano (embora não em uma alta mais precoce da unidade de cuidados pós-anestésicos). A modesta pressão de vapor do isoflurano permite o uso de um vaporizador de desvio variável convencional.

Efeitos nos sistemas orgânicos

A. Cardiovasculares

O sevoflurano reduz levemente a contratilidade miocárdica. A resistência vascular sistêmica e a pressão arterial diminuem um pouco menos do que com o isoflurano ou o desflurano. Como o sevoflurano causa pouco ou nenhum aumento na frequência cardíaca, o débito cardíaco não é mantido tão bem como com o isoflurano e o desflurano. O sevoflurano pode prolongar o intervalo QT, mas o significado clínico desse fato não é conhecido. O prolongamento do QT pode se manifestar 60 minutos após a superficialização da anestesia em lactentes.

B. Respiratórios

O sevoflurano deprime a respiração e reverte o broncoespasmo tanto quanto o isoflurano.

C. Cerebrais

Da mesma forma que o isoflurano e o desflurano, o sevoflurano causa pequenas elevações do FSC e da pressão intracraniana em normocarbia, embora alguns estudos mostrem redução do FSC. Altas concentrações de sevoflurano (> 1,5 CAM) podem prejudicar a autorregulação do FSC, permitindo assim uma queda no FSC durante a hipotensão hemorrágica. Esse efeito sobre a autorregulação do FSC parece ser menos pronunciado do que com o isoflurano. As necessidades metabólicas de oxigênio cerebrais diminuem, não tendo sido relatada atividade convulsiva.

D. Neuromusculares

O sevoflurano produz relaxamento muscular adequado para a intubação após uma indução anestésica inalatória, embora a maioria dos profissionais aprofundem a anestesia com diversas combinações de propofol, lidocaína ou opioides, com a administração de um bloqueador neuromuscular antes da intubação ou com uma combinação dessas duas abordagens.

E. Renais

O sevoflurano reduz discretamente o fluxo sanguíneo renal. O seu metabolismo a substâncias associadas a comprometimento da função tubular renal (p. ex., redução da capacidade de concentração) é discutido adiante.

F. Hepáticos

O sevoflurano reduz o fluxo sanguíneo venoso portal, mas aumenta o fluxo sanguíneo na artéria hepática, mantendo o fluxo sanguíneo hepático total e a oferta de oxigênio. Ele não costuma estar associado à hepatotoxicidade imunomediada causada pelos anestésicos.

Biotransformação e toxicidade

A enzima microssomal hepática P-450 (especificamente a isoforma 2E1) metaboliza o sevoflurano a uma taxa de um quarto daquela do halotano (5% vs. 20%), mas 10 a 25 vezes maior do que aquela do isoflurano ou do desflurano, podendo ser induzida pelo pré-tratamento com fenobarbital ou etanol. A possível nefrotoxicidade da elevação resultante no flúor inorgânico (F) já foi discutida. As concentrações séricas de fluoreto passam de 50 μmol/L em cerca de 7% dos pacientes que recebem sevoflurano, ainda que não tenha havido associação entre anestesia com sevoflurano e disfunção renal significativa. A taxa global de metabolismo do sevoflurano é de 5%, ou 10 vezes aquela do isoflurano. Contudo, não houve associação entre os níveis máximos de fluoreto após o sevoflurano e qualquer anormalidade da concentração renal.

As substâncias alcalinas como o hidróxido de bário ou a cal sodada (mas não o hidróxido de cálcio) podem degradar o sevoflurano, produzindo um subproduto nefrotóxico (*composto A*, fluorometil-2,2-difluoro-1--[trifluorometil]vinil éter). O acúmulo do composto A aumenta com a maior temperatura do gás respiratório, anestesia de baixo fluxo, absorvente de hidróxido de bário seco, altas concentrações de sevoflurano e anestésicos de longa duração. Porém, o composto A não deve ser uma preocupação para os profissionais de anestesia a menos que sua prática inclua ratos de laboratório. O composto A não tem efeitos adversos conhecidos em humanos.

Não há estudo associando o sevoflurano com qualquer toxicidade ou lesão renal pós-operatória detectável. Contudo, alguns médicos recomendam um fluxo de gás fresco de pelo menos 2 L/min em anestesias que durem mais do que algumas horas. O sevoflurano também pode ser degradado em fluoreto de hidrogênio por impurezas metálicas e ambientais presentes no equipamento de fabricação, no vidro da embalagem e no equipamento de anestesia. O fluoreto de hidrogênio pode produzir uma queimadura ácida ao entrar em contato com a mucosa respiratória. O risco de lesão do paciente foi substancialmente reduzido por meio da inibição do processo de degradação pela adição de água ao sevoflurano durante o processo de fabricação e pelo envase em um reservatório plástico especial. Foram relatados incidentes isolados de incêndio com o uso de sevoflurano em circuitos respiratórios de aparelhos de anestesia com absorvente de CO_2 desidratado.

Contraindicações
As contraindicações incluem hipovolemia grave, suscetibilidade a hipertermia maligna e hipertensão intracraniana.

Interações medicamentosas
Como outros anestésicos voláteis, o sevoflurano potencializa os BNMs. Ele não sensibiliza o coração para arritmias induzidas por catecolaminas.

XENÔNIO

O xenônio é um gás nobre há muito tempo conhecido por suas propriedades anestésicas. Trata-se de um elemento inerte que não forma ligações químicas. O xenônio é retirado da atmosfera por meio de um processo de destilação dispendioso. Ele é um gás inodoro, não explosivo e de ocorrência natural com uma CAM de 71% e um coeficiente sangue/gás de 0,115, o que fornece parâmetros muito rápidos de início de ação e superficialização. Como citado antes, os efeitos anestésicos do xenônio parecem ser mediados pela inibição de NMDA ao competir com a glicina nos sítios de ligação da glicina. O xenônio parece ter pouco efeito sobre os sistemas cardiovascular, hepático e renal, tendo sido demonstrado seu efeito protetor contra a isquemia neuronal. Foi sugerido que a inalação de xenônio combinada com hipotermia é um método preventivo para evitar dano cerebral após a lesão cerebral isquêmica. Além disso, foi demonstrado que a anestesia com xenônio produz menos *delirium* pós-operatório em comparação com a anestesia com sevoflurano em pacientes submetidos a cirurgia de revascularização miocárdica sem circulação extracorpórea. Sendo um elemento natural, ele não tem efeito sobre a camada de ozônio em comparação com outro antagonista do NMDA, o óxido nitroso. O custo e a disponibilidade limitada têm impedido seu uso mais amplo.

LEITURAS SUGERIDAS

Al Tmimi L, Van Hemelrijck J, Van de Velde M, et al. Xenon anaesthesia for patients undergoing off-pump coronary artery bypass graft surgery: a prospective randomized controlled pilot trial. *Br J Anaesth*. 2015;115:550.

Alvarado MC, Murphy KL, Baxter MG. Visual recognition memory is impaired in rhesus monkeys repeatedly exposed to sevoflurane in infancy. *Br J Anaesth*. 2017;119:517.

Banks P, Franks N, Dickinson R. Competitive inhibition at the glycine site of the N-methyl-d-aspartate receptor mediates xenon neuroprotection against hypoxia ischemia. *Anesthesiology*. 2010;112:614.

Bilotta F, Evered LA, Gruenbaum SE. Neurotoxicity of anesthetic drugs: an update. *Curr Opin Anaesthesiol*. 2017;30:452.

Brown E, Pavone K, Narano M. Multimodal general anesthesia: theory and practice. *Anesth Analg*. 2018;127:1246.

Devroe S, Lemiere J, Van Hese L, et al. The effect of xenon-augmented sevoflurane anesthesia on intraoperative hemodynamics and early postoperative neurocognitive function in children undergoing cardiac catheterization: a randomized controlled pilot trial. *Paediatr Anaesth*. 2018;28:726.

Diaz L, Gaynor J, Koh S, et al. Increasing cumulative exposure to volatile anesthetic agents is associated with poorer neurodevelopmental outcomes in children with hypoplastic left heart syndrome. *J Thorac Cardiovasc Surg*. 2016;52:482.

DiMaggio C, Sun L, Li G. Early childhood exposure to anesthesia and risk of developmental and behavioral disorders in a sibling birth cohort. *Anesth Analg*. 2011;113:1143.

Ebert TJ. Myocardial ischemia and adverse cardiac outcomes in cardiac patients undergoing noncardiac surgery with sevoflurane and isoflurane. *Anesth Analg*. 1997;85:993.

Eden C, Esses G, Katz D, DeMaria S Jr. Effects of anesthetic interventions on breast cancer behavior, cancer-related patient outcomes, and postoperative recovery. *Surg Oncol*. 2018;27:266.

Eger EI 2nd, Bowland T, Ionescu P, et al. Recovery and kinetic characteristics of desflurane and sevoflurane in volunteers after 8-h exposure, including kinetics of degradation products. *Anesthesiology*. 1997;87:517.

Eger EI 2nd, Raines DE, Shafer SL, Hemmings HC Jr, Sonner JM. Is a new paradigm needed to explain how inhaled anesthetics produce immobility? *Anesth Analg*. 2008;107:832.

Herold KF, Sanford RL, Lee W, Andersen OS, Hemmings HC Jr. Clinical concentrations of chemically diverse general anesthetics minimally affect lipid bilayer properties. *Proc Natl Acad Sci U S A*. 2017;114:3109.

Hussain M, Berger M, Eckenhoff R, Seitz D. General anesthetic and risk of dementia in elderly patients: current insights. *Clin Interv Aging*. 2014;9:1619.

Ishizawa Y. General anesthetic gases and the global environment. *Anesth Analg*. 2011;112:213.

Jevtovic-Todorovic V, Absalom A, Blomgren K. Anaesthetic neurotoxicity and neuroplasticity: an expert group report and statement based on the BJA Salzburg Seminar. *Br J Anaesth*. 2013;111:143.

Laitio R, Hynninen M, Arola O, et al. Effect of inhaled xenon on cerebral white matter damage in comatose survivors of out-of-hospital cardiac arrest: a randomized clinical trial. *JAMA*. 2016;315:1120.

Lew V, McKay E, Maze M. Past, present, and future of nitrous oxide. *Br Med Bull*. 2018;125:103.

McCann ME, Soriano SG. Does general anesthesia affect neurodevelopment in infants and children? *BMJ*. 2019;367:l6459.

Njoku D, Laster MJ, Gong DH. Biotransformation of halothane, enflurane, isoflurane, and desflurane to trifluoroacetylated liver proteins: association between protein acylation and hepatic injury. *Anesth Analg*. 1997;84:173.

O'Gara B, Talmor D. Lung protective properties of the volatile anesthetics. *Intensive Care Med*. 2016;42:1487.

Orser BA, Suresh S, Evers AS. SmartTots update regarding anesthetic neurotoxicity in the developing brain. *Anesth Analg*. 2018;126:1393.

Seitz D, Reimer C, Siddiqui N. A review of the epidemiological evidence for general anesthesia as a risk factor for Alzheimer's disease. *Prog Neuropsychopharmacol Biol Psychiatry*. 2013;47:122.

Stollings LM, Jia LJ, Tang P, Dou H, Lu B, Xu Y. Immune modulation by volatile anesthetics *Anesthesiology*. 2016;125:399.

Stratmann G. Neurotoxicity of anesthetic drugs in the developing brain. *Anesth Analg*. 2011;113:1170.

Sun L, Guohua L, Miller T, et al. Association between a single general anesthesia exposure before age 36 months and neurocognitive outcomes in later childhood. *JAMA*. 2016;315:2312.

Sun X, Su F, Shi Y, Lee C. The "second gas effect" is not a valid concept. *Anesth Analg*. 1999;88:188.

Thomas J, Crosby G, Drummond J, et al. Anesthetic neurotoxicity: a difficult dragon to slay. *Anesth Analg*. 2011;113;969.

Torri G. Inhalational anesthetics: a review. *Minerva Anesthesiol*. 2010;76:215.

Warner DO, Zaccariello MJ, Katusic SK, et al. Neuropsychological and behavioral outcomes after exposure of young children to procedures requiring general anesthesia: the Mayo Anesthesia Safety in Kids (MASK) study. *Anesthesiology*. 2018;129:89.

Wei H. The role of calcium dysregulation in anesthetic-mediated neurotoxicity. *Anesth Analg*. 2011;113:972.

Whittington R, Bretteville A, Dickler M, Planel E. Anesthesia and tau pathology. *Prog Neuropsychopharmacol Biol Psychiatry*. 2013;47:147.

PÁGINAS NA INTERNET

A iniciativa colaborativa de pesquisa *The SmartTots* é focada no financiamento de pesquisa em anestesiologia pediátrica.
http:// smarttots.org/

CAPÍTULO 9

Anestésicos intravenosos

CONCEITOS-CHAVE

1. A administração repetitiva de barbitúricos altamente lipossolúveis (p. ex., infusão de tiopental para "coma barbitúrico" e proteção cerebral) satura os compartimentos periféricos, minimizando qualquer efeito de redistribuição, fazendo a duração da ação depender mais da eliminação. Esse é um exemplo de dependência do contexto.

2. Os barbitúricos causam constrição da vasculatura cerebral, levando a uma redução no fluxo sanguíneo cerebral, no volume sanguíneo cerebral e na pressão intracraniana.

3. Embora a apneia possa ser relativamente incomum após a indução com benzodiazepínicos, mesmo pequenas doses intravenosas desses agentes têm resultado em parada respiratória.

4. Diferentemente de outros agentes anestésicos, a cetamina aumenta a pressão arterial, a frequência cardíaca e o débito cardíaco, particularmente após injeções rápidas em bólus.

5. As doses de indução do etomidato inibem transitoriamente as enzimas envolvidas na síntese de cortisol e aldosterona. Quando usado para sedação na unidade de terapia intensiva, o etomidato produziu supressão adrenocortical.

6. As formulações de propofol podem sustentar o crescimento de bactérias, de modo que se deve adotar uma técnica estéril para sua preparação e manuseio. O propofol deve ser administrado dentro de 6 horas da abertura da ampola.

A anestesia geral começou com a inalação de éter, óxido nitroso ou clorofórmio, mas, na prática atual, a anestesia e a sedação podem ser induzidas e mantidas com fármacos administrados ao paciente por uma ampla gama de vias. A sedação pré-operatória ou procedural costuma ser feita pelas vias oral ou intravenosa. A indução de anestesia geral costuma ser feita pela administração inalatória ou intravenosa de fármacos. De modo alternativo, a anestesia geral pode ser induzida e mantida com a injeção intramuscular de cetamina. A anestesia geral costuma ser mantida com uma técnica de anestesia intravenosa total (TIVA, do inglês *total intravenous anesthesia*), uma técnica inalatória ou uma combinação das duas. Este capítulo se concentra nos agentes injetáveis usados para produzir narcose (sono), incluindo barbitúricos, benzodiazepínicos, cetamina, etomidato, propofol e dexmedetomidina.

BARBITÚRICOS

Em determinada época, quase todas as anestesias gerais em adultos eram induzidas com um barbitúrico. Esses agentes também eram amplamente utilizados para controle de convulsões, ansiólise e sedação procedural, além de agentes indutores do sono. Na atualidade, eles são usados de forma bem mais restrita em anestesia.

Mecanismos de ação

Os barbitúricos deprimem o sistema ativador reticular, o qual controla a consciência. Seu mecanismo de ação primário é a ligação ao receptor do ácido γ-aminobutírico tipo A (GABA$_A$). Este sítio é distinto do sítio GABA$_A$ ao qual se ligam os benzodiazepínicos. Os barbitúricos potencializam a ação do GABA de aumento de duração da abertura de um canal iônico cloreto-específico. Os barbitúricos também inibem os receptores de cainato e AMPA (-amino-3-hidroxi-5-metil-4 isoxazol-proprionato).

Relações estrutura-atividade

Os barbitúricos são derivados do ácido barbitúrico (Figura 9-1). A substituição no carbono C$_5$ determina sua potência hipnótica e atividade anticonvulsivante. O grupo fenil no *feno*barbital é anticonvulsivante, enquanto o grupo metil no *meto*exital não o é. Assim, o metoexital é útil para administrar anestesia para a eletroconvulsoterapia quando o objetivo é a convulsão. A substituição do oxigênio em C$_2$ (*oxi*barbitúricos) por um átomo de enxofre

FIGURA 9-1 Os barbitúricos compartilham a estrutura do ácido barbitúrico e diferem nas substituições de C_2, C_5 e N_1.

(*tio*barbitúricos) aumenta sua lipossolubilidade. Assim, tiopental e tiamilal têm maior potência, início de ação mais rápido e menor duração de ação (após uma única "dose de sono") que o fenobarbital. Os sais de sódio dos barbitúricos são hidrossolúveis, mas são marcadamente alcalinos (pH do tiopental a 2,5% ≥ 10) e relativamente instáveis (duas semanas de validade para a solução de tiopental a 2,5%).

Farmacocinética

A. Absorção

Antes da introdução do propofol, o tiopental, o tiamilal e o metoexital costumavam ser administrados intravenosamente para a indução de anestesia geral em adultos e crianças. O metoexital retal tem sido usado para a indução em crianças.

B. Distribuição

A duração das doses de indução de tiopental, tiamilal e metoexital é determinada pela redistribuição, e não pelo metabolismo ou eliminação. A grande lipossolubilidade do tiopental e a alta fração não ionizada (60%) são responsáveis pela rápida captação cerebral (dentro de 30 s). Se o compartimento central estiver contraído (p. ex., choque hipovolêmico), se a albumina sérica estiver baixa (p. ex., hepatopatia grave ou desnutrição) ou se a fração não ionizada aumentar (p. ex., acidose), serão obtidas maiores concentrações cerebrais e cardíacas para uma determinada dose, com maior redução da pressão arterial. A redistribuição reduz a concentração plasmática e cerebral para 10% dos níveis de pico dentro de 20 a 30 minutos (**Figura 9-2**). Esse perfil farmacocinético se correlaciona com a experiência clínica – os pacientes em geral perdem a consciência dentro de 30 segundos e acordam dentro de 20 minutos.

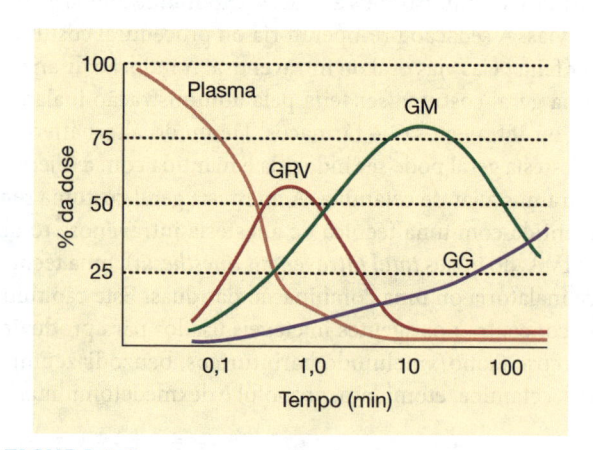

FIGURA 9-2 Distribuição do tiopental a partir do plasma para o grupo rico em vasos (GRV; cérebro, coração, fígado, rins, glândulas endócrinas), para o grupo muscular (GM) e, por fim, para o grupo das gorduras (GG). O propofol segue o mesmo padrão, mas com uma escala de tempo diferente. (Modificada com permissão de Price HL, Kovnat PJ, Safer JN, et al. The uptake of thiopental by body tissues and its relation to the duration of narcosis. *Clin Pharmacol Ther*. 1960 Jan;1(1):16-22.)

A dose de indução mínima do tiopental dependerá do peso corporal e da idade. Há necessidade de doses de indução reduzidas para pacientes idosos. Ao contrário da meia-vida de distribuição inicial rápida de alguns minutos, a eliminação do tiopental é prolongada (a meia-vida de eliminação varia de 10-12 h). O tiamilal e o metoexital têm padrões de distribuição semelhantes, enquanto os barbitúricos menos lipossolúveis têm meias-vidas de distribuição e durações de ação mais longas após uma dose de sono. A administração repetitiva de barbitúricos altamente lipossolúveis (p. ex., infusão de tiopental para "coma barbitúrico" e proteção cerebral) satura os compartimentos periféricos, minimizando qualquer efeito de redistribuição, fazendo a duração da ação depender mais da eliminação. Esse é um exemplo de dependência do contexto, o que também é visto com outros agentes lipossolúveis (p. ex., anestésicos inalatórios potentes, fentanila, sufentanila; ver Capítulo 7).

C. Biotransformação

Os barbitúricos são biotransformados principalmente por oxidação hepática em metabólitos hidrossolúveis inativos. Devido à maior extração hepática, o metoexital é eliminado pelo fígado mais rapidamente que o tiopental. Assim, a recuperação completa da função psicomotora também é mais rápida após o metoexital.

D. Excreção

Com exceção dos agentes menos ligados a proteínas e menos lipossolúveis como o fenobarbital, a excreção renal se limita aos subprodutos hidrossolúveis da biotransformação hepática. O metoexital é excretado nas fezes.

Efeitos nos sistemas orgânicos

A. Cardiovasculares

Os efeitos cardiovasculares dos barbitúricos variam muito, dependendo da velocidade de administração, dose, estado de volume, tônus autonômico basal e doença cardiovascular preexistente. Uma menor velocidade de injeção com hidratação pré-operatória adequada irá atenuar ou eliminar essas alterações na maioria dos pacientes. As doses de indução de barbitúricos em bólus intravenoso causam redução da pressão arterial e aumento da frequência cardíaca. A depressão do centro vasomotor do bulbo produz vasodilatação e represamento periférico de sangue, simulando uma redução do volume sanguíneo. A taquicardia após a administração se deve provavelmente a um efeito vagolítico central ou a respostas reflexas a reduções da pressão arterial. O débito cardíaco costuma ser mantido por um aumento da frequência cardíaca e da contratilidade miocárdica pelos reflexos compensatórios de barorreceptores. A vasoconstrição dos vasos de resistência induzida por via simpática (em particular com a intubação sob anestesia geral superficial) pode na verdade aumentar a resistência vascular periférica. Porém, nas situações em que a resposta dos barorreceptores será reduzida ou ausente (p. ex., hipovolemia, insuficiência cardíaca congestiva, bloqueio β-adrenérgico), **o débito cardíaco e a pressão arterial podem cair dramaticamente devido ao represamento não compensado de sangue e à depressão miocárdica direta**. Os pacientes com hipertensão mal controlada são particularmente propensos a grandes flutuações da pressão arterial durante a indução anestésica.

B. Respiratórios

Os barbitúricos deprimem o centro ventilatório bulbar, reduzindo a resposta ventilatória à hipercapnia e à hipóxia. Costuma ocorrer apneia após uma dose de indução. Durante o despertar, o volume corrente e a frequência respiratória diminuem. Os barbitúricos reduzem de maneira incompleta as respostas reflexas da via aérea à laringoscopia e à intubação (muito menos que o propofol), e a instrumentação da via aérea pode causar broncoespasmo (em pacientes asmáticos) ou laringospasmo em pacientes sob anestesia superficial.

C. Cerebrais

Os barbitúricos causam constrição da vasculatura cerebral, levando a uma redução no fluxo sanguíneo cerebral, no volume sanguíneo cerebral e na pressão intracraniana. A pressão intracraniana costuma diminuir mais do que a pressão arterial, de modo que a pressão de perfusão cerebral (PPC) costuma aumentar. (A PPC é igual à pressão arterial cerebral menos o maior valor entre a pressão venosa jugular e a pressão intracraniana.) Os barbitúricos induzem a uma maior queda no consumo cerebral de oxigênio (até 50% do normal) do que no fluxo sanguíneo cerebral; assim, o declínio no fluxo sanguíneo cerebral não é prejudicial. As reduções nas necessidades de oxigênio e na atividade metabólica cerebral induzidas pelos barbitúricos são refletidas no eletrencefalograma (EEG), o qual progride a partir de atividade rápida de baixa voltagem com pequenas doses até atividade lenta de alta voltagem, surto-supressão e silêncio elétrico com doses maiores. Os barbitúricos podem proteger o cérebro de episódios transitórios de isquemia focal (p. ex., embolia cerebral), mas provavelmente não protegem contra a isquemia global (p. ex., parada cardíaca). Dados abundantes em animais documentam esses efeitos, mas os dados clínicos são esparsos e inconsistentes. Além disso, as doses de tiopental necessárias para manter a surto-supressão ou a linha plana no EEG estão associadas a despertar prolongado, extubação tardia e necessidade de suporte inotrópico.

O grau de depressão do sistema nervoso central (SNC) induzido pelos barbitúricos varia desde sedação leve até perda de consciência, dependendo da dose administrada (Tabela 9-1). Alguns pacientes relatam uma sensação de gosto de alho, cebola ou pizza durante a indução com tiopental. Os barbitúricos não comprometem a percepção da dor. As doses pequenas algumas vezes causam um estado de excitação e desorientação. Os barbitúricos não produzem relaxamento muscular, e alguns induzem contrações involuntárias dos músculos esqueléticos (p. ex., metoexital). Doses pequenas de tiopental (50-100 mg por via intravenosa) controlam de maneira rápida (mas breve) a maioria das convulsões do tipo grande mal.

D. Renais
Os barbitúricos reduzem o fluxo sanguíneo renal e a taxa de filtração glomerular proporcionalmente à queda na pressão arterial.

E. Hepáticos
O fluxo sanguíneo hepático é reduzido. A exposição crônica aos barbitúricos leva à indução de enzimas hepáticas e a uma taxa metabólica aumentada. Por outro lado, a ligação dos barbitúricos ao sistema enzimático do citocromo P-450 interfere na biotransformação de outros fármacos (p. ex., antidepressivos tricíclicos). Os barbitúricos podem precipitar a porfiria intermitente aguda e a porfiria variegata em pessoas suscetíveis.

F. Imunológicos
As reações alérgicas anafiláticas ou anafilactoides são raras. Os tiobarbitúricos que contêm enxofre causam a liberação de histamina pelos mastócitos *in vitro*, enquanto os oxibarbitúricos não o fazem.

Interações medicamentosas
Meios de contraste, sulfonamidas e outros fármacos que ocupam os mesmos sítios de ligação a proteínas podem deslocar o tiopental, aumentando a quantidade de fármaco livre disponível e potencializando os efeitos de uma determinada dose. Etanol, opioides, anti-histamínicos e outros depressores do SNC potencializam os efeitos sedativos dos barbitúricos.

BENZODIAZEPÍNICOS
Mecanismos de ação
Os benzodiazepínicos se ligam ao mesmo conjunto de receptores no SNC que os barbitúricos, mas em um sítio diferente. A ligação dos benzodiazepínicos ao receptor $GABA_A$ aumenta a frequência de abertura do canal de íon cloreto associado. A ligação de um agonista ao receptor benzodiazepínico facilita a ligação do GABA ao seu receptor. O **flumazenil** (um imidazobenzodiazepínico) é um antagonista específico dos benzodiazepínicos que reverte de maneira efetiva a maioria dos efeitos dos benzodiazepínicos sobre o SNC (ver Capítulo 17).

Relações estrutura-atividade
A estrutura química dos benzodiazepínicos inclui um anel de benzeno e um anel diazepínico de sete componentes (**Figura 9-3**). Substituições em várias posições desses anéis afetam a potência e a biotransformação. O anel imidazólico do midazolam contribui para sua hidrossolubilidade em pH baixo. Diazepam e lorazepam são insolúveis em água, de modo que as preparações parenterais contêm propilenoglicol, o qual pode produzir dor ao ser injetado por via intravenosa ou intramuscular.

Farmacocinética
A. Absorção
Os benzodiazepínicos costumam ser administrados por via oral ou intravenosa (ou, menos comumente, intramuscular) para oferecer sedação (ou, menos comumente, para induzir anestesia geral) (Tabela 9-2). O diazepam e o lorazepam são bem absorvidos a partir do trato gastrintestinal, com pico dos níveis plasmáticos alcançados em 1 e 2 horas, respectivamente. O midazolam intravenoso (0,05-0,1 mg/kg) administrado para ansiólise antes de anestesia geral ou regional é quase onipresente. O midazolam oral (0,25-1 mg/kg), embora não aprovado pela Food and drug Administration (FDA) para este propósito, é popular como pré-medicação em pediatria. Da mesma forma, o midazolam por via intranasal (0,2-0,3 mg/kg),

TABELA 9-1 Usos e dosagens de barbitúricos comuns

Agente	Uso	Via[1]	Concentração (%)	Dose (mg/kg)
Tiopental	Indução	IV	2,5	3-6
Metoexital	Indução	IV	1	1-2
	Sedação	IV	1	0,2-0,4
	Indução	Retal (crianças)	10	25
Pentobarbital	Pré-medicação	VO	5	2-4
		IM		2-4
		Supositório retal		3

[1]IM, intramuscular; IV, intravenoso; VO, via oral.

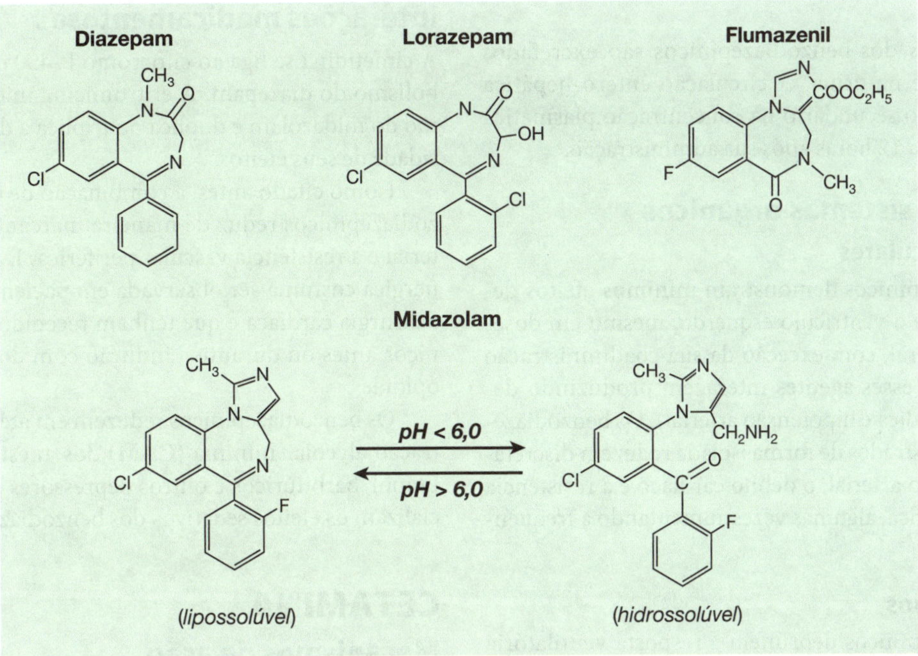

FIGURA 9-3 As estruturas dos benzodiazepínicos comumente usados e de seu antagonista, flumazenil, compartilham um anel diazepínico de sete componentes. (Modificada com permissão de White PF. Pharmacologic and clinical aspects of preoperative medication. *Anesth Analg.* 1986 Sep;65(9):963-974.)

bucal (0,07 mg/kg) e sublingual (0,1 mg/kg) fornece sedação pré-operatória efetiva.

As injeções intramusculares de diazepam são dolorosas e sua absorção não é confiável. Midazolam e lorazepam são bem absorvidos após injeção intramuscular, com níveis de pico alcançados em 30 e 90 minutos, respectivamente.

B. Distribuição

O diazepam é relativamente lipossolúvel e penetra prontamente a barreira hematoencefálica. Embora o midazolam seja hidrossolúvel com pH reduzido, seu anel imidazólico se fecha com o pH fisiológico, aumentando sua lipossolubilidade (ver **Figura 9-3**). A lipossolubilidade moderada do lorazepam é responsável por sua captação cerebral e início de ação mais lentos. A redistribuição dos benzodiazepínicos é relativamente rápida e, como no caso dos barbitúricos, é responsável pelo despertar. Embora tenhamos usado o midazolam como agente indutor, nenhum dos benzodiazepínicos se compara com o início de ação rápido e duração curta do propofol ou do etomidato. Todos os três benzodiazepínicos são altamente ligados às proteínas (90-98%).

C. Biotransformação

Os benzodiazepínicos dependem do fígado para sua biotransformação em subprodutos glicuronidados hidrossolúveis. Os metabólitos de fase I do diazepam são farmacologicamente ativos.

A extração hepática lenta e o grande volume de distribuição (V_d) resultam em uma longa meia-vida de eliminação para o diazepam (30 h). Embora o lorazepam também apresente uma baixa taxa de extração hepática, sua menor lipossolubilidade limita seu V_d, resultando em uma meia-vida de eliminação mais curta (15 h). Entretanto, a duração clínica do lorazepam costuma ser bastante prolongada devido à maior afinidade pelos receptores. Essas diferenças entre lorazepam e diazepam reforçam a utilidade limitada das meias-vidas farmacocinéticas para orientação da prática clínica (ver Capítulo 7). O midazolam compartilha o V_d do diazepam, mas sua meia-vida de eliminação (2 h) é a mais curta do grupo por causa de sua maior taxa de extração hepática.

TABELA 9-2 Usos e doses de benzodiazepínicos comuns

Agente	Uso	Via[1]	Dose (mg/kg)
Diazepam	Pré-medicação	VO	0,2-0,5
	Sedação	IV	0,04-0,2
Midazolam	Pré-medicação	IM	0,07-0,15
	Sedação	IV	0,01-0,1
	Indução	IV	0,1-0,4
Lorazepam	Pré-medicação	VO	0,05

[1]IM, intramuscular; IV, intravenoso; VO, via oral.

D. Excreção

Os metabólitos dos benzodiazepínicos são excretados principalmente na urina. A circulação êntero-hepática produz um pico secundário na concentração plasmática do diazepam 6 a 12 horas após sua administração.

Efeitos nos sistemas orgânicos

A. Cardiovasculares

Os benzodiazepínicos demonstram mínimos efeitos depressores sobre o ventrículo esquerdo, mesmo em doses de anestesia geral, com exceção da sua coadministração com opioides (esses agentes interagem produzindo depressão miocárdica e hipotensão arterial). Os benzodiazepínicos administrados de forma isolada reduzem discretamente a pressão arterial, o débito cardíaco e a resistência vascular periférica, algumas vezes aumentando a frequência cardíaca.

B. Respiratórios

Os benzodiazepínicos deprimem a resposta ventilatória ao dióxido de carbono (CO_2). Esta depressão costuma ser insignificante a menos que os fármacos sejam administrados por via intravenosa ou com outros depressores respiratórios. Embora a apneia possa ser relativamente incomum após a indução com benzodiazepínicos, mesmo pequenas doses intravenosas desses agentes têm resultado em parada respiratória. A curva dose-resposta íngreme e o início de ação tardio (em comparação com propofol e etomidato) necessitam de uma titulação para evitar a dosagem excessiva e a apneia, sobretudo quando esses agentes são usados para sedação procedural. A ventilação deve ser monitorada em todos os pacientes que recebem benzodiazepínicos intravenosos (nós e os painéis nacionais recomendamos a monitorização do CO_2 expirado), devendo haver a presença de equipamento de ressuscitação e de profissional com habilidade no manejo da via aérea.

C. Cerebrais

Os benzodiazepínicos reduzem o consumo cerebral de oxigênio, o fluxo sanguíneo cerebral e a pressão intracraniana, mas não tanto quanto os barbitúricos. Eles são efetivos no controle das convulsões do tipo grande mal. As doses sedativas costumam produzir amnésia anterógrada. As discretas propriedades miorrelaxantes desses fármacos são mediadas ao nível da medula espinal. Os efeitos ansiolíticos, amnésicos e sedativos vistos em doses menores progridem para estupor e perda de consciência em doses anestésicas. Em comparação com propofol e etomidato, a indução com benzodiazepínicos está associada a uma menor taxa de perda de consciência e a uma recuperação mais demorada. Os benzodiazepínicos não têm propriedades analgésicas diretas.

Interações medicamentosas

A cimetidina se liga ao citocromo P-450 e reduz o metabolismo do diazepam. A eritromicina inibe o metabolismo do midazolam e duplica ou triplica a duração e intensidade de seus efeitos.

Como citado antes, a combinação de opioides e benzodiazepínicos reduz de maneira marcante a pressão arterial e a resistência vascular periférica. Essa interação sinérgica costuma ser observada em pacientes submetidos a cirurgia cardíaca e que tenham recebido benzodiazepínicos antes ou durante a indução com doses maiores de opioides.

Os benzodiazepínicos reduzem em até 30% a concentração alveolar mínima (CAM) dos anestésicos voláteis. Etanol, barbitúricos e outros depressores do SNC potencializam os efeitos sedativos dos benzodiazepínicos.

CETAMINA

Mecanismos de ação

A cetamina tem múltiplos efeitos ao longo do SNC, sendo bem reconhecida por inibir os canais de *N*-metil-D-aspartato (NMDA). Os investigadores têm estudado as ações da cetamina sobre uma longa lista de outros canais iônicos e receptores; porém, parece que apenas as ações sobre os receptores de NMDA são clinicamente importantes. A cetamina causa "dissociação" funcional dos impulsos sensoriais a partir do córtex límbico (o qual está envolvido na percepção da sensação). Clinicamente, esse estado de anestesia dissociativa pode fazer o paciente parecer consciente (p. ex., abertura ocular, deglutição, contratura muscular), embora incapaz de processar ou responder a estímulos sensoriais. A cetamina pode ter ações adicionais sobre vias analgésicas endógenas.

A cetamina tem efeitos sobre o humor, e as preparações desse agente e de seu enantiômero único (escetamina) são muito usadas atualmente para manejar a depressão resistente ao tratamento, sobremaneira quando os pacientes apresentam ideação suicida. Pequenas doses infundidas de cetamina também estão sendo utilizadas para suplementar a anestesia geral e para reduzir a necessidade de opioides durante e após os procedimentos cirúrgicos. Infusões de dose baixa de cetamina têm sido usadas para analgesia (doses "subanestésicas") no pós-operatório e em outros pacientes refratários às abordagens analgésicas convencionais. A cetamina foi identificada pela Organização Mundial da Saúde (OMS) como um "medicamento essencial".

Relações estrutura-atividade

A cetamina (**Figura 9-4**) tem uma estrutura análoga à da fenciclidina (um anestésico veterinário e droga de abuso).

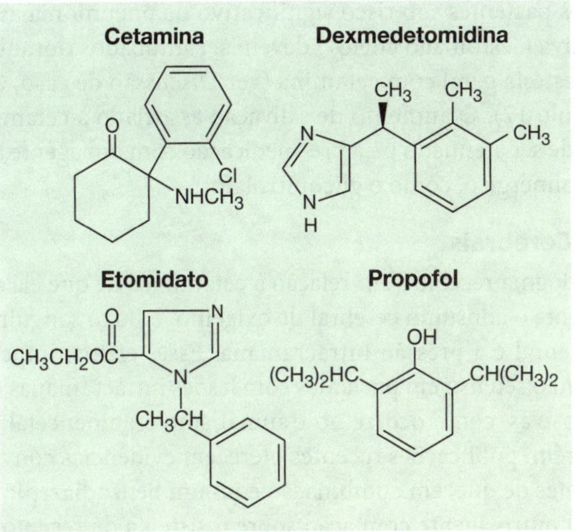

FIGURA 9-4 As estruturas da cetamina, do etomidato, do propofol e da dexmedetomidina.

Ela tem um décimo da potência da fenciclidina, ainda que mantenha muitos dos seus efeitos psicoticomiméticos. A cetamina é usada para indução intravenosa da anestesia, particularmente nas situações em que sua tendência a produzir estimulação simpática seja útil (hipovolemia, trauma). Quando não existe acesso intravenoso, a cetamina é útil para indução intramuscular de anestesia geral em crianças e em adultos não colaborativos. A cetamina pode ser combinada com outros agentes (p. ex., propofol ou midazolam) em pequenas doses em bólus ou em infusões para sedação consciente durante procedimentos como bloqueios de nervos e endoscopia. Mesmo as doses subanestésicas de cetamina podem causar alucinações, mas em geral não o fazem na prática clínica, onde muitos pacientes terão recebido pelo menos uma pequena dose de midazolam (ou agente relacionado) para amnésia e sedação. A cetamina é fornecida como a mistura racêmica de dois isômeros ópticos (enantiômeros). A maior potência anestésica e a menor tendência a efeitos colaterais psicoticomiméticos de um isômero (S[+] *versus* R[−]) resultam de receptores estereoespecíficos. A preparação que contém apenas o estereoisômero S(+) não está disponível nos Estados Unidos (mas é amplamente disponível em outras partes do mundo), e ela apresenta afinidade consideravelmente maior do que a mistura racêmica pelo receptor de NMDA, além de potência várias vezes maior como anestésico geral.

Farmacocinética

A. Absorção

A cetamina tem sido administrada por via oral, nasal, retal, subcutânea e epidural, mas, na prática clínica habitual, ela é administrada por via intravenosa ou intramuscular (Tabela 9-3). Os níveis plasmáticos de pico costumam ser alcançados dentro de 10 a 15 minutos após a injeção intramuscular.

B. Distribuição

A cetamina é altamente lipossolúvel e, junto com um aumento do fluxo sanguíneo cerebral e do débito cardíaco por ela induzidos, resulta em rápida captação cerebral e subsequente redistribuição (a meia-vida de distribuição é de 10-15 min). O despertar se deve à redistribuição do cérebro para os compartimentos periféricos.

C. Biotransformação

A cetamina é biotransformada no fígado em vários metabólitos, um dos quais (norcetamina) mantém a atividade anestésica. Os pacientes que recebem doses repetidas de cetamina (p. ex., para troca diária de curativos em queimaduras) desenvolvem tolerância, e isso só pode ser parcialmente explicado pela indução de enzimas hepáticas. A captação hepática extensa (taxa de extração hepática de 0,9) explica a meia-vida de eliminação relativamente curta da cetamina (2 h).

TABELA 9-3 Usos e doses de cetamina, etomidato e propofol

Agente	Uso	Via[1]	Dose
Cetamina	Indução	IV	1-2 mg/kg
		IM	3-5 mg/kg
	Manutenção	IV	10-20 µg/kg/min
	Analgesia ou sedação	IV	2,5-15 µg/kg/min
Etomidato	Indução	IV	0,2-0,5 mg/kg
Propofol	Indução	IV	1-2,5 mg/kg
	Infusão de manutenção	IV	50-200 µg/kg/min
	Infusão de sedação	IV	25-100 µg/kg/min
Dexmedetomidina	Indução	IV	1 µg/kg ao longo de 10 min
		Nasal	1-2 µg/kg
	Manutenção	IV	0,2-1,4 µg/kg/h

[1]IM, intramuscular; IV, intravenoso.

D. Excreção
Os subprodutos da biotransformação da cetamina são excretados pelos rins.

Efeitos nos sistemas orgânicos

A. Cardiovasculares

4 Diferentemente de outros agentes anestésicos, a cetamina aumenta a pressão arterial, a frequência cardíaca e o débito cardíaco (Tabela 9-4), particularmente após injeções rápidas em bólus. Esses efeitos cardiovasculares indiretos se devem à estimulação central do sistema nervoso simpático e à inibição da recaptação de norepinefrina após a liberação nas terminações nervosas. Junto com essas alterações, ocorrem aumentos na pressão arterial pulmonar e no trabalho miocárdico. Por essas razões, a cetamina deve ser administrada com cautela em pacientes com doença arterial coronariana, hipertensão não controlada, insuficiência cardíaca congestiva e aneurismas arteriais. Os **efeitos depressores miocárdicos** diretos das grandes doses de cetamina podem ficar evidentes após bloqueio simpático (p. ex., transecção da medula espinal) ou da exaustão das reservas de catecolaminas (p. ex., choque grave em estágio final).

B. Respiratórios

O *drive* ventilatório é minimamente afetado por doses de indução de cetamina, embora combinações de cetamina com opioides possam produzir apneia. A cetamina racêmica é um potente broncodilatador, o que a torna um bom agente de indução em pacientes asmáticos; porém, a S(+) cetamina produz broncodilatação mínima. Os reflexos da via aérea superior permanecem em grande medida intactos, mas pode ocorrer obstrução parcial da via aérea, e os pacientes sob risco significativo de pneumonia aspirativa ("estômago cheio") devem ser intubados durante a anestesia geral com cetamina (ver Discussão de caso, Capítulo 17). O aumento de salivação associado à cetamina pode ser atenuado pela pré-medicação com um agente anticolinérgico, como o glicopirrolato.

C. Cerebrais

O dogma recebido em relação à cetamina é de que ela aumenta o consumo cerebral de oxigênio, o fluxo sanguíneo cerebral e a pressão intracraniana. Esses efeitos impediriam o seu uso em pacientes com lesões intracranianas expansivas, como ocorre no traumatismo cranioencefálico; porém, publicações recentes oferecem evidências convincentes de que, em combinação com um benzodiazepínico (ou outro agente com ação sobre o sistema de receptores GABA) e com ventilação controlada (em técnicas que excluam o óxido nitroso), a cetamina *não* está associada a aumento da pressão intracraniana. A atividade mioclônica está associada ao aumento da atividade elétrica subcortical, a qual não é aparente no EEG de superfície. Os efeitos psicoticomiméticos indesejáveis (p. ex., *delirium* e sonhos perturbadores) durante a superficialização e a recuperação são menos comuns em crianças, em pacientes pré-medicados com benzodiazepínicos e naqueles que recebem a cetamina combinada com propofol em uma técnica de TIVA. Entre os agentes não voláteis, a cetamina é o que chega mais próximo de ser um anestésico "completo", pois ela induz analgesia, amnésia e perda de consciência.

Interações medicamentosas

A cetamina interage de forma sinérgica (mais do que aditiva) com os anestésicos voláteis, mas de forma aditiva

TABELA 9-4 Resumo dos efeitos de anestésicos não voláteis nos sistemas orgânicos[1]

Agente	Cardiovasculares		Respiratórios		Cerebrais		
	FC	PAM	Vent	B. dil	FSC	CMRO$_2$	PIC
Barbitúricos							
Tiopental	↑↑	↓↓	↓↓↓	↓	↓↓↓	↓↓↓	↓↓↓
Metoexital	↑↑	↓↓	↓↓↓	0	↓↓↓	↓↓↓	↓↓↓
Benzodiazepínicos							
Diazepam	0/↑	↓	↓↓	0	↓↓	↓↓	↓↓
Lorazepam	0/↑	↓	↓↓	0	↓↓	↓↓	↓↓
Midazolam	↑	↓↓	↓↓	0	↓↓	↓↓	↓↓
Cetamina	↑↑	↑↑	↓	↑↑↑	↑↑[2]	↑	↑↑[2]
Etomidato	0	↓	↓	0	↓↓↓	↓↓↓	↓↓↓
Propofol	0	↓↓	↓↓↓	0	↓↓↓	↓↓↓	↓↓↓
Dexmedetomidina	↓	↓	0	?	↓↓	↓↓	↓↓

[1] B. dil, broncodilatação; CMRO$_2$, consumo de oxigênio cerebral; FC, frequência cardíaca; FSC, fluxo sanguíneo cerebral; PAM, pressão arterial média; PIC, pressão intracraniana; Vent, *drive* ventilatório; 0, sem efeito; 0/↑, sem alteração ou leve aumento; ↓, redução (leve, moderada, marcada); ↑, aumento (leve, moderado, marcado); ?, efeito desconhecido.
[2] Mínima alteração no FSC e na PIC quando coadministrado com outros agentes (ver o texto).

com propofol, benzodiazepínicos e outros agentes mediados pelo receptor GABA. Os bloqueadores neuromusculares adespolarizantes são potencializados de maneira dose-dependente, mas minimamente pela cetamina (ver Capítulo 11). O diazepam e o midazolam atenuam os efeitos cardioestimulantes da cetamina, e o diazepam prolonga a meia-vida de eliminação da cetamina.

Os antagonistas α-adrenérgicos e β-adrenérgicos (e outros agentes e técnicas que diminuem a estimulação simpática) podem tornar evidentes os efeitos depressores miocárdicos diretos da cetamina, os quais costumam ser sobrepujados pela estimulação simpática. A infusão concomitante de cetamina e propofol, geralmente em uma infusão fixa (mg:mg) com relação de 1:10, ganhou popularidade para sedação procedural com anestesia local e regional ou para anestesia geral intravenosa em ambientes ambulatoriais.

ETOMIDATO

Mecanismos de ação

O etomidato deprime o sistema ativador reticular e simula os efeitos inibitórios do GABA. Especificamente, o etomidato – em especial o isômero R(+) – parece se ligar a uma subunidade do receptor $GABA_A$, aumentando a afinidade do receptor pelo GABA. O etomidato pode ter efeitos desinibitórios sobre as partes do sistema nervoso que controlam a atividade motora extrapiramidal. Essa desinibição oferece uma possível explicação para a incidência de 30 a 60% de mioclonias na indução de anestesia com etomidato.

Relações estrutura-atividade

O etomidato contém um imidazol carboxilado e é estruturalmente diferente dos outros agentes anestésicos (ver Figura 9-4). O anel imidazólico oferece hidrossolubilidade em soluções ácidas e lipossolubilidade em pH fisiológico. Assim, o etomidato é dissolvido em propilenoglicol para a injeção. Esta solução costuma causar dor ao ser injetada, o que pode ser atenuado com uma injeção prévia de lidocaína.

Farmacocinética

A. Absorção

O etomidato está disponível apenas para administração intravenosa, sendo usado primariamente para indução de anestesia geral (ver Tabela 9-3). Ele é algumas vezes utilizado para a produção de sedação (inconsciência) profunda breve, como antes da aplicação de bloqueios retrobulbares.

B. Distribuição

Embora seja altamente ligado a proteínas, o etomidato se caracteriza por um início de ação muito rápido devido à sua grande lipossolubilidade e grande fração não ionizada em pH fisiológico. A redistribuição é responsável pela redução da concentração plasmática até níveis de despertar. A cinética plasmática do etomidato é bem explicada por um modelo de dois compartimentos.

C. Biotransformação

As enzimas microssomais hepáticas e as esterases plasmáticas hidrolisam rapidamente o etomidato em um metabólito inativo.

D. Excreção

Os subprodutos da hidrólise do etomidato são primariamente excretados na urina.

Efeitos nos sistemas orgânicos

A. Cardiovasculares

O etomidato não tem efeito sobre o tônus simpático ou a função miocárdica quando administrado isoladamente. Uma discreta redução na resistência vascular periférica é responsável por uma queda na pressão arterial. A contratilidade miocárdica e o débito cardíaco não costumam ser alterados. O etomidato não causa liberação de histamina, porém, de forma isolada, mesmo em doses grandes, produz anestesia relativamente leve para a laringoscopia, podendo ser registrados marcados aumentos na frequência cardíaca e na pressão arterial quando o etomidato é o único fármaco a fornecer profundidade anestésica para a intubação.

B. Respiratórios

A ventilação é menos afetada pelo etomidato do que por barbitúricos ou benzodiazepínicos. Mesmo as doses de indução não costumam resultar em apneia, a menos que também tenham sido administrados opioides.

C. Cerebrais

O etomidato reduz a taxa metabólica cerebral, o fluxo sanguíneo cerebral e a pressão intracraniana. Devido aos efeitos cardiovasculares mínimos, a pressão de perfusão cerebral é bem preservada. Embora as alterações no EEG lembrem aquelas associadas com os barbitúricos, o etomidato (como a cetamina) aumenta a amplitude de potenciais evocados somatossensoriais (PESs), mas aumenta a latência e reduz a amplitude dos potenciais evocados auditivos. Náuseas e vômitos pós-operatórios são mais comuns após o etomidato do que após indução com propofol ou barbitúricos. O etomidato não tem propriedades analgésicas.

D. Endócrinos

A farmacocinética do etomidato descreve um agente que deve ser altamente eficiente por infusão contínua para TIVA ou sedação. Porém, quando infundido para sedação na unidade de terapia intensiva (UTI), foi relatado que o etomidato produz supressão adrenocortical consistente com um aumento da taxa de mortalidade em pacientes criticamente enfermos (em particular na sepse). O etomidato é muito mais potente na inibição da produção de esteroides do que na produção de anestesia. As doses de indução do etomidato inibem transitoriamente a CYP11B1 (na via do cortisol e da corticosterona) e a CYP11B2 (na via da síntese da aldosterona).

Interações medicamentosas

A fentanila aumenta os níveis plasmáticos e prolonga a meia-vida de eliminação do etomidato. Os opioides reduzem a mioclonia característica de uma indução com etomidato.

PROPOFOL

Mecanismos de ação

A indução de anestesia geral com propofol provavelmente envolve a facilitação da neurotransmissão inibitória mediada pela ligação ao receptor GABA$_A$. O propofol aumenta de forma alostérica a afinidade da ligação do GABA ao receptor GABA$_A$. Esse receptor, conforme citado antes, está acoplado a um canal de cloreto, e a ativação do receptor leva à hiperpolarização da membrana nervosa. O propofol (como a maioria dos anestésicos gerais) se liga a múltiplos canais iônicos e receptores. As ações do propofol não são revertidas pelo antagonista benzodiazepínico específico flumazenil.

Relações estrutura-atividade

O propofol consiste em um anel fenólico substituído por dois grupos isopropila (ver Figura 9-4). O propofol não é hidrossolúvel, mas uma preparação aquosa a 1% (10 mg/mL) está disponível para administração intravenosa como uma emulsão "óleo em água" que contém óleo de soja, glicerol e lecitina de ovo. Uma história de alergia a ovos não necessariamente contraindica o uso do propofol, pois a maioria das alergias a ovos envolve uma reação à clara do ovo (albumina do ovo), enquanto a lecitina do ovo é extraída da gema do ovo. Essa formulação costuma causar dor durante a injeção, o que pode ser atenuado pela injeção prévia de lidocaína ou, de forma menos efetiva, misturando-se a lidocaína com o propofol antes da injeção (2 mL de lidocaína a 1% em 18 mL de propofol). As formulações de propofol podem sustentar o crescimento de bactérias, de modo que se deve adotar uma técnica estéril para sua preparação e manuseio. O propofol deve ser administrado dentro de 6 horas da abertura da ampola. Casos de sepse e morte foram ligados a preparações de propofol contaminadas. As formulações atuais de propofol contêm 0,005% de edetato de sódio ou 0,025% de metabissulfito de sódio para ajudar a retardar a taxa de crescimento de microrganismos; porém, esses aditivos não tornam o produto "antimicrobianamente preservado" pelos padrões da Farmacopeia dos Estados Unidos.

Farmacocinética

A. Absorção

O propofol está disponível apenas para administração intravenosa para a indução de anestesia geral e para a sedação moderada a profunda (ver Tabela 9-3).

B. Distribuição

O propofol tem um início de ação rápido. O despertar de uma única dose em bólus também é rápido devido a uma meia-vida de distribuição inicial muito curta (2-8 min). A recuperação do propofol é mais rápida e acompanhada de menos "ressaca" do que a recuperação do metoexital, tiopental, cetamina e etomidato. Isso o torna um bom anestésico para cirurgias ambulatoriais. Uma dose de indução menor é recomendada em adultos mais velhos devido ao seu menor V_d. A idade também é um fator fundamental para determinar a taxa de infusão necessária do propofol para a TIVA. Fora dos Estados Unidos, é utilizado um dispositivo chamado Diprifusor™ para fornecer uma infusão controlada por alvo (concentração) do propofol. O profissional deve digitar a idade e o peso do paciente, além da concentração-alvo. O dispositivo utiliza esses dados, um microcomputador e parâmetros farmacocinéticos padrão para o ajuste contínuo da taxa de infusão. Infelizmente, esse dispositivo muito útil não está disponível nos Estados Unidos.

C. Biotransformação

A depuração do propofol excede o fluxo sanguíneo hepático, implicando a existência de metabolismo extra-hepático. É provável que essa taxa de depuração excepcionalmente elevada contribua para a rápida recuperação após infusões contínuas. A conjugação no fígado resulta em metabólitos inativos que são eliminados por depuração renal. A farmacocinética do propofol não parece ser afetada por obesidade, cirrose ou insuficiência renal. O uso de infusões de propofol para sedação por longo prazo em crianças criticamente enfermas ou em pacientes neurocirúrgicos adultos jovens tem sido associado a casos esporádicos de lipemia, acidose metabólica e morte, a chamada *síndrome da infusão de propofol*.

D. Excreção

Embora os metabólitos do propofol sejam primariamente excretados na urina, a doença renal em estágio terminal não afeta a depuração do fármaco inicial.

Efeitos nos sistemas orgânicos

A. Cardiovasculares

O principal efeito cardiovascular do propofol é uma redução da pressão arterial devido a uma queda na resistência vascular sistêmica (inibição da atividade vasoconstritora simpática), na pré-carga e na contratilidade cardíaca. A hipotensão após a indução costuma ser revertida pela estimulação que acompanha a laringoscopia e a intubação. Os fatores associados à hipotensão induzida por propofol incluem grandes doses, injeção rápida e idade avançada. O propofol compromete marcadamente a resposta barorreflexa arterial normal à hipotensão. Raras vezes, uma queda marcada no enchimento cardíaco pode levar a uma bradicardia reflexa mediada pelo vago (reflexo de Bezold-Jarisch). As alterações na frequência cardíaca e no débito cardíaco costumam ser transitórias e insignificantes nos pacientes saudáveis, mas podem ser potencialmente fatais em pacientes nos extremos de idade, naqueles que recebem bloqueadores β-adrenérgicos e naqueles com função ventricular esquerda comprometida. Embora o consumo miocárdico de oxigênio e o fluxo sanguíneo coronariano em geral diminuam de forma comparável, a produção de lactato no seio coronariano aumenta em alguns pacientes, indicando um desequilíbrio entre o suprimento e a demanda de oxigênio do miocárdio.

B. Respiratórios

O propofol é um profundo depressor respiratório que costuma causar apneia após uma dose de indução. Mesmo quando usado para sedação consciente em doses subanestésicas, o propofol inibe o *drive* ventilatório hipóxico e deprime a resposta normal à hipercarbia. Assim, apenas profissionais com formação adequada e qualificados devem administrar o propofol para sedação. A depressão dos reflexos da via aérea superior induzida pelo propofol excede aquela do tiopental, permitindo a intubação, a endoscopia ou a colocação de máscara laríngea na ausência de bloqueio neuromuscular. Embora o propofol possa causar a liberação de histamina, a indução com propofol é acompanhada por uma menor incidência de sibilos em pacientes asmáticos e não asmáticos em comparação com barbitúricos ou etomidato.

C. Cerebrais

O propofol diminui o fluxo sanguíneo cerebral, o volume sanguíneo cerebral e a pressão intracraniana. Em pacientes com pressão intracraniana elevada, o propofol pode causar uma redução crítica da PPC (< 50 mmHg) a menos que sejam tomadas medidas para sustentar a pressão arterial média. O propofol e o tiopental oferecem um grau comparável de proteção cerebral durante a isquemia focal experimental. Algo único do propofol é a sua atividade antipruriginosa. Seus efeitos antieméticos fornecem ainda outra razão para que seja um fármaco preferencial para anestesias ambulatoriais. A indução é algumas vezes acompanhada por fenômenos excitatórios como fasciculações musculares, movimentos espontâneos, opistótono e soluços. O propofol possui propriedades anticonvulsivantes, tem sido usado com sucesso para terminar o estado de mal epiléptico e pode ser administrado com segurança a pacientes epilépticos. O propofol diminui a pressão intraocular. Não há desenvolvimento de tolerância após infusões de propofol por longo prazo. O propofol é um agente incomum de dependência física ou adição; porém, profissionais de anestesia, celebridades e outras pessoas sem treinamento médico já morreram ao usar o propofol de forma inadequada para indução de sono em ambientes não cirúrgicos.

Interações farmacológicas

Muitos médicos administram uma pequena quantidade de midazolam (p. ex., 30 µg/kg) antes da indução com propofol; o midazolam pode reduzir em mais de 10% a dose necessária de propofol. O propofol costuma ser combinado com remifentanila, dexmedetomidina ou cetamina para a TIVA.

FOSPROPOFOL

O fospropofol é um pró-fármaco hidrossolúvel que é metabolizado em propofol, fosfato e formaldeído *in vivo*. Ele foi liberado nos Estados Unidos (2008) e em outros países com base em estudos mostrando que ele produz amnésia mais completa e melhor sedação consciente para endoscopia que o midazolam mais fentanila. Ele tem um início de ação mais lento e uma recuperação mais demorada que o propofol, oferecendo poucas razões para que os anestesiologistas o favoreçam em detrimento do propofol. O lugar (se é que existe) do fospropofol em relação aos outros agentes disponíveis ainda não foi estabelecido na prática clínica.

DEXMEDETOMIDINA

A dexmedetomidina é um agonista α_2-adrenérgico semelhante à clonidina que pode ser usado para ansiólise, sedação e analgesia. A rigor, não se trata de um anestésico em seres humanos; porém, os anestesistas a tem utilizado em combinação com outros agentes para a produção de anestesia. Ela também tem sido usada em combinação com anestésicos locais para o prolongamento de bloqueios regionais.

Mais comumente, a dexmedetomidina é utilizada para sedação procedural (p. ex., durante procedimentos de craniotomia com paciente acordado ou intubação por fibra óptica), sedação na UTI (p. ex., pacientes ventilados que se recuperam de cirurgia cardíaca) ou como suplemento da anestesia geral para reduzir a necessidade de opioides intraoperatórios ou para diminuir a probabilidade de *delirium* na superficialização (com mais frequência em crianças) após um anestésico inalatório. Ela também tem sido usada para tratar a abstinência alcoólica e os efeitos colaterais da intoxicação por cocaína.

Absorção

Esse fármaco está aprovado apenas para injeção intravenosa. Em geral, a sedação intravenosa com dexmedetomidina em adultos acordados é feita com dose inicial de 1 μg/kg administrada ao longo de 5 a 10 minutos seguida por uma infusão de manutenção de 0,2 a 1,4 μg/kg/h. Tal agente pode ser usado como pré-medicação por administração nasal (1-2 μg/kg) ou oral (2,5-4 μg/kg) em crianças, onde seu perfil é muito favorável em comparação com o midazolam oral.

Distribuição

A dexmedetomidina tem redistribuição muito rápida (minutos) e uma meia-vida de eliminação relativamente curta (menos de 3 h).

Biotransformação

Ela é metabolizada no fígado pelo sistema CYP e por meio de glicuronidação. Deve ser usada com cautela em pacientes com hepatopatia grave.

Excreção

Quase todos os metabólitos da dexmedetomidina são excretados na urina.

Efeitos nos sistemas orgânicos

A. Cardiovasculares

Em sujeitos de pesquisas, uma dose inicial de dexmedetomidina produz um pequeno aumento transitório na pressão arterial, acompanhado por bradicardia reflexa. As infusões intraoperatórias de dexmedetomidina em geral produzem simpatólise dose-dependente com redução da pressão arterial média e da frequência cardíaca. Assim, dependendo da dose e da velocidade da administração, a dexmedetomidina pode produzir hipertensão, hipotensão ou bradicardia em qualquer paciente. Esses efeitos colaterais podem ser minimizados evitando-se a administração rápida em bólus.

B. Respiratórios

A dexmedetomidina não produz depressão respiratória, o que a torna quase ideal para a sedação de pacientes em desmame da ventilação mecânica. Esse agente também tem sido usado para sedação durante intubações traqueais com pacientes acordados.

C. Cerebrais

A dexmedetomidina produz sedação dose-dependente. Ela é um agente poupador de opioides que pode reduzir muito a necessidade de anestésicos gerais. A dexmedetomidina é o agente de escolha para a sedação de pacientes submetidos à craniotomia enquanto acordados.

Interações medicamentosas

A dexmedetomidina pode causar bradicardia exagerada em pacientes que recebem β-bloqueadores, de modo que deve ser administrada com cautela nesses pacientes. Ela terá um efeito aditivo em relação aos agentes sedativo-hipnóticos.

DISCUSSÃO DE CASO

Pré-medicação do paciente cirúrgico

Um paciente extremamente ansioso chega para uma cirurgia ambulatorial. Ele pede para adormecer antes de ir para a sala de cirurgia e não quer se lembrar de nada.

Quais são os objetivos da administração da medicação pré-operatória?

A ansiedade é uma resposta normal à cirurgia iminente. A redução da ansiedade costuma ser o principal propósito da administração da pré-medicação. Para muitos pacientes, a entrevista pré-operatória com o anestesista reduz o medo de forma mais efetiva que os fármacos sedativos. Os medicamentos pré-operatórios também podem oferecer alívio da dor pré-operatória e amnésia perioperatória.

Também pode haver indicação clínica específica para determinados medicamentos pré-operatórios: profilaxia contra náuseas e vômitos (5-HT$_3$s) e contra pneumonia aspirativa (p. ex., antiácidos não particulados) ou redução das secreções na via aérea superior (p. ex., anticolinérgicos). Os objetivos da medicação pré-operatória dependem de muitos fatores, incluindo a saúde e o estado emocional do paciente, o procedimento cirúrgico proposto e o plano anestésico. Por essa razão, a escolha da pré-medicação anestésica deve ser individualizada, devendo ocorrer após uma avaliação pré-operatória abrangente.

Todos os pacientes precisam de medicação pré-operatória?

Os níveis habituais de ansiedade pré-operatória não causam dano ao paciente; assim, a sedação pré-operatória não é uma necessidade para todos os pacientes. Alguns pacientes temem as injeções intramusculares e outros consideram que os estados de consciência alterada são mais desagradáveis que a ansiedade. Se o procedimento cirúrgico for breve, os efeitos de alguns sedativos podem se estender até o período pós-operatório e prolongar o tempo de recuperação. Isso é particularmente problemático para pacientes submetidos a cirurgias ambulatoriais. As contraindicações específicas para a pré-medicação sedativa incluem doença pulmonar grave, hipovolemia, obstrução iminente da via aérea, aumento da pressão intracraniana e depressão do estado mental basal. A pré-medicação com fármacos sedativos nunca deve ser feita antes da obtenção do termo de consentimento informado.

Quais pacientes têm mais chances de se beneficiar com a medicação pré-operatória?

Alguns pacientes continuam muito ansiosos apesar da entrevista pré-operatória. A separação de crianças pequenas dos seus pais costuma ser traumática para todos os envolvidos, particularmente se as crianças tiverem sido submetidas a várias cirurgias prévias. As condições clínicas como doença arterial coronariana e hipertensão podem ser agravadas pelo estresse psicológico.

Como a medicação pré-operatória influencia a indução da anestesia geral?

Alguns medicamentos administrados no pré-operatório (p. ex., opioides) reduzem a necessidade de anestésicos e podem contribuir para uma indução mais suave. Porém, a administração intravenosa desses medicamentos logo antes da indução é um método mais confiável para alcançar esses benefícios.

O que determina a escolha entre as medicações pré-operatórias comumente administradas?

Depois de os objetivos da pré-medicação terem sido determinados, os efeitos clínicos dos agentes ditam a escolha. Por exemplo, em um paciente com dor perioperatória por uma fratura de fêmur, os efeitos analgésicos de um opioide (p. ex., fentanila, morfina, hidromorfona) ou da cetamina diminuirão o desconforto associado ao transporte até a sala de cirurgia e o posicionamento na mesa de cirurgia. Por outro lado, a pré-medicação com opioides pode resultar em depressão respiratória, hipotensão ortostática e vômitos.

Os benzodiazepínicos reduzem a ansiedade, em geral fornecem amnésia e são relativamente livres de efeitos colaterais; porém, eles não são analgésicos. O diazepam e o lorazepam costumam ser administrados por via oral. O midazolam intramuscular tem um início de ação rápido e uma duração de ação curta, mas o midazolam intravenoso tem um perfil farmacocinético ainda melhor.

Que fatores devem ser considerados ao ser selecionada a pré-medicação anestésica para este paciente?

Primeiro, deve ficar claro para o paciente que, na maioria dos centros, a falta dos equipamentos necessários e a preocupação com a segurança do paciente impedem que a anestesia seja induzida na sala de espera pré-operatória. Os agentes de longa ação, como a morfina e o lorazepam, são opções ruins para um procedimento ambulatorial. O diazepam também pode afetar a função mental por várias horas. Em adultos, costuma ser inserido um acesso venoso na área de espera pré-operatória, titulando-se pequenas doses de midazolam com o uso da fala arrastada como desfecho de interesse. Neste momento, o paciente pode ser levado para a sala de cirurgia. Os sinais vitais – particularmente a frequência respiratória – devem ser monitorados.

LEITURAS SUGERIDAS

Absalom AR, Glen JI, Zwart GJ, Schnider TW, Struys MM. Target-controlled infusion: a mature technology. *Anesth Analg*. 2016;122:70.

Mahmoud M, Mason KP. Dexmedetomidine: review, update, and future considerations of paediatric perioperative and periprocedural applications and limitations. *Br J Anaesth*. 2015;115:171.

Mirrakhimov AE, Voore P, Halytskyy O, Khan M, Ali AM. Propofol infusion syndrome in adults: a clinical update. *Crit Care Res Pract*. 2015; 260385.

Newport DJ, Carpenter LL, McDonald WM, et al; APA Council of Research Task Force on Novel Biomarkers and Treatments. Ketamine and other NMDA antagonists: early clinical trials and possible mechanisms in depression. *Am J Psychiatry*. 2015;172:950.

Peltoniemi MA, Hagelberg NM, Olkkola KT, Saari TI. Ketamine: a review of clinical pharmacokinetics and pharmacodynamics in anesthesia and pain therapy. *Clin Pharmacokinet*. 2016;55:1059.

Radvansky BM, Shah K, Parikh A, et al. Role of ketamine in acute postoperative pain management: a narrative review. *Biomed Res Int*. 2015;2015:749837.

Vanlersberghe C, Camu F. Etomidate and other non-barbiturates. *Handb Exp Pharmacol*. 2008;(182):267.

Vanlersberghe C, Camu F: Propofol. *Handb Exp Pharmacol*. 2008;(182):227.

Zhan Z, Wang X, Chen Q, Xiao Z, Zhang B. Comparative efficacy and side-effect profile of ketamine and esketamine in the treatment of unipolar and bipolar depression: protocol for a systematic review and network meta-analysis. *BMJ Open*. 2021;11(2):

Agentes analgésicos

CAPÍTULO 10

CONCEITOS-CHAVE

1. O acúmulo de metabólitos da morfina (morfina 3-glicuronídeo e morfina 6-glicuronídeo) em pacientes com insuficiência renal tem sido associado à narcose e depressão ventilatória.

2. A administração rápida de doses maiores de opioides (particularmente fentanila, sufentanila, remifentanila e alfentanila) pode induzir rigidez da parede torácica grave o suficiente a ponto de tornar quase impossível a ventilação com bolsa e máscara.

3. A administração prolongada de opioides também pode produzir uma "hiperalgesia induzida por opioides", na qual os pacientes se tornam mais sensíveis aos estímulos dolorosos. A infusão de doses altas (em particular) de remifentanila durante a anestesia geral pode produzir tolerância aguda, na qual serão necessárias doses de opioides muito maiores que o habitual para a analgesia pós-operatória imediata.

4. A resposta neuroendócrina ao estresse da cirurgia é medida em termos da secreção de hormônios específicos, incluindo catecolaminas, hormônio antidiurético (ADH, do inglês *antidiuretic hormone*) e cortisol. Altas doses de opioides inibem a liberação desses hormônios em resposta à cirurgia de forma mais completa que os anestésicos voláteis.

5. O ácido acetilsalicílico é único pelo fato de inibir de maneira irreversível a COX-1 por meio da acetilação de um resíduo de serina na enzima. A natureza irreversível dessa inibição é responsável pela persistência de quase uma semana de seus efeitos clínicos (p. ex., inibição da agregação plaquetária) após a suspensão do medicamento.

Independentemente da realização adequada dos procedimentos cirúrgicos e anestésicos, o uso apropriado de fármacos analgésicos como anestésicos locais, opioides, cetamina, gabapentinoides, paracetamol e inibidores da cicloxigenase (COX) pode fazer a diferença entre um paciente satisfeito ou insatisfeito no pós-operatório. Além disso, os estudos têm demonstrado que os desfechos podem ser otimizados quando a analgesia é fornecida em um formato "multimodal" (em geral minimizando o uso de opioides) como parte de um plano bem organizado para uma melhor recuperação após a cirurgia (ERAS, do inglês *enhanced recovery after surgery*; ver Capítulo 48).

OPIOIDES
Mecanismos de ação

Os opioides se ligam a receptores específicos localizados por todo o sistema nervoso central, trato gastrintestinal e outros tecidos. Três tipos principais de receptores opioides foram inicialmente identificados (Tabela 10-1): mi (μ, com subtipos $μ_1$ e $μ_2$), kappa (κ) e delta (δ). Outros receptores opioides incluem o receptor de nociceptina e o receptor do fator de crescimento opioide (também conhecido como *OGFR* [do inglês *opioid growth factor receptor*] ou *zeta*). Os receptores sigma não são mais classificados como receptores opioides porque os peptídeos opioides endógenos não se ligam a eles. Todos os receptores opioides se ligam a proteínas G; a ligação de um agonista a um receptor opioide costuma causar hiperpolarização da membrana. Os efeitos opioides agudos são mediados pela inibição da adenilato-ciclase (reduções nas concentrações intracelulares de monofosfato de adenosina cíclico) e por ativação da fosfolipase C. Os opioides inibem os canais de cálcio controlados por voltagem e ativam os canais de potássio retificadores da entrada. Os efeitos dos opioides variam com base na duração da exposição, e a tolerância aos opioides leva a mudanças nas respostas aos opioides.

Embora os opioides forneçam algum grau de sedação e possam produzir anestesia geral em algumas espécies quando administrados em altas doses, eles são usados principalmente para fornecer analgesia. As ações clínicas dos opioides dependem do receptor ligado (e, no caso da administração espinal e epidural, do local onde

TABELA 10-1 Classificação dos receptores opioides[1]

Receptor	Efeito clínico	Agonistas
μ	Analgesia supraespinal (μ_1) Depressão respiratória (μ_2) Dependência física Rigidez muscular	Morfina Met-encefalina[2] β-Endorfina[2] Fentanila
κ	Sedação Analgesia espinal	Morfina Nalbufina Butorfanol Dinorfina[2] Oxicodona
δ	Analgesia Comportamental Epileptogênico	Leu-encefalina[2] β-Endorfina[2]
σ	Disforia Alucinações Estimulação respiratória	Pentazocina Nalorfina Cetamina

[1]Nota: As relações entre receptor, efeito clínico e agonista são mais complexas do que indicado nesta tabela. Por exemplo, a pentazocina é um antagonista nos receptores μ, um agonista parcial nos receptores κ e um agonista nos receptores σ.
[2]Opioide endógeno.

o receptor se localiza na medula espinal) e da afinidade do fármaco. Os agonistas-antagonistas (p. ex., nalbufina, nalorfina, butorfanol, buprenorfina) têm menos eficácia que os agonistas completos (p. ex., fentanila, morfina) e, em algumas situações, os agonistas-antagonistas irão antagonizar as ações dos agonistas completos. Os antagonistas opioides puros (p. ex., naloxona ou naltrexona) são discutidos no Capítulo 17. Os compostos opioides simulam as endorfinas, encefalinas, dinorfinas, nociceptina e endomorfinas, peptídeos endógenos que se ligam aos receptores opioides.

A ativação de receptores opioides inibe a liberação pré-sináptica e a resposta pós-sináptica aos neurotransmissores excitatórios (p. ex., acetilcolina, substância P) liberados por neurônios nociceptivos. A transmissão de impulsos dolorosos pode ser modificada seletivamente ao nível do corno dorsal da medula espinal com a administração intratecal ou epidural dos opioides. Os receptores opioides também respondem aos opioides administrados por via sistêmica. A modulação por uma via descendente inibitória a partir da substância cinzenta periaquedutal até o corno dorsal da medula espinal também pode ser importante na analgesia opioide. Embora os opioides exerçam seu maior efeito dentro do sistema nervoso central, também foram identificados receptores opioides em nervos periféricos simpáticos e somáticos. Determinados efeitos colaterais opioides (p. ex., constipação) resultam da ligação do opioide a receptores em tecidos periféricos (p. ex., trato gastrintestinal), havendo atualmente antagonistas seletivos para as ações opioides fora do sistema nervoso central (alvimopan e metilnaltrexona). A importância clínica dos receptores opioides em nervos sensoriais primários (quando presentes) ainda é especulativa, apesar da prática persistente de agregar opioides a soluções anestésicas locais aplicadas a nervos periféricos.

Relações estrutura-atividade

Um grupo quimicamente diverso de compostos se liga aos receptores opioides. Esses agentes têm características estruturais comuns, as quais são demonstradas na **Figura 10-1**. Alterações moleculares pequenas convertem um agonista em um antagonista. Os isômeros levorrotatórios dos opioides costumam ser mais potentes que os isômeros dextrorrotatórios.

Farmacocinética

A. Absorção

Ocorre rápida e completa absorção após injeção intramuscular ou subcutânea de hidromorfona, morfina ou meperidina, com pico dos níveis plasmáticos geralmente alcançados em 20 a 60 minutos. Há uma ampla gama de opioides efetivos após administração oral, incluindo oxicodona, hidrocodona, codeína, tramadol, morfina, hidromorfona e metadona. A absorção transmucosa do citrato de fentanila oferece rápido início da analgesia e da sedação em pacientes que não sejam bons candidatos para a administração oral, intravenosa ou intramuscular dos opioides.

O baixo peso molecular e a alta lipossolubilidade do fentanila também favorecem a absorção transdérmica (adesivo transdérmico de fentanila). A quantidade de fentanila absorvida por unidade de tempo depende da área de superfície de pele coberta pelo adesivo e também das condições locais da pele (p. ex., fluxo sanguíneo). O tempo necessário para estabelecer um reservatório do fármaco na porção superior da derme retarda em várias horas a obtenção de concentrações plasmáticas efetivas. As concentrações séricas de fentanila alcançam um platô em 14 a 24 horas após a aplicação (com retardos maiores em idosos em relação aos pacientes mais jovens) e permanecem constantes por até 72 horas. A absorção continuada a partir de reservatórios da derme é responsável pela persistência dos níveis séricos da fentanila por muitas horas após a remoção do adesivo. Os adesivos de fentanila são direcionados ao manejo ambulatorial da dor crônica e devem ser reservados para os raros pacientes que necessitam de administração contínua de opioides, mas que não conseguem usar os agentes orais de longa ação que são muito menos dispendiosos e igualmente eficazes.

A fentanila costuma ser administrada em doses pequenas (10-25 μg) por via intratecal com anestésicos locais para anestesia espinal, potencializando a analgesia quando acrescentada aos anestésicos locais em infusões epidurais. A morfina em doses entre 0,1 e 0,5 mg e

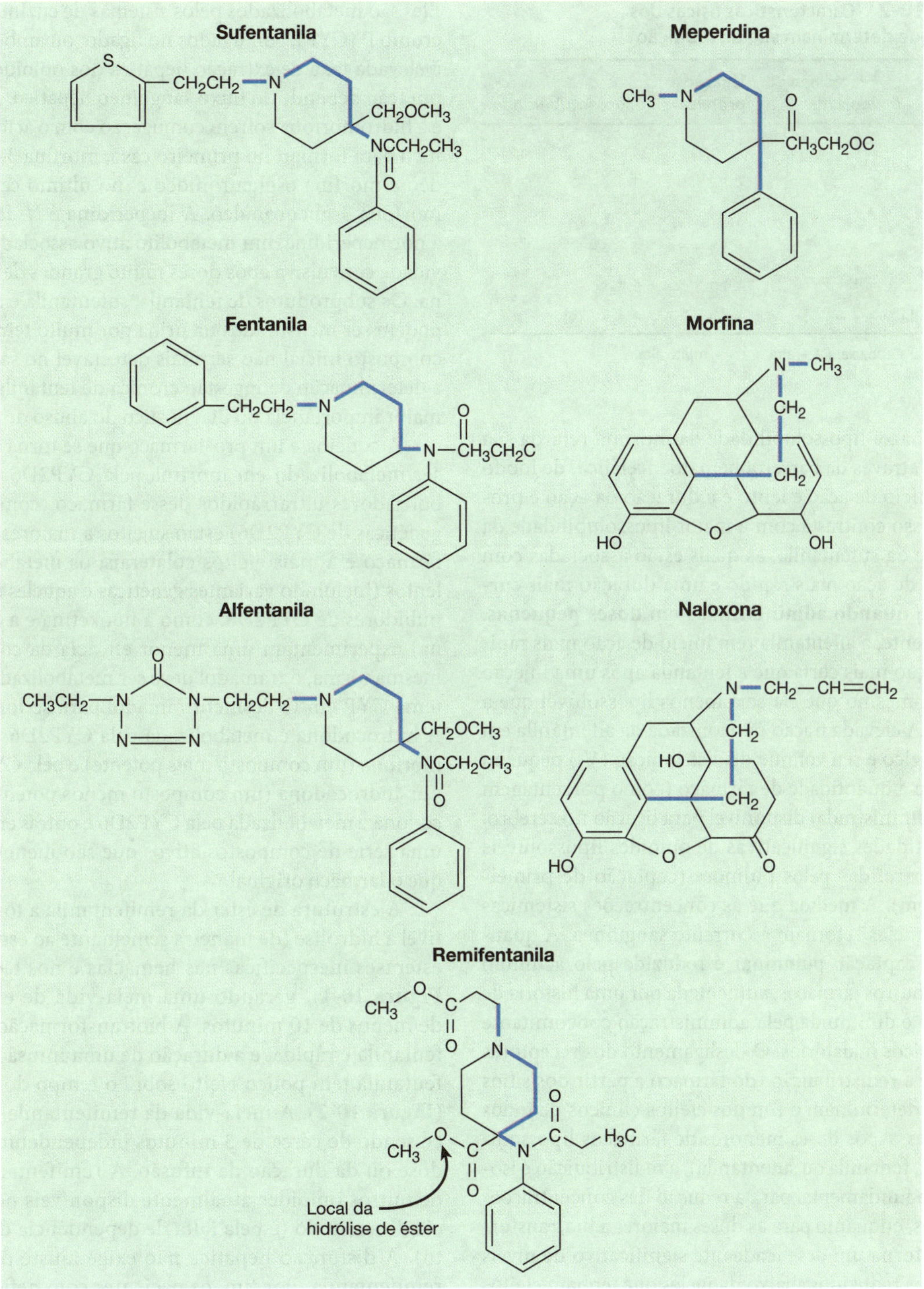

FIGURA 10-1 Os agonistas e antagonistas opioides compartilham parte de sua estrutura química, a qual aparece em destaque azul na imagem.

a hidromorfona em doses entre 0,05 e 0,2 mg fornecem 12 a 18 horas de analgesia após a administração intratecal. Morfina, hidromorfona e fentanila são comumente incluídos nas soluções de anestésicos locais infundidas para analgesia epidural pós-operatória.

B. Distribuição

A Tabela 10-2 resume as características físicas que determinam a distribuição e a ligação tecidual dos analgésicos opioides. Após a administração intravenosa, as meias-vidas de distribuição dos opioides são curtas (5-20 min).

TABELA 10-2 Características físicas dos opioides que determinam sua distribuição[1]

Agente	Fração não ionizada	Ligação proteica	Lipossolubilidade
Morfina	+ +	+ +	+
Meperidina	+	+ + +	+ +
Fentanila	+	+ + +	+ + + +
Sufentanila	+ +	+ + + +	+ + + +
Alfentanila	+ + + +	+ + + +	+ + +
Remifentanila	+ + +	+ + +	+ +

[1] +, muito baixa; + +, baixa; + + +, alta; + + + +, muito alta.

Porém, a baixa lipossolubilidade da morfina retarda sua passagem através da barreira hematoencefálica, de modo que seu início de ação é lento e a duração da ação é prolongada. Isso contrasta com a maior lipossolubilidade da fentanila e da sufentanila, as quais estão associadas com um início de ação mais rápido e uma duração mais curta da ação **quando administradas em doses pequenas**. Curiosamente, a alfentanila tem início de ação mais rápido e duração mais curta que a fentanila após uma injeção em bólus, mesmo que ela seja menos lipossolúvel que a fentanila. A elevada fração não ionizada da alfentanila em pH fisiológico e seu volume de distribuição (V_d) pequeno aumentam a quantidade de fármaco (como porcentagem da dose administrada) disponível para ligação no cérebro.

Quantidades significativas de opioides lipossolúveis podem ser retidas pelos pulmões (captação de primeira passagem). À medida que as concentrações sistêmicas diminuem, elas retornam à corrente sanguínea. A quantidade de captação pulmonar é reduzida pelo acúmulo prévio de outros fármacos, aumentada por uma história de tabagismo e diminuída pela administração concomitante de anestésicos inalatórios. O desligamento dos receptores opioides e a redistribuição (do fármaco a partir dos sítios de efeito) determinam o fim dos efeitos clínicos de todos os opioides. Após doses menores de fármacos lipossolúveis (p. ex., fentanila ou sufentanila), a redistribuição é isoladamente fundamental para a redução das concentrações sanguíneas, enquanto para as doses maiores a biotransformação se torna um desencadeante significativo de níveis plasmáticos reduzidos abaixo daqueles que tenham efeitos clínicos. O tempo necessário para que as concentrações de fentanila e sufentanila diminuam pela metade ("meia-vida") é *contexto-dependente*; a meia-vida contexto-dependente se eleva conforme aumentam a dose total do fármaco, a duração da exposição, ou ambos (ver Capítulo 7).

C. Biotransformação

Com exceção da remifentanila, todos os opioides dependem primariamente do fígado para sua biotransformação. Eles são metabolizados pelos sistemas de enzimas do citocromo P (CYP), conjugados no fígado, ou ambos. Devido à elevada taxa de extração hepática dos opioides, sua depuração depende do fluxo sanguíneo hepático. A morfina e a hidromorfona sofrem conjugação com o ácido glicurônico para formar, no primeiro caso, morfina 3-glicuronídeo e morfina 6-glicuronídeo e, no último caso, hidromorfona 3-glicuronídeo. A meperidina é N-desmetilada a normeperidina, um metabólito ativo associado com atividade convulsiva após doses muito grandes de meperidina. Os subprodutos de fentanila, sufentanila e alfentanila podem ser mensurados na urina por muito tempo após o composto inicial não ser mais detectável no sangue para a determinação da ingestão crônica de fentanila. Isso tem maior importância no diagnóstico do abuso de fentanila.

A codeína é um pró-fármaco que se torna ativo após ser metabolizado em morfina pela CYP2D6. Os metabolizadores ultrarrápidos desse fármaco (com variantes genéticas de CYP2D6) estão sujeitos a maiores efeitos do fármaco e a mais efeitos colaterais; os metabolizadores lentos (incluindo variantes genéticas e aqueles expostos a inibidores de CYP2D6, como a fluoxetina e a bupropiona) experimentam uma menor eficácia da codeína. Da mesma forma, o tramadol deve ser metabolizado pelo sistema CYP em O-desmetiltramadol para se tornar ativo. A hidrocodona é metabolizada pela CYP2D6 em hidromorfona (um composto mais potente) e pela CYP3A4 em nor-hidrocodona (um composto menos potente). A oxicodona é metabolizada pela CYP2D6 e outras enzimas em uma série de compostos ativos que são menos potentes que o fármaco original.

A estrutura de éster da remifentanila a torna suscetível à hidrólise (de maneira semelhante ao esmolol) por esterases inespecíficas nas hemácias e nos tecidos (ver **Figura 10-1**), gerando uma meia-vida de eliminação de menos de 10 minutos. A biotransformação da remifentanila é rápida, e a duração de uma infusão de remifentanila tem pouco efeito sobre o tempo do despertar (**Figura 10-2**). A meia-vida da remifentanila permanece sendo de cerca de 3 minutos independentemente da dose ou da duração da infusão. A remifentanila difere de outros opioides atualmente disponíveis pela ausência de acúmulo (e pela falta de dependência do contexto). A disfunção hepática não exige ajuste da dose de remifentanila. Por fim, os pacientes com deficiência de pseudocolinesterase apresentam resposta normal ao remifentanila (o que também parece ser verdadeiro com o esmolol, o qual também é metabolizado por esterases inespecíficas).

D. Excreção

Os subprodutos da biotransformação da morfina e da meperidina são eliminados pelos rins, com menos de 10% sofrendo excreção biliar. Como 5 a 10% da morfina é

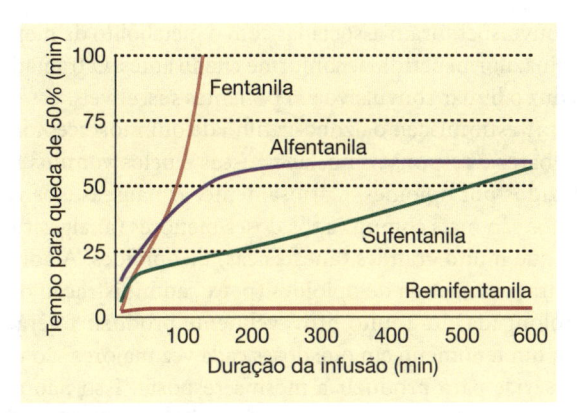

FIGURA 10-2 Ao contrário de outros opioides, o tempo necessário para alcançar redução de 50% na concentração plasmática da remifentanila (sua **meia-vida**) é muito curto e não é influenciado pela duração da infusão (não é **dependente do contexto**). (Reproduzida com permissão de Egan TD. The pharmacokinetics of the new short-acting opioid remifentanila [GI87084B] in healthy adult male volunteers. *Anesthesiology.* 1993 Nov;79(5):881-892.)

excretada sem alteração na urina, a insuficiência renal prolonga a duração da ação da morfina. O acúmulo de metabólitos da morfina (morfina 3-glicuronídeo e morfina 6-glicuronídeo) em pacientes com insuficiência renal tem sido associado à narcose prolongada e depressão ventilatória. De fato, a morfina 6-glicuronídeo é um agonista opioide mais potente e de duração mais longa que a morfina. Como observado antes, a normeperidina em concentrações aumentadas pode produzir convulsões, as quais não são revertidas com a naloxona. A disfunção renal aumenta a probabilidade de efeitos tóxicos pelo acúmulo de normeperidina. Porém, tanto a morfina como a meperidina têm sido usadas de forma segura em pacientes com insuficiência renal. Os metabólitos da sufentanila são excretados na urina e na bile. O principal metabólito da remifentanila é várias vezes menos potente que seu composto original, sendo improvável que ele produza quaisquer efeitos clínicos opioides. Sua excreção é renal.

Efeitos nos sistemas orgânicos

A. Cardiovasculares

Em geral, os opioides têm mínimos efeitos diretos sobre o coração. A meperidina tende a aumentar a frequência cardíaca (ela é estruturalmente semelhante à atropina e foi originalmente sintetizada como substituto da atropina), enquanto doses maiores de morfina, fentanila, sufentanila, remifentanila e alfentanila estão associadas a uma bradicardia mediada pelo nervo vago. Os opioides não deprimem a contratilidade cardíaca, desde que sejam administrados isoladamente (o que quase nunca é o caso em ambientes de anestesia cirúrgica). Contudo, a pressão arterial costuma diminuir como resultado de bradicardia, venodilatação e redução dos reflexos simpáticos induzidos pelos opioides. A estabilidade cardíaca inerente oferecida pelos opioides diminui muito na prática quando outros fármacos anestésicos, incluindo benzodiazepínicos, propofol ou agentes voláteis, são acrescentados. Por exemplo, a sufentanila e a fentanila podem estar associadas com redução do débito cardíaco quando administradas em combinação com benzodiazepínicos. Doses em bólus de meperidina, hidromorfona e morfina desencadeiam quantidades variáveis de liberação de histamina que podem levar a quedas profundas na resistência vascular sistêmica e na pressão arterial. Os possíveis riscos da liberação de histamina podem ser minimizados pela infusão lenta dos opioides ou pelo pré-tratamento com antagonistas H_1 e H_2. Os efeitos colaterais histamínicos podem ser tratados pela infusão de líquidos e vasopressores intravenosos.

É comum haver hipertensão intraoperatória durante a anestesia intravenosa total baseada em opioides ou com óxido nitroso–opioides. Essa hipertensão costuma ser atribuída à profundidade anestésica inadequada; assim, ela é frequentemente tratada pela adição de outros agentes anestésicos (benzodiazepínicos, propofol ou agentes inalatórios potentes). Quando a profundidade da anestesia é adequada, recomendamos tratar a hipertensão com anti-hipertensivos em vez de anestésicos adicionais.

B. Respiratórios

Os opioides deprimem a ventilação, particularmente a frequência respiratória. Assim, a frequência respiratória e a tensão de CO_2 na expiração (diferentemente da saturação de oxigênio arterial) fornecem mensurações simples para a detecção precoce de depressão respiratória em pacientes que recebem analgesia opioide. Os opioides aumentam a pressão parcial de dióxido de carbono ($PaCO_2$) e atenuam a resposta a um desafio de CO_2, resultando em desvio da curva de resposta ao CO_2 para baixo e para a direita (**Figura 10-3**). Esses efeitos resultam da ligação dos opioides aos neurônios dos centros respiratórios do tronco encefálico. **O limiar de apneia – a maior $PaCO_2$ a que o paciente continua apneico – aumenta, e o *drive* hipóxico é reduzido**. A parada respiratória por sobredosagem não intencional de opioides é uma causa infeliz de muitas mortes. A naloxona está cada vez mais sendo disponibilizada ao público para a reversão da apneia induzida por opioides fora dos ambientes de cuidados de saúde.

A morfina e a meperidina podem causar broncoespasmo induzido pela histamina em pacientes suscetíveis. **A administração rápida de doses maiores de opioides (particularmente fentanila, sufentanila, remifentanila e alfentanila) pode induzir rigidez da parede torácica grave o suficiente a ponto de tornar quase impossível a ventilação com bolsa e máscara.** Essa contração muscular mediada centralmente é tratada de maneira

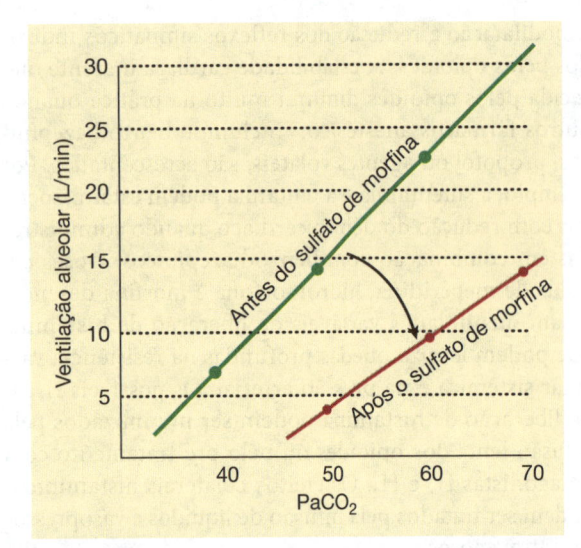

FIGURA 10-3 Os opioides deprimem a ventilação. Isso é demonstrado no gráfico por um desvio para baixo e para a direita na curva do dióxido de carbono (CO_2).

efetiva com agentes bloqueadores neuromusculares. Este problema é muito menos frequente agora que as anestesias com grandes doses de opioides não são mais prevalentes na anestesia cardiovascular. Os opioides podem atenuar a resposta broncoconstritora à estimulação da via aérea, como a que ocorre durante a intubação traqueal.

C. Cerebrais

Os efeitos dos opioides sobre a pressão intracraniana e a perfusão cerebral devem ser distinguidos de quaisquer efeitos dos opioides sobre a $PaCO_2$. Em geral, os opioides reduzem o consumo cerebral de oxigênio, o fluxo sanguíneo cerebral, o volume sanguíneo cerebral e a pressão intracraniana, mas em menor proporção do que o propofol, os benzodiazepínicos e os barbitúricos, desde que seja mantida a normocarbia pela ventilação artificial. Existem alguns relatos de aumentos leves – mas transitórios e quase com certeza sem importância – na velocidade do fluxo sanguíneo em artérias cerebrais e na pressão intracraniana após doses de opioides em bólus nos pacientes com tumores cerebrais ou traumatismo cranioencefálico. Em combinação com a hipotensão, a queda resultante da pressão de perfusão cerebral *poderia* ser prejudicial para os pacientes com relações anormais de volume-pressão cerebral. Contudo, a mensagem clínica fundamental é de que qualquer aumento trivial induzido por opioides na pressão intracraniana seria muito menos importante que os aumentos previsivelmente grandes na pressão intracraniana associados com a intubação de um paciente anestesiado de forma inadequada (nos quais se tenha evitado o uso de opioides). Os opioides não costumam ter qualquer efeito sobre o eletrencefalograma (EEG), embora doses maiores estejam associadas à atividade lenta de ondas δ. Ativação do EEG e convulsões foram associadas com o metabólito da meperidina, normeperidina, conforme citado antes. O tramadol reduz o limiar convulsivo em pacientes suscetíveis.

A estimulação da zona-gatilho de quimiorreceptores bulbares é responsável pelas náuseas e pelos vômitos induzidos por opioides. Curiosamente, as náuseas e os vômitos são mais comuns após doses menores (analgésicas) do que muito grandes (anestésicas) de opioides. A administração repetida de opioides (p. ex., administração oral prolongada) irá muito provavelmente produzir tolerância, um fenômeno em que doses cada vez maiores são necessárias para produzir a mesma resposta. Isso não é o mesmo que dependência física ou adição, as quais também podem estar associadas à administração repetida de opioides. A administração prolongada de opioides também pode produzir uma "hiperalgesia induzida por opioides", na qual os pacientes se tornam mais sensíveis aos estímulos dolorosos. A infusão de doses altas (em particular) de remifentanila durante a anestesia geral pode produzir tolerância aguda, na qual serão necessárias doses de opioides muito maiores que o habitual para a analgesia pós-operatória imediata. Doses relativamente altas de opioides são necessárias para deixar os pacientes inconscientes (Tabela 10-3). Porém, mesmo doses muito grandes de opioides não produzirão amnésia de maneira confiável. O uso de opioides nos espaços epidural e intratecal revolucionou o manejo agudo e crônico da dor (ver Capítulos 47 e 48).

Única entre os opioides comumente usados, a meperidina tem qualidades anestésicas locais menores, sobretudo quando administrada no espaço subaracnóideo. O uso clínico da meperidina como anestésico local tem sido limitado por sua potência relativamente baixa e pela propensão a causar os efeitos colaterais opioides típicos (náuseas, sedação, prurido) nas doses necessárias para a indução de anestesia local. **A meperidina intravenosa (10-25 mg) é mais efetiva que a morfina ou a fentanila para aliviar os calafrios na unidade de cuidados pós-anestésicos, e a meperidina parece ser o melhor agente para essa indicação.**

D. Gastrintestinais

Os opioides diminuem a motilidade intestinal ao se ligarem a receptores opioides no intestino e reduzirem a peristalse. Pode haver cólica biliar devido à contração do esfíncter de Oddi induzida por opioides. O espasmo biliar, o qual pode simular um cálculo no colédoco à colangiografia, é revertido com o antagonista opioide naloxona ou pelo glucagon. Os pacientes que recebem terapia opioide por longo prazo (p. ex., para a dor do câncer) costumam ficar tolerantes a muitos dos efeitos colaterais, mas raramente em relação à constipação. Esta é a base para o desenvolvimento dos antagonistas opioides periféricos metilnaltrexona, alvimopan, naloxegol e naldemedina,

TABELA 10-3 Usos e doses dos opioides comuns

Agente	Uso	Via[1]	Dose[2]
Morfina	Analgesia pós-operatória	IM IV	0,05-0,2 mg/kg 0,03-0,15 mg/kg
Hidromorfona	Analgesia pós-operatória	IM IV	0,02-0,04 mg/kg 0,01-0,02 mg/kg
Fentanila	Anestesia intraoperatória Analgesia pós-operatória	IV IV	2-50 µg/kg 0,5-1,5 µg/kg
Sufentanila	Anestesia intraoperatória	IV	0,25-20 µg/kg
Alfentanila	Anestesia intraoperatória Dose inicial Infusão de manutenção	IV IV	8-100 µg/kg 0,5-3 µg/kg/min
Remifentanila	Anestesia intraoperatória Dose inicial Infusão de manutenção Analgesia/sedação pós-operatória	IV IV IV	1 µg/kg 0,05-2 µg/kg/min 0,05-0,3 µg/kg/min

[1]IM, intramuscular; IV, intravenoso.
[2]Nota: A ampla gama de doses de opioides reflete um grande índice terapêutico e depende da administração simultânea de outros anestésicos. Em pacientes obesos, a dose deve se basear no peso corporal ideal ou massa corporal magra, e não no peso corporal total. Pode haver o rápido desenvolvimento de tolerância (i.e., dentro de 2 h) durante a infusão IV de opioides, necessitando de maiores taxas de infusão. A dose se correlaciona com outras variáveis além do peso corporal e que devem ser consideradas (p. ex., idade). As potências relativas de fentanila, sufentanila e alfentanila são estimadas como de 1:9:1/7.

os quais promovem a motilidade gastrintestinal em pacientes com indicações variadas, como o tratamento da síndrome intestinal dos opioides, dos efeitos colaterais do tratamento opioide da dor não relacionada a câncer e a redução do íleo em pacientes que recebem opioides intravenosos após cirurgia abdominal.

E. Endócrinos

(4) A resposta neuroendócrina ao estresse da cirurgia é medida em termos da secreção de hormônios específicos, incluindo catecolaminas, ADH e cortisol. Altas doses de fentanila ou sufentanila inibem a liberação desses hormônios em resposta à cirurgia de forma mais completa que os anestésicos voláteis. O real benefício produzido pela atenuação da resposta ao estresse pelos opioides em termos de desfechos clínicos, mesmo em pacientes cardíacos de alto risco, ainda é especulativo (e suspeitamos que inexista), enquanto os inúmeros problemas das doses excessivas de opioides são prontamente aparentes.

Outros efeitos

A. Recorrência do câncer

Estudos retrospectivos associaram a anestesia geral (incluindo opioides) com um risco aumentado de recorrência do câncer após a cirurgia em comparação com técnicas que enfatizam a anestesia regional poupadora de opioides para a analgesia. É provável que os estudos atualmente em andamento esclareçam se a anestesia geral, os opioides, ambos ou nenhum deles influenciam os desfechos após cirurgia para câncer.

B. Abuso de substâncias

Existe uma epidemia de abuso de opioides bem reconhecida nas democracias ocidentais, particularmente nos Estados Unidos. Embora abranja menos de 5% da população mundial, os Estados Unidos consomem 80% das prescrições mundiais de opioides (e quase todo o suprimento mundial de hidrocodona)! Um grande número de pacientes admitem usar opioides sob prescrição de maneira recreativa, e a sobredosagem dos fármacos (mais comumente por fármacos prescritos) é a principal causa de morte acidental nos Estados Unidos. Muitos adictos reconhecem que seu problema começou com opioides prescritos por um médico. Há muitas causas para esse terrível problema, incluindo o *marketing* excessivo e enganoso de opioides para médicos, as práticas de prescrição pouco razoáveis dos médicos, as declarações inadequadas e enganosas de "formadores de opinião" (muitos deles ligados à indústria farmacêutica) em relação aos opioides e as recomendações bem-intencionadas, mas pouco arrazoadas, para a avaliação e tratamento da dor das agências de certificação. Em resposta a isso, o Centers for Disease Control and Prevention e muitas outras agências publicaram diretrizes clínicas para uma prescrição responsável de opioides.

Interações medicamentosas

A combinação de meperidina e inibidores da monoaminoxidase pode resultar em instabilidade hemodinâmica, hiperpirexia, coma, parada respiratória e morte. A causa dessa interação catastrófica não é completamente conhecida. (A falha em reconhecer essa interação farmacológica por um médico residente no controverso caso Libby Zion levou a alterações nas regras de horas de trabalho de residentes nos Estados Unidos.)

Propofol, barbitúricos, benzodiazepínicos, anestésicos inalatórios e outros depressores do sistema nervoso central podem ter efeitos sinérgicos cardiovasculares, respiratórios e sedativos com os opioides.

A depuração da alfentanila pode ser comprometida e a meia-vida de eliminação prolongada após o tratamento com eritromicina.

INIBIDORES DA CICLOXIGENASE

Mecanismos de ação

Muitos anti-inflamatórios não esteroides (AINEs) vendidos sem receita médica atuam por meio da inibição da COX, a etapa principal na síntese de prostaglandinas. A COX catalisa a produção de prostaglandina H_1 a partir do ácido araquidônico. As duas formas da enzima, COX-1 e COX-2, têm distribuição diferente nos tecidos. Os receptores da COX-1 estão amplamente distribuídos por todo o corpo, incluindo o intestino e as plaquetas. A COX-2 é produzida em resposta à inflamação.

As enzimas COX-1 e COX-2 ainda diferem quanto ao tamanho de seus sítios de ligação: o sítio da COX-2 pode acomodar moléculas maiores que não conseguem se ligar ao sítio da COX-1. Essa diferença é em parte responsável pela inibição seletiva da COX-2. Os agentes que inibem de forma não seletiva a COX (p. ex., ibuprofeno) controlarão a febre, a inflamação, a dor e a trombose. Os agentes seletivos da COX-2 (p. ex., celecoxibe, etoricoxibe) podem ser usados no perioperatório sem preocupação com a inibição plaquetária ou com desconforto gastrintestinal. Curiosamente, embora a inibição da COX-1 reduza a trombose, a inibição seletiva da COX-2 aumenta o risco de infarto do miocárdio, trombose e acidente vascular cerebral (AVC). Todos os AINEs, com exceção do ácido acetilsalicílico em doses baixas, aumentam o risco de AVC e infarto do miocárdio. O paracetamol inibe a COX no cérebro sem se ligar ao sítio ativo da enzima (diferentemente dos AINEs) para exercer suas atividades antipiréticas. A analgesia com o paracetamol pode ser resultado da modulação dos sistemas de receptores endógenos canabinoides e vaniloides no cérebro, mas o verdadeiro mecanismo de ação ainda é especulativo. O paracetamol não tem efeitos importantes sobre a COX fora do cérebro.

O ácido acetilsalicílico, o primeiro dos AINEs, era inicialmente usado como antipirético e analgésico. Hoje ele é usado quase exclusivamente para a prevenção de AVC ou infarto agudo do miocárdio. O ácido acetilsalicílico é único pelo fato de inibir de maneira irreversível a COX-1 por meio da acetilação de um resíduo de serina na enzima. A natureza irreversível dessa inibição é responsável pela persistência de quase uma semana de seus efeitos clínicos (p. ex., inibição da agregação plaquetária) após a suspensão do medicamento.

Os inibidores da COX costumam ser administrados por via oral. Paracetamol, ibuprofeno, diclofenaco e cetorolaco estão disponíveis para administração intravenosa. Infelizmente, o paracetamol intravenoso tem um custo de aquisição que é várias ordens de magnitude maior que o paracetamol oral; assim, seu uso é bastante restrito em muitos centros médicos.

A analgesia "multimodal" em geral inclui o uso de paracetamol, inibidores da COX, possivelmente um gabapentinoide, técnicas de anestesia regional ou local e outras abordagens que visam melhorar a analgesia e reduzir a necessidade de opioides no pós-operatório. Os protocolos de analgesia multimodal devem ser usados como parte de um protocolo de ERAS, um tópico extensivamente considerado no Capítulo 48.

Relações estrutura-atividade

A enzima COX é inibida por um grupo incomumente diverso de compostos, os quais podem ser agrupados em ácidos salicílicos (p. ex., ácido acetilsalicílico), derivados do ácido acético (p. ex., cetorolaco), derivados do ácido propiônico (p. ex., ibuprofeno), heterocíclicos (p. ex., celecoxibe) e outros. Assim, uma discussão convencional sobre estrutura e potência (ou outros fatores) não é útil para essas substâncias, exceto pela observação de que os heterocíclicos tendem a ser os compostos com a maior seletividade pela forma COX-2 em vez da COX-1 da enzima.

Farmacocinética

A. Absorção

Quando ingeridos por via oral, os inibidores da COX costumarão alcançar suas concentrações sanguíneas de pico em menos de 3 horas. Alguns inibidores da COX são formulados para aplicação tópica (p. ex., como gel para ser aplicado sobre articulações ou colírio para ser instilado no olho). O cetorolaco tem sido amplamente usado como parte de um "coquetel" anestésico local a ser injetado ao redor do sítio cirúrgico e articulação após artroplastias.

B. Distribuição

No sangue, os inibidores da COX estão altamente ligados a proteínas plasmáticas, em particular a albumina. Sua lipossolubilidade permite que eles permeiem prontamente a membrana hematoencefálica para a produção de analgesia central e efeito antipirético, além de penetrarem os espaços articulares para a produção (com exceção do paracetamol) de um efeito anti-inflamatório.

C. Biotransformação

A maioria dos inibidores da COX sofre biotransformação hepática. O paracetamol em doses maiores gera concentrações suficientemente grandes de N-acetil--p-benzoquinona imina a ponto de produzir falência hepática.

D. Excreção
Quase todos os inibidores da COX são excretados na urina após a biotransformação.

Efeitos nos sistemas orgânicos

A. Cardiovasculares
Os inibidores da COX não atuam diretamente sobre o sistema cardiovascular. Quaisquer efeitos cardiovasculares resultam das ações desses agentes sobre a coagulação. As prostaglandinas mantêm a patência do ducto arterioso; assim, os inibidores da COX têm sido administrados a neonatos para promover o fechamento de um ducto arterioso persistentemente patente, e prostaglandinas têm sido infundidas para manutenção da patência do ducto em neonatos que aguardam cirurgia para lesões cardíacas congênitas dependentes do ducto.

B. Respiratórios
Em doses clínicas apropriadas, nenhum dos inibidores da COX tem efeito sobre a função respiratória ou pulmonar. A sobredosagem de ácido acetilsalicílico tem efeitos muito complexos sobre o equilíbrio acidobásico e a respiração.

C. Gastrintestinais
A complicação clássica da inibição da COX-1 é o desconforto gastrintestinal. Em sua forma mais grave, isso pode causar sangramento gastrintestinal alto. Ambas as complicações resultam de ações diretas do fármaco, no primeiro caso, sobre os efeitos protetores das prostaglandinas na mucosa e, no último caso, sobre a combinação de efeitos na mucosa e inibição da agregação plaquetária.

A toxicidade pelo paracetamol é causa comum de insuficiência hepática fulminante e da necessidade de transplante hepático nas sociedades ocidentais; ela substituiu a hepatite viral como a causa mais comum de insuficiência hepática aguda.

D. Renais
Existem boas evidências de que os AINEs, especialmente os inibidores seletivos da COX-2, afetam de maneira adversa a função renal em determinados pacientes. Assim, os AINEs costumam ser evitados em pacientes com depuração de creatinina reduzida e em outros pacientes que dependem da liberação renal de prostaglandinas para a vasodilatação, a fim de evitar a lesão renal aguda hemodinamicamente mediada (p. ex., pacientes com hipovolemia, insuficiência cardíaca, cirrose, nefropatia diabética ou hipercalcemia).

GABAPENTINA E PREGABALINA

A gabapentina foi introduzida como agente antiepiléptico, tendo sido descobertas de maneira fortuita as suas propriedades analgésicas. Sua primeira indicação foi o tratamento da dor neuropática crônica, e, na atualidade, ela está aprovada para tratamento da neuralgia pós-herpética. Ela e o composto intimamente relacionado pregabalina também são muito prescritos para a neuropatia diabética. Esses agentes são amplamente usados no tratamento da dor neuropática crônica, sendo incluídos em muitos protocolos multimodais para dor pós-operatória, em especial após artroplastia total de quadril. Não há evidências de que um dos agentes seja previsivelmente mais eficaz que o outro. Embora tenha sido demonstrado que esses agentes se ligam aos canais de cálcio ativados por voltagem e aos receptores de NMDA, seu mecanismo de ação exato ainda é especulativo. Apesar das semelhanças estruturais entre esses agentes e o ácido γ-aminobutírico (GABA), seus efeitos clínicos não parecem depender da ligação aos receptores GABA nem estão relacionados de qualquer forma com o GABA.

Quando usados no tratamento da dor crônica, esses agentes costumam ser iniciados em doses relativamente pequenas e aumentados de forma lenta até que os efeitos colaterais de tontura ou sedação apareçam. Um teste terapêutico adequado com gabapentina pode necessitar de até 1 mês até que se atinja a dose ideal. A determinação da dose ideal do agente mais potente pregabalina exige menos tempo. Quando usados como parte de um protocolo multimodal de dor pós-operatória, esses agentes em geral são prescritos em uma dose-padrão, a qual é mantida pelos vários dias de duração do protocolo.

LEITURAS SUGERIDAS

Azzam AAH, McDonald J, Lambert DG. Hot topics in opioid pharmacology: mixed and biased opioids. *Br J Anaesth*. 2019;122:e136.

Brunton LL, Knollmann BC, eds. *Goodman & Gilman's The Pharmacological Basis of Therapeutics*. 13th ed. McGraw-Hill; 2018: chaps 18, 34.

Hyland SJ, Brockhaus KK, Vincent et al. Perioperative pain management and opioid stewardship: a practical guide. *Healthcare* (Basel). 2021;9:333.

Jantarada C, Silva C, Guimarães-Pereira L. Prevalence of problematic use of opioids in patients with chronic noncancer pain: a systematic review with meta- analysis. *Pain Pract*. 2021;21:715.

Lee WM. Acetaminophen toxicity: a history of serendipity and unintended consequences. *Clin Liver Dis* (Hoboken). 2020;16(Suppl 1):34.

Rajput K, Vadivelu N. Acute pain management of chronic pain patients in ambulatory surgery centers. *Curr Pain Headache Rep*. 2021;25:1.

PÁGINAS NA INTERNET

CDC Guideline for Prescribing Opioids for Chronic Pain. http://www.cdc.gov/drugoverdose/prescribing/guideline.html

WHO Treatment Guidelines on Pain. http://www.who.int/medicines/areas/quality_safety/guide_on_pain/en/

American Pain Society Clinical Practice Guidelines. http://americanpainsociety.org/education/guidelines/overview

Practice Guidelines for Chronic Pain Management. https://www.asahq.org/quality-and-practice-management/standards-and-guidelines

Practice Guidelines for Acute Pain Management in the Perioperative Setting. https://www.asahq.org/quality-and-practice-management/standards-and-guidelines

Agentes bloqueadores neuromusculares

CAPÍTULO 11

CONCEITOS-CHAVE

1. É fundamental entender que o relaxamento muscular não garante a inconsciência, a amnésia ou a analgesia do paciente.

2. Os relaxantes musculares despolarizantes atuam como agonistas do receptor de acetilcolina (ACh), enquanto os relaxantes musculares adespolarizantes atuam como antagonistas competitivos.

3. Como os relaxantes musculares despolarizantes não são metabolizados pela acetilcolinesterase, eles são difundidos para longe da junção neuromuscular, sendo hidrolisados no plasma e no fígado por outra enzima, a pseudocolinesterase (colinesterase inespecífica, colinesterase plasmática ou butirilcolinesterase).

4. Os relaxantes musculares apresentam propriedades paralisantes graças ao mimetismo da ACh. Por exemplo, a succinilcolina é formada pela união de duas moléculas de ACh.

5. Em pacientes com níveis enzimáticos baixos ou com enzima heterozigota atípica, a duração do bloqueio é duplicada ou triplicada em comparação com pacientes com enzima homozigota atípica cujo bloqueio será muito longo (p. ex., 4-8 h) após a administração de succinilcolina.

6. Em razão do risco de hipercalemia, rabdomiólise e parada cardíaca em crianças com miopatias não diagnosticadas, a succinilcolina costuma ser contraindicada para práticas de rotina em crianças e adolescentes.

7. Um músculo normal, durante a despolarização induzida pela succinilcolina, libera uma quantidade de potássio suficiente para aumentar o potássio sérico em 0,5 mEq/L. Embora esse aumento em geral não seja significativo em pacientes com níveis basais normais de potássio, ele pode ser fatal em pacientes com diagnóstico preexistente de hipercalemia. O aumento do potássio em pacientes com lesões por queimaduras, traumas maciços, distúrbios neurológicos e várias outras condições pode resultar em consequências graves.

8. Pancurônio, vecurônio e rocurônio são excretados pelos rins de maneira parcial. A duração da ação do pancurônio e do vecurônio é prolongada em pacientes com insuficiência renal.

9. A cirrose hepática e a insuficiência renal crônica costumam aumentar o volume de distribuição e diminuir a concentração plasmática conforme a dose de fármacos hidrossolúveis utilizada, como os relaxantes musculares. Por outro lado, fármacos que dependem da excreção hepática ou renal podem ter uma depuração prolongada. Assim, nesses casos, dependendo do fármaco, uma dose inicial maior pode ter que ser empregada, mas com doses de manutenção menores.

10. O atracúrio e o besilato de cisatracúrio sofrem degradação no plasma em pH e temperatura fisiológicos por meio da eliminação órgão-independente de Hofmann. Os metabólitos resultantes (acrilato monoquaternário e laudanosina) não têm efeitos bloqueadores neuromusculares intrínsecos.

11. Hipertensão e taquicardia podem ocorrer em pacientes que recebem pancurônio. Esses efeitos no sistema cardiovascular são resultado da combinação de bloqueio vagal e liberação de catecolaminas pelas terminações nervosas adrenérgicas.

12. Após administração prolongada de vecurônio a pacientes em unidades de terapia intensiva (UTI), pode ocorrer bloqueio neuromuscular prolongado (até vários dias) após a suspensão do fármaco, possivelmente pelo acúmulo do metabólito ativo 3-hidroxi, que modifica a depuração do fármaco ou pelo desenvolvimento de neuropatia.

13. O rocurônio (em doses de 0,9-1,2 mg/kg) possui um início de ação semelhante ao da succinilcolina (60-90 s), tornando-o uma alternativa adequada para induções em sequência rápida, mas ao custo de uma duração de ação muito mais longa. O uso de um novo agente de reversão, o sugamadex, permite a reversão rápida do bloqueio neuromuscular induzido pelo rocurônio.

O relaxamento da musculatura esquelética pode ser produzido por meio de anestesia inalatória profunda, de bloqueio regional ou de agentes bloqueadores neuromusculares (frequentemente chamados de *relaxantes musculares*). Em 1942, Harold Griffith publicou os resultados de um estudo que usou o extrato de curare (nomeado como "veneno-de-flecha" na América do Sul) durante a anestesia. Após a introdução da succinilcolina como uma "nova abordagem para o relaxamento muscular", o emprego desses agentes logo se tornou uma rotina no conjunto de ferramentas da anestesiologia. No entanto, conforme observado por Beecher e Todd em 1954: "relaxantes musculares administrados de forma inadequada podem oferecer ao cirurgião as condições [cirúrgicas] ideais de trabalho em... um paciente paralisado, mas não anestesiado – estado que é absolutamente inaceitável para o paciente". Em outras palavras, o relaxamento muscular não garante a inconsciência, a amnésia ou a analgesia do paciente. Este capítulo faz a revisão dos princípios da transmissão neuromuscular e apresenta os mecanismos de ação, as estruturas físicas, as vias de eliminação, as dosagens recomendadas e os efeitos colaterais de vários relaxantes musculares.

Transmissão neuromuscular

A associação entre um neurônio motor e uma célula muscular ocorre na junção neuromuscular (**Figura 11-1**). As membranas celulares do neurônio e da fibra muscular estão separadas por um espaço estreito (20 nm), a fenda sináptica. À medida que o potencial de ação de um nervo despolariza e atinge a terminação nervosa, o influxo de entrada dos íons de cálcio para o citoplasma do nervo, por meio de canais de cálcio dependentes de voltagem, permite que haja a fusão das vesículas de armazenamento com a membrana plasmática da terminação nervosa, resultando na liberação do conteúdo das vesículas (ACh). As moléculas de ACh se difundem pela fenda sináptica fazendo a ligação com os receptores colinérgicos nicotínicos em uma parte especializada da membrana muscular, a placa motora terminal. Cada junção neuromuscular contém cerca de 5 milhões desses receptores, mas apenas 500 mil são ativados em uma contração muscular normal.

A estrutura dos receptores de ACh varia de acordo com o tecido e com o momento de desenvolvimento. Cada receptor de ACh na junção neuromuscular tem normalmente cinco subunidades proteicas: as duas subunidades α e as subunidades β, δ e ε. Apenas as duas subunidades α idênticas são capazes de fazer a ligação com as moléculas de ACh. Se ambos os sítios de ligação estiverem ocupados pela ACh, uma mudança conformacional das subunidades rapidamente (1 ms) abre um canal iônico no centro do receptor (**Figura 11-2**). O canal não será aberto se a ACh fizer a ligação com apenas um sítio. Ao contrário do receptor de ACh juncional normal (ou maduro), essa outra isoforma tem uma subunidade γ em vez da subunidade ε. Tal isoforma é chamada de receptor fetal ou imaturo porque tem a forma inicialmente expressa no músculo fetal. Outro nome pelo qual essa isoforma costuma ser chamada é *extrajuncional* porque, diferentemente da isoforma madura, ela pode ser encontrada em qualquer lugar da membrana muscular, dentro ou fora da junção neuromuscular, quando expressa em adultos.

Os cátions passam pelo canal do receptor aberto de ACh (entrada de sódio e de cálcio; saída de potássio) gerando um **potencial da placa terminal**. O conteúdo de uma única vesícula, um *quantum* de ACh (10^4 moléculas por *quantum*), produz um potencial da placa terminal em miniatura. O número de *quanta* liberado por cada fibra nervosa despolarizada, pelo menos 200 em geral, é muito sensível à concentração extracelular de cálcio ionizado; o aumento da concentração de cálcio intensifica o número de *quanta* liberado. Quando a ACh consegue ocupar uma quantidade suficiente de receptores, o potencial da placa terminal será forte o bastante para despolarizar a membrana perijuncional. Os canais de sódio dependentes de voltagem dentro dessa parte da membrana muscular abrem quando um limiar de voltagem é desenvolvido por meio deles, assim como ocorre nos canais de sódio dependentes de voltagem nos nervos ou no coração (**Figura 11-3**). As áreas perijuncionais da membrana muscular onde estão esses canais de sódio apresentam uma maior densidade em relação a outras partes da membrana. O potencial de ação resultante se propaga ao longo da membrana muscular e do sistema de túbulos T, abrindo os canais de sódio e liberando o

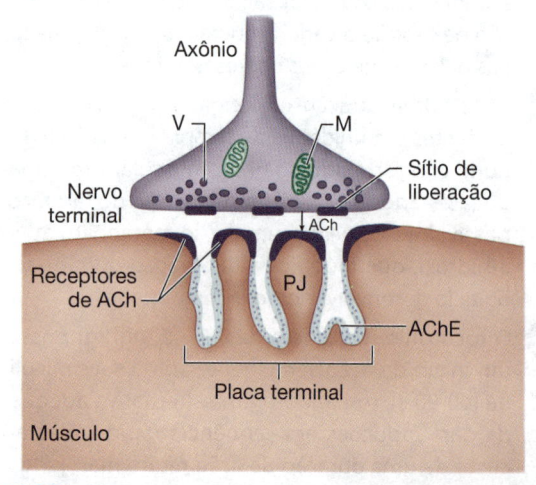

FIGURA 11-1 A junção neuromuscular. ACh, acetilcolina; AChE, acetilcolinesterase; PJ, pregas juncionais; M, mitocôndria; V, vesícula transmissora. (Reproduzida com permissão de Drachman DB. Myasthenia gravis (1st of 2 parts), *N Engl J Med*. 1978 Jan 19;298(3):136-142.)

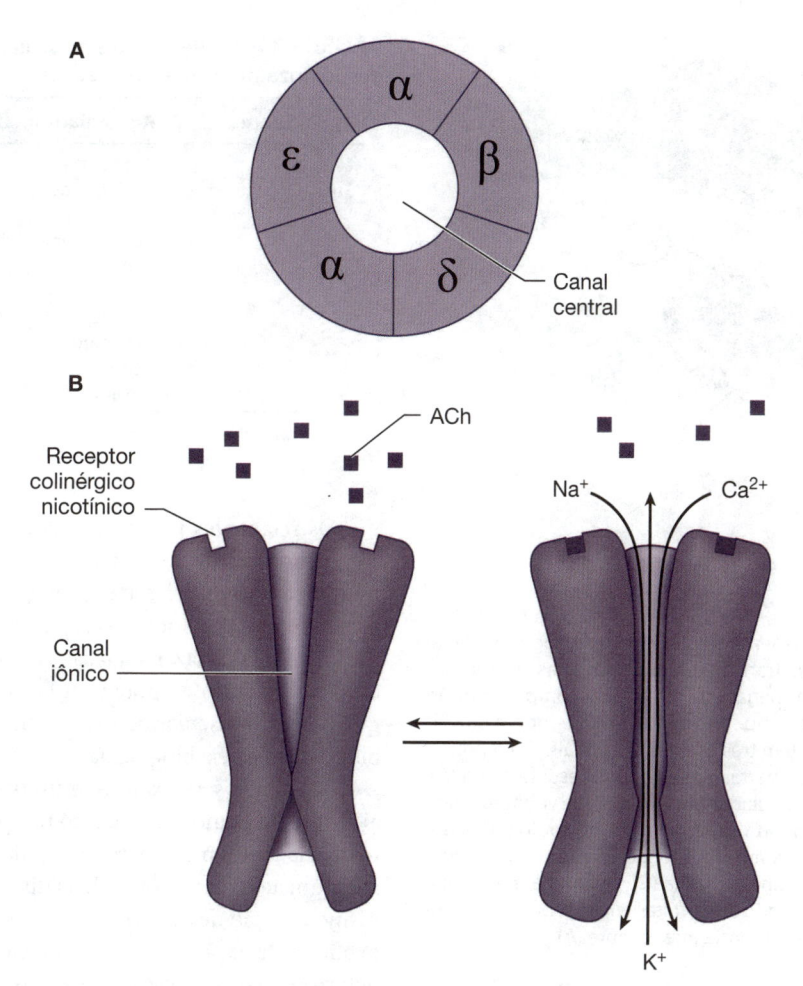

FIGURA 11-2 **A:** Estrutura do receptor de ACh. Observe que as duas subunidades α estão ligadas, de fato, à ACh e ao canal central. **B:** A ligação da ACh aos receptores na placa terminal muscular causa a abertura do canal e fluxo iônico.

cálcio do retículo sarcoplasmático. Esse cálcio intracelular permite que as proteínas contráteis actina e miosina interajam, gerando a contração muscular. A quantidade de ACh liberada e o número de receptores ativados em seguida, por meio da despolarização do nervo eferente, em geral, será muito maior que o mínimo necessário para iniciar um potencial de ação muscular. A margem de segurança de quase dez vezes é reduzida em pacientes com síndrome miastênica de Eaton-Lambert (redução na liberação de ACh) e/ou com miastenia *gravis* (redução do número de receptores).

A ACh é rapidamente hidrolisada em acetato e colina por uma enzima substrato-específica, a **acetilcolinesterase**. Essa enzima está inserida na membrana da placa motora terminal logo ao lado dos receptores da ACh. Após o desligamento da ACh, os canais iônicos dos receptores se fecham, possibilitando que a placa terminal seja polarizada de novo. O cálcio é novamente armazenado no retículo sarcoplasmático, e a célula muscular relaxa.

Distinções entre bloqueios despolarizantes e adespolarizantes

Os agentes bloqueadores neuromusculares são divididos em duas classes: despolarizantes e adespolarizantes (Tabela 11-1). Essa divisão é estabelecida com base em diferenças nos mecanismos de ação, nas respostas à estimulação de nervos periféricos e nas reversões dos bloqueios.

MECANISMO DE AÇÃO

De maneira similar à ACh, todos os agentes bloqueadores neuromusculares têm na composição a amônia quaternária cujo nitrogênio carregado positivamente confere afinidade para os receptores de ACh nicotínicos. Embora a maioria dos agentes tenha dois átomos de amônia quaternária, alguns têm um cátion de amônia quaternária e uma amina terciária que é protonada em pH fisiológico.

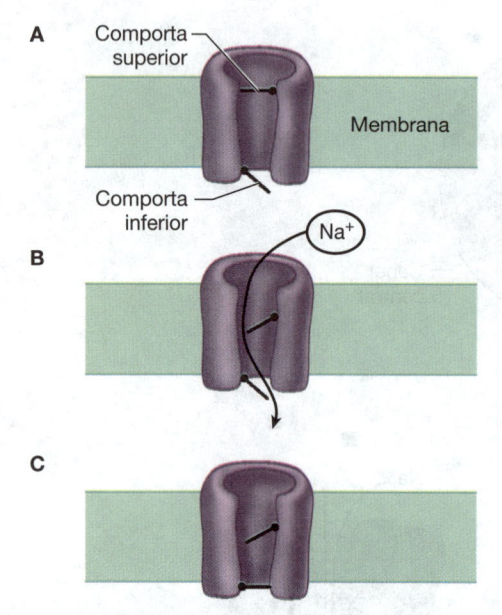

FIGURA 11-3 Representação do canal de sódio. O canal de sódio é uma proteína transmembrana com duas comportas. Os íons de sódio passam apenas quando as duas comportas estão abertas. A abertura das comportas depende do tempo e da voltagem; por isso, o canal tem três estados funcionais. Em repouso, a comporta inferior está aberta, mas a superior está fechada (**A**). Quando a membrana muscular alcança o limiar de voltagem para a despolarização, a comporta superior abre, e o sódio passa (**B**). Logo após a abertura da comporta superior, a comporta inferior, que é dependente do tempo, se fecha (**C**). Quando a membrana se polariza de novo chegando até a voltagem de repouso, a comporta superior fecha, e a comporta inferior abre (**A**).

TABELA 11-1 Relaxantes musculares despolarizantes e adespolarizantes

Despolarizantes	Adespolarizantes
Ação curta	Ação curta
Succinilcolina	Mivacúrio
	Gantacúrio[1]
	Ação intermediária
	Atracúrio
	Cisatracúrio
	Vecurônio
	Rocurônio
	Ação prolongada
	Pancurônio

[1]Ainda não disponível comercialmente nos Estados Unidos.

Os relaxantes musculares despolarizantes apresentam um comportamento semelhante ao da ACh e rapidamente fazem a ligação com os receptores de ACh, o que gera um potencial de ação muscular. Entretanto, diferentemente da ACh, esses fármacos *não* são metabolizados pela acetilcolinesterase, e a concentração deles na fenda sináptica não tem uma redução rápida, resultando em uma despolarização prolongada da placa terminal muscular.

A despolarização contínua da placa terminal causa relaxamento muscular em razão da abertura dos canais de sódio perijuncionais ser dependente do tempo (os canais de sódio ficam "inativos" de maneira muito rápida com a despolarização contínua; **Figura 11-3**). Após excitação e abertura iniciais (**Figura 11-3B**), esses canais de sódio ficam inativos (**Figura 11-3C**) e não são reativados até que a placa terminal seja polarizada de novo. Essa repolarização da placa terminal não ocorre enquanto o relaxante muscular despolarizante estiver ligado aos receptores de ACh; isso é chamado de *bloqueio de fase I*. A despolarização mais prolongada da placa terminal pode causar alterações ainda pouco compreendidas no receptor de ACh que resultam no *bloqueio de fase II*, o qual clinicamente é semelhante ao dos relaxantes musculares adespolarizantes.

Os relaxantes musculares adespolarizantes se ligam aos receptores de ACh, mas são conseguem induzir as mudanças necessárias na formação das subunidades α para que os canais iônicos sejam abertos. Como a ACh fica impedida de fazer a ligação com os receptores, não há desenvolvimento de potencial na placa terminal. O bloqueio neuromuscular ocorre mesmo que apenas uma subunidade α esteja bloqueada.

❷ Assim, os relaxantes musculares despolarizantes atuam como agonistas do receptor de ACh, enquanto os relaxantes musculares adespolarizantes atuam como antagonistas competitivos. Essa diferença básica no mecanismo de ação desses dois tipos de relaxantes musculares explica a variação de efeitos que eles podem exercer em determinadas doenças. Por exemplo, condições associadas a uma redução crônica na liberação de ACh (p. ex., lesões com desnervação muscular) estimulam um aumento compensatório do número de receptores de ACh dentro das membranas musculares. Essas condições de saúde também podem promover a expressão da isoforma imatura (extrajuncional) do receptor de ACh, o qual apresenta baixa propriedade de condutância e precisa de mais tempo para abertura do canal. Essa *upregulation* (suprarregulação) causa uma resposta exagerada aos relaxantes musculares despolarizantes (mais receptores são despolarizados) e uma resistência aos relaxantes musculares adespolarizantes (mais receptores precisam ser bloqueados). Por outro lado, condições associadas à menor quantidade de receptores de ACh (p. ex., *downregulation* [infrarregulação] na miastenia *gravis*) mostram resistência aos relaxantes despolarizantes e maior sensibilidade aos relaxantes adespolarizantes.

OUTROS MECANISMOS DE BLOQUEIO NEUROMUSCULAR

Alguns fármacos podem interferir no funcionamento do receptor de ACh sem atuarem como agonistas ou antagonistas. Eles interferem no funcionamento do sítio de ligação do receptor de ACh ou na abertura e no fechamento do canal do receptor. Esses fármacos compreendem os anestésicos inalatórios e locais e a cetamina. A interface do receptor de ACh-membrana lipídica tende a ser um sítio de ação importante.

Os fármacos também podem causar o bloqueio dos canais fechados ou abertos. Durante o bloqueio dos canais fechados, o fármaco ocupa um espaço físico no canal, impedindo a passagem de cátions mesmo que a ACh tenha ativado ou não o receptor. O bloqueio do canal aberto é "dependente do uso" porque o fármaco entra e ocupa o canal do receptor de ACh somente depois de ele ter sido aberto pela ligação da ACh. A relevância clínica do bloqueio do canal aberto é desconhecida. Com base em experimentos de laboratório, espera-se que, por meio do aumento da concentração de ACh com um inibidor da colinesterase, o bloqueio neuromuscular não seja superado. Fármacos que podem bloquear o canal em condições laboratoriais são a neostigmina, alguns antibióticos, a cocaína e outros anestésicos locais e a quinidina. Outros fármacos podem comprometer a liberação pré-sináptica de ACh. Os receptores pré-juncionais são importantes na mobilização da ACh para manter a contração muscular. O bloqueio desses receptores pode levar a um desaparecimento gradual da resposta ao teste da sequência de quatro estímulos (TOF, do inglês *train-of-four*).

REVERSÃO DO BLOQUEIO NEUROMUSCULAR

❸ Como a succinilcolina não é metabolizada pela acetilcolinesterase, ela se desliga do receptor e se difunde para longe da junção neuromuscular, sendo hidrolisada no plasma e no fígado por outra enzima, a pseudocolinesterase (colinesterase inespecífica, colinesterase plasmática ou butirilcolinesterase). Felizmente, esse processo costuma ser bastante rápido, pois não existe um agente específico para reverter um bloqueio despolarizante.

Com exceção do mivacúrio, os agentes adespolarizantes não são metabolizados pela acetilcolinesterase nem pela pseudocolinesterase. A reversão do bloqueio desses agentes depende do desligamento do receptor, da redistribuição, do metabolismo e da eliminação do relaxante pelo organismo ou da administração de agentes de reversão específicos (p. ex., inibidores da colinesterase), que inibem a atividade da enzima acetilcolinesterase. Como essa inibição aumenta a quantidade de ACh disponível na junção neuromuscular e pode concorrer com o agente adespolarizante, os agentes de reversão não se mostram muito benéficos para a reversão de um bloqueio despolarizante de fase I. Na verdade, com o aumento da concentração de ACh na junção neuromuscular e a inibição do metabolismo da succinilcolina induzido pela pseudocolinesterase, *os inibidores da colinesterase podem prolongar o bloqueio neuromuscular produzido pela succinilcolina*. A *única* situação em que a neostigmina reverte um bloqueio neuromuscular depois da succinilcolina será quando houver um bloqueio de fase II (desaparecimento gradual do TOF) *e* tiver passado tempo suficiente para que a concentração circulante da succinilcolina seja insignificante.

O sugamadex, uma ciclodextrina, é o primeiro agente seletivo que consegue estabelecer ligação com um relaxante muscular; ele exerce o efeito de reversão quando forma complexos estreitos em uma proporção de 1:1 com os agentes adespolarizantes esteroides (vecurônio, rocurônio e, em menor grau, pancurônio). Agentes bloqueadores neuromusculares que ainda estão sendo estudados, como o gantacúrio, se mostram promissores como agentes adespolarizantes de ação ultracurta.

RESPOSTA À ESTIMULAÇÃO DE NERVOS PERIFÉRICOS

O uso de estimuladores de nervos periféricos para monitorar a função neuromuscular é abordado no Capítulo 6. Quatro padrões de estimulação elétrica com pulsos de onda quadrada supramáximos são apresentados:

- **Tetânica** – um estímulo sustentado de 50 a 100 Hz, cujo tempo de duração costuma ser 5 segundos.
- **Fasciculação única** – um único pulso com duração de 0,2 ms.
- **Sequência de quatro estímulos (TOF)** – uma série de quatro fasciculações em 2 segundos (frequência de 2 Hz), cada uma com duração de 0,2 ms.
- **Estimulação em dupla salva (DBS, do inglês *double-burst stimulation*)** – três estimulações curtas de alta frequência (0,2 ms) separadas por um intervalo de 20-ms (50 Hz) e seguidas de 750 ms depois por dois (DBS$_{3,2}$) ou três (DBS$_{3,3}$) impulsos adicionais.

A ocorrência de uma redução gradual na resposta evocada (*fading*) durante a estimulação prolongada ou repetida do nervo indica um bloqueio adespolarizante (**Figura 11-4**) ou um bloqueio de fase II se apenas a succinilcolina tiver sido administrada. Essa redução gradual pode ser resultado de um efeito pré-juncional de relaxantes adespolarizantes que reduzem a quantidade de ACh disponível nas terminações nervosas para liberação durante a estimulação (bloqueio da mobilização de ACh). Uma recuperação clínica adequada está relacionada com a ausência dessa redução gradual da resposta. Como a redução gradual fica mais evidente durante a estimulação tetânica sustentada ou durante a estimulação em dupla salva do que depois de uma sequência de quatro estímulos

176 SEÇÃO II Farmacologia clínica

		Bloqueio despolarizante		
	Estímulo evocado normal	Fase I	Fase II	Bloqueio adespolarizante
Sequência de quatro estímulos		Constante, mas diminuído	Fading	Fading
Tetânica		Constante, mas diminuído	Fading	Fading
Estimulação em dupla salva (DBS$_{3,2}$)		Constante, mas diminuído	Fading	Fading
Potenciação pós-tetânica		Ausente	Presente	Presente

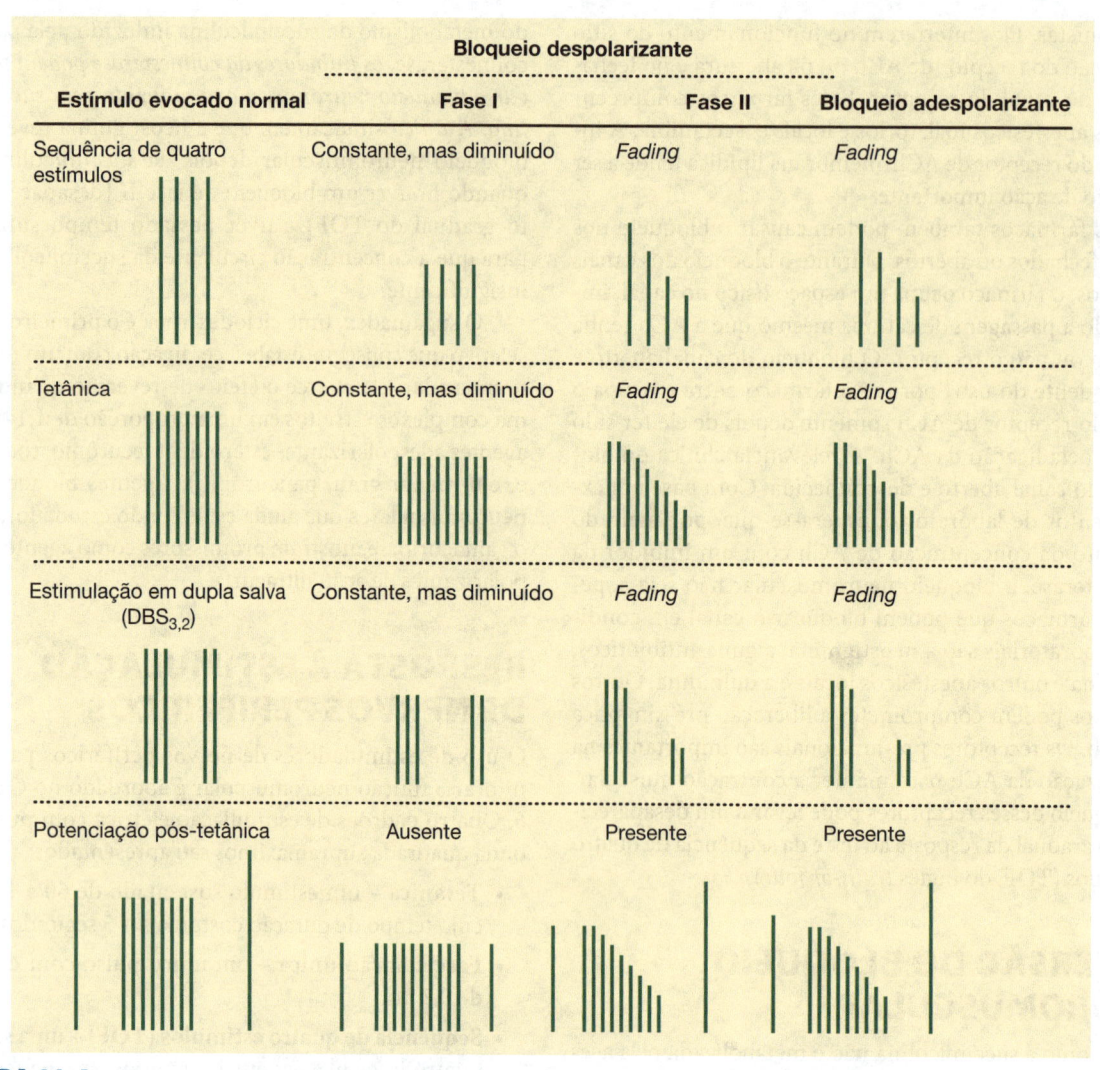

FIGURA 11-4 Respostas evocadas durante bloqueios despolarizantes (fase I e fase II) e adespolarizantes.

ou de fasciculações repetidas, os padrões de estimulação tetânica sustentada e em dupla salva são os melhores métodos para determinar se a recuperação de um bloqueio adespolarizante está adequada.

A capacidade da estimulação tetânica de aumentar a resposta evocada a uma fasciculação subsequente durante um bloqueio adespolarizante parcial é chamada de *potenciação pós-tetânica* (PPT). Esse fenômeno pode estar relacionado com um aumento transitório na mobilização de ACh depois da estimulação tetânica.

Por outro lado, um bloqueio de despolarização de fase I por administração de succinilcolina não resulta em redução gradual da resposta durante as estimulações tetânica ou de sequência de quatro estímulos e nem em PPT. Entretanto, com a exposição prolongada à succinilcolina, a qualidade do bloqueio irá mudar algumas vezes e ficará semelhante a um bloqueio adespolarizante (bloqueio de fase II).

Novos métodos quantitativos para avaliar o bloqueio neuromuscular, como, por exemplo, a aceleromiografia, permitem que as proporções exatas da sequência de quatro estímulos sejam determinadas, deixando de lado as interpretações subjetivas. A aceleromiografia e outras medidas objetivas do bloqueio neuromuscular podem reduzir a incidência de bloqueio neuromuscular residual no pós-operatório. Outras tecnologias têm sido desenvolvidas para avaliar o grau de bloqueio neuromuscular de maneira objetiva. Em 2018, estabeleceu-se um consenso sobre o uso perioperatório de monitorização neuromuscular, o qual recomenda que haja uma monitorização objetiva cujas documentações apontem uma proporção para a sequência de quatro estímulos maior ou igual a 0,90 como a única medida capaz de indicar a recuperação segura do bloqueio neuromuscular. O bloqueio neuromuscular residual aumenta a taxa de admissão à unidade de terapia intensiva no pós-operatório. Consequentemente, a monitorização objetiva do grau de bloqueio neuromuscular torna-se recomendável. Entretanto, muitos médicos ainda utilizam recursos cujas medidas são subjetivas, como a capacidade de levantar a cabeça ou a força de preensão da mão para avaliar o retorno da força muscular, mesmo que essas medidas sejam avaliações insensíveis.

Relaxantes musculares despolarizantes

SUCCINILCOLINA

Atualmente, o único relaxante muscular despolarizante em uso clínico é a succinilcolina.

Estrutura física

4 A succinilcolina – também denominada suxametônio – é formada pela união de duas moléculas de ACh (Figura 11-5). Essa estrutura está subjacente ao mecanismo de ação, aos efeitos colaterais e ao metabolismo desse fármaco.

Metabolismo e excreção

A succinilcolina ainda é bastante utilizada em virtude de ter um início de ação rápido (30-60 s) e ter uma duração de ação curta (em geral, menos de 10 min). O início de ação rápido da succinilcolina em relação a outros bloqueadores neuromusculares se deve, em grande parte, à superdosagem que costuma ser administrada. A succinilcolina, como todos os bloqueadores neuromusculares, tem um volume de distribuição pequeno graças ao fato de ter uma lipossolubilidade muito baixa, o que também explica seu o início de ação rápido. À medida que a succinilcolina entra na circulação, a maior parte dela é rapidamente metabolizada pela pseudocolinesterase em succinilmonocolina. Esse processo é tão eficiente que apenas uma pequena parcela da dose injetada alcança a

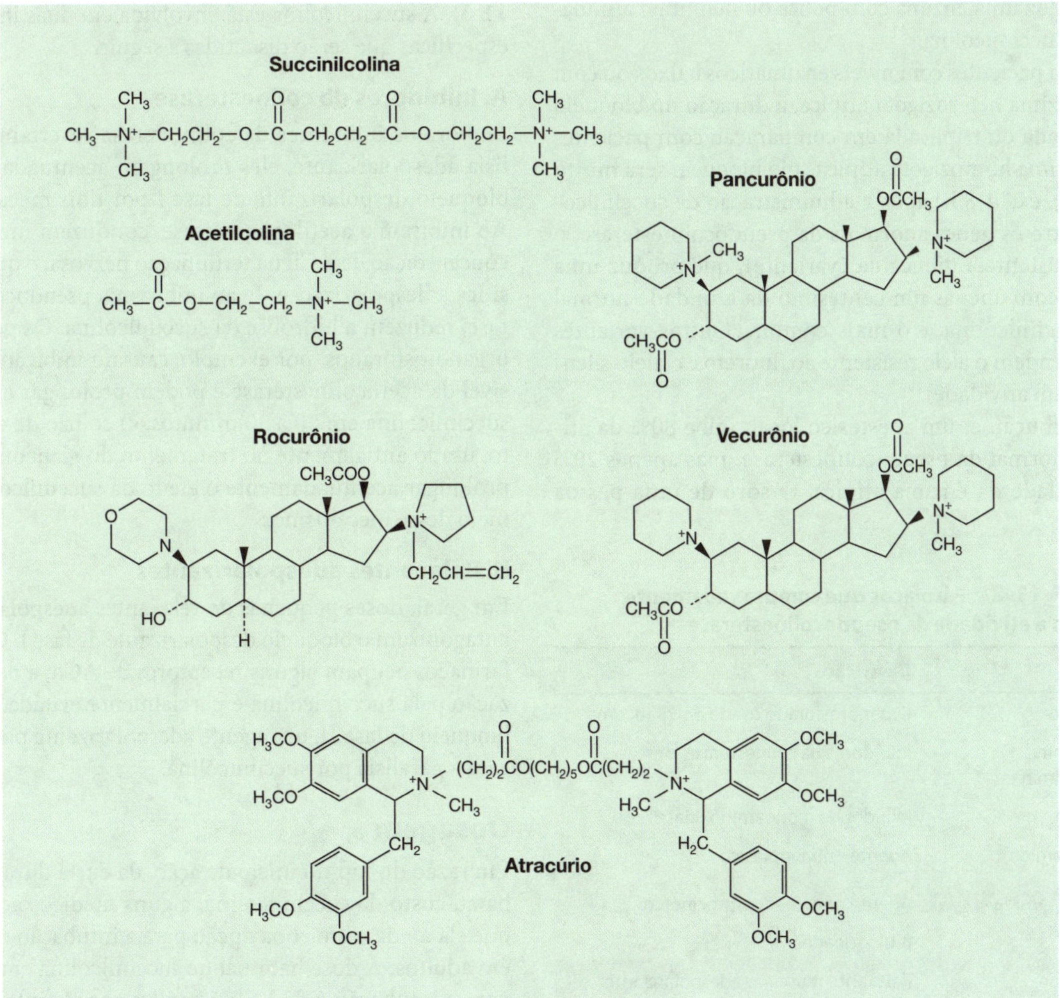

FIGURA 11-5 Estruturas químicas de agentes bloqueadores neuromusculares.

junção neuromuscular. Conforme os níveis do fármaco diminuem no sangue, moléculas de succinilcolina são difundidas para longe da junção neuromuscular, limitando a duração da ação. Contudo, essa duração pode ser prolongada por doses altas, infusão da succinilcolina e metabolismo anormal. Este último aspecto pode ocorrer em função de hipotermia, redução dos níveis de pseudocolinesterase ou presença de uma enzima geneticamente aberrante. A hipotermia reduz a taxa de hidrólise. Níveis reduzidos de pseudocolinesterase são frequentes em gestantes, pessoas com doenças hepáticas ou com insuficiência renal e em determinados tratamentos farmacológicos (Tabela 11-2). Níveis reduzidos de pseudocolinesterase, em geral, não prolongam muito a ação da succinilcolina (2-20 min).

Os pacientes heterozigotos com um gene normal e um anormal (atípico) para a pseudocolinesterase podem apresentar bloqueio levemente prolongado (20-30 min) após a administração de succinilcolina. Uma quantidade muito menor de pacientes (1 em 3 mil) tem duas cópias do gene anormal mais prevalente (homozigoto atípico) que produz uma enzima com pouca ou nenhuma afinidade pela succinilcolina.

5 Em pacientes com níveis enzimáticos baixos ou com enzima heterozigota atípica, a duração do bloqueio é duplicada ou triplicada em comparação com pacientes com enzima homozigota atípica cujo bloqueio será **muito** longo (p. ex., 4-8 h) após a administração de succinilcolina. Entre os genes anormais da pseudocolinesterase, o alelo resistente à dibucaína (variante), que produz uma enzima com apenas um centésimo da afinidade normal pela succinilcolina, é o mais comum. Outras variantes compreendem o alelo resistente ao fluoreto e o alelo silencioso (sem atividade).

A dibucaína, um anestésico local, inibe 80% da atividade normal da pseudocolinesterase, mas apenas 20% da atividade da enzima atípica. O soro de uma pessoa heterozigota para a enzima atípica se caracteriza por uma inibição intermediária de 40 a 60%. A porcentagem de inibição da atividade da pseudocolinesterase é chamada de número de dibucaína. Um paciente com pseudocolinesterase normal tem um número de dibucaína de 80; um homozigoto com o alelo anormal mais comum tem um número de dibucaína de 20. O número de dibucaína mede a função da pseudocolinesterase, não a quantidade da enzima. Assim, a função adequada da pseudocolinesterase pode ser determinada quantitativamente no laboratório em unidades por litro (fator suplementar) e qualitativamente pelo número de dibucaína (fator principal). **A paralisia prolongada por succinilcolina causada por pseudocolinesterase anormal (colinesterase atípica) deve ser tratada com ventilação mecânica e sedação até que a função muscular retorne ao normal conforme a avaliação dos sinais clínicos.**

Interações medicamentosas

Os efeitos dos relaxantes musculares podem ser modificados pela terapia farmacológica concomitante (Tabela 11-3). A succinilcolina está envolvida em duas interações específicas que serão discutidas a seguir.

A. Inibidores da colinesterase

Embora os inibidores da colinesterase revertam a paralisia adespolarizante, eles prolongam acentuadamente o bloqueio despolarizante de fase I por dois mecanismos. Ao inibirem a acetilcolinesterase, conduzem uma maior concentração de ACh na terminação nervosa, o que intensifica a despolarização. E, ao inibirem a pseudocolinesterase, reduzem a hidrólise da succinilcolina. Os pesticidas organofosforados, por exemplo, causam inibição irreversível da acetilcolinesterase e podem prolongar a ação da succinilcolina em 20 a 30 minutos. O colírio de ecotiofato, usado antigamente no tratamento do glaucoma, pode prolongar acentuadamente o efeito da succinilcolina por meio desse mecanismo.

B. Relaxantes adespolarizantes

Em geral, doses pequenas de relaxantes adespolarizantes antagonizam o bloqueio despolarizante de fase I. Como os fármacos ocupam alguns receptores de ACh, a despolarização pela succinilcolina é parcialmente evitada. Em um bloqueio de fase II, um agente adespolarizante potencializará a paralisia por succinilcolina.

Dosagem

Em razão do rápido início de ação, da curta duração e do baixo custo da succinilcolina, alguns médicos acreditam que ela ainda é uma boa opção para a intubação de rotina em adultos. A dose habitual de succinilcolina em adultos para a intubação é de 1 a 1,5 mg/kg por via intravenosa. Mesmo doses de apenas 0,5 mg/kg oferecem condições

TABELA 11-2 Fármacos que comprovadamente reduzem a atividade da pseudocolinesterase

Fármaco	Descrição
Ecotiofato	Organofosforado usado em glaucoma
Neostigmina Piridostigmina	Inibidores da colinesterase
Fenelzina	Inibidor da monoaminoxidase
Ciclofosfamida	Agente antineoplásico
Metoclopramida	Agente antiemético/procinétco
Esmolol	β-bloqueador
Pancurônio	Relaxante muscular adespolarizante
Contraceptivos orais	Agentes diversos

TABELA 11-3 Potenciação (+) e resistência (−) de agentes bloqueadores neuromusculares por outros fármacos

Fármaco	Efeito no bloqueio despolarizante[1]	Efeito no bloqueio adespolarizante	Comentários
Antibióticos	+	+	Estreptomicina, aminoglicosídeos, canamicina, neomicina, colistina, polimixina, tetraciclina, lincomicina, clindamicina
Anticonvulsivantes	?	−	Fenitoína, carbamazepina, primidona, valproato de sódio
Antiarrítmicos	+	+	Quinidina, bloqueadores dos canais de cálcio
Inibidores da colinesterase	+	−	Neostigmina, piridostigmina
Dantroleno	?	+	Usado no tratamento da hipertermia maligna (tem um grupo de amônia quaternária)
Anestésicos inalatórios	+	+	Anestésicos voláteis
Cetamina	?	+	
Anestésicos locais	+	+	Apenas em altas dosagens
Carbonato de lítio	+	?	Prolonga o início e a duração da succinilcolina
Sulfato de magnésio	+	+	Usado no tratamento de pré-eclâmpsia e eclâmpsia na gestação

[1]?, efeito desconhecido.

de intubação aceitáveis se não for usada uma dose de desfasciculação de um agente adespolarizante. Pequenas doses repetidas em bólus (5-10 mg) ou uma infusão de succinilcolina (1 g em 500 ou 1.000 mL, titulada conforme o efeito) podem ser usadas durante procedimentos cirúrgicos que exijam uma paralisia breve, porém intensa (p. ex., endoscopias otorrinolaringológicas). A função neuromuscular deve ser frequentemente monitorada com um estimulador de nervo para evitar a dosagem excessiva e detectar o surgimento de bloqueio de fase II. A disponibilidade de relaxantes musculares adespolarizantes de ação intermediária reduziu a quantidade exacerbada de infusões de succinilcolina. Antigamente, as infusões de succinilcolina eram a base da prática ambulatorial nos Estados Unidos.

Como a succinilcolina não é lipossolúvel, ela tem um volume de distribuição pequeno. Considerando o peso em quilogramas, lactantes e neonatos têm um espaço extracelular maior que o de adultos. Assim, a dose necessária em pacientes pediátricos costuma ser maior do que a de adultos. Se a succinilcolina for administrada por via *intramuscular* em crianças, uma dose de até 4 a 5 mg/kg nem sempre resulta em paralisia completa.

A succinilcolina deve ser armazenada sob refrigeração (2-8 °C) e deve ser usada dentro de 14 dias depois de ter sido retirada da refrigeração e exposta à temperatura ambiente.

Efeitos colaterais e considerações clínicas

A succinilcolina é um fármaco relativamente seguro − desde que as prováveis complicações sejam compreendidas e evitadas. Em razão do risco de hipercalemia, rabdomiólise e parada cardíaca em crianças com miopatias não diagnosticadas, a succinilcolina costuma ser contraindicada para práticas de rotina em crianças e adolescentes. Alguns médicos também abandonaram o uso rotineiro da succinilcolina em adultos. A succinilcolina ainda é útil para a intubação em sequência rápida e para períodos breves de paralisia intensa, pois nenhum dos relaxantes musculares adespolarizantes atualmente disponíveis tem um início de ação rápido e uma duração curta iguais aos da succinilcolina. Estudos recentes compararam a succinilcolina com o rocurônio para a intubação em sequência rápida e concluíram que a succinilcolina pode oferecer condições de intubação um pouco melhores. Entretanto, o rocurônio é cada vez mais empregado para facilitar a intubação no lugar da succinilcolina.

A. Cardiovasculares

Em virtude da similaridade dos relaxantes com a ACh, o fato de eles conseguirem afetar os receptores colinérgicos para além daqueles da junção neuromuscular não é surpreendente. Todo o sistema nervoso parassimpático e partes do sistema nervoso simpático (gânglios simpáticos, medula suprarrenal e glândulas sudoríparas) dependem da ACh como neurotransmissor.

A succinilcolina não estimula apenas os receptores colinérgicos nicotínicos na junção neuromuscular, ela também estimula todos os receptores de ACh. As ações cardiovasculares da succinilcolina são, portanto, muito complexas. A estimulação de receptores nicotínicos nos gânglios parassimpáticos e simpáticos e de receptores muscarínicos no nó sinoatrial do coração pode aumentar ou reduzir a pressão arterial e a frequência cardíaca. Doses baixas de succinilcolina podem produzir efeitos cronotrópicos e inotrópicos negativos, mas doses mais altas geralmente aumentam a contratilidade e a frequência cardíaca, além de elevar os níveis de catecolaminas circulantes. Na maioria dos pacientes, as consequências hemodinâmicas são irrelevantes em comparação com os efeitos do agente de indução e da laringoscopia.

Crianças são particularmente suscetíveis à bradicardia profunda após a administração de succinilcolina. A bradicardia pode ocorrer em adultos quando uma segunda dose em bólus de succinilcolina for administrada cerca de 3 a 8 minutos depois da primeira dose. O dogma (sem base em evidências reais) é de que o metabólito da succinilcolina, a succinilmonocolina, sensibiliza os receptores colinérgicos muscarínicos no nó sinoatrial na segunda dose de succinilcolina, resultando em bradicardia. A atropina aplicada por via intravenosa (0,02 mg/kg em crianças, 0,4 mg em adultos) costuma ser administrada de maneira profilática em crianças antes da primeira dose e das doses subsequentes e *geralmente* antes de uma segunda dose de succinilcolina em adultos. Relatos de outras arritmias, como bradicardia nodal e ectopia ventricular, também são encontrados na literatura.

B. Fasciculações

O início da paralisia pela succinilcolina costuma ser sinalizado por contrações de unidades motoras visíveis chamadas de *fasciculações*. Elas podem ser evitadas com um pré-tratamento, pela administração de uma pequena dose de um relaxante adespolarizante. Como esse pré-tratamento geralmente antagoniza um bloqueio despolarizante, há necessidade de uma dose maior de succinilcolina (1,5 mg/kg). As fasciculações não costumam acontecer em crianças pequenas e em adultos mais velhos.

C. Hipercalemia

7 Um músculo normal, durante a despolarização induzida pela succinilcolina, libera uma quantidade de potássio suficiente para aumentar o potássio sérico em 0,5 mEq/L. Embora esse aumento em geral não seja significativo para pacientes com níveis basais normais de potássio, ele pode ser fatal em pacientes com diagnóstico preexistente de hipercalemia. O aumento no potássio em pacientes com lesões por queimaduras, traumas maciços, distúrbios neurológicos e várias outras condições (**Tabela 11-4**) pode resultar em consequências graves. A parada cardíaca hipercalêmica pode ser bastante refratária à ressuscitação cardiopulmonar de rotina, exigindo cálcio, insulina, glicose, bicarbonato e até mesmo circulação extracorpórea para fornecer suporte circulatório enquanto o nível sérico de potássio é reduzido.

Depois de lesões com desnervação (lesões na medula espinal, grandes queimaduras), a isoforma imatura do receptor de ACh pode ser expressa dentro e fora da junção neuromuscular (*upregulation*). Esses receptores extrajuncionais permitem que a succinilcolina efetue uma ampla despolarização e uma liberação extensiva de potássio. *Não*

TABELA 11-4 Condições que causam suscetibilidade à hipercalemia induzida pela succinilcolina

Lesões por queimaduras
Traumas maciços
Infecção intra-abdominal grave
Lesão na medula espinal
Encefalite
AVC
Síndrome de Guillain-Barré
Doença de Parkinson em estágio avançado
Tétano
Imobilização total do corpo por um longo período
Ruptura de aneurisma cerebral
Polineuropatia
Traumatismo craniano fechado
Choque hemorrágico com acidose metabólica
Miopatias (p. ex., distrofia de Duchenne)

há como evitar por completo a liberação potencialmente fatal de potássio pelo pré-tratamento com um agente adespolarizante. O risco de hipercalemia em geral costuma atingir o pico depois de 7 a 10 dias da lesão, mas o momento exato do início e a duração do período de risco são variáveis. O risco de hipercalemia pela succinilcolina é mínimo nos dois primeiros dias depois da lesão na medula espinal ou por queimadura.

D. Dores musculares

Pacientes que tenham recebido succinilcolina apresentam incidência aumentada de mialgia pós-operatória. A eficácia do pré-tratamento com agentes adespolarizantes ainda é controversa. A administração de rocurônio (0,06-0,1 mg/kg) antes da succinilcolina mostrou-se efetiva na prevenção de fasciculações e na redução das mialgias pós-operatórias. A relação entre fasciculações e mialgias pós-operatórias também não é consistente. Acredita-se que as mialgias sejam resultado da contração inicial não sincronizada dos grupos musculares; mioglobinemia e aumentos da creatina cinase sérica podem ser identificados depois da administração de succinilcolina. O uso perioperatório de anti-inflamatórios não esteroides e de benzodiazepínicos pode reduzir a incidência e a intensidade das mialgias.

E. Elevação da pressão intragástrica

As fasciculações da musculatura da parede abdominal aumentam a pressão intragástrica, o que é equilibrado pelo aumento do tônus do esfíncter esofágico inferior. Apesar de muitas discussões acerca desses aumentos, não há evidências de que o risco de refluxo gástrico ou de aspiração pulmonar seja agravado pelo uso da succinilcolina.

F. Elevação da pressão intraocular

Os músculos extraoculares são diferentes de outros músculos estriados em virtude das múltiplas placas motoras terminais em cada célula. A despolarização prolongada da membrana e a contração da musculatura extraocular após a administração de succinilcolina aumentam de maneira transitória a pressão intraocular, o que, em teoria, poderia comprometer um olho lesionado. Entretanto, não há evidências de que o uso de succinilcolina gere maiores consequências em pacientes com lesões oculares "abertas". A elevação da pressão intraocular nem sempre pode ser evitada pelo pré-tratamento com um agente adespolarizante.

G. Rigidez do músculo masseter

A succinilcolina aumenta de maneira transitória o tônus do músculo masseter. Inicialmente, o movimento de abertura da boca pode ser difícil em razão do relaxamento incompleto da mandíbula. Um aumento acetuado do tônus que impeça a realização de laringoscopia é anormal e pode ser um sinal premonitório de hipertermia maligna.

H. Hipertermia maligna

A succinilcolina funciona como um forte agente desencadeador para pacientes suscetíveis à hipertermia maligna, um distúrbio hipermetabólico da musculatura esquelética (ver Capítulo 52). Embora alguns dos sinais e sintomas da síndrome neuroléptica maligna (SNM) lembrem aqueles da hipertermia maligna, a patogênese é completamente diferente, e não há necessidade de evitar o uso da succinilcolina em pacientes com SNM.

I. Contrações generalizadas

Pacientes que apresentam miotonia podem desenvolver mioclonias após a administração de succinilcolina.

J. Paralisia prolongada

Como apontado anteriormente, pacientes com níveis reduzidos de pseudocolinesterase normal podem ter uma duração de ação mais longa que o normal, enquanto pacientes com pseudocolinesterase atípica apresentarão uma paralisia acentuadamente prolongada.

K. Pressão intracraniana

A succinilcolina pode levar a uma ativação do eletrencefalograma e a aumentos discretos no fluxo sanguíneo cerebral e na pressão intracraniana de alguns pacientes. As fasciculações musculares estimulam os receptores de estiramento muscular, os quais subsequentemente aumentam a atividade cerebral. O aumento da pressão intracraniana pode ser atenuado pelo controle adequado das vias aéreas e pela hiperventilação e pode ser evitado pelo pré-tratamento com um relaxante muscular adespolarizante e pela administração de lidocaína intravenosa (1,5-2,0 mg/kg) entre 2 e 3 minutos antes da intubação. Os efeitos da intubação sobre a pressão intracraniana são maiores que qualquer aumento causado pela succinilcolina, e o uso desse fármaco *não* é contraindicado na indução em sequência rápida em pacientes com lesões de massa intracraniana ou com outras causas de aumento da pressão intracraniana.

L. Liberação de histamina

Uma liberação discreta de histamina pode ser observada em alguns pacientes após a administração da succinilcolina.

Relaxantes musculares adespolarizantes

Características farmacológicas específicas

Diferentemente dos relaxantes musculares despolarizantes em que há apenas um exemplar, os relaxantes musculares adespolarizantes (Tabelas 11-5 e 11-6) apresentam uma gama de opções. Com base na estrutura química dos relaxantes adespolarizantes, eles podem ser classificados

TABELA 11-5 Resumo da farmacologia dos relaxantes musculares adespolarizantes

Relaxante	Estrutura química[1]	Metabolismo	Excreção primária	Início[2]	Duração[3]	Liberação de histamina[4]	Bloqueio vagal[5]
Atracúrio	B	+++	Insignificante	++	++	+	0
Cisatracúrio	B	+++	Insignificante	++	++	0	0
Pancurônio	E	+	Renal	++	+++	0	++
Vecurônio	E	+	Biliar	++	++	0	0
Rocurônio	E	Insignificante	Biliar	+++	++	0	+
Gantacúrio	C	+++	Insignificante	+++	+	+	0

[1]B, benzilisoquinolona; S, esteroide; C, clorofumarato.
[2]Início: +, lento; ++, moderadamente rápido; +++, rápido.
[3]Duração: +, curta; ++, intermediária; +++, longa.
[4]Liberação de histamina: 0, sem efeito; +, efeito discreto; ++, efeito moderado; +++, efeito marcante.
[5]Bloqueio vagal: 0, sem efeito; +, efeito discreto; ++, efeito moderado.

TABELA 11-6 Características clínicas dos relaxantes musculares adespolarizantes

Fármaco	DE_{95} para adutor do polegar durante anestesia intravenosa/oxigênio/óxido nitroso (mg/kg)	Dose para intubação (mg/kg)	Início de ação para dose de intubação (min)	Duração da dose de intubação (min)	Dose de manutenção em bólus (mg/kg)	Dose de manutenção em infusão (µg/kg/min)
Succinilcolina	0,5	1,0	0,5	5-10	0,15	2-15 mg/min
Gantacúrio[1]	0,19	0,2	1-2	4-10	N/A	–
Rocurônio	0,3	0,8	1,5	35-75	0,15	9-12
Mivacúrio	0,08	0,2	2,5-3,0	15-20	0,05	4-15
Atracúrio	0,2	0,5	2,5-3,0	30-45	0,1	5-12
Cisatracúrio	0,05	0,2	2,0-3,0	40-75	0,02	1-2
Vecurônio	0,05	0,12	2,0-3,0	45-90	0,01	1-2
Pancurônio	0,07	0,12	2,0-3,0	60-120	0,01	–

[1]Não está disponível comercialmente nos Estados Unidos.

como benzilisoquinolínicos, esteroides ou outros compostos. A escolha por um determinado fármaco costuma se dar em função de suas características específicas, as quais geralmente estão relacionadas à sua estrutura; porém, para a maioria dos pacientes, as diferenças entre os bloqueadores neuromusculares de ação intermediária são insignificantes. Os relaxantes adespolarizantes classificados como esteroides podem ser vagolíticos, principalmente o pancurônio, e, de forma mais discreta, o vecurônio e o rocurônio também possuem essa propriedade. Os relaxantes adespolarizantes classificados como benzilisoquinolínicos tendem a liberar histamina. Em razão de semelhanças estruturais, um histórico de alergia a um relaxante muscular em particular pode indicar fortemente a possibilidade de reações alérgicas a outros relaxantes musculares, sobretudo se forem da mesma classe química.

A. Adequação para a intubação

Nenhum dos relaxantes musculares adespolarizantes atualmente disponíveis do mercado tem o mesmo início de ação e a mesma duração que a succinilcolina. No entanto, o início de ação dos relaxantes adespolarizantes pode ser acelerado pelo uso de uma dose maior ou de uma pré-dose. A DE_{95} de qualquer fármaco é a dose efetiva em 95% das pessoas. No caso dos bloqueadores neuromusculares, uma dose que reduza 95% das contrações musculares em 50% das pessoas costuma ser catalogada como a dose efetiva. Uma a duas vezes a DE_{95} ou duas vezes a dose que reduz 95% das contrações musculares são geralmente usadas para intubação. Embora uma dose maior para a intubação acelere o início de ação, ela prolonga a duração do bloqueio. O aparecimento do sugamadex no mercado eliminou em grande parte essa preocupação em relação aos relaxantes musculares adespolarizantes esteroides rocurônio e rônio (ver Capítulo 12).

Os grupos musculares variam quanto à sua sensibilidade aos relaxantes musculares. Por exemplo, os músculos da laringe – cujo relaxamento é importante durante a intubação – se recuperam do bloqueio mais rapidamente que o músculo adutor do polegar, o qual costuma ser monitorizado pelo estimulador de nervo periférico.

B. Adequação para prevenção de fasciculações

Para a prevenção de fasciculações e mialgias, 10 a 15% da dose de intubação de um agente adespolarizante pode ser aplicada 5 minutos antes da succinilcolina.

C. Manutenção do relaxamento

Após a intubação, a manutenção da paralisia muscular pode ser necessária para facilitar a cirurgia (p. ex., cirurgias abdominais), permitir uma menor profundidade anestésica ou controlar a ventilação. Existe grande variabilidade entre os pacientes quanto à resposta aos relaxantes musculares. A monitorização da função neuromuscular com um estimulador de nervo ajuda a evitar as dosagens excessivas ou insuficientes, reduzindo a probabilidade de paralisia muscular residual grave na sala de recuperação. As doses de manutenção, sejam por bólus intermitente ou por infusão contínua (Tabela 11-6), devem ser orientadas pelo estimulador de nervos e pelos sinais clínicos (p. ex., movimentos ou esforços respiratórios espontâneos). Em algumas situações, os sinais clínicos podem preceder a recuperação das fasciculações em razão de sensibilidades diferentes aos relaxantes musculares entre os grupos musculares ou a problemas técnicos com o estimulador de nervos. Algum tipo de retorno da transmissão neuromuscular deve ser identificado antes da administração de cada dose de manutenção, caso o paciente precise reassumir a ventilação espontânea ao final da anestesia. Quando uma infusão é usada para a manutenção, a velocidade deve ser ajustada conforme a taxa que permite algum tipo de retorno da transmissão neuromuscular ou deve estar um pouco acima dessa taxa, de modo que os efeitos dos fármacos possam ser monitorizados.

D. Potenciação por anestésicos inalatórios

O uso de agentes voláteis reduz em pelo menos 15% a dose necessária de relaxantes musculares adespolarizantes. O grau de potencialização pós-sináptica depende do anestésico inalatório (desflurano > sevoflurano > isoflurano > halotano > N_2O/O_2/narcótico > anestesia intravenosa total).

E. Potenciação por outros agentes adespolarizantes

Algumas combinações de agentes adespolarizantes de classes distintas (p. ex., esteroides e benzilisoquinolínicos) produzem um bloqueio neuromuscular mais do que aditivo (sinérgico).

F. Efeitos colaterais autonômicos

Em dose clínicas, os agentes adespolarizantes são diferentes quanto aos efeitos relativos sobre os receptores colinérgicos nicotínicos e muscarínicos. Os agentes usados antigamente (p. ex., tubocurarina) bloqueavam os gânglios autonômicos, reduzindo a capacidade do sistema nervoso simpático de aumentar a contratilidade e a frequência cardíaca em resposta à hipotensão e a outros tipos de estresse intraoperatório. O pancurônio, por outro lado, bloqueia os receptores muscarínicos vagais no nó sinoatrial, o que em geral resulta em taquicardia. Todos os relaxantes adespolarizantes mais recentes no mercado, incluindo atracúrio, cisatracúrio, mivacúrio, brometo de vecurônio e rocurônio, são destituídos de efeitos autonômicos significativos na dosagem indicada.

G. Liberação de histamina

A liberação de histamina pelos mastócitos pode resultar em broncoespasmo, rubor cutâneo e hipotensão por vasodilatação periférica. O atracúrio e o mivacúrio podem desencadear a liberação de histamina, sobretudo se doses maiores forem utilizadas. Injeção lenta e pré-tratamento anti-histamínico H_1 e H_2 melhoram esses efeitos colaterais.

H. Depuração hepática

Apenas pancurônio, vecurônio e rocurônio são metabolizados em diferentes níveis pelo fígado. Os metabólitos ativos provavelmente contribuem para o efeito clínico desses fármacos. O vecurônio e o rocurônio dependem muito da excreção biliar. Clinicamente, a insuficiência hepática prolonga o bloqueio. Atracúrio, cisatracúrio e mivacúrio, embora extensivamente metabolizados, são dependentes de mecanismos extra-hepáticos. A doença hepática grave não afeta de maneira significativa a depuração do atracúrio e do cisatracúrio, mas a redução associada aos níveis de pseudocolinesterase pode tornar o metabolismo do mivacúrio mais lento.

I. Excreção renal

8 Pancurônio, vecurônio e rocurônio são excretados pelos rins de maneira parcial. A duração da ação do pancurônio e do vecurônio é prolongada em pacientes com insuficiência renal. A eliminação do atracúrio e do cisatracúrio é independente da função renal. A duração da ação do rocurônio e do mivacúrio não é afetada de maneira significativa pela disfunção renal.

Características farmacológicas gerais

Algumas variáveis afetam todos os relaxantes musculares adespolarizantes.

A. Temperatura

A hipotermia prolonga o bloqueio ao reduzir o metabolismo (p. ex., mivacúrio, atracúrio e cisatracúrio) e adia a excreção (p. ex., pancurônio e vecurônio).

B. Equilíbrio ácido-básico

A acidose respiratória potencializa o bloqueio da maioria dos relaxantes adespolarizantes e antagoniza sua reversão. Isso pode impedir a recuperação neuromuscular completa de um paciente hipoventilando no pós-operatório. As conclusões conflitantes acerca dos efeitos neuromusculares de outras mudanças ácido-básicas podem estar relacionadas a alterações coexistentes no pH extracelular, no pH intracelular, em concentrações de eletrólitos e nas diferenças estruturais entre os fármacos (p. ex., monoquaternários *versus* biquaternários; esteroides *versus* isoquinolínicos).

C. Distúrbios eletrolíticos

Hipocalemia e hipocalcemia potencializam o bloqueio adespolarizante. As respostas de pacientes com hipercalcemia são imprevisíveis. A hipermagnesemia, como pode ser visto em gestantes com pré-eclâmpsia, é manejada com sulfato de magnésio (ou com a administração por via intravenosa de magnésio na sala de cirurgia), potencializando o bloqueio adespolarizante ao competir com o cálcio na placa terminal motora.

D. Idade

Neonatos têm maior sensibilidade aos relaxantes adespolarizantes em razão da imaturidade das junções neuromusculares (Tabela 11-7). Essa sensibilidade não costuma reduzir a dose necessária, pois o maior espaço extracelular no neonato fornece um maior volume de distribuição.

E. Interações medicamentosas

Conforme apontado anteriormente, muitos fármacos potencializam o bloqueio adespolarizante (ver Tabela 11-3).

TABELA 11-7 Considerações adicionais dos relaxantes musculares em populações específicas

Pediatria	Succinilcolina: não deve ser rotineiramente usada Agentes adespolarizantes: início de ação mais rápido Vecurônio: longa ação em neonatos
Idosos	Depuração reduzida: duração prolongada, com exceção do cisatracúrio
Obesos	Dose 20% maior do que o peso corporal magro; início de ação inalterado Duração prolongada, com exceção do cisatracúrio
Doença hepática	Volume de distribuição aumentado Pancurônio e vecurônio: eliminação prolongada devido ao metabolismo hepático e à excreção biliar Cisatracúrio: inalterado Peudocolinesterase reduzida; ação prolongada da succinilcolina pode ocorrer na doença grave
Insuficiência renal	Vecurônio: prolongado Rocurônio: relativamente inalterado Cisatracúrio: alternativa mais segura
Paciente crítico	Miopatia, polineuropatia, suprarregulação de receptores nicotínicos de acetilcolina

Eles apresentam múltiplos sítios de interação: estruturas pré-juncionais, receptores colinérgicos pós-juncionais e membranas musculares.

F. Doenças concomitantes

A presença de doenças neurológicas ou musculares pode ter efeitos profundos na resposta de um indivíduo aos relaxantes musculares (Tabela 11-8). A cirrose hepática e a insuficiência renal crônica costumam aumentar o volume de distribuição e diminuir a concentração plasmática conforme a dose de fármacos hidrossolúveis utilizada, como os relaxantes musculares. Por outro lado, os fármacos que dependem da excreção hepática ou renal podem ter uma depuração prolongada (ver Tabela 11-7). Assim, nesses casos, dependendo do fármaco, uma dose inicial maior pode ter que ser empregada, mas com doses de manutenção menores.

G. Grupos musculares

O início e a intensidade do bloqueio variam conforme os grupos musculares. Isso pode estar relacionado a diferenças no fluxo sanguíneo, à distância em relação à circulação central ou a tipos de fibras musculares diferentes. Além disso, a sensibilidade relativa de um grupo muscular pode depender da escolha do relaxante muscular. Em geral, o diafragma, a mandíbula, a laringe e os músculos faciais (orbicular do olho) respondem e se recuperam mais rapidamente do relaxamento muscular do que o polegar, por exemplo. Embora seja um recurso de segurança fortuito, as contrações diafragmáticas persistentes podem ser desconcertantes diante de uma paralisia completa do adutor do polegar. A musculatura da glote também é bastante resistente ao bloqueio,

TABELA 11-8 Doenças capazes de modificar as respostas dos relaxantes musculares

Doença	Resposta aos relaxantes despolarizantes	Resposta aos relaxantes adespolarizantes
Esclerose lateral amiotrófica	Contratura/hipercalemia	Hipersensibilidade

Distúrbios autoimunes
    Lúpus eritematoso sistêmico
    Polimiosite
    Dermatomiosite
	Hipersensibilidade	Hipersensibilidade

Queimaduras	Hipercalemia	Resistência
Paralisia cerebral	Hipersensibilidade discreta	Resistência
Paralisia periódica familiar (hipercalêmica)	Miotonia e hipercalemia	Hipersensibilidade?
Síndrome de Guillain-Barré	Hipercalemia	Hipersensibilidade
Hemiplegia	Hipercalemia	Resistência no lado afetado
Desnervação muscular (lesão de nervo periférico)	Hipercalemia e contratura	Resposta normal ou resistência
Distrofia muscular (tipo Duchenne)	Hipercalemia e hipertermia maligna	Hipersensibilidade
Miastenia *gravis*	Resistência	Hipersensibilidade
Síndrome miastênica	Hipersensibilidade	Hipersensibilidade
Miotonia	Contrações musculares generalizadas	Resposta normal ou hipersensibilidade

Infecção crônica grave
    Tétano
    Botulismo
	Hipercalemia	Resistência

o que tende a ser confirmado durante a laringoscopia. A dose que reduz 95% do movimento das fasciculações da laringe é quase o dobro da utilizada para o músculo do polegar. Boas condições de intubação costumam estar associadas a perda visual da resposta de fasciculação do orbicular do olho.

Considerando os vários fatores que influenciam a duração e a magnitude do relaxamento muscular, fica claro que a resposta de um indivíduo aos agentes bloqueadores neuromusculares deve ser monitorizada. As doses recomendadas, incluindo aquelas mencionadas neste capítulo, devem ser entendidas como diretrizes que exigem modificação de acordo com o paciente. A prática clínica mostra uma ampla variedade na sensibilidade aos relaxantes musculares adespolarizantes.

ATRACÚRIO

Estrutura física

Como todos os relaxantes musculares, o atracúrio tem um grupo quaternário; porém, a estrutura benzilisoquinolínica que o constitui é responsável pelo seu método de degradação único. O fármaco é uma mistura de dez estereoisômeros.

Metabolismo e excreção

O atracúrio é metabolizado de maneira tão extensa que as suas farmacocinéticas são independentes das funções hepática e renal, e menos de 10% são excretados sem alterações pelas vias renal e biliar. Dois processos distintos são responsáveis pelo metabolismo desse fármaco.

A. Hidrólise de ésteres

Esta ação é catalisada por esterases inespecíficas, não pela acetilcolinesterase ou pela pseudocolinesterase.

B. Eliminação de Hofmann

Uma ruptura química espontânea e não enzimática ocorre em pH e temperatura fisiológicos.

Dosagem

Uma dose de 0,5 mg/kg é administrada por via intravenosa para a intubação. Se a succinilcolina for administrada para a intubação, o relaxamento intraoperatório subsequente com uso de atracúrio é obtido com uma dose inicial de 0,25 mg/kg e com doses extras de 0,1 mg/kg a cada 10 ou 20 minutos. Uma infusão de 5 a 10 µg/kg/minuto pode substituir as administrações por bólus intermitente de maneira efetiva.

Embora a dose necessária não mude significativamente com a idade, o atracúrio pode ter ação mais curta em crianças e lactentes em relação a adultos.

O atracúrio está disponível em solução de 10 mg/mL. Ele deve ser armazenado a uma temperatura de 2 °C a 8 °C porque perde de 5 a 10% de sua potência a cada mês exposto à temperatura ambiente. À temperatura ambiente, o fármaco deve ser utilizado dentro de 14 dias como forma de preservar sua potência.

Efeitos colaterais e considerações clínicas

O atracúrio desencadeia uma liberação de histamina dose-dependente que se torna significativa em doses acima de 0,5 mg/kg.

A. Hipotensão e taquicardia

Os efeitos colaterais cardiovasculares são incomuns a menos que doses maiores do que 0,5 mg/kg sejam administradas. O atracúrio também pode causar uma queda transitória na resistência vascular sistêmica e um aumento no índice cardíaco, independentemente de qualquer liberação de histamina. A injeção lenta minimiza esses efeitos.

B. Broncoespasmo

O atracúrio não deve ser administrado em pacientes com asma. O broncoespasmo grave pode acontecer mesmo em pacientes sem história de asma.

C. Toxicidade por laudanosina

A laudanosina, uma amina terciária, é um subproduto proveniente da eliminação de Hofmann do atracúrio e tem sido associada à excitação do sistema nervoso central, o que pode resultar em elevação da concentração alveolar mínima e até mesmo em precipitação de convulsões. As preocupações com a laudanosina costumam ser irrelevantes, a menos que o paciente tenha recebido uma dose total extremamente alta ou tenha insuficiência hepática. A laudanosina é metabolizada pelo fígado e excretada na urina e na bile.

D. Sensibilidade a temperatura e pH

Em virtude de seu metabolismo único, a duração de ação do atracúrio pode ter um prolongamento acentuado pela hipotermia e, em menor grau, pela acidose.

E. Incompatibilidade química

O atracúrio precipitará como um ácido livre, caso seja introduzido por meio de um acesso intravenoso que tenha uma solução alcalina como o tiopental.

F. Reações alérgicas

Raras reações anafilactoides ao atracúrio têm sido descritas. Os mecanismos propostos englobam imunogenicidade direta e ativação imune mediada pelo acrilato. Reações de anticorpos mediadas pela imunoglobulina E e direcionadas contra compostos substituídos com amônia, incluindo relaxantes musculares, já foram relatadas. Reações ao acrilato, um metabólito do atracúrio e um componente estrutural de algumas membranas de diálise em pacientes submetidos a hemodiálise, também foram identificadas.

CISATRACÚRIO

Estrutura física

O cisatracúrio é um estereoisômero do atracúrio que é quatro vezes mais potente. O atracúrio apresenta cerca de 15% de cisatracúrio.

Metabolismo e excreção

10 Como o atracúrio, o cisatracúrio sofre degradação no plasma em pH e temperatura fisiológicos por meio da eliminação órgão-independente de Hofmann. Os metabólitos resultantes (acrilato monoquaternário e laudanosina) não têm efeitos bloqueadores neuromusculares intrínsecos. Como a potência do cisatracúrio é maior, a quantidade de laudanosina produzida para a mesma extensão e duração do bloqueio neuromuscular é muito menor do que a produzida pelo atracúrio. O metabolismo e a eliminação são independentes de insuficiência renal ou hepática. Variações menores nos padrões farmacocinéticos devido à idade não resultam em alterações clinicamente importantes na duração da ação.

Dosagem

O cisatracúrio produz boas condições de intubação após uma dose de 0,1 a 0,15 mg/kg dentro de 2 minutos e resulta em bloqueio muscular de duração intermediária. A taxa de infusão que costuma ser utilizada para a manutenção varia de 1,0 a 2,0 µg/kg/min, sendo, portanto, um fármaco mais potente que o atracúrio.

O cisatracúrio deve ser armazenado sob refrigeração (2-8 °C) e deve ser utilizado dentro de 21 dias depois de retirado da refrigeração e exposto à temperatura ambiente.

Efeitos colaterais e considerações clínicas

Diferentemente do atracúrio, o cisatracúrio não produz um aumento consistente e dose-dependente dos níveis plasmáticos de histamina após a administração. O cisatracúrio não altera a frequência cardíaca ou a pressão arterial, nem produz efeitos autonômicos, mesmo em doses oito vezes maiores que a DE_{95}.

O cisatracúrio compartilha com o atracúrio a produção de laudanosina, as sensibilidades ao pH e a temperatura e a incompatibilidade química.

MIVACÚRIO

O mivacúrio é um bloqueador neuromuscular adespolarizante benzilisoquinolínico de ação curta. Ele retornou recentemente ao mercado norte-americano após ter ficado indisponível por vários anos.

Metabolismo e excreção

O mivacúrio, como a succinilcolina, é metabolizado pela pseudocolinesterase. Consequentemente, pacientes com baixa concentração ou atividade de pseudocolinesterase podem ter bloqueio neuromuscular prolongado depois da administração desse fármaco. Entretanto, como outros agentes adespolarizantes, os inibidores da colinesterase irão antagonizar o bloqueio neuromuscular induzido pelo mivacúrio. O edrofônio reverte de maneira mais efetiva o bloqueio do mivacúrio que a neostigmina, por exemplo, pois esta inibe a atividade da colinesterase plasmática.

Dosagem

A dose de mivacúrio que se costuma utilizar para a intubação é de 0,15 a 0,2 mg/kg.

Efeitos colaterais e considerações clínicas

O mivacúrio libera histamina da mesma forma que o atracúrio. O tempo de início da ação do mivacúrio é de cerca de 2 a 3 minutos. A principal vantagem do mivacúrio em comparação ao atracúrio diz respeito à duração de ação relativamente curta (20-30 min).

PANCURÔNIO

Estrutura física

O pancurônio apresenta uma estrutura esteroide na qual duas moléculas modificadas de ACh são encontradas (um relaxante biquaternário). Em todos os relaxantes esteroides, o "esqueleto" esteroide serve como um espaçador entre as duas aminas quaternárias. O pancurônio é tão semelhante à ACh que consegue estabelecer ligação (mas não ativar) com o receptor de ACh nicotínico.

Metabolismo e excreção

O pancurônio é metabolizado (desacetilado) em grau limitado pelo fígado. Os produtos metabólicos desse fármaco apresentam uma atividade discreta de bloqueio neuromuscular. A excreção é, na sua maioria, renal (40%), embora uma parte do fármaco seja eliminada pela bile (10%). A eliminação do pancurônio é reduzida, e o bloqueio neuromuscular é prolongado em pacientes com insuficiência renal. Pacientes com cirrose podem precisar de uma dose inicial maior em razão do aumento do volume de distribuição, mas a necessidade de manutenção é reduzida graças à redução na taxa de depuração plasmática.

Dosagem

Uma dose de 0,08 a 0,12 mg/kg de pancurônio fornece relaxamento adequado para a intubação entre 2 e 3 minutos. O relaxamento intraoperatório é obtido pela administração inicial de 0,04 mg/kg, seguido de 0,01 mg/kg a cada 20 a 40 minutos.

Crianças podem precisar de doses um pouco maiores de pancurônio. Este fármaco está disponível em solução de 1 ou 2 mg/mL e é armazenado sob refrigeração a uma temperatura de 2 °C a 8 °C, mas pode ficar estável por até 6 meses à temperatura ambiente.

Efeitos colaterais e considerações clínicas
A. Hipertensão e taquicardia

Estes efeitos cardiovasculares são causados pela combinação de bloqueio vagal e estimulação simpática. Esta última é resultado da combinação de estimulação ganglionar, liberação de catecolaminas por terminações nervosas adrenérgicas e redução da recaptação de catecolaminas. Deve-se ter cuidado ao administrar uma grande dose de pancurônio em bólus em pacientes cujo aumento da frequência cardíaca possa ser particularmente prejudicial (p. ex., doença arterial coronariana, miocardiopatia hipertrófica, estenose aórtica).

B. Arritmias

O aumento da condução atrioventricular e da liberação de catecolaminas eleva as chances de arritmias ventriculares em indivíduos predispostos. A combinação de pancurônio, antidepressivos tricíclicos e halotano tem se mostrado particularmente arritmogênica.

C. Reações alérgicas

Pacientes hipersensíveis aos brometos podem ter reações alérgicas ao pancurônio (brometo de pancurônio).

VECURÔNIO
Estrutura física

O vecurônio é o pancurônio menos um grupo metila quaternário (um relaxante monoquaternário). Essa pequena modificação na estrutura altera de forma benéfica os efeitos colaterais sem perda de potência.

Metabolismo e excreção

O vecurônio é pouco metabolizado pelo fígado. Ele depende primariamente da excreção biliar e, secundariamente, da excreção renal (25%). Embora seja um fármaco indicado para pacientes com insuficiência renal, a duração de ação dele tem prolongamento moderado. A curta duração do vecurônio é explicada por sua meia-vida de eliminação menor e pela depuração mais rápida em comparação com o pancurônio. Após administração prolongada de vecurônio a pacientes em UTI, pode ocorrer bloqueio neuromuscular prolongado (até vários dias) após a suspensão do fármaco, possivelmente em razão do acúmulo de seu metabólito ativo 3-hidroxi, que modifica a depuração do fármaco ou pelo desenvolvimento de neuropatia. Em alguns pacientes, isso pode resultar no desenvolvimento de polineuropatia. Os fatores de risco parecem incluir gênero feminino, insuficiência renal, terapia com corticosteroide por longo prazo ou com altas doses e sepse. Portanto, esses pacientes devem ser monitorados com atenção, e as doses do vecurônio devem ser tituladas com cuidado. A administração de relaxantes musculares por um longo período e a consequente ausência prolongada de ligação de ACh aos receptores de ACh nicotínicos pós-sinápticos podem simular um estado de desnervação crônica e causar disfunção de receptores e paralisia duradoura. Tolerância aos relaxantes musculares adespolarizantes também pode ocorrer após uso por longo prazo. A abordagem mais adequada é evitar a paralisia desnecessária de pacientes que estão em UTI.

Dosagem

O vecurônio é equipotente ao pancurônio; a dose utilizada para intubação é de 0,08 a 0,12 mg/kg. Uma dose inicial de 0,04 mg/kg seguida por incrementos de 0,01 mg/kg a cada 15 a 20 minutos fornecem relaxamento intraoperatório. De modo alternativo, uma infusão de 1 a 2 µg/kg/min produz uma boa manutenção do relaxamento.

A idade não afeta a dose inicial, embora a frequência de doses subsequentes seja menor para neonatos e lactentes. Mulheres tendem a ser cerca de 30% mais sensíveis ao vecurônio que os homens, conforme evidenciado por um maior grau de bloqueio e duração de ação prolongada (isso também foi observado com pancurônio e rocurônio). A causa dessa sensibilidade está provavelmente associada às diferenças relacionadas a gênero na massa de gordura e de músculos e na distribuição de volume. A duração da ação do vecurônio pode ser ainda mais longa em mulheres no pós-parto em razão de alterações no fluxo sanguíneo hepático ou na captação hepática. Como ocorre com o rocurônio (discutido a seguir), o sugamadex permite a rápida reversão do bloqueio neuromuscular profundo induzido por vecurônio.

Efeitos colaterais e considerações clínicas
A. Cardiovasculares

Mesmo em doses de 0,28 mg/kg, o vecurônio não apresenta efeitos cardiovasculares significativos. A potencialização da bradicardia induzida por opioides pode ser observada em alguns pacientes.

B. Insuficiência hepática

Embora dependa da excreção biliar, a duração da ação do vecurônio não costuma ser significativamente prolongada em pacientes com cirrose a menos que sejam administradas doses maiores que 0,15 mg/kg. A necessidade de administração de doses de vecurônio é reduzida durante a fase anepática do transplante hepático.

ROCURÔNIO

Estrutura física

Este esteroide quaternário análogo ao vecurônio foi desenvolvido para proporcionar um rápido início de ação.

Metabolismo e excreção

O rocurônio não é metabolizado, ele é majoritariamente eliminado pelo fígado e, em menor escala, pelos rins. A duração de ação desse fármaco não é significativamente afetada pela doença renal, mas pode ser prolongada de forma modesta pela insuficiência hepática grave e pela gestação. Como o rocurônio não tem metabólitos ativos, ele pode ser uma opção mais adequada que o vecurônio para pacientes que precisem receber infusões prolongadas no ambiente da UTI. Pacientes idosos podem ter uma duração de ação mais longa em razão da redução de massa hepática.

Dosagem

O rocurônio é menos potente que a maioria dos outros relaxantes musculares esteroides (a potência parece estar inversamente relacionada com a velocidade de início). Para intubação, são administrados 0,45 a 0,9 mg/kg por via intravenosa e bólus de 0,15 mg/kg para a manutenção. O rocurônio intramuscular (1 mg/kg para lactentes; 2 mg/kg para crianças) oferece paralisia adequada do diafragma e das pregas vocais para a intubação, depois de 3 a 6 minutos (a injeção no deltoide tem início de ação mais rápida que no quadríceps). As necessidades de infusão do rocurônio variam de 5 a 12 µg/kg/min. Esse fármaco pode ter uma duração de ação inesperadamente prolongada em pacientes idosos. A necessidade de dose inicial é um pouco maior em pacientes com doença hepática avançada, o que é motivado, em teoria, pelo maior volume de distribuição.

Efeitos colaterais e considerações clínicas

(13) O rocurônio (em doses de 0,9-1,2 mg/kg) possui um início de ação *semelhante* ao da succinilcolina (60-90 s), tornando-o uma alternativa adequada para induções em sequência rápida, mas ao custo de uma duração de ação muito mais longa. Essa duração de ação intermediária é comparável àquela do vecurônio ou do atracúrio. O sugamadex permite a reversão rápida do bloqueio neuromuscular profundo induzido pelo rocurônio.

O rocurônio (0,1 mg/kg) demonstrou ser um agente rápido (90 s) e eficaz (redução de fasciculações e de mialgias no pós-operatório) para a pré-curarização antes da administração de succinilcolina. Ele tem uma discreta tendência vagolítica.

NOVOS RELAXANTES MUSCULARES

O gantacúrio pertence a uma nova classe de bloqueadores neuromusculares adespolarizantes chamada de *clorofumaratos*. Em estudos pré-clínicos, o gantacúrio demonstrou uma duração de ação ultracurta, semelhante àquela da succinilcolina. O perfil farmacocinético desse fármaco é explicado pela degradação não enzimática feita por dois mecanismos químicos: formação rápida do produto da adução de cisteína inativa e hidrólise de éster. Em dose de 0,2 mg/kg (ED_{95}), o início de ação foi de 1 a 2 minutos, com uma duração do bloqueio semelhante àquela da succinilcolina. A duração de ação clínica desse fármaco varia de 5 e 10 minutos. A recuperação pode ser acelerada pela administração de edrofônio e cisteína exógena. Efeitos cardiovasculares que indicam liberação de histamina foram observados após o uso de uma dose três vezes maior que a ED_{95}.

CW002 é outro agente adespolarizante em processo de pesquisa. Trata-se de um composto de fumarato benzilisoquinolínico baseado em éster com uma duração de ação intermediária e que sofre metabolismo e eliminação semelhantes aos do gantacúrio. CW 1759-50 é outro agente de ação curta reversível pela L-cisteína. No momento, esses agentes ainda estão sendo estudados.

DISCUSSÃO DE CASO

Demora na recuperação após anestesia geral

Um paciente de 72 anos foi submetido à anestesia geral para uma prostatectomia laparoscópica robótica. Vinte minutos após a conclusão do procedimento, o paciente ainda está intubado e não mostra evidências de consciência ou respiração espontânea.

Qual é sua abordagem para este diagnóstico?

Os indícios para a solução de problemas clínicos complexos costumam ser encontrados em uma revisão pertinente da história clínica e cirúrgica, no histórico de fármacos ingeridos, no exame físico e nos resultados laboratoriais. Neste caso, o manejo anestésico perioperatório também deve ser considerado.

Que condições clínicas predispõem um paciente à demora para despertar ou à paralisia prolongada?

A hipertensão crônica altera a autorregulação do fluxo sanguíneo cerebral e reduz a tolerância cerebral a episódios de hipotensão. A doença hepática diminui o metabolismo hepático e a excreção biliar dos fármacos, resultando em ação prolongada do fármaco. A redução das concentrações séricas de albumina aumentam a disponibilidade do fármaco livre (ativo). A encefalopatia hepática pode alterar a consciência. A doença renal diminui a excreção renal de muitos fármacos. A uremia também pode afetar a consciência. Pacientes com diabetes são propensos à hipoglicemia e ao coma hiperosmolar hiperglicêmico não cetótico. Um acidente vascular cerebral (AVC) prévio ou um sopro carotídeo sintomático aumentam o risco de AVC intraoperatório. A presença de *shunt* cardíaco da direita para a esquerda, particularmente em crianças com cardiopatia congênita, permite que êmbolos de ar passem diretamente da circulação venosa para a circulação arterial sistêmica (possivelmente cerebral). Uma embolia gasosa paradoxal pode resultar em dano cerebral permanente. O hipotireoidismo grave está associado ao comprometimento do metabolismo de fármacos e, raramente, ao coma mixedematoso.

Um histórico de anestesias gerais prévias sem problemas afunila o diagnóstico?

A pseudocolinesterase atípica hereditária é descartada pela anestesia geral prévia sem intercorrências, supondo que tenha sido administrada succinilcolina. Níveis reduzidos da enzima normal não resultariam em apneia pós-operatória a menos que a cirurgia tivesse uma duração muito curta. A hipertermia maligna não costuma se apresentar como demora no despertar, embora não seja incomum haver sonolência prolongada. Contudo, uma anestesia prévia sem intercorrências não descarta a hipertermia maligna. As pessoas incomumente sensíveis aos agentes anestésicos (p. ex., pacientes mais velhos) podem apresentar uma histórico de demora na superficialização.

Como os medicamentos que um paciente usa em casa podem afetar o despertar da anestesia geral?

Fármacos que diminuem a concentração alveolar mínima, como a metildopa, predispõem os pacientes à sobredose de anestésicos. A intoxicação aguda por etanol reduz o metabolismo dos barbitúricos e atua de forma independente como sedativo. Os fármacos que reduzem o fluxo sanguíneo hepático, como a cimetidina, limitarão o metabolismo hepático dos fármacos. Fármacos antiparkinsonianos e antidepressivos tricíclicos apresentam efeitos colaterais anticolinérgicos que potencializam a sedação produzida pela escopolamina. Os sedativos de longa ação, como os benzodiazepínicos, podem retardar o despertar.

A técnica anestésica altera o despertar?

Os medicamentos pré-operatórios podem afetar o despertar. Em especial, opioides e benzodiazepínicos podem interferir na recuperação pós-operatória.

A hiperventilação intraoperatória é uma causa comum de apneia pós-operatória. Como os agentes voláteis e os opioides aumentam o limiar de apneia (o nível de $PaCO_2$ em que a ventilação espontânea cessa), a hipoventilação pós-operatória moderada pode ser necessária para a estimulação dos centros respiratórios. Quadros intraoperatórios graves de hipotensão ou hipertensão podem causar hipóxia e edema cerebral.

A hipotermia reduz a concentração alveolar mínima, antagoniza a reversão do relaxamento muscular e limita o metabolismo dos fármacos. A hipóxia arterial ou a hipercapnia grave ($PaCO_2$ > 70 mmHg) podem alterar a consciência.

Determinados procedimentos cirúrgicos, como a endarterectomia carotídea, o *bypass* cardiopulmonar e os procedimentos intracranianos, estão associados a uma incidência aumentada de déficits neurológicos pós-operatórios. Pode ocorrer hematoma subdural em pacientes com coagulopatias graves. A ressecção prostática transuretral pode estar associada à hiponatremia pelos efeitos diluidores da solução de irrigação absorvida.

Que indícios um exame físico oferece?

O tamanho pupilar nem sempre é um indicador confiável da integridade do sistema nervoso central. Porém, pupilas fixas e dilatadas na ausência de medicamentos anticolinérgicos ou de bloqueio ganglionar podem ser um sinal de prognóstico desfavorável. A resposta aos estímulos físicos, como a impulsão forçada da mandíbula, pode diferenciar a sonolência da paralisia. A estimulação de nervos periféricos também diferencia a paralisia do coma.

Que exames laboratoriais específicos você solicitaria?

Pode ser útil solicitar gasometria arterial, glicemia e eletrólitos séricos. A tomografia computadorizada pode ser necessária se a falta de resposta for prolongada. Concentrações aumentadas de agentes inalatórios mostradas na gasometria, além de medidas processadas do eletrencefalograma (EEG), podem ajudar a determinar se o paciente ainda está sob efeito da anestesia. Sinais lentos no EEG podem ser indicativos de anestesia ou doença cerebral. Monitores de alerta no processamento do EEG também podem ser usados, desde que se tenha em mente que valores baixos no índice biespectral podem ser causados tanto por supressão do EEG pelo anestésico como por lesão cerebral isquêmica.

Que intervenções terapêuticas devem ser consideradas?

O suporte com ventilação mecânica deve ser mantido. Naloxona, flumazenil e fisostigmina podem ser indicados, dependendo da provável causa do retardo na superficialização, da suspeita de efeitos dos fármacos e se a reversão for considerada segura e desejável.

LEITURAS SUGERIDAS

Brull SJ, Kopman AF. Current status of neuromuscular reversal and monitoring: challenges and opportunities. *Anesthesiology*. 2017;126:173.

de Backer J, Hart N, Fan E. Neuromuscular blockade in the 21st century management of the critically ill patient. *Chest*. 2017;151:697.

Grabitz SD, Rajaratnam N, Chhagani K, et al. The effects of postoperative residual neuromuscular blockade on hospital costs and intensive care unit admission: a population-based cohort study. *Anesth Analg*. 2019;128:1129.

Guihard B, Chollet-Xémard C, Lakhnati P, et al. Effect of rocuronium vs succinylcholine on endotracheal intubation success rate among patients undergoing out-of-hospital rapid sequence intubation: a randomized clinical trial. *JAMA*. 2019;322:2303.

Heerdt PM, Sunaga H, Savarese JJ. Novel neuromuscular blocking drugs and antagonists. *Curr Opin Anaesthesiol*. 2015;28:403.

Madsen MV, Staehr-Rye AK, Gätke MR, Claudius C. Neuromuscular blockade for optimising surgical conditions during abdominal and gynaecological surgery: a systematic review. *Acta Anaesthesiol Scand*. 2015;59:1.

Murphy G. Neuromuscular monitoring in the perioperative period. *Anesth Analg*. 2018;126:464.

Savarese JJ, Sunaga H, McGilvra JD, et al. Preclinical pharmacology in the rhesus monkey of CW 1759-50, a new ultrashort acting nondepolarizing neuromuscular blocking agent, degraded and antagonized by l-cysteine. *Anesthesiology*. 2018;129:970.

Schreiber JU. Management of neuromuscular blockade in ambulatory patients. *Curr Opin Anaesthesiol*. 2014;27:583.

Tran DT, Newton EK, Mount VA, et al. Rocuronium *versus* succinylcholine for rapid sequence induction intubation. *Cochrane Database Syst Rev*. 2015;(10):CD002788.

Inibidores da colinesterase e outros antagonistas farmacológicos dos agentes bloqueadores neuromusculares

CAPÍTULO 12

CONCEITOS-CHAVE

1. O principal uso clínico dos inibidores da colinesterase compreende a reversão do efeito dos bloqueadores neuromusculares adespolarizantes.

2. A acetilcolina é um neurotransmissor que opera em todo o sistema nervoso parassimpático (gânglios parassimpáticos e células efetoras), em partes do sistema nervoso simpático (gânglios simpáticos, medula suprarrenal e glândulas sudoríparas), em alguns neurônios do sistema nervoso central e em nervos somáticos que inervam a musculatura esquelética.

3. A transmissão neuromuscular é bloqueada quando os relaxantes musculares adespolarizantes competem com a acetilcolina pela ligação com os receptores colinérgicos nicotínicos. Os inibidores da colinesterase aumentam de maneira indireta a quantidade disponível de acetilcolina para que haja disputa com o agente adespolarizante, restabelecendo, assim, a transmissão neuromuscular.

4. Os inibidores da acetilcolinesterase prolongam o bloqueio da despolarização pela succinilcolina.

5. Qualquer prolongamento da ação de um relaxante muscular adespolarizante em virtude de insuficiência renal ou hepática tende a ser acompanhado por um aumento correspondente na duração da ação de um inibidor da colinesterase.

6. O tempo necessário para a reversão completa de um bloqueio neuromuscular adespolarizante depende de vários fatores, incluindo qual inibidor da colinesterase foi administrado, qual dosagem foi empregada, qual relaxante muscular exerceu a função de antagonista e qual foi a extensão do bloqueio antes da reversão.

7. Um agente de reversão deve ser administrado rotineiramente para pacientes que receberam relaxantes musculares adespolarizantes, a menos que a reversão completa esteja evidente ou que o planejamento pós-operatório inclua a continuação da intubação e da ventilação.

8. Novos métodos quantitativos para avaliar a recuperação do bloqueio neuromuscular, como a aceleromiografia, são recomendados e podem reduzir ainda mais a incidência de paralisia residual pós-operatória não detectada.

9. O sugamadex exerce efeito por meio da formação de complexos estreitos 1:1 com os agentes bloqueadores neuromusculares esteroides.

10. A cisteína consegue inativar o gantacúrio por meio da degradação metabólica e da formação de adutos.

A reversão incompleta dos agentes bloqueadores neuromusculares e a paralisia residual pós-operatória estão associadas à morbidade e ao maior custo perioperatório; portanto, a avaliação cuidadosa do bloqueio neuromuscular e a seleção adequada do fármaco antagonista são processos que devem ser colocados em prática quando relaxantes musculares forem administrados. **1** O principal uso clínico dos inibidores da colinesterase compreende a reversão do efeito dos bloqueadores neuromusculares adespolarizantes. Alguns desses inibidores também são usados para diagnóstico e tratamento da miastenia *gravis*. Mais recentemente, agentes como as ciclodextrinas e a cisteína, as quais apresentam uma maior capacidade de reversão do bloqueio neuromuscular por meio de propriedades específicas, têm sido utilizados e investigados. Este capítulo traz uma revisão da farmacologia colinérgica e dos mecanismos de inibição da acetilcolinesterase, bem como evidencia a farmacologia clínica dos inibidores da colinesterase utilizados com maior frequência (neostigmina, cloreto de edrofônio, piridostigmina e fisostigmina) e faz uma revisão acerca dos agentes de reversão mais recentes.

Farmacologia colinérgica

O termo *colinérgico* se refere aos efeitos do neurotransmissor acetil*colina*. A acetilcolina é sintetizada nas terminações nervosas pela enzima colina acetiltransferase, que catalisa a reação entre acetil coenzima A e colina (**Figura 12-1**). Após a liberação, a acetilcolina é rapidamente hidrolisada pela acetilcolinesterase (colinesterase verdadeira) em acetato e colina.

2 A acetilcolina é um neurotransmissor que opera em todo o sistema nervoso parassimpático (gânglios parassimpáticos e células efetoras), em partes do sistema nervoso simpático (gânglios simpáticos, medula suprarrenal e glândulas sudoríparas), em alguns neurônios do sistema nervoso central e em nervos somáticos que inervam a musculatura esquelética (**Figura 12-2**).

Os receptores colinérgicos são divididos em dois grupos principais com base na reação deles aos alcaloides muscarina e nicotina (**Figura 12-3**). A nicotina estimula os gânglios autonômicos e os receptores dos músculos esqueléticos (receptores nicotínicos), enquanto a muscarina ativa as células efetoras de órgãos-alvo na musculatura lisa brônquica, das glândulas salivares e do nó sinoatrial (receptores muscarínicos). O sistema nervoso central tem receptores tanto nicotínicos como muscarínicos. Os receptores nicotínicos são bloqueados pelos relaxantes musculares (também chamados de *bloqueadores neuromusculares*), e os receptores muscarínicos são bloqueados por fármacos anticolinérgicos como a atropina. Embora os receptores nicotínicos e muscarínicos produzam respostas diferentes para alguns agonistas (p. ex., nicotina, muscarina) e antagonistas (p. ex., vecurônio *versus* atropina), os dois respondem à acetilcolina (**Tabela 12-1**). Os agonistas colinérgicos disponíveis para uso clínico antagonizam a hidrólise pela colinesterase. A metacolina e o betanecol são, em primeiro lugar, agonistas muscarínicos, enquanto o carbacol funciona tanto como um agonista muscarínico quanto como nicotínico. A metacolina inalatória tem sido usada como teste de provocação para asma, o betanecol, para o tratamento da atonia da bexiga, e o carbacol, para o tratamento por via tópica do glaucoma de ângulo aberto.

Ao reverter o bloqueio neuromuscular, o objetivo é aumentar a transmissão nicotínica com o mínimo de efeitos colaterais muscarínicos.

MECANISMO DE AÇÃO

Uma transmissão neuromuscular normal depende da ligação da acetilcolina aos receptores colinérgicos nicotínicos na placa motora terminal. A transmissão neuromuscular é bloqueada quando os relaxantes musculares adespolarizantes competem com a acetilcolina pela ligação com os receptores colinérgicos muscarínicos. A reversão do bloqueio depende da difusão, da redistribuição, do metabolismo e da excreção do relaxante adespolarizante do corpo (*reversão espontânea*), geralmente assistida pela administração de agentes de reversão específicos (*reversão farmacológica*). Os inibidores da colinesterase aumentam de maneira *indireta* a quantidade disponível de acetilcolina para que haja uma disputa com o agente adespolarizante, restabelecendo, assim, a transmissão neuromuscular normal.

Esses inibidores antagonizam a acetilcolinesterase pela ligação reversível com a enzima. A natureza dessa ligação entre o antagonista e a enzima influencia a duração da ação do antagonista. A atração eletrostática e as ligações de hidrogênio do edrofônio são de curta duração; já as ligações covalentes da neostigmina e da piridostigmina são mais duradouras.

Os **organofosforados**, uma classe específica de inibidores da colinesterase, que tem sido usada na oftalmologia e como pesticidas, formam ligações estáveis e irreversíveis com a enzima para um efeito de longa duração que persiste por muito tempo mesmo depois que o fármaco desaparece da circulação. Compostos químicos que conseguem agir sob o sistema nervoso e são usados como arma química (p. ex., VX, sarin) também são organofosforados que inibem a colinesterase. A morte ocorre depois da hiperestimulação de receptores nicotínicos e muscarínicos. Os inibidores da colinesterase também são usados no diagnóstico e no tratamento da miastenia *gravis*. Outros inibidores da colinesterase (p. ex., a rivastigmina) têm sido empregados para tratar o comprometimento cognitivo de pacientes com demência.

A duração clínica dos inibidores da colinesterase destinados a anestesia tende a ser influenciada pela taxa de desaparecimento do fármaco do plasma. Diferenças na

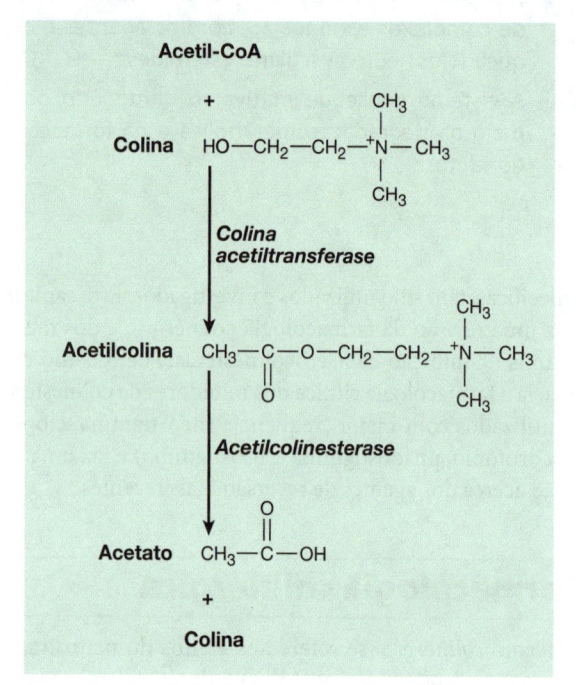

FIGURA 12-1 Síntese e hidrólise da acetilcolina.

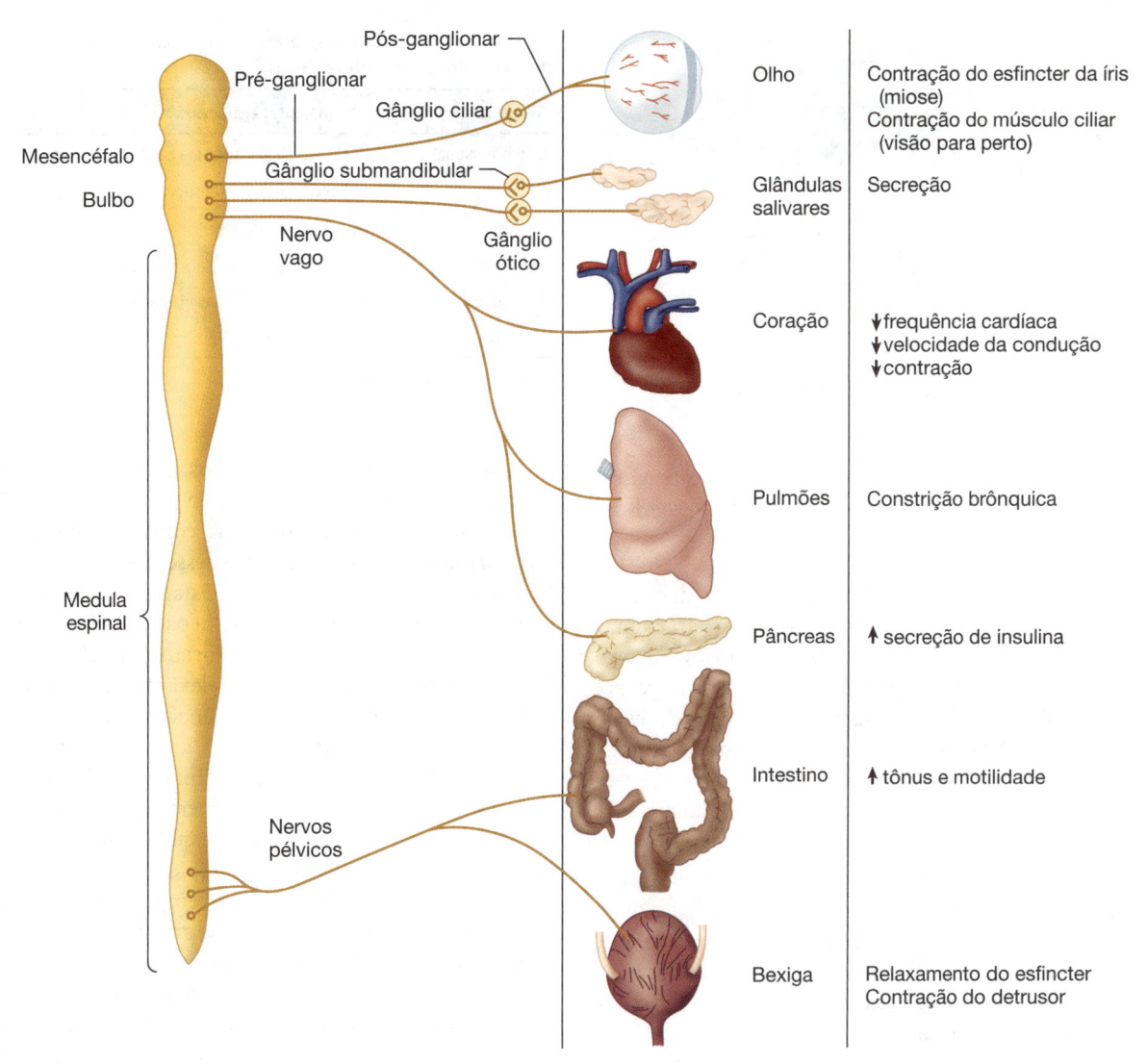

FIGURA 12-2 O sistema nervoso parassimpático usa a acetilcolina como neurotransmissor pré-ganglionar e pós-ganglionar.

duração da ação podem ser solucionadas por meio de ajustes na dosagem. Assim, a duração de ação do edrofônio, que costuma ser curta, pode ser corrigida de maneira parcial pelo aumento da dose.

4 Os inibidores da acetilcolinesterase prolongam o bloqueio da despolarização pela succinilcolina. Dois mecanismos podem explicar esse efeito: o aumento na acetilcolina (o que aumenta a despolarização na placa motora terminal e a dessensibilização do receptor) e a inibição da atividade da pseudocolinesterase. A neostigmina e, em algum grau, a piridostigmina demonstram uma atividade inibidora limitada sob a pseudocolinesterase, mas o efeito desses fármacos sob a acetilcolinesterase é muito maior. O edrofônio tem pouco ou nenhum efeito sob a pseudocolinesterase. Mesmo com doses extremamente altas, o bloqueio neuromuscular causado pela neostigmina parece ser fraco.

FARMACOLOGIA CLÍNICA
Características farmacológicas gerais

O aumento na acetilcolina causado pelos inibidores da colinesterase não afeta apenas os receptores nicotínicos do músculo esquelético (Tabela 12-2). Esses inibidores da colinesterase também podem afetar os receptores colinérgicos de vários outros sistemas, incluindo os sistemas circulatório e gastrintestinal.

- **Receptores cardiovasculares:** O efeito muscarínico predominante no coração é a bradicardia, que pode progredir para parada sinusal.
- **Receptores pulmonares:** A estimulação muscarínica pode resultar em broncoespasmo (contração da musculatura lisa) e aumento das secreções do trato respiratório.

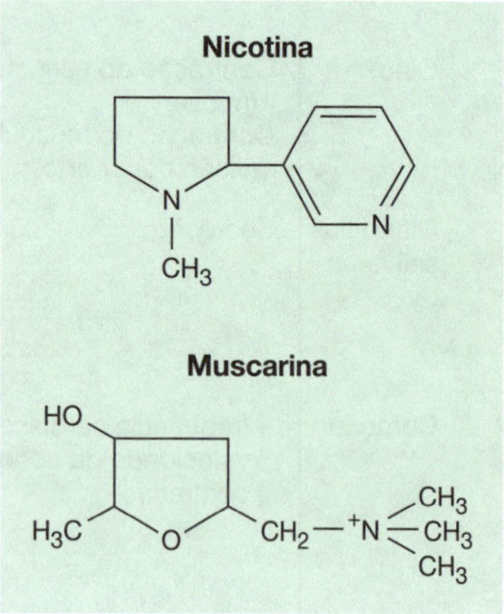

FIGURA 12-3 Estruturas moleculares da nicotina e da muscarina. Compare estes alcaloides com a acetilcolina (ver Figura 12-1).

- **Receptores cerebrais:** A fisostigmina é um dos inibidores da colinesterase que atravessa a barreira hematoencefálica e estimula os receptores muscarínicos e nicotínicos dentro do sistema nervoso central, revertendo os efeitos da escopolamina ou de altas doses de atropina sob o cérebro. Diferentemente da fisostigmina, os inibidores da colinesterase usados para reversão dos bloqueadores neuromusculares não atravessam a barreira hematoencefálica.
- **Receptores gastrintestinais:** A estimulação muscarínica aumenta a atividade peristáltica (esofágica, gástrica e intestinal) e as secreções glandulares (p. ex., salivares). Náuseas, vômitos e incontinência fecal no pós-operatório podem estar relacionados ao uso dos inibidores da colinesterase.

TABELA 12-1 Características dos receptores colinérgicos

	Nicotínicos	Muscarínicos
Local	Gânglios autonômicos Gânglios simpáticos Gânglios parassimpáticos Músculo esquelético	Glândulas Lacrimais Salivares Gástricas Músculo liso Brônquico Gastrintestinal Bexiga Vasos sanguíneos Coração Nó sinoatrial Nó atrioventricular
Agonistas	Acetilcolina Nicotina	Acetilcolina Muscarina
Antagonistas	Relaxantes adespolarizantes	Antimuscarínicos Atropina Escopolamina Glicopirrolato

TABELA 12-2 Efeitos colaterais muscarínicos dos inibidores da colinesterase

Sistema	Efeitos colaterais muscarínicos
Cardiovascular	Redução da frequência cardíaca, bradiarritmia
Pulmonar	Broncoespasmo, secreções brônquicas
Cerebral	Agitação difusa[1]
Gastrintestinal	Espasmo intestinal, aumento da salivação
Geniturinário	Aumento do tônus da bexiga
Oftalmológico	Constrição pupilar

[1] Aplica-se apenas à fisostigmina.

Efeitos colaterais muscarínicos indesejados podem ser minimizados pela administração prévia ou concomitante de fármacos anticolinérgicos, como a atropina ou o glicopirrolato. A duração da ação desses fármacos é semelhante a dos inibidores da colinesterase. A depuração ocorre por meio do metabolismo hepático (25-50%) e da excreção renal (50-75%). Portanto, qualquer prolongamento da ação de um relaxante muscular adespolarizante em virtude de insuficiência renal ou hepática tende a ser acompanhado por um aumento correspondente na duração da ação de um inibidor da colinesterase.

O tempo necessário para a reversão completa de um bloqueio neuromuscular adespolarizante depende de vários fatores, incluindo qual inibidor da colinesterase foi administrado, qual dosagem foi empregada, qual relaxante muscular exerceu a função de antagonista e qual foi a extensão do bloqueio antes da reversão. A reversão com o edrofônio costuma ser mais rápida do que a com neostigmina; altas doses de neostigmina levam à reversão mais rápida do que doses baixas; os relaxantes de ação intermediária alcançam a reversão antes que os relaxantes de longa ação; e um bloqueio superficial é mais fácil de reverter do que um bloqueio profundo. Por isso, os relaxantes musculares de ação intermediária necessitam de uma dose mais baixa do agente de reversão (para o mesmo grau de bloqueio) do que os agentes de longa ação, e excreção ou metabolismo concomitantes fornecem uma reversão proporcionalmente mais rápida dos agentes de ação curta ou de ação intermediária. Essas vantagens podem ser perdidas em condições associadas com dano grave de órgãos-alvo (p. ex., o uso de vecurônio em paciente com insuficiência hepática) ou com deficiências enzimáticas (p. ex., mivacúrio em paciente com pseudocolinesterase homozigota atípica). Dependendo da dose do relaxante muscular administrado, a recuperação espontânea até um nível adequado para a reversão farmacológica pode demorar mais de 1 hora no caso dos relaxantes musculares de longa ação. Os fatores associados a uma reversão mais rápida também estão relacionados a uma menor incidência de paralisia residual na sala de recuperação e a um menor risco de complicações respiratórias pós-operatórias. A ausência de qualquer fasciculação palpável após 5 segundos de estimulação tetânica a 50 Hz implica bloqueio muito intenso que não pode (e não deve) ser revertido com inibidores da colinesterase.

7 Um agente de reversão deve ser administrado rotineiramente para pacientes que receberam relaxantes musculares adespolarizantes, a menos que a recuperação completa esteja evidente ou que o planejamento pós-operatório inclua a continuação da intubação e da ventilação. Neste último caso, uma sedação adequada também precisa ser fornecida.

Um estimulador de nervo periférico também deve ser usado para monitorizar o progresso e confirmar a reversão adequada. Os sinais clínicos de reversão adequada variam quanto à sensibilidade (sustentar a cabeça levantada > força inspiratória > capacidade vital > volume corrente)

8 e não costumam ser totalmente confiáveis. O uso de novos métodos quantitativos para avaliar a recuperação do bloqueio neuromuscular, como a aceleromiografia, é recomendado e pode reduzir ainda mais a incidência de paralisia residual pós-operatória não detectada.

Inibidores específicos da colinesterase

NEOSTIGMINA

Estrutura física

A neostigmina é formada por uma porção de carbamato e um grupo de amônia quaternária (**Figura 12-4**). O carbamato fornece ligação covalente com a acetilcolinesterase. A amônia quaternária torna a molécula insolúvel em lipídeos, de modo que ela não consiga atravessar a barreira hematoencefálica.

Dosagem e embalagem

A dose máxima recomendada da neostigmina é de 0,08 mg/kg (até 5 mg em adultos), mas doses mais baixas costumam ser suficientes, e doses mais altas também são administradas de maneira segura (**Tabela 12-3**). A neostigmina é comercializada em 10 mL de uma solução de 1 mg/mL, embora concentrações de 0,5 mg/mL e 0,25 mg/mL também estejam disponíveis.

Considerações clínicas

Os efeitos da neostigmina (0,04 mg/kg) costumam aparecer dentro de 5 minutos, atingem o pico em 10 minutos e duram mais de 1 hora. Na prática, alguns médicos utilizam uma dose de 0,04 mg/kg (ou 2,5 mg) se o bloqueio preexistente for de leve a moderado, ou uma dose de 0,08 mg/kg (ou 5 mg) se a reversão for de uma paralisia profunda; outros médicos usam a "dose completa" para todos os pacientes. A duração da ação é prolongada em pacientes geriátricos. Os efeitos colaterais muscarínicos são minimizados pela administração prévia ou concomitante de um fármaco anticolinérgico. O início de ação do glicopirrolato (0,2 mg de glicopirrolato para 1 mg de neostigmina) é semelhante àquele da neostigmina e está associado a menos taquicardia do que com a atropina (0,4 mg de atropina para 1 mg de neostigmina). A neostigmina atravessa a placenta, o que resulta em bradicardia fetal, mas não há evidências de que a escolha entre atropina ou glicopirrolato faça alguma diferença para os neonatos. A neostigmina também é usada para tratar a miastenia *gravis*, a atonia da bexiga urinária e o íleo paralítico.

PIRIDOSTIGMINA

Estrutura física

A piridostigmina tem uma estrutura semelhante à neostigmina, exceto pela amônia quaternária ser incorporada

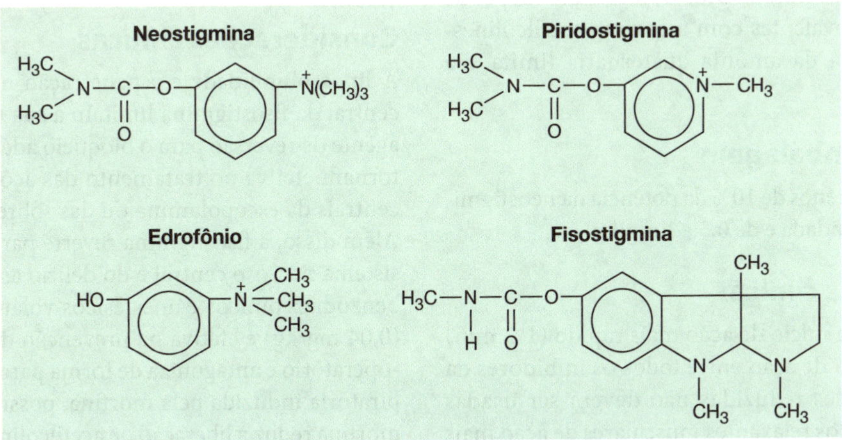

FIGURA 12-4 Estruturas moleculares da neostigmina, piridostigmina, edrofônio e fisostigmina.

TABELA 12-3 A escolha e a dose do inibidor da colinesterase determinam a escolha e a dose do anticolinérgico

Inibidor da colinesterase	Dose habitual do inibidor da colinesterase	Anticolinérgico recomendado	Dose habitual do anticolinérgico por mg do inibidor da colinesterase
Neostigmina	0,04-0,08 mg/kg	Glicopirrolato	0,2 mg
Piridostigmina	0,1-0,25 mg/kg	Glicopirrolato	0,05 mg
Edrofônio	0,5-1 mg/kg	Atropina	0,014 mg
Fisostigmina[1]	0,01-0,03 mg/kg	Em geral, desnecessário	NA[2]

[1] Não usada para reversão de relaxantes musculares.
[2] NA, não aplicável.

em um anel fenólico. A piridostigmina compartilha a ligação covalente da neostigmina com a acetilcolinesterase, bem como a propriedade de ser insolúvel em lipídeos.

Dosagem e embalagem

A piridostigmina tem 20% da potência da neostigmina e pode ser administrada em doses de até 0,25 mg/kg (um total de 20 mg em adultos). Está disponível em solução de 5 mg/mL.

Considerações clínicas

O início de ação da piridostigmina é mais lento (10-15 min) que o da neostigmina, e a duração da ação é discretamente maior (> 2 h). O glicopirrolato (0,05 mg para 1 mg de piridostigmina) ou a atropina (0,1 mg para 1 mg de piridostigmina) também devem ser administrados para evitar a bradicardia. O glicopirrolato costuma ser mais adequado em razão de ter um início de ação mais lento que funciona melhor com o início de ação da piridostigmina, o que resulta em menos taquicardia.

EDROFÔNIO

Estrutura física

Por não apresentar carbamato, o edrofônio depende de ligações não covalentes com a enzima acetilcolinesterase. A presença da amônia quaternária limita sua lipossolubilidade.

Dosagem e embalagem

O edrofônio tem menos de 10% da potência da neostigmina. A dose recomendada é de 0,5 a 1 mg/kg.

Considerações clínicas

O edrofônio tem o início de ação mais rápido (1-2 min) e a menor duração de ação entre todos os inibidores da colinesterase. Doses reduzidas não devem ser usadas porque os efeitos dos relaxantes musculares de ação mais longa podem durar mais que os do edrofônio. As doses maiores prolongam a duração da ação em mais de 1 hora. O edrofônio pode não ser tão efetivo quanto a neostigmina para a reversão de um bloqueio neuromuscular profundo. Em doses equipotentes, os efeitos muscarínicos do edrofônio são menos evidentes que aqueles da neostigmina ou da piridostigmina, necessitando de apenas metade da dose recomendada para o fármaco anticolinérgico. O rápido início de ação do edrofônio funciona bem com o início de ação da atropina (0,014 mg de atropina para 1 mg de edrofônio). O glicopirrolato (0,007 mg para 1 mg de edrofônio) também pode ser uma opção interessante, mas deve ser administrado vários minutos antes do edrofônio para evitar a possibilidade de bradicardia.

FISOSTIGMINA

Estrutura física

A fisostigmina, uma amina terciária, tem um grupo de carbamato, mas não apresenta amônia quaternária na sua composição. Por isso, é lipossolúvel e atravessa livremente a barreira hematoencefálica.

Dosagem e embalagem

A dose indicada de fisostigmina é de 0,01 a 0,03 mg/kg. É encontrada como solução contendo 1 mg/mL.

Considerações clínicas

A lipossolubilidade e a penetração no sistema nervoso central da fisostigmina limitam a sua utilidade como um agente de reversão para o bloqueio adespolarizante, mas a tornam efetiva no tratamento das ações anticolinérgicas centrais da escopolamina ou das sobredoses de atropina. Além disso, a fisostigmina reverte parte da depressão do sistema nervoso central e do delírio associados ao uso de benzodiazepínicos e anestésicos voláteis. A fisostigmina (0,04 mg/kg) é efetiva na prevenção de calafrios no pós-operatório e antagoniza de forma parcial a depressão respiratória induzida pela morfina, possivelmente porque a morfina reduz a liberação de acetilcolina no cérebro. Esses efeitos são transitórios, e a repetição de doses pode ter que ser feita. A ocorrência de bradicardia não é frequente se as doses recomendadas forem seguidas, mas a atropina deve estar disponível de forma imediata. Como o glicopirrolato não atravessa a barreira hematoencefálica, ele não reverte os efeitos da fisostigmina no sistema nervoso central. Outros possíveis efeitos colaterais muscarínicos da fisostigmina incluem salivação excessiva, vômitos e convulsões. Ao contrário de outros inibidores da colinesterase, a fisostigmina é quase metabolizada completamente por esterases plasmáticas, o que torna a excreção renal uma preocupação desnecessária.

OUTRAS CONSIDERAÇÕES

A recuperação do bloqueio neuromuscular é influenciada pela profundidade do bloqueio no momento do antagonismo, pela depuração e meia-vida do relaxante usado e por outros fatores que afetam o bloqueio neuromuscular (Tabela 12-4), como medicamentos e distúrbios eletrolíticos.

AGENTES DE REVERSÃO NÃO CLÁSSICOS

Além dos inibidores da colinesterase, outros fármacos (calabadion e L-cisteína) estão atualmente em processo de pesquisa, e o sugamadex é cada vez mais usado nos Estados Unidos. Esses agentes atuam como antagonistas seletivos do bloqueio neuromuscular adespolarizante. O sugamadex consegue reverter o bloqueio neuromuscular induzido por aminoesteroides, a cisteína reverte os efeitos bloqueadores neuromusculares do gantacúrio e de outros fumaratos. O calabadion impede a ligação entre o receptor nicotínico e os relaxantes musculares adespolarizantes benzilisoquinolínicos ou esteroides.

TABELA 12-4 Fatores que potencializam o bloqueio neuromuscular

Fármacos
Anestésicos voláteis
Antibióticos: aminoglicosídeos, polimixina B, neomicina, tetraciclina, clindamicina
Dantroleno
Verapamil
Furosemida
Lidocaína

Distúrbios eletrolíticos e ácido-básicos
Hipermagnesemia
Hipocalcemia
Hipocalemia
Acidose respiratória

Temperatura
Hipotermia

SUGAMADEX

O sugamadex é um novo agente seletivo que consegue estabelecer ligação com os relaxantes neuromusculares. Tal fármaco está substituindo, de maneira rápida, a neostigmina como o agente preferido para reversão do bloqueio neuromuscular adespolarizante. Trata-se de uma γ-ciclodextrina modificada (*su* faz alusão ao açúcar [*sugar*] e *gamadex* se refere à molécula estrutural de γ-ciclodextrina).

Estrutura física

A estrutura tridimensional desse fármaco é semelhante a uma rosca com uma cavidade hidrofóbica e um exterior hidrofílico. As interações hidrofóbicas fixam o fármaco (p. ex., rocurônio) na cavidade de ciclodextrina (buraco da rosca), resultando na formação de um complexo hidrossolúvel estreito "convidado-anfitrião" em uma proporção 1:1. Isso mantém o fármaco no fluido extracelular onde ele não consegue interagir com os receptores de acetilcolina nicotínicos para a produção de um bloqueio neuromuscular. O sugamadex é em grande medida eliminado sem alterações por meio dos rins e não precisa ser administrado junto com um agente antimuscarínico.

Considerações clínicas

O sugamadex tem sido administrado em doses de 4 a 8 mg/kg. Em casos em que uma injeção de 8 mg/kg foi administrada 3 minutos depois de 0,6 mg/kg de rocurônio, a recuperação pelo teste da sequência de quatro estímulos (TOF, do inglês *train-of-four*) mostrou uma proporção de 0,9 dentro de 2 minutos. Ele produz de forma consistente uma reversão rápida e efetiva do bloqueio neuromuscular tanto superficial como profundo induzido pelo rocurônio.

O sugamadex pode comprometer o efeito contraceptivo em pacientes que usam contraceptivos hormonais em razão da afinidade desse fármaco por compostos com uma estrutura esteroide. Um método contraceptivo alternativo não hormonal deve ser usado por 7 dias após a administração de sugamadex. O toremifeno, um antagonista estrogênico, tem alta afinidade pelo sugamadex e pode retardar a reversão do bloqueio neuromuscular. Em virtude da excreção renal, o sugamadex não é indicado para pacientes com disfunção renal grave (depuração de creatinina < 30 mL/min). O sugamadex pode prolongar de forma artificial o tempo de tromboplastina parcial ativada.

O sugamadex é mais efetivo na reversão do rocurônio; porém, ele consegue estabelecer ligação com outros bloqueadores neuromusculares esteroides, incluindo o vecurônio e o pancurônio. O sugamadex não é efetivo na reversão do bloqueio neuromuscular adespolarizante secundário em relaxantes benzilisoquinolínicos, como o cisatracúrio. Além disso, após a reversão com sugamadex, o bloqueio neuromuscular subsequente com bloqueadores neuromusculares esteroides pode ficar prejudicado. Os relaxantes benzilisoquinolínicos podem ser usados como alternativa.

CALABADION

Os calabadions 1 e 2 são membros da classe cucurbituril de "contêineres moleculares" e conseguem reverter os bloqueadores neuromusculares tanto esteroides como benzilisoquinolínicos. Esses fármacos impedem que o relaxante muscular estabeleça ligação com o receptor nicotínico. Os calabadions estão em processo de pesquisa.

L-CISTEÍNA

A L-cisteína é um aminoácido endógeno que costuma ser acrescentado a regimes de nutrição parenteral total para aumentar a solubilidade do cálcio e do fosfato. O bloqueador neuromuscular de ação ultracurta gantacúrio e outros fumaratos estabelecem rapidamente combinações com a L-cisteína *in vitro* para formar produtos de degradação menos ativos (adutos). A administração exógena de L-cisteína (10-50 mg/kg por via intravenosa) em macacos anestesiados 1 minuto depois desses agentes bloqueadores neuromusculares termina com o bloqueio entre 2 a 3 minutos; esse antagonismo foi superior àquele produzido por anticolinesterases. Esse método único de antagonismo por inativação e formação de adutos ainda está em fase de investigação, especialmente em termos de segurança e eficácia em humanos.

DISCUSSÃO DE CASO

Insuficiência respiratória na sala de recuperação pós-anestésica

Uma mulher de 66 anos pesando 85 kg é levada à sala de recuperação pós-anestésica após uma colecistectomia laparoscópica. A técnica anestésica incluiu o uso de isoflurano e vecurônio para relaxamento muscular. Ao final do procedimento, o anestesiologista administrou 6 mg de sulfato de morfina para controle da dor pós-operatória e 3 mg de neostigmina com 0,6 mg de glicopirrolato para reversão de qualquer bloqueio neuromuscular residual. A dose do inibidor da colinesterase foi baseada empiricamente no juízo clínico. Embora a paciente estivesse aparentemente respirando normalmente na chegada à sala de recuperação, seu volume corrente era progressivamente menor. As medidas da gasometria arterial revelaram $PaCO_2$ de 62 mmHg, PaO_2 de 110 mmHg e pH de 7,26 com uma fração inspirada de oxigênio (FiO_2) de 40%.

Que fármacos administrados a essa paciente poderiam explicar sua hipoventilação?

Isoflurano, sulfato de morfina e vecurônio interferem na capacidade da paciente de manter uma resposta ventilatória normal a uma elevação da $PaCO_2$.

Por que a respiração da paciente iria piorar na sala de recuperação?

As possibilidades incluem o início de ação tardia do sulfato de morfina, a falta de estimulação sensorial na área de recuperação, a fadiga dos músculos respiratórios, os efeitos adversos da hipoventilação e da hipercarbia sob a função neuromuscular e a limitação da respiração pela dor na parte superior do abdome.

A paciente ainda poderia apresentar paralisia residual pós-operatória?

Se a dose de neostigmina não foi determinada pela resposta a um estimulador objetivo de nervo periférico, ou se a recuperação da função muscular não foi adequadamente testada após a administração dos fármacos de reversão, a paralisia neuromuscular persistente é uma possibilidade. Suponha, por exemplo, que a paciente apresentasse resposta mínima ou ausente à estimulação tetânica inicial de 100 Hz. Mesmo a dose máxima de neostigmina (5 mg) poderia não ter revertido adequadamente a paralisia. Em razão da enorme variabilidade entre pacientes, a resposta à estimulação de nervo periférico deve sempre ser monitorizada quando relaxantes musculares são administrados. Mesmo se for obtida uma reversão parcial, a paralisia pode piorar se a paciente hipoventilar. **Outros fatores (além da acidose respiratória) que comprometem a recuperação da função neuromuscular são doses excessivas de bloqueadores neuromusculares, distúrbios eletrolíticos (hipermagnesemia, hipocalemia e hipocalcemia), hipotermia (temperatura < 32 °C), interações medicamentosas (ver Tabela 11-3), alcalose metabólica (por hipocalemia e hipocalcemia concomitantes) e doenças preexistentes (ver Tabela 11-7).**

Como a extensão da reversão poderia ser testada?

A estimulação tetânica é um teste sensível, mas desconfortável, da transmissão neuromuscular em um paciente acordado. Em virtude da duração mais curta, a estimulação em dupla salva costuma ser mais bem tolerada que a tetania em pacientes conscientes. As medidas quantitativas, como a aceleromiografia, são adequadas para avaliar a exatidão da reversão (TOF > 0,9) em comparação com as interpretações subjetivas das fasciculações. Muitos outros testes que avaliam a transmissão neuromuscular, como a capacidade vital e o volume corrente, não são sensíveis, pois podem ainda ser normais mesmo quando 70 a 80% dos receptores estão bloqueados. De fato, 70% dos receptores podem permanecer bloqueados apesar de uma **resposta aparentemente normal à estimulação do TOF**.

Que tratamento você sugeriria?

A ventilação deve ser assistida para reduzir a acidose respiratória. Mesmo que a função diafragmática pareça adequada, a paralisia residual pós-operatória pode levar à obstrução e à má proteção da via aérea. Se houver bloqueio neuromuscular persistente, a neostigmina adicional (com um anticolinérgico) pode ser administrada até a dose máxima recomendada de 5 mg. Como foi usado vecurônio, o sugamadex é uma alternativa interessante. Se isso não reverter de forma adequada a paralisia, deve-se instituir ventilação mecânica e proteção da via aérea, as quais devem ser mantidas até a restauração completa da função neuromuscular.

LEITURAS SUGERIDAS

Baysal A, Dogukan M, Toman H, et al. The use of sugammadex for reversal of residual blockade after administration of neostigmine and atropine: 9AP1-9 *Eur J Anaesth*. 2013;30:142.

Brull SJ, Kopman AF. Current status of neuromuscular reversal and monitoring: challenges and opportunities. *Anesthesiology*. 2017;126:173.

de Boer HD, Carlos RV. New drug developments for neuromuscular blockade and reversal: gantacurium, CW002, CW011, and calabadion. *Curr Anesthesiol Rep*. 2018;8:119.

Dirkman D, Britten M, Henning P, et al. Anticoagulant effect of sugammadex. *Anesthesiology*. 2016;124:1277.

Haeter F, Simons J, Foerster U, et al. Comparative effectiveness of calabadion and sugammadex to reverse nondepolarizing neuromuscular blocking agents. *Anesthesiology*. 2015;123:1337.

Heerdt P, Sunaga H, Savarese J. Novel neuromuscular blocking drugs and antagonists. *Curr Opin Anesthesiol*. 2015;28:403.

Hoffmann U, Grosse-Sundrup M, Eikermann-Haeter K, et al. Calabadion: a new agent to reverse the effects of benzylisoquinoline and steroidal neuromuscular blocking agents. *Anesthesiology*. 2013;119:317.

Hristovska AM, Duch P, Allingstrup M, Afshari A. Efficacy and safety of sugammadex *versus* neostigmine in reversing neuromuscular blockade in adults. *Cochrane Database Syst Rev*. 2017;8:CD012763.

Kusha N, Singh D, Shetti A, et al. Sugammadex; a revolutionary drug in neuromuscular pharmacology. *Anesth Essays Res*. 2013:7:302.

Lien CA. Development and potential clinical impact of ultrashort acting neuromuscular blocking agents. *Br J Anaesth*. 2011;107(S1):160.

Meistelman C, Donati F. Do we really need sugammadex as an antagonist of muscle relaxants in anesthesia? *Curr Opin Anesthesiol*. 2016;29:462.

Naguib M. Sugammadex: another milestone in clinical neuromuscular pharmacology. *Anesth Analg*. 2007;104:575.

Taylor P. Anticholinesterase agents. In: Brunton LL, Knollmann BC, Hilal-Dandan R, eds. *Goodman and Gilman's Pharmacological Basis of Therapeutics*. 13th ed. McGraw-Hill; 2018.

CAPÍTULO

13

Fármacos anticolinérgicos

CONCEITOS-CHAVE

1. A ligação éster é essencial para a ligação efetiva dos anticolinérgicos aos receptores de acetilcolina. Essa ligação bloqueia de maneira competitiva a ligação da acetilcolina e impede a ativação dos receptores. Os efeitos celulares da acetilcolina, os quais são mediados por segundos mensageiros, são inibidos.

2. Os anticolinérgicos relaxam a musculatura lisa brônquica, o que reduz a resistência das vias aéreas e aumenta o espaço morto anatômico.

3. A atropina tem efeitos potentes, em particular, sobre o coração e a musculatura lisa brônquica, sendo o anticolinérgico mais eficaz para tratar bradiarritmias.

4. A solução de brometo de ipratrópio (0,5 mg em 2,5 mL) em combinação com fármacos β-agonistas (p. ex., salbutamol) é efetiva sobretudo para o tratamento de broncoespasmo agudo em pacientes com doença pulmonar obstrutiva crônica.

5. A escopolamina é um antisialagogo mais potente que a atropina, o que resulta em efeitos mais intensos no sistema nervoso central.

6. Em razão de sua estrutura quaternária, o glicopirrolato não atravessa a barreira hematoencefálica, sendo quase isento de atividades no sistema nervoso central e oftálmicas.

Um grupo de antagonistas colinérgicos já foi discutido anteriormente: os agentes bloqueadores neuromusculares adespolarizantes. Esses fármacos agem primeiro nos receptores nicotínicos da musculatura esquelética. Este capítulo aborda a farmacologia dos medicamentos que bloqueiam os receptores muscarínicos. Ainda que a classe dos *anticolinérgicos* englobe este último grupo, um termo mais preciso seria *antimuscarínicos*.

Neste capítulo, o mecanismo de ação e a farmacologia clínica de três anticolinérgicos comuns – atropina, escopolamina e glicopirrolato – são apresentados. O uso clínico desses fármacos em anestesia está relacionado ao efeito deles sobre os sistemas circulatório, respiratório, cerebral, gastrintestinal, entre outros (Tabela 13-1).

MECANISMOS DE AÇÃO

Os anticolinérgicos são ésteres de um ácido aromático em combinação com uma base orgânica (Figura 13-1).

1. A ligação éster é essencial para a ligação efetiva dos anticolinérgicos aos receptores de acetilcolina. **Essa ligação bloqueia de maneira competitiva a ligação da acetilcolina e impede a ativação dos receptores.** Os efeitos celulares da acetilcolina, os quais são mediados por segundos mensageiros, são inibidos. Os receptores muscarínicos não são homogêneos, e subgrupos desses receptores foram identificados, incluindo receptores do sistema nervoso central ($M_{1,4,5}$), gânglios autonômicos e células parietais gástricas (M_1), receptores cardíacos (M_2) e receptores de músculos lisos (M_3). Esses receptores variam em sua afinidade pelos antagonistas de receptores.

TABELA 13-1 Características farmacológicas dos anticolinérgicos[1]

	Atropina	Escopolamina	Glicopirrolato
Taquicardia	+++	+	++
Broncodilatação	++	+	++
Sedação	+	+++	0
Efeito antisialagogo	++	+++	+++

[1]0, sem efeito; +, pouco efeito; ++, efeito moderado; +++, efeito acentuado.

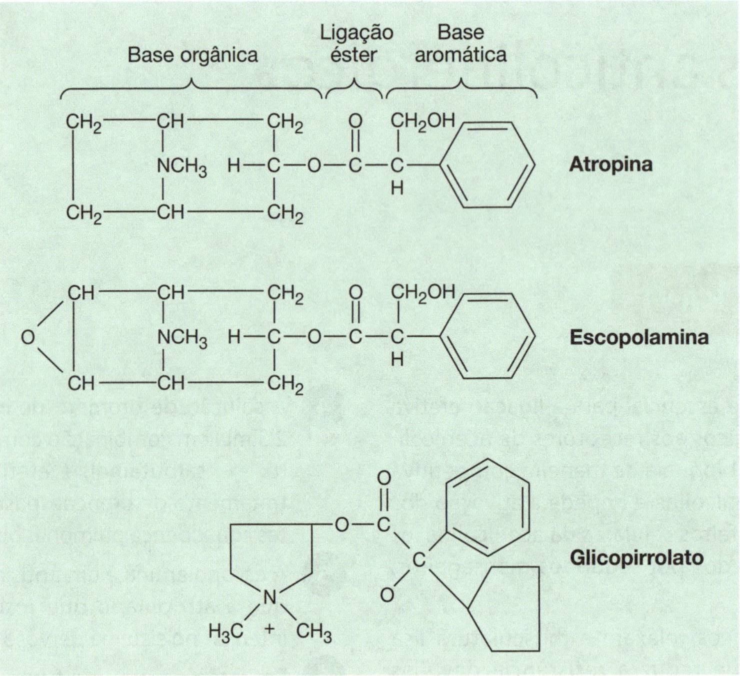

FIGURA 13-1 Estruturas físicas dos fármacos anticolinérgicos.

FARMACOLOGIA CLÍNICA
Características farmacológicas gerais
Em doses clínicas normais, apenas os receptores muscarínicos são bloqueados pelos fármacos anticolinérgicos discutidos neste capítulo. A resposta clínica a um fármaco anticolinérgico depende do grau de tônus vagal basal.

A. Cardiovasculares
O bloqueio dos receptores muscarínicos no nó sinoatrial produz taquicardia. Esse efeito é útil sobretudo na reversão da bradicardia ocasionada por reflexos vagais (p. ex., reflexo barorreceptor, tração peritoneal e reflexo oculocardíaco). Uma redução transitória na frequência cardíaca em resposta a baixas doses intravenosas de atropina (< 0,4 mg) tem sido relatada. O mecanismo dessa resposta paradoxal não está claro. Esses agentes promovem a condução por meio do nó atrioventricular, encurtando o intervalo P-R no eletrocardiograma e antagonizando o bloqueio cardíaco causado pela atividade vagal. Em alguns casos, ocorrem arritmias atriais e ritmos nodais (juncionais). Os anticolinérgicos costumam ter pouco impacto sobre a função ventricular ou sobre a vasculatura periférica em razão da escassez de inervação colinérgica direta dessas áreas, apesar da presença de receptores colinérgicos. Sabe-se que os receptores muscarínicos pré-sinápticos nas terminações nervosas adrenérgicas inibem a liberação de norepinefrina, de tal modo que os antagonistas muscarínicos podem aumentar a atividade simpática de maneira moderada. Doses altas de agentes anticolinérgicos costumam resultar em dilatação dos vasos sanguíneos cutâneos (rubor de atropina).

B. Respiratórias
Os anticolinérgicos inibem as secreções do trato respiratório, desde o nariz até os brônquios, uma propriedade útil para procedimentos endoscópicos ou cirúrgicos nas vias aéreas. Os anticolinérgicos relaxam a musculatura lisa brônquica, o que reduz a resistência das vias areas e o aumenta o espaço morto anatômico. Esses efeitos ficam mais evidentes em pacientes com doença pulmonar obstrutiva crônica ou com asma.

C. Cerebrais
Os fármacos anticolinérgicos podem causar um espectro de efeitos no sistema nervoso central, variando desde estimulação até depressão, o que depende da dose e do fármaco escolhido. A estimulação cerebral pode se apresentar como excitação, inquietação ou alucinações. A depressão cerebral, incluindo sedação e amnésia, tende a ocorrer quando a escopolamina é o fármaco utilizado. A fisostigmina, um inibidor da colinesterase que atravessa a barreira hematoencefálica, consegue reverter de imediato as ações anticolinérgicas no cérebro.

D. Gastrintestinais
A salivação diminui drasticamente em razão do uso de fármacos anticolinérgicos. As secreções gástricas também

diminuem quando doses maiores são utilizadas. A redução da motilidade e da peristalse intestinais prolonga o tempo de esvaziamento gástrico. A pressão do esfíncter esofágico inferior é reduzida. Os fármacos anticolinérgicos não evitam a pneumonia por aspiração.

E. Oftálmicas
Os anticolinérgicos (especificamente quando são usados por via tópica) causam midríase (dilatação pupilar) e cicloplegia (perda da capacidade de acomodar a visão para enxergar de perto). O glaucoma agudo de ângulo fechado é improvável, mas possível após o uso sistêmico de fármacos anticolinérgicos.

F. Geniturinárias
Os anticolinérgicos podem reduzir o tônus do ureter e da bexiga como resultado do relaxamento da musculatura lisa, o que causa retenção urinária, principalmente em homens com hipertrofia prostática.

F. Termorregulação
A inibição das glândulas sudoríparas pode levar ao aumento da temperatura corporal (febre da atropina).

Fármacos anticolinérgicos específicos

ATROPINA
Estrutura física
A atropina é uma amina terciária. A forma levógira é ativa, mas o produto comercial é uma mistura racêmica (ver Figura 13-1).

Dosagem e embalagem
Como pré-medicação, a atropina é administrada por via intravenosa ou intramuscular, em uma faixa de 0,01 a 0,02 mg/kg, chegando até a dose frequentemente indicada para adultos, que é de 0,4 a 0,6 mg. A aplicação de doses intravenosas maiores, de até 2 mg, pode ser necessária para o bloqueio completo dos nervos cardíacos vagais no tratamento da bradicardia grave. O sulfato de atropina pode ser encontrado em diversas concentrações.

Considerações clínicas
3 A atropina tem efeitos potentes, em particular, sobre o coração e a musculatura lisa brônquica, sendo o anticolinérgico mais eficaz para o tratamento de bradiarritmias. Os pacientes com doença arterial coronariana podem não tolerar o aumento da demanda miocárdica de oxigênio e a redução do suprimento de oxigênio em conjunto com a taquicardia causada pela atropina.

Um derivado da atropina, o brometo de ipratrópio, pode ser encontrado em inaladores dosimetrados para o tratamento do broncoespasmo. Sua estrutura de amônia quaternária limita de maneira significativa a absorção sistêmica. A solução de brometo de ipratrópio (0,5 mg em 2,5 mL) em combinação com fármacos β-agonistas (p. ex., salbutamol) é efetiva sobretudo para o tratamento de broncoespasmo agudo em pacientes com doença pulmonar obstrutiva crônica.

Os efeitos da atropina no sistema nervoso central são mínimos após as doses usuais, ainda que essa amina terciária possa atravessar rapidamente a barreira hematoencefálica. A atropina tem sido associada a leves déficits de memória no pós-operatório, e as doses tóxicas costumam gerar reações de excitação. Uma dose 0,01 a 0,02 mg/kg, aplicada por via intramuscular, fornece um efeito antissialagogo confiável. A atropina deve ser usada com cautela em pacientes com glaucoma de ângulo estreito, hipertrofia prostática ou obstrução do colo vesical.

A atropina intravenosa é usada no tratamento de intoxicação por pesticidas organofosforados e gases nervosos. Os organofosforados inibem a acetilcolinesterase, o que resulta na estimulação intensa de receptores nicotínicos e muscarínicos, levando ao aparecimento de broncorreia, colapso respiratório e bradicardia. A atropina pode reverter os efeitos da estimulação muscarínica, mas não melhora a fraqueza muscular proveniente da ativação de receptores nicotínicos. A pralidoxima (2 PAM; 1-2 g por via intravenosa) pode reativar a acetilcolinesterase.

ESCOPOLAMINA
Estrutura física
A escopolamina, uma amina terciária, difere da atropina pela adição de um epóxido ao anel heterocíclico.

Considerações clínicas
5 A escopolamina é um antissialagogo mais potente que a atropina, o que resulta em efeitos mais intensos no sistema nervoso central. As doses usadas clinicamente costumam gerar sonolência e amnésia, mas inquietação, tontura e delírio também podem acontecer. O efeito sedativo tende a ser interessante como pré-medicação, apesar de poder interferir no despertar depois de procedimentos rápidos. A escopolamina também é eficaz na prevenção de cinetose. A lipossolubilidade desse fármaco permite que ele seja absorvido de forma transdérmica, por esse motivo a escopolamina transdérmica (adesivo de 1 mg) tem sido usada para prevenir náuseas e vômitos pós-operatórios. Em razão dos efeitos midriáticos significativos da escopolamina, ela deve ser evitada em pacientes com glaucoma de ângulo fechado.

GLICOPIRROLATO

Estrutura física

O glicopirrolato é um produto sintético que difere da atropina por ser uma amina quaternária e possuir uma parte de ciclopentano e outra de piridina no composto.

Dosagem e embalagem

A dose indicada de glicopirrolato é metade daquela da atropina. Por exemplo, a dose para pré-medicação é de 0,005 a 0,01 mg/kg, chegando até 0,2 a 0,3 mg em adultos. O glicopirrolato para aplicação injetável é embalado em solução de 0,2 mg/mL.

Considerações clínicas

6 Em razão de sua estrutura quaternária, o glicopirrolato não atravessa a barreira hematoencefálica, sendo quase isento de atividades no sistema nervoso central e oftálmicas. Como o glicopirrolato é eficaz em inibir as secreções das glândulas salivares e do trato respiratório, ele tende a ser a primeira opção para uso na pré-medicação. A frequência cardíaca costuma aumentar após a administração intravenosa, mas isso não ocorre com a aplicação intramuscular. O glicopirrolato tem uma ação mais prolongada que a tropina (2-4 h *versus* 30 min depois da administração intravenosa).

DISCUSSÃO DE CASO

Síndrome anticolinérgica central

Um paciente idoso é diagnosticado com uma síndrome anticolinérgica central resultante do uso exagerado de colírios. Quantos miligramas de atropina existem em uma gota de uma solução a 1%?

Uma solução a 1% contém 1 g dissolvido em 100 mL, ou 10 mg/mL. Os colírios variam quanto ao número de gotas por mililitro de solução, mas a média é de 20 gotas/mL. Assim, uma gota geralmente contém 0,5 mg de atropina.

Como os colírios são absorvidos sistemicamente?

A absorção pelos vasos no saco conjuntival é semelhante à injeção subcutânea. A absorção pode ser mais rápida pela mucosa do ducto nasolacrimal.

Quais são os sinais e os sintomas de uma intoxicação por anticolinérgico?

As reações de uma sobredose de fármacos anticolinérgicos envolvem vários sistemas. A síndrome anticolinérgica central se refere a alterações no sistema nervoso central que variam desde perda da consciência até alucinações. Inquietação e delírios são comuns em pacientes idosos. Outras manifestações sistêmicas incluem boca seca, taquicardia, rubor de atropina e comprometimento da visão.

Que outros fármacos têm atividade anticolinérgica que poderia predispor os pacientes à síndrome anticolinérgica central?

Antidepressivos tricíclicos, anti-histamínicos e antipsicóticos têm propriedades antimuscarínicas, as quais podem potencializar os efeitos colaterais dos fármacos anticolinérgicos.

Que fármaco é um antídoto efetivo para uma sobredose de anticolinérgicos?

Os inibidores da colinesterase aumentam de maneira indireta a quantidade de acetilcolina no organismo para competir com os fármacos anticolinérgicos nos receptores muscarínicos. Neostigmina, piridostigmina e edrofônio apresentam um grupo de amônia quaternária que impede a penetração da barreira hematoencefálica.

A fisostigmina, uma amina terciária, é lipossolúvel e reverte de forma efetiva a toxicidade anticolinérgica central. A dose inicial é de 0,01 a 0,03 mg/kg, podendo ser necessária a repetição da dose depois de 15 a 30 minutos.

LEITURAS SUGERIDAS

Brown JH. Muscarinic receptor agonists and antagonists. In: Brunton LL, Knollmann BC, Hilal-Dandan R, eds. *Goodman and Gilman's The Pharmacological Basis of Therapeutics*, 13th ed. McGraw-Hill; 2018.

Eddleston M, Chowdhury F. Pharmacological treatment of organophosphorous insecticide poisoning: the old and the (possible) new. *Br J Clin Pharmacol*. 2015;81:462.

Howard J, Wigley J, Rosen G, D'mello J. Glycopyrrolate: it's time to review. *J Clin Anesth*. 2017;36:51.

Nishtala PS, Salahudeen MS, Hilmer SN. Anticholinergics: theoretical and clinical overview. *Expert Opin Drug Saf*. 2016;15:75

CAPÍTULO

Agonistas e antagonistas adrenérgicos

14

CONCEITOS-CHAVE

1. Os agonistas adrenérgicos podem ser classificados como diretos ou indiretos. Os agonistas diretos estabelecem ligação com o receptor, e os agonistas indiretos aumentam a atividade de neurotransmissores endógenos.

2. O efeito principal da fenilefrina é a vasoconstrição periférica com elevação concomitante da resistência vascular sistêmica e da pressão arterial.

3. A clonidina reduz a necessidade de anestésicos e analgésicos, além de fornecer sedação e ansiólise.

4. A dexmedetomidina mostra maior afinidade pelos receptores α_2 que a clonidina. Esse fármaco tem efeitos sedativos, analgésicos e simpatolíticos que atenuam muitas das respostas cardiovasculares observadas durante o período perioperatório.

5. O uso desses agentes por um longo período, em particular a clonidina e a dexmedetomidina, leva à supersensibilização e à suprarregulação (*upregulation*) dos receptores. Com a suspensão abrupta de qualquer um desses dois fármacos, pode ocorrer uma síndrome de abstinência aguda com crise hipertensiva.

6. A efedrina costuma ser empregada como vasopressor durante a anestesia. A administração desse fármaco deve ser entendida como uma medida temporária até que a causa da hipotensão seja determinada e possa ser adequadamente tratada.

7. Em doses baixas (0,5-3 μg/kg/min), a dopamina (DA) ativa primeiro os receptores dopaminérgicos. A estimulação desses receptores (especificamente dos receptores DA_1) vasodilata a vasculatura renal e promove diurese.

8. O labetalol reduz a pressão arterial sem taquicardia reflexa graças à combinação de efeitos α e β.

9. O esmolol é um antagonista seletivo β_1 de ação ultracurta que reduz a frequência cardíaca e, em menor grau, a pressão arterial.

10. A suspensão abrupta da terapia β-bloqueadora por 24 a 48 horas pode desencadear uma síndrome de abstinência caracterizada por hipertensão rebote, taquicardia e angina *pectoris*.

Os agonistas e antagonistas adrenérgicos produzem seus efeitos clínicos por meio da interação com os receptores adrenérgicos (i.e., adrenorreceptores). Esses efeitos clínicos podem ser deduzidos por meio da compreensão da fisiologia dos adrenorreceptores e do conhecimento acerca de quais receptores cada fármaco é capaz de ativar ou bloquear.

FISIOLOGIA DOS ADRENORRECEPTORES

O termo *adrenérgico* era utilizado para se referir aos efeitos da epinefrina (*adren*alina), embora a norepinefrina (noradrenalina) seja o neurotransmissor primário responsável pela maior parte da atividade adrenérgica do sistema nervoso simpático. Com exceção das glândulas écrinas sudoríparas e de alguns vasos sanguíneos, a norepinefrina é liberada por fibras simpáticas pós-ganglionares em tecidos de órgãos-alvo (**Figura 14-1**). Por outro lado, a acetilcolina é liberada por fibras simpáticas pré-ganglionares e por todas as fibras parassimpáticas.

A norepinefrina é sintetizada no citoplasma de terminações nervosas pós-ganglionares simpáticas e armazenada nas vesículas (**Figura 14-2**). Após a liberação pelo processo de exocitose, as ações da norepinefrina são finalizadas primeiramente pela recaptação das terminações nervosas pós-ganglionares. O transportador de norepinefrina nas membranas celulares neuronais facilita a remoção da norepinefrina da sinapse. Outros transportadores facilitam a captação de dopamina e serotonina. Antidepressivos tricíclicos, cocaína e anfetaminas inibem esses transportadores, levando a seus efeitos

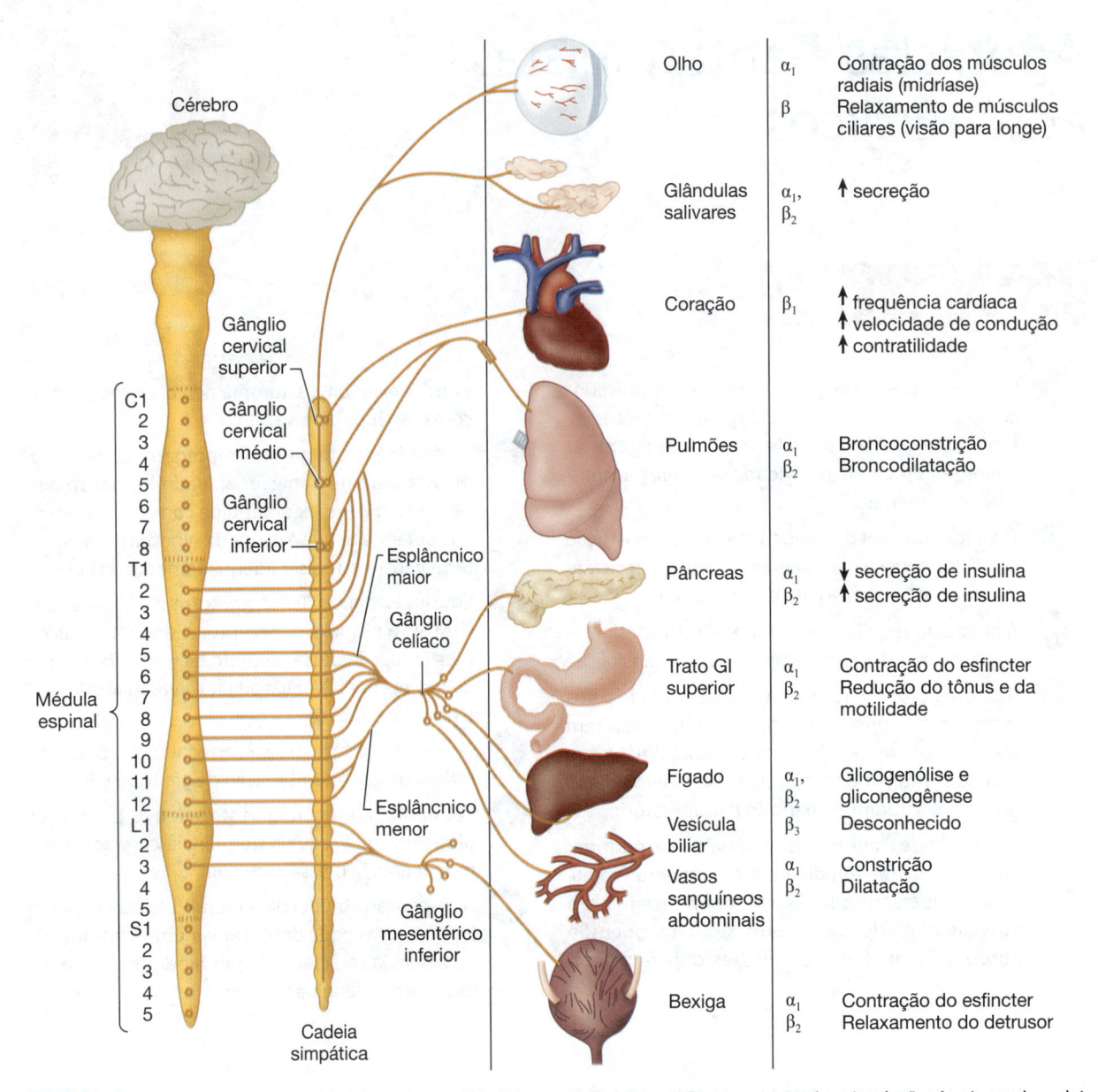

FIGURA 14-1 Sistema nervoso simpático. Inervação de órgãos, tipos de receptores e resposta à estimulação. A origem da cadeia simpática é a medula espinal toracoabdominal (T1–L3); a do sistema nervoso parassimpático é a distribuição craniossacral. Outra diferença anatômica está na maior distância entre o gânglio simpático e as estruturas viscerais. GI, gastrintestinal.

Órgão	Receptor	Resposta
Olho	α_1	Contração dos músculos radiais (midríase)
	β	Relaxamento de músculos ciliares (visão para longe)
Glândulas salivares	α_1, β_2	↑ secreção
Coração	β_1	↑ frequência cardíaca ↑ velocidade de condução ↑ contratilidade
Pulmões	α_1	Broncoconstrição
	β_2	Broncodilatação
Pâncreas	α_1	↓ secreção de insulina
	β_2	↑ secreção de insulina
Trato GI superior	α_1	Contração do esfincter
	β_2	Redução do tônus e da motilidade
Fígado	α_1, β_2	Glicogenólise e gliconeogênese
Vesícula biliar	β_3	Desconhecido
Vasos sanguíneos abdominais	α_1	Constrição
	β_2	Dilatação
Bexiga	α_1	Contração do esfincter
	β_2	Relaxamento do detrusor

clínicos. A norepinefrina pode se difundir a partir dos sítios de receptores onde ela é captada por células não neuronais e é metabolizada pela catecol-*O*-metiltransferase (**Figura 14-3**). Nos neurônios, a norepinefrina pode ser metabolizada pela monoaminoxidase ou reempacotada em vesículas. A ativação adrenérgica prolongada leva à dessensibilização e a respostas reduzidas à estimulação subsequente.

Os receptores adrenérgicos são divididos em duas categorias: α e β. Cada uma delas ainda é subdividida em pelo menos dois subtipos: α_1 e α_2, e β_1, β_2 e β_3. Os receptores α, por sua vez, são divididos em α_{1A}, α_{1B}, α_{1D}, α_{2A}, α_{2B} e α_{2C} pelo uso de técnicas de clonagem molecular. Esses receptores estabelecem ligações com as proteínas G (**Figura 14-4**) – receptores heterotriméricos com subunidades α, β e γ. Os diversos tipos de adrenorreceptores estabelecem ligações com determinadas proteínas G, cada um com um efeito específico, sendo que cada um deles usa o trifosfato de guanosina (GTP, do inglês *guanosine triphosphate*) como cofator. α_1 estabelece ligações com a G_q, que ativa as fosfolipases; α_2 estabelece ligações com a G_i, que inibe a adenilato ciclase (também chamada de *adenil* ou *adenilil ciclase*); e β estabelece ligações com a G_s, que ativa a adenilato ciclase.

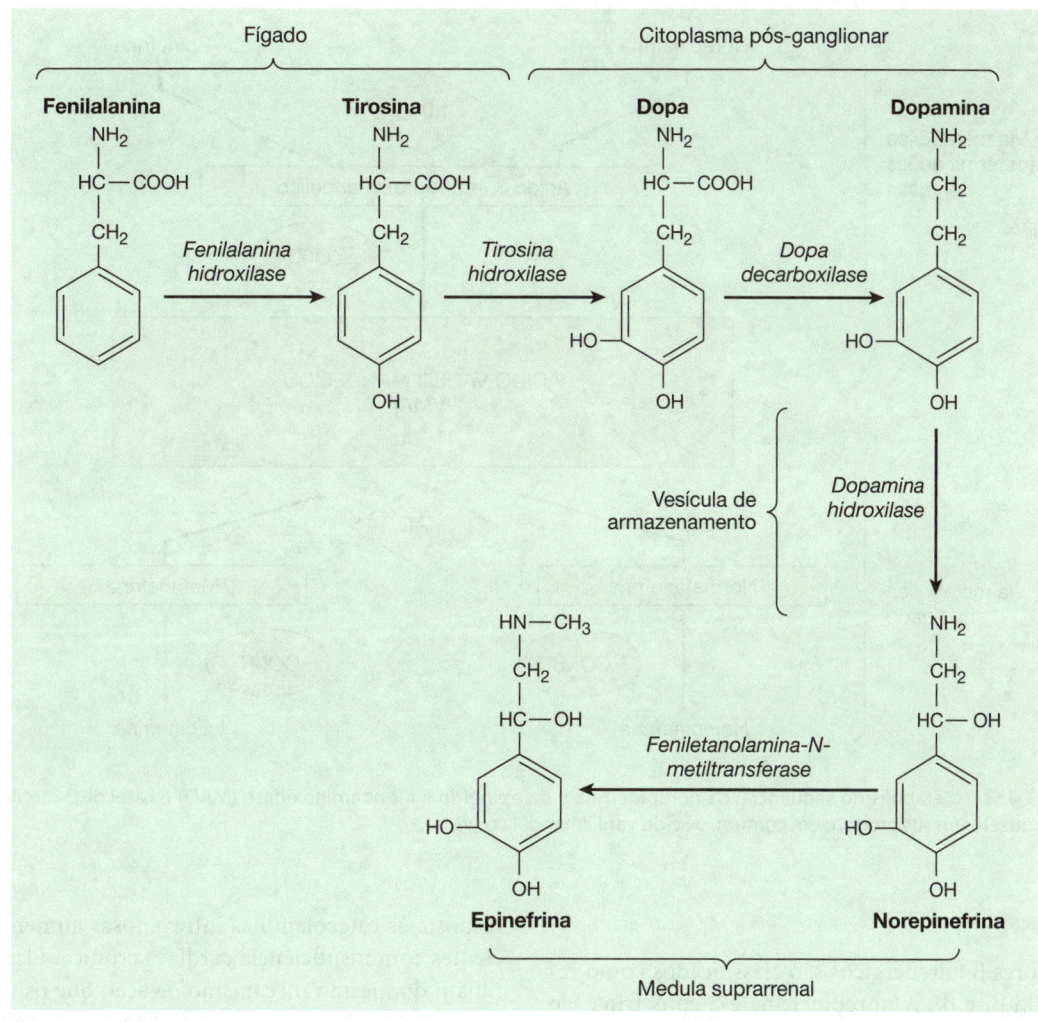

FIGURA 14-2 Síntese da norepinefrina. A hidroxilação da tirosina à dopa é a etapa que limita a velocidade. A dopamina é transportada de maneira ativa para as vesículas de armazenamento. A norepinefrina pode ser convertida em epinefrina na medula suprarrenal.

Receptores α_1

Os receptores α_1 são adrenorreceptores pós-sinápticos localizados na musculatura lisa do corpo (olhos, pulmões, vasos sanguíneos, útero, intestino e sistema geniturinário). A ativação desses receptores aumenta a concentração intracelular do íon cálcio, o que leva à contração dos músculos lisos. Assim, os agonistas α_1 estão associados à midríase (dilatação pupilar em razão da contração do músculo radial do olho), broncoconstrição, vasoconstrição, contração uterina e constrição dos esfíncteres nos tratos gastrintestinal e geniturinário. A estimulação dos receptores α_1 também inibe a secreção de insulina e a lipólise. O miocárdio tem receptores α_1 com efeito inotrópico positivo, o que pode ser um fator importante nas arritmias induzidas por catecolaminas. Durante a isquemia miocárdica, um aumento do acoplamento entre o receptor α_1 e os agonistas é observado. Contudo, o efeito cardiovascular mais importante da estimulação α_1 é a vasoconstrição, a qual aumenta a resistência vascular periférica, a pós-carga do ventrículo esquerdo e a pressão arterial.

Receptores α_2

Diferentemente dos receptores α_1, os receptores α_2 estão localizados principalmente nas terminações nervosas pré-sinápticas. A ativação desses adrenorreceptores inibe a atividade da adenilil ciclase. Isso reduz a entrada de íons cálcio nas terminações nervosas, o que limita a exocitose subsequente das vesículas de armazenamento que contêm norepinefrina. Assim, os receptores α_2 criam uma alça de retroalimentação negativa que inibe a liberação adicional de norepinefrina pelo neurônio. Além disso, a musculatura lisa vascular tem receptores α_2 pós-sinápticos que geram a vasoconstrição. Ainda mais importante, a estimulação de receptores α_2 pós-sinápticos no sistema nervoso central causa sedação e reduz o fluxo simpático de saída, o que resulta em vasodilatação periférica e redução da pressão arterial.

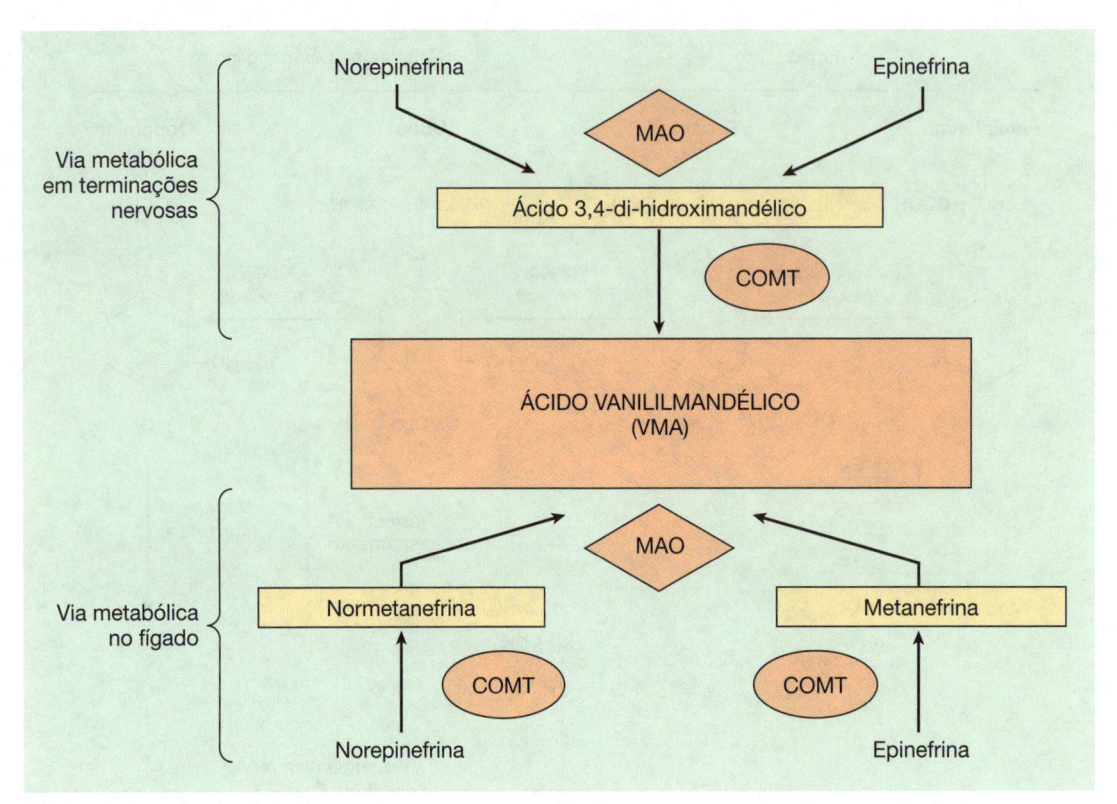

FIGURA 14-3 Metabolismo sequencial da norepinerfina e da epinefrina. Monoaminoxidase (MAO) e catecol-O-metiltransferase (COMT) produzem um subproduto em comum, o ácido vanililmandélico (VMA).

Receptores β_1

Os receptores β-adrenérgicos são classificados como receptores β_1, β_2 e β_3. A norepinefrina e a epinefrina são equipotentes nos receptores β_1, mas a epinefrina é significativamente mais potente que a norepinefrina nos receptores β_2, e, de todo modo, as ações muito mais potentes da norepinefrina sobre os receptores alfa tendem a obscurecer quaisquer diferenças entre epinefrina e norepinefrina sob os receptores β quando esses fármacos são administrados nos pacientes.

Os receptores β_1 estão localizados nas membranas pós-sinápticas do coração. A estimulação desses receptores ativa a adenilil ciclase, a qual converte o trifosfato de adenosina (ATP, do inglês *adenosine triphosphate*) em monofosfato de adenosina cíclico, iniciando uma cascata de fosforilação da cinase. O início dessa cascata tem efeitos cronotrópicos positivos (aumento da frequência cardíaca), dromotrópicos (aumento da condução) e inotrópicos (aumento da contratilidade).

Receptores β_2

Os receptores β_2 são adrenorreceptores pós-sinápticos localizados principalmente no músculo liso e nas células glândulares, mas também podem ser encontrados nos miócitos ventriculares. A relativa contribuição deles para a resposta às catecolaminas intravenosas aumenta em pacientes com insuficiência cardíaca crônica. Eles compartilham do mesmo mecanismo de ação que os receptores β_1: a ativação da adenilil ciclase. Apesar de terem essa característica em comum, a estimulação β_2 relaxa o músculo liso, resultando em broncodilatação, vasodilatação e relaxamento do útero (tocólise), bexiga e intestino. Glicogenólise, lipólise, gliconeogênese e liberação de insulina são estimuladas pela ativação do receptor β_2.

Receptores β_3

Os receptores β_3 são encontrados na vesícula biliar e no tecido adiposo cerebral. A função deles na fisiologia da vesícula biliar é desconhecida, mas acredita-se que eles sejam importantes na lipólise, na termogênese na gordura marrom e no relaxamento da bexiga.

Receptores dopaminérgicos

Os receptores de dopamina (DA) são um grupo de receptores adrenérgicos ativados pela dopamina; esses receptores são classificados como receptores D_1 e D_2. A ativação dos receptores D_1 faz a mediação da vasodilatação nos rins, intestino e coração. Acredita-se que os receptores D_2 sejam importantes na ação antiemética do droperidol, do haloperidol e de agentes relacionados.

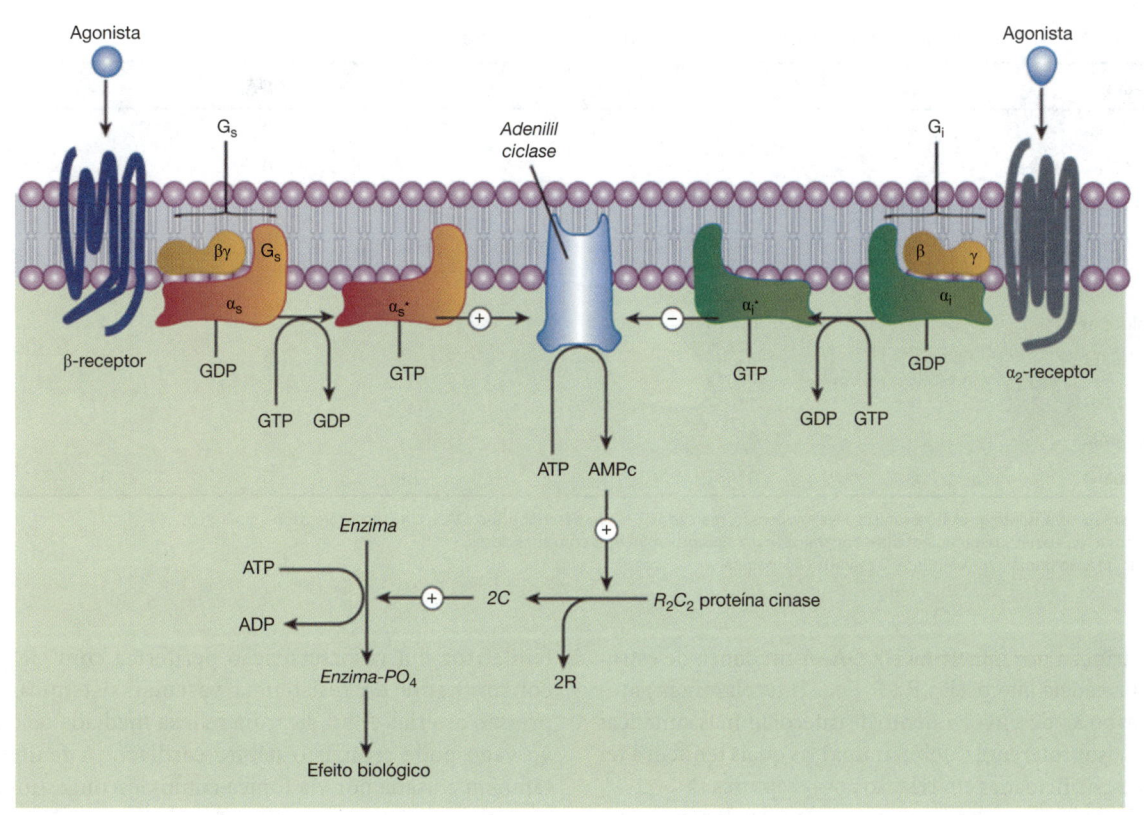

FIGURA 14-4 Ativação e inibição da adenilil ciclase por agonistas que estabelecem ligação com os receptores de catecolaminas. A ligação com os adrenorreceptores β estimula a adenilil ciclase por meio da ativação da proteína G estimulatória G_s, o que leva à dissociação da subunidade carregada com GTP. Essa subunidade ativada $α_s$ ativa diretamente a adenilil ciclase, resultando em aumento da taxa de síntese de AMPc. As ligações do adrenorreceptor $α_2$ inibem a adenilil ciclase ao causarem dissociação da proteína G inibitória G_i em suas subunidades (p. ex., uma subunidade $α_i$ ativada carregada com GTP e uma unidade β-γ). O mecanismo pelo qual essas subunidades inibem a adenilil ciclase são incertos. O AMPc se liga à subunidade reguladora (R) da proteína-cinase dependente de AMPc, levando à liberação das subunidades catalíticas (C) ativas que fosforilam substratos proteicos específicos e modificam sua atividade. Essas unidades catalíticas também fosforilam a proteína de ligação do elemento de resposta ao AMPc (CREB), a qual modifica a expressão de genes. Ver o texto para outras ações dos adrenorreceptores β e $α_2$. (Reproduzida com permissão de Katzung BG, Trevor AJ: *Basic & Clinical Pharmacology*, 13th ed. New York, NY: McGraw Hill; 2015.)

Agonistas adrenérgicos

Os agonistas adrenérgicos interagem com uma especificidade variável (seletividade) com os adrenorreceptores α e β (Tabelas 14-1 e 14-2).

A "sobreposição" da atividade dos receptores complica a predição dos efeitos clínicos. Por exemplo, a epinefrina estimula os adrenorreceptores $α_1$, $α_2$, $β_1$ e $β_2$. O efeito final dela sobre a pressão arterial depende do balanço dose-dependente entre a vasoconstrição $α_1$, a vasodilatação $α_2$ e $β_2$ e as influências inotrópicas $β_1$ (e, em menor grau, as influências inotrópicas $β_2$).

① Os agonistas adrenérgicos podem ser classificados como diretos ou indiretos. Os agonistas diretos estabelecem ligação com o receptor, e os agonistas indiretos aumentam a atividade de neurotransmissores endógenos. Os mecanismos da ação indireta incluem o aumento da liberação ou a redução da recaptação da norepinefrina.

A diferenciação entre os mecanismos de ação direto ou indireto é particularmente importante em pacientes com reservas anormais da norepinefrina endógena, como pode ocorrer com o uso de alguns medicamentos anti-hipertensivos ou com inibidores da monoaminoxidase. A hipotensão intraoperatória nesses pacientes deve ser tratada com agonistas diretos, pois a resposta que esses pacientes podem apresentar aos agonistas indiretos é imprevisível.

Outra característica que diferencia os agonistas adrenérgicos uns dos outros é a estrutura química. Aqueles que têm uma estrutura de 3,4-di-hidroxibenzeno (Figura 14-5) são conhecidos como *catecolaminas*. Esses fármacos costumam apresentar uma duração curta em razão de serem metabolizados pela monoaminoxidase e pela catecol-*O*-metiltransferse. Por esse motivo, pacientes que fazem uso de inibidores da monoaminoxidase ou de antidepressivos tricíclicos podem ter resposta exagerada ao uso de catecolaminas. As catecolaminas naturais são a

TABELA 14-1 Seletividade para receptores entre os agonistas adrenérgicos[1]

Fármaco	α_1	α_2	β_1	β_2	DA_1	DA_2
Fenilefrina	+++	+	0	0	0	0
Clonidina	+	++	0	0	0	0
Dexmedetomidina	+	+++	0	0	0	0
Epinefrina[2]	++	++	+++	++	0	0
Efedrina[3]	++	?	++	+	0	0
Fenoldopam	0	0	0	0	+++	0
Norepinefrina[2]	++	++	++	0	0	0
Dopamina[2]	++	++	++	+	+++	+++
Dobutamina	0	0	+++	+	0	0
Terbutalina	0	0	+	+++	0	0

[1]0, efeito mínimo/ausente; +, efeito agonista (leve, moderado, marcado); ?, efeito desconhecido; DA_1 e DA_2, receptores dopaminérgicos.
[2]Os efeitos α_1 da epinefrina, norepinefrina e dopamina ficam mais proeminentes com altas doses.
[3]O modo de ação primário da efedrina é a estimulação indireta.

epinefrina, a norepinefrina e a DA. A mudança de estrutura na cadeia lateral (R_1, R_2, R_3) das catecolaminas naturais levou ao desenvolvimento de catecolaminas sintéticas (p. ex., isoproterenol e dobutamina), as quais tendem a ter mais especificidades em relação aos receptores.

Os agonistas adrenérgicos mais utilizados em anestesia são discutidos de maneira individual nas próximas seções. Observe que as doses recomendadas para infusão contínua estão em µg/kg/min para alguns agentes e em µg/min (dosagem em adultos) para outros. Em ambos os casos, essas recomendações devem ser consideradas apenas como diretrizes gerais, pois as respostas individuais são muito variáveis.

FENILEFRINA

2 A fenilefrina é uma não catecolamina com atividade agonista α_1 seletiva. O principal efeito da fenilefrina é a vasoconstrição periférica com elevação concomitante da resistência vascular sistêmica e da pressão arterial. A bradicardia reflexa mediada pelo nervo vago pode reduzir o débito cardíaco. A fenilefrina também é usada por via tópica como descongestionante e agente midriático.

Pequenas doses administradas por via intravenosa em bólus de 50 a 100 µg (0,5-1 µg/kg) de fenilefrina revertem de forma rápida as quedas na pressão arterial causadas pela vasodilatação periférica (p. ex., anestesia espinal) em adultos. A duração de ação é curta, cerca de 15 minutos após a administração de uma dose única. Pode ocorrer taquifilaxia com as infusões de fenilefrina, o que torna necessário o aumento gradual da infusão. A fenilefrina deve ser diluída a partir de uma solução a 1% (10 mg/ampola de 1 mL), em geral até uma solução de 100 µg/mL, e deve ser titulada até que se obtenha o efeito desejado.

TABELA 14-2 Efeitos dos agonistas adrenérgicos em orgãos[1]

Fármaco	Frequência cardíaca	Pressão arterial média	Débito cardíaco	Resistência vascular periférica	Broncodilatação	Fluxo sanguíneo renal
Fenilefrina	↓	↑↑↑	↓	↑↑↑	0	↓↓↓
Epinefrina	↑↑	↑	↑↑	↑/↓	↑↑	↓↓
Efedrina	↑↑	↑↑	↑↑	↑	↑↑	↓↓
Fenoldopam	↑↑	↓↓↓	↓/↑	↓↓	0	↑↑↑
Norepinefrina	↓	↑↑↑	↓/↑	↑↑↑	0	↓↓↓
Dopamina	↑/↑↑	↑	↑↑↑	↑	0	↑↑↑
Isoproterenol	↑↑↑	↓	↑↑↑	↓↓	↑↑↑	↓/↑
Dobutamina	↑	↑	↑↑↑	↓	0	↑

[1]0, efeito mínimo/ausente; ↑, aumento (leve, moderado, acentuado); ↓, redução (leve, moderada, acentuada); ↓/↑, efeito variável; ↑/↑, aumento leve a moderado.

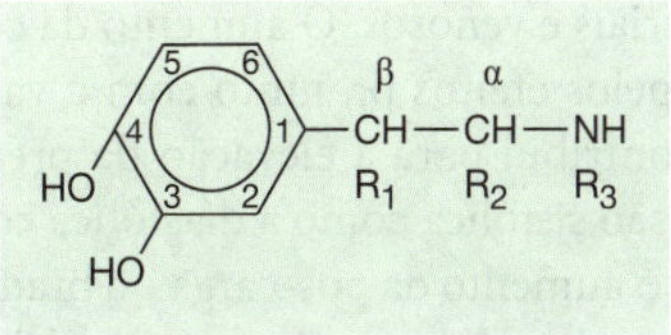

FIGURA 14-5 Os agonistas adrenérgicos que têm uma estrutura de 3,4-di-hidroxibenzeno são conhecidos como *catecolaminas*. Substituições nos sítios R_1, R_2 e R_3 afetam a atividade e a seletividade.

AGONISTAS α_2

A clonidina é um agonista α_2 muito utilizado em função de ter efeitos anti-hipertensivos e cronotrópicos negativos. Mais recentemente, ela e outros agonistas α_2 estão sendo cada vez mais usadas em razão de apresentarem propriedades sedativas. Vários estudos têm investigado os efeitos anestésicos da administração de clonidina oral (3-5 µg/kg), intramuscular (2 µg/kg), intravenosa (1-3 µg/kg), transdérmica (0,1-0,3 mg liberados por dia), intratecal (15-30 µg) e perineural ou epidural (1-2 µg/kg).

3 A clonidina reduz a necessidade de anestésicos e analgésicos (diminui a concentração alveolar mínima), além de fornecer sedação e ansiólise. Durante a anestesia geral, a clonidina consegue aumentar a estabilidade circulatória intraoperatória ao reduzir os níveis de catecolaminas. Durante a anestesia regional, incluindo o bloqueio de nervos periféricos, a clonidina prolonga a duração do bloqueio. Os efeitos diretos sobre a medula espinal podem ser mediados pelos receptores α_2 pós-sinápticos dentro do corno posterior. Outros possíveis benefícios englobam a redução dos calafrios no pós-operatório, a inibição da rigidez muscular induzida por opioides, a atenuação dos sintomas de abstinência a opioides e o tratamento da dor pós-operatória aguda e de algumas síndromes de dor crônica. Os efeitos colaterais incluem bradicardia, hipotensão, sedação, depressão respiratória e boca seca.

4 A dexmedetomidina mostra maior afinidade pelos receptores α_2 que a clonidina: a proporção de especificidade por receptores $\alpha_2{:}\alpha_1$ é de 200:1 para a clonidina e de 1.600:1 para a dexmedetomidina. A dexmedetomidina tem meia-vida mais curta (2-3 h) que a clonidina (12-24 h). A dexmedetomidina tem efeitos sedativos, analgésicos e simpatolíticos que atenuam muitas das respostas cardiovasculares observadas durante o período perioperatório. Os efeitos sedativos e analgésicos são mediados por receptores adrenérgicos α_2 do cérebro (*locus ceruleus*) e da medula espinal. No intraoperatório, o uso da dexmedetomidina reduz a necessidade de anestésicos intravenosos e voláteis; no pós-operatório, ela reduz o uso de analgésicos e sedativos concomitantes. A dexmedetomidina é útil para a sedação de pacientes em preparação para a intubação com fibra óptica com paciente acordado. O uso da dexmedetomidina também é indicado para a sedação de pacientes de pós-operatório que estão em sala de recuperação pós-anestésica e em unidades de terapia intensiva (UTI) porque ela não causa depressão ventilatória significativa. A administração rápida pode aumentar a pressão arterial, mas a hipotensão e a bradicardia podem ocorrer durante a administração prolongada. A dose de dexmedetomidina recomendada é uma dose inicial de 1 µg/kg durante 10 minutos seguida por uma infusão de 0,2 a 0,7 µg/kg/h, embora se saiba que médicos administram esse agente de várias maneiras (incluindo a via intranasal para sedação de crianças).

Embora esses agentes sejam agonistas adrenérgicos, eles também são considerados simpatolíticos porque o

5 fluxo simpático de saída é reduzido. O uso desses agentes por um longo período, em particular a clonidina e a dexmedetomidina, leva à supersensibilização e à suprarregulação (*upregulation*) dos receptores. Com a suspensão abrupta desses dois fármacos pode ocorrer uma síndrome de abstinência aguda com crise hipertensiva. Essa síndrome pode se manifestar após apenas 48 horas de infusão de dexmedetomidina, quando o medicamento for suspenso. Relatos recentes sugerem que a dexmedetomidina pode oferecer proteção renal em situações de lesão renal isquêmica, sendo benéfica no tratamento do choque séptico.

EPINEFRINA

A epinefrina é uma catecolamina endógena sintetizada na medula suprarrenal. A estimulação dos receptores β_1 do miocárdio pela epinefrina aumenta a pressão arterial, o débito cardíaco e a demanda miocárdica de oxigênio ao aumentar a contratilidade e a frequência cardíaca (aumento da taxa de despolarização espontânea de fase IV). A estimulação α_1 reduz o fluxo sanguíneo esplâncnico e renal, mas aumenta a pressão de perfusão coronariana ao elevar a pressão diastólica na aorta. A pressão arterial sistólica geralmente aumenta, embora a vasodilatação mediada por β_2 na musculatura esquelética possa reduzir a pressão diastólica com infusões de epinefrina em doses menores. A estimulação β_2 ainda relaxa a musculatura lisa brônquica.

A epinefrina é o principal tratamento farmacológico para a anafilaxia e para aumentar a pressão de perfusão coronariana durante a fibrilação ventricular. As complicações do uso da epinefrina incluem hemorragia cerebral, isquemia miocárdica e arritmias ventriculares. Os anestésicos voláteis, em particular o halotano, potencializam os efeitos arritmogênicos da epinefrina.

Em situações de emergência (p. ex., parada cardíaca e choque), a epinefrina é administrada como bólus intravenoso de 0,5 a 1 mg, dependendo da gravidade do comprometimento cardiovascular. Em grandes reações anafiláticas, a epinefrina deve ser usada em doses de 100 a 500 μg (repetidas, se necessário), seguidas por infusão. Uma infusão intravenosa contínua deve ser preparada (1 mg em 250 mL [4 μg/mL]) e administrada a uma taxa de 2 a 20 μg/min (30-300 ng/kg/min) para melhorar a contratilidade miocárdica e a frequência cardíaca. A infiltração local com epinefrina também é usada para reduzir o sangramento no sítio cirúrgico. A epinefrina está disponível em ampolas com uma concentração de 1:1.000 (1 mg/mL) e em seringas preenchidas com uma concentração de 1:10.000 (0,1 mg/mL [100 μg/mL]). A concentração de 1:100.000 (10 μg/mL) está disponível para uso pediátrico.

EFEDRINA

Os efeitos cardiovasculares da efedrina, um simpaticomimético não catecolamina, são semelhantes àqueles da epinefrina: aumento da pressão arterial, da frequência cardíaca, da contratilidade e do débito cardíaco. Da mesma forma, a efedrina também é um broncodilatador. No entanto, há diferenças importantes: a efedrina tem duração de ação maior, é muito menos potente, tem ações indiretas e diretas e estimula o sistema nervoso central (aumenta a concentração alveolar mínima). As propriedades agonistas indiretas da efedrina se devem à liberação periférica pós-sináptica de norepinefrina ou à inibição da recaptação de norepinefrina.

6 A efedrina costuma ser empregada como vasopressor durante a anestesia. A administração desse fármaco deve ser entendida como uma medida temporária até que a causa da hipotensão seja determinada e possa ser adequadamente tratada. Diferentemente dos agonistas α_1 de ação direta, a efedrina não reduziu o fluxo sanguíneo uterino em experimentos com ovelhas, por isso, por muitos anos, a efedrina foi o vasopressor mais utilizado na anestesia obstétrica. Atualmente, a fenilefrina é amplamente usada na obstetrícia para a anestesia do neuroeixo em razão de ter um início de ação mais rápido, duração de ação mais curta, titulação mais fácil e ausência de efeitos adversos sobre o pH fetal em relação à efedrina.

Em adultos, a efedrina é administrada como bólus de 2,5 a 10 mg; em crianças, como bólus de 0,1 mg/kg. As doses subsequentes são aumentadas para contrabalançar o desenvolvimento de taquifilaxia, o que pode ser explicado pela depleção das reservas de norepinefrina. A efedrina está disponível em ampolas de 1 mL com 25 ou 50 mg do agente.

NOREPINEFRINA

A estimulação α_1 direta com atividade β_2 limitada (em doses usadas clinicamente) induz a vasoconstrição intensa de vasos arteriais e venosos. O aumento da contratilidade miocárdica pelos efeitos β_1, junto com a vasoconstrição periférica, contribui para a elevação da pressão arterial. Tanto a pressão sistólica como a diastólica costumam aumentar, mas o aumento da pós-carga e a bradicardia reflexa podem impedir qualquer elevação do débito cardíaco. A redução do fluxo sanguíneo renal e esplâncnico e o aumento da necessidade de oxigênio pelo miocárdio são motivos de preocupação, ainda que a norepinefrina seja o agente escolhido para o manejo do choque refratário (em particular, o séptico). O extravasamento de norepinefrina no sítio da administração intravenosa pode causar necrose tecidual.

A norepinefrina costuma ser administrada por infusão contínua a uma taxa de 2 a 20 μg/min (30-300 ng/kg/min) em razão de ter meia-vida curta. As ampolas contêm 4 mg de norepinefrina em 4 mL de solução. Em muitos lugares, a norepinefrina substituiu a fenilefrina como vasoconstritor intraoperatório principal.

DOPAMINA

Os efeitos clínicos da DA, um agonista endógeno dopaminérgico e adrenérgico não seletivo direto e indireto, **7** variam muito conforme a dose. Em doses baixas (0,5-3 μg/kg/min), a DA ativa primeiro os receptores dopaminérgicos. A estimulação desses receptores (especificamente receptores DA_1) causa a dilatação da vasculatura renal e promove a diurese e a natriurese. Embora essa ação aumente o fluxo sanguíneo renal, o uso dessa "dose renal" não traz qualquer efeito benéfico para a função renal. Quando usada em doses moderadas (3-10 μg/kg/min), a estimulação β_1 aumenta a contratilidade miocárdica, a frequência cardíaca, a pressão sistólica e o débito cardíaco. A demanda miocárdica de oxigênio costuma aumentar mais que o fornecimento. Os efeitos α_1 ficam proeminentes em doses maiores (10-20 μg/kg/min), causando aumento na resistência vascular periférica e queda no fluxo sanguíneo renal. A curva exata de dose-resposta da dopamina e essas várias ações são muito mais imprevisíveis do que sugere o parágrafo anterior! Os efeitos indiretos da DA podem ser explicados pela liberação de norepinefrina pelos gânglios de nervos simpáticos pré-sinápticos.

A DA era a primeira opção de tratamento para choque porque é capaz de melhorar o débito cardíaco, dar suporte à pressão arterial e manter a função renal. Os efeitos cronotrópicos e pró-arrítmicos da DA limitam a utilidade dela para alguns pacientes, sendo substituída pela norepinefrina ou pelo fenoldopam em muitas situações de doenças críticas. A DA é administrada como infusão contínua a uma taxa de 1 a 20 μg/kg/min. Costuma ser fornecida em ampolas de 5 a 10 mL com 200 ou 400 mg de DA.

ISOPROTERENOL

O isoproterenol é interessante por ser um agonista β puro. Os efeitos β_1 englobam o aumento da frequência cardíaca, da contratilidade e do débito cardíaco. A pressão arterial sistólica pode aumentar ou permanecer inalterada, mas a estimulação β_2 reduz a resistência vascular periférica e a pressão arterial diastólica. A demanda de oxigênio miocárdica aumenta enquanto o fornecimento de oxigênio diminui, tornando o isoproterenol uma escolha ruim para a maioria das situações.

DOBUTAMINA

A dobutamina é uma mistura racêmica de dois isômeros com afinidade pelos receptores β_1 e β_2, com seletividade relativamente maior pelos receptores β_1. O efeito cardiovascular principal desse fármaco é uma elevação do débito cardíaco como resultado do aumento da contratilidade miocárdica. Uma redução da resistência vascular periférica causada pela ativação β_2 costuma evitar grande parte do aumento da pressão arterial. A pressão de enchimento do ventrículo esquerdo diminui, enquanto o fluxo sanguíneo coronariano aumenta.

A dobutamina aumenta o consumo de oxigênio miocárdico e não deve ser usada como rotina sem que haja indicações específicas para facilitar a saída da circulação extracorpórea. Ela costuma ser usada em testes de estresse farmacológico. A dobutamina é administrada como infusão a uma taxa de 2 a 20 µg/kg/min. Ela é encontrada em ampolas de 20 mL com 250 mg.

FENOLDOPAM

O fenoldopam é um agonista seletivo do receptor D_1 que tem muitos dos benefícios da DA, mas com pouca ou nenhuma atividade agonista em adrenorreceptores α ou β ou em receptores D_2. O fenoldopam exerce efeitos hipotensores caracterizados por redução na resistência vascular periférica, junto com um aumento do fluxo sanguíneo renal, da diurese e da natriurese. Ele costuma ser utilizado em pacientes submetidos a cirurgia cardíaca ou a reparo de aneurisma aórtico com um risco potencial de comprometimento renal perioperatório. O fenoldopam reduz a pressão arterial, mas ajuda a manter o fluxo sanguíneo renal. Ele também é indicado para pacientes com hipertensão grave, em particular aqueles com comprometimento renal. Para além das emergências hipertensivas, o fenoldopam também é indicado na prevenção da nefropatia induzida por meio de contraste. O fenoldopam tem início de ação rápido e é facilmente titulado em razão de ter uma meia-vida de eliminação curta. A capacidade do fenoldopam de "proteger" os rins no perioperatório ainda é objeto de debate, mas (assim como a literatura sobre a "dose renal" de dopamina) não existem boas evidências que atestem a sua eficácia.

O fenoldopam é fornecido em ampolas de 1, 2 e 5 mL, e de 10 mg/mL. Deve ser iniciado como uma infusão contínua de 0,1 µg/kg/min, seguida de acréscimo em incrementos de 0,1 µg/kg/min em intervalos de 15 a 20 minutos até que a pressão arterial desejada seja alcançada. Doses menores têm sido associadas a menos episódios de taquicardia reflexa.

Antagonistas adrenérgicos

Os antagonistas adrenérgicos estabelecem ligações com os adrenorreceptores sem os ativar. Eles impedem a atividade dos agonistas adrenérgicos. Tal como os agonistas, os antagonistas são diferentes uns dos outros quanto ao espectro de interação com os receptores.

BLOQUEADORES α: FENTOLAMINA

A fentolamina produz um bloqueio competitivo (reversível) de receptores α_1 e α_2. O antagonismo α_1 e o relaxamento direto da musculatura lisa são responsáveis pela vasodilatação periférica e por uma queda na pressão arterial. Essa queda na pressão arterial provoca taquicardia reflexa, que é potencializada pelo antagonismo de receptores α_2 pré-sinápticos no coração, uma vez que o bloqueio α_2 promove a liberação de norepinefrina ao eliminar a retroalimentação negativa. Esses efeitos cardiovasculares costumam ser aparentes dentro de 2 minutos e duram até 15 minutos. Como ocorre com todos os antagonistas adrenérgicos, a extensão da resposta ao bloqueio do receptor depende do grau de tônus simpático existente. A taquicardia reflexa e a hipotensão postural limitam a utilidade da fentolamina no tratamento da hipertensão causada por estimulação α excessiva (p. ex., feocromocitoma, abstinência de clonidina). A prazosina e a fenoxibenzamina são exemplos de outros antagonistas α.

A fentolamina é administrada por via intravenosa como bólus intermitente (1-5 mg em adultos) ou como infusão contínua para evitar ou minimizar a necrose tecidual após o extravasamento de fluidos intravenosos contendo um agonista α (p. ex., norepinefrina), 5 a 10 mg de fentolamina em 10 mL de soro fisiológico podem ser infiltrados no local.

ANTAGONISTAS MISTOS: LABETALOL

O labetalol bloqueia os receptores α_1, β_1 e β_2. A proporção de bloqueio α para bloqueio β foi estimada como cerca de

1:7 após a administração por via intravenosa. Esse bloqueio misto reduz a resistência vascular periférica e a pressão arterial. A frequência cardíaca e o débito cardíaco costumam ser discretamente reduzidos ou permanecer inalterados. Assim, o labetalol reduz a pressão arterial sem taquicardia reflexa graças à combinação de efeitos α e β, o que é benéfico em pacientes com doença arterial coronariana. O pico do efeito costuma ocorrer dentro de 5 minutos após uma dose intravenosa. Há, na literatura, relatos de ocorrência de insuficiência ventricular esquerda, hipertensão paradoxal e broncoespasmo.

A dose inicial recomendada de labetalol é de 2,5 a 10 mg administrados por via intravenosa por 2 minutos. Após a dose inicial e dependendo da resposta, pode-se administrar doses de 5 a 20 mg em intervalos de 10 minutos até a obtenção da resposta desejada para a pressão arterial.

β-BLOQUEADORES

Os bloqueadores dos receptores β têm graus variáveis de seletividade pelos receptores $β_1$. Aqueles mais seletivos para $β_1$ têm menos influência sobre os receptores $β_2$ broncopulmonares e vasculares (Tabela 14-3). Em teoria, um bloqueador seletivo $β_1$ teria menos efeito inibitório sobre os receptores $β_2$ e, assim, poderia ser mais indicado para pacientes com doença pulmonar obstrutiva crônica ou com doença vascular periférica. Os pacientes com doença vascular periférica podem apresentar redução no fluxo sanguíneo se os receptores $β_2$, os quais dilatam as arteríolas, forem bloqueados. Os agentes bloqueadores dos receptores β também reduzem a pressão intraocular em pacientes com glaucoma.

Os β-bloqueadores são classificados ainda conforme a quantidade de atividade simpaticomimética intrínseca (ASI) que possuem. Muitos dos β-bloqueadores têm alguma atividade agonista, embora não produzam efeitos semelhantes aos agonistas completos (como a epinefrina).

Os β-bloqueadores também podem ser classificados como aqueles que são eliminados por metabolismo hepático (como o metoprolol), aqueles que são excretados sem alterações pelos rins (como o atenolol) e aqueles que são hidrolisados no sangue (como o esmolol).

ESMOLOL

O esmolol é um antagonista seletivo $β_1$ de ação ultracurta que reduz a frequência cardíaca e, em menor grau, a pressão arterial. Ele é usado para evitar ou minimizar a taquicardia e a hipertensão em resposta aos estímulos perioperatórios, como a intubação, a estimulação cirúrgica e a superficialização. O esmolol (0,5-1 mg/kg), por exemplo, atenua a elevação da pressão arterial e da frequência cardíaca que costumam acompanhar a eletroconvulsoterapia sem afetar de maneira significativa a duração das convulsões. Esse fármaco é útil no controle da frequência ventricular em pacientes com fibrilação ou *flutter* atrial. Embora o esmolol seja considerado cardiosseletivo, em doses mais altas ele inibe os receptores $β_2$ na musculatura lisa brônquica e vascular. A administração de esmolol pode contribuir para a antinocicepção e ter um efeito poupador de opioides quando incorporada à anestesia em substituição às doses maiores de opioides.

A curta duração de ação do esmolol se deve à rápida distribuição (a meia-vida de distribuição é de 2 min) e à hidrólise pela esterase de hemácias (a meia-vida de eliminação é de 9 min). Os efeitos colaterais podem ser revertidos dentro de minutos com a suspensão da infusão. Como ocorre com todos os antagonistas $β_1$, o esmolol não deve ser utilizado em pacientes com bradicardia sinusal, bloqueio cardíaco maior que de primeiro grau, choque cardiogênico e insuficiência cardíaca com fração de ejeção baixa descompensada. O esmolol pode ser usado para reduzir a frequência ventricular em pacientes com taquicardia supraventricular que não estejam hipotensos.

O esmolol é administrado como bólus (0,2-0,5 mg/kg) para a terapia de curto prazo, como a atenuação da resposta cardiovascular à laringoscopia e à intubação. O tratamento de longo prazo costuma ser iniciado com uma dose de 0,5 mg/kg administrada durante 1 minuto, seguida por uma infusão contínua de 50 μg/kg/min para manter o efeito terapêutico. Se isso não produzir uma resposta suficiente

TABELA 14-3 Farmacologia dos β-bloqueadores[1]

	Seletividade por receptores $β_1$	ASI	Bloqueio α	Metabolismo hepático
Atenolol	+	0	0	0
Esmolol	+	0	0	0
Labetalol	0	0	+	+
Metoprolol	+	0	0	+
Propranolol	0	0	0	+

[1]ASI, atividade simpaticomimética intrínseca; +, efeito leve; 0, nenhum efeito.

dentro de 5 minutos, a dose inicial pode ser repetida e a infusão aumentada em incrementos de 50 μg/kg/min a cada 5 minutos até o máximo de 200 μg/kg/min.

O esmolol é fornecido como ampolas de múltiplas doses para a administração em bólus contendo 10 mL do fármaco (10 mg/mL). As ampolas para infusão contínua (2,5 g em 10 mL) também estão disponíveis no mercado, mas devem ser diluídas antes da administração até uma concentração de 10 mg/mL.

METOPROLOL

O metoprolol é um antagonista seletivo β_1 sem atividade simpaticomimética intrínseca. Ele está disponível para uso oral e intravenoso. Este fármaco pode ser administrado por via intravenosa em incrementos de 1 a 5 mg entre 2 e 5 minutos, titulados conforme a pressão arterial e a frequência cardíaca. O metoprolol de liberação prolongada administrado por via oral pode ser usado para tratar pacientes com insuficiência cardíaca crônica.

PROPRANOLOL

O propranolol bloqueia de forma não seletiva os receptores β_1 e β_2. A pressão arterial é reduzida por diversos mecanismos, incluindo a diminuição da contratilidade miocárdica, a redução da frequência cardíaca e a redução da liberação de renina.

Os efeitos colaterais do propranolol são broncoespasmo (antagonismo β_2), insuficiência cardíaca congestiva aguda, bradicardia e bloqueio cardíaco atrioventricular (antagonismo β_1). A administração concomitante de propranolol e verapamil (um bloqueador dos canais de cálcio) pode deprimir de forma sinérgica a frequência cardíaca, a contratilidade cardíaca e a condução pelo nó atrioventricular.

A meia-vida de eliminação de 100 minutos é bastante longa em comparação com aquela do esmolol. Em geral, o propranolol é titulado até o efeito desejado em incrementos de 0,5 mg a cada 3 e 5 minutos. As doses totais raramente excedem 0,15 mg/kg. O propranolol é fornecido em ampolas de 1 mL com 1 mg do fármaco.

NEBIVOLOL

O nebivolol é um β-bloqueador de nova geração com alta afinidade pelos receptores β_1. O fármaco é único por sua capacidade de causar vasodilatação direta por efeito estimulatório sob a sintase de óxido nítrico endotelial.

CARVEDILOL

O carvedilol é um bloqueador misto β e α usado no manejo da insuficiência cardíaca crônica secundária a miocardiopatia, disfunção ventricular esquerda após infarto agudo do miocárdio e hipertensão. A dose do carvedilol deve ser individualizada e aumentada de forma gradual até 25 mg por 2 vezes ao dia, conforme a necessidade e a tolerância. O bisoprolol e o metoprolol de liberação prolongada também são usados na terapia de longo prazo para reduzir a mortalidade em pacientes com insuficiência cardíaca.

TERAPIA PERIOPERATÓRIA COM β-BLOQUEADORES

O manejo dos β-bloqueadores no perioperatório tem sido um indicador-chave de desempenho da anestesia e é cuidadosamente monitorado pelas agências de "manejo de qualidade". Embora os estudos relativos à administração perioperatória de β-bloqueadores tenham gerado resultados conflitantes em termos de benefícios e danos, a manutenção dos β-bloqueadores em pacientes que já estão em tratamento com eles é fundamental, a menos que sejam contraindicados por outros motivos. Estudos iniciais feitos em amostras pequenas não demonstraram desfechos adversos com o início da terapia com β-bloqueadores no perioperatório. Estudos subsequentes mostraram ausência de benefícios ou danos reais (p. ex., acidente vascular cerebral [AVC]) quando o bloqueio β foi iniciado no perioperatório.

As diretrizes de 2014 do American College of Cardiology/American Heart Association (ACC/AHA) recomendam que a terapia com β-bloqueadores seja mantida no período perioperatório em pacientes que o utilizem de maneira contínua (classe I de benefício >>> risco). A terapia com β-bloqueador no pós-operatório deve ser orientada conforme as circunstâncias clínicas (classe IIa de benefício >> risco). Independentemente de quando a terapia β-bloqueadora foi iniciada, ela pode precisar ser temporariamente suspensa (p. ex., sangramento, hipotensão, bradicardia). As diretrizes do ACC/AHA sugerem que seja possível iniciar a administração de β-bloqueadores no perioperatório em pacientes de risco intermediário ou alto (classe IIb de benefício ≥ risco). Outras condições como risco de AVC ou insuficiência cardíaca descompensada devem ser avaliadas para definir se o bloqueio β pode ser realizado no período do perioperatório. Além disso, em pacientes com três ou mais fatores de risco no Índice de Risco Cardíaco Revisado (ver Capítulo 21), pode ser possível iniciar a terapia β-bloqueadora antes da cirurgia (classe IIb). Na ausência desses fatores, não está claro se a terapia β-bloqueadora pré-operatória é efetiva ou segura. Quando for necessário decidir sobre o início da terapia β-bloqueadora, as diretrizes do ACC/AHA sugerem que é viável iniciar a terapia com antecedência suficiente em relação à cirurgia para que se avalie a segurança e a tolerabilidade do tratamento (classe IIb). Por fim, o uso de β-bloqueadores não deve ser iniciado no dia da cirurgia em pacientes que nunca os receberam (classe III: dano).

10 A suspensão abrupta da terapia β-bloqueadora por 24 a 48 horas pode desencadear uma síndrome de abstinência caracterizada por hipertensão rebote, taquicardia e angina *pectoris*. Esse efeito parece ser causado por um aumento do número de receptores β-adrenérgicos (suprarregulação/*upregulation*).

DISCUSSÃO DE CASO

Feocromocitoma

Um paciente de 45 anos com história de ataques paroxísticos de cefaleia, hipertensão, sudorese e palpitações está agendado para a ressecção de um feocromocitoma abdominal.

O que é um feocromocitoma?

Um feocromocitoma é um tumor vascular de tecido cromafim (mais comum na medula suprarrenal) que produz e secreta norepinefrina e epinefrina. O diagnóstico e o manejo do feocromocitoma se baseiam nos efeitos de níveis circulantes extremamente elevados desses agonistas adrenérgicos endógenos.

Como é feito o diagnóstico de feocromocitoma em laboratório?

A excreção urinária de ácido vanililmandélico (um subproduto do metabolismo das catecolaminas), norepinefrina e epinefrina costuma estar elevada de forma acentuada. Os níveis urinários elevados de catecolaminas e metanefrinas (ver Figura 14-3) fornecem um diagnóstico altamente acurado. Para o diagnóstico, os níveis plasmáticos fracionados de metanefrinas livres podem ser melhores indicadores do que os exames de urina. A localização do tumor pode ser determinada por ressonância magnética, tomografia computadorizada, tomografia por emissão de pósitrons ou cintilografia com M-iodobenzilguanidina (MIBG).

Qual fisiopatologia está associada a aumentos crônicos de norepinefrina e epinefrina?

A estimulação α_1 aumenta a resistência vascular periférica e a pressão arterial. A hipertensão pode levar à depleção do volume intravascular (aumento do hematócrito), insuficiência renal e hemorragia cerebral. A elevação da resistência vascular periférica também aumenta o trabalho miocárdico, predispondo os pacientes a isquemia miocárdica, hipertrofia ventricular e insuficiência cardíaca congestiva. A exposição prolongada a epinefrina e norepinefrina pode levar à miocardiopatia induzida por catecolaminas. A hiperglicemia resulta da redução na secreção de insulina em uma situação de aumento de glicogenólise e gliconeogênese. A estimulação β_1 aumenta a automaticidade e a ectopia ventricular.

Quais antagonistas adrenérgicos podem ser úteis no controle dos efeitos da hipersecreção de norepinefrina e epinefrina?

A fenoxibenzamina, um antagonista α_1, reverte de forma efetiva a vasoconstrição, resultando na queda da pressão arterial e no aumento do volume intravascular (queda do hematócrito). A intolerância à glicose costuma ser corrigida. A fenoxibenzamina pode ser administrada por via oral e tem ação mais longa que a fentolamina, outro antagonista α_1 que costuma ser administrado por via intravenosa. Por essas razões, a fenoxibenzamina costuma ser administrada no pré-operatório para controle dos sintomas.

A fentolamina intravenosa tem sido usada no intraoperatório para controle dos episódios hipertensivos. Em comparação com alguns outros agentes hipotensores, porém, a fentolamina tem início de ação lento e duração de longa ação; além disso, o agente não está mais disponível de forma ampla. Outros vasodilatadores podem ser usados nessa situação.

O bloqueio β_1 é recomendado após o início de um bloqueio α nos pacientes com taquicardia ou arritmias ventriculares.

Por que os receptores α_1 devem ser bloqueados com fenoxibenzamina antes da administração de um antagonista β?

Se os receptores β forem bloqueados antes, a norepinefrina e a epinefrina produzirão estimulação α sem qualquer oposição. A vasodilatação mediada por β_2 não será capaz de contrabalançar a vasoconstrição α_1, resultando em aumento da resistência vascular periférica. Isso pode explicar a hipertensão paradoxal relatada em alguns pacientes com feocromocitoma tratados apenas com labetalol. Por fim, o miocárdio pode não ser capaz de lidar com a carga de trabalho já aumentada sem os efeitos inotrópicos da estimulação β_1.

Quais agentes anestésicos devem ser especificamente evitados?

A cetamina é um simpaticomimético e pode, em teoria, exacerbar os efeitos dos agonistas adrenérgicos. O halotano sensibiliza o miocárdio para os efeitos arritmogênicos da epinefrina. Os fármacos vagolíticos (p. ex., anticolinérgicos e pancurônio) podem contribuir para a taquicardia. Como a histamina provoca a secreção de catecolaminas pelo tumor, os fármacos associados com liberação de histamina (p. ex., atracúrio) devem ser evitados. O vecurônio e o rocurônio são provavelmente os agentes bloqueadores neuromusculares escolhidos.

> **Uma técnica epidural ou espinal bloquearia efetivamente a hiperatividade simpática?**
>
> Um bloqueio regional importante – como uma anestesia epidural ou espinal – poderia bloquear os nervos sensoriais (aferentes) e as descargas simpáticas (eferentes) na área do campo cirúrgico. Contudo, as catecolaminas liberadas por um feocromocitoma durante a manipulação cirúrgica ainda seriam capazes de estabelecer ligação e ativar os receptores adrenérgicos pelo corpo todo.

DIRETRIZES

Fleisher LA, Fleischmann KE, Auerbach AD, et al. 2014 ACC/AHA guideline on perioperative cardiovascular evaluation and management of patients undergoing noncardiac surgery: executive summary: a report of the American College of Cardiology/American Heart Association Task Force on Practice Guidelines. *Circulation*. 2014;130:2215.

LEITURAS SUGERIDAS

Avni T, Lador A, Lev S, Leibovici L, Paul M, Grossman A. Vasopressors for the treatment of septic shock: systematic review and meta-analysis. *PLoS One*. 2015;10:e0129305.

Bahr MP, Williams BA. Esmolol, antinociception, and its potential opioid-sparing role in routine anesthesia care. *Reg Anesth Pain Med*. 2018;43:815.

Brunton L, Knollman B, Hilal-Dandan R, eds. *Goodman and Gilman's The Pharmacological Basis of Therapeutics*. 13th ed. McGraw-Hill Education; 2018.

Fongemie J, Felix-Getzik E. A review of nebivolol pharmacology and clinical evidence. *Drugs*. 2015;75:1349.

Gu YW, Poste J, Kunal M, Schwarcz M, Weiss I. Cardiovascular manifestations of pheochromocytoma. *Cardiol Rev*. 2017;25:215.

Jørgensen ME, Andersson C, Venkatesan S, Sanders RD. Beta-blockers in noncardiac surgery: did observational studies put us back on safe ground? *Br J Anaesth*. 2018;121:16.

Levy B, Buzon J, Kimmoun A. Inotropes and vasopressors use in cardiogenic shock: when, which and how much? *Curr Opin Crit Care*. 2019;25:384.

Lother A, Hein L. Pharmacology of heart failure: from basic science to novel therapies. *Pharmacol Ther*. 2016;166:136.

Naranjo J, Dodd S, Martin YN. Perioperative management of pheochromocytoma. *J Cardiothorac Vasc Anesth*. 2017;31:1427.

Nguyen V, Tiemann D, Park E, Salehi A. Alpha-2 agonists. *Anesthesiol Clin*. 2017;35:233.

Shi R, Tie HT. Dexmedetomidine as a promising prevention strategy for cardiac surgery-associated acute kidney injury: a meta-analysis. *Crit Care*. 2017;21:198.

Zarbock A, Milles K. Novel therapy for renal protection. *Curr Opin Anaesthesiol*. 2015;28:431.

CAPÍTULO 15

Agentes hipotensores

CONCEITOS-CHAVE

1. O óxido nítrico inalatório é um vasodilatador pulmonar seletivo usado no tratamento da hipertensão pulmonar reversível.

2. A toxicidade aguda por cianeto é caracterizada por acidose metabólica, arritmias cardíacas e aumento da quantidade de oxigênio na circulação sanguínea (como resultado da incapacidade do corpo de utilizar o oxigênio). Outro sinal precoce da toxicidade por cianeto é a resistência aguda aos efeitos hipotensores de doses crescentes de nitroprussiato de sódio (taquifilaxia).

3. Ao dilatar os vasos pulmonares, o nitroprussiato de sódio pode impedir a resposta vasoconstritora normal da vasculatura pulmonar à hipóxia (vasoconstrição pulmonar hipóxica).

4. A redução da pré-carga torna a nitroglicerina um excelente fármaco para o alívio do edema pulmonar cardiogênico.

5. A hidralazina relaxa a musculatura lisa arteriolar de várias maneiras, incluindo a dilatação dos vasos de resistência pré-capilares por meio do aumento do 3'-5'-monofosfato de guanosina cíclico (cGMP, do inglês *cyclic guanosine monophosphate*).

6. O organismo reage a uma queda de pressão arterial induzida pela hidralazina aumentando a frequência cardíaca, a contratilidade miocárdica e o débito cardíaco. Essas respostas compensatórias podem ser prejudiciais para pacientes com doença arterial coronariana e podem ser minimizadas pelo uso concomitante de um antagonista β-adrenérgico.

7. O fenoldopam (as taxas de infusão utilizadas em ensaios clínicos variam de 0,01-1,6 μg/kg/min) reduz a pressão arterial sistólica e diastólica em pacientes com hipertensão maligna em grau comparável ao nitroprussiato.

8. Os bloqueadores dos canais de cálcio di-hidropirídinicos dilatam principalmente os vasos arteriais, em geral mantendo ou aumentando o débito cardíaco.

Vários fármacos conseguem reduzir a pressão arterial, entre eles estão os anestésicos voláteis, os agonistas e antagonistas simpáticos, os bloqueadores dos canais de cálcio, os β-bloqueadores e inibidores da enzima conversora da angiotensina. A pressão arterial é o produto do débito cardíaco e da resistência vascular sistêmica. Os agentes que diminuem a pressão arterial reduzem a contratilidade miocárdica ou produzem vasodilatação dos vasos de capacitância arteriais e venosos, ou podem realizar os dois processos (redução da contratilidade e produção da vasodilatação). Este capítulo destina-se a examinar os agentes que podem ser úteis para o anestesiologista no controle perioperatório da pressão arterial.

À medida que os pacientes envelhecem, a vasculatura deles também fica mais velha. Quando uma onda de pulso é gerada pela contração ventricular, essa onda se propaga por meio do sistema arterial. Nos pontos de ramificação da aorta, a onda é refletida de volta em direção ao coração. Em pacientes mais jovens, a onda refletida tende a potencializar a diástole, melhorando a pressão diastólica. Em pacientes mais velhos, a onda chega mais cedo, sendo conduzida de volta pela vasculatura não complacente durante o final da sístole, o que causa um aumento da carga de trabalho cardíaco e uma redução da pressão diastólica (**Figura 15-1**). Nesse sentido, pacientes mais velhos desenvolvem aumento da pressão sistólica e redução da pressão diastólica. A ampliação da pressão de pulso (diferença entre as pressões sistólica e diastólica) está associada a maior incidência de disfunção renal pós-operatória e ao aumento do risco de eventos cerebrais em pacientes submetidos à cirurgia de revascularização coronariana.

A terapia β-bloqueadora deve ser mantida no período perioperatório em pacientes que usam β-bloqueadores como parte de seu tratamento contínuo. As diretrizes do American College of Cardiology/American Heart

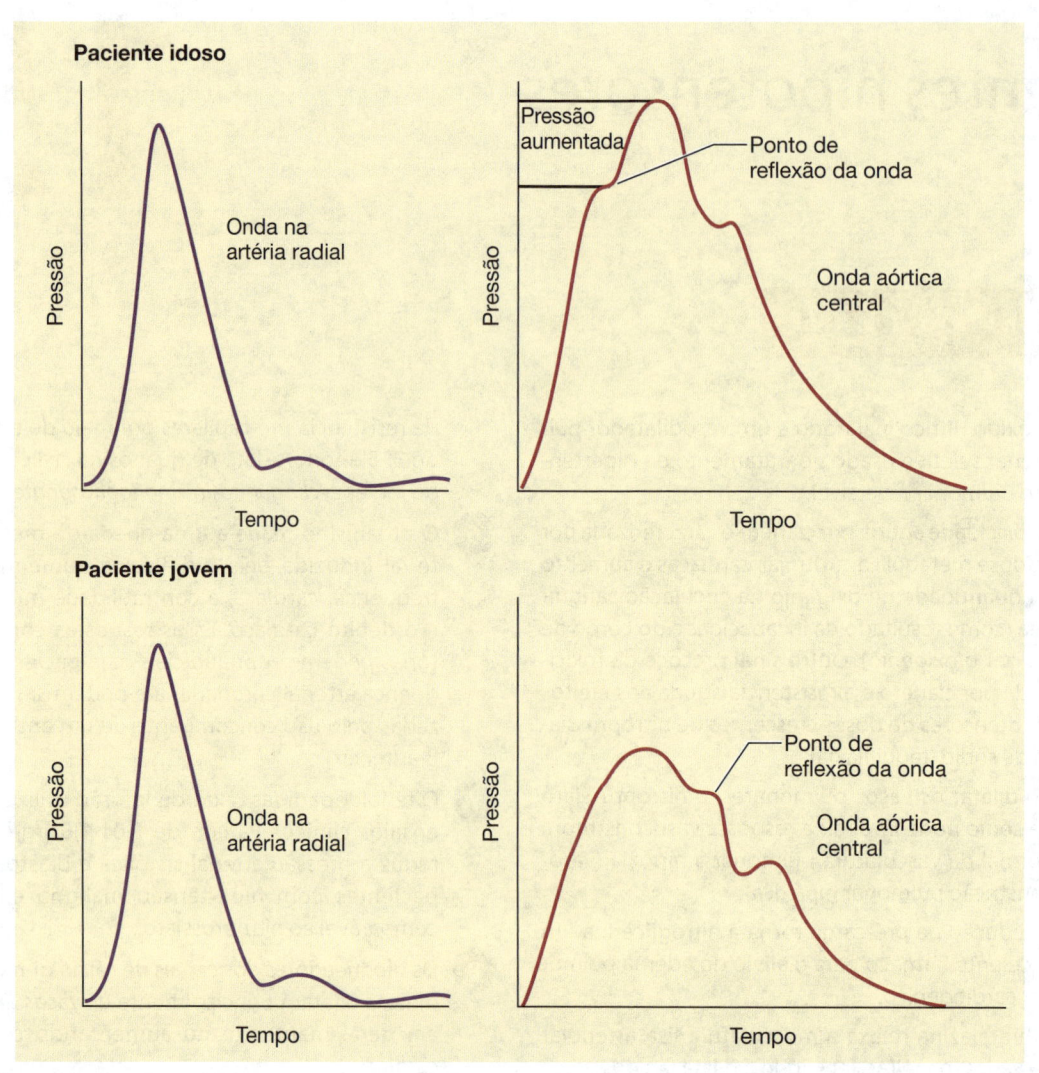

FIGURA 15-1 Ilustração da influência da rigidez vascular aumentada sob as pressões periférica (radial) e central (aórtica). Observe a semelhança das pressões periféricas radiais em pessoas com rigidez vascular normal (*painel inferior esquerdo*) e aumentada (*painel superior esquerdo*). Em pacientes jovens com rigidez vascular normal, as pressões centrais aórticas são menores que as pressões radiais (*painéis inferiores*). Por outro lado, em pacientes idosos com aumento da rigidez central, as pressões centrais aórticas são maiores e podem ficar próximas ou iguais às pressões periféricas como resultado da reflexão da onda e da potencialização central da onda durante a sístole (*painéis superiores*). (Reproduzida com permissão de Barodka V, Joshi B, Berkowitz D, et al. Implications of vascular aging. *Anesth Analg*. 2011 May;112(5):1048-1060.)

Association para o uso de β-bloqueadores no perioperatório devem ser seguidas (ver Capítulo 14). O uso de β-bloqueadores (esmolol, metoprolol e outros) já foi previamente discutido para o tratamento da hipertensão perioperatória transitória e é comumente empregado durante a anestesia. Este capítulo discute outros agentes anti-hipertensivos além dos antagonistas adrenérgicos usados no perioperatório. Os agentes anti-hipertensivos são fundamentais no manejo de emergências hipertensivas (pressão arterial > 180/120 mmHg) com sinais de lesão nos órgãos (p. ex., encefalopatia). Na maioria das situações, a pressão arterial média deve ser reduzida gradualmente para evitar a hipoperfusão de órgãos (p. ex., redução de 20% na pressão arterial média ou uma pressão diastólica de 100-110 mmHg inicialmente). Por outro lado, o tratamento imediato da hipertensão também é aconselhável em pacientes com dissecção aórtica aguda e depois de uma cirurgia cardíaca ou intracraniana e em outros procedimentos em que o sangramento excessivo seja uma preocupação principal. A hipertensão perioperatória pode ser resultado de dor, ansiedade, hipoxemia, hipercapnia, distensão vesical e interrupção indevida dos medicamentos anti-hipertensivos de uso contínuo. Essas etiologias primárias devem ser consideradas e abordadas ao se tratar a hipertensão no período perioperatório.

NITROPRUSSIATO DE SÓDIO

Mecanismo de ação

O nitroprussiato de sódio (e outros nitrovasodilatadores) relaxa a musculatura lisa arteriolar e venosa. O seu mecanismo de ação principal é compartilhado com outros nitratos (p. ex., hidralazina e nitroglicerina). À medida que são metabolizados, os nitrovasodilatadores liberam **óxido nítrico**, que ativa a guanilato ciclase. Esta enzima é responsável pela síntese do cGMP, que controla a fosforilação de várias proteínas, incluindo algumas envolvidas no controle do cálcio livre intracelular e na contração do músculo liso.

O papel do óxido nítrico, um potente vasodilatador natural que é liberado pelas células endoteliais (fator de relaxamento derivado do endotélio), é importante na regulação do tônus vascular de todo o corpo. O fato de ter uma meia-vida ultracurta (< 5 s) oferece um controle endógeno ágil para o fluxo sanguíneo regional.

① O óxido nítrico inalatório é um vasodilatador pulmonar seletivo usado no tratamento da hipertensão pulmonar reversível.

Usos clínicos

O nitroprussiato de sódio é um anti-hipertensivo potente e confiável. Ele costuma ser diluído em uma concentração de 100 µg/mL e é administrado como infusão intravenosa contínua (0,25-5 µg/kg/min). O rápido início de ação (1-2 min) e a duração de ação transitória desse fármaco permitem uma titulação precisa da pressão arterial. A potência do nitroprussiato de sódio exige que a pressão arterial seja aferida frequentemente – ou, de preferência, que a monitorização seja intra-arterial – e que bombas de infusão mecânicas sejam utilizadas. As soluções de nitroprussiato de sódio não devem ficar expostas à luz em razão da fotodegradação.

Metabolismo

Após a administração da injeção parenteral, o nitroprussiato de sódio penetra nas hemácias, onde recebe um elétron do ferro (Fe^{2+}) da oxi-hemoglobina. Essa transferência não enzimática de elétrons resulta em um radical de nitroprussiato instável e em metemoglobina (Hgb Fe^{3+}). A primeira fração se decompõe espontaneamente em cinco íons de cianeto e no grupo nitroso (N=O) ativo.

Os íons de cianeto podem estar envolvidos em uma de três possíveis reações: (1) estabelecimento de ligação com a metemoglobina para a formação de **cianometemoglobina**; (2) uma reação no fígado e nos rins catalisada pela enzima rodanase (tiossulfato + cianeto → tiocianato); ou (3) estabelecimento de ligação com a citocromo oxidase tecidual, o que interfere na utilização normal do oxigênio (**Figura 15-2**).

② Essa última reação está por trás do desenvolvimento da **toxicidade aguda por cianeto**, que é caracterizada por acidose metabólica, arritmias cardíacas e aumento da quantidade de oxigênio na circulação sanguínea (como resultado da incapacidade de utilizar o oxigênio). Outro sinal precoce da toxicidade por cianeto é a resistência aguda aos efeitos hipotensores de doses crescentes de nitroprussiato de sódio (taquifilaxia). A toxicidade por cianeto é mais propensa a acontecer se a dose diária de nitroprussiato de sódio for maior que 500 µg/kg ou se o fármaco for administrado em taxas de infusão maiores que 2 µg/kg/min por algumas horas. Os pacientes com toxicidade por cianeto devem receber ventilação mecânica com oxigênio a 100% para maximizar a disponibilidade de oxigênio. O tratamento farmacológico da toxicidade por cianeto depende do fornecimento de sítios de ligação alternativos para os íons cianeto por meio da administração de tiossulfato de sódio (150 mg/kg em 15 min) ou de nitrito de sódio a 3% (5 mg/kg em 5 min), o que causa oxidação da hemoglobina em metemoglobina. Uma concentração de metemoglobina de 10 a 20% é o objetivo da administração do nitrito. Deve-se ter cuidado ao induzir a metemoglobinemia em pacientes com toxicidade por cianeto secundária à combustão, pois pode haver carboxi-hemoglobinemia pela intoxicação por monóxido de carbono. Além disso, a hidroxicobalamina combinada com o cianeto forma a cianocobalamina (vitamina B_{12}), que também pode ser administrada para tratar a intoxicação por cianeto. A cianocobalamina é excretada pelos rins.

O tiocianato é lentamente eliminado pelos rins. O acúmulo de grandes quantidades desse fármaco (p. ex., em pacientes com insuficiência renal) pode resultar em uma reação tóxica mais leve manifestada por disfunção da tireoide, fraqueza muscular, náuseas, hipóxia e psicose tóxica aguda. Contudo, o risco de toxicidade por cianeto não é acentuado em pacientes com insuficiência renal. A metemoglobinemia ocasionada por doses excessivas de nitroprussiato de sódio ou de nitrito de sódio pode ser tratada com azul de metileno (1-2 mg/kg de uma solução a 1% por 5 min), o que reduz a metemoglobina à hemoglobina.

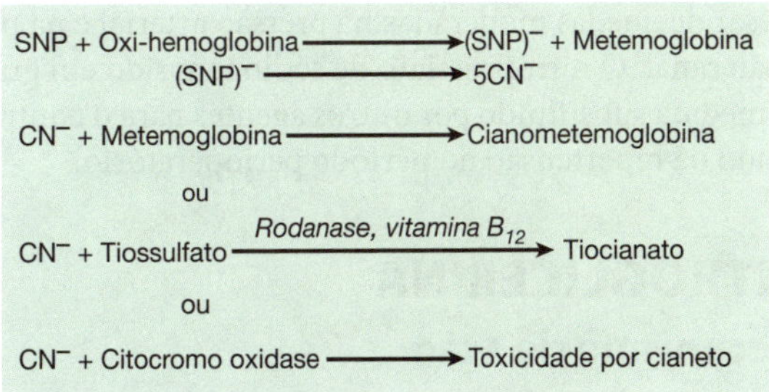

SNP + Oxi-hemoglobina ⟶ (SNP)⁻ + Metemoglobina
(SNP)⁻ ⟶ 5CN⁻

CN⁻ + Metemoglobina ⟶ Cianometemoglobina

ou

CN⁻ + Tiossulfato $\xrightarrow{\text{Rodanase, vitamina } B_{12}}$ Tiocianato

ou

CN⁻ + Citocromo oxidase ⟶ Toxicidade por cianeto

FIGURA 15-2 Metabolismo do nitroprussiato de sódio.

Efeitos nos sistemas orgânicos

A dilatação combinada dos leitos vasculares venosos e arteriolares pelo nitroprussiato de sódio resulta em reduções na pré-carga e na pós-carga. A pressão arterial diminui graças à redução da resistência vascular periférica. Embora o débito cardíaco costume ficar inalterado em pacientes sem condições preexistentes, a redução na pós-carga pode aumentar o débito cardíaco em pacientes com insuficiência cardíaca congestiva, insuficiência mitral ou insuficiência aórtica. Em oposição a quaisquer alterações favoráveis no que concerne às necessidades miocárdicas de oxigênio estão as respostas à queda da pressão arterial mediadas por reflexos. Isso inclui taquicardia e aumento da contratilidade miocárdica. Além disso, a dilatação das arteríolas coronárias pelo nitroprussiato de sódio pode resultar em um **roubo intracoronariano** do fluxo sanguíneo para longe de áreas isquêmicas, cujo fornecimento se dá pelas arteríolas que já estão dilatadas ao máximo.

O nitroprussiato de sódio dilata os vasos cerebrais e abole a autorregulação cerebral. O fluxo sanguíneo cerebral é mantido ou aumentado a menos que a pressão arterial seja reduzida de forma acentuada. O aumento resultante no volume sanguíneo cerebral tende a elevar a pressão intracraniana, sobretudo em pacientes com redução da complacência intracraniana (p. ex., tumores cerebrais). Essa hipertensão intracraniana pode ser minimizada pela administração lenta de nitroprussiato de sódio e pela instituição de hipocapnia.

A vasculatura pulmonar também é dilatada em resposta à infusão de nitroprussiato de sódio. A redução na pressão arterial pulmonar pode diminuir a perfusão de alguns alvéolos normalmente ventilados, aumentando o espaço morto fisiológico. Ao dilatar os vasos pulmonares, o nitroprussiato de sódio pode impedir a resposta vasoconstritora normal da vasculatura pulmonar à hipóxia (vasoconstrição pulmonar hipóxica). Esses dois efeitos tendem a causar desequilíbrio entre ventilação e perfusão pulmonar, aumento da mistura venosa e redução da oxigenação arterial.

Em resposta à redução da pressão arterial, renina e catecolaminas são liberadas durante a administração de nitroprussiato. A liberação de renina pode ser inibida por β-bloqueadores. Normalmente, a função renal é bem preservada durante a infusão de nitroprussiato de sódio, apesar de quedas moderadas na pressão arterial e na perfusão renal. O nitroprussiato de sódio tem sido em grande medida substituído por outros agentes para o controle agudo da hipertensão no período perioperatório.

NITROGLICERINA

Mecanismo de ação

A nitroglicerina relaxa a musculatura lisa vascular, sendo a dilatação venosa mais evidente que a arterial. O mecanismo de ação desse fármaco é semelhante àquele do nitroprussiato de sódio: é metabolizado em óxido nítrico, que ativa a guanilato ciclase, causando aumento do cGMP, redução do cálcio intracelular e relaxamento da musculatura lisa vascular.

Usos clínicos

A nitroglicerina reduz a isquemia miocárdica, a hipertensão e a insuficiência ventricular. Como o nitroprussiato de sódio, a nitroglicerina costuma ser diluída até uma concentração de 100 µg/mL e administrada como infusão intravenosa contínua (0,5-5 µg/kg/min). Antigamente, o uso de frascos de vidro e tubos intravenosos específicos era recomendado em razão da adsorção da nitroglicerina ao polivinilcloreto, mas são raramente utilizados hoje em dia. A nitroglicerina também pode ser administrada pela via sublingual (pico de efeito em 4 min) ou pela via transdérmica (liberação prolongada por 24 h).

Metabolismo

A nitroglicerina sofre uma rápida hidrólise redutiva no fígado e no sangue pela glutationa-redutase de nitratos orgânicos. Um produto do metabolismo é o nitrito, o qual pode converter a hemoglobina em metemoglobina. Se houver uma quantidade significativa de metemoglobinemia, o que é raro, ela pode ser tratada com azul de metileno por via intravenosa (1-2 mg/kg em 5 min).

A nitroglicerina reduz a demanda de oxigênio do miocárdio e aumenta o fornecimento de oxigênio do miocárdio por diversos mecanismos:

- O acúmulo de sangue nos grandes vasos de capacitância reduz o volume sanguíneo circulante efetivo e a pré-carga. A redução concomitante na pressão diastólica final ventricular reduz a demanda de oxigênio do miocárdio e aumenta a perfusão miocárdica.

- Qualquer redução na pós-carga por dilatação arteriolar diminui a pressão sistólica final e a demanda de oxigênio. É evidente que uma queda na pressão diastólica pode reduzir a pressão de perfusão coronariana e acabar diminuindo o fornecimento de oxigênio miocárdico.

- A nitroglicerina redistribui o fluxo sanguíneo coronariano para áreas isquêmicas do subendocárdio.

- Pode haver alívio do espasmo arterial coronariano.

O efeito benéfico da nitroglicerina em pacientes com doença arterial coronariana está em oposição ao fenômeno do roubo coronariano observado com o nitroprussiato de sódio.

A redução da pré-carga torna a nitroglicerina um excelente fármaco para o alívio do edema pulmonar cardiogênico. A frequência cardíaca é inalterada ou pouco elevada. A hipertensão de rebote é mais difícil de ocorrer após a suspensão do uso da nitroglicerina do que com o uso do nitroprussiato de sódio. A administração profilática de doses baixas de nitroglicerina em pacientes de alto risco submetidos a cirurgia e a anestesia não tem benefício comprovado.

Os efeitos da nitroglicerina sob o fluxo sanguíneo cerebral e sob a pressão intracraniana são semelhantes àqueles do nitroprussiato de sódio. Um efeito colateral comum da nitroglicerina é a cefaleia por dilatação dos vasos cerebrais. Além dos efeitos dilatadores sob a vasculatura pulmonar (descritos para o nitroprussiato de sódio), a nitroglicerina relaxa a musculatura lisa brônquica.

O uso da nitroglicerina (bólus de 50-100 µg) demonstrou ser um relaxante uterino efetivo (mas transitório) que pode ser benéfico para determinados procedimentos obstétricos se a placenta ainda estiver no útero (p. ex., retenção de placenta, inversão uterina, tetania uterina, parto pélvico e versão externa do segundo gêmeo). A terapia com nitroglicerina também mostrou reduzir a agregação plaquetária, mas isso raramente é a causa de um sangramento excessivo.

HIDRALAZINA

5 A hidralazina relaxa a musculatura lisa arteriolar de várias maneiras, incluindo a dilatação dos vasos de resistência pré-capilares por meio do aumento do cGMP.

A hipertensão durante a cirurgia ou durante a recuperação pode ser controlada com uma dose intravenosa de 5 a 20 mg de hidralazina. O início de ação ocorre dentro de 15 minutos, e o efeito anti-hipertensivo costuma durar de 2 a 4 horas. O início de ação tardio e a duração prolongada tornam esse fármaco muito menos atrativo que outros para uso no perioperatório. A hidralazina pode ser usada para controlar a hipertensão induzida pela gestação.

A hidralazina sofre acetilação e hidroxilação no fígado.

Efeitos nos sistemas orgânicos

A redução da resistência vascular periférica causa uma queda na pressão arterial. O organismo reage a uma
6 queda de pressão arterial induzida pela hidralazina aumentando a frequência cardíaca, a contratilidade miocárdica e o débito cardíaco. Essas respostas compensatórias podem ser prejudiciais para os pacientes com doença arterial coronariana e podem ser minimizadas pelo uso concomitante de um antagonista β-adrenérgico. De modo inverso, a queda na pós-carga costuma ser benéfica para os pacientes com insuficiência cardíaca congestiva.

A hidralazina é um potente vasodilatador cerebral e inibidor da autorregulação do fluxo sanguíneo cerebral. A menos que a pressão arterial esteja reduzida de forma acentuada, o fluxo sanguíneo cerebral e a pressão intracraniana aumentarão.

O fluxo sanguíneo renal é geralmente mantido ou aumentado pelo uso da hidralazina.

FENOLDOPAM

Mecanismo de ação

O fenoldopam causa rápida vasodilatação ao ativar de maneira seletiva os receptores de dopamina D_1. O isômero R é responsável pela atividade biológica da mistura racêmica graças à afinidade muito maior pelo receptor em comparação com o isômero S.

Usos clínicos

7 O fenoldopam (as taxas de infusão utilizadas em ensaios clínicos variam de 0,01-1,6 µg/kg/min) reduz a pressão arterial sistólica e diastólica em pacientes com hipertensão maligna em grau comparável ao do nitroprussiato. Os efeitos colaterais incluem cefaleia, rubor, náuseas, taquicardia, hipocalemia e hipotensão. O início de ação do efeito hipotensor ocorre dentro de 15 minutos, e a suspensão da infusão reverte esse efeito de maneira rápida sem hipertensão de rebote. Algum grau de tolerância pode ser observado 48 horas após a infusão. Os estudos são mistos em relação à capacidade do fenoldopam de "proteger" e "manter" a função renal no período perioperatório em pacientes com hipertensão que tenham risco de lesão renal perioperatória.

Metabolismo

O fenoldopam sofre conjugação sem a participação das enzimas do citocromo P-450, e seus metabólitos são inativos. A depuração do fenoldopam permanece inalterada mesmo com a presença de insuficiência renal ou hepática, não havendo necessidade de ajuste de dose nesses pacientes.

Efeitos nos sistemas orgânicos

O fenoldopam diminui a pressão arterial sistólica e diastólica. A frequência cardíaca costuma aumentar. Doses iniciais baixas (0,03-0,1 µg/kg/min) tituladas lentamente estão associadas a menos taquicardia reflexa do que doses altas. A taquicardia diminui com o tempo, mas permanece substancial em doses mais altas.

O fenoldopam pode levar a aumentos da pressão intraocular, devendo ser administrado com cautela ou evitado em pacientes com histórico de glaucoma ou hipertensão intraocular.

Como é esperado em um antagonista do receptor de dopamina D_1, o fenoldopam aumenta de maneira acentuada o fluxo sanguíneo renal. Apesar de uma queda na pressão arterial, a taxa de filtração glomerular é bem preservada. O fenoldopam aumenta a taxa de fluxo urinário, a extração de sódio urinário e a depuração de creatinina em comparação com o nitroprussiato de sódio.

BLOQUEADORES DOS CANAIS DE CÁLCIO

8 Os bloqueadores dos canais de cálcio di-hidropiridínicos (nicardipino, clevidipino) são vasodilatadores arteriais seletivos usados na rotina do controle da pressão arterial no perioperatório em pacientes submetidos a cirurgia cardiotorácica. O clevidipino, preparado como uma emulsão lipídica, apresenta meia-vida curta secundária no que concerne à metabolização rápida pelas esterases sanguíneas, o que facilita a titulação desse fármaco. O clevidipino deve ser infundido inicialmente a uma taxa de 1 a 2 mg/h, com a dose sendo duplicada (até 16 mg/h) até que se obtenha o efeito desejado. Em razão de ser formulada como uma emulsão lipídica, ela é contraindicada para pacientes com alergias a soja ou a ovo e para pacientes com metabolismo lipídico comprometido. Diferentemente do verapamil e do diltiazem, os bloqueadores dos canais de cálcio di-hidropiridínicos têm pouco efeito sobre a condução cardíaca e a contratilidade ventricular. Esses bloqueadores dos canais de cálcio se ligam ao canal de cálcio tipo L e dificultam a entrada de cálcio no músculo liso vascular. Os receptores tipo L são mais prevalentes nos vasos de capacitância arteriais do que nos venosos. Consequentemente, o enchimento cardíaco e a pré-carga são menos afetados por esses agentes do que pelos nitratos, os quais podem dilatar tanto o sistema arterial como o venoso. Com a pré-carga preservada, o débito cardíaco costuma aumentar quando o tônus vascular é reduzido pelo uso dos bloqueadores dos canais de cálcio di-hidropiridínicos. A infusão de nicardipino é titulada conforme o efeito (5-15 mg/h).

Outro agente que pode produzir hipotensão no perioperatório é o inibidor intravenoso da enzima conversora de angiotensina enalaprilato (0,625-1,25 mg). O papel do enalaprilato como agente de ação indireta no tratamento agudo de uma crise hipertensiva é limitado.

INODILATADORES

A milrinona é um inibidor da fosfodiesterase frequentemente usado no tratamento da insuficiência cardíaca. A milrinona aumenta a concentração de monofosfato de adenosina cíclico (cAMP, do inglês *cyclic adenosine monophosphate*), resultando na elevação da concentração intracelular de cálcio. Além de melhorar a contratilidade miocárdica, a milrinona é um vasodilatador sistêmico. O uso perioperatório da milrinona é discutido com mais detalhes no Capítulo 22. Os fármacos que funcionam de maneira semelhante à milrinona são a enoximona, a olprinona e a inanrinona.

O levosimendano é um agente sensibilizador do cálcio que torna as proteínas miofibrilares mais sensíveis ao cálcio intracelular, o que gera um aumento da contratilidade miocárdica. O levosimendano também produz vasodilatação sistêmica.

Esses inodilatadores são usados principalmente para melhorar a função cardíaca por meio da combinação da melhora na contratilidade e na vasodilatação.

DISCUSSÃO DE CASO

Hipertensão controlada

Um paciente de 59 anos está agendado para artroplastia total de quadril sob anestesia geral. O cirurgião solicita uma técnica hipotensiva controlada.

O que é hipotensão controlada e quais são suas vantagens?

Hipotensão controlada é a redução voluntária da pressão arterial. As principais vantagens dessa técnica são a minimização da perda sanguínea na cirurgia e a melhor visualização cirúrgica.

Como a hipotensão controlada é obtida?

Os principais métodos para a redução voluntária da pressão arterial são as técnicas anestésicas hipotensivas (p. ex., anestesia neuroaxial) e a administração de fármacos hipotensores. A elevação do sítio cirúrgico pode reduzir um pouco a pressão arterial na ferida. Durante a anestesia geral, o aumento da pressão intratorácica que acompanha a ventilação com pressão positiva dificulta o retorno venoso para o coração, reduzindo o débito cardíaco e a pressão arterial média. Vários agentes farmacológicos reduzem de forma efetiva a pressão arterial, incluindo anestésicos voláteis, anestesia espinal e epidural, antagonistas simpáticos, bloqueadores dos canais de cálcio e os vasodilatadores periféricos discutidos neste capítulo.

Quais procedimentos cirúrgicos se beneficiam mais das técnicas anestésicas hipotensivas controladas?

A hipotensão controlada tem sido usada com sucesso durante reparo de aneurisma cerebral, ressecção de tumor cerebral, artroplastia total de quadril, dissecção radical cervical, cistectomia radical, cirurgia de grande porte na coluna e outras cirurgias que podem ter uma perda sanguínea significativa.

Quais são as contraindicações para a hipotensão controlada?

Alguns pacientes apresentam doenças preexistentes que reduzem a margem de segurança para uma perfusão adequada dos órgãos: anemia grave, hipovolemia, doença cardiovascular aterosclerótica, insuficiência renal ou hepática, doença cerebrovascular e glaucoma não controlado.

Quais são as possíveis complicações da hipotensão não controlada?

Como sugere a lista de contraindicações mencionada na pergunta anterior, os riscos da pressão arterial baixa incluem trombose cerebral, hemiplegia (em virtude da redução da perfusão da medula espinal), necrose tubular aguda, necrose hepática maciça, infarto do miocárdio, parada cardíaca e cegueira (por trombose de artéria retiniana ou neuropatia óptica isquêmica). Essas complicações ocorrem com mais frequência em pacientes com anemia coexistente.

Consequentemente, o uso da hipotensão induzida ou controlada continua diminuindo. Pacientes que necessitam ser colocados na posição de cadeira de praia para cirurgia de ombro ou precisam ficar sentados ao longo do procedimento cirúrgico correm o risco de ter especificamente hipoperfusão cerebral e infarto cerebral perioperatório.

O que é um nível seguro de hipotensão?

Isso depende do paciente. Pacientes jovens e saudáveis podem tolerar pressões arteriais médias de apenas 50 a 60 mmHg sem complicações. Por outro lado, pacientes com hipertensão crônica apresentam autorregulação do fluxo sanguíneo cerebral alterada e podem tolerar uma pressão arterial média entre 20 a 30% inferior à linha de base. Pacientes com histórico de ataque isquêmico transitório podem não tolerar nenhuma redução na perfusão cerebral. Estudos recentes sugerem que o limite inferior da autorregulação cerebral pode estar em uma pressão arterial média muito mais alta do que se supunha no passado. Consequentemente, o uso de hipotensão induzida ou controlada no manejo dos pacientes continua diminuindo. Os riscos e benefícios da hipotensão controlada devem ser discutidos com o paciente, e os riscos também devem ser ponderados com o cirurgião quando essa técnica for necessária.

Que monitorização é especificamente indicada durante a hipotensão controlada?

O transdutor para monitorização da pressão intra-arterial deve ser corretamente posicionado e zerado ao nível do meato auditivo externo (ao nível do círculo de Willis) para determinar a pressão arterial média no cérebro. Da mesma forma, pode ser usada a oximetria cerebral quando as técnicas de anestesia hipotensiva forem empregadas.

LEITURAS SUGERIDAS

Espinosa A, Ripollés-Melchor J, Casans-Francés R, et al. Evidence Anesthesia Review Group. Perioperative use of clevidipine: a systematic review and meta-analysis. *PLoS One*. 2016;11:e0150625.

Faisal SA, Apatov DA, Ramakrishna H, Weiner MM. Levosimendan in cardiac surgery: evaluating the evidence. *J Cardiothorac Vasc Anesth*. 2019;33:1146.

Gillies MA, Kakar V, Parker RJ, Honoré PM, Ostermann M. Fenoldopam to prevent acute kidney injury after major surgery–a systematic review and meta-analysis. *Crit Care*. 2015;19:449.

Henretig FM, Kirk MA, McKay CA Jr. Hazardous chemical emergencies and poisonings. *N Engl J Med*. 2019;380:1638.

Hoshijima H, Denawa Y, Mihara T, et al. Efficacy of prophylactic doses of intravenous nitroglycerin in preventing myocardial ischemia under general anesthesia: a systematic review and meta-analysis with trial sequential analysis. *J Clin Anesth*. 2017;40:16.

Hottinger DG, Beebe DS, Kozhimannil T, Prielipp RC, Belani KG. Sodium nitroprusside in 2014: a clinical concepts review. *J Anaesthesiol Clin Pharmacol*. 2014;30:462.

Jain A, Elgendy IY, Al-Ani M, Agarwal N, Pepine CJ. Advancements in pharmacotherapy for angina. *Expert Opin Pharmacother*. 2017;18:457.

Moerman AT, De Hert SG, Jacobs TF, et al. Cerebral oxygen desaturation during beach chair position. *Eur J Anaesthesiol*. 2012;29:82.

Oren O, Goldberg S. Heart failure with preserved ejection fraction: diagnosis and management. *Am J Med*. 2017;130:510.

Pilkington SA, Taboada D, Martinez G. Pulmonary hypertension and its management in patients undergoing non-cardiac surgery. *Anaesthesia*. 2015;70:56.

Ungvari Z, Tarantini S, Donato AJ, Galvan V, Csiszar A. Mechanisms of vascular aging. *Circ Res*. 2018;123:849.

Zhao N, Xu J, Singh B, et al. Nitrates for the prevention of cardiac morbidity and mortality in patients undergoing non-cardiac surgery. *Cochrane Database Syst Rev*. 2016;(8):CD010726.

Anestésicos locais

CAPÍTULO 16

CONCEITOS-CHAVE

1. Os canais de sódio (Na) dependentes de voltagem são proteínas associadas à membrana que abrangem uma grande subunidade α, por meio da qual os íons Na passam, e uma ou duas subunidades β menores. Os canais de Na existem em (pelo menos) três estados – *repouso* (não condutores), *abertos* (condutores) e *inativos* (não condutores). Quando os anestésicos locais estabelecem ligação com uma região específica da subunidade α, eles impedem a ativação do canal e o fluxo de entrada do Na associado à despolarização da membrana.

2. A sensibilidade das fibras nervosas à inibição pelos anestésicos locais é influenciada pelo diâmetro axonal, pela desmielinização e por outros fatores.

3. A potência clínica de um anestésico local está correlacionada com a solubilidade em octanol e com a capacidade da molécula de anestésico local de permear as membranas lipídicas. A potência aumenta pelo acréscimo de grandes grupos alquilas a uma molécula inicial. Não existe medida clínica para determinar a potência de um anestésico local que seja análoga à concentração alveolar mínima (CAM) utilizada para os anestésicos inalatórios.

4. O início de ação de um anestésico local depende de muitos fatores, incluindo a lipossolubilidade e a concentração relativa da forma base livre (B) não ionizada e mais lipossolúvel e da forma ionizada e mais hidrossolúvel (BH^+), expressa por pK_a. O pK_a é o pH em que existe uma fração igual do fármaco ionizado e não ionizado. Os agentes menos potentes e menos lipossolúveis (p. ex., lidocaína e mepivacaína) costumam ter um início de ação mais rápido do que os agentes mais potentes e mais lipossolúveis (p. ex., ropivacaína e bupivacaína).

5. A duração de ação está correlacionada com a potência e a lipossolubilidade. Anestésicos locais altamente lipossolúveis apresentam duração de ação mais longa, em teoria, por serem difundidos de maneira mais lenta a partir de um ambiente rico em lipídeos para a corrente sanguínea aquosa.

6. Na anestesia regional, os anestésicos locais costumam ser aplicados perto do local de ação que deve ser anestesiado; assim, os perfis farmacocinéticos dos anestésicos locais no sangue são importantes para determinar a eliminação e a toxicidade, mas eles têm pouca relação com a duração do efeito clínico desejado.

7. As taxas de absorção sistêmica de anestésicos locais e a elevação das concentrações de anestésicos locais no sangue estão correlacionadas com a vascularização do local da injeção e geralmente seguem esta ordem: intravenoso (ou intra-arterial) > traqueia > intercostal > paracervical > epidural > plexo braquial > isquiático > subcutâneo.

8. Os anestésicos locais ésteres são predominantemente metabolizados pela pseudocolinesterase. Os anestésicos locais de amida são metabolizados (*N*-desalquilação e hidroxilação) por enzimas microssomais P-450 no fígado.

9. Em pacientes acordados, a elevação das concentrações de anestésico local no sistema nervoso central produz sinais que podem indicar intoxicação por anestésico local.

10. Para uma toxicidade cardiovascular significativa ocorrer, geralmente é necessária uma concentração de anestésico local no sangue cerca de três vezes maior do que a necessária para produzir convulsões.

Continua na próxima página

228   SEÇÃO II   Farmacologia clínica

Continuação

11 A injeção intravascular não intencional de bupivacaína durante a anestesia regional pode resultar em toxicidade cardiovascular grave, incluindo depressão do ventrículo esquerdo, bloqueio atrioventricular e arritmias que podem ser fatais, como taquicardia e fibrilação ventriculares.

12 As reações de hipersensibilidade verdadeiras (em razão dos anticorpos IgG ou IgE) aos anestésicos locais – diferentemente da toxicidade sistêmica causada por concentrações plasmáticas excessivas – são incomuns. Os ésteres parecem ter mais chances de induzir uma reação alérgica, principalmente se o composto for um derivado (p. ex., procaína ou benzocaína) do ácido *p*-aminobenzoico, um alérgeno conhecido.

As técnicas de anestesia e analgesia local e regional dependem de um grupo de fármacos – anestésicos locais – que inibem transitoriamente de forma parcial ou integral as funções sensitiva, motora ou autonômica dos nervos quando os fármacos são aplicados perto do tecido neural. Este capítulo descreve o mecanismo de ação, as relações de estrutura-atividade e a farmacologia clínica de anestésicos locais. As técnicas anestésicas regionais utilizadas com maior frequência são apresentadas em outros capítulos deste livro (ver Capítulos 45 e 46).

MECANISMOS DE AÇÃO DO ANESTÉSICO LOCAL

Os neurônios (e todas as outras células vivas) mantêm um potencial de membrana em repouso de –60 a –70 mV. A bomba eletrogênica de sódio-potássio, que consome energia (Na^+–K^+–ATPase), transporta a combinação de três íons de sódio (Na) para fora da célula a cada dois íons de potássio (K) que entram na célula. Isso cria gradientes de concentração que favorecem a movimentação de íons K a partir de uma localização intracelular para uma extracelular, com a movimentação de íons Na em direção oposta. A membrana celular em geral é muito mais "permeável" aos íons K que aos íons Na, de modo que um excesso relativo de íons de carga negativa (ânions) tende a ser acumulado no interior da célula. Os efeitos combinados da Na^+–K^+–ATPase e da permeabilidade do íon K explicam o potencial de membrana negativo em repouso.

As células excitáveis (p. ex., neurônios e miócitos) têm a capacidade incomum de gerar **potenciais de ação**. Os canais de Na dependentes de voltagem associados à membrana em axônios de nervos periféricos podem produzir e transmitir despolarizações da membrana após estímulos químicos, mecânicos ou elétricos. A ativação dos canais de Na dependentes de voltagem causa uma alteração muito rápida (cerca de 1 ms) no arranjo dos canais, o que permite o fluxo de entrada de íons Na e gera o potencial de ação (**Figura 16-1**). O aumento na permeabilidade do Na resulta na despolarização temporária do potencial de membrana para +35 mV. A corrente de Na é rápida e se encerra pela inativação dos canais de Na dependentes de voltagem, que deixam de conduzir íons Na. Quando não há fluxo de íon Na, a membrana retorna ao potencial de repouso. Quando um estímulo é suficiente para despolarizar uma porção da membrana, o sinal pode ser transmitido como uma onda de despolarização ao longo da membrana nervosa (um impulso). Os gradientes de concentração basais são mantidos pela bomba de sódio-potássio, e apenas uma quantidade minúscula de íons Na passa para dentro da célula durante um potencial de ação.

1 Os canais de Na dependentes de voltagem são proteínas associadas à membrana que abrangem uma grande subunidade α, por meio da qual os íons Na passam, e uma ou duas subunidades β menores. Os canais de Na existem em (pelo menos) três estados – *repouso* (não condutores), *abertos* (condutores) e *inativos* (não condutores)

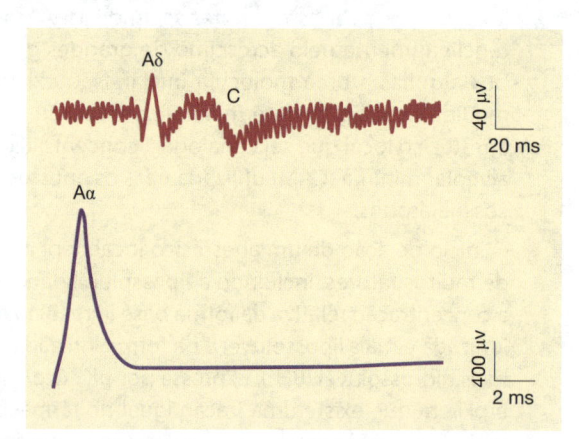

FIGURA 16-1 Registro dos potenciais de ação formados pelas fibras Aα, Aδ e C após estimulação supramáxima de um nervo isquiático de rato. Observe as diferenças na escala de tempo de cada registro. Nos nervos periféricos, as fibras Aδ e C têm velocidades de condução muito menores, e a combinação de seus potenciais de ação são mais longas e têm amplitude menor em comparação com aquelas das fibras Aα. (Reproduzida com permissão de Butterworth JF 4th, Strichartz GR. The alpha2-adrenergic agonists clonidine and guanfacine produce tonic and phasic block of conduction in rat sciatic nerve fibers, *Anesth Analg.*1993 Feb;76(2):295-301.)

(**Figura 16-2**). Quando os anestésicos locais estabelecem ligação com uma região específica da subunidade α, eles impedem a ativação do canal e o fluxo de entrada do Na por meio dos canais individuais. Os anestésicos locais que estão ligados aos canais de Na não alteram o potencial de membrana em repouso. O aumento da concentração de anestésicos locais possibilita que uma fração crescente dos canais de Na da membrana seja ligada a uma molécula de anestésico local e não conduza os íons Na. Como consequência da maior quantidade de canais ligada aos anestésicos locais, o limiar para a excitação e a condução do impulso nos nervos aumenta, a taxa de elevação e a magnitude do potencial de ação diminuem, e a velocidade de condução do impulso é reduzida. Com concentrações suficientemente grandes de anestésicos locais (quando uma fração razoável de canais de Na está ligada a um anestésico local), os potenciais de ação não são mais gerados e a propagação do impulso é interrompida. Os anestésicos locais têm maior afinidade pelo canal de Na no estado aberto ou inativo do que no estado de repouso. As despolarizações são direcionadas para os canais abertos e inativos; assim, a despolarização favorece o estabelecimento de ligação com o anestésico local. A fração de canais de Na que está ligada ao anestésico aumenta com a despolarização frequente (p. ex., durante sequências de impulsos). Esse fenômeno é chamado de *bloqueio dependente do uso*. Em outras palavras, a inibição dos canais de Na pelos anestésicos locais é dependente da voltagem (potencial de membrana) e da frequência. O estabelecimento de ligação com o anestésico local é maior quando as fibras nervosas são frequentemente despolarizadas em comparação com as despolarizações infrequentes.

Os anestésicos locais também podem estabelecer ligação e funcionar como inibidores de outros canais e receptores, como os canais de cálcio (Ca) e de K e como receptor de potencial transitório vaniloide-1 (TRPV1, do inglês *transient receptor potential vanilloid-1*). De modo inverso, outras classes de fármacos, sobretudo os antidepressivos tricíclicos (amitriptilina), meperidina, anestésicos voláteis, bloqueadores dos canais de Ca, agonistas do receptor α_2 e toxinas neurais, também podem inibir os canais de Na. A tetrodotoxina e a saxitoxina são venenos que estabelecem de maneira específica ligação com os canais de Na em um lugar na parte externa da membrana plasmática. Há estudos em andamento com seres humanos que investigam a existência de toxinas semelhantes à tetrodotoxina e à saxitoxina que poderiam oferecer analgesia efetiva e prolongada.

② A sensibilidade das fibras nervosas à inibição pelos anestésicos locais é influenciada pelo diâmetro axonal, pela mielinização e por outros fatores. A **Tabela 16-1** lista a classificação utilizada com maior frequência para as fibras nervosas. Comparando fibras nervosas do mesmo tipo (mielinizadas *versus* não mielinizadas), um diâmetro menor está relacionado a maior sensibilidade aos anestésicos locais e a menor velocidade de condução. Nesse sentido, fibras Aα de condução mais rápida são menos sensíveis aos anestésicos locais do que fibras Aδ menores e de

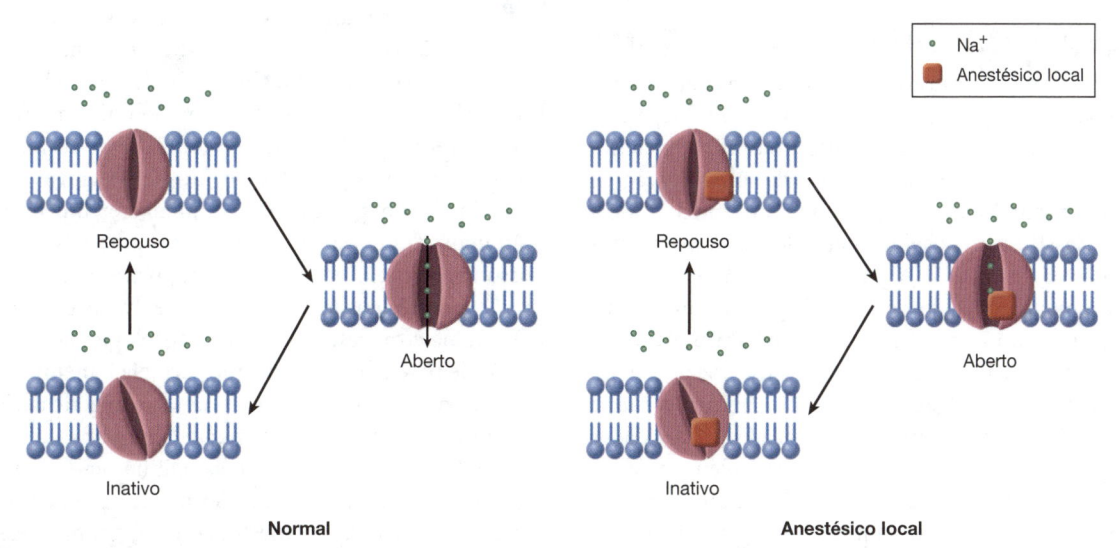

FIGURA 16-2 Os canais de sódio dependentes de voltagem (Na$_v$) existem em pelo menos três estados – repouso, aberto (ativado) e inativo. Os canais de Na$_v$ em repouso são ativados e abertos quando despolarizados, permitindo a passagem rápida de íons Na para o interior da célula conforme o gradiente de concentração, e depois são inativados de maneira rápida. Os canais de Na$_v$ inativos retornam ao estado de repouso à medida que a membrana celular é repolarizada. Na figura, os íons Na estão no lado extracelular da membrana celular. Os íons Na extracelulares são conduzidos apenas por meio dos canais de Na$_v$ abertos que não tenham estabelecido ligação com uma molécula de anestésico local. O lugar de ligação do canal de Na$_v$ com os anestésicos locais está mais perto do lado citoplasmático que da parte extracelular do canal.

TABELA 16-1 Classificação das fibras nervosas[1]

Tipo de fibra	Modalidade atendida	Diâmetro (mm)	Condução (m/s)	Mielinizada?
Aα	Motora eferente	12-20	70-120	Sim
Aα	Propriocepção	12-20	70-120	Sim
Aβ	Tato, pressão	5-12	30-70	Sim
Aγ	Motora eferente (fuso muscular)	3-6	15-30	Sim
Aδ	Dor Temperatura Tato	2-5	12-30	Sim
B	Fibras autonômicas pré-ganglionares	< 3	3-14	Algumas
C Raiz dorsal	Dor Temperatura	0,4-1,2	0,5-2	Não
C Simpática	Fibras simpáticas pós-ganglionares	0,3-1,3	0,7-2,3	Não

[1] Um sistema numérico alternativo às vezes é utilizado para classificar as fibras sensoriais.

condução mais lenta. As fibras maiores e não mielinizadas são menos sensíveis que as fibras menores não mielinizadas. Por outro lado, as fibras C pequenas e não mielinizadas são relativamente resistentes à inibição pelos anestésicos locais em comparação com as fibras mielinizadas relativamente maiores. Em um nervo periférico humano, o início da inibição pelo anestésico local geralmente segue esta sequência: autonômica antes da sensitiva antes da motora. Contudo, em um estado de equilíbrio, se houver anestesia sensorial, geralmente todas as modalidades estão inibidas.

RELAÇÕES ESTRUTURA-ATIVIDADE

Os anestésicos locais são constituídos de um grupo lipofílico (geralmente um anel de benzeno aromático) separado de um grupo hidrofílico (geralmente uma amina terciária) por uma cadeia intermediária que inclui uma ligação de éster ou amida. A natureza da cadeia intermediária é a base da classificação dos anestésicos locais como ésteres ou amidas (Tabela 16-2). A articaína, um anestésico local frequentemente utilizado na odontologia em muitos países europeus, é uma amida, mas apresenta um anel tiofeno em vez de um anel benzeno. Os anestésicos locais são bases fracas que em pH fisiológico costumam carregar uma carga positiva no grupo amina terciária. As propriedades físico-químicas dos anestésicos locais dependem das substituições no anel aromático, do tipo de ligação na cadeia intermediária e dos grupos alquilas ligados ao nitrogênio amina.

③ A potência clínica de um anestésico local está correlacionada com a solubilidade em octanol e com a capacidade da molécula do anestésico local de permear as membranas lipídicas. A potência aumenta pelo acréscimo de grandes grupos alquilas a uma molécula inicial (compare a tetracaína com a procaína ou a bupivacaína com a mepivacaína). Não existe medida clínica para determinar a potência do anestésico local que seja análoga à CAM utilizada para os anestésicos inalatórios. A concentração mínima de anestésico local que consegue bloquear a condução do impulso nervoso é influenciada por vários fatores, incluindo o tamanho, o tipo e a mielinização da fibra, o pH (um ambiente ácido antagoniza o bloqueio clínico do nervo), a frequência da estimulação nervosa e as concentrações de eletrólitos (hipopotassemia e hipercalcemia antagonizam o bloqueio).

④ O início de ação de um anestésico local depende de muitos fatores, incluindo a lipossolubilidade e a concentração relativa da forma base livre (B) não ionizada e mais lipossolúvel e da forma ionizada e mais hidrossolúvel (BH$^+$), expressa por pK_a. O pK_a é o pH em que existe uma fração igual do fármaco ionizado e não ionizado. Os agentes menos potentes e menos lipossolúveis (p. ex., lidocaína ou mepivacaína) costumam ter um início de ação mais rápido que os agentes mais potentes e mais lipossolúveis (p. ex., ropivacaína e bupivacaína).

Os anestésicos locais com um pK_a mais próximo do pH fisiológico apresentam (em pH fisiológico) uma maior fração de base não ionizada que permeia a membrana da célula nervosa de maneira mais rápida, em geral acelerando o início de ação. A forma de base livre lipossolúvel é a que se difunde mais rápido pela bainha neural (epineuro) e pela membrana nervosa. Surpreendentemente, uma vez que a molécula de anestésico local ganha acesso ao lado citoplasmático do canal de Na, é o cátion carregado (em vez da base não ionizada) que se liga com maior avidez ao canal de Na. Por exemplo, o pK_a da lidocaína excede o pH fisiológico. Por isso, em pH fisiológico (7,40), mais da metade da lidocaína estará como forma cátion carregada (BH$^+$).

TABELA 16-2 Propriedades físico-químicas dos anestésicos locais

Substância	Estrutura	Lipossolubilidade relativa do anestésico local não alterado	pK_a	Ligação a proteínas (%)
Amidas				
Bupivacaína		8	8,2	96
Etidocaína		16	8,1	94
Lidocaína		1	8,2	64
Mepivacaína		0,3	7,9	78
Prilocaína		0,4	8,0	53
Ropivacaína		2,5	8,2	94
Ésteres				
Cloroprocaína		2,3	9,1	ND[1]
Cocaína		ND	8,7	91
Procaína		0,3	9,1	ND disponível
Tetracaína		12	8,6	76

*Átomo de carbono responsável pelo isomerismo óptico.
[1]ND, não disponível.

A importância do pK_a para compreender as diferenças entre os anestésicos locais é frequentemente exagerada. Como mencionado anteriormente, o início de ação dos anestésicos locais está diretamente correlacionado com o pK_a. Isso não é corroborado por dados, uma vez que, na verdade, o agente com início de ação mais rápido (2-cloroprocaína) tem o maior pK_a entre todos os agentes usados de maneira clínica. Outros fatores, como a facilidade de difusão pelo tecido conectivo, podem influenciar o início de ação *in vivo*. Além disso, nem todos os anestésicos locais apresentam uma forma carregada (p. ex., benzocaína).

A importância das formas ionizada e não ionizada tem muitas implicações clínicas para aqueles agentes que existem nas duas formas. As soluções anestésicas locais são preparadas de maneira comercial como sais hidrossolúveis de cloridrato (pH 6-7). Como a epinefrina é instável em ambientes alcalinos, as soluções de anestésicos locais que contêm epinefrina na composição costumam ser mais ácidas (pH 4-5) do que as soluções "puras" sem epinefrina. Como consequência direta, os anestésicos locais com epinefrina preparados de maneira comercial podem ter uma menor fração de base livre e um início de ação mais lento que as soluções em que a epinefrina é acrescentada pelo médico logo antes do uso. Da mesma forma, a relação extracelular entre base e cátion é reduzida e o início de ação é postergado quando os anestésicos locais são injetados em tecidos ácidos (p. ex., com infecção). Alguns pesquisadores descobriram que a alcalinização das soluções anestésicas locais (sobretudo aquelas com epinefrina preparadas de maneira comercial) com a adição de bicarbonato de sódio (p. ex., 1 mL de bicarbonato de sódio a 8,4% para 10 mL de anestésico local) acelera o início de ação e melhora a qualidade do bloqueio, provavelmente por aumentar a fração do anestésico local de base livre. Surpreendentemente, a alcalinização também reduz a dor durante a infiltração subcutânea.

5 A duração de ação está correlacionada com a potência e a lipossolubilidade. Anestésicos locais altamente lipossolúveis apresentam duração de ação mais longa, em teoria, por serem difundidos de maneira mais lenta a partir de um ambiente rico em lipídeos para a corrente sanguínea aquosa. A lipossolubilidade dos anestésicos locais está relacionada à ligação com as proteínas plasmáticas. No sangue, os anestésicos locais estão principalmente ligados à α_1-glicoproteína ácida e, em menor grau, à albumina. Os sistemas de liberação prolongada que utilizam lipossomos ou microesferas podem estender de maneira significativa a duração de ação do anestésico local. Contudo, a superioridade clínica da bupivacaína lipossomal em relação à bupivacaína aquosa ainda é controversa.

O bloqueio diferencial da função sensitiva, mas não da motora, seria desejável. Infelizmente, apenas a bupivacaína e a ropivacaína demonstram *alguma* seletividade clinicamente útil (principalmente durante o início e o fim do bloqueio) para os nervos sensoriais; entretanto, as concentrações necessárias para a anestesia de uma cirurgia quase sempre resultam em algum bloqueio motor.

FARMACOLOGIA CLÍNICA
Farmacocinética

6 Na anestesia regional, os anestésicos locais costumam ser aplicados perto do local de ação que deve ser anestesiado; assim, os perfis farmacocinéticos dos anestésicos locais no sangue são importantes para determinar a eliminação e a toxicidade, mas eles têm pouca relação com a duração do efeito clínico desejado.

A. Absorção

A absorção após a aplicação tópica depende do local. A maioria das membranas mucosas (p. ex., mucosa da traqueia ou parte oral da faringe) oferece uma barreira mínima para a penetração dos anestésicos locais, o que leva a um rápido início de ação. A pele intacta, por outro lado, exige a aplicação tópica de uma concentração maior de anestésico local de base lipossolúvel para garantir a penetração e a analgesia. O creme Emla® (*eutectic mixture of local anesthetics*) foi formulado para ultrapassar os obstáculos impostos pela pele intacta. Ele é uma mistura de bases de lidocaína e prilocaína em uma emulsão. A profundidade da analgesia (em geral < 0,5 cm), a duração de ação (em geral < 2 h) e a quantidade de fármaco absorvido dependem do tempo de aplicação, do fluxo sanguíneo dérmico e da dose total administrada. O comum é aplicar de 1 a 2 g de creme por área de 10 cm^2 de pele. A analgesia dérmica suficiente para a inserção de um cateter intravenoso exige que um curativo oclusivo permaneça no local por 1 hora. O creme Emla® não deve ser usado em membranas mucosas, pele machucada, bebês com menos de 1 mês de vida e pacientes que tenham contraindicações para o uso de lidocaína ou prilocaína.

A absorção sistêmica de anestésicos locais administrados por meio de injeção depende do fluxo sanguíneo, que é determinado pelos seguintes fatores.

7 **1. Local de injeção** – As taxas de absorção sistêmica de anestésicos locais e a elevação das concentrações de anestésicos locais no sangue estão correlacionadas com a vascularização do local da injeção e geralmente seguem esta ordem: intravenoso (ou intra-arterial) > traqueia (transmucosa) > intercostal > paracervical > epidural > plexo braquial > isquiático > subcutâneo.

2. Presença de aditivos – A adição de epinefrina causa vasoconstrição no local da administração, o que pode resultar nos seguintes efeitos: redução do pico da concentração de anestésico local no sangue, captação neuronal facilitada, melhora da qualidade da analgesia, duração prolongada da analgesia e redução dos efeitos colaterais tóxicos. A vasoconstrição tem efeitos mais significativos sob os agentes de ação mais curta em relação aos de ação mais longa. Por exemplo, a adição de epinefrina à lidocaína em geral estende a duração da anestesia em pelo menos 50%, mas a epinefrina tem um efeito limitado na duração dos bloqueios de nervos periféricos com bupivacaína. A epinefrina e a clonidina também podem potencializar a analgesia por meio da ativação de receptores adrenérgicos α_2. A administração concomitante de dexametasona ou de outros esteroides com o anestésico local pode prolongar em até 50% o bloqueio. Misturas de anestésicos locais (p. ex., ropivacaína e mepivacaína) produzem bloqueios de nervos com início e duração de ação que são intermediários entre os dois compostos.

3. Agente anestésico local – Anestésicos locais mais lipossolúveis que facilmente estabelecem ligações com os tecidos também são absorvidos de maneira mais lenta que os agentes menos lipossolúveis. Os agentes variam ainda quanto às propriedades vasodilatadoras intrínsecas.

B. Distribuição
A distribuição depende da captação pelos órgãos, o que é determinado pelos seguintes fatores.

1. Perfusão tecidual – Os órgãos de maior perfusão (cérebro, pulmões, fígado, rins e coração) são responsáveis pela remoção rápida inicial dos anestésicos locais do sangue, a qual é sucedida por uma redistribuição mais lenta para uma variedade maior de tecidos. Em especial, os pulmões extraem quantidades significativas de anestésico local durante a "primeira passagem"; consequentemente, os pacientes com *shunts* cardíacos da direita para a esquerda são mais suscetíveis aos efeitos colaterais tóxicos da lidocaína injetada como agente antiarrítmico.

2. Coeficiente de partição tecido/sangue – O aumento da lipossolubilidade está associado à maior ligação com as proteínas plasmáticas e também à maior captação tecidual dos anestésicos locais por um compartimento aquoso.

3. Massa tecidual – Os músculos oferecem o maior reservatório para a distribuição de agentes anestésicos locais na corrente sanguínea por terem uma grande massa.

C. Biotransformação e excreção
A biotransformação e a excreção dos anestésicos locais são definidas pela estrutura química deles. Para todos os compostos, pequena quantidade de anestésico local não metabolizado é excretada pelos rins.

1. Ésteres – Os anestésicos locais ésteres são predominantemente metabolizados pela pseudocolinesterase (também chamada de butirilcolinesterase). A hidrólise dos ésteres é rápida, e os metabólitos hidrossolúveis são excretados na urina. A procaína e a benzocaína são metabolizadas em ácido *p*-aminobenzoico (PABA), o qual tem sido associado a ocorrências raras de reações anafiláticas. Pacientes com deficiência genética de pseudocolinesterase têm, em teoria, maior risco de apresentar os efeitos colaterais tóxicos dos anestésicos locais ésteres porque o metabolismo deles é mais lento, mas não há evidências clínicas que confirmem essa possibilidade, o que pode ser justificado pela existência de vias metabólicas alternativas no fígado. Ao contrário de outros anestésicos ésteres, a cocaína é metabolizada principalmente (hidrólise de éster) no fígado.

2. Amidas – Os anestésicos locais amidas são metabolizados (*N*-desalquilação e hidroxilação) por enzimas microssomais P-450 no fígado. A taxa de metabolismo das amidas depende do agente específico (prilocaína > lidocaína > mepivacaína > ropivacaína > bupivacaína), mas é significativamente mais lenta que a hidrólise de ésteres dos anestésicos locais ésteres. Reduções na função hepática (p. ex., cirrose) ou no fluxo sanguíneo hepático (p. ex., insuficiência cardíaca congestiva, β-bloqueadores ou bloqueadores dos receptores H_2) diminuem a taxa de metabolismo das amidas e podem predispor os pacientes a concentrações maiores desses agentes no sangue e a risco elevado de toxicidade sistêmica. Os metabólitos hidrossolúveis de anestésicos locais dependem da depuração renal.

A prilocaína é o único anestésico local metabolizado em *o*-toluidina, a qual produz metemoglobinemia de forma dose-dependente. A administração tradicional da prilocaína seguia uma certa dose (na faixa de 10 mg/kg) que deveria ser aumentada para que houvesse produção de metemoglobinemia como consequência clínica; porém, estudos recentes mostraram que pacientes mais jovens e saudáveis conseguem produzir taxas significativas de metemoglobinemia clínica após a administração de doses menores de prilocaína (doses menores do que as necessárias para pacientes idosos e com alguma doença). A prilocaína atualmente é restringida na América do Norte, mas é amplamente utilizada em outros lugares. **A benzocaína, um ingrediente bastante utilizado em *sprays* de anestésicos locais tópicos, também pode produzir níveis perigosos de metemoglobinemia.** Por essa razão, muitos hospitais não permitem mais o uso do *spray* de benzocaína durante procedimentos endoscópicos. O tratamento da metemoglobinemia clínica inclui a administração de azul de metileno por via intravenosa (1-2 mg/kg de uma solução a 1% por 5 min). O azul de metileno reduz a metemoglobina (Fe^{3+}) à hemoglobina (Fe^{2+}).

Efeitos nos sistemas orgânicos
Como os canais de Na dependentes de voltagem definem os potenciais de ação dos neurônios de todo o corpo e são responsáveis ainda pela geração e condução dos impulsos no coração, não surpreende que altas concentrações de anestésicos locais na circulação podem resultar em toxicidade sistêmica. Embora os efeitos desses fármacos nos sistemas orgânicos sejam discutidos como um grupo de efeitos, eles são diferentes para cada fármaco.

A potência da maioria dos efeitos colaterais está correlacionada com a potência do anestésico local nos bloqueios de nervos. As "doses seguras máximas" estão listadas na Tabela 16-3, mas deve-se reconhecer que a dose segura máxima depende do paciente, do bloqueio nervoso específico, da velocidade da injeção e de uma lista longa de outros fatores. Em outras palavras, tabelas que indicam as doses seguras máximas fazem pouco sentido. Os efeitos de misturas

TABELA 16-3 Uso clínico dos agentes anestésicos locais

Agente	Técnicas	Concentrações disponíveis	Dose máxima (mg/kg)	Duração típica dos bloqueios de nervos[1]
Ésteres				
Benzocaína	Tópica[2]	20%	ND[3]	ND
Cloroprocaína	Epidural, infiltração, bloqueio de nervo periférico, espinal[4]	1%, 2%, 3%	12	Curta
Cocaína	Tópica	4%, 10%	3	ND
Procaína	Espinal, infiltração local	1%, 2%, 10%	12	Curta
Tetracaína (ametocaína)	Espinal, tópica (olho)	0,2%, 0,3%, 0,5%, 1%, 2%	3	Longa
Amidas				
Bupivacaína	Epidural, espinal, infiltração, bloqueio de nervo periférico	0,25%, 0,5%, 0,75%	3	Longa
Lidocaína (lignocaína)	Epidural, espinal, infiltração, bloqueio de nervo periférico, regional intravenosa, tópica	0,5%, 1%, 1,5%, 2%, 4%, 5%	4,5 7 (com epinefrina)	Média
Mepivacaína	Epidural, infiltração, bloqueio de nervo periférico, espinal	1%, 1,5%, 2%, 3%	4,5 7 (com epinefrina)	Média
Prilocaína	Emla® (tópica), epidural, regional intravenosa (fora da América do Norte)	0,5%, 2%, 3%, 4%	8	Média
Ropivacaína	Epidural, raquianestesia, infiltração, bloqueio de nervo periférico	0,2%, 0,5%, 0,75%, 1%	3	Longa

[1] Ampla variação dependendo da concentração, localização, técnica e se há combinação com vasoconstrictor (epinefrina). Geralmente, a duração mais curta ocorre com a anestesia espinal (raquianestesia) e a mais longa, com bloqueios de nervos periféricos.
[2] Não é mais recomendada para anestesia tópica.
[3] ND, não definida.
[4] A literatura recente indica o uso deste agente para anestesia espinal de curta duração.

de anestésicos locais devem ser considerados como tóxicos aditivos; assim, a injeção de uma solução que tem 50% de uma dose tóxica de lidocaína e 50% de uma dose tóxica de bupivacaína provavelmente produzirá efeitos tóxicos.

A. Neurológicos

9 O sistema nervoso central é vulnerável à toxicidade sistêmica por anestésicos locais (TSAL); felizmente, há sinais e sintomas que podem indicar altas concentrações de anestésicos no sangue se o paciente estiver acordado. Os sintomas são dormência perioral, parestesia na língua, tontura, zumbido, visão turva e sensação de morte iminente. Os sinais são inquietação, agitação, nervosismo e fala exagerada. As fasciculações musculares precedem às convulsões tônico-clônicas. Concentrações de anestésicos locais ainda maiores no sangue podem produzir depressão do sistema nervoso central (p. ex., coma e parada respiratória). Acredita-se que as reações excitatórias sejam resultado do bloqueio seletivo de vias inibitórias. Anestésicos locais potentes e muito lipossolúveis geram convulsões em concentrações sanguíneas menores quando comparadas com os anestésicos locais menos potentes. Benzodiazepínicos, propofol e hiperventilação aumentam o limiar para as convulsões induzidas por anestésicos locais. Tanto a acidose respiratória como a acidose metabólica reduzem o limiar para essas convulsões. O propofol (0,5-2 mg/kg) encerra a atividade convulsiva de forma rápida e confiável (o que também acontece em doses similares de benzodiazepínicos ou barbitúricos). Alguns médicos administram lipídeos por via intravenosa para encerrar as convulsões induzidas por anestésicos locais (ver adiante). A manutenção de uma via aérea pérvia com ventilação e oxigenação adequadas é o mais importante.

Os anestésicos locais quando infundidos têm uma variedade de ações. Infusões de lidocaína são usadas para inibir arritmias ventriculares. A administração sistêmica de anestésicos locais, como a lidocaína (1,5 mg/kg), pode reduzir o fluxo sanguíneo cerebral e a elevação da pressão intracraniana que podem acontecer em conjunto com a intubação de pacientes com diminuição da complacência intracraniana. Infusões de lidocaína e procaína têm sido usadas para suplementar as técnicas de anestesia geral, pois são capazes de reduzir em até 40% a CAM dos anestésicos voláteis. Infusões de lidocaína inibem a inflamação e reduzem a dor no pós-operatório. Em alguns estudos, a infusão de lidocaína diminuiu tanto a necessidade de opioides no pós-operatório que foi possível reduzir a duração da internação após a cirurgia.

A cocaína estimula o sistema nervoso central e, em doses moderadas, costuma causar uma sensação de euforia. A dosagem excessiva costuma ser identificada por inquietação, vômitos, tremores, convulsões, arritmias, insuficiência respiratória e parada cardíaca.

No passado, a injeção não intencional de grandes volumes de cloroprocaína no espaço subaracnóideo (durante tentativas de anestesia epidural) produzia anestesia espinal total, hipotensão importante e déficits neurológicos prolongados. A causa dessa toxicidade neural pode ser uma combinação do pH baixo da cloroprocaína com um conservante, o bissulfito de sódio. A cloroprocaína também tem sido associada de maneira ocasional à dorsalgia grave inexplicada após a administração epidural. A cloroprocaína está disponível em uma formulação sem conservante (bissulfito) que tem sido usada com sucesso e segurança em milhares de anestesias espinais de curta duração, fornecendo fortes evidências de que o composto em si tem toxicidade direta mínima.

A administração de lidocaína a 5% tem sido associada à neurotoxicidade (síndrome da cauda equina) após o uso em anestesia espinal contínua. Isso se deve ao acúmulo do fármaco ao redor da cauda equina. Em experimentos com animais, a lidocaína a 5% não diluída mostrou produzir dano neuronal permanente. Sintomas neurológicos transitórios (incluindo disestesias, queimação e dor nas extremidades inferiores e nádegas) foram relatados após a administração da anestesia espinal em conjunto com vários agentes anestésicos locais, mas a maior frequência de sintomas ocorreu após o uso de lidocaína a 5% em pacientes homens submetidos a cirurgia em posição de litotomia. Esses sintomas (algumas vezes chamados de "irritação radicular") costumam melhorar em 4 semanas. Muitos médicos abandonaram a lidocaína e a substituíram por 2-cloroprocaína, mepivacaína ou doses baixas de bupivacaína para a anestesia espinal na esperança de evitar esses sintomas transitórios.

B. Respiratórios

A lidocaína deprime a resposta ventilatória a uma PaO_2 baixa (*drive* hipóxico). A apneia pode resultar da paralisia de nervos frênicos e intercostais (p. ex., por anestesia espinal "alta") ou da depressão do centro respiratório bulbar após a exposição direta a agentes anestésicos locais (p. ex., após bloqueios retrobulbares; ver Capítulo 36). Entretanto, a apneia após a administração de um anestésico epidural ou da anestesia espinal "alta" é quase sempre resultado de hipotensão e isquemia cerebral em vez de bloqueio frênico. Os anestésicos locais relaxam a musculatura lisa brônquica. A lidocaína intravenosa (1,5 mg/kg) pode bloquear a broncoconstrição reflexa que em alguns casos está associada à intubação.

C. Cardiovasculares

Sinais de estimulação cardiovascular (taquicardia e hipertensão) podem ocorrer com concentrações de anestésicos locais que produzem excitação do sistema nervoso central ou por injeção ou absorção de epinefrina (frequentemente combinada com anestésicos locais). A contratilidade miocárdica e a velocidade de condução também são deprimidas por concentrações mais altas no sangue. Todos os anestésicos locais deprimem a automaticidade miocárdica (fase IV espontânea da despolarização). Esses efeitos resultam das ações diretas na membrana do músculo cardíaco (p. ex., inibição dos canais cardíacos de Na) e nos organismos intactos da inibição do sistema nervoso autônomo. Em concentrações baixas, todos os anestésicos locais inibem o óxido nítrico, causando vasoconstrição. Com exceção da cocaína, todos os anestésicos locais em concentrações mais altas produzem relaxamento da musculatura lisa e vasodilatação arterial, incluindo vasodilatação arteriolar. Com concentrações maiores de anestésicos locais no sangue, uma combinação de arritmias, bloqueio cardíaco, depressão da contratilidade ventricular e hipotensão pode culminar em parada cardíaca. Para uma **(10)** toxicidade cardiovascular significativa ocorrer geralmente é necessária uma concentração de anestésico local no sangue cerca de três vezes maior do que a necessária para produzir convulsões. Arritmias cardíacas ou colapso circulatório são sinais que indicam a ocorrência de TSAL cardíaca durante a anestesia geral.

A hipertensão associada à laringoscopia e à intubação costuma ser atenuada pelo uso de lidocaína intravenosa (1,5 mg/kg) administrada de 1 a 3 minutos antes da instrumentação. Doses excessivas de lidocaína podem causar disfunção contrátil marcada do ventrículo esquerdo.

(11) A injeção intravascular não intencional de bupivacaína durante a anestesia regional pode resultar em TSAL cardiovascular grave, incluindo depressão do ventrículo esquerdo, bloqueio atrioventricular e arritmias que podem ser fatais, como taquicardia e fibrilação ventriculares. Gestação, hipoxemia e acidose respiratória são fatores de risco que predispõem a ocorrência de TSAL. Crianças pequenas também podem apresentar riscos elevados para toxicidade. Múltiplos estudos demonstraram que a bupivacaína está associada a alterações mais significativas na condução e ao maior risco de arritmias em relação a doses similares de lidocaína. Mepivacaína, ropivacaína e bupivacaína apresentam cada uma delas um carbono quiral, por isso elas podem existir como dois isômeros ópticos (enantiômeros). O isômero óptico R(+) da bupivacaína tem um bloqueio mais rápido e é dissociado de maneira mais lenta a partir dos canais cardíacos de Na em comparação com o isômero óptico S(−) (levobupivacaína ou ropivacaína). A ressuscitação por toxicidade cardíaca induzida pela bupivacaína costuma ser difícil e resistente aos fármacos de ressuscitação mais utilizados. Múltiplos relatos clínicos sugerem que a administração de bólus de emulsões lipídicas nutricionais a 1,5 mL/kg pode ressuscitar os pacientes com intoxicação por bupivacaína que não respondem à terapia padrão. Preconizamos que o emprego de lipídeos é um tratamento de primeira linha para a TSAL cardiovascular. Contudo, são preocupantes os relatos de caso que mostram uma resistência ao uso desse tratamento, apesar de ser uma prática que quase não apresenta riscos e das diretrizes sobre a TSAL estabelecidas pela American Society of Regional Anesthesia and Pain Medicine (ASRA) estarem disponíveis em formato impresso, *online* e em aplicativos.

A ropivacaína compartilha muitas propriedades físico-químicas com a bupivacaína. O tempo de início e a duração de ação são semelhantes, mas a ropivacaína produz menos bloqueio motor quando o mesmo volume e a mesma concentração de bupivacaína são injetados (o que pode indicar uma potência geral menor em comparação com a bupivacaína). A ropivacaína parece ter um índice terapêutico maior que o da bupivacaína racêmica. Esse perfil de segurança aperfeiçoado reflete a formulação da ropivacaína como um isômero S(–) puro – isto é, não apresenta isômero R(+) –, diferente da bupivacaína racêmica. Há relatos que apontam que a levobupivacaína, o isômero S(–) da bupivacaína, tem menor risco de TSAL em relação à mistura racêmica, mas esse fármaco não está mais disponível nos Estados Unidos.

As reações cardiovasculares da cocaína são diferentes das de qualquer outro anestésico local. A cocaína inibe a recaptação normal da norepinefrina pelas terminações nervosas adrenérgicas, potencializando os efeitos da estimulação adrenérgica. As respostas cardiovasculares à cocaína incluem hipertensão e ectopia ventricular. O tratamento inicial da toxicidade sistêmica por cocaína deve abranger o uso de benzodiazepínicos para reduzir a estimulação central. As arritmias induzidas pela cocaína têm sido tratadas com sucesso por meio do emprego de antagonistas α-adrenérgicos e amiodarona. A cocaína produz vasoconstrição quando aplicada de maneira tópica, sendo um agente útil para reduzir a dor e o sangramento relacionados à intubação nasal de pacientes acordados.

D. Imunológicos

As reações de hipersensibilidade verdadeiras (em razão dos anticorpos IgG ou IgE) aos anestésicos locais – diferentemente de TSALs causadas por concentrações plasmáticas excessivas – são incomuns. Os ésteres parecem ter mais chances de induzir uma reação alérgica, principalmente se o composto for um derivado (p. ex., procaína ou benzocaína) do PABA, um alérgeno conhecido. As preparações comerciais de amidas em múltiplas doses costumam conter **metilparabeno**, o qual tem uma estrutura química um pouco parecida com a do PABA. Por isso, gerações de anestesiologistas têm especulado se esse conservante pode ser responsável pela maioria das respostas alérgicas aos agentes amidas, sobretudo quando os testes cutâneos não conseguem confirmar uma alergia verdadeira ao anestésico local.

E. Musculoesqueléticos

Quando injetados diretamente no músculo esquelético de maneira intencional (p. ex., tratamento injetável de pontos-gatilho para a dor miofascial) ou não intencional, os anestésicos locais são levemente miotóxicos. A regeneração costuma ocorrer dentro de 4 semanas após a injeção. A combinação de anestésico local com esteroide ou epinefrina piora a mionecrose. Quando os anestésicos locais são infundidos nas articulações durante longos períodos, a condromalácia grave pode acontecer.

F. Hematológicos

A lidocaína deprime de maneira discreta a coagulação sanguínea normal (reduz a trombose e diminui a agregação plaquetária) e potencializa a fibrinólise do sangue total medida pela tromboelastografia. Estudos mais antigos apontam que essas ações podem contribuir para a menor incidência de eventos tromboembólicos em pacientes que recebiam anestésicos epidurais do que pacientes que não recebiam profilaxia contra a trombose venosa profunda.

Interações medicamentosas

Em experimentos laboratoriais, os anestésicos locais potencializam o bloqueio do relaxamento muscular adespolarizante, mas esse resultado provavelmente não é clinicamente importante.

Conforme mencionado anteriormente, tanto a succinilcolina como os anestésicos locais de ésteres dependem da pseudocolinesterase para serem metabolizados. Não há evidências de que essa possível competição pela enzima entre os anestésicos locais de ésteres e a succinilcolina tenha qualquer importância clínica. A dibucaína, um anestésico local de amida, inibe a pseudocolinesterase, e essa extensão da inibição define uma forma de pseudocolinesterase geneticamente anormal (ver Capítulo 11). Os inibidores da pseudocolinesterase (p. ex., pesticidas organofosforados) podem prolongar o metabolismo dos anestésicos locais de ésteres (ver Tabela 11-2).

Como apontado neste capítulo, os fármacos que reduzem o fluxo sanguíneo hepático (p. ex., bloqueadores do receptor H_2 e β-bloqueadores) diminuem a depuração dos anestésicos locais de amida. Os opioides potencializam a analgesia produzida pelos anestésicos locais epidurais e pela anestesia espinal. Da mesma forma, os agonistas $α_2$-adrenérgicos (p. ex., clonidina) potencializam a analgesia dos anestésicos locais produzida após injeções para bloqueios epidurais ou de nervos periféricos. A cloroprocaína pode interferir nas ações analgésicas da morfina neuroaxial, sobretudo após a cesariana.

DISCUSSÃO DE CASO

Sobredose de anestésicos locais

Uma mulher de 18 anos no estágio ativo do trabalho de parto solicita um anestésico epidural. Imediatamente após a administração de doses teste de 2 mL e 5 mL de lidocaína a 1,5% com epinefrina a 1:200.000 por meio do cateter epidural, a paciente relata dormência nos lábios e fica muito apreensiva. A frequência cardíaca dela aumenta de 85 para 105 batimentos/min.

Qual é o diagnóstico provável?

Dormência perioral e apreensão logo após a administração de lidocaína sugerem uma injeção intravascular do anestésico local. A taquicardia abrupta deve ser motivada pela injeção intravascular de epinefrina. Provavelmente, esses sinais e sintomas após doses teste relativamente pequenas não serão seguidos por convulsões.

Que medidas devem ser tomadas imediatamente?

A paciente deve receber oxigênio suplementar. Ela deve ser observada com cuidado em razão do risco de ter uma possível (embora improvável) convulsão e deve ser tranquilizada acerca do efeito passageiro dos sinais e sintomas.

Que tratamento deve ser iniciado para uma convulsão generalizada?

A paciente em trabalho de parto deve sempre ser considerada como de alto risco para aspiração (ver Capítulo 41), por isso a via aérea deve ser protegida pela imediata administração de succinilcolina e intubação traqueal (ver Discussão de caso, Capítulo 17). A succinilcolina eliminará a atividade tônico-clônica, mas não tratará a hiperexcitabilidade cerebral subjacente. A preferência é a administração de um anticonvulsivante como midazolam (1-2 mg) ou propofol (20-50 mg) em conjunto ou antes da succinilcolina. Nesse sentido, sempre que anestésicos locais forem administrados, fármacos e equipamentos de ressuscitação devem estar disponíveis da mesma forma que na anestesia geral.

O que seria esperado se uma dose grande de bupivacaína (p. ex., 15 mL de bupivacaína a 0,5%) – em vez da lidocaína – tivesse sido usada por via intravascular?

Quando administradas em doses "comparavelmente anestesiantes", a bupivacaína tem mais chances de produzir TSAL cardíaca que a lidocaína. A acidose aguda (quase universal após uma convulsão) tende a potencializar a TSAL. Arritmias ventriculares e distúrbios da condução podem causar parada cardíaca e morte. Os canais cardíacos de Na são desligados de maneira mais lenta com o uso da bupivacaína do que com a lidocaína. A amiodarona pode ser administrada para as taquiarritmias ventriculares induzidas por TSAL, mas a administração imediata de uma emulsão lipídica deve ser a opção escolhida a partir do início das convulsões e principalmente nos primeiros sinais de toxicidade cardíaca pela bupivacaína. Caso o uso de vasopressores seja necessário, recomendamos a administração de doses baixas que possam ser aumentadas de epinefrina (0,5-1 μg/kg). A razão para a aparente maior suscetibilidade à cardiotoxicidade por anestésicos locais durante a gestação não está clara. Embora a dose total (independente da concentração) do anestésico local determine a toxicidade, a Food and Drug Administration (FDA) não recomenda o uso de bupivacaína a 0,75% em gestantes e idosos, e, de toda forma, não há necessidade dessa concentração.

O que poderia ter evitado a reação tóxica descrita?

O risco de injeção intravascular acidental durante a tentativa de anestesia epidural é reduzido com o uso de doses teste e com a administração da dose de anestésico local em alíquotas menores e mais seguras ("cada dose é uma dose teste"). Por fim, apenas a dose necessária mínima para a determinada anestesia regional deve ser administrada.

LEITURAS SUGERIDAS

Brunton LL, Knollmann BC, Hilal-Dandan R, eds. *Goodman and Gilman's The Pharmacological Basis of Therapeutics*. 13th ed. McGraw-Hill; 2018.

Cousins MJ, Carr DB, Horlocker TT, Bridenbaugh PO, eds. *Cousins & Bridenbaugh's Neural Blockade in Clinical Anesthesia and Pain Medicine*. 4th ed. Lippincott, Williams & Wilkins; 2009.

El-Boghdadly K, Chin KJ. Local anesthetic systemic toxicity: continuing professional development. *Can J Anaesth*. 2016;63:330.

Hadzic A, ed. *Textbook of Regional Anesthesia and Acute Pain Management*. McGraw-Hill; 2016. Includes discussions of the selection of local anesthetic agents.

Hussain N, Brull R, Sheehy B, et al. Perineural liposomal bupivacaine is not superior to nonliposomal bupivacaine for peripheral nerve block analgesia. *Anesthesiology*. 2021;134:147.

Kirksey MA, Haskins SC, Cheng J, Liu SS. Local anesthetic peripheral nerve block adjuvants for prolongation of analgesia: a systematic qualitative review. *PLoS One*. 2015;10:e0137312.

Liu SS, Ortolan S, Sandoval MV, et al. Cardiac arrest and seizures caused by local anesthetic systemic toxicity after peripheral nerve blocks: should we still fear the reaper? *Reg Anesth Pain Med*. 2016;41:5.

Matsen FA 3rd, Papadonikolakis A. Published evidence demonstrating the causation of glenohumeral chondrolysis by postoperative infusion of local anesthetic via a pain pump. *J Bone Joint Surg Am*. 2013;95:1126.

Neal JM, Barrington MJ, Fettiplace MR, et al. The Third American Society of Regional Anesthesia and Pain Medicine practice advisory on local anesthetic systemic toxicity: executive summary 2017. *Reg Anesth Pain Med*. 2018;43:113.

Neal JM, Woodward CM, Harrison TK. The American Society of Regional Anesthesia and Pain Medicine Checklist for managing local anesthetic systemic toxicity: 2017 version. *Reg Anesth Pain Med*. 2018;43:150.

Vasques F, Behr AU, Weinberg G, Ori C, Di Gregorio G. A review of local anesthetic systemic toxicity cases since publication of the American Society of Regional Anesthesia recommendations: to whom it may concern. *Reg Anesth Pain Med*. 2015;40:698.

SITES

This website provides up-to-date information about the use of lipid for rescue from local anesthetic toxicity. http://www.lipidrescue.org

The American Society of Regional Anesthesia and Pain Medicine (ASRA) website provides access to all ASRA guidelines (all of which are related to local anesthetics, regional anesthesia, or pain medicine). http://www.asra.com

CAPÍTULO 17

Adjuvantes em anestesia

CONCEITOS-CHAVE

1. A difenidramina faz parte de um grupo de diversos fármacos que bloqueiam de forma competitiva os receptores H_1. Muitos fármacos que têm propriedades antagonistas sobre os receptores H_1 apresentam uma atividade antimuscarínica considerável, ou uma atividade semelhante à atropina (p. ex., boca seca) ou uma atividade antisserotoninérgica (antiemética).

2. Ao reduzir o volume de fluido gástrico e o conteúdo de íons de hidrogênio, os bloqueadores H_2 diminuem o risco de pneumonia aspirativa no período perioperatório.

3. A metoclopramida aumenta o tônus do esfíncter esofágico inferior, acelera o esvaziamento gástrico e reduz o volume de fluido gástrico ao potencializar o efeito estimulante da acetilcolina sobre a musculatura lisa do intestino.

4. Ondansetrona, granisetrona, tropisetrona, ramosetrona, palonosetrona e dolasetrona bloqueiam de maneira seletiva os receptores de serotonina 5-HT3, com pouco ou nenhum efeito sobre os receptores de dopamina. Os receptores 5-HT3, localizados perifericamente (aferentes vagais abdominais) e centralmente, bloqueiam de maneira seletiva os receptores de serotonina 5-HT_3, com pouco ou nenhum efeito sobre os receptores de dopamina. Os receptores 5-HT_3, localizados perifericamente e centralmente, parecem ter um papel importante no início do reflexo de vômito.

5. O cetorolaco é um anti-inflamatório não esteroide parenteral que fornece analgesia ao inibir a síntese de prostaglandinas.

6. A clonidina é um agente anti-hipertensivo muito utilizado; porém, na anestesiologia, esse fármaco é empregado como um adjuvante para a analgesia e a anestesia por bloqueio epidural, caudal e de nervos periféricos. Ela costuma ser usada no manejo de pacientes com dor neuropática crônica para aumentar a eficácia das infusões epidurais de opioides.

7. A dexmedetomidina é um agonista seletivo α_2 parenteral com propriedades sedativas. Ela parece ser um fármaco mais seletivo para o receptor α_2 que a clonidina.

8. A ativação seletiva de quimiorreceptores carotídeos em razão de doses baixas de doxapram estimula o *drive* hipóxico, produzindo aumento de volume corrente (V_C) e aceleração discreta na frequência respiratória. O doxapram não é um agente de reversão específico e nem deve substituir a terapia de suporte padrão (p. ex., a ventilação mecânica).

9. A naloxona reverte a atividade agonista associada aos compostos opioides endógenos ou exógenos.

10. O flumazenil é útil para reverter a sedação benzodiazepínica e para tratar a sobredose de benzodiazepínicos.

11. Uma aspiração não necessariamente resulta em pneumonia aspirativa. A gravidade do dano pulmonar depende do volume e da composição do material aspirado. Pacientes correm risco se o volume gástrico for maior que 25 mL (0,4 mL/kg) e se o pH gástrico for menor que 2,5.

Muitos fármacos são administrados de maneira rotineira no período perioperatório como uma forma de diminuir os riscos de pneumonite aspirativa, prevenindo ou reduzindo a incidência de náuseas e vômitos perianestésicos ou revertendo a depressão respiratória secundária motivada por narcóticos ou benzodiazepínicos. Este capítulo aborda esses agentes, para além de outras classes únicas de fármacos, que costumam ser administrados como adjuvantes durante a anestesia ou a analgesia. Além disso, muitos agentes não anestésicos são cada vez mais prescritos no período perioperatório a fim de melhorar a recuperação após a cirurgia (ver Capítulo 48).

Aspiração

A aspiração de conteúdo gástrico é um evento raro e potencialmente fatal que pode complicar a anestesia.

Um estudo feito com animais aponta que a aspiração de um volume de 25 mL com um pH menor que 2,5 é suficiente para resultar em pneumonia aspirativa. Muitos fatores favorecem o risco de aspiração, como estômago "cheio", obstrução intestinal, hérnia de hiato, obesidade, gestação, refluxo, cirurgia de emergência e profundidade inadequada da anestesia.

Diversas abordagens são usadas para reduzir a possibilidade de aspiração no período perioperatório. Muitas dessas intervenções, como a realização da pressão cricoide (manobra de Sellick) e a intubação em sequência rápida, costumam ser limitadas, ou seja, não oferecem uma proteção completa contra a aspiração no período perioperatório. A pressão cricoide pode ser feita de forma incorreta e não ocluir o esôfago. Ainda não está comprovado que essa intervenção tenha *qualquer* efeito benéfico, mesmo quando realizada corretamente. Os agentes anestésicos podem reduzir o tônus do esfincter esofágico inferior e diminuir ou anular o reflexo de vômito, o que, em teoria, aumenta o risco de aspiração passiva. Além disso, pacientes inadequadamente anestesiados podem vomitar; se a via aérea não estiver protegida, pode ocorrer aspiração de conteúdo gástrico. Diversas combinações de pré-medicações têm sido defendidas para reduzir o volume gástrico, aumentar o pH gástrico ou aumentar o tônus do esfincter esofágico inferior. Esses medicamentos englobam anti-histamínicos, antiácidos e metoclopramida.

ANTAGONISTAS DO RECEPTOR DE HISTAMINA

Fisiologia da histamina

A histamina é encontrada no sistema nervoso central, na mucosa gástrica e em outros tecidos periféricos. Ela é sintetizada por descarboxilação do aminoácido histidina. Os neurônios histaminérgicos estão localizados principalmente no hipotálamo posterior, mas também podem ser encontrados em várias partes no cérebro. A histamina também costuma ser importante na secreção de ácido clorídrico pelas células parietais no estômago (**Figura 17-1**). A maior concentração de histamina está nos grânulos de mastócitos e de basófilos circulantes. Os basófilos são leucócitos circulantes responsáveis por mediar as reações alérgicas. Os mastócitos tendem a se concentrar no tecido conectivo logo abaixo das superfícies epiteliais (mucosas), além de nos pulmões e no trato gastrintestinal. A liberação (degranulação) de histamina por essas células pode ser desencadeada por estímulos químicos, mecânicos ou imunológicos.

Múltiplos receptores (H_1–H_4) atuam como mediadores dos efeitos da histamina. O receptor H_1 ativa a fosfolipase C, enquanto o receptor H_2 aumenta o monofosfato de adenosina cíclico (cAMP, do inglês *cyclic adenosine monophosphate*) intracelular. O receptor H_3 está localizado principalmente em células secretoras de histamina e atua como mediador de uma retroalimentação negativa, inibindo a síntese e a liberação da histamina adicional. Os receptores H_4 estão presentes em células hematopoiéticas, mastócitos e eosinófilos, sendo ativados em processos alérgicos e inflamatórios. A histamina-*N*-metiltransferase metaboliza a histamina em metabólitos inativos que são excretados na urina.

A. Cardiovascular

A histamina reduz a pressão arterial, mas aumenta a frequência cardíaca e a contratilidade miocárdica. A estimulação dos receptores H_1 aumenta a permeabilidade capilar e a irritabilidade ventricular, enquanto a estimulação de receptores H_2 aumenta a frequência cardíaca e a contratilidade. Os dois tipos de receptores atuam como mediadores da dilatação arteriolar periférica e de alguma vasodilatação coronariana.

B. Respiratória

A histamina contrai a musculatura lisa bronquial via receptor H_1. A estimulação do receptor H_2 pode resultar em

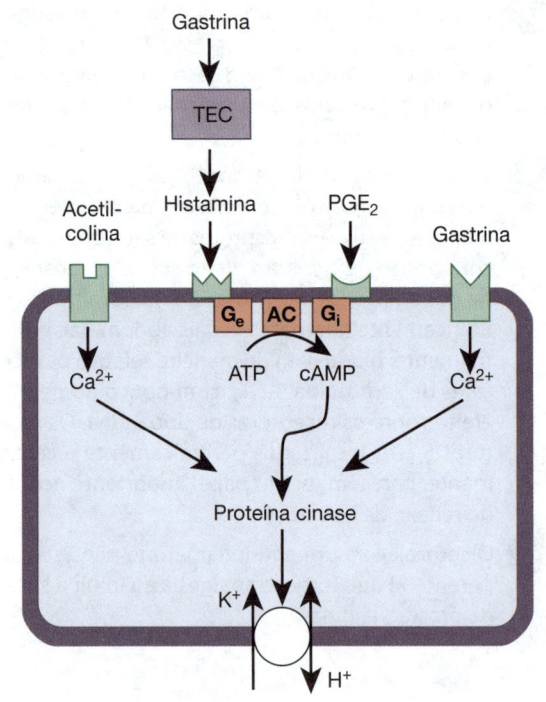

FIGURA 17-1 A secreção de ácido clorídrico costuma ser mediada pela liberação de histamina das células tipo enterocromafins (TEC) induzida pela gastrina no estômago. Observe que a secreção ácida pelas células gástricas parietais também pode ser aumentada de maneira indireta pela acetilcolina (AC) via estimulação de receptores M_3 e de maneira direta pela gastrina por meio de um aumento na concentração intracelular de Ca^{2+}. A prostaglandina E_2 (PGE_2) pode inibir a secreção ácida ao reduzir a atividade do monofosfato de adenosina cíclico (cAMP). ATP, trifosfato de adenosina; G_i, proteína G inibitória; G_e, proteína G estimuladora.

broncodilatação leve. A histamina tem vários efeitos sobre a vasculatura pulmonar; o receptor H_1 parece ser responsável por algum nível de vasodilatação pulmonar, enquanto o receptor H_2 pode ser responsável pela vasoconstrição pulmonar intermediada pela histamina.

C. Gastrintestinal

A ativação dos receptores H_2 nas células parietais aumenta a secreção de ácido gástrico. A estimulação de receptores H_1 leva à contração da musculatura lisa intestinal.

D. Dermatológica

O aparecimento de vergões e vermelhidão na pele é uma resposta clássica à histamina e resulta do aumento da permeabilidade capilar e da vasodilatação, principalmente pela ativação do receptor H_1.

E. Imune

A histamina tem uma atuação importante na mediação das reações de hipersensibilidade de tipo 1. A estimulação do receptor H_1 atrai os leucócitos e induz à síntese de prostaglandinas. Por outro lado, os receptores H_2 parecem ativar os linfócitos T supressores.

1. Antagonistas do receptor H_1

Mecanismo de ação

1 A difenidramina faz parte de um grupo de diversos fármacos que bloqueiam de forma competitiva os receptores H_1 (Tabela 17-1). Muitos fármacos que têm propriedades antagonistas sobre os receptores H_1 apresentam uma atividade antimuscarínica considerável, ou uma atividade semelhante à atropina (p. ex., boca seca) ou uma atividade antisserotoninérgica (antiemética). A prometazina é derivada da fenotiazina e tem atividade antagonista do receptor H_1, além de propriedades antidopaminérgicas e bloqueadoras α-adrenérgicas.

Usos clínicos

Assim como outros antagonistas do receptor H_1, a difenidramina tem vários usos terapêuticos: supressão de reações alérgicas e de sintomas de infecção do trato respiratório superior (p. ex., urticária, rinite, conjuntivite); vertigem, náusea e vômito (p. ex. cinetose, doença de Ménière); sedação; supressão da tosse e discinesia (p. ex., parkinsonismo, efeitos colaterais extrapiramidais resultantes do uso de determinados fármacos). Algumas dessas ações podem ser antecipadas em razão do entendimento da fisiologia da histamina, enquanto outras resultam dos efeitos antimuscarínicos e antisserotoninérgicos do fármaco (ver Tabela 17-1). Embora os bloqueadores H_1 impeçam a broncoconstrição causada pela histamina, eles não são efetivos no tratamento da asma brônquica, que é ocasionada principalmente por outros mediadores. Da mesma forma, os bloqueadores H_1 não protegem por completo o efeito hipotensor da histamina a não ser que um bloqueador H_2 seja administrado concomitantemente.

Embora muitos bloqueadores de H_1 causem uma sedação significativa, o *drive* ventilatório não costuma ser impactado na ausência de outros medicamentos sedativos. A prometazina e a hidroxizina costumavam ser combinadas com opioides para potencializar a analgesia. Os anti-histamínicos mais novos (segunda geração) tendem a produzir pouca ou nenhuma sedação em razão de penetração limitada da barreira hematoencefálica. Este grupo de fármacos é usado sobretudo para o tratamento de rinite alérgica e urticária. São eles: loratadina, fexofenadina e cetirizina. Muitos medicamentos utilizados para tratar a rinite alérgica costumam ter também um vasoconstritor como a pseudoefedrina. Meclizina e dimenidrinato são

TABELA 17-1 Propriedades dos antagonistas do receptor H_1 mais comumente utilizados[1]

Fármaco	Via	Dose (mg)	Duração (h)	Sedação	Antiêmese
Difenidramina	VO, IM, IV	25–50	3–6	+++	++
Dimenidrinato	VO, IM, IV	50–100	3–6	+++	++
Clorfeniramina	VO IM, IV	2–12 5–20	4–8	++	0
Hidroxizina	VO, IM	25–100	4–12	+++	++
Prometazina	VO, IM, IV	12,5–50	4–12	+++	+++
Cetirizina	VO	5–10	24	+	
Ciproeptadina	VO	4	6–8	++	
Fexofenadina	VO	30–60	12	0	
Meclizina	VO	12,5–50	8–24	+	
Loratadina	VO	10	24	0	

[1] 0, sem efeito; ++, atividade moderada; +++, atividade acentuada; IM, intramuscular; IV, intravenoso; VO, via oral.

usados principalmente como antieméticos, em particular no tratamento de cinetose e no manejo de vertigens. A ciproeptadina, que também tem uma significativa atividade antagonista da serotonina, tem sido usada para tratar a doença de Cushing, a síndrome carcinoide e as cefaleias vasculares (ou cefaleia em salva).

Dosagem

Para adultos, a dosagem de difenidramina costuma ser de 25 a 50 mg (0,5-1,5 mg/kg) por via oral, intramuscular ou intravenosa em intervalos de 3 a 6 horas. As doses de outros antagonistas do receptor H_1 estão listadas na Tabela 17-1.

Interações medicamentosas

Os efeitos sedativos dos antagonistas do receptor H_1 podem potencializar outros depressores do sistema nervoso central como os barbitúricos, os benzodiazepínicos e os opioides.

2. Antagonistas do receptor H_2

Mecanismo de ação

Os antagonistas do receptor H_2 englobam cimetidina, famotidina, nizatidina e ranitidina (Tabela 17-2). Esses fármacos inibem de maneira competitiva a ligação da histamina ao receptor H_2, reduzindo a produção de ácido gástrico e aumentando o pH gástrico.

Usos clínicos

Todos os antagonistas do receptor H_2 são igualmente efetivos no tratamento de úlceras pépticas duodenais e gástricas, em estados de hipersecreção (síndrome de Zollinger-Ellison) e na doença do refluxo gastresofágico (DRGE). Preparações intravenosas têm sido usadas para prevenir úlceras de estresse em pacientes cujo estado de saúde seja crítico. Úlceras duodenais e gástricas costumam estar relacionadas à infecção pelo *Helicobacter pylori*, e são tratadas por meio da combinação de um inibidor da bomba de prótons com bismuto e antibióticos. Ao reduzir o volume de fluido gástrico e o conteúdo de íons de hidrogênio, os bloqueadores H_2 diminuem o risco de pneumonia aspirativa no período perioperatório. Esses fármacos causam impacto apenas no pH das secreções gástricas que ocorrem após a administração deles.

A combinação de antagonistas dos receptores H_1 e H_2 fornece uma proteção contra as reações alérgicas ocasionadas por fármacos (p. ex., radiocontraste intravenoso, injeção de quimopapaína para doença discal lombar, protamina, corante azul vital para biópsia de linfonodo sentinela). Embora o pré-tratamento com esses antagonistas não reduza a liberação de histamina, pode diminuir a hipotensão subsequente.

Efeitos colaterais

A injeção rápida de cimetidina ou ranitidina aplicada por via intravenosa é raramente associada à hipotensão, à bradicardia, a arritmias e à parada cardíaca. Os antagonistas do receptor H_2 alteram a flora gástrica em virtude dos efeitos deles sobre o pH. Atualmente a cimetidina é utilizada com menos frequência em razão dos muitos efeitos colaterais que ela pode provocar, incluindo hepatotoxicidade, nefrite intersticial, granulocitopenia, trombocitopenia e, em alguns casos, ginecomastia e impotência em homens. Por fim, a cimetidina tem sido associada a alterações do estado mental, como, por exemplo, letargia, alucinações e convulsões, particularmente em idosos. Por outro lado, a ranitidina, a nizatidina e a famotidina não afetam os receptores androgênicos e penetram pouco na barreira hematoencefálica.

TABELA 17-2 Farmacologia da profilaxia da pneumonia aspirativa[1]

Fármaco	Via	Dose	Início	Duração	Acidez	Volume	Tônus do EEI
Cimetidina	VO IV	300-800 mg 300 mg	1-2 h	4-8 h	↓↓↓	↓↓	0
Ranitidina	VO IV	150-300 mg 50 mg	1-2 h	10-12 h	↓↓↓	↓↓	0
Famotidina	VO IV	20-40 mg 20 mg	1-2 h	10-12 h	↓↓↓	↓↓	0
Nizatidina	VO	150-300 mg	0,5-1 h	10-12 h	↓↓↓	↓↓	0
Antiácidos não particulados	VO	15-30 mL	5-10 min	30-60 min	↓↓↓	↑	0
Metoclopramida	IV VO	10 mg 10-15 mg	1-3 min	1-2 h 30-60 min[2]	0	↓↓	↑↑

[1] 0, sem efeito; ↓↓, redução moderada; ↓↓↓, redução acentuada; ↑, aumento discreto; ↑↑, aumento moderado; IM, intramuscular; IV, intravenoso; EEI, esfíncter esofágico inferior; VO, via oral.
[2] A metoclopramida oral tem início e duração de ação bastante variáveis.

Dosagem

Como pré-medicação para reduzir o risco de pneumonia aspirativa, os antagonistas do receptor H_2 devem ser administrados antes do horário de dormir e novamente 2 horas antes da cirurgia. Como os quatro fármacos são eliminados principalmente pelos rins, a dosagem deve ser reduzida em pacientes que tenham uma disfunção renal significativa.

Interações medicamentosas

A cimetidina pode reduzir o fluxo sanguíneo hepático e estabelecer ligação com as oxidases de função mista do citocromo P-450, o que torna o metabolismo de vários fármacos, incluindo lidocaína, propranolol, diazepam, teofilina, fenobarbital, varfarina e fenitoína, mais lento. A ranitidina é um inibidor fraco do sistema do citocromo P-450, não tendo demonstrações significativas de interações medicamentosas. A famotidina e a nizatidina não parecem afetar o sistema do citocromo P-450.

ANTIÁCIDOS
Mecanismo de ação

Os antiácidos neutralizam a acidez do fluido gástrico ao fornecerem uma base (geralmente hidróxido, carbonato, bicarbonato, citrato ou trissilicato) que reage com os íons de hidrogênio para formar água.

Usos clínicos

Os usos mais comuns dos antiácidos compreendem o tratamento das úlceras pépticas e da DRGE. Em anestesia, os antiácidos oferecem proteção contra os efeitos prejudiciais da pneumonia aspirativa ao aumentarem o pH do conteúdo gástrico. Diferentemente dos antagonistas do receptores H_2, os antiácidos apresentam efeito imediato. No entanto, eles aumentam o volume intragástrico. A aspiração de antiácidos particulados (hidróxido de alumínio ou magnésio) produz anormalidades na função pulmonar parecidas com aquelas que ocorrem após a aspiração de ácido. Já a aspiração de antiácidos não particulados (citrato de sódio ou bicarbonato de sódio) é muito menos prejudicial aos alvéolos pulmonares. Além disso, os antiácidos não particulados se misturam melhor com o conteúdo gástrico em comparação com as soluções particuladas. O momento da administração é fundamental, pois os antiácidos não particulados perdem a efetividade entre 30 e 60 minutos depois da ingestão.

Dosagem

Para adultos, a dosagem de uma solução de 0,3 M de citrato de sódio – citrato de sódio e ácido cítrico ou citrato de sódio, citrato de potássio e ácido cítrico – costuma ser de 15 a 30 mL, por via oral, entre 15 e 30 minutos antes da indução (ver Tabela 17-2).

Interações medicamentosas

Como os antiácidos alteram o pH gástrico e urinário, eles provocam mudanças na absorção e na eliminação de vários fármacos. As taxas de absorção da digoxina, cimetidina e ranitidina são reduzidas, enquanto a taxa de eliminação do fenobarbital é acelerada.

METOCLOPRAMIDA
Mecanismo de ação

A metoclopramida age de maneira periférica como um colinérgico (p. ex., facilita a transmissão da acetilcolina em receptores muscarínicos seletivos) e de maneira central como um antagonista do receptor de dopamina. A ação desse fármaco como agente procinético no trato gastrintestinal (GI) superior não depende da inervação vagal, mas é suspensa por agentes anticolinérgicos. A metoclopramida não estimula as secreções.

Usos clínicos

3 A metoclopramida aumenta o tônus do esfincter esofágico inferior, acelera o esvaziamento gástrico e reduz o volume de fluido gástrico ao potencializar o efeito estimulante da acetilcolina sobre a musculatura lisa do intestino. (ver Tabela 17-2). Essas propriedades são responsáveis pela eficácia desse fármaco no tratamento de pacientes com gastroparesia diabética e DRGE, além da profilaxia em pessoas sob risco de pneumonia aspirativa. A metoclopramida não afeta a secreção de ácido gástrico nem o pH do fluido gástrico.

A metoclopramida produz um efeito antiemético ao bloquear os receptores de dopamina na zona de gatilho quimiorreceptora do sistema nervoso central. Contudo, as doses desse fármaco que costumam ser empregadas clinicamente durante o período perioperatório não são suficientes para reduzir as náuseas e os vômitos no pós-operatório.

Efeitos colaterais

A injeção intravenosa rápida de metoclopramida pode causar cólicas abdominais, e o uso desse fármaco é contraindicado para pacientes com obstrução intestinal completa. A metoclopramida pode provocar uma crise hipertensiva em pacientes com feocromocitoma pela liberação de catecolaminas do tumor. Sedação, nervosismo e sinais extrapiramidais pelo antagonismo da dopamina (p. ex., acatisia) são incomuns e reversíveis. Entretanto, o uso da metoclopramida deve ser evitado em pacientes com doença de Parkinson. O tratamento prolongado com metoclopramida pode causar discinesia tardia. A metoclopramida induz o aumento das secreções de aldosterona e prolactina, mas isso não traz maiores consequências na terapia de curto prazo. O uso da metoclopramida raramente resulta em hipotensão e arritmias.

Dosagem

Para adultos, uma dosagem entre 10 e 15 mg de metoclopramida (0,25 mg/kg) é efetiva e pode ser administrada por via oral, intramuscular ou intravenosa (injetada em 5 min). Doses maiores (1-2 mg/kg) têm sido utilizadas para prevenir a êmese durante a quimioterapia. O início de ação é muito mais rápido após a administração parenteral (3-5 min) em comparação à administração por via oral (30-60 min). Como a metoclopramida é excretada na urina, as doses desse fármaco em pacientes com disfunção renal devem ser reduzidas.

Interações medicamentosas

Os fármacos antimuscarínicos (p. ex., atropina, glicopirrolato) bloqueiam os efeitos GIs da metoclopramida. A metoclopramida reduz a absorção da cimetidina administrada por via oral. O uso concomitante de fenotiazinas ou de butirofenonas (droperidol) aumenta a probabilidade de efeitos colaterais extrapiramidais.

INIBIDORES DA BOMBA DE PRÓTONS

Mecanismo de ação

Agentes como omeprazol, lansoprazol, rabeprazol, esomeprazol e pantoprazol se ligam à bomba de prótons das células parietais na mucosa gástrica e inibem a secreção de íons de hidrogênio.

Usos clínicos

Os inibidores da bomba de prótons (IBPs) são indicados para o tratamento de úlcera péptica, DRGE e síndrome de Zollinger-Ellison. Eles otimizam a cicatrização de úlceras pépticas e da DRGE erosiva de maneira mais rápida que os bloqueadores do receptor H_2. Existem dúvidas sobre a segurança dos IBPs em pacientes que usam clopidogrel. Essas incertezas estão relacionadas à realização de terapia antiplaquetária inadequada quando esses fármacos são combinados em virtude da ativação indevida do clopidogrel pela enzima hepática CYP2C19, que é inibida em graus variáveis pelos IBPs.

Efeitos colaterais

Os IBPs costumam ser bem tolerados, causando poucos efeitos colaterais. Os efeitos colaterais adversos envolvem sobretudo o sistema GI (náusea, dor abdominal, constipação, diarreia). A associação desses fármacos com mialgias, anafilaxia, angioedema e reações dermatológicas graves é rara. O uso prolongado de IBPs também está associado à hiperplasia de células tipo enterocromafins gástricas e a um maior risco de pneumonia secundária por colonização bacteriana em um ambiente de pH mais alto.

Dosagem

As doses orais recomendadas para adultos são: omeprazol, 20 mg; lansoprazol, 15 mg; rabeprazol, 20 mg; e pantoprazol, 40 mg. Como esses fármacos são eliminados principalmente pelo fígado, o uso de doses repetidas deve ser reduzido em pacientes com comprometimento hepático grave.

Interações medicamentosas

Os IBPs podem interferir nas enzimas P-450 hepáticas, reduzindo potencialmente a depuração de diazepam, varfarina e fenitoína. A administração concomitante pode reduzir a efetividade do clopidogrel, pois este depende das enzimas hepáticas para que seja ativado.

Náuseas e vômitos no pós-operatório

Quando a profilaxia não é realizada, náuseas e vômitos no pós-operatório (NVPO) ocorrem em aproximadamente 30% ou mais do total de cirurgias e sobe para 70 a 80% nas cirurgias em que o paciente tem fatores de risco que predispõem a ocorrência desses sintomas. A Society for Ambulatory Anesthesia (SAMBA) disponibiliza uma ampla gama de diretrizes para o manejo de NVPO. A **Tabela 17-3** apresenta os fatores de risco para NVPO e classifica as evidências para a avaliação do risco. Quando o risco de NVPO é considerado alto o bastante, medicamentos antieméticos profiláticos são administrados, a fim de que haja redução da incidência dos sintomas por meio de estratégias preventivas. As estratégias para redução do risco incluem:

- Anestesia regional em vez da anestesia geral.
- Uso de propofol para indução e manutenção da anestesia.
- Evitar o uso de óxido nitroso em cirurgias cuja duração seja maior que 1 hora.
- Evitar o uso de anestésicos voláteis.
- Diminuir o uso de opioides intraoperatórios e pós-operatórios.
- Hidratação adequada.
- Optar pelo uso de sugamadex em vez de neostigmina para a reversão do bloqueio neuromuscular.

TABELA 17-3 Fatores de risco para NVPO

Evidência	Fatores de risco
Positiva geral	Sexo feminino (B1) História de NVPO ou cinetose (B1) Não fumante (B1) Jovem (B1) Anestesia geral *versus* regional (A1) Uso de anestésicos voláteis e óxido nitroso (A1) Opioides pós-operatórios (A1) Duração da anestesia (B1) Tipo de cirurgia (colecistectomia, laparoscópica, ginecológica) (B1)
Conflitante	Estado físico ASA (B1) Ciclo menstrual (B1) Nível de experiência do anestesiologista (B1) Antagonistas dos relaxantes musculares (A2)
Não comprovado ou de relevância clínica limitada	IMC (B1) Ansiedade (B1) Sonda nasogástrica (A1) Oxigênio suplementar (A1) Jejum perioperatório (A2) Enxaqueca (B1)

[1]ASA, American Society of Anesthesiologists; IMC, índice de massa corporal; NVPO, náuseas e vômitos no pós-operatório.
[2]Escore de avaliação de risco: A1, estudos randomizados com suporte de metanálises; A2, estudos randomizados de número insuficiente para metanálise; B1, estudos observacionais como o delineamento de caso-controle ou coorte.
Reproduzida com permissão de Gan TJ, Diemunsch P, Habib AS, et al. Consensus guidelines for the management of postoperative nausea and vomiting. *Anesth Analg.* 2014 Jan;118(1):85-113.

O escore de Apfel é uma ferramenta de avaliação simplificada para indicar o risco de NVPO (**Figuras 17-2** e **17-3**). (Obesidade, ansiedade e reversão do bloqueio neuromuscular não são fatores de risco independentes para NVPO).

Os fármacos usados na profilaxia e no tratamento de NVPO incluem antagonistas 5-HT_3, butirofenonas, dexametasona, antagonistas do receptor de neurocinina-1 (aprepitanto); anti-histamínicos e escopolamina transdérmica também podem ser usados. Pacientes que estão sob risco de NVPO costumam ser beneficiados por várias medidas profiláticas. Como todos os fármacos têm efeitos adversos, o algoritmo da diretriz pode ser empregado para ajudar a orientar a profilaxia e o tratamento de NVPO (**Figura 17-4**).

ANTAGONISTAS DO RECEPTOR 5-HT_3

Fisiologia da serotonina

A serotonina, 5-hidroxitriptamina (5-HT), está presente em grande quantidade nas plaquetas e no trato GI (células enterocromafins e plexo mioentérico). Ela é também um neurotransmissor importante para várias áreas do sistema nervoso central. A serotonina é formada pela hidroxilação e descarboxilação do triptofano. A monoaminoxidase inativa a serotonina em ácido 5-hidroxi-indolacético (5-HIAA). A fisiologia da serotonina é muito complexa porque há pelo menos sete tipos de receptores, a maioria com vários subtipos. O receptor 5-HT_3 é responsável por interferir no vômito e é encontrado no trato GI e no cérebro (área postrema). Os receptores 5-HT_{2A} são responsáveis pela contração da musculatura lisa e pela agregação plaquetária, os receptores 5-HT_4, encontrados no trato GI, interferem na secreção e na peristalse, e os receptores 5-HT_6 e 5-HT_7 estão localizados principalmente no sistema límbico, onde eles parecem ter relação com o distúrbio depressivo. Com exceção do receptor 5-HT_3, todos os outros estão acoplados às proteínas G e afetam a adenililciclase ou a fosfolipase C; os efeitos do receptor 5-HT_3 são intermediados por um canal iônico.

A. Cardiovascular

Com exceção do coração e da musculatura esquelética, a serotonina é um poderoso vasoconstritor de arteríolas e veias. O efeito vasodilatador da serotonina no coração depende do endotélio. Quando o endotélio miocárdio é

Fatores de risco	Pontos
Sexo feminino	1
Não tabagista	1
Histórico de NVPO	1
Uso de opioides no pós-operatório	1
Total =	0 ... 4

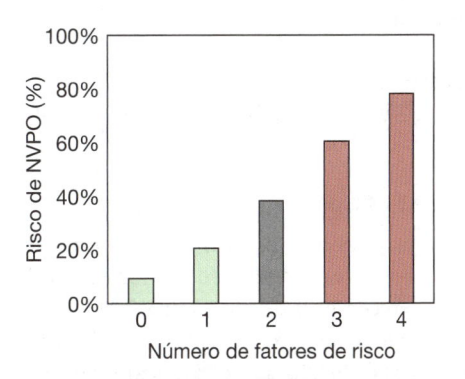

FIGURA 17-2 Escore de risco para NVPO em adultos. Escore de risco simplificado de Apfel e colaboradores para predizer o risco de NVPO do paciente. Quando há 0, 1, 2, 3 e 4 dos fatores de risco presentes, o risco correspondente de NVPO é de cerca de 10%, 20%, 40%, 60% e 80%, respectivamente. NVPO, náuseas e vômitos pós-operatórios. (Reproduzida com permissão de Gan TJ, Diemunsch P, Habib A, et al. Consensus guidelines for the management of postoperative nausea and vomiting, *Anesth Analg.* 2014 Jan;118(1):85-113.)

Fatores de risco	Pontos
Cirurgia ≥ 30 minutos	1
Idade ≥ 3 anos	1
Cirurgia para estrabismo	1
Histórico de VPO ou NVPO em familiares	1
Total =	0 ... 4

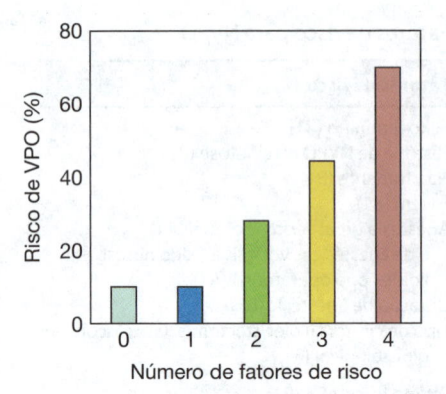

FIGURA 17-3 Escore de risco simplificado para VPO em crianças. Escore de risco simplificado de Eberhart e colaboradores para indicar o risco de VPO em crianças. Quando há 0, 1, 2, 3 ou 4 dos fatores de risco independentes, o risco correspondente de NVPO é de cerca de 10%, 10%, 30%, 50% ou 70%, respectivamente. VPO, vômito no pós-operatório; NVPO, náusea e vômito no pós-operatório. (Reproduzida com permissão Gan TJ, Diemunsch P, Habib A, et al. Consensus guidelines for the management of postoperative nausea and vomiting. *Anesth Analg*. 2014 Jan;118(1):85-113.)

danificado após uma lesão, a serotonina produz vasoconstrição. As vasculaturas pulmonar e renal são muito sensíveis aos efeitos vasoconstritores arteriais da serotonina. Aumentos modestos e transitórios na contratilidade e na frequência cardíacas podem ocorrer imediatamente após a liberação de serotonina; nesses casos, a bradicardia reflexa costuma ocorrer com frequência. A vasodilatação na musculatura esquelética pode causar hipotensão subsequente. O excesso de serotonina pode levar à *síndrome serotoninérgica*, caracterizada por hipertensão, hipertermia e agitação.

B. Respiratória

A contração da musculatura lisa aumenta a resistência da via aérea. A broncoconstrição gerada pela liberação de serotonina costuma ser uma característica proeminente da síndrome carcinoide.

C. Gastrintestinal

A contração direta da musculatura lisa (via receptores 5-HT$_2$) e a liberação de acetilcolina induzida pela serotonina no plexo mioentérico (via receptores 5-HT$_3$) aumentam consideravelmente a peristalse, mas as secreções gastrintestinais ficam inalteradas.

D. Hematológica

A ativação dos receptores 5-HT$_2$ causa agregação plaquetária.

Mecanismo de ação

④ Ondansetrona, granisetrona, tropisetrona, ramosetrona, palonosetrona e dolasetrona bloqueiam de maneira seletiva os receptores de serotonina 5-HT$_3$, com pouco ou nenhum efeito sobre os receptores de dopamina. Os receptores 5-HT$_3$, localizados perifericamente (aferentes vagais abdominais) e centralmente (zona de gatilho quimiorreceptora da área postrema e núcleo do trato solitário), parecem ter um papel importante no início do reflexo de vômito. Os receptores 5-HT$_3$ da zona de gatilho quimiorreceptora na área postrema estão fora da barreira hematoencefálica (**Figura 17-5**). A zona de gatilho quimiorreceptora é ativada por substâncias como anestésicos e opioides e sinaliza ao núcleo do trato solitário, o que resulta em NVPO. Estímulos emetogênicos do trato GI estimulam o desenvolvimento de NVPO.

Usos clínicos

Os antagonistas do receptor 5-HT$_3$ costumam ser administrados ao final da cirurgia. Todos esses agentes têm bons efeitos antieméticos no período pós-operatório. A palonosetrona tem duração de ação estendida e pode reduzir a incidência de náusea e vômito pós-alta (NVPA). As diretrizes da SAMBA apontam os seguintes fatores de risco para NVPA:

- Sexo feminino.
- Histórico de NVPO.
- Idade igual ou inferior a 50 anos.
- Uso de opioides na unidade de recuperação pós-anestésica (URPA).
- Náusea na URPA.

Efeitos colaterais

Os antagonistas do receptor 5-HT$_3$ são essencialmente destituídos de efeitos colaterais graves, mesmo quando uma quantidade muito maior que a dose recomendada é empregada. Esses fármacos não parecem causar sedação, sinais extrapiramidais ou depressão respiratória. O efeito colateral mais comum é a cefaleia. Esses fármacos podem prolongar de maneira discreta o intervalo QT no eletrocardiograma. Esse efeito costuma ser mais frequente quando a dolasetrona (não está mais disponível nos Estados Unidos) é utilizada e menos provável de acontecer quando a palonosetrona é usada. Contudo, esses fármacos

Manejo de NVPO Rx em adultos

1 FATORES DE RISCO
- Sexo feminino
- Idade mais jovem
- Não fumante
- Tipo de cirurgia
- Histórico de NVPO/cinetose
- Uso de opioides na analgesia

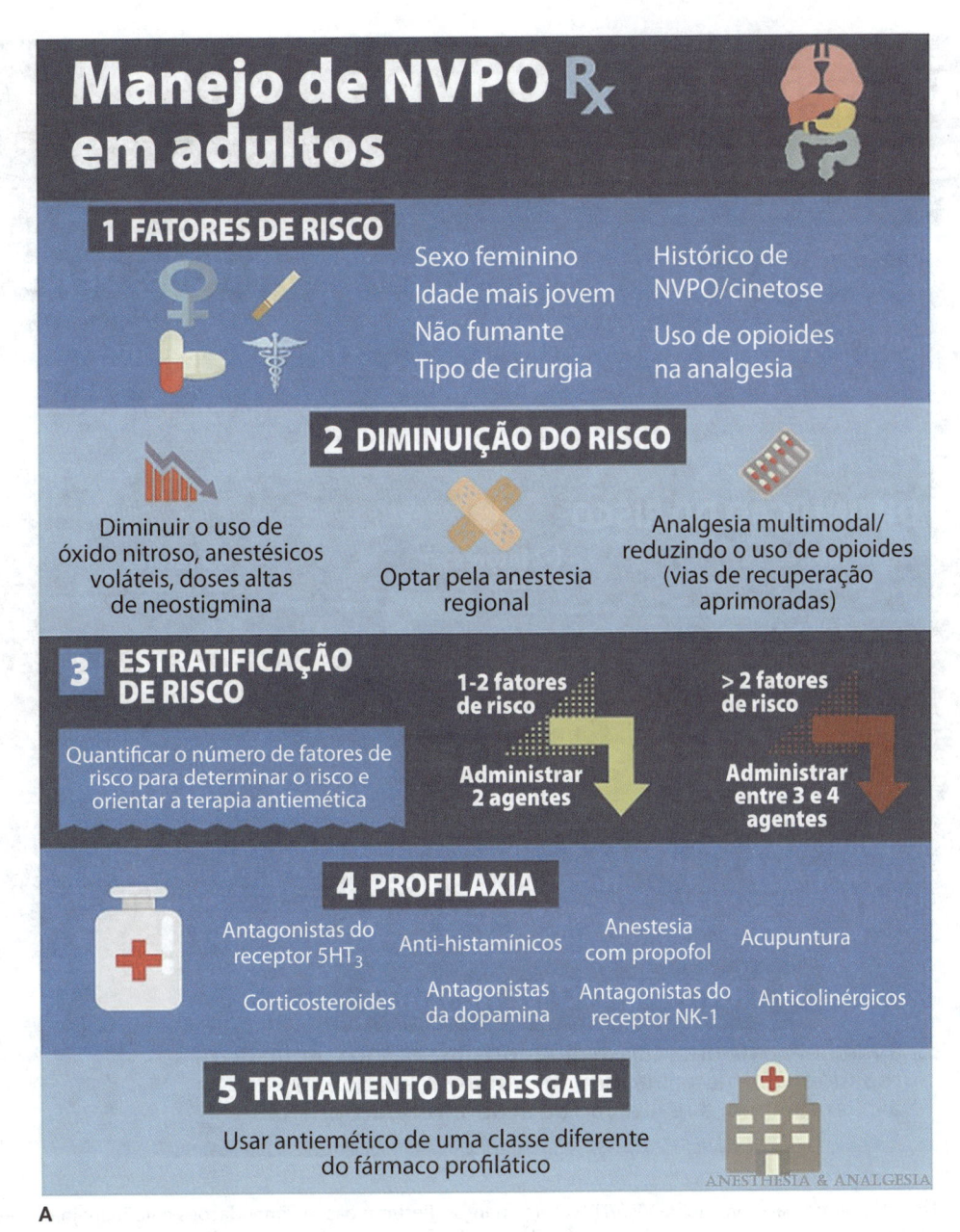

2 DIMINUIÇÃO DO RISCO
- Diminuir o uso de óxido nitroso, anestésicos voláteis, doses altas de neostigmina
- Optar pela anestesia regional
- Analgesia multimodal/reduzindo o uso de opioides (vias de recuperação aprimoradas)

3 ESTRATIFICAÇÃO DE RISCO
Quantificar o número de fatores de risco para determinar o risco e orientar a terapia antiemética
- 1-2 fatores de risco → Administrar 2 agentes
- > 2 fatores de risco → Administrar entre 3 e 4 agentes

4 PROFILAXIA
- Antagonistas do receptor 5HT$_3$
- Anti-histamínicos
- Anestesia com propofol
- Acupuntura
- Corticosteroides
- Antagonistas da dopamina
- Antagonistas do receptor NK-1
- Anticolinérgicos

5 TRATAMENTO DE RESGATE
Usar antiemético de uma classe diferente do fármaco profilático

FIGURA 17-4A Algoritmo para o manejo de NVPO em adultos. Resumo das recomendações para manejo de NVPO em adultos, incluindo identificação de risco, profilaxia estratificada e tratamento recomendado para náusea e vômito no pós-operatório. Observe que agora dois antieméticos são recomendados para profilaxia de NVPO em pacientes que tenham de um a dois fatores de risco. 5-HT$_3$, 5-hidroxitriptamina 3; NVPO, náusea e vômito no pós-operatório. (Utilizada com permissão da American Society for Enhanced Recovery, from Gan TJ, Belani KG, Bergese S, et al: Fourth Consensus Guidelines for the Management of Postoperative Nausea and Vomiting, *Anesth Analg*. 2020 Aug;131(2):411-448.)

devem ser usados com cautela em pacientes que utilizam medicamentos antiarrítmicos ou que tenham prolongamento do intervalo QT.

A ondansetrona é majoritariamente metabolizada no fígado via hidroxilação e conjugação pelas enzimas do citocromo P-450. A insuficiência hepática prejudica consideravelmente a depuração, por isso, nesses casos, a dose deve ser reduzida.

BUTIROFENONAS

O droperidol (0,625-1,25 mg) costumava ser usado de maneira rotineira como profilaxia de NVPO. Ele era administrado ao final do procedimento cirúrgico e bloqueava os receptores de dopamina que contribuem para o desenvolvimento de NVPO. Apesar de ser eficaz, muitos profissionais diminuíram o uso rotineiro desse medicamento

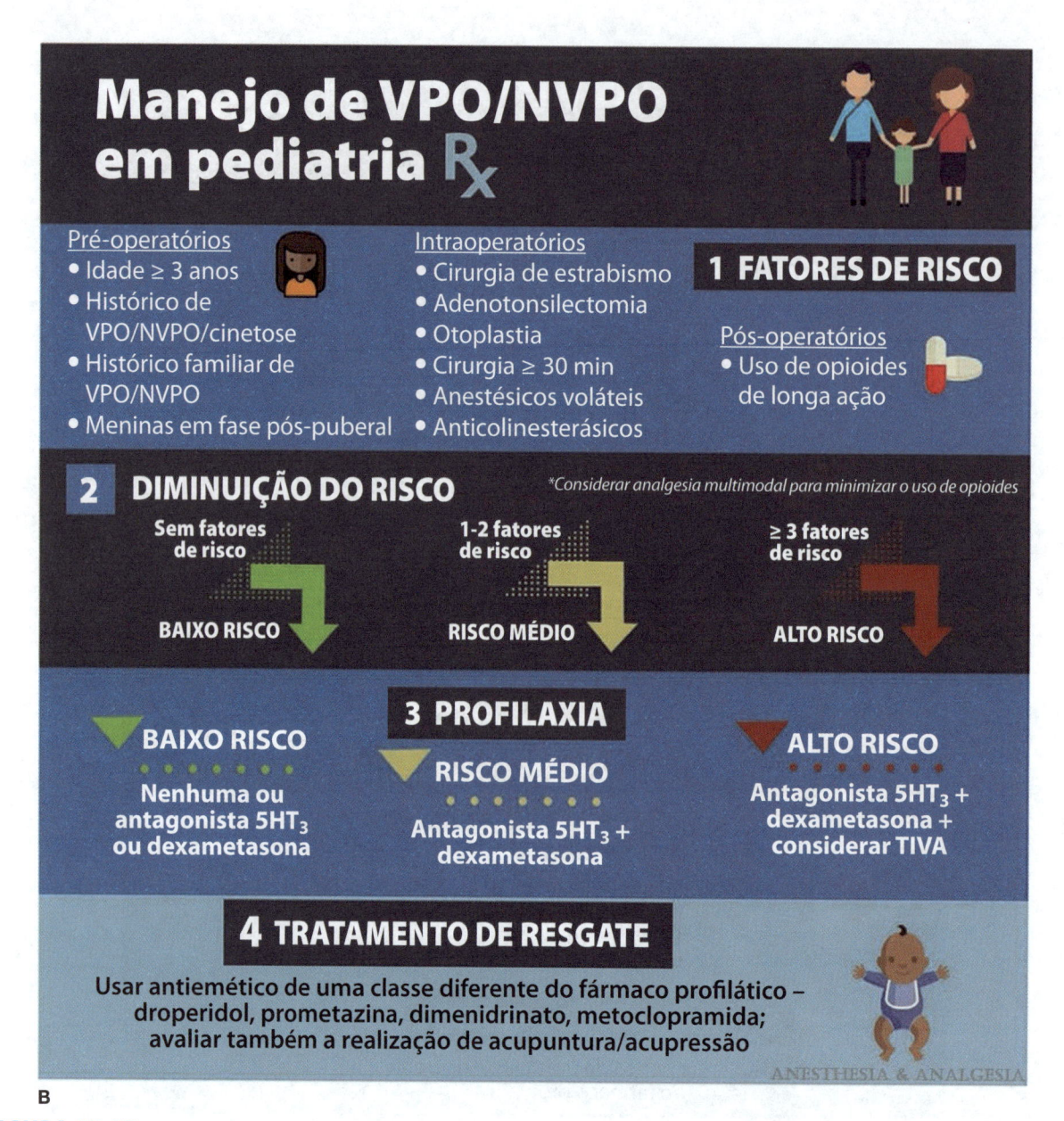

FIGURA 17-4B Algoritmo para manejo de VPO/NVPO em crianças. Resumo das recomendações para manejo de VPO/NVPO em crianças, incluindo identificação de risco, profilaxia estratificada pelo risco e tratamento recomendado para vômito no pós-operatório. 5-HT$_3$, 5-hidroxitriptamina 3; NVPO, náusea e vômito no pós-operatório; VPO, vômito no pós-operatório; TIVA, anestesia intravenosa total. (Utilizada com permissão da American Society for Enhanced Recovery, from Gan TJ, Belani KG, Bergese S, et al: Fourth Consensus Guidelines for the Management of Postoperative Nausea and Vomiting, *Anesth Analg*. 2020 Aug;131(2):411-448.)

por causa do alerta da Food and Drug Administration (FDA) que revela uma preocupação acerca das doses indicadas na bula que poderiam levar ao prolongamento do QT e ao desenvolvimento da arritmia *torsades des pointes*. No entanto, as doses mencionadas no alerta da FDA, conforme reconhecido pela própria instituição, eram aquelas usadas para a anestesia neuroléptica (5-15 mg), não as doses muito menores utilizadas para o NVPO. A monitorização cardíaca torna-se necessária quando doses altas do fármaco são empregadas. Não há evidências de que o uso de droperidol em doses que costumam ser administradas para o manejo de NVPO aumentem o risco de morte súbita cardíaca no período perioperatório.

Como ocorre com outros fármacos que antagonizam a dopamina, o uso de droperidol em pacientes com doença de Parkinson e em outros pacientes que manifestem sinais extrapiramidais deve ser considerado com cautela.

A fenotiazina proclorperazina, capaz de afetar vários receptores (histaminérgicos, dopaminérgicos, muscarínicos), pode ser usada no manejo de NVPO. Ela pode

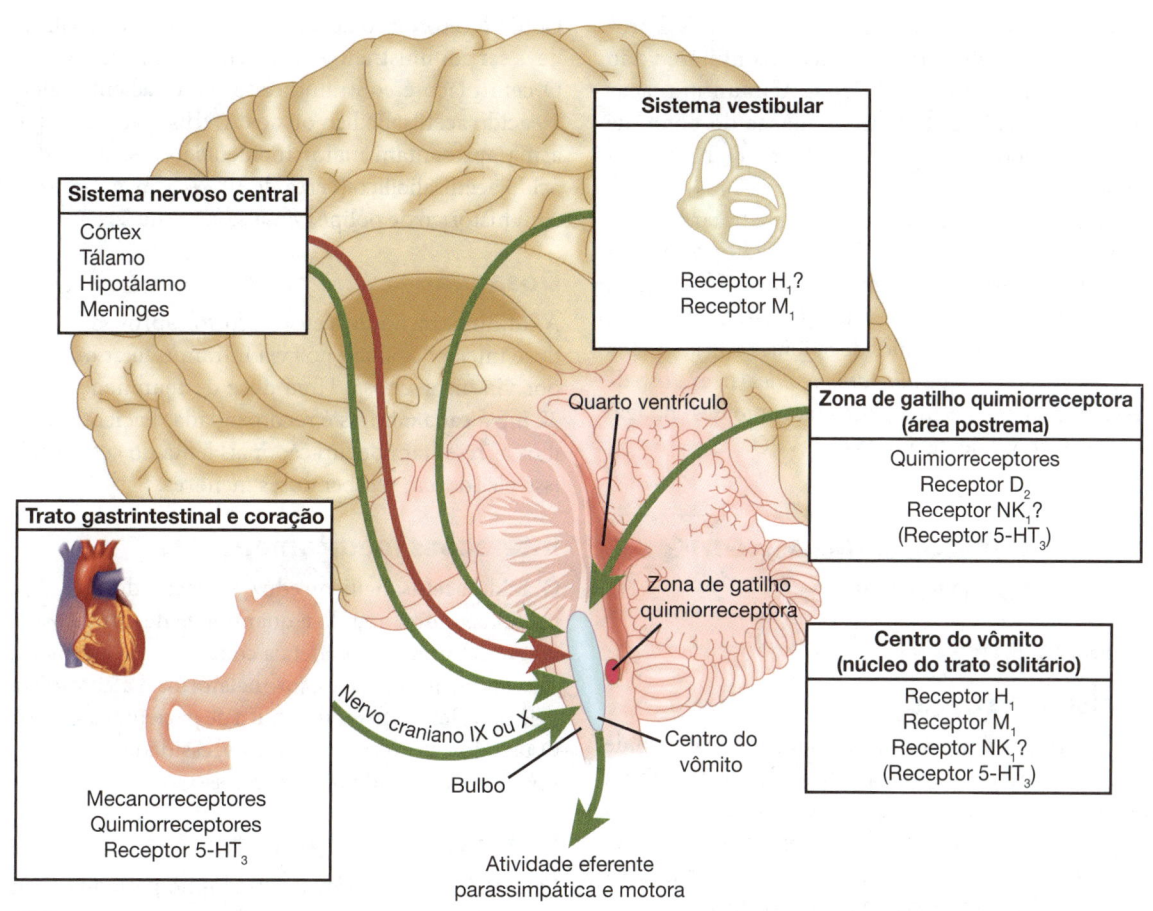

FIGURA 17-5 Vias neurológicas envolvidas na patogênese de náuseas e vômitos (ver texto). (Reproduzida com permissão de Krakauer EL, Zhu AX, Bounds BC, et al. Case records of the Massachusetts General Hospital. Weekly clinicopathological exercises. Case 6-2005. A 58-year-old man with esophageal cancer and nausea, vomiting, and intractable hiccups, *N Engl J Med*. 2005 Feb 24;352(8):817-825.)

causar efeitos colaterais extrapiramidais e anticolinérgicos. A prometazina age principalmente como anticolinérgico e anti-histamínico e também pode ser usada no tratamento de NVPO. Como ocorre com outros agentes da mesma classe, os efeitos anticolinérgicos (sedação, *delirium*, confusão, alterações visuais) podem complicar o período pós-operatório.

A amissulprida (5-10 mg IV) é um antagonista do receptor de dopamina (D_2) que tem propriedades antieméticas sem prolongamento aparente do intervalo QT e com aumento mínimo da concentração de prolactina.

DEXAMETASONA

A dexametasona em doses tão baixas quanto 4 mg demonstrou ser tão efetiva quanto a ondansetrona na redução da incidência de NVPO. A dexametasona deve ser administrada na indução em vez de no final da cirurgia; e o mecanismo de ação dela ainda não é claro. Esse fármaco pode resultar em analgesia e efeitos eufóricos leves. A dexametasona pode aumentar a glicemia no pós-operatório, e alguns profissionais sugeriram que ela poderia aumentar o risco de infecção no pós-operatório. Entretanto, a maioria dos estudos não demonstrou qualquer aumento de infecção em feridas cirúrgicas ou de risco de recorrência de câncer após a administração de dexametasona para profilaxia de NVPO.

ANTAGONISTA DO RECEPTOR DE NEUROCININA-1

A *substância P* é um neuropeptídeo que interage com receptores de neurocinina-1 (NK_1). Os antagonistas de NK_1 inibem a substância P em receptores centrais e periféricos. O aprepitanto, um antagonista de NK_1, demonstrou redução de NVPO no período perioperatório, bem como efeito aditivo à ondansetrona para essa indicação.

OUTRAS ESTRATÉGIAS PARA NVPO

Vários outros agentes e técnicas têm sido usados para reduzir a incidência de NVPO. A escopolamina transdérmica tem sido empregada de forma efetiva, embora possa produzir efeitos colaterais anticolinérgicos (confusão, visão turva, boca seca, retenção urinária). Acupuntura, acupressão e estimulação elétrica transcutânea do ponto de acupuntura P6 podem reduzir a incidência de NVPO e a necessidade de medicamentos.

Como nenhum agente isolado consegue tratar e prevenir as NVPOs, o manejo no período perioperatório destina-se a identificar os pacientes de maior risco, de modo que a profilaxia, em geral, com vários agentes, possa ser iniciada. Como a administração sistêmica de opioides está associada a NVPO, as estratégias que *poupam opioides* (p. ex., uso de anestesias regionais e de analgésicos não opioides) podem reduzir consideravelmente o risco de NVPO.

Outros fármacos usados como adjuvantes em anestesia

CETOROLACO

Mecanismo de ação

5 O cetorolaco é um anti-inflamatório não esteroide (AINE) parenteral que fornece analgesia ao inibir a síntese de prostaglandinas. Como é um fármaco de ação periférica, tornou-se uma alternativa popular aos opioides para a analgesia pós-operatória em razão de ter poucos efeitos colaterais sobre o sistema nervoso central.

Usos clínicos

O cetorolaco é indicado para o manejo da dor a curto prazo (< 5 dias) e parece ser útil sobretudo no período pós-operatório imediato. Uma dose padrão de cetorolaco fornece analgesia equivalente a 6 a 12 mg de morfina administrada pela mesma via. O início de ação dele também é semelhante ao da morfina, mas o cetorolaco tem uma duração de ação prolongada (6-8 h).

O cetorolaco não causa depressão respiratória, sedação, náusea ou vômito. De fato, o cetorolaco não cruza a barreira hematoencefálica de forma significativa. Vários estudos mostram que os AINEs orais e parenterais apresentam efeito poupador de opioides. Eles podem ser opções mais adequadas para pacientes com maior risco de depressão respiratória ou êmese no pós-operatório.

Efeitos colaterais

Como ocorre com outros AINEs, o cetorolaco inibe a agregação plaquetária e prolonga o tempo de sangramento. Assim, ele e outros AINEs devem ser usados com cautela em pacientes que apresentam risco de ter hemorragia pós-operatória. A administração por longos períodos pode causar toxicidade renal (p. ex., necrose papilar) ou ulceração do trato GI com sangramento e perfuração.

Como o cetorolaco depende da eliminação renal, ele não deve ser administrado em pacientes com doença nos rins. O cetorolaco é contraindicado para pacientes alérgicos ao ácido acetilsalicílico ou aos AINEs. Pacientes que têm asma apresentam maior incidência de sensibilidade ao ácido acetilsalicílico (cerca de 10%), bem como pacientes com histórico de pólipos nasais (cerca de 20%).

Dosagem

A administração do cetorolaco foi aprovada com uma dose inicial de 60 mg por via intramuscular ou de 30 mg por via intravenosa. Uma dose de manutenção de 15 a 30 mg a cada 6 horas é recomendada. Pacientes mais velhos apresentam depuração mais lenta do cetorolaco, por isso eles devem receber doses menores.

Interações medicamentosas

O ácido acetilsalicílico reduz a ligação do cetorolaco às proteínas, aumentando a quantidade de fármaco ativo livre. O cetorolaco não afeta a concentração alveolar mínima dos agentes anestésicos inalatórios e a administração dele não altera a hemodinâmica de pacientes anestesiados. O uso do cetorolaco reduz a necessidade de analgésicos opioides no período pós-operatório.

Outros AINEs adjuvantes

Outros AINEs também são usados no período perioperatório. O cetorolaco e outros AINEs inibem as isoenzimas cicloxigenase (COX). A COX-1 mantém a mucosa gástrica e estimula a agregação plaquetária. A COX-2 é expressa durante a inflamação. Atualmente, o diclofenaco e o ibuprofeno estão disponíveis para a administração intravenosa. Enquanto o cetorolaco, o diclofenaco e o ibuprofeno são inibidores não seletivos da COX, outros agentes, como o celecoxibe, são específicos para a COX-2. Os inibidores da COX-2 preservam a mucosa gástrica e a função plaquetária. No entanto, o uso deles está associado a um maior risco de hipertensão, acidente vascular cerebral (AVC) e eventos cardiovasculares. De fato, a FDA alerta que todos os AINEs, com exceção do ácido acetilsalicílico, aumentam o risco de infarto do miocárdio e de AVC.

O paracetamol administrado por via intravenosa está disponível para uso no período perioperatório nos Estados Unidos. O paracetamol é um analgésico de ação central com provável inibição central da COX e com poucos efeitos periféricos sobre a COX. O mecanismo de ação dele ainda é controverso, embora ele seja um fármaco que não cause irritação gástrica ou anormalidades na coagulação. Em adultos (com peso superior a 50 kg), a dose máxima é de 1 g, sendo a quantidade total permitida por dia de 4 g. Adultos que pesam 50 kg ou menos devem receber uma dose máxima de 15 mg/kg, sendo a quantidade total permitida por dia de 75 mg/kg. A hepatotoxicidade é um risco conhecido da superdosagem, e o fármaco deve ser usado com cautela em pacientes com doença hepática ou submetidos a cirurgia hepática. O paracetamol oral e retal é tão eficaz quanto a forma intravenosa e tem um custo bem menor.

CLONIDINA
Mecanismo de ação

A clonidina é um derivado imidazolínico com atividade predominante agonista α_2-adrenérgica. Ela tem lipossolubilidade alta e cruza prontamente a barreira hematoencefálica e a placenta. Estudos indicam que a ligação da clonidina com os receptores é maior no bulbo rostral ventrolateral no tronco encefálico (a via final comum do fluxo simpático de saída), onde ela ativa os neurônios inibitórios. O efeito geral da clonidina compreende a diminuição da atividade simpática, o aumento do tônus parassimpático e a redução das catecolaminas circulantes. Também há evidências de que parte da ação anti-hipertensiva da clonidina possa ocorrer por meio da ligação com um receptor noradrenérgico (imidazolínico). Por outro lado, efeitos analgésicos da clonidina, sobretudo na medula espinal, são totalmente intermediados pelos receptores α_2-adrenérgicos pré-sinápticos e, possivelmente, pelos pós-sinápticos, que bloqueiam a transmissão nociceptiva. A clonidina também tem efeito anestésico local quando aplicada nos nervos periféricos e é frequentemente acrescentada às soluções de anestésicos locais para aumentar a duração da ação.

Usos clínicos

6 A clonidina é um agente anti-hipertensivo muito utilizado que consegue reduzir o tônus simpático, diminuindo a resistência vascular sistêmica, a frequência cardíaca e a pressão arterial. Na anestesiologia, a clonidina é usada como adjuvante para a analgesia e a anestesia epidural, caudal e bloqueio de nervo periférico. Ela costuma ser usada no manejo de pacientes com dor neuropática crônica para aumentar a eficácia das infusões epidurais de opioides. Quando administrada por via epidural, o efeito analgésico da clonidina é segmentar, localizado no nível em que é injetada ou infundida. Quando é acrescentada aos anestésicos locais de duração intermediária (p. ex., mepivacaína ou lidocaína), administrados em anestesia epidural ou no bloqueio do nervo periférico, a clonidina prolonga bastante os efeitos anestésicos e os analgésicos.

Os usos *off label* da clonidina englobam servir como adjuvante em pré-medicação, controlar síndromes de abstinência (nicotina, opioides, álcool e sintomas vasomotores da menopausa) e tratar o glaucoma e vários transtornos psiquiátricos. Alguns estudos apontam que a administração sistêmica de clonidina não reduz o uso de opioides após cirurgias não cardíacas.

Efeitos colaterais

Sedação, tontura, bradicardia e boca seca são efeitos colaterais comuns. Já hipotensão ortostática, náusea e diarreia são efeitos colaterais observados com menor frequência. A suspensão abrupta da clonidina após a administração por um longo período (> 1 mês) pode resultar em um fenômeno de abstinência caracterizado por hipertensão de rebote, agitação e hiperatividade simpática.

Dosagem

A clonidina por via epidural costuma ter como dose inicial 30 µg/h e é administrada com uma mistura de opioides ou com um anestésico local. A clonidina oral é prontamente absorvida, tem início de ação entre 30 e 60 minutos e dura de 6 a 12 horas. No tratamento inicial da hipertensão, a recomendação é usar 0,1 mg, 2 vezes ao dia, podendo ser ajustada até o controle da pressão arterial. A dose de manutenção costuma variar de 0,1 a 0,3 mg, 2 vezes ao dia. As preparações transdérmicas de clonidina também podem ser usadas para terapia de manutenção. Elas estão disponíveis em adesivos de 0,1, 0,2 ou 0,3 mg por dia, que devem ser trocados a cada 7 dias. A clonidina é metabolizada pelo fígado e excretada pelos rins. As doses devem ser mais baixas em pacientes com doença renal.

Interações medicamentosas

A clonidina potencializa e prolonga o bloqueio sensorial e motor dos anestésicos locais. Os efeitos aditivos com agentes hipnóticos, anestésicos gerais e sedativos podem potencializar a sedação, a hipotensão e a bradicardia. Esse fármaco deve ser usado com cautela ou evitado em pacientes que fazem uso de bloqueadores β-adrenérgicos e em pacientes com anormalidade significativa no sistema de condução cardíaco. Por fim, a clonidina pode mascarar os sintomas da hipoglicemia em pacientes com diabetes.

DEXMEDETOMIDINA
Mecanismo de ação

7 A dexmedetomidina é um agonista seletivo α_2 parenteral com propriedades sedativas. Ela parece ser um fármaco mais seletivo para o receptor α_2 que a clonidina. Em doses maiores, a dexmedetomidina perde a seletividade e também estimula os receptores α_1-adrenérgicos.

Usos clínicos

A dexmedetomidina causa, de forma dose-dependente, sedação, ansiólise, certa analgesia e atenuação da resposta simpática à cirurgia e a outros estresses. Ainda mais importante, ela tem efeito poupador de opioides e não deprime de forma significativa o *drive* respiratório; porém, a sedação excessiva pode causar obstrução da via aérea. Esse fármaco pode ser administrado por via intravenosa para sedação de curto prazo (< 24 h) de pacientes em ventilação mecânica. A suspensão após o uso por um período maior pode levar a um fenômeno de abstinência semelhante àquele da clonidina. A dexmedetomidina também é usada para sedação intraoperatória e como adjuvante de anestésicos gerais e regionais. Ela mostrou ter efeitos neuroprotetores, incluindo a proteção do cérebro, contra os efeitos tóxicos dos agentes anestésicos. A administração suplementar de dexmedetomidina pode reduzir a incidência de *delirium* após uma cirurgia cardíaca. Além disso, alguns autores afirmam que a dexmedetomidina pode ter efeito "renoprotetor". No entanto, mais estudos precisam ser conduzidos para avaliar de maneira adequada essa possível propriedade da dexmedetomidina.

Efeitos colaterais

Os principais efeitos colaterais são bradicardia, bloqueio cardíaco e hipotensão. Ela também pode causar náusea.

Dosagem

A dose inicial recomendada é de 1 µg/kg por via intravenosa administrada ao longo de 10 minutos com uma taxa de manutenção da infusão de 0,2 a 0,7 µg/kg/h. A dexmedetomidina tem início de ação rápido e meia-vida de 2 horas. O fármaco é metabolizado no fígado, e os metabólitos são eliminados na urina. A dose deve ser menor para pacientes com doença hepática ou renal.

Interações medicamentosas

O uso da dexmedetomidina em conjunto com vasodilatadores, depressores cardíacos e medicamentos que reduzem a frequência cardíaca deve ser evitado. Como a dexmedetomidina possibilita a redução do uso de agentes hipnóticos/anestésicos, as chances de ter uma hipotensão excessiva também diminuem.

GABAPENTINA E PREGABALINA

Inicialmente a gabapentina era usada como um anticonvulsivante. A gabapentina e a pregabalina atuam como bloqueadores dos canais de cálcio dependentes de voltagem, o que resulta na redução da liberação de glutamato. Vários estudos asseguram que esses dois fármacos podem reduzir o consumo perioperatório de opioides, quando incluídos no manejo multimodal da dor, mas outras pesquisas questionam a utilidade dos gabapentinoides no período perioperatório. A gabapentina pode ser utilizada por adultos em uma dose preemptiva de 600 mg antes da cirurgia, tendo o uso continuado no pós-operatório (1.200 mg por dia em doses divididas). Esses fármacos também são usados com frequência no manejo das síndromes de dor crônica (em particular as neuropáticas).

CAPSAICINA

A capsaicina é um agonista do receptor TRPV1. Ela reduz a substância P e inibe a transmissão do sinal de dor. A infiltração de capsaicina em feridas cirúrgicas reduz o consumo de opioides e melhora a analgesia perioperatória.

DOXAPRAM

Mecanismo de ação

O doxapram é um estimulante do sistema nervoso central e periférico. A ativação seletiva de quimiorreceptores carotídeos em razão de doses baixas de doxapram estimula o *drive* hipóxico, produzindo aumento de volume corrente e aceleração discreta na frequência respiratória. Em doses maiores, os centros respiratórios bulbares são estimulados.

Usos clínicos

O doxapram não é um agente de reversão específico e nem deve substituir a terapia de suporte padrão (p. ex., ventilação mecânica). A depressão respiratória e do sistema nervoso central induzida por fármacos, incluindo aquela observada logo após a cirurgia, pode ser apenas *temporariamente* superada. O doxapram não reverte a paralisia causada por relaxantes musculares nem alivia a obstrução da via aérea.

Efeitos colaterais

A estimulação do sistema nervoso central pode causar vários efeitos colaterais: alterações do estado mental (confusão, tontura, convulsão), anormalidades cardíacas (taquicardia, arritmia, hipertensão) e disfunção pulmonar (sibilância, taquipneia). A associação do doxapram ao vômito e ao laringospasmo é preocupante em particular para o anestesiologista do período pós-operatório. O doxapram não deve ser usado em pacientes com histórico de epilepsia, doença cerebrovascular, traumatismo craniano agudo, doença arterial coronariana, hipertensão ou asma brônquica.

Dosagem

A administração em bólus intravenoso (0,5-1 mg/kg) resulta em aumentos transitórios no volume-minuto (o início de ação é de 1 minuto; a duração da ação é 5-12 min). Infusões intravenosas contínuas (1-3 mg/min) fornecem efeitos duradouros (a dose máxima é de 4 mg/kg).

Interações medicamentosas

A estimulação simpática produzida pelo doxapram pode exagerar os efeitos cardiovasculares dos inibidores da monoaminoxidase e dos agentes adrenérgicos.

NALOXONA
Mecanismo de ação

A naloxona é um antagonista competitivo dos receptores opioides. A afinidade dela pelos receptores opioides μ parece ser muito maior que pelos receptores opioides κ ou δ. A naloxona não tem atividade agonista significativa.

Usos clínicos

9 A naloxona reverte a atividade agonista associada aos compostos opioides endógenos (encefalinas, endorfinas) ou exógenos. Um exemplo expressivo é a reversão da inconsciência de um paciente com sobredose de opioides que recebe a naloxona. Nesse sentido, a naloxona está amplamente disponível para socorristas e familiares de pessoas que abusam de opioides. A depressão respiratória perioperatória causada por opioides é rapidamente antagonizada (1-2 min) pela naloxona. Um certo grau de analgesia opioide em geral tende a ser preservado se a dose de naloxona se limitar ao mínimo necessário para manter uma ventilação adequada (40-80 μg por via intravenosa em adultos, repetido conforme a necessidade). Pequenas doses de naloxona por via intravenosa revertem os efeitos colaterais de opioides espinais ou epidurais sem necessariamente reverter a analgesia.

Efeitos colaterais

A reversão abrupta e completa da analgesia opioide pode resultar em um surto de estimulação simpática (taquicardia, irritabilidade ventricular, hipertensão, edema pulmonar) causado por dor aguda e intensa e por sintomas intensos de uma síndrome de abstinência em pacientes dependentes de opioides.

Dosagem

Pacientes que estão no período pós-operatório e apresentam depressão respiratória em razão da administração excessiva de opioides podem ser beneficiados pela naloxona intravenosa (ampola de 0,4 mg/mL diluída em 9 mL de soro fisiológico até 0,04 mg/mL) que pode ser titulada em incrementos de 40 a 80 μg a cada 3 ou 5 minutos até que se obtenha a ventilação adequada e o estado de alerta necessário. Raramente há necessidade de doses maiores que 200 μg. A breve duração da ação da naloxona intravenosa (30-45 min) se deve à rápida redistribuição pelo sistema nervoso central. Um efeito mais prolongado é necessário para evitar a recorrência da depressão respiratória por opioides de ação mais longa. Assim, a naloxona intramuscular (o dobro da dose intravenosa necessária) ou uma infusão contínua de naloxona são recomendadas. A naloxona pode antecipar os sintomas de abstinência em bebês cujas mães foram expostas a opioides.

Interações medicamentosas

O efeito da naloxona sobre agentes anestésicos não opioides, como o óxido nitroso ou a clonidina, é insignificante.

NALTREXONA

A naltrexona também é um antagonista opioide puro com alta afinidade pelo receptor μ, mas com meia-vida significativamente maior que a naloxona. A naltrexona é administrada por via oral para o tratamento de manutenção da adição. O Capítulo 48 faz uma revisão dos antagonistas do receptor opioide de ação periférica alvimopam e metilnaltrexona no manejo e na prevenção do íleo pós-operatório como um elemento de recuperação perioperatória aprimorada.

FLUMAZENIL
Mecanismo de ação

O flumazenil, um imidazol benzodiazepínico, é um antagonista específico e competitivo dos benzodiazepínicos nos receptores benzodiazepínicos.

Usos clínicos

10 O flumazenil é útil para reverter a sedação benzodiazepínica e para tratar a sobredose de benzodiazepínicos. Embora ele reverta imediatamente (início em < 1 min) os efeitos hipnóticos dos benzodiazepínicos, a amnésia é mais difícil de ser prevenida com o uso desse fármaco. Alguns sinais de depressão respiratória podem permanecer mesmo que o paciente esteja aparentemente alerta e acordado. O volume corrente e o volume-minuto retornam ao normal, mas a inclinação da curva de resposta ao dióxido de carbono permanece deprimida. Os efeitos em idosos parecem ser mais difíceis de reverter por completo; e esses pacientes são mais propensos a apresentar recaídas da sedação.

Efeitos colaterais e interações medicamentosas

A administração rápida de flumazenil pode causar ansiedade em pacientes previamente sedados e sintomas de abstinência em pacientes que fazem uso de benzodiazepínicos há muito tempo. A reversão com flumazenil tem sido associada ao aumento da pressão intracraniana em pacientes com traumatismo craniano e à complacência intracraniana anormal. O flumazenil pode induzir atividade convulsiva se os benzodiazepínicos forem usados como anticonvulsivantes ou se houver sobredose de antidepressivos tricíclicos. A reversão com flumazenil após o emprego da técnica anestésica com midazolam-cetamina pode aumentar a incidência de disforia e alucinações. Náusea e vômito são comuns após a administração de flumazenil. O efeito de reversão do flumazenil se baseia na forte afinidade antagonista que ele tem pelos receptores benzodiazepínicos. O flumazenil não afeta a concentração alveolar mínima dos anestésicos inalatórios.

Dosagem

A titulação gradual do flumazenil costuma ser feita com a administração por via intravenosa de 0,2 mg/min até que se obtenha o grau desejado de reversão. A dose total costuma ser de 0,6 a 1,0 mg. Em razão da rápida depuração hepática do flumazenil, doses repetidas podem ser necessárias após 1 ou 2 horas para evitar que a sedação tenha que ser refeita e que a alta prematura da unidade de recuperação ou do hospital aconteça. A insuficiência hepática prolonga a depuração do flumazenil e dos benzodiazepínicos.

VASOCONSTRITORES NÃO ADRENÉRGICOS

A vasopressina intravenosa é empregada como um vasoconstritor para tratar a vasoplegia depois de uma cirurgia cardíaca, além de ser usada na unidade de terapia intensiva como terapia para pacientes com choque por vasodilatação. As infusões de angiotensina II são cada vez mais empregadas como vasoconstritores perioperatórios. Esses agentes são discutidos com mais detalhes no Capítulo 57.

DISCUSSÃO DE CASO

Manejo de pacientes sob risco de pneumonia aspirativa

Um paciente de 58 anos está agendado para uma colecistectomia laparoscópica eletiva. O histórico do paciente revela um problema persistente de pirose e regurgitação passiva de conteúdo gástrico para a faringe. Um internista disse ao paciente que isso se deve a uma hérnia hiatal.

Por que um histórico de hérnia hiatal preocuparia o anestesista?

A aspiração de conteúdo gástrico no perioperatório (síndrome de Mendelson) é uma complicação que pode ser fatal na anestesiologia. A hérnia hiatal costuma estar associada à DRGE sintomática, que é considerada um fator que predispõe à aspiração. A pirose leve ou ocasional pode não aumentar significativamente o risco de aspiração. Por outro lado, sintomas relacionados ao refluxo passivo de fluido gástrico, como um gosto ácido ou a sensação de que líquido reflui para a boca, devem ser um alerta para o anestesiologista de que aquele paciente tem alto risco de aspiração pulmonar. Paroxismos de tosse ou sibilância, particularmente à noite ou quando o paciente está deitado, podem ser indicativos de aspiração crônica. A aspiração pode ocorrer na indução, durante a manutenção ou na superficialização da anestesia.

Que pacientes estão predispostos à aspiração?

Pacientes com alteração dos reflexos da via aérea (p. ex., intoxicação por drogas, anestesia geral, encefalopatia, doença neuromuscular) ou com anormalidades anatômicas na faringe ou no esôfago (p. ex., hérnia hiatal grande, divertículo de Zenker, esclerodermia, gestação, obesidade, histórico de esofagectomia) estão predispostos à aspiração pulmonar.

A aspiração resulta de maneira consistente em pneumonia aspirativa?

11 Não necessariamente. A gravidade do dano pulmonar depende do volume e da composição do material que foi aspirado. Tradicionalmente, pacientes são considerados de risco se o volume gástrico for maior que 25 mL (0,4 mL/kg) e se o pH gástrico for menor que 2,5. Alguns pesquisadores acreditam que o controle da acidez é mais importante que o volume e que os critérios devem ser revisados para um pH de menos de 3,5 com um volume maior que 50 mL.

Pacientes que tenham se alimentado imediatamente antes de uma cirurgia de emergência estão obviamente sob risco. Tradicionalmente, "NPO após a meia-noite" implicava em um jejum pré-operatório de pelo menos 6 horas. Atualmente, líquidos claros são permitidos até 2 horas antes da indução da anestesia. Conforme as diretrizes da American Society of Anesthesiologists (ASA), o leite materno é permitido até 4 horas antes da anestesia. Nas dietas infantis, o leite que é não materno e uma refeição líquida são permitidos até 6 horas antes da indução. Pacientes que tenham consumido uma refeição pesada que inclua carne, gorduras e alimentos fritos devem fazer jejum de pelo menos 8 horas. Alguns grupos de pacientes estão particularmente propensos a apresentar grandes volumes de fluido gástrico ácido: pacientes com abdome agudo ou úlcera péptica, crianças, idosos, diabéticos, gestantes e obesos. Além disso, dor, ansiedade e uso de opioides podem retardar o esvaziamento gástrico. Observe que a gestação e a obesidade aumentam duplamente a chance de aspiração (aumento da pressão intra-abdominal e distorção do esfíncter esofágico inferior) e o risco de pneumonia aspirativa (aumento da acidez e volume do conteúdo gástrico). A aspiração é mais comum em pacientes submetidos à cirurgia laparoscópica de emergência, de abdome superior ou de esôfago.

Que fármacos reduzem o risco de pneumonia aspirativa?

Os antagonistas do receptor H_2 reduzem a secreção ácida gástrica. Embora não afetem o conteúdo gástrico já presente no estômago, eles inibem a produção extra de ácido. O pH e o volume do conteúdo gástrico são afetados. Além disso, a longa duração de ação da ranitidina e da famotidina pode oferecer proteção na unidade de recuperação.

A metoclopramida encurta o tempo de esvaziamento gástrico e aumenta o tônus do esfíncter esofágico inferior. Ela não parece afetar o pH gástrico e nem consegue eliminar grandes volumes de alimento em poucas horas. Contudo, a metoclopramida em conjunto com a ranitidina formam uma boa combinação para a maioria dos pacientes que estão sob risco de pneumonia aspirativa. Os antiácidos geralmente elevam o pH do fluido gástrico, mas ao mesmo tempo aumentam o volume gástrico. Embora a administração de antiácidos tecnicamente seja capaz de retirar um paciente da categoria de risco, a aspiração de um volume substancial de matéria particulada causará dano fisiológico grave. Por essa razão, os antiácidos claros (p. ex., citrato de sódio) são usados. Em comparação com os antagonistas H_2, os antiácidos são imediatamente efetivos e alteram a acidez do conteúdo gástrico existente. Por isso, eles são úteis em situações de emergência e em pacientes que se alimentaram recentemente.

Os fármacos anticolinérgicos, em particular o glicopirrolato, reduzem as secreções gástricas quando grandes doses são administradas; porém, o tônus do esfíncter esofágico inferior é reduzido. Em geral, os fármacos anticolinérgicos não diminuem de maneira confiável o risco de pneumonia aspirativa e podem reverter os efeitos protetores da metoclopramida. Os inibidores da bomba de prótons costumam ser tão efetivos quanto os antagonistas H_2.

As diretrizes da ASA recomendam que a profilaxia contra a aspiração de conteúdo gástrico seja realizada apenas em pacientes que estão sob risco de aspiração.

Que técnicas anestésicas são usadas em pacientes com estômago cheio?

Se o estômago cheio for em razão da ingestão recente de alimento e a cirurgia for eletiva, o procedimento cirúrgico deve ser adiado. Se o fator de risco não for reversível (p. ex., hérnia hiatal grande) ou se for uma emergência, uma técnica anestésica adequada pode minimizar o risco de pneumonia aspirativa. A anestesia regional com sedação mínima deve ser considerada para pacientes que têm risco aumentado de pneumonia aspirativa. Se as técnicas anestésicas locais forem impraticáveis, a via aérea do paciente deve ser protegida. Como em todo tipo de anestesia, a disponibilidade de um equipamento de aspiração da via aérea deve ser certificada antes da indução. Uma indução em sequência rápida (ou, dependendo do exame da via aérea, uma intubação com o paciente acordado) é indicada.

Como a indução em sequência rápida difere da indução de rotina?

- O paciente é sempre pré-oxigenado antes da indução. Pacientes com doença pulmonar precisam de 3 a 5 minutos de pré-oxigenação.
- Uma ampla gama de lâminas, videolaringoscópio, introdutores e tubos endotraqueais são preparados antes e devem estar facilmente disponíveis.
- Um assistente pode aplicar uma pressão firme sobre a cartilagem cricóidea antes da indução (manobra de Sellick). Como a cartilagem cricóidea forma um anel contínuo e não compressível, a pressão sobre ela é transmitida para os tecidos subjacentes. O esôfago é colapsado, e o fluido gástrico passivamente regurgitado não consegue alcançar a hipofaringe. Uma pressão excessiva na cricóidea (além daquela tolerada por uma pessoa consciente) feita durante a regurgitação ativa está associada à ruptura da parede posterior do esôfago. A efetividade da manobra de Sellick tem sido questionada.
- Uma dose de indução de propofol é administrada em bólus. Obviamente, essa dose deve ser modificada se houver qualquer indicação de instabilidade do sistema cardiovascular do paciente. Outros agentes de indução com ação rápida podem ser usados no lugar (p. ex., etomidato, cetamina, metoexital).
- A succinilcolina (1,5 mg/kg) ou o rocurônio (0,9-1,2 mg/kg) é administrado imediatamente após a dose de indução, mesmo que o paciente ainda não tenha perdido a consciência.
- O paciente não deve ser ventilado com balão e máscara para evitar o enchimento do estômago com gás e, assim, reduzir o risco de êmese. Quando a resposta muscular à estimulação nervosa tiver desaparecido, o paciente é intubado rapidamente. A pressão cricoide, se for empregada, deve ser mantida até que o balonete do tubo endotraqueal esteja insuflado e a posição do tubo confirmada. Uma modificação da clássica indução em sequência rápida permite a ventilação suave desde que a pressão cricoide seja mantida.

- Se a intubação for difícil, a pressão cricoide deve ser mantida, e o paciente é suavemente ventilado com oxigênio até que outra tentativa de intubação possa ser realizada. Se a intubação mais uma vez não for bem-sucedida, a ventilação espontânea deve ser retomada, e a intubação deverá ser feita com o paciente acordado. O sugamadex pode ser administrado para reverter o relaxamento muscular induzido pelo rocurônio.
- Após a cirurgia, o paciente deve permanecer intubado até o retorno dos reflexos da via aérea e da consciência.

Quais são as contraindicações para a indução em sequência rápida?

A indução em sequência rápida costuma estar associada a aumentos da pressão intracraniana, da pressão arterial e da frequência cardíaca.

Descreva a fisiopatologia e os achados clínicos associados à pneumonia aspirativa.

As alterações fisiopatológicas dependem da composição do que foi aspirado. As soluções ácidas causam atelectasia, edema alveolar e perda de surfactante. Aspirados particulados também resultam em obstrução de pequenas vias aéreas e em necrose alveolar. Pode haver a formação de granulomas ao redor das partículas de antiácidos. A alteração fisiológica mais precoce após a aspiração é o *shunt* intrapulmonar, que resulta em hipóxia. Outras anormalidades podem incluir edema pulmonar, hipertensão pulmonar e hipercapnia.

Sibilos, roncos, taquicardia e taquipneia são achados comuns no exame físico. A redução na complacência pulmonar pode dificultar a ventilação. A hipotensão pode indicar um extravasamento significativo de fluido para os alvéolos, o que pode estar associado a uma lesão pulmonar maciça. A radiografia de tórax pode demonstrar infiltrações bilaterais difusas por várias horas após o evento. A gasometria arterial pode indicar hipoxemia, hipercapnia e acidose respiratória.

Qual é o tratamento para a pneumonia aspirativa?

Assim que houver a suspeita de regurgitação, o paciente deve ser posicionado com a cabeça mais baixa de modo que o conteúdo gástrico seja drenado para fora da boca em vez de ir para a traqueia. A faringe e, se possível, a traqueia devem ser aspiradas por completo. A base da terapia de pacientes que subsequentemente tornam-se hipóxicos é a ventilação com pressão positiva. Pode haver necessidade de intubação e instituição de pressão positiva no final da expiração ou de ventilação não invasiva. A broncoscopia com lavagem pulmonar costuma ser indicada quando ocorre aspiração de matéria particulada. O uso de corticosteroides não costuma ser recomendado, e os antibióticos são administrados dependendo dos resultados dos exames de cultura.

DIRETRIZES

Gan TJ, Belani K, Bergtese S. Fourth consensus guidelines for the management of postoperative nausea and vomiting. *Anesth Analg*. 2020;131:411.

Practice guidelines for preoperative fasting and the use of pharmacologic agents to reduce the risk of pulmonary aspiration: application to healthy patients undergoing elective procedures: an updated report by the American Society of Anesthesiologists Task Force on Preoperative Fasting and the Use of Pharmacologic Agents to Reduce the Risk of Pulmonary Aspiration. *Anesthesiology*. 2017;126:376.

LEITURAS SUGERIDAS

Alam A, Suen KC, Hana Z, Sanders RD, Maze M, Ma D. Neuroprotection and neurotoxicity in the developing brain: an update on the effects of dexmedetomidine and xenon. *Neurotoxicol Teratol*. 2017;60:102.

Dahl J, Nielsen V, Wetterslev L, et al. Postoperative effects of paracetamol, NSAIDs, glucocorticoids, gabapentinoids, and their combinations: a topical review. *Acta Anaesthesiol Scand*. 2014;58:1165.

Doleman B, Read D, Lund JN, Williams JP. Preventive acetaminophen reduces postoperative opioid consumption, vomiting, and pain scores after surgery: systematic review and meta-analysis. *Reg Anesth Pain Med*. 2015;40:706.

Fabritius M, Geisler A, Petersen P, et al. Gabapentin for postoperative pain management–a systemic review with meta-analyses and trial sequential analyses. *Acta Anaesthesiol Scand*. 2016;60:1188.

Fathi M, Massoudi N, Nooraee N, Beheshti Monfared R. The effects of doxapram on time to tracheal extubation and early recovery in young morbidly obese patients scheduled for bariatric surgery: a randomised controlled trial. *Eur J Anaesthesiol*. 2020;37:457.

Gan TJ, Kranke P, Minkowitz HS, et al. Intravenous amisulpride for the prevention of postoperative nausea and vomiting: two concurrent, randomized, double-blind, placebo-controlled trials. *Anesthesiology*. 2017;126:268.

Kaye A, Ali S, Urman R. Perioperative analgesia: ever-changing technology and pharmacology. *Best Pract Res Clin Anaesthesiol*. 2014;28:3.

Kelly CJ, Walker RW. Perioperative pulmonary aspiration is infrequent and low risk in pediatric anesthetic practice. *Paediatr Anaesth*. 2015;25:36.

Kiski D, Malec E, Schmidt C. Use of dexmedetomidine in pediatric cardiac anesthesia. *Curr Opin Anaesthesiol*. 2019;32:334.

Lee A, Ryo J. Aspiration pneumonia and related syndromes. *Mayo Clin Proc*. 2018;93:752.

Likhvantsev VV, Landoni G, Grebenchikov OA, et al. Perioperative dexmedetomidine supplement decreases delirium incidence after adult cardiac surgery: a randomized, double-blind, controlled study. *J Cardiothorac Vasc Anesth*. 2021;35:449.

Obara I, Telezhkin V, Alrashdi I, Chazot PL. Histamine, histamine receptors, and neuropathic pain relief. *Br J Pharmacol*. 2020;177:580.

Priebe HJ. Evidence no longer supports use of cricoid pressure. *Br J Anaesth*. 2016;117:537.

Sanchez Munoz MC, De Kock M, Forget P. What is the place of clonidine in anesthesia? Systematic review and meta-analyses of randomized controlled trials. *J Clin Anesth*. 2017;38:140.

Vaezi MF, Yang YX, Howden CW. Complications of proton pump inhibitor therapy. *Gastroenterology*. 2017;153:35.

SEÇÃO III | **Manejo anestésico**

Avaliação pré-operatória, pré-medicação e documentação perioperatória

CAPÍTULO 18

CONCEITOS-CHAVE

1. Os pilares de uma avaliação pré-operatória ou pré-procedimento efetiva são a história e o exame físico, que devem incluir uma listagem completa e atualizada de todas as medicações utilizadas pelo paciente no passado recente, todas as alergias pertinentes, respostas e reações a anestésicos prévios.

2. Não se deve esperar que o anestesiologista proporcione uma discussão risco-benefício para a cirurgia ou o procedimento propostos; essa é uma responsabilidade e competência do cirurgião responsável, ou "procedimentista".

3. Por convenção, médicos de muitos países utilizam a classificação de estado físico da American Society of Anesthesiologists para identificar o risco relativo antes de uma sedação consciente ou anestesia cirúrgica.

4. Em geral, as indicações para investigações cardiovasculares são as mesmas em pacientes de cirurgias eletivas do que em outros pacientes com uma condição clínica similar.

5. A adequação do controle de longo prazo da glicemia pode ser fácil e rapidamente avaliada pela medida da hemoglobina glicada (HbA1c).

6. Em pacientes considerados de alto risco para trombose (p. ex., aqueles com implantes de valvas cardíacas mecânicas ou com fibrilação atrial e acidente vascular cerebral [AVC] tromboembólico prévio), anticoagulantes crônicos devem receber ponte com heparinas de baixo peso molecular intramuscular ou com heparina não fracionada intravenosa.

7. As diretrizes atuais recomendam o adiamento de todas as cirurgias, exceto as de emergência, por no mínimo 1 mês após alguma intervenção coronariana e sugerem que *outras* opções de tratamento em vez de *stents* farmacológicos (os quais requerem terapia de dupla antiagregação plaquetária prolongada) sejam utilizadas em pacientes que se espera serem submetidos a um procedimento cirúrgico dentro de 12 meses após a intervenção.

8. Não há boas evidências que suportem a restrição da ingestão de líquidos (de qualquer tipo ou em qualquer quantidade) mais do que 2 horas antes da indução de anestesia geral em pacientes saudáveis submetidos a procedimentos eletivos; além do mais, há forte evidência de que pacientes não diabéticos que ingerem líquidos contendo carboidratos e proteínas até 2 horas antes da indução de anestesia apresentam menos náusea e desidratação perioperatórias do que aqueles que estão em jejum por mais tempo.

9. Para ter valor, a testagem pré-operatória deve ser capaz de discriminar: deve haver um risco perioperatório aumentado evitável quando os resultados forem anormais (e o risco continuará desconhecido se os testes não forem realizados), e quando o teste falhar em detectar uma anormalidade (ou ela for corrigida), deve haver redução de risco.

10. A utilidade de um teste depende de suas sensibilidade e especificidade. Testes sensíveis têm baixa taxa de resultados falso-negativos e raramente falham em identificar uma anormalidade quando ela está presente, ao passo que testes específicos têm baixa taxa de resultados falso-positivos e raramente identificam uma anormalidade quando ela não está presente.

11. Pré-medicação deve ser administrada com propósito, não como uma rotina irracional.

12. Registros incompletos, imprecisos ou inelegíveis complicam desnecessariamente a defesa de um médico contra alegações injustificadas de má-prática.

AVALIAÇÃO PRÉ-OPERATÓRIA

1 Os pilares de uma avaliação pré-operatória ou pré-procedimento efetiva são a história e o exame físico, que devem incluir uma listagem completa e atualizada de todas as medicações utilizadas pelo paciente no passado recente, todas as alergias pertinentes, respostas e reações a anestésicos prévios. Adicionalmente, essa avaliação pode incluir testes diagnósticos, procedimentos de imagem ou consultas com outros médicos, quando indicado. O contato inicial de um paciente com uma unidade cirúrgica perioperatória ou com o programa de recuperação otimizada após cirurgias (ERAS, do inglês *enhanced recovery after surgery*)* idealmente deve ocorrer no momento da visita de avaliação pré-operatória. Uma recuperação otimizada pode requerer "pré-habilitação" com interrupção do tabagismo e um ou mais dos seguintes: suplementação nutricional, plano de exercícios e ajuste de medicações. A avaliação pré-operatória frequentemente guia o plano anestésico. Planejamento pré-operatório inadequado e preparação incompleta do paciente levam a atrasos evitáveis, cancelamentos, complicações e custos.

A avaliação pré-operatória serve a múltiplos propósitos. Um deles é identificar os pacientes cujos desfechos provavelmente serão melhorados pela implementação de tratamento clínico específico (o qual raramente pode requerer que a cirurgia planejada seja reagendada). Por exemplo, um paciente de 60 anos com agendamento de artroplastia total de quadril eletiva e que tem uma angina instável por acometimento da artéria coronária esquerda principal mais provavelmente sobreviverá se um enxerto de *bypass* da artéria coronária for realizado antes do procedimento ortopédico eletivo. Outro propósito da avaliação pré-operatória é identificar pacientes cuja condição é tão ruim que a cirurgia proposta pode apenas apressar a morte sem melhorar a qualidade de vida. Por exemplo, um paciente com doença pulmonar crônica grave, doença renal terminal, insuficiência hepática e insuficiência cardíaca crônica provavelmente não sobreviveria para se beneficiar de uma fusão espinal de 8 horas, complexa, de múltiplos níveis com instrumentação. A avaliação pré-operatória de um paciente pode descobrir achados que mudam o plano anestésico (Tabela 18-1). Por exemplo, o plano anestésico pode necessitar de ajuste para um paciente cuja traqueia parece difícil de intubar, um com história familiar de hipertermia maligna ou outro com infecção perto de onde a anestesia regional proposta seria aplicada.

Outro propósito da avaliação pré-operatória é fornecer ao paciente uma estimativa do risco anestésico. Entretanto,
2 não se deve esperar que o anestesiologista proporcione uma discussão risco-benefício para a cirurgia ou o procedimento propostos; essa é uma responsabilidade e competência do cirurgião responsável, ou "procedimentista". Por exemplo, a discussão dos riscos e benefícios de prostatectomia laparoscópica robótica *versus* prostatectomia "aberta", radioterapia ou "observação atenta" requer conhecimento detalhado da literatura médica atual e das capacidades do urologista. Por fim, a avaliação pré-operatória apresenta uma oportunidade para o anestesiologista descrever o plano anestésico proposto no contexto do plano cirúrgico e pós-operatório geral, proporcionar ao paciente suporte psicológico e obter seu consentimento informado.

3 Por convenção, médicos de muitos países utilizam a classificação de estado físico da American Society of Anesthesiologists (ASA) para definir o risco relativo antes de uma sedação consciente ou anestesia cirúrgica (Tabela 18-2). A classificação de estado físico da ASA tem muitas vantagens: foi testada pelo tempo, é simples e reprodutível e, o mais importante, tem se mostrado fortemente associada com o risco perioperatório. Entretanto, muitas outras ferramentas de avaliação de risco estão disponíveis, particularmente na área da avaliação de risco cardiovascular (ver Capítulo 21).

Elementos da história pré-operatória

Os pacientes que se apresentam para cirurgia eletiva e anestesia comumente requerem o registro de uma história médica focada que enfatize anormalidades na tolerância ao exercício; estado nutricional e funcional; funções cardíaca, pulmonar, endócrina, renal e hepática; eletrólitos

---

TABELA 18-1   O plano anestésico

A pré-medicação sedativa-hipnótica será útil?

Que tipo(s) de anestesia será(ão) utilizado(s)?
  Geral[1]
    Manejo de via aérea
    Fármacos de indução
    Fármacos de manutenção
  Regional
    Técnica(s)
    Agente(s)
  Sedação e cuidado de anestesia monitorado
    Suplementação de oxigênio
    Fármacos sedativos específicos

Há questões específicas de manejo intraoperatório?
  Monitores não padronizados
  Outras posições além de supina
  Contraindicações relativas ou absolutas a anestésicos específicos
  Manejo de fluidos
  Técnicas especiais
  Preocupações com o local (da anestesia)

Como o paciente será manejado no pós-operatório?
  Manejo da dor aguda
  Cuidado intensivo
    Ventilação pós-operatória
    Monitorização hemodinâmica

[1]Incluindo a necessidade de (ou de evitar) relaxantes musculares.

---

*N. de R.T. No Brasil, com base no protocolo ERAS, foi desenvolvido e é utilizado o Projeto ACERTO (aceleração da recuperação total pós-operatória), um programa multimodal de cuidados no perioperatório que teve início em 2005.

TABELA 18-2 Classificação de estado físico dos pacientes da American Society of Anesthesiologists

Classe	Definição
1	Paciente saudável normal
2	Paciente com doença sistêmica leve (sem limitações funcionais)
3	Paciente com doença sistêmica grave (algumas limitações funcionais)
4	Paciente com doença sistêmica grave que é uma ameaça constante à vida (incapacidade funcional)
5	Paciente moribundo que não se espera que sobreviva sem a cirurgia
6	Paciente com morte cerebral cujos órgãos estão sendo removidos para fins de doação
E	Se o procedimento é uma emergência, o estado físico é seguido por "E" (p. ex., "2E")

Data from Committee on Standards and Practice Parameters, Apfelbaum JL, Connis RT, et al. Practice advisory for preanesthesia evaluation: An updated report by the American Society of Anesthesiologists Task Force on Preanesthesia Evaluation. *Anesthesiology.* 2012 Mar;116(3):522–538.

ou metabolismo; e questões anatômicas relevantes ao manejo de vias aéreas ou à anestesia regional. A informação sobre como o paciente respondeu e se recuperou de uma anestesia prévia pode ser útil. A ASA e outras sociedades atualizam pública e periodicamente as diretrizes gerais para avaliação pré-operatória (ver Diretrizes no final do capítulo).

A. Problemas cardiovasculares

As diretrizes para a avaliação cardíaca pré-operatória são regularmente atualizadas e disponibilizadas pelo American College of Cardiology/American Heart Association (AHA) e pela European Society of Cardiology (ver Diretrizes). Uma discussão mais completa da avaliação cardiovascular é fornecida no Capítulo 21. O foco da avaliação cardíaca pré-operatória deve ser determinar se o paciente se beneficiaria de uma avaliação cardíaca adicional ou de intervenções prévias à cirurgia agendada. Entretanto, uma mesma abordagem não é apropriada para todos os pacientes. A abordagem prudente de um paciente que será submetido a uma artroplastia de joelho eletiva deverá ser diferente daquela de um paciente que necessita de ressecção de um câncer pancreático, dados o resultado benigno de um adiamento do primeiro procedimento e os possíveis efeitos mortais de um atraso no segundo. Em geral, as indicações para investigações cardiovasculares são as mesmas em pacientes de cirurgias eletivas do que em outros pacientes com uma condição clínica similar. Dito de outra forma, o fato de um paciente ter uma cirurgia eletiva agendada não muda as indicações para testagem e diagnóstico de doença arterial coronariana (DAC).

B. Problemas pulmonares

Complicações pulmonares perioperatórias, mais notavelmente depressão respiratória pós-operatória e insuficiência respiratória, são problemas inconvenientes associados com obesidade e apneia obstrutiva do sono. Uma diretriz desenvolvida pelo American College of Physicians identifica que pacientes com 60 anos de idade ou mais e aqueles com doença pulmonar obstrutiva crônica, com tolerância reduzida ao exercício, com dependência funcional ou com insuficiência cardíaca potencialmente requeiram intervenções pré-operatórias e pós-operatórias para evitar complicações respiratórias. Adicionalmente, o risco de complicações respiratórias pós-operatórias está também associado com os seguintes: estado físico ASA 3 e 4, tabagismo, cirurgias com duração maior do que 4 horas, certos tipos de cirurgia (abdominal, torácica, aneurisma de aorta, cabeça e pescoço, cirurgias de emergência) e anestesia geral (em comparação a casos em que a anestesia geral não foi utilizada).

Esforços para a prevenção de complicações respiratórias em pacientes em risco devem incluir cessação do tabagismo várias semanas antes da cirurgia e técnicas de expansão pulmonar (p. ex., espirometria de incentivo) após a cirurgia. Pacientes com asma, particularmente aqueles recebendo manejo clínico sub-ótimo, têm risco aumentado para broncoespasmo durante a manipulação das vias aéreas. O uso apropriado de analgesia e monitorização é uma estratégia-chave para evitar depressão respiratória pós-operatória em pacientes com apneia obstrutiva do sono. Discussão adicional desse tópico aparece no Capítulo 44.

C. Problemas endócrinos e metabólicos

A concentração-alvo apropriada de glicose sanguínea tem sido tema de diversos ensaios clínicos famosos. O controle "rigoroso" da glicemia, com uma concentração-alvo na faixa "normal", demonstrou melhorar desfechos em pacientes ambulatoriais com diabetes melito tipo 1. Outros estudos mais recentes, conduzidos em pacientes com doença grave, demonstraram que a glicemia não deveria ser tão rigorosamente controlada.

A prática habitual é obter medida da glicemia em pacientes com diabetes na manhã da cirurgia eletiva. Infelizmente, muitos pacientes com diabetes que se apresentam para cirurgia eletiva não mantêm a glicemia dentro do alvo desejado. Outros pacientes que podem não saber que possuem diabetes tipo 2 apresentam medidas de glicemia acima da faixa normal. A adequação do controle de longo prazo da glicemia pode ser fácil e rapidamente avaliada pela medida da HbA1c. Em pacientes com HbA1c anormalmente elevada, pode ser benéfica a referência a um serviço de diabetologia para educação sobre a doença e ajuste da dieta e das medicações para melhorar o controle metabólico. Cirurgia eletiva deve ser postergada em pacientes apresentando hiperglicemia elevada; em um paciente bem manejado com diabetes tipo 1, esse atraso pode consistir em apenas rearranjar a ordem dos casos agendados para permitir a infusão de insulina, a fim de trazer a concentração de glicose sanguínea para mais perto da faixa normal antes da cirurgia. Uma discussão mais completa do diabetes melito e outras preocupações endócrinas perioperatórias é fornecida no Capítulo 35.

D. Problemas de coagulação

Três importantes problemas de coagulação que devem ser abordados durante a avaliação pré-operatória são: (1) como manejar pacientes que estão tomando varfarina ou novos anticoagulantes orais (p. ex., rivaroxabana, apixabana, dabigatrana); (2) como manejar pacientes com DAC que estão tomando clopidogrel ou agentes relacionados; e (3) se pode-se administrar de forma segura anestesia neuroaxial a pacientes que ou estão atualmente recebendo anticoagulantes ou receberão anticoagulação perioperatória. Na primeira circunstância, a maioria dos pacientes submetidos a qualquer procedimento que não seja de pequeno porte necessitará de descontinuação da anticoagulação antes da cirurgia para evitar perda sanguínea excessiva. As principais questões a serem abordadas são com qual antecedência a medicação deve ser descontinuada e se o paciente vai necessitar de "ponte" com outro agente de curta ação. Em pacientes considerados de alto risco para trombose (p. ex., aqueles com implantes de valvas cardíacas mecânicas ou com fibrilação atrial e AVC tromboembólico prévio), anticoagulantes crônicos devem receber ponte com heparinas de baixo peso molecular intramuscular (p. ex., enoxaparina) ou com heparina não fracionada intravenosa. Pode ser necessário consultar o médico prescritor e o cirurgião em relação à descontinuação desses agentes e à necessidade de uma ponte. Em pacientes com alto risco de trombose que recebem ponte, o risco de morte por sangramento excessivo está uma ordem de magnitude abaixo do risco de morte ou incapacidade por AVC se a ponte for omitida. Pacientes com risco mais baixo de trombose podem ter sua medicação anticoagulante descontinuada no pré-operatório e então reiniciada após a cirurgia bem-sucedida. Em geral, as indicações para ponte estão se tornando mais restritas.

O clopidogrel e agentes similares são frequentemente administrados com ácido acetilsalicílico (a assim chamada dupla antiagregação plaquetária) para pacientes com DAC que receberam *stent* intracoronário. Imediatamente após o *stent*, tais pacientes estão em risco aumentado de infarto agudo do miocárdio (IAM) se esses agentes forem descontinuados de forma abrupta. Portanto, as diretrizes atuais recomendam o adiamento de todas as cirurgias, exceto as de emergência, por no mínimo um mês após alguma intervenção coronariana e sugerem que *outras* opções de tratamento aos *stents* farmacológicos (os quais requerem terapia de dupla antiagregação plaquetária prolongada) sejam utilizadas em pacientes que se espera serem submetidos a um procedimento cirúrgico dentro de 12 meses após a intervenção (p. ex., um paciente com doença coronariana que também tem um câncer de cólon ressecável). Como as medicações, opções de tratamento e diretrizes de consenso são frequentemente atualizadas, quando estamos em dúvida, nós consultamos com um cardiologista se pacientes recebendo esses agentes precisam de um procedimento cirúrgico.

A terceira questão – quando é seguro realizar anestesia regional (particularmente neuroaxial) em pacientes que estão recebendo ou receberão anticoagulação – também tem sido alvo de debate. A American Society of Regional Anesthesia and Pain Medicine publica uma diretriz de consenso regularmente atualizada sobre esse tópico, e outras sociedades proeminentes (p. ex., a European Society of Anaesthesiologists) também fornecem orientação sobre esse assunto (ver Capítulo 45).

E. Problemas gastrintestinais

Desde o relato de Mendelson, em 1946, a aspiração de conteúdo gástrico tem sido reconhecida como uma complicação pulmonar potencialmente desastrosa da anestesia cirúrgica. Também se reconhece há muito tempo que o risco de aspiração está aumentado em certos grupos de pacientes: mulheres grávidas no segundo e terceiro trimestres, aqueles cujos estômagos não esvaziaram após uma refeição recente e aqueles com doença do refluxo gastresofágico (DRGE) grave.

Embora haja consenso de que mulheres grávidas e aqueles que recentemente (em até 6 h) ingeriram uma refeição completa deveriam ser tratados como se tivessem estômagos "cheios", há menos consenso em relação ao período de tempo necessário de jejum antes de uma cirurgia eletiva. Prova da falta de consenso é o fato de que a diretriz da ASA sobre esse tópico foi rejeitada pela Câmara de Delegados da ASA por diversos anos seguidos antes de ser apresentada em uma forma que recebeu aprovação da maioria. A diretriz, como aprovada, é mais permissiva para ingestão de líquidos do que muitos anestesiologistas preferiram, e muitos centros médicos têm políticas mais restritivas do que a diretriz da ASA sobre esse tópico.

A verdade é que não há boas evidências que suportem a restrição da ingesta de líquidos (de qualquer tipo ou qualquer quantidade) mais do que 2 horas antes da indução de anestesia geral em pacientes saudáveis submetidos a procedimentos eletivos (exceto os gástricos); além do mais, há uma forte evidência de que pacientes não diabéticos que ingerem líquidos contendo carboidratos e proteínas até 2 horas antes da indução de anestesia apresentam menos náusea e desidratação do que aqueles que fazem jejum por mais tempo.

Pacientes que alegam história de DRGE apresentam problemas inconvenientes. Alguns desses pacientes estarão sob risco aumentado para aspiração; outros podem carregar esse "autodiagnóstico" baseados em propagandas ou pesquisas na internet, ou podem ter o diagnóstico dado por um médico que não segue o critério diagnóstico padrão. Nossa abordagem é tratar os pacientes que têm apenas sintomas ocasionais como qualquer outro paciente sem DRGE e tratar pacientes com sintomas consistentes (múltiplas vezes por semana) com medicações (p. ex., antiácidos não particulados como citrato de sódio) e técnicas (p. ex., intubação traqueal em vez de máscara laríngea) como se eles estivessem sob risco aumentado de aspiração.

Elementos do exame físico pré-operatório

A história e o exame físico pré-operatórios complementam um ao outro: o exame físico pode detectar anormalidades não aparentes na história, e a história ajuda a focar o exame físico. O exame de pacientes saudáveis assintomáticos deve incluir medida dos sinais vitais (pressão arterial, frequência cardíaca, frequência respiratória e temperatura) e exame das vias aéreas, do coração e dos pulmões utilizando as técnicas-padrão de inspeção, palpação, percussão e ausculta. Antes da administração de anestesia regional ou inserção de monitores invasivos, deve-se examinar a anatomia relevante; infecção ou anormalidades anatômicas próximas ao local podem contraindicar o procedimento planejado (ver Capítulos 5, 45 e 46). Um exame neurológico abreviado e focado serve para documentar se algum déficit neurológico está presente *antes* de a anestesia regional ser aplicada.

O anestesiologista deve examinar as vias aéreas do paciente antes de qualquer anestésico ser administrado. Quaisquer dentes soltos ou lascados, pontes, coroas ou próteses dentárias devem ser registrados. Deve-se esperar adaptação ruim da máscara de anestesia em pacientes edêntulos e naqueles com anormalidades faciais significativas. Micrognatia (uma distância curta entre o queixo e o osso hioide), incisivos superiores proeminentes, língua grande, mobilidade limitada da articulação temporomandibular ou da coluna cervical, ou um pescoço curto ou grosso sugerem que se pode encontrar dificuldade na laringoscopia direta para intubação traqueal (ver Capítulo 19). O escore de Mallampati é frequentemente registrado.

Testagem laboratorial pré-operatória

A testagem laboratorial de rotina não é recomendada para pacientes assintomáticos em forma. Os testes de "rotina" raramente alteram o manejo perioperatório; além do mais, valores anormais irrelevantes podem desencadear testagem adicional desnecessária, atrasos e custos. Apesar disso, ainda que não haja evidência de benefício, alguns médicos solicitam testes laboratoriais, eletrocardiograma e radiografia de tórax para todos os pacientes, talvez com uma falsa esperança de reduzir sua exposição a litígio.

Idealmente, a testagem deve ser guiada pela história e pelo exame físico. Para ter valor, a testagem pré-operatória precisa discriminar: deve haver um risco perioperatório aumentado evitável quando os resultados forem anormais (e o risco permanecerá desconhecido se o teste não for realizado); e quando o teste falhar em detectar uma anormalidade (ou ela for corrigida), deve haver redução de risco. Testes úteis têm baixa taxa de resultados falso-positivos e falso-negativos (Tabela 18-3).

A utilidade de um teste depende de suas sensibilidade e especificidade. Testes sensíveis têm baixa taxa de resultados falso-negativos e raramente falham em identificar uma anormalidade quando ela está presente, ao passo que testes específicos têm baixa taxa de resultados falso-positivos e raramente identificam uma anormalidade quando ela não está presente.

A prevalência de uma doença ou de um teste anormal varia com a população testada. A testagem é, portanto, mais efetiva quando testes sensíveis e específicos são utilizados em pacientes nos quais a anormalidade será detectada com frequência suficiente para justificar o custo e a inconveniência do teste. Logo, a testagem laboratorial deve ser baseada na história, no exame físico e na natureza da cirurgia ou procedimento propostos. Portanto, uma hemoglobina basal ou medida de hematócrito é desejável em qualquer paciente que realizará um procedimento no qual extensa perda de sangue e transfusão sejam prováveis, particularmente quando há tempo suficiente para corrigir a anemia no pré-operatório (p. ex., com suplemento de ferro).

TABELA 18-3 Cálculo da sensibilidade e especificidade baseado na presença ou ausência de doença na população sendo testada

Verdadeiro-positivos (VP) apresentam um teste positivo e realmente têm a doença para a qual estão sendo testados

Falso-positivos (FP) apresentam um teste positivo, mas não têm a doença

Verdadeiro-negativos (VN) apresentam um teste negativo e não têm a doença para a qual estão sendo testados

Falso-negativos (FN) apresentam um teste negativo, mas têm a doença

$$\text{Sensibilidade} = VP/(VP + FN)$$
$$\text{Especificidade} = VN/(VN + FP)$$

O valor preditivo de um teste positivo (VP+) indica a probabilidade de o paciente ter a doença se ele testar positivo.

$$(VP+) = VP/(VP + FP)$$

O valor preditivo negativo (VP-) indica a probabilidade de o paciente estar livre da doença se ele testar negativo.

$$(VP-) = VN/(VN + FN)$$

A testagem de mulheres férteis para gravidez é controversa (mas realizada rotineiramente em muitos centros) e não deve ser feita sem a permissão da paciente; o teste de gravidez envolve a detecção de gonadotrofina coriônica na urina ou no plasma. Teste de rotina para vírus da imunodeficiência humana (HIV, do inglês *human immunodeficiency virus*) e estudos de coagulação de rotina não estão indicados. O exame de urina não é custo-efetivo em pacientes saudáveis assintomáticos; no entanto, um exame de urina é obrigatório por lei estadual em pelo menos uma jurisdição dos Estados Unidos.

PRÉ-MEDICAÇÃO

Um estudo clássico demonstrou que uma visita pré-operatória de um anestesiologista resultou em maior redução na ansiedade do paciente do que medicações sedativas pré-operatórias. Ainda assim, houve um tempo em que praticamente todos os pacientes recebiam pré-medicação antes de chegarem à área pré-operatória em antecipação à cirurgia. A crença era de que todos os pacientes se beneficiavam da sedação pré-operatória e de anticolinérgicos, frequentemente combinados com um opioide. Com a transição para cirurgia ambulatorial e a admissão hospitalar "no mesmo dia", os sedativos-hipnóticos ou opioides pré-operatórios agora quase nunca são administrados antes de o paciente chegar à área de espera pré-operatória para uma cirurgia eletiva. Crianças, especialmente aquelas entre 2 e 10 anos de idade, que (juntamente com seus pais) provavelmente vão apresentar ansiedade de separação, podem se beneficiar de uma pré-medicação administrada na área de espera pré-operatória. Esse tópico é discutido no Capítulo 42. Midazolam oral ou intravenoso ou dexmedetomidina nasal são opções comuns. Adultos frequentemente recebem midazolam intravenosos (1-5 mg) assim que um acesso intravenoso é estabelecido. Em um procedimento doloroso (p. ex., bloqueio regional ou um acesso venoso central) que será realizado enquanto o paciente permanece acordado, baixas doses de opioide (em geral fentanila) costumam ser administradas. Pacientes que serão submetidos à cirurgia de vias aéreas ou à manipulação extensa de vias aéreas se beneficiam da administração pré-operatória de um agente anticolinérgico (glicopirrolato ou atropina) para reduzir as secreções das vias aéreas antes e durante a cirurgia. Pacientes que se espera terem dor pós-operatória significativa frequentemente recebem analgesia "multimodal", incluindo várias combinações de anti-inflamatórios não esteroides (AINEs), paracetamol, gabapentinoides e antieméticos na área de espera pré-operatória. A mensagem fundamental aqui é que a pré-medicação deve ser administrada com propósito, não como uma rotina irracional.

DOCUMENTAÇÃO

Os médicos devem fornecer cuidado médico de alta qualidade, seguro e custo-eficiente, bem como documentar o que fizeram. A documentação adequada fornece orientação para aqueles que encontrarão o paciente no futuro. Ela permite que outros avaliem a qualidade do cuidado que foi fornecido. Sem documentação adequada, o médico não é pago pelos seus serviços; documentação incompleta pode justificar o não pagamento "cheio" que seria apropriado. A documentação incompleta pode dificultar que o sistema hospitalar recupere seus custos e pode levar incorretamente à conclusão de que a hospitalização do paciente foi desnecessária ou inapropriadamente prolongada. Por fim, a documentação inadequada ou desorganizada fornece suporte limitado para um potencial caso de defesa contra alegações de má-prática médica.

Ficha de avaliação pré-operatória

A ficha de avaliação pré-operatória deve constar no prontuário médico permanente do paciente e deve descrever achados pertinentes, incluindo história clínica e cirúrgica, história anestésica, medicamentos em uso e alergias (e se os medicamentos foram tomados no dia da cirurgia), exame físico, estado físico ASA, exames laboratoriais pertinentes e resultados de imagem, eletrocardiogramas e recomendações de quaisquer consultorias. É particularmente importante incluir um comentário quando as recomendações de um consultor não forem seguidas.

A ficha pré-operatória deve identificar o plano anestésico, indicando se será utilizada anestesia regional ou geral (ou sedação), e se serão utilizados monitores invasivos ou outras técnicas avançadas. Deve incluir uma declaração sobre a discussão do consentimento informado com o paciente (ou responsável). A documentação da discussão do consentimento informado pode ser na forma de uma narrativa indicando que o plano, planos alternativos e suas vantagens e desvantagens (incluindo seus riscos relativos) foram apresentados, compreendidos e aceitos pelo paciente. Alguns centros incluem o consentimento para anestesia dentro do consentimento para a cirurgia (ou procedimento). De forma alternativa, pode-se solicitar ao paciente que leia e assine um formulário de consentimento de anestesia separado que contenha a mesma informação.

Nos Estados Unidos, a Joint Commission (TJC) requer uma "reavaliação" pré-anestésica imediata para determinar se o estado do paciente mudou desde que a avaliação pré-operatória foi realizada. Essa reavaliação pode incluir uma revisão do prontuário médico para procurar quaisquer novos resultados laboratoriais ou registros de consulta, se o paciente foi visto pela última vez em outra data. No entanto, mesmo quando o tempo decorrido for inferior a 1 minuto, a burocracia não será poupada:

a "caixa" deve ser checada para documentar que não houve alterações nesse intervalo.

Registro intraoperatório da anestesia

O registro intraoperatório da anestesia serve a muitos propósitos. Funciona como documentação do monitoramento intraoperatório, referência para futuras anestesias daquele paciente e fonte de dados para controle de qualidade e faturamento. Esse registro deve ser conciso, pertinente e preciso. Cada vez mais, partes do registro de anestesia são gerados automaticamente e registrados de forma eletrônica. Esses sistemas de gerenciamento de informações de anestesia (AIMS, do inglês *anesthesia information management systems*) têm muitas vantagens teóricas e práticas sobre o registro tradicional em papel, mas também apresentam todas as armadilhas comuns da informatização, incluindo a potencial gravação não reconhecida de artefatos, a possibilidade de os profissionais acharem mais interessante atender ao computador do que atender ao paciente, a ocorrência inevitável de desligamentos dos dispositivos e *softwares* e custo aumentado. Independentemente de o registro ser em papel ou eletrônico, deve documentar o cuidado anestésico na sala de cirurgia, incluindo os seguintes elementos:

- Que houve uma verificação pré-operatória do aparelho de anestesia e de outros equipamentos relevantes.
- Que houve uma reavaliação do paciente imediatamente antes da indução da anestesia (uma exigência do TJC).
- Tempo de administração, dose e via dos medicamentos administrados no intraoperatório.
- Estimativas de perda sanguínea e débito urinário intraoperatórios.
- Resultados de exames laboratoriais obtidos durante a cirurgia (quando houver um AIMS vinculado a um registro médico eletrônico, tais testes podem ser gravados em outro lugar).
- Fluidos intravenosos e quaisquer hemocomponentes administrados.
- Notas pertinentes sobre procedimentos (p. ex., intubação traqueal ou inserção de monitores invasivos).
- Quaisquer técnicas intraoperatórias especiais, como anestesia com hipotensão, ventilação monopulmonar, ventilação a jato de alta frequência ou circulação extracorpórea.
- Tempo e condução de eventos intraoperatórios como indução, posicionamento, incisão cirúrgica e extubação.
- Eventos incomuns ou complicações (p. ex., arritmias, parada cardíaca).
- Condição do paciente no momento da "passagem" para a recuperação pós-anestésica ou para a unidade de terapia intensiva (UTI).

Por tradição e convenção (e, nos Estados Unidos, de acordo com as diretrizes práticas), a pressão arterial e a frequência cardíaca são registradas graficamente em intervalos de não menos que 5 minutos. Dados de outros monitores também costumam ser inseridos graficamente, enquanto descrições de técnicas ou complicações são registradas em texto.

Infelizmente, o registro anestésico manual convencional não é adequado para documentar incidentes críticos, como uma parada cardíaca. Em tais casos, uma nota de texto separada inserida no prontuário médico do paciente pode ser necessária. É necessário registro cuidadoso do horário dos eventos para evitar discrepâncias entre vários registros simultâneos (registro de anestesia, anotações de enfermagem, registro de ressuscitação cardiopulmonar e outros registros de médicos no prontuário médico). Essas discrepâncias são frequentemente visadas em processos por má-prática como prova de incompetência, imprecisão ou engano. Registros incompletos, imprecisos ou ilegíveis complicam desnecessariamente a defesa de um médico contra alegações injustificadas de má-prática.

Notas pós-operatórias

Após acompanhar o paciente à sala de recuperação pós-anestésica (SRPA), o anestesista deve permanecer com o paciente até que sinais vitais normais sejam medidos e a condição do paciente seja considerada estável. Um paciente instável pode exigir a "passagem" para outro médico. Antes da alta da SRPA, uma nota deve ser escrita por um anestesiologista para documentar a recuperação do paciente da anestesia, quaisquer complicações aparentemente relacionadas à anestesia, a condição pós-operatória imediata do paciente e seu destino (alta para uma área ambulatorial, uma enfermaria, uma UTI ou para casa). Nos Estados Unidos, a partir de 2009, os Centros de Serviços Medicare e Medicaid requerem que certos elementos sejam incluídos em todas as notas pós-operatórias (Tabela 18-4). A recuperação da anestesia deve ser avaliada pelo menos uma vez dentro de 48 horas após a alta da SRPA em todos os pacientes internados. Notas pós-operatórias devem documentar a condição geral do paciente, a presença ou ausência de quaisquer complicações relacionadas à anestesia e quaisquer medidas tomadas para tratar tais complicações. O envolvimento do anestesiologista com o paciente deve continuar durante os estágios iniciais da recuperação pós-operatória, quando o anestesiologista estiver envolvido em um centro cirúrgico perioperatório funcionante ou estiver fornecendo tratamento de dor pós-operatória (ver Capítulos 48 e 59).

TABELA 18-4 Elementos requeridos pelos Centros de Serviços Medicare e Medicaid em todas as notas pós-operatórias

Função respiratória, incluindo frequência respiratória, patência de vias aéreas e saturação de oxigênio
Função cardiovascular, incluindo frequência de pulso e pressão arterial
Estado mental
Temperatura
Dor
Náuseas e vômitos
Hidratação pós-operatória

Dados dos Centros de Serviços Medicare e Medicaid (CMS). *Diretrizes Interpretativas Revisadas dos Serviços de Anestesia*. Publicada em 30 de dezembro de 2009.

DISCUSSÃO DE CASO

Má-prática médica (ver também Capítulo 54)

Um homem saudável de 45 anos tem uma parada cardíaca durante uma colecistectomia laparoscópica eletiva. Embora a ressuscitação cardiopulmonar seja bem-sucedida, o paciente fica com déficits neuropsicológicos permanentes que impedem seu retorno ao trabalho. Um ano depois, o paciente registra uma queixa contra o anestesiologista, o cirurgião e o hospital.

Quais são os quatro elementos que devem ser provados pelo autor (paciente) para estabelecer negligência por parte do réu (médico ou hospital)?

1. *Dever*: Uma vez que um médico estabelece uma relação profissional com um paciente, o médico deve a esse paciente certas obrigações, como adesão ao "cuidado padrão".
2. *Violação do dever*: Se essas obrigações não forem cumpridas, o médico violou seu dever para com o paciente.
3. *Lesão*: Uma lesão deve ter ocorrido. A lesão deve resultar em danos gerais (p. ex., dor e sofrimento) ou danos especiais (p. ex., perda de renda).
4. *Nexo causal*: O autor deve demonstrar que a violação do dever foi a *causa provável* da lesão. Se não fosse pela violação de dever, a lesão não teria ocorrido.

Como o padrão de atendimento é definido e estabelecido?

Espera-se que médicos individuais atuem como qualquer médico prudente e razoável faria em circunstâncias semelhantes. Isso não obriga o "melhor" cuidado ou cuidado ideal, apenas o cuidado que cumpra o padrão mínimo de um comportamento médico prudente e razoável. Como um especialista, o anestesiologista tem um padrão de conhecimento e habilidade mais altos com relação ao assunto da anestesia do que um clínico geral ou um médico de outra especialidade. Em geral, peritos fornecem testemunho para definir o padrão de atendimento em processos judiciais. Casos de má-prática médica são regidos pelas leis do estado ou jurisdição em que o evento ocorreu, e estes podem diferir de estado para estado. Por exemplo, alguns estados exigem que um perito tenha praticado medicina recentemente no estado ou em um estado imediatamente adjacente; outros não têm requisito de "residência" para testemunhas especializadas. As circunstâncias específicas pertinentes a cada caso individual são levadas em conta. A lei reconhece que existem diferenças de opinião e várias escolas de pensamento dentro da profissão médica.

Como é determinada a causalidade?

Geralmente é o autor que carrega o ônus de provar que a lesão não teria ocorrido "se não fosse" a negligência do médico, ou que a ação do médico foi um "fator substancial" na causalidade da lesão. Uma exceção é a doutrina de *res ipsa loquitur* ("a coisa fala por si"), que permite uma constatação de negligência com base apenas na evidência. Por exemplo, se um conjunto de chaves foi visualizado dentro de um paciente em uma radiografia de tórax após uma toracotomia, a doutrina da *res ipsa loquitur* se aplicaria. *Res ipsa loquitur* não pode ser usado no caso em discussão, porque o autor teria que estabelecer que a parada cardíaca não poderia ter ocorrido na ausência de negligência e que a parada cardíaca não poderia ter sido causada por algo fora do controle do anestesiologista. Um conceito importante é que o nexo de causalidade em matéria civil casos nos Estados Unidos só precisa ser estabelecido por uma preponderância de evidência ("mais provável do que não") – em oposição a casos criminais, em que todos os elementos de uma ofensa acusada devem ser provados "além de qualquer dúvida razoável".

Que fatores influenciam a probabilidade de uma ação por má-prática?

1. *A relação médico-paciente*: isso é particularmente importante para o anestesiologista, que em geral não atende o paciente até imediatamente antes da administração do anestésico. Outro problema é que o paciente fica inconsciente enquanto está sob cuidado do anestesiologista. Assim, as visitas pré e pós-operatórias frequentemente são as únicas oportunidades para estabelecer um bom relacionamento com o paciente. Os familiares também devem ser incluídos nesses encontros com os pacientes (desde que o paciente não

se oponha), em especial durante a visita pós-operatória, se tiver ocorrido uma complicação intraoperatória.
2. *Adequação do consentimento informado*: Prestar cuidados a um paciente que não consente constitui agressão. No entanto, consentimento não é suficiente. O paciente deve ser informado do procedimento proposto, incluindo seus riscos razoáveis previstos, seus possíveis benefícios e as alternativas terapêuticas. O médico pode ser responsabilizado por uma complicação – mesmo que não seja devido ao desempenho negligente de um procedimento – se um júri está convencido de que uma pessoa razoável teria recusado o tratamento se devidamente informada sobre a possibilidade da complicação. Isso não significa, é claro, que um consentimento documentado isenta de responsabilidade os médicos que violarem o padrão de atendimento.
3. *Qualidade da documentação*: É essencial a documentação cuidadosa das visitas perioperatórias, do consentimento informado, das consultas com outros especialistas, de eventos intraoperatórios e cuidados pós-operatórios. O ponto de vista de muitos tribunais e júris, reforçado pelos advogados do autor, é de que "se não está escrito, não foi feito". É desnecessário dizer que os registros médicos nunca devem ser intencionalmente destruídos ou alterados.

DIRETRIZES

http://www.asahq.org/
https://www.asra.com/

Fleisher LA, Fleischmann KE, Auerbach AD, et al. American College of Cardiology; American Heart Association. ACC/AHA guideline on perioperative cardiovascular evaluation and management of patients undergoing noncardiac surgery: a report of the American College of Cardiology/American Heart Association Task Force on practice guidelines. *J Am Coll Cardiol*. 2014;64:e77.

Guarracino F, Baldassarri R, Priebe HJ. Revised ESC/ESA Guidelines on non-cardiac surgery: cardiovascular assessment and management. Implications for preoperative clinical evaluation. *Minerva Anestesiol*. 2015;81:226.

Horlocker TT, Vandermeuelen E, Kopp SL, Gogarten W, Leffert LR, Benzon HT. Regional anesthesia in the patient receiving antithrombotic or thrombolytic therapy: American Society of Regional Anesthesia and Pain Medicine Evidence-Based Guidelines (Fourth Edition). *Reg Anesth Pain Med*. 2018;43:263.

Lambert E, Carey S. Practice guideline recommendations on perioperative fasting: a systematic review. *JPEN J Parenter Enteral Nutr*. 2015;pii:0148607114567713.

Practice guidelines for preoperative fasting and the use of pharmacologic agents to reduce the risk of pulmonary aspiration: application to healthy patients undergoing elective procedures: an updated report by the American Society of Anesthesiologists task force on preoperative fasting and the use of pharmacologic agents to reduce the risk of pulmonary aspiration. *Anesthesiology*. 2017;126:376.

LEITURAS SUGERIDAS

Ayoub K, Nairooz R, Almomani A, et al. Perioperative heparin bridging in atrial fibrillation patients requiring temporary interruption of anticoagulation: evidence from meta-analysis. *J Stroke Cerebrovasc Dis*. 2016;pii:S1052.

Bierle DM, Raslau D, Regan DW, Sundsted KK, Mauck KF. Preoperative evaluation before noncardiac surgery. *Mayo Clin Proc*. 2020;95:807.

Centers for Medicare & Medicaid Services (CMS). CMS Manual System. Pub 100-07 State Operations Provider Certification. DHHS. Available at: http://www.kdheks.org/bhfr/download/Appendix_L.pdf (accessed December 16, 2017).

Doherty JU, Gluckman TJ, Hucker WJ, et al. 2017 ACC Expert consensus decision pathway for periprocedural management of anticoagulation in patients with nonvalvular atrial fibrillation: a report of the American College of Cardiology Clinical Expert Consensus Document Task Force. *J Am Coll Cardiol*. 2017;69:871.

Douketis JD, Spyropoulos AC, Kaatz S, et al; BRIDGE Investigators. Perioperative bridging anticoagulation in patients with atrial fibrillation. *N Engl J Med*. 2015;373:823.

Egbert LD, Battit G, Turndorf H, Beecher HK. The value of the preoperative visit by an anesthetist. A study of doctor-patient rapport. *JAMA*. 1963;185:553.

Friedrich S, Meybohm P, Kranke P. Nulla Per Os (NPO) guidelines: time to revisit? *Curr Opin Anaesthesiol*. 2020;33:740.

Jeong BH, Shin B, Eom JS, et al. Development of a prediction rule for estimating postoperative pulmonary complications. *PLoS One*. 2014;9:e113656.

Mendelson CL. The aspiration of stomach contents into the lungs during obstetric anesthesia. *Am J Obstet Gynecol*. 1946;52:191.

Williams DGA, Molinger J, Wischmeyer PE. The malnourished surgery patient: a silent epidemic in perioperative outcomes? *Curr Opin Anaesthesiol*. 2019;32:405.

CAPÍTULO 19

Manejo de vias aéreas

CONCEITOS-CHAVE

1. Técnica inadequada com a máscara facial pode resultar em continuada deflação do balão reservatório mesmo com a válvula limitadora de pressão ajustável fechada, geralmente indicando um vazamento significativo em torno da máscara. Em contrapartida, a geração de altas pressões no circuito respiratório com movimento torácico e presença de sons respiratórios mínimos implica obstrução de vias aéreas ou obstrução do tubo.

2. A máscara laríngea protege parcialmente a laringe de secreções faríngeas, mas não de regurgitação gástrica.

3. Após a inserção de um tubo endotraqueal (TET), o balonete é inflado com a menor quantidade de ar necessária para criar uma vedação durante a ventilação com pressão positiva para minimizar a pressão transmitida à mucosa traqueal.

4. Embora a detecção persistente de dióxido de carbono (CO_2) por um capnógrafo seja a melhor confirmação da posição traqueal de um TET, ela não exclui intubação brônquica. A primeira evidência de intubação endobrônquica geralmente é um aumento no pico de pressão inspiratória.

5. Após a intubação, o balonete do TET não deve ser palpado acima do nível da cartilagem cricóidea, pois uma localização intralaríngea prolongada pode resultar em rouquidão pós-operatória e aumentar o risco de extubação acidental.

6. A intubação esofágica não reconhecida pode produzir resultados catastróficos. A prevenção dessa complicação depende da visualização direta da ponta do TET passando pelas pregas vocais; da ausculta cuidadosa para a presença de sons respiratórios bilaterais e a ausência de borbulhamento gástrico enquanto se ventila pelo TET; da análise dos gases exalados para a presença de CO_2 (o método automatizado mais confiável); da radiografia de tórax; da ultrassonografia de vias aéreas; ou do uso de broncoscopia por fibra óptica.

7. Indícios para o diagnóstico de intubação brônquica incluem som respiratório unilateral, hipóxia inesperada com oximetria de pulso (pouco confiável com altas concentrações de oxigênio inspirado), incapacidade de palpar o balonete do TET no fossa esternal durante o inflamento do balonete, e diminuição da complacência do balão reservatório (alto pico de pressão inspiratória).

8. As altas pressões intratorácicas negativas geradas por um paciente fazendo esforço durante um laringospasmo podem resultar no desenvolvimento de edema pulmonar por pressão negativa, principalmente em pacientes saudáveis.

O manejo especializado das vias aéreas é uma habilidade essencial na prática anestésica. Este capítulo revisa a anatomia do trato respiratório superior, descreve os equipamentos de vias aéreas necessários, apresenta várias técnicas de manejo e discute complicações da laringoscopia, da intubação e da extubação. A segurança do paciente requer uma compreensão profunda de cada um desses tópicos.

ANATOMIA

As vias aéreas superiores consistem em nariz, boca, faringe, laringe, traqueia e brônquios principais. A boca e a faringe também fazem parte do trato gastrintestinal superior. As estruturas laríngeas servem, em parte, para prevenir a aspiração para a traqueia.

Existem duas aberturas para as vias aéreas humanas: o nariz, que leva à nasofaringe, e a boca, que leva à orofaringe. Essas passagens são separadas anteriormente pelo palato, mas se unem posteriormente na faringe (**Figura 19-1**). A faringe é uma estrutura fibromuscular em forma de U que se estende desde a base do crânio até a cartilagem cricóidea na entrada do esôfago. Ela se abre anteriormente na cavidade nasal, boca, laringe e nasofaringe, orofaringe e laringofaringe, respectivamente. Na base da

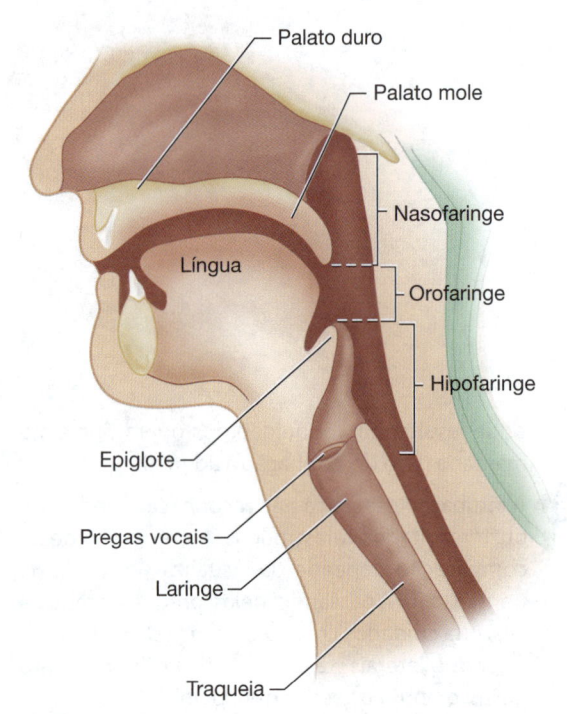

FIGURA 19-1 Anatomia das vias aéreas.

por nove cartilagens (Figura 19-2): tireóidea, cricóidea, epiglótica e (em pares) aritenóidea, corniculada e cuneiforme. A cartilagem tireóidea protege o cone elástico, que forma as pregas vocais.

O suprimento sensorial da via aérea superior é derivado dos nervos cranianos (Figura 19-3). As membranas mucosas do nariz são inervadas pela divisão oftálmica (V_1) do nervo trigêmeo anteriormente (nervo etmoidal anterior) e pela divisão maxilar (V_2) posteriormente (nervos esfenopalatinos). Os nervos palatinos fornecem fibras sensoriais do nervo trigêmeo (V_2) para as superfícies superior e inferior do palato duro e do mole. O **nervo olfatório** (nervo craniano I) inerva a mucosa nasal para fornecer o sentido do olfato. O nervo lingual (um ramo da divisão mandibular [V_3] do nervo trigêmeo) e o **nervo glossofaríngeo** (nervo craniano IX) fornecem sensibilidade geral para os dois terços anteriores e um terço posterior da língua, respectivamente. Ramos do **nervo facial** (VII) e do nervo glossofaríngeo fornecem a sensação de paladar a essas áreas, respectivamente. O **nervo glossofaríngeo** também inerva o teto da faringe, as amígdalas e a superfície inferior do palato mole. O **nervo vago** (nervo craniano X) fornece sensibilidade para a via aérea abaixo da epiglote. O ramo laríngeo superior do vago se divide em um nervo laríngeo externo (motor) e um nervo laríngeo interno (sensitivo), os quais fornecem suprimento sensorial para a laringe entre a epiglote e as pregas vocais. Outro ramo do vago, o **nervo laríngeo recorrente**, inerva a laringe abaixo das pregas vocais e da traqueia.

língua, a epiglote separa funcionalmente a orofaringe da laringofaringe (ou hipofaringe). A epiglote impede a aspiração cobrindo a glote – a abertura da laringe – durante a deglutição. A laringe é um esqueleto cartilaginoso mantido unido por ligamentos e músculos. Ela é composta

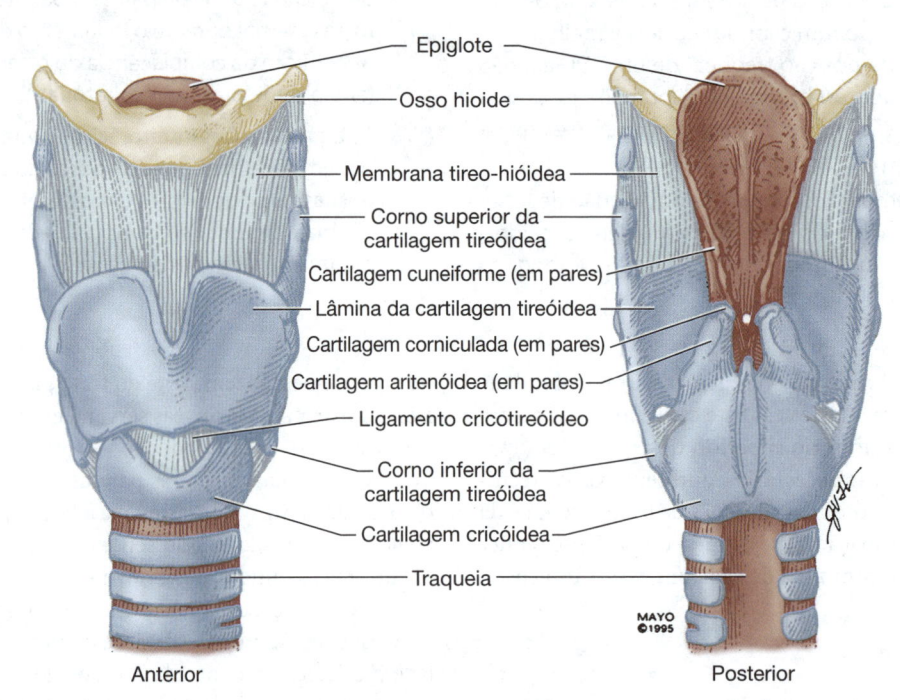

FIGURA 19-2 Estruturas cartilaginosas que compõem a laringe. (Utilizada com permissão da Fundação Mayo para Educação e Pesquisa Médica, todos os direitos reservados.)

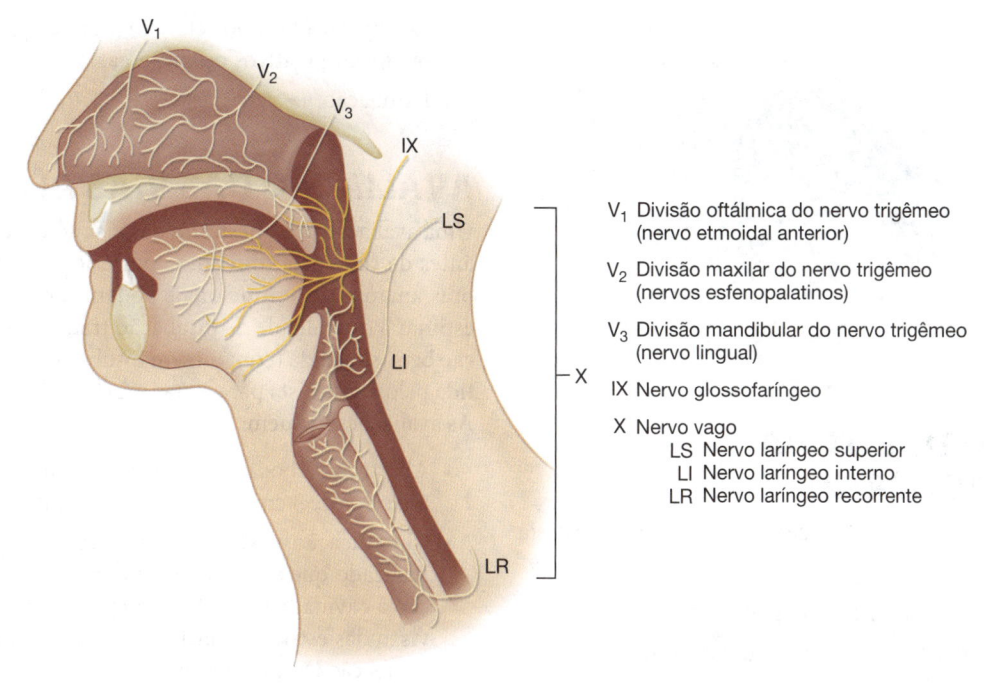

FIGURA 19-3 Inervação sensorial das vias aéreas.

V₁ Divisão oftálmica do nervo trigêmeo (nervo etmoidal anterior)
V₂ Divisão maxilar do nervo trigêmeo (nervos esfenopalatinos)
V₃ Divisão mandibular do nervo trigêmeo (nervo lingual)
IX Nervo glossofaríngeo
X Nervo vago
   LS Nervo laríngeo superior
   LI Nervo laríngeo interno
   LR Nervo laríngeo recorrente

Os músculos da laringe são inervados pelo nervo laríngeo recorrente, com exceção do músculo cricotireóideo, que é inervado pelo nervo laríngeo externo (motor), um ramo do nervo laríngeo superior. Os músculos cricoaritenóideos posteriores abduzem as pregas vocais, enquanto os músculos cricoaritenóideos laterais são os principais adutores.

A fonação envolve ações simultâneas complexas de vários músculos laríngeos. Danos aos nervos motores que inervam a laringe levam a um espectro de distúrbios da fala (Tabela 19-1). A denervação unilateral de um músculo cricotireóideo causa achados clínicos muito sutis. A paralisia bilateral do nervo laríngeo superior pode resultar em rouquidão ou cansaço fácil da voz, mas o controle das vias aéreas não é prejudicado.

A lesão unilateral de um nervo laríngeo recorrente resulta em paralisia da prega vocal ipsilateral, degradando a qualidade da voz. Supondo que os nervos laríngeos superiores estejam intactos, a paralisia bilateral *aguda* do nervo laríngeo recorrente pode resultar em estridor e desconforto respiratório devido à tensão remanescente sem oposição dos músculos cricotireóideos. Os problemas das vias aéreas são menos frequentes na perda bilateral *crônica* do nervo laríngeo recorrente devido ao desenvolvimento de vários mecanismos compensatórios (p. ex., atrofia da musculatura laríngea).

A lesão bilateral do nervo vago afeta tanto o nervo laríngeo superior quanto o recorrente. Assim, a denervação vagal bilateral produz pregas vocais flácidas, em posição intermediária, semelhantes àquelas observadas após a administração de succinilcolina. Embora a fonação esteja gravemente prejudicada nesses pacientes, o controle das vias aéreas raramente é um problema.

O suprimento sanguíneo da laringe é derivado de ramos das artérias tireóideas. A artéria cricotireóidea se origina da própria artéria tireóidea superior, primeiro ramo que se separa da artéria carótida externa, e cruza a membrana cricotireóidea superior, que se estende da cartilagem cricóidea à cartilagem tireóidea. A artéria tireóidea superior é encontrada ao longo da borda lateral da membrana cricotireóidea.

A traqueia começa abaixo da cartilagem cricóidea e se estende até a carina, o ponto no qual os brônquios principais direito e esquerdo se dividem (Figura 19-4). Anteriormente, a traqueia consiste em anéis cartilaginosos; posteriormente, a traqueia é membranosa.

TABELA 19-1 Os efeitos da lesão do nervo laríngeo na voz

Nervo	Efeito da lesão do nervo
Nervo laríngeo superior	
Unilateral	Efeitos mínimos
Bilateral	Rouquidão, fadiga vocal
Nervo laríngeo recorrente	
Unilateral	Rouquidão
Bilateral	
Aguda	Estridor, desconforto respiratório
Crônica	Afonia
Nervo vago	
Unilateral	Rouquidão
Bilateral	Afonia

Esquerdo   Direito

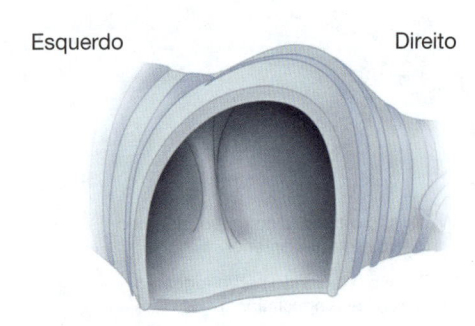

FIGURA 19-4 Carina.

MANEJO DE ROTINA DAS VIAS AÉREAS

O manejo de rotina das vias aéreas associado à anestesia geral consiste em:

- Avaliação pré-anestésica das vias aéreas.
- Preparação e verificação do equipamento.
- Posicionamento do paciente.
- Pré-oxigenação (desnitrogenação).
- Ventilação com bolsa e máscara.
- Intubação traqueal ou colocação de máscara laríngea (se indicado).
- Confirmação do posicionamento adequado do tubo ou dos dispositivos de via aérea.
- Extubação.

AVALIAÇÃO DAS VIAS AÉREAS

Uma avaliação pré-anestésica das vias aéreas é obrigatória antes de cada procedimento anestésico. Diversas manobras anatômicas e funcionais podem ser realizadas para estimar a dificuldade de intubação traqueal; uma ventilação bem-sucedida (com ou sem intubação) precisa ser obtida pelo anestesista para evitar mortalidade e morbidade. As avaliações incluem:

- Abertura da boca: é desejável uma distância entre os incisivos de 3 cm ou mais em um adulto.
- Classificação de Mallampati: teste frequentemente realizado que examina o tamanho da língua em relação à cavidade oral. Quanto mais a língua obstruir a visão das estruturas faríngeas, mais difícil pode ser a intubação (Figura 19-5).
  - Classe I: Todo o arco palatino, incluindo os pilares amigdalianos bilateralmente, é visível até a base dos pilares.
  - Classe II: A parte superior dos pilares amigdalianos e a maior parte da úvula são visíveis.

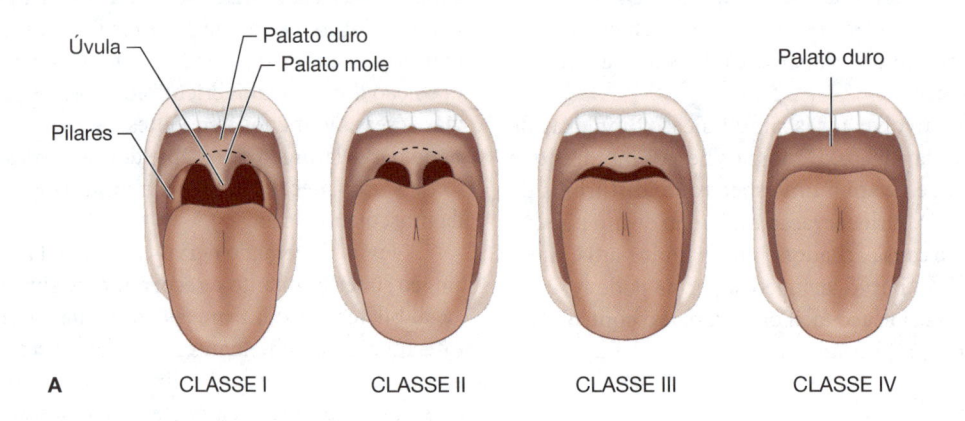

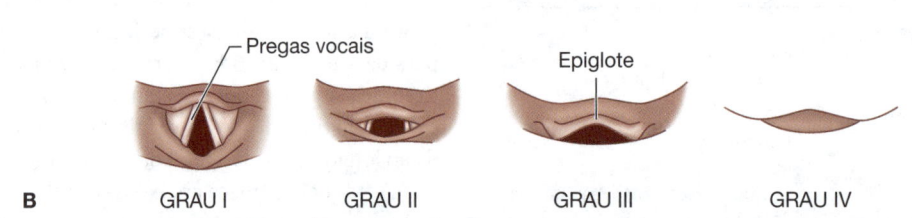

FIGURA 19-5 **A:** Classificação de Mallampati para abertura oral. **B:** Grau da visualização laríngea. Uma intubação orotraqueal difícil (grau III ou IV) pode ser prevista pela incapacidade de visualizar certas estruturas faríngeas (classe III ou IV) durante o exame pré-operatório de um paciente sentado. (Reproduzida com permissão de Mallampati SR, Gatt SP, Gugino LD, et al. A clinical sign to predict difficult tracheal intubation: A prospective study. *Can Anaesth Soc J.* 1985 Jul;32(4):429-434.)

- Classe III: Somente os palatos mole e duro são visíveis.
- Classe IV: Somente o palato duro é visível.
- Distância tireomentoniana: Esta é a distância entre o mento (queixo) e a borda superior da cartilagem tireóidea. É desejável uma distância maior do que três dedos.
- Circunferência do pescoço: Uma circunferência do pescoço superior a 17 polegadas (43 cm) está associada a dificuldades na visualização da abertura glótica.
- Teste de mordida do lábio superior: O teste de mordida do lábio superior é realizado fazendo os pacientes morderem o lábio superior com os incisivos inferiores. A incapacidade de morder o lábio superior prediz uma intubação difícil, enquanto a capacidade de morder além da borda inferior do lábio superior sugere uma intubação potencialmente mais fácil.

Embora a presença desses achados de exame possa não ser particularmente sensível para detectar uma intubação difícil, a ausência desses achados é preditiva de relativa facilidade de intubação. No entanto, as vias aéreas de qualquer paciente podem ser surpreendentemente difíceis, apesar da garantia dos testes de triagem de vias aéreas à beira do leito, e o anestesista deve estar sempre preparado para abordar uma via aérea inesperadamente difícil.

Cada vez mais, os pacientes apresentam obesidade mórbida e índices de massa corporal de 30 kg/m^2 ou mais. Embora alguns pacientes com obesidade mórbida tenham anatomia relativamente normal da cabeça e do pescoço, outros têm muito tecido faríngeo redundante e circunferência do pescoço aumentada. Além de esses pacientes poderem ser difíceis de intubar, a ventilação de rotina com balão e máscara também pode ser problemática.

O exame ultrassonográfico das vias aéreas pode auxiliar na avaliação e no manejo das vias aéreas (**Figuras 19-6** a **19-8**). A ultrassonografia pode ser usada como adjuvante para confirmar a colocação do TET, bem como para auxiliar na identificação da membrana cricotireóidea durante uma cricotireoidostomia de emergência.

EQUIPAMENTO

Os seguintes equipamentos devem estar disponíveis rotineiramente para o manejo das vias aéreas:

- Uma fonte de oxigênio.
- Equipamento para ventilação com balão e máscara.
- Laringoscópios (direto e vídeo).
- Vários TETs de diferentes tamanhos com estiletes e *bougies* disponíveis.
- Outros (não TET) dispositivos de vias aéreas (p. ex., cânulas orais, nasais e dispositivos supraglóticos).

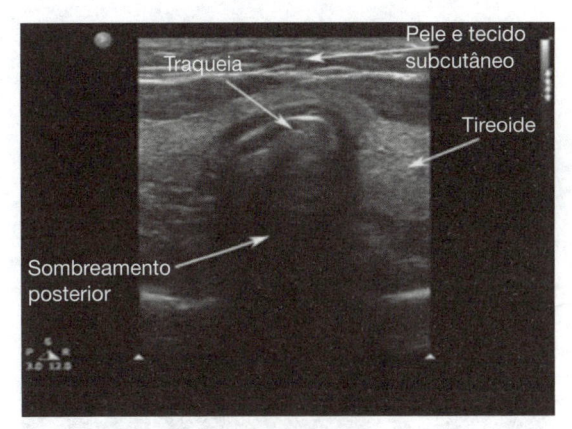

FIGURA 19-6 Uma visão transversal da traqueia com pontos de referência. A área anecoica posterior à traqueia representa o sombreamento resultante da atenuação do feixe de ultrassom através da cartilagem densa dos anéis. (Reproduzida com permissão de Carmody KA, Moore CL, Feller-Kopman D. *Handbook of Critical Care and Emergency Ultrasound.* Nova York, NY: McGraw Hill; 2011.)

- Sucção.
- Oximetria de pulso e detecção de CO_2 (preferencialmente capnometria em forma de onda).
- Estetoscópio.
- Fita.
- Monitores de pressão arterial e eletrocardiografia (ECG).
- Acesso intravenoso.

Um broncoscópio flexível de fibra óptica deve estar imediatamente disponível quando uma intubação difícil é antecipada, mas não precisa estar presente durante todas as intubações de rotina.

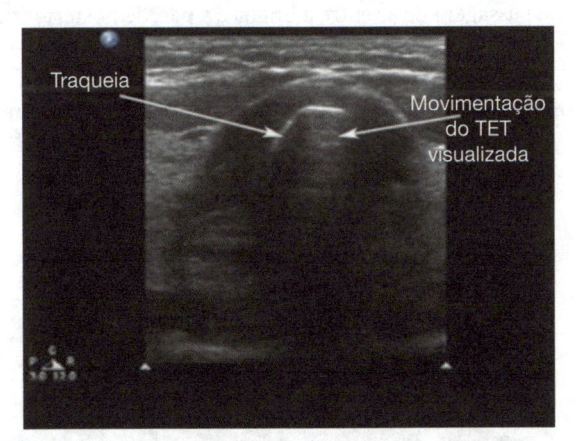

FIGURA 19-7 A traqueia durante a intubação conforme o tubo passa por baixo da sonda. A seta aponta para uma área sutil de aumento da ecogenicidade distalmente à cartilagem traqueal. Esta área é onde o movimento é mais frequentemente visualizado em tempo real durante a intubação. (Reproduzida com permissão de Carmody KA, Moore CL, Feller-Kopman D. *Handbook of Critical Care and Emergency Ultrasound.* Nova York, NY: McGraw Hill; 2011.)

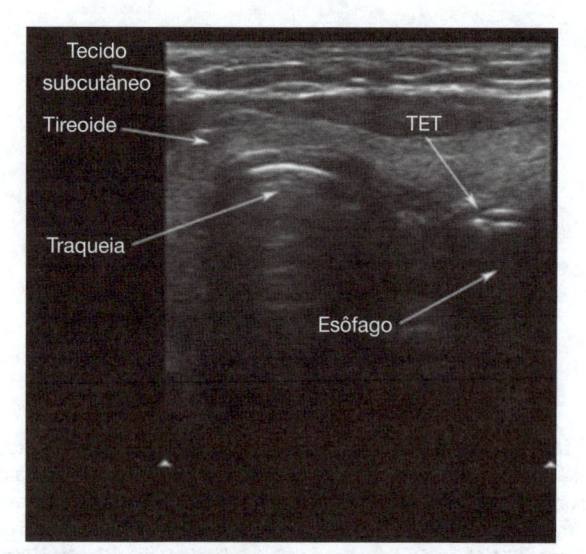

FIGURA 19-8 Vista transversal da traqueia e do esôfago durante a intubação esofágica. Nesta imagem, o esôfago é visualizado posterior e lateralmente à traqueia. Duas linhas ecogênicas paralelas são vistas no esôfago proximal, representando as paredes interna e externa do TET conforme ele passa pelo lúmen do esôfago. (Reproduzida com permissão de Carmody KA, Moore CL, Feller-Kopman D. *Handbook of Critical Care and Emergency Ultrasound*. Nova York, NY: McGraw Hill; 2011.)

Cânulas nasais e orais

A perda do tônus muscular das vias aéreas superiores (p. ex., fraqueza do músculo genioglosso) em pacientes anestesiados permite que a língua e a epiglote caiam contra a parede posterior da faringe. Reposicionar a cabeça, levantar a mandíbula ou realizar a manobra de elevação da mandíbula são as técnicas preferidas para abrir as vias aéreas. Para manter a abertura, o anestesista pode inserir uma cânula artificial pela boca ou pelo nariz para manter uma passagem de ar entre a língua e a parede posterior da faringe (**Figura 19-9**).

Pacientes acordados ou levemente anestesiados com reflexos laríngeos intactos podem tossir ou mesmo desenvolver laringospasmo durante a inserção das cânulas. A colocação de uma cânula oral às vezes é facilitada pela supressão dos reflexos das vias aéreas e pela depressão da língua com uma lâmina de língua. As cânulas orais de adultos geralmente vêm em tamanhos pequena (80 mm [Guedel nº. 3]), média (90 mm [Guedel nº. 4]) e grande (100 mm [Guedel nº. 5]).

O comprimento de uma cânula nasal pode ser estimado pela distância das narinas ao meato da orelha e deve ser aproximadamente 2 a 4 cm mais longo que as cânulas orais. Devido ao risco de epistaxe, as cânulas nasais devem ser inseridas com cautela, se forem inseridas, em pacientes anticoagulados ou trombocitopênicos. O risco de epistaxe pode ser diminuído pela preparação prévia da mucosa nasal com um *spray* nasal vasoconstritor contendo fenilefrina ou cloridrato de oximetazolina. Além disso, cânulas nasais (e sondas nasogástricas) devem ser usadas com cautela em pacientes com fraturas da base do crânio, pois já houve um relato de caso de sonda nasogástrica entrando no crânio. Todos os tubos inseridos pelo nariz (p. ex., cânulas nasais, cateteres nasogástricos, tubos nasotraqueais) devem ser lubrificados antes de serem introduzidos ao longo do assoalho da passagem nasal.

Técnica e *design* da máscara facial

O uso de uma máscara facial pode facilitar a administração de oxigênio ou gás anestésico de um sistema respiratório para o paciente, criando uma vedação hermética com o rosto do paciente (**Figura 19-10**). A borda da máscara é contornada e se adapta a uma variedade de características faciais. O orifício de 22 mm da máscara se conecta ao circuito respiratório do aparelho de anestesia por meio de um conector de ângulo reto. Vários *designs* de máscara estão disponíveis. As máscaras transparentes permitem a observação do gás umidificado exalado e o reconhecimento imediato de vômito. Ganchos de retenção ao redor do orifício podem ser presos a uma alça de cabeça para que a máscara não precise ser mantida continuamente no

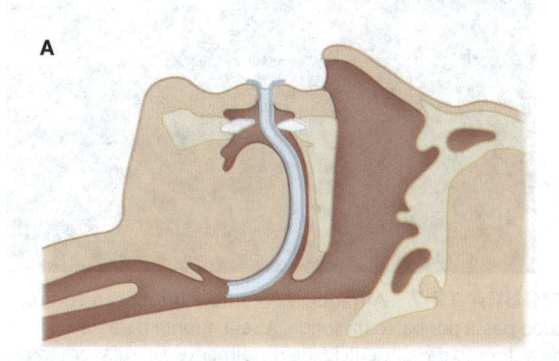

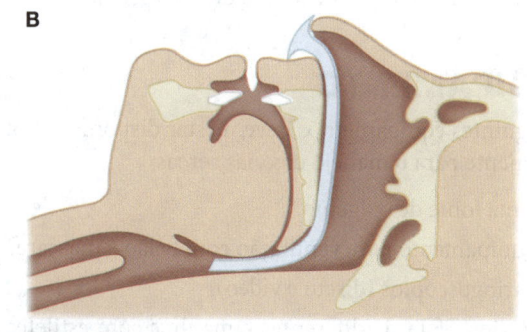

FIGURA 19-9 **A:** Cânula orofaríngea posicionada. A cânula segue a curvatura da língua, puxando-a e a epiglote para longe da parede posterior da faringe e fornecendo um canal para passagem de ar. **B:** Cânula nasofaríngea posicionada. A cânula passa pelo nariz e se estende até logo acima da epiglote. (Modificada com permissão de Dorsch JA, Dorsch SE. Face masks and airways. In: *Understanding Anesthesia Equipment*. 4th ed. Philadelphia, PA: Lippincott Williams & Wilkins; 1999.)

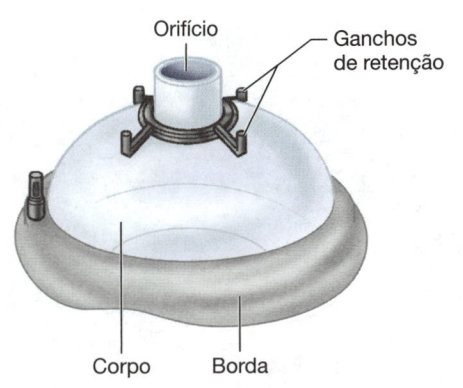

FIGURA 19-10 Máscara facial transparente para adultos.

lugar. Algumas máscaras pediátricas são especialmente projetadas para minimizar o espaço morto do aparelho (**Figura 19-11**).

POSICIONAMENTO

Ao manipular a via aérea, o posicionamento correto do paciente é muito útil. O alinhamento relativo dos eixos oral e faríngeo é obtido com o paciente na posição de "cheirar". Quando há suspeita de patologia da coluna cervical, a cabeça deve ser mantida em posição neutra com estabilização alinhada do pescoço durante o manejo das vias aéreas, a menos que radiografias relevantes tenham sido revisadas e liberadas por um especialista apropriado. Pacientes com obesidade mórbida devem ser posicionados em uma rampa ascendente de 30° (ver **Figura 41-2**), pois a capacidade residual funcional (CRF) de pacientes obesos se deteriora na posição supina, levando a uma desoxigenação mais rápida caso a ventilação seja prejudicada.

PRÉ-OXIGENAÇÃO

Quando possível, a pré-oxigenação com oxigênio por máscara facial deve preceder todas as intervenções de manejo das vias aéreas. O oxigênio é fornecido por máscara durante vários minutos antes da indução anestésica.

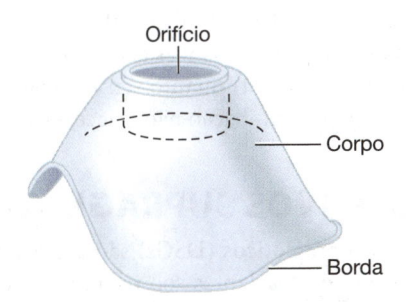

FIGURA 19-11 A máscara facial pediátrica Rendell-Baker-Soucek tem corpo raso e espaço morto mínimo.

Dessa forma, a reserva de oxigênio do paciente na capacidade residual funcional é depurada de nitrogênio. Até 90% da CRF normal de 2 L pode ser preenchida com oxigênio após a pré-oxigenação. Considerando a demanda normal de oxigênio de 200 a 250 mL/min, o paciente pré-oxigenado pode adicionar uma reserva de oxigênio de 5 a 8 minutos. Aumentar a duração da apneia sem dessaturação melhora a segurança se a ventilação após a indução anestésica for atrasada. As condições que aumentam a demanda de oxigênio (p. ex., sepse, gravidez) e diminuem a CRF (p. ex., obesidade mórbida, gravidez, ascite) reduzem a duração do período de apneia antes que ocorra dessaturação. Supondo que haja uma passagem de ar patente, o oxigênio insuflado na faringe pode aumentar a duração da apneia tolerada pelo paciente. Como o oxigênio entra no sangue a partir da CRF em uma taxa mais rápida do que o CO_2 sai do sangue, uma pressão negativa é gerada no alvéolo, atraindo oxigênio para o pulmão (*oxigenação apneica*). Com um fluxo de oxigênio a 100% e uma via aérea desobstruída, a saturação arterial pode ser mantida por um período mais longo, apesar da ausência de ventilação, permitindo múltiplas intervenções nas vias aéreas caso uma via aérea difícil seja encontrada.

VENTILAÇÃO COM BALÃO E MÁSCARA

A ventilação com balão e máscara (VBM) é o primeiro passo no manejo das vias aéreas na maioria das situações, com exceção de pacientes submetidos a intubação em sequência rápida ou intubação eletiva acordado. As induções de sequência rápida evitam a VBM para minimizar a insuflação do estômago e reduzir o potencial de aspiração do conteúdo gástrico em pacientes sem jejum e naqueles com retardo no esvaziamento gástrico. Em situações de emergência, a VBM pode preceder as tentativas de intubação para oxigenar o paciente, com a compreensão de que existe um risco implícito de aspiração.

❶ A ventilação eficaz com máscara requer uma boa vedação da máscara e uma via aérea pérvia. Técnica inadequada com a máscara facial pode resultar em continuada deflação do balão reservatório mesmo com a válvula limitadora de pressão ajustável fechada, geralmente indicando um vazamento significativo em torno da máscara. Em contrapartida, a geração de altas pressões no circuito respiratório com movimento torácico e presença de sons respiratórios mínimos implica obstrução de vias aéreas ou obstrução do tubo.

Se a máscara for segurada com a mão esquerda, a mão direita pode ser usada para gerar ventilação por pressão positiva apertando o balão reservatório. A máscara é mantida contra o rosto por pressão para baixo sobre a máscara exercida pelo polegar esquerdo e pelo dedo indicador

(**Figura 19-12**). Os dedos médio e anelar seguram a mandíbula para facilitar a extensão da articulação atlanto-occipital. Essa é uma manobra mais fácil de ensinar com um manequim ou paciente do que de descrever. A pressão dos dedos deve ser colocada na mandíbula óssea, e não nos tecidos moles próximos. O dedo mínimo é colocado sob o ângulo da mandíbula e usado para levantar a mandíbula anteriormente, a manobra mais importante para abrir as vias aéreas.

Em situações difíceis, podem ser necessárias as duas mãos para proporcionar elevação adequada da mandíbula e criar vedação da máscara. Portanto, pode ser necessário um assistente para apertar o balão – ou o ventilador do aparelho de anestesia pode ser usado. Nesses casos, os polegares seguram a máscara e as pontas dos dedos ou os nós dos dedos deslocam a mandíbula para a frente (**Figura 19-13**). A obstrução durante a expiração pode ser devida à excessiva pressão para baixo na máscara ou a um efeito de válvula esférica da elevação da mandíbula. A primeira pode ser aliviada ao se diminuir a pressão na máscara, e a segunda, ao se aliviar a pressão da mandíbula durante essa fase do ciclo respiratório. A ventilação com pressão positiva usando uma máscara normalmente deve ser limitada a 20 cm de H_2O para evitar a inflação do estômago. Mesmo quando a VBM é bem-sucedida, uma cânula oral ou nasofaríngea pode ser utilizada para minimizar a pressão nas vias aéreas e a insuflação do estômago.

As vias aéreas da maioria dos pacientes podem ser mantidas com uma máscara facial e uma cânula orofaríngea ou nasofaríngea. A ventilação sob máscara por longos períodos pode resultar em lesões por pressão nos ramos dos nervos trigêmeo ou facial. Devido à ausência de pressões positivas nas vias aéreas durante a ventilação espontânea, apenas uma força mínima para baixo na máscara facial é necessária para criar uma vedação adequada. Se a máscara facial e as alças da máscara forem usadas por períodos prolongados, a posição deve ser alterada regularmente para evitar lesões. Deve-se ter cuidado para evitar o contato da máscara ou dos dedos com os olhos, e os olhos devem ser fechados com fita adesiva o mais rápido possível para minimizar o risco de abrasões de córnea.

Se a via aérea estiver desobstruída, apertar o balão resultará na elevação do tórax. Se a ventilação for ineficaz (nenhum sinal de elevação do tórax, nenhum CO_2 expirado detectado, nenhuma condensação na máscara transparente), cânulas orofaríngeas ou nasofaríngeas podem ser colocadas para aliviar a obstrução das vias aéreas devido ao baixo tônus muscular das vias aéreas superiores ou a tecidos faríngeos redundantes. Muitas vezes é difícil ventilar pacientes com obesidade mórbida, com barba ou deformidades craniofaciais usando balão e máscara. Também é frequentemente difícil formar uma vedação adequada da máscara com as bochechas de pacientes edêntulos.

No passado, os anestésicos eram administrados rotineiramente apenas por máscara ou TET. Nas últimas décadas, uma variedade de dispositivos supraglóticos permitiu tanto o resgate das vias aéreas (quando a VBM adequada não é possível) quanto seu manejo anestésico rotineiro (quando a intubação não é necessária).

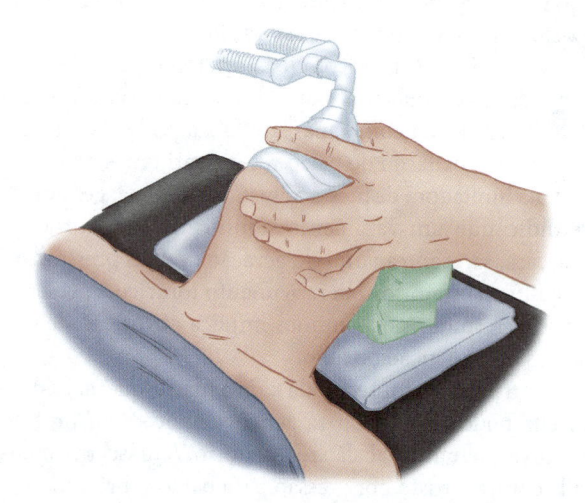

FIGURA 19-12 Técnica de máscara facial com uma mão.

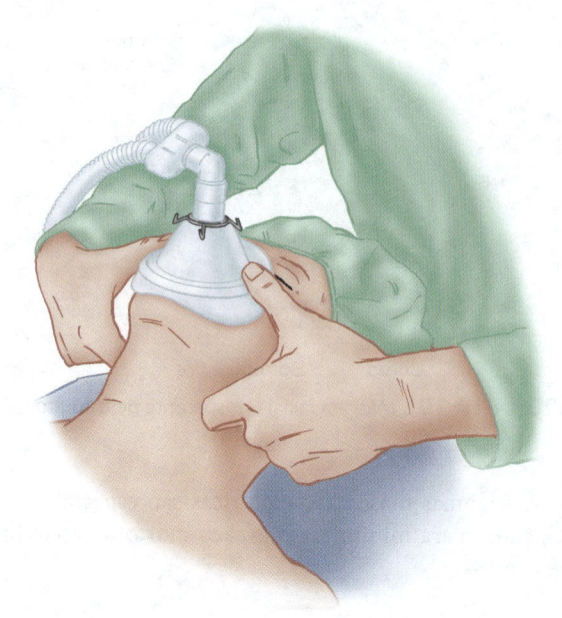

FIGURA 19-13 Uma via aérea difícil frequentemente pode ser manejada com uma técnica de duas mãos.

DISPOSITIVOS SUPRAGLÓTICOS

Dispositivos supraglóticos (DSGs) são usados durante a anestesia tanto em pacientes sob respiração espontânea quanto em pacientes ventilados. Algumas vezes, os DSGs são utilizados como condutos para auxiliar a intubação endotraqueal quando tanto a VBM como a intubação endotraqueal falharam. Todos os DSGs consistem em um tubo conectado a um circuito respiratório ou um balão respiratório que é ligado a um dispositivo hipofaríngeo que sela e direciona o fluxo de ar para a glote, a traqueia e os pulmões. Além disso, esses dispositivos ocluem o esôfago com vários graus de eficácia, reduzindo a distensão gasosa do estômago. Diferentes dispositivos de vedação para evitar que o fluxo de ar saia pela boca também estão disponíveis. Alguns são equipados com um acesso para aspirar o conteúdo gástrico. Nenhum fornece a proteção contra pneumonia por aspiração oferecida por um TET com balonete devidamente posicionado.

Máscara laríngea

Uma máscara laríngea (ML) consiste em um tubo de largo calibre cuja extremidade proximal se conecta ao circuito respiratório por meio de um conector padrão de 15 mm e cuja extremidade distal é conectada a um manguito elíptico que pode ser inflado por meio de um tubo piloto. O manguito vazio é lubrificado e inserido às cegas na hipofaringe de modo que, uma vez inflado, forma uma vedação de baixa pressão ao redor da entrada da laringe. Isso requer profundidade anestésica e relaxamento muscular ligeiramente maiores do que o necessário para a inserção de uma cânula orofaríngea. Embora a inserção seja relativamente simples (Figura 19-14), a atenção aos detalhes

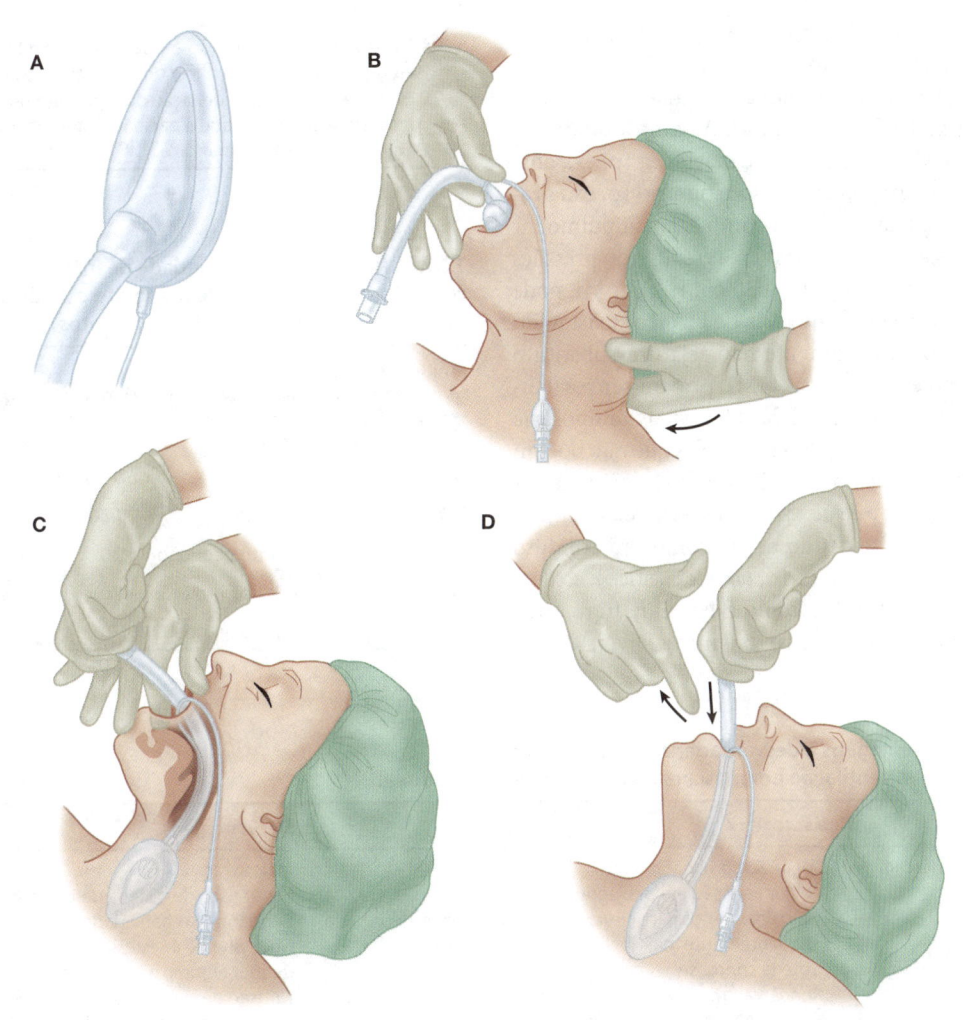

FIGURA 19-14 **A:** A máscara laríngea pronta para inserção. O manguito deve estar bem esvaziado, com a borda voltada para longe da abertura da máscara. Não deve haver dobras próximas da ponta. **B:** Inserção inicial da máscara laríngea. Sob visualização direta, a ponta da máscara é pressionada para cima contra o palato duro. O dedo médio pode ser usado para empurrar a mandíbula inferior para baixo. A máscara é pressionada para frente à medida que avança na faringe para garantir que a ponta permaneça retificada e evite a língua. A mandíbula não deve ser mantida aberta uma vez que a máscara esteja dentro da boca. A mão que não está intubando pode ser usada para estabilizar o occipito. **C:** Retirando os outros dedos e com uma leve pronação do antebraço, em geral é possível empurrar a máscara completamente para a posição em um movimento fluido. Note que o pescoço é mantido fletido e a cabeça é estendida. **D:** A máscara laríngea é apertada com a outra mão, e o dedo indicador é retirado. A mão segurando o tubo pressiona suavemente para baixo até que seja encontrada resistência. (Reproduzida com permissão da LMA North America.)

aumentará a taxa de sucesso (Tabela 19-2). Um manguito idealmente posicionado é delimitado pela base da língua superiormente, pelos seios piriformes lateralmente e pelo esfíncter esofágico superior inferiormente. Se o esôfago estiver dentro da borda do manguito, pode ocorrer distensão gástrica e regurgitação. As variações anatômicas impedem o funcionamento adequado em alguns pacientes. No entanto, se uma ML não estiver funcionando adequadamente após tentativas de melhorar seu "encaixe" terem falhado, a maioria dos profissionais tentará outra ML um tamanho maior ou menor. A haste pode ser fixada com fita adesiva na pele do rosto. A ML protege parcialmente a laringe de secreções faríngeas (mas *não* da regurgitação gástrica) e deve permanecer no local até que o paciente recupere os reflexos das vias aéreas. Isso geralmente é sinalizado por tosse e abertura da boca sob comando. A ML está disponível em vários tamanhos (Tabela 19-3).

A ML oferece uma alternativa à ventilação por máscara facial ou por TET (Tabela 19-4). As contraindicações relativas para a ML incluem doença faríngea (p. ex., abscesso), obstrução faríngea, risco de aspiração (p. ex., gravidez, hérnia de hiato) ou baixa complacência pulmonar (p. ex., doença restritiva das vias aéreas) exigindo pressões inspiratórias de pico superiores a 30 cm H_2O. A ML pode estar associada à menor frequência de broncoespasmo do que o TET. Embora claramente não seja um substituto para a intubação endotraqueal, a ML provou ser particularmente útil como uma medida salva-vidas temporária em pacientes com via aérea difícil (aqueles que não podem ser ventilados com máscara ou intubados) devido à sua facilidade de inserção e à sua taxa de sucesso relativamente alta (95-99%). Ela tem sido usada como um conduto para um guia de intubação (p. ex., *bougie* elástico), estilete de ventilação a jato, broncoscópio flexível de fibra óptica ou TET de pequeno diâmetro (6,0 mm). Diversas MLs

TABELA 19-2 A inserção bem-sucedida de uma máscara laríngea depende da atenção a diversos detalhes

1. Escolha o tamanho apropriado (Tabela 19-3) e verifique vazamentos antes da inserção.
2. A borda anterior do manguito desinflado deve estar sem dobras e voltada para longe da abertura (Figura 19-14A).
3. Lubrifique apenas a parte de trás do manguito.
4. Garanta anestesia adequada antes da tentativa de inserção.
5. Posicione a cabeça do paciente na posição de "cheirar" (Figura 19-14B e Figura 19-26).
6. Use seu dedo indicador para guiar o manguito ao longo do palato duro e para baixo na hipofaringe até que seja sentido um aumento de resistência (Figura 19-14C). A linha preta longitudinal deve sempre estar apontando em direção cefálica (i.e., em direção ao lábio superior do paciente).
7. Infle com a quantidade correta de ar (Tabela 19-3).
8. Garanta profundidade anestésica adequada durante o posicionamento do paciente.
9. Obstrução após a inserção é geralmente devida a uma epiglote dobrada para baixo ou a laringospasmo transitório.
10. Evite sucção faríngea, deflação do manguito ou remoção da máscara laríngea até que o paciente esteja acordado (p. ex., abrindo a boca ao comando).

TABELA 19-3 Uma variedade de máscaras laríngeas com diferentes volumes de manguito está disponível para pacientes com tamanhos diferentes

Tamanho da máscara	Tamanho do paciente	Peso (kg)	Volume do manguito (mL)
1	Infantil	< 6,5	2-4
2	Criança	6,5-20	Até 10
2 ½	Criança	20-30	Até 15
3	Adulto pequeno	> 30	Até 20
4	Adulto normal	< 70	Até 30
5	Adulto grande	> 70	Até 30

TABELA 19-4 Vantagens e desvantagens da máscara laríngea em comparação com ventilação por máscara facial ou intubação traqueal[1]

	Vantagens	Desvantagens
Comparado com máscara facial	Operação com mãos livres Melhor vedação em pacientes com barba Atrapalha menos para cirurgias de ouvido, nariz e garganta Frequentemente mais fácil para manter a via aérea Protege contra secreções de via aérea Menos trauma do nervo facial e de olho Menos poluição na sala cirúrgica	Mais invasiva Maior risco de trauma de via aérea Requer novas habilidades Necessita de anestesia mais profunda Requer alguma mobilidade da ATM Difusão de N_2O para o manguito Múltiplas contraindicações
Comparado com intubação traqueal	Menos invasiva Muito útil em intubações difíceis Menos trauma de dentes e laringe Menos laringospasmo e broncoespasmo Não requer relaxamento muscular Não requer mobilidade do pescoço Sem risco de intubação esofágica ou endobrônquica	Risco aumentado de aspiração gastrintestinal Menos segura em posições prona ou canivete Limita a VPP máxima Via aérea menos segura Maior risco de vazamento de gás e poluição Pode causar distensão gástrica

[1]N_2O, óxido nitroso; VPP, ventilação com pressão positiva; ATM, articulação temporomandibular.

disponíveis foram modificadas para facilitar o posicionamento de um TET maior, com ou sem o uso de broncoscópio. A inserção pode ser realizada sob anestesia tópica e bloqueio bilateral do nervo laríngeo superior se a via aérea precisar estar protegida enquanto o paciente está acordado. Alguns dispositivos supraglóticos novos incorporam um canal para facilitar a descompressão gástrica.

Variações no *design* da ML incluem:

- A ML ProSeal, que permite a passagem de uma sonda gástrica para descomprimir o estômago.
- A I-Gel, que utiliza um gel oclusor em vez de um manguito inflável.
- A ML de intubação Fastrach, que é desenhada para facilitar a intubação endotraqueal por meio da ML.
- A ML CTrach, que incorpora uma câmera para facilitar a passagem de um TET.

Dor de garganta é comum após o uso de DSGs. Lesões dos nervos lingual, hipoglosso e laríngeo recorrente foram relatadas. Escolher o tamanho correto do dispositivo, evitar a hiperinsuflação do manguito, fazer a lubrificação adequada e movimento suave da mandíbula durante o posicionamento podem reduzir a probabilidade dessas lesões.

Combitubo esofágico-traqueal

O combitubo esofágico-traqueal consiste em dois tubos fundidos, cada um com um conector de 15 mm em sua extremidade proximal (Figura 19-15). O tubo azul mais longo possui uma ponta distal ocluída que força o gás a sair por meio de uma série de perfurações laterais. O tubo transparente mais curto tem uma ponta aberta e não tem perfurações laterais. O combitubo é frequentemente inserido às cegas através da boca e avançado até que os dois anéis pretos na haste fiquem entre os dentes superiores e inferiores. O combitubo possui dois balonetes infláveis, um balonete proximal de 100 mL e um balonete distal de 15 mL, os quais devem ser completamente inflados após o posicionamento. O lúmen distal do combitubo costuma se posicionar no esôfago em aproximadamente 95% das vezes para que a ventilação através do tubo azul longo force o gás para fora das perfurações laterais e para a laringe. O tubo transparente curto pode ser usado para descompressão gástrica. De forma alternativa, se o combitubo entrar na traqueia, a ventilação através do tubo transparente vai direcionar o gás para a traqueia.

Tubo laríngeo King

O tubo laríngeo King consiste em um tubo com um pequeno balão esofágico e um balão maior para posicionamento na hipofaringe (Figura 19-16). Ambos os balões inflam por meio de um único tubo de inflar. Os pulmões são inflados com o gás que sai entre os dois balões. Uma porta distal de sucção para o balão esofágico está presente, permitindo descompressão do estômago. Se a ventilação for difícil depois que o tubo King for inserido e os balonetes forem inflados, o tubo está provavelmente inserido muito profundamente. Tracione lentamente o dispositivo até que a complacência melhore.

INTUBAÇÃO ENDOTRAQUEAL

A intubação endotraqueal é empregada tanto para a condução de anestesia geral quanto para facilitar o manejo ventilatório do doente crítico.

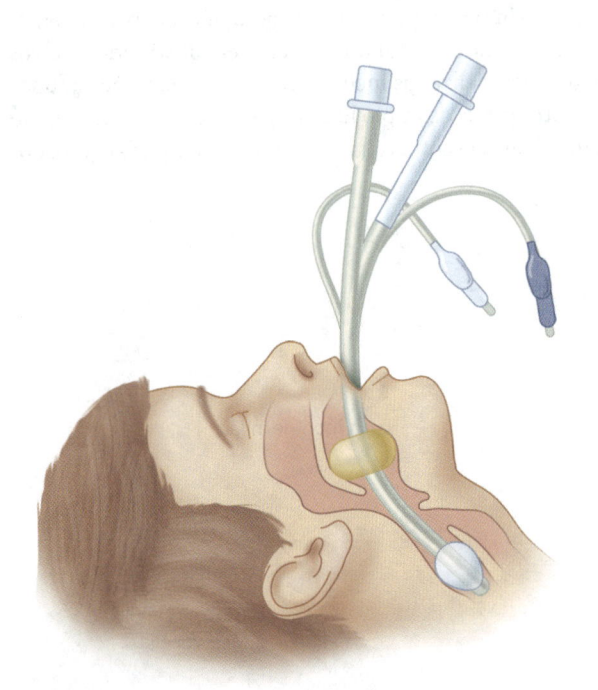

FIGURA 19-15 Combitubo.

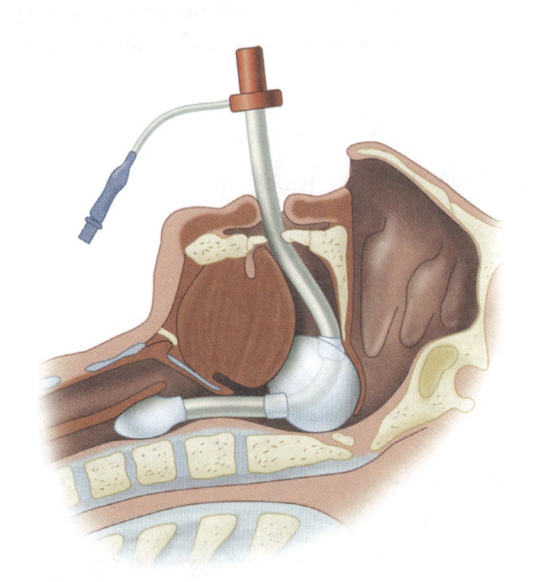

FIGURA 19-16 Tubo laríngeo King.

Tubos endotraqueais

Há padrões que regem a fabricação de TETs (nos Estados Unidos, American National Standard for Anesthetic Equipment; ANSI Z-79). Os TETs são mais comumente feitos de cloreto de polivinila. A forma e a rigidez dos TETs podem ser alteradas inserindo um estilete. A ponta do tubo voltada para o paciente é chanfrada para facilitar a visualização e a inserção através das pregas vocais. Os tubos de Murphy têm um orifício (o olho de Murphy) para diminuir o risco de oclusão caso a abertura distal do tubo encoste na carina ou na traqueia (Figura 19-17).

A resistência ao fluxo de ar depende primariamente do diâmetro do tubo, mas também de seu comprimento e de sua curvatura. O tamanho do TET é geralmente designado em milímetros de diâmetro interno ou, menos comumente, na escala French (diâmetro externo em milímetros multiplicado por 3). A escolha do diâmetro do tubo é sempre um compromisso entre maximizar o fluxo com um tamanho maior e minimizar o trauma de via aérea com um tamanho menor (Tabela 19-5).

A maioria dos TETs adultos contam com um sistema para inflar o balonete consistindo em uma válvula, balão piloto, tubo para inflar e balonete (ver Figura 19-17). A válvula previne a perda de ar após o balonete ser inflado. O tubo para inflar conecta a válvula com o balonete e é incorporado na parede do tubo. Por criarem uma vedação da traqueia, os balonetes dos TETs permitem ventilação com pressão positiva e reduzem a chance de aspiração. Tubos sem balonete são frequentemente usados em lactentes e crianças pequenas; entretanto, nos últimos anos, os tubos pediátricos com balonete têm sido cada vez mais favorecidos.

Existem dois tipos principais de balonetes: de alta pressão (baixo volume) e baixa pressão (alto volume). Balonetes de alta pressão estão associados com mais dano isquêmico à mucosa traqueal e são menos adequados para intubações de longa duração. Balonetes de baixa pressão podem aumentar a probabilidade de dor de garganta (maior área de contato com a mucosa), aspiração, extubação espontânea e dificuldade de inserção (por causa do balonete frouxo). No entanto, devido à sua menor incidência de dano à mucosa, os balonetes de baixa pressão são utilizados mais frequentemente.

A pressão do balonete depende de diversos fatores: volume insuflado, diâmetro do balonete em relação à traqueia, complacência traqueal e do balonete e pressão intratorácica (a pressão do balonete aumenta com a tosse). A pressão do balonete pode aumentar durante a anestesia geral pela difusão de óxido nitroso da mucosa traqueal para o balonete do TET.

Os TETs foram modificados para uma variedade de aplicações especializadas. TETs flexíveis e reforçados com fio enrolado em espiral (tubos aramados) resistem a torções e podem ser valiosos em alguns procedimentos cirúrgicos de cabeça e pescoço ou no paciente em decúbito ventral. No entanto, se um tubo aramado ficar dobrado devido à pressão extrema (p. ex., um paciente acordado mordendo-o), o lúmen com frequência permanecerá permanentemente ocluído e o tubo precisará ser substituído. Outros tubos especializados incluem tubos microlaríngeos; tubos endotraqueais de duplo lúmen (para facilitar o isolamento pulmonar e a ventilação monopulmonar); TETs equipados

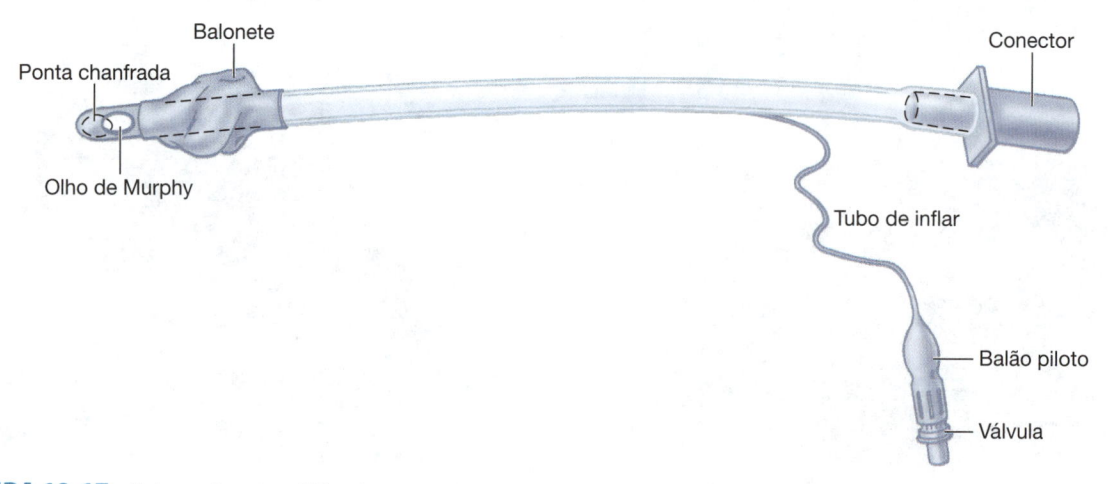

TABELA 19-5 Diretrizes de tamanho de tubo endotraqueal oral

Idade	Diâmetro interno (mm)	Comprimento (cm)
Bebê a termo	3,5	12
Criança	4 + idade/4	12 + idade/2
Adulto		
Mulher	7,0-7,5	24
Homem	7,5-9,0	24

FIGURA 19-17 Tubo endotraqueal Murphy.

com bloqueadores brônquicos (para facilitar o isolamento pulmonar e a ventilação monopulmonar); TETs com câmera integrada para facilitar a colocação adequada de um tubo endotraqueal de duplo lúmen ou um bloqueador endobrônquico (Ambu VivaSight-DL ou Ambu VivaSight-SL, respectivamente); tubos de metal projetados para cirurgia das vias aéreas a *laser* para reduzir os riscos de fogo; TETs projetados para monitorar a função do nervo laríngeo recorrente durante a cirurgia da tireoide (tubo monitor de integridade do nervo [NIM, do inglês *nerve integrity monitor*]); e tubos curvos pré-deformados para intubação nasal e oral em cirurgia de cabeça e pescoço.

LARINGOSCÓPIOS

Um laringoscópio é um instrumento utilizado para examinar a laringe e facilitar a intubação da traqueia. O cabo geralmente contém pilhas para acender uma lâmpada na ponta da lâmina (Figura 19-18) ou, de forma alternativa, uma lâmpada para iluminar o feixe de fibra óptica que termina na ponta da lâmina. Laringoscópios com feixes de luz de fibra óptica em suas lâminas podem ser compatíveis com ressonância magnética. As lâminas Macintosh e Miller são os *designs* curvos e retos mais populares, respectivamente, na América do Norte. A escolha da lâmina depende da preferência pessoal e da anatomia do paciente. Como nenhuma lâmina é perfeita para todas as situações, o médico deve se tornar proficiente em diversos *designs* de lâmina (Figura 19-19).

LARINGOSCÓPIOS DE VÍDEO

Nos últimos anos, dispositivos de laringoscópio de vídeo revolucionaram o manejo da via aérea. A laringoscopia direta por laringoscópio com uma lâmina de Macintosh ou Miller requer alinhamento apropriado das estruturas orais, faríngeas e laríngeas para visualizar a glote. Diversas manobras, como a posição de "cheirar" e o movimento externo da laringe com pressão cricoide durante a laringoscopia, são utilizadas para melhorar a visualização. Os laringoscópios com base em vídeo ou óptica têm um *chip* de vídeo (sistema DCI, GlideScope, McGrath, Airway) ou uma lente/espelho (Airtraq) na ponta da lâmina de intubação para transmitir uma visão da glote ao operador. Esses dispositivos diferem na angulação da lâmina, na presença de um canal para guiar o tubo até a glote e na natureza de uso único ou multiúso do dispositivo.

Na nossa opinião, a laringoscopia indireta ou por vídeo oferece uma vantagem mínima para um laringoscopista experiente que intubará um paciente com via aérea normal. No entanto, o uso nesses pacientes é valioso no treinamento de alunos porque o instrutor pode ver a mesma imagem do aluno na tela do vídeo. Além disso, o uso em pacientes com manejo de vias aéreas sem complicações melhora a familiaridade com o dispositivo para os momentos em que a laringoscopia direta não é possível. Finalmente, nem todo paciente que necessita de intubação traqueal de emergência encontrará um laringoscopista experiente!

Os laringoscópios indiretos geralmente melhoram a visualização das estruturas laríngeas nas vias aéreas difíceis; no entanto, a visualização nem sempre leva a uma intubação bem-sucedida. Um estilete no TET é recomendado quando a videolaringoscopia for ser realizada. Alguns dispositivos vêm com estiletes projetados para facilitar a intubação com esse dispositivo específico. Dobrar o estilete e o TET de maneira semelhante à dobra na curva da lâmina costuma facilitar a passagem do TET para a traqueia. Mesmo quando a abertura glótica é vista claramente, pode ser difícil direcionar o TET para a traqueia.

A laringoscopia indireta pode resultar em menor deslocamento da coluna cervical do que a laringoscopia direta; no entanto, todas as precauções associadas à manipulação das vias aéreas em um paciente com possível fratura da coluna cervical devem ser mantidas.

As variedades de laringoscópios indiretos incluem:

- Diversas lâminas Macintosh e Miller em tamanhos adultos e pediátricos têm capacidade de vídeo no sistema Storz DCI. O sistema também pode incorporar um estilete óptico de intubação (Figura 19-20). As lâminas são similares às lâminas convencionais de intubação, permitindo laringoscopia direta e laringoscopia indireta por vídeo. Assistentes e instrutores conseguem ter a visão obtida pelo operador e ajustar suas manobras de acordo para facilitar a intubação ou fornecer instruções, respectivamente.

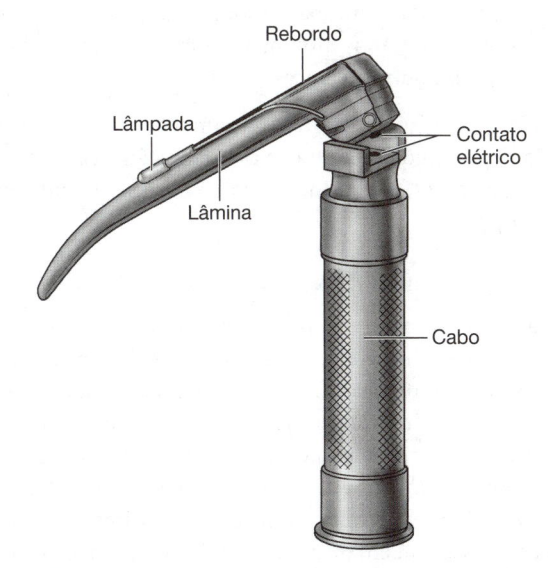

FIGURA 19-18 Um laringoscópio rígido.

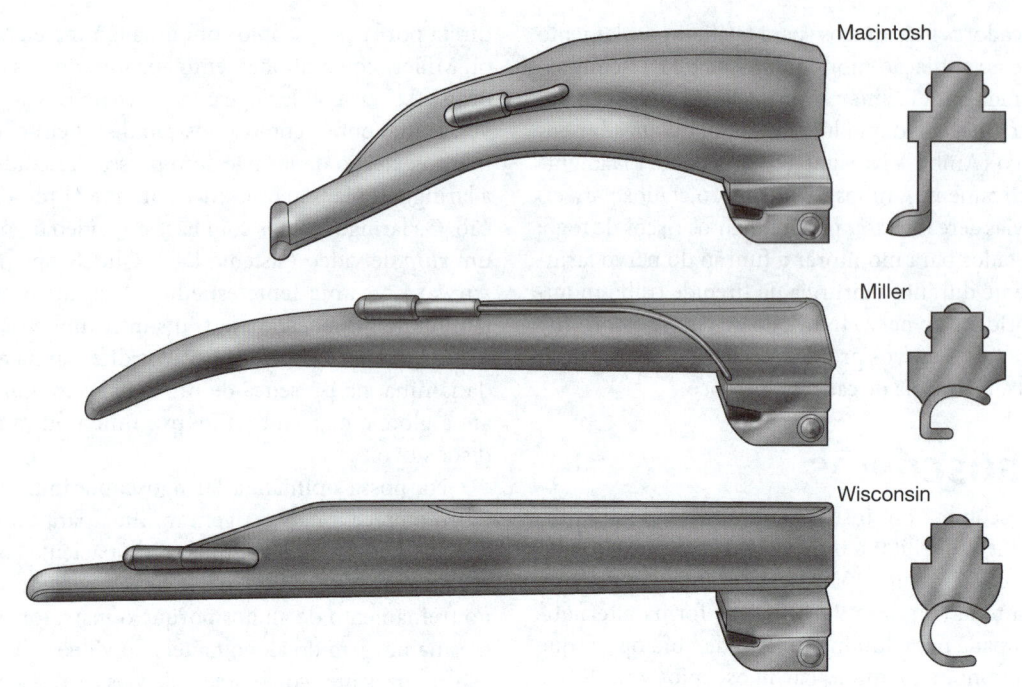

FIGURA 19-19 Uma variedade de lâminas de laringoscópio.

- O laringoscópio McGrath é um laringoscópio de vídeo portátil com um comprimento de lâmina que pode ser ajustado para acomodar a via aérea de uma criança a partir de 5 anos até a de um adulto (**Figura 19-21**). A lâmina pode ser desconectada do cabo para facilitar sua inserção em pacientes obesos mórbidos nos quais o espaço entre o tórax e a cabeça é reduzido. A lâmina é inserida na linha média, com as estruturas laríngeas visualizadas a distância para aumentar o sucesso da intubação.
- O GlideScope vem com lâminas descartáveis em tamanhos adulto e pediátrico (**Figura 19-22**). A lâmina é inserida na linha média e avançada até que as estruturas glóticas sejam identificadas. O GlideScope tem um ângulo de 60°, o que impede a laringoscopia direta e requer o uso de um estilete com um formato similar ao da lâmina.
- Airtraq é um laringoscópio óptico de uso único disponível em tamanhos pediátrico e adulto (**Figura 19-23**). O dispositivo possui um canal para guiar o tubo endotraqueal para a glote. O dispositivo é inserido na linha média. O sucesso é mais provável quando a ponta do dispositivo não é posicionada muito perto da glote.
- Estiletes de intubação por vídeo têm capacidade de vídeo e fonte de luz. O estilete é introduzido e a glote é identificada. A intubação com estilete de vídeo pode resultar em menos movimento da coluna cervical do que a com outras técnicas.

Nenhum dispositivo necessariamente garantirá intubação bem-sucedida em todas as circunstâncias e em todos os pacientes, portanto, o médico deve ser fluente em várias opções.

Broncoscópios flexíveis de fibra óptica

Em algumas situações – por exemplo, pacientes com a coluna cervical instável, pouca amplitude de movimento da junção temporomandibular ou certas anomalias congênitas ou adquiridas das vias aéreas superiores –, a laringoscopia com laringoscópios diretos ou indiretos pode ser indesejável ou impossível. Um broncoscópio flexível de fibra óptica (BFO) permite a visualização indireta da laringe nesses casos ou em outras situações em que seja planejada intubação com o paciente acordado (**Figura 19-24**).

FIGURA 19-20 Estilete óptico de intubação.

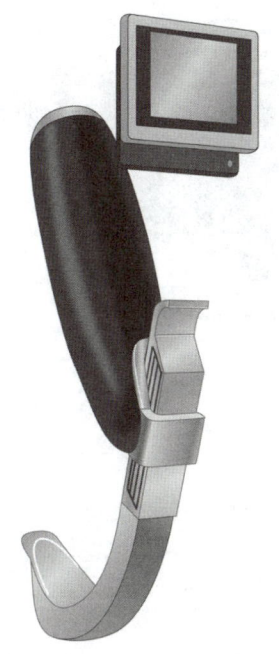

FIGURA 19-21 Laringoscópio McGrath.

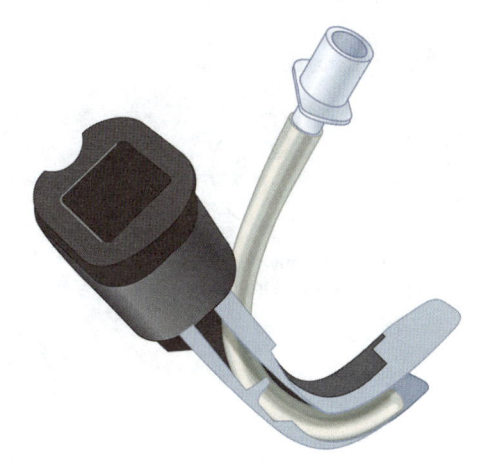

FIGURA 19-23 Laringoscópio óptico Airtraq.

Os broncoscópios são construídos com fibras de vidro revestidas que transmitem luz e imagens por reflexão interna (i.e., um feixe de luz fica preso dentro de uma fibra e sai inalterado na extremidade oposta). O tubo de inserção contém dois feixes de fibras, cada um consistindo em 10.000 a 15.000 fibras. Um feixe transmite luz da fonte de luz (fonte de luz ou feixe incoerente), a qual é externa ao dispositivo ou contida no cabo (Figura 19-24B), enquanto o outro fornece imagem em alta resolução (imagem ou feixe coerente). A manipulação direcional do tubo de inserção é realizada com fios de angulação. Canais de aspiração permitem a sucção de secreções, insuflação de oxigênio ou instilação de anestésico local e podem ser difíceis de limpar. Se eles não estiverem propriamente limpos e esterilizados, podem promover infecção.

TÉCNICAS DE LARINGOSCOPIA DIRETA E INDIRETA E INTUBAÇÃO

Indicações para intubação

Inserir um tubo na traqueia tornou-se uma parte rotineira para a administração de anestesia geral. A intubação não é um procedimento isento de riscos e não é um requisito para todos os pacientes que recebem anestesia geral. Ela é indicada para proteger a via aérea em pacientes que estão sob risco de aspiração e para aqueles submetidos a procedimentos cirúrgicos envolvendo cavidades corporais ou cabeça e pescoço. Também é indicada em pacientes que serão posicionados de forma que as vias aéreas fiquem menos acessíveis (p. ex., aqueles submetidos à cirurgia em posição prona ou cuja cabeça é virada para longe do aparelho de anestesia). Ventilação sob máscara ou ventilação com ML geralmente é satisfatória para procedimentos curtos menores, como cistoscopia, exames sob anestesia, herniorrafia inguinal ou cirurgias de extremidades, e as indicações para dispositivos supraglóticos durante a anestesia continuam a se expandir.

Preparação para a laringoscopia direta

A preparação para intubação inclui a checagem do equipamento e o posicionamento apropriado do paciente. O TET deve ser examinado. O balonete do tubo pode ser testado inflando-se o balonete com uma seringa.

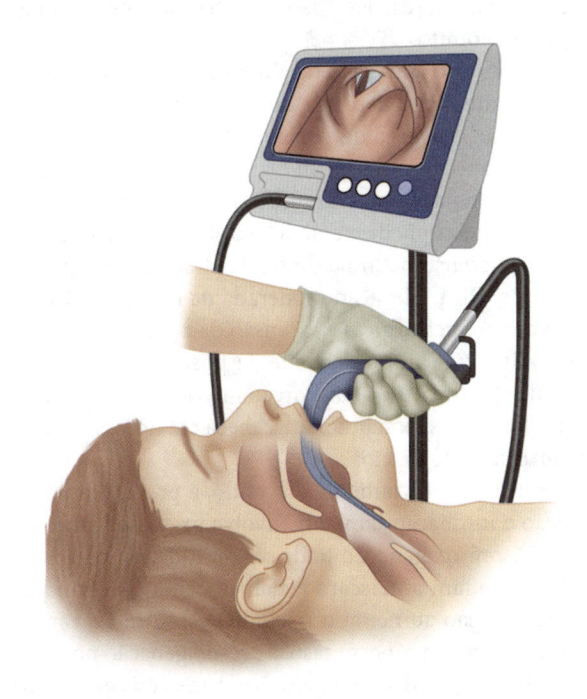

FIGURA 19-22 GlideScope.

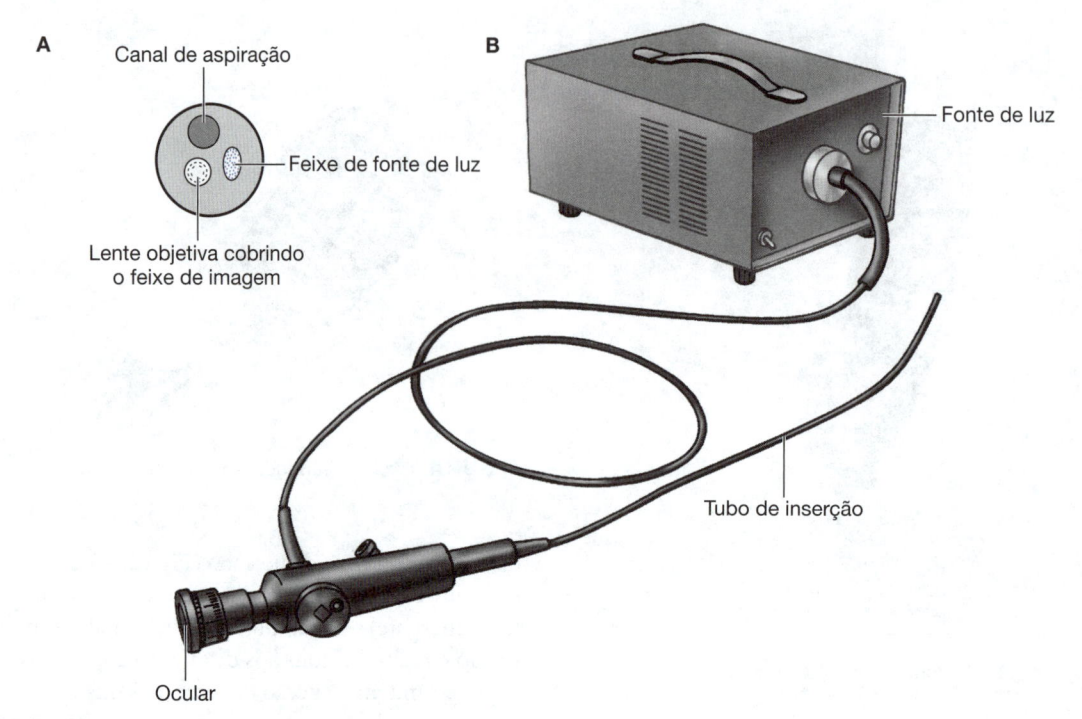

FIGURA 19-24 **A:** Corte transversal de um broncoscópio de fibra óptica. **B:** Um broncoscópio flexível de fibra óptica com uma fonte de luz fixa.

A manutenção da pressão do balonete *após desconectar a seringa* garante a função apropriada do balonete e da válvula. Alguns anestesiologistas cortam o TET em um comprimento predefinido para diminuir o espaço morto, o risco de intubação brônquica ou o risco de oclusão por dobra no tubo (ver **Tabela 19-5**). O conector deve ser empurrado firmemente no tubo para diminuir a probabilidade de desconexão. Se um estilete for utilizado, ele deve ser inserido no TET, o qual é então dobrado para se assemelhar a um bastão de *hockey* (**Figura 19-25**). Esse formato facilita a intubação de uma laringe posicionada anteriormente. A lâmina desejada é travada no cabo do laringoscópio, e a função da lâmpada é testada. A intensidade da luz deve permanecer constante mesmo se a lâmpada for sacudida. Uma lâmpada piscante sinaliza mau contato elétrico, enquanto uma luz esmaecente indica esgotamento das baterias. Cabo, lâmina, TET (um tamanho menor do que o tamanho ideal antecipado), estilete e *bougie* de intubação extras devem estar imediatamente disponíveis. Uma sucção funcionante é obrigatória para limpar as vias aéreas em caso de secreções inesperadas, sangue ou vômito.

A exposição adequada da glote durante a laringoscopia frequentemente depende do posicionamento correto do paciente. A cabeça do paciente deve estar ao nível da cintura do anestesiologista ou mais alta para evitar tensão desnecessária na coluna durante a laringoscopia.

A laringoscopia direta desloca os tecidos moles da faringe para criar uma linha direta de visão da boca para a abertura glótica. Elevação moderada da cabeça (5-10 cm acima da mesa cirúrgica) e extensão da articulação atlanto-occipital colocam o paciente na posição "de cheirar" desejada (**Figura 19-26**). A porção inferior da coluna cervical é fletida posicionando-se a cabeça em um travesseiro ou outro suporte macio.

Conforme previamente discutido, a preparação para indução e intubação também envolve pré-oxigenação de rotina. A pré-oxigenação pode ser omitida em pacientes que não aceitam a máscara facial; entretanto, a falha na pré-oxigenação aumenta o risco de dessaturação rápida seguindo a apneia e, nesse caso, a pré-oxigenação pode ser realizada com VBM após a indução de anestesia geral, mas antes de iniciar a intubação, para minimizar esse risco.

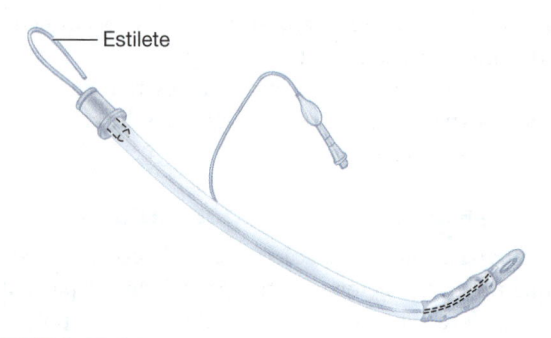

FIGURA 19-25 Estilete.

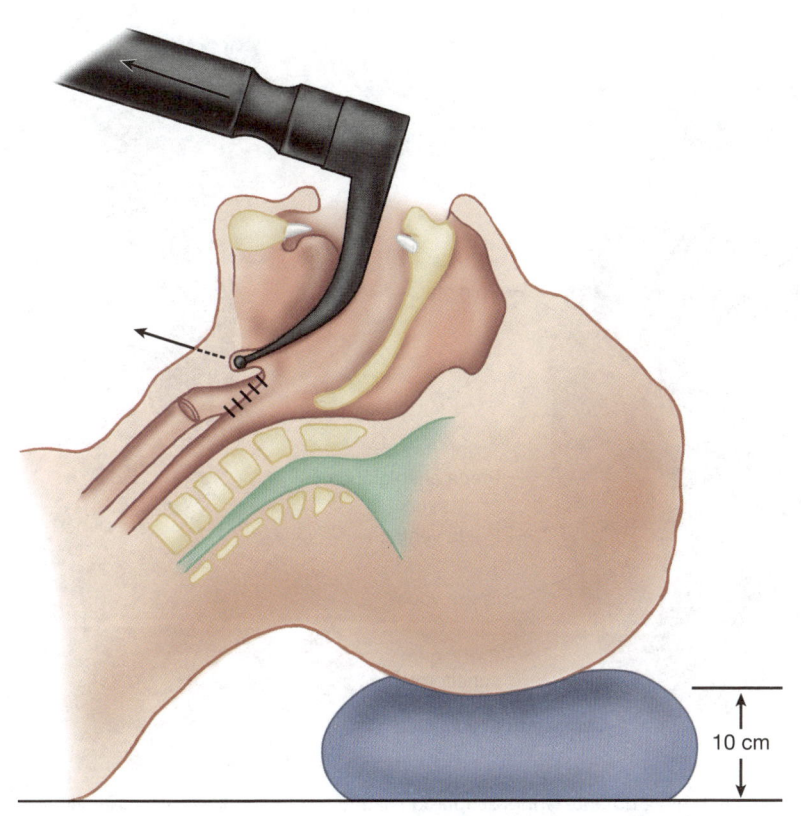

FIGURA 19-26 A posição "de cheirar" e intubação com lâmina Macintosh. (Modificada com permissão de Dorsch JÁ, Dorsch SE. *Understanding Anesthesia Equipment: Construction, Care, and Complications*. Filadélfia, PA: Lippincott Williams & Wilkins, 1991.)

Como a anestesia geral abole o reflexo protetor da córnea, deve-se tomar cuidado durante esse período para não lesionar os olhos do paciente por abrasão involuntária da córnea. Portanto, os olhos devem ser rotineiramente cobertos por fita assim que possível, o que com frequência é feito após aplicação de pomada oftálmica, antes da manipulação da via aérea.

Intubação orotraqueal

O laringoscópio é segurado com a mão esquerda. Com a boca do paciente aberta, a lâmina é introduzida pelo lado direito da orofaringe – com cuidado para evitar os dentes. A língua é deslocada para a esquerda e para cima no assoalho da faringe pela borda da lâmina. O deslocamento bem-sucedido da língua para a esquerda limpa a visão para o posicionamento do TET. A ponta da lâmina curva é geralmente inserida na valécula, e a ponta da lâmina reta cobre a epiglote. Com qualquer uma das lâminas, o cabo é levantado e afastado do paciente em um plano perpendicular à mandíbula do paciente para expor as pregas vocais (**Figura 19-27**). Deve-se evitar prender o lábio entre os dentes e a lâmina ou o contato direto dos dentes com a lâmina. O TET é segurado com a mão direita, e sua ponta é passada pelas pregas vocais abduzidas. A manobra de "pressão para trás, para cima, para a direita" (BURP, do inglês *"backward, upward, rightward pressure"*) aplicada externamente pelo anestesista que está intubando ou por um assistente move uma glote posicionada anteriormente para trás a fim de facilitar a visualização da glote. O balonete do TET deve ficar na traqueia superior, mas além da laringe. O laringoscópio é retirado, novamente com cuidado para evitar danos aos dentes. O balonete

3 é inflado com a menor quantidade de ar necessária para criar uma vedação durante a ventilação com pressão positiva para minimizar a pressão transmitida à mucosa traqueal. A hiperinsuflação pode inibir o fluxo sanguíneo capilar, lesionando a traqueia. Comprimir o balão piloto com os dedos *não* é um método confiável para determinar se a pressão do balonete é suficiente ou excessiva.

Após a intubação, o tórax e o epigástrio são imediatamente auscultados durante a ventilação manual, e o traçado capnográfico (o teste definitivo) é monitorado para garantir a localização intratraqueal (**Figura 19-28**). Se houver dúvida se o tubo está no esôfago ou na traqueia, repita a laringoscopia para confirmar o posicionamento. CO_2 expiratório final não será produzido se não houver débito cardíaco. BFO através do tubo e a visualização dos anéis traqueais e da carina também confirmarão o posicionamento correto. A seguir, o tubo é fixado com fita ou

4 amarrado para garantir sua posição. Embora a detecção persistente de CO_2 por um capnógrafo seja a

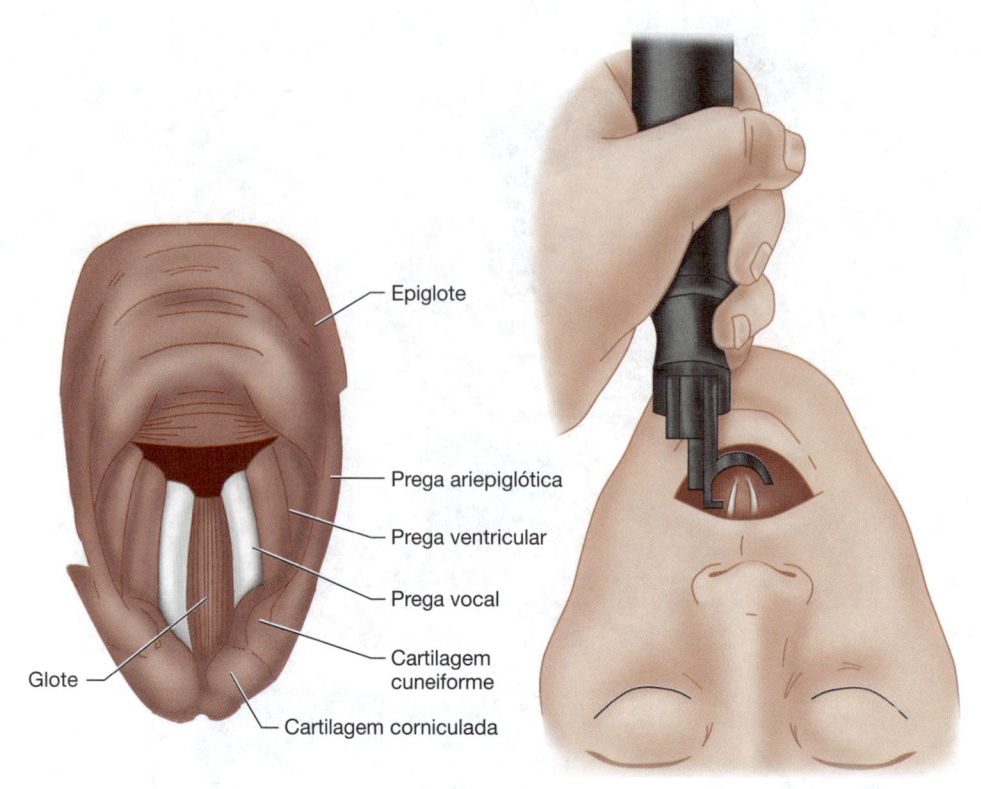

FIGURA 19-27 Visão típica da glote durante laringoscopia com lâmina curva. (Modificada com permissão de Barash PG. *Anestesia Clínica*. 4ª ed. Filadélfia, PA: Lippincott Williams & Wilkins; 2001.)

melhor confirmação da posição traqueal de um TET, ela não exclui a intubação endobrônquica. A primeira evidência de intubação endobrônquica geralmente é um aumento no pico de pressão inspiratória. A localização adequada do tubo pode ser reconfirmada palpando-se o balonete na fúrcula esternal enquanto se comprime o balão piloto com a outra mão. O balonete do TET não deve ser palpado acima do nível da cartilagem cricóidea, pois uma localização intralaríngea prolongada pode resultar em rouquidão pós-operatória e aumentar o risco de extubação acidental. A posição do tubo também pode ser documentada por radiografia de tórax ou ultrassonografia à beira do leito.

A descrição apresentada aqui pressupõe um paciente inconsciente. A intubação oral geralmente é mal tolerada por pacientes acordados e saudáveis. A intubação acordada é facilitada por sedação intravenosa, aplicação de *spray* de anestésico local na orofaringe, bloqueio nervoso regional e tranquilização constante.

Uma intubação malsucedida não deve ser seguida por tentativas repetidas idênticas. Alterações devem ser feitas para aumentar a probabilidade de sucesso, como reposicionar o paciente, diminuir o tamanho do tubo, adicionar um guia, selecionar uma lâmina diferente, usar um laringoscópio indireto, tentar uma via nasal e solicitar a ajuda de outro anestesista. Se o paciente também tiver dificuldade para ventilar com máscara, formas alternativas de manejo das vias aéreas (p. ex., dispositivos supraglóticos de segunda geração, ventilação a jato via cateter traqueal percutâneo, cricotireoidostomia, traqueostomia) devem ser imediatamente buscadas. As diretrizes desenvolvidas pela American Society of Anesthesiologists para o manejo de via aérea difícil incluem um algoritmo com plano de tratamento para essa situação (**Figura 19-29**).

A Difficult Airway Society (DAS) também fornece uma abordagem útil para o manejo da via aérea difícil imprevista (**Figura 19-30A** e **Figura 19-30B**). Várias organizações especializadas emitem diretrizes para o manejo da via aérea difícil, e a maioria produz algoritmos que desencorajam a repetição de uma mesma técnica malsucedida para proteger a via aérea. Em vez disso, essas diretrizes sugerem a tentativa contínua de novas abordagens e o acesso às vias aéreas pela frente do pescoço, uma vez que seja reconhecido que um evento "não intubo, não ventilo" está em andamento.

O uso combinado de um videolaringoscópio e um *bougie* de intubação geralmente pode facilitar a intubação quando o TET não puder ser direcionado para a glote, apesar de uma boa visualização da abertura laríngea (**Figura 19-31**). A progressão por meio dos planos da DAS de A a D evita que o anestesista repita desnecessariamente as mesmas abordagens malsucedidas para

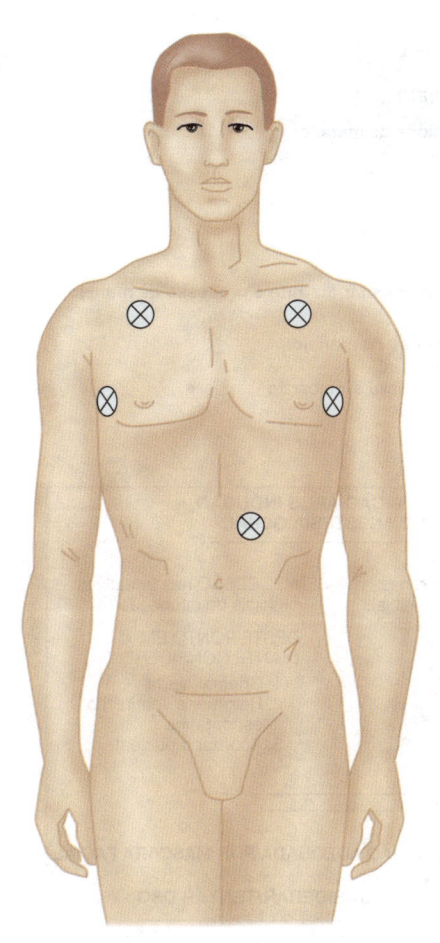

FIGURA 19-28 Locais para ausculta dos sons respiratórios nos ápices e sobre o estômago.

o manejo das vias aéreas e maximiza a possibilidade de preservar a oxigenação do paciente à medida que as vias aéreas são protegidas.

Intubação nasotraqueal

A intubação nasal é semelhante à intubação oral, exceto que o TET é avançado pelo nariz e pela nasofaringe até a orofaringe antes da laringoscopia. A narina pela qual o paciente respira com mais facilidade é selecionada com antecedência e preparada. As gotas nasais de fenilefrina (0,5% ou 0,25%) ou tolazolina contraem os vasos sanguíneos e diminuem as membranas mucosas. Se o paciente estiver acordado, pomada de anestésico local (para a narina, administrada por um dispositivo nasofaríngeo revestido com pomada), *spray* (para a orofaringe) e bloqueios de nervo também podem ser utilizados.

Um TET lubrificado com gel hidrossolúvel é introduzido ao longo do assoalho do nariz, abaixo do corneto inferior, *em ângulo perpendicular à face*. O bisel do tubo deve ser direcionado lateralmente para longe dos cornetos. A extremidade proximal do TET deve ser puxada para cima a fim de garantir que o tubo passe ao longo do assoalho da cavidade nasal. O tubo é avançado gradualmente até que sua ponta possa ser visualizada na orofaringe. A laringoscopia, conforme discutido, revela as pregas vocais abduzidas. Com frequência, a extremidade distal do TET pode ser empurrada para dentro da traqueia sem dificuldade. Se houver dificuldade, a ponta do tubo pode ser direcionada por meio das pregas vocais com uma pinça Magill, tomando-se cuidado para não danificar o balonete. A passagem nasal de TETs, cânulas ou cateteres nasogástricos apresenta maior risco em pacientes com trauma grave facial devido ao risco de colocação intracraniana (**Figura 19-32**).

Embora seja menos utilizada hoje, a intubação nasal às cegas de pacientes sob ventilação espontânea pode ser empregada. Nessa técnica, depois que a anestesia tópica é aplicada à narina e à faringe, um tubo é passado pela nasofaringe. Usando os sons da respiração como guia, o anestesista direciona o tubo em direção à glote. Quando os sons respiratórios são máximos, o anestesista avança o tubo durante a inspiração em um esforço para passar às cegas o tubo para a traqueia.

Intubação com fibra óptica flexível

A intubação com fibra óptica (IFO) é realizada rotineiramente em pacientes acordados ou sedados com vias aéreas problemáticas. IFO é ideal para:

- Uma pequena abertura oral.
- Minimização do movimento da coluna cervical no trauma ou na artrite reumatoide.
- Obstrução de via aérea superior, como angioedema ou massa tumoral.
- Deformidades faciais, trauma facial.

A IFO pode ser realizada com o paciente acordado ou dormindo, pelas vias oral ou nasal, nos seguintes cenários:

- **IFO acordado** – Incapacidade prevista de ventilar com máscara, obstrução de via aérea.
- **IFO dormindo** – Falha na intubação, desejo de movimento mínimo da coluna cervical em pacientes que se recusam à intubação acordados, intubação difícil antecipada quando a ventilação sob máscara parece fácil.
- **IFO oral** – Lesões faciais, de crânio.
- **IFO nasal** – Pouca abertura da boca.

Quando a IFO é considerada, é necessário um planejamento cuidadoso, caso contrário, aumentará o tempo de anestesia antes da cirurgia. Os pacientes devem ser informados da necessidade de intubação acordados como parte do processo de consentimento informado.

A via aérea é anestesiada com um *spray* de anestésico local, e a sedação do paciente é administrada conforme

American Society of Anesthesiologists®

ALGORITMO DE VIA AÉREA DIFÍCIL

1. Avalie a probabilidade e o impacto clínico dos problemas básicos de manejo:
    - Dificuldade com a cooperação ou consentimento do paciente
    - Dificuldade de ventilação sob máscara
    - Dificuldade de colocação de dispositivo supraglótico
    - Dificuldade de laringoscopia
    - Dificuldade de intubação
    - Dificuldade de acesso cirúrgico das vias aéreas
2. Busque ativamente oportunidades de administrar oxigênio suplementar durante o processo de manejo da via aérea difícil.
3. Considere os méritos relativos e a viabilidade de escolhas básicas de manejo:
    - Intubação acordada *vs.* intubação após indução de anestesia geral
    - Técnica não invasiva *vs.* técnicas invasivas para a abordagem inicial à intubação
    - Laringoscopia videoassistida como abordagem inicial à intubação
    - Preservação *vs.* ablação da ventilação espontânea
4. Desenvolva estratégias primárias e alternativas:

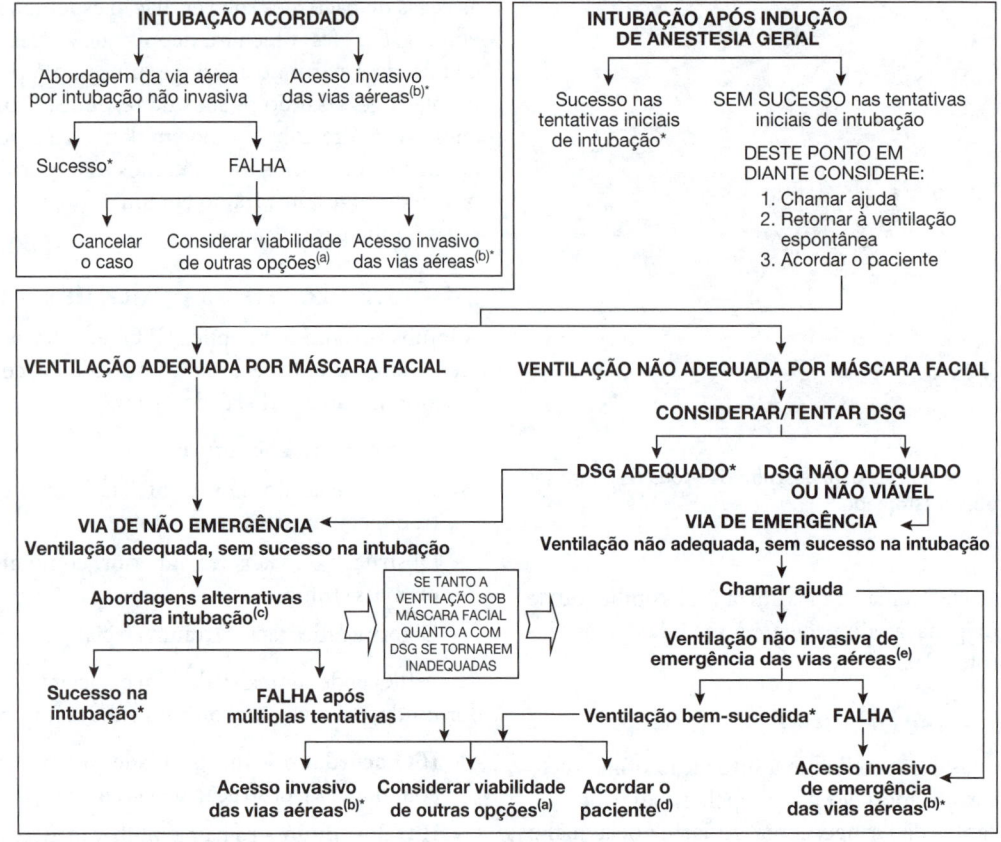

INTUBAÇÃO ACORDADO
- Abordagem da via aérea por intubação não invasiva
  - Sucesso*
  - FALHA
    - Cancelar o caso
    - Considerar viabilidade de outras opções(a)
    - Acesso invasivo das vias aéreas(b)*
- Acesso invasivo das vias aéreas(b)*

INTUBAÇÃO APÓS INDUÇÃO DE ANESTESIA GERAL
- Sucesso nas tentativas iniciais de intubação*
- SEM SUCESSO nas tentativas iniciais de intubação
  - DESTE PONTO EM DIANTE CONSIDERE:
    1. Chamar ajuda
    2. Retornar à ventilação espontânea
    3. Acordar o paciente

VENTILAÇÃO ADEQUADA POR MÁSCARA FACIAL

VENTILAÇÃO NÃO ADEQUADA POR MÁSCARA FACIAL
- CONSIDERAR/TENTAR DSG
  - DSG ADEQUADO*
  - DSG NÃO ADEQUADO OU NÃO VIÁVEL

VIA DE NÃO EMERGÊNCIA
Ventilação adequada, sem sucesso na intubação
- Abordagens alternativas para intubação(c)
  - Sucesso na intubação*
  - FALHA após múltiplas tentativas
    - Acesso invasivo das vias aéreas(b)*
    - Considerar viabilidade de outras opções(a)
    - Acordar o paciente(d)

SE TANTO A VENTILAÇÃO SOB MÁSCARA FACIAL QUANTO A COM DSG SE TORNAREM INADEQUADAS

VIA DE EMERGÊNCIA
Ventilação não adequada, sem sucesso na intubação
- Chamar ajuda
- Ventilação não invasiva de emergência das vias aéreas(e)
  - Ventilação bem-sucedida*
  - FALHA
    - Acesso invasivo de emergência das vias aéreas(b)*

*Confirmar ventilação, intubação traqueal ou posicionamento do DSG com CO_2 exalado.

FIGURA 19-29 Algoritmo de via aérea difícil. Notas: (a) Outras opções incluem (mas não estão limitadas a): cirurgia utilizando máscara facial ou dispositivo supraglótico (DSG) (p. ex., máscara laríngea [ML], ML de intubação [MLI], tubo laríngeo), anestesia local infiltrativa, ou bloqueio regional. A busca por essas opções geralmente implica que a ventilação sob máscara não será problemática. Portanto, essas opções podem ter valor limitado se essa etapa do algoritmo tiver sido alcançada por meio do caminho de emergência. (b) O acesso invasivo às vias aéreas inclui via aérea cirúrgica ou percutânea, ventilação a jato e intubação retrógrada. (c) Abordagens alternativas da intubação difícil incluem (mas não estão limitadas a): videolaringoscopia, lâminas de laringoscópio alternativas, DSG (p. ex., ML, MLI) como um conduto de intubação (com ou sem orientação por fibra óptica), intubação por fibra óptica, estilete de intubação ou trocador de tubos, bastão de luz e intubação oral ou nasal às cegas. (d) Considere a reparação do paciente para intubação acordado ou o cancelamento da cirurgia. (e) A ventilação não invasiva de emergência consiste em um DSG. (Reproduzida com permissão da Força-Tarefa da American Society of Anesthesiologists sobre o Manejo da Via Aérea Difícil. *Practice guidelines for management of the difficult airway: An updated report by the American Society of Anesthesiologists Task Force on the Management of the Difficult Airway. Anesthesiology.* 2003 Maio;98(5):1269-1277.)

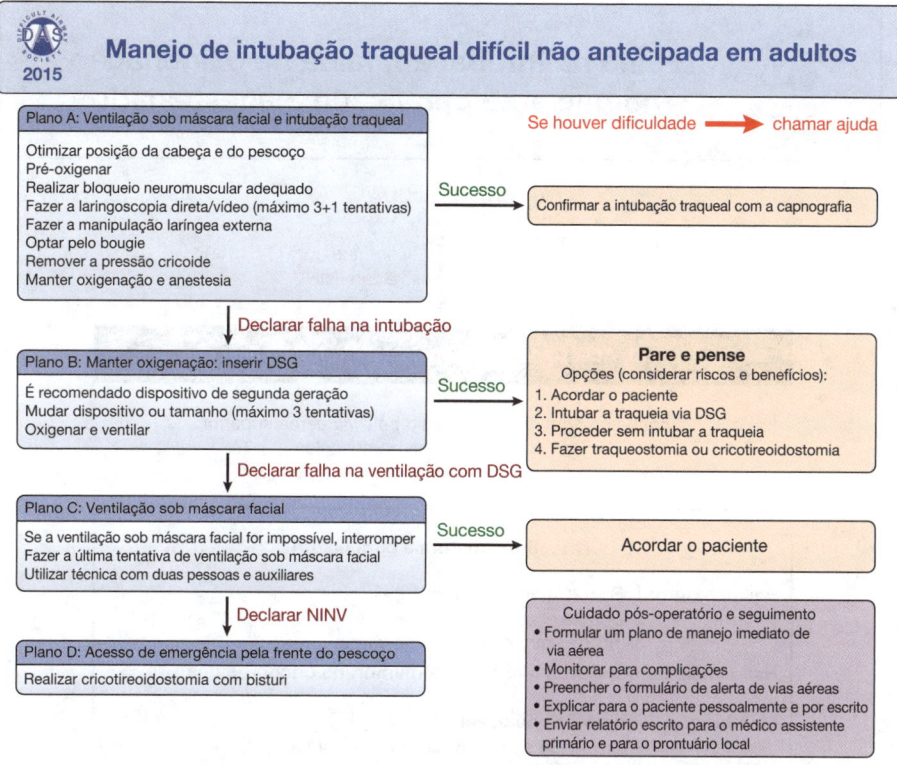

CAPÍTULO 19 Manejo de vias aéreas

Manejo de intubação traqueal difícil não antecipada em adultos (DAS 2015)

Plano A: Ventilação sob máscara facial e intubação traqueal
- Otimizar posição da cabeça e do pescoço
- Pré-oxigenar
- Realizar bloqueio neuromuscular adequado
- Fazer a laringoscopia direta/vídeo (máximo 3+1 tentativas)
- Fazer a manipulação laríngea externa
- Optar pelo bougie
- Remover a pressão cricoide
- Manter oxigenação e anestesia

Se houver dificuldade → chamar ajuda

Sucesso → Confirmar a intubação traqueal com a capnografia

↓ Declarar falha na intubação

Plano B: Manter oxigenação: inserir DSG
- É recomendado dispositivo de segunda geração
- Mudar dispositivo ou tamanho (máximo 3 tentativas)
- Oxigenar e ventilar

Sucesso → **Pare e pense**
Opções (considerar riscos e benefícios):
1. Acordar o paciente
2. Intubar a traqueia via DSG
3. Proceder sem intubar a traqueia
4. Fazer traqueostomia ou cricotireoidostomia

↓ Declarar falha na ventilação com DSG

Plano C: Ventilação sob máscara facial
- Se a ventilação sob máscara facial for impossível, interromper
- Fazer a última tentativa de ventilação sob máscara facial
- Utilizar técnica com duas pessoas e auxiliares

Sucesso → Acordar o paciente

↓ Declarar NINV

Plano D: Acesso de emergência pela frente do pescoço
- Realizar cricotireoidostomia com bisturi

Cuidado pós-operatório e seguimento
- Formular um plano de manejo imediato de via aérea
- Monitorar para complicações
- Preencher o formulário de alerta de vias aéreas
- Explicar para o paciente pessoalmente e por escrito
- Enviar relatório escrito para o médico assistente primário e para o prontuário local

Este fluxograma faz parte das Diretrizes da DAS para intubação difícil não antecipada em adultos de 2015 e deve ser usado em conjunto com o texto.

FIGURA 19-30A Diretrizes de intubação difícil da Difficult Airway Society: visão geral. NINV, não intubo, não ventilo; DSG, dispositivo supraglótico de vias aéreas. (Reproduzida com permissão de Frerk C, Mitchell V, McNarry A, et al. *Difficult Airway Society 2015 guidelines for management of unanticipated difficult intubation in adults*. Br J Anaesth. 2015 dez;115(6):827-848.)

Diretrizes para intubação difícil da DAS – visão geral (2015)

Plano A: Ventilação sob máscara facial e intubação traqueal → Laringoscopia → Sucesso → Intubação traqueal

↓ Falha na intubação

Plano B: Manter oxigenação: inserção de DSG → Dispositivo supraglótico → Sucesso → **PARE E PENSE**
Opções (considerar riscos e benefícios):
1. Acordar o paciente
2. Intubar a traqueia via DSG
3. Proceder sem intubar a traqueia
4. Realizar traqueostomia ou cricotireoidostomia

↓ Falha na ventilação por DSG

Plano C: Ventilação sob máscara facial → Tentativa final de ventilação sob máscara facial → Sucesso → Acordar o paciente

↓ NINV

Plano D: Acesso de emergência pela frente do pescoço → Cricotireoidostomia

Este fluxograma faz parte das Diretrizes da DAS para intubação difícil não antecipada em adultos de 2015 e deve ser usado em conjunto com o texto.

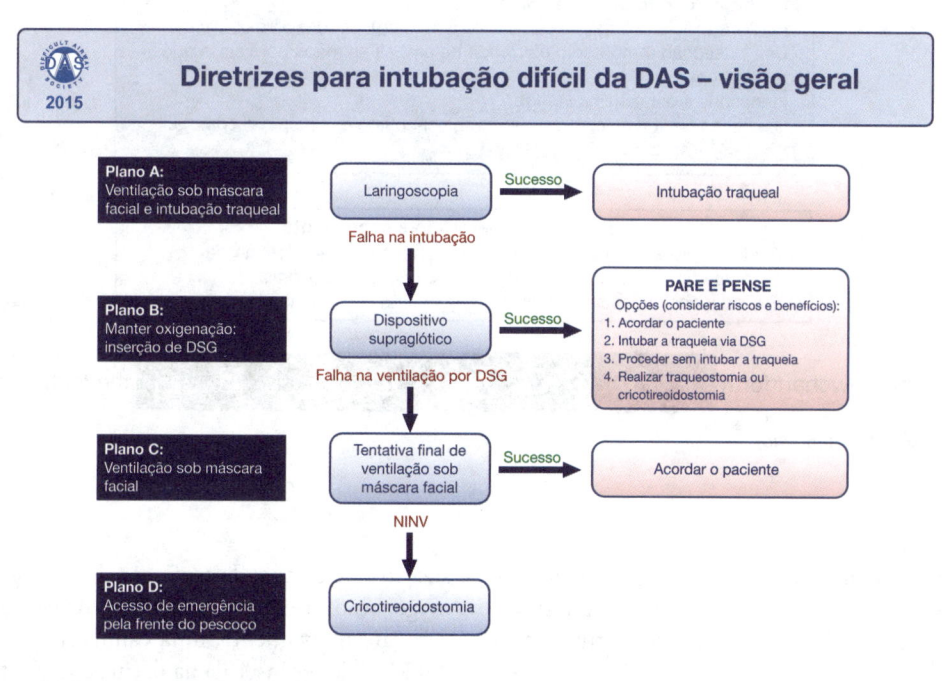

FIGURA 19-30B Visão geral das diretrizes de intubação difícil da Difficult Airway Society (DAS). NINV, não intubo, não ventilo; DSG, dispositivo supraglótico de vias aéreas. (Reproduzida com permissão de Frerk C, Mitchell V, McNarry A, et al. *Difficult Airway Society 2015 guidelines for management of unanticipated difficult intubation in adults*. Br J Anaesth. 2015 dez;115(6):827-848.)

(Continua)

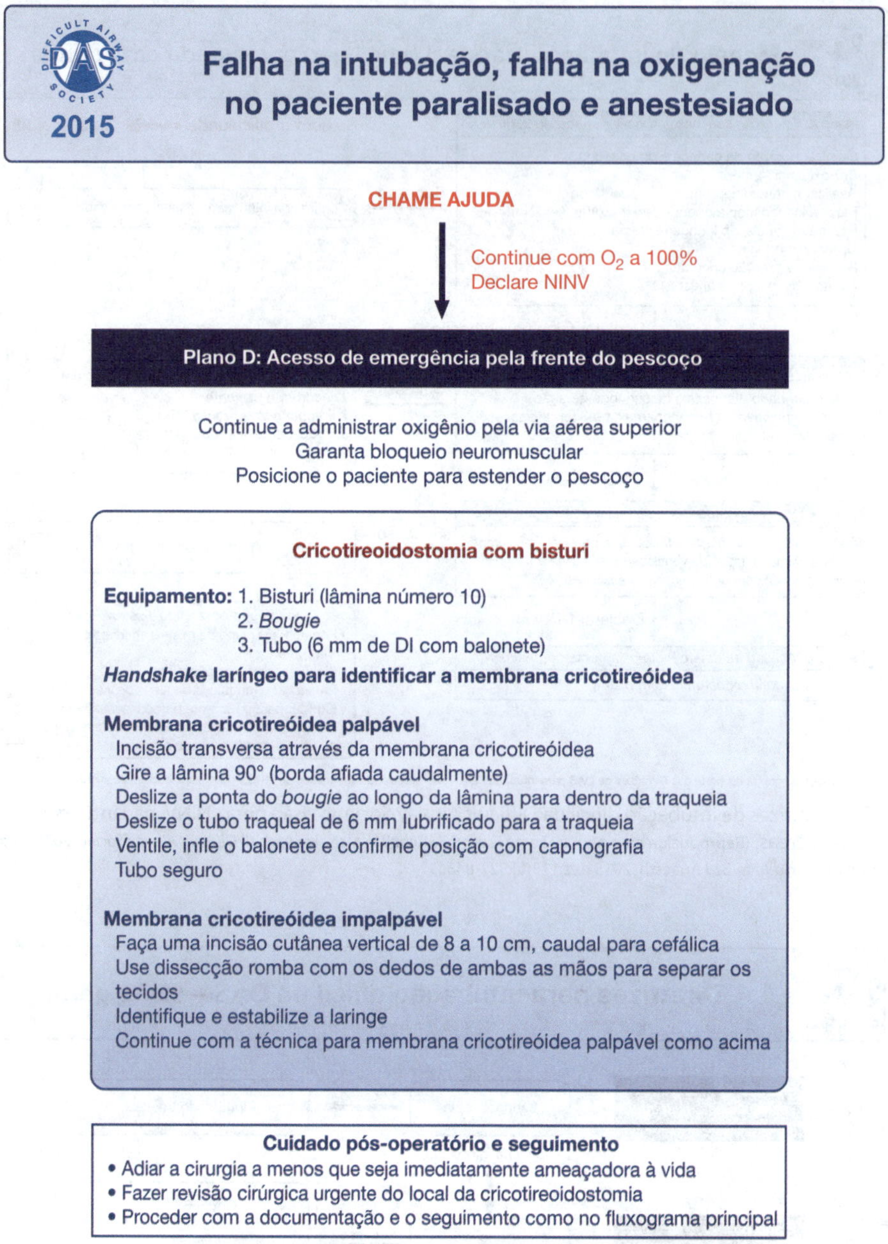

Falha na intubação, falha na oxigenação no paciente paralisado e anestesiado

DAS 2015

CHAME AJUDA

Continue com O₂ a 100%
Declare NINV

Plano D: Acesso de emergência pela frente do pescoço

Continue a administrar oxigênio pela via aérea superior
Garanta bloqueio neuromuscular
Posicione o paciente para estender o pescoço

Cricotireoidostomia com bisturi

Equipamento:
1. Bisturi (lâmina número 10)
2. *Bougie*
3. Tubo (6 mm de DI com balonete)

Handshake laríngeo para identificar a membrana cricotireóidea

Membrana cricotireóidea palpável
- Incisão transversa através da membrana cricotireóidea
- Gire a lâmina 90° (borda afiada caudalmente)
- Deslize a ponta do *bougie* ao longo da lâmina para dentro da traqueia
- Deslize o tubo traqueal de 6 mm lubrificado para a traqueia
- Ventile, infle o balonete e confirme posição com capnografia
- Tubo seguro

Membrana cricotireóidea impalpável
- Faça uma incisão cutânea vertical de 8 a 10 cm, caudal para cefálica
- Use dissecção romba com os dedos de ambas as mãos para separar os tecidos
- Identifique e estabilize a laringe
- Continue com a técnica para membrana cricotireóidea palpável como acima

Cuidado pós-operatório e seguimento
- Adiar a cirurgia a menos que seja imediatamente ameaçadora à vida
- Fazer revisão cirúrgica urgente do local da cricotireoidostomia
- Proceder com a documentação e o seguimento como no fluxograma principal

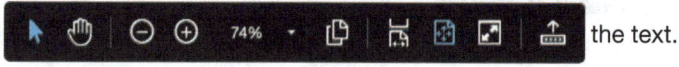

FIGURA 19-30B *(Continuação)*

---

tolerado. A dexmedetomidina tem a vantagem de preservar a respiração enquanto fornece sedação. A anestesia da via aérea é analisada na Discussão de caso ao final deste capítulo.

Se é planejada IFO nasal, ambas as narinas são preparadas com *spray* vasoconstritor. Identifica-se a narina por meio da qual o paciente respira com mais facilidade. O oxigênio pode ser insuflado por meio da porta de sucção e pelo canal de aspiração do BFO para melhorar a oxigenação e remover as secreções da ponta.

Alternativamente, uma cânula nasal grande (p. ex., 36FR) pode ser inserida na narina contralateral. O circuito respiratório pode ser conectado diretamente ao final desta cânula nasal para administrar oxigênio a 100% durante a laringoscopia. Se o paciente estiver inconsciente e não respirar espontaneamente, a boca pode ser fechada

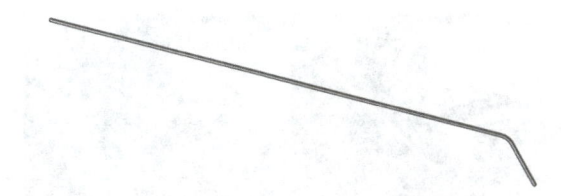

FIGURA 19-31 Bougie.

e a ventilação pode ser tentada pela cânula nasal única. Quando essa técnica é utilizada, a adequação da ventilação e da oxigenação deve ser confirmada por capnografia e oximetria de pulso. A haste lubrificada do BFO é introduzida no lúmen do TET. É importante manter o eixo do broncoscópio relativamente reto (**Figura 19-33**), de modo que, se a cabeça do broncoscópio for girada em uma direção, a extremidade distal se moverá em grau semelhante e na mesma direção. Conforme a ponta do BFO passa através da ponta distal do TET, a epiglote ou glote devem ser visíveis. A ponta do broncoscópio é manipulada conforme necessário para passar pelas pregas vocais abduzidas.

Ter um assistente empurrando a mandíbula para frente ou aplicando pressão cricoide pode melhorar a visualização em casos difíceis. Fazer o assistente segurar a língua com gaze e puxá-la para frente é muito útil.

Uma vez na traqueia, o BFO é avançado para dentro até visualização da carina. A presença de anéis traqueais e da carina é prova de posicionamento adequado. O TET é empurrado para fora do BFO. O ângulo agudo em volta da cartilagem aritenóidea e da epiglote pode impedir o avanço fácil do tubo. O uso de um tubo aramado geralmente diminui esse problema porque tem maior flexibilidade lateral e uma extremidade distal mais obtusamente angulada. A posição adequada do TET é confirmada pela visualização da ponta do tubo a uma distância apropriada (3 cm em adultos) acima da carina antes que o BFO seja retirado.

A IFO oral ocorre de forma similar, com a ajuda de vários dispositivos orais de via aérea para direcionar o BFO em direção à glote e para reduzir a obstrução da visualização pela língua.

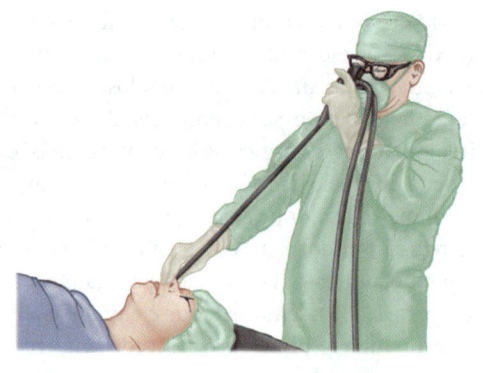

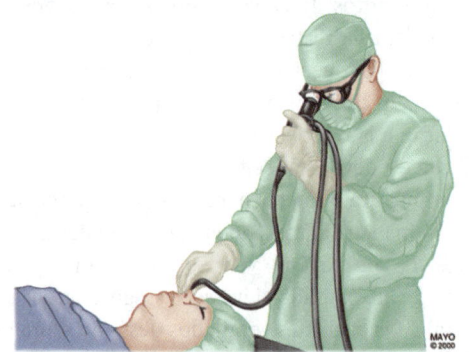

FIGURA 19-33 A técnica correta para manipular um broncoscópio de fibra óptica através de um tubo endotraqueal é mostrada no painel superior; evitar curvatura no broncoscópio, o que dificulta a manipulação.

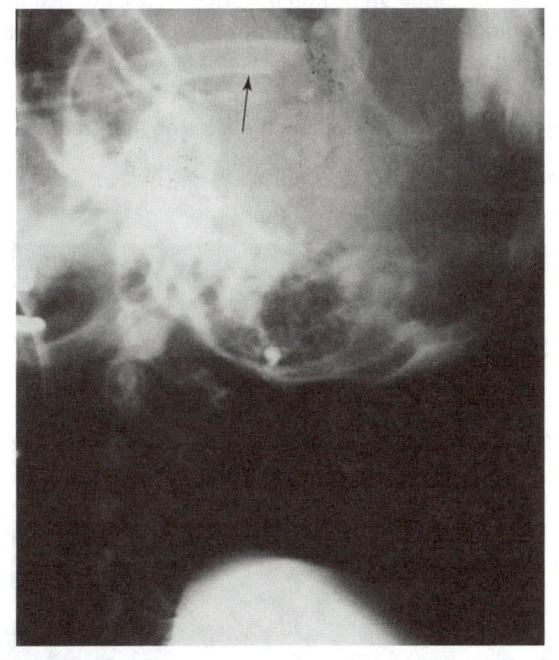

FIGURA 19-32 Radiografia demonstrando um tubo endotraqueal de 7,0 mm colocado através da placa cribiforme na abóbada craniana em um paciente com fratura da base do crânio.

TÉCNICAS CIRÚRGICAS DE VIA AÉREA

As vias aéreas pela frente do pescoço (VAFP) são necessárias quando o cenário "não intubo, não ventilo" se apresenta e podem ser realizadas em antecipação a tais circunstâncias em pacientes selecionados. As opções incluem traqueostomia cirúrgica, cricotireoidostomia, cricotireoidostomia por cateter ou agulha, cateter transtraqueal com ventilação a jato e intubação retrógrada.

A traqueostomia tornou-se um procedimento cirúrgico eletivo, e as outras técnicas listadas são preferidas em situações de emergência. A cricotireoidostomia cirúrgica refere-se a uma incisão da membrana cricotireóidea (MCT) e à colocação de um tubo respiratório. Mais recentemente, vários *kits* de cricotireoidostomia com agulha/dilatador tornaram-se disponíveis. Ao contrário da cricotireoidostomia cirúrgica, em que uma incisão horizontal é feita por meio da MCT, esses *kits* utilizam a técnica cateter/guia/dilatador de Seldinger. Um cateter ligado a uma seringa é inserido pela MCT (**Figura 19-34**). Quando o ar é aspirado, um fio-guia é passado pelo cateter até a traqueia (**Figura 19-35**). Um dilatador é então passado pelo fio-guia, e um tubo respiratório é colocado (**Figura 19-36**).

Procedimentos de salvamento baseados em cateter também podem ser realizados. Uma cânula intravenosa de calibre 16 ou 14 é conectada a uma seringa e passada através da MCT em direção à carina. O ar é aspirado. Se um sistema de ventilação a jato estiver disponível, ele pode ser conectado. O cateter deve estar seguro; caso contrário, a pressão do jato empurrará o cateter para fora da via aérea, levando a um enfisema subcutâneo potencialmente desastroso. Jatos curtos (1 s) de oxigênio ventilam o paciente. Uma saída suficiente de ar expirado deve ser assegurada para evitar barotrauma. Os pacientes ventilados dessa maneira podem desenvolver enfisema subcutâneo ou mediastinal e podem se tornar hipercápnicos apesar da oxigenação adequada. A ventilação transtraqueal por jato geralmente requer conversão para uma via aérea cirúrgica ou intubação traqueal. As técnicas de salvamento com jato transtraqueal são cada vez mais desencorajadas para o resgate das vias aéreas em favor da cricotireoidostomia com bisturi.

Se um sistema de ventilação por jato não estiver disponível, uma seringa de 3 mL pode ser conectada ao cateter e o êmbolo da seringa removido. Um conector de TET de 7,0 mm de diâmetro interno pode ser inserido na seringa e conectado a um circuito respiratório ou a uma bolsa Ambu. Assim como no sistema de ventilação a jato, deve ocorrer uma expiração adequada para evitar barotraumas.

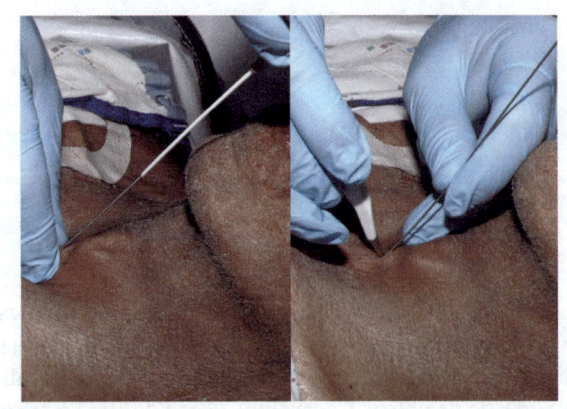

FIGURA 19-35 Cricotireoidostomia. Incisão no local de entrada do fio. Remova o cateter e faça uma incisão no local de entrada do fio. (Reproduzida com permissão de Lawrence B. Stack, MD.)

A intubação retrógrada é outra abordagem para proteger a via aérea. Um fio-guia é passado através de um cateter inserido pela MCT. O fio é angulado cefálico e emerge pela boca ou pelo nariz. A extremidade distal do fio é presa com uma pinça para evitar que ele passe pela MCT. O fio pode então ser inserido em um BFO com um TET carregado para facilitar e confirmar a colocação. Como alternativa, um pequeno tubo endotraqueal pode ser guiado pelo fio até a traqueia. Uma vez colocado, o fio-guia é removido. Em vez do fio, um cateter epidural pode ser passado retrógrado através de uma agulha epidural inserida pela MCT.

As diretrizes da DAS sugerem a realização de uma cricotireoidostomia utilizando bisturi, *bougie* e um pequeno tubo endotraqueal como a melhor abordagem para VAFP. A simulação prática das técnicas de vias aéreas mais favoráveis no ambiente de atendimento local é altamente recomendada para que sejam familiares quando requeridas em uma emergência.

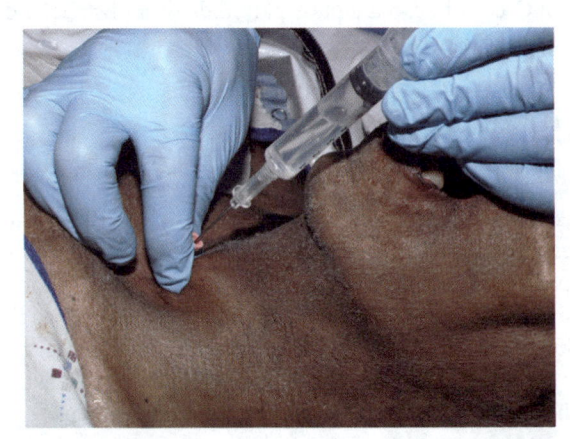

FIGURA 19-34 Cricotireoidostomia. Deslizando o cateter para dentro da traqueia. (Reproduzida com permissão de Lawrence B. Stack, MD.)

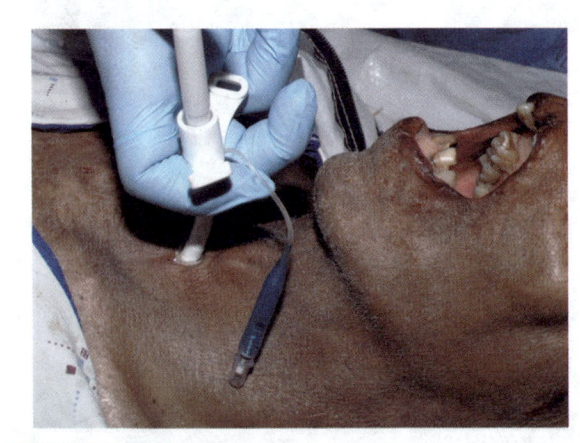

FIGURA 19-36 Cricotireoidostomia. Insira o tubo de traqueostomia/introdutor. Insira ambos os dispositivos sobre o fio e na traqueia. (Reproduzida com permissão de Lawrence B. Stack, MD.)

PROBLEMAS SEGUINDO A INTUBAÇÃO

Após uma intubação aparentemente bem-sucedida, podem ocorrer vários cenários que requerem atenção imediata. A equipe de anestesia *deve* confirmar se o tubo está colocado corretamente com ausculta de sons respiratórios bilaterais imediatamente após a colocação. A medição do CO_2 expirado com forma de onda continua sendo o padrão-ouro a esse respeito, com a ressalva de que o débito cardíaco deve estar presente para a produção de CO_2.

Diminuições na saturação de oxigênio podem ocorrer após o posicionamento do tubo. Isso é frequentemente secundário à intubação endobrônquica, sobretudo em crianças pequenas e bebês. A diminuição da saturação de oxigênio no período perioperatório pode ser devida à administração de oxigênio (oxigênio não ligado, paciente não ventilado) ou à incompatibilidade ventilação/perfusão (quase qualquer forma de doença pulmonar). Quando a saturação diminui, o tórax do paciente é auscultado para confirmar sons respiratórios bilaterais e ouvir sibilos, roncos e estertores consistentes com doença pulmonar. A integridade do circuito respiratório é verificada. Uma radiografia torácica intraoperatória ou um exame de ultrassonografia à beira do leito podem ser necessários para identificar a causa da dessaturação. A fibrobroncoscopia intraoperatória também pode ser realizada e usada para confirmar a colocação adequada do tubo e limpar os tampões mucosos. Broncodilatadores e planos mais profundos de anestésicos inalatórios são administrados para tratar o broncoespasmo. Pacientes obesos podem dessaturar secundariamente a uma redução da CRF e à atelectasia. A aplicação de pressão expiratória final positiva pode melhorar a oxigenação.

Se o CO_2 expirado cair repentinamente, deve-se considerar embolia pulmonar (trombo) ou embolia gasosa venosa. Da mesma forma, outras causas de declínio súbito do débito cardíaco ou vazamento no circuito devem ser consideradas. Um aumento do CO_2 expirado pode ser secundário à hipoventilação ou à produção aumentada de CO_2, como ocorre na hipertermia maligna, na sepse, ou com um absorvedor de CO_2 esgotado ou por mau funcionamento do circuito respiratório.

Aumentos na pressão das vias aéreas podem indicar TET obstruído ou torcido ou redução da complacência pulmonar. O TET deve ser aspirado para confirmar que está desobstruído e os pulmões devem ser auscultados para avaliar sons respiratórios em busca de sinais de broncoespasmo, edema pulmonar, intubação endobrônquica ou pneumotórax. Diminuições na pressão das vias aéreas podem ocorrer secundariamente a vazamentos no circuito respiratório ou à extubação inadvertida.

TÉCNICAS DE EXTUBAÇÃO

Na maioria das vezes, a extubação deve ser realizada quando o paciente está profundamente anestesiado ou acordado. Em ambos os casos, a recuperação adequada dos agentes bloqueadores neuromusculares deve ser estabelecida antes da extubação.

A extubação durante um plano superficial de anestesia (i.e., um estado entre o profundo e o acordado) é evitada devido ao risco aumentado de laringospasmo. A distinção entre anestesia profunda e leve é geralmente aparente durante a aspiração faríngea: qualquer reação durante a aspiração (p. ex., interromper a respiração, tosse) sinaliza um plano superficial de anestesia, ao passo que a ausência de reação é característica de um plano profundo. De forma similar, a abertura dos olhos ou movimentos propositais indicam que o paciente está suficientemente acordado para a extubação.

A extubação de um paciente acordado geralmente está associada à tosse (*bucking*) no TET. Essa reação aumenta a frequência cardíaca, a pressão venosa central, a pressão arterial, a pressão intracraniana, a pressão intra-abdominal e a pressão intraocular. Também pode causar deiscência da ferida operatória e aumento do sangramento. A presença de um TET em um paciente asmático acordado pode desencadear broncoespasmo. Alguns profissionais tentam diminuir a probabilidade desses efeitos administrando 1,5 mg/kg de lidocaína intravenosa 1 a 2 minutos antes da aspiração e da extubação; no entanto, a extubação durante a anestesia profunda pode ser preferível em pacientes que não toleram esses efeitos (desde que tais pacientes não corram risco de aspiração ou não tenham vias aéreas que possam ser difíceis de manter após a remoção do TET).

Independentemente de o tubo ser removido quando o paciente está profundamente anestesiado ou acordado, a faringe do paciente deve ser aspirada por completo antes da extubação para diminuir o potencial de aspiração de sangue e secreções. Além disso, os pacientes devem ser ventilados com oxigênio a 100% para caso seja difícil estabelecer uma via aérea após a remoção do TET. Imediatamente antes da extubação, o TET é solto ou desamarrado, e seu balonete é esvaziado. O tubo é retirado em um único movimento suave, e uma máscara facial é aplicada para administrar oxigênio. A administração de oxigênio é mantida durante o período de transporte para a área de cuidados pós-anestésicos.

COMPLICAÇÕES DA LARINGOSCOPIA E DA INTUBAÇÃO

As complicações da laringoscopia e da intubação incluem hipóxia, hipercapnia, trauma dentário ou de vias aéreas, mau posicionamento do tubo, respostas fisiológicas à instrumentação da via aérea e mau funcionamento do tubo. Essas complicações podem ocorrer durante a laringoscopia e a intubação, enquanto o tubo estiver posicionado, ou após a extubação (Tabela 19-6).

Trauma de via aérea

A instrumentação com uma lâmina de laringoscópio de metal e a inserção de um TET rígido frequentemente traumatizam os tecidos delicados da via aérea. Danos aos dentes são uma causa comum de reclamações (relativamente pequenas) de má prática contra os anestesiologistas. A laringoscopia e a intubação podem levar a uma série de complicações, desde dor de garganta até estenose traqueal. A maioria delas se deve à pressão externa prolongada nas estruturas sensíveis das vias aéreas. Quando essas pressões excedem a pressão sanguínea capilar-arteriolar (aproximadamente 30 mmHg), a isquemia tecidual pode levar a uma sequência de inflamação, ulceração, granulação e estenose. A insuflação de um balonete de TET até a pressão mínima para criar uma vedação durante a ventilação por pressão positiva de rotina (geralmente pelo menos 20 mmHg) reduz o fluxo sanguíneo traqueal em 75% no local do balonete. A insuflação adicional do balonete ou a hipotensão induzida podem eliminar totalmente o fluxo sanguíneo da mucosa.

O crupe pós-intubação causado por edema glótico, laríngeo ou traqueal é particularmente grave em crianças. A eficácia dos corticosteroides (p. ex., dexametasona – 0,2 mg/kg, até um máximo de 12 mg) na prevenção do edema das vias aéreas pós-extubação permanece controversa, mas essa abordagem é frequentemente usada. A paralisia das pregas vocais por compressão do balonete ou outro trauma no nervo laríngeo recorrente resulta em rouquidão e aumenta o risco de aspiração. A incidência de rouquidão pós-operatória parece aumentar com obesidade, múltiplas tentativas de intubação e anestésicos de longa duração. Curiosamente, aplicar um lubrificante solúvel em água ou um gel contendo anestésico local na ponta ou no balonete do TET não diminui a incidência de dor de garganta ou rouquidão pós-operatória e, na verdade, aumentou a incidência dessas complicações em alguns estudos. Tubos menores (tamanho 6,5 em mulheres e 7,0 em homens) estão associados a menos relatos de dor de garganta pós-operatória. Tentativas repetidas de laringoscopia durante uma intubação difícil podem levar ao edema periglótico e à incapacidade de ventilar com máscara facial, transformando uma situação difícil em uma com risco de vida.

Erros de posicionamento do tubo endotraqueal

6 A intubação esofágica não reconhecida pode produzir resultados catastróficos. A prevenção dessa complicação depende da visualização direta da ponta do TET passando pelas pregas vocais, da ausculta cuidadosa para a presença de sons respiratórios bilaterais, da ausência de borbulhamento gástrico enquanto se ventila pelo TET; da análise dos gases exalados para a presença de CO_2 (o método automatizado mais confiável); da radiografia de tórax; da ultrassonografia de vias aéreas; ou do uso de broncoscopia por fibra óptica.

Mesmo que se confirme que o tubo está na traqueia, ele pode não estar posicionado corretamente. A inserção excessivamente "profunda" costuma resultar em intubação do brônquio principal direito porque o brônquio direito forma um ângulo menos agudo com a traqueia do que o brônquio esquerdo.

7 Indícios para o diagnóstico de intubação brônquica incluem sons respiratórios unilaterais, hipóxia inesperada com oximetria de pulso (pouco confiável com altas concentrações de oxigênio inspirado), incapacidade de palpar o balonete do TET na

TABELA 19-6 Complicações da intubação

Durante laringoscopia e intubação
   Mau posicionamento
      Intubação esofágica
      Intubação brônquica
      Posição laríngea do balonete
   Trauma das vias aéreas
      Danos dentários
      Laceração de lábio, língua ou da mucosa
      Dor de garganta
      Deslocamento da mandíbula
      Dissecção retrofaríngea
   Reflexos fisiológicos
      Hipóxia, hipercapnia
      Hipertensão, taquicardia
      Hipertensão intracraniana
      Hipertensão intraocular
      Laringospasmo
   Mau funcionamento do tubo
      Perfuração do balonete
Enquanto o tubo está posicionado
   Mau posicionamento
      Extubação não intencional
      Intubação brônquica
      Posição laríngea do balonete
   Trauma das vias aéreas
      Inflamação e ulceração da mucosa
      Escoriação do nariz
   Mau funcionamento do tubo
      Fogo/explosão
      Obstrução
Após a extubação
   Trauma das vias aéreas
      Edema e estenose (glótica, subglótica ou traqueal)
      Rouquidão (granuloma ou paralisia das pregas vocais)
      Disfunção laríngea e aspiração
   Laringospasmo
   Edema pulmonar por pressão negativa

fossa esternal durante a insuflação do balonete, e diminuição da complacência do balão reservatório (alto pico de pressão inspiratória).

Por outro lado, uma profundidade de inserção inadequada posicionará o balonete na laringe, predispondo o paciente a trauma laríngeo e ao risco de a ponta do TET se mover cefalicamente para a hipofaringe. A profundidade inadequada de inserção pode ser detectada pela palpação do balonete sobre a cartilagem tireóidea. Como nenhuma técnica protege contra todas as possibilidades de mau posicionamento de um TET, os testes mínimos devem incluir ausculta torácica, capnografia de rotina e, ocasionalmente, palpação do balonete.

Se o paciente for reposicionado, a posição do tubo deve ser reconfirmada. A extensão do pescoço ou rotação lateral geralmente move o TET para longe da carina, enquanto a flexão do pescoço costuma mover o tubo em direção à carina. Em nenhum momento deve ser empregada força excessiva durante a intubação. Intubações esofágicas podem resultar em ruptura esofágica e mediastinite. A mediastinite se apresenta como dor de garganta intensa, febre, sepse e ar subcutâneo, muitas vezes manifestando-se como crepitação. A intervenção precoce é necessária para evitar a mortalidade. Se houver suspeita de perfuração esofágica, recomenda-se consultar um otorrinolaringologista ou cirurgião torácico. Da mesma forma, lesões nas pregas vocais podem resultar de tentativas repetidas e vigorosas de intubação endotraqueal ou de pressão excessiva do balonete contra a parte inferior das pregas vocais.

Respostas fisiológicas à instrumentação da via aérea

A laringoscopia e a intubação traqueal violam os reflexos protetores de via aérea do paciente e previsivelmente causam hipertensão e taquicardia quando realizadas sob um plano "superficial" de anestesia geral. A inserção de uma ML costuma estar associada com menor alteração hemodinâmica. As alterações hemodinâmicas podem ser atenuadas pela administração intravenosa de propofol, lidocaína, opioides ou betabloqueadores ou por planos mais profundos de anestesia inalatória imediatamente antes da laringoscopia. Agentes hipotensores, incluindo nitroprussiato de sódio, nitroglicerina, esmolol, nicardipino e clevidipino, podem atenuar a resposta hipertensiva transitória associada com a laringoscopia e a intubação. Arritmias cardíacas – particularmente batimentos ventriculares prematuros – ocorrem algumas vezes durante a intubação e podem indicar anestesia superficial.

O **laringospasmo** é um espasmo involuntário violento da musculatura laríngea causado pela estimulação sensorial do nervo laríngeo superior. Estímulos desencadeantes incluem secreções faríngeas ou a passagem de um TET através da laringe durante a extubação. O laringospasmo geralmente é prevenido pela extubação dos pacientes em anestesia profunda ou completamente acordados, mas pode ocorrer – ainda que raramente – em um paciente acordado. O tratamento do laringospasmo inclui administrar ventilação com pressão positiva suave com balão e máscara usando 100% de oxigênio ou lidocaína intravenosa (1-1,5 mg/kg). Se o laringospasmo persistir e ocorrer hipóxia, baixas doses de succinilcolina (0,25-0,5 mg/kg) podem ser necessárias (talvez em combinação com baixas doses de propofol ou outros anestésicos locais) para relaxar os músculos laríngeos e permitir a ventilação controlada. As altas pressões intratorácicas negativas geradas por um paciente fazendo esforço durante um laringospasmo podem resultar no desenvolvimento de edema pulmonar por pressão negativa, particularmente em pacientes saudáveis.

Enquanto o laringospasmo pode resultar de um reflexo anormalmente sensível, a aspiração pode resultar da depressão dos reflexos laríngeos após intubação prolongada e anestesia geral.

O broncoespasmo é outra resposta reflexa à intubação e é mais comum em pacientes asmáticos. O broncoespasmo às vezes pode ser uma dica para intubação endobrônquica. Outros efeitos patofisiológicos da intubação incluem pressões intracraniana e intraocular aumentadas.

Mau funcionamento do tubo endotraqueal

Os TETs nem sempre funcionam como pretendido. Os tubos de cloreto de polivinila podem pegar fogo por cauterização ou *laser* em um ambiente enriquecido com oxigênio/óxido nitroso. Danos na válvula ou no balonete não são incomuns e devem ser excluídos por meio de uma inspeção cuidadosa do TET antes da inserção. A obstrução do TET pode ocorrer por torção, aspiração de corpo estranho ou secreções espessas no lúmen.

INTUBAÇÃO ENDOTRAQUEAL DO PACIENTE COM COVID-19

No momento da escrita deste capítulo, a covid-19 continua a desafiar os profissionais de anestesia e cuidados intensivos em todo o mundo. A intubação, como um procedimento gerador de aerossol, coloca a equipe de anestesia e outras pessoas nas imediações sob risco de infecção. Várias organizações continuam a fornecer recomendações para o controle eficaz da infecção durante a intubação. A colocação e retirada adequada do equipamento de proteção individual é fundamental e deve ser realizada bem antes que realmente se precise intubar um paciente com covid-19. As recomendações iniciais voltadas para a intubação precoce parecem ter dado lugar a maior uso de oxigênio suplementar e pronação acordado em pacientes com comprometimento respiratório, reduzindo potencialmente o número de pacientes que necessitam de intubação. As primeiras diretrizes sugeriam o uso de vídeo em vez de laringoscopia direta, evitando a intubação acordado quando possível e usando intubação em sequência rápida para evitar ventilação com bolsa-máscara. Essas diretrizes provavelmente evoluirão. Os leitores devem visitar o *site* oficial da agência de controle de doenças de seu país para obter orientações atualizadas.

DISCUSSÃO DE CASO

Avaliação e manejo de uma via aérea difícil

Um homem de 47 anos com uma longa história de tabagismo e uso de álcool se apresenta para drenagem de emergência de um abscesso submandibular à direita.

Quais são algumas considerações anestésicas importantes durante a avaliação pré-operatória de um paciente com uma via aérea anormal?

A indução da anestesia geral seguida de laringoscopia direta e intubação oral é perigosa, se não impossível, em várias situações (**Tabela 19-7**). Para determinar a técnica de intubação ideal, o anestesista deve obter um histórico das vias aéreas e examinar cuidadosamente a cabeça e o pescoço do paciente. Quaisquer registros anteriores de anestesia disponíveis devem ser revisados quanto a problemas anteriores no manejo das vias aéreas. Se uma deformidade facial for grave o suficiente para impedir uma boa vedação da máscara, a ventilação com pressão positiva pode ser impossível. Além disso, pacientes com doença hipofaríngea são mais dependentes do tônus muscular acordado para manter a desobstrução das vias aéreas. Esses dois grupos de pacientes geralmente não devem ficar apneicos – incluindo indução de anestesia, sedação ou paralisia muscular – até que suas vias aéreas estejam protegidas.

Se houver uma limitação anormal da articulação temporomandibular que pode não melhorar com paralisia muscular, uma abordagem nasal com BFO deve ser considerada. A infecção confinada ao assoalho da boca geralmente não impede a intubação nasal. Se a hipofaringe estiver envolvida ao nível do osso hioide, entretanto, qualquer tentativa translaríngea será difícil. Outras pistas para uma laringoscopia potencialmente difícil incluem extensão limitada do pescoço (< 35°), uma distância entre a ponta da mandíbula do paciente e o osso hioide inferior a 7 cm, uma distância esternomentoniana inferior a 12,5 cm com a cabeça totalmente estendida e a boca fechada, e úvula mal visualizada durante a protrusão voluntária da língua. Deve-se enfatizar que nenhuma técnica de exame das vias aéreas é infalível e que os sinais de uma via aérea difícil podem ser sutis. O anestesista deve estar sempre preparado para dificuldades imprevistas.

O anestesista também deve avaliar o paciente quanto a sinais de obstrução das vias aéreas (p. ex., retração torácica, estridor) e hipóxia (agitação, inquietação, ansiedade, letargia). A pneumonia por aspiração é mais provável se o paciente tiver comido recentemente ou se o pus estiver drenando de um abscesso para a boca. Em ambos os casos, as técnicas que eliminam os reflexos laríngeos (p. ex., anestesia tópica) devem ser evitadas.

Trauma ou doença cervical é um fator que deve ser avaliado antes da laringoscopia direta. A artrite cervical ou a fusão cervical anterior podem dificultar o posicionamento da cabeça na posição de cheirar. Esses pacientes são candidatos à broncoscopia com fibra óptica para proteger as vias aéreas, conforme discutido anteriormente. Pacientes de trauma com pescoço instável ou cujo pescoço ainda não foi "liberado" também são candidatos à

TABELA 19-7 Condições associadas a intubações difíceis

Tumores
    Higroma cístico
    Hemangioma
    Hematoma[1]

Infecções
    Abscesso submandibular
    Abscesso peritonsilar
    Epiglotite

Anomalias congênitas
    Síndrome de Pierre Robin
    Síndrome de Treacher Collins
    Atresia laríngea
    Síndrome de Goldenhar
    Disostose craniofacial

Corpo estranho

Trauma
    Fratura laríngea
    Fratura mandibular ou maxilar
    Queimadura por inalação
    Lesão da coluna cervical

Obesidade

Extensão inadequada do pescoço
    Artrite reumatoide[2]
    Espondilite anquilosante
    Tração halocraniana

Variações anatômicas
    Micrognatia
    Prognatismo
    Língua grande
    Palato arqueado
    Pescoço curto
    Incisivos superiores proeminentes

[1]Pode ocorrer no pós-operatório em pacientes que fizeram alguma cirurgia no pescoço.
[2]Também afeta os aritenoides, tornando-os imóveis.

intubação traqueal broncoscópica por fibra óptica. Como alternativa, a laringoscopia com estabilização em linha pode ser realizada (**Figura 19-37**).

No caso em discussão, o exame físico revela edema abaixo da mandíbula e trismo que limita a capacidade de abertura da boca do paciente. O acoplamento da máscara não parece estar prejudicado. A TC de cabeça e pescoço sugere que a infecção se espalhou ao longo dos planos teciduais e está deslocando as vias aéreas para a esquerda.

Qual técnica de intubação é indicada?

Intubações orais e nasais podem ser realizadas em pacientes acordados. Quer o paciente esteja acordado ou dormindo, quer a intubação seja oral ou nasal, ela pode ser realizada com laringoscopia direta, visualização por fibra óptica ou técnicas de videolaringoscopia.

A intubação pode ser difícil neste paciente, no entanto, em razão da abertura limitada da boca e da distorção/deslocamento da glote. A indução da anestesia deve, portanto, ser adiada até que a via aérea tenha sido assegurada. Alternativas úteis incluem intubação acordado com fibra óptica, videolaringoscopia acordado ou uso de estiletes ópticos no paciente acordado. A decisão final depende da disponibilidade do equipamento e das experiências e preferências dos profissionais de anestesia.

Independentemente da alternativa escolhida, uma via aérea cirúrgica de emergência pode ser necessária. Uma equipe experiente, incluindo um cirurgião, deve estar na sala cirúrgica, e todo equipamento necessário deve estar disponível e aberto. O pescoço pode já ser preparado e os campos já colocados.

Qual pré-medicação seria apropriada para este paciente?

Qualquer perda de consciência ou interferência nos reflexos das vias aéreas pode resultar em obstrução das vias aéreas ou aspiração. O glicopirrolato seria uma boa escolha de pré-medicação porque minimiza as secreções das vias aéreas superiores sem cruzar a barreira hematoencefálica. Os sedativos parenterais devem ser titulados com muito cuidado. A dexmedetomidina e a cetamina poderiam ser usadas como sedativos e preservam o esforço respiratório. A preparação psicológica do paciente, incluindo a explicação de cada passo planejado para assegurar a via aérea, geralmente melhora sua cooperação.

Quais bloqueios de nervos podem ser úteis durante uma intubação acordado?

O ramo lingual e alguns ramos faríngeos do nervo glossofaríngeo que fornecem sensibilidade ao terço posterior da língua e orofaringe são facilmente bloqueados pela injeção bilateral de 2 mL de anestésico local na base do arco palatoglosso (também conhecido como *pilar tonsilar anterior*) com uma agulha espinal de calibre 25 (**Figura 19-38**).

O **bloqueio bilateral do nervo laríngeo superior** e um bloqueio transtraqueal anestesiariam a via aérea abaixo da epiglote (**Figura 19-39**). O osso hioide é localizado, e 3 mL de lidocaína a 2% são infiltrados 1 cm abaixo de cada corno maior, onde o ramo interno dos nervos laríngeos superiores penetra na membrana tireo-hióidea.

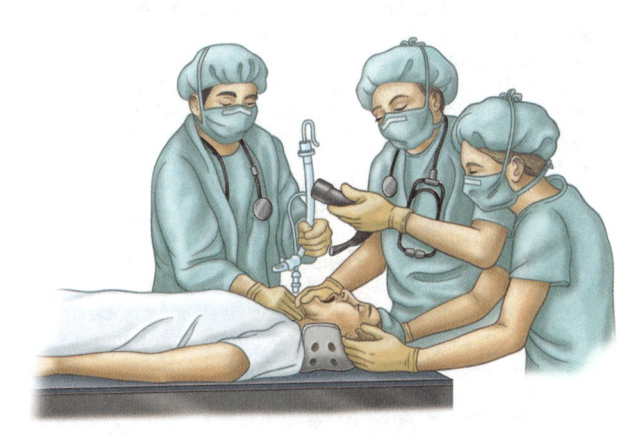

FIGURA 19-37 Técnica para manejo das vias aéreas de um paciente com suspeita de lesão medular. Um indivíduo segura a cabeça firmemente com o paciente em uma prancha, com o colar cervical deixado no lugar, garantindo que nem a cabeça, nem o pescoço se movam com a laringoscopia direta. Uma segunda pessoa aplica pressão cricoide, e a terceira realiza laringoscopia e intubação.

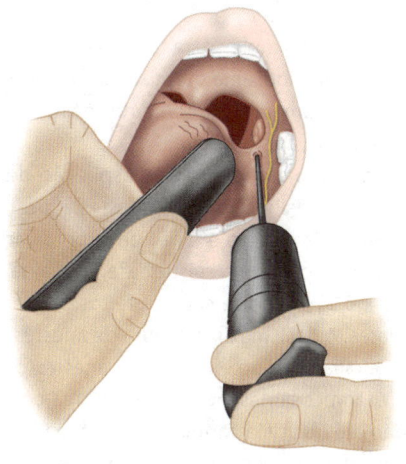

FIGURA 19-38 Bloqueio do nervo. Enquanto a língua é retraída lateralmente com uma lâmina de língua, a base do arco palatoglosso é infiltrada com um anestésico local para bloquear os ramos lingual e faríngeo do nervo glossofaríngeo. Observe que os ramos linguais do nervo glossofaríngeo não são os mesmos que o nervo lingual, que é um ramo do nervo trigêmeo.

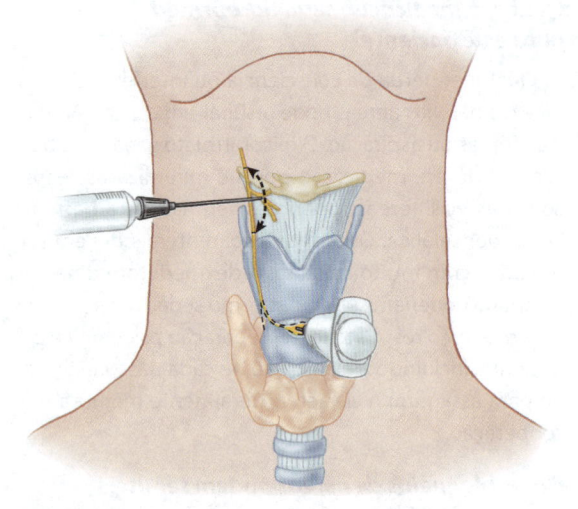

FIGURA 19-39 Bloqueio do nervo laríngeo superior e bloqueio transtraqueal.

Um bloqueio transtraqueal é realizado ao se identificar e penetrar a MCT enquanto o pescoço é estendido. Após a confirmação da posição intratraqueal por aspiração de ar, 4 mL de lidocaína a 4% são injetados na traqueia no final da expiração. Uma inalação profunda e tosse imediatamente após a injeção distribuem o anestésico por toda a traqueia. Embora esses bloqueios possam permitir que o paciente acordado tolere melhor a intubação, eles também obstruem os reflexos protetores da tosse, deprimem o reflexo da deglutição e aumentam o risco de aspiração. A anestesia tópica da faringe pode induzir uma obstrução transitória pela perda da regulação reflexa do calibre das vias aéreas no nível da glote, embora isso seja incomum.

Uma alternativa simples para tudo isso é permitir que o paciente respire lidocaína atomizada por vários minutos antes da instrumentação, como normalmente é feito para broncoscopia ambulatorial.

Devido ao risco aumentado de aspiração desse paciente, pode ser melhor limitar a anestesia local às passagens nasais. A cocaína a 4% não apresenta vantagens em comparação com uma mistura de lidocaína a 4% e fenilefrina a 0,25% e pode causar efeitos colaterais cardiovasculares. A dose máxima segura de anestésico local deve ser calculada e não excedida. O anestésico local é aplicado na mucosa nasal com aplicadores com ponta de algodão até que uma cânula nasofaríngea lubrificada com gel de lidocaína possa ser colocada nas narinas com desconforto mínimo. O *spray* de benzocaína é frequentemente usado para topicalizar as vias aéreas, mas pode produzir metemoglobinemia e, por esse motivo, preferimos a lidocaína.

Por que é necessário estar preparado para uma via aérea cirúrgica?

O laringospasmo é sempre uma complicação potencial da intubação no paciente não paralisado, mesmo que ele permaneça acordado. O laringospasmo pode impossibilitar a ventilação com pressão positiva por máscara. Se a succinilcolina for administrada para interromper o espasmo, o consequente relaxamento dos músculos da faringe pode levar à obstrução das vias aéreas superiores e à incapacidade contínua de ventilar. Nesta situação, uma cricotireoidostomia de emergência pode salvar vidas.

Quais são algumas técnicas alternativas que podem ser bem-sucedidas?

Outras estratégias possíveis incluem a passagem retrógrada de um fio-guia longo ou cateter epidural através de uma agulha inserida na MCT. O cateter é guiado cefálico para a faringe e para fora pelo nariz ou pela boca. Um TET é passado sobre o cateter, que é retirado após a entrada do tubo na laringe. As variações dessa técnica incluem a passagem do fio retrógrado pela porta de sucção de um BFO flexível ou do lúmen de um estilete de reintubação que foi pré-carregado com um TET. Esses cabos mais grossos ajudam o TET a negociar a curva na laringe com mais facilidade. Obviamente, existe uma gama de equipamentos especializados para vias aéreas que devem estar prontamente disponíveis para o manejo de vias aéreas difíceis (**Tabela 19-8**). Qualquer

TABELA 19-8 Conteúdo sugerido da unidade de armazenamento portátil para manejo de via aérea difícil

- Lâminas rígidas de laringoscópio de *design* e tamanho alternativos aos usados rotineiramente.
- Tubos endotraqueais (TETs) de tamanhos variados.
- Guias de TET. Os exemplos incluem (mas não estão limitados a) estiletes semirrígidos com ou sem núcleo oco para ventilação a jato, bastões de luz e fórceps projetados para manipular a porção distal do TET.
- Máscaras laríngeas de vários tamanhos.
- Equipamento de intubação com fibra óptica e diversos laringoscópios de vídeo e indiretos.
- Equipamento de intubação retrógrada.
- Pelo menos um dispositivo adequado para ventilação não cirúrgica de emergência das vias aéreas. Os exemplos incluem (mas não estão limitados a) ventilador por jato transtraqueal, estilete oco de ventilação por jato e combitubo.
- Equipamento adequado para acesso cirúrgico de emergência às vias aéreas (p. ex., cricotireoidostomia).
- Um detector de dióxido de carbono exalado.

[1]Os itens listados nesta tabela são sugestões. O conteúdo da unidade de armazenamento portátil deve ser personalizado para atender às necessidades, preferências e habilidades específicas do profissional e do estabelecimento de saúde. Modificada com permissão da Força-Tarefa da American Society of Anesthesiologists para Manejo de Via Aérea Difícil. *Practice guidelines for management of the difficult airway: A report by the American Society of Anesthesiologists Task Force on Management of the Difficult Airway. Anesthesiology.* Maio de 2003;98(5):1269–1277.

uma dessas técnicas teria sido difícil no paciente descrito neste caso em razão do edema e da distorção anatômica do pescoço, que podem acompanhar um abscesso submandibular. Em casos como este, em que a dificuldade incomum das vias aéreas é notada com antecedência, é fundamental ter assistência especializada disponível imediatamente.

Quais são algumas abordagens quando a via aérea é inesperadamente difícil?

A via aérea difícil inesperada pode se apresentar tanto em pacientes cirúrgicos eletivos quanto em intubações de emergência em unidades de terapia intensiva, pronto-socorro ou enfermarias de hospitais gerais. Se a videolaringoscopia falhar mesmo após tentativas com um *bougie* de intubação, deve-se tentar uma ML de intubação (Figura 19-40). Se a ventilação for adequada, um BFO pode ser carregado com um TET e passado através da ML para a traqueia. A posição correta do tubo é confirmada pela visualização da carina.

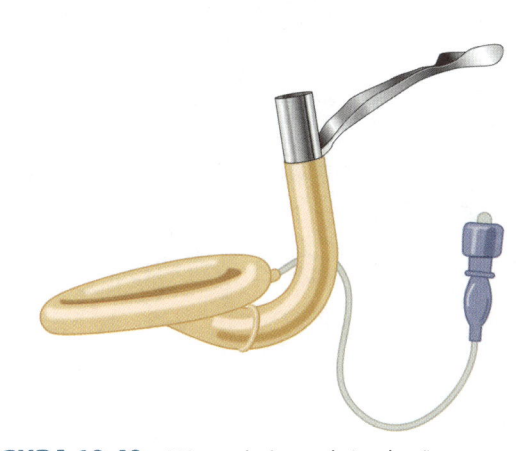

FIGURA 19-40 Máscara laríngea de intubação.

DIRETRIZES

Ahmad I, El-Boghdadly K, Bhagrath R, et al. Difficult Airway Society guidelines for awake tracheal intubation (ATI) in adults. *Anaesthesia*. 2020;75:509.

Apfelbaum J, Hagberg C, Caplan RA, et al. Practice guidelines for management of the difficult airway: an updated report by the American Society of Anesthesiologists Task Force on the Management of the Difficult Airway. *Anesthesiology*. 2013;118:1.

Frerk C, Mitchell V, McNarry A, et al. Difficult Airway Society 2015 guidelines for management of unanticipated difficult intubation in adults. *Br J Anaesth*. 2015;115:827.

Orser BA. Recommendations for Endotracheal Intubation of COVID-19 Patients. *Anesth Analg*. 2020;130:1109.

LEITURAS SUGERIDAS

Ansari U, Malhas L, Mendonca C. Role of ultrasound in emergency front of neck access: a case report and review of literature. *A Pract*. 2019;13:382.

Aziz M, Healy D, Kheterpal S, et al. Routine clinical practice effectiveness of the GlideScope in difficult airway management. *Anesthesiology*. 2011;114:34.

Bercker S, Schmidbauer W, Volk T, et al. A comparison of seal in seven supraglottic airway devices using a cadaver model of elevated esophageal pressure. *Anesth Analg*. 2008;106:445.

Cook TM. A new practical classification of laryngeal view. *Anaesthesia*. 2000;55:274.

Cooper R. Complications associated with the use of the GlideScope video laryngoscope. *Can J Anesth*. 2007;54:54.

Detsky ME, Jivraj N, Adhikari NK, et al. Will this patient be difficult to intubate?: the rational clinical examination systematic review. *JAMA*. 2019;321:493.

Edelman D, Perkins E, Brewster D. Difficult airway management algorithms: a directed review. *Anaesthesia*. 2019;4:1175.

El-Orbany M, Woehlck H, Ramez Salem M. Head and neck position for direct laryngoscopy. *Anesth Analg*. 2011;113:103.

Hagberg C, Johnson S, Pillai D. Effective use of the esophageal tracheal Combitube TN following severe burn injury. *J Clin Anesth*. 2003;15:463.

Houston G, Bourke P, Wilson G, et al. Bonfils intubating fiberscope in normal paediatric airways. *Br J Anaesth*. 2010;105:546.

Kaplan M, Ward D, Hagberg C, et al. Seeing is believing: the importance of video laryngoscopy in teaching and in managing the difficult airway. *Surg Endosc*. 2006;20:S479.

Kristensen MS. Ultrasonography in the management of the airway. *Acta Anaesthesiol Scand*. 2011;55:1155.

Langeron O, Masso E, Huraux C, et al. Prediction of difficult mask ventilation. *Anesthesiology*. 2000;92:1217.

Lewis SR, Butler AR, Parker J, Cook TM, Smith AF. Videolaryngoscopy versus direct laryngoscopy for adult patients requiring tracheal intubation. *Cochrane Database Syst Rev*. 2016;11:CD011136.

Maharaj C, Costello J, McDonnell J, et al. The Airtraq as a rescue airway device following failed direct laryngoscopy: a case series. *Anaesthesia*. 2007;67:598.

Malik M, Maharaj C, Harte B, et al. Comparison of Macintosh, Trueview EVO2, GlideScope, and Airwayscope laryngoscope use in patients with cervical spine immobilization. *Br J Anaesth*. 2008;101:723.

Malik M, Subramanian R, Maharaj C, et al. Randomized controlled trial of the Pentax AWS, GlideScope, and Macintosh laryngoscopes in predicted difficult intubations. *Br J Anaesth*. 2009;103:761.

McNarry AF, Patel A. The evolution of airway management–new concepts and conflicts with traditional practice. *Br J Anaesth*. 2017;119(suppl_1):i154.

Mushambi MC, Athanassoglou V, Kinsella SM. Anticipated difficult airway during obstetric general anaesthesia: narrative literature review and management recommendations. *Anaesthesia*. 2020;75:945.

Noppens R, Möbus S, Heid F, et al. Use of the McGrath Series 5 videolaryngoscope after failed direct laryngoscopy. *Anaesthesia.* 2010;65:716.

Osman A, Sum KM. Role of upper airway ultrasound in airway management. *J Intensive Care.* 2016;4:52.

Patel A, Nouraei SAR. Transnasal humidified rapid insufflation ventilatory exchange (THRIVE): a physiological method of increasing apnoea time in patients with difficult airways. *Anaesthesia.* 2015;70:323.

Robitaille A, Williams S, Trembaly M, et al. Cervical spine motion during tracheal intubation with manual in-line stabilization direct laryngoscopy versus GlideScope video laryngoscopy. *Anesth Analg.* 2008;106:935.

Roth D, Pace NL, Lee A, et al. Airway physical examination tests for detection of difficult airway management in apparently normal adult patients. *Cochrane Database Syst Rev.* 2018;5:CD008874.

Russi C, Hartley M, Buresh C. A pilot study of the King LT supralaryngeal airway use in a rural Iowa EMS system. *Int J Emerg Med.* 2008;1:135.

Tanoubi I, Drolet P, Donati F. Optimizing preoxygenation in adults. *Can J Anesth.* 2009;56:449.

Ting J. Temporomandibular joint dislocation after use of a laryngeal mask airway. *Anaesthesia.* 2006;61:190.

Treki AA, Straker T. Limitations of the videolaryngoscope: an anesthetic management reality. *Int Anesthesiol Clin.* 2017;55:97.

Windpassinger M, Plattner O, Gemeiner J, et al. Pharyngeal oxygen insufflation during AirTraq laryngoscopy slows arterial desaturation in infants. *Anesth Analg.* 2016;122:1153.

Fisiologia cardiovascular e anestesia

CAPÍTULO 20

CONCEITOS-CHAVE

1. Em contrapartida aos potenciais de ação nos axônios, o pico nos potenciais de ação cardíacos é seguido por uma fase de platô que dura de 0,2 a 0,3 s. Enquanto o potencial de ação para o músculo esquelético e os nervos se deve exclusivamente à abertura abrupta dos canais de sódio dependentes de voltagem na membrana celular, no músculo cardíaco, ele é iniciado por canais de sódio dependentes de voltagem (o pico) e mantido principalmente por canais de cálcio dependentes de voltagem (o platô).

2. Agentes inalatórios potentes deprimem a automaticidade do nó sinoatrial (SA). Esses agentes parecem apresentar apenas efeitos diretos modestos no nó atrioventricular (AV), prolongando o tempo de condução e aumentando a refratariedade. Essa combinação de efeitos provavelmente explica a ocorrência frequente de taquicardia juncional quando um anticolinérgico é administrado para bradicardia sinusal durante a anestesia inalatória; marca-passos juncionais são mais acelerados do que aqueles no nó SA.

3. Estudos sugerem que os anestésicos voláteis deprimem a contratilidade cardíaca diminuindo a entrada de Ca^{2+} nas células durante a despolarização (afetando os canais de cálcio tipo T e L), alterando a cinética de liberação e captação de Ca^{2+} no retículo sarcoplasmático e diminuindo a sensibilidade das proteínas contráteis ao Ca^{2+}.

4. Como o índice cardíaco (IC) normal possui uma faixa ampla, ele é uma medida relativamente insensível de desempenho ventricular. Anormalidades no IC, portanto, costumam refletir comprometimento ventricular significativo.

5. Na ausência de hipóxia ou anemia grave, a medida da tensão venosa mista de oxigênio (ou saturação) fornece uma estimativa da adequação do débito cardíaco.

6. Pacientes com complacência ventricular reduzida são mais afetados pela perda de uma sístole atrial com tempo normal.

7. O débito cardíaco em pacientes com comprometimento acentuado do ventrículo direito ou esquerdo é muito sensível a aumentos agudos na pós-carga.

8. A fração de ejeção ventricular, a fração do volume ventricular diastólico final ejetado, é a medida clínica mais comumente utilizada da função sistólica.

9. A função diastólica do ventrículo esquerdo pode ser avaliada clinicamente pela ecocardiografia com Doppler em um exame transtorácico ou transesofágico.

10. Como o endocárdio está sujeito às maiores pressões intramurais durante a sístole, ele tende a ser mais vulnerável à isquemia durante a diminuição da pressão de perfusão coronariana.

11. O coração com insuficiência cardíaca torna-se cada vez mais dependente das catecolaminas circulantes. A retirada abrupta do fluxo simpático ou a diminuição dos níveis de catecolaminas circulantes, como pode ocorrer após a indução da anestesia, pode levar à descompensação cardíaca aguda.

Os anestesiologistas devem ter uma compreensão completa da fisiologia cardiovascular. Sucessos e falhas anestésicas estão, com frequência, diretamente relacionados à habilidade do profissional em manipular a fisiologia cardiovascular. Este capítulo revisa a fisiologia do coração e da circulação sistêmica e a fisiopatologia da insuficiência cardíaca.

O sistema cardiovascular é composto por coração, vasos sanguíneos e sangue. Sua função é levar oxigênio e nutrientes aos tecidos e transportar os produtos do metabolismo. O coração impulsiona o sangue por meio de dois sistemas vasculares dispostos em série. Na circulação pulmonar normalmente de baixa pressão, o sangue venoso flui através da membrana alveolocapilar, onde absorve oxigênio e libera dióxido de carbono (CO_2). Na circulação sistêmica de alta pressão, o sangue arterial oxigenado é bombeado para os tecidos, e os subprodutos do metabolismo são absorvidos para eliminação pelos pulmões, rins ou fígado.

O coração

O coração pode ser funcionalmente dividido em bombas direita e esquerda, cada uma consistindo em um átrio e um ventrículo. Os átrios servem como condutos e bombas de *priming*, enquanto os ventrículos atuam como as principais câmaras de bombeamento. O ventrículo direito recebe sangue venoso sistêmico (desoxigenado) e o bombeia para a circulação pulmonar, ao passo que o ventrículo esquerdo recebe sangue venoso pulmonar (oxigenado) e o bombeia para a circulação sistêmica. Quatro valvas normalmente garantem fluxo unidirecional por meio de cada câmara. A ação de bombeamento do coração surge de uma série complexa de eventos elétricos e mecânicos. Os eventos elétricos precedem os mecânicos.

O coração consiste em músculo estriado especializado em um esqueleto de tecido conectivo. O músculo cardíaco pode ser dividido em atrial, ventricular, marca-passos especializados e células de condução. A atividade elétrica se espalha prontamente de um átrio para outro e de um ventrículo para outro por meio de vias de condução especializadas. A ausência normal de conexões diretas entre os átrios e os ventrículos, exceto pelo nó AV, retarda a despolarização ventricular, permitindo que os átrios preparem os ventrículos. Conexões seriais de baixa resistência (discos intercalados) entre células miocárdicas individuais permitem a propagação rápida e ordenada da despolarização em cada câmara de bombeamento.

POTENCIAIS DE AÇÃO CARDÍACOS

Em repouso, a membrana da célula miocárdica é minimamente permeável ao K^+, mas quase impermeável ao Na^+. Em relação às concentrações extracelulares, a concentração intracelular de Na^+ é mantida baixa, e a concentração intracelular de K^+ é mantida alta. Uma adenosina trifosfatase (ATPase) de Na^+-K^+ eletrogênica ligada à membrana consome ATP enquanto bombeia 2 K^+ intracelularmente para cada 3 Na^+ extracelularmente. O movimento de K^+ para fora da célula e a favor de seu gradiente de concentração resulta em uma perda adicional de cargas positivas de dentro da célula. Um potencial elétrico é estabelecido por meio da membrana celular, com o interior da célula negativo em relação ao meio extracelular, porque os ânions não acompanham o K^+. Assim, o potencial de repouso da membrana representa o equilíbrio entre duas forças opostas: o movimento do K^+ a favor de seu gradiente de concentração e a atração elétrica do espaço intracelular carregado negativamente pelo K^+ carregado positivamente. A relativa impermeabilidade da membrana ao cálcio também mantém um alto gradiente de cálcio do extracelular para o citoplasma.

O potencial de membrana em repouso da célula ventricular normal é de –80 a –90 mV. Assim como acontece com outros tecidos excitáveis (nervos, músculo esquelético e algumas células endócrinas), quando o potencial da membrana celular se torna menos negativo e atinge um valor limiar, desenvolve-se um potencial de ação (despolarização) (Figura 20-1 e Tabela 20-1). O potencial de ação aumenta transitoriamente o potencial de membrana da célula miocárdica para +20 mV. Em contrapartida aos potenciais de ação axonais, o pico nos potenciais de ação cardíacos é seguido por uma fase de platô que dura de 0,2 a 0,3 s. Enquanto o potencial de ação para o músculo esquelético e os nervos se deve exclusivamente à abertura dos canais de sódio dependentes de voltagem na membrana celular, no músculo cardíaco o potencial de ação é iniciado por canais de sódio dependentes de voltagem (o pico) e mantido principalmente por canais de cálcio dependentes de voltagem (o platô). Em neurônios e células cardíacas, os canais de sódio dependentes de voltagem são inativados e param de conduzir em milissegundos após a abertura. Nas células marca-passo, a despolarização é iniciada por canais de cálcio dependentes de voltagem, e não por canais de sódio. O término subsequente da permeabilidade dos canais de cálcio e a ativação de várias formas de canais de potássio dependentes de voltagem restauram o potencial de membrana ao seu valor de repouso.

Após a despolarização, as células são temporariamente refratárias aos estímulos despolarizantes até a "fase 4". O *período refratário absoluto* é o intervalo mínimo entre dois estímulos máximos que resultarão em potencial de ação. O *período refratário relativo* é o tempo adicional além do período refratário absoluto no qual um estímulo máximo, mas não um estímulo de intensidade normal, produzirá uma despolarização.

A Tabela 20-2 lista alguns dos vários tipos de canais iônicos na membrana do músculo cardíaco. Alguns são ativados por uma mudança na voltagem da membrana celular, enquanto outros abrem apenas quando acionados por ligantes. Os canais de cálcio dependentes de voltagem do tipo T (transitórios) desempenham um papel na fase 0 da despolarização. (Uma nomenclatura mais moderna para canais de cálcio dependentes de voltagem – Ca_{v1}, Ca_{v2}, Ca_{v3} – está surgindo na literatura científica, mas permanece incomum no uso clínico.) Durante a fase de platô (fase 2), o influxo de Ca^{2+} ocorre por meio de canais de cálcio dependentes de voltagem lentos do tipo L (de longa duração). Múltiplas formas de canais de potássio contribuem para a repolarização, e uma discussão completa da eletrofisiologia cardíaca está além do foco deste livro.

INICIAÇÃO E CONDUÇÃO DO IMPULSO CARDÍACO

O impulso cardíaco normalmente se origina no nó SA, um grupo de células marca-passo especializadas no sulco

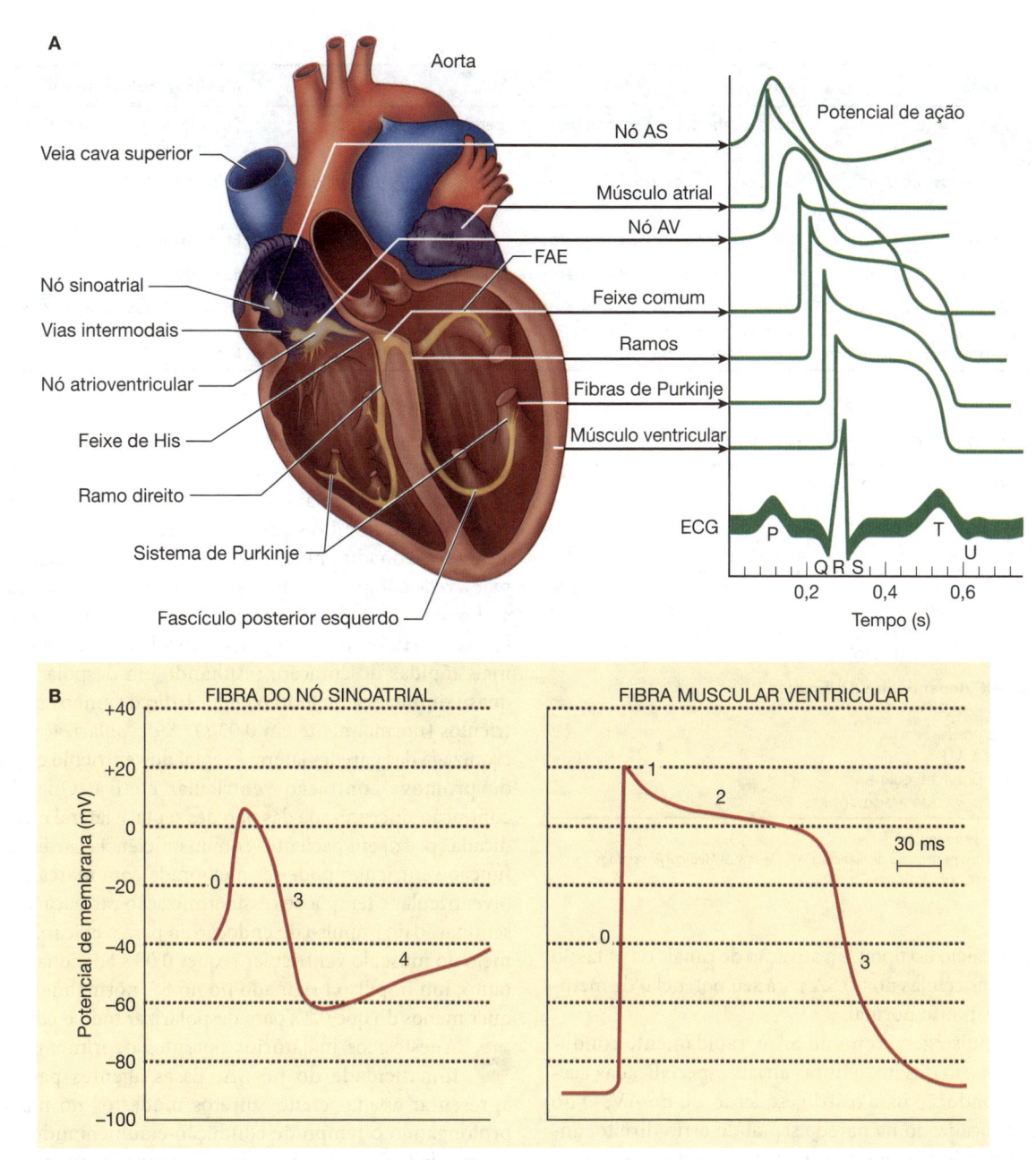

FIGURA 20-1 Potenciais de ação cardíacos. **A:** Observe os contornos característicos dos potenciais de ação registrados em diferentes partes do coração. AV, atrioventricular; ECG, eletrocardiograma; FAE, fascículo anterior esquerdo. **B:** As células marca-passo no nó sinoatrial (SA) não possuem as mesmas fases distintas que as células musculares atriais e ventriculares e exibem despolarização diastólica espontânea proeminente. Ver a Tabela 20-1 para uma explicação das diferentes fases do potencial de ação. (Modificada com permissão de Barrett KE. Ganong's Review of Medical Physiology, 24ª ed. Nova York, NY: McGraw Hill; 2012.)

terminal, localizado na junção posterior do átrio direito e da veia cava superior. O influxo lento de Na^+ através dos assim chamados canais disparados por nucleotídeos cíclicos ativados por hiperpolarização (HCN, do inglês *hyperpolarization-activated cyclic nucleotide-gated*) resulta em um potencial de membrana de repouso menos negativo (−50 a −60 mV). Isso tem três consequências importantes: inativação quase constante da maioria dos canais de sódio dependentes de voltagem; um potencial de ação que surge primariamente a partir do movimento de íons através de canais de cálcio lentos e com um limiar de −40 mV; e despolarizações regulares espontâneas. Durante cada ciclo, os íons de Na^+ passando pelos canais HCN tornam o potencial de membrana progressivamente menos negativo; quando o potencial limiar é atingido, os canais de cálcio abrem, e um potencial de ação ocorre. A inativação de

TABELA 20-1 Potencial de ação cardíaco

Fase	Nome	Evento	Movimento dos íons celulares
0	Ascendente	Ativação (abertura) de canais de Na^+ dependentes de voltagem	Entrada de Na^+ e permeabilidade diminuída ao K^+
1	Repolarização rápida precoce	Inativação do canal de Na^+ e aumento transitório da permeabilidade ao K^+	Saída de K^+ (I_{TO})
2	Platô	Ativação de canais de cálcio lentos	Entrada de Ca^{2+}
3	Repolarização final	Inativação de canais de cálcio e permeabilidade aumentada para o K^+	Saída de K^+
4	Potencial de repouso Repolarização diastólica	Permeabilidade normal restaurada (células atriais e ventriculares) Vazamento lento intrínseco de Ca^{2+} para as células que se despolarizam espontaneamente	Na^+-K^+-ATPase bombeia K^+ para dentro e Na^+ para fora Entrada de Ca^{2+}

TABELA 20-2 Canais iônicos cardíacos

Canais dependentes de voltagem
Na^+
Ca^{2+} T
Ca^{2+} L
K^+

   Transitório para fora
   Retificador interno
   Retificador lento (tardio)

Canais de K^+ dependentes de ligantes
Ativados por Ca^{2+}
Ativados por Na^+
Sensíveis à ATP
Ativados por acetilcolina
Ativados por ácido araquidônico

ATP, trifosfato de adenosina.
Reproduzida com permissão de Ganong WF. *Review of Medical Physiology*, 21ª ed. New York, NY: McGraw Hill; 2003.

canais de cálcio do tipo L e a ativação de canais de potássio retornam as células no nó SA para seu potencial de membrana de repouso normal.

O impulso gerado no nó SA é rapidamente conduzido pelo átrio direito, e fibras atriais especializadas aceleram a condução para o átrio esquerdo e o nó AV. O nó AV está localizado na parede septal do átrio direito, anteriormente à abertura do seio coronário e acima da inserção do folheto septal da valva atrioventricular direita (tricúspide). A taxa normalmente menor de despolarização espontânea nas áreas juncionais AV (40-60 vezes/min) permite que o nó SA mais ágil controle a frequência cardíaca (FC). Qualquer fator que diminua a taxa de despolarização do nó SA ou aumente a automaticidade das áreas juncionais AV permite que as áreas juncionais funcionem como marca-passo do coração.

Impulsos do nó SA normalmente chegam ao nó AV com um atraso de cerca de 0,04 s e "partem" após outro 0,11 s. Este atraso é o resultado das fibras pequenas de condução lenta dentro do nó AV que dependem de canais de cálcio do tipo L para a propagação do potencial de ação. Em contrapartida, a condução do impulso entre células adjacentes nos átrios e ventrículos é primariamente devida à ativação de canais de sódio. As fibras lentas no nó AV se combinam para formar o feixe comum de His. Esse grupo especializado de fibras passa pelo septo interventricular antes de se dividir em ramos esquerdo e direito para formar a rede complexa de fibras de Purkinje que despolariza ambos os ventrículos. Ao contrário do tecido nodal AV, as fibras de His-Purkinje têm as velocidades de condução mais rápidas do coração, resultando em despolarização quase simultânea de todo o endocárdio de ambos os ventrículos (normalmente em 0,03 s). A despolarização sincronizada das paredes lateral e septal do ventrículo esquerdo promove contração ventricular efetiva. Quando a contração sincronizada das paredes septal e lateral é prejudicada (p. ex., em pacientes com insuficiência cardíaca), a função ventricular pode ser melhorada com marca-passo biventricular e terapia de ressincronização cardíaca. A disseminação do impulso do endocárdio para o epicárdio por meio do músculo ventricular requer 0,03 s adicional. Portanto, um impulso originado no nó SA normalmente requer menos do que 0,2 s para despolarizar todo o coração.

② Anestésicos inalatórios potentes deprimem a automaticidade do nó SA. Esses agentes parecem apresentar apenas efeitos diretos modestos no nó AV, prolongando o tempo de condução e aumentando a refratariedade. Essa combinação de efeitos provavelmente explica a ocorrência frequente de taquicardia juncional quando um anticolinérgico é administrado para bradicardia sinusal durante a anestesia inalatória; marca-passos juncionais são mais acelerados do que aqueles no nó SA. Os efeitos eletrofisiológicos dos agentes voláteis nas fibras de Purkinje e no músculo ventricular são complexos. Tanto propriedades antiarrítmicas quanto arritmogênicas foram descritas. As primeiras podem ocorrer devido à depressão direta de influxos de Ca^{2+}, ao passo que as últimas geralmente envolvem a potencialização de catecolaminas, sobretudo com o agora pouco usado halotano. Agentes intravenosos de indução têm efeitos eletrofisiológicos limitados nas doses clínicas usuais. Os opioides, particularmente fentanila e sufentanila, podem deprimir a condução cardíaca, aumentando o tempo de condução e o período refratário do nó AV e prolongando a duração dos potenciais de ação das fibras de Purkinje.

Os anestésicos locais têm efeitos eletrofisiológicos importantes no coração em concentrações sanguíneas que são geralmente associadas com toxicidade sistêmica. No caso da lidocaína, os efeitos eletrofisiológicos em baixa concentração sanguínea podem ser terapêuticos. Em concentrações sanguíneas aumentadas, os anestésicos locais deprimem a condução; em concentrações extremamente altas, eles também deprimem o nó SA. Os anestésicos locais mais potentes – bupivacaína, etidocaína e, em menor grau, ropivacaína – parecem ter os efeitos mais potentes sobre o coração, particularmente nas fibras de Purkinje e no músculo ventricular. A bupivacaína, como todos os anestésicos locais, se liga preferencialmente a canais de sódio abertos ou inativados, dos quais se dissocia mais lentamente do que outros agentes menos tóxicos. Ela pode causar bradicardia sinusal profunda e bloqueio do nó sinoatrial e arritmias ventriculares malignas; além do mais, ela pode deprimir a contratilidade ventricular esquerda. Emulsões lipídicas a 20% têm sido utilizadas para tratar a toxicidade cardíaca por anestésico local. O mecanismo de ação dessa terapêutica não está claro, embora mais provavelmente o lipídeo sirva como um reservatório para a bupivacaína circulante, diminuindo a quantidade de bupivacaína no miocárdio.

Os bloqueadores de canais de cálcio utilizados clinicamente são compostos orgânicos que bloqueiam o influxo de Ca^{2+} pelos canais do tipo L, mas não do tipo T. De maneira semelhante aos anestésicos locais e aos canais de sódio, os agentes como o verapamil e, em menor grau, o diltiazem se ligam preferencialmente ao canal de cálcio em seu estado despolarizado inativado (bloqueio dependente do uso). Os bloqueadores de canal de cálcio são empregados no perioperatório como anti-hipertensivos e antiarrítmicos.

MECANISMO DE CONTRAÇÃO

As células miocárdicas contraem como resultado da interação de duas proteínas contráteis rígidas sobrepostas: actina e miosina. A distrofina, uma proteína intracelular grande, conecta a actina à membrana celular (sarcolema). O encurtamento celular ocorre quando se permite que a actina e a miosina interajam por completo e deslizem uma sobre a outra. Essa interação é normalmente prevenida por duas proteínas regulatórias: troponina e tropomiosina; a troponina é composta por três subunidades (troponina I, troponina C e troponina T). A troponina é ligada à actina em intervalos regulares, enquanto a tropomiosina fica no centro da estrutura da actina. Um aumento na concentração intracelular de Ca^{2+} (de cerca de 10^{-7} a 10^{-5} mol/L) promove contração conforme os íons de Ca^{2+} se ligam à troponina C. A mudança conformacional resultante nessas proteínas regulatórias expõe os sítios ativos na actina, permitindo a interação com as pontes de miosina (pontos de sobreposição). Os sítios ativos na miosina funcionam como uma ATPase dependente de magnésio cuja atividade é intensificada pelo aumento na concentração intracelular de Ca^{2+}. Uma série de ligações e desconexões ocorre conforme cada ponte de miosina avança sobre sítios ativos sucessivos na actina. O trifosfato de adenosina (ATP, do inglês *adenosine triphosphate*) é consumido durante cada ligação. O relaxamento ocorre conforme o Ca^{2+} é ativamente bombeado de volta para o retículo sarcoplasmático por uma ATPase Ca^{2+}-Mg^{2+}; a queda resultante nas concentrações intracelulares de Ca^{2+} permite que o complexo troponina-tropomiosina novamente evite a interação entre a actina e a miosina.

Acoplamento excitação-contração

A quantidade de íons Ca^{2+} necessária para iniciar a contração excede a que entra na célula pelos canais de cálcio do tipo L durante a fase 2. A pequena quantidade que entra pelos canais lentos de cálcio desencadeia a liberação de quantidades muito maiores de Ca^{2+} armazenado intracelularmente (liberação de cálcio dependente de cálcio) dentro do retículo sarcoplasmático.

O potencial de ação das células musculares despolariza seus sistemas T, extensões tubulares da membrana celular que atravessam a célula em estreita aproximação com as fibrilas musculares, via canais de cálcio dependentes de voltagem do tipo L. Esse aumento inicial de Ca^{2+} intracelular desencadeia um influxo ainda maior de Ca^{2+} por meio do receptor 2 de rianodina (RyR_2). RyRs são canais intracelulares de cálcio não dependentes de voltagem encontrados no cérebro, coração e músculo esquelético. A forma RyR_2 é quase exclusiva do retículo sarcoplasmático cardíaco. A força de contração depende diretamente da magnitude do influxo inicial de Ca^{2+}.

Durante o relaxamento, quando os canais do tipo L se fecham, uma ATPase Ca^{2+}-Mg^{2+} transporta ativamente o Ca^{2+} de volta para o retículo sarcoplasmático. Assim, o relaxamento do coração também requer ATP. O Ca^{2+} também é expelido extracelularmente por uma troca de Ca^{2+} intracelular por sódio extracelular na proporção de 1:3 pelo trocador Na^+-Ca^{2+} na membrana celular (**Figura 20-2**).

A quantidade de Ca^{2+} intracelular disponível, sua taxa de entrega e sua taxa de remoção determinam, respectivamente, a tensão máxima desenvolvida, a taxa de contração e a taxa de relaxamento. A estimulação simpática aumenta a força de contração, elevando a concentração intracelular de Ca^{2+} por meio de um aumento mediado por receptor β_1-adrenérgico no monofosfato de adenosina cíclico intracelular (AMPc) pela ação de uma proteína G estimuladora.

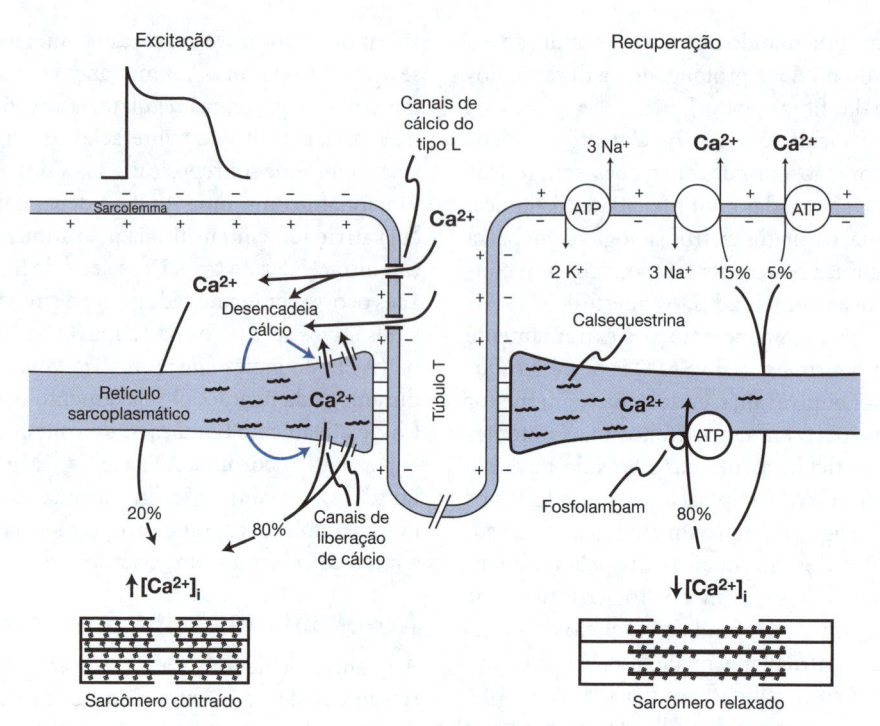

FIGURA 20-2 Acoplamento excitação-contração, encurtamento do sarcômero e relaxamento. ATP, trifosfato de adenosina. (Reproduzida com permissão de Mohrman DE, Heller LJ. *Cardiovascular Physiology*, 8a ed. Nova York, NY: McGraw Hill; 2014.)

O aumento do AMPc intermedeia a maioria dos efeitos adrenérgicos na cronotropia, inotropia e lusitropia (relaxamento do miocárdio) indiretamente pela ativação da proteína-cinase A (PKA). Além disso, o AMPc tem efeitos diretos nas proteínas de troca diretamente ativadas pelo AMPc (EPACS, do inglês *exchange proteins directly activated by cAMP*) que só recentemente foram descritas. Os inibidores da fosfodiesterase, como a milrinona, aumentam o AMPc intracelular, impedindo a quebra do AMPc intracelular pela inibição da fosfodiesterase 3. A milrinona tem efeitos lusitrópicos, melhorando o relaxamento e a função diastólica. Os glicosídeos digitálicos aumentam a concentração intracelular de Ca^{2+} por meio da inibição da ATPase Na^+-K^+ ligada à membrana; o pequeno aumento resultante no Na^+ intracelular relativamente desfavorece o bombeamento normal de Ca^{2+} do citoplasma via mecanismo de troca Na^+-Ca^{2+}, aumentando a concentração intracelular de Ca^{2+}. O glucagon aumenta a contratilidade elevando os níveis intracelulares de AMPc por meio da ativação de um receptor específico. A levosimendana é um sensibilizador de cálcio que aumenta a contratilidade ao se ligar à troponina C. O medicamento experimental omecamtiv mecarbil é um ativador de miosina que aumenta a duração da contratilidade do músculo cardíaco. A isaroxima tem efeitos inotrópicos e lusitrópicos, melhorando as funções sistólica e diastólica (Tabela 20-3). Estão em andamento investigações sobre agentes que afetam a energia mitocondrial para melhorar a produção de ATP pelo miocárdio e, portanto, o desempenho dos miócitos.

A liberação de acetilcolina com estimulação vagal estimula a liberação de acetilcolina dos miócitos cardíacos. O efeito final é diminuir a contratilidade por meio do aumento dos níveis de monofosfato de guanosina cíclica

TABELA 20-3 Medicamentos inotrópicos: mecanismos e desfechos

Medicação	Mecanismo
Digoxina	Inibidor da bomba Na-K, aumenta o cálcio do RS
Dopamina	Agonista dose-dependente de receptores D_1, α_1 e β_1
Norepinefrina	Agonista do receptor adrenérgico β_1 e α_1
Dobutamina	Agonista do receptor adrenérgico β_1 e α_1
Milrinona	Inibidor da PDE, aumenta o cálcio do RS
Levosimendana	Sensibilizador dos miofilamentos ao cálcio, inibidor PDE-3
Omecamtiv mecarbil	Potencializador dos efeitos da miosina na actina para prolongar a sístole
Istaroxima	Inibidor da bomba de Na-K, inibidor da PDE
Terapia gênica SERCA2a	Restaurador do SERCA2a para melhorar a liberação de cálcio e recaptação do RS

PDE, fosfodiesterase; SERCA, ATPase de Ca^{2+} do retículo sarco/endoplasmático; RS, retículo sarcoplasmático.
Modificada com permissão de Francis GS, Bartos JA, Adatya S et al. *Inotropes*. J Am Coll Cardiol. 27 de maio de 2014;63:2069-2078.

(GMPc) e da inibição da adenilil ciclase; esses efeitos são mediados por uma proteína G inibitória. A acidose inibe os canais de cálcio do tipo L e, portanto, deprime a contratilidade cardíaca por alterar desfavoravelmente a cinética do Ca^{2+} intracelular (**Figura 20-3**).

3 Estudos sugerem que os anestésicos voláteis deprimem a contratilidade cardíaca diminuindo a entrada de Ca^{2+} nas células durante a despolarização (afetando os canais de cálcio tipo T e L), alterando a cinética de liberação e captação de Ca^{2+} no retículo sarcoplasmático e diminuindo a sensibilidade das proteínas contráteis ao Ca^{2+}. Os anestésicos inalatórios parecem ter efeito mínimo sobre o relaxamento diastólico precoce em indivíduos sem disfunção diastólica conhecida.

No entanto, eles diminuem a função atrial, talvez resultando em redução do enchimento diastólico tardio. A depressão cardíaca induzida por anestésicos é potencializada por hipocalcemia, bloqueio β-adrenérgico e bloqueadores de canais de cálcio. O óxido nitroso também produz reduções dependentes da concentração na contratilidade ao reduzir a disponibilidade de Ca^{2+} intracelular durante a contração. Os mecanismos de depressão cardíaca direta de anestésicos intravenosos não estão bem estabelecidos, mas presumivelmente envolvem ações semelhantes. De todos os agentes de indução intravenosa típicos, a cetamina parece ter o menor efeito depressor na contratilidade devido aos seus efeitos excitatórios no sistema nervoso central.

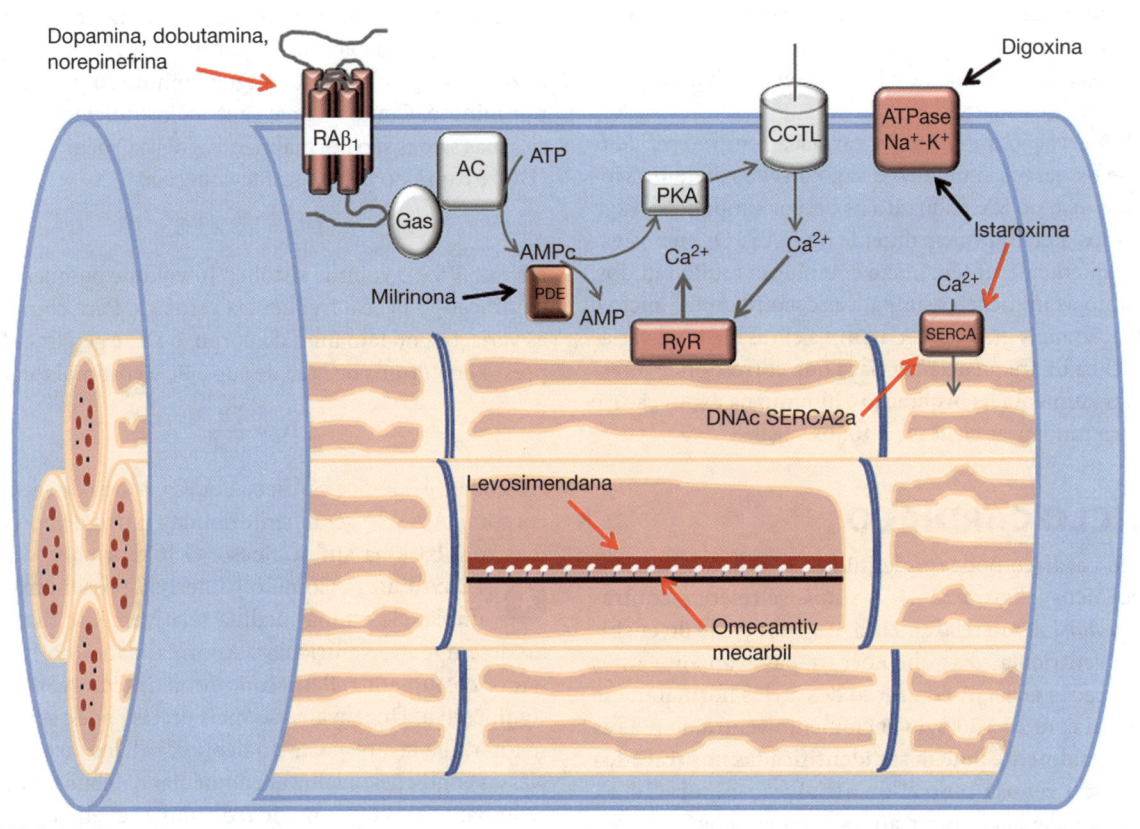

FIGURA 20-3 Diagrama das cascatas de sinalização intracelular dentro dos cardiomiócitos alteradas pelos inotrópicos dopamina, dobutamina e norepinefrina, que ativam o receptor $β_1$-adrenérgico, que ativa a proteína G Gas, que, por sua vez, ativa a adenilil ciclase. A adenilil ciclase converte ATP em AMPc quando ativada. O AMPc pode ativar a PKA, que então fosforila o canal de cálcio do tipo L, entre outros alvos. O AMPc é convertido em AMP pela PDE. A milrinona inibe a PDE-3, aumentando assim a concentração efetiva de AMPc. O influxo de cálcio através do canal de cálcio tipo L induz a ativação de receptores de rianodina, levando à liberação de Ca^{2+} induzida por cálcio. O Ca^{2+} intracelular livre interage com a troponina C, que altera as propriedades de ligação da tropomiosina e permite a interação entre a actina e a miosina. A levosimendana potencializa a interação entre a troponina e o cálcio. Também pode ter atividade inibidora da PDE-3. O omecamtiv mecarbil aumenta a taxa de renovação de ATP e diminui a taxa de liberação de ADP, aumentando assim o número de moléculas de miosina ligadas à actina a qualquer momento. A SERCA é responsável pela captação de cálcio no retículo sarcoplasmático, enquanto a ATPase Na^+-K^+ participa do restabelecimento do potencial de membrana da célula. A isaroxima inibe a ATPase Na^+-K^+ enquanto também potencializa a SERCA. A digoxina inibe a ATPase Na^+-K^+. As setas vermelhas denotam agonistas, enquanto as setas pretas indicam antagonistas. AC, adenilil ciclase; ADP, difosfato de adenosina; ATP, trifosfato de adenosina; $RAβ_1$, receptor $β_1$-adrenérgico; AMPc, monofosfato de adenosina cíclico; CCTL, canal de cálcio tipo L; PDE, fosfodiesterase; PKA, proteína-cinase A; RyR, receptor de rianodina; SERCA, ATPase de Ca^{2+} do retículo sarco/endoplasmático. (Reproduzida com permissão de Francis GS, Bartos JA, Adatya S, et al. *Inotropes*. J Am Coll Cardiol. 2014 27 de maio;63:2069-2078.)

INERVAÇÃO DO CORAÇÃO

As fibras parassimpáticas inervam os átrios e os tecidos condutivos. A acetilcolina atua em receptores muscarínicos cardíacos específicos (M_2) para produzir efeitos cronotrópicos, dromotrópicos e inotrópicos negativos. Em contrapartida, as fibras simpáticas são mais amplamente distribuídas por todo o coração. As fibras simpáticas cardíacas se originam na medula espinal torácica (T1-T4) e viajam para o coração inicialmente por meio dos gânglios cervicais (estrelado) e a partir dos gânglios, como os nervos cardíacos. A liberação de norepinefrina no coração causa efeitos cronotrópicos, dromotrópicos e inotrópicos positivos principalmente por meio da ativação dos receptores β_1-adrenérgicos. Os receptores β_2-adrenérgicos são normalmente menos numerosos e encontrados principalmente nos átrios; a ativação aumenta a frequência cardíaca e, em menor grau, a contratilidade. A fração relativa dos receptores β_2 para β_1-adrenérgicos aumenta na insuficiência cardíaca.

A inervação autonômica cardíaca tem *lateralidade* porque os nervos simpático e vago direitos afetam principalmente o nó SA, enquanto os nervos simpático e vago esquerdos afetam principalmente o nó AV. Os efeitos vagais frequentemente têm início e resolução muito rápidos, enquanto as influências simpáticas costumam ter início e dissipação mais graduais. A arritmia sinusal é uma variação cíclica da frequência cardíaca que corresponde à respiração (aumenta na inspiração e diminui na expiração); é devida a mudanças cíclicas no tônus vagal.

O CICLO CARDÍACO

O ciclo cardíaco pode ser definido por eventos elétricos e mecânicos (**Figura 20-4**). A *sístole* se refere à contração, e a *diástole*, ao relaxamento. A maior parte do enchimento ventricular diastólico ocorre passivamente antes da contração atrial. A contração dos átrios normalmente contribui com 20 a 30% do enchimento ventricular. **Três ondas geralmente podem ser identificadas nos traçados de pressão venosa central ou atrial** (ver **Figura 20-4**). A onda *a* é devida à sístole atrial. A onda *c* coincide com a contração ventricular e é causada pelo abaulamento da valva AV para o átrio. A onda *v* é o resultado do acúmulo de pressão do retorno venoso antes que a valva AV se abra novamente. O descenso *x* é o declínio na pressão entre as ondas *c* e *v* e acredita-se que seja devido ao movimento do átrio para baixo pela contração ventricular. A incompetência da valva AV em ambos os lados do coração abole o descenso *x* naquele lado, resultando em uma onda *cv* proeminente. O descenso *y* segue a onda *v* e representa o declínio da pressão atrial à medida que a valva AV se abre. O entalhe no traçado da pressão aórtica é referido como *incisura* e diz-se que representa a breve mudança de pressão do refluxo transitório de sangue para o ventrículo esquerdo imediatamente antes do fechamento da valva da aorta.

DETERMINANTES DO DESEMPENHO VENTRICULAR

As discussões sobre a função ventricular geralmente se referem ao ventrículo esquerdo, mas os mesmos conceitos se aplicam ao ventrículo direito. Embora muitas vezes se pense que os ventrículos funcionam separadamente, eles são interdependentes. Além disso, os fatores que afetam as funções sistólica e diastólica podem ser diferenciados: a função sistólica envolve a ejeção ventricular; já a função diastólica está relacionada ao enchimento ventricular.

A função sistólica ventricular é muitas vezes (erroneamente) igualada ao débito cardíaco, que pode ser definido como o volume de sangue bombeado pelo coração por minuto. Como os dois ventrículos funcionam em série, suas saídas são normalmente iguais. O débito cardíaco (DC) é expresso pela seguinte equação:

$$DC = VS \times FC$$

em que VS é o volume sistólico (o volume bombeado por contração) e FC é a frequência cardíaca. Para compensar as variações no tamanho do corpo, o DC é geralmente expresso em termos de área de superfície corporal total:

$$IC = \frac{DC}{ASC}$$

em que IC é o índice cardíaco e ASC é a área de superfície corporal. A ASC é geralmente obtida a partir de nomogramas com base na altura e peso. O IC normal é de 2,5 a 4,2 $L/min/m^2$. Como o IC normal possui uma faixa ampla, ele é uma medida relativamente insensível do desempenho ventricular. Anormalidades no IC, portanto, costumam refletir comprometimento ventricular significativo. Uma avaliação mais precisa pode ser obtida se for avaliada a resposta do débito cardíaco ao exercício. Nessas condições, a falha em aumentar o débito cardíaco e acompanhar o consumo de oxigênio é refletida por uma diminuição da saturação venosa mista de oxigênio. Uma diminuição na saturação venosa mista de oxigênio em resposta ao aumento da demanda geralmente reflete uma perfusão tecidual inadequada. Assim, na ausência de hipóxia ou anemia grave, a medida da tensão venosa mista de oxigênio (ou saturação) fornece uma estimativa da adequação do débito cardíaco.

1. Frequência cardíaca

Quando o volume sistólico permanece constante, o débito cardíaco é diretamente proporcional à frequência

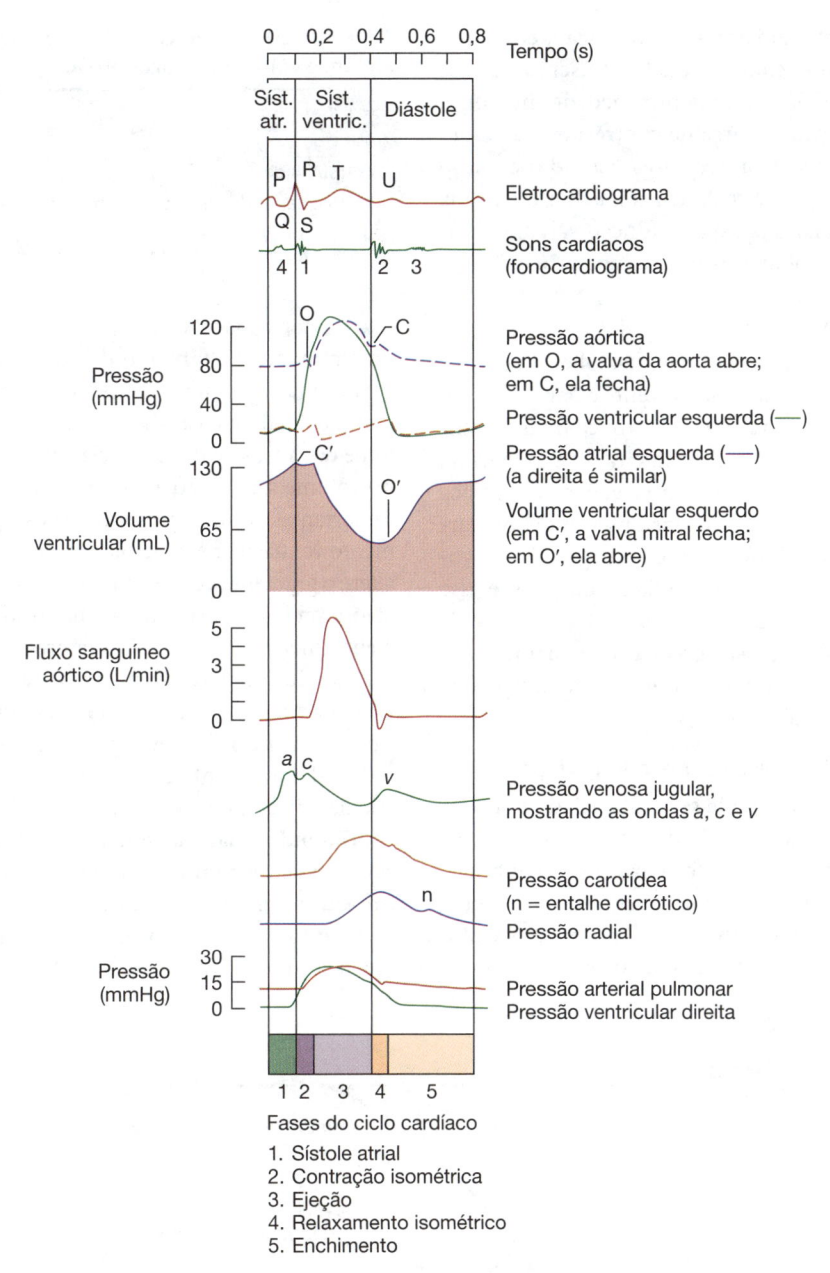

FIGURA 20-4 O ciclo cardíaco normal. Observe a correspondência entre os eventos elétricos e mecânicos. Síst. atr., sístole atrial; síst. ventric., sístole ventricular. (Modificada com permissão de Barrett KE. *Ganong's Review of Medical Physiology*, 25ª ed. Nova York, NY: McGraw Hill; 2016.)

cardíaca. A frequência cardíaca é uma função intrínseca do nó SA (despolarização espontânea), mas é modificada por fatores autonômicos, humorais e locais. A frequência intrínseca normal do nó SA em adultos jovens é de cerca de 90 a 100 batimentos/min, mas diminui com a idade com base na seguinte fórmula:

$$FC\ intrínseca = 118\ bpm - (0{,}57 \times idade)\ normal$$

A atividade vagal aumentada diminui a frequência cardíaca por meio da estimulação dos receptores colinérgicos M_2, enquanto a atividade simpática aumentada eleva a frequência cardíaca principalmente por meio da ativação dos receptores β_1-adrenérgicos e, em menor extensão, dos receptores β_2-adrenérgicos (ver anteriormente).

2. Volume sistólico

O volume sistólico é normalmente determinado por três fatores principais: pré-carga, pós-carga e contratilidade. Isso é análogo às observações de laboratório em preparações de músculo esquelético. A pré-carga é o comprimento do músculo antes da contração, enquanto a pós-carga é a tensão contra a qual o músculo deve se contrair. A contratilidade é uma propriedade intrínseca do músculo relacionada à força de contração, mas independente da pré-carga e da pós-carga. Como o coração é uma bomba multicâmara tridimensional, tanto a forma geométrica ventricular quanto a disfunção valvular também podem afetar o volume sistólico (**Tabela 20-4**).

TABELA 20-4 Principais fatores que afetam o volume sistólico cardíaco

Pré-carga
Pós-carga
Contratilidade
Anormalidades de movimentação das paredes
Disfunção valvular

Pré-carga

A pré-carga ventricular é o volume diastólico final, que geralmente depende do enchimento ventricular. A relação entre o débito cardíaco e o volume diastólico final do ventrículo esquerdo foi descrita pela primeira vez por Starling (**Figura 20-5**). Observe que, quando a frequência cardíaca e a contratilidade permanecem constantes, o débito cardíaco aumenta com a elevação da pré-carga até que volumes diastólicos finais excessivos sejam atingidos. Nesse ponto, o débito cardíaco não muda apreciavelmente – ou pode até diminuir. A distensão excessiva de qualquer um dos ventrículos pode levar à dilatação e à incompetência das valvas atrioventriculares (AV).

A. Determinantes do enchimento ventricular

O enchimento ventricular pode ser influenciado por uma variedade de fatores (**Tabela 20-5**), dos quais o mais importante é o retorno venoso. O coração não pode bombear o que o coração não recebe; portanto, o retorno venoso normalmente é igual ao débito cardíaco. Como os outros fatores que afetam o retorno venoso costumam ser, na maioria, fixos, a capacidade vascular é normalmente seu principal determinante. O aumento da atividade metabólica reduz a capacidade vascular, de modo que o retorno venoso ao coração e o débito cardíaco aumentam à medida que o volume dos vasos de capacitância venosa diminui. Alterações no volume sanguíneo e na capacidade vascular são causas importantes de alterações intra e pós-operatórias no enchimento ventricular e no débito cardíaco. Qualquer fator que altere o gradiente de pressão venosa normalmente pequeno, favorecendo o retorno do sangue ao coração, também afeta o enchimento cardíaco. Esses fatores incluem mudanças na pressão intratorácica (ventilação com pressão positiva ou toracotomia), postura (posicionamento durante a cirurgia) e pressão pericárdica (doença pericárdica).

O determinante mais importante da pré-carga ventricular direita é o retorno venoso. **Na ausência de disfunção pulmonar ou ventricular direita significativa, o retorno venoso também é o principal determinante da pré-carga ventricular esquerda.**

Tanto a frequência cardíaca quanto o ritmo podem afetar a pré-carga ventricular. Aumentos na frequência

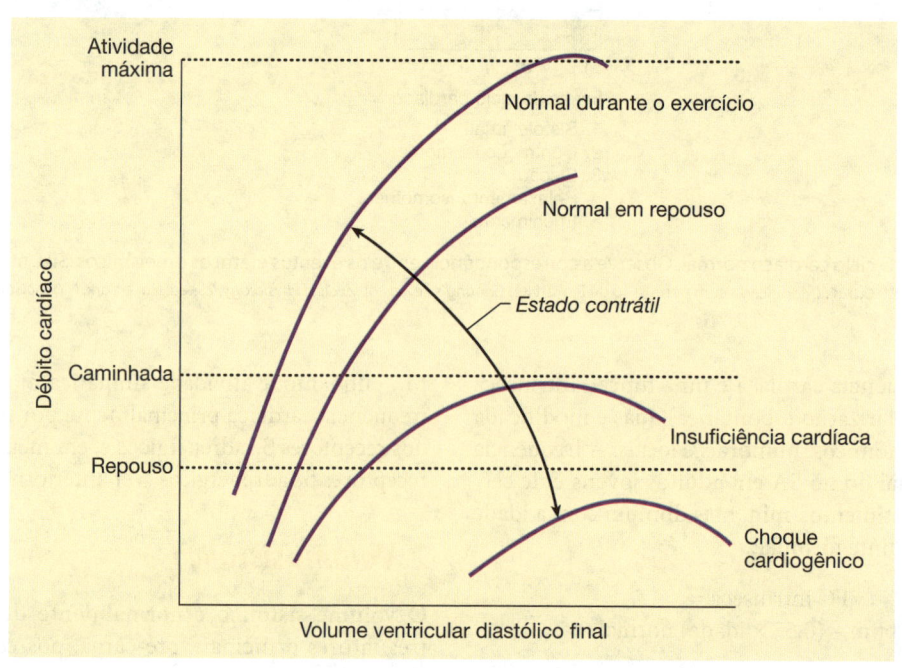

FIGURA 20-5 Lei do coração de Starling. (Reproduzida com permissão de Braunwald E, Ross J, Sonnenblick EH. *Mechanisms of contraction of the normal and failing heart*. N Engl J Med. 1967 12 de outubro;277(15):794-800.)

TABELA 20-5	Fatores que afetam a pré-carga ventricular
Volume sanguíneo	
Distribuição do volume sanguíneo	
Postura	
Pressão intratorácica	
Pressão pericárdica	
Tônus vagal	
Ritmo (contração atrial)	
Frequência cardíaca	

cardíaca estão associados a reduções proporcionalmente maiores na diástole do que na sístole. O enchimento ventricular, portanto, torna-se progressivamente comprometido com frequências cardíacas aumentadas (> 120 batimentos/min em adultos). Ausência (fibrilação atrial), ineficácia (*flutter* atrial) ou tempo alterado de contração atrial (ritmos atriais ou juncionais baixos) também podem reduzir o enchimento ventricular em 20 a 30%.

6 Pacientes com complacência ventricular reduzida são mais afetados pela perda de uma sístole atrial com tempo normal do que aqueles com complacência ventricular normal.

B. Função diastólica e complacência ventricular

A pressão diastólica final do ventrículo esquerdo (PDFVE) pode ser usada como medida de pré-carga apenas se a relação entre o volume e a pressão ventricular (complacência ventricular) for constante. No entanto, a complacência ventricular é normalmente não linear (**Figura 20-6**). A função diastólica prejudicada reduz a complacência ventricular. Portanto, a mesma PDFVE que corresponde a uma pré-carga normal em um paciente normal pode corresponder a uma pré-carga diminuída em um paciente com função diastólica prejudicada. Muitos fatores são conhecidos por influenciar a função diastólica e a complacência ventricular. No entanto, a medição da PDFVE ou de outras pressões que se aproximem da PDFVE (como a pressão de oclusão da artéria pulmonar) é um meio potencial de estimar a pré-carga ventricular esquerda. Alterações na pressão venosa central podem ser usadas como um índice aproximado para alterações na pré-carga ventricular direita e esquerda na maioria dos indivíduos normais.

Os fatores que afetam a complacência ventricular podem ser separados entre aqueles relacionados à taxa de relaxamento (complacência diastólica precoce) e em rigidez passiva dos ventrículos (complacência diastólica tardia). Hipertrofia ventricular esquerda (por hipertensão ou estenose da valva da aorta), isquemia e assincronia reduzem a complacência precoce; hipertrofia e fibrose reduzem a complacência tardia. Fatores extrínsecos (como doença do pericárdio, distensão excessiva do ventrículo contralateral, aumento de pressão pleural ou das vias aéreas, tumores e compressão cirúrgica) também podem reduzir a complacência ventricular. Devido à sua parede normalmente mais fina, o ventrículo direito é mais complacente do que o esquerdo.

Pós-carga

A pós-carga para o coração intacto é comumente equiparada à tensão da parede ventricular durante a sístole ou à resistência arterial à ejeção. A tensão da parede pode ser considerada como a pressão que o ventrículo deve superar para reduzir o volume de sua cavidade. Se assumir-se o ventrículo como esférico, a tensão da parede ventricular pode ser expressa pela lei de Laplace:

$$\text{Tensão circunferencial} = \frac{P \times R}{2 \times H}$$

em que P é a pressão intraventricular, R é o raio ventricular e H é a espessura da parede. Embora o ventrículo normal seja geralmente elipsoidal, essa relação ainda é útil. Quanto maior o raio ventricular, maior a tensão da parede necessária para desenvolver a mesma pressão ventricular. Por outro lado, um aumento na espessura da parede reduz a tensão da parede ventricular. A pressão intraventricular sistólica depende da força de contração ventricular; das propriedades viscoelásticas da aorta, seus ramos proximais e sangue (viscosidade e densidade); e da **resistência vascular sistêmica (RVS)**. O tônus arteriolar é o principal determinante da RVS. Como as propriedades viscoelásticas são geralmente fixas em qualquer paciente, a pós-carga ventricular esquerda costuma ser equiparada clinicamente à RVS, que é calculada pela seguinte equação:

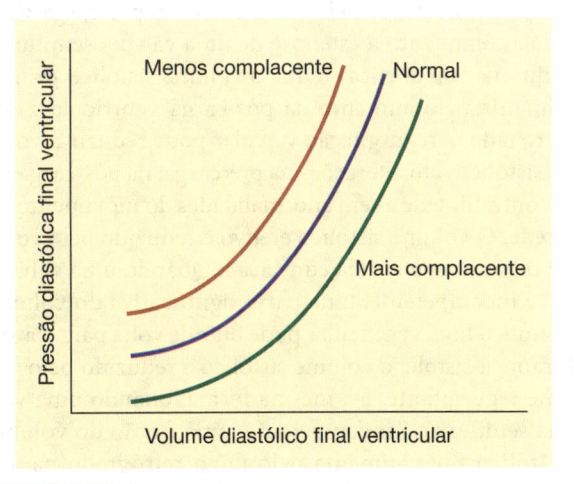

$$\text{RVS} = 80 \times \frac{\text{PAM} - \text{PVC}}{\text{DC}}$$

FIGURA 20-6 Complacência ventricular normal e anormal.

em que PAM é a pressão arterial média em milímetros de mercúrio, PVC é a pressão venosa central em milímetros de mercúrio e DC é o débito cardíaco em litros por minuto. A RVS normal é 900-1.500 dyn · s cm^{-5}. A pressão arterial sistólica também pode ser usada como uma aproximação da pós-carga ventricular esquerda na ausência de alterações crônicas no tamanho, na forma ou na espessura da parede ventricular ou de alterações agudas na resistência vascular sistêmica. Alguns médicos preferem usar o IC em vez do DC no cálculo de um índice de resistência vascular sistêmica (IRVS), de modo que IRVS = RVS × ASC (área de superfície corporal).

A pós-carga ventricular direita depende principalmente da resistência vascular pulmonar (RVP) e é expressa pela seguinte equação:

$$RVP = 80 \times \frac{PAP - PAE}{DC}$$

em que PAP é a pressão média da artéria pulmonar e PAE é a pressão atrial esquerda. Na prática, a pressão de oclusão capilar pulmonar (POCP) pode ser substituída como uma aproximação para a PAE. A RVP normal é de 50 a 150 dyn · s cm^{-5}.

O débito cardíaco diminui em resposta a grandes aumentos na pós-carga no ventrículo esquerdo; no entanto, pequenos aumentos ou reduções na pós-carga podem não ter efeito sobre o débito cardíaco. Devido à sua parede mais fina, o ventrículo direito é mais sensível a mudanças na pós-carga do que o ventrículo esquerdo. O débito cardíaco em pacientes com comprometimento acentuado do ventrículo direito ou esquerdo é muito sensível a aumentos agudos na pós-carga. O último é particularmente verdadeiro na presença de depressão miocárdica induzida por medicamentos ou por isquemia ou de insuficiência cardíaca crônica.

Contratilidade

A contratilidade cardíaca (inotropia) é a capacidade intrínseca do miocárdio de bombear na ausência de alterações na pré-carga ou na pós-carga. A contratilidade está relacionada à taxa de encurtamento do músculo miocárdico, que, por sua vez, é dependente da concentração intracelular de Ca^{2+} durante a sístole.

A contratilidade pode ser alterada por influências neurais, humorais ou farmacológicas. A atividade do sistema nervoso simpático normalmente tem o efeito mais importante na contratilidade. As fibras simpáticas inervam os músculos atriais e ventriculares, bem como os tecidos nodais. Além de seu efeito cronotrópico positivo, a liberação de norepinefrina aumenta a contratilidade principalmente por meio da ativação do receptor β_1. Os receptores α-adrenérgicos também estão presentes no miocárdio, mas parecem ter apenas efeitos inotrópicos e cronotrópicos positivos menores que são superados pelas ações vasculares dos agonistas α-adrenérgicos quando esses medicamentos são administrados sistemicamente. Fármacos simpatomiméticos e secreção de epinefrina pelas glândulas suprarrenais aumentam de forma semelhante a contratilidade por meio da ativação do receptor β_1.

A contratilidade miocárdica é deprimida por hipóxia, acidose, depleção dos estoques de catecolaminas no coração e perda de massa muscular funcional como resultado de isquemia ou infarto. Em doses grandes o suficiente, os anestésicos e agentes antiarrítmicos, em sua maioria, são inotrópicos negativos (i.e., diminuem a contratilidade).

Anormalidades de movimento das paredes

As anormalidades regionais do movimento das paredes causam uma quebra da analogia entre o coração intacto e as preparações de músculo esquelético. Tais anormalidades podem ser decorrentes de isquemia, cicatrização, hipertrofia ou condução alterada. Quando a cavidade ventricular não colapsa simetricamente ou totalmente, o esvaziamento fica prejudicado. Hipocinesia (diminuição da contração), acinesia (falha na contração) e discinesia (abaulamento paradoxal) durante a sístole refletem graus crescentes de anormalidades da contração. Embora a contratilidade possa ser normal ou mesmo aumentada em algumas áreas, anormalidades em outras áreas do ventrículo podem prejudicar o esvaziamento e reduzir o volume sistólico. A gravidade do prejuízo depende do tamanho e do número de áreas de contração anormal.

Disfunção valvular

A disfunção valvular pode envolver qualquer uma das quatro valvas do coração e pode incluir estenose, regurgitação (insuficiência) ou ambas. A estenose de uma válvula AV (tricúspide ou mitral) reduz o volume sistólico principalmente pela diminuição da pré-carga ventricular, enquanto a estenose de uma válvula semilunar (pulmonar ou aórtica) reduz o volume sistólico principalmente pelo aumento da pós-carga ventricular. Por outro lado, a regurgitação valvular pode reduzir o volume sistólico sem alterações na pré-carga, na pós-carga ou na contratilidade e sem anormalidades do movimento da parede. O volume sistólico efetivo é reduzido pelo volume regurgitante a cada contração. Quando uma válvula AV é incompetente, uma parte significativa do volume diastólico final ventricular pode fluir de volta para o átrio durante a sístole; o volume sistólico é reduzido pelo volume regurgitante. Da mesma forma, quando uma válvula semilunar é incompetente, uma fração do volume diastólico final aumenta pelo fluxo retrógrado para o ventrículo durante a diástole.

AVALIAÇÃO DA FUNÇÃO VENTRICULAR

1. Curvas de função ventricular

A plotagem do débito cardíaco ou do volume sistólico em relação à pré-carga pode ser útil na avaliação de estados patológicos e na compreensão da terapia medicamentosa. As curvas de função ventricular direita e esquerda normais são mostradas na **Figura 20-7**.

Os diagramas pressão-volume ventriculares dissociam a contratilidade da pré-carga e da pós-carga. Dois pontos são identificados nesses diagramas: o ponto sistólico final (PSF) e o ponto diastólico final (PDF) (**Figura 20-8**). O PSF reflete a função sistólica; o PDF reflete mais a função diastólica. Para qualquer estado contrátil, todos os PSFs estão na mesma linha (i.e., a relação entre o volume sistólico final e a pressão sistólica final é fixa). A **Figura 20-9** descreve os eventos que ocorrem no ventrículo esquerdo durante cada ciclo cardíaco.

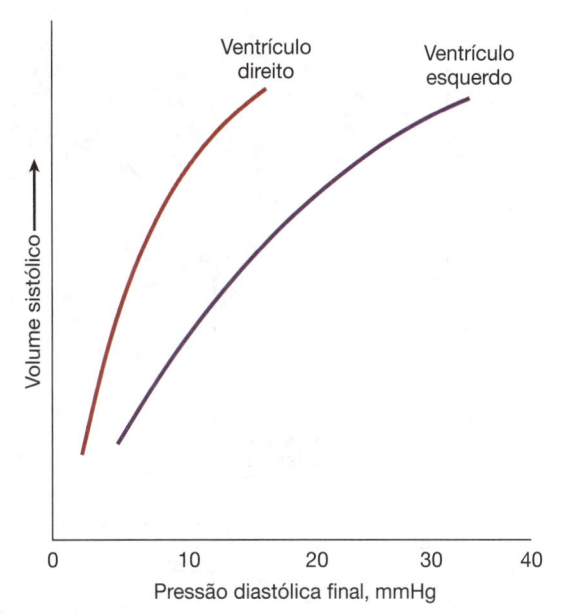

FIGURA 20-7 Curvas de função para os ventrículos esquerdo e direito.

2. Avaliação da função sistólica

A alteração da pressão ventricular ao longo do tempo durante a sístole (dP/dt) é definida pela primeira derivada da curva de pressão ventricular e pode ser usada como medida da contratilidade. A contratilidade é diretamente proporcional a dP/dt, mas a medição precisa desse valor requer um cateter ventricular de alta fidelidade (Millar). A função sistólica ventricular é rotineiramente estimada por ecocardiografia.

Fração de ejeção

8 A fração de ejeção (FE) ventricular, a fração do volume ventricular diastólico final ejetado, é a medida clínica mais comumente utilizada da função sistólica. A FE pode ser calculada pela seguinte equação:

$$FE = \frac{VDE - VSF}{VDE}$$

em que VDE é o volume diastólico do ventrículo esquerdo e VSF é o volume sistólico final. A FE normal é de aproximadamente 0,67 ± 0,08. As medições podem ser feitas no pré-operatório a partir de cateterismo cardíaco, estudos de radionucleotídeos ou ecocardiografia transtorácica (ETT) ou transesofágica (ETE). Cateteres de artéria pulmonar com termistores de resposta rápida permitem a medição da FE do ventrículo direito. Infelizmente, quando a resistência vascular pulmonar aumenta, a diminuição da FE do ventrículo direito pode refletir a pós-carga, e não a contratilidade. A FE ventricular esquerda não é uma medida precisa da contratilidade ventricular na presença de insuficiência mitral.

A análise da deformação miocárdica fornece outra medida para quantificar a função ventricular, avaliando o movimento das oscilações das imagens ecocardiográficas. A deformação do coração ocorre ao longo de três dimensões: circunferencial, radial e longitudinal (**Figura 20-10**). A deformação é uma medida da mudança de comprimento entre dois pontos. Com a análise da deformação, a ecocardiografia pode determinar a variação percentual no comprimento em diferentes pontos do miocárdio (**Figura 20-11**). A tensão longitudinal é medida em vários segmentos durante a sístole e a diástole; a deformação global é de -21%, refletindo a deformação média para todos os segmentos. As estimativas normais de deformação sob anestesia não são estabelecidas; no entanto, uma deformação longitudinal de −19 a −22% é uma faixa normal estabelecida para pacientes saudáveis submetidos à ecocardiografia transtorácica. A deformação longitudinal é uma alteração negativa porque, durante a sístole, o ventrículo encurta, resultando em L menor que L_0. O grau em que as estimativas de deformação miocárdica serão incorporadas ao manejo perioperatório ainda precisa ser determinado.

3. Avaliação da função diastólica

9 A função diastólica do ventrículo esquerdo pode ser avaliada clinicamente pela ecocardiografia com Doppler em um exame transtorácico ou transesofágico. As velocidades de fluxo são medidas por meio da valva atrioventricular esquerda (mitral) durante a diástole ou por interrogação do movimento do anel da valva mitral (Doppler tecidual). Três padrões de disfunção diastólica são geralmente

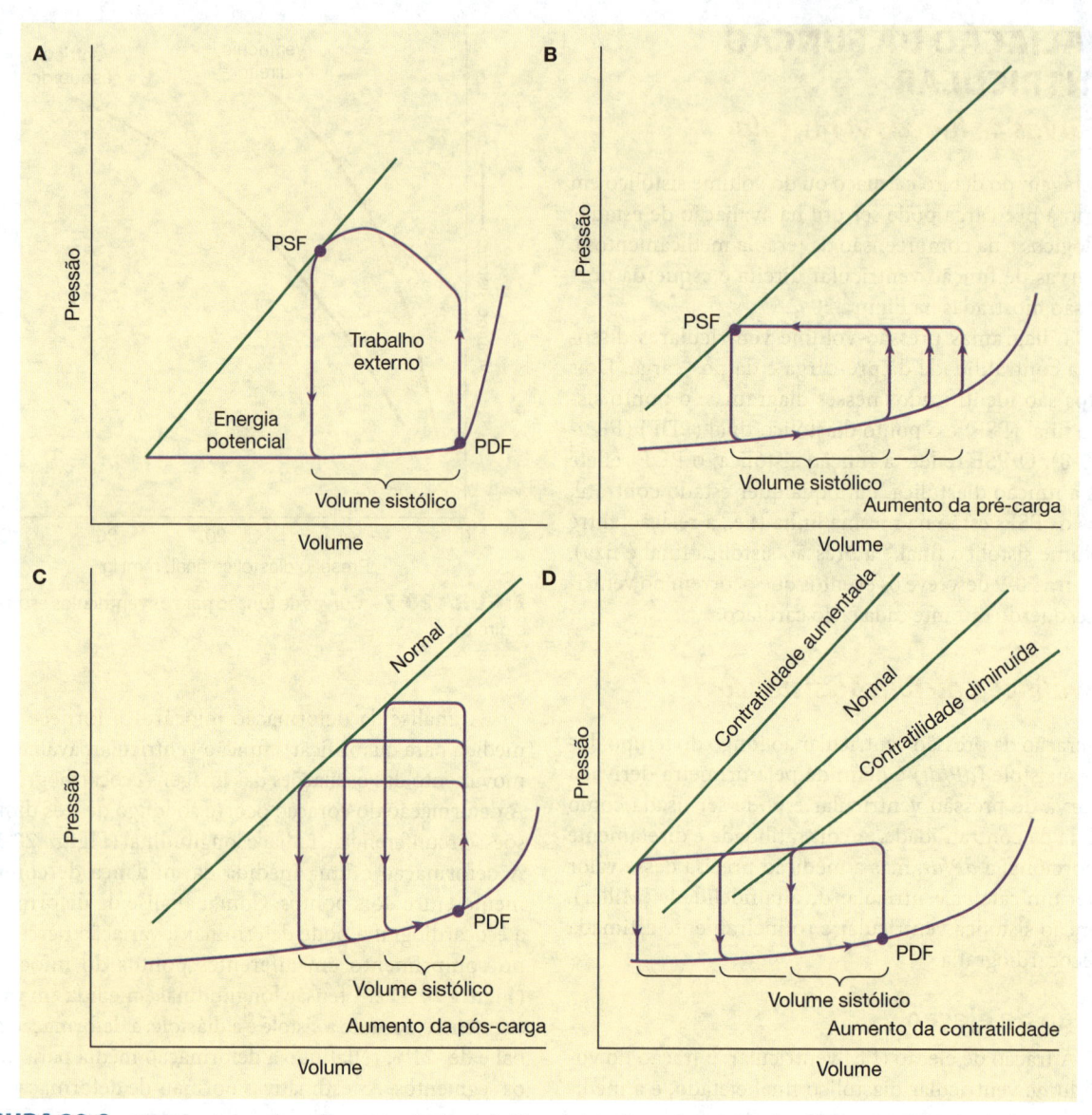

FIGURA 20-8 Diagramas pressão-volume ventriculares. **A:** Uma única contração ventricular. Observe que o volume sistólico representa uma alteração no volume no eixo x (diferença entre o volume sistólico final e o volume diastólico final). Observe também que a área circunscrita representa o trabalho externo realizado pelo ventrículo. **B:** Pré-carga crescente com contratilidade e pós-carga constantes. **C:** Aumento da pós-carga com pré-carga e contratilidade constantes. **D:** Aumento da contratilidade com pré-carga e pós-carga constantes. PDF, ponto diastólico final; PSF, ponto sistólico final.

reconhecidos com base no tempo de relaxamento isovolumétrico, a proporção do pico de fluxo diastólico inicial (E) para o pico de fluxo sistólico atrial (A) e o tempo de desaceleração (TD) de E (TD$_E$) (**Figura 20-12**). O Doppler tecidual é frequentemente usado para distinguir a função diastólica "pseudonormal" da normal. O Doppler tecidual discerne a velocidade de movimento do tecido miocárdico durante o ciclo cardíaco. Durante a sístole, o anel mitral se move em direção ao ápice do coração, afastando-se da sonda do ecocardiograma no esôfago. Uma onda de deflexão negativa é gerada, refletindo o movimento sistólico para longe da sonda. Durante o enchimento diastólico, o anel mitral move-se em direção à sonda do ecocardiograma transesofágico, produzindo uma onda e' positiva. Uma velocidade de pico da onda e' inferior a 8 cm/s está associada à função diastólica prejudicada. Uma relação de onda E/e' maior que 15 é consistente com pressão diastólica final do ventrículo esquerdo elevada (**Figuras 20-13** e **20-14**).

Circulação sistêmica

A vasculatura sistêmica pode ser dividida funcionalmente em artérias, arteríolas, capilares e veias. As artérias

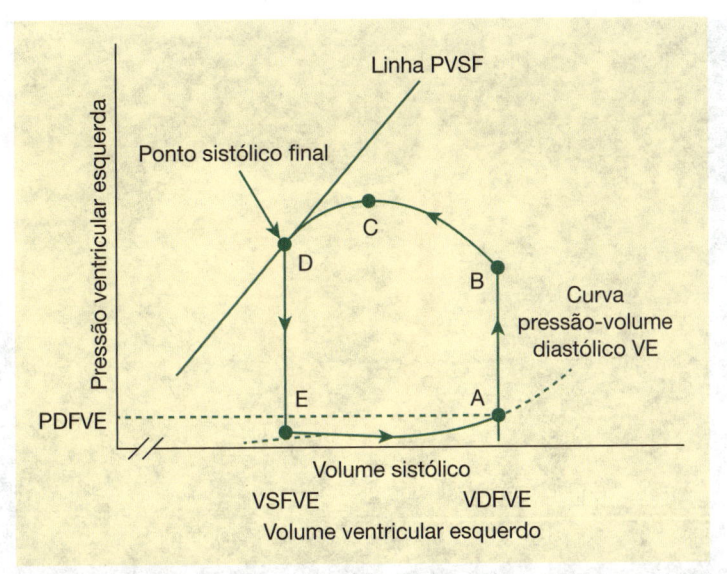

FIGURA 20-9 A alça (*loop*) pressão-volume representa graficamente as mudanças hemodinâmicas no ventrículo esquerdo durante um batimento cardíaco e a ejeção de um volume sistólico (VS). O segmento A-B ocorre no início da sístole após o fechamento da valva mitral. Ponto A: A pressão diastólica final do ventrículo esquerdo é anotada no gráfico no final do enchimento diastólico. A pressão no ventrículo aumenta gradualmente até atingir o ponto B, quando a valva da aorta se abre e o sangue é ejetado do ventrículo. A valva da aorta fecha quando a ejeção está completa no final da sístole. A linha no ponto D identifica o fim da sístole. Mover a inclinação dessa linha para a direita do leitor representa uma mudança para um estado menos contrátil. Mover a inclinação para a esquerda reflete um ventrículo mais altamente contrátil. O segmento D-E representa o relaxamento isovolumétrico. Uma vez que a pressão no ventrículo é reduzida, a valva mitral se abre novamente (ponto E), e o enchimento diastólico é retomado em preparação para a próxima sístole do coração. O ponto C reflete o pico da pressão sistólica. PVSF, pressão-volume sistólico final; PDFVE, pressão diastólica final do ventrículo esquerdo; VDFVE, volume diastólico final do ventrículo esquerdo. (Reproduzida com permissão de Hoffman WJ, Wasnick JD. *Postoperative Critical Care of the Massachusetts General Hospital*, 2ª ed. Boston, MA: Little, Brown and Company; 1992.)

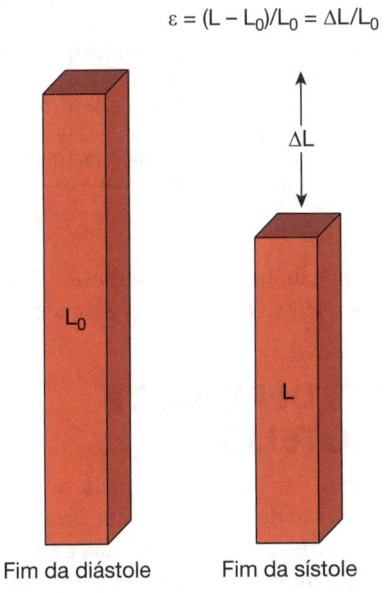

$$\varepsilon = (L - L_0)/L_0 = \Delta L/L_0$$

FIGURA 20-10 A deformação descreve a alteração fracional do comprimento de um segmento miocárdico em comparação com seu comprimento inicial (no final da diástole). ε, deformação do miocárdio; L, comprimento no final da sístole; L_0, comprimento inicial. (Reproduzida com permissão do *Cleveland Clinic Center for Medical Art & Photography* © 2013. Todos os direitos reservados.)

são os condutos de alta pressão que suprem os vários órgãos. As arteríolas são os pequenos vasos que alimentam e controlam diretamente o fluxo sanguíneo por meio de cada leito capilar. Os capilares são vasos de paredes finas que permitem a troca de nutrientes entre o sangue e os tecidos. As veias retornam o sangue dos leitos capilares para o coração. A distribuição do sangue entre os vários componentes do sistema cardiovascular é mostrada na Tabela 20-6. Observe que a maior parte do volume sanguíneo está na circulação sistêmica – especificamente, dentro das veias sistêmicas. Alterações no tônus venoso sistêmico permitem que esses vasos funcionem como um reservatório de sangue. Após perdas significativas de sangue ou fluidos, um aumento do tônus vascular mediado pelo sistema simpático reduz a capacidade desses vasos e desloca o sangue para outras partes do sistema vascular. Por outro lado, o aumento da capacidade (venodilatação) permite que esses vasos acomodem aumentos no volume sanguíneo. O controle simpático do tônus vascular é um importante determinante do retorno venoso ao coração. A redução do tônus venoso após a indução da anestesia frequentemente resulta em acúmulo de sangue, redução do débito cardíaco e hipotensão.

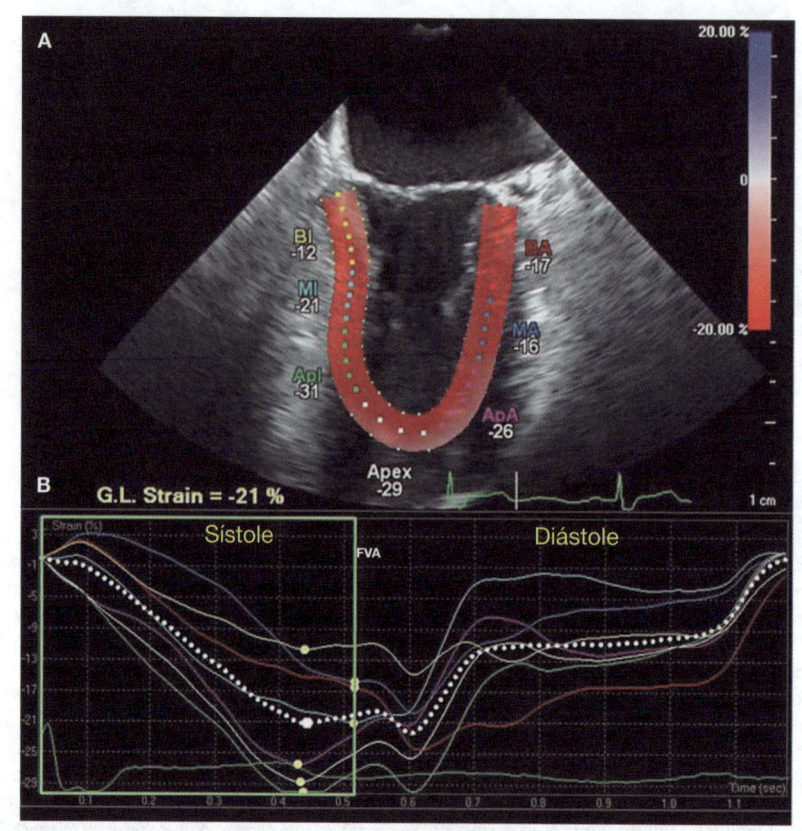

FIGURA 20-11 Análise da deformação longitudinal avaliada com a quantificação de movimento cardíaco (CMQ) (Philips Medical Systems, Andover, MA). **A:** Corte ecocardiográfico de duas câmaras do esôfago médio mostrando o ventrículo esquerdo, onde as paredes miocárdicas são divididas em seis segmentos diferenciados por rótulos e pontos codificados por cores. As medições de deformação segmentar são mostradas adjacentes a cada segmento. O miocárdio é colorido em tons de vermelho, correspondendo ao percentual de encurtamento longitudinal (deformação) medido pela escala de vermelho para azul no lado superior direito. **B:** As curvas longitudinais de deformação, codificadas por cores para corresponder aos segmentos miocárdicos em A, com tempo no eixo x em relação ao ciclo cardíaco e percentual de encurtamento (deformação) no eixo y, demonstram o encurtamento durante a sístole e o retorno à linha de base no final da diástole. A curva cor-de-rosa, por exemplo, representa a parede apical anterior que apresenta pico de encurtamento de -26% durante a sístole (o ponto amarelo identifica o pico de tensão sistólica). Em contrapartida, a deformação sistólica final, medida no momento do fechamento da valva da aorta, mede -23%, demonstrando que a deformação máxima pode diferir da deformação sistólica final. A curva branca pontilhada representa a deformação longitudinal global. ApA, apical anterior; Apl, paredes miocárdicas apicais inferiores; FVA, fechamento da valva da aorta; BA, basal anterior; BI, basal inferior; G.L. Strain, deformação longitudinal global; MA, médio-anterior; MI, médio-inferior. (Reproduzida com permissão do *Cleveland Clinic Center for Medical Art & Photography* © 2013. Todos os direitos reservados.)

Muitos fatores influenciam o fluxo sanguíneo na árvore vascular, incluindo produtos metabólicos, fatores derivados do endotélio, sistema nervoso autônomo e hormônios circulantes.

AUTORREGULAÇÃO

A maioria dos leitos de tecido regula seu próprio fluxo sanguíneo (autorregulação). As arteríolas geralmente se dilatam em resposta à redução da pressão de perfusão ou ao aumento da demanda tecidual. Por outro lado, as arteríolas se contraem em resposta ao aumento da pressão ou à redução da demanda tecidual. Esses fenômenos são provavelmente devidos a uma resposta intrínseca do músculo liso vascular ao alongamento e ao acúmulo de subprodutos metabólicos vasodilatadores. Os últimos podem incluir K^+, H^+, CO_2, adenosina e lactato.

FATORES DERIVADOS DO ENDOTÉLIO

O endotélio vascular é metabolicamente ativo na elaboração ou modificação de substâncias que desempenham um papel importante no controle da pressão e do fluxo sanguíneo. Estes incluem vasodilatadores (p. ex., óxido nítrico, [PGI_2]), vasoconstritores (p. ex., endotelinas, tromboxano A_2), anticoagulantes (p. ex., trombomodulina, proteína C), fibrinolíticos (p. ex., ativador tecidual do plasminogênio) e fatores que inibem a agregação plaquetária (p. ex., óxido nítrico, PGI_2). O óxido nítrico é sintetizado a partir

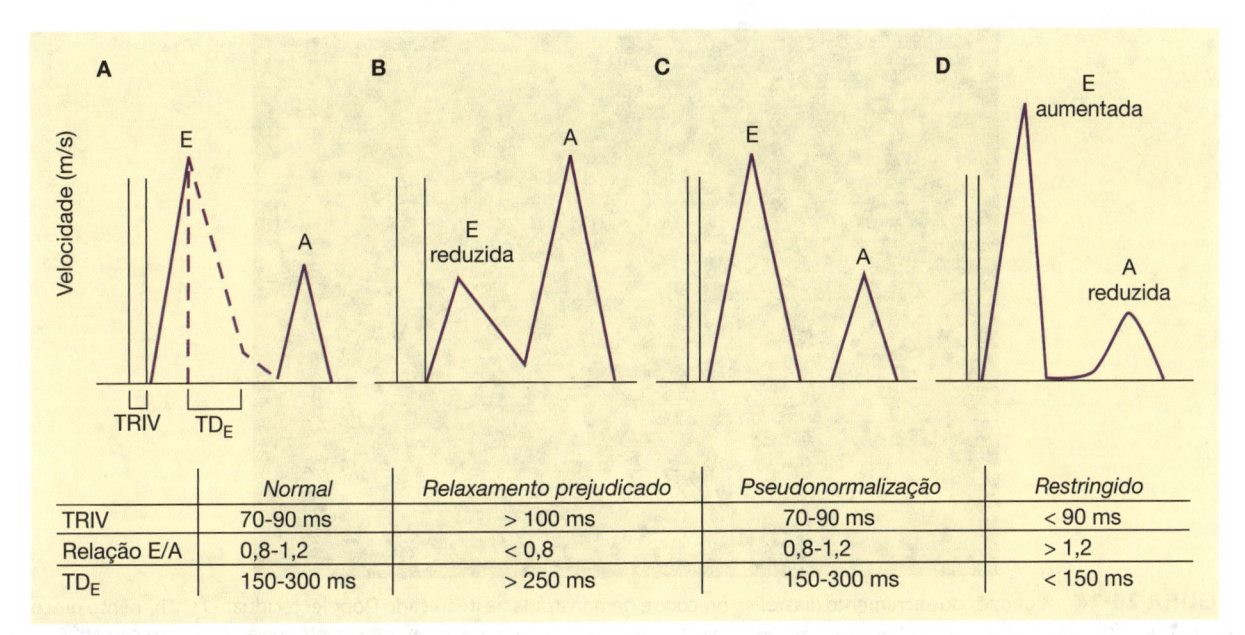

	Normal	Relaxamento prejudicado	Pseudonormalização	Restringido
TRIV	70-90 ms	> 100 ms	70-90 ms	< 90 ms
Relação E/A	0,8-1,2	< 0,8	0,8-1,2	> 1,2
TD$_E$	150-300 ms	> 250 ms	150-300 ms	< 150 ms

FIGURA 20-12 Ecocardiografia Doppler do fluxo diastólico por meio da valva mitral. **A-D** (da esquerda para a direita) representa o aumento da gravidade da disfunção diastólica. A, pico de fluxo sistólico atrial; TD$_E$, tempo de desaceleração de E; E, fluxo diastólico precoce; TRIV, tempo de relaxamento isovolumétrico.

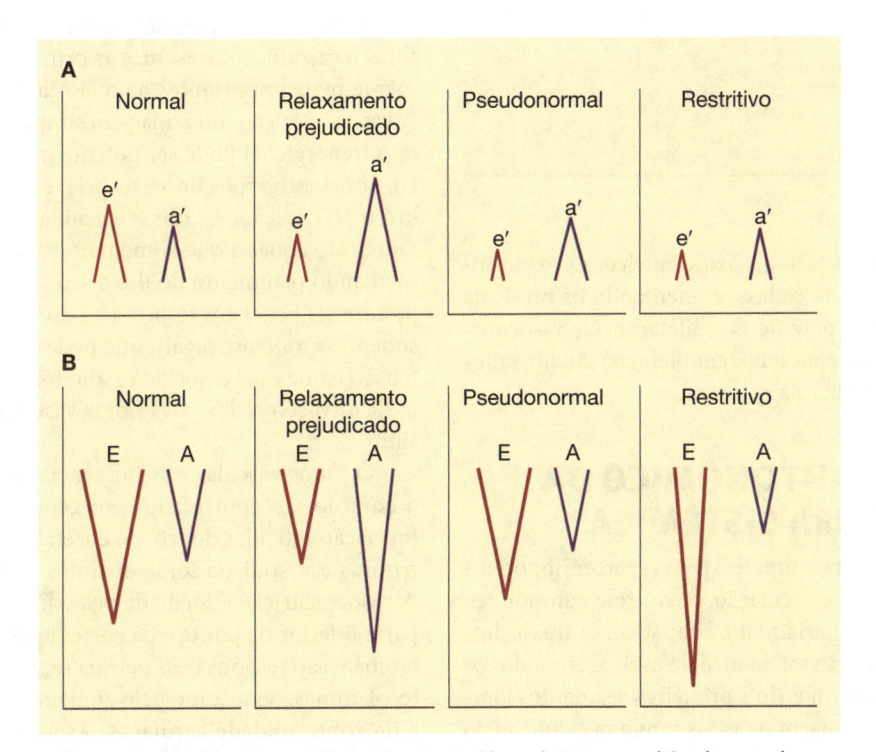

FIGURA 20-13 Doppler tecidual. **A:** Doppler tecidual no anel mitral lateral. Durante a diástole, o anel se move em direção ao transdutor de exame transesofágico no esôfago. Assim, as ondas e' e a' do enchimento diastólico são deflexões positivas acima da linha de base. **B:** Quando o exame transesofágico é usado para medir o influxo diastólico transmitral, as ondas E e A de enchimento precoce e tardio estão abaixo da linha de base porque o fluxo está se afastando da sonda Doppler no esôfago. O Doppler tecidual pode ser usado para distinguir o padrão de influxo diastólico normal do pseudonormal porque a onda e' permanece deprimida à medida que a disfunção diastólica progride. (Reproduzida com permissão de Wasnick JD, Hillel Z, Kramer D, et al. *Cardiac Anesthesia and Transesophageal Echocardiography*. New York, NY: McGraw Hill; 2011.)

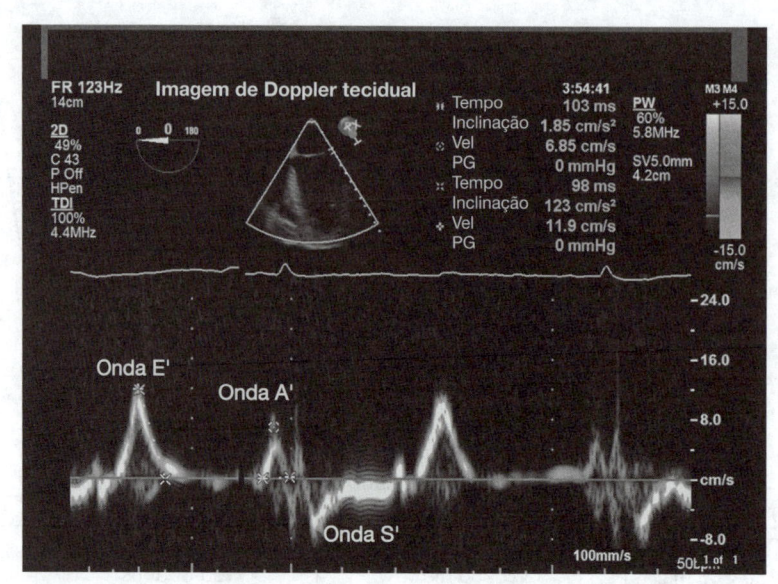

FIGURA 20-14 A onda E' do enchimento diastólico precoce é demonstrada neste traçado Doppler tecidual. O enchimento precoce ocorre quando o ventrículo relaxa durante a diástole e a valva mitral se abre. A onda A' reflete a contribuição da contração atrial para o enchimento diastólico. Por último, a onda S' demonstra o movimento do anel mitral lateral para longe da sonda T durante a sístole. (Reproduzida com permissão de Wasnick JD, Hillel Z, Kramer D, et al. *Cardiac Anesthesia and Transesophageal Echocardiography*. New York, NY: McGraw Hill; 2011.)

TABELA 20-6 Distribuição do volume sanguíneo

Coração	7%
Circulação pulmonar	9%
Circulação sistêmica	
Arterial	15%
Capilar	5%
Venosa	64%

da arginina pela sintetase do óxido nítrico. O óxido nítrico se liga à guanilato ciclase, aumentando os níveis de GMPc e produzindo potente vasodilatação. Os vasoconstritores derivados do endotélio (endotelinas) são liberados em resposta à trombina e à epinefrina.

CONTROLE AUTONÔMICO DA VASCULATURA SISTÊMICA

Embora o sistema parassimpático possa exercer importantes influências sobre a circulação, o controle autonômico da vasculatura é primariamente simpático. O fluxo simpático para a circulação sai da medula espinal em todos os segmentos torácicos e nos dois primeiros segmentos lombares. Essas fibras atingem os vasos sanguíneos por meio de nervos autonômicos específicos ou por meio de nervos espinais. As fibras simpáticas inervam todas as partes da vasculatura, exceto os capilares. Sua principal função é regular o tônus vascular. As variações do tônus vascular arterial servem para regular a pressão arterial e a distribuição do fluxo sanguíneo para os vários órgãos, enquanto as variações do tônus venoso alteram a capacidade vascular, o acúmulo venoso e o retorno venoso ao coração.

A vasculatura possui fibras simpáticas vasoconstritoras e vasodilatadoras, mas as primeiras são fisiologicamente mais importantes na maioria dos leitos teciduais. A vasoconstrição induzida pelo simpático (via receptores α_1-adrenérgicos) pode ser potente no músculo esquelético, nos rins, no intestino e na pele; é menos ativa no cérebro e no coração. As fibras vasodilatadoras mais importantes são aquelas que alimentam o músculo esquelético, mediando o aumento do fluxo sanguíneo (via receptores β_2-adrenérgicos) em resposta ao exercício. A síncope vasodepressora (vasovagal), que pode ocorrer após intensa tensão emocional associada a alto tônus simpático, resulta da ativação reflexa das fibras vasodilatadoras vagais e simpáticas.

O tônus vascular e as influências autonômicas sobre o coração são controlados por centros vasomotores na formação reticular do tronco encefálico. Áreas vasoconstritoras e vasodilatadoras distintas foram identificadas. A vasoconstrição é mediada pelas áreas anterolaterais da parte inferior da ponte e da parte superior do bulbo. Elas também são responsáveis pela secreção suprarrenal de catecolaminas, bem como pelo aumento da automaticidade e da contratilidade cardíacas. As áreas vasodilatadoras, localizadas na medula inferior, também são adrenérgicas. Elas funcionam projetando fibras inibitórias para cima, para as áreas vasoconstritoras. A produção vasomotora é modificada por entradas de todo o sistema nervoso central, incluindo o hipotálamo, o córtex cerebral e outras áreas do tronco cerebral. Áreas na medula posterolateral recebem informações dos nervos vago e glossofaríngeo e desempenham um papel importante na mediação de uma variedade de reflexos circulatórios. O sistema simpático normalmente mantém alguma vasoconstrição tônica na árvore vascular. A perda desse tônus após a indução da anestesia ou simpatectomia frequentemente contribui para a hipotensão perioperatória.

PRESSÃO ARTERIAL

O fluxo sanguíneo sistêmico é pulsátil nas grandes artérias devido à atividade cíclica do coração; quando o sangue atinge os capilares sistêmicos, o fluxo é contínuo. A pressão média cai para menos de 20 mmHg nas grandes veias sistêmicas que retornam o sangue ao coração. A maior queda de pressão, quase 50%, ocorre nas arteríolas, e as arteríolas representam a maior parte da RVS.

A PAM é proporcional ao produto de RVS × DC. Essa relação é baseada em uma analogia com a lei de Ohm, aplicada à circulação:

$$PAM - PVC \approx RVS \times DC$$

Como a PVC é normalmente muito pequena em comparação com a PAM, a primeira pode, em geral, ser ignorada. A partir dessa relação, torna-se prontamente aparente que a hipotensão é o resultado de uma diminuição na RVS, no DC ou em ambos: para que a pressão arterial seja mantida, uma diminuição na RVS ou no DC deve ser compensada por um aumento no outro. A PAM pode ser estimada pela seguinte fórmula:

$$PAM = Pressão\ diastólica + \frac{Pressão\ de\ pulso}{3}$$

em que a pressão de pulso é a diferença entre a pressão sistólica e a diastólica. A pressão de pulso arterial está diretamente relacionada com o volume sistólico, mas está inversamente relacionada com a complacência da árvore arterial. Assim, as diminuições na pressão de pulso podem ser devidas a uma diminuição no volume sistólico, a um aumento na RVS, ou a ambos. O aumento da pressão de pulso eleva o estresse de cisalhamento nas paredes dos vasos, potencialmente levando à ruptura de placa aterosclerótica e à trombose ou à ruptura de aneurismas. O aumento da pressão de pulso em pacientes submetidos à cirurgia cardíaca tem sido associado a desfechos renais e neurológicos adversos.

A transmissão da onda de pressão arterial das grandes artérias para os vasos menores na periferia é mais rápida do que o movimento real do sangue; a velocidade da onda de pressão é 15 vezes a velocidade do sangue na aorta. Além disso, as reflexões das ondas que se propagam nas paredes arteriais aumentam a pressão de pulso antes que a onda de pulso seja completamente amortecida em artérias muito pequenas. Assim, a pressão de pulso é, em geral, maior quando medida nas artérias femoral ou dorsal do pé do que na aorta.

Controle da pressão arterial

A pressão arterial é regulada por uma série de ajustes imediatos, intermediários e de longo prazo que envolvem complexos mecanismos neurais, humorais e renais.

A. Controle imediato

O controle minuto a minuto da pressão arterial é principalmente função dos reflexos do sistema nervoso autônomo. Alterações na pressão arterial são detectadas tanto centralmente (nas áreas hipotalâmicas e do tronco cerebral) quanto perifericamente por sensores especializados (barorreceptores). A diminuição da pressão arterial resulta em aumento do tônus simpático, aumento da secreção suprarrenal de epinefrina e redução da atividade vagal. **A vasoconstrição sistêmica resultante, o aumento da frequência cardíaca e a ampliação da contratilidade cardíaca servem para aumentar a pressão arterial**.

Os barorreceptores periféricos estão localizados na bifurcação das artérias carótidas comuns e do arco aórtico. Elevações na pressão arterial aumentam a descarga barorreceptora, inibindo a vasoconstrição sistêmica e aumentando o tônus vagal (**reflexo barorreceptor**). Reduções na pressão arterial diminuem a descarga dos barorreceptores, permitindo vasoconstrição e redução do tônus vagal. Os barorreceptores carotídeos enviam sinais aferentes para os centros circulatórios do tronco encefálico por meio do nervo de Hering (um ramo do nervo glossofaríngeo), enquanto os sinais aferentes dos barorreceptores aórticos viajam ao longo do nervo vago. Dos dois sensores periféricos, o barorreceptor carotídeo é fisiologicamente mais importante e serve para minimizar as mudanças na pressão arterial causadas por eventos agudos, como uma mudança de postura. Os barorreceptores carotídeos detectam a PAM de forma mais eficaz entre pressões de 80 e 160 mmHg. A adaptação às mudanças agudas na pressão arterial ocorre ao longo de 1 a 2 dias, tornando esse reflexo ineficaz para o controle da pressão arterial a longo prazo. Todos os anestésicos voláteis deprimem a resposta barorreceptora normal. Receptores de estiramento cardiopulmonar localizados nos átrios, no ventrículo esquerdo e na circulação pulmonar podem causar um efeito semelhante.

B. Controle intermediário

No curso de alguns minutos, diminuições sustentadas na pressão arterial, juntamente com aumento do fluxo simpático, ativam o sistema renina-angiotensina-aldosterona, aumentam a secreção de arginina vasopressina (AVP) e alteram a troca de fluido capilar normal. Tanto a angiotensina II quanto a AVP são potentes vasoconstritores arteriolares. Sua ação imediata é aumentar a RVS. Ao contrário da formação de angiotensina II, que responde a alterações relativamente menores, a secreção suficiente de AVP para produzir vasoconstrição só ocorrerá em resposta a graus mais acentuados de hipotensão. A angiotensina contrai as arteríolas via receptores AT_1. A AVP intermedeia a vasoconstrição via receptores V_1 e exerce seu efeito antidiurético via receptores V_2.

Alterações sustentadas na pressão arterial também podem alterar a troca de fluidos nos tecidos por seus efeitos secundários nas pressões capilares. A hipertensão aumenta o movimento intersticial do líquido intravascular, enquanto a hipotensão aumenta a reabsorção do líquido intersticial. Tais alterações compensatórias no volume intravascular podem reduzir as flutuações na pressão arterial, particularmente na ausência de função renal adequada (ver adiante).

C. Controle de longo prazo

Os efeitos dos mecanismos renais mais lentos tornam-se aparentes dentro de horas após mudanças sustentadas na pressão arterial. Como resultado, os rins alteram o equilíbrio corporal total de sódio e água para restaurar a pressão arterial ao normal. A hipotensão resulta em retenção de sódio (e água), enquanto a hipertensão geralmente aumenta a excreção de sódio e a perda de água em indivíduos normais.

ANATOMIA E FISIOLOGIA DA CIRCULAÇÃO CORONARIANA

1. Anatomia

O suprimento sanguíneo do miocárdio é inteiramente derivado das artérias coronárias direita e esquerda (**Figura 20-15**). O sangue flui dos vasos epicárdicos para os endocárdicos. Depois de perfundir o miocárdio, o sangue retorna ao átrio direito por meio do seio coronário e das veias cardíacas anteriores. Uma pequena quantidade de sangue retorna diretamente para as câmaras do coração por meio das veias tebesianas.

A artéria coronária direita (ACD) normalmente supre o átrio direito, a maior parte do ventrículo direito e uma porção variável do ventrículo esquerdo (parede inferior). Em 85% das pessoas, a ACD dá origem à artéria descendente posterior (ADP), que supre o septo interventricular superior-posterior e a parede inferior – uma circulação dominante direita; nos 15% restantes das pessoas, a ADP é um ramo da artéria coronária esquerda – uma circulação dominante esquerda.

A artéria coronária esquerda normalmente supre o átrio esquerdo e a maior parte do septo interventricular e do ventrículo esquerdo (paredes septal, anterior e lateral). Após um curto trajeto, o tronco da coronária esquerda bifurca-se na artéria descendente anterior esquerda (DAE) e na artéria circunflexa (CX); a DAE supre o septo e a parede anterior, e a CX supre a parede lateral. Em uma circulação dominante esquerda, a CX envolve o sulco AV e continua para baixo como a ADP para também suprir a maior parte do septo posterior e da parede inferior.

O suprimento arterial para o nó SA pode ser derivado da ACD (60% dos indivíduos) ou da ADA (os 40% restantes). O nó AV é geralmente suprido pela ACD (85-90%) ou, menos frequentemente, pela CX (10-15%); o feixe de His tem um suprimento sanguíneo duplo derivado da ADP e da ADA. O músculo papilar anterior da valva mitral também tem um suprimento sanguíneo duplo que é alimentado por ramos diagonais da ADA e ramos marginais da CX. Em contrapartida, o papilar posterior da valva mitral é geralmente suprido apenas pela ADP e, portanto, muito mais vulnerável à disfunção isquêmica.

2. Determinantes da perfusão coronariana

A perfusão coronariana é única por ser intermitente em vez de contínua, como em outros órgãos. Durante a contração, as pressões intramiocárdicas no ventrículo esquerdo se aproximam da pressão arterial sistêmica. A força da contração ventricular esquerda oclui quase completamente a parte intramiocárdica das artérias coronárias. **A pressão de perfusão coronariana geralmente é determinada pela diferença entre a pressão aórtica e a pressão ventricular.** O ventrículo esquerdo é perfundido quase inteiramente durante a diástole. Em contrapartida, o ventrículo direito é perfundido durante a sístole e a diástole (**Figura 20-16**). Além disso, como determinante do fluxo sanguíneo do miocárdio esquerdo, a pressão arterial diastólica é mais importante do que a PAM. Portanto, a pressão de perfusão da artéria coronária esquerda é determinada pela diferença entre a pressão diastólica arterial e a pressão diastólica final do ventrículo esquerdo (PDFVE).

> Pressão de perfusão coronariana =
> pressão arterial diastólica – PDFVE

Diminuições na pressão aórtica ou aumentos na pressão diastólica final ventricular podem reduzir a pressão de perfusão coronariana. Aumentos na frequência cardíaca também diminuem a perfusão coronariana em razão da redução desproporcionalmente maior no tempo diastólico à medida que a frequência cardíaca aumenta (**Figura 20-17**). Como o endocárdio está sujeito às maiores pressões intramurais durante a sístole, ele tende a ser mais vulnerável à isquemia durante a diminuição da pressão de perfusão coronariana.

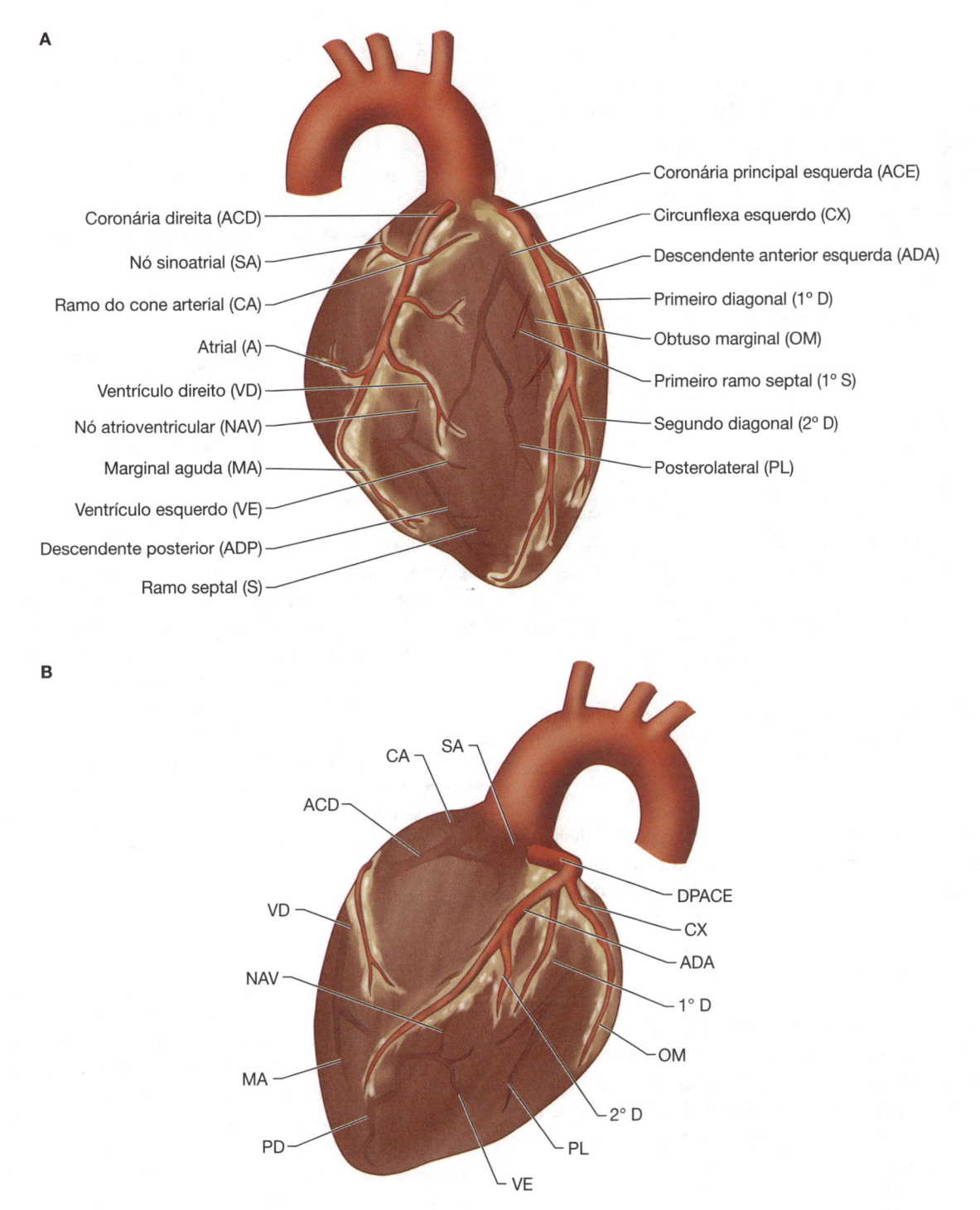

FIGURA 20-15 Anatomia das artérias coronárias em um paciente com circulação dominante direita. **A:** Visão oblíqua anterior direita. **B:** Visão oblíqua anterior esquerda.

Controle do fluxo sanguíneo coronariano

O fluxo sanguíneo coronariano normalmente é paralelo à demanda metabólica miocárdica. No homem adulto médio, o fluxo sanguíneo coronariano é de aproximadamente 250 mL/min em repouso. O miocárdio regula rigorosamente seu próprio fluxo sanguíneo entre pressões de perfusão de 50 e 120 mmHg. Além dessa faixa, o fluxo sanguíneo torna-se cada vez mais dependente da pressão.

Em condições normais, as alterações no fluxo sanguíneo são inteiramente devidas a variações no tônus

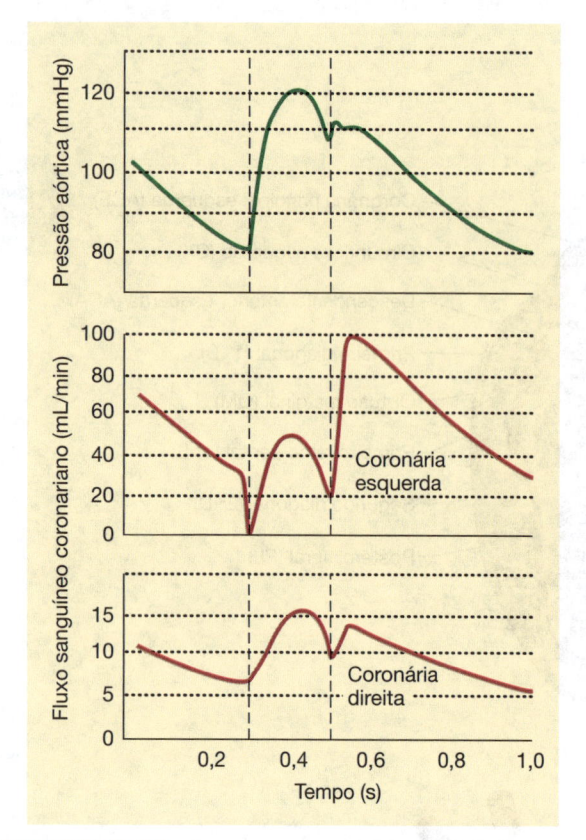

FIGURA 20-16 Fluxo sanguíneo coronariano durante o ciclo cardíaco. (Modificada com permissão de Berne RM, Levy MD, Pappao A, et al. *Cardiovascular Physiology*, 10th ed. Filadélfia, PA: Mosby; 2013.)

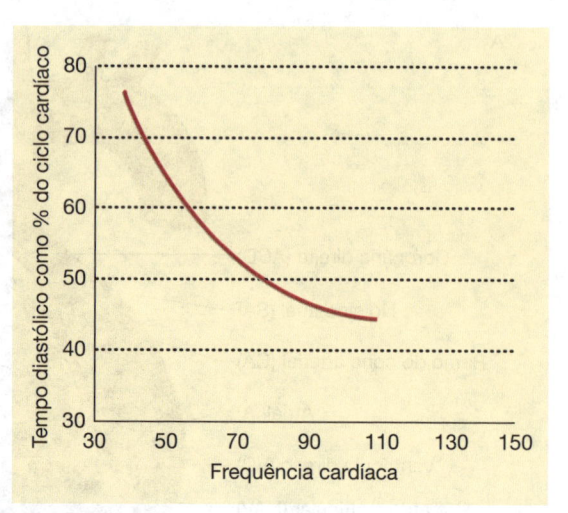

FIGURA 20-17 A relação entre o tempo diastólico e a frequência cardíaca.

arterial coronariano (resistência) em resposta à demanda metabólica. A hipóxia – direta ou indiretamente pela liberação de adenosina – causa vasodilatação coronariana. As influências autonômicas são, em geral, fracas. Ambos os receptores α_1 e β_2-adrenérgicos estão presentes nas artérias coronárias. Os receptores α_1 estão localizados sobretudo nos vasos epicárdicos maiores; já os receptores β_2, principalmente nos vasos intramusculares e subendocárdicos menores. A estimulação simpática em geral eleva o fluxo sanguíneo miocárdico devido a um aumento na demanda metabólica e a uma predominância da ativação dos receptores β_2. Os efeitos parassimpáticos na vasculatura coronária costumam ser menores e fracamente vasodilatadores.

3. Balanço miocárdico de oxigênio

A demanda miocárdica de oxigênio é geralmente o determinante mais importante do fluxo sanguíneo miocárdico. Contribuições relativas às necessidades de oxigênio incluem necessidades basais (20%), atividade elétrica (1%), trabalho de volume (15%) e trabalho de pressão (64%). O miocárdio costuma extrair 65% do oxigênio no sangue arterial, em comparação com 25% na maioria dos outros tecidos. A saturação de oxigênio do seio coronário é geralmente de 30%. Portanto, o miocárdio (ao contrário de outros tecidos) não pode compensar as reduções no fluxo sanguíneo extraindo mais oxigênio da hemoglobina. Qualquer aumento na demanda metabólica miocárdica deve ser atendido por um aumento no fluxo sanguíneo coronariano. A Tabela 20-7 lista os fatores mais importantes na demanda e na oferta de oxigênio pelo miocárdio. Observe que a frequência cardíaca e, em menor extensão, a pressão diastólica final ventricular são importantes determinantes tanto da oferta quanto da demanda.

EFEITOS DOS AGENTES ANESTÉSICOS

A maioria dos agentes anestésicos voláteis é de vasodilatadores coronarianos. Seu efeito sobre o fluxo sanguíneo coronariano é variável em razão de suas propriedades vasodilatadoras diretas, da redução das necessidades metabólicas do miocárdio e dos efeitos sobre a pressão arterial.

Os agentes voláteis exercem efeitos benéficos na isquemia miocárdica experimental e no infarto. Eles reduzem as necessidades de oxigênio do miocárdio e protegem contra lesões de reperfusão; esses efeitos são mediados pela ativação dos canais K^+ sensíveis ao ATP (K_{ATP}). Algumas evidências também sugerem que os anestésicos voláteis melhoram a recuperação do miocárdio "atordoado" (miocárdio hipocontrátil, mas recuperável, após isquemia). Além disso, embora os anestésicos voláteis diminuam a contratilidade miocárdica, em doses moderadas podem ser potencialmente benéficos em pacientes com insuficiência cardíaca, porque a maioria deles diminui a pré-carga e a pós-carga.

TABELA 20-7 Fatores que afetam o equilíbrio entre oferta e demanda de oxigênio do miocárdio

Oferta
  Frequência cardíaca (tempo de enchimento diastólico)
  Pressão de perfusão coronariana
    Pressão diastólica aórtica
    Pressão diastólica final ventricular
  Conteúdo arterial de oxigênio
    Tensão arterial de oxigênio
    Concentração de hemoglobina
  Diâmetro dos vasos coronários

Demanda
  Requisitos metabólicos basais
  Frequência cardíaca
  Tensão da parede
    Pré-carga (raio ventricular)
    Pós-carga
  Contratilidade

A fisiopatologia da insuficiência cardíaca

A insuficiência cardíaca sistólica ocorre quando o coração é incapaz de bombear uma quantidade suficiente de sangue para atender às necessidades metabólicas do corpo. As manifestações clínicas geralmente refletem os efeitos do baixo débito cardíaco nos tecidos (p. ex., fadiga, dispneia, falta de oxigênio, acidose), o represamento retrógrado do sangue no ventrículo insuficiente (edema dependente ou congestão venosa pulmonar), ou ambos. O ventrículo esquerdo é mais comumente a causa primária, muitas vezes com envolvimento secundário do ventrículo direito. A insuficiência ventricular direita isolada pode ocorrer no contexto de doença avançada do parênquima pulmonar ou da vasculatura pulmonar. A insuficiência ventricular esquerda é mais comumente o resultado de disfunção miocárdica, em geral de doença arterial coronariana, mas também pode ser o resultado de doença viral, toxinas, hipertensão não tratada, disfunção valvular, arritmias ou doença pericárdica.

A disfunção diastólica pode estar presente na ausência de sinais ou sintomas de insuficiência cardíaca, como, por exemplo, em pacientes com hipertensão ou estenose da valva da aorta. Os sintomas decorrentes da disfunção diastólica são o resultado da hipertensão atrial e da congestão pulmonar (Figura 20-18). A falha do coração em relaxar durante a diástole leva à elevação da pressão diastólica final do ventrículo esquerdo, que é transmitida ao átrio esquerdo e à vasculatura pulmonar. Causas comuns de disfunção diastólica incluem hipertensão, doença arterial coronariana, miocardiopatia hipertrófica, doença cardíaca valvular e doença pericárdica. A disfunção diastólica não é o mesmo que a insuficiência cardíaca diastólica. Em um paciente com insuficiência cardíaca sistólica, o coração compensa dilatando-se, o que leva a um aumento do volume ventricular diastólico final na tentativa de preservar o volume sistólico. Em um paciente com insuficiência diastólica, o relaxamento ventricular deficiente leva a uma PDFVE mais alta do que seria observado em um paciente sem disfunção diastólica para o mesmo volume diastólico final.

A disfunção diastólica é diagnosticada por meio de ecocardiografia. Posicionar o transdutor Doppler de onda de pulso nas pontas da valva mitral durante o enchimento ventricular esquerdo produzirá o padrão de fluxo diastólico característico (ver Figura 20-13). Em pacientes com função diastólica normal, a relação entre as velocidades de pico das ondas precoce (E) e atrial (A) é de 0,8 a 2. Nos estágios iniciais da disfunção diastólica, a anormalidade primária é o relaxamento prejudicado. Quando o relaxamento ventricular esquerdo é retardado, o gradiente de pressão inicial entre o átrio esquerdo e o ventrículo esquerdo é reduzido, resultando em declínio no enchimento precoce e, consequentemente, em redução na velocidade de pico da onda E. A velocidade da onda A é aumentada em relação à onda E, e a relação E/A é reduzida. À medida que a disfunção diastólica avança, a pressão atrial esquerda aumenta, restaurando o gradiente entre o átrio

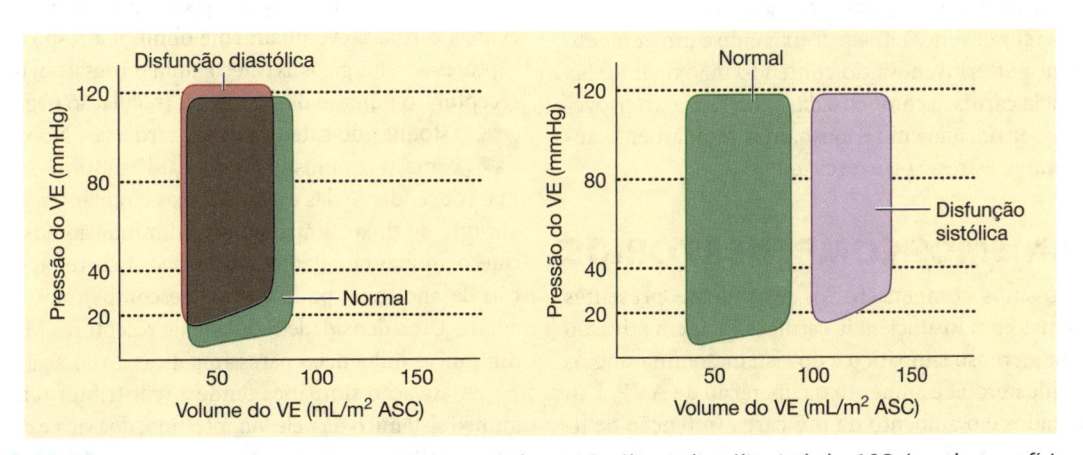

FIGURA 20-18 Relação pressão-volume ventricular na disfunção sistólica e diastólica isolada. ASC, área de superfície corporal; VE, ventrículo esquerdo.

esquerdo e o ventrículo esquerdo com uma aparente restauração da relação E/A normal. Esse padrão é caracterizado como *pseudonormalizado*. Usando a relação E/A sozinha não é possível distinguir entre um padrão normal e um pseudonormalizado de influxo diastólico. À medida que a disfunção diastólica piora ainda mais, um padrão restritivo é obtido. Nesse cenário, o ventrículo esquerdo é tão rígido que a pressão aumenta no átrio esquerdo, resultando em um pico dramático de enchimento precoce e uma onda E proeminente, alta e estreita. Como o ventrículo é tão pouco complacente, a contração atrial contribui pouco para o enchimento, resultando em uma onda A diminuída e uma relação E/A maior que 2:1.

Os padrões de Doppler do fluxo venoso pulmonar têm sido usados para distinguir entre uma relação E/A pseudonormalizada e uma normal. Atualmente, a maioria dos ecocardiografistas usa o Doppler tecidual para examinar o movimento do anel lateral da valva mitral durante o enchimento ventricular (ver **Figura 20-13**). O Doppler tecidual permite ao ecocardiografista determinar tanto a velocidade quanto a direção do movimento do coração. Durante a sístole, o coração se contrai em direção ao ápice, longe de um transdutor de ETE no esôfago. Este movimento produz a onda s' da sístole. Durante os enchimentos diastólicos inicial e tardio, o coração se move em direção ao transdutor, produzindo as ondas e' e a'. Assim como os padrões de influxo obtidos com o Doppler de onda de pulso, os padrões característicos da disfunção diastólica são refletidos no traçado do Doppler tecidual. Uma onda e' inferior a 8 cm/s é consistente com disfunção diastólica. É importante observar que o traçado do Doppler tecidual não produz um padrão pseudonormalizado, permitindo que o ecocardiografista distinga prontamente entre a função diastólica normal e a anormal.

O débito cardíaco *pode* ser reduzido em repouso na insuficiência cardíaca, mas o ponto-chave é que o coração é incapaz de *aumentar* adequadamente o débito cardíaco e a oferta de oxigênio em resposta à demanda. O fornecimento inadequado de oxigênio aos tecidos é refletido por uma baixa tensão venosa mista de oxigênio e um aumento na diferença arteriovenosa do conteúdo de oxigênio. Na insuficiência cardíaca compensada, a diferença arteriovenosa pode ser normal em repouso, mas rapidamente aumenta durante estresse ou exercício.

MECANISMOS COMPENSATÓRIOS

Os mecanismos compensatórios geralmente presentes em pacientes com insuficiência cardíaca incluem ativação do sistema nervoso simpático e do sistema renina-angiotensina-aldosterona e aumento da liberação de AVP. Um dos resultados é o aumento da pré-carga (retenção de líquidos). Embora esses mecanismos possam inicialmente compensar a disfunção cardíaca leve a moderada, com o aumento da gravidade da disfunção, eles podem, na verdade, piorar o comprometimento cardíaco. Muitos dos tratamentos medicamentosos da insuficiência cardíaca crônica servem para neutralizar esses mecanismos.

Pré-carga aumentada

Um aumento no tamanho ventricular não apenas reflete uma incapacidade de acompanhar um aumento do volume sanguíneo circulante, mas também serve para aumentar o volume sistólico ao mover o coração para cima na curva de Starling (ver **Figura 20-5**). Mesmo quando a FE é reduzida, um aumento no volume diastólico final ventricular pode manter um volume sistólico normal. O agravamento da congestão venosa causada pelo acúmulo retrógrado de sangue ao ventrículo insuficiente e dilatação ventricular excessiva podem levar rapidamente à deterioração clínica. A insuficiência ventricular esquerda resulta em congestão vascular pulmonar e transudação progressiva de líquido, primeiro no interstício pulmonar e depois nos alvéolos (edema pulmonar). A insuficiência ventricular direita leva à hipertensão venosa sistêmica, que resulta em edema periférico, congestão e disfunção hepática e ascite. A dilatação do anel das valvas atrioventricular esquerda (mitral) ou direita (tricúspide) devido à dilatação ventricular leva à regurgitação valvular, prejudicando ainda mais o débito ventricular.

Tônus simpático aumentado

A ativação simpática aumenta a liberação de norepinefrina das terminações nervosas do coração e a secreção de epinefrina das glândulas suprarrenais para a circulação. Embora o fluxo simpático aumentado possa inicialmente manter o débito cardíaco ao aumentar a frequência cardíaca e a contratilidade, a piora da função ventricular provoca graus crescentes de vasoconstrição em um esforço para manter a pressão arterial. O aumento associado na pós-carga, no entanto, reduz o débito cardíaco e exacerba a insuficiência ventricular.

A ativação simpática crônica em pacientes com insuficiência cardíaca eventualmente diminui a resposta dos receptores adrenérgicos às catecolaminas (desacoplamento do receptor), o número de receptores (regulação negativa) e os estoques de catecolaminas cardíacas. No entanto, o coração com insuficiência cardíaca torna-se cada vez mais dependente das catecolaminas circulantes. A retirada abrupta do fluxo simpático ou a diminuição dos níveis de catecolaminas circulantes, como pode ocorrer após a indução da anestesia, pode levar à descompensação cardíaca aguda. Uma densidade reduzida de receptores M_2 também diminui as influências parassimpáticas no coração.

A ativação simpática tende a redistribuir o fluxo sanguíneo sistêmico da pele, do intestino, dos rins e do músculo esquelético para o coração e o cérebro. A diminuição da perfusão renal, juntamente com a atividade β_1-adrenérgica no aparelho justaglomerular, ativa o eixo renina-angiotensina-aldosterona, o que leva à retenção de sódio e a edema intersticial. Além disso, a vasoconstrição secundária a níveis elevados de angiotensina II aumenta a pós-carga ventricular esquerda e causa maior deterioração da função sistólica. Esta última explica parcialmente a eficácia dos inibidores da enzima conversora da angiotensina (ECA) e dos bloqueadores dos receptores da angiotensina na insuficiência cardíaca. Os desfechos na insuficiência cardíaca são melhorados pela administração de inibidores da ECA (ou bloqueadores dos receptores da angiotensina), certos betabloqueadores de ação prolongada (carvedilol ou metoprolol de liberação prolongada) e inibidores da aldosterona (espironolactona ou eplerenona). Todos esses fármacos tendem a retardar o processo de "remodelação cardíaca", no qual o tecido contrátil é substituído por tecido conectivo. Pacientes com insuficiência cardíaca mais avançada podem se beneficiar da estimulação biventricular.

Os níveis circulantes de AVP costumam estar acentuadamente aumentados em pacientes com insuficiência cardíaca grave. O aumento da AVP eleva a pós-carga ventricular e leva a um defeito na depuração de água livre que resulta em hiponatremia.

O peptídeo natriurético cerebral (BNP, do inglês *brain natriuretic peptide*) é produzido no coração em resposta à distensão dos miócitos. A concentração elevada de BNP (> 500 pg/mL) geralmente indica insuficiência cardíaca, e a medição da concentração de BNP pode ser usada para distinguir entre insuficiência cardíaca e doença pulmonar como causa de dispneia. O BNP recombinante foi desenvolvido como vasodilatador e inibidor do sistema renina-angiotensina-aldosterona para uso em pacientes com insuficiência cardíaca descompensada grave, mas os desfechos não foram melhores com seu uso.

Hipertrofia ventricular

A hipertrofia ventricular pode ocorrer com ou sem dilatação, dependendo do tipo de estresse imposto ao ventrículo. Quando o coração é submetido à sobrecarga de pressão ou volume, a resposta inicial é aumentar o comprimento do sarcômero e sobrepor de forma ideal a actina e a miosina. Com o tempo, a massa muscular ventricular começa a aumentar em resposta ao estresse anormal.

No ventrículo com sobrecarga de volume, o problema é uma elevação no estresse diastólico da parede. O aumento da massa muscular ventricular é suficiente apenas para compensar o aumento do diâmetro: a relação entre o raio ventricular e a espessura da parede permanece inalterada. Os sarcômeros se replicam principalmente em série, resultando em hipertrofia excêntrica. Embora a FE ventricular permaneça deprimida, o aumento do volume diastólico final pode manter o volume sistólico normal em repouso (e o débito cardíaco).

O problema em um ventrículo com sobrecarga de pressão (como na hipertensão não tratada ou na estenose da valva da aorta) é um aumento no estresse sistólico da parede. Nesse caso, os sarcômeros se replicam principalmente em paralelo, resultando em hipertrofia concêntrica. A hipertrofia é tal que a razão entre a espessura da parede miocárdica e o raio ventricular aumenta. Como pode ser visto na lei de Laplace, o estresse sistólico da parede pode então ser normalizado. A hipertrofia ventricular, particularmente aquela causada por sobrecarga de pressão, em geral resulta em disfunção diastólica progressiva. As causas mais comuns de hipertrofia ventricular esquerda isolada são hipertensão e estenose aórtica.

DISCUSSÃO DE CASO

Um paciente com intervalo P-R curto

Um homem de 38 anos está agendado para cirurgia endoscópica dos seios da face após um recente início de dores de cabeça. Ele relata ter desmaiado pelo menos uma vez durante uma dessas dores de cabeça. Um eletrocardiograma (ECG) pré-operatório é normal, exceto por um intervalo P-R de 0,116 s com morfologia de onda P normal.

Qual é o significado do intervalo P-R curto?

O intervalo P-R, que é medido desde o início da despolarização atrial (onda P) até o início da despolarização ventricular (complexo QRS), geralmente representa o tempo necessário para a despolarização de ambos os átrios, do nó AV e do sistema His-Purkinje. Embora o intervalo P-R possa variar com a frequência cardíaca, normalmente tem duração de 0,12 a 0,2 s.

O que é pré-excitação?

A pré-excitação geralmente se refere à despolarização precoce dos ventrículos por uma via de condução anormal a partir dos átrios. Raramente mais de uma dessas vias está presente. A forma mais comum de pré-excitação se deve à presença de uma via acessória (feixe de Kent) que liga um dos átrios a um dos ventrículos. Essa conexão anormal entre os átrios e os ventrículos permite que os impulsos elétricos desviem o nó AV (daí o termo trato *bypass*). A capacidade de conduzir impulsos ao longo da via de derivação pode ser bastante variável e apenas intermitente ou dependente da frequência. As vias de derivação podem conduzir em ambas as direções, apenas retrógrada (ventrículo para átrio) ou, raramente, apenas anterógrada (átrio para ventrículo). O nome síndrome de Wolff-Parkinson-White (WPW) é, com frequência, aplicado à pré-excitação ventricular associada a taquiarritmias.

Como a pré-excitação encurta o intervalo P-R?

Em pacientes com pré-excitação, o impulso cardíaco normal originário do nó SA é conduzido simultaneamente pelas vias normal (nodal AV) e anômala (trato *bypass*). Como a condução é mais rápida na via anômala do que na via nodal AV, o impulso cardíaco alcança e despolariza rapidamente a área dos ventrículos onde termina a via de derivação. Essa despolarização precoce do ventrículo é refletida por um intervalo P-R curto e uma deflexão inicial empastada (onda δ) no complexo QRS. A propagação do impulso anômalo para o restante do ventrículo é retardada porque deve ser conduzida pelo músculo ventricular comum, não pelo sistema de Purkinje, muito mais rápido. O restante do ventrículo é então despolarizado pelo impulso normal do nó AV conforme ele alcança a frente de pré-excitação. Embora o intervalo P-R seja encurtado, o QRS resultante é ligeiramente prolongado e representa um complexo de fusão de despolarizações ventriculares normais e anormais.

O intervalo P-R em pacientes com pré-excitação depende dos tempos de condução relativos entre a via nodal AV e a via de derivação. Se a condução por meio do primeiro for rápida, a pré-excitação (e a onda δ) é menos proeminente e o QRS será relativamente normal. Se a condução estiver atrasada na via nodal AV, a pré-excitação é mais proeminente e uma parte maior do ventrículo será despolarizada pelo impulso anormalmente conduzido. Quando a via nodal AV é completamente bloqueada, todo o ventrículo é despolarizado pela via de derivação, resultando em um intervalo P-R muito curto, uma onda δ muito proeminente e um complexo QRS largo e bizarro. Outros fatores que podem afetar o grau de pré-excitação incluem o tempo de condução interatrial, a distância da extremidade atrial do desvio do nó SA e o tônus autonômico. O intervalo P-R costuma ser normal ou apenas ligeiramente encurtado com uma via de derivação lateral esquerda (a localização mais comum). A pré-excitação pode ser mais aparente em frequências cardíacas rápidas porque a condução diminui pelo nó AV com frequências cardíacas crescentes. As alterações secundárias do segmento ST e da onda T também são comuns devido à repolarização ventricular anormal.

Qual é o significado clínico da pré-excitação?

A pré-excitação ocorre em aproximadamente 0,3% da população geral. Até 50% das pessoas afetadas desenvolvem taquiarritmias paroxísticas, em geral taquicardia supraventricular paroxística (TSVP). Embora a maioria dos pacientes seja normal, a pré-excitação pode estar associada a outras anomalias cardíacas, incluindo anomalia de Ebstein, prolapso da valva mitral e miocardiopatias. Dependendo de suas propriedades condutivas, a via de derivação em alguns pacientes pode predispor a taquiarritmias e até morte súbita. As taquiarritmias incluem TSVP, fibrilação atrial e, menos comumente, *flutter* atrial. A fibrilação ventricular pode ser precipitada por um batimento atrial prematuro criticamente cronometrado que desce pela via de derivação e atinge o ventrículo em um período vulnerável. Como alternativa, a condução muito rápida de impulsos para os ventrículos pela via de derivação durante a fibrilação atrial pode provocar rapidamente isquemia miocárdica, hipoperfusão e hipóxia e culminar em fibrilação ventricular.

O reconhecimento do fenômeno de pré-excitação também é importante porque sua morfologia QRS no ECG de superfície pode simular bloqueio de ramo, hipertrofia ventricular direita, isquemia, infarto do miocárdio e taquicardia ventricular (durante a fibrilação atrial).

Qual é o significado da história de síncope neste paciente?

Este paciente deve ser avaliado no pré-operatório com estudos eletrofisiológicos e possivelmente pode necessitar de ablação curativa por radiofrequência do *bypass* e terapia com fármacos antiarrítmicos. Esses estudos podem identificar a localização dos tratos *bypass*, prever razoavelmente o potencial de arritmias malignas por estimulação programada e avaliar a eficácia da terapia antiarrítmica se a ablação curativa não for possível. A ablação é considerada curativa em mais de 90% dos pacientes. Uma história de síncope pode ser ameaçadora porque pode indicar a capacidade de conduzir impulsos muito rapidamente pelo trato *bypass*, levando à hipoperfusão sistêmica e talvez predispondo o paciente à morte súbita.

Como as taquiarritmias geralmente se desenvolvem?

As taquiarritmias se desenvolvem como resultado da formação anormal do impulso ou da propagação anormal do impulso (reentrada). Impulsos anormais resultam de automaticidade aumentada, automaticidade anormal ou atividade desencadeada. Normalmente, apenas as células do nó SA, as vias especializadas de condução atrial, as áreas de junção nodal AV e o sistema His-Purkinje despolarizam espontaneamente. Como a repolarização diastólica (fase 4) é mais rápida no nó SA, outras áreas de automaticidade são suprimidas. Automaticidade aumentada ou anormal em outras áreas, no entanto, pode usurpar a função do marca-passo do nó SA e levar a taquiarritmias. A atividade desencadeada é o resultado de pós-despolarizações precoces (fase 2 ou 3) ou pós-despolarizações atrasadas (após a fase 3). Consiste em despolarizações de pequena amplitude que podem seguir potenciais de ação sob algumas condições no tecido atrial, ventricular e His-Purkinje. Se essas pós-despolarizações atingirem o potencial limiar, elas podem resultar em extrassístole ou taquiarritmias sustentadas e repetitivas. Fatores que podem promover a formação de impulsos anormais incluem aumento dos níveis de catecolaminas, distúrbios eletrolíticos (hipercalemia, hipocalemia, hipercalcemia), isquemia, hipóxia, estiramento mecânico e toxicidade medicamentosa (particularmente digoxina).

O mecanismo mais comum para taquiarritmias é a reentrada. Quatro condições são necessárias para iniciar e manter a reentrada (**Figura 20-19**): (1) duas áreas no miocárdio que diferem em condutividade ou refratariedade e que podem formar um circuito elétrico fechado; (2) bloqueio unidirecional em uma via (ver **Figuras 20-19A e B**); (3) condução lenta ou comprimento suficiente no circuito para permitir a recuperação do bloqueio condutivo na primeira via (ver **Figura 20-19C**); e (4) excitação da via inicialmente bloqueada para completar o *loop* (ver **Figura 20-19D**). A reentrada geralmente é precipitada por um impulso cardíaco prematuro.

Qual é o mecanismo da TSVP em pacientes com síndrome de WPW?

Se o trato *bypass* for refratário durante a condução anterógrada de um impulso cardíaco, como durante uma contração atrial prematura (CAP) cronometrada, e o impulso for conduzido pelo nó AV, o mesmo impulso pode ser conduzido retrógrado do ventrículo de volta para os átrios por meio do trato *bypass*. O impulso retrógrado pode então despolarizar o átrio e percorrer novamente a via nodal AV, estabelecendo um circuito repetitivo contínuo (movimento de círculo). O impulso é recíproco entre os átrios e os ventrículos, e a condução se alterna entre a via nodal AV e o trato *bypass*. O termo *condução oculta* é frequentemente aplicado porque a ausência de pré-excitação durante essa arritmia resulta em um QRS normal sem uma onda δ.

O movimento circular envolve menos comumente a condução anterógrada por meio da via de derivação e a condução retrógrada pela via nodal AV. Nesses casos, o QRS tem uma onda δ e é completamente anormal; a arritmia pode ser confundida com taquicardia ventricular.

Que outros mecanismos podem ser responsáveis pela TSVP?

Além da síndrome de WPW, a TSVP pode ser causada por taquicardia de reentrada AV, taquicardia de reentrada nodal AV e taquicardias de reentrada atrial e do nó SA. Pacientes com taquicardia AV reentrante têm um trato *bypass* extranodal semelhante ao de pacientes com síndrome de WPW, mas o trato *bypass* conduz apenas retrógrado; pré-excitação e a onda δ estão ausentes.

Diferenças funcionais na condução e refratariedade podem ocorrer dentro do nó AV, do nó SA ou dos átrios; não é necessário um grande trato *bypass*. Assim, o movimento circular pode ocorrer em menor escala dentro do nó AV, nó SA ou dos átrios, respectivamente.

Como a fibrilação atrial em pacientes com síndrome de WPW difere da arritmia em outros pacientes?

A fibrilação atrial pode ocorrer quando um impulso cardíaco é conduzido rapidamente retrógrado até os átrios e chega a encontrar diferentes partes dos átrios fora de fase na recuperação do impulso. Uma vez estabelecida a fibrilação atrial, a condução para os ventrículos ocorre mais comumente apenas pelo trato *bypass*; devido à capacidade da via acessória de conduzir muito rapidamente (ao contrário da via nodal AV), a frequência ventricular é comumente muito rápida (180-300 batimentos/min). A maioria dos complexos QRS é anormal, mas a condução periódica de um impulso pela via nodal AV resulta em complexos QRS de aparência normal ocasionais. Menos comumente, os impulsos durante a fibrilação atrial são conduzidos principalmente por meio da via nodal AV (resultando em complexos QRS normais) ou pelo trato *bypass* e pela via nodal AV (resultando em uma mistura de complexos QRS normais, fusionados e anormais). Como afirmado anteriormente, a fibrilação atrial em pacientes com síndrome de WPW é uma arritmia muito perigosa.

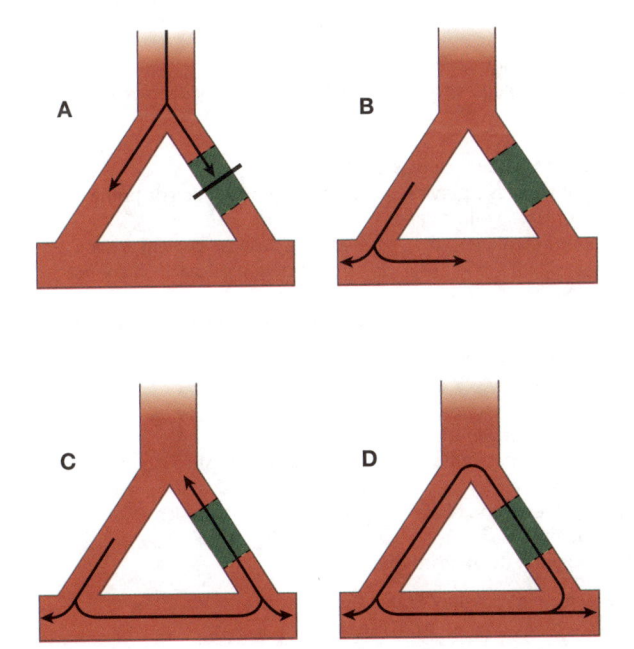

FIGURA 20-19 **A-D:** O mecanismo de reentrada. Ver o texto para descrição.

Quais agentes anestésicos podem ser usados com segurança em pacientes com pré-excitação?

Existem poucos dados comparando o uso de diferentes agentes ou técnicas anestésicas em pacientes com pré-excitação. Quase todos os agentes voláteis e intravenosos foram usados. Os anestésicos voláteis aumentam a refratariedade anterógrada nas vias normais e acessórias. Propofol, opioides e benzodiazepínicos parecem ter poucos efeitos eletrofisiológicos diretos, mas podem alterar o tônus autonômico, geralmente reduzindo o fluxo simpático. Fatores que tendem a causar estimulação simpática e aumento da automaticidade cardíaca são indesejáveis. Anestesia superficial, hipercapnia, acidose e até mesmo hipóxia transitória ativarão o sistema simpático e devem ser evitados. Quando os pacientes com pré-excitação são anestesiados para estudo eletrofisiológico e ablação cirúrgica, opioides, propofol e benzodiazepínicos podem ser os agentes com menor probabilidade de alterarem as características de condução.

Como os agentes antiarrítmicos são selecionados para as taquiarritmias?

A maioria dos agentes antiarrítmicos age alterando a condução das células miocárdicas (fase 0), repolarização (fase 3) ou automaticidade (fase 4). O prolongamento da repolarização aumenta a refratariedade das células. Muitos fármacos antiarrítmicos também exercem efeitos autonômicos diretos ou indiretos. Embora os agentes antiarrítmicos sejam, em geral, classificados de acordo com amplos mecanismos de ação ou efeitos eletrofisiológicos (**Tabela 20-8**), o sistema de classificação mais

TABELA 20-8   Sumário de fármacos antiarrítmicos

Subclasse, fármaco	Mecanismo de ação	Efeitos	Aplicações clínicas	Via, farmacocinética, toxicidade, interações
CLASSE 1A				
Procainamida	Bloqueio I_{Na} (primário) e I_{Kr} (secundário)	Diminui a velocidade de condução e a frequência de marca-passo. Prolonga a duração do potencial de ação e dissocia-se do canal I_{Na} com cinética intermediária. Efeitos depressores diretos nos nós sinoatrial (SA) e atrioventricular (AV)	A maioria das arritmias atriais e ventriculares. Fármaco de segunda escolha para a maioria das arritmias ventriculares sustentadas associadas ao infarto agudo do miocárdio	Oral, IV, IM. Eliminado por metabolismo hepático em N-acetilprocainamida (NAPA) e eliminação renal. NAPA implicada em *torsades de pointes* em pacientes com insuficiência renal. *Toxicidade*: hipotensão. A terapia de longo prazo produz sintomas reversíveis relacionados ao lúpus

Quinidina: Semelhante à procainamida, porém mais tóxica (cinchonismo, torsades de pointes); raramente usada em arritmias
Disopiramida: semelhante à procainamida, mas com efeitos antimuscarínicos significativos; pode precipitar insuficiência cardíaca; não comumente usada

CLASSE 1B				
Lidocaína	Bloqueio de canal de sódio (I_{Na})	Bloqueia canais ativados e inativos com cinética rápida. Não prolonga e pode encurtar o potencial de ação	Acaba com as taquicardias ventriculares e previne a fibrilação ventricular após a cardioversão	IV. Metabolismo hepático de primeira passagem. Reduzir a dose em pacientes com insuficiência cardíaca ou doença hepática. *Toxicidade*: sintomas neurológicos

Mexiletina: Congênere oralmente ativo da lidocaína; usado em arritmias ventriculares, síndromes de dor crônica

CLASSE 1 C				
Flecainida	Bloqueio de canal de sódio (I_{Na})	Dissocia-se do canal com cinética lenta. Nenhuma alteração na duração do potencial de ação	Arritmias supraventriculares em pacientes com coração normal. Não usar em condições isquêmicas (após infarto do miocárdio)	Oral. Metabolismo hepático e renal. Meia-vida ~ 20 h. *Toxicidade*: pró-arrítmico

Propafenona: oralmente ativa, fraca atividade β-bloqueadora; arritmias supraventriculares; metabolismo hepático
Moricizina: Derivada de fenotiazina, oralmente ativa; arritmias ventriculares, pró-arrítmica. Retirada nos Estados Unidos.

(Continua)

TABELA 20-8 Sumário de fármacos antiarrítmicos (*Continuação*)

Subclasse, fármaco	Mecanismo de ação	Efeitos	Aplicações clínicas	Via, farmacocinética, toxicidade, interações
CLASSE 2				
Propranolol	Bloqueio de β-adrenoceptores	Efeitos diretos na membrana (bloqueio dos canais de sódio) e prolongamento da duração do potencial de ação Retarda a automaticidade do nó SA e a velocidade de condução do nó AV	Arritmias atriais e prevenção de infarto recorrente e morte súbita	Oral, parenteral Duração 4-6 h *Toxicidade*: asma, bloqueio AV, insuficiência cardíaca aguda *Interações*: com outros depressores cardíacos e fármacos hipotensores
Esmolol: ação curta, apenas IV; usado para intraoperatório e outras arritmias agudas				
CLASSE 3				
Amiodarona	Bloqueio de canais I_{Kr}, I_{Na}, I_{Ca-L}, β-adrenoceptores	Prolonga a duração do potencial de ação e o intervalo QT Retarda a frequência cardíaca e a condução do nó AV Baixa incidência de *torsades de pointes*	Arritmias ventriculares graves e arritmias supraventriculares	Oral, IV Absorção variável e acúmulo tecidual • metabolismo hepático, eliminação complexa e lenta *Toxicidade*: bradicardia e bloqueio cardíaco no coração doente, vasodilatação periférica, toxicidade pulmonar e hepática Hiper ou hipotireoidismo *Interações*: muitas, baseadas no metabolismo do sistema CYP
Dofetilida	Bloqueio I_{Kr}	Prolonga o potencial de ação, período refratário efetivo	Manutenção ou restauração do ritmo sinusal na fibrilação atrial	Oral Excreção renal *Toxicidade*: torsades de pointes (iniciar no hospital) *Interações*: aditivo com outros fármacos que prolongam o intervalo QT
Sotalol: bloqueador β-adrenérgico e I_{Kr} propriedades de prolongamento direto do potencial de ação, uso para arritmias ventriculares, fibrilação atrial *Ibutilida: bloqueador do canal de potássio, pode ativar a corrente para dentro; uso IV para conversão em flutter e fibrilação atrial* *Dronedarona: derivado da amiodarona; ações multicanais, reduz a mortalidade em pacientes com fibrilação atrial* *Vernakalant: investigacional nos Estados Unidos, ação multicanal nos átrios, prolonga a refratariedade atrial, eficaz na fibrilação atrial*				
CLASSE 4				
Verapamil	Bloqueio do canal de cálcio (tipo I_{Ca-L})	Retarda a automaticidade do nó SA e a velocidade de condução do nó AV Diminui a contratilidade cardíaca Reduz a pressão arterial	Taquicardias supraventriculares, hipertensão, angina	Oral, IV Metabolismo hepático Precaução em pacientes com disfunção hepática
Diltiazem: equivalente ao verapamil				
DIVERSOS				
Adenosina	Ativa o retificador interno I_K • bloqueia I_{Ca}	Bloqueio AV muito breve, geralmente completo	Taquicardias supraventriculares paroxísticas	Apenas IV Duração 10-15 s *Toxicidade*: rubor, aperto no peito, tontura *Interações*: mínimas
Magnésio	Mal entendido • interage com ATPase-Na^+-K^+, canais de K^+ e Ca^{2+}	Normaliza ou aumenta o Mg^{2+} plasmático	*Torsades de pointes* • arritmias induzidas por digitálicos	IV Duração dependente da dosagem *Toxicidade*: fraqueza muscular em caso de sobredose
Potássio	Aumenta a permeabilidade ao K^+, correntes de K^+	Retarda marca-passos ectópicos • diminui a velocidade de condução no coração	Arritmias induzidas por digitálicos • arritmias associadas com hipocalemia	Oral, IV *Toxicidade*: arritmias reentrantes, fibrilação ou parada em caso de sobredose

Dados de Trevor AJ, Katzung BG, Kruidering-Hall M. *Katzung & Trevor's Pharmacology Examination and Board Review*, 11ª ed. Nova York, NY: McGraw Hill; 2015.

comumente usado não é perfeito porque alguns agentes têm mais de um mecanismo de ação.

A seleção de um agente antiarrítmico geralmente depende se a arritmia é ventricular ou supraventricular e se é necessário controle agudo ou terapia crônica. Agentes intravenosos costumam ser empregados no manejo agudo de arritmias, enquanto agentes orais são reservados para terapia crônica (Tabela 20-9).

Quais agentes são mais úteis para taquiarritmias em pacientes com síndrome de WPW?

A cardioversão é o tratamento de escolha em pacientes hemodinamicamente comprometidos. Pequenas doses de fenilefrina (100 μg), juntamente com manobras vagais (massagem carotídea, se não contraindicada por doença oclusiva carotídea), ajudam a manter a pressão arterial e podem interromper a arritmia. Os agentes farmacológicos mais úteis são os medicamentos da classe Ia (p. ex., procainamida). A procainamida aumenta o período refratário e diminui a condução na via acessória. Além disso, os medicamentos da classe Ia frequentemente terminam e podem suprimir a recorrência de TSVP e fibrilação atrial. Amiodarona não é recomendada. Adenosina, verapamil e digoxina são contraindicados durante a fibrilação ou *flutter* atrial nesses pacientes porque podem acelerar perigosamente a resposta ventricular. Ambos os tipos de agentes diminuem a condução pelo nó AV, favorecendo a condução de impulsos pela via acessória. A via de derivação é capaz de conduzir impulsos para os ventrículos muito mais rapidamente do que a via nodal AV. A digoxina também pode aumentar a resposta ventricular por encurtar o período refratário e aumentar a condução nas vias acessórias. Embora o verapamil possa interromper a TSVP, seu uso nesse cenário pode ser perigoso porque os pacientes podem desenvolver fibrilação ou *flutter* atrial subsequentemente. Além disso, a fibrilação atrial pode não ser prontamente distinguível da taquicardia ventricular nesses pacientes se a taquicardia de QRS largo se desenvolver.

TABELA 20-9 Propriedades farmacológicas clínicas dos antiarrítmicos

Fármaco	Efeito na frequência do nó SA	Efeito no período refratário do Nó AV	Intervalo PR	Duração do QRS	Intervalo QT	Utilidade nas arritmias Supraventriculares	Ventriculares	Meia-vida
Adenosina	↓↑	↑↑↑	↑↑↑	0	0	++++	?	< 10 s
Amiodarona	↓↓[1]	↑↑	Variável	↑	↑↑↑↑	+++	+++	(semanas)
Diltiazem	↓↑	↑↑	↑	0	0	+++	-	4-8 h
Disopiramida	↑↓[1,2]	↑↓[2]	↑↓[2]	↑↑	↑↑	+	+++	7-8 h
Dofetilida	↓(?)	0	0	0	↑↑	++	Nenhuma	7 h
Dronedarona					↑	+++	-	24 h
Esmolol	↓↓	↑↑	↑↑	0	0	+	+	10 min
Flecainida	Nenhum, ↓	↑	↑	↑↑↑	0	+[3]	++++	20 h
Ibutilida	↓(?)	0	0	0	↑↑	++	?	6 h
Lidocaína	Nenhum[1]	Nenhum	0	0	0	Nenhuma[4]	+++	1-2 h
Mexiletina	Nenhum[1]	Nenhum	0	0	0	Nenhuma	+++	8-20 h
Procainamida	↓[1]	↑↓[2]	↑↓[2]	↑↑	↑↑	+	+++	3-4 h
Propafenona	0, ↓	↑	↑	↑↑↑	0	+	+++	5-7 h
Propranolol	↓↓	↑↑	↑↑	0	0	+	+	5 h
Quinidina	↑↓[1,2]	↑↓[2]	↑↓[2]	↑↑	↑↑	+	+++	6 h
Sotalol	↓↓	↑↑	↑↑	0	↑↑↑	+++	+++	7-12 h
Verapamil	↓↓	↑↑	↑↑	0	0	+++	-	7 h
Vernakalant	↑		↑			+++	-	2 h

[1] Pode suprimir nós sinusais doentes.
[2] Efeito anticolinérgico e ação depressora direta.
[3] Especialmente na síndrome de Wolff-Parkinson-White.
[4] Pode ser eficaz em arritmias atriais causadas por digitálicos.
Dados de Trevor AJ, Katzung BG, Kruidering-Hall M. *Katzung & Trevor's Pharmacology Examination and Board Review*, 11ª ed. Nova York, NY: McGraw Hill; 2015.

LEITURAS SUGERIDAS

Benson MJ, Silverton N, Morrissey C, Zimmerman J. Strain imaging: an everyday tool for the perioperative echocardiographer. *J Cardiothorac Vasc Anesth*. 2020;34:2707.

Bollinger D, Seeberger M, Kasper J, et al. Different effects of sevoflurane, desflurane, and isoflurane on early and late left ventricular diastolic function in young healthy adults. *Br J Anaesth*. 2010;104:547.

Colson P, Ryckwaert F, Coriat P. Renin angiotensin system antagonists and anesthesia. *Anesth Analg*. 1999;89:1143.

Combes A, Price S, Slutsky AS, Brodie D. Temporary circulatory support for cardiogenic shock. *Lancet*. 2020;396:199.

de Baaij JH, Hoenderop JG, Bindels RJ. Magnesium in man: implications for health and disease. *Physiol Rev*. 2015;95:1.

De Hert S. Physiology of hemodynamic homeostasis. *Best Pract Res Clin Anesthesiol*. 2012;26:409.

Duncan A, Alfirevic A, Sessler D, Popovic Z, Thomas J. Perioperative assessment of myocardial deformation. *AnesthzAnalg*. 2014;118:525.

Epstein AE, Olshansky B, Naccarelli GV, et al. Practical management guide for clinicians who treat patients with amiodarone. *Am J Med*. 2016;129:468.

Forrest P. Anaesthesia and right ventricular failure. *Anaesth Intensive Care*. 2009;37:370.

Francis G, Barots J, Adatya S. Inotropes. *J Am Coll Cardiol*. 2014;63:2069.

Harjola VP, Mebazaa A, Čelutkienė J, et al. Contemporary management of acute right ventricular failure: a statement from the heart failure association and the Working Group on Pulmonary Circulation and Right Ventricular Function of the European Society of Cardiology. *Eur J Heart Fail*. 2016;18:226.

Jacobsohn E, Chorn R, O'Connor M. The role of the vasculature in regulating venous return and cardiac output: historical and graphical approach. *Can J Anaesth*. 1997;44:849.

Obokata M, Reddy YNV, Borlaug BA. Diastolic dysfunction and heart failure with preserved ejection fraction: understanding mechanisms by using noninvasive methods. *JACC Cardiovasc Imaging*. 2020;13(1 Pt 2):245.

Psotka MA, Gottlieb SS, Francis GS, et al. Cardiac calcitropes, myotropes, and mitotropes: JACC review topic of the week. *J Am Coll Cardiol*. 2019;73:2345.

Saw EL, Kakinuma Y, Fronius M, Katare R. The non-neuronal cholinergic system in the heart: a comprehensive review. *J Mol Cell Cardiol*. 2018;125:129.

Sharkey A, Mahmood F, Matyal R. Diastolic dysfunction–what an anesthesiologist needs to know? *Best Pract Res Clin Anaesthesiol*. 2019;33:221.

Shi WY, Li S, Collins N, et al. Peri-operative levosimendan in patients undergoing cardiac surgery: an overview of the evidence. *Heart Lung Circ*. 2015;24:667.

Thandavarayan RA, Chitturi KR, Guha A. Pathophysiology of acute and chronic right heart failure. *Cardiol Clin*. 2020;38:149.

Vistisen ST, Enevoldsen JN, Greisen J, Juhl-Olsen P. What the anaesthesiologist needs to know about heart-lung interactions. *Best Pract Res Clin Anaesthesiol*. 2019;33:165.

Woods J, Monteiro P, Rhodes A. Right ventricular dysfunction. *Curr Opin Crit Care*. 2007;13:535.

Anestesia em pacientes com doença cardiovascular

CAPÍTULO 21

CONCEITOS-CHAVE

1. Estima-se que as complicações cardiovasculares sejam responsáveis por 25 a 50% das mortes após cirurgia não cardíaca. Infarto agudo do miocárdio (IAM) perioperatório, edema pulmonar, insuficiência cardíaca sistólica e diastólica, arritmias, acidente vascular cerebral (AVC) e tromboembolismo são os diagnósticos mais comuns em pacientes com doença cardiovascular preexistente.

2. Independentemente do nível de controle da pressão arterial pré-operatória, muitos pacientes com hipertensão apresentam uma resposta hipotensora acentuada à indução da anestesia, seguida de uma resposta hipertensiva exagerada à intubação.

3. Pacientes com doença arterial coronariana (DAC) extensa, história recente de IAM ou disfunção ventricular correm mais riscos de complicações cardiovasculares.

4. A retirada repentina de medicação antianginosa no período perioperatório – particularmente β-bloqueadores – pode precipitar um aumento súbito de rebote nos episódios isquêmicos.

5. A grande prioridade no tratamento de pacientes com cardiopatia isquêmica é manter uma relação favorável entre oferta e demanda miocárdica. Os aumentos autonômicos da frequência cardíaca e da pressão arterial devem ser controlados com planos mais profundos de anestesia geral, bloqueio adrenérgico, vasodilatadores ou uma combinação destes.

6. A monitorização intra-arterial da pressão é razoável na maioria dos pacientes com DAC grave ou fatores de risco cardíacos maiores ou múltiplos que estão sendo submetidos a procedimentos, exceto os menores. A pressão venosa central (ou raramente da artéria pulmonar) pode ser monitorada durante procedimentos prolongados ou complicados envolvendo grandes deslocamentos de fluidos ou perda de sangue.

7. Os principais objetivos hemodinâmicos no manejo da estenose atrioventricular esquerda (mitral) são manter ritmo sinusal (se presente no pré-operatório) e evitar taquicardia, grandes aumentos no débito cardíaco, hipovolemia e sobrecarga de fluidos pela administração criteriosa de fluidos intravenosos.

8. O manejo anestésico da insuficiência mitral deve ser adaptado à gravidade da regurgitação, bem como à função ventricular esquerda subjacente. Fatores que exacerbam a regurgitação, como batimentos cardíacos lentos e aumentos agudos da pós-carga, devem ser evitados.

9. A manutenção do ritmo sinusal, da frequência cardíaca, da resistência vascular e do volume intravascular normais é crítica em pacientes com estenose aórtica. A perda de uma sístole atrial normalmente cronometrada em geral leva a uma rápida deterioração, sobretudo quando associada à taquicardia.

10. A bradicardia e o aumento da resistência vascular sistêmica (RVS) aumentam o volume regurgitante em pacientes com insuficiência aórtica, enquanto a taquicardia pode contribuir para a isquemia miocárdica. A depressão miocárdica excessiva também deve ser evitada. O aumento compensatório da pré-carga cardíaca deve ser mantido, mas a reposição hídrica excessiva pode prontamente resultar em edema pulmonar.

11. Em pacientes com cardiopatia congênita, um aumento da RVS em relação à resistência vascular pulmonar (RVP) favorece o *shunt* da esquerda para a direita; já um aumento da RVP em relação à RVS favorece o *shunt* da direita para a esquerda.

12. A presença de fluxo de *shunt* entre os corações direito e esquerdo, independentemente da direção do fluxo sanguíneo, exige a exclusão meticulosa de bolhas de ar ou material particulado de fluidos intravenosos para evitar embolia paradoxal nas circulações cerebral ou coronariana.

Continua na próxima página

> *Continuação*
>
> **13** Os objetivos do manejo anestésico em pacientes com tetralogia de Fallot devem ser manter o volume intravascular e a RVS. Aumentos na RVP, como os que podem ocorrer devido à acidose ou a pressões excessivas nas vias aéreas, devem ser evitados. O *shunt* da direita para a esquerda tende a retardar a absorção dos anestésicos inalatórios; em contrapartida, pode acelerar o início de ação de agentes intravenosos.
>
> **14** O coração transplantado é totalmente desnervado, portanto, as influências autonômicas diretas estão ausentes. Além disso, a ausência de aumentos reflexos na frequência cardíaca pode tornar os pacientes particularmente sensíveis à vasodilatação rápida. Os vasopressores indiretos, como a efedrina, são menos eficazes do que os agentes de ação direta devido à ausência de reservas de catecolaminas nos neurônios do miocárdio.

As doenças cardiovasculares – particularmente as cardiopatias hipertensivas, isquêmicas, congênitas e valvares – estão entre as doenças clínicas encontradas com mais frequência na prática anestésica e são uma das principais causas de morbidade e mortalidade perioperatória. A resposta neuroendócrina à estimulação cirúrgica e os efeitos circulatórios dos agentes anestésicos, a intubação endotraqueal, a ventilação com pressão positiva, a perda de sangue, mudanças de fluidos e alterações na temperatura corporal impõem cargas adicionais em um sistema cardiovascular muitas vezes já comprometido. A maioria dos agentes anestésicos causa depressão cardíaca, vasodilatação, ou ambas. Mesmo os anestésicos que não têm efeitos circulatórios diretos podem causar depressão circulatória aparente em pacientes gravemente comprometidos que dependem da atividade simpática intensificada característica da insuficiência cardíaca ou da perda aguda de sangue. A diminuição da atividade simpática como consequência do estado de anestesia pode levar ao colapso circulatório agudo.

O manejo anestésico de pacientes com doença cardiovascular requer um conhecimento profundo da fisiologia cardíaca normal, dos efeitos circulatórios dos vários agentes anestésicos e da fisiopatologia e do tratamento dessas doenças. Os mesmos princípios usados no tratamento de doenças cardiovasculares em pacientes não submetidos à cirurgia devem ser usados no perioperatório. Na maioria dos casos, a escolha do agente anestésico não é muito importante; por outro lado, saber como o agente é usado, entender a fisiopatologia subjacente e como os dois interagem são conhecimentos críticos.

Pacientes com doenças cardiovasculares graves geralmente são submetidos a cirurgias cardíacas e não cardíacas. O American College of Cardiology (ACC) colaborou com a American Heart Association (AHA) na emissão de inúmeras diretrizes relacionadas ao manejo de pacientes com doenças cardíacas, e muitas de suas recomendações são relevantes para pacientes submetidos à sedação ou à anestesia. Como as diretrizes mudam à medida que novas evidências se tornam disponíveis, os leitores são aconselhados a revisar o *site* da AHA para obter as indicações atuais baseadas em evidências para o tratamento de doenças cardíacas. Outras jurisdições também emitem diretrizes abundantes: os leitores devem se familiarizar com as diretrizes aplicáveis em suas localidades.

Avaliação cardiovascular perioperatória e preparação para cirurgia não cardíaca

A prevalência de doença cardiovascular adquirida aumenta com o avanço da idade. Além disso, espera-se que o número de pacientes com mais de 65 anos de idade aumente drasticamente nas próximas duas décadas. Estima-se que as complicações cardiovasculares sejam responsáveis por 25 a 50% das mortes após cirurgia não cardíaca. IAM perioperatório, edema pulmonar, insuficiência cardíaca sistólica e diastólica, arritmias, AVC e tromboembolismo são os diagnósticos mais comuns em pacientes com doença cardiovascular preexistente. A prevalência relativamente alta de distúrbios cardiovasculares em pacientes cirúrgicos deu origem a tentativas de definir o *risco cardíaco* ou a probabilidade de complicações cardíacas fatais ou ameaçadoras à vida intraoperatórias ou pós-operatórias.

As diretrizes do ACC/AHA Task Force Report afirmam que a história clínica do paciente é crítica para determinar os requisitos para avaliação cardíaca pré-operatória e que certas condições (p. ex., síndromes coronarianas instáveis e insuficiência cardíaca descompensada) justificam intervenção cardiológica antes de todos os procedimentos, exceto os de emergência. A história pré-operatória também deve abordar quaisquer procedimentos anteriores, como implantes de cardioversor-desfibrilador implantável (CDI), *stents* coronarianos e outras intervenções. Além disso, a capacidade do paciente para realizar as tarefas da vida diária deve ser avaliada como um guia para determinar a capacidade funcional. Um paciente com história de doença cardíaca e idade avançada, mas com boa tolerância ao exercício, provavelmente terá um risco perioperatório menor do que um indivíduo semelhante com dispneia após atividade física mínima (**Tabela 21-1**).

O paciente deve ser questionado sobre outros processos patológicos que frequentemente acompanham as doenças cardíacas. Pacientes cardíacos costumam apresentar doença pulmonar obstrutiva, função renal reduzida e diabetes melito.

Um exame físico deve ser realizado em todos os pacientes, e o coração e os pulmões devem ser auscultados. O exame físico é especialmente útil em pacientes com certas condições. Por exemplo, se um sopro sistólico sugestivo de estenose aórtica for detectado em um candidato a cirurgia eletiva, é provável que uma avaliação ultrassonográfica adicional seja necessária, pois a estenose aórtica aumenta substancialmente os riscos em pacientes submetidos à cirurgia não cardíaca.

As seguintes condições estão associadas a um risco aumentado:

- Doença isquêmica do coração (história de infarto do miocárdio, evidência no eletrocardiograma [ECG], dor no peito).
- Insuficiência cardíaca congestiva (ICC) (dispneia, edema pulmonar).
- AVC.
- Cirurgia de alto risco (vascular, torácica).
- Diabetes melito.
- Creatinina pré-operatória maior que 2 mg/dL.

As diretrizes ACC/AHA identificam as condições que representam grande risco cardíaco e garantem um tratamento intensivo antes de todas as cirurgias, exceto as de emergência. Essas condições incluem síndromes coronarianas instáveis (IAM recente, angina instável), insuficiência cardíaca descompensada, arritmias significativas e doença valvar grave. As diretrizes ACC/AHA identificam um infarto do miocárdio dentro de 7 dias ou um dentro de 1 mês com miocárdio em risco de isquemia como condições cardíacas "ativas". Por outro lado, evidência de um infarto do miocárdio prévio sem miocárdio considerado em risco isquêmico é considerada baixo risco de infarto perioperatório após cirurgia não cardíaca. As diretrizes do ACC/AHA classificam as recomendações em quatro categorias: classe I (benefício >>> risco), classe IIa (benefício >> risco), classe IIb (benefício ≥ risco) e classe III (sem benefício ou dano). Além disso, é classificada a força da evidência na qual as recomendações se baseiam como A (ensaios randomizados múltiplos), B (ensaios limitados, estudos não randomizados) e C (consenso de especialistas, estudos de caso).

As recomendações da classe I são as seguintes:

- Os pacientes que precisam de cirurgia não cardíaca de emergência devem seguir para a sala de cirurgia com vigilância perioperatória e gerenciamento pós-operatório de fatores de risco.
- Pacientes com condições cardíacas ativas devem ser avaliados por um cardiologista e tratados de acordo com as diretrizes do ACC/AHA.
- Pacientes submetidos a procedimentos de baixo risco devem proceder à cirurgia.
- Pacientes com baixa tolerância ao exercício (< 4 equivalentes metabólicos [METs]) e nenhum fator de risco conhecido devem proceder à cirurgia.

As diretrizes ACC/AHA usam uma abordagem algorítmica para discernir os riscos de eventos cardíacos adversos graves (ECAG) (p. ex., morte perioperatória ou infarto do miocárdio). Os riscos são secundários à natureza da cirurgia e devidos às características do paciente. O ACC/AHA sugere várias calculadoras de risco que estão disponíveis *on-line* (p. ex., calculadora de risco do American College of Surgeons, www.surgicalriskcalculator.com) para estimar o risco do paciente de eventos cardíacos adversos graves perioperatórios (**Figura 21-1**).

TABELA 21-1 Necessidades estimadas de energia para várias atividades

	Você consegue...		Você consegue...
1 MET	Cuidar de si mesmo?	4 METs	Subir um lance de escadas ou caminhar em uma subida?
	Comer, se vestir ou usar o banheiro?		Caminhar no plano a 4 mph (6,4 km/h)?
	Caminhar no interior da sua casa?		Correr uma distância curta?
	Caminhar uma quadra ou duas no plano a 3 mph (3,2 a 4,8 km/h)?		Fazer trabalhos pesados em casa como esfregar o piso ou levantar ou mover móveis pesados?
4 METs	Fazer trabalhos leves em casa como juntar o lixo ou lavar a louça?		Participar de atividades recreacionais moderadas como jogar golfe, boliche, dançar, jogar tênis em dupla ou atirar uma bola de beisebol ou futebol?
		Maior que 10 METs	Participar de esportes extenuantes como natação, tênis individual, futebol, basquete ou esqui?

MET, equivalente metabólico; mph, milhas por hora.
Modificada com permissão de Hlatky MA, Boineau RE, Higginbotham MB, et al. *A brief self-administered questionnaire to determine functional capacity (the Duke Activity Status Index)*. Am J Cardiol. 1989 Set 15;64(10):651-654.

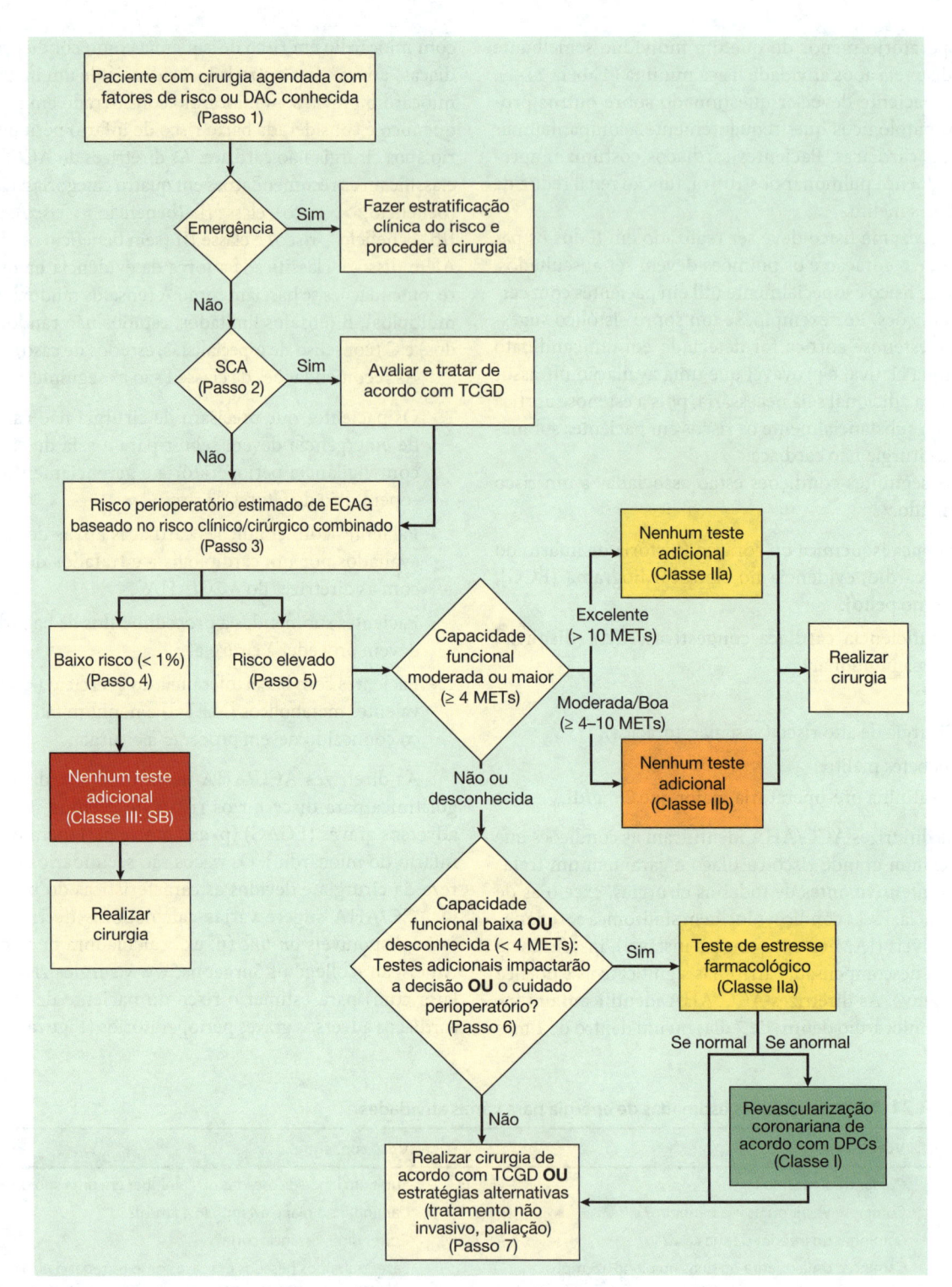

FIGURA 21-1 Abordagem passo a passo da avaliação cardíaca perioperatória para doença arterial coronariana (DAC). As cores correspondem às seguintes classes de recomendações: classe I, verde; classe IIa, amarelo; classe IIb, laranja; classe III, vermelho. *Passo 1:* Em pacientes com cirurgia agendada com fatores de risco ou DAC conhecida, determine a urgência da cirurgia. Em caso de emergência, determine os fatores de risco clínicos que podem influenciar o manejo perioperatório e prossiga para a cirurgia com monitoramento adequado e estratégias de manejo com base na avaliação clínica (consulte a Seção 2.1 das diretrizes ACC/AHA para obter mais informações sobre DAC). (Para pacientes com insuficiência cardíaca [IC] sintomática, doença cardíaca valvar [DCV] ou arritmias, consulte as Seções 2.2, 2.4 e 2.5 das diretrizes para obter informações sobre avaliação e tratamento.) *Passo 2:* Se a cirurgia for urgente ou eletiva, determine se o paciente tem uma síndrome coronariana aguda (SCA). Se sim, encaminhe-o para avaliação e tratamento cardiológico de acordo com a terapia clínica guiada por diretrizes (TCGD) de acordo com as diretrizes de prática clínica (DPCs) para AI/IAMSSST e IAMCSST.

As diretrizes do ACC/AHA também fornecem recomendações específicas com relação a várias condições cardíacas preexistentes (p. ex., insuficiência cardíaca, doença cardíaca valvar, arritmias) prováveis de serem encontradas no período perioperatório. As recomendações relativas à avaliação pré-operatória suplementar são apresentadas na Tabela 21-2.

DOENÇA ARTERIAL CORONARIANA

As diretrizes do ACC/AHA sugerem que se deve aguardar 60 dias ou mais após um infarto do miocárdio não tratado com intervenção coronariana antes de uma cirurgia não cardíaca. Além disso, um IAM até 6 meses antes da cirurgia está associado ao aumento da mortalidade perioperatória. Idade avançada e aumento da fragilidade do paciente também estão associados a maior risco de síndromes coronarianas agudas e de AVC. Recentemente, estudos encontraram um número surpreendente de pacientes assintomáticos com níveis elevados de troponina após a cirurgia. Tais achados são indicativos de lesão miocárdica, apesar de não haver outras evidências sugestivas de IAM. No entanto, esses pacientes estão em risco consideravelmente aumentado. Quais pacientes devem testar troponinas e o que deve ser feito para os pacientes com teste "positivo" ainda é controverso.

HIPERTENSÃO

Pacientes com hipertensão com frequência se apresentam para procedimentos cirúrgicos eletivos. Alguns terão sido manejados de forma eficaz, mas, infelizmente, muitos outros não o serão. A hipertensão é uma das principais causas de morte e incapacidade na maioria das sociedades ocidentais e é a anormalidade médica pré-operatória mais prevalente em pacientes cirúrgicos, com uma prevalência geral de 20 a 25%. A hipertensão descontrolada de longa data acelera a aterosclerose e o dano hipertensivo aos órgãos. A hipertensão é um importante fator de risco para doenças cardíacas, cerebrais, renais e vasculares. **As complicações da hipertensão incluem infarto do miocárdio, ICC, AVC, insuficiência renal, doença oclusiva periférica e dissecção aórtica.** A presença de hipertrofia concêntrica do ventrículo esquerdo (HVE) em pacientes hipertensos pode ser um importante preditor de mortalidade cardíaca. No entanto, pressões arteriais sistólicas abaixo de 180 mmHg e pressões diastólicas abaixo de 110 mmHg não foram associadas a riscos perioperatórios aumentados. Quando os pacientes apresentam pressão arterial sistólica superior a 180 mmHg e pressão diastólica superior a 110 mmHg, os anestesiologistas enfrentam o dilema de (a) adiar a cirurgia para permitir a otimização da terapia anti-hipertensiva oral, mas acrescentando o risco de atraso cirúrgico, *versus* (b) prosseguir com a cirurgia e controlar a pressão com agentes intravenosos de ação rápida. A incidência de eventos cardíacos adversos em pacientes tratados e operados pode ser semelhante à de pacientes adiados para permitir melhor controle da pressão arterial a longo prazo. É importante ressaltar que pacientes com hipertensão pré-operatória são mais propensos do que outros a desenvolverem hipotensão intraoperatória.

Passo 3: Se o paciente tiver fatores de risco para DAC estável, estime o risco perioperatório de um evento cardíaco adverso grave (ECAG) com base no risco clínico/cirúrgico combinado. Essa estimativa pode usar a calculadora de risco NSQIP do American College of Surgeons (http://www.surgicalriskcalculator.com) ou incorporar o Índice de Risco Cardíaco Revisado (IRCR) com uma estimativa de risco cirúrgico. Por exemplo, um paciente submetido a uma cirurgia de risco muito baixo (como cirurgia oftalmológica), mesmo com múltiplos fatores de risco, teria um baixo risco de ECAG; já um paciente submetido a uma cirurgia vascular de grande porte com poucos fatores de risco teria um risco elevado de ECAG (consulte a Seção 3 das diretrizes ACC/AHA). *Passo 4*: Se o paciente tiver baixo risco de ECAG (< 1%), nenhum teste adicional é necessário, e o paciente pode prosseguir para a cirurgia (consulte a Seção 3 das diretrizes). *Passo 5*: Se o paciente estiver em risco elevado de ECAG, determine a capacidade funcional com uma medida ou escala objetiva, como o Duke Activity Status Index (DASI). Se o paciente tiver capacidade funcional moderada, boa ou excelente (> 4 METs), prossiga para a cirurgia sem avaliação adicional (consulte a Seção 4.1 das diretrizes do ACC/AHA). *Passo 6*: Se o paciente tiver capacidade funcional ruim (< 4 METs) ou desconhecida, o médico deve consultar o paciente e a equipe perioperatória para determinar se testes adicionais afetarão a tomada de decisão do paciente (p. ex., decisão de realizar a cirurgia original ou disposição para se submeter à cirurgia de revascularização miocárdica ou intervenção coronariana percutânea, dependendo do resultado do exame) ou os cuidados perioperatórios. Se sim, então o teste de estresse farmacológico é apropriado. Naqueles pacientes com capacidade funcional desconhecida, pode ser razoável realizar o teste ergométrico. Se o teste de esforço for anormal, considere angiografia coronariana e revascularização, dependendo da extensão do teste anormal. O paciente pode então ser submetido à cirurgia com TCGD ou considerar estratégias alternativas, como tratamento não invasivo da indicação de cirurgia (p. ex., radioterapia para câncer) ou paliação. Se o teste for normal, prossiga para a cirurgia de acordo com a TCGD (consulte a Seção 5.3 das diretrizes). *Passo 7*: Se o teste não afetar a tomada de decisão ou o cuidado, prossiga para a cirurgia de acordo com a TCGD ou considere estratégias alternativas, como tratamento não invasivo da indicação de cirurgia (p. ex., radioterapia para câncer) ou paliação. MET, equivalente metabólico; SB, sem benefício; NSQIP, National Surgical Quality Improvement Program; IAMCSST, infarto agudo do miocárdio com supradesnivelamento do segmento ST; AI/IAMSSST, angina instável/infarto agudo do miocárdio sem supradesnivelamento do segmento ST. (Reproduzida com permissão de Fleisher LA, Fleischman KE, Auerbach AD, et al. Diretriz ACC/AHA de 2014 *ACC/AHA guideline on perioperative cardiovascular evaluation and management of patients undergoing noncardiac surgery: A report of the American College of Cardiology/American Heart Association Task Force on practice guidelines*. J Am Coll Cardiol. 9 de dezembro de 2014;64(22):e77-e137.)

TABELA 21-2 Resumo das recomendações para avaliação pré-operatória complementar

Recomendações	CR	NE
ECG de 12 derivações		
O ECG pré-operatório de 12 derivações em repouso é razoável para pacientes com doença coronariana conhecida ou outra doença cardíaca estrutural significativa, exceto para cirurgia de baixo risco	IIa	B
O ECG pré-operatório de 12 derivações em repouso pode ser considerado para pacientes assintomáticos, exceto para cirurgia de baixo risco	IIb	B
O ECG de 12 derivações pré-operatório de rotina não é útil para pacientes assintomáticos submetidos a procedimentos cirúrgicos de baixo risco	III: sem benefício	B
Avaliação da função do VE		
É razoável que pacientes com dispneia de origem desconhecida sejam submetidos à avaliação pré-operatória da função do VE	IIa	C
É razoável que pacientes com IC com piora da dispneia ou outra alteração no estado clínico sejam submetidos à avaliação pré-operatória da função do VE	IIa	C
A reavaliação da função do VE em pacientes clinicamente estáveis pode ser considerada	IIb	C
A avaliação pré-operatória de rotina da função do VE não é recomendada	III: sem benefício	B
Teste ergométrico para isquemia miocárdica e capacidade funcional		
Para pacientes com risco elevado e excelente capacidade funcional, é razoável renunciar ao teste de esforço e proceder com a cirurgia	IIa	B
Para pacientes com risco elevado e capacidade funcional desconhecida, pode ser razoável realizar teste de esforço para avaliar a capacidade funcional se isso mudar o manejo	IIb	B
Para pacientes com risco elevado e capacidade funcional moderada a boa, pode ser razoável renunciar a mais testes de esforço e proceder à cirurgia	IIb	B
Para pacientes com risco elevado e capacidade funcional pobre ou desconhecida, pode ser razoável realizar teste de esforço com imagens cardíacas para avaliar isquemia miocárdica	IIb	C
Triagem de rotina com teste de estresse não invasivo não é útil para cirurgia não cardíaca de baixo risco	III: sem benefício	B
Teste de esforço cardiopulmonar		
O teste de esforço cardiopulmonar pode ser considerado para pacientes submetidos a procedimentos de alto risco	IIb	B
Teste de estresse farmacológico não invasivo antes de cirurgia não cardíaca		
É razoável que pacientes com risco elevado para cirurgia não cardíaca com baixa capacidade funcional se submetam a EED ou IPM se isso mudar o manejo	IIa	B
Triagem de rotina com teste de estresse não invasivo não é útil para cirurgia não cardíaca de baixo risco	III: sem benefício	B
Angiografia coronariana pré-operatória		
A angiografia coronariana pré-operatória de rotina não é recomendada	III: sem benefício	C

CR, classe de recomendação; EED, ecocardiograma sob estresse com dobutamina; ECG, eletrocardiograma, IC, insuficiência cardíaca; VE, ventrículo esquerdo; NE, nível de evidência; IPM, imagem de perfusão miocárdica.
Reproduzida com permissão de Fleisher LA, Fleischman KE, Auerbach AD, et al. Diretriz ACC/AHA de 2014 *guideline on perioperative cardiovascular evaluation and management of patients undergoing noncardiac surgery: A report of the American College of Cardiology/American Heart Association Task Force on practice guidelines.* J Am Coll Cardiol. 9 de dezembro de 2014;64(22):e77-e137.

As medições da pressão arterial são afetadas por muitas variáveis, incluindo postura, hora do dia, estado emocional, atividade recente e ingestão de drogas, bem como o equipamento e a técnica utilizados. Um diagnóstico de hipertensão não pode ser feito com uma leitura pré-operatória, mas requer confirmação por uma história de medições consistentemente elevadas. Embora a ansiedade ou a dor pré-operatória possam produzir algum grau de hipertensão em pacientes normais, os pacientes com história de hipertensão geralmente exibem maiores elevações pré-operatórias da pressão arterial. Estudos epidemiológicos demonstram uma correlação direta e contínua entre as pressões arteriais diastólica e sistólica e as taxas de mortalidade. A definição de hipertensão sistêmica é arbitrária e varia dependendo de qual diretriz de manejo é empregada. De acordo com a diretriz do ACC de 2017, a pressão arterial normal em adultos é uma pressão arterial sistólica inferior a 120 mmHg e uma pressão diastólica inferior a 80 mmHg. A pressão arterial elevada constitui uma pressão sistólica entre 120 e 129 mmHg, com a pressão diastólica abaixo de 80 mmHg. Hipertensão nesta definição inclui dois estágios: a hipertensão estágio 1 existe quando a pressão arterial sistólica está entre 130 e 139 mmHg e a pressão diastólica está entre 80 e 89 mmHg; a hipertensão estágio 2 é uma pressão sistólica maior que 140 mmHg e diastólica maior que 90 mmHg. Se as intervenções não farmacológicas (p. ex., dieta, perda de peso) falharem em corrigir a pressão arterial, a terapia anti-hipertensiva oral com um agente primário (p. ex., tiazidas, inibidores da enzima conversora da angiotensina [ECA], bloqueadores dos receptores de angiotensina II [BRAs], bloqueadores dos canais de cálcio [BCCs]) deve ser iniciada. Agentes secundários adicionais (p. ex., β-bloqueadores) também podem ser necessários para obter o controle da pressão arterial. Uma urgência hipertensiva reflete pressão arterial maior que 180/120 mmHg sem sinais de lesão de órgão (p. ex., encefalopatia hipertensiva, insuficiência cardíaca). Uma emergência hipertensiva é caracterizada por hipertensão grave (> 180/120 mmHg) frequentemente associada a papiledema, encefalopatia ou lesão de outro órgão.

Fisiopatologia

A hipertensão pode ser idiopática (essencial) ou, menos comumente, secundária a outras condições clínicas, como doença renal, estenose da artéria renal, hiperaldosteronismo primário, doença de Cushing, acromegalia, feocromocitoma, gravidez ou terapia com estrogênio. A hipertensão essencial é responsável por 80 a 95% dos casos e pode estar associada a uma elevação basal anormal do débito cardíaco, da RVS, ou de ambas. Um padrão evolutivo costuma ser observado ao longo da doença, em que o débito cardíaco retorna (ou permanece) ao normal, mas a RVS torna-se anormalmente alta. O aumento crônico da pós-carga cardíaca resulta em hipertrofia ventricular esquerda concêntrica e função diastólica alterada. A hipertensão também altera a autorregulação cerebral, de modo que o fluxo sanguíneo cerebral normal é mantido diante de pressões arteriais elevadas; os limites de autorregulação podem estar na faixa de pressão arterial média de 110 a 180 mmHg.

Os mecanismos responsáveis pelas alterações observadas em pacientes hipertensos parecem envolver hipertrofia vascular, hiperinsulinemia, aumentos anormais do cálcio intracelular e aumento das concentrações intracelulares de sódio no músculo liso vascular e nas células tubulares renais. A hiperatividade do sistema nervoso simpático e as respostas aumentadas aos agonistas simpáticos estão presentes em alguns pacientes. Pacientes hipertensos às vezes apresentam uma resposta exagerada a vasopressores e vasodilatadores. A hiperatividade do sistema renina-angiotensina-aldosterona parece desempenhar um papel importante em pacientes com hipertensão acelerada.

Tratamento de longo prazo

A terapia medicamentosa eficaz reduz a progressão da hipertensão e a incidência de AVC, ICC, DAC e lesão renal. O tratamento eficaz também pode retardar e, às vezes, reverter alterações fisiopatológicas concomitantes, como hipertrofia ventricular esquerda e autorregulação cerebral alterada.

Alguns pacientes com hipertensão estágio 1 requerem apenas terapia com um único medicamento, que pode consistir em um diurético tiazídico, um inibidor da ECA, um BRA ou um BCC, embora diretrizes e estudos de desfechos favoreçam as três primeiras opções. Doenças concomitantes devem guiar a seleção de medicamentos. Pacientes com hipertensão moderada a grave geralmente requerem dois ou três medicamentos para controle. A combinação de um diurético com um bloqueador β-adrenérgico e um inibidor da ECA costuma ser eficaz quando a terapia com um único medicamento não é. Conforme observado anteriormente, os inibidores da ECA (ou os BRAs) prolongam a sobrevida em pacientes com ICC, disfunção ventricular esquerda ou infarto do miocárdio prévio. A familiaridade com os nomes, mecanismos de ação e efeitos colaterais dos agentes anti-hipertensivos comumente usados é importante para os anestesistas (Tabela 21-3).

MANEJO PRÉ-OPERATÓRIO

Uma questão recorrente na prática anestésica é o grau de hipertensão pré-operatória aceitável para pacientes agendados para cirurgia eletiva. Com exceção de pacientes perfeitamente controlados, a maioria dos pacientes hipertensos chega à sala de cirurgia com algum grau de hipertensão. Embora dados sugiram que a hipertensão pré-operatória moderada (pressão diastólica > 90-110 mmHg) não está claramente associada estatisticamente a complicações *pós-operatórias*, outros dados indicam que o paciente hipertenso não tratado ou mal controlado é mais propenso a apresentar episódios *intraoperatórios* de isquemia miocárdica, arritmias ou instabilidade hemodinâmica. Ajustes intraoperatórios cuidadosos na profundidade anestésica e o uso de fármacos vasoativos devem reduzir a incidência de complicações pós-operatórias relacionadas ao mau controle pré-operatório da hipertensão.

Embora os pacientes devam idealmente ser submetidos à cirurgia eletiva apenas quando estiverem normotensos, realizá-la a curto prazo nem sempre é viável ou mesmo desejável, porque os pacientes hipertensos têm autorregulação cerebral alterada. Reduções excessivas na pressão arterial podem comprometer a perfusão cerebral. Além disso, a decisão de adiar ou prosseguir com a cirurgia deve ser individualizada, com base na gravidade da elevação da pressão arterial pré-operatória; na probabilidade

TABELA 21-3 Resumo de fármacos utilizados na hipertensão

Subclasse, fármaco	Mecanismo de ação	Efeitos	Aplicações clínicas	Farmacocinética, toxicidade, interações
DIURÉTICOS				
Tiazidas: hidroclorotiazida clortalidona	Bloqueio do transportador Na/Cl no túbulo contorcido distal renal	Reduzem o volume sanguíneo e efeitos vasculares mal compreendidos	Hipertensão, insuficiência cardíaca leve	
Diuréticos de alça: furosemida	Bloqueio do transportador Na/K/Cl na alça de Henle	Como tiazidas; maior eficácia	Hipertensão grave, insuficiência cardíaca	
Espironolactona, eplerenona	Bloqueio do receptor de aldosterona no túbulo coletor	Aumentam a excreção do Na e diminuem a de K. Redução mal compreendida na mortalidade por insuficiência cardíaca	Aldosteronismo, insuficiência cardíaca, hipertensão	
SIMPATOPLÉGICOS DE AÇÃO CENTRAL				
Clonidina, metildopa	Ativam adrenorreceptores α_2	Reduzem o fluxo simpático central. Reduzem a liberação de norepinefrina a partir das terminações noradrenérgicas	Hipertensão. A clonidina também é utilizada na abstinência de drogas de abuso	Oral; clonidina também como adesivo. *Toxicidade*: Sedação; anemia hemolítica causada por metildopa
BLOQUEADORES DE TERMINAIS NERVOSOS SIMPÁTICOS				
Reserpina	Bloqueia o transportador vesicular de aminas nos nervos noradrenérgicos e depleta as reservas de transmissores	Reduz todos os efeitos simpáticos, especialmente cardiovasculares, e reduz a pressão arterial	Hipertensão, mas raramente usada	Oral; longa duração (dias). *Toxicidade*: Depressão psiquiátrica, distúrbios gastrintestinais
Guanetidina	Interfere com a liberação de aminas e substitui a norepinefrina nas vesículas	Os mesmos da reserpina	As mesmas da reserpina	Hipotensão ortostática grave, disfunção sexual
α-BLOQUEADORES				
Prazosina Terazosina Doxazosina	Bloqueiam seletivamente adrenorreceptores α_1	Previnem a vasoconstrição simpática. Reduzem o tônus do músculo liso prostático	Hipertensão. Hiperplasia benigna de próstata	Oral. *Toxicidade*: Hipotensão ortostática
β-BLOQUEADORES				
Metoprolol, outros Carvedilol Nebivolol	Bloqueiam receptores β_1; Carvedilol também bloqueia receptores α; nebivolol também libera óxido nítrico	Previnem estimulação cardíaca simpática. Reduzem a secreção de renina	Hipertensão, insuficiência cardíaca, doença coronariana	
Propranolol: β-*bloqueador protótipo não seletivo* *Metoprolol e atenolol: bloqueadores* β_1 *seletivos amplamente utilizados*				
VASODILATADORES				
Verapamil Diltiazem	Bloqueadores não seletivos de canais de cálcio do tipo L	Reduzem a frequência e o débito cardíacos. Reduzem a resistência vascular	Hipertensão, angina, arritmias	
Nifedipino, anlodipino, outras di-hidropiridinas	Bloqueio de canais de cálcio vasculares > canais de cálcio cardíacos	Reduzem a resistência vascular	Hipertensão, angina	
Hidralazina Minoxidil	Causam liberação de óxido nítrico. Metabólito abre canais de K no músculo liso vascular	Vasodilatação. Reduzem a resistência vascular. Arteríolas mais sensíveis do que veias. Taquicardia reflexa	Hipertensão. Minoxidil também é usado para tratar calvície	Oral. *Toxicidade*: Angina, taquicardia. Hidralazina: Síndrome *lupus-like*. Minoxidil: Hipertricose

(Continua)

TABELA 21-3 Resumo de fármacos utilizados na hipertensão (*Continuação*)

Subclasse, fármaco	Mecanismo de ação	Efeitos	Aplicações clínicas	Farmacocinética, toxicidade, interações
AGENTES PARENTERAIS				
Nitroprussiato Fenoldopam Diazóxido Labetalol	Libera óxido nítrico Ativa receptores D_1 Abre canais de K Bloqueador α e β	Vasodilatação poderosa	Emergências hipertensivas	Parenteral; curta duração *Toxicidade*: Hipotensão excessiva, choque
INIBIDORES DA ECA				
Captopril, muitos outros	Inibem a ECA	Reduzem os níveis de angiotensina II Reduzem vasoconstrição e secreção de aldosterona Aumentam bradicinina	Hipertensão, insuficiência cardíaca Diabetes	Oral *Toxicidade*: Tosse, angioedema, hipercalemia, prejuízo renal Teratogênico
BRAs				
Losartana, muitos outros	Bloqueiam receptores de angiotensina AT_1	O mesmo dos inibidores da ECA, mas sem aumento da bradicinina	Hipertensão, insuficiência cardíaca	Oral *Toxicidade*: Mesma dos inibidores da ECA, mas menos tosse
INIBIDOR DA RENINA				
Alisquireno	Inibe atividade enzimática da renina	Reduz angiotensina I e II e aldosterona	Hipertensão	Oral *Toxicidade*: Hipercalemia, prejuízo renal Potencial teratogênico

Reproduzida com permissão de Katzung BG, Trevor AJ. *Farmacologia Básica e Clínica*. 13ª ed. McGraw-Hill Educação; 2015.

de coexistência de isquemia miocárdica, disfunção ventricular ou complicações cerebrovasculares ou renais; e na natureza e na urgência do procedimento. Com raras exceções, a terapia medicamentosa anti-hipertensiva deve ser continuada até o momento da cirurgia. Alguns médicos suspendem os inibidores da ECA e os BRAs na manhã da cirurgia em razão de sua associação com o aumento da incidência de hipotensão intraoperatória; no entanto, a suspensão desses agentes aumenta o risco de hipertensão perioperatória acentuada e a necessidade de agentes anti-hipertensivos parenterais, além de exigir que a equipe cirúrgica se lembre de reiniciar a medicação após a cirurgia. A decisão de adiar procedimentos cirúrgicos eletivos em pacientes com pressão arterial diastólica pré-operatória sustentada superior a 110 mmHg deve ser tomada quando os benefícios percebidos da cirurgia adiada excedem os riscos. Infelizmente, existem poucos estudos apropriados para orientar a tomada de decisão.

História

A história pré-operatória deve abordar a gravidade e a duração da hipertensão, a terapia medicamentosa atualmente prescrita e a presença ou ausência de complicações hipertensivas. Sintomas de isquemia miocárdica, insuficiência ventricular, perfusão cerebral prejudicada ou doença vascular periférica devem ser investigados, bem como o registro do paciente quanto à adesão ao regime medicamentoso. O paciente deve ser questionado sobre dor no peito, tolerância ao exercício, falta de ar (especialmente à noite), edema dependente, tontura postural, síncope, distúrbios visuais episódicos ou sintomas neurológicos episódicos e claudicação. Os efeitos adversos da terapia medicamentosa anti-hipertensiva atual (Tabela 21-4) também devem ser identificados.

Exame físico e avaliação laboratorial

A oftalmoscopia é útil em pacientes hipertensos. Alterações visíveis na vasculatura retiniana geralmente acompanham a gravidade e a progressão da arteriosclerose e danos hipertensivos em outros órgãos. Um galope cardíaco S_4 é comum em pacientes com HVE. Outros achados físicos, como estertores pulmonares e galope cardíaco S_3, são achados tardios e indicam ICC. A pressão arterial pode ser medida nas posições supina e em pé. As alterações ortostáticas podem ser decorrentes de depleção de volume, vasodilatação excessiva ou terapia com fármacos simpatolíticos. A administração pré-operatória de uma bebida com carboidratos na noite anterior e na manhã da cirurgia pode promover estabilidade hemodinâmica após a indução da anestesia. Embora sopros carotídeos assintomáticos sejam, em geral, hemodinamicamente insignificantes, eles podem ser reflexos de doença vascular aterosclerótica que pode afetar a circulação coronariana. Quando um sopro é detectado, a investigação adicional

TABELA 21-4 Efeitos adversos da terapia anti-hipertensiva de longo prazo

Classe	Efeitos adversos
Diuréticos	
Tiazídicos	Hipocalemia, hiponatremia, hiperglicemia, hiperuricemia, hipomagnesemia, hiperlipidemia, hipercalcemia
De alça	Hipocalemia, hiperglicemia, hipocalcemia, hipomagnesemia, alcalose metabólica
Poupadores de potássio	Hipercalemia
Simpatolíticos	
Bloqueadores β-adrenérgicos	Bradicardia, bloqueio condutivo, depressão miocárdica, aumento do tônus brônquico, sedação, fadiga, depressão
Bloqueadores α-adrenérgicos	Hipertensão postural, taquicardia, retenção hídrica
Agonistas α_2 centrais	Hipotensão postural, sedação, boca seca, depressão, diminuição da necessidade de anestesia, bradicardia, hipertensão rebote, teste de Coombs positivo e anemia hemolítica (metildopa), hepatite (metildopa)
Bloqueadores gangliônicos	Hipotensão postural, diarreia, retenção de líquidos, depressão (reserpina)
Vasodilatadores	
Bloqueadores dos canais de cálcio	Depressão cardíaca, bradicardia, bloqueio condutivo (verapamil, diltiazem), edema periférico (nifedipino), taquicardia (nifedipino), bloqueio adespolarizante neuromuscular intensificado
Inibidores da ECA[1]	Tosse, angioedema, taquicardia reflexa, retenção de líquidos, disfunção renal, hipercalemia, depressão da medula óssea (captopril)
Antagonistas do receptor da angiotensina	Hipotensão, insuficiência renal na estenose de artéria renal bilateral, hipercalemia
Vasodilatadores diretos	Taquicardia reflexa, retenção de líquidos, cefaleia, síndrome semelhante ao lúpus eritematoso sistêmico (hidralazina), derrame pleural ou pericárdico (minoxidil)

deve ser orientada pela urgência da cirurgia programada e pela probabilidade de que investigações adicionais, se diagnósticas, resultem em mudança na terapia. Os estudos Doppler das artérias carótidas podem ser usados para definir a extensão da doença carotídea.

O ECG geralmente é normal, mas em pacientes com longa história de hipertensão, pode mostrar evidências de isquemia, anormalidades de condução, infarto antigo ou HVE ou distensão. Um ECG normal não exclui DAC ou HVE. Da mesma forma, um tamanho normal do coração em uma radiografia de tórax não exclui hipertrofia ventricular. A ecocardiografia é um teste sensível para HVE e pode ser usada para avaliar as funções ventriculares sistólica e diastólica em pacientes com sintomas de insuficiência cardíaca. Radiografias de tórax raramente são úteis em um paciente assintomático, mas podem mostrar franca cardiomegalia ou congestão vascular pulmonar.

A função renal costuma ser avaliada pela medição dos níveis séricos de creatinina. Os níveis séricos de eletrólitos (K) devem ser determinados em pacientes em uso de diuréticos ou digoxina ou naqueles com insuficiência renal. Hipocalemia leve a moderada (3-3,5 mEq/L) é frequentemente observada em pacientes que tomam diuréticos, mas não apresenta efeitos adversos. A reposição de potássio deve ser realizada apenas em pacientes sintomáticos ou que também estejam tomando digoxina. A hipomagnesemia está presente com frequência e pode ser uma causa de arritmias perioperatórias. Hipercalemia pode ser encontrada em pacientes que estão tomando diuréticos poupadores de potássio ou inibidores da ECA, particularmente aqueles com insuficiência renal.

Pré-medicação

A hipertensão do "jaleco branco" pré-operatória leve a moderada geralmente desaparece após a administração de um agente ansiolítico, como o midazolam.

MANEJO INTRAOPERATÓRIO
Objetivos

A anestesia para um paciente hipertenso deve manter uma faixa de pressão arterial adequadamente estável. Pacientes com hipertensão limítrofe podem ser tratados como pacientes normotensos. Aqueles com hipertensão de longa data ou mal controlada, no entanto, têm autorregulação alterada do fluxo sanguíneo cerebral; podem ser necessárias pressões arteriais médias mais elevadas do que o normal para manter o fluxo sanguíneo cerebral adequado. Hipertensão, particularmente em associação com taquicardia, pode precipitar ou exacerbar isquemia miocárdica, disfunção ventricular, ou ambas. A pressão arterial geralmente deve ser mantida dentro de 20% dos níveis pré-operatórios.

Monitorização

A maioria dos pacientes hipertensos não requer monitores intraoperatórios especiais. A monitorização direta da pressão intra-arterial deve ser reservada para pacientes com grandes oscilações na pressão arterial e aqueles submetidos a procedimentos cirúrgicos de grande porte associados a alterações rápidas ou acentuadas na pré-carga ou pós-carga cardíaca. A monitorização eletrocardiográfica deve focar na detecção de sinais de isquemia. O débito urinário geralmente deve ser monitorado com sonda vesical de demora em pacientes com insuficiência renal preexistente que serão submetidos a procedimentos com duração prevista de mais de 2 horas. A complacência ventricular (ver Capítulo 20) costuma estar reduzida em pacientes com hipertrofia ventricular. A administração excessiva de fluidos intravenosos em pacientes com diminuição da complacência ventricular também pode resultar em pressão arterial pulmonar elevada e congestão pulmonar.

Indução

A indução da anestesia e a intubação endotraqueal são com frequência associadas à instabilidade hemodinâmica em pacientes hipertensos. Independentemente do nível de controle da pressão arterial pré-operatória, muitos pacientes com hipertensão apresentam uma resposta hipotensora acentuada à indução da anestesia, seguida de uma resposta hipertensiva exagerada à intubação. Muitos, se não a maioria, agentes anti-hipertensivos e anestésicos gerais são vasodilatadores, depressores cardíacos, ou ambos. Além disso, muitos pacientes hipertensos se apresentam para cirurgia em um estado de depleção de volume. Agentes simpatolíticos atenuam os reflexos circulatórios protetores normais, reduzindo o tônus simpático e permitindo atividade vagal sem oposição.

Pacientes hipertensos podem apresentar hipertensão grave durante a manipulação das vias aéreas. Uma de várias técnicas pode ser usada antes da intubação para atenuar a resposta hipertensiva:

- Aprofundamento da anestesia com um agente volátil potente.
- Administração de um bólus de um opioide (fentanila, 2,5-5 μg/kg; alfentanila, 15-25 μg/kg; sufentanila, 0,5-1,0 μg/kg; ou remifentanila, 0,5-1 μg/kg).
- Administração de lidocaína, 1,5 mg/kg por via intravenosa, intratraqueal ou tópica nas vias aéreas.
- Obtenção de bloqueio β-adrenérgico com esmolol, 0,3-1,5 mg/kg; metoprolol 1-5 mg; ou labetalol, 5-20 mg.

Escolha dos agentes anestésicos

A. Agentes de indução

A superioridade de qualquer agente ou técnica sobre outro não foi estabelecida. Propofol, barbitúricos, benzodiazepínicos e etomidato são igualmente seguros para induzir anestesia geral na maioria dos pacientes hipertensos. A cetamina por si só pode precipitar hipertensão acentuada; no entanto, quase nunca é usada como agente único. Quando administrada com uma pequena dose de outro agente, como um benzodiazepínico ou propofol, as propriedades estimulantes simpáticas da cetamina podem ser diminuídas ou eliminadas.

B. Agentes de manutenção

A anestesia geral pode ser mantida com segurança por meio de agentes voláteis ou intravenosos. Independentemente da técnica de manutenção primária, a adição de um agente volátil ou vasodilatador intravenoso em geral permite um controle conveniente da pressão arterial intraoperatória.

C. Vasopressores

Se ocorrer hipotensão, uma pequena dose de um agente de ação direta, como a fenilefrina (25-50 μg), pode ser benéfica. Os pacientes que tomam simpatolíticos no pré-operatório podem apresentar uma resposta diminuída à efedrina. A vasopressina em bólus ou infusão, ou uma infusão de norepinefrina, também pode ser empregada para restaurar o tônus vascular no paciente hipotenso.

Hipertensão intraoperatória

A hipertensão intraoperatória que não responde a um aumento na profundidade anestésica (particularmente com um agente volátil) pode ser tratada com uma variedade de agentes parenterais (Tabela 21-5). Causas prontamente reversíveis – como profundidade anestésica inadequada, hipoxemia ou hipercapnia – devem sempre ser excluídas antes de se iniciar a terapia anti-hipertensiva. A seleção de um agente hipotensor depende da gravidade, da intensidade e da causa da hipertensão; da função ventricular basal; da frequência cardíaca; e da presença de doença pulmonar broncoespástica. O bloqueio β-adrenérgico sozinho ou como suplemento é uma boa escolha para um paciente com boa função ventricular e frequência cardíaca elevada, mas é relativamente contraindicado em um paciente com doença reativa das vias aéreas. Metoprolol, esmolol ou labetalol são usados com frequência no intraoperatório. O nicardipino ou o clevidipino podem ser preferíveis aos β-bloqueadores para pacientes com doença broncoespástica. O nitroprussiato continua sendo o agente mais rápido e eficaz para o tratamento intraoperatório da hipertensão moderada a grave, mas foi amplamente suplantado por outros agentes. A nitroglicerina pode

TABELA 21-5 Agentes parenterais para o tratamento agudo da hipertensão

Agente	Faixa de dose	Início	Duração
Nitroprussiato	0,5-10 µg/mg/min	30-60 (s)	1-5 min
Nitroglicerina	0,5-10 µg/mg/min	1 min	3-5 min
Esmolol	0,5 mg/kg durante 1 min; 50-300 µg/kg/min	1 min	12-20 min
Labetalol	5-20 mg	1-2 min	4-8 h
Metoprolol	2,5-5 mg	1-5 min	5-8 h
Hidralazina	5-20 mg	5-20 min	4-8 h
Clevidipino	1-32 mg/h	1-3 min	5-15 min
Nicardipino	5-15 mg/h	1-5 min	3-4 h
Enalaprilato	0,625-1,25 mg	6-15 min	4-6 h
Fenoldopam	0,1-1,6 mg/kg/min	5 min	5 min

ser menos eficaz, mas também é útil no tratamento ou na prevenção da isquemia miocárdica. O fenoldopam, um agonista dopaminérgico, também é um agente hipotensor útil; além disso, aumenta o fluxo sanguíneo renal. A hidralazina fornece controle sustentado da pressão arterial, mas tem início tardio e pode causar taquicardia reflexa. A taquicardia reflexa não é observada com labetalol em razão de seu bloqueio α e β-adrenérgico combinado.

MANEJO PÓS-OPERATÓRIO

A hipertensão pós-operatória é comum e deve ser antecipada em pacientes com pressão arterial basal mal controlada. O monitoramento rigoroso da pressão arterial deve ser continuada tanto na unidade de recuperação pós-anestésica quanto no período pós-operatório imediato. No pós-operatório, elevações sustentadas acentuadas da pressão arterial podem contribuir para a formação de hematomas na ferida operatória e o rompimento das linhas de sutura vascular.

A hipertensão no período de recuperação costuma ser multifatorial e acentuada por anormalidades respiratórias, ansiedade e dor, sobrecarga de volume, distensão vesical ou qualquer combinação destes. As causas contribuintes devem ser corrigidas, e agentes anti-hipertensivos parenterais administrados, se necessário. O labetalol intravenoso é particularmente útil no controle da hipertensão e da taquicardia, enquanto os vasodilatadores são úteis no controle da pressão arterial em caso de frequência cardíaca lenta. Quando o paciente retomar a ingestão oral, as medicações anti-hipertensivas pré-operatórias devem ser reiniciadas.

DOENÇA CARDÍACA ISQUÊMICA

Considerações pré-operatórias

A isquemia miocárdica resulta da demanda metabólica de oxigênio que excede o suprimento de oxigênio. A isquemia pode, portanto, resultar do aumento da demanda metabólica miocárdica, da redução do fornecimento de oxigênio miocárdico ou de uma combinação de ambos. As causas comuns incluem aterosclerose arterial coronariana, trombose ou vasoespasmo; hipertensão grave ou taquicardia (particularmente na presença de hipertrofia ventricular); hipotensão grave, hipoxemia ou anemia; e estenose ou regurgitação aórtica grave.

Sem dúvida, a causa mais comum de isquemia miocárdica é a aterosclerose das artérias coronárias. A DAC é responsável por cerca de 25% de todas as mortes nas sociedades ocidentais e é uma das principais causas de morbidade e mortalidade perioperatórias. A incidência geral de DAC em pacientes cirúrgicos é estimada entre 5 e 10%. Os principais fatores de risco pré-operatórios para DAC incluem hiperlipidemia, hipertensão, diabetes, tabagismo, idade avançada, sexo masculino e história familiar positiva. Outros fatores de risco incluem obesidade, história de doença cerebrovascular ou vascular periférica, menopausa, uso de anticoncepcionais orais com alto teor de estrogênio por mulheres que fumam e estilo de vida sedentário.

A DAC pode se manifestar por sintomas, achados eletrocardiográficos ou ecocardiográficos característicos ou evidência bioquímica de infarto do miocárdio; sintomas (geralmente angina) ou achados ecocardiográficos ou eletrocardiográficos característicos de isquemia; ou arritmias (incluindo morte súbita), sintomas (ortopneia, dispneia ao esforço), sinais (estertores, edema dependente, choque) ou alterações ecocardiográficas sugestivas de disfunção ventricular. Um paciente ambulatorial apresentando fatores de risco para DAC e novos sintomas normalmente seria submetido a algum tipo de teste de esforço cardíaco para confirmar a suspeita diagnóstica.

Angina instável

A angina instável é definida como (1) um aumento abrupto na gravidade, na frequência (mais de três episódios por dia) ou na duração dos ataques de angina (angina crescente); (2) angina em repouso; ou (3) novo início de angina (nos últimos 2 meses) com episódios graves ou frequentes (mais de 3 por dia). A angina instável pode ocorrer após infarto do miocárdio ou ser precipitada por cirurgia de grande porte ou por condições clínicas não cardíacas, incluindo anemia grave, febre, infecções, tireotoxicose, hipoxemia e sofrimento emocional em pacientes previamente estáveis.

A angina instável, particularmente quando associada a alterações significativas do segmento ST em repouso, costuma refletir doença coronariana grave subjacente e pode ser seguida de infarto do miocárdio. A ruptura da placa com agregados de plaquetas e/ou trombos e vasoespasmo são correlatos patológicos frequentes. A estenose crítica em uma ou mais artérias coronárias principais está presente em mais de 80% dos pacientes com esses sintomas. Pacientes com angina instável requerem avaliação e tratamento, que pode incluir alguma forma de intervenção coronariana.

Angina estável crônica

As dores anginosas no peito são mais frequentemente subesternais, de esforço, irradiando-se para o pescoço ou braço, e aliviadas com repouso ou nitroglicerina. As variações são comuns, incluindo dor epigástrica, nas costas ou no pescoço ou falta de ar transitória devido à disfunção ventricular (equivalente à angina). Isquemia sem esforço e isquemia silenciosa (assintomática) são ocorrências bastante comuns, sobretudo após a cirurgia. Pacientes com diabetes têm incidência aumentada de isquemia silenciosa.

Os sintomas geralmente estão ausentes até que as lesões ateroscleróticas causem de 50 a 75% de oclusão da circulação coronariana. Quando um segmento estenótico atinge 70% de oclusão, a dilatação compensatória máxima costuma estar presente distalmente: o fluxo sanguíneo pode ser adequado em repouso, mas inadequado com o aumento da demanda metabólica. Um extenso suprimento sanguíneo colateral permite que alguns pacientes permaneçam relativamente assintomáticos, apesar da doença grave. O vasoespasmo coronariano também é uma causa de isquemia transmural transitória em alguns pacientes; a maioria dos episódios vasoespásticos ocorre em lesões estenóticas preexistentes nos vasos epicárdicos e pode ser precipitada por uma variedade de fatores, incluindo distúrbios emocionais e hiperventilação (angina de Prinzmetal). O espasmo coronariano é observado com mais frequência em pacientes que apresentam angina com níveis variados de atividade ou estresse emocional (limiar variável); é menos comum na angina clássica de esforço (limiar fixo).

O prognóstico geral dos pacientes com DAC está relacionado tanto ao número quanto à gravidade das obstruções coronarianas, bem como à extensão da disfunção ventricular.

Tratamento da doença cardíaca isquêmica

A abordagem geral no tratamento de pacientes com doença cardíaca isquêmica é baseada em:

- Correção de fatores de risco, com a esperança de retardar a progressão da doença.
- Modificação do estilo de vida do paciente para reduzir o estresse e melhorar a tolerância ao exercício.
- Correção de condições clínicas complicadoras que podem exacerbar a isquemia (i.e., hipertensão, anemia, hipoxemia, hipertireoidismo, febre, infecção, efeitos adversos de medicamentos).
- Manipulação farmacológica da relação oferta-demanda de oxigênio do miocárdio.
- Anticoagulação.
- Correção de lesões coronarianas por intervenção coronariana percutânea (angioplastia [com ou sem *stent*] ou aterectomia) ou cirurgia de revascularização miocárdica.

Os agentes farmacológicos mais comumente usados para doença cardíaca isquêmica estável são nitratos, β-bloqueadores, BCCs e inibidores plaquetários. Esses fármacos com efeitos circulatórios são comparados na **Tabela 21-6**.

A. Agentes bloqueadores β-adrenérgicos

Esses medicamentos são agentes de primeira linha para pacientes com doença cardíaca isquêmica estável. Eles diminuem a demanda miocárdica de oxigênio reduzindo a frequência cardíaca e a contratilidade e, em alguns casos, a pós-carga (por meio de seu efeito anti-hipertensivo). Ao contrário de outros agentes, eles aumentam a sobrevida de pacientes com função ventricular esquerda prejudicada, aumentam a sobrevida após infarto do miocárdio e reduzem a probabilidade de infarto subsequente. O bloqueio ideal resulta em frequência cardíaca em repouso entre 50 e 60 batimentos/min e evita aumentos apreciáveis com o exercício (aumento < 20 batimentos/min durante o exercício). Os agentes disponíveis diferem na seletividade do receptor, na atividade simpatomimética intrínseca (agonista parcial) e nas propriedades de estabilização da membrana (**Tabela 21-7**). A estabilização da membrana resulta em atividade antiarrítmica. Agentes com propriedades simpatomiméticas intrínsecas são mais bem tolerados por pacientes com disfunção ventricular leve a moderada. Certos β-bloqueadores (bisoprolol, carvedilol, metoprolol de longa duração) melhoram a sobrevida em pacientes com insuficiência cardíaca crônica. O bloqueio dos receptores $β_2$-adrenérgicos também pode mascarar os sintomas de hipoglicemia em pacientes com diabetes, retardar a recuperação metabólica da hipoglicemia e prejudicar o manuseio

TABELA 21-6 Comparação dos agentes antianginosos[1]

Parâmetro cardíaco	Nitratos	Bloqueadores dos canais de cálcio			β-bloqueadores
		Verapamil	Nifedipino Nicardipino Nimodipino	Diltiazem	
Pré-carga	↓↓	–	–	–	–/↑
Pós-carga	↓	↓	↓↓	↓	–/↓
Contratilidade	–	↓↓	–	↓	↓↓↓
Automaticidade do nó SA	↑/–	↓↓	↑/–	↓↓	↓↓↓
Condução AV	–	↓↓↓	–	↓↓	↓↓↓
Vasodilatação					
Coronariana	↑	↑↑	↑↑↑	↑↑	–/↓
Sistêmica	↑↑	↑	↑↑	↑	–/↓

[1]AV, atrioventricular; SA, sinoatrial; ↑, aumento; –, sem alteração; ↓ diminuição.

de grandes cargas de potássio. Os agentes cardiosseletivos (específicos do receptor $β_1$), embora geralmente mais bem tolerados do que os agentes não seletivos em pacientes com vias aéreas reativas, ainda devem ser usados com cautela nesses pacientes. A seletividade dos agentes cardiosseletivos tende a ser dependente da dose. Pacientes em terapia prolongada com β-bloqueadores devem continuar com esses agentes no período perioperatório. A retirada aguda de β-bloqueadores no período perioperatório coloca os pacientes em um risco acentuadamente aumentado de morbidade e mortalidade cardíaca.

B. Bloqueadores dos canais de cálcio

Esses agentes são escolhidos quando o paciente não pode tomar um β-bloqueador ou quando o tratamento com um β-bloqueador é insuficiente. Os efeitos e usos dos BCCs mais comumente usados são mostrados na Tabela 21-8. Os BCCs reduzem a demanda de oxigênio do miocárdio por

TABELA 21-7 Comparação dos agentes bloqueadores β-adrenérgicos

Agente	Seletividade ao receptor $β_1$	Meia-vida	Simpatomimético	Bloqueio do receptor α	Estabilização de membrana
Acebutolol	+	2-4 h	+		+
Atenolol	++	5-9 h			
Betaxolol	++	14-22 h			
Esmolol	++	9 min			
Metoprolol	++	3-4 h			±
Bisoprolol	+	9-12 h			
Oxprenolol		1-2 h	+		+
Alprenolol		2-3 h	+		+
Pindolol		3-4 h	++		±
Penbutolol		5 h	+		+
Carteolol		6 h	+		
Labetalol		4-8 h		+	±
Propranolol		3-6 h			++
Timolol		3-5 h			
Sotalol[1]		5-13 h			
Nadolol		10-24 h			
Carvedilol		6-8 h		+	±

[1]Também possui propriedades antiarrítmicas únicas.

TABELA 21-8 Comparação dos bloqueadores dos canais de cálcio

Agente	Via	Dose[1]	Meia-vida	Uso clínico			
				Angina	Hipertensão	Vasoespasmo cerebral	Taquicardia supraventricular
Verapamil	VO	40-240 mg	5 h	+	+		+
	IV	5-15 mg	5 h	+			+
Nifedipino	VO	30-180 mg	2 h	+	+		
	SL	10 mg	2 h	+	+		
Diltiazem	VO	30-60 mg	4 h	+	+		+
	IV	0,25-0,35 mg/kg	4 h	+			+
Nicardipino	VO	60-120 mg	2-4 h	+	+		
	IV	5 mg/hr	2-4 h	+	+		
Nimodipino	VO	240 mg	2 h			+	
Bepridil[2]	VO	200-400 mg	24 h	+	+		
Isradipino	VO	2,5-5,0 mg	8 h		+		
Felodipino	VO	5-20 mg	9 h		+		
Anlodipino	VO	2,5-10 mg	30-50 h	+	+		

[1]Dose oral total por dia dividida em três doses, salvo indicação em contrário.
[2]Também possui propriedades antiarrítmicas.

meio da diminuição da pós-carga cardíaca e aumentam o suprimento de oxigênio do miocárdio por meio da vasodilatação coronariana. O verapamil e o diltiazem também reduzem a demanda diminuindo a frequência cardíaca.

Os potentes efeitos do nifedipino sobre a pressão arterial sistêmica podem precipitar hipotensão, taquicardia reflexa, ou ambas. Sua tendência de diminuir a pós-carga geralmente compensa qualquer efeito inotrópico negativo. Prefere-se verapamil de ação prolongada, diltiazem, amlodipino ou felodipino. O nicardipino e o clevidipino costumam ter os mesmos efeitos que o nifedipino, mas têm ação mais curta, e o clevidipino é particularmente útil como infusão de vasodilatador. O nimodipino é usado principalmente na prevenção do vasoespasmo cerebral após hemorragia subaracnóidea.

Todos os BCCs potencializam os agentes bloqueadores neuromusculares despolarizantes e adespolarizantes e os efeitos circulatórios dos agentes voláteis. Verapamil e diltiazem podem potencializar a depressão da contratilidade cardíaca e da condução no nó AV por anestésicos voláteis. O nifedipino e agentes similares podem potencializar a vasodilatação sistêmica por agentes voláteis e intravenosos.

C. Nitratos

Os nitratos diminuem o tônus venoso e arteriolar, aumentam a capacitância vascular e reduzem a tensão da parede ventricular. Esses efeitos tendem a reduzir a demanda miocárdica de oxigênio. A venodilatação proeminente torna os nitratos excelentes agentes quando a insuficiência cardíaca congestiva também está presente.

Além disso, os nitratos dilatam as artérias coronárias. Mesmo graus menores de dilatação em locais estenóticos podem ser suficientes para aumentar o fluxo sanguíneo porque o fluxo está diretamente relacionado à quarta potência do raio. A vasodilatação coronariana induzida por nitrato aumenta preferencialmente o fluxo sanguíneo subendocárdico em áreas isquêmicas. Essa redistribuição favorável do fluxo sanguíneo coronariano para áreas isquêmicas pode ser dependente da presença de colaterais na circulação coronariana.

Os nitratos podem ser usados tanto para o tratamento da isquemia aguda quanto para a profilaxia de episódios frequentes de angina.

D. Anticoagulantes

A terapia crônica com ácido acetilsalicílico reduz eventos coronarianos em pacientes com DAC e previne eventos isquêmicos cerebrais e coronarianos em pacientes de risco. Outros antagonistas de plaquetas são geralmente incluídos em pacientes submetidos a implante percutâneo de *stent* coronariano. A revisão cuidadosa dos medicamentos anticoagulantes/antiplaquetários é um elemento obrigatório da avaliação pré-anestésica, sobretudo se estiver sendo considerada anestesia neuroaxial (ver Capítulo 45).

E. Outros agentes e outros tratamentos

Os inibidores da ECA prolongam a sobrevida em pacientes com ICC ou disfunção ventricular esquerda. A terapia antiarrítmica em pacientes com ectopia ventricular complexa que apresentam DAC significativa e disfunção ventricular esquerda deve ser guiada por estudo eletrofisiológico. Pacientes com taquicardia ventricular (TV) sustentada induzível ou fibrilação ventricular são candidatos a um CDI automático. O tratamento da ectopia ventricular (com exceção da TV sustentada) em pacientes com boa função ventricular não melhora a sobrevida e pode aumentar a mortalidade. Em contrapartida, os CDIs demonstraram melhorar a sobrevida em pacientes com miocardiopatia avançada (fração de ejeção < 30%), mesmo na ausência de arritmias demonstráveis.

F. Terapia combinada

Angina moderada a grave frequentemente requer terapia combinada com duas ou mais classes de agentes. Pacientes com disfunção ventricular podem não tolerar o efeito inotrópico negativo combinado de um β-bloqueador e um bloqueador dos canais de cálcio juntos; um inibidor da ECA ou BRA é mais bem tolerado e parece melhorar a sobrevida. Da mesma forma, o efeito aditivo de um β-bloqueador e um BCC no nó AV pode precipitar o bloqueio cardíaco em pacientes suscetíveis.

MANEJO PRÉ-OPERATÓRIO

A importância da doença isquêmica do coração – particularmente uma história de IAM – como um fator de risco para morbidade e mortalidade perioperatória foi revisada anteriormente neste capítulo. A maioria dos estudos confirma que o resultado perioperatório está relacionado à gravidade da doença, à função ventricular e ao tipo de cirurgia a ser realizada. Pacientes com DAC extensa (triarterial ou principal esquerda), história recente de infarto do miocárdio ou disfunção ventricular correm maior risco de complicações cardiovasculares. Conforme mencionado anteriormente, as diretrizes atuais recomendam a revascularização apenas quando tal tratamento for indicado independentemente da necessidade do paciente de cirurgia.

Angina crônica estável (leve a moderada) não parece aumentar substancialmente o risco perioperatório. Da mesma forma, uma história de cirurgia de revascularização do miocárdio ou angioplastia coronariana isoladamente não parece aumentar de forma significativa o risco perioperatório. Em alguns estudos, a manutenção de β-bloqueadores crônicos no período perioperatório demonstrou reduzir a mortalidade perioperatória e a incidência de complicações cardiovasculares pós-operatórias; no entanto, outros estudos mostraram um aumento de AVC e morte após a introdução pré-operatória de β-bloqueadores em pacientes de risco. Por consequência, o início agudo da terapia com β-bloqueadores em pacientes de risco que serão submetidos à cirurgia não é mais recomendado. Assim como os β-bloqueadores, as estatinas devem ser mantidas no período perioperatório em pacientes tratados rotineiramente porque a retirada perioperatória aguda de estatinas está associada a resultados adversos. As recomendações do ACC/AHA 2014 estão resumidas em um conjunto de diretrizes úteis que também fornecem orientações sobre o momento da cirurgia após intervenções coronarianas percutâneas e implantação de *stents* coronarianos (Tabela 21-9).

História

Os sintomas mais importantes a se questionar incluem dor torácica, dispneia, baixa tolerância ao exercício, síncope ou quase-síncope. A relação entre sintomas e nível de atividade deve ser estabelecida. A atividade deve ser descrita em termos de tarefas cotidianas, como caminhar ou subir escadas. Os pacientes podem ser relativamente assintomáticos, apesar de DAC grave, se tiverem um estilo de vida sedentário. Pacientes com diabetes são particularmente propensos à isquemia silenciosa. Fatigabilidade fácil ou falta de ar sugerem função ventricular prejudicada.

Uma história de angina instável ou infarto do miocárdio deve incluir a época de sua ocorrência e se foi complicada por arritmias, distúrbios de condução ou insuficiência cardíaca. Arritmias e anormalidades de condução são mais comuns em pacientes com infarto prévio e naqueles com má função ventricular. Este último grupo de pacientes geralmente tem CDIs.

Exame físico e avaliação laboratorial de rotina

A avaliação de pacientes com DAC é semelhante à de pacientes com hipertensão. A avaliação laboratorial em pacientes com história compatível com angina instável recente e submetidos a procedimentos de emergência deve incluir enzimas cardíacas. Níveis séricos normais de troponinas, creatina cinase (isoenzima MB) e lactato desidrogenase (isoenzima tipo 1) são úteis para excluir infarto do miocárdio. Medidas do peptídeo natriurético cerebral (BNP, do inglês *brain natriuretic peptide*) ou de seu pró-hormônio podem ser úteis para identificar pacientes com disfunção ventricular e rastrear risco perioperatório.

O ECG basal é normal em 25 a 50% dos pacientes com DAC, mas sem infarto prévio. A evidência eletrocardiográfica de isquemia geralmente se torna aparente apenas durante a angina. As anormalidades basais mais comuns são alterações inespecíficas do segmento ST e da onda T. O infarto prévio pode se manifestar por ondas Q ou perda de ondas R nas derivações mais próximas ao infarto. Podem estar presentes bloqueio AV de primeiro grau, bloqueio de ramo ou hemibloqueio. A elevação persistente do segmento ST após um infarto do miocárdio

CAPÍTULO 21 Anestesia em pacientes com doença cardiovascular

TABELA 21-9 Resumo das recomendações para terapia perioperatória

Recomendações	CDR[1]	NDE
Revascularização coronariana antes de cirurgia não cardíaca		
A revascularização antes da cirurgia não cardíaca é recomendada quando indicada pelas DPCs existentes	I	C
A revascularização coronariana não é recomendada antes da cirurgia não cardíaca exclusivamente para reduzir eventos cardíacos perioperatórios	III: sem benefício	B
Momento de cirurgia não cardíaca eletiva em pacientes com ICP prévia		
Cirurgia não cardíaca deve ser adiada após ICP	I	C: 14 dias após angioplastia por balão B: 30 dias após implante de SNF
A cirurgia não cardíaca deve ser adiada 365 dias após a implantação de SF	I	B
Uma decisão consensual quanto aos riscos relativos de descontinuação ou continuação da terapia antiplaquetária pode ser útil	IIa	C
Cirurgia não cardíaca eletiva após implante de SF pode ser considerada após 180 dias	IIb[2]	B
A cirurgia não cardíaca eletiva não deve ser realizada em pacientes nos quais a TAPD precisará ser descontinuada no perioperatório dentro de 30 dias após a implantação de SNF ou dentro de 12 meses após a implantação do SF	III: dano	B
A cirurgia não cardíaca eletiva não deve ser realizada dentro de 14 dias após a angioplastia com balão em pacientes nos quais o ácido acetilsalicílico precisará ser descontinuado no perioperatório	III: dano	C
Terapia perioperatória com β-bloqueadores		
Continuar β-bloqueadores em pacientes que fazem uso crônico de β-bloqueadores	I	B[RS4]
Orientar o manejo de β-bloqueadores após a cirurgia por circunstâncias clínicas	IIa	B[RS4]
Em pacientes com testes pré-operatórios de risco intermediário ou alto, pode ser razoável iniciar β-bloqueadores	IIb	C[RS4]
Em pacientes com ≥ 3 fatores do IRCR, pode ser razoável iniciar β-bloqueadores antes da cirurgia	IIb	B[RS4]
Iniciar β-bloqueadores no ambiente perioperatório como uma abordagem para reduzir o risco perioperatório é de benefício incerto naqueles com indicação de longo prazo, mas sem outros fatores de risco do IRCR	IIb	B[RS4]
Pode ser razoável iniciar β-bloqueadores perioperatórios com antecedência suficiente para avaliar a segurança e a tolerabilidade, de preferência > 1 dia antes da cirurgia	IIb	B[RS4]
A terapia com β-bloqueadores não deve ser iniciada no dia da cirurgia	III: dano	B[RS4]
Terapia pré-operatória com estatinas		
Continuar estatinas em pacientes que atualmente tomam estatinas	I	B
O início perioperatório do uso de estatina é razoável em pacientes submetidos à cirurgia vascular	IIa	B
O início perioperatório de estatinas pode ser considerado em pacientes com um fator de risco clínico que estão sendo submetidos a procedimentos de alto risco	IIb	C
α_2-Agonistas		
α_2-Agonistas não são recomendados para prevenção de eventos cardíacos	III: sem benefício	B
Inibidores da ECA		
A continuação de inibidores da ECA ou BRAs é razoável no período perioperatório	IIa	B
Se os inibidores da ECA ou BRAs forem suspensos antes da cirurgia, é razoável reiniciar assim que clinicamente viável no pós-operatório	IIa	C

(Continua)

TABELA 21-9 Resumo das recomendações para terapia perioperatória (*Continuação*)

Recomendações	CDR[1]	NDE
Agentes antiplaquetários		
Continuar a TAPD em pacientes submetidos à cirurgia não cardíaca urgente durante as primeiras 4 a 6 semanas após o implante de SNF ou SF, a menos que o risco de sangramento supere o benefício da prevenção de trombose de *stent*	I	C
Em pacientes com *stents* submetidos à cirurgia que requeira a suspensão dos inibidores $P2Y_{12}$, continuar com o ácido acetilsalicílico e reiniciar o inibidor do receptor de plaquetas $P2Y_{12}$ o mais rápido possível após a cirurgia	I	C
O manejo da terapia antiplaquetária perioperatória deve ser determinado por consenso entre os médicos e o paciente	I	C
Em pacientes submetidos à cirurgia não cardíaca não emergencial/não urgente sem implante de *stent* coronariano prévio, pode ser razoável continuar com o ácido acetilsalicílico quando o risco de aumento de eventos cardíacos supera o risco de aumento de sangramento	IIb	B
O início ou a continuação do ácido acetilsalicílico não é benéfico em pacientes submetidos à cirurgia eletiva não cardíaca não carotídea que não tiveram implante de *stent* coronariano prévio	III: sem benefício	B
		C: Se o risco de eventos isquêmicos superar o risco de sangramento cirúrgico
Manejo perioperatório de pacientes com DCEI		
Pacientes com CDIs devem estar em um monitor cardíaco continuamente durante todo o período de inativação, e equipamento de desfibrilação externa deve estar disponível. Certifique-se de que os CDIs sejam reprogramados para terapia ativa	I	C

[1]BRA, bloqueador do receptor de angiotensina; CDI, cardioversor-desfibrilador implantável; CDR, classe de recomendação; CRE, Comitê de Revisão de Evidências; DCEI, dispositivo cardiovascular eletrônico implantável; DPC, diretrizes de prática clínica; ECA, enzima conversora de angiotensina; ICP, intervenção coronariana percutânea; IRCR, Índice de Risco Cardíaco Revisado; NDE, nível de evidência; RS, revisão sistemática; SF, *stent* farmacológico; SNF, *stent* metálico não farmacológico; TAPD, terapia antiplaquetária dupla.
[2]Devido a novas evidências, esta é uma nova recomendação desde a publicação do PCI CPG de 2011.
[3]Essas recomendações foram designadas com um RS para enfatizar o rigor do suporte da revisão sistemática do ERC.
Reproduzida com permissão de Fleisher LA, Fleischman KE, Auerbach AD, et al. *2014 ACC/AHA guideline on perioperative cardiovascular evaluation and management of patients undergoing noncardiac surgery: A report of the American College of Cardiology/American Heart Association Task Force on practice guidelines.* J Am Coll Cardiol. 9 de dezembro de 2014;64(22):e77-e137.

pode ser indicativa de um aneurisma ventricular esquerdo. Um intervalo QT corrigido longo ($QT_c > 0{,}44$ s) pode refletir isquemia subjacente, toxicidade medicamentosa (em geral agentes antiarrítmicos classe Ia, antidepressivos ou fenotiazinas), anormalidades eletrolíticas (hipocalemia ou hipomagnesemia), disfunção autonômica, prolapso da valva atrioventricular esquerda (mitral) ou, menos comumente, uma anormalidade congênita. Pacientes com intervalo QT longo correm o risco de desenvolver arritmias ventriculares – particularmente TV polimórfica (*torsades de pointes*), que pode levar à fibrilação ventricular. O intervalo QT longo reflete o prolongamento não uniforme da repolarização ventricular e predispõe os pacientes a fenômenos de reentrada. Ao contrário das arritmias ventriculares polimórficas com intervalo QT normal, que respondem a antiarrítmicos convencionais, as taquiarritmias polimórficas com intervalo QT longo costumam responder melhor à cardioversão ou a sais de magnésio.

A radiografia de tórax pode ser usada para excluir cardiomegalia ou congestão vascular pulmonar secundária à disfunção ventricular.

Estudos especializados

A. Monitorização com Holter

A monitorização eletrocardiográfica (Holter) ambulatorial contínua é útil na avaliação de arritmias, terapia com fármacos antiarrítmicos e gravidade e frequência de episódios isquêmicos. Episódios isquêmicos silenciosos (assintomáticos) são frequentemente encontrados em pacientes com DAC. Episódios isquêmicos frequentes na monitorização Holter pré-operatória correlacionam-se bem com isquemia intra e pós-operatória. A monitorização com Holter sem episódios isquêmicos tem um excelente valor preditivo negativo para complicações cardíacas pós-operatórias.

B. Eletrocardiografia de exercício

A utilidade desse teste sem imagens cardíacas associadas é limitada em pacientes com anormalidades basais do segmento ST e naqueles que são incapazes de aumentar sua frequência cardíaca (> 85% do máximo previsto) devido a fadiga, dispneia ou terapia medicamentosa. A sensibilidade geral é de 65%, e a especificidade é de 90%. O teste de esforço é mais sensível (85%) em pacientes com DAC triarterial ou principal esquerda. A doença limitada à artéria circunflexa esquerda também pode ser perdida porque a isquemia, em sua distribuição, pode não ser evidente no ECG de superfície padrão. Um teste normal não exclui necessariamente DAC, mas sugere que a doença grave não é provável. O grau de depressão do segmento ST, suas gravidade e configuração, o tempo de início do teste e o tempo necessário para resolução são achados importantes. Uma resposta isquêmica miocárdica em baixos níveis de exercício está associada a um risco significativamente aumentado de complicações perioperatórias e eventos cardíacos de longo prazo. Outros achados significativos incluem alterações na pressão arterial e ocorrência de arritmias. A ectopia ventricular induzida por exercício com frequência indica DAC grave associada à disfunção ventricular. A isquemia presumivelmente leva à instabilidade elétrica nas células miocárdicas. Dado que o risco parece estar associado à extensão do miocárdio potencialmente isquêmico, os testes em geral incluem varreduras de perfusão ou avaliações ecocardiográficas; no entanto, em pacientes ambulatoriais, o teste de esforço de ECG sozinho é útil porque estima a capacidade funcional e detecta isquemia miocárdica.

C. Varreduras de perfusão miocárdica e outras técnicas de imagem

A imagem de perfusão miocárdica usando tálio-201 ou tecnécio-99m é usada na avaliação de pacientes que não podem se exercitar (p. ex., doença vascular periférica) ou que têm anormalidades subjacentes no ECG impeditivas de sua interpretação durante o exercício (p. ex, bloqueio de ramo esquerdo). Se o paciente não puder se exercitar, as imagens são obtidas antes e depois da injeção de um dilatador coronariano intravenoso (p. ex., dipiridamol ou adenosina) para produzir uma resposta hiperêmica semelhante ao exercício. Estudos de perfusão miocárdica após exercício ou injeção de dipiridamol ou adenosina têm alta sensibilidade, mas uma especificidade apenas razoavelmente boa para DAC. Eles são melhores para detectar doenças de dois ou três vasos. Esses exames podem localizar e quantificar áreas de isquemia ou cicatrização e diferenciar entre os dois. Defeitos de perfusão que preenchem a fase de redistribuição representam isquemia, não infarto prévio. O valor preditivo negativo de uma varredura de perfusão normal é de aproximadamente 99%.

A ressonância magnética, a tomografia por emissão de pósitrons e a tomografia computadorizada estão sendo cada vez mais usadas para definir a anatomia da artéria coronária e determinar a viabilidade miocárdica.

D. Ecocardiografia

Essa tecnologia fornece informações sobre a função ventricular regional e global e pode ser realizada em repouso, após o exercício ou com administração de dobutamina. Anormalidades regionais detectáveis da motilidade da parede e a fração de ejeção do ventrículo esquerdo derivada correlacionam-se bem com os achados angiográficos. Além disso, a ecocardiografia de estresse com dobutamina parece ser um preditor confiável de complicações cardíacas adversas em pacientes que não podem se exercitar. Novas ou agravadas anormalidades do movimento da parede após a infusão de dobutamina são indicativas de isquemia significativa. Pacientes com fração de ejeção inferior a 50% tendem a ter doença mais grave e maior morbidade perioperatória. A ecocardiografia de estresse com dobutamina, no entanto, pode não ser confiável em pacientes com bloqueio de ramo esquerdo porque o movimento septal pode ser anormal, mesmo na ausência de DAC na descendente anterior esquerda em alguns pacientes.

E. Angiografia coronariana

A angiografia coronariana continua a ser a forma definitiva de avaliação da DAC e está associada a uma baixa taxa de complicações (< 1%). A localização e a gravidade das oclusões podem ser definidas, e o vasoespasmo coronariano também pode ser observado na angiografia. Na avaliação de lesões estenóticas fixas, oclusões maiores que 50 a 75% são geralmente consideradas significativas. A gravidade da doença é muitas vezes expressa de acordo com o número de grandes vasos coronários afetados (doença de um, dois ou três vasos). A estenose significativa do tronco da coronária esquerda é uma grande preocupação porque a interrupção do fluxo nesse vaso terá efeitos adversos em quase todo o ventrículo esquerdo.

A ventriculografia, a medida da fração de ejeção e a medida das pressões intracardíacas também fornecem informações importantes. Indicadores de disfunção ventricular significativa incluem fração de ejeção inferior a 50%, pressão diastólica final do ventrículo esquerdo superior a 18 mmHg, índice cardíaco inferior a 2,2 L/min/m^2 e anormalidades acentuadas ou múltiplas da motilidade da parede.

Pré-medicação

Aliviar o medo, a ansiedade e a dor no pré-operatório é um objetivo desejável em pacientes com DAC. A pré-medicação satisfatória minimiza a ativação simpática, a qual afeta adversamente o equilíbrio entre oferta e demanda de oxigênio do miocárdio. A supermedicação é igualmente prejudicial e deve ser evitada porque pode resultar em hipoxemia, acidose respiratória ou hipotensão. A maioria dos médicos agora limita a pré-medicação a pequenas doses de midazolam intravenoso (ou equivalente) administradas imediatamente antes de procedimentos invasivos ou antes de transportar o paciente para a sala de cirurgia.

Os medicamentos pré-operatórios geralmente devem ser continuados até o momento da cirurgia. A retirada repentina de medicação antianginosa no período perioperatório – particularmente β-bloqueadores – pode precipitar um aumento súbito e rebote nos episódios isquêmicos. As estatinas também devem ser mantidas no período perioperatório. A administração profilática de nitratos por via intravenosa ou transdérmica a pacientes com DAC no período perioperatório não oferece benefício àqueles que não estavam anteriormente em tratamento prolongado com nitrato e sem evidência de isquemia contínua. A absorção transdérmica da nitroglicerina pode ser errática no período perioperatório.

MANEJO INTRAOPERATÓRIO

O período intraoperatório está regularmente associado a fatores e eventos que podem afetar adversamente a relação demanda-oferta de oxigênio do miocárdio. A ativação do sistema simpático desempenha um papel importante. A hipertensão e o aumento da contratilidade elevam a demanda de oxigênio do miocárdio, enquanto a taquicardia aumenta a demanda e reduz a oferta. Embora a isquemia miocárdica esteja comumente associada à taquicardia, a isquemia pode ocorrer na ausência de qualquer distúrbio hemodinâmico aparente.

Objetivos

A grande prioridade no tratamento de pacientes com cardiopatia isquêmica é manter uma relação favorável entre oferta e demanda miocárdica. Os aumentos autonômicos da frequência cardíaca e da pressão arterial devem ser controlados com planos mais profundos de anestesia geral, bloqueio adrenérgico, vasodilatadores ou uma combinação destes. Reduções excessivas na pressão de perfusão coronariana ou no conteúdo de oxigênio arterial devem ser evitadas. Pressões diastólicas mais altas podem ser preferíveis em pacientes com oclusões coronarianas de alto grau. Aumentos excessivos – como os causados por sobrecarga hídrica – na pressão diastólica final do ventrículo esquerdo devem ser evitados porque aumentam a tensão da parede ventricular (pós-carga) e podem reduzir a perfusão subendocárdica (ver Capítulo 20). A transfusão acarreta seus próprios riscos e, por consequência, não há um gatilho transfusional definido em pacientes com DAC; no entanto, a maioria dos médicos reluta em aceitar que os níveis de hemoglobina caiam abaixo de 7 g/dL. A anemia pode levar à taquicardia, piorando o equilíbrio entre a oferta e a demanda de oxigênio pelo miocárdio. As recomendações do ACC/AHA para o manejo anestésico do paciente com doença coronariana para cirurgia não cardíaca estão resumidas na **Tabela 21-10**.

MONITORIZAÇÃO

A monitorização intra-arterial da pressão é razoável na maioria dos pacientes com DAC grave e fatores de risco cardíacos maiores ou múltiplos que estão sendo submetidos a procedimentos, exceto os menores. A pressão venosa central (ou raramente da artéria pulmonar) pode ser monitorada durante procedimentos prolongados ou complicados envolvendo grandes deslocamentos de fluidos ou perda de sangue. Os métodos não invasivos de determinação do débito cardíaco e da avaliação do volume foram discutidos anteriormente neste texto e os recomendamos. A ecocardiografia transesofágica (ETE) e a ecocardiografia transtorácica (ETT) fornecem informações valiosas, tanto qualitativas quanto quantitativas, sobre a contratilidade e o tamanho da câmara ventricular (pré-carga) no perioperatório.

A. Eletrocardiografia

Alterações isquêmicas precoces são sutis e envolvem alterações na morfologia da onda T, incluindo inversão, apiculação, ou ambas (**Figura 21-2**). Isquemia mais óbvia pode ser observada na forma de depressão progressiva do segmento ST. As depressões descendente e horizontal de ST são de maior especificidade para isquemia do que a depressão ascendente. Novas elevações do segmento ST são raras durante cirurgia não cardíaca e são indicativas de isquemia grave, vasoespasmo ou infarto.

Deve-se notar que uma pequena elevação isolada do segmento ST nas derivações precordiais médias (V_3 e V_4) pode ser uma variante normal em pacientes jovens. A isquemia também pode se apresentar como uma arritmia atrial ou ventricular intraoperatória inexplicável ou o início de uma nova anormalidade de condução. A sensibilidade do ECG na detecção de isquemia está relacionada ao número de derivações monitoradas. Estudos sugerem que as derivações V_5, V_4, II, V_2 e V_3 (em ordem decrescente de sensibilidade) são as mais úteis. O ideal é que pelo menos duas derivações sejam monitoradas simultaneamente. Em geral, a derivação II é monitorada para isquemia da parede inferior e arritmias, e V_5 é monitorada para isquemia da parede anterior. Quando apenas uma derivação pode ser monitorada, uma derivação V_5 modificada fornece a maior sensibilidade.

O número crescente de indivíduos tratados com *stents* farmacológicos pode ser problemático no perioperatório, especialmente quando a terapia antiplaquetária deve ser descontinuada (p. ex., cirurgia de emergência da coluna vertebral). Esses pacientes têm um risco perioperatório muito maior de trombose e infarto do miocárdio. Os anestesistas nunca devem, por motivos não cirúrgicos (p. ex., desejo de realizar uma raquianestesia), descontinuar agentes antiplaquetários ou antitrombóticos no perioperatório sem antes discutir os riscos e benefícios da anestesia proposta que requer suspensão da terapia

TABELA 21-10 Resumo das recomendações para consideração anestésica e manejo intraoperatório

Recomendações	CDR[2]	NDE
Anestesia geral volátil versus anestesia intravenosa total		
O uso de um agente anestésico volátil ou anestesia intravenosa total é razoável para pacientes submetidos à cirurgia não cardíaca	IIa	A
Manejo perioperatório da dor		
A anestesia neuroaxial para alívio da dor *pós-operatória* pode ser eficaz para reduzir IAM em pacientes submetidos à cirurgia da aorta abdominal	IIa	B
A analgesia epidural pré-operatória pode ser considerada para diminuir a incidência de eventos cardíacos *pré-operatórios* em pacientes com fratura de quadril	IIb	B
Nitroglicerina intraoperatória profilática		
Nitroglicerina intravenosa profilática não é eficaz na redução da isquemia miocárdica em pacientes submetidos à cirurgia não cardíaca	III: sem benefício	B
Técnicas de monitorização intraoperatória		
O uso de emergência de ETE perioperatório em pacientes com instabilidade hemodinâmica é razoável em pacientes submetidos à cirurgia não cardíaca se houver disponibilidade de especialistas	IIa	C
O uso rotineiro de ETE intraoperatório durante cirurgia não cardíaca não é recomendado	III: sem benefício	C
Manutenção da temperatura corporal		
A manutenção da normotermia pode ser razoável para reduzir eventos cardíacos perioperatórios	IIb	B
Dispositivos de assistência hemodinâmica		
O uso de dispositivos de assistência hemodinâmica pode ser considerado quando uma cirurgia não cardíaca de urgência ou emergência é necessária no cenário de disfunção cardíaca grave aguda	IIb	C
Uso perioperatório de cateteres de artéria pulmonar		
O uso de cateterismo da artéria pulmonar pode ser considerado quando condições clínicas subjacentes que afetam significativamente a hemodinâmica não podem ser corrigidas antes da cirurgia	IIb	C
O uso rotineiro de cateterismo da artéria pulmonar não é recomendado	III: sem benefício	A

CDR, classe de recomendação; ETE, ecocardiograma transesofágico; IAM, infarto agudo do miocárdio; NDE, nível de evidência.
Reproduzida com permissão de Fleisher LA, Fleischman KE, Auerbach AD, et al. *2014 ACC/AHA guideline on perioperative cardiovascular evaluation and management of patients undergoing noncardiac surgery: A report of the American College of Cardiology/American Heart Association Task Force on practice guidelines.* J Am Coll Cardiol. 9 de dezembro de 2014;64(22):e77-e137.

antiplaquetária com o paciente e seu cardiologista. As diretrizes focadas no ACC/AHA 2016 oferecem recomendações atualizadas sobre a abordagem de levar os pacientes à cirurgia após intervenções coronarianas percutâneas e o tipo de intervenções sugeridas quando uma cirurgia subsequente é esperada (Figura 21-3).

B. Monitorização hemodinâmica

As anormalidades hemodinâmicas mais comuns observadas durante os episódios isquêmicos são hipertensão e taquicardia, as quais são quase sempre uma causa (e não o resultado) da isquemia. A hipotensão é uma manifestação tardia e ameaçadora da disfunção ventricular progressiva. A ETE demonstrará prontamente disfunções ventriculares e alterações da motilidade da parede ventricular associadas à isquemia miocárdica. A isquemia é com frequência, mas nem sempre, associada a um aumento abrupto na pressão capilar pulmonar; entretanto, atualmente é raro que a pressão capilar pulmonar seja medida durante a anestesia geral.

C. Ecocardiografia transesofágica

A ETE é útil na detecção de disfunção cardíaca global e regional, bem como da função valvar, em pacientes cirúrgicos. Além disso, a detecção de novas anormalidades regionais do movimento da parede é uma indicação mais sensível e precoce de isquemia miocárdica do que o ECG. Em estudos com animais nos quais o fluxo sanguíneo coronariano é gradualmente reduzido, anormalidades regionais no movimento da parede se desenvolvem antes que o ECG mude. Embora a ocorrência de novas anormalidades intraoperatórias se correlacione com infartos pós-operatórios em alguns estudos, nem todas essas anormalidades são necessariamente isquêmicas. Anormalidades regionais e globais podem ser causadas por alterações na frequência cardíaca, condução alterada, pré-carga, pós-carga ou alterações na contratilidade induzidas por drogas. A diminuição do espessamento sistólico da parede pode ser um índice mais confiável para isquemia do que apenas a movimentação da parede endocárdica.

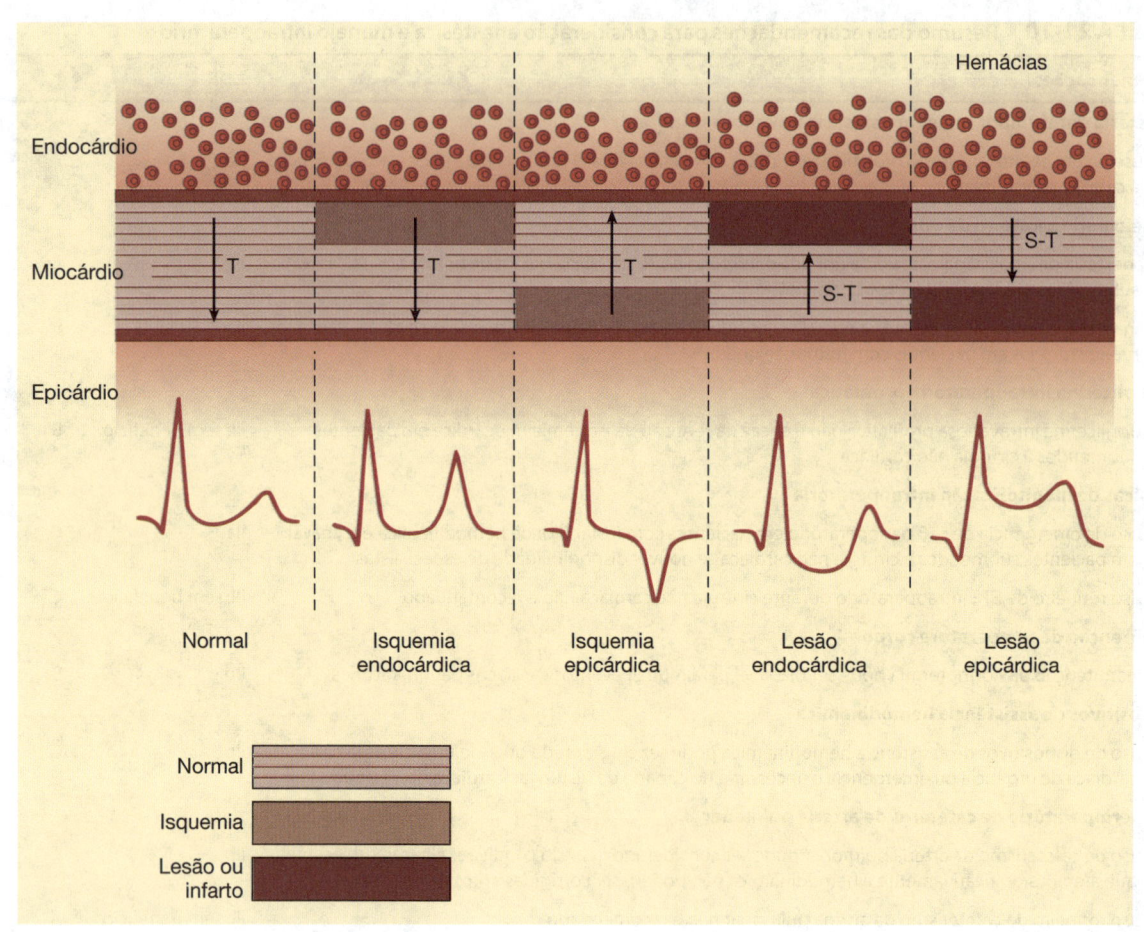

FIGURA 21-2 Sinais eletrocardiográficos de isquemia. Padrões de isquemia e lesão. (Dados de Schamroth L. *The 12 Lead Electrocardiogram*. Oxford, UK: Blackwell; 1989.)

Manejo de arritmias, marca-passos e cardioversor-desfibrilador implantável

Distúrbios eletrolíticos, defeitos estruturais do coração, inflamação, isquemia miocárdica, miocardiopatias e anormalidades de condução podem contribuir para o desenvolvimento de arritmias perioperatórias e bloqueio cardíaco. Por consequência, os anestesistas devem estar preparados para tratar anormalidades crônicas e de início recente do ritmo cardíaco.

Taquicardias supraventriculares (TSVs) podem ter consequências hemodinâmicas secundárias à perda de sincronia AV e à diminuição do tempo de enchimento diastólico. A perda da onda "P" no ECG com uma resposta ventricular rápida é consistente com TSVs. A maioria das TSVs ocorre secundariamente a um mecanismo reentrante. Arritmias reentrantes ocorrem quando os tecidos de condução no coração despolarizam ou repolarizam em taxas variáveis. Dessa maneira, um *loop* autoperpetuador de repolarização e despolarização pode ocorrer nas vias de condução ou no nó AV, ou em ambos. TSVs que produzem colapso hemodinâmico são tratadas no perioperatório com cardioversão sincronizada. Da mesma forma, a adenosina pode ser administrada para retardar a condução do nó AV e potencialmente interromper a alça reentrante. TSVs em pacientes sem feixes de condução acessórios (síndrome de Wolff-Parkinson-White [WPW]) são tratadas com β-bloqueadores e BCCs. Em pacientes com WPW conhecida, procainamida ou ibutilida podem ser usadas para tratar TSVs. O uso intravenoso de amiodarona, adenosina, digoxina ou antagonistas dos canais de cálcio não di-hidropiridínicos é considerado uma recomendação de classe III pela AHA/ACC, pois esses agentes podem aumentar de forma prejudicial a resposta ventricular em pacientes com síndromes de pré-excitação, como WPW. Às vezes, as TSVs se manifestam com um complexo QRS amplo e parecem ser semelhantes às TVs. Tais ritmos, quando presentes, devem ser tratados como TV até prova em contrário.

A fibrilação atrial (FA) pode complicar o período perioperatório (**Figura 21-4**). Até 35% dos pacientes de cirurgia cardíaca desenvolvem FA no pós-operatório.

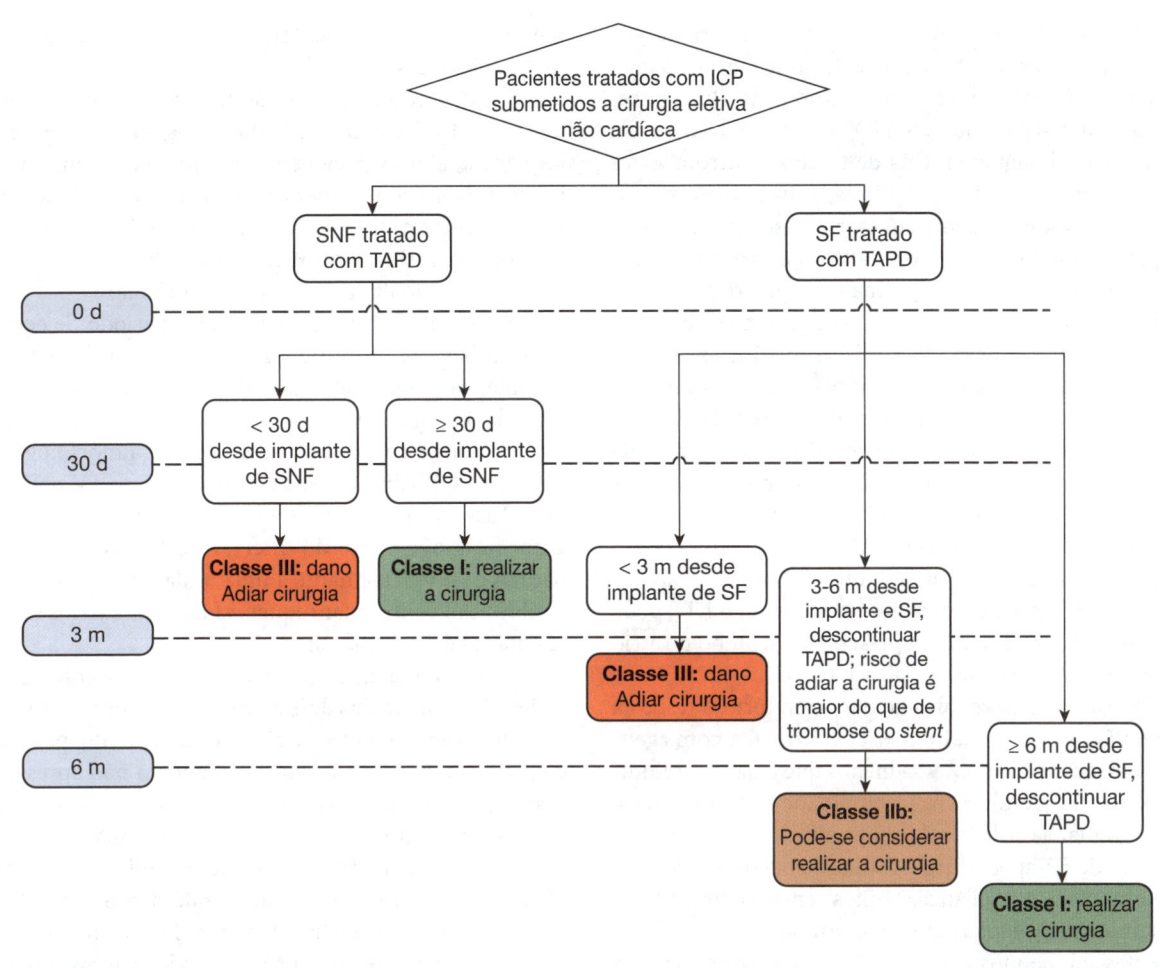

FIGURA 21-3 Algoritmo de tratamento para o momento da cirurgia não cardíaca eletiva em pacientes com *stents* coronarianos. ICP, intervenção coronariana percutânea; SF, *stent* farmacológico; SNF, *stent* metálico não farmacológico; TAPD, terapia antiplaquetária dupla; (Reproduzida com permissão de Levine GN, Bates ER, Bittl JA, et.al. *2016 ACC/AHA guideline focused update on duration of dual antiplatelet therapy in patients with coronary artyer disease: a report of the American College of Cardiology/American Heart Association Task Force on Clinical Practice Guidelines*, Circulation. 2016 Set 6;134(10):e123-e155.)

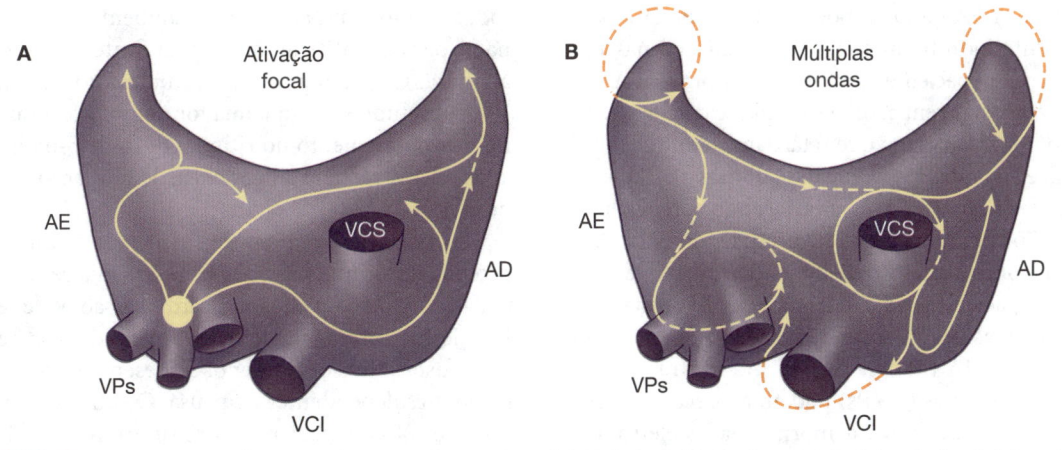

FIGURA 21-4 Visão posterior dos principais mecanismos eletrofisiológicos da fibrilação atrial. **A:** Ativação focal. O foco inicial (indicado pelo ponto) geralmente fica na região das veias pulmonares. As ondas resultantes representam a condução fibrilatória, como na reentrada de ondas múltiplas. **B:** Reentrada de múltiplas ondas. As ondas (setas) reentram aleatoriamente no tecido previamente ativado pela mesma ou por outra onda. As rotas pelas quais as ondas viajam variam. AE, átrio esquerdo; AD, átrio direito; VCI, veia cava inferior; VCS, veia cava superior; VP, veia pulmonar. (Reproduzida com permissão de Konings KT, Kirchhof CJ, Smeets JR, et al. *High-density mapping of electrically induced atrial fibrillation in humans*. Circulation. 1994 abr;89(4):1665-1680.)

As diretrizes ACC/AHA recomendam terapia anticoagulante em pacientes com FA de longa duração para prevenir AVC isquêmico tromboembólico. Por consequência, muitos pacientes com FA se apresentarão na sala de cirurgia sob alguma forma de terapia antitrombótica (p. ex., varfarina, trombina direta, inibidores do fator Xa). Os pacientes podem requerer a descontinuação da terapia de anticoagulação oral antes de procedimentos invasivos. A ponte com heparina é frequentemente utilizada em pacientes com alto risco de tromboembolismo (p. ex., pacientes com valvas cardíacas mecânicas). Quando a FA se desenvolve no período perioperatório, muitas vezes pode ser instituído o controle da frequência com β-bloqueadores. A cardioversão química pode ser tentada com amiodarona ou procainamida. É importante observar que, se a duração da FA for maior que 48 horas ou desconhecida, as diretrizes do ACC/AHA recomendam anticoagulação por 3 semanas antes e 4 semanas após a cardioversão elétrica ou química. Além disso, o ETE pode ser realizado para descartar a presença de trombo no átrio esquerdo ou no apêndice atrial esquerdo.

Caso a FA se desenvolva no pós-operatório, a resposta da frequência ventricular pode ser controlada com agentes bloqueadores do nó AV, a menos que haja contraindicação. Se a FA resultar em instabilidade hemodinâmica, deve-se tentar a cardioversão sincronizada. Pacientes com alto risco de FA após cirurgia cardíaca podem ser tratados com amiodarona profilática. Muitos centros administram rotineiramente β-bloqueadores ou amiodarona a todos os pacientes submetidos à cirurgia de artéria coronária para reduzir o risco de uma FA nova.

A FA está associada com mais frequência à perda de músculo atrial e ao desenvolvimento de fibrose. A fibrose pode contribuir para os mecanismos reentrantes da FA à medida que a despolarização/repolarização se torna não homogênea. A FA também pode se desenvolver a partir de uma fonte focal frequentemente localizada nas veias pulmonares. Em pacientes com feixe acessório, a FA pode produzir respostas ventriculares rápidas e colapso hemodinâmico. Medicamentos que retardam a condução pelo nó AV (p. ex., digitálicos, verapamil, diltiazem) não retardam a condução pela via acessória, levando potencialmente ao colapso hemodinâmico. As diretrizes do ACC/AHA também recomendam cautela no uso de β-bloqueadores para FA em pacientes com síndromes de pré-excitação.

As arritmias ventriculares têm sido objeto de muitas revisões pela AHA (Tabela 21-11). As contrações ventriculares prematuras (CVPs) podem aparecer no perioperatório secundariamente a anormalidades eletrolíticas (hipocalemia, hipomagnesemia, hipocalcemia), acidose, isquemia, fenômeno embólico, irritação mecânica do coração por cateteres centrais, manipulação cardíaca e efeitos de medicamentos. A correção da fonte subjacente de qualquer arritmia deve ser abordada. Os pacientes também podem apresentar CVPs secundárias a várias miocardiopatias.

A incidência de morte súbita cardíaca (MSC) é estimada em 1 a 2 em cada 1.000 pessoas por ano. Por consequência, alguns pacientes experimentarão uma morte inesperada no período perioperatório. Todos os anestesistas devem estar preparados para ressuscitar e tratar pacientes com arritmias ventriculares, incluindo TV sustentada e não sustentada e fibrilação ventricular.

A TV não sustentada é um curto período de ectopia ventricular que dura menos de 30 segundos e termina espontaneamente, enquanto a TV sustentada persiste por mais de 30 segundos. A TV é monomórfica ou polimórfica, dependendo do complexo QRS. Se a morfologia do complexo QRS mudar, ela é designada como TV polimórfica. *Torsades de pointes* é uma forma de TV associada a um prolongamento do intervalo QT, produzindo um padrão de TV semelhante a uma onda senoidal no ECG. A fibrilação ventricular requer esforços imediatos de ressuscitação e desfibrilação.

Os pacientes que apresentam ectopia ventricular e séries não sustentadas de TV são rotineiramente submetidos à investigação antes da cirurgia; no entanto, pacientes com tais anormalidades do ritmo podem não apresentar maior risco de infarto do miocárdio não fatal ou morte cardíaca no período perioperatório. Arritmias supraventriculares e ventriculares constituem condições cardíacas ativas que requerem avaliação e tratamento antes da cirurgia não cardíaca eletiva. Estudos eletrofisiológicos são realizados para determinar a possibilidade de ablação mediada por cateter de TVs.

Caso a TV se apresente no perioperatório, a cardioversão é recomendada sempre que ocorrer comprometimento hemodinâmico. Caso contrário, pode-se tentar o tratamento com amiodarona ou procainamida. Em todos os momentos, a terapia também deve ser direcionada para identificar quaisquer fontes causadoras da arritmia. Os β-bloqueadores são úteis no tratamento da TV, sobretudo se a isquemia for um fator causal suspeito no desenvolvimento do ritmo. O uso de β-bloqueadores após o IAM reduziu a incidência de fibrilação ventricular pós-IAM.

A *torsades de pointes* está associada a condições que prolongam o intervalo QT. Se a arritmia se desenvolver em associação com pausas, a cardioversão pode ser eficaz. Da mesma forma, alguns pacientes podem se beneficiar de infusões de isoproterenol se desenvolverem *torsades de pointes* dependentes de pausa. O sulfato de magnésio pode ser útil em pacientes com síndrome do QT longo e episódios de *torsades*.

A fibrilação ventricular perioperatória requer desfibrilação e o uso de algoritmos de ressuscitação. A amiodarona pode ser usada para estabilizar o ritmo após uma desfibrilação bem-sucedida.

TABELA 21-11 Classificação das arritmias ventriculares

Classificação por apresentação clínica		
Hemodinamicamente estável	Assintomático	A ausência de sintomas que poderia resultar de uma arritmia.
	Sintomas mínimos (p. ex., palpitações)	Paciente relata palpitações sentidas ou no peito, garganta ou pescoço conforme descrito a seguir: • Sensações de batimento cardíaco que parecem batidas ou aceleradas • Uma sensação desconfortável de batimento cardíaco • Sentir pular batimentos ou uma pausa
Hemodinamicamente instável	Pré-síncope	O paciente relata pré-síncope conforme descrito a seguir: • Tontura • Vertigem • Sensação de desmaio • "Escurecimento"
	Síncope	Perda súbita de consciência com perda do tônus postural, não relacionada com a anestesia, com recuperação espontânea conforme relatado pelo paciente ou observador. O paciente pode apresentar síncope quando em supino.
	Morte cardíaca súbita	Morte por uma parada circulatória inesperada, geralmente devido a uma arritmia cardíaca ocorrendo em até 1 hora do início dos sintomas.
	Parada cardíaca súbita	Morte por uma parada circulatória inesperada, geralmente devido a uma arritmia cardíaca ocorrendo em até 1 hora do início dos sintomas, na qual uma intervenção médica (p. ex. desfibrilação) reverte o evento.
Classificação por eletrocardiografia		
TV não sustentada		Três ou mais batimentos de duração, terminando espontaneamente em < 30 s. TV é uma arritmia cardíaca de três ou mais complexos consecutivos em duração emanando dos ventrículos a uma taxa de > 100 bpm (duração do ciclo < 600 ms).
	Monomórfica	TV não sustentada com uma morfologia única de QRS.
	Polimórfica	TV não sustentada com morfologia do QRS variável a um comprimento de ciclo entre 600 e 180 ms.
TV sustentada		TV > 30 s de duração e/ou requerendo terminação devido a comprometimento hemodinâmico em < 30 s.
	Monomórfica	TV sustentada com uma morfologia única estável do QRS.
	Polimórfica	TV sustentada com uma morfologia alternante ou multiforme do QRS em um comprimento de ciclo entre 600 e 180 ms.
Taquicardia de feixe reentrante		TV devido à reentrada envolvendo o sistema His-Purkinje, geralmente com morfologia de BRE.
TV bidirecional		TV com uma alternância batimento a batimento no QRS no plano do eixo frontal, frequentemente associada com toxicidade a digitálicos.
Torsades de pointes		Caracterizada por uma TV associada com um QT ou QTc longo e caracterizada eletrocardiograficamente pela torsão dos picos dos complexos QRS em torno da linha isoelétrica durante a arritmia: "Típico", iniciado após intervalos de acoplamento "curto-longo-curto". Variante de acoplamento curto iniciada por acoplamento normal-curto.
Flutter ventricular		Uma arritmia ventricular regular (variabilidade do comprimento do ciclo ≤ 30 ms) de aproximadamente 300 bpm (comprimento de ciclo 200 ms) com uma aparência monomórfica; sem intervalo isoelétrico entre complexos QRS sucessivos.
Fibrilação ventricular		Ritmo ventricular rápido, em geral mais de 300 bpm/200 ms (comprimento de ciclo ≤ 180 ms), grosseiramente irregular com variabilidade acentuada no comprimento, morfologia e amplitude do ciclo QRS.

(Continua)

TABELA 21-11 Classificação das arritmias ventriculares (*Continuação*)

Classificação por entidade de doença
Doença coronariana crônica
Insuficiência cardíaca
Doença cardíaca congênita
Problemas neurológicos
Corações estruturalmente normais
Síndrome de morte súbita infantil
Miocardiopatias:
Miocardiopatia dilatada
Miocardiopatia hipertrófica
Miocardiopatia arritmogênica do ventrículo direito

BRE, bloqueio de ramo esquerdo; TV, taquicardia ventricular.
Reproduzida com permissão de Zipes DP, Camm AJ, Borggrefe M, et al. *ACC/AHA/ESC 2006 guidelines for management of patients with ventricular arrhythmias and the prevention of sudden cardiac death–executive summary. Circulation.* 5 de setembro de 2006;114(10):1088-1132.

CDIs são recomendados em pacientes com história de sobrevivência à MSC, diminuição da função ventricular após IM e frações de ejeção do ventrículo esquerdo inferiores a 35%. Além disso, os CDIs são usados para tratar a potencial morte súbita cardíaca em pacientes com miocardiopatias dilatadas, hipertróficas, arritmogênicas do ventrículo direito e miocardiopatias genéticas. Os CDIs geralmente têm uma função de estimulação biventricular que melhora a eficácia da contração ventricular esquerda. Pacientes com insuficiência cardíaca com frequência apresentam um complexo QRS alargado maior que 120 ms. Nesses pacientes, a sístole ventricular é menos eficiente, pois as paredes lateral e septal do ventrículo esquerdo não se contraem efetivamente devido ao atraso na condução. A terapia de ressincronização cardíaca demonstrou melhorar o estado funcional em pacientes com insuficiência cardíaca.

O manejo anestésico para a colocação de CDIs e outros procedimentos eletrofisiológicos (p. ex., ablação por cateter) depende das condições subjacentes do paciente. Muitos pacientes apresentam insuficiência cardíaca sistólica e diastólica e dependem do tônus simpático para manter a pressão arterial. Alguns pacientes toleram a colocação do CDI usando sedação profunda em vez de anestesia geral. No entanto, estudos eletrofisiológicos baseados em cateteres podem consumir bastante tempo, e os pacientes podem desenvolver atelectasia e obstrução das vias aéreas. Assim, a anestesia geral costuma ser utilizada no laboratório de eletrofisiologia. Se a pressão arterial do paciente cair repentinamente durante os estudos eletrofisiológicos, deve-se suspeitar do desenvolvimento de tamponamento pericárdico. A drenagem de emergência do tamponamento pode ser necessária.

Muitos pacientes apresentam-se à cirurgia com os CDIs colocados. Diretrizes publicadas pela American Society of Anesthesiologists podem fornecer assistência no manejo desses pacientes. O gerenciamento é um processo de três etapas, como segue.

1. *Pré-operatório*. Identifique o tipo de dispositivo e determine se ele é usado para funções antibradicardia. Consulte o cardiologista do paciente no pré-operatório sobre a função do dispositivo e o histórico de uso.
2. *Intraoperatório*. Determine a probabilidade de interferência eletromagnética no intraoperatório e aconselhe o uso de eletrocautério bipolar sempre que possível. Assegure a disponibilidade de equipamentos temporários de estimulação e desfibrilação e aplique eletrodos conforme necessário. Os pacientes dependentes de marca-passo podem ser programados para um modo assíncrono a fim de reduzir a interferência elétrica. A aplicação de ímãs em CDIs pode desabilitar a função antitaquicardia, mas não converter em um marca-passo assíncrono. A consulta com o cardiologista do paciente e o interrogatório do dispositivo são normalmente necessários. A maioria dos pacientes carrega um cartão no qual são fornecidos o modelo e o fabricante do dispositivo. Uma ligação telefônica para o fabricante do dispositivo pode fornecer informações sobre o desempenho do dispositivo e o melhor método para gerenciá-lo (p. ex., reprogramar ou aplicar um ímã) antes da cirurgia. Um grande número de modelos de CDI está em uso; no entanto, a maioria suspende sua função antitaquicardia em resposta a um ímã.
3. *Pós-operatório*. Deve-se interrogar a respeito do dispositivo para garantir que as funções terapêuticas foram restauradas. Os pacientes devem ser monitorados continuamente até que as funções antitaquicardia do dispositivo sejam restauradas e sua atividade seja confirmada.

Os CDIs são particularmente problemáticos no intraoperatório quando o eletrocautério é usado porque o dispositivo pode (1) interpretar o cautério como fibrilação ventricular; (2) inibir a função do marca-passo devido a artefato de cauterização; (3) aumentar a frequência de estimulação devido à ativação de um sensor responsivo à frequência; ou (4) redefinir temporariamente ou permanentemente para um modo de *backup* ou redefinir. O uso de cauterização bipolar, a colocação da placa de aterramento longe do dispositivo CDI e a limitação do uso da cauterização a apenas rajadas curtas ajudam a reduzir a probabilidade de problemas, mas não os eliminam.

Quando houver maior risco de correntes dispersas do cautério, o CDI deve ter a função de desfibrilador programada imediatamente antes da cirurgia e reprogramada imediatamente após. Pás de desfibrilação externas devem ser aplicadas e permanecer conectadas a um desfibrilador no intraoperatório. Monitoramento cuidadoso do pulso arterial com oximetria de pulso ou forma de onda arterial é necessário para garantir que o marca-passo não seja inibido e que haja perfusão arterial durante episódios de artefato de ECG de cauterização cirúrgica.

INSUFICIÊNCIA CARDÍACA

Um número crescente de pacientes se apresenta para cirurgia com insuficiência cardíaca sistólica ou diastólica. A insuficiência cardíaca pode ser secundária a isquemia, doença cardíaca valvar, agentes infecciosos ou muitas formas de miocardiopatia. Os pacientes podem apresentar sintomas de insuficiência cardíaca com fração de ejeção preservada ou reduzida. A maioria dos pacientes com insuficiência cardíaca procura atendimento médico devido à dispneia e à fadiga. Os sintomas pioram à medida que a insuficiência cardíaca progride ao longo do tempo (**Figura 21-5**). Os pacientes geralmente passam por ecocardiografia para que o médico possa diagnosticar defeitos cardíacos estruturais, detectar sinais de "remodelação" cardíaca, determinar a fração de ejeção do ventrículo esquerdo e avaliar a função diastólica do coração. Avaliações laboratoriais da concentração de BNP também são obtidas para distinguir a insuficiência cardíaca de outras causas de dispneia. O BNP é liberado pelo coração e sua elevação está associada ao comprometimento da função ventricular.

O corpo tenta compensar a insuficiência sistólica do VE por meio da ativação do sistema simpático e do sistema renina-angiotensina-aldosterona. Por consequência, os pacientes apresentam retenção de sal, expansão de volume, estimulação simpática e vasoconstrição. O coração se dilata para manter o volume sistólico, apesar da diminuição da contratilidade. Com o tempo, os mecanismos compensatórios falham e contribuem para as manifestações associadas à insuficiência cardíaca (p. ex., dispneia, edema dependente, taquicardia, diminuição da perfusão tecidual). É provável que pacientes com insuficiência cardíaca sistólica se apresentem para cirurgia tendo sido previamente tratados com diuréticos, β-bloqueadores, inibidores da ECA ou BRAs e, possivelmente, antagonistas da aldosterona. Os eletrólitos devem ser medidos, pois os diuréticos com frequência levam à hipocalemia. O uso de BRA ou inibidor da ECA pode contribuir para hipotensão no paciente cirúrgico com insuficiência cardíaca. Os inibidores da ECA estão raramente associados a angioedema que requer manejo emergencial das vias aéreas.

O relaxamento miocárdico é um processo dinâmico, não passivo. O coração com função diastólica preservada acomoda o volume durante a diástole, com aumentos mínimos na pressão diastólica final do ventrículo esquerdo. Por outro lado, o coração com disfunção diastólica relaxa pouco e produz aumento da pressão diastólica final do ventrículo esquerdo. O aumento da pressão diastólica final do ventrículo esquerdo é transmitido ao átrio esquerdo e à vasculatura pulmonar, resultando em sintomas de congestão. Pacientes com qualquer forma de insuficiência cardíaca estão sob risco aumentado de morbidade perioperatória.

MIOCARDIOPATIA HIPERTRÓFICA

A miocardiopatia hipertrófica (MCH) é um traço autossômico dominante que afeta 1 em 500 adultos. Muitos pacientes desconhecem a condição e alguns apresentam morte súbita cardíaca como manifestação inicial. Os sintomas incluem dispneia, intolerância ao exercício, palpitações e dor torácica. Clinicamente, a MCH é detectada pelo sopro de obstrução dinâmica da via de saída do ventrículo esquerdo (VSVE) no final da sístole. Pacientes sintomáticos frequentemente apresentam um septo intraventricular espessado de 20 a 30 mm. Muitas variantes genéticas foram identificadas como causadoras. O miocárdio do septo intraventricular é anormal, e muitos pacientes podem desenvolver disfunção diastólica sem gradientes obstrutivos dinâmicos pronunciados. Durante a sístole, o folheto anterior da valva mitral encosta no septo intraventricular (**Figura 21-6**), produzindo obstrução e sopro sistólico tardio.

O manejo perioperatório visa minimizar o grau de obstrução da VSVE. Isso é feito mantendo um volume intravascular adequado, evitando a vasodilatação e reduzindo a contratilidade miocárdica por meio do uso de β-bloqueadores.

Doença cardíaca valvar

1. Avaliação geral dos pacientes

Independentemente da lesão ou de sua causa, a avaliação pré-operatória deve se preocupar principalmente em determinar a identidade e a gravidade da lesão e seu significado hemodinâmico, a função ventricular e a presença de

Sob risco de insuficiência cardíaca

Estágio A
Com alto risco de IC, mas sem doença cardíaca estrutural ou sintomas de IC

P. ex., pacientes com:
- HAS
- Doença aterosclerótica
- DM
- Obesidade
- Síndrome metabólica

ou

Pacientes
- Usando cardiotoxinas
- Com história familiar de miocardiopatia

→ Doença cardíaca estrutural →

Estágio B
Doença cardíaca estrutural, mas sem sinais ou sintomas de IC

P. ex., pacientes com:
- IAM prévio
- Remodelamento de VE incluindo HVE e baixa FE
- Doença valvar assintomática

→ Desenvolvimento de sintomas de IC →

Insuficiência cardíaca

Estágio C
Doença cardíaca estrutural com sintomas prévios ou atuais de IC

P. ex., pacientes com:
- Doença cardíaca estrutural e
- Sinais e sintomas de IC

ICFE*p* ICFE*r*

→ Sintomas de IC refratários em repouso, apesar de TCGD →

Estágio D
IC refratária

P. ex., pacientes com:
- Sintomas importantes de IC em repouso
- Hospitalizações recorrentes apesar de TCGD

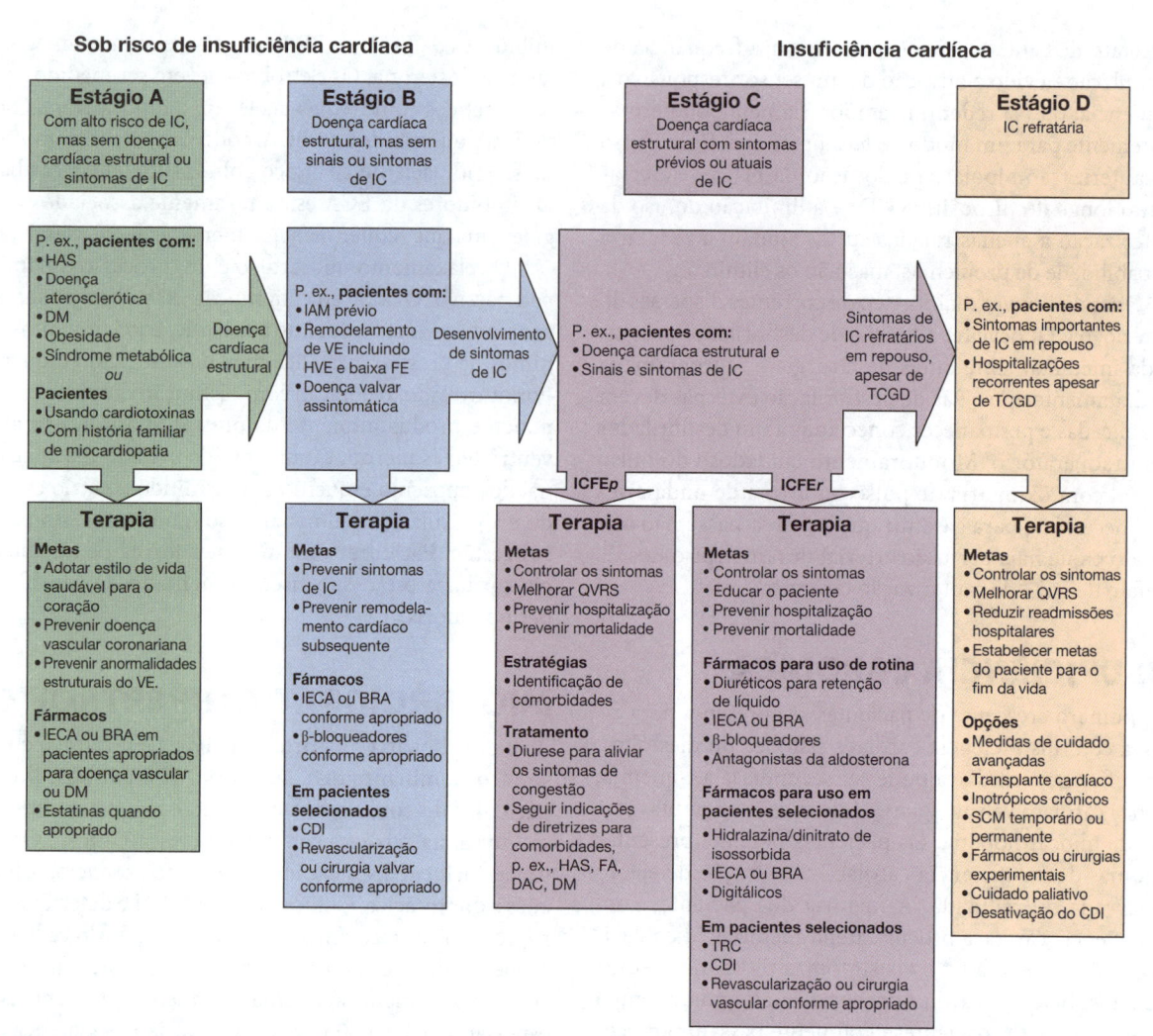

Terapia

Metas
- Adotar estilo de vida saudável para o coração
- Prevenir doença vascular coronariana
- Prevenir anormalidades estruturais do VE.

Fármacos
- IECA ou BRA em pacientes apropriados para doença vascular ou DM
- Estatinas quando apropriado

Terapia

Metas
- Prevenir sintomas de IC
- Prevenir remodelamento cardíaco subsequente

Fármacos
- IECA ou BRA conforme apropriado
- β-bloqueadores conforme apropriado

Em pacientes selecionados
- CDI
- Revascularização ou cirurgia valvar conforme apropriado

Terapia

Metas
- Controlar os sintomas
- Melhorar QVRS
- Prevenir hospitalização
- Prevenir mortalidade

Estratégias
- Identificação de comorbidades

Tratamento
- Diurese para aliviar os sintomas de congestão
- Seguir indicações de diretrizes para comorbidades, p. ex., HAS, FA, DAC, DM

Terapia

Metas
- Controlar os sintomas
- Educar o paciente
- Prevenir hospitalização
- Prevenir mortalidade

Fármacos para uso de rotina
- Diuréticos para retenção de líquido
- IECA ou BRA
- β-bloqueadores
- Antagonistas da aldosterona

Fármacos para uso em pacientes selecionados
- Hidralazina/dinitrato de isossorbida
- IECA ou BRA
- Digitálicos

Em pacientes selecionados
- TRC
- CDI
- Revascularização ou cirurgia vascular conforme apropriado

Terapia

Metas
- Controlar os sintomas
- Melhorar QVRS
- Reduzir readmissões hospitalares
- Estabelecer metas do paciente para o fim da vida

Opções
- Medidas de cuidado avançadas
- Transplante cardíaco
- Inotrópicos crônicos
- SCM temporário ou permanente
- Fármacos ou cirurgias experimentais
- Cuidado paliativo
- Desativação do CDI

FIGURA 21-5 Estágios no desenvolvimento da insuficiência cardíaca e terapia recomendada por estágio. BRA, bloqueador do receptor de angiotensina; CDI, cardioversor-desfibrilador implantável; DAC, doença arterial coronariana; DM, diabetes melito; FE, fração de ejeção; HVE, hipertrofia ventricular esquerda; IAM, infarto agudo do miocárdio; IECA, inibidor da enzima conversora de angiotensina; FA, fibrilação atrial; HAS, hipertensão arterial sistêmica; IC, insuficiência cardíaca; ICFE*p*, insuficiência cardíaca com fração de ejeção preservada; ICFE*r*, insuficiência cardíaca com fração de ejeção reduzida; QVRS, qualidade de vida relacionada à saúde; SCM, suporte circulatório mecânico; TCGD, terapia clínica guiada por diretrizes; TRC, terapia de ressincronização cardíaca; VE, ventrículo esquerdo. (Reproduzida com permissão de Yancy C, Jessup M, Bozkurt B, et al. *2013 ACCF/AHA guideline for the management of heart failure: A report of the American College of Cardiology Foundation/American Heart Association Task Force on Practice Guidelines.* J Am Coll Cardiol. 2013 Out 15;62(16):e147-e239.)

---

quaisquer efeitos secundários na função pulmonar, renal ou hepática. A DAC concomitante não deve ser negligenciada, particularmente em pacientes idosos e naqueles com fatores de risco conhecidos (ver discussão anterior). A isquemia miocárdica pode ocorrer na ausência de oclusão coronariana significativa em pacientes com estenose ou insuficiência aórtica graves.

História

Deve-se avaliar tolerância ao exercício, fatigabilidade, edema podal e falta de ar em geral (dispneia), quando deitado (ortopneia) ou à noite (dispneia paroxística noturna).

Os pacientes também devem ser questionados sobre dores no peito e sintomas neurológicos. Algumas lesões valvares estão associadas a fenômenos tromboembólicos. Procedimentos anteriores, como valvulotomia ou substituição de valva e seus efeitos, também devem ser bem documentados.

Medicamentos comumente usados por pacientes com doença cardíaca valvar incluem diuréticos, vasodilatadores, inibidores da ECA, β-bloqueadores, antiarrítmicos e anticoagulantes. A terapia vasodilatadora pré-operatória pode ser usada para diminuir a pré-carga, a pós-carga, ou ambas. A vasodilatação excessiva piora a tolerância ao

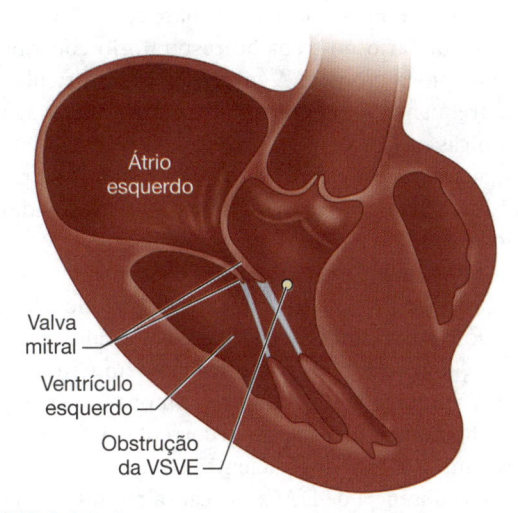

FIGURA 21-6 A visão do eixo médio do esôfago é mostrada. Como consequência do septo interventricular hipertrofiado, os padrões de fluxo dentro do coração são alterados de modo que o folheto anterior da valva mitral é puxado durante a sístole ventricular para a via de saída do ventrículo esquerdo (VSVE), produzindo obstrução. Isso é conhecido como movimento sistólico anterior da valva mitral. (Reproduzida com permissão de Wasnick J, Hillel Z, Kramer D, et al. *Cardiac Anesthesia & Transesophageal Echocardiography.* New York, NY: McGraw Hill; 2011.)

exercício e muitas vezes se manifesta inicialmente como hipotensão postural (ortostática).

Exame físico

Os sinais mais importantes a serem identificados no exame físico são os de ICC. Sinais do lado esquerdo (galope S_3 ou estertores pulmonares) e do lado direito (distensão venosa jugular, refluxo hepatojugular, hepatoesplenomegalia, edema do pé) podem estar presentes. Achados auscultatórios podem sugerir disfunção valvar, mas estudos ecocardiográficos são mais confiáveis. As diretrizes do ACC/AHA recomendam a realização do ecocardiograma transtorácico como indicação classe I na avaliação inicial de pacientes com suspeita de valvulopatia. Além disso, o ACC/AHA sugere que qualquer alteração nos sintomas ou nos achados do exame físico justifique a repetição do exame de ecocardiografia transtorácica. Déficits neurológicos, geralmente secundários a fenômenos embólicos, devem ser documentados.

Avaliação laboratorial

Além dos estudos laboratoriais discutidos para pacientes com hipertensão e DAC, os testes de função hepática são úteis na avaliação da disfunção hepática causada por congestão hepática passiva em pacientes com insuficiência grave ou crônica do lado direito. A reversão adequada da anticoagulação com varfarina ou com heparina pode ser documentada com um tempo de protrombina e índice normalizado internacional (INR, do inglês *international normalized ratio*) ou tempo de tromboplastina parcial, respectivamente, antes da cirurgia.

Os achados eletrocardiográficos costumam ser inespecíficos. A radiografia de tórax é útil para avaliar o tamanho cardíaco e a congestão vascular pulmonar.

Estudos especiais

Ecocardiografia, estudos de imagem e cateterismo cardíaco só devem ser obtidos se os resultados mudarem a terapia ou os desfechos. Em muitos casos, estudos não invasivos evitam a necessidade de cateterismo cardíaco, a menos que haja preocupação com DAC. Quando procedimentos avançados de imagem são realizados, em geral abordam as seguintes questões:

- Qual anormalidade valvar é mais importante hemodinamicamente?
- Qual é a gravidade de uma lesão identificada?
- Qual grau de comprometimento ventricular está presente?
- Qual é o significado hemodinâmico de outras anormalidades identificadas?
- Existe alguma evidência de DAC?

O ACC/AHA preparou diretrizes detalhadas para auxiliar no manejo de pacientes com doença cardíaca valvar. Embora a avaliação do paciente com sopro cardíaco em geral recaia sobre o cardiologista, os anestesistas ocasionalmente descobrirão um sopro não detectado anteriormente no exame pré-anestésico. Em particular, os anestesistas estão preocupados com a possibilidade de estenose aórtica crítica não diagnosticada, o que poderia levar ao colapso hemodinâmico com anestesia regional ou geral. No passado, a maioria das doenças cardíacas valvares era consequência de doenças cardíacas reumáticas; no entanto, com uma população cirúrgica envelhecida, um número crescente de pacientes apresenta problemas valvares degenerativos. Mais de um em cada oito pacientes com mais de 75 anos de idade pode manifestar pelo menos uma forma de doença cardíaca valvar moderada a grave. Um estudo realizado na Holanda relatou que a prevalência de estenose aórtica foi de 2,4% em pacientes com mais de 60 anos de idade agendados para cirurgia eletiva.

Os sopros ocorrem como consequência do fluxo sanguíneo acelerado por meio de aberturas estreitas em lesões estenóticas e regurgitantes. Quando novos sopros são detectados em uma avaliação pré-operatória, a consulta com o médico pessoal do paciente é útil para determinar a necessidade de avaliação ecocardiográfica. Em muitos centros, a avaliação ecocardiográfica imediata pode ser realizada na área pré-operatória, muitas vezes por um membro do departamento de anestesia.

2. Distúrbios valvares específicos

ESTENOSE MITRAL

Considerações pré-operatórias

A estenose mitral ocorre quase sempre como uma complicação tardia da febre reumática. No entanto, a estenose mitral também pode ocorrer em pacientes dependentes de diálise. Dois terços dos pacientes com estenose mitral são do sexo feminino. Estima-se que o processo estenótico comece depois de um mínimo de 2 anos da doença cardíaca reumática e resulte da fusão progressiva e da calcificação dos folhetos valvares. Os sintomas geralmente se desenvolvem após 20 a 30 anos, quando o orifício da valva mitral é reduzido de sua abertura normal de 4 a 6 cm^2 para menos de 1,5 cm^2. Menos de 50% dos pacientes apresentam estenose mitral isolada; os demais pacientes também apresentam insuficiência mitral, e até 25% dos pacientes também apresentam envolvimento reumático da valva da aorta (estenose ou insuficiência).

Fisiopatologia

O processo reumático faz os folhetos valvares engrossarem, calcificarem e assumirem a forma de funil; calcificação anular também pode estar presente. As comissuras mitrais se fundem, as cordas tendíneas se fundem e encurtam, e as cúspides das valvas tornam-se rígidas; como resultado, os folhetos valvares geralmente exibem arqueamento ou abaulamento durante a diástole na ecocardiografia.

A restrição significativa do fluxo sanguíneo pela valva mitral resulta em um gradiente de pressão transvalvar que depende do débito cardíaco, da frequência cardíaca (tempo diastólico) e do ritmo cardíaco. Aumentos no débito cardíaco ou na frequência cardíaca (diminuição do tempo diastólico) requerem fluxos mais altos pela valva e resultam em gradientes de pressão transvalvar mais altos. O átrio esquerdo costuma estar acentuadamente dilatado, promovendo TSVs, sobretudo FA. A estase do fluxo sanguíneo no átrio promove a formação de trombos, em geral no apêndice atrial esquerdo. A perda da sístole atrial normal com a FA (que em geral é responsável por 20-30% do enchimento ventricular) requer um fluxo diastólico ainda maior através da valva para manter o mesmo débito cardíaco e aumentar o gradiente transvalvar.

Elevações agudas na pressão atrial esquerda são rapidamente transmitidas de volta aos capilares pulmonares. Se a pressão capilar pulmonar média aumentar aguda e significativamente, a transudação do líquido capilar pode resultar em edema pulmonar. Elevações crônicas na pressão capilar pulmonar são parcialmente compensadas por aumentos no fluxo linfático pulmonar, mas eventualmente resultam em alterações vasculares pulmonares, levando a aumentos irreversíveis da RVP e à hipertensão pulmonar. A complacência pulmonar reduzida e um aumento secundário no trabalho respiratório contribuem para a dispneia crônica. A insuficiência ventricular direita é frequentemente precipitada por elevações agudas ou crônicas na pós-carga ventricular direita. A dilatação acentuada do ventrículo direito pode resultar em regurgitação da valva atrioventricular direita (tricúspide) ou pulmonar.

Eventos embólicos são comuns em pacientes com estenose mitral e FA. O deslocamento de coágulos do átrio esquerdo resulta em embolia sistêmica, geralmente para a circulação cerebral. Os pacientes também têm uma incidência aumentada de embolia pulmonar, infarto pulmonar, hemoptise e bronquite recorrente. A dor torácica ocorre em 10 a 15% dos pacientes com estenose mitral, mesmo na ausência de DAC; sua causa muitas vezes permanece inexplicável, mas pode ser embolia na circulação coronariana ou sobrecarga aguda de pressão ventricular direita. Os pacientes podem desenvolver rouquidão como resultado da compressão do nervo laríngeo recorrente esquerdo pelo átrio esquerdo aumentado.

A função ventricular esquerda é preservada na maioria dos pacientes com estenose mitral pura (**Figura 21-7**); no entanto, uma função ventricular esquerda prejudicada pode ser encontrada em até 25% dos pacientes e presumivelmente representa dano residual de miocardite reumática ou doença cardíaca hipertensiva ou isquêmica coexistente.

O ventrículo esquerdo é cronicamente subcarregado no paciente com estenose mitral, e o volume sistólico pode ser reduzido. Ao mesmo tempo, o átrio esquerdo, o ventrículo direito e o átrio direito estão frequentemente dilatados e disfuncionais. A vasodilatação que ocorre após a anestesia neuroaxial e geral pode levar ao acúmulo de

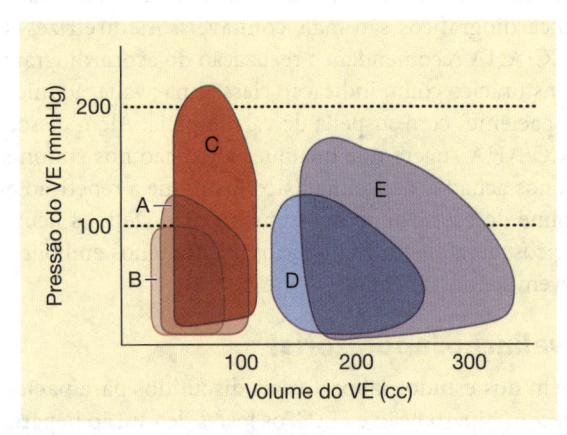

FIGURA 21-7 Curvas de pressão-volume em pacientes com doença cardíaca valvar. A, normal; B, estenose mitral; C, estenose aórtica; D, insuficiência mitral (crônica); E, insuficiência aórtica (crônica). VE, ventrículo esquerdo. (Reproduzida com permissão de JM, Thomas SJ, Lowenstein E. *Anesthetic management of patients with valvular heart disease.* Semin Anesth. 1982;1:239.)

sangue venoso periférico e ao fornecimento inadequado de volume ao ventrículo esquerdo. Isso pode precipitar o colapso hemodinâmico.

Tratamento

O tempo desde o início dos sintomas até a incapacitação é, em média, de 5 a 10 anos. Nesse estágio, a maioria dos pacientes morre dentro de 2 a 5 anos. A correção cirúrgica é, portanto, geralmente realizada assim que sintomas significativos se desenvolvem. A valvuloplastia transeptal percutânea por balão pode ser usada em pacientes jovens selecionados ou grávidas, bem como em pacientes mais velhos que são candidatos cirúrgicos ruins. O tratamento clínico é principalmente de suporte e inclui limitação da atividade física, restrição de sódio e uso de diuréticos. Pequenas doses de um fármaco bloqueador β-adrenérgico também podem ser úteis no controle da frequência cardíaca em pacientes com sintomas leves a moderados. Pacientes com história de embolia e aqueles com alto risco (idade acima de 40 anos; átrio grande com fibrilação atrial crônica) geralmente são anticoagulados.

Manejo anestésico

A. Objetivos

(7) Os principais objetivos hemodinâmicos no manejo da estenose mitral são manter ritmo sinusal (se presente no pré-operatório) e evitar taquicardia, grandes aumentos no débito cardíaco, hipovolemia e sobrecarga de fluidos pela administração criteriosa de fluidos intravenosos.

B. Monitorização

A monitorização hemodinâmica invasiva é usada com frequência para procedimentos cirúrgicos de grande porte, particularmente aqueles associados a grandes deslocamentos de fluidos. ETE e monitores de débito cardíaco não invasivos também podem ser usados para ajudar a orientar o manejo perioperatório. A reposição exagerada de fluidos prontamente precipita edema pulmonar em pacientes com doença grave. As medições da pressão de oclusão capilar pulmonar na presença de estenose mitral refletem o gradiente transvalvar e não necessariamente a pressão diastólica final do ventrículo esquerdo. Ondas *a* proeminentes e uma descenso *y* diminuído costumam estar presentes na forma de onda de pressão capilar pulmonar em pacientes que estão em ritmo sinusal. Uma onda *cv* proeminente na onda da pressão venosa central em geral indica regurgitação tricúspide secundária. O ECG normalmente mostra uma onda P entalhada em pacientes que estão em ritmo sinusal.

C. Escolha dos agentes

Os pacientes podem ser muito sensíveis aos efeitos vasodilatadores da raquianestesia e da anestesia epidural. Em teoria, a anestesia epidural pode ser mais fácil de administrar do que a raquianestesia devido ao início mais gradual do bloqueio simpático. Não existe anestesia geral "ideal", e agentes devem ser empregados a fim de alcançar os efeitos desejados de permitir tempo diastólico suficiente para carregar adequadamente o ventrículo esquerdo. Vasopressores com frequência são necessários para manter o tônus vascular após a indução anestésica.

A taquicardia intraoperatória pode ser controlada pelo aprofundamento da anestesia com um opioide (exceto meperidina) ou β-bloqueador (esmolol ou metoprolol). Na presença de fibrilação atrial, a frequência ventricular deve ser controlada. **A deterioração hemodinâmica acentuada devido à TSV súbita requer cardioversão**. A fenilefrina é preferida à efedrina como vasopressor porque a primeira não possui atividade agonista β-adrenérgica. Vasopressina ou norepinefrina também podem ser empregadas para restaurar o tônus vascular caso ocorra hipotensão secundária à indução anestésica.

INSUFICIÊNCIA MITRAL

Considerações pré-operatórias

A insuficiência mitral pode se desenvolver de forma aguda ou insidiosa como resultado de vários distúrbios. A insuficiência mitral crônica geralmente é resultado de febre reumática (muitas vezes com estenose mitral concomitante); anormalidades congênitas ou de desenvolvimento do aparelho valvar; ou dilatação, destruição ou calcificação do anel mitral. A insuficiência mitral aguda geralmente ocorre devido à isquemia miocárdica ou a infarto (disfunção do músculo papilar ou ruptura de uma corda tendínea), à endocardite infecciosa ou a trauma torácico. O ACC/AHA indica que a insuficiência mitral primária está presente quando um ou mais dos componentes do aparelho da valva mitral contribuem para a incompetência valvar. A correção da estrutura da valva mitral repara o processo da doença subjacente. Em contrapartida, o ACC/AHA descreve a insuficiência mitral secundária como presente quando a dilatação ventricular impede a coaptação dos folhetos da valva mitral. Nesse caso, o reparo da valva não é curativo de acordo com as diretrizes de doença cardíaca valvar do ACC/AHA porque o processo da doença subjacente também deve ser abordado além da restauração da competência valvar.

Fisiopatologia

O principal distúrbio é uma redução no volume sistólico adiante devido ao fluxo retrógrado de sangue para o átrio esquerdo durante a sístole. O ventrículo esquerdo compensa dilatando e aumentando o volume diastólico final (ver **Figura 21-7**). A regurgitação através da valva mitral inicialmente mantém um volume sistólico final normal, apesar de um volume diastólico final aumentado. No entanto, à medida que a doença progride, o volume sistólico final aumenta. Ao aumentar o volume diastólico final, o ventrículo esquerdo sobrecarregado de volume pode manter um débito cardíaco normal, apesar de o sangue ser ejetado retrogradamente para o átrio. Com o tempo, os pacientes com insuficiência mitral crônica eventualmente desenvolvem hipertrofia excêntrica do ventrículo esquerdo e comprometimento progressivo da contratilidade. Em pacientes com insuficiência mitral grave, o volume regurgitante pode exceder o volume sistólico anterior. No decorrer do tempo, o estresse da parede aumenta, resultando em uma demanda aumentada de suprimento de oxigênio miocárdico.

O volume regurgitante que passa pela valva mitral depende do tamanho do orifício da valva mitral (que pode variar com o tamanho da cavidade ventricular), da frequência cardíaca (tempo sistólico) e do gradiente de pressão ventricular esquerda-atrial esquerda durante a sístole. O último fator é afetado pelas resistências relativas das duas vias de saída do ventrículo esquerdo, ou seja, RVS e complacência atrial esquerda. Assim, uma diminuição na RVS ou um aumento na pressão atrial esquerda média reduzirá o volume regurgitante. A complacência atrial também determina as manifestações clínicas predominantes. Pacientes com complacência atrial normal ou reduzida (insuficiência mitral aguda) apresentam principalmente edema e congestão vascular pulmonar. Pacientes com aumento da complacência atrial (regurgitação mitral de longa duração resultando em um grande átrio esquerdo dilatado) mostram principalmente sinais de redução do débito cardíaco. A maioria dos pacientes está entre os dois extremos e apresenta sintomas de congestão pulmonar e baixo débito cardíaco. Pacientes com fração regurgitante inferior a 30% do volume sistólico total geralmente apresentam sintomas leves. Frações regurgitantes de 30 a 60% costumam causar sintomas moderados, e frações maiores que 60% estão associadas à doença grave.

A ecocardiografia, particularmente a ETE, é útil para delinear a fisiopatologia subjacente da insuficiência mitral e orientar o tratamento. O movimento do folheto da valva mitral é frequentemente descrito como normal, prolapsado ou restritivo (**Figura 21-8**). O movimento excessivo ou prolapso é definido pelo movimento sistólico de um folheto além do plano da valva mitral e no átrio esquerdo (ver seção posterior sobre prolapso da valva mitral).

Tratamento

A redução da RVS aumenta o volume de ejeção adiante e diminui o volume regurgitante. O tratamento cirúrgico é geralmente reservado para pacientes com sintomas moderados a graves. A valvuloplastia ou o reparo da valva são realizados sempre que possível para evitar os problemas associados à substituição da valva (p. ex., tromboembolismo, hemorragia, falha da prótese). Os reparos valvares mediados por cateteres estão sendo continuamente refinados, reduzindo potencialmente a necessidade de cirurgia "aberta". Anestesiologistas especializados em ecocardiografia perioperatória avançada auxiliam na identificação correta do(s) folheto(s) a ser(em) reparado(s) e determinam o sucesso do reparo. A ecocardiografia tridimensional é cada vez mais empregada para auxiliar na avaliação da valva mitral (ver **Figura 5-31**).

Manejo anestésico

A. Objetivos

8 O manejo anestésico deve ser adaptado à gravidade da regurgitação mitral, bem como à função ventricular esquerda subjacente. Fatores que exacerbam a regurgitação, como batimentos cardíacos lentos e aumentos agudos da pós-carga, devem ser evitados. A bradicardia pode aumentar o volume regurgitante aumentando o volume diastólico final do ventrículo esquerdo e dilatando agudamente o anel mitral. A frequência cardíaca ideal deve ser mantida entre 80 e 100 batimentos/min. Aumentos agudos na pós-carga ventricular esquerda, como com intubação endotraqueal e estimulação cirúrgica sob anestesia "leve", devem ser tratados rapidamente.

B. Monitorização

Os monitores são baseados na gravidade da disfunção ventricular, bem como no procedimento. O ETE com Doppler colorido pode ser inestimável para quantificar a gravidade da regurgitação e orientar as intervenções terapêuticas em pacientes com insuficiência mitral grave. A ecocardiografia Doppler identifica a aceleração do sangue à medida que ele é ejetado pelo orifício regurgitante durante a sístole do ventrículo esquerdo para o átrio esquerdo (**Figura 21-9**).

C. Escolha dos agentes

Pacientes com função ventricular relativamente bem preservada tendem a se sair bem com a maioria das técnicas anestésicas. As anestesias espinal e epidural são bem toleradas, desde que se evite a bradicardia. Pacientes com função ventricular comprometida também podem ser tratados com uma variedade de agentes e técnicas anestésicas. Monitorização invasiva (acesso arterial, ETE) pode ser usado para orientar o manejo perioperatório em pacientes com insuficiência mitral grave e função ventricular deficiente. Inodilatadores como a milrinona podem ser empregados para melhorar a função ventricular e reduzir a resistência sistêmica em pacientes com função ventricular deficiente e regurgitação mitral grave para promover o fluxo sanguíneo adiante, em oposição ao regurgitante.

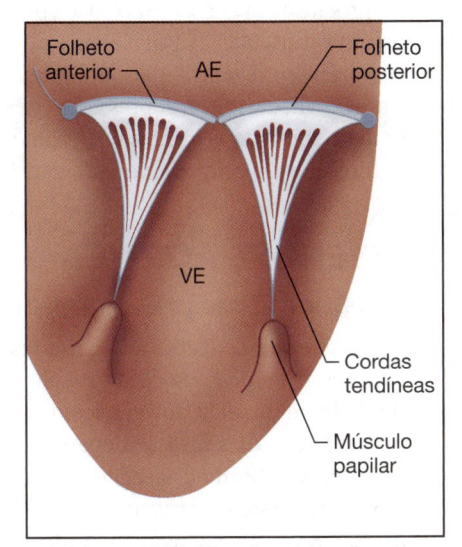

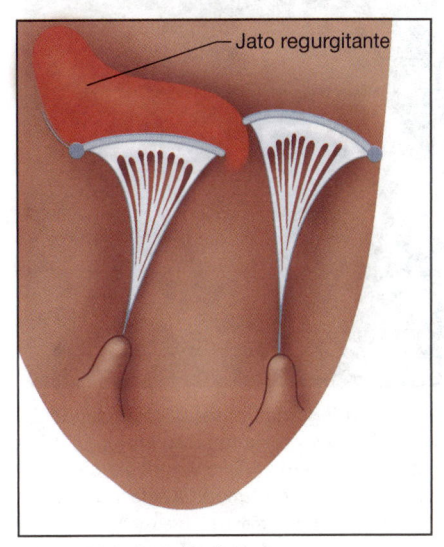

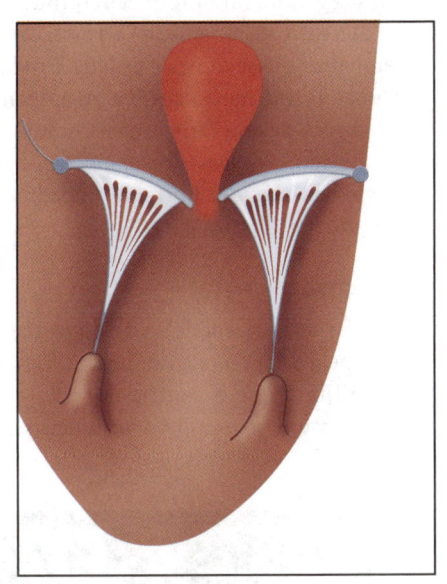

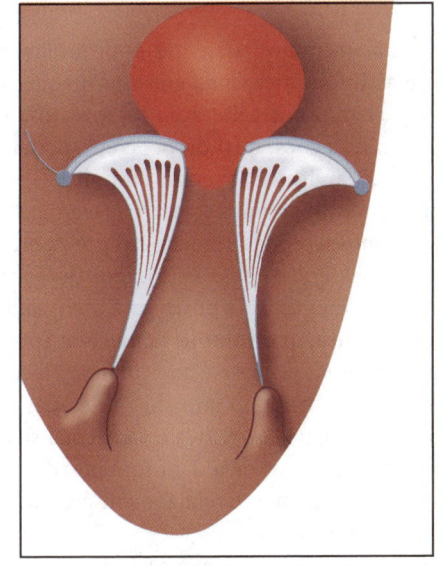

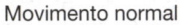

FIGURA 21-8 Classificação do movimento do folheto da valva mitral (conforme observado na ecocardiografia transesofágica). Observe que, no prolapso, a borda livre do(s) folheto(s) se estende além do plano do anel mitral, produzindo um jato excêntrico. Com movimento restrito, os folhetos não coaptam, resultando em um jato central. AE, átrio esquerdo; VE, ventrículo esquerdo.

PROLAPSO DE VALVA MITRAL
Considerações pré-operatórias

O prolapso da valva mitral (síndrome de Barlow) é classicamente caracterizado por um clique mesossistólico, com ou sem sopro sistólico apical tardio na ausculta. É uma anormalidade relativamente comum que está presente em até 1 a 2,5% da população em geral. O diagnóstico é sugerido pelos achados auscultatórios e confirmado pela ecocardiografia, que mostra prolapso sistólico dos folhetos da valva mitral para o átrio esquerdo. Os pacientes com sopro em geral apresentam algum elemento de regurgitação mitral. O folheto mitral posterior é mais comumente afetado do que o folheto anterior. O anel mitral também pode estar dilatado. Patologicamente, a maioria dos pacientes apresenta redundância ou alguma degeneração mixomatosa dos folhetos valvares. A maioria dos casos de prolapso da valva mitral é esporádica ou familiar, afetando pessoas normais em outros aspectos. Uma alta incidência de prolapso da valva mitral é encontrada em pacientes com distúrbios do tecido conectivo (em particular a síndrome de Marfan).

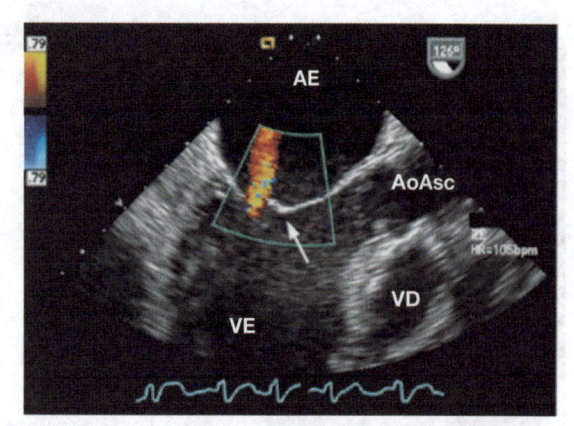

FIGURA 21-9 Ecocardiografia transesofágica usando Doppler de fluxo colorido demonstra regurgitação mitral. O átrio esquerdo (AE), o ventrículo esquerdo (VE), o ventrículo direito (VD) e a aorta ascendente (AoAsc) são mostrados. A seta indica um jato de regurgitação mitral. (Reproduzida com permissão de Mathew JP, Swaminathan M, Ayoub CM. *Clinical Manual and Review of Transesophageal Echocardiography*, 2nd ed. New York, NY: McGraw Hill; 2010.)

A esmagadora maioria dos pacientes com prolapso da valva mitral é assintomática, mas em uma pequena porcentagem de pacientes a degeneração mixomatosa é progressiva. As manifestações, quando ocorrem, podem incluir dores no peito, arritmias, eventos embólicos, regurgitação mitral, endocardite infecciosa e, raramente, morte súbita. O diagnóstico pode ser feito no pré-operatório pela ausculta do clique característico, mas deve ser confirmado pela ecocardiografia. O prolapso é acentuado por manobras que diminuem o volume ventricular (pré-carga). Ambas as arritmias atriais e ventriculares são comuns. Embora bradiarritmias tenham sido relatadas, a taquicardia supraventricular paroxística é a arritmia sustentada mais comumente encontrada. Um aumento da incidência de desvios AV anormais é relatado em pacientes com prolapso da valva mitral.

A maioria dos pacientes tem uma expectativa de vida normal. Cerca de 15% desenvolvem insuficiência mitral progressiva. Uma porcentagem menor desenvolve fenômenos embólicos ou endocardite infecciosa. Pacientes com clique e sopro sistólico parecem ter maior risco de desenvolver complicações. Agentes anticoagulantes ou antiplaquetários podem ser usados para pacientes com história de embolia, enquanto fármacos bloqueadores β-adrenérgicos são comumente usados para arritmias.

Manejo anestésico

O manejo desses pacientes é baseado em seu curso clínico. A maioria dos pacientes é assintomática e não requer cuidados especiais. Arritmias ventriculares podem ocorrer no intraoperatório, particularmente após estimulação simpática, e costumam responder à lidocaína ou a agentes bloqueadores β-adrenérgicos. A regurgitação mitral causada por prolapso em geral é exacerbada pela diminuição do tamanho ventricular. Hipovolemia e fatores que aumentam o esvaziamento ventricular ou diminuem a pós-carga devem ser evitados. Os vasopressores com atividade agonista α-adrenérgica pura (como a fenilefrina) podem ser preferíveis aos que são principalmente agonistas β-adrenérgicos.

ESTENOSE AÓRTICA

Considerações pré-operatórias

A estenose valvar aórtica é a causa mais comum de obstrução ao fluxo de saída do ventrículo esquerdo. A obstrução do fluxo de saída do ventrículo esquerdo é menos comumente devida a miocardiopatia hipertrófica, estenose subvalvar congênita discreta ou, raramente, estenose supravalvar. A estenose valvar aórtica costuma ser congênita, reumática ou degenerativa. Anormalidades no número de cúspides (mais comumente uma valva bicúspide) ou em sua arquitetura produzem turbulência que traumatiza a valva e eventualmente leva à estenose. A estenose aórtica reumática quase nunca é isolada; é mais comumente associada à insuficiência aórtica ou à doença da valva mitral. Na forma degenerativa mais comum, a estenose aórtica calcificada, o desgaste resulta no acúmulo de depósitos de cálcio nas cúspides normais, impedindo-as de abrir completamente (**Figura 21-10**).

Fisiopatologia

A obstrução da via de saída do ventrículo esquerdo causada pela estenose valvar aórtica é quase sempre gradual, permitindo que o ventrículo, pelo menos inicialmente, compense e mantenha o volume sistólico. A hipertrofia

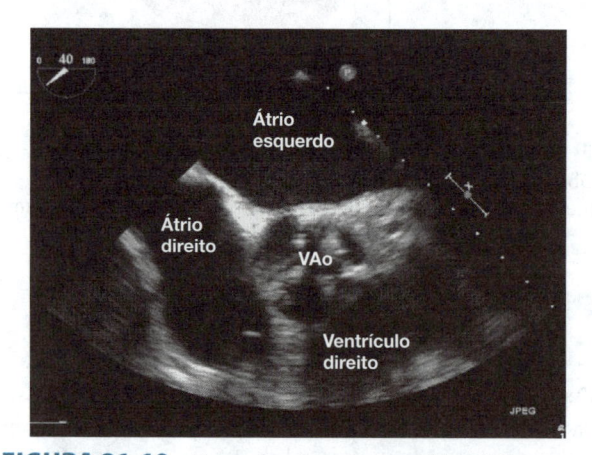

FIGURA 21-10 Uma valva da aorta estenótica é claramente vista nesta visualização de eixo curto do esôfago médio da valva da aorta. A calcificação da valva da aorta geralmente está associada à degeneração senil. No entanto, apresentações anormais congênitas (bicúspides) e reumáticas também ocorrem. (Reproduzida com permissão de Wasnick J, Hillel Z, Kramer D, et al. *Cardiac Anesthesia & Transesophageal Echocardiography*. Nova York, NY: McGraw Hill; 2011.)

ventricular esquerda concêntrica permite que o ventrículo mantenha o volume sistólico gerando o gradiente de pressão transvalvar necessário e reduzindo o estresse da parede ventricular.

Diz-se que existe a estenose aórtica crítica quando o orifício da valva da aorta é reduzido para 0,5 a 0,7 cm^2 (o normal é 2,5-3,5 cm^2). Com esse grau de estenose, os pacientes geralmente apresentam um gradiente transvalvar de cerca de 50 mmHg em repouso (com débito cardíaco normal) e são incapazes de aumentar o débito cardíaco em resposta ao esforço. Além disso, elevações adicionais no gradiente transvalvar não aumentam de forma significativa o volume sistólico. Na estenose aórtica de longa duração, a contratilidade miocárdica se deteriora progressivamente, comprometendo a função ventricular esquerda.

Classicamente, os pacientes com estenose aórtica avançada (estágio terminal) apresentam a tríade de insuficiência cardíaca, angina e síncope. O diagnóstico inicial na era moderna geralmente é feito no início do curso da doença, quando as queixas mais típicas são dispneia induzida por exercício, vertigem ou angina. Uma característica proeminente da estenose aórtica é uma diminuição na complacência ventricular esquerda como resultado da hipertrofia. A disfunção diastólica como resultado do aumento da massa muscular ventricular, fibrose ou isquemia miocárdica é de se esperar. Ao contrário do volume diastólico final do ventrículo esquerdo, que permanece normal até muito tarde na doença, a pressão diastólica final do ventrículo esquerdo é elevada no início da doença. A diminuição do gradiente de pressão diastólica entre o átrio esquerdo e o ventrículo esquerdo prejudica o enchimento ventricular, que se torna bastante dependente de uma contração atrial normal. A perda da sístole atrial pode precipitar insuficiência cardíaca congestiva ou hipotensão em pacientes com estenose aórtica. O débito cardíaco pode ser normal em pacientes sintomáticos em repouso, mas caracteristicamente não aumenta de forma adequada com o esforço. Os pacientes podem apresentar angina mesmo na ausência de DAC. A demanda miocárdica de oxigênio aumenta devido à hipertrofia ventricular, enquanto a oferta miocárdica de oxigênio diminui como resultado da acentuada compressão dos vasos coronários intramiocárdicos causada por altas pressões sistólicas intracavitárias (até 300 mmHg). Acredita-se que a síncope ou quase-síncope de esforço se deva à incapacidade de tolerar a vasodilatação no tecido muscular durante o esforço. Arritmias que levam à hipoperfusão grave também podem ser responsáveis por síncope e morte súbita em alguns pacientes.

Tratamento

Uma vez que os sintomas se desenvolvem, a maioria dos pacientes morrerá dentro de alguns anos sem a substituição da valva. As valvas da aorta posicionadas por cateter estão sendo cada vez mais aperfeiçoadas e implantadas no tratamento da doença da valva da aorta para um número cada vez maior de pacientes. A substituição cirúrgica da valva da aorta estenótica também é realizada em pacientes mais jovens que necessitam de uma valva mecânica.

Manejo anestésico

A. Objetivos

9 A manutenção do ritmo sinusal normal, da frequência cardíaca, da resistência vascular e do volume intravascular normal é crítica em pacientes com estenose aórtica. A perda de uma sístole atrial normalmente cronometrada em geral leva a uma rápida deterioração, sobretudo quando associada à taquicardia. A combinação dos dois (FA com resposta ventricular rápida) prejudica seriamente o enchimento ventricular e requer cardioversão imediata. A redução da complacência ventricular também torna o paciente muito sensível a mudanças abruptas no volume intravascular. Muitos pacientes se comportam como se tivessem um volume sistólico fixo, apesar da hidratação adequada; nessas condições, o débito cardíaco torna-se muito dependente da frequência. A bradicardia extrema (< 50 batimentos/min) é, portanto, mal tolerada. Frequências cardíacas entre 60 e 90 batimentos/min são ótimas na maioria dos pacientes.

B. Monitorização

O monitoramento da isquemia é complicado pelas anormalidades basais do segmento ST e da onda T, frequentemente observadas no paciente com estenose aórtica. A monitorização da pressão intra-arterial é desejável em pacientes com estenose aórtica grave, pois muitos desses pacientes não toleram nem mesmo breves episódios de hipotensão. Os vasodilatadores devem ser usados com cautela, se forem usados, porque os pacientes costumam ser muito sensíveis a esses agentes. O ETE é útil nesses pacientes para monitorar a isquemia, a pré-carga ventricular, a contratilidade, a função valvar e os efeitos das intervenções terapêuticas.

C. Escolha dos agentes

Pacientes com estenose aórtica leve a moderada (geralmente assintomática) podem tolerar anestesia espinal ou epidural. Entretanto, essas técnicas devem ser empregadas com muito cuidado, porque a hipotensão ocorre prontamente como resultado de reduções na pré-carga, na pós-carga ou em ambas. Uma medicação vasoconstritora deve estar imediatamente disponível. A anestesia epidural pode ser preferível à raquianestesia de dose única devido ao início mais lento da hipotensão, o que permite uma correção mais oportuna. Em teoria, cateteres espinais contínuos podem ser usados de forma semelhante para aumentar gradualmente o nível de bloqueio e retardar o início da hipotensão.

No paciente com estenose aórtica grave, a escolha dos agentes e das técnicas anestésicas é menos importante do que o manejo efetivo de seus efeitos hemodinâmicos. A maioria dos anestésicos gerais pode produzir vasodilatação e hipotensão, que requerem tratamento após a indução. Se for usado um agente volátil, a concentração deve ser controlada para evitar vasodilatação excessiva, depressão miocárdica ou perda da sístole atrial normal. Taquicardia significativa e hipertensão grave, que podem precipitar isquemia, devem ser tratadas imediatamente aumentando a profundidade anestésica ou administrando um agente bloqueador β-adrenérgico. A maioria dos pacientes com estenose aórtica tolera hipertensão moderada e é sensível a vasodilatadores. O uso de vasoconstritores (p. ex., vasopressina, fenilefrina, norepinefrina) é muitas vezes necessário para preservar a pressão arterial sistêmica no paciente anestesiado com estenose aórtica. Além disso, devido a um já precário equilíbrio entre oferta e demanda de oxigênio miocárdico, os pacientes com estenose aórtica toleram mal mesmo graus leves de hipotensão. TSVs intraoperatórias com comprometimento hemodinâmico devem ser tratadas com cardioversão sincronizada imediata. A ectopia ventricular frequente (que em geral reflete isquemia) costuma ser mal tolerada hemodinamicamente e deve ser tratada.

INSUFICIÊNCIA AÓRTICA
Considerações pré-operatórias

A insuficiência aórtica em geral se desenvolve lentamente e é progressiva (crônica), mas também pode se desenvolver rapidamente (aguda). A insuficiência aórtica crônica pode ser causada por anormalidades da valva da aorta, da raiz aórtica, ou de ambas. As anormalidades na valva geralmente são congênitas (valva bicúspide) ou decorrentes de febre reumática. Doenças que afetam a aorta ascendente causam regurgitação por dilatação do anel aórtico; elas incluem sífilis, ectasia anuloaórtica, necrose cística da média (com ou sem síndrome de Marfan), espondilite anquilosante, artrite reumatoide e psoriática e uma variedade de outros distúrbios do tecido conectivo. A insuficiência aórtica aguda ocorre mais comumente após endocardite infecciosa, trauma ou dissecção aórtica.

Fisiopatologia

Independentemente da causa, a insuficiência aórtica produz sobrecarga de volume do ventrículo esquerdo. O volume sistólico direto efetivo é reduzido devido ao fluxo retrógrado (regurgitante) de sangue para o ventrículo esquerdo durante a diástole. A pressão arterial sistêmica diastólica e a RVS são, em geral, baixas. A diminuição da pós-carga cardíaca ajuda a facilitar a ejeção ventricular. O volume sistólico total é a soma do volume sistólico efetivo e do volume regurgitante. O volume regurgitante depende da frequência cardíaca (tempo diastólico) e do gradiente de pressão diastólica através da valva da aorta (pressão aórtica diastólica menos pressão diastólica final do ventrículo esquerdo). Frequências cardíacas lentas aumentam a regurgitação em razão do aumento desproporcional associado no tempo diastólico, enquanto aumentos na pressão arterial diastólica favorecem o volume regurgitante ao aumentar o gradiente de pressão para o fluxo retrógrado.

Na insuficiência aórtica crônica, o ventrículo esquerdo se dilata progressivamente e sofre hipertrofia excêntrica. Pacientes com insuficiência aórtica grave têm os maiores volumes diastólicos finais de qualquer doença cardíaca. O aumento resultante no volume diastólico final mantém um volume sistólico efetivo. Qualquer aumento no volume regurgitante é compensado por um aumento no volume diastólico final. A pressão diastólica final do ventrículo esquerdo costuma ser normal ou apenas ligeiramente elevada porque a complacência ventricular inicialmente aumenta. Eventualmente, à medida que a função ventricular se deteriora, a fração de ejeção diminui e o esvaziamento ventricular prejudicado se manifesta como aumentos graduais na pressão diastólica final do ventrículo esquerdo e no volume sistólico final.

A incompetência súbita da valva da aorta não permite dilatação compensatória ou hipertrofia do ventrículo esquerdo. O volume sistólico efetivo diminui rapidamente porque o ventrículo de tamanho normal é incapaz de acomodar um grande volume regurgitante súbito. O aumento súbito da pressão diastólica final do ventrículo esquerdo é transmitido de volta à circulação pulmonar e causa congestão venosa pulmonar aguda.

A insuficiência aórtica aguda em geral se apresenta como início súbito de edema pulmonar e hipotensão, enquanto a insuficiência crônica, em última análise, se manifesta como ICC. Os sintomas são geralmente nulos ou mínimos na forma crônica, quando o volume regurgitante permanece abaixo de 40% do volume sistólico, mas tornam-se graves quando excede 60%. A angina pode ocorrer mesmo na ausência de doença coronariana. A demanda miocárdica de oxigênio é aumentada pela hipertrofia e pela dilatação muscular; o suprimento sanguíneo miocárdico é reduzido por baixas pressões diastólicas na aorta como resultado da regurgitação, e o pico do fluxo sanguíneo miocárdico ocorre na sístole, e não na diástole.

Tratamento

A maioria dos pacientes com insuficiência aórtica crônica permanece assintomática por 10 anos ou mais. Uma vez que sintomas significativos se desenvolvem, o tempo de sobrevida esperado é de cerca de 5 anos sem substituição da valva. Diuréticos e redução da pós-carga, particularmente com inibidores da ECA, em geral beneficiam pacientes com insuficiência aórtica crônica avançada. A diminuição da pressão arterial reduz o gradiente diastólico para regurgitação. Pacientes com insuficiência aórtica crônica devem receber substituição valvar antes que ocorra disfunção ventricular irreversível. Pacientes com insuficiência aórtica aguda geralmente requerem terapia inotrópica e vasodilatadora intravenosa. A intervenção precoce é indicada em pacientes com insuficiência aórtica aguda; o tratamento clínico por si só está associado a uma alta taxa de mortalidade.

Manejo anestésico

A. Objetivos

A frequência cardíaca deve ser mantida dentro dos limites superiores do normal (80-100 batimentos/min).

10 A bradicardia e o aumento da RVS aumentam o volume regurgitante em pacientes com insuficiência aórtica, enquanto a taquicardia pode contribuir para a isquemia miocárdica. A depressão miocárdica excessiva também deve ser evitada. O aumento compensatório da pré-carga cardíaca deve ser mantido, mas a reposição hídrica excessiva pode prontamente resultar em edema pulmonar.

B. Monitorização

A monitorização hemodinâmica invasiva deve ser empregada em pacientes com insuficiência aórtica aguda ou naqueles com insuficiência crônica grave. O fechamento prematuro da valva mitral geralmente ocorre durante a insuficiência aórtica aguda e pode fazer a pressão capilar pulmonar fornecer uma estimativa falsamente alta da pressão diastólica final do ventrículo esquerdo. A onda de pressão arterial em pacientes com insuficiência aórtica tem caracteristicamente uma pressão de pulso muito ampla. *Pulsus bisferiens* também pode estar presente em pacientes com insuficiência aórtica moderada a grave, e acredita-se que resulte da ejeção rápida de um grande volume sistólico. A ETE com Doppler colorido é inestimável para quantificar a gravidade da regurgitação e orientar as intervenções terapêuticas (**Figura 21-11**).

A insuficiência aórtica grave aumenta rapidamente a pressão ventricular esquerda durante a diástole. A ecocardiografia também pode detectar reversão do fluxo sanguíneo na aorta durante a diástole em pacientes com insuficiência aórtica grave. Quanto mais grave a regurgitação, mais distal na aorta é identificada a reversão do fluxo diastólico.

C. Escolha dos agentes

A maioria dos pacientes com insuficiência aórtica tolera bem a anestesia espinal e epidural, desde que o volume

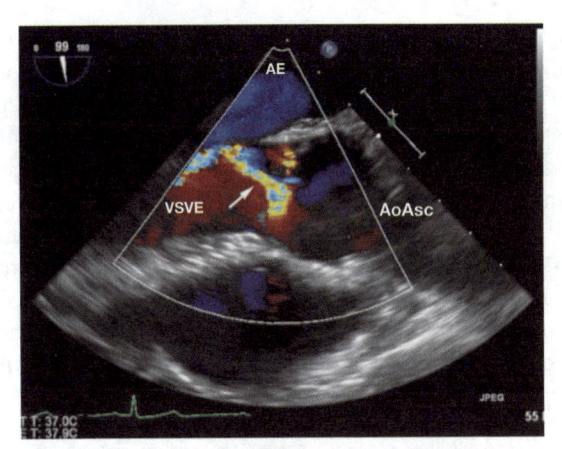

FIGURA 21-11 Ecocardiografia transesofágica usando Doppler colorido demonstra insuficiência aórtica. A via de saída do ventrículo esquerdo (VSVE), o átrio esquerdo (AE) e a aorta ascendente (AoAsc) são vistos. A *seta* demonstra um jato de regurgitação aórtica dirigido excentricamente. (Reproduzida com permissão de Mathew JP, Swaminathan M, Ayoub CM. *Clinical Manual and Review of Transesophageal Echocardiography*, 2nd ed. New York, NY: McGraw Hill; 2010.)

intravascular seja mantido. Quando a anestesia geral é necessária, os agentes inalatórios podem ser ideais devido à vasodilatação associada. A fenilefrina (25-50 μg) ou a norepinefrina podem ser usadas para tratar a hipotensão secundária à vasodilatação excessiva induzida por anestésicos; no entanto, grandes doses de qualquer um desses fármacos podem aumentar a RVS (e a pressão arterial diastólica) o suficiente para piorar a regurgitação.

INSUFICIÊNCIA TRICÚSPIDE

Considerações pré-operatórias

A maioria dos pacientes apresenta vestígios de insuficiência tricúspide leve na ecocardiografia; o volume regurgitante nesses casos é quase sempre trivial. A insuficiência tricúspide clinicamente significativa, no entanto, é mais comumente decorrente da dilatação do ventrículo direito em razão da hipertensão pulmonar associada à insuficiência ventricular esquerda crônica. A insuficiência tricúspide também pode ocorrer após endocardite infecciosa, febre reumática, síndrome carcinoide ou trauma torácico ou pode ocorrer em virtude de anomalia de Ebstein (deslocamento para baixo da valva devido à fixação anormal dos folhetos valvares).

Fisiopatologia

A insuficiência ventricular esquerda crônica em geral leva a aumentos sustentados das pressões vasculares pulmonares. O aumento crônico da pós-carga causa dilatação progressiva do ventrículo direito de paredes finas, e dilatação excessiva do anel tricúspide eventualmente resulta em regurgitação. Um aumento no volume diastólico final permite que o ventrículo direito compense o volume regurgitante e mantenha um fluxo direto efetivo. Como o átrio direito e a veia cava são complacentes e geralmente podem acomodar a sobrecarga de volume, as pressões atrial direita e venosa central costumam estar apenas ligeiramente elevadas. Elevações agudas ou marcadas nas pressões da artéria pulmonar aumentam o volume regurgitante e são refletidas por um aumento na pressão venosa central. Além disso, aumentos acentuados súbitos na pós-carga do ventrículo direito reduzem acentuadamente o débito ventricular direito efetivo, reduzem a pré-carga do ventrículo esquerdo e podem precipitar hipotensão sistêmica.

A hipertensão venosa crônica leva à congestão passiva do fígado e à disfunção hepática progressiva. Insuficiência ventricular direita grave com subcarga do coração esquerdo também pode produzir *shunt* direita-esquerda por meio de um forame oval patente, o que pode resultar em hipoxemia acentuada.

O ventrículo direito normal não se estende até o ápice do coração quando visualizado pela ecocardiografia. À medida que o coração direito se dilata, ele adquire uma forma mais esférica, o ventrículo direito se estende até o ápice do coração e o septo interventricular é achatado. Essas alterações podem prejudicar a função do coração esquerdo.

Tratamento

A insuficiência tricúspide em geral é bem tolerada pela maioria dos pacientes. Como o distúrbio subjacente geralmente é mais importante do que a própria regurgitação tricúspide, o tratamento visa ao processo da doença subjacente. Estudos recentes sugerem que a correção da insuficiência tricúspide significativa com anuloplastia é benéfica quando pacientes com insuficiência tricúspide moderada a grave são levados à cirurgia para substituição de outra valva.

Manejo anestésico

A. Objetivos

Os objetivos hemodinâmicos devem ser direcionados principalmente para o distúrbio subjacente. Hipovolemia e fatores que aumentam a pós-carga do ventrículo direito, como hipóxia e acidose, devem ser evitados para manter o volume sistólico do ventrículo direito efetivo e a pré-carga do ventrículo esquerdo. A pressão expiratória final positiva e pressões médias altas nas vias aéreas também podem ser indesejáveis durante a ventilação mecânica porque reduzem o retorno venoso e aumentam a pós-carga ventricular direita.

B. Monitorização

Monitorização invasiva pode ser útil. A cateterização da artéria pulmonar quase nunca é usada e muitas vezes não é viável; raramente, um grande fluxo regurgitante pode dificultar a passagem de um cateter de artéria pulmonar pela valva tricúspide. O aumento da pressão venosa central implica piora da disfunção ventricular direita. O descenso x está ausente, e uma onda cv proeminente costuma estar presente na onda da pressão venosa central. As medições do débito cardíaco por termodiluição estão falsamente elevadas devido à regurgitação tricúspide. A ETE com Doppler colorido é útil para avaliar a gravidade da regurgitação e outras anormalidades associadas.

C. Escolha dos agentes

A seleção de agentes anestésicos deve ser baseada no distúrbio subjacente. A maioria dos pacientes tolera bem a anestesia espinal e epidural. A coagulopatia secundária à disfunção hepática deve ser excluída antes de qualquer técnica regional.

PROFILAXIA DE ENDOCARDITE

As diretrizes do ACC/AHA sobre esquemas profiláticos de antibióticos em pacientes com valvas cardíacas protéticas e outras anormalidades cardíacas estruturais mudaram drasticamente nos últimos anos, diminuindo o número de indicações para administração de antibióticos. Com frequência, o risco da administração de antibióticos é considerado maior do que o potencial de desenvolvimento de endocardite perioperatória. Atualmente, as diretrizes da ACC/AHA sugerem o uso de profilaxia de endocardite nos pacientes de maior risco submetidos a procedimentos odontológicos envolvendo manipulação gengival ou perfuração da mucosa oral (classe IIa); consulte a **Tabela 21-12**. Tais condições incluem:

- Pacientes com valvas cardíacas protéticas ou materiais cardíacos protéticos.
- Pacientes com história de endocardite.
- Pacientes com doença cardíaca congênita parcialmente reparada ou não reparada.
- Pacientes com cardiopatia congênita com defeitos residuais após o reparo.
- Pacientes com cardiopatia congênita dentro de 6 meses de um reparo completo, seja por cateter ou cirúrgico.
- Pacientes com transplante cardíaco com valvas estruturalmente anormais.

As recomendações de classe III indicam que a profilaxia não é necessária para procedimentos não odontológicos, incluindo ETE e esofagogastroduodenoscopia, exceto na presença de uma infecção ativa.

Acredita-se que a endocardite ocorra em áreas de dano endotelial cardíaco, nas quais, em casos de bacteriemia, as bactérias podem se depositar e se multiplicar.

TABELA 21-12 Regimes para procedimentos odontológicos

Situação	Agente	Regime: dose única 30-60 min antes do procedimento	
		Adultos	Crianças
Oral	Amoxicilina	2 g	50 mg/kg
Incapaz de tomar medicação oral	Ampicilina	2 g IM ou IV[2]	50 mg/kg IM ou IV
	OU		
	Cefazolina ou ceftriaxona	1 g IM ou IV	50 mg/kg IM ou IV
Alérgico às penicilinas ou à ampicilina – oral	Cefalexina[3,4]	2 g	50 mg/kg
	OU		
	Clindamicina	600 mg	20 mg/kg
	OU		
	Azitromicina ou claritromicina	500 mg	15 mg/kg
Alérgico às penicilinas ou à ampicilina e incapaz de tomar medicação oral	Cefazolina ou ceftriaxona	1 g IM ou IV	50 mg/kg IM ou IV
	OU		
	Clindamicina	600 mg IM ou IV	20 mg/kg IM ou IV

[1]IM, intramuscular; IV, intravenoso.
[2]Ou usar outra cefalosporina de primeira ou segunda geração em dose adulta ou pediátrica equivalente.
[3]As cefalosporinas não devem ser usadas em indivíduos com história de anafilaxia, angioedema ou urticária com penicilinas ou ampicilina.
Reproduzida com permissão de Nishimura RA, Carabello BA, Faxon DP, et al. *ACC/AHA 2008 guideline update on valvular heart disease: Focused update on infective endocarditis prophylaxis.* J Am Coll Cardiol. 19 de agosto de 2008;52(8):676-685.

Áreas de aumento da velocidade do fluxo sanguíneo miocárdico levam ao endotélio danificado, fornecendo um lócus para adesão e crescimento bacteriano. As diretrizes estão sempre mudando e não são consideradas "padrão de cuidado"; no entanto, seu desvio geralmente requer explicação como estando fora da prática "baseada em evidências". A revisão das diretrizes ACC/AHA é recomendada quando esses pacientes de alto risco são encontrados.

ANTICOAGULAÇÃO

Pacientes com valvas cardíacas protéticas mecânicas requerem anticoagulação, que atualmente é realizada com varfarina. O ácido acetilsalicílico também é indicado nessa população, assim como em pacientes com valvas biológicas, para prevenir a formação de trombos. A varfarina às vezes também é usada inicialmente para valvas biológicas mitrais.

Pacientes com valvas protéticas geralmente se apresentam para cirurgia não cardíaca que exigirá a interrupção temporária da anticoagulação. As diretrizes do ACC/AHA indicam que pacientes com baixo risco de trombose, como aqueles com valvas mecânicas de folheto duplo na posição aórtica sem problemas adicionais (p. ex., sem FA ou estado de hipercoagulabilidade) podem descontinuar a varfarina 48 a 72 horas antes da cirurgia para que o INR caia abaixo de 1,5. Em pacientes com maior risco de trombose, a varfarina deve ser descontinuada; e a heparina, não fracionada ou de baixo peso molecular, iniciada quando o INR cair abaixo de 2,0. A heparina pode ser descontinuada 4 a 6 horas antes da cirurgia e reiniciada assim que o sangramento cirúrgico permitir, até que o paciente possa reiniciar a terapia com varfarina. Plasma fresco congelado ou concentrados de complexos de protrombina podem ser administrados, se necessário, em uma situação de emergência para interromper a terapia com varfarina. Os anestesistas devem sempre consultar o cirurgião do paciente e o médico responsável pela prescrição da anticoagulação antes de ajustar os regimes de anticoagulação ou antiplaquetários no perioperatório.

Doença cardíaca congênita

Considerações pré-operatórias

A doença cardíaca congênita abrange uma lista aparentemente interminável de anormalidades que podem ser detectadas na infância, na primeira infância ou, menos comumente, na idade adulta. A incidência de cardiopatia congênita em todos os nascidos vivos se aproxima de 1%. A história natural de alguns defeitos é tal que os pacientes com frequência sobrevivem até a idade adulta (**Tabela 21-13**). Além disso, o número de adultos sobreviventes com cardiopatia congênita corrigida ou paliada está aumentando constantemente com os avanços nos

TABELA 21-13 Defeitos cardíacos congênitos comuns nos quais os pacientes geralmente sobrevivem até a idade adulta sem tratamento

Valva da aorta bicúspide
Coarctação da aorta
Estenose da valva do tronco pulmonar
Defeito do septo atrial tipo *ostium secundum*
Defeito do septo ventricular
Ducto arterioso patente

TABELA 21-14 Classificação das doenças cardíacas congênitas

Lesões que causam obstrução do fluxo
Ventrículo esquerdo
Coarctação da aorta
Estenose aórtica
Ventrículo direito
Estenose da valva do tronco pulmonar
Lesões que causam *shunt* da esquerda para a direita
Defeito do septo ventricular
Ducto arterioso patente
Defeito do septo atrial
Defeito do coxim endocárdico
Retorno venoso pulmonar anômalo parcial
Lesões que causam *shunt* da direita para a esquerda
Com diminuição do fluxo sanguíneo pulmonar
Tetralogia de Fallot
Atresia pulmonar
Atresia tricúspide
Com aumento do fluxo sanguíneo pulmonar
Transposição dos grandes vasos
Truncus arteriosus
Ventrículo único
Dupla via de saída do ventrículo direito
Retorno venoso pulmonar anômalo total
Coração esquerdo hipoplásico

tratamentos clínico e cirúrgico. Pacientes com cardiopatia congênita podem, portanto, ser encontrados durante cirurgias não cardíacas e partos obstétricos. O conhecimento da anatomia do defeito da estrutura cardíaca original e de quaisquer reparos corretivos é essencial antes de anestesiar o paciente com cardiopatia congênita.

A natureza complexa e a fisiopatologia variável dos defeitos cardíacos congênitos dificultam a classificação. Um esquema comumente usado é apresentado na Tabela 21-14. A maioria dos pacientes apresenta cianose, ICC ou uma anormalidade assintomática. A cianose é, em geral, o resultado de uma comunicação intracardíaca anormal que permite que o sangue não oxigenado alcance a circulação arterial sistêmica (*shunt* da direita para a esquerda). A insuficiência cardíaca congestiva é mais proeminente com defeitos que obstruem o fluxo de saída do ventrículo esquerdo ou aumentam acentuadamente o fluxo sanguíneo pulmonar. Este último em geral ocorre devido a uma comunicação intracardíaca anormal que retorna sangue oxigenado ao coração direito (*shunt* da esquerda para a direita). Enquanto os *shunts* da direita para a esquerda costumam diminuir o fluxo sanguíneo pulmonar, algumas lesões complexas aumentam o fluxo sanguíneo pulmonar – mesmo na presença de *shunt* da direita para a esquerda. Em muitos casos, mais de uma lesão está presente. A sobrevida antes da correção cirúrgica com algumas anomalias (p. ex., transposição, retorno venoso anômalo total, atresia pulmonar) depende da presença simultânea de outra lesão de *shunt* (p. ex., persistência do canal arterial, forame oval patente, comunicação interventricular). A hipoxemia crônica em pacientes com cardiopatia cianótica geralmente resulta em eritrocitose. Essa elevação na massa de hemácias, devido ao aumento da secreção de eritropoietina pelos rins, serve para restaurar a concentração de oxigênio nos tecidos ao normal. Infelizmente, a viscosidade do sangue também pode aumentar a ponto de interferir no fornecimento de oxigênio. Quando a oxigenação tecidual é restaurada ao normal, o hematócrito está estável (geralmente < 65%) e os sintomas da síndrome de hiperviscosidade estão ausentes, diz-se que o paciente tem *eritrocitose compensada*. Pacientes com eritrocitose descompensada não estabelecem esse equilíbrio; eles têm sintomas de hiperviscosidade e podem estar em risco de complicações trombóticas, particularmente AVC. O risco de AVC é agravado pela desidratação, e crianças com menos de 4 anos de idade também parecem estar em maior risco de AVC. A flebotomia geralmente não é recomendada se os sintomas de hiperviscosidade estiverem ausentes e o hematócrito for inferior a 65%.

Anormalidades da coagulação são comuns em pacientes com cardiopatia cianótica. As contagens de plaquetas tendem a ser baixas ou normais, e muitos pacientes apresentam defeitos na cascata de coagulação. A hiperuricemia geralmente ocorre devido ao aumento da reabsorção de urato secundário à hipoperfusão renal e pode resultar em comprometimento progressivo da função renal.

A ecocardiografia pré-operatória é inestimável para definir a anatomia do(s) defeito(s) e para confirmar ou excluir a existência de outras lesões ou complicações, seu significado fisiológico e os efeitos de quaisquer intervenções terapêuticas.

Manejo anestésico

Esta população de pacientes inclui quatro grupos: (1) aqueles que foram submetidos à cirurgia cardíaca corretiva e não necessitam de outras cirurgias, (2) aqueles que tiveram apenas cirurgia paliativa, (3) aqueles que ainda não foram submetidos a nenhuma cirurgia cardíaca, e (4) aqueles cujas condições são inoperáveis e podem estar aguardando transplante cardíaco. Embora o manejo do primeiro grupo de pacientes possa ser o mesmo dos pacientes normais (exceto para consideração de antibioticoterapia profilática), o cuidado dos outros requer familiaridade com a fisiopatologia complexa desses defeitos (Tabelas 21-15 e 21-16).

Para fins de manejo anestésico, os defeitos cardíacos congênitos podem ser divididos em lesões obstrutivas, *shunts* predominantemente da esquerda para a direita ou *shunts* predominantemente da direita para a esquerda. *Shunts* também podem ser bidirecionais e reverter sob certas condições.

1. Lesões obstrutivas

Estenose pulmonar

A estenose da valva do tronco pulmonar obstrui o fluxo de saída do ventrículo direito e causa hipertrofia ventricular direita concêntrica. A obstrução grave se apresenta no período neonatal, enquanto graus menores de obstrução podem passar despercebidos até a idade adulta. A valva em geral é deformada e é bicúspide ou tricúspide. Os folhetos valvares com frequência são parcialmente fundidos e exibem abaulamento sistólico na ecocardiografia. O ventrículo direito sofre hipertrofia, e frequentemente há dilatação pós-estenótica da artéria pulmonar. Os sintomas são os da insuficiência cardíaca ventricular direita. Pacientes sintomáticos desenvolvem facilmente fadiga, dispneia e cianose periférica com esforço, como resultado do fluxo sanguíneo pulmonar limitado e do aumento da extração de oxigênio pelos tecidos. Com estenose grave, o gradiente da valva do tronco pulmonar excede 60 a 80 mmHg, dependendo da idade do paciente. O *shunt* da direita para a esquerda também pode ocorrer na presença de forame oval patente ou comunicação interatrial. O débito cardíaco é muito dependente de uma frequência cardíaca elevada, mas aumentos excessivos desta última podem comprometer o enchimento ventricular. A valvuloplastia percutânea por balão é geralmente considerada o tratamento inicial de escolha na maioria dos pacientes com estenose pulmonar sintomática. O manejo anestésico para pacientes submetidos à cirurgia deve manter uma frequência cardíaca normal ou ligeiramente alta, aumentar a pré-carga e evitar fatores que aumentem a RVP (como hipoxemia ou hipercapnia).

TABELA 21-15 Problemas comuns em sobreviventes de cirurgia para defeitos de doença cardíaca congênita

Arritmias
Hipoxemia
Hipertensão pulmonar
Shunts existentes
Embolia paradoxal
Endocardite bacteriana

TABELA 21-16 Lesões cardíacas congênitas e risco perioperatório para cirurgia não cardíaca

Alto risco
Hipertensão pulmonar, primária ou secundária
Cardiopatia congênita cianótica
Classe III ou IV da New York Heart Association
Disfunção ventricular sistêmica grave (fração de ejeção inferior a 35%)
Lesões obstrutivas graves do coração esquerdo
Risco moderado
Valva protética ou conduto
Shunt intracardíaco
Obstrução cardíaca moderada do lado esquerdo
Disfunção ventricular sistêmica moderada

Reproduzida com permissão de Warnes C, Williams R, Bashore T, et al. *ACC/AHA 2008 guidelines for the management of adults with congenital heart disease. Circulation.* 2 de dezembro de 2008;118(23):2395-2451.

2. Shunts *predominantemente da esquerda para a direita (simples)*

Shunts simples são comunicações anormais isoladas entre os lados direito e esquerdo do coração. Como as pressões são normalmente mais altas no lado esquerdo do coração, o sangue costuma fluir da esquerda para a direita, e o fluxo sanguíneo pelo coração direito e pelos pulmões aumenta. Dependendo do tamanho e da localização da comunicação, o ventrículo direito também pode estar sujeito às pressões mais altas do lado esquerdo, resultando em sobrecarga de pressão e volume. A pós-carga do ventrículo direito é normalmente 5% daquela do ventrículo esquerdo, portanto, mesmo pequenos gradientes de pressão da esquerda para a direita podem produzir grandes aumentos no fluxo sanguíneo pulmonar. A proporção do fluxo sanguíneo pulmonar (Qp) para sistêmico (Qs) é útil para determinar a direção do *shunt*.

Uma razão maior que 1 geralmente indica um *shunt* esquerda-direita, enquanto uma razão menor que 1 indica um *shunt* direita-esquerda. Uma razão de 1 indica ausência de *shunt* ou um *shunt* bidirecional de magnitudes opostas iguais.

Grandes aumentos no fluxo sanguíneo pulmonar produzem congestão vascular pulmonar e elevam a água pulmonar extravascular. Esta última interfere na troca gasosa, diminui a complacência pulmonar e aumenta o trabalho respiratório. A distensão atrial esquerda também comprime o brônquio esquerdo, enquanto a distensão dos vasos pulmonares comprime os brônquios menores.

Ao longo de vários anos, aumentos crônicos do fluxo sanguíneo pulmonar produzem alterações vasculares que aumentam irreversivelmente a RVP. A elevação da pós-carga ventricular direita produz hipertrofia e aumenta progressivamente as pressões cardíacas do lado direito. Com a doença avançada, as pressões dentro do coração direito podem exceder aquelas dentro do coração esquerdo. Nessas condições, o *shunt* intracardíaco se inverte e se torna um *shunt* direita-esquerda (síndrome de Eisenmenger).

Quando uma comunicação é pequena, o fluxo de *shunt* depende principalmente do tamanho da comunicação (*shunt* restritivo). Quando a comunicação é grande (*shunt* não restritivo), o fluxo do *shunt* depende do equilíbrio relativo entre RVP e RVS. Um aumento na RVS em relação à RVP favorece o *shunt* da esquerda para a direita; já um aumento na RVP em relação à RVS favorece o *shunt* da direita para a esquerda. Lesões de câmara comum (p. ex., átrio único, ventrículo único, *truncus arteriosus*) representam a forma extrema de *shunts* não restritivos; o fluxo do *shunt* nessas lesões é bidirecional e totalmente dependente de alterações relativas na pós-carga ventricular.

11

12 A presença de fluxo de *shunt* entre os corações direito e esquerdo, independentemente da direção do fluxo sanguíneo, exige a exclusão meticulosa de bolhas de ar ou material particulado de fluidos intravenosos para evitar embolia paradoxal nas circulações cerebral ou coronariana.

Defeitos do septo atrial

Os defeitos do septo atrial (DSAs) *ostium secundum* são a forma mais comum e geralmente ocorrem como lesões isoladas na área da fossa oval. O defeito às vezes está associado ao retorno venoso pulmonar anômalo parcial, mais comumente ao da veia pulmonar superior direita. Um DSA pode resultar em aberturas únicas ou múltiplas (fenestradas) entre os átrios. Os DSAs menos comuns do seio venoso e *ostium primum* costumam estar associados a outras anormalidades cardíacas. Os defeitos do seio venoso localizam-se no septo interatrial superior próximo à veia cava superior; uma ou mais das veias pulmonares direitas geralmente drenam de forma anormal para a veia cava superior. Em contrapartida, os DSAs *ostium primum* estão localizados no septo interatrial inferior e sobrepõem-se às valvas atrioventricular esquerda (mitral) ou direita (tricúspide); a maioria dos pacientes também apresenta uma fenda no folheto anterior da valva mitral, e alguns apresentam um folheto septal anormal na valva tricúspide.

A maioria das crianças com DSAs são minimamente sintomáticas; algumas têm infecções pulmonares recorrentes. ICC e hipertensão pulmonar são mais comumente encontradas em adultos com DSAs. Pacientes com defeitos do *ostium primum* em geral apresentam grandes *shunts* e podem desenvolver insuficiência mitral significativa. Na ausência de insuficiência cardíaca, as respostas anestésicas à inalação e a agentes intravenosos geralmente não são significativamente alteradas em pacientes com DSAs. **Grandes aumentos na RVS devem ser evitados porque podem piorar o *shunt* esquerda-direita.**

Defeitos do septo ventricular

O defeito do septo ventricular (DSV) é um defeito cardíaco congênito comum, representando até 25 a 35% das cardiopatias congênitas. O defeito é mais frequentemente encontrado na parte membranosa do septo interventricular (DSV membranoso ou infracristal) em posição posterior e anterior ao folheto septal da valva tricúspide. Os DSVs musculares são o próximo tipo mais frequente e estão localizados na porção média ou apical do septo interventricular, onde pode haver um único defeito ou múltiplas aberturas (semelhante a queijo suíço). Defeitos no septo subpulmonar (supracristal) são, com frequência, associados à insuficiência aórtica porque a cúspide coronária direita pode prolapsar no DSV. Os defeitos do septo na entrada ventricular são geralmente semelhantes em desenvolvimento e localização aos defeitos do septo AV (ver a próxima seção).

A anormalidade funcional resultante de um DSV depende do tamanho do defeito, da RVP e da presença ou ausência de outras anormalidades. DSVs pequenos, principalmente do tipo muscular, podem fechar durante a infância. Os defeitos restritivos estão associados apenas a pequenos *shunts* da esquerda para a direita. Os pacientes com DSVs pequenos são tratados clinicamente e acompanhados com eletrocardiografia (para sinais de hipertrofia ventricular direita) e ecocardiografia. O fechamento cirúrgico em geral é realizado em pacientes com grandes DSVs antes que a doença vascular pulmonar e a fisiologia de Eisenmenger se desenvolvam. Na ausência de insuficiência cardíaca, as respostas anestésicas à inalação e aos agentes intravenosos não costumam ser significativamente alteradas. Da mesma forma, aumentos na RVS pioram o *shunt* esquerda-direita. **Quando há *shunt* da direita para a esquerda, aumentos abruptos na RVP ou reduções na RVS são mal tolerados.**

Defeitos do septo atrioventricular

Os defeitos do coxim endocárdico (canal AV) produzem defeitos contíguos do septo atrial e ventricular, muitas vezes com valvas AV muito anormais. Esta é uma lesão comum em pacientes com síndrome de Down. O defeito pode produzir grandes *shunts* nos níveis atrial e ventricular. A insuficiência mitral e a tricúspide exacerbam a sobrecarga de volume nos ventrículos. Inicialmente, o desvio é predominantemente da esquerda para a direita; no entanto, com o aumento da hipertensão pulmonar, desenvolve-se a síndrome de Eisenmenger com cianose óbvia.

Ducto arterioso patente

A persistência da comunicação entre o tronco da artéria pulmonar e a aorta pode produzir *shunts* esquerda-direita restritivos ou não restritivos. Essa anormalidade é comumente responsável pela deterioração cardiopulmonar de prematuros e, às vezes, se apresenta mais tarde na vida, quando pode ser corrigida toracoscopicamente. Os objetivos anestésicos devem ser semelhantes aos dos defeitos do septo atrial e ventricular.

Retorno venoso anômalo parcial

Esse defeito está presente quando uma ou mais veias pulmonares drenam para o lado direito do coração; as veias anômalas geralmente vêm do pulmão direito. Possíveis locais de entrada anômalos incluem o átrio direito, a veia cava superior ou inferior e o seio coronário. A anormalidade resultante produz uma quantidade variável de desvio da esquerda para a direita. O curso clínico e o prognóstico são geralmente excelentes e semelhantes aos de um DSA *secundum*. O retorno venoso pulmonar anômalo total obstruído é corrigido como cirurgia de emergência imediatamente após o nascimento.

3. Shunts *predominantemente da direita para a esquerda (complexos)*

As lesões que compõem esse grupo (algumas também chamadas de **lesões mistas**) geralmente produzem obstrução e *shunt* do fluxo de saída ventricular. A obstrução favorece o fluxo do *shunt* para o lado desobstruído. Quando a obstrução é relativamente leve, a quantidade de *shunt* é afetada pela proporção da RVS para RVP, mas graus crescentes de obstrução fixam a direção e a magnitude do *shunt*. A atresia de qualquer uma das valvas cardíacas representa a forma extrema de obstrução. A derivação ocorre proximalmente à valva atrésica e é completamente fixa; a sobrevivência depende de outro *shunt* distal (em geral um ducto arterioso patente [DAP], um forame oval patente, DSA ou DSV), no qual o sangue flui na direção oposta. Esse grupo de defeitos também pode ser dividido conforme aumentam ou diminuem o fluxo sanguíneo pulmonar.

Tetralogia de Fallot

Essa anomalia classicamente inclui obstrução do fluxo de saída do ventrículo direito, hipertrofia do ventrículo direito e um DSV com cavalgamento da aorta. A obstrução ventricular direita na maioria dos pacientes é provocada pela estenose infundibular, que se deve à hipertrofia do músculo subpulmônico (crista ventricular). Pelo menos 20 a 25% dos pacientes também apresentam estenose pulmonar, e uma pequena porcentagem de pacientes apresenta algum elemento de obstrução supravalvar. A valva do tronco pulmonar costuma ser bicúspide ou, menos comumente, atrésica. A obstrução infundibular pode ser aumentada pelo tônus simpático e, portanto, é dinâmica; essa obstrução é provavelmente responsável pelas crises hipercianóticas observadas em pacientes muito jovens. **A combinação de obstrução do fluxo de saída do ventrículo direito e um DSV resulta na ejeção de sangue não oxigenado do ventrículo direito, bem como sangue oxigenado do ventrículo esquerdo para a aorta**. O desvio da direita para a esquerda no DSV tem componentes fixos e variáveis. O componente fixo é determinado pela gravidade da obstrução ventricular direita, enquanto o componente variável depende da RVS e RVP.

A paliação cirúrgica com um *shunt* sistêmico da esquerda para a direita ou com correção completa geralmente é realizada. Para a primeira, uma derivação modificada de Blalock-Thomas-Taussig (*shunt* sistêmico-artéria pulmonar) é mais frequentemente usada para aumentar o fluxo sanguíneo pulmonar. Nesse procedimento, um enxerto sintético é anastomosado entre a artéria subclávia e uma artéria pulmonar ipsilateral. A correção completa envolve o fechamento do DSV, a remoção do músculo infundibular obstrutivo e a valvulotomia pulmonar ou valvuloplastia, quando necessário.

13 O objetivo do manejo anestésico em pacientes com tetralogia de Fallot deve ser manter o volume intravascular e a RVS. Aumentos na RVP, como os que podem ocorrer devido à acidose ou a pressões excessivas nas vias aéreas, devem ser evitados. **A cetamina (intramuscular ou intravenosa) é um agente de indução comumente usado porque mantém ou aumenta a RVS e, portanto, não agrava o *shunt* direita-esquerda**. Pacientes com graus mais leves de *shunt* geralmente toleram a indução anestésica inalatória. O *shunt* da direita para a esquerda tende a retardar a absorção dos anestésicos inalatórios; em contrapartida, pode acelerar o aparecimento de agentes intravenosos. A oxigenação geralmente melhora após a indução da anestesia. Relaxantes musculares que liberam histamina devem ser evitados. Crises hipercianóticas podem ser tratadas com fluido intravenoso e fenilefrina (5 µg/kg). Os β-bloqueadores (p. ex., propranolol) também podem ser eficazes no alívio do espasmo infundibular.

Atresia tricúspide

Com atresia tricúspide, o sangue pode fluir para fora do átrio direito apenas por meio de um forame oval patente (ou um DSA). Além disso, um DAP (ou DSV) é necessário para que o sangue flua do ventrículo esquerdo para a circulação pulmonar. A cianose geralmente é evidente ao nascimento, e sua gravidade depende da quantidade de fluxo sanguíneo pulmonar obtido. A sobrevida precoce depende da infusão de prostaglandina E_1 (para manter a permeabilidade da DAP), com ou sem septostomia atrial percutânea por balão. A cianose grave requer uma derivação de Blalock-Thomas-Taussig modificada no início da vida. O manejo cirúrgico preferencial é um procedimento de Fontan modificado, no qual a drenagem venosa é direcionada para a circulação pulmonar. Em alguns centros, uma derivação da veia cava superior para a artéria pulmonar principal (Glenn bidirecional) pode ser empregada antes ou em vez de um procedimento de Fontan. Em ambos os procedimentos, o sangue das veias sistêmicas flui pela circulação pulmonar para o átrio esquerdo sem a ajuda do ventrículo direito. O sucesso do procedimento depende de uma alta pressão venosa sistêmica e da manutenção de baixa RVP e baixa pressão atrial esquerda. O transplante de coração pode ser necessário para um procedimento de Fontan malsucedido.

Transposição de grandes artérias

Em pacientes com transposição de grandes artérias, o retorno venoso pulmonar e sistêmico flui normalmente de volta para os átrios direito e esquerdo, respectivamente, mas a aorta origina-se do ventrículo direito, e a artéria pulmonar origina-se do ventrículo esquerdo. Assim, o sangue desoxigenado retorna à circulação sistêmica, e o sangue oxigenado retorna aos pulmões. A sobrevivência só é possível pela mistura de sangue oxigenado e desoxigenado através do forame oval e um DAP. A presença de um DSV aumenta a mistura e reduz o nível de hipoxemia. A infusão de prostaglandina E_1 geralmente é necessária. O tratamento cirúrgico corretivo envolve um procedimento de troca arterial no qual a aorta é dividida e reanastomosada ao ventrículo esquerdo, e a artéria pulmonar é dividida e reanastomosada ao ventrículo direito. As artérias coronárias também devem ser reimplantadas na antiga raiz da artéria pulmonar. Um DSV, se presente, é fechado. Menos comumente, um procedimento de troca atrial (Senning) pode ser realizado se uma troca arterial não for possível. Neste último procedimento, um defletor intra-atrial é criado a partir da parede atrial, e o sangue das veias pulmonares flui por um DSA para o ventrículo direito, de onde é ejetado para a circulação sistêmica.

A transposição dos grandes vasos pode ocorrer com um DSV e estenose pulmonar. Essa combinação de defeitos imita a tetralogia de Fallot; no entanto, a obstrução afeta o ventrículo esquerdo, não o ventrículo direito. A cirurgia corretiva envolve a realização de fechamento do DSV, direcionando a saída do ventrículo esquerdo para a aorta, ligando a artéria pulmonar proximal e conectando a saída do ventrículo direito à artéria pulmonar com um conduto valvulado (procedimento de Rastelli).

Truncus arteriosus

Com um defeito *truncus arteriosus*, um único tronco arterial supre a circulação pulmonar e sistêmica. Ambos os ventrículos ejetam para o tronco, uma vez que este sempre sobrepõe um DSV. Como a RVP diminui gradualmente após o nascimento, o fluxo sanguíneo pulmonar aumenta muito, resultando em insuficiência cardíaca. Se não for tratada, a RVP aumenta e a cianose se desenvolve novamente, junto com a fisiologia de Eisenmenger. A correção cirúrgica fecha o DSV, separa a artéria pulmonar do tronco e conecta o ventrículo direito à artéria pulmonar com um conduto (reparo de Rastelli).

Síndrome do coração esquerdo hipoplásico

Esta síndrome descreve um grupo de defeitos caracterizados por atresia da valva da aorta e subdesenvolvimento acentuado do ventrículo esquerdo. O ventrículo direito é a principal câmara de bombeamento para as circulações sistêmica e pulmonar. Ele é ejetado normalmente na artéria pulmonar, e todo (ou quase todo) o fluxo sanguíneo que entra na aorta geralmente é derivado de um DAP. O tratamento cirúrgico inclui o reparo de Norwood e uma abordagem híbrida para paliação. No reparo de Norwood, uma nova aorta é criada a partir da aorta hipoplásica e da artéria pulmonar principal. O fluxo sanguíneo pulmonar é fornecido por meio de uma derivação de Blalock-Thomas-Taussig. O ventrículo direito se torna o ventrículo de bombeamento sistêmico do coração. Uma abordagem híbrida também tem sido defendida para a paliação da síndrome do coração esquerdo hipoplásico. Nessa abordagem, as artérias pulmonares são unidas para reduzir o fluxo sanguíneo pulmonar, e o DAP é *"stentizado"* para fornecer fluxo sanguíneo sistêmico.

O paciente com um coração transplantado

Considerações pré-operatórias

O número de pacientes com transplantes cardíacos está aumentando devido à crescente frequência de transplantes e à melhora das taxas de sobrevida pós-transplante. Esses pacientes podem ir para a sala de cirurgia no início do período pós-operatório para exploração mediastinal ou retransplante, ou podem aparecer mais tarde para incisão e drenagem de infecções, cirurgia ortopédica ou procedimentos não relacionados. O coração transplantado é totalmente desnervado, portanto as influências autonômicas diretas estão ausentes. A formação e a condução do impulso cardíaco são normais, mas a ausência de influências vagais causa uma frequência cardíaca de repouso relativamente alta (100-120 batimentos/min). Embora as fibras simpáticas sejam interrompidas de forma semelhante, a resposta às catecolaminas circulantes é normal ou até aumentada devido à sensibilidade à desnervação (aumento da densidade do receptor). O débito cardíaco tende a ser normal-baixo e aumenta relativamente de forma lenta em resposta ao exercício, porque a resposta depende de um aumento nas catecolaminas circulantes. Como a relação de Starling entre o volume diastólico final e o débito cardíaco é normal, o coração transplantado também costuma ser considerado dependente da pré-carga. A autorregulação coronariana está preservada.

A avaliação pré-operatória deve centrar-se no estado funcional do coração transplantado e na detecção de complicações da imunossupressão. A rejeição pode ser anunciada por arritmias (nos primeiros 6 meses) ou diminuição da tolerância ao exercício devido a uma deterioração progressiva do desempenho do miocárdio. Avaliações ecocardiográficas periódicas são comumente usadas para monitorar a rejeição, mas a técnica mais confiável é a biópsia endomiocárdica. A aterosclerose acelerada no enxerto é um problema muito comum e grave que limita a vida útil do transplante. Além disso, a isquemia miocárdica e o infarto são quase sempre silenciosos em razão da desnervação. Por isso, os pacientes devem ser submetidos a avaliações periódicas, inclusive angiografia, para avaliação da aterosclerose coronariana.

A terapia imunossupressora pode incluir ciclosporina, tacrolimo e prednisona. Efeitos colaterais importantes incluem nefrotoxicidade, supressão da medula óssea, hepatotoxicidade, infecções oportunistas e osteoporose. Hipertensão e retenção de líquidos são comuns e geralmente requerem tratamento com um diurético e um inibidor da ECA.

Manejo anestésico

Quase todas as técnicas anestésicas, incluindo a anestesia regional, têm sido usadas com sucesso em pacientes transplantados. A função do enxerto dependente da pré-carga torna desejável a manutenção de uma pré-carga cardíaca normal ou alta. Além disso, a ausência de aumentos reflexos na frequência cardíaca pode tornar os pacientes particularmente sensíveis à vasodilatação rápida. Os vasopressores indiretos, como a efedrina, são menos eficazes do que os agentes de ação direta devido à ausência de reservas de catecolaminas nos neurônios do miocárdio. Isoproterenol (agora raramente disponível) ou infusões de epinefrina devem estar prontamente disponíveis para aumentar a frequência cardíaca, se necessário. Os β-bloqueadores devem ser usados apenas com extrema cautela nesses pacientes.

Monitorização eletrocardiográfica para isquemia é necessária. O ECG geralmente demonstra dois conjuntos de ondas P, um representando o próprio nó sinoatrial (SA) do receptor (que é deixado intacto) e o outro representando o nó SA do doador. O nó SA do receptor ainda pode ser afetado por influências autonômicas, mas não afeta a função cardíaca. A monitorização direta da pressão arterial deve ser usada para cirurgias de grande porte; uma assepsia rigorosa deve ser observada durante sua colocação.

Em um paciente recém-transplantado, o ventrículo direito do coração transplantado pode não ser capaz de vencer a resistência da vasculatura pulmonar. A insuficiência ventricular direita pode ocorrer no perioperatório, exigindo o uso de óxido nítrico inalatório, inotrópicos e, às vezes, dispositivos de assistência ventricular direita.

Como o número de corações para transplante é limitado, os pacientes são cada vez mais tratados com dispositivos de assistência ventricular esquerda (DAVE). Os DAVEs drenam sangue do ápice do ventrículo esquerdo e, de maneira não pulsátil, bombeiam sangue oxigenado para a aorta, restaurando o suprimento de sangue aos tecidos (**Figura 21-12**). Os pacientes precisam de anticoagulação para prevenir a trombose da bomba. A manutenção da função cardíaca direita é essencial para suprir adequadamente o lado esquerdo do coração com sangue suficiente para a ejeção do dispositivo. Hipovolemia, hipertensão pulmonar e insuficiência cardíaca direita podem levar à carga inadequada do coração esquerdo, resultando em redução dos fluxos da bomba do DAVE. Pacientes com DAVE que se apresentam para procedimentos não cardíacos são rotineiramente tratados por anestesiologistas cardíacos familiarizados com o manejo do DAVE e qualificados em ecocardiografia perioperatória avançada.

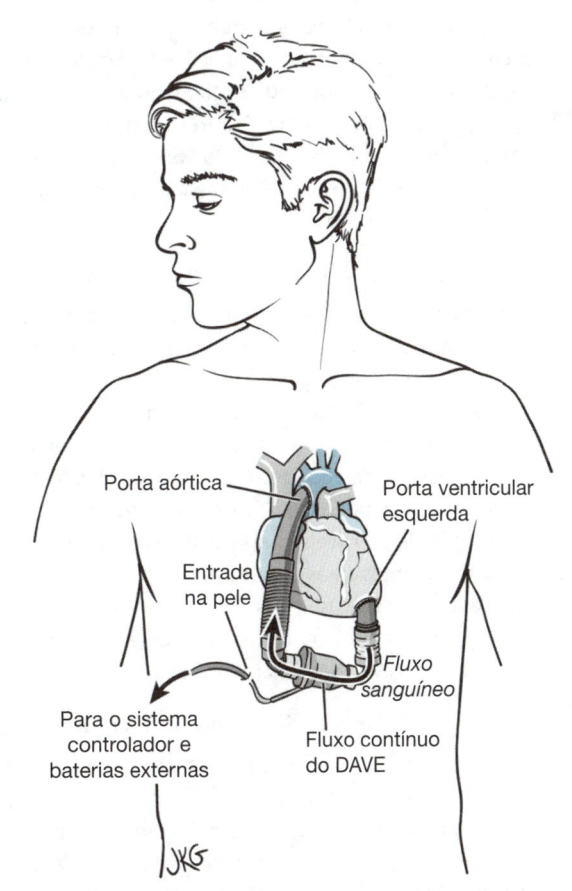

FIGURA 21-12 Esquema de um dispositivo de assistência ventricular esquerda implantado (DAVE). (Reproduzida com permissão de Wasnick J, Hillel Z, Kramer D, et al. *Cardiac Anesthesia & Transesophageal Echocardiography*. New York, NY: McGraw Hill; 2011.)

DISCUSSÃO DE CASO

Fratura de quadril em uma mulher idosa que sofreu uma queda

Uma paciente de 71 anos se apresenta para redução aberta e fixação interna de uma fratura de quadril esquerdo. Ela relata uma história de dois episódios de tontura vários dias antes de sua queda hoje. Quando questionada sobre sua queda, ela só consegue se lembrar de ter ficado em seu banheiro enquanto escovava os dentes e depois ter acordado no chão com dor no quadril. O ECG pré-operatório mostra um ritmo sinusal com um intervalo P-R de 220 ms e um padrão de bloqueio de ramo direito (BRD).

Por que o anestesiologista deve se preocupar com uma história de síncope?

Uma história de síncope em pacientes idosos deve sempre levantar a possibilidade de arritmias e cardiopatia orgânica subjacente. Embora as arritmias possam ocorrer na ausência de doença cardíaca orgânica, as duas estão comumente relacionadas. A síncope cardíaca em geral resulta de uma arritmia abrupta que subitamente compromete o débito cardíaco e prejudica a perfusão cerebral. Tontura e pré-síncope podem refletir graus menores de comprometimento cerebral. Tanto as bradiarritmias quanto as taquiarritmias (ver Capítulo 20) podem produzir síncope. A Tabela 21-17 lista outras causas cardíacas e não cardíacas de síncope.

Como geralmente surgem as bradiarritmias?

As bradiarritmias podem surgir da disfunção do nó SA ou da condução AV anormal do impulso cardíaco. Um atraso ou bloqueio do impulso pode ocorrer em qualquer lugar entre o nó SA e o sistema His-Purkinje distal. Anormalidades reversíveis podem ser devidas a tônus vagal anormal, anormalidades eletrolíticas, toxicidade medicamentosa, hipotermia ou isquemia miocárdica. Anormalidades irreversíveis, que inicialmente podem ser apenas intermitentes antes de se tornarem permanentes, refletem anormalidades isoladas do sistema de condução ou doença cardíaca subjacente (mais comumente doença cardíaca hipertensiva, coronariana ou valvar).

Qual é a fisiopatologia da disfunção do nó sinoatrial?

Pacientes com disfunção do nó sinoatrial podem ter um ECG de 12 derivações normal, mas pausas abruptas na atividade do nó SA (parada sinusal) ou bloqueio intermitente da condução do impulso SA para o tecido circundante (bloqueio de saída). Sintomas estão geralmente presentes quando as pausas são prolongadas (> 3 s) ou a frequência ventricular efetiva é menor do que 40 batimentos/min.

TABELA 21-17 Causas de síncope

Cardíacas
- Arritmias
  - Taquiarritmias (geralmente > 180 batimentos/min)
  - Bradiarritmias (geralmente < 40 batimentos/min)
- Comprometimento da ejeção ventricular esquerda
  - Estenose aórtica
  - Miocardiopatia hipertrófica
  - Infarto do miocárdio maciço
  - Mixoma atrial
- Comprometimento do débito ventricular direito
  - Tetralogia de Fallot
  - Hipertensão pulmonar primária
  - Embolia pulmonar
  - Estenose da valva do tronco pulmonar
- Comprometimento biventricular
  - Tamponamento cardíaco
  - Infarto do miocárdio maciço

Não cardíacas
- Reflexos acentuados
  - Reflexo vasodepressor (i.e., síncope vasovagal)
  - Hipersensibilidade do seio carotídeo
  - Neuralgias
- Hipotensão postural
  - Hipovolemia
  - Simpatectomia
  - Disfunção autonômica
- Manobra de Valsalva sustentada
- Doença cerebrovascular
- Convulsões
- Metabólicas
  - Hipóxia
  - Hipocapnia acentuada
  - Hipoglicemia

Os pacientes podem sentir tontura intermitente, síncope, confusão, fadiga ou falta de ar. A disfunção sintomática do nó SA, ou síndrome do nó sinoatrial, muitas vezes é desmascarada por agentes bloqueadores β-adrenérgicos, BCCs, digoxina ou quinidina. O termo *síndrome de taquicardia-bradicardia* é usado com frequência quando os pacientes apresentam taquiarritmias paroxísticas (geralmente *flutter* atrial ou fibrilação) seguidas de pausas sinusais ou bradicardia. A última, bradicardia, provavelmente representa a falha do nó SA em recuperar a automaticidade normal após a supressão pela taquiarritmia.

Como as anormalidades de condução AV se manifestam no ECG de superfície de 12 derivações?

As anormalidades da condução AV geralmente se manifestam por despolarização ventricular anormal (bloqueio de ramo), prolongamento do intervalo P-R (bloqueio AV de primeiro grau), falha de alguns impulsos atriais para despolarizar os ventrículos (bloqueio AV de segundo grau) ou dissociação AV (bloqueio AV de terceiro grau; também denominado *bloqueio cardíaco completo*).

O que determina o significado dessas anormalidades de condução?

O significado de uma anormalidade do sistema de condução depende de sua localização, da probabilidade de progressão para bloqueio cardíaco completo e da probabilidade de um marca-passo mais distal ser capaz de manter um ritmo de escape estável e adequado (> 40 batimentos/min). O feixe de His é normalmente a área mais baixa no sistema de condução que pode manter um ritmo estável (em geral 40-60 batimentos/min). Quando a condução falha em qualquer ponto acima dele, um feixe de His normal pode assumir a função de marca-passo do coração e manter um complexo QRS normal, a menos que um defeito de condução intraventricular distal esteja presente. Quando o ritmo de escape surge mais abaixo no sistema His-Purkinje, o ritmo geralmente é mais lento (< 40 batimentos/min) e com frequência instável; resulta em um complexo QRS largo.

Qual é o significado do bloqueio de ramo isolado com um intervalo P-R normal?

Um atraso ou bloqueio condutivo no ramo direito resulta em um padrão típico de QRS BRD no ECG de superfície (em forma de M ou rSR' em V_1) e pode representar uma anormalidade congênita ou doença cardíaca orgânica subjacente. Em contrapartida, um atraso ou bloqueio no ramo esquerdo principal resulta em um padrão QRS de bloqueio de ramo esquerdo (BRE) (R largo com um curso ascendente atrasado em V_5) e quase sempre representa doença cardíaca subjacente. O termo *hemibloqueio* é frequentemente usado se apenas um dos dois fascículos do ramo esquerdo estiver bloqueado (hemibloqueio anterior esquerdo ou hemibloqueio posterior esquerdo). Quando o intervalo P-R é normal – e na ausência de um infarto agudo do miocárdio –, um bloqueio condutivo no feixe esquerdo ou direito raramente leva a um bloqueio cardíaco completo.

O local de um bloqueio AV sempre pode ser determinado a partir de um ECG de 12 derivações?

Não. Um bloqueio AV de primeiro grau (intervalo P-R > 200 ms) pode refletir condução anormal em qualquer lugar entre os átrios e o sistema His-Purkinje distal. O bloqueio AV de segundo grau Mobitz tipo I, caracterizado pelo prolongamento progressivo do intervalo P-R antes que uma onda P não seja conduzida (um QRS não segue a onda P), geralmente ocorre devido a um bloqueio no próprio nó AV e pode ser causado por toxicidade digitálica ou isquemia miocárdica; a progressão para um bloqueio AV de terceiro grau é incomum.

Em pacientes com bloqueio AV de segundo grau Mobitz tipo II, os impulsos atriais não são periodicamente conduzidos para o ventrículo sem prolongamento progressivo do intervalo P-R. O bloqueio condutivo é quase sempre dentro ou abaixo do feixe de His e frequentemente progride para bloqueio AV completo (terceiro grau), sobretudo após um IAM anerosseptal. O QRS costuma ser largo.

Em pacientes com bloqueio AV de terceiro grau, a frequência atrial e as taxas de despolarização ventricular são independentes (dissociação AV) porque os impulsos atriais falham completamente em alcançar os ventrículos. Se o local do bloqueio for o nó AV, um ritmo estável do feixe de His resultará em um complexo QRS normal, e a frequência ventricular geralmente aumentará após a administração de atropina. Se o bloqueio envolver o feixe de His, a origem do ritmo ventricular é mais distal, resultando em complexos QRS largos. Um complexo QRS largo não exclui necessariamente um feixe de His normal, pois pode representar um bloqueio mais distal em um dos ramos do feixe.

A dissociação AV pode ocorrer na ausência de bloqueio AV?

Sim. A dissociação AV pode ocorrer durante anestesia com agentes voláteis na ausência de bloqueio AV e resulta de bradicardia sinusal ou ritmo juncional AV acelerado. Durante a dissociação isorrítmica, os átrios e ventrículos batem independentemente quase na mesma frequência. A onda P em geral precede ou segue o complexo QRS, e sua relação costuma ser mantida. Em contrapartida, a dissociação AV por interferência resulta de um ritmo juncional mais rápido do que a frequência sinusal, de modo que os impulsos sinusais sempre encontram o nó AV refratário.

Como se apresentam os bloqueios bifascicular e trifascicular?

Um bloqueio bifascicular existe quando dois dos três principais ramos do feixe de His (direito, anterior esquerdo ou posterior esquerdo) são parcial ou completamente bloqueados. Se um fascículo estiver completamente bloqueado e os outros estiverem apenas parcialmente bloqueados, um padrão de bloqueio de ramo será associado ao bloqueio AV de primeiro grau ou de segundo grau. Se todos os três forem afetados, diz-se que existe um bloqueio trifascicular. Um atraso ou bloqueio parcial em todos os três fascículos resulta em um intervalo P-R prolongado (bloqueio AV de primeiro grau) ou BRE e BRD alternados. O bloqueio completo em todos os três fascículos resulta em bloqueio AV de terceiro grau.

Qual é o significado dos achados eletrocardiográficos nessa paciente?

Os achados eletrocardiográficos (bloqueio AV de primeiro grau mais BRD) sugerem um bloqueio bifascicular.

Doença extensa do sistema de condução é provável. Além disso, os episódios sincopais e quase sincopais da paciente sugerem que ela pode estar em risco de bradiarritmias com ameaça à vida (bloqueio AV de terceiro grau). Registros eletrocardiográficos intracardíacos seriam necessários para confirmar o local do atraso na condução.

Qual é o manejo adequado para essa paciente?

A avaliação cardíaca é necessária devido ao bloqueio bifascicular sintomático. No entanto, fraturas de quadril devem ser reparadas imediatamente. Para tal cirurgia de emergência, um cateter de marca-passo transvenoso temporário ou um marca-passo transcutâneo é indicado antes da indução da anestesia geral ou regional. Se o paciente necessitar de cirurgia que possa ser adiada por 24 a 48 horas, monitorização eletrocardiográfica contínua, ecocardiografia, ECGs seriados de 12 derivações e medições de biomarcadores cardíacos podem ser obtidos para excluir isquemia ou infarto do miocárdio, doença cardíaca valvar ou ICC, além de outras condições patológicas que possam afetar adversamente o resultado cirúrgico da paciente.

Quais são as indicações perioperatórias gerais para estimulação temporária?

As indicações sugeridas incluem qualquer bradiarritmia sintomática documentada, bloqueio AV de segundo grau (tipo II) ou bloqueio AV de terceiro grau e taquiarritmias supraventriculares refratárias. As três primeiras indicações em geral requerem estimulação ventricular, enquanto a quarta requer eletrodos de estimulação atrial e um gerador de pulso atrial rápido programável.

Como estabelecer estimulação cardíaca temporária?

A estimulação pode ser estabelecida por eletrodos transvenosos, transcutâneos, epicárdicos ou transesofágicos. O método mais confiável em geral é por meio de um eletrodo transvenoso de estimulação na forma de um fio de estimulação ou um cateter de estimulação com ponta de balão. Um fio de estimulação deve sempre ser posicionado fluoroscopicamente, mas um cateter de estimulação de fluxo direcionado também pode ser colocado no ventrículo direito sob monitorização de pressão. Se o paciente tiver um ritmo, um registro eletrocardiográfico intracardíaco mostrando elevação do segmento ST quando o eletrodo entra em contato com o endocárdio ventricular direito confirma a colocação de qualquer tipo de eletrodo. A estimulação ventricular transcutânea também é possível por meio de grandes placas estimulatórias adesivas colocadas no tórax e deve ser usada sempre que a estimulação transvenosa não estiver prontamente disponível. Os eletrodos epicárdicos são geralmente usados durante a cirurgia cardíaca. A estimulação do átrio esquerdo por meio de um eletrodo esofágico é uma técnica simples e relativamente não invasiva, mas é útil apenas para bradicardias sinusais sintomáticas e para interromper algumas taquiarritmias supraventriculares.

Uma vez posicionados, os eletrodos de estimulação são conectados a um gerador de pulso elétrico que fornece periodicamente um impulso a uma frequência e magnitude definidas. A maioria dos geradores de marca-passo também pode detectar a atividade elétrica espontânea (geralmente ventricular) do coração: quando a atividade é detectada, o gerador suprime seu próximo impulso. Ao alterar o limiar de detecção do gerador, o gerador do marca-passo pode funcionar em modo fixo (assíncrono) ou em modo de demanda (aumentando a sensibilidade). A corrente mais baixa através do eletrodo que pode despolarizar o miocárdio é chamada de *corrente de limiar* (geralmente < 2 mA para eletrodos transvenosos).

O que é estimulação sequencial AV?

A estimulação ventricular frequentemente reduz o débito cardíaco porque a contribuição atrial para o enchimento ventricular é perdida. Quando o sistema de condução AV está doente, a contração atrial ainda pode ser mantida por estimulação sequencial por eletrodos atriais e ventriculares separados. O intervalo P-R pode ser variado ajustando o atraso entre os impulsos atriais e ventriculares (em geral definido em 150-200 ms).

Como são classificados os marca-passos?

Os marca-passos são categorizados por um código de cinco letras, de acordo com as câmaras estimuladas, as câmaras detectadas, a resposta à detecção, a programabilidade e a função de arritmia (**Tabela 21-18**). Os dois modos de estimulação mais comumente usados são VVI e DDD (as duas últimas letras são frequentemente omitidas).

Se um marca-passo for colocado nessa paciente, como avaliar sua função?

Se o ritmo subjacente da paciente for mais lento do que a frequência de um marca-passo de demanda, os picos de estimulação devem ser observados no ECG. A frequência de pico deve ser idêntica à frequência programada (marca-passo permanente – geralmente 72/min) ou definida (temporário) no marca-passo; uma taxa mais

TABELA 21-18 Classificação dos marca-passos

Câmara estimulada	Câmara sentida	Resposta à detecção	Programabilidade	Função antitaquiarritmia
O = nenhuma	O = nenhuma	O = nenhuma	O = nenhuma	O = nenhuma
A = átrio	A = átrio	T = desencadeada	P = simples	P = estimulação
V = ventrículo	V = ventrículo	I = inibida	M = multiprogramável	S = choque
D = dual (átrio e ventrículo)	D = dual (átrio e ventrículo)	D = dual (desencadeada e inibida)	C = comunicando R = taxa de modulação	D = dual (estimulação e choque)

lenta pode indicar uma bateria fraca. Cada pico de estimulação deve ser seguido por um complexo QRS (100% de captura). Além disso, cada impulso deve ser seguido por um pulso arterial palpável. Se o paciente tiver um marca-passo temporário, o ritmo de escape pode ser estabelecido diminuindo temporariamente a frequência de estimulação.

Quando a frequência cardíaca do paciente é mais rápida do que a frequência do marca-passo definida, os picos de estimulação não devem ser observados se o gerador estiver detectando corretamente. Nesse caso, a captura ventricular não pode ser avaliada, a menos que a frequência do marca-passo aumente ou a frequência cardíaca espontânea diminua.

Quais condições intraoperatórias podem causar mau funcionamento do marca-passo?

A interferência elétrica das unidades de eletrocautério cirúrgico pode ser interpretada como atividade elétrica miocárdica e pode suprimir o gerador do marca-passo. Os problemas com o eletrocautério podem ser minimizados limitando seu uso a rajadas curtas, limitando sua saída de energia, colocando sua placa de aterramento o mais longe possível do gerador do marca-passo e usando cautério bipolar. Além disso, a monitorização contínua de uma onda de pulso arterial (pressão, pletismograma ou sinal de oximetria) é obrigatória para garantir a perfusão contínua durante o uso do eletrocautério.

Tanto a hipocalemia quanto a hipercalemia podem alterar o limiar dos eletrodos de estimulação para despolarizar o miocárdio e podem resultar na falha do impulso de estimulação para despolarizar o ventrículo. Isquemia miocárdica, infarto ou cicatrização também podem aumentar o limiar dos eletrodos e causar falha na captura ventricular.

Quais são as medidas apropriadas se um marca-passo falhar no intraoperatório?

Se um marca-passo temporário falhar no intraoperatório, a concentração de oxigênio inspirado deve ser aumentada para 100%. Todas as conexões e a bateria do gerador devem ser verificadas. A maioria das unidades possui um indicador de nível de bateria e uma luz que pisca a cada impulso. O gerador deve ser colocado no modo assíncrono e a saída ventricular deve ser ajustada no máximo. A falha de um eletrodo transvenoso temporário em capturar o ventrículo geralmente ocorre devido ao deslocamento do eletrodo para longe do endocárdio ventricular; o avanço cuidadoso e lento do cateter ou fio durante a estimulação costuma resultar em captura. O manejo farmacológico (atropina, isoproterenol ou epinefrina) pode ser útil até que o problema seja resolvido. Se uma pressão arterial adequada não puder ser mantida com agonistas adrenérgicos, a ressuscitação cardiopulmonar deve ser instituída até que outro eletrodo de estimulação seja colocado ou uma nova caixa geradora seja obtida. Marca-passo transcutâneo pode ser empregado.

Se um marca-passo permanente apresentar mau funcionamento (como com o eletrocautério), geralmente deve ser convertido para um modo assíncrono. Algumas unidades se reprogramarão automaticamente para o modo assíncrono se um mau funcionamento for detectado. Outras unidades de marca-passo devem ser reprogramadas colocando-se um ímã externo ou, de preferência, um dispositivo de programação sobre o gerador. O efeito de um ímã externo em alguns marca-passos – particularmente durante o uso de eletrocautério – pode ser imprevisível e em geral deve ser determinado antes da cirurgia.

Quais agentes anestésicos são apropriados para pacientes com marca-passo?

Todos os agentes anestésicos têm sido usados com segurança em pacientes que já possuem marca-passo. Mesmo os agentes voláteis parecem não ter efeito nos limiares dos eletrodos de estimulação. A anestesia local com sedação intravenosa moderada a profunda é geralmente usada para a colocação de marca-passos permanentes.

DIRETRIZES

Fleisher L, Fleischman K, Auerbach A, et al. *2014 ACC/AHA guideline on perioperative cardiovascular evaluation and management of patients undergoing noncardiac surgery: a report of the American College of Cardiology Guidelines.* J Am Coll Cardiol. 2014;64:e77.

Duceppe E, Parlow J, MacDonald P, et al. *Canadian Cardiovascular Society guidelines on perioperative cardiac risk assessment and management for patients who undergo noncardiac surgery.* Can J Cardiol. 2017;33:17.

James PA, Oparil S, Carter BL, et al. *2014 evidence based guidelines for the management of high blood pressure in adults: report from the panel members appointed to the Eight Joint National Committee (JNC8).* JAMA. 2014;311:507.

January C, Wann L, Alpert J, et al. *2014 AHA/ACC/HRS guideline for the management of patients with atrial fibrillation: a report of the American College of Cardiology/American Heart Association Task Force on Practice Guidelines and the Heart Rhythm Society.* J Am Coll Cardiol. 2014;64:e1.

January CT, Wann LS, Calkins H, et al. *2019 AHA/ACC/HRS focused update of the 2014 AHA/ACC/HRS guideline for the management of patients with atrial fibrillation: a report of the American College of Cardiology/American Heart Association task force on clinical practice guidelines and the Heart Rhythm Society in collaboration with the Society of Thoracic Surgeons.* Circulation. 2019;140:e125.

Fellahi JL, Godier A, Benchetrit D, et al. *Perioperative management of patients with coronary artery disease undergoing non-cardiac surgery: summary from the French Society of Anaesthesia and Intensive Care Medicine 2017 convention.* Anaesth Crit Care Pain Med. 2018;37:367.

Kusumoto FM, Schoenfeld MH, Barrett C, et al. *2018 ACC/AHA/HRS guideline on the evaluation and management of patients with bradycardia and cardiac conduction delay: executive summary: a report of the American College of Cardiology/American Heart Association task force on clinical practice guidelines, and the Heart Rhythm Society.* J Am Coll Cardiol. 2019;74:932.

Levine GN, Bates ER, Bittl JA, et al. *2016 ACC/AHA guideline focused update on duration of dual antiplatelet therapy in patients with coronary artery disease: a report of the American College of Cardiology/American Heart Association task force on clinical practice guidelines: an update of the 2011 ACCF/AHA/SCAI guideline for percutaneous coronary intervention, 2011 ACCF/AHA guideline for coronary artery bypass graft surgery, 2012 ACC/AHA/ACP/AATS/PCNA/SCAI/STS guideline for the diagnosis and management of patients with stable ischemic heart disease, 2013 ACCF/AHA guideline for the management of ST-elevation myocardial infarction, 2014 AHA/ACC guideline for the management of patients with non-ST-elevation acute coronary syndromes, and 2014 ACC/AHA guideline on perioperative cardiovascular evaluation and management of patients undergoing noncardiac surgery.* Circulation. 2016;134:e123.

Nishimura R, Otto C, Bonow R, et al. *2014 AHA/ACC guideline for the management of patients with valvular heart disease: a report of the American College of Cardiology/American Heart Association Task Force on Practice Guidelines.* Circulation. 2014;129:e1.

Strickberger S, Conti J, Daoud E, et al. *Patient selection for cardiac resynchronization therapy: from the Council of Clinical Cardiology Subcommittee on Electrocardiography and Arrhythmias and the Quality of Care and Outcomes Research Interdisciplinary Working Group in collaboration with the Heart Rhythm Society.* Circulation. 2005;111:2146.

Warnes C, Williams R, Bashore T, et al. *ACC/AHA 2008 guidelines for the management of adults with congenital heart disease: a report of the American College of Cardiology/American Heart Association Task Force on Practice Guidelines (writing committee to develop guidelines on the management of adults with congenital heart disease).* Circulation. 2008;118:e714.

Wijeysundera DN, Duncan D, Nkonde-Price C,et al. *Perioperative beta blockade in noncardiac surgery: a systematic review for the 2014 ACC/AHA guideline on perioperative cardiovascular evaluation and management of patients undergoing noncardiac surgery: a report of the American College of Cardiology/American Heart Association Task Force on practice guidelines.* J Am Coll Cardiol. 2014;64:2406.

Yancy C, Jessup M, Bozkurt B, et al. *2013 ACCF/AHA guideline for the management of heart failure: a report of the American College of Cardiology Foundation/American Heart Association Task Force on Practice Guidelines.* J Am Coll Cardiol. 2013;62:e147.

Yancy CW, Jessup M, Bozkurt B, et al. *2017 ACC/AHA/HFSA focused update of the 2013 ACCF/AHA guideline for the management of heart failure: a report of the American College of Cardiology/American Heart Association Task Force on Clinical Practice Guidelines and the Heart Failure Society of America.* Circulation. 2017;136:e137.

Zipes D, Camm A, Borggrefe M, et al. *ACC/AHA/ESC 2006 guidelines for management of patients with ventricular arrhythmias and the prevention of sudden cardiac death–executive summary.* Circulation. 2006;114:1088.

LEITURAS SUGERIDAS

Atlee JL, Bernstein AD. *Cardiac rhythm management devices (part I). Indications, device selection, and function.* Anesthesiology. 2001;95:1265.

Atlee JL, Bernstein AD. *Cardiac rhythm management devices (part II). Perioperative management.* Anesthesiology. 2001;95:1492.

Baehner T, Ellerkmann RK. *Anesthesia in adults with congenital heart disease.* Curr Opin Anaesthesiol. 2017;30:418.

Bonow RO, Mann DL, Zipes DP, Libby P. *Braunwald's Heart Disease.* 11th ed. Elsevier; 2021.

Chung M. *Perioperative management of the patient with a left ventricular assist device for noncardiac surgery.* Anesth Analg. 2018;126:1839.

Colquhoun AD, Zuelzer W, Butterworth JF 4th. *Improving the management of hip fractures in the elderly: a role for the perioperative surgical home?* Anesthesiology. 2014;121:1144.

Dalia AA, Cronin B, Stone ME, et al. *Anesthetic management of patients with continuous-flow left ventricular assist devices undergoing noncardiac surgery: an update for anesthesiologists.* J Cardiothorac Vasc Anesth. 2018;32:1001.

Fleisher L. *Preoperative assessment of the patient with cardiac disease undergoing noncardiac surgery*. Anesthesiology Clin. 2016;34:59.

Jain P, Patel P, Fabbro M. *Hypertrophic cardiomyopathy and let ventricular outflow tract obstruction: expecting the unexpected*. J Cardiothorac Vasc Anesth. 2018;32:467.

James PA, Oparil S, Carter BL, et al. *2014 evidence based guidelines for the management of high blood pressure in adults: report from the panel members appointed to the Eight Joint National Committee (JNC8)*. JAMA. 2014;311:507.

Nguyen L, Banks DA. *Anesthetic management of the patient undergoing heart transplantation*. Best Pract Res Clin Anaesthesiol. 2017;31:189.

Otto CM. *Textbook of Clinical Echocardiography*. 6th ed. Elsevier; 2021.

Park KW. *Preoperative cardiac evaluation*. Anesth Clin North Am. 2004;22:199.

Pilkington M, Egan JC. *Noncardiac surgery in the congenital heart patient*. Semin Pediatr Surg. 2019;28:11.

Sanders RD, Hughes F, Shaw A, et al; *Perioperative Quality Initiative-3 Workgroup; POQI chairs; Physiology group; Preoperative blood pressure group; Intraoperative blood pressure group; Postoperative blood pressure group. Perioperative Quality Initiative consensus statement on preoperative blood pressure, risk and outcomes for elective surgery*. Br J Anaesth. 2019;122:552.

Smit-Fun V, Buhre WF. *The patient with chronic heart failure undergoing surgery*. Curr Opin Anaesthesiol. 2016;29:391.

Sessler DI, Bloomstone JA, Aronson S, et al; *Perioperative Quality Initiative-3 workgroup; POQI chairs, Miller TE, Mythen MG, Grocott MP, Edwards MR; Physiology group; Preoperative blood pressure group; Intraoperative blood pressure group; Postoperative blood pressure group. Perioperative Quality Initiative consensus statement on intraoperative blood pressure, risk and outcomes for elective surgery*. Br J Anaesth. 2019;122:563.

Tickoo M, Bardia A. *Anesthesia at the edge of life: mechanical circulatory support*. Anesthesiol Clin. 2020;38:19.

Wasnick J, Hillel Z, Nicoara A. *Cardiac Anesthesia and Transesophageal Echocardiography*. 2nd ed. McGraw-Hill; 2019.

Wise-Faberowski L, Asija R, McElhinney DB. *Tetralogy of Fallot: everything you wanted to know but were afraid to ask*. Paediatr Anaesth. 2019;29:475.

Anestesia para cirurgia cardiovascular

Nirvik Pal, M.D.

CAPÍTULO 22

CONCEITOS-CHAVE

1. A circulação extracorpórea (CEC) desvia o sangue venoso do coração (na maioria das vezes por meio de uma ou mais cânulas no átrio direito), adiciona oxigênio, remove dióxido de carbono (CO_2) e retorna o sangue por meio de uma cânula em uma grande artéria (geralmente a aorta ascendente ou uma artéria femoral). Como resultado, quase todo o sangue desvia do coração e dos pulmões.

2. O nível do fluido no reservatório é crítico. Se uma bomba de "rolete" for usada e o reservatório for esvaziado, o ar pode entrar na bomba principal e ser impelido para o paciente, podendo causar danos aos órgãos ou fatalidade.

3. O início da CEC está associado a um aumento variável dos hormônios do estresse e da inflamação sistêmica.

4. O estabelecimento da adequação da função cardíaca pré-operatória do paciente deve basear-se na tolerância ao exercício (atividade), em medições da contratilidade miocárdica, como fração de ejeção, gravidade e localização das estenoses coronarianas, em anormalidades do movimento da parede ventricular, nas pressões cardíacas diastólicas finais, no débito cardíaco e nas áreas e nos gradientes valvares.

5. O sangue deve estar imediatamente disponível para transfusão se o paciente já tiver sido submetido a uma cirurgia cardíaca anterior ("reoperação"); quando houver esternotomia anterior, o ventrículo direito ou os enxertos coronarianos podem estar aderidos ao esterno e podem ser rompidos acidentalmente durante a repetição da esternotomia.

6. A ecocardiografia transesofágica (ETE) fornece informações valiosas sobre a anatomia e a função cardíacas durante a cirurgia. A ETE bidimensional e multiplanar pode detectar anormalidades ventriculares regionais e globais, dimensões das câmaras, anatomia valvar e a presença de ar intracardíaco.

7. Os requisitos de dose de anestésico são variáveis. Pacientes gravemente comprometidos devem receber agentes anestésicos em pequenas doses incrementais. A tolerância do paciente aos anestésicos inalatórios em geral diminui com o declínio da função ventricular.

8. A anticoagulação deve ser estabelecida antes da CEC para prevenir coagulação intravascular disseminada aguda e a formação de coágulos na bomba de CEC.

9. A terapia antifibrinolítica pode ser particularmente útil para pacientes submetidos a uma cirurgia repetida; que recusam hemoderivados, como Testemunhas de Jeová; que apresentam alto risco de sangramento pós-operatório devido à administração recente de inibidores da glicoproteína IIb/IIIa (abciximabe, eptifibatida ou tirofibana); que têm coagulopatia preexistente ou que estão passando por procedimentos longos e complicados.

10. Pode ocorrer hipotensão por enchimento ventricular prejudicado durante a manipulação das veias cavas e do coração.

11. A hipotermia (< 34 °C) estimula a potência da anestesia geral, mas a falha na administração de agentes anestésicos, particularmente durante o reaquecimento na CEC, pode resultar em consciência e memória.

12. A administração de protamina pode levar a vários efeitos hemodinâmicos adversos, alguns dos quais de origem imune. A protamina administrada de forma lenta (5-10 min) costuma ter poucos efeitos; quando administrada mais rapidamente, produz uma vasodilatação consistente, facilmente tratada com sangue da bomba oxigenadora e pequenas doses de fenilefrina. As reações catastróficas à protamina em geral incluem depressão miocárdica e hipertensão pulmonar acentuada. Pacientes com diabetes que foram previamente tratados com

Continua na próxima página

Continuação

insulina contendo protamina (como a insulina NPH [do inglês *neutral protamine Hagedorn*]) podem ter risco aumentado de reações adversas à protamina.

13 Sangramento persistente geralmente segue durações prolongadas de *bypass* (> 2 h) e, na maioria dos casos, tem múltiplas causas. Controle cirúrgico inadequado dos locais de sangramento, reversão incompleta da heparina, trombocitopenia, disfunção plaquetária, defeitos de coagulação induzidos por hipotermia, defeitos hemostáticos pré-operatórios não diagnosticados ou deficiência de fator recém-adquirida ou hipofibrinogenemia podem ser os responsáveis.

14 A drenagem do dreno torácico nas primeiras 2 h de mais de 250 a 300 mL/h (10 mL/kg/h) – na ausência de defeito hemostático – é excessiva e pode exigir reexploração cirúrgica. Sangramento intratorácico em local não adequadamente drenado pode causar tamponamento cardíaco, exigindo reabertura imediata do tórax.

15 Fatores conhecidos por aumentarem a resistência vascular pulmonar (RVP) – como acidose, hipercapnia, hipóxia, aumento do tônus simpático e altas pressões médias das vias aéreas – devem ser evitados em pacientes com *shunt* direita-esquerda; a hiperventilação (hipocapnia) com oxigênio a 100% geralmente é eficaz na redução da RVP. Por outro lado, pacientes com *shunt* da esquerda para a direita podem se beneficiar da vasodilatação sistêmica e do aumento da RVP.

16 A indução de anestesia geral em pacientes com tamponamento cardíaco pode precipitar hipotensão grave e parada cardíaca.

17 O aumento súbito da pós-carga do ventrículo esquerdo após a aplicação do clampeamento aórtico durante a cirurgia aórtica pode precipitar insuficiência ventricular esquerda aguda e isquemia miocárdica, particularmente em pacientes com disfunção ventricular subjacente ou doença coronariana. O período de maior instabilidade hemodinâmica segue-se à liberação do *clamp* aórtico; a diminuição abrupta da pós-carga junto com o sangramento e a liberação de metabólitos ácidos vasodilatadores da parte inferior isquêmica do corpo podem precipitar hipotensão sistêmica grave.

18 A ênfase do manejo anestésico durante cirurgia carotídea é manter a perfusão adequada para o cérebro e o coração.

Para exercer a função de anestesista em cirurgia cardiovascular, o ideal é que se tenha uma compreensão da fisiologia circulatória, da farmacologia e da fisiopatologia; de bombas, filtros e circuitos a CEC; da ETE; e de técnicas de preservação miocárdica. Como as manipulações cirúrgicas do coração e dos grandes vasos costumam ter um impacto profundo na função circulatória, o anestesista deve entender a lógica por trás das técnicas cirúrgicas e acompanhar de perto o progresso da cirurgia para que possa antecipar possíveis problemas associados a cada etapa sequencial do procedimento.

Este capítulo apresenta uma visão geral da anestesia para cirurgia cardiovascular e dos princípios, das técnicas e da fisiologia da CEC. A cirurgia da aorta, das artérias carótidas e do pericárdio apresenta problemas especiais que também são discutidos aqui.

Circulação extracorpórea

1 A CEC desvia o sangue venoso do coração (na maioria das vezes por meio de uma ou mais cânulas no átrio direito), adiciona oxigênio, remove dióxido de carbono (CO_2) e retorna o sangue por uma cânula em uma grande artéria (geralmente a aorta ascendente ou uma artéria femoral). Como resultado, quase todo o sangue desvia do coração e dos pulmões. Quando a CEC está totalmente estabelecida, ela fornece ventilação artificial e circulação via vasculatura sistêmica. A CEC fornece condições distintamente não fisiológicas porque a pressão arterial média em geral é menor do que o normal e o fluxo sanguíneo não costuma ser pulsátil. Vários graus de hipotermia sistêmica podem ser empregados para minimizar os danos aos órgãos durante esse período estressante. A hipotermia tópica (banho do coração em uma solução de gelo) e a cardioplegia (uma solução química para interromper a atividade elétrica miocárdica administrada pelas artérias coronárias ou pelo seio coronário) também podem ser usadas para proteger o coração.

A operação da máquina de CEC é uma tarefa complexa que requer a atenção de um perfusionista especializado e certificado. Resultados ótimos com CEC exigem estreita cooperação e comunicação clara e contínua entre o cirurgião, o anestesiologista e o perfusionista.

CIRCUITO BÁSICO

A máquina de CEC típica possui sete componentes básicos: um reservatório venoso, um oxigenador, um trocador de calor, uma bomba principal, um filtro arterial, um tubo que conduz o sangue venoso ao reservatório venoso e um tubo que conduz o sangue oxigenado de volta ao paciente (**Figura 22-1**). As máquinas modernas de CEC usam uma única unidade descartável que inclui o reservatório, o oxigenador e o trocador de calor. A maioria das máquinas também possui bombas acessórias separadas que podem ser usadas para recuperação de sangue (sucção de cardiotomia), ventilação (drenagem) do ventrículo esquerdo e administração de soluções de cardioplegia. Vários outros filtros, alarmes e monitores de pressão em linha, saturação de oxigênio e temperatura também são normalmente usados.

Antes de ser usado, o circuito de CEC deve ser preparado com fluido (normalmente 1.200-1.800 mL para adultos) sem bolhas. Uma solução salina balanceada, como a solução de Ringer com lactato, geralmente é usada, mas outros componentes são adicionados com frequência, incluindo coloide (albumina ou amido), manitol (para promover a diurese), heparina (500-5.000 unidades) e bicarbonato. No início do *bypass* em adultos, ao usar uma solução de *priming* cristaloide, a hemodiluição costuma diminuir o hematócrito para cerca de 22 a 27%. Sangue é incluído em soluções de *priming* para crianças menores e adultos gravemente anêmicos para evitar hemodiluição excessiva.

Reservatório

O reservatório da máquina de CEC recebe o sangue do paciente por meio de uma ou duas cânulas venosas colocadas no átrio direito, na veia cava superior ou inferior ou na veia femoral. O sangue retorna ao reservatório por drenagem pela gravidade na maioria dos circuitos. A força motriz para o fluxo no reservatório da bomba está diretamente relacionada à diferença de altura entre o paciente em decúbito dorsal e o reservatório e é inversamente proporcional à resistência das cânulas e da tubulação. Uma máquina de CEC apropriadamente preparada extrai sangue como um sifão. O ar aprisionado no acesso venoso pode produzir um bloqueio de ar que pode impedir o fluxo sanguíneo. Em alguns circuitos (p. ex., uso de uma cânula venosa incomumente pequena), pode ser necessária a drenagem venosa assistida; uma aspiração regulada junto com um reservatório venoso rígido (*hard-shell*) ou bomba centrífuga (ver a seguir) é usada em tais instâncias.

2 O nível do fluido no reservatório é crítico. Se uma bomba de "rolete" for usada e o reservatório for esvaziado, o ar pode entrar na bomba principal e ser impelido para o paciente, podendo causar danos aos órgãos ou fatalidade. Um alarme de baixo nível do reservatório está normalmente presente. As bombas centrífugas não bombeiam ar, mas têm a desvantagem de não impulsionar um volume bem definido a cada rotação da cabeça (ao contrário das bombas de rolete).

Oxigenador

O sangue é drenado por gravidade do fundo do reservatório venoso para o oxigenador, que contém uma interface sangue-gás capaz de permitir que o sangue se equilibre com a mistura gasosa (principalmente oxigênio). Um anestésico volátil é com frequência adicionado à mistura de gás do oxigenador. A interface sangue-gás em um oxigenador de membrana moderno é uma membrana de silicone muito fina e permeável a gases. A tensão arterial de CO_2 durante a CEC depende do fluxo total de gás pelo oxigenador. Um oxigenador de membrana permite que o perfusionista tenha controle independente de PaO_2 e $PaCO_2$ variando a concentração de oxigênio inspirado e a taxa de fluxo de gás.

Trocador de calor

O sangue do oxigenador entra no trocador de calor e pode ser resfriado ou aquecido, dependendo da temperatura

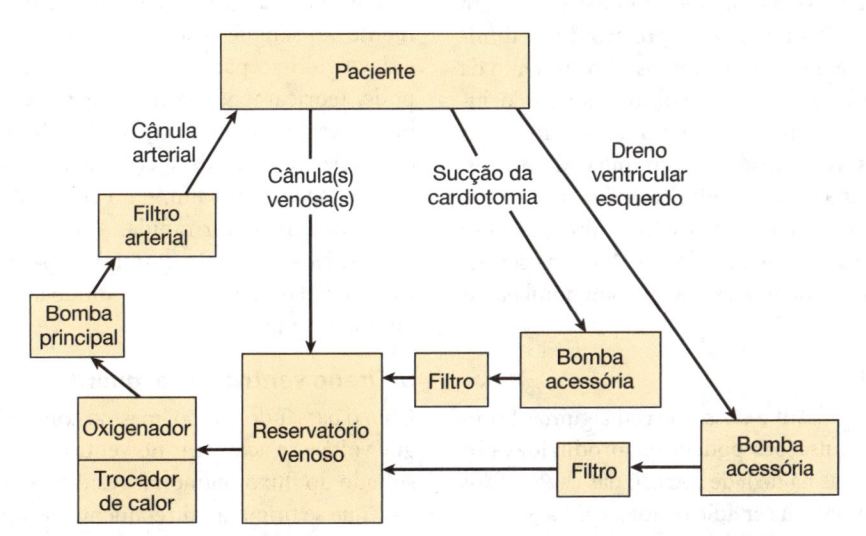

FIGURA 22-1 O *design* básico das máquinas de circulação extracorpórea.

da água que passa pelo trocador; a transferência de calor ocorre por condução. Como a solubilidade do gás diminui à medida que a temperatura do sangue aumenta, um filtro ou armadilha é incorporado à unidade para capturar quaisquer bolhas que possam se formar durante o reaquecimento.

Bomba principal

As máquinas modernas de CEC usam ou um rolete de braço duplo acionado eletricamente (deslocamento positivo) ou uma bomba centrífuga para impulsionar o sangue pelo circuito de CEC.

A. Bombas de rolete

As bombas de rolete produzem fluxo comprimindo a tubulação de grande calibre na câmara de bombeamento principal à medida que as cabeças dos roletes giram. A oclusão subtotal do tubo evita o trauma excessivo dos glóbulos vermelhos. Os roletes bombeiam o sangue independentemente da resistência encontrada e produzem um fluxo não pulsátil quase contínuo. O fluxo é diretamente proporcional ao número de rotações por minuto. Em algumas bombas, uma bateria de *backup* de emergência fornece energia em caso de falha de energia elétrica. Todas as bombas de roletes têm uma manivela para permitir o bombeamento manual, mas aqueles que já rolaram uma bomba de rolete manualmente confirmarão que esta não é uma boa solução de longo prazo para uma falha na energia elétrica.

B. Bombas centrífugas

As bombas centrífugas consistem em uma série de cones em um invólucro de plástico. À medida que os cones giram, as forças centrífugas impulsionam o sangue da entrada localizada centralmente para a periferia. Ao contrário das bombas de rolete, o fluxo sanguíneo com bombas centrífugas é sensível à pressão e deve ser monitorado por um medidor de vazão. Os aumentos na pressão distal diminuirão o fluxo e devem ser compensados pelo aumento da velocidade da bomba. Como essas bombas não são oclusivas, elas são menos traumáticas para o sangue do que as bombas de roletes. Ao contrário das bombas de roletes, que são colocadas após o oxigenador (ver **Figura 22-1**), as bombas centrífugas normalmente estão localizadas entre o reservatório venoso e o oxigenador. As bombas centrífugas (ao contrário das de roletes) não podem bombear ar para o paciente.

C. Fluxo pulsátil

O fluxo sanguíneo pulsátil é possível com algumas bombas de roletes. As pulsações podem ser produzidas por variações instantâneas na taxa de rotação das cabeças dos rolos; elas também podem ser adicionadas após a geração do fluxo. O fluxo pulsátil não está disponível com bombas centrífugas. Embora não haja consenso e os dados sejam contraditórios, alguns médicos acreditam que o fluxo pulsátil melhora a perfusão tecidual, aumenta a extração de oxigênio, atenua a liberação de hormônios do estresse e resulta em menor resistência vascular sistêmica durante a CEC.

Filtro arterial

O material particulado (p. ex., trombos, glóbulos de gordura, restos de tecido) pode entrar no circuito de CEC pela linha de sucção de cardiotomia. Um filtro arterial final em linha (que deixa passar partículas menores que 27-40 μm) ajuda a reduzir a embolia sistêmica. Uma vez filtrado, o sangue impulsionado retorna ao paciente, em geral por meio de uma cânula na aorta ascendente ou, menos comumente, na artéria femoral. Uma valva da aorta competente impede que o sangue regurgite no ventrículo esquerdo.

A pressão arterial de entrada é medida antes do filtro para detectar o entupimento do filtro. O filtro está sempre em paralelo com um ramo de derivação (normalmente clampeado) e também foi projetado para reter bolhas de gás, que podem ser eliminadas por meio de uma torneira de passagem.

Bombas e dispositivos acessórios

A. Sucção de cardiotomia

A bomba de sucção de cardiotomia aspira o sangue do campo cirúrgico durante a CEC e o devolve diretamente ao reservatório principal da bomba. Este é um portal potencial para gordura e outros detritos entrarem na bomba e embolizarem para os órgãos. Também pode ser usado um dispositivo de resgate de glóbulos vermelhos para aspirar sangue do campo cirúrgico, caso em que o sangue é devolvido a um reservatório separado. Quando houver acúmulo de sangue suficiente (ou no final do procedimento), o sangue recuperado será centrifugado, lavado e devolvido ao paciente. A pressão de sucção excessiva pode, teoricamente, contribuir para o trauma dos glóbulos vermelhos. O uso extensivo de sucção com resgate de células (em vez de sucção de cardiotomia) durante o *bypass* esgotará o volume do circuito de CEC quando a perda de sangue for rápida. A alta pressão negativa dos dispositivos de sucção comum de parede produz trauma excessivo das hemácias, impedindo a recuperação de sangue dessa fonte.

B. Dreno ventricular esquerdo

Com o passar do tempo, mesmo com a CEC "total", o sangue volta a se acumular no ventrículo esquerdo como resultado do fluxo pulmonar residual via artérias brônquicas (que se originam diretamente da aorta ou das artérias intercostais) ou vasos tebesianos (ver Capítulo 20), ou, às vezes, como resultado de regurgitação valvar aórtica. A regurgitação aórtica pode ocorrer como resultado de anormalidades valvares estruturais ou manipulação cirúrgica do coração. A distensão do ventrículo esquerdo compromete a preservação do miocárdio (ver a seguir) e requer descompressão (drenagem). Os cirurgiões podem "drenar" o ventrículo esquerdo inserindo um cateter pela veia pulmonar superior direita, por meio do átrio esquerdo e da valva atrioventricular esquerda (mitral) até o ventrículo esquerdo, ou inserindo um cateter no ápice do ventrículo esquerdo ou através da valva da aorta. O sangue aspirado pelo dreno normalmente passa por um filtro antes de retornar ao reservatório venoso.

C. Bomba de cardioplegia

As soluções cardioplégicas são mais frequentemente administradas por meio de uma bomba acessória na máquina de CEC. Esta técnica permite o controle ideal sobre a pressão, a taxa e a temperatura de infusão. Um trocador de calor separado garante o controle da temperatura da solução de cardioplegia. Menos comumente, as soluções cardioplégicas podem ser infundidas a partir de uma bolsa de fluido intravenoso frio pressurizado.

D. Ultrafiltração

A ultrafiltração pode ser usada durante a CEC para aumentar o hematócrito do paciente sem transfusão. Os ultrafiltros consistem em fibras capilares ocas que podem funcionar como membranas, permitindo a separação da fase aquosa do sangue de seus elementos celulares e proteicos. O sangue pode ser desviado para passar pelas fibras do lado arterial da bomba principal ou do reservatório venoso usando uma bomba acessória. A pressão hidrostática força a água e os eletrólitos através da membrana da fibra.

HIPOTERMIA SISTÊMICA

A hipotermia intencional é frequentemente usada após o início da CEC. A temperatura central do corpo pode ser reduzida para 20 a 30 °C. Nos últimos anos, o chamado *bypass* morno tem sido usado; isso pode ser feito permitindo que a temperatura do paciente "desça" para 30 a 35 °C. As necessidades metabólicas de oxigênio são geralmente reduzidas à metade a cada redução de 10 °C na temperatura corporal. Alguns dos efeitos adversos da hipotermia incluem disfunção plaquetária, coagulopatia e depressão da contratilidade miocárdica. No final do procedimento cirúrgico, o reaquecimento por meio do trocador de calor restaura a temperatura normal do corpo.

Para reparos complexos, a hipotermia profunda a temperaturas de 15 a 18 °C permite parada circulatória total por até 60 minutos. Durante esse tempo, o coração e a máquina de CEC são parados.

PRESERVAÇÃO DO MIOCÁRDIO

Resultados ótimos em cirurgia cardíaca requerem um reparo cirúrgico rápido e completo com trauma físico mínimo ao coração. Várias técnicas são utilizadas para prevenir dano miocárdico durante a CEC. Quase todos os pacientes sofrem pelo menos uma lesão miocárdica mínima durante a cirurgia cardíaca. Com boas técnicas de preservação, no entanto, a maior parte da lesão é reversível. A lesão miocárdica pode estar relacionada à instabilidade hemodinâmica antes ou após a CEC ou à técnica cirúrgica, mas mais comumente parece estar relacionada à preservação miocárdica incompleta durante a CEC. A lesão relacionada à instabilidade hemodinâmica resulta de um desequilíbrio entre a oferta e a demanda de oxigênio, produzindo isquemia celular. A reperfusão após um período de isquemia pode produzir excesso de radicais livres derivados do oxigênio, sobrecarga intracelular de cálcio, interações endoteliais-leucocitárias anormais e edema celular miocárdico. Os pacientes com maior risco são aqueles com função ventricular pré-operatória ruim (ver **Tabela 21-13**), hipertrofia ventricular, doença arterial coronariana difusa grave ou uma combinação destas. A preservação miocárdica inadequada geralmente se manifesta ao final do *bypass* como débito cardíaco reduzido, piora da função ventricular avaliada por ETE ou arritmias cardíacas. Sinais eletrocardiográficos de isquemia miocárdica são muitas vezes difíceis de detectar devido ao uso frequente de estimulação elétrica. O "atordoamento" miocárdico resultante da isquemia e da reperfusão produz disfunção sistólica e diastólica que é reversível com o tempo. O miocárdio atordoado normalmente responde a preparações inotrópicas positivas. A necrose miocárdica, por outro lado, produz lesão irreversível.

O clampeamento aórtico durante a CEC exclui completamente as artérias coronárias do fluxo da máquina de *bypass* para o corpo, interrompendo o fluxo sanguíneo coronariano. Embora seja difícil estimar um período seguro para o clampeamento cruzado ou a duração da CEC devido às diferentes vulnerabilidades entre os pacientes e às diferentes técnicas de preservação miocárdica, períodos de CEC superiores a 120 minutos (embora muitas vezes inevitáveis) aumentam o risco. A isquemia miocárdica durante o *bypass* pode ocorrer não apenas no decurso do clampeamento aórtico, mas também após a liberação do clampeamento. Pressões arteriais baixas, obstrução do óstio do enxerto de *bypass*, embolia da artéria coronária (por trombos, plaquetas, ar, gordura ou detritos ateromatosos), lesão de reperfusão, vasoespasmo da artéria coronária ou do enxerto de *bypass*, torção, enxertos de *bypass* excessivamente longos ou curtos e contorção do coração – causando compressão ou torção dos vasos coronários – são causas possíveis. O miocárdio distal a uma obstrução de alto grau da artéria coronária está sob maior risco.

A isquemia causa depleção de compostos de fosfato de alta energia e acúmulo de cálcio intracelular. Quando o fluxo sanguíneo coronariano cessa, o metabolismo anaeróbico torna-se a principal fonte de energia celular, e a oxidação de ácidos graxos é prejudicada. Infelizmente, esses estoques de fosfato de alta energia são rapidamente esgotados, produzindo acidose progressiva.

As soluções cardioplégicas mantêm a integridade e a função celular normais durante a CEC, reduzindo o gasto de energia e preservando a disponibilidade de compostos de fosfato de alta energia. Embora medidas direcionadas a aumentar ou repor os substratos energéticos na forma de infusões de glicose ou glutamato/aspartato sejam usadas, a ênfase da preservação miocárdica está na redução das necessidades de energia celular a níveis mínimos. Isso é obtido inicialmente pelo uso de cardioplegia de potássio (descrita adiante). A dose inicial de solução cardioplégica pode ser hipotérmica ou pode começar quente ("injeção quente") e evoluir para fria. A manutenção da proteção miocárdica pode ser facilitada por hipotermia cardíaca sistêmica e tópica (lavagem com gelo). A hipotermia miocárdica reduz o consumo metabólico basal de oxigênio, e a cardioplegia potássica minimiza o gasto energético ao interromper tanto a atividade elétrica quanto a mecânica. A temperatura miocárdica com frequência é monitorada diretamente; 10 a 15 °C é, em geral, considerada desejável. Como mencionado anteriormente, as soluções cardioplégicas podem ser administradas de forma anterógrada, por um cateter colocado na aorta proximal entre o *clamp* aórtico e a valva da aorta, ou retrógrada, por meio de um cateter colocado através do átrio direito até o seio coronário.

Fibrilação e distensão ventriculares (discutidas anteriormente) são causas importantes de dano miocárdico. A fibrilação ventricular pode aumentar perigosamente a demanda de oxigênio do miocárdio, enquanto a distensão não apenas aumenta a demanda de oxigênio, como também reduz o suprimento de oxigênio, interferindo no fluxo sanguíneo subendocárdico. A combinação dos dois é particularmente ruim. Outro fator que pode contribuir para o dano miocárdico perioperatório é o uso de doses excessivas de inotrópicos positivos ou de sais de cálcio. Em procedimentos de coração aberto, a desaeração das câmaras cardíacas e a ventilação antes e durante a ejeção cardíaca inicial são extremamente importantes na prevenção da embolia gasosa cerebral (e de acidentes vasculares cerebrais [AVCs] – ver discussão posterior) e da embolia gasosa coronariana. A remoção de ar dos enxertos coronarianos durante os procedimentos de *bypass* é igualmente importante. Dependendo da quantidade e da localização dos êmbolos coronarianos, mesmo pequenas bolhas de ar podem causar vários graus de disfunção ventricular ao final da CEC. Os êmbolos de ar podem preferencialmente encontrar seu caminho para o óstio coronário direito (*versus* esquerdo) devido à sua localização superior na raiz da aorta no paciente em decúbito dorsal.

Cardioplegia de potássio

O método mais amplamente utilizado para interromper a atividade elétrica miocárdica é a administração de cristaloides ricos em potássio ou soluções de sangue-cristaloides. Após o início da CEC e o clampeamento aórtico, a circulação coronariana é perfundida intermitentemente com soluções cardioplégicas (em geral frias). O aumento resultante na concentração de potássio extracelular reduz o potencial transmembranar. Por fim, o coração é parado na diástole. Em geral, a cardioplegia fria deve ser repetida em intervalos (aproximadamente a cada 30 min) devido à eliminação gradual e ao reaquecimento do miocárdio. O coração está sujeito ao aquecimento pelo contato com o sangue na aorta descendente adjacente e pelo contato com o ar ambiente mais quente no centro cirúrgico. Além disso, doses múltiplas de soluções de cardioplegia podem melhorar a preservação miocárdica, evitando o acúmulo excessivo de metabólitos que inibem o metabolismo anaeróbico.

Embora a receita exata varie de centro para centro, o ingrediente essencial da dose de indução da solução cardioplégica é o mesmo: concentração elevada de potássio (10-40 mEq/L) na dose inicial. A concentração de potássio é mantida abaixo de 40 mEq/L porque níveis mais altos podem estar associados a uma carga excessiva de potássio e a concentrações excessivas de potássio ao final da perfusão do *bypass*. A concentração de sódio nas soluções cardioplégicas é geralmente menor do que no plasma (< 140 mEq/L), porque a isquemia tende a aumentar o conteúdo intracelular de sódio. Uma pequena quantidade de cálcio (0,7-1,2 mmol/L) é necessária para manter a integridade celular, enquanto o magnésio (1,5-15 mmol/L) é geralmente adicionado para controlar influxos intracelulares excessivos de cálcio. Um tampão – mais comumente bicarbonato – é necessário para evitar o acúmulo excessivo de metabólitos ácidos; de fato, relata-se que perfusatos alcalóticos produzem melhor preservação miocárdica. Tampões alternativos incluem histidina e trometamina (também conhecida como THAM). Outros componentes podem incluir agentes hipertônicos para controlar o edema celular (manitol) e agentes com efeitos estabilizadores da membrana (lidocaína ou glicocorticoides). Os substratos energéticos são fornecidos como glicose, glutamato ou aspartato. O sangue (em vez de cristaloide) é comumente usado como veículo para fornecer cardioplegia na América do Norte. Evidências sugerem que alguns pacientes de alto risco podem se beneficiar da cardioplegia com sangue. Certamente a cardioplegia com sangue oxigenado pode conter mais oxigênio do que a cardioplegia com cristaloides.

Como a cardioplegia pode não atingir áreas distais a obstruções coronarianas de alto grau (as áreas que mais precisam de cardioplegia), muitos cirurgiões administram cardioplegia retrógrada por meio de um cateter no seio coronário. Alguns centros relataram que a combinação de cardioplegia anterógrada e retrógrada é superior a qualquer uma das técnicas isoladamente. Outros sugeriram que a cardioplegia contínua com sangue quente é superior à cardioplegia hipotérmica intermitente para preservação miocárdica, mas muitos cirurgiões evitam a cardioplegia contínua para que possam operar em um campo cirúrgico "sem sangue". A cirurgia cardíaca realizada com normotermia verdadeira (em vez de *bypass* morno) levanta preocupações adicionais sobre a perda dos efeitos potencialmente protetores da hipotermia sistêmica contra lesão cerebral.

Conforme discutido anteriormente, após tempos de isquemia miocárdica prolongados (tempos de clampeamento cruzado), a reperfusão miocárdica pode levar ao rápido acúmulo de cálcio intracelular, à extensa lesão celular e, potencialmente, à necrose. A lesão de isquemia-reperfusão tem sido atribuída ao acúmulo de radicais livres derivados do oxigênio. Eliminadores de radicais livres, como o manitol, podem ajudar a diminuir a lesão de reperfusão e são constituintes típicos de soluções cardioplégicas e soluções de "*priming*" de *bypass*. Várias etapas podem ajudar a limitar a lesão de reperfusão antes do desclampeamento da aorta. Imediatamente antes da reperfusão, o coração pode ser perfundido por uma solução cardioplégica de potássio reduzida que serve para eliminar os subprodutos metabólicos acumulados. Como alternativa, um "*hot shot*" ou uma solução cardioplégica de sangue quente pode ser administrada para eliminar os subprodutos e repor os substratos metabólicos. A hipercalcemia deve ser evitada no período de reperfusão imediata. As pressões de reperfusão devem ser rigorosamente controladas em razão da autorregulação coronariana alterada. A pressão de perfusão sistêmica é reduzida imediatamente antes da liberação do grampo; é então aumentada de início para cerca de 40 mmHg antes de ser gradualmente aumentada e mantida em cerca de 70 mmHg. Para minimizar ainda mais a necessidade metabólica, o coração deve ter a oportunidade de se recuperar e retomar a contração em um estado vazio por algum tempo adicional (5-10 min), e a acidose e a hipoxemia devem ser corrigidas antes de tentar remover o paciente da CEC.

A proteção miocárdica inadequada ou a lavagem e a recuperação inadequadas da cardioplegia podem resultar em assistolia, bloqueios de condução ou contração insuficiente do coração ao final do *bypass*. Volumes excessivos de soluções cardioplégicas hipercalêmicas podem produzir hipercalemia sistêmica persistente. Embora a administração de sal de cálcio compense parcialmente a hipercalemia, o excesso de cálcio pode promover e aumentar o dano miocárdico. No paciente normal, o desempenho miocárdico melhora com o tempo à medida que o conteúdo da cardioplegia é eliminado do coração.

EFEITOS FISIOLÓGICOS DA CIRCULAÇÃO EXTRACORPÓREA
Respostas hormonal, humoral e imune

3 O início da CEC está associado a um aumento variável dos hormônios do estresse e da inflamação sistêmica que são influenciados de forma variada pela profundidade da anestesia, pela pressão arterial, pelo tipo de reparo cirúrgico ou pela presença de CEC pulsátil. Observam-se concentrações elevadas de catecolaminas, cortisol, arginina vasopressina e angiotensina.

Múltiplos sistemas humorais são ativados, incluindo complemento, coagulação, fibrinólise e sistema da calicreína. O contato do sangue com as superfícies internas do sistema de CEC ativa a cascata do complemento tanto pela via alternativa (C3) quanto pela via clássica. Este último também ativa a cascata de coagulação, plaquetas, plasminogênio e calicreína. O trauma mecânico decorrente do contato do sangue com o aparelho de CEC ativa plaquetas e leucócitos. Quantidades aumentadas de radicais livres derivados do oxigênio são geradas. Uma resposta inflamatória sistêmica semelhante à observada na sepse e no trauma pode se desenvolver.

A CEC altera e depleta os receptores de glicoproteínas na superfície das plaquetas. A disfunção plaquetária resultante provavelmente aumenta o sangramento perioperatório e potencializa outras anormalidades de coagulação que possam surgir.

A resposta inflamatória à CEC pode ser atenuada. A depleção de leucócitos reduz a inflamação e pode reduzir as complicações. A cardioplegia sanguínea com depleção de leucócitos demonstrou melhorar a preservação do miocárdio em alguns estudos. A hemofiltração (ultrafiltração) durante a CEC, que presumivelmente remove citocinas inflamatórias, parece benéfica para pacientes pediátricos. A administração de sequestradores de radicais livres, como altas doses de vitaminas C e E e manitol, melhorou os resultados em alguns estudos, mas ainda está em investigação. Os corticosteroides sistêmicos antes e durante a CEC podem modular a resposta inflamatória durante a CEC. Ainda é controverso se há benefício no resultado do uso rotineiro de corticosteroides sistêmicos ou estatinas em pacientes submetidos à CEC.

Um agente outrora promissor, a aprotinina, um inibidor de protease, reduziu a inflamação e o sangramento cirúrgico após a CEC. Infelizmente, à medida que seu uso se expandiu além das indicações rotuladas, levou ao aumento da mortalidade. Não está mais disponível na América do Norte.

Efeitos da CEC na farmacocinética

As concentrações plasmáticas e séricas da maioria dos medicamentos hidrossolúveis (p. ex., relaxantes musculares adespolarizantes) diminuem abruptamente no início da CEC, mas a alteração pode ser irrelevante para a maioria dos medicamentos lipossolúveis (p. ex., fentanila e sufentanila). Os efeitos da CEC são complexos devido ao aumento súbito do volume de distribuição com hemodiluição, diminuição da ligação proteica, alterações na perfusão e redistribuição entre os compartimentos periféricos e centrais. Alguns fármacos (p. ex., opioides) se ligam aos componentes da CEC, mas isso tem efeitos inconsequentes nas concentrações plasmáticas. A heparina causa a liberação e a ativação da lipoproteína lipase, que hidrolisa os triglicerídeos plasmáticos em ácidos graxos livres. Os ácidos graxos livres podem inibir competitivamente a ligação do fármaco às proteínas plasmáticas e ligar íons livres de cálcio. A infusão contínua de um fármaco durante a CEC, mesmo que ajustada para manter uma concentração constante no "local de efeito" (tais dispositivos de "infusão alvo-controlada" usam dados farmacocinéticos de pacientes que não estão em CEC), geralmente causa aumento progressivo das concentrações sanguíneas devido à redução da perfusão hepática e renal (eliminação reduzida) e à hipotermia (metabolismo reduzido). As infusões alvo-controladas de propofol podem ser a única exceção.

Manejo anestésico na cirurgia cardíaca

PACIENTES ADULTOS

A avaliação pré-operatória e o manejo anestésico de doenças cardiovasculares comuns são discutidos no Capítulo 21. Os mesmos princípios se aplicam tanto em cirurgia cardíaca como em não cardíaca. Uma distinção importante é que os pacientes submetidos a procedimentos cardíacos, por definição, têm doença avançada.

4 O estabelecimento da adequação da função cardíaca pré-operatória do paciente deve basear-se na tolerância ao exercício, em medições da fração de ejeção do ventrículo esquerdo, na localização e na gravidade das estenoses coronarianas, em anormalidades do movimento da parede ventricular, nas pressões cardíacas diastólicas finais, no débito cardíaco e nas áreas e nos gradientes valvares. Felizmente, ao contrário da cirurgia não cardíaca, o objetivo da cirurgia cardíaca é melhorar a função cardíaca, e é bem-sucedida na maioria dos pacientes. Esses pacientes em geral são avaliados extensivamente antes do reparo cirúrgico. A avaliação pré-operatória anestésica também deve se concentrar nas funções pulmonar, neurológica e renal, pois o comprometimento pré-operatório desses sistemas de órgãos predispõe os pacientes a inúmeras complicações pós-operatórias.

1. Período pré-indução

Pré-medicação

Apenas raramente um paciente não consideraria assustadora a perspectiva de uma cirurgia cardíaca; assim, pré-medicação relativamente "pesada" foi muitas vezes prescrita no passado (ver Capítulo 21). Os sedativo-hipnóticos benzodiazepínicos (diazepam, 5-10 mg por via oral), isoladamente ou em combinação com um opioide (morfina, 5-10 mg por via intramuscular, ou hidromorfona, 1-2 mg por via intramuscular), eram normalmente prescritos. Mas, na prática atual, a maioria dos pacientes não recebe pré-medicação anestésica até chegar à unidade cirúrgica; nesse momento, muitos receberão pequenas doses de midazolam intravenoso. Agentes de ação mais prolongada (p. ex., lorazepam) são evitados para permitir o "*fast-tracking*" rápido dos pacientes por meio de recuperação aprimorada.

Preparação

Os mais sábios praticantes de anestesia cardíaca formulam um plano anestésico simples que inclui preparações adequadas para contingências. Em uma emergência, não se pode esperar que um auxiliar procure medicamentos e equipamentos. Preparação, organização e atenção aos detalhes permitem lidar com mais eficiência com problemas intraoperatórios inesperados. O aparelho de anestesia, monitores, bombas de infusão e aquecedor de sangue devem ser verificados antes da chegada do paciente. Fármacos – incluindo agentes anestésicos e vasoativos – devem estar imediatamente disponíveis. Insistimos em ter uma infusão de vasoconstritor e um vasodilatador imediatamente disponíveis antes do início do procedimento.

Acesso venoso

A cirurgia cardíaca às vezes está associada à grande e rápida perda de sangue e à necessidade de múltiplas infusões de medicamentos. Assim, preferimos ter dois ou mais cateteres intravenosos de calibre 16 G ou maior em cada paciente. Um deles deve estar em uma grande veia central, geralmente uma veia jugular interna ou externa ou veia subclávia. Estudos não mostram nenhum benefício da colocação de cateteres venosos centrais ou arteriais pulmonares em pacientes acordados (*versus* anestesiados) submetidos à cirurgia cardiovascular.

Idealmente, as infusões de medicamentos devem ser administradas em um cateter central, preferencialmente direto no cateter ou no orifício de injeção mais próximo do cateter (para minimizar o espaço morto). Cateteres venosos centrais multilúmen e bainhas introdutoras multilúmen permitem infusões de múltiplos fármacos com medição simultânea de pressões vasculares. Uma porta intravenosa deve ser reservada para infusões de fármacos; bólus de medicamentos e fluidos devem ser administrados por outro local. O sangue deve estar imediatamente disponível para transfusão se o paciente já tiver sido submetido a uma cirurgia cardíaca anterior ("reoperação"); quando houver uma esternotomia anterior, o ventrículo direito ou quaisquer enxertos coronarianos podem estar aderidos ao esterno e podem ser rompidos acidentalmente durante a repetição da esternotomia.

Monitorização

A. Eletrocardiografia

O eletrocardiograma (ECG) é continuamente monitorado com duas derivações, em geral derivações II e V_5. Os traçados basais de todas as derivações podem ser registrados para referência futura. Análise computadorizada do segmento ST e o uso de ETE melhoraram muito a detecção de episódios isquêmicos.

B. Pressão arterial

Além de todos os monitores básicos, a canulação arterial é sempre realizada ou antes ou imediatamente após a indução da anestesia. Cateteres de artéria radial podem apresentar leituras falsamente baixas após a retração esternal como resultado da compressão da artéria subclávia entre a clavícula e a primeira costela. Eles também podem apresentar valores falsamente baixos logo após a CEC devido à abertura de *shunts* atrioventriculares na mão durante o reaquecimento. A artéria radial no lado de uma artéria braquial previamente incisada deve ser evitada em razão de seu uso estar associado a uma maior incidência de trombose e à distorção de onda. Obviamente, se uma artéria radial for coletada para conduto de um enxerto de *bypass* coronariano, ela não pode ser utilizada como local para monitorização da pressão arterial. Outros locais úteis para cateterização incluem as artérias braquial, femoral e axilares. Um manguito de pressão arterial manual ou automático de reserva também deve ser utilizado.

C. Pressão venosa central e da artéria pulmonar

Uma medida isolada da pressão venosa central (PVC) não é muito útil para o diagnóstico de hipovolemia, mas a PVC tem sido habitualmente monitorada em quase todos os pacientes submetidos à cirurgia cardíaca. Achamos útil como um indicador de tendências. A pressão de oclusão da artéria pulmonar fornece uma medida melhor da pressão de enchimento do ventrículo esquerdo. O cateterismo da artéria pulmonar diminuiu vertiginosamente em quase todas as circunstâncias devido à evidência mínima de um efeito positivo nos resultados dos pacientes. Em teoria, a decisão sobre o uso ou não de um cateter de artéria pulmonar deve ser baseada no paciente e no procedimento; no entanto, na maioria dos centros, o que mais importa são as preferências das equipes anestésica, cirúrgica e de terapia intensiva. Em muitos centros, todos ou quase nenhum paciente de cirurgia cardíaca recebe cateterismo da artéria pulmonar. Em geral, o cateterismo da artéria pulmonar tem sido mais utilizado em pacientes com função ventricular reduzida, hipertensão pulmonar ou naqueles submetidos a transplante cardíaco ou outros procedimentos complicados. Os dados mais úteis são as pressões da artéria pulmonar, a pressão de oclusão da artéria pulmonar ("cunha") e os débitos cardíacos por termodiluição. Cateteres especializados fornecem portas de infusão extras e medições contínuas de saturação venosa mista de oxigênio e débito cardíaco e da capacidade de estimulação ventricular direita ou atrioventricular sequencial. Dado o risco associado à colocação de qualquer cateter de artéria pulmonar, alguns médicos opinam que faz sentido inserir apenas os dispositivos que oferecem esses recursos avançados. No intraoperatório e no pós-operatório, quando as medições da pressão de oclusão da artéria pulmonar não estiverem disponíveis, as pressões de enchimento ventricular esquerdo podem ser medidas com uma linha de pressão atrial esquerda inserida pelo cirurgião durante o *bypass*.

A veia jugular interna direita é uma abordagem preferencial para canulação venosa central intraoperatória, dado o "tiro direto" da veia para o átrio direito. Os cateteres colocados em outros locais, particularmente nas veias jugulares interna e externa esquerdas, passam com menos facilidade para a veia cava superior do que aqueles colocados na veia jugular interna direita.

Cateteres de artéria pulmonar migram distalmente durante a CEC e podem encravar espontaneamente sem a insuflação do balão. A inflação do balão nessas condições pode romper uma artéria pulmonar, causando hemorragia letal. Cateteres de artéria pulmonar devem ser rotineiramente retraídos 2 a 3 cm durante a CEC, e o balão que é insuflado na sequência, de forma lenta. Sempre que o cateter ficar preso com menos de 1,5 mL de ar no balão, ele deve ser retirado mais um pouco.

D. Débito urinário

Uma vez que o paciente é anestesiado, uma sonda vesical de demora é inserido para monitorar o débito. A temperatura da bexiga com frequência é monitorada como uma medida da temperatura central, mas pode não rastrear bem a temperatura central com débito urinário reduzido. O aparecimento súbito de urina avermelhada pode indicar hemólise excessiva de hemácias causada por CEC ou reação transfusional.

E. Temperatura

Vários monitores de temperatura em geral são colocados quando o paciente é anestesiado. As temperaturas da bexiga (ou retal), esofágica e da artéria pulmonar (sangue) costumam ser monitoradas simultaneamente. Durante o resfriamento e o reaquecimento, as leituras da bexiga e do reto em geral representam uma temperatura corporal média, enquanto a esofágica representa a temperatura central. A temperatura da artéria pulmonar fornece uma estimativa precisa da temperatura do sangue, que deve ser igual à temperatura central na ausência de resfriamento ou aquecimento ativo. Sondas nasofaríngeas e timpânicas podem aproximar-se mais da temperatura cerebral. A temperatura miocárdica com frequência é medida diretamente durante a instilação da cardioplegia.

F. Parâmetros laboratoriais

Exames laboratoriais são necessários durante a cirurgia cardíaca. As gasometrias e medições de hemoglobina, potássio, cálcio ionizado e glicose devem estar imediatamente disponíveis. O **tempo de coagulação ativado (TCA)** se aproxima do tempo de coagulação de Lee-White e é usado para monitorar a anticoagulação com heparina e sua reversão com protamina. Alguns centros utilizam rotineiramente a tromboelastografia (TEG) para identificar as causas de sangramento após a CEC.

G. Campo cirúrgico

Uma das formas mais importantes de monitorização intraoperatória é a inspeção contínua do campo cirúrgico. Uma vez aberto o esterno, pode-se observar a expansão pulmonar pela pleura. Quando o pericárdio é aberto, o coração (principalmente o ventrículo direito) fica visível; assim, o ritmo cardíaco, o volume e a contratilidade muitas vezes podem ser avaliados visualmente. A perda sanguínea e as manobras cirúrgicas devem ser acompanhadas de perto e relacionadas a alterações hemodinâmicas e rítmicas.

H. Ecocardiografia transesofágica

A ETE fornece informações valiosas sobre a anatomia e a função cardíacas durante a cirurgia. A ETE bidimensional e multiplano pode detectar anormalidades ventriculares regionais e globais, dimensões das câmaras, anatomia valvar e a presença de ar intracardíaco. A ETE também pode ser útil para confirmar a canulação do seio coronário para cardioplegia. Múltiplas visualizações devem ser obtidas do esôfago superior e do esôfago médio e posições transgástricas nos planos transverso, sagital e intermediário (**Figura 22-2**). As duas visualizações mais comumente usadas para monitorização durante a cirurgia cardíaca são a visualização de quatro câmaras (**Figura 22-3**) e a visualização transgástrica (eixo curto) (**Figura 22-4**). A ecocardiografia tridimensional oferece melhor visualização de características anatômicas complexas, em particular das valvas cardíacas. A seguir, são apresentadas as aplicações mais importantes da ETE intraoperatória.

1. Avaliação da função valvar – A morfologia valvar pode ser avaliada por ETE multiplano e tridimensional. Gradientes de pressão, área e gravidade da estenose e gravidade da regurgitação valvar podem ser avaliados por ecocardiografia Doppler e imagem de fluxo colorido (**Figura 22-5**). As cores são geralmente ajustadas para que o fluxo em direção à sonda seja vermelho e o fluxo na direção oposta seja azul. A ETE também pode detectar disfunções valvares protéticas nas formas de obstrução, regurgitação,

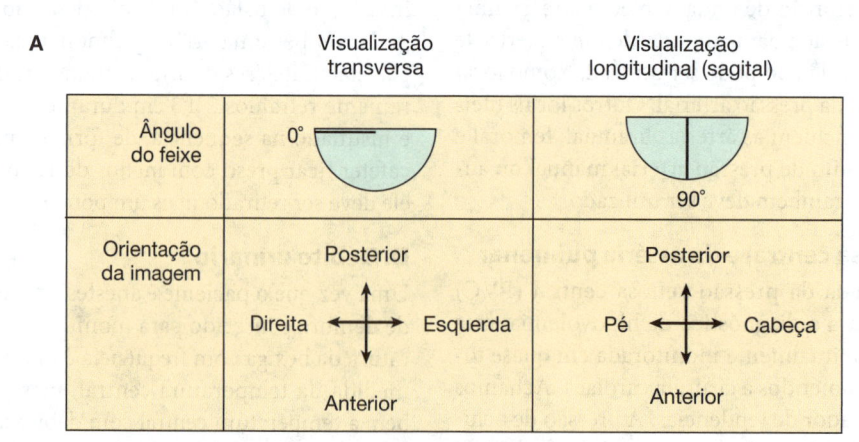

FIGURA 22-2 Visualizações úteis durante a ecocardiografia transesofágica. **A:** A relação entre o ângulo do feixe de ultrassom e a orientação da imagem em relação ao paciente. **B-D:** Imagens ecocardiográficas do esôfago médio superior, do esôfago médio inferior e da posição transgástrica (**C**). Observe que diferentes visualizações podem ser obtidas em cada posição conforme a ponta da sonda é inclinada para cima (anteflexão) ou para trás (retroflexão) e o ângulo do feixe é alterado de 0° para 180°. O ângulo do feixe é mostrado no canto superior esquerdo de cada imagem. A sonda também é girada no sentido horário ou anti-horário para otimizar a visualização das várias estruturas. AAE, apêndice atrial esquerdo; AD, átrio direito; AE, átrio esquerdo; Ao, aorta; AP, artéria pulmonar; APD, artéria pulmonar direita; APP, artéria pulmonar principal; SC, seio coronário; VA, valva da aorta; VCI, veia cava inferior; VCS, veia cava superior; VD, ventrículo direito; VE, ventrículo esquerdo; VM, valva mitral; VPSE, veia pulmonar superior esquerda. *(Continua)*

vazamento paravalvar ou vegetações de endocardite. As imagens de ETE no esôfago médio superior em 40° a 60° e 110° a 130° são úteis para examinar a valva da aorta e a aorta ascendente (Figura 22-6). O diâmetro do anel da valva da aorta pode ser estimado com precisão. O fluxo Doppler pela valva da aorta deve ser medido olhando para cima a partir da visão transgástrica profunda (Figura 22-7). As características anatômicas da valva mitral relevantes para ETE são mostradas na Figura 22-8. A valva mitral é examinada a partir da posição esofágica média,

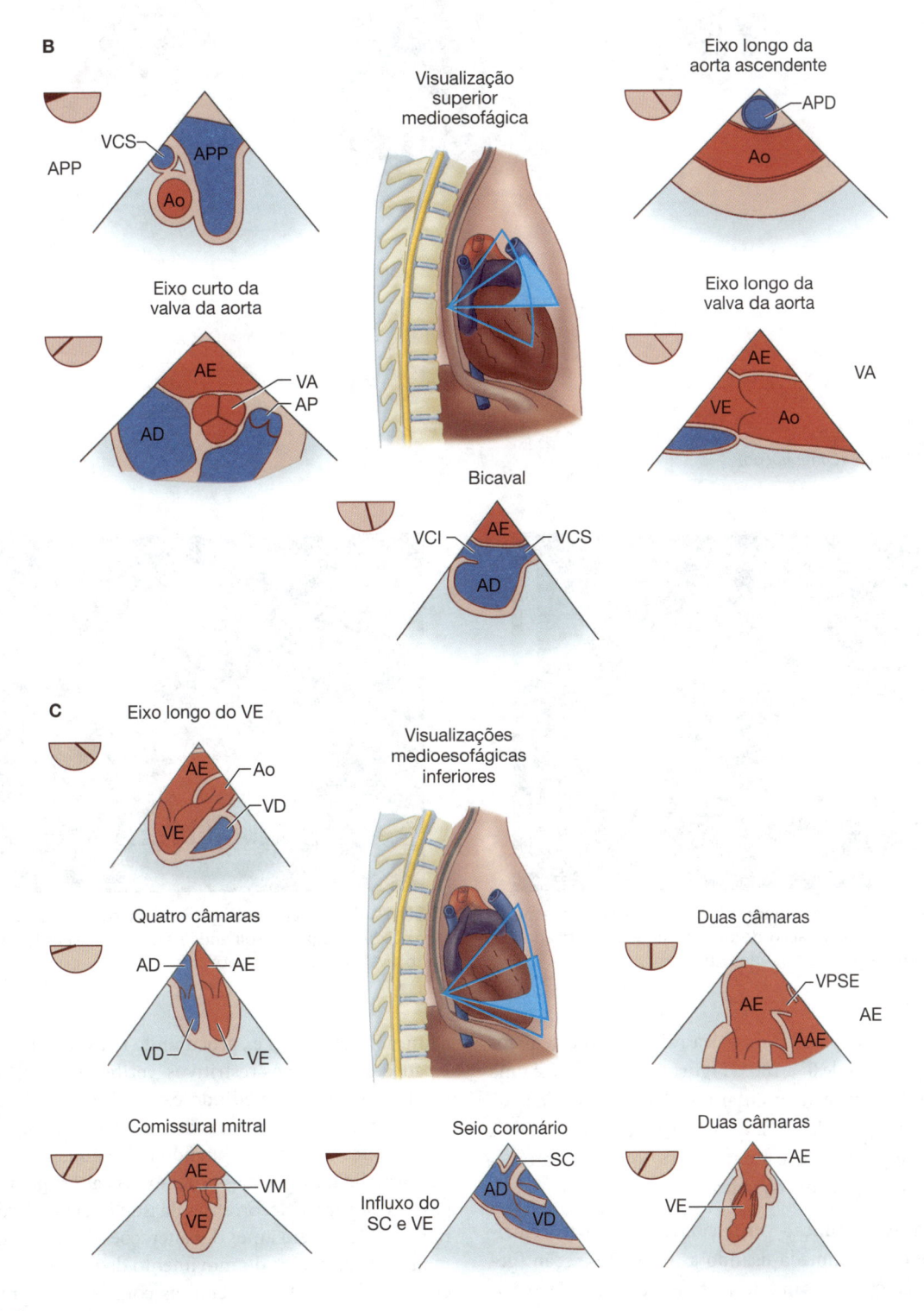

FIGURA 22-2 *(Continuação)*

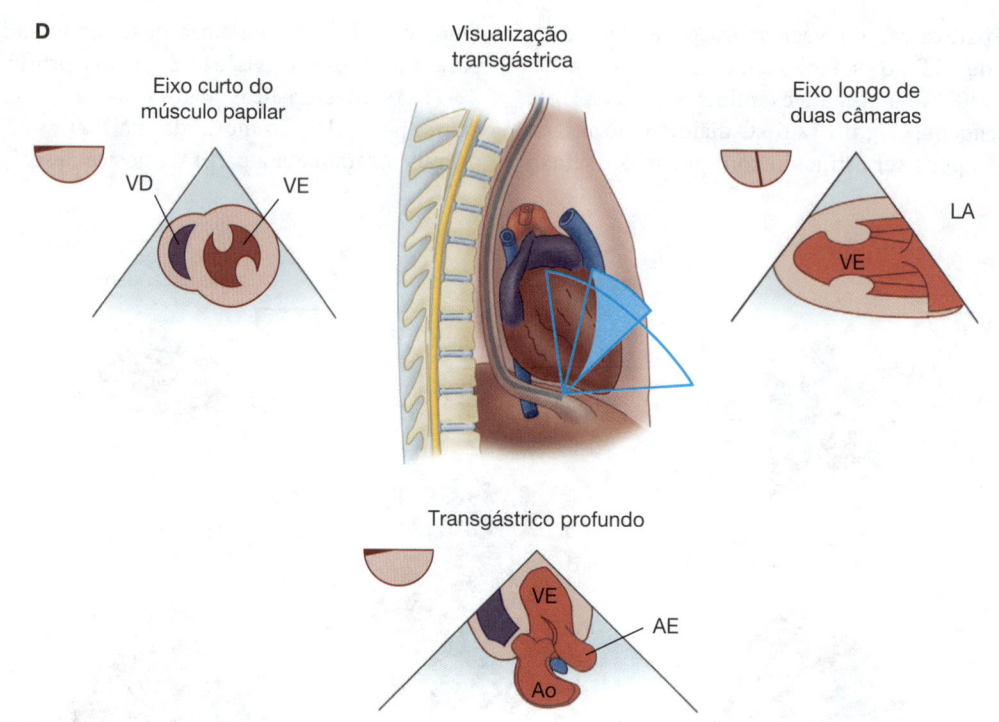

FIGURA 22-2 *(Continuação)*

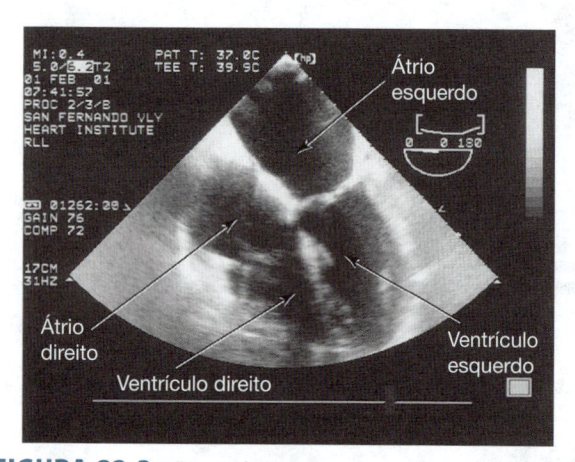

FIGURA 22-3 Ecocardiograma transesofágico do esôfago médio em uma visualização de quatro câmaras mostrando os átrios direito e esquerdo e os ventrículos.

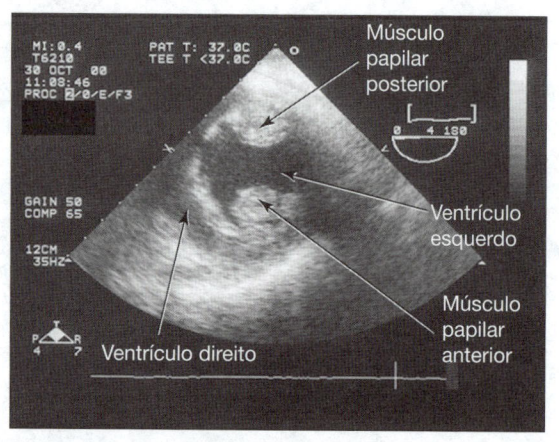

FIGURA 22-4 Ecocardiograma transesofágico no nível esofágico baixo/transgástrico olhando para cima no ventrículo esquerdo ao nível dos músculos papilares.

olhando para o aparelho da valva mitral com e sem cor nas visualizações de 0° a 180° (**Figura 22-9**). A ETE é uma ajuda inestimável para orientar e avaliar a integridade da cirurgia de reparo da valva mitral. A visão comissural (a cerca de 60°) é particularmente útil porque corta através de muitas concavidades da valva mitral.

2. Avaliação da função ventricular – A função ventricular pode ser estimada usando a fração de ejeção (geralmente calculada usando o método de discos de Simpson) e o volume diastólico final do ventrículo esquerdo; a função diastólica (i.e., procurando relaxamento anormal e padrões diastólicos restritivos, verificando a velocidade do fluxo mitral ou medindo os movimentos do anel da valva mitral usando técnicas de Doppler tecidual); e a função sistólica regional (avaliando o movimento da parede e anormalidades de espessamento). As anormalidades regionais da parede decorrentes da isquemia miocárdica geralmente aparecem antes das alterações do ECG. As anormalidades regionais do movimento da parede podem ser classificadas em três categorias com base na gravidade (**Figura 22-10**): hipocinesia (redução do movimento da

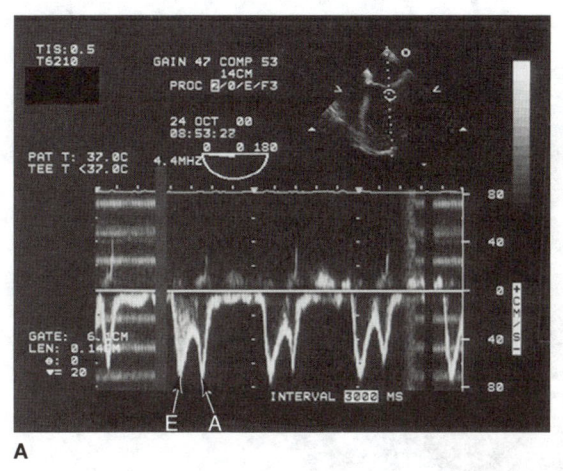

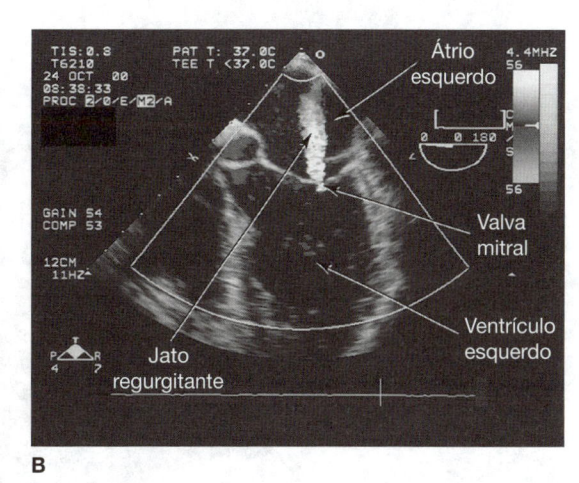

FIGURA 22-5 Ecocardiografia transesofágica Doppler e imagem colorida. **A:** Doppler pulsátil do fluxo de entrada da valva mitral mostrando duas fases, E (enchimento precoce) e A (enchimento atrial). **B:** A imagem de fluxo colorido demonstra fluxo retrógrado (jato regurgitante) através da valva mitral durante a sístole (regurgitação mitral).

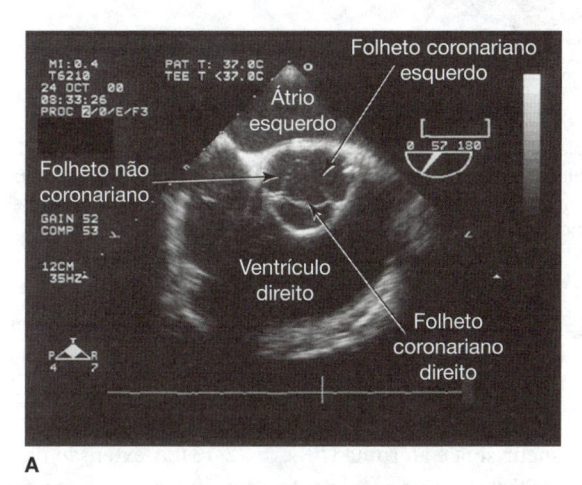

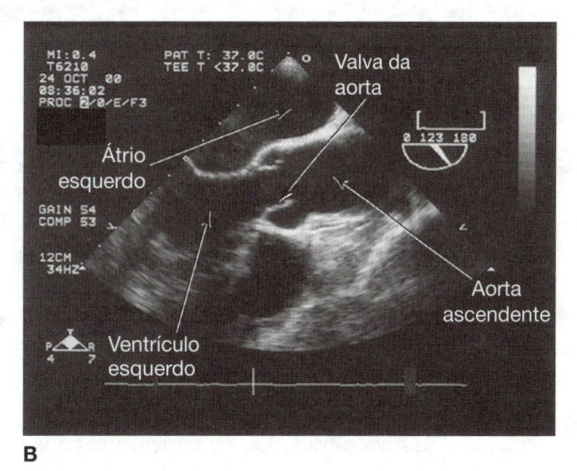

FIGURA 22-6 Duas visualizações da valva da aorta. **A**: Entre 40° e 60°, os três folhetos geralmente são visualizados. **B**: Entre 110° e 130°, visualiza-se nitidamente a via de saída do ventrículo esquerdo, a valva da aorta e a aorta ascendente.

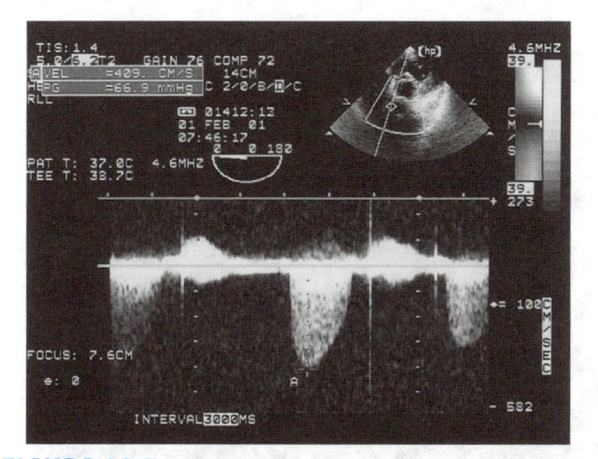

FIGURA 22-7 Registro ecocardiográfico transesofágico de Doppler de onda contínua da visão transgástrica olhando para a valva da aorta, demonstrando estenose aórtica grave. A velocidade máxima de 409 cm/s indica um gradiente de 66,9 mmHg.

parede), acinesia (sem movimento da parede) e discinesia (movimento paradoxal da parede). A localização de uma anormalidade regional de movimento da parede pode indicar qual artéria coronária está apresentando fluxo reduzido. O miocárdio ventricular esquerdo é suprido por três artérias principais: a artéria descendente anterior esquerda, a artéria circunflexa esquerda e a artéria coronária direita (**Figura 22-11**). As áreas aproximadas de distribuição dessas artérias nas visualizações ecocardiográficas são mostradas na **Figura 22-12**. Cada vez mais se reconhece que áreas classicamente apresentadas como a distribuição da artéria circunflexa podem receber fluxo sanguíneo da artéria coronária direita ou da artéria descendente anterior esquerda. A visão média do eixo curto ventricular no nível do músculo papilar médio contém todos os três suprimentos sanguíneos das principais artérias coronárias.

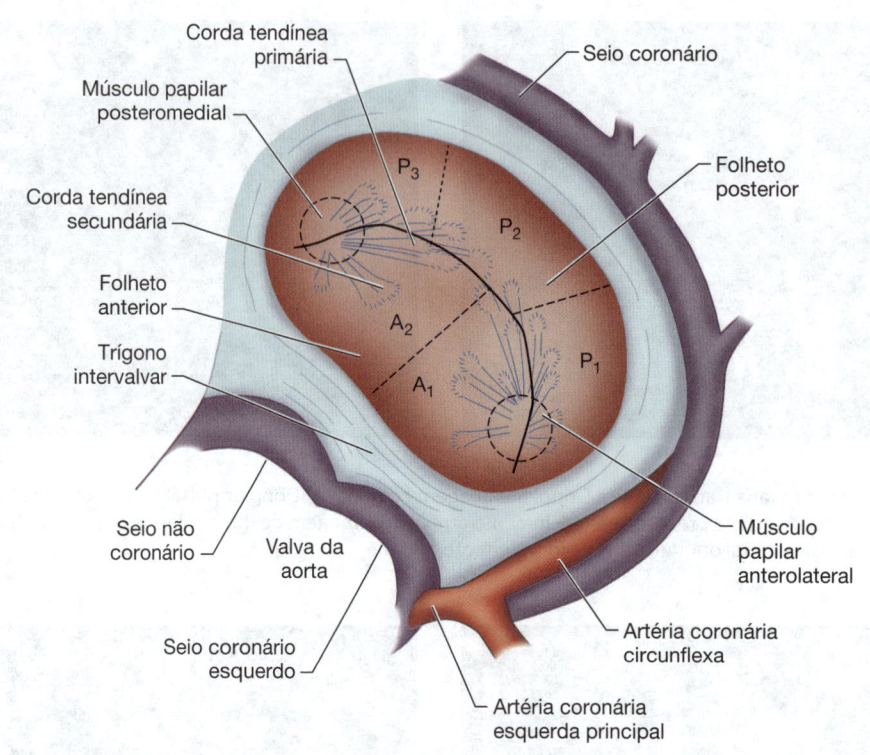

FIGURA 22-8 A anatomia da valva mitral e suas relações anatômicas com a valva da aorta e a artéria coronária circunflexa esquerda. O folheto posterior tem três indentações, P_1, P_2 e P_3. O folheto anterior é geralmente dividido em regiões A_1 e A_2; em algumas classificações, a cúspide anterior é dividida em três áreas (A_1, A_2, A_3), correspondendo às áreas opostas condizentes da cúspide posterior.

3. Avaliação de outras estruturas e anormalidades cardíacas – Em adultos submetidos à cirurgia cardíaca eletiva, usamos a ETE para diagnosticar defeitos congênitos não detectados anteriormente, como defeito do septo atrial ou ventricular; derrames pericárdicos e pericardite constritiva; e tumores cardíacos. A imagem de fluxo colorido Doppler delineia os fluxos sanguíneos intracardíacos e *shunts*. A ETE pode avaliar a extensão da miomectomia em pacientes com miocardiopatia hipertrófica (estenose subaórtica hipertrófica idiopática). As visualizações do esôfago superior, médio e inferior são valiosas no diagnóstico de processos patológicos da aorta, como dissecção, aneurisma e ateroma (**Figura 22-13**). A extensão das dissecções na aorta ascendente e descendente pode ser definida com precisão; no entanto, as estruturas das vias aéreas impedem a visualização completa do arco aórtico com

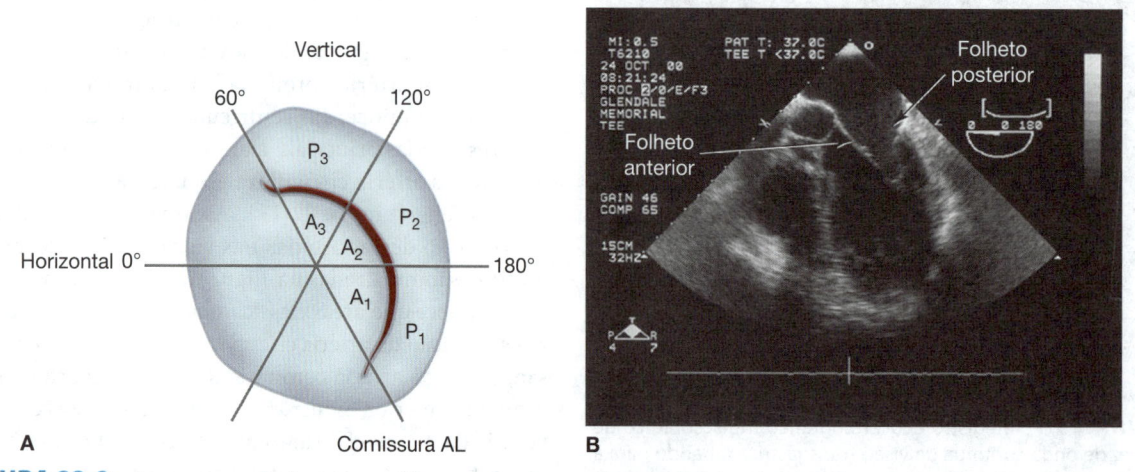

FIGURA 22-9 A imagem multiplanar corta diferentes segmentos do aparelho da valva mitral entre 0° e 180° (**A**). Imagens da valva mitral a 0°, 71° e 142° (**B**, **C** e **D**, respectivamente).

(Continua)

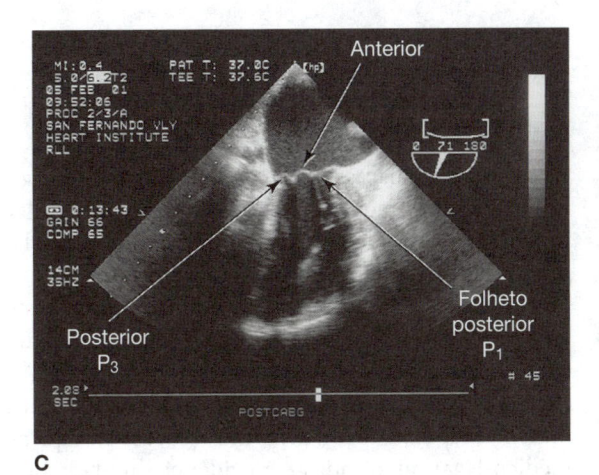

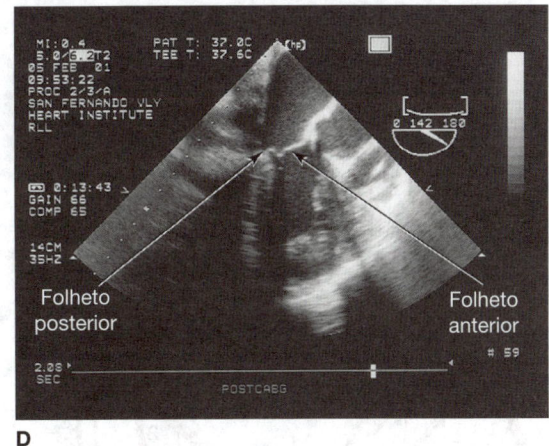

FIGURA 22-9 *(Continuação)*

ETE. Ateromas salientes na aorta ascendente aumentam o risco de AVC pós-operatório e podem indicar o uso de varredura epiaórtica para identificar um local sem ateroma para canulação ou uma mudança no local de canulação.

4. Exame de ar residual – O ar é introduzido nas câmaras cardíacas durante todos os procedimentos cardíacos "abertos", como a cirurgia de valva. Quantidades residuais de ar geralmente permanecem no ápice do ventrículo esquerdo mesmo após as melhores manobras de desaeração. A ETE é útil para definir o volume de ar residual a fim de determinar se manobras cirúrgicas adicionais precisam ser realizadas para ajudar a evitar embolia cerebral ou coronariana.

I. Eletroencefalografia

Registros eletroencefalográficos (EEG) processados por computador podem ser usados para avaliar a profundidade anestésica durante a cirurgia cardíaca, e o EEG processado ou "bruto" pode ser usado para garantir o completo silêncio elétrico induzido por medicamentos (visando à proteção cerebral) antes da parada circulatória. Os registros usuais de um ou dois canais geralmente não são úteis na detecção de danos neurológicos durante a CEC. A maioria dos AVCs e déficits neurocomportamentais persistentes associados à CEC não é anunciada por alterações no EEG. A hipotermia progressiva (ou anestesia progressivamente aprofundada) costuma ser associada à lentidão do EEG, à supressão de *burst* e, finalmente, a um registro isoelétrico. Artefatos da bomba de rolete da CEC podem ser vistos no EEG bruto (devido aos efeitos piezoelétricos da compressão da tubulação da bomba), mas em geral podem ser identificados como tal pelo processamento do computador.

J. Doppler transcraniano ou carotídeo

O Doppler transcraniano (DTC) fornece medições não invasivas da velocidade do fluxo sanguíneo na artéria cerebral média, que é examinada através do osso temporal. DTC e Doppler carotídeo são úteis para detectar embolia cerebral. Números aumentados de êmbolos detectados por DTC ou Doppler carotídeo foram associados a um risco aumentado de disfunção neurocomportamental pós-operatória.

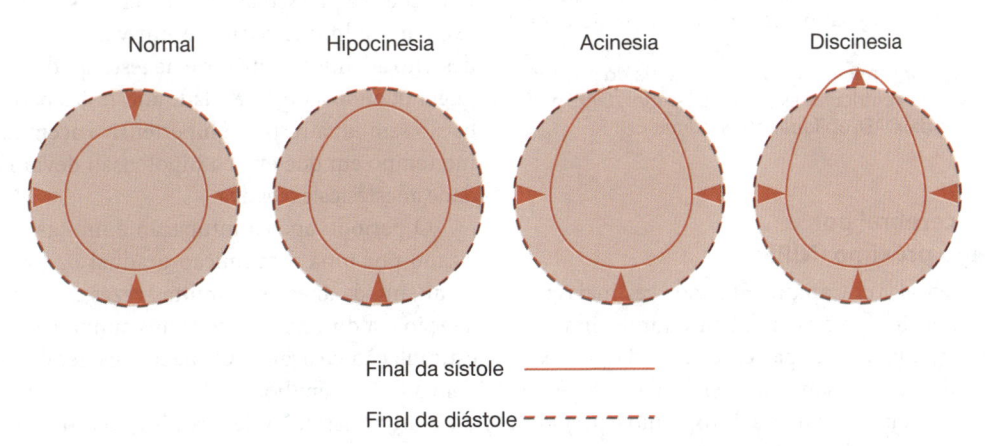

FIGURA 22-10 Classificação das anormalidades regionais do movimento da parede.

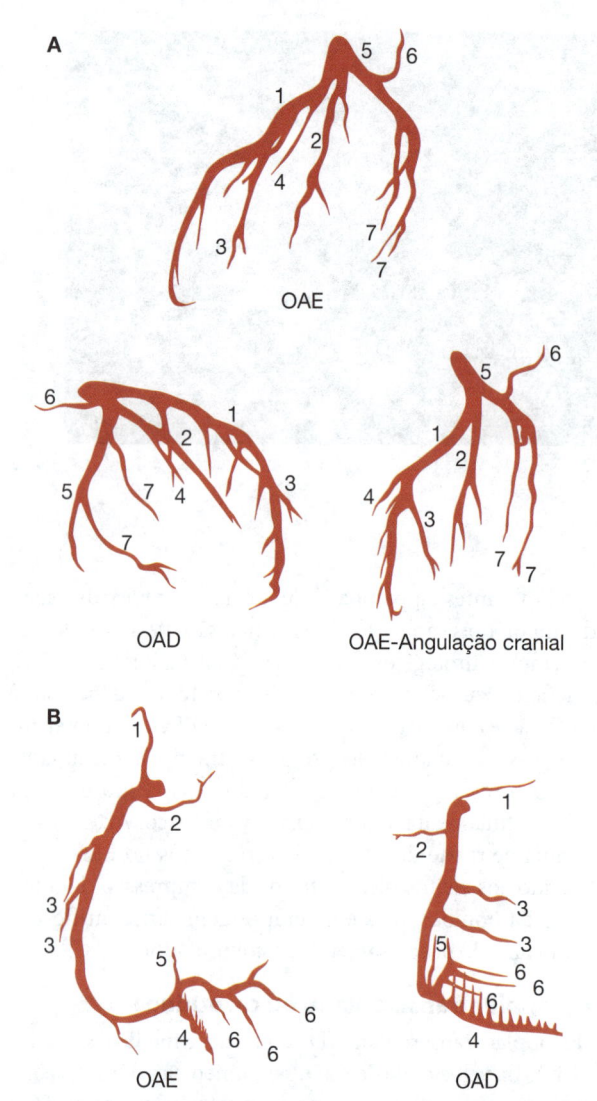

FIGURA 22-11 Visualizações angiográficas padronizadas das artérias coronárias esquerda (**A**) e direita (**B**). Observe que o tronco da artéria coronária esquerda se divide rapidamente nas artérias descendente anterior esquerda e circunflexa esquerda. **A:** (1) Artéria descendente anterior esquerda com ramos septais; (2) ramo mediano; (3) artéria diagonal; (4) primeiro ramo septal; (5) artéria circunflexa esquerda; (6) artéria circunflexa atrial esquerda; (7) artéria marginal obtusa. **B:** (1) Artéria do cone; (2) artéria do nó sinoatrial; (3) artéria marginal aguda; (4) artéria descendente posterior com ramos septais; (5) artéria do nó atrioventricular; (6) artéria ventricular esquerda posterior. OAE, oblíqua anterior esquerda; OAD, oblíqua anterior direita.

K. Oximetria cerebral por infravermelho próximo (NIRS)

A oximetria cerebral (ver Capítulo 6) é cada vez mais empregada durante a cirurgia cardíaca. Um valor de linha de base é estabelecido para cada paciente antes da pré-oxigenação. A diminuição da saturação cerebral de oxigênio pode ser observada quando a oferta de oxigênio é prejudicada secundariamente à diminuição da tensão de $PaCO_2$, à anemia, à diminuição da saturação arterial de oxigênio e à diminuição do débito cardíaco.

Indução da anestesia

As cirurgias cardíacas costumam requerer anestesia geral, intubação endotraqueal e ventilação controlada. Alguns centros têm usado anestesia epidural torácica isoladamente para cirurgia minimamente invasiva sem CEC ou anestesia epidural torácica combinada com anestesia geral endotraqueal leve para outras formas de cirurgia cardíaca. Essas técnicas nunca foram populares na América do Norte devido a preocupações com o risco de hematomas espinais após a heparinização, às consequências médico-legais associadas e à evidência limitada de um benefício de resultado. Alguns centros usam uma única injeção intratecal de opioide para fornecer analgesia pós-operatória.

A indução da anestesia geral deve ser realizada de maneira suave e controlada (mas não necessariamente "lenta") – em geral chamada de "indução cardíaca" quando usada para outros tipos de cirurgia. Os princípios são discutidos no Capítulo 21. A seleção dos agentes anestésicos costuma ser menos importante do que a forma como são usados. De fato, os estudos falharam em mostrar diferenças nos resultados a longo prazo com várias técnicas anestésicas. Os requisitos de dose de anestésico são variáveis. Pacientes gravemente comprometidos devem receber agentes anestésicos em pequenas doses incrementais. A tolerância do paciente aos anestésicos inalatórios em geral diminui com o declínio da função ventricular. A pressão arterial e a frequência cardíaca são continuamente avaliadas após inconsciência, inserção de uma cânula oral, cateterismo urinário e intubação traqueal. Um aumento súbito na frequência cardíaca ou na pressão arterial pode indicar anestesia superficial e a necessidade de mais anestésico antes do próximo teste, enquanto uma diminuição ou nenhuma alteração sugere que o paciente está pronto para o estímulo subsequente. Reduções na pressão arterial superiores a 20% geralmente exigem a administração de um vasopressor (conforme descrito adiante). Uma série de testes pode ser usada para julgar quando a profundidade anestésica permitirá a intubação sem uma resposta hipertensiva acentuada, ao mesmo tempo em que evita a hipotensão devido à profundidade anestésica excessiva.

O período após a intubação é muitas vezes caracterizado por uma diminuição gradual da pressão arterial resultante da anestesia (muitas vezes associada à vasodilatação e à diminuição do tônus simpático) e da falta de estimulação cirúrgica. Os pacientes geralmente respondem a fluidos em bólus ou um vasoconstritor. No entanto, a administração de grandes quantidades de fluidos intravenosos antes do *bypass* pode servir para acentuar a

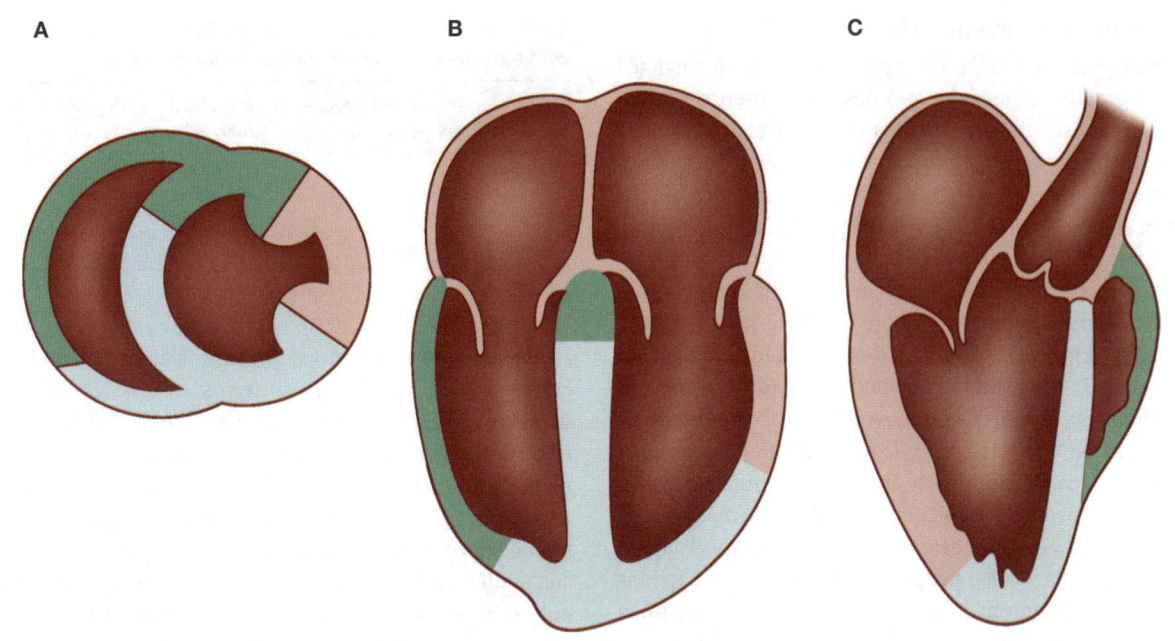

FIGURA 22-12 Suprimento arterial coronariano dos ventrículos esquerdo e direito em três visualizações: a visualização de eixo curto (**A**), a visualização de quatro câmaras (**B**) e a visualização de três câmaras (**C**). Verde, artéria coronária direita; azul, artéria descendente anterior esquerda; rosa, artéria circunflexa esquerda.

hemodiluição associada à CEC (conforme descrito adiante). Pequenas doses de fenilefrina (25-100 μg), efedrina (5-10 mg) ou infusões de fenilefrina ou norepinefrina podem ser úteis para evitar hipotensão excessiva. Após a intubação e a instituição da ventilação controlada, são avaliados a gasometria arterial, o hematócrito, o potássio sérico e as concentrações de glicose. A linha de base do TCA (normal < 130 s) é medida com mais precisão após a incisão da pele.

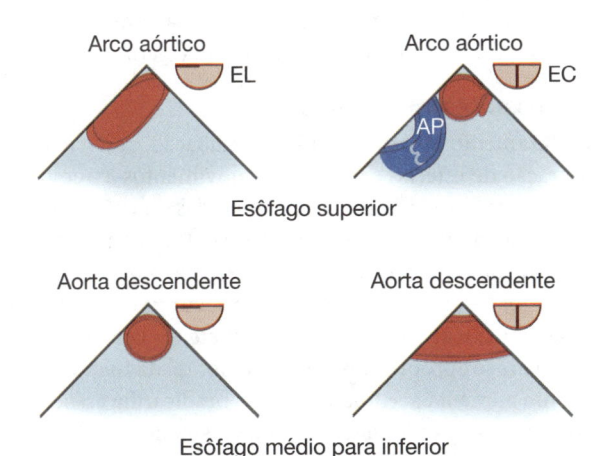

FIGURA 22-13 Vistas do esôfago superior do arco aórtico e da aorta descendente. A aorta ascendente pode ser visualizada no esôfago médio superior em 110° a 130° com anteflexão no nível da valva da aorta (ver Figuras 22-2B e 22-6B). EL, eixo longo; AP, artéria pulmonar; EC, eixo curto.

Escolha dos agentes anestésicos

As técnicas anestésicas para cirurgia cardíaca evoluíram ao longo dos anos. As técnicas bem-sucedidas variam desde anestesia primariamente inalatória até técnicas totalmente intravenosas com opioides em altas doses. Nos últimos anos, as técnicas de anestesia intravenosa total com agentes de ação curta ou combinações de agentes intravenosos e voláteis tornaram-se mais populares.

A. Anestesia opioide de "alta dose"

Essa técnica foi originalmente desenvolvida para contornar a depressão miocárdica associada aos anestésicos voláteis mais antigos, particularmente o halotano. Mas a anestesia pura com opioides de alta dose (p. ex., fentanila, 50-100 μg/kg, ou sufentanila, 15-25 μg/kg) produz depressão respiratória pós-operatória prolongada (12-24 h), está associada a uma incidência inaceitavelmente aumentada de consciência do paciente (memória) durante a cirurgia, e muitas vezes não consegue controlar a resposta hipertensiva à estimulação em pacientes com função ventricular esquerda preservada. Outros efeitos indesejáveis incluem rigidez do músculo esquelético durante a indução e íleo pós-operatório prolongado. Além disso, a administração simultânea de benzodiazepínicos com grandes doses de opioides pode produzir hipotensão e depressão miocárdica. Pacientes anestesiados com sufentanila e outros agentes de ação mais curta geralmente recuperam a consciência e podem ser extubados mais cedo do que aqueles anestesiados com doses comparáveis de fentanila.

B. Anestesia intravenosa total

A busca pela contenção de custos em cirurgia cardíaca foi um grande impulso para o desenvolvimento de técnicas de anestesia com agentes de curta ação. Embora os medicamentos em si possam ser caros, grandes benefícios econômicos resultam da extubação precoce, da diminuição do tempo de internação na unidade de terapia intensiva (UTI), da deambulação precoce e da alta hospitalar precoce (manejo "*fast-track*"). Uma das técnicas emprega indução com propofol (0,5-1,5 mg/kg seguido de 25-100 µg/kg/min) e doses modestas de fentanila (doses totais de 5-7 µg/kg) ou remifentanila (0-1 µg/kg em bólus seguido por 0,25-1 µg/kg/min). A infusão alvo-controlada (TCI, do inglês *target-controlled infusion*) emprega *software* e *hardware* (bomba de infusão computadorizada) para administrar um medicamento e atingir uma concentração definida no local de efeito com base na modelagem farmacocinética. Para o propofol, o médico define apenas a idade e o peso do paciente e a concentração sanguínea desejada no Diprifusor™, um dispositivo TCI amplamente disponível em países fora da América do Norte. Durante a cirurgia cardíaca, uma concentração-alvo de propofol de 1,5 a 2 µg/mL é frequentemente usada. Quando a remifentanila (em vez de um agente de longa duração) é usada durante a anestesia, deve-se antecipar a necessidade de analgesia pós-operatória após sua suspensão.

C. Anestesia intravenosa/inalatória mista

A seleção dos agentes anestésicos é orientada pela conveniência e estabilidade hemodinâmica, bem como pela extubação precoce (1-6 h). Doses incrementais de propofol (0,5-1,5 mg/kg) ou etomidato (0,1-0,3 mg/kg) são frequentemente usadas para indução. A indução em geral segue a sedação com pequenas doses de midazolam (0,05 mg/kg). O interesse renovado em agentes voláteis surgiu após estudos demonstrando os efeitos protetores de agentes voláteis no miocárdio isquêmico e a utilidade desses agentes para recuperação rápida de pacientes cardíacos. Os opioides são administrados em pequenas doses juntamente com um agente volátil (0,5-1,5 concentração alveolar mínima [CAM]) para manter a anestesia e atenuar a resposta simpática à estimulação. O opioide pode ser administrado por injeções intermitentes em bólus, por infusão contínua, ou ambos (Tabela 22-1). Para facilitar a recuperação rápida, as doses totais típicas de fentanila e sufentanila não costumam exceder 15 e 5 µg/kg, respectivamente, e alguns médicos combinam doses menores de fentanila ou sufentanila com uma dose analgésica de hidromorfona ou morfina administrada no final da CEC. Alguns médicos também administram propofol em infusão de baixa dose (25-50 µg/kg/min) ou TCI (1,5-2,0 µg/mL) para manutenção. A principal vantagem de agentes voláteis ou infusões de remifentanila ou propofol é a capacidade de alterar rapidamente a concentração e a profundidade do anestésico.

TABELA 22-1 Dosagem de opioide compatível com extubação precoce após cirurgia cardíaca

Opioide	Dose de ataque (µg/kg)	Infusão de manutenção	Bólus (µg/kg)
Fentanila	1-5	1-3 µg/kg/h	0,5-1
Sufentanila	0,25-1,25	0,25-0,75 µg/kg/h	0,125-0,25
Remifentanila	0,5-1	0,1-1 µg/kg/h	0,25-1

Isoflurano e sevoflurano são os anestésicos voláteis mais comumente usados. Os primeiros relatos laboratoriais de que o isoflurano poderia induzir "roubo" coronariano foram ofuscados por relatos mais recentes de que produz proteção miocárdica. O óxido nitroso geralmente não é usado; ele é particularmente desvantajoso durante o intervalo de tempo entre a canulação e a decanulação devido à sua tendência de expandir quaisquer bolhas de ar intravasculares que possam se formar. Além disso, não pode ser administrado convenientemente durante a CEC.

D. Outras técnicas

A combinação de cetamina com midazolam (ou propofol) para indução e manutenção da anestesia é uma técnica útil, principalmente em pacientes frágeis e com comprometimento hemodinâmico. Está associada a hemodinâmica estável, amnésia e analgesia confiáveis, depressão respiratória pós-operatória mínima e efeitos colaterais psicotomiméticos raros (se houver). Para indução, cetamina, 1 a 2 mg/kg, com midazolam, 0,05 a 0,1 mg/kg, são administrados em bólus intravenoso lento. A anestesia pode então ser mantida por infusão de cetamina, 1,3 a 1,5 mg/kg/h (ou propofol em doses apropriadas), e midazolam, 0,065 a 0,075 mg/kg/h, ou mais facilmente com um agente inalatório. A hipertensão após intubação ou estimulação cirúrgica pode ser tratada com propofol, opioides, β-bloqueadores ou um agente volátil.

E. Relaxantes musculares

O relaxamento muscular é útil na intubação, para facilitar a retração do esterno e para evitar movimentos e tremores do paciente. A menos que sejam esperadas dificuldades nas vias aéreas, a intubação pode ser realizada após a administração de um relaxante muscular adespolarizante. Agentes modernos de ação mais curta, como rocurônio, vecurônio e cisatracúrio, quase não apresentam efeitos colaterais hemodinâmicos próprios. No entanto, foi relatado que o vecurônio aumenta acentuadamente a bradicardia associada a altas doses de opioides, sobretudo a sufentanila. Devido aos seus efeitos vagolíticos, o pancurônio foi usado com frequência para neutralizar a bradicardia em pacientes que tomavam β-bloqueadores. A succinilcolina continua apropriada para intubação endotraqueal, particularmente para indução em sequência rápida. Alguns médicos preferem a succinilcolina para minimizar o tempo durante o qual as mãos estão ocupadas com ventilação com bolsa e máscara. A dosagem criteriosa, o uso apropriado de um estimulador de nervo periférico e a reversão (se necessário) permitem o rastreamento rápido com qualquer um desses agentes.

2. Período pré-bypass

Após a indução e a intubação, o curso anestésico é em geral caracterizado por um período inicial de estimulação mínima (preparação da pele e colocação de campos cirúrgicos) frequentemente associado à hipotensão, seguido por períodos discretos de estimulação intensa que podem produzir taquicardia e hipertensão. Esses períodos de intensa estimulação incluem incisão da pele, esternotomia e retração esternal, abertura do pericárdio e, às vezes, dissecção da aorta. O agente anestésico deve ser ajustado adequadamente em antecipação a esses eventos. Respostas vagais acentuadas com bradicardia pronunciada e hipotensão podem ser observadas durante a retração do esterno ou a abertura do pericárdio, talvez mais comumente em pacientes que tomam agentes bloqueadores β-adrenérgicos.

A isquemia miocárdica no período pré-*bypass* nem sempre está associada a perturbações hemodinâmicas. A infusão profilática de nitroglicerina (1-2 µg/kg/min) foi estudada muitas vezes e continua a ser usada em alguns centros, mas nunca demonstrou reduzir a incidência de isquemia ou melhorar os resultados.

Anticoagulação

(8) A anticoagulação deve ser estabelecida antes da CEC para prevenir coagulação intravascular disseminada aguda e a formação de coágulos na bomba de CEC. Na maioria dos centros, a adequação da anticoagulação será confirmada pela medição do TCA. Um TCA maior que 400 a 480 segundos é considerado adequado. Heparina, 300 a 400 unidades/kg, geralmente é administrada antes da canulação aórtica. Alguns cirurgiões preferem administrar a heparina diretamente no átrio direito. Se a heparina for administrada pelo anestesiologista, o processo deve ser feito por meio de um acesso intravenoso confiável (em geral central), e o TCA deve ser medido 3 a 5 minutos depois. Se o TCA for inferior a 400 segundos, é administrada heparina adicional (100 unidades/kg). Alguns medicamentos (p. ex., aprotinina) prolongam o TCA ativado por celite, mas não o TCA ativado por caulim. Os testes de concentração de heparina (consulte Reversão da anticoagulação, posteriormente) medem os níveis de heparina, e não o seu efeito; esses testes, portanto, não são confiáveis para medir o grau de anticoagulação, mas podem ser usados como adjuvantes. Uma concentração de heparina no sangue total de 3 a 4 unidades/mL costuma ser suficiente para a CEC. O tempo de trombina de alta dose (HiTT, do inglês *high-dose thrombin time*) é mais complicado de realizar do que um TCA-caulim, não pode fornecer um controle pré-heparina e não pode avaliar a adequação da reversão da heparina pela protamina.

A resistência à heparina é ocasionalmente encontrada; muitos desses pacientes têm deficiência de antitrombina III (adquirida ou congênita). A antitrombina III é uma serina protease circulante que se liga irreversivelmente e inativa a trombina (assim como as formas ativadas dos fatores X, XI, XII e XIII). Quando a heparina forma um complexo com a antitrombina III, a atividade anticoagulante da antitrombina III aumenta 1.000 vezes. Pacientes com deficiência de antitrombina III alcançarão anticoagulação adequada com heparina após a infusão de antitrombina III (ou uma unidade de plasma fresco congelado). Formas mais brandas de resistência à heparina podem ser controladas pela administração de uma dose de heparina ligeiramente maior do que a normal.

Pacientes com história de trombocitopenia induzida por heparina (HIT, do inglês *heparin-induced thrombocytopenia*) requerem consideração especial. Esses pacientes produzem anticorpos dependentes de heparina (fator plaquetário 4) que aglutinam plaquetas e produzem trombocitopenia, às vezes associada a tromboembolismo. Se a história de HIT for remota e os anticorpos não puderem mais ser demonstrados, a heparina pode ser usada com segurança para CEC. Quando títulos significativos de anticorpos são detectados, anticoagulantes alternativos podem ser considerados.

Profilaxia de sangramento

A profilaxia hemorrágica com agentes antifibrinolíticos pode ser iniciada antes ou após a anticoagulação. Alguns médicos preferem administrar agentes antifibrinolíticos após a heparinização para reduzir a possível incidência de complicações trombóticas; outros temem que a administração tardia possa reduzir a eficácia antifibrinolítica.

(9) A terapia antifibrinolítica pode ser particularmente útil para pacientes submetidos a uma cirurgia repetida; que recusam hemoderivados (como Testemunhas de Jeová); que apresentam alto risco de sangramento pós-operatório devido à administração recente de inibidores da glicoproteína IIb/IIIa, que têm coagulopatia preexistente ou que estão passando por procedimentos longos e complicados. O efeito antiplaquetário do abciximabe geralmente dura de 24 a 48 horas; os de eptifibatida e tirofibana são de 2 a 4 horas e 4 a 8 horas, respectivamente. A frequente combinação de ácido acetilsalicílico e clopidogrel, antagonista do receptor difosfato de adenosina, também está associada a sangramento excessivo.

Os agentes antifibrinolíticos atualmente disponíveis, ácido ε-aminocaproico e ácido tranexâmico, não afetam o TCA e raramente induzem reações alérgicas. O ácido ε-aminocaproico é, em geral, administrado com uma dose de ataque de 50 a 75 mg/kg seguida por uma infusão de manutenção de 20 a 25 mg/kg/h (alguns médicos usam uma dose de ataque padrão de 5-10 g seguida de 1 g/h). O ácido tranexâmico é frequentemente administrado em 10 mg/kg seguidas de 1 mg/kg/h, embora estudos farmacocinéticos sugiram que doses maiores podem manter com mais segurança as concentrações sanguíneas efetivas. A coleta intraoperatória de plasma rico em plaquetas por aférese antes da CEC é empregada por alguns centros; a reinfusão após o *bypass* pode diminuir o sangramento e reduzir a necessidade de transfusão.

Canulação

A colocação de cânulas venosas e arteriais para CEC é um momento crítico. *Após a heparinização*, a canulação aórtica geralmente é feita primeiro devido aos problemas hemodinâmicos às vezes associados à canulação venosa e para permitir uma transfusão conveniente e rápida do oxigenador da bomba. A cânula de entrada é mais frequentemente colocada na aorta ascendente. A pressão arterial sistólica sistêmica costuma ser reduzida para 90 a 100 mmHg durante a colocação da cânula aórtica a fim de diminuir a probabilidade de dissecção. As bolhas de ar devem estar ausentes da cânula arterial e da linha de entrada, e a adequação da conexão entre a linha de entrada arterial e o paciente deve ser demonstrada antes de o *bypass* ser iniciado. A não remoção de todas as bolhas de ar resultará em embolia gasosa, possivelmente nas circulações coronariana ou cerebral. A pequena abertura distal da maioria das cânulas arteriais produz uma corrente de jato que, quando não posicionada adequadamente, pode causar dissecção aórtica ou fluxo preferencial de sangue para a artéria inominada. Alguns médicos rotineiramente colocam o paciente em posição de "cabeça baixa" durante a canulação aórtica para diminuir a probabilidade de embolia cerebral.

Uma ou duas cânulas venosas são colocadas no átrio direito, em geral através do apêndice atrial direito. Uma cânula é geralmente adequada para a maioria das cirurgias de revascularização do miocárdio e da valva da aorta. A única cânula utilizada frequentemente tem dois portais (dois estágios); quando está bem-posicionada, uma abertura fica no átrio direito e a outra na veia cava inferior.

Cânulas separadas nas veias cavas superior e inferior são usadas para outras formas de procedimentos de coração aberto (outras formas de cirurgia de valva e reparos congênitos). Pode ocorrer hipotensão por enchimento ventricular prejudicado durante a manipulação das veias cavas e do coração. A canulação venosa com frequência precipita arritmias atriais ou, menos comumente, ventriculares. Contrações atriais prematuras e surtos transitórios de taquicardia supraventricular são comuns e não precisam de tratamento se não forem sustentados. A taquicardia atrial paroxística sustentada ou a fibrilação atrial costumam levar à deterioração hemodinâmica, que pode ser tratada farmacologicamente, eletricamente ou pelo início imediato do *bypass* (desde que a anticoagulação total tenha sido confirmada). O mau posicionamento das cânulas venosas pode interferir no retorno venoso ou impedir a drenagem venosa da cabeça e do pescoço (síndrome da veia cava superior). Ao iniciar a CEC, a primeira se manifesta como volume inadequado no reservatório venoso, enquanto a segunda produz ingurgitamento da cabeça e do pescoço.

3. Período de bypass

Iniciação

Uma vez que as cânulas estejam devidamente posicionadas e fixadas, o TCA seja aceitável e o perfusionista esteja pronto, a CEC é iniciada. A bomba principal de CEC é iniciada e, com influxo arterial satisfatório, a(s) cânula(s) venosa(s) é(são) desclampeada(s). Estabelecer a adequação do retorno venoso ao reservatório da bomba é crítico. Normalmente, o nível do reservatório sobe e a vazão da bomba de CEC é aumentada gradativamente. Se o retorno venoso for ruim, o nível de sangue no reservatório diminuirá; as cânulas devem ser verificadas quanto ao posicionamento adequado e quanto a clampeamentos, dobras ou bloqueios de ar esquecidos. O fluxo da bomba de CEC deve ser reduzido até que o problema seja resolvido. Pode ser necessário adicionar volume (sangue ou coloide) ao reservatório. Com CEC plena e drenagem venosa desimpedida, o coração deve esvaziar; falha no esvaziamento ou distensão progressiva pode resultar de mau posicionamento da cânula venosa ou insuficiência aórtica. No caso raro de insuficiência aórtica grave inesperada que limite a extensão da perfusão periférica, pode ser necessário clampeamento aórtico (e cardioplegia) imediato.

Fluxo e pressão

A pressão arterial sistêmica média é monitorada de perto à medida que o fluxo da bomba aumenta gradualmente para 2 a 2,5 L/min/m². No início da CEC, a pressão arterial sistêmica costuma diminuir abruptamente. Pressões arteriais (radiais) sistêmicas médias iniciais de 30 a 40 mmHg não são incomuns. Essa diminuição é geralmente atribuída à hemodiluição abrupta, que reduz a viscosidade do sangue e diminui efetivamente a RVS. Muitas vezes é tratada com aumento do fluxo e vasopressores.

Hipotensão persistente e excessiva (< 30 mmHg) deve levar a uma busca por dissecção aórtica não reconhecida. Se houver dissecção, a CEC deve ser interrompida temporariamente até que uma cânula possa ser colocada distalmente no "verdadeiro" lúmen aórtico. Outras possíveis causas de hipotensão incluem fluxo inadequado da bomba devido a pouco retorno venoso ou mau funcionamento da bomba ou erro do transdutor de pressão. Hipertensão factícia foi relatada quando a artéria radial direita é usada para monitorização e a cânula aórtica é direcionada para a artéria inominada.

A relação entre fluxo da bomba, RVS e pressão arterial sistêmica média pode ser conceituada da seguinte forma:

Pressão arterial média = fluxo da bomba · SVR

Por consequência, com um RVS constante, a pressão arterial média é proporcional ao fluxo da bomba. Da mesma forma, em qualquer fluxo da bomba, a pressão arterial média é proporcional à RVS. Para manter pressões arteriais e fluxos sanguíneos adequados, pode-se manipular o fluxo da bomba e a RVS. A maioria dos centros busca fluxos sanguíneos de 2 a 2,5 L/min/m^2 (50-60 mL/kg/min) e pressões arteriais médias entre 65 e 80 mmHg em adultos. Os requisitos de fluxo metabólico diminuem com a redução da temperatura corporal central. Evidências também sugerem que, durante a hipotermia profunda (20-25 °C), pressões arteriais médias tão baixas quanto 30 mmHg ainda podem ser consistentes com um fornecimento adequado de oxigênio cerebral. A RVS moderadamente diminuída pode ser aumentada com fenilefrina ou norepinefrina.

Aumentos da pressão arterial média (> 110 mmHg) são deletérios e podem promover dissecção aórtica ou hemorragia cerebral. Em geral, quando a pressão arterial média excede 100 mmHg, a hipertensão é tratada diminuindo o fluxo da bomba, aumentando a concentração de um agente volátil no gás de entrada do oxigenador ou infundindo um vasodilatador como clevidipino, nicardipino ou nitroprussiato.

Monitorização

A monitorização adicional durante a CEC inclui a taxa de fluxo da bomba, o nível do reservatório venoso, a pressão de entrada do acesso arterial (conforme observado anteriormente), as temperaturas do sangue (perfusado e venoso) e do miocárdio e as saturações de oxigênio em linha (arterial e venosa). Sensores de pH, tensão de CO_2 e tensão de oxigênio em linha são usados com frequência. As tensões dos gases sanguíneos e o pH devem ser confirmados por medições diretas. Na ausência de hipoxemia, baixa saturação venosa de oxigênio (< 70%), acidose metabólica progressiva ou débito urinário reduzido podem indicar taxas de fluxo de CEC inadequadas.

Durante o *bypass*, a pressão da linha de influxo arterial é quase sempre maior do que a pressão arterial sistêmica registrada de uma artéria radial ou mesmo de um cateter aórtico. A diferença de pressão representa a queda de pressão no filtro arterial, no tubo arterial e na abertura estreita da cânula aórtica. No entanto, monitorar essa pressão é importante para detectar problemas com uma linha de influxo arterial. As pressões de entrada devem permanecer abaixo de 300 mmHg; pressões mais altas podem indicar um filtro arterial entupido, obstrução do tubo ou da cânula arterial ou dissecção aórtica.

Medições seriadas de TCA, hematócrito e potássio são realizadas durante a CEC. A glicemia deve ser verificada mesmo em pacientes sem histórico de diabetes. O TCA é medido imediatamente após o *bypass* e depois a cada 20 a 30 minutos. O resfriamento em geral aumenta a meia-vida da heparina e prolonga seu efeito. Alguns centros calculam uma curva dose-resposta de heparina para orientar o cálculo da dosagem de heparina e a reversão com protamina (**Figura 22-14**). Em geral, não é permitido que o hematócrito caia muito abaixo de 20%. Podem ser necessárias transfusões de glóbulos vermelhos para o reservatório da bomba. Aumentos acentuados nas concentrações séricas de potássio (secundários à cardioplegia) costumam ser tratados com diurese induzida por furosemida.

Hipotermia e cardioplegia

A hipotermia moderada (26-32 °C) ou profunda (≤ 25 °C) (possivelmente com parada circulatória) é usada rotineiramente para procedimentos envolvendo a raiz da aorta e grandes vasos. Quanto mais baixa a temperatura, maior o tempo necessário para resfriar ou reaquecer. Temperaturas mais baixas, no entanto, permitem que fluxos de CEC mais baixos sejam usados com segurança. A uma temperatura de 20 °C, fluxos tão baixos quanto 1,2 L/min/m^2 podem ser adequados.

A hipotermia produz alterações características no ECG, como a onda de Osborne, uma deflexão positiva entre os segmentos QRS e ST. Fibrilação ventricular em geral ocorre quando o coração é resfriado abaixo de 28 a 29 °C. A cardioplegia deve ser estabelecida imediatamente, pois a fibrilação ventricular consome fosfatos de alta energia em uma taxa maior do que os ritmos mais lentos. A cardioplegia é obtida por clampeamento cruzado da aorta ascendente proximal à cânula de influxo aórtico e (como descrito anteriormente) infusão de solução de cardioplegia por um pequeno cateter proximal ao clampe cruzado, diretamente nos óstios coronarianos se a aorta for aberta (p. ex., para substituição da valva da aorta) ou de forma retrógrada pelo seio coronário.

Ventilação

A ventilação dos pulmões é interrompida quando são atingidos fluxos adequados da bomba e o coração para de ejetar sangue. Após a instituição da CEC total, a ejeção ventricular continua brevemente até que o volume ventricular esquerdo atinja um nível criticamente baixo.

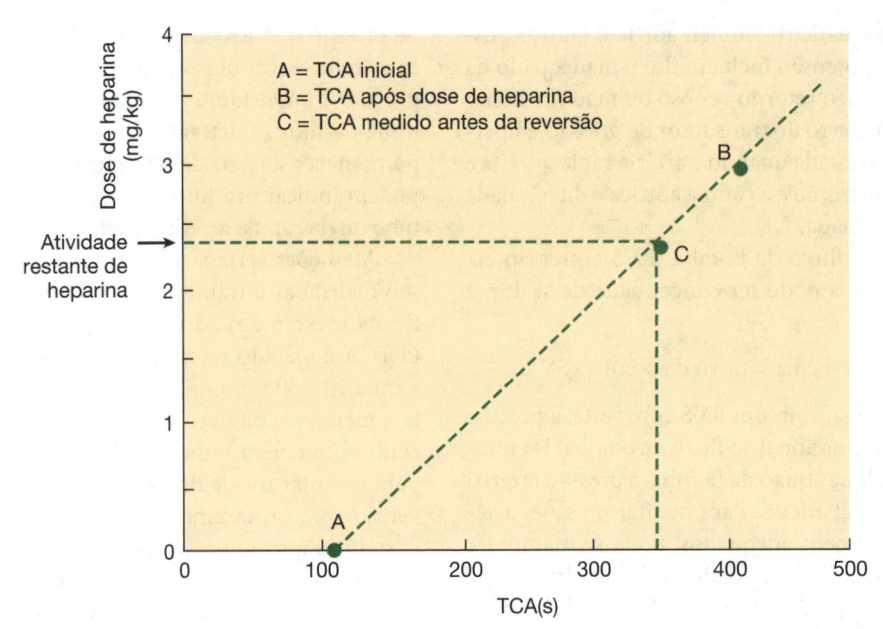

FIGURA 22-14 Curva dose-resposta de heparina; tempo de coagulação ativado (TCA) em segundos *versus* dose total de heparina em miligramas por quilograma. (1) Plote o TCA inicial no eixo *x* (ponto A). (2) Plote o TCA após a heparinização (ponto B). (3) Desenhe a linha definida por esses dois pontos. (4) Se for necessária anticoagulação adicional, localize o TCA desejado nessa linha. A quantidade de heparina adicional necessária é a diferença no eixo *y* entre o TCA atual e o TCA desejado (ponto C). (5) Se o terceiro ponto não estiver na linha original, uma nova linha é traçada a partir da linha de base ACT e passando a meio caminho entre os outros dois pontos. (6) Para a reversão da anticoagulação, a dose de protamina é baseada na atividade remanescente da heparina, estimada como a dose de heparina correspondente ao último TCA na linha dose-resposta.

A interrupção da ventilação quando há qualquer fluxo sanguíneo pulmonar remanescente atua como um *shunt* direita-esquerda que pode promover hipoxemia. A importância desse mecanismo depende da razão relativa entre o fluxo sanguíneo pulmonar remanescente e o fluxo da bomba. Uma vez interrompida a ventilação, a maioria dos centros interrompe todo o fluxo de gás ou mantém um fluxo de oxigênio muito reduzido no circuito de anestesia com uma pequena quantidade de pressão positiva contínua nas vias aéreas (CPAP, do inglês *continuous positive airway pressure*) (5 cmH$_2$O) na esperança de prevenir a disfunção pulmonar pós-operatória. A ventilação é retomada ao final da CEC, em antecipação ao início da ejeção de sangue pelo coração.

Manejo dos gases respiratórios

Anteriormente, havia controvérsia sobre o uso de tensões de gases arteriais com temperatura corrigida (pH-*stat*) ou não corrigida (α-*stat*) durante a CEC hipotérmica em adultos. A controvérsia surgiu do fato de que a solubilidade de um gás aumenta e o pH neutro (i.e., o pH no qual as concentrações de íons H$^+$ e OH$^-$ são iguais) da água aumenta com a hipotermia. Como resultado do primeiro efeito, embora o conteúdo total de CO$_2$ não mude (em um sistema fechado), a pressão parcial de CO$_2$ diminuirá à medida que a temperatura do sangue cair. O problema é mais significativo para a tensão arterial de CO$_2$ em razão de seu efeito no pH arterial e no fluxo sanguíneo cerebral. À medida que a temperatura diminui, a concentração plasmática de bicarbonato não muda, mas a diminuição da tensão arterial de CO$_2$ aumenta o pH para o que seriam valores alcalóticos em normotermia. O sangue com uma tensão de CO$_2$ de 40 mmHg e um pH de 7,40 a 37 °C, quando resfriado a 25 °C, terá uma tensão de CO$_2$ de cerca de 23 mmHg e um pH de 7,60, mas terá uma proporção inalterada de íons H$^+$ para OH$^-$.

Independentemente da temperatura do paciente, todas as amostras de sangue são aquecidas a 37 °C por analisadores de gases sanguíneos antes de se medir as tensões dos gases. Se uma leitura com correção de temperatura for desejada, uma tabela ou um programa no analisador de gases no sangue pode ser usado para estimar qual seria a tensão do gás e o pH se tivessem sido medidos na temperatura do paciente. A prática de corrigir a temperatura das tensões de gás com o objetivo de manter uma tensão de CO$_2$ constante de 40 mmHg e um pH constante de 7,40 durante a hipotermia são referidos como **manejo pH-*stat***. Durante a CEC hipotérmica, o manejo pH-*stat* – que pode exigir a adição de CO$_2$ ao influxo de gás do oxigenador para manter uma PaCO$_2$ constante – aumenta o conteúdo total de CO$_2$ no sangue. Nessas condições, o fluxo sanguíneo cerebral aumenta (devido ao aumento da tensão de CO$_2$ em relação ao manejo α-*stat*) mais do que o necessário com base no consumo de oxigênio. O aumento do fluxo sanguíneo cerebral é útil para elevar a uniformidade do resfriamento cerebral antes da parada circulatória hipotérmica profunda. Por outro lado, o aumento do fluxo sanguíneo cerebral também pode direcionar uma fração maior de êmbolos arteriais ateromatosos para o cérebro – uma preocupação maior do que a uniformidade do resfriamento cerebral durante a maioria das cirurgias cardíacas em adultos.

O uso de tensões de gás não corrigidas durante a hipotermia – **manejo α-stat** – é a regra em adultos e é comum em crianças quando a parada circulatória não será usada. A base dessa abordagem é que a preservação da função normal da proteína depende da manutenção de um estado constante de eletroneutralidade intracelular (o equilíbrio de cargas nas proteínas). Em pH fisiológico, essas cargas estão localizadas principalmente nos anéis imidazólicos dos resíduos de histidina (referidos como *resíduos* α). Além disso, à medida que a temperatura diminui, K_w – a constante de dissociação da água – também diminui (pK_w aumenta). Portanto, em temperaturas mais baixas, a eletroneutralidade das soluções aquosas, em que [H^+] = [OH^-], corresponde a uma menor [H^+] (um pH maior). A "alcalose" hipotérmica não reflete necessariamente [OH^-] > [H^+], mas sim uma diminuição absoluta em [H^+] e [OH^-]. A CEC hipotérmica com manejo α-*stat* não requer a adição de CO_2 ao oxigenador: o conteúdo total de CO_2 do sangue e a eletroneutralidade permanecem inalterados. Em contrapartida ao manejo pH-*stat*, o manejo α-*stat* parece preservar a autorregulação cerebral do fluxo sanguíneo. Apesar das diferenças teóricas e observadas, na maioria dos estudos, as comparações entre as duas técnicas falham em revelar diferenças apreciáveis nos resultados dos pacientes, exceto quando usadas antes da parada circulatória.

Anestesia

11 A hipotermia (< 34 °C) intensifica a potência do anestésico geral, mas a falha na administração de agentes anestésicos, particularmente durante o reaquecimento na CEC, pode resultar em consciência e memória. A anestesia superficial pode associar-se ao movimento do paciente se a paralisia muscular passar. Como consequência, doses adicionais de agentes anestésicos podem ser necessárias durante a CEC. Concentrações reduzidas de um agente volátil (p. ex., 0,5-0,75% de isoflurano) são com frequência administradas por meio do oxigenador. A concentração do agente volátil pode precisar ser reduzida a um valor que não deprima a contratilidade imediatamente antes do término do *bypass* se a depressão miocárdica residual for aparente. Aqueles que dependem de opioides e benzodiazepínicos para anestesia durante a CEC podem precisar administrar doses adicionais desses agentes ou iniciar uma infusão de propofol durante o reaquecimento. Alguns médicos administram rotineiramente midazolam quando o reaquecimento é iniciado. Como alternativa, uma infusão de propofol, opioide ou cetamina-midazolam pode ser continuada durante a CEC. A sudorese durante o reaquecimento é comum e em geral indica uma resposta hipotalâmica à perfusão com sangue quente (em vez de anestesia "leve"). Durante o reaquecimento, a temperatura do fluxo sanguíneo não deve exceder a temperatura central em mais de 2 °C.

Proteção cerebral

A incidência de déficits neurocomportamentais após a CEC varia muito, dependendo de quanto tempo após a cirurgia o exame é realizado e dos critérios para o diagnóstico. Na primeira semana após a cirurgia, a incidência pode chegar a 80%. Felizmente, a maioria desses déficits iniciais é transitória. Déficits neurocomportamentais ou AVCs detectáveis 8 semanas ou mais após a operação são menos comuns, com incidências de 20 a 25% e 2 a 6%, respectivamente. Os fatores associados a sequelas neurológicas ou neurocomportamentais adversas incluem aumento do número de êmbolos cerebrais, procedimentos intracardíacos (valvares) e coronarianos combinados, idade avançada e doença cerebrovascular preexistente.

Durante os procedimentos de coração aberto, a drenagem das câmaras cardíacas, a adoção de uma posição em cefalodeclive e a ventilação antes e durante a ejeção cardíaca inicial são importantes na prevenção de embolia gasosa. Muitos centros preenchem o campo cirúrgico com CO_2, um gás que, se arrastado e embolizado, será reabsorvido mais rapidamente. A ETE pode detectar o ar residual dentro do coração e a necessidade de outros procedimentos de desaeração. Durante os procedimentos de *bypass* coronariano, minimizar a quantidade de manipulação aórtica, o número de clampeamentos aórticos e o número de locais de enxerto na superfície da aorta e usar dispositivos anastomóticos proximais sem sutura são ações que podem ajudar a reduzir os êmbolos ateromatosos. A palpação suave da aorta, a ETE e especialmente a ecocardiografia epiaórtica podem ajudar a identificar pacientes de alto risco e orientar o manejo. A ecocardiografia epiaórtica é a técnica mais sensível e específica.

As contribuições relativas de êmbolos *versus* hipoperfusão cerebral em causar déficits neurológicos permanecem obscuras. Os dados são controversos e esparsos de que infusões profiláticas de fármacos imediatamente antes e durante procedimentos intracardíacos (ventrículo aberto) diminuirão a incidência e a gravidade dos déficits neurológicos. Antes da parada circulatória com hipotermia muito profunda, alguns médicos administram um corticosteroide (metilprednisolona, 30 mg/kg, ou a dose equivalente de dexametasona) e manitol (0,5 g/kg). A cabeça também é coberta por bolsas de gelo (evitando os olhos). O resfriamento da superfície retarda o reaquecimento e pode facilitar a adequação do resfriamento cerebral. Uma longa lista de medicamentos falhou em melhorar os resultados cerebrais após cirurgia cardíaca. Estudos em humanos durante cirurgia cardíaca não mostraram melhores resultados neurocomportamentais com a administração profilática de bloqueadores dos canais de cálcio (nimodipino), antagonistas *N*-metil-D-aspartato (NMDA) (remacamida), sequestradores de radicais livres (pegorgoteína), sedativo-hipnóticos (tiopental, propofol, clometiazol) ou lazaroides (tirilazade).

4. Saída de CEC

A descontinuação do *bypass* é obtida por uma série de procedimentos e condições necessárias, a primeira das quais é o reaquecimento adequado. A decisão do cirurgião sobre quando reaquecer é importante; o reaquecimento adequado requer tempo, mas o reaquecimento muito precoce remove os efeitos protetores da hipotermia. O reaquecimento rápido com frequência resulta em grandes gradientes de temperatura entre órgãos bem perfundidos e tecidos vasoconstritos periféricos; o equilíbrio subsequente após a separação da CEC diminui a temperatura central novamente. Um gradiente excessivo entre a temperatura de infusão e a temperatura central do paciente pode resultar em hipertermia cerebral deletéria. A infusão de um medicamento vasodilatador (p. ex., isoflurano) permite maiores fluxos de bomba e costuma acelerar o processo de reaquecimento. Permitir alguma ejeção ventricular mínima também pode acelerar o reaquecimento. Entretanto, um reaquecimento excessivamente rápido pode resultar na formação de bolhas de gás na corrente sanguínea, pois a solubilidade dos gases diminui rapidamente. Se o coração fibrilar durante o reaquecimento, pode ser necessária a desfibrilação elétrica direta (5-10 J). A administração de lidocaína, 100 a 200 mg, e sulfato de magnésio, 1 a 2 g, antes da remoção do clampeamento aórtico é um protocolo comum e pode diminuir a probabilidade de fibrilação. Muitos médicos defendem uma posição em cefalodeclive enquanto o ar intracardíaco está sendo evacuado para diminuir a probabilidade de embolia cerebral. A insuflação pulmonar facilita a expulsão do ar no átrio e no ventrículo esquerdos, comprimindo os vasos pulmonares e retornando o sangue para o coração esquerdo. A ETE é útil na detecção de ar intracardíaco residual. A reinsuflação inicial dos pulmões requer uma pressão maior do que a normal nas vias aéreas e geralmente deve ser feita sob visualização direta do campo cirúrgico. A expansão pulmonar excessiva pode interferir nos enxertos de artéria mamária interna e na visualização cirúrgica.

As diretrizes gerais para a separação da CEC incluem as seguintes:

- A temperatura corporal central deve ser de pelo menos 37 °C.

- Um ritmo estável deve estar presente. Um marca-passo é com frequência utilizado e confere o benefício de uma sístole auricular devidamente cronometrada. Um bloqueio atrioventricular persistente deve indicar a medição da concentração sérica de potássio. Se houver hipercalemia, ela pode ser tratada com cálcio, $NaHCO_3$, furosemida ou glicose e insulina.

- A frequência cardíaca deve ser adequada (em geral 80-100 batimentos/min). Frequências cardíacas lentas costumam ser tratadas por marca-passo. Muitos agentes inotrópicos também aumentam a frequência cardíaca. Taquicardias supraventriculares geralmente requerem cardioversão.

- Os valores laboratoriais devem estar dentro dos limites aceitáveis. Acidose significativa (pH < 7,20), hipocalcemia (ionizada) e hipercalemia (> 5,5 mEq/L) devem ser tratadas; o ideal é que o hematócrito ultrapasse 22%; no entanto, um hematócrito < 22% não deve, por si só, desencadear a transfusão de hemácias nesse momento. Quando o volume e o fluxo do reservatório de CEC forem adequados, a ultrafiltração pode ser utilizada para aumentar o hematócrito.

- A ventilação adequada com oxigênio a 100% deve ter sido retomada.

- Todos os monitores devem ser verificados novamente quanto ao funcionamento adequado e recalibrados, se necessário.

Remoção da CEC

A CEC deve ser descontinuada à medida que a pressão arterial sistêmica, os volumes ventriculares e as pressões de enchimento e a função cardíaca (na ETE) são avaliados. A pressão aórtica central pode ser medida diretamente e comparada com a pressão da artéria radial e a pressão do manguito se houver preocupação com a hipotensão da artéria radial. Uma reversão do gradiente normal de pressão sistólica, com a pressão aórtica normalmente sendo maior do que a pressão radial, é com frequência observada imediatamente após a interrupção da CEC. A hipotensão da artéria radial tem sido atribuída à abertura das conexões arteriovenosas na mão como consequência do reaquecimento. A pressão da raiz aórtica central também pode ser estimada por palpação por um cirurgião experiente. O volume e a contratilidade do ventrículo direito podem ser estimados visualmente, enquanto as pressões de enchimento são medidas diretamente por cateteres venosos centrais, de artéria pulmonar ou de átrio esquerdo. O débito cardíaco pode ser medido por termodiluição com cateter de artéria pulmonar ou com ETE. Além disso, a ETE pode definir a adequação dos volumes diastólicos finais, da contratilidade ventricular direita e esquerda e da função valvar.

A remoção é normalmente realizada por meio do clampeamento progressivo da linha de retorno venoso (tubulação). À medida que o coração bate, a ejeção ventricular recomeça. O fluxo da bomba diminui gradualmente conforme a pressão arterial aumenta. Assim que o acesso venoso estiver completamente ocluído e a pressão arterial sistólica for considerada adequada (> 80-90 mmHg), o fluxo da bomba é interrompido e o paciente é avaliado. **Alguns cirurgiões removem a CEC clampeando o acesso venoso e depois "enchendo" progressivamente o paciente com influxo arterial.**

A maioria dos pacientes se enquadra em um de quatro grupos ao sair do *bypass* (Tabela 22-2). Pacientes com boa função ventricular em geral desenvolvem rapidamente uma boa pressão arterial e bom débito cardíaco e podem ser separados da CEC imediatamente. Pacientes hiperdinâmicos também podem ser rapidamente removidos. Esses pacientes saem da CEC com RVS muito baixa, demonstrando boa contratilidade e volume adequado, mas com pressão arterial baixa; seu hematócrito é com frequência reduzido (< 22%). Diurese (fora de CEC), transfusões de hemácias e vasoconstritores aumentam a pressão arterial.

Os pacientes hipovolêmicos incluem aqueles com função ventricular normal e aqueles com vários graus de comprometimento. Os pacientes com função miocárdica preservada respondem rapidamente à infusão de sangue via cânula aórtica. A pressão arterial e o débito cardíaco aumentam a cada bólus, e o aumento torna-se progressivamente mais sustentado. A maioria desses pacientes mantém boa pressão arterial e débito cardíaco com uma pressão de enchimento ventricular esquerda estimada abaixo de 10 a 15 mmHg. Deve-se suspeitar de comprometimento ventricular (quando a ETE não está disponível) em pacientes aparentemente hipovolêmicos cujas pressões de enchimento aumentam durante a infusão de volume sem melhora apropriada da pressão arterial ou do débito cardíaco. A disfunção ventricular é facilmente diagnosticada pelo ETE.

Pacientes com insuficiência cardíaca emergem da CEC com um coração lento e mal contraído que se distende progressivamente. Nesses casos, a CEC pode precisar ser reinstituída enquanto a terapia inotrópica é iniciada; como alternativa, se o paciente estiver menos instável, um inotrópico positivo (epinefrina, dopamina, dobutamina) pode ser administrado enquanto o paciente é observado para melhora. Se o paciente não responder a doses razoáveis de um desses três agentes, pode-se adicionar milrinona. Em pacientes com função ventricular pré-operatória ruim (ou naqueles com suspeita de necessidade de suporte inotrópico intensivo), a milrinona pode ser administrada como agente de primeira linha antes da separação da CEC. Se a RVS estiver aumentada (quando o débito cardíaco estiver diminuído), pode-se tentar a redução da pós-carga com nitroprussiato, clevidipino ou milrinona. Todos os pacientes com síndrome de baixo débito cardíaco devem ser avaliados quanto a isquemia não reconhecida (enxertos torcidos ou vasoespasmo coronariano), disfunção valvar, *shunt* ou insuficiência ventricular direita. A ETE facilitará o diagnóstico nesses casos.

Se as terapias medicamentosas falharem, a **contrapulsação da bomba de balão intra-aórtico** (BIA) pode ser iniciada enquanto o coração está "descansado" na CEC. A eficácia do BIA depende do tempo adequado de insuflação e desinsuflação do balão (Figura 22-15). **O balão deve inflar logo após o entalhe dicrótico ser visto no traçado da pressão intra-aórtica (indicando o fechamento da valva da aorta) para aumentar a pressão arterial**

TABELA 22-2 Subgrupos hemodinâmicos pós-CEC[1]

	Grupo I: vigoroso	Grupo II: hipovolêmico	Grupo IIIA: insuficiência de bomba de VE	Grupo IIIB: insuficiência de VD	Grupo IV: vasodilatado (hiperdinâmico)
Pressão arterial	Normal	Baixa	Baixa	Baixa	Baixa
Pressão venosa central	Normal	Baixa	Normal ou alta	Alta	Normal ou baixa
Pressão de oclusão pulmonar	Normal	Baixa	Alta	Normal ou alta	Normal ou baixa
Achados da ETE	Normal	Enchimento diminuído de VD/VE	*Performance* de VE reduzida	VD dilatado	VD/VE com enchimento normal ou diminuído
Débito cardíaco	Normal	Baixo	Baixo	Baixo	Alto
Resistência vascular sistêmica	Normal	Baixa, normal ou alta	Baixa, normal ou alta	Normal ou alta	Baixa
Tratamento	Nenhum	Volume	Inotrópico; BIA, DAVE	Inotrópico, vasodilatador pulmonar; DAVD	Vasoconstritor, volume

[1]BIA, bomba de balão intra-aórtico; CEC, circulação extracorpórea; DAVD, dispositivo de assistência ventricular direita; DAVE, dispositivo de assistência ventricular esquerda; ETE, ecocardiografia transesofágica; VD, ventrículo direito; VE, ventrículo esquerdo.

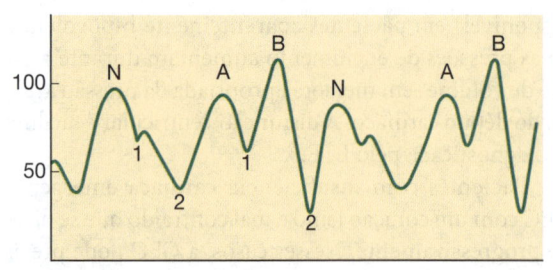

FIGURA 22-15 Formato de onda arterial central durante a contrapulsação da bomba de balão intra-aórtico 1:2. Idealmente, o balão, que está posicionado na aorta descendente imediatamente distal à artéria subclávia esquerda, deve inflar no entalhe dicrótico (1) e ser esvaziado por completo assim que o ventrículo esquerdo começar a ejetar (2). Observe as pressões diastólicas finais mais baixas após o aumento do balão e a pressão sistólica ligeiramente mais baixa no batimento seguinte. A, batimento aumentado; B, aumento de balão; N, batimento não aumentado.

diastólica e o fluxo coronariano. A insuflação muito precoce (antes do fechamento da valva da aorta) aumenta a pós-carga e exacerba a regurgitação aórtica, enquanto a insuflação tardia reduz o aumento diastólico. A deflação do balão deve ser cronometrada imediatamente antes da ejeção do ventrículo esquerdo para evitar o aumento da pós-carga. A deflação precoce torna o aumento diastólico e a redução da pós-carga menos eficazes. O uso de um dispositivo de assistência ventricular esquerda ou direita (DAVE ou DAVD, respectivamente) pode ser necessário para pacientes com falha refratária da bomba. Se o atordoamento miocárdico for um dos principais contribuintes ou se houver áreas de miocárdio hibernado, uma melhora tardia na função contrátil pode permitir a retirada completa de todos os fármacos e dispositivos de suporte somente após 12 a 48 horas de terapia. Os dispositivos de assistência ventricular podem ser usados como uma ponte para o transplante cardíaco.

Muitos médicos não administram rotineiramente inotrópicos positivos a todos os pacientes que saem de CEC porque esses agentes aumentam a demanda de oxigênio do miocárdio. Da mesma forma, o uso rotineiro de cálcio pode piorar a lesão isquêmica e contribuir para o espasmo coronariano (particularmente em pacientes que faziam uso de bloqueadores dos canais de cálcio no pré-operatório). No entanto, existem centros que administram sais de cálcio ou um inotrópico positivo (p. ex., dobutamina), ou ambos, a todos os pacientes ao final da CEC. Os inotrópicos positivos e vasopressores comumente usados estão listados na **Tabela 22-3**. Epinefrina, dopamina e dobutamina são os agentes usados com mais frequência. A epinefrina é o inotrópico mais potente e que costuma ser mais eficaz em aumentar o débito cardíaco e a pressão arterial sistêmica quando outros agentes falharam. Em doses mais baixas, tem atividade predominantemente β-agonista. A dobutamina, ao contrário da dopamina, não aumenta as pressões de enchimento e *pode* estar associada a menos taquicardia do que a dopamina; infelizmente, o débito cardíaco em geral aumenta sem alterações significativas na pressão arterial. Por outro lado, a dopamina às vezes é mais eficaz em aumentar a pressão arterial do que em aumentar o débito cardíaco. Curiosamente, quando infundida para aumentar o volume sistólico (VS) na mesma quantidade, a epinefrina está associada a um aumento igual (e talvez menor) na frequência cardíaca do que a dobutamina. Inanrinona, enoximona, milrinona e olprinona

TABELA 22-3 Vasopressores e agentes inotrópicos[1]

			Atividade adrenérgica			Inibição da fosfodiesterase
	Bólus	Infusão	α	β	Indireta	
Epinefrina	2-10 µg	0,01-0,03 µg/kg/min	+	+++	0	0
		0,04-0,1 µg/kg/min	++	+++	0	0
		> 0,1 µg/kg/min	+++	+++	0	0
Norepinefrina		0,01-0,1 µg/kg/min	+++	++	0	0
Isoproterenol	1-4 µg	0,01-0,1 µg/kg/min	0	+++	0	0
Dobutamina		2-20 µg/kg/min	0	++	0	0
Dopamina		2-10 µg/kg/min	+	++	+	0
		10-20 µg/kg/min	++	++	+	0
Efedrina	5-25 mg		+	++	+	0
Fenilefrina	50-200 µg	10-50 µg/min	+++	0	0	0
Inanrinona	0,5-1,5 mg/kg	5-10 µg/kg/min	0	0	0	+++
Milrinona	50 µg/kg	0,375-0,75 µg/kg/min	0	0	0	+++
Vasopressina	1-2 unidades	2-8 unidades/h	0	0	0	0

[1]+, atividade leve; ++, atividade moderada; +++, atividade importante.

são inibidores seletivos da fosfodiesterase e inotrópicos com propriedades dilatadoras arteriais e venosas. Apenas a inanrinona e a milrinona estão disponíveis na América do Norte, e a última é muito mais comumente usada. Em estudos de pacientes com insuficiência cardíaca crônica, a inanrinona e a milrinona, ao contrário de outros inotrópicos, não aumentaram o consumo de oxigênio pelo miocárdio de forma significativa. A combinação de um inodilatador (em geral milrinona) e um agonista β-adrenérgico resulta em pelo menos efeitos inotrópicos aditivos (e possivelmente sinérgicos). A norepinefrina é útil para aumentar a RVS, mas pode comprometer o fluxo sanguíneo esplâncnico e renal em doses elevadas. Alguns médicos usam norepinefrina em combinação com inibidores da fosfodiesterase para evitar reduções excessivas na pressão arterial sistêmica. A arginina vasopressina pode ser usada em pacientes com baixa RVS refratária e resistência à norepinefrina. Existem relatos experimentais nos quais doses de azul de metileno ou vitamina C neutralizaram com sucesso a vasodilatação que não poderia ser superada com norepinefrina, vasopressina, ou ambas. Óxido nítrico inalatório e prostaglandina E_1 (ou mesmo milrinona inalada) também podem ser úteis para hipertensão pulmonar refratária e insuficiência ventricular direita (**Tabela 22-4**); o óxido nítrico tem a vantagem adicional de não diminuir a pressão arterial sistêmica. Os estudos não confirmaram os benefícios do uso de hormônio tireoidiano (T_3) ou infusões de glicose-insulina-potássio para suporte vasoativo/inotrópico após CEC.

5. Período pós-bypass

Após a CEC, o sangramento é controlado, as cânulas de *bypass* são removidas, a anticoagulação é revertida e o tórax é fechado. A pressão arterial sistólica é geralmente mantida em menos de 140 mmHg para minimizar o sangramento. A verificação de sangramento, particularmente da superfície posterior do coração, requer a elevação do coração, o que pode causar períodos de hipotensão. Alguns cirurgiões precisarão ser informados sobre a extensão e a duração da hipotensão; outros têm maior consciência situacional. A(s) cânula(s) atrial(is) é(são) removida(s) antes da cânula aórtica caso esta precise ser utilizada para administrar volume rapidamente ao paciente. A maioria dos pacientes precisa de volume adicional após o término do *bypass*. A administração de sangue, coloides e cristaloides é guiada pela observação do ventrículo esquerdo na ETE, por pressões de enchimento e hematócrito pós-*bypass*. Um hematócrito final de 25% ou mais é desejável. O sangue remanescente no reservatório de CEC pode ser transfundido pela cânula aórtica ou pode ser lavado e processado por um dispositivo de salvamento de células e administrado por via intravenosa. A ectopia ventricular frequente pode refletir distúrbios eletrolíticos ou isquemia residual e geralmente deve ser tratada com amiodarona; hipocalemia ou hipomagnesemia devem ser corrigidas. Arritmias ventriculares nesse cenário podem se deteriorar rapidamente em taquicardia ventricular e fibrilação.

Reversão da anticoagulação

Uma vez que a hemostasia é considerada aceitável e o paciente permanece hemodinamicamente estável, a heparina é revertida com protamina. A **protamina** é uma proteína bastante carregada positivamente que se liga e efetivamente inativa a heparina (um polissacarídeo bem carregado negativamente). Os complexos heparina-protamina são então removidos pelo sistema reticuloendotelial. A protamina pode ser dosada de várias maneiras, mas os resultados de todas as técnicas devem ser verificados quanto à adequação, repetindo o TCA 3 a 5 minutos após o término da infusão de protamina. Doses incrementais adicionais de protamina podem ser necessárias.

Uma técnica de dosagem baseia a dose de protamina na quantidade de heparina inicialmente necessária para produzir o TCA desejado; a protamina é então dada em uma proporção de 1 a 1,3 mg de protamina por 100 unidades de heparina. Uma abordagem ainda mais simples é dar aos pacientes adultos uma dose definida (p. ex., 3-4 mg/kg) e então verificar a adequação da reversão. Outra abordagem calcula a dose de protamina com base na curva dose-resposta da heparina (ver **Figura 22-14**). Ensaios automatizados de titulação de heparina-protamina medem a concentração residual de heparina e podem ser usados para calcular a dose de protamina. A justificativa para o uso dessa metodologia é a constatação de que a protamina, quando administrada em excesso, pode apresentar atividade anticoagulante, embora isso nunca tenha sido demonstrado em humanos. Essa abordagem também assume que a protamina administrada permanece em circulação por um tempo prolongado (o que se provou falso em estudos de voluntários e em pacientes submetidos à cirurgia cardíaca). Quantidades pré-mensuradas de

TABELA 22-4 Vasodilatadores

Fármaco	Dose
Clevidipino	1-16 mg/h
Fenoldopam	0,03-0,6 µg/kg/min
Nicardipino	2,5-10 mg/h
Óxido nítrico	10-60 ppm (inalado)
Nitroglicerina	0,5-10 µg/kg/min
Nitroprussiato	0,5-10 µg/kg/min
Prostraglandina E_1	0,01-0,2 µg/kg/min

protamina são adicionadas em quantidades variáveis a vários frascos, cada um contendo uma amostra de sangue, para realizar a titulação heparina-protamina. O frasco cuja concentração de protamina melhor corresponda à concentração de heparina coagulará primeiro. A coagulação será prolongada nos frascos contendo muita ou pouca protamina. A dose de protamina pode então ser estimada multiplicando-se a concentração no tubo que coagula primeiro pelo volume de sangue calculado do paciente. A suplementação de protamina (50-100 mg) pode ser considerada após a administração de sangue não lavado que permanece no reservatório da bomba após a CEC porque esse sangue contém heparina.

(12) A administração de protamina pode levar a vários efeitos hemodinâmicos adversos, alguns dos quais de origem imune. A protamina administrada de forma lenta (mais de 5-10 min) costuma ter poucos efeitos; quando administrada mais rapidamente, produz uma vasodilatação consistente, facilmente tratada com sangue da bomba oxigenadora e pequenas doses de um vasoconstritor. Raras reações catastróficas à protamina em geral incluem depressão miocárdica e hipertensão pulmonar acentuada. Pacientes com diabetes que foram previamente tratados com insulina contendo protamina (como a insulina NPH) podem ter risco aumentado de reações adversas à protamina.

Sangramento persistente

(13) O sangramento persistente muitas vezes segue durações prolongadas de *bypass* (> 2 h) e, na maioria dos casos, tem múltiplas causas. Controle cirúrgico inadequado dos locais de sangramento, reversão incompleta da heparina, trombocitopenia, disfunção plaquetária, defeitos de coagulação induzidos por hipotermia e defeitos hemostáticos pré-operatórios não diagnosticados ou deficiência de fator recém-adquirida ou hipofibrinogenemia podem ser responsáveis. A ausência (ou perda) de formação de coágulos pode ser notada no campo cirúrgico. Normalmente, o TCA deve retornar à linha de base após a administração de protamina; doses adicionais de protamina (25-50 mg) podem ser necessárias. A re-heparinização (rebote da heparina) após a aparente reversão adequada é mal compreendida, mas com frequência atribuída à redistribuição da heparina ligada perifericamente ao compartimento central e à curta persistência da protamina no sangue. A hipotermia (< 35 °C) acentua os defeitos hemostáticos e deve ser corrigida. A administração de plaquetas e fatores de coagulação deve ser guiada por estudos adicionais de coagulação, mas a terapia empírica pode ser necessária quando tais testes não estiverem prontamente disponíveis no tratamento de sangramento maciço e catastrófico. Por outro lado, pode haver anormalidades em múltiplos testes de coagulação quando não há sangramento excessivo, de modo que a verdadeira especificidade diagnóstica e a confiabilidade desses testes são frequentemente superestimadas.

Se o sangramento difuso continuar apesar da hemostasia cirúrgica adequada e o TCA for normal ou o ensaio de titulação de heparina-protamina não mostrar heparina residual, é mais provável que haja trombocitopenia ou disfunção plaquetária. A comparação de um TCA convencional com um TCA medido na presença de heparinase (uma enzima que cliva e inativa a heparina) pode confirmar que nenhuma heparina residual que exija reversão de protamina permanece presente se ambos os testes fornecerem o mesmo resultado. Defeitos plaquetários são complicações reconhecidas da CEC que podem necessitar de transfusão de plaquetas. A depleção significativa dos fatores de coagulação durante a CEC, geralmente dos fatores V e VIII, é menos comumente responsável pelo sangramento; se presente, pode ser tratada com plasma fresco congelado. Tanto o tempo de protrombina quanto o tempo parcial de tromboplastina costumam ser prolongados nesses casos. A hipofibrinogenemia (nível de fibrinogênio < 100 mg/dL ou tempo de trombina prolongado sem heparina residual) deve ser tratada com crioprecipitado. A desmopressina, 0,3 µg/kg (por via intravenosa durante 20 min), pode aumentar a atividade dos fatores VIII e XII e do fator de von Willebrand, liberando-os do endotélio vascular. A desmopressina pode reverter defeitos qualitativos de plaquetas em alguns pacientes, mas não é recomendada para uso rotineiro. A fibrinólise acelerada pode ocasionalmente ser encontrada após a CEC e deve ser tratada com ácido ε-aminocaproico ou ácido tranexâmico se um ou outro desses agentes ainda não tiver sido administrado; o diagnóstico deve ser confirmado por produtos de degradação de fibrina elevados (≥ 32 mg/mL) ou evidência de lise de coágulos na tromboelastografia. Cada vez mais, concentrado de fator VII ou concentrado de complexo de protrombina são administrados como "último recurso" no cenário de sangramento por coagulopatia após cirurgia cardíaca.

Anestesia

A menos que uma técnica de infusão intravenosa contínua seja usada, agentes anestésicos adicionais são necessários após a CEC; a escolha pode ser determinada pela resposta hemodinâmica do paciente após a CEC. Descobrimos que a maioria dos pacientes tolera doses modestas de isoflurano ou uma infusão de propofol. Pacientes com hipertensão não responsiva à anestesia adequada com opioides e um agente volátil ou com propofol (ou ambos) devem receber um vasodilatador (ver **Tabela 22-4**). Fenoldopam pode ser usado e tem o benefício adicional de aumentar o fluxo sanguíneo renal, o que possivelmente pode melhorar a função renal no período pós-operatório imediato.

É comum administrar um opioide (morfina 10 mg ou hidromorfona 2 mg) e propofol ou dexmedetomidina para proporcionar analgesia e sedação durante a transferência para a UTI e analgesia, antecipando a interrupção do propofol ou da dexmedetomidina durante a emergência na UTI.

Transporte

Transportar pacientes com doenças críticas da sala de cirurgia para a UTI é sempre estressante e ocasionalmente perigoso, complicado pelas possibilidades de falha do monitor, superdosagem não intencional de medicamentos ou interrupção de infusões de medicamentos ou instabilidade hemodinâmica no caminho. Equipamento portátil de monitorização, bombas de infusão e um cilindro de oxigênio cheio com bolsa autoinflável para ventilação devem ser preparados antes do final da cirurgia. A monitorização mínima durante o transporte inclui o ECG, a pressão arterial e a oximetria de pulso. Um tubo endotraqueal extra, laringoscópio, succinilcolina e medicamentos para ressuscitação de emergência também devem acompanhar o paciente. Após a chegada do paciente na UTI, o tubo endotraqueal deve ser conectado ao ventilador, os sons respiratórios devem ser verificados, e uma transferência ordenada de monitores e infusões deve seguir. A transferência para a equipe da UTI deve incluir um breve resumo do procedimento, problemas intraoperatórios, terapia medicamentosa atual e quaisquer dificuldades esperadas. Muitos centros insistem em um protocolo padrão para a transferência, e recomendamos fortemente essa prática.

6. Período pós-operatório

Dependendo do paciente, do tipo de cirurgia e das práticas locais, os pacientes podem ser ventilados mecanicamente por 1 a 12 horas após a cirurgia. A sedação pode ser mantida com infusão de propofol ou dexmedetomidina. A ênfase nas primeiras horas de pós-operatório deve ser a manutenção da estabilidade hemodinâmica e a monitoração de

(14) sangramento pós-operatório excessivo. A drenagem do dreno torácico nas primeiras 2 h de mais de 250 a 300 mL/h (10 mL/kg/h) – na ausência de defeito hemostático – é excessiva e pode exigir reexploração cirúrgica. A drenagem subsequente que excede 100 mL/h também é preocupante. Sangramento intratorácico em local não adequadamente drenado pode causar tamponamento cardíaco, exigindo reentrada imediata do tórax.

A hipertensão apesar da analgesia e da sedação é um problema pós-operatório comum e deve ser tratada prontamente para não exacerbar o sangramento ou a isquemia miocárdica. Em geral são usadas infusões de vasodilatador ou esmolol. A reposição de fluidos pode ser guiada por pressões de enchimento, ecocardiografia ou por resposta ao tratamento. A maioria dos pacientes apresenta hipovolemia relativa por várias horas após a cirurgia. A hipocalemia (devido a diuréticos intraoperatórios) com frequência ocorre e requer reposição. A hipomagnesemia pós-operatória deve ser esperada em pacientes que não receberam suplementação de magnésio no intraoperatório.

A extubação deve ser considerada apenas quando a paralisia muscular desaparecer (ou for revertida) e o paciente estiver hemodinamicamente estável. Deve-se ter cautela em pacientes adultos obesos e idosos e naqueles com doença pulmonar subjacente. Os procedimentos cardiotorácicos costumam estar associados a reduções acentuadas na capacidade residual funcional e à disfunção diafragmática pós-operatória.

Cirurgia de revascularização do miocárdio sem CEC

O desenvolvimento de dispositivos estabilizadores epicárdicos avançados, como o Octopus (**Figura 22-16**), facilitou a cirurgia de revascularização do miocárdio sem o uso de CEC, também conhecida como cirurgia de *revascularização do miocárdio sem circulação extracorpórea* (CRMsCEC). Esse tipo de afastador usa sucção para estabilizar e levantar o local da anastomose, em vez de comprimi-lo, o que permite maior estabilidade hemodinâmica. A heparinização em dose completa (de CEC) costuma ser administrada, e a máquina de CEC em geral está imediatamente disponível, se necessário.

Administração de fluido intravenoso junto com infusão intermitente ou contínua de um vasopressor pode ser necessária enquanto as anastomoses distais são suturadas. Em contrapartida, um vasodilatador pode ser necessário

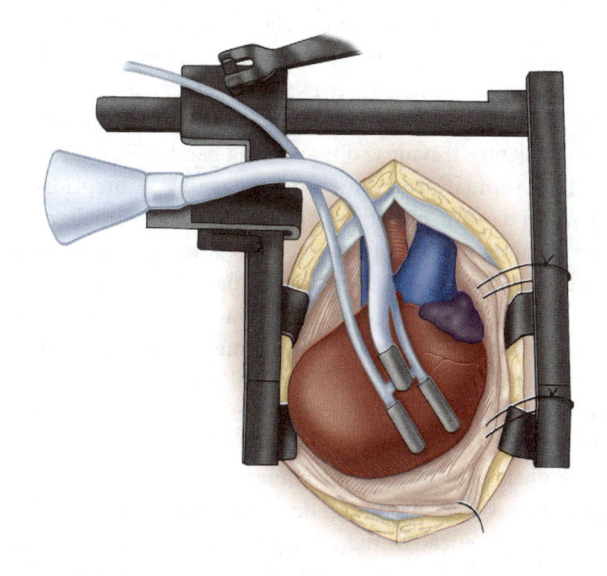

FIGURA 22-16 Ilustração esquemática do retrator Octopus para cirurgia de revascularização do miocárdio sem CEC.

para reduzir a pressão sistólica para 90 a 100 mmHg durante o clampeamento parcial da aorta para a anastomose proximal. A nitroglicerina intravenosa é usada com frequência devido à sua capacidade de melhorar a isquemia miocárdica.

Embora a CRMsCEC tenha sido inicialmente proposta para revascularização "simples" de um ou dois vasos em pacientes com boa função ventricular esquerda, os pacientes mais doentes e idosos podem ser os mais beneficiados ao evitar a CEC. O cirurgião pode usar um *shunt* intraluminal para manter o fluxo sanguíneo coronariano durante a sutura de anastomoses distais. Agentes anestésicos voláteis e morfina fornecem proteção miocárdica durante períodos prolongados de isquemia. A manutenção da anestesia com um agente volátil pode, portanto, ser desejável. Quando o cirurgião é habilidoso, a patência do enxerto a longo prazo pode ser comparável aos procedimentos feitos com CEC. Pacientes com doença coronariana extensa, particularmente aqueles com vasos-alvo deficientes, podem não ser bons candidatos. A CRMsCEC pode diminuir a incidência de complicações neurológicas pós-operatórias e a necessidade de transfusão em relação ao *bypass* coronariano convencional com CEC.

SUBSTITUIÇÃO PERCUTÂNEA DE VALVA

Os avanços na tecnologia agora permitem substituições percutâneas da valva da aorta. As substituições da valva da aorta por cateter são cada vez mais rotineiras. Os pacientes são levados para uma sala de cirurgia híbrida, onde a valva é implantada sob orientação angiográfica. Durante a implantação, a estimulação ventricular rápida é iniciada para impedir a ejeção ventricular. Tanto a anestesia geral quanto a sedação têm sido usadas com sucesso nessa população de pacientes. A escolha da técnica anestésica depende das características do paciente e do profissional. Em pacientes tratados com anestesia geral, a ETE é realizada durante o procedimento para avaliar a integridade da valva da aorta protética implantada (p. ex., para descartar vazamentos perivalvares) e para garantir que a valva mitral adjacente não tenha sido lesada no processo.

Atualmente, os reparos da valva mitral baseados em cateter são realizados de forma semelhante. Os folhetos anterior e posterior da valva mitral podem ser clipados juntos para reduzir a regurgitação mitral. Com uma punção transeptal, os clipes são introduzidos no átrio esquerdo e posicionados para aproximar os folhetos anterior e posterior. Uma valva mitral de duplo orifício é então criada com a intenção de reduzir a gravidade da insuficiência mitral. A ETE é empregada tanto para avaliar o sucesso do reparo na redução da insuficiência mitral quanto para confirmar que não foi criada estenose mitral iatrogênica.

Anestesiologistas cardíacos com habilidades avançadas de ecocardiografia são rotineiramente necessários para anestesiar pacientes para procedimentos baseados em cateter.

PACIENTES PEDIÁTRICOS

A função cardiovascular em lactentes e crianças pequenas é diferente da dos adultos. O volume sistólico é relativamente fixo, de modo que o débito cardíaco depende principalmente da frequência cardíaca. Os corações imaturos de recém-nascidos e lactentes costumam ser menos tolerantes à sobrecarga de pressão ou volume. Além disso, as funções de ambos os ventrículos são mais interdependentes, de modo que a insuficiência de um ventrículo muitas vezes precipita a insuficiência do outro (**insuficiência cardíaca biventricular**). A transição do recém-nascido da circulação fetal para a adulta é discutida no Capítulo 40.

Avaliação pré-operatória

A natureza potencialmente complexa dos defeitos cardíacos congênitos e seu reparo cirúrgico exigem comunicação próxima entre o anestesiologista, o perfusionista e o cirurgião. Em crianças, o foco deve incluir a exata anormalidade anatômica e suas consequências fisiológicas, se houve paliação ou correção anterior e se existem outras malformações congênitas. O significado hemodinâmico da lesão e a correção cirúrgica planejada devem ser claramente compreendidos. Insuficiência cardíaca e infecções pulmonares devem ser tratadas. A infusão de prostaglandina E_1 (0,05-0,1 µg/kg/min) é usada no pré-operatório para evitar o fechamento do canal arterial em lactentes dependentes do fluxo ductal para sobreviver. As verdadeiras emergências cirúrgicas cardíacas pediátricas são raras: correção de retorno venoso pulmonar anômalo total, sangramento pós-operatório excessivo ou instituição de oxigenação por membrana extracorpórea (ECMO, do inglês *extracorporeal membrane oxygenation*).

A análise da gravidade da doença depende da avaliação clínica e laboratorial. A deterioração em lactentes pode se manifestar pelo aumento de taquipneia, cianose ou sudorese, particularmente durante a alimentação. Crianças mais velhas podem relatar fadiga fácil. Em lactentes, o peso corporal costuma ser uma boa indicação da gravidade da doença, com as crianças mais doentes apresentando déficit de crescimento e peso reduzido em relação às expectativas para a idade. Os sinais de insuficiência cardíaca congestiva incluem insuficiência de crescimento, taquicardia, galope S_3, pulsos fracos, taquipneia, estertores e hepatomegalia. Pode-se notar cianose, mas a hipoxemia é mais bem avaliada por meio de oximetria de pulso, gasometrias arteriais e hematócrito. Na ausência de deficiência de ferro, o grau de policitemia está relacionado com a gravidade e a duração da hipoxemia. Baqueteamento digital é frequente em crianças com defeitos cianóticos. A avaliação também deve buscar outras anomalias congênitas, que estão presentes em até 30% dos pacientes com cardiopatia congênita.

Os resultados de ecocardiografia, cateterismo cardíaco, eletrocardiografia e radiografia de tórax devem ser revistos. A avaliação laboratorial geralmente inclui um hemograma completo (com contagem de plaquetas), estudos de coagulação, eletrólitos, ureia e creatinina sérica. Medições de cálcio ionizado e glicose também são úteis em recém-nascidos e crianças gravemente doentes.

Período pré-indução

A. Jejum

Os requisitos de jejum variam de acordo com a idade do paciente e as diretrizes atuais. Uma infusão intravenosa pré-operatória que forneça os requisitos de fluidos de manutenção deve ser usada em pacientes suscetíveis à desidratação, naqueles com policitemia grave e quando ocorrem atrasos excessivos antes da cirurgia.

B. Pré-medicação

A pré-medicação varia de acordo com a idade e as reservas cardíacas e pulmonares. Tradicionalmente, atropina, 0,02 mg/kg por via intramuscular (dose mínima, 0,15 mg), tem sido administrada a pacientes cardíacos pediátricos para neutralizar o aumento do tônus vagal. Neonatos e lactentes com menos de 6 meses de idade podem não receber pré-medicação ou receber apenas atropina. A sedação é desejável em pacientes mais velhos, particularmente aqueles com lesões cianóticas (tetralogia de Fallot), pois a agitação e o choro pioram o *shunt* direita-esquerda. Pacientes com mais de 1 ano podem receber midazolam por via oral (0,5-0,6 mg/kg) ou intramuscular (0,08 mg/kg).

Indução da anestesia

A. Objetivos hemodinâmicos anestésicos

1. Lesões obstrutivas – O manejo anestésico deve se esforçar para evitar hipovolemia, bradicardia, taquicardia e depressão miocárdica. A frequência cardíaca ideal deve ser selecionada de acordo com a idade; as frequências lentas diminuem o débito cardíaco, enquanto as frequências rápidas podem prejudicar o enchimento ventricular. A depressão cardíaca leve pode ser desejável em alguns pacientes hiperdinâmicos, como aqueles com coarctação da aorta.

2. Shunts – Uma proporção favorável de RVP para RVS deve ser mantida na presença de *shunt*. Fatores conhecidos por aumentar a RVP – como acidose, hipercapnia, hipóxia, aumento do tônus simpático e altas pressões médias das vias aéreas – devem ser evitados em pacientes com *shunt* direita-esquerda; a hiperventilação (hipocapnia) com oxigênio a 100% geralmente é eficaz na redução da RVP. A vasodilatação sistêmica também piora o *shunt* direita-esquerda e deve ser evitada; fenilefrina pode ser usada para aumentar a RVS. O óxido nítrico inalatório não tem efeito sobre a pressão arterial sistêmica. Por outro lado, pacientes com *shunt* da esquerda para a direita podem se beneficiar de vasodilatação sistêmica, aumento da RVP e não uso de hiperventilação.

B. Monitorização

Monitores intraoperatórios padrão são geralmente usados, mas podem ser aplicados inicialmente durante a indução anestésica inalatória em alguns pacientes. Uma grande discrepância entre as tensões de CO_2 expirado e arterial deve ser antecipada em pacientes com grandes *shunts* da direita para a esquerda devido ao aumento do espaço morto. Após a indução, a monitorização da pressão venosa central e a da intra-arterial são empregadas para a maioria das toracotomias e todos os procedimentos que utilizam CEC. Recomendamos orientação ultrassonográfica para essas canulações. Um cateter de calibre 22 ou 24 G é usado para entrar na artéria radial; os cateteres de calibre 24 G podem ser mais apropriados para neonatos pequenos e prematuros. Um corte pode ser necessário em alguns casos. A veia jugular interna ou subclávia é em geral usada para canulação venosa central; se essa abordagem não for bem-sucedida, um cateter atrial direito pode ser colocado no intraoperatório pelo cirurgião. A ETE é inestimável para avaliar o reparo cirúrgico após a CEC. Sondas cada vez menores estão produzindo uma resolução melhor à medida que a tecnologia avança. As sondas estão atualmente disponíveis para pacientes tão pequenos quanto aqueles com 3 kg. A ecocardiografia epicárdica intraoperatória é comumente usada em adição à ou no lugar da ETE.

C. Acesso venoso

O acesso venoso é desejável, mas nem sempre necessário para a indução. Agitação e choro são particularmente indesejáveis em pacientes com lesões cianóticas e podem aumentar o *shunt* direita-esquerda. O acesso intravenoso pode ser estabelecido após a indução, mas antes da intubação na maioria dos pacientes. Posteriormente, são necessários pelo menos dois portais de infusão intravenosa de fluidos; um é comumente através de um cateter venoso central. É necessário cuidado para evitar até mesmo as menores bolhas de ar. *Shunts* permitem a passagem de ar venoso para a circulação arterial; a embolia paradoxal pode ocorrer por meio do forame oval mesmo em pacientes sem *shunt* óbvio da direita para a esquerda. A aspiração antes de cada injeção evita o deslocamento de qualquer ar preso nas portas de injeção das cânulas.

D. Via de indução

Em grande parte, o efeito da pré-medicação e a presença de acesso venoso determinam a técnica de indução.

1. Intravenosa – Propofol (2-3 mg/kg), cetamina (1-2 mg/kg), fentanila (25-50 µg/kg) ou sufentanila (5-15 µg/kg) podem ser usados para indução intravenosa. Uma técnica de opioide puro pode ser adequada para pacientes gravemente enfermos quando uma ventilação pós-operatória é planejada. O início de ação dos agentes intravenosos pode ser mais rápido em pacientes com *shunt* da direita para a esquerda; bólus de medicamentos devem ser administrados lentamente para evitar níveis sanguíneos arteriais temporariamente elevados. Em contrapartida, a recirculação em pacientes com grandes *shunts* da esquerda para a direita dilui a concentração plasmática arterial e pode retardar o aparecimento dos efeitos clínicos dos agentes intravenosos.

2. Intramuscular – Cetamina, 4 a 10 mg/kg, é mais comumente usada, e o início da anestesia ocorre em 5 minutos. A coadministração com atropina ajuda a prevenir secreções excessivas. A cetamina é uma boa escolha para pacientes agitados e não cooperativos, bem como para pacientes com reserva cardíaca diminuída. Sua segurança com lesões cianóticas (particularmente em pacientes com tetralogia de Fallot) está bem estabelecida. A cetamina não parece aumentar a RVP em crianças.

3. Inalatória – O sevoflurano é o agente volátil mais comumente usado. A técnica é a mesma da cirurgia não cardíaca, exceto por maiores preocupações em evitar doses excessivas de anestésico. O sevoflurano é particularmente adequado para pacientes com boa reserva cardíaca. O óxido nitroso não é usado com frequência, exceto para acelerar a perda de consciência com induções inalatórias. A absorção de agentes inalatórios pode ser retardada em pacientes com *shunts* da direita para a esquerda; em contrapartida, nenhum efeito significativo na captação é geralmente observado com o *shunt* da esquerda para a direita. A intubação é facilitada por um agente adespolarizante (rocurônio, 1,2 mg/kg, ou vecurônio, 0,1 mg/kg) ou, muito menos comumente, succinilcolina, 1,5 a 2 mg/kg.

Manutenção da anestesia

Após a indução, opioides ou anestésicos inalatórios são usados para manutenção. Fentanila e sufentanila são os agentes intravenosos mais comumente usados; e isoflurano e sevoflurano, os agentes inalatórios. Alguns médicos escolhem o anestésico de acordo com as respostas hemodinâmicas do paciente. O isoflurano e o sevoflurano podem ser mais adequados do que o halotano (o agente inalatório mais comumente usado no passado) para a maioria dos pacientes; em doses anestésicas equivalentes, o halotano causa mais depressão miocárdica, mais desaceleração da frequência cardíaca, mas menos vasodilatação do que sevoflurano ou isoflurano. No entanto, pode-se fazer um argumento teórico sólido a favor do halotano em vez do sevoflurano para pacientes com tetralogia de Fallot (e lesões obstrutivas semelhantes, como estenose subaórtica hipertrófica), em que a depressão miocárdica é preferida à vasodilatação.

Circulação extracorpórea

O circuito e a técnica utilizados são semelhantes aos utilizados para adultos. Como o menor volume do circuito usado ainda é cerca de três vezes o volume de sangue de um bebê, o sangue é usado para preparar o circuito para recém-nascidos e bebês para evitar hemodiluição excessiva. A CEC pode ser complicada por *shunts* intracardíacos e extracardíacos e um sistema arterial muito complacente (em pacientes muito jovens); ambos tendem a diminuir a pressão arterial média (20-50 mmHg) e podem prejudicar a perfusão sistêmica. Altas taxas de fluxo (até 200 mL/kg/min) podem ser necessárias para garantir perfusão adequada em pacientes muito jovens. Conforme observado anteriormente, algumas evidências sugerem que o controle pH-*stat* durante a CEC pode estar associado a melhores resultados neurológicos em crianças que sofrerão parada circulatória. A retirada da CEC em geral não é um problema em pacientes pediátricos se o reparo cirúrgico for adequado; a falha primária de bomba é incomum. A dificuldade na remoção deve levar o cirurgião a verificar o reparo e a procurar por lesões não diagnosticadas e não corrigidas. A ecocardiografia intraoperatória, juntamente com a medição da pressão e da saturação de oxigênio nas várias câmaras, pode revelar o problema. O suporte inotrópico pode ser fornecido por qualquer um dos agentes usados para adultos. Os sais de cálcio são úteis com mais frequência em pacientes jovens gravemente doentes do que em adultos, pois em crianças é mais comum a homeostase de cálcio prejudicada; as medições de cálcio ionizado são inestimáveis nesses casos. A monitorização rigorosa da glicose é necessária porque tanto a hiperglicemia quanto a hipoglicemia podem ser observadas. A dopamina e a epinefrina são os inotrópicos mais comumente usados em pacientes pediátricos. A adição de um inibidor de fosfodiesterase também é útil quando a RVP ou a RVS estão aumentadas. Hipocapnia, alcalose sistêmica e alta concentração de oxigênio inspirado também devem ser usadas para diminuir a RVP em pacientes com hipertensão pulmonar; adjuvantes farmacológicos adicionais podem incluir prostaglandina E_1 (0,05-0,1 µg/kg/min) ou prostaciclina (1-40 µg/kg/min). O óxido nítrico inalatório também pode ser útil para hipertensão pulmonar refratária.

As crianças parecem ter uma intensa resposta inflamatória durante a CEC que pode estar relacionada ao fato de seu sangue estar exposto a superfícies artificiais muito grandes em relação ao seu tamanho. Os corticosteroides são frequentemente administrados para suprimir essa resposta. Muitos centros usam ultrafiltração modificada após a remoção da CEC para corrigir parcialmente a hemodiluição, mas remover substâncias vasoativas inflamatórias (citocinas); a técnica retira o sangue da cânula aórtica e do reservatório venoso, passa por um ultrafiltro e o devolve ao átrio direito.

A correção cirúrgica de lesões congênitas complexas em geral requer um período de hipotermia profunda com parada circulatória (HPPC). Após a instituição da CEC, o resfriamento é realizado por uma combinação de resfriamento da superfície e um perfusato frio. A uma temperatura central de 15 °C, até 60 minutos de parada circulatória completa podem ser viáveis. Uma embalagem de gelo ao redor da cabeça é usada para retardar o reaquecimento e promover o resfriamento do cérebro. A proteção farmacológica do cérebro é frequentemente tentada com metilprednisolona, 30 mg/kg, e manitol, 0,5 g/kg. Após o reparo, o fluxo de CEC é reiniciado e o reaquecimento ocorre.

Período pós-CEC

Devido aos grandes volumes de *priming* usados (em geral 200-300% do volume de sangue do paciente), defeitos hemostáticos decorrentes da diluição de fatores de coagulação e plaquetas são comumente observados após a CEC em lactentes; além da reversão da heparina, muitas vezes é necessária a administração de plasma fresco congelado e plaquetas.

Pacientes submetidos a procedimentos extensos ou complicados em geral permanecem intubados. A extubação pode ser considerada quando a equipe pós-operatória está preparada para "pós-operatórios rápidos" que são extubados e, sobretudo, para pacientes mais velhos e relativamente saudáveis submetidos a procedimentos simples, como fechamento de ducto patente ou comunicação interatrial ou reparo de coarctação da aorta.

Transplante cardíaco

Considerações pré-operatórias

O transplante cardíaco é o tratamento de escolha para pacientes com doença cardíaca em estágio terminal tão grave que é improvável que sobrevivam nos próximos 6 a 12 meses. O procedimento geralmente está associado a 80 a 90% de sobrevida pós-operatória em 1 ano e 60 a 90% de sobrevida em 5 anos. O transplante melhora a qualidade de vida, permitindo que a maioria dos pacientes retome um estilo de vida relativamente normal. O número de transplantes cardíacos é limitado pelo suprimento de corações de doadores, que são obtidos de pacientes com morte cerebral, mais comumente após hemorragia intracraniana ou traumatismo craniano.

Os pacientes com insuficiência cardíaca intratável têm fração de ejeção inferior a 20% e se enquadram na classe funcional IV da New York Heart Association (ver Capítulo 21) e em insuficiência cardíaca classe D. Para a maioria dos pacientes, o diagnóstico primário é miocardiopatia. A insuficiência cardíaca intratável pode ser o resultado de lesão congênita grave, miocardiopatia isquêmica, miocardiopatia viral, miocardiopatia periparto, falha em um transplante anterior ou doença cardíaca valvar. A terapia clínica deve incluir os medicamentos padrão usados para insuficiência cardíaca, incluindo inibidores da enzima conversora de angiotensina (ou bloqueadores dos receptores de angiotensina, ou ambos) e β-bloqueadores (geralmente com carvedilol). Muitos receberão estimulação elétrica com um desfibrilador automático implantado. Outros fármacos podem incluir diuréticos, vasodilatadores e até mesmo inotrópicos orais; anticoagulação oral com varfarina também pode ser necessária. Os pacientes podem não conseguir sobreviver sem inotrópicos intravenosos enquanto aguardam o transplante. A contrapulsação do balão intra-aórtico, um DAVE ou mesmo um coração mecânico total também podem ser necessários para a sobrevivência enquanto o paciente aguarda o transplante.

Os candidatos a transplante não devem ter sofrido danos extensos em órgãos-alvo ou ter outras doenças sistêmicas importantes. Disfunções renais e hepáticas reversíveis são comuns devido à hipoperfusão crônica e à congestão venosa. A RVP deve ser normal ou pelo menos responsiva a oxigênio ou vasodilatadores. A doença vascular pulmonar irreversível com uma RVP de mais de 6 a 8 unidades Wood (1 unidade Wood = 80 $dyn \cdot s \cdot cm^{-5}$) é uma contraindicação ao transplante cardíaco porque a insuficiência ventricular direita é uma das principais causas de mortalidade pós-operatória precoce. Pacientes com hipertensão pulmonar de longa data podem, no entanto, ser candidatos a transplante combinado coração-pulmão.

A correspondência cruzada de tecidos geralmente não é realizada. A compatibilidade doador-receptor é baseada no tamanho, na tipagem do grupo sanguíneo ABO e na sorologia para citomegalovírus. Órgãos de doadores de pacientes com hepatite B ou C ou infecções por vírus da imunodeficiência humana (HIV, do inglês *human immunodeficiency virus*) são excluídos.

MANEJO ANESTÉSICO

O tempo e a coordenação adequados são necessários entre a equipe de captação de órgãos doadores e o centro de transplante. A indução prematura da anestesia prolonga desnecessariamente o tempo de anestesia do receptor, enquanto a indução tardia pode comprometer a função do enxerto, prolongando o tempo de isquemia do coração do doador.

Os pacientes recebem pouco aviso prévio sobre a disponibilidade de um órgão adequado. Muitos terão feito uma refeição recente e devem ser considerados com o estômago cheio. A ciclosporina oral deve ser administrada no pré-operatório. A administração de um antiácido claro (citrato de sódio), um bloqueador do receptor H_2 da histamina e metoclopramida deve ser considerada. Qualquer pré-medicação sedativa pode ser administrada por via intravenosa imediatamente antes da indução.

A monitorização é semelhante à utilizada para outros procedimentos cardíacos. Assepsia rigorosa deve ser observada durante procedimentos invasivos. O uso da veia jugular interna direita para acesso central não parece comprometer seu uso futuro para biópsias endomiocárdicas pós-operatórias. Um cateter de artéria pulmonar é usado em muitos centros para manejo pós-*bypass*. Não precisa ser colocado na artéria pulmonar antes da CEC.

Uma indução em sequência rápida pode ser realizada. O principal objetivo do manejo anestésico é manter a perfusão dos órgãos até que o paciente esteja em CEC. A indução pode ser realizada com pequenas doses de opioides (fentanila, 5-10 µg/kg) com ou sem etomidato (0,2-0,3 mg/kg). Uma técnica com cetamina-midazolam em baixa dose (conforme observado anteriormente) também pode ser adequada. Sufentanila, 5 µg/kg, seguida de succinilcolina, 1,5 mg/kg, pode ser usada como uma técnica de sequência rápida. A anestesia é mantida de forma semelhante a outras cirurgias cardíacas. Uma sonda de ETE é colocada após a indução e são administrados medicamentos antirrejeição.

A esternotomia e a canulação para CEC podem ser complicadas por cicatrizes de cirurgias cardíacas anteriores. Ácido aminocaproico ou ácido tranexâmico podem ser usados para diminuir o sangramento pós-operatório. A CEC é iniciada após a canulação da aorta e de ambas as cavas. Se um cateter de artéria pulmonar foi colocado, ele deve ser completamente retirado do coração com sua ponta na veia cava superior. Ele deve permanecer dentro de sua bainha protetora estéril para que seja reflutuado com segurança novamente na artéria pulmonar após a CEC. O coração do receptor é então excisado, permitindo que a parede posterior de ambos os átrios (com as aberturas das veias cavas e pulmonar) permaneça. Os átrios do coração do doador são anastomosados aos remanescentes atriais do receptor (lado esquerdo primeiro). A aorta e depois a artéria pulmonar são anastomosadas ponta a ponta. O coração do doador é então lavado com solução salina, e o ar intracardíaco é evacuado. A metilprednisolona é administrada antes que o clampeamento aórtico seja liberado.

O suporte inotrópico geralmente é iniciado antes da separação da CEC para neutralizar a bradicardia por denervação simpática. A isquemia prolongada do enxerto pode resultar em depressão miocárdica transitória. Ritmos juncionais lentos são comuns e podem exigir estimulação epicárdica. Embora o coração transplantado seja totalmente desnervado e as influências autonômicas diretas estejam ausentes, sua resposta às catecolaminas circulantes costuma ser normal. O cateter de artéria pulmonar pode ser recolocado em posição após a CEC e é usado em conjunto com a ETE para avaliar o paciente. A insuficiência ventricular direita por hipertensão pulmonar, um problema comum pós-CEC, pode ser tratada com hiperventilação, prostaglandina E_1 (0,025-0,2 µg/kg/min), óxido nítrico inalatório (10-60 ppm), milrinona ou DAVD, se necessário. O sangramento também é um problema comum.

Os pacientes serão extubados quando atenderem aos critérios, como em outras cirurgias cardíacas maiores. O curso pós-operatório pode ser complicado por rejeição aguda, disfunção renal ou hepática ou infecções.

Muitos pacientes com insuficiência cardíaca são tratados com DAVEs de "destino", pois não se qualificam para transplante cardíaco. Além disso, há poucos corações de doadores disponíveis para atender às necessidades da população com insuficiência cardíaca. As preocupações com o manejo perioperatório do paciente de DAVE são semelhantes às do paciente com insuficiência cardíaca, pois ambos os procedimentos são intervenções cirúrgicas para tratar a insuficiência cardíaca. Os pacientes são rotineiramente agendados para colocação de DAVD como procedimentos eletivos. Esses pacientes com frequência são tratados com terapia inotrópica de milrinona em casa e muitas vezes são tratados com infusões de furosemida para promover a diurese enquanto aguardam intervenção cirúrgica. Idealmente, a colocação do DAVE e o transplante cardíaco ocorrem antes da deterioração das funções hepática e renal.

O exame de ETE é necessário no perioperatório para descartar a presença de forame oval patente ou outras condições que possam levar a um *shunt* direita-esquerda (p. ex., defeitos do septo atrial) após a colocação do DAVE. Quando ativado, o DAVE drena o sangue do ventrículo esquerdo e o bombeia de maneira não pulsátil para a aorta (**Figura 22-17**). As pressões cardíacas do lado esquerdo diminuem. Se as pressões do lado direito forem maiores do que as do coração esquerdo, o sangue venoso fluirá por um defeito do septo atrial ou forame oval patente para o átrio esquerdo, diminuindo a saturação arterial de oxigênio.

Além disso, o exame de ETE é necessário para avaliar a função do coração direito no perioperatório. O ventrículo direito deve superar suficientemente qualquer hipertensão pulmonar para fornecer um volume de sangue adequado ao coração esquerdo para o DAVE bombear para a aorta. Se o coração esquerdo estiver inadequadamente preenchido, o DAVE vai "sugar" as paredes do ventrículo esquerdo, resultando em redução drástica do fluxo da bomba do DAVE.

Um DAVD temporário pode ser necessário no perioperatório se ocorrer insuficiência ventricular direita.

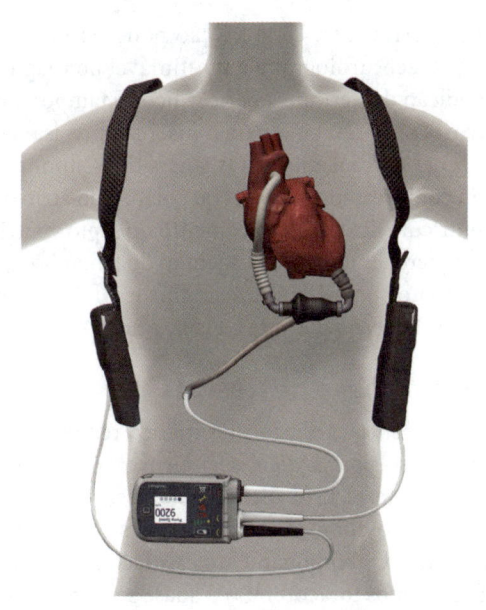

FIGURA 22-17 Dispositivo de assistência ventricular esquerda HeartMate II. (HeartMate II e St. Jude Medical são marcas comerciais da St. Jude Medical, LLC ou de suas empresas relacionadas. (Reproduzida com permissão da St. Jude Medical, © 2018. Todos os direitos reservados.)

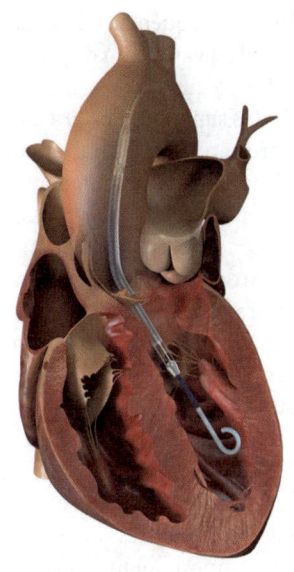

FIGURA 22-18 Bomba de sangue microaxial percutânea Impella. (Reproduzida com permissão da Abiomed, Inc, Danvers, MA.)

Vasodilatadores arteriais pulmonares (p. ex., óxido nítrico) são usados para reduzir a pressão da artéria pulmonar e, assim, diminuir a resistência contra a qual o ventrículo direito deve bombear.

Vários dispositivos de assistência temporária estão disponíveis para dar suporte transitório à função ventricular. Dispositivos percutâneos podem ser colocados no laboratório de cateterismo cardíaco para apoiar a função ventricular esquerda, bombeando o sangue do ventrículo esquerdo e ejetando-o pela valva da aorta na aorta. Com frequência, esses dispositivos são empregados durante intervenções percutâneas nas artérias coronárias para dar suporte à função ventricular. Os pacientes que necessitam de cirurgia de revascularização do miocárdio de emergência após intervenções percutâneas malsucedidas se apresentarão rotineiramente na sala de cirurgia com o auxílio de um dispositivo percutâneo de assistência ventricular (Figura 22-18).

DOENÇA PERICÁRDICA

O pericárdio parietal é uma membrana fibrosa que envolve o coração, ao qual normalmente não está aderido. O pericárdio abrange um volume intrapericárdico relativamente fixo que inclui um pequeno volume de líquido pericárdico (20-50 mL em adultos), além do coração e do sangue. Como resultado, o pericárdio normalmente limita a dilatação aguda dos ventrículos e promove o acoplamento diastólico dos dois ventrículos (a distensão de um ventrículo interfere no enchimento do outro). O último efeito também se deve à parede do septo interventricular que eles compartilham. Além disso, doenças do pericárdio ou grandes coleções de líquido pericárdico podem prejudicar seriamente o débito cardíaco.

Os derrames pericárdicos podem ser decorrentes de infecções virais, bacterianas ou fúngicas; malignidades; sangramento após cirurgia cardíaca; trauma; uremia; infarto do miocárdio; dissecção aórtica; hipersensibilidade ou distúrbios autoimunes; fármacos; ou mixedema.

1. Tamponamento cardíaco

Considerações pré-operatórias

O tamponamento cardíaco existe quando o aumento da pressão pericárdica prejudica o enchimento diastólico do coração. Em última análise, o enchimento cardíaco está relacionado à pressão diastólica transmural (distensão) em cada câmara, e qualquer aumento na pressão pericárdica em relação à pressão dentro da câmara reduz o enchimento. A pressão é aplicada igualmente em cada câmara cardíaca quando o problema é uma coleção de líquido pericárdico, ou pode ser aplicada "seletivamente", como, por exemplo, quando um coágulo pericárdico isolado comprime o átrio esquerdo. Em geral, os átrios, com paredes finas, e o ventrículo direito são mais suscetíveis a anormalidades de enchimento induzidas por pressão do que o ventrículo esquerdo.

A pressão pericárdica é normalmente semelhante à pressão pleural, variando com a respiração entre −4 e +4 mmHg. Elevações na pressão pericárdica são mais comumente devidas a aumentos no volume de fluido pericárdico (como consequência de derrames ou sangramento). A magnitude do aumento da pressão depende tanto do volume de fluido quanto da taxa de acúmulo de fluido; aumentos súbitos superiores a 100 a 200 mL aumentam rapidamente a pressão pericárdica, enquanto acúmulos muito lentos de até 1.000 mL permitem que o pericárdio se distenda com aumentos mínimos na pressão pericárdica.

As principais características hemodinâmicas do tamponamento cardíaco incluem diminuição do débito cardíaco decorrente da redução do volume sistólico com aumento da pressão venosa central. Na ausência de disfunção ventricular esquerda grave, a equalização da pressão diastólica ocorre em todo o coração (pressão atrial direita [PAD] = pressão diastólica final do ventrículo direito [PDFVD] = pressão atrial esquerda [PAE] = pressão diastólica final do ventrículo esquerdo [PDFVE]).

O formato de onda da pressão venosa central é uma característica do tamponamento cardíaco. O comprometimento do enchimento diastólico e do esvaziamento atrial abole o descenso y; o descenso x (enchimento atrial sistólico) é normal ou mesmo acentuado. A ativação simpática reflexa é uma resposta compensatória proeminente no tamponamento cardíaco. Os aumentos resultantes na frequência cardíaca e na contratilidade ajudam a manter o débito cardíaco. A vasoconstrição arterial (RVS aumentada) sustenta a pressão arterial sistêmica, enquanto a ativação simpática reduz a capacitância vascular, tendo o efeito de uma autotransfusão. Como o volume sistólico permanece relativamente fixo, o débito cardíaco torna-se primariamente dependente da frequência cardíaca.

O tamponamento cardíaco agudo geralmente se apresenta como hipotensão súbita, taquicardia e taquipneia. Os sinais físicos incluem distensão venosa jugular, pressão de pulso arterial estreita e sons cardíacos abafados. O paciente pode relatar uma incapacidade de ficar deitado. Um pulso paradoxal proeminente (uma diminuição inspiratória cíclica na pressão arterial sistólica de mais de 10 mmHg) costuma estar presente. Este último representa, na verdade, um exagero de um fenômeno normal relacionado a quedas inspiratórias da pressão intratorácica. (Um pulso paradoxal acentuado também pode ser observado na obstrução grave das vias aéreas ou no infarto do ventrículo direito.) O coração pode parecer normal ou aumentado na radiografia de tórax. Os sinais eletrocardiográficos são geralmente inespecíficos e com frequência limitados à diminuição da voltagem em todas as derivações e anormalidades inespecíficas do segmento ST e da onda T. A alternância elétrica (uma alteração cíclica na magnitude das ondas P, do complexo QRS e das ondas T) pode ser observada com grandes derrames pericárdicos e acredita-se que seja devida ao balanço pendular do coração dentro do pericárdio. A elevação generalizada do segmento ST também pode ser observada em duas ou três derivações de membros, bem como de V_2 a V_6 na fase inicial da pericardite. Uma fricção pode ser ouvida pela ausculta. A ecocardiografia é inestimável no diagnóstico e na medição de derrames pericárdicos e tamponamento cardíaco e como um guia para a inserção precisa da agulha para pericardiocentese. Os sinais de tamponamento incluem compressão diastólica ou colapso do átrio direito e do ventrículo direito, deslocamento do septo ventricular para a esquerda e aumento exagerado do tamanho do ventrículo direito com diminuição recíproca do tamanho do ventrículo esquerdo durante a inspiração.

Considerações anestésicas

O tamponamento cardíaco sintomático requer a evacuação do líquido pericárdico, seja cirurgicamente ou por pericardiocentese. Este último está associado ao risco de laceração do coração ou das artérias coronárias e de pneumotórax. O tamponamento cardíaco pós-operatório traumático (após toracotomia) é quase sempre tratado cirurgicamente, enquanto o tamponamento de outras causas pode, com mais frequência, ser passível de pericardiocentese. O tratamento cirúrgico também é realizado com frequência para grandes derrames pericárdicos recorrentes (infecciosos, malignos, autoimunes, urêmicos ou induzidos por radiação) a fim de prevenir o tamponamento. A drenagem do líquido pericárdico com agulha simples pode ser obtida por meio de uma abordagem subxifoide, enquanto a drenagem combinada com biópsia pericárdica ou pericardiectomia pode ser realizada por meio de toracotomia anterior esquerda ou esternotomia mediana. Drenagens e biópsias também podem ser realizadas por toracoscopia do lado esquerdo.

A abordagem anestésica deve ser adaptada ao paciente. Para o paciente cardíaco pós-operatório intubado *in extremis*, o tórax pode ser reaberto imediatamente na UTI. Para pacientes acordados e conscientes que serão submetidos à toracotomia esquerda ou à esternotomia mediana, anestesia geral e intubação endotraqueal são necessárias. A anestesia local pode ser usada para pacientes submetidos a drenagem simples por meio de uma abordagem subxifoide ou pericardiocentese. A remoção mesmo de um pequeno volume de fluido pode ser suficiente para melhorar significativamente o débito cardíaco e permitir a indução segura da anestesia geral. Pequenas doses (10 mg por vez por via intravenosa) de cetamina também fornecem excelente analgesia suplementar.

16 A indução de anestesia geral em pacientes com tamponamento cardíaco pode precipitar hipotensão grave e parada cardíaca. Achamos útil ter uma infusão de epinefrina disponível e às vezes a iniciamos antes da indução.

O acesso intravenoso de grande calibre é obrigatório. A monitorização intra-arterial da pressão é útil, mas a colocação de monitores não deve atrasar a drenagem pericárdica se o paciente estiver instável. A técnica anestésica deve manter um tônus simpático aumentado até o alívio do tamponamento; em outras palavras, a anestesia "profunda" não é o objetivo. Depressão cardíaca, vasodilatação e diminuição da frequência cardíaca devem ser evitadas. Da mesma forma, aumentos nas pressões médias das vias aéreas podem comprometer seriamente o retorno venoso. A intubação acordada com manutenção da ventilação espontânea é teoricamente desejável, mas raramente realizada, porque tosse, esforço, hipoxemia e acidose respiratória são prejudiciais e devem ser evitadas. A toracoscopia requer anestesia de um pulmão.

A cetamina é o agente de escolha para indução e manutenção até o alívio do tamponamento. Pequenas doses de epinefrina (5-10 μg) podem ser úteis como inotrópico e cronotrópico temporário. A administração generosa de fluidos intravenosos é útil na manutenção do débito cardíaco.

2. Pericardite constritiva

Considerações pré-operatórias

A pericardite constritiva pode se desenvolver como uma sequela de pericardite aguda ou recorrente. Patologicamente, o pericárdio é espessado, fibrótico e muitas vezes calcificado. O pericárdio parietal fica aderido ao pericárdio visceral no coração, muitas vezes obliterando o espaço pericárdico. O pericárdio parietal enriquecido limita o enchimento diastólico do coração a um volume fixo e reduzido. Em contrapartida ao tamponamento cardíaco agudo, o enchimento durante a diástole inicial é, em geral, acentuado e manifestado por um descenso *y* proeminente na forma de onda da pressão venosa central.

Pacientes com pericardite constritiva apresentam distensão venosa jugular, hepatomegalia e frequentemente ascite. A função hepática pode ser anormal. Ao contrário do tamponamento agudo, a pericardite constritiva previne flutuações respiratórias na pressão pericárdica; como o retorno venoso ao coração não aumenta durante a inspiração, o pulso paradoxal é incomum. De fato, a pressão venosa não cai ou pode, paradoxalmente, subir durante a inspiração (sinal de Kussmaul). A radiografia de tórax em geral revela calcificação pericárdica. Baixa voltagem do QRS e anormalidades difusas da onda T costumam estar presentes no ECG. Fibrilação atrial e bloqueios de condução podem estar presentes. A ecocardiografia pode ser útil no diagnóstico.

Considerações anestésicas

A pericardiectomia em geral é reservada para pacientes com doença moderada a grave. O procedimento costuma ser feito por meio de uma esternotomia mediana. É complicado pela necessidade de extensas manipulações do coração que interferem no enchimento e na ejeção cardíacos, induzem arritmias frequentes e apresentam risco de perfuração cardíaca. A CEC pode ser necessária.

A seleção de agentes anestésicos específicos é menos importante do que o esforço de evitar depressão cardíaca excessiva, vasodilatação e bradicardia. O débito cardíaco é, em geral, dependente da frequência. Acesso intravenoso adequado de grosso calibre e monitorização direta da pressão arterial e venosa central costumam ser empregados. Embora a função cardíaca em geral melhore imediatamente após a pericardiectomia, alguns pacientes apresentam débito cardíaco persistentemente baixo e requerem suporte inotrópico pós-operatório temporário.

Manejo anestésico de cirurgia vascular

ANESTESIA PARA CIRURGIA NA AORTA

Considerações pré-operatórias

A cirurgia aberta na aorta representa um grande desafio para o anestesiologista. Independentemente de qual parte do vaso esteja envolvida, o procedimento é complicado pela necessidade de clampeamento cruzado da aorta e pelo potencial de grandes perdas sanguíneas intraoperatórias. O clampeamento aórtico sem CEC aumenta agudamente a pós-carga do ventrículo esquerdo e compromete gravemente a perfusão dos órgãos distais ao ponto de oclusão. Hipertensão grave, isquemia miocárdica, insuficiência ventricular esquerda ou insuficiência da valva da aorta podem ser precipitadas. A interrupção do fluxo sanguíneo para a medula espinal, os rins e intestinos pode produzir paraplegia, insuficiência renal ou infarto intestinal, respectivamente. Além disso, a cirurgia aórtica de emergência é com frequência necessária em pacientes gravemente enfermos que apresentam hipovolemia aguda e alta incidência de doenças cardíacas, renais e pulmonares coexistentes; hipertensão; e diabetes. Os avanços nas técnicas cirúrgicas agora permitem que muitas lesões aórticas sejam tratadas com *stents*, evitando, assim, muitos dos desafios apresentados pela cirurgia aberta.

As indicações para cirurgia da aorta incluem dissecções aórticas, aneurismas, doença oclusiva, trauma e coarctação. As lesões da aorta ascendente situam-se entre a valva da aorta e a artéria inominada, enquanto as lesões do arco aórtico situam-se entre as artérias inominada e subclávia esquerda. A doença distal à artéria subclávia esquerda, mas acima do diafragma, envolve a aorta torácica descendente; as lesões abaixo do diafragma envolvem a aorta abdominal.

LESÕES ESPECÍFICAS DA AORTA

Dissecção aórtica

Em uma dissecção aórtica, uma ruptura da íntima permite que o sangue siga para a parede aórtica (a média), criando um novo caminho para o fluxo sanguíneo. Em muitos casos, um processo degenerativo primário denominado *necrose cística da média* predispõe à ocorrência de dissecção. Pacientes com defeitos hereditários do tecido conectivo, como a síndrome de Marfan e a síndrome de Ehlers-Danlos, eventualmente desenvolvem necrose cística da média e correm o risco de dissecção aórtica. Acredita-se que a propagação da dissecção ocorra como resultado de forças de cisalhamento hemodinâmicas atuando na ruptura da íntima; de fato, a hipertensão é um achado comum em pacientes com dissecção aórtica. A dissecção também pode ocorrer por hemorragia em uma placa ateromatosa ou no local da canulação aórtica após cirurgia cardíaca.

As dissecções podem ocluir o orifício de qualquer artéria que se origina diretamente da aorta; podem se estender até a raiz aórtica, produzindo incompetência da valva da aorta; ou podem se romper no pericárdio ou na pleura, produzindo tamponamento cardíaco ou hemotórax, respectivamente. A ETE desempenha um papel importante no diagnóstico e na caracterização das dissecções aórticas. As dissecções são mais comumente do tipo proximal (Stanford tipo A, De Bakey tipos I e II) envolvendo a aorta ascendente. As dissecções do tipo II não se estendem além da artéria inominada. As dissecções distais (Stanford tipo B, De Bakey tipo III) se originam além da artéria subclávia esquerda e se propagam apenas distalmente. As dissecções proximais são quase sempre tratadas com cirurgia, enquanto as dissecções distais podem ser tratadas clinicamente. Em ambos os casos, a partir do momento em que se suspeita do diagnóstico, são iniciadas medidas para reduzir a pressão arterial sistólica (em geral para 90-120 mmHg) e o estresse da parede aórtica. Essas medidas geralmente incluem vasodilatadores intravenosos (nicardipino ou nitroprussiato) e bloqueio β-adrenérgico (esmolol ou um agente de ação mais prolongada). Este último é importante na redução das forças de cisalhamento relacionadas à taxa de aumento da pressão aórtica (dP/dt), que podem, na verdade, aumentar com nitroprussiato apenas.

Aneurismas da aorta

Os aneurismas ocorrem mais comumente na aorta abdominal do que na torácica. A grande maioria dos aneurismas da aorta é decorrente de aterosclerose; a necrose cística da média também é uma causa importante de aneurismas da aorta torácica. Os aneurismas sifilíticos envolvem caracteristicamente a aorta ascendente. Outras etiologias incluem várias doenças do tecido conectivo e trauma. A dilatação da raiz da aorta em geral produz regurgitação aórtica. Os aneurismas em expansão da aorta torácica superior também podem causar compressão ou desvio traqueal ou brônquico, hemoptise e síndrome da veia cava superior. A compressão do nervo laríngeo recorrente esquerdo produz rouquidão e paralisia da prega vocal esquerda. A distorção da anatomia normal também pode complicar a intubação endotraqueal ou endobrônquica ou a canulação das veias jugular interna e subclávia.

O maior perigo de aneurismas aórticos não tratados consiste em ruptura e exsanguinação. Um pseudoaneurisma se forma quando a íntima e a média são rompidas e apenas a adventícia ou um coágulo sanguíneo forma a camada externa. Expansão aguda (pelo vazamento), manifestada como dor intensa repentina, pode anunciar ruptura. A probabilidade de ruptura catastrófica está relacionada ao tamanho. A aorta normal em adultos varia de 2 a 3 cm de largura (é mais larga no sentido cefálico). Os dados são claros para aneurismas da aorta abdominal; a ruptura ocorre em 50% dos pacientes em 1 ano, quando um aneurisma tem 6 cm ou mais de diâmetro. O tratamento eletivo geralmente é realizado na maioria dos pacientes com aneurismas de 5 cm ou mais. Na maioria das vezes, isso é feito com um *stent* intravascular; com menos frequência, a cirurgia aberta e um enxerto protético são usados. A taxa de mortalidade operatória é de cerca de 2 a 5% em pacientes com risco favorável e excede 50% se já ocorreu vazamento ou ruptura. Os riscos são muito menores com o *stent* intravascular, que se tornou o procedimento preferido sempre que a anatomia permite.

Doença oclusiva da aorta

A obliteração aterosclerótica da aorta ocorre mais comumente perto da bifurcação aórtica (síndrome de Leriche). A oclusão resulta de uma combinação de placa aterosclerótica e trombose. A aterosclerose geralmente é generalizada e afeta outras partes do sistema arterial, incluindo as artérias cerebral, coronária e renal. O tratamento pode ser realizado por colocação de *stent* intravascular ou por cirurgia aberta com enxerto de *bypass* aortobifemoral; tromboendarterectomia proximal também pode ser necessária.

Trauma aórtico

O trauma aórtico pode ser penetrante ou não penetrante. Ambos os tipos de lesões podem resultar em hemorragia maciça e requerem cirurgia imediata. Enquanto as lesões penetrantes são geralmente óbvias, o trauma contuso da aorta pode ser facilmente ignorado se não houver suspeita e os testes diagnósticos apropriados não forem realizados. O trauma aórtico não penetrante em geral resulta de desacelerações repentinas em alta velocidade, como as causadas por acidentes automobilísticos (p. ex., nos quais o tórax do motorista impacta o volante) e quedas. A lesão pode variar de uma ruptura parcial a uma transecção aórtica completa. Como o arco aórtico é relativamente fixo, enquanto a aorta descendente é relativamente móvel, as forças de cisalhamento são maiores e o local de lesão mais comum é logo distal à artéria subclávia. O achado inicial mais consistente é um mediastino alargado na radiografia de tórax. O diagnóstico definitivo pode ser realizado com ressonância magnética ou tomografia computadorizada ou ETE.

Coarctação da aorta

Este defeito cardíaco congênito pode ser classificado de acordo com a posição do segmento estreitado em relação à posição do canal arterial. No tipo *pré-ductal* (infantil), o estreitamento ocorre próximo à abertura do ducto. Essa lesão, frequentemente associada a outros defeitos cardíacos congênitos, é reconhecida na infância em razão de uma diferença marcante na perfusão entre as metades superior e inferior do corpo; a metade inferior é cianótica. A perfusão para a parte superior do corpo é derivada da aorta, enquanto a perfusão para a parte inferior do corpo provém principalmente da artéria pulmonar. A coarctação *pós-ductal* da aorta pode não ser reconhecida até a idade adulta. Os sintomas e o significado hemodinâmico dessa lesão dependem da gravidade do estreitamento e da extensão da circulação colateral que se desenvolve para a parte inferior do corpo (mamária interna, subescapular e torácica lateral às artérias intercostais). Hipertensão na parte superior do corpo, com ou sem insuficiência ventricular esquerda, costuma estar presente. O chamado entalhamento de costela pode estar presente na radiografia de tórax como resultado de artérias intercostais colaterais dilatadas.

MANEJO ANESTÉSICO

Cirurgia da aorta ascendente

A cirurgia na aorta ascendente utiliza rotineiramente esternotomia mediana e CEC e pode incluir HPPC. A condução da anestesia é semelhante à das cirurgias cardíacas envolvendo CEC, mas o curso intraoperatório pode ser complicado por longos tempos de clampeamento aórtico e grandes perdas sanguíneas intraoperatórias. A ETE é especialmente útil. A perda de sangue pode ser reduzida pela administração de ácido ε-aminocaproico ou ácido tranexâmico. A substituição concomitante da valva da aorta e o reimplante coronariano são necessários com frequência (procedimento de Bentall). O local de canulação da artéria radial deve ser orientado pela possível necessidade de clampeamento da artéria subclávia ou da inominada durante o procedimento. Nicardipino ou nitroprussiato podem ser usados para controle preciso da pressão arterial. O bloqueio β-adrenérgico também deve ser empregado na presença de dissecção aórtica. Por outro lado, a bradicardia piora a insuficiência aórtica e deve ser evitada. A cânula de entrada arterial para CEC é colocada em uma artéria femoral para pacientes com dissecções. Caso a esternotomia possa romper um aneurisma, deve-se considerar o estabelecimento prévio de CEC parcial (usando a artéria femoral e a veia femoral).

Cirurgia envolvendo o arco aórtico

Esses procedimentos geralmente são realizados por meio de esternotomia mediana com HPPC (após instituição de CEC). Considerações adicionais concentram-se em alcançar a proteção cerebral ideal com hipotermia sistêmica e tópica (como observado anteriormente). Hipotermia a 15 °C, infusão de medicamentos para manter um EEG plano, metilprednisolona ou dexametasona, manitol e fenitoína também são comumente administrados (mas há poucas evidências da eficácia desses tratamentos com fármacos). É provável que os períodos necessariamente longos de reaquecimento contribuam para as maiores perdas sanguíneas intraoperatórias observadas com frequência após a CEC.

Cirurgia envolvendo a aorta descendente torácica

A cirurgia limitada à aorta descendente torácica pode ser realizada por meio de uma toracotomia esquerda sem CEC, com ou sem (a chamada técnica de "*clamp-and-run*") um *shunt* do ápice do ventrículo esquerdo impregnado com heparina para a artéria femoral; ou usando *bypass* parcial do átrio direito para artéria femoral. Como alternativa, o implante de *stent* pode evitar a necessidade de cirurgia aberta complexa. Uma incisão toracoabdominal é necessária para lesões que também envolvem a aorta abdominal. A anestesia de um pulmão facilita muito a exposição cirúrgica. O posicionamento correto do tubo endobrônquico (mesmo com fibrobroncoscopia) pode ser difícil devido à distorção da anatomia. Pode ser necessário um tubo de duplo lúmen ou um tubo endotraqueal regular com um bloqueador brônquico.

A aorta deve ser clampeada acima e abaixo da lesão. A hipertensão aguda se desenvolve acima do grampo, com hipotensão abaixo quando não há *shunt* ou *bypass* parcial. A pressão arterial deve ser monitorada a partir da artéria radial direita, pois pode ser necessário clampear a artéria subclávia esquerda.

17 O aumento súbito da pós-carga do ventrículo esquerdo após a aplicação do clampeamento aórtico durante a cirurgia aórtica pode precipitar insuficiência ventricular esquerda aguda e isquemia miocárdica, particularmente em pacientes com disfunção ventricular subjacente ou doença coronariana; também pode exacerbar a regurgitação aórtica preexistente. O débito cardíaco cai e a pressão diastólica final do ventrículo esquerdo e o volume aumentam. A magnitude dessas alterações está inversamente relacionada à função ventricular. Esses efeitos podem ser amenizados pelo uso de *shunt* ou *bypass* parcial. Além disso, os efeitos adversos do clampeamento aórtico tornam-se menos pronunciados quanto mais distalmente na aorta o *clamp* é aplicado. Muitas vezes, é necessária uma infusão de vasodilatador para evitar aumentos excessivos da pressão arterial. Em pacientes com boa função ventricular, aumentar a profundidade anestésica imediatamente antes do clampeamento também pode ser útil.

Sangramento intraoperatório excessivo pode ocorrer durante esses procedimentos. A profilaxia com agentes antifibrinolíticos pode ser útil. Um dispositivo de salvamento de sangue (*cell saver*) para autotransfusão é usado rotineiramente. Acesso venoso adequado e monitorização intraoperatória são críticos. Múltiplos cateteres intravenosos de calibre 14 G (de preferência com aquecedores de sangue) são úteis. O ETE intraoperatório é usado com frequência. O período de maior instabilidade hemodinâmica segue-se à liberação do *clamp* aórtico; a diminuição abrupta da pós-carga junto com o sangramento e a liberação de metabólitos ácidos vasodilatadores da parte inferior isquêmica do corpo podem precipitar hipotensão sistêmica grave e, menos comumente, hipercalemia. A diminuição da profundidade anestésica, a carga de volume e a liberação parcial ou lenta do *clamp* são úteis para evitar hipotensão grave. Uma dose em bólus de vasopressor pode ser necessária. O bicarbonato de sódio é com frequência administrado profilaticamente e para acidose metabólica grave persistente (pH < 7,20) em associação com hipotensão. O cloreto de cálcio pode ser necessário quando a hipocalcemia sintomática segue uma transfusão maciça de produtos sanguíneos citrados.

A. Paraplegia

A isquemia da medula espinal pode complicar o clampeamento da aorta torácica. A incidência de déficit pós-operatório transitório e paraplegia pós-operatória é de 11% e 6%, respectivamente. As taxas aumentadas estão associadas a períodos de clampeamento cruzado mais longos do que 30 minutos, extensas dissecções cirúrgicas e procedimentos de emergência. O déficit clássico é uma síndrome da artéria espinal anterior com perda da função motora e da sensibilidade dolorosa (*pinprick*), mas com preservação da vibração e da propriocepção. Variações anatômicas no suprimento sanguíneo da medula espinal são responsáveis pela ocorrência imprevisível e pela natureza variável dos déficits. A medula espinal recebe seu suprimento sanguíneo das artérias vertebrais e da aorta torácica e abdominal. Uma artéria anterior e duas posteriores descem ao longo da medula. As artérias intercostais alimentam as artérias anterior e posterior na aorta torácica superior. As descrições dos livros didáticos sugerem que na medula torácica inferior e lombar, a artéria espinal anterior é suprida pela artéria toracolombar de Adamkiewicz. A verdade é que uma única grande artéria alimentadora nem sempre pode ser identificada. Quando presente, essa artéria tem origem variável na aorta, originando-se entre T5 e T8 em 15%, entre T9 e T12 em 60%, e entre L1 e L2 em 25% dos indivíduos; quase sempre surge no lado esquerdo. Pode ser lesionada durante a dissecção cirúrgica ou ocluída pelo clampeamento aórtico. A monitorização dos potenciais evocados somatossensoriais (PESs) e motores pode ser útil na prevenção da paraplegia, mas claramente a técnica cirúrgica e a velocidade são os fatores mais importantes.

Conforme observado anteriormente, o uso de um *shunt* temporário revestido de heparina ou de uma CEC parcial com hipotermia mantém a perfusão distal e diminui a incidência de paraplegia, hipertensão e insuficiência ventricular. A CEC parcial tem como desvantagem a necessidade de heparinização, o que aumenta a perda sanguínea. O uso de um *shunt* revestido com heparina exclui a necessidade de heparinização. Em geral, está posicionado proximalmente no ápice do ventrículo esquerdo e distalmente em uma artéria femoral. Outras medidas terapêuticas que podem proteger a medula espinal incluem metilprednisolona, hipotermia leve, manitol e drenagem do líquido cerebrospinal (LCS) para reduzir a pressão do LCS. A eficácia do manitol parece estar relacionada à sua capacidade de diminuir a pressão do LCS reduzindo sua produção. A pressão de perfusão da medula espinal é a pressão arterial média menos a pressão do LCS; o aumento da pressão do LCS após o clampeamento cruzado experimental da aorta pode explicar como uma diminuição induzida pelo manitol na pressão do LCS pode melhorar a pressão de perfusão da medula espinal durante o clampeamento cruzado. Qualquer efeito protetor da drenagem do LCS por meio de um cateter lombar pode ter um mecanismo semelhante.

O uso excessivo de vasodilatadores para controlar a resposta hipertensiva ao clampeamento pode ser um fator contribuinte para a isquemia medular, pois as ações dos fármacos também ocorrem distalmente ao clampeamento. A redução excessiva da pressão arterial acima do *clamp* cruzado deve, portanto, ser evitada para prevenir fluxo sanguíneo inadequado e hipotensão excessiva abaixo dela.

B. Insuficiência renal

Um aumento da incidência de lesão (insuficiência) renal aguda após cirurgia aórtica é relatado depois de procedimentos de emergência, períodos prolongados de clampeamento cruzado e hipotensão prolongada, particularmente em pacientes com doença renal preexistente. Uma variedade de "coquetéis" tem sido empregada na esperança de reduzir o risco de insuficiência renal, incluindo infusão de manitol (0,5 g/kg) antes do clampeamento cruzado, furosemida e fenoldopam (ou dopamina em baixa dose); no entanto, não há evidências convincentes de que esses tratamentos melhorem os resultados renais.

Cirurgia da aorta abdominal

Os *stents* são colocados com mais frequência por meio de cateteres inseridos em uma artéria femoral em pacientes acordados, mas sedados. Quando uma técnica aberta é escolhida, uma abordagem transperitoneal anterior ou retroperitoneal anterolateral pode ser usada para acessar a aorta abdominal. Dependendo da localização da lesão, o *clamp* cruzado pode ser aplicado na aorta supracelíaca, suprarrenal ou infrarrenal. A heparina é geralmente administrada antes do clampeamento aórtico. A pressão intra-arterial pode ser monitorada de qualquer extremidade superior. Em geral, quanto mais distalmente o *clamp* for aplicado à aorta, menor será o efeito na pós-carga do ventrículo esquerdo. De fato, a oclusão da aorta infrarrenal com frequência resulta em alterações hemodinâmicas mínimas. Em contrapartida, a liberação do grampo geralmente produz hipotensão; as mesmas técnicas descritas anteriormente podem ser usadas para neutralizar os efeitos do desclampeamento. A grande incisão e a extensa dissecção cirúrgica retroperitoneal aumentam as necessidades de fluidos além da perda sanguínea intraoperatória. A reposição de fluidos pode ser guiada pela monitorização da pressão venosa central, ou, ainda melhor, por monitores não invasivos de volume sistólico ou ETE.

O clampeamento da aorta infrarrenal, no entanto, diminui o fluxo sanguíneo renal, o que pode contribuir para a insuficiência renal pós-operatória. A diminuição do fluxo sanguíneo renal não é evitada por anestesia epidural ou bloqueio do sistema renina-angiotensina. Alguns centros usam anestesia epidural contínua combinada com anestesia geral para cirurgia da aorta abdominal. Essa técnica combinada diminui a necessidade de anestesia geral e fornece uma excelente via para administração de analgesia pós-operatória. A heparinização sistêmica durante a cirurgia traz preocupação quanto ao risco de paraplegia secundária a um hematoma epidural; no entanto, todos os estudos confiáveis sugerem que, quando o cateter é colocado de forma atraumática bem antes da heparinização e é removido após a reversão da anticoagulação, não há risco aumentado de hematoma neuroaxial.

Considerações pós-operatórias

Aqueles submetidos a *stent* podem não precisar de intubação durante ou após o procedimento. A maioria dos pacientes submetidos à cirurgia aberta na aorta ascendente, no arco ou na aorta torácica permanecerá intubada e ventilada por 1 a 24 horas no pós-operatório. Assim como na cirurgia cardíaca, a ênfase inicial em seus cuidados pós-operatórios deve ser a estabilidade hemodinâmica e a monitorização de sangramento pós-operatório. Os pacientes submetidos à cirurgia aberta da aorta abdominal podem ser extubados ao final do procedimento.

ANESTESIA PARA CARDIOLOGIA FORA DA SALA DE CIRURGIA

Laboratório/sala de cateterismo cardíaco

Pacientes que apresentam síndrome coronariana aguda são sempre um desafio. A cardiologia intervencionista teve um crescimento tremendo à medida que a tecnologia melhorou. Esse crescimento resultou em maior desafio anestésico: as revascularizações cirúrgicas de rotina são menos frequentes, os pacientes submetidos à revascularização cirúrgica são clinicamente mais complexos, e um número crescente de pacientes clinicamente complicados agora é submetido a intervenções cardíacas não invasivas. A revascularização completa é preferida para síndromes coronarianas agudas e crônicas; no entanto, pacientes com síndrome coronariana aguda e choque cardiogênico podem ser submetidos à revascularização da lesão culpada seguida de revascularização completa posteriormente. Esses pacientes podem precisar de suporte com dispositivos mecânicos temporários, como uma bomba de BIA, ECMO ou qualquer um de uma variedade de novos dispositivos, incluindo Tandem Heart (influxo: átrio esquerdo por meio de punção transeptal; fluxo de saída: artéria femoral; bomba: paracorpórea); Impella (influxo: ventrículo esquerdo; fluxo de saída: aorta; bomba: transaórtica); e Centrimag (influxo: ventrículo esquerdo e veia femoral; fluxo de saída: artéria axilar; bomba: externa). Às vezes, haverá uma combinação de dispositivos como ECMO com Impella (ECMELLA).

Laboratório/sala de eletrofisiologia

A fibrilação atrial é a arritmia sustentada mais comum em adultos. Está associada a aumento da mortalidade e morbidade, incluindo AVC, insuficiência cardíaca e demência. Há uma tendência de preferir a ablação endocárdica em vez de a terapia clínica para fibrilação atrial.

A ablação da fibrilação atrial pode ser realizada com sedação ou anestesia geral com máscara laríngea ou tubo endotraqueal. Nenhum método demonstrou ser superior ao outro. Três complicações principais podem surgir das ablações: fístula atrioesofágica, perfuração atrial levando a tamponamento e lesão do nervo frênico. O processualista pode solicitar ventilação espontânea para monitorar a integridade do nervo frênico. Uma sonda de temperatura esofágica e um dispositivo de retração esofágica (colocados por meio de uma sonda orogástrica) podem ser solicitados.

ETE intervencionista

Atualmente, existem várias intervenções não cirúrgicas para doenças cardíacas estruturais, e a ecocardiografia transesofágica intervencionista (ETEi) tem sido consistentemente solicitada. A substituição transcateter da valva da aorta (TAVR, do inglês *transcatheter aortic valve replacement*) tem sido o mais comum desses procedimentos. A anestesia geral com tubo endotraqueal com ETE foi inicialmente a regra para TAVIs; no entanto, atualmente, a maioria dos centros usa sedação com ETE para todas as abordagens, exceto transapical, na qual a anestesia geral com ETE continua sendo o método de escolha.

As intervenções percutâneas estão agora disponíveis para a valva mitral. A ETE é vital durante reparos ou substituições percutâneas da valva mitral. O fechamento percutâneo tornou-se o tratamento de escolha para vazamentos paravalvares residuais pós-cirúrgicos após a substituição da valva mitral. Para o tratamento da fibrilação atrial persistente, estão sendo usados dispositivos de oclusão do apêndice atrial esquerdo (WatchMan, Amulet, Lariat) para pacientes que não toleram a anticoagulação. Semelhantes ao reparo da valva mitral borda a borda, esses procedimentos envolvem punção transeptal guiada por ETE e fluoroscopia e, em seguida, implante do dispositivo. Defeitos do septo atrial e forame oval persistente em adultos podem ser fechados percutaneamente. A ETE é usada com frequência para defeitos maiores.

GRAVIDEZ E DOENÇAS CARDÍACAS

Tanto doenças cardíacas adquiridas quanto congênitas podem se manifestar durante a gravidez. De todos os países desenvolvidos, os Estados Unidos têm a maior taxa de mortalidade materna e as doenças cardiovasculares são um dos principais contribuintes. Cardiomiopatia periparto, hipertensão pulmonar e doença cardíaca isquêmica são formas comumente adquiridas de doença cardiovascular. Os pacientes podem apresentar cardiopatia congênita não corrigida ou sequelas de cirurgias corretivas anteriores.

ANESTESIA PARA CIRURGIA DA ARTÉRIA CARÓTIDA

Considerações pré-operatórias

A doença cerebrovascular isquêmica é responsável por 80% dos AVCs; os 20% restantes são decorrentes de hemorragia. AVCs isquêmicos são geralmente o resultado de embolia ou (menos comumente) trombose em um dos vasos sanguíneos que irrigam o cérebro. O AVC isquêmico pode ocorrer após vasoespasmo grave seguindo uma hemorragia subaracnóidea. Por convenção, um AVC é definido como um déficit neurológico que dura mais de 24 horas; seu correlato patológico é, em geral, infarto focal do cérebro. Os ataques isquêmicos transitórios (AITs), por outro lado, são déficits neurológicos que se resolvem em 24 horas; eles podem ser devidos a um estado de baixo fluxo em uma lesão fortemente estenótica ou a êmbolos que surgem de um vaso extracraniano ou do coração. Quando um AVC está associado a um agravamento progressivo dos sinais e sintomas, é com frequência denominado um *AVC em evolução*. Uma segunda distinção também costuma ser feita entre AVCs completos e incompletos, com base em se o território envolvido é completamente afetado ou se o cérebro adicional permanece em risco de isquemia focal (p. ex., hemiplegia *versus* hemiparesia). A bifurcação da artéria carótida comum (a origem da artéria carótida interna) é um local frequente de placas ateroscleróticas que podem provocar AIT ou AVC. O mecanismo pode ser a embolização de plaquetas-fibrina ou material de placa, estenose ou oclusão completa. O último pode ser o resultado de trombose ou hemorragia em uma placa. Os sintomas dependem da adequação da circulação colateral. Os êmbolos distais a regiões sem fluxo sanguíneo colateral são mais propensos a produzir sintomas. Pequenos êmbolos nos ramos oftálmicos podem causar cegueira monocular transitória (amaurose fugaz). Os êmbolos maiores em geral entram na artéria cerebral média, produzindo déficits motores e sensoriais contralaterais que afetam principalmente o braço e a face. A afasia também se desenvolve se o hemisfério dominante for afetado. Os êmbolos no território da artéria cerebral anterior normalmente resultam em déficits motores e sensoriais contralaterais que são piores na perna. É comum que AITs ou AVCs menores precedam um AVC maior.

As indicações para intervenções cirúrgicas incluem AITs associados a estenose carotídea grave ipsilateral (> 70% de oclusão), estenose ipsilateral grave em um paciente com um AVC menor (incompleto) e oclusão de 30 a 70% em um paciente com sintomas ipsilaterais (em geral uma placa ulcerada). No passado, a endarterectomia carotídea era recomendada para lesões assintomáticas, mas significativamente estenóticas (> 60%). Hoje, o *stent* seria a recomendação. A mortalidade operatória para cirurgia aberta é de 1 a 4% e se deve principalmente a complicações cardíacas (infarto do miocárdio). A morbidade perioperatória é de 4 a 10% e é principalmente neurológica; pacientes com déficits neurológicos preexistentes têm maior risco de eventos neurológicos perioperatórios. **Estudos sugerem que idade superior a 75 anos, lesões sintomáticas, hipertensão não controlada, angina, trombo carotídeo e oclusões próximas ao sifão carotídeo aumentam o risco cirúrgico.**

Nas últimas duas décadas, a incidência de complicações foi bastante reduzida. Permanece a controvérsia quanto à escolha do anestésico: bloqueio do plexo cervical com sedação ou anestesia geral endotraqueal com monitorização.

Avaliação e manejo anestésico pré-operatório

A maioria dos pacientes submetidos à endarterectomia carotídea é idosa e hipertensa, com arteriosclerose generalizada. Muitos também têm diabetes. A avaliação e o manejo pré-operatório devem se concentrar na definição de déficits neurológicos preexistentes, bem como na otimização do estado clínico do paciente em termos de doenças coexistentes. A maioria dos déficits neurológicos pós-operatórios parece estar relacionada à técnica cirúrgica. A hiperglicemia perioperatória descontrolada pode elevar a morbidade por aumentar a lesão cerebral isquêmica.

Os pacientes devem receber seus medicamentos cardíacos usuais dentro do cronograma até o momento da cirurgia. A pressão arterial e a concentração de glicose no sangue devem ser controladas. A angina deve ser estável e controlada, e os sinais de insuficiência cardíaca congestiva evidente devem estar ausentes. Como a maioria dos pacientes é idosa, deve-se esperar maior sensibilidade à pré-medicação.

Anestesia geral

18 A ênfase do manejo anestésico durante a cirurgia carotídea é manter a perfusão adequada para o cérebro e o coração. Tradicionalmente, isso é obtido pela regulação rigorosa da pressão arterial e pela prevenção de taquicardia. A monitorização intra-arterial da pressão é, portanto, quase sempre feita. A monitorização eletrocardiográfica deve incluir a derivação V_5 para detectar isquemia. A análise computadorizada contínua do segmento ST é desejável. A endarterectomia carotídea em geral não está associada à perda significativa de sangue ou a deslocamento de fluidos.

Independentemente dos agentes anestésicos selecionados, a pressão arterial média deve ser mantida na – ou ligeiramente acima da –faixa normal do paciente. Propofol e etomidato são escolhas populares para indução porque reduzem a taxa metabólica cerebral proporcionalmente mais do que o fluxo sanguíneo cerebral. Pequenas doses de um opioide ou bloqueador β-adrenérgico podem ser usadas para atenuar a resposta hipertensiva à intubação endotraqueal. Em teoria, o isoflurano pode ser o agente volátil de escolha porque parece fornecer a maior proteção contra a isquemia cerebral. No entanto, não consideramos as diferenças na neuroproteção entre os agentes inalatórios como clinicamente importantes. Alguns médicos também preferem a remifentanila como opioide para emergência rápida.

A hipertensão intraoperatória é comum e em geral requer o uso de um vasodilatador intravenoso. Nitroglicerina costuma ser uma boa escolha para hipertensão leve a moderada em razão de seus efeitos benéficos na circulação coronariana. Hipertensão acentuada requer um agente mais potente, como nicardipino, nitroprussiato ou clevidipino. O bloqueio β-adrenérgico facilita o manejo da hipertensão e previne a taquicardia reflexa por vasodilatadores, mas deve ser usado com cautela. A hipotensão deve ser tratada com vasopressores. Muitos médicos consideram a fenilefrina o vasopressor de escolha; se selecionada, deve ser administrada em pequenos incrementos para evitar hipertensão excessiva.

A bradicardia reflexa pronunciada ou sustentada ou o bloqueio cardíaco causados pela manipulação do barorreceptor carotídeo podem ser tratados com atropina. Para evitar essa resposta, alguns cirurgiões infiltram a área do seio carotídeo com lidocaína, mas a própria infiltração pode induzir bradicardia. A tensão arterial de CO_2 deve ser mantida na faixa normal porque a hipercapnia pode induzir o roubo intracerebral, enquanto a hipocapnia extrema diminui a perfusão cerebral. A ventilação deve ser ajustada para manter a normocapnia. Os fluidos intravenosos de manutenção devem consistir em soluções sem glicose devido aos efeitos potencialmente adversos da hiperglicemia, particularmente nos neurônios isquêmicos. A heparina (5.000-7.500 unidades por via intravenosa) em geral é administrada antes da oclusão da artéria carótida. Alguns médicos usam rotineiramente um *shunt* (conforme observado adiante). A protamina é, em geral, administrada para reverter a heparina antes do fechamento da pele.

A emergência rápida da anestesia é desejável porque permite avaliação neurológica imediata, mas o médico deve estar preparado para tratar hipertensão e taquicardia. **A hipertensão pós-operatória pode estar relacionada à desnervação cirúrgica do barorreceptor carotídeo ipsilateral. A desnervação do corpo carotídeo atenua a resposta ventilatória à hipoxemia.** Após a extubação, os pacientes devem ser observados atentamente quanto ao desenvolvimento de hematoma na ferida. Quando um hematoma de ferida em expansão compromete as vias aéreas, a manobra inicial de tratamento pode exigir a abertura da ferida para liberar o hematoma. Rouquidão pós-operatória transitória e desvio ipsilateral da língua podem ser observados; devem-se à retração intraoperatória dos nervos laríngeo recorrente ou hipoglosso, respectivamente.

Monitorização da função cerebral

Quando a anestesia geral é selecionada para esses pacientes, a NIRS para oximetria cerebral pode ser uma maneira rápida de avaliar a dessaturação hemisférica se ela ocorrer durante o clampeamento temporário e de avaliar a necessidade de um *shunt*. Novamente, existem dados ambíguos sobre *shunt* e resultados para cirurgias de endarterectomia carotídea. O risco do *shunt* é a embolização, e o risco de não *shunt* é a hipoxemia cerebral.

Alguns cirurgiões utilizam rotineiramente um *shunt*, mas essa prática pode aumentar a incidência de déficits neurológicos pós-operatórios; a inserção do *shunt* pode desalojar e embolizar ateromas. Outra forma de detectar a adequação do suprimento sanguíneo (por meio de um suposto polígono de Willis completo do lado contralateral) é medir a "pressão do coto" na artéria carótida interna cranial ao *clamp* temporário. Se a pressão do coto for inferior a 50 mmHg, pode ser necessário considerar um *shunt*.

Outros centros monitoram o EEG ou os PESs para determinar se um *shunt* é necessário. Sinais eletrofisiológicos de isquemia após o clampeamento cruzado ditam o uso de *shunt*; alterações com duração superior a 10 minutos podem estar associadas a um novo déficit neurológico pós-operatório. Embora as gravações multicanais e o processamento computadorizado possam aumentar a sensibilidade do EEG, nem a monitorização do EEG, nem a dos SSEPs são suficientemente sensíveis ou específicas para prever com segurança a necessidade de *shunt* ou a ocorrência de déficits pós-operatórios (consulte a discussão de caso no Capítulo 26). Outras técnicas, incluindo medições do fluxo sanguíneo cerebral regional com xenônio-133 radioativo, medição Doppler transcraniana da velocidade do fluxo da artéria cerebral média, saturação venosa jugular de oxigênio e tensão transconjuntival de oxigênio, também não são suficientemente confiáveis.

Anestesia regional

A cirurgia da carótida pode ser realizada sob anestesia regional. O bloqueio do plexo cervical superficial bloqueia efetivamente os nervos C_2 a C_4 e permite que o paciente permaneça confortavelmente acordado durante a cirurgia. O bloqueio profundo do plexo cervical não é necessário. Uma fração substancial de pacientes exigirá a administração de anestésico local pelo cirurgião na bainha carotídea (se um bloqueio cervical profundo for realizado ou não). A principal vantagem da anestesia regional (e é uma vantagem tremenda) é que o paciente pode ser examinado no intraoperatório; assim, a necessidade de um *shunt* temporário pode ser avaliada e quaisquer novos déficits neurológicos podem ser diagnosticados imediatamente durante a cirurgia. De fato, um exame neurológico intraoperatório pode ser o método mais confiável para avaliar a adequação da perfusão cerebral durante o clampeamento carotídeo. O exame consiste minimamente em nível de consciência, fala e preensão palmar contralateral. Clínicos experientes usam sedação mínima e "conversa de bar" com o paciente para monitorar o estado neurológico. Alguns estudos também sugerem que, quando comparada com a anestesia geral, a anestesia regional resulta em hemodinâmica mais estável, mas os resultados parecem semelhantes. A anestesia regional para cirurgia carotídea requer a cooperação do cirurgião e do paciente.

Procedimentos de colocação de *stent*

Esses procedimentos geralmente são realizados em pacientes acordados e minimamente sedados. Bom acesso intravenoso e monitorização invasiva da pressão arterial serão necessários. Muitas vezes, o operador deseja se comunicar com o paciente durante o procedimento. O *stent* será introduzido e guiado por arteriografia cerebral. Os problemas de pressão arterial intra e pós-operatórios são semelhantes aos da endarterectomia carotídea aberta.

DISCUSSÃO DE CASO

Um paciente para cardioversão

Um homem de 55 anos com fibrilação atrial de início recente está agendado para cardioversão eletiva.

Quais são as indicações para uma cardioversão eletiva?

A cardioversão por corrente direta (CD) pode ser usada para encerrar taquiarritmias supraventriculares e ventriculares causadas por reentrada. Não é eficaz para arritmias de automaticidade aumentada (taquicardia atrial multifocal) ou atividade desencadeada (toxicidade digitálica). Ao despolarizar simultaneamente todo o miocárdio e possivelmente prolongar o período refratário, a cardioversão com CD pode encerrar a fibrilação e o *flutter* atrial, a reentrada nodal atrioventricular, as taquicardias recíprocas de síndromes de pré-excitação e a taquicardia ou fibrilação ventricular.

Indicações específicas para cardioversão de pacientes com fibrilação atrial incluem fibrilação sintomática, início recente e ausência de resposta a medicamentos. Pacientes com fibrilação de longa duração, átrio grande, doença pulmonar obstrutiva crônica, insuficiência cardíaca congestiva ou insuficiência mitral apresentam alta taxa de recorrência. Um ETE geralmente é realizado pouco antes da cardioversão para descartar coágulos sanguíneos no átrio esquerdo. Esses coágulos costumam estar localizados no apêndice atrial esquerdo e podem ser embolizados pelo procedimento de cardioversão ou pelo ritmo sinusal.

A cardioversão de emergência é indicada para qualquer taquiarritmia associada a hipotensão, insuficiência cardíaca ou angina.

Como é realizada a cardioversão?

Embora o procedimento seja geralmente realizado por cardiologistas, a necessidade de cardioversão imediata pode surgir na sala de cirurgia, na UTI ou durante a reanimação cardiopulmonar. Os anestesiologistas devem, portanto, estar familiarizados com a técnica. Após sedação profunda ou anestesia geral leve, o choque com

CD é aplicado por meio de pás autoadesivas ou pás de 8 a 13 cm. Pás maiores ajudam a reduzir qualquer necrose miocárdica induzida por choque, distribuindo a corrente por uma área mais ampla. A produção de energia deve ser mantida no nível minimamente eficaz para evitar danos ao miocárdio. A colocação dos eletrodos pode ser anterolateral ou anteroposterior. Na primeira posição, um eletrodo é colocado no segundo espaço intercostal direito próximo ao esterno, e o outro, no quinto espaço intercostal esquerdo na linha hemiclavicular. Quando são utilizadas placas para a técnica anteroposterior, uma é colocada anteriormente sobre o ápice ventricular no quinto espaço intercostal, e a outra, sob o paciente na região infraescapular esquerda.

Para taquicardias supraventriculares, com exceção notável da fibrilação atrial, níveis de energia de 25 a 50 J podem restabelecer com sucesso o ritmo sinusal normal. Choques sincronizados devem ser usados para todas as taquiarritmias, exceto fibrilação ventricular. A sincronização cronometra a descarga para que seja dada durante o complexo QRS. Se o choque ocorrer no segmento ST ou na onda T (não sincronizado), pode precipitar uma arritmia mais grave, incluindo fibrilação ventricular. Todo o pessoal médico deve ficar afastado do paciente e da cama durante o choque.

A fibrilação atrial e geral requer um mínimo de 50 a 100 J, e níveis de energia maiores são usados com frequência. A taquicardia ventricular hemodinamicamente estável pode frequentemente ser encerrada com 25 a 50 J, mas a fibrilação ventricular e a taquicardia ventricular instável requerem 200 a 360 J. Independentemente da arritmia, um nível de energia mais alto é necessário quando o primeiro choque é ineficaz.

O cardiologista quer fazer a cardioversão na sala de recuperação pós-anestésica (SRPA). Este é um local apropriado para cardioversão?

A cardioversão eletiva pode ser realizada em qualquer ambiente em que estejam imediatamente disponíveis provisões completas para ressuscitação cardiopulmonar, incluindo recursos de estimulação cardíaca. Um médico especializado em manejo de vias aéreas deve estar presente. As cardioversões são comumente realizadas em UTI, pronto-socorro, SRPA, sala de procedimentos ou sala de cateterismo cardíaco.

Como você avaliaria esse paciente?

O paciente deve ser submetido a jejum, avaliado e tratado como se estivesse recebendo anestesia geral na sala de cirurgia. Um ECG é realizado imediatamente antes do procedimento para confirmar que a arritmia ainda está presente; outro é executado imediatamente depois para confirmar o novo ritmo. Os valores laboratoriais pré-operatórios devem estar dentro dos limites normais porque distúrbios metabólicos, sobretudo eletrólitos e anormalidades acidobásicas, podem contribuir para a arritmia. Se não corrigidos no pré-operatório, podem reiniciar a taquicardia após a cardioversão. Um agente antiarrítmico costuma ser iniciado em pacientes com fibrilação atrial 1 a 2 dias antes do procedimento para ajudar a manter o ritmo sinusal normal. Pacientes com fibrilação atrial com duração superior a algumas horas provavelmente terão sido anticoagulados por tempo suficiente antes da cardioversão para reduzir a probabilidade de um trombo atrial esquerdo. Esses coágulos podem embolizar após a restauração do ritmo sinusal.

Quais são os monitores mínimos e equipamentos anestésicos necessários?

A monitorização mínima consiste em ECG, pressão arterial e oximetria de pulso. Um estetoscópio precordial é útil para monitorar os sons respiratórios antes e depois do procedimento. Manter contato verbal contínuo com o paciente pode ser o melhor método para avaliar se uma dose amnésica suficiente de (geralmente) propofol foi administrada.

Além de um desfibrilador com CD capaz de fornecer até 400 J (sincronizado ou não sincronizado) e estimulação transcutânea, o equipamento mínimo deve incluir o seguinte:

- Acesso intravenoso confiável.
- Um dispositivo bolsa-máscara funcional capaz de fornecer 100% de oxigênio (ver Capítulo 3).
- Uma fonte de oxigênio na parede ou um cilindro cheio.
- Um *kit* de vias aéreas com cânulas orais e nasais e laringoscópios e tubos endotraqueais apropriados.
- Um aparelho de sucção funcional.
- Um *kit* de medicamentos anestésicos que inclua pelo menos um sedativo-hipnótico e succinilcolina.
- Um carrinho que inclua todos os medicamentos e equipamentos necessários para ressuscitação cardiopulmonar (ver Capítulo 55).

Que técnicas anestésicas seriam apropriadas?

A pré-medicação não é necessária. É necessária apenas uma anestesia geral muito breve (1-2 min). Um agente de ação curta, como propofol ou meto-hexital, costuma ser usado. O etomidato pode ser usado, mas pode ser associado com fonação. Após a pré-oxigenação com 60 a 100% de oxigênio por 3 a 5 minutos, o sedativo-hipnótico é administrado em pequenos incrementos a cada 30 a 60 segundos, mantendo contato verbal com o paciente. O choque é aplicado quando o paciente não é mais capaz de responder verbalmente; alguns clínicos usam a perda do reflexo palpebral como ponto final. O choque em geral desperta o paciente. Obstrução transitória das vias aéreas ou apneia pode ser observada, particularmente se mais de um choque for necessário.

Quais são as complicações da cardioversão?

As complicações incluem depressão miocárdica transitória, arritmias pós-choque e embolia arterial. As arritmias em geral ocorrem devido à sincronização inadequada, mas mesmo uma cardioversão devidamente cronometrada pode ocasionalmente resultar em fibrilação ventricular. A maioria das arritmias é transitória e se resolve espontaneamente. Embora os pacientes possam desenvolver elevação do segmento ST, os níveis séricos de creatinofosfocinase (fração MB) costumam ser normais. A embolia de um coágulo do lado esquerdo pode ser responsável pelo atraso no despertar.

Como o paciente deve ser cuidado após a cardioversão?

Embora a recuperação da consciência seja geralmente muito rápida, os pacientes devem ser tratados como os demais que recebem anestesia geral (ver Capítulo 56). A recuperação também inclui especificamente a monitorização da recorrência da arritmia e dos sinais de embolia cerebral.

DIRETRIZES

American Society of Extracorporeal Technology Standards and Guidelines for Perfusion Practice (11/08/2013). http://www.amsect.org/page/standards-and-guidelines-1117

Authors/Task Force Members, Kunst G, Milojevic M, Boer C, et al; EACTS/EACTA/EBCP Committee Reviewers. 2019 EACTS/EACTA/EBCP guidelines on cardiopulmonary bypass in adult cardiac surgery. Br J Anaesth. 2019;123:713.

Hiratzka LF, Bakris GL, Beckman JA, et al. 2010 ACCF/AHA/AATS/ACR/ASA/SCA/SCAI/SIR/STS/SVM *Guidelines for the diagnosis and management of patients with thoracic aortic disease: executive summary: a report of the American College of Cardiology Foundation/American Heart Association Task Force on Practice Guidelines, American Association for Thoracic Surgery, American College of Radiology, American Stroke Association, Society of Cardiovascular Anesthesiologists, Society for Cardiovascular Angiography and Interventions, Society of Interventional Radiology, Society of Thoracic Surgeons, and Society for Vascular Medicine.* Anesth Analg. 2010;111:279.

Nishimura RA, Otto CM, Bonow RO, et al. 2017 AHA/ACC focused update of the *2014 AHA/ACC guideline for the management of patients with valvular heart disease: a report of the American College of Cardiology/American Heart Association task force on clinical practice guidelines.* Circulation. 2017;135:e1159.

Shore-Lesserson L, Baker RA, Ferraris VA, et al. *The Society of Thoracic Surgeons, The Society of Cardiovascular Anesthesiologists, and The American Society of ExtraCorporeal Technology: clinical practice guidelines-anticoagulation during cardiopulmonary bypass.* Anesth Analg. 2018;126:413.

Wahba A, Milojevic M, Boer C, et al; EACTS/EACTA/EBCP Committee Reviewers. *2019 EACTS/EACTA/EBCP guidelines on cardiopulmonary bypass in adult cardiac surgery.* Eur J Cardiothorac Surg. 2020;57:210.

Writing Committee Members, Otto CM, Nishimura RA, Bonow RO, et al. *2020 ACC/AHA guideline for the management of patients with valvular heart disease: a report of the American College of Cardiology/American Heart Association joint committee on clinical practice guidelines.* J Am Coll Cardiol. 2021;77:e25.

Consulte www.guidelines.gov para obter diretrizes adicionais de várias organizações relacionadas a esses tópicos.

LEITURAS SUGERIDAS

Engelman R, Baker RA, Likosky DS, et al. *The Society of Thoracic Surgeons, The Society of Cardiovascular Anesthesiologists, and The American Society of ExtraCorporeal Technology: clinical practice guidelines for cardiopulmonary bypass–temperature management during cardiopulmonary bypass.* J Extra Corpor Technol. 2015;47:145.

Fedorow CA, Moon MC, Mutch WA, Grocott HP. *Lumbar cerebrospinal fluid drainage for thoracoabdominal aortic surgery: rationale and practical considerations for management.* Anesth Analg. 2010;111:46.

Fudulu D, Benedetto U, Pecchinenda GG, et al. *Current outcomes of off-pump versus on-pump coronary artery bypass grafting: evidence from randomized controlled trials.* J Thorac Dis. 2016;8(suppl 10):S758.

Hessel EA 2nd. *What's new in cardiopulmonary bypass.* J Cardiothorac Vasc Anesth. 2019;33:2296.

Hosseinian L, Weiner M, Levin MA, Fischer GW. *Methylene blue: magic bullet for vasoplegia?* Anesth Analg. 2016;122:194.

Meersch M, Zarbock A. *Prevention of cardiac surgery-associated acute kidney injury.* Curr Opin Anaesthesiol. 2017;30:76.

Parissis H, Lau MC, Parissis M, et al. *Current randomized control trials, observational studies and meta-analysis in off-pump coronary surgery.* J Cardiothorac Surg. 2015;10:185.

Seco M, Edelman JJ, Van Boxtel B, et al. *Neurologic injury and protection in adult cardiac and aortic surgery.* J Cardiothorac Vasc Anesth. 2015;29:185.

Smilowitz NR, Berger JS. *Perioperative management to reduce cardiovascular events.* Circulation. 2016;133:1125.

Wilkey BJ, Weitzel NS. *Anesthetic considerations for surgery on the aortic arch.* Semin Cardiothorac Vasc Anesth. 2016;20:265.

Wong WT, Lai VK, Chee YE, Lee A. *Fast-track cardiac care for adult cardiac surgical patients.* Cochrane Database Syst Rev. 2016;(9):CD003587.

Fisiologia respiratória e anestesia

CAPÍTULO 23

CONCEITOS-CHAVE

1. A traqueia serve como conduto para a ventilação e a eliminação das secreções traqueais e brônquicas e tem um comprimento médio de 10 a 13 cm. Ela se bifurca na carina em brônquios principais direito e esquerdo. O brônquio principal direito fica em um arranjo mais linear com a traqueia, enquanto o brônquio principal esquerdo fica em uma orientação mais angular com a traqueia.

2. A troca periódica do gás alveolar com o gás fresco das vias aéreas superiores reoxigena o sangue dessaturado e elimina o dióxido de carbono (CO_2). Essa troca é normalmente provocada por pequenos gradientes cíclicos de pressão estabelecidos nas vias aéreas. Durante a ventilação espontânea, esses gradientes são secundários às variações da pressão intratorácica; durante a ventilação mecânica, são produzidos por pressão positiva intermitente na via aérea superior.

3. O volume pulmonar ao final de uma expiração normal é denominado *capacidade residual funcional* (CRF). Nesse volume, a retração elástica interna do pulmão se aproxima da retração elástica externa do tórax (incluindo o tônus diafragmático em repouso).

4. A capacidade de fechamento normalmente fica bem abaixo da CRF, mas aumenta constantemente com a idade. Esse aumento é provavelmente responsável pelo declínio normal relacionado à idade na tensão arterial de O_2.

5. Enquanto o volume expiratório forçado no primeiro segundo da expiração (VEF_1) e a capacidade vital forçada (CVF) são dependentes do esforço, o fluxo expiratório médio forçado ($FEF_{25-75\%}$) é mais independente do esforço e pode ser uma medida mais confiável de obstrução.

6. Alterações na mecânica pulmonar devido à anestesia geral ocorrem logo após a indução. A posição supina reduz a CRF em 0,8 a 1,0 L, e a indução da anestesia geral reduz ainda mais a CRF em 0,4 a 0,5 L. A redução da CRF é consequência do colapso alveolar, e a atelectasia por compressão ocorre em razão da perda do tônus muscular inspiratório, da alteração na rigidez da parede torácica e do deslocamento ascendente do diafragma.

7. Fatores locais são mais importantes do que o sistema autonômico para influenciar o tônus vascular pulmonar. A hipóxia é um poderoso estímulo para a vasoconstrição pulmonar (o oposto de seu efeito sistêmico).

8. Como a ventilação alveolar ($\dot{V}A$) é normalmente de cerca de 4 L/min, e a perfusão capilar pulmonar ($\dot{Q}$) é de 5 L/min, a proporção geral é de cerca de 0,8.

9. O *shunt* denota o processo pelo qual o sangue venoso misto dessaturado do coração direito retorna ao coração esquerdo sem ser oxigenado nos pulmões. O efeito geral do *shunt* é diminuir (diluir) o conteúdo arterial de O_2; esse tipo de *shunt* é referido como da *direita para a esquerda*.

10. A anestesia geral costuma aumentar a mistura venosa para 5 a 10%, provavelmente como resultado de atelectasia e colapso das vias aéreas em áreas dependentes do pulmão.

11. Observe que grandes aumentos na $PaCO_2$ (> 75 mmHg) prontamente produzem hipóxia (PaO_2 < 60 mmHg) em ar ambiente, mas não em altas concentrações inspiradas de O_2.

12. A ligação do O_2 à hemoglobina parece ser o principal fator limitante na transferência de O_2 do gás alveolar para o sangue.

13. Quanto maior o *shunt*, menos provável é que um aumento na fração inspirada de oxigênio (FiO_2) corrija a hipoxemia.

14. Um desvio para a direita na curva de dissociação oxigênio-hemoglobina diminui a afinidade do O_2, desloca o O_2 da hemoglobina e disponibiliza mais O_2 para os tecidos; um desvio para a esquerda aumenta a afinidade da hemoglobina pelo O_2, reduzindo sua disponibilidade para os tecidos.

Continua na próxima página

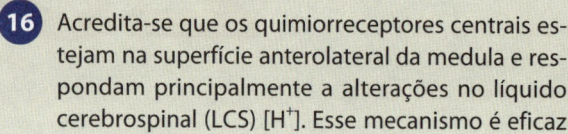

> *Continuação*
>
> **15** O bicarbonato representa a maior fração de CO_2 no sangue.
>
> **16** Acredita-se que os quimiorreceptores centrais estejam na superfície anterolateral da medula e respondam principalmente a alterações no líquido cerebrospinal (LCS) [H^+]. Esse mecanismo é eficaz na regulação da $PaCO_2$ porque a barreira hematoencefálica é permeável ao CO_2 dissolvido, mas não aos íons bicarbonato.
>
> **17** Com o aumento da profundidade da anestesia, a inclinação da curva de ventilação $PaCO_2$/min diminui, e o limiar apneico aumenta.

A importância da fisiologia pulmonar para a prática anestésica é óbvia. Os anestésicos inalatórios dependem dos pulmões para sua absorção e eliminação. Tanto os anestésicos inalatórios quanto os administrados por via intravenosa produzem efeitos colaterais respiratórios proeminentes. Além disso, a paralisia muscular, o posicionamento não usual durante a cirurgia e técnicas como anestesia monopulmonar e circulação extracorpórea alteram profundamente a fisiologia pulmonar normal.

Este capítulo revisa os conceitos pulmonares básicos necessários para a compreensão e a aplicação das técnicas anestésicas. Embora os efeitos pulmonares de cada um dos vários agentes anestésicos sejam discutidos em outras partes do livro, este capítulo também revisa os efeitos gerais da anestesia geral na função pulmonar.

ANATOMIA RESPIRATÓRIA FUNCIONAL

1. Caixa torácica e músculos da respiração

A caixa torácica contém os dois pulmões, cada um envolvido por sua própria pleura. O ápice do tórax é pequeno, permitindo apenas a entrada da traqueia, do esôfago e dos vasos sanguíneos, enquanto a base é formada pelo diafragma. A contração do diafragma, o principal músculo pulmonar, faz a base da cavidade torácica descer de 1,5 a 7 cm e seu conteúdo (os pulmões) se expandir. O movimento diafragmático normalmente responde por 75% da mudança no volume torácico. Os músculos respiratórios acessórios também aumentam o volume torácico (e a expansão pulmonar) por suas ações nas costelas. Cada costela (exceto as duas últimas) articula-se posteriormente com uma vértebra e é angulada para baixo quando se liga anteriormente ao esterno. O movimento das costelas para cima e para fora expande o tórax.

Durante a respiração normal, o diafragma e, em menor grau, os músculos intercostais externos são responsáveis pela inspiração; a expiração é geralmente passiva. Os músculos esternocleidomastóideo, escaleno e peitoral podem ser recrutados para auxiliar durante a inspiração. Os músculos esternocleidomastóideos auxiliam na elevação da caixa torácica, enquanto os músculos escalenos impedem o deslocamento interno das costelas superiores durante a inspiração. Os músculos peitorais podem auxiliar na expansão do tórax quando os braços são colocados em um suporte fixo. A expiração é normalmente passiva na posição supina, mas torna-se ativa na posição ereta e com maior esforço. A expiração pode ser facilitada pelos músculos abdominais (reto do abdome, oblíquo externo e interno, transverso) e talvez pelos músculos intercostais internos – auxiliando o movimento descendente das costelas.

Embora geralmente não sejam considerados músculos respiratórios, alguns músculos faríngeos são importantes para manterem a permeabilidade das vias aéreas. A atividade inspiratória tônica e reflexa no genioglosso mantém a língua afastada da parede posterior da faringe. A atividade tônica nos músculos elevador do palato, tensor do palato, palatofaríngeo e palatoglosso evita que o palato mole caia para trás contra a faringe posterior, particularmente na posição supina.

2. Árvore traqueobrônquica

1 A traqueia serve como um conduto para ventilação e depuração das secreções traqueais e brônquicas. A traqueia inicia-se na borda inferior da cartilagem cricóidea, estende-se até a carina e tem comprimento médio de 10 a 13 cm. É composta por anéis cartilaginosos em forma de C, que compõem as paredes anterior e lateral da traqueia e são conectados posteriormente pela parede membranosa da traqueia. A cartilagem cricóidea é a parte mais estreita da traqueia em adultos, com diâmetro médio de 17 mm em homens e 13 mm em mulheres.

O lúmen traqueal se estreita ligeiramente à medida que progride em direção à carina, onde se bifurca nos brônquios principais direito e esquerdo no nível do ângulo do esterno. O brônquio principal direito encontra-se em um arranjo mais linear com a traqueia, enquanto o brônquio principal esquerdo encontra-se em uma orientação mais angular com a traqueia. O brônquio principal direito continua como brônquio intermédio após a saída do brônquio do lobo superior direito.

A distância da carina traqueal à saída do brônquio do lobo superior direito é em média de 2,0 cm nos homens e de 1,5 cm nas mulheres. Um em cada 250 indivíduos na população em geral pode ter um deslocamento anormal do brônquio do lobo superior direito emergindo acima da carina traqueal no lado direito. O brônquio principal esquerdo é mais longo que o brônquio principal direito e mede em média 5,0 cm nos homens e 4,5 cm nas mulheres. O brônquio principal esquerdo divide-se em brônquio do lobo superior esquerdo e brônquio do lobo inferior esquerdo.

A umidificação e a filtragem do ar inspirado são funções das vias aéreas superiores (nariz, boca e faringe). A árvore traqueobrônquica serve para conduzir o fluxo de gás de e para os alvéolos. Estima-se que a divisão dicotômica (cada ramo se divide em dois ramos menores), começando com a traqueia e terminando nos sacos alveolares, envolva 23 divisões, ou gerações (**Figura 23-1**). A cada geração, o número de vias aéreas é aproximadamente dobrado. A maioria dos alvéolos está em sacos alveolares que contêm, em média, 17 alvéolos. Estima-se que 300 a 500 milhões de alvéolos forneçam uma enorme área de superfície de membrana (50-100 m^2) para troca gasosa no adulto normal.

Começando na traqueia e terminando nos alvéolos, a mucosa faz uma transição gradual do epitélio colunar ciliado para cuboide e finalmente para o epitélio alveolar plano. A troca gasosa pode ocorrer apenas pelo epitélio plano, que começa a aparecer nos bronquíolos respiratórios (gerações 17-19). A parede da via aérea perde gradativamente seu suporte cartilaginoso (nos bronquíolos) e depois sua musculatura lisa. A perda do suporte cartilaginoso faz a patência das vias aéreas menores se tornar dependente da tração radial pela retração elástica do tecido circundante; como um corolário, o diâmetro das vias aéreas torna-se dependente do volume pulmonar total.

Os cílios no epitélio colunar e cúbico normalmente batem de maneira sincronizada, de modo que o muco produzido pelas glândulas secretoras que revestem as vias aéreas se move em direção à boca junto com qualquer bactéria ou detritos associados.

Alvéolos

O tamanho alveolar é uma função da gravidade e do volume pulmonar. Na posição ereta, por exemplo, os maiores alvéolos estão no ápice pulmonar, enquanto os menores tendem a estar na base. Com a inspiração, as discrepâncias no tamanho alveolar diminuem.

Cada alvéolo está em contato íntimo com uma rede de capilares pulmonares. As paredes de cada alvéolo são arranjadas de forma assimétrica (**Figura 23-2**). A troca gasosa ocorre principalmente no lado fino da membrana alveolocapilar, que tem menos de 0,4 μm de espessura. O lado espesso (1-2 μm) fornece suporte estrutural para o alvéolo. No lado fino, o epitélio alveolar e o endotélio capilar são separados por suas respectivas membranas celulares e basais; no lado espesso, onde ocorre a troca de fluidos e solutos, o espaço intersticial pulmonar separa o

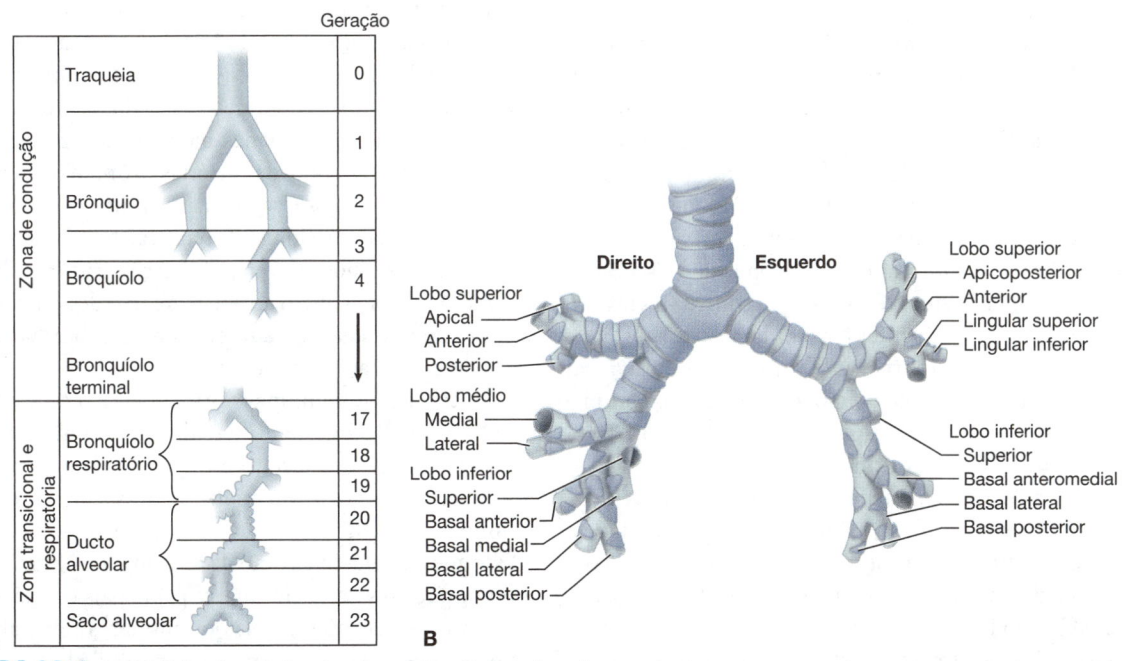

FIGURA 23-1 **A:** Divisão dicotômica das vias aéreas. **B:** Os brônquios segmentares. (A, Reproduzida com permissão de Guyton AC. *Textbook of Medical Physiology*. 7th ed. Philadelphia, PA: WB Saunders; 1986. B, Reproduzida com permissão de Minnich DJ, Mathisen DJ. *Anatomy of the trachea, carina, and bronchi. Thorac Surg Clin.* 2007 Nov;17(4):571-585.)

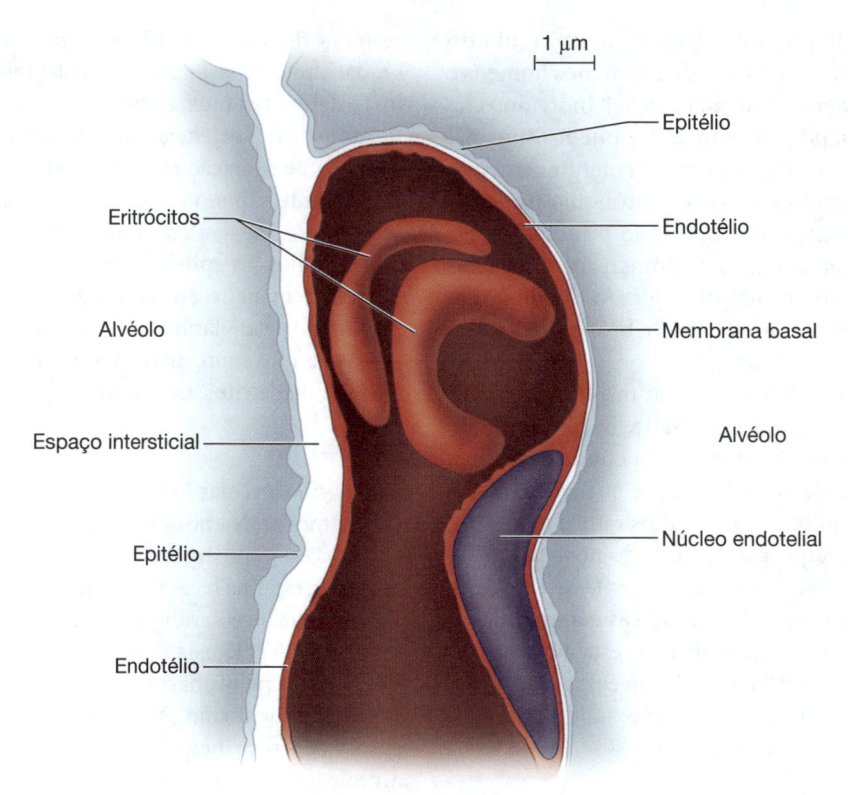

FIGURA 23-2 O espaço intersticial pulmonar, com um capilar passando entre os dois alvéolos. O capilar é incorporado no lado fino (troca de gás) do alvéolo à direita. O espaço intersticial é incorporado no lado espesso do alvéolo à esquerda. (Reproduzida com permissão de Nunn JF. Nunn's *Applied Physiology*, 4th ed. Oxford, Reino Unido: Butterworth; 2000.)

epitélio alveolar do endotélio capilar. O espaço intersticial pulmonar contém principalmente elastina, colágeno e fibras nervosas.

O epitélio pulmonar contém pelo menos dois tipos celulares. Os pneumócitos do tipo I são achatados e formam junções estreitas (1 nm) entre si. Essas junções apertadas são importantes na prevenção da passagem de grandes moléculas oncoticamente ativas, como a albumina, para o alvéolo. Os pneumócitos tipo II, que são mais numerosos do que os pneumócitos tipo I (mas devido ao seu tamanho e à sua forma ocupam menos de 10% do espaço alveolar), são células redondas que contêm inclusões citoplasmáticas proeminentes (corpos lamelares). Os corpos lamelares possuem surfactante, importante substância necessária para a mecânica pulmonar normal. Ao contrário das células do tipo I, os pneumócitos do tipo II são capazes de divisão celular e podem produzir pneumócitos do tipo I se estes forem destruídos. Outros tipos de células presentes nas vias aéreas inferiores incluem macrófagos alveolares pulmonares, mastócitos, linfócitos e células de captação e descarboxilação de precursores de aminoácidos (APUD, do inglês *amino precursor uptake and decarboxylation*). Os neutrófilos também costumam estar presentes em fumantes e pacientes com pneumonia ou lesão pulmonar aguda.

3. Circulação pulmonar e linfática

Os pulmões são supridos por duas circulações: pulmonar e brônquica. A circulação brônquica origina-se da aorta torácica e das artérias intercostais e fornece uma pequena quantidade de fluxo sanguíneo (< 4% do débito cardíaco), que sustenta as necessidades metabólicas da árvore traqueobrônquica. Ramos das artérias brônquicas suprem a parede dos brônquios e seguem as vias aéreas até os bronquíolos terminais. Ao longo de seus trajetos, os vasos brônquicos se anastomosam com a circulação arterial pulmonar e continuam até o ducto alveolar. Abaixo desse nível, o tecido pulmonar é sustentado por uma combinação de gás alveolar e circulação pulmonar.

A circulação pulmonar normalmente recebe o débito total do coração direito através da artéria pulmonar, que se divide em ramos direito e esquerdo para suprir cada pulmão. O sangue desoxigenado passa pelos capilares pulmonares, onde o O_2 é captado e o CO_2 é eliminado. O sangue oxigenado é então devolvido ao coração esquerdo por quatro veias pulmonares principais (duas de cada pulmão). As artérias e veias pulmonares normalmente têm paredes mais finas com menos músculo liso do que os vasos sistêmicos. Embora os fluxos pelas circulações sistêmica e pulmonar sejam iguais, exceto no caso de *shunt* direita-esquerda ou esquerda-direita, a menor resistência vascular pulmonar resulta em pressões pulmonares menores do que nos vasos sistêmicos.

Existem conexões entre as circulações brônquica e pulmonar. Comunicações arteriovenosas pulmonares diretas, contornando os capilares pulmonares, são normalmente insignificantes, mas podem se tornar importantes em certos estados patológicos. A importância da circulação brônquica em contribuir para a mistura venosa normal é discutida adiante.

Capilares pulmonares

Os capilares pulmonares são incorporados às paredes dos alvéolos. O diâmetro médio desses capilares (cerca de 10 μm) mal é suficiente para permitir a passagem de uma única hemácia. Como cada rede capilar supre mais de um alvéolo, o sangue pode passar por vários alvéolos antes de chegar às veias pulmonares. Devido à pressão relativamente baixa na circulação pulmonar, a quantidade de sangue que flui através de uma determinada rede capilar é afetada tanto pela gravidade quanto pelo tamanho alveolar. Na posição ereta, por exemplo, os capilares apicais tendem a ter fluxos reduzidos, enquanto os capilares basais têm fluxos maiores.

O endotélio capilar pulmonar tem junções relativamente grandes (5 nm de largura), permitindo a passagem de grandes moléculas como a albumina. Como resultado, o líquido intersticial pulmonar é relativamente rico em albumina. Macrófagos e neutrófilos circulantes são capazes de passar pelo endotélio, bem como pelas junções epiteliais alveolares menores, com relativa facilidade. Os macrófagos pulmonares são comumente vistos no espaço intersticial e no interior dos alvéolos; eles servem para eliminar bactérias e detritos.

Linfáticos pulmonares

Os canais linfáticos no pulmão se originam nos espaços intersticiais de grandes septos e estão próximos às artérias brônquicas. Os linfáticos brônquicos devolvem à circulação sanguínea fluidos, proteínas e várias células que entraram no interstício peribroncovascular. Devido às grandes junções endoteliais, a linfa pulmonar tem um conteúdo proteico relativamente alto, e o fluxo linfático pulmonar total pode chegar a 20 mL/h. Grandes vasos linfáticos viajam para cima ao longo das vias aéreas, formando a cadeia traqueobrônquica de linfonodos. Os canais de drenagem linfática de ambos os pulmões se comunicam ao longo da traqueia.

4. Inervação

A inervação motora do diafragma, juntamente com a inervação sensitiva do diafragma central, é suprida pelos nervos frênicos, que surgem das raízes nervosas C3-C5. A inervação sensorial do diafragma periférico é suprida pelo sexto ao décimo primeiro nervos intercostais adjacentes. O bloqueio ou paralisia unilateral do nervo frênico reduz apenas modestamente a maioria dos índices de função pulmonar (cerca de 25%) em indivíduos normais. Embora as paralisias bilaterais do nervo frênico produzam comprometimento mais grave, a atividade dos músculos acessórios pode manter a ventilação adequada em alguns pacientes. Os músculos intercostais são inervados por suas respectivas raízes nervosas torácicas. As lesões completas da medula cervical acima de C5 são incompatíveis com a ventilação espontânea porque os nervos frênico e intercostal são afetados.

Os nervos vagos fornecem inervação sensorial para a árvore traqueobrônquica. A inervação autonômica simpática e parassimpática do músculo liso brônquico e das glândulas secretoras está presente. A atividade vagal medeia a broncoconstrição e aumenta as secreções brônquicas via receptores muscarínicos. A atividade simpática (T1-T4) medeia a broncodilatação e diminui as secreções via receptores β_2. A inervação da laringe é revisada no Capítulo 19.

Ambos os receptores α- e β-adrenérgicos estão presentes na vasculatura pulmonar, mas o sistema simpático normalmente tem pouco efeito sobre o tônus vascular pulmonar. A atividade α_1 causa vasoconstrição; a atividade β_2 medeia a vasodilatação. A atividade vasodilatadora parassimpática parece ser mediada pela liberação de óxido nítrico.

MECANISMOS DE RESPIRAÇÃO

2 A troca periódica do gás alveolar com o gás fresco das vias aéreas superiores reoxigena o sangue dessaturado e elimina o CO_2. Essa troca é normalmente provocada por pequenos gradientes cíclicos de pressão estabelecidos nas vias aéreas. Durante a ventilação espontânea, esses gradientes são secundários às variações da pressão intratorácica; durante a ventilação mecânica, são produzidos por pressão positiva intermitente na via aérea superior. Durante a oxigenação apneica, a troca gasosa depende do movimento de massa dos gases ao longo dos gradientes de concentração.

Ventilação espontânea

As variações normais de pressão durante a respiração espontânea são mostradas na **Figura 23-3**. A pressão dentro dos alvéolos é sempre maior do que a pressão circundante (intratorácica), a menos que os alvéolos estejam colapsados. A pressão alveolar é normalmente atmosférica (zero para referência) no final da inspiração e no final da expiração durante a respiração espontânea. Por convenção,

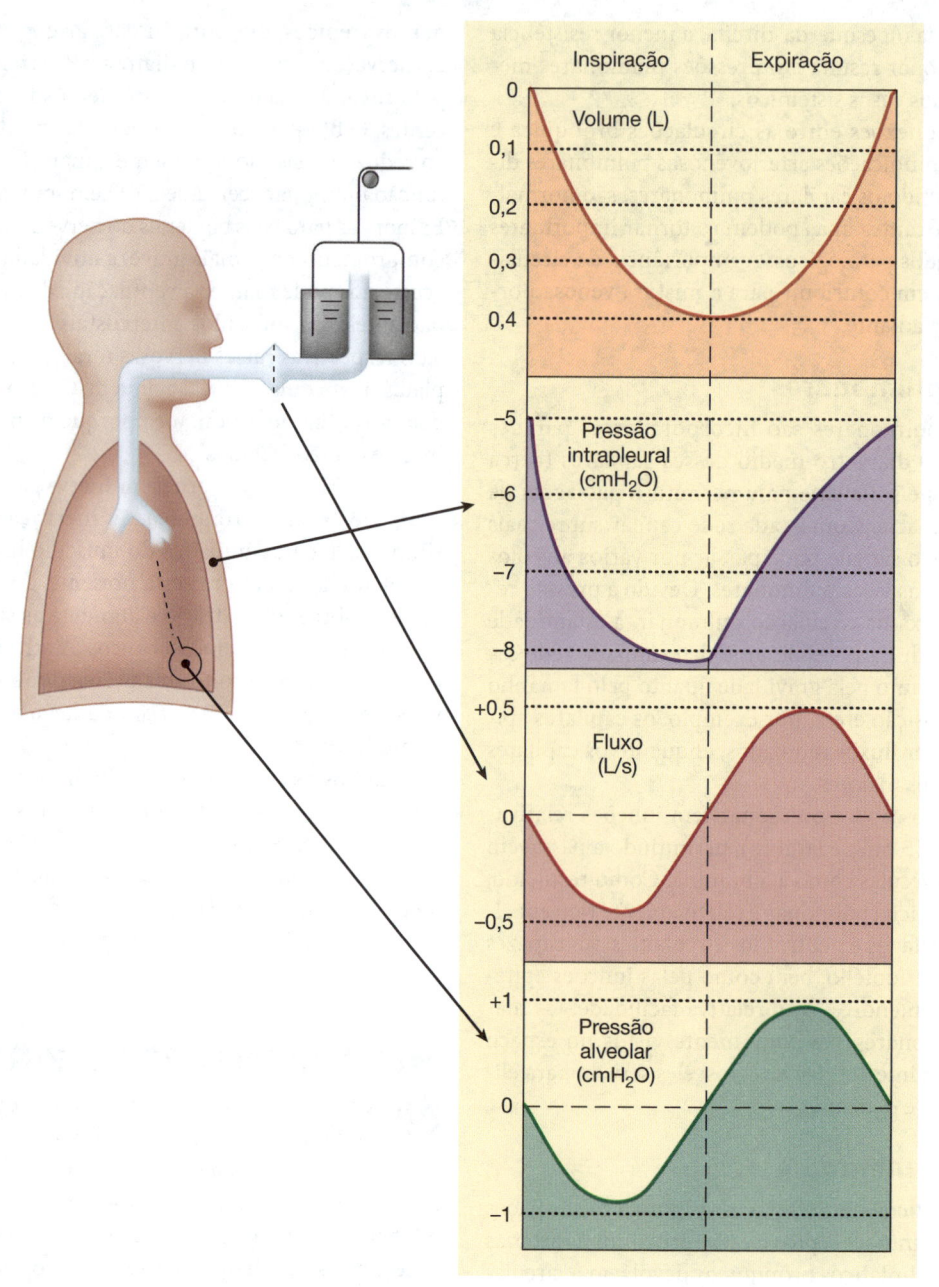

FIGURA 23-3 Alterações nas pressões intrapleural e alveolar durante a respiração normal. Observe que no final da inspiração o volume é máximo, o fluxo é zero e a pressão alveolar é atmosférica. (Adaptada com permissão de West JB. *Respiratory Physiology: The Essentials*, 6ª ed. Philadelphia, PA: Williams & Wilkins; 2000.)

na fisiologia pulmonar, a pressão pleural é utilizada como medida da pressão intratorácica. Embora possa não ser totalmente correto referir-se à pressão em um espaço potencial, o conceito permite o cálculo da pressão transpulmonar. A pressão transpulmonar, ou $P_{transpulmonar}$, é então definida da seguinte forma:

$$P_{transpulmonar} = P_{alveolar} - P_{intrapleural}$$

Ao final da expiração, a pressão intrapleural normalmente é, em média, cerca de –5 cmH_2O e, como a pressão alveolar é 0 (sem fluxo), a pressão transpulmonar é de +5 cmH_2O.

A ativação dos músculos diafragmáticos e intercostais durante a inspiração expande o tórax e diminui a pressão intrapleural de –5 cmH_2O para –8 ou –9 cmH_2O. Como resultado, a pressão alveolar também diminui, e um gradiente alvéolo-via aérea superior é estabelecido; o gás flui da via aérea superior para os alvéolos (**Figura 23-4**).

O relaxamento diafragmático retorna a pressão intrapleural para –5 cmH_2O durante a expiração em

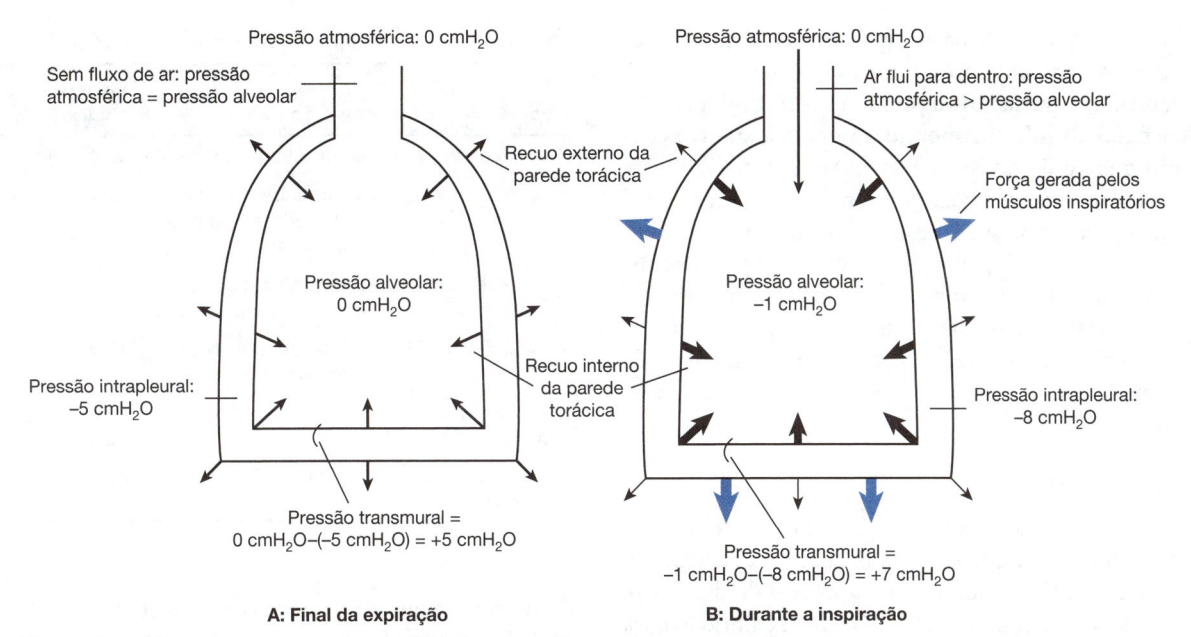

FIGURA 23-4 Representação da interação do pulmão e da parede torácica. **A:** No final da expiração, os músculos da respiração estão relaxados. A retração elástica interna do pulmão é equilibrada pela retração elástica externa da parede torácica. A pressão intrapleural é de –5 cmH$_2$O; pressão alveolar é 0. A diferença de pressão transmural através do alvéolo é, portanto, 0 cmH$_2$O –(–5 cmH$_2$O), ou 5 cmH$_2$O. Como a pressão alveolar é igual à pressão atmosférica, não ocorre fluxo de ar. **B:** Durante a inspiração, a contração dos músculos da inspiração faz a pressão intrapleural ficar mais negativa. A diferença de pressão transmural aumenta e os alvéolos são distendidos, diminuindo a pressão alveolar abaixo da pressão atmosférica, o que faz o ar fluir para os alvéolos. (Reproduzida com permissão de Levitzky MG. *Pulmonary Physiology*, 8th ed. Nova York, NY: McGraw Hill; 2013.)

respiração normal. Agora, a pressão transpulmonar não suporta o novo volume pulmonar, e a retração elástica do pulmão causa uma reversão do gradiente alvéolo-via aérea superior prévio; o gás flui para fora dos alvéolos e o volume pulmonar original é restaurado.

Ventilação mecânica

A maioria das formas de ventilação mecânica aplica intermitentemente pressão positiva nas vias aéreas superiores. Durante a inspiração, o gás flui para os alvéolos até que a pressão nos alvéolos se equilibre com a das vias aéreas superiores. Durante a fase expiratória do ventilador, a pressão positiva nas vias aéreas superiores é diminuída, invertendo o gradiente de pressão entre as vias aéreas superiores e os alvéolos no início da inspiração, permitindo o fluxo de gás para fora dos alvéolos.

MECÂNICA PULMONAR

O movimento dos pulmões é passivo e determinado pela impedância do sistema respiratório, que pode ser dividida em resistência elástica dos tecidos e da interface gás-líquido e resistência inelástica ao fluxo de gás. A resistência elástica governa o volume pulmonar e as pressões associadas em condições estáticas (sem fluxo de gás). A resistência ao fluxo de gás está relacionada à resistência friccional ao fluxo de ar e à deformação do tecido.

1. Resistência elástica

Tanto os pulmões quanto a parede torácica têm propriedades elásticas. O peito tende a se expandir para fora, enquanto os pulmões tendem a colapsar. Quando o espaço pleural é exposto à pressão atmosférica (pneumotórax aberto), o tórax geralmente se expande cerca de 1 L em adultos. Em contrapartida, quando o espaço pleural é exposto à pressão atmosférica, o pulmão normal colapsa completamente e todo o gás dentro dele é expelido. As propriedades de recuo da parede torácica são devidas a componentes estruturais que resistem à deformação e ao tônus muscular da parede torácica. A retração elástica dos pulmões se deve ao seu alto conteúdo de fibras de elastina e, ainda mais importante, às forças de tensão superficial que atuam na interface ar-fluido nos alvéolos.

Forças de tensão superficial

A interface gás-fluido que reveste os alvéolos os faz se comportarem como bolhas. As forças de tensão superficial tendem a reduzir a área da interface e favorecem o colapso alveolar. A lei de Laplace pode ser usada para quantificar essas forças:

$$\text{Pressão} = \frac{2 \times \text{Tensão superficial}}{\text{Raio}}$$

A pressão derivada da equação é aquela dentro do alvéolo e é diretamente proporcional à tensão superficial. **Felizmente, o surfactante pulmonar diminui a tensão superficial alveolar proporcionalmente à sua concentração dentro do alvéolo**. À medida que os alvéolos se tornam menores, o surfactante interno torna-se mais concentrado, e a tensão superficial é reduzida de forma mais eficaz. Por outro lado, quando os alvéolos estão superdistendidos, o surfactante torna-se menos concentrado, e a tensão superficial aumenta. O efeito líquido é estabilizar o tamanho alveolar: os alvéolos pequenos são impedidos de ficarem menores, enquanto os alvéolos grandes são impedidos de ficarem maiores.

Conformidade

A retração elástica geralmente é medida em termos de complacência (C), que é definida como a alteração no volume dividida pela alteração na pressão de distensão. As medições de complacência podem ser obtidas para o tórax, o pulmão ou ambos juntos. Na posição supina, a complacência da parede torácica (CW, do inglês *chest wall compliance*) é reduzida devido ao peso do conteúdo abdominal contra o diafragma. As medições são geralmente obtidas em condições estáticas (i.e., em equilíbrio). A complacência pulmonar dinâmica [Cdyn, L], que é medida durante a respiração rítmica, também depende da resistência das vias aéreas. A **complacência pulmonar** (CP) é definida como:

$$CP = \frac{\text{Alteração no volume pulmonar}}{\text{Alteração na pressão transpulmonar}}$$

A CP é normalmente de 150 a 200 mL/cmH$_2$O. Uma variedade de fatores, incluindo volume pulmonar, volume sanguíneo pulmonar, água pulmonar extravascular e processos patológicos (p. ex., inflamação e fibrose), afetam a CP,

$$CW = \frac{\text{Alteração no volume torácico}}{\text{Alteração na pressão transtorácica}}$$

em que a pressão transtorácica é igual à pressão atmosférica menos a pressão intrapleural.

A complacência normal da parede torácica é de 200 mL/cmH$_2$O. A complacência total (pulmão e parede torácica juntos) é de 100 mL/cmH$_2$O e é expressa pela seguinte equação:

$$\frac{1}{C_{total}} = \frac{1}{CW} + \frac{1}{CP}$$

2. Volumes pulmonares

Os volumes pulmonares são parâmetros importantes tanto para a fisiologia respiratória quanto para a prática clínica (Tabela 23-1 e Figura 23-5). A soma de todos os volumes pulmonares nomeados é igual ao máximo até o qual o pulmão pode ser insuflado. As capacidades pulmonares são medidas clinicamente úteis que representam uma combinação de dois ou mais volumes.

TABELA 23-1 Volumes e capacidade pulmonares

Medida	Definição	Valores adultos médios (mL)
Volume corrente (V$_C$)	Cada respiração normal	500
Volume de reserva inspiratório (VRI)	Volume adicional máximo que pode ser inspirado acima do V$_C$	3.000
Volume de reserva expiratório (VRE)	Volume máximo que pode ser expirado abaixo do V$_C$	1.100
Volume residual (VR)	Volume restante após a expiração máxima	1.200
Capacidade pulmonar total (CPT)	VR + VRE + V$_C$ + VRI	5.800
Capacidade residual funcional (CRF)	VR + VRE	2.300

Capacidade residual funcional

O volume pulmonar no final de uma expiração normal é denominado capacidade residual funcional (CRF). Nesse volume, a retração elástica interna do pulmão se aproxima da retração elástica externa do tórax (incluindo o tônus diafragmático em repouso). Assim, as propriedades elásticas do tórax e do pulmão definem o ponto a partir do qual ocorre a respiração normal. A CRF pode ser medida por lavagem com nitrogênio, técnica de lavagem com hélio ou pletismografia corporal. Fatores conhecidos por alterarem a CRF incluem os seguintes:

- **Habitus corporal**: a CRF é diretamente proporcional à altura. A obesidade, no entanto, pode diminuir acentuadamente a CRF (pela redução da complacência da parede torácica e pelo aumento da pressão abdominal no diafragma). A cifose pode afetar adversamente os volumes pulmonares e a mobilidade das costelas.

- **Sexo**: a CRF é reduzida em cerca de 10% nas mulheres em comparação com os homens.

- **Aumento da pressão intra-abdominal**: A diminuição da CRF está associada a procedimentos laparoscópicos, gravidez e ascite significativa em razão do aumento da pressão no diafragma devido ao pneumoperitônio laparoscópico, ao útero gravídico ou ao líquido ascítico, respectivamente.

- **Postura**: a CRF diminui à medida que o paciente passa da posição vertical para a posição supina ou prona. Este é o resultado da complacência torácica reduzida à medida que o conteúdo abdominal empurra o diafragma. A maior variação ocorre entre 0° e 60° de inclinação.

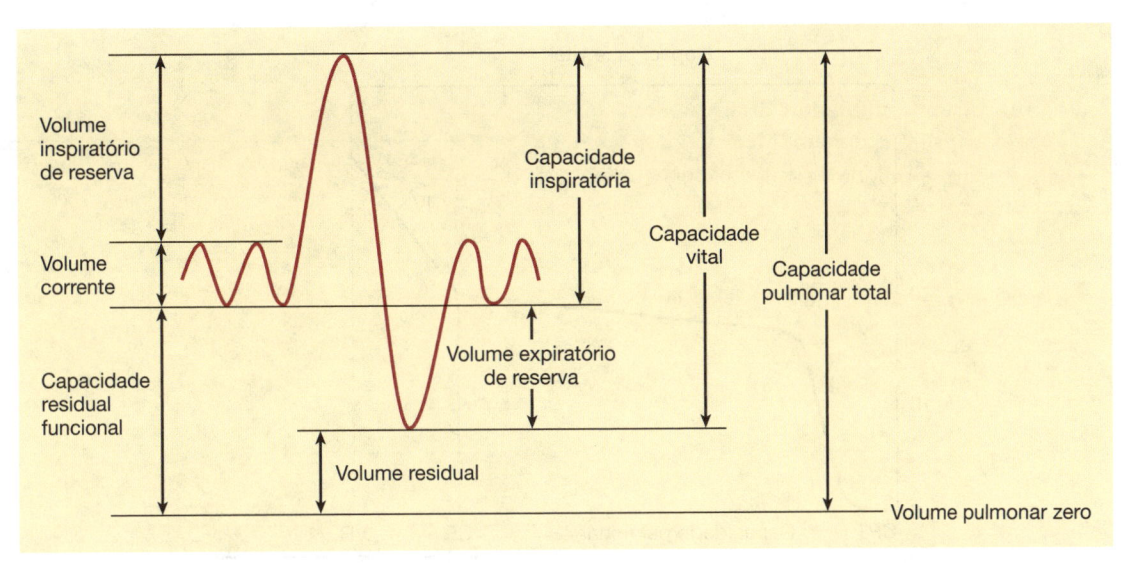

FIGURA 23-5 Espirograma mostrando volumes pulmonares estáticos. (Reproduzida com permissão de Lumb A. *Nunn's Applied Respiratory Physiology*, 8th ed. St. Louis, MO: Elsevier; 2017.)

- **Doença pulmonar**: diminuição da complacência pulmonar, torácica ou de ambas é característica de distúrbios pulmonares restritivos, todos associados a uma CRF baixa.
- **Tônus diafragmático**: normalmente contribui para a CRF, e sua contribuição é evidente na paralisia unilateral ou bilateral do nervo frênico.

Capacidade de fechamento

Conforme descrito anteriormente, as pequenas vias aéreas sem suporte cartilaginoso dependem da tração radial causada pela retração elástica do tecido circundante para mantê-las abertas; a patência dessas vias aéreas, particularmente em áreas dependentes do pulmão, é bastante dependente do volume pulmonar. O volume no qual essas vias aéreas começam a fechar em áreas dependentes do pulmão é chamado de **capacidade de fechamento**. Em volumes pulmonares mais baixos, os alvéolos em áreas dependentes continuam a ser perfundidos, mas não são mais ventilados; o *shunt* **intrapulmonar** resultante de sangue desoxigenado (mistura venosa) promove hipoxemia.

A capacidade de fechamento geralmente é medida com oxigênio a 100%, que é inalado próximo ao volume residual e então exalado a partir da capacidade pulmonar total. As alterações na concentração de nitrogênio do gás exalado após a inalação de oxigênio são medidas. A concentração de nitrogênio dos alvéolos na base dos pulmões é menor do que no ápice porque qualquer ar remanescente nos pulmões no volume residual está nos alvéolos não dependentes. O volume de fechamento é percebido quando a concentração de nitrogênio expirado aumenta, indicando que os alvéolos das regiões dependentes do pulmão não estão mais contribuindo para o gás exalado porque suas vias aéreas fecharam (**Figura 23-6**).

4 A capacidade de fechamento normalmente fica bem abaixo da CRF (**Figura 23-7**), mas aumenta constantemente com a idade (**Figura 23-8**). Esse aumento é provavelmente responsável pelo declínio normal relacionado à idade na tensão arterial de O_2. Para indivíduos com idade média de 44 anos, a capacidade de fechamento é igual à CRF na posição supina; aos 66 anos, a capacidade de fechamento iguala ou excede a CRF na posição ereta na maioria dos indivíduos. Ao contrário da CRF, a capacidade de fechamento não é afetada pela postura. A capacidade de fechamento também se aproxima ou excede a CRF na obesidade mórbida.

Capacidade vital

A capacidade vital (CV) é o volume máximo de gás que pode ser exalado após uma inspiração máxima. Além do *habitus* corporal, a CV também depende da força muscular respiratória e da complacência torácica-pulmonar. A CV normal é de cerca de 60 a 70 mL/kg.

3. Resistências não elásticas

Resistência das vias aéreas ao fluxo de gás

O fluxo de gás no pulmão é uma mistura de fluxo laminar e turbulento. O fluxo laminar consiste em cilindros concêntricos de gás fluindo em diferentes velocidades; a velocidade é maior no centro e diminui em direção à periferia. Durante o fluxo laminar,

$$\text{Fluxo} = \frac{\text{Gradiente de pressão}}{R_{aw}}$$

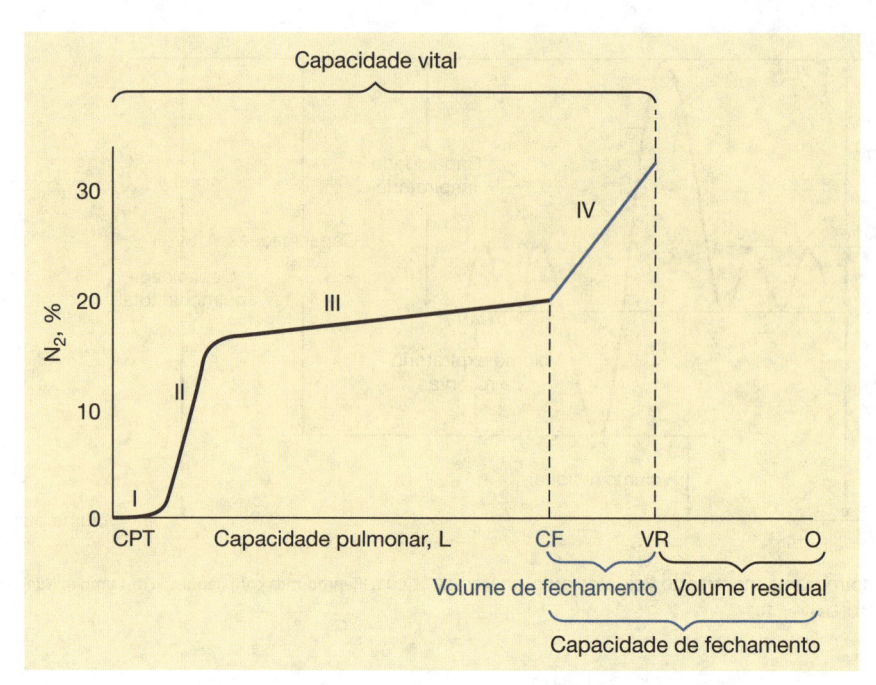

FIGURA 23-6 Concentração de nitrogênio expirado após a inalação de uma única respiração de 100% de oxigênio do volume residual para a capacidade pulmonar total. Sujeito exala para o volume residual. Fase I: 0% de nitrogênio do espaço morto anatômico. Fase II: mistura de gás do espaço morto anatômico e alvéolos. Fase III: gás de "platô alveolar" dos alvéolos. Uma inclinação acentuada da fase III indica distribuição não uniforme do gás alveolar. Fase IV: volume de fechamento. O ponto de decolagem (capacidade de fechamento) da fase IV denota o início do fechamento das vias aéreas em porções dependentes do pulmão. (Reproduzida com permissão de Levitzky MG. *Pulmonary Physiology*, 8th ed. Nova York, NY: McGraw Hill; 2013.)

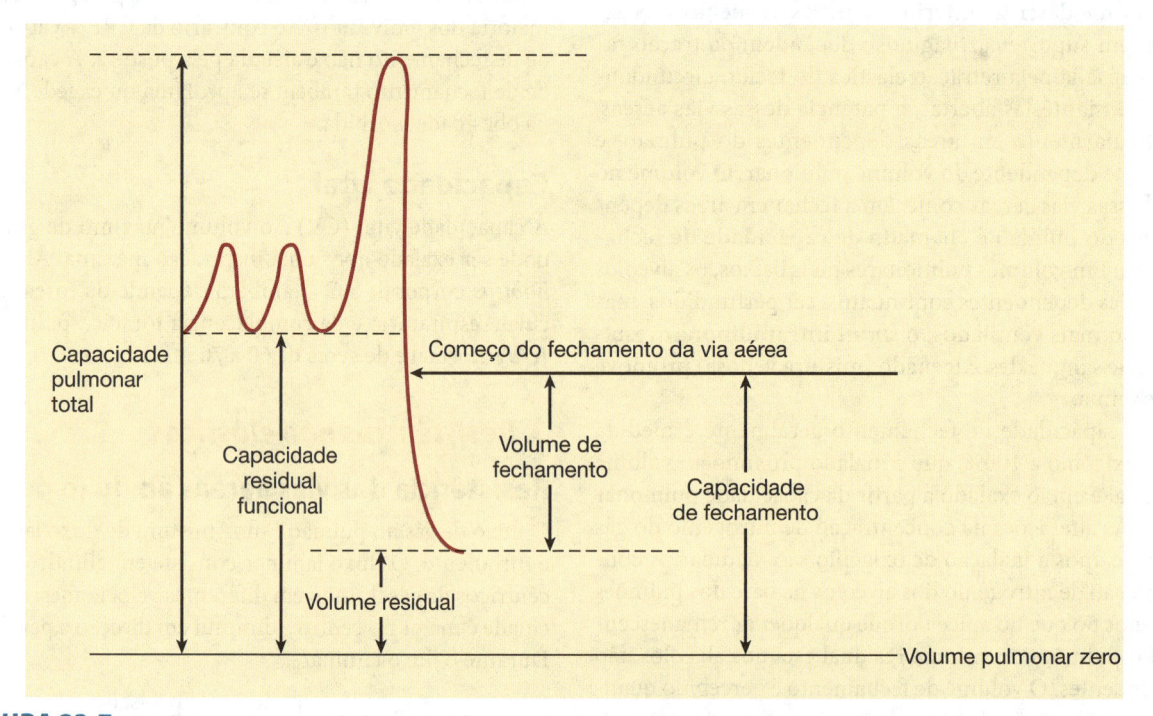

FIGURA 23-7 A relação entre capacidade residual funcional, volume de fechamento e capacidade de fechamento. (Reproduzida com permissão de Lumb A. *Nunn's Applied Respiratory Physiology*, 8th ed. St. Louis, MO: Elsevier; 2017.)

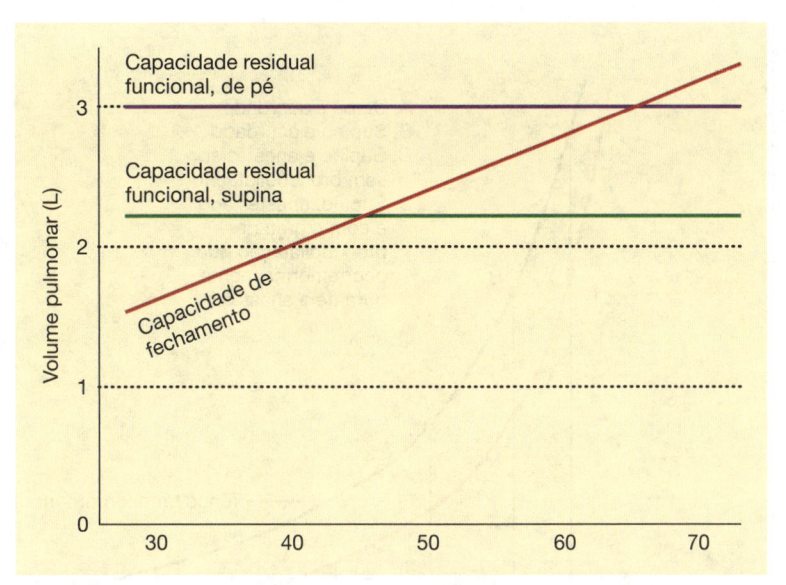

FIGURA 23-8 O efeito da idade na capacidade de fechamento e sua relação com a capacidade residual funcional (CRF). Observe que a CRF não muda. (Reproduzida com permissão de Lumb A. *Nunn's Applied Respiratory Physiology*, 8th ed. St. Louis, MO: Elsevier; 2017.)

em que R_{aw} é a resistência das vias aéreas.

$$R_{aw} = \frac{8 \times \text{Comprimento} \times \text{Viscosidade do gás}}{\pi \times (\text{Raio})^4}$$

O fluxo turbulento é caracterizado pelo movimento aleatório das moléculas de gás pelas passagens de ar. A descrição matemática do fluxo turbulento é consideravelmente mais complexa:

$$\text{Gradiente de pressão} \approx \text{Fluxo}^2 \times \frac{\text{Densidade do gás}}{\text{Raio}^5}$$

A resistência não é constante, mas aumenta proporcionalmente ao fluxo de gás. Além disso, a resistência é diretamente proporcional à densidade do gás e inversamente proporcional à quinta potência do raio. Como resultado, o fluxo de gás turbulento é extremamente sensível ao calibre das vias aéreas.

A turbulência geralmente ocorre em altos fluxos de gás, em ângulos agudos ou pontos de ramificação e em resposta a mudanças abruptas no diâmetro das vias aéreas. A ocorrência de fluxo turbulento ou laminar pode ser prevista pelo número de Reynolds, que resulta da seguinte equação:

$$\text{N}^\circ \text{ de Reynolds} = \frac{\text{Velocidade linear} \times \text{Diâmetro} \times \text{Densidade do gás}}{\text{Viscosidade do gás}}$$

Um número de Reynolds baixo (< 1.000) está associado ao fluxo laminar; um valor alto (> 1.500) produz fluxo turbulento. O fluxo laminar normalmente ocorre apenas distalmente aos pequenos bronquíolos (< 1 mm). O fluxo nas vias aéreas maiores é provavelmente turbulento. Dos gases usados na prática clínica, apenas o hélio tem uma relação densidade/viscosidade significativamente menor, tornando-o útil clinicamente durante o fluxo turbulento intenso (causado pela obstrução das vias aéreas superiores). Uma mistura de hélio-O_2 não apenas é menos propensa a causar fluxo turbulento em comparação com O_2 puro, mas também reduz a resistência das vias aéreas quando o fluxo turbulento está presente.

A resistência total normal das vias aéreas é de cerca de 0,5 a 2 cmH_2O/L/s, com a maior contribuição proveniente dos brônquios de tamanho médio (antes da sétima geração). A resistência em brônquios grandes é baixa em razão de seus grandes diâmetros, enquanto a resistência em brônquios pequenos é baixa devido à sua grande área transversal total. As causas mais importantes do aumento da resistência das vias aéreas incluem broncoespasmo, secreções, edema da mucosa e colapso das vias aéreas relacionado ao volume ou ao fluxo.

A. Colapso das vias aéreas relacionado ao volume

Em volumes pulmonares baixos, a perda da tração radial aumenta a contribuição das pequenas vias aéreas para a resistência total; a resistência das vias aéreas torna-se inversamente proporcional ao volume pulmonar (Figura 23-9). Aumentar o volume pulmonar até o normal com pressão expiratória final positiva (PEEP) pode reduzir a resistência das vias aéreas.

B. Colapso das vias aéreas relacionado ao fluxo

Durante a expiração forçada, a reversão da pressão transmural normal das vias aéreas pode causar colapso dessas vias aéreas (compressão dinâmica das vias aéreas). Dois fatores contribuintes são responsáveis: a geração de

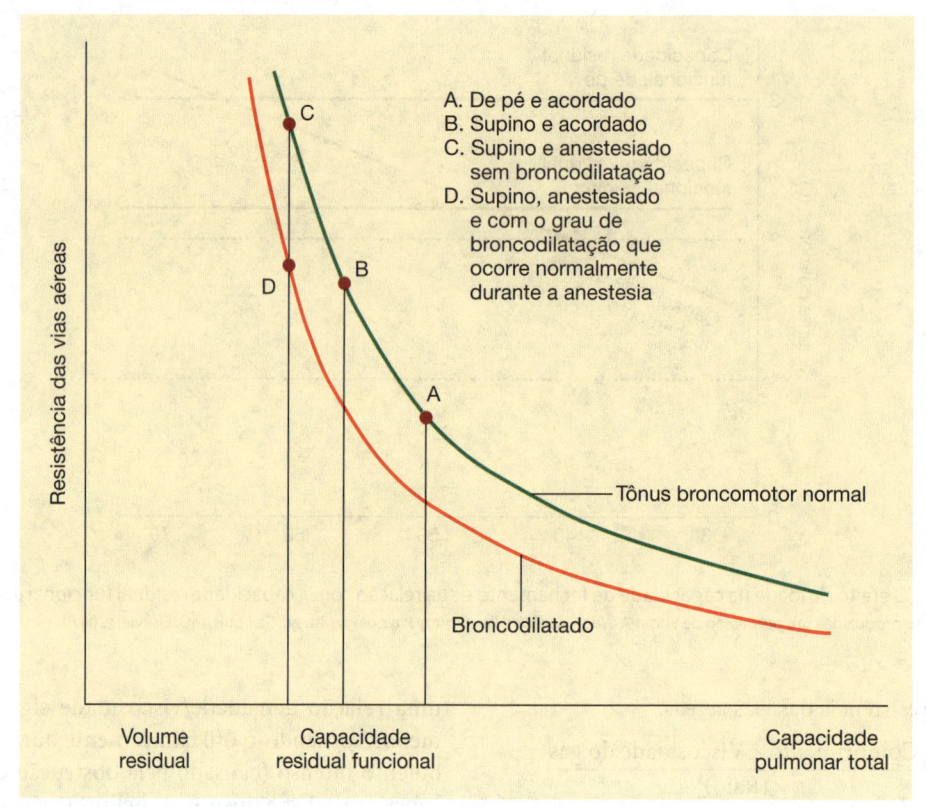

FIGURA 23-9 A relação entre a resistência das vias aéreas e o volume pulmonar. (Reproduzida com permissão de Lumb A. *Nunn's Applied Respiratory Physiology*, 8th ed. St. Louis, MO: Elsevier; 2017.)

pressão pleural positiva e uma grande queda de pressão nas vias aéreas intratorácicas como resultado do aumento da resistência das vias aéreas. Este último, por sua vez, é devido ao alto fluxo de gás (turbulento) e ao volume pulmonar reduzido. A porção terminal da curva fluxo/volume é, portanto, considerada independente do esforço (**Figura 23-10**).

O ponto ao longo das vias aéreas onde ocorre a compressão dinâmica é chamado de *ponto de pressão igual*. Normalmente, além da 11ª a 13ª geração de bronquíolos, o suporte cartilaginoso está ausente (ver discussão anterior). O ponto de pressão igual se move em direção às vias aéreas menores à medida que o volume pulmonar diminui. O enfisema e a asma predispõem os pacientes à compressão dinâmica das vias aéreas. O enfisema destrói os tecidos elásticos que normalmente sustentam as vias aéreas menores. Em pacientes com asma, a broncoconstrição e o edema da mucosa intensificam o colapso das vias aéreas e promovem a reversão dos gradientes de pressão transmural nas vias aéreas. Os pacientes podem terminar a expiração prematuramente ou comprimir os lábios para aumentarem a resistência expiratória na boca. O término prematuro da expiração pode aumentar a CRF acima do normal, resultando em aprisionamento de ar e auto-PEEP.

C. Capacidade vital forçada

Medir a capacidade vital como uma expiração tão forte e rápida quanto possível (**Figura 23-11**) fornece informações importantes sobre a resistência das vias aéreas. A relação entre o VEF_1 e a CVF total é proporcional ao grau de obstrução das vias aéreas. Normalmente, VEF_1/CVF é de 80% ou mais. Enquanto tanto o VEF_1 quanto a CVF dependem do esforço, o $FEF_{25-75\%}$ é mais independente do esforço e pode ser uma medida mais confiável da obstrução.

Resistência tecidual

Esse componente da resistência inelástica geralmente é subestimado e com frequência é negligenciado, mas pode ser responsável por até metade da resistência total das vias aéreas. Parece ser principalmente devido à resistência viscoelástica (atrito) dos tecidos com o fluxo de gás.

4. Trabalho de respiração

Como a expiração costuma ser totalmente passiva, tanto o trabalho inspiratório quanto o expiratório da respiração são realizados pelos músculos inspiratórios (principalmente o diafragma). Três fatores devem ser superados

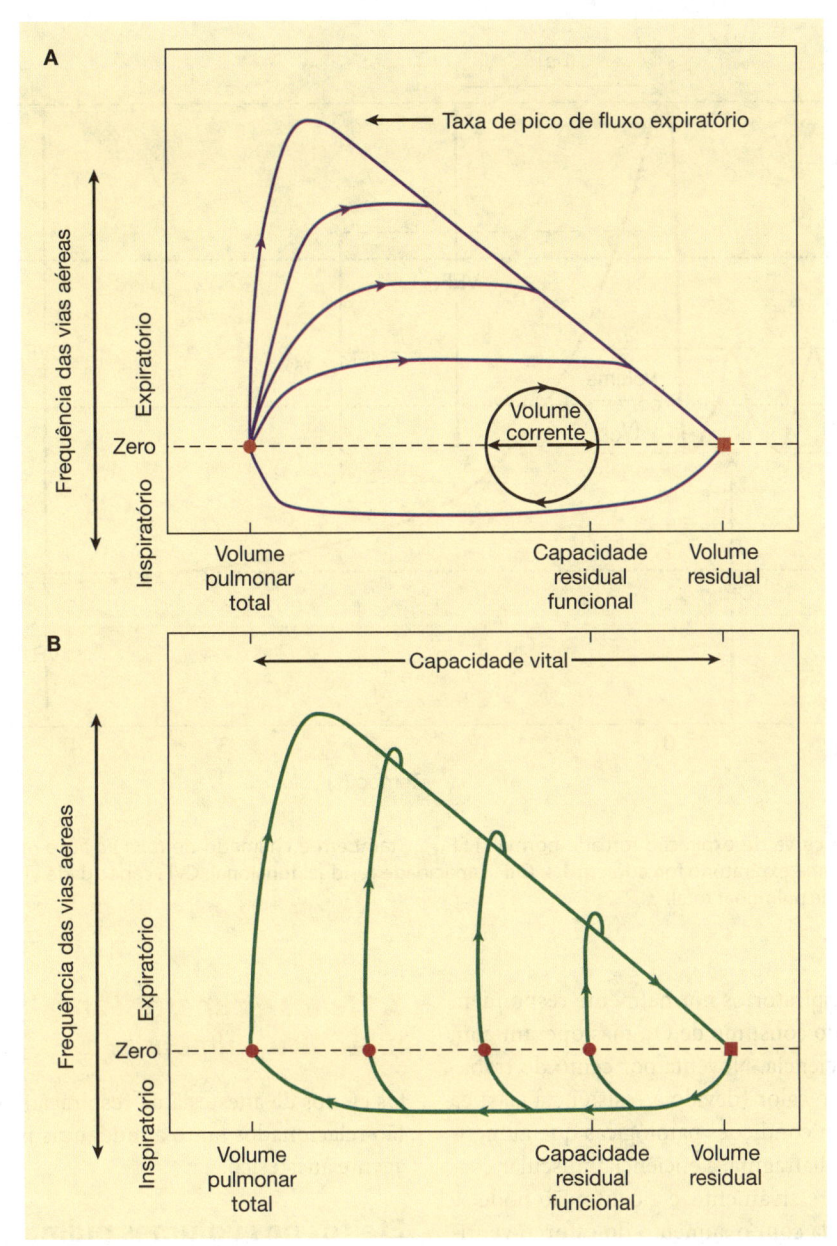

FIGURA 23-10 Fluxo de gás (**A**) durante a expiração forçada da capacidade pulmonar total com esforço variável e (**B**) com esforço máximo de diferentes volumes pulmonares. Observe que, apesar do volume ou esforço pulmonar inicial, os fluxos expiratórios terminais são independentes do esforço. (Reproduzida com permissão de Lumb A. *Nunn's Applied Respiratory Physiology*, 8th ed. St. Louis, MO: Elsevier; 2017.)

durante a ventilação: a retração elástica do tórax e do pulmão, a resistência friccional ao fluxo de gás nas vias aéreas e a resistência friccional dos tecidos.

O trabalho respiratório pode ser expresso como o produto do volume pela pressão. Durante a inspiração, tanto a resistência inspiratória das vias aéreas quanto a retração elástica pulmonar devem ser superadas; quase 50% da energia gasta é armazenada na retração elástica pulmonar. Durante a expiração, a energia potencial armazenada é liberada e supera a resistência expiratória das vias aéreas.

Os aumentos na resistência inspiratória ou expiratória são compensados pelo aumento do esforço muscular inspiratório. Quando a resistência expiratória aumenta, a resposta compensatória normal é aumentar o volume pulmonar de forma que o V_C respiratório ocorra com uma CRF anormalmente alta. A maior energia de retração elástica armazenada em um volume pulmonar mais alto supera a resistência expiratória adicionada. Quantidades excessivas de resistência expiratória também ativam os músculos expiratórios.

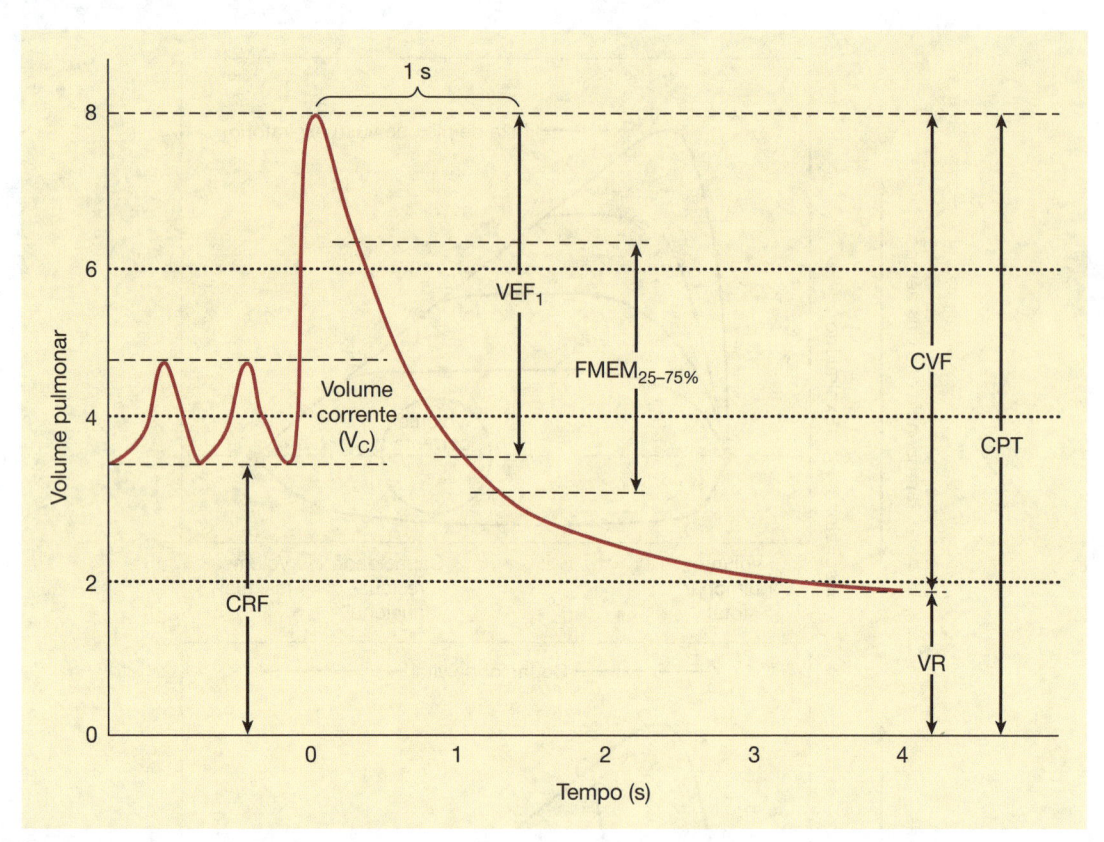

FIGURA 23-11 A curva de expiração forçada normal. $FEF_{25-75\%}$ também é chamado de *taxa de fluxo mesoexpiratório máximo* ($FMEM_{25-75\%}$). VEF_1, volume expiratório forçado em 1 s; CRF, capacidade residual funcional; CVF, capacidade vital forçada; VR, volume residual; CPT, capacidade pulmonar total.

Os músculos respiratórios normalmente respondem por apenas 2 a 3% do consumo de O_2, mas operam com cerca de 10% de eficiência. Noventa por cento do trabalho é dissipado como calor (devido à resistência elástica e ao fluxo de ar). Em condições patológicas que aumentam a carga sobre o diafragma, a eficiência muscular costuma diminuir progressivamente, e a contração pode se tornar descoordenada com o aumento do esforço ventilatório; além disso, pode ser alcançado um ponto em que qualquer aumento na captação de O_2 (devido ao aumento da ventilação) é consumido pelos próprios músculos respiratórios.

O trabalho necessário para vencer a resistência elástica aumenta à medida que o V_C aumenta; já o trabalho necessário para vencer a resistência ao fluxo de ar aumenta à medida que a frequência respiratória (e, necessariamente, o fluxo expiratório) aumenta. Diante de qualquer condição, os pacientes minimizam o trabalho respiratório alterando a frequência respiratória (FR) e o V_C (**Figura 23-12**). **Os pacientes com complacência reduzida tendem a ter respirações rápidas e superficiais, enquanto aqueles com maior resistência ao fluxo de ar têm um padrão respiratório lento e profundo.**

5. Efeitos da anestesia na mecânica pulmonar

Os efeitos da anestesia na respiração são complexos e estão relacionados tanto a mudanças na posição quanto ao agente anestésico.

Efeitos nos volumes pulmonares e complacência

6 Alterações na mecânica pulmonar devido à anestesia geral ocorrem logo após a indução. A posição supina reduz a CRF em 0,8 a 1,0 L, e a indução da anestesia geral reduz ainda mais a CRF em 0,4 a 0,5 L. A redução da CRF é consequência do colapso alveolar, e a atelectasia por compressão ocorre em razão da perda do tônus muscular inspiratório, da alteração na rigidez da parede torácica e do deslocamento ascendente do diafragma. Os mecanismos podem ser mais complexos; por exemplo, apenas a parte dependente (dorsal) do diafragma na posição supina move-se em direção cefálica. Outros fatores provavelmente se devem a uma alteração no volume intratorácico secundária ao aumento do volume sanguíneo no pulmão e a alterações no formato da parede torácica (**Figura 23-13**). A posição

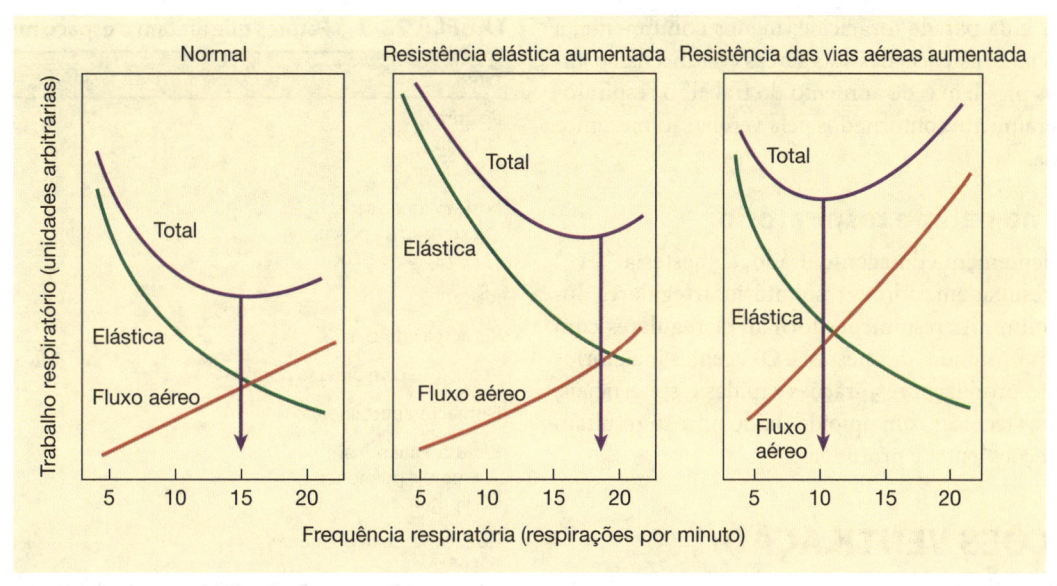

FIGURA 23-12 O trabalho respiratório em relação à frequência respiratória para indivíduos normais, pacientes com aumento da resistência elástica e pacientes com aumento da resistência das vias aéreas. (Reproduzida com permissão de Lumb A. Nunn's *Applied Respiratory Physiology*, 8th ed. St. Louis, MO: Elsevier; 2017.)

mais elevada do diafragma dorsal e as alterações na própria cavidade torácica diminuem os volumes pulmonares. Essa diminuição da CRF não está relacionada à profundidade anestésica e pode persistir por várias horas ou dias após a anestesia. A posição em cefalodeclive (Trendelenburg) (> 30°) pode reduzir ainda mais a CRF à medida que o volume sanguíneo intratorácico aumenta. Em contrapartida, a indução da anestesia na posição sentada parece ter pouco efeito na CRF. A paralisia muscular não parece alterar significativamente a CRF em pacientes anestesiados.

Os efeitos da anestesia na capacidade de fechamento são variáveis. Tanto a CRF quanto a capacidade de fechamento são geralmente reduzidas na mesma extensão sob anestesia. Assim, o risco de *shunt* intrapulmonar aumentado sob anestesia é semelhante ao do estado consciente; é maior em pacientes adultos obesos e idosos e naqueles com doença pulmonar subjacente.

Efeitos na resistência das vias aéreas

Espera-se que a redução da CRF associada à anestesia geral aumente a resistência das vias aéreas. No entanto, aumentos na resistência das vias aéreas geralmente não são observados devido às propriedades broncodilatadoras dos anestésicos inalatórios. O aumento da resistência das vias aéreas é mais comumente devido a fatores patológicos (deslocamento posterior da língua; laringospasmo; broncoconstrição; ou secreções, sangue ou tumor nas vias aéreas) ou a problemas de equipamentos (tubos ou conectores traqueais pequenos, mau funcionamento das válvulas ou obstrução do circuito respiratório).

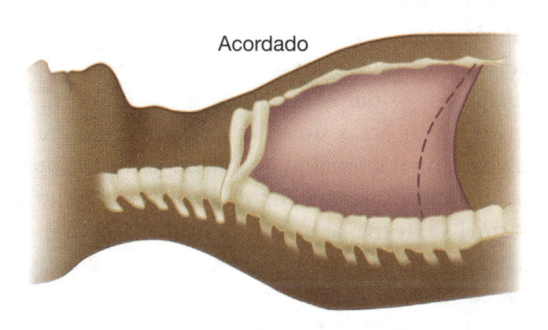

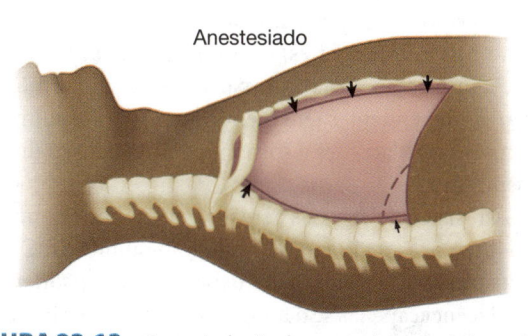

FIGURA 23-13 Com a indução da anestesia na posição supina, o conteúdo abdominal exerce pressão cefálica sobre o diafragma. No final da expiração, a porção dorsal do diafragma é mais cefálica e a porção ventral é mais caudal do que quando acordado, a coluna torácica é mais lordótica e a caixa torácica se move para dentro. Todos esses efeitos são secundários à perda do tônus motor.

Efeitos no trabalho respiratório

Aumentos no trabalho respiratório sob anestesia são mais frequentemente secundários à redução da complacência pulmonar e da parede torácica e, menos comumente, a aumentos na resistência das vias aéreas (ver discussão anterior). Os problemas de aumento do trabalho respiratório são geralmente contornados pela ventilação mecânica controlada.

Efeitos no padrão respiratório

Independentemente do agente usado, a anestesia "leve" costuma resultar em padrões respiratórios irregulares; apneia é comum. As respirações tornam-se regulares com níveis mais profundos de anestesia. Os agentes inalatórios geralmente produzem respirações rápidas e superficiais, enquanto as técnicas com opioide-óxido nitroso resultam em respirações lentas e profundas.

RELAÇÕES VENTILAÇÃO/PERFUSÃO

1. Ventilação

A ventilação é geralmente medida como a soma de todos os volumes de gás exalado em 1 minuto (volume-minuto, ou $\dot{V}$):

$$\text{Volume-minuto} = FR \times V_C$$

em que FR é a frequência respiratória.

Para o adulto médio em repouso, o volume-minuto é de cerca de 5 L/min.

Nem toda a mistura de gases inspirados atinge os alvéolos; parte dela permanece nas vias aéreas e é exalada sem ser trocada com os gases alveolares. A parte do V_C que não participa da troca gasosa alveolar é conhecida como espaço morto (V_D). A ventilação alveolar ($\dot{V}_A$) é o volume de gases inspirados que realmente participam da troca gasosa em 1 min.

$$\dot{V}_A = FR \times (V_C - V_D)$$

O espaço morto é, na verdade, composto por gases nas vias aéreas não respiratórias (**espaço morto anatômico**) e alvéolos que não são perfundidos (**espaço morto alveolar**). A soma dos dois componentes é chamada de **espaço morto fisiológico**. Na posição vertical, o espaço morto é normalmente de cerca de 150 mL para a maioria dos adultos (aproximadamente 2 mL/kg) e é quase todo anatômico. O espaço morto pode ser afetado por vários fatores (Tabela 23-2).

Como o V_C no adulto médio é de aproximadamente 450 mL (6 mL/kg), o V_D/V_C é normalmente de 33%. Essa razão pode ser derivada pela equação de Bohr:

$$\frac{V_D}{V_C} = \frac{P_ACO_2 - P_ECO_2}{P_ACO_2}$$

em que P_ACO_2 é a tensão de CO_2 alveolar e P_ECO_2 é a tensão de CO_2 expirado misto. Essa equação é útil clinicamente se a tensão arterial de CO_2 (P_aCO_2) for usada para aproximar a concentração alveolar e se a tensão de CO_2 nos gases expirados for a média medida durante vários minutos.

Distribuição da ventilação

Independentemente da posição do corpo, a ventilação alveolar é distribuída de forma desigual nos pulmões. O pulmão direito recebe mais ventilação do que o pulmão esquerdo (53% vs. 47%), e as áreas inferiores (dependentes) de ambos os pulmões tendem a ser mais bem ventiladas do que as áreas superiores devido a um gradiente induzido gravitacionalmente na pressão intrapleural (pressão transpulmonar). A pressão pleural diminui cerca de 1 cmH_2O (torna-se menos negativa) a cada 3 cm de redução na altura do pulmão. Essa diferença coloca os alvéolos de diferentes áreas em distintos pontos da curva de complacência pulmonar (**Figura 23-14**). Devido à pressão transpulmonar mais alta, os alvéolos nas áreas pulmonares superiores são quase inflados ao máximo e relativamente não complacentes, e sofrem pouca expansão durante a inspiração. Em contrapartida, os alvéolos menores em áreas dependentes têm menor pressão transpulmonar, são mais complacentes e sofrem maior expansão durante a inspiração.

A resistência das vias aéreas também pode contribuir para diferenças regionais na ventilação pulmonar. O volume inspiratório alveolar final depende exclusivamente da complacência apenas se o tempo inspiratório for ilimitado. Na realidade, o tempo inspiratório é necessariamente limitado pela frequência respiratória e pelo tempo necessário para a expiração; por consequência, um tempo inspiratório excessivamente curto impedirá que os alvéolos atinjam a variação de volume esperada. Além disso, o enchimento

TABELA 23-2 Fatores que afetam o espaço morto

Fator	Efeito
Postura	
Ereta	↑
Supina	↓
Posição da via aérea	
Extensão do pescoço	↑
Flexão do pescoço	↓
Idade	↑
Via aérea artificial	↓
Ventilação com pressão positiva	↑
Fármacos anticolinérgicos	↑
Perfusão pulmonar	
Embolia pulmonar	↑
Hipotensão	↑
Doença vascular pulmonar	
Enfisema	↑

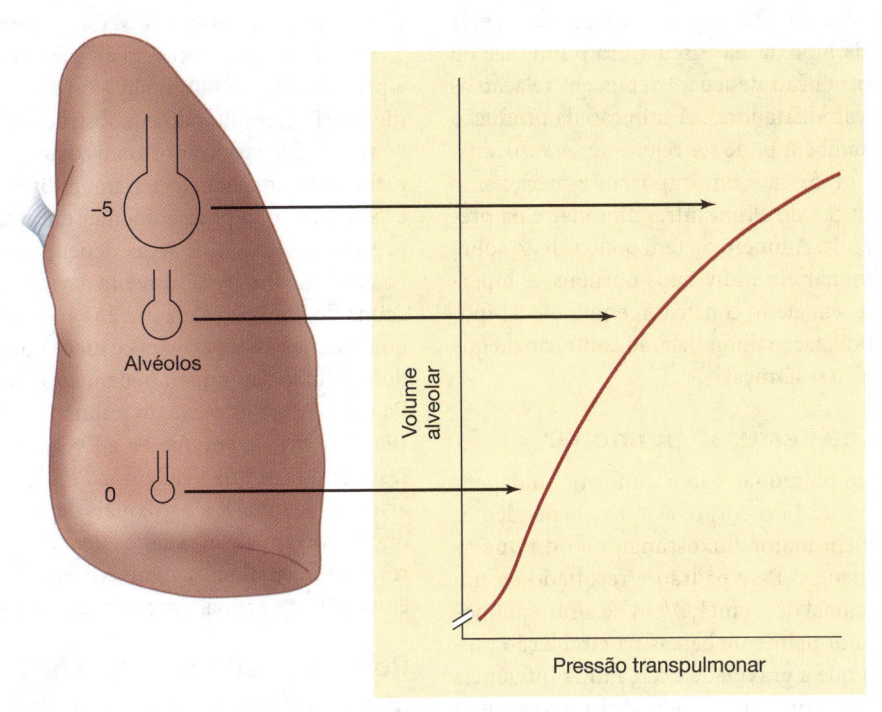

FIGURA 23-14 O efeito da gravidade na complacência alveolar na posição ereta.

alveolar segue uma função exponencial que depende tanto da complacência quanto da resistência das vias aéreas. Portanto, mesmo com um tempo inspiratório normal, anormalidades tanto na complacência quanto na resistência podem impedir o preenchimento alveolar completo.

Constantes de tempo

A insuflação pulmonar pode ser descrita matematicamente pela constante de tempo, τ.

τ = Complacência total × Resistência das vias aéreas

Variações regionais na resistência ou na complacência não apenas interferem no enchimento alveolar, mas também podem causar assincronia no enchimento alveolar durante a inspiração; algumas unidades alveolares podem continuar a encher enquanto outras esvaziam.

Variações nas constantes de tempo dentro do pulmão normal podem ser demonstradas em indivíduos normais respirando de forma espontânea durante frequências respiratórias anormalmente altas. A respiração rápida e superficial reverte a distribuição normal da ventilação, favorecendo preferencialmente as áreas superiores (não dependentes) do pulmão em detrimento das áreas inferiores.

2. Perfusão pulmonar

Dos aproximadamente 5 L/min de sangue que fluem através dos pulmões, apenas cerca de 70 a 100 mL de cada vez estão dentro dos capilares pulmonares em troca gasosa. Na membrana alveolocapilar, esse pequeno volume forma um lençol de sangue de 50 a 100 m^2 com a espessura aproximada de uma hemácia. Além disso, para garantir a troca gasosa ideal, cada capilar perfunde mais de um alvéolo. Embora o volume capilar permaneça relativamente constante, o volume sanguíneo pulmonar total pode variar entre 500 mL e 1.000 mL. Grandes aumentos no débito cardíaco ou no volume sanguíneo são tolerados com pouca alteração na pressão como resultado da dilatação passiva dos vasos abertos e talvez de algum recrutamento de vasos pulmonares colapsados. Pequenos aumentos no volume sanguíneo pulmonar normalmente ocorrem durante a sístole cardíaca e a cada inspiração normal (espontânea). Uma mudança na postura de supino para ereto diminui o volume sanguíneo pulmonar (até 27%); o posicionamento de Trendelenburg tem o efeito oposto. Alterações na capacitância sistêmica também influenciam o volume sanguíneo pulmonar: a venoconstrição sistêmica desloca o sangue da circulação sistêmica para a pulmonar, enquanto a vasodilatação causa uma redistribuição pulmonar para sistêmica. Dessa forma, o pulmão atua como um reservatório para a circulação sistêmica.

7 Fatores locais são mais importantes do que o sistema autônomo para influenciar o tônus vascular pulmonar. A hipóxia é um poderoso estímulo para a vasoconstrição pulmonar (o oposto de seu efeito sistêmico). Tanto a hipóxia arterial pulmonar (venosa mista) quanto a alveolar induzem vasoconstrição, mas a última é um estímulo mais poderoso. Essa resposta parece ser devida ao efeito direto da hipóxia na vasculatura pulmonar ou ao aumento da produção de leucotrienos em relação às prostaglandinas vasodilatadoras. A inibição da produção de óxido nítrico também pode ser relevante. A vasoconstrição pulmonar hipóxica é um importante mecanismo fisiológico na redução do *shunt* intrapulmonar e na prevenção da hipoxemia. A hiperóxia tem pouco efeito sobre a circulação pulmonar em indivíduos normais. A hipercapnia e a acidose têm efeito constritor, enquanto a hipocapnia causa vasodilatação pulmonar, ao contrário do que ocorre na circulação sistêmica.

Distribuição da perfusão pulmonar

O fluxo sanguíneo pulmonar não é uniforme. Independentemente da posição do corpo, as áreas dependentes do pulmão recebem maior fluxo sanguíneo do que as áreas não dependentes. Esse padrão é resultado de um gradiente gravitacional de 1 cmH_2O/cm de altura pulmonar. As pressões normalmente baixas na circulação pulmonar permitem que a gravidade exerça uma influência significativa no fluxo sanguíneo. Além disso, a varredura de perfusão *in vivo* em indivíduos normais mostrou uma distribuição de perfusão em camadas "semelhante a uma cebola", com fluxo reduzido na periferia do pulmão e aumento da perfusão em direção ao hilo.

Embora a pressão de perfusão pulmonar não seja uniforme em todo o pulmão, a pressão de distensão alveolar é relativamente constante. A interação dessas pressões resulta na divisão do pulmão em quatro zonas distintas (i.e., as *zonas de West*; Figura 23-15). Na zona 1 ($P_A > Pa > Pv$), a pressão alveolar (P_A) é maior do que a pressão arterial pulmonar (Pa) e a pressão venosa pulmonar (Pv), resultando em obstrução do fluxo sanguíneo e criação de espaço morto alveolar. A zona 1 de West é razoavelmente pequena em um indivíduo com respiração espontânea, mas pode aumentar durante a ventilação com pressão positiva. Em áreas dependentes dos pulmões, a Pa aumenta progressivamente devido à elevação reduzida acima do coração. Na zona 2 ($Pa > P_A > Pv$), Pa é maior que P_A, mas a Pv permanece menor que ambas, resultando em fluxo sanguíneo dependente do diferencial entre Pa e P_A. A maior parte do pulmão é descrita pela zona 3 ($Pa > Pv > P_A$), em que Pa e Pv são maiores do que P_A, resultando em fluxo sanguíneo independente da pressão alveolar. A zona 4, a parte mais dependente do pulmão, é onde ocorrem atelectasias e edema pulmonar intersticial, resultando em fluxo sanguíneo dependente do diferencial entre a Pa e a pressão intersticial pulmonar.

Relações ventilação/perfusão

8 Como a ventilação alveolar $\dot{V}_A$ é normalmente de cerca de 4 L/min, e a perfusão capilar pulmonar ($\dot{Q}$) é de 5 L/min, a relação geral $\dot{V}/\dot{Q}$ é de cerca de 0,8. A $\dot{V}/\dot{Q}$ para unidades pulmonares individuais (cada alvéolo e seu capilar) pode variar de 0 (sem ventilação) a infinito (sem perfusão); o primeiro é referido como *shunt intrapulmonar*, enquanto o último constitui o *espaço morto alveolar*. A $\dot{V}/\dot{Q}$ normalmente varia entre 0,3 e 3,0; a maioria das áreas pulmonares, no entanto, está próxima

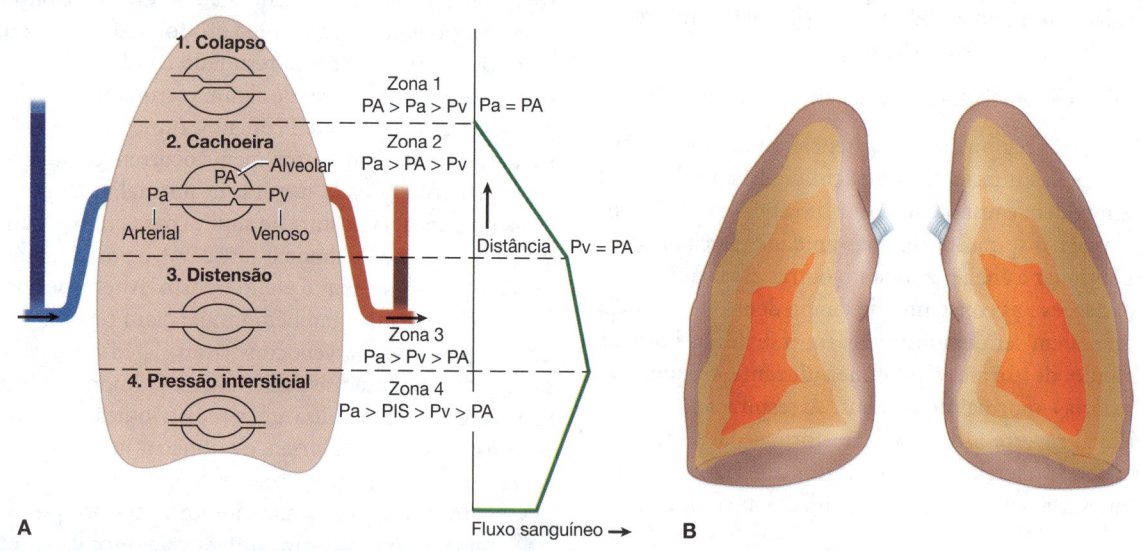

FIGURA 23-15 Distribuição do fluxo sanguíneo pulmonar em relação à pressão alveolar (PA), à pressão arterial pulmonar (Pa), à pressão venosa pulmonar (PV) e à pressão intersticial (PIS) em vários níveis de gravitação. **A:** Zonas de West clássicas de distribuição do fluxo sanguíneo na posição vertical. **B:** Varredura de perfusão *in vivo* ilustrando distribuição central a periférica, além da distribuição gravitacional do fluxo sanguíneo na posição vertical. (A, Modificada com permissão de West JB. Respiratory Physiology: The Essentials, 6th ed. Philadelphia, PA: Williams & Wilkins; 2000. B, Reproduzida com permissão de Lohser J. Evidence based management of one lung ventilation, *Anesthesiol Clin*. 2008 June ;26(2):241-272.)

de 1,0 (**Figura 23-16A**). Como a perfusão aumenta a uma taxa maior do que a ventilação, as áreas não dependentes (apicais) tendem a ter razões $\dot{V}/\dot{Q}$ mais altas do que as áreas dependentes (basais) (**Figura 23-16B**).

A importância das relações $\dot{V}/\dot{Q}$ relaciona-se com a eficiência com que as unidades pulmonares ressaturam o sangue venoso com O_2 e eliminam o CO_2. **O sangue venoso pulmonar (o efluente) de áreas com baixas relações $\dot{V}/\dot{Q}$ tem baixa tensão de O_2 e alta tensão de CO_2 – semelhante ao sangue venoso misto sistêmico.** O sangue dessas unidades tende a deprimir a tensão arterial de O_2 e elevar a tensão arterial de CO_2. Seu efeito sobre a tensão arterial de O_2 é muito mais profundo do que sobre a tensão de CO_2; de fato, a tensão arterial de CO_2 frequentemente diminui devido a um aumento reflexo na ventilação alveolar induzido por hipoxemia. Um aumento compensatório apreciável na captação de O_2 não pode ocorrer nas áreas restantes onde a $\dot{V}/\dot{Q}$ é normal porque o sangue capilar pulmonar geralmente já está saturado ao máximo com O_2 (ver adiante).

A covid-19 está associada ao aumento da incompatibilidade ventilação-perfusão, resultando em oxigenação reduzida. Danos alveolares e intersticiais contribuem para a ventilação prejudicada dos alvéolos. Além disso, os efeitos pró-trombóticos da covid-19 contribuem para o desenvolvimento de embolia pulmonar, reduzindo a perfusão pulmonar e aumentando a ventilação do espaço morto.

3. Shunts

9 O *shunt* denota o processo pelo qual o sangue venoso misto dessaturado do coração direito retorna ao coração esquerdo sem ser oxigenado nos pulmões (**Figura 23-17**). O efeito geral do *shunt* é diminuir (diluir) o conteúdo arterial de O_2; esse tipo de *shunt* é referido como da direita para a esquerda. Os *shunts* da esquerda para a direita (na ausência de congestão pulmonar) não produzem hipoxemia.

Os *shunts* intrapulmonares são frequentemente classificados como *absolutos* ou *relativos*. Um *shunt* absoluto refere-se a *shunts* anatômicos e unidades pulmonares em que $\dot{V}/\dot{Q}$ é zero. Um *shunt* relativo é uma área do pulmão com uma relação $\dot{V}/\dot{Q}$ baixa. Clinicamente, a hipoxemia de um *shunt* relativo em geral pode ser parcialmente corrigida pelo aumento da concentração inspirada de O_2; a hipoxemia causada por um *shunt* absoluto não consegue tal correção.

Mistura venosa

A **mistura venosa** é a quantidade de sangue venoso misto que teria de ser misturado com o sangue capilar terminal

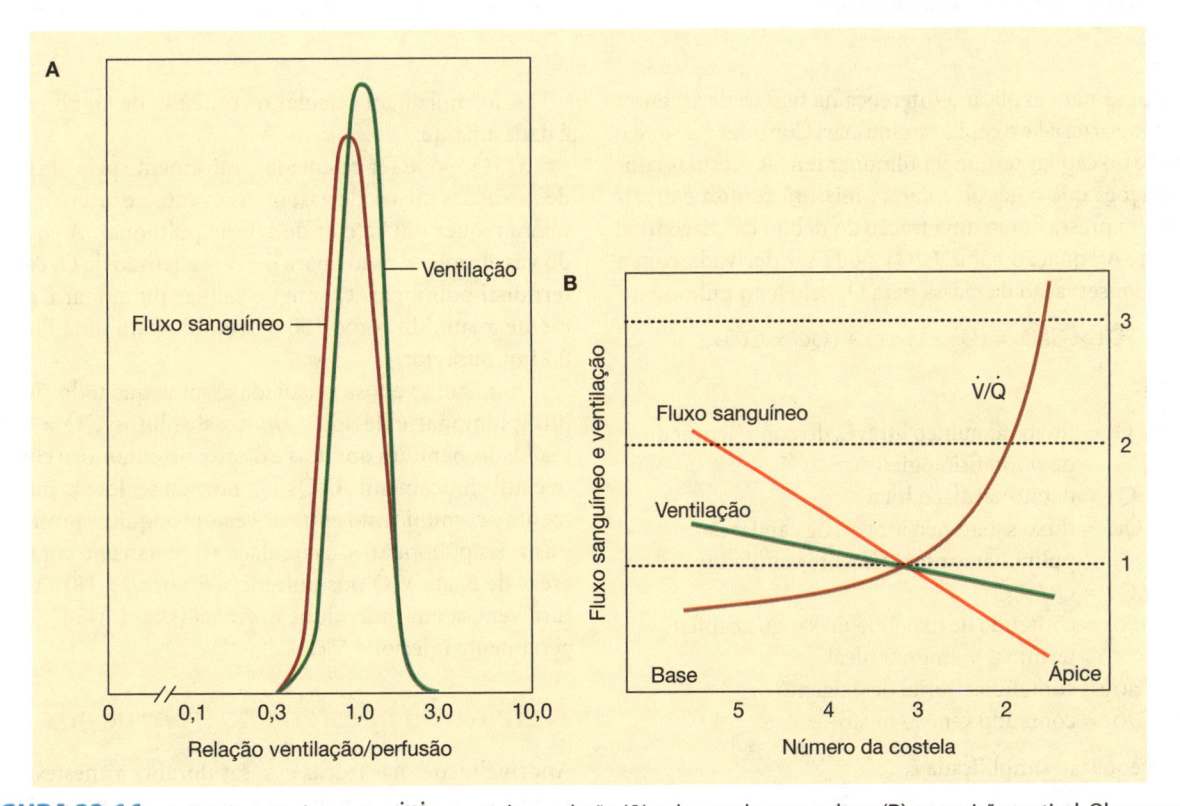

FIGURA 23-16 A distribuição das razões $\dot{V}/\dot{Q}$ para todo o pulmão (**A**) e de acordo com a altura (**B**) na posição vertical. Observe que o fluxo sanguíneo aumenta mais rapidamente do que a ventilação em áreas dependentes. (Reproduzida com permissão de West JB: *Ventilation/Blood Flow and Gas Exchange*, 3rd ed. Oxford: Blackwell Science Ltd; 1977.)

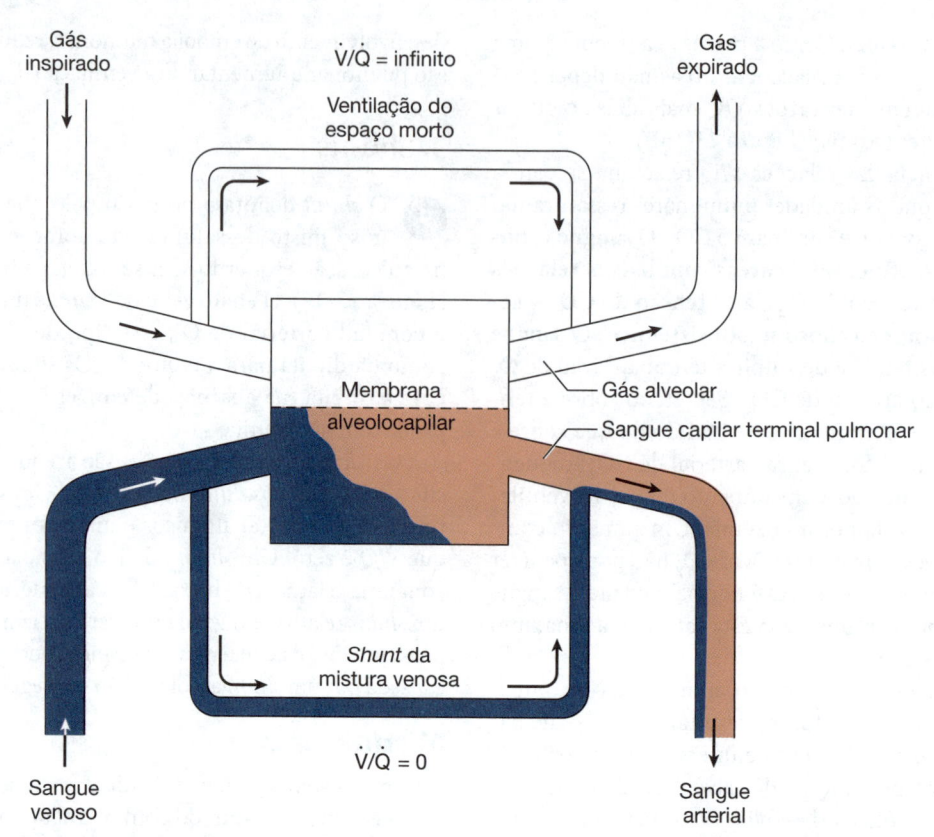

FIGURA 23-17 Um modelo de três compartimentos de troca gasosa nos pulmões, mostrando ventilação de espaço morto, troca alveolocapilar normal e *shunt* (mistura venosa). (Reproduzida com permissão de Lumb A. *Nunn's Applied Respiratory Physiology*, 8th ed. St. Louis, MO: Elsevier; 2017.)

pulmonar para explicar a diferença na tensão de O_2 entre o sangue arterial e o capilar pulmonar. Considera-se que o sangue do capilar terminal pulmonar tem as mesmas concentrações que o gás alveolar. A mistura venosa é geralmente expressa como uma fração do débito cardíaco total $\dot{Q}s/\dot{Q}T$. A equação para $\dot{Q}s/\dot{Q}T$ pode ser derivada com a lei de conservação da massa para O_2 pelo leito pulmonar:

$$\dot{Q}T \times CaO_2 = (\dot{Q}s \times C\bar{v}o_2) + (\dot{Q}c' \times Cc'o_2)$$

em que

$\dot{Q}s$ = fluxo sanguíneo através do compartimento de *shunt* fisiológico
$\dot{Q}T$ = débito cardíaco total
$\dot{Q}c'$ = fluxo sanguíneo através de capilares pulmonares normalmente ventilados
$\dot{Q}T = \dot{Q}c' + \dot{Q}s$
$Cc'o_2$ = conteúdo de oxigênio do sangue capilar terminal pulmonar ideal
Cao_2 = conteúdo arterial de oxigênio
$C\bar{v}o_2$ = conteúdo venoso misto

A equação simplificada é:

$$\dot{Q}s/\dot{Q}T = \frac{Cc'o_2 - Cao_2}{Cc'o_2 - C\bar{v}o_2}$$

A fórmula para calcular o conteúdo de O_2 no sangue é dada adiante.

$\dot{Q}s/\dot{Q}T$ pode ser calculada clinicamente pela obtenção de medições mistas de gasometria venosa e arterial; a primeira requer um cateter de artéria pulmonar. A equação do gás alveolar é usada para derivar a tensão de O_2 capilar terminal pulmonar. O sangue capilar pulmonar é geralmente assumido como 100% saturado para uma FiO_2 de 0,21 ou superior.

A mistura venosa calculada assume que todo *shunt* é intrapulmonar e devido a *shunts* absolutos $\dot{V}/\dot{Q} = 0$. Na realidade, nenhum dos dois é o caso; no entanto, o conceito é útil clinicamente. O $\dot{Q}s/\dot{Q}T$ normal se deve principalmente à comunicação entre as veias brônquicas profundas e as veias pulmonares, a circulação tebesiana no coração e áreas de baixa $\dot{V}/\dot{Q}$ nos pulmões (**Figura 23-18**). A mistura venosa em indivíduos normais (*shunt* fisiológico) é geralmente inferior a 5%.

4. Efeitos da anestesia na troca de gás

Anormalidades nas trocas gasosas durante a anestesia são comuns. Elas incluem aumento do espaço morto, hipoventilação e elevação do *shunt* intrapulmonar. Há um aumento da dispersão das relações $\dot{V}/\dot{Q}$. Aumentos no

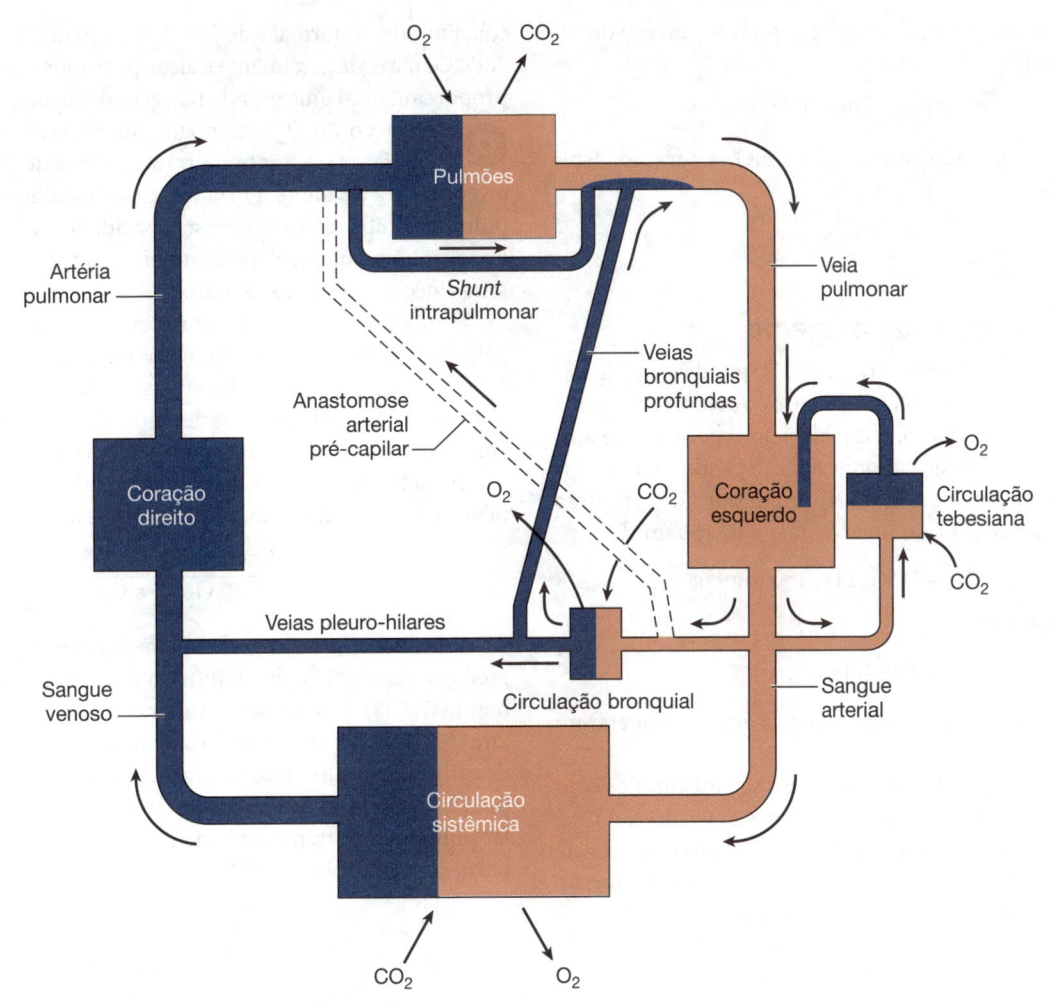

FIGURA 23-18 Componentes da mistura venosa normal. (Reproduzida com permissão de Lumb A. *Nunn's Applied Respiratory Physiology*, 8th ed. St. Louis, MO: Elsevier; 2017.)

espaço morto alveolar são mais comumente observados durante a ventilação controlada, mas também podem ocorrer durante a ventilação espontânea. A anestesia geral costuma aumentar a mistura venosa para 5 a 10%, provavelmente como resultado de atelectasia e colapso das vias aéreas em áreas dependentes do pulmão. Agentes inalatórios, vasodilatadores e inodilatadores também podem inibir a **vasoconstrição pulmonar hipóxica**; para agentes voláteis, o ED_{50} é cerca de duas vezes a concentração alveolar mínima (CAM). Pacientes adultos mais velhos parecem ter os maiores aumentos em $\dot{Q}s/\dot{Q}T$. As tensões de O_2 inspiradas de 30 a 40% geralmente previnem a hipoxemia, sugerindo que a anestesia aumenta o *shunt* relativo. A PEEP costuma ser eficaz na redução da mistura venosa e na prevenção da hipoxemia durante a anestesia geral, desde que o débito cardíaco seja mantido. A administração prolongada de altas concentrações inspiradas de O_2 pode estar associada à formação de atelectasias e ao aumento do *shunt* absoluto. A atelectasia nessa situação é conhecida como *atelectasia de reabsorção* e ocorre em áreas com baixa relação $\dot{V}/\dot{Q}$ ventiladas com concentração inspirada de O_2 próxima a 100%. A perfusão resulta no O_2 sendo transportado para fora dos alvéolos em uma taxa mais rápida do que entra nos alvéolos, levando a esvaziamento e colapso dos alvéolos.

TENSÕES DE GÁS ALVEOLAR, ARTERIAL E VENOSA

Ao lidar com misturas de gases, considera-se que cada gás contribui separadamente para a pressão total do gás, e sua pressão parcial é diretamente proporcional à sua concentração. O ar tem uma concentração de O_2 de aproximadamente 21%; portanto, se a pressão barométrica for de 760 mmHg (nível do mar), a pressão parcial de O_2 (PO_2) no ar é normalmente de 159,6 mmHg:

$$760 \text{ mmHg} \times 0{,}21 = 159{,}6 \text{ mmHg}$$

Em sua forma geral, a equação pode ser escrita do seguinte modo:

$$P_{IO_2} = P_B \times FiO_2$$

em que P_B = pressão barométrica e FiO_2 = a fração inspirada de O_2.

1. Oxigênio

Tensão alveolar de oxigênio

A cada respiração, a mistura gasosa inspirada é umidificada a 37 °C nas vias aéreas superiores. A tensão inspirada de O_2 (P_{IO_2}) é, portanto, reduzida pelo vapor de água adicionado. A pressão do vapor de água depende da temperatura e é de 47 mmHg a 37 °C. No ar umidificado, a pressão parcial normal de O_2 ao nível do mar é de 150 mmHg:

$$(760 - 47) \times 0,21 = 150 \text{ mmHg}$$

A equação geral é:

$$P_{IO_2} = (P_B - P_{H_2O}) \times FiO_2$$

em que P_{H_2O} = a pressão de vapor da água à temperatura do corpo.

Nos alvéolos, os gases inspirados são misturados com o gás alveolar residual das respirações anteriores, o O_2 é absorvido, e o CO_2 é adicionado. A tensão alveolar final de O_2 (P_{AO_2}) é, portanto, dependente de todos esses fatores e pode ser estimada pela seguinte equação:

$$P_{AO_2} = P_{IO_2} - \frac{P_aCO_2}{R_Q}$$

em que P_aCO_2 = tensão arterial de CO_2 e R_Q = quociente respiratório.

11 R_Q geralmente não é medido. Observe que grandes aumentos na P_aCO_2 (> 75 mmHg) prontamente produzem hipóxia (P_aO_2 < 60 mmHg) em ar ambiente, mas não em altas concentrações inspiradas de O_2.

Tensão de oxigênio capilar pulmonar terminal

Para efeitos práticos, a tensão de O_2 capilar pulmonar terminal ($Pc'O_2$) pode ser considerada idêntica à P_{AO_2}; o gradiente P_{AO_2}–$Pc'O_2$ é normalmente mínimo. A $Pc'O_2$ depende da taxa de difusão de O_2 através da membrana alveolocapilar, bem como do volume sanguíneo capilar pulmonar e do tempo de trânsito. A grande área de superfície capilar nos alvéolos e a espessura de 0,4 a 0,5 μm da membrana alveolocapilar facilitam muito a difusão de O_2. A ligação intensificada de O_2 à hemoglobina em saturações acima de 80% também aumenta a difusão de O_2 (ver adiante). O tempo de trânsito capilar pode ser estimado dividindo-se o volume sanguíneo capilar pulmonar pelo débito cardíaco (fluxo sanguíneo pulmonar); assim, o tempo de trânsito capilar normal é de 70 mL ÷ 5.000 mL/min (0,8 s). A $Pc'O_2$ máxima geralmente é alcançada após apenas 0,3 s, proporcionando uma grande margem de segurança.

12 A ligação do O_2 à hemoglobina parece ser o principal fator limitante na transferência de O_2 do gás alveolar para o sangue. Portanto, a capacidade de difusão pulmonar reflete não apenas a capacidade e a permeabilidade da membrana alveolocapilar, mas também o fluxo sanguíneo pulmonar. Além disso, a captação de O_2 é normalmente limitada pelo fluxo sanguíneo pulmonar, não pela difusão de O_2 através da membrana alveolocapilar; a última pode tornar-se significativa durante o exercício em indivíduos normais em grandes altitudes e em pacientes com extensa destruição da membrana alveolocapilar.

A transferência de O_2 através da membrana alveolocapilar é expressa como *capacidade de difusão* de O_2 (D_LO_2):

$$D_LO_2 = \frac{\text{Captação de oxigênio}}{P_{AO_2} - Pc'O_2}$$

Como a $Pc'O_2$ não pode ser medida com precisão, a medição da capacidade de difusão do monóxido de carbono (D_LCO) é usada para avaliar a transferência de gás através da membrana alveolocapilar. Como o monóxido de carbono tem afinidade muito alta pela hemoglobina, há pouco ou nenhum monóxido de carbono no sangue capilar pulmonar, portanto, mesmo quando administrada em baixa concentração, a $Pc'CO$ pode ser considerada zero.

Assim,

$$D_LCO = \frac{\text{Captação de monóxido de carbono}}{P_ACO}$$

As reduções na D_LCO implicam um impedimento na transferência de gás através da membrana alveolocapilar. Tais impedimentos podem ser devidos a relações V̇/Q̇ anormais, extensa destruição da membrana alveolocapilar ou tempos de trânsito capilar muito curtos. As anormalidades são acentuadas por aumentos no consumo de O_2 e no débito cardíaco, como ocorre durante o exercício.

Tensão arterial de oxigênio

A P_aO_2 não pode ser calculada como a P_{AO_2}, mas deve ser medida em ar ambiente. O *gradiente de pressão parcial de O_2 alveoloarterial* (gradiente A-a) é normalmente inferior a 15 mmHg, mas aumenta progressivamente com a idade até 20 a 30 mmHg. A tensão arterial de O_2 pode ser aproximada pela seguinte fórmula (em mmHg):

$$P_aO_2 = 120 - \frac{\text{Idade}}{3}$$

O intervalo é de 60 a 100 mmHg. As reduções são provavelmente o resultado de um aumento progressivo na capacidade de fechamento em relação à CRF (ver discussão anterior). A **Tabela 23-3** lista os mecanismos de hipoxemia (P_aO_2 < 60 mmHg).

TABELA 23-3 Mecanismos de hipoxemia

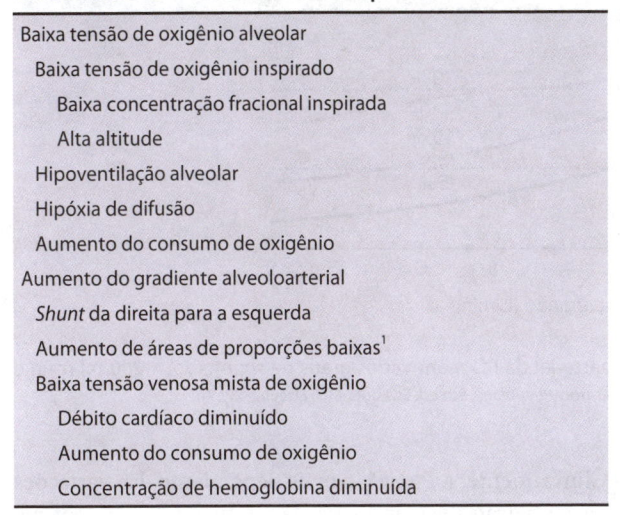

Baixa tensão de oxigênio alveolar
   Baixa tensão de oxigênio inspirado
      Baixa concentração fracional inspirada
      Alta altitude
   Hipoventilação alveolar
   Hipóxia de difusão
   Aumento do consumo de oxigênio
Aumento do gradiente alveoloarterial
   Shunt da direita para a esquerda
   Aumento de áreas de proporções baixas[1]
Baixa tensão venosa mista de oxigênio
   Débito cardíaco diminuído
   Aumento do consumo de oxigênio
   Concentração de hemoglobina diminuída

[1] $\dot{V}/\dot{Q}$ ventilação/perfusão.

O mecanismo mais comum para a hipoxemia é um aumento do gradiente alveoloarterial. O gradiente A-a para O_2 depende da quantidade de *shunt* da direita para a esquerda, da quantidade de dispersão $\dot{V}/\dot{Q}$ e da tensão venosa mista de O_2 (ver adiante). A última depende do débito cardíaco, do consumo de O_2 e da concentração de hemoglobina.

O gradiente A-a para O_2 é diretamente proporcional ao *shunt*, mas inversamente proporcional à tensão venosa mista de O_2. A **Figura 23-19** mostra o efeito de diferentes graus de *shunt* na PaO_2. Também deve ser observado que quanto maior o *shunt*, menor a probabilidade de que um aumento na FiO_2 corrija a hipoxemia. Além disso, linhas de *iso-shunt* parecem ser mais úteis para concentrações de O_2 entre 35 e 100%. Concentrações mais baixas de O_2 requerem modificação das linhas de *iso-shunt* para levar em consideração o efeito da dispersão $\dot{V}/\dot{Q}$.

O efeito do débito cardíaco no gradiente A-a (**Figura 23-20**) deve-se não apenas a seus efeitos secundários na tensão venosa mista de O_2, mas também a uma relação direta entre débito cardíaco e *shunt* intrapulmonar. Como se pode observar, um baixo débito cardíaco tende a acentuar o efeito do *shunt* sobre a PaO_2. Uma redução na mistura venosa pode ser observada com baixos débitos cardíacos normais secundários à vasoconstrição pulmonar acentuada por uma menor tensão venosa mista de O_2. Por outro lado, débitos cardíacos elevados podem aumentar a mistura venosa pela elevação da tensão venosa mista de O_2, que, por sua vez, inibe a vasoconstrição pulmonar hipóxica.

O consumo de O_2 e a concentração de hemoglobina também podem afetar a PaO_2 por meio de seus efeitos secundários na tensão venosa mista de O_2 (adiante). Altas taxas de consumo de O_2 e baixas concentrações de hemoglobina podem aumentar o gradiente A-a e deprimir a PaO_2.

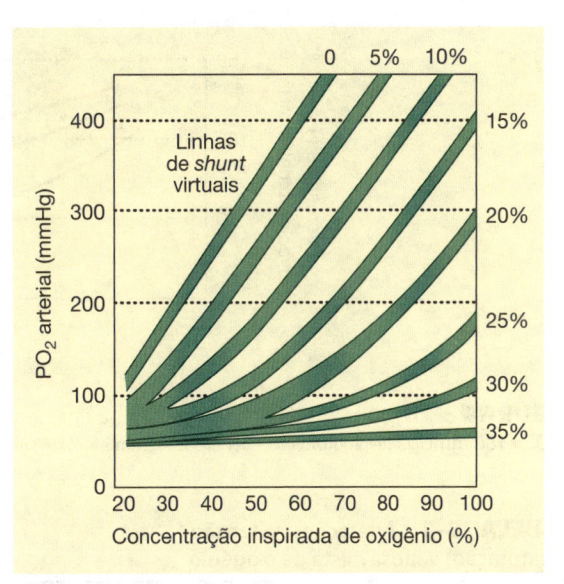

FIGURA 23-19 Curvas de *iso-shunt* mostrando o efeito de quantidades variáveis de *shunt* na PaO_2. Observe que há pouco benefício em aumentar a concentração de oxigênio inspirado em pacientes com *shunts* muito grandes. (Modificada com permissão de Benatar SR, Hewlett AM, Nunn JF. *The use of isoshunt lines for control of oxygen therapy*, Br J Anaesth. 1973 julho;45(7):711-718.)

Tensão de oxigênio venoso misto

A tensão normal de O_2 venoso misto $P\bar{v}O_2$ é de cerca de 40 mmHg e representa o equilíbrio geral entre a demanda de O_2 e a oferta de O_2 (**Tabela 23-4**). Uma verdadeira amostra de sangue venoso misto contém drenagem venosa da veia cava superior, da veia cava inferior e do coração; deve, portanto, ser obtida de um cateter de artéria pulmonar.

2. Dióxido de carbono

O dióxido de carbono é produzido pelo metabolismo aeróbico nas mitocôndrias. Portanto, há gradientes de tensão de CO_2 da mitocôndria para o citoplasma celular, fluido extracelular, sangue venoso e alvéolos, onde o CO_2 é finalmente eliminado.

Tensão venosa mista de dióxido de carbono

A tensão normal de CO_2 venoso misto $P\bar{v}CO_2$ é de cerca de 46 mmHg e é o resultado final da mistura de sangue de tecidos de atividade metabólica variável. A tensão venosa de CO_2 é menor em tecidos com baixa atividade metabólica (p. ex., pele), mas maior no sangue daqueles com atividade relativamente alta (p. ex., coração).

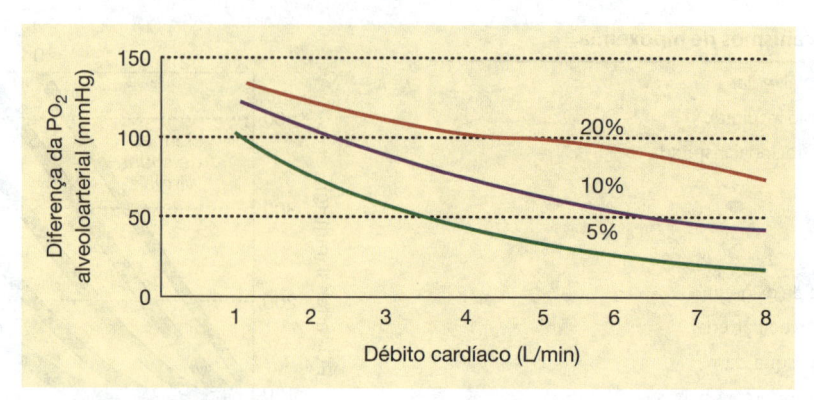

FIGURA 23-20 O efeito do débito cardíaco na diferença alveoloarterial da PO_2 com vários graus de *shunt*. ($\dot{V}O_2$ = 200 mL/min e PaO_2 = 180 mmHg.) (Reproduzida com permissão de Lumb A. *Nunn's Applied Respiratory Physiology*, 8th ed. St. Louis, MO: Elsevier; 2017.)

TABELA 23-4 Alterações na tensão (e saturação) venosa mista de oxigênio
$P\bar{v}O_2$ diminuída
Aumento do consumo de O_2
Febre
Tremor
Exercício
Hipertermia maligna
Tempestade tireóidea
Fornecimento de O_2 diminuída
Hipóxia
Débito cardíaco diminuído
Concentração de hemoglobina diminuída
Hemoglobina anormal
$P\bar{v}O_2$ aumentada
Shunt da esquerda para a direita
Débito cardíaco alto
Absorção de tecido prejudicada
Envenenamento por cianeto
Diminuição do consumo de oxigênio
Hipotermia
Mecanismos combinados
Sepse
Erro de amostragem
Cateter de artéria pulmonar em cunha

Tensão alveolar de dióxido de carbono

A tensão alveolar de CO_2 (P_ACO_2) representa o equilíbrio entre a produção total de CO_2, $\overline{V}CO_2$ e a ventilação alveolar (eliminação):

$$P_ACO_2 = \frac{\overline{V}CO_2}{\overline{V}_A}$$

em que $\dot{V}_A$ é a ventilação alveolar (**Figura 23-21**). Durante os períodos de hipoventilação ou hipoperfusão aguda, o conteúdo corporal de dióxido de carbono aumenta.

Clinicamente, a P_ACO_2 é mais dependente das variações na ventilação alveolar do que da produção de CO_2, porque a produção de CO_2 não varia apreciavelmente na maioria das circunstâncias. No entanto, condições como hipertermia maligna podem levar a aumentos drásticos na produção de CO_2, o que pode sobrecarregar o sistema de tamponamento do corpo (ver adiante).

Tensão de dióxido de carbono capilar pulmonar

A tensão de CO_2 capilar terminal pulmonar ($Pc'CO_2$) é praticamente idêntica à P_ACO_2 pelas mesmas razões discutidas na seção sobre O_2. Além disso, a taxa de difusão do CO_2 através da membrana alveolocapilar é 20 vezes maior do que a do O_2.

Tensão arterial de dióxido de carbono

A tensão arterial de CO_2 ($PaCO_2$), facilmente mensurável, é idêntica à $Pc'CO_2$ e, necessariamente, à P_ACO_2. A $PaCO_2$

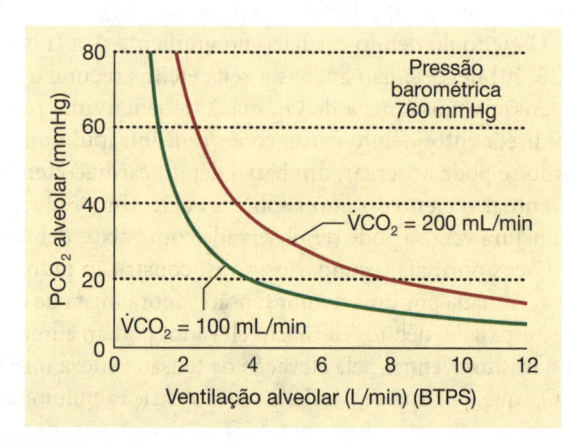

FIGURA 23-21 O efeito da ventilação alveolar na PCO_2 alveolar em duas taxas de produção de CO_2. BTPS: temperatura corpórea e pressão parcial de vapor d'água saturada (do inglês *body temperature and pressure saturated*). (Reproduzida com permissão de Lumb A. *Nunn's Applied Respiratory Physiology*, 8th ed. St. Louis, MO: Elsevier; 2017.)

normal é de 38 ± 4 mmHg (5,1 ± 0,5 kPa); na prática, 40 mmHg é geralmente considerado normal.

Embora baixas relações $\dot{V}/\dot{Q}$ tendam a aumentar a $PaCO_2$, enquanto altas relações tendem a diminuí-la, gradientes arteriais-alveolares significativos para CO_2 se desenvolvem apenas na presença de anormalidades marcantes de $\dot{V}/\dot{Q}$ (> 30% de mistura venosa); mesmo assim, o gradiente é relativamente pequeno (2-3 mmHg). Além disso, pequenos aumentos no gradiente aumentam consideravelmente a produção de CO_2 nos alvéolos com $\dot{V}/\dot{Q}$ relativamente normal. Mesmo distúrbios moderados a graves geralmente não conseguem alterar apreciavelmente o CO_2 arterial devido a um aumento reflexo na ventilação decorrente da hipoxemia concomitante.

Tensão final de dióxido de carbono expirado

Como o gás expirado é principalmente gás alveolar e a P_ACO_2 é praticamente idêntica à $PaCO_2$, a pressão expiratória final de CO_2 ($PetCO_2$) é usada clinicamente como uma estimativa de $PaCO_2$. O gradiente $PaCO_2$-$PetCO_2$ é normalmente inferior a 5 mmHg e representa a diluição do gás alveolar com gás livre de CO_2 de alvéolos não perfundidos (espaço morto alveolar).

TRANSPORTE DE GASES RESPIRATÓRIOS NO SANGUE

1. Oxigênio

O O_2 é transportado no sangue em duas formas: dissolvido em solução e em associação reversível com a hemoglobina.

Oxigênio dissolvido

A quantidade de O_2 dissolvida no sangue pode ser derivada da **lei de Henry**, que afirma que a concentração de qualquer gás em solução é proporcional à sua pressão parcial. A expressão matemática é a seguinte:

$$\text{Concentração de gás} = \alpha \times \text{Pressão parcial}$$

em que α = o coeficiente de solubilidade do gás para uma dada solução a uma dada temperatura.

O coeficiente de solubilidade para O_2 na temperatura normal do corpo é 0,003 mL/dL/mmHg. Mesmo com uma PaO_2 de 100 mmHg, a quantidade máxima de O_2 dissolvida no sangue é muito pequena (0,3 mL/dL) em comparação com aquela ligada à hemoglobina.

Hemoglobina

A hemoglobina é uma molécula complexa que consiste em quatro hemes e quatro subunidades de proteína. O heme, um composto de ferro-porfirina, é uma parte essencial dos sítios de ligação de O_2; apenas a forma divalente (carga +2) do ferro pode ligar O_2. A molécula de hemoglobina normal (hemoglobina A_1) consiste em duas cadeias α e duas cadeias β (subunidades); as quatro subunidades são mantidas juntas por ligações fracas entre os resíduos de aminoácidos. Cada grama de hemoglobina pode, teoricamente, transportar até 1,39 mL de O_2.

Curva de dissociação da hemoglobina

Cada molécula de hemoglobina se liga a até quatro moléculas de O_2. A interação complexa entre as subunidades de hemoglobina resulta em ligação não linear (forma de S alongada) com O_2 (**Figura 23-22**). A saturação da hemoglobina é a quantidade de O_2 ligado como uma porcentagem de sua capacidade total de ligação ao O_2. Quatro reações químicas separadas estão envolvidas na ligação de cada uma das quatro moléculas de O_2. A mudança na conformação molecular induzida pela ligação das três primeiras moléculas acelera muito a ligação da quarta molécula de O_2. A última reação é responsável pela ligação acelerada entre 25 e 100% de saturação. Com cerca de 90% de saturação, a diminuição nos receptores de O_2 disponíveis achata a curva até atingir a saturação total.

Fatores que influenciam a curva de dissociação da hemoglobina

Fatores clinicamente importantes que alteram a ligação de O_2 incluem concentração de íons de hidrogênio, tensão de CO_2, temperatura e concentração de 2,3-difosfoglicerato (2,3-DPG). Seu efeito na interação hemoglobina-O_2 pode ser expresso pelo P_{50}, a tensão de O_2 na qual a hemoglobina está 50% saturada (**Figura 23-23**). Cada fator desloca a curva de dissociação para a direita (aumentando P_{50}) ou para a esquerda (diminuindo P_{50}). Um desvio para a direita na curva de dissociação oxigênio-hemoglobina diminui a afinidade do O_2, desloca o O_2 da hemoglobina e disponibiliza mais O_2 para os tecidos; um desvio para a esquerda aumenta a afinidade da hemoglobina pelo O_2, reduzindo sua disponibilidade para os tecidos. O P_{50} normal em adultos é de 26,6 mmHg.

Um aumento na concentração de íons de hidrogênio no sangue reduz a ligação de O_2 à hemoglobina (efeito de Bohr). Devido ao formato da **curva de dissociação da hemoglobina**, o efeito é mais importante no sangue venoso do que no sangue arterial (ver **Figura 23-23**); o resultado líquido é a facilitação da liberação de O_2 para o tecido com pouco prejuízo na captação de O_2 (a menos que hipóxia grave esteja presente).

A influência da tensão de CO_2 na afinidade da hemoglobina pelo O_2 é importante fisiologicamente e é secundária ao aumento associado na concentração de íons de hidrogênio quando a tensão de CO_2 aumenta. A alta quantidade de CO_2 do sangue capilar venoso, ao diminuir a afinidade da hemoglobina pelo O_2, facilita a liberação de

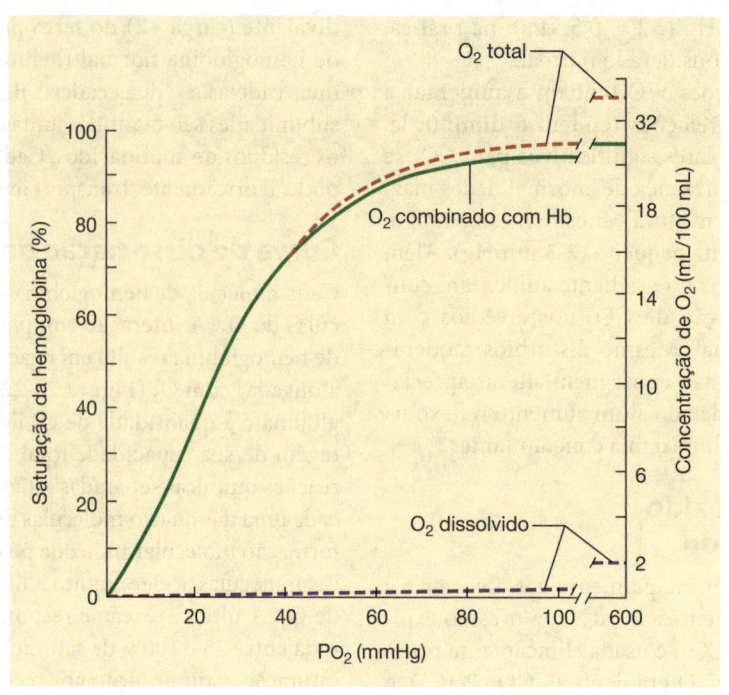

FIGURA 23-22 A curva de dissociação da hemoglobina-oxigênio em adultos normais. (Modificada com permissão de West JB. *Respiratory Physiology: The Essentials.* 6th ed. Philadelphia, PA: Williams and Wilkins; 2000.)

O_2 para os tecidos; por outro lado, a menor quantidade de CO_2 nos capilares pulmonares aumenta novamente a afinidade da hemoglobina pelo O_2, facilitando a captação de O_2 dos alvéolos.

O 2,3-DPG é um subproduto da glicólise e se acumula durante o metabolismo anaeróbico. Embora seus efeitos sobre a hemoglobina nessas condições sejam teoricamente benéficos, sua importância fisiológica normalmente parece menor. Os níveis de 2,3-DPG podem, no entanto, desempenhar um importante papel compensatório em pacientes com anemia crônica e podem afetar significativamente a capacidade de transporte de O_2 das transfusões de sangue.

Ligantes anormais e formas anormais de hemoglobina

Monóxido de carbono, cianeto, monóxido de enxofre e sulfeto de hidrogênio podem se combinar com a hemoglobina nos sítios de ligação de O_2. O monóxido de carbono é particularmente potente, possuindo 200 a 300 vezes a afinidade do O_2 pela hemoglobina, combinando-se com ela para formar a carboxi-hemoglobina. O monóxido de carbono diminui a capacidade de transporte de O_2 da hemoglobina e prejudica a liberação de O_2 para os tecidos. O dióxido de carbono liga-se a um local diferente no heme, favorecendo alostericamente o desligamento do O_2. A interação do óxido nítrico com a hemoglobina é complexa, e alguns pesquisadores levantaram a hipótese de que o transporte e o fornecimento de óxido nítrico pela hemoglobina provavelmente servem para regular o fornecimento de oxigênio aos tecidos.

A metemoglobina resulta quando o ferro no heme é oxidado à sua forma trivalente (+3). Nitratos, nitritos, sulfonamidas e outros fármacos raramente podem resultar em metemoglobinemia significativa. A metemoglobina não pode se combinar com o O_2 a menos que seja reconvertida pela enzima metemoglobina redutase; a metemoglobina também desloca a curva de saturação da hemoglobina normal para a esquerda. A metemoglobinemia, assim como a intoxicação por monóxido de carbono, diminui a capacidade de transporte de O_2 e prejudica a liberação de O_2. A redução da metemoglobina à hemoglobina normal é facilitada por agentes como azul de metileno ou ácido ascórbico.

As hemoglobinas anormais também podem resultar de variações na composição das subunidades da proteína. Cada variante tem suas próprias características de saturação de O_2. Estas incluem hemoglobina fetal, hemoglobina A_2 e hemoglobina falciforme, entre muitas outras.

Conteúdo de oxigênio

O conteúdo total de O_2 no sangue é a soma do que está em solução mais o transportado pela hemoglobina. Na realidade, a ligação do O_2 à hemoglobina nunca atinge o máximo teórico, mas está próxima de 1,31 mL de O_2/dL de sangue por milímetro de mercúrio. O conteúdo total de O_2 é expresso pela seguinte equação:

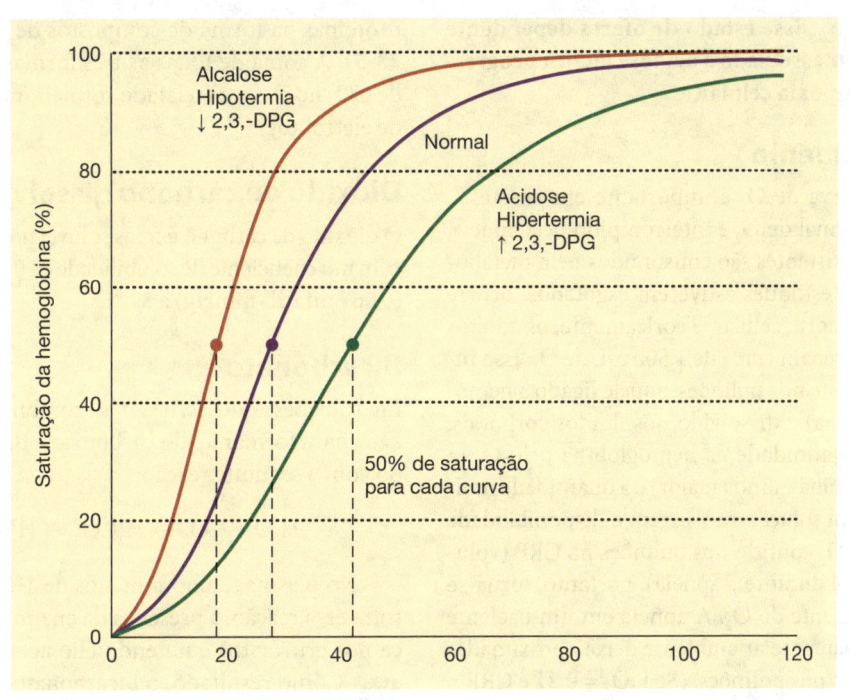

FIGURA 23-23 Os efeitos das mudanças no estado acidobásico, temperatura corporal e concentração de 2,3-DPG na curva de dissociação da hemoglobina-oxigênio.

Conteúdo de O_2 = ([0,003 mL de O_2/dL de sangue por mmHg] × Po_2) + (So_2 × Hb × 1,31 mL/dL de sangue)

em que Hb é a concentração de hemoglobina em g/dL de sangue, e So_2 é a saturação de hemoglobina em dada Po_2.

Usando esta fórmula e uma hemoglobina de 15 g/dL, o conteúdo normal de O_2 para sangue arterial e venoso misto e a diferença arteriovenosa podem ser calculados da seguinte forma:

$$Cao_2 = (0,003 \times 100) + (0,975 \times 15 \times 1,31)$$
$$= 19,5 \text{ mL/dL de sangue}$$
$$C\bar{v}o_2 = (0,003 \times 40) + (0,75 \times 15 \times 1,31)$$
$$= 14,8 \text{ mL/dL de sangue}$$
$$Cao_2 - C\bar{v}o_2 = 4,7 \text{ mL/dL de sangue}$$

Transporte de oxigênio

O transporte de O_2 depende das funções respiratória e circulatória. O fornecimento total de O_2 O $\dot{D}O_2$ aos tecidos é o produto do conteúdo arterial de O_2 e do débito cardíaco:

$$\dot{D}O_2 = CaO_2 \times \dot{Q}T$$

Observe que o conteúdo arterial de O_2 depende da PaO_2, bem como da concentração de hemoglobina. **Como resultado, as deficiências no fornecimento de O_2 podem ser devidas a uma baixa PaO_2, a uma baixa concentração de hemoglobina ou a um débito cardíaco inadequado.** O fornecimento normal de O_2 pode ser calculado da seguinte forma:

Oferta de O_2 = 20 mL O_2/dL de sangue
× 50 dL de sangue/min
= 1.000 mL O_2/min

A equação de Fick expressa a relação entre consumo de O_2, conteúdo de O_2 e débito cardíaco:

$$\text{Consumo de } O_2 = \dot{V}O_2 = \dot{Q}T \times (CaO_2 - C\bar{v}O_2)$$

Reorganizando a equação:

$$CaO_2 = \frac{\dot{V}O_2}{\dot{Q}T} + C\bar{v}O_2$$

Consequentemente, a diferença arteriovenosa é uma boa medida da adequação geral da oferta de O_2.

Conforme calculado anteriormente, a diferença arteriovenosa $CaO_2 - C\bar{v}O_2$ é de cerca de 5 mL de O_2/dL de sangue (20 mL O_2/dL – 15 mL O_2/dL). Observe que a fração de extração normal para o O_2 [($CaO_2 - C\bar{v}O_2$)/CaO_2] é 5 mL ÷ 20 mL, ou 25%; assim, o corpo normalmente consome apenas 25% do O_2 carreado na hemoglobina. Quando a demanda de O_2 excede a oferta, a fração de extração excede 25%. Por outro lado, se a oferta de O_2 exceder a demanda, a fração de extração cai abaixo de 25%.

Quando o $\dot{D}O_2$ é mesmo moderadamente reduzido, o $\dot{V}O_2$ geralmente permanece normal devido ao aumento da extração de O_2 (a saturação venosa mista de O_2 diminui); o $\dot{V}O_2$ permanece independente do fornecimento. Com reduções adicionais no $\dot{D}O_2$, no entanto, um ponto crítico é alcançado além do qual o $\dot{V}O_2$ se torna diretamente proporcional ao $\dot{D}o_2$. **Esse estado de oferta dependente de O_2 costuma estar associado à acidose láctica progressiva causada por hipóxia celular.**

Reserva de oxigênio

O conceito de reserva de O_2 é importante em anestesia. Quando o fluxo normal de O_2 é interrompido pela apneia, os estoques de O_2 existentes são consumidos pelo metabolismo celular; se os estoques estiverem esgotados, ocorre hipóxia e eventual morte celular. Teoricamente, os adultos normalmente armazenam cerca de 1.500 mL de O_2. Isso inclui o O_2 remanescente nos pulmões, aquele ligado à hemoglobina (e mioglobina) e dissolvido nos fluidos corporais. Infelizmente, a alta afinidade da hemoglobina pelo O_2 (a afinidade da mioglobina é ainda maior) e a quantidade muito limitada de O_2 em solução restringem a disponibilidade desses estoques. O O_2 contido nos pulmões na CRF (volume pulmonar inicial durante a apneia), portanto, torna-se a fonte mais importante de O_2. A apneia em um paciente que respirava previamente ar ambiente deixa aproximadamente 480 mL de O_2 nos pulmões. (Se $FiO_2 = 0,21$ e CRF = 2.300 mL, conteúdo de $O_2 = FiO_2 \times$ CRF.) A atividade metabólica dos tecidos esgota rapidamente essa reserva (presumivelmente a uma taxa equivalente ao VO_2); hipoxemia grave geralmente ocorre dentro de 90 segundos. O início da hipoxemia pode ser retardado pelo aumento da FiO_2 antes da apneia. Após ventilação com 100% de O_2, a CRF contém cerca de 2.300 mL de O_2; isso atrasa a hipoxemia após a apneia por 4 a 5 minutos. Este conceito é a base para a pré-oxigenação (desnitrogenação) antes da indução da anestesia.

2. Dióxido de carbono

O dióxido de carbono é transportado no sangue em três formas: dissolvido em solução, como bicarbonato, e com proteínas na forma de compostos de carbamino (**Tabela 23-5**). A soma de todas as três formas é o conteúdo total de CO_2 no sangue (relatado rotineiramente com medições de eletrólitos).

Dióxido de carbono dissolvido

O dióxido de carbono é mais solúvel no sangue do que o O_2, com um coeficiente de solubilidade de 0,031 mmol/L/mmHg (0,067 mL/dL/mmHg) a 37 °C.

Bicarbonato

Em soluções aquosas, o CO_2 se combina lentamente com a água para formar ácido carbônico e bicarbonato, de acordo com a seguinte reação:

$$H_2O + CO_2 \leftrightarrow H_2CO_3 \leftrightarrow H^+ + HCO_3^-$$

No plasma, embora menos de 1% do CO_2 dissolvido sofra essa reação, a presença da enzima **anidrase carbônica** nos eritrócitos e no endotélio acelera muito a reação. Como resultado, o bicarbonato representa a maior fração do CO_2 no sangue (ver **Tabela 23-5**). A administração de acetazolamida, um inibidor da anidrase carbônica, pode prejudicar o transporte de CO_2 entre tecidos e alvéolos.

No lado venoso dos capilares sistêmicos, o CO_2 entra nos glóbulos vermelhos e é convertido em bicarbonato, que se difunde dos glóbulos vermelhos para o plasma; os íons cloreto se movem do plasma para as hemácias a fim de manter o equilíbrio elétrico. Nos capilares pulmonares, ocorre o inverso: os íons cloreto saem das hemácias à medida que os íons bicarbonato reentram nelas para conversão de volta em CO_2, que se difunde para os alvéolos. Esta sequência é referida como o *deslocamento de Hamburger* ou de *cloreto*.

TABELA 23-5 Contribuições para o transporte de dióxido de carbono em 1 L de sangue total

Forma	Plasma	Eritrócitos	Combinado	Contribuição (%)
Sangue total venoso misto				
CO_2 dissolvido	0,76	0,51	1,27	5,5
Bicarbonato	14,41	5,92	20,33	87,2
CO_2 carbamino	Insignificante	1,70	1,70	7,3
CO_2 total	15,17	8,13	23,30	
Sangue total arterial				
CO_2 dissolvido	0,66	0,44	1,10	5,1
Bicarbonato	13,42	5,88	19,30	89,9
CO_2 carbamino	Insignificante	1,10	1,10	5,1
CO_2 total	14,08	7,42	21,50	

Os valores estão expressos em milimoles, exceto quando indicado de outra forma.
Dados de Nunn JF. *Nunn's Applied Physiology*. 4th ed. Filadélfia, PA: Butterworth; 2000.

Compostos carbamino

O dióxido de carbono pode reagir com grupos amino em proteínas, como mostrado pela seguinte equação:

$$R - NH_2 + CO_2 \rightarrow RNH - CO_2 + H^+$$

Em pH fisiológico, apenas uma pequena quantidade de CO_2 é transportada nessa forma, principalmente como carbamino-hemoglobina. A hemoglobina desoxigenada (desoxi-hemoglobina) tem uma afinidade maior (3,5 vezes) pelo CO_2 do que a oxi-hemoglobina. Como resultado, o sangue venoso carrega mais CO_2 do que o sangue arterial (efeito Haldane; ver Tabela 23-5). A PCO_2 normalmente tem pouco efeito sobre a fração de CO_2 carreada como carbamino-hemoglobina.

Efeitos do tampão da hemoglobina no transporte de dióxido de carbono

A ação do tampão da hemoglobina também é responsável por parte do efeito Haldane. A hemoglobina pode atuar como um tampão em pH fisiológico devido ao seu alto teor de histidina. Além disso, o comportamento acidobásico da hemoglobina é influenciado por seu estado de oxigenação:

$$H^+ + HbO_2 \rightarrow HbH^+ + O_2$$

A remoção de O_2 da hemoglobina nos capilares teciduais faz a molécula de hemoglobina se comportar mais como uma base; ao absorver íons de hidrogênio, a hemoglobina desloca o equilíbrio CO_2-bicarbonato em favor de uma maior formação de bicarbonato:

$$CO_2 + H_2O + HbO_2 \rightarrow HbH^+ + HCO_3^- + O_2$$

Como resultado direto, a desoxi-hemoglobina também aumenta a quantidade de CO_2 que é transportada no sangue venoso como bicarbonato. À medida que o CO_2 é captado do tecido e convertido em bicarbonato, o conteúdo total de CO_2 no sangue aumenta (ver Tabela 23-5).

Nos pulmões, ocorre o inverso. A oxigenação da hemoglobina favorece sua ação como ácido, e a liberação de íons de hidrogênio desloca o equilíbrio em favor de uma maior formação de CO_2:

$$O_2 + HCO_3^- + HbH^+ \rightarrow H_2O + CO_2 + HbO_2$$

A concentração de bicarbonato diminui à medida que o CO_2 é formado e eliminado, de modo que o conteúdo total de CO_2 no sangue diminui nos pulmões. Observe que há uma diferença entre o conteúdo de CO_2 (concentração por litro) do sangue total (ver Tabela 23-5) e o do plasma (Tabela 23-6).

Curva de dissociação de dióxido de carbono

Uma curva de dissociação de CO_2 pode ser construída traçando o conteúdo total de CO_2 do sangue contra a PCO_2.

TABELA 23-6 Quantidade de dióxido de carbono do plasma (mmol/L)

	Arterial	Venoso
CO_2 dissolvido	1,2	1,4
Bicarbonato	24,4	26,2
CO_2 carbamino	Insignificante	Insignificante
CO_2 total	25,6	27,6

Os valores estão expressos em milimoles, exceto quando indicado de outra forma.
Dados de Nunn JF. *Nunn's Applied Physiology*. 4th ed. Filadélfia, PA: Butterworth; 2000.

A contribuição de cada forma de CO_2 também pode ser quantificada dessa maneira (Figura 23-24).

Reservas de dióxido de carbono

Os estoques de dióxido de carbono no corpo são grandes (cerca de 120 L em adultos) e principalmente na forma de CO_2 dissolvido e bicarbonato. Quando ocorre um desequilíbrio entre a produção e a eliminação, o estabelecimento de um novo equilíbrio de CO_2 requer 20 a 30 minutos (em comparação com menos de 4 a 5 min para o O_2; ver anteriormente). O dióxido de carbono é armazenado nos compartimentos de equilíbrio rápido, intermediário e lento. Devido à maior capacidade dos compartimentos intermediário e lento, a taxa de aumento da tensão arterial de CO_2 é geralmente mais lenta do que sua queda após mudanças agudas na ventilação.

CONTROLE DA RESPIRAÇÃO

A ventilação espontânea é o resultado da atividade neural rítmica nos centros respiratórios do tronco encefálico. Essa atividade regula os músculos respiratórios para manter as tensões normais de O_2 e CO_2 no corpo. A atividade neuronal básica é modificada por aferências de outras áreas do cérebro, volitivas e autonômicas, bem como por vários receptores centrais e periféricos (sensores).

1. Centros respiratórios centrais

O ritmo respiratório básico se origina no bulbo. Dois grupos bulbares de neurônios são geralmente reconhecidos: um grupo respiratório dorsal, que é principalmente ativo durante a inspiração, e um grupo respiratório ventral, que é ativo durante a inspiração e a expiração.

Duas áreas pontinas influenciam o centro bulbar dorsal (inspiratório). Um centro pontino inferior (apnêustico) é excitatório, enquanto um centro pontino superior (pneumotáxico) é inibitório. Os centros pontinos parecem fazer o ajuste fino da frequência e do ritmo respiratórios.

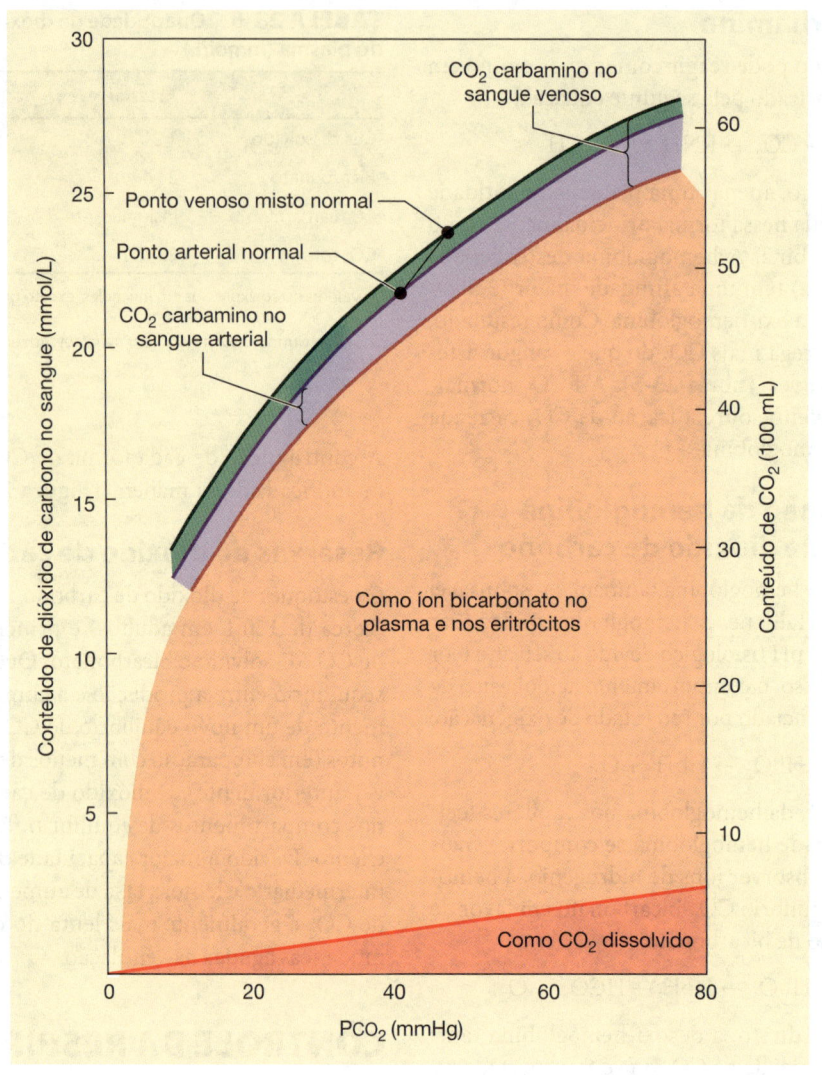

FIGURA 23-24 A curva de dissociação de CO₂ para sangue total. (Reproduzida com permissão de Lumb A. *Nunn's Applied Respiratory Physiology*, 8th ed. St. Louis, MO: Elsevier; 2017.)

2. Sensores centrais

Os mais importantes desses sensores são quimiorreceptores que respondem a mudanças na concentração de íons de hidrogênio. Acredita-se que os quimiorreceptores centrais estejam na superfície anterolateral da medula e respondam principalmente a alterações no LCS [H^+]. Esse mecanismo é eficaz na regulação da PaCO₂ porque a barreira hematoencefálica é permeável ao CO₂ dissolvido, mas não aos íons bicarbonato. Alterações agudas na PaCO₂, mas não no [HCO_3^-] arterial, são refletidas no LCS; assim, uma mudança no CO₂ deve resultar em uma mudança na [H^+]:

$$CO_2 + H_2O \leftrightarrow H^+ + HCO_3^-$$

Ao longo de alguns dias, o [HCO_3^-] do LCS pode compensar qualquer alteração no [HCO_3^-] arterial.

Aumentos na PaCO₂ elevam a concentração de íons de hidrogênio no LCS e ativam os quimiorreceptores. A estimulação secundária dos centros medulares respiratórios adjacentes aumenta a ventilação alveolar (**Figura 23-25**) e reduz a PaCO₂ de volta ao normal. Por outro lado, diminuições na concentração de íons de hidrogênio no LCS secundárias a reduções na PaCO₂ reduzem a ventilação alveolar e elevam a PaCO₂. Observe que a relação entre a PaCO₂ e o volume-minuto é quase linear. Observe também que tensões muito altas de PaCO₂ arterial deprimem a resposta ventilatória (narcose por CO₂). A PaCO₂ na qual a ventilação é zero (interceptação *x*) é conhecida como *limiar apneico*. As respirações espontâneas geralmente estão ausentes sob anestesia quando a PaCO₂ cai abaixo do limiar apneico. (No estado de vigília, as influências corticais impedem a apneia, de modo que os limiares apneicos não são normalmente observados.) A contrário dos

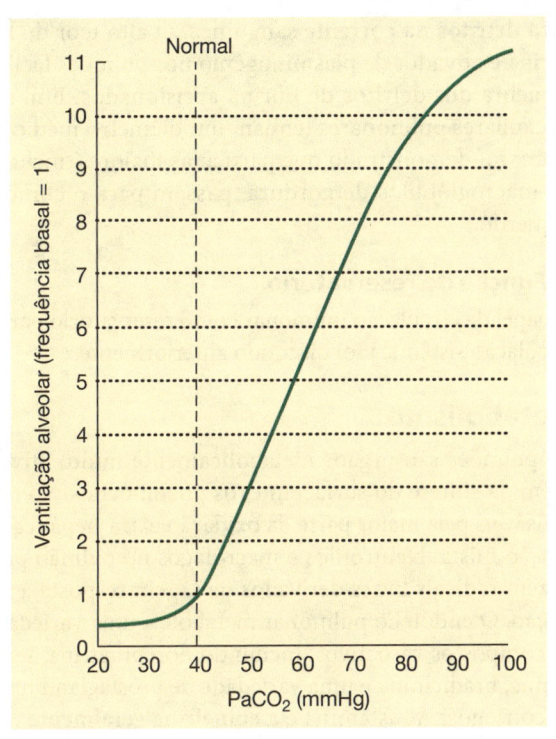

FIGURA 23-25 A relação normal entre PaCO$_2$ e volume-minuto. (Reproduzida com permissão de Guyton AC. *Textbook of Medical Physiology*, 7th ed. Filadélfia, PA: WB Saunders; 1986.)

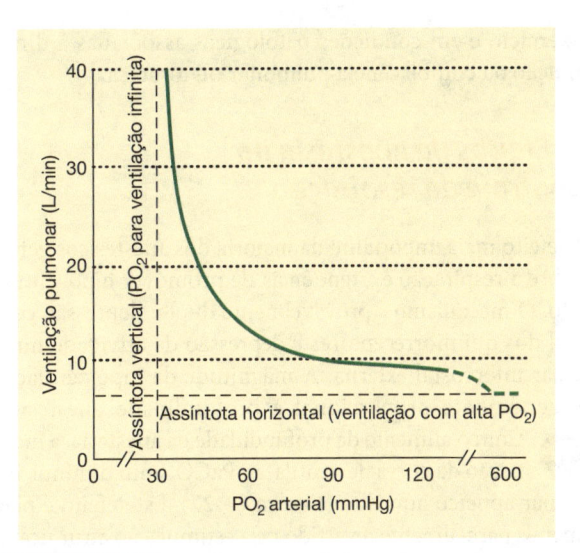

FIGURA 23-26 A relação entre PaO$_2$ e volume-minuto em repouso e com uma PaCO$_2$ normal. (Dados de Weil JV, Byrne-Quinn E, Sodal IE, et al. *Hypoxic ventilatory drive in normal man*. J Clin Invest. 1970;49:1061-1072; Dripps RD, Comroe JH. *The effect of the inhalation of high and low oxygen concentration on respiration, pulse rate, ballistocardiogram and arterial oxygen saturation (oximeter) of normal individuals*. Am J Physiol. 1947;149:277–291; Cormac RS, Cunningham DJC, Gee JBL. *The effect of carbon dioxide on the respiratory response to want of oxygen in man*. Q J Exp Physiol. 1957;42:303-316.)

quimiorreceptores periféricos (ver adiante), a atividade dos quimiorreceptores centrais é deprimida pela hipóxia.

3. Sensores periféricos

Quimiorreceptores periféricos

Os quimiorreceptores periféricos incluem os *corpos carotídeos* (na bifurcação das artérias carótidas comuns) e os *corpos aórticos* (ao redor do arco aórtico). Os corpos carotídeos são os principais quimiorreceptores periféricos em humanos e são sensíveis a mudanças em PaO$_2$, PaCO$_2$, pH e pressão de perfusão arterial. Eles interagem com os centros respiratórios centrais por meio dos nervos glossofaríngeos, produzindo aumentos reflexos na ventilação alveolar em resposta a reduções na PaO$_2$ e na perfusão arterial ou a elevações de [H$^+$] e PaCO$_2$. Quimiorreceptores periféricos também são estimulados por cianeto, doxapram e grandes doses de nicotina. Ao contrário dos quimiorreceptores centrais, que respondem principalmente à PaCO$_2$ (mais especificamente, [H$^+$]), os corpos carotídeos são mais sensíveis à PaO$_2$ (**Figura 23-26**). Observe que a atividade do receptor não aumenta apreciavelmente até que a PaO$_2$ diminua abaixo de 50 mmHg. Acredita-se que as células do corpo carotídeo (células glômicas) sejam principalmente neurônios dopaminérgicos. Medicamentos antidopaminérgicos (como fenotiazinas), a maioria dos anestésicos gerais e cirurgia carotídea bilateral abolem a resposta ventilatória periférica à hipoxemia.

Receptores pulmonares

Os impulsos desses receptores são conduzidos centralmente pelo nervo vago. Os receptores de estiramento estão distribuídos no músculo liso das vias aéreas; são responsáveis pela inibição da inspiração quando o pulmão é inflado a volumes excessivos (*reflexo de inflação de Hering-Breuer*) e pelo encurtamento da expiração quando o pulmão é esvaziado (*reflexo de desinsuflação*). Os receptores de estiramento normalmente desempenham um papel menor em humanos. De fato, os bloqueios bilaterais do nervo vago têm um efeito mínimo no padrão respiratório normal.

Receptores irritativos na mucosa traqueobrônquica reagem a gases nocivos, fumaça, poeira e gases frios; a ativação produz aumentos reflexos na frequência respiratória, broncoconstrição e tosse. Os receptores *justacapilares* (J) estão localizados no espaço intersticial dentro das paredes alveolares; esses receptores induzem dispneia em resposta à expansão do volume do espaço intersticial e vários mediadores químicos após dano tecidual.

Outros receptores

Estes incluem vários receptores musculares e articulares nos músculos pulmonares e na parede torácica. A aferência dessas fontes é provavelmente importante durante o

4. Efeitos da anestesia no controle da respiração

O efeito mais importante da maioria dos anestésicos gerais sobre a respiração é a tendência de promover hipoventilação. O mecanismo é provavelmente duplo: depressão central dos quimiorreceptores e depressão da atividade muscular intercostal externa. A magnitude da hipoventilação é geralmente proporcional à profundidade anestésica.

17 Com o aumento da profundidade da anestesia, a inclinação da curva de ventilação $PaCO_2$/min diminui, e o limiar apneico aumenta (**Figura 23-27**). Este efeito é pelo menos parcialmente revertido pela estimulação cirúrgica.

A resposta periférica à hipoxemia é ainda mais sensível aos anestésicos do que a resposta central ao CO_2 e é quase abolida mesmo por doses subanestésicas da maioria dos agentes inalatórios (incluindo óxido nitroso) e muitos agentes intravenosos.

FUNÇÕES NÃO RESPIRATÓRIAS DO PULMÃO

Função de filtração e reservatório

A. Filtração

A posição única em série dos capilares pulmonares dentro da circulação permite que eles atuem como um filtro para detritos na corrente sanguínea. O alto teor de heparina e ativador de plasminogênio nos pulmões facilita a quebra dos detritos de fibrina aprisionados. Embora os capilares pulmonares tenham um diâmetro médio de 7 μm, foi demonstrado que partículas maiores, incluindo macroglóbulos de gordura, passam para o coração esquerdo.

B. Função do reservatório

O papel da circulação pulmonar como reservatório para a circulação sistêmica foi discutido anteriormente.

Metabolismo

Os pulmões são órgãos metabolicamente muito ativos. Além da síntese do surfactante, os pneumócitos são responsáveis pela maior parte da oxidação extra-hepática de função mista. Neutrófilos e macrófagos no pulmão produzem radicais livres derivados de O_2 em resposta à infecção. O endotélio pulmonar metaboliza uma variedade de compostos vasoativos, incluindo norepinefrina, serotonina, bradicinina e uma variedade de prostaglandinas e leucotrienos. A histamina e a epinefrina geralmente não são metabolizadas nos pulmões; na verdade, os pulmões podem ser um importante local de síntese e liberação de histamina durante reações alérgicas.

Os pulmões também são responsáveis pela conversão da angiotensina I em sua forma fisiologicamente ativa, a angiotensina II. A enzima responsável, a enzima conversora de angiotensina, está ligada à superfície do endotélio pulmonar.

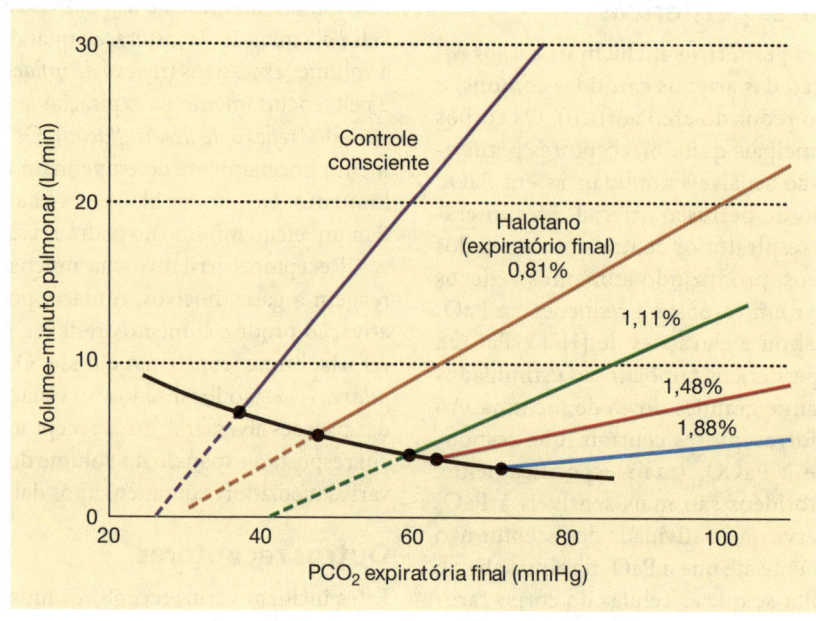

FIGURA 23-27 O efeito de agentes voláteis (halotano) na curva de resposta PetCO$_2$–ventilação (ver texto). (Dados de Munson ES, Larson CP, Babad AA, et al. *The effects of halothane, fluroxene and cyclopropane on ventilation: A comparative study in man*. Anesthesiology. 1966 Nov-Dec;27(6):716-728.)

DISCUSSÃO DE CASO

Sons respiratórios diminuídos unilateralmente durante a anestesia geral

Um paciente de 67 anos está sendo submetido à hemicolectomia laparoscópica sob anestesia geral para carcinoma. A história inclui infarto do miocárdio anterior e insuficiência cardíaca tratados com enalapril, carvedilol, furosemida e espironolactona. Cateteres arteriais e venosos centrais são colocados no pré-operatório para monitorização durante a cirurgia. Após indução suave e intubação atraumática, a anestesia é mantida com oxigênio a 40%, sevoflurano e vecurônio. Trinta minutos após a cirurgia, o cirurgião pede posição de Trendelenburg íngreme para facilitar a exposição cirúrgica. O oxímetro de pulso, que estava marcando 99% de saturação, cai repentinamente e permanece em 93%. A intensidade do sinal e o formato de onda do oxímetro de pulso permanecem inalteradas. A ausculta dos pulmões revela sons respiratórios diminuídos no pulmão esquerdo.

Qual é a explicação mais provável?

Os sons respiratórios diminuídos unilateralmente sob anestesia são mais comumente causados pela colocação acidental ou migração do tubo traqueal para um dos dois brônquios principais. Como resultado, apenas um pulmão é ventilado. Outras causas de murmúrios respiratórios diminuídos unilateralmente (como pneumotórax, um grande tampão mucoso, atelectasia lobar ou bolhas não diagnosticadas) são diagnosticadas com menos facilidade, mas felizmente são menos comuns durante a anestesia.

A posição de Trendelenburg (cefalodeclive) normalmente faz a ponta do tubo traqueal avançar 1 a 2 cm em relação à carina. Nesse caso, o tubo aparentemente foi colocado logo acima da carina com o paciente em decúbito dorsal, mas migrou para o brônquio direito quando a posição de Trendelenburg foi imposta. O diagnóstico é confirmado recuando o tubo 1 a 2 cm de cada vez, à medida que o tórax é auscultado. Os sons respiratórios se tornarão iguais novamente quando a ponta do tubo entrar outra vez na traqueia. Após a colocação inicial, os tubos traqueais devem ser verificados rotineiramente quanto ao posicionamento correto por meio da ausculta do tórax, verificando a profundidade da inserção do tubo pelas marcações no tubo (normalmente 20-24 cm nos dentes para um adulto) e palpando o balonete na fúrcula supraesternal. A posição do tubo em relação à carina também pode ser rapidamente confirmada com um broncoscópio de fibra óptica flexível.

Os tubos traqueais têm a mesma probabilidade de entrarem em qualquer um dos brônquios principais?

Em quase todos os casos de intubação brônquica não intencional, o tubo traqueal entra no brônquio direito, porque este se afasta da traqueia em um ângulo menos agudo do que o brônquio esquerdo.

Por que a saturação da hemoglobina diminuiu?

A falha em ventilar um pulmão enquanto ele continua a ser perfundido cria um grande *shunt* intrapulmonar. A mistura venosa aumenta e tende a deprimir a PaO_2 e a saturação da hemoglobina. Se o paciente tivesse sido ventilado com oxigênio a 100%, a dessaturação poderia não ter ocorrido, e a migração do tubo poderia não ter sido identificada.

Uma saturação de 93% exclui a intubação brônquica?

Não; se ambos os pulmões continuassem a ter fluxo sanguíneo igual, a mistura venosa deveria ter aumentado teoricamente para 50%, resultando em hipoxemia grave e saturação de hemoglobina muito baixa. Felizmente, a vasoconstrição pulmonar hipóxica é uma poderosa resposta compensatória que tende a reduzir o fluxo para o pulmão hipóxico e reduz a mistura venosa esperada. De fato, se o paciente estiver recebendo uma concentração inspirada de O_2 mais elevada (50-100%), a queda da tensão arterial pode não ser detectada pelo oxímetro de pulso devido às características da curva de saturação normal da hemoglobina. Por exemplo, intubação brônquica em um paciente inspirando O_2 a 50% pode reduzir a PAO_2 de 250 mmHg para 95 mmHg; a alteração resultante nas leituras do oxímetro de pulso (100-99% para 98-97%) dificilmente seria perceptível.

As tensões de gases arteriais e venosos mistos são obtidas com os seguintes resultados:

PaO_2 = 69 mmHg; $PaCO_2$ = 42 mmHg; SaO_2 = 93%; $P\bar{v}O_2$ = 40 mmHg; e $S\bar{v}O_2$ = 75%. A concentração de hemoglobina é de 15 g/dL.

Qual é a mistura venosa calculada?

Neste caso, $Pc'O_2$ = PAO_2 = ([760 − 47] × 0,4) − 42 = 243 mmHg. Portanto, $Cc'O_2$ = (15 × 1,31 × 1,0) + (243 × 0,003) = 20,4 mL/dL.

CaO_2 = (15 × 1,31 × 0,93) + (69 × 0,003) = 18,5 mL/dL
$C\bar{v}O_2$ = (15 × 1,31 × 0,75) + (40 × 0,003) = 14,8 mL/dL
$\dot{Q}s/\dot{Q}T$ = (20,4 − 18,5)/(20,4 − 14,8) = 34%

Como a intubação brônquica afeta as tensões de CO_2 arterial e expirado?

A $PaCO_2$ normalmente não é alterada de forma apreciável, desde que o mesmo volume-minuto seja mantido (ver Ventilação monopulmonar, Capítulo 25). Clinicamente, o gradiente $PaCO_2$-$PetCO_2$ geralmente aumenta, possivelmente devido ao aumento do espaço morto alveolar (distensão excessiva do pulmão ventilado). Assim, o $PetCO_2$ pode diminuir ou permanecer inalterado.

LEITURAS SUGERIDAS

Baumgardner JE, Hedenstierna G. *Ventilation/perfusion distributions revisited*. Curr Opin Anaesthesiol. 2016;29:2.

Hedenstierna G, Edmark L. *Effects of anesthesia on the respiratory system*. Best Pract Res Clin Anaesthesiol. 2015;29:273.

Hedenstierna G, Tokics L, Scaramuzzo G, Rothen HU, Edmark L, Öhrvik J. *Oxygenation impairment during anesthesia: influence of age and body weight*. Anesthesiology. 2019;131:46.

Levitsky MG. *Pulmonary Physiology*. 9a ed. McGraw-Hill Education; 2018.

Lumb AB, Slinger P. *Hypoxic pulmonary vasoconstriction: physiology and anesthetic implications*. Anesthesiology. 2015;122:932.

Mauri T, Spinelli E, Scotti E, et al. *Potential for lung recruitment and ventilation-perfusion mismatch in patients with the acute respiratory distress syndrome from coronavirus disease 2019*. Crit Care Med. 2020;48:1129.

Minnich D, Mathisen D. *Anatomy of the trachea, carina, and bronchi*. Thorac Surg Clin. 2007;17:571.

Warner DO. *Diaphragm function during anesthesia: still crazy after all these years*. Anesthesiology. 2002;97:295.

Anestesia em pacientes com doença respiratória

C A P Í T U L O
24

CONCEITOS-CHAVE

1. Em um paciente com um ataque agudo de asma, uma $PaCO_2$ normal ou alta indica que o paciente não consegue mais manter o trabalho respiratório e geralmente é um sinal de insuficiência respiratória iminente. Um pulso paradoxal e sinais eletrocardiográficos de tensão ventricular direita (alterações do segmento ST, desvio de eixo para a direita e bloqueio de ramo direito) também são indicativos de obstrução grave das vias aéreas.

2. Pacientes asmáticos com broncoespasmo ativo que se apresentam para cirurgia de emergência devem ser tratados intensivamente. Oxigênio suplementar, β_2-agonistas em aerossol e glicocorticoides intravenosos podem melhorar significativamente a função pulmonar em poucas horas.

3. O broncoespasmo intraoperatório geralmente se manifesta como sibilância, aumento das pressões de pico das vias aéreas (a pressão de platô pode permanecer inalterada), diminuição dos volumes correntes expirados ou um formato de onda que aumenta lentamente no capnógrafo.

4. Outras causas podem simular broncoespasmo, como obstrução do tubo traqueal por torção, secreções ou balão inflado demais; intubação do brônquio; esforços expiratórios ativos (esforço); edema pulmonar ou embolia e pneumotórax.

5. Atualmente, a DPOC é definida como um estado de doença caracterizado por limitação do fluxo aéreo que não é totalmente reversível. A limitação crônica do fluxo aéreo dessa doença se deve a uma mistura de doença das pequenas e grandes vias aéreas (bronquite/bronquiolite crônica) e destruição do parênquima (enfisema), sendo que a presença desses dois componentes varia de paciente para paciente.

6. A cessação do tabagismo é a intervenção de longo prazo que reduzirá a taxa de declínio da função pulmonar.

7. Intervenções pré-operatórias em pacientes com DPOC com o objetivo de corrigir a hipoxemia, aliviar o broncoespasmo, mobilizar e reduzir secreções e tratar infecções podem diminuir a incidência de complicações pulmonares pós-operatórias. Os pacientes com maior risco de complicações são aqueles com medidas pré-operatórias de função pulmonar inferiores a 50% do previsto.

8. As doenças pulmonares restritivas são caracterizadas pela diminuição da complacência pulmonar. Os volumes pulmonares costumam estar reduzidos, com preservação dos fluxos expiratórios normais. Assim, tanto o volume expiratório forçado no primeiro segundo da expiração (VEF_1) quanto a capacidade vital forçada (CVF) estão reduzidos, mas a relação VEF_1/CVF é normal.

9. A embolia pulmonar intraoperatória geralmente se apresenta como colapso cardiovascular súbito, hipoxemia ou broncoespasmo. Uma diminuição na concentração expirada de CO_2 também é sugestiva de embolia pulmonar, mas não é específica.

Os riscos aumentados devido à doença pulmonar preexistente durante a anestesia e no período pós-operatório são bem conhecidos: graus maiores de comprometimento pulmonar pré-operatório estão associados a alterações intraoperatórias aumentadas na função respiratória e a taxas mais altas de complicações pulmonares pós-operatórias. A falha em reconhecer pacientes com risco aumentado pode resultar em pacientes que não recebem cuidados perioperatórios ideais. Este capítulo examina o risco pulmonar e revisa a abordagem anestésica para pacientes com os tipos mais comuns de doença respiratória.

FATORES DE RISCO PULMONARES

Certos fatores de risco (Tabela 24-1) podem predispor os pacientes a complicações pulmonares pós-operatórias.

TABELA 24-1 Fatores de risco para complicações pulmonares pós-operatórias	
Fatores relacionados ao paciente[1]	**Fatores relacionados ao procedimento**[1]
Apoiados por boas evidências	
Idade avançada	Reparo de aneurisma de aorta
Classe ASA[2] ≥ 2	Cirurgia torácica
Insuficiência cardíaca congestiva	Cirurgia abdominal
Dependência funcional	Cirurgia abdominal alta
Doença pulmonar obstrutiva crônica	Neurocirurgia
	Cirurgia prolongada
	Cirurgia de cabeça e pescoço
	Cirurgia de emergência
	Cirurgia vascular
	Uso de anestesia geral
Apoiado por evidências razoáveis	
Perda de peso	Transfusão perioperatória
Sensório prejudicado	
Uso de cigarros	
Uso de álcool	
Exame anormal do tórax	
Boa evidência *contra* ser um fator de risco	
Asma bem controlada	Cirurgia de quadril
Obesidade	Cirurgia geniturinária/ ginecológica
Dados insuficientes	
Apneia obstrutiva do sono[3]	Cirurgia esofágica
Baixa capacidade de exercício	

[1]Dentro de cada categoria de evidência, os fatores de risco são listados de acordo com a força da evidência, com o primeiro fator listado tendo a evidência mais forte.
[2]ASA, American Society of Anesthesiologists.
[3]Evidências subsequentes indicam que esse é um provável fator de risco.
Dados de Smetana GW, Lawrence VA, Cornell JE, et al. *Preoperative pulmonary risk stratification for noncardiothoracic surgery: Systematic review for the American College of Physicians.* Ann Intern Med. 18 de abril de 2006;144(8):581-595.

Atelectasia, pneumonia, embolia pulmonar e insuficiência respiratória são comuns após cirurgia, mas a incidência varia amplamente, dependendo da população de pacientes estudada e dos procedimentos cirúrgicos realizados. Na população de cirurgia abdominal, a incidência de complicações pulmonares pós-operatórias varia de 2 a 6%. Os dois preditores mais fortes de complicações são o local da cirurgia e uma história de dispneia, esta última correlacionada com o grau de doença pulmonar preexistente.

A associação entre tabagismo e doenças respiratórias está bem estabelecida; anormalidades nas taxas de fluxo mesoexpiratório máximo (FMEM) são, muitas vezes, demonstráveis bem antes de os sintomas da DPOC aparecerem. A maioria dos fumantes não terá testes de função pulmonar (TFPs) realizados no pré-operatório; portanto, é melhor supor que esses pacientes tenham algum grau de comprometimento pulmonar. Em indivíduos normais, a idade avançada está associada a um aumento da prevalência de doença pulmonar e a um aumento da capacidade de fechamento. A obesidade *per se* não aumenta a probabilidade de complicações pulmonares pós-operatórias. No entanto, a apneia obstrutiva do sono contribui para resultados perioperatórios adversos.

Os procedimentos cirúrgicos torácicos e abdominais superiores podem ter efeitos acentuados na função pulmonar. As cirurgias próximas ao diafragma geralmente produzem disfunção diafragmática e um defeito ventilatório restritivo (ver discussão posterior). Os procedimentos abdominais superiores diminuem significativamente (> 30%) a capacidade residual funcional (CRF). Esse efeito é máximo no primeiro dia pós-operatório e geralmente persiste por 7 a 10 dias. Respiração rápida e superficial com tosse ineficaz causada por dor (suspiro), diminuição do número de respirações de suspiro e depuração mucociliar prejudicada provocam atelectasia e perda de volume pulmonar. A incompatibilidade ventilação-perfusão subsequente (*shunt*) produz hipoxemia. Efeitos anestésicos residuais, posição reclinada, sedação por opioides, distensão abdominal e curativos restritivos também contribuem. O alívio total da dor com anestesia regional pode diminuir, mas geralmente não reverte por completo essas anormalidades. A atelectasia persistente e a retenção de secreções favorecem o desenvolvimento de pneumonia pós-operatória.

Embora muitos efeitos adversos da anestesia geral na função pulmonar tenham sido descritos, a superioridade da anestesia regional (não especificada) sobre a anestesia geral em pacientes com comprometimento pulmonar não está firmemente estabelecida. No entanto, os protocolos de recuperação aprimorada rotineiramente incorporam técnicas regionais, sempre que possível, para fornecer analgesia pós-operatória multimodal e poupadora de opioides.

Quando pacientes com história de dispneia se apresentam sem o benefício de uma avaliação prévia, o diagnóstico diferencial pode ser bastante amplo e pode incluir doenças pulmonares e cardíacas primárias. As abordagens diagnósticas para avaliar esses pacientes estão resumidas na **Figura 24-1**.

Doença obstrutiva pulmonar

As doenças obstrutivas e restritivas são os dois padrões anormais mais comuns determinados pelos TFPs, e as primeiras são de longe as mais comuns. As doenças obstrutivas incluem asma, enfisema, bronquite crônica, fibrose cística, bronquiectasia e bronquiolite. A principal característica desses distúrbios é a resistência ao fluxo de ar. Um FMEM inferior a 70% (fluxo expiratório forçado [$FEF_{25-75\%}$]) costuma ser a única anormalidade no início do curso desses distúrbios. Os valores de $FEF_{25-75\%}$ em homens e mulheres são normalmente superiores a 2,0 L/s e

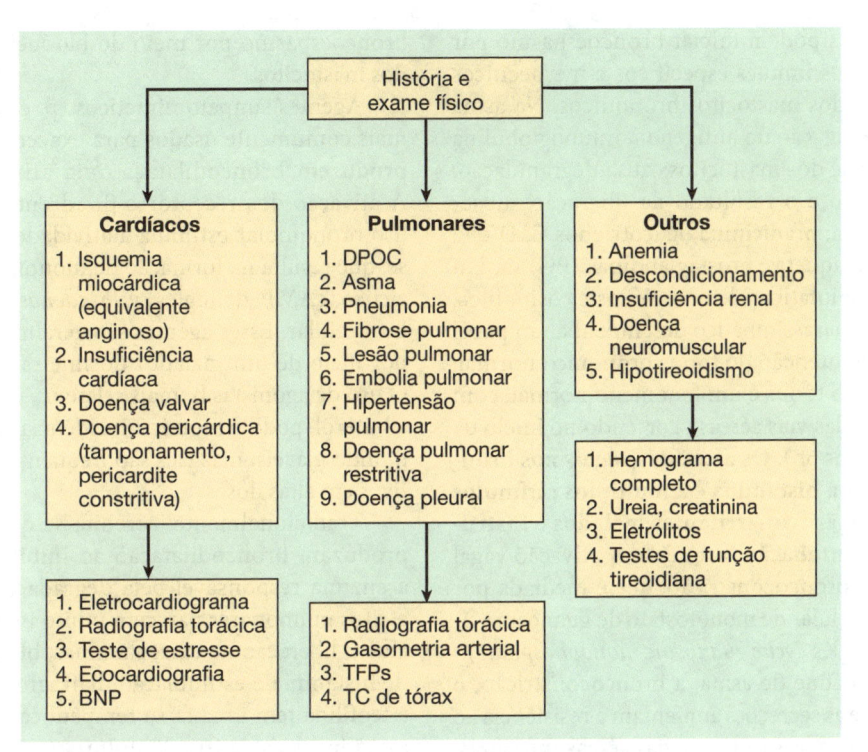

```
                    História e
                    exame físico
         ┌──────────────┼──────────────┐
      Cardíacos      Pulmonares        Outros
   1. Isquemia      1. DPOC         1. Anemia
      miocárdica    2. Asma         2. Descondicionamento
      (equivalente  3. Pneumonia    3. Insuficiência renal
      anginoso)     4. Fibrose      4. Doença
   2. Insuficiência    pulmonar        neuromuscular
      cardíaca      5. Lesão        5. Hipotireoidismo
   3. Doença valvar    pulmonar
   4. Doença         6. Embolia
      pericárdica      pulmonar     1. Hemograma
      (tamponamento, 7. Hipertensão    completo
      pericardite      pulmonar     2. Ureia, creatinina
      constritiva)   8. Doença      3. Eletrólitos
                       pulmonar     4. Testes de função
                       restritiva      tireoidiana
                    9. Doença pleural

   1. Eletrocardiograma  1. Radiografia torácica
   2. Radiografia torácica 2. Gasometria arterial
   3. Teste de estresse  3. TFPs
   4. Ecocardiografia    4. TC de tórax
   5. BNP
```

FIGURA 24-1   Avaliação da dispneia. BNP, peptídeo natriurético cerebral (do inglês *brain natriuretic peptide*); DPOC, doença pulmonar obstrutiva crônica; TC, tomografia computadorizada; TFPs, testes de função pulmonar. (Reproduzida com permissão de Sweitzer BJ, Smetana GW. *Identification and evaluation of the patient with lung disease*, Anesthesiol Clin. 2009 dez;27(4):673-686.)

1,6 L/s, respectivamente. À medida que a doença progride, tanto o VEF_1 quanto a relação VEF_1/CVF ficam abaixo de 70% dos valores previstos.

A resistência elevada das vias aéreas e o aprisionamento de ar aumentam o trabalho respiratório; a troca gasosa respiratória é prejudicada devido ao desequilíbrio ventilação/perfusão ($\dot{V}/\dot{Q}$). A predominância da resistência expiratória ao fluxo aéreo resulta em aprisionamento aéreo; o volume residual e a capacidade pulmonar total (CPT) aumentam. Sibilos são achados comuns e representam fluxo de ar turbulento. Frequentemente está ausente em caso de obstrução leve, que pode se manifestar inicialmente apenas por expiração prolongada. A obstrução progressiva normalmente resulta primeiro apenas em sibilos expiratórios e depois em sibilos inspiratórios e expiratórios. Com obstrução acentuada, o sibilo pode estar ausente quando o fluxo de ar estiver quase parado.

ASMA

Considerações pré-operatórias

A asma é um distúrbio comum, afetando 5 a 7% da população. Suas características primárias são a inflamação das vias aéreas (bronquiolares) e hiper-reatividade em resposta a uma variedade de estímulos. Clinicamente, a asma manifesta-se por ataques episódicos de dispneia, tosse e sibilância. A obstrução das vias aéreas, geralmente reversível, resulta de constrição da musculatura lisa brônquica, edema e aumento das secreções. Classicamente, a obstrução é precipitada por uma variedade de substâncias transportadas pelo ar, incluindo pólen, pelos de animais, poeira, poluentes e vários produtos químicos. Alguns pacientes também desenvolvem broncoespasmo após a ingestão de ácido acetilsalicílico, agentes anti-inflamatórios não esteroides, sulfitos ou outros compostos. Exercício, ar frio, excitação emocional e infecções virais também podem precipitar o broncoespasmo. Alguns pacientes têm exacerbações de asma induzidas por exercícios. A asma é classificada como aguda ou crônica. A asma crônica é ainda classificada como doença persistente intermitente (leve) e em leve, moderada ou grave.

Os termos asma *extrínseca* (alérgica) (ataques relacionados a exposições ambientais) e asma *intrínseca* (idiossincrática) (ataques ocorrendo geralmente sem provocação) eram usados no passado, mas essas classificações eram imperfeitas; muitos pacientes apresentam características de ambas as formas. Além disso, a sobreposição com bronquite crônica (ver discussão posterior) é comum.

A. Fisiopatologia

A fisiopatologia da asma envolve a liberação local de vários mediadores químicos nas vias aéreas e, possivelmente, hiperatividade do sistema nervoso parassimpático.

Substâncias inaladas podem iniciar broncoespasmo por meio de mecanismos imunes específicos e inespecíficos pela degranulação dos mastócitos brônquicos. Na asma alérgica clássica, a ligação do antígeno à imunoglobulina E (IgE) na superfície dos mastócitos causa degranulação. A broncoconstrição é o resultado da liberação subsequente de histamina; bradicinina; leucotrienos C, D e E; fator ativador de plaquetas; prostaglandinas (PG) E_2, $F_2\alpha$ e D_2; e fatores quimiotáticos de neutrófilos e eosinófilos. O sistema nervoso parassimpático desempenha um papel importante na manutenção do tônus brônquico normal; a variação diurna do tônus é um fenômeno normal, com pico de resistência das vias aéreas ocorrendo no início da manhã (por volta das 6h). **Os aferentes vagais nos brônquios são sensíveis à histamina e a múltiplos estímulos nocivos, incluindo ar frio, irritantes inalados e instrumentação (p. ex., intubação traqueal)**. A ativação vagal reflexa resulta em broncoconstrição, que é mediada por um aumento intracelular de monofosfato de guanosina cíclico (cGMP, do inglês *cyclic guanosine monophosphate*).

Durante um ataque de asma, a broncoconstrição, o edema da mucosa e as secreções aumentam a resistência ao fluxo de gás em todos os níveis das vias aéreas inferiores. À medida que um ataque se resolve, a resistência das vias aéreas normaliza primeiro nas vias aéreas maiores (brônquios principais, lobares, segmentares e subsegmentares) e depois nas vias aéreas mais periféricas. Por consequência, as taxas de fluxo expiratório são inicialmente diminuídas durante toda a expiração forçada, mas durante a resolução do ataque, a taxa de fluxo expiratório é reduzida apenas em baixos volumes pulmonares. A CPT, o volume residual (VR) e a CRF estão todos aumentados. Em pacientes com doenças agudas, o VR e a CRF geralmente aumentam em mais de 400 e 100%, respectivamente. Ataques prolongados ou graves aumentam acentuadamente o trabalho respiratório e podem fatigar os músculos respiratórios. O número de unidades alveolares com relações baixas ($\dot{V}/\dot{Q}$) aumenta, resultando em hipoxemia. A taquipneia é provável e normalmente produz hipocapnia.

❶ Uma $PaCO_2$ normal ou alta indica que o paciente não consegue mais manter o trabalho respiratório e geralmente é um sinal de insuficiência respiratória iminente. Um pulso paradoxal e sinais eletrocardiográficos de tensão ventricular direita (alterações do segmento ST, desvio de eixo para a direita e bloqueio de ramo direito) também são indicativos de obstrução grave das vias aéreas.

B. Tratamento

As medicações usadas para tratar a asma incluem agonistas β-adrenérgicos, metilxantinas, glicocorticoides, anticolinérgicos, modificadores de leucotrienos e agentes estabilizadores de mastócitos. Embora desprovidos de qualquer propriedade broncodilatadora, o cromoglicato sódico e o nedocromil são eficazes na prevenção do broncoespasmo por meio do bloqueio da degranulação dos mastócitos.

Agentes simpatomiméticos (p. ex., albuterol) são os mais comumente usados para exacerbações agudas. Eles produzem broncodilatação via atividade β_2-agonista. A ativação dos receptores β_2-adrenérgicos no músculo liso bronquiolar estimula a atividade da adenilato ciclase, que resulta na formação de monofosfato de adenosina cíclico (cAMP, do inglês *cyclic adenosine monophosphate*) intracelular. Esses agentes são geralmente administrados por meio de um inalador dosimetrado ou por aerossol. O uso de agonistas β_2 mais seletivos, como terbutalina ou albuterol, pode diminuir a incidência de efeitos cardíacos β_1 indesejáveis, mas eles são frequentemente menos seletivos em altas doses.

Tradicionalmente, acredita-se que as metilxantinas produzam broncodilatação ao inibir a fosfodiesterase, a enzima responsável pela degradação do AMPc. Seus efeitos pulmonares parecem muito mais complexos e incluem liberação de catecolaminas, bloqueio da liberação de histamina e estimulação diafragmática. Infelizmente, a teofilina tem uma faixa terapêutica estreita com níveis sanguíneos entre 10 e 20 µg/mL. A aminofilina é a única preparação intravenosa de teofilina disponível. As metilxantinas são empregadas com menos frequência hoje do que no passado.

Os glicocorticoides são usados tanto no tratamento agudo quanto na terapia de manutenção de pacientes com asma devido aos seus efeitos anti-inflamatórios. Beclometasona, triancinolona, fluticasona e budesonida são esteroides sintéticos comumente usados em inaladores dosimetrados para terapia de manutenção. Embora estejam associados a uma baixa incidência de efeitos sistêmicos indesejáveis, a administração inalatória não necessariamente previne a supressão suprarrenal. Hidrocortisona intravenosa ou metilprednisolona é usada de forma aguda para crises graves, seguidas de doses decrescentes de prednisona oral. Os glicocorticoides geralmente requerem várias horas para se tornarem eficazes. A resposta (ou falta de resposta) aos glicocorticoides tem base genética multifatorial, e muitos pacientes com asma são "resistentes a esteroides".

Os agentes anticolinérgicos produzem broncodilatação por meio de sua ação antimuscarínica e podem bloquear a broncoconstrição reflexa. O ipratrópio, um congênere da atropina que pode ser administrado por inalador dosimetrado ou aerossol, é um broncodilatador moderadamente eficaz sem efeitos anticolinérgicos sistêmicos apreciáveis.

O sulfato de magnésio intravenoso tem sido empregado para tratar a asma aguda devido à sua capacidade de aumentar a broncodilatação em combinação com outros agentes. O sulfato de magnésio inalado tem menos evidência de eficácia.

Considerações anestésicas

A. Manejo pré-operatório

Ao avaliar pacientes com asma, deve-se determinar a gravidade e o curso recente da doença, bem como se o paciente está recebendo tratamento clínico ideal. Pacientes com asma mal controlada ou sibilos no momento da indução anestésica têm maior risco de complicações perioperatórias. Por outro lado, a asma bem controlada não demonstrou ser um fator de risco para complicações intra ou pós-operatórias. A história e o exame físico fornecem informações importantes. O paciente deve ter pouca ou nenhuma dispneia, sibilância ou tosse. A resolução completa das exacerbações recentes deve ser confirmada pela ausculta torácica. Pacientes com broncoespasmo frequente ou crônico devem ser colocados em regime com broncodilatador ideal. Uma radiografia de tórax identifica aprisionamento de ar; a hiperinsuflação resulta em um diafragma achatado, um coração aparentemente pequeno e campos pulmonares hiperlúcidos. TFPs – particularmente medições de fluxo de ar expiratório, como VEF_1, VEF_1/CVF, $FEF_{25-75\%}$ e taxa de pico de fluxo expiratório – ajudam a avaliar a gravidade da obstrução das vias aéreas e a reversibilidade após o tratamento com broncodilatador. Comparações com medições anteriores são inestimáveis.

2 Pacientes asmáticos com broncoespasmo ativo que se apresentam para cirurgia de emergência devem ser tratados intensamente. Oxigênio suplementar, β_2-agonistas em aerossol e glicocorticoides intravenosos podem melhorar significativamente a função pulmonar em poucas horas. A gasometria arterial pode ser útil na avaliação da gravidade e na adequação do tratamento. Hipoxemia e hipercapnia são típicas de doença grave; mesmo uma leve hipercapnia é indicativa de aprisionamento de ar grave e pode ser um sinal de insuficiência respiratória iminente.

Os agentes anticolinérgicos geralmente não são administrados, a menos que estejam presentes secreções muito abundantes ou se for usada cetamina para indução da anestesia. Em doses intramusculares típicas, os anticolinérgicos não são eficazes na prevenção do broncoespasmo reflexo após a intubação. O uso de um agente bloqueador H_2 (como cimetidina, ranitidina ou famotidina) é teoricamente prejudicial porque a ativação do receptor H_2 normalmente produz broncodilatação; no caso de liberação de histamina, a ativação H_1 sem oposição com bloqueio H_2 pode acentuar a broncoconstrição.

Os broncodilatadores devem ser mantidos até o momento da cirurgia. Os pacientes que recebem terapia crônica com glicocorticoides com mais de 5 mg por dia de prednisona (ou equivalente) devem receber suplementação de glicocorticoides com base no regime de dosagem pré-operatória, na gravidade da doença e no grau de invasão fisiológica do procedimento cirúrgico. As doses suplementares devem ser reduzidas ao valor basal em 1 a 2 dias.

B. Manejo intraoperatório

O momento mais crítico para pacientes asmáticos submetidos à anestesia é durante a instrumentação das vias aéreas. A anestesia geral com ventilação não invasiva ou a anestesia regional contornará esse problema, mas nenhuma delas elimina a possibilidade de broncoespasmo. De fato, alguns médicos acreditam que a anestesia espinal alta ou epidural pode agravar a broncoconstrição ao bloquear o tônus simpático para as vias aéreas inferiores (T1-T4) e permitir a atividade parassimpática sem oposição. Dor, estresse emocional ou estimulação durante anestesia geral superficial podem precipitar broncoespasmo. Medicamentos frequentemente associados à liberação de histamina (p. ex., atracúrio, morfina, meperidina) devem ser administrados muito lentamente quando usados, mas é melhor evitá-los totalmente.

A escolha do agente de indução é menos importante se a profundidade adequada da anestesia for alcançada antes da intubação ou estimulação cirúrgica. Propofol, cetamina e etomidato são agentes de indução adequados; propofol e cetamina também podem produzir broncodilatação. A cetamina é uma boa escolha para pacientes com asma que também são hemodinamicamente instáveis. O sevoflurano geralmente fornece a indução anestésica inalatória mais suave com broncodilatação em asmáticos. Isoflurano e desflurano produzem mais comumente tosse, laringospasmo e broncoespasmo durante a indução anestésica inalatória, e não os recomendamos para essa indicação.

O broncoespasmo reflexo pode ser atenuado antes da intubação por uma dose adicional do agente de indução, ventilando o paciente com uma concentração alveolar mínima (CAM) de 2 a 3 de um agente volátil por 5 minutos ou administrando lidocaína intravenosa ou intratraqueal (1-2 mg/kg), ou ambos. Observe que a própria lidocaína intratraqueal pode iniciar broncoespasmo se uma dose inadequada de agente de indução tiver sido usada. A administração de um agente anticolinérgico pode bloquear o broncoespasmo reflexo, mas também pode causar taquicardia excessiva. Embora a succinilcolina raramente produza liberação acentuada de histamina, ela é geralmente segura em pacientes asmáticos. Na ausência de capnografia, a confirmação do posicionamento traqueal correto pela ausculta torácica pode ser difícil na presença de broncoespasmo acentuado.

Anestésicos voláteis são frequentemente usados para manutenção da anestesia para aproveitar as potentes propriedades broncodilatadoras compartilhadas por todos esses agentes. A ventilação deve incorporar gases umidificados aquecidos sempre que possível. A obstrução do fluxo de ar durante a expiração é aparente na capnografia como um aumento tardio do valor expirado de CO_2 (**Figura 24-2**); a gravidade da obstrução geralmente está inversamente relacionada à taxa de aumento do CO_2

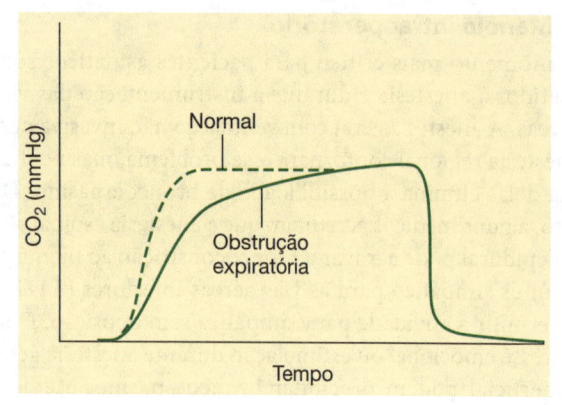

FIGURA 24-2 Capnografia de um paciente com obstrução expiratória de vias aéreas.

expirado. O broncoespasmo grave manifesta-se por picos de pressão inspiratória crescentes e expiração incompleta. Volumes correntes de 6 mL/kg, com prolongamento do tempo expiratório, podem permitir uma distribuição mais uniforme do fluxo gasoso para ambos os pulmões e podem ajudar a evitar o aprisionamento de ar. A $PaCO_2$ pode aumentar, o que é aceitável se não houver contraindicação do ponto de vista cardiovascular ou neurológico.

③ O broncoespasmo intraoperatório geralmente se manifesta como sibilância, aumento das pressões de pico das vias aéreas (a pressão de platô pode permanecer inalterada), diminuição dos volumes correntes expirados ou um formato de onda que aumenta lentamente no capnógrafo. ④ Outras causas podem simular broncoespasmo, como obstrução do tubo traqueal por torção, secreções ou balão inflado demais; intubação do brônquio; esforços expiratórios ativos (esforço); edema pulmonar ou embolia e pneumotórax. O broncoespasmo deve ser tratado por meio do aumento da concentração do agente volátil e pela administração de um broncodilatador em aerossol. A infusão de epinefrina em baixa dose pode ser necessária se o broncoespasmo for refratário a outras intervenções.

Pode-se administrar hidrocortisona intravenosa, em particular nos pacientes que sabidamente respondem a glicocorticoides. No final da cirurgia, o ideal é que o paciente esteja livre de sibilância. A reversão de agentes bloqueadores neuromusculares adespolarizantes com agentes anticolinesterásicos geralmente não precipita broncoconstrição se precedida pela dose apropriada de um agente anticolinérgico. O sugamadex evita o problema de aumentar a concentração de acetilcolina; no entanto, foram relatados casos de reação alérgica ao sugamadex. A extubação profunda (antes do retorno dos reflexos das vias aéreas) reduz o risco de broncoespasmo na emergência. A lidocaína em bólus (1,5-2 mg/kg) pode ajudar a atenuar os reflexos das vias aéreas ao despertar.

DOENÇA PULMONAR OBSTRUTIVA CRÔNICA

Considerações pré-operatórias

A DPOC é a doença pulmonar mais comumente encontrada na prática anestésica em adultos, e sua prevalência aumenta com a idade. A doença está fortemente associada ao tabagismo e tem predominância masculina. ⑤ Atualmente, a DPOC é definida como um estado de doença caracterizado por limitação do fluxo aéreo que não é totalmente reversível. A limitação crônica do fluxo aéreo dessa doença se deve a uma mistura de doença das pequenas e grandes vias aéreas (bronquite/bronquiolite crônica) e destruição do parênquima (enfisema), sendo que a presença desses dois componentes varia de paciente para paciente.

A maioria dos pacientes com DPOC é assintomática ou apenas levemente sintomática, mas demonstra obstrução do fluxo aéreo expiratório quando avaliada com TFPs. Em muitos pacientes, a obstrução tem um elemento de reversibilidade, presumivelmente devido ao broncoespasmo (conforme demonstrado pela melhora na resposta à administração de um broncodilatador). Com o avanço da doença, a má distribuição da ventilação e do fluxo sanguíneo pulmonar resulta em áreas de baixa razão ($\dot{V}/\dot{Q}$) (*shunt* intrapulmonar), bem como em áreas de alta razão ($\dot{V}/\dot{Q}$) (espaço morto).

A. Bronquite crônica

O diagnóstico clínico de bronquite crônica é definido como a presença de tosse produtiva na maioria dos dias em 3 meses consecutivos por pelo menos 2 anos consecutivos. Além do tabagismo, a exposição a poluentes atmosféricos, a exposição ocupacional a poeiras, infecções pulmonares recorrentes e fatores familiares podem ser responsáveis. Secreções de glândulas mucosas brônquicas hipertrofiadas e edema da mucosa por inflamação das vias aéreas produzem obstrução do fluxo aéreo. Infecções pulmonares recorrentes (virais e bacterianas) são comuns e frequentemente associadas a broncoespasmo. O VR está aumentado, mas a CPT geralmente é normal. *Shunt* intrapulmonar e hipoxemia são comuns.

Em pacientes com DPOC, a hipoxemia crônica causa eritrocitose, hipertensão pulmonar e, eventualmente, insuficiência ventricular direita (*cor pulmonale*); essa combinação de achados costuma ser chamada de síndrome do "*blue bloater*" ("inchado azul"), mas menos de 5% dos pacientes com DPOC se enquadram nessa descrição (Tabela 24-2). No curso da progressão da doença, os pacientes gradualmente desenvolvem retenção crônica de CO_2; o *drive* ventilatório normal torna-se menos sensível à tensão arterial de CO_2 e pode ser reduzido pela administração de oxigênio (ver adiante).

TABELA 24-2 Sinais e sintomas de doença pulmonar obstrutiva crônica

Característica	Bronquite crônica	Enfisema
Tosse	Frequente	Com exercício
Catarro	Copioso	Escasso
Hematócrito	Elevado	Normal
PaCO$_2$ (mmHg)	Frequentemente elevada (> 40)	Geralmente normal ou < 40
Radiografia de tórax	Marcas pulmonares aumentadas	Hiperinsuflação
Recuo elástico	Normal	Diminuído
Resistência de vias aéreas	Aumentada	Normal a levemente aumentada
Cor pulmonale	Precoce	Tardio

B. Enfisema

O enfisema é um distúrbio patológico caracterizado pelo alargamento irreversível das vias aéreas distais aos bronquíolos terminais e pela destruição dos septos alveolares. O diagnóstico pode ser feito de forma confiável com tomografia computadorizada (TC) do tórax. Alterações enfisematosas apicais leves são uma consequência normal e clinicamente insignificante do envelhecimento. Enfisema significativo é relacionado com mais frequência ao tabagismo. Menos comumente, o enfisema ocorre em idade precoce e está associado a uma deficiência homozigótica de α_1-antitripsina. Trata-se de um inibidor de protease que previne a atividade excessiva de enzimas proteolíticas (principalmente a elastase) nos pulmões; essas enzimas são produzidas por neutrófilos e macrófagos pulmonares em resposta a infecções e poluentes. O enfisema associado ao tabagismo também pode ser devido a um desequilíbrio relativo entre as atividades de protease e antiprotease em indivíduos suscetíveis.

O enfisema pode existir na forma centrolobular ou panlobular. A forma centrolobular (ou centriacinar) resulta da dilatação ou destruição dos bronquíolos respiratórios, está mais intimamente associada ao tabagismo e tem distribuição predominantemente no lobo superior. A forma panlobular (ou panacinar) resulta em dilatação e destruição mais uniformes de todo o ácino, está associada à deficiência de α_1-antitripsina e tem uma distribuição predominantemente no lobo inferior.

A perda da retração elástica que normalmente sustenta as pequenas vias aéreas por tração radial permite o colapso prematuro durante a expiração, levando à limitação do fluxo expiratório com aprisionamento de ar e hiperinsuflação (ver Tabela 24-2). Os pacientes caracteristicamente têm aumentos em VR, CRF, CPT e na relação VR/CPT.

O rompimento da estrutura alveolocapilar e a perda da estrutura acinar levam à diminuição da capacidade de difusão pulmonar, incompatibilidade ($\dot{V}/\dot{Q}$) e comprometimento da troca gasosa. Além disso, o parênquima normal pode ficar comprimido pelas porções hiperinsufladas do pulmão, resultando em aumento adicional na incompatibilidade ($\dot{V}/\dot{Q}$). Devido à maior difusibilidade do CO_2, sua eliminação é bem preservada até que as anormalidades ($\dot{V}/\dot{Q}$) se tornem graves. A retenção crônica de CO_2 ocorre lentamente e em geral resulta em acidose respiratória compensada na gasometria. A tensão arterial de oxigênio costuma ser normal ou ligeiramente reduzida. A retenção aguda de CO_2 é um sinal de insuficiência respiratória iminente.

A destruição dos capilares pulmonares nos septos alveolares leva à hipertensão pulmonar leve a moderada. Quando dispneicos, os pacientes com enfisema frequentemente franzem os lábios para retardar o fechamento das pequenas vias aéreas, o que explica o uso frequente do termo "*pink puffers*" ("sopradores rosados"). No entanto, como mencionado, a maioria dos pacientes diagnosticados com DPOC tem uma combinação de bronquite e enfisema e não pode ser classificada em "*blue bloater*" versus "*pink puffer*".

C. Tratamento

O tratamento da DPOC é principalmente de suporte. A cessação do tabagismo é a intervenção de longo prazo que reduzirá a taxa de declínio da função pulmonar. Várias diretrizes foram sugeridas para auxiliar no tratamento clínico primário de pacientes com DPOC. Em geral, a espirometria é empregada para avaliar a gravidade da redução do fluxo aéreo característica da obstrução e determinar se há resposta aos broncodilatadores. Para pacientes responsivos a broncodilatadores, broncodilatadores de ação curta são recomendados para exacerbações agudas quando o VEF_1 é maior que 80% do previsto; broncodilatadores de ação prolongada e corticosteroides inalatórios são sugeridos conforme o VEF_1 e os sintomas do paciente pioram. Agonistas β_2-adrenérgicos inalatórios, glicocorticoides e ipratrópio são rotineiramente empregados. A hipoxemia é tratada com oxigênio suplementar. Pacientes com hipoxemia crônica (PaO_2 < 55 mmHg) e hipertensão pulmonar requerem oxigenoterapia de baixo fluxo (1-2 L/min). A retenção de CO_2 pode ser exacerbada em pacientes com redução do *drive* ventilatório hipóxico. Consequentemente, a oxigenoterapia é direcionada para uma saturação de oxigênio da hemoglobina de 90%.

A reabilitação pulmonar pode melhorar o estado funcional do paciente, restabelecendo os sintomas físicos e a capacidade de exercício.

Considerações anestésicas

A. Manejo pré-operatório

Os pacientes com DPOC devem ser otimizados antes de procedimentos cirúrgicos eletivos da mesma forma que os pacientes com asma (ver discussão anterior). Eles devem ser questionados sobre mudanças recentes na dispneia, escarro e sibilos. Pacientes com VEF_1 inferior a 50% do previsto (1,2-1,5 L) geralmente apresentam dispneia ao esforço, enquanto aqueles com VEF_1 inferior a 25% (< 1 L em homens) costumam apresentar dispneia com atividade mínima. Este último achado, em pacientes com bronquite predominantemente crônica, também está, com frequência, associado à retenção de CO_2 e à hipertensão pulmonar. TFPs, radiografias de tórax e gasometria arterial, se disponíveis, devem ser revistos cuidadosamente. A presença de alterações bolhosas na radiografia deve ser notada. Muitos pacientes têm doença cardíaca concomitante e também devem receber uma avaliação cardiovascular cuidadosa.

Diferentemente da asma, apenas uma melhora limitada na função respiratória pode ser observada após um curto período de preparação pré-operatória intensiva.

7 No entanto, intervenções pré-operatórias em pacientes com DPOC com o objetivo de corrigir a hipoxemia, aliviar o broncoespasmo, mobilizar e reduzir secreções e tratar infecções podem diminuir a incidência de complicações pulmonares pós-operatórias. Os pacientes com maior risco de complicações são aqueles com medidas pré-operatórias de função pulmonar inferiores a 50% do previsto. A possibilidade de ventilação pós-operatória e internação em unidade de terapia intensiva (UTI) pode ser necessária para pacientes de alto risco e deve ser discutida com o paciente e o cirurgião.

O tabagismo deve ser interrompido por pelo menos 6 a 8 semanas antes da cirurgia para diminuir as secreções e reduzir as complicações pulmonares. O tabagismo aumenta a produção de muco e diminui sua eliminação. As fases gasosa e particulada da fumaça do cigarro podem esgotar a glutationa e a vitamina C e podem promover lesão oxidativa nos tecidos. Deixar de fumar por apenas 24 horas tem efeitos teóricos benéficos na capacidade de transporte de oxigênio da hemoglobina; a inalação aguda da fumaça do cigarro libera monóxido de carbono, que aumenta os níveis de carboxi-hemoglobina, bem como de óxido nítrico e dióxido de nitrogênio, que podem levar à formação de metemoglobina.

Broncodilatadores de longa duração e mucolíticos devem ser continuados, inclusive no dia da cirurgia. As exacerbações da DPOC devem ser tratadas intensamente.

Fisioterapia torácica pré-operatória e intervenções de expansão pulmonar com espirometria de incentivo, exercícios de respiração profunda, tosse, percussão torácica e drenagem postural podem ser benéficas para diminuir as complicações pulmonares pós-operatórias.

B. Manejo intraoperatório

Embora a anestesia regional seja frequentemente considerada preferível à anestesia geral, a anestesia espinal alta ou epidural pode diminuir os volumes pulmonares, restringir o uso dos músculos respiratórios acessórios e produzir tosse ineficaz, causando dispneia e retenção de secreções. A perda de propriocepção do tórax e posições como litotomia ou decúbito lateral podem acentuar a dispneia em pacientes acordados. As preocupações com a paralisia hemidiafragmática podem tornar os bloqueios interescalênicos uma opção menos atraente no paciente com doença pulmonar.

A pré-oxigenação antes da indução da anestesia geral evita a rápida dessaturação de oxigênio frequentemente observada nesses pacientes. A seleção de agentes anestésicos e o manejo intraoperatório geral devem ser adaptados às necessidades e aos objetivos específicos de cada paciente. Infelizmente, o uso de anestésicos broncodilatadores melhora apenas o componente reversível da obstrução do fluxo aéreo; ainda pode haver obstrução expiratória significativa, mesmo sob anestesia profunda. A limitação do fluxo de ar expiratório, especialmente sob ventilação com pressão positiva, pode levar ao aprisionamento de ar, à hiperinsuflação dinâmica e à elevação da pressão expiratória final positiva intrínseca (iPEEP, do inglês *intrinsic positive end-expiratory pressure*). A hiperinsuflação dinâmica pode resultar em lesão pulmonar, instabilidade hemodinâmica, hipercapnia e acidose. As intervenções para mitigar o aprisionamento de ar incluem: (1) permitir mais tempo para expirar, diminuindo a frequência respiratória e a relação inspiratória/expiratória (I:E); (2) hipercapnia permissiva; (3) aplicação de baixos níveis de PEEP extrínseca; e (4) tratamento agressivo do broncoespasmo.

Causas intraoperatórias de hipotensão nesses pacientes incluem (além dos "suspeitos usuais") pneumotórax e insuficiência cardíaca direita devido a hipercapnia e acidose. Um pneumotórax pode se manifestar como hipoxemia, aumento das pressões de pico das vias aéreas, diminuição dos volumes correntes e colapso cardiovascular abrupto que não responde à administração de fluidos e vasopressores.

O óxido nitroso deve ser evitado em pacientes com bolhas ou hipertensão pulmonar. A inibição da vasoconstrição pulmonar hipóxica por anestésicos inalatórios geralmente não é clinicamente aparente nas doses usuais. No entanto, devido ao aumento do espaço morto, os pacientes com DPOC grave têm captação e distribuição imprevisíveis de agentes inalatórios, e a concentração expirada do anestésico volátil é menos confiável.

Embora a oximetria de pulso detecte com precisão a dessaturação arterial significativa, a medição direta das tensões arteriais de oxigênio pode ser necessária para detectar alterações mais sutis no *shunt* intrapulmonar. Além disso, as medições de CO_2 arterial podem guiar a ventilação porque o aumento do espaço morto amplia o gradiente normal de CO_2 da artéria para o final da expiração. A hipercapnia moderada com $PaCO_2$ de até 70 mmHg pode ser bem tolerada a curto prazo, desde que haja razoável reserva cardiovascular. Suporte hemodinâmico com agentes inotrópicos pode ser necessário em pacientes mais comprometidos. A monitorização hemodinâmica deve ser determinada por qualquer disfunção cardíaca subjacente, bem como a extensão da cirurgia e os protocolos de recuperação aprimorados estabelecidos em sua unidade. O sucesso da extubação ao final do procedimento depende de múltiplos fatores: controle adequado da dor, reversão do bloqueio neuromuscular, ausência de broncoespasmo significativo e secreções, ausência de hipercapnia e acidose significativas e ausência de depressão respiratória por agentes anestésicos residuais. Pacientes com VEF_1 abaixo de 50% podem necessitar de um período de ventilação pós-operatória, particularmente após cirurgias abdominais superiores e torácicas.

Doença pulmonar restritiva

8 As doenças pulmonares restritivas são caracterizadas pela diminuição da complacência pulmonar. Os volumes pulmonares costumam ser reduzidos, com preservação dos fluxos expiratórios normais. Assim, tanto o VEF_1 quanto a CVF estão reduzidos, mas a relação VEF_1/CVF é normal.

As doenças pulmonares restritivas incluem muitos distúrbios pulmonares intrínsecos agudos e crônicos, bem como distúrbios extrínsecos (extrapulmonares) envolvendo a pleura, a parede torácica, o diafragma ou a função neuromuscular. A complacência pulmonar reduzida aumenta o trabalho respiratório, resultando em um padrão respiratório característico rápido, mas superficial. A troca gasosa respiratória geralmente é mantida até que o processo da doença esteja avançado.

DISTÚRBIOS PULMONARES INTRÍNSECOS AGUDOS

Os distúrbios pulmonares intrínsecos agudos incluem edema pulmonar (incluindo a síndrome da angústia respiratória aguda [SARA]), pneumonia infecciosa e pneumonite por aspiração.

Considerações pré-operatórias

A redução da complacência pulmonar nesses distúrbios se deve principalmente a um aumento na água pulmonar extravascular, resultante de um aumento na pressão capilar pulmonar ou na permeabilidade capilar pulmonar. A elevação da pressão ocorre na insuficiência ventricular esquerda, enquanto a sobrecarga de fluidos e a elevação da permeabilidade estão presentes na SARA. Aumentos localizados ou generalizados na permeabilidade também ocorrem após aspiração ou pneumonite infecciosa.

Considerações anestésicas

A. Manejo pré-operatório

Pacientes com doença pulmonar aguda não devem ser submetidos à cirurgia eletiva. Na preparação para procedimentos de emergência, a oxigenação e a ventilação devem ser otimizadas ao máximo. A sobrecarga de líquidos deve ser tratada com diuréticos; insuficiência cardíaca também pode exigir tratamento. Grandes derrames pleurais geralmente requerem drenagem antes da anestesia. Da mesma forma, a distensão abdominal maciça deve ser aliviada por sucção nasogástrica ou drenagem de ascite. A hipoxemia persistente pode requerer ventilação mecânica.

B. Manejo intraoperatório

A seleção de agentes anestésicos deve ser adaptada a cada paciente. Pacientes cirúrgicos com distúrbios pulmonares agudos, como SARA, edema pulmonar cardiogênico ou pneumonia, estão gravemente doentes; o manejo anestésico deve ser uma continuação de seus cuidados intensivos pré-operatórios. Concentrações de oxigênio inspirado aumentadas e PEEP podem ser necessárias. A diminuição da complacência pulmonar resulta em altas pressões inspiratórias de pico durante a ventilação com pressão positiva e aumenta o risco de barotrauma e volutrauma. Os volumes correntes para esses pacientes devem ser reduzidos para 4 a 6 mL/kg, com aumento compensatório da frequência ventilatória (14-18 respirações/min), mesmo que o resultado seja aumento do CO_2 expirado. A pressão das vias aéreas geralmente não deve exceder 30 cmH_2O. A função ventricular direita pode estar prejudicada devido ao aumento da resistência vascular pulmonar secundária à hipercapnia permissiva.

DISTÚRBIOS PULMONARES INTRÍNSECOS CRÔNICOS

Os distúrbios pulmonares intrínsecos crônicos também são frequentemente referidos como doenças pulmonares intersticiais. Independentemente da etiologia, o processo da doença é geralmente caracterizado por um início insidioso, inflamação crônica das paredes alveolares e tecido perialveolar e fibrose pulmonar progressiva. Este último pode eventualmente interferir nas trocas gasosas e na função ventilatória. O processo inflamatório pode estar confinado principalmente aos pulmões ou pode fazer parte de um processo generalizado em vários órgãos. As causas incluem pneumonite por hipersensibilidade de poluentes ambientais e ocupacionais, toxicidade de medicamentos (bleomicina e nitrofurantoína), pneumonite por radiação, fibrose pulmonar idiopática, doenças autoimunes e sarcoidose. A aspiração pulmonar crônica, a toxicidade por oxigênio e a SARA grave também podem produzir fibrose crônica.

Considerações pré-operatórias

Os pacientes geralmente apresentam dispneia aos esforços e, às vezes, tosse não produtiva. Os sintomas de *cor pulmonale* estão presentes apenas na doença avançada. O exame físico pode revelar crepitações finas (secas) nas bases pulmonares e, em estágios tardios, evidências de insuficiência ventricular direita. A radiografia de tórax progride de uma aparência de "vidro fosco" para marcações reticulonodulares proeminentes e, finalmente, para uma aparência de "favo de mel". A gasometria arterial geralmente mostra hipoxemia leve com normocapnia. Os TFPs são típicos de um defeito ventilatório restritivo (ver anteriormente), e a capacidade de difusão do monóxido de carbono é reduzida.

O tratamento é direcionado ao processo da doença e à prevenção da exposição adicional ao agente causador (se conhecido). Se o paciente apresentar hipoxemia crônica, a oxigenoterapia pode ser iniciada para prevenir ou atenuar a insuficiência ventricular direita.

Considerações anestésicas

A. Manejo pré-operatório

A avaliação pré-operatória deve focar no processo patológico subjacente e no grau de comprometimento pulmonar. Uma história de dispneia deve ser avaliada adicionalmente com testes de função pulmonar e gasometria arterial. Uma capacidade vital inferior a 15 mL/kg é indicativa de disfunção grave (normal é > 70 mL/kg). Uma radiografia de tórax é útil para avaliar a gravidade da doença.

B. Manejo intraoperatório

O manejo desses pacientes é complicado por sua predisposição à hipoxemia e por sua necessidade de ventilação controlada para garantir a troca gasosa ideal. A redução da CRF (e dos estoques de oxigênio) predispõe esses pacientes a uma rápida hipoxemia após a indução da anestesia. Como esses pacientes podem ser mais suscetíveis à toxicidade induzida pelo oxigênio, particularmente aqueles que receberam bleomicina, a concentração fracionada inspirada de oxigênio deve ser mantida na concentração mínima compatível com a oxigenação aceitável (SpO_2 de > 90%). As estratégias de ventilação protetora empregadas em pacientes ventilados na UTI devem ser continuadas até a sala de cirurgia. O óxido nítrico pode ser usado para reduzir a resistência vascular pulmonar e o trabalho do ventrículo direito.

A oxigenação por membrana extracorpórea (ECMO, do inglês *extracorporeal membrane oxygenation*) é cada vez mais utilizada no manejo da insuficiência respiratória aguda. Após a anticoagulação, o sangue é drenado por meio de cânulas venosas e direcionado a um oxigenador de membrana. O sangue oxigenado pode, então, retornar ao sistema venoso, se a função cardíaca estiver preservada, ou ser bombeado para a circulação arterial, desviando-se do coração e dos pulmões. Consequentemente, a ECMO pode fornecer suporte transitório para insuficiência cardíaca e pulmonar.

DISTÚRBIOS PULMONARES RESTRITIVOS EXTRÍNSECOS

Os distúrbios pulmonares restritivos extrínsecos alteram as trocas gasosas ao interferirem na expansão pulmonar normal. Eles incluem derrames pleurais, pneumotórax, massas mediastinais, cifoescoliose, *pectus excavatum*, distúrbios neuromusculares e aumento da pressão intra-abdominal por ascite, gravidez ou sangramento. A obesidade acentuada também produz um defeito ventilatório restritivo. As considerações anestésicas são semelhantes àquelas discutidas para distúrbios restritivos intrínsecos.

Embolia pulmonar

Considerações pré-operatórias

A embolia pulmonar resulta da entrada de coágulos sanguíneos, gordura, células tumorais, ar, líquido amniótico ou material estranho no sistema venoso. Coágulos da extremidade inferior ou das veias pélvicas ou, menos comumente, do lado direito do coração costumam ser os responsáveis. A estase venosa ou a hipercoagulabilidade geralmente contribuem (Tabela 24-3). A embolia pulmonar também pode ocorrer no intraoperatório.

A. Fisiopatologia

As oclusões embólicas na circulação pulmonar aumentam o espaço morto e, se o volume-minuto não se alterar, esse aumento do espaço morto teoricamente deveria aumentar a $PaCO_2$. No entanto, na prática, a hipoxemia é mais

TABELA 24-3 Fatores associados à trombose venosa profunda e à embolia pulmonar

Permanência prolongada no leito
Estado pós-parto
Fratura de membros inferiores
Cirurgia nos membros inferiores
Carcinoma
Insuficiência cardíaca
Obesidade
Cirurgia com duração superior a 30 min
Hipercoagulabilidade
Deficiência de antitrombina III
Deficiência de proteína C
Deficiência de proteína S
Mutação do fator V de Leiden

frequente. A embolia pulmonar aumenta agudamente a resistência vascular pulmonar pela redução da área de secção transversa da vasculatura pulmonar, causando vasoconstrição reflexa e humoral. A broncoconstrição reflexa localizada ou generalizada aumenta ainda mais as áreas com baixo índice ($\dot{V}/\dot{Q}$). O efeito líquido é aumento na incompatibilidade ($\dot{V}/\dot{Q}$) e hipoxemia. A área afetada perde seu surfactante em horas e pode tornar-se atelectásica em 24 a 48 horas. O infarto pulmonar ocorre se o êmbolo envolver um grande vaso e o fluxo sanguíneo colateral da circulação brônquica for insuficiente para essa parte do pulmão (incidência < 10%). Em pessoas previamente saudáveis, a oclusão de mais de 50% da circulação pulmonar (embolia pulmonar maciça) é necessária antes que a hipertensão pulmonar sustentada seja observada. Pacientes com doença cardíaca ou pulmonar preexistente podem desenvolver hipertensão pulmonar aguda com oclusões de menor magnitude. Um aumento sustentado na pós-carga do ventrículo direito pode precipitar insuficiência ventricular direita aguda e colapso hemodinâmico. Se o paciente sobreviver ao tromboembolismo pulmonar agudo, o trombo geralmente começa a se resolver dentro de 1 a 2 semanas. A resolução incompleta da embolia pulmonar pode produzir hipertensão pulmonar tromboembólica crônica.

B. Diagnóstico

As manifestações clínicas da embolia pulmonar incluem taquipneia súbita, dispneia, dor torácica ou hemoptise. Este último costuma implicar infarto pulmonar. Os sintomas geralmente estão ausentes ou são leves e inespecíficos, a menos que tenha ocorrido embolia maciça. Sibilos podem estar presentes na ausculta. A gasometria arterial geralmente mostra hipoxemia leve com alcalose respiratória (esta última devido a um aumento na ventilação). A radiografia de tórax geralmente é normal, sobretudo na fase aguda, mas pode mostrar uma área de oligoemia (radiolucência), densidade em forma de cunha com infarto, atelectasia com diafragma elevado ou artéria pulmonar proximal assimétrica aumentada com hipertensão pulmonar aguda. Os sinais cardíacos incluem taquicardia e desdobramento fixo amplo da bulha B_2; hipotensão com pressão venosa central elevada é, em geral, indicativa de insuficiência ventricular direita. O eletrocardiograma com frequência mostra taquicardia e pode mostrar sinais de *cor pulmonale* agudo, como novo desvio do eixo para a direita, bloqueio de ramo direito e ondas T apiculadas. Estudos ultrassonográficos das extremidades inferiores podem ser úteis para demonstrar trombose venosa profunda (TVP). O diagnóstico de embolia é mais difícil de fazer no intraoperatório (ver adiante).

A angiotomografia de emergência é realizada quando há suspeita de embolia pulmonar. A ecocardiografia também pode ser utilizada para auxiliar no diagnóstico em condições de emergência em pacientes instáveis no perioperatório. A sobrecarga ventricular direita é observada após embolia pulmonar significativa. Às vezes, um coágulo pode ser visto no coração direito e na artéria pulmonar, confirmando o diagnóstico. Outras vezes, apenas os sinais de sobrecarga do ventrículo direito são vistos (p. ex., regurgitação tricúspide, dilatação do ventrículo direito). O ventrículo esquerdo pode estar relativamente subcarregado devido ao fornecimento inadequado de sangue por meio da circulação pulmonar como consequência do êmbolo.

C. Tratamento e prevenção

O melhor tratamento para a embolia pulmonar perioperatória é a prevenção. Vários esquemas para profilaxia de TVP são empregados, incluindo heparina (heparina não fracionada, 5.000 unidades por via subcutânea a cada 12 h, iniciada no pré-operatório ou imediatamente no pós-operatório em pacientes de alto risco), enoxaparina, fondaparinux e, mais importante, deambulação precoce após a cirurgia. Pacientes com risco de formação de trombos são tratados com varfarina. Os anticoagulantes mais recentes, como os inibidores do fator Xa (p. ex., rivaroxabana, apixabana) e o inibidor direto da trombina, dabigatrana, provavelmente assumirão um papel maior na profilaxia da TVP. O uso de compressão pneumática intermitente nas pernas pode diminuir a incidência de trombose venosa nas pernas, mas não na pelve ou no coração.

Após uma embolia pulmonar, a anticoagulação parenteral previne a formação de novos coágulos sanguíneos ou a extensão dos coágulos existentes. Heparina de baixo peso molecular (HBPM) ou fondaparinux são agora preferidos em relação à heparina não fracionada intravenosa para anticoagulação inicial após uma embolia pulmonar para a maioria dos pacientes. Todos os pacientes devem iniciar a terapia com varfarina concomitantemente ao início da terapia parenteral, e os dois devem se sobrepor por no mínimo 5 dias. O índice normalizado internacional também deve estar dentro da faixa terapêutica (> 2,0) por pelo menos 24 horas antes da descontinuação da profilaxia parenteral para TVP. A varfarina deve ser continuada por 3 a 12 meses. A terapia trombolítica é indicada em pacientes com embolia pulmonar maciça e hipotensão. Cirurgia recente e sangramento ativo são contraindicações para anticoagulação e terapia trombolítica. Nesses casos, um filtro de veia cava inferior pode ser colocado para prevenir embolia pulmonar recorrente. A embolectomia pulmonar pode salvar a vida de pacientes hemodinamicamente instáveis com embolia maciça nos quais a terapia trombolítica é contraindicada ou ineficaz.

Considerações anestésicas

A. Manejo pré-operatório

Pacientes com embolia pulmonar aguda podem se apresentar na sala de cirurgia ou na sala de radiologia intervencionista para a colocação de um filtro de veia cava inferior ou para um procedimento trombolítico ou, raramente, podem ser levados à sala de cirurgia para uma embolectomia pulmonar. Em alguns casos, o paciente terá um histórico de embolia pulmonar e se apresentará para cirurgia não relacionada; nesse grupo de pacientes, o risco de interrupção da terapia anticoagulante no perioperatório é desconhecido. Se o episódio agudo ocorreu há mais de 1 ano, o risco associado à interrupção temporária da terapia anticoagulante é provavelmente pequeno. Além disso, exceto no caso de embolia pulmonar crônica recorrente, a função pulmonar geralmente voltou ao normal. A ênfase no manejo perioperatório desses pacientes deve ser a prevenção de novos episódios de embolia (ver discussão anterior).

B. Manejo intraoperatório

Filtros de veia cava são geralmente colocados por via percutânea sob anestesia local com sedação.

Os pacientes que se apresentam para embolectomia pulmonar de emergência estão gravemente doentes. Eles, em geral, já estão intubados, mas toleram mal a ventilação com pressão positiva. O suporte inotrópico costuma ser necessário até que sejam colocados em circulação extracorpórea (CEC) para facilitar a remoção do coágulo. Suporte inotrópico pode ser necessário para separar da CEC.

C. Embolia pulmonar intraoperatória

A embolia pulmonar significativa é rara durante a anestesia. O diagnóstico requer um alto índice de suspeição. As embolias gasosas são comuns, mas muitas vezes são negligenciadas, a menos que uma grande quantidade de ar seja aprisionada. A embolia gordurosa, assim como a embolia de microtrombos e restos ósseos, pode ocorrer durante procedimentos ortopédicos; a embolia de líquido amniótico é uma doença rara, imprevisível e complicação frequentemente fatal do final da gravidez e do parto obstétrico. Tromboembolismo pode ocorrer no intraoperatório durante procedimentos prolongados. O coágulo pode estar presente antes da cirurgia ou pode se formar no intraoperatório; manipulações cirúrgicas ou uma mudança na posição do paciente podem desalojar o trombo venoso. A manipulação de tumores com extensão intravascular (p. ex., carcinoma de células renais invadindo a veia cava) também pode produzir embolia pulmonar.

9 A embolia pulmonar intraoperatória geralmente se apresenta como colapso cardiovascular súbito, hipoxemia ou broncoespasmo. Uma diminuição na concentração expirada de CO_2 também é sugestiva de embolia pulmonar, mas não é específica. A monitorização invasiva pode revelar pressão venosa central elevada. Dependendo do tipo e da localização de uma embolia, um ecocardiograma transesofágico pode ser útil; isso pode não revelar o êmbolo, mas frequentemente demonstra distensão e disfunção do coração direito. Se for identificado ar no átrio direito, ou se houver suspeita, uma canulação emergencial de veia central e aspiração do ar pode salvar vidas. Para todos os outros êmbolos, o tratamento é de suporte, com fluidos intravenosos e inotrópicos. A colocação de um filtro de veia cava pode ser considerada no pós-operatório.

Anestesia e o paciente com hipertensão pulmonar

A hipertensão pulmonar pode ocorrer secundariamente a insuficiência ventricular esquerda, estenose mitral, tromboembolismo crônico e doença pulmonar. Ocorre dilatação e hipertrofia do ventrículo direito, levando à regurgitação tricúspide e ao achatamento do septo intraventricular. O enchimento do ventrículo esquerdo torna-se prejudicado em consequência da alteração da geometria do ventrículo direito. Os pacientes podem ser tratados com óxido nítrico inalatório, prostaciclina e milrinona no perioperatório para reduzir as pressões pulmonares e melhorar a função ventricular.

Anestesia e SARS-CoV-2 (covid-19)

No momento da redação deste capítulo, a covid-19 continua sendo uma grande emergência de saúde pública. A pandemia produziu morbidade e mortalidade em todo o mundo. A equipe de anestesia está fortemente engajada no combate à pandemia, tanto nas UTIs quanto nas salas de cirurgia. Pacientes assintomáticos com covid-19 são comumente identificados durante testes pré-operatórios para cirurgia não relacionada à covid-19. Os pacientes podem se apresentar para cirurgia de emergência (p. ex., trauma) e, posteriormente, serem diagnosticados com covid-19. Como consequência, a equipe de anestesia deve estar preparada para a covid-19 tanto na sala de cirurgia quanto na UTI.

O vírus SARS-CoV-2 usa sua proteína *spike* para entrar nas células por meio do receptor da enzima conversora de angiotensina 2. Os sintomas da infecção são variáveis tanto na apresentação quanto na gravidade e afetam vários sistemas de órgãos. Embora alguns pacientes não apresentem sintomas ou apresentem sintomas mínimos e a maioria dos pacientes se recupere sem intercorrências, outros desenvolverão doença pulmonar bilateral e oxigenação prejudicada que pode progredir para insuficiência respiratória, choque e morte. Além disso, a covid-19 foi associada a uma resposta inflamatória profunda (tempestade de citocinas) e a um estado de hipercoagulabilidade. Essas condições podem contribuir para a ampla variedade de efeitos sistêmicos observados em pacientes gravemente enfermos com covid-19. A terapia é amplamente de suporte, incluindo oxigênio de alto fluxo, posição prona, dexametasona e anticoagulação. A ventilação pulmonar protetora com volumes correntes inferiores a 6 mL/kg é sugerida para pacientes ventilados.

O manejo do paciente com covid-19 começa com a educação da equipe sobre as práticas apropriadas de isolamento do paciente. A colocação e a retirada adequadas do equipamento de proteção individual (EPIs) requerem paciência e prática. A maioria dos hospitais estabeleceu salas de pressão negativa especializadas (ao contrário das salas de pressão positiva típicas) para garantir que os pacientes com covid-19 submetidos à cirurgia não contaminem a sala de cirurgia.

Os possíveis tratamentos ambulatoriais para covid-19 permanecem sob investigação no momento. Várias vacinas receberam aprovação de emergência dos reguladores. No entanto, a eficácia a longo prazo das vacinas atuais é desconhecida, devido ao rápido desenvolvimento de variantes genéticas do SARS-CoV-2. Como os tratamentos estão evoluindo rapidamente, os leitores são incentivados a se atualizarem com as revisões mais recentes nas várias revistas especializadas.

DISCUSSÃO DE CASO

Cirurgia laparoscópica

Uma mulher de 45 anos está agendada para uma colecistectomia laparoscópica. Problemas clínicos conhecidos incluem obesidade mórbida e histórico de tabagismo.

Quais são as vantagens da colecistectomia laparoscópica em comparação com a colecistectomia aberta?

As técnicas laparoscópicas estão associadas a incisões muito menores do que as técnicas abertas tradicionais. Esses benefícios incluem diminuição da dor pós-operatória, menor comprometimento pulmonar pós-operatório, redução da duração do íleo pós-operatório, menor tempo de internação hospitalar, deambulação precoce e cicatrizes cirúrgicas menores. Assim, a cirurgia laparoscópica oferece vantagens clínicas e econômicas substanciais.

Como a cirurgia laparoscópica afeta a função pulmonar intraoperatória?

A marca registrada da laparoscopia é a criação de um pneumoperitônio com CO_2 pressurizado. O aumento resultante na pressão intra-abdominal desloca o diafragma cefálico, causando uma diminuição na complacência pulmonar e um aumento no pico de pressão inspiratória. **Atelectasia, diminuição da CRF, incompatibilidade ventilação/perfusão e *shunt* pulmonar contribuem para a diminuição da oxigenação arterial.** Essas mudanças podem ser exageradas nesta paciente obesa com uma longa história de uso de tabaco.

A alta solubilidade do CO_2 resulta em sua absorção pela vasculatura do peritônio. Isso, combinado com volumes correntes menores devido à baixa complacência pulmonar, leva ao aumento dos níveis arteriais de CO_2 e à diminuição do pH arterial.

Por que a posição da paciente afeta a oxigenação?

Uma posição em cefalodeclive (Trendelenburg) causa um deslocamento cefálico nas vísceras abdominais e no diafragma. A CRF, o volume pulmonar total e a complacência pulmonar serão reduzidos. Embora essas alterações sejam geralmente bem toleradas por pacientes saudáveis, a obesidade dessa paciente e a suposta doença pulmonar preexistente aumentam a probabilidade de hipoxemia. Uma posição em cefalodeclive também tende a deslocar a traqueia para cima, de modo que um tubo traqueal ancorado na boca pode migrar para o brônquio-fonte direito. Esse deslocamento traqueobrônquico pode ser exacerbado durante a insuflação do abdome.

Após a insuflação, a posição do paciente geralmente é alterada para uma posição de cabeça erguida (Trendelenburg reverso) a fim de facilitar a dissecção cirúrgica. Os efeitos respiratórios da posição em cefaloaclive são o oposto da posição em cefalodeclive.

A cirurgia laparoscópica afeta a função cardíaca?

Pressões de insuflação moderadas geralmente deixam a frequência cardíaca, a pressão venosa central e o débito cardíaco inalterados ou levemente elevados. Isso parece resultar do aumento do enchimento cardíaco efetivo porque o sangue tende a ser forçado para fora do abdome e para o tórax. **Pressões de insuflação mais altas (> 25 cmH_2O ou 18 mmHg), no entanto, tendem a colapsar as principais veias abdominais (particularmente a veia cava inferior), o que impede o retorno venoso e leva a uma queda na pré-carga e no débito cardíaco em alguns pacientes. Pressões de insuflação mais altas também podem produzir uma síndrome compartimental intra-abdominal, afetando adversamente a perfusão renal e resultando em comprometimento agudo da função renal.**

A hipercarbia estimulará o sistema nervoso simpático e aumentará a pressão arterial, a frequência cardíaca e o risco de arritmias. Tentar compensar aumentando o volume corrente ou a frequência respiratória aumentará a pressão intratorácica média, dificultando ainda mais o retorno venoso e aumentando as pressões médias da artéria pulmonar. Esses efeitos podem ser particularmente desafiadores em pacientes com doença pulmonar restritiva, função cardíaca prejudicada ou depleção do volume intravascular.

Embora a posição de Trendelenburg aumente a pré-carga, a pressão arterial média e o débito cardíaco geralmente permanecem inalterados ou diminuem. Essas respostas aparentemente paradoxais podem ser explicadas por reflexos mediados por barorreceptores carotídeos e aórticos. A posição de Trendelenburg reversa diminui a pré-carga, o débito cardíaco e a pressão arterial média.

Descreva as vantagens e desvantagens das técnicas anestésicas alternativas para essa paciente.

Abordagens anestésicas para cirurgia laparoscópica incluem infiltração de anestésico local com um sedativo intravenoso, anestesia epidural ou espinal ou (muito mais comumente) anestesia geral. A anestesia epidural ou espinal representa uma alternativa raramente escolhida para a cirurgia laparoscópica devido à dispneia e ao desconforto causados pelo pneumoperitônio. Um nível alto é necessário para o relaxamento muscular completo e para prevenir a irritação diafragmática causada pela insuflação de gás e pelas manipulações cirúrgicas. Um paciente obeso com doença pulmonar pode não ser capaz de aumentar a ventilação espontânea para manter a normocapnia diante de um bloqueio regional de nível T2 durante a insuflação e uma posição de Trendelenburg de 20°. Outra desvantagem das técnicas neuraxiais é a ocorrência ocasional de dor referida no ombro por irritação diafragmática.

Uma técnica de anestesia geral requer intubação traqueal?

A intubação traqueal com ventilação com pressão positiva costuma ser preferida por vários motivos: o risco de regurgitação decorrente do aumento da pressão intra-abdominal durante a insuflação; a necessidade de ventilação controlada para prevenir a hipercapnia; as pressões inspiratórias de pico relativamente altas exigidas por causa do pneumoperitônio; a necessidade de bloqueio neuromuscular durante a cirurgia para permitir menores pressões de insuflação, proporcionar melhor visualização e evitar movimentos inesperados do paciente; e a colocação de sonda nasogástrica e descompressão gástrica para minimizar o risco de perfuração visceral durante a introdução do trocarte e para otimizar a visualização. A paciente obesa apresentada aqui se beneficiaria da intubação para diminuir a probabilidade de hipoxemia, hipercarbia e aspiração. Em pacientes de baixo risco, os dispositivos supraglóticos de segunda geração são cada vez mais empregados para uma variedade de procedimentos cirúrgicos, incluindo aqueles realizados por laparoscopia.

Que monitorização especial deve ser considerada para essa paciente?

Monitorar o CO_2 expirado normalmente fornece um guia adequado para determinar o volume-minuto necessário para manter a normocapnia. Isso pressupõe um gradiente constante entre o CO_2 arterial e o CO_2 expirado, o que geralmente é válido em pacientes saudáveis submetidos à laparoscopia. Essa suposição não se aplicaria se o espaço morto alveolar mudasse durante a cirurgia. Por exemplo, qualquer redução significativa na perfusão pulmonar aumenta o espaço morto alveolar e, portanto, aumenta o gradiente entre o CO_2 arterial e o expirado. Isso pode ocorrer durante a laparoscopia se o débito cardíaco cair devido a altas pressões de insuflação, à posição de Trendelenburg reversa ou à embolia gasosa. Além disso, a distensão abdominal diminui a complacência pulmonar. Grandes volumes correntes são geralmente evitados porque estão associados a altos picos de pressão inspiratória e podem causar movimentos consideráveis no campo cirúrgico.

Quais são algumas possíveis complicações da cirurgia laparoscópica?

As complicações cirúrgicas incluem hemorragia se um grande vaso abdominal for lacerado ou peritonite se uma víscera for perfurada durante a introdução do trocarte. Hemorragia intraoperatória significativa pode passar despercebida devido às limitações da visualização laparoscópica. A fulguração tem sido associada a queimaduras intestinais e explosões de gases intestinais. O uso de gás pressurizado introduz a possibilidade de extravasamento de CO_2 ao longo dos planos teciduais, resultando em enfisema subcutâneo, pneumomediastino ou pneumotórax. O óxido nitroso deve ser descontinuado e as pressões de insuflação diminuídas tanto quanto possível se houver suspeita de extravasamento de gás. Esses pacientes podem se beneficiar da continuação da ventilação mecânica no período pós-operatório imediato.

A embolia venosa de CO_2 resultante da insuflação não intencional de gás em uma veia aberta pode provocar hipoxemia, hipertensão pulmonar, edema pulmonar e colapso cardiovascular. Ao contrário da embolia gasosa, o CO_2 expirado pode aumentar transitoriamente durante a embolia gasosa por CO_2. O tratamento inclui a liberação imediata do pneumoperitônio, suspensão do óxido nitroso, inserção de cateter venoso central para aspiração de gás e colocação do paciente em decúbito lateral esquerdo em cefalodeclive.

A estimulação vagal durante a inserção do trocarte, insuflação peritoneal ou manipulação de vísceras pode resultar em bradicardia e possível parada sinusal. Embora isso geralmente se resolva espontaneamente, podem ser necessárias a eliminação do estímulo (p. ex., esvaziamento do peritônio) e a administração de sulfato de atropina. A hipotensão intraoperatória pode ser mais comum durante a laparoscopia em comparação com os procedimentos abertos, secundária ao retorno venoso prejudicado como consequência do aumento da pressão abdominal relacionado à insuflação de CO_2. O suporte da pressão arterial pode ser necessário para manter uma pressão arterial média adequada (≥ 65 mmHg).

Embora os procedimentos laparoscópicos estejam associados a menos trauma muscular e dor incisional do que a cirurgia aberta, a disfunção pulmonar pode persistir por pelo menos 24 horas após a cirurgia. Por exemplo, VEF_1, CVF e fluxo expiratório forçado são reduzidos em aproximadamente 25% após colecistectomia laparoscópica, em comparação com uma redução de 50% após colecistectomia aberta.

DIRETRIZES

Guyatt G, Akl E, Crowther M, et al. *Antithrombotic therapy and prevention of thrombosis: 9ª ed: American College of Chest Physicians evidence-based clinical practice guidelines.* Chest. 2012;141(suppl):7s.

Qaseem A, Snow V, Fitterman N, et al. *Risk assessment for and strategies to reduce perioperative pulmonary complication for patients undergoing noncardiothoracic surgery: a guideline from the American College of Physicians.* Ann Intern Med. 2006;144:576.

Consulte www.guidelines.gov para obter diretrizes adicionais de várias organizações sobre profilaxia de trombose venosa profunda e embolia pulmonar.

LEITURAS SUGERIDAS

Canet J, Gallart L, Gomar C, et al. *Prediction of postoperative pulmonary complications in a population-based surgical cohort.* Anesthesiology. 2010;113:1338.

Chen X, Liu Y, Gong Y, et al; Chinese Society of Anesthesiology, Chinese Association of Anesthesiologists. *Perioperative management of patients infected with the novel coronavirus: recommendation from the joint task force of the Chinese Society of Anesthesiology and the Chinese Association of Anesthesiologists.* Anesthesiology. 2020;132:1307.

Cox J, Jablons D. *Operative and perioperative pulmonary emboli.* Thorac Surg Clin. 2015;15:289.

Duong TN, Zeki AA, Louie S. *Medical management of hospitalized patients with asthma or chronic obstructive pulmonary disease.* Hosp Med Clin. 2017;6:437.

Gallart L, Canet J. *Post-operative pulmonary complications: understanding definitions and risk assessment.* Best Pract Res Clin Anaesthesiol. 2015;29:315.

Gordon RJ, Lombard FW. *Perioperative venous thromboembolism: a review.* Anesth Analg. 2017;125:403.

Hedenstierna G, Edmark L. *Effects of anesthesia on the respiratory system.* Best Pract Res Clin Anaesthesiol. 2015;29:273.

Henzler T, Schoenberg S, Schoepf U, Fink C. *Diagnosing acute pulmonary embolism: systematic review of evidence base and cost-effectiveness of imaging tests.* J Thorac Imaging. 2012;27:304.

Hopkinson NS, Molyneux A, Pink J, Harrisingh MC; Guideline Committee (GC). *Chronic obstructive pulmonary disease: diagnosis and management: summary of updated NICE guidance.* BMJ. 2019;366:l4486.

Lakshminarasimhachar A, Smetana G. *Preoperative evaluation: estimation of pulmonary risk.* Anesthesiol Clin. 2016;34:71.

Lee H, Kim J, Tagmazyan K. *Treatment of stable chronic obstructive pulmonary disease: the GOLD guidelines.* Am Fam Physician. 2013;88:655.

Numata T, Nakayama K, Fujii S, et al. *Risk factors of postoperative pulmonary complications in patients with asthma and COPD.* BMC Pulm Med. 2018;18:4.

Phua J, Weng L, Ling L, et al; Asian Critical Care Clinical Trials Group. *Intensive care management of coronavirus disease 2019 (COVID-19): challenges and recommendations.* Lancet Respir Med. 2020;8:506.

Radosevich M, Brown D. *Anesthetic management of the adult patient with concomitant cardiac and pulmonary disease.* Anesthesiol Clin. 2016;34:633.

Ranka S, Mohananey D, Agarwal N, et al. *Chronic thromboembolic pulmonary hypertension-management strategies and outcomes.* J Cardiothorac Vasc Anesth. 2020;34:2513.

Regli A, von Ungern-Sternberg B. *Anesthesia and ventilation strategies in children with asthma: part 1–preoperative assessment.* Curr Opin Anaesthesiol. 2014;27:288.

Regli A, von Ungern-Sternberg B. *Anesthesia and ventilation strategies in children with asthma: part II–intraoperative management.* Curr Opin Anaesthesiol. 2014;27:295.

Salmasi V, Maheshwari K, Yang D, et al. *Relationship between intraoperative hypotension, defined by either reduction from baseline or absolute thresholds, and acute kidney and myocardial injury after non-cardiac surgery.* Anesthesiology. 2017;126:47.

Smetana G. *Postoperative pulmonary complications: an update on risk assessment and reduction.* Cleveland Clin J Med. 2009;76(suppl 4):S60.

Sweitzer B, Smetana G. *Identification and evaluation of the patient with lung disease.* Anesthesiol Clin. 2009;27:673.

Vogelmeier CF, Criner GJ, Martinez FJ, et al. *Global strategy for the diagnosis, management, and prevention of chronic obstructive lung disease 2017 report: GOLD executive summary.* Eur Respir J. 2017;49:1700214.

Anestesia para cirurgia torácica

CAPÍTULO 25

CONCEITOS-CHAVE

1. Durante a ventilação monopulmonar, a mistura de sangue não oxigenado do pulmão superior colapsado com sangue oxigenado do pulmão dependente ainda ventilado aumenta o gradiente de O_2 alveoloarterial (A-a) e frequentemente resulta em hipoxemia.

2. Existem algumas situações clínicas em que o uso de um tubo de duplo lúmen do lado direito é recomendado: (1) anatomia distorcida do brônquio principal esquerdo por uma massa intrabrônquica ou extrabrônquica; (2) compressão do brônquio principal esquerdo por aneurisma da aorta descendente; (3) pneumonectomia do lado esquerdo; (4) transplante de pulmão único do lado esquerdo; e (5) ressecção em *sleeve* do lado esquerdo.

3. Se opioides epidurais ou intratecais forem usados para analgesia pós-operatória, os opioides intravenosos devem ser minimizados durante a cirurgia para evitar depressão respiratória pós-operatória excessiva.

4. A hemorragia pós-operatória complica cerca de 3% das toracotomias e pode estar associada a até 20% de mortalidade. Os sinais de hemorragia incluem aumento da drenagem pelo dreno torácico (> 200 mL/h), hipotensão, taquicardia e queda do nível do hematócrito.

5. A fístula broncopleural se apresenta como um grande vazamento súbito de ar do dreno torácico que pode estar associado a um pneumotórax crescente e a colapso pulmonar parcial.

6. A herniação aguda do coração no hemitórax operatório pode ocorrer por meio do defeito pericárdico que pode permanecer após uma pneumonectomia radical.

7. O óxido nitroso é contraindicado em pacientes com cistos ou bolhas porque pode expandir o espaço aéreo e causar ruptura. O último pode ser sinalizado por hipotensão súbita, broncoespasmo ou um aumento abrupto na pressão inspiratória de pico e requer a colocação imediata de um dreno torácico.

8. Após o transplante, as pressões inspiratórias de pico devem ser mantidas na pressão mínima compatível com uma boa expansão pulmonar, e a concentração inspirada de oxigênio deve ser mantida o mais próximo possível do ar ambiente conforme permitido por uma PaO_2 maior que 60 mmHg.

9. Independentemente do procedimento, uma preocupação anestésica comum para pacientes com doença esofágica é o risco de aspiração pulmonar.

As indicações comuns para cirurgia torácica incluem malignidades (principalmente dos pulmões e esôfago), trauma torácico, doença esofágica e tumores do mediastino. Procedimentos diagnósticos como broncoscopia, mediastinoscopia e biópsias pulmonares a céu aberto também são comuns. Técnicas aprimoradas para permitir separação pulmonar possibilitaram que uma fração crescente de procedimentos cirúrgicos fosse realizada toracoscopicamente. A cirurgia torácica videoassistida sem intubação também está sendo realizada com mais frequência.

Considerações fisiológicas durante anestesia torácica

A cirurgia torácica apresenta um conjunto único de problemas fisiológicos para o anestesiologista. Estes incluem distúrbios fisiológicos causados pela colocação do paciente em decúbito lateral, abertura do tórax (**pneumotórax aberto**) e necessidade de ventilação monopulmonar.

A POSIÇÃO DE DECÚBITO LATERAL

A posição de decúbito lateral fornece acesso ideal para a maioria das cirurgias nos pulmões, na pleura, no esôfago, grandes vasos, outras estruturas do mediastino e vértebras; no entanto, essa posição pode alterar significativamente as relações normais de ventilação/perfusão pulmonar. Esses distúrbios são ainda mais acentuados por anestésicos, ventilação mecânica, bloqueio neuromuscular, abertura do tórax e retração cirúrgica. Embora a perfusão continue a favorecer o pulmão dependente (sob anestesia na posição supina, a parte dependente do pulmão está voltada para trás, e não para os pés, como seria em um paciente acordado e em pé), a ventilação progressivamente favorece a parte superior do pulmão, menos perfundida. A incompatibilidade ventilação/perfusão resultante aumenta o risco de hipoxemia.

O estado acordado

Quando um paciente em decúbito dorsal assume a posição de decúbito lateral, a correspondência ventilação/perfusão é preservada durante a ventilação espontânea. O pulmão dependente (inferior) recebe mais perfusão do que o pulmão superior devido às influências gravitacionais na distribuição do fluxo sanguíneo na circulação pulmonar. O pulmão dependente também recebe mais ventilação porque (1) a contração do hemidiafragma dependente é mais eficiente em comparação com a do hemidiafragma não dependente (superior) e (2) o pulmão dependente está em uma parte mais favorável da curva de complacência (Figura 25-1). No entanto, a ventilação espontânea nessa posição é a exceção, não a regra.

Indução da anestesia

A diminuição da capacidade residual funcional (CRF) com a indução da anestesia geral move o pulmão superior para uma parte mais favorável da curva de complacência, mas move o pulmão inferior para uma posição menos favorável (Figura 25-2). Como resultado, o pulmão superior é mais ventilado do que o pulmão inferior dependente; a incompatibilidade ventilação/perfusão ocorre porque o pulmão dependente continua a ter maior perfusão.

Ventilação com pressão positiva

A ventilação com pressão positiva controlada favorece o pulmão superior na posição lateral porque é mais complacente do que o pulmão inferior. O bloqueio neuromuscular aumenta esse efeito, permitindo que o conteúdo abdominal suba ainda mais contra o hemidiafragma dependente e impeça a ventilação da parte inferior do pulmão. O uso de um coxim rígido para manter o paciente em decúbito lateral restringe ainda mais o movimento

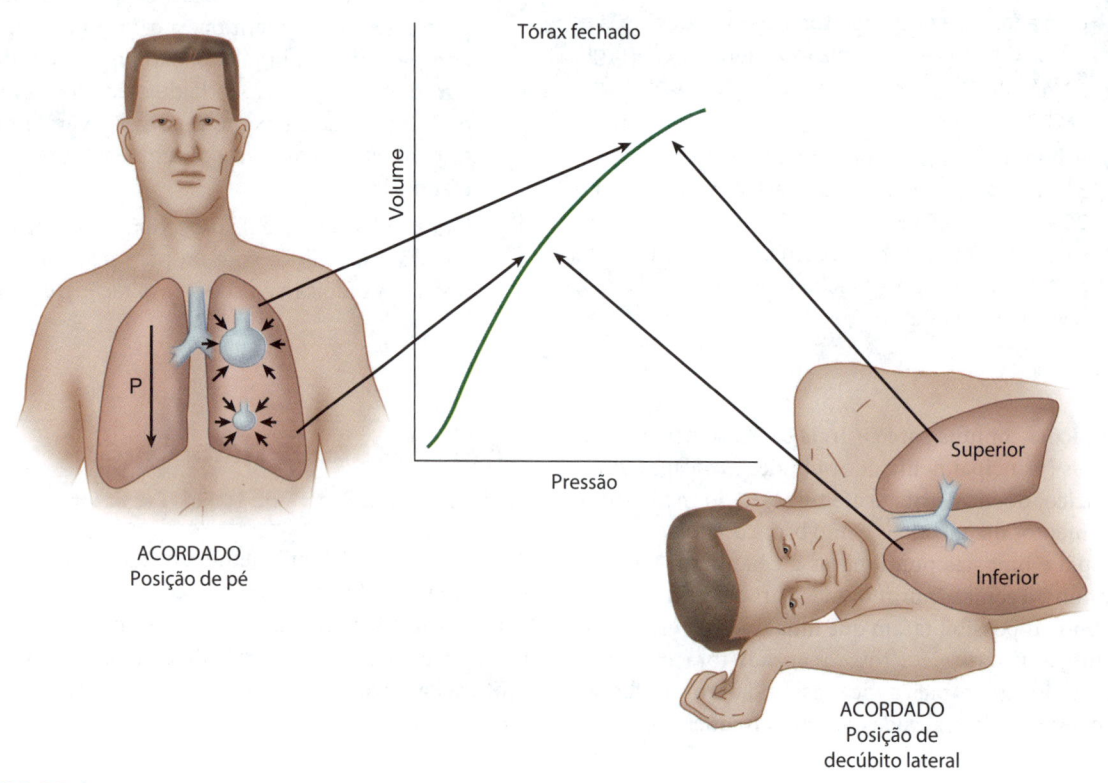

FIGURA 25-1 O efeito da posição de decúbito lateral na complacência pulmonar.

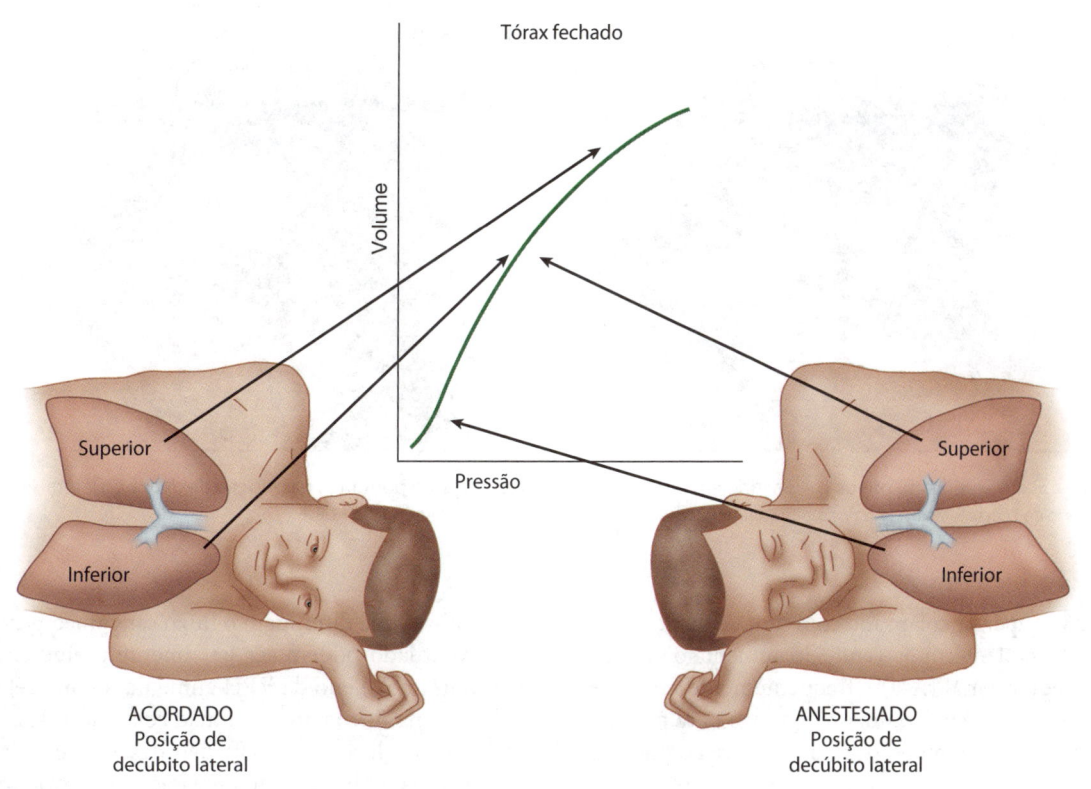

FIGURA 25-2 Efeito da anestesia na complacência pulmonar na posição de decúbito lateral. O pulmão superior assume uma posição mais favorável, e o pulmão inferior torna-se menos complacente.

do hemitórax dependente. Finalmente, abrir o lado não dependente do tórax acentua ainda mais as diferenças na complacência entre os dois lados porque o pulmão superior agora está menos restrito em movimento. Todos esses efeitos pioram o desequilíbrio ventilação/perfusão e predispõem o paciente à hipoxemia.

O PNEUMOTÓRAX ABERTO

Os pulmões são normalmente mantidos expandidos pela pressão pleural negativa – o resultado líquido entre tendência do pulmão ao colapso e da parede torácica à expansão. Quando um lado do tórax é aberto, a pressão pleural negativa é perdida, e a retração elástica do pulmão nesse lado tende a colabá-lo. A ventilação espontânea com um pneumotórax aberto na posição lateral resulta em respirações paradoxais e desvio do mediastino. Esses dois fenômenos podem causar hipoxemia e hipercapnia progressivas, mas seus efeitos são superados pelo uso de ventilação com pressão positiva. O pneumotórax aberto é usado para produzir colapso pulmonar durante cirurgia torácica sem intubação.

Deslocamento do mediastino

Durante a ventilação espontânea na posição lateral, a inspiração faz a pressão pleural se tornar mais negativa no lado dependente, mas não no lado do pneumotórax aberto. Isso resulta em um deslocamento do mediastino para baixo durante a inspiração e um deslocamento para cima durante a expiração (**Figura 25-3**). O principal efeito do deslocamento do mediastino é diminuir a contribuição do pulmão dependente para o volume corrente.

Respiração paradoxal

A ventilação espontânea em um paciente com pneumotórax aberto também resulta em fluxo de gás entre o pulmão dependente e o não dependente (respiração paradoxal [*pendeluft*]). Durante a inspiração, o pneumotórax aumenta, e o gás flui do pulmão superior por meio da carina para o pulmão dependente. Durante a expiração, o fluxo de gás se inverte e se move do pulmão dependente para o pulmão superior (**Figura 25-4**).

VENTILAÇÃO MONOPULMONAR

O colapso intencional do pulmão no lado da cirurgia facilita a maioria dos procedimentos torácicos, mas complica o manejo anestésico. Como o pulmão colapsado continua a ser perfundido e deliberadamente não é mais ventilado, o paciente desenvolve um grande *shunt* intrapulmonar direita-esquerda (20-30%). Durante a ventilação monopulmonar, a mistura de sangue não oxigenado

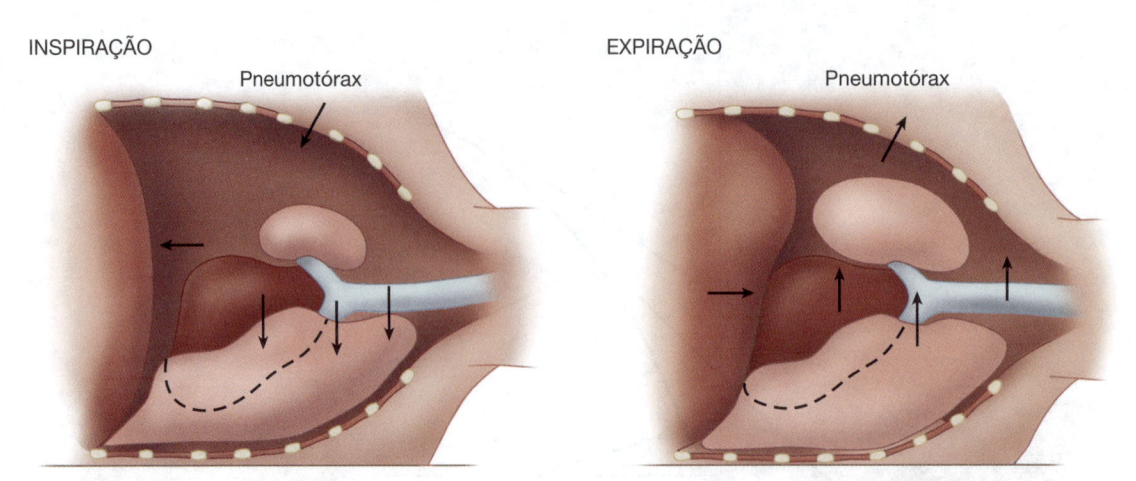

FIGURA 25-3 Deslocamento do mediastino em um paciente com respiração espontânea na posição de decúbito lateral. (Reproduzida com permissão de Tarhan S, Moffitt EA. *Principles of thoracic anesthesia*. Surg Clin North Am. 1973 Ago;53(4):813-826.)

do pulmão superior colapsado com sangue oxigenado do pulmão dependente ainda ventilado aumenta o gradiente de O_2 alveoloarterial (A-a) e frequentemente resulta em hipoxemia. Felizmente, o fluxo sanguíneo para o pulmão não ventilado é diminuído pela vasoconstrição pulmonar hipóxica (VPH). O cirurgião também pode clampear o suprimento arterial pulmonar para o pulmão colapsado quando tudo mais falhar.

Fatores conhecidos por inibirem a VPH (aumentando a mistura venosa) e, assim, piorarem o *shunt* direita-esquerda incluem hipertensão pulmonar; alcalose por hipocapnia; aumento do débito cardíaco e aumento da PO_2 venosa mista; hipotermia; vasodilatadores como nitroglicerina, nitroprussiato e óxido nítrico; inibidores da fosfodiesterase (milrinona, enoximona, inanrinona), agonistas β-adrenérgicos; bloqueadores dos canais de cálcio; e anestésicos inalatórios.

Fatores que diminuem o fluxo sanguíneo para o pulmão ventilado podem ser igualmente prejudiciais; eles neutralizam o efeito da VPH aumentando indiretamente o fluxo sanguíneo para o pulmão colapsado. Tais fatores incluem (1) altas pressões médias das vias aéreas no pulmão ventilado devido à alta pressão expiratória final positiva (PEEP, do inglês *positive end-expiratory pressure*), à hiperventilação ou a altos picos de pressão inspiratória; (2) baixa FiO_2, que produz vasoconstrição pulmonar hipóxica no pulmão ventilado; (3) vasoconstritores que podem ter um efeito maior nos vasos normóxicos do que nos hipóxicos; e (4) PEEP intrínseca que se desenvolve devido a tempos expiratórios inadequados.

A eliminação de CO_2 geralmente não é alterada pela ventilação monopulmonar, desde que o volume-minuto permaneça inalterado; a tensão arterial de CO_2 geralmente não é apreciavelmente alterada. A ventilação

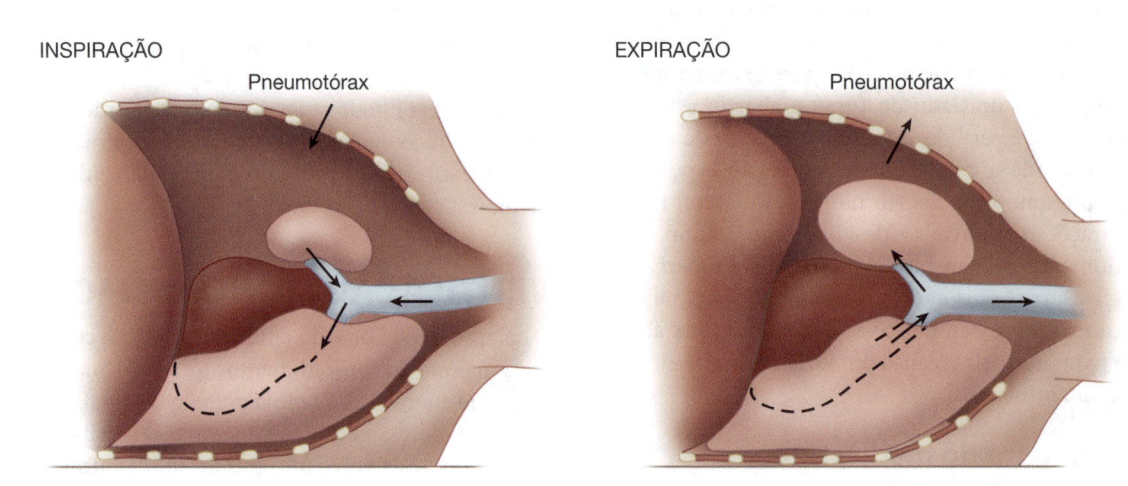

FIGURA 25-4 Respiração paradoxal em pacientes com respiração espontânea de lado. (Reproduzida com permissão de Tarhan S, Moffitt EA. *Principles of thoracic anesthesia*. Surg Clin North Am. 1973 Ago;53(4):813-826.)

monopulmonar pode resultar em lesões nos pulmões ventilados e não ventilados. O pulmão dependente e ventilado está sujeito à hiperperfusão, bem como ao potencial de trauma induzido pelo ventilador, secundário a grandes volumes correntes. O pulmão não ventilado e não dependente está exposto tanto ao trauma cirúrgico quanto às lesões de isquemia-reperfusão. Recomendamos o uso de volumes correntes não superiores a 4 a 5 mL/kg de peso corporal previsto durante a ventilação monopulmonar, em vez das recomendações anteriores de usar o mesmo volume corrente durante a ventilação bipulmonar. A ventilação protetora do pulmão requer um volume corrente reduzido fornecido ao pulmão ventilado, bem como PEEP suficiente para prevenir atelectasia. A falha em fornecer ventilação protetora do pulmão durante a ventilação monopulmonar pode levar à lesão pulmonar iatrogênica.

Técnicas para ventilação monopulmonar

A ventilação monopulmonar também pode ser utilizada para isolar um pulmão ou para facilitar o manejo ventilatório sob certas condições (Tabela 25-1). Quatro técnicas podem ser empregadas: (1) colocação de um tubo brônquico de duplo lúmen; (2) uso de tubo traqueal de lúmen único em conjunto com um bloqueador brônquico; (3) inserção de um tubo endotraqueal convencional em um brônquio principal; ou (4) o uso das chamadas técnicas *tubeless* para procedimentos torácicos assistidos por vídeo. Tubos de duplo lúmen são os mais usados.

TABELA 25-1 Indicações para ventilação monopulmonar

Relacionadas ao paciente
Limitar a infecção a um pulmão
Limitar o sangramento a um pulmão
Ventilação separada para cada pulmão
Fístula broncopleural
Ruptura traqueobrônquica
Grande cisto ou bolha pulmonar
Hipoxemia grave devido à doença pulmonar unilateral
Relacionadas ao procedimento
Correção de aneurisma de aorta torácica
Ressecção pulmonar
Pneumonectomia
Lobectomia
Ressecção segmentar
Toracoscopia
Cirurgia esofágica
Transplante de pulmão único
Abordagem anterior da coluna torácica
Lavagem broncoalveolar

TUBOS BRONQUIAIS DE DUPLO LÚMEN

As principais vantagens dos tubos de duplo lúmen são a relativa facilidade de colocação, a capacidade de ventilar um ou ambos os pulmões e a capacidade de aspirar qualquer um dos pulmões.

Todos os tubos de duplo lúmen compartilham as seguintes características:

- Um lúmen endobrônquico mais longo que entra no brônquio principal direito ou esquerdo e outro lúmen endotraqueal mais curto que termina na traqueia inferior.
- Uma curva pré-formada que, quando devidamente "mirada", permite a entrada preferencial em um brônquio.
- Um balonete endobrônquico.
- Um balonete endotraqueal.

A ventilação pode ser realizada em apenas um pulmão, fechando-se o tubo que fornece gás para o lúmen brônquico ou traqueal com ambos os balonetes inflados; desconectar a conexão apropriada distal ao local do clampe permite o colapso do pulmão ipsilateral. Devido às diferenças na anatomia brônquica entre os dois lados, os tubos são projetados especificamente ou para o brônquio direito ou para o esquerdo. Um tubo de duplo lúmen do lado direito incorpora um balonete modificado e um portal proximal no lado endobrônquico para ventilação do lobo superior direito. Os tubos de duplo lúmen mais usados estão disponíveis em vários tamanhos: 35F, 37F, 39F e 41F.

Considerações anatômicas

Em média, a traqueia adulta tem 11 a 13 cm de comprimento. Começa no nível da cartilagem cricóidea (C6) e se bifurca no nível da carina atrás da articulação esternomanubrial (T5). As principais diferenças entre os brônquios principais direito e esquerdo são as seguintes: (1) o brônquio direito de maior diâmetro diverge da traqueia em um ângulo menos agudo em relação à traqueia, enquanto o brônquio esquerdo diverge em um ângulo mais horizontal (Figura 25-5); (2) o brônquio direito tem ramos dos lobos superior, médio e inferior, enquanto o brônquio esquerdo se divide apenas em ramos dos lobos superior e inferior; e (3) o orifício do brônquio do lobo superior direito está geralmente a cerca de 1 a 2,5 cm da carina, enquanto a bifurcação do brônquio principal esquerdo está a cerca de 5 cm distal à carina. Há uma variação anatômica considerável: por exemplo, o brônquio do lobo superior direito ocasionalmente surge da própria traqueia.

Conforme observado anteriormente, os tubos de duplo lúmen do lado direito devem ter um portal pelo

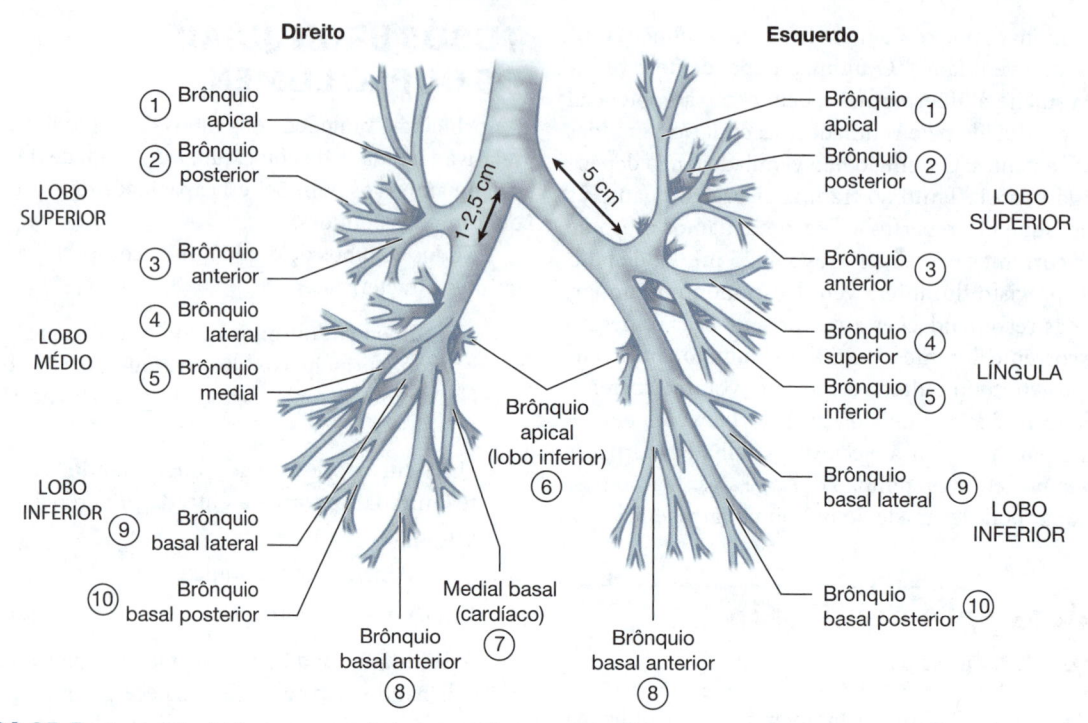

FIGURA 25-5 Anatomia da árvore traqueobrônquica. Observe os segmentos broncopulmonares (1-10) conforme numerados. (Adaptada com permissão de Gothard JWW, Branthwaite MA. *Anesthesia for Thoracic Surgery*. Oxford, Reino Unido: Blackwell; 1982.)

balonete endobrônquico para ventilar o lobo superior direito (**Figura 25-6**). Variações anatômicas entre indivíduos na distância entre a carina e o orifício do lobo superior direito ocasionalmente resultarão em dificuldade para ventilar esse lobo com tubos do lado direito. Um tubo de duplo lúmen do lado esquerdo ou do lado direito pode ser usado na maioria dos procedimentos cirúrgicos, independentemente do lado da cirurgia; para simplificar,

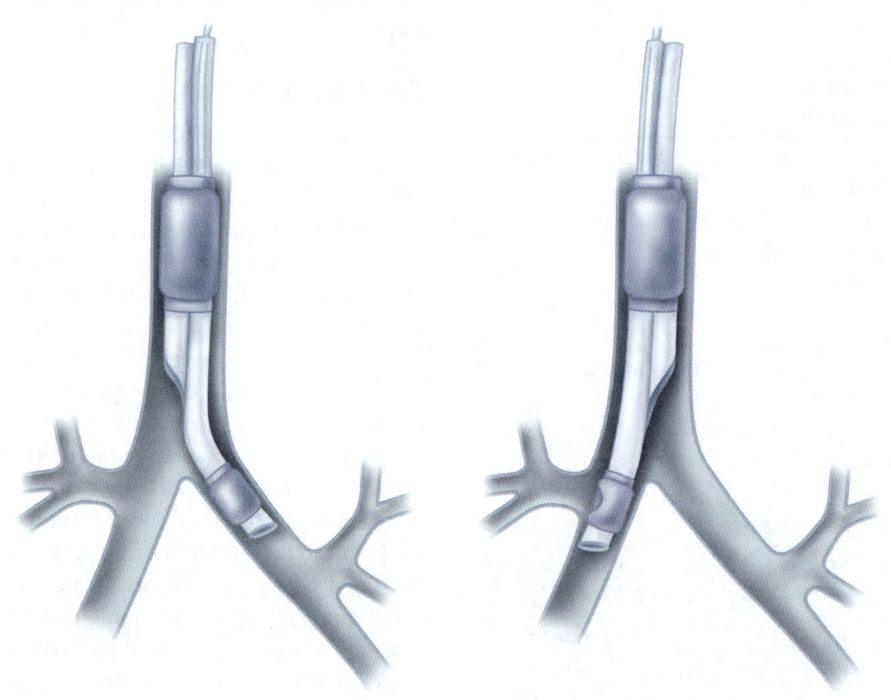

FIGURA 25-6 Posição correta de um tubo de duplo lúmen esquerdo e direito.

muitos anestesistas preferem usar tubos do lado esquerdo para quase todos os casos.

② Existem algumas situações clínicas em que o uso de um tubo de duplo lúmen do lado direito é recomendado: (1) anatomia distorcida do brônquio principal esquerdo por uma massa intrabrônquica ou extrabrônquica; (2) compressão do brônquio principal esquerdo por aneurisma da aorta descendente; (3) pneumonectomia do lado esquerdo; (4) transplante de pulmão único do lado esquerdo; e (5) ressecção em *sleeve* do lado esquerdo.

Finalmente, apesar das preocupações teóricas sobre atelectasia do lobo superior direito e colocação potencialmente difícil, os estudos falharam em detectar diferenças no desempenho clínico dos tubos de duplo lúmen do lado direito e esquerdo.

Colocação de tubos de duplo lúmen

A laringoscopia com uma lâmina curva (MacIntosh) geralmente oferece melhores condições de intubação do que uma lâmina reta, porque a lâmina curva oferece mais espaço para manipulação do grande tubo de duplo lúmen. A videolaringoscopia também pode ser empregada para facilitar a colocação do tubo. O tubo de duplo lúmen é passado com a curvatura distal côncava posicionada anteriormente e girado 90° (em direção ao lado do brônquio a ser intubado) após a ponta passar pelas pregas vocais e entrar na laringe (**Figura 25-7**). Nesse ponto, o operador tem duas opções: o tubo pode ser avançado até sentir resistência (a profundidade média de inserção é de cerca de 29 cm [nos dentes]) ou, como alternativa, o broncoscópio de fibra óptica pode ser inserido através do ramo endobrônquico e avançado para o brônquio desejado. O tubo de duplo lúmen pode ser avançado sobre o broncoscópio até o brônquio desejado. A colocação correta do tubo deve ser estabelecida usando um protocolo predefinido (**Figura 25-8** e **Tabela 25-2**) e confirmada por broncoscopia de fibra óptica flexível.

Quando são encontrados problemas na intubação do paciente com o tubo de duplo lúmen, deve-se tentar a colocação de um tubo endotraqueal de lúmen único; uma vez posicionado na traqueia, este último pode ser trocado pelo tubo de duplo lúmen usando um guia especialmente

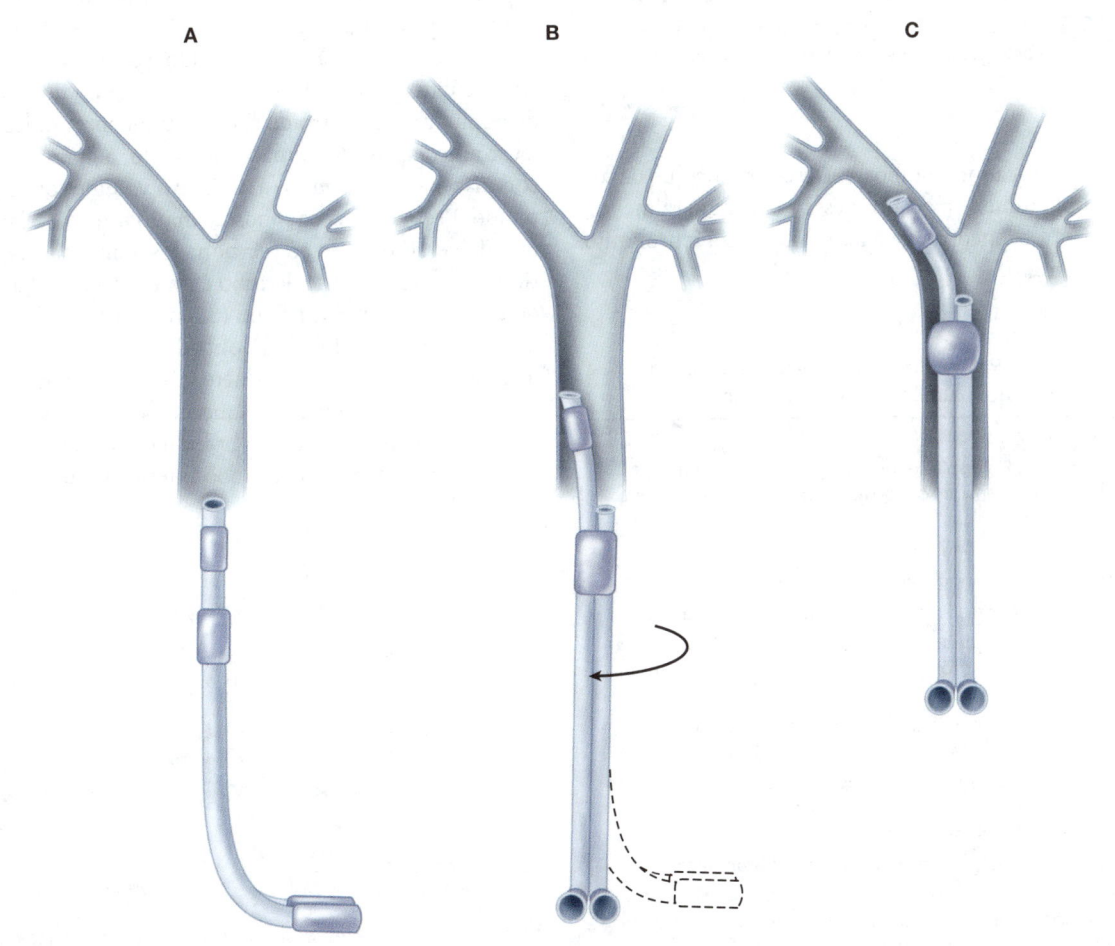

FIGURA 25-7 Colocação de um tubo de duplo lúmen do lado esquerdo. Observe que o tubo é girado 90° assim que entra na laringe. **A:** Posição inicial. **B:** Girado 90°. **C:** Posição final.

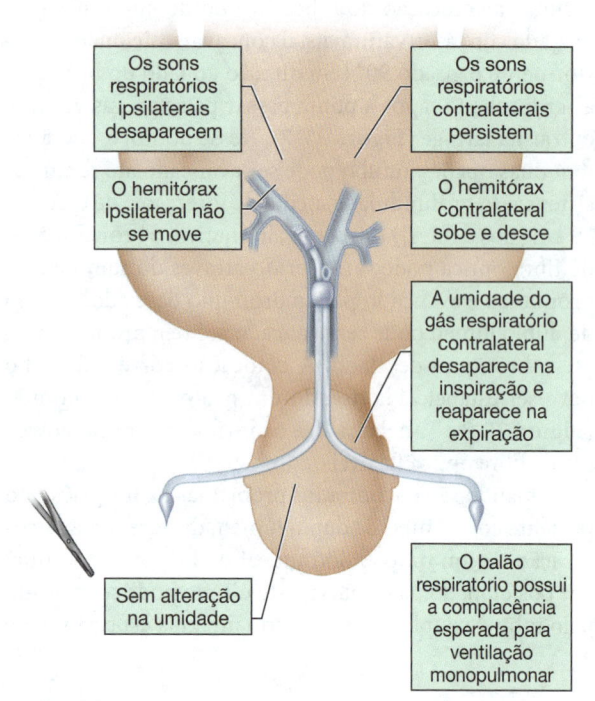

FIGURA 25-8 Resultados do clampeamento unilateral do tubo de lúmen brônquico quando o tubo de duplo lúmen está na posição correta.

Rótulos da figura:
- Os sons respiratórios ipsilaterais desaparecem
- Os sons respiratórios contralaterais persistem
- O hemitórax ipsilateral não se move
- O hemitórax contralateral sobe e desce
- A umidade do gás respiratório contralateral desaparece na inspiração e reaparece na expiração
- Sem alteração na umidade
- O balão respiratório possui a complacência esperada para ventilação monopulmonar

projetado ("trocador de tubos"). Descobrimos que os tubos de duplo lúmen colocados dessa maneira geralmente, como esperado, encontram seu caminho para o brônquio principal direito.

TABELA 25-2 Protocolo para verificar a colocação de um tubo de duplo lúmen do lado esquerdo

1. Infle o balonete traqueal (5-10 mL de ar).
2. Verifique os sons respiratórios bilaterais. Sons respiratórios unilaterais indicam que o tubo está muito abaixo (a abertura traqueal é brônquica).
3. Infle o balonete brônquico (1-2 mL).
4. Clampeie o lúmen traqueal.
5. Verifique os sons respiratórios unilaterais do lado esquerdo.
    a. A persistência de sons respiratórios do lado direito indica que a abertura brônquica ainda está na traqueia (o tubo deve ser avançado).
    b. Sons respiratórios unilaterais do lado direito indicam entrada incorreta do tubo no brônquio direito.
    c. A ausência de sons respiratórios em todo o pulmão direito e no lobo superior esquerdo indica que o tubo está muito abaixo do brônquio esquerdo.
6. Solte o lúmen traqueal e clampeie o lúmen brônquico.
7. Verifique se há sons respiratórios unilaterais do lado direito. A ausência ou diminuição dos sons respiratórios indica que o tubo não está suficientemente baixo e que o balonete brônquico está ocluindo a traqueia distal.

A maioria dos tubos de duplo lúmen acomoda facilmente broncoscópios com diâmetro externo de 3,6 a 4,2 mm. Quando o broncoscópio é introduzido no lúmen traqueal e avançado pelo orifício traqueal, a carina deve estar visível (Figura 25-9) e o ramo brônquico do tubo deve ser visto entrando no respectivo brônquio; além disso, o topo do balonete brônquico (geralmente colorido de azul) deve ser visível, mas não deve se estender acima da carina. Se o balonete brônquico de um tubo de duplo lúmen do lado esquerdo não estiver visível, o ramo brônquico pode ter sido inserido distante o suficiente para permitir que o balonete brônquico obstrua o orifício do lobo superior ou inferior esquerdo; o tubo deve ser retirado até que o balonete possa ser identificado distalmente à carina. A posição ideal de um tubo de duplo lúmen do lado direito é confirmada pela colocação do aparelho de fibra óptica através do lúmen endobrônquico, que deve mostrar o alinhamento do portal lateral endobrônquico com a abertura do brônquio do lobo superior direito. O balonete brônquico deve ser inflado apenas até o ponto em que o vazamento audível do lúmen traqueal aberto desapareça enquanto se ventila apenas através do lúmen brônquico.

A posição do tubo deve ser reconfirmada após o paciente ser posicionado para a cirurgia, porque o tubo pode se mover em relação à carina quando o paciente é colocado em decúbito lateral. O mau posicionamento de um tubo de duplo lúmen dentro da árvore traqueobrônquica pode levar ao colapso do pulmão operatório, à aparente baixa complacência pulmonar e a um baixo volume corrente expirado. Problemas com tubos de duplo lúmen do lado esquerdo geralmente estão relacionados a uma das três possibilidades: (1) a ponta do tubo é muito distal; (2) a ponta do tubo é muito proximal; ou (3) o tubo está no brônquio direito (o lado errado). Se a ponta do tubo estiver localizada muito distalmente, o balonete brônquico pode obstruir o orifício do lobo superior esquerdo ou o orifício do lobo inferior esquerdo, e o lúmen brônquico pode ser inserido no orifício do brônquio do lobo inferior esquerdo ou do

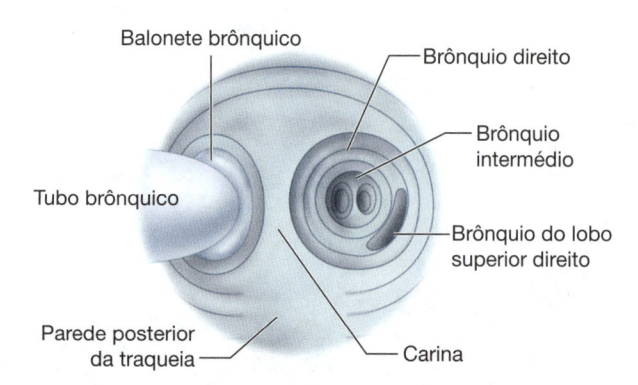

FIGURA 25-9 A visão da carina olhando para baixo pelo lúmen traqueal de um tubo brônquico esquerdo de duplo lúmen adequadamente posicionado.

Rótulos da figura:
- Balonete brônquico
- Brônquio direito
- Brônquio intermédio
- Brônquio do lobo superior direito
- Tubo brônquico
- Parede posterior da traqueia
- Carina

lobo superior esquerdo, respectivamente. Quando o tubo não avança distalmente o suficiente, o balonete brônquico inflado pode ficar acima da carina e também ocluir o lúmen traqueal. Em ambos os casos, a deflação do balonete brônquico melhora a ventilação do pulmão e ajuda a identificar o problema. Em alguns pacientes, o lúmen brônquico pode estar dentro do brônquio do lobo superior esquerdo ou inferior esquerdo, mas com a abertura traqueal permanecendo acima da carina; essa situação é sugerida pelo colapso de apenas um dos lobos esquerdos quando o lúmen brônquico é clampeado. Na mesma situação, se o procedimento cirúrgico for no tórax direito, o clampeamento da luz traqueal levará à ventilação apenas do lobo superior esquerdo ou do lobo inferior esquerdo; a hipóxia em geral se desenvolve rapidamente.

Os tubos de duplo lúmen do lado direito podem ser acidentalmente inseridos no brônquio principal esquerdo, inseridos muito distalmente ou muito proximalmente, ou apresentar desalinhamento do portal lateral endobrônquico com a abertura do brônquio do lobo superior direito. Se o tubo entrar no brônquio errado, o fibrobroncoscópio pode ser usado para redirecioná-lo para o lado correto: (1) o broncoscópio é passado pelo lúmen brônquico até a ponta do tubo; (2) sob visão direta, o tubo e o broncoscópio são retirados juntos na traqueia logo acima da carina; (3) o broncoscópio sozinho é então avançado para o brônquio correto; e (4) o tubo de duplo lúmen é gentilmente avançado sobre o broncoscópio, que funciona como um estilete para guiar o lúmen brônquico até o brônquio correto.

Complicações dos tubos de duplo lúmen

As principais complicações dos tubos de duplo lúmen incluem (1) hipoxemia decorrente de mau posicionamento do tubo, oclusão do tubo ou graus excessivos de mistura venosa com ventilação monopulmonar; (2) laringite traumática; (3) ruptura traqueobrônquica resultante de colocação traumática ou hiperinsuflação do balonete endobrônquico; e (4) sutura inadvertida ou grampeamento do tubo a um brônquio durante a cirurgia (detectado como a incapacidade de retirar o tubo durante a tentativa de extubação).

TUBOS TRAQUEAIS DE LÚMEN ÚNICO COM BLOQUEADOR BRÔNQUICO

Os bloqueadores brônquicos são dispositivos infláveis passados ao longo ou através de um tubo traqueal de lúmen único para ocluir seletivamente um orifício brônquico. O bloqueador brônquico deve ser avançado, posicionado e inflado sob visualização direta por meio de um broncoscópio flexível.

A principal vantagem de um tubo de lúmen único com um bloqueador brônquico é que, ao contrário de um tubo de lúmen duplo, ele não precisa ser substituído por um tubo traqueal convencional se o paciente permanecer intubado no pós-operatório (ver discussão posterior). Sua principal desvantagem é que o pulmão "bloqueado" colapsa lentamente (e às vezes de forma incompleta) devido ao pequeno tamanho do canal dentro do cateter bloqueador.

Existem vários tipos de bloqueadores brônquicos. Eles vêm em tamanhos diferentes (7F e 9F) e têm um lúmen interno de 1,4 mm de diâmetro. Os bloqueadores brônquicos têm um balonete de alto volume e baixa pressão com formato elíptico ou esférico. A forma esférica do balonete facilita o bloqueio adequado do brônquio principal direito. O balonete esférico ou elíptico pode ser usado para o brônquio principal esquerdo. O lúmen interno contém um fio de *nylon*, que sai da extremidade distal como uma alça de arame. A colocação do bloqueador brônquico envolve a inserção do bloqueador endobrônquico através do tubo endotraqueal e o uso do broncoscópio de fibra óptica e a alça distal do fio-guia para direcionar o bloqueador para um brônquio principal. O fibrobroncoscópio deve ser avançado além da abertura do brônquio para que o bloqueador entre no brônquio enquanto ele está sendo avançado. Quando o balonete esvaziado estiver além da entrada do brônquio, o broncoscópio de fibra óptica é retirado, e o bloqueador é fixado na posição. O balonete é totalmente inflado sob visualização de fibra óptica com 4 a 8 mL de ar para obter o bloqueio brônquico. A colocação deve ser reconfirmada quando o paciente for colocado em decúbito lateral. Consideramos os bloqueadores brônquicos boas escolhas para a separação pulmonar em pacientes gravemente enfermos intubados que requerem ventilação unilateral, pacientes difíceis de intubar usando laringoscopia direta, pacientes com traqueostomias prévias e pacientes que podem necessitar de ventilação mecânica pós-operatória. No entanto, os bloqueadores brônquicos são mais propensos ao deslocamento em comparação com os tubos endotraqueais de duplo lúmen, e seus pequenos lúmens centrais não permitem sucção eficiente de secreções ou colapso rápido do pulmão.

Em crianças menores, um cateter de embolectomia inflável Fogarty pode ser usado como um bloqueador brônquico em conjunto com um tubo traqueal convencional (com o cateter de embolectomia colocado dentro ou ao lado do tubo traqueal); um fio-guia no cateter pode ser usado para facilitar a colocação. Essa técnica é ocasionalmente usada para colapsar um pulmão quando outras técnicas não funcionam. Como o cateter de embolectomia não possui canal comunicante no centro, também não permite sucção ou ventilação do pulmão isolado, e o cateter pode ser facilmente deslocado. No entanto, esses bloqueadores brônquicos podem ser úteis para a anestesia monopulmonar em pacientes pediátricos e para tamponar o sangramento brônquico em pacientes adultos (ver discussão posterior).

CIRURGIA TORÁCICA VIDEOASSISTIDA SEM TUBO (NIVATS)

As cirurgias toracoscópicas estão sendo cada vez mais realizadas usando técnicas anestésicas "sem tubo". Com pacientes anestesiados com o uso de bloqueios paravertebrais ou anestesia epidural torácica, um pneumotórax espontâneo levando ao colapso pulmonar é criado pela introdução do toracoscópio. A sedação com propofol ou dexmedetomidina também é empregada rotineiramente. A monitorização rigorosa do paciente é essencial, e alguns pacientes não tolerarão o procedimento. No entanto, estudos demonstraram que o NIVATS pode reduzir a morbidade cirúrgica e o tempo de internação hospitalar.

Anestesia para ressecção pulmonar

CONSIDERAÇÕES PRÉ-OPERATÓRIAS

As ressecções pulmonares geralmente são realizadas para diagnóstico e tratamento de tumores pulmonares e, menos comumente, para lesões pulmonares traumáticas, bolhas, complicações de infecções pulmonares necrosantes ou bronquiectasias.

1. Tumores

Os tumores pulmonares podem ser benignos ou malignos e, com o uso generalizado de biópsia por broncoscopia (muitas vezes guiada por ultrassonografia endobrônquica), o diagnóstico costuma estar disponível antes da cirurgia. Os hamartomas representam 90% dos tumores benignos; em geral são lesões pulmonares periféricas e representam tecido pulmonar normal desorganizado. Os adenomas brônquicos são geralmente lesões pulmonares centrais benignas, mas podem ser localmente invasivos e raramente metastatizam. Esses tumores incluem carcinoides pulmonares, cilindromas e adenomas mucoepidermoides. Com frequência obstruem o lúmen brônquico e causam pneumonia recorrente distal à obstrução na mesma área. Carcinoides pulmonares primários podem secretar vários hormônios, incluindo hormônio adrenocorticotrófico (ACTH, do inglês *adrenocorticotropic hormone*) e arginina vasopressina; no entanto, as manifestações da síndrome carcinoide são incomuns e mais prováveis na doença metastática.

Os tumores pulmonares malignos são divididos em broncogênicos *versus* metastáticos. Os cânceres broncogênicos incluem carcinomas de pequenas células ("grão de aveia") e carcinomas de células não pequenas. O último grupo inclui tumores de células escamosas (epidermoides), adenocarcinomas e carcinomas de grandes células (anaplásicos). Carcinomas epidermoides e de pequenas células geralmente se apresentam como massas centrais com lesões brônquicas; o adenocarcinoma e os carcinomas de grandes células são lesões periféricas que frequentemente envolvem a pleura. Os tumores metastáticos podem surgir de quase qualquer fonte, mas em geral são de cânceres de rim, mama, ovário, testículo, cólon, reto, cabeça e pescoço e útero. As metástases podem estar presentes no tecido pulmonar, nos gânglios linfáticos ou em ambos.

Manifestações clínicas

Os sintomas podem incluir tosse, hemoptise, sibilância, perda de peso, escarro produtivo, dispneia ou febre. Dor torácica pleurítica ou derrame pleural sugerem extensão pleural. O envolvimento das estruturas mediastinais é sugerido por rouquidão resultante da compressão do nervo laríngeo recorrente, síndrome de Horner causada pelo envolvimento da cadeia simpática, hemidiafragma elevado causado pela compressão do nervo frênico, disfagia causada pela compressão do esôfago ou síndrome da veia cava superior causada por compressão ou invasão da veia cava superior. Derrame pericárdico ou cardiomegalia sugere envolvimento cardíaco. A extensão dos tumores apicais (sulco superior) pode resultar em dor no ombro ou no braço, ou em ambos, devido ao envolvimento das raízes C7-T2 do plexo braquial (*síndrome de Pancoast*). As metástases a distância envolvem mais comumente o cérebro, os ossos, o fígado e as glândulas suprarrenais.

Carcinomas pulmonares – particularmente de pequenas células – podem produzir efeitos remotos que não estão relacionados à disseminação maligna (*síndromes paraneoplásicas*). Os mecanismos incluem produção ectópica de hormônios e reatividade imune cruzada entre o tumor e os tecidos normais. Síndrome de Cushing, hiponatremia (síndrome de secreção inapropriada de hormônio antidiurético [SIADH]) e hipercalcemia podem ser encontradas, resultantes da secreção ectópica de ACTH, arginina vasopressina e hormônio da paratireoide, respectivamente. A síndrome de Lambert-Eaton (miastenia) é caracterizada por uma miopatia proximal na qual a força muscular aumenta com o esforço repetido (ao contrário da miastenia *gravis*). Outras síndromes paraneoplásicas incluem neuropatia periférica e tromboflebite migratória.

Tratamento

A cirurgia é o tratamento de escolha para reduzir a carga tumoral no câncer de pulmão não metastático. Vários tratamentos perioperatórios com quimioterapia e radiação também são empregados, mas há uma grande variação entre os tipos de tecido em sua sensibilidade à quimioterapia e à radiação.

Ressecabilidade e operabilidade

A ressecabilidade é determinada pelo estágio anatômico do tumor, enquanto a operabilidade depende da interação entre a extensão do procedimento necessário para a cura e o estado fisiológico do paciente. O estadiamento anatômico é realizado por meio de radiografia de tórax, tomografia computadorizada (TC) ou ressonância magnética (RM), broncoscopia e (menos comumente) mediastinoscopia. A extensão da cirurgia deve maximizar a chance de cura, preservando a função pulmonar residual adequada no pós-operatório. A lobectomia via toracotomia posterior, através do quinto ou sexto espaço intercostal, ou (mais comumente) usando cirurgia toracoscópica videoassistida (VATS, do inglês *video-assisted thoracoscopic surgery*), é o procedimento de escolha para a maioria das lesões. Ressecções segmentares ou em cunha podem ser realizadas para diagnóstico inicial ou para tratamento definitivo de pequenas lesões periféricas. A pneumonectomia é necessária para tratamento curativo de lesões envolvendo o brônquio principal esquerdo ou direito ou quando o tumor se estende em direção ao hilo. Uma *ressecção em sleeve* pode ser empregada para pacientes com lesões proximais e reserva pulmonar limitada como uma alternativa à pneumonectomia; nesses casos, o brônquio lobar envolvido, juntamente com parte do brônquio principal direito ou esquerdo, é ressecado, e o brônquio distal é reanastomosado ao brônquio proximal ou à traqueia. A pneumonectomia vertical pode ser considerada para tumores envolvendo a traqueia.

A incidência de complicações pulmonares após toracotomia e ressecção pulmonar é de cerca de 30% e está relacionada não apenas à quantidade de tecido pulmonar ressecado, mas também ao rompimento da mecânica da parede torácica devido à toracotomia. A disfunção pulmonar pós-operatória parece ser menor após a VATS do que na toracotomia "aberta". A taxa de mortalidade para pneumonectomia é geralmente mais do que o dobro de uma lobectomia. A mortalidade é maior para a pneumonectomia do lado direito do que do lado esquerdo, possivelmente devido à maior perda de tecido pulmonar.

Avaliação para ressecção pulmonar

Uma avaliação pré-operatória abrangente é necessária para avaliar e modificar o risco perioperatório; minimizar complicações perioperatórias, tempo de internação e risco de readmissão hospitalar; e otimizar os resultados. A avaliação pré-operatória da função respiratória pode incluir determinações de mecânica respiratória, troca gasosa e interação cardiorrespiratória. A espirometria pré-operatória e a capacidade de difusão podem ser usadas para prever os valores pós-operatórios. Por exemplo:

$$VEF_1 \text{ pós-operatório} = VEF_1 \text{ pré-operatório} \times (1 - \% \text{ de tecido pulmonar funcional removido} \div 100).$$

A remoção de pulmão extensamente doente (não ventilado, mas perfundido) não afeta necessariamente a função pulmonar e pode, na verdade, melhorar a oxigenação. A mortalidade e a morbidade aumentam significativamente se o volume expiratório forçado no primeiro segundo (VEF_1) pós-operatório for inferior a 30 a 40% do VEF_1 normal. Às vezes, a troca gasosa é caracterizada pela capacidade pulmonar de difusão de monóxido de carbono (DLCO, do inglês *diffusion lung capacity for carbon monoxide*). A DLCO se correlaciona com a área total da superfície funcional da interface alveolocapilar. A DLCO pós-operatória prevista pode ser calculada da mesma forma que o VEF_1 pós-operatório. Se a DLCO e o VEF_1 previstos forem maiores que 60%, o paciente geralmente tem menor risco na ressecção pulmonar. O teste de esforço cardiopulmonar é justificado quando qualquer um dos testes é inferior a 30%. A cintilografia de ventilação/perfusão $\dot{V}/\dot{Q}$ fornece a contribuição relativa de cada lobo para a função pulmonar geral e pode refinar ainda mais a avaliação da função pulmonar pós-operatória prevista em pacientes quando a pneumonectomia é o procedimento cirúrgico indicado e há preocupação se um único pulmão será adequado para sustentar a vida.

Pacientes considerados de maior risco de complicações perioperatórias (VEF_1 previsto ou DLCO entre 60 e 30%) com base em teste de espirometria padrão e cálculo de função pós-operatória devem ser submetidos a teste de esforço para avaliação da interação cardiopulmonar. Subir escadas é a maneira mais fácil de avaliar a capacidade de exercício e a reserva cardiopulmonar. Pacientes capazes de subir dois ou três lances de escada apresentam menor mortalidade e morbidade. Por outro lado, a capacidade de subir menos de dois lances de escada está associada ao aumento do risco perioperatório. O padrão-ouro para avaliar a interação cardiopulmonar é o teste de esforço cardiopulmonar (TECP) e a medição do consumo-minuto máximo de oxigênio. O $\dot{V}O_2$ superior a 20 mL/kg não está associado a um aumento significativo na mortalidade ou na morbidade perioperatórias, enquanto o consumo-minuto inferior a 10 mL/kg está associado a um risco perioperatório aumentado.

Uma combinação de testes para avaliar o paciente para toracotomia e ressecção pulmonar maior é recomendada pelo American College of Chest Physicians (**Figura 25-10**).

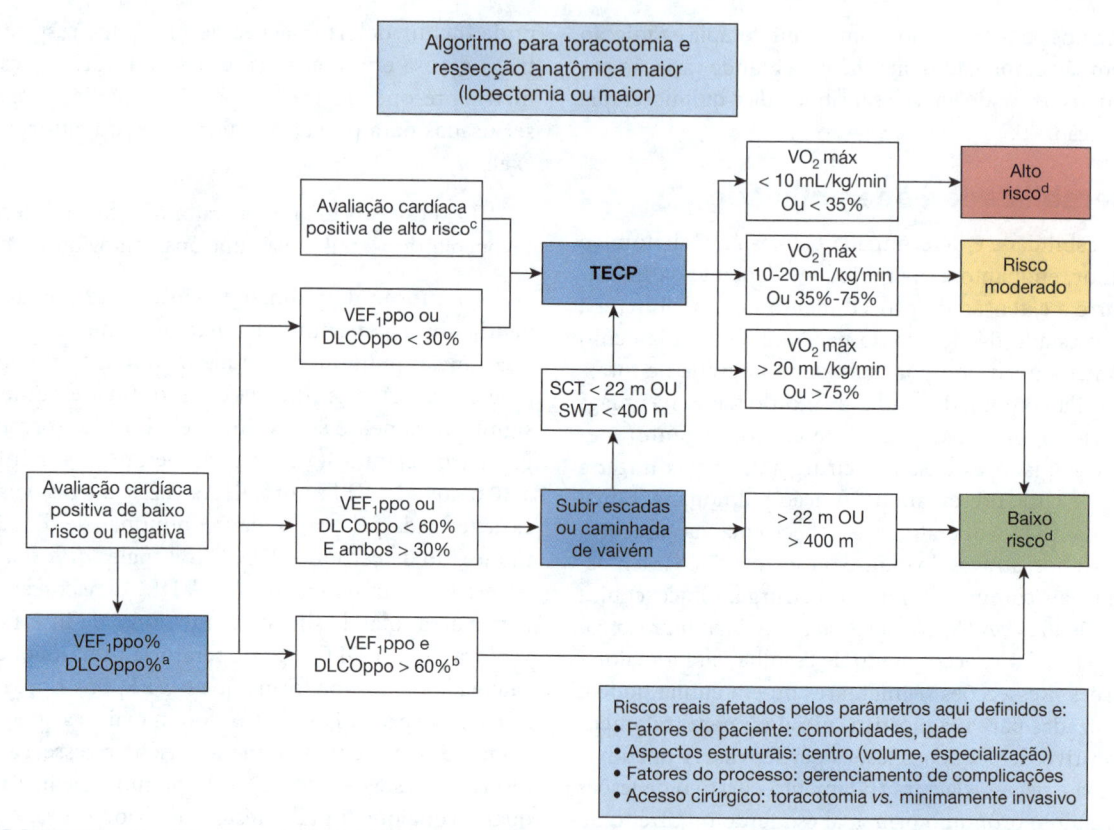

FIGURA 25-10 Algoritmo de avaliação fisiológica para ressecção. (a) Para candidatos a pneumonectomia, sugerimos o uso do *Q scan* para calcular os valores pós-operatórios previstos (PPO) de VEF_1 ou DLCO (valores PPO = valores pré-operatórios × [1 – fração de perfusão total para o pulmão ressecado]), em que os valores pré-operatórios são obtidos como os melhores valores medidos pós-broncodilatador. Para pacientes com lobectomia, a contagem segmentar é indicada para calcular os valores PPO VEF_1 ou DLCO (valores PPO = valores pré-operatórios × [1 – y/z]), em que os valores pré-operatórios são considerados como o melhor valor medido pós-broncodilatador, e o número de segmentos pulmonares desobstruídos a serem removidos é y e o número total de segmentos funcionais é z. (b) valores de corte VEF_1ppo ou DLCOppo de 60% dos valores previstos foram escolhidos com base em evidências indiretas e opinião de consenso de especialistas. (c) Para pacientes com avaliação cardíaca positiva de alto risco considerados estáveis para proceder à cirurgia, sugerimos a realização de testes de função pulmonar e teste de esforço cardiopulmonar (TECP) para uma definição mais precisa do risco. (d) A definição de risco é a seguinte: *Baixo risco* – o risco esperado de mortalidade é inferior a 1%. Grandes ressecções anatômicas podem ser realizadas com segurança neste grupo. *Risco moderado* – as taxas de morbidade e mortalidade podem variar de acordo com os valores das funções pulmonares separadas, tolerância ao exercício e extensão da ressecção. Os riscos e benefícios da cirurgia devem ser cuidadosamente discutidos com o paciente. *Alto risco* – o risco de mortalidade após grandes ressecções anatômicas pode ser superior a 10%. Risco considerável de morbidade cardiopulmonar grave e perda funcional residual são esperados. Os pacientes devem ser aconselhados sobre alternativas cirúrgicas (pequenas ressecções ou cirurgia minimamente invasiva) ou opções não cirúrgicas. m, metros; DLCOppo, capacidade de difusão pós-operatória prevista para monóxido de carbono; DLCOppo%, porcentagem prevista da capacidade de difusão pós-operatória para monóxido de carbono; VEF_1ppo, VEF_1 pós-operatório previsto; VEF_1ppo%, percentual previsto de VEF_1 pós-operatório; SCT, teste de subir escadas; SWT, teste de caminhada de vaivém; $VO_{2máx}$, consumo máximo de oxigênio. (Reproduzida com permissão de Brunelli A, Kim A, Berger K, et al. *Physiologic evaluation of the patient with lung cancer being considered for resectional surgery: Diagnosis and management of lung cancer*, 3ª ed: American College of Chest Physicians evidence-based clinical practice guidelines. Chest. Maio de 2013;143(5 Supl):e166S-e190S.)

2. Infecção

As infecções pulmonares podem se apresentar como nódulo solitário ou lesão cavitária (pneumonite necrosante). A VATS pode ser realizada para excluir malignidade e diagnosticar o agente infeccioso. A ressecção pulmonar também é indicada para lesões cavitárias refratárias ao tratamento com antibióticos, associadas a empiema refratário ou que resultam em hemoptise maciça. Organismos responsáveis incluem bactérias e fungos.

3. Bronquiectasia

A bronquiectasia é a dilatação permanente dos brônquios. Em geral é o resultado final de inflamação grave ou recorrente e obstrução dos brônquios. As causas incluem tabagismo; uma variedade de vírus, bactérias, micobactérias não tuberculosas e fungos; bem como inalação de gases tóxicos, aspiração de ácido gástrico e depuração mucociliar deficiente (fibrose cística e distúrbios da disfunção ciliar). O músculo brônquico e o tecido elástico são substituídos por tecido fibroso muito vascularizado. Este último predispõe a crises de hemoptise. A ressecção pulmonar é geralmente indicada para hemoptise maciça quando as medidas conservadoras falharam e a doença é localizada. Pacientes com bronquiectasias difusas têm um defeito ventilatório obstrutivo crônico.

CONSIDERAÇÕES ANESTÉSICAS

1. Manejo pré-operatório

A maioria dos pacientes submetidos a ressecções pulmonares tem doença pulmonar subjacente. Deve-se enfatizar que o tabagismo é fator de risco tanto para doença pulmonar obstrutiva crônica (DPOC) quanto para doença arterial coronariana (DAC); ambas as doenças comumente coexistem em pacientes que se apresentam para toracotomia. A ecocardiografia é útil para avaliar a função cardíaca basal e pode sugerir evidências de *cor pulmonale* (aumento ou hipertrofia do ventrículo direito) em pacientes com baixa tolerância ao exercício. A investigação de DAC é indicada pelos mesmos sinais e sintomas em pacientes cirúrgicos e não cirúrgicos.

Pacientes com tumores devem ser questionados sobre sinais e sintomas de extensão local do tumor e síndromes paraneoplásicas (ver anteriormente). Radiografias de tórax pré-operatórias e imagens de TC ou RM devem ser revisadas. O desvio traqueal ou brônquico pode dificultar muito a intubação traqueal e o posicionamento adequado dos tubos nos brônquios. Além disso, a compressão das vias aéreas pode levar à dificuldade de ventilar o paciente após a indução da anestesia. Consolidação pulmonar, atelectasia e grandes derrames pleurais predispõem à hipoxemia. A localização de quaisquer cistos bolhosos ou abscessos deve ser registrada.

Pacientes submetidos a procedimentos torácicos têm maior risco de complicações pulmonares e cardíacas pós-operatórias. Arritmias perioperatórias, particularmente taquicardias supraventriculares, são comuns e provavelmente resultam de manipulações cirúrgicas ou distensão do átrio direito após a redução do leito vascular pulmonar. A incidência de arritmias aumenta com a idade e a quantidade de ressecção pulmonar.

2. Manejo intraoperatório

Preparação

Assim como para pacientes que necessitam de cirurgia cardíaca, a preparação ideal do paciente de cirurgia torácica pode reduzir a probabilidade de problemas catastróficos. Reserva pulmonar limitada, anormalidades anatômicas ou comprometimento das vias aéreas, bem como a necessidade de ventilação monopulmonar, predispõem esses pacientes ao rápido início de hipoxemia. Além dos itens para o manejo básico das vias aéreas, equipamentos especializados e que funcionem corretamente – como vários tamanhos de tubos de lúmen único e duplo, um broncoscópio de fibra óptica flexível, um "trocador de tubo" de pequeno diâmetro e comprimento adequado para acomodar um tubo de duplo lúmen, um sistema de oferta de pressão positiva contínua nas vias aéreas (CPAP, do inglês *continuous positive airway pressure*) e um adaptador de circuito de anestesia para administração de broncodilatadores – devem estar imediatamente disponíveis.

Pacientes submetidos a ressecções pulmonares abertas (segmentectomia, lobectomia e pneumonectomia) geralmente recebem analgesia epidural torácica pós-operatória, a menos que haja contraindicação. No entanto, os pacientes estão sendo cada vez mais tratados com medicamentos antiplaquetários e anticoagulantes, o que pode impedir a colocação do cateter epidural. Regimes de analgesia multimodal poupadores de opioides, incluindo bloqueios paravertebrais, injeção local de bupivacaína aquosa ou liposomal e cateteres de infusão na ferida, são cada vez mais parte dos programas de recuperação aprimorados para pacientes de cirurgia torácica.

Acesso venoso

Acesso venoso adequado (preferimos pelo menos um acesso intravenoso de calibre 14 ou 16 G) é obrigatório para todos os procedimentos cirúrgicos torácicos abertos. Um aquecedor de sangue e um dispositivo de infusão rápida também são desejáveis quando uma grande perda de sangue é esperada.

Monitorização

A monitorização direta da pressão arterial é indicada para ressecções de grandes tumores (particularmente aqueles com extensão mediastinal ou da parede torácica) e para qualquer procedimento realizado em paciente com reserva pulmonar limitada ou doença cardiovascular significativa. O acesso venoso central com monitorização da pressão venosa central (PVC) é comumente utilizado para pneumonectomias e ressecções de grandes tumores; no entanto, medidas menos invasivas do débito cardíaco por meio do uso de bioimpedância torácica, análise de contorno de pulso ou termodiluição transpulmonar fornecem melhores estimativas da função cardíaca e da capacidade de resposta ao volume (ver Capítulo 5). Sugerimos que, se uma linha subclávia for colocada, ela deve ser posicionada no lado da toracotomia para evitar pneumotórax do lado que será ventilado no intraoperatório. Cateteres de artéria pulmonar são raramente usados. Em pacientes com DAC significativa ou hipertensão pulmonar, o diagnóstico intraoperatório de hipovolemia ou desempenho ventricular direito ou esquerdo reduzido pode ser facilmente realizado com ecocardiografia transesofágica.

Indução da anestesia

A seleção de um agente de indução e de sua dose deve ser baseada no estado pré-operatório do paciente. Todos os pacientes devem receber pré-oxigenação adequada antes da indução. Uma profundidade adequada de anestesia ajudará a prevenir broncoespasmo reflexo e respostas pressoras cardiovasculares exageradas à laringoscopia. Isso pode ser obtido por meio de doses incrementais do agente de indução, de um opioide ou do aprofundamento da anestesia com um agente inalatório volátil (o último é particularmente útil em pacientes com vias aéreas reativas). Além disso, agentes anestésicos voláteis podem proteger o pulmão de lesões durante a ventilação monopulmonar.

A intubação traqueal com um tubo endotraqueal de lúmen único (ou com máscara laríngea [ML]) pode ser necessária se o cirurgião realizar broncoscopia diagnóstica (ver adiante) antes da cirurgia. Após a conclusão da broncoscopia, o tubo traqueal de lúmen único (ou ML) pode ser substituído por um tubo endobrônquico de lúmen duplo (ver anteriormente). A ventilação com pressão positiva controlada ajuda a prevenir atelectasia, respiração paradoxal e desvio do mediastino; também permite o controle do campo cirúrgico para facilitar a cirurgia. A colocação de ML pode ser indicada em procedimentos de NIVATS se forem necessários níveis mais profundos de sedação ou anestesia.

Posicionamento

A maioria das ressecções pulmonares é realizada com o paciente em decúbito lateral. O posicionamento adequado evita lesões e facilita a exposição cirúrgica. O braço inferior é flexionado e o braço superior é estendido na frente da cabeça, afastando a escápula do campo cirúrgico (**Figura 25-11**). Travesseiros são colocados entre os braços e entre as pernas, e um rolo axilar (peitoral) é geralmente posicionado logo abaixo da axila dependente para reduzir a pressão no ombro inferior (supõe-se, mas não é comprovado, que o rolo axilar ajuda a proteger o plexo braquial); deve-se tomar cuidado para evitar pressão sobre os olhos e o ouvido dependente.

Manutenção da anestesia

Todas as técnicas anestésicas atuais têm sido usadas com sucesso em cirurgia torácica, mas as técnicas ideais devem fornecer a capacidade de administrar altas concentrações de oxigênio inspirado, e todas devem permitir ajustes rápidos na profundidade anestésica. Agentes halogenados potentes (isoflurano, sevoflurano ou desflurano) são frequentemente usados na prática norte-americana, e suas vantagens em relação às técnicas intravenosas totais incluem broncodilatação potente relacionada à dose e depressão consistente dos reflexos das vias aéreas. Agentes halogenados geralmente têm efeitos mínimos sobre a VPH em doses menores do que uma concentração alveolar mínima (CAM). As vantagens dos opioides incluem (1) efeitos hemodinâmicos geralmente mínimos; (2) depressão dos reflexos das vias aéreas; e (3) analgesia pós-operatória residual. Se opioides epidurais ou intratecais forem usados para analgesia pós-operatória, os opioides intravenosos devem ser minimizados durante a cirurgia para evitar depressão respiratória pós-operatória excessiva. A manutenção do bloqueio neuromuscular com um bloqueador neuromuscular (BNM) adespolarizante durante a cirurgia facilita a abertura das costelas, bem como o manejo anestésico. A administração excessiva de fluidos em pacientes submetidos à cirurgia torácica tem sido associada à lesão pulmonar aguda no período pós-operatório. A administração excessiva de fluidos na posição de decúbito lateral pode promover uma "síndrome do pulmão inferior" (i.e., transudação de fluido dependente da gravidade para o pulmão dependente). Este último aumenta o *shunt* intrapulmonar e promove hipoxemia, particularmente durante a ventilação monopulmonar. Cada vez mais, a administração de fluidos guiada por metas é defendida durante a cirurgia torácica para que os pacientes não tenham ressuscitação com fluidos excessiva ou deficiente. O pulmão colapsado pode ser propenso à lesão pulmonar aguda em razão de retração cirúrgica durante o procedimento e à possível lesão de isquemia-reperfusão. Durante as ressecções pulmonares, o brônquio (ou tecido pulmonar remanescente) geralmente é dividido com um dispositivo de grampeamento automático. O coto brônquico é então

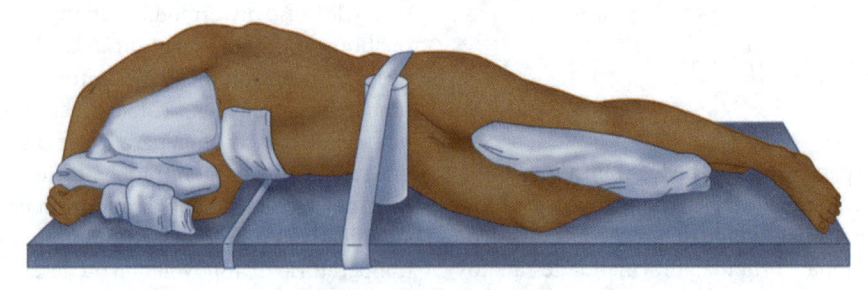

FIGURA 25-11 Posicionamento adequado para uma toracotomia lateral. (Reproduzida com permissão de Gothard JWW, Branthwaite MA. *Anesthesia for Thoracic Surgery*. Oxford, UK: Blackwell; 1982.)

testado para um vazamento de ar sob a água sustentando transitoriamente 30 cm de pressão positiva nas vias aéreas. Antes da conclusão do fechamento do tórax, todos os segmentos pulmonares restantes devem ser totalmente expandidos manualmente sob visão direta. A ventilação mecânica controlada é então retomada e continuada até que os tubos de toracostomia sejam conectados à sucção.

Manejo da ventilação monopulmonar

Embora ainda seja um problema intraoperatório, a hipoxemia tornou-se menos frequente devido a melhores métodos de isolamento pulmonar, técnicas de ventilação e uso de agentes anestésicos com menos efeitos prejudiciais para a vasoconstrição pulmonar hipóxica. Atualmente, a atenção está voltada para evitar a lesão pulmonar aguda (LPA). Felizmente, a LPA ocorre com pouca frequência, com uma incidência de 2,5% de todas as ressecções pulmonares combinadas e uma incidência de 7,9% após a pneumonectomia. No entanto, quando ocorre, a LPA está associada a um risco de mortalidade ou morbidade maior de cerca de 40%.

Com base nos dados atuais, parece que as estratégias de ventilação pulmonar protetora podem minimizar o risco de LPA *após* a ressecção pulmonar. Essa estratégia ventilatória inclui o uso de volumes correntes mais baixos (< 6 mL/kg), FiO_2 mais baixa (50-80%) e pressões ventilatórias mais baixas (pressão de platô < 25 cmH_2O; pressão de pico nas vias aéreas < 35 cmH_2O) por meio do uso de ventilação controlada por pressão. A hipercapnia permissiva é razoável para aqueles raros pacientes com tensões elevadas de CO_2, mas com saturação adequada de oxigênio e volume-minuto razoável. O uso de volumes correntes menores que 3 mL/kg por pulmão pode causar desrecrutamento pulmonar, atelectasia e hipoxemia. O desrecrutamento pulmonar pode ser evitado com a aplicação de PEEP e manobras de recrutamento. Embora o manejo da ventilação monopulmonar inclua há muito tempo o uso de oxigênio a 100%, as evidências de toxicidade do oxigênio se acumularam tanto experimental quanto clinicamente. Embora não haja evidência inequívoca de que um modo de ventilação possa ser mais benéfico do que o outro, a ventilação controlada por pressão pode diminuir o risco de barotrauma limitando as pressões de pico e platô das vias aéreas, e o padrão de fluxo resulta em distribuição mais homogênea do volume corrente e redução da ventilação do espaço morto.

No final do procedimento, o pulmão operatório é insuflado gradualmente até um pico de pressão inspiratória inferior a 30 cmH_2O para evitar o rompimento da linha de grampeamento. Durante a reinsuflação do pulmão operado, pode ser útil clampear o lúmen que ventila o pulmão dependente para limitar a hiperdistensão.

A gasometria arterial periódica é útil para garantir uma ventilação adequada. A medição de CO_2 expirado é útil como um monitor de tendências, mas pode não ser precisa devido ao aumento do espaço morto e a um gradiente imprevisível entre a pressão arterial e a pressão parcial de CO_2 expirado.

Manejo da hipóxia

A hipoxemia durante a anestesia monopulmonar requer uma ou mais das seguintes intervenções:

1. A posição adequada do tubo endobrônquico (ou bloqueador brônquico) deve ser confirmada, pois sua posição em relação à carina pode mudar em decorrência de manipulações cirúrgicas ou tração; a repetição da broncoscopia com fibra óptica por meio do lúmen traqueal pode detectar rapidamente esse problema. Ambos os lúmens do tubo também devem ser aspirados para excluir secreções excessivas ou obstrução como fator.

2. Aumente a FiO_2 para 1,0.

3. As manobras de recrutamento no pulmão ventilado dependente podem eliminar a atelectasia e melhorar o *shunt*.

4. Assegure-se de que haja PEEP suficiente (mas não excessiva) no pulmão dependente não operado para eliminar a atelectasia.

5. CPAP ou oxigênio de passagem para o pulmão operado diminuirá o *shunt* e melhorará a oxigenação. No entanto, a insuflação descontrolada do pulmão operatório durante a VATS dificultará a identificação e a visualização das estruturas pulmonares para o cirurgião; portanto, tais manobras devem ser aplicadas com cuidado e cautela.

6. Ventilação bipulmonar deve ser instituída para hipoxemia grave. Se possível, um clampe da artéria pulmonar também pode ser colocado durante a pneumonectomia para eliminar o *shunt*.

7. Em pacientes com DPOC, deve-se sempre suspeitar de pneumotórax no lado dependente e ventilado como causa de hipoxemia grave. Essa complicação requer detecção e tratamento imediatos, abortando o procedimento cirúrgico, reexpandindo o pulmão operatório e inserindo imediatamente um dreno torácico no tórax contralateral.

Alternativas à ventilação monopulmonar

A ventilação pode ser interrompida por curtos períodos se 100% de oxigênio for insuflado a uma taxa maior do que o consumo de oxigênio (**oxigenação apneica**) **em um tubo traqueal desobstruído**. Muitas vezes, a oxigenação adequada pode ser mantida por períodos prolongados, mas a acidose respiratória progressiva limita o uso dessa técnica a 10 a 20 minutos na maioria dos pacientes.

A PCO$_2$ arterial sobe 6 mmHg no primeiro minuto, seguida por um aumento de 3 a 4 mmHg durante cada minuto subsequente.

Ventilação com pressão positiva de alta frequência e ventilação com jato de alta frequência têm sido usadas durante procedimentos torácicos como alternativas à ventilação monopulmonar. Um tubo traqueal padrão pode ser usado com qualquer uma das técnicas. Pequenos volumes correntes (< 2 mL/kg) permitem diminuição da excursão pulmonar, o que pode facilitar a cirurgia, mas ainda permitir a ventilação de ambos os pulmões. Infelizmente, o "salto" mediastinal – um movimento de vaivém – muitas vezes interfere na cirurgia.

3. Manejo pós-operatório

Cuidados gerais

A maioria dos pacientes é extubada logo após a cirurgia para diminuir o risco de barotrauma pulmonar (particularmente "*blowout*" [ruptura] da linha de sutura brônquica). Todos os pacientes (e especialmente aqueles com reserva pulmonar marginal) devem permanecer intubados até que os critérios de extubação padrão sejam atendidos. Quando for necessária ventilação mecânica pós-operatória, os tubos de duplo lúmen devem ser substituídos por um tubo regular de lúmen único no final da cirurgia. Utilizamos rotineiramente um cateter-guia ("trocador de tubos") para essa finalidade e sempre utilizamos esta técnica quando a laringoscopia original tiver sido difícil.

Os pacientes são observados na unidade de cuidados pós-anestésicos e, na maioria dos casos, pelo menos durante a noite, em uma unidade monitorada ou de terapia intensiva. A atelectasia e a respiração superficial ("talas") da dor incisional geralmente levam à hipoxemia e à acidose respiratória. A transudação de fluido dependente da gravidade para o pulmão dependente intraoperatório também pode contribuir. Também pode ocorrer edema de reexpansão do pulmão não dependente colapsado.

4 A hemorragia pós-operatória complica cerca de 3% das toracotomias e pode estar associada a até 20% de mortalidade. Os sinais de hemorragia incluem aumento da drenagem pelo dreno torácico (> 200 mL/h), hipotensão, taquicardia e queda do hematócrito. Taquiarritmias supraventriculares pós-operatórias são comuns e geralmente requerem tratamento imediato. Os cuidados pós-operatórios de rotina devem incluir posicionamento semiereto (> 30°), oxigênio suplementar suficiente para manter a saturação satisfatória, espirometria de incentivo, monitorização eletrocardiográfica e hemodinâmica, radiografia de tórax pós-operatória (para confirmar a posição adequada de todos os drenos de toracostomia e acessos centrais e para confirmar a expansão de ambos os campos pulmonares) e analgesia adequada.

Analgesia pós-operatória

A importância do manejo adequado da dor no paciente cirúrgico torácico não pode ser subestimada. O controle inadequado da dor nesses pacientes de alto risco resultará em esforço respiratório insuficiente e incapacidade de tossir e limpar secreções, com o resultado final de fechamento das vias aéreas, atelectasia, *shunt* e hipoxemia. Independentemente da modalidade utilizada, deve haver um plano abrangente para o manejo da dor.

É difícil alcançar um equilíbrio entre conforto e depressão respiratória em pacientes com função pulmonar marginal apenas com opioides parenterais. Os pacientes submetidos à toracotomia claramente se beneficiam do uso de outras técnicas (descritas posteriormente) que podem reduzir a necessidade de opioides parenterais. Se os opioides parenterais forem usados sozinhos, eles são mais bem administrados por meio de um dispositivo de analgesia controlado pelo paciente.

Na ausência de um cateter epidural, os bloqueios dos nervos intercostal, paravertebral ou eretor da espinha com anestésicos locais de ação prolongada podem facilitar a extubação e contribuir para a analgesia pós-operatória, mas têm uma duração de ação limitada, portanto, meios adicionais de controle da dor devem ser empregados. Alternativas às técnicas regionais incluem a infusão de anestésico local por um cateter colocado na ferida cirúrgica durante o fechamento ou injeção de bupivacaína lipossomal na ferida, qualquer uma das quais reduzirá acentuadamente a necessidade de opioides parenterais e melhorará a qualidade geral da analgesia em relação aos opioides parenterais sozinhos. A duração real da ação da bupivacaína lipossomal em relação à bupivacaína aquosa é controversa.

A analgesia epidural proporciona excelente alívio contínuo da dor e evita os efeitos colaterais associados aos opioides sistêmicos. Por outro lado, as técnicas de epidural requerem atenção ininterrupta da equipe de dor aguda durante a infusão e sujeitam o paciente a uma longa lista de efeitos colaterais e complicações relacionados à epidural. A maioria dos médicos usa uma combinação de opioide (fentanila, morfina, hidromorfona) e anestésico local (bupivacaína ou ropivacaína), com o cateter epidural colocado no nível torácico. Gabapentina e baixas doses de cetamina e infusões intravenosas de lidocaína têm sido empregadas como parte de regimes de analgesia multimodal após toracotomia. Paracetamol oral ou intravenoso, agentes anti-inflamatórios não esteroides, ou ambos, também são usados rotineiramente em combinação com outras modalidades de analgesia pós-operatória para reduzir ou eliminar o uso de opioides.

Complicações pós-operatórias

As complicações pós-operatórias após a toracotomia são relativamente comuns, mas, felizmente, a maioria é menor e resolve-se sem intercorrências. Coágulos sanguíneos e secreções espessas podem obstruir as vias aéreas e resultar em atelectasia; aspiração pode ser necessária. A broncoscopia terapêutica deve ser considerada para atelectasia persistente, particularmente quando associada a secreções espessas. Vazamentos de ar do hemitórax operatório são comuns após ressecções segmentares e lobares. A maioria dos vazamentos de ar cessa após alguns dias.

5 A fístula broncopleural se apresenta como um grande vazamento súbito de ar do dreno torácico que pode estar associado a um pneumotórax crescente e a colapso pulmonar parcial. Quando ocorre nas primeiras 24 a 72 horas, geralmente é resultado de fechamento cirúrgico inadequado do coto brônquico. A apresentação tardia geralmente ocorre devido à necrose da linha de sutura associada a fluxo sanguíneo inadequado ou infecção.

Algumas complicações são raras, mas merecem consideração especial porque podem ser fatais e requerem toracotomia exploratória imediata. O sangramento pós-operatório é revisado anteriormente no texto. A torção de um lobo ou segmento pode ocorrer quando o pulmão remanescente no lado operado se expande para ocupar o hemitórax. A torção geralmente oclui a veia pulmonar naquela parte do pulmão, causando obstrução do fluxo venoso. Hemoptise e infarto podem ocorrer rapidamente. O diagnóstico é sugerido por uma densidade homogênea crescente na radiografia de tórax e um orifício lobar fechado na broncoscopia. A herniação aguda do cora-

6 ção no hemitórax operatório pode ocorrer por meio do defeito pericárdico que pode permanecer após uma pneumonectomia. Acredita-se que um grande diferencial de pressão entre os dois hemitórax desencadeie esse evento catastrófico. A herniação cardíaca no hemitórax direito resulta em hipotensão grave súbita com PVC elevada devido à torção das veias centrais. A herniação cardíaca no hemitórax esquerdo após pneumonectomia esquerda resulta em compressão súbita do miocárdio, provocando hipotensão, isquemia e infarto. Uma radiografia de tórax mostra um deslocamento da sombra cardíaca para o hemitórax operatório.

Dissecções extensas do mediastino podem lesar os nervos frênico, vago e laríngeo recorrente esquerdo. A paralisia pós-operatória do nervo frênico se apresenta como elevação do hemidiafragma ipsilateral juntamente com dificuldade de remover o paciente do ventilador. Grandes ressecções da parede torácica podem incluir parte do diafragma, causando um problema semelhante, além de um tórax instável. Se um cateter epidural tiver sido colocado, qualquer perda da função motora ou dor lombar inexplicável deve acionar imediatamente um exame de imagem para descartar hematoma epidural.

CONSIDERAÇÕES ESPECIAIS PARA PACIENTES SUBMETIDOS À RESSECÇÃO PULMONAR

Hemorragia pulmonar maciça

A hemoptise maciça é geralmente definida como mais de 500 a 600 mL de perda de sangue da árvore traqueobrônquica em 24 horas. A etiologia geralmente é tuberculose, bronquiectasia, neoplasia, complicação de biópsias transbrônquicas ou transtorácicas ou (mais comumente no passado) ruptura da artéria pulmonar devido à superinflação de um balonete de cateter de artéria pulmonar. O tratamento cirúrgico de emergência com ressecção pulmonar é reservado para hemoptise maciça potencialmente letal. Na maioria dos casos, a cirurgia é realizada em caráter de urgência, e não em caráter de emergência, sempre que possível; mesmo assim, a mortalidade operatória pode exceder 20% (em comparação com > 50% para tratamento clínico). A embolização das artérias brônquicas envolvidas pode ser tentada. A causa mais comum de morte é a asfixia secundária a sangue ou coágulo nas vias aéreas. Os pacientes podem ser levados à sala de cirurgia para broncoscopia rígida quando a localização não é possível com a broncoscopia flexível de fibra óptica. Um bloqueador brônquico ou cateter de Fogarty (ver discussão anterior) pode ser colocado para tamponar o sangramento, ou pode-se tentar a coagulação a *laser*.

Múltiplos cateteres intravenosos de grande calibre devem ser colocados. Medicamentos sedativos não devem ser administrados a pacientes acordados, não intubados e em ventilação espontânea porque eles geralmente já estão hipóxicos; oxigênio a 100% deve ser administrado continuamente. Se o paciente já estiver entubado e tiver bloqueadores brônquicos, a sedação é útil para prevenir a tosse. O bloqueador brônquico deve ser deixado em posição até a ressecção do pulmão. Quando o paciente não está intubado, uma indução em sequência rápida é usada. Os pacientes geralmente engolem uma grande quantidade de sangue e devem ser considerados com o estômago cheio. Um tubo brônquico de duplo lúmen é ideal para proteger o pulmão normal do sangue e para aspirar cada pulmão separadamente. Se for encontrada alguma dificuldade na colocação do tubo de duplo lúmen, ou se seus lúmens relativamente pequenos ocluírem facilmente, um tubo grande (de 8 mm de diâmetro interno ou maior) de lúmen único pode ser usado com um bloqueador brônquico para fornecer isolamento pulmonar.

Cisto e bolha pulmonar

Cistos ou bolhas pulmonares podem ser congênitos ou adquiridos como resultado de enfisema. Grandes bolhas podem prejudicar a ventilação comprimindo o pulmão circundante. Essas cavidades de ar geralmente se comportam como se tivessem uma válvula unidirecional, predispondo-as a aumentar progressivamente. A ressecção pulmonar pode ser realizada para dispneia progressiva ou pneumotórax recorrente. O maior risco da anestesia é a ruptura da cavidade aérea durante a ventilação com pressão positiva, resultando em pneumotórax hipertensivo; o último pode ocorrer em qualquer lado antes da toracotomia ou no lado não cirúrgico durante a ressecção pulmonar. A indução da anestesia com manutenção da ventilação espontânea é desejável até que o lado com o cisto ou bolha seja isolado com um tubo de duplo lúmen ou seja colocado um dreno torácico; a maioria dos pacientes tem um grande aumento no espaço morto, então a ventilação assistida é necessária para evitar hipercarbia excessiva. O óxido nitroso é contraindicado em pacientes com cistos ou bolhas porque pode expandir o espaço aéreo e causar ruptura. O último pode ser sinalizado por hipotensão súbita, broncoespasmo ou um aumento abrupto na pressão inspiratória de pico e requer a colocação imediata de um dreno torácico.

Abscesso pulmonar

Abscessos pulmonares resultam de infecções pulmonares primárias, neoplasias pulmonares obstrutivas (ver discussão anterior) ou, raramente, disseminação hematogênica de infecções sistêmicas. Os dois pulmões devem ser isolados para evitar a contaminação do pulmão saudável. Uma indução intravenosa em sequência rápida com intubação traqueal com tubo de duplo lúmen é geralmente recomendada, com o pulmão afetado em posição dependente. Assim que o tubo de duplo lúmen é colocado, os balonetes brônquicos e traqueais devem ser insuflados. O balonete brônquico deve fazer uma vedação firme antes que o paciente seja colocado em decúbito lateral, com o pulmão doente em uma posição não dependente. O pulmão doente deve ser frequentemente aspirado durante o procedimento para diminuir a probabilidade de contaminação do pulmão saudável.

Fístula broncopleural

Fístulas broncopleurais ocorrem após ressecção pulmonar (geralmente pneumonectomia), ruptura de um abscesso pulmonar em uma cavidade pleural, barotrauma pulmonar ou ruptura espontânea de bolhas. A maioria dos pacientes é tratada (e curada) de forma conservadora; os pacientes vêm para a cirurgia quando a drenagem por dreno de tórax falhou. **O manejo anestésico pode ser complicado pela incapacidade de ventilar efetivamente o paciente com pressão positiva devido a um grande vazamento de ar, pelo potencial para um pneumotórax hipertensivo e pelo risco de contaminar o outro pulmão se um empiema estiver presente**. O empiema geralmente é drenado antes do fechamento da fístula.

Um tubo de duplo lúmen corretamente colocado simplifica muito o manejo anestésico, isolando a fístula e permitindo a ventilação monopulmonar do pulmão normal. O paciente deve ser extubado o mais rápido possível após o reparo.

Anestesia para ressecção traqueal

Considerações pré-operatórias

A ressecção traqueal é mais comumente realizada para estenose traqueal e tumores e, menos comumente, anormalidades congênitas. A estenose traqueal pode resultar de trauma penetrante ou contuso, bem como intubação traqueal e traqueostomia. Os carcinomas de células escamosas e adenoides císticos representam a maioria dos tumores. O comprometimento progressivo do lúmen traqueal produz dispneia. Sibilos ou estridor podem ser evidentes apenas com esforço. A dispneia pode piorar quando o paciente está deitado, com obstrução progressiva das vias aéreas. A hemoptise também pode complicar os tumores traqueais. As imagens de TC ou RM são valiosas na localização da lesão. **A medição das alças fluxo-volume confirma a localização da obstrução e ajuda o médico a avaliar a gravidade da lesão (Figura 25-12)**.

Considerações anestésicas

Pouca pré-medicação é dada, pois a maioria dos pacientes que se apresentam para ressecção traqueal tem obstrução das vias aéreas moderada a grave. O uso de anticolinérgico para secar secreções é controverso devido ao risco teórico de espessamento. A monitorização deve incluir medições diretas da pressão arterial.

Uma indução anestésica inalatória (com oxigênio a 100%) é realizada em pacientes com obstrução grave. O sevoflurano é preferido porque é o anestésico potente menos irritante para as vias aéreas. A ventilação espontânea é mantida durante a indução. BNMs são geralmente evitados devido ao potencial de obstrução completa das vias aéreas após o bloqueio neuromuscular. A laringoscopia é realizada apenas quando o paciente é considerado sob anestesia profunda. A lidocaína intravenosa (1-2 mg/kg) pode aprofundar a anestesia sem deprimir a respiração. O cirurgião pode, então, realizar broncoscopia rígida para avaliar e possivelmente dilatar a lesão. Após a broncoscopia, o paciente é intubado com um tubo traqueal pequeno o suficiente para ser passado distalmente à obstrução sempre que possível. A anestesia intravenosa total (TIVA, do inglês *total intravenous anesthesia*) facilita a manutenção da anestesia, garantindo a administração do anestésico durante os períodos em que a ventilação pode ser prejudicada no decorrer da cirurgia. Além disso, a TIVA evita o vazamento de gases anestésicos para o campo cirúrgico.

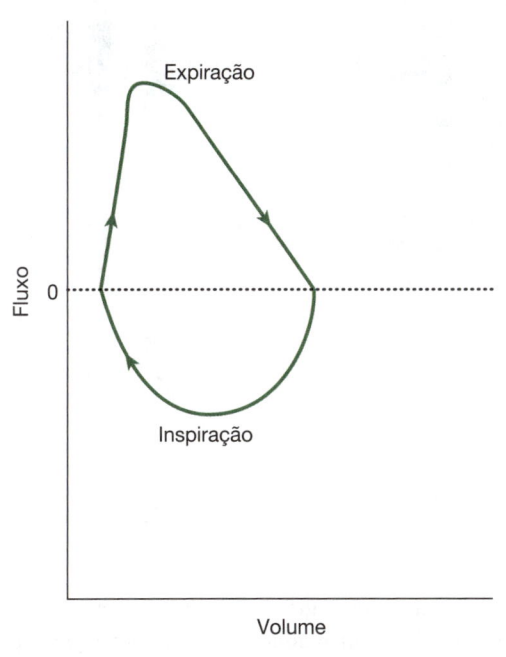

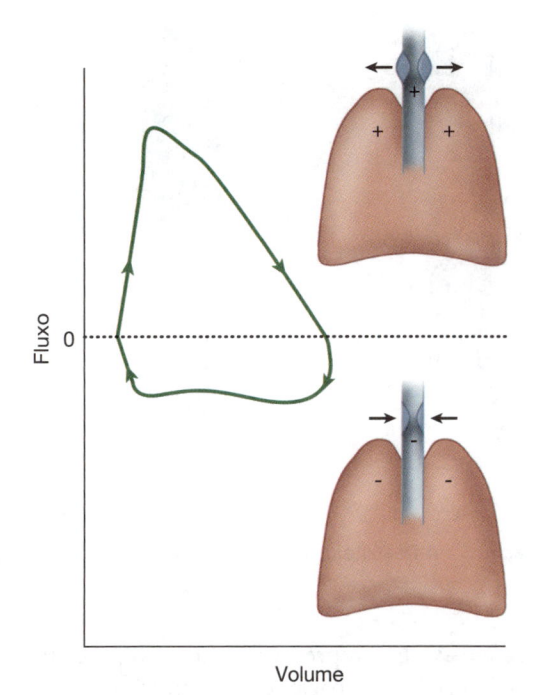

A: NORMAL

B: OBSTRUÇÃO EXTRATORÁCICA VARIÁVEL

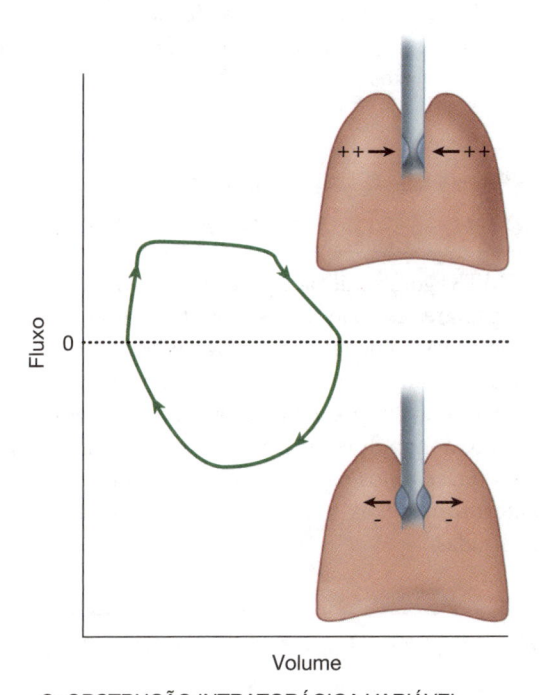

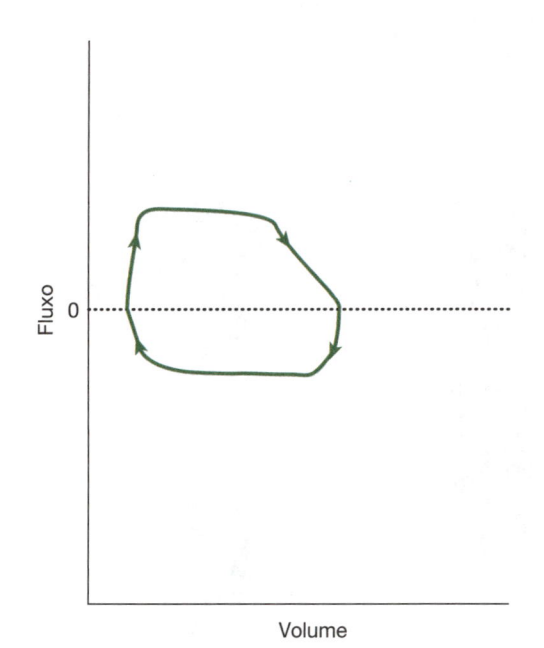

C: OBSTRUÇÃO INTRATORÁCICA VARIÁVEL

D: OBSTRUÇÃO GRANDE FIXA DAS VIAS AÉREAS

FIGURA 25-12 **A-D:** Alças fluxo-volume.

Uma incisão em colar é utilizada para lesões traqueais altas. O cirurgião divide a traqueia no pescoço e avança um tubo aramado estéril na traqueia distal, passando um circuito respiratório de conexão estéril ao anestesiologista para ventilação durante a ressecção. Após a ressecção e conclusão da parte posterior da reanastomose, o tubo aramado é removido e o tubo endotraqueal original é avançado distalmente, passando pela anastomose (**Figura 25-13**). Como alternativa, a ventilação a jato de alta frequência pode ser empregada durante a anastomose, passando a cânula de jato pela obstrução e na traqueia distal (**Figura 25-14**). O retorno da ventilação

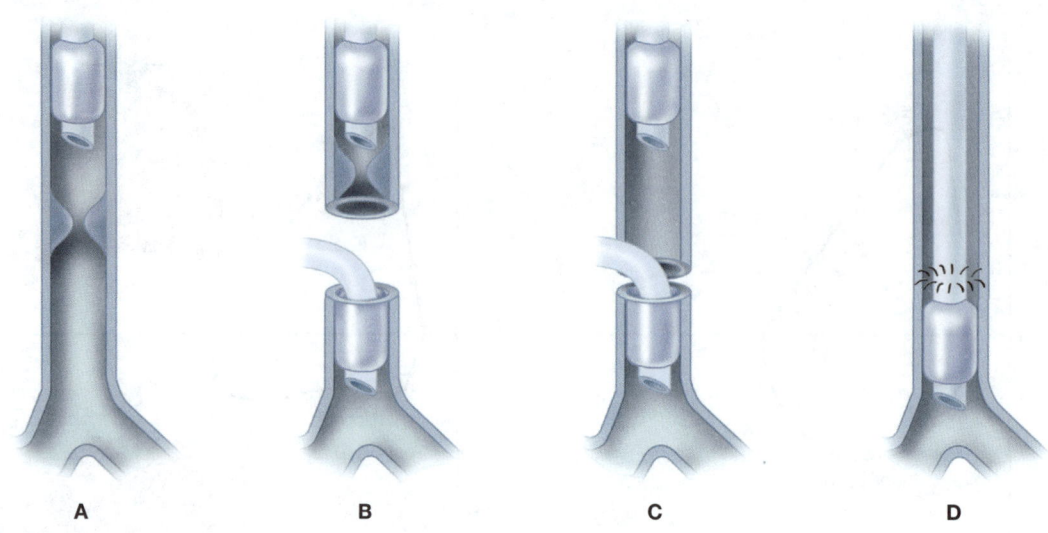

FIGURA 25-13 **A-D:** Manejo de vias aéreas de uma lesão traqueal alta.

espontânea e a extubação precoce ao final do procedimento são desejáveis. Os pacientes devem ser posicionados com o pescoço flexionado imediatamente após a cirurgia para minimizar a tensão na linha de sutura (**Figura 25-15**).

O manejo cirúrgico de lesões traqueais baixas requer uma esternotomia mediana ou uma toracotomia posterior direita. O manejo anestésico pode incluir técnicas mais complicadas, como ventilação de alta frequência ou até mesmo circulação extracorpórea (CEC) em casos congênitos complexos.

Anestesia para cirurgia toracoscópica videoassistida

A VATS agora é utilizada para grande parte das ressecções pulmonares. A maioria dos procedimentos é realizada por meio de várias pequenas incisões na parede torácica, com o paciente em decúbito lateral. O manejo anestésico é semelhante ao dos procedimentos abertos, exceto que a ventilação monopulmonar é necessária (em vez de desejável) para quase todos os procedimentos. Como mencionado anteriormente, as VATS "sem tubo" são cada vez mais realizadas.

Anestesia para procedimentos torácicos diagnósticos

Broncoscopia

A broncoscopia rígida para remoção de corpos estranhos ou dilatação traqueal geralmente é realizada sob anestesia geral. Esses procedimentos são complicados pela necessidade de compartilhar a via aérea com o cirurgião ou pneumologista; felizmente, costumam ser breves. Após uma indução intravenosa padrão, a anestesia é, em geral, mantida com anestesia intravenosa total e um BNM de ação curta

FIGURA 25-14 Ressecção traqueal com ventilação a jato de alta frequência. **A:** O cateter é avançado além da obstrução e o balonete é esvaziado quando a ventilação a jato é iniciada. **B:** O cateter é avançado distalmente pelo cirurgião. A ventilação a jato pode ser continuada sem interrupção durante a ressecção e a reanastomose.

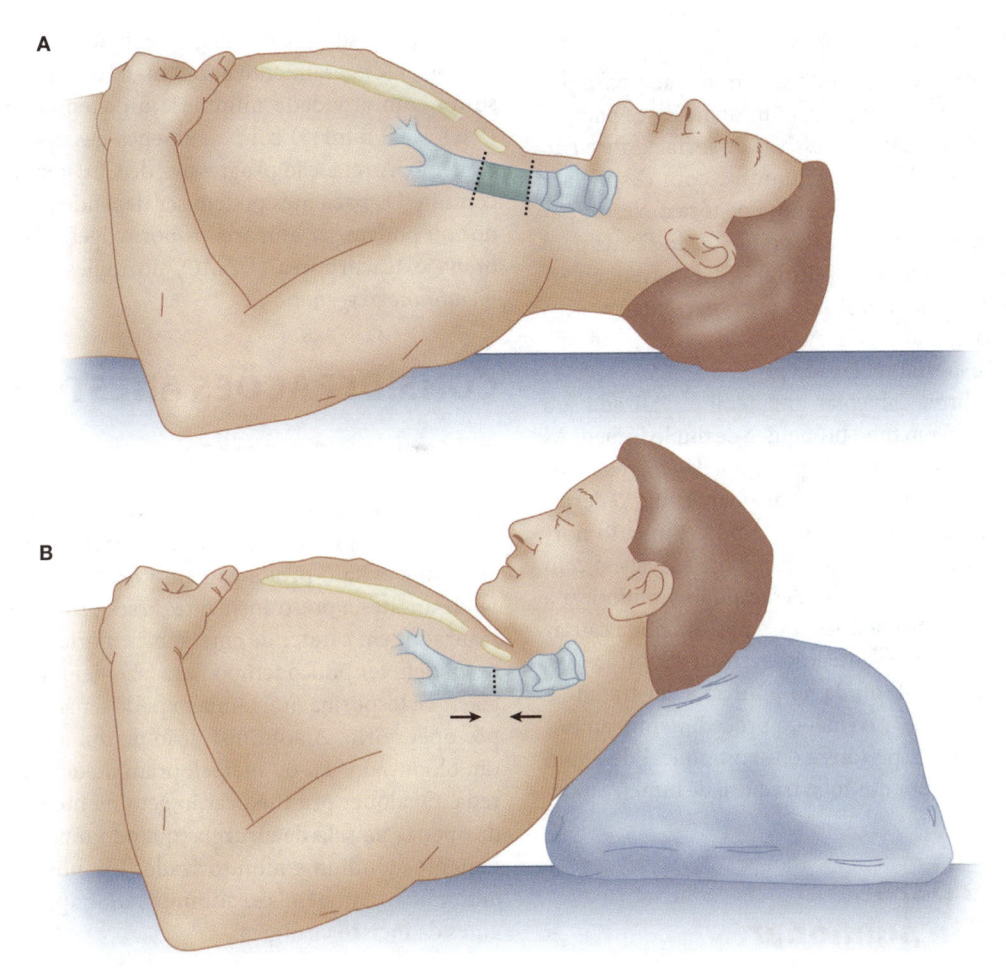

FIGURA 25-15 Posição do paciente antes (**A**) e após (**B**) ressecção traqueal e reanastomose com o pescoço do paciente flexionado nas primeiras 24 a 48 horas.

ou intermediária. Uma destas três técnicas pode então ser usada durante a broncoscopia rígida: (1) oxigenação apneica usando um pequeno cateter posicionado ao lado do broncoscópio para insuflar oxigênio (ver anteriormente); (2) ventilação convencional por meio do braço lateral de um broncoscópio ventilatório (quando a janela proximal desse instrumento é aberta para aspiração ou biópsias, a ventilação deve ser interrompida); ou (3) ventilação a jato por um broncoscópio do tipo injetor.

Broncoscopias de fibra óptica para colocação de *stents* endobrônquicos, biópsias guiadas por ultrassom endobrônquico ou tratamento a *laser* de lesões das vias aéreas são realizadas com anestesia geral e um tubo endotraqueal ou ML. Pode ser usada uma técnica inalatória ou TIVA.

Mediastinoscopia

A mediastinoscopia, muito mais comumente empregada no passado do que no presente, fornece acesso aos linfonodos mediastinais e é usada para estabelecer o diagnóstico ou a ressecabilidade de malignidades intratorácicas (ver anteriormente). A imagem pré-operatória de TC ou RM é útil para avaliar a distorção ou compressão traqueal.

A mediastinoscopia é realizada sob anestesia traqueal geral com paralisia neuromuscular. O acesso venoso com cateter intravenoso de grande calibre (calibre 14 a 16 G) é obrigatório devido ao risco de sangramento e à dificuldade de controle do sangramento quando ocorre. Como a artéria inominada pode ser comprimida durante o procedimento, a pressão arterial deve ser medida no braço esquerdo.

As complicações associadas à mediastinoscopia incluem (1) bradicardia reflexa vagalmente mediada por compressão da traqueia ou dos grandes vasos; (2) hemorragia excessiva; (3) isquemia cerebral por compressão da artéria inominada (detectada com um acesso arterial radial direito ou oxímetro de pulso na mão direita); (4) pneumotórax (geralmente se apresenta no pós-operatório); (5) embolia gasosa (devido à elevação da cabeça em 30°, o risco é maior durante a ventilação espontânea); (6) lesão do nervo laríngeo recorrente; e (7) lesão do nervo frênico.

Lavagem broncoalveolar

A lavagem broncoalveolar pode ser empregada para pacientes com proteinose alveolar pulmonar. Esses pacientes produzem quantidades excessivas de surfactante e não conseguem eliminá-lo. Apresentam-se com dispneia e consolidação bilateral na radiografia de tórax. Nesses pacientes, a lavagem broncoalveolar pode ser indicada para hipoxemia grave ou piora da dispneia. Com frequência, um pulmão é lavado, permitindo que o paciente se recupere por alguns dias antes da lavagem do outro; o pulmão "mais doente" é, portanto, lavado primeiro.

A lavagem broncoalveolar unilateral é realizada sob anestesia geral com um tubo brônquico de duplo lúmen. As braçadeiras no tubo devem estar posicionadas corretamente e devem ser vedadas à prova d'água para evitar o derramamento de fluido no outro lado. O procedimento normalmente é feito na posição supina; embora a lavagem com o pulmão em uma posição dependente ajude a minimizar a contaminação do outro pulmão, essa posição pode causar grave incompatibilidade ventilação/perfusão. Solução salina normal morna é infundida no pulmão a ser tratado e drenada por gravidade. Ao final do procedimento, ambos os pulmões são bem aspirados e o tubo traqueal de duplo lúmen é substituído por um tubo traqueal de lúmen único.

Anestesia para transplante pulmonar

CONSIDERAÇÕES PRÉ-OPERATÓRIAS

O transplante pulmonar é indicado para doença parenquimatosa pulmonar em estágio terminal ou hipertensão pulmonar. Os candidatos são funcionalmente incapacitados pela dispneia e têm mau prognóstico. Os critérios variam de acordo com o processo primário da doença. As etiologias comuns estão listadas na Tabela 25-3. O transplante de pulmão (como acontece com todos os transplantes de órgãos sólidos) é limitado pela disponibilidade de órgãos adequados, não pela disponibilidade de receptores. Os pacientes geralmente apresentam dispneia em repouso ou com atividade mínima e hipoxemia em repouso (PaO_2 < 50 mmHg) com o aumento das necessidades de oxigênio. A retenção progressiva de CO_2 também é muito comum. Os pacientes podem ser dependentes de ventilador ou podem ser amparados por oxigenação por membrana extracorpórea (ECMO, do inglês *extracorporeal membrane oxygenation*).

CONSIDERAÇÕES ANESTÉSICAS

1. Manejo pré-operatório

Coordenação eficaz entre a equipe de captação de órgãos e a equipe de transplante minimiza o tempo de isquemia do enxerto e evita o prolongamento desnecessário do tempo de anestesia pré-transplante. Esses procedimentos são realizados em caráter de emergência; portanto, os pacientes podem ter pouco tempo para fazer jejum para a cirurgia. A ciclosporina oral também pode ser administrada no pré-operatório. A administração de um antiácido claro, um bloqueador H_2 ou metoclopramida deve ser considerada. Qualquer pré-medicação geralmente é administrada apenas na sala de cirurgia, quando o paciente é diretamente atendido e monitorizado. Imunossupressores e antibióticos também são administrados após a indução e antes da incisão cirúrgica.

2. Manejo intraoperatório

Monitorização

Assepsia rigorosa deve ser observada para procedimentos de monitorização invasivos. O acesso venoso central pode ser realizado somente após a indução da anestesia, porque os pacientes podem não conseguir ficar deitados enquanto estão acordados. Pacientes com forame oval patente correm o risco de embolia paradoxal devido às pressões atriais direitas potencialmente altas. A ecocardiografia transesofágica é usada para avaliar a função ventricular direita, a integridade do septo intra-atrial e o fluxo da veia pulmonar após a anastomose.

Indução e manutenção da anestesia

A indução com cetamina, etomidato, um opioide ou uma combinação desses agentes é empregada, evitando quedas abruptas da pressão arterial. Um BNM é usado para facilitar a laringoscopia. Hipercapnia permissiva e estratégias de ventilação pulmonar protetora são utilizadas. A concentração de oxigênio inspirado é ajustada para manter a SaO_2 acima de 92%. Os volumes correntes são mantidos abaixo de 6 mL/kg usando ventilação controlada por

TABELA 25-3 Indicações para transplante pulmonar isolado

Fibrose cística
Bronquiectasias
Obstrutivas
Doença pulmonar obstrutiva crônica
Deficiência de $α_1$-antitripsina
Linfangiomatose pulmonar
Restritivas
Fibrose pulmonar idiopática
Hipertensão pulmonar primária

pressão. Agentes inalatórios são administrados conforme tolerados para obter anestesia e para fornecer um possível efeito protetor pulmonar.

Hipercapnia e acidose podem levar à vasoconstrição pulmonar e à insuficiência cardíaca direita aguda, e, portanto, talvez seja necessário suporte hemodinâmico com inotrópicos para esses pacientes.

Transplante de pulmão único

A opção de empregar circulação extracorpórea (CEC) (ver Capítulo 22) ou ECMO durante o transplante de um pulmão baseia-se na resposta do paciente ao colapso do pulmão a ser substituído e no clampeamento de sua artéria pulmonar, bem como nas práticas institucionais. Hipoxemia arterial persistente (SpO_2 < 88%) ou insuficiência cardíaca direita podem exigir a instituição de CEC. Fármacos como a milrinona podem ser usados para suporte inotrópico, e óxido nítrico inalatório pode ser administrado para dilatar a vasculatura pulmonar. Após a remoção do pulmão receptor, a artéria pulmonar, o apêndice atrial esquerdo (com as veias pulmonares) e o brônquio do pulmão doador são anastomosados. A broncoscopia flexível é usada para examinar a linha de sutura brônquica após sua conclusão. A ECMO é cada vez mais preferida para fornecer suporte quando necessário em comparação com a circulação extracorpórea.

Transplante coração-pulmão

O transplante coração-pulmão é realizado por meio de esternotomia mediana com CEC.

Gerenciamento pós-transplante

Após a anastomose do órgão ou dos órgãos doadores, a ventilação para ambos os pulmões é retomada. Após o transplante, as pressões inspiratórias de pico devem ser mantidas na pressão mínima compatível com uma boa expansão pulmonar, e a concentração inspirada de oxigênio deve mantida o mais próximo possível do ar ambiente conforme permitido por uma PaO_2 maior que 60 mmHg. Se o transplante foi realizado em CEC, o paciente é separado da CEC. Vasodilatadores pulmonares, óxido nítrico inalatório e inotrópicos (ver discussão anterior) podem ser necessários. A ecocardiografia transesofágica é útil na identificação de disfunção ventricular direita ou esquerda, bem como na avaliação do fluxo sanguíneo nos vasos pulmonares após o transplante.

O transplante interrompe a inervação neural, a drenagem linfática e a circulação brônquica do pulmão transplantado. O padrão respiratório não é afetado, mas o reflexo da tosse é abolido abaixo da carina. A hiper-reatividade brônquica é observada em alguns pacientes. A vasoconstrição pulmonar hipóxica permanece normal. A perda da drenagem linfática aumenta a água pulmonar extravascular e predispõe o pulmão transplantado ao edema pulmonar. Por consequência, a sobrecarga de fluidos deve ser evitada. A perda da circulação brônquica predispõe à ruptura isquêmica da linha de sutura brônquica.

3. Manejo pós-operatório

Os pacientes são extubados após a cirurgia assim que possível. Um cateter epidural torácico pode ser empregado para analgesia pós-operatória quando os testes de coagulação são normais. O curso pós-operatório pode ser complicado por rejeição aguda, infecções e disfunção renal e hepática. A deterioração da função pulmonar pode resultar de rejeição ou lesão de reperfusão. Ocasionalmente, ECMO temporária pode ser necessária. Broncoscopia frequente com biópsias transbrônquicas e lavagem são necessárias para diferenciar entre rejeição e infecção. Bactérias Gram-negativas nosocomiais, citomegalovírus, *Candida*, *Aspergillus* e *Pneumocystis jiroveci* são patógenos comuns. Outras complicações cirúrgicas pós-operatórias incluem danos aos nervos frênico, vago e laríngeo recorrente esquerdo.

Anestesia para cirurgia esofágica

CONSIDERAÇÕES PRÉ-OPERATÓRIAS

As indicações comuns para cirurgia esofágica incluem tumores, refluxo gastresofágico e distúrbios de motilidade (acalasia). Os procedimentos cirúrgicos incluem endoscopia simples, dilatação esofágica, esofagomiotomia cervical, esofagomiotomia distal aberta ou toracoscópica, inserção ou remoção de *stents* esofágicos e esofagectomia aberta ou minimamente invasiva. Os carcinomas de células escamosas são responsáveis pela maioria dos tumores esofágicos; os adenocarcinomas são menos comuns, enquanto os tumores benignos (leiomiomas) são raros. A maioria dos tumores ocorre no esôfago distal. O tratamento operatório pode ser paliativo ou curativo. A cirurgia esofágica pode ser transiatal (com incisões no pescoço e abdome), transtorácica ou minimamente invasiva com uma combinação de toracoscopia e laparoscopia. Após a ressecção esofágica, o estômago é puxado para dentro do tórax ou o esôfago é funcionalmente substituído por parte do colo do intestino (interposição colônica).

O refluxo gastresofágico é tratado cirurgicamente quando a esofagite é refratária ao tratamento clínico ou resulta em complicações como estenose, aspiração pulmonar recorrente ou esôfago de Barrett (epitélio colunar). Uma variedade de cirurgias antirreflexo podem ser realizadas (Nissen, Belsey, Hill ou Collis-Nissen) por meio de abordagens torácicas ou abdominais, muitas vezes por laparoscopia.

Acalasia e esclerose sistêmica (esclerodermia) são responsáveis pela maioria dos procedimentos cirúrgicos realizados para distúrbios de motilidade. O primeiro geralmente ocorre como um achado isolado, enquanto o último faz parte de um distúrbio colágeno-vascular generalizado. A disfunção do músculo cricofaríngeo pode estar associada a uma variedade de distúrbios neurogênicos ou miogênicos e geralmente resulta em divertículo de Zenker.

CONSIDERAÇÕES ANESTÉSICAS

Independentemente do procedimento, uma preocupação anestésica comum em pacientes com doença esofágica é o risco de aspiração pulmonar. Isso pode resultar de obstrução, motilidade alterada ou função anormal do esfincter. Na verdade, a maioria dos pacientes geralmente relata disfagia, azia, regurgitação, tosse ou sibilância quando deitados. A dispneia ao esforço também pode ser proeminente quando a aspiração crônica resulta em fibrose pulmonar. Pacientes com doenças malignas podem apresentar anemia e perda de peso. Os pacientes com câncer de esôfago geralmente têm história de tabagismo e consumo de álcool; portanto, os pacientes devem ser avaliados quanto à coexistência de DPOC, DAC e disfunção hepática. Pacientes com esclerose sistêmica (esclerodermia) devem ser avaliados quanto ao envolvimento de outros órgãos, principalmente rins, coração e pulmões; o fenômeno de Raynaud também é comum.

Em pacientes com refluxo, deve-se considerar a administração de um ou mais dos seguintes medicamentos no pré-operatório: metoclopramida, um bloqueador do receptor H_2, citrato de sódio ou um inibidor da bomba de prótons. Nesses pacientes, uma indução em sequência rápida deve ser usada. Um tubo de duplo lúmen é usado para procedimentos envolvendo toracoscopia ou toracotomia. O anestesiologista pode ser solicitado a passar um cateter de grande diâmetro no esôfago como parte do procedimento cirúrgico; deve-se ter muito cuidado para evitar lesões faríngeas ou esofágicas.

As esofagectomias trans-hiatal (romba) e torácica merecem consideração especial. A primeira requer uma incisão abdominal superior e uma incisão cervical esquerda, enquanto a última requer toracotomia posterolateral, uma incisão abdominal e, finalmente, uma incisão cervical esquerda. Partes do procedimento podem ser realizadas por laparoscopia ou VATS. Monitorização direta da pressão arterial é indicada. Durante a abordagem trans-hiatal para esofagectomia, afastadores subesternais e diafragmáticos podem interferir na função cardíaca. Além disso, como o esôfago é liberado às cegas do mediastino posterior por dissecção romba, a mão do cirurgião interfere transitoriamente no enchimento cardíaco e produz hipotensão profunda. A dissecção também pode induzir estimulação vagal acentuada.

A interposição colônica envolve formar um enxerto pediculado do cólon e passá-lo pelo mediastino posterior até o pescoço para ocupar o lugar do esôfago. Esse procedimento é demorado, e a manutenção de pressão arterial, débito cardíaco e concentração de hemoglobina adequados é necessária para garantir a viabilidade do enxerto. A isquemia do enxerto pode ser anunciada por uma acidose metabólica progressiva. Tanto a administração excessiva quanto a insuficiente de fluidos podem afetar negativamente o resultado. A terapia de fluidos guiada por metas usando medidas hemodinâmicas (p. ex., variação do volume sistólico) pode ser útil no manejo perioperatório de fluidos do paciente de esofagectomia.

Ventilação pulmonar protetora e analgesia perioperatória multimodal devem ser usadas no pós-operatório.

DISCUSSÃO DE CASO

Adenopatia mediastinal

Um menino de 9 anos de idade com linfadenopatia mediastinal observada em uma radiografia de tórax se apresenta para biópsia de um linfonodo cervical.

Qual é a consideração pré-operatória mais importante?

Existe alguma evidência de comprometimento das vias aéreas? A compressão traqueal pode produzir dispneia (obstrução proximal) ou tosse não produtiva (obstrução distal).

A compressão assintomática também é comum e pode ser evidente apenas como desvio traqueal em exames físicos ou radiográficos. Uma tomografia computadorizada do tórax fornece informações valiosas sobre a presença, a localização e a gravidade da compressão das vias aéreas. As alças fluxo-volume também detectam obstruções sutis das vias aéreas e fornecem informações importantes sobre a localização e a importância funcional da obstrução (ver discussão anterior).

A ausência de qualquer dispneia pré-operatória torna menos provável o comprometimento respiratório intraoperatório grave?

Não. Obstrução grave das vias aéreas pode ocorrer após a indução da anestesia nesses pacientes, mesmo na ausência de quaisquer sintomas pré-operatórios. Isso exige que a radiografia de tórax e a tomografia computadorizada sejam revisadas quanto à evidência de obstrução assintomática das vias aéreas. O ponto de obstrução é distal à ponta do tubo traqueal. Além disso, a perda da ventilação espontânea pode precipitar a obstrução completa das vias aéreas.

O que é a síndrome da veia cava superior?

A síndrome da veia cava superior é o resultado do alargamento progressivo de uma massa mediastinal e compressão de estruturas mediastinais, particularmente a veia cava. Os linfomas são os responsáveis mais comuns, mas neoplasias pulmonares ou mediastinais primárias também podem produzir a síndrome. A síndrome da veia cava superior está frequentemente associada à obstrução grave das vias aéreas e ao colapso cardiovascular na indução da anestesia geral. A compressão caval produz ingurgitamento venoso e edema de cabeça, pescoço e braços. A compressão mecânica direta, assim como o edema da mucosa, compromete gravemente o fluxo aéreo na traqueia. A maioria dos pacientes prefere uma postura ereta, pois o decúbito piora a obstrução das vias aéreas. O débito cardíaco pode estar gravemente deprimido devido ao retorno venoso impedido da parte superior do corpo, compressão mecânica direta do coração e (com malignidades) invasão do pericárdio. Um ecocardiograma é útil na avaliação da função cardíaca e na detecção de fluido pericárdico.

Qual é o anestésico de escolha para um paciente com síndrome da veia cava superior?

A ausência de sinais ou sintomas de compressão das vias aéreas ou síndrome da veia cava superior não exclui complicações potencialmente fatais após a indução da anestesia geral. Portanto, uma biópsia de um linfonodo periférico (geralmente cervical ou escaleno) sob anestesia local é a mais segura sempre que possível. Embora estabelecer um diagnóstico seja primordial, a presença de comprometimento significativo das vias aéreas ou síndrome da veia cava superior pode exigir tratamento empírico com corticosteroides antes do diagnóstico tecidual na cirurgia (câncer é a causa mais comum); radioterapia ou quimioterapia pré-operatória também podem ser consideradas. O paciente geralmente pode ser submetido à cirurgia sob anestesia geral com segurança assim que o comprometimento das vias aéreas e outras manifestações da síndrome da veia cava superior forem aliviados.

A anestesia geral pode ser indicada para estabelecer um diagnóstico em pacientes jovens ou não cooperativos que não apresentam evidências de comprometimento das vias aéreas ou síndrome da veia cava superior e, raramente, para pacientes que não respondem a esteroides, radiação ou quimioterapia.

Como a presença de obstrução das vias aéreas e síndrome da veia cava superior influencia o manejo da anestesia geral?

1. *Pré-medicação*: Se for administrado algum medicamento, deve ser apenas um anticolinérgico. O paciente deve ser transportado para a sala de cirurgia em posição semiereta com oxigênio suplementar.
2. *Monitorização*: Além dos monitores padrão, um acesso arterial é útil, mas em pacientes jovens ela deve ser puncionada após a indução. Pelo menos um cateter intravenoso de grande calibre deve ser colocado em uma extremidade inferior, pois a drenagem venosa da parte superior do corpo pode não ser confiável.
3. *Manejo das vias aéreas*: Dificuldades com ventilação e intubação devem ser antecipadas. Após a pré-oxigenação, a intubação do paciente acordado com um tubo traqueal aramado pode ser mais segura em um paciente cooperativo. O uso de um broncoscópio flexível é vantajoso na presença de distorção das vias aéreas e definirá o local e o grau de obstrução. Tosse ou esforço, no entanto, podem precipitar a obstrução completa das vias aéreas porque a pressão pleural positiva resultante aumenta a compressão traqueal intratorácica. Passar o tubo aramado além da área de compressão pode evitar esse problema. Os pacientes não cooperativos requerem uma indução anestésica inalatória com sevoflurano.
4. *Indução*: O objetivo deve ser uma indução suave mantendo a ventilação espontânea e a estabilidade hemodinâmica. A capacidade de ventilar o paciente com boas vias aéreas deve ser estabelecida antes do uso de um BNM. Com oxigênio a 100%, uma das três técnicas de indução pode ser utilizada: (1) cetamina intravenosa (por resultar em maior estabilidade hemodinâmica em pacientes com débito cardíaco reduzido); (2) indução anestésica inalatória com um agente volátil (geralmente sevoflurano); ou (3) pequenas doses incrementais de propofol ou etomidato.

    A ventilação com pressão positiva pode precipitar hipotensão grave, e uma carga de volume antes da indução pode compensar parcialmente o enchimento ventricular prejudicado secundário à obstrução caval.
5. *Manutenção da anestesia*: A técnica selecionada deve ser adaptada ao estado hemodinâmico do paciente. Após a intubação, o bloqueio neuromuscular evita tosse ou esforço.
6. *Extubação*: Ao final do procedimento, os pacientes devem ser deixados intubados até que a obstrução das vias aéreas seja resolvida, conforme determinado por broncoscopia flexível ou pela presença de vazamento de ar ao redor do tubo traqueal quando o balonete traqueal é desinsuflado.

LEITURAS SUGERIDAS

Alam N. *Lung resection in patients with marginal pulmonary function.* Thorac Surg Clin. 2014;24:361.

Boisen ML, Rolleri N, Gorgy A, Kolarczyk L, Rao VK, Gelzinis TA. *The year in thoracic anesthesia: selected highlights from 2018.* J Cardiothorac Vasc Anesth. 2019;33:2909.

Brunelli A, Kim A, Berger K, Addrizzo-Harris D. *Physiologic evaluation of the patient with lung cancer being considered for resection surgery.* Chest. 2013;143(suppl):e166S.

Carney A, Dickinson M. *Anesthesia for esophagectomy.* Anesthesiol Clin. 2015;33:143.

Clayton-Smith A, Alston R, Adams G, et al. *A comparison of the efficacy and adverse effects of double-lúmen endobronchial tubes and bronchial blockers in thoracic surgery: a systematic review and meta-analysis of randomized controlled trials.* J Cardiothorac Vasc Anesth. 2015;29:955.

Della Rocca G, Coccia C. *Acute lung injury in thoracic surgery.* Curr Opin Anesthesiol. 2013;26:40.

Della Rocca G, Vetrugno L, Coccia C, et al. *Preoperative evaluation of patients undergoing lung resection surgery: defining the role of the anesthesiologist on a multidisciplinary team.* J Cardiothorac Vasc Anesth. 2016;30:530.

Doan L, Augustus J, Androphy R, et al. *Mitigating the impact of acute and chronic post-thoracotomy pain.* J Cardiothorac Vasc Anesth. 2014;28:1048.

Falzon D, Alston RP, Coley E, Montgomery K. *Lung isolation for thoracic surgery: from inception to evidence-based.* J Cardiothorac Vasc Anesth. 2017;31:678.

Gemmill EH, Humes DJ, Catton JA. *Systematic review of enhanced recovery after gastro-oesophageal cancer surgery.* Ann R Coll Surg Engl. 2015;97:173.

Geube M, Anandamurthy B, Yared JP. *Perioperative management of the lung graft following lung transplantation.* Crit Care Clin. 2019;35:27.

Gimenez-Mila M, Klein A, Martinez G. *Design and implementation of an enhanced recovery program in thoracic surgery.* J Thorac Dis. 2016;8(suppl 1):S37.

Gothard J. *Anesthetic considerations for patients with anterior mediastinal masses.* Anesthesiol Clin. 2008;26:305.

Guldner A, Pelosi P, Abreu M. *Nonventilatory strategies to prevent post-operative pulmonary complications.* Curr Opin Anesthesiol. 2013;26:141.

Hoechter D, von Dossow V. *Lung transplantation: from the procedure to managing patients with lung transplantation.* Curr Opin Anesthesiol. 2016;29:8.

Lohser J, Slinger P. *Lung injury after one-lung ventilation: a review of the pathophysiologic mechanisms affecting the ventilated and collapsed lung.* Anesth Analg. 2015;121:302.

Mathisen D. *Distal tracheal resection and reconstruction: state of the art and lessons learned.* Thorac Surg Clin. 2018;28:199.

Marseu K, Slinger P. *Perioperative pulmonary dysfunction and protection.* Anaesthesia. 2016;71(suppl 1):46.

Módolo NS, Módolo MP, Marton MA, et al. *Intravenous versus inhalation anaesthesia for one-lung ventilation.* Cochrane Database Syst Rev. 2013;(7):CD006313.

Moreno Garijo J, Cypel M, McRae K, et al. *The evolving role of extracorporeal membrane oxygenation in lung transplantation: implications for anesthetic management.* J Cardiothorac Vasc Anesth. 2019;33:1995.

Nacarro-Martinez J, Galiana-Ivars M, Rivera-Cogollos J, et al. *Management of intraoperative crisis during nonintubated thoracic surgery.* Thorac Surg Clin. 2020;30:101.

Neto A, Schultz M, Gama de Abreu M. *Intraoperative ventilation strategies to prevent postoperative pulmonary complications: systematic review, meta-analysis, and trial sequential analysis.* Best Pract Res Clin Anesthesiol. 2015;29:331.

Rodriguez-Aldrete D, Candiotti K, Janakiraman R, et al. *Trends and new evidence in the management of acute and chronic post-thoracotomy pain–an overview of the literature from 2005–2015.* J Cardiothorac Vasc Anesth. 2016;30:762.

Salati M, Brunelli A. *Risk stratification in lung resection.* Curr Surg Rep. 2016;4:37.

Sellers D, Cassar-Demajo W, Keshavjee S, Slinger P. *The evolution of lung transplantation.* J Cardiothorac Vasc Anesth. 2017;33:1071.

Slinger P, Blank RS, Campos J, Lohsertic J, McRae K, eds. *Principles and Practice of Anesthesia for Thoracic Surgery.* 2a ed. Springer; 2019.

Tarry D, Powell M. *Hypoxic pulmonary vasoconstriction.* BJA Education. 2017;17:208.

CAPÍTULO 26

Neurofisiologia e anestesia

CONCEITOS-CHAVE

1. A pressão de perfusão cerebral é a diferença entre a pressão arterial média e a pressão intracraniana (ou pressão venosa central, o que for maior).

2. A curva de autorregulação cerebral está deslocada para a direita em pacientes com hipertensão arterial crônica.

3. As influências extrínsecas mais importantes no fluxo sanguíneo cerebral (FSC) são as tensões dos gases respiratórios – particularmente a $PaCO_2$. O FSC é diretamente proporcional à $PaCO_2$ entre tensões de 20 e 80 mmHg. O fluxo sanguíneo muda aproximadamente 1 a 2 mL/100 g/min para cada alteração de mmHg na $PaCO_2$.

4. O FSC se altera de 5 a 7% por mudança de 1 °C na temperatura. A hipotermia diminui a taxa metabólica cerebral (TMC) e o FSC, enquanto a hipertermia tem o efeito inverso.

5. O movimento de uma determinada substância pela barreira hematoencefálica é governado simultaneamente por seus tamanho, carga, solubilidade lipídica e grau de ligação às proteínas no sangue.

6. A barreira hematoencefálica pode ser rompida por hipertensão grave, tumores, trauma, acidente vascular cerebral, infecção, hipercapnia acentuada, hipóxia e atividade convulsiva sustentada.

7. A abóbada craniana é uma estrutura rígida com volume total fixo, composta por cérebro (80%), sangue (12%) e líquido cerebrospinal (8%). Qualquer aumento em um componente deve ser compensado por uma diminuição equivalente em outro para evitar um aumento na pressão intracraniana.

8. Com exceção da cetamina, todos os agentes intravenosos têm pouco efeito ou reduzem a TMC e o FSC.

9. Com autorregulação normal e barreira hematoencefálica intacta, os vasopressores aumentam o FSC somente quando a pressão arterial média está abaixo de 50 a 60 mmHg ou acima de 150 a 160 mmHg.

10. O cérebro é muito vulnerável à lesão isquêmica devido ao seu consumo relativamente alto de oxigênio e à dependência quase total do metabolismo aeróbio da glicose.

11. A hipotermia é o método mais eficaz para proteger o cérebro durante a isquemia focal e global.

Os agentes anestésicos podem ter efeitos profundos no metabolismo cerebral, no fluxo sanguíneo, na dinâmica do líquido cerebrospinal (LCS) e no volume e na pressão arterial cerebrais. Em alguns casos, essas alterações são deletérias, enquanto em outros podem ser benéficas. Este capítulo revisa conceitos neurofisiológicos importantes e discute os efeitos cerebrais dos anestésicos comumente usados.

Fisiologia cerebral

METABOLISMO CEREBRAL

O cérebro normalmente consome 20% do oxigênio total do corpo. A maior parte do consumo cerebral de oxigênio (60%) é usada para gerar trifosfato de adenosina (ATP, do inglês *adenosine triphosphate*) para dar suporte à atividade elétrica neuronal (**Figura 26-1**). A TMC é geralmente expressa em termos de consumo de oxigênio ($CMRO_2$) e tem média de 3 a 3,8 mL/100 g/min (50 mL/min) em adultos. O $CMRO_2$ é maior na substância cinzenta do córtex cerebral e geralmente é paralelo à atividade elétrica cortical. Devido ao rápido consumo de oxigênio e à ausência de reservas significativas desse gás, a interrupção da perfusão cerebral geralmente resulta em inconsciência em 10 segundos. Se o fluxo sanguíneo não for restabelecido dentro de 3 a 8 minutos na maioria das condições, os estoques de ATP serão esgotados e ocorrerá lesão celular irreversível. As regiões cerebrais mais rostrais e "superiores" (córtex, hipocampo) são mais sensíveis à lesão hipóxica do que o tronco cerebral.

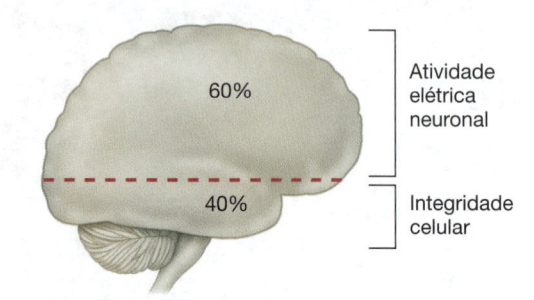

FIGURA 26-1 As necessidades normais de oxigênio no cérebro.

As células neuronais normalmente utilizam a glicose como fonte primária de energia. O consumo cerebral de glicose é de aproximadamente 5 mg/100 g/min, dos quais mais de 90% são metabolizados de forma aeróbica. O $CMRO_2$, portanto, normalmente acompanha o consumo de glicose. Essa relação não é mantida durante o jejum prolongado, quando os corpos cetônicos (acetoacetato e β-hidroxibutirato) também se tornam os principais substratos energéticos. Embora o cérebro também possa absorver e metabolizar o lactato, a função cerebral normalmente depende de um fornecimento contínuo de glicose. A hipoglicemia aguda sustentada é prejudicial ao cérebro. Paradoxalmente, a hiperglicemia pode exacerbar a lesão cerebral hipóxica global e focal, acelerando a acidose cerebral e a lesão celular. O controle adequado da concentração perioperatória de glicose no sangue é defendido em parte para prevenir efeitos adversos da hiperglicemia durante a isquemia; no entanto, o controle excessivo da glicemia também pode produzir lesões por meio de hipoglicemia iatrogênica.

FLUXO SANGUÍNEO CEREBRAL

O FSC varia com a atividade metabólica. Há múltiplos métodos disponíveis para medir diretamente o FSC, incluindo tomografia por emissão de pósitrons, depuração de xenônio e tomografia computadorizada perfusional. Exceto em ambientes de pesquisa, esses métodos não se prestam à monitorização do FSC à beira do leito. O FSC regional é paralelo à atividade metabólica e pode variar de 10 a 300 mL/100 g/min. Por exemplo, a atividade motora de um membro está associada a um rápido aumento no FSC regional do córtex motor correspondente. Da mesma forma, a atividade visual está associada a um aumento no FSC regional do córtex visual occipital correspondente.

Embora o FSC geral seja em média 50 mL/100 g/min a uma $PaCO_2$ de 40 mmHg, o fluxo na substância cinzenta é de aproximadamente 80 mL/100 g/min, enquanto o fluxo na substância branca é de 20 mL/100 g/min. O FSC total em adultos é, em média, 750 mL/min (15-20% do débito cardíaco). Taxas de fluxo abaixo de 20 a 25 mL/100 g/min geralmente estão associadas a comprometimento cerebral, conforme evidenciado pela lentidão no eletroencefalograma (EEG). Taxas de FSC abaixo de 20 mL/100 g/min normalmente produzem um EEG plano (isoelétrico), enquanto taxas abaixo de 10 mL/100 g/min em geral estão associadas a danos cerebrais irreversíveis.

Medidas indiretas são frequentemente usadas para estimar a adequação do FSC e do fornecimento de oxigênio ao tecido cerebral em ambientes clínicos. Esses métodos incluem:

- A velocidade do FSC pode ser medida por meio do Doppler transcraniano (DTC); ver o Capítulo 5 para uma discussão sobre o efeito Doppler. Uma sonda de ultrassom (2 MHz, Doppler de onda de pulso) é colocada na área temporal acima do arco zigomático, o que permite a insonação da artéria cerebral média. A velocidade normal na artéria cerebral média é de aproximadamente 55 cm/s. Velocidades superiores a 120 cm/s podem indicar vasoespasmo da artéria cerebral após hemorragia subaracnóidea ou fluxo sanguíneo hiperêmico. A comparação entre as velocidades na artéria carótida interna extracraniana e na artéria cerebral média (razão de Lindegaard) pode distinguir entre essas condições. A velocidade na artéria cerebral média três vezes maior do que a velocidade medida na artéria carótida interna extracraniana reflete mais provavelmente o vasoespasmo da artéria cerebral.

- A espectroscopia no infravermelho próximo é discutida no Capítulo 6. A diminuição da saturação está associada ao comprometimento do fornecimento cerebral de oxigênio, embora a espectroscopia no infravermelho próximo reflita principalmente a saturação cerebral de oxigênio venoso.

- A oximetria do tecido cerebral mede a tensão de oxigênio no tecido cerebral através da colocação de um parafuso com um sensor de oxigênio com eletrodo Clark. A tensão de CO_2 no tecido cerebral também pode ser medida usando um sensor infravermelho colocado de forma semelhante. A tensão normal de oxigênio no tecido cerebral varia de 20 a 50 mmHg. Tensões de oxigênio no tecido cerebral inferiores a 20 mmHg justificam intervenções, e valores inferiores a 10 mmHg são indicativos de isquemia cerebral.

O fluxo sanguíneo cerebral é afetado por inúmeras influências fisiológicas, incluindo autorregulação cerebral, acoplamento neurovascular e respostas cerebrovasculares ao dióxido de carbono e à tensão de oxigênio. A autorregulação cerebral ajusta o fluxo sanguíneo cerebral em resposta a alterações na pressão arterial média (PAM). O acoplamento neurovascular ajusta o fluxo sanguíneo cerebral para responder às demandas da atividade neuronal. A **Figura 26-2** apresenta um resumo dos processos regulatórios integrados que afetam a perfusão cerebral.

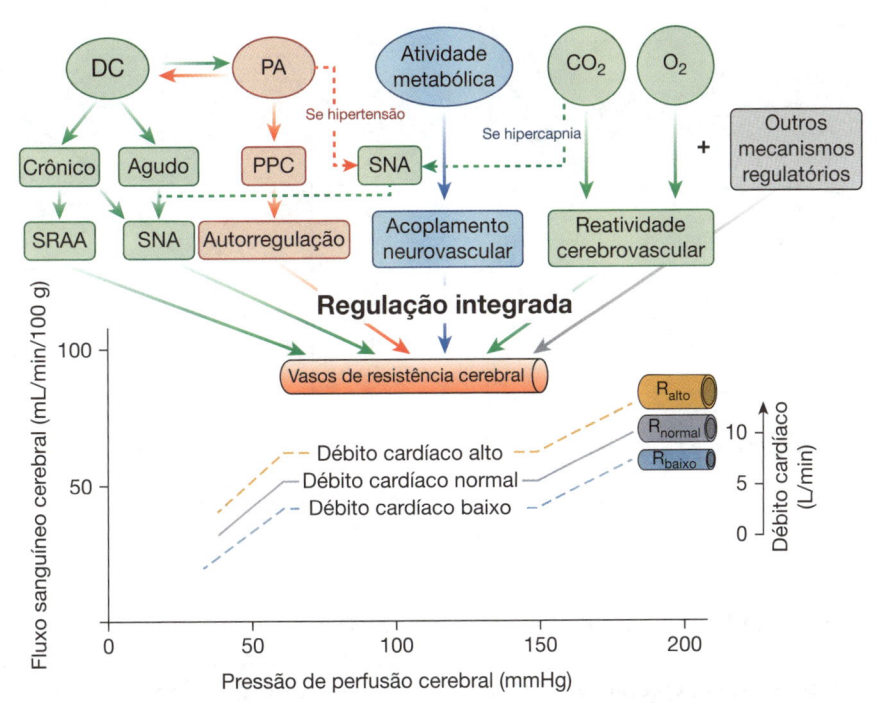

FIGURA 26-2 A estrutura conceitual da regulação integrada da perfusão cerebral. A resistência cerebrovascular determinada pelo calibre dos vasos de resistência cerebral é regulada por vários processos fisiológicos: (1) débito cardíaco (DC), provavelmente via atividade nervosa simpática (SNA) e sistema renina-angiotensina-aldosterona (SRAA), dependendo da cronicidade da alteração no DC, (2) pressão arterial (PA) e pressão de perfusão cerebral (PPC) via autorregulação cerebral, (3) atividade metabólica cerebral via acoplamento neurovascular e (4) dióxido de carbono (CO_2) e oxigênio (O_2) no sangue arterial via reatividade cerebrovascular. O SNA regula o fluxo sanguíneo cerebral e pode desempenhar um papel proeminente durante a hipertensão aguda e a hipercapnia como mecanismo protetor que evita a superperfusão cerebral (linha tracejada). Esses vários mecanismos reguladores, juntamente com outros mecanismos reguladores do FSC que não são aqui especificados, como os efeitos anestésicos, integram-se ao nível dos vasos de resistência cerebral e geram apenas uma consequência, que é o aumento da resistência cerebrovascular e, portanto, regulam conjuntamente a perfusão cerebral. O platô da curva de autorregulação se desloca para baixo quando o DC é reduzido e para cima quando aumentado. A posição do platô é determinada pelo calibre (R) dos vasos de resistência cerebral com DC alto (R_{alto}), normal (R_{norm}) e baixo (R_{baixo}). A escala de DC no lado direito é menor do que a do FSC no lado esquerdo para refletir a menor extensão da alteração no FSC induzida por uma alteração no DC. (Reproduzida com permissão de Meng L, Hou W, Chui J, et al: *Cardiac Output and Cerebral Blood Flow: The Integrated Regulation of Brain Perfusion em Humanos Adultos, Anesthesiology*. Novembro de 2015;123(5):1198-1208.)

REGULAÇÃO DO FLUXO SANGUÍNEO CEREBRAL

1. Pressão de perfusão cerebral

A pressão de perfusão cerebral (PPC) é a diferença entre a PAM e a pressão intracraniana (PIC) (ou pressão venosa central [PVC], o que for maior). PAM − PIC (ou PVC) = PPC. A PPC é normalmente de 80 a 100 mmHg. Além disso, como a PIC é normalmente inferior a 10 mmHg, a PPC depende principalmente da PAM.

Aumentos moderados a graves da PIC (> 30 mmHg) podem comprometer a PPC e o FSC, mesmo na presença de uma PAM normal. Pacientes com valores de PPC inferiores a 50 mmHg geralmente apresentam lentidão no EEG, enquanto aqueles com PPC entre 25 e 40 mmHg normalmente apresentam um EEG plano. Pressões de perfusão sustentadas inferiores a 25 mmHg podem resultar em danos cerebrais irreversíveis.

2. Autorregulação

Assim como o coração e os rins, o cérebro normalmente tolera uma ampla faixa de pressão arterial com poucas alterações no fluxo sanguíneo. A vasculatura cerebral adapta-se rapidamente (10-60 s) às alterações na PPC. Diminuições na PPC resultam em vasodilatação cerebral, enquanto elevações induzem vasoconstrição. Em indivíduos normais, o FSC permanece quase constante entre PAMs de cerca de 60 e 160 mmHg (**Figura 26-3**), embora o limite inferior dessa autorregulação possa estar aumentado em alguns pacientes. Fora desses limites, o fluxo sanguíneo torna-se dependente da pressão. Pressões acima de 150 a 160 mmHg podem romper a barreira hematoencefálica (ver adiante) e resultar em edema cerebral e hemorragia. A **Figura 26-3** é uma representação idealizada da autorregulação do fluxo sanguíneo cerebral. Há muita variação entre os pacientes nos limites autorregulatórios: alguns indivíduos têm capacidade autorregulatória

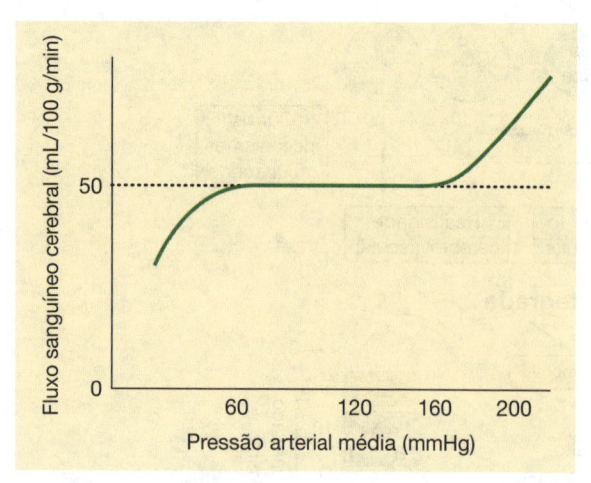

FIGURA 26-3 Curva de autorregulação cerebral normal.

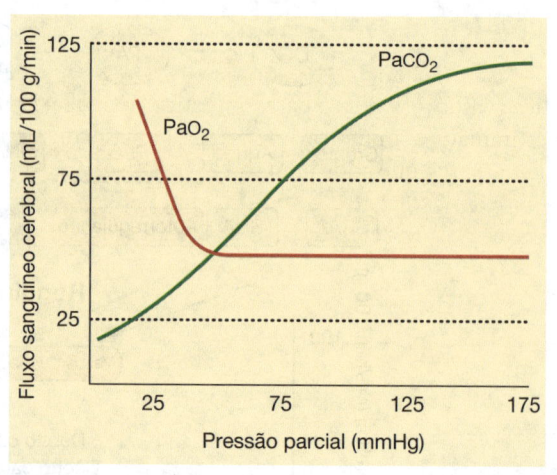

FIGURA 26-4 A relação entre o fluxo sanguíneo cerebral e as tensões arteriais de gases respiratórios.

limitada e FSC reduzido com PAMs reduzidas que são bem toleradas por outros.

A curva de autorregulação cerebral (ver **Figura 26-3**) está deslocada para a direita em pacientes com hipertensão arterial crônica. Os limites superior e inferior são alterados. O fluxo torna-se mais dependente da pressão em pressões arteriais "normais" baixas em troca de proteção cerebral em pressões arteriais mais altas. Estudos sugerem que a terapia anti-hipertensiva de longo prazo pode restaurar os limites de autorregulação cerebral ao normal. Mecanismos miogênicos, neurogênicos e metabólicos podem contribuir para a autorregulação cerebral.

3. Mecanismos extrínsecos

Tensões dos gases respiratórios

As influências extrínsecas mais importantes no FSC são as tensões dos gases respiratórios – particularmente a $PaCO_2$. O FSC é diretamente proporcional à $PaCO_2$ entre tensões de 20 e 80 mmHg (**Figura 26-4**). O fluxo sanguíneo muda aproximadamente 1 a 2 mL/100 g/min para cada alteração de mmHg na $PaCO_2$. Esse efeito é quase imediato e acredita-se que seja secundário a alterações no pH do LCS e do tecido cerebral. Como os íons não atravessam facilmente a barreira hematoencefálica (ver adiante), mas o CO_2 sim, alterações agudas na $PaCO_2$, mas não no HCO_3^-, afetam o FSC. Assim, a acidose metabólica aguda tem pouco efeito sobre o FSC porque os íons hidrogênio (H^+) não conseguem atravessar facilmente a barreira hematoencefálica. Após 24 a 48 horas, a concentração de íons HCO_3^- no LCS se ajusta para compensar a alteração na $PaCO_2$, de modo que os efeitos da hipocapnia e da hipercapnia são diminuídos. A hiperventilação acentuada ($PaCO_2$ < 20 mmHg) desloca a curva de dissociação oxigênio-hemoglobina para a esquerda e, com alterações no FSC, pode resultar em alterações no EEG sugestivas de comprometimento cerebral, mesmo em indivíduos normais.

Apenas alterações acentuadas na PaO_2 alteram o FSC. Enquanto a hiperóxia pode estar associada apenas a reduções mínimas (-10%) no FSC, a hipoxemia grave (PaO_2 < 50 mmHg) aumenta muito o FSC (ver **Figura 26-4**).

Temperatura

O FSC se altera de 5 a 7% por mudança de 1 °C na temperatura. A hipotermia diminui a TMC quanto o FSC, enquanto a hipertermia tem o efeito inverso. Entre 17 °C e 37 °C, o Q10 para humanos é de aproximadamente 2 – ou seja, para cada 10° de aumento na temperatura, a TMC duplica. Por outro lado, a TMC diminui em 50% se a temperatura do cérebro cair 10 °C (p. ex., de 37 °C para 27 °C) e outros 50% se a temperatura diminuir de 27 °C para 17 °C. A 20 °C, o EEG é isoelétrico, mas reduções adicionais na temperatura continuam a diminuir a TMC em todo o cérebro. A hipertermia (acima de 42 °C) pode resultar em lesão das células neuronais.

Viscosidade

O determinante mais importante da viscosidade do sangue é o hematócrito. Uma diminuição no hematócrito diminui a viscosidade e pode melhorar o FSC; infelizmente, uma redução no hematócrito também diminui a capacidade de transporte de oxigênio e, portanto, pode prejudicar potencialmente o fornecimento de oxigênio. Um hematócrito elevado, como é observado na policitemia acentuada, aumenta a viscosidade do sangue e pode reduzir o FSC. Alguns estudos sugerem que o fornecimento ideal de oxigênio cerebral deve ocorrer com hematócritos de aproximadamente 30%.

Influências autonômicas

Os vasos intracranianos são inervados pelos sistemas simpático (vasoconstritor) e parassimpático (vasodilatador). A estimulação simpática intensa induz vasoconstrição nesses vasos, o que pode limitar o FSC. A inervação autonômica também pode desempenhar um papel importante no vasoespasmo cerebral após lesão cerebral e acidente vascular cerebral.

BARREIRA HEMATOENCEFÁLICA

Os vasos sanguíneos cerebrais são únicos porque as junções entre as células endoteliais vasculares estão quase fundidas. A escassez de poros é responsável pelo que é chamado de barreira hematoencefálica. Essa barreira lipídica permite a passagem de substâncias lipossolúveis, mas restringe a movimentação daquelas que estão ionizadas ou têm grande peso molecular. Assim, o movimento de uma determinada substância pela barreira hematoencefálica é governado simultaneamente por seus tamanho, carga, solubilidade lipídica e grau de ligação às proteínas no sangue. O dióxido de carbono, o oxigênio e as moléculas lipossolúveis (como a maioria dos anestésicos) entram livremente no cérebro, enquanto a maioria dos íons, proteínas e substâncias grandes (como o manitol) penetram mal.

A água se move livremente pela barreira hematoencefálica como consequência do fluxo em massa, enquanto o movimento até mesmo de íons pequenos é impedido (a meia-vida de equilíbrio do Na^+ é de 2-4 h). Como resultado, mudanças rápidas nas concentrações de eletrólitos plasmáticos (e, secundariamente, na osmolalidade) produzem um gradiente osmótico transitório entre o plasma e o cérebro. A hipertonicidade aguda do plasma resulta no movimento líquido de água para fora do cérebro, enquanto a hipotonicidade aguda causa um movimento líquido de água para dentro do cérebro. Esses efeitos são de curta duração, pois eventualmente ocorre o equilíbrio, mas, quando acentuados, podem causar rápidas mudanças de fluidos no cérebro. O manitol, uma substância osmoticamente ativa que normalmente não atravessa a barreira hematoencefálica, causa uma diminuição sustentada no conteúdo de água cerebral e com frequência é usado para diminuir agudamente o volume cerebral.

A barreira hematoencefálica pode ser rompida por hipertensão grave, tumores, trauma, acidente vascular cerebral, infecção, hipercapnia acentuada, hipóxia e atividade convulsiva sustentada. Nessas condições, o movimento do fluido pela barreira hematoencefálica torna-se dependente da pressão hidrostática, e não dos gradientes osmóticos.

LÍQUIDO CEREBROSPINAL

O LCS é encontrado nos ventrículos e nas cisternas cerebrais e no espaço subaracnóideo que circunda o cérebro e a medula espinal. O LCS protege o sistema nervoso central (SNC) contra traumas e ajuda a eliminar resíduos.

O ensino clássico (mas atualmente controverso) é que a maior parte do LCS é formada pelos plexos coroides dos ventrículos laterais. Quantidades menores são formadas diretamente pelos revestimentos celulares ependimários dos ventrículos, e, ainda assim, quantidades menores são formadas a partir do vazamento de fluido para os espaços perivasculares que circundam os vasos cerebrais (vazamento da barreira hematoencefálica). Em adultos, a produção total normal de LCS é de cerca de 21 mL/h (500 mL/dia), mas o volume total de LCS é de apenas cerca de 150 mL. O ensino clássico (também atualmente controverso) é que o LCS flui dos ventrículos laterais pelos forames intraventriculares (de Monro) para o terceiro ventrículo, pelo aqueduto cerebral (de Sylvius) para o quarto ventrículo e pela abertura mediana do quarto ventrículo (forame de Magendie) e pelas aberturas laterais do quarto ventrículo (forame de Luschka) na cisterna cerebelomedular (cisterna magna) (**Figura 26-5**). Da cisterna cerebelomedular, o LCS entra no espaço subaracnóideo, circulando ao redor do cérebro e da medula espinal antes de ser absorvido em granulações aracnóideas nos hemisférios cerebrais. Se existe uma "circulação" unidirecional real do LCS, está atualmente em discussão.

A formação do LCS envolve a secreção ativa de sódio nos plexos coroides. O fluido resultante é isotônico com o plasma, apesar das concentrações mais baixas de potássio, bicarbonato e glicose. Seu conteúdo proteico é limitado às quantidades muito pequenas que vazam para o fluido perivascular. Inibidores da anidrase carbônica (acetazolamida), corticosteroides, espironolactona, furosemida, isoflurano e vasoconstritores diminuem a produção de LCS.

A absorção do LCS envolve a translocação de líquido das granulações aracnóideas para os seios venosos cerebrais. Quantidades menores são absorvidas nas bainhas das raízes nervosas e pelos vasos linfáticos meníngeos. Como o cérebro e a medula espinal não possuem linfáticos, a absorção do LCS também é o principal meio pelo qual as proteínas perivasculares e intersticiais retornam ao sangue.

PRESSÃO INTRACRANIANA

A abóbada craniana é uma estrutura rígida com volume total fixo, contendo cérebro (80%), sangue (12%) e LCS (8%). Qualquer aumento em um componente deve ser compensado por uma diminuição equivalente em outro, para evitar um aumento na PIC. Por convenção, PIC significa pressão supratentorial do LCS medida

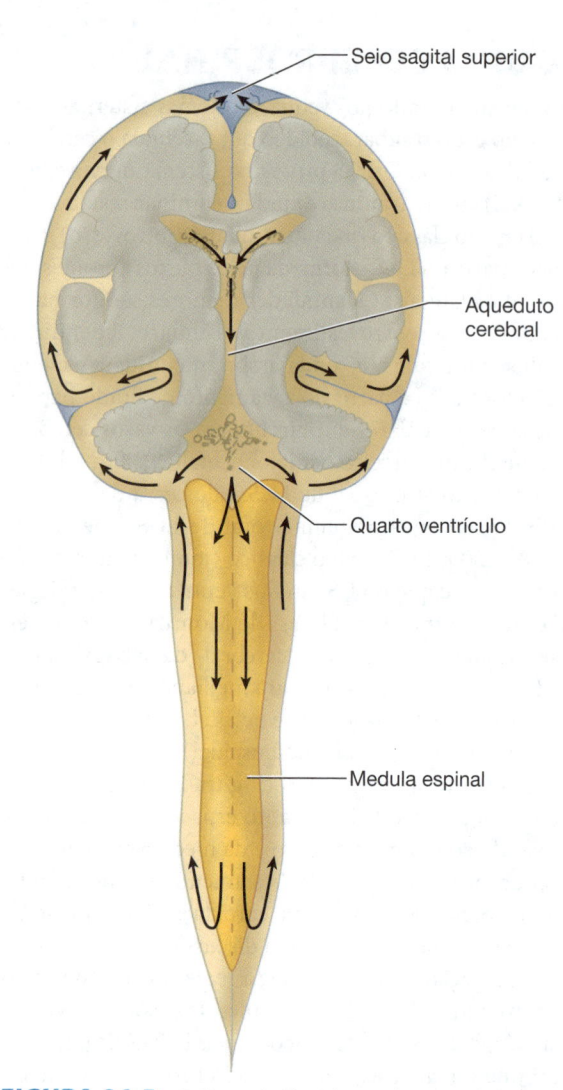

FIGURA 26-5 O fluxo do líquido cerebrospinal no sistema nervoso central, de acordo com o dogma clássico. Conforme observado no texto, o fluxo unidirecional do LCS é agora questionado pelos investigadores. (Reproduzida com permissão de Waxman SG. *Correlative Neuroanatomy*, 24ª ed. Nova York, NY: McGraw Hill; 2000.)

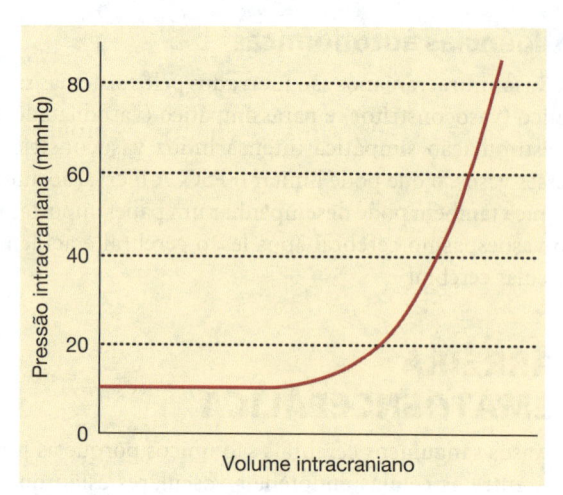

FIGURA 26-6 Elastância intracraniana normal.

nos ventrículos laterais ou sobre o córtex cerebral e normalmente é de 10 mmHg ou menos. Pequenas variações podem ocorrer, dependendo do local medido, mas na posição reclinada lateral, a pressão do LCS lombar normalmente se aproxima da pressão supratentorial.

A elastância intracraniana é determinada medindo a alteração na PIC em resposta a uma alteração no volume intracraniano. Em geral, pequenos aumentos no volume de um componente são inicialmente bem compensados (**Figura 26-6**). No entanto, eventualmente chega-se a um ponto em que novos aumentos produzem elevações vertiginosas na PIC. Os principais mecanismos compensatórios incluem (1) um deslocamento inicial do LCS do compartimento cranial para o espinal, (2) um aumento na absorção do LCS, (3) uma diminuição na produção do LCS e (4) uma diminuição no volume sanguíneo cerebral total (principalmente venoso).

O conceito de complacência intracraniana total é útil clinicamente, embora a complacência provavelmente varie nos diferentes compartimentos do cérebro e seja afetada pela pressão arterial e pela $PaCO_2$. Os efeitos da pressão arterial sobre o volume sanguíneo cerebral dependem da autorregulação do FSC.

Elevações sustentadas na PIC (quando isoladas no espaço intracraniano) podem levar à herniação cerebral catastrófica. A hérnia pode ocorrer em um dos quatro locais (**Figura 26-7**): (1) no giro cingulado sob a foice do cérebro, (2) no giro uncinado através do tentório do cerebelo, (3) nas tonsilas cerebelares através do forame magno, ou (4) em qualquer área abaixo de um defeito no crânio (transcalvária).

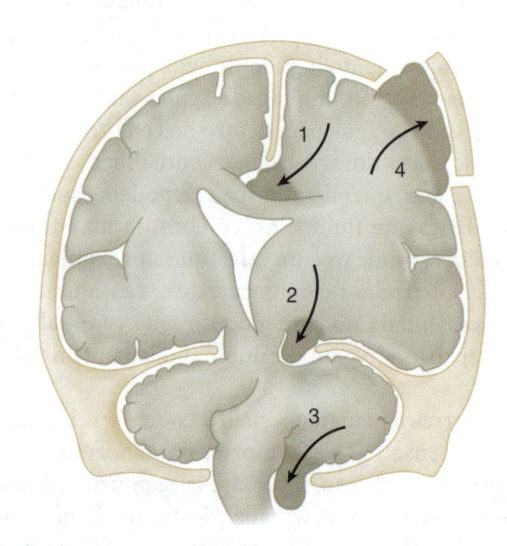

FIGURA 26-7 Locais potenciais de hérnia cerebral. (Reproduzida com permissão de Fishman RA. *Brain edema*. N Engl J Med. 1975 Out 2;293(14):706-711.)

Efeito dos agentes anestésicos na fisiologia cerebral

No geral, a maioria dos anestésicos gerais tem um efeito favorável no consumo de energia cerebral, reduzindo a atividade elétrica. Os efeitos dos agentes específicos são complicados por administração concomitante de outras medicações, estimulação cirúrgica, complacência intracraniana, pressão arterial e tensão de CO_2. Por exemplo, a hipocapnia atenua os aumentos do FSC e da PIC que geralmente ocorrem com cetamina e agentes voláteis.

Esta seção descreve as alterações que costumam estar associadas a cada medicamento quando administrado isoladamente. A Tabela 26-1 resume e compara os efeitos dos vários anestésicos. Os efeitos dos agentes vasoativos e dos bloqueadores neuromusculares também são discutidos.

EFEITO DOS AGENTES INALATÓRIOS

1. Anestésicos voláteis

Taxa metabólica cerebral

Halotano, desflurano, sevoflurano e isoflurano produzem reduções dependentes da concentração na TMC. O isoflurano produz a maior depressão máxima (redução de até 50%), enquanto o halotano tem o menor efeito (redução < 25%). Os efeitos do desflurano e do sevoflurano são quase iguais aos do isoflurano. Nenhuma redução adicional na TMC é produzida por doses de anestésicos ou outras medicações maiores do que as doses que tornam o EEG isoelétrico.

Fluxo e volume sanguíneo cerebral

Com normocarbia, os anestésicos voláteis dilatam os vasos cerebrais e prejudicam a autorregulação de maneira dependente da concentração (Figura 26-8). O halotano tem o maior efeito no FSC; em concentrações superiores a 1%, quase abole a autorregulação cerebral. Além disso, o aumento do fluxo sanguíneo é generalizado em todas as partes do cérebro. A uma concentração alveolar mínima (CAM) e pressão arterial equivalentes, o halotano aumenta o FSC em até 200%, em comparação com 20% para o isoflurano ou o desflurano. O sevoflurano produz a menor vasodilatação cerebral. O efeito dos agentes voláteis no FSC também parece depender do tempo porque, com a administração continuada (2-5 h), o fluxo sanguíneo começa a voltar ao normal.

A resposta da vasculatura cerebral ao CO_2 é geralmente mantida com todos os agentes voláteis. A hiperventilação (hipocapnia) pode, portanto, abolir ou atenuar os efeitos iniciais desses agentes no FSC. Com o halotano, o momento da hiperventilação é importante. Somente se a hiperventilação for iniciada antes da administração de halotano é que os aumentos do FSC induzidos pelo halotano serão evitados. Em contrapartida, a hiperventilação simultânea com a administração de outros agentes pode prevenir aumentos no FSC e na PIC.

Os aumentos no volume sanguíneo cerebral (10-12%) em geral são paralelos aos aumentos do FSC, mas a relação não é necessariamente linear. A expansão do volume sanguíneo cerebral pode elevar acentuadamente a PIC em pacientes com complacência intracraniana reduzida. A hipocapnia pode atenuar o aumento do volume sanguíneo cerebral associado à administração de anestésicos voláteis.

TABELA 26-1 Efeitos comparativos de agentes anestésicos na fisiologia cerebral[1]

Agente	TMC	FSC	Produção de LCS	Absorção de LCS	VSC	PIC
Halotano	↓↓	↑↑↑	↓	↓	↑↑	↑↑
Isoflurano	↓↓↓	↑	±	↑	↑↑	↑
Desflurano	↓↓↓	↑	↑	↓	↑	↑
Sevoflurano	↓↓↓	↑	?	?	↑	↑
Óxido nitroso	↑	↑	±	±	±	↑
Barbitúricos	↓↓↓↓	↓↓↓	±	↑	↓↓	↓↓↓
Etomidato	↓↓↓	↓↓	±	↑	↓↓	↓↓
Propofol	↓↓↓	↓↓↓↓	?	?	↓↓	↓↓
Benzodiazepínicos	↓↓	↓	±	↑	↓	↓
Cetamina	±	↑↑	±	↓	↑↑	↑↑
Opioides	±	±	±	↑	±	±
Lidocaína	↓↓	↓↓	?	?	↓↓	↓↓

[1] ↑, aumenta; ↓, diminui; ±, pouca ou nenhuma alteração; ?, desconhecido; FSC, fluxo sanguíneo cerebral; VSC, volume sanguíneo cerebral; TMC, taxa metabólica cerebral; LCS, líquido cerebrospinal; PIC, pressão intracraniana.

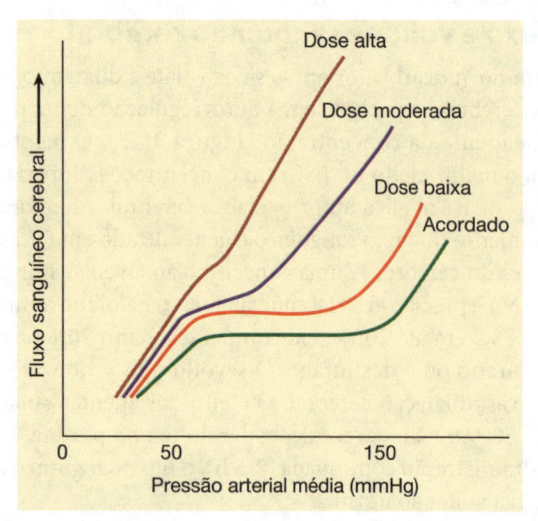

FIGURA 26-8 Depressão dose-dependente da autorregulação cerebral pelos anestésicos voláteis.

Acoplamento alterado da taxa metabólica cerebral e fluxo sanguíneo

Como é evidente na discussão anterior, os agentes voláteis alteram, mas não desacoplam, a relação normal entre FSC e TMC. A combinação de uma diminuição na demanda metabólica neuronal com um aumento no FSC (oferta metabólica) foi denominada *perfusão de luxo*. Ao contrário desse efeito potencialmente benéfico durante a isquemia global, um fenômeno prejudicial de **roubo circulatório** é possível com anestésicos voláteis no contexto de isquemia focal. Os agentes voláteis podem aumentar o fluxo sanguíneo em áreas normais do cérebro, mas não em áreas isquêmicas, nas quais as arteríolas já estão vasodilatadas ao máximo. O resultado final pode ser uma redistribuição ("roubo") do fluxo sanguíneo das áreas isquêmicas para as áreas normais.

Dinâmica dos fluidos cerebrospinais

Os anestésicos voláteis afetam tanto a formação quanto a absorção do LCS. O halotano impede a absorção do LCS, mas retarda apenas minimamente a sua formação. O isoflurano, por outro lado, facilita a absorção e é, portanto, um agente com efeitos favoráveis na dinâmica do LCS.

Pressão intracraniana

O efeito líquido dos anestésicos voláteis na PIC é o resultado de alterações imediatas no volume sanguíneo cerebral, alterações tardias na dinâmica do LCS e tensão arterial de CO_2.

2. Óxido nitroso

Os efeitos do óxido nitroso são influenciados por outros agentes ou alterações na tensão de CO_2. Assim, quando combinado com agentes intravenosos, o óxido nitroso tem efeitos mínimos sobre o FSC, a TMC e a PIC. Adicionar esse agente a um anestésico volátil, entretanto, pode, em teoria, aumentar ainda mais o FSC. Quando administrado isoladamente, o óxido nitroso causa vasodilatação cerebral e pode potencialmente aumentar a PIC.

EFEITO DOS AGENTES INTRAVENOSOS

1. Agentes de indução

8 Com exceção da cetamina, todos os agentes intravenosos têm pouco efeito ou reduzem a TMC e o FSC. Além disso, com algumas exceções, as alterações no fluxo sanguíneo geralmente são paralelas às da taxa metabólica. A autorregulação cerebral e a capacidade de resposta ao CO_2 são preservadas com todos os agentes.

Barbitúricos

Os barbitúricos têm quatro ações principais no SNC: (1) hipnose, (2) depressão da TMC, (3) redução do FSC devido ao aumento da resistência vascular cerebral e (4) atividade anticonvulsivante. Os barbitúricos produzem reduções dose-dependentes na TMC e no FSC até que o EEG se torne isoelétrico. Nesse ponto, são observadas reduções máximas da TMC de quase 50%; a dose adicional de barbitúrico não reduz ainda mais a TMC. Ao contrário do isoflurano, os barbitúricos reduzem a taxa metabólica uniformemente em todo o cérebro. A TMC está ligeiramente mais deprimida do que o FSC, de modo que a oferta metabólica excede a demanda metabólica (desde que a PPC seja mantida). Como a vasoconstrição cerebral induzida por barbitúricos ocorre apenas em áreas normais, esses agentes tendem a redistribuir o fluxo sanguíneo das áreas normais para as áreas isquêmicas do cérebro. A vasculatura cerebral em áreas isquêmicas permanece dilatada ao máximo devido à paralisia vasomotora isquêmica.

Os barbitúricos também parecem facilitar a absorção do LCS. A redução resultante no volume do LCS, combinada com diminuições no FSC e no volume sanguíneo cerebral, torna os barbitúricos altamente eficazes na redução da PIC. Suas propriedades anticonvulsivantes também são vantajosas em pacientes neurocirúrgicos que apresentam risco aumentado de convulsões.

Opioides

Os opioides geralmente têm efeitos mínimos sobre o FSC, a TMC e a PIC, a menos que a $PaCO_2$ aumente secundariamente à depressão respiratória. Aumentos na PIC foram relatados em alguns pacientes com tumores intracranianos após a administração de opioides. O mecanismo parece ser uma queda abrupta da pressão arterial; a vasodilatação cerebral reflexa provavelmente aumenta o volume sanguíneo intracraniano e potencialmente a PIC. Diminuições significativas na pressão arterial podem afetar adversamente a PPC, independentemente do opioide selecionado.

Etomidato

O etomidato diminui a TMC, o FSC e a PIC da mesma forma que os barbitúricos. Seu efeito na TMC não é uniforme, afetando mais o córtex do que o tronco cerebral. O etomidato também diminui a produção e aumenta a absorção do LCS. A indução com etomidato está associada a uma incidência frequente de movimentos mioclônicos, mas sem atividade convulsiva no EEG em indivíduos normais. Relatos de atividade convulsiva após o etomidato sugerem que é melhor evitar o medicamento em pacientes com história de epilepsia.

Propofol

O propofol reduz o FSC e a TMC, de forma semelhante aos barbitúricos e ao etomidato. Embora tenha sido associado a movimentos distônicos e coreiformes, o propofol parece ter atividade anticonvulsivante significativa. Sua curta meia-vida de eliminação o torna um agente útil para neuroanestesia. A infusão de propofol é comumente usada para manutenção da anestesia intravenosa total em pacientes com – ou em risco de – hipertensão intracraniana. O propofol é de longe o agente de indução mais comum para neuroanestesia.

Benzodiazepínicos

Os benzodiazepínicos reduzem o FSC e a TMC, mas em menor extensão do que os barbitúricos, o etomidato ou o propofol. Os benzodiazepínicos também têm propriedades anticonvulsivantes úteis. O midazolam é o benzodiazepínico de escolha em neuroanestesia devido à sua meia-vida curta. Midazolam usado como agente de indução pode causar diminuição da pressão arterial e da PPC e resultar em despertar prolongado.

Cetamina

A cetamina é o único anestésico intravenoso que dilata a vasculatura cerebral e aumenta o FSC (50-60%). A ativação seletiva de certas áreas (límbica e reticular) é parcialmente compensada pela depressão de outras áreas (somatossensorial e auditiva), de modo que a TMC total não se altera. A atividade convulsiva nas áreas talâmica e límbica também é descrita. A cetamina também pode impedir a absorção do LCS sem afetar a sua formação. Aumentos no FSC, no volume sanguíneo cerebral e no volume do LCS podem potencialmente aumentar a PIC acentuadamente em pacientes com complacência intracraniana diminuída. No entanto, a administração de cetamina não aumenta a PIC em pacientes com comprometimento neurológico sob ventilação controlada com administração concomitante de propofol ou benzodiazepínico. Além disso, a cetamina pode oferecer efeitos neuroprotetores, segundo algumas investigações. O bloqueio do receptor *N*-metil-D-aspartato (NMDA) pela cetamina durante períodos de concentrações aumentadas de glutamato, como ocorre na lesão cerebral, pode proteger contra a morte de células neuronais (**Figura 26-9**). Apesar das preocupações teóricas quanto à capacidade da cetamina de aumentar a PIC em pacientes com lesão traumática, ela tem sido usada em pacientes com lesão cerebral sem efeitos deletérios sobre a PIC.

2. Anestésicos adjuvantes

A lidocaína intravenosa diminui a TMC, o FSC e a PIC, mas em menor grau do que outros agentes. Sua principal vantagem é diminuir o FSC (aumentando a resistência vascular cerebral) sem causar outros efeitos hemodinâmicos significativos. A lidocaína também pode ter efeitos neuroprotetores. As infusões de lidocaína são usadas em alguns centros como complemento à anestesia geral para reduzir a necessidade de opioides.

O droperidol tem pouco ou nenhum efeito na TMC e reduz minimamente o FSC. Droperidol e opioides já foram os pilares da neuroanestesia, mas o prolongamento do intervalo QT pelo droperidol e o risco de arritmia fatal diminuíram seu uso.

A dexmedetomidina reduz o FSC e a TMC. A reversão de opioides ou benzodiazepínicos com naloxona ou flumazenil, respectivamente, pode reverter quaisquer reduções benéficas no FSC e na TMC e, em usuários crônicos, pode levar à abstinência da substância.

3. Vasopressores

⑨ Com autorregulação normal e barreira hematoencefálica intacta, os vasopressores aumentam o FSC somente quando a pressão arterial média está abaixo de 50 a 60 mmHg ou acima de 150 a 160 mmHg. Na ausência de autorregulação, os vasopressores aumentam o FSC pelo seu efeito na PPC. As alterações na TMC geralmente são paralelas às do fluxo sanguíneo. Os agentes β-adrenérgicos parecem ter um efeito maior no cérebro quando a barreira hematoencefálica é rompida; a estimulação de receptores $β_1$ centrais aumenta a TMC e o fluxo sanguíneo. Os bloqueadores β-adrenérgicos geralmente não têm efeito direto na TMC ou no FSC. Elevações excessivas da pressão arterial com qualquer agente podem romper a barreira hematoencefálica. Reduções no débito cardíaco reduzem o FSC.

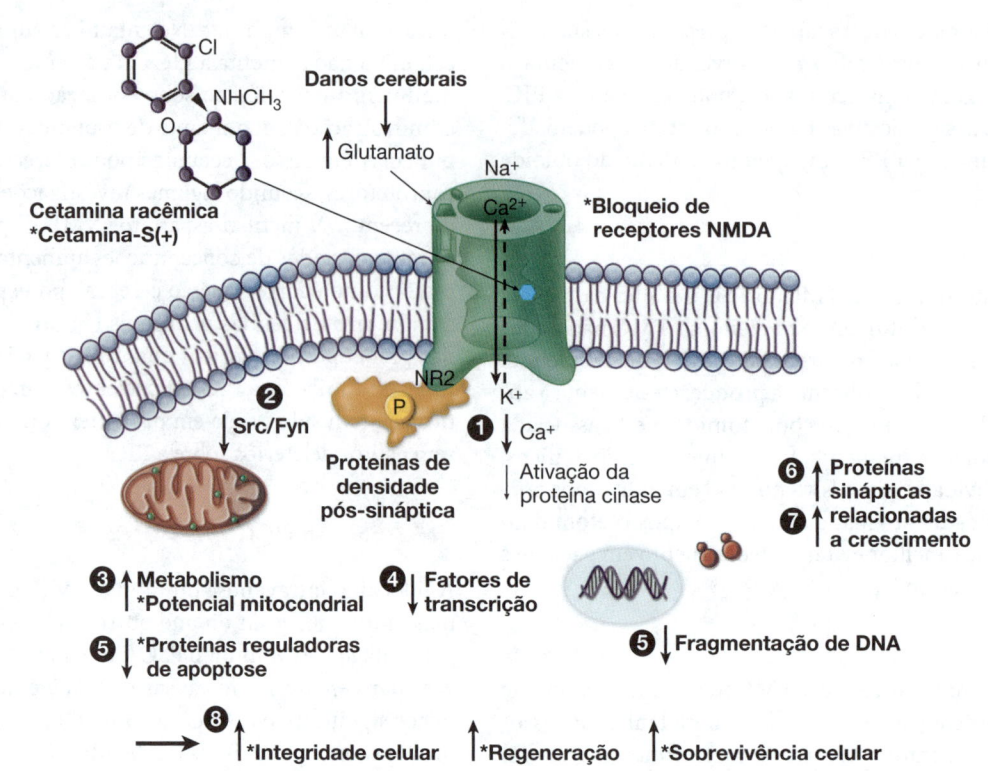

FIGURA 26-9 Efeitos farmacológicos relatados para cetamina racêmica e cetamina-S(+), que se presume serem relevantes para a neuroproteção. Após o início da lesão cerebral, o bloqueio da estimulação excessiva dos receptores N-metil-D-aspartato (NMDA) pela cetamina reduz o influxo de cálcio pelo canal receptor (1). Isto atenua aumentos suprafisiológicos na montagem e interação de subunidades do receptor NMDA, proteínas de densidade pós-sináptica e outros sistemas de sinalização intracelular, como proteínas cinases (2). Assim, várias cascatas de transdução de cinase tornam-se menos ativadas. Isto melhora a preservação do metabolismo e a manutenção do potencial transmembrana mitocondrial (3). Estas, por sua vez, reduzem a ativação patológica de fatores de transcrição (4). As proteínas envolvidas na apoptose são menos ativadas, o que está associado a menos fragmentação do DNA (5). Ocorre melhor preservação das proteínas sinápticas e a expressão de proteínas de crescimento, indicando que a regeneração em neurônios adultos é aumentada (6, 7). A prevenção da amplificação patológica da sinalização do receptor NMDA resulta finalmente no aumento da sobrevivência celular, na preservação da integridade celular e sináptica e nos esforços regenerativos (8). *Superioridade dos efeitos induzidos apenas pela S(+)cetamina. (Reproduzida com permissão de Himmelseher S, Durieux ME. *Revising a dogma: ketamine for patients with neurological injury? Anesth Analg.* Agosto de 2005;101(2):524-534.)

4. Vasodilatadores

Na ausência de hipotensão, a maioria dos vasodilatadores induz vasodilatação cerebral e aumenta o FSC de forma dose-dependente. Quando esses agentes diminuem a pressão arterial, o FSC geralmente é mantido e pode até aumentar. A elevação resultante no volume sanguíneo cerebral pode elevar a PIC em pacientes com complacência intracraniana diminuída.

5. Agentes bloqueadores neuromusculares

Os bloqueadores neuromusculares (BNMs) não têm ação direta no cérebro, mas podem ter efeitos secundários importantes. A hipertensão e a vasodilatação cerebral mediada pela histamina aumentam a PIC, enquanto a hipotensão sistêmica (decorrente da liberação de histamina ou do bloqueio ganglionar) reduz a PPC. A succinilcolina pode aumentar a PIC a uma extensão geralmente mínima e clinicamente sem importância. Além disso, uma pequena dose (desfasciculadora) de um BNM adespolarizante parece atenuar o aumento, embora essa prática pareça desnecessária. Na maioria dos casos, o aumento da PIC após a administração de um BNM é o resultado de uma resposta hipertensiva devido à anestesia superficial durante a laringoscopia e a intubação traqueal. Elevações agudas na PIC também serão observadas se ocorrer hipercapnia ou hipoxemia devido à apneia prolongada.

Fisiologia da proteção cerebral

FISIOPATOLOGIA DA ISQUEMIA CEREBRAL

O cérebro é muito vulnerável à lesão isquêmica devido ao seu consumo relativamente alto de oxigênio e à dependência quase total do metabolismo aeróbico da glicose (ver discussão anterior). A interrupção da perfusão cerebral ou do substrato metabólico (glicose) ou a hipoxemia grave resultam rapidamente em comprometimento funcional; a perfusão reduzida também prejudica a depuração de metabólitos potencialmente tóxicos. Se a tensão normal de oxigênio, o fluxo sanguíneo e o suprimento de glicose não forem rapidamente restabelecidos, na maioria das condições os estoques de ATP serão esgotados e ocorrerá lesão neuronal irreversível. Quando o FSC cai abaixo de 10 mL/100 g/min, a função celular fica perturbada, e as bombas de íons não conseguem manter a vitalidade celular. A proporção de lactato para piruvato aumenta secundariamente ao metabolismo anaeróbico. Durante a isquemia, o K^+ intracelular diminui e o Na^+ intracelular aumenta. Mais importante ainda, o Ca^{2+} intracelular aumenta devido à falha das bombas dependentes de ATP em extrair o íon para o extracelular ou para as cisternas intracelulares, ao aumento da concentração intracelular de Na^+ e à liberação do neurotransmissor excitatório glutamato. O glutamato atua no receptor NMDA, aumentando ainda mais a entrada de Ca^{2+} na célula, daí o benefício potencial dos bloqueadores NMDA para a neuroproteção.

Aumentos sustentados de Ca^{2+} intracelular ativam lipases e proteases, que iniciam e propagam danos estruturais aos neurônios. Aumentos na concentração de ácidos graxos livres e nas atividades de cicloxigenase e lipoxigenase resultam na formação de prostaglandinas e leucotrienos, alguns dos quais são potentes mediadores de lesão celular. O acúmulo de metabólitos tóxicos prejudica a função celular e interfere nos mecanismos de reparo. Por último, a reperfusão tecidual isquêmica pode causar danos adicionais nos tecidos devido à formação de radicais livres derivados do oxigênio. Da mesma forma, a inflamação e o edema podem promover mais danos neuronais, levando à apoptose celular.

ESTRATÉGIAS PARA PROTEÇÃO CEREBRAL

A lesão cerebral isquêmica é geralmente classificada como focal (incompleta) ou global (completa). A isquemia global pode resultar de parada circulatória total, bem como de hipóxia global. A interrupção da perfusão pode ser causada por parada cardíaca ou parada circulatória deliberada, enquanto a hipóxia global pode ser causada por insuficiência respiratória grave, afogamento e asfixia (incluindo acidentes anestésicos). A isquemia focal inclui acidentes vasculares cerebrais embólicos, hemorrágicos e ateroscleróticos, bem como traumatismos contusos, penetrantes e cirúrgicos.

Em alguns casos, são possíveis intervenções destinadas a restaurar a perfusão e a oxigenação; estas incluem o restabelecimento de uma circulação eficaz, a normalização da oxigenação arterial e da capacidade de transporte de oxigênio ou a reabertura e colocação de *stent* em um vaso ocluído. Com a isquemia focal, o tecido cerebral que circunda uma área gravemente danificada pode sofrer um comprometimento funcional acentuado, mas ainda assim permanecer viável. Acredita-se que tais áreas tenham perfusão muito marginal (< 15 mL/100 g/min), mas se a lesão adicional puder ser limitada e o fluxo normal for rapidamente restaurado, essas áreas (a "penumbra isquêmica") podem se recuperar completamente. Quando essas intervenções não são aplicáveis ou não estão disponíveis, a ênfase deve ser colocada na limitação da extensão da lesão cerebral.

Do ponto de vista prático, os esforços destinados a prevenir ou limitar os danos nos tecidos neuronais são frequentemente semelhantes, quer a isquemia seja focal ou global. Os objetivos clínicos em geral são otimizar a PPC, diminuir as necessidades metabólicas (basais e elétricas) e possivelmente bloquear mediadores de lesão celular. Claramente, a estratégia mais eficaz é a prevenção, porque, uma vez ocorrida a lesão, as medidas destinadas à proteção cerebral tornam-se menos eficazes.

Hipotermia

11 A hipotermia é o método mais eficaz para proteger o cérebro durante a isquemia focal e global. Na verdade, a hipotermia profunda é frequentemente utilizada durante até 1 hora de parada circulatória total. Ao contrário dos agentes anestésicos, a hipotermia reduz as necessidades metabólicas basais e elétricas em todo o cérebro; as necessidades metabólicas continuam a diminuir mesmo após completo silêncio elétrico. Além disso, a hipotermia reduz os radicais livres e outros mediadores da lesão isquêmica.

Agentes anestésicos

Barbitúricos, etomidato, propofol, isoflurano, desflurano e sevoflurano podem produzir surto-supressão (*burst supression*), e todos, exceto o desflurano e o sevoflurano, podem produzir silêncio elétrico completo do cérebro e eliminar o custo metabólico da atividade elétrica. Infelizmente, esses agentes não têm efeito nas necessidades energéticas basais. Além disso, com exceção dos barbitúricos, os seus efeitos não são uniformes, afetando diferentes partes do cérebro em extensões variáveis.

A cetamina também pode ter um efeito protetor devido à sua capacidade de bloquear as ações do glutamato no receptor NMDA. O xenônio também é sugerido como agente neuroprotetor. A dexmedetomidina foi relatada como um possível agente protetor para crianças sob risco de neurotoxicidade induzida por anestesia geral. Estudos que destacam a potencial neurotoxicidade dos anestésicos (especialmente em crianças) também questionam o papel dos anestésicos voláteis na neuroproteção.

Adjuvantes específicos

O nimodipino é usado para tratar o vasoespasmo associado à hemorragia subaracnóidea.

Medidas gerais

As técnicas gerais de manejo do paciente são as intervenções de neuroanestesia com maior probabilidade de melhorar os desfechos dos pacientes.

A manutenção de uma PPC satisfatória é crítica. Devem ser evitados hipotensão, aumentos da pressão venosa e aumentos da PIC. A capacidade de transporte de oxigênio deve ser mantida e a tensão arterial normal de oxigênio preservada. A hiperglicemia amplifica a lesão neurológica após isquemia focal ou global, portanto a glicemia deve ser mantida abaixo de 180 mg/dL. A normocarbia deve ser mantida, pois tanto a hipercarbia quanto a hipocarbia não têm efeito benéfico na isquemia cerebral; a vasoconstrição cerebral induzida pela hipocarbia pode agravar a isquemia, enquanto a hipercarbia pode induzir um fenômeno de roubo com isquemia focal ou piorar a acidose intracelular.

EFEITO DA ANESTESIA NA MONITORIZAÇÃO ELETROFISIOLÓGICA

Monitores eletrofisiológicos são usados para avaliar a integridade funcional do SNC. Os monitores mais comumente usados durante procedimentos neurocirúrgicos são os potenciais evocados. O EEG é menos comumente usado. A aplicação adequada dessas modalidades de monitorização depende criticamente do reconhecimento das alterações induzidas pela anestesia. Ambas as modalidades de monitorização são descritas no Capítulo 6.

Os efeitos dos agentes anestésicos em um EEG estão resumidos na Tabela 26-2.

ELETROENCEFALOGRAFIA

A monitorização do EEG é útil para avaliar a adequação da perfusão cerebral durante a endarterectomia carotídea (EAC), bem como a profundidade anestésica (mais frequentemente com EEG processado). As alterações no EEG podem ser descritas de forma simplista como ativação ou depressão. A ativação do EEG (uma mudança para atividade predominantemente de alta frequência e baixa voltagem) é observada com anestesia superficial e estimulação cirúrgica, enquanto a depressão do EEG (uma mudança para atividade predominantemente de baixa frequência e alta voltagem) ocorre com anestesia profunda ou comprometimento cerebral. **A maioria dos anestésicos produz ativação (em doses subanestésicas) seguida de depressão dose-dependente do EEG.**

TABELA 26-2 Alterações eletroencefalográficas durante a anestesia

Ativação	Depressão
Agentes inalatórios (subanestésico)	Agentes inalatórios (1-2 CAM)
Barbitúricos (baixas doses)	Barbitúricos
Benzodiazepínicos (baixas doses)	Opioides
Etomidato (baixas doses)	Propofol
Óxido nitroso	Etomidato
Cetamina	Hipocapnia
Hipercapnia leve	Hipercapnia acentuada
Estimulação sensorial	Hipotermia
Hipóxia (precoce)	Isquemia por hipóxia (tardia)

Anestésicos inalatórios

Isoflurano, desflurano e sevoflurano produzem um padrão de surto-supressão em altas doses (> 1,2-1,5 CAM). O óxido nitroso tem um efeito incomum, aumentando a frequência e a amplitude (ativação de alta amplitude).

Agentes intravenosos

Os benzodiazepínicos podem produzir ativação e depressão do EEG. Barbitúricos, etomidato e propofol produzem um padrão semelhante e são os únicos agentes intravenosos comumente usados capazes de produzirem surto-supressão e silêncio elétrico em altas doses. Os opioides produzem apenas depressão dose-dependente do EEG. Por último, a cetamina produz uma ativação incomum que consiste em atividade teta rítmica de alta amplitude seguida por atividades gama de amplitude muito alta e atividades beta de baixa amplitude.

POTENCIAIS EVOCADOS

Os potenciais evocados somatossensoriais testam a integridade das colunas dorsais da medula e do córtex sensorial e podem ser úteis durante a ressecção de tumores espinais, instrumentação da coluna vertebral e cirurgia da artéria carótida e da aorta. A adequação da perfusão da medula espinal durante a cirurgia aórtica é mais bem avaliada com potenciais evocados motores (que avaliam a parte anterior da medula espinal). Os potenciais evocados auditivos de tronco encefálico testam a integridade do oitavo nervo craniano e das vias auditivas acima da ponte e são usados para cirurgias na fossa posterior. Potenciais evocados visuais podem ser usados para monitorizar o nervo óptico e o córtex occipital durante ressecções de grandes tumores hipofisários.

A interpretação dos potenciais evocados é mais complicada do que a do EEG. Os potenciais evocados têm latências pós-estímulo que são descritas como curtas, intermediárias e longas. Os potenciais evocados de curta latência surgem do nervo estimulado ou do tronco cerebral. Os potenciais evocados de latência intermediária e longa são principalmente de origem cortical. Em geral, os potenciais de curta latência são menos afetados pelos agentes anestésicos, enquanto os potenciais de longa latência são afetados até mesmo por níveis subanestésicos da maioria dos agentes. Os potenciais evocados visuais são mais afetados pelos anestésicos, enquanto os potenciais evocados auditivos de tronco encefálico são menos afetados.

Os agentes intravenosos em doses clínicas geralmente têm efeitos menos acentuados nos potenciais evocados do que os agentes voláteis, mas em doses elevadas também podem diminuir a amplitude e aumentar as latências (ver Capítulo 6). A cetamina geralmente aumenta a amplitude dos sinais de curta latência. Ajustes frequentes nas concentrações de anestésicos inalatórios tornam a interpretação dos potenciais evocados quase impossível. Preferimos utilizar concentrações reduzidas ($\leq 0,5$ CAM) de anestésico volátil no atendimento de pacientes submetidos à monitorização do potencial evocado e evitamos alterar a concentração inalada.

DISCUSSÃO DE CASO

Hemiplegia pós-operatória

Um homem de 62 anos foi submetido à endarterectomia carotídea direita (EAC). Imediatamente após a cirurgia na sala de recuperação, ele apresenta fraqueza contralateral.

Como um paciente submetido à EAC é avaliado no pré-operatório?

Como a aterosclerose é uma doença sistêmica, os pacientes com estenose carotídea apresentam um risco muito aumentado de coexistência de doença arterial coronariana e doença arterial periférica. Seria incomum um paciente ter estenose carotídea sem evidência de aterosclerose em outro lugar. Pacientes submetidos à EAC, portanto, necessitam de avaliação cardíaca pré-operatória, de acordo com as diretrizes da American College of Cardiology/American Heart Association.

Com relação aos fatores de risco do paciente, essas diretrizes fornecem algoritmos sobre como os pacientes devem ser avaliados e tratados no intraoperatório. Como parte da avaliação pré-operatória deste paciente, deveria ter sido realizado um exame neurológico completo, com especial atenção à função motora. Este paciente pode muito bem ter apresentado fraqueza no lado esquerdo antes da cirurgia, caso em que a hemiparesia pode ser devida a uma condição preexistente. Se esta for uma descoberta nova, requer um manejo agressivo.

A anestesia geral ou regional é a técnica anestésica ideal para o manejo de pacientes submetidos à EAC?

A maioria dos pacientes submetidos a EACs nos Estados Unidos recebeu anestesia geral porque muitos cirurgiões se sentiam mais confortáveis se as vias aéreas fossem controladas, e o paciente estava completamente anestesiado caso houvesse evidência de isquemia cerebral.

Em alguns centros, a anestesia regional tem sido defendida por proporcionar um campo cirúrgico adequado, um paciente confortável e relaxado (se feita com cuidados anestésicos monitorados), hemodinâmica estável e monitorização ideal da função cerebral durante o clampeamento cruzado, porque um paciente acordado fornece melhor evidência de perfusão cerebral adequada. O paciente pode indicar ou ser observado quanto a evidências de afasia, queda facial ou hemiparesia. A anestesia regional geralmente é realizada com bloqueio superficial do plexo cervical.

Como a função cerebral deve ser monitorizada no intraoperatório neste paciente?

Quando a carótida é clampeada, a capacidade de identificar circulação cerebral inadequada no hemisfério ipsilateral é crítica, pois há uma janela de oportunidade para intervenção imediata e correção de qualquer déficit.

O estado neurológico global e focal pode ser continuamente avaliado em pacientes acordados se eles estiverem minimamente sedados durante a anestesia regional. Nessa situação, a avaliação prática consiste no exame frequente (a cada 2-5 min) da força utilizando a preensão contralateral e na manutenção de contato verbal constante ("conversa de coquetel") com o paciente para avaliar o nível de consciência.

Em pacientes submetidos à anestesia geral, técnicas de monitorização cerebral indireta têm sido utilizadas para avaliar a adequação da circulação cerebral. Essas técnicas incluem sangramento no coto, pressão no coto, saturação de oxigênio venoso jugular, EEG e Doppler transcraniano (DTC). O sangramento posterior da artéria carótida distal após clampeamento cruzado e incisão da artéria sugere circulação colateral razoável acima do clampe, embora isso seja muito subjetivo e não quantitativo.

Para melhor qualificar e quantificar a adequação da perfusão colateral (ver **Figura 26-10**), podem ser utilizadas medições da pressão do coto. Alguns cirurgiões acreditam que um *shunt* deve ser utilizado em todos os pacientes com acidente vascular cerebral prévio, independentemente da pressão no coto, e para qualquer

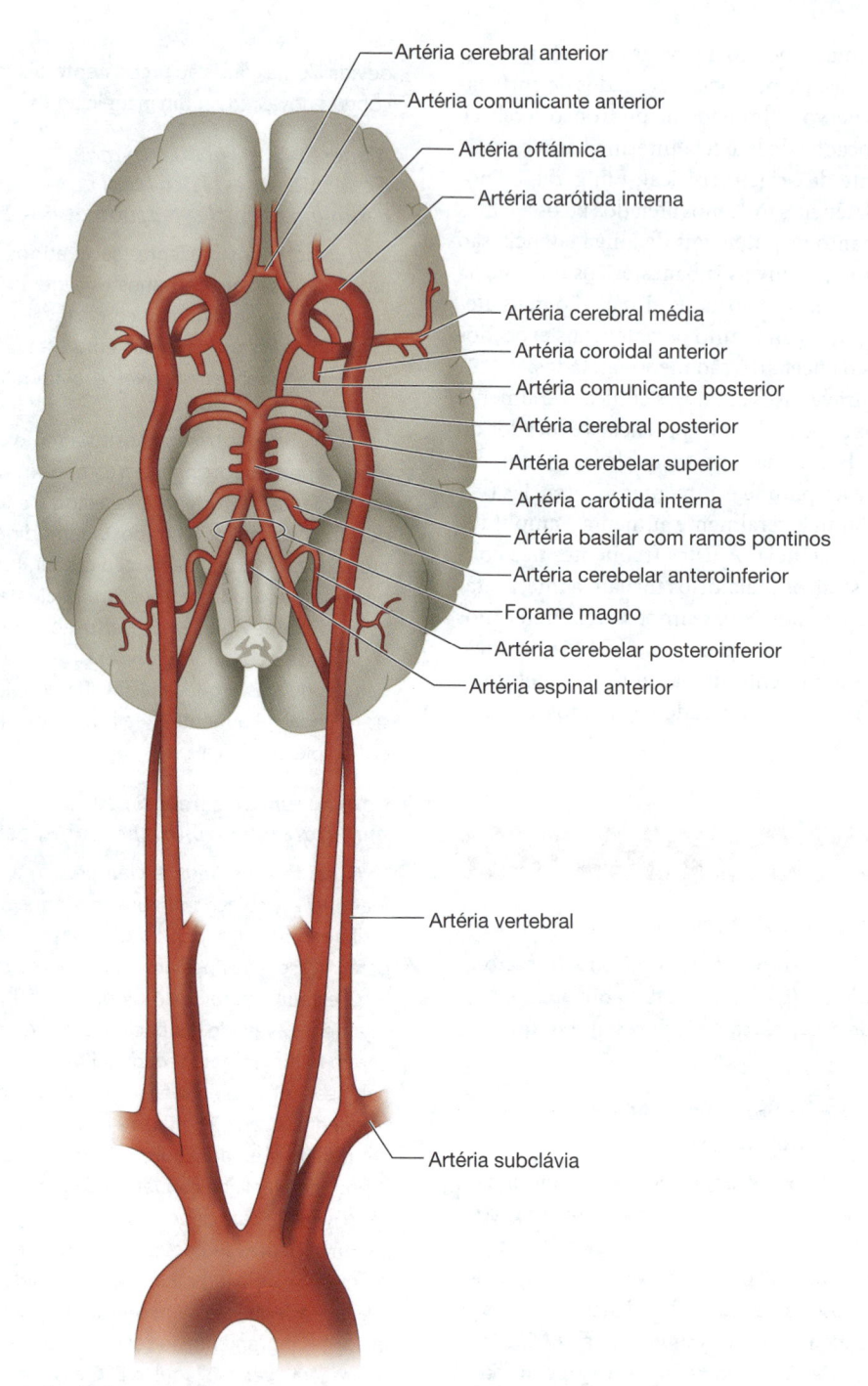

FIGURA 26-10 A circulação cerebral.

paciente cuja pressão no coto seja inferior a 25 mmHg. No entanto, isso é controverso, pois muitos neurocirurgiões e cirurgiões vasculares usam 50 mmHg como ponto de corte. A confiabilidade da pressão do coto para prever a necessidade de manobra seletiva também tem sido questionada. Alguns cirurgiões rotineiramente realizam o *shunt* em todos os pacientes, alguns não realizam o *shunt* em nenhum paciente e outros usam o *shunt* seletivo. Os dados dos desfechos não identificaram a melhor abordagem cirúrgica.

O EEG às vezes é usado para monitorizar pacientes submetidos à EAC sob anestesia geral. Nessa circunstância, a anestesia inalatória ou intravenosa pode influenciar o EEG, mas alterações grosseiras associadas ao clampeamento carotídeo podem ser facilmente detectadas. A análise das sutilezas do EEG exige muita mão de obra e tecnologia e raramente é necessária. Potenciais evocados também foram empregados durante a EAC. Caso estudos neurofisiológicos identifiquem isquemia cerebral, o cirurgião pode colocar um *shunt* vascular durante o reparo cirúrgico para proporcionar perfusão cerebral ipsilateral.

Monitores de saturação cerebral às vezes são empregados para detectar perfusão cerebral inadequada durante clampeamento cruzado da artéria carótida. Reduções de 10 a 20% em relação ao valor basal sugerem que um *shunt* deve ser colocado.

Como a hemodinâmica deve ser controlada no intraoperatório?

Durante o clampeamento carotídeo e imediatamente depois na sala de recuperação, os pacientes costumam ficar hemodinamicamente lábeis. A **bradicardia pode se desenvolver durante a manipulação cirúrgica do seio carotídeo devido à estimulação direta do nervo vago**. A taquicardia pode se desenvolver como resultado de estresse ou dor ou como resultado direto da manipulação do seio carotídeo com liberação de catecolaminas na circulação.

A hipotensão também é observada devido aos efeitos vasodilatadores diretos e inotrópicos negativos dos agentes anestésicos. A hipotensão após o desclampeamento carotídeo é comum, particularmente em pacientes com estenose carotídea mais grave. Isto pode ocorrer devido a um processo protetor cerebral. A autorregulação cerebral protege o cérebro da reperfusão, reduzindo a produção de renina, vasopressina e noradrenalina, o que resulta em hipotensão. A hipertensão também é um achado frequente em pacientes submetidos à EAC. Muitos pacientes apresentam hipertensão como comorbidade, que muitas vezes é ainda mais exacerbada pelo estresse cirúrgico e pela manipulação do corpo carotídeo, que causa liberação de catecolaminas e estimulação simpática.

Monitorização invasiva da pressão arterial e acesso venoso adequado para infusão de medicamentos vasoativos são necessários durante a cirurgia carotídea.

Qual é a etiologia mais provável destes achados do paciente?

Este paciente provavelmente teve um acidente vascular cerebral devido a uma embolia arterioarterial; mais de 95% desses pacientes se enquadrarão nessa categoria. A fraqueza também pode se desenvolver como resultado de uma síndrome de hiperperfusão, que ocorre em pacientes com estenose carotídea grave que já restabeleceram o fluxo para o hemisfério cerebral afetado. Esses pacientes geralmente apresentam estenose carotídea superior a 95% com canal inferior a 1 mm na artéria carótida afetada. Normalmente, a síndrome não se desenvolve na sala de recuperação anestésica pós-operatória (SRPA), mas várias horas depois, quando o paciente começa a relatar dor de cabeça e, em casos graves, desenvolve hemiparesia.

Como é mais provável um acidente vascular cerebral, quando o anestesiologista é chamado para atender tal paciente na SRPA, um exame neurológico completo quantificando qualquer envolvimento de nervos cranianos e o grau de fraqueza no lado contralateral deve ser realizado imediatamente. Quaisquer alterações hemodinâmicas precisam ser tratadas também imediatamente, com garantia de níveis adequados de hemoglobina e oxigenação. O cirurgião precisa ser notificado na mesma hora, e a avaliação ultrassônica da artéria carótida é frequentemente necessária para determinar se pode haver problemas com a linha de sutura da íntima. Pode ser necessário retornar à sala cirúrgica para explorar a artéria carótida.

LEITURAS SUGERIDAS

Bucher J, Koyman A. Intubation of the neurologically injured patient. *J Emerg Med*. 2015;49:920.

Dagal A, Lam A. Cerebral blood flow and the injured brain: how should we monitor and manipulate it? *Curr Opin Anesthesiol*. 2011;24:131.

Drummond JC. Blood pressure and the brain: how low can you go? *Anesth Analg*. 2019;128:759.

Drummond JC, Sturaitis MK. Brain tissue oxygenation during dexmedetomidine administration in surgical patients with neurovascular injuries. *J Neurosurg Anesthesiol*. 2010;22:336.

Flexman A, Meng L, Gelb A. Outcomes in neuroanesthesia: what matters most? *Can J Anesth*. 2016;63:205.

Himmelseher S, Durieux M. Revising a dogma: ketamine for patients with neurological injury. *Anesth Analg*. 2005;101:524.

Marchesini V, Disma N. Anaesthetic neuroprotection in children: does it exist or is it all just bad? *Curr Opin Anaesthesiol*. 2019;32:363.

Meng L, Hou W, Chui J, Han R, Gelb AW. Cardiac output and cerebral blood flow: the integrated regulation of brain perfusion in adult humans. *Anesthesiology*. 2015;123:1198.

Moerman A, De Hert S. Why and how to assess cerebral autoregulation? *Best Pract Res Clin Anaesthesiol*. 2019;33:211.

Newcombe VFJ, Chow A. The features of the typical traumatic brain injury patient in the ICU are changing: what will this mean for the intensivist? *Curr Opin Crit Care*. 2021;27:80.

Orešković D, Radoš M, Klarica M. Role of choroid plexus in cerebrospinal fluid hydrodynamics. *Neuroscience*. 2017;354:69.

Picetti E, Rossi S, Abu-Zidan FM, et al. WSES consensus conference guidelines: monitoring and management of severe adult traumatic brain injury patients with polytrauma in the first 24 hours. *World J Emerg Surg.* 2019;14:53.

Quillinan N, Herson P, Traystam R. Neuropathophysiology of brain injury. *Anesthesiol Clin.* 2016;34:453.

Rao S, Avitsian R. Anesthesia for neurosurgical emergencies. *Anesthesiol Clin.* 2020;38:67.

Todd M. Outcomes after neuroanesthesia and neurosurgery: what makes a difference? *Anesthesiol Clin.* 2012;30:399.

Anestesia para neurocirurgia

CAPÍTULO 27

CONCEITOS-CHAVE

1. Independentemente da causa, as massas intracranianas apresentam sintomas e sinais de acordo com o ritmo de crescimento, localização e pressão intracraniana. As massas de crescimento lento são normalmente assintomáticas por períodos prolongados (apesar do tamanho relativamente grande), enquanto as massas de crescimento rápido podem apresentar sintomas enquanto a massa permanece relativamente pequena.

2. A tomografia computadorizada (TC) e a ressonância magnética (RM) devem ser analisadas quanto à presença de edema cerebral, desvio da linha média superior a 0,5 cm ou deslocamento ou compressão ventricular.

3. As cirurgias na fossa posterior podem lesar os centros circulatórios e respiratórios vitais do tronco encefálico, bem como os nervos cranianos ou seus núcleos.

4. A embolia gasosa venosa pode ocorrer quando é gerada pressão subatmosférica dentro de uma veia aberta. Essas condições podem se manifestar em qualquer posição e durante qualquer procedimento sempre que a incisão estiver acima do nível do coração.

5. A remoção ideal do ar após uma embolia gasosa venosa ocorre por intermédio de um cateter multiperfurado posicionado previamente na junção entre o átrio direito e a veia cava superior. O posicionamento correto do cateter pode ser confirmado por eletrocardiografia intravascular, radiografia ou ecocardiografia transesofágica (ETE).

6. Em um paciente com traumatismo craniano, a correção da hipotensão e o controle de qualquer sangramento têm precedência sobre as análises radiográficas e o tratamento neurocirúrgico definitivo porque a pressão arterial sistólica inferior a 80 mmHg prediz um prognóstico desfavorável.

7. A perda súbita e maciça de sangue decorrente de lesão dos grandes vasos adjacentes pode ocorrer no intraoperatório como resultado de procedimentos na coluna torácica ou lombar.

As técnicas anestésicas devem ser modificadas na presença de hipertensão intracraniana e perfusão cerebral marginal. Ainda, muitos procedimentos neurocirúrgicos exigem que os pacientes assumam posições (p. ex., sentada, pronada) que complicam ainda mais o manejo. O presente capítulo aplica os princípios desenvolvidos no Capítulo 26 ao atendimento anestésico de pacientes neurocirúrgicos.

Hipertensão intracraniana

A hipertensão intracraniana é caracterizada pela elevação sustentada da pressão intracraniana (PIC) acima de 15 mmHg. As causas da hipertensão intracraniana podem incluir um tecido em expansão ou massa fluida, uma fratura craniana com depressão, caso comprima um seio venoso, absorção inadequada de líquido cerebrospinal (LCS), volume sanguíneo cerebral (VSC) excessivo ou distúrbios sistêmicos que promovem edema cerebral (ver a próxima seção). Múltiplos fatores podem ocorrer concomitantemente. Por exemplo, tumores na fossa posterior normalmente estão associados a algum grau de edema cerebral e efeito de massa, mas também podem obstruir a saída do LCS por compressão do quarto ventrículo (hidrocefalia obstrutiva).

Embora muitos pacientes com elevação da PIC sejam inicialmente assintomáticos, ao longo do tempo, eles geralmente desenvolvem sintomas e sinais característicos, incluindo cefaleia, náusea, vômito, papiledema, déficits neurológicos focais e consciência alterada. Quando a PIC ultrapassa 30 mmHg, o fluxo sanguíneo cerebral (FSC) diminui progressivamente, estabelecendo-se um círculo vicioso: a isquemia causa edema cerebral, que, por sua vez, eleva a PIC, causando a isquemia novamente. Caso não controlado, esse ciclo persiste até que o paciente venha a óbito em razão de danos neurológicos progressivos ou herniação grave. **As elevações periódicas da pressão arterial com redução reflexa da frequência cardíaca (reflexo de Cushing) podem ser correlacionadas com elevações súbitas da PIC (ondas de platô) com duração de 1 a 15 minutos.** Esse fenômeno é resultado de mecanismos autorreguladores que diminuem periodicamente a resistência vascular cerebral e elevam a pressão arterial em resposta à isquemia cerebral. Eventualmente, um quadro grave de isquemia e acidose elimina completamente a autorregulação (paralisia vasomotora).

EDEMA CEREBRAL

Um acúmulo no volume de água no cérebro pode ser produzido por vários mecanismos. O rompimento da barreira hematoencefálica (*edema vasogênico*) é o mais comum, permitindo a entrada de fluido semelhante ao plasma no cérebro. O aumento da pressão arterial potencializa a formação desse tipo de edema. Causas comuns de edema vasogênico incluem trauma mecânico, altitudes elevadas, lesões inflamatórias, tumores cerebrais, hipertensão e infarto. O edema cerebral pós-lesões metabólicas (edema citotóxico), como a hipoxemia ou a isquemia, é resultado da incapacidade das células cerebrais de expelir sódio ativamente, causando inchaço celular progressivo. O edema cerebral intersticial pode resultar de hidrocefalia obstrutiva e entrada de LCS no interstício cerebral. Ainda, o edema cerebral pode ser causado pela movimentação intracelular de água secundária a reduções agudas na osmolaridade sérica (intoxicação hídrica).

TRATAMENTO

O tratamento da hipertensão intracraniana, do edema cerebral ou de ambos é, idealmente, direcionado à causa subjacente. Os distúrbios metabólicos são corrigidos, sendo realizada uma intervenção cirúrgica sempre que apropriado. Edemas vasogênicos – em particular, aquele associados a tumores – normalmente respondem a corticosteroides (dexametasona). Contudo, edemas vasogênicos decorrentes de trauma geralmente não respondem aos corticosteroides. A glicemia deve ser monitorada regularmente e possivelmente controlada com infusões de insulina quando esteroides são administrados. Os agentes osmóticos normalmente são eficazes em reduzir temporariamente o edema cerebral e a PIC até que medidas mais definitivas possam ser tomadas. A diurese reduz a PIC principalmente pela remoção da água intracelular do tecido cerebral normal. A hiperventilação moderada (PaCO$_2$ de 30-33 mmHg) reduz FSC, VSC e PIC agudamente, mas pode produzir isquemia cerebral por vasoconstrição cerebral. Atualmente, a hiperventilação é empregada como uma medida aguda em pacientes com risco imediato de herniação enquanto outras intervenções são iniciadas.

O manitol, em doses de 0,25 a 1 g/kg, é particularmente eficaz na redução rápida do volume de líquido intracraniano e da PIC. A sua eficácia está principalmente relacionada com o seu efeito na osmolalidade sérica. Normalmente, uma osmolalidade sérica de 300 a 315 mOsm/L é considerada desejável. O manitol pode reduzir transitoriamente a pressão arterial em virtude de suas propriedades vasodilatadoras tênues, mas sua principal desvantagem é um aumento transitório do volume intravascular, o que pode precipitar um edema pulmonar em pacientes com função cardíaca ou renal limítrofe. De modo geral, o manitol não deve ser usado em pacientes com aneurismas intracranianos, malformações arteriovenosas (MAVs) ou hemorragia intracraniana até que o crânio seja aberto. A diurese osmótica em tais casos pode expandir um hematoma à medida que o volume do tecido cerebral normal ao seu redor diminui. Ocasionalmente, a diurese osmótica rápida em pacientes idosos também pode provocar um hematoma subdural devido à ruptura de veias ponte frágeis que entram no seio sagital. O edema cerebral de rebote pode ocorrer após o uso de agentes osmóticos.

Circunstancialmente, a solução salina hipertônica (3% NaCl) é usada para reduzir o edema cerebral e a PIC. A solução salina hipertônica deve ser administrada com cuidado para evitar mielinólise pontina central ou síndrome de desmielinização osmótica em pacientes hiponatrêmicos (ver Capítulo 49). A concentração sérica de sódio e a osmolalidade devem ser monitoradas regularmente. Em pacientes com traumatismo cranioencefálico, intervenções, além do manitol, para diminuir a pressão intracraniana incluem elevação da cabeça, drenagem do LCS via ventriculostomia e supressão metabólica com barbitúricos. A craniectomia descompressiva mostrou-se eficaz em diminuir a mortalidade em pacientes com elevações sustentadas da PIC (> 25 mmHg) após traumatismo cranioencefálico.

Anestesia e craniotomia para pacientes com lesões de massa

As massas intracranianas podem ser congênitas, neoplásicas (benignas ou malignas), infecciosas (abscesso ou cisto) ou vasculares (hematoma ou malformação arteriovenosa). Os tumores primários normalmente ocorrem em células da glia (astrocitoma, oligodendroglioma ou glioblastoma), células ependimárias (ependimoma) ou tecidos adjacentes (meningioma, schwanoma ou papiloma do plexo coroide). Os tumores típicos da infância incluem meduloblastoma, neuroblastoma e astrocitoma. Independentemente da causa, as massas intracranianas apresentam sintomas e sinais de acordo com o ritmo de crescimento, localização e PIC. As massas de crescimento lento são normalmente assintomáticas por períodos prolongados (apesar do tamanho relativamente grande), enquanto as massas de crescimento rápido podem apresentar sintomas enquanto a massa permanece relativamente pequena. As apresentações comuns incluem cefaleia, convulsões, declínio geral nas funções cognitivas ou neurológicas específicas e déficits neurológicos focais. Os sintomas típicos de massas supratentoriais incluem convulsões, hemiplegia ou afasia, enquanto os sintomas típicos de massas infratentoriais podem incluir distúrbios cerebelares (ataxia, nistagmo e disartria) ou compressão do tronco cerebral (paralisia de nervos cranianos, consciência alterada ou respiração anormal).

MANEJO PRÉ-OPERATÓRIO

A avaliação pré-operatória para pacientes submetidos à craniotomia deve tentar estabelecer a presença ou ausência de hipertensão intracraniana. A TC e a RM devem ser analisadas quanto à presença de edema cerebral, desvio da linha média superior a 0,5 cm ou deslocamento ou compressão ventricular. Exames de imagem normalmente serão realizados antes que o paciente receba dexametasona, portanto, o efeito de massa pode ser menos agudo quando os pacientes que já receberam dexametasona estiverem presentes na sala de cirurgia. O exame neurológico deve documentar o estado mental e quaisquer déficits sensoriais ou motores. Os medicamentos devem ser analisados com referência especial à terapia com corticosteroides, diuréticos e anticonvulsivantes. A avaliação laboratorial deve descartar hiperglicemia induzida por corticosteroides, distúrbios eletrolíticos devido a diuréticos ou secreção anormal de hormônio antidiurético (ADH, do inglês *antidiuretic hormone*). As concentrações sanguíneas de anticonvulsivantes podem ser mensuradas, em particular quando as convulsões não são controladas apropriadamente.

Pré-medicação

A pré-medicação com sedativos ou opioides deve ser evitada, principalmente quando há suspeita de hipertensão intracraniana. A hipercapnia secundária à depressão respiratória eleva a PIC. Deve-se dar continuidade à administração de corticosteroides e à terapia anticonvulsivante até o momento da cirurgia.

MANEJO INTRAOPERATÓRIO
Monitorização

Além dos monitores padrão, empregam-se a monitorização direta da pressão intra-arterial e o cateterismo vesical para a maioria dos pacientes submetidos à craniotomia. Alterações súbitas na pressão arterial durante procedimentos anestésicos, posicionamento e manipulação cirúrgica são mais bem administradas com a orientação da monitorização invasiva contínua da pressão arterial. Além disso, é necessária gasometria arterial para regular rigorosamente a $PaCO_2$. Zera-se o transdutor de pressão arterial no nível da cabeça (meato auditivo externo, que se aproxima do nível do polígono de Willis) – em vez do átrio direito – para facilitar o cálculo da pressão de perfusão cerebral (PPC), documentando-se essa prática no prontuário anestésico. Somente as medições de CO_2 expirado não são suficientes para a regulação precisa da ventilação; o gradiente de CO_2 arterial para CO_2 expirado deve ser determinado. O acesso venoso central e a monitorização da pressão podem ser considerados para pacientes que necessitam de medicamentos vasoativos. É necessário um cateter vesical devido ao uso de diuréticos, à duração prolongada da maioria dos procedimentos neurocirúrgicos e à utilidade do cateterismo vesical para orientar a fluidoterapia e medir a temperatura corporal central. A função neuromuscular deve ser monitorada no lado não afetado em pacientes com hemiparesia uma vez que a resposta de contração é, muitas vezes, anormalmente resistente no lado afetado. A monitorização dos potenciais evocados visuais pode ser útil na prevenção de danos ao nervo óptico durante ressecções de grandes tumores hipofisários. Monitores adicionais para cirurgia na fossa posterior são descritos posteriormente nesta discussão.

O manejo de pacientes com hipertensão intracraniana pode ser orientado pela monitorização da PIC no período perioperatório. Vários dispositivos ventriculares, intraparenquimatosos e subdurais podem ser utilizados por neurocirurgiões para fornecer medições da PIC. O transdutor deve ser zerado para o mesmo nível de referência do transdutor de pressão arterial (geralmente o meato acústico externo, conforme observado anteriormente). Um cateter de ventriculostomia oferece a vantagem adicional de permitir a remoção do LCS para diminuir a PIC.

Indução

A indução da anestesia e a intubação endotraqueal são períodos críticos para pacientes com relações pressão intracraniana e volume comprometidas, particularmente com quadro de PIC elevada. A elastância intracraniana pode ser melhorada pela diurese osmótica ou pela remoção de pequenos volumes de LCS por meio de um dreno de ventriculostomia. O objetivo de qualquer técnica deve ser induzir a anestesia e intubar a traqueia sem elevar a PIC ou comprometer o FSC. A hipertensão arterial durante a indução aumenta o VSC e promove edema cerebral. A hipertensão sustentada pode levar a elevações acentuadas da PIC, diminuindo a PPC e oferecendo risco de herniação. Quedas excessivas da pressão arterial podem ser igualmente prejudiciais ao comprometer a PPC.

A técnica de indução mais comum emprega propofol ou etomidato. Todos os pacientes recebem ventilação controlada após a injeção do agente de indução. Um bloqueador neuromuscular (BNM) é administrado para facilitar a ventilação e evitar esforço ou tosse, ambos os quais podem elevar abruptamente a PIC. Um opioide intravenoso administrado com propofol atenua a resposta simpática, principalmente em pacientes jovens. O esmolol (0,5-1,0 µg/kg) é eficaz na prevenção de taquicardia associada à intubação em pacientes levemente anestesiados.

A técnica de indução real pode variar de acordo com as respostas individuais do paciente e doenças coexistentes. A succinilcolina pode, teoricamente, elevar a PIC, sobretudo se a intubação for tentada antes do estabelecimento da anestesia profunda. Contudo, a succinilcolina continua sendo o agente ideal para a indução em sequência rápida ou quando há preocupações sobre uma via aérea potencialmente difícil, uma vez que a hipoxemia e a hipercapnia são muito mais prejudiciais do que qualquer efeito da succinilcolina para o paciente com hipertensão intracraniana.

A hipertensão durante a indução pode ser tratada com β_1 bloqueadores ou pelo aprofundamento do anestésico com propofol adicional. Concentrações modestas de agentes voláteis (p. ex., sevoflurano) também podem ser usadas. O sevoflurano preserva melhor a autorregulação do FSC e produz vasodilatação limitada; pode ser o agente volátil preferencial para pacientes com PIC elevada. Devido ao seu efeito potencialmente deletério sobre o VSC e a PIC, os vasodilatadores (p. ex., nicardipino, nitroprussiato, nitroglicerina, hidralazina) são evitados até que a dura-máter seja aberta. Normalmente, a hipotensão é tratada com doses incrementais de vasopressores (p. ex., fenilefrina).

Posicionamento

As craniotomias frontal, temporal e parietooccipital são realizadas na posição supina. A cabeça é elevada de 15° a 30° para facilitar a drenagem venosa e do LCS. A cabeça também pode ser virada para o lado para facilitar a exposição. Antes e depois do posicionamento, a posição do tubo endotraqueal deve ser verificada com ausculta, e todas as conexões do circuito respiratório devem ser examinadas. O risco de desconexões não reconhecidas aumenta porque as vias aéreas do paciente não podem ser facilmente avaliadas após a colocação dos campos cirúrgicos; além disso, a mesa cirúrgica geralmente é virada 90° ou 180° na direção oposta do anestesista.

Manutenção da anestesia

A anestesia pode ser mantida com anestesia inalatória, técnicas de anestesia intravenosa total (TIVA, do inglês *total intravenous anesthesia*) ou uma combinação de um opioide e hipnótico intravenoso (na maioria das vezes, o propofol) com um agente inalatório de baixa dose. Mesmo que os períodos de estimulação sejam infrequentes, recomenda-se o bloqueio neuromuscular – a menos que a monitorização neurofisiológica contraindique seu uso – para evitar esforço, resistência ou outra movimentação. Uma maior necessidade de anestesia pode ser esperada durante os períodos mais estimulantes: laringoscopia-intubação, incisão da pele, abertura da dura-máter, manipulações periosteais, incluindo colocação e fechamento de suportes de fixação Mayfield. A TIVA com remifentanila e propofol facilita o despertar rápido e avaliação neurológica imediata. Da mesma forma, o α_2-agonista dexmedetomidina pode ser empregado durante a craniotomia com o paciente dormindo, bem como com o paciente acordado com efeito semelhante. A normocarbia deve ser mantida no intraoperatório. As tensões de $PaCO_2$ mais baixas proporcionam pouco benefício e podem estar associadas à isquemia cerebral e à dissociação prejudicada do oxigênio da hemoglobina. Os padrões ventilatórios que resultam em altas pressões médias das vias aéreas (uma frequência baixa com grandes volumes correntes) devem ser evitados devido a um efeito potencialmente adverso na PIC por aumentar a pressão venosa central e o potencial de lesão pulmonar. Recomenda-se a ventilação pulmonar protetora (volume corrente ≤ 6 mL/kg). Os pacientes hipóxicos podem necessitar de pressão expiratória final positiva (PEEP, do inglês *positive end-expiratory pressure*) e elevação da pressão média das vias aéreas; nesses pacientes, o efeito da PEEP na PIC é variável.

A reposição de fluidos intravenosos deve ser limitada a cristaloides isotônicos sem glicose. A hiperglicemia é comum em pacientes neurocirúrgicos e tem sido implicada na amplificação da lesão cerebral isquêmica. A hiperglicemia deve ser corrigida no pré-operatório. Normalmente, os procedimentos neurocirúrgicos são associados à perda oculta substancial de sangue (sob campos cirúrgicos ou no chão). A hipotensão e a hipertensão devem ser corrigidas rapidamente. A euvolemia deve ser mantida, o que muitas vezes representa uma tarefa complicada no cenário de diurese osmótica.

Despertar

A maioria dos pacientes submetidos à craniotomia eletiva pode ser extubada ao final do procedimento. Os pacientes que permanecerão intubados devem ser sedados para evitar agitação. A extubação na sala de cirurgia exige manejo especial durante o despertar. Qualquer esforço ou reflexo de tosse ("*bucking*") aplicado ao tubo endotraqueal ainda inserido pode precipitar uma hemorragia intracraniana ou piorar o quadro do edema cerebral. À medida que a pele vai sendo fechada, o paciente pode voltar a respirar espontaneamente. Se a cabeça do paciente estiver presa em um aparelho de suporte de fixação Mayfield, deve-se tomar cuidado para evitar qualquer movimentação do paciente (p. ex., reflexo de tosse [*bucking*] no tubo), o que pode causar lesões no pescoço ou no crânio. Depois que o campo cirúrgico da cabeça é aplicado e o acesso total ao paciente é retomado (a mesa volta à sua posição original como na indução), quaisquer agentes anestésicos são descontinuados e o bloqueio neuromuscular é revertido. O despertar rápido facilita a avaliação neurológica imediata e é geralmente esperado. O despertar tardio pode ser observado após uma sobredose de opioides ou sedativos, quando a concentração expirada do agente volátil permanece superior a 0,2 de concentração alveolar mínima (CAM) ou quando há um distúrbio metabólico ou uma lesão neurológica perioperatória. Os pacientes podem precisar ser transportados diretamente da sala de cirurgia para exames de imagem quando não respondem como previsto, e uma reexploração imediata pode ser necessária. A maioria dos pacientes é levada para a unidade de terapia intensiva (UTI) no pós-operatório para monitorização rigorosa.

Anestesia para cirurgia na fossa posterior

A craniotomia para uma massa na fossa posterior implica um conjunto único de problemas potenciais: hidrocefalia obstrutiva, possível lesão de centros vitais do tronco encefálico, pneumoencéfalo e, quando esses procedimentos são realizados com o paciente sentado, um risco maior de hipotensão postural e **embolia gasosa venosa**.

Hidrocefalia obstrutiva

Massas infratentoriais podem obstruir o fluxo de LCS através do quarto ventrículo ou do aqueduto cerebral de Sylvius. Lesões pequenas, mas com localização crítica, podem elevar acentuadamente a PIC. Nesses casos, uma ventriculostomia é normalmente realizada sob anestesia local para diminuir a PIC antes da indução da anestesia geral.

Lesão do tronco encefálico

3 As cirurgias na fossa posterior podem lesar os centros circulatórios e respiratórios vitais do tronco encefálico, bem como os nervos cranianos ou seus núcleos. As lesões dessa natureza podem ocorrer como resultado de trauma cirúrgico direto ou isquemia por retração ou outras interrupções da irrigação sanguínea. Acredita-se que danos aos centros respiratórios quase sempre produzem alterações circulatórias; portanto, alterações abruptas na pressão arterial, frequência cardíaca ou ritmo cardíaco devem alertar o anestesista para a possibilidade de tal lesão. Essas alterações devem ser comunicadas ao cirurgião. Danos isolados aos centros respiratórios podem ocorrer raramente sem sinais circulatórios premonitórios durante cirurgias no assoalho do quarto ventrículo. Ao término da cirurgia, as lesões do tronco cerebral podem se manifestar como um padrão respiratório anormal ou uma incapacidade de manter uma via aérea pérvia após a extubação. A monitorização dos potenciais evocados auditivos do tronco encefálico pode ser útil na prevenção de danos ao oitavo nervo durante ressecções de neuromas acústicos. A eletromiografia também é usada para evitar lesões no nervo facial, mas exige o bloqueio neuromuscular incompleto no intraoperatório.

Posicionamento

Embora a maioria das explorações da fossa posterior possa ser realizada com o paciente em posição lateral modificada ou em decúbito ventral, alguns cirurgiões optam, preferencialmente, pela posição sentada.

O paciente está, na verdade, semirreclinado na posição sentada padrão (Figura 27-1); as costas são elevadas a 60°, e as pernas são elevadas com os joelhos flexionados. A cabeça é fixada em um suporte de três pontos com o pescoço flexionado; os braços permanecem ao lado do corpo com as mãos apoiadas no colo.

O posicionamento cauteloso e o acolchoamento ajudam a evitar lesões. Pontos de pressão, como cotovelos,

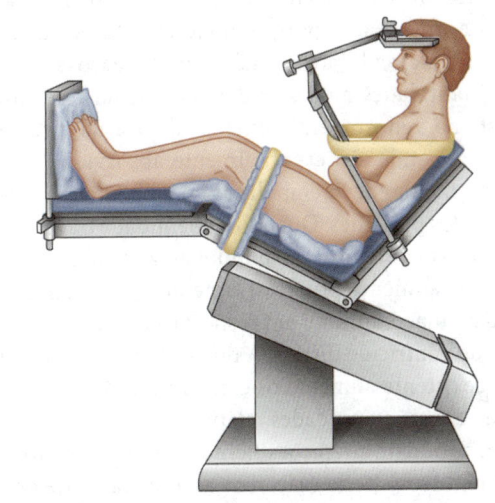

FIGURA 27-1 Posição sentada para craniotomia.

espinhas isquiáticas, calcanhares e testa, devem ser protegidos. A flexão excessiva do pescoço tem sido associada ao edema das vias aéreas superiores (devido à obstrução venosa) e, em menor escala, à quadriplegia (devido à compressão da medula espinhal cervical). A estenose espinhal cervical preexistente provavelmente predispõe os pacientes a esta última lesão.

Pneumoencéfalo

A posição sentada aumenta a probabilidade de pneumoencéfalo. Nessa posição, o ar entra prontamente no espaço subaracnóideo, uma vez que o LCS é perdido durante a cirurgia. Em pacientes com atrofia cerebral, a drenagem do LCS é acentuada; o ar pode substituir o LCS na superfície do cérebro e nos ventrículos laterais. A expansão de um pneumoencéfalo após o fechamento da dura-máter pode comprimir o cérebro. O pneumoencéfalo pós-operatório pode causar o despertar tardio e comprometimento contínuo da função neurológica. Devido a essas e outras preocupações, o óxido nitroso raramente é usado para craniotomias com o paciente na posição sentada (consulte a discussão a seguir).

Embolia gasosa venosa

4 A embolia gasosa venosa pode ocorrer quando é gerada pressão subatmosférica dentro de uma veia aberta. Essas condições podem se manifestar em qualquer posição e durante qualquer procedimento sempre que a incisão estiver acima do nível do coração. A incidência da embolia gasosa venosa é maior durante as craniotomias com o paciente sentado (20-40%) do que nas craniotomias com o paciente em qualquer outra posição. A entrada em grandes seios venosos cerebrais aumenta o risco.

As consequências fisiológicas da embolia gasosa venosa dependem do volume e do ritmo de entrada de ar e se o paciente tem um *shunt* intracardíaco direita-esquerda (p. ex., forame oval patente [10-25% de incidência]). Este último é importante porque pode facilitar a passagem de ar para a circulação arterial (**embolia gasosa paradoxal**). Quantidades modestas de bolhas de ar que entram no sistema venoso geralmente se alojam na circulação pulmonar, onde são eventualmente absorvidas. Pequenas quantidades de ar embolizado são bem toleradas pela maioria dos pacientes. Quando a quantidade transportada excede a taxa de depuração pulmonar, a pressão da artéria pulmonar aumenta progressivamente. Eventualmente, o débito cardíaco diminui em resposta a aumentos na pós-carga do ventrículo direito. A doença cardíaca ou pulmonar preexistente aumenta os efeitos adversos da embolia gasosa venosa; quantidades relativamente pequenas de ar podem produzir alterações hemodinâmicas acentuadas. O óxido nitroso pode exacerbar acentuadamente os efeitos de até mesmo pequenas quantidades de ar aprisionado, difundindo-se em bolhas de ar e aumentando seu volume. O volume letal de ar venoso em cobaias que receberam anestesia com óxido nitroso é reduzido para um terço à metade do volume de animais de controle que não receberam óxido nitroso.

Na ausência de ecocardiografia, os sinais definitivos de embolia gasosa venosa muitas vezes não são aparentes até que grandes volumes de ar tenham sido aprisionados. Uma diminuição no CO_2 expirado ou na saturação arterial de oxigênio pode ser observada antes das alterações hemodinâmicas. Os valores da gasometria arterial podem mostrar apenas ligeiras elevações na $PaCO_2$ como resultado do aumento da ventilação do espaço morto (áreas com ventilação normal, mas perfusão diminuída). Por outro lado, as principais manifestações hemodinâmicas, como hipotensão súbita, podem ocorrer bem antes de a hipoxemia ser observada. Além disso, grandes quantidades de ar intracardíaco prejudicam a função das valvas tricúspide e do tronco pulmonar e podem produzir parada circulatória súbita ao obstruir a saída do ventrículo direito.

A embolia gasosa paradoxal pode causar um acidente vascular cerebral (AVC) ou oclusão coronariana, que podem ser aparentes apenas no pós-operatório. A embolia gasosa paradoxal é mais provável de ocorrer em pacientes com *shunts* intracardíacos direita-esquerda, particularmente quando o gradiente de pressão transatrial normal (esquerda > direita) é consistentemente revertido.

A. Cateterização venosa central

Um cateter venoso central adequadamente posicionado pode ser usado para aspirar o ar aprisionado, contudo, existem apenas evidências limitadas de que isso influencie os resultados após a embolia gasosa venosa. Alguns médicos consideram o cateterismo atrial direito obrigatório para craniotomias com o paciente sentado, mas esse é um ponto de vista não muito compartilhado.

5 A remoção ideal de ar após uma embolia gasosa venosa ocorre por intermédio de um cateter multiperfurado posicionado previamente na junção entre o átrio direito e a veia cava superior. O posicionamento correto do cateter pode ser confirmado por eletrocardiografia intravascular, radiografia ou ETE, sendo este último o método mais simples e fácil. A eletrocardiografia intravascular é realizada usando o cateter preenchido com solução salina como derivação "V". O posicionamento correto próximo da junção cavoatrial é indicado pelo aparecimento de uma onda P bifásica máxima. Se o cateter for deslocado mais para dentro do coração, a onda P muda de uma deflexão bifásica para uma deflexão unidirecional. Uma forma de onda do ventrículo direito ou da artéria pulmonar também pode ser observada quando o cateter é conectado a um transdutor de pressão e é avançado demais, mas as formas de onda da pressão não identificam a junção cavoatrial.

B. Monitorização para embolia gasosa venosa

Devem ser empregados os detectores mais sensíveis disponíveis. Detectar até mesmo pequenas quantidades de êmbolos gasosos venosos é importante porque implica o controle cirúrgico do local de entrada antes que ar adicional seja admitido. Atualmente, os meios capazes de detectar os menores volumes de ar são o ETE e a ultrassonografia precordial com Doppler. Esses monitores podem detectar bolhas de ar tão pequenas quanto 0,25 mL. A ETE tem o benefício adicional de detectar o volume das bolhas e qualquer passagem transatrial através de um forame oval patente, bem como avaliar qualquer efeito que a embolia gasosa venosa possa ter sobre a função cardíaca. Os métodos com Doppler empregam uma sonda sobre o átrio direito (geralmente à direita do esterno e entre a terceira e a sexta costelas). A interrupção da alternância regular do sinal de Doppler por ruídos esporádicos indica embolia gasosa venosa. Alterações nas concentrações de gases respiratórios expirados são menos sensíveis, mas são indicações de monitorização importantes que também podem detectar embolia gasosa venosa antes que sinais clínicos manifestos possam se apresentar. A embolia gasosa venosa causa uma diminuição súbita na tensão de CO_2 expirado na proporção do aumento do espaço morto pulmonar; no entanto, também podem ser observadas diminuições com alterações hemodinâmicas não relacionadas à embolia gasosa venosa, como diminuição do débito cardíaco. Um reaparecimento (ou aumento) de nitrogênio nos gases expirados também pode ser observado na embolia gasosa venosa. Alterações na pressão arterial e nos sons cardíacos (bulhas) são manifestações tardias da embolia gasosa venosa.

C. Tratamento da embolia gasosa venosa

1. O cirurgião deve ser imediatamente avisado para que possa inundar o campo cirúrgico com solução salina ou envolvê-lo com gazes úmidas e aplicar cera de osso nas extremidades do crânio até que o local de entrada seja identificado e ocluído.
2. O óxido nitroso (se usado) deve ser descontinuado, e o paciente deve ser ventilado com oxigênio a 100%.
3. Se houver um cateter venoso central, ele deve ser aspirado na tentativa de recuperar o ar aprisionado.
4. A infusão de volume intravascular deve ser administrada para aumentar a pressão venosa central.
5. Devem ser administrados vasopressores para tratar a hipotensão.
6. A compressão bilateral das veias jugulares, ao aumentar a pressão venosa intracraniana, pode retardar a entrada de ar e causar sangramento por retorno, o que pode ajudar o cirurgião a identificar o ponto de entrada do êmbolo.
7. Alguns médicos defendem a PEEP para aumentar a pressão venosa cerebral; no entanto, a reversão do gradiente de pressão transatrial normal pode promover embolia paradoxal em um paciente com fechamento incompleto do forame oval.
8. Se as medidas relacionadas anteriormente falharem, o paciente deve ser colocado em decúbito ventral, e a ferida deve ser fechada rapidamente.
9. A parada circulatória persistente exige a posição supina e a aplicação de esforços de ressuscitação usando algoritmos avançados de suporte cardíaco à vida.

Anestesia para cirurgia estereotáxica

A estereotaxia pode ser empregada no tratamento de distúrbios de movimento involuntário, dor intratável e epilepsia e também pode ser usada no diagnóstico e tratamento de tumores localizados profundamente no cérebro.

Normalmente, esses procedimentos são realizados sob anestesia local para permitir a avaliação do paciente. Infusões de propofol ou dexmedetomidina são regularmente usadas para sedação e amnésia. Contudo, a sedação deve ser omitida se o paciente já apresentar PIC elevada. A capacidade de fornecer rapidamente ventilação controlada e anestesia geral para craniotomia de emergência é obrigatória, mas é dificultada pela plataforma e estrutura de localização que é anexada à cabeça do paciente para o procedimento. Embora a ventilação sob máscara ou através de uma máscara laríngea (ML) ou intubação orotraqueal possa ser prontamente realizada em uma emergência, a intubação acordada com um broncoscópio de fibra óptica ou videolaringoscópio antes do posicionamento e da cirurgia pode ser a abordagem mais segura quando a intubação se mostra necessária para um paciente cuja cabeça já está em uma estrutura estereotáxica para a cabeça.

A neurocirurgia funcional é cada vez mais empregada para a remoção de lesões adjacentes à zona de fala e outros centros vitais do cérebro. Ocasionalmente, os pacientes são tratados com a técnica de dormir-acordar-dormir, com ou sem instrumentação das vias aéreas. Essas operações exigem que o paciente esteja acordado para participar do mapeamento cortical a fim de identificar os principais centros da fala, como a área de Broca. Os pacientes dormem durante os períodos dolorosos da cirurgia (i.e., durante a abertura e o fechamento). As ML são regularmente empregadas para auxiliar no manejo das vias aéreas durante os períodos em que os pacientes adormecem nessas cirurgias. A infiltração de anestésico local no couro cabeludo facilita a craniotomia com o paciente acordado.

Os pacientes são submetidos à inserção de estimulador cerebral profundo para controle do movimento e outros distúrbios. Um eletrodo estimulador é colocado por meio de um orifício trepanado usando orientação radiológica com o objetivo de estabelecer as coordenadas para a colocação do eletrodo. Obtém-se um registro de microeletrodo (RME) para determinar o posicionamento correto do estimulador nas estruturas cerebrais. O efeito da estimulação sobre o paciente é anotado. Os medicamentos sedativos podem afetar adversamente os potenciais de RME, dificultando a localização da profundidade correta de colocação do estimulador. A dexmedetomidina tem sido usada para promover sedação a esses pacientes; no entanto, durante o teste de RME e estimulação, as infusões de sedativos devem ser descontinuadas para facilitar a participação do paciente na determinação da colocação correta do eletrodo (Tabela 27-1).

Anestesia para traumatismo craniano

As lesões na cabeça são responsáveis por até 50% das mortes causadas por trauma. A maioria dos pacientes que sofre traumatismo craniano é jovem, e muitos (10-40%) apresentam lesões intra-abdominais ou intratorácicas associadas, fraturas de ossos longos ou lesões na coluna vertebral. O resultado de um traumatismo craniano depende não apenas da extensão do dano neuronal no momento da lesão, mas também da ocorrência de quaisquer lesões secundárias ou sequelas de outras lesões ou complicações (ver Capítulo 39). Essas complicações secundárias incluem (1) fatores sistêmicos, como hipoxemia, hipercapnia ou hipotensão; (2) a formação e expansão de um hematoma epidural, subdural ou intracerebral; e (3) hipertensão intracraniana sustentada. Os pacientes com traumatismo craniano podem apresentar uma grande variedade de outras lesões, podem chegar ao hospital em estado de embriaguez e estão sujeitos a todas as complicações comuns inerentes aos cuidados intensivos (sepse, síndrome da angústia respiratória aguda [SARA] etc.). O manejo cirúrgico e anestésico desses pacientes é direcionado ao tratamento imediato das lesões primárias e à prevenção dessas complicações secundárias. Normalmente, a pontuação da **Escala de Coma de Glasgow** (**ECG**) (Tabela 27-2) se correlaciona bem com a gravidade da lesão e o desfecho. Uma pontuação de ECG de 8 ou menos na admissão está associada a aproximadamente 35% de mortalidade. Evidências de desvio da linha média superior a 5 mm (no exame de imagem) e compressão ventricular no exame de imagem estão associadas a desfechos significativamente piores.

As lesões específicas incluem fraturas cranianas, hematomas subdurais e epidurais, contusões cerebrais (incluindo hemorragias intracerebrais), lesões penetrantes na cabeça e oclusões e dissecções vasculares traumáticas. A presença de uma fratura craniana aumenta consideravelmente a probabilidade de uma lesão intracraniana. As fraturas lineares do crânio são frequentemente associadas a hematomas subdurais ou epidurais. As fraturas da base do crânio podem estar associadas a rinorreia

TABELA 27-1 Vantagens e desvantagens dos medicamentos usados para sedação consciente

Agentes	Vantagens	Desvantagens
Agonistas do receptor GABA Benzodiazepínicos	Ansiólise	Alta dosagem elimina o RME Altera o limiar de estimulação Induz discinesia
Propofol	Amplamente utilizado Atuação curta/rápida Perfil de despertar previsível	Elimina tremores Atenuação de RME Dosagem imprevisível em pacientes com doença de Parkinson Induz discinesia Tendência a provocar espirros

Opioides
    Fentanila
    Remifentanila
	Efeito mínimo sobre o RME
	Atuação curta/rápida
		Rigidez
		Supressão de tremores

α_2-Agonista Dexmedetomidina	Ação não mediada por GABA Menor efeito sobre o RME Ansiólise e efeitos analgésicos Sedação: facilmente despertável Não melhora os sinais clínicos de parkinsonismo Mantém a estabilidade hemodinâmica Preserva a respiração	Alta dosagem pode eliminar o RME Hipotensão, bradicardia

GABA, ácido gama-aminobutírico; RME, registro de microeletrodo.
Reproduzida com permissão de Venkatraghavan L, Luciano M, Manninen P. *Anesthetic management of patients undergoing deep brain stimulator insertion.* Anesth Analg. 1.º de abril de 2010;110(4):1138-1145.

TABELA 27-2 Escala de coma de Glasgow

Categoria	Pontuação
Abertura ocular	
Espontânea	4
Ao chamado	3
À dor	2
Ausente	1
Melhor resposta motora	
Ao comando verbal	
Obedece	6
À dor	
Localiza	5
Movimento de retirada	4
Flexão de decorticação	3
Resposta de extensão	2
Ausente	1
Melhor resposta verbal	
Orientado	5
Confuso	4
Palavras inapropriadas	3
Sons incompreensíveis	2
Ausente	1

liquórica, pneumoencéfalo, paralisia de nervos cranianos ou mesmo fístula carótido-cavernosa. As fraturas cranianas com depressão geralmente implicam uma contusão cerebral subjacente. As contusões podem estar limitadas à superfície do cérebro ou podem envolver hemorragia em estruturas hemisféricas mais profundas ou no tronco cerebral. As lesões de desaceleração rápida normalmente produzem lesões de golpe (frontal) e de contragolpe (occipital). Os hematomas epidurais e subdurais podem ocorrer como lesões isoladas, bem como em associação com contusões cerebrais (mais frequentemente com lesões subdurais do que epidurais).

Normalmente, o tratamento cirúrgico é eleito para fraturas cranianas com depressão; evacuação de hematomas epidurais, subdurais e alguns intracerebrais; e desbridamento de lesões penetrantes. A craniectomia descompressiva é usada para proporcionar espaço ao edema cerebral. O crânio é posteriormente reconstruído após a resolução do edema cerebral.

De modo geral, a monitorização da PIC é indicada para pacientes com lesões associadas à hipertensão intracraniana: grandes contusões, lesões em massa, hemorragia intracerebral ou evidência de edema em exames de imagem. A monitorização da PIC também deve ser considerado para pacientes que apresentam sinais de hipertensão intracraniana e são submetidos a procedimentos não neurológicos. A hipertensão intracraniana aguda deve ser tratada com hiperventilação, terapia osmolar e barbitúricos com o objetivo de evitar a herniação. A hiperventilação está associada à vasoconstrição cerebral e, se usada, deve ser empregada nos esforços para prevenir herniação cerebral iminente. A intervenção neurocirúrgica imediata é obrigatória. Vários estudos constataram que elevações sustentadas da PIC superiores a 60 mmHg resultam em incapacidade grave ou morte. Ensaios randomizados não puderam detectar a eficácia do uso precoce de altas doses de glicocorticoides por pacientes com traumatismo craniano. A hipotermia tampouco melhorou a sobrevida pós-traumatismo cranioencefálico.

MANEJO PRÉ-OPERATÓRIO

O atendimento anestésico de pacientes com traumatismo craniano grave começa no departamento de emergência. Medidas para assegurar a desobstrução das vias aéreas, adequação da ventilação e oxigenação, estabilização da coluna cervical e correção da hipotensão sistêmica devem ocorrer simultaneamente com a avaliação neurológica e cirúrgica do trauma. A obstrução das vias aéreas e hipoventilação são comuns. Até 70% desses pacientes apresentam hipoxemia, que pode ser complicada por contusão pulmonar, embolia gordurosa ou edema pulmonar neurogênico. Este último é atribuído à acentuada hipertensão pulmonar e sistêmica secundária à intensa atividade do sistema nervoso simpático. Deve-se administrar oxigênio suplementar a todos os pacientes enquanto as vias aéreas e a ventilação são avaliadas. Muitos pacientes apresentarão intoxicação por drogas ou álcool. Deve-se considerar que todos os pacientes tenham uma lesão da coluna cervical (até 10% de incidência) até que isso seja descartado por radiografia. Pacientes com hipoventilação, ausência de reflexo de vômito ou pontuação persistente abaixo de 8 na ECG (ver Tabela 27-2) requerem intubação traqueal. Todos os outros pacientes devem ser observados com atenção quanto à deterioração.

Intubação

Deve-se considerar que todos os pacientes tenham o estômago cheio, tomando as devidas precauções durante a ventilação e intubação traqueal. Contudo, a eficácia da manobra de Sellick na prevenção da aspiração é questionável. A estabilização em linha deve ser empregada durante a manipulação das vias aéreas para manter a cabeça em uma posição neutra, a menos que as radiografias confirmem que não há lesão na coluna cervical. Após a pré-oxigenação, os efeitos adversos da intubação na PIC são atenuados pela administração prévia de propofol, 1,5 a 3,0 mg/kg, e um BNM de início rápido. O suxametônio pode produzir elevações moderadas e transitórias da PIC em pacientes com traumatismo craniano fechado; no entanto, a necessidade de manejo rápido das vias aéreas tem precedência sobre as preocupações teóricas. Rocurônio é frequentemente usado para facilitar a intubação. A presença de um colar rígido para estabilização da coluna cervical aumentará a dificuldade de intubação.

A videolaringoscopia realizada com estabilização em linha geralmente permite a manutenção de uma posição neutra durante a intubação. Um *bougie* de intubação deve estar à disposição. Se a intubação assistida por videolaringoscopia se mostrar difícil, a fibra óptica ou outras técnicas (p. ex., intubação de ML) podem ser tentadas. Se as tentativas de via aérea não forem bem-sucedidas, uma via aérea cirúrgica deve ser obtida. A intubação nasal às cegas ou a passagem às cegas de um tubo nasogástrico devem ser evitadas na presença de uma fratura da base do crânio devido à possibilidade de passagem dos tubos diretamente através da fratura para o cérebro. O diagnóstico de fratura da base do crânio é sugerido por rinorreia ou otorreia liquórica, hemotímpano ou equimose nos tecidos periorbitários (sinal do guaxinim) ou atrás da orelha (sinal de Battle).

Hipotensão

A hipotensão no cenário de traumatismo craniano está quase sempre relacionada a outras lesões associadas (geralmente intra-abdominais). O sangramento abundante de lacerações do couro cabeludo pode causar hipotensão hipovolêmica em crianças. A hipotensão pode ser observada com lesões da medula espinal devido à simpatectomia associada ao choque espinal. Em um paciente com traumatismo craniano, a correção da hipotensão e o controle de qualquer sangramento têm precedência sobre as análises radiográficas e o tratamento neurocirúrgico definitivo porque a pressão arterial sistólica inferior a 80 mmHg prediz um prognóstico desfavorável. As soluções à base de glicose ou hipotônicas não devem ser usadas (ver discussão anterior). Caso contrário, cristaloides e hemoderivados podem ser administrados conforme necessário. A perda maciça de sangue em um paciente com múltiplas lesões deve motivar a ativação de um protocolo de transfusão maciça para fornecer um suprimento constante de plaquetas, plasma fresco congelado e concentrado de hemácias. A monitorização invasiva da pressão arterial, da pressão venosa central e da PIC constitui elemento valioso, mas não deve atrasar o diagnóstico e o tratamento. Arritmias e anormalidades eletrocardiográficas na onda T, onda U, segmento ST e intervalo QT são comuns após lesões na cabeça, mas não estão necessariamente associadas a lesões cardíacas; elas provavelmente indicam função autonômica alterada.

Exames diagnósticos

A escolha entre o manejo clínico e cirúrgico do traumatismo craniano baseia-se nos achados radiográficos e clínicos. Os pacientes devem ser estabilizados antes que uma TC ou outros exames de imagem possam ser realizados. Os pacientes com quadro grave devem ser monitorados rigorosamente durante esses exames. Os pacientes inquietos ou não cooperativos podem necessitar de anestesia geral para exames de imagem. A sedação nesses casos sem controle das vias aéreas deve ser evitada devido ao risco de elevações adicionais da PIC por hipercapnia ou hipoxemia e pelo risco de aspiração.

MANEJO INTRAOPERATÓRIO

O manejo anestésico é geralmente semelhante ao de outras lesões de massa associadas à hipertensão intracraniana. A monitorização invasiva deve ser estabelecida, se ainda não estiver presente, mas não deve atrasar a descompressão cirúrgica em um paciente que apresenta rápida deterioração.

As técnicas anestésicas são concebidas para preservar a perfusão cerebral e mitigar elevações da PIC. Pode ocorrer a hipotensão após a indução da anestesia como resultado dos efeitos combinados de vasodilatação e hipovolemia, devendo ser tratada com um agonista α-adrenérgico e infusão de volume, se necessário. A hipertensão é comum com a estimulação cirúrgica, mas também pode ocorrer em resposta a elevações agudas da PIC. A hipertensão associada a PIC elevada e bradicardia é chamada de *reflexo de Cushing*.

A hipertensão pode ser tratada com doses adicionais do agente de indução, com concentrações aumentadas de um anestésico inalatório (desde que não haja hipercapnia) ou com anti-hipertensivos. Normalmente, o esmolol é eficaz no controle da hipertensão associada à taquicardia. A PPC deve ser mantida entre 70 e 110 mmHg. Os vasodilatadores devem ser evitados até que a dura-máter seja aberta. A hiperventilação excessiva ($PaCO_2 < 35$ mmHg) deve ser evitada em pacientes com trauma (a menos que o paciente manifeste sinais de herniação iminente) para evitar reduções excessivas na oferta de oxigênio.

Ocasionalmente, a coagulação intravascular disseminada pode ser observada em lesões graves na cabeça. Lesões dessa natureza provocam a liberação de grandes quantidades de tromboplastina cerebral e também podem estar associadas à SARA. A aspiração pulmonar e o edema pulmonar neurogênico também podem ser responsáveis pela deterioração da função pulmonar. Quando a PEEP é usada, a monitorização da PIC pode ser útil para confirmar uma PPC adequada. O diabetes insípido, caracterizado por poliúria inadequadamente diluída, é frequentemente observado após trauma cerebral, especialmente com lesões na hipófise. Outras causas prováveis de poliúria devem ser descartadas, e o diagnóstico confirmado pela medição da urina e osmolaridade sérica (ver Capítulo 49). O sangramento gastrintestinal por úlcera de estresse é comum em pacientes que não recebem profilaxia.

A decisão de extubar a traqueia ao término do procedimento cirúrgico depende da gravidade da lesão, da presença de lesões abdominais ou torácicas concomitantes, de doenças preexistentes e do nível de consciência pré-operatório. Pacientes jovens que estavam conscientes no pré-operatório podem ser extubados após a remoção de uma lesão localizada, enquanto pacientes com lesão cerebral difusa devem permanecer intubados. Além disso, a hipertensão intracraniana persistente requer paralisia contínua, sedação, drenagem de LCS e posição elevada da cabeça.

Anestesia para aneurismas intracranianos e malformações arteriovenosas

Aneurismas saculares e MAVs são causas comuns de hemorragias intracranianas não traumáticas. O tratamento neurorradiológico cirúrgico ou intervencionista pode ser realizado opcionalmente para prevenir a hemorragia ou em caráter de emergência para evitar complicações posteriores após a ocorrência da hemorragia. Outras hemorragias não traumáticas (por hipertensão, anemia falciforme ou vasculite) geralmente são tratadas clinicamente.

ANEURISMAS CEREBRAIS

Considerações pré-operatórias

Os aneurismas cerebrais ocorrem com frequência na bifurcação das artérias na base do cérebro; a maioria está localizada no polígono anterior de Willis. Aproximadamente 10 a 30% dos pacientes apresentam mais de um aneurisma. A incidência geral de aneurismas saculares em algumas estimativas é de 5%, mas apenas uma minoria daqueles com aneurismas terá complicações. A ruptura de um aneurisma sacular é a causa mais comum de hemorragia subaracnóidea (HSA). A mortalidade aguda após a ruptura é de aproximadamente 10%. Entre os pacientes que sobrevivem à hemorragia inicial, cerca de 25% morrem em 3 meses devido a complicações tardias. Além disso, até 50% dos sobreviventes ficam com déficits neurológicos. Como resultado, a ênfase no manejo está na prevenção da ruptura. Infelizmente, a maioria dos pacientes apresenta sintomas apenas após a ruptura já ter ocorrido.

Aneurismas não rotos

Os pacientes podem apresentar sintomas prodrômicos e sinais sugestivos de aumento progressivo. O sintoma mais comum é a cefaleia, e o sinal físico mais comum é a paralisia do terceiro nervo. Outras manifestações podem incluir disfunção do tronco cerebral, defeitos do campo visual, disfunção do nervo trigêmeo, síndrome do seio cavernoso, convulsões e disfunção hipotálamo-hipofisária. As técnicas usadas com maior frequência para diagnosticar um aneurisma são a RM, a angiografia e a angiografia por TC helicoidal. Após o diagnóstico, os pacientes são levados para a sala de cirurgia, ou mais provavelmente para a sala "híbrida", para embolização ou clipagem do aneurisma. A maioria dos pacientes está na faixa etária de 40 a 60 anos e com boa saúde.

Aneurismas rotos

Os aneurismas rotos geralmente se apresentam agudamente como HSA. De modo geral, os pacientes relatam uma cefaleia intensa repentina sem déficits neurológicos focais, mas frequentemente associada a náuseas e vômitos. A perda transitória de consciência pode ocorrer, resultando de uma elevação súbita da PIC e queda abrupta da PPC. Se a PIC não diminuir rapidamente após o aumento súbito inicial, os pacientes normalmente morrem. Os coágulos sanguíneos grandes podem causar sinais neurológicos focais em alguns pacientes. O sangramento menor pode causar apenas cefaleia moderada, vômitos e rigidez nucal. A gravidade da HSA é graduada de acordo com a escala de Hunt e Hess (Tabela 27-3), bem como a escala de classificação de HSA da Federação Mundial de Cirurgiões Neurológicos (Tabela 27-4). A escala de graduação de Fisher, que usa TC para avaliar a quantidade de sangue detectada, oferece a melhor indicação da probabilidade de desenvolvimento de vasoespasmo cerebral e evolução do paciente (Tabela 27-5).

As complicações tardias incluem isquemia cerebral tardia (ICT), rerruptura e hidrocefalia. A ICT ocorre em 30% dos pacientes (geralmente após 4-14 dias) e é uma das principais causas de morbidade e mortalidade. Anteriormente, o vasoespasmo arterial cerebral era considerado a principal causa de ICT após HSA. Embora ocorra vasoespasmo da artéria cerebral, muitas vezes não se correlaciona com áreas de infarto cerebral.

TABELA 27-3 Escala de graduação de Hunt e Hess para HSA

Grau	Descrição clínica
I	Assintomático ou cefaleia moderada e rigidez na nuca moderada
II	Cefaleia moderada a intensa, rigidez da nuca e nenhum déficit neurológico além de paralisia de nervo craniano
III	Sonolência, confusão ou déficit focal leve
IV	Coma vígil, hemiparesia moderada a grave e, possivelmente, rigidez descerebrada precoce e distúrbios vegetativos
V	Coma profundo, rigidez descerebrada e aparência moribunda

Reproduzida com permissão de Priebe H-J. *Aneurysmal subarachnoid haemorrhage and the anaesthetist.* Br. JAnaesth. Julho de 2007;99(1):102-118.

TABELA 27-4 Escala de graduação da Federação Mundial de Cirurgiões Neurológicos para HSA aneurismática

Grau	Pontuação da ECG[1]	Déficit motor[2]
I	15	Ausente
II	13 ou 14	Ausente
III	13 ou 14	Presente
IV	7 a 12	Presente ou ausente
V	3 a 6	Presente ou ausente

[1] ECG, Escala de Coma de Glasgow.
[2] Exclui neuropatias cranianas, mas inclui disfasia.
Reproduzida com permissão de Priebe H-J. *Aneurysmal subarachnoid haemorrhage and the anaesthetist.* Br J Anaesth. Julho de 2007;99(1):102-118.

TABELA 27-5 Escala de graduação de Fisher para tomografia computadorizada craniana (TCC)

Grau	Achados na TCC
1	Sangue subaracnóideo não detectado
2	Camadas difusas ou verticais ≤ 1 mm
3	Coágulo localizado e/ou camada vertical > 1 mm
4	Coágulo intracerebral ou intraventricular com hemorragia subaracnóidea difusa ou ausente

Reproduzida com permissão de Priebe H-J. *Aneurysmal subarachnoid haemorrhage and the anaesthetist.* Br. JAnaesth. Julho de 2007;99(1):102-118.

Consequentemente, outros mecanismos são considerados como fatores que também contribuem para a ICT. Estes incluem despolarizações de disseminação cortical (DDCs) e microtrombose. As DDCs são ondas de despolarizações neuronais da substância cinzenta seguidas por uma onda de inibição. As DDCs podem aumentar e diminuir o fluxo sanguíneo cerebral. A isquemia cerebral resulta secundariamente à perfusão inadequada pós-DDCs em cérebros lesionados. Os antagonistas dos receptores *N*-metil-D-aspartato (NMDA), como a cetamina, podem modular as DDCs. Acredita-se também que a HAS contribua para a ativação plaquetária e formação de microtrombos, que também produzem isquemia cerebral. As manifestações de ICT são decorrentes de isquemia cerebral e infarto e dependem da gravidade e distribuição dos vasos envolvidos. O antagonista do canal de Ca^{2+}, nimodipino, é usado após a HSA para atenuar os efeitos da ICT. Tanto o Doppler transcraniano quanto a monitorização de oxigênio no tecido cerebral podem ser usados para orientar a terapia de vasoespasmo. O aumento da velocidade do fluxo superior a 200 cm/s é indicativo de espasmo grave. O índice de Lindegaard compara a velocidade do sangue da artéria carótida cervical com a da artéria cerebral média. Um índice superior a 3 também é indicativo de espasmo grave. A tensão de oxigênio no tecido cerebral inferior a 20 mmHg também representa uma preocupação. **Em pacientes com vasoespasmo sintomático com resposta inadequada ao nimodipino, a expansão do volume intravascular e a hipertensão induzida (terapia "triplo H": hipervolemia, hemodiluição e hipertensão) são incluídas no regime terapêutico.** As revisões recentes questionaram o papel da hipervolemia, recomendando a manutenção da euvolemia enquanto reconhecem que a hipertensão pode ser mais benéfica no tratamento da ICT. Sugeriu-se a milrinona para melhorar o fluxo sanguíneo, contudo, não se trata de um tratamento padrão. O vasoespasmo refratário pode ser tratado com vasodilatadores administrados por cateter, angioplastia, ou ambos. No entanto, a melhora radiológica do diâmetro do vaso não se correlaciona necessariamente com a melhora do quadro clínico.

MANEJO PRÉ-OPERATÓRIO

Além de avaliar e documentar os achados neurológicos, a avaliação pré-operatória deve incluir a busca de doenças coexistentes, como hipertensão e doença renal, cardíaca ou cerebrovascular isquêmica. Anormalidades eletrocardiográficas são frequentemente observadas em pacientes com HSA, mas não refletem necessariamente doença cardíaca subjacente. Contudo, elevações da troponina cardíaca durante a HSA estão associadas à lesão miocárdica e podem indicar um prognóstico desfavorável. A cardiomiopatia induzida por estresse também pode ocorrer. A maioria dos pacientes conscientes com PIC normal é sedada após a ruptura para prevenir o ressangramento; a sedação deve ser continuada até a indução da anestesia. Os pacientes com elevação persistente da PIC devem ser submetidos a pouca ou nenhuma pré-medicação para evitar a hipercapnia.

MANEJO INTRAOPERATÓRIO

A cirurgia de aneurisma pode resultar em hemorragia exsanguinante como consequência de ruptura ou ressangramento. Bolsas de sangue devem estar imediatamente à disposição antes do início dessas cirurgias.

Independentemente da técnica anestésica empregada, o manejo anestésico deve se concentrar em prevenir a ruptura (ou ressangramento) e evitar fatores que promovam isquemia cerebral ou vasoespasmo. A monitorização intra-arterial da pressão é útil. As elevações súbitas da pressão arterial com intubação traqueal ou estimulação cirúrgica devem ser prevenidas. A carga criteriosa do volume intravascular permite níveis cirúrgicos de anestesia sem reduções excessivas na pressão arterial. Uma vez que os bloqueadores dos canais de cálcio, os bloqueadores dos receptores da angiotensina e os inibidores da enzima conversora da angiotensina causam vasodilatação sistêmica e reduzem a resistência vascular sistêmica, os pacientes que recebem esses agentes no pré-operatório podem ser particularmente propensos à hipotensão.

A grande maioria dos aneurismas cerebrais é tratada por via endovascular. As preocupações anestésicas com relação aos pacientes levados para embolização na sala de neurointervenção são semelhantes àquelas relativas aos pacientes submetidos à craniotomia. A anestesia geral é empregada com frequência. Os pacientes necessitam de anticoagulação com heparina e contraste radiológico. A comunicação com o cirurgião ou neurointervencionista quanto ao tempo de coagulação ativado desejado e à necessidade de reversão com protamina é um elemento essencial. Além disso, a equipe de anestesia na sala de neurorradiologia deve estar preparada para manipular e monitorar a pressão arterial, como em um procedimento cirúrgico aberto.

Para a situação menos comum em que a craniotomia aberta é necessária, uma vez que a dura-máter é aberta, o manitol é frequentemente administrado para facilitar a exposição cirúrgica e reduzir a necessidade de retração cirúrgica. Quedas rápidas da PIC antes da abertura da dura-máter são evitadas, uma vez que podem promover o ressangramento ao eliminar o efeito de tamponamento do aneurisma.

A hipotensão eletiva (controlada) tem sido usada na cirurgia de aneurisma. A diminuição da pressão arterial média reduz a tensão transmural através do aneurisma, tornando a ruptura (ou ressangramento) menos provável e facilitando a clipagem cirúrgica. A hipotensão controlada também pode diminuir a perda de sangue e melhorar a visualização cirúrgica em caso de sangramento. A combinação de uma posição levemente erguida da cabeça com um anestésico volátil potencializa os efeitos de qualquer um dos agentes hipotensores normalmente usados. Caso ocorra ruptura acidental do aneurisma, o cirurgião pode solicitar hipotensão transitória para facilitar o controle do sangramento. A monitorização neurofisiológica pode ser empregada durante a cirurgia de aneurisma para identificar uma potencial isquemia durante a aplicação do clipe. Raramente, a técnica de parada circulatória hipotérmica é aplicada para grandes aneurismas da artéria basilar.

Dependendo de seu quadro neurológico, a maioria dos pacientes deve ser extubada ao final da cirurgia (ver discussão anterior). Um despertar rápido permite a avaliação neurológica na sala de cirurgia antes da transferência para a UTI.

MALFORMAÇÕES ARTERIOVENOSAS

As MAVs causam hemorragia intracerebral com maior frequência do que a HSA. Essas lesões são anormalidades do desenvolvimento que causam fístulas arteriovenosas; elas normalmente aumentam de tamanho com o tempo. As MAVs podem se manifestar em qualquer idade, mas o sangramento é mais comum entre os 10 e 30 anos de idade. Outras manifestações comuns incluem cefaleia e convulsões. Ocasionalmente, a combinação de alto fluxo sanguíneo com baixa resistência vascular pode causar uma insuficiência cardíaca de alto débito. Na maioria dos casos, uma abordagem endovascular para ocluir os vasos que alimentam a MAV será tentada na sala de cirurgia "híbrida" ou na sala de neurointervenção. Isso pode implicar na terapia definitiva ou tornar a MAV mais passível de excisão cirúrgica. A embolização neurorradiológica emprega várias molas, colas e balões para obliterar a MAV. Os riscos incluem a embolização de artérias cerebrais que alimentam o cérebro normal, bem como embolia sistêmica ou pulmonar.

O manejo anestésico de pacientes submetidos à ressecção de MAVs pode ser dificultado por perda abundante do sangue. É necessário acesso venoso com múltiplas cânulas de grande calibre. A hiperventilação e o manitol podem ser usados para facilitar o acesso cirúrgico. A hiperemia e o edema podem se desenvolver após a ressecção, possivelmente por causa da autorregulação alterada no cérebro normal remanescente. A hipertensão ao despertar é normalmente controlada com agentes que não induzem aumentos no FSC, como os β-bloqueadores.

AVC isquêmico agudo

Os AVCs isquêmicos agudos são tratados por via endovascular ou com trombólise usando ativador de plasminogênio tecidual (tPA, do inglês *tissue plasminogen activator*), ou ambos. Múltiplos ensaios clínicos randomizados bem conduzidos confirmaram que a intervenção endovascular imediata melhora muito os resultados em relação à trombólise isolada em pacientes com oclusões de grandes artérias cerebrais proximais. O mantra em neurologia e neurocirurgia é "tempo é cérebro". O objetivo é revascularizar o paciente o mais rápido possível. O tratamento endovascular não deve ser adiado para a colocação de acessos arteriais etc. Esses pacientes correm risco imediato de morte e incapacidade sem tratamento e certamente atendem aos critérios para um estado físico 5E da American Society of Anesthesiologists. Várias análises *post-hoc* dos ensaios clínicos originais sugeriram uma associação entre o uso de anestesia geral (em relação à sedação e monitorização) e prognósticos mais desfavoráveis em pacientes submetidos à embolectomia endovascular. Contudo, a anestesia geral permanece a opção preferencial em muitos centros, sendo necessária para muitos pacientes. Os objetivos da anestesia para o tratamento endovascular do AVC isquêmico agudo são manter a pressão arterial abaixo de 180 mmHg se o tPA tiver sido administrado. Se o tPA não tiver sido administrado, a hipertensão relativa pode ser preferível para manter a perfusão cerebral até a recuperação do coágulo e implantação do *stent*. Uma vez reaberto o vaso ocluído, recomenda-se o controle rígido da pressão arterial, na maioria dos casos mantendo-a em 140/90 mmHg ou menos.

Anestesia para cirurgia na coluna vertebral

A cirurgia da coluna vertebral é realizada com maior frequência para compressão sintomática da raiz nervosa ou da medula secundária a trauma ou distúrbios degenerativos. A compressão pode ocorrer a partir da protrusão de um disco intervertebral ou osso osteofítico (espondilose) no canal medular ou em um forame intervertebral. O prolapso de um disco intervertebral geralmente ocorre no quarto ou quinto nível lombar ou no quinto ou sexto nível cervical em adultos. A espondilose tende a afetar a coluna cervical inferior mais do que a coluna lombar e normalmente afeta pacientes mais velhos. As cirurgias na coluna vertebral podem ajudar a corrigir deformidades (p. ex., escoliose), descomprimir a medula e fundir a coluna se esta for lesionada por trauma ou condições degenerativas. A cirurgia da coluna também pode ser realizada para ressecar um tumor ou malformação vascular ou para drenar um abscesso ou hematoma.

MANEJO PRÉ-OPERATÓRIO

A avaliação pré-operatória deve se concentrar em quaisquer anormalidades anatômicas e movimentos limitados do pescoço (por doença, tração, "colares" ou outros dispositivos) que possam complicar o manejo das vias aéreas. Os déficits neurológicos devem ser documentados. A mobilidade do pescoço deve ser avaliada. Os pacientes com coluna cervical instável podem ser tratados com intubação por fibra óptica acordados ou intubação após a indução com estabilização em linha.

MANEJO INTRAOPERATÓRIO

As cirurgias da coluna vertebral envolvendo vários níveis, fusão e instrumentação também são dificultadas pelo potencial de perda intraoperatória abundante de sangue; um dispositivo de recuperação de glóbulos vermelhos é frequentemente usado. A distração excessiva durante a instrumentação da coluna vertebral (fixação com haste de Harrington ou parafuso pedicular) pode lesar a medula espinal. As abordagens transtorácicas para a coluna exigem ventilação seletiva. As abordagens anterior/posterior exigem que o paciente seja reposicionado no meio da cirurgia.

Posicionamento

A maioria dos procedimentos cirúrgicos da coluna é realizada na posição prona. A posição supina pode ser usada para uma abordagem anterior da coluna cervical, facilitando o manejo anestésico, mas aumentando o risco de lesão da traqueia, esôfago, nervo laríngeo recorrente, cadeia simpática, artéria carótida ou veia jugular. Uma posição sentada (para procedimentos da coluna cervical) ou em decúbito lateral (para procedimentos da coluna lombar) pode ser usada ocasionalmente.

Após a indução da anestesia e intubação traqueal em decúbito dorsal, o paciente é colocado em decúbito ventral. Deve-se tomar cuidado para manter o pescoço em uma posição neutra. Uma vez na posição prona, a cabeça pode ser virada para o lado (não excedendo a amplitude de movimento normal do paciente) ou (com maior frequência) pode permanecer virada para baixo em um suporte acolchoado ou presa por pinos ou pinças. É necessária cautela para evitar abrasões da córnea ou isquemia de retina por pressão no globo ocular ou lesões por pressão no nariz, orelhas, testa, queixo, seios ou genitália. O tórax deve repousar sobre rolos paralelos ("rolos para peito" de espuma, gel ou outro acolchoamento) ou suportes especiais – se for usada uma estrutura – para facilitar a ventilação. Os braços podem ficar dobrados ao lado do corpo em posição confortável ou estendidos com os cotovelos flexionados (evitando abdução excessiva do ombro).

Colocar o paciente em decúbito ventral é uma manobra crítica, algumas vezes dificultada pela hipotensão. A compressão abdominal, em particular em pacientes obesos, pode impedir o retorno venoso e contribuir para perda excessiva de sangue no intraoperatório devido ao ingurgitamento das veias epidurais. O posicionamento em decúbito ventral com movimentos torácicos que permitem que o abdome penda livremente pode atenuar esse aumento da pressão venosa. No passado, a hipotensão deliberada foi adotada para reduzir o sangramento associado à cirurgia da coluna. Contudo, esse procedimento deve ser realizado somente com total compreensão de que a hipotensão controlada pode aumentar o risco de perda de visão perioperatória (PVPO).

A PVPO ocorre secundariamente à:

- Neuropatia óptica isquêmica.
- Glaucoma perioperatório.
- Hipotensão cortical e embolia.

Cirurgia prolongada em posição de cabeça baixa, perda abundante de sangue, hipotensão relativa, diabetes, obesidade e tabagismo colocam os pacientes em maior risco de PVPO após cirurgia da coluna.

Da mesma forma, o edema facial e das vias aéreas pode se manifestar após um posicionamento prolongado em cefalodeclive. A reintubação, se necessária, provavelmente apresentará mais dificuldade do que a intubação no início da cirurgia.

Travesseiros especializados para posicionamento da cabeça são frequentemente usados quando os pacientes são colocados em decúbito ventral, permitindo que o rosto seja observado periodicamente para verificar se os olhos, nariz e orelhas estão livres de pressão. Mesmo as almofadas de espuma podem exercer pressão ao longo do tempo no queixo, órbita e maxila. Virar a cabeça não é fácil quando a cabeça está posicionada sobre uma almofada; portanto, se forem planejados procedimentos prolongados, a cabeça pode ser fixada com pinos, mantendo a face livre de qualquer pressão.

Monitorização

Quando uma perda abundante de sangue é antecipada ou o paciente tem uma doença cardíaca preexistente, monitores intra-arteriais de pressão devem ser considerados antes de "posicioná-lo" ou "virá-lo". A perda súbita e maciça de sangue decorrente de lesão dos grandes vasos adjacentes pode ocorrer no intraoperatório como resultado de procedimentos na coluna torácica ou lombar.

7

A instrumentação da coluna vertebral requer a capacidade de detectar lesões na medula espinal no intraoperatório. As técnicas intraoperatórias de despertar que empregam óxido nitroso-narcótico ou anestesia venosa total permitem o teste da função motora após a destracionamento. Uma vez estabelecida a preservação da função motora, a anestesia do paciente pode ser aprofundada. A monitorização contínua dos potenciais evocados somatossensoriais (PESs) e motores fornece alternativas que evitam a necessidade de despertar no intraoperatório. Essas técnicas de monitorização exigem o uso de infusões de propofol, opioides ou cetamina, em vez de níveis profundos de anestésicos inalatórios, e a evitação da paralisia neuromuscular.

DISCUSSÃO DE CASO

Ressecção de tumor hipofisário

Uma mulher de 41 anos de idade chega à sala de cirurgia para ressecção de um tumor hipofisário de 10 mm. Relata amenorreia e galactorreia e recentemente notou diminuição da acuidade visual, com hemianopsia bitemporal.

Quais hormônios a hipófise normalmente secreta?

Funcional e anatomicamente, a hipófise é dividida em duas partes: anterior e posterior. O lobo posterior faz parte da neuro-hipófise, que também inclui o pedúnculo hipofisário e a eminência mediana.

A hipófise anterior é composta por vários tipos de células, cada uma secretando um hormônio específico. Os hormônios da hipófise anterior incluem o hormônio adrenocorticotrófico (ACTH, do inglês *adrenocorticotropic hormone*), o hormônio estimulante da tireoide (TSH, do inglês *thyroid-stimulating hormone*), o hormônio do crescimento (GH, do inglês *growth hormone*), as gonadotrofinas (hormônio folículo-estimulante [FSH, do inglês *follicle-stimulating hormone*] e hormônio luteinizante [LH, do inglês *luteinizing hormone*]) e a prolactina (PRL). A secreção de cada um desses hormônios é regulada por peptídeos hipotalâmicos (hormônios liberadores) que são transportados para a adeno-hipófise por um sistema portal capilar. A secreção de FSH, LH, ACTH, TSH e seus respectivos hormônios de liberação também está sob controle de retroalimentação negativa pelos produtos de seus órgãos-alvo. Por exemplo, um aumento no hormônio tireoidiano circulante inibe a secreção do fator liberador de TSH e do TSH.

A hipófise posterior secreta ADH (também chamado de vasopressina) e ocitocina. Esses hormônios são realmente formados em neurônios supraópticos e paraventriculares, respectivamente, e são transportados por axônios que terminam na hipófise posterior. Os osmorreceptores hipotalâmicos e, em menor extensão, receptores de estiramento vascular periférico regulam a secreção de ADH.

Qual a função desses hormônios?

O ACTH estimula o córtex adrenal a secretar glicocorticoides. Ao contrário da produção de mineralocorticoides, a produção de glicocorticoides é dependente da secreção de ACTH. O TSH acelera a síntese e liberação do hormônio tireoidiano (tiroxina). A função normal da tireoide depende da produção de TSH. Os FSH e LH das gonadotrofinas são necessários para a produção normal de testosterona e espermatogênese e função ovariana cíclica. O GH promove o crescimento dos tecidos e aumenta a síntese de proteínas, bem como a mobilização de ácidos graxos. Seus efeitos no metabolismo dos carboidratos são a diminuição da captação e utilização da glicose celular e o aumento da secreção de insulina. A PRL funciona para promover o desenvolvimento da mama durante a gravidez. Os antagonistas dos receptores de dopamina são conhecidos por promover a secreção de PRL.

Por meio de seu efeito na permeabilidade à água nos ductos coletores renais, o ADH regula a osmolaridade extracelular e o volume sanguíneo. A ocitocina atua nas células mioepiteliais areolares como parte do reflexo de descida do leite durante a sucção e aumenta a atividade uterina durante o trabalho de parto.

Que fatores determinam a abordagem cirúrgica nessa paciente?

A hipófise está ligada ao cérebro por um pedúnculo e se estende para baixo para se alojar na sela túrcica do osso esfenoide. Anteriormente, posteriormente e inferiormente, é limitada por ossos. Lateralmente, é limitada pelo seio cavernoso, que contém os nervos cranianos III, IV, V_1 e VI, bem como a porção cavernosa da artéria carótida. Superiormente, o diafragma da sela, uma reflexão dural espessa, geralmente circunda firmemente o pedúnculo e forma o teto da sela túrcica. Nas proximidades do pedúnculo estão os nervos ópticos e o quiasma. O hipotálamo aloja-se contígua e superiormente ao pedúnculo.

Tumores com menos de 10 mm de diâmetro são geralmente abordados por via transesfenoidal, enquanto tumores maiores e aqueles com extensão suprasselar significativa são abordados por craniotomia bifrontal. Com o uso de antibióticos profiláticos, os índices de morbidade e mortalidade são significativamente menores com a abordagem transesfenoidal; a cirurgia é realizada com o auxílio de um microscópio através de uma incisão na mucosa gengival abaixo do lábio superior. O cirurgião entra na cavidade nasal, disseca através do septo nasal e, por último, penetra no teto do seio esfenoidal para entrar no assoalho da sela túrcica.

Quais são os principais problemas associados à abordagem transesfenoidal?

Os problemas incluem (1) a necessidade de injeções mucosas de solução à base de epinefrina para reduzir o sangramento, (2) o acúmulo de sangue e detritos teciduais na faringe e no estômago, (3) o risco de hemorragia por entrada acidental no seio cavernoso ou na artéria carótida interna, (4) danos nos nervos cranianos e (5) hipofunção da hipófise. A administração profilática de glicocorticoides é rotineiramente utilizada na maioria dos centros. O diabetes insípido se desenvolve no pós-operatório em até 40% dos pacientes, mas geralmente é transitório. Com menor frequência, o diabetes insípido se manifesta no intraoperatório. A posição supina e levemente erguida da cabeça usada para este procedimento também pode predispor à embolia gasosa venosa.

Que tipo de tumor essa paciente tem?

Os tumores na sela túrcica ou no entorno dela representam 10 a 15% das neoplasias intracranianas. Os adenomas hipofisários são os mais comuns, seguidos pelos craniofaringiomas e meningiomas parasselares. Os tumores hipofisários malignos primários e tumores metastáticos são raros. Os tumores hipofisários que secretam hormônios (tumores funcionais) geralmente se manifestam precocemente, quando ainda são relativamente pequenos (< 10 mm). Outros tumores se manifestam tardiamente, com sinais de elevação da PIC (cefaleia, náuseas e vômitos) ou compressão de estruturas contíguas (distúrbios visuais ou hipofunção hipofisária). A compressão do quiasma óptico geralmente causa hemianopia bitemporal. A compressão do tecido hipofisário normal produz disfunção endócrina progressiva. A falha na secreção hormonal geralmente progride na ordem das gonadotrofinas GH, ACTH e TSH. O diabetes insípido também pode ser observado no pré-operatório. Com menor frequência, a hemorragia na hipófise resulta em pan-hipopituitarismo agudo (apoplexia hipofisária) com sinais de massa em rápida expansão, instabilidade hemodinâmica e hipoglicemia. Essa paciente tem o tipo mais comum de adenoma secretor, produzindo hiperprolactinemia.

Que outros tipos de hormônios secretores são observados?

Os adenomas secretores de ACTH (doença de Cushing) produzem manifestações clássicas da síndrome de Cushing: obesidade troncular, fácies em lua cheia, estrias abdominais, fraqueza muscular proximal, hipertensão e osteoporose. A tolerância à glicose é frequentemente prejudicada, mas o diabetes franco é menos comum (< 20%). Hirsutismo, acne e amenorreia também são observados com frequência em mulheres.

Os adenomas que secretam GH normalmente são grandes e causam o gigantismo (pacientes pré-púberes) ou acromegalia (adultos). O crescimento excessivo antes da fusão epifisária implica no crescimento maciço de todo o esqueleto. Após o fechamento epifisário, o crescimento anormal é limitado aos tecidos moles e regiões acrais: mãos, pés, nariz e mandíbula. Os pacientes desenvolvem osteoartrite, que frequentemente afeta a articulação temporomandibular e a coluna vertebral. Diabetes, miopatias e neuropatias são comuns. As complicações cardiovasculares incluem hipertensão, doença coronariana prematura e cardiomiopatia em alguns pacientes. O problema anestésico mais grave encontrado nesses pacientes é a dificuldade de intubação da traqueia.

Monitores especiais são necessários para a cirurgia transesfenoidal?

A monitorização deve ser realizada da mesma forma que para craniotomias. Potenciais evocados visuais podem ser empregados para grandes tumores que envolvem os nervos ópticos. A ultrassonografia precordial com Doppler pode ser aplicada para detectar embolia gasosa venosa. O acesso venoso com cateteres de grande calibre é desejável em caso de hemorragia maciça.

Quais modificações, se houver, são necessárias na técnica anestésica?

Os mesmos princípios discutidos para craniotomias se aplicam; contudo, os pacientes raramente apresentam evidências de elevação da PIC. A profilaxia antibiótica intravenosa e a cobertura com glicocorticoides (hidrocortisona, 100 mg) geralmente são administradas antes da indução. Muitos médicos evitam o óxido nitroso para prevenir problemas com pneumoencéfalo pós-operatório (ver discussão anterior). O bloqueio neuromuscular eficaz é importante para evitar a movimentação enquanto o cirurgião estiver usando o microscópio. Um dreno lombar é frequentemente inserido para reduzir a PIC, facilitar a exposição cirúrgica e diminuir a probabilidade de vazamentos de LCS após o fechamento da dura-máter.

LEITURAS SUGERIDAS

Bell R, Vo A, Vexnedaroglu E, et al. *The endovascular operating room as an extension of the intensive care unit: Changing strategies in the management of neurovascular disease.* Neurosurgery. 2006;59:S3.

Bhattacharya B, Maung AA. *Anesthesia for patients with traumatic brain injuries.* Anesthesiol Clin. 2016;34: 747.

Bilotta F, Guerra C, Rosa G. *Update on anesthesia for craniotomy.* Curr Opin Anaesthesiol. 2013;26:517.

Datar S, Rabinstein AA. *Postinterventional critical care management of aneurysmal subarachnoid hemorrhage.* Curr Opin Crit Care. 2017;23:87.

De Sloovere V. *Anesthesia for embolization of cerebral aneurysms.* Curr Opin Anaesthesiol. 2014;27:431.

Dority J, Oldham J. *Subarachnoid hemorrhage: an update.* Anesthesiol Clin. 2016;34:577.

Flexman AM, Meng L, Gelb AW. *Outcomes in neuroanesthesia: what matters most?* Can J Anaesth. 2016;63:205.

Flexman AM, Wang T, Meng L. *Neuroanesthesia and outcomes: evidence, opinions, and speculations on clinically relevant topics.* Curr Opin Anaesthesiol. 2019;32:539.

Frost E, Booij L. *Anesthesia in the patient for awake craniotomy.* Curr Opin Anaesthesiol. 2007;20:331.

Goyal M, Yu AY, Menon BK, et al. *Endovascular therapy in acute ischemic stroke: challenges and transition from trials to bedside.* Stroke. 2016;47:548.

Hutchinson P, Kolias A, Timofeev I, et al. *Trial of decompressive craniectomy for traumatic intracranial hypertension.* N Engl J Med. 2016;375:1119.

Jinadasa S, Boone M. *Controversies in the management of traumatic brain injury.* Anesthesiol Clin. 2016;34:557.

Kulikov A, Lubnin A. *Anesthesia for awake craniotomy.* Curr Opin Anaesthesiol. 2018;31:506.

Li K, Barras CD, Chandra RV, et al. *A review of the management of cerebral vasospasm after aneurysmal subarachnoid hemorrhage.* World Neurosurg.

Marcolini E, Stretz C, DeWitt KM. *Intracranial hemorrhage and intracranial hypertension.* Emerg Med Clin North Am. 2019;37:529.

Quillinan N, Herson P, Traystam. *Neuropathophysiology of brain injury.* Anesthesiol Clin. 2016;34:453.

Rabai F, Sessions R, Seubert CN. *Neurophysiological monitoring and spinal cord integrity.* Best Pract Res Clin Anaesthesiol. 2016;30:53.

Rao S, Avitsian R. *Anesthesia for neurosurgical emergencies.* Anesthesiol Clin. 2020;38:67.

Rowland M, Hadjipavlou G, Kelly M, et al. *Delayed cerebral ischaemia after subarachnoid haemorrhage: looking beyond vasospasm.* Br J Anaesth. 2012;109:315.

Sanchez-Porras R, Santos E, Scholl E, et al. *The effect of ketamine on optical and electrical characteristics of spreading depolarizations in gyrencephalic swine cortex.* Neuropharmacology. 2014;84:52.

Sharma D, Vavilala M. *Perioperative management of adult traumatic brain injury.* Anesthesiol Clin. 2012;30:333.

Smith M. *Refractory intracranial hypertension: the role of decompressive craniectomy.* Anesth Analg. 2017;125:1999.

Stocchetti N, Zoerle T, Carbonara M. *Intracranial pressure management in patients with traumatic brain injury: an update.* Curr Opin Crit Care. 2017;23:110.

Todd MM. *Outcomes after neuroanesthesia and neurosurgery: what makes a difference.* Anesthesiol Clin. 2012;30:399.

Venkatraghavan L, Luciano M, Manninen P. *Anesthetic management of patients undergoing deep brain stimulation insertion.* Anesth Analg. 2010;110:1138.

Anestesia para pacientes com doenças neurológicas e psiquiátricas

CAPÍTULO 28

CONCEITOS-CHAVE

1. A indução da anestesia em pacientes submetidos à terapia prolongada com levodopa pode provocar hipotensão ou hipertensão acentuada.

2. Em pacientes diagnosticados com esclerose múltipla (EM), o aumento da temperatura corporal causa exacerbação dos sintomas.

3. O principal risco da anestesia em pacientes com disfunção autonômica é a hipotensão grave, comprometendo o fluxo sanguíneo cerebral e coronariano.

4. Em pacientes com lesões na medula espinal acima de T6, é comum ocorrer a hiper-reflexia autonômica, que pode ser desencadeada por manipulações cirúrgicas.

5. A interação mais importante entre agentes anestésicos e antidepressivos tricíclicos (ADTs) é uma resposta exagerada tanto a vasopressores de ação indireta quanto à estimulação simpática.

Pacientes diagnosticados com doenças neurológicas e psiquiátricas vasculares e não vasculares são frequentemente encontrados pelos anestesiologistas. Os anestesiologistas devem ter uma compreensão básica das principais doenças neurológicas e psiquiátricas e de sua terapia medicamentosa. O não reconhecimento de possíveis interações anestésicas adversas pode resultar em morbidade perioperatória evitável.

Doença cerebrovascular

Considerações pré-operatórias

Os pacientes com doença cerebrovascular diagnosticada normalmente apresentam histórico de ataques isquêmicos transitórios (AITs) ou de acidentes vasculares cerebrais (AVCs). Pacientes com AITs submetidos à cirurgia por outras indicações apresentam um risco elevado de AVC perioperatório. Sopros carotídeos assintomáticos ocorrem em até 4% dos pacientes com mais de 40 anos de idade, mas não necessariamente indicam obstrução significativa da artéria carótida. Menos de 10% dos pacientes com sopros assintomáticos apresentam lesões hemodinamicamente significativas da artéria carótida. Um sopro carotídeo assintomático pode não aumentar o risco de AVC após a cirurgia, mas aumenta a probabilidade de doença arterial coronariana (DAC) coexistente. Além disso, a ausência de um sopro não exclui obstrução carotídea significativa.

O risco de AVC perioperatório aumenta com a idade do paciente e varia com o tipo de cirurgia. As taxas de AVC após anestesia geral e cirurgia variam de 0,08 a 0,4%. Mesmo para pacientes com doença cerebrovascular conhecida, o risco é apenas de 0,4 a 3,3%. Embora o risco geral de AVC associado à cirurgia seja baixo, é maior em pacientes submetidos a procedimentos cardíacos abertos para doença valvular, DAC com aterosclerose da aorta ascendente, doenças da aorta torácica e aqueles submetidos à cirurgia cerebrovascular. Normalmente, o AVC após a cirurgia cardíaca aberta é atribuído à embolia de ar, coágulos ou detritos ateromatosos. Em um estudo, 6% dos pacientes apresentaram resultado neurológico adverso após cirurgia cardíaca. O AVC após cirurgia aórtica torácica pode ocorrer devido a êmbolos ou isquemia secundária a parada circulatória prolongada ou a um clampe colocado próximo da origem da artéria carótida.

A fisiopatologia dos AVCs pós-operatórios após cirurgia não cardiovascular é menos evidente, mas pode envolver hipotensão ou hipertensão sustentadas. A hipotensão com hipoperfusão cerebral pode resultar em infartos da chamada zona de transição ou trombose das artérias cerebrais, enquanto a hipertensão pode provocar hemorragia intracerebral (AVC hemorrágico). A hipertensão sustentada pode comprometer a barreira hematoencefálica e promover edema cerebral. A fibrilação atrial perioperatória também pode levar à formação de coágulos atriais e embolia cerebral. O período durante o qual devem ser evitadas a anestesia e a cirurgia não emergenciais após um AVC não está claro. Em geral, as anormalidades no fluxo sanguíneo regional e na taxa metabólica se normalizam após 2 semanas, enquanto as alterações na resposta ao CO_2 e na barreira hematoencefálica podem levar mais de 4 semanas para sua estabilização. Contudo, cirurgia de urgência é realizada para hemorragia intracraniana aguda, doença carotídea sintomática e fontes cardíacas de êmbolos.

Os pacientes com AITs apresentam um histórico de comprometimento transitório (< 24 h) e, por definição, nenhum comprometimento neurológico residual. Presume-se que esses ataques ocorram em decorrência de êmbolos de agregados de fibrina rica em plaquetas que se formam em placas em vasos extracranianos. O comprometimento visual unilateral, dormência ou fraqueza de uma extremidade ou afasia sugerem doença carotídea, enquanto o comprometimento visual bilateral, tontura, ataxia, disartria, fraqueza bilateral ou amnésia indicam doença vertebral-basilar. Pacientes com AITs têm 30 a 40% de chance de desenvolver um AVC com sintomas evidentes dentro de 5 anos; 50% desses AVCs ocorrem no primeiro ano. Os pacientes com AITs não devem ser submetidos a nenhum procedimento cirúrgico eletivo sem uma avaliação clínica adequada, que geralmente inclui pelo menos exames de fluxo e de imagem não invasivos (Doppler). A presença de uma placa ulcerada de mais de 60% de oclusão costuma ser uma indicação para intervenção endovascular ou, com menor frequência, uma endarterectomia carotídea aberta.

MANEJO PRÉ-OPERATÓRIO

A avaliação pré-operatória requer avaliações neurológicas e cardiovasculares. Devem ser determinados o tipo de AVC, a presença de déficits neurológicos e a extensão do comprometimento residual. Acidentes vasculares tromboembólicos geralmente ocorrem em pacientes com aterosclerose generalizada. A maioria dos pacientes é de adultos mais velhos com condições comórbidas, como hipertensão, hiperlipidemia e diabetes. A DAC e a insuficiência renal coexistentes são comuns. Após acidentes vasculares isquêmicos ou AITs, muitos pacientes são submetidos à terapia prolongada anticoagulante ou antiplaquetária, ou a ambas. O manejo da terapia antiplaquetária e antitrombótica deve ser avaliado pelas equipes de anestesia e cirurgia, muitas vezes orientadas pelo médico que prescreveu a terapia, a fim de determinar os riscos e benefícios da interrupção ou manutenção dessa terapia no período perioperatório. Outras doenças sistêmicas, como diabetes, hipertensão, DAC, insuficiência cardíaca e doença pulmonar obstrutiva crônica, frequentemente se manifestam em pacientes com doença cerebrovascular.

MANEJO INTRAOPERATÓRIO

O manejo do paciente após um AVC embólico agudo é direcionado para a fonte embólica. Cirurgia cardíaca é realizada para remover mixomas atriais. Embolias sistêmicas também podem ocorrer em decorrência de vegetações endocárdicas, assim como de valvas cardíacas degeneradas e trombos intracardíacos.

Pacientes com AVC agudo secundário à doença arterial oclusiva carotídea e intracraniana são encaminhados para endarterectomia carotídea e procedimentos endovasculares. Quando é realizado procedimento com o paciente acordado, o paciente serve como indicador da adequação do fluxo sanguíneo cerebral durante a aplicação de clampes vasculares ou a colocação de um *stent*. Quando é administrada anestesia geral, podem ser usados eletrencefalografia, potenciais evocados, pressão do coto carotídeo, oximetria cerebral por infravermelho próximo ou Doppler transcraniano para estimar a adequação do suprimento de oxigênio no cérebro. Durante a tromboendarterectomia carotídea aberta, o cirurgião pode colocar um *shunt* a fim de permitir o fluxo sanguíneo para o cérebro ao redor do vaso sanguíneo com clampeamento cruzado. Apesar do fluxo sanguíneo cerebral adequado, um AVC perioperatório pode ocorrer durante a cirurgia carotídea em decorrência de embolias.

O manejo de pacientes após um AVC trombótico ou hemorrágico para cirurgia não neurológica deve ser individualizado. A capacidade do cérebro de regular o fluxo sanguíneo pode falhar, o que faz o fluxo depender diretamente da pressão de perfusão cerebral (**Figura 28-1**). A penumbra do tecido neurológico potencialmente recuperável pode ser muito sensível a lesões causadas pelos efeitos tanto da hipotensão quanto da hipertensão (**Figura 28-2**). Recomenda-se um controle rigoroso da pressão arterial para esses pacientes.

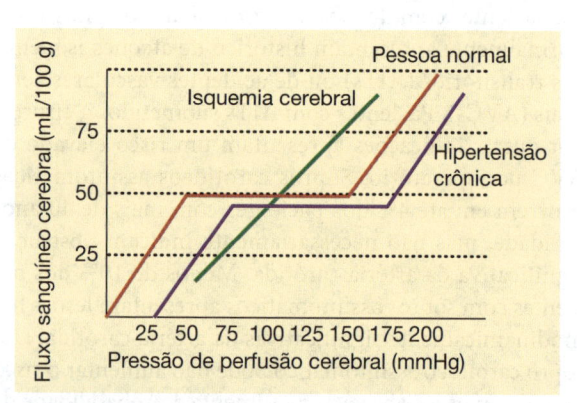

FIGURA 28-1 Autorregulação cerebral em uma pessoa normal, com isquemia cerebral e com hipertensão crônica. (Reproduzida com permissão de S. *Anesthesia considerations for the patient with acute ischemic stroke. Semin Cardiothorac Vasc Anesth*. 2010 Mar;14(1):62-63.)

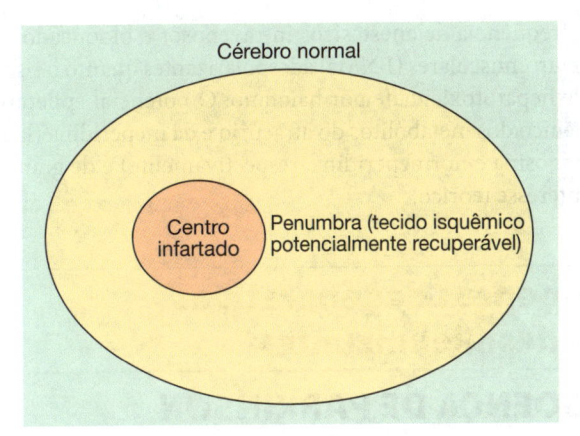

FIGURA 28-2 Penumbra. (Reproduzida com permissão de Shaikh S. *Anesthesia considerations for the patient with acute ischemic stroke. Semin Cardiothorac Vasc Anesth.* Mar de 2010;14(1):62-63.)

Pacientes submetidos à cirurgia após administração de terapia trombolítica estão em maior risco de hemorragia cerebral, e um controle rigoroso da pressão arterial pode reduzir a probabilidade de sangramento cerebral.

Pacientes com hemorragia intracerebral grave ou hematomas epidurais ou subdurais após trauma normalmente são submetidos à craniotomia e à drenagem do hematoma. A monitorização invasiva da pressão arterial é útil nesses pacientes, uma vez que a autorregulação cerebral pode estar comprometida (ver **Figura 28-1**). Hipertensão é frequentemente tratada com vasodilatadores intravenosos e β-bloqueadores. A hemorragia subaracnóidea é discutida no Capítulo 27.

TUMORES INTRACRANIANOS

Pacientes com lesões intracranianas normalmente consultam seu clínico geral com relatos de dor de cabeça, distúrbios visuais ou convulsões. Familiares podem ter notado mudanças comportamentais em pacientes com massas no lobo frontal. Exames de imagem confirmam a presença de uma massa, e o tratamento inicial com dexametasona visa reduzir o edema cerebral. Os eletrólitos devem ser analisados no período perioperatório para todos os pacientes submetidos à cirurgia craniana, uma vez que tanto a hiponatremia quanto a hipernatremia podem se desenvolver secundariamente à perda de sal cerebral, secreção inapropriada de hormônio antidiurético (ADH, do inglês *antidiuretic hormone*) ou diabetes insípido central (**Tabela 28-1**; ver também Capítulo 49). Pacientes com estado mental alterado antes da cirurgia também podem estar desidratados. Hiperglicemia secundária ao uso de esteroides é frequentemente observada.

Transtornos convulsivos

Considerações pré-operatórias

As convulsões representam atividade elétrica sincronizada anormal no cérebro. Elas podem ser uma manifestação de uma doença do sistema nervoso central subjacente, uma doença sistêmica ou idiopática. Até 2% da população pode sofrer uma convulsão em sua vida. A epilepsia é um distúrbio caracterizado por atividade convulsiva paroxística recorrente. Indivíduos saudáveis que sofrem uma convulsão não recorrente isolada não são considerados portadores de epilepsia.

A atividade convulsiva pode estar localizada em uma área específica do cérebro ou pode ser generalizada. Além disso, convulsões inicialmente localizadas (focais) podem se propagar posteriormente, tornando-se generalizadas. Um esquema simples de classificação é apresentado na **Tabela 28-2**. Convulsões parciais (também chamadas de focais) se manifestam clinicamente por sintomas motores, sensoriais, autonômicos ou psiquiátricos, dependendo da área do cérebro afetada. Convulsões focais associadas a comprometimento da consciência são chamadas de *convulsões parciais complexas* (psicomotoras ou do lobo temporal). Convulsões generalizadas costumam gerar atividade elétrica bilateralmente simétrica sem início local. Elas podem provocar atividade motora anormal, perda de consciência, ou ambas. Convulsões de ausência (pequeno mal) produzem atividade generalizada, resultando em lapsos isolados e transitórios de consciência. Outras

TABELA 28-1 Distúrbios de fluidos e eletrólitos associados à doença intracraniana

Condição	Concentração sérica de sódio	Volume plasmático	Osmolalidade sérica	Concentração de sódio na urina	Osmolalidade da urina	Tratamento
SIADH	Baixa	Normal ou elevado	Baixa	Alta	Alta	Restrição de fluidos
SCPS	Baixa	Reduzido	Normal ou alta	Alta	Normal ou alta	Salina isotônica ou hipertônica
DI	Alta	Reduzido	Alta	Normal	Baixa	Salina hipotônica + vasopressina

DI, diabetes insípido; SCPS, síndrome cerebral perdedora de sal; SIADH, síndrome de secreção inapropriada de hormônio antidiurético.
Reproduzida com permissão de Reddy U, Amin Y. *Preoperative assessment of neurosurgical patients. Anaesth Intensive Care Med.* set de 2010;11(9):357-362.

TABELA 28-2 Classificação das convulsões

Parcial (focal)
Simples
Complexa
Tônico-clônica secundariamente generalizada
Generalizada
Ausência (pequeno mal)
Mioclônica
Clônica
Tônica
Tônico-clônica (grande mal)
Atônica

convulsões generalizadas são normalmente classificadas de acordo com o tipo de atividade motora. Convulsões tônico-clônicas (grande mal) são as mais comuns e são caracterizadas por perda de consciência seguida de atividade motora clônica e, em seguida, tônica.

MANEJO PRÉ-OPERATÓRIO

A avaliação anestésica deve se concentrar principalmente na causa e no tipo de atividade convulsiva e nos medicamentos com os quais o paciente está sendo tratado. Convulsões em adultos ocorrem em maior frequência devido a lesões cerebrais estruturais (traumatismo craniano, tumor, degeneração ou AVC) ou anormalidades metabólicas (uremia, falência hepática, hipoglicemia, hipocalcemia, toxicidade por drogas ou abstinência de álcool/drogas). Convulsões idiopáticas ocorrem com maior frequência em crianças do que em adultos. Convulsões tônico-clônicas são fatores complicadores graves em pacientes cirúrgicos e devem ser tratadas prontamente para evitar lesões musculoesqueléticas, hipoventilação, hipoxemia e aspiração de conteúdo gastrintestinal. Se ocorrer uma convulsão, manter as vias aéreas abertas e uma oxigenação adequada são as primeiras prioridades. Propofol (50-100 mg) ou um benzodiazepínico como diazepam (5-10 mg) ou midazolam (1-5 mg) podem ser administrados por via intravenosa para interromper a convulsão.

A maioria dos pacientes com transtornos convulsivos recebe medicamentos antiepilépticos (AEs) antes da cirurgia (Tabela 28-3). Os AEs devem ser continuados durante o período perioperatório para manter os níveis terapêuticos.

MANEJO INTRAOPERATÓRIO

Normalmente, a terapia crônica anticonvulsivante induz a atividade de enzimas microssomais hepáticas. A indução enzimática pode aumentar tanto a necessidade de dose e frequência de anestésicos intravenosos e bloqueadores neuromusculares (BNMs) adespolarizantes quanto o risco de hepatotoxicidade por halotano. O potencial epileptogênico dos metabólitos do atracúrio e da meperidina (laudanosina e normeperidina, respectivamente) é de grande interesse teórico.

Doenças degenerativas e desmielinizantes

DOENÇA DE PARKINSON
Considerações pré-operatórias

A doença de Parkinson (DP) é um distúrbio de coordenação motora comum que normalmente acomete pessoas com idade entre 50 e 70 anos; tem uma prevalência de 3% na América do Norte. Essa doença neurodegenerativa é caracterizada por bradicinesia, rigidez, instabilidade postural e tremor de repouso ("rolamento de pílula"). Outros sintomas frequentemente observados incluem redução das expressões faciais, hipofonia, disfagia e distúrbios da marcha. Problemas crescentes com congelamento, rigidez e tremor eventualmente ocorrem em decorrência da incapacitação física. No estágio inicial da doença, a função intelectual costuma ser preservada, mas a doença pode progredir para demência com corpos de Lewy. A DP é causada por uma perda progressiva de dopamina na via nigroestriatal. Concomitante à perda de dopamina, a atividade dos núcleos de ácido γ-aminobutírico (GABA) no gânglio basal aumenta, levando à inibição dos núcleos talâmicos e do tronco cerebral. A inibição talâmica, por sua vez, suprime o sistema motor no córtex, resultando nos sinais e sintomas característicos.

O tratamento clínico é direcionado ao controle dos sintomas. Uma variedade de medicamentos pode ser administrada para sua manifestação leve, incluindo levodopa, agonistas dos receptores de dopamina, inibidores da monoaminoxidase (MAO) B, agentes anticolinérgicos, amantadina e inibidores da catecol-*O*-metiltransferase (COMT).

A manifestação moderada a grave da doença normalmente é tratada farmacologicamente com agentes dopaminérgicos, seja levodopa (um precursor da dopamina) ou um agonista do receptor de dopamina. Inibidores da COMT também são usados para prevenir a descarboxilação da levodopa. Os efeitos colaterais da levodopa incluem náusea, vômito, discinesias, sonolência súbita, irritabilidade cardíaca e hipotensão ortostática. Agonistas do receptor de dopamina incluem tanto derivados ergolínicos (bromocriptina e cabergolina) quanto derivados não ergolínicos (pramipexol e ropinirol). Os derivados não ergolínicos têm se mostrado benéficos quando utilizados como monoterapia para DP precoce; todos os agonistas

TABELA 28-3 AEs: seu mecanismo de ação, eficácia e possíveis efeitos adversos

AE	Mecanismo de ação	Eficácia	Efeitos adversos
Carbamazepina	Redução de correntes de Na$^+$ de entrada dependentes de voltagem	Convulsões focais, estabilizador de humor	Reações de hipersensibilidade, anomalias de condução cardíaca, hiponatremia, função reduzida da medula óssea
Clobazam	Potencializa a neurotransmissão GABAérgica, ligando-se ao sítio de benzodiazepínicos do receptor GABA$_A$	Terapia adjuvante da síndrome de Lennox-Gastaut em pacientes maiores de 2 anos de idade. Em estudo para uso em convulsões focais ou generalizadas. Usado em estado epiléptico não convulsivo	Sonolência, tontura, depressão e agressividade. A descontinuação súbita pode causar convulsões de abstinência
Clonazepam	Potencializa a neurotransmissão GABAérgica, ligando-se ao sítio de benzodiazepínicos do receptor GABA$_A$	Segunda linha para tratamento adjuvante para convulsões focais e generalizadas (em particular, de ausência e mioclônicas), estado epiléptico precoce e síndrome de Lennox-Gastaut	Sedação e comprometimento cognitivo. A tolerância e os sintomas de abstinência podem se desenvolver com a descontinuação súbita.
Lacosamida	Aumenta o componente de inativação lenta dos canais de sódio dependentes de voltagem	Tratamento adjuvante para convulsões focais em pacientes >16 anos	Tontura, fadiga, náusea e ataxia, intervalo PR prolongado
Lamotrigina	Redução das correntes de Na$^+$ e Ca^{2+} de entrada dependentes de voltagem	Eficaz contra convulsões focais e a maioria dos tipos de convulsões generalizadas, sem propriedades de indução de enzimas, eficaz para depressão bipolar	Erupção cutânea e outras reações de hipersensibilidade
Levetiracetam	Presume-se que reduz as correntes de Ca^{2+} de entrada dependentes de voltagem	Eficaz contra convulsões focais, mioclônicas e, principalmente, tônico-clônicas generalizadas; praticamente sem interações medicamentosas; relativamente bem tolerado	Irritabilidade, alterações de humor
Fenobarbital	Aumento da duração média de abertura dos canais de Cl$^-$	Eficaz contra convulsões focais e a maioria das convulsões generalizadas, com ampla experiência	Efeitos adversos cognitivos e comportamentais
Fenitoína	Redução de correntes de Na$^+$ de entrada dependentes de voltagem	Eficaz contra convulsões focais, com ampla experiência	Erupção cutânea e outras reações de hipersensibilidade; efeitos adversos cosméticos e em tecido conectivo
Topiramato	Múltiplos sítios de ação, incluindo canais de Na$^+$, canais de Ca^{2+} e receptores de GABA	Eficaz contra convulsões focais e a maioria dos tipos de convulsões generalizadas; eficaz para a profilaxia da enxaqueca	Acidose metabólica, efeitos cognitivos, perda de peso, parestesia, nefrolitíase, glaucoma
Ácido valproico	Múltiplos sítios de ação, incluindo aumento dos níveis de GABA, inibição da recaptação e degradação, bloqueador de canais de Na$^+$	Eficácia incomparável contra a maioria dos tipos de convulsões generalizadas; também eficaz contra convulsões focais; eficaz para a profilaxia da enxaqueca; estabilizador de humor	Hepatotoxicidade, encefalopatia hiperamonêmica, pancreatite, disfunção plaquetária, trombocitopenia, maior potencial teratogênico do que outros medicamentos antiepilépticos, efeitos cognitivos pós-natais após exposição fetal

GABA: ácido gama-aminobutírico.
Reproduzida com permissão de Bloor M, Nandi R, Thomas M. *Antiepileptic drugs and anesthesia*, Paediatr Anaesth. Mar de 2017;27(3):248-250.

do receptor de dopamina são eficazes quando administrados em combinação com levodopa no tratamento de DP moderada a grave. Os efeitos colaterais são semelhantes àqueles decorrentes do uso apenas de levodopa e incluem dor de cabeça, confusão e alucinações. Fibrose pulmonar, cardíaca e retroperitoneal; efusão e espessamento pleural; síndrome de Raynaud; e eritromelalgia são efeitos colaterais mais comuns com uso de derivados ergolínicos do que com uso de derivados não ergolínicos.

O tratamento cirúrgico da DP anteriormente incluía procedimentos ablativos (talamotomia e palidotomia), mas a implantação de eletrodos para estimulação cerebral profunda é, hoje, a abordagem mais comum. A estimulação do núcleo subtalâmico melhora todos os sintomas primários da DP e resulta em maior diminuição na quantidade de medicação necessária para o alívio dos sintomas quando comparada com a estimulação do globo pálido interno. Contudo, a estimulação do globo pálido interno pode promover melhora maior na discinesia em comparação com a estimulação do núcleo subtalâmico.

Considerações anestésicas

Os medicamentos para a doença de Parkinson devem ser continuados no período perioperatório, incluindo a manhã da cirurgia, devido à meia-vida breve da levodopa. A descontinuação abrupta da levodopa pode causar piora na rigidez muscular e interferir na ventilação. Fenotiazinas, butirofenonas (droperidol) e metoclopramida podem exacerbar os sintomas como consequência de sua atividade antidopaminérgica e devem ser evitadas. Anticolinérgicos (atropina) ou anti-histamínicos (difenidramina) podem ser usados para exacerbação aguda de sintomas. A difenidramina pode ser usada para sedação intraoperatória em pacientes com tremor. A indução da anestesia em pacientes submetidos à terapia prolongada com levodopa pode provocar hipotensão ou hipertensão acentuada. A hipovolemia relativa, a depleção de catecolaminas, a instabilidade autonômica e a sensibilização às catecolaminas provavelmente são contribuintes. A hipotensão deve ser tratada com pequenas doses de um vasopressor de ação direta, como a fenilefrina, em vez de efedrina. Em geral, a resposta aos bloqueadores neuromusculares é normal. Como mencionado anteriormente, os pacientes que não respondem ao tratamento clínico são candidatos à intervenção cirúrgica, como a implantação de um estimulador cerebral profundo. Uma vez que a anestesia geral altera o limiar para estimulação, ela pode tornar difícil ou impossível o posicionamento correto dos eletrodos. A craniotomia com o paciente acordado é atualmente a prática padrão para cirurgia de epilepsia, sendo empregada com frequência para procedimentos de estimulação cerebral profunda. Duas técnicas são recomendadas: (1) uma craniotomia com o paciente, de fato, acordado com sedação profunda (recomenda-se dexmedetomidina); e (2) uma abordagem em que o paciente recebe anestesia geral, normalmente uma anestesia intravenosa total com propofol e remifentanila e uma máscara laríngea para controle das vias aéreas. Após a exposição cirúrgica adequada, as infusões intravenosas são descontinuadas e a máscara laríngea é removida. O paciente pode ser anestesiado novamente assim que a implantação dos eletrodos for concluída.

DOENÇA DE ALZHEIMER E OUTRAS DEMÊNCIAS COMUNS

Considerações pré-operatórias

As doenças neurodegenerativas frequentemente levam à demência. A incidência de demência varia de acordo com a população, mas parece dobrar a cada década de vida, começando aos 60 anos. A doença de Alzheimer (DA) é a doença neurodegenerativa mais comum, sendo responsável por mais da metade de todos os casos de demência; a demência com corpos de Lewy (com frequência associada à DP) e a demência vascular compõem a maioria dos casos restantes. A deterioração lenta e progressiva da memória, o julgamento e a tomada de decisão, bem como a labilidade emocional são características da DA. No estágio avançado da doença, são frequentemente apresentados sinais extrapiramidais graves, apraxias e afasia. Os pacientes com DA em geral apresentam atrofia cortical acentuada com alargamento ventricular; os marcadores patológicos da DA observados na necropsia incluem emaranhados neurofibrilares que contêm proteínas tau microtubulares fosforiladas, placas neuríticas e concentrações excessivas de peptídeo β-amiloide no cérebro.

Considerações anestésicas

O manejo anestésico de pacientes com demência moderada a grave é frequentemente complicado por desorientação e falta de cooperação. O início de um novo quadro de comprometimento cognitivo temporário costuma ser observado em pacientes idosos, e muitas vezes persiste por 1 a 3 dias após a cirurgia. Esses pacientes precisam ouvir explicações e ser tranquilizados repetidamente. Pacientes legalmente incompetentes não podem dar seu consentimento informado para anestesia ou cirurgia. A pré-medicação deve ser evitada, se possível. Anticolinérgicos de ação central, como a atropina e a escopolamina, podem contribuir para a confusão pós-operatória. O glicopirrolato, que não atravessa a barreira hematoencefálica, é o agente preferencial quando um anticolinérgico é necessário (exceto para ressuscitação). Pacientes com demência com corpos de Lewy muitas vezes apresentam DP, portanto, as questões anestésicas com a DP que foram abordadas anteriormente no capítulo seriam aplicáveis.

Estudos em animais mostraram que agentes anestésicos gerais convencionais estão associados a lesões neuronais e morte celular. As implicações do resultado da anestesia geral tanto para idosos como para crianças pequenas são atualmente objeto de inúmeros estudos e debates. A neurodegeneração apoptótica tem sido associada ao uso de moduladores do receptor GABA e antagonistas do receptor N-metil-D-aspartato, mecanismos pelos quais os anestésicos gerais comuns produzem seus efeitos. Além disso, a exposição anestésica está associada ao aumento da produção de β-amiloide; a fosforilação da proteína tau aumenta após a anestesia geral; e a hipotermia aumenta transitoriamente a fosforilação da proteína tau. Apesar das preocupações com a exposição anestésica em pacientes com DA ou com risco de desenvolver a doença, estudos atuais não respaldam evitar cirurgias necessárias para esse grupo.

ESCLEROSE MÚLTIPLA

Considerações pré-operatórias

A esclerose múltipla (EM) é caracterizada por desmielinização em vários locais no cérebro e na medula espinal; a inflamação crônica eventualmente provoca cicatrizes (gliose). A EM afeta principalmente pacientes entre 20 e 40 anos de idade, com predominância entre mulheres de 2:1, e, em geral, segue um curso imprevisível de ataques e remissões. Com o tempo, as remissões se tornam menos completas e a doença progride para a incapacitação; quase 50% dos pacientes precisarão de ajuda para se locomover dentro de 15 anos após o diagnóstico. As manifestações clínicas dependem dos sítios afetados, mas frequentemente incluem distúrbios sensoriais (parestesia), problemas visuais (neurite óptica e diplopia) e fraqueza muscular. Os sintomas desenvolvem-se ao longo de dias e remitem ao longo de semanas a meses. O diagnóstico precoce de exacerbações pode muitas vezes ser confirmado por análise do líquido cerebrospinal e ressonância magnética. A remielinização é limitada e muitas vezes não ocorre. Além disso, a perda axonal pode se desenvolver. Mudanças na função neurológica parecem estar relacionadas a mudanças na condução axonal. A condução pode ocorrer por meio de axônios desmielinizados, mas parece ser afetada por múltiplos fatores, em especial a temperatura. Em pacientes diagnosticados com EM, o aumento da temperatura corporal causa exacerbação dos sintomas.

Os tratamentos da EM concentram-se separadamente nos sintomas e nas tentativas de conter o processo da doença. Diazepam, dantroleno ou baclofeno e, em casos refratários, um sistema de administração intratecal de baclofeno são usados para controlar a espasticidade; betanecol é útil para retenção urinária. A disestesia com sensação dolorosa pode responder à carbamazepina, à fenitoína ou a antidepressivos. Os glicocorticoides podem amenizar a gravidade e a duração de ataques agudos. As recaídas resistentes a corticosteroides podem responder a cinco a sete cursos de troca plasmática oferecidos em dias alternados. Interferon também tem sido usado para tratamento de EM. A imunomodulação com uma variedade de medicamentos tem sido administrada na tentativa de interromper a progressão da doença. Os efeitos sistêmicos dessas terapias nas funções coagulativa, imunológica, hepática e cardíaca devem ser analisados antes da cirurgia.

Considerações anestésicas

O efeito do estresse, da anestesia e da cirurgia no curso da EM é controverso. Em geral, o efeito da anestesia é imprevisível. A cirurgia eletiva deve ser evitada durante a recaída, independentemente da técnica anestésica empregada. O registro do consentimento pré-operatório deve documentar a orientação ao paciente sobre o fato de que o estresse da cirurgia e da anestesia pode agravar os sintomas. A anestesia espinal foi associada a uma exacerbação da doença; no entanto, todo o processo de cirurgia/parto/anestesia também pode levar a exacerbações. Bloqueios de nervos periféricos são menos preocupantes porque a EM é uma doença do sistema nervoso central; no entanto, os pacientes podem ter neuropatias periféricas preexistentes. As técnicas epidurais e outras regionais parecem não ter efeito adverso sobre o curso da doença. Não são reconhecidas interações específicas com anestésicos gerais. Pacientes com doença avançada podem ter um sistema cardiovascular instável em decorrência da disfunção autonômica. No cenário de paresia ou paralisia, a succinilcolina deve ser evitada devido à possibilidade de hipercalemia. Elevações na temperatura corporal devem ser evitadas. Independentemente da técnica anestésica, os pacientes podem apresentar uma piora dos sintomas no perioperatório, devendo ser orientados adequadamente.

ESCLEROSE LATERAL AMIOTRÓFICA

A esclerose lateral amiotrófica (ELA) é a doença neurodegenerativa dos neurônios motores mais prevalente. A causa da ELA é desconhecida, embora um pequeno número de pacientes com a manifestação familiar da doença tenha um defeito no gene da superóxido dismutase-1. A ELA é um distúrbio de ambos os neurônios motores superiores e inferiores que progride rapidamente. Os pacientes normalmente apresentam fraqueza muscular, atrofia, fasciculação e espasticidade na quinta ou sexta década de vida. A doença pode ser assimétrica inicialmente, mas ao longo de 2 a 3 anos se torna generalizada, afetando todos os músculos esqueléticos e bulbares. A fraqueza muscular respiratória progressiva torna o paciente suscetível à aspiração e eventualmente leva a óbito por pneumonia ou insuficiência ventilatória. Embora o coração não seja afetado, pode ser observada disfunção autonômica. O foco principal no manejo perioperatório é o cuidado respiratório judicioso. Como em outros pacientes com doença do neurônio motor inferior, a succinilcolina é contraindicada devido ao risco de hipercalemia. A adequação da ventilação deve ser avaliada criteriosamente tanto no intraoperatório quanto no pós-operatório; uma extubação com o paciente acordado é desejável. É comum que pacientes com doença avançada apresentem dificuldade em serem extubados da ventilação mecânica no pós-operatório.

SÍNDROME DE GUILLAIN-BARRÉ

A síndrome de Guillain-Barré (SGB), uma doença relativamente comum que afeta de 1 a 4 indivíduos por 100.000

pessoas, é caracterizada por um início súbito de paralisia motora ascendente, arreflexia e parestesias variáveis. Os subtipos de SGB incluem polineuropatia inflamatória desmielinizante aguda (cerca de 75% dos casos), neuropatia aguda axonal motora (com anticorpos contra gangliosídeos) e neuropatia axonal motora sensorial aguda. O envolvimento bulbar, incluindo a paralisia dos músculos respiratórios, é comum. Patologicamente, a doença é o resultado de uma reação imune contra a bainha de mielina dos nervos periféricos, em particular os neurônios motores inferiores. Na maioria dos casos, a síndrome parece seguir uma infecção; o distúrbio também pode se apresentar como uma síndrome paraneoplásica associada à doença de Hodgkin ou como uma complicação da infecção pelo vírus da imunodeficiência humana (HIV, do inglês *human immunodeficiency virus*). Alguns pacientes respondem à plasmaférese. O prognóstico é relativamente bom, com a maioria dos pacientes se recuperando completamente; no entanto, cerca de 10% dos pacientes morrem de complicações e outros 10% ficam com sequelas neurológicas em longo prazo.

O manejo anestésico é complicado pela labilidade do sistema nervoso autônomo, bem como pelas preocupações com a insuficiência respiratória. Pode haver respostas hipotensivas e hipertensivas exageradas durante a anestesia. Como em outras doenças dos neurônios motores inferiores, a succinilcolina não deve ser usada devido ao risco de hipercalemia. O uso de anestesia regional nesses pacientes continua sendo controverso, uma vez que pode agravar os sintomas. Como em todas as decisões, os riscos e benefícios da anestesia regional em comparação com a anestesia geral devem ser avaliados individualmente. Como os nervos danificados são mais suscetíveis a uma segunda lesão (o efeito de "duplo esmagamento"), a adoção de técnicas regionais em pacientes com disfunção neurológica preexistente deve ser considerada criteriosamente.

DISFUNÇÕES AUTONÔMICAS
Considerações pré-operatórias

A disfunção autonômica, ou disautonomia, pode ocorrer em decorrência de distúrbios generalizados ou segmentares do sistema nervoso central ou periférico. Os sintomas podem ser generalizados, segmentares ou focais. Esses distúrbios podem ser congênitos, familiares ou adquiridos. As manifestações comuns incluem impotência; disfunção da bexiga e do trato gastrintestinal; regulação anormal de fluidos corporais; diminuição do suor, lacrimejamento e salivação; e hipotensão ortostática. Esta última pode ser a manifestação mais grave do distúrbio.

A disfunção autonômica adquirida pode ser isolada (falha autonômica pura), parte de um processo degenerativo mais generalizado (síndrome de Shy-Drager, DP, atrofia olivopontocerebelar), parte de um processo neurológico segmentar (EM, siringomielia, distrofia simpática reflexa ou lesão medular) ou uma manifestação de distúrbios que afetam os nervos periféricos (SGB, diabetes, alcoolismo crônico, amiloidose ou porfiria).

Existem pelo menos três formas de neuropatias hereditárias sensoriais e autonômicas, cada uma com sua própria mutação genética subjacente. A disfunção autonômica é proeminente e está associada à diminuição geral da sensação e labilidade emocional. Além disso, os pacientes são predispostos a crises disautonômicas desencadeadas pelo estresse e caracterizadas por hipertensão acentuada, taquicardia, dor abdominal, sudorese, vômitos e risco de desidratação.

Considerações anestésicas

3 O principal risco da anestesia em pacientes com disfunção autonômica é a hipotensão grave, comprometendo o fluxo sanguíneo cerebral e coronariano. A hipertensão acentuada pode ser igualmente prejudicial. A maioria dos pacientes é cronicamente hipovolêmica e, se os déficits de volume não forem corrigidos, os efeitos vasodilatadores da anestesia espinal e epidural são mal tolerados. Os efeitos vasodilatadores e depressores cardíacos da maioria dos agentes anestésicos gerais combinados com pressão positiva nas vias aéreas também podem ser igualmente problemáticos. A monitorização intra-arterial contínua da pressão é útil. A hipotensão deve ser tratada com fluidos e vasopressores de ação direta (em preferência aos agentes de ação indireta). A relação dose-resposta para vasopressores pode ser anormal devido à denervação. A perda de sangue também é geralmente mal tolerada. A temperatura corporal deve ser monitorada com frequência. Os pacientes com anidrose são particularmente suscetíveis à hiperpirexia.

SIRINGOMIELIA

A siringomielia provoca cavitação progressiva da medula espinal. Em muitos casos, a obstrução do fluxo de líquido cerebrospinal a partir do quarto ventrículo parece contribuir para isso. Muitos pacientes apresentam anormalidades craniovertebrais, em particular a malformação de Arnold-Chiari. O aumento da pressão no canal central da medula espinal causa alargamento ou diverticulação até o ponto de cavitação. A siringomielia costuma afetar a coluna cervical, produzindo déficits sensoriais e motores nos membros superiores e, frequentemente, escoliose torácica. A extensão para cima na medula (siringobulbia) leva a déficits dos nervos cranianos. A derivação siringoperitoneal e outros procedimentos descompressivos têm sucesso variável no controle da doença.

A avaliação anestésica deve se concentrar na definição dos déficits neurológicos existentes e em qualquer comprometimento pulmonar decorrente de escoliose. Pacientes com lesões extensas frequentemente apresentam instabilidade autonômica. A succinilcolina deve ser evitada quando há perda muscular presente devido ao risco de hipercalemia. Antes da extubação, é recomendado proceder com a ventilação adequada e a reversão completa dos bloqueadores neuromusculares adespolarizantes, como de praxe. A punção lombar é contraindicada com hipertensão intracraniana devido ao risco de herniação cerebral. Anestesias epidurais têm sido usadas com sucesso para analgesia do trabalho de parto em pacientes com malformações de Arnold-Chiari, com e sem siringomielia. Os riscos de herniação cerebral, agravamento da lesão de nervo e infecção devem ser avaliados em relação aos benefícios potenciais.

Lesão da medula espinal

Considerações pré-operatórias

As lesões da medula espinal são frequentemente mais traumáticas e podem ocorrer em decorrência de uma transecção parcial ou completa. A maioria das lesões é causada por fraturas e deslocamentos da coluna vertebral. O mecanismo é geralmente compressão e flexão na região torácica ou extensão na região cervical. As manifestações clínicas dependem do nível da lesão. Em lesões acima de C3-5 (inervação diafragmática), é necessário o suporte ventilatório para manter os pacientes vivos. Transecções acima de T1 resultam em quadriplegia, enquanto aquelas em T2 ou abaixo resultam em paraplegia. Os sítios mais comuns de lesão são C5-6 e T12-L1. A transecção aguda da medula espinal causa perda de sensação, paralisia flácida e perda de reflexos abaixo do nível da lesão. Esses sintomas caracterizam um período de choque medular que geralmente persiste por 1 a 3 semanas.

Ao longo das semanas seguintes, os reflexos da medula espinal retornam gradualmente, junto com espasmos musculares e sinais de hiperatividade simpática. Lesões na região baixa da coluna torácica ou lombar podem causar a síndrome da cauda equina (cone medular). Esta geralmente consiste em lesão incompleta das raízes nervosas ao invés da medula espinal.

A hiperatividade do sistema nervoso simpático é comum em transecções em T5 ou acima, mas é incomum com lesões abaixo de T10. A interrupção dos impulsos inibitórios descendentes normais na medula espinal ocasiona a hiper-reflexia autonômica. A estimulação cutânea ou visceral abaixo do nível da lesão pode induzir reflexos autonômicos intensos: a descarga simpática causa hipertensão e vasoconstrição abaixo da transecção e bradicardia reflexa mediada por barorreceptores e vasodilatação acima da transecção. As arritmias cardíacas são comuns.

Procede-se ao manejo cirúrgico de emergência sempre que houver compressão reversível da medula espinal devido ao deslocamento de um corpo vertebral ou fragmento ósseo. O tratamento cirúrgico também é indicado para instabilidade da coluna vertebral a fim de prevenir lesões adicionais.

Considerações anestésicas

A. Transecção aguda

O manejo anestésico depende da idade da lesão. Nos cuidados iniciais das lesões agudas, o foco deve ser na prevenção de danos adicionais à medula espinal durante a movimentação do paciente, a manipulação das vias aéreas e o posicionamento. O manejo das vias aéreas em pacientes com instabilidade da coluna cervical é discutido no Capítulo 19. Pacientes com transecções altas frequentemente apresentam reflexos das vias aéreas comprometidos e são predispostos à hipoxemia em razão de uma diminuição na capacidade residual funcional e de atelectasia. O choque medular pode levar à hipotensão e à bradicardia antes da administração de qualquer anestésico. A monitorização direta da pressão arterial é útil. Um bólus de fluido intravenoso e o uso de cetamina para anestesia podem ajudar a prevenir novas reduções na pressão arterial; vasopressores também podem ser necessários. A succinilcolina pode ser usada com segurança nas primeiras 24 horas, mas não deve ser usada posteriormente devido ao risco de hipercalemia. Esta pode ocorrer na primeira semana após a lesão e é devida à liberação excessiva de potássio secundária à proliferação de receptores de acetilcolina além da fenda sináptica neuromuscular.

B. Transecção crônica

O manejo anestésico de pacientes com transecções não agudas é complicado pela possibilidade de hiper-reflexia autonômica e pelo risco de hipercalemia. Em pacientes com lesões na medula espinal acima de T6, é comum ocorrer a hiper-reflexia autonômica, que pode ser desencadeada por manipulações cirúrgicas. **A anestesia regional e a anestesia geral profunda são eficazes na prevenção da hiper-reflexia.** Contudo, muitos profissionais clínicos relutam em administrar anestesia espinal e epidural nesses pacientes devido às dificuldades encontradas na determinação do nível anestésico, à hipotensão exagerada e a problemas técnicos resultantes de deformidades. A hipertensão grave pode causar edema pulmonar, isquemia miocárdica ou hemorragia cerebral e deve ser tratada prontamente. Vasodilatadores devem estar prontamente disponíveis. Relaxantes musculares adespolarizantes podem ser usados. A temperatura corporal deve ser monitorada com atenção, sobretudo em pacientes com transecções acima de T1, pois a vasodilatação crônica e a perda da vasoconstrição cutânea reflexa normal predispõem à hipotermia. Muitos pacientes com lesão medular crônica apresentam um vasto histórico de cirurgias sem hiper-reflexia; seu manejo, muitas vezes, pode incluir monitorização e sedação.

Encefalite

Várias formas de encefalite podem se manifestar secundariamente a mecanismos infecciosos ou autoimunes. Pacientes com encefalite são tratados com os cuidados normais prestados a qualquer paciente com potencial aumento da pressão intracraniana em risco de hipoperfusão cerebral.

Transtornos psiquiátricos

DEPRESSÃO

A depressão é um distúrbio de humor muito comum caracterizado por tristeza e pessimismo. Sua causa é multifatorial, mas o tratamento farmacológico baseia-se na presunção de que suas manifestações ocorrem em decorrência de deficiência cerebral de dopamina, norepinefrina e serotonina ou de alterações nas atividades dos receptores. A terapia farmacológica atual utiliza medicamentos que aumentam os níveis cerebrais desses neurotransmissores: ADTs, inibidores seletivos da recaptação de serotonina (ISRSs), inibidores da monoaminoxidase (IMAOs) e antidepressivos atípicos. Os mecanismos de ação desses medicamentos ocasionam algumas interações anestésicas potencialmente graves. Um desequilíbrio entre a atividade glutamatérgica e GABAérgica no cérebro levando a alterações estruturais também pode contribuir para o desenvolvimento da depressão. Até 50% dos pacientes com transtorno depressivo maior hipersecretam cortisol e apresentam secreção circadiana anormal. A eletroconvulsoterapia (ECT) é cada vez mais utilizada para casos refratários e pode ser continuada profilaticamente após a recuperação do humor do paciente. O uso de anestesia geral para ECT é amplamente responsável por sua segurança e aceitação generalizada. A cetamina também demonstrou eficácia no tratamento da depressão.

Inibidores seletivos da recaptação de serotonina

Os ISRSs incluem fluoxetina, sertralina e paroxetina, que alguns profissionais clínicos consideram os agentes de primeira linha preferenciais para a depressão. Uma parcela surpreendentemente significativa de pacientes submetidos à cirurgia eletiva recebe um desses agentes. Esses medicamentos apresentam pouca ou nenhuma atividade anticolinérgica e geralmente não afetam a condução cardíaca. Seus principais efeitos colaterais são dor de cabeça, agitação e insônia. Outros agentes incluem os inibidores da recaptação de norepinefrina-dopamina e os inibidores da recaptação de serotonina-norepinefrina.

Antidepressivos tricíclicos

Os ADTs são usados no tratamento da depressão e das síndromes de dor crônica. Todos os ADTs atuam nas sinapses nervosas bloqueando a recaptação neuronal de catecolaminas, serotonina, ou ambas. Desipramina e nortriptilina são usados porque são menos sedativos e tendem a desencadear menos efeitos colaterais. Outros agentes são geralmente mais sedativos e incluem amitriptilina, imipramina, protriptilina, amoxapina, doxepina e trimipramina. A clomipramina é usada no tratamento de transtornos obsessivo-compulsivos. A maioria dos ADTs também promove ações anticolinérgicas (antimuscarínicas) significativas: boca seca, visão turva, esvaziamento gástrico prolongado e retenção urinária. Efeitos cardíacos semelhantes aos efeitos da quinidina incluem taquicardia, achatamento ou inversão da onda T e prolongamento dos intervalos PR, QRS e QT. A amitriptilina provoca os efeitos anticolinérgicos mais acentuados; já a doxepina tem poucos efeitos cardíacos.

Abordagens herbais

A erva-de-são-joão está sendo utilizada com frequência como terapia sem receita médica para depressão. Uma vez que ela induz enzimas hepáticas, os níveis sanguíneos de outros medicamentos podem diminuir, às vezes com complicações graves. O uso de todos os medicamentos de venda livre deve ser avaliado durante a avaliação pré-operatória.

Manejo perioperatório

Normalmente, os medicamentos antidepressivos são continuados perioperatoriamente. Relatou-se o aumento da necessidade de anestésicos, presumivelmente devido a uma maior atividade de catecolaminas cerebrais, com esses agentes. A potenciação de agentes anticolinérgicos de ação central (atropina e escopolamina) pode aumentar a probabilidade de sedação pós-operatória, confusão, *delirium*, visão turva e retenção urinária. A interação mais importante entre agentes anestésicos e os ADTs é uma resposta exagerada tanto a vasopressores de ação indireta quanto à estimulação simpática. Relatos indicam que a terapia crônica com antidepressivos tricíclicos pode esgotar as catecolaminas cardíacas, o que pode teoricamente aumentar os efeitos depressores cardíacos dos anestésicos. Se ocorrer hipotensão, pequenas doses de um vasopressor de ação direta devem ser usadas em vez de um agente de ação indireta. A ação anticolinérgica da amitriptilina pode ocasionalmente contribuir para o *delirium* pós-operatório.

Inibidores da monoaminoxidase

Os inibidores da MAO foram os primeiros medicamentos a serem considerados eficazes no tratamento da depressão. No entanto, eles não são mais considerados agentes de primeira ou segunda escolha devido aos seus efeitos colaterais. Os inibidores da MAO bloqueiam a desaminação oxidativa de aminas que ocorrem naturalmente. Pelo menos duas isoformas da MAO (tipos A e B) com seletividades diferenciais de substrato foram identificadas. A MAO-A é seletiva para serotonina, dopamina e norepinefrina; a MAO-B é seletiva para dopamina e feniletilamina. Inibidores não seletivos da MAO incluem fenelzina, isocarboxazida e tranilcipromina. Inibidores seletivos da MAO-B são úteis no tratamento da DP. Além disso, ao contrário dos antigos inibidores irreversíveis da MAO, foram desenvolvidos inibidores reversíveis da MAO-A. Os efeitos colaterais incluem hipotensão ortostática, agitação, tremor, convulsões, espasmos musculares, retenção urinária, parestesia e icterícia. A sequela mais grave é uma crise hipertensiva que ocorre após a ingestão de alimentos ricos em tiramina (queijos e vinhos tintos), pois a tiramina é usada para produzir norepinefrina.

A fenelzina pode diminuir a atividade da colinesterase plasmática e prolongar a duração da succinilcolina. Os opioides devem ser usados com cautela em pacientes que recebem inibidores da MAO, uma vez que foram relatadas reações raras, mas graves, aos opioides. A maioria das reações graves está associada à meperidina, resultando em hipertermia, convulsões e coma; portanto, a meperidina não deve ser administrada a pacientes que recebem inibidores da MAO. Como ocorre com os ADTs, respostas exageradas aos vasopressores e estimulação simpática devem ser esperadas. Se for necessário um vasopressor, um agente de ação direta em pequenas doses deve ser empregado. Os inibidores da MAO são usados com pouca frequência hoje.

Os pacientes submetidos à terapia com erva-de-são-joão correm maior risco de síndrome serotoninérgica, assim como aqueles que tomam medicamentos com efeitos semelhantes (p. ex., inibidores da MAO, meperidina). As manifestações da síndrome serotoninérgica incluem agitação, hipertensão, hipertermia, tremor, acidose e instabilidade autonômica. O tratamento é de suporte, juntamente com a administração de um antagonista 5-HT (p. ex., ciproeptadina).

TRANSTORNO BIPOLAR

Mania é um transtorno de humor caracterizado por euforia, hiperatividade e fuga de ideias. Episódios maníacos podem alternar com depressão em pacientes com transtorno bipolar (anteriormente chamado de transtorno maníaco-depressivo). Acredita-se que a mania esteja relacionada a uma atividade excessiva de norepinefrina no cérebro. Os agentes mais comuns usados para terapia de manutenção para essa condição são lítio, ácido valproico, quetiapina e lamotrigina. Aripiprazol, olanzapina e risperidona são usados se o primeiro grupo não for eficaz.

O mecanismo de ação do lítio é pouco compreendido. Ele tem uma margem terapêutica estreita, com uma concentração sanguínea desejável entre 0,8 e 1,0 mEq/L. Os efeitos colaterais incluem alterações reversíveis na onda T, leucocitose leve e, em raras ocasiões, hipotireoidismo ou síndrome semelhante ao diabetes insípido resistente à vasopressina. Concentrações sanguíneas tóxicas provocam confusão, sedação, fraqueza muscular, tremores e fala arrastada. Concentrações ainda mais altas resultam em alargamento do complexo QRS, bloqueio atrioventricular, hipotensão e convulsões.

Embora se acredite que o lítio reduza a concentração alveolar mínima e prolongue a duração de alguns bloqueadores neuromusculares, na prática, esses efeitos parecem ser insignificantes. Os níveis sanguíneos devem ser verificados no período perioperatório. A depleção de sódio (secundária a diuréticos de alça ou tiazídicos) diminui a excreção renal de lítio e pode levar à toxicidade deste. Restrição hídrica e superdiurese devem ser evitadas. Medidas de débito cardíaco por diluição de lítio são contraindicadas em pacientes em terapia com lítio.

ESQUIZOFRENIA

Pacientes com esquizofrenia apresentam delírios, alucinações, comportamento desorganizado ou retraído, fala desorganizada e grave retraimento emocional. Os diagnósticos de transtorno esquizoafetivo, transtorno bipolar e depressão grave precisam ser excluídos. Acredita-se que a esquizofrenia ocorra em decorrência de um excesso de atividade dopaminérgica no cérebro.

Os antipsicóticos utilizados com maior frequência incluem fenotiazinas, tioxantenos, fenilbutilpiperidinas, di-hidroindolonas, dibenzapinas, benzisoxazóis e butirofenonas. Existem inúmeros nomes comerciais para esses medicamentos. As medicações antipsicóticas de primeira geração induziam fortes efeitos antagonistas da dopamina, levando a efeitos colaterais extrapiramidais (p. ex., rigidez muscular e progressão para discinesia tardia). Os agentes de segunda geração apresentam menos antagonismo da dopamina e efeitos extrapiramidais reduzidos. O efeito antipsicótico desses agentes parece decorrer da atividade de antagonista da dopamina. A maioria causa ganho de peso e sedação e é levemente ansiolítica. Também são observadas atividades leves de bloqueio α-adrenérgico e anticolinérgica. Os efeitos colaterais incluem hipotensão ortostática, reações distônicas agudas e manifestações semelhantes às do parkinsonismo. Risperidona e clozapina apresentam pouca atividade extrapiramidal, mas esta última está associada a uma incidência significativa de granulocitopenia. Podem ser observados achatamento da onda T, depressão do segmento ST e prolongamento dos intervalos PR e QT, aumentando o risco de *torsades de pointes*.

Recomenda-se continuar a medicação antipsicótica no período perioperatório. Pode ser observada redução dos requisitos anestésicos em alguns pacientes, e alguns deles podem apresentar hipotensão perioperatória.

SÍNDROME NEUROLÉPTICA MALIGNA

A síndrome neuroléptica maligna é uma complicação rara e potencialmente fatal da terapia com antipsicóticos que pode ocorrer horas ou semanas após a administração do medicamento. Também pode ser desencadeada pela descontinuação abrupta do medicamento para a doença de Parkinson. Meperidina e metoclopramida também podem precipitar o distúrbio. O mecanismo está relacionado ao bloqueio da dopamina no gânglio basal e no hipotálamo e ao comprometimento da termorregulação. Na forma mais grave, sua manifestação é semelhante àquela da hipertermia maligna. São observadas rigidez muscular, hipertermia, rabdomiólise, instabilidade autonômica e alteração da consciência. Normalmente, os níveis de creatinina cinase se elevam. A taxa de mortalidade chega a 20 a 30%, com óbitos ocorrendo principalmente em decorrência de insuficiência renal ou arritmias. O tratamento começa com a interrupção do agente causador e o início do suporte clínico. Dantroleno e bromocriptina têm sido utilizados. Os diagnósticos diferenciais incluem síndrome serotoninérgica, hipertermia maligna, catatonia maligna e algumas outras intoxicações agudas (p. ex., cocaína).

ABUSO DE SUBSTÂNCIAS

Os transtornos comportamentais decorrentes do abuso de substâncias psicotrópicas (que alteram o estado mental) podem envolver uma substância socialmente aceitável (álcool), um fármaco descrito medicamente (como um opioide ou diazepam) ou uma droga ilegal (como cocaína, heroína, metanfetamina etc.). Com o abuso crônico, os pacientes desenvolvem tolerância à droga e graus variados de dependência psicológica e física. A dependência física é mais frequentemente observada com opioides, barbitúricos, álcool e benzodiazepínicos. Complicações com risco à vida, sobretudo em decorrência de hiperatividade simpática, podem se desenvolver durante a abstinência.

O conhecimento do abuso de substâncias pelo paciente antes da cirurgia pode prevenir interações medicamentosas adversas, prever a tolerância aos agentes anestésicos e facilitar o reconhecimento da abstinência da droga. O histórico do abuso de substâncias pode ser informado voluntariamente pelo paciente (em geral somente com perguntas diretas) ou deliberadamente ocultado.

As necessidades anestésicas dos usuários de substâncias variam, dependendo se a exposição à droga é aguda ou crônica (Tabela 28-4). Procedimentos eletivos devem ser adiados para pacientes com intoxicação aguda ou com sinais de abstinência. Quando a cirurgia é considerada necessária em pacientes com dependência física, doses perioperatórias da substância abusada devem ser administradas, ou agentes específicos devem ser usados para prevenir a abstinência. No caso de dependência de opioides, qualquer opioide pode ser usado, enquanto, para o álcool, um benzodiazepínico é geralmente administrado devido à relutância das farmácias hospitalares em dispensar bebidas alcoólicas para pacientes. Pacientes alcoólatras devem receber suplementação de vitaminas B/folato para prevenir a síndrome de Korsakoff. A tolerância à maioria dos agentes anestésicos é observada com frequência, mas não é previsível. Para a anestesia geral, uma técnica que dependa principalmente de um agente volátil inalatório pode ser preferível para que a profundidade anestésica possa ser facilmente ajustada de acordo com a necessidade individual. A monitorização da consciência também deve ser considerada. Opioides com atividade mista agonista-antagonista podem precipitar a abstinência aguda. No entanto, a buprenorfina é frequentemente usada para tratar transtornos relacionados a substâncias. Clonidina é um adjuvante útil no tratamento de síndromes de abstinência pós-operatórias.

Pacientes com trauma frequentemente chegam ao hospital com intoxicação aguda para cirurgia de emergência. Os pacientes podem ter consumido mais de um agente intoxicante. A intoxicação aguda por cocaína pode causar hipertensão secundária ao aumento de neurotransmissores centrais, como a norepinefrina e a dopamina.

TABELA 28-4 Efeitos do abuso agudo e crônico de substâncias nas necessidades anestésicas[1]

Substância	Agudo	Crônico
Opioides	↓	↑
Barbitúricos	↓	↑
Álcool	↓	↑
Maconha	↓	0
Benzodiazepínicos	↓	↑
Anfetaminas	↑[2]	↓
Cocaína	↑[2]	0
Fenciclidina	↓	?

[1] ↓, diminui; ↑, aumenta; 0, sem efeito; ?, desconhecido.
[2] Associado à estimulação simpática acentuada.

Hipertensão e arritmias podem ocorrer no perioperatório. Usuários crônicos esgotam seus neurotransmissores simpatomiméticos, desenvolvendo potencialmente hipotensão. Usuários de anfetaminas suscitam preocupações anestésicas semelhantes, já que as anfetaminas também afetam o sistema nervoso simpático.

Pacientes submetidos à terapia crônica com opioides prescrita ou aqueles que tomam medicamentos ilicitamente apresentam necessidades pós-operatórias de opioides substancialmente maiores. Recomenda-se enfaticamente o uso de abordagens multimodais para o controle da dor no perioperatório. É desejável que os pacientes continuem com sua medicação de manutenção com metadona ou buprenorfina sempre que possível.

Uma avaliação com especialistas em manejo da dor e dependência química é com frequência indicada.

DISCUSSÃO DE CASO

Anestesia para eletroconvulsoterapia

Um homem de 64 anos com depressão refratária à terapia medicamentosa será submetido à ECT.

Como a ECT é administrada?

O choque eletroconvulsivo é aplicado em um ou em ambos os hemisférios cerebrais para induzir uma convulsão. As variáveis incluem padrão de estímulo, amplitude e duração. O objetivo é produzir uma convulsão generalizada terapêutica com duração de 30 a 60 segundos. Os estímulos elétricos são geralmente administrados até que uma convulsão terapêutica seja induzida. Normalmente, um efeito terapêutico adequado não é obtido até que um total de 400 a 700 segundos de convulsão tenham sido induzidos. Como apenas um tratamento é administrado por dia, uma série de tratamentos é agendada com antecedência, em geral dois ou três por semana. De modo geral, a perda progressiva de memória ocorre com o aumento do número de tratamentos, sobretudo quando os eletrodos são aplicados bilateralmente.

Por que a anestesia é necessária?

Quando a eficácia da ECT foi atestada, o entusiasmo inicial diminuiu entre a comunidade médica porque não eram usados medicamentos para controlar as convulsões violentas causadas pelo procedimento, o que gerou uma incidência relativamente alta de lesões musculoesqueléticas. Além disso, quando um bloqueador neuromuscular foi usado sozinho, os pacientes ocasionalmente se lembravam de estar paralisados e acordados imediatamente antes do choque. O uso rotineiro de anestesia geral para garantir amnésia e de bloqueio neuromuscular para evitar lesões renovou o interesse na ECT. A taxa de mortalidade atual para a ECT é estimada em um óbito a cada 10.000 tratamentos.

Quais são os efeitos fisiológicos das convulsões induzidas pela ECT?

A atividade convulsiva é associada a uma descarga parassimpática inicial seguida por uma descarga simpática mais sustentada. A fase inicial é caracterizada por bradicardia e aumento de secreções. Bradicardia acentuada (< 30 batimentos/min), incluindo assistolia transitória, é ocasionalmente observada. A hipertensão e taquicardia que seguem em geral sustentam-se por vários minutos. O desequilíbrio autonômico transitório pode causar arritmias e anormalidades na onda T no eletrocardiograma. O fluxo sanguíneo cerebral e a pressão intracraniana, a pressão intragástrica e a pressão intraocular aumentam transitoriamente.

Existem contraindicações para a ECT?

As contraindicações são infarto do miocárdio recente (geralmente < 3 meses), acidente vascular cerebral recente (geralmente < 1 mês), massa intracraniana ou aneurisma ou aumento da PIC por qualquer causa. Contraindicações mais relativas incluem angina, insuficiência cardíaca mal controlada, doença pulmonar significativa, fraturas ósseas, osteoporose grave, gravidez, glaucoma e descolamento de retina.

Quais são as considerações importantes na seleção de agentes anestésicos?

A amnésia é necessária somente pelo breve período (1-5 min) entre a administração do bloqueador neuromuscular e a indução bem-sucedida de uma convulsão terapêutica. A própria convulsão geralmente resulta em um breve período de amnésia anterógrada, sonolência e, com frequência, confusão. Por consequência, apenas um agente de indução de curta duração é necessário. Além disso, como a maioria dos agentes de indução (barbitúricos, etomidato, benzodiazepínicos e propofol) possui propriedades anticonvulsivantes, devem ser administradas doses baixas. O limiar de convulsão é aumentado, e a **duração da convulsão** é reduzida por todos esses agentes.

Após pré-oxigenação adequada, administra-se com maior frequência o metoexital (0,5-1 mg/kg). O propofol (1-1,5 mg/kg) pode ser utilizado, mas doses mais altas reduzem a duração da convulsão. Benzodiazepínicos aumentam o limiar de convulsão e diminuem a duração. A cetamina aumenta a duração da convulsão, mas geralmente não é usada porque também aumenta a incidência de despertar tardio, náusea e ataxia, além de estar associada a alucinações durante o retorno à consciência. O uso do etomidato também prolonga a recuperação. Em doses muito baixas, o metoexital pode efetivamente aumentar a atividade convulsiva. Aumentos no limiar de convulsão são observados com frequência a cada ECT subsequente.

O bloqueio neuromuscular é necessário desde o momento da estimulação elétrica até o final da convulsão. A succinilcolina (0,25-0,5 mg/kg) é administrada com frequência. A ventilação controlada com máscara, usando um dispositivo de bolsa autoinflável ou um sistema de circuito anestésico, é necessária até que a respiração espontânea seja retomada.

É possível aumentar a duração das convulsões sem aumentar o estímulo elétrico?

A hiperventilação pode aumentar a duração das convulsões e é rotineiramente empregada em alguns centros médicos. Observou-se, ainda, que a administração intravenosa lenta de cafeína (125-250 mg) aumenta a duração das convulsões.

Quais monitores devem ser usados durante a ECT?

A monitorização deve ser semelhante à prática apropriada com o uso de qualquer outro anestésico geral. A atividade convulsiva ocasionalmente é monitorizada por um eletrencefalograma não processado. Também pode ser monitorizada em um membro isolado: um torniquete é inflado em um braço antes da injeção de succinilcolina, impedindo a entrada do bloqueador neuromuscular e permitindo a observação da atividade motora convulsiva nesse braço.

Como os efeitos hemodinâmicos adversos da convulsão podem ser controlados em pacientes com reserva cardiovascular limitada?

Os efeitos parassimpáticos exagerados devem ser tratados com atropina. Efetivamente, a pré-medicação com glicopirrolato é desejável tanto para prevenir as secreções abundantes associadas às convulsões quanto para atenuar a bradicardia. Nitroglicerina, nifedipino e bloqueadores α e β-adrenérgicos foram todos administrados com eficácia para controlar as manifestações simpáticas. Contudo, observou-se que altas doses de bloqueadores β-adrenérgicos (esmolol, 200 mg) diminuem a duração das convulsões.

E se o paciente tiver um marca-passo?

Pacientes com marca-passo podem ser submetidos a tratamentos eletroconvulsivos com segurança, no entanto, um ímã deve estar prontamente disponível para converter o marca-passo para um modo fixo, se necessário.

LEITURAS SUGERIDAS

Armstrong MJ, Okun MS. Diagnosis and treatment of Parkinson disease: a review. *JAMA*. 2020;323:548.

Bao FP, Zhang HG, Zhu SM. Anesthetic considerations for patients with acute cervical spinal cord injury. *Neural Regen Res*. 2017;12:499.

Bloor M, Nandi R, Thomas M. Antiepileptic drugs and anesthesia. *Paediatr Anaesth*. 2017;27:248.

Bornemann-Cimenti H, Sivro N, Toft F, et al. Neuraxial anesthesia in patients with multiple sclerosis–a systematic review. *Rev Bras Anestesiol*. 2017;67:404.

Bryson EO, Aloysi AS, Farber KG, Kellner CH. Individualized anesthetic management for patients undergoing electroconvulsive therapy: a review of current practice. *Anesth Analg*. 2017;124:1943.

Crespo V, James ML. Neuromuscular disease in the neurointensive care unit. *Anesthesiol Clin*. 2016;34:60.

Elahi FM, Miller BL. A clinicopathological approach to the diagnosis of dementia. *Nat Rev Neurol*. 2017;13:457.

Evered L, Scott DA, Silbert B. Cognitive decline associated with anesthesia and surgery in the elderly: does this contribute to dementia prevalence? *Curr Opin Psychiatry*. 2017;30:220.

Fodale V, Tripodi VF, Penna O, et al. An update on anesthetics and impact on the brain. *Expert Opin Drug Saf*. 2017;18:1.

Hebl J, Horlocker T, Kopp S, et al. Neuraxial blockade in patients with preexisting spinal stenosis, lumbar disk disease, or prior spine surgery: efficacy and neurologic complications. *Anesth Analg*. 2010;111:1511.

Horlocker TT. Complications of regional anesthesia and acute pain management. *Anesthesiol Clin*. 2011;29:257.

Hudson KA, Greene JG. Perioperative consultation for patients with preexisting neurologic disorders. *Semin Neurol*. 2015;35:690.

Indja B, Seco M, Seamark R, et al. Neurocognitive and psychiatric issues post cardiac surgery. *Heart Lung Circ*. 2017;26:779.

Kumar R, Taylor C. Cervical spine disease and anaesthesia. *Neurosurg Anaesth*. 2011;12:225.

Rajan S, Kaas B, Moukheiber E. Movement disorders emergencies. *Semin Neurol*. 2019;39:125.

Reide P, Yentis S. Anaesthesia for the obstetric patient with nonobstetric systemic disease. *Best Pract Res Clin Obstet Gynaecol*. 2010;24:313.

Roberts DP, Lewis SJG. Considerations for general anaesthesia in Parkinson's disease. *J Clin Neurosci*. 2018;48:34.

Sial OK, Parise EM, Parise LF, Gnecco T, Bolaños-Guzmán CA. Ketamine: the final frontier or another depressing end? *Behav Brain Res*. 2020;383:112508.

Veenith T, Burnstein RM. Management of patients with neurological and psychiatric disorders. *Surgery*. 2010;28:441.

Anestesia para pacientes com doença neuromuscular

C A P I T U L O
29

CONCEITOS-CHAVE

1. A fraqueza associada à miastenia *gravis* ocorre em decorrência da destruição autoimune ou da inativação dos receptores de acetilcolina pós-sinápticos na junção neuromuscular, levando à redução no número de receptores, à degradação de sua função e ao dano mediado pelo complemento à membrana pós-sináptica.

2. Pacientes que apresentam miastenia *gravis* com envolvimento muscular respiratório ou bulbar estão em maior risco de aspiração pulmonar e pneumonia.

3. Muitos pacientes com miastenia *gravis* são extremamente sensíveis aos bloqueadores neuromusculares (BNMs) adespolarizantes.

4. Pacientes que apresentam miastenia *gravis* estão em risco de insuficiência respiratória no pós-operatório. Duração da doença superior a 6 anos, doença pulmonar concomitante, pressão inspiratória máxima inferior a −25 cmH$_2$O (p. ex., −20 cmH$_2$O), capacidade vital inferior a 4 mL/kg e dose de piridostigmina superior a 750 mg por dia indicam a necessidade de ventilação pós-operatória após timectomia.

5. Pacientes com síndrome miastênica de Lambert-Eaton (SMLE) e outras síndromes neuromusculares paraneoplásicas são muito sensíveis tanto aos BNMs despolarizantes quanto aos adespolarizantes.

6. A degeneração muscular respiratória em pacientes com distrofia muscular interfere em um mecanismo eficaz de tosse e leva à retenção de secreções e infecções pulmonares frequentes.

7. A degeneração do músculo cardíaco em pacientes com distrofia muscular é comum, no entanto, pode causar miocardiopatia dilatada ou hipertrófica em apenas 10% dos pacientes.

8. A succinilcolina deve ser evitada em pacientes com distrofias musculares de Duchenne ou Becker devido à resposta imprevisível e ao risco de induzir hipercalemia grave ou desencadear hipertermia maligna.

9. O manejo anestésico em pacientes com paralisia periódica é direcionado para prevenção de crises. O manejo perioperatório deve incluir verificações frequentes da concentração plasmática de potássio e correção de valores anormais, com monitorização eletrocardiográfica criteriosa para detectar arritmias.

10. Em pacientes com paralisia periódica, a resposta aos BNMs é imprevisível, e a função neuromuscular deve ser monitorizada com atenção durante o seu uso. É provável que a sensibilidade aumentada aos BNMs adespolarizantes seja observada em pacientes com paralisia periódica hipocalêmica.

Doenças neuromusculares afetam negativamente a função muscular, seja primariamente ou por meio de anormalidades nos nervos ou na junção neuromuscular. Elas incluem miastenia *gravis*, síndrome de Lambert-Eaton, esclerose lateral amiotrófica (ELA, ou doença de Lou Gehrig), neuropatias motoras infecciosas, incluindo paralisia flácida aguda, tétano e botulismo, síndrome de Guillain-Barré, distrofias musculares de Becker, Duchenne, facioescapuloumeral e miotônica; doença de Charcot-Marie-Tooth, polimiosite e muitas outras condições patológicas. Embora sejam relativamente incomuns, os pacientes com essas doenças são encaminhados à sala de cirurgia e a áreas de procedimento não cirúrgico para exames diagnósticos, tratamento de complicações ou manejo procedimental de distúrbios relacionados ou não relacionados, e também podem ser avaliados e tratados por anestesiologistas no departamento de emergência, na unidade de terapia intensiva (UTI) e em enfermarias hospitalares em consequência de uma queda rapidamente progressiva e potencialmente fatal no estado respiratório.

Debilidade geral, com enfraquecimento da musculatura respiratória e aumento da sensibilidade aos BNMs, predispõe esses pacientes a insuficiência ventilatória no pós-operatório, aspiração pulmonar e pneumonia, e pode retardar sua recuperação após o procedimento devido à dificuldade na locomoção e ao aumento do risco de quedas. O envolvimento cardíaco pode incluir miocardiopatia ou arritmias. É necessária uma compreensão básica dos principais distúrbios e de suas potenciais interações com agentes anestésicos para minimizar o risco de morbidade e mortalidade perioperatória. Além disso, a patologia neuromuscular herdada ou adquirida deve ser considerada no diagnóstico diferencial de qualquer paciente com insuficiência respiratória aguda sem causa conhecida (Tabela 29-1).

MIASTENIA GRAVIS

A miastenia *gravis* é um distúrbio autoimune caracterizado por fraqueza e fadiga fácil da musculatura esquelética. É classificada de acordo com a distribuição e gravidade da doença (Tabela 29-2). A prevalência é estimada em 50 a 200 por milhão de habitantes. A incidência é maior em mulheres durante a terceira década de vida; os homens apresentam dois picos, um na terceira década e outro na sexta década.

1 A fraqueza associada à miastenia *gravis* ocorre em decorrência da destruição autoimune ou da inativação dos receptores de acetilcolina pós-sinápticos na junção neuromuscular, levando à redução no número de receptores, à degradação de sua função e ao dano mediado pelo complemento à placa motora pós-sináptica. Anticorpos imunoglobulina G (IgG) contra o receptor nicotínico de acetilcolina em junções neuromusculares são encontrados em 85 a 90% dos pacientes com miastenia *gravis* generalizada e em até 50 a 70% dos pacientes com miastenia *gravis* ocular. Entre os pacientes com miastenia *gravis*, 10 a 15% desenvolvem timoma, enquanto aproximadamente

TABELA 29-1 Diagnóstico diferencial da insuficiência respiratória neuromuscular aguda

Síndrome de Guillain-Barré
Miastenia *gravis*
Mielopatia do vírus do Nilo Ocidental
Intoxicação por organofosforado ou sarin
Neuropatia paraneoplásica
Doença do neurônio motor
Miopatias endócrinas
Hipofosfatemia
Hipocalemia ou hipercalemia
Hipermagnesemia
Miopatias mitocondriais
Deficiências de maltase ácida
Paralisia do carrapato
Botulismo
Intoxicação por peixes (tetrodotoxina e ciguatera)
Picada de cobra
Vasculite
Porfiria aguda

Adaptada com permissão de Wijdicks EFM, Kramer AH: *Handbook of Clinical Neurology*, Vol 140 (3ª série) *Critical Care Neurology, Part I*. Filadélfia, PA: Elsevier; 2017.

TABELA 29-2 Classificação clínica da miastenia *gravis* pela Myasthenia Gravis Foundation of America

Classe	Definição
I	Qualquer fraqueza muscular ocular Pode haver fraqueza ao fechar os olhos Todas as outras forças musculares estão normais
II	Fraqueza leve afetando músculos além dos oculares Também pode haver fraqueza muscular ocular de qualquer gravidade
IIa	Afeta predominantemente músculos dos membros, músculos axiais, ou ambos Também pode haver menor envolvimento dos músculos orofaríngeos
IIb	Afeta predominantemente músculos orofaríngeos, músculos respiratórios, ou ambos Também pode haver menor ou igual envolvimento dos músculos dos membros, músculos axiais, ou ambos
III	Fraqueza moderada afetando músculos além dos oculares Também pode haver fraqueza muscular ocular de qualquer gravidade
IIIa	Afeta predominantemente músculos dos membros, músculos axiais, ou ambos Também pode haver menor envolvimento dos músculos orofaríngeos
IIIb	Afeta predominantemente músculos orofaríngeos, músculos respiratórios, ou ambos Também pode haver menor ou igual envolvimento dos músculos dos membros, músculos axiais, ou ambos
IV	Fraqueza grave afetando músculos além dos oculares Também pode haver fraqueza muscular ocular de qualquer gravidade
IVa	Afeta predominantemente músculos dos membros ou músculos axiais, ou ambos Também pode haver menor envolvimento dos músculos orofaríngeos
IVb	Afeta predominantemente músculos orofaríngeos, músculos respiratórios, ou ambos Também pode haver menor ou igual envolvimento dos músculos dos membros, músculos axiais, ou ambos
V	Definido por intubação, com ou sem ventilação mecânica, exceto quando usado durante o manejo pós-operatório de rotina. O uso de uma sonda de alimentação sem intubação coloca o paciente na classe IVb

Reproduzida com permissão de Jaretzki III A, Barohn RJ. *Myasthenia gravis: Recommendations for clinical research standards. Neurology.* 12 de julho de 2000;55(1):16-23.

70% apresentam evidência histológica de hiperplasia folicular linfoide tímica. Outras doenças autoimunes (hipotireoidismo, hipertireoidismo, artrite reumatoide, lúpus eritematoso sistêmico) também estão presentes em até 10% dos pacientes. Além disso, a miastenia *gravis* soronegativa aguda tem sido associada à infusão de agentes quimioterápicos imunossupressores de inibidores de *checkpoint* imunológico para câncer, incluindo nivolumabe, pembrolizumabe e ipilimumabe. O diagnóstico diferencial da miastenia *gravis* inclui uma série de outras condições clínicas que podem simular seus sinais e sintomas (Tabela 29-3). A *crise miastênica* é uma exacerbação que requer ventilação mecânica e deve ser incluída no diagnóstico diferencial de qualquer paciente com insuficiência respiratória aguda de etiologia não conhecida.

O curso da miastenia *gravis* é caracterizado por exacerbações e remissões, que podem ser parciais ou completas. A fraqueza pode ser assimétrica, confinada a um grupo de músculos ou generalizada. Os músculos oculares são aqueles afetados com maior frequência, ocasionando ptose e diplopia flutuantes. Com o envolvimento bulbar, a fraqueza dos músculos laríngeos e faríngeos pode causar disartria, dificuldade para mastigar e engolir, problemas para desobstruir secreções ou aspiração pulmonar. A condição grave geralmente também está associada à fraqueza dos músculos proximais (principalmente no pescoço e ombros) e ao envolvimento dos músculos respiratórios. Assim como para outras doenças neuromusculares, o manejo ativo de possíveis complicações respiratórias é um elemento crítico da terapia da doença (Tabela 29-4). A força muscular melhora caracteristicamente com o repouso, mas deteriora rapidamente com o esforço. Infecção, estresse, cirurgia e gravidez têm efeitos imprevisíveis na doença, mas muitas vezes levam a exacerbações. Vários medicamentos podem agravar os sinais e sintomas da miastenia *gravis* (Tabela 29-5).

Os fármacos anticolinesterásicos são usados para tratar a fraqueza muscular dessa doença. Esses medicamentos aumentam a quantidade de acetilcolina na junção neuromuscular por meio da inibição da acetilcolinesterase da placa motora. A piridostigmina é prescrita com maior frequência; quando administrada por via oral, tem uma duração efetiva de 2 a 4 horas. A administração excessiva de um anticolinesterásico pode precipitar uma

TABELA 29-3 Diagnóstico diferencial da miastenia *gravis*

Outros distúrbios neuromusculares
Síndromes miastênicas congênitas
Botulismo
Síndrome de Lambert-Eaton
Paralisias dos nervos cranianos
Diabetes
Aneurisma intracraniano
Trauma (p. ex., fraturas orbitárias)
Congênito (p. ex., síndrome de Dwayne)
Infecções (p. ex., meningite basilar)
Inflamação (p. ex., síndromes do seio cavernoso)
Neoplasia (p. ex., meningioma basilar)
Síndrome de Horner
Condição muscular
Distrofia muscular miotônica
Distrofia muscular oculofaríngea
Miopatias mitocondriais (p. ex., oftalmoplegia externa crônica progressiva)
Doença do sistema nervoso central
Acidente vascular cerebral
Condição desmielinizante
Outros
Doença do neurônio motor
Condição metabólica (p. ex., doença da tireoide)

Reproduzida com permissão de Mahadeva B, Phillips II L, Juel VC. *Autoimmune disorders of neuromuscular transmission. Semin Neurol.* Abril de 2008;28(2):212-217.

TABELA 29-4 Manejo de complicações respiratórias de doenças neuromusculares

Comprometimento fisiológico	Complicação respiratória	Tratamento
Baixa tonicidade muscular na via aérea superior	Obstrução da via aérea superior Apneia obstrutiva do sono	Considerar amigdalectomia ou adenoidectomia, ou ambas Ventilação não invasiva
Complacência anormal da parede torácica	Restrição pulmonar Atelectasia Escoliose	Recrutamento de volume pulmonar Cirurgia de escoliose
Fraqueza muscular inspiratória	Restrição pulmonar Atelectasia Desobstrução ineficaz das vias aéreas	Treinamento muscular respiratório Recrutamento de volume pulmonar Terapias de desobstrução das vias aéreas
Disfagia	Aspiração pulmonar Infecções respiratórias recorrentes Bronquiectasia e fibrose Oxigenação prejudicada	Terapia de alimentação Alimentação por tubo entérico Terapias de desobstrução das vias aéreas
Insuficiência respiratória	Insuficiência respiratória aguda ou crônica	Ventilação não invasiva Colocação de tubo de traqueostomia e ventilação invasiva

Reproduzida com permissão de Buu MC: *Respiratory complications, management and treatments for neuromuscular disease in children. Curr Opin Pediatr.* Junho de 2017;29(3):326-333.

TABELA 29-5 Medicamentos que podem potencializar a fraqueza na miastenia *gravis*

Agentes cardiovasculares
- β-bloqueadores
- Lidocaína
- Procainamida
- Quinidina
- Verapamil

Antibióticos
- Ampicilina
- Azitromicina
- Ciprofloxacino
- Claritromicina
- Eritromicina
- Gentamicina
- Neomicina
- Estreptomicina
- Sulfonamidas
- Tetraciclina
- Tobramicina

Medicamentos do sistema nervoso central
- Clorpromazina
- Lítio
- Fenitoína
- Triexifenidil

Imunomoduladores
- Corticosteroides
- Interferon-α

Agentes reumatológicos
- Cloroquina
- D-penicilamina

Diversos
- Agentes de contraste radiológico iodados
- Magnésio
- Bloqueadores neuromusculares adespolarizantes

Dados de Mahadeva B, Phillips II L, Juel VC: *Autoimmune disorders of neuromuscular transmission*. Semin Neurol. 2008;28:212; e Matney S, Huff D. *Diagnosis and treatment of myasthenia gravis*. Consult Pharm. 2007;22:239.

---

crise colinérgica, que se caracteriza por fraqueza aumentada e efeitos muscarínicos excessivos, incluindo salivação, diarreia, miose e bradicardia. Um *teste de edrofônio* (*Tensilon*) pode ajudar a diferenciar uma crise colinérgica de uma crise miastênica. A fraqueza aumentada após a administração intravenosa de até 10 mg de edrofônio indica crise colinérgica, enquanto o aumento da força implica crise miastênica. Se esse teste for equívoco ou o paciente claramente apresentar manifestações de hiperatividade colinérgica, todos os fármacos anticolinesterásicos devem ser descontinuados e o paciente deve ser monitorado em uma UTI ou em uma área de observação rigorosa. Os fármacos anticolinesterásicos são frequentemente os únicos agentes usados para tratar pacientes com a manifestação leve da condição. A manifestação moderada a grave é tratada com uma combinação de fármaco anticolinesterásico e terapia imunomoduladora. Em geral, os corticosteroides constituem o primeiro curso de tratamento, seguidos por outros agentes (Tabela 29-6). A plasmaférese é reservada para pacientes com disfagia ou insuficiência respiratória, ou para normalizar a força muscular antes de uma cirurgia, incluindo timectomia. Até 85% dos pacientes com miastenia *gravis* com menos de 55 anos apresentam melhora clínica após a timectomia, mesmo na ausência de um tumor; no entanto, pode levar vários anos para que a melhora ocorra.

Considerações anestésicas

Pacientes com miastenia *gravis* podem ser submetidos a timectomia ou a procedimentos cirúrgicos ou obstétricos não relacionados. O tratamento clínico da sua condição deve ser otimizado antes do procedimento pretendido. Pacientes miastênicos com fraqueza respiratória e orofaríngea devem ser tratados antes da cirurgia com imunoglobulina intravenosa ou plasmaférese. Se a força muscular normalizar, a incidência de complicações respiratórias pós-operatórias deve ser semelhante à de um paciente não miastênico submetido a um procedimento cirúrgico similar. Pacientes elegíveis para timectomia podem apresentar deterioração da força muscular, e aqueles submetidos a outros procedimentos eletivos podem estar bem controlados ou em remissão. Ajustes na medicação anticolinesterásica, imunossupressores ou terapia com esteroides no período perioperatório podem ser necessários. Pacientes com doença avançada e generalizada podem apresentar uma deterioração significativa quando os agentes anticolinesterásicos são interrompidos. Esses medicamentos devem ser administrados imediatamente quando o paciente retomar a ingestão oral no pós-operatório. Quando necessário, inibidores da colinesterase também podem ser administrados por via parenteral em 1/30 da dose oral. Problemas potenciais associados ao tratamento com anticolinesterásicos no pós-operatório incluem necessidades alteradas do paciente, reflexos vagais aumentados e a possibilidade de comprometimento das anastomoses intestinais secundário à hiperperistalse. Além disso, como esses agentes também inibem a colinesterase plasmática, eles poderiam *teoricamente* prolongar a duração dos anestésicos locais do tipo éster e da succinilcolina.

A avaliação pré-operatória deve se concentrar no curso recente da doença, nos grupos musculares afetados, na terapia medicamentosa e nas doenças concomitantes.

❷ Pacientes que apresentam miastenia *gravis* com envolvimento muscular respiratório ou bulbar estão

TABELA 29-6 Medicamentos utilizados com maior frequência para o tratamento da miastenia *gravis*

Medicamento	Mecanismo de ação	Efeitos colaterais	Riscos e contraindicações
Piridostigmina	Sintomático; inibição da acetilcolinesterase	Efeitos autonômicos colinérgicos	Crise colinérgica
Prednisona ou prednisolona	Imunomodulação	Efeitos difusos dose-dependentes de glicocorticoides	Sangramento gastrintestinal, aparência cushingoide
Azatioprina	Supressão de células B e T	Náusea, vômito, fadiga, infecções, suores noturnos	Leucopenia, toxicidade hepática
Micofenolato de mofetila	Supressão de células B e T	Náusea, vômito, diarreia, dor nas articulações, infecções, fadiga	Leucopenia, leucoencefalopatia multifocal progressiva; contraindicado durante a gravidez
Rituximabe	Supressão de células B	Náusea, infecções, problemas relacionados à infusão	Leucoencefalopatia multifocal progressiva
Metotrexato	Inibição do metabolismo do folato	Náusea, infecções, doença pulmonar	Leucopenia, toxicidade hepática; contraindicado durante a gravidez
Ciclosporina	Supressão de células T e células *natural killer*	Náusea, hipertensão, infecções, hipertricose	Toxicidade renal
Tacrolimo	Supressão de células T e células *natural killer*	Náusea, infecções, doença pulmonar, hipertensão, problemas neuropsiquiátricos	Toxicidade hepática e renal
Ciclofosfamida	Supressão de células B e T	Náusea, vômito, alopecia, descoloração de unhas e pele, infecções	Leucopenia
Imunoglobulina intravenosa	Supressão de células B e T, neutralização de autoanticorpos	Náusea, cefaleia, febre, hipotensão ou hipertensão, reações locais na pele	Deficiência de IgA, reações alérgicas

Adaptada com permissão de Gilhus, NE. *Myesthenia gravis*. N Engl J Med. 29 de dezembro de 2016;375(26):2570-2581.

em maior risco de aspiração pulmonar e pneumonia. A pré-medicação com um bloqueador H_2 ou inibidor da bomba de prótons e ênfase aumentada na higiene pulmonar podem diminuir esse risco. Como os pacientes com miastenia *gravis* são, com frequência, muito sensíveis ao efeito depressor respiratório de opioides e benzodiazepínicos, a pré-medicação com esses medicamentos deve ser administrada com cautela ou evitada.

Com exceção dos BNMs, os agentes anestésicos padrão podem ser usados em pacientes com miastenia *gravis*. Contudo, pode ocorrer depressão respiratória acentuada após doses moderadas de propofol ou opioides. Quando a anestesia geral é necessária, uma anestesia à base de agente volátil costuma ser utilizada. A anestesia profunda com apenas um agente volátil em pacientes com miastenia (bem como em pacientes com outras doenças neuromusculares) pode proporcionar relaxamento suficiente para intubação traqueal e a maioria dos procedimentos cirúrgicos, sendo que muitos profissionais médicos optam por evitar completamente os bloqueadores neuromusculares. A resposta à succinilcolina é considerada imprevisível, e os pacientes podem manifestar uma resistência relativa ou um efeito moderadamente prolongado (ver Capítulo 11). A dose de succinilcolina pode ser aumentada para 2 mg/kg a fim de neutralizar qualquer resistência, esperando que a duração da paralisia possa ser aumentada de 5 a 10 minutos.

3 Muitos pacientes com miastenia *gravis* são extremamente sensíveis aos BNMs adespolarizantes. Mesmo uma dose desfasciculante em alguns pacientes pode resultar em uma paralisia quase completa. Se for necessário o uso de BNMs, doses baixas de um agente adespolarizante de ação relativamente curta são preferíveis. Acreditamos que o uso de BNMs adespolarizantes não seja necessário durante a timectomia com anestesia volátil. O bloqueio neuromuscular deve ser monitorizado com muito rigor com um estimulador de nervo, e a função ventilatória deve ser avaliada com atenção antes da extubação.

4 Pacientes que apresentam miastenia *gravis* estão em risco de insuficiência respiratória no pós-operatório. Duração da doença superior a 6 anos, doença pulmonar concomitante, pressão inspiratória máxima inferior a –25 cmH_2O (p. ex., –20 cmH_2O), capacidade vital inferior a 4 mL/kg e dose de piridostigmina superior a 750 mg por dia indicam a necessidade de ventilação pós-operatória após timectomia.

Mulheres com miastenia *gravis* podem apresentar fraqueza elevada no último trimestre da gravidez e no início do período pós-parto. Normalmente, a anestesia epidural é preferível para essas pacientes, uma vez que evita problemas potenciais com depressão respiratória e BNMs relacionados à anestesia geral. Contudo, níveis excessivamente elevados de bloqueio motor também podem causar hipoventilação. Os bebês de mães miastênicas podem apresentar miastenia transitória por 1 a 3 semanas após o nascimento, induzida pela transferência transplacentária de anticorpos do receptor de acetilcolina, o que pode motivar intubação e ventilação mecânica.

SÍNDROMES NEUROMUSCULARES PARANEOPLÁSICAS

As *síndromes paraneoplásicas* são doenças imunomediadas associadas a um câncer subjacente, em que ocorre disfunção ou dano em órgãos ou tecidos distantes do tumor primário ou metastático. A miastenia *gravis* pode ser considerada uma síndrome paraneoplásica porque é um distúrbio autoimune associado à hiperplasia tímica, incluindo o timoma. Outras síndromes neurológicas ou neuromusculares paraneoplásicas incluem a SMLE, encefalite límbica, neuromiotonia, síndrome da pessoa rígida, distrofia miotônica e polimiosite.

Síndrome miastênica de Lambert-Eaton

A SMLE é uma síndrome paraneoplásica caracterizada por fraqueza muscular proximal que, em geral, começa nos membros inferiores, mas pode se espalhar, envolvendo os músculos dos membros superiores, bulbares e respiratórios. Boca seca, impotência masculina e outras manifestações de disfunção autonômica também são comuns. A SMLE está geralmente associada ao carcinoma de pequenas células do pulmão, mas também pode ser observada com outras neoplasias malignas ou como uma doença autoimune idiopática. O distúrbio ocorre em decorrência de um defeito pré-sináptico da transmissão neuromuscular em que anticorpos contra os canais de cálcio dependentes de voltagem no terminal nervoso reduzem acentuadamente a liberação quantitativa de acetilcolina na placa motora. As células do carcinoma de pequenas células do pulmão expressam canais de cálcio dependentes de voltagem idênticos, servindo como um gatilho para a resposta autoimune em pacientes com SMLE paraneoplásica.

Ao contrário da miastenia *gravis*, a fraqueza muscular associada à SMLE melhora com esforço repetido, sendo restabelecida menos drasticamente por fármacos anticolinesterásicos. O cloridrato de guanidina e o 3,4-diaminopiridina (3,4-DAP), que aumentam a liberação pré-sináptica de acetilcolina, muitas vezes resultam em uma melhoria significativa na SMLE. Os corticosteroides ou outros medicamentos imunossupressores, ou a plasmaférese, também podem ser benéficos.

Encefalite límbica

A encefalite límbica é um distúrbio degenerativo do sistema nervoso central caracterizado por alterações de personalidade, alucinações, convulsões, disfunção autonômica, graus variáveis de demência e perda assimétrica de sensação nas extremidades. Pode envolver o cérebro, o tronco cerebral, o cerebelo e a medula espinal. Em aproximadamente 60% dos casos, a encefalite límbica é paraneoplásica. Há uma associação significativa com o carcinoma de pequenas células do pulmão, e a disfunção neurológica muitas vezes precede o diagnóstico de câncer. O tratamento inclui o tratamento do câncer subjacente, se presente, e a administração de medicamentos imunossupressores.

Neuromiotonia

Neuromiotonia é uma condição de hiperexcitabilidade de nervos periféricos que está frequentemente associada a um câncer subjacente, mas também pode ser hereditária ou associada a neuropatias diabéticas, induzidas por fármacos ou toxinas ou outras neuropatias adquiridas. Suas características incluem *miocimia* (uma contração ondulatória contínua dos músculos descrita como "um saco de vermes"), rigidez, relaxamento muscular comprometido, cãibras musculares dolorosas, hiperidrose e hipertrofia muscular. O tratamento inclui terapia com imunoglobulina, troca plasmática e administração de anticonvulsivantes.

Síndrome de pessoa rígida (*stiff person*)

A síndrome de pessoa rígida é um distúrbio progressivo caracterizado por rigidez e endurecimento axial que pode posteriormente envolver os músculos proximais dos membros. Em casos avançados, a rigidez paravertebral pode causar deformidades acentuadas da coluna vertebral, e o paciente pode ter dificuldade para andar e histórico frequente de quedas. A síndrome de pessoa rígida é rara e geralmente está associada ao câncer. O tratamento inclui o tratamento do câncer subjacente, se presente, e a administração de imunoglobulina e benzodiazepínicos.

Polimiosite

A polimiosite é uma miopatia inflamatória do músculo esquelético, especialmente dos músculos proximais dos membros, caracterizada por fraqueza e fadiga fácil. Os pacientes são propensos a aspiração e pneumonias frequentes devido à fraqueza muscular torácica e à disfagia secundária ao envolvimento dos músculos orofaríngeos. Podem apresentar ainda arritmias cardíacas devido a defeitos de condução. Os recursos terapêuticos incluem o tratamento do neoplasia subjacente, se presente; troca plasmática; e administração de imunoglobulina, corticosteroides e imunomoduladores, como metotrexato, ciclosporina e inibidores do fator de necrose tumoral-α.

Considerações anestésicas para pacientes com síndromes neuromusculares paraneoplásicas

5 Pacientes com SMLE e outras síndromes neuromusculares paraneoplásicas são muito sensíveis tanto aos BNMs despolarizantes quanto aos adespolarizantes. Ocasionalmente, somente os agentes voláteis são suficientes para proporcionar relaxamento muscular tanto para intubação quanto para a maioria dos procedimentos cirúrgicos. Os BNMs devem ser administrados apenas em pequenos incrementos e com monitorização neuromuscular rigorosa. Como esses pacientes frequentemente apresentam debilidade acentuada, benzodiazepínicos, opioides e outros medicamentos com efeitos sedativos devem ser administrados com cautela ou evitados.

NEUROPATIAS MOTORAS INFECCIOSAS

Paralisia flácida aguda

A paralisia flácida aguda (PFA) é causada por infecção viral dos neurônios motores inferiores do tronco cerebral e da medula espinal. A poliomielite era anteriormente o exemplo mais comum de PFA, mas foi ofuscada por síndromes causadas pelo vírus do Nilo Ocidental e vários tipos de enterovírus. As PFAs começam com um pródromo comum de infecção viral sistêmica que inclui náusea e vômito, mal-estar, cefaleia e diarreia com cólicas abdominais. Os sinais iniciais comuns incluem febre, erupção cutânea e linfadenopatia, que são seguidos por fraqueza grave e meningite asséptica, podendo progredir com o envolvimento de todo o eixo neuronal. O diagnóstico é presumido pela apresentação clínica geral inicial e confirmado com análise do líquido cerebrospinal, isolados virais de amostras de orofaringe e fezes e títulos crescentes de anticorpos séricos.

Tétano

O tétano é uma infecção bacteriana caracterizada por espasmos musculares esqueléticos dolorosos e episódicos e rigidez, sobretudo dos músculos masseter e do pescoço. É caracterizado ainda por espasmos musculares faciais que se assemelham a um sorriso forçado (*riso sardônico*) e hiperextensão espástica do pescoço e das costas (*opistótono*). O tétano é raramente diagnosticado em países desenvolvidos devido às altas taxas de vacinação, embora casos possam ocorrer em usuários de drogas que injetam substâncias subcutâneas ("*skin popping*"). No entanto, ainda é um grave problema de saúde pública em países em desenvolvimento, sendo responsável por cerca de 250.000 óbitos por ano em todo o mundo. Sintomas e sinais costumam ocorrer dentro de 7 a 21 dias após uma lesão e são causados pela bactéria anaeróbia gram-negativa *Clostridium tetani*, que normalmente é encontrada em todo o mundo no solo e nas fezes de animais. A *C. tetani* geralmente entra no paciente via inoculação em ferida e produz uma exotoxina, a *tetanospasmina*, que se desloca para a medula espinal por meio do transporte intra-axonal retrógrado do neurônio motor. Isso resulta em descarga sustentada do neurônio motor e nas características rigidez difusa e atividade motora espástica episódica, esta muitas vezes provocada por emoção e estímulos sensoriais como som e toque.

O tétano é diagnosticado principalmente por sua apresentação clínica, embora culturas positivas da ferida possam ser encontradas em cerca de 30 a 50% dos pacientes. A disfunção autonômica é comum, e os níveis de catecolaminas urinárias costumam ser extremamente altos. Um estado hiperadrenérgico pode ocorrer em decorrência de inibição reduzida dos neurônios simpáticos pré-ganglionares. As complicações do tétano podem incluir rupturas de músculos ou tendões, fraturas, pneumonia, hipertensão extrema e taquicardia, hiperpirexia, rabdomiólise, retenção urinária e insuficiência renal, e o espasmo muscular faríngeo ou torácico sustentado que geralmente leva à obstrução aguda das vias aéreas e à insuficiência respiratória em casos graves.

Botulismo

O botulismo é uma doença rara, mas potencialmente fatal, da transmissão neuromuscular causada pela toxina botulínica, produzida pela bactéria anaeróbia gram-positiva *Clostridium botulinum*. A toxina botulínica inibe a liberação pré-sináptica de acetilcolina, e a apresentação típica do botulismo inclui o início agudo de fraqueza facial simétrica, oftalmoplegia, ptose e fraqueza bulbar. Estas são seguidas por uma paralisia flácida simétrica, progressiva e descendente, e o quadro clínico pode rapidamente evoluir para obstrução das vias aéreas ou insuficiência respiratória. As características mais clinicamente relevantes do botulismo ocorrem em decorrência dos efeitos da toxina botulínica nos neurônios motores, embora os neurônios sensoriais e colinérgicos autonômicos também possam estar envolvidos. A disautonomia pode se manifestar com midríase, visão turva, anidrose e hipotensão ortostática. Cerca de 200 casos de botulismo são confirmados anualmente nos Estados Unidos. Quando os pacientes são tratados com antitoxina e cuidados de suporte apropriados, a taxa de mortalidade do botulismo é inferior a 5%, embora os pacientes possam precisar de suporte de via aérea e ventilação mecânica por vários meses. Contudo, se não tratado, a taxa de mortalidade do botulismo é de 40 a 50%.

O botulismo em adultos é geralmente causado por ingestão de toxina botulínica e esporos de *C. botulinum* em alimentos conservados de forma inadequada (tradicionalmente, alimentos caseiros enlatados preparados de forma inapropriada), mas também pode ocorrer devido à colonização de feridas por *C. botulinum* (sobretudo em usuários de drogas). A alteração da flora intestinal normal devido à terapia antibiótica de longo prazo em crianças e adultos pode promover a colonização intestinal por *C. botulinum*, e o botulismo em bebês também pode ser causado pela ingestão de mel, que normalmente contém esporos de *C. botulinum* – por isso, os bebês nunca devem ser alimentados com mel. Muito raramente, casos de botulismo decorreram de erros com injeções cosméticas de Botox®. Mais preocupante, no entanto, é o potencial de bioterrorismo envolvendo alimentos ou aerossolização, uma vez que a dose letal mediana da toxina botulínica inalada pode ser tão pequena quanto 2 ng/kg, sendo apenas um pouco maior para a toxina ingerida.

Considerações anestésicas para pacientes com neuropatias motoras infecciosas

Pacientes com neuropatias motoras infecciosas estão em risco agudo de aspiração e insuficiência respiratória devido ao envolvimento motor bulbar e respiratório. A terapia é de suporte, sendo que os anestesiologistas encontram esses pacientes com maior frequência durante o atendimento de rotina em UTIs ou em consulta para manejo agudo das vias aéreas, incluindo intubação e ventilação mecânica, e, no caso de tétano, para o manejo da terapia com relaxante muscular. Pacientes com doença clinicamente significativa raramente serão encaminhados à sala de cirurgia, exceto em casos de procedimentos urgentes ou emergenciais. Pacientes com PFA ou botulismo podem não precisar de relaxantes musculares para intubação ou para o procedimento cirúrgico, e se os relaxantes musculares forem administrados, as doses devem ser menores do que a dose usual e monitoradas com atenção. Pacientes pós-operatórios devem ser observados rigorosamente quanto a problemas respiratórios e insuficiência respiratória. Opioides e outros medicamentos analgésicos e sedativos devem ser administrados com extrema cautela.

SÍNDROME DE GUILLAIN-BARRÉ

A síndrome de Guillain-Barré é um distúrbio autoimune que afeta os nervos periféricos e as raízes nervosas, caracterizado pelo início repentino de paralisia motora simétrica ascendente com dormência, dor e parestesia nos membros (Capítulo 28). Esses sintomas e sinais são acompanhados por disautonomia, exemplificada por variações pronunciadas na frequência cardíaca e na pressão arterial. Uma das emergências neuromusculares mais comuns, sua incidência anual é de 1 a 2 casos por 100.000 pessoas nos Estados Unidos e resulta em mais de 6.000 hospitalizações anualmente. Acredita-se que seja desencadeada por uma reação imune alterada a uma infecção, muitas vezes apresentando-se 10 a 14 dias após um episódio agudo de infecção respiratória superior ou diarreia associada a citomegalovírus, vírus Epstein-Barr, vírus zika, vírus varicela-zóster, *Mycoplasma pneumoniae* ou *Campylobacter jejuni*; recentemente foi relatada em associação com a infecção por covid-19. Trinta por cento dos casos progridem rapidamente para quadriplegia, e até 40% necessitam de intubação e ventilação mecânica. Como acontece com outros distúrbios neuromusculares agudos, pacientes com síndrome de Guillain-Barré aguda raramente serão encaminhados à sala de cirurgia, e os anestesiologistas em geral encontrarão casos agudos que exigem manejo das vias aéreas e ventilação mecânica na sala de emergência ou na UTI. Na sala de cirurgia, relaxantes musculares, se usados, devem ser monitorados com rigor. O uso perioperatório de medicamentos ansiolíticos e opioides deve ser administrado com extrema cautela e monitorado rigorosamente.

ESCLEROSE LATERAL AMIOTRÓFICA

A ELA, também conhecida como doença de Lou Gehrig, é uma doença de fraqueza progressiva e indolor causada pela degeneração dos neurônios motores no córtex motor do cérebro e na medula espinal (Capítulo 28). Sua incidência anual é de 1 a 2 casos por 100.000 pessoas nos Estados Unidos. Como em outras doenças neuromusculares, os anestesiologistas são encaminhados com maior frequência a pacientes com ELA na UTI ou na sala de emergência, exigindo manejo das vias aéreas e ventilação mecânica. Na sala de cirurgia, os bloqueadores neuromusculares, se usados, devem ser monitorados com rigor. A medicação ansiolítica e opioide perioperatória deve ser administrada com cautela e monitorada rigorosamente.

DISTROFIAS MUSCULARES
Considerações pré-operatórias

As distrofias musculares são um grupo heterogêneo de distúrbios hereditários caracterizados por necrose e regeneração das fibras musculares, levando à degeneração muscular e à fraqueza progressiva. O risco anestésico antecipado é aumentado pelo estado geral debilitado do paciente, que pode impedir a eliminação de secreções e a deambulação pós-operatória, bem como aumentar o risco de insuficiência respiratória e aspiração pulmonar.

A distrofia muscular de Duchenne é a forma mais comum e mais grave de distrofia muscular. Outras variantes de distrofia muscular incluem as distrofias de Becker, miotônica, facioescapuloumeral e de cinturas.

Distrofia muscular de Duchenne

A distrofia muscular de Duchenne é uma doença recessiva ligada ao cromossomo X e afeta quase exclusivamente homens. Sua incidência é de cerca de 1 a 3 casos por 10.000 nascimentos masculinos vivos e é mais comum na idade de 3 a 5 anos. Indivíduos afetados produzem distrofina anormal, uma proteína encontrada no sarcolema das fibras musculares. Pacientes desenvolvem fraqueza muscular proximal simétrica que se manifesta como um distúrbio da marcha. Infiltração de gordura normalmente causa aumento (*pseudo-hipertrofia*) de músculos, especialmente na panturrilha. Fraqueza progressiva e contraturas eventualmente causam cifoescoliose. Muitos pacientes ficam confinados a cadeiras de rodas aos 12 anos de idade. A progressão da doença pode ser adiada em até 2 a 3 anos com a terapia de glicocorticoides em alguns pacientes. O comprometimento intelectual é comum, mas geralmente não é progressivo. Os níveis plasmáticos de creatina cinase (CK) são 10 a 100 vezes maiores do que o normal, mesmo no estágio inicial da doença, e podem refletir um aumento anormal na permeabilidade das membranas celulares musculares. Portadoras do gene feminino frequentemente também apresentam altos níveis plasmáticos de CK, graus variáveis de fraqueza muscular e, raramente, envolvimento cardíaco. A concentração plasmática de mioglobina também pode estar elevada. O diagnóstico é confirmado por biópsia muscular.

6 A degeneração muscular respiratória em pacientes com distrofia muscular interfere em um mecanismo eficaz de tosse e leva à retenção de secreções e infecções pulmonares frequentes. A combinação de cifoescoliose acentuada e atrofia muscular pode produzir um defeito restritivo grave de ventilação. Hipertensão pulmonar é co-

7 mum com a progressão da doença. A degeneração do músculo cardíaco em pacientes com distrofia muscular também é comum, no entanto, pode causar miocardiopatia dilatada ou hipertrófica em apenas 10% dos pacientes. Regurgitação mitral secundária à disfunção da musculatura papilar também é observada em até 25% dos pacientes. Anormalidades no eletrocardiograma incluem prolongamento do intervalo P-R, anormalidades do complexo QRS e do segmento ST e ondas R proeminentes sobre o precórdio direito com ondas Q profundas sobre o precórdio esquerdo. Arritmias atriais são comuns. O óbito em idade relativamente jovem em geral é causado por infecções pulmonares recorrentes, insuficiência respiratória ou miocardiopatia.

Distrofia muscular de Becker

A distrofia muscular de Becker é, como a de Duchenne, uma doença recessiva ligada ao cromossomo X, mas é menos comum (1:30.000 nascimentos masculinos). As manifestações são quase idênticas às da distrofia muscular de Duchenne, exceto que geralmente se apresentam mais tarde na vida (adolescência) e progridem mais lentamente. A deficiência intelectual é menos comum. Os pacientes muitas vezes alcançam a quarta ou quinta década de vida, embora alguns possam viver até os 80 anos. O óbito geralmente é causado por complicações respiratórias. Miocardiopatia pode ocorrer em alguns casos e pode preceder a fraqueza esquelética grave.

Distrofia miotônica

A distrofia miotônica é uma doença multissistêmica que é a causa mais comum de *miotonia*, um retardo no relaxamento após a contração muscular em resposta a estímulos elétricos ou percussivos. A doença é autossômica dominante, com uma incidência de 1:8.000, e em geral se torna clinicamente aparente na segunda ou terceira década de vida, mas também foi relatada como um distúrbio paraneoplásico em associação com o timoma. A miotonia é a principal manifestação precoce; fraqueza muscular e atrofia tornam-se mais proeminentes à medida que a doença progride. Essa fraqueza e atrofia geralmente afetam músculos cranianos (*orbicularis oculi* e *oris*, masseter e esternocleidomastóideo) e, diferentemente da maioria das miopatias, músculos distais mais do que músculos proximais. Os níveis plasmáticos de CK são normais ou ligeiramente elevados.

Múltiplos sistemas de órgãos estão envolvidos na distrofia miotônica, como evidenciado por cataratas pré-senis, calvície frontal prematura, hipersonolência com apneia do sono e disfunção endócrina provocando insuficiências pancreática, suprarrenal, tireoidiana e gonadal. O envolvimento respiratório leva a uma capacidade vital reduzida, e a hipoxemia crônica pode causar *cor pulmonale*. A hipomotilidade gastrintestinal pode predispor os pacientes à aspiração pulmonar. A atonia uterina pode prolongar o trabalho de parto e aumentar a incidência de placenta retida. Manifestações cardíacas, que frequentemente estão presentes antes de outros sintomas clínicos aparecerem, podem incluir miocardiopatia, arritmias atriais e graus variados de bloqueio cardíaco.

A miotonia em geral é descrita pelos pacientes como uma "rigidez" que pode diminuir com a atividade contínua – o chamado "fenômeno de aquecimento". Os pacientes frequentemente relatam que temperaturas frias pioram a rigidez. O tratamento antimiotônico pode incluir mexiletina, fenitoína, baclofeno, dantroleno ou carbamazepina. Um marca-passo cardíaco pode ser colocado em pacientes com distúrbios de condução significativos, mesmo que sejam assintomáticos.

Distrofia facioescapuloumeral

A distrofia facioescapuloumeral, uma doença autossômica dominante com uma incidência de aproximadamente 1 a 3 casos por 100.000, afeta ambos os sexos, embora mais mulheres do que homens sejam assintomáticas. Os pacientes costumam apresentar fraqueza, que é limitada principalmente aos músculos da face e da cintura escapular, na segunda ou terceira década de vida. Os músculos dos membros inferiores são afetados com menor frequência, e os músculos respiratórios em geral são poupados. A doença progride lentamente com um curso variável. Os níveis plasmáticos de CK são geralmente normais ou apenas ligeiramente elevados. O envolvimento cardíaco é raro, mas a perda da atividade elétrica atrial com a incapacidade de marca-passo atrial foi relatada; o marca-passo ventricular ainda é possível para esses pacientes. A longevidade é minimamente afetada.

Distrofia muscular do tipo cinturas

A distrofia muscular de cinturas é um grupo heterogêneo de doenças neuromusculares genéticas. As síndromes de cinturas incluem distrofia muscular autossômica recessiva grave da infância e outras síndromes autossômicas recessivas incompletamente definidas, como distrofias Erb (tipo escapuloumeral) e de Leyden-Mobius (tipo pelvefemoral). A maioria dos pacientes apresenta fraqueza muscular lentamente progressiva que pode envolver a cintura escapular, a cintura pélvica, ou ambas, entre a infância e a segunda ou terceira década de vida. Os níveis plasmáticos de CK são, em geral, elevados. O envolvimento cardíaco é relativamente incomum, mas pode se apresentar como arritmias frequentes ou insuficiência cardíaca congestiva. Complicações respiratórias, como hiperventilação e infecções respiratórias recorrentes, podem ocorrer.

Considerações anestésicas

A. Distrofia muscular de Duchenne e Becker

O manejo anestésico desses pacientes é complicado não só pela fraqueza muscular, mas também pelas manifestações cardíacas e pulmonares. Sugeriu-se uma associação à hipertermia maligna, mas sem comprovação. A pré-medicação pré-operatória com sedativos ou opioides deve ser evitada em razão do aumento do risco de aspiração devido à fraqueza dos músculos respiratórios, à hipomotilidade gástrica, ou a ambos. O posicionamento intraoperatório pode ser complicado pela cifoescoliose ou por contraturas em flexão dos membros ou pescoço. A succinilcolina deve ser evitada em pacientes com distrofias musculares de Duchenne ou Becker devido à resposta imprevisível e ao risco de induzir hipercalemia grave ou desencadear hipertermia maligna. Anestésicos inalatórios foram associados à rabdomiólise e à hipercalemia em pacientes com distrofia muscular de Duchenne em casos nos quais não foi utilizada succinilcolina. Embora alguns pacientes apresentem uma resposta normal aos BNMs adespolarizantes, outros podem ser muito sensíveis. Depressões respiratória e circulatória acentuadas podem ser observadas com anestésicos voláteis em pacientes com a doença em estágio avançado, e a anestesia regional ou local pode ser preferível nesses pacientes. A morbidade perioperatória geralmente ocorre em decorrência de complicações respiratórias. Pacientes com capacidade vital inferior a 30% do previsto estão em maior risco e com frequência necessitam de ventilação mecânica temporária no pós-operatório.

B. Distrofia miotônica

Pacientes com distrofia miotônica apresentam risco aumentado de complicações respiratórias e cardíacas perioperatórias. A maioria dos problemas perioperatórios ocorre em pacientes com fraqueza grave e em casos nos quais a equipe cirúrgica e os anestesiologistas não estão cientes do diagnóstico. O diagnóstico de distrofia miotônica foi determinado em alguns pacientes durante a investigação de apneia prolongada após a anestesia geral.

Pacientes com distrofia miotônica são muitas vezes sensíveis a doses mesmo baixas de opioides, sedativos e agentes anestésicos inalatórios e intravenosos, todos os quais podem causar apneia repentina e prolongada. Portanto, a pré-medicação deve ser evitada. A succinilcolina é relativamente contraindicada porque pode precipitar contração miotônica intensa do diafragma, da parede torácica ou dos músculos laríngeos, tornando a ventilação difícil ou impossível. Outros medicamentos que atuam na placa motora, como neostigmina e fisostigmina, podem agravar a miotonia. A anestesia regional pode ser preferencialmente empregada, mas nem sempre previne as contrações miotônicas.

A resposta aos BNMs adespolarizantes é relatada como normal; no entanto, eles não previnem ou aliviam consistentemente as contrações miotônicas. Como a reversão dos BNMs adespolarizantes pode induzir contrações miotônicas, é recomendado o uso de agentes adespolarizantes de curta duração. O tremor pós-operatório pode induzir contrações miotônicas na sala de recuperação, e doses de meperidina podem frequentemente prevenir esse tremor, evitando as contrações miotônicas.

A indução da anestesia sem complicações foi relatada com vários agentes, incluindo agentes inalatórios e propofol. O bloqueio neuromuscular, se necessário, deve ser realizado com BNMs adespolarizantes de curta duração. Uma associação entre distrofia miotônica e hipertermia maligna foi sugerida, mas não comprovada. Óxido nitroso e agentes inalatórios podem ser utilizados como anestesia de manutenção. A reversão com anticolinesterásicos deve ser evitada, se possível.

As principais complicações pós-operatórias da distrofia miotônica são hipoventilação prolongada, atelectasia, aspiração e pneumonia. Pacientes submetidos a cirurgias abdominais superiores ou aqueles com fraqueza proximal grave são mais propensos a apresentarem complicações pulmonares. A monitorização pós-operatória rigorosa para arritmias deve ser acompanhada de higiene pulmonar intensa com fisioterapia e espirometria de incentivo. A profilaxia para aspiração é indicada.

C. Outras formas de distrofia muscular

Pacientes com distrofia muscular facioescapuloumeral e distrofia muscular do tipo cinturas geralmente apresentam respostas normais aos agentes anestésicos. Contudo, devido à grande variabilidade e à sobreposição entre as diferentes formas de distrofia muscular, os sedativo-hipnóticos, opioides e BNMs adespolarizantes devem ser usados com cautela, e a succinilcolina deve ser evitada.

MIOTONIAS

Miotonia congênita e paramiotonia congênita

A miotonia congênita é uma doença que se manifesta precocemente na vida com miotonia generalizada. Existem formas autossômicas dominante (Thomsen) e recessiva (Becker). A doença é confinada ao músculo esquelético, e a fraqueza é mínima ou ausente. Muitos pacientes apresentam musculatura muito bem desenvolvida devido à constante contração muscular. A terapia antimiotônica inclui fenitoína, mexiletina, sulfato de quinina ou procainamida. Outros medicamentos que foram utilizados incluem tocainida, dantroleno, prednisona, acetazolamida e taurina. Não há envolvimento cardíaco na miotonia congênita, sendo esperada uma expectativa de vida normal.

A paramiotonia congênita é uma doença autossômica dominante muito rara caracterizada por rigidez transitória (miotonia) e, ocasionalmente, fraqueza após exposição a temperaturas frias. A rigidez piora com a atividade, ao contrário da verdadeira miotonia, o que explica o termo *paramiotonia*. A concentração sérica de potássio pode aumentar após um ataque semelhante à paralisia periódica hipercalêmica (discutida a seguir). Os medicamentos que têm sido usados para bloquear a resposta ao frio incluem mexiletina e tocainida.

O manejo anestésico de pacientes com miotonia congênita e paramiotonia é complicado por uma resposta anormal à succinilcolina, contrações miotônicas intraoperatórias e a necessidade de evitar a hipotermia. Os BNMs podem causar paradoxalmente espasmos musculares generalizados, incluindo trismo, levando a dificuldades com intubação e ventilação.

A infiltração de músculos no campo operatório com anestésico local diluído pode aliviar a contração miotônica refratária. Entre pacientes com esses tipos de miotonias, nenhum caso com exame *in vitro* positivo para hipertermia maligna foi relatado. Contudo, o músculo excisado nesses pacientes apresenta uma contração miotônica prolongada quando exposto à succinilcolina. Portanto, a contração muscular excessiva durante a anestesia provavelmente representa agravamento da miotonia, e não hipertermia maligna.

PARALISIA PERIÓDICA

Paralisia periódica é um grupo de distúrbios caracterizados por episódios espontâneos de fraqueza ou paralisia muscular transitória. Os sintomas costumam iniciar na infância, com episódios durante algumas horas e geralmente poupando o envolvimento dos músculos respiratórios. A fraqueza em geral dura menos de 1 hora, mas pode durar vários dias, e ataques frequentes podem levar à fraqueza progressiva de longo prazo em alguns pacientes. A hipotermia exacerba a frequência e a gravidade dos episódios. A força muscular e as concentrações séricas de potássio costumam ser normais entre os episódios. Os episódios de fraqueza ocorrem devido a uma perda de excitabilidade da fibra muscular secundária à despolarização parcial do potencial de repouso. Essa despolarização parcial impede a geração de potenciais de ação e, portanto, precipita a fraqueza.

A paralisia periódica é classificada em canalopatias genéticas primárias e formas secundárias adquiridas. Os tipos genéticos ocorrem em razão de mutações herdadas de forma dominante nos canais iônicos de sódio, cálcio ou potássio sensíveis à voltagem. As classificações basearam-se em diferenças clínicas, no entanto, não foi comprovado que estão relacionadas a canais iônicos específicos. Diferentes defeitos no mesmo canal podem causar quadros clínicos distintos, enquanto mutações em diferentes canais podem apresentar quadros clínicos semelhantes. Contudo, as classificações clínicas continuam sendo úteis como guias para prognóstico e terapia.

Normalmente, a *paralisia periódica hipocalêmica* é associada a baixos níveis de potássio sérico, e a *paralisia periódica hipercalêmica* é associada a níveis elevados de potássio sérico durante episódios de fraqueza. Nesses defeitos, as membranas musculares são inexcitáveis para estimulação tanto direta quanto indireta devido à diminuição da condutância de potássio ou ao aumento da condutância de sódio, respectivamente. Ambos os defeitos estão associados a mudanças de fluidos e eletrólitos.

A *paralisia periódica tireotóxica* ocorre com maior frequência em homens asiáticos e é caracterizada por episódios de fraqueza acentuada associados a níveis elevados de hormônios tireoidianos, níveis reduzidos de hormônios estimulantes da tireoide e hipocalemia. A terapia primária é o tratamento do estado hipertireóideo subjacente.

A paralisia hipocalêmica secundária também pode se desenvolver se houver perdas acentuadas de potássio pelos rins ou pelo trato gastrintestinal. A fraqueza associada é, às vezes, episódica, e os níveis de potássio são muito mais baixos do que em outras variantes da paralisia periódica hipocalêmica. O manejo da doença primária com reposição de potássio e tratamento da acidose ou alcalose é importante na prevenção de ataques.

Pacientes que consomem grandes quantidades de sais de bário, os quais bloqueiam os canais de potássio, também podem desenvolver paralisia periódica hipocalêmica. Essa condição é tratada pela interrupção dos sais de bário e por administração de potássio oral.

Níveis de potássio que excedem 7 mEq/L entre episódios de fraqueza sugerem uma forma secundária de paralisia periódica hipercalêmica. O tratamento é direcionado para a doença primária e envolve restrição de potássio.

Considerações anestésicas

9 O manejo anestésico em pacientes com paralisia periódica é direcionado para prevenção de crises. O manejo perioperatório deve incluir verificações frequentes da concentração plasmática de potássio e correção de valores anormais, com monitorização eletrocardiográfica criteriosa para detectar arritmias. Devido ao potencial de infusões de glicose e da alcalose reduzir a concentração plasmática de potássio, devem ser evitadas soluções intravenosas à base de glicose e hiperventilação em pacientes com paralisia hipocalêmica, incluindo a paralisia periódica tireotóxica, e o uso de medicamentos como insulina e epinefrina – que reduzem o potássio sérico – deve ser minimizado. A taquicardia associada à paralisia periódica tireotóxica é tratada com β-bloqueadores não seletivos.

10 Em pacientes com paralisia periódica, a resposta aos BNMs é imprevisível, e a função neuromuscular deve ser monitorizada com atenção durante o seu uso. É provável que a sensibilidade aumentada aos BNMs adespolarizantes seja observada em pacientes com paralisia periódica hipocalêmica. A succinilcolina é contraindicada na paralisia hipercalêmica e talvez em outras variantes também devido ao risco de hipercalemia. A manutenção da temperatura central intraoperatória é importante porque o tremor e a hipotermia podem desencadear ou exacerbar episódios de paralisia periódica.

DISCUSSÃO DE CASO

Anestesia para biópsia muscular

Um adolescente de 16 anos apresenta fraqueza muscular progressiva na região proximal, o que sugere uma possível miopatia primária e, portanto, será submetido a uma biópsia do músculo quadríceps.

Quais outras anormalidades potenciais devem preocupar o anestesiologista?

O diagnóstico de miopatia pode ser difícil de se obter, e o diagnóstico diferencial pode incluir vários distúrbios hereditários, inflamatórios, endócrinos, metabólicos ou tóxicos. Uma biópsia muscular pode ser necessária para complementar achados clínicos, laboratoriais, de condução nervosa e eletromiográficos e ajudar a determinar o diagnóstico. Embora a causa da miopatia neste caso ainda não esteja evidente, o profissional clínico deve sempre considerar problemas potenciais que podem estar associados a miopatias primárias.

O profissional médico deve considerar o envolvimento dos músculos respiratórios em pacientes com fraqueza muscular. A reserva pulmonar pode ser avaliada clinicamente ao questionar sobre dispneia e nível de atividade. Exames de função pulmonar são indicados se houver dispneia significativa durante o esforço. Sugere-se um risco aumentado de aspiração pulmonar por uma histórico de disfagia, regurgitação, infecções pulmonares recorrentes ou distensão abdominal. Anormalidades cardíacas podem se manifestar como arritmias, prolapso da valva mitral ou miocardiopatia. Um eletrocardiograma de 12 derivações também é útil para excluir anormalidades de condução. Uma radiografia de tórax pode avaliar o esforço inspiratório, o parênquima pulmonar e o tamanho cardíaco; distensão gástrica secundária à disfunção muscular lisa ou autonômica também pode ser evidente. A avaliação laboratorial pré-operatória deve excluir uma causa metabólica com a medição das concentrações séricas de sódio, potássio, magnésio, cálcio e fosfato. Da mesma forma, distúrbios da tireoide, da suprarrenal e da hipófise devem ser excluídos. A medição plasmática de CK pode não ser útil, mas níveis muito altos (10 vezes o normal) normalmente sugerem distrofia muscular ou polimiosite.

Qual técnica anestésica deve ser utilizada?

A escolha da anestesia deve ser baseada nas necessidades tanto do paciente quanto do procedimento. A maioria das biópsias musculares pode ser realizada sob anestesia local ou regional, com sedação intravenosa suplementar, utilizando doses baixas de midazolam. Anestesia epidural ou espinal pode ser utilizada.

O bloqueio do nervo femoral pode proporcionar uma anestesia ideal para biópsia do músculo quadríceps; uma injeção separada pode ser necessária para anestesiar o nervo cutâneo femoral lateral e a coxa anterolateral. A anestesia geral deve ser reservada para pacientes não cooperativos ou quando a anestesia local ou regional é inadequada. O anestesiologista deve sempre estar preparado com um plano para anestesia geral.

Quais agentes podem ser usados com segurança para anestesia geral?

Os principais objetivos incluem prevenir a aspiração pulmonar, evitar depressão respiratória ou circulatória excessiva, evitar BNMs, se possível, e talvez evitar agentes conhecidos por desencadearem hipertermia maligna. Uma resposta normal a uma anestesia geral anterior no paciente ou em um membro da família pode ser tranquilizadora, mas não garante a mesma resposta posteriormente. A anestesia geral pode ser induzida e mantida com uma combinação de benzodiazepínico, propofol e um opioide de curta duração com ou sem óxido nitroso. Pacientes com risco aumentado de aspiração devem ser intubados. Quando um BNM é necessário, um agente adespolarizante de curta duração deve ser usado. Succinilcolina deve ser evitada devido ao potencial risco de uma resposta incomum (contrações miotônicas, duração prolongada ou bloqueio de fase II), indução de hipercalemia grave ou desencadeamento de hipertermia maligna.

LEITURAS SUGERIDAS

Al-Ghamdi F, Darras BT, Ghosh PS. Spectrum of nondystrophic skeletal muscle channelopathies in children. *Pediatr Neurol.* 2017;70:26.

Auger C, Hernando V, Galmiche H. Use of mechanical insufflation-exsufflation devices for airway clearance in subjects with neuromuscular disease. *Respir Care.* 2017;62:236.

Bandschapp O, Iaizzo PA. Pathophysiologic and anesthetic considerations for patients with myotonia congenita or periodic paralysis. *Pediatr Anesth.* 2013;23:824.

Bodkin C, Pascuzzi RM. Update in the management of myasthenia gravis and Lambert-Eaton myasthenic syndrome. *Neurol Clin.* 2021;39:133.

Boentert M, Wenninger S, Sansone VA. Respiratory involvement in neuromuscular disorders. *Curr Opin Neurol.* 2017;30:529.

Borden SB, Muldowney BL. Transversus abdominis plane block for analgesia in spinal muscular atrophy patient. *J Clin Anesth.* 2016;33:216.

Bucelli R, Harms MB. Neuromuscular emergencies. *Semin Neurol.* 2015;35:683.

Buu MC. Respiratory complications, management and treatments for neuromuscular disease in children. *Curr Opin Pediatr.* 2017;29:326.

Cassavaugh JM, Oravitz TM. Multiple anesthetics for a patient with stiff-person syndrome. *J Clin Anesth.* 2016;31:197.

Chaudhry MA, Wayangankar S. Thyrotoxic periodic paralysis: a concise review of the literature. *Curr Rheumatol Rev.* 2016;12:190.

Damian MS, Srinivasan R. Neuromuscular problems in the ICU. *Curr Opin Neurol.* 2017;30:538.

De Wel B, Claeys KG. Malignant hyperthermia: still an issue for neuromuscular diseases? *Curr Opin Neurol.* 2018;31:628.

Dharmadasa T, Henderson RD, Talman PS, et al. Motor neurone disease: progress and challenges. *Med J Aust.* 2017;206:357.

Durieux V, Coureau M, Meert AP et al. Autoimmune paraneoplastic syndromes associated to lung cancer: a systematic review of the literature. *Lung Cancer.* 2017;106:102.

Edmundson C, Bird SJ. Acute manifestations of neuromuscular disease. *Semin Neurol.* 2019;39:115.

Evoli A, Meacci E. An update on thymectomy in myasthenia gravis. *Expert Rev Neurotherapeutics.* 2019;19:823.

Farmakidis C, Pasnoor M, Dimachkie MM, et al. Treatment of myasthenia gravis. *Neurol Clin.* 2018;36:311.

Gilhus NE. Myasthenia gravis. *N Engl J Med.* 2016;375:2570.

Gonzalez NL, Puwanant A, Lu A, et al. Myasthenia triggered by immune checkpoint inhibitors: new case and literature review. *Neuromusc Disord.* 2017;27:266.

Goutman SA. Diagnosis and clinical management of amyotrophic lateral sclerosis and other motor neuron disorders. *Continuum.* 2017;23:1332.

Greene-Chandos D, Torbey M. Critical care of neuromuscular disorders. *Continuum.* 2018;24:1753.

Grisold W, Grisold A, Löscher WN. Neuromuscular complications in cancer. *J Neurolog Sci.* 2016;367:184.

Guidon AC. Lambert-Eaton myasthenic syndrome, botulism, and immune checkpoint inhibitor-related myasthenia gravis. *Continuum.* 2019;25:1785.

Guidon AC, Amato AA. COVID-19 and neuromuscular disorders. *Neurology.* 2020;94:959.

Jitpimolmard N, Matthews E, Fialho D. Treatment updates for neuromuscular channelopathies. *Curr Treatment Options Neurol.* 2020;22:34.

Jones S, Iyadurai P, Kissel JT. The limb-girdle muscular dystrophies and the dystrophinopathies. *Continuum.* 2016;22:1954.

Jungbluth H, Ochala J, Treves S, et al. Current and future approaches to the congenital myopathies. *Semin Cell Dev Biol.* 2017;64:191.

Katz JA, Murphy GS. Anesthetic consideration for neuromuscular diseases. *Curr Opin Anesthesiol.* 2017;30:435.

Kesner VG, Oh SJ, Dimachke MM, et al. Lambert-Eaton myasthenic syndrome. *Neurol Clin.* 2018;36:379.

Kim A, Choi S-J, Kang CH, et al. Risk factors for developing post-thymectomy myasthenia gravis in patients with thymoma. *Muscle Nerve.* 2021;63:531.

Liu Y, Liu P, Zhang X, et al. Assessment of the risks of a myasthenic crisis after thymectomy in patients with myasthenia gravis: a systematic review and meta-analysis of 25 studies. *J Cardiothorac Surg.* 2020;15:270.

Liu Y, Sawalha AH, Lu Q. COVID-19 and autoimmune diseases. *Curr Opin Rheumatol.* 2021;33:155.

Matsumoto N, Nishimoto R, Matsuoka Y, et al. Anesthetic management of a patient with sodium-channel myotonia: a case report. *JA Clin Rep.* 2019;5:77.

Mendonça FT, de Moura IB, Pellizarro D, et al. Anesthetic management in patient with neurofibromatosis: a case report and literature review. *Acta Anaesthesiol Belg.* 2016;67:48.

Morrison BM. Neuromuscular disease. *Semin Neurol.* 2016;36:409.

Norris SP, Likanje M-FN, Andrews JA. Amyotrophic lateral sclerosis: update on clinical management. *Curr Opin Neurol.* 2020;33:641.

Ohshita N, Oka S, Tsuji K, et al. Anesthetic management of a patient with Charcot-Marie-Tooth disease. *Anesth Prog.* 2016;63:80.

Pasnoor M, Dimachkie MM. Approach to muscle and neuromuscular junction disorders. *Continuum.* 2019;25:536.

Peragallo JH. Pediatric myasthenia gravis. *Semin Pediatr Neurol.* 2017;24:116.

Roper MH, Vandelaer JH, Gasse FL. Maternal and neonatal tetanus. *Lancet.* 2007;370:1947.

Sahni AS, Wolfe L. Respiratory care in neuromuscular diseases. *Respir Care.* 2018;63:601.

Sinskey JL, Holzman RS. Perioperative considerations in infantile neuroaxonal dystrophy. *Pediatr Anesth.* 2017;27:322.

Smith SV, Lee AG. Update on ocular myasthenia gravis. *Neurol Clin.* 2017;35:115.

Statland JM, Tawil R. Facioscapulohumeral muscular dystrophy. *Continuum.* 2016;22:1916.

Stunnenberg BC, LoRusso S, Arnold WD, et al. Guidelines on clinical presentation and management of nondystrophic myotonias. *Muscle Nerve.* 2020;62:430.

Supakornnumporn S, Katirji B. Autoimmune neuromuscular diseases induced by immunomodulating drugs. *J Clin Neuromusc Dis.* 2018;20:28.

Taioli E, Paschal PK, Liu B. Comparison of conservative treatment and thymectomy on myasthenia gravis outcome. *Ann Thorac Surg.* 2016;102:1805.

Vivekanandam V, Munot P, Hanna MG, et al. Skeletal muscle channelopathies. *Neurologic Clin.* 2020;38:481.

Wang L, Zhang Y, He M. Clinical predictors for the prognosis of myasthenia gravis. *BMC Neurol.* 2017;17:77.

Weingarten TN, Araka CN, Mogensen ME, et al. Lambert-Eaton myasthenic syndrome during anesthesia: a report of 37 patients. *J Clin Anesth.* 2014;26:648.

Wijdicks EFM. Management of acute neuromuscular disorders. In: Wijdicks EFM, Kramer AH, eds. *Handbook of Clinical Neurology* (vol 140, chap 13, 3rd series). *Critical Care Neurology, Part I.* Elsevier; 2017:229.

Wijdicks EFM, Klein CJ. Guillain-Barré syndrome. *Mayo Clin Proc.* 2017;92:467.

Fisiologia renal e anestesia

CAPÍTULO 30

CONCEITOS-CHAVE

1. O fluxo sanguíneo combinado através de ambos os rins normalmente representa de 20 a 25% do débito cardíaco total.

2. A autorregulação do fluxo sanguíneo renal (FSR) ocorre normalmente entre pressões arteriais médias de 80 e 180 mmHg e principalmente em decorrência das respostas miogênicas intrínsecas das arteríolas glomerulares aferentes às alterações na pressão arterial.

3. A síntese renal de prostaglandinas vasodilatadoras (PGD_2, PGE_2 e PGI_2) é um mecanismo protetor importante durante períodos de hipotensão sistêmica e isquemia renal.

4. Dopamina e fenoldopam dilatam arteríolas aferentes e eferentes por meio da ativação do receptor D_1.

5. Reduções reversíveis do fluxo sanguíneo renal, da taxa de filtração glomerular (TFG), do fluxo urinário e da excreção de sódio ocorrem durante a anestesia neuroaxial e a geral. É menos provável que ocorra uma lesão renal aguda se o volume intravascular adequado e a pressão arterial normal forem mantidos.

6. A resposta endócrina à cirurgia e à anestesia é, em parte, responsável pela retenção transitória de líquidos frequentemente observada no pós-operatório em muitos pacientes.

7. O composto A, um produto de degradação do sevoflurano, causa lesão renal aguda em animais de laboratório. Baixas taxas de fluxo de gás fresco promovem seu acúmulo no circuito respiratório do aparelho de anestesia. Nenhum estudo clínico detectou lesão renal significativa em humanos como consequência da anestesia com sevoflurano; no entanto, algumas autoridades recomendam um fluxo de gás fresco de pelo menos 2 L/min com sevoflurano para minimizar o risco desse problema teórico especialmente ao anestesiar ratos de laboratório!

8. O pneumoperitônio produzido durante a laparoscopia causa um estado semelhante ao da síndrome compartimental abdominal. O aumento da pressão intra-abdominal normalmente produz oligúria ou anúria que, em geral, é proporcional à pressão de insuflação. Os mecanismos incluem compressão da veia cava e da veia renal, compressão do parênquima renal, redução do débito cardíaco e elevações nos níveis plasmáticos de renina, aldosterona e hormônio antidiurético (ADH, do inglês *antidiuretic hormone*).

Os rins desempenham um papel vital e variado na regulação do volume e na composição dos fluidos corporais, na eliminação de toxinas e na elaboração de hormônios, incluindo renina, eritropoietina e a forma ativa da vitamina D. Fatores relacionados aos procedimentos cirúrgicos e ao manejo anestésico frequentemente têm um impacto significativo na fisiologia e na função renal e podem causar sobrecarga de fluidos, hipovolemia e lesão renal aguda no perioperatório – que são algumas das principais causas de morbidade perioperatória, mortalidade, aumento do tempo de internação hospitalar e custos elevados.

Diuréticos são com frequência usados no período perioperatório. Eles são comumente administrados em pacientes com hipertensão ou insuficiência cardíaca crônica e em pacientes com doença hepática ou renal. Os diuréticos podem ser usados no intraoperatório durante procedimentos neurocirúrgicos, cardíacos, vasculares, oftalmológicos e urológicos. Familiaridade com os vários tipos de diuréticos e de seus mecanismos de ação, efeitos colaterais e potenciais interações anestésicas é essencial.

O néfron

Cada rim é composto por cerca de 1 milhão de unidades funcionais chamadas de *néfrons*. Anatomicamente, um néfron é constituído por um túbulo tortuoso com pelo menos seis segmentos especializados. No *corpúsculo renal*, uma estrutura na extremidade proximal do néfron composta por um *glomérulo* e uma *cápsula de Bowman*, é formado um ultrafiltrado do sangue, que flui através dos túbulos do néfron. Durante esse processo, o volume e a composição do ultrafiltrado são modificados pela reabsorção e secreção de solutos, e o produto final coletado é eliminado como urina.

Os néfrons são classificados como *corticais* ou *justamedulares*, e os corpúsculos renais de todos os néfrons estão localizados na camada cortical do rim. Além do corpúsculo renal, as outras principais divisões anatômicas e funcionais do néfron são o *túbulo contorcido proximal*, a *alça de Henle*, o *túbulo renal distal*, o *ducto coletor* e o *aparelho justaglomerular* (Figura 30-1 e Tabela 30-1).

O CORPÚSCULO RENAL

Cada corpúsculo renal contém um glomérulo, composto por tufos de capilares que se projetam na cápsula de Bowman, proporcionando uma grande área de superfície para filtragem do sangue. O sangue entra por uma única arteríola aferente e sai por uma única arteríola eferente. As células endoteliais glomerulares são separadas das células epiteliais da cápsula de Bowman apenas por suas membranas basais fundidas. As células endoteliais possuem fenestrações relativamente grandes (70-100 nm), no entanto, as células epiteliais se interdigitam firmemente entre si, deixando fendas de filtração relativamente pequenas (cerca

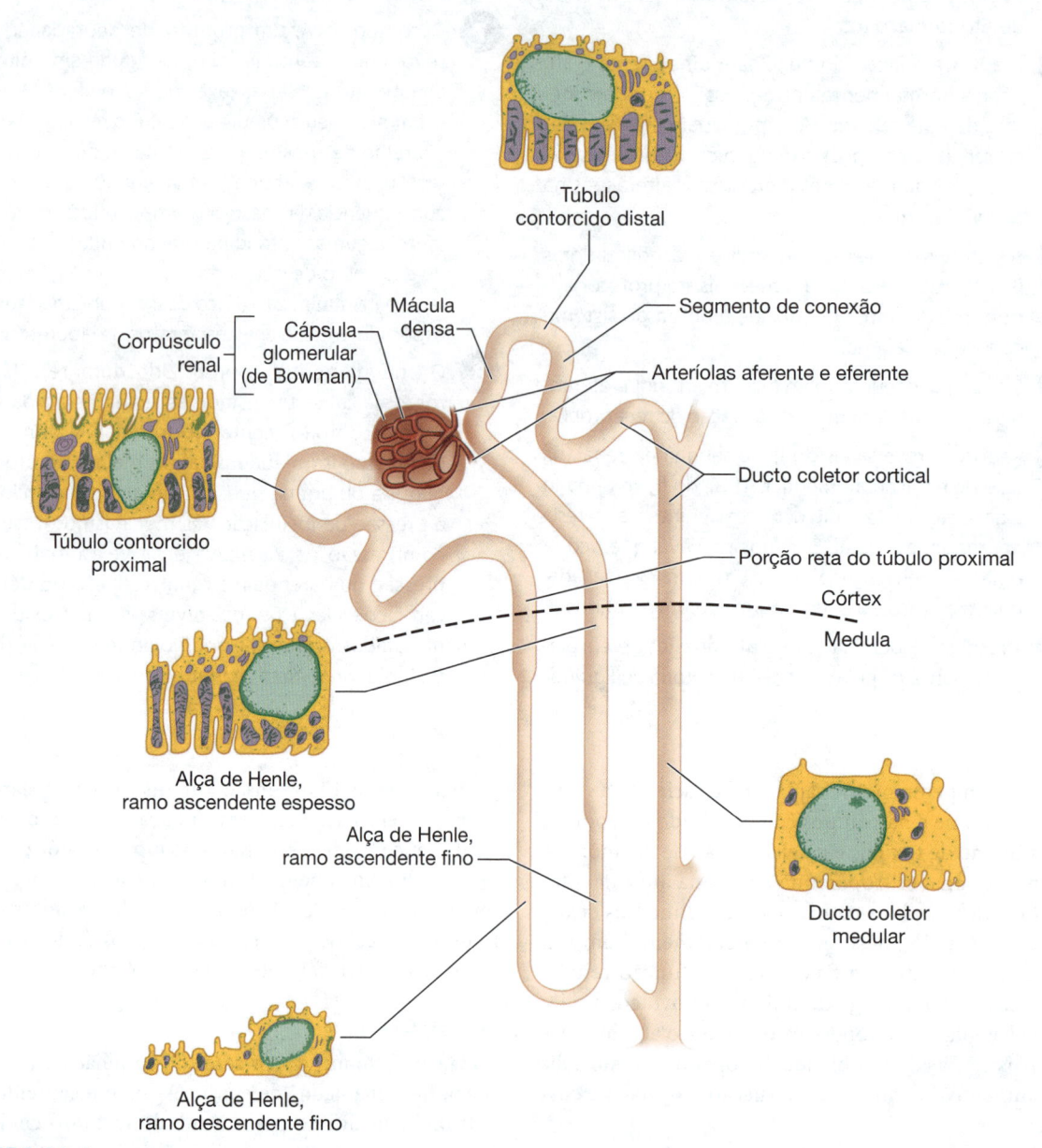

FIGURA 30-1 Principais divisões anatômicas do néfron. (Reproduzida com permissão de Ganong WF. *Review of Medical Physiology*, 24ª ed. Nova York, NY: McGraw Hill; 2012.)

TABELA 30-1	Divisões funcionais de um néfron
Segmento	Função
Corpúsculo renal (glomérulo, cápsula de Bowman)	Ultrafiltração do sangue

Túbulo proximal	Reabsorção
	    Cloreto de sódio[2]
	    Água
	    Bicarbonato
	    Glicose, proteínas, aminoácidos
	    Potássio, magnésio, cálcio
	    Fosfatos,[3] ácido úrico, ureia
	Secreção
	    Ânions orgânicos
	    Cátions orgânicos
	    Produção de amônia

Alça de Henle	Reabsorção
	    Cloreto, sódio
	    Água
	    Potássio, cálcio, magnésio
	    Multiplicador contracorrente

Túbulo distal	Reabsorção
	    Cloreto de sódio[4]
	    Água
	    Potássio
	    Cálcio[5]
	    Bicarbonato
	Secreção
	    Íon hidrogênio
	    Potássio[4]
	    Cálcio

Ducto coletor	Reabsorção
	    Cloreto de sódio[4,6]
	    Água[6,7]
	    Potássio
	    Bicarbonato
	Secreção
	    Potássio[4]
	    Íon hidrogênio
	    Produção de amônia

Aparelho justaglomerular	Secreção de renina

[1] Parcialmente aumentado pela angiotensina II.
[2] Inibido pelo hormônio da paratireoide.
[3] Mediado, em parte, pela aldosterona.
[4] Aumentado pelo hormônio da paratireoide.
[5] Inibido pelo peptídeo natriurético atrial.
[6] Mediado pelo hormônio antidiurético.
Adaptada com permissão de Rose BD. *Clinical Physiology of Acid-Base and Electrolyte Disorders*. 3ª ed. Nova York, NY: McGraw Hill; 1989.

de 25 nm). Os dois tipos de células, com suas membranas basais, promovem uma barreira de filtração efetiva para células e substâncias de alto peso molecular. Essa barreira possui vários sítios aniônicos que lhe conferem uma carga negativa líquida, favorecendo a filtração de cátions sobre ânions. As *células mesangiais intraglomerulares*, que constituem o terceiro tipo de células, estão localizadas entre a membrana basal e as células epiteliais próximas aos capilares adjacentes. Essas células contráteis regulam o fluxo sanguíneo glomerular e apresentam atividade fagocítica.

As células mesangiais se contraem, reduzindo a filtração glomerular, em resposta a angiotensina II, vasopressina, norepinefrina, histamina, endotelinas, tromboxano A_2, leucotrienos (C_4 e D_4), prostaglandina F_2 e fator de ativação de plaquetas. Elas relaxam, aumentando a filtração glomerular, em resposta ao peptídeo natriurético atrial (PNA), à prostaglandina E_2 e a agonistas dopaminérgicos.

A pressão de filtração glomerular (em torno de 60 mmHg) é normalmente cerca de 60% da pressão arterial média e é oposta tanto pela pressão oncótica plasmática (por volta de 25 mmHg) quanto pela pressão intersticial renal (aproximadamente 10 mmHg). Os tônus arteriolares aferente e eferente são importantes na determinação da pressão de filtração glomerular: a pressão de filtração é diretamente proporcional ao tônus arteriolar eferente, mas inversamente proporcional ao tônus arteriolar aferente. Cerca de 20% do plasma é normalmente filtrado na cápsula de Bowman enquanto o sangue passa pelo glomérulo.

O túbulo proximal

Do ultrafiltrado formado na cápsula de Bowman, 65 a 75% são normalmente reabsorvidos isotonicamente (i.e., quantidades proporcionais de água e sódio) no túbulo renal proximal (**Figura 30-2**). Para serem reabsorvidas, a maioria das substâncias deve primeiro atravessar o lado tubular (apical) da membrana celular e, em seguida, atravessar a membrana celular basolateral para o interstício renal antes de entrar nos capilares peritubulares. A principal função do túbulo proximal é a reabsorção de Na^+. O sódio é transportado ativamente para fora das células epiteliais tubulares proximais em seu lado capilar por meio da Na^+-K^+-adenosina trifosfatase (Na^+-K^+-ATPase) ligada à membrana (**Figura 30-3**). A baixa concentração intracelular de Na^+ resultante permite o deslocamento passivo de Na^+ em direção às células epiteliais tubulares a partir do fluido tubular. A angiotensina II e a norepinefrina aumentam a reabsorção de Na^+ no início do túbulo proximal. Em contrapartida, a dopamina e o fenoldopam reduzem a reabsorção proximal de sódio por meio da ativação do receptor D_1.

A reabsorção de sódio está ligada à reabsorção de outros solutos e à secreção de H^+ (ver **Figura 30-3**). Proteínas transportadoras específicas utilizam a baixa concentração de Na^+ dentro das células para transportar fosfato, glicose e aminoácidos. A perda líquida de cargas positivas intracelulares, resultado da atividade da Na^+-K^+-ATPase (troca de $3Na^+$ por $2K^+$), favorece a absorção de outros cátions (K^+, Ca^{2+} e Mg^{2+}). Assim, a Na^+-K^+-ATPase no lado basolateral das células epiteliais tubulares renais proporciona a energia para a reabsorção da maioria dos solutos. A reabsorção de sódio na membrana luminal também está ligada ao contratransporte (secreção) de H^+. Este último mecanismo é responsável

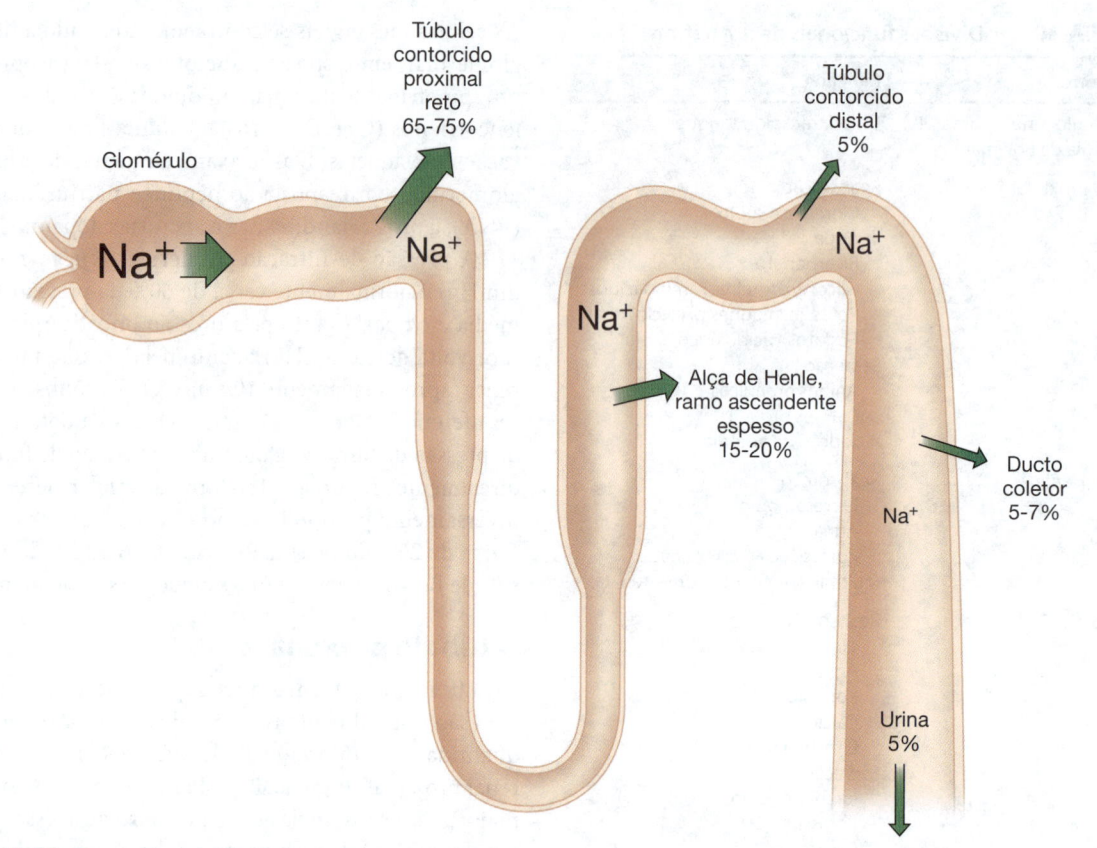

FIGURA 30-2 Reabsorção de sódio no néfron. Os números representam a porcentagem do sódio filtrado reabsorvido em cada sítio. (Reproduzida com permissão de Cogan MG. *Fluid and Electrolytes: Physiology and Pathophysiology.* New York, NY: Appleton & Lange; 1991.)

pela reabsorção de 90% dos íons bicarbonato filtrados (ver **Figura 50-3**). Ao contrário dos outros solutos, o cloreto pode atravessar as junções estreitas entre as células epiteliais tubulares adjacentes e, portanto, é reabsorvido passivamente por meio de seu gradiente de concentração. A reabsorção ativa de cloreto também pode ocorrer como resultado de um cotransportador K^+-Cl^- que extrui ambos os íons no lado capilar da membrana celular (ver **Figura 30-3**). A água se desloca passivamente para fora do túbulo proximal ao longo dos gradientes osmóticos. As membranas apicais das células epiteliais contêm canais de água especializados, compostos por uma proteína de membrana chamada aquaporina-1, que facilitam a movimentação da água.

Os túbulos proximais são capazes de secretar cátions e ânions orgânicos. A excreção de creatinina pode ser inibida por outros cátions orgânicos (como trimetoprima ou pirimetamina), levando a elevações na concentração de creatinina no soro. Ânions orgânicos, como uratos, cetoácidos, penicilinas, cefalosporinas, diuréticos, salicilatos e a maioria dos corantes radiopacos, também compartilham mecanismos secretores comuns e podem competir entre si. Proteínas de baixo peso molecular, que são filtradas pelos glomérulos, são normalmente reabsorvidas pelas células epiteliais tubulares proximais para serem metabolizadas intracelularmente.

A alça de Henle

A alça de Henle é composta por porções *descendentes* e *ascendentes*. Elas são responsáveis por manter um interstício medular hipertônico e conferem indiretamente aos ductos coletores a capacidade de concentrar a urina. O segmento descendente fino é uma continuação do túbulo proximal e desce do córtex renal até a medula renal. Na medula, a porção descendente volta-se agudamente sobre si mesma e sobe de volta em direção ao córtex como porção ascendente. A porção ascendente consiste em um segmento fino ascendente funcionalmente distinto, um segmento espesso ascendente medular e um segmento espesso ascendente cortical (ver **Figura 30-1**). Os néfrons *corticais* possuem alças de Henle relativamente curtas que se estendem apenas para as regiões mais superficiais da medula renal e com frequência não têm um segmento fino ascendente. Os néfrons *justamedulares*, que possuem corpúsculos renais localizados próximos à medula renal, contam com alças de Henle que se projetam profundamente na medula renal. Os néfrons corticais superam numericamente os néfrons justamedulares em cerca de 7:1.

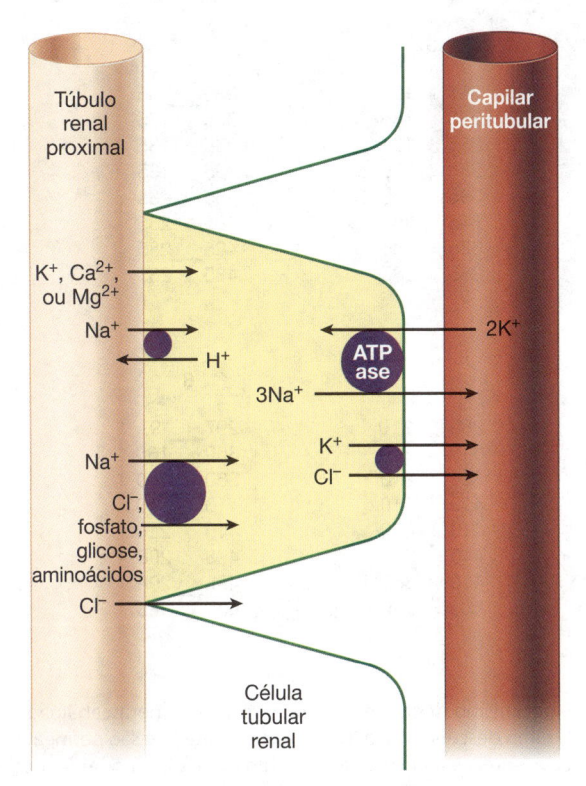

FIGURA 30-3 Reabsorção de solutos nos túbulos proximais. Observe que a Na⁺–K⁺-ATPase fornece energia para a reabsorção da maioria dos solutos, mantendo uma baixa concentração intracelular de sódio.

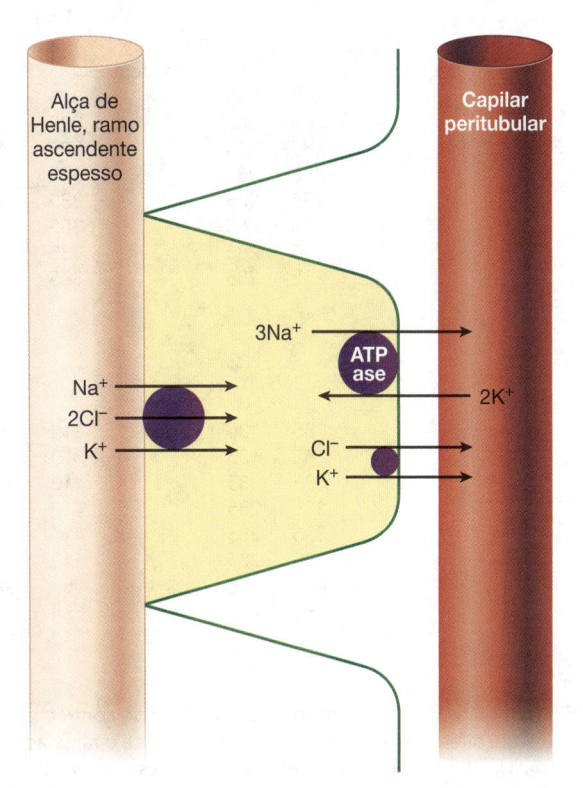

FIGURA 30-4 Reabsorção de sódio e cloreto no ramo ascendente espesso da alça de Henle. Todos os quatro sítios na proteína carreadora luminal devem estar ocupados para que ocorra o transporte. O fator limitante da taxa parece ser a concentração de cloreto no fluido tubular.

Apenas 25 a 35% do ultrafiltrado formado na cápsula de Bowman normalmente chega à alça de Henle, onde 15 a 20% da carga filtrada de sódio costumam ser absorvidos. Com a notável exceção dos segmentos espessos ascendentes medular e cortical, a reabsorção de solutos e água na alça de Henle é passiva e segue gradientes de concentração e osmóticos. Contudo, no segmento espesso ascendente, Na⁺ e Cl⁻ são reabsorvidos em excesso de água; a reabsorção de Na⁺ nessa parte do néfron é diretamente ligada à reabsorção tanto de K⁺ quanto de Cl⁻ (**Figura 30-4**), e [Cl⁻] no fluido tubular parece ser o fator limitante da taxa. A reabsorção ativa de Na⁺ ainda ocorre devido à atividade da Na⁺-K⁺-ATPase no lado capilar das células epiteliais tubulares.

Ao contrário do ramo descendente e do ramo ascendente fino da alça de Henle, as partes espessas do ramo ascendente são impermeáveis à água. Como resultado, o fluido tubular que sai da alça de Henle é hipotônico (100-200 mOsm/L), e o interstício circundante à alça de Henle é, portanto, hipertônico. Um *mecanismo multiplicador de contracorrente* é estabelecido, de modo que tanto o fluido tubular quanto o interstício medular se tornam cada vez mais hipertônicos com o aumento da profundidade na medula (**Figura 30-5**). As concentrações de ureia também aumentam na medula e contribuem para a hipertonicidade. O mecanismo multiplicador de contracorrente inclui a alça de Henle, os ductos coletores corticais e medulares e os capilares adjacentes (*vasa recta*).

O ramo ascendente espesso da alça de Henle é também um sítio importante para a reabsorção de cálcio e magnésio, e o hormônio da paratireoide promove a reabsorção de cálcio nesse local.

O túbulo distal

O túbulo distal recebe fluido hipotônico da alça de Henle, sendo normalmente responsável por apenas pequenas modificações no fluido tubular. Ao contrário de porções mais proximais, o néfron distal tem junções muito estreitas entre as células epiteliais tubulares e é relativamente impermeável à água e ao sódio, mantendo, portanto, os gradientes gerados pela alça de Henle. A reabsorção de sódio no túbulo distal normalmente representa apenas cerca de 5% da carga de sódio filtrada. Como em outras partes do néfron, a energia é derivada da atividade da Na⁺-K⁺-ATPase no lado capilar, no entanto, no lado luminal, o Na⁺ é reabsorvido por um carreador de Na⁺-Cl⁻. A reabsorção de sódio nesse segmento é diretamente proporcional ao fornecimento

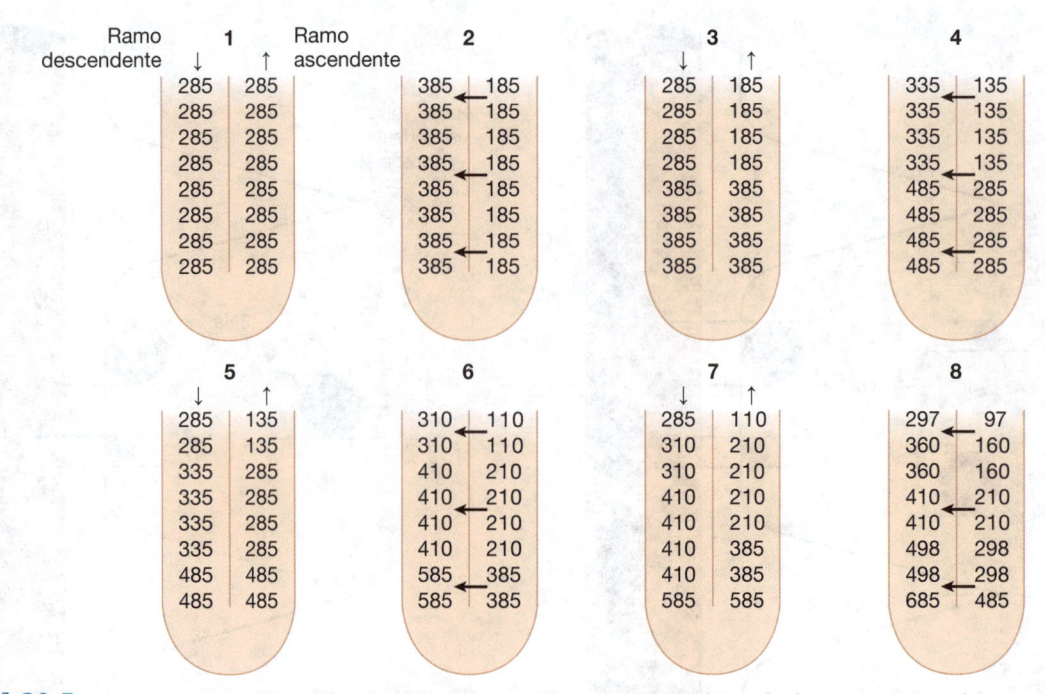

	1			2			3			4	
Ramo descendente	↓	↑ Ramo ascendente									
285		285	385	←	185	285		185	335	←	135
285		285	385		185	285		185	335		135
285		285	385		185	285		185	335		135
285		285	385	←	185	285		185	335	←	135
285		285	385		185	385		385	485		285
285		285	385		185	385		385	485		285
285		285	385	←	185	385		385	485	←	285
285		285	385		185	385		385	485		285

	5			6			7			8	
↓		↑				↓		↑			
285		135	310	←	110	285		110	297	←	97
285		135	310	←	110	310		210	360		160
335		285	410		210	310		210	360		160
335		285	410	←	210	410		210	410	←	210
335		285	410		210	410		210	410	←	210
335		285	410		210	410		385	498		298
485		485	585		385	410		385	498		298
485		485	585		385	585		585	685		485

FIGURA 30-5 O mecanismo multiplicador de contracorrente. Esse mecanismo depende de características de permeabilidade e transporte diferenciais entre o ramo descendente e o ramo ascendente. O ramo descendente e o ramo ascendente fino são permeáveis a água, Na^+, Cl^- e ureia. O ramo ascendente espesso é impermeável à água e à ureia e reabsorve ativamente Na^+ e Cl^- e, portanto, pode produzir um gradiente osmótico. Esta figura representa, a partir do "tempo zero", um gradiente progressivo de 200 mOsm/kg entre os ramos descendente e ascendente. Observe que à medida que a urina flui, o gradiente permanece inalterado, mas a osmolalidade aumenta progressivamente na parte inferior da alça. (Reproduzida com permissão de Pitts RF. *Physiology of the Kidney and Body Fluids*. 3ª ed. Philadelphia, PA: Year Book; 1974.)

de Na^+. O túbulo distal é o principal sítio de reabsorção de cálcio mediada pelos hormônios da paratireoide e pela vitamina D.

A porção final do túbulo distal é chamada de *segmento de conexão*. Embora esteja envolvida na reabsorção de cálcio mediada por hormônios, ao contrário de porções mais proximais, também participa na reabsorção de Na^+ mediada pela aldosterona.

O ducto coletor

O ducto coletor pode ser dividido em porções *corticais* e *medulares*, e juntas elas normalmente são responsáveis pela reabsorção de 5 a 7% da carga de sódio filtrada.

A. Ducto coletor cortical

Esta parte do néfron é composta por dois tipos celulares: (1) células *principais*, que secretam sobretudo potássio e participam na reabsorção de Na^+ estimulada pela aldosterona, e (2) células *intercaladas*, responsáveis pela regulação ácido-base. Uma vez que as células principais reabsorvem Na^+ por meio de uma bomba eletrogênica, o Cl^- também deve ser reabsorvido ou o K^+ deve ser secretado para manter a eletroneutralidade. Aumentos intracelulares de $[K^+]$ favorecem a secreção de K^+. A aldosterona aumenta a atividade da Na^+-K^+-ATPase nessa parte do néfron, aumentando o número de canais de K^+ e Na^+ abertos na membrana luminal. A aldosterona também aumenta a atividade da ATPase secretora de H^+ na borda luminal das células intercaladas (**Figura 30-6**). As células intercaladas têm uma bomba de K^+-H^+-ATPase luminal adicional, que reabsorve K^+ e secreta H^+, também sendo capazes de secretar íon bicarbonato em resposta a grandes cargas alcalinas.

B. Ducto coletor medular

O ducto coletor medular desce do córtex através da medula hipertônica antes de se unir a ductos coletores de outros néfrons para formarem um único ureter em cada rim. Esta parte do ducto coletor é o principal sítio de ação para o ADH, também chamado de vasopressina ou arginina vasopressina (AVP). A vasopressina estimula a expressão de uma proteína de canal de água, a aquaporina-2, na membrana celular. A permeabilidade da membrana luminal à água depende inteiramente da presença de vasopressina (ver Capítulo 49). A desidratação aumenta a secreção de vasopressina, tornando a membrana luminal permeável à água. Como resultado, a água é osmoticamente retirada do fluido do ducto coletor que passa pela medula, promovendo a produção de urina concentrada (até 1.400 mOsm/L). Por outro lado,

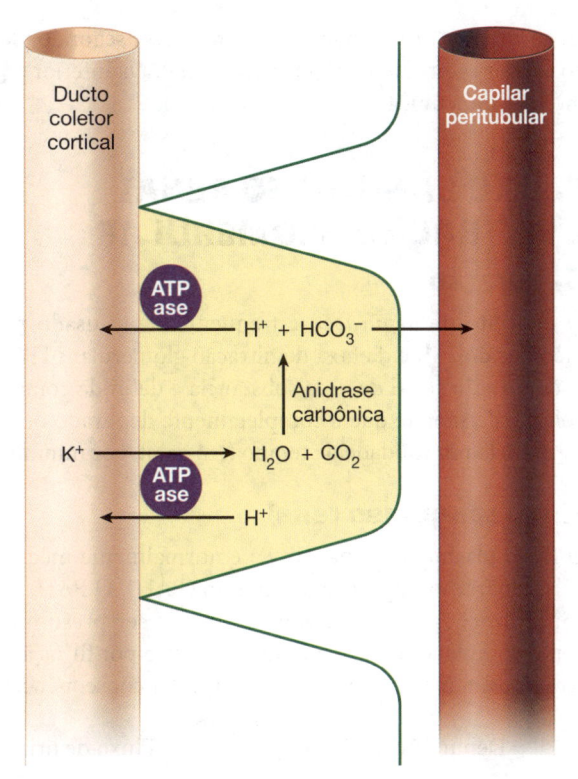

FIGURA 30-6 Secreção de íons hidrogênio e reabsorção de bicarbonato e potássio no ducto coletor cortical.

uma hidratação adequada suprime a secreção de vasopressina, permitindo que o fluido nos ductos coletores passe pela medula relativamente inalterado e permaneça hipotônico (100-200 mOsm/L). Essa parte do néfron é responsável por acidificar a urina; os íons hidrogênio secretados são excretados na forma de ácidos tituláveis (fosfatos) e íons amônio (ver Capítulo 50).

C. Função do ducto coletor na manutenção de uma medula hipertônica

Diferenças na permeabilidade à ureia nos ductos coletores cortical e medular explicam até metade da hipertonicidade da medula renal. Os ductos coletores corticais são livremente permeáveis à ureia, enquanto os ductos coletores medulares são normalmente impermeáveis. Na presença de vasopressina, a parte mais interna dos ductos coletores medulares torna-se ainda mais permeável à ureia. Assim, quando a vasopressina é secretada, a água se desloca para fora dos ductos coletores, e a ureia se torna altamente concentrada. A ureia pode então difundir-se profundamente no interstício medular, aumentando sua tonicidade.

O aparelho justaglomerular

Este pequeno órgão dentro de cada néfron é composto por um segmento especializado da arteríola aferente, contendo células justaglomerulares em sua parede, e pela extremidade do segmento cortical espesso e ascendente da alça de Henle, a *mácula densa* (**Figura 30-7**). As células justaglomerulares sintetizam a enzima renina e são inervadas pelo sistema nervoso simpático. A liberação de renina depende da estimulação simpática β_1-adrenérgica, de alterações na pressão da parede da arteríola aferente (ver Capítulo 49) e de alterações no fluxo de cloreto que flui pela mácula densa. A renina liberada na corrente sanguínea catalisa a conversão de angiotensinogênio, uma proteína sintetizada pelo fígado, em angiotensina I. Este decapeptídeo inerte é então rapidamente convertido, principalmente nos pulmões, pela enzima conversora de angiotensina (ECA) para formar o octapeptídeo angiotensina II. A angiotensina II desempenha um papel importante na regulação da pressão arterial (ver Capítulo 15) e na secreção de aldosterona (ver Capítulo 49). As células tubulares renais proximais possuem ECA, bem como receptores de angiotensina II. Além disso, a formação intrarrenal de angiotensina II aumenta a reabsorção de sódio nos túbulos proximais. A produção extrarrenal de renina e angiotensina II também ocorre no endotélio vascular, nas glândulas suprarrenais e no cérebro.

A circulação renal

A função renal está intimamente relacionada ao fluxo sanguíneo renal (FSR). Na verdade, os rins são os únicos órgãos nos quais o consumo de oxigênio é determinado pelo fluxo sanguíneo; o contrário ocorre em outros órgãos.

1 O fluxo sanguíneo combinado através de ambos os rins normalmente representa de 20 a 25% do débito cardíaco total. Cerca de 80% do FSR normalmente se desloca para os néfrons corticais, e apenas 10 a 15% para os néfrons justamedulares. O córtex renal extrai relativamente pouco oxigênio, tendo uma tensão de oxigênio de aproximadamente 50 mmHg, porque seu fluxo sanguíneo relativamente alto serve sobretudo à função de filtração.

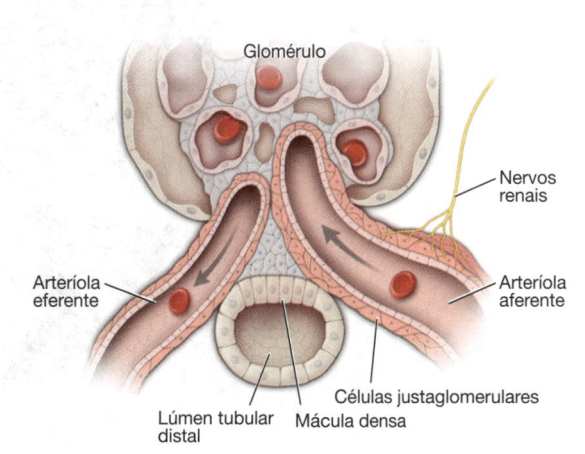

FIGURA 30-7 O aparelho justaglomerular.

Em contrapartida, a medula renal mantém alta atividade metabólica devido à reabsorção de solutos e requer baixo fluxo sanguíneo para manter altos gradientes osmóticos. Possui uma tensão de oxigênio de cerca de 15 mmHg e é relativamente vulnerável à isquemia.

A redistribuição do FSR para longe dos néfrons corticais (com alças de Henle curtas) para néfrons justamedulares maiores (com alças longas) está associada à retenção de sódio e ocorre em condições que incluem estimulação simpática, níveis elevados de catecolaminas e de angiotensina II e insuficiência cardíaca.

Na maioria dos indivíduos, cada rim é suprido por uma única artéria renal que surge da aorta. A artéria renal se divide no interior do seio renal em *artérias interlobares*, que, por sua vez, originam *artérias arqueadas* na junção entre o córtex renal e a medula (Figura 30-8). As artérias arqueadas se dividem ainda mais em ramos interlobulares que, eventualmente, suprem cada néfron por meio de uma única *arteríola aferente*. O sangue de cada tufo capilar glomerular é drenado por meio de uma única *arteríola eferente* e, então, segue ao longo dos túbulos renais adjacentes em um segundo sistema *peritubular* de capilares. Ao contrário dos capilares glomerulares, que favorecem a filtração, os capilares peritubulares são, sobretudo, "reabsortivos". As vênulas que drenam esse segundo plexo capilar retornam o sangue para a veia cava inferior por meio de uma única veia renal de cada rim.

FLUXO SANGUÍNEO RENAL E FILTRAÇÃO GLOMERULAR

Depuração

O conceito de *depuração* é frequentemente usado nas medidas do FSR e da taxa de filtração glomerular (TFG). A depuração renal de uma substância é definida como o volume de sangue que é completamente depurado dessa substância por unidade de tempo (em geral, por minuto).

Fluxo sanguíneo renal

O fluxo plasmático renal (FPR) é normalmente medido pela depuração de *p*-amino-hipurato (PAH). O PAH, em concentrações plasmáticas baixas, pode ser presumido como completamente depurado do plasma por filtração e secreção em uma passagem pelos rins. Por consequência,

$$\text{FPR} = \text{Depuração de PAH} = \left(\frac{[\text{PAH}]_U}{[\text{PAH}]_P}\right) \times \text{Fluxo de urina}$$

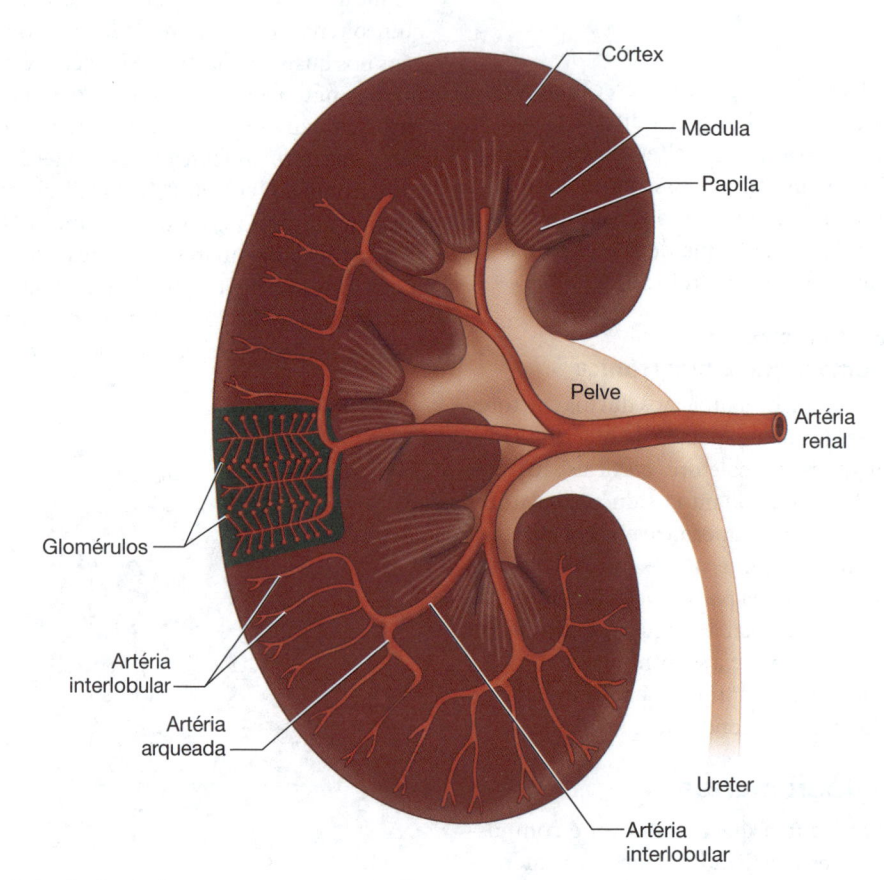

FIGURA 30-8 A circulação renal. (Reproduzida com permissão de Leaf A, Cotran RS. *Renal Pathophysiology*. Nova York, NY: Oxford University Press; 1976.)

em que $[PAH]_U$ é a concentração urinária de PAH, e $[PAH]_p$ é a concentração plasmática de PAH.

Se o hematócrito (medido como um decimal em vez de uma porcentagem) for conhecido,

$$FSR = \frac{FPR}{(1 - \text{Hematócrito})}$$

FPR e FSR são normalmente cerca de 660 e 1.200 mL/min, respectivamente.

Taxa de filtração glomerular

A TFG, que é o volume de fluido filtrado dos capilares glomerulares para a cápsula de Bowman por unidade de tempo, normalmente se aproxima de 20% do FPR. A depuração da inulina, um polissacarídeo de frutose que é completamente filtrado, mas nem secretado, nem reabsorvido, é uma medida ideal da TFG. Os valores normais para a TFG são de aproximadamente 120 ± 25 mL/min em homens e 95 ± 20 mL/min em mulheres. Embora menos precisa do que a depuração da inulina, a *depuração da creatinina* é uma medida muito mais prática da TFG. A depuração da creatinina tende a superestimar a TFG porque parte da creatinina é normalmente secretada pelos túbulos renais (ver Capítulo 30). A creatinina é um produto da degradação de fosfocreatina no músculo. A depuração da creatinina é calculada da seguinte maneira:

$$\text{Depuração de creatinina} = \frac{([\text{Creatinina}]_U \times \text{Taxa de fluxo urinário})}{[\text{Creatinina}]_p}$$

em que $[\text{creatinina}]_U$ é a concentração de creatinina na urina, e $[\text{creatinina}]_p$ é a concentração de creatinina no plasma.

A relação entre a TFG e o FPR é chamada de *fração de filtração* (FF) e normalmente é de 20%. A TFG depende do tônus relativo das arteríolas aferentes e eferentes, como discutido anteriormente. O tônus arteriolar aferente e o eferente são responsáveis por manter uma TFG relativamente constante em uma ampla faixa de pressões arteriais. A dilatação arteriolar aferente ou a vasoconstrição arteriolar eferente podem aumentar a FF e manter a TFG, mesmo quando o FPR diminui, por exemplo.

Mecanismos de controle

A regulação do FSR representa uma interação complexa entre a autorregulação intrínseca, o *feedback* tubuloglomerular, as influências hormonais e neurais no rim e a pressão arterial sistêmica (**Figura 30-9**).

A. Regulação intrínseca

2 A autorregulação do FSR ocorre normalmente entre pressões arteriais médias de 80 e 180 mmHg e principalmente em decorrência das respostas miogênicas intrínsecas das arteríolas glomerulares aferentes às alterações na pressão arterial. Dentro desses limites, o FSR e a TFG são mantidos relativamente constantes pela vasoconstrição ou vasodilatação das arteríolas aferentes. Fora dos limites de autorregulação, o FSR torna-se dependente da pressão. A filtração glomerular em geral cessa quando a pressão arterial sistêmica média é inferior a 40 a 50 mmHg.

B. *Feedback* tubuloglomerular

O *feedback* tubuloglomerular desempenha um papel importante na manutenção de uma TFG constante em uma ampla faixa de pressões de perfusão. Por meio desse mecanismo, o aumento do fluxo tubular secundário ao aumento da TFG tende a promover reflexivamente uma redução da TFG; inversamente, a redução do fluxo tubular secundária à redução da TFG tende a promover reflexivamente um aumento da TFG. Esse processo regulatório envolve a mácula densa e as células mesangiais, que reagem às alterações na TFG alterando o tônus da arteríola aferente por meio da modulação da liberação local de cálcio, renina e adenosina.

C. Regulação hormonal

Reduções na pressão aferente da arteríola glomerular, elevações na atividade do sistema nervoso simpático e reduções na carga de sódio no túbulo distal estimulam a liberação de pró-renina (o precursor da renina) e renina, resultando na formação posterior de angiotensina II, que causa vasoconstrição arterial generalizada e reduz secundariamente o FSR. Ambas as arteríolas glomerulares aferentes e eferentes são constritas, no entanto, uma vez que a arteríola eferente é menor, sua resistência se torna relativamente maior do que a arteríola aferente; portanto, a TFG tende a ser relativamente preservada. Níveis muito elevados de angiotensina II contraem ambas as arteríolas e podem reduzir acentuadamente a TFG. A epinefrina e a norepinefrina aumentam direta e preferencialmente o tônus da arteríola aferente, mas em geral não causam reduções acentuadas na TFG porque esses agentes também aumentam a liberação de renina e a formação de angiotensina II. A preservação relativa da TFG durante o aumento da secreção de aldosterona ou de catecolaminas parece ser mediada, pelo menos em parte, pela síntese de prostaglandina induzida pela angiotensina, porque pode ser bloqueada por inibidores da síntese de prostaglandina, como os anti-inflamatórios não esteroides (AINEs).

3 A síntese renal de prostaglandinas vasodilatadoras (PGD_2, PGE_2 e PGI_2) é um mecanismo protetor importante durante períodos de hipotensão sistêmica e isquemia renal.

O PNA ajuda a regular a pressão arterial e o volume de fluido extracelular expandido, promovendo a vasodilatação e a excreção renal de sódio e água. É liberado pelos miócitos atriais em resposta à distensão atrial e é um dilatador direto dos músculos lisos que antagoniza a ação vasoconstritora da norepinefrina e da angiotensina II. Ele dilata preferencialmente a arteríola glomerular aferente,

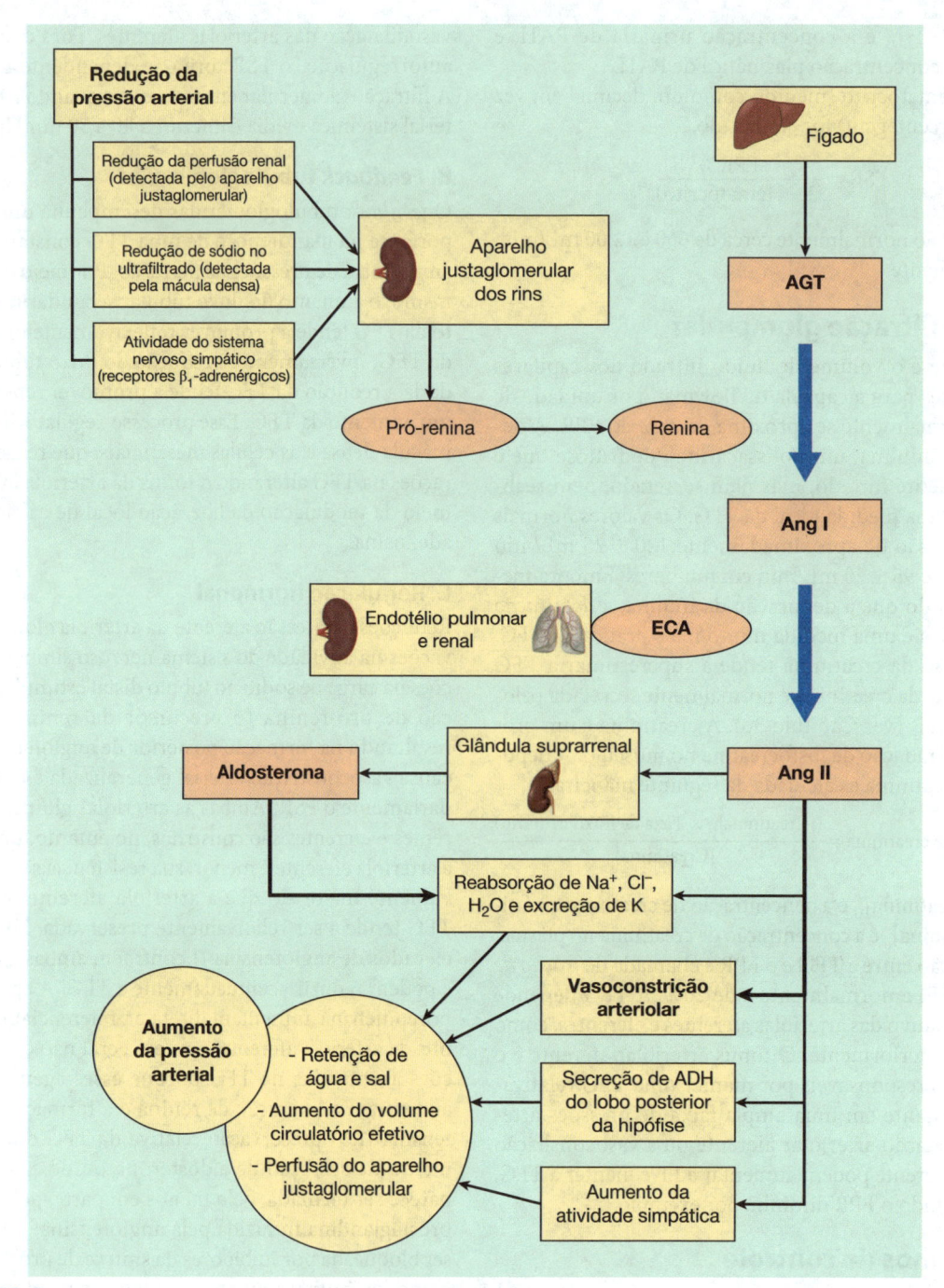

FIGURA 30-9 A função do sistema renina-angiotensina-aldosterona na regulação da pressão arterial e do equilíbrio hídrico. AGT, angiotensinogênio; Ang I, angiotensina I; Ang II, angiotensina II; ECA, enzima conversora de angiotensina. (Reproduzida com permissão de Rastogi A, Arman F, Alipourfetrati S. *New agents in treatment of hyperkalemia: An opportunity to optimize use of RAAS inhibitors for blood pressure control and organ protection in patients with chronic kidney disease. Curr Hypertens Rep.* Julho de 2016; 18(7):55.)

contrai a arteríola glomerular eferente e relaxa as células mesangiais, aumentando efetivamente a TFG (ver Capítulo 49). O PNA também inibe tanto a liberação de renina quanto a secreção de aldosterona induzida pela angiotensina e antagoniza a ação da aldosterona nos túbulos distais e ductos coletores.

D. Regulação de atividade neuronal e parácrina

O fluxo simpático proveniente da medula espinal no nível de T4-L1 chega aos rins por meio dos plexos celíaco e renal. Os nervos simpáticos inervam o aparelho justaglomerular (β_1), bem como a vasculatura renal (α_1), e essa inervação é, em grande parte, responsável pelas reduções mediadas pelo simpático no FSR (consulte a discussão posterior). Os receptores α_1-adrenérgicos aumentam a reabsorção de sódio nos túbulos proximais, enquanto os receptores α_2 diminuem a reabsorção de sódio e promovem a excreção de água. Dopamina e fenoldopam dilatam arteríolas aferentes e eferentes por meio da ativação do receptor D_1. Ao contrário da dopamina, o fenoldopam é seletivo para o receptor D_1. Embora esses agentes sejam normalmente administrados para "preservação renal" durante infusões de catecolaminas, não há evidências clínicas de que sejam eficazes nesse papel. A ativação dos receptores D_2 em neurônios simpáticos pós-ganglionares pré-sinápticos também pode vasodilatar arteríolas por meio da inibição da secreção de norepinefrina (*feedback* negativo). A dopamina é formada extraneuralmente nas células do túbulo proximal a partir da L-3,4-di-hidroxifenilalanina (L-dopa) circulante e é liberada no túbulo, onde pode se ligar aos receptores dopaminérgicos para reduzir a reabsorção proximal de Na^+.

Efeitos da anestesia e da cirurgia na função renal

A lesão renal aguda (LRA) é um problema comum e subestimado no período perioperatório, ocorrendo em 1 a 5% de todos os pacientes hospitalizados e em aproximadamente 50% de todos os pacientes em unidade de terapia intensiva (UTI). Dados recentes sugerem que a prevalência de LRA em pacientes hospitalizados com covid-19 é de aproximadamente 30%. A LRA é uma das principais causas do prolongamento do período de internação hospitalar, aumentando de forma significativa a morbidade, a mortalidade e os custos do atendimento. Os pacientes podem desenvolver LRA e insuficiência renal secundária à doença renal intrínseca (Tabela 30-2), e os fatores de risco para LRA no período perioperatório incluem comprometimento renal preexistente, diabetes melito, doença cardiovascular, hipovolemia, bem como o uso de

TABELA 30-2 Causas de lesão renal aguda secundária à doença renal intrínseca

Efeitos vasculares	Efeitos parenquimatosos renais
Efeitos hemodinâmicos	**Doenças glomerulares**
Insuficiência renal aguda (p. ex., em pacientes idosos e aqueles que tomam AINEs)	Glomerulonefrite rapidamente progressiva (vasculite sistêmica, síndrome de Goodpasture, lúpus eritematoso sistêmico, outras formas de glomerulonefrite)
Induzidos por agente de contraste (produzindo vasoconstrição renal e retenção intensa de sódio)	Síndrome hemolítico-urêmica
	Crioglobulinemia
Síndrome hepatorrenal	**Hipertensão maligna**
Cirrose (produzindo intensa vasoconstrição renal e retenção de sódio)	Hipertensão primária ("essencial") não tratada
	Glomerulonefrite crônica
Perfusão renal e autorregulação comprometidas	**Necrose tubular aguda**
Inibidores da ECA, AINEs *mais*	Cirurgia (geral, cardíaca, vascular)
Doença vascular renal aterosclerótica ou hipovolemia	Complicações obstétricas
	Sepse
Síndrome compartimental abdominal	Insuficiência cardíaca aguda
Exploração abdominal pós-operatória	Queimaduras
Ascite tensa	**Rabdomiólise**
Ateroembolismo ("embolia de colesterol")	Lesão por esmagamento
Angiografia	*Overdose* de drogas
Anticoagulação	Estado epiléptico
Trombólise	**Dano osmótico às células tubulares proximais**
Embolia renal	Soluções intravenosas de imunoglobulina à base de sacarose
Endocardite	**Pielonefrite aguda**
Trombo cardíaco	Infecção (p. ex., em pacientes com diabetes e obstrução parcial devido à necrose papilar)
Trombose de veia renal	**Mieloma**
Malignidade	Nefropatia por cilindros
Síndrome nefrítica preexistente	Doença de deposição de cadeias leves
	Amiloidose
	Sepse
	Nefropatia intersticial
	Induzida por medicamentos (aminoglicosídeos, anfotericina e muitos outros agentes)
	Nefrite intersticial aguda
	Nefropatia por ácido úrico
	Quimioterapia para leucemia ou linfoma agudo
	Hipercalcemia
	Sarcoidose
	Síndrome leite-álcali

Dados de Armitage AJ, Tomson C. *Acute renal failure, Medicine*. 1º de junho de 2003;31(6):43-48.

TABELA 30-3 Índice de risco de lesão renal aguda para pacientes submetidos à cirurgia geral[1]

Fator de risco
- Idade ≥ 56 anos
- Sexo masculino
- Insuficiência cardíaca congestiva ativa
- Ascite
- Hipertensão
- Cirurgia de emergência
- Cirurgia intraperitoneal
- Insuficiência renal – leve ou moderada[2]
- Diabetes melito – terapia oral ou com insulina

[1]A classificação do índice de risco baseia-se no número de fatores de risco presentes: classe I (zero a dois fatores de risco), classe II (três fatores de risco), classe III (quatro fatores de risco), classe IV (cinco fatores de risco), classe V (seis ou mais fatores de risco).
[2]Creatinina sérica pré-operatória >1,2 mg/dL.
Reproduzida com permissão de Kheterpal S, Tremper KK, Heung M, et al. *Development and validation of an acute kidney injury risk index for patients undergoing general surgery. Results from a national data set. Anesthesiology.* Março de 2009;110(3):505-515.

medicamentos potencialmente nefrotóxicos por pacientes idosos. O índice de risco na Tabela 30-3 identifica preditores pré-operatórios de LRA após cirurgia geral.

Os estudos clínicos que tentam definir os efeitos dos agentes anestésicos na função renal são complexos e difíceis. No entanto, várias conclusões podem ser feitas:

5
1. Reduções reversíveis do FSR, da TFG, do fluxo urinário e da excreção de sódio ocorrem durante a anestesia neuroaxial e geral.

2. Alterações dessa natureza são geralmente menos pronunciadas durante a anestesia neuroaxial.

3. A maioria dessas alterações é indireta e mediada por respostas autonômicas e hormonais à cirurgia e à anestesia.

4. É menos provável que ocorra uma LRA quando um volume intravascular adequado e uma pressão arterial normal forem mantidos.

5. Não há evidência de que os agentes anestésicos por vapor utilizados atualmente causem LRA em seres humanos. No entanto, o composto A, um produto de degradação do sevoflurano, produz toxicidade renal quando o sevoflurano é administrado com taxas de fluxo de gás fresco reduzidas em animais de laboratório.

EFEITOS ANESTÉSICOS INDIRETOS
Cardiovasculares

A maioria dos anestésicos inalatórios e intravenosos produz reduções na pressão arterial sistêmica dependentes da concentração, por meio da depressão cardíaca e da vasodilatação. A depender do nível de bloqueio simpático, a anestesia espinal ou epidural pode causar uma queda na pressão arterial sistêmica secundária à diminuição do débito cardíaco como resultado da diminuição do tônus simpático. Isso leva ao aumento do acúmulo venoso de sangue e à redução da resistência vascular sistêmica, à diminuição da frequência cardíaca e da contratilidade e à redução do débito cardíaco. Quedas na pressão arterial abaixo dos limites da autorregulação reduzem o FSR, a TFG, o fluxo urinário e a excreção de sódio, e esse impacto adverso na função renal pode ser revertido pela administração de agentes pressores e fluidos intravenosos.

Neurológicos

O aumento do tônus simpático normalmente ocorre durante o período perioperatório como resultado de ansiedade, dor, anestesia superficial e estimulação cirúrgica. A atividade simpática elevada aumenta a resistência vascular renal e ativa vários sistemas hormonais, reduzindo o FSR, a TFG e o volume urinário.

Endócrinos

As alterações endócrinas durante sedação e anestesia geral são um componente da resposta ao estresse induzida por fatores que podem incluir ansiedade, dor, estimulação cirúrgica, depressão circulatória, hipóxia, acidose e hipotermia. Aumentos de epinefrina e norepinefrina, renina, angiotensina II, aldosterona, ADH, hormônio adrenocorticotrófico e cortisol são comuns. Catecolaminas, ADH e angiotensina II reduzem o FSR ao induzirem a constrição arterial renal. A aldosterona aumenta a reabsorção de sódio no túbulo distal e no ducto coletor, resultando em retenção de sódio e expansão do compartimento de fluido extracelular. A liberação não osmótica de ADH também favorece a retenção de água e pode resultar em hiponatremia. A resposta endócrina à cirurgia e

6
à anestesia é, em parte, responsável pela retenção transitória de líquidos frequentemente observada no pós-operatório em muitos pacientes.

EFEITOS ANESTÉSICOS DIRETOS

Os efeitos diretos dos anestésicos na função renal são menores em comparação aos efeitos secundários descritos anteriormente.

Agentes voláteis

Halotano, isoflurano, sevoflurano e desflurano diminuem

7
a resistência vascular renal. O composto A, um produto de degradação do sevoflurano, causa lesão renal aguda em animais de laboratório. Baixas taxas de fluxo de gás fresco promovem seu acúmulo no circuito respiratório do aparelho de anestesia. Nenhum estudo clínico detectou lesão renal em humanos como consequência da anestesia com sevoflurano; no entanto, algumas autoridades recomendam um fluxo de gás fresco de pelo menos

2 L/min com sevoflurano para minimizar o risco desse problema teórico, especialmente ao anestesiar ratos de laboratório!

Agentes intravenosos

Opioides e propofol apresentam efeitos menores, se houver, sobre o rim quando administrados isoladamente. A cetamina afeta minimamente a função renal e pode, em relação a outros agentes anestésicos, preservar a função renal durante a hipovolemia hemorrágica. Agentes com atividade bloqueadora α-adrenérgica podem impedir a redistribuição do FSR induzida por catecolaminas. Fármacos com atividade antidopaminérgica – como metoclopramida, fenotiazinas e droperidol – podem prejudicar a resposta renal à dopamina. A inibição da síntese de prostaglandina por AINEs como o cetorolaco previne a produção renal de prostaglandinas vasodilatadoras em pacientes com altos níveis de angiotensina II e norepinefrina; a atenuação da síntese de prostaglandina nesse contexto pode promover LRA. Inibidores da ECA bloqueiam os efeitos protetores da angiotensina II e podem resultar em reduções na TFG durante a anestesia. Os efeitos dos fluidos intravenosos na função renal são revisados no Capítulo 31.

Outros fármacos

Muitos fármacos, incluindo agentes de radiocontraste, usados no período perioperatório podem afetar negativamente a função renal, sobretudo em pacientes com doença renal preexistente (Tabela 30-4). Os mecanismos de lesão incluem vasoconstrição, lesão tubular direta, respostas imunes e inflamatórias induzidas por fármacos e obstrução renal microvascular ou tubular. Agentes de radiocontraste são provavelmente a causa mais comum de LRA no contexto de cuidados agudos. Além da hidratação intravenosa, demonstrou-se que o pré-tratamento com N-acetilcisteína (600 mg por via oral [VO] a cada 12 horas em quatro doses, começando antes da administração do contraste) reduz o risco de LRA induzida por agentes de radiocontraste em pacientes com doença renal preexistente. A ação protetora da N-acetilcisteína pode ocorrer devido à eliminação de radicais livres ou às suas propriedades de redução do doador de sulfidrila. Fenoldopam, manitol, diuréticos de alça e infusão de dopamina em baixa dose não ajudam a manter a função renal ou conferir proteção contra LRA, e não se demonstrou que a N-acetilcisteína ofereça proteção no contexto perioperatório, exceto para pacientes que recebem corantes de radiocontraste.

EFEITOS CIRÚRGICOS DIRETOS

Além das alterações fisiológicas associadas com a resposta de estresse neuroendócrino à cirurgia, determinados procedimentos cirúrgicos podem afetar significativamente a fisiologia renal. O pneumoperitônio produzido durante a laparoscopia promove um estado semelhante ao da síndrome compartimental abdominal. O aumento da pressão intra-abdominal normalmente produz oligúria ou anúria que, em geral, é proporcional à pressão de insuflação. Os mecanismos incluem compressão da veia cava e da veia renal, compressão do parênquima renal, redução do débito cardíaco e elevações nos níveis plasmáticos de renina, aldosterona e ADH. A síndrome compartimental abdominal também pode ser causada por uma série de problemas comórbidos, com impacto adverso semelhante na função renal pelos mesmos mecanismos (Tabela 30-5; ver Capítulos 31 e 39).

Outros procedimentos cirúrgicos que podem prejudicar a função renal e aumentar o risco de LRA incluem a circulação extracorpórea (ver Capítulo 22), o clampeamento cruzado da aorta (ver Capítulo 22) e a dissecção próxima às artérias renais (ver Capítulo 32). Os efeitos potenciais dos procedimentos neurocirúrgicos na fisiologia do ADH são discutidos nos Capítulos 27 e 49.

Diuréticos

Os diuréticos aumentam o débito urinário ao diminuírem a reabsorção de Na^+ e água. Embora classificados de acordo com seu mecanismo de ação, muitos diuréticos apresentam mais de um mecanismo, tornando esse sistema de classificação imperfeito. Somente os principais mecanismos serão revisados aqui.

A maioria dos diuréticos exerce sua ação na membrana celular luminal dentro dos túbulos renais. Uma vez que

TABELA 30-4 Fármacos e toxinas associados à lesão renal aguda

Tipo de lesão	Fármaco ou toxina
Perfusão renal diminuída	AINEs, IECAs, agentes de radiocontraste, anfotericina B, ciclosporina, tacrolimo
Lesão tubular direta	Aminoglicosídeos, agentes de radiocontraste, anfotericina B, metotrexato, cisplatina, foscarnete, pentamidina, metais pesados, mioglobina, hemoglobina, imunoglobulina intravenosa, inibidores da protease do HIV
Obstrução intratubular	Agentes de radiocontraste, metotrexato, aciclovir, sulfonamidas, etilenoglicol, ácido úrico, cocaína, lovastatina
Imune-inflamatória	Penicilina, cefalosporinas, alopurinol, AINEs, sulfonamidas, diuréticos, rifampicina, ciprofloxacino, cimetidina, inibidores da bomba de prótons, tetraciclina, fenitoína

AINEs: anti-inflamatórios não esteroides; IECAs: inibidores da enzima conversora de angiotensina.
Reproduzida com permissão de Anderson RJ, Barry DW. *Clinical and laboratory diagnosis of acute renal failure. Best Pract Res Clin Anaesthesioll*. Março de 2004; 18(1):1-20.

TABELA 30-5 Fatores de risco para hipertensão intra-abdominal e síndrome compartimental abdominal

Complacência da parede abdominal diminuída
- Insuficiência respiratória aguda, especialmente ventilação mecânica com pressão média das vias aéreas elevada (i.e., pressão expiratória final positiva alta)
- Cirurgia abdominal com fechamento apertado ou primário da fáscia
- Trauma/queimaduras graves
- Posicionamento em prona ou cabeceira > 30°
- IMC alto, obesidade central
- Edema da parede abdominal

Aumento do conteúdo visceral intraluminal
- Gastroparesia
- Íleo
- Pseudo-obstrução colônica
- Obstrução intestinal

Aumento do conteúdo da cavidade abdominal
- Hemoperitônio/pneumoperitônio
- Ascite (por qualquer mecanismo)
- Massa ocupante de espaço (i.e., malignidade)
- Abscesso intra-abdominal ou outra infecção
- Diálise peritoneal

Ressuscitação de líquidos/fuga capilar
- Acidose (pH < 7,2)
- Hipotensão
- Hipotermia (temperatura central < 33 °C)
- Politransfusão (> 10 unidades de sangue em 24 h)
- Coagulopatia (INR >1,5, plaquetas < 55.000, TTP > 2 vezes o normal)
- Ressuscitação maciça de fluidos (> 5 L/24 h)
- Pancreatite
- Oligúria
- Sepse
- Laparotomia para controle de danos

IMC, índice de massa corporal; INR, índice normalizado internacional; TTP, tempo de tromboplastina parcial.
Reproduzida com permissão de Patel DM, Connor Jr., MJ. *Intra-abdominal hypertension and abdominal compartment syndrome: An underappreciated cause of acute kidney injury.* Adv Chronic Kidney Dis. Maio de 2016;23(3):160-166.

quase todos os diuréticos são altamente ligados a proteínas, relativamente pouco do fármaco livre entra nos túbulos por filtração. Portanto, a maioria dos diuréticos deve ser secretada pelo túbulo proximal (em geral por meio da bomba de ânion orgânico) para exercer sua ação. A oferta comprometida nos túbulos renais explica a resistência aos diuréticos em pacientes com função renal diminuída.

DIURÉTICOS OSMÓTICOS (MANITOL)

Os diuréticos osmoticamente ativos são filtrados no glomérulo e sofrem reabsorção limitada ou nenhuma no túbulo proximal. Sua presença no túbulo proximal limita a reabsorção passiva de água que normalmente segue a reabsorção ativa de sódio. Embora seu efeito principal seja aumentar a excreção de água, em doses elevadas, os diuréticos osmoticamente ativos também aumentam a excreção de eletrólitos. O mesmo mecanismo também prejudica a reabsorção de água e solutos na alça de Henle.

O manitol é um açúcar de seis carbonos que é o diurético osmótico usado com maior frequência. Ele também aumenta o FSR, além de seu efeito diurético, o que pode promover a lavagem de parte da hipertonicidade medular e, assim, interferir na capacidade de concentração renal. O manitol ativa a síntese intrarrenal de prostaglandinas vasodilatadoras e pode promover a eliminação de radicais livres.

Usos

A. Profilaxia contra lesão renal aguda em pacientes de alto risco

Muitos profissionais médicos continuam a administrar manitol para proteção renal e, com menos frequência, para converter insuficiência renal aguda oligúrica em não oligúrica, com o objetivo de reduzir a morbidade e a mortalidade associadas. Contudo, não há evidências clínicas de que tal uso de manitol proporcione proteção renal, diminua a gravidade da LRA ou reduza a morbidade ou a mortalidade associadas à LRA quando comparado à correção da hipovolemia e à preservação da perfusão renal adequada isoladamente. Além disso, o manitol em doses elevadas pode ser nefrotóxico, sobretudo em pacientes com função renal comprometida.

B. Avaliação da oligúria aguda

O manitol aumentará a produção de urina na presença de hipovolemia, mas terá pouco efeito na presença de lesão glomerular ou tubular grave. A abordagem inicial ideal para a avaliação (e o tratamento) da oligúria aguda é corrigir qualquer hipovolemia existente e otimizar o débito cardíaco e a perfusão renal.

C. Redução aguda da pressão intracraniana e edema cerebral

Consulte o Capítulo 27.

D. Redução aguda da pressão intraocular no período perioperatório

Consulte o Capítulo 36.

Dosagem intravenosa

A dose intravenosa para manitol é de 0,25 a 1 g/kg de peso corporal ideal.

Efeitos colaterais

As soluções de manitol são hipertônicas e aumentam agudamente a osmolalidade plasmática e extracelular. Uma mudança rápida de água do intracelular para o extracelular pode aumentar transitoriamente o volume intravascular e precipitar descompensação cardíaca e edema pulmonar em pacientes com reserva cardíaca limitada. A hiponatremia transitória e as reduções na concentração de hemoglobina também são comuns e representam hemodiluição aguda resultante do rápido deslocamento de água para fora das células; um pequeno aumento transitório na concentração plasmática de potássio também pode ser observado. É importante observar que a hiponatremia inicial não representa hipo-osmolalidade, mas reflete a presença de manitol (ver Capítulo 49). Se as perdas de fluidos e eletrólitos não forem substituídas após a diurese, a administração de manitol pode causar hipovolemia, hipocalemia e hipernatremia. A hipernatremia ocorre porque a água é perdida em excesso de sódio. Como observado anteriormente, o manitol em doses elevadas pode ser nefrotóxico, sobretudo em pacientes com função renal comprometida.

DIURÉTICOS DE ALÇA

Os diuréticos de alça incluem furosemida, bumetanida, ácido etacrínico e torsemida. Todos os diuréticos de alça inibem a reabsorção de Na^+ e Cl^- no ramo ascendente espesso. A reabsorção de sódio nesse sítio requer que os quatro sítios na proteína carreadora luminal Na^+-K^+-$2Cl^-$ estejam ocupados. Os diuréticos de alça competem com o Cl^- pelo sítio de ligação na proteína carreadora (ver **Figura 30-4**). Com um efeito máximo, eles podem promover a excreção de 15 a 20% da carga de sódio filtrada. Tanto a capacidade de concentração quanto a de diluição urinária são prejudicadas. As grandes quantidades de Na^+ e Cl^- apresentadas ao néfron distal sobrecarregam sua capacidade limitada de reabsorção. A urina resultante permanece hipotônica devido às taxas de fluxo urinário rápido que impedem o equilíbrio com a medula renal hipertônica e à interferência com a ação do ADH nos ductos coletores. Um aumento acentuado na diurese pode ocorrer quando um diurético de alça é combinado com um diurético tiazídico, especialmente metolazona.

Os diuréticos de alça também aumentam a excreção urinária de cálcio e magnésio. O ácido etacrínico é o único diurético de alça que não é derivado de sulfonamida e, portanto, pode ser o diurético ideal para pacientes alérgicos a fármacos sulfonamidas. A torsemida pode ter uma ação anti-hipertensiva independente de seu efeito diurético.

Usos

A. Estados edematosos (sobrecarga de sódio)
Esses distúrbios incluem insuficiência cardíaca, cirrose, síndrome nefrótica e doença renal. Quando administrados por via intravenosa, os diuréticos de alça podem reverter rapidamente as manifestações cardíacas e pulmonares da sobrecarga de líquido.

B. Hipertensão
Os diuréticos de alça podem ser usados como adjuvantes a outros agentes hipotensores, em especial quando os tiazídicos isoladamente são ineficazes (ver a discussão posterior).

C. Avaliação da oligúria aguda
A abordagem inicial ideal para a oligúria aguda é corrigir a hipovolemia e otimizar o débito cardíaco e a perfusão renal.

D. Conversão da insuficiência renal oligúrica em insuficiência renal não oligúrica
Assim como com o manitol, discutido anteriormente, muitos profissionais médicos continuam a administrar diuréticos de alça para proteção renal e para converter a insuficiência renal aguda oligúrica em insuficiência renal aguda não oligúrica, apesar de não haver evidências de que tal uso proporcione proteção renal, diminua a gravidade da LRA ou reduza a morbidade ou a mortalidade associadas à LRA, quando comparado com a correção da hipovolemia e a preservação da perfusão renal adequada sozinha.

E. Tratamento da hipercalcemia
Consulte o Capítulo 49.

F. Correção rápida da hiponatremia
Consulte o Capítulo 49.

Dosagens intravenosas
As doses intravenosas são furosemida, 10 a 100 mg; bumetanida, 0,5 a 1 mg; ácido etacrínico, 50 a 100 mg; e torsemida, 10 a 100 mg.

Efeitos colaterais
O aumento da oferta de Na^+ para os túbulos distais e ductos coletores aumenta a secreção de K^+ e H^+ nesses sítios e, assim, produz hipocalemia e alcalose metabólica. Perdas significativas de Na^+ também causarão hipovolemia e azotemia pré-renal; o hiperaldosteronismo secundário muitas vezes acentua a hipocalemia e a alcalose metabólica. A perda de cálcio e magnésio na urina promovida por diuréticos de alça pode resultar em hipocalcemia ou hipomagnesemia, ou em ambas. A hipercalciúria pode promover urolitíase. A hiperuricemia pode ocorrer em decorrência do aumento da reabsorção de urato e da inibição competitiva da secreção de urato no túbulo proximal. Foi relatada perda auditiva reversível e irreversível com diuréticos de alça, especialmente furosemida e ácido etacrínico.

DIURÉTICOS TIAZÍDICOS E SEMELHANTES AOS TIAZÍDICOS

Este grupo de agentes inclui tiazídicos que contêm uma estrutura molecular de benzotiadiazina e fármacos semelhantes aos tiazídicos, com ações similares, mas sem a estrutura de benzotiadiazina, os quais incluem clortalidona, quinetazona, metolazona e indapamida. Esses diuréticos atuam no túbulo distal, incluindo o segmento de conexão, e a inibição da reabsorção de sódio nesse sítio compromete a capacidade de diluição, mas não a de concentração. Eles competem pelo sítio de Cl^- na proteína carreadora Na^+-Cl^- luminal. Quando administrados isoladamente, os diuréticos tiazídicos e semelhantes aos tiazídicos aumentam a excreção de Na^+ para apenas 3 a 5% da carga filtrada devido ao aumento da reabsorção compensatória de Na^+ nos ductos coletores. Eles também possuem atividade inibitória da anidrase carbônica no túbulo proximal, o que em geral é mascarado pela reabsorção de sódio na alça de Henle e provavelmente é responsável pela diurese acentuada observada com frequência quando combinados com diuréticos de alça. Em contrapartida aos seus efeitos na excreção de sódio, os diuréticos tiazídicos e semelhantes aos tiazídicos aumentam a reabsorção de Ca^{2+} no túbulo distal. A indapamida tem algumas propriedades vasodilatadoras e é o único diurético tiazídico ou semelhante a tiazídico com excreção hepática significativa.

Usos

A. Hipertensão

Os diuréticos tiazídicos e semelhantes aos tiazídicos são normalmente selecionados como agentes de primeira linha no tratamento da hipertensão (ver Capítulo 21) e demonstraram melhorar os resultados em longo prazo para essa condição.

B. Distúrbios edematosos (sobrecarga de sódio)

Esses fármacos são usados para tratar edema leve a moderado e insuficiência cardíaca congestiva relacionados à sobrecarga de sódio leve a moderada.

C. Hipercalciúria

Os diuréticos tiazídicos e semelhantes aos tiazídicos são normalmente usados para diminuir a excreção de cálcio em pacientes que formam pedras nos rins que contêm cálcio.

D. Diabetes insípido nefrogênico

A eficácia desses agentes nessa doença baseia-se em seu potencial para comprometer a capacidade de diluição e aumentar a osmolalidade da urina (ver Capítulo 49).

Dosagens intravenosas

Esses agentes são administrados apenas por via oral.

Efeitos colaterais

Embora os diuréticos tiazídicos e semelhantes aos tiazídicos forneçam menos sódio aos ductos coletores do que os diuréticos de alça, o aumento na excreção de sódio é suficiente para melhorar a secreção de K^+, causando, com frequência, a hipocalemia. O aumento da secreção de H^+ também pode ocorrer, resultando em alcalose metabólica. O comprometimento da capacidade de diluição renal pode produzir hiponatremia. Hiperuricemia, hiperglicemia, hipercalcemia e hiperlipidemia também podem ser observadas.

DIURÉTICOS POUPADORES DE POTÁSSIO

São agentes diuréticos fracos que, caracteristicamente, não aumentam a excreção de potássio. Os diuréticos poupadores de potássio inibem a reabsorção de Na^+ nos ductos coletores e, portanto, podem excretar no máximo apenas 1 a 2% da carga de Na^+ filtrada. Em geral, são usados em conjunto com diuréticos mais potentes em razão de seu efeito poupador de potássio.

1. Antagonistas da aldosterona (espironolactona e eplerenona)

Espironolactona e eplerenona são antagonistas diretos dos receptores de aldosterona nos ductos coletores. Eles inibem a reabsorção de Na^+ mediada pela aldosterona e a secreção de K^+. Ambos os agentes demonstraram melhorar a sobrevida em pacientes com insuficiência cardíaca crônica.

Usos

Esses agentes podem ser usados como adjuvantes no tratamento de estados edematosos refratários associados a hiperaldosteronismo secundário (ver Capítulo 49). A espironolactona é particularmente eficaz em pacientes com ascite relacionada à doença hepática em estágio avançado. A eplerenona é normalmente usada no tratamento da insuficiência cardíaca crônica, da qual pode melhorar os resultados.

Dosagem intravenosa

Esses agentes são administrados apenas por via oral.

Efeitos colaterais

Esses agentes podem causar hipercalemia em pacientes com alta ingestão de potássio ou doença renal e naqueles que recebem β-bloqueadores ou inibidores da ECA. Acidose metabólica também pode ser observada. A eplerenona não apresenta os efeitos colaterais da espironolactona, como ginecomastia e disfunção sexual.

2. Diuréticos poupadores de potássio não competitivos

Triantereno e amilorida inibem a reabsorção de Na^+ e a secreção de K^+ ao diminuírem o número de canais de sódio abertos na membrana luminal dos ductos coletores, e não dependem da atividade da aldosterona. A amilorida também pode inibir a atividade da Na^+-K^+-ATPase nos ductos coletores.

Usos

Em pacientes com hipertensão, esses agentes são frequentemente combinados com um diurético tiazídico ou similar para minimizar a hipocalemia produzida pelo outro agente. Eles também são adicionados a diuréticos de alça mais potentes em pacientes com insuficiência cardíaca congestiva com perda significativa de potássio. Esses agentes são administrados apenas por via oral.

Efeitos colaterais

Amilorida e triantereno podem causar hipercalcemia e acidose metabólica semelhante à observada com a espironolactona (ver anteriormente). Ambos também podem causar náusea, vômito e diarreia. Em geral, a amilorida é associada a menos efeitos colaterais; no entanto, parestesias, depressão, fraqueza muscular e cãibras podem ocasionalmente ser observadas. O triantereno, em raras ocasiões, resultou em cálculos renais e é potencialmente nefrotóxico, particularmente quando combinado com agentes anti-inflamatórios não esteroides.

INIBIDORES DA ANIDRASE CARBÔNICA

Inibidores da anidrase carbônica, como a acetazolamida, interferem na reabsorção de Na^+ e na secreção de H^+ nos túbulos proximais. Eles são diuréticos fracos porque o efeito anterior é limitado pelas capacidades de reabsorção de segmentos mais distais dos néfrons. No entanto, esses agentes interferem significativamente na secreção de H^+ no túbulo proximal e comprometem a reabsorção de HCO_3^-.

Usos

A. Correção da alcalose metabólica em pacientes edematosos

Inibidores da anidrase carbônica frequentemente potencializam os efeitos de outros diuréticos.

B. Alcalinização da urina

A alcalinização aumenta a excreção urinária de compostos fracamente ácidos, como o ácido úrico.

C. Redução da pressão intraocular

A inibição da anidrase carbônica nos processos ciliares reduz a formação de humor aquoso e, secundariamente, a pressão intraocular. Inibidores da anidrase carbônica, incluindo acetazolamida oral ou intravenosa, metazolamida oral e brinzolamida tópica oftálmica e dorzolamida, são usados com frequência no tratamento de glaucoma.

Dosagem intravenosa

Para a acetazolamida, a dose intravenosa é de 250 a 500 mg.

Efeitos colaterais

Inibidores da anidrase carbônica geralmente produzem apenas uma acidose metabólica hiperclorêmica leve devido a um efeito aparentemente limitado no néfron distal. Foi relatado que doses elevadas de acetazolamida podem causar sonolência, dormência e confusão. A alcalinização da urina pode interferir na excreção de fármacos aminas, como a quinidina. A acetazolamida é frequentemente usada para profilaxia contra o mal da altitude.

OUTROS FÁRMACOS COM EFEITOS DIURÉTICOS

Esses agentes podem aumentar a TFG ao elevarem o débito cardíaco ou a pressão arterial, aumentando assim o FSR. Os fármacos dessa categoria não são classificados primariamente como diuréticos devido às suas outras ações significativas. Eles incluem metilxantinas (teofilina), glicosídeos cardíacos (digoxina), fenoldopam, inotrópicos (dopamina, dobutamina) e infusões coloidais e cristaloides intravenosas. As metilxantinas também parecem diminuir a reabsorção de sódio nos túbulos renais tanto proximais quanto distais.

DISCUSSÃO DE CASO

Oligúria intraoperatória

Uma mulher de 58 anos é submetida a uma histerectomia radical sob anestesia geral. Ela estava bem de saúde antes do diagnóstico de carcinoma uterino. Uma sonda vesical é colocado após a indução da anestesia geral. A produção total de urina foi de 60 mL nas primeiras 2 horas da cirurgia. Após a terceira hora da cirurgia, apenas 5 mL de urina são observados no reservatório de drenagem.

O anestesiologista deveria estar preocupado?

A diminuição da produção de urina durante a anestesia é muito comum. Embora a redução possa ser esperada devido aos efeitos fisiológicos da cirurgia e da anestesia, um débito urinário inferior a 20 mL/h em adultos geralmente requer avaliação.

Quais questões devem ser abordadas?

As seguintes perguntas devem ser respondidas:
1. Há algum problema com a sonda vesical e o sistema de drenagem?
2. Os parâmetros hemodinâmicos são compatíveis com uma função renal adequada?
3. A diminuição da produção de urina pode estar diretamente relacionada às manipulações cirúrgicas?

Como a sonda vesical e o sistema de drenagem podem ser avaliados no intraoperatório?

A colocação incorreta da sonda vesical não é incomum e deve ser considerada se não houver fluxo de urina desde o momento da inserção do cateter. O cateter pode ser inadvertidamente colocado e inflado na uretra em homens ou na vagina em mulheres. O deslocamento, o dobramento, a obstrução ou a desconexão do cateter do tubo do reservatório podem apresentar características semelhantes a esse caso, com cessação completa ou quase completa do fluxo urinário. O diagnóstico de tais problemas mecânicos requer retroceder e inspecionar o caminho da urina (em geral sob os campos cirúrgicos) do cateter até o reservatório de coleta. A obstrução do cateter pode ser confirmada pela incapacidade de irrigar a bexiga com solução salina através do cateter.

Quais parâmetros hemodinâmicos devem ser avaliados?

A diminuição da produção de urina durante a cirurgia ocorre, com maior frequência, em decorrência de alterações hormonais e hemodinâmicas. Em muitos casos, a diminuição do volume intravascular, do débito cardíaco ou da pressão arterial média é responsável. A redistribuição do fluxo sanguíneo renal do córtex renal para a medula também pode contribuir para isso.

A depleção do volume intravascular pode se desenvolver rapidamente quando a reposição de fluidos intravenosos não corresponde à perda de sangue intraoperatória e à perda de fluido insensível. A oligúria requer avaliação rigorosa do volume intravascular para descartar hipovolemia. Um aumento na produção de urina após um bólus de fluido intravenoso é altamente sugestivo de hipovolemia. Em contrapartida, a oligúria em pacientes com histórico de insuficiência cardíaca congestiva pode exigir inotrópicos, vasodilatadores ou diuréticos. Muitas vezes é difícil manter o *status* do volume intravascular estável, e a terapia hemodinâmica e de fluidos direcionada ao objetivo, utilizando a análise do contorno do pulso arterial (p. ex., LIDCO Rapid, Vigileo FloTrak), Doppler esofágico ou ecocardiografia transesofágica, deve ser considerada quando uma determinação precisa do *status* hemodinâmico e do volume de fluidos é indispensável, especialmente em pacientes com doença cardíaca, renal ou hepática em estágio avançado (ver Capítulo 5). Além de oferecer uma avaliação mais precisa do volume e do *status* hemodinâmico do paciente do que aquela obtida com monitorização da pressão venosa central, essas modalidades evitam os riscos associados aos procedimentos de acesso venoso central e à colocação e ao uso do cateter de artéria pulmonar.

Quando a pressão arterial média cai abaixo do limite inferior da autorregulação renal (80 mmHg), o fluxo urinário torna-se dependente da pressão arterial. Isso ocorre com frequência em pacientes com hipertensão sistêmica crônica, cuja autorregulação renal se ajusta a uma faixa mais alta de pressão arterial média. Reduções na profundidade anestésica, bólus de fluido intravenoso ou a administração de um vasopressor ou inotrópico geralmente aumentarão a pressão arterial e a produção de urina nesses casos.

Pacientes sem outras comorbidades podem apresentar diminuição do débito urinário, mesmo com volume intravascular normal, débito cardíaco normal e pressão arterial média normal. Uma dose baixa de um diurético de alça (p. ex., furosemida, 5-10 mg) geralmente restaura o fluxo urinário nesses casos; no entanto, não é necessário, uma vez que essa terapia não oferece proteção contra lesão renal aguda.

Como as manipulações cirúrgicas podem influenciar o débito urinário?

Além da resposta neuroendócrina à cirurgia, fatores mecânicos relacionados à própria cirurgia podem alterar o débito urinário. Isso ocorre com frequência durante a cirurgia pélvica, quando a compressão da bexiga por retratores, cistotomia não intencional e ligação ou secção de um ou ambos os ureteres podem afetar drasticamente o débito urinário. A compressão dos retratores combinada com uma posição em cefalodeclive (Trendelenburg) normalmente dificulta o esvaziamento da bexiga. A pressão excessiva na bexiga costuma produzir hematúria. A pressão excessiva de insuflação durante a laparoscopia pode resultar em síndrome compartimental abdominal, com débito urinário reduzido ou ausente, como descrito anteriormente.

Quando problemas mecânicos com o sistema de drenagem da sonda vesical e fatores hemodinâmicos são descartados, uma explicação cirúrgica deve ser considerada. O cirurgião deve ser advertido para que a posição dos retratores possa ser verificada, os ureteres identificados e o caminho deles traçado na área operatória. Corantes de azul de metileno ou índigo-carmim intravenosos (excretados na urina) são úteis para identificar o sítio de uma cistotomia não intencional ou a extremidade de um ureter seccionado. Observe que o aparecimento do corante no reservatório de drenagem urinária não descarta a ligação unilateral de um ureter. O azul de metileno e, em menor grau, o índigo-carmim podem ocasionar leituras falsamente baixas do oxímetro de pulso transitoriamente (ver Capítulo 6). No caso de cirurgia laparoscópica, deve-se pedir ao cirurgião para checar e reduzir a pressão de insuflação, se necessário.

Qual foi o desfecho?

Depois que a integridade do sistema de sonda vesical e drenagem foi verificada, 1 L de Plasma-Lyte juntamente com 500 mL de albumina a 5% e 10 mg de furosemida foram administrados por via intravenosa, mas não conseguiram aumentar significativamente o débito urinário. O índigo-carmim foi administrado por via intravenosa, e a extremidade proximal de um ureter esquerdo seccionado foi posteriormente identificada. Um urologista foi chamado, e o ureter foi anastomosado novamente.

LEITURAS SUGERIDAS

Agarwal A, Dong Z, Harris R, et al. Cellular and molecular mechanisms of AKI. *J Am Soc Nephrol*. 2016;27:1288.

Busse LW, Ostermann M. Vasopressor therapy and blood pressure management in the setting of acute kidney injury. *Semin Nephrol*. 2019;39:462.

Chen Y-T, Shao S-C, Lai EC-C, et al. Mortality rate of acute kidney injury in SARS, MERS, and COVID-19 infection: a systematic review and meta-analysis. *Crit Care*. 2020;24:439.

Faubel S, Shah PB. Immediate consequences of acute kidney injury: the impact of traditional and nontraditional complications on mortality in acute kidney injury. *Adv Chron Kidney Dis*. 2016;23:179.

Golden D, Corbett J, Forni LG. Peri-operative renal dysfunction: prevention and management. *Anaesthesia*. 2016;71(suppl):51.

Goldstein SL. The renal angina index to predict acute kidney injury: are adults just large children? *Kidney Int Rep*. 2018;3:516.

Haines RW, Kirwan J, Prowle JR. Managing chloride and bicarbonate in the prevention and treatment of acute kidney injury. *Semin Nephrol*. 2019;39:473.

Hodgson LE, Selby N, Huang T-M, et al. The role of risk prediction models in prevention and management of AKI. *Semin Nephrol*. 2019;39:421.

Ichai C, Vinsonneau C, Souweine B, et al. Acute kidney injury in the perioperative period and in intensive care units (excluding renal replacement therapies). *Ann Intens Care*. 2016;6:48.

Joannidis M, Forni LG, Haase M, et al. Use of cell cycle arrest biomarkers in conjunction with classical markers of acute kidney injury. *Crit Care Med*. 2019;47:e820.

Joyce E, Kane-Gill S, Fuhrman D, et al. Drug-associated acute kidney injury: who's at risk? *Pediatr Nephrol*. 2017;32:59.

Katz NM, Kellum JA, Ronco C. Acute kidney stress and prevention of acute kidney injury. *Crit Care Med*. 2019;47:993.

Kellum J, Bellomo R, Ronco C. Does this patient have acute kidney injury? An AKI checklist. *Intens Care Med*. 2016;42:96.

Kellum JA, Fuhrman DY. The handwriting is on the wall: there will soon be a drug for AKI. *Nature Rev Nephrol*. 2019;15:65.

Kitchlu A, McArthur E, Amir E, et al. Acute kidney injury in patients receiving systemic treatment for cancer: a population-based cohort study. *J Natl Cancer Inst*. 2019;111:1.

Leatherby RJ, Theodorou C, Dhanda R. Renal physiology: blood flow, glomerular filtration and plasma clearance. *Anaesth Intens Care Med*. 2021;22:439.

Legrand M, Ince C. Intravenous fluids in AKI: a mechanistically guided approach. *Semin Nephrol*. 2016;36:53.

Murray PT. Prediction of acute kidney injury in hospitalized, non-critically ill patients. *Mayo Clin Proc*. 2020;95:435.

Nagalingam K. Acute kidney injury: the hidden killer in the ward. *J Ren Care*. 2020;46:72.

Ng JH, Hirsch JS, Hazzan A, et al. Outcomes among hospitalized patients with COVID-19 and acute kidney injury. *Am J Kidney Dis*. 2020;77:204.

Noble RA, Lucas BJ, Selby NM. Long-term outcomes in patients with acute kidney injury. *Clin J Am Soc Nephrol*. 2020;15:423.

O'Connor ME, Kirwan CJ, Pearse RM, et al. Incidence and associations of acute kidney injury after major abdominal surgery. *Intens Care Med*. 2016;42:521.

Oh D-J. A long journey for acute kidney injury biomarkers. *Renal Failure*. 2020;42:154.

O'Neal JB, Shaw AD, Billings IV FT. Acute kidney injury following cardiac surgery: current understanding and future directions. *Crit Care*. 2016;20:187.

Osborn JW, Tyshynsky R, Vulchanova L. Function of renal nerves in kidney physiology and pathophysiology. *Ann Rev Physiol*. 2021;83:429.

Pakula AM, Skinner RA. Acute kidney injury in the critically ill patient: a current review of the literature. *J Intens Care Med*. 2016;31:319.

Patel D, Connor M Jr. Intra-abdominal hypertension and abdominal compartment syndrome: an underappreciated cause of acute kidney injury. *Adv Chron Kidney Dis*. 2016;23:160.

Peerapornratana S, Manrique-Caballero CL, Gómez H, et al. Acute kidney injury from sepsis: current concepts, epidemiology, pathophysiology, prevention, and treatment. *Kidney Int*. 2019;96:1083.

Rein JL, Coca SG. "I don't get no respect": the role of chloride in acute kidney injury. *Am J Physiol Renal Physiol* 2019;316:F587.

Ronco F, Tarantini G, McCullough PA. Contrast-induced acute kidney injury in interventional cardiology: an update and key guidance for clinicians. *Rev Cardiovasc Med*. 2020;21:9.

Saffadi S, Hommos MS, Enders FT, et al. Risk factors for acute kidney injury in hospitalized non-critically ill patients: a population-based study. *Mayo Clin Proc*. 2020;95:459.

Scholz H, Boivin FJ, Schmidt-Ott KM, et al. Kidney physiology and susceptibility to acute kidney injury: implications for renoprotection. *Nature Rev Nephrol*. 2021;17:335.

See EJ, Jayasinghe K, Glassford N, et al. Long-term risk of adverse outcomes after acute kidney injury: a systematic review and meta-analysis of cohort studies using consensus definitions of exposure. *Kidney Int*. 2019;95:160.

Selby NM, Taal MW. Long-term outcomes after AKI–a major unmet clinical need. *Kidney Int*. 2019;95:21.

Semler MQ, Kellum JA. Balanced crystalloid solutions. *Am J Resp Crit Care Med*. 2019;199:952.

Silver SA, Beaubien-Souligny W, Shah PS, et al. The prevalence of acute kidney injury in patients hospitalized with COVID-19 infection: a systematic review and meta-analysis. *Kidney Med*. 2021;3:83.

Tomasev N, Glorot X, Rae JW, et al. A clinically applicable approach to continuous prediction of future acute kidney injury. *Nature*. 2019;572:116.

Wang Y, Liu K, Xie X, et al. Contrast-associated acute kidney injury: an update of risk factors, risk factor scores, and preventative measures. *Clin Imaging*. 2021;69:354.

Anestesia para pacientes com doença renal

CAPÍTULO 31

CONCEITOS-CHAVE

1. A utilidade de uma única medição sérica de creatinina como indicador da taxa de filtração glomerular (TFG) é limitada em doenças críticas: a taxa de produção de creatinina e o seu volume de distribuição podem ser anormais nos pacientes críticos, e uma única medida de creatinina sérica muitas vezes não refletirá com precisão a TFG no desequilíbrio fisiológico da lesão (insuficiência) renal aguda (LRA).

2. A medição da depuração de creatinina é o método mais preciso disponível para avaliar clinicamente a função renal geral.

3. O acúmulo de metabólitos de morfina (morfina-6-glicuronídeo) e meperidina (normeperidina) pode prolongar a depressão respiratória em pacientes com insuficiência renal, e níveis elevados de normeperidina podem promover atividade convulsiva.

4. A succinilcolina pode ser usada com segurança em pacientes com insuficiência renal na ausência de hipercalemia no momento da indução.

5. A sobrecarga de fluido extracelular devido à retenção de sódio, em associação com a demanda cardíaca aumentada imposta pela anemia e pela hipertensão, torna os pacientes com doença renal em estágio final particularmente propensos à insuficiência cardíaca congestiva e a edema pulmonar.

6. O retardo do esvaziamento gástrico secundário à neuropatia autonômica associada à doença renal pode predispor os pacientes à aspiração perioperatória.

7. A ventilação controlada deve ser considerada para pacientes com insuficiência renal sob anestesia geral. Ventilação espontânea ou assistida inadequada com hipercapnia progressiva sob anestesia pode resultar em acidose respiratória capaz de agravar a acidemia preexistente, levar à depressão circulatória potencialmente grave e resultar em um aumento preocupante da concentração sérica de potássio.

8. O manejo anestésico correto de pacientes com insuficiência renal é tão crítico quanto o manejo daqueles com insuficiência renal com sintomas evidentes, sobretudo durante procedimentos associados a uma incidência relativamente alta de insuficiência renal pós-operatória, como cirurgia cardíaca e reconstrução aórtica.

9. Depleção de volume intravascular, sepse, icterícia obstrutiva, lesões por esmagamento e toxinas renais, como agentes de radiocontraste, determinados antibióticos, inibidores da enzima conversora de angiotensina (IECAs) e anti-inflamatórios não esteroides (AINEs), são fatores de risco significativos para a deterioração aguda da função renal e para insuficiência renal.

10. A proteção renal com hidratação adequada e manutenção do fluxo sanguíneo renal é especialmente importante para pacientes com alto risco de LRA perioperatória e insuficiência renal, como aqueles submetidos a procedimentos cardíacos, reconstrução aórtica complexa e outros procedimentos cirúrgicos associados a uma agressão fisiológica significativa. O uso de manitol, infusão de dopamina em baixa dose, diuréticos de alça ou fenoldopam para proteção renal é controverso e sem comprovação de eficácia.

A LRA é um problema comum, com uma incidência de até 5% em todos os pacientes hospitalizados e aproximadamente 50% dos pacientes na unidade de terapia intensiva (UTI). A LRA pós-operatória pode ocorrer em 1 a 5% ou mais de pacientes de cirurgia geral e em até 30% dos pacientes submetidos a procedimentos cardiovasculares e torácicos. A LRA perioperatória é um problema muito subestimado que aumenta consideravelmente a morbidade, a mortalidade e os custos perioperatórios. Trata-se de um distúrbio sistêmico que pode incluir

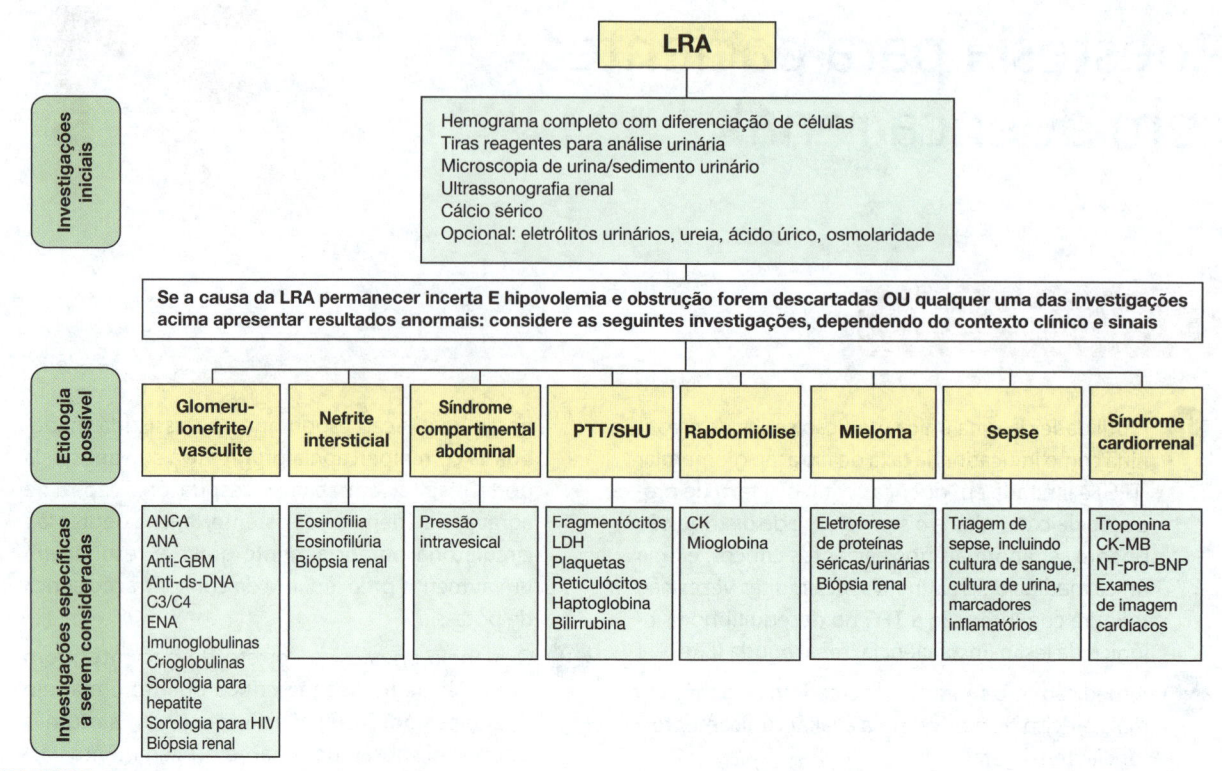

FIGURA 31-1 Diagnóstico diferencial e avaliação da lesão renal aguda (LRA). ANA, anticorpo antinuclear; ANCA, anticorpo anticitoplasma de neutrófilos; Anti-ds-DNA, anti-DNA de dupla fita; anti-GBM, antimembrana basal glomerular; C3, componente 3 do complemento; C4, componente 4 do complemento; CK, creatina cinase; CK-MB, fração MB da creatina cinase; ENA, antígeno nuclear extraível; HIV, vírus da imunodeficiência humana; SHU, síndrome hemolítico-urêmica; LDH, lactato desidrogenase; NT-pro-BNP, peptídeo natriurético cerebral N-terminal; PTT, púrpura trombocitopênica trombótica. (Reproduzida com permissão de Ostermann M, Joannidis M. *Acute kidney injury 2016: Diagnosis and diagnostic workup. Crit Care.* 27 de setembro de 2016;20(1):299.)

desequilíbrios de fluidos e eletrólitos, insuficiência respiratória, eventos cardiovasculares graves, imunocompetência enfraquecida causando infecção e sepse, estado mental alterado, disfunção hepática e hemorragia gastrintestinal. Também é uma das principais causas de doença renal crônica (DRC). Os fatores de risco pré-operatórios para LRA perioperatória incluem doença renal preexistente, hipertensão, diabetes melito, doença hepática, sepse, trauma, hipovolemia, mieloma múltiplo e idade acima de 55 anos. O risco de LRA perioperatória também aumenta pela exposição a agentes nefrotóxicos, como AINEs, agentes de contraste radiológico e antibióticos (ver Tabela 30-4). O profissional clínico deve ter uma compreensão abrangente dos riscos da LRA, de seu diagnóstico diferencial e de sua estratégia de avaliação (Figura 31-1).

Avaliando a função renal

A causa subjacente da função renal comprometida pode ser disfunção glomerular, disfunção tubular ou obstrução do trato urinário. A avaliação clínica precisa da função renal normalmente é complicada e depende muito das determinações laboratoriais clínicas da TFG, incluindo depuração de creatinina e outras avaliações (Tabelas 31-1 e 31-2). Mesmo pequenos aumentos pós-operatórios na creatinina sérica estão associados ao aumento na morbidade e na mortalidade, embora muitos fatores possam interferir em sua medição (Figura 31-2). Os sistemas empregados na definição e no

TABELA 31-1 Gravidade da lesão renal de acordo com a função glomerular

	Depuração de creatinina (mL/min)
Normal	100 a 120
Reserva renal diminuída	60 a 100
Disfunção renal leve	40 a 60
Insuficiência renal moderada	25 a 40
Insuficiência renal	< 25
Doença renal em estágio terminal[1]	< 10

[1]Este termo se aplica a pacientes com doença renal crônica.

TABELA 31-2 Avaliação laboratorial de comprometimento renal

Exame diagnóstico	Pontos positivos	Pontos negativos
Creatinina sérica	Amplamente disponível Baixo custo	Não específico para o rim Marcador tardio após lesão renal Níveis séricos influenciados por massa muscular, fármacos, técnica laboratorial e estado de hidratação
Nitrogênio ureico no sangue	Amplamente disponível Baixo custo	Não específico para o rim Níveis séricos influenciados por doença hepática, sangramento gastrintestinal e hipovolemia
FeNa	Amplamente disponível Baixo custo	Difícil de interpretar em pacientes com doença renal crônica Influenciado pelo tratamento com diuréticos
Microscopia de urina	Não invasiva Baixo custo Pode fornecer informações valiosas se realizada corretamente (p. ex., cilindros de hemácias no caso de glomerulonefrite)	Dependente do operador Requer treinamento e experiência
Histologia renal	Pode fornecer informações valiosas sobre a causa da LRA e o grau de alterações crônicas	Invasiva Requer competência Complicações hemorrágicas
Novos biomarcadores de LRA	Oportunidade de diagnosticar LRA antes do aumento de creatinina Pode fornecer informações diagnósticas e prognósticas adicionais	Custos Fatores de influência significativos
Técnicas para medir a taxa de filtração glomerular em tempo real	Oportunidade de monitorar a TFG em tempo real e diagnosticar LRA precocemente	Custos Ainda não disponível na prática clínica Requer treinamento e experiência

LRA, lesão renal aguda; FeNa, excreção fracionada de sódio; TFG, taxa de filtração glomerular.
Reproduzida com permissão de Ostermann M. *Diagnosis of acute kidney injury: Kidney Disease Improving Global Outcomes criteria and beyond*. Curr Opin Crit. Dezembro de 2014;20(6):581-587.

estadiamento do grau de disfunção renal incluem os critérios *risk* (risco), *injury* (lesão), *failure* (falência), *loss* (perda) e *end-stage* (estágio terminal) (RIFLE, em inglês) da Acute Dialysis Quality Initiative Risk e o sistema de estadiamento da lesão renal aguda da Acute Kidney Injury Network (AKIN). Esses sistemas foram unificados na classificação de resultados globais de melhoria de doenças renais (Kidney Disease Improving Global Outcomes [KDIGO]) (**Tabela 31-3**). Assim, o diagnóstico tradicional de LRA, baseado em creatinina sérica e produção de urina, foi refinado para um aumento de creatinina sérica de 0,3 mg/dL ou mais em 48 horas ou um aumento de 1,5 vez ou mais em relação à linha basal em 7 dias.

Como a LRA é uma condição sistêmica, é importante lembrar que a função excretora renal avaliada por meio da creatinina sérica e do débito urinário ignora as funções endócrinas, metabólicas e imunes do rim. Muitas pesquisas estão atualmente avaliando biomarcadores plasmáticos e urinários associados à LRA, dos quais vários agora estão disponíveis comercialmente (**Figura 31-3**). É provável que os biomarcadores desempenhem um papel cada vez mais proeminente no diagnóstico, no estadiamento e na avaliação prognóstica da LRA.

NITROGÊNIO UREICO NO SANGUE

A principal fonte de ureia no corpo é o fígado. Durante o catabolismo proteico, a amônia é produzida a partir da desaminação dos aminoácidos. A conversão hepática de amônia em ureia impede o acúmulo de níveis tóxicos de amônia:

$$2NH_3 + CO_2 \rightarrow H_2N - CO - NH_2 + H_2O$$

Assim, o nitrogênio ureico no sangue (BUN, do inglês *blood urea nitrogen*) está diretamente relacionado ao catabolismo proteico e inversamente relacionado à filtração glomerular. Como resultado, o BUN não é um indicador confiável da TFG a menos que o catabolismo proteico seja normal e constante. Lembre-se de que 40 a 50% do filtrado de ureia é normalmente reabsorvido passivamente pelos túbulos renais e que a hipovolemia aumenta essa fração.

A concentração normal de BUN é de 10 a 20 mg/dL. Valores mais baixos podem ser observados em casos de desnutrição ou doença hepática; elevações geralmente resultam em diminuição da TFG ou aumento do catabolismo de proteínas. Este último pode ocorrer em decorrência

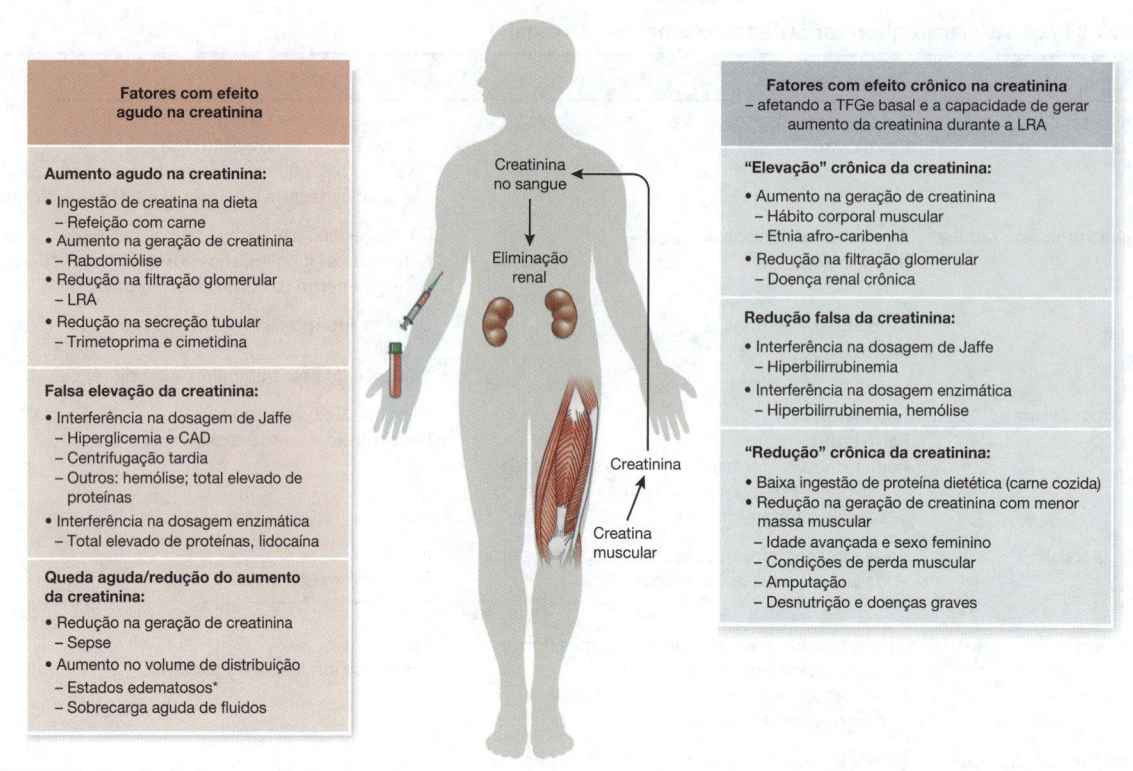

FIGURA 31-2 Fatores que afetam a interpretação da creatinina sérica na lesão renal aguda. *Estados edematosos: cirrose, síndrome nefrótica, insuficiência cardíaca. CAD, cetoacidose diabética; TFGe, taxa de filtração glomerular estimada. (Reproduzida com permissão de Thomas MD, Blaine C, Dawnay A, et al. The definition of acute kidney injury and its use in practice. *Kidney Int.* Janeiro de 2015;87(1):62-73.)

de um estado catabólico elevado (trauma ou sepse), degradação do sangue no trato gastrintestinal ou em um grande hematoma, ou uma dieta rica em proteínas. Concentrações de BUN superiores a 50 mg/dL em geral estão associadas à função renal comprometida.

CREATININA SÉRICA

A creatina é um produto do metabolismo muscular que é convertido não enzimaticamente em creatinina. A produção diária de creatinina na maioria das pessoas é relativamente constante e relacionada à massa muscular, com média de 20 a 25 mg/kg em homens e 15 a 20 mg/kg em mulheres. A creatinina é então filtrada (e, em menor extensão, secretada), mas não reabsorvida nos rins. A concentração sérica de creatinina está, portanto, diretamente relacionada à massa muscular do corpo e inversamente relacionada à filtração glomerular (**Figura 31-4**). Como a massa muscular do corpo costuma ser relativamente constante, as medições séricas de creatinina são, em geral, índices confiáveis de TFG no paciente ambulatorial.

① A utilidade de uma única medida de creatinina sérica como indicador de TFG é limitada em casos de doenças críticas: a taxa de produção de creatinina e o seu volume de distribuição podem ser anormais em pacientes críticos, e uma única medida de creatinina sérica muitas vezes não refletirá com precisão a TFG no desequilíbrio fisiológico da LRA.

A concentração normal de creatinina sérica é de 0,8 a 1,3 mg/dL em homens e 0,6 a 1 mg/dL em mulheres. Observe na **Figura 31-4** que cada duplicação da creatinina sérica representa uma redução de 50% na TFG. Como já observado, muitos fatores podem afetar a medição da creatinina sérica.

A TFG diminui com o aumento da idade na maioria das pessoas (5% por década após os 20 anos), mas como a massa muscular também diminui, a creatinina sérica permanece relativamente normal; a produção de creatinina pode diminuir para 10 mg/kg. Assim, em pacientes idosos, pequenos aumentos na creatinina sérica podem representar alterações significativas na TFG. Usando idade e peso corporal magro (em quilogramas), a TFG pode ser estimada pela seguinte fórmula para homens:

$$\text{Depuração de creatinina} = \frac{[(140 - \text{Idade}) \times \text{Peso corporal magro}]}{(72 \times \text{Creatinina plasmática})}$$

Para as mulheres, essa equação deve ser multiplicada por 0,85 para compensar por uma massa muscular menor.

A concentração de creatinina sérica requer de 48 a 72 horas para se equilibrar em um novo nível após alterações agudas na TFG.

TABELA 31-3 Classificações RIFLE, AKIN e KDIGO para lesão renal aguda

	Critérios de creatinina sérica			Critérios de débito urinário para todas as classificações
	Classificação RIFLE	Classificação AKIN	Classificação KDIGO	
Definição de LRA		Aumento da creatinina sérica de ≥ 0,3 mg/dL (≥ 26,4 μmol/L) ou aumento percentual de ≥ 50% (1,5 vez em relação à linha basal) em 48 horas	Aumento da creatinina sérica de ≥ 26 μmol/L em menos de 48 horas, ou aumento para ≥ 1,5 vez em relação à linha basal, que é sabido ou presumido ter ocorrido nos últimos 7 dias	
Estágio I ou risco RIFLE	Aumento da creatinina sérica para ≥ 1,5 a 2 vezes em relação à linha basal ou diminuição da TFG em > 25%	Aumento da creatinina sérica em ≥ 26 μmol/L (> 0,3 mg/dL) ou aumento para mais de 1,5 a 2 vezes em relação à linha basal	Aumento da creatinina sérica em ≥ 26,5 μmol/L em 48 horas ou aumento para 1,5 a 1,9 vez em relação à linha basal	< 0,5 mL/kg/h por > 6 horas
Estágio II ou lesão RIFLE	Aumento da creatinina sérica para > 2 a 3 vezes em relação à linha basal ou diminuição da TFG em > 50%	Aumento da creatinina sérica para mais de 2 a 3 vezes em relação à linha basal	Aumento da creatinina sérica em 2,0 a 2,9 vez em relação à linha basal	< 0,5 mL/kg/h por > 12 horas
Estágio III ou falência RIFLE	Aumento da creatinina sérica para > 3 vezes em relação à linha basal ou para ≥ 354 μmol/L com aumento agudo de pelo menos 44 μmol/L ou diminuição da TFG em > 75%	Aumento da creatinina sérica para mais de 3 vezes em relação à linha basal ou para ≥ 354 μmol/L com aumento agudo de pelo menos 44 μmol/L ou tratamento com TSR independentemente do estágio no momento da TSR	Aumento da creatinina sérica três vezes em relação à linha basal, ou aumento da creatinina sérica para ≥ 353,6 μmol/L, ou início de TSR independentemente da creatinina sérica	< 0,3 mL/kg/h por 24 horas ou mais ou anúria por 12 horas
Perda RIFLE	Perda completa da função renal por > 4 semanas	–	–	
Doença renal em estágio terminal	Doença renal em estágio terminal por > 3 meses	–	–	

LRA, lesão renal aguda; AKIN, Acute Kidney Injury Network; TFG, taxa de filtração glomerular; KDIGO, Kidney Disease Improving Global Outcomes; RIFLE, risco (*risk*), lesão (*injury*), falência (*failure*), perda (*loss*), estágio terminal (*end-stage*); TSR, terapia de substituição renal.
Reproduzida com permissão de Ostermann M. *Diagnosis of acute kidney injury: Kidney Disease Improving Global Outcomes and beyond. Curr Opin Crit Care*. Dezembro de 2014;20(6):581-587.

DEPURAÇÃO DA CREATININA

2 A medição da depuração de creatinina é o método mais preciso disponível para avaliar clinicamente a função renal geral. Embora as medições em geral sejam realizadas ao longo de 24 horas, determinações de depuração de creatinina em 2 horas são razoavelmente precisas e mais convenientes de realizar. Um leve comprometimento da função renal costuma resultar em depuração de creatinina de 40 a 60 mL/min. Depurações entre 25 e 40 mL/min produzem disfunção renal moderada e quase sempre causam sintomas. Depurações de creatinina inferiores a 25 mL/min indicam insuficiência renal.

Doenças renais em estágios posteriores levam a um aumento na secreção de creatinina no túbulo proximal. Como resultado, com a diminuição da função renal, a depuração de creatinina superestima progressivamente a verdadeira TFG. Além disso, a preservação relativa da TFG apesar da progressão da doença renal pode resultar em hiperfiltração compensatória nos néfrons restantes e aumentos na pressão de filtração glomerular. Portanto, é importante procurar outros sinais de deterioração da função renal, incluindo hipertensão, proteinúria ou anormalidades no sedimento urinário.

RAZÃO DE NITROGÊNIO UREICO NO SANGUE:CREATININA

Baixas taxas de fluxo tubular renal aumentam a reabsorção de ureia, mas não afetam a excreção de creatinina. Como resultado, a razão entre o BUN sérico e a creatinina sérica aumenta para mais de 10:1. A redução do fluxo tubular pode ser causada pela diminuição da perfusão renal ou pela obstrução do trato urinário. *Razões de BUN:creatinina superiores a 15:1 são, portanto, observadas em casos de depleção de volume e em distúrbios edematosos associados à diminuição do fluxo tubular (p. ex., insuficiência cardíaca congestiva, cirrose, síndrome nefrótica), assim como em uropatias obstrutivas.* Aumentos no catabolismo proteico também podem elevar essa razão.

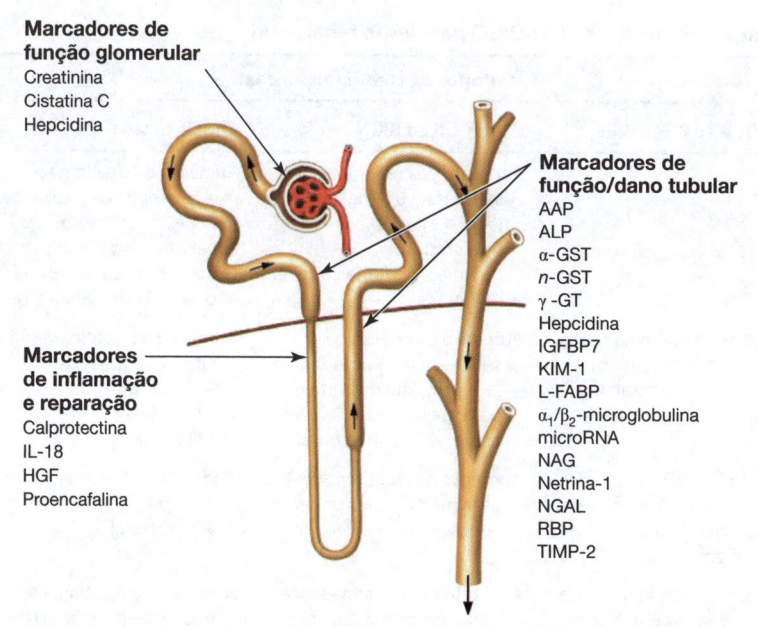

FIGURA 31-3 Biomarcadores de LRA. α-GST, α-glutationa S-transferase; AAP, alanina aminopeptidase; ALP, fosfatase alcalina; γ-GT, γ-glutamil transpeptidase; n-GST, n-glutationa S-transferase; HGF, fator de crescimento de hepatócitos; IGFBP-7, proteína de ligação do fator de crescimento semelhante à insulina 7; IL-18, interleucina-18; KIM-1, molécula de lesão renal-1; L-FABP, proteína de ligação de ácido graxo do fígado; NAG, N-acetil-β-D-glicosaminidase; NGAL, lipocalina associada à gelatinase de neutrófilos; RBP, proteína de ligação de retinol; TIMP-2, inibidor de metaloproteinase tecidual-2. (Reproduzida com permissão de Ostermann M, Joannidis M. *Acute kidney injury 2016: Diagnosis and diagnostic workup. Crit Care.* 27 de setembro de 2016;20(1):299.)

URINÁLISE

A urinálise continua sendo realizada rotineiramente para avaliação da função renal. Embora sua utilidade e a relação custo-benefício para este propósito sejam questionáveis, a urinálise pode ser útil na identificação de alguns distúrbios de disfunção tubular renal, bem como de algumas alterações não renais. Uma urinálise de rotina geralmente inclui pH; gravidade específica; detecção e quantificação de conteúdo de glicose, proteína e bilirrubina; e exame microscópico do sedimento urinário. O pH urinário é útil apenas quando o pH arterial também é conhecido. Um pH urinário superior a 7,0 na presença de acidose sistêmica sugere uma acidose tubular renal (ver Capítulo 50). A gravidade específica está relacionada à osmolalidade urinária; 1,010 geralmente corresponde a 290 mOsm/kg. Uma gravidade específica superior a 1,018 após um jejum noturno é indicativa de capacidade de concentração renal adequada. Uma gravidade específica menor na presença de hiperosmolalidade plasmática é consistente com diabetes insípido.

Glicosúria é resultado de redução do limiar tubular para glicose (normalmente 180 mg/dL), administração de inibidores do cotransportador sódio-glicose tipo 2 (SGLT2) em pacientes com diabetes tipo 2 ou hiperglicemia. A proteinúria detectada por urinálise de rotina deve ser avaliada por meio de coleta de urina de 24 horas. Excreções de proteína urinária superiores a 150 mg/dia são significativas. Níveis elevados de bilirrubina na urina são observados com obstrução biliar.

Análises microscópicas do sedimento urinário detectam a presença de hemácias ou leucócitos, bactérias, cilindros e cristais. Hemácias podem indicar sangramento devido a tumor, pedras, infecção, coagulopatia ou trauma (normalmente, cateterismo urinário). Leucócitos e bactérias em geral estão associadas à infecção. Processos de doença no nível do néfron produzem cilindros tubulares. Cristais podem indicar anormalidades no metabolismo de ácido oxálico, ácido úrico ou cistina.

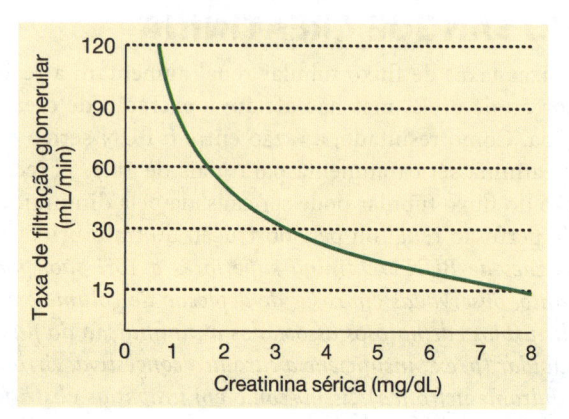

FIGURA 31-4 A relação entre a concentração de creatinina sérica e a taxa de filtração glomerular.

Função renal alterada e os efeitos dos agentes anestésicos

A maioria dos fármacos normalmente utilizados durante a anestesia (exceto anestésicos voláteis) depende, pelo menos em parte, da excreção renal para eliminação. Na presença de comprometimento renal, modificações na dosagem podem ser necessárias para evitar acúmulo do fármaco ou de seus metabólitos ativos. Além disso, os efeitos sistêmicos da LRA podem potencializar as ações farmacológicas de muitos desses agentes. Essa última observação pode ser resultado de diminuição da ligação proteica do fármaco, maior penetração cerebral em decorrência de alguma ruptura da barreira hematoencefálica ou um efeito sinérgico com as toxinas retidas na insuficiência renal.

AGENTES INTRAVENOSOS

Propofol e etomidato

Tanto a farmacocinética do propofol quanto a do etomidato são minimamente afetadas pela função renal comprometida. A diminuição da ligação proteica do etomidato em pacientes com hipoalbuminemia pode aumentar seus efeitos farmacológicos.

Barbitúricos

Pacientes com doença renal apresentam, com frequência, sensibilidade aumentada a barbitúricos durante a indução, mesmo que os perfis farmacocinéticos pareçam inalterados. O mecanismo parece ser um aumento de barbitúrico circulante livre secundário à diminuição da ligação proteica. A acidose também pode favorecer uma admissão mais rápida desses agentes no cérebro, aumentando a fração não ionizada do fármaco (ver Capítulo 26).

Cetamina

A farmacocinética da cetamina é minimamente alterada por doenças renais. Alguns metabólitos hepáticos ativos dependem da excreção renal e podem potencialmente acumular na insuficiência renal.

Benzodiazepínicos

Os benzodiazepínicos sofrem metabolismo hepático e conjugação antes da eliminação na urina. Por serem altamente ligados a proteínas, pode ocorrer aumento da sensibilidade aos benzodiazepínicos em pacientes com hipoalbuminemia. Diazepam e midazolam devem ser administrados com cautela na presença de comprometimento renal devido ao potencial de acúmulo de metabólitos ativos.

Opioides

A maioria dos opioides usados na prática anestésica (morfina, meperidina, fentanila, sufentanila e alfentanila) é inativada pelo fígado; alguns desses metabólitos são, então, excretados na urina. A farmacocinética da remifentanila não é afetada pela função renal devido à rápida hidrólise do éster no sangue. Com exceção da morfina e da meperidina, o acúmulo significativo de metabólitos ativos geralmente não ocorre com esses agentes. O acúmulo de metabólitos de morfina (morfina-6-glicuronídeo) e meperidina (normeperidina) pode prolongar a depressão respiratória em pacientes com insuficiência renal, e níveis elevados de normeperidina podem promover atividade convulsiva. A farmacocinética dos agonistas-antagonistas opioides (butorfanol, nalbufina e buprenorfina) usados com maior frequência não é afetada pela insuficiência renal.

Agentes anticolinérgicos

Em doses utilizadas para a pré-medicação, a atropina e o glicopirrolato geralmente podem ser usados com segurança em pacientes com comprometimento renal. Contudo, uma vez que até 50% desses fármacos e seus metabólitos ativos são normalmente excretados na urina, existe o potencial de acúmulo após doses repetidas. A escopolamina é menos dependente da excreção renal, mas seus efeitos no sistema nervoso central podem ser potencializados pela redução da função renal.

Fenotiazinas, bloqueadores de H_2 e agentes relacionados

A maioria das fenotiazinas, como a prometazina, é metabolizada em compostos inativos pelo fígado. O droperidol pode depender parcialmente dos rins para a excreção. Embora seus perfis farmacocinéticos não sejam significativamente alterados pelo comprometimento renal, pode ocorrer a potencialização dos efeitos depressores centrais das fenotiazinas pelos efeitos sistêmicos da doença renal.

Todos os bloqueadores de receptores H_2 dependem da excreção renal, e sua dose deve ser reduzida para pacientes com doença renal. A dose de inibidor de bomba de prótons não precisa ser reduzida para pacientes com doença renal. A metoclopramida é parcialmente excretada inalterada na urina, acumulando-se na insuficiência renal. Embora até 50% da dolasetrona seja excretado na urina, não são recomendados ajustes de dose para qualquer um dos bloqueadores 5-HT_3 em pacientes com doença renal.

AGENTES INALATÓRIOS

Agentes voláteis

Agentes anestésicos voláteis são ideais para pacientes com doença renal, uma vez que não dependem dos rins para a eliminação e têm efeitos diretos mínimos no fluxo sanguíneo renal. Embora pacientes com comprometimento renal leve a moderado não apresentem alteração na captação ou distribuição, a indução e a recuperação aceleradas podem ser observadas em pacientes com anemia grave (hemoglobina < 5 g/dL) e insuficiência renal crônica, possivelmente devido a uma diminuição no coeficiente de partição sangue:gás. Alguns profissionais médicos evitam o uso de sevoflurano (e evitam fluxos de gás < 2 L/min) em pacientes com doença renal submetidos a procedimentos prolongados (ver Capítulos 8 e 30).

Óxido nitroso

Alguns profissionais médicos omitem completamente ou limitam o uso de óxido nitroso (ou ar) para manter uma fração inspirada de O_2 (FiO_2) de 50% ou mais em pacientes com anemia grave e doença renal em estágio terminal na tentativa de aumentar o conteúdo de oxigênio arterial. Isso pode ser justificado em pacientes com hemoglobina inferior a 7 g/dL, nos quais mesmo um pequeno aumento no conteúdo de oxigênio dissolvido pode representar uma porcentagem significativa da diferença de oxigênio arterial para venoso (ver Capítulo 23).

RELAXANTES MUSCULARES

Succinilcolina

④ A succinilcolina pode ser usada com segurança em pacientes com insuficiência renal na ausência de hipercalemia no momento da indução. Deve ser evitada em pacientes com insuficiência renal quando se sabe que o potássio sérico está elevado ou não foi determinado. Embora níveis reduzidos de colinesterase plasmática tenham sido relatados em pacientes urêmicos após a diálise, um prolongamento significativo do bloqueio neuromuscular com o uso de succinilcolina raramente é observado nessa circunstância.

Cisatracúrio e atracúrio

Cisatracúrio e atracúrio são degradados por hidrólise de éster plasmático e eliminação de Hofmann não enzimática. Em geral, esses agentes são os fármacos de escolha para relaxamento muscular em pacientes com insuficiência renal, especialmente em situações clínicas em que a monitorização da função neuromuscular é complexa ou impossível.

Vecurônio e rocurônio

A eliminação do vecurônio é principalmente hepática, mas até 20% do fármaco são eliminados na urina. Os efeitos de altas doses de vecurônio (> 0,1 mg/kg) são apenas modestamente prolongados em pacientes com doença renal. Rocurônio é eliminado principalmente pelo fígado, no entanto, foi relatado prolongamento em pacientes com insuficiência renal grave. Em geral, com monitorização neuromuscular apropriada, esses dois agentes podem ser usados sem maiores problemas em pacientes com insuficiência renal grave.

Curare (d-tubocurarina)

A eliminação da d-tubocurarina depende da excreção renal e biliar; 40 a 60% de uma dose de curare são normalmente excretados na urina. Efeitos cada vez mais prolongados são observados após doses repetidas em pacientes com função renal diminuída. Portanto, são necessárias doses menores e intervalos de dosagem mais longos para manutenção do relaxamento muscular ideal.

Pancurônio

O pancurônio é dependente, em maior parte, da excreção renal (60-90%). Embora o pancurônio seja metabolizado pelo fígado em intermediários menos ativos, sua meia-vida de eliminação ainda é predominantemente dependente da excreção renal (60-80%). A função neuromuscular deve ser monitorizada com rigor se o pancurônio for usado em pacientes com função renal anormal.

Agentes de reversão

A excreção renal é a principal via de eliminação para edrofônio, neostigmina e piridostigmina. As meias-vidas desses agentes em pacientes com comprometimento renal são, portanto, prolongadas pelo menos tanto quanto qualquer um dos relaxantes citados anteriormente, e problemas com reversão inadequada do bloqueio neuromuscular em geral estão relacionados a outros fatores (ver Capítulo 11). Assim, a "recurarização" devido à duração inadequada do agente de reversão é improvável. O sugamadex é um fármaco encapsulador de relaxante muscular esteroide que, mesmo após a ligação com vecurônio ou rocurônio, é rápida e completamente eliminado (junto com o bloqueador neuromuscular) em sua forma não metabolizada pelo rim (ver Capítulo 11). Estudos iniciais sugerem que o início da reversão do relaxante muscular pelo sugamadex pode ser retardado e que o complexo sugamadex-relaxante muscular pode persistir por vários dias no plasma de pacientes com função renal diminuída. Devido às possíveis implicações de segurança do paciente de exposição prolongada ao complexo sugamadex-relaxante muscular nessa situação, o uso de sugamadex não é recomendado neste momento em pacientes com baixa depuração de creatinina (< 30 mL/min) ou em terapia de substituição renal (TSR).

Anestesia para pacientes com insuficiência renal

CONSIDERAÇÕES PRÉ-OPERATÓRIAS

Lesão renal aguda

A lesão (insuficiência) renal aguda (LRA) constitui-se em uma síndrome caracterizada por rápida deterioração da função renal que resulta na retenção de resíduos nitrogenados (azotemia). Essas substâncias, muitas das quais se comportam como toxinas, são produtos do metabolismo de proteínas e aminoácidos. A atividade metabólica renal comprometida pode contribuir para disfunção orgânica generalizada (ver Capítulo 30).

A LRA pode ser classificada como pré-renal, renal e pós-renal, dependendo de suas causas, e a abordagem terapêutica inicial varia de acordo com essa classificação (ver Figura 31-1 e Tabela 31-4). A LRA pré-renal surge em decorrência de uma redução aguda na perfusão renal; a LRA renal, também denominada intrínseca, geralmente resulta de doença renal subjacente, isquemia renal ou nefrotoxinas; e a LRA pós-renal é causada por obstrução ou comprometimento do sistema coletor urinário. As formas de LRA pré-renal e pós-renal são prontamente reversíveis em suas fases iniciais, mas, com o tempo, ambas progridem para LRA intrínseca. A maioria dos pacientes adultos com LRA primeiro desenvolve oligúria. Pacientes com LRA não oligúrica (débitos urinários > 400 mL/dia) continuam a produzir urina de qualidade inadequada; esses pacientes tendem a ter maior preservação da TFG. Embora a filtração glomerular e a função tubular estejam comprometidas em ambos os casos, essas anormalidades tendem a ser menos graves na LRA não oligúrica.

TABELA 31-4 Prioridades de manejo em pacientes com lesão renal aguda

- Identificar e corrigir causas pré-renais e pós-renais
- Verificar fármacos e substâncias administrados pelo paciente e descontinuar qualquer nefrotoxina potencial
- Administrar fármacos em doses apropriadas para sua depuração
- Otimizar o débito cardíaco e o fluxo sanguíneo renal
- Monitorar a ingestão e excreção de líquidos; medir o peso corporal diariamente
- Identificar e tratar complicações agudas (hipercalemia, hiponatremia, acidose, hiperfosfatemia, edema pulmonar)
- Identificar e tratar intensamente infecções e sepse
- Fornecer suporte nutricional precoce
- Fornecer cuidados de suporte especializado (manejo de cateteres e cuidados com a pele; úlceras de pressão e trombose venosa profunda)

Reproduzida com permissão de Lameire N, Van Biesen W, Vanholder R. *Acute renal failure. Lancet.* 28 de janeiro-4 de fevereiro de 2005;365(9457):417-430.

O curso da LRA intrínseca varia amplamente, mas a oligúria costuma durar 2 semanas e é seguida por uma fase diurética marcada por aumento progressivo no débito urinário. Em geral, essa fase diurética resulta em grandes volumes de urina e normalmente está ausente na LRA não oligúrica. A função renal melhora ao longo de várias semanas, mas pode não retornar ao normal por até 1 ano, sendo frequente o desenvolvimento posterior de DRC. O curso da LRA pré-renal e pós-renal depende de prontidão no diagnóstico e correção da condição causal. A ultrassonografia diagnóstica, incluindo a ultrassonografia à beira do leito, está sendo cada vez mais utilizada para avaliar rapidamente e de forma não invasiva possível uropatia obstrutiva.

Doença renal crônica

As causas mais comuns de DRC são nefroesclerose hipertensiva, nefropatia diabética, glomerulonefrite crônica e doença renal policística. Em geral, as manifestações não corrigidas dessa síndrome (Tabela 31-5) são observadas apenas após a diminuição da TFG abaixo de 25 mL/min.

TABELA 31-5 Manifestações da doença renal crônica

Neurológicas	Metabólicas
Neuropatia periférica	Acidose metabólica
Neuropatia autonômica	Hipercalemia
Tremores musculares	Hiponatremia
Encefalopatia	Hipermagnesemia
Asteríxis	Hiperfosfatemia
Mioclonia	Hipocalcemia
Letargia	Hiperuricemia
Confusão	Hipoalbuminemia
Convulsões	**Hematológicas**
Coma	Anemia
Cardiovasculares	Disfunção plaquetária
Sobrecarga de fluidos	Disfunção leucocitária
Insuficiência cardíaca congestiva	**Endócrinas**
Hipertensão	Intolerância à glicose
Pericardite	Hiperparatireoidismo secundário
Arritmia	Hipertrigliceridemia
Bloqueios de condução	**Esqueléticas**
Calcificação vascular	Osteodistrofia
Aterosclerose acelerada	Calcificação periarticular
Pulmonares	**Cutâneas**
Hiperventilação	Hiperpigmentação
Edema intersticial	Equimose
Edema alveolar	Prurido
Derrame pleural	
Gastrintestinais	
Anorexia	
Náusea e vômito	
Retardo do esvaziamento gástrico	
Hiperacidez	
Ulcerações mucosas	
Hemorragia	
Íleo adinâmico	

Pacientes com TFG inferior a 10 mL/min são dependentes de TSR para sobrevida na forma de hemodiálise, hemofiltração ou diálise peritoneal.

Os efeitos generalizados da DRC grave geralmente podem ser controlados por TSR. A maioria dos pacientes com doença renal em estágio final que não se submetem a transplante renal recebem TSR três vezes por semana. Existem complicações diretamente relacionadas à própria TSR (Tabela 31-6). Hipotensão, neutropenia, hipoxemia e síndrome de desequilíbrio são geralmente transitórias, se ocorrerem, e normalizam-se dentro de horas após a TSR. Os fatores que contribuem para a hipotensão durante a diálise incluem os efeitos vasodilatadores das soluções de diálise, neuropatia autonômica e remoção rápida de fluidos. A interação de leucócitos com membranas de diálise pode resultar em neutropenia e disfunção pulmonar mediada por leucócitos, levando à hipoxemia. A *síndrome do desequilíbrio da diálise* (SDD) é observada com maior frequência após diálise agressiva, sendo caracterizada por alterações transitórias no estado mental e déficits neurológicos focais secundários ao edema cerebral.

Manifestações da insuficiência renal

A. Metabólicas

Múltiplas anormalidades metabólicas, incluindo hipercalemia, hiperfosfatemia, hipocalcemia, hipermagnesemia, hiperuricemia e hipoalbuminemia, geralmente se desenvolvem em pacientes com insuficiência renal. A retenção de água e sódio pode resultar em piora da hiponatremia e sobrecarga do fluido extracelular, respectivamente. A falha na excreção de ácidos não voláteis produz uma acidose metabólica com aumento do ânion *gap* (ver Capítulo 50). A hipernatremia e a hipocalemia são complicações incomuns.

A hipercalemia é uma consequência potencialmente letal da insuficiência renal (ver Capítulo 49). Em geral, ocorre em pacientes com depurações de creatinina inferiores a 5 mL/min, mas pode se desenvolver rapidamente em pacientes com depurações mais altas no contexto de grandes cargas de potássio (p. ex., trauma, hemólise, infecções ou administração de potássio).

A hipermagnesemia normalmente é leve, a menos que a ingestão de magnésio seja aumentada (em geral a partir de antiácidos à base de magnésio). A hipocalcemia é secundária (1) à resistência ao hormônio da paratireoide, (2) à redução da absorção intestinal de cálcio devida à redução da síntese renal de 1,25-di-hidroxicolicalciferol e (3) à deposição de cálcio nos ossos associada à hiperfosfatemia. Os sintomas de hipocalcemia raramente se desenvolvem a menos que os pacientes também estejam alcalóticos.

Os pacientes com insuficiência renal também perdem rapidamente proteínas teciduais e desenvolvem prontamente hipoalbuminemia. Anorexia, restrição de proteínas e diálise são fatores contribuintes.

B. Hematológicas

A anemia está quase sempre presente quando a depuração de creatinina é inferior a 30 mL/min. As concentrações de hemoglobina em geral são de 6 a 8 g/dL devido à diminuição da produção de eritropoietina, da produção de hemácias e da sobrevida de hemácias. Fatores adicionais podem incluir perda de sangue gastrintestinal, hemodiluição, supressão da medula óssea devido a infecções recorrentes e perda de sangue para exames laboratoriais. Mesmo com transfusões, muitas vezes é difícil manter as concentrações de hemoglobina acima de 9 g/dL. A administração de eritropoietina pode corrigir parcialmente a anemia. Níveis elevados de 2,3-difosfoglicerato (2,3-DPG), que facilita a liberação de oxigênio da hemoglobina (ver Capítulo 23), ocorrem em resposta à redução da capacidade de transporte de oxigênio no sangue. A acidose metabólica associada à DRC também favorece um deslocamento para a direita na curva de dissociação da hemoglobina-oxigênio. Na ausência de doença cardíaca sintomática, a maioria dos pacientes com DRC tolera bem a anemia.

Tanto a função plaquetária quanto a função de leucócitos são comprometidas em pacientes com insuficiência renal. Clinicamente, isso se manifesta como um período de sangramento prolongado e aumento da suscetibilidade a infecções, respectivamente. A maioria dos pacientes

TABELA 31-6 Complicações da terapia de substituição renal

Neurológicas
- Síndrome do desequilíbrio da diálise
- Demência

Cardiovasculares
- Depleção do volume intravascular
- Hipotensão
- Arritmia

Pulmonares
- Hipoxemia

Gastrintestinais
- Ascite

Hematológicas
- Anemia
- Neutropenia transitória
- Anticoagulação residual
- Hipocomplementemia

Metabólicas
- Hipocalemia
- Grandes perdas de proteína

Esqueléticas
- Osteomalácia
- Artropatia
- Miopatia

Infecciosas
- Peritonite
- Hepatite relacionada à transfusão

apresenta atividade diminuída do fator plaquetário III, bem como redução de adesividade e agregação das plaquetas. Pacientes que foram submetidos recentemente à hemodiálise também podem apresentar efeitos anticoagulantes residuais da heparina.

C. Cardiovasculares

O débito cardíaco aumenta na insuficiência renal para manter o suprimento de oxigênio devido à redução da capacidade de transporte de oxigênio no sangue. A retenção de sódio e as anormalidades no sistema renina-angiotensina causam hipertensão arterial sistêmica. A hipertrofia ventricular esquerda é um sintoma comum na DRC. A sobrecarga de fluido extracelular devido à retenção de sódio, em associação com a demanda cardíaca aumentada imposta pela anemia e pela hipertensão, torna os pacientes com doença renal em estágio final particularmente propensos à insuficiência cardíaca congestiva e ao edema pulmonar. O aumento da permeabilidade da membrana alveolocapilar também pode ser um fator predisponente para o edema pulmonar associado à DRC (ver discussão posterior). Arritmias, incluindo bloqueios de condução, são comuns e podem estar relacionadas a anormalidades metabólicas e à deposição de cálcio no sistema de condução. É possível que pericardite urêmica se desenvolva em alguns pacientes, que podem ser assintomáticos, apresentar dor no peito ou apresentar tamponamento cardíaco. Os pacientes com DRC também desenvolvem caracteristicamente doença aterosclerótica acelerada das artérias coronárias e dos vasos periféricos.

A depleção de volume intravascular pode ocorrer na LRA de alto débito se a reposição de fluidos for inadequada. A hipovolemia também pode ocorrer secundariamente à remoção excessiva de fluidos durante a diálise.

D. Pulmonares

Sem TSR ou terapia com bicarbonato, os pacientes com DRC podem depender do aumento do volume-minuto como compensação para a acidose metabólica (ver Capítulo 50). O nível de água extravascular pulmonar normalmente aumenta na forma de edema intersticial, resultando em ampliação do gradiente de oxigênio alveoloarterial e predispondo à hipoxemia. O aumento da permeabilidade da membrana alveolocapilar em alguns pacientes pode resultar em edema pulmonar mesmo com pressões capilares pulmonares normais.

E. Endócrinas

A intolerância anormal à glicose é comum na DRC, ocorrendo normalmente em decorrência de resistência periférica à insulina (diabetes melito tipo 2 é uma das causas mais comuns de DRC). O hiperparatireoidismo secundário em pacientes com insuficiência renal crônica pode causar doença óssea metabólica, predispondo-os a fraturas. Anormalidades no metabolismo lipídico frequentemente provocam hipertrigliceridemia e contribuem para a aterosclerose acelerada. Em geral, sintomas comuns incluem níveis circulantes elevados de proteínas e polipeptídeos normalmente degradados pelos rins, incluindo o hormônio da paratireoide, insulina, glucagon, hormônio do crescimento, hormônio luteinizante e prolactina.

F. Gastrintestinais

Anorexia, náusea, vômito e íleo são normalmente associados à uremia. A hipersecreção de ácido gástrico aumenta a incidência de úlceras pépticas e hemorragias gastrintestinais, que ocorrem em 10 a 30% dos pacientes. O retardo do esvaziamento gástrico secundário à neuropatia autonômica associada à doença renal pode predispor os pacientes à aspiração perioperatória. Pacientes com DRC também têm maior incidência de hepatite B e C, muitas vezes com disfunção hepática associada.

G. Neurológicas

Asteríxis, letargia, confusão, convulsões e coma são manifestações de encefalopatia urêmica, e os sintomas geralmente se correlacionam com o grau de azotemia. Neuropatias autonômicas e periféricas são comuns em pacientes com DRC. As neuropatias periféricas são, em geral, sensoriais e envolvem as extremidades inferiores distais.

Avaliação pré-operatória

A maioria dos pacientes perioperatórios com LRA está em estado crítico, e sua insuficiência renal normalmente está associada a trauma ou complicações clínicas ou cirúrgicas perioperatórias. Em geral, esses pacientes estão em um estado de catabolismo metabólico. O manejo perioperatório ideal depende da TSR. A hemodiálise é mais eficaz do que a diálise peritoneal e pode ser facilmente realizada por meio de um cateter temporário de diálise em jugular interna, subclávia ou femoral. A terapia de substituição renal contínua (TSRC) é utilizada com frequência quando os pacientes estão hemodinamicamente instáveis demais para tolerarem a hemodiálise intermitente. As indicações para TSR estão listadas na **Tabela 31-7**.

TABELA 31-7 Indicações para terapia de substituição renal

Sobrecarga de fluidos
Hipercalemia
Acidose grave
Encefalopatia metabólica
Pericardite
Coagulopatia
Sintomas gastrintestinais refratários
Toxicidade medicamentosa

Pacientes com DRC normalmente são encaminhados à sala de cirurgia para criação ou revisão de uma fístula arteriovenosa para diálise sob anestesia local ou regional. A diálise pré-operatória no dia da cirurgia ou no dia anterior é uma prática comum. No entanto, independentemente do procedimento pretendido ou da anestesia utilizada, é necessário garantir que o paciente esteja em condição clínica ideal; as manifestações potencialmente reversíveis de uremia (ver Tabela 31-5) devem ser avaliadas.

O histórico e o exame físico devem considerar tanto a função cardíaca quanto a respiratória. Sinais de sobrecarga de fluidos ou hipovolemia devem ser investigados. Em geral, os pacientes se apresentam relativamente hipovolêmicos imediatamente após a diálise. Uma comparação do peso atual do paciente com os pesos anteriores antes e depois da diálise pode ser útil. Dados hemodinâmicos e uma radiografia de tórax, se disponíveis, são úteis na confirmação da suspeita clínica de sobrecarga de volume. A gasometria arterial é útil na avaliação de oxigenação, ventilação, nível de hemoglobina e estado acidobásico em pacientes com dispneia ou taquipneia. O eletrocardiograma deve ser examinado em busca de sinais de hipercalemia ou hipocalcemia (ver Capítulo 49), bem como isquemia, bloqueio condutivo e hipertrofia ventricular. A ecocardiografia pode avaliar a função cardíaca, a hipertrofia ventricular, anormalidades do movimento da parede e o líquido pericárdico. Um atrito pericárdico pode não ser audível na ausculta de pacientes com derrame pericárdico.

As transfusões de hemácias no pré-operatório geralmente são administradas apenas para anemia grave, conforme determinado pelo quadro clínico do paciente. Exames de tempo de sangramento e coagulação (ou talvez um tromboelastograma) podem ser aconselháveis, especialmente se a anestesia neuroaxial estiver sendo considerada. As mensurações de eletrólitos séricos, BUN e creatinina podem avaliar a adequação da diálise. As mensurações de glicose determinam a potencial necessidade de terapia com insulina no perioperatório.

Fármacos com eliminação renal significativa devem ser evitados, se possível (Tabela 31-8). Ajustes de dosagem e mensurações dos níveis sanguíneos (quando disponíveis) são necessários para minimizar o risco de toxicidade medicamentosa.

Pré-medicação

Os pacientes alertas e estáveis podem receber doses reduzidas de benzodiazepínicos, se necessário. A quimioprofilaxia para pacientes em risco de aspiração é revisada no Capítulo 17. Os fármacos pré-operatórios – particularmente os agentes anti-hipertensivos – devem ser mantidos até o momento da cirurgia (ver Capítulo 21). O manejo de pacientes com diabetes é discutido no Capítulo 35.

TABELA 31-8 Fármacos com potencial para acúmulo significativo em pacientes com comprometimento renal

Relaxantes musculares	**Antiarrítmicos**
Pancurônio	Bretílio
Anticolinérgicos	Disopiramida
Atropina	Encainida (determinada
Glicopirrolato	geneticamente)
Metoclopramida	Procainamida
Antagonistas dos receptores	Tocainida
H₂	**Broncodilatadores**
Cimetidina	Terbutalina
Ranitidina	**Psiquiátricos**
Digitálicos	Lítio
Diuréticos	**Antibióticos**
Antagonistas dos canais de cálcio	Aminoglicosídeos
	Cefalosporinas
Diltiazem	Penicilinas
Nifedipino	Tetraciclina
Bloqueadores β-adrenérgicos	Vancomicina
Atenolol	**Anticonvulsivantes**
Nadolol	Carbamazepina
Pindolol	Etossuximida
Propranolol	Primidona
Anti-hipertensivos	**Outros**
Captopril	Sugamadex
Clonidina	
Enalapril	
Hidralazina	
Lisinopril	
Nitroprussiato (tiocianato)	

CONSIDERAÇÕES INTRAOPERATÓRIAS

Monitorização

Os pacientes com doença renal e insuficiência apresentam maior risco de complicações perioperatórias, e sua condição clínica geral e o procedimento cirúrgico planejado determinam os requisitos de monitorização. Devido ao risco de trombose, a pressão arterial não deve ser medida por um manguito em um braço com uma fístula arteriovenosa. A monitorização contínua invasiva ou não invasiva da pressão arterial pode ser indicada para pacientes com hipertensão sem controle adequado.

Indução

Pacientes com náusea, vômito ou sangramento gastrintestinal devem ser submetidos a indução e intubação em sequência rápida. A dose do agente de indução deve ser reduzida para pacientes debilitados, gravemente enfermos ou aqueles que recentemente passaram por hemodiálise e que permanecem relativamente hipovolêmicos. Propofol, de 1 a 2 mg/kg, ou etomidato, de 0,2 a 0,4 mg/kg, são utilizados com frequência. Um opioide, um β-bloqueador (esmolol) ou lidocaína podem ser administrados para atenuar a resposta hipertensiva à instrumentação da via aérea e à intubação. Succinilcolina, 1,5 mg/kg, pode ser usada para facilitar a intubação endotraqueal na ausência de hipercalemia. Rocurônio (1 mg/kg), vecurônio (0,1 mg/kg), cisatracúrio (0,15 mg/kg) ou indução de propofol-lidocaína sem relaxante podem ser considerados para intubação em pacientes com hipercalemia.

Manutenção da anestesia

A técnica de manutenção anestésica ideal deve controlar a hipertensão com mínimo efeito deletério no débito cardíaco, uma vez que o aumento do débito cardíaco é o principal mecanismo compensatório para o fornecimento de oxigênio aos tecidos na anemia. Anestésicos voláteis, propofol, fentanila, sufentanila, alfentanila e remifentanila são agentes de manutenção satisfatórios. A meperidina deve ser evitada devido ao acúmulo de seu metabólito normeperidina. A morfina pode ser usada; no entanto, é possível que ocorra o prolongamento de seus efeitos.

7 A ventilação controlada deve ser considerada para pacientes com insuficiência renal sob anestesia geral. Ventilação espontânea ou assistida inadequada com hipercapnia progressiva sob anestesia pode resultar em acidose respiratória capaz de agravar a acidemia preexistente, levar à depressão circulatória potencialmente grave e resultar em aumento preocupante da concentração sérica de potássio (ver Capítulo 50). Por outro lado, a alcalose respiratória também pode ser prejudicial porque desloca a curva de dissociação de hemoglobina para a esquerda, podendo exacerbar a hipocalcemia preexistente e reduzir o fluxo sanguíneo cerebral.

Fluidoterapia

Procedimentos superficiais envolvendo mínimo comprometimento fisiológico requerem apenas a reposição de perdas insensíveis de fluidos. Em situações que exijam volume significativo de fluido para manutenção ou ressuscitação, cristaloides isotônicos, coloides ou ambos podem ser usados (ver Capítulo 51). A evidência atual sugere que cristaloides balanceados, como o Plasma-Lyte ou a solução de Ringer lactato, são preferíveis nessas circunstâncias em relação a cristaloides ricos em cloreto, como o soro fisiológico 0,9%, devido aos efeitos prejudiciais da hipercloremia na função renal. No entanto, o soro fisiológico 0,9% é preferível a cristaloides balanceados em pacientes com alcalose e hipocloremia. A solução de Ringer lactato deve ser evitada em pacientes com hipercalemia quando volumes significativos de fluido são necessários porque contém 4 mEq/L de potássio. Soluções sem glicose devem ser usadas em razão da intolerância à glicose associada à uremia. Sangue perdido deve ser substituído por coloides ou concentrado de hemácias, conforme indicado clinicamente. Uma transfusão de sangue alogênico pode reduzir a probabilidade de rejeição renal após o transplante devido à imunossupressão associada. O hidroxietilamido tem sido associado a um aumento do risco de LRA e de óbito quando administrado a pacientes gravemente enfermos ou aqueles com função renal preexistente comprometida ou quando usado para ressuscitação volêmica. Atualmente, seu uso em outras circunstâncias é controverso, sendo objeto de muitas investigações. A fluidoterapia intraoperatória pode ser determinada por mensurações não invasivas de volume de ejeção e débito cardíaco.

Anestesia para pacientes com comprometimento renal leve a moderado

CONSIDERAÇÕES PRÉ-OPERATÓRIAS

O rim normalmente possui uma grande reserva funcional. A TFG, determinada pela depuração de creatinina, pode diminuir de 120 para 60 mL/min sem sinais ou sintomas clínicos de função renal diminuída. Em geral, até mesmo pacientes com depurações de creatinina de 40 a 60 mL/min são assintomáticos. Esses pacientes apresentam apenas um leve comprometimento renal, no entanto, ainda deve ser considerado que sua reserva renal esteja reduzida. A preservação da função renal restante é fundamental e é melhor alcançada mantendo-se normovolemia e perfusão renal normal.

Quando a depuração de creatinina diminui para 25 a 40 mL/min, o comprometimento renal é moderado, e considera-se que os pacientes têm insuficiência renal. A azotemia está sempre presente, e hipertensão e anemia são comuns.

8 O manejo anestésico correto de pacientes com insuficiência renal é tão crítico quanto o manejo daqueles com insuficiência renal com sintomas evidentes, sobretudo durante procedimentos associados a uma incidência relativamente alta de insuficiência renal pós-operatória, como cirurgia cardíaca e reconstrução aórtica.

9 Depleção de volume intravascular, sepse, icterícia obstrutiva, lesões por esmagamento e toxinas renais, como agentes de radiocontraste, determinados antibióticos, IECAs e AINEs (ver Tabela 30-4), são fatores de risco significativos adicionais para a deterioração aguda da função renal e para insuficiência renal. A hipovolemia e a diminuição da perfusão renal são fatores causais particularmente significativos no desenvolvimento da LRA no pós-operatório. O foco no manejo desses pacientes é na prevenção, pois o índice de mortalidade da insuficiência renal pós-operatória pode exceder 50%. A combinação de diabetes e doença renal preexistente aumenta significativamente o risco perioperatório de deterioração da função renal e insuficiência renal.

10 A proteção renal com hidratação adequada e manutenção do fluxo sanguíneo renal é especialmente importante para pacientes com alto risco de LRA perioperatória e insuficiência renal, como aqueles submetidos a procedimentos cardíacos, reconstrução aórtica complexa e outros procedimentos cirúrgicos associados a uma agressão fisiológica significativa. O uso de manitol, infusão de dopamina em baixa dose, diuréticos de alça ou fenoldopam para proteção renal é controverso e sem comprovação de eficácia (ver discussão anterior). A N-acetilcisteína, quando administrada antes da administração de agentes de radiocontraste, reduz o risco de LRA induzida por agentes de radiocontraste (ver Capítulo 30).

CONSIDERAÇÕES INTRAOPERATÓRIAS

Monitorização

Os padrões básicos de monitorização da American Society of Anesthesiologists são utilizados para procedimentos que envolvem perda mínima de líquidos. Para procedimentos associados à perda significativa de sangue ou fluidos, é importante monitorar rigorosamente o desempenho hemodinâmico e o débito urinário (ver Capítulo 51). Embora a manutenção do débito urinário não garanta a preservação da função renal, os débitos urinários acima de 0,5 mL/kg/h são preferíveis. A monitorização contínua e invasiva da pressão arterial também é importante se forem previstas alterações rápidas na pressão arterial, como em pacientes com hipertensão sem controle adequado e naqueles submetidos a procedimentos associados a alterações abruptas na estimulação simpática ou na pré-carga ou pós-carga cardíaca.

Indução

A seleção de um agente de indução não é tão importante quanto garantir um volume intravascular adequado antes da indução; a indução da anestesia em pacientes hipovolêmicos com função renal comprometida geralmente resulta em hipotensão. A menos que um vasopressor seja administrado, essa hipotensão costuma se normalizar somente após intubação ou estimulação cirúrgica. A perfusão renal, que pode já estar comprometida pela hipovolemia preexistente, pode deteriorar ainda mais, como resultado primeiro da hipotensão e posteriormente da vasoconstrição renal mediada por estímulo simpático ou farmacológico. Se sustentada, a redução da perfusão renal pode contribuir para a deterioração ou insuficiência renal no pós-operatório. A hidratação adequada no pré-operatório geralmente evita essa sequência de eventos.

Manutenção da anestesia

Todos os agentes de manutenção anestésica são aceitáveis, com possível exceção do sevoflurano administrado com baixos fluxos de gás por um período prolongado (ver Capítulo 30). A deterioração intraoperatória da função renal pode ocorrer em decorrência de efeitos adversos do procedimento cirúrgico (hemorragia, oclusão vascular, síndrome compartimental abdominal, êmbolos arteriais) ou anestésico (hipotensão secundária à depressão miocárdica ou vasodilatação), de efeitos hormonais indiretos (ativação simpático-suprarrenal ou secreção de hormônio antidiurético) ou de retorno venoso comprometido secundário à ventilação com pressão positiva. Muitos desses efeitos são evitáveis ou reversíveis quando fluidos intravenosos adequados são administrados para manter um volume intravascular normal ou ligeiramente expandido. A administração de altas doses de vasopressores predominantemente α-adrenérgicos (fenilefrina e norepinefrina) também pode ser prejudicial à preservação da função renal. Baixas doses intermitentes ou infusões breves de vasoconstrictores podem ser úteis na manutenção do fluxo sanguíneo renal até que outras medidas (p. ex., transfusão) sejam tomadas para corrigir a hipotensão.

Fluidoterapia

Como revisado anteriormente, a administração adequada de fluidos é importante no manejo de pacientes com LRA preexistente ou insuficiência renal ou com risco de LRA. A orientação de monitores não invasivos de volume sistólico e débito cardíaco é considerada útil. A preocupação com a sobrecarga de fluidos é justificada; no entanto, os problemas agudos raramente são observados nesses pacientes com volumes urinários normais se as diretrizes racionais de administração de fluidos e monitorização apropriada forem empregadas (ver Capítulo 51). Além disso, as consequências adversas da sobrecarga excessiva de fluidos são muito mais fáceis de tratar do que as de LRA e insuficiência renal.

DISCUSSÃO DE CASO

Um paciente com hipertensão não controlada

Um homem de 59 anos com início recente de hipertensão será submetido à colocação de *stent* em uma artéria renal esquerda estenótica. Sua pressão arterial pré-operatória é de 180/110 mmHg.

Qual é a causa provável da hipertensão desse paciente?

A hipertensão renovascular é uma das poucas formas de hipertensão que podem ser corrigidas com cirurgia ou intervenção mecânica. Outras incluem coarctação da aorta, feocromocitoma, doença de Cushing e hiperaldosteronismo primário.

A maioria dos estudos sugere que a hipertensão renovascular representa de 2 a 5% de todos os casos de hipertensão. Ela se manifesta como um início relativamente súbito de hipertensão em uma pessoa com menos de 35 ou mais de 55 anos de idade. A estenose da artéria renal também pode ser responsável pelo desenvolvimento de hipertensão acelerada ou maligna em pessoas previamente hipertensas de qualquer idade.

Qual é a fisiopatologia da hipertensão?

A estenose unilateral ou bilateral da artéria renal diminui a pressão de perfusão do(s) rim(ns) distal(ais) à obstrução. A ativação do aparelho justaglomerular e a liberação de renina aumentam os níveis circulantes de angiotensina II e aldosterona, resultando em constrição vascular periférica e retenção de sódio, respectivamente. Em geral, a hipertensão arterial sistêmica resultante é grave.

Em quase dois terços dos pacientes, a estenose ocorre em decorrência de uma placa ateromatosa na artéria renal proximal. Normalmente, esses pacientes são homens com mais de 55 anos. No terço restante dos pacientes, a estenose é mais distal e ocorre em decorrência de malformações da parede arterial, normalmente referidas como hiperplasia (ou displasia) fibromuscular. Esta última é mais comum em mulheres com menos de 35 anos. A estenose bilateral da artéria renal está presente em 30 a 50% dos pacientes com hipertensão renovascular. Causas menos comuns de estenose incluem aneurismas dissecantes, embolias, poliarterite nodosa, radiação, trauma, compressão extrínseca por fibrose retroperitoneal ou tumores e hipoplasia das artérias renais.

Quais manifestações clínicas além da hipertensão podem estar presentes?

Os sinais de hiperadosteronismo secundário podem ser proeminentes. Eles incluem retenção de sódio na forma de edema, alcalose metabólica e hipocalemia. Esta última pode causar fraqueza muscular, poliúria e até tetania.

Como é feito o diagnóstico?

O diagnóstico é sugerido pela apresentação clínica descrita anteriormente. Um sopro abdominal médio também pode estar presente; no entanto, o diagnóstico requer confirmação laboratorial e radiográfica. Um diagnóstico definitivo é feito por arteriografia renal, e a angioplastia com balão percutânea com colocação de *stent* pode ser realizada simultaneamente. O significado funcional da(s) lesão(ões) restritiva(s) pode ser avaliado por cateterismo seletivo de ambas as veias renais e mensuração posterior da atividade de renina plasmática no sangue de cada rim. Os índices de restenose após angioplastia são estimados em menos de 15% após 1 ano. Pacientes que não são candidatos à angioplastia e à colocação de *stent* são encaminhados para cirurgia.

Este paciente deve passar por intervenção ou correção cirúrgica dada a sua pressão arterial atual?

A terapia clínica ideal é importante na preparação desses pacientes para a cirurgia. Em relação aos pacientes com hipertensão bem controlada, aqueles com hipertensão sem controle adequado apresentam uma incidência elevada de problemas intraoperatórios, incluindo hipertensão acentuada, hipotensão, isquemia miocárdica e arritmias. Idealmente, a pressão arterial deve estar bem controlada antes da cirurgia. Os pacientes devem ser avaliados quanto à disfunção renal preexistente, e distúrbios metabólicos, como hipocalemia, devem ser corrigidos. Os pacientes também devem ser avaliados conforme indicado para a presença e a gravidade de doença aterosclerótica concomitante, de acordo com as diretrizes atuais do American College of Cardiology/American Heart Association (ACC/AHA) (ver Capítulo 21).

Quais agentes anti-hipertensivos são mais úteis para controlar a pressão arterial desses pacientes no perioperatório?

Os bloqueadores β-adrenérgicos são utilizados com frequência para o controle da pressão arterial no período perioperatório. Eles são particularmente eficazes porque a secreção de renina é parcialmente mediada pelos receptores $β_1$-adrenérgicos. Embora os agentes parenterais seletivos $β_1$-bloqueadores, como metoprolol e esmolol, sejam, em princípio, os mais eficazes, os agentes não seletivos parecem ser igualmente eficazes. Esmolol pode ser o agente $β_1$-bloqueador intraoperatório de escolha devido à sua meia-vida curta e à titulabilidade. Vasodilatadores diretos, clevidipino e nicardipino, também são úteis no controle da hipertensão intraoperatória (ver Capítulo 15).

IECAs e bloqueadores dos receptores da angiotensina são contraindicados na estenose de artéria renal bilateral ou na estenose de artéria renal unilateral onde há apenas um rim funcional, pois podem precipitar insuficiência renal.

Quais considerações intraoperatórias são importantes para o anestesiologista?

A revascularização cirúrgica aberta de um rim é um procedimento importante, com potencial para perda significativa de sangue, mudanças de fluidos e alterações hemodinâmicas. Vários procedimentos podem ser realizados isoladamente, incluindo endarterectomia renal transaórtica, *bypass* aortorrenal (usando uma veia safena, enxerto sintético ou segmento da artéria hipogástrica), *bypass* esplênico para artéria renal (esquerda), *bypass* hepático ou gastroduodenal para artéria renal (direita) ou excisão do segmento estenótico com reanastomose da artéria renal à aorta. Raramente, pode ser realizada nefrectomia. A estenose isolada de uma artéria renal pode ser corrigida com implante percutâneo de *stent* realizado com anestesia local e sedação consciente ou profunda.

Com todos os procedimentos "abertos", uma extensa dissecção retroperitoneal muitas vezes necessita de volumes relativamente significativos de reposição intravenosa de fluidos. O acesso intravenoso de grande calibre é obrigatório devido ao potencial de perda extensiva de sangue. A heparinização contribui para o aumento da perda de sangue. Dependendo da técnica cirúrgica, o clampeamento cruzado da aorta, com suas consequências hemodinâmicas associadas, muitas vezes complica o manejo anestésico (ver Capítulo 22). A monitorização intra-arterial contínua da pressão arterial será sempre empregada, e a monitorização da pressão venosa central é normalmente útil. A terapia hemodinâmica e de fluidos guiada por metas, utilizando análise do contorno do pulso arterial, Doppler esofágico ou ecocardiografia transesofágica, deve ser considerada para pacientes com função ventricular inapropriada e pode ser aconselhável para a maioria dos pacientes para orientar o manejo de fluidos (ver Capítulo 51). A escolha da técnica anestésica é geralmente determinada pela função cardiovascular do paciente.

A hidratação generosa e a manutenção do débito cardíaco e da pressão arterial adequados são importantes para proteger tanto o rim afetado quanto o normal contra lesão isquêmica aguda. O resfriamento tópico do rim afetado durante a anastomose também pode ser utilizado.

Quais considerações pós-operatórias são importantes?

Embora na maioria dos pacientes a hipertensão seja eventualmente curada ou melhorada de forma significativa, a pressão arterial costuma ser altamente instável no período pós-operatório inicial. A monitorização hemodinâmica rigorosa deve ser continuada no período pós-operatório. As taxas de mortalidade cirúrgica relatadas variam de 1 a 6%, e a maioria dos óbitos está associada a infarto do miocárdio. Este último provavelmente reflete a prevalência relativamente alta de doença arterial coronariana em pacientes mais velhos com hipertensão renovascular.

LEITURAS SUGERIDAS

Albert C, Haase M, Albert A, et al. Biomarker-guided risk assessment for acute kidney injury: time for clinical implementation? *Ann Laboratory Med*. 2021;41:1.

Astapenko D, Navratil P, Pouska J, et al. Clinical physiology aspects of chloremia in fluid therapy: a systematic review. *Perioper Med* (Lond). 2020;9:40.

Bie P, Evans RG. Normotension, hypertension and body fluid regulation: brain and kidney. *Acta Physiol*. 2017;219:288.

Chong MA, Wang Y, Berbenetz NM, et al. Does goal-directed haemondynamic and fluid therapy improve peri-operative outcomes? A systematic review and meta-analysis. *Eur J Anaesthesiol*. 2018;35:469.

Duncan AE, Jia Y, Soltesz E, et al. Effect of 6% hydroxyethyl starch 130/0.4 on kidney and haemostatic function in cardiac surgical patients: a randomized controlled trial. *Anaesthesia*. 2020;75:1180.

Heming N, Moine P, Coscas R, et al. Perioperative fluid management for major elective surgery. *Br J Surg*. 2020;107:e56.

Jamme M, Legrand M, Geri G. Outcome of acute kidney injury: how to make a difference? *Ann Intensive Care*. 2021;11:60.

Joannidis M, Forni LG, Haase M, et al. Use of cell cycle arrest biomarkers in conjunction with classical markers of acute kidney injury. *Crit Care Med*. 2019;47:e820.

Kabon B, Sessler DI, Kurz A, et al. Effect of intraoperative goal-directed balanced crystalloid *versus* colloid administration on major postoperative morbidity. A randomized trial. *Anesthesiology*. 2019;130:728.

Kellum JA, Shaw AD. Assessing toxicity of intravenous crystalloids in critically ill patients. *J Am Med Soc*. 2015;314;1695.

Khan S, Floris M, Pani A, et al. Sodium and volume disorders in advanced chronic kidney disease. *Adv Chron Kidney Dis*. 2016;23:240.

Legrand M, Ince C. Intravenous fluids in AKI: a mechanistically guided approach. *Sem Nephrol*. 2016;36:53.

Lobo DN, Awad S. Should chloride-rich crystalloids remain the mainstay of fluid resuscitation to prevent 'pre-renal' acute kidney injury? Con. *Kidney Int*. 2014;86:1096.

Maheshwari K, Sessler DI. Goal-directed therapy: why benefit remains uncertain. *Anesthesiology*. 2020;133:5.

Massoth C, Zarbock A, Meersch M. Risk stratification for targeted AKI prevention after surgery: biomarkers and bundled interventions. *Semin Nephrol*. 2019;39:454.

Nagore D, Candela A, Bürge M, et al. Hydroxyethyl starch and acute kidney injury in high-risk patients undergoing cardiac surgery: a prospective multicenter study. *J Clin Anesth*. 2021;73:1.

Ostermann M, Cennamo A, Meersch M, et al. A narrative review of the impact of surgery and anaesthesia on acute kidney injury *Anaesthesia*. 2020;75 Suppl 1:e121.

Raghunathan K, Nailer P, Konoske R. What is the ideal crystalloid? *Curr Opin Crit Care*. 2015;21:309.

Saadat-Gilani K, Zarbock A, Meersch M. Perioperative renoprotection: clinical implications. *Anesth Analg*. 2020;131:1667.

Soussi S, Ferry A, Chaussard M, et al. Chloride toxicity in critically ill patients: what's the evidence? *Anaesth, Crit Care Pain Med*. 2016;36:125.

Turan A, Cohen B, Adegboye J, et al. Mild acute kidney injury after noncardiac surgery is associated with long-term renal dysfunction: a retrospective cohort study. *Anesthesiology*. 2020;132:1053.

Wanner C, Amann K, Shoji T. The heart and vascular system in dialysis. *Lancet*. 2016;388:276.

Xu Y, Wang S, He L, et al. Hydroxyethyl starch 130/0.4 for volume replacement therapy in surgical patients: a systematic review and meta-analysis of randomized controlled trials. *Perioper Med* (Lond). 2021;10:16.

Anestesia para cirurgia geniturinária

CAPÍTULO 32

CONCEITOS-CHAVE

1. Em conjunto com a posição supina, a posição de litotomia é a utilizada com mais frequência para pacientes submetidos a procedimentos urológicos e ginecológicos. Se o paciente não for posicionado e acomodado corretamente, isso pode resultar em úlceras de pressão, lesões nervosas ou síndromes compartimentais.

2. A posição de litotomia está associada a alterações fisiológicas significativas. A capacidade residual funcional diminui, predispondo os pacientes a atelectasia e hipóxia. Esse efeito é ampliado pela posição de Trendelenburg acentuada (30-45°), que é normalmente utilizada em combinação com a posição de litotomia. Elevar as pernas drena o sangue para a circulação central abruptamente, e a pressão arterial média e o débito cardíaco podem aumentar. Por outro lado, o rápido abaixamento das pernas da posição de litotomia ou de Trendelenburg reduz abruptamente o retorno venoso e o débito cardíaco e pode resultar em hipotensão.

3. Devido à curta duração (5-20 min) e ao contexto ambulatorial da maioria das cistoscopias, a anestesia geral é com frequência a escolhida, normalmente empregando uma máscara laríngea.

4. Tanto o bloqueio epidural quanto o bloqueio espinal com nível sensorial T10 proporcionam anestesia ideal para cistoscopia. Contudo, quando é escolhida a anestesia regional neuroaxial, a maioria dos anestesiologistas prefere a anestesia espinal à epidural devido ao início mais rápido do bloqueio sensorial denso.

5. As principais manifestações da síndrome de ressecção transuretral da próstata (RTUP) incluem sobrecarga circulatória de fluidos, intoxicação hídrica e, ocasionalmente, toxicidade do soluto no fluido de irrigação.

6. A absorção do fluido de irrigação de RTUP depende da duração da ressecção e da pressão do fluido de irrigação.

7. Quando comparada à anestesia geral, a anestesia regional para RTUP pode reduzir a incidência de trombose venosa no pós-operatório. Além disso, é menos provável que mascare os sintomas e sinais da síndrome de RTUP ou de perfuração da bexiga.

8. Pacientes com histórico de arritmias cardíacas e aqueles com marca-passo ou cardioversor-desfibrilador implantável (CDI) podem estar em risco de desenvolver arritmias induzidas por ondas de choque durante a litotripsia extracorpórea por ondas de choque (LEOC). As ondas de choque podem danificar os componentes internos dos dispositivos de marca-passo e CDI.

9. Os pacientes submetidos à dissecção retroperitoneal de linfonodos e que receberam bleomicina antes da cirurgia apresentam um risco elevado de desenvolver insuficiência pulmonar no pós-operatório. Esses pacientes, em particular, podem estar em risco de toxicidade por oxigênio e sobrecarga de fluidos e de desenvolver síndrome da angústia respiratória aguda no pós-operatório.

10. Para pacientes submetidos a transplante renal, a concentração sérica pré-operatória de potássio deve estar abaixo de 5,5 mEq/L, e coagulopatias existentes devem ser corrigidas. Há relatos de hipercalemia depois da liberação do clampe vascular após a conclusão da anastomose arterial, particularmente em pacientes pediátricos e outros pacientes de baixa estatura. A liberação do potássio contido na solução conservante foi apontada como a causa desse fenômeno.

Os procedimentos urológicos variam em impacto e risco desde a cistoscopia ambulatorial simples até a cistectomia radical e a nefrectomia para carcinoma de células renais com trombose da veia cava. Os pacientes submetidos a procedimentos geniturinários podem ter qualquer idade, mas muitos são adultos mais velhos com doenças clínicas coexistentes, incluindo doença renal crônica (DRC). O impacto da anestesia na função renal é discutido no

Capítulo 31. Este capítulo revisa o manejo anestésico de procedimentos urológicos comuns. As posições de litotomia e em cefalodeclive (posição de Trendelenburg) são empregadas em muitos desses procedimentos. Além disso, os avanços na otimização pré-operatória do paciente, no manejo perioperatório e na reabilitação pós-operatória permitem que mais pacientes com doenças coexistentes sejam considerados candidatos aceitáveis para transplante renal, cirurgias extensas de remoção de tumores e procedimentos geniturinários reconstrutivos.

CISTOSCOPIA

Considerações pré-operatórias

A cistoscopia é um procedimento urológico muito comum, cujas indicações incluem hematúria, infecções urinárias recorrentes, cálculos renais e obstrução urinária. Biópsias de bexiga, pielografias retrógradas, ressecção transuretral de tumores de bexiga, extração ou litotripsia a *laser* de pedras nos rins e colocação ou manipulação de cateteres ureterais (*stents*) também são realizados com frequência por meio do cistoscópio.

O manejo anestésico varia de acordo com a idade e o gênero do paciente e a finalidade do procedimento. A anestesia geral é normalmente necessária para crianças. Cistoscopias cirúrgicas envolvendo biópsias, cauterização ou manipulação de cateteres ureterais requerem anestesia regional ou geral, independentemente da anatomia do paciente.

Considerações intraoperatórias

A. Posição de litotomia

① Em conjunto com a posição supina, a posição de litotomia é a utilizada com mais frequência para pacientes submetidos a procedimentos urológicos e ginecológicos. Se o paciente não for posicionado e acomodado corretamente, isso pode resultar em úlceras de pressão, lesões nervosas ou síndromes compartimentais. Idealmente, duas pessoas moverão simultaneamente as pernas do paciente para cima ou para baixo até atingirem a posição de litotomia. Cintas em torno dos tornozelos ou suportes especiais mantêm as pernas na posição de litotomia (**Figura 32-1**). Os suportes das pernas devem ser acolchoados onde houver contato com a pele, e as cintas não devem impedir a circulação. Quando os braços do paciente são recolhidos lateralmente, deve-se evitar que os dedos sejam presos entre as seções média e inferior da mesa cirúrgica quando a seção inferior é levantada e baixada. Muitos profissionais médicos envolvem completamente as mãos e os dedos do paciente com proteção acolchoada quando os braços são recolhidos lateralmente, a fim de minimizarem esse risco. Lesões no nervo tibial (peroneal comum), resultando em perda de dorsiflexão do pé, podem ocorrer se a lateral do joelho repousar contra o suporte da cinta. Se as pernas repousarem sobre suportes de cinta colocados medialmente, a compressão do nervo safeno pode resultar em dormência ao longo da panturrilha medial. A flexão excessiva da coxa contra a virilha pode lesionar o nervo obturatório e, com menor frequência, o nervo femoral. A flexão extrema na coxa também pode esticar o nervo ciático. As lesões nervosas mais comuns diretamente associadas à posição de litotomia envolvem o plexo lombossacral. Lesões do plexo braquial podem ocorrer se os membros superiores estiverem posicionados de forma inadequada (p. ex., hiperextensão na axila). Infelizmente, danos nos nervos podem ser diagnosticados após a cirurgia mesmo quando os membros foram posicionados e acomodados adequadamente. Relatou-se síndrome compartimental dos membros inferiores com rabdomiólise com período prolongado na posição de litotomia, após o qual também é mais provável ocorrer dano nervoso nos membros inferiores. É importante documentar qualquer neuropatia preexistente no momento de avaliação do histórico pré-anestésico e do exame físico.

② A posição de litotomia está associada a alterações fisiológicas significativas. A capacidade residual funcional diminui, predispondo os pacientes a atelectasia e hipóxia. Esse efeito é ampliado pela posição de Trendelenburg acentuada (30-45°), que é normalmente utilizada em combinação com a posição de litotomia. Elevar as pernas drena o sangue para a circulação central abruptamente, e a pressão arterial média e o débito cardíaco podem aumentar. Por outro lado, o rápido abaixamento das pernas da posição de litotomia ou de Trendelenburg reduz abruptamente o retorno venoso e o débito cardíaco e pode resultar em hipotensão. A vasodilatação decorrente da anestesia geral ou regional potencializa a hipotensão nessa situação, e, por esse motivo, a aferição da pressão arterial deve ser realizada imediatamente após o abaixamento das pernas.

B. Escolha da anestesia

1. Anestesia geral – Qualquer técnica anestésica adequada para pacientes ambulatoriais pode ser utilizada.
③ Devido à curta duração (15-20 min) e ao contexto ambulatorial da maioria das cistoscopias, a anestesia geral é com frequência a escolhida, normalmente empregando uma máscara laríngea. A saturação de oxigênio deve ser monitorizada rigorosamente quando pacientes obesos, idosos ou com reserva pulmonar marginal são colocados nas posições de litotomia ou de Trendelenburg.

④ **2. Anestesia regional** – Tanto o bloqueio epidural quanto o bloqueio espinal com nível sensorial T10 proporcionam condições satisfatórias para a cistoscopia. Contudo, quando é escolhida a anestesia regional neuroaxial, a maioria dos anestesiologistas prefere a anestesia

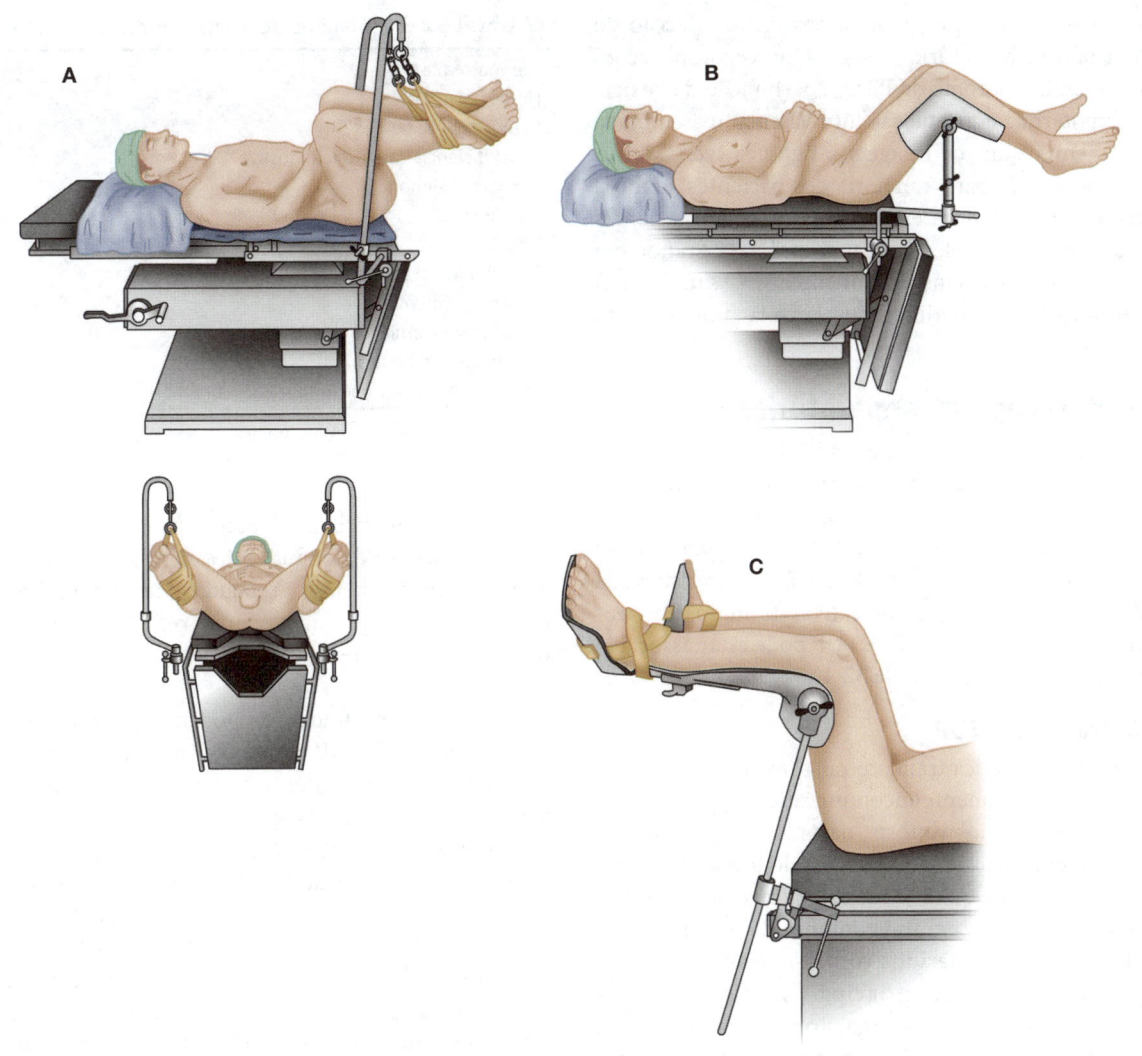

FIGURA 32-1 A posição de litotomia. **A:** Suportes de cinta. **B:** Suportes de Bier-Hoff. **C:** Suportes de Allen. (Reproduzida com permissão de Martin JT. *Positioning in Anesthesia*. Filadélfia, PA: WB Saunders; 1988.)

espinal à epidural devido ao início mais rápido do bloqueio sensorial denso. Estudos não puderam demonstrar que a elevação imediata das pernas na posição de litotomia após a administração de anestesia espinal hiperbárica aumenta o alcance dermatomal da anestesia de forma clinicamente significativa ou aumenta a probabilidade de hipotensão grave. Um bloqueio em nível sensorial T10 proporciona anestesia ideal para todos os procedimentos cistoscópicos.

RESSECÇÃO TRANSURETRAL DA PRÓSTATA

Considerações pré-operatórias

A hiperplasia prostática benigna (HPB) frequentemente leva à obstrução da saída da bexiga em homens com mais de 60 anos. Embora a maioria dos pacientes seja tratada clinicamente, alguns requerem intervenção cirúrgica. As indicações para RTUP incluem obstrução da saída da bexiga devido à HPB, cálculos na bexiga, episódios recorrentes de retenção urinária, infecções do trato urinário e hematúria. Pacientes com câncer de próstata que não são candidatos à prostatectomia radical também podem se beneficiar da RTUP para aliviar a obstrução urinária.

A RTUP requer anestesia regional ou geral. Apesar da idade avançada e da prevalência de comorbidades significativas, a mortalidade perioperatória e a morbidade clínica (mais frequentemente infarto do miocárdio, edema pulmonar e insuficiência renal) para esse procedimento são ambas inferiores a 1%.

As complicações cirúrgicas mais comuns da RTUP são retenção de coágulos, retenção urinária, hematúria incontrolável que requer revisão cirúrgica, infecção do trato urinário e hematúria crônica. Outras complicações podem incluir síndrome de RTUP, perfuração da bexiga, sepse, hipotermia e coagulação intravascular disseminada (CIVD). Um exame de tipagem sanguínea (ver Capítulo 51) é adequado para a maioria dos pacientes, embora sangue compatível deva estar disponível para pacientes anêmicos e para aqueles com uma próstata grande em que uma ressecção extensa é contemplada. O sangramento prostático pode ser difícil de controlar por meio do cistoscópio.

Considerações intraoperatórias

A RTUP é convencionalmente realizada passando-se um *loop* monopolar com corrente elétrica por um cistoscópio especial (ressectoscópio). Com irrigação contínua e visualização direta, o tecido prostático é ressecado aplicando-se uma corrente de corte ao *loop*. Devido às características da próstata e às quantidades significativas de fluido de irrigação frequentemente usadas, a RTUP pode estar associada a complicações graves (Tabela 32-1).

A. Síndrome de RTUP

A ressecção prostática transuretral, atualmente um procedimento relativamente incomum, muitas vezes abre a extensa rede de seios venosos na próstata, permitindo potencialmente a absorção sistêmica do fluido de irrigação. A absorção de quantidades significativas de fluido (2 L ou mais) resulta em um conjunto de sintomas e sinais normalmente referidos como *síndrome de RTUP* (Tabela 32-2). As principais manifestações da ❺ RTUP incluem sobrecarga circulatória de fluidos, intoxicação hídrica e, ocasionalmente, toxicidade do soluto no fluido de irrigação. A incidência da síndrome de RTUP é inferior a 1%. Essa síndrome se apresenta no intra ou pós-operatório como cefaleia, agitação, confusão, cianose, dispneia, arritmias, hipotensão, convulsões, ou uma combinação desses sintomas, podendo ser rapidamente fatal. A síndrome de RTUP está associada

TABELA 32-1 Complicações cirúrgicas associadas à RTUP

Mais comuns
Retenção de coágulos
Retenção urinária
Hematúria aguda incontrolável
Infecção do trato urinário
Hematúria crônica
Menos comuns
Síndrome de RTUP
Perfuração da bexiga
Hipotermia
Sepse
Coagulação intravascular disseminada

TABELA 32-2 Manifestações da síndrome de RTUP[1]

Hiponatremia
Hiposmolaridade
Sobrecarga de fluidos
Insuficiência cardíaca congestiva
Edema pulmonar
Hipotensão
Hemólise
Toxicidade por soluto
Hiperglicinemia (glicina)
Hiperamonemia (glicina)
Hiperglicemia (sorbitol)
Expansão do volume intravascular (manitol)

[1]RTUP, ressecção transuretral da próstata.

com mais frequência a ressecções prostáticas de grande volume e ao uso de quantidades significativas de fluido de irrigação; também foi relatada, com menor frequência, com cistoscopia, artroscopia, ressecção transuretral de tumores de bexiga e ressecção transcervical do endométrio.

Soluções eletrolíticas não podem ser usadas para irrigação durante a RTUP monopolar porque elas dispersam a corrente do eletrocautério. A água proporciona excelente visibilidade porque sua hipotonicidade lisa as hemácias, mas uma absorção significativa de água pode facilmente resultar em intoxicação hídrica aguda. A irrigação com água é geralmente restrita apenas à ressecção transuretral de tumores de bexiga. Para a RTUP monopolar, soluções irrigantes ligeiramente hipotônicas e não eletrolíticas como glicina 1,5% (230 mOsm/L) ou uma mistura de sorbitol 2,7% e manitol 0,54% (195 mOsm/L) são as utilizadas com maior frequência. Soluções utilizadas com menor frequência incluem sorbitol 3,3%, manitol 3%, dextrose 2,5 a 4% e ureia 1%. É possível que ocorra absorção significativa de água porque todos esses fluidos são hipotônicos. A taxa de absorção de fluidos também é influenciada pela pressão do fluido de irrigação: a alta pressão (altura do frasco ou da bolsa elevada) aumenta a taxa de absorção de fluidos.

❻ A absorção do fluido de irrigação de RTUP depende da duração da ressecção e da pressão do fluido de irrigação. O edema pulmonar pode prontamente ocorrer em decorrência da absorção de quantidades significativas de fluido de irrigação, especialmente em pacientes com reserva cardíaca limitada. A hipotonicidade desses fluidos também resulta em hiponatremia aguda e hipo-osmolalidade, o que pode causar sérias manifestações neurológicas. Os sintomas de hiponatremia em geral não se desenvolvem até que a concentração sérica de sódio diminua abaixo de 120 mEq/L. Hipotonicidade acentuada no plasma ([Na^+] < 100 mEq/L) também pode causar hemólise intravascular aguda.

A toxicidade também pode ser resultado da absorção dos solutos nesses fluidos. *Hiperglicinemia* acentuada foi relatada com soluções de glicina e pode contribuir para a depressão circulatória e a toxicidade do sistema nervoso central. A glicina foi implicada em casos raros de cegueira transitória após RTUP. *Hiperamonemia*, presumivelmente decorrente da degradação da glicina, também foi documentada em alguns pacientes com toxicidade acentuada do sistema nervoso central após RTUP.

O tratamento da síndrome de RTUP depende do reconhecimento precoce e deve ser baseado na gravidade dos sintomas. A água absorvida deve ser eliminada, e a hipoxemia e a hipoperfusão devem ser tratadas. A maioria dos pacientes pode ser tratada com restrição de líquidos e furosemida intravenosa. A hiponatremia sintomática que causa convulsões ou coma deve ser tratada com solução salina hipertônica (ver Capítulo 49). A atividade convulsiva pode ser interrompida com pequenas doses de midazolam (2-4 mg). A intubação endotraqueal pode ser considerada para prevenir a aspiração até que o estado mental do paciente se normalize. A quantidade e a taxa de solução salina hipertônica (3% ou 5%) necessárias para corrigir a hiponatremia até um nível seguro devem ser baseadas na concentração de sódio sérico do paciente (ver Capítulo 49).

Recentemente, métodos procedimentais adicionais para o tratamento da HPB incluem RTUP bipolar; ablação a *laser* e radiofrequência; terapia fotodinâmica e térmica; e crioterapia. Essas mudanças evolutivas na técnica de RTUP reduziram significativamente a incidência e a gravidade da síndrome de RTUP. A RTUP bipolar de baixa voltagem permite o uso de fluido de irrigação salina isotônico, evitando a síndrome de RTUP, com exceção do risco persistente de sobrecarga de líquidos. Como esse procedimento simultaneamente cauteriza enquanto resseca, ele diminui o risco de retenção de coágulos.

B. Hipotermia

Volumes significativos de fluidos de irrigação à temperatura ambiente podem ser uma das principais fontes de perda de calor em pacientes. Soluções de irrigação devem ser aquecidas à temperatura corporal antes do uso para prevenir hipotermia. O tremor pós-operatório associado à hipotermia pode desalojar coágulos e promover sangramento pós-operatório.

C. Perfuração da bexiga

A incidência de perfuração da bexiga durante a RTUP é inferior a 1% e pode ocorrer em decorrência tanto da passagem do ressectoscópio pela parede da bexiga quanto da distensão excessiva da bexiga com fluido de irrigação. A maioria das perfurações da bexiga é extraperitoneal, sendo sinalizada pela baixa quantidade de fluido de irrigação em retorno. Pacientes acordados geralmente relatam náusea, sudorese e dor retropúbica ou abdominal inferior. Perfurações extraperitoneais grandes e a maioria das perfurações intraperitoneais são geralmente ainda mais óbvias, apresentando-se como hipotensão ou hipertensão súbita e inexplicável e com dor abdominal generalizada em pacientes acordados. Independentemente da técnica anestésica utilizada, deve-se suspeitar de perfuração em casos de hipotensão ou hipertensão súbita, especialmente com bradicardia aguda mediada pelo nervo vago.

D. Coagulopatia

A CIVD após RTUP pode ocorrer em decorrência da liberação de tromboplastinas do tecido da próstata durante o procedimento. Raramente, pacientes com carcinoma metastático da próstata desenvolvem uma coagulopatia como resultado de fibrinólise primária devido à secreção de uma enzima fibrinolítica. A coagulopatia pode ser suspeitada em caso de sangramento difuso e incontrolável, mas deve ser confirmada por exames laboratoriais. A fibrinólise primária deve ser tratada com ácido ε-aminocaproico (Amicar) ou ácido tranexâmico. O tratamento da CIVD nesse cenário pode requerer heparina, além da reposição de fatores de coagulação e plaquetas; a consulta a um hematologista deve ser considerada.

E. Septicemia

A próstata é frequentemente colonizada por bactérias e pode abrigar infecção crônica. A extensa ressecção cirúrgica com a abertura dos seios venosos pode permitir a entrada de organismos na corrente sanguínea, e, portanto, a bacteriemia é normalmente associada à cirurgia transuretral. Terapia antibiótica profilática (mais comumente gentamicina, levofloxacina ou cefazolina) em geral é administrada antes da RTUP.

F. Escolha da anestesia

A anestesia pode ser administrada com bloqueio da medula espinal ou epidural com nível sensorial em T10, ou com anestesia geral, proporcionando anestesia ideal e boas condições cirúrgicas para a RTUP. Quando comparada à anestesia geral, a anestesia regional para RTUP pode reduzir a incidência de trombose venosa no pós-operatório. Além disso, é menos provável que mascare os sintomas e sinais da síndrome de RTUP ou de perfuração da bexiga. Estudos clínicos não demonstraram diferenças na perda de sangue, na função cognitiva pós-operatória e na mortalidade entre anestesia regional e anestesia geral para RTUP. A hiponatremia aguda da síndrome de RTUP pode retardar ou prevenir a recuperação da anestesia geral.

G. Monitorização

A avaliação do estado mental do paciente acordado ou moderadamente sedado é o melhor indicador para detectar os primeiros sinais da síndrome de RTUP e da perfuração da bexiga. A perda de sangue é particularmente difícil de avaliar durante a RTUP devido ao uso de soluções de irrigação, portanto, é necessário confiar nos sinais clínicos de hipovolemia (ver Capítulo 51). A perda de sangue é em média de aproximadamente 3 a 5 mL/min de ressecção (em geral 200-300 mL no total) e raramente é fatal. As diminuições transitórias pós-operatórias no hematócrito podem simplesmente refletir hemodiluição devido à absorção de fluido de irrigação. Poucos pacientes necessitarão de transfusão de sangue no intraoperatório.

LITOTRIPSIA

O tratamento de cálculos renais evoluiu de procedimentos cirúrgicos abertos para técnicas menos invasivas ou completamente não invasivas. Procedimentos cistoscópicos, incluindo ureteroscopia flexível com extração de pedra, colocação de *stent* e litotripsia intracorpórea (a *laser* ou por sistema eletro-hidráulico), juntamente com a terapia expulsiva medicamentosa (TEM), tornaram-se terapia de primeira linha. A LEOC é usada principalmente para pedras intrarrenais de 4 mm a 2 cm, e a nefrolitotomia percutânea e laparoscópica é usada para pedras maiores ou impactadas. A TEM tornou-se o tratamento de preferência entre muitos profissionais médicos para episódios agudos de urolitíase: para pedras com até 10 mm de diâmetro, a administração dos α-bloqueadores tamsulosina, doxazosina ou terazosina ou do bloqueador de canal de cálcio nifedipino aumenta a probabilidade de expulsão da pedra.

Durante a LEOC, choques repetitivos de alta energia (ondas sonoras) são gerados e focados na pedra, fazendo-a se fragmentar. Água ou (com maior frequência) um gel condutor acopla o gerador ao paciente. A mudança na impedância acústica na interface tecido-pedra cria forças de cisalhamento e rasgamento na pedra, fragmentando-a o suficiente para permitir sua passagem em pequenos pedaços pelo trato urinário. *Stents* ureterais são normalmente colocados antes do procedimento. As contraindicações para o procedimento incluem a incapacidade de posicionar o paciente para que o pulmão e o intestino fiquem afastados do foco da onda sonora, obstrução urinária abaixo da pedra, infecção não tratada, diátese hemorrágica e gestação. A presença de um aneurisma aórtico próximo ou de um dispositivo protético ortopédico é uma contraindicação relativa.

Geradores de ondas de choque eletro-hidráulicos, eletromagnéticos ou piezoelétricos podem ser usados para LEOC. Com unidades eletro-hidráulicas mais antigas, o paciente é colocado em um banho de água aquecida, que conduz as ondas de choque a ele. Litotritores modernos geram ondas de choque ou eletromagneticamente ou a partir de cristais piezoelétricos. O gerador é envolvido em um invólucro preenchido com água e entra em contato com o paciente por meio de um gel condutor em uma membrana plástica (**Figura 32-2**). No caso de equipamentos eletromagnéticos, a vibração de uma placa metálica na frente de um eletroímã produz as ondas de choque. Com modelos piezoelétricos, as ondas são resultado de mudanças nas dimensões externas de cristais cerâmicos quando uma corrente elétrica é aplicada.

Considerações pré-operatórias

[8] Pacientes com histórico de arritmias cardíacas e aqueles com um marca-passo ou CDI podem estar em risco de desenvolver arritmias induzidas por ondas de choque durante a LEOC. As ondas de choque podem danificar os componentes internos dos dispositivos de marca-passo e CDI. A sincronização das ondas de choque com a onda R do eletrocardiograma (ECG) diminui a incidência de arritmias durante a LEOC. As ondas de choque são geralmente cronometradas para ocorrerem 20 ms após a onda R para corresponderem ao período refratário ventricular, embora estudos sugiram que o fornecimento assíncrono de choques pode ser segura em pacientes sem doença cardíaca. O fabricante deve ser contatado para determinar o melhor método de gerenciamento do dispositivo (p. ex., reprogramação ou aplicação de um ímã).

Considerações intraoperatórias

As considerações anestésicas para ureteroscopia, manipulação de pedras e litotripsia a *laser* são semelhantes às

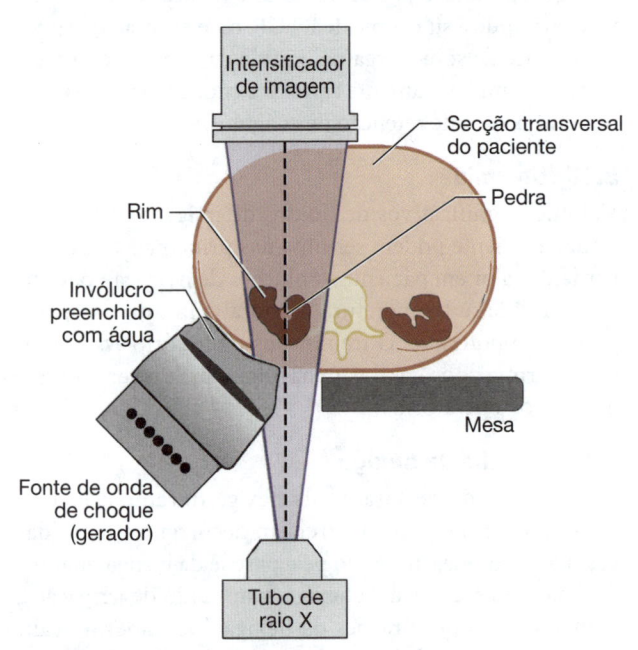

FIGURA 32-2 Representação esquemática em uma unidade de litotripsia sem tubo.

considerações para procedimentos cistoscópicos. LEOC implica considerações especiais, sobretudo quando são utilizados litotriptores mais antigos que exigem a imersão do paciente em água.

A. Efeitos da imersão durante LEOC

A imersão em um banho de água aquecida (36-37 °C) resulta inicialmente em vasodilatação que pode levar transitoriamente à hipotensão. No entanto, a pressão arterial sistêmica por consequência aumenta à medida que o sangue venoso é redistribuído centralmente devido à pressão hidrostática da água nas pernas e no abdome. A resistência vascular sistêmica (RVS) aumenta, e o débito cardíaco pode diminuir. Além disso, o aumento do volume sanguíneo intratorácico reduz a capacidade residual funcional e pode predispor alguns pacientes à hipoxemia.

B. Escolha da anestesia

A dor durante a litotripsia é causada pela dissipação de uma pequena quantidade de energia à medida que as ondas de choque entram no corpo pela pele. Por consequência, a dor é localizada na pele e é proporcional à intensidade das ondas de choque. Unidades de litotripsia de banho de água mais antigas requerem de 1.000 a 2.400 ondas de choque de intensidade relativamente alta, que a maioria dos pacientes não pode tolerar sem anestesia regional ou geral. Em contrapartida, as unidades de litotripsia recentes acopladas diretamente à pele utilizam 2.000 a 3.000 ondas de choque de baixa intensidade que, em geral, exigem apenas sedação leve.

C. Anestesia regional

A anestesia epidural contínua é normalmente administrada durante a LEOC com litotriptores de banho de água mais antigos. Um nível sensorial T6 proporciona anestesia adequada, pois a inervação renal é derivada de T10 a L2. Ao utilizar a técnica de perda de resistência para colocação do cateter epidural, deve-se utilizar solução salina em vez de ar durante a inserção do cateter epidural, uma vez que o ar no espaço epidural pode dissipar as ondas de choque e promover lesões no tecido neural. A fita de espuma não deve ser usada para prender o cateter epidural, pois esse tipo de fita demonstrou dissipar a energia das ondas de choque quando está em seu caminho. A anestesia espinal também pode ser usada satisfatoriamente, mas oferece menos controle sobre o nível sensorial e uma duração incerta da cirurgia; por essa razão, a anestesia epidural é geralmente preferível nesse cenário.

As desvantagens da anestesia regional ou da sedação incluem a incapacidade de controlar o movimento diafragmático (excursão diafragmática excessiva pode deslocar o cálculo para fora do foco da onda e prolongar o procedimento) e bradicardia (isso prolongará o procedimento quando as ondas de choque forem acopladas ao ECG). Glicopirrolato pode ser administrado para acelerar o procedimento de LEOC.

D. Anestesia geral

A anestesia geral endotraqueal permite o controle da excursão diafragmática durante a litotripsia usando litotriptores de banho de água mais antigos. O procedimento é complicado pelos riscos inerentes associados à colocação de um paciente anestesiado em decúbito dorsal em uma cadeira, elevando e abaixando a cadeira em um banho de água até a profundidade do ombro e, em seguida, invertendo a sequência no final. É preferível uma técnica leve de anestesia geral em conjunto com um relaxante muscular. O relaxante muscular garante a imobilidade do paciente e o controle do movimento diafragmático.

E. Cuidados com anestesia monitorada

A anestesia monitorada com midazolam intravenoso e fentanila geralmente é adequada para a litotripsia moderna de baixa energia. Sedação mais profunda também pode ser usada.

F. Monitorização

A monitorização padrão da anestesia deve ser usada para sedação consciente ou profunda ou para anestesia geral. *Arritmias supraventriculares podem ocorrer mesmo com choques sincronizados com a onda R.* Com a litotripsia por imersão, os eletrodos de ECG devem ser fixados com segurança por um curativo à prova d'água. As temperaturas do banho e do paciente devem ser monitorizadas para evitar hipotermia ou hipertermia.

G. Manejo de fluidos

A fluidoterapia intravenosa costuma ser generosa. Após um bólus intravenoso inicial de líquido cristaloide, 1.000 a 2.000 mL adicionais são normalmente administrados com uma baixa dose de furosemida para manter o fluxo urinário rápido e eliminar os detritos de cálculos e coágulos sanguíneos. Pacientes com reserva cardíaca comprometida requerem fluidoterapia mais conservadora.

CIRURGIA NÃO ONCOLÓGICA DO URETER SUPERIOR E RINS

Procedimentos urológicos laparoscópicos, incluindo nefrectomia parcial e total, nefrectomia de doador vivo, litotomia e pieloplastia, são cada vez mais utilizados devido às vantagens como menos dor perioperatória, período menor de internação, recuperação e retorno às funções relativamente rápidos. Ambas as abordagens, transperitoneal e retroperitoneal, foram desenvolvidas. Uma técnica assistida manualmente emprega uma incisão adicional maior que permite ao cirurgião inserir uma mão para obter sensação tátil e facilitar a dissecção. O manejo anestésico é semelhante ao de qualquer procedimento laparoscópico.

Procedimentos abertos para cálculos renais no ureter superior e na pelve renal e nefrectomias para doenças não malignas são frequentemente realizados na posição de "repouso renal" ou flexão lateral. Com o paciente em decúbito lateral total, a perna dependente é flexionada, a outra perna é estendida e um acolchoamento é colocado entre as pernas. Um rolo axilar é colocado abaixo da parte superior do tórax dependente para minimizar o risco de lesão do plexo braquial. Em seguida, a mesa cirúrgica é estendida para alcançar a separação máxima entre a crista ilíaca e a margem costal na região da cirurgia, e o repouso renal (uma barra no sulco onde a mesa se dobra) é elevado para erguer a crista ilíaca não dependente e melhorar a exposição cirúrgica.

A posição de flexão lateral está associada a efeitos respiratórios e circulatórios adversos. A capacidade residual funcional é reduzida no pulmão dependente, mas pode aumentar no pulmão não dependente. No paciente anestesiado submetido à ventilação controlada, o desequilíbrio entre ventilação/perfusão ocorre porque o pulmão dependente recebe maior fluxo sanguíneo do que o pulmão não dependente, enquanto o pulmão não dependente recebe maior ventilação, predispondo o paciente à atelectasia no pulmão dependente e à hipoxemia induzida por *shunt*. O gradiente arterial-expiratório final para o dióxido de carbono aumenta progressivamente durante a anestesia geral nessa posição, indicando que a ventilação do espaço morto também aumenta no pulmão não dependente. Além disso, a elevação do repouso renal pode diminuir significativamente o débito cardíaco em alguns pacientes pela compressão da veia cava inferior. O acúmulo venoso nas pernas potencializa a vasodilatação induzida pela anestesia.

A colocação inicial de pelo menos um cateter intravenoso de grande calibre é recomendada devido ao potencial de perda significativa de sangue e ao acesso vascular limitado na posição lateral fletida. Em geral, cateteres arteriais são utilizados. A localização do tubo endotraqueal pode ser alterada durante o posicionamento; assim, a colocação adequada do tubo endotraqueal deve ser novamente verificada após o posicionamento final do paciente antes da preparação da pele e da colocação do campo cirúrgico. É possível que ocorra pneumotórax no intraoperatório como resultado da entrada cirúrgica no espaço pleural.

CIRURGIA DE MALIGNIDADES UROLÓGICAS

Índices melhorados de sobrevida para pacientes com câncer urológico após ressecções cirúrgicas radicais resultaram em aumento no número de procedimentos realizados para câncer de próstata, bexiga, testículo e rim. O desejo de recuperação acelerada e menos complicada com incisões menores e menos dolorosas levou ao desenvolvimento de cirurgias pélvicas e abdominais laparoscópicas, incluindo prostatectomia radical, cistectomia, dissecção de linfonodos pélvicos, nefrectomia e adrenalectomia. A tecnologia assistida por robô está sendo cada vez mais aplicada a esses procedimentos.

Muitos procedimentos urológicos são realizados com o paciente em posição supina hiperestendida para facilitar a exposição da pelve durante a dissecção de linfonodos pélvicos, prostatectomia retropúbica ou cistectomia (Figura 32-3). O paciente é posicionado em decúbito dorsal com a crista ilíaca sobre a separação na mesa cirúrgica, e a mesa é estendida de modo que a distância entre a crista ilíaca e a margem costal aumente ao máximo. Deve-se ter cautela para evitar colocar pressão excessiva na coluna do paciente. A mesa cirúrgica também é inclinada em cefalodeclive com o objetivo de tornar o campo cirúrgico horizontal. Na posição de perna de sapo, uma variação da posição supina hiperestendida, os joelhos também são flexionados e os quadris são abduzidos e girados externamente.

1. Câncer de próstata

Considerações pré-operatórias

O adenocarcinoma da próstata é o câncer não cutâneo mais comum em homens, ficando atrás apenas do câncer de pulmão como a causa mais comum de mortes por câncer em homens com mais de 55 anos. Aproximadamente um em cada seis homens será diagnosticado com câncer de próstata em sua vida. O manejo varia de observação à cirurgia radical. Variáveis importantes incluem o grau e o estágio da malignidade, a idade do paciente, o nível de antígeno prostático específico (PSA, do inglês *prostate-specific antigen*) no sangue e a presença de comorbidade clínica. A ultrassonografia transretal, ocasionalmente guiada por ressonância magnética (RM) prévia, é usada para direcionar biópsias transretais. O estadiamento clínico baseia-se no *escore de Gleason* das peças de biópsia, na RM para determinar se há migração do tumor para linfonodos regionais e em cintilografia óssea.

Considerações intraoperatórias

Pacientes com câncer de próstata podem ser encaminhados à sala de cirurgia para prostatectomia retropúbica radical aberta com dissecção de linfonodo, prostatectomia

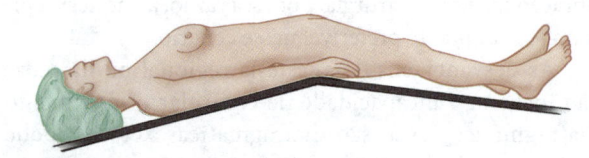

FIGURA 32-3 A posição hiperestendida. (Reproduzida com permissão de Skinner DG, Lieskovsky G. *Diagnosis and Management of Genitourinary Cancer*. Filadélfia, PA: WB Saunders; 1988.)

radical laparoscópica assistida por robô com dissecção de linfonodo pélvico, prostatectomia de resgate (após falha da radioterapia), crioablação ou orquiectomia bilateral para terapia de privação androgênica.

A. Prostatectomia retropúbica radical

A prostatectomia retropúbica radical aberta geralmente é realizada por meio de uma incisão abdominal na linha média inferior. Pode ser resolutiva para câncer de próstata localizado ou ocasionalmente usada como procedimento de resgate após falha da radioterapia. A próstata é removida em bloco com as vesículas seminais, os ductos ejaculatórios e parte do colo vesical. Uma técnica "poupadora de nervos" pode ser empregada para lesões menores e bem definidas com a intenção de preservar a função sexual. Após a prostatectomia, o colo vesical restante é anastomosado diretamente à uretra por meio de um cateter vesical de demora. O cirurgião pode solicitar a administração endovenosa de índigo-carmim para visualização dos ureteres, e esse corante pode estar associado à hipertensão ou à hipotensão.

A prostatectomia retropúbica radical pode ser acompanhada por perda significativa de sangue na cirurgia para justificar transfusão. A maioria das unidades clínicas usa monitorização direta da pressão arterial, e a monitorização da pressão venosa central também pode ser empregada. Outras unidades utilizam rotineiramente a monitorização não invasiva do débito cardíaco (p. ex., *LiDCOrapid* ou *FloTrac/Vigileo*). A perda sanguínea na cirurgia varia consideravelmente de cirurgião para cirurgião, com valores típicos inferiores a 500 mL. Os fatores que influenciam a perda de sangue incluem o tamanho da próstata, a duração da cirurgia e a habilidade e experiência do cirurgião. Perda de sangue e morbidade e mortalidade operatórias são semelhantes em pacientes que recebem anestesia geral e naqueles que recebem anestesia regional. A anestesia neuroaxial requer um nível sensorial T6, no entanto, esses pacientes geralmente não toleram anestesia regional sem sedação profunda, a menos que a posição supina hiperestendida seja moderada. A combinação de uma posição de Trendelenburg prolongada com a administração de quantidades significativas de fluidos intravenosos raramente pode produzir edema das vias aéreas superiores. O risco de hipotermia deve ser minimizado utilizando uma manta de aquecimento por sistema de ar forçado e um aquecedor de fluido intravenoso.

As complicações pós-operatórias incluem hemorragia; trombose venosa profunda (TVP) que pode causar embolia pulmonar; lesões no nervo obturatório, ureter e reto; e incontinência urinária e impotência. A dissecção cirúrgica extensa ao redor das veias pélvicas aumenta o risco de embolia gasosa venosa intraoperatória e de complicações tromboembólicas pós-operatórias. Uma abordagem de recuperação aprimorada para cuidados perioperatórios deve ser padrão. Embora a anestesia epidural possa reduzir a incidência de trombose venosa profunda pós-operatória após prostatectomia aberta, essa técnica benéfica pode ser limitada pelo uso rotineiro de profilaxia medicamentosa para TVP no pós-operatório e, na era de recuperação avançada, é usada com menor frequência. O cetorolaco e o paracetamol são usados como adjuvantes analgésicos e demonstraram melhorar a analgesia e, em razão dos seus efeitos poupadores de opioides, diminuem a necessidade de opioides e promovem o retorno mais precoce da função intestinal.

B. Prostatectomia radical laparoscópica assistida por robô

A prostatectomia radical laparoscópica assistida por robô com dissecção de linfonodos pélvicos difere da maioria dos outros procedimentos laparoscópicos pelo uso frequente da posição de Trendelenburg íngreme (> 30°) para exposição cirúrgica. O posicionamento do paciente, a duração do procedimento, a necessidade de distensão abdominal e a conveniência de aumentar a ventilação-minuto requerem o uso de anestesia geral endotraqueal. O óxido nitroso é evitado para prevenir a distensão intestinal. A maioria das prostatectomias radicais é realizada por laparoscopia, e quase todas as prostatectomias laparoscópicas nos Estados Unidos são assistidas por robô. Quando comparada com a prostatectomia retropúbica aberta, a prostatectomia laparoscópica assistida por robô está associada a um período prolongado de procedimento, mas com menos perda de sangue e menos transfusões de sangue, menores escores de dor pós-operatória e menor necessidade de opioides, menos náuseas e vômitos no pós-operatório e menor período de internação hospitalar. A posição de Trendelenburg íngreme pode causar edema dos tecidos da cabeça e pescoço e aumento da pressão intraocular. As complicações relatadas associadas a essa posição incluem edema das vias aéreas superiores e desconforto respiratório pós-extubação, perda visual pós-operatória envolvendo neuropatia óptica isquêmica ou descolamento de retina e lesão do plexo braquial. O cirurgião deve ser constantemente informado quanto ao período durante o qual a posição de Trendelenburg íngreme é mantida. Alguns centros cirúrgicos abandonaram totalmente o uso rotineiro da posição de Trendelenburg íngreme.

A maioria dos profissionais médicos usa um único cateter intravenoso de grande calibre. O risco de hipotermia deve ser minimizado por meio da utilização de uma manta de aquecimento por sistema de ar forçado e um aquecedor de fluido intravenoso. A analgesia pós-operatória adequada é fornecida por cetorolaco ou paracetamol, ou ambos, e suplementada conforme necessário com opioides. A analgesia epidural pós-operatória não se justifica devido aos escores de dor pós-operatória relativamente baixos e porque os pacientes podem receber alta 24 horas após a cirurgia.

C. Orquiectomia bilateral

A orquiectomia bilateral pode ser realizada para privação de androgênios em casos de câncer de próstata metastático. O procedimento é relativamente curto (20-45 min) e é realizado por meio de uma única incisão escrotal na linha média. Embora a orquiectomia bilateral possa ser realizada com anestesia local ou regional, a maioria dos pacientes e muitos anestesistas preferem a anestesia geral, normalmente administrada por meio de máscara laríngea, ou a anestesia espinal.

2. Câncer de bexiga

Considerações pré-operatórias

O câncer de bexiga ocorre em pacientes com idade média de 65 anos, com uma proporção de 3:1 entre homens e mulheres. O carcinoma de células transicionais da bexiga fica atrás apenas do adenocarcinoma da próstata como a neoplasia maligna mais comum do trato geniturinário masculino. A associação entre o tabagismo e o carcinoma de bexiga resulta na coexistência de doença arterial coronariana e doença pulmonar obstrutiva crônica (DPOC) em muitos desses pacientes. É possível que haja doença renal subjacente relacionada à idade ou à obstrução do trato urinário. O estadiamento inclui cistoscopia e exames de imagem. A quimioterapia intravesical é empregada para tumores superficiais, e a *ressecção transuretral de tumores de bexiga* (RTUTB) é realizada por cistoscopia para tumores de bexiga não invasivos de baixo grau. Alguns pacientes podem receber radiação pré-operatória para reduzir o tumor antes da cistectomia radical. Em geral, a derivação urinária é realizada imediatamente após a cistectomia.

Considerações intraoperatórias

A. Ressecção transuretral da bexiga

Os tumores da bexiga podem ocorrer em vários sítios dentro da bexiga, e os tumores localizados lateralmente podem estar próximos ao nervo obturatório. Nesses casos, se a anestesia espinal for administrada ou se a anestesia geral for administrada sem o uso de relaxante muscular, o uso do ressectoscópio de cauterização pode resultar em estimulação do nervo obturatório e adução das pernas. Os urologistas geralmente preferem não ser atingidos pelo joelho do paciente; portanto, ao contrário da RTUP, os procedimentos RTUTB são realizados com maior frequência com anestesia geral e bloqueio neuromuscular. A RTUTB, ao contrário da RTUP, raramente está associada à absorção de quantidades significativas de solução de irrigação.

B. Cistectomia radical

Com a cistectomia radical, todos os órgãos pélvicos anteriores – incluindo bexiga, próstata e vesículas seminais – são removidos nos homens; a bexiga, o útero, o colo do útero, os ovários e parte da abóbada vaginal anterior podem ser removidos em mulheres. A dissecção de gânglios pélvicos e a derivação urinária também são realizadas. A cistectomia radical está associada ao maior risco de morbidade e mortalidade perioperatórias entre todos os principais procedimentos urológicos, especialmente na população mais idosa. No entanto, as melhorias contínuas na quimioterapia neoadjuvante e os programas de recuperação aprimorada após a cirurgia resultaram em índices progressivamente menores de morbidade e mortalidade perioperatórias, bem como em índices mais altos de sobrevida de 1 e 5 anos. Quando comparada com a cistectomia radical aberta, a cistectomia radical assistida por robô está associada à redução de complicações perioperatórias, à menor perda de sangue e transfusão e a menor período de internação.

A duração da cistectomia radical em geral é de 4 a 6 horas, e a transfusão de sangue é frequentemente necessária. A anestesia geral endotraqueal com um relaxante muscular proporciona condições cirúrgicas ideais. A anestesia com hipotensão controlada pode reduzir a perda sanguínea intraoperatória e os requisitos de transfusão na cistectomia aberta, e alguns cirurgiões também acreditam que ela melhora a visualização cirúrgica. Contudo, a manutenção da pressão arterial média abaixo de 55 a 65 mmHg pode estar associada a um risco elevado de lesão renal aguda e de acidente vascular cerebral. A anestesia epidural contínua pode facilitar a hipotensão induzida, diminuir a necessidade de anestesia geral e facilitar a analgesia pós-operatória. A administração intraoperatória otimizada de fluidos (usando monitorização não invasiva do débito cardíaco) pode reduzir a necessidade de transfusão de sangue, as complicações pós-operatórias e o período de internação hospitalar. A infusão epidural contínua ou o bloqueio do plano transverso do abdome (*TAP block*, do inglês *transversus abdominis plane block*) são frequentemente usados para analgesia pós-operatória.

A maioria dos profissionais médicos colocará um cateter arterial junto com dois acessos intravenosos calibrosos. O débito urinário está correlacionado com o progresso da cirurgia, uma vez que o caminho da coleta urinária é interrompido precocemente durante a maioria desses procedimentos. Como em todos os procedimentos cirúrgicos demorados, o risco de hipotermia é minimizado pelo uso de uma manta de aquecimento por sistema de ar forçado e aquecimento de fluidos intravenosos.

C. Derivação urinária

A derivação urinária (i.e., implantação dos ureteres em um segmento do intestino) costuma ser realizada imediatamente após a cistectomia radical. O segmento intestinal selecionado é deixado *in situ*, como na ureterossigmoidostomia, ou dividido com seu suprimento sanguíneo mesentérico intacto e ligado a um estoma cutâneo ou à uretra. Além disso, o intestino isolado pode funcionar como um conduto (p. ex., *conduto ileal*) ou ser reconstruído para formar um reservatório continente (*neobexiga*). Os condutos podem ser formados a partir do íleo, jejuno ou cólon.

Os principais objetivos anestésicos para os procedimentos de derivação urinária incluem manter o paciente bem hidratado e manter um débito urinário ativo assim que os ureteres forem abertos. A anestesia neuroaxial geralmente produz atividade parassimpática sem oposição devido ao bloqueio simpático, o que resulta em um intestino contraído e hiperativo, dificultando tecnicamente a construção de um reservatório ileal continente. Papaverina (100-150 mg em infusão intravenosa lenta durante 2-3 h), glicopirrolato (1 mg) ou glucagon (1 mg) podem aliviar esse problema.

O contato prolongado da urina com a mucosa intestinal devido ao fluxo urinário lento pode produzir distúrbios metabólicos significativos. Hiponatremia, hipocloremia, hipercalemia e acidose metabólica podem ocorrer após a construção dos condutos jejunais. Em contrapartida, os condutos colônico e ileal podem estar associados à acidose metabólica hiperclorêmica. O uso de *stents* ureterais temporários e a manutenção de alto fluxo urinário ajudam a amenizar esse problema no pós-operatório imediato.

3. Câncer de testículo

Considerações pré-operatórias

Os tumores testiculares são classificados como seminomas ou não seminomas. O tratamento inicial para todos os tumores é a orquiectomia radical (inguinal), e o manejo posterior depende da histologia do tumor. A dissecção de linfonodos retroperitoneais (DLNRP) desempenha um papel importante no estadiamento e no manejo de pacientes com tumores de células germinativas não seminomatosos. A doença em estágio inicial é controlada com DLNRP ou, em alguns casos, por observação. A doença em estágio avançado é geralmente tratada com quimioterapia seguida de DLNRP.

Ao contrário de outros tipos de tecidos, os seminomas são tumores muito radiossensíveis, tratados principalmente com radioterapia retroperitoneal. A quimioterapia é administrada para pacientes que apresentam recidiva após a radiação. Pacientes com seminomas grandes e volumosos ou com níveis elevados de α-fetoproteína (em geral associados a não seminomas) são tratados principalmente com quimioterapia. Agentes quimioterapêuticos normalmente incluem cisplatina, vincristina, vimblastina, ciclofosfamida, dactinomicina, bleomicina e etoposido. Em geral, a DLNRP é realizada em pacientes com tumor residual após a quimioterapia.

Os pacientes submetidos à DLNRP para câncer de testículo são, em geral, jovens (15-35 anos), mas apresentam maior risco de morbidade devido aos efeitos residuais da quimioterapia e da radioterapia no pré-operatório. Além da supressão da medula óssea, pode ocorrer toxicidade específica de órgãos, como disfunção renal após cisplatina, fibrose pulmonar após bleomicina e neuropatia após vincristina.

Considerações intraoperatórias

A. Orquiectomia radical

A orquiectomia inguinal pode ser realizada com anestesia regional ou geral. O manejo anestésico pode ser complicado por bradicardia reflexa por tração no cordão espermático.

B. Dissecção de linfonodos retroperitoneais

O retroperitônio é geralmente acessado por meio de uma incisão mediana, mas independente da abordagem cirúrgica, todo o tecido linfático entre os ureteres dos vasos renais até a bifurcação ilíaca é removido. Com a DLNRP padrão, todas as fibras simpáticas são comprometidas, resultando em perda da ejaculação normal e infertilidade. Uma técnica modificada, que pode ajudar a preservar a fertilidade, limita a dissecção abaixo da artéria mesentérica inferior para incluir tecido linfático apenas na região ipsilateral do tumor testicular.

Os pacientes submetidos à dissecção retroperitoneal de linfonodos e que receberam bleomicina antes da cirurgia apresentam um risco elevado de desenvolver insuficiência pulmonar no pós-operatório. Esses pacientes, em particular, podem estar em risco de toxicidade por oxigênio e sobrecarga de fluidos e de desenvolver síndrome da angústia respiratória aguda no pós-operatório. O manejo anestésico deve incluir o uso da menor concentração inspirada de oxigênio compatível com uma saturação de oxigênio acima de 90%. A pressão positiva no final da expiração (5-10 cmH_2O) pode ajudar a otimizar a oxigenação.

As perdas evaporativas e redistributivas de fluidos com a DLNRP aberta podem ser consideráveis devido à incisão significativa e à extensa dissecção cirúrgica. A retratação da veia cava inferior durante a cirurgia frequentemente resulta em hipotensão arterial transitória.

A dor pós-operatória associada às incisões da DLNRP aberta é grave; a analgesia epidural contínua, morfina ou hidromorfona intratecal ou o *TAP block* devem ser considerados. Como a ligadura das artérias intercostais durante as dissecções da lateral esquerda raramente resulta em paraplegia, pode ser prudente documentar a função motora normal no pós-operatório antes da instituição da analgesia epidural. A artéria radicular magna (artéria de Adamkiewicz), que é suprida por esses vasos e é responsável pela maior parte do sangue arterial para a metade inferior da medula espinal, surge na lateral esquerda na maioria das pessoas. É importante observar que, após a DLNRP modificada, a simpatectomia unilateral geralmente faz a perna no mesmo lado ficar mais aquecida do que a do lado oposto. Pacientes que se submeteram à DLNRP frequentemente relatam dor forte por espasmo da bexiga na unidade de cuidados pós-anestésicos.

4. Câncer de rim

Considerações pré-operatórias

O carcinoma de células renais é a causa de aproximadamente 3% de todos os cânceres adultos e 95% de todos os cânceres renais. Tem um pico de incidência entre a quinta e a sexta décadas de vida, com uma proporção de dois homens para uma mulher. Em geral, é identificado incidentalmente no curso da avaliação de um problema clínico supostamente não relacionado, como uma RM realizada para avaliação de dor lombar. A tríade clássica de hematúria, dor lombar e massa palpável ocorre em apenas 10% dos pacientes, e o tumor muitas vezes causa sintomas apenas depois de ter crescido consideravelmente em tamanho. O carcinoma de células renais é com frequência associado a síndromes paraneoplásicas, como eritrocitose, hipercalcemia, hipertensão e disfunção hepática não metastática. Tumores confinados ao rim podem ser tratados por nefrectomia parcial ou total aberta ou laparoscópica, ou por crioablação percutânea ou ablação por radiofrequência. O tratamento cirúrgico paliativo pode envolver a redução mais extensa do volume tumoral. Em cerca de 5 a 10% dos pacientes, o tumor se estende para a veia renal e para a veia cava inferior como um trombo (**Figura 32-4**) e, em alguns casos, se aproxima ou entra no átrio direito. O estadiamento inclui tomografias computadorizadas (TCs) ou RM e um arteriograma. A embolização arterial pré-operatória pode reduzir a massa tumoral e a perda sanguínea durante a cirurgia.

A avaliação pré-operatória do paciente com carcinoma renal deve se concentrar no estadiamento do tumor, na função renal, na presença de doenças sistêmicas coexistentes e nas necessidades de manejo anestésico ditadas pela extensão prevista da ressecção cirúrgica. A disfunção preexistente da função renal depende do tamanho do tumor no rim afetado, bem como de distúrbios sistêmicos coexistentes, como hipertensão, diabetes e doença arterial coronariana (DAC). O tabagismo é um fator de risco bem estabelecido para o carcinoma de células renais, e esses pacientes têm alta incidência de DAC e DPOC subjacente. Embora alguns pacientes apresentem eritrocitose, a maioria é anêmica.

Considerações intraoperatórias

A. Crioablação percutânea ou ablação por radiofrequência

Em geral, tumores renais relativamente pequenos sem metástase sofrem ablação por radiologistas intervencionistas usando criosondas percutâneas ou sondas de radiofrequência com orientação ultrassonográfica ou de TC. Isso pode ser feito em regime ambulatorial ou de permanência de 23 horas. Os monitores de rotina da American Society of Anesthesiologists (ASA) são usados, e a anestesia geral endotraqueal com relaxamento muscular costuma ser empregada para minimizar o risco de movimento do paciente durante o procedimento. Uma sonda vesical é normalmente usada se a duração do procedimento for prevista para mais 2 a 3 horas. Precauções devem ser tomadas para pacientes com marca-passos ou CDIs submetidos à ablação por radiofrequência (ver Capítulo 21). O paciente geralmente é colocado na posição lateral ou em decúbito ventral. O paciente pode sofrer dor significativa no pós-operatório de duração limitada, sendo necessária a administração de analgesia intravenosa.

B. Nefrectomia radical

Esta cirurgia pode ser realizada por meio de uma incisão anterior subcostal, lombar ou (raramente) na linha média. A técnica laparoscópica assistida manualmente é com frequência utilizada para nefrectomia parcial ou total associada a uma massa tumoral menor. Muitas unidades optam por uma abordagem toracoabdominal para tumores grandes, sobretudo quando há trombo tumoral presente. O rim, a glândula suprarrenal e a gordura perirrenal são removidos em bloco com a fáscia de Gerota circundante. É administrada anestesia geral com intubação endotraqueal, frequentemente em combinação com anestesia epidural.

Essa cirurgia tem potencial para uma perda de sangue extensa porque esses tumores são muito vasculares e com frequência muito grandes. Em geral, são usados dois acessos intravenosos de grande calibre com um cateter arterial periférico. Ecocardiografia transesofágica (ETE), Doppler esofágico ou análise de onda de pulso periférica (Lidco ou Vigileo) são frequentemente usados para monitorização hemodinâmica. Utiliza-se ETE em todos os pacientes com trombo na veia cava. A retração da veia cava inferior pode estar associada à hipotensão arterial transitória. Somente breves períodos de hipotensão controlada devem ser usados para reduzir a perda de sangue devido ao potencial de lesão renal aguda no rim do lado oposto. A vasoconstrição reflexa no rim não afetado também pode resultar em lesão renal aguda.

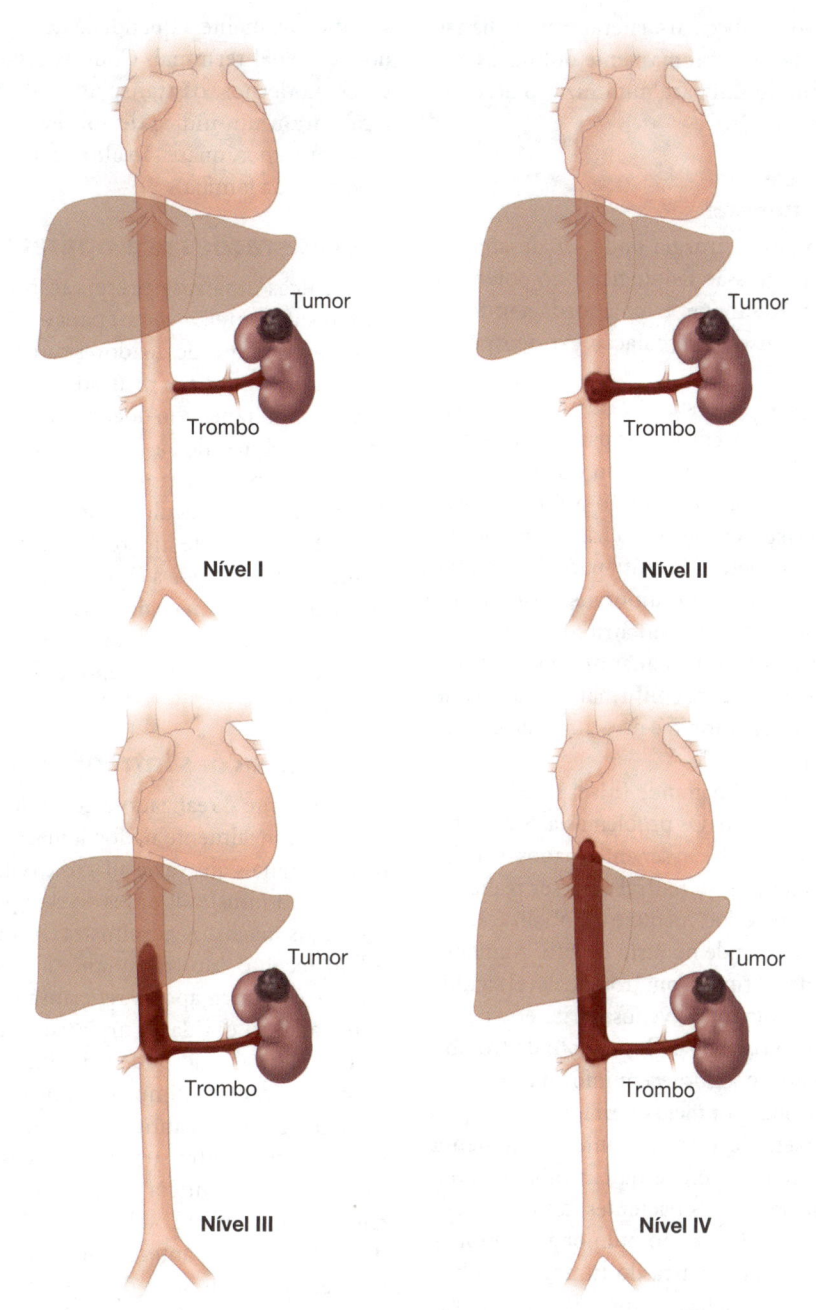

FIGURA 32-4 Classificação de Mayo da invasão de trombo venoso no carcinoma de células renais. Nível I: o trombo tumoral localiza-se na entrada da veia renal ou dentro da veia cava inferior (VCI) a menos de 2 cm da confluência da veia renal com a VCI. Nível II: o trombo se estende dentro da VCI mais de 2 cm acima da confluência da veia renal com a VCI, mas ainda permanece abaixo das veias hepáticas. Nível III: o trombo envolve a VCI intra-hepática. O tamanho do trombo varia de uma cauda estreita que se estende para a VCI até uma que preenche o lúmen e aumenta a VCI. Nível IV: o trombo se estende acima do diafragma ou para o átrio direito. (Reproduzida com permissão de Morita Y, Ayabe K, Nurok M, et al. *Perioperative anesthetic management for renal cell carcinoma with venal caval thrombus extending into the right atrium: case series. J Clin Anesth.* Fevereiro de 2017;36:39-46.)

Se for utilizada a anestesia combinada geral e epidural, a administração do anestésico local epidural geralmente é adiada até que o risco de perda significativa de sangue durante a cirurgia tenha passado. Assim como em todos os procedimentos cirúrgicos prolongados, o risco de hipotermia deve ser minimizado utilizando monitorização da temperatura central, mantas de aquecimento por sistema de ar forçado e aquecimento de fluidos intravenosos. As incisões subcostais, laterais ou medianas para nefrectomia aberta são extremamente dolorosas, e a analgesia epidural é muito útil para minimizar o desconforto e acelerar a recuperação.

C. Nefrectomia radical com excisão de trombo tumoral

O manejo anestésico desta cirurgia pode ser desafiador devido ao grau de transgressão fisiológica e ao potencial de perda significativa de sangue. Uma abordagem toracoabdominal permite o uso de circulação extracorpórea quando necessário.

A cirurgia pode prolongar significativamente e melhorar a qualidade de vida, e, em alguns pacientes, as metástases podem regredir após a ressecção do tumor primário. Um exame de ventilação-perfusão pré-operatório pode detectar a pré-existência de embolização pulmonar do trombo. A ETE intraoperatória é útil para determinar se a margem superior do trombo tumoral se estende até o diafragma, acima do diafragma, no átrio direito ou até mesmo através da valva atrioventricular direita (tricúspide). A ETE também é usada para confirmar a ausência de tumor na veia cava, no átrio direito e no ventrículo direito após uma cirurgia bem-sucedida.

A presença de um trombo grande (nível II, III ou IV) complica o manejo anestésico. Os problemas associados à transfusão maciça de sangue devem ser antecipados (ver Capítulo 51). O cateterismo venoso central deve ser realizado com cautela para evitar o deslocamento e a embolização do trombo tumoral que se estende no átrio direito. Aumento da pressão venosa central é típico com trombo caval significativo e reflete o grau de obstrução venosa. Cateteres de artéria pulmonar correm o risco de deslocamento do trombo tumoral no átrio direito e não fornecem informações úteis que não possam ser obtidas por meio da ETE.

Obstrução completa da veia cava inferior aumenta acentuadamente a perda de sangue na cirurgia devido a colaterais venosos dilatados. Os pacientes também estão em risco expressivo de embolização pulmonar intraoperatória potencialmente catastrófica do tumor. A embolização tumoral pode ser sinalizada por arritmias supraventriculares súbitas, dessaturação arterial e hipotensão sistêmica profunda. A ETE é crítica nessa situação. A circulação extracorpórea pode ser usada quando o tumor não pode ser puxado de volta do átrio direito para a cava e, muitas vezes, é mantida em disponibilidade imediata para casos envolvendo trombo tumoral extenso. A heparinização e a hipotermia aumentam consideravelmente a perda de sangue na cirurgia.

TRANSPLANTE RENAL

O sucesso do transplante renal, que se deve em grande parte aos avanços na terapia imunossupressora, melhorou significativamente a qualidade de vida dos pacientes com doença renal terminal. Com os regimes imunossupressores modernos, os transplantes de doadores cadáveres alcançaram um índice de sobrevida do enxerto de 80 a 90% em 3 anos, quase tão alto quanto o de doadores vivos membros da família.

Considerações pré-operatórias

As técnicas atuais de preservação de órgãos permitem tempo suficiente (24-48 h) para diálise pré-operatória de receptores de rins de doadores cadáveres. Os transplantes de doadores vivos são realizados de forma eletiva com cirurgias simultâneas do doador e do receptor. Para pacientes submetidos a transplante renal, a concentração sérica pré-operatória de potássio deve estar abaixo de 5,5 mEq/L, e coagulopatias existentes devem ser corrigidas. Há relatos de hipercalemia depois da liberação do clampe vascular após a conclusão da anastomose arterial, particularmente em pacientes pediátricos e outros pacientes de baixa estatura. A liberação do potássio contido na solução conservante foi apontada como a causa desse fenômeno.

Considerações intraoperatórias

O transplante é realizado colocando-se o rim do doador retroperitonealmente na fossa ilíaca e anastomosando-se os vasos renais aos vasos ilíacos e o ureter à bexiga. A heparina é administrada antes do clampeamento temporário dos vasos ilíacos. A administração intravenosa de manitol ao receptor do transplante ajuda a estabelecer uma diurese osmótica após a reperfusão. A imunossupressão é iniciada no dia da cirurgia com uma combinação de medicamentos que podem incluir corticosteroides, ciclosporina ou tacrolimo, azatioprina ou micofenolato de mofetila, globulina antitimócito, anticorpos monoclonais direcionados contra subconjuntos específicos de linfócitos T (OKT3) e anticorpos contra o receptor de interleucina-2 (daclizumabe ou basiliximabe). O anestesiologista deve discutir com antecedência com a equipe cirúrgica o momento e a dosagem de quaisquer agentes imunossupressores que precisem ser administrados perioperatoriamente. A nefrectomia do receptor para um transplante malsucedido pode ser realizada para hipertensão intratável ou infecção crônica.

A. Escolha da anestesia

A maioria dos transplantes renais é realizada com anestesia geral, embora a anestesia espinal e a epidural tenham sido utilizadas. Todos os agentes anestésicos gerais foram empregados sem qualquer efeito prejudicial aparente na função do enxerto. O cisatracúrio pode ser o relaxante muscular de escolha, pois não depende da excreção renal para eliminação. Com monitorização neuromuscular rigorosa, outros relaxantes podem ser usados com segurança.

B. Monitorização

Uma sonda vesical é colocada no pré-operatório, além dos monitores de rotina, e o fluxo urinário ativo após a anastomose arterial geralmente indica função adequada do enxerto. Se o período de isquemia do enxerto foi prolongado, uma fase oligúrica pode preceder a fase diurética, caso em que a fluidoterapia intravenosa deve ser adequadamente ajustada. A administração de furosemida ou manitol adicional pode ser indicada em tais casos. Há relatos de hipercalemia após a liberação do clampe vascular depois da conclusão da anastomose arterial, particularmente em pacientes pediátricos e outros pacientes de baixa estatura, e a liberação do potássio contido na solução conservante foi apontada como a causa desse fenômeno. A lavagem do rim do doador com solução de Ringer lactato gelada pouco antes da anastomose vascular pode ajudar a evitar esse problema. As concentrações séricas de eletrólitos (particularmente o potássio) devem ser monitoradas rigorosamente após a conclusão da anastomose. A hipercalemia pode ser suspeitada pela elevação da onda T no ECG.

DISCUSSÃO DE CASO

Hipotensão na sala de recuperação

Um homem de 79 anos com histórico de infarto agudo do miocárdio inferior foi admitido na sala de recuperação após RTUP sob anestesia geral. O procedimento durou 90 minutos e foi relatado como não complicado. Na admissão, o paciente é extubado, mas ainda se apresenta não responsivo, e os sinais vitais estão estáveis. Vinte minutos depois, observa-se que ele está acordado, mas inquieto. Ele começa a tremer intensamente, sua pressão arterial diminui para 80/35 mmHg, e suas respirações aumentam para 40 respirações/min. O monitor à beira do leito mostra uma taquicardia sinusal de 140 batimentos/min e uma saturação de oxigênio de 92%.

Qual é o diagnóstico diferencial?

O diagnóstico diferencial de hipotensão após RTUP sempre deve incluir (1) hemorragia, (2) síndrome de RTUP, (3) perfuração da bexiga, (4) infarto ou isquemia do miocárdio, (5) sepse e (6) coagulação intravascular disseminada (CIVD).

Outras possibilidades (ver Capítulo 56) são menos prováveis neste cenário, mas devem sempre ser consideradas, especialmente quando o paciente não responde às medidas apropriadas (ver adiante).

Com base no histórico, qual é o diagnóstico mais provável?

Um diagnóstico não pode ser feito com certeza razoável neste momento, e o paciente requer uma avaliação mais aprofundada. No entanto, a hipotensão e o tremor devem ser tratados rapidamente devido ao histórico de DAC. A hipotensão compromete seriamente a perfusão coronariana, e o tremor aumenta significativamente a demanda de oxigênio pelo miocárdio (ver Capítulo 21).

Quais práticas diagnósticas seriam úteis?

O exame rápido do paciente é extremamente útil para reduzir as possibilidades. A hemorragia da próstata deve ser aparente no efluente do sistema de irrigação contínua da bexiga colocado após o procedimento. Relativamente pouco sangue na urina a faz parecer cor-de-rosa ou vermelha; uma hemorragia intensa costuma ser aparente como drenagem grosseiramente sanguinolenta. Ocasionalmente, a drenagem pode ser escassa devido a coágulos que bloqueiam o cateter de drenagem; a irrigação do cateter é indicada nesses casos.

Os sinais clínicos de perfusão periférica desempenham um papel importante. Pacientes hipovolêmicos apresentam pulsos periféricos diminuídos, e seus membros geralmente estão frios e podem estar cianóticos. A perfusão inadequada é consistente com hemorragia, perfuração da bexiga, CIVD e isquemia grave ou infarto do miocárdio. Um pulso periférico cheio e vibrátil com membros quentes sugere sepse, mas nem sempre é um sintoma presente. Deve-se buscar sinais de sobrecarga de fluidos, como distensão das veias jugulares, crepitações pulmonares e um galope S_3. A sobrecarga de fluidos é mais consistente com a síndrome de RTUP, mas também pode ser observada em infarto do miocárdio ou isquemia quando resulta em insuficiência cardíaca congestiva.

O abdome deve ser examinado em busca de sinais de perfuração. Um abdome rígido e sensível ou distendido é particularmente sugestivo de perfuração e deve motivar uma avaliação cirúrgica imediata. Quando o abdome está macio e não apresenta dores, a perfuração pode ser razoavelmente descartada.

A avaliação adicional requer medidas laboratoriais, um ECG, uma radiografia de tórax e possivelmente uma ETE. O sangue deve ser imediatamente coletado para análise arterial de gases e medidas de hematócrito, hemoglobina, eletrólitos, glicose, contagem de plaquetas e testes de protrombina e tempo parcial de tromboplastina. Se a CIVD for sugerida por sangramento difuso, medidas de produtos de degradação de fibrinogênio e fibrina confirmarão o diagnóstico. Um ECG de 12 derivações deve ser avaliado em busca de evidências de isquemia ou infarto do miocárdio em evolução. Uma radiografia de tórax deve ser obtida para buscar evidências de congestão pulmonar, aspiração, pneumotórax ou cardiomegalia. Um ecocardiograma ajuda a determinar o volume diastólico final e a função sistólica (particularmente a presença ou ausência de anormalidades regionais no movimento da parede) e pode detectar anormalidades valvulares; a comparação com exames anteriores é importante. A ultrassonografia do abdome pode ser usada para detectar extravasamento.

Enquanto as medidas laboratoriais são realizadas, quais medidas terapêuticas e diagnósticas devem ser adotadas?

Medidas imediatas visando evitar hipoxemia e hipoperfusão devem ser adotadas. Oxigênio suplementar deve ser administrado, e a intubação endotraqueal é indicada se houver hipoventilação significativa ou dificuldade respiratória. Deve-se obter medidas de pressão arterial com frequência. Se não houver sinais de sobrecarga de fluidos, um desafio de fluidos diagnóstico com 300 a 500 mL de cristaloide ou 250 mL de coloide é útil. Uma resposta favorável, como indicada pelo aumento da pressão arterial e pela diminuição da frequência cardíaca (ou aumento do débito cardíaco medido por um monitor não invasivo), respalda um diagnóstico de hipovolemia e pode indicar a necessidade de bólus adicionais de fluidos. Sangramento óbvio no contexto de anemia e hipotensão requer transfusão de sangue. A ausência de uma rápida resposta ao desafio de volume de fluidos intravenosos deve motivar uma avaliação adicional. A administração de inotrópicos é apropriada se a disfunção ventricular for detectada por ecocardiografia. A medição intra-arterial direta da pressão é importante nesse contexto.

Se sinais de sobrecarga de fluidos estiverem presentes, indica-se furosemida intravenosa em adição a um inotrópico.

A temperatura axilar do paciente é 35,5 °C. A ausência de febre óbvia descarta a possibilidade de sepse?

Não. A anestesia normalmente é associada à regulação de temperatura alterada. Além disso, a correlação entre as temperaturas axilar e central é pouco confiável (ver Capítulo 52). Portanto, é necessária uma suspeita significativa para diagnosticar sepse. Leucocitose é comum após cirurgia e não é um indicador confiável de sepse nesse contexto.

O mecanismo de tremores em pacientes em recuperação de anestesia é pouco compreendido. Embora os tremores sejam comuns em pacientes que ficam hipotérmicos durante a cirurgia (e presumivelmente funcionem para elevar a temperatura corporal de volta ao normal), sua relação com a temperatura corporal é inconsistente. Os anestésicos provavelmente alteram o comportamento normal dos centros termorreguladores hipotalâmicos. Em contrapartida, agentes infecciosos, toxinas circulantes ou reações imunes causam a liberação de citocinas que estimulam o hipotálamo a sintetizar prostaglandina (PG) E_2. Esta última, por sua vez, ativa os neurônios responsáveis pela produção de calor, resultando em tremores intensos.

Como pode-se interromper os tremores?

Independentemente da causa, os tremores têm o efeito indesejável de aumentar acentuadamente a demanda metabólica de oxigênio (100-200%) e a produção de CO_2. Ambos o débito cardíaco e a ventilação pulmonar devem, portanto, aumentar, e esses efeitos em geral são pouco tolerados por pacientes com reserva cardíaca ou pulmonar limitada. Embora o objetivo terapêutico final seja corrigir o problema subjacente, medidas adicionais são indicadas para este paciente. A terapia com oxigênio suplementar trata a hipoxemia. Meperidina em doses baixas (12,5-25 mg por via intravenosa) com frequência interrompe os tremores independentemente da causa. Tremores associados à sepse e a reações imunes também podem ser moderados ou eliminados por inibidores da sintetase de prostaglandina (ácido acetilsalicílico, paracetamol e agentes anti-inflamatórios não esteroides), dos quais apenas o paracetamol seria provavelmente apropriado até que a hemorragia fosse descartada, uma vez que ele não afeta a função plaquetária.

Qual foi o desfecho?

O exame do paciente revela extremidades quentes com bom pulso, mesmo com a pressão arterial baixa. O abdome está macio e não apresenta dor à palpação. O fluido de irrigação da bexiga está apenas ligeiramente rosado. Foi feito um diagnóstico de provável sepse. Culturas de sangue são obtidas, e terapia antibiótica é iniciada para abordar organismos gram-negativos e enterococos, os patógenos mais comuns. Uma infusão de dopamina é iniciada. Em casos de choque vasodilatatório com redistribuição, podem ser necessários vasoconstritores adicionais (p. ex., vasopressina). Os tremores cessam após administração de meperidina, 12,5 mg por via intravenosa. A pressão arterial aumenta para 110/60 mmHg, e a frequência cardíaca diminui para 90 batimentos/minuto após um bólus intravenoso de 1.000 mL de fluidos e início de uma infusão de dopamina de 5 µg/kg/minuto. Determinou-se uma concentração sérica de sódio de 130 mEq/L. Quatro horas depois, a dopamina não era mais necessária e foi descontinuada. A recuperação subsequente do paciente transcorreu sem intercorrências.

LEITURAS SUGERIDAS

Aceto P, Beretta L, Cariello C, et al. Joint consensus on anesthesia in urologic and gynecologic robotic surgery: specific issues in management from a task force of the SIAARTI, SIGO, and SIU. *Minerva Anestesiol.* 2019;85:871.

Arviso C, Mehta ST, Yunker A. Adverse events related to Trendelenburg position during laparoscopic surgery: recommendations and review of the literature. *Curr Opin Obstet Gynecol.* 2018;30:272.

Bruce A, Krishan A, Sadiq S, et al. Safety and efficacy of bipolar transurethral resection of the prostate vs monopolar transurethral resection of prostate in the treatment of moderate-large volume prostatic hyperplasia: a systematic review and meta-analysis. *J Endourol.* 2021;35:663.

Calderone CE, Tuck BC, Gray SH, et al. The role of transesophageal echocardiography in the management of renal cell carcinoma with venous tumor thrombus. *Echocardiography.* 2018;35:2047.

Calixto Fernandes MH, Schricker T, Magder S, et al. Perioperative fluid management in kidney transplantation: a black box. *Crit Care.* 2018;22:14.

Castellani D, Gasparri L, Faloia L, et al. Fluid overload syndrome: a potentially life-threatening complication of Thulium laser enucleation of the prostate. *Andrologia.* 2021;53:e13807.

Chui J, Murkin JM, Posner KL, et al. Perioperative peripheral nerve injury after general anesthesia: a qualitative systemic review. *Anesth Analg.* 2018;127:134.

Cornelius J, Mudlagk J, Afferi L, et al. Postoperative peripheral neuropathies associated with patient positioning during robot-assisted laparoscopic radical prostatectomy (RARP): a systematic review of the literature. *Prostate.* 2021;81:361.

Feng D, Liu S, Lu Y, et al. Clinical efficacy and safety of enhanced recovery after surgery for patients treated with radical cystectomy and ileal urinary diversion: a systematic review and meta-analysis of randomized controlled trials. *Transl Androl Urol.* 2020;9:1743.

Gul ZG, Katims AB, Winoker JS, et al. Robotic-assisted radical cystectomy versus open radical cystectomy: a review of what we do and don't know. *Transl Androl Urol.* 2021;10:2209.

Haberal M, Boyvat F, Akdur A, et al. Surgical complications after kidney transplantation. *Exper Clin Transpl.* 2016;6:587.

Ilic D, Evans SM, Allan CA, Jung JH, Murphy D, Frydenberg M. Laparoscopic and robotic-assisted versus open radical prostatectomy for the treatment of localised prostate cancer. *Cochrane Database Syst Rev.* 2017;(9):CD009625.

Ince ME, Ozkan G, Ors N, et al. Anesthesia management for robotic-assisted radical prostatectomy. Single center experience. *Ann Ital Chir.* 2020;91:196.

Jara RD, Guerrón AD, Portenier D. Complications of robotic surgery. *Surg Clin North Am.* 2020;100:461.

Jo YY, Kwak HJ. What is the proper ventilation strategy during laparoscopic surgery? *Korean J Anesthesiol.* 2017;70:596.

Kostibas MP, Arora V, Gorin MA, et al. Defining the role of intraoperative transesophageal echocardiography during radical nephrectomy with inferior vena cava tumor thrombectomy for renal cell carcinoma. *Urology.* 2017;107:161.

Kumar V, Vineet K, Deb A. TUR syndrome – a report. *Urol Case Rep.* 2019;26:100982.

McGowan-Smyth S, Vasdev N, Gowrie-Mohan S. Spinal anesthesia facilitates the early recognition of TUR syndrome. *Curr Urol.* 2015;9:57.

Nasrallah G, Souki FG. Perianesthetic management of laparoscopic kidney surgery. *Curr Urol Rep.* 2018;19:1.

Nik-Ahd F, Souders CP, Houman J, et al. Robotic urologic surgery: trends in Food and Drug Administration-reported adverse events over the last decade. *J Endourol.* 2019;33:649.

Practice advisory for the prevention of perioperative peripheral neuropathies 2018: an updated report by the American Society of Anesthesiologists task force on prevention of perioperative peripheral neuropathies. *Anesthesiology.* 2018;128:11.

Pridgeon S, Bishop CV, Adshead J. Lower limb compartment syndrome as a complication of robot-assisted radical prostatectomy: the UK experience. *Br J Urol Int.* 2013;112:485.

Rajan S, Babazade R, Govindarajan SR, et al. Perioperative factors associated with acute kidney injury after partial nephrectomy. *Br J Anaesthesia.* 2016;116:70.

Satkunasivam R, Tallman CT, Taylor JM, et al. Robot-assisted radical cystectomy versus open radical cystectomy: a meta-analysis of oncologic, perioperative, and complication-related outcomes. *Eur Urol Oncol.* 2019;2:443.

Souki FG, Rodriguez-Blanco YF, Reddy Polu S, et al. Survey of anesthesiologists' practices related to steep Trendelenburg positions in the USA. *BMC Anesthesiol.* 2018;18:117.

Teo JS, Lee YM, Ho HSS. An update on transurethral surgery for benign prostatic obstruction. *Asian J Urol.* 2017;4:195.

Wang Y, Wang X, Chang Y. Radical nephrectomy combined with removal of tumor thrombus from inferior vena cava under real-time monitoring with transesophageal echocardiography: a case report. *Medicine* (Baltimore). 2020;99:e19392.

Weiman A, Braga M, Carli F, et al. ESPEN guideline: clinical nutrition in surgery. *Clin Nutr.* 2017;36:623.

Fisiologia hepática e anestesia

Michael Ramsay, M.D., F.R.C.A.

CAPÍTULO

33

CONCEITOS-CHAVE

1. A artéria hepática, que surge diretamente do tronco celíaco, fornece aproximadamente 30% do suprimento sanguíneo e 50 a 70% das necessidades de oxigênio do fígado, enquanto a veia porta fornece 70% do suprimento sanguíneo e os 30 a 50% restantes ou menos das necessidades de oxigênio.

2. Todos os fatores de coagulação, com exceção do fator VIII e do fator de von Willebrand, são produzidos pelo fígado. A vitamina K é um cofator necessário na síntese de protrombina (fator II) e dos fatores VII, IX e X.

3. Muitos exames de "função hepática", como medições de transaminases séricas, refletem melhor a atividade necroinflamatória hepatocelular do que a função hepática. Os exames hepáticos que medem a função sintética hepática incluem albumina sérica, tempo de protrombina (TP) ou índice normalizado internacional (INR), colesterol sérico e pseudocolinesterase plasmática. A bilirrubina sérica reflete a função excretora hepática.

4. Valores de albumina inferiores a 2,5 g/dL são geralmente indicativos de doença hepática crônica, estresse agudo ou desnutrição grave. Perdas elevadas de albumina na urina (*síndrome nefrótica*) ou no trato gastrintestinal (*enteropatia perdedora de proteínas*) também podem produzir hipoproteinemia.

5. O TP, que normalmente varia entre 11 e 14 segundos, dependendo do valor de controle, mede a atividade de fibrinogênio, protrombina e dos fatores V, VII e X. Um INR prolongado reflete disfunção hepática. O efeito na coagulação dependerá do equilíbrio entre os fatores de coagulação e anticoagulação. Se as proteínas C, S e antitrombina 3 estiverem mais deprimidas do que os fatores de coagulação, o paciente pode ter coagulação normal ou até mesmo ser hipercoagulável. O INR foi concebido para monitorar o efeito da varfarina, que afeta apenas os fatores de coagulação produzidos no fígado, não os fatores anticoagulantes sintetizados hepaticamente. Portanto, se um paciente tiver um INR de 3 e não estiver tomando varfarina, o mecanismo de coagulação do fígado está disfuncional. Esse paciente poderia ter uma tendência potencial de hemorragia, como a maioria, mas alguns terão um potencial de coagulação elevado. Isso ocorre porque os fatores pró-coagulantes podem não ser impedidos tanto quanto os fatores anticoagulantes, portanto, uma avaliação adicional deve ser feita nessa situação antes de suspender a profilaxia de tromboembolismo venoso (TEV) ou de administrar plasma fresco congelado.

6. Procedimentos cirúrgicos próximos ao fígado podem reduzir o fluxo sanguíneo hepático em até 60%. Embora os mecanismos não sejam claros, provavelmente envolvem ativação simpática, reflexos locais e compressão direta dos vasos nas circulações portal e hepática.

7. A resposta neuroendócrina ao estresse cirúrgico e traumático é caracterizada por níveis elevados de catecolaminas, glucagon e cortisol circulantes e resulta na mobilização de estoques de carboidratos e proteínas, causando hiperglicemia e um balanço nitrogenado negativo (catabolismo).

8. Todos os opioides podem potencialmente causar espasmo do esfíncter de Oddi e aumentar a pressão biliar.

9. Quando os exames de função hepática estão anormais no pós-operatório, a causa mais comum é doença hepática subjacente ou o próprio procedimento cirúrgico.

10. A cirrose hepática pode resultar em hipertensão portal, varizes hemorrágicas e disfunção de órgãos importantes.

ANATOMIA FUNCIONAL

O fígado é o órgão mais pesado do corpo, com cerca de 1.500 g em adultos. Ele é separado pelo *ligamento falciforme* em lobos anatômicos direito e esquerdo; o lobo direito maior tem dois lobos menores adicionais em sua superfície posteroinferior, os lobos caudado e quadrado.

Em contrapartida, os cirurgiões descrevem o fígado com base no seu suprimento sanguíneo. Assim, os lobos cirúrgicos direito e esquerdo são definidos pelo ponto de bifurcação da artéria hepática e da veia porta (*porta hepatis*); o ligamento falciforme, portanto, divide o lobo cirúrgico esquerdo em segmentos medial e lateral. A anatomia cirúrgica define um total de oito segmentos.

O fígado é composto por 50.000 a 100.000 unidades anatômicas discretas chamadas de *lóbulos*. Cada lóbulo é constituído por placas de hepatócitos dispostos cilindricamente em torno de uma *veia centrilobular* (**Figura 33-1**). Quatro a cinco tratos portais, formados por arteríolas hepáticas, vênulas porta, canalículos biliares, linfáticos e nervos, circundam cada lóbulo.

Ao contrário de um lóbulo, um *ácino*, a unidade funcional do fígado, é definido por um trato portal no meio e veias centrilobulares na periferia. As células mais próximas ao trato portal (zona 1) são bem oxigenadas; aquelas mais próximas às veias centrais do lóbulo (zona 3) recebem menos oxigênio e são, portanto, mais suscetíveis a lesões isquêmicas.

O sangue das arteríolas hepáticas e das vênulas portais se mistura nos *canais sinusoidais*, que se localizam entre as placas celulares e servem como capilares.

Esses canais são revestidos por células endoteliais e por macrófagos conhecidos como *células de Kupffer*. As células de Kupffer removem endotoxinas bacterianas, vírus, proteínas e matéria particulada do sangue. O *espaço de Disse* se localiza entre os capilares sinusoidais e os hepatócitos. A drenagem venosa das veias centrais dos lóbulos hepáticos se funde para formar as veias hepáticas (direita, média e esquerda), que se esvaziam na veia cava inferior (**Figura 33-2**). O lobo caudado geralmente é drenado por seu próprio conjunto de veias.

Os *canalículos biliares* originam-se entre os hepatócitos de cada placa e se unem para formar os ductos biliares. Um extenso sistema de canais linfáticos também se forma dentro das placas e está em comunicação direta com o espaço de Disse.

O fígado é suprido por fibras nervosas simpáticas T6-T11, fibras nervosas parassimpáticas vagais direita e esquerda e fibras nervosas frênicas direitas. Algumas fibras autonômicas fazem sinapse primeiro no plexo celíaco,

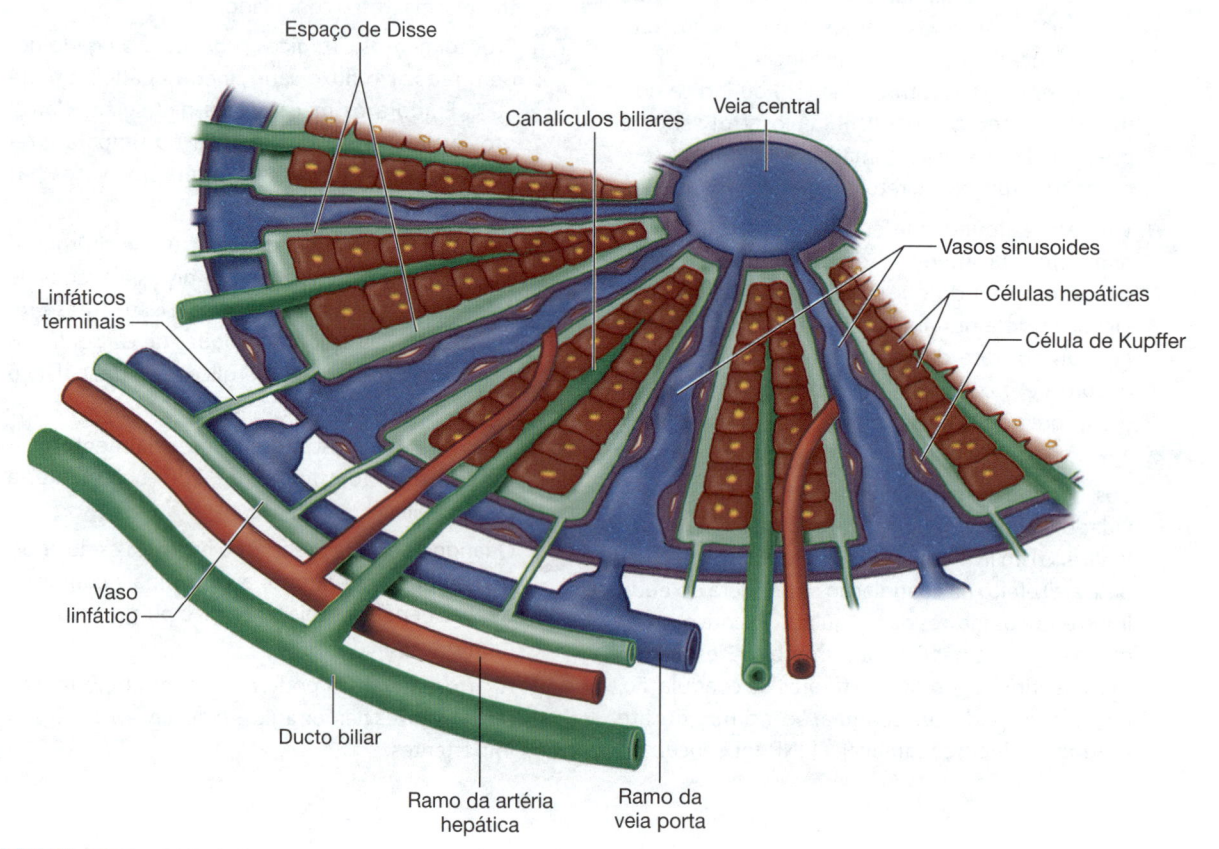

FIGURA 33-1 O lóbulo hepático.

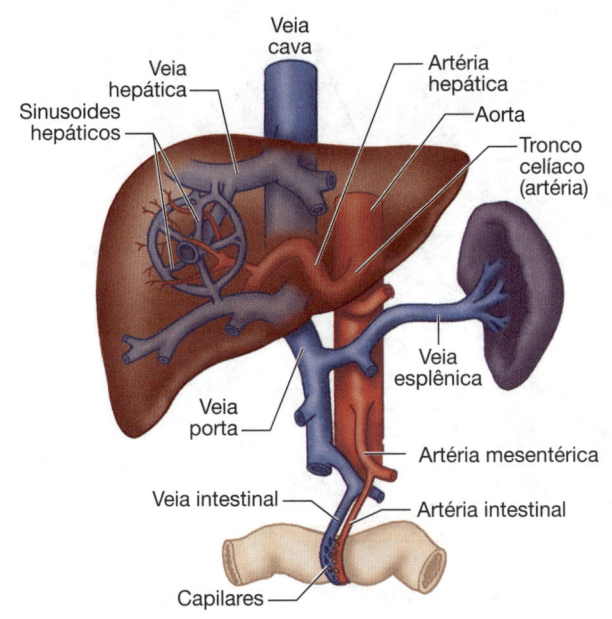

FIGURA 33-2 Fluxo sanguíneo hepático. (Modificada com permissão de Guyton AC. *Textbook of Medical Physiology*. 7th ed. Philadelphia, PA: WB Saunders; 1986.)

enquanto outras chegam diretamente ao fígado via nervos esplâncnicos e ramos vagais antes de formar o plexo hepático. A maioria das fibras aferentes sensoriais se desloca com fibras simpáticas.

Fluxo sanguíneo hepático

O fluxo sanguíneo hepático normal é de 25 a 30% do débito cardíaco e é suprido pela artéria hepática e pela veia porta. A artéria hepática, que surge diretamente do tronco celíaco, fornece aproximadamente 30% do suprimento sanguíneo e 50 a 70% das necessidades de oxigênio do fígado, enquanto a veia porta fornece 70% do suprimento sanguíneo e os 30 a 50% restantes (ver **Figura 33-2**) das necessidades de oxigênio do fígado. O fluxo arterial hepático depende da demanda metabólica (autorregulação), enquanto o fluxo através da veia porta depende do fluxo sanguíneo para o trato gastrintestinal e o baço. Existe um mecanismo recíproco, embora um pouco limitado, de modo que uma diminuição no fluxo arterial hepático ou no fluxo venoso portal resulta em aumento compensatório no outro.

A artéria hepática tem receptores α_1-adrenérgicos de vasoconstrição, bem como receptores vasodilatadores β_2-adrenérgicos, dopaminérgicos (D_1) e colinérgicos. A veia porta tem apenas receptores α_1-adrenérgicos e dopaminérgicos (D_1). A ativação simpática resulta na vasoconstrição da artéria hepática e dos vasos mesentéricos, diminuindo o fluxo sanguíneo hepático. A estimulação β-adrenérgica vasodilata a artéria hepática; os β-bloqueadores reduzem o fluxo sanguíneo e, portanto, diminuem a pressão portal. O fármaco vasopressina causa uma redução no fluxo sanguíneo esplâncnico.

Função de reservatório

A pressão da veia porta é normalmente de apenas 7 a 10 mmHg, mas a baixa resistência dos vasos sinusoides hepáticos permite fluxos sanguíneos relativamente significativos através da veia porta. Pequenas alterações no tônus venoso hepático e na pressão venosa hepática podem resultar em alterações consideráveis no volume sanguíneo hepático, permitindo que o fígado atue como um reservatório de sangue (**Figura 33-3**). Uma diminuição na pressão venosa hepática, como ocorre durante hemorragia, desloca o sangue das veias hepáticas e dos vasos sinusoides para a circulação venosa central e aumenta o volume sanguíneo circulante. A perda sanguínea pode ser reduzida durante a cirurgia hepática ao se diminuir a pressão venosa central, reduzindo assim a pressão venosa hepática e o volume sanguíneo hepático. Em pacientes com insuficiência cardíaca congestiva, o aumento da pressão venosa central é transmitido para as veias hepáticas e causa congestão do fígado, podendo afetar adversamente a função hepática.

Função metabólica

A abundância de vias enzimáticas no fígado permite que ele desempenhe um papel importante no metabolismo de carboidratos, gorduras, proteínas e outras substâncias (**Figura 33-4** e **Tabela 33-1**). Os produtos finais da digestão de carboidratos são glicose, frutose e galactose. Com exceção da quantidade considerável de frutose que é convertida pelo fígado em lactato, a conversão hepática de frutose e galactose em glicose torna o metabolismo da glicose a via comum final para a maioria dos carboidratos.

Todas as células utilizam glicose para produzir energia na forma de trifosfato de adenosina (ATP, do inglês *adenosine triphosphate*), seja aerobiamente via ciclo do ácido cítrico ou anaerobiamente via glicólise. O fígado e o tecido adiposo também podem utilizar a via da fosfogluconato, que fornece energia e síntese de ácidos graxos. Normalmente, a maior parte da glicose absorvida após uma refeição é armazenada como glicogênio, que apenas o fígado e os músculos são capazes de armazenar em quantidades significativas. Quando a capacidade de armazenamento de glicogênio é excedida, o excesso de glicose é convertido em gordura. A insulina aumenta a síntese de glicogênio, e a epinefrina e o glucagon aumentam a glicogenólise.

O consumo de glicose é em média 150 g/dia, e as reservas hepáticas de glicogênio são normalmente esgotadas após 24 horas de jejum. Após esse período de jejum, a *gliconeogênese*, a síntese *de novo* de glicose, é necessária para fornecer um suprimento ininterrupto de glicose para outros órgãos.

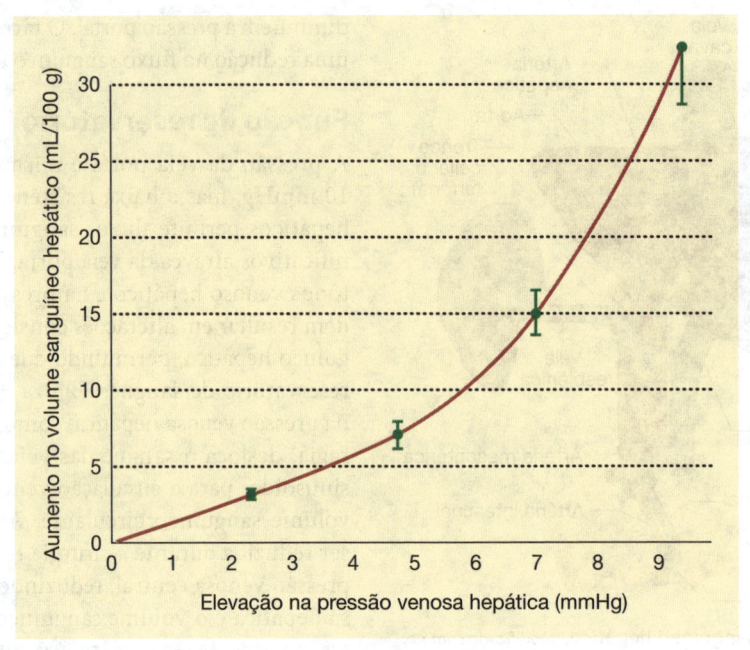

FIGURA 33-3 O papel do fígado como um reservatório de sangue. (Modificada com permissão de Lautt WW, Greenway CV. *Hepatic venous compliance and role of liver as a blood reservoir. Am J Physiol.* Agosto de 1976;231(2):292-295.)

O fígado e os rins são únicos em sua capacidade de formar glicose a partir de lactato, piruvato, aminoácidos (principalmente alanina) e glicerol (derivado do metabolismo de gordura). A gliconeogênese hepática é vital na manutenção de uma concentração normal de glicose no sangue. Os glicocorticoides, as catecolaminas, o glucagon e o hormônio tireoidiano aumentam consideravelmente a gliconeogênese, enquanto a insulina a inibe.

Quando as reservas de carboidratos estão saturadas, o fígado converte os carboidratos e as proteínas ingeridos em excesso em gordura. Os ácidos graxos assim formados podem ser utilizados imediatamente como combustível ou armazenados no tecido adiposo ou no fígado para consumo posterior. Quase todas as células utilizam ácidos graxos derivados de gorduras ingeridas ou sintetizadas a partir de intermediários metabólicos de carboidratos e proteínas como fonte de energia – apenas as hemácias e a medula renal são limitadas à utilização de glicose. Os neurônios normalmente utilizam apenas glicose, mas, após alguns dias de jejum, eles podem optar pelos corpos cetônicos, os produtos de degradação dos ácidos graxos sintetizados pelo fígado, como fonte de energia.

Para oxidar ácidos graxos, eles são convertidos em acetil-coenzima A (acetil-CoA), que é, então, oxidada via ciclo do ácido cítrico para produzir ATP. O fígado é capaz de altos índices de oxidação de ácidos graxos e pode formar ácido acetoacético (um dos corpos cetônicos) a partir do excesso de acetil-CoA. O acetoacetato liberado pelos hepatócitos serve como fonte alternativa de energia para outros tipos celulares por reconversão em acetil-CoA.

A insulina inibe a produção hepática de corpos cetônicos. O acetil-CoA também é usado pelo fígado para a produção de colesterol e fosfolipídeos, o que é necessário para a síntese de membranas celulares em todo o corpo.

O fígado desempenha um papel crítico no metabolismo de proteínas. Os passos envolvidos no metabolismo de proteínas incluem (1) desaminação de aminoácidos, (2) formação de ureia (para eliminar a amônia produzida a partir da desaminação), (3) interconversões entre aminoácidos não essenciais e (4) formação de proteínas plasmáticas. A desaminação é necessária para a conversão de aminoácidos excedentes em carboidratos e gorduras. Os processos enzimáticos – a transaminação, com maior frequência – convertem os aminoácidos em seus respectivos cetoácidos e produzem amônia como subproduto.

A amônia formada a partir da desaminação (bem como aquela produzida por bactérias colônicas e absorvida pelo intestino) é altamente tóxica para os tecidos. Por meio de uma série de etapas enzimáticas, o fígado combina duas moléculas de amônia com CO_2 para formar ureia. A ureia assim formada difunde-se facilmente para fora do fígado e pode, então, ser excretada pelos rins.

Quase todas as proteínas plasmáticas, com a exceção notável das imunoglobulinas, são formadas pelo fígado. Estas incluem albumina, α_1-antitripsina e outras proteases/elastases e os fatores de coagulação. A albumina, a proteína plasmática mais abundante, é responsável pela manutenção de uma pressão oncótica plasmática e é a principal proteína de ligação e transporte de ácidos graxos e de uma grande variedade de hormônios e fármacos.

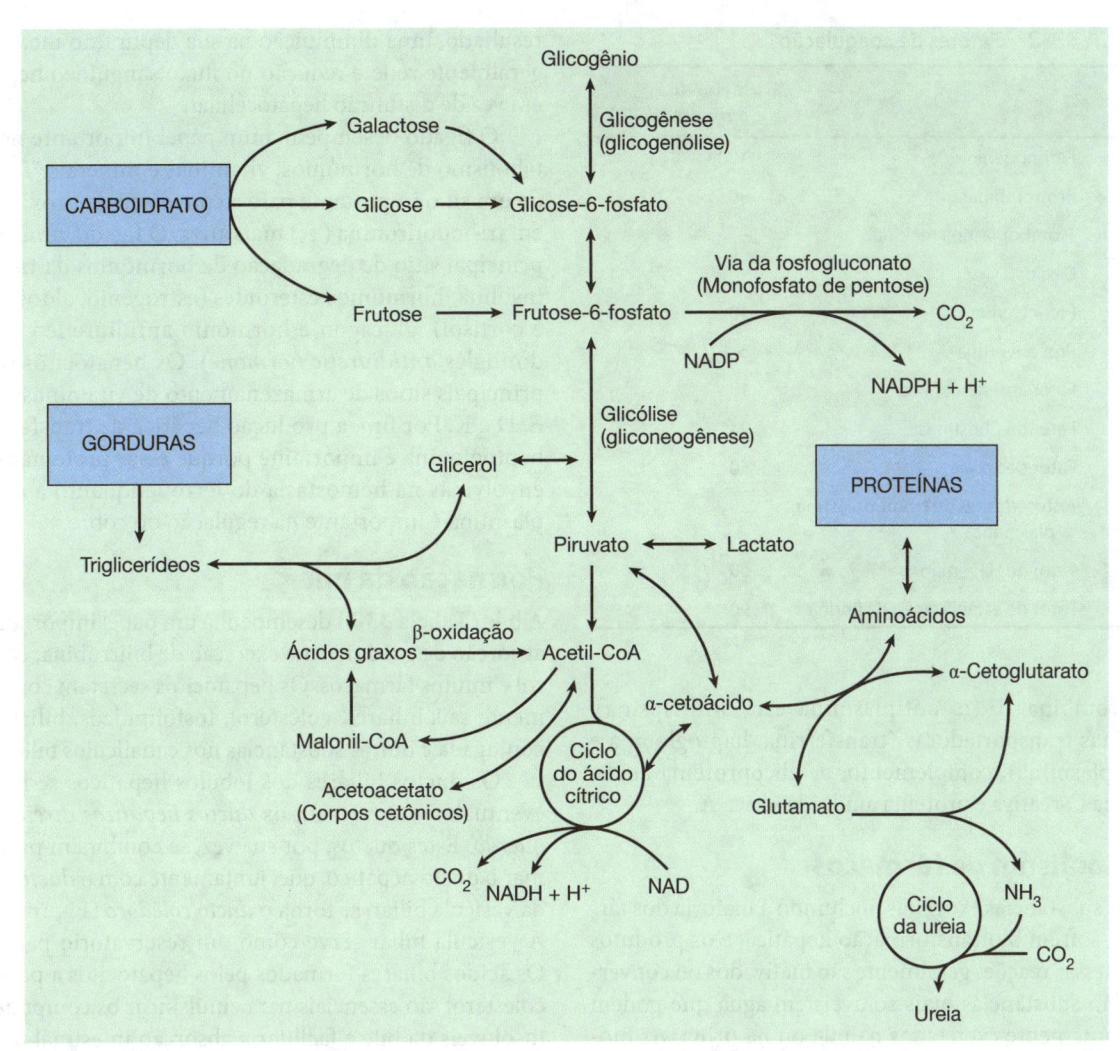

FIGURA 33-4 Vias metabólicas importantes nos hepatócitos. Embora pequenas quantidades de trifosfato de adenosina (ATP) sejam derivadas diretamente de algumas reações intermediárias, a maioria esmagadora do ATP produzido é resultado da fosforilação oxidativa das formas reduzidas de dinucleotídeo de nicotinamida e adenina (NADH) e nicotinamida adenina dinucleotídeo fosfato (NADPH).

TABELA 33-1 Funções metabólicas do fígado
Criação e secreção de bile
Metabolismo de nutrientes
Aminoácidos
Monossacarídeos (açúcares)
Lipídeos (ácidos graxos, colesterol, fosfolipídeos, lipoproteínas)
Vitaminas
Biotransformação das fases I e II
Toxinas
Fármacos
Hormônios (esteroides)
Síntese
Albumina, α_1-antitripsina, proteases
Fatores de coagulação
Proteínas de fase aguda
Colinesterase plasmática
Função imunológica
Células de Kupffer

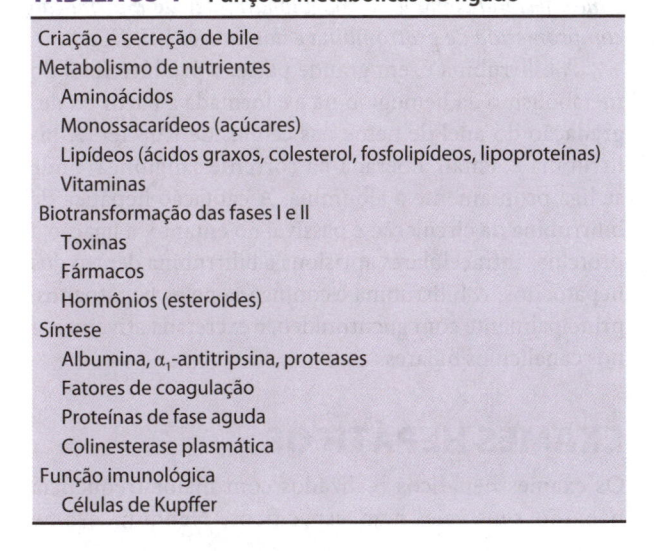

Por consequência, alterações na concentração de albumina podem afetar a concentração da fração farmacologicamente ativa e não ligada de muitos fármacos.

② Todos os fatores de coagulação, com exceção do fator VIII e do fator de von Willebrand, são produzidos pelo fígado (**Tabela 33-2** e **Figura 33-5**; ver Capítulo 51). A vitamina K é um cofator necessário na síntese de protrombina (fator II) e dos fatores VII, IX e X. O fígado também produz fatores anticoagulantes (proteína C, proteína S e antitrombina III). As células endoteliais vasculares sintetizam o fator VIII, cujos níveis geralmente são mantidos em doenças hepáticas crônicas. O fígado também produz colinesterase plasmática (pseudocolinesterase), uma enzima que hidrolisa ésteres, incluindo anestésicos locais ésteres e alguns relaxantes musculares, como a succinilcolina. Outras proteínas importantes formadas pelo fígado incluem inibidores de proteases

TABELA 33-2 Fatores de coagulação

Fator		Meia-vida aproximada (h)
I	Fibrinogênio	100
II	Protrombina	80
III	Tromboplastina tecidual	–
IV	Cálcio	–
V	Proacelerina	18
VII	Proconvertina	6
VIII	Fator anti-hemofílico	10
IX	Fator de Christmas	24
X	Fator de Stuart	50
XI	Antecedentes de tromboplastina plasmática	25
XII	Fator de Hageman	60
XIII	Fator de estabilização da fibrina	90

(antitrombina III, α_2-antiplasmina e α_1-antitripsina), proteínas transportadoras (transferrina, haptoglobina e ceruloplasmina), complemento, α_1-glicoproteína ácida, proteína C-reativa e proteína amiloide sérica A.

Metabolismo de fármacos

Muitas substâncias exógenas, incluindo a maioria dos fármacos, sofrem biotransformação hepática, e os produtos finais dessas reações geralmente são inativados ou convertidos em substâncias mais solúveis em água que podem ser prontamente excretadas na bile ou na urina. As biotransformações hepáticas são normalmente categorizadas em dois tipos de reações. As *reações de fase I* modificam grupos químicos reativos por meio de oxidases de função mista ou sistemas enzimáticos do citocromo P-450, resultando em oxidação, redução, desaminação, sulfoxidação, desalquilação ou metilação. Barbitúricos e benzodiazepínicos são inativados por reações de fase I. As *reações de fase II*, que podem ou não seguir uma reação de fase I, envolvem a conjugação da substância com glicuronídeo, sulfato, taurina ou glicina. O composto conjugado pode, então, ser prontamente eliminado na urina ou na bile.

Alguns sistemas enzimáticos, como os do citocromo P-450, podem ser induzidos pela exposição a fármacos como etanol, barbitúricos, cetamina e talvez benzodiazepínicos. Isso pode resultar em aumento da tolerância aos efeitos dos fármacos. Por outro lado, alguns agentes, como cimetidina e cloranfenicol, podem prolongar os efeitos de outros fármacos inibindo essas enzimas. Alguns fármacos, incluindo lidocaína, morfina, verapamil, labetalol e propranolol, apresentam índices muito elevados de extração hepática da circulação, e seu metabolismo depende consideravelmente da taxa de fluxo sanguíneo hepático. Como resultado, uma diminuição na sua depuração metabólica geralmente reflete redução no fluxo sanguíneo hepático, em vez de disfunção hepatocelular.

O fígado desempenha um papel importante no metabolismo de hormônios, vitaminas e minerais. Trata-se de um sítio importante para a conversão de tiroxina (T_4) em tri-iodotironina (T_3) mais ativa. O fígado também é o principal sítio de degradação de hormônios da tireoide, insulina, hormônios esteroides (estrogênio, aldosterona e cortisol), glucagon e hormônio antidiurético (ADH, do inglês *antidiuretic hormone*). Os hepatócitos são os principais sítios de armazenamento de vitaminas A, B_{12}, E, D e K. Por fim, a produção hepática de transferrina e haptoglobina é importante porque essas proteínas estão envolvidas na hemostasia do ferro, enquanto a ceruloplasmina é importante na regulação do cobre.

Formação da bile

A bile (Tabela 33-3) desempenha um papel importante na absorção de gordura e na excreção de bilirrubina, colesterol e muitos fármacos. Os hepatócitos secretam continuamente sais biliares, colesterol, fosfolipídeos, bilirrubina conjugada e outras substâncias nos canalículos biliares.

Os ductos biliares dos lóbulos hepáticos se ligam e eventualmente formam os *ductos hepáticos direito e esquerdo*. Estes ductos, por sua vez, se combinam para formar o ducto hepático, que, juntamente com o *ducto cístico* da vesícula biliar, se torna o *ducto colédoco* (Figura 33-6). A vesícula biliar serve como um reservatório para bile. Os ácidos biliares formados pelos hepatócitos a partir do colesterol são essenciais para emulsificar os componentes insolúveis da bile e facilitar a absorção intestinal de lipídeos. Defeitos na formação ou na secreção de sais biliares interferem na absorção de gorduras e vitaminas lipossolúveis (A, D, E e K). Devido às reservas limitadas de vitamina K, uma deficiência dessa vitamina lipossolúvel pode se desenvolver em poucos dias. *Deficiência de vitamina K é manifestada como uma coagulopatia devido à formação comprometida de protrombina e dos fatores VII, IX e X.*

A bilirrubina é, em grande parte, o produto final do metabolismo da hemoglobina e é formada a partir da degradação do anel de heme nas células de Kupffer. A bilirrubina é, então, liberada na corrente sanguínea, onde se liga prontamente à albumina. A captação hepática de bilirrubina da circulação é passiva; no entanto, a ligação a proteínas intracelulares aprisiona a bilirrubina dentro dos hepatócitos. A bilirrubina é conjugada pelos hepatócitos, principalmente com glicuronídeo, e excretada ativamente nos canalículos biliares.

EXAMES HEPÁTICOS

Os exames hepáticos realizados com maior frequência não são sensíveis, nem específicos. Nenhum exame

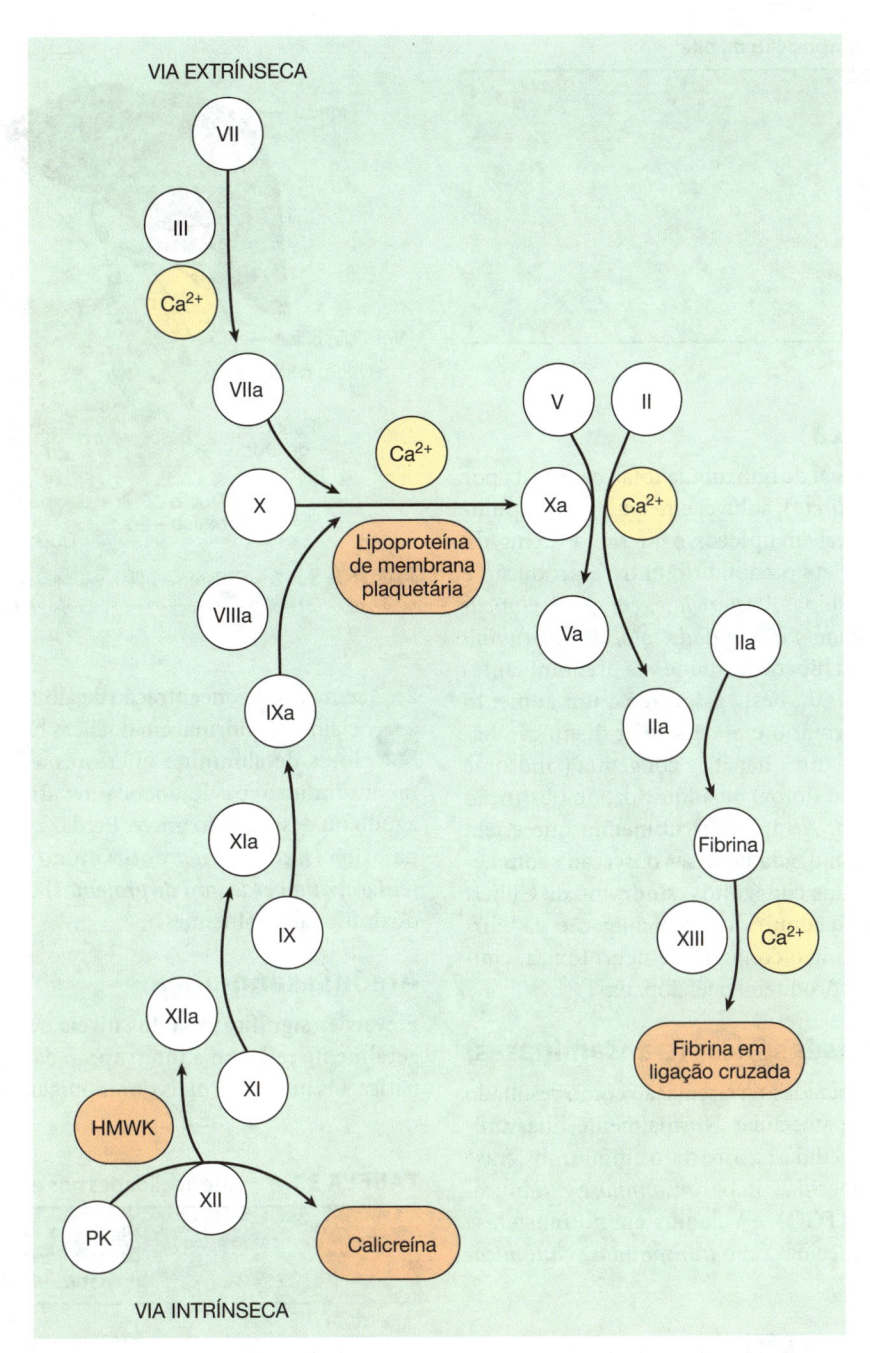

FIGURA 33-5 As vias intrínseca e extrínseca da coagulação. HMWK, cininogênio de alto peso molecular.

laboratorial avalia a função hepática global, no entanto, eles refletem um aspecto da função hepática que deve ser interpretado em conjunto com outros exames e avaliação clínica do paciente.

3 Muitos exames de "função hepática", como as medições de transaminases séricas, refletem melhor a atividade necroinflamatória hepatocelular do que a função hepática. Os exames hepáticos que medem a função sintética hepática incluem albumina sérica, TP ou INR, colesterol sérico e pseudocolinesterase plasmática.

A bilirrubina sérica reflete a função excretora hepática. Além disso, devido à ampla reserva funcional do fígado, pode haver cirrose substancial com poucas ou nenhuma anormalidade laboratorial evidente.

As anormalidades hepáticas muitas vezes podem ser classificadas em distúrbios *parenquimatosos* ou *obstrutivos* com base em exames laboratoriais (Tabela 33-4). Distúrbios obstrutivos afetam principalmente a excreção biliar de substâncias, enquanto distúrbios parenquimatosos causam disfunção hepatocelular generalizada.

TABELA 33-3	Composição da bile
97% de água	
< 1% de sais biliares	
Pigmentos	
Sais inorgânicos	
Lipídeos	
Colesterol	
Ácidos graxos	
Lecitina	
Fosfatase alcalina	

Bilirrubina sérica

A concentração normal de bilirrubina total, composta por formas conjugada (*direta*), solúvel em água, e não conjugada (*indireta*), solúvel em lipídeos, é inferior a 1,5 mg/dL (< 25 mmol/L) e reflete o equilíbrio entre a produção e a excreção de bilirrubina. *A icterícia é, em geral, clinicamente evidente quando a quantidade total de bilirrubina excede 3 mg/dL.* Uma hiperbilirrubinemia predominantemente conjugada (> 50%) está associada a um aumento de urobilinogênio urinário e pode refletir disfunção hepatocelular, colestase intra-hepática congênita (síndrome de Dubin-Johnson ou Rotor) ou adquirida, ou obstrução biliar extra-hepática. A hiperbilirrubinemia que é, em grande parte, não conjugada pode ser observada com hemólise ou com defeitos congênitos (síndrome de Gilbert ou Crigler-Najjar) ou adquiridos na conjugação da bilirrubina. A bilirrubina não conjugada é neurotóxica, e níveis elevados podem produzir encefalopatia.

Aminotransferases séricas (transaminases)

Essas enzimas são liberadas na circulação como resultado de lesão ou morte hepatocelular. Normalmente, duas aminotransferases são medidas: a aspartato aminotransferase (AST), também conhecida como *transaminase glutâmico-oxaloacética sérica* (TGO), e a alanina aminotransferase (ALT), também conhecida como *transaminase glutâmico-pirúvica sérica* (TGP).

Fosfatase alcalina sérica

A fosfatase alcalina é produzida pelo fígado, ossos, intestino delgado, rins e placenta e é excretada na bile. A atividade normal da fosfatase alcalina sérica é de 25 a 85 UI/L; crianças e adolescentes apresentam níveis consideravelmente mais elevados, refletindo crescimento ativo. A maioria da fosfatase alcalina circulante é normalmente derivada dos ossos; no entanto, com obstrução biliar, mais fosfatase alcalina hepática é sintetizada e liberada na circulação.

Albumina sérica

A concentração normal de albumina sérica é de 3,5 a 5,5 g/dL. Em razão de sua meia-vida de aproximadamente 2 a 3 semanas, a concentração de albumina pode estar inicialmente normal em doenças hepáticas agudas. Valores de albumina inferiores a 2,5 g/dL são geralmente indicativos de doença hepática crônica, estresse agudo ou desnutrição grave. Perdas elevadas de albumina na urina (*síndrome nefrótica*) ou no trato gastrintestinal (*enteropatia perdedora de proteínas*) também podem produzir hipoalbuminemia.

Amônia sanguínea

Elevações significativas dos níveis de amônia no sangue geralmente refletem a interrupção da síntese de ureia hepática. Os níveis normais de amônia no sangue são de 47 a

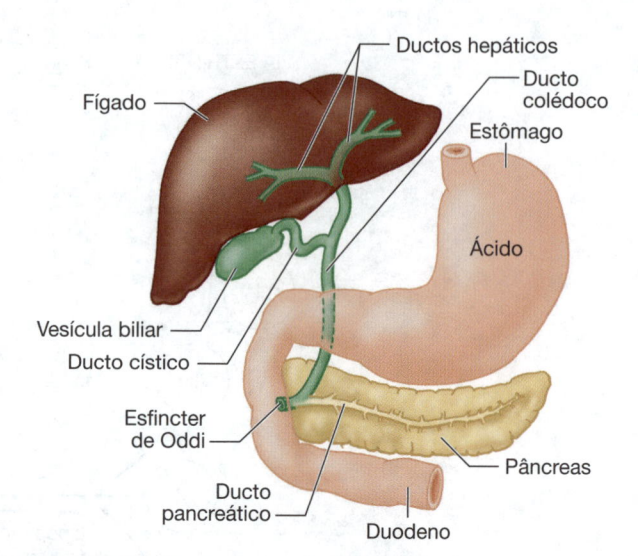

FIGURA 33-6 O sistema biliar. (Modificada com permissão de Guyton AC. *Textbook of Medical Physiology.* 7ª ed. Filadélfia, PA: WB Saunders; 1986.)

TABELA 33-4 Anormalidades nos exames hepáticos[1,2]

	Disfunção parenquimatosa (hepatocelular)	Obstrução biliar ou colestase
AST (TGO)	↑ a ↑↑↑	↑
ALT (TGP)	↑ a ↑↑↑	↑
Albumina	0 a ↓↓↓	0
Tempo de protrombina	0 a ↑↑↑	0 a ↑↑[3]
Bilirrubina	0 a ↑↑↑	0 a ↑↑↑
Fosfatase alcalina	↑	↑ a ↑↑↑
5'-nucleotidase	0 a ↑	↑ a ↑↑↑
γ-glutamiltranspeptidase	↑ a ↑↑↑	↑↑↑

[1]ALT, alanina aminotransferase; AST, aspartato aminotransferase; TGO, transaminase glutâmico-oxalacética sérica; TGP, transaminase glutâmico-pirúvica sérica.
[2]↑, elevação; 0, sem alteração; ↓, redução.
[3]Normalmente corrigido com vitamina K.
Adaptada com permissão de Wilson JD, Braunwald E, Isselbacher KJ *et al. Harrison's Principles of Internal Medicine*, 12ª ed. Nova York, NY: McGraw Hill; 1991.

65 mmol/L (80-110 mg/dL). Elevações acentuadas geralmente refletem dano hepatocelular grave e podem causar encefalopatia.

Tempo de protrombina

5 O TP, que normalmente varia entre 11 e 14 segundos, dependendo do valor de controle, mede a atividade de fibrinogênio, protrombina e dos fatores V, VII e X. A meia-vida relativamente curta do fator VII (4-6 h) torna o TP útil na avaliação da função de síntese hepática em pacientes com doença hepática aguda ou crônica. Prolongamentos do TP maiores do que 3 a 4 segundos em relação ao controle são considerados significativos e geralmente correspondem a um INR superior a 1,5. Esse INR reflete a disfunção hepática, mas não o grau de coagulopatia. Se as proteínas C, S e antitrombina 3 estiverem mais deprimidas do que os fatores de coagulação, o paciente pode ter coagulação normal ou até mesmo ser hipercoagulável. *O INR foi concebido para refletir a atividade da varfarina, não os fatores anticoagulantes sintetizados hepaticamente.* Isso é de grande importância clínica, uma vez que um INR prolongado após cirurgia hepática pode resultar na suspensão da profilaxia do tromboembolismo venoso até que o INR se normalize. Isso pode expor o paciente a um risco elevado de embolia pulmonar. *Uma vez que apenas 20 a 30% da atividade normal do fator é necessária para uma coagulação normal, o prolongamento do TP geralmente reflete uma doença hepática grave ou deficiência de vitamina K.* Consulte a **Tabela 33-5** para obter uma lista de anormalidades nos exames de coagulação. Para prevenir o tromboembolismo venoso, os profissionais médicos cada vez mais optam por tratar pacientes com inibidores do fator Xa (p. ex., apixabana, rivaroxabana) para a prevenção de trombose. Ensaios diretos da atividade antifator Xa podem ser empregados para monitorar seus efeitos.

O inibidor direto da trombina, a dabigatrana, também é atualmente prescrito para profilaxia.

Monitorização de coagulação viscoelástica à beira do leito

Essa tecnologia permite uma avaliação "em tempo real" do *status* de coagulação e utiliza a tromboelastografia (TEG), a tromboelastometria rotacional (ROTEM, do inglês *rotation thromboelastometry*) ou a análise do Sonoclot para avaliar a coagulação global por meio das propriedades viscoelásticas do sangue total (**Figura 33-7**). É fornecido um quadro claro do efeito global do equilíbrio entre os sistemas pró-coagulante e anticoagulante e os sistemas pró-fibrinolítico e antifibrinolítico e da força tênsil do coágulo resultante, permitindo o manejo preciso da terapia hemostática. A taxa de formação do coágulo, a força do coágulo e o impacto de qualquer lise do coágulo podem ser observados. A presença de coagulação intravascular disseminada pode ser avaliada, assim como o efeito da atividade da heparina ou heparinoide e a função plaquetária, incluindo os efeitos da inibição plaquetária.

A monitorização viscoelástica da coagulação é particularmente importante ao avaliar a coagulação e o risco tromboembólico do paciente que apresenta um INR prolongado devido à disfunção hepática ou ao efeito da varfarina e que passou, ou está prestes a passar, por um procedimento cirúrgico. A coagulopatia é um balanço entre os fatores pró-coagulantes e anticoagulantes produzidos pelo fígado, e o INR examina apenas o lado pró-coagulante. Um paciente com INR de 3, por exemplo, pode apresentar fatores anticoagulantes tão reduzidos que esteja em um estado hipercoagulável e, portanto, com risco elevado de tromboembolismo venoso. Esse risco pode ser prontamente avaliado por meio de exames viscoelásticos.

TABELA 33-5 Anormalidades nos exames de coagulação[1]

	TP	TTP	TT	Fibrinogênio
Doença hepática avançada		↑	N ou ↑	N ou ↓
CIVD	↑	↑	↑	↓
Deficiência de vitamina K	↑↑	↑	N	N
Terapia com varfarina	↑↑	↑	N	N
Terapia com heparina	↑	↑↑	↑	N
Hemofilia				
Deficiência do fator VIII	N	↑	N	N
Deficiência do fator IX	N	↑	N	N
Deficiência do fator VII	↑	N	N	N
Deficiência do fator XIII	N	N	N	N

[1]CIVD, coagulação intravascular disseminada; N, normal; TP, tempo de protrombina; TTP, tempo de tromboplastina parcial; TT, tempo de trombina.

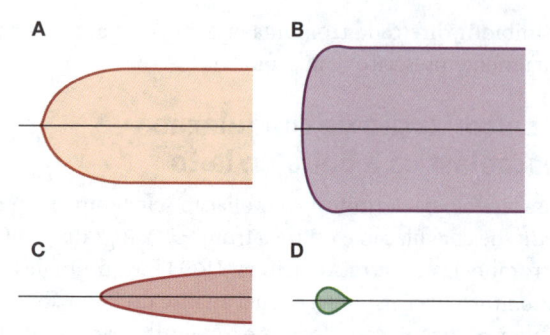

FIGURA 33-7 Exemplos de traçados típicos de tromboelastografia. **A:** Normal. **B:** Hipercoagulação. **C:** Hipocoagulação (p. ex., trombocitopenia). **D:** Fibrinólise. (Reproduzida com permissão de Johansson PI, Stissing T, Bochsen L, et al. Thrombelastography and thromboelastometry in assessing coagulopathy in trauma. *Scand J Trauma Resusc Emerg Med.* Setembro de 2009 23:17:45.)

EFEITO DA ANESTESIA NA FUNÇÃO HEPÁTICA

O fluxo sanguíneo hepático geralmente diminui durante a anestesia regional e a geral, e múltiplos fatores são responsáveis, incluindo efeitos diretos e indiretos dos agentes anestésicos, o tipo de ventilação empregado e o tipo de cirurgia a ser realizada.

A redução do débito cardíaco diminui o fluxo sanguíneo hepático. A ventilação controlada com pressão positiva com altas pressões médias de via aérea reduz o retorno venoso e o débito cardíaco e pode comprometer o fluxo sanguíneo hepático. O primeiro aumenta a pressão venosa hepática, enquanto o último pode reduzir a pressão arterial e aumentar o tônus simpático. A pressão expiratória final positiva (PEEP, do inglês *positive end-expiratory pressure*) acentua ainda mais esses efeitos. Todos esses parâmetros podem ser observados em pacientes submetidos à cirurgia laparoscópica e robótica, especialmente na posição de Trendelenburg íngreme. Procedimentos cirúrgicos próximos ao fígado podem reduzir o fluxo sanguíneo hepático em até 60%. Embora os mecanismos não sejam claros, provavelmente envolvem ativação simpática, reflexos locais e compressão direta dos vasos nas circulações portal e hepática.

Bloqueadores β-adrenérgicos, agonistas α_1-adrenérgicos, bloqueadores de receptores H_2 e vasopressina reduzem o fluxo sanguíneo hepático. Infusões de dopamina (0,5-2,5 μg/kg/min) podem aumentar o fluxo sanguíneo hepático.

Funções metabólicas

Os efeitos dos vários agentes anestésicos no metabolismo hepático são definidos imprecisamente. Uma resposta endócrina ao estresse secundária ao jejum e ao trauma cirúrgico costuma ser observada. A resposta neuroendócrina ao estresse cirúrgico e traumático é caracterizada por níveis elevados de catecolaminas, glucagon e cortisol circulantes e resulta na mobilização de estoques de carboidratos e proteínas, causando hiperglicemia e um balanço nitrogenado negativo (catabolismo). A resposta ao estresse neuroendócrino pode ser pelo menos parcialmente atenuada por anestesia regional, anestesia geral profunda ou bloqueio farmacológico do sistema simpático, sendo a anestesia regional a que tem o efeito mais benéfico sobre o catabolismo. Todos os opioides podem potencialmente causar espasmo do esfincter de Oddi e aumentar a pressão biliar. Naloxona e glucagon podem aliviar o espasmo biliar induzido por opioides.

Procedimentos realizados próximo ao fígado frequentemente resultam em modestas elevações nas concentrações de lactato desidrogenase e transaminases, independentemente do agente anestésico ou da técnica empregada.

Quando os exames de função hepática estão anormais no pós-operatório, a causa mais comum é doença hepática subjacente ou o próprio procedimento cirúrgico. Anormalidades persistentes nos exames hepáticos podem indicar hepatite viral, sepse, reações idiossincráticas a fármacos ou complicações cirúrgicas. *A icterícia no pós-operatório pode ser causada por uma variedade de fatores* (Tabela 33-6), *no entanto, a causa mais comum é a produção excessiva de bilirrubina devido à reabsorção de um grande hematoma ou hemólise após transfusão.* Contudo, todas as outras causas devem ser consideradas. Um diagnóstico correto requer uma revisão rigorosa da função hepática pré-operatória e dos eventos intraoperatórios e pós-operatórios, como transfusões, hipotensão ou hipoxemia sustentadas e exposição a fármacos. Desflurano, sevoflurano e isoflurano têm efeito adverso direto mínimo ou inexistente sobre os hepatócitos.

TABELA 33-6 Causas de icterícia pós-operatória

Pré-hepáticas (aumento da produção de bilirrubina)
Reabsorção de hematomas
Anemia hemolítica da transfusão
Decomposição de hemácias senescentes
Reações hemolíticas
Hepáticas (disfunção hepatocelular)
Doença hepática preexistente
Danos isquêmico ou hipóxico
Induzido por medicações
Síndrome de Gilbert
Colestase intra-hepática
Halotano
Pós-hepáticas (obstrução biliar)
Colecistite pós-operatória
Pancreatite pós-operatória
Cálculo retido no ducto biliar comum
Lesão do ducto biliar
Diversas

Cirrose hepática

10 A cirrose hepática pode resultar em hipertensão portal, varizes hemorrágicas e disfunção de órgãos importantes. As principais causas de cirrose são hepatites virais B e C, uso excessivo de álcool, esteatose hepática não alcoólica (NASH, do inglês *nonalcoholic steatohepatitis*) e hemocromatose. A cirrose é complicada pela hipertensão portal que pode causar ascite, ocasionalmente em volumes maciços juntamente com derrames pleurais, hemorragia varicosa, esplenomegalia, síndrome hepatorrenal, encefalopatia e, se a cirrose for de etiologia viral, câncer hepatocelular. Opções de tratamento incluem o procedimento de *shunt* portossistêmico transjugular intra-hepático (TIPS, do inglês *transjugular intrahepatic portosystemic shunt*), transplante hepático, ou ambos. O prognóstico do paciente pode ser indicado pelo Escore de Child-Turcotte-Pugh ou pelo Escore de MELD (ver Capítulo 34).

DISCUSSÃO DE CASO

Coagulopatia em um paciente com doença hepática (ver também o Capítulo 51)

Um homem de 52 anos com longo histórico de transtorno de uso de álcool procura atendimento para um *shunt* esplenorrenal após três episódios graves de hemorragia gastrintestinal alta por varizes esofágicas. Exames de coagulação revelam TP de 17 segundos (controle: 12 s), INR de 1,7 e tempo de tromboplastina parcial (TTP) de 43 s (controle: 29 s). A contagem de plaquetas é de 75.000/μL.

Quais fatores podem contribuir para hemorragia excessiva durante e após a cirurgia?

A hemostasia após um trauma ou cirurgia depende de três processos principais: (1) espasmo vascular, (2) formação de um tampão plaquetário (*hemostasia primária*) e (3) coagulação do sangue (*hemostasia secundária*), além do controle cirúrgico adequado dos locais de hemorragia. Os dois primeiros ocorrem imediatamente (em segundos), enquanto o terceiro é tardio (em minutos). Um defeito em qualquer um desses processos pode levar à diátese hemorrágica e ao aumento da perda de sangue.

Esquematize os mecanismos envolvidos na hemostasia primária.

A lesão em vasos sanguíneos menores normalmente causa espasmo localizado como resultado da liberação de fatores humorais das plaquetas e de reflexos miogênicos locais. A vasoconstrição mediada pelo sistema nervoso simpático também é um fator em vasos de tamanho médio. A exposição das plaquetas circulantes à superfície endotelial danificada as faz sofrer uma série de alterações que resultam na formação de um tampão plaquetário. Se a ruptura em um vaso for pequena, o tampão em si pode muitas vezes parar completamente a hemorragia. No entanto, se a ruptura for considerável, a coagulação do sangue também é necessária para interromper a hemorragia.

A formação do tampão plaquetário pode ser dividida em três estágios: (1) adesão, (2) liberação de grânulos plaquetários e (3) agregação. Após uma lesão, as plaquetas circulantes aderem ao colágeno subendotelial por meio de receptores específicos de glicoproteínas (GP) em sua membrana. Essa interação é estabilizada por uma GP circulante chamada de *fator de von Willebrand* (vWF), que forma pontes adicionais entre o colágeno subendotelial e as plaquetas por meio de GPIb. O colágeno (assim como a epinefrina e a trombina) ativa as fosfolipases A e C ligadas à membrana das plaquetas, o que resulta na formação de tromboxano A_2 (TXA_2) e na degranulação plaquetária. O TXA_2 é um potente vasoconstritor que também promove a agregação plaquetária. Os grânulos plaquetários contêm uma grande quantidade de substâncias, incluindo difosfato de adenosina (ADP, do inglês *adenosine diphosphate*), fator V, vWF, fibrinogênio e fibronectina. Esses fatores atraem e ativam plaquetas adicionais. O ADP altera o GPIIb/IIIa ligado à membrana das plaquetas, o que facilita a ligação do fibrinogênio às plaquetas ativadas.

Descreva os mecanismos envolvidos na coagulação normal.

A coagulação, frequentemente referida como *hemostasia secundária*, envolve a formação de um coágulo de fibrina, que, em geral, se liga a um tampão plaquetário, fortalecendo-o. A fibrina pode ser formada por uma de duas vias (*extrínseca* ou *intrínseca*; ver **Figura 33-5**) que envolvem cálcio e ativação de proteínas precursoras solúveis de coagulação no sangue (ver **Tabela 33-2**). Independentemente da via ativada, a cascata de coagulação termina na conversão de *fibrinogênio* em *fibrina*. A via extrínseca da cascata de coagulação é desencadeada pela liberação de uma lipoproteína tecidual, a *tromboplastina*, das membranas de células lesadas e provavelmente é a via mais importante. A via intrínseca pode ser desencadeada pela interação entre o colágeno subendotelial com o fator de Hageman (XII) circulante, o cininogênio de alto peso molecular e a pré-calicreína. As duas últimas substâncias também estão envolvidas na formação de bradicinina.

A *trombina* desempenha um papel central na coagulação porque não só ativa as plaquetas, mas também acelera a conversão dos fatores V, VIII e XIII em suas formas ativas. A conversão de protrombina em trombina é consideravelmente acelerada por plaquetas ativadas. A trombina, então, converte o fibrinogênio em monômeros de fibrina solúveis que polimerizam no tampão plaquetário. A reticulação dos polímeros de fibrina pelo fator XIII é necessária para formar um coágulo de fibrina forte e insolúvel. Por fim, a retração do coágulo, que requer plaquetas, extrai fluido do coágulo e ajuda a unir as paredes do vaso sanguíneo danificado.

O que impede a coagulação do sangue em tecidos normais?

O processo de coagulação é limitado a áreas lesionadas pela localização das plaquetas na área afetada e pela manutenção do fluxo sanguíneo normal em áreas não lesionadas. O endotélio normal produz *prostaciclina* (prostaglandina I_2, PGI_2), um potente vasodilatador que também inibe a ativação das plaquetas e ajuda a confinar o processo hemostático primário à área lesionada. O fluxo sanguíneo normal é importante na remoção de fatores de coagulação ativados, que são captados pelo sistema de eliminação dos monócitos e macrófagos. Em geral, múltiplos inibidores da coagulação estão presentes no plasma, incluindo antitrombina III, proteína C, proteína S e inibidor de fator tecidual. A antitrombina III se liga e inativa fatores de coagulação circulantes (com exceção notável do fator VII), e a proteína C especificamente inativa os fatores V e VIII. *A heparina exerce sua atividade anticoagulante aumentando a atividade da antitrombina III.* A proteína S aumenta a atividade da proteína C, e deficiências de proteína C e proteína S causam uma hipercoagulabilidade. O inibidor da via do fator tecidual antagoniza a ação do fator VII ativado.

Qual é o papel do sistema fibrinolítico na hemostasia normal?

O sistema fibrinolítico em geral é ativado simultaneamente com a cascata de coagulação e funciona para manter a fluidez do sangue durante a coagulação. Ele também é responsável pela lise do coágulo assim que a reparação do tecido começa. Quando um coágulo é formado, uma quantidade significativa da proteína plasminogênio é incorporada. O plasminogênio é, então, ativado pelo *ativador de plasminogênio tecidual* (tPA, do inglês *tissue plasminogen activator*), que geralmente é liberado pelas células endoteliais em resposta à trombina, e pelo fator de Hageman (XII). A formação resultante de *plasmina* degrada fibrina e fibrinogênio, bem como outros fatores de coagulação. Uroquinase (encontrada na urina) e estreptoquinase (um produto de bactérias) também são potentes ativadores de plasminogênio para plasmina. A ação do tPA é localizada porque (1) ele é absorvido pelo coágulo de fibrina, (2) ele ativa mais efetivamente o plasminogênio no coágulo, (3) o plasminogênio livre é rapidamente neutralizado por um α_2-antiplasmina circulante e (4) o tPA circulante é eliminado pelo fígado. A plasmina degrada a fibrina e o fibrinogênio em pequenos fragmentos. Esses produtos de degradação da fibrina exercem atividade anticoagulante porque competem com o fibrinogênio pela trombina; eles são normalmente eliminados pelo sistema de monócitos e macrófagos. Os fármacos ácido ε-aminocaproico (EACA) e ácido tranexâmico inibem a conversão de plasminogênio em plasmina. O endotélio também secreta normalmente um inibidor do ativador de plasminogênio (PAI-1) que antagoniza o tPA.

Quais defeitos hemostáticos provavelmente estão presentes neste paciente?

Uma coagulopatia multifatorial costuma se desenvolver em pacientes com doença hepática avançada. Três principais causas são, em geral, as responsáveis: (1) deficiência de vitamina K devido à deficiência dietética ou à absorção ou ao armazenamento comprometidos, (2) síntese hepática comprometida de fatores de coagulação e (3) sequestro esplênico de plaquetas resultante de hiperesplenismo. Para complicar ainda mais, os pacientes com cirrose geralmente possuem vários locais de hemorragia potenciais (varizes esofágicas, gastrite, úlceras pépticas e hemorroidas) e com frequência requerem múltiplas transfusões sanguíneas. Com doença hepática grave, os pacientes também podem apresentar diminuição da síntese de inibidores da coagulação e podem não conseguir eliminar fatores de coagulação ativados e produtos de degradação da fibrina devido a comprometimento da função das células de Kupffer; o defeito de coagulação resultante se assemelha e torna-se indistinguível da *coagulação intravascular disseminada* (CIVD).

O que é CIVD?

Na CIVD, a cascata de coagulação é ativada pela liberação de tromboplastina tecidual endógena ou de substâncias semelhantes à tromboplastina ou pela ativação direta do fator XII por endotoxina ou superfícies estranhas. A deposição generalizada de fibrina na microcirculação resulta no consumo de fatores de coagulação, fibrinólise secundária, trombocitopenia aguda grave e anemia hemolítica microangiopática. Hemorragia difusa e, em alguns casos, fenômenos tromboembólicos em geral se manifestam posteriormente. O tratamento é normalmente direcionado à causa subjacente. Medidas de suporte incluem transfusão de fatores de coagulação e plaquetas. A terapia com heparina é controversa, mas pode beneficiar pacientes com fenômenos tromboembólicos.

O que é fibrinólise primária?

Esse distúrbio hemorrágico ocorre em decorrência da fibrinólise descontrolada. Os pacientes podem apresentar deficiência de α_2-antiplasmina ou depuração comprometida de tPA. Esta última pode ser comum em pacientes com doença hepática grave e durante a fase anepática do transplante hepático. O distúrbio pode, ocasionalmente, ser observado em pacientes com carcinoma de próstata. O diagnóstico com frequência é difícil de se obter; no entanto, é sugerido por uma diátese hemorrágica com um nível baixo de fibrinogênio, mas exames de coagulação e contagem de plaquetas relativamente normais (como observado a seguir). O tratamento inclui plasma fresco congelado ou crioprecipitado e possivelmente EACA ou ácido tranexâmico.

Como os exames de coagulação ajudam a avaliar a hemostasia inadequada?

O diagnóstico de anormalidades na coagulação pode ser facilitado pela medição do TTPa, do TP, do TT, dos produtos de degradação da fibrina e do nível de fibrinogênio (ver **Tabela 33-5**). O TTPa mede a via intrínseca (fatores I, II, V, VIII, IX, X, XI e XII). O tempo de coagulação sanguínea total e o tempo de coagulação ativada (TCA) também medem a via intrínseca. Em contrapartida, o TP mede a via extrínseca (fatores I, II, V e VII). O TT mede especificamente a conversão de fibrinogênio em fibrina (fatores I e II). O nível normal de fibrinogênio no plasma é de 200 a 400 mg/dL (5,9-11,7 μmol/L). Como a terapia com heparina afeta principalmente a via intrínseca, em baixas doses, em geral prolonga apenas o TTPa. Em altas doses, a heparina também prolonga o TP. Por outro lado, a varfarina afeta principalmente os fatores dependentes da vitamina K (II, VII, IX e X); portanto, o TP é prolongado em doses usuais, e o TTPa é prolongado apenas em altas doses. A atividade da plasmina *in vivo* pode ser avaliada medindo os níveis circulantes de peptídeos clivados da fibrina e do fibrinogênio pela plasmina, ou seja, os *produtos de degradação da fibrina* (PDFs) e os D-dímeros. Os pacientes com fibrinólise primária geralmente apresentam níveis elevados de PDFs, mas níveis normais de D-dímeros.

Quais exames são mais úteis na avaliação de hemostasia primária inadequada?

Os exames realizados com maior frequência incluem contagem de plaquetas e tempo de sangramento, mas também incluem análises de TEG, ROTEM e Sonoclot (ver **Figura 33-7** e Capítulo 51). Os pacientes com plaquetas funcionando normalmente e contagens de plaquetas acima de 100.000/μL apresentam hemostasia primária normal. A contagem normal de plaquetas é de 150.000 a 450.000/μL, e o tempo de sangramento geralmente não é afetado pela contagem de plaquetas quando esta última é superior a 100.000/μL. Quando a contagem de plaquetas é de 50.000/μL ou superior, hemorragia excessiva geralmente ocorre apenas com trauma grave ou cirurgia extensa. Em contrapartida, pacientes com contagem de plaquetas inferior a 20.000/μL normalmente desenvolvem hemorragia significativa mesmo após traumas menores. No entanto, pacientes com cirrose hepática podem apresentar trombocitopenia, mas apresentam níveis elevados de vWF, resultando em plaquetas muito ativas que podem compensar a contagem baixa. A trombocitopenia em geral ocorre em decorrência de um dos três mecanismos: (1) produção diminuída de plaquetas, (2) sequestro esplênico de plaquetas ou (3) destruição aumentada de plaquetas. O terceiro mecanismo pode estar incluído em uma das duas categorias de destruição: imune ou não imune. A destruição não imune inclui vasculite ou CIVD.

Um tempo de sangramento prolongado com contagem normal de plaquetas implica um defeito qualitativo das plaquetas. Embora o tempo de sangramento seja um tanto dependente da técnica utilizada, valores superiores a 9 minutos em geral são considerados anormais. Quando o tempo de sangramento excede 15 minutos, espera-se que ocorra hemorragia significativa intra e pós-operatórias. Exames especializados são necessários para diagnosticar defeitos específicos na função plaquetária.

Quais são as causas mais comuns de defeitos plaquetários qualitativos?

O defeito plaquetário mais comum ocorre devido à inibição da produção de TXA_2 por ácido acetilsalicílico e outros fármacos anti-inflamatórios não esteroides (AINEs). Ao contrário do ácido acetilsalicílico, que acetila e inativa irreversivelmente a cicloxigenase durante a vida da plaqueta (até 8 dias), a inibição enzimática por outros AINEs é reversível e geralmente dura apenas 24 horas. Cada vez mais, pacientes com *stents* cardíacos são tratados com uma variedade de agentes antiplaquetários, como o clopidogrel, que comprometem a função plaquetária durante a vida da plaqueta. Exames de função plaquetária estão disponíveis para determinar o grau de inibição da função plaquetária.

O que é a doença de von Willebrand?

A doença hemorrágica hereditária mais comum (1:800-1.000 pacientes) é a *doença de von Willebrand*. Pacientes com essa doença produzem vWF defeituoso ou baixos níveis de vWF normal (normal: 5-10 mg/L). A maioria dos pacientes é heterozigota e apresenta defeitos hemostáticos relativamente leves que se tornam clinicamente aparentes apenas quando são submetidos a cirurgias ou traumas consideráveis ou após a ingestão de AINEs. Além de ajudar a ligar as plaquetas, o vWF serve como transportador para o fator de coagulação VIII. Como resultado, esses pacientes geralmente apresentam tempo de sangramento prolongado, concentração plasmática de vWF diminuída e atividade do fator VIII reduzida. Formas adquiridas da doença de von Willebrand podem ser observadas em pacientes com algumas doenças imunes e naqueles com tumores que absorvem o vWF em sua superfície. Pelo menos três formas da doença são reconhecidas, variando em gravidade de leve a grave.

O tratamento com desmopressina (DDAVP) pode elevar os níveis de vWF em alguns pacientes com doença de von Willebrand leve (bem como indivíduos normais). O fármaco geralmente é administrado com dose de 0,3 µg/kg por via intravenosa, 30 minutos antes da cirurgia. Pacientes que não respondem ao DDAVP devem receber crioprecipitado ou concentrados de fator VIII, ambos ricos em vWF; infusões profiláticas costumam ser recomendadas antes e após a cirurgia, 2 vezes ao dia, por 2 a 4 dias, para ajudar a garantir a hemostasia cirúrgica.

Que outros defeitos hemostáticos hereditários podem ser encontrados na prática anestésica?

O defeito hemostático hereditário secundário mais comum é a *deficiência de fator VIII* (hemofilia A), uma anormalidade ligada ao cromossomo X que afeta, aproximadamente, 1 em 10.000 homens. A gravidade da doença em geral é inversamente relacionada à atividade do fator VIII. A maioria dos pacientes sintomáticos apresenta hemartrose, hemorragia em tecidos profundos e hematúria e menos de 5% da atividade normal de fator VIII. Tradicionalmente, os pacientes apresentam um tempo de tromboplastina parcial prolongado, mas tempo de protrombina e tempo de sangramento normais. O diagnóstico é confirmado medindo a atividade do fator VIII no sangue. Em geral, os pacientes afetados não apresentam aumento da hemorragia durante a cirurgia quando os níveis de fator VIII excedem 30% do normal, mas a maioria dos profissionais médicos recomenda aumentar os níveis de fator VIII para mais de 50% do normal antes da cirurgia. Considera-se, por definição, que o plasma normal (congelado a fresco) apresenta 1 U de atividade de fator VIII por mililitro. Em contrapartida, o crioprecipitado tem de 5 a 10 U/mL, enquanto os concentrados de fator VIII têm aproximadamente 40 U/mL. Estima-se que cada unidade de fator VIII transfundida aumente os níveis de fator VIII em 2% por quilograma de peso corporal. Em geral, são recomendadas duas transfusões por dia após a cirurgia devido à meia-vida relativamente curta do fator VIII (8-12 h). A administração de DDAVP pode aumentar os níveis de fator VIII duas a três vezes em alguns pacientes. O ácido ε-aminocaproico (EACA) ou o ácido tranexâmico também podem ser usados como adjuvantes. Atualmente, o fator VIII recombinante é objeto de ensaios clínicos.

A **hemofilia B** (também conhecida como *doença de Christmas*) é o resultado de uma deficiência hereditária ligada ao cromossomo X de fator IX. É muito semelhante à hemofilia A, no entanto, bem menos comum (1 em 100.000 homens). A medição dos níveis de fator IX estabelece o diagnóstico. A administração perioperatória de plasma fresco congelado é geralmente recomendada para manter a atividade do fator IX em mais de 30% do normal. O fator IX recombinante ou purificado monoclonalmente está disponível.

A deficiência do fator XIII é extremamente rara, mas notável, uma vez que TTPa, TP, TT e tempo de sangramento são normais. O diagnóstico requer a medição dos níveis de fator XIII. Como geralmente é necessário apenas 1% da atividade normal do fator XIII, os pacientes são tratados com uma única transfusão de plasma fresco congelado.

Valores laboratoriais normais descartam um defeito hemostático?

Uma diátese hemorrágica pode existir mesmo na ausência de anormalidades óbvias em exames laboratoriais de rotina. Alguns defeitos hemostáticos normalmente não são detectados por exames de rotina, sendo necessária a realização de exames especializados adicionais. Um histórico de hemorragia excessiva após extrações dentárias, parto, cirurgias menores, traumas leves ou até mesmo durante a menstruação sugere um defeito hemostático. Por outro lado, é possível que a hemorragia excessiva não ocorra apesar de exames laboratoriais anormais. Um histórico familiar de diátese hemorrágica pode sugerir um defeito de coagulação hereditário, no entanto, esse histórico muitas vezes está ausente porque a hemorragia elevada geralmente é mínima e passa despercebida.

Defeitos hemostáticos muitas vezes podem ser diferenciados por sua apresentação clínica. Em geral, a hemorragia em pacientes com defeitos hemostáticos primários ocorre imediatamente após um trauma leve, é confinada a sítios superficiais (pele ou superfícies mucosas) e normalmente pode ser controlada por compressão local. Pequenas hemorragias pontuais dos capilares na derme (petéquias) costumam estar presentes no exame. A hemorragia nos tecidos subcutâneos (equimoses) de pequenas arteríolas ou vênulas também é comum em pacientes com distúrbios plaquetários. Por outro lado, a hemorragia que resulta de defeitos hemostáticos secundários em geral é retardada após a lesão, é profunda (tecidos subcutâneos, articulações, cavidades corporais ou músculos) e muitas vezes difícil de controlar, mesmo com compressão. Hemorragias podem ser palpáveis como hematomas ou podem passar despercebidas quando localizadas mais profundamente (retroperitoneal).

> A coagulação pode ser comprometida pela hipotermia sistêmica ou pela temperatura abaixo do normal no sítio da hemorragia, mesmo quando os resultados dos exames de coagulação (TP, TTPa, tempo de sangramento) são normais e não há histórico de defeitos hemostáticos. A maioria dos exames laboratoriais é realizada à temperatura corporal e pode não refletir os efeitos da hipotermia.

LEITURAS SUGERIDAS

Barton CA. Treatment of coagulopathy related to hepatic insufficiency. *Crit Care Med*. 2016;44:1927.

Bona R. Hypercoagulable states: what the oral surgeon needs to know. *Oral Maxillofac Surg Clin N Am*. 2016;28:491.

Cohen MJ, Christie SA. Coagulopathy of trauma. *Crit Care Clin*. 2017;333:101.

Drumheller BC, Stein DM, Moore LJ, et al. Thromboelastography and rotational thromboelastometry for the surgical intensivist: a narrative review. *J Trauma Acute Care Surg*. 2019;86:710.

Friedman LS. Martin P. *Handbook of Liver Disease*. 4th ed. Elsevier; 2018.

Goobie SM, Haas T. Perioperative bleeding management in pediatric patients. *Curr Opin Anaesthesiol*. 2016;29:352.

Hackl C, Schlitt HJ, Renner P, et al. Liver surgery in cirrhosis and portal hypertension. *World J Gastroenterol*. 2016;22:2725.

Iba T, Levi M, Levy JH. Sepsis-induced coagulopathy and disseminated intravascular coagulation. *Semin Thromb Hemost*. 2020;46:89.

Kandiah PA, Olson JC, Subramanian RM. Emerging strategies for the treatment of patients with acute hepatic failure. *Curr Opin Crit Care*. 2016;22:142.

Levi M, Sivapalaratnam S. Disseminated intravascular coagulation: an update on pathogenesis and diagnosis. *Expert Rev Hematol*. 2018;11:663.

O'Leary JG, Greenberg CS, Patton HM, et al. AGA clinical practice update: coagulation in cirrhosis. *Gastroenterology*. 2019;157:34.

Peyvandi F, Garagiola I, Biguzzi E. Advances in the treatment of bleeding disorders. *J Thromb Haemost*. 2016;14:2095.

Tapper EB, Jiang ZG, Patwardhan VR. Refining the ammonia hypothesis: a pathology-driven approach to the treatment of hepatic encephalopathy. *Mayo Clin Proc*. 2015;90:646.

Wijdicks EFM. Hepatic encephalopathy. *N Engl J Med*. 2016;375:1660.

Wikkelsø A, Wettersley J, Møller AM, et al. Thromboelastography (TEG) or rotational thromboelastometry (ROTEM) to monitor haemostatic treatment in bleeding patients: a systemic review with meta-analysis and trial sequential analysis. *Anaesthesia*. 2017;72:519.

Williams B, McNeil J, Crabbe A, et al. Practical use of thromboelastometry in the management of perioperative coagulopathy and bleeding. *Transfus Med Rev*. 2017;31:11.

Anestesia para pacientes com doença hepática

Michael Ramsay, M.D., F.R.C.A.

CAPÍTULO 34

CONCEITOS-CHAVE

1. Devido ao aumento do risco perioperatório, pacientes com hepatite aguda devem ter a cirurgia eletiva adiada até que a condição tenha sido controlada, conforme indicado pela normalização dos exames hepáticos.

2. Isoflurano e sevoflurano são os agentes voláteis de escolha para pacientes com doença hepática significativa, pois eles preservam o fluxo sanguíneo hepático e o fornecimento de oxigênio. Fatores que, efetivamente, reduzem o fluxo sanguíneo hepático, como hipotensão, ativação excessiva do sistema nervoso simpático e altas pressões médias das vias aéreas durante ventilação controlada, devem ser evitados.

3. Ao avaliar pacientes com hepatite crônica, os resultados dos exames laboratoriais podem indicar apenas uma elevação leve na atividade da aminotransferase sérica e muitas vezes correlacionam-se mal com a gravidade da doença.

4. Cirrose hepática refere-se aos efeitos nocivos para o fígado da inflamação, da lesão hepatocelular e da fibrose e regeneração resultantes nos hepatócitos.

5. A cirrose hepática leva a hipertensão portal, varizes e dano endotelial generalizado por toxinas não eliminadas pelo fígado que podem causar disfunção multiorgânica.

6. Hemorragia maciça de varizes gastresofágicas é uma das principais causas de morbidade e mortalidade em pacientes com doença hepática, e, além dos efeitos cardiovasculares da perda aguda de sangue, a carga de nitrogênio absorvida da decomposição do sangue no trato gastrintestinal pode precipitar encefalopatia hepática.

7. As alterações cardiovasculares observadas em pacientes cirróticos são, em geral, aquelas de circulação hiperdinâmica, embora a miocardiopatia cirrótica clinicamente significativa com frequência esteja presente sem ser reconhecida. Uma fração de ejeção ventricular esquerda de 50% é baixa para um paciente com cirrose!

8. Os efeitos da cirrose hepática sobre os vasos de resistência vascular pulmonar (RVP) podem resultar em vasodilatação, causando *shunts* e hipoxemia crônica, ou, inversamente, provocar vasoconstrição pulmonar e hiperplasia medial, causando aumento na resistência vascular e hipertensão pulmonar.

9. A síndrome hepatorrenal é um defeito renal funcional em pacientes com cirrose hepática que geralmente se manifesta após hemorragia gastrintestinal, diurese intensa, sepse ou cirurgia extensa. É caracterizada por aumento da vasoconstrição renal, que pode ser uma resposta à vasodilatação esplâncnica, por redução da taxa de filtração glomerular, por oligúria progressiva com retenção ávida de sódio, azotemia, ascite intratável e um índice de mortalidade consideravelmente alto.

10. Fatores que, efetivamente, precipitam encefalopatia hepática em pacientes com cirrose incluem hemorragia gastrintestinal, aumento da ingestão de proteína dietética, alcalose hipocalêmica por vômitos ou diurese, infecções, piora da função hepática e medicamentos com atividade depressora do sistema nervoso central.

11. Após a remoção de quantidades significativas de líquido ascítico, a reposição intravenosa intensa de fluidos muitas vezes é necessária para prevenir hipotensão profunda e lesão (insuficiência) renal aguda.

A prevalência de doenças hepáticas está aumentando. A cirrose, estágio terminal da maioria das doenças hepáticas, tem uma incidência na população geral tão alta quanto 5% em algumas séries de necropsia. Trata-se de uma das principais causas de óbito em homens entre a quarta e a quinta décadas de vida, e os índices de mortalidade estão aumentando. Dez por cento dos pacientes com doença hepática são submetidos a procedimentos cirúrgicos durante os últimos 2 anos de suas vidas. O fígado tem uma reserva funcional notável, e, portanto, manifestações evidentes de doença hepática muitas vezes estão ausentes até que ocorra um dano significativo. Quando pacientes com pouca reserva hepática são encaminhados à sala de cirurgia, os efeitos da anestesia e do procedimento cirúrgico podem precipitar a descompensação hepática e a insuficiência hepática com sintomas evidentes.

COAGULAÇÃO NA DOENÇA HEPÁTICA

As alterações hemostáticas que ocorrem com a doença hepática podem causar hipercoagulação e trombose, bem como um risco elevado de hemorragia. As causas de hemorragia excessiva envolvem principalmente trombocitopenia, disfunção endotelial, hipertensão portal, insuficiência renal e sepse (ver Capítulos 31 e 51). A ruptura do coágulo pode ser aumentada por um desequilíbrio do sistema fibrinolítico.

A doença hepática crônica é caracterizada pela síntese comprometida de fatores de coagulação, resultando no prolongamento do tempo de protrombina (TP) e do índice normalizado internacional (INR) (Tabela 34-1). O INR foi concebido para monitorar o efeito anticoagulante da varfarina, não o efeito anticoagulante da disfunção hepática. Na disfunção hepática, os fatores anticoagulantes (proteína C, antitrombina e inibidor da via do fator tecidual) também são reduzidos e podem equilibrar qualquer efeito de um TP prolongado. Isso pode ser confirmado avaliando-se a geração de trombina na presença de trombomodulina produzida pelo endotélio. A produção adequada de trombina requer um número compatível de plaquetas funcionais. Se a contagem de plaquetas for superior a 40.000/μL, a coagulação pode estar normal em um paciente com cirrose grave. Na verdade, mais recentemente foi demonstrado que um aumento do fator de von Willebrand (vWF) na doença hepática pode resultar em plaquetas ativadas, permitindo uma coagulação normal ou aumentada, apesar de uma contagem de plaquetas muito menor. É importante utilizar testes viscoelásticos de coagulação global à beira do leito para revelar totalmente o estado da coagulação (ver discussão posterior).

Pacientes cirróticos normalmente apresentam hiperfibrinólise. No entanto, exames laboratoriais individuais podem não fornecer um quadro verdadeiro do estado da fibrinólise.

Tecnologias de testes viscoelásticos de coagulação como a tromboelastografia (TEG), tromboelastometria rotacional (ROTEM, do inglês *rotation thromboelastometry*) e tecnologia de teste viscoelástico de coagulação Sonoclot são os métodos ideais para demonstrar o estado global do sistema de coagulação em um momento específico em qualquer paciente com doença hepática (ver Capítulo 51). Um INR de 3 com uma contagem de plaquetas de 40.000/uL pode estar associado a um estado hipercoagulável em alguns pacientes cirróticos. Portanto, a profilaxia de tromboembolismo venoso não deve ser suspensa ou plasma fresco congelado administrado até que a coagulopatia do paciente seja avaliada corretamente.

Hepatite

HEPATITE AGUDA

Em geral, a hepatite aguda é o resultado de uma infecção viral, de reação a fármacos ou de exposição a hepatotoxinas. A condição representa uma lesão hepatocelular aguda com graus variáveis de necrose celular. As manifestações clínicas dependem da gravidade da reação inflamatória e da extensão da necrose. Reações inflamatórias leves

TABELA 34-1 Anormalidades nos exames de coagulação[1]

	TP	TTP	TT	Fibrinogênio
Doença hepática avançada	↑	↑	N ou ↑	N ou ↓
CIVD	↑	↑	↑	↓
Deficiência de vitamina K	↑↑	↑	N	N
Terapia com varfarina	↑↑	↑	N	N
Terapia com heparina	↑	↑↑	↑	N
Hemofilia				
Deficiência do fator VIII	N	↑	N	N
Deficiência do fator IX	N	↑	N	N
Deficiência do fator VII	↑	N	N	N
Deficiência do fator XIII	N	N	N	N

[1] CIVD, coagulação intravascular disseminada; N, normal; TP, tempo de protrombina; TTP, tempo de tromboplastina parcial; TT, tempo de trombina.

podem se apresentar como elevações assintomáticas das transaminases séricas, enquanto a necrose hepática maciça se apresenta como insuficiência hepática fulminante aguda.

Hepatite viral

A hepatite viral é normalmente causada pela infecção viral das hepatites A, B ou C. Pelo menos outros dois vírus da hepatite também foram identificados: o da hepatite D (delta) e o da hepatite E (êntero não A, não B). Os tipos A e E da hepatite são transmitidos pela via fecal-oral, enquanto os tipos B e C são transmitidos principalmente por via percutânea e pelo contato com fluidos corporais. A hepatite D é única, uma vez que pode ser transmitida por qualquer uma dessas vias e requer a presença do vírus da hepatite B no hospedeiro para ser infecciosa. Outros vírus também podem causar hepatite, incluindo Epstein-Barr, herpes simples, citomegalovírus e coxsackie. Elevações nas enzimas hepáticas também estão associadas à covid-19.

Pacientes com hepatite viral frequentemente apresentam uma doença prodromal leve de 1 a 2 semanas (fadiga, mal-estar, febre baixa, náusea e vômito) que pode ou não ser seguida por icterícia. A icterícia costuma durar de 2 a 12 semanas, mas a recuperação completa, como evidenciado pelas medições de transaminase sérica, em geral leva 4 meses. Exames sorológicos são necessários para determinar o agente viral causador. O curso clínico tende a ser mais complicado e prolongado com os vírus da hepatite B e C em relação a outros tipos de hepatite viral. A colestase (ver discussão posterior) pode ser uma manifestação significativa. Raramente, pode ocorrer insuficiência hepática fulminante (necrose hepática maciça).

A incidência de hepatite crônica ativa é de 3 a 10% após a infecção pelo vírus da hepatite B e pelo menos 50% após a infecção pelo vírus da hepatite C. Um pequeno percentual de pacientes (principalmente pacientes imunossuprimidos e aqueles em regimes de hemodiálise de longo prazo) tornam-se portadores infecciosos assintomáticos após a infecção pelo vírus da hepatite B, e até 30% desses pacientes permanecem infectados, com o antígeno de superfície da hepatite B (HBsAg) persistindo em seu sangue. A maioria dos pacientes com infecção crônica por hepatite C parece ter partículas virais circulantes muito baixas, intermitentes ou ausentes e, portanto, não é altamente infecciosa. Cerca de 0,5 a 1% dos pacientes com infecção por hepatite C tornam-se portadores infecciosos assintomáticos, e a infectividade correlaciona-se com a detecção do RNA viral da hepatite C no sangue periférico. Esses portadores infecciosos representam um grande perigo à saúde da equipe cirúrgica.

Além das "precauções universais" para evitar o contato direto com sangue e secreções (luvas, máscara, proteção ocular e não reencapar agulhas), a imunização da equipe cirúrgica é altamente eficaz contra a infecção por hepatite B. Uma vacina para a hepatite C não está disponível; além disso, ao contrário da infecção por hepatite B, a infecção por hepatite C não parece conferir imunidade à exposição subsequente. A profilaxia pós-exposição com imunoglobulina hiperimune é eficaz para hepatite B, mas não para hepatite C. Atualmente, terapias eficazes existem para hepatite C, mas a vigilância contínua para carcinoma hepatocelular permanece importante para esses pacientes.

Hepatite medicamentosa

A hepatite medicamentosa (Tabela 34-2) pode ocorrer em decorrência da toxicidade direta e dose-dependente de um fármaco ou de um metabólito do fármaco, de uma reação idiossincrática ao fármaco, ou de uma combinação dessas duas causas. O curso clínico muitas vezes se assemelha ao da hepatite viral, o que dificulta o diagnóstico.

A hepatite alcoólica é provavelmente a forma mais comum de hepatite medicamentosa, no entanto, a etiologia pode não ser óbvia a partir do histórico. A ingestão crônica

TABELA 34-2 Fármacos e outras substâncias associadas à hepatite

Tóxicos
Álcool
Paracetamol
Salicilatos
Tetraciclinas
Tricloroetileno
Cloreto de vinila
Tetracloreto de carbono
Fósforo amarelo
Cogumelos venenosos (*Amanita, Galerina*)
Idiossincráticos
Anestésicos voláteis (halotano)
Fenitoína
Sulfonamidas
Rifampicina
Indometacina
Tóxicos e idiossincráticos
Metildopa
Isoniazida
Valproato de sódio
Amiodarona
Primariamente colestáticos
Clorpromazina
Ciclosporina
Anticoncepcionais orais
Esteroides anabolizantes
Estolato de eritromicina
Metimazol

de álcool também pode resultar em hepatomegalia devido à infiltração gordurosa do fígado, o que reflete a oxidação comprometida de ácidos graxos, o aumento da captação e esterificação de ácidos graxos e a diminuição da síntese e secreção de lipoproteínas. A ingestão de paracetamol de 25 g ou mais geralmente resulta em hepatotoxicidade fulminante fatal. Alguns fármacos, como clorpromazina e anticoncepcionais orais, podem causar reações do tipo colestático (ver discussão posterior). A ingestão de hepatotoxinas potentes, como o tetracloreto de carbono e determinadas espécies de cogumelos (*Amanita, Galerina*), também pode ocasionar hepatotoxicidade fatal.

1 Devido ao aumento do risco perioperatório, pacientes com hepatite aguda devem ter a cirurgia eletiva adiada até que a condição tenha sido controlada, conforme indicado pela normalização dos exames hepáticos. Além disso, a toxicidade aguda do álcool complica consideravelmente o manejo anestésico, e a abstinência aguda de álcool durante o período perioperatório pode estar associada a um índice de mortalidade tão alto quanto 50%. Somente a cirurgia de emergência deve ser considerada para pacientes com abstinência aguda de álcool. Os pacientes com hepatite correm o risco de deterioração da função hepática e de desenvolvimento de complicações da insuficiência hepática, como encefalopatia, coagulopatia ou síndrome hepatorrenal.

A avaliação laboratorial do paciente com hepatite deve incluir nitrogênio ureico no sangue (BUN, do inglês *blood urea nitrogen*), eletrólitos séricos, creatinina, glicose, transaminases, bilirrubina, fosfatase alcalina, albumina, contagem de plaquetas e TP. O soro também deve ser verificado quanto à presença de HBsAg sempre que possível. O nível de álcool no sangue é útil se o histórico ou exame físico for compatível com intoxicação recente por etanol. Hipocalemia e alcalose metabólica não são incomuns e geralmente ocorrem em decorrência de vômitos. Hipomagnesemia concomitante pode estar presente em pacientes com transtorno de uso crônico de álcool e os predispor a arritmias cardíacas. A elevação das transaminases séricas não necessariamente se correlaciona com a quantidade de necrose hepática. A alanina aminotransferase sérica (ALT) em geral é mais alta do que a aspartato aminotransferase sérica (AST), exceto na hepatite alcoólica, na qual ocorre o contrário. A bilirrubina e a fosfatase alcalina costumam estar moderadamente elevadas, exceto na variante colestática da hepatite. O TP é o melhor indicador da função sintética hepática. O prolongamento persistente do TP (INR ≥ 1,5) após a administração de vitamina K é indicativo de disfunção hepática grave. A hipoglicemia não é incomum. A hipoalbuminemia geralmente não está presente, exceto em casos prolongados, com desnutrição grave ou quando ocorre doença hepática crônica.

Se um paciente com hepatite aguda requer uma cirurgia de emergência, a avaliação pré-anestésica deve se concentrar em determinar a causa e o grau de comprometimento hepático. Deve-se obter informações sobre exposições recentes a fármacos, incluindo ingestão de álcool, uso de fármacos intravenosos, transfusões recentes e anestesias anteriores. A ocorrência de náusea ou vômito deve ser observada e, se presente, a desidratação e as anormalidades eletrolíticas devem ser antecipadas e corrigidas. Alterações no estado mental podem indicar comprometimento hepático grave. Comportamento inadequado ou obnubilação em pacientes com transtorno de uso de álcool podem ser sinais de intoxicação aguda, enquanto tremores, irritabilidade, taquicardia e hipertensão geralmente refletem abstinência. O plasma fresco congelado pode ser necessário para corrigir a coagulopatia. A pré-medicação não costuma ser administrada a pacientes com doença hepática avançada. No entanto, benzodiazepínicos e tiamina são indicados em pacientes com ou em risco de abstinência alcoólica aguda; contudo, os benzodiazepínicos devem ser administrados com cautela, uma vez que podem precipitar coma hepático em um paciente encefalopata. Isso pode ser revertido em alguns pacientes com flumazenil.

Considerações intraoperatórias

O objetivo do manejo intraoperatório é preservar a função hepática existente. Alguns pacientes com hepatite viral podem apresentar sensibilidade elevada do sistema nervoso central aos anestésicos, enquanto pacientes com transtorno de uso de álcool geralmente apresentam tolerância cruzada tanto aos anestésicos intravenosos quanto aos voláteis. Esses pacientes também requerem monitorização cardiovascular rigorosa porque os efeitos depressores cardíacos do álcool são aditivos aos dos anestésicos; além disso, a miocardiopatia alcoólica também pode estar presente nesses pacientes.

Em geral, os anestésicos inalatórios são preferíveis aos agentes intravenosos porque a maioria destes últimos depende do fígado para metabolismo, eliminação, ou ambos. Doses-padrão de indução intravenosa podem ser administradas porque sua ação é descontinuada pela redistribuição e não pelo metabolismo ou excreção. No entanto, uma duração prolongada de ação pode ser observada com doses altas ou recorrentes de agentes intravenosos, **2** especialmente opioides. Isoflurano e sevoflurano são os agentes voláteis de escolha para pacientes com doença hepática significativa, pois eles preservam o fluxo sanguíneo hepático e o fornecimento de oxigênio. Fatores que, efetivamente, reduzem o fluxo sanguíneo hepático, como hipotensão, ativação excessiva do sistema nervoso simpático e altas pressões médias das vias aéreas durante ventilação controlada, devem ser evitados. A anestesia regional, incluindo bloqueio condutivo significativo, pode ser empregada na ausência de coagulopatia, desde que a hipotensão seja evitada.

HEPATITE CRÔNICA

Hepatite crônica é definida como inflamação hepática persistente por mais de 6 meses, comprovada por elevação dos níveis séricos de aminotransferases. Os pacientes geralmente podem ser classificados como portadores de uma de três síndromes distintas, com base em uma biópsia hepática: hepatite crônica persistente, hepatite crônica lobular ou hepatite crônica ativa. Pacientes com hepatite crônica ativa apresentam inflamação hepática crônica com destruição da arquitetura celular normal e "necrose em saca-bocado" na biópsia. Evidências de cirrose estão presentes inicialmente ou se desenvolvem eventualmente em 20 a 50% dos pacientes. Embora a hepatite crônica ativa pareça ter muitas causas, ela ocorre com mais frequência como uma sequela da hepatite B ou C. Outras causas incluem medicamentos (metildopa, isoniazida e nitrofurantoína) e distúrbios autoimunes. Fatores imunes e uma predisposição genética podem ser as causas mais comuns na maioria dos casos. Os pacientes geralmente apresentam histórico de fadiga e icterícia recorrente; manifestações extra-hepáticas, como artrite e serosite, não são incomuns. Manifestações de cirrose eventualmente predominam em pacientes com doença progressiva. Ao avaliar pacientes com hepatite crônica, os resultados dos exames laboratoriais podem indicar apenas uma elevação leve na atividade da aminotransferase sérica e muitas vezes correlacionam-se mal com a gravidade da doença. Pacientes sem infecção crônica por hepatite B ou C geralmente apresentam uma resposta favorável aos imunossupressores e são tratados com terapia com corticosteroides de longo prazo com ou sem azatioprina.

Manejo anestésico

Pacientes com hepatite crônica persistente ou lobular crônica devem ser tratados de forma semelhante àqueles com hepatite aguda. Por outro lado, é importante considerar que pacientes com hepatite crônica ativa provavelmente já apresentam cirrose e devem ser tratados de acordo (conforme discutido a seguir). Pacientes com hepatite crônica ativa autoimune também podem apresentar problemas relacionados a outras manifestações autoimunes (como diabetes ou tireoidite) ou à terapia com corticosteroides de longo prazo à qual, provavelmente, foram submetidos.

Cirrose

Cirrose hepática refere-se aos efeitos nocivos para o fígado da inflamação, da lesão hepatocelular e da fibrose e regeneração resultantes nos hepatócitos. A cirrose é uma doença progressiva que eventualmente resulta em insuficiência hepática. A causa mais comum de cirrose nos Estados Unidos era o abuso crônico de álcool; atualmente, é a esteatose hepática não alcoólica (NASH, do inglês *nonalcoholic steatohepatitis*; fígado gorduroso) que acompanha o aumento maciço na prevalência da obesidade mórbida. Outras causas incluem hepatite crônica ativa (cirrose pós-necrótica), inflamação ou obstrução biliar crônica (cirrose biliar primária, colangite esclerosante), insuficiência cardíaca congestiva crônica do lado direito (cirrose cardíaca), hepatite autoimune, hemocromatose, doença de Wilson, deficiência de α_1-antitripsina e cirrose criptogênica. Independentemente da causa, a necrose dos hepatócitos é seguida por fibrose e regeneração nodular. A distorção da arquitetura celular e vascular normal do fígado obstrui o fluxo venoso portal e ocasiona hipertensão portal e varizes. O comprometimento das funções metabólicas sintéticas normais do fígado e outras diversas funções metabólicas, juntamente com danos endoteliais difusos de toxinas não eliminadas pelo fígado, pode causar disfunção de múltiplos órgãos.

Clinicamente, os sinais e sintomas muitas vezes não se correlacionam com a gravidade da doença. Em geral, as manifestações não se apresentam no início; no entanto, icterícia e ascite eventualmente se desenvolvem na maioria dos pacientes. Outros sinais incluem angiomas aracniformes, eritema palmar, ginecomastia e esplenomegalia. Além disso, a cirrose geralmente está associada ao desenvolvimento de três complicações principais: (1) hemorragia varicosa devido à hipertensão portal, (2) retenção intratável de líquidos na forma de ascite e síndrome hepatorrenal e (3) encefalopatia hepática ou coma. Cerca de 10% dos pacientes com cirrose também desenvolvem pelo menos um episódio de peritonite bacteriana espontânea, e alguns pacientes, sobretudo aqueles com etiologia viral, eventualmente desenvolverão carcinoma hepatocelular. Isso pode ocorrer mesmo depois que o vírus tenha sido erradicado pelas novas terapias antivirais.

Algumas doenças podem produzir fibrose hepática sem necrose hepatocelular ou regeneração nodular, resultando em hipertensão portal e em suas complicações associadas com a função hepatocelular frequentemente preservada. Esses distúrbios incluem esquistossomose, fibrose portal idiopática (síndrome de Banti) e fibrose hepática congênita. A obstrução das veias hepáticas ou da veia cava inferior (síndrome de Budd-Chiari) também pode causar hipertensão portal. Esta última pode ocorrer em decorrência de trombose venosa (estado de hipercoagulabilidade), um trombo tumoral (p. ex., carcinoma renal) ou doença oclusiva das veias hepáticas sublobulares.

Considerações pré-operatórias

Os efeitos prejudiciais da anestesia e da cirurgia sobre o fluxo sanguíneo hepático são discutidos mais adiante nesta seção. Pacientes com cirrose apresentam um risco elevado de deterioração da função hepática devido à reserva funcional limitada. O manejo anestésico bem-sucedido desses pacientes depende do reconhecimento da natureza multissistêmica da cirrose (Tabela 34-3) e do controle ou da prevenção de suas complicações. Pacientes com doença grave e sobrevida limitada sem transplante hepático, com urgência para o transplante quantificada por altos escores de MELD (*Modelo para doença hepática terminal*, do inglês *Model for End-stage Liver Disease;* ver adiante), apresentam descondicionamento grave, fragilidade elevada, perda grave de massa muscular e abdome acentuadamente distendido contendo litros de ascite.

A. Manifestações gastrintestinais

A hipertensão portal leva ao desenvolvimento de extensos canais colaterais venosos portossistêmicos. Em geral, quatro sítios colaterais importantes são reconhecidos: gastresofágicos, hemorroidais, periumbilicais e retroperitoneais. A hipertensão portal normalmente é aparente no pré-operatório, como evidenciado pela dilatação das veias da parede abdominal (*caput medusae*). Hemorragia maciça de varizes gastresofágicas é uma das principais causas de morbidade e mortalidade em pacientes com doença hepática, e, além dos efeitos cardiovasculares da perda aguda de sangue, a carga de nitrogênio absorvida da decomposição do sangue no trato gastrintestinal pode precipitar encefalopatia hepática.

O tratamento da hemorragia varicosa concentra-se, principalmente, no suporte, mas com frequência envolve procedimentos endoscópicos para identificação do(s) sítio(s) de hemorragia e manobras terapêuticas, como injeção esclerosante de varizes, eletrocoagulação ou aplicação de clipes hemostáticos ou elásticos. Além dos riscos apresentados por um paciente que é fisiologicamente frágil, hipovolêmico e hipotenso, a anestesia para tais procedimentos endoscópicos normalmente envolve os desafios adicionais de um paciente encefalopata e não cooperativo e um estômago cheio de alimentos e sangue. A eletrocauterização unipolar endoscópica pode afetar adversamente os dispositivos de marca-passo e desfibriladores cardíacos implantáveis.

A perda de sangue deve ser substituída por fluidos intravenosos e hemocomponentes. O tratamento não cirúrgico inclui vasopressina, somatostatina, propranolol ou tamponamento com tubo de Sengstaken-Blakemore. Vasopressina, somatostatina e propranolol reduzem a taxa de perda de sangue. Doses elevadas de vasopressina podem resultar em insuficiência cardíaca congestiva ou isquemia miocárdica; a infusão concomitante de nitroglicerina intravenosa pode reduzir a probabilidade dessas complicações e da hemorragia. A colocação de um *shunt* portossistêmico transjugular intra-hepático (TIPS, do inglês *transjugular intrahepatic portosystemic shunt*) percutâneo pode reduzir a hipertensão portal e a hemorragia subsequente, mas aumentar a incidência de encefalopatia. A cirurgia de emergência pode ser indicada quando a hemorragia não é controlada ou é recorrente. O risco perioperatório correlaciona-se com o grau de comprometimento hepático, com base em achados clínicos e laboratoriais. A classificação de Child para avaliação da reserva hepática é mostrada na Tabela 34-4. Procedimentos de *shunting* são geralmente realizados em pacientes de baixo risco, enquanto cirurgias ablativas, transecção esofágica e devascularização gástrica são reservadas para pacientes de alto risco.

B. Manifestações hematológicas

Anemia, trombocitopenia e, com menos frequência, leucopenia podem estar presentes. A causa da anemia em geral é multifatorial e inclui perda de sangue, aumento da destruição de hemácias, supressão da medula óssea e

TABELA 34-3 Manifestações da cirrose

Gastrintestinais
- Hipertensão portal
- Ascite
- Varizes esofágicas
- Hemorroidas
- Hemorragia gastrintestinal

Circulatórias
- Estado hiperdinâmico (alto débito cardíaco)
- *Shunts* arteriovenosos sistêmicos
- Baixa resistência vascular sistêmica
- Miocardiopatia cirrótica; hipertensão pulmonar

Pulmonares
- Aumento do *shunting* intrapulmonar; síndrome hepatopulmonar
- Capacidade residual funcional reduzida
- Derrames pleurais
- Defeito ventilatório restritivo
- Alcalose respiratória

Renais
- Aumento da reabsorção proximal de sódio
- Aumento da reabsorção distal de sódio
- Depuração de água livre comprometida
- Perfusão renal diminuída
- Síndrome hepatorrenal

Hematológicas
- Anemia
- Coagulopatia
- Esplenomegalia
- Trombocitopenia
- Leucopenia

Infecciosas
- Peritonite bacteriana espontânea

Metabólicas
- Hiponatremia e hipernatremia
- Hipocalemia e hipocalcemia
- Hipomagnesemia
- Hipoalbuminemia
- Hipoglicemia

Neurológicas
- Encefalopatia

TABELA 34-4 Classificação de Child para avaliação da reserva hepática

Grupo de risco	A	B	C
Bilirrubina (mg/dL)	< 2,0	2,0 a 3,0	> 3,0
Albumina sérica (g/dL)	> 3,5	3,0 a 3,5	< 3,0
Ascite	Nenhum	Controlado	Pouco controlado
Encefalopatia	Ausente	Mínima	Coma
Nutrição	Excelente	Adequada	Inadequada
Índice de mortalidade (%)	2 a 5	10	50

Adaptada com permissão de Child CG. *The Liver and Portal Hypertension*. Filadélfia, PA: WB Saunders; 1964.

deficiências nutricionais. A esplenomegalia congestiva secundária à hipertensão portal é, em grande parte, responsável por trombocitopenia e leucopenia. Deficiências de fatores de coagulação surgem como resultado da síntese hepática comprometida. A fibrinólise aumentada secundária à diminuição da depuração de ativadores do sistema fibrinolítico também pode contribuir para a coagulopatia.

A necessidade de transfusões de sangue no pré-operatório deve ser equilibrada com o aumento obrigatório da carga de nitrogênio. A quebra de proteínas decorrente de transfusões excessivas de sangue pode precipitar encefalopatia. No entanto, a coagulopatia deve ser corrigida antes da cirurgia. Fatores de coagulação devem ser substituídos por hemocomponentes apropriados, como plasma fresco congelado e crioprecipitado. Transfusões de plaquetas devem ser consideradas imediatamente antes da cirurgia para contagens de plaquetas inferiores a 50.000/μL. A avaliação da integridade do sistema de coagulação por meio da tecnologia viscoelástica fornecerá informações específicas de manejo.

C. Manifestações circulatórias

Doença hepática terminal e, em particular, cirrose hepática podem estar associadas a distúrbios de todos os principais sistemas de órgãos (ver Tabela 34-3 e Tabela 34-5).

7 As alterações cardiovasculares observadas em pacientes cirróticos são, em geral, aquelas de circulação hiperdinâmica, embora a miocardiopatia cirrótica clinicamente significativa com frequência esteja presente sem ser reconhecida (Tabela 34-6). Uma fração de ejeção ventricular esquerda de 50% é baixa para um paciente com cirrose! É possível que ocorram uma resposta contrátil cardíaca reduzida ao estresse, relaxamento diastólico alterado, regulação negativa dos receptores β-adrenérgicos e alterações eletrofisiológicas como resultado da miocardiopatia cirrótica.

A avaliação ecocardiográfica da função cardíaca pode ser interpretada inicialmente como normal devido à redução significativa da pós-carga causada pela baixa resistência vascular sistêmica. No entanto, tanto a disfunção sistólica quanto a diastólica estão frequentemente presentes. O exame de imagem de estresse não invasivo é normalmente realizado para avaliar a doença arterial coronariana em pacientes com mais de 50 anos e naqueles com fatores de risco cardíacos.

Síndrome hepatopulmonar

8 Os efeitos da cirrose hepática sobre os vasos de resistência vascular pulmonar (RVP) podem resultar em

TABELA 34-5 Diagnóstico diferencial de disfunção cardiopulmonar na doença hepática crônica e na hipertensão portal

Distúrbios cardiopulmonares primários
Doença pulmonar obstrutiva crônica
Insuficiência cardíaca congestiva
Asma
Doença pulmonar restritiva
Pneumonia

Complicações da cirrose
Ascite
Derrames pleurais
Atrofia muscular

Doença cardiopulmonar/hepática
Doença hepática alcoólica com miocardiopatia alcoólica
Hemocromatose com miocardiopatia de sobrecarga de ferro
Deficiência de α_1-antitripsina com enfisema panacinar
Cirrose biliar primária com alveolite fibrosante

Distúrbios vasculares pulmonares
Síndrome hepatopulmonar
Hipertensão portopulmonar

TABELA 34-6 Alterações hemodinâmicas e patológicas no paciente cirrótico típico

Débito cardíaco aumentado
Frequência cardíaca aumentada
Resistência vascular sistêmica diminuída
Volume circulante diminuído
Doença arterial coronariana
Baixa resistência vascular sistêmica mascara a baixa função ventricular esquerda
Resposta reduzida a β-agonistas

vasodilatação, causando *shunts* e hipoxemia crônica, ou, inversamente, provocar vasoconstrição pulmonar e hiperplasia medial, causando aumento na resistência vascular e hipertensão pulmonar. A *síndrome hepatopulmonar* (SHP) (Tabela 34-7) é observada em aproximadamente 30% dos candidatos a transplante de fígado e é caracterizada por uma tríade de redução da saturação de oxigênio na presença de doença hepática avançada e dilatação arteriolar intrapulmonar. A dilatação vascular intrapulmonar causa um *shunt* intrapulmonar de direita para a esquerda e um aumento no gradiente de oxigênio alveoloarterial.

A oximetria de pulso pode ser usada para triagem de SHP, e uma SpO_2 em ar ambiente inferior a 96% na posição sentada requer investigação. Não há tratamento clínico para SHP, que é progressiva, mas é revertida ao longo de 6 meses a 2 anos pelo transplante hepático.

Hipertensão portopulmonar

Remodelamento vascular pulmonar pode ocorrer em associação à doença hepática crônica, envolvendo proliferação de músculo liso vascular, vasoconstrição, proliferação intimal e eventual fibrose, todos apresentando-se como obstrução causando aumento da resistência ao fluxo sanguíneo pulmonar. Essas alterações patológicas podem resultar em hipertensão pulmonar, e se associadas à hipertensão portal, a condição é denominada *hipertensão portopulmonar* (HPP) (Tabela 34-8).

Os critérios diagnósticos para HPP incluem uma pressão média da artéria pulmonar (PAPm) superior a 25 mmHg em repouso e uma RVP superior a 240 dyn·s·cm^{-5}.

TABELA 34-7 Síndrome hepatopulmonar

Características clínicas
- Cianose
- Hipocratismo digital
- Telangiectasias cutâneas
- Ortodeoxia (dessaturação de oxigênio ao sentar ou ficar em pé)
- Platipneia (respiração mais fácil ao deitar)
- Dispneia

Critérios de diagnóstico
- Presença de doença hepática, geralmente com hipertensão portal e cirrose
- Um gradiente de oxigênio alveoloarterial de > 15 mmHg
- Conexões arteriovenosas pulmonares demonstradas por:
  - Ecocardiograma com realce de contraste tardio (com soro agitado) mostrando o contraste nas câmaras cardíacas esquerdas cerca de quatro a seis batimentos cardíacos após o contraste aparecer nas câmaras cardíacas direitas
  - Captação cerebral > 6% após varredura de perfusão pulmonar com albumina macroagregada de tecnécio-99m

Indicações
- O transplante hepático é a única terapia que cura a síndrome hepatopulmonar, causando aumento na resistência vascular e hipertensão pulmonar.

TABELA 34-8 Características clínicas da hipertensão portopulmonar

- Aumento da resistência vascular pulmonar: vasoconstrição, remodelamento vascular estrutural e eventual fibrose
- Pressão média da artéria pulmonar > 25 mmHg com pressão capilar pulmonar normal
- Sobrecarga ventricular direita
- Insuficiência cardíaca direita
- Congestão hepática
- Aumento do risco de mortalidade no transplante hepático, especialmente se a pressão média da artéria pulmonar for > 35 mmHg

O gradiente transpulmonar superior a 12 mmHg (PAPm menos pressão de oclusão arterial pulmonar [POAP]) reflete a obstrução ao fluxo e distingue a contribuição de volume e resistência para o aumento da PAPm.

A HPP pode ser classificada como leve (PAPm 25-35 mmHg), moderada (PAPm > 35 e < 45 mmHg) e grave (PAPm > 45 mmHg). A HPP leve não está associada a um aumento de mortalidade no transplante hepático, embora o período de recuperação imediata possa ser desafiador se houver um aumento significativo no débito cardíaco após a reperfusão do novo enxerto. A HPP moderada e grave está associada à mortalidade significativa no transplante. No entanto, o fator-chave não é a PAPm, mas sim a função do ventrículo direito (VD).

O êxito do transplante hepático dependerá do VD mantendo função adequada durante e após o procedimento de transplante, apesar dos aumentos do débito cardíaco, do volume e da RVP. Se ocorrer disfunção ou insuficiência do VD, pode ocorrer congestão do enxerto com possibilidade de insuficiência do enxerto e possível mortalidade. A avaliação do VD usando ecocardiografia transesofágica (ETE) é necessária.

O papel do transplante hepático no tratamento da HPP não está bem definido. Em alguns pacientes, a hipertensão pulmonar se reverte rapidamente após o transplante; no entanto, para outros pacientes, poderão ser necessários meses ou anos de terapia vasodilatadora contínua. Por outro lado, outros pacientes podem apresentar progressão da condição e eventualmente desenvolver insuficiência de VD. Alguns pacientes com SHP desenvolvem hipertensão pulmonar após o transplante hepático, sugerindo que ambas as doenças podem ocorrer simultaneamente. O transplante hepático oferece o melhor resultado em pacientes com HPP que é responsivo à terapia vasodilatadora.

D. Manifestações respiratórias

Distúrbios na troca gasosa pulmonar e na mecânica ventilatória são frequentemente observados. A hiperventilação é comum e causa alcalose respiratória primária. Como observado anteriormente, a hipoxemia está com frequência presente e ocorre em função do *shunt* de direita para a esquerda de até 40% do débito cardíaco. O *shunt* é consequente a um aumento tanto das comunicações arteriovenosas pulmonares (absolutas) quanto da incompatibilidade de ventilação/perfusão (relativa). A elevação do diafragma resultante de ascite reduz os volumes pulmonares, especialmente a capacidade residual funcional, e predispõe à atelectasia. Além disso, quantidades significativas de ascite produzem um defeito ventilatório restritivo que aumenta o trabalho respiratório. Derrames pleurais consideráveis também são observados com frequência.

A revisão da radiografia de tórax e das medidas de gasometria arterial é útil no pré-operatório, uma vez que a atelectasia, os derrames e a hipoxemia podem não ser evidentes em exames clínicos. A paracentese em pacientes com ascite maciça e comprometimento pulmonar deve ser realizada com cautela, pois a remoção excessiva de líquido pode levar ao colapso circulatório.

E. Manifestações renais e equilíbrio de fluidos

Distúrbios no equilíbrio de fluidos e eletrólitos podem se manifestar como ascite, edema, distúrbios eletrolíticos e *síndrome hepatorrenal* (ver adiante). Mecanismos importantes responsáveis pela ascite incluem (1) hipertensão portal, que aumenta a pressão hidrostática e favorece a transudação de fluidos através do intestino para a cavidade peritoneal; (2) hipoalbuminemia, que diminui a pressão oncótica plasmática e favorece a transudação de fluidos; (3) infusão de líquido linfático rico em proteínas da superfície serosa do fígado, devido à distorção e à obstrução dos canais linfáticos no fígado; e (4) retenção renal intensa de sódio e água.

Pacientes com cirrose e ascite apresentam perfusão renal diminuída, hemodinâmica intrarrenal alterada, maior reabsorção de sódio proximal e distal, e comprometimento na depuração de água livre. Hiponatremia e hipocalemia são comuns. A primeira é dilucional, enquanto a última é consequente de perdas excessivas de potássio na urina secundárias a hiperaldosteronismo secundário ou ao uso de diuréticos. A expressão mais grave dessas anormalidades é observada com o desenvolvimento da síndrome hepatorrenal. Pacientes com ascite apresentam níveis elevados de catecolaminas circulantes, provavelmente devido a um aumento na descarga simpática. Além do aumento de renina e angiotensina II, esses pacientes são insensíveis ao peptídeo natriurético atrial circulante.

9 A **síndrome hepatorrenal** é um defeito renal funcional em pacientes com cirrose hepática que geralmente se manifesta após hemorragia gastrintestinal, diurese intensa, sepse ou cirurgia extensa. É caracterizada por aumento da vasoconstrição renal, que pode ser uma resposta à vasodilatação esplâncnica, por redução da taxa de filtração glomerular, oligúria progressiva com retenção ávida de sódio, azotemia, ascite intratável e um índice de mortalidade consideravelmente alto. O tratamento concentra-se em suporte e, muitas vezes, não é bem-sucedido, a menos que o transplante hepático seja realizado.

O manejo perioperatório cauteloso dos fluidos em pacientes com doença hepática avançada é fundamental. A importância de preservar a função renal não pode ser enfatizada em excesso. A diurese pré-operatória excessiva deve ser evitada, e os déficits agudos de fluido intravascular devem ser corrigidos com infusões de coloides. A diurese para reduzir a ascite e o edema deve ser realizada ao longo de vários dias. Os diuréticos de alça são administrados somente após ser demonstrada a ineficácia de medidas como repouso no leito, restrição de sódio (< 2 g NaCl/dia) e administração de espironolactona. As medidas diárias do peso corporal são úteis para prevenir a depleção do volume intravascular durante a diurese; em pacientes com ascite e edema periférico, não mais que 1 kg/dia deve ser perdido durante a diurese, e em pacientes com ascite isolada, não mais que 0,5 kg/dia deve ser perdido. A hiponatremia (soro [Na^+] < 130 mEq/L) também requer restrição hídrica (< 1,5 L/dia), e os déficits de potássio devem ser substituídos antes da cirurgia. O tratamento clínico inclui infusões de albumina em combinação com vasoconstritores como vasopressina, midodrina e norepinefrina, e talvez o análogo da vasopressina, terlipressina. A disfunção renal prolongada resultará em necrose tubular aguda e, se isso ocorrer, pode ser indicado um transplante hepático e rim.

F. Manifestações do sistema nervoso central

A encefalopatia hepática é caracterizada por alterações no estado mental com sinais neurológicos flutuantes (asteríxis, hiper-reflexia ou reflexo plantar invertido) e alterações eletroencefalográficas características (atividade simétrica de alta voltagem e ondas lentas). Isso está associado ao acúmulo de neurotoxinas, incluindo amônia e ácidos graxos de cadeia curta. Alguns pacientes também apresentam pressão intracraniana elevada. A encefalopatia metabólica parece estar relacionada proporcionalmente tanto à quantidade de dano hepatocelular presente quanto ao grau de *shunt* no sangue portal para longe do fígado e diretamente para a circulação sistêmica. O acúmulo de substâncias originárias do trato gastrintestinal (mas normalmente metabolizadas pelo fígado) tem sido implicado.

10 Fatores que, efetivamente, precipitam encefalopatia hepática em pacientes com cirrose incluem hemorragia gastrintestinal, aumento da ingestão de proteína dietética, alcalose hipocalêmica por vômitos ou diurese, infecções, piora da função hepática e medicamentos com atividade depressora do sistema nervoso central.

A encefalopatia hepática deve ser tratada de forma intensa no pré-operatório. As causas precipitadoras devem ser corrigidas. A lactulose oral (30-50 mL a cada 8 horas) ou a neomicina (500 mg a cada 6 horas) são úteis na redução da absorção intestinal de amônia. A lactulose atua como um laxante osmótico e, como a neomicina, provavelmente inibe a produção de amônia pelas bactérias intestinais. Sedativos, sobretudo benzodiazepínicos, devem ser evitados, uma vez que podem precipitar o coma hepático.

Considerações intraoperatórias

Pacientes com cirrose pós-necrótica consequente de hepatite B ou hepatite C que são portadores do vírus podem ser infecciosos. Precauções universais são sempre indicadas na prevenção do contato com sangue e fluidos corporais de todos os pacientes.

A. Respostas a fármacos

A resposta a agentes anestésicos é imprevisível em pacientes com cirrose. Alterações na sensibilidade do sistema nervoso central, volumes de distribuição, ligação a proteínas, metabolismo e eliminação de fármacos são comuns. Um aumento no volume de distribuição para fármacos altamente ionizados, como bloqueadores neuromusculares (BNMs), ocorre em decorrência de expansão do compartimento de fluido extracelular; uma aparente resistência pode ser observada, exigindo doses de ataque mais altas do que as normais. No entanto, devem ser administradas doses de manutenção menores do que as normais de BNMs dependentes de eliminação hepática (rocurônio e vecurônio). A duração de ação da succinilcolina pode ser prolongada devido a níveis reduzidos de pseudocolinesterase; contudo, sua relevância clínica é mínima.

B. Técnica anestésica

O fígado cirrótico é muito dependente da perfusão arterial hepática devido ao fluxo sanguíneo portal reduzido. A preservação do fluxo sanguíneo arterial hepático e a abstenção de agentes com efeitos potencialmente adversos na função hepática são críticos. A anestesia regional pode ser administrada em pacientes sem trombocitopenia ou coagulopatia; no entanto, deve-se evitar hipotensão. A indução com propofol seguida de isoflurano ou sevoflurano com mistura de oxigênio e ar é normalmente empregada para anestesia geral. A suplementação com opioides reduz a dose necessária do agente volátil; contudo, as meias-vidas dos opioides muitas vezes são significativamente prolongadas, o que pode causar depressão respiratória no pós-operatório. O cisatracúrio pode ser o BNM de escolha devido ao seu metabolismo não hepático.

Náusea, vômito, hemorragia gastrintestinal superior e distensão abdominal consequente de ascite maciça no pré-operatório requerem uma indução anestésica bem planejada. Pré-oxigenação e indução/intubação em sequência rápida com pressão cricoide são normalmente realizadas. Para pacientes instáveis e aqueles com hemorragia ativa, sugere-se o uso de intubação consciente ou indução rápida com cetamina ou etomidato e succinilcolina ou rocurônio.

C. Monitorização

A oximetria de pulso deve ser complementada com medidas de gasometria arterial para monitorar o estado acidobásico. Pacientes com *shunt* intrapulmonar considerável de direita para a esquerda podem não tolerar óxido nitroso, e podem necessitar de pressão expiratória final positiva (PEEP, do inglês *positive end-expiratory pressure*) para tratar incompatibilidades de ventilação/perfusão e hipoxemia associada. Pacientes que recebem infusões de vasopressina devem ser monitorados quanto à isquemia miocárdica em razão da vasoconstrição coronariana.

A monitorização contínua da pressão intra-arterial é em geral utilizada porque a instabilidade hemodinâmica ocorre com frequência devido à hemorragia excessiva e a manipulações cirúrgicas. Em geral, o estado de volume intravascular é difícil de otimizar, e deve-se considerar a terapia hemodinâmica e de fluidos guiada por metas, utilizando Doppler esofágico, análise da forma de onda arterial, índice de variabilidade *pleth* (IVP) ou ETE. Essas abordagens podem ser úteis na prevenção de lesão renal aguda. O débito urinário deve ser acompanhado rigorosamente; o manitol pode ser considerado para débitos urinários persistentemente baixos, apesar da reposição intravascular adequada de fluidos. O suporte vasopressor pode ser necessário, e as infusões de norepinefrina e vasopressina são frequentemente úteis.

D. Reposição de líquidos

Durante o pré-operatório, a maioria dos pacientes é instruída a restringir o consumo de sódio. No entanto, durante o procedimento cirúrgico, é dada prioridade à preservação do volume intravascular e do débito urinário. O uso de fluidos intravenosos predominantemente coloidais (albumina) pode ser preferível para evitar sobrecarga de sódio e aumentar a pressão oncótica plasmática. A reposição intravenosa de líquidos deve levar em consideração a hemorragia excessiva e as oscilações de fluidos que frequentemente ocorrem nesses pacientes durante procedimentos abdominais. O ingurgitamento venoso da hipertensão portal, as varizes, a lise de aderências de cirurgias anteriores e a coagulopatia levam à hemorragia excessiva durante procedimentos cirúrgicos, enquanto a evacuação de ascite e procedimentos cirúrgicos prolongados resultam em alterações significativas de fluidos.

11 Após a remoção de quantidades significativas de líquido ascítico, a reposição intravenosa intensa de fluidos muitas vezes é necessária para prevenir hipotensão profunda e lesão renal aguda. O uso liberal de soluções cristaloides pode causar edema difuso devido a um nível baixo de albumina sérica, e as soluções coloidais são geralmente preferíveis.

A maioria dos pacientes apresenta anemia e coagulopatia no pré-operatório, e a transfusão perioperatória de hemácias pode levar à hipocalcemia devido ao comprometimento do metabolismo do citrato no fígado cirrótico. O citrato, o anticoagulante presente nas preparações de hemácias armazenadas, se liga ao cálcio plasmático, produzindo hipocalcemia. A administração intravenosa de cálcio pode ser necessária (ver Capítulo 51).

Cirurgia hepática

Procedimentos hepáticos comuns incluem reparo de lacerações, drenagem de abscessos e ressecção de neoplasias primárias ou metastáticas, e até 80 a 85% do fígado podem ser ressecados em muitos pacientes. Além disso, o transplante hepático é realizado em muitas unidades. Em geral, o atendimento perioperatório de pacientes submetidos à cirurgia hepática é desafiador devido aos problemas clínicos coexistentes, à debilidade observada em muitos pacientes com doença hepática intrínseca e ao potencial de perda significativa de sangue na cirurgia. A hepatite e a cirrose complicam consideravelmente o manejo anestésico e aumentam a mortalidade perioperatória. Múltiplos cateteres intravenosos de grande calibre, acesso venoso central e aquecedores de sangue são necessários; dispositivos de infusão rápida facilitam o manejo quando se espera uma transfusão sanguínea maciça. A monitorização intra-arterial contínua da pressão é normalmente empregada.

Em geral, a otimização hemodinâmica é complicada pelo conflito entre a necessidade de manter volume intravascular suficiente para garantir perfusão hepática adequada e a necessidade de manter a pressão venosa central baixa para minimizar o ingurgitamento hepático e a hemorragia cirúrgica. A medida da pressão venosa central não é um indicador preciso do estado de volume; sugere-se fluidoterapia guiada por metas utilizando Doppler esofágico, análise de forma de onda arterial, IVP ou ETE. Deve-se ter cautela ao colocar uma sonda de Doppler esofágico ou ETE em um paciente com doença varicosa esofágica.

A anestesia com hipotensão deve ser evitada devido a seus efeitos potencialmente prejudiciais à função hepática. A administração de antifibrinolíticos, como ácido ε-aminocaproico ou ácido tranexâmico, pode reduzir a perda sanguínea na cirurgia, especialmente se a fibrinólise puder ser demonstrada por monitorização viscoelástica da coagulação. Hipoglicemia, coagulopatia e sepse podem ocorrer após ressecções hepáticas consideráveis. A drenagem de um abscesso ou cisto pode ser complicada pela contaminação peritoneal. No caso de um cisto hidático, o extravasamento pode causar anafilaxia devido à liberação de antígenos de *Echinococcus*.

As complicações pós-operatórias incluem disfunção hepática, sepse e perda de sangue secundária à coagulopatia ou à hemorragia cirúrgica. A dor pós-operatória causada pela incisão cirúrgica pode dificultar a mobilização pós-operatória e a recuperação; no entanto, a coagulopatia perioperatória pode limitar o uso de analgesia epidural. Bloqueios do plano transverso do abdome (*TAP block*, do inglês *transversus abdominis plane block*) podem ser muito eficazes (ver Capítulo 46). A ventilação mecânica no pós-operatório pode ser necessária para pacientes submetidos a ressecções extensas ou que estão excepcionalmente debilitados.

Transplante hepático

Quando uma unidade abre um programa de transplante hepático, deve ser nomeado um diretor de anestesia hepática credenciado, que deve ser um anestesiologista com experiência e treinamento em anestesia de transplante hepático. Uma equipe dedicada de anestesiologistas deve ser formada para administrar o curso perioperatório de todos os pacientes de transplante hepático. Essa equipe deve ter uma vasta compreensão das indicações e contraindicações para transplante hepático (Tabelas 34-9 e 34-10), bem como das implicações perioperatórias de comorbidades associadas, como doença arterial coronariana, miocardiopatia cirrótica, hipertensão portopulmonar, síndrome hepatopulmonar, síndrome hepatorrenal, encefalopatia hepática e edema cerebral. Foi demonstrado que essa abordagem melhora os resultados, medidos pela redução de transfusões sanguíneas, pela necessidade de ventilação mecânica no pós-operatório e por tempo de internação na unidade de terapia intensiva (UTI).

Considerações pré-operatórias

O escore do *Modelo para doença hepática terminal (MELD)* é utilizado pela United Network for Organ

TABELA 34-9 Indicações para transplante hepático

Pediátricas	Adultas
Fibrose hepática congênita	Cirrose biliar primária
Doença de Alagille	Colangite esclerosante primária
Atresia biliar	Hepatite autoimune
Deficiência de α_1-antitripsina	Cirrose criptogênica
Doença de Byler	Hepatite viral com cirrose
Distúrbios metabólicos	Cirrose alcoólica
Doença de Wilson	Malignidades hepatocelulares primárias
Tirosinemia	
Doenças de armazenamento de glicogênio	Esteatose hepática não alcoólica
	Hepatite fulminante
Doença de Crigler-Najjar	Trombose da veia hepática
Hemofilia	Polineuropatia amiloidótica familiar
Doenças de armazenamento lisossômico	Hepatite viral crônica
Protoporfiria	
Hipercolesterolemia familiar	
Hiperoxalúria primária	

TABELA 34-10 Contraindicações para transplante hepático	
Absolutas	**Relativas**
Sepse ativa	Obesidade grave
Abuso ativo de substâncias ou álcool	Hipertensão pulmonar grave
	Miocardiopatia grave
Doença cardíaca avançada	Carga viral alta de HIV
Malignidade extra-hepática	
Malignidade metastática	
Colangiocarcinoma	

Sharing (UNOS) para priorizar pacientes na lista de espera para transplante hepático. O escore baseia-se na bilirrubina sérica, na creatinina sérica e no INR do paciente, sendo um preditor do tempo de sobrevida se o paciente não receber um transplante hepático. Um escore de 20 prevê um risco de mortalidade de 20% em 3 meses, enquanto um escore de 40 prevê um risco de mortalidade de 71% em 3 meses (Figura 34-1).

Escore MELD
$= 0,957 \times \log_e[\text{creatinina sérica (mg/dL)}]$
$+ 0,378 \times \log_e[\text{bilirrubina sérica total (mg/dL)}]$
$+ 1,120 \times \log_e[\text{INR}]$

Multiplique o valor resultante por 10 e arredonde para o número inteiro mais próximo. O mínimo para todos os valores é 1,0; o valor máximo para creatinina é 4,0.

A maioria dos candidatos a transplante hepático pontua escores MELD elevados e apresenta icterícia, insuficiência renal e coagulopatia. Eles também podem estar edemaciados e ter ascite maciça, e alguns podem ter encefalopatia, SHP, miocardiopatia cirrótica e HPP. Esses pacientes muitas vezes apresentam um índice cardíaco elevado e uma resistência vascular sistêmica reduzida.

Perda significativa de sangue deve ser prevista, e cateteres intravenosos de grande calibre devem ser colocados para acesso. Uma bomba de infusão rápida deve estar disponível. A monitorização hemodinâmica de rotina deve incluir monitorização intra-arterial da pressão. ETE é rotineiramente utilizada em muitos centros. O cateterismo da artéria pulmonar, anteriormente uma prática rotineira, foi suplantado por um cateter venoso central e ETE em muitas unidades, exceto quando há preocupação com HPP ou miocardiopatia cirrótica.

A disponibilidade imediata de hemodiálise venovenosa contínua (HDVVC) no intraoperatório pode ser muito útil para o manejo de volume e eletrólitos em pacientes com função renal marginal ou ausente. Em pacientes com anormalidades significativas de eletrólitos, sódio e potássio séricos podem ser administrados rigorosamente ajustando a solução de diálise da HDVVC.

Manejo intraoperatório

Como observado anteriormente, a doença hepática causa disfunção endotelial que compromete todos os órgãos do corpo. O coração desenvolve miocardiopatia cirrótica; o cérebro, encefalopatia e eventual edema cerebral; os rins, síndrome hepatorrenal e eventual necrose tubular aguda; e os pulmões, SHP ou HPP, ou ambas. Portanto, cada órgão deve ser cautelosamente observado durante o procedimento cirúrgico e o período pós-operatório.

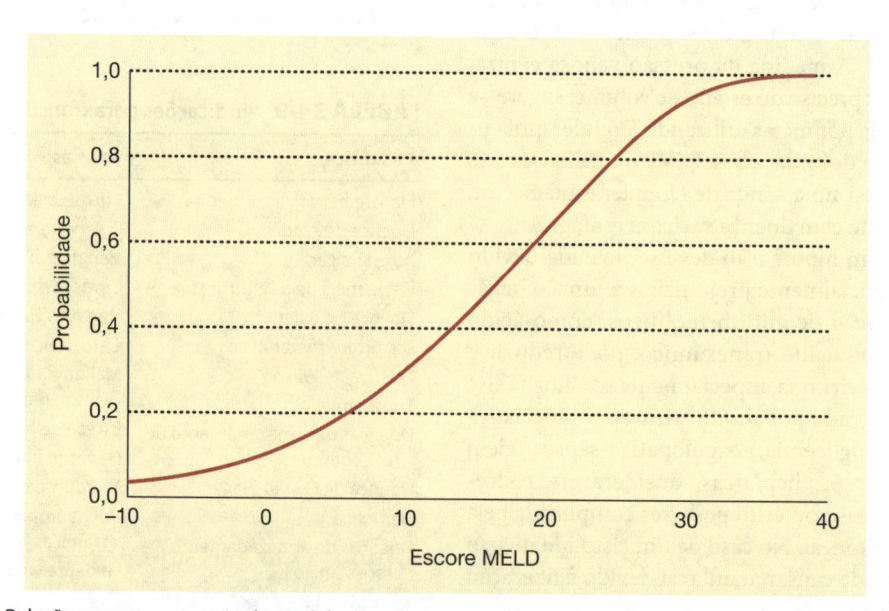

FIGURA 34-1 Relação entre a pontuação do Modelo para doença hepática terminal (MELD) e mortalidade em 3 meses em pacientes com doença hepática cirrótica. (Reproduzida com permissão de Wiesner RH, McDiarmid SV, Kamath OS, et al. MELD and PELD: *Application of survival models to liver allocation. Liver Transpl.* 2001 Julho;7(7):567-580.)

A manutenção da pressão de perfusão cerebral (PPC) é particularmente importante em pacientes com edema cerebral, e algumas unidades monitorizam a pressão intracraniana. Medidas adicionais de proteção cerebral incluem elevação da cabeça em 20°, hipotermia leve e hipocapnia leve com uso de vasopressor para manter a pressão arterial média. Quando a cabeça do paciente está elevada, o transdutor de pressão arterial deve ser zerado no nível do meato acústico externo para determinação precisa da PPC.

A coagulopatia é administrada com o auxílio de um dispositivo de testagem viscoelástica da coagulação à beira do leito (TEG, ROTEM ou Sonoclot) ou avaliação frequente dos exames convencionais de coagulação. A perda sanguínea pode ser considerável, e as transfusões são direcionadas para manter o nível de hemoglobina acima de 7 g/dL.

As transfusões devem ser moderadas para manter a pressão venosa central (PVC) baixa durante a dissecção do fígado para reduzir a perda de sangue e minimizar a congestão hepática, e durante a reperfusão e o restante do procedimento, evitando a congestão do enxerto e a disfunção hepática. A maioria das coagulopatias será corrigida com o novo fígado se sua função for apropriada. A fibrinólise, o baixo nível de cálcio ionizado e a hipotermia devem ser corrigidos, uma vez que podem promover hemorragia. No entanto, os defeitos de coagulação geralmente não precisam ser tratados antes da ou durante a cirurgia, a menos que a hemorragia seja um problema. A transfusão intraoperatória de plaquetas e plasma fresco congelado está associada à diminuição da sobrevida do paciente em longo prazo.

O procedimento cirúrgico de transplante hepático é dividido em três estágios: períodos *pré-anepático*, *anepático* e *neo-hepático*.

A fase pré-anepática (dissecção) é marcada pelo manejo das alterações hemodinâmicas relacionadas à perda de sangue e por compressão cirúrgica de grandes vasos. A entrada cirúrgica em uma variz considerável pode levar a uma perda excessiva de sangue. A hiponatremia deve ser cautelosamente controlada sem correção rápida do sódio sérico, uma vez que isso pode promover o desenvolvimento da síndrome de desmielinização osmótica (ver Capítulo 49). A hipercalemia pode exigir uma intervenção intensa com diurese, transfusão apenas de hemácias lavadas e HDVVC. A toxicidade por citrato (hipocalcemia) pode ocorrer se for transfundido sangue; portanto, o cálcio ionizado deve ser monitorado rigorosamente, e sais de cálcio devem ser administrados conforme necessário. Uma PVC baixa ajuda a minimizar a perda de sangue enquanto a pressão arterial sistêmica é mantida.

A fase anepática começa com a oclusão vascular do fluxo de entrada para o fígado e termina com a reperfusão. Algumas unidades utilizam o *bypass* venovenoso para prevenir a congestão dos órgãos viscerais, melhorar o retorno venoso e possivelmente proteger a função renal. Se houver poucas varizes, como pode ser observado em um paciente com câncer hepatocelular, a oclusão total ou parcial da veia cava pode estar associada a um estado significativo de baixo fluxo devido à falta de retorno venoso ao coração. Muitos centros de transplante administram 3.000 unidades de heparina intravenosa 3 minutos antes de aplicar a pinça da veia cava para prevenir a formação de coágulos devido ao "estado de baixo fluxo".

Na fase neo-hepática, dois eventos fisiopatológicos podem ocorrer ao abrir a veia porta e permitir a reperfusão do enxerto. O primeiro é a síndrome de reperfusão causada pela solução fria, acidótica e hipercalêmica que pode conter êmbolos e substâncias vasoativas sendo desobstruídos do enxerto diretamente na veia cava. Ela pode causar hipotensão, disfunção cardíaca direita, arritmias e até mesmo parada cardíaca. Pode ser prevenida, em certa medida, pela administração profilática de cloreto de cálcio e bicarbonato de sódio. A segunda síndrome que pode ocorrer é a lesão de isquemia/reperfusão hepática; esta pode ser consequência de uma reperfusão comprometida devido a uma disfunção endotelial grave e, em casos raros, pode levar à disfunção primária do enxerto.

Manejo pós-operatório

Em geral, os pacientes submetidos a transplante hepático se apresentam gravemente debilitados e desnutridos, com disfunção de múltiplos órgãos. Eles precisarão de suporte rigoroso e monitorização contínua até se recuperarem. A extubação precoce é apropriada para pacientes que estão confortáveis, cooperativos e não apresentam hemorragia. A imunossupressão deve ser cautelosamente controlada para minimizar o risco de sepse. Deve-se acompanhar rigorosamente a função do enxerto, com uma baixa tolerância para verificar a patência e o fluxo da artéria hepática. Hemorragia pós-operatória, fístulas biliares e tromboses vasculares podem motivar reexploração cirúrgica.

CASOS ESPECIAIS

Pacientes com pressão intracraniana elevada (PIC) e aqueles com risco de desenvolvê-la devem ser submetidos à monitorização de PIC, se possível, para permitir o manejo adequado da PPC. O manejo de pacientes em risco ou com PIC elevada deve abranger o seguinte:

- PIC inferior a 20 mmHg.
- PPC superior a 50 mmHg.
- Pressão arterial média superior a 60 mmHg.
- Posição adequada no leito (elevar a cabeceira da cama em 20-25°).
- Vias aéreas e ventilação controladas.
- Sedação controlada (p. ex., propofol).

- Suporte com vasopressor (p. ex., vasopressina, norepinefrina), quando necessário.
- Hipotermia controlada (32-33 °C).
- Controle glicêmico.
- Tratamento intenso da acidose metabólica e da coagulopatia.
- HDVVC.

Transplante hepático pediátrico

Unidades pediátricas selecionadas relatam índices de sobrevida de 1 ano de 90%. O uso de enxertos de tamanho reduzido e de doadores vivos aumentou a disponibilidade de órgãos para essa população de pacientes.

Transplante de doador vivo

O uso de doadores vivos aumentou o número de órgãos disponíveis para transplante. No entanto, esse procedimento expõe indivíduos saudáveis a riscos de morbidade e mortalidade. O consentimento informado do doador deve ser obtido com a compreensão de que há muita pressão emocional sobre os membros da família para que sejam doadores e que o consentimento deve ser dado livremente, sem coerção.

Na maioria dos protocolos de anestesia para doadores, é utilizada a manutenção de uma PVC inferior a 5 cmH$_2$O para reduzir a perda de sangue intraoperatória. É necessária analgesia pós-operatória adequada para que os doadores sejam extubados confortavelmente no final do procedimento. O *TAP block* com bloqueio da bainha do reto (ver Capítulo 46) atende a essa necessidade. As complicações dessa cirurgia para o doador incluem disfunção hepática transitória, infecção da ferida, hemorragia pós-operatória, trombose da veia porta, fístulas biliares e, muito raramente, óbito. Foi relatado um aumento na incidência de lesão do plexo braquial no perioperatório em doadores, talvez como resultado da retração da caixa torácica. Muitas unidades monitoram o fluxo da artéria hepática no receptor durante a noite após a cirurgia com uma sonda Doppler implantável.

DISCUSSÃO DE CASO

Transplante hepático

Uma mulher de 23 anos desenvolve insuficiência hepática fulminante após ingerir cogumelos silvestres. Acredita-se que ela não sobreviva sem um transplante hepático.

Quais são as indicações para o transplante hepático?

O transplante ortotópico de fígado é geralmente realizado em pacientes com doença hepática em estágio terminal que começam a apresentar complicações com risco de vida, sobretudo quando tais complicações se tornam irresponsivas à terapia clínica ou a procedimentos cirúrgicos sem transplante. O transplante também é realizado em pacientes com insuficiência hepática fulminante (devido à hepatite viral ou à hepatotoxina) quando a sobrevida apenas com tratamento clínico é improvável. O escore MELD é usado para avaliar a urgência do transplante.

As indicações mais comuns para transplante hepático em crianças, em ordem decrescente de frequência, são atresia biliar, erros inatos do metabolismo (em geral deficiência de α_1-antitripsina, doença de Wilson, tirosinemia e síndrome de Crigler-Najjar tipo I) e cirrose pós-necrótica.

As indicações mais comuns em adultos são cirrose pós-necrótica (não alcoólica), cirrose biliar primária, colangite esclerosante e, com menor frequência, tumores malignos primários no fígado.

Quais fatores contribuíram para os resultados positivos recentes do transplante hepático?

Os índices de sobrevida de 1 ano para transplantes de fígado excedem 80 a 85% em algumas unidades. Atualmente, os índices de sobrevida de 5 anos são de 50 a 60%. O êxito desse procedimento se deve, em grande parte, ao uso de ciclosporina e tacrolimo para terapia imunossupressora. Esses fármacos suprimem seletivamente as atividades das células T auxiliares (linfócitos CD4) que inibem a produção de interleucina-2 (IL-2) e outras citocinas. A IL-2 é necessária para a geração e a proliferação de células T citotóxicas responsáveis pela rejeição do enxerto e para ativar as células B responsáveis pelas respostas humorais dependentes de células T. A ciclosporina normalmente é combinada inicialmente com corticosteroides e outros agentes (p. ex., micofenolato e azatioprina). O tacrolimo tem se mostrado eficaz na rejeição resistente à ciclosporina e é a alternativa preferencial à ciclosporina como agente imunossupressor primário. O uso do anti-OKT-3, um anticorpo monoclonal direcionado contra linfócitos, tem sido extremamente útil no tratamento da rejeição aguda resistente a esteroides.

Fatores adicionais que influenciam a melhoria no resultado do transplante hepático incluem compreensão e experiência maiores com o transplante e avaliação e monitorização aprimoradas com ETE.

Quais são as fases do procedimento cirúrgico do transplante?

Esses procedimentos podem ser divididos em três fases: fase de dissecção (pré-anepática), fase anepática e fase neo-hepática.

1. *Fase de dissecção (pré-anepática):* Por meio de uma incisão em formato de taco de hóquei, o fígado é dissecado para que permaneça preso apenas pela veia cava inferior (VCI) e pela veia porta. A artéria hepática e o ducto colédoco são ligados. Varizes abdominais grandes podem prolongar a duração e aumentar a perda de sangue associada a essa fase.
2. *Fase anepática:* Uma vez que o enxerto do fígado doador está pronto, a veia porta é clampeada, seguida da VCI acima e abaixo do fígado. O fígado é então retirado do abdome. Durante essa fase, pode ser empregado o *bypass* venovenoso ou uma técnica de preservação ("*piggy-back*") em que a VCI é parcialmente ocluída. O fígado do doador é, então, anastomosado às veias cava inferior supra e infra-hepáticas e à veia porta.
3. *Fase de revascularização e reconstrução biliar (neo-hepática ou pós-anepática):* Após a conclusão das anastomoses venosas, os clampes venosos são removidos da cava, permitindo que o sangue venoso retorne ao coração. Em seguida, a veia porta é aberta lentamente, permitindo que o sangue expulse o fluido de preservação e outras substâncias acumuladas no fígado durante o período de isquemia. Essa reperfusão pode causar hipotensão, arritmias ou parada cardíaca – um quadro denominado *síndrome de reperfusão*. A circulação para o novo fígado é concluída anastomosando a artéria hepática. Por último, o ducto colédoco do fígado do doador é geralmente anastomosado ao do receptor usando o ducto colédoco do receptor ou uma coledocojejunostomia em Y de Roux.

Quais são os principais problemas que complicam a anestesia para o transplante hepático?

Problemas potenciais incluem disfunção de múltiplos órgãos causada pela cirrose, perda de sangue maciça, instabilidade hemodinâmica devido ao clampeamento e à retirada do clampeamento da veia cava inferior e da veia porta, consequências metabólicas da fase anepática e embolia gasosa e hipercalemia.

Defeitos de coagulação pré-operatórios, trombocitopenia e cirurgia abdominal prévia aumentam consideravelmente a perda de sangue. Extensos colaterais venosos entre as circulações venosas portal e sistêmica também contribuem para o aumento da hemorragia da parede abdominal. Complicações potenciais da transfusão maciça de sangue incluem hipotermia, coagulopatias, hipercalemia, intoxicação por citrato (hipocalcemia) e a potencial transmissão de agentes infecciosos. As técnicas de salvamento de sangue são úteis para reduzir a necessidade de transfusão de hemácias.

Qual é o acesso venoso adequado para esses procedimentos?

A hemorragia é um problema recorrente durante cada fase do transplante hepático. O acesso venoso adequado é fundamental no manejo anestésico. Vários cateteres intravenosos de calibre grande (14 *gauge* ou superior) devem ser colocados acima do diafragma. Cateteres especializados de 8,5F podem ser colocados nas veias antecubitais e usados em conjunto com dispositivos de infusão rápida. A maioria das unidades coloca um cateter venoso central de calibre grande. Os esforços para minimizar o risco de hipotermia devem incluir o uso de dispositivos de aquecimento de fluidos e de aquecimento de superfície com sistema de ar forçado.

Quais técnicas de monitorização são mais úteis durante a cirurgia?

Todos os pacientes requerem monitorização intra-arterial direta da pressão. Um cateter venoso central deve estar disponível. O manejo hemodinâmico e de fluidos guiado por metas, utilizando análise de onda de pulso arterial, Doppler esofágico, IVP ou TEE, é comum. O débito urinário deve ser monitorizado durante toda a cirurgia por meio de uma sonda vesical permanente.

As medidas laboratoriais desempenham um papel importante na monitorização intraoperatória. Medições seriadas do hematócrito orientam a reposição de hemácias. Da mesma forma, as medições frequentes de gasometrias arteriais, dos eletrólitos séricos, do cálcio ionizado sérico e da glicose sérica são necessárias para detectar e tratar adequadamente os distúrbios metabólicos. A coagulação pode ser monitorizada pela medição de TP, do TTPa, do nível de fibrinogênio e da contagem de plaquetas e por meio da análise viscoelástica da coagulação à beira do leito –TEG, ROTEM ou análise Sonoclot. Essas últimas modalidades não apenas avaliam a coagulação geral e a função plaquetária, mas também detectam a fibrinólise.

Que técnica anestésica pode ser usada para transplante hepático?

Deve-se considerar que a maioria dos pacientes tem um "estômago cheio", frequentemente devido à distensão abdominal acentuada ou a sangramento gastrintestinal superior recente. A anestesia geral é normalmente induzida em sequência rápida. A posição semiereta (costas para cima) durante a indução impede uma rápida dessaturação de oxigênio e facilita a ventilação até que o abdome esteja aberto. A hiperventilação deve ser evitada, a menos que haja aumento da PIC. A anestesia é geralmente mantida com um agente volátil (normalmente isoflurano ou sevoflurano) e um opioide intravenoso (normalmente fentanila ou sufentanila). A concentração do agente volátil deve ser limitada a menos de uma concentração alveolar mínima em pacientes com encefalopatia grave. O óxido nitroso é geralmente evitado. Muitos pacientes são rotineiramente transferidos para a UTI intubados e ventilados mecanicamente no final do procedimento cirúrgico, embora a extubação imediata pós-operatória possa ser considerada se o paciente estiver confortável, cooperativo, fisiologicamente estável e não apresentar hemorragia.

Quais distúrbios fisiológicos estão associados à fase anepática?

Quando o fígado é removido, a carga considerável de citrato dos hemocomponentes não é mais metabolizada e causa hipocalcemia e depressão miocárdica secundária. A administração periódica de cloreto de cálcio (1 g) é necessária; no entanto, deve ser orientada por medidas da concentração de cálcio ionizado para evitar hipercalcemia. Durante a fase de revascularização, podem ocorrer alguns problemas, como a existência de um estado de baixo fluxo sanguíneo em casos de retorno venoso gravemente limitado, se o paciente não apresentar varizes significativas. Isso pode exigir a transfusão de volume; no entanto, com o conhecimento de que o novo fígado não deve estar congesto quando o retorno venoso for restaurado. Assim, pode ser necessário o uso de vasopressores nessa fase. O estado de baixo fluxo sanguíneo, se ocorrer, pode ser evitado com a administração de 3.000 unidades de heparina, desde que a coagulação esteja normal. Também é comum a ocorrência de acidose progressiva porque os metabólitos ácidos provenientes dos intestinos e do corpo inferior não são eliminados pelo fígado ausente. A terapia com bicarbonato de sódio será necessária e deve ser orientada pela gasometria arterial. A administração excessiva de bicarbonato de sódio causa hipernatremia, hiperosmolaridade e acentuação da alcalose metabólica, ocorrendo, normalmente, após transfusões maciças de sangue. Nesses casos, a trometamina deve ser considerada quando quantidades significativas de terapia alcalina são necessárias. Embora a hipoglicemia possa ocorrer durante a fase anepática, a hiperglicemia é uma ocorrência mais comum após a reperfusão.

A fase anepática termina quando os três clampes venosos são removidos e o fígado do doador é reperfundido. Pode ocorrer embolia pulmonar e sistêmica (paradoxal) de ar quando a circulação é totalmente restabelecida para o fígado do doador, uma vez que o ar geralmente entra nos seios hepáticos após a coleta. A embolia gasosa sistêmica provavelmente reflete o fato de que muitos desses pacientes apresentam comunicações arteriovenosas extensas. Fenômenos tromboembólicos também podem ocorrer após a reperfusão.

Quais problemas podem ser esperados durante a fase de revascularização?

A perfusão do fígado do doador pelo sangue do receptor geralmente causa aumento transitório da concentração sérica de potássio em até 1 a 2 mEq/L e acidose sistêmica aumentada. A reperfusão libera potássio de qualquer solução conservante restante ainda dentro do fígado, bem como potássio liberado de tecidos distais a clampes venosos. A retirada dos clampes também pode liberar uma carga ácida considerável do tecido isquêmico no corpo inferior (especialmente sem *bypass* venovenoso); a administração preventiva de bicarbonato de sódio é defendida por alguns.

Quando a circulação para o novo fígado é estabelecida, o aumento repentino do volume sanguíneo, a acidose e a hipercalemia podem produzir taquiarritmias ou, com maior frequência, bradiarritmias. Além do cloreto de cálcio e do bicarbonato de sódio, suporte inotrópico também é normalmente necessário. A hiperfibrinólise está frequentemente presente, e suas causas parecem ser um aumento acentuado do ativador de plasminogênio tecidual e uma diminuição do inibidor do ativador de plasminogênio e α_2-antiplasmina durante a fase anepática. A fibrinólise pode ser detectada por análise viscoelástica de coagulação à beira do leito. O ácido ε-aminocaproico ou o ácido tranexâmico, que inibem a formação de plasmina, podem ser indicados nesses casos, mas não devem ser usados profilaticamente.

Quais problemas são observados no pós-operatório?

Os pacientes geralmente têm um curso pós-operatório sem complicações e, após observação suficiente na UTI, podem ser transferidos diretamente para a unidade de internação designada para pacientes transplantados de fígado. Os problemas a serem antecipados incluem disfunção ou insuficiência do enxerto, hemorragia persistente, sobrecarga de fluidos, anormalidades metabólicas (particularmente alcalose metabólica e hipocalemia), insuficiência respiratória, derrames pleurais, lesão renal aguda ou insuficiência renal, infecções sistêmicas e complicações cirúrgicas (p. ex., fístula ou estenose biliar ou trombose dos vasos hepáticos ou portais). As duas últimas complicações podem ser suspeitadas durante o exame de ultrassonografia e são confirmadas por angiografia. As complicações neurológicas incluem convulsões, hemorragia intracraniana, encefalopatia, síndrome de desmielinização osmótica devido a um aumento repentino no sódio sérico e neurotoxicidade relacionada aos imunossupressores. Fatores contribuintes para a lesão renal aguda ou insuficiência renal incluem períodos de hipotensão, perfusão renal comprometida quando a veia cava inferior é clampeada (resultando em pressões altas nas veias renais) e nefropatia por ciclosporina ou antibióticos. A medição dos níveis de imunossupressores pode ser útil para evitar a toxicidade.

Antibióticos e agentes antifúngicos profiláticos são rotineiramente administrados em muitas unidades devido à alta incidência de infecções.

A função do enxerto geralmente é monitorada por meio da medição do TP, de bilirrubina sérica, atividade de aminotransferase e lactato sérico. Um diagnóstico específico requer uma biópsia hepática.

LEITURAS SUGERIDAS

Adelmann D, Kronish K, Ramsay MA. Anesthesia for liver transplantation. *Anesthesiol Clin* 2017;35:491.

Bezinover D, Dirkman D, Findlay J, et al. Perioperative coagulation management in liver transplant recipients. *Transplantation* 2018;102:578.

Dienstag JL, Cosimi AB. Liver transplantation–a vision realized. *N Engl J Med*. 2012;367:1483.

Goldberg DS, Fallon MB. Lung and heart disease secondary to liver disease. *Clin Gastroenterol Hepatol*. 2015;13:2118.

Groose MK, Aldred BW, Mezrich JD, et al. Risk factors for intracardiac thrombus during liver transplantation. *Liver Transplantation* 2019;25:1682.

Im GY, Lubezky N, Facciuto ME, et al. Surgery in patients with portal hypertension. A pre-operative checklist and strategies for attenuating risk. *Clin Liver Dis*. 2014;18:477.

Khemichian S, Francoz C, Durand F, Karvellas CJ, Nadim MK. Hepatorenal syndrome. *Crit Care Clin*. 2021;37:321.

Krowka MJ, Fallon MB, Kawut SM, et al. International Liver Transplant Society practice guidelines: diagnosis and management of hepatopulmonary syndrome and portopulmonary hypertension. *Transplantation*. 2016;100:1440.

Mallett S. Clinical utility of viscoelastic tests of coagulation in patients with liver disease and during liver transplantation. *Semin Thromb Hemostasis*. 2015;41:527.

Robertson AC, Eagle SS. Transesophageal echocardiography during orthotopic liver transplantation: maximizing information without the distraction. *J Cardiothorac Vasc Anesth*. 2014;28:141.

Shah N, Silva RG, Kowalski A, et al. Hepatorenal syndrome. *Disease-A-Month*. 2016;62:364.

Spring A, Saran JS, McCarthy S, McCluskey SA. Anesthesia for the patient with severe liver failure. *Anesthesiol Clin*. 2020;38:35.

Suraweera D, Sundaram V, Saab S. Evaluation and management of hepatic encephalopathy. Current status and future directions. *Gut Liver*. 2016;10:509.

Tripodi A. Liver disease and hemostatic (dys)function. *Semin Thromb Hemostasis*. 2015;41:462.

Zardi EM, Zardi DM, Chin D, et al. Cirrhotic cardiomyopathy in the pre- and post-liver transplantation phase. *J Cardiol*. 2016;67:125.

Anestesia para pacientes com doença endócrina

CAPÍTULO 35

CONCEITOS-CHAVE

1. A neuropatia autonômica diabética pode limitar a capacidade do paciente de compensar (com taquicardia e resistência periférica aumentada) as oscilações no volume intravascular e pode predispor o paciente à instabilidade cardiovascular (p. ex., hipotensão pós-indução) e até mesmo à morte súbita cardíaca.

2. A mobilidade da articulação temporomandibular (ATM) e da coluna cervical deve ser avaliada antes da cirurgia em pacientes com diabetes para reduzir a probabilidade de dificuldade de intubação não prevista. Relatou-se dificuldade de intubação em até 30% das pessoas com diabetes tipo 1.

3. As sulfonilureias e a metformina têm meias-vidas longas, e muitos profissionais médicos descontinuarão sua administração 24 a 48 horas antes da cirurgia. Elas podem ser iniciadas no pós-operatório quando o paciente retomar a ingestão oral.

4. Pacientes com hipertireoidismo tratados de forma incompleta podem ser cronicamente hipovolêmicos e propensos a uma resposta hipotensiva exagerada à indução da anestesia.

5. Pacientes clinicamente hipotireoidianos são mais suscetíveis ao efeito hipotenso dos agentes anestésicos devido à diminuição do débito cardíaco, dos reflexos barorreceptores e do volume intravascular.

6. Pacientes com deficiência de glicocorticoides devem ser submetidos à terapia de reposição adequada durante o período perioperatório.

7. Em pacientes com feocromocitoma, fármacos ou técnicas que estimulam indiretamente ou promovem a liberação de catecolaminas (p. ex., efedrina, hipoventilação, doses em bólus de cetamina), que potencializam os efeitos arrítmicos das catecolaminas (halotano) ou que liberam histamina consistentemente (p. ex., altas doses de atracúrio ou sulfato de morfina) podem precipitar hipertensão e devem ser evitados.

8. Pacientes obesos podem ser difíceis de intubar devido à mobilidade limitada das articulações temporomandibular e atlanto-occipital, uma via aérea superior estreita e uma distância encurtada entre a mandíbula e os coxins de gordura esternal.

9. A chave para o manejo perioperatório de pacientes com síndrome carcinoide é evitar técnicas ou agentes anestésicos e cirúrgicos que possam fazer o tumor liberar substâncias vasoativas.

A produção insuficiente ou excessiva de hormônios pode ter consequências que colocam a vida em risco. Portanto, não é surpreendente que as endocrinopatias afetem o manejo anestésico. Este capítulo revisa brevemente a fisiologia normal e a fisiopatologia de quatro órgãos endócrinos: o pâncreas, a tireoide, as paratireoides e as glândulas suprarrenais. Também considera a obesidade e a síndrome carcinoide.

O pâncreas

Fisiologia

A insulina, o hormônio anabólico mais importante, tem múltiplos efeitos metabólicos, incluindo facilitar a entrada de glicose e potássio em células adiposas e musculares; aumentar a síntese de glicogênio, proteínas e ácidos graxos;

e diminuir a glicogenólise, a gliconeogênese, a cetogênese, a lipólise e o catabolismo de proteínas. Os adultos normalmente secretam aproximadamente 50 unidades de insulina por dia das células β do pâncreas. A taxa de secreção de insulina é determinada principalmente pela concentração plasmática de glicose.

Em geral, a insulina estimula o anabolismo e o ganho de peso; já a falta de insulina está associada ao catabolismo, a um balanço nitrogenado negativo e à perda de peso (Tabela 35-1).

DIABETES MELITO
Manifestações clínicas

O diabetes melito é caracterizado por hiperglicemia e glicosúria decorrentes de uma deficiência absoluta ou relativa de insulina ou de responsividade à insulina. O diagnóstico baseia-se em glicemia plasmática em jejum elevada superior a 126 mg/dL ou em hemoglobina glicada (HbA1c) de 6,5% ou superior. Os valores são, ocasionalmente, relatados para glicemia sanguínea, que é 12 a 15% mais baixa do que a glicemia plasmática. Mesmo quando se testa sangue total, novos medidores de glicemia calculam e exibem a glicemia plasmática. Complicações de longo prazo do diabetes incluem retinopatia, doença renal, hipertensão, doença arterial coronariana, doença vascular periférica e cerebral e neuropatias periférica e autonômica. Pacientes com diabetes que também estão hiperglicêmicos são mais suscetíveis a infecções.

O diabetes é classificado de várias maneiras (Tabela 35-2). O diabetes tipo 1 (DM1) (que requer insulina devido à deficiência endógena de insulina) e o diabetes tipo 2 (DM2) (que é resistente à insulina) são os mais comuns e amplamente conhecidos.

Existem três complicações agudas potencialmente fatais do diabetes e de seu tratamento –cetoacidose diabética (CAD), coma hiperosmolar não cetótico e hipoglicemia –, além de outros problemas clínicos agudos (como sepse) nos quais a presença de diabetes dificulta o tratamento. A redução da atividade da insulina permite o catabolismo de ácidos graxos livres em corpos cetônicos (acetoacetato e β-hidroxibutirato), alguns dos quais são ácidos fracos (ver Capítulo 50). O acúmulo desses ácidos orgânicos resulta em CAD, uma acidose metabólica de lacuna aniônica (anion-gap). A CAD pode ser facilmente distinguida da acidose láctica; a acidose láctica é identificada pelo aumento do lactato plasmático (> 6 mmol/L) e pela ausência de cetonas na urina e no plasma. No entanto, tanto a CAD quanto a cetose por jejum podem ocorrer simultaneamente com a acidose láctica, indicando a necessidade de medição do lactato. A CAD está associada ao DM1; no entanto, um indivíduo raro com CAD pode parecer fenotipicamente ter DM2. A cetose alcoólica pode seguir um episódio de bebedeira em um paciente não diabético e pode incluir um nível de glicose no sangue normal ou ligeiramente elevado. Esses pacientes também podem apresentar um aumento desproporcional de β-hidroxibutirato em comparação com acetoacetato, ao contrário daqueles com CAD.

A infecção é uma causa precipitante comum de CAD em pacientes com DM1 bem controlado. A CAD pode ser a apresentação inicial do DM1. As manifestações clínicas de CAD incluem taquipneia (compensação respiratória para a acidose metabólica), dor abdominal, náusea e vômito e alterações no sensório. O tratamento da CAD deve incluir

TABELA 35-1 Efeitos da insulina

Efeitos sobre o fígado
Anabólicos
Promove a glicogênese
Aumenta a síntese de triglicerídeos, colesterol e VLDL[1]
Aumenta a síntese de proteínas
Promove a glicólise
Anticatabólicos
Inibe a glicogenólise
Inibe a cetogênese
Inibe a gliconeogênese
Efeitos sobre o músculo
Anabólicos
Aumenta o transporte de aminoácidos
Aumenta a síntese de proteínas
Anticatabólicos
Aumenta o transporte de glicose
Melhora a atividade da glicogênio sintetase
Inibe a atividade da glicogênio fosforilase
Efeitos sobre a gordura
Promove armazenamento de triglicerídeos
Induz a lipase lipoproteica, tornando os ácidos graxos disponíveis para a absorção pelas células adiposas
Aumenta o transporte de glicose para as células adiposas, aumentando, assim, a disponibilidade de α-glicerofosfato para a síntese de triglicerídeos
Inibe a lipólise intracelular

[1]VLDL, lipoproteína de muito baixa densidade.
Reproduzida com permissão de Gardner DG, Shoback D. *Greenspan's Basic & Clinical Endocrinology*, 9ª ed. Nova York, NY: McGraw Hill; 2011.

TABELA 35-2 Diagnóstico e classificação do diabetes melito

Diagnóstico (baseado no nível de glicose no sangue)	
Jejum	126 mg/dL (7,0 mmol/L)
Exame de tolerância à glicose	200 mg/dL (11,1 mmol/L)
Classificação	
Tipo 1 (juvenil)	Deficiência absoluta de insulina secundária a causas imunomediadas ou idiopáticas
Tipo 2	Início na infância ou na idade adulta secundário à resistência à insulina (insensibilidade relativa à insulina)
Gestacional	Início da doença durante a gestação; pode ou não persistir após o parto.

a correção da hipovolemia, da hiperglicemia e do déficit total de potássio, que, muitas vezes, são substanciais. Isso normalmente ocorre com uma infusão contínua de fluidos isotônicos com potássio e uma infusão de insulina.

O objetivo de diminuição da glicemia na cetoacidose deve ser de 100 mg/dL/h ou menos ou 10%/h ou menos com uma infusão intravenosa de insulina, iniciando em 0,1 unidade/kg/h. Os pacientes com CAD podem ser resistentes à insulina, e a taxa de infusão de insulina pode precisar ser aumentada se as concentrações de glicose não diminuírem. À medida que a glicose se move intracelularmente, o potássio também se move. Embora isso possa levar rapidamente a um nível crítico de hipocalemia se não for corrigido, uma reposição excessiva de potássio pode causar uma hipercalemia igualmente perigosa. O potássio e a glicemia devem ser monitorados com frequência durante o tratamento da CAD.

Vários litros de solução salina a 0,9% (1-2 L na primeira hora, seguidos de 200-500 mL/h) podem ser necessários para corrigir a desidratação em pacientes adultos. Quando a glicemia plasmática diminui para 250 mg/dL, uma infusão de soro glicosado a 5% deve ser adicionada à infusão de insulina a fim de diminuir a possibilidade de hipoglicemia e proporcionar uma fonte contínua de glicose (com a insulina infundida) para eventual normalização do metabolismo intracelular. O bicarbonato raramente é necessário para corrigir acidose grave (pH < 7,1), pois a acidose se corrigirá com a expansão do volume e a normalização da concentração de glicose plasmática.

A cetoacidose não é uma característica do **coma hiperosmolar não cetótico**, possivelmente porque há insulina suficiente disponível para prevenir a formação de corpos cetônicos. Em vez disso, uma diurese induzida pela hiperglicemia leva à desidratação e à hiperosmolaridade e pode, em última análise, levar à insuficiência renal, à acidose láctica e à coagulação intravascular disseminada. Hiperosmolaridade (com frequência superior a 360 mOsm/L) desidrata os neurônios, causando alteração do estado mental e convulsões. Hiperglicemia grave causa hiponatremia factícia: cada aumento de 100 mg/dL na glicemia diminui a concentração de sódio plasmático em 1,6 mEq/L. O tratamento inclui reidratação com solução salina normal, doses baixas de insulina e suplementação de potássio.

A hipoglicemia em um paciente com diabetes é o resultado de um excesso absoluto ou relativo de insulina em relação à ingestão de carboidratos e exercícios. Além disso, pacientes com diabetes não são capazes de combater completamente a hipoglicemia, apesar de secretarem glucagon ou epinefrina (*insuficiência na resposta contrarregulatória*). O cérebro depende de glicose como fonte de energia, sendo o órgão mais suscetível a lesões causadas por hipoglicemia. Se a hipoglicemia não for tratada, alterações do estado mental podem progredir de ansiedade, tontura, cefaleia ou confusão para convulsões e coma.

A liberação contrarregulatória de epinefrina produz as manifestações sistêmicas de hipoglicemia: sudorese, taquicardia e nervosismo. A maioria dos sinais e todos os sintomas de hipoglicemia serão mascarados pela anestesia geral. Embora o limite inferior dos níveis normais de glicemia plasmática seja mal definido, a hipoglicemia clinicamente importante está presente quando a glicemia plasmática é inferior a 50 mg/dL. O tratamento da hipoglicemia em pacientes anestesiados ou gravemente doentes consiste na administração intravenosa de glicose a 50% (cada mililitro de glicose a 50% aumentará a glicemia sanguínea de um paciente de 70 kg em aproximadamente 2 mg/dL). Pacientes conscientes podem ser tratados por via oral com comprimidos ou líquidos contendo glicose ou sacarose.

Considerações anestésicas

A. Pré-operatórias

Concentrações anormalmente elevadas de HbA1c identificam pacientes com controle de glicemia deficiente em longo prazo. Esses pacientes têm maior probabilidade de terem hiperglicemia no dia da cirurgia e apresentam maior risco de complicações, resultados adversos e custos elevados. A morbidade perioperatória de pacientes com diabetes está relacionada ao dano preexistente em seus órgãos. Infelizmente, muitos pacientes cirúrgicos com DM2 podem não estar cientes de sua condição.

Uma radiografia de tórax no pré-operatório não é rotineiramente indicada para pacientes com diabetes. Eles apresentam maior incidência de anormalidades no segmento ST e no segmento de onda T em eletrocardiogramas (ECGs) pré-operatórios. Isquemia miocárdica ou infarto antigo podem ser evidentes em um ECG, apesar de um histórico negativo. Pacientes com diabetes e hipertensão têm 50% de probabilidade de apresentar **neuropatia autonômica diabética** coexistente (Tabela 35-3). A disfunção reflexa do sistema nervoso autônomo pode ser aumentada pela idade avançada, por diabetes com duração superior a 10 anos,

TABELA 35-3 Sinais clínicos de neuropatia autonômica diabética

Hipertensão
Isquemia miocárdica indolor
Hipotensão ortostática
Ausência de variabilidade da frequência cardíaca[1]
Resposta reduzida da frequência cardíaca à atropina e ao propranolol
Taquicardia de repouso
Sensação precoce de saciedade
Bexiga neurogênica
Ausência de transpiração
Impotência

[1]A variabilidade normal da frequência cardíaca durante a respiração profunda voluntária (6 respirações/min) deve ser > 10 batimentos/min.

doença arterial coronariana ou bloqueio β-adrenérgico.

① A neuropatia autonômica diabética pode limitar a capacidade do paciente de compensar (com taquicardia e resistência periférica aumentada) as oscilações no volume intravascular e pode predispor o paciente à instabilidade cardiovascular (p. ex., hipotensão pós-indução) e até mesmo à morte súbita cardíaca.

A disfunção autonômica contribui para o retardo do esvaziamento gástrico (gastroparesia diabética). Uma pré-medicação com um antiácido não particulado e metoclopramida são frequentemente administradas em pacientes obesos com diabetes que apresentam sinais de disfunção autonômica cardíaca. No entanto, a disfunção autonômica do trato gastrintestinal pode estar presente sem sinais de envolvimento cardíaco. A neuropatia diabética também pode levar à isquemia miocárdica silenciosa (indolor).

A disfunção renal diabética é manifestada primeiro por proteinúria e posteriormente por creatinina sérica elevada. Por esses critérios, a maioria dos pacientes com DM1 apresenta evidências de doença renal até os 30 anos de idade. A hiperglicemia crônica leva à glicosilação de proteínas teciduais e à redução da mobilidade das articu-

② lações. A mobilidade da ATM e da coluna cervical deve ser avaliada antes da cirurgia em pacientes com diabetes para reduzir a probabilidade de dificuldade de intubação não prevista. Relatou-se dificuldade de intubação em até 30% das pessoas com diabetes tipo 1.

B. Intraoperatórias

O objetivo do controle intraoperatório da glicemia é evitar a hipoglicemia, mantendo a glicemia em 180 mg/dL ou menos. Controle "rigoroso" da glicemia (glicemia < 150 mg/dL) durante cirurgias ou doenças críticas tem sido associado a desfechos piores do que um controle mais "flexível" tanto em adultos quanto em crianças criticamente doentes. Por outro lado, uma glicemia excessivamente "flexível" acima de 180 mg/dL também apresenta riscos. O intervalo no qual a glicemia deve ser mantida em doenças críticas tem sido objeto de vários ensaios clínicos bastante discutidos. A hiperglicemia tem sido associada a hiperosmolaridade, infecção, cicatrização inadequada de feridas e aumento da mortalidade. A hiperglicemia grave pode piorar o resultado neurológico após um episódio de isquemia cerebral e comprometer o resultado após cirurgia cardíaca ou infarto agudo do miocárdio. Manter o controle da glicemia (< 180 mg/dL) em pacientes submetidos à circulação extracorpórea diminui as complicações infecciosas.

O manejo perioperatório da glicemia tem sido utilizado como uma medida de cuidado anestésico de "qualidade". Portanto, deve-se garantir que os protocolos de manejo da glicemia estejam alinhados com as expectativas institucionais e nacionais. O controle da glicemia em pacientes gestantes com diabetes melhora os desfechos fetais. No entanto, como observado anteriormente, a dependência do cérebro da glicose como fonte de energia torna essencial evitar a hipoglicemia. Devido à maior incidência e ao risco elevado de infecções, é especialmente importante dispensar atenção rigorosa à técnica asséptica e aos cuidados meticulosos com feridas em pacientes com diabetes.

Existem diversos regimes comuns de manejo perioperatório para pacientes dependentes de insulina. Na abordagem mais antiga (que não é recomendada por não ser muito efetiva), o paciente recebe metade da dose usual da insulina de ação intermediária pela manhã (Tabela 35-4). A insulina é administrada *após* a obtenção do acesso intravenoso e a verificação do nível de glicemia pela manhã para diminuir o risco de hipoglicemia. Por exemplo, um paciente que normalmente toma 30 unidades de insulina NPH (protamina neutra de Hagedor; de ação intermediária) e 10 unidades de insulina regular ou Lispro (de ação rápida) ou análogos de insulina pela manhã e cuja glicemia esteja pelo menos em 150 mg/dL receberia 15 unidades (metade da dose normal de 30 unidades pela manhã) de NPH subcutânea antes da cirurgia, juntamente com uma infusão de solução de dextrose a 5% (1,5 mL/kg/h). No entanto, a absorção da insulina subcutânea ou intramuscular depende do fluxo sanguíneo do tecido e pode ser imprevisível durante a cirurgia. A hiperglicemia intraoperatória (> 180 mg/dL) pode ser tratada com bólus de insulina regular intravenosa. Uma unidade de insulina regular administrada a um adulto geralmente reduz a glicemia plasmática em 25 a 30 mg/dL.

TABELA 35-4 Duas técnicas comuns para o manejo perioperatório de insulina no diabetes melito

	Administração em bólus	Infusão contínua
Pré-operatório	Soro glicosado (1,5 mL/kg/h)	Soro glicosado (1 mL/kg/h)
	Insulina NPH[1] (metade da dose usual da manhã)	Insulina regular: $\text{Unidades/h} = \dfrac{\text{Glicemia plasmática}}{150}$
Intraoperatório	Insulina regular (como na escala móvel)	Igual ao pré-operatório
Pós-operatório	Igual ao intraoperatório	Igual ao pré-operatório

[1]NPH, protamina neutra de Hagedorn.

Um método melhor, adequado para todos, exceto procedimentos rápidos, é suspender a insulina antes da cirurgia e administrar insulina regular como infusão contínua. A vantagem dessa técnica é um controle mais preciso do fornecimento de insulina do que pode ser alcançado com uma injeção subcutânea ou intramuscular de insulina NPH, especialmente em condições associadas à perfusão inadequada da pele e dos músculos. A insulina regular pode ser adicionada a soro fisiológico em uma concentração de 1 unidade/mL, e a infusão iniciada em 0,1 unidade/kg/h ou menos. À medida que a glicemia plasmática flutua, a infusão de insulina pode ser ajustada conforme necessário. Um acesso intravenoso dedicado para as infusões de dextrose e insulina evita alterações de taxa não intencionais causadas por outros fluidos e fármacos intraoperatórios. Dextrose suplementar pode ser administrada se o paciente se tornar hipoglicêmico (< 100 mg/dL). Deve-se enfatizar que essas doses são aproximações e não se aplicam a pacientes em estados catabólicos (p. ex., sepse, hipertermia).

A dose necessária pode ser aproximada pela seguinte fórmula:

$$\text{Unidade por hora} = \frac{\text{Glicose plasmática (mg/dL)}}{150}$$

Uma meta razoável para a manutenção intraoperatória da glicemia é inferior a 180 mg/dL e superior a 85 mg/dL.

Ao administrar uma infusão intravenosa de insulina a pacientes cirúrgicos, a adição de KCl (p. ex., 20 mEq) a cada litro de fluido de manutenção pode ser útil, uma vez que a insulina causa um deslocamento intracelular de potássio. Como as necessidades individuais de insulina podem variar drasticamente, qualquer fórmula deve ser considerada apenas como uma indicação aproximada. Medidas periódicas de glicose são necessárias.

Se o paciente estiver tomando um agente hipoglicemiante oral pré-operatório em vez de insulina, o fármaco pode ser continuado até o dia da cirurgia. As sulfonilureias e a metformina têm meias-vidas longas, e muitos profissionais médicos descontinuarão sua administração 24 a 48 horas antes da cirurgia. Elas podem ser iniciadas no pós-operatório quando o paciente retomar a ingestão oral. A metformina é retomada se a função renal e hepática permanecer adequada. Os efeitos dos fármacos hipoglicemiantes orais com curta duração de ação podem ser prolongados na presença de insuficiência renal. Além disso, pacientes com DM2 que tomam um fármaco hipoglicemiante inibidor do cotransportador sódio-glicose 2 (SGLT2) (canagliflozina, dapagliflozina, empagliflozina, ertugliflozina) apresentam maior risco de cetoacidose diabética, incluindo cetoacidose diabética euglicêmica, provocada por alterações hormonais e fluidas relacionadas à cirurgia, portanto esses fármacos devem ser descontinuados antes de qualquer cirurgia planejada. Canagliflozina, dapagliflozina e empagliflozina devem ser descontinuadas pelo menos 3 dias antes da cirurgia agendada, e ertugliflozina deve ser descontinuada pelo menos 4 dias antes da cirurgia agendada. O controle adequado da glicemia deve ser mantido por outros meios a partir do momento em que esses fármacos são descontinuados até o período pós-operatório, quando o paciente retomar a ingestão oral normal e o fármaco SGLT2 puder ser administrado novamente.

Muitos pacientes que fazem uso de agentes antidiabéticos orais precisarão de tratamento com insulina durante o período intraoperatório e o pós-operatório. O estresse da cirurgia causa elevações nos hormônios contrarreguladores e nos mediadores inflamatórios, como o fator de necrose tumoral e as interleucinas. O resultado é a hiperglicemia de estresse, aumentando a necessidade de insulina. Em geral, pacientes com DM2 toleram procedimentos cirúrgicos menores e breves sem precisar de insulina exógena. Por outro lado, muitos pacientes aparentemente "não diabéticos" apresentam hiperglicemia pronunciada durante doenças críticas e necessitam de um período de terapia com insulina.

A chave para qualquer regime de tratamento do diabetes é monitorar frequentemente os níveis de glicose. Pacientes que recebem infusões de insulina no intraoperatório podem precisar ter sua glicose medida de hora em hora. A capacidade dos pacientes com DM2 de produzir e responder à insulina varia. Da mesma forma, os requisitos de insulina variam com a extensão do procedimento cirúrgico. Os medidores de glicose de beira de leito são capazes de determinar a concentração de glicose em uma gota de sangue em 1 minuto. Esses dispositivos medem a conversão de cor de uma tira impregnada com glicose oxidase. Sua precisão depende, em grande parte, da adesão ao protocolo de teste específico do dispositivo, mas de forma alguma reproduz a precisão dos exames de laboratório padrão, particularmente nos extremos das concentrações de glicose. O monitoramento da glicose na urina é útil apenas para detectar a glicosúria.

Pacientes que tomam NPH ou outras preparações de insulina contendo protamina têm um risco elevado de reações adversas ao sulfato de protamina, incluindo reações anafilactoides e óbito. Infelizmente, cirurgias que requerem o uso de heparina e reversão posterior com protamina (p. ex., cirurgia cardíaca e vascular) são mais comuns em pacientes com diabetes. Com base em princípios imunológicos e nossa experiência clínica, não é recomendada a administração de doses de teste de protamina antes da dose total de reversão.

Pacientes que usam bombas de infusão subcutânea de insulina para controle do DM1 podem programar a bomba para fornecer quantidades "basais" de insulina regular (ou insulina glargina) durante o jejum. Por definição, a taxa basal é a quantidade de insulina necessária durante o jejum.

Os pacientes podem ser submetidos a cirurgias ambulatoriais seguras com a bomba na configuração basal. Se procedimentos internos mais extensos forem necessários, esses pacientes normalmente suspenderão suas bombas e serão tratados com infusões intravenosas de insulina e medições periódicas de glicemia, conforme descrito anteriormente.

C. Pós-operatórias

O monitoramento rigoroso da glicemia deve continuar no pós-operatório. Existe variação considerável de paciente para paciente no início e na duração da ação das preparações de insulina (Tabela 35-5). Por exemplo, o início da ação da insulina regular subcutânea é inferior a 1 hora; no entanto, em casos raros, sua duração de ação pode continuar por 6 horas. A insulina NPH normalmente tem um início de ação dentro de 2 horas, mas sua ação pode durar mais de 24 horas.

A tireoide

Fisiologia

O iodo dietético é absorvido pelo trato gastrintestinal, convertido em íon iodeto e transportado ativamente para a tireoide. Uma vez na glândula, o iodo é combinado com o aminoácido tirosina. O resultado final é tri-iodotironina (T_3) e tiroxina (T_4), que são ligadas a proteínas e armazenadas dentro da tireoide. Embora a glândula libere mais T_4 do que T_3, esta última é mais potente e menos ligada a proteínas. De toda T_3 circulante, a maioria é formada perifericamente a partir de uma deiodação parcial de T_4. Um elaborado mecanismo de *feedback* controla a síntese do hormônio tireoidiano e envolve o hipotálamo (hormônio liberador de tireotrofina [TRH, do inglês *thyrotropin-releasing hormone*]), a adeno-hipófise (hormônio estimulante da tireoide [TSH, do inglês *thyroid-stimulating hormone*]), a autorregulação e a adequação da ingestão de iodo.

O hormônio tireoidiano (T_3) aumenta o metabolismo de carboidratos e gorduras e é um fator importante na determinação do crescimento e da taxa metabólica. Um aumento na taxa metabólica é acompanhado por um aumento no consumo de oxigênio e na produção de CO_2. A frequência cardíaca e a contratilidade também aumentam.

HIPERTIREOIDISMO

Manifestações clínicas

Níveis excessivos de hormônio tireoidiano podem ser causados pela doença de Graves, bócio multinodular tóxico, tumores hipofisários secretores de TSH, adenomas tireoidianos "tóxicos" ou "quentes" ou dosagem excessiva (acidental ou intencional) de hormônio tireoidiano. As manifestações clínicas de concentrações excessivas de hormônio tireoidiano incluem perda de peso, intolerância ao calor, fraqueza muscular, diarreia, reflexos hiperativos, arritmias cardíacas e nervosismo. Um tremor leve, exoftalmia ou bócio podem ser observados, especialmente quando a causa é a doença de Graves. A fibrilação atrial de início recente é uma apresentação clássica do hipertireoidismo, no entanto, os sinais cardíacos também podem incluir taquicardia sinusal e insuficiência cardíaca congestiva. O diagnóstico de hipertireoidismo é confirmado por testes anormais da função tireoidiana, que podem incluir elevação da T_4 sérica e da T_3 sérica e redução do nível de TSH.

O tratamento clínico do hipertireoidismo depende de fármacos que inibem a síntese do hormônio tireoidiano (p. ex., propiltiouracila, metimazol), impedem a liberação do hormônio (p. ex., iodeto de potássio ou sódio) ou mascaram os sinais de hiperatividade adrenérgica (p. ex., propranolol). Além disso, embora os antagonistas β-adrenérgicos não afetem a função da tireoide, eles reduzem a conversão periférica de T_4 em T_3. O iodo radioativo destrói a função celular da tireoide e pode resultar em hipotireoidismo; ele não é recomendado para pacientes gestantes. A tireoidectomia subtotal é raramente usada como alternativa à terapia clínica, mas é geralmente reservada para pacientes com grandes bócios multinodulares tóxicos ou adenomas tóxicos solitários. A doença de Graves é normalmente tratada com fármacos antitireoidianos ou iodo radioativo.

TABELA 35-5 Resumo das características de biodisponibilidade das insulinas[1]

	Tipo de insulina	Início	Pico de ação	Duração
Ação curta	Lispro	10 a 20 min	30 a 90 min	4 a 6 h
	Regular	15 a 30 min	1 a 3 h	5 a 7 h
	Semilenta, Semitard	30 a 60 min	4 a 6 h	12 a 16 h
Ação intermediária	Lenta, Lentard, NPH[2]	2 a 4 h	8 a 10 h	18 a 24 h
Ação longa	Ultralenta, Glargina, Insulatard	4 a 5 h	8 a 14 h	25 a 36 h

[1]Existe variação considerável de paciente para paciente. Nem todas as formulações estão disponíveis em todos os países.
[2]NPH, protamina neutra de Hagedorn.

Considerações anestésicas

A. Pré-operatórias

Todos os procedimentos cirúrgicos eletivos, incluindo a tireoidectomia subtotal, devem ser adiados até que o paciente seja clínica e quimicamente eutireóideo com o tratamento clínico. O paciente deve apresentar concentrações normais de T_3 e T_4 e não deve ter taquicardia em repouso. Os fármacos antitireoidianos e os antagonistas β-adrenérgicos são mantidos até a manhã da cirurgia. A administração de propiltiouracila e metimazol é especialmente importante devido às suas meias-vidas curtas.

Pacientes com bócios ou massas tireoidianas maiores com frequência são submetidos a exames de imagem no pré-operatório para descartar a extensão para o mediastino. Essa extensão pode exigir uma esternotomia para remoção completa.

B. Intraoperatórias

A função cardiovascular e a temperatura corporal devem ser monitoradas rigorosamente em pacientes com histórico de hipertireoidismo. Quando a cirurgia de emergência é inevitável, apesar do hipertireoidismo clínico, a circulação hiperdinâmica pode ser controlada intraoperatoriamente com uma infusão de esmolol. A exoftalmia da doença de Graves aumenta o risco de abrasão ou úlcera da córnea.

A cetamina, os agonistas adrenérgicos indiretos (efedrina) e outros fármacos que estimulam o sistema nervoso simpático devem ser evitados em pacientes com hipertireoidismo atual ou recentemente corrigido devido à possibilidade de elevações exageradas da pressão arterial e da frequência cardíaca. Pacientes com hipertireoidismo tratados de forma incompleta podem ser cronicamente hipovolêmicos e propensos a uma resposta hipotensiva exagerada à indução da anestesia. Por outro lado, a profundidade anestésica inadequada durante a laringoscopia ou a incisão cirúrgica nesses pacientes pode provocar taquicardia, hipertensão ou arritmias ventriculares.

A tireotoxicose está associada a miopatias e miastenia *gravis*; portanto, agentes bloqueadores neuromusculares (BNMs) devem ser administrados com cautela. O hipertireoidismo não aumenta a concentração alveolar mínima (CAM) de anestésicos inalatórios.

C. Pós-operatórias

A ameaça mais séria para um paciente com hipertireoidismo submetido à cirurgia é a **tempestade tireoidiana**, caracterizada por hiperpirexia, taquicardia, alteração da consciência (p. ex., agitação, *delirium*, coma) e hipotensão. A tempestade tireoidiana é uma emergência clínica que requer manejo e monitorização intensos (ver Discussão de caso, Capítulo 56). O início geralmente ocorre de 6 a 24 horas após a cirurgia, mas pode ocorrer no intraoperatório, imitando a hipertermia maligna. Ao contrário da hipertermia maligna, a tempestade tireoidiana não está associada a rigidez muscular, creatina cinase elevada ou acidose metabólica (láctica) e respiratória acentuadas. O tratamento inclui hidratação e resfriamento, um β-bloqueador intravenoso (em geral uma infusão de esmolol com uma frequência cardíaca-alvo < 100/min), propiltiouracila (250-500 mg a cada 6 h por via oral ou por sonda nasogástrica) e iodeto de sódio (1 g intravenoso por 12 h) e correção de qualquer causa precipitante (p. ex., infecção). Hidrocortisona (100-200 mg a cada 8 h) ou seu equivalente é administrada para contrapor qualquer supressão da glândula suprarrenal coexistente.

A tireoidectomia está associada a várias complicações cirúrgicas potenciais. A paralisia do nervo laríngeo recorrente produz rouquidão (unilateral) ou afonia e estridor (bilateral). A função das pregas vocais pode ser avaliada por laringoscopia imediatamente após a "extubação profunda"; no entanto, isso raramente é necessário. A imobilidade de uma ou ambas as pregas pode exigir reintubação e exploração da ferida. Hematomas da ferida podem comprimir a traqueia, obstruindo as vias aéreas, especialmente em pacientes com traqueomalácia. O hematoma pode distorcer a anatomia das vias aéreas, dificultando a intubação. O tratamento imediato inclui abrir a ferida do pescoço, drenar o coágulo e reavaliar a necessidade de reintubação. No quadro pós-operatório imediato, a equipe anestésica deve estar preparada para abrir a ferida cirúrgica para aliviar a compressão das vias aéreas se um cirurgião não estiver disponível.

Hipoparatireoidismo resultante da remoção acidental de todas as quatro glândulas paratireoides causará hipocalcemia aguda dentro de 12 a 72 horas (ver a seção sobre manifestações clínicas em hipoparatireoidismo). Pneumotórax é uma complicação rara da exploração do pescoço.

HIPOTIREOIDISMO

Manifestações clínicas

O hipotireoidismo pode ser causado por doença autoimune (p. ex., tireoidite de Hashimoto), tireoidectomia, iodo radioativo, fármacos antitireoidianos, deficiência de iodo ou insuficiência do eixo hipotálamo-hipofisário (hipotireoidismo secundário). O hipotireoidismo durante o desenvolvimento neonatal causa cretinismo, uma condição marcada por retardo físico e deficiência intelectual. As manifestações clínicas do hipotireoidismo em adultos geralmente são sutis e incluem infertilidade, ganho de peso, intolerância ao frio, fadiga muscular, letargia, constipação, reflexos hipoativos, expressão facial sem brilho e depressão. Em casos avançados, a frequência cardíaca, a contratilidade miocárdica, o volume sistólico e o débito cardíaco são todos diminuídos, e as extremidades são frias e marmóreas devido à vasoconstrição periférica. Derrames pleurais, abdominais e pericárdicos são comuns. O hipotireoidismo costuma ser diagnosticado por uma concentração elevada de TSH, muitas vezes com um nível reduzido de T_3 livre (ou total). O hipotireoidismo primário, a condição mais comum, é diferenciado da doença secundária por uma elevação de TSH no primeiro caso. O tratamento do hipotireoidismo consiste em terapia de reposição oral com uma preparação de hormônio tireoidiano, que leva vários dias para produzir um efeito fisiológico e várias semanas para evocar uma melhora clínica evidente. Concentrações normais de TSH apesar de concentrações reduzidas de T_3 (o que é chamado de "síndrome do doente eutireóideo" ou síndrome não tireoidiana) são frequentemente observadas após cirurgias extensas e em uma longa lista de doenças crônicas e críticas.

O coma mixedematoso ocorre em decorrência de hipotireoidismo extremo e é caracterizado por coma, hipoventilação, hipotermia, hiponatremia (por secreção inapropriada de hormônio antidiurético) e insuficiência cardíaca congestiva. É mais comum em pacientes idosos e pode ser precipitado por infecção, cirurgia ou trauma. O coma mixedematoso é uma doença potencialmente fatal que pode ser tratada com T_3 intravenoso. O T_4 não deve ser usado nessa circunstância para evitar a necessidade de conversão periférica em T_3. O ECG deve ser monitorado durante a terapia para detectar isquemia miocárdica ou arritmias. A reposição de esteroides (p. ex., hidrocortisona, 100 mg por via intravenosa a cada 8 h) é rotineiramente administrada devido à supressão frequente das glândulas suprarrenais. Alguns pacientes podem requerer suporte ventilatório e aquecimento externo.

Considerações anestésicas

A. Pré-operatórias

Pacientes com hipotireoidismo grave não corrigido ou coma mixedematoso não devem ser submetidos à cirurgia eletiva. Esses pacientes devem ser tratados com T_3 intravenoso antes de cirurgias urgentes ou de emergência. Embora o estado eutireóideo seja ideal, o hipotireoidismo leve a moderado não é uma contraindicação absoluta para cirurgias necessárias, por exemplo, cirurgia de *bypass* coronariano urgente.

Pacientes hipotireóideos sintomáticos devem receber sedação pré-operatória mínima porque são propensos à depressão respiratória induzida por fármacos. Além disso, eles podem não responder à hipóxia com aumento do volume-minuto. Pacientes tornados eutireóideos podem receber sua dose habitual de fármaco tireoidiano na manhã da cirurgia; no entanto, a maioria das preparações normalmente usadas tem meia-vida longa (a meia-vida da T_4 é de cerca de 8 dias), e a omissão de uma única dose diária não tem relevância clínica.

B. Intraoperatórias

5 Pacientes clinicamente hipotireoidianos são mais suscetíveis ao efeito hipotenso dos agentes anestésicos devido à diminuição do débito cardíaco, dos reflexos barorreceptores e do volume intravascular. Nesse caso, a cetamina ou o etomidato podem ser recomendados para indução da anestesia. A possibilidade de insuficiência suprarrenal primária coexistente deve ser considerada em casos de hipotensão refratária. **Outras condições coexistentes potenciais incluem hipoglicemia, anemia, hiponatremia, dificuldade durante a intubação devido a uma língua grande e hipotermia devido a uma taxa metabólica basal baixa.**

C. Pós-operatórias

A recuperação da anestesia geral pode ser retardada em pacientes hipotireóideos devido a hipotermia, depressão respiratória ou biotransformação lenta de fármacos. Uma vez que o hipotireoidismo aumenta a vulnerabilidade à depressão respiratória, uma abordagem multimodal para o manejo da dor pós-operatória, em vez de uma dependência estrita de opioides, é apropriada.

O eixo paratireoide-vitamina D-osso-rim

Fisiologia

O hormônio da paratireoide (PTH, do inglês *parathyroid hormone*) é o principal regulador da homeostase do cálcio. Ele aumenta diretamente as concentrações séricas de cálcio, promovendo a reabsorção de ossos e dentes, limitando a excreção renal de cálcio e indiretamente estimulando a síntese de vitamina D no rim para aumentar a absorção gastrintestinal de cálcio. O PTH diminui o fosfato sérico, aumentando a excreção renal. O hormônio denominado fator de crescimento fibroblástico 23 (FGF23) surge do osso e atua nos rins para induzir a fosfatúria e reduzir a produção de vitamina D_3. As ações do FGF23 requerem que a proteína α-klotho ative o receptor de FGF.

Os efeitos do PTH nos níveis séricos de cálcio são contrapostos em animais inferiores pela calcitonina, um hormônio excretado pelas células C parafoliculares da tireoide. Embora a calcitonina seja eficaz como um fármaco em humanos, seu papel na fisiologia humana normal parece ser insignificante (**Tabela 35-6**). Do total de cálcio do corpo, 99% estão no esqueleto. Do cálcio no sangue, 40% estão ligados a proteínas e 60% estão ionizados ou complexados a íons orgânicos. O cálcio ionizado não ligado é fisiologicamente a fração mais importante.

O último componente significativo desse sistema, a vitamina D, é um hormônio esteroide que pode ser absorvido pelo trato gastrintestinal por meio dos alimentos

TABELA 35-6 Ações dos principais hormônios reguladores de cálcio

	Osso	Rim	Intestinos
Hormônio da paratireoide (PTH)	Aumenta a reabsorção de cálcio e fosfato	Aumenta a reabsorção de cálcio; diminui a reabsorção de fosfato; aumenta a conversão de 25-OHD$_3$ em 1,25(OH)$_2$D$_3$;[1] diminui a reabsorção de bicarbonato	Sem efeitos diretos; aumenta a produção renal de vitamina D
Calcitonina	Inibe a reabsorção osteoclástica	Diminui a reabsorção de cálcio e fosfato	Inibe a reabsorção de fosfato; aumenta a excreção renal de sódio e cálcio
Vitamina D	Mantém a homeostase de Ca^{2+}	Diminui a reabsorção de cálcio (provavelmente menos importante que o PTH)	Aumenta a absorção de cálcio

[1]25-OHD$_3$, 25-hidroxivitamina D$_3$; 1,25(OH)$_2$D$_3$, 1,25-di-hidroxivitamina D$_3$.

ou sintetizado a partir de derivados do colesterol. A conversão de 7-desidrocalciferol em vitamina D$_3$ é facilitada pela exposição à luz ultravioleta. A hidroxilação no fígado e nos rins produz 1,25(OH)$_2$D$_3$ (1,25-di-hidroxivitamina D$_3$), a molécula ativa que se liga aos receptores de vitamina D (RVDs) e produz suas ações fisiológicas. Os RVDs estão localizados no núcleo, onde, após a ligação com a vitamina D, regulam a expressão de genes específicos. A 1,25(OH)$_2$D$_3$ promove o crescimento normal e a remodelação óssea, além de ajudar a regular as concentrações de cálcio e fosfato. A vitamina D também desempenha um papel fisiológico na regulação do sistema imune, embora sua função precisa e o impacto da suplementação de vitamina D na imunocompetência não sejam amplamente compreendidos atualmente.

HIPERPARATIREOIDISMO

Manifestações clínicas

As causas do hiperparatireoidismo primário incluem adenomas da paratireoide, hiperplasia da glândula paratireoide e determinados carcinomas. O hiperparatireoidismo secundário é uma resposta adaptativa à hipocalcemia produzida por condições como doença renal terminal ou síndromes de má absorção intestinal. O hiperparatireoidismo ectópico ocorre em decorrência da produção de PTH por tumores raros fora da glândula paratireoide. Em geral, a causa mais comum de hipercalcemia em pacientes hospitalizados é a malignidade. O peptídeo relacionado ao PTH pode causar hipercalcemia significativa quando secretado por um tumor (p. ex., carcinoma de pulmão ou fígado). A invasão óssea com hipercalcemia osteolítica pode complicar o mieloma múltiplo, o linfoma ou a leucemia. Quase todas as manifestações clínicas do hiperparatireoidismo ocorrem em razão da hipercalcemia (Tabela 35-7). Causas mais raras de hipercalcemia incluem metástases ósseas de tumores de órgãos sólidos, intoxicação por vitamina D, síndrome leite-álcali, terapia com lítio, sarcoidose e imobilização prolongada. O tratamento do hiperparatireoidismo depende da causa; no entanto, a remoção cirúrgica de todas as quatro glândulas é frequentemente necessária no caso de hiperplasia paratireoidiana. Quando há um único adenoma, a sua remoção cura muitos pacientes com hiperparatireoidismo primário esporádico.

Considerações anestésicas

Em pacientes com hipercalcemia em função de hiperparatireoidismo, a hidratação com solução salina normal e diurese facilitada por furosemida geralmente reduzirá o cálcio sérico para valores aceitáveis (< 14 mg/dL, 7 mEq/L ou 3,5 mmol/L). Uma terapia mais intensa com bisfosfonatos intravenosos, como pamidronato ou etidronato, pode ser necessária para pacientes com hipercalcemia de

TABELA 35-7 Efeitos do hiperparatireoidismo

Cardiovasculares
  Hipertensão
  Arritmias ventriculares
  Alterações do ECG[1] (encurtamento do intervalo QT,[2] alargamento de onda T)

Renais
  Poliúria
  Capacidade de concentração renal comprometida
  Cálculos renais
  Acidose metabólica hiperclorêmica
  Desidratação
  Polidipsia
  Insuficiência renal

Gastrintestinais
  Constipação
  Náusea e vômito
  Anorexia
  Pancreatite
  Úlcera péptica

Musculoesqueléticos
  Fraqueza muscular
  Osteoporose

Neurológicos
  Alteração do estado mental (p. ex., *delirium*, psicose, coma)

[1]ECG, eletrocardiograma.
[2]O intervalo QT pode ser prolongado em concentrações séricas de cálcio > 16 mg/dL.

malignidade. Plicamicina, glicocorticoides, calcitonina ou diálise podem ser necessários quando os bisfosfonatos intravenosos não são suficientes ou são contraindicados. A hiperventilação deve ser evitada, uma vez que a acidose aumenta o cálcio ionizado. Níveis elevados de cálcio podem causar arritmias cardíacas.

A resposta aos BNMs pode ser alterada em pacientes com fraqueza muscular preexistente causada pelos efeitos do cálcio na junção neuromuscular. A osteoporose piorada pelo hiperparatireoidismo predispõe os pacientes a fraturas vertebrais e de ossos longos durante procedimentos anestésicos, posicionamento e transporte. As complicações pós-operatórias notáveis da paratireoidectomia são semelhantes às complicações da tireoidectomia subtotal. A resposta aos BNMs pode ser alterada em pacientes com fraqueza muscular preexistente causada pelos efeitos do cálcio na junção neuromuscular. A osteoporose piorada pelo hiperparatireoidismo predispõe os pacientes a fraturas vertebrais e de ossos longos durante procedimentos anestésicos, posicionamento e transporte. As complicações pós-operatórias notáveis da paratireoidectomia são semelhantes às complicações da tireoidectomia subtotal.

HIPOPARATIREOIDISMO

Manifestações clínicas

O hipoparatireoidismo normalmente ocorre em razão de uma deficiência de PTH após a paratireoidectomia. As manifestações clínicas do hipoparatireoidismo são resultado de hipocalcemia (Tabela 35-8), que também pode ser causada por insuficiência renal, hipomagnesemia, deficiência de vitamina D e pancreatite aguda (ver Capítulo 49). A hipoalbuminemia diminui o cálcio sérico total (uma queda de 1 g/dL na albumina sérica causa uma diminuição de 0,8 mg/dL no cálcio sérico total); no entanto, o cálcio ionizado, a entidade ativa, não é alterado. A apresentação arquetípica da hipocalcemia é a tetania, diagnosticada tradicionalmente pelo sinal de Chvostek (contração dolorosa da musculatura facial após toque no nervo facial) ou pelo sinal de Trousseau (espasmo carpal após inflação de um torniquete no braço acima da pressão arterial sistólica por 3 minutos). O tratamento da hipocalcemia sintomática consiste na administração intravenosa de sais de cálcio.

A hipocalcemia leve é comum após a circulação extracorpórea ou a infusão de soluções de albumina. Em muitos pacientes adultos, essa condição não precisa ser tratada porque a resposta do eixo PTH-vitamina D geralmente será suficiente para restaurar o cálcio ionizado para valores normais e a hipocalcemia leve geralmente não terá consequências hemodinâmicas.

Considerações anestésicas

O cálcio sérico deve ser normalizado em qualquer paciente que apresente manifestações cardíacas de hipocalcemia grave. A alcalose decorrente de hiperventilação ou terapia com bicarbonato de sódio diminuirá ainda mais o cálcio ionizado. Embora os hemocomponentes que contêm citrato normalmente não reduzam significativamente o cálcio sérico, eles devem ser administrados com cautela em pacientes com hipocalcemia preexistente. Outras considerações incluem evitar a administração de soluções de albumina em bólus (que se ligam e reduzem as concentrações de cálcio ionizado) e estar atento à possibilidade de coagulopatia induzida pela hipocalcemia.

DEFICIÊNCIA DE VITAMINA D

Uma dieta deficiente em vitamina D combinada com falta de exposição ao sol (luz ultravioleta) causará o raquitismo em crianças e osteomalácia em adultos. Concentrações reduzidas de vitamina D, mais comuns em adultos mais velhos, naqueles que vivem em latitudes muito ao norte e naqueles muito fracos ou debilitados para passar tempo ao ar livre, têm sido associadas a muitas condições e doenças. As ligações causais têm sido difíceis de identificar. Apesar do alto número de artigos escritos sobre esse tema, ainda não há evidências adequadas sobre reposição de vitamina D obrigatória em caso de concentrações insuficientes, a melhor maneira de repor a vitamina D naqueles que precisam de reposição e, de fato, se a reposição de vitamina D melhora os desfechos nas condições em que suas concentrações reduzidas têm sido associadas a desfechos piores. Os dados são ainda mais confusos em relação à reposição em pacientes submetidos à cirurgia.

A glândula suprarrenal

Fisiologia

A glândula suprarrenal é dividida em córtex e medula. O córtex suprarrenal secreta androgênios, mineralocorticoides (p. ex., aldosterona) e glicocorticoides (p. ex., cortisol). A medula suprarrenal secreta catecolaminas

TABELA 35-8 Efeitos do hipoparatireoidismo

Cardiovasculares
Alterações no ECG[1] (prolongamento do intervalo QT)
Hipotensão
Insuficiência cardíaca congestiva

Neurológicos
Irritabilidade neuromuscular (p. ex., laringospasmo, estridor inspiratório, tetania, convulsões)
Parestesia perioral
Alterações no estado mental (p. ex., demência, depressão, psicose)

[1]ECG, eletrocardiograma.

(principalmente epinefrina, mas também pequenas quantidades de norepinefrina e dopamina). Os androgênios suprarrenais têm pouca relevância para o manejo anestésico e não serão considerados adiante.

A aldosterona está, em grande parte, envolvida no equilíbrio de fluidos e eletrólitos. A secreção de aldosterona faz íons de sódio e água serem reabsorvidos no túbulo renal distal e no ducto coletor e íons de potássio e hidrogênio serem secretados. Os efeitos líquidos são expansão do volume de fluido extracelular causada pela retenção de líquidos, diminuição no potássio plasmático e alcalose metabólica. A secreção de aldosterona é estimulada pelo sistema de renina-angiotensina (especificamente, angiotensina III, um produto da angiotensina II), hormônio adrenocorticotrófico (ACTH, do inglês *adrenocorticotropic hormone*), acidose metabólica e hipercalemia. Hipovolemia, hipotensão, insuficiência cardíaca congestiva e a resposta ao estresse neuroendócrino à cirurgia provocam uma elevação nas concentrações de aldosterona. O bloqueio do sistema renina-angiotensina-aldosterona com inibidores da enzima conversora de angiotensina ou bloqueadores dos receptores de angiotensina, ou ambos, é um pilar da terapia (e aumenta a sobrevida) na hipertensão e na insuficiência cardíaca crônica. Bloqueadores do receptor de aldosterona (espironolactona ou eplerenona) adicionados à terapia-padrão prolongam a sobrevida em pacientes com insuficiência cardíaca crônica.

Os glicocorticoides são essenciais para a vida e têm múltiplos efeitos fisiológicos, incluindo aumento da gliconeogênese e inibição da utilização periférica de glicose. Essas ações tendem a aumentar a glicemia e piorar o controle diabético. Os glicocorticoides são necessários para que o músculo liso vascular e brônquico responda às catecolaminas. Como os glicocorticoides são estruturalmente relacionados à aldosterona, a maioria tende a promover a retenção de sódio e a excreção de potássio (efeito mineralocorticoide). O ACTH liberado pela adeno-hipófise é o principal regulador da secreção de glicocorticoides. A secreção basal de ACTH e glicocorticoides apresenta um ritmo diurno. Condições de estresse promovem a secreção de ACTH e cortisol, enquanto os glicocorticoides circulantes inibem a secreção de ACTH e cortisol. Em condições não estressantes, a produção endógena de cortisol, o glicocorticoide mais importante, é em média 20 mg/dia.

A estrutura, a biossíntese, os efeitos fisiológicos e o metabolismo das catecolaminas são discutidos no Capítulo 14. A epinefrina constitui 80% da produção de catecolaminas pela suprarrenal em humanos. A liberação de catecolaminas é regulada principalmente por fibras pré-ganglionares colinérgicas simpáticas que inervam a medula suprarrenal. Estímulos incluem exercício, hemorragia, cirurgia, hipotensão, hipotermia, hipoglicemia, hipercapnia, hipoxemia, dor e medo.

EXCESSO DE MINERALOCORTICOIDES

Manifestações clínicas

A hipersecreção de aldosterona pelo córtex suprarrenal (aldosteronismo primário) pode ocorrer em razão de adenoma unilateral (aldosteronoma ou síndrome de Conn), hiperplasia bilateral ou, em casos muito raros, carcinoma da glândula suprarrenal. Alguns estados patológicos estimulam a secreção de aldosterona afetando o sistema renina-angiotensina. Por exemplo, insuficiência cardíaca congestiva, cirrose hepática com ascite, síndrome nefrótica e algumas formas de hipertensão (p. ex., estenose da artéria renal) podem causar hiperaldosteronismo secundário. Embora tanto o hiperaldosteronismo primário quanto o secundário sejam caracterizados por níveis elevados de aldosterona, apenas o último está associado a um aumento da atividade da renina. As manifestações clínicas comuns do excesso de mineralocorticoides incluem hipocalemia e hipertensão, e um aumento da relação aldosterona-atividade da renina plasmática tem sido observado em exames laboratoriais.

Considerações anestésicas

Distúrbios fluido-eletrolíticos podem ser corrigidos no período pré-operatório com o uso de espironolactona. Esse antagonista da aldosterona é um diurético poupador de potássio com propriedades anti-hipertensivas. O volume intravascular pode ser avaliado no período pré-operatório por meio de exames de hipotensão ortostática.

DEFICIÊNCIA DE MINERALOCORTICOIDES

Manifestações clínicas e considerações anestésicas

A atrofia ou destruição de ambas as glândulas suprarrenais causa uma deficiência combinada de mineralocorticoides e glicocorticoides (ver seção Deficiência de glicocorticoides). A deficiência isolada da atividade mineralocorticoide quase nunca ocorre.

EXCESSO DE GLICOCORTICOIDES

Manifestações clínicas

O excesso de glicocorticoides pode ser causado pela administração exógena de hormônios esteroides, por hiperfunção intrínseca do córtex suprarrenal (p. ex., adenoma adrenocortical), produção de ACTH por um tumor não hipofisário (síndrome do ACTH ectópico) ou hipersecreção por um adenoma hipofisário (doença de Cushing). Independentemente da causa, um excesso de corticosteroides produz a síndrome de Cushing, caracterizada por perda e fraqueza muscular, osteoporose, obesidade central, estrias abdominais, intolerância à glicose, irregularidade menstrual, hipertensão e alterações do estado mental.

Considerações anestésicas

Os pacientes com síndrome de Cushing podem estar sobrecarregados com volume e apresentar alcalose metabólica hipocalêmica decorrente da atividade mineralocorticoide dos glicocorticoides. Essas anormalidades devem ser corrigidas no período pré-operatório da maneira descrita anteriormente. Os pacientes com osteoporose estão em risco de fraturas durante o posicionamento. Se a causa da síndrome de Cushing for o uso de glicocorticoides exógenos, as glândulas suprarrenais do paciente podem não ser capazes de responder a estresses perioperatórios, e, nesse caso, os esteroides suplementares são indicados (ver seção Deficiência de glicocorticoides). Da mesma forma, pacientes submetidos à adrenalectomia requerem reposição intraoperatória de glicocorticoides (em adultos, o succinato de hidrocortisona por via intravenosa, 100 mg a cada 8 horas, tem sido a dose de estresse de referência). Embora muitos tumores suprarrenais sejam removidos sem complicações durante a cirurgia laparoscópica, as complicações da adrenalectomia podem incluir perda sanguínea significativa e pneumotórax não intencional.

DEFICIÊNCIA DE GLICOCORTICOIDES

Manifestações clínicas

A insuficiência suprarrenal primária (doença de Addison), provocada pela destruição da glândula suprarrenal, causa uma deficiência combinada de mineralocorticoides e glicocorticoides. As manifestações clínicas ocorrem em razão da deficiência de aldosterona (hiponatremia, hipovolemia, hipotensão, hipercalemia e acidose metabólica) e da deficiência de cortisol (fraqueza, fadiga, hipoglicemia, hipotensão e perda de peso).

A insuficiência suprarrenal secundária é decorrente da secreção inadequada de ACTH pela hipófise. A causa mais comum de insuficiência suprarrenal secundária é a administração prévia de glicocorticoides exógenos. Como a secreção de mineralocorticoides geralmente é adequada na insuficiência suprarrenal secundária, distúrbios de fluidos e eletrólitos não estão presentes. No entanto, a insuficiência suprarrenal aguda (crise addisoniana) pode ser desencadeada em pacientes dependentes de esteroides que não recebem doses apropriadas de glicocorticoides durante períodos de estresse (p. ex., infecção, trauma, cirurgia) e em pacientes que recebem infusões de etomidato. As características clínicas dessa emergência clínica incluem febre, dor abdominal, hipotensão ortostática e hipovolemia, que pode progredir para choque circulatório não responsivo à ressuscitação.

Considerações anestésicas

6 Pacientes com deficiência de glicocorticoides devem ser submetidos à terapia de reposição adequada durante o período perioperatório. Os pacientes que receberam doses potencialmente supressoras de esteroides (p. ex., a dose diária equivalente a 5 mg de prednisona) por qualquer via de administração (tópica, inalatória ou oral) por um período superior a 2 semanas em qualquer momento nos últimos 12 meses podem não ser capazes de responder adequadamente ao estresse cirúrgico e devem receber suplementação perioperatória de glicocorticoides.

O que representa uma cobertura de esteroides adequada é controverso, e há aqueles que defendem dosagem variável com base na extensão da cirurgia. Embora os adultos normalmente secretem 20 mg de cortisol diariamente, isso pode aumentar para mais de 300 mg em condições de estresse máximo. Portanto, a recomendação tradicional era administrar 100 mg de hidrocortisona a cada 8 horas a partir da manhã da cirurgia. Um regime alternativo de baixa dose (25 mg de hidrocortisona no ato da indução, seguido de uma infusão de 100 mg durante as 24 horas seguintes) mantém os níveis plasmáticos de cortisol equivalentes ou superiores aos relatados em pacientes saudáveis submetidos a cirurgia eletiva semelhante. Este segundo regime pode ser particularmente apropriado para pacientes com diabetes, em que a administração de glicocorticoides frequentemente interfere no controle da glicemia.

EXCESSO DE CATECOLAMINAS

Manifestações clínicas

Paragangliomas e feocromocitomas são tumores que consistem em células originárias da crista neural embrionária. Feocromocitomas surgem na glândula suprarrenal; paragangliomas podem ser considerados feocromocitomas extrassuprarrenais. Esses tumores são responsáveis por 0,1% de todos os casos de hipertensão, e a hipertensão decorre da secreção excessiva de catecolaminas pelos tumores. Embora os tumores normalmente sejam localizados em uma única glândula suprarrenal, 10 a 15% são bilaterais ou extrassuprarrenais. Cerca de 10% dos tumores são malignos. As principais manifestações do feocromocitoma são hipertensão paroxística, cefaleia, sudorese e palpitações. Hipertensão e taquicardia inesperadas no período intraoperatório durante a manipulação das estruturas abdominais podem ser, ocasionalmente, as primeiras indicações de um feocromocitoma não diagnosticado. A fisiopatologia, o diagnóstico e o tratamento desses tumores requerem um entendimento do metabolismo das catecolaminas e da farmacologia dos agonistas e antagonistas adrenérgicos. A Discussão de caso no Capítulo 14 examina esses aspectos do tratamento do feocromocitoma.

Considerações anestésicas

A avaliação pré-operatória deve focar na adequação do **bloqueio α-adrenérgico e da reposição de volume.** Especificamente, deve-se avaliar a pressão arterial de repouso, a pressão arterial ortostática e a frequência cardíaca, as extrassístoles ventriculares e a evidência eletrocardiográfica de isquemia.

A diminuição do volume plasmático e da massa de hemácias contribui para a hipovolemia crônica grave observada nesses pacientes. O hematócrito pode estar normal ou elevado, dependendo da contribuição relativa da hipovolemia e da anemia. O bloqueio α-adrenérgico pré-operatório com fenoxibenzamina (um inibidor não competitivo) ajuda a corrigir o déficit de volume, além de corrigir a hipertensão. O bloqueio β deve ser iniciado somente depois que o bloqueio α tiver sido bem estabelecido, se houver necessidade de controlar a frequência cardíaca. O bloqueio β iniciado na ausência de bloqueio α pode provocar uma hipertensão desastrosa em pacientes com feocromocitoma. Uma queda no hematócrito deve acompanhar a expansão do volume circulatório, potencialmente revelando uma anemia subjacente.

Flutuações potencialmente graves na pressão arterial – sobretudo durante a indução e a manipulação do tumor – indicam a necessidade de monitorização invasiva da pressão arterial. Os pacientes com evidência de doença cardíaca (ou em quem a doença cardíaca é suspeita) podem se beneficiar de um acesso central (uma rota conveniente de acesso para a administração de fármacos vasoativos, caso sejam necessários) e de ecocardiografia transesofágica intraoperatória.

A intubação não deve ser tentada até que um nível profundo de anestesia geral (possivelmente incluindo anestesia local da traqueia) tenha sido estabelecido. A hipertensão intraoperatória pode ser tratada com fentolamina, nitroprussiato, nicardipino ou clevidipino. A fentolamina bloqueia especificamente os receptores α-adrenérgicos e bloqueia os efeitos de catecolaminas circulantes excessivas. O nitroprussiato apresenta um início de ação rápido e uma curta duração de ação e pode ser eficaz em casos em que os bloqueadores dos canais de cálcio são ineficazes. Atualmente, o nicardipino e o clevidipino são usados com maior frequência no pré-operatório e no intraoperatório. Em pacientes com feocromocitoma, fármacos ou técnicas que estimulam indiretamente ou promovem a liberação de catecolaminas (p. ex., efedrina, hipoventilação, altas doses em bólus de cetamina), que potencializam os efeitos arrítmicos das catecolaminas (halotano) ou que liberam histamina consistentemente (p. ex., altas doses de atracúrio ou sulfato de morfina) devem ser evitados.

Após a ligadura do suprimento venoso do tumor, o problema primário normalmente se torna a *hipotensão* pela combinação de hipovolemia, bloqueio adrenérgico persistente e tolerância às concentrações elevadas de catecolaminas endógenas que foram abruptamente descontinuadas. A avaliação do volume intravascular pode ser orientada por ecocardiografia ou outras medidas não invasivas do débito cardíaco e do volume sistólico de ejeção. Infusões de agonistas adrenérgicos, como fenilefrina ou norepinefrina, frequentemente se mostram necessárias. A *hipertensão* pós-operatória é rara e pode indicar a presença de tumores ocultos não ressecados.

OBESIDADE

O excesso de peso e a obesidade são classificados por meio do índice de massa corporal (IMC). O excesso de peso é definido como um IMC de 24 kg/m^2 ou mais; a obesidade, como um IMC de 30 ou mais; e a obesidade extrema (anteriormente denominada "obesidade mórbida"), como um IMC superior a 40. O IMC é calculado dividindo-se o peso (em quilogramas) pela altura (em metros) ao quadrado. Muitas calculadoras de IMC estão disponíveis *on-line* ou como aplicativos para *smartphones*. Os riscos à saúde aumentam com o grau de obesidade e com o aumento da distribuição abdominal do peso. A obesidade foi incluída recentemente como fator na determinação do escore da American Society of Anesthesiologists (ASA) dos pacientes. Homens com uma medida de cintura de 40 polegadas (101,6 cm) ou mais e mulheres com uma medida de cintura de 35 polegadas (88,9 cm) ou mais estão em risco elevado de saúde. Para um paciente com 1,8 m de altura e pesando 70 kg, o IMC seria calculado da seguinte forma:

$$\text{IMC} = \frac{\text{Peso (kg)}}{(\text{Altura [m]})^2} = \frac{70\,\text{kg}}{1,8^2} = \frac{70}{3,24}$$

$$= 21,6\,\text{kg/m}^2$$

Manifestações clínicas

A obesidade está associada a muitas doenças, incluindo DM2, hipertensão, doença arterial coronariana, apneia obstrutiva do sono, doença articular degenerativa (osteoartrite) e colelitíase. Contudo, mesmo na ausência de doenças coexistentes óbvias, a obesidade extrema tem consequências fisiológicas profundas. A demanda por oxigênio, a produção de CO_2 e a ventilação alveolar são elevadas porque a taxa metabólica é proporcional ao peso corporal. O tecido adiposo excessivo sobre o tórax diminui a complacência da parede torácica, mesmo que a complacência pulmonar possa permanecer normal. O aumento da massa abdominal força o diafragma cranialmente, resultando em volumes pulmonares sugestivos de doença pulmonar restritiva. As reduções nos volumes pulmonares são acentuadas pelas posições de decúbito dorsal e de Trendelenburg. Em particular, a capacidade residual funcional pode ficar abaixo da capacidade de fechamento. Se isso ocorrer, alguns alvéolos se fecharão durante a ventilação com volume corrente normal, causando um desequilíbrio entre ventilação e perfusão.

Embora os pacientes obesos frequentemente apresentem hipoxemia, apenas alguns são hipercápnicos, o que, quando for o caso, deve ser considerado uma indicação de complicações iminentes. A apneia obstrutiva do sono (AOS) é uma complicação da obesidade extrema caracterizada por hipercapnia, policitemia induzida por cianose, insuficiência cardíaca direita e sonolência. Esses pacientes parecem ter um *drive* respiratório reduzido e muitas vezes sofrem de ronco alto e obstrução das vias aéreas superiores durante o sono. Pacientes com AOS frequentemente relatam boca seca e sonolência diurna; companheiros de cama regularmente descrevem pausas apneicas. A AOS também tem sido associada a complicações perioperatórias, incluindo hipertensão, hipóxia, arritmias, infarto do miocárdio, edema pulmonar, acidente vascular cerebral e óbito. O potencial para dificuldade de ventilação sob máscara e intubação difícil, seguidas de obstrução das vias aéreas superiores durante a recuperação, deve ser antecipado.

Os pacientes com AOS são vulneráveis durante o período pós-operatório, particularmente quando sedativos ou opioides foram administrados. Pacientes posicionados em decúbito dorsal são especialmente suscetíveis à obstrução das vias aéreas superiores. Para pacientes com AOS diagnosticada ou suspeita, deve ser considerado o uso de pressão positiva contínua nas vias aéreas (CPAP, do inglês *continuous positive airway pressure*) no pós-operatório até que possam proteger as vias aéreas e manterem a ventilação espontânea sem obstrução. Tanto a ASA quanto a Society of Ambulatory Anesthesia oferecem diretrizes sobre o manejo perioperatório do paciente com AOS (ver Capítulo 44).

O coração do paciente com AOS apresenta uma carga de trabalho elevada à medida que o débito cardíaco e o volume sanguíneo aumentam para perfundir depósitos de gordura adicionais. A hipertensão arterial leva à hipertrofia ventricular esquerda. Elevações no fluxo sanguíneo pulmonar e vasoconstrição da artéria pulmonar em função de hipóxia persistente podem levar à hipertensão pulmonar e a *cor pulmonale*.

Pacientes obesos apresentam um risco elevado de hérnia hiatal, doença do refluxo gastresofágico, retardo do esvaziamento gástrico, fluido gástrico hiperácido e câncer gástrico. A infiltração gordurosa do fígado também ocorre e pode estar associada a exames hepáticos com resultados anormais, no entanto, a extensão da infiltração não se correlaciona bem com o grau de anormalidade nos exames hepáticos. A doença hepática gordurosa não alcoólica é, atualmente, a causa mais comum de cirrose hepática nos Estados Unidos.

Considerações anestésicas

A. Pré-operatórias

Pelos motivos descritos anteriormente, pacientes obesos apresentam um risco elevado de desenvolver pneumonia aspirativa. O pré-tratamento com um antiácido não particulado, antagonistas H_2 e metoclopramida deve ser considerado. A pré-medicação com fármacos depressores respiratórios deve ser evitada em pacientes com AOS.

Os exames pré-operatórios podem incluir exame de radiografia torácica, ECG e gasometria arterial, com o objetivo de avaliar a reserva cardiopulmonar. Sinais físicos de insuficiência cardíaca podem ser difíceis de identificar. As pressões arteriais devem ser medidas com um manguito de tamanho apropriado. O acesso intravenoso e intra-arterial pode apresentar dificuldades técnicas. Marcos anatômicos obscurecidos, posicionamento difícil e camadas extensas de tecido adiposo podem dificultar a anestesia regional com equipamentos e técnicas padrão.

8 Pacientes obesos podem ser difíceis de intubar devido à mobilidade limitada das articulações temporomandibular e atlanto-occipital, uma via aérea superior estreita e uma distância encurtada entre a mandíbula e os coxins de gordura esternal.

B. Intraoperatórias

Para evitar aspiração e hipoventilação, pacientes obesos mórbidos geralmente são intubados com anestesia geral, exceto para procedimentos curtos. Se a intubação parecer potencialmente complicada, usa-se laringoscopia por vídeo ou fibrobroncoscopia. Posicionar o paciente em uma rampa para intubação é uma prática útil. Auscultação dos sons respiratórios pode ser difícil. Mesmo com ventilação controlada, esses pacientes podem requerer concentrações de oxigênio inspirado elevadas para evitar hipóxia, especialmente nas posições de litotomia, de Trendelenburg ou decúbito ventral. Conjuntos de laparotomia abdominal subdiafragmática podem causar uma deterioração adicional da função pulmonar e uma redução da pressão arterial por compressão da veia cava inferior. Anestésicos voláteis podem ser metabolizados mais extensivamente em pacientes obesos. O aumento do metabolismo pode explicar a maior incidência de hepatite por halotano observada em pacientes obesos. Pacientes obesos podem apresentar indução e emergência prolongadas com anestésicos inalatórios.

Teoricamente, maiores depósitos de gordura aumentariam o volume de distribuição para fármacos lipossolúveis (p. ex., benzodiazepínicos, opioides) em relação a uma pessoa magra com o mesmo peso corporal. No entanto, o volume de distribuição de, por exemplo, fentanila ou sufentanila é tão extenso que a obesidade tem influência mínima. Fármacos hidrossolúveis (p. ex., bloqueadores neuromusculares) têm volumes de distribuição pequenos, que são minimamente elevados pela gordura corporal. Portanto, a dosagem de fármacos hidrossolúveis deve ser baseada no peso corporal ideal para evitar dosagem excessiva.

Embora os requisitos de dosagem para anestesia epidural e espinal sejam difíceis de prever, pacientes obesos geralmente requerem de 20 a 25% menos anestésico local por segmento bloqueado devido à presença de gordura epidural e veias epidurais distendidas, reduzindo o volume do líquido cerebrospinal. A anestesia epidural contínua tem as vantagens usuais de proporcionar alívio da dor e potencialmente diminuir as complicações respiratórias no período pós-operatório. Bloqueios regionais, sobretudo quando combinados com controle multimodal de dor, têm as vantagens adicionais de não interferir na profilaxia padrão da trombose venosa profunda, raramente produzir hipotensão e reduzir a necessidade de opioides (ver Capítulo 48).

C. Pós-operatórias

A insuficiência respiratória é o principal problema pós-operatório dos pacientes obesos mórbidos. O risco de hipoxemia pós-operatória aumenta para esses pacientes, especialmente quando há hipoxemia pré-operatória, e para pacientes submetidos à cirurgia envolvendo o tórax ou a parte superior do abdome. Um paciente obeso deve permanecer intubado até que não haja dúvida de que a via aérea e o volume corrente estejam mantidos, os bloqueadores neuromusculares estejam completamente revertidos e o paciente esteja consciente. Isso *não* significa que todos os pacientes obesos precisem ser ventilados durante a noite em uma unidade de terapia intensiva (UTI). Se o paciente for extubado na sala de cirurgia, oxigênio suplementar deve ser fornecido durante o transporte para a unidade de recuperação pós-anestésica. Uma posição sentada modificada de 45° melhorará a ventilação e a oxigenação. O risco de hipoxemia se estende por vários dias no período pós-operatório, e o suprimento de oxigênio suplementar ou CPAP, ou ambos, deve ser considerado com frequência. Outras complicações pós-operatórias comuns em pacientes obesos incluem pneumonia, infecção da ferida, trombose venosa profunda e embolia pulmonar. Pacientes obesos mórbidos e com AOS podem ser candidatos à cirurgia ambulatorial, desde que monitorizados adequadamente e avaliados no pós-operatório antes da alta para casa e desde que o procedimento cirúrgico não requeira altas doses de opioides para o controle da dor pós-operatório. É difícil conceber uma indicação mais adequada para a analgesia multimodal.

Síndrome carcinoide

A síndrome carcinoide ocorre em razão da secreção de substâncias vasoativas (p. ex., serotonina, calicreína, histamina) de tumores neuroendócrinos (tumores carcinoides). A maioria desses tumores está localizada no trato gastrintestinal, portanto, seus produtos metabólicos são liberados na circulação portal e amplamente metabolizados pelo fígado antes que possam causar efeitos sistêmicos. No entanto, os produtos de tumores não intestinais (p. ex., pulmonares, ovarianos) ou metástases hepáticas contornam a circulação portal e podem causar uma variedade de manifestações clínicas. Muitos pacientes são submetidos à cirurgia para ressecção de tumores carcinoides; a maioria desses pacientes nunca desenvolverá síndrome carcinoide.

Manifestações clínicas

As manifestações mais comuns da síndrome carcinoide são rubor cutâneo, broncoespasmo, diarreia profusa, oscilações acentuadas na pressão arterial (geralmente hipotensão) e arritmias supraventriculares (Tabela 35-9). **A síndrome carcinoide está associada à doença cardíaca do lado direito causada pela formação de placas valvares e miocárdicas e, em alguns casos, por implantação de tumores nas valvas tricúspide e do tronco pulmonar.** O diagnóstico da síndrome carcinoide é confirmado pela detecção de metabólitos de serotonina na urina (ácido 5-hidroxi-indolacético) ou no plasma ou é sugerido por níveis elevados de cromogranina A no plasma. O tratamento varia dependendo da localização do tumor, mas pode incluir ressecção cirúrgica, alívio sintomático ou antagonistas específicos de serotonina e histamina. A somatostatina, um peptídeo inibitório, reduz a liberação de produtos tumorais vasoativos.

Considerações anestésicas

(9) A chave para o manejo perioperatório de pacientes com síndrome carcinoide é evitar técnicas ou agentes que possam fazer o tumor liberar substâncias vasoativas. A anestesia regional pode limitar a liberação perioperatória

TABELA 35-9 Principais mediadores da síndrome carcinoide e suas manifestações clínicas

Mediador	Manifestações clínicas
Serotonina	Vasoconstrição (espasmo da artéria coronária, hipertensão), aumento do tônus intestinal, desequilíbrio hidroletrolítico (diarreia), deficiência de triptofano (hipoproteinemia, pelagra)
Calicreína	Vasodilatação (hipotensão, rubor), broncoconstrição
Histamina	Vasodilatação (hipotensão, rubor), arritmias, broncoconstrição

de hormônios do estresse. Altas doses em bólus de fármacos que liberam histamina (p. ex., morfina e atracúrio) devem ser evitadas. A manipulação cirúrgica do tumor pode causar uma liberação maciça de hormônios. A monitorização provavelmente incluirá um acesso arterial. Recomenda-se ecocardiografia transesofágica se houver preocupações com a doença cardíaca intrínseca causada pela síndrome carcinoide. Alterações no metabolismo de carboidratos podem causar hipoglicemia ou hiperglicemia. A consulta com um endocrinologista pode ajudar a esclarecer o papel dos fármacos anti-histamínicos, antisserotoninérgicos (p. ex., metisergida), octreotida (um análogo de somatostatina de ação prolongada) ou fármacos anticalicreína (p. ex., corticosteroides) em pacientes específicos.

DISCUSSÃO DE CASO

Neoplasia endócrina múltipla

Durante o exame físico de uma mulher de 36 anos que relata diarreia e dores de cabeça, é descoberto um nódulo tireoidiano isolado. A investigação do tumor revela hipercalcemia e um nível elevado de calcitonina, o que leva ao diagnóstico de câncer medular da tireoide e hiperparatireoidismo primário. Durante a indução da anestesia geral para tireoidectomia total, a pressão arterial da paciente sobe para 240/140 mmHg, e sua frequência cardíaca se aproxima de 140 batimentos/minuto, com contrações ventriculares prematuras frequentes. A cirurgia é cancelada, um acesso arterial é inserido e a paciente é tratada com esmolol e nicardipino por via intravenosa.

Qual poderia ser a causa da crise hipertensiva desta paciente durante a indução da anestesia geral?

A neoplasia endócrina múltipla (NEM) é caracterizada por tumores em vários órgãos endócrinos. A NEM tipo 1 consiste em tumores pancreáticos (gastrinomas, insulinomas), hipofisários e paratireoidianos. A NEM tipo 2 consiste em carcinoma medular da tireoide, feocromocitoma e hiperparatireoidismo (tipo 2a) ou múltiplos neuromas mucosos (tipo 2b ou tipo 3). O episódio hipertensivo, neste caso, pode ter ocorrido em razão de um feocromocitoma ou paraganglioma não diagnosticado previamente. O feocromocitoma na NEM pode consistir em múltiplos tumores pequenos. Em geral, esses pacientes são adultos jovens com histórico familiar significativo de NEM. Se forem planejadas múltiplas cirurgias, a ressecção do feocromocitoma normalmente será agendada primeiro.

O que é calcitonina e por que ela está associada ao câncer medular da tireoide?

Calcitonina é um polipeptídeo produzido pelas células parafoliculares (células C) na tireoide. É secretada em resposta ao aumento do cálcio iônico plasmático e tende a diminuir os níveis de cálcio afetando as funções renal e óssea. Portanto, atua como antagonista do hormônio da paratireoide (ver **Tabela 35-6**).

Por que esta paciente está com hipercalcemia se a calcitonina reduz o cálcio sérico?

Um excesso ou deficiência de calcitonina tem efeitos menores em humanos em comparação com os efeitos dos distúrbios da paratireoide. A hipercalcemia desta paciente provavelmente ocorre em razão da coexistência de hiperparatireoidismo primário (tipo 2a de NEM).

Dor de cabeça e diarreia são consistentes com o diagnóstico de NEM?

O histórico de dores de cabeça sugere a possibilidade de feocromocitoma ou paraganglioma, enquanto a diarreia pode ser decorrente da calcitonina ou de um dos outros peptídeos frequentemente produzidos pelo carcinoma medular da tireoide (p. ex., ACTH, somatostatina, β-endorfina).

Que acompanhamento é necessário para esta paciente?

Devido às mudanças hemodinâmicas que representam risco à vida associadas ao feocromocitoma, essa entidade deve ser controlada antes de qualquer cirurgia ser considerada (ver Discussão de caso, Capítulo 14). Como as síndromes de NEM são hereditárias, os membros da família devem ser examinados em busca de sinais precoces de feocromocitoma, câncer de tireoide e hiperparatireoidismo.

DIRETRIZES

Practice guidelines for the perioperative management of patients with obstructive sleep apnea: an updated report by the American Society of Anesthesiologists task force on perioperative management of patients with obstructive sleep apnea. *Anesthesiology*. 2014;120:268.

Society for Ambulatory Anesthesia consensus statement on selection of patients with obstructive sleep apnea undergoing ambulatory surgery. http://www.sambahq.org/main/clinical-practice-guidelines/

LEITURAS SUGERIDAS

Agus MS, Wypij D, Hirshberg EL, et al; HALF-PINT Study Investigators and the PALISI Network. Tight glycemic control in critically ill children. *N Engl J Med*. 2017;376:729.

Arlt W, Allolio B. Adrenal insufficiency. *Lancet*. 2003;361:1881.

Arterburn DE, Telem DA, Kushner RF, Courcoulas AP. Benefits and risks of bariatric surgery in adults: a review. *JAMA*. 2020;324:879.

Azim S, Kashyap SR. Bariatric surgery: pathophysiology and outcomes. *Endocrinol Metab Clin North Am*. 2016;45:905.

Blau JE, Collins MT. The PTH-vitamin D-FGF23 axis. *Rev Endocr Metab Disord*. 2015;16:165.

El-Menyar A, Mekkodathil A, Al-Thani H. Traumatic injuries in patients with diabetes mellitus. *J Emerg Trauma Shock*. 2016;9:64.

Fang F, Ding L, He Q, Liu M. Preoperative management of pheochromocytoma and paraganglioma. *Front Endocrinol (Lausanne)*. 2020;11:586795.

Gunst J, De Bruyn A, Van den Berghe G. Glucose control in the ICU. *Curr Opin Anaesthesiol*. 2019;32:156.

Jones GC, Macklin JP, Alexander WD. Contraindications to the use of metformin. Evidence suggests that it is time to amend the list. *BMJ*. 2003;326:4.

Khan AA, Hanley DA, Rizzoli R, et al. Primary hyperparathyroidism: review and recommendations on evaluation, diagnosis, and management. A Canadian and international consensus. *Osteoporos Int*. 2017;28:1.

Kiernan CM, Solórzano CC. Pheochromocytoma and paraganglioma: diagnosis, genetics, and treatment. *Surg Oncol Clin N Am*. 2016;25:119.

King DR, Velmahos GC. Difficulties in managing the surgical patient who is morbidly obese. *Crit Care Med*. 2010;38:S478.

Kohl BA, Schwartz S. How to manage perioperative endocrine insufficiency. *Anesthesiol Clin*. 2010;28:139.

Moon TS, Joshi GP. Are morbidly obese patients suitable for ambulatory surgery? *Curr Opin Anaesthesiol*. 2016;29:141.

NICE-SUGAR Study Investigators, Finfer S, Chittock DR, et al. Intensive versus conventional glucose control in critically ill patients. *N Engl J Med*. 2009;360:1283.

Shifrin AL. Brief overview of calcium, vitamin d, parathyroid hormone metabolism, and calcium-sensing receptor function. In: Shifrin AL, ed. *Advances in Treatment and Management in Surgical Endocrinology*. Elsevier; 2020;63-70.

Van den Berghe G, Schetz M, Vlasselaers D, et al. Clinical review: intensive insulin therapy in critically ill patients: NICE-SUGAR or Leuven blood glucose target? *J Clin Endocrinol Metab*. 2009;94:3163.

Zaghiyan KN, Murrell Z, Melmed GY, Fleshner PR. High-dose perioperative corticosteroids in steroid-treated patients undergoing major colorectal surgery: necessary or overkill? *Am J Surg*. 2012;204:481.

Zaloga GP, Butterworth JF 4th. Hypovitaminosis D in hospitalized patients: a marker of frailty or a disease requiring treatment? *Anesth Analg*. 2014;119:613.

Anestesia para cirurgia oftalmológica

CAPÍTULO 36

CONCEITOS-CHAVE

1. Qualquer fator que aumente a pressão intraocular em casos de globo ocular aberto pode causar drenagem de humor aquoso ou extrusão de vítreo por meio da ferida, complicações graves que podem afetar a visão permanentemente.

2. A succinilcolina aumenta a pressão intraocular em 5 a 10 mmHg por 5 a 10 minutos após a administração, principalmente devido à contração prolongada dos músculos extraoculares. No entanto, estudos que avaliaram centenas de pacientes com traumas oculares abertos mostraram que nenhum sujeito apresentou extrusão de conteúdo ocular após a administração de succinilcolina. Portanto, o uso desse fármaco *não é* contraindicado em casos de traumas desse tipo.

3. A tração dos músculos extraoculares, a pressão do globo ocular, a administração de um bloqueio retrobulbar e o trauma ocular podem provocar uma gama de arritmias cardíacas, desde bradicardia e ectopia ventricular até parada sinusal ou fibrilação ventricular.

4. Complicações envolvendo a expansão intraocular de bolhas de gás injetadas pelo oftalmologista podem ser evitadas por meio da interrupção do óxido nitroso pelo menos 15 minutos antes da injeção de ar ser aplicada, pelo uso do hexafluoreto de enxofre ou pela não utilização do óxido nitroso.

5. Fármacos administrados por via tópica na mucosa são absorvidos de maneira sistêmica a uma taxa intermediária entre as absorções dos fármacos administrados por via intravenosa e por via subcutânea.

6. O ecotiofato (iodeto de fosfolina) é um inibidor irreversível da colinesterase raramente usado no tratamento do glaucoma hoje em dia. A aplicação desse fármaco por via tópica leva à absorção sistêmica e à inibição da colinesterase plasmática. Como a succinilcolina é metabolizada por essa enzima, a ação do ecotiofato é prolongada.

7. O ponto chave para indução da anestesia em um paciente com trauma ocular aberto é controlar a pressão intraocular com uma indução suave. É importante tentar prevenir a ocorrência de tosses e engasgos durante a intubação obtendo-se primeiro um nível profundo de anestesia e paralisia.

8. A síndrome da apneia pós-bloqueio retrobulbar provavelmente ocorre em função da injeção de anestésico local na bainha do nervo óptico, com difusão para o líquido cerebrospinal.

9. Independentemente da técnica anestésica utilizada, as diretrizes da American Society of Anesthesiologists devem ser empregadas na monitorização básica, e o equipamento e os fármacos necessários para o manejo das vias aéreas e para a ressuscitação precisam estar prontamente disponíveis.

A cirurgia oftalmológica apresenta problemas específicos, incluindo a regulação da pressão intraocular, o controle da expansão intraocular de bolhas de gás, a prevenção do reflexo oculocardíaco e o manejo das consequências desse reflexo e dos efeitos sistêmicos dos fármacos oftálmicos. O domínio das técnicas da anestesia geral e da sedação em cirurgias oftalmológicas e a compreensão aprofundada de problemas que podem ser complicadores, incluindo as comorbidades de uma população de pacientes idosos que está em ascensão, são necessários para resultados perioperatórios adequados. Além disso, a maioria dos procedimentos oftalmológicos é realizada sob anestesia tópica ou regional. O anestesiologista deve estar familiarizado com essas possíveis complicações, incluindo aquelas relacionadas à sedação, mesmo que não seja ele o profissional responsável pela administração do anestésico tópico ou do bloqueio.

DINÂMICA DA PRESSÃO INTRAOCULAR

Fisiologia da pressão intraocular

O olho pode ser considerado uma esfera oca com uma parede rígida. Se o conteúdo dessa esfera aumenta, a pressão intraocular normal de 12 a 20 mmHg também aumenta. Por exemplo, o glaucoma é causado por uma obstrução no fluxo de humor aquoso. Da mesma forma, a pressão intraocular aumenta se o volume de sangue dentro do globo ocular é intensificado. Um aumento na pressão venosa acentua a pressão intraocular, diminuindo a drenagem de humor aquoso e intensificando o volume de sangue coroidal. Qualquer evento que altere a pressão arterial, a pressão venosa central ou a ventilação (p. ex., laringoscopia, intubação, obstrução das vias aéreas, tosse, posição de Trendelenburg) pode causar efeitos negativos na pressão intraocular (Tabela 36-1).

A compressão do globo ocular sem uma alteração proporcional no volume dos conteúdos do olho aumenta a pressão intraocular. A pressão exercida sobre o olho por uma máscara colocada de maneira errada, de um posicionamento em decúbito ventral inadequado ou de uma hemorragia retrobulbar pode provocar ampliação da pressão intraocular, dor ocular e alterações visuais temporárias ou permanentes.

A pressão intraocular ajuda a manter a forma e as propriedades ópticas do olho. Alterações temporárias nessa pressão costumam ser bem toleradas. Por exemplo, piscar aumenta a pressão intraocular em 5 mmHg, e fechar os olhos (forçar a contração dos músculos orbiculares do olho) pode acentuar transitoriamente a pressão intraocular em mais de 50 mmHg. No entanto, mesmo episódios rápidos de aumento da pressão intraocular em pacientes que costumam ter a pressão arterial oftálmica baixa (p. ex., em razão de hipotensão sistêmica ou de arteriosclerose na artéria retiniana) podem causar isquemia da retina.

Quando o globo ocular é aberto por incisão cirúrgica (Tabela 36-2) ou perfuração traumática, a pressão intraocular se aproxima da pressão atmosférica. Qualquer fator que aumente a pressão intraocular em casos de globo ocular aberto pode causar drenagem de humor aquoso ou extrusão de vítreo por meio da ferida, complicações graves que podem afetar a visão permanentemente.

Efeito de medicamentos anestésicos sobre a pressão intraocular

A maioria dos medicamentos anestésicos ou reduz a pressão intraocular ou não causa nenhum efeito na pressão do olho (Tabela 36-3). A diminuição da pressão intraocular na indução anestésica inalatória é maior em proporção a que ocorre na sedação profunda. Existem razões diferentes para isso. A redução da pressão arterial diminui o volume coroidal, o relaxamento dos músculos extraoculares reduz a tensão da parede ocular, e a constrição da pupila facilita a saída de humor aquoso. Medicamentos anestésicos administrados por via intravenosa também reduzem a pressão intraocular, com exceção da cetamina, que geralmente eleva a pressão arterial e não relaxa os músculos extraoculares.

Os fármacos anticolinérgicos administrados por via tópica causam dilatação da pupila (midríase), o que pode precipitar o aparecimento ou piorar o glaucoma de ângulo fechado. No entanto, a administração sistêmica de atropina ou de glicopirrolato para pré-medicação não está associada a hipertensão ocular, mesmo em pacientes com glaucoma.

A succinilcolina aumenta a pressão intraocular em 5 a 10 mmHg por 5 e 10 minutos após a administração, principalmente devido à contração prolongada dos músculos extraoculares. No entanto, estudos que avaliaram

TABELA 36-1 O efeito de alterações cardíacas e respiratórias na pressão intraocular (PIO)[1]

Alterações	Efeito sobre a PIO
Pressão venosa central	
Aumento	↑↑↑
Diminuição	↓↓↓
Pressão arterial	
Aumento	↑
Diminuição	↓
PaCO$_2$	
Aumento (hipoventilação)	↑↑
Diminuição (hiperventilação)	↓↓
PaO$_2$	
Aumento	0
Diminuição	↑

[1] ↓, diminuição (leve, moderada, acentuada); ↑, aumento (leve, moderado, acentuado); 0, sem efeito.

TABELA 36-2 Procedimentos cirúrgicos com globo ocular aberto

Extração de catarata
Reparação de laceração da córnea
Transplante de córnea (ceratoplastia penetrante)
Iridectomia periférica
Remoção de corpo estranho
Reparação de ruptura do globo ocular
Implante secundário de lente intraocular
Trabeculectomia (e outros procedimentos filtrantes)
Vitrectomia (anterior e posterior)
Reparo de vazamento

TABELA 36-3 Efeitos de medicamentos anestésicos sobre a pressão intraocular (PIO)[1]

Medicamentos	Efeito sobre a PIO
Anestésicos inalatórios	
Agentes voláteis	↓↓
Óxido nitroso	↓
Anestésicos intravenosos	
Propofol	↓↓
Benzodiazepínicos	↓↓
Cetamina	?
Opioides	↓
Relaxantes musculares	
Succinilcolina	↑↑
Adespolarizantes	0/↓

[1]↓, diminuição (leve, moderada); ↑, aumento (leve, moderado); 0/↓, sem alteração ou leve diminuição; ?, relatos conflitantes.

centenas de pacientes com traumas oculares abertos mostraram que nenhum sujeito apresentou extrusão de conteúdo ocular após a administração de succinilcolina. Portanto, o uso desse fármaco *não é* contraindicado em casos de traumas desse tipo. Contudo, os dogmas muitas vezes prevalecem sobre os dados científicos, e os cirurgiões oftalmológicos podem solicitar que essa medicação não seja utilizada em determinadas circunstâncias.

Ao contrário dos músculos esqueléticos, os músculos extraoculares apresentam miócitos com múltiplas junções neuromusculares, e a despolarização dessas células pela succinilcolina causa contração prolongada. O aumento da pressão intraocular pode ter vários efeitos: durante exames sob anestesia em pacientes com glaucoma, pode gerar medições erradas da pressão intraocular, o que pode levar a cirurgias desnecessárias, e a contração prolongada dos músculos extraoculares pode indicar resultados anormais em testes de ducção forçada, procedimento utilizado em cirurgias de estrabismo para avaliar a causa do desequilíbrio muscular extraocular e determinar o tipo de correção cirúrgica necessária. Bloqueadores neuromusculares (BNMs) adespolarizantes não aumentam a pressão intraocular, por isso o uso da succinilcolina é indicado para indução em sequência rápida.

O REFLEXO OCULOCARDÍACO

3 A tração dos músculos extraoculares, a pressão no globo ocular, a administração de um bloqueio retrobulbar e o trauma ocular podem provocar uma gama de arritmias cardíacas, desde bradicardia e ectopia ventricular até parada sinusal ou fibrilação ventricular. O *reflexo oculocardíaco* consiste em uma via aferente trigeminal (V_1) e uma via eferente vagal e é observado, com maior frequência, em crianças submetidas à cirurgia de estrabismo, embora possa ocorrer com pessoas de todas as idades e durante uma variedade de procedimentos oftalmológicos. Em pacientes acordados, o reflexo oculocardíaco pode ser acompanhado de náusea.

A profilaxia de rotina para o reflexo oculocardíaco é controversa, sobretudo em adultos. A medicação anticolinérgica pode prevenir o reflexo oculocardíaco. A administração de atropina ou glicopirrolato, por via intravenosa, imediatamente antes da tração nos músculos extraoculares, é mais efetiva do que a medicação intramuscular pré-operatória. No entanto, a medicação anticolinérgica deve ser administrada com cautela em qualquer paciente que tenha ou que possa ter doença arterial coronariana devido ao aumento da frequência cardíaca que pode acontecer e resultar em uma isquemia miocárdica. A ocorrência de taquicardia ventricular e de fibrilação ventricular após a administração de medicação anticolinérgica já foi observada. O bloqueio retrobulbar ou a anestesia inalatória profunda também podem evitar o reflexo oculocardíaco, contudo a administração de um bloqueio retrobulbar pode desencadear sozinha o reflexo oculocardíaco.

O manejo do reflexo oculocardíaco inclui (1) avisar o cirurgião imediatamente e interromper a estimulação cirúrgica até que a frequência cardíaca seja estabilizada; (2) conferir se a ventilação, a oxigenação e a profundidade da anestesia estão adequadas; (3) administrar a atropina por via intravenosa (10 µg/kg) se a bradicardia continuar; e (4) em episódios persistentes, fazer a infiltração dos músculos retos com anestésico local.

EXPANSÃO DE GÁS INTRAOCULAR

Durante a cirurgia de vítreo, o oftalmologista pode injetar uma bolha de gás na câmara posterior do olho. A injeção intravítrea de ar tende a aplanar a retina descolada e facilitar a cicatrização anatomicamente correta. A administração de óxido nitroso é contraindicada nesse caso: a bolha aumentará de tamanho uma vez que o óxido nitroso é 35 vezes mais solúvel no sangue do que o nitrogênio (ver Capítulo 8). Portanto, o óxido nitroso tende a ser difundido de maneira mais rápida em uma bolha de ar do que o nitrogênio (componente principal do ar) é absorvido pela corrente sanguínea. Caso a bolha se expanda após o fechamento do globo ocular, a pressão intraocular aumenta.

O hexafluoreto de enxofre é um gás inerte, menos solúvel no sangue do que o nitrogênio – e muito menos solúvel do que o óxido nitroso. A ação dele é mais longa (dura até 10 dias), podendo ser uma vantagem terapêutica em comparação com a bolha de ar. O tamanho da bolha dobra dentro de 24 horas após a injeção porque o nitrogênio proveniente do ar inalado entra na bolha de maneira mais rápida do que o hexafluoreto de enxofre é difundido na corrente sanguínea. Mesmo assim, a menos que uma quantidade alta de hexafluoreto de enxofre puro seja injetada, a expansão lenta da bolha não tende a aumentar a pressão intraocular. Contudo, se o paciente estiver respirando óxido nitroso, a bolha aumentará de tamanho mais rápido, podendo causar hipertensão intraocular. Inspirar uma concentração de 70% de óxido nitroso quase triplica o tamanho de uma bolha de 1 mL e pode dobrar a pressão do olho fechado dentro de 30 minutos. A descontinuação subsequente do óxido nitroso leva à reabsorção da bolha, que se tornou uma mistura de óxido nitroso e hexafluoreto de enxofre. Como consequência, a queda na pressão intraocular pode resultar em um outro descolamento de retina.

4 Complicações envolvendo a expansão intraocular de bolhas de gás injetadas pelo oftalmologista podem ser evitadas por meio da interrupção do óxido nitroso pelo menos 15 minutos antes da injeção de ar ser aplicada, pelo uso do hexafluoreto de enxofre ou pela não utilização do óxido nitroso. O óxido nitroso não deve ser administrado até que a bolha seja absorvida (5 dias após a aplicação da injeção de ar e 10 dias após a aplicação da injeção de hexafluoreto de enxofre). Evitar totalmente o uso do óxido nitroso é a abordagem mais simples nesses casos.

EFEITOS SISTÊMICOS DE FÁRMACOS OFTALMOLÓGICOS

Colírios aplicados por via tópica são absorvidos de maneira sistêmica pelos vasos do saco da conjuntiva e pela mucosa do ducto lacrimonasal (ver Discussão de caso, Capítulo 13). Uma gota (que costuma ter cerca de 1/20 mL) de fenilefrina a 10% contém aproximadamente 5 mg desse fármaco. Comparando essa dose com uma de fenilefrina (0,05-0,1 mg) aplicada por via intravenosa, dose que costuma ser utilizada para tratar um paciente **5** adulto com hipotensão aguda, fármacos administrados por via tópica na mucosa são absorvidos de maneira sistêmica a uma taxa intermediária entre as absorções dos fármacos administrados por via intravenosa e por via subcutânea. A parcela da população que é mais propensa a precisar de uma cirurgia oftalmológica, a pediátrica e a geriátrica, correm o risco de sofrer com os efeitos tóxicos de medicamentos aplicados por via tópica e devem receber, no máximo, uma solução de fenilefrina a 2,5% (Tabela 36-4).

6 O ecotiofato (iodeto de fosfolina) é um inibidor irreversível da colinesterase raramente usado no tratamento do glaucoma hoje em dia. A aplicação desse fármaco por via tópica leva à absorção sistêmica e à inibição da colinesterase plasmática. *Como a succinilcolina é metabolizada por essa enzima, a ação do ecotiofato é prolongada.* A paralisia resultante não costuma exceder o prazo de 20 a 30 minutos, e a apneia pós-operatória é

TABELA 36-4 Efeitos sistêmicos de fármacos oftálmicos

Fármaco	Mecanismo de ação	Efeito adverso possível
Acetilcolina	Agonista colinérgico (miose)	Broncoespasmo, bradicardia, hipotensão
Acetazolamida	Inibidor de anidrase carbônica (diminui a PIO[1])	Diurese, acidose metabólica hipocalêmica
Atropina	Anticolinérgico (midríase)	Síndrome anticolinérgica central[2]
Ciclopentolato	Anticolinérgico (midríase)	Desorientação, psicose, convulsões
Ecotiofato	Inibidor de colinesterase (miose, diminui a PIO)	Prolongamento da paralisia por succinilcolina e mivacúrio, broncoespasmo
Epinefrina	Agonista simpático (midríase, diminui a PIO)	Hipertensão, bradicardia, taquicardia, cefaleia
Fenilefrina	Agonista α-adrenérgico (midríase, vasoconstrição)	Hipertensão, taquicardia, disritmias
Escopolamina	Anticolinérgico (midríase, vasoconstrição)	Síndrome anticolinérgica central[2]
Timolol	Agente bloqueador β-adrenérgico (diminui a PIO)	Bradicardia, asma, insuficiência cardíaca congestiva

[1] PIO, pressão intraocular.
[2] Ver Discussão de caso, Capítulo 13.

improvável. A inibição da atividade da colinesterase dura de 3 a 7 semanas após a descontinuação do ecotiofato. Os efeitos colaterais muscarínicos do ecotiofato, como a bradicardia durante a indução, podem ser evitados com o uso de fármacos anticolinérgicos aplicados por via intravenosa (p. ex., atropina ou glicopirrolato).

O colírio de epinefrina pode causar hipertensão, taquicardia e arritmias ventriculares; os efeitos arritmogênicos desse medicamento são potencializados pelo halotano. A instilação direta de epinefrina na câmara anterior do olho não foi associada à toxicidade cardiovascular.

O timolol, um antagonista β-adrenérgico não seletivo, reduz a pressão intraocular porque promove a diminuição da produção de humor aquoso. Os colírios de timolol aplicados por via tópica, que costumam ser usados no tratamento do glaucoma, tendem a reduzir a frequência cardíaca. Em casos raros, o timolol foi associado à bradicardia resistente à atropina, à hipotensão e ao broncoespasmo durante anestesia geral.

Anestesia geral para cirurgia oftalmológica

A escolha entre a anestesia geral e a local deve ser uma decisão tomada por paciente, anestesiologista e cirurgião.

O paciente pode se recusar a receber anestesia local em razão do medo de ficar acordado durante a cirurgia, do medo do procedimento de bloqueio ocular ou das lembranças desagradáveis de algum procedimento oftalmológico anterior. A anestesia geral é indicada para crianças e pacientes não cooperativos uma vez que até pequenos movimentos da cabeça podem ser desastrosos durante uma microcirurgia.

PRÉ-MEDICAÇÃO

Pacientes submetidos à cirurgia oftalmológia podem estar apreensivos; no entanto, a pré-medicação deve ser administrada com cautela e somente após uma avaliação criteriosa do estado médico do paciente. Em geral, os pacientes que passam por uma cirurgia oftalmológica são idosos com doenças sistêmicas, como hipertensão arterial, diabetes melito e doença arterial coronariana, e pediátricos que podem apresentar distúrbios congênitos associados.

INDUÇÃO

A escolha da técnica de indução para a cirurgia oftalmológica costuma depender mais de aspectos da saúde do paciente do que da doença oftalmológica ou da cirurgia em questão. À exceção do paciente com ruptura ocular.

7 O ponto chave para indução da anestesia em um paciente com um trauma ocular aberto é controlar a pressão intraocular com uma indução suave. É importante tentar prevenir a ocorrência de tosses e engasgos durante a intubação obtendo-se primeiro um nível profundo de anestesia e paralisia. A resposta da pressão intraocular à laringoscopia e à intubação endotraqueal pode ser manejada pela administração prévia de lidocaína por via intravenosa (1,5 mg/kg), de um opioide (p. ex., remifentanila 0,5-1 µg/kg ou alfentanila 20 µg/kg) ou de esmolol (0,5-1,5 mg/kg). Um relaxante muscular adespolarizante ou a succinilcolina pode ser usado. Muitos pacientes com traumas oculares abertos estão com o estômago cheio e precisam de uma técnica de indução em sequência rápida para evitar a aspiração (ver Discussão de caso a seguir). Apesar de preocupações apontadas na literatura, a succinilcolina não aumenta a probabilidade de perda de vítreo em traumas oculares abertos.

MONITORIZAÇÃO E MANUTENÇÃO

A cirurgia oftalmológica muitas vezes exige que o anestesiologista fique afastado da via aérea do paciente, o que torna a monitorização rigorosa da oximetria de pulso e do capnógrafo ainda mais importante. O dobramento do tubo endotraqueal, a desconexão do circuito respiratório e a extubação não intencional podem ocorrer com maior frequência quando o cirurgião trabalha próximo da via aérea do paciente. O risco de dobramento e obstrução do tubo endotraqueal pode ser minimizado por meio do uso de um tubo endotraqueal oral RAE (Ring-Adair-Elwyn) pré-formado (Figura 36-1). A possibilidade de arritmias causadas pelo reflexo oculocardíaco aumenta a importância da monitorização rigorosa do eletrocardiograma.

Ao contrário da maioria dos outros tipos de cirurgia pediátrica, a temperatura corporal do bebê pode aumentar durante a cirurgia oftalmológica em razão do campo cirúrgico cobrir toda a cabeça e o corpo, deixando poucas partes da superfície corporal expostas. A análise do CO_2 expirado ajuda a diferenciar essa hipertermia iatrogênica da hipertermia maligna.

A dor e o estresse provocados pela cirurgia oftalmológica são significativamente menores do que durante um procedimento cirúrgico extenso. Uma anestesia "mais superficial" poderia ser uma opção interessante se as consequências dos movimentos do paciente não fossem potencialmente catastróficas. A falta de estimulação cardiovascular presente na maioria dos procedimentos oftalmológicos combinada com a necessidade de uma profundidade anestésica correta pode resultar em hipotensão em pacientes idosos. Essa questão costuma ser resolvida por meio do estabelecimento adequado da hidratação por via intravenosa, por uma profundidade anestésica apropriada e por meio da administração de vasoconstritores por via intravenosa que mantêm a pressão arterial em níveis normais. O uso de relaxantes musculares adespolarizantes que evitam o movimento do paciente é frequentemente empregado nessas circunstâncias para que a profundidade da anestesia geral possa ser reduzida, no entanto, isso exige atenção rigorosa à extensão do bloqueio neuromuscular.

O vômito causado por estimulação vagal é um sintoma comum no pós-operatório da cirurgia oftalmológica,

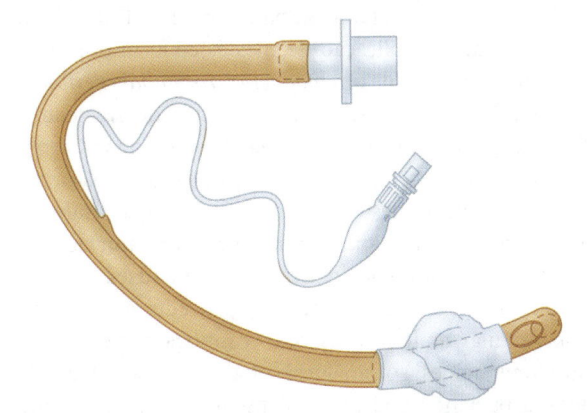

FIGURA 36-1 Tubo endotraqueal oral RAE (Ring-Adair-Elwyn) com uma curva pré-formada em ângulo reto no nível dos dentes, de modo que saia por meio da boca do paciente, ficando longe do campo cirúrgico durante o procedimento oftalmológico ou nasal.

sobretudo em cirurgias de estrabismo. O efeito de Valsalva e o aumento da pressão venosa central que acompanham o vômito podem ser prejudiciais para o resultado do procedimento. Por esse motivo, a administração profilática de fármacos que previnem náuseas e vômitos no pós-operatório é muito recomendada.

EXTUBAÇÃO E DESPERTAR

Um despertar suave da anestesia geral é importante para minimizar o risco de deiscência pós-operatória da ferida. O risco de tosse ou engasgo ocasionado pelo tubo endotraqueal pode ser minimizado por meio da extubação do paciente quando ele ainda estiver sob um nível moderadamente profundo de anestesia. À medida que o momento da extubação se aproxima, a lidocaína por via intravenosa (1,5 mg/kg) pode ser administrada para reduzir os reflexos de tosse de maneira temporária. A extubação é realizada de 1 a 2 minutos após a administração de lidocaína e durante a ventilação espontânea com 100% de oxigênio. A manutenção adequada da via aérea do paciente é crucial até que os reflexos de tosse e deglutição dele retornem.

Desconfortos significativos são incomuns depois de uma cirurgia oftalmológica. Os procedimentos de introflexão escleral, enucleação e reparo de globo ocular rompido são as cirurgias mais dolorosas. Pequenas doses incrementais de opioide por via intravenosa geralmente proporcionam um nível suficiente de analgesia. O cirurgião deve ser avisado se houver dor intensa após o despertar da anestesia geral, uma vez que isso pode sinalizar hipertensão intraocular, abrasão de córnea ou outras complicações cirúrgicas.

Anestesia regional para cirurgia oftalmológica

As opções de anestesia local para cirurgia oftalmológica compreendem a aplicação de anestésico local por via tópica ou a aplicação de um *bloqueio retrobulbar*, *peribulbar* ou *subtenoniano* (*episcleral*). Cada uma dessas técnicas costuma ser combinada com a sedação por via intravenosa. A anestesia local tende a ser uma opção anestésica mais adequada que a anestesia geral para cirurgia oftalmológica porque a anestesia local resulta em menor agressão fisiológica e em menos ocorrências de náusea e vômito no pós-operatório. No entanto, os procedimentos de bloqueio ocular podem apresentar complicações e não proporcionar acinesia ou analgesia oftalmológicas adequadas. Alguns pacientes podem não conseguir permanecer totalmente imóveis durante a cirurgia. Por esses motivos, equipamentos apropriados e uma equipe qualificada devem estar prontamente disponíveis para tratar complicações da anestesia local e induzir a anestesia geral.

BLOQUEIO RETROBULBAR

Nesta técnica, o anestésico local é injetado atrás do olho no cone formado pelos músculos extraoculares (Figura 36-2), e o nervo facial é bloqueado para evitar que o olho pisque (Figura 36-3). Uma agulha de ponta romba de 25 G penetra a pálpebra inferior na junção do terço lateral com um terço medial da órbita (geralmente 0,5 cm medial do canto lateral). Pacientes acordados são orientados a olhar para cima enquanto a agulha avança em direção ao ápice do cone muscular. Em geral, pacientes submetidos a esses bloqueios oculares recebem sedação profunda ou anestesia geral por um período rápido durante o bloqueio (por meio do uso de medicamentos como o etomidato ou o propofol). Depois da aspiração da seringa para evitar a injeção intravascular, 2 a 5 mL de anestésico local são injetados e a agulha é removida. A escolha do anestésico local pode variar, mas a lidocaína a 2% ou a bupivacaína (ou ropivacaína) a 0,75% são as opções utilizadas com maior frequência. O acréscimo de epinefrina pode reduzir o sangramento e prolongar a anestesia. Um bloqueio retrobulbar bem-sucedido é acompanhado por anestesia, acinesia e ausência de *reflexo oculocefálico* (i.e., o olho bloqueado não se move durante a rotação da cabeça).

Complicações na administração de injeção retrobulbar de anestésicos locais incluem hemorragia retrobulbar, perfuração do globo ocular, lesão do nervo óptico, injeção intravascular que pode resultar em convulsões, reflexo oculocardíaco, bloqueio do nervo trigêmeo, parada respiratória e, raramente, edema pulmonar neurogênico agudo. A injeção de anestésico local na artéria oftálmica causa fluxo retrógrado em direção ao cérebro e pode resultar em convulsão imediata. A síndrome da *apneia pós-bloqueio retrobulbar* provavelmente ocorre em função da injeção de anestésico local na bainha do nervo óptico, com difusão para o líquido cerebrospinal. Nessa situação, o sistema nervoso central é exposto a altas concentrações de anestésico local, o que gera alterações no estado mental do paciente, incluindo perda de consciência. A apneia ocorre dentro de 20 minutos e melhora no período de 1 hora. O tratamento é de suporte, com ventilação por pressão positiva para evitar hipóxia, bradicardia e parada cardíaca. A adequação da ventilação deve ser monitorada de maneira constante em pacientes que receberam anestesia retrobulbar.

A *hialuronidase* como um adjuvante é frequentemente acrescentada a soluções de anestésico local utilizadas em bloqueios oculares para aumentar a propagação e a densidade do bloqueio. Os pacientes raramente apresentam reações alérgicas à hialuronidase. Hemorragia retrobulbar, celulite, lesão oculta e alergia de contato aos colírios tópicos devem ser descartados no diagnóstico diferencial. Em geral, a injeção retrobulbar não é indicada para pacientes

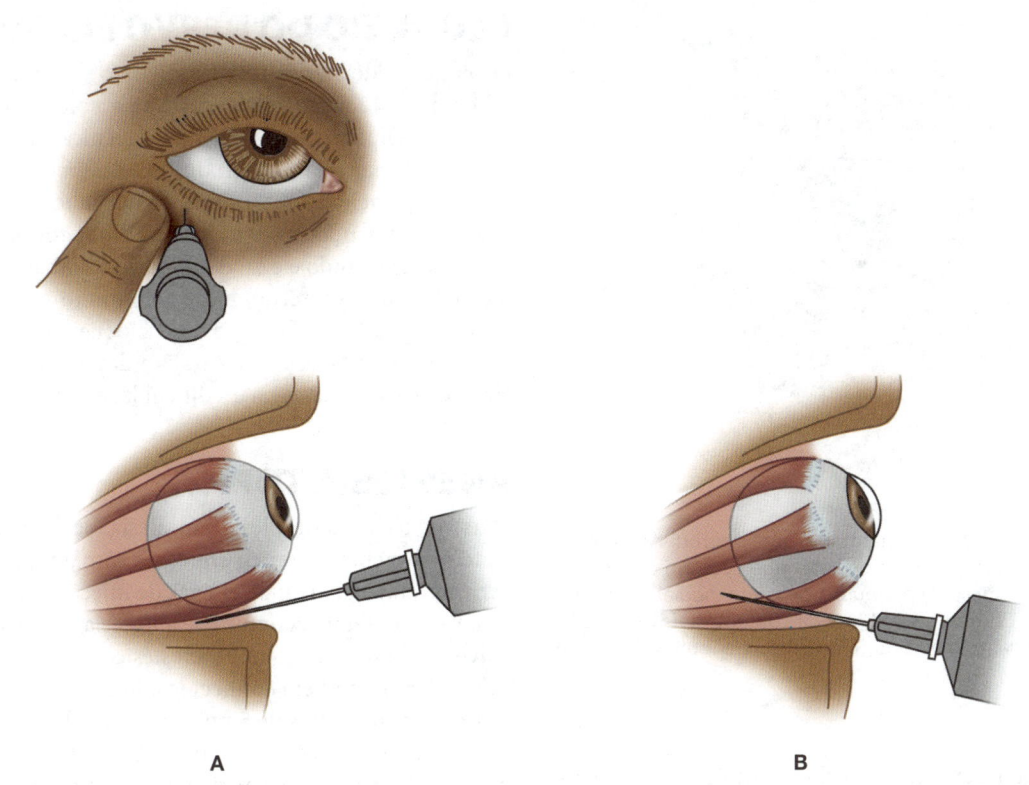

FIGURA 36-2 **A:** Durante a aplicação do bloqueio retrobulbar, o paciente olha para cima enquanto uma agulha avança 1,5 cm ao longo da parede inferotemporal da órbita. **B:** A agulha é, então, redirecionada para cima e para dentro em direção ao ápice da órbita e avança até que sua ponta penetre o cone muscular.

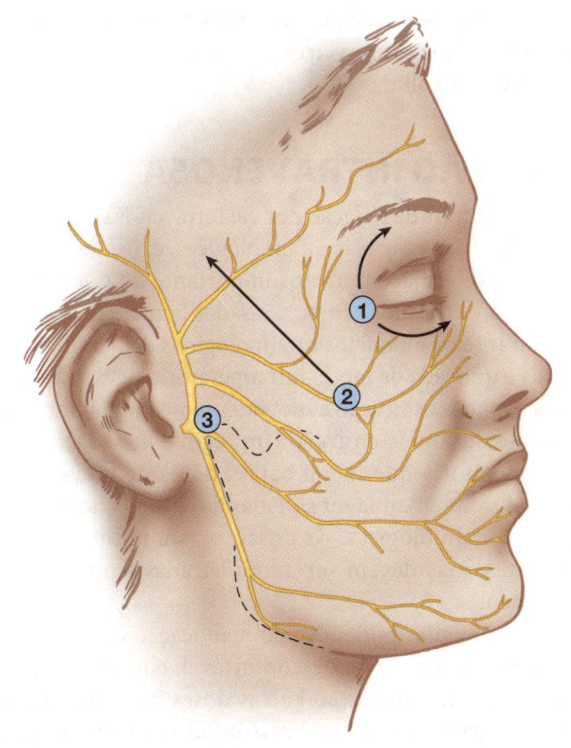

FIGURA 36-3 Técnicas de bloqueio do nervo facial: van Lint (**1**), Atkinson (**2**) e O'Brien (**3**).

com distúrbios hemorrágicos ou que fazem uso de anticoagulantes em razão do risco de hemorragia retrobulbar e de miopia extrema, porque o globo alongado aumenta o risco de perfuração ou de trauma ocular aberto uma vez que a pressão do fluido da injeção atrás do olho pode causar extrusão de conteúdo intraocular pela lesão.

BLOQUEIO PERIBULBAR

Ao contrário do bloqueio retrobulbar, na técnica de bloqueio peribulbar, a agulha não penetra no cone formado pelos músculos extraoculares. As vantagens da técnica peribulbar englobam menor risco de perfuração do globo ocular, do nervo óptico e da artéria oftálmica, além de menos dor durante a injeção. As desvantagens incluem um início mais lento da anestesia e uma maior probabilidade de quemose. Tanto o bloqueio retrobulbar quanto o peribulbar resultam na acinesia efetiva do olho.

O bloqueio peribulbar é realizado com o paciente deitado de costas e olhando diretamente para frente (ou o paciente pode estar sob um período rápido de sedação profunda). Após a anestesia tópica da conjuntiva, uma ou duas injeções transconjuntivais são administradas (**Figura 36-4**). Como a pálpebra é retrátil, uma injeção inferotemporal é aplicada entre o canto lateral e o limbo

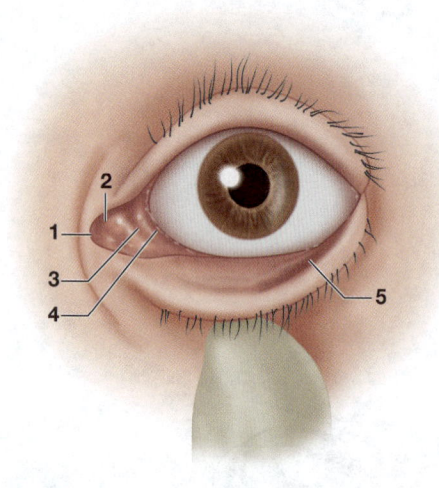

FIGURA 36-4 Marcas anatômicas para a introdução de agulha ou cateter nos bloqueios oculares que ocorrem com maior frequência: (**1**) anestesia peribulbar do canto medial, (**2**) carúncula lacrimal, (**3**) dobra semilunar da conjuntiva, (**4**) anestesia episcleral do canto medial e (**5**) anestesia peribulbar inferior e temporal.

lateral. A agulha avança sob o globo, paralela à parede orbital inferior; quando passa pelo equador do olho, é direcionada ligeiramente para o medial (20°) e para a cabeça (10°), e 5 mL de anestésico local são injetados. Para garantir a acinesia, o anestesiologista pode aplicar uma segunda injeção de 5 mL de anestésico local por meio da conjuntiva no lado nasal, medial à carúncula, e direcioná-la para trás paralelamente à parede orbital medial, apontando ligeiramente para a cabeça (20°).

Bloqueio subtenoniano (episcleral)

A *fáscia de Tenon* envolve o globo e os músculos extraoculares. O anestésico local injetado abaixo dela, no espaço episcleral, se espalha de maneira circular ao redor da esclera e das bainhas dos músculos extraoculares (ver Figura 36-4). Uma cânula curva especial é usada para o bloqueio subtenoniano. Após a anestesia tópica, a conjuntiva é levantada, com uma pinça, junto com a fáscia de Tenon no quadrante inferonasal. Uma pequena incisão é feita com uma tesoura de ponta romba, que é, então, deslizada por baixo para criar um caminho na fáscia de Tenon, seguindo o contorno do globo e se estendendo para além do equador. Enquanto o olho ainda está sendo segurado pela pinça, a cânula é inserida, e 3 a 4 mL de anestésico local são aplicados. As complicações com bloqueios subtenonianos são significativamente menores do que com as técnicas retrobulbar e peribulbar. Perfuração do globo ocular, hemorragia, celulite, perda visual permanente e disseminação do anestésico local no líquido cerebrospinal são as complicações identificadas.

BLOQUEIO DO NERVO FACIAL

O bloqueio do nervo facial impede o fechamento dos olhos durante a cirurgia e permite a colocação de um espéculo palpebral. Existem várias técnicas de bloqueio do nervo facial: *van Lint*, *Atkinson* e *O'Brien* (ver Figura 36-3). A principal complicação desses bloqueios é a hemorragia subcutânea. A *técnica de Nadbath* bloqueia o nervo facial quando ele sai do forame estilomastóideo sob o canal auditivo externo, localizado muito próximo dos nervos vago e glossofaríngeo. Esse bloqueio não é indicado porque está associado à paralisia das pregas vocais, ao laringospasmo, à disfagia e à dificuldade respiratória.

ANESTESIA TÓPICA

O uso de técnicas simples de anestesia local por via tópica têm aumentado em cirurgias na câmara anterior (p. ex., catarata) e glaucoma, em vez de injeções de anestésico local. Um regime comum de anestesia local tópica envolve a aplicação de gotas de anestésico local de proparacaína a 0,5% (também conhecido como *proximetacaína*), 5 vezes em intervalos de 5 minutos, seguida da aplicação tópica de um gel com anestésico local (lidocaína mais metilcelulose a 2%), por meio de um cotonete, nos sacos conjuntivais inferior e superior. A tetracaína oftálmica a 0,5% também pode ser utilizada. A anestesia tópica não é adequada para cirurgias na câmara posterior (p. ex., reparo de descolamento de retina com faixa) e tem um funcionamento eficaz para cirurgiões mais rápidos que empregam uma técnica cirúrgica suave que não necessita de acinesia do olho.

SEDAÇÃO INTRAVENOSA

Muitas técnicas de sedação por via intravenosa podem ser utilizadas para cirurgias oftalmológicas, e, nesses casos, a escolha do fármaco é menos importante do que a dose. A sedação profunda, embora usada de maneira ocasional durante os bloqueios oftalmológicos de nervo, quase nunca é utilizada de modo intraoperatório devido aos riscos de apneia, aspiração e movimento não intencional do paciente durante a cirurgia. Um regime de sedação leve intraoperatória que inclui baixas doses de midazolam, com ou sem fentanila ou sufentanila, é indicado para cirurgias oftalmológicas. As doses variam muito entre os pacientes, mas devem ser administradas em pequenos incrementos.

Os pacientes podem achar a aplicação de bloqueios oculares assustadora e desconfortável, e muitos anestesiologistas administrarão baixas doses incrementais de propofol para induzir um breve estado de inconsciência durante o bloqueio regional. Alguns optarão por um bólus de opioide (remifentanila 0,1-0,5 µg/kg ou alfentanila

375-500 μg) para induzir um breve período de analgesia intensa durante o procedimento do bloqueio ocular.

A administração de um antiemético deve ser considerada se um opioide for usado. Independentemente da técnica anestésica utilizada, as diretrizes da American Society of Anesthesiologists devem ser empregadas na monitorização básica, e o equipamento e os fármacos necessários para o manejo das vias aéreas e para a ressuscitação precisam estar prontamente disponíveis.

TABELA 36-5 Estratégias para evitar aumento da pressão intraocular (PIO)

Evite pressão direta no globo ocular
Proteja o olho com oclusor
Evite injeções retrobulbares ou peribulbares
Empregue a técnica de máscara facial de maneira cautelosa
Evite o aumento da pressão venosa central
Previna tosse durante a indução e a intubação
Promova um nível profundo de anestesia e de relaxamento antes da laringoscopia[1]
Evite posicionar em cefalodeclive
Extube o paciente enquanto ele ainda estiver sob anestesia profunda[1]
Evite agentes farmacológicos que aumentem a PIO

[1] Essas estratégias não são recomendadas em pacientes com estômago cheio.

TABELA 36-6 Estratégias para evitar a pneumonia por aspiração

Anestesia regional com sedação mínima[1]
Pré-medicação
Metoclopramida
Antagonistas dos receptores de histamina H_2
Antiácidos não particulados
Esvaziamento do conteúdo gástrico
Sonda nasogástrica[1]
Indução em sequência rápida
Pressão cricoide
Indução rápida com início rápido da paralisia
Evite a ventilação com pressão positiva por meio de máscara
Intube o paciente o mais rápido possível
Extube o paciente enquanto ele estiver acordado

[1] Não é recomendado para pacientes com traumas penetrantes nos olhos.

DISCUSSÃO DE CASO

Abordagem de um paciente com globo ocular aberto e estômago cheio

Um menino de 12 anos é encaminhado à sala de emergência depois de ser atingido no olho por uma arma de pressão. Uma avaliação oftalmológica rápida mostra o vazamento do conteúdo intraocular pela lesão. O menino será submetido a uma cirurgia de emergência para reparar o globo ocular rompido.

O que deve ser enfatizado na avaliação pré-operatória desse paciente?

Além de solicitar a história clínica e realizar um exame físico, o horário da última ingestão antes ou depois do acontecimento da lesão precisa ser informado à equipe médica. Deve-se considerar que o paciente está com o estômago cheio se a lesão ocorreu dentro de 8 horas depois da última ingestão, mesmo que o paciente não tenha ingerido nada por horas depois da lesão: o esvaziamento gástrico é adiado pela dor e pela ansiedade que acompanham o trauma.

Qual é a importância de ter o estômago cheio em um paciente com lesão de globo ocular aberto?

Manejar pacientes que sofreram traumas oculares penetrantes apresenta um desafio devido à necessidade de lidar com pelo menos dois objetivos conflitantes: (1) evitar maiores danos no olho por meio do aumento da pressão intraocular e (2) evitar aspiração pulmonar em razão do estômago cheio. No entanto, muitas das estratégias comumente utilizadas para lidar com esses objetivos estão em conflito umas com as outras (**Tabelas 36-5** e **36-6**). Por exemplo, embora a anestesia regional (p. ex., bloqueio retrobulbar) minimize o risco de pneumonia por aspiração, ela é relativamente contraindicada em pacientes com traumas oculares penetrantes porque a injeção de anestésico local atrás do globo aumenta a pressão intraocular e pode levar à expulsão do conteúdo intraocular. Portanto, esses pacientes precisam de anestesia geral – mesmo havendo risco elevado de pneumonia por aspiração.

Qual preparação pré-operatória deve ser considerada para esse paciente?

Com certeza, o objetivo é minimizar o risco de pneumonia por aspiração, diminuindo o volume gástrico e a acidez (ver Discussão de caso, Capítulo 17). O risco de aspiração em pacientes com traumas oculares é reduzido pela seleção adequada de fármacos e de técnicas anestésicas. A evacuação do conteúdo gástrico por meio de um tubo nasogástrico em um paciente acordado ou sedado pode provocar tosse, ânsia de vômito e outras respostas que podem aumentar muito a pressão intraocular.

A metoclopramida aumenta o tônus do esfíncter esofágico inferior, acelera o esvaziamento gástrico, reduz o volume de líquido gástrico e exerce efeito antiemético. Deve ser administrada por via intravenosa (10 mg) o mais rápido possível e aplicada a cada 2 ou 4 horas até a cirurgia.

Ranitidina (50 mg por via intravenosa), cimetidina (300 mg por via intravenosa) e famotidina (20 mg por via intravenosa) são antagonistas dos receptores H_2 que inibem a secreção de ácido gástrico. Como esses fármacos não têm efeito sobre o pH das secreções gástricas presentes no estômago antes da administração deles, eles tendem a beneficiar pouco os pacientes encaminhados à cirurgia de emergência.

Ao contrário dos antagonistas dos receptores H_2, os antiácidos têm um efeito imediato, apesar de, infelizmente, aumentarem o volume intragástrico. Antiácidos não particulados (preparações de citrato de sódio, citrato de potássio e ácido cítrico) perdem eficácia dentro de 30 a 60 minutos e devem ser administrados imediatamente antes da indução (15-30 mL por via oral).

Quais agentes de indução são indicados para pacientes com traumas penetrantes nos olhos?

O agente de indução ideal para pacientes com estômago cheio deve começar a fazer efeito rápido para minimizar o risco de regurgitação. Propofol e etomidato começam a fazer efeito na mesma proporção de tempo e diminuem a pressão intraocular. Embora pesquisas sobre os efeitos da cetamina na pressão intraocular tenham apresentado resultados conflitantes, ela não é indicada para traumas penetrantes nos olhos devido ao maior risco de blefaroespasmo e nistagmo.

Embora o etomidato possa ser interessante para alguns pacientes com doença cardíaca, ele está associado à incidência de mioclonia que varia de 10 a 60%. Um episódio de mioclonia grave pode ter contribuído para o descolamento total da retina e para o prolapso vítreo de um paciente com lesão de globo ocular aberta e reserva cardiovascular limitada.

O propofol começa a fazer efeito rápido e diminui a pressão intraocular; no entanto, não impede completamente a resposta hipertensiva à laringoscopia e à intubação ou ao aumento da pressão intraocular que acompanha a laringoscopia e a intubação. A administração prévia de fentanila (1-3 μg/kg), remifentanila (0,5-1 μg/kg), alfentanila (20 μg/kg), esmolol (0,5-1,5 mg/kg) ou lidocaína (1,5 mg/kg) atenua essa resposta com graus variáveis de efetividade.

Como a escolha do relaxante muscular difere entre esses pacientes e outros pacientes com risco de aspiração?

A succinilcolina aumenta a pressão intraocular de maneira moderada, mas é um risco que compensa por ela começar a fazer efeito rápido, promovendo um relaxamento muscular profundo, o que diminui o risco de aspiração ou de uma resposta de Valsalva durante a intubação. Defensores da succinilcolina apontam a ausência de evidências que indiquem maiores danos oculares quando a succinilcolina é usada em traumas oculares abertos.

Relaxantes musculares adespolarizantes não aumentam a pressão intraocular, mas demoram mais para começar a fazer efeito, deixando o relaxamento muscular profundo mais lento do que com a succinilcolina. Independentemente do relaxante muscular escolhido, a intubação não deve ser feita até que um nível adequado de paralisia seja alcançado, evitando que a tosse no tubo endotraqueal ocorra.

Como as estratégias de indução variam em pacientes pediátricos sem acesso intravenoso?

Uma criança irritada com um trauma ocular penetrante e o estômago cheio apresenta um desafio anestésico para o qual não há solução ideal. Mais uma vez, o dilema está na necessidade de evitar aumentos da pressão intraocular e, ainda assim, minimizar o risco de aspiração. Gritos e choros podem provocar aumentos significativos na pressão intraocular. Tentar sedar crianças com supositórios retais ou injeções intramusculares muitas vezes intensifica o estado de agitação delas, o que pode piorar o trauma ocular. Da mesma forma, embora a sedação pré-operatória possa aumentar o risco de aspiração obstruindo os reflexos das vias aéreas, muitas vezes é necessário estabelecer um acesso intravenoso para uma indução em sequência rápida. Embora seja difícil, uma estratégia ideal seria administrar uma sedação em quantidade adequada e sem dor que poderia permitir a colocação de um acesso intravenoso e, ainda assim, manter um nível de consciência adequado da criança para proteger os reflexos das vias aéreas. No entanto, a estratégia mais prudente é fazer tudo o que for razoável para evitar a aspiração – mesmo ao custo de mais danos oculares.

Há considerações específicas durante a extubação e a emergência?

Pacientes com risco de aspiração durante a indução também correm risco durante a extubação e a emergência. Portanto, a extubação deve ser adiada até que o paciente esteja acordado e tenha os reflexos das vias aéreas intactos (p. ex., deglutição espontânea e tosse no tubo endotraqueal). A extubação feita com o paciente em anestesia profunda aumenta o risco de vômito e aspiração. A administração intraoperatória de medicação antiemética e a aspiração por sonda nasogástrica ou orogástrica podem diminuir a incidência de êmese durante a emergência, mas não garantem o esvaziamento do estômago.

LEITURAS SUGERIDAS

Alhassan MB, Kyari F, Ejere HO. Peribulbar versus retrobulbar anaesthesia for cataract surgery. *Cochrane Database Syst Rev.* 2015;(7):CD004083.

Ascaso F, Peligero J, Longas J, et al. Regional anesthesia of the eye, orbit, and periocular skin. *Clin Dermatol*. 2015;33:227.

Bryant J, Busbee B, Reichel E. Overview of ocular anesthesia: past and present. *Curr Opin Ophthalmol*. 2011;22:180.

Chua MJ, Lersch F, Chua AWY, Kumar CM, Eke T. Sub-Tenon's anaesthesia for modern eye surgery-clinicians' perspective, 30 years after re-introduction. *Eye* (Lond). 2021;35:1295.

Connor MA, Menke AM, Vrcek I, Shore JW. Operating room fires in periocular surgery. *Int Ophthalmol*. 2018;38:1085.

Gayer S, Palte HD. Ultrasound-guided ophthalmic regional anesthesia. *Curr Opin Anesthesiol*. 2016;29:655.

Kelly DJ, Farrell SM. Physiology and role of intraocular pressure in contemporary anesthesia. *Anesth Analg*. 2018;126:1551.

Kong K, Khan J. Ophthalmic patients on antithrombotic drugs: a review and guide to perioperative management. *Br J Ophthalmol*. 2015;99:1025.

Lee R, Thompson J, Eke T. Severe adverse events associated with local anesthesia in cataract surgery: 1 year national survey of practice and complications in the UK. *Br J Ophthalmol*. 2016;100:772.

Lesin M, Domazet Bugarin J, Puljak L. Factors associated with postoperative pain and analgesic consumption in ophthalmic surgery: a systematic review. *Surv Ophthalmol*. 2015;60:196.

Lesin M, Duplancic Sundov Z, Jukic M, et al. Postoperative pain in complex ophthalmic surgical procedures: comparing practice with guidelines. *Pain Med*. 2014;15:1036.

Lewis H, James I. Update on anaesthesia for paediatric ophthalmic surgery. *BJA Educ*. 2021;21(1):32.

Malafa M, Coleman J, Bowman RW, et al. Perioperative corneal abrasion: updated guidelines for prevention and management. *Plast Reconstr Surg*. 2016;137:790e.

Morris R, Sapp M, Oltmanns M, et al. Presumed air by vitrectomy embolisation (PAVE) a potentially fatal syndrome. *Br J Ophthalmol*. 2014;98:765.

Nasiri N, Sharifi H, Bazrafshan A, Noori A, Karamouzian M, Sharifi A. Ocular manifestations of COVID-19: a systematic review and meta-analysis. *J Ophthalmic Vis Res*. 2021;16:103.

Palte H. Ophthalmic regional blocks: management, challenges, and solutions. *Local Reg Anesth*. 2015;8:57.

Porela-Tiihonen S, Kaarniranta K, Kokki H. Postoperative pain after cataract surgery. *J Cataract Refract Surg*. 2013;39:789.

Riad W, Akbar F. Ophthalmic regional blockade complication rate: a single center audit of 33,363 ophthalmic operations. *J Clin Anesth*. 2012;24:193.

Singh RB, Khera T, Ly V, et al. Ocular complications of perioperative anesthesia: a review. *Graefes Arch Clin Exp Ophthalmol*. 2021;259:2069.

Spiteri N, Sidaras G, Czanner G, et al. Assessing the quality of ophthalmic anesthesia. *J Clin Anesth*. 2015;27:285.

Anestesia para cirurgia de otorrinolaringologia e cabeça e pescoço

CAPÍTULO 37

CONCEITOS-CHAVE

1. Os objetivos anestésicos para a endoscopia de laringe incluem proporcionar um campo cirúrgico imóvel e um relaxamento adequado do músculo masseter para a introdução do laringoscópio de suspensão (em geral, o objetivo é ter uma paralisia muscular profunda), oxigenação e ventilação adequadas e estabilidade cardiovascular, apesar dos períodos de estimulação rapidamente variável do próprio procedimento.

2. Durante a ventilação a jato, a movimentação da parede torácica deve ser monitorada, e o tempo de duração da expiração deve ser suficiente para que não haja retenção de ar e barotrauma pulmonar.

3. O maior risco de uma cirurgia a *laser* nas vias aéreas é um incêndio nas vias aéreas. Esse risco pode ser moderado minimizando-se a fração de oxigênio inspirado (FiO_2 < 30% se tolerado pelo paciente), e pode ser eliminado se não houver material inflamável (p. ex., tubo endotraqueal inflamável, cateter ou compressa de algodão) nas vias aéreas do paciente.

4. Técnicas para minimizar a perda de sangue no período intraoperatório incluem a vasoconstrição tópica com cocaína ou anestésico local contendo epinefrina para vasoconstrição, bem como manter uma posição levemente elevada da cabeça do paciente e proporcionar um grau leve de hipotensão controlada.

5. Se houver uma preocupação pré-operatória séria acerca de possíveis problemas nas vias aéreas, a indução intravenosa deve ser evitada em favor da laringoscopia direta ou por fibra óptica com o paciente acordado (se for um paciente cooperativo) ou intubação direta ou por fibra óptica após a indução anestésica inalatória, mantendo a ventilação espontânea (se for um paciente não cooperativo). Independentemente da situação, o equipamento apropriado e a equipe qualificada devem estar prontamente disponíveis durante a indução anestésica de cirurgias oncológicas de cabeça e pescoço quando se tem conhecimento ou suspeita-se de uma via aérea difícil e a indução não é precedida pela traqueostomia.

6. O cirurgião pode solicitar que o bloqueio neuromuscular (BNM) não seja feito durante a dissecção do pescoço, tireoidectomia ou parotidectomia, para que ele consiga identificar os nervos (p. ex., nervo espinal acessório, nervo facial) por estimulação nervosa direta e, assim, facilitar sua preservação.

7. A manipulação do seio carotídeo e do gânglio estrelado durante a dissecção radical do pescoço tem sido associada a oscilações na pressão arterial, bradicardia, arritmia, pausa sinusal e intervalos QT prolongados. A infiltração da bainha carotídea com anestésico local, em geral, reduz a ocorrência desses problemas. A dissecção bilateral do pescoço pode causar hipertensão pós-operatória e perda do *drive* hipóxico em razão da denervação dos seios e corpos carotídeos.

8. Pacientes submetidos à reconstrução maxilofacial ou aos procedimentos cirúrgicos ortognáticos frequentemente apresentam vias aéreas difíceis. Alguns pontos precisam ser tratados com maior atenção, como a abertura da mandíbula, o ajuste da máscara, a mobilidade do pescoço, a micrognatia, a retrognatia, a protrusão maxilar (sobremordida), a macroglossia, a doença dentária, a permeabilidade nasal e a existência de quaisquer lesões intraorais ou detritos. Se houver sinais que sejam capazes de antecipar a ocorrência de possíveis problemas com a ventilação por máscara ou com a intubação endotraqueal, as vias aéreas devem ser protegidas antes da indução da anestesia geral.

9. Se houver risco de edema pós-operatório que envolva estruturas que possam obstruir as vias aéreas (p. ex., língua, faringe), o paciente deve ser observado de maneira rigorosa e talvez precise permanecer sedado e intubado por horas no período pós-operatório ou durante a noite.

10. O óxido nitroso não precisa ser utilizado durante a timpanoplastia (alternativa mais adequada) ou pode ter seu uso descontinuado antes da colocação do enxerto.

A colaboração e a comunicação entre cirurgião e anestesiologista são essenciais para todas as cirurgias que envolvem o interior ou as áreas ao redor das vias aéreas. Estabelecer, manter e proteger as vias aéreas durante uma intervenção cirúrgica em uma anatomia anormal são tarefas complexas. O entendimento da anatomia das vias aéreas (ver Capítulo 19) e a avaliação dos procedimentos otorrinolaringológicos e maxilofaciais mais comuns são imprescindíveis para lidar de maneira efetiva com esses desafios anestésicos.

ENDOSCOPIA

Os procedimentos endoscópicos podem englobar a laringoscopia diagnóstica e cirúrgica e a microlaringoscopia (laringoscopia assistida por um microscópio cirúrgico), a esofagoscopia e a broncoscopia (ver Capítulo 25). Esses procedimentos podem ser acompanhados por cirurgia a *laser*.

Considerações pré-operatórias

Pacientes encaminhados para procedimentos endoscópicos de vias aéreas superiores frequentemente estão em processo de investigação em virtude de distúrbios da voz (em geral, apresentam rouquidão), estridor ou hemoptise. Os possíveis diagnósticos são aspiração de corpo estranho, trauma no trato aerodigestivo, papilomas, estenose de traqueia, tumores ou disfunção das pregas vocais. Portanto, uma história clínica pré-operatória e um exame físico, com atenção particular para possíveis problemas nas vias aéreas, devem preceder quaisquer decisões relacionadas ao plano anestésico. Em alguns pacientes, exames de alça fluxo–volume (ver Capítulo 6), radiografia, tomografia computadorizada, ultrassonografia ou ressonância magnética podem estar disponíveis para revisão ou precisam ser solicitados. Muitos pacientes são submetidos previamente à laringoscopia indireta pré-operatória ou à nasofaringoscopia por fibra óptica, e as informações obtidas por meio desses procedimentos costumam ser muito importantes.

Questões iniciais relevantes que devem ser respondidas dizem respeito à viabilidade de ventilação com pressão positiva por meio de máscara facial ou de máscara laríngea e à possibilidade de intubação do paciente por via convencional direta ou por videolaringoscopia. Se a resposta para qualquer uma dessas perguntas for "não" ou "improvável", a via aérea do paciente deve ser verificada antes da indução por meio de uma técnica alternativa, como, por exemplo, broncoscopia por fibra óptica com o paciente acordado ou traqueostomia sob anestesia local (ver Discussão de caso, Capítulo 19). No entanto, mesmo que a via aérea do paciente tenha uma proteção inicial por meio da traqueostomia, não há como evitar que ocorra a obstrução intraoperatória da via aérea em razão de manipulação cirúrgica, corpo estranho ou hemorragia.

A pré-medicação sedativa deve ser evitada em pacientes com obstrução iminente das vias aéreas superiores. O glicopirrolato (0,2-0,3mg) funciona de maneira mais efetiva e persistente quando administrado por via intramuscular em vez de intravenosa 1 hora antes da cirurgia e pode ser útil para minimizar secreções, o que pode facilitar a visualização das vias aéreas.

Manejo intraoperatório

1 Os objetivos anestésicos para a endoscopia de laringe incluem proporcionar um campo cirúrgico imóvel e um relaxamento adequado do músculo masseter para a introdução do laringoscópio de suspensão (em geral, o objetivo é ter uma paralisia muscular profunda), oxigenação e ventilação adequadas e estabilidade cardiovascular, apesar dos períodos de estimulação rapidamente variável do próprio procedimento.

A. Relaxamento muscular

O relaxamento muscular intraoperatório pode ser obtido por bólus intermitentes ou pela infusão de agentes bloqueadores neuromusculares (BNMs) adespolarizantes de duração intermediária (p. ex., rocurônio, vecurônio, cisatracúrio) ou com uma infusão de succinilcolina. A recuperação rápida é importante, uma vez que a endoscopia costuma ser um procedimento ambulatorial. Como o relaxamento muscular profundo muitas vezes é necessário até o final do procedimento cirúrgico, a endoscopia continua sendo uma das poucas indicações restantes para infusões de succinilcolina; porém, o uso de sugamadex para reverter graus profundos de bloqueio neuromuscular por rocurônio ou vecurônio tornou o uso da infusão de succinilcolina, em grande parte, obsoleta.

B. Oxigenação e ventilação

Vários métodos têm sido empregados com sucesso para garantir a oxigenação e a ventilação durante a endoscopia, ao mesmo tempo em que diminuem a necessidade de interferência com um procedimento cirúrgico. O paciente costuma ser intubado com um tubo endotraqueal de diâmetro pequeno por meio do qual a ventilação convencional de pressão positiva é administrada. No entanto, esses tubos endotraqueais cujos diâmetros são menores foram concebidos para pacientes pediátricos e, portanto, são muito curtos para a traqueia de um paciente adulto e possuem um balonete de baixo volume que exerce uma pressão maior contra a mucosa traqueal. Um tubo endotraqueal microlaríngeo especializado de 4,0, 5,0 ou 6,0 mm (Mallinckrodt MLT) tem o mesmo comprimento que um tubo destinado para adultos, um balonete maior que consegue exercer uma pressão menor e um volume mais alto, é mais rígido e menos propenso a compressão do que um tubo endotraqueal convencional de mesmo diâmetro. As vantagens da intubação na endoscopia englobam a proteção contra a aspiração e a capacidade de administrar anestésicos inalatórios e de monitorizar de maneira contínua o CO_2 expirado.

Em alguns procedimentos, como aqueles que envolvem a comissura posterior ou as pregas vocais, a intubação com um tubo endotraqueal pode interferir na visualização ou no desempenho do cirurgião no procedimento. Uma alternativa simples é a insuflação de fluxos altos de oxigênio por meio de um cateter pequeno colocado na traqueia. Embora a oxigenação possa ser mantida em pacientes com boa função pulmonar, a ventilação será inadequada para procedimentos mais demorados, a menos que o paciente possa respirar espontaneamente.

Outra opção é a *técnica de apneia intermitente*, na qual a ventilação com pressão positiva, em que o oxigênio é obtido por meio da máscara facial ou do tubo endotraqueal, é alternada com períodos de apneia, durante os quais o procedimento cirúrgico é realizado. A duração da apneia, em geral, entre 2 e 3 minutos, é determinada pela manutenção da saturação de oxigênio do paciente, medida pela oximetria de pulso. Os riscos dessa técnica são a hipoventilação com hipercapnia, a falha em restabelecer a via aérea e a aspiração pulmonar.

Outra alternativa interessante envolve a *ventilação manual a jato* por meio de um pórtico lateral do laringoscópio. Durante a inspiração (1-2 s), um jato de oxigênio de alta pressão (30-50 psi) é direcionado, por meio da abertura glótica, e arrasta uma mistura de oxigênio e de ar ambiente para os pulmões (efeito Venturi). A expiração (duração de 4-6 s) é passiva. Durante a ventilação a jato, a movimentação da parede torácica deve ser monitorada, e o tempo de duração da expiração deve ser suficiente para que não haja retenção de ar e barotrauma pulmonar. Essa técnica exige anestesia intravenosa total (TIVA, do inglês *total intravenous anesthesia*). Uma variação dessa técnica é a *ventilação de alta frequência a jato*, que utiliza uma pequena cânula ou tubo na traqueia, por meio do qual o gás é injetado de 80 a 300 vezes por minuto (ver Capítulo 58). A capnografia não fornecerá uma estimativa precisa de CO_2 expirado durante a ventilação a jato em razão da constante e significativa diluição dos gases alveolares.

C. Estabilidade cardiovascular

A pressão arterial e a frequência cardíaca costumam flutuar de maneira significativa durante procedimentos endoscópicos por duas razões. Em primeiro lugar, alguns dos pacientes que são submetidos a esses procedimentos são idosos com um histórico de uso excessivo de tabaco e álcool, o que os predispõe a doenças cardiovasculares. Em segundo lugar, o procedimento endoscópico é essencialmente uma série de laringoscopias e intervenções fisiologicamente estressantes, separadas por períodos variáveis de estimulação cirúrgica mínima. Tentar manter um nível constante de anestesia resulta inevitavelmente em intervalos de hipertensão e de hipotensão. Estabelecer um nível básico de anestesia permite que a suplementação seja feita com anestésicos de curta duração (p. ex., propofol, remifentanila) ou antagonistas simpáticos (p. ex., esmolol), ou ambos, conforme for necessário durante períodos de intensa estimulação. Com menor frequência, alguns anestesiologistas administram um bloqueio nervoso regional do nervo glossofaríngeo e do nervo laríngeo superior para ajudar a minimizar as oscilações intraoperatórias da pressão arterial (ver Discussão de caso, Capítulo 19).

Precauções com *laser*

A luz de um *laser* é diferente de uma luz comum em virtude de três características: é monocromática (tem uma única frequência), coerente (oscila na mesma fase) e colimada (existe como um feixe paralelo estreito). Essas propriedades oferecem ao cirurgião precisão excelente e hemostasia com mínimo edema ou dor no pós-operatório. Contudo, infelizmente, os *lasers* introduzem riscos significativos no ambiente da sala de cirurgia.

Os usos e os efeitos colaterais de um *laser* variam de acordo com o comprimento de onda, que é determinado pelo meio em que o feixe do *laser* é gerado. Por exemplo, um *laser* de CO_2 gera um comprimento de onda longo (10.600 nm), enquanto os *lasers* YAG (ítrio – alumínio – granada) produzem um comprimento de onda mais curto (1.064 ou 1.320 nm). À medida que o comprimento de onda aumenta, a absorção pela água aumenta e a penetração no tecido diminui. Portanto, os efeitos do *laser* de CO_2 são mais localizados e superficiais do que os do *laser* YAG.

Em geral, os cuidados com o *laser* incluem a evacuação por sucção de vapores tóxicos (pluma do *laser*) resultantes da vaporização do tecido, uma vez que esses vapores podem transmitir doenças microbianas. Quando uma pluma de *laser* significativa é gerada, todas as pessoas na sala de cirurgia precisam colocar máscaras respiratórias ajustadas de maneira individual em conformidade com as normas da Administração de Segurança e Saúde Ocupacional (OSHA, do inglês *Occupational Safety and Health Administration*) dos Estados Unidos. Além disso, durante procedimentos a *laser*, todas as pessoas que estão na sala de cirurgia devem usar proteção ocular apropriada para o tipo de *laser* que está sendo utilizado, e os olhos do paciente devem estar vedados com fita. As janelas da sala de cirurgia devem ser tampadas, e uma sinalização adequada precisa ser colocada para alertar aqueles que entram na sala de que um dispositivo a *laser* está em uso.

O maior risco de uma cirurgia a *laser* nas vias aéreas é um incêndio das vias aéreas. Esse risco pode ser moderado, minimizando-se a fração de oxigênio inspirado (FiO₂ < 30% se tolerado pelo paciente), e pode ser eliminado se não houver material inflamável (p. ex., tubo endotraqueal inflamável, cateter ou compressa de algodão) nas vias aéreas do paciente. Se um tubo endotraqueal for usado, ele deve ter certa resistência à ignição por *laser* (Tabela 37-1). Esses tubos endotraqueais específicos não são apenas resistentes aos efeitos do feixe do *laser*, mas também apresentam balonete duplo que pode ser preenchido com soro fisiológico, em vez de ar, para absorver de maneira adequada a energia térmica e reduzir o risco de ignição.

Se o balonete proximal for atingido pelo *laser* e o soro fisiológico escapar, o balonete distal continua vedando a via aérea. Como alternativa, os tubos endotraqueais podem ser envoltos com fita metálica; no entanto, essa prática não é ideal e deve ser evitada sempre que um tubo endotraqueal de aço inoxidável, flexível, específico e resistente ao *laser* estiver disponível para ser utilizado (Tabela 37-2).

Embora os tubos endotraqueais específicos e resistentes ao *laser* sejam uma opção muito interessante, é importante enfatizar que *nenhum tubo endotraqueal ou dispositivo de proteção disponível atualmente no mercado é totalmente à prova de* laser. *Portanto, sempre que uma cirurgia das vias aéreas a* laser *estiver sendo realizada com um tubo endotraqueal colocado no paciente, as seguintes precauções devem ser observadas:*

- A concentração de oxigênio inspirado deve ser a mais baixa possível, o que pode ser feito por meio da utilização de ar na mistura de gases inspirados (muitos pacientes toleram um FiO₂ de 21%).

TABELA 37-1 Vantagens e desvantagens de vários tipos de tubos endotraqueais para cirurgia das vias aéreas a *laser*

Tipo de tubo	Vantagens	Desvantagens
Policloreto de vinila	Econômico, não reflete a luz	Baixo ponto de fusão, muito inflamável[1]
Borracha vermelha	Resistente a perfurações, mantém a estrutura, não reflete a luz	Muito inflamável[1]
Borracha de silicone	Não reflete a luz	Inflamável,[1] gera cinzas tóxicas
Metal	Resistente à combustão,[1] não dobra facilmente	Balonete inflamável com revestimento grosso, transfere calor, reflete o *laser*, volumoso

[1]Os níveis de combustão dependem da fração de oxigênio inspirada e da energia do *laser*.

TABELA 37-2 Desvantagens de envolver o tubo traqueal com fita metálica

O balonete fica desprotegido

A espessura do tubo aumenta

Não é um dispositivo aprovado pela *Food and Drug Administration* dos EUA

A proteção varia de acordo com o tipo da folha de metal

A camada de adesivo que envolve a fita é inflamável

Pode refletir o *laser* para tecidos que não deveriam ser atingidos

As bordas ásperas podem danificar as superfícies mucosas

- O óxido nitroso favorece a combustão e não deve ser utilizado.
- Os balonetes do tubo endotraqueal devem ser preenchidos com soro fisiológico. Alguns profissionais acrescentam azul de metileno ao soro fisiológico para deixar a ruptura do balonete mais evidente. Um tubo endotraqueal com balonete bem vedado minimizará a concentração de oxigênio na faringe.
- A intensidade e a duração do *laser* devem ser restritas o máximo possível.
- Rolinhos de gaze embebidos no soro fisiológico, embora sejam inflamáveis, devem ser colocados na via aérea do paciente para limitar o risco de ignição do tubo endotraqueal e de danos aos tecidos adjacentes.
- Uma fonte de água (p. ex., uma seringa de 60 mL cheia de água e uma bacia) deve estar disponível em caso de incêndio.

Essas precauções diminuem, mas não eliminam, o risco de queimaduras na via aérea; os anestesiologistas devem saber lidar de maneira proativa com as chances de incêndio sempre que um laser *ou uma eletrocauterização for utilizado próximo à via aérea* (Tabela 37-3).

Se ocorrer queimadura na via aérea, todo ar/oxigênio do aparelho de anestesia deve ser imediatamente desligado, e o material inflamável que estiver em chamas (como o tubo endotraqueal) deve ser removido da via aérea. O fogo

TABELA 37-3 Protocolo de incêndio em cirurgia da via aérea

1. Interrompa a ventilação e remova o tubo traqueal.
2. Desligue o oxigênio e desconecte o circuito do aparelho.
3. Submerja o tubo em água.
4. Ventile o paciente com máscara facial e faça a intubação novamente.
5. Avalie os danos na via aérea por meio de broncoscopia, radiografias de tórax seriadas e gasometria arterial.
6. Considere lavagem brônquica e uso de esteroides.

pode ser apagado com soro fisiológico, e a via aérea do paciente deve ser examinada para garantir que todos os fragmentos de corpo estranho tenham sido removidos.

CIRURGIA NASAL E DOS SEIOS PARANASAIS

As cirurgias mais comuns realizadas no nariz e nos seios paranasais são polipectomia, cirurgia endoscópica dos seios paranasais, maxilectomia (técnica de Caldwell-Luc), rinoplastia e septoplastia.

Considerações pré-operatórias

Pacientes que precisam fazer cirurgia no nariz ou nos seios paranasais podem apresentar um grau considerável de obstrução nasal antes do procedimento cirúrgico. Essa obstrução pré-operatória pode ser causada por pólipos, desvio de septo ou congestão em razão de infecção. Isso pode complicar a ventilação sob máscara facial, sobretudo se houver ainda outras causas que dificultem a ventilação (p. ex., obesidade, deformidades maxilofaciais).

Os pólipos nasais muitas vezes estão associados a distúrbios alérgicos, como a asma. Pacientes com histórico de reações alérgicas ao ácido acetilsalicílico (AAS) não devem receber nenhum anti-inflamatório não esteroide (incluindo cetorolaco) para analgesia pós-operatória. Os pólipos nasais são uma característica comum da fibrose cística.

Devido ao rico suprimento vascular da mucosa nasal, a consulta pré-operatória deve se concentrar na investigação acerca do uso de fármacos (p. ex., AAS, clopidogrel) e de qualquer histórico que indique problemas hemorrágicos.

Manejo intraoperatório

Muitos procedimentos cirúrgicos feitos no nariz podem ser satisfatoriamente realizados sob anestesia local com sedação. O nervo etmoidal anterior e os nervos esfenopalatinos (ver **Figura 19-3**) fornecem inervação sensorial do septo nasal e das paredes laterais. Os dois nervos podem ser bloqueados por meio da inserção, no interior do nariz, de gazes ou cotonetes embebidos em anestésico local. O anestésico tópico deve permanecer na região por pelo menos 10 minutos antes de qualquer instrumentação ser feita. É necessário fazer frequentemente a suplementação de anestésico local por meio de injeções submucosas. O uso de uma solução de epinefrina ou cocaína contrai a mucosa nasal e pode diminuir a perda de sangue durante a cirurgia. A cocaína intranasal (dose máxima, 3 mg/kg), embora seja um excelente anestésico e vasoconstritor da mucosa nasal, é rapidamente absorvida, atingindo o pico de concentração sistêmica no sangue em 30 minutos, e pode estar associada a efeitos colaterais cardiovasculares (ver Capítulo 16).

A anestesia geral costuma ser a opção escolhida para cirurgias nasais em razão do desconforto e do bloqueio incompleto que acompanham a anestesia tópica. Certos procedimentos durante e logo após a indução devem ser feitos, incluindo o uso de cânula oral durante a ventilação sob máscara facial para diminuir os efeitos da obstrução nasal, a intubação com um tubo endotraqueal reforçado ou pré-formado oral RAE (Ring-Adair-Elwyn) Mallinckrodt (ver **Figura 36-1**) e a proteção dos braços com invólucro almofadado, incluindo os dedos, ao lado do corpo do paciente. Em virtude da proximidade do nariz e/ou dos seios paranasais e olhos, é importante proteger os olhos do paciente com fita adesiva para evitar abrasão da córnea, exceto durante dissecção endoscópica dos seios paranasais, quando o cirurgião pode querer verificar periodicamente o movimento dos olhos devido à proximidade dos seios e da órbita (**Figura 37-1**). De qualquer forma, os olhos do paciente devem permanecer protegidos até que o cirurgião esteja pronto para observá-los. Os bloqueadores neuromusculares (BNMs) são frequentemente utilizados em razão do potencial de lesão neurológica ou oftálmica que pode ocorrer se o paciente se movimentar durante a instrumentação dos seios.

4 Técnicas para minimizar a perda de sangue no período intraoperatório incluem a vasoconstrição tópica com cocaína ou anestésico local contendo epinefrina para vasoconstrição, bem como manter uma posição levemente elevada da cabeça e proporcionar um grau leve de hipotensão controlada. Frequentemente, um tampão é colocado na faringe posterior para limitar o risco de aspiração de sangue. Apesar dessas precauções, o anestesiologista deve estar preparado para perdas significativas de sangue, em particular durante a ressecção de tumores vasculares (p. ex., angiofibroma nasofaríngeo juvenil).

A tosse ou o esforço durante o despertar da anestesia e a extubação devem ser evitados, pois essas ações elevam a pressão venosa e aumentam o sangramento no pós-operatório. No entanto, estratégias de extubação relativamente profunda que são comum e apropriadamente utilizadas para prevenir a ocorrência desses eventos podem aumentar o risco de aspiração.

CIRURGIA ONCOLÓGICA DE CABEÇA E PESCOÇO

Cirurgias oncológicas de cabeça e pescoço compreendem a laringectomia, a glossectomia, a faringectomia, a parotidectomia, a hemimandibulectomia e a dissecção radical do pescoço. Uma avaliação endoscópica após a indução da anestesia muitas vezes precede esses procedimentos cirúrgicos. A realização de uma traqueostomia, se planejada, depende do grau de comprometimento das vias aéreas do paciente no período pré-operatório. Alguns procedimentos podem incluir uma reconstrução extensa, como o

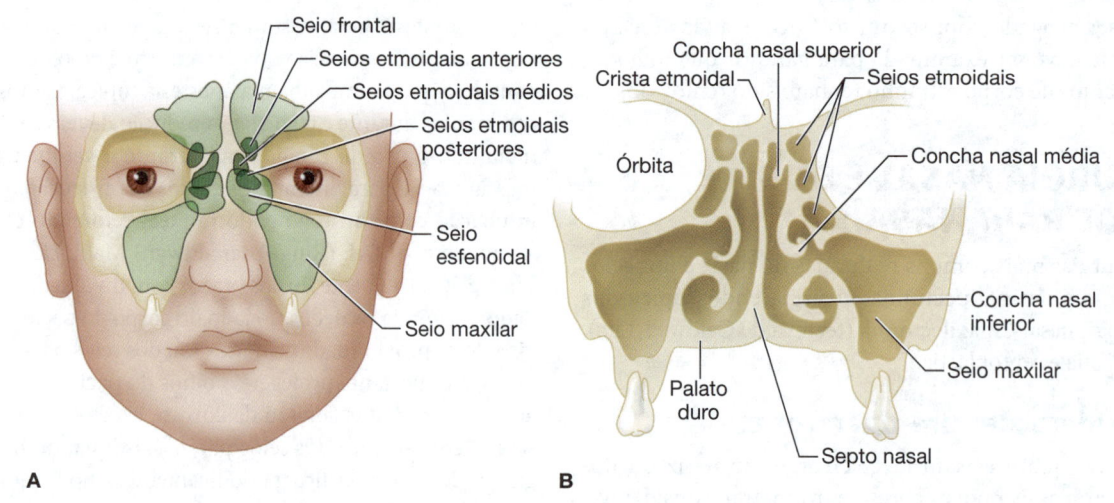

FIGURA 37-1 A fratura orbital é um risco da cirurgia endoscópica dos seios nasais em razão da proximidade dos seios e da órbita (**A**: vista frontal; **B**: seção coronal). (Modificada com permissão de Snell RS, Katz J. *Clinical Anatomy for Anesthesiologists*. Nova York, NY: Appleton & Lange; 1988.)

transplante de um retalho microvascular livre, que prologam a duração da cirurgia.

Considerações pré-operatórias

Em geral, o paciente submetido à cirurgia oncológica de cabeça e pescoço costuma ser mais velho e muitas vezes tem um histórico de uso excessivo de tabaco e álcool. Pacientes sem esse histórico geralmente foram infectados com o papilomavírus humano. As condições clínicas coexistentes mais frequentes são doença pulmonar obstrutiva crônica, doença arterial coronariana, hipertensão, diabetes, alcoolismo e desnutrição. Esses pacientes tendem a se beneficiar de um programa aperfeiçoado de recuperação após a cirurgia que inclui a reposição nutricional pré-operatória ao longo de vários dias e a hidratação com uma bebida de carboidratos e proteínas durante o período de 24 horas antes da cirurgia.

O manejo das vias aéreas pode ser complicado por uma anatomia anormal das vias aéreas, possivelmente incluindo uma lesão obstrutiva ou pela radioterapia pré-operatória que pode ter causado fibroses e distorções na estrutura das vias aéreas do paciente. Se houver uma preocupação pré-operatória séria acerca de possíveis problemas nas vias aéreas, a indução intravenosa deve ser evitada em favor da laringoscopia direta ou por fibra óptica com o paciente acordado (se for um paciente cooperativo) ou intubação direta ou por fibra óptica após a indução anestésica inalatória, mantendo a ventilação espontânea (se for um paciente não cooperativo). A traqueostomia eletiva feita sob anestesia local antes da indução da anestesia geral é muitas vezes uma opção adequada, principalmente porque muitas cirurgias oncológicas de cabeça e pescoço precisarão, de qualquer maneira, de uma traqueostomia temporária ou permanente. Independentemente da situação, o equipamento apropriado e a equipe qualificada para realizar uma traqueostomia de emergência devem estar *prontamente disponíveis* durante a indução anestésica de cirurgias oncológicas de cabeça e pescoço quando se tem conhecimento ou suspeita-se de uma via aérea difícil e a indução não é precedida pela traqueostomia.

Manejo intraoperatório

A. Monitorização

Como muitos desses procedimentos são demorados e estão associados a uma perda de sangue significativa e em razão da prevalência de doenças cardiopulmonares coexistentes, a canulação arterial pode ser utilizada para monitorizar a pressão arterial e obter sangue para análise laboratorial. Se o acesso venoso central for necessário, o cirurgião deve ser consultado para garantir que o acesso venoso jugular interno ou subclávio não interferirá na realização dos procedimentos cirúrgicos; as veias antecubital ou femoral são alternativas adequadas. Acessos arteriais e cânulas intravenosas não devem ser colocadas no braço de onde se pretende extrair o retalho radial do antebraço, caso esse procedimento esteja planejado. A recomendação é colocar, no máximo, dois acessos intravenosos de grande calibre e uma sonda vesical (de preferência com capacidade de monitorizar a temperatura). Como cada um dos braços costuma permanecer ao lado do corpo do paciente nesses procedimentos, a funcionalidade dos acessos arteriais e intravenosos do membro superior deve ser verificada antes da colocação do campo cirúrgico estéril. Uma manta de aquecimento por sistema de ar forçado deve ser usada para ajudar a manter a temperatura do corpo em níveis normais. A hipotermia intraoperatória e a consequente vasoconstrição podem ser prejudiciais para a perfusão de um retalho livre microvascular.

CAPÍTULO 37 Anestesia para cirurgia de otorrinolaringologia e cabeça e pescoço   693

A monitorização intraoperatória dos nervos é cada vez mais utilizada pelos cirurgiões em procedimentos realizados no pescoço anterior como forma de ajudar na preservação dos nervos da laringe superior, nervo laríngeo recorrente e nervo vago (**Figura 37-2**), e o anestesiologista pode ser solicitado a colocar um tubo endotraqueal específico para monitorização da integridade dos nervos (tubo endotraqueal Medtronic Xomed NIM), a fim de facilitar esse processo (**Figura 37-3**).

B. Traqueostomia

A cirurgia oncológica de cabeça e pescoço muitas vezes demanda a realização de uma traqueostomia. Logo antes da inserção cirúrgica na traqueia, o tubo endotraqueal e a parte laríngea da faringe devem ser completamente aspirados para limitar o risco de aspiração de sangue e secreções. Se a eletrocauterização for empregada para a dissecção cirúrgica, o FiO_2 deve ser reduzido para 30% ou menos, se possível, para minimizar o risco de incêndio durante a entrada na traqueia. Em qualquer situação, a maneira mais fácil de minimizar o risco de incêndio nas vias aéreas nessas circunstâncias é o cirurgião *não* usar a eletrocauterização para entrar na traqueia. Após a dissecção até a traqueia, o balonete do tubo endotraqueal é desinflado para evitar a perfuração pelo bisturi. Quando a parede traqueal é secionada, o tubo endotraqueal é

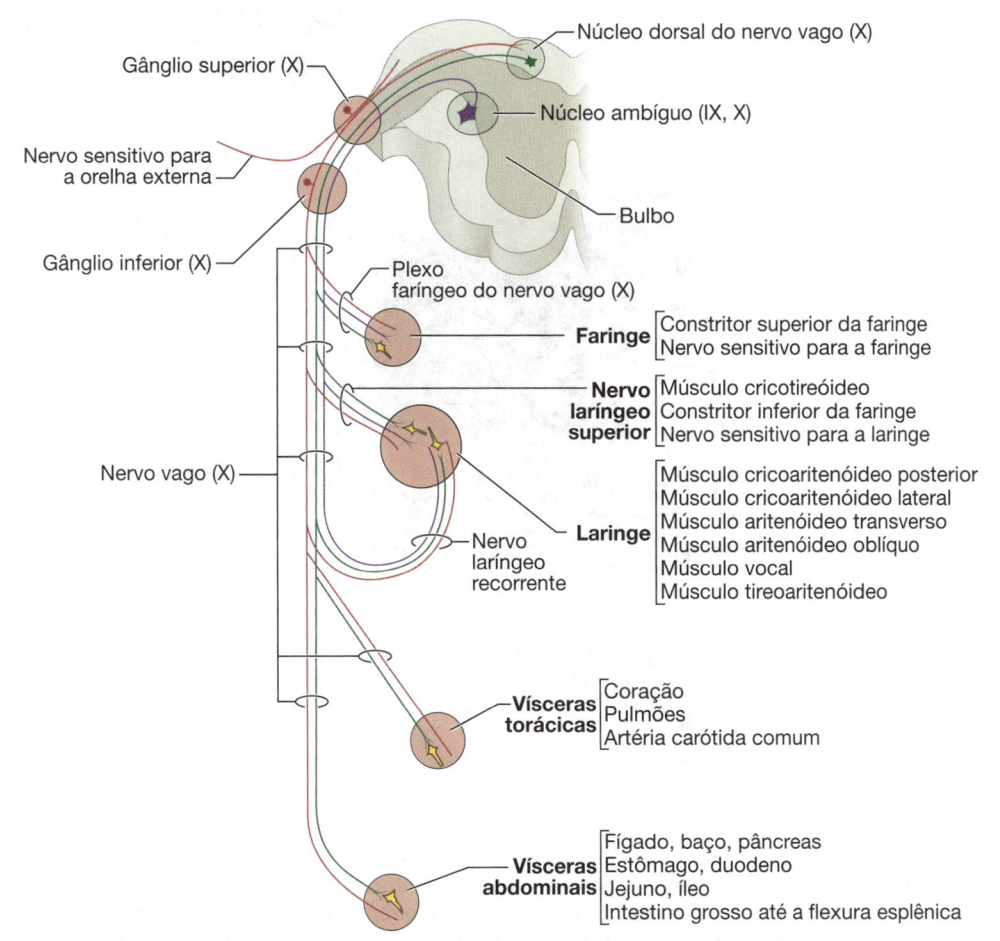

FIGURA 37-2 O **nervo vago** (nervo craniano X) origina-se no bulbo (medula oblonga) e ramifica-se nos gânglios vagais superior e inferior no pescoço. O primeiro ramo principal do nervo vago é o plexo faríngeo do nervo vago. O **nervo laríngeo superior** é dividido em nervo laríngeo externo e nervo laríngeo interno. O *ramo interno* fornece inervação sensitiva da mucosa laríngea acima das pregas vocais, e o *ramo externo* inerva os músculos constritores inferiores da faringe e o músculo cricotireóideo da laringe. A contração do músculo cricotireóideo aumenta o tom de voz, o que alonga, tensiona e aduz as pregas vocais. O nervo laríngeo superior corre risco de ser lesionado durante procedimentos no pescoço anterior, sobretudo em cirurgias de tireoide, e a lesão desse nervo pode resultar em rouquidão e perda de volume vocal. O próximo ramo do nervo vago é o **nervo laríngeo recorrente**, que inerva todos os músculos da laringe, exceto o cricotireóideo, e é responsável pela fonação e pela abertura da glote. O nervo laríngeo recorrente está localizado logo atrás da tireoide e, portanto, é o nervo que corre maior risco de ser lesionado durante cirurgias de tireoide. A lesão unilateral do nervo laríngeo recorrente pode resultar em alterações vocais ou rouquidão, e a lesão bilateral desse nervo pode resultar em afonia e dificuldade respiratória. Abaixo desse nervo, o nervo vago apresenta fibras nervosas viscerais motoras e sensitivas para os órgãos torácicos e abdominais. (Reproduzida com permissão de Dillon FX. Electromyographic (EMG) neuromonitoring in otolaryngology-head and neck surgery. *Anesthesiol Clin.* Set 2010; 28(3):423-442.).

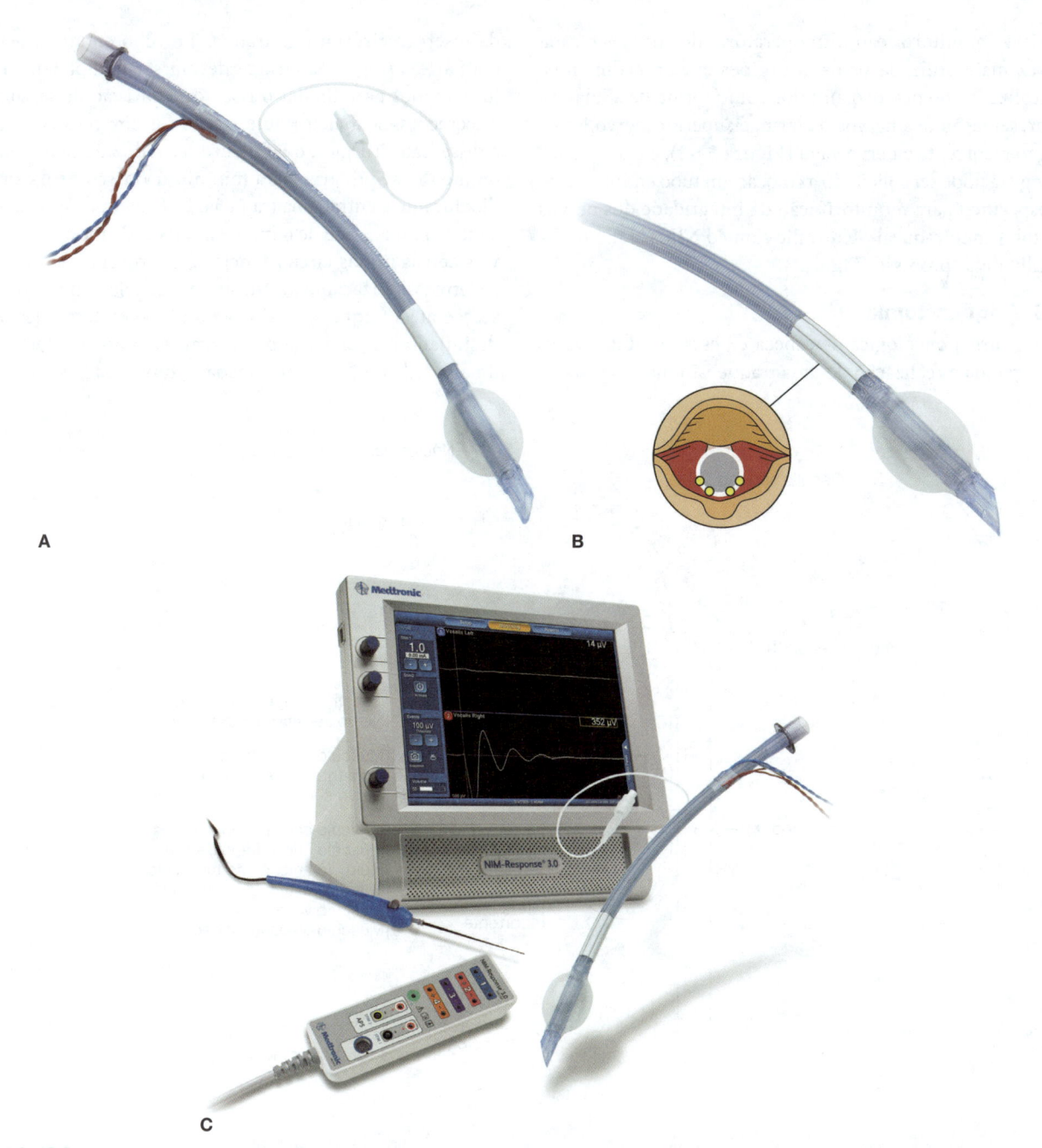

FIGURA 37-3 **A:** Tubo endotraqueal Medtronic Xomed NIM de monitorização eletromiográfica (EMG) de integridade do nervo. A succinilcolina (ou nenhum relaxante) deve ser usada para a intubação, e o tubo endotraqueal deve ser fixado na linha média. Se um lubrificante for utilizado, ele não deve conter anestésicos locais. **B:** Tubo endotraqueal de tamanho ligeiramente maior deve ser usado para facilitar o contato da mucosa com os eletrodos, e a faixa de eletrodos do tubo NIM deve ser posicionada ao nível das pregas vocais. **C:** A integridade nervosa é monitorada de maneira contínua por meio da atividade do EMG (Monitor de Integridade Nervosa Medtronic Xomed NIM-Response 3.0). Os relaxantes musculares adespolarizantes são contraindicados porque impedem a monitorização de EMG. (Reproduzida com permissão de Medtronic Xomed.)

retirado de forma que a ponta dele fique imediatamente cranial à incisão. A ventilação durante esse período é difícil em razão do vazamento excessivo que ocorre por meio da incisão traqueal. Um tubo de traqueostomia estéril e com balonete é colocado na traqueia, o balonete é inflado e o tubo é conectado a uma extensão estéril de um circuito respiratório. Assim que a posição correta é confirmada por capnografia e auscultação bilateral do tórax, o tubo endotraqueal original pode ser totalmente removido. A elevação na pressão inspiratória máxima logo após a traqueostomia, em geral, indica que o tubo endotraqueal está mal posicionado, ocorrência de broncoespasmo, de detritos ou presença de secreções na traqueia ou, raramente, pneumotórax.

C. Manutenção da anestesia

6 O cirurgião pode solicitar que o BNM não seja feito durante a dissecção do pescoço, tireoidectomia ou parotidectomia, para que ele consiga identificar os nervos (p. ex., nervo espinal acessório, nervo facial) por estimulação nervosa direta e, assim, facilitar sua preservação. Se um tubo endotraqueal para monitorizar a integridade dos nervos for utilizado, a succinilcolina (ou o propofol sem relaxante) pode ser administrada para facilitar a intubação. A manutenção de hipotensão moderada pode ser útil para diminuir a perda de sangue, mas a perfusão cerebral pode ser comprometida com essa hipotensão moderada quando um tumor invade a artéria carótida ou a veia jugular (esta última pode aumentar a pressão venosa no cérebro). Se a elevação da cabeça for utilizada, é importante que o transdutor de pressão arterial seja zerado ao nível do cérebro (meato acústico externo) para determinar a pressão de perfusão cerebral de maneira mais precisa. Além disso, a elevação da cabeça aumenta o risco de embolia gasosa venosa.

Após a reanastomose de um retalho livre microvascular, a pressão arterial deve ser mantida no nível basal do paciente. O uso de agentes vasoconstritores (p. ex., fenilefrina) deve ser menor em razão da possível diminuição da perfusão do retalho em função da vasoconstrição. Da mesma forma, o uso de vasodilatadores (p. ex., nitroprussiato de sódio ou hidralazina) deve ser evitado para minimizar qualquer redução na pressão de perfusão do enxerto.

D. Transfusão

Decisões relacionadas a transfusão devem ser tomadas com o objetivo de equilibrar os riscos cirúrgicos imediatos do paciente com a possibilidade de aumento no índice de recorrência de câncer resultante da supressão imunológica induzida pela transfusão. Fatores reológicos tornam um hematócrito moderadamente baixo (p. ex., 27-30%) desejável quando retalhos livres microvasculares são realizados na cirurgia. A diurese excessiva deve ser evitada durante cirurgias de retalho livre microvascular para otimizar a perfusão do enxerto no período pós-operatório.

E. Instabilidade cardiovascular

7 A manipulação do seio carotídeo e do gânglio estrelado durante a dissecção radical do pescoço tem sido associada a oscilações na pressão arterial, bradicardia, arritmia, pausa sinusal e intervalos QT prolongados. A infiltração da bainha carotídea com anestésico local, em geral, reduz a ocorrência desses problemas. A dissecção bilateral do pescoço pode causar hipertensão pós-operatória e perda do *drive* hipóxico em razão da denervação dos seios e corpos carotídeos.

Manejo pós-operatório

As principais complicações pós-operatórias associadas à cirurgia oncológica de cabeça e pescoço são hipocalcemia secundária ao hipoparatireoidismo agudo, ameaças à integridade das vias aéreas secundárias a hemorragia, formação de hematoma e paralisia bilateral das pregas vocais com estridor resultante de lesão bilateral do nervo laríngeo recorrente (ver Capítulo 35). O hipoparatireoidismo pós-operatório é uma condição comum, resultante da lesão nas glândulas paratireoides ou ao seu suprimento de sangue durante a tireoidectomia ou a dissecção do pescoço ou da remoção intencional ou não intencional das quatro glândulas paratireoides. É uma condição que pode ser sintomática ou assintomática e ocorrer de maneira transitória em até 49% das tireoidectomias; e permanente em até 33% das tireoidectomias. Os sintomas e sinais dependem da velocidade do início e da gravidade da hipocalcemia. Os sinais clínicos de hipocalcemia aguda grave incluem laringospasmos, broncoespasmos, arritmias relacionadas ao prolongamento do intervalo QT e insuficiência cardíaca congestiva. Os sintomas e sinais neurológicos vão desde parestesia perioral, dormência distal dos membros e espasmo carpopedal a confusão, *delirium* e atividade convulsiva. A hipocalcemia sintomática é uma emergência médica e deve ser tratada com sais de cálcio administrados por via intravenosa, enquanto a hipocalcemia assintomática pode ser tratada com cálcio por via oral (ver Capítulo 49).

RECONSTRUÇÃO MAXILOFACIAL E CIRURGIA ORTOGNÁTICA

A reconstrução maxilofacial costuma ser necessária para corrigir os efeitos de um trauma (p. ex., fraturas no maxilar ou na mandíbula), malformações de desenvolvimento ou em razão de cirurgias oncológicas radicais (p. ex., maxilectomia ou mandibulectomia). Cirurgias ortognáticas (p. ex., osteotomias Le Fort, osteotomias mandibulares) para má oclusão esquelética compartilham muitas das mesmas técnicas cirúrgicas e anestésicas.

Considerações pré-operatórias

8 Pacientes submetidos à reconstrução maxilofacial ou aos procedimentos cirúrgicos ortognáticos frequentemente apresentam vias aéreas difíceis. Alguns pontos precisam ser tratados com maior atenção, como a abertura da mandíbula, o ajuste da máscara, a mobilidade do pescoço, a micrognatia, a retrognatia, a protrusão maxilar (sobremordida), a macroglossia, a doença dentária, a permeabilidade nasal e a existência de quaisquer lesões intraorais ou detritos. Se houver sinais que sejam capazes de antecipar a ocorrência de possíveis problemas com a ventilação por máscara ou com a intubação endotraqueal, as vias aéreas devem ser protegidas antes da indução da anestesia geral. Isso pode englobar a intubação nasal por fibra óptica, a intubação oral por fibra óptica ou a traqueostomia com anestesia local, a qual pode ser viabilizada por meio de uma sedação cuidadosa. Em geral, a intubação nasal por meio de um tubo reto com um conector flexível angulado (Figura 37-4A) ou por meio de um tubo nasal RAE pré-formado (Figura 37-4B) são as opções mais adequadas para cirurgia dental e oral. O tubo endotraqueal pode, então, ser direcionado para a cabeça do paciente, passando sobre a testa dele. Em qualquer intubação nasal, deve-se tomar cuidado para evitar que o tubo endotraqueal exerça pressão sob os tecidos da abertura nasal, uma vez que isso pode causar necrose por pressão local em procedimentos cirúrgicos demorados.

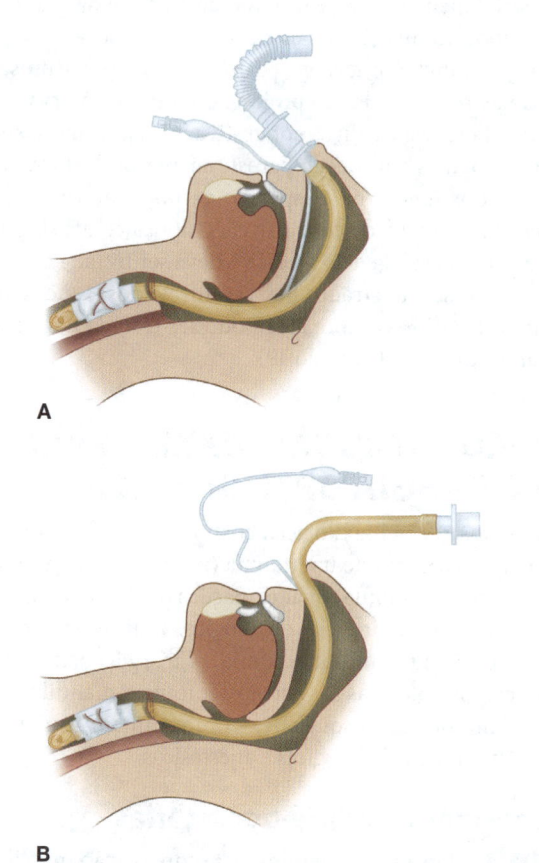

FIGURA 37-4 **A:** Um tubo endotraqueal reto pode ser cortado ao nível das narinas do paciente, e um conector flexível ser anexado. **B:** De maneira alternativa, um tubo endotraqueal nasal RAE com uma curva em ângulo reto pré-formada ao nível do nariz pode ser utilizado, de modo que o tubo é direcionado para a testa do paciente.

A possibilidade de intubação nasal deve ser avaliada com cautela em procedimentos que envolvam as fraturas de Le Fort II e III em virtude da possibilidade de existir uma fratura concomitante na base do crânio (Figura 37-5).

Manejo intraoperatório

As cirurgias de reconstrução maxilofacial e ortognática podem ser demoradas e ter uma perda sanguínea substancial. A colocação de um tampão orofaríngeo (na "garganta") é uma prática frequentemente empregada para diminuir a quantidade de sangue e de outros detritos que atingem a laringe e traqueia, e deve-se lembrar de remover o tampão no final da cirurgia antes que as mandíbulas sejam fechadas! Estratégias para minimizar o sangramento englobam o posicionamento ligeiramente elevado da cabeça do paciente, o controle da hipotensão e a infiltração local com soluções de epinefrina. Como os braços do paciente em geral ficam ao lado do corpo, acessos intravenosos podem ser estabelecidos antes da cirurgia. Um acesso arterial costuma ser colocado. Como observado anteriormente, se a cabeça do paciente precisar ser levantada, é importante que o transdutor de pressão arterial seja zerado ao nível do cérebro (meato acústico externo) para determinar a pressão de perfusão cerebral de maneira mais precisa. Além disso, o anestesiologista deve estar atento ao aumento do risco de embolia gasosa venosa em situações em que há a elevação da cabeça.

Em razão da proximidade da via aérea e do campo cirúrgico, o posicionamento da equipe cirúrgica e da cabeça do paciente em geral está a 90° ou 180° de distância do anestesiologista, há um aumento do risco de problemas críticos da via aérea durante a cirurgia, como o tubo endotraqueal dobrar, desconectar ou ser perfurado por um instrumento cirúrgico. A monitorização do CO_2 expirado, as pressões inspiratórias máximas e os sons da respiração, examinados por meio de um estetoscópio esofágico, são mais importantes nesses casos. Se o procedimento cirúrgico for realizado próximo da via aérea, o emprego da eletrocauterização ou de *laser* aumenta o risco de incêndio. No final da cirurgia, o tampão orofaríngeo deve ser retirado e a faringe aspirada. Se houver risco de edema pós-operatório que envolva estruturas que possam obstruir as vias aéreas (p. ex., língua, faringe), o paciente deve ser observado de maneira rigorosa e talvez precise permanecer sedado e intubado por horas no período pós-operatório ou durante a noite. Em situações como essa, a extubação pode ser feita sobre um trocador de tubo endotraqueal (p. ex., cateter Cook para troca em vias aéreas com adaptador Rapi-Fit, Cook Medical), que pode facilitar a reintubação e fornecer oxigenação em caso de obstrução respiratória imediatamente depois da extubação. Além disso, a equipe cirúrgica deve estar preparada para fazer uma traqueostomia ou uma

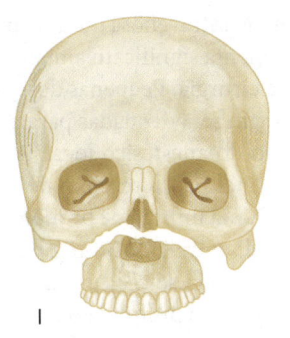

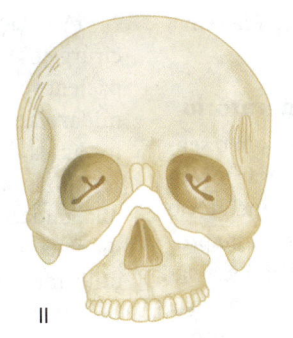

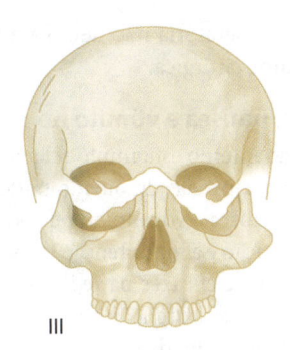

FIGURA 37-5 Esquema de representação das fraturas de Le Fort I, II e III. As fraturas de Le Fort II e III podem coexistir com uma fratura na base do crânio, uma contraindicação para intubação nasal.

cricotireoidostomia de emergência. Caso contrário, a tentativa de extubação pode ser realizada quando o paciente estiver totalmente acordado e não houver sinais de sangramento contínuo. Em cirurgias em que o paciente tenha fixação intermaxilar (p. ex., fiação maxilomandibular), a sucção e as ferramentas adequadas para cortar fios *devem* ficar ao lado da maca cirúrgica em caso de vômito ou outras emergências respiratórias. Extubar um paciente que esteja com a mandíbula presa e sem retirar o tampão orofaríngeo pode levar a uma obstrução das vias aéreas com risco de morte. "O tampão da garganta foi retirado?" é uma pergunta que deve ser feita antes do início da fixação intermaxilar e novamente antes da remoção do tubo endotraqueal.

CIRURGIA DE OUVIDO

As cirurgias mais frequentemente realizadas no ouvido são a estapedectomia ou estapedotomia, a timpanoplastia e a mastoidectomia. Na pediatria, a miringotomia com a inserção de tubos de ventilação é o procedimento cirúrgico mais comum e é discutido no Capítulo 42.

Manejo intraoperatório

A. Óxido nitroso

Em geral, o óxido nitroso não é utilizado para anestesia em cirurgia de ouvido. Como o óxido nitroso é mais solúvel do que o nitrogênio no sangue, ele é difundido de maneira mais rápida do que o nitrogênio (o principal componente do ar) e pode ser absorvido pela corrente sanguínea (ver Capítulo 8). Normalmente, as oscilações na pressão do ouvido médio causadas pelo óxido nitroso são bem toleradas como resultado da ventilação passiva pela tuba auditiva. No entanto, pacientes com histórico de problemas crônicos no ouvido, como otite média ou sinusite, frequentemente apresentam obstrução nas tubas auditivas e podem, em raras ocasiões, ter perda auditiva ou ruptura da membrana timpânica em virtude da anestesia com óxido nitroso.

Durante a timpanoplastia, o ouvido médio está aberto para a atmosfera, e não há acúmulo de pressão. No entanto, uma vez colocado o enxerto da membrana timpânica pelo cirurgião, o ouvido médio torna-se um espaço fechado e, se o óxido nitroso conseguir ser difundido no gás restante nesse espaço, a pressão do ouvido médio aumentará e o enxerto poderá ser deslocado. Por outro lado, interromper o uso de óxido nitroso após a colocação do enxerto pode criar uma pressão negativa no ouvido médio que também pode causar o deslocamento do enxerto.

10 Portanto, o óxido nitroso não precisa ser utilizado durante a timpanoplastia (alternativa mais adequada) ou pode ter seu uso descontinuado antes da colocação do enxerto. Indiscutivelmente, o tempo exato necessário para eliminar o óxido nitroso depende de muitos fatores, incluindo a ventilação alveolar e o fluxo de gás fresco (ver Capítulo 8), mas, em geral, essa eliminação acontece entre 15 e 30 minutos.

B. Hemostasia

Como em qualquer tipo de microcirurgia, mesmo pequenas quantidades de sangue podem atrapalhar a visão do campo cirúrgico. Técnicas para reduzir a perda de sangue durante cirurgias de ouvido incluem elevação leve (15°) da cabeça, infiltração ou aplicação tópica de epinefrina (1:50.000 a 1:200.000) e manutenção de uma hipotensão moderada. Como o ato de tossir no tubo endotraqueal durante o despertar (em particular durante o movimento do pescoço na colocação da atadura na cabeça) intensifica a pressão venosa e pode causar sangramento e aumento da pressão no ouvido médio, a extubação profunda é frequentemente adotada.

C. Identificação do nervo facial

A preservação do nervo facial é um aspecto importante durante alguns procedimentos de ouvido, como a ressecção de um tumor glômico ou de um neuroma acústico. Durante casos dessa natureza, a paralisia intraoperatória com bloqueadores neuromusculares impossibilita a identificação do nervo facial por estimulação direta. Portanto, a paralisia intraoperatória não deve ser empregada sem a análise da equipe cirúrgica.

D. Vertigem, náusea e vômito no pós-operatório

Como o ouvido interno está muito relacionado com o senso de equilíbrio, cirurgias de ouvido podem causar tontura (vertigem), náusea e vômito no período pós-operatório (NVPO). A indução e a manutenção da anestesia com propofol mostraram-se eficazes na redução de NVPO em pacientes submetidos a cirurgia de ouvido médio. A profilaxia com dexametasona antes da indução e com um bloqueador 5-HT_3 antes do despertar são opções que devem ser consideradas. Pacientes submetidos à cirurgia de ouvido devem ser avaliados com cuidado em relação à vertigem no pós-operatório, e o caminhar desses pacientes deve ser monitorado com rigor para minimizar o risco de queda.

Procedimentos cirúrgicos orais

A maioria dos procedimentos cirúrgicos orais sem complexidade expressiva é realizada em consultório ou em ambulatório por meio do uso de anestesia local, com a possibilidade de vários graus de sedação. Se a sedação intravenosa for a opção empregada ou o procedimento for complexo, um anestesiologista qualificado deve estar presente. A presença desse anestesiologista se faz necessária para administrar a sedação profunda ou a anestesia geral. Em geral, um suporte para mordida e um tampão de proteção para garganta e orofaringe são usados para proteger a via aérea. Para a sedação de leve a moderada, esse tampão evita a entrada de fluidos e detritos dentários na via aérea. A sedação profunda e a anestesia geral exigem um nível maior de manejo da via aérea por um médico anestesiologista. Independentemente de ser intencional ou acidental, a sedação profunda ou a anestesia geral, equipamentos, suprimentos e medicamentos adequados *devem* estar disponíveis para garantir que qualquer problema relacionado à anestesia que ocorra em um consultório ou em uma clínica possa ser tratado com o mesmo padrão exigido por um ambiente hospitalar ou ambulatorial.

Procedimentos cirúrgicos orais sem complexidade expressiva, como extração de dentes, em geral, duram menos de 1 hora. Bloqueios de nervos ou infiltrações de anestésicos locais costumam ser administrados. Em adultos, a maioria dos cirurgiões-dentistas emprega lidocaína a 2% com epinefrina 1:100.000 ou bupivacaína a 0,5% com epinefrina 1:200.000, até no máximo 12 mL e 8 mL, respectivamente. Na Europa, o uso de articaína é frequente. O cirurgião-dentista deve informar ao anestesiologista o anestésico local utilizado, a concentração e o volume administrados, a fim de que a dosagem permitida com base no peso do paciente não seja excedida. Pacientes pediátricos têm um risco maior de toxicidade por anestésico local devido à administração de doses excessivas de anestésico local ou de injeção intravascular acidental.

A sedação por via intravenosa durante procedimentos cirúrgicos orais aumenta significativamente o conforto do paciente e facilita a cirurgia. Pequenas doses de fentanila e midazolam costumam ser adequadas para pacientes adultos antes da injeção do anestésico local. A sedação pode ser aumentada por meio do acréscimo de doses de fentanila, midazolam ou uma infusão de propofol. Doses incrementais de propofol, entre 20 e 30 mg para adultos, são utilizadas com frequência se o cirurgião precisar de um período rápido de sedação profunda ou de anestesia geral.

Essas técnicas exigem um alto nível de cooperação e participação tanto do cirurgião quanto do anestesiologista. Se houver possibilidade de aumento do risco em razão de condições clínicas preexistentes, de uma via aérea não ideal ou da extensão do período planejado para o procedimento cirúrgico, é mais seguro realizar tal procedimento em um hospital ou em um centro cirúrgico ambulatorial com anestesia geral endotraqueal.

DISCUSSÃO DE CASO

Hemorragia após cirurgia de seios paranasais

Um homem de 50 anos tem um acesso de tosse na sala de recuperação pós-anestésica enquanto desperta depois de uma cirurgia endoscópica dos seios paranasais sem intercorrências. Logo em seguida, ele parece estar com dificuldade para respirar e tem um estridor inspiratório alto.

Qual é o diagnóstico diferencial do estridor inspiratório?

O início agudo de um estridor inspiratório em um paciente pós-operatório pode ocorrer em decorrência de laringospasmo, edema laríngeo, aspiração de corpo estranho ou disfunção das pregas vocais. O laringospasmo, um espasmo involuntário da musculatura laríngea, pode ser desencadeado por sangue ou secreções que estimulam o nervo laríngeo superior (ver Capítulo 19). O edema laríngeo pode ser causado por uma reação alérgica a fármacos, angioedema hereditário ou iatrogênico, ou por uma intubação traumática. A disfunção das pregas vocais pode ocorrer em função do efeito residual causado pelo relaxante muscular, tetania alcalótica hipocalcêmica, pelo trauma de intubação ou pelo movimento paradoxal das pregas vocais.

Outro episódio de acesso de tosse é acompanhado de hemoptise. Qual é o seu manejo imediato?

A hemorragia após cirurgia no nariz ou na garganta pode ser muito grave. Pacientes que não estão completamente acordados podem continuar a engasgar e tossir com secreções, o que aumenta a pressão venosa e piora o sangramento. Além disso, esses pacientes podem aspirar sangue e outras secreções. Felizmente, graças ao seu pH fisiológico, a aspiração de sangue não é tão grave quanto a aspiração de conteúdo gástrico ácido. No entanto, a via aérea deve ser imediatamente protegida no paciente obnubilado. Isso pode ser realizado com a intubação do paciente acordado ou com a indução em sequência rápida.

Se o paciente estiver acordado e alerta o suficiente para tossir e engolir e não parecer aspirar sangue, a primeira prioridade deve ser diminuir o sangramento o mais rápido possível. As medidas imediatas devem ser elevar a cabeça do paciente para diminuir a pressão venosa e a pressão arterial no local do sangramento e tratar agressivamente qualquer grau de hipertensão sistólica com agentes anti-hipertensivos intravenosos. A sedação deve ser evitada para que os reflexos das vias aéreas não sejam comprometidos. O cirurgião deve ser avisado, e os profissionais da sala de cirurgia devem ser comunicados sobre a possibilidade de reoperação.

Apesar dessas medidas, o sangramento continua e a intervenção cirúrgica parece ser necessária. Descreva sua estratégia para indução anestésica deste paciente.

Antes da indução de anestesia geral em um paciente com sangramento, a hipovolemia deve ser corrigida. O grau de hipovolemia pode ser difícil de avaliar porque parte significativa do sangue pode ter sido engolido, mas esse grau pode ser estimado por oscilações dos sinais vitais, hipotensão postural e hematócrito. O sangue compatível com o do paciente deve estar disponível, e um segundo acesso intravenoso de grande calibre deve ser estabelecido. Do ponto de vista anestésico, trata-se de um paciente totalmente diferente do que foi inicialmente encaminhado à cirurgia: esse paciente agora tem o estômago cheio, está hipovolêmico e pode ser mais difícil de intubar.

A técnica mais adequada para esse paciente é a indução em sequência rápida. A escolha e a dose do fármaco de indução (p. ex., cetamina, etomidato) devem antecipar a possibilidade de hipotensão em razão da hipovolemia persistente. Profissionais qualificados e equipamentos apropriados para uma traqueostomia de emergência devem estar disponíveis. Um tubo orogástrico deve ser inserido para descomprimir o estômago após a indução e a intubação.

Quais artérias fornecem sangue ao nariz?

O sangue é fornecido ao nariz pela artéria maxilar interna e pela artéria etmoidal anterior. Essas artérias podem precisar ser ligadas em razão da epistaxe incontrolável.

Descreva o processo de extubação deste paciente.

Como esse paciente ainda corre risco de aspiração, a tentativa de extubação não deve ser feita até que ele tenha despertado por completo e recuperado os reflexos da via aérea. Embora seja interessante diminuir a tosse e o movimento no tubo endotraqueal durante o despertar, isso pode ser difícil de conseguir em um paciente que está despertando. A administração de lidocaína ou dexmedetomidina por via intravenosa pode ser útil nessa situação.

LEITURAS SUGERIDAS

Acharya K. Rigid bronchoscopy in airway foreign bodies: value of the clinical and radiological signs. *Int Arch Otorhinolaryngol.* 2016;20:196.

Ahmen-Nusrath A. Anaesthesia for head and neck cancer surgery. *BJA Education.* 2017;17:383.

Akulian JA, Yarmus L, Feller-Kopman D. The role of cricothyrotomy, tracheostomy, and percutaneous tracheostomy in airway management. *Anesthesiol Clin.* 2015;33:357.

Baker P. Assessment before airway management. *Anesthesiol Clin.* 2015;33:257.

Bradley J, Lee GS, Peyton J. Anesthesia for shared airway surgery in children. *Paediatr Anaesth.* 2020;30:288.

Carlton DA, Govindaraj S. Anesthesia for functional endoscopic sinus surgery. *Curr Opin Otolaryngol Head Neck Surg.* 2017;25:24.

Charters P, Ahmad I, Patel A, et al. Anaesthesia for head and neck surgery: United Kingdom National Multidisciplinary Guidelines. *J Laryngol Otol.* 2016;130(suppl S2):S23.

Ehsan Z, Mahmoud M, Shott SR, Amin RS, Ishman SL. The effects of anesthesia and opioids on the upper airway: a systematic review. *Laryngoscope.* 2016;126:270.

Fang CH, Friedman R, White PE et al. Emergent awake tracheostomy–the five-year experience at an urban tertiary care center. *Laryngoscope.* 2015;125:2476.

Gerasimov M, Lee B, Bittner EA. Postoperative anterior neck hematoma (ANH): timely intervention is vital. *APSF Newsletter.* 2021;36:44.

Giovannitti JA Jr. Anesthesia for off-floor dental and oral surgery. *Curr Opin Anesthesiol.* 2016;29:519.

Groom P, Schofield L, Hettiarachchi, et al. Performance of emergency surgical front of neck airway access by head and neck surgeons, general surgeons, or anaesthetists: an *in situ* simulation study. *Br J Anaesth.* 2019;125:696.

Hassanein AG, Abdel Mabood AMA. Can submandibular tracheal intubation be an alternative to tracheotomy during surgery for major maxillofacial fractures? *J Oral Maxillofac Surg.* 2017;75:508e1.

Hemantkumar I. Anesthesia for laser surgery of the airway. *Int J Otorhinolaryngol Clin.* 2017;9:1.

Hsu J, Tan M. Anesthesia considerations in laryngeal surgery. *Int Anesthesiol Clin.* 2017;55:11.

Huh H, Park SJ, Lim HH, et al. Optimal anesthetic regimen for ambulatory laser microlaryngeal surgery. *Laryngoscope.* 2017;127:1135.

Johnson AP, Boscoe E, Cabrera-Muffly C. Local blocks and regional anesthesia in the head and neck. *Otolaryngol Clin North Am.* 2020;53:739.

Kakava K, Tournis S, Papadakis G, et al. Postsurgical hypoparathyroidism: a systemic review. *In Vivo.* 2016;30:171.

Kartush JM, Rice KS, Minahan RE, et al. Best practices in facial nerve monitoring. *Laryngoscope.* 2021;131:S1.

Lin S, McKenna SJ, Yao CF, Chen YR, Chen C. Effects of hypotensive anesthesia on reducing intraoperative blood loss, duration of operation, and quality of surgical field during orthognathic surgery: a systematic review and meta-analysis of randomized controlled trials. *J Oral Maxillofac Surg.* 2017;75:73.

Mitchell RM, Parikh SR. Hemostasis in tonsillectomy. *Otolaryngol Clin N Am.* 2016;49:615.

Morrison DR, Moore LS, Walsh EM. Perioperative pain management following otologic surgery. *Otolaryngol Clin North Am.* 2020;53:803.

Muse IO, Straker T. A comprehensive review of regional anesthesia for head and neck surgery. *J Head Neck Anesth.* 2021;5:e33.

Nirgude A, Hemantkumar I. Anesthetic considerations in micro laryngoscopy and direct laryngoscopy. *Int J Otorhinolaryngol Clin.* 2017;9:10.

O'Dell K. Predictors of difficult intubation and the otolaryngology perioperative consult. *Anesthesiol Clin.* 2015;33:279.

Parry Z, Macnab R. Thyroid disease and thyroid surgery. *Endocrinology.* 2017;18:488.

Pearson KL, McGuire BE. Anaesthesia for laryngo-tracheal surgery, including tubeless field techniques. *BJA Education.* 2017;17:242.

Regli A, Becke K, von Ungern-Sternberg BS. An update on the perioperative management of children with upper respiratory tract infections. *Curr Opin Anesthesiol.* 2017;30:362.

Rosero EB, Corbett J, Mau T, et al. Intraoperative airway management considerations for adult patients presenting with tracheostomy: a narrative review. *Anesth Analg.* 2021;132:1003.

Shemesh S, Tamir S, Goldfarb A, et al. To proceed or not to proceed: ENT surgery in paediatric patients with acute upper respiratory tract infection. *J Laryngol Otol.* 2016;130:800.

Spataro E, Durakovic N, Kallogjeri D, et al. Complications and 30-day hospital readmission rates of patients undergoing tracheostomy: a prospective analysis. *Laryngoscope.* 2017;127:2746.

Stephens M, Montgomery J, Stirling Urquhart S. Management of elective laryngectomy. *BJA Education.* 2017;17:306.

Tewari A, Samy RN, Castle J, et al. Intraoperative neurophysiological monitoring of the laryngeal nerves during anterior neck surgery: a review. *Ann Otol Rhinol Laryngol.* 2017;126:672.

Waberski AT, Espinel AG, Reddy SK. Anesthesia safety in otolaryngology. *Otolaryngol Clin North Am.* 2019;52:63.

Worrall DM, Tanella A, DeMaria S Jr, et al. Anesthesia and enhanced recovery after head and neck surgery. *Otolaryngol Clin North Am.* 2019;52:1095.

Anestesia para cirurgia ortopédica

CAPÍTULO 38

Edward R. Mariano, M.D., M.A.S., F.A.S.A., e Jody C. Leng, M.D., M.S.

CONCEITOS-CHAVE

1. As manifestações clínicas da síndrome da implantação do cimento ósseo incluem hipóxia (aumento do *shunt* pulmonar), hipotensão, arritmias (incluindo bloqueio cardíaco e parada sinusal), hipertensão pulmonar (aumento da resistência vascular pulmonar) e diminuição do débito cardíaco.

2. O uso de um torniquete pneumático em uma extremidade bloqueia a circulação de sangue, o que pode facilitar a cirurgia. No entanto, os torniquetes podem gerar problemas, incluindo alterações hemodinâmicas, dor, mudanças metabólicas, tromboembolismo arterial e embolia pulmonar.

3. A síndrome da embolia gordurosa é menos frequente, mas pode ser fatal (mortalidade de 10-20%). Em geral, ela costuma aparecer dentro de 72 horas após a fratura de ossos longos ou de ossos da região pélvica, em conjunto com a tríade de dispneia, confusão e petéquias.

4. A trombose venosa profunda (TVP) e a embolia pulmonar (EP) podem causar morbidade e mortalidade durante e após cirurgias ortopédicas, sobretudo nos procedimentos cirúrgicos que envolvem a pelve e os membros inferiores.

5. A anestesia neuroaxial isolada ou combinada com a anestesia geral pode diminuir as complicações relacionadas à tromboembolia por vários mecanismos, incluindo aumento do fluxo sanguíneo venoso nos membros inferiores induzido por simpatectomia, efeitos anti-inflamatórios sistêmicos dos anestésicos locais, diminuição da reatividade das plaquetas, atenuação do aumento pós-operatório do fator VIII e do fator de von Willebrand, atenuação da diminuição pós-operatória da antitrombina III e alterações na liberação de hormônios do estresse.

6. Antes da cirurgia, técnicas neuroaxiais podem ser empregadas após o intervalo de pelo menos 12 horas de uma dose profilática de heparina de baixo peso molecular (HBPM). No pós-operatório, os cateteres neuroaxiais podem ser mantidos em pacientes que recebem doses profiláticas diárias, mas esses cateteres devem ser removidos depois de um intervalo de pelo menos 12 horas da última dose de heparina. Após a remoção do cateter, a dose seguinte pode ser administrada depois de 4 horas. Em pacientes que estão no período pós-operatório e recebem doses profiláticas 2 vezes ao dia, os cateteres neuroaxiais não devem ser deixados *in situ* e precisam ser removidos dentro de 4 horas ou mais antes da primeira dose de HBPM. Para doses terapêuticas de HBPM, a recomendação é esperar 24 horas a partir da última dose antes de qualquer técnica neuroaxial ser empregada.

7. Radiografias laterais de flexão e extensão da coluna cervical devem ser feitas antes da cirurgia de pacientes com artrite reumatoide grave que fazem uso de esteroides ou outra terapia imunossupressora, incluindo fármacos à base de metotrexato. Se houver instabilidade atlantoaxial, a intubação deve ser realizada com estabilização alinhada utilizando laringoscopia por vídeo ou por fibra óptica.

8. A comunicação efetiva entre o anestesiologista e o cirurgião é essencial durante a artroplastia bilateral do quadril. Se ocorrer instabilidade hemodinâmica significativa durante o primeiro procedimento de artroplastia do quadril, o segundo deve ser adiado.

9. Há diversas combinações possíveis de adjuvantes, como opioides, clonidina, cetorolaco e neostigmina, que podem ser acrescentados às soluções de anestésicos locais para injeção intra-articular, a fim de prolongar a duração da analgesia após artroscopia do joelho.

10. Uma analgesia multimodal eficaz no pós-operatório facilita a rápida reabilitação física precoce, o que maximiza a amplitude de movimento após a cirurgia e previne aderências das articulações após a artroplastia do joelho.

11. O bloqueio do plexo braquial interescalênico com ou sem um cateter perineural é ideal para procedimentos no ombro. Bloqueios mais distais, como do tronco superior ou o bloqueio supraclavicular e o "bloqueio do ombro" (p. ex., bloqueios dos nervos supraescapular e axilar), são alternativas. Mesmo quando a anestesia geral é administrada, o bloqueio de nervos periféricos ou do plexo braquial pode complementar a anestesia ao proporcionar relaxamento muscular e analgesia eficaz nos períodos intra e pós-operatório.

A cirurgia ortopédica apresenta muitos desafios anestésicos. Os pacientes podem ser tanto recém-nascidos com deformidades congênitas dos membros, adolescentes com lesões relacionadas à prática de esporte quanto adultos que passam por procedimentos que vão desde a remoção de uma pequena massa de tecido mole até a substituição de uma articulação, ou pacientes de qualquer idade em razão de câncer ósseo ou fratura traumática, e há uma ampla variedade de comorbidades. Este capítulo aborda questões relacionadas ao cuidado perioperatório de pacientes submetidos a procedimentos cirúrgicos ortopédicos mais comuns. Por exemplo, pacientes com fraturas em ossos longos estão predispostos a ter síndrome de embolia gordurosa. Os pacientes correm maior risco de tromboembolismo venoso após cirurgias na região pélvica, no quadril e em outros membros inferiores. O uso de cimento ósseo durante artroplastias pode causar instabilidade hemodinâmica. O emprego de torniquetes nos membros diminui a perda de sangue, mas apresenta riscos adicionais. Os cuidados perioperatórios de pacientes submetidos a procedimentos na coluna cervical e nas regiões torácica e lombar são discutidos no Capítulo 27.

As técnicas anestésicas neuroaxiais e regionais como um todo desempenham um papel importante na redução da incidência de tromboembolismo perioperatório e de outras complicações, fornecendo analgesia pós-operatória e facilitando a reabilitação precoce e a alta hospitalar. Avanços nas técnicas cirúrgicas, como abordagens minimamente invasivas para cirurgias no joelho e no quadril, estão exigindo modificações no manejo anestésico e perioperatório para facilitar a alta durante a noite ou no mesmo dia da cirurgia de pacientes que antes precisavam ficar internados no hospital por dias. É impossível tratar de todas as implicações anestésicas de cada uma das cirurgias ortopédicas existentes em um único capítulo; por isso, o foco deste capítulo diz respeito às considerações e estratégias mais comuns de manejo perioperatório no cuidado anestésico de pacientes submetidos a determinados procedimentos cirúrgicos ortopédicos.

CONSIDERAÇÕES DE MANEJO PERIOPERATÓRIO NA CIRURGIA ORTOPÉDICA

Cimento ósseo

O *polimetilmetacrilato*, conhecido como cimento ósseo, é frequentemente empregado em artroplastias. O cimento ósseo pode interdigitar-se dentro dos interstícios do osso esponjoso e ligar de maneira eficaz o implante protético ao osso do paciente. A mistura de pó de metilmetacrilato polimerizado com monômero líquido de metilmetacrilato causa a polimerização e a reticulação das cadeias poliméricas. Essa reação exotérmica leva ao endurecimento do cimento e à expansão contra os componentes protéticos. A hipertensão intramedular resultante (> 500 mmHg) pode causar embolização da gordura, da medula óssea, do cimento e do ar nos canais venosos. A absorção sistêmica do monômero residual de metilmetacrilato pode produzir vasodilatação e diminuição na resistência vascular sistêmica. A liberação de tromboplastina tecidual pode desencadear a agregação das plaquetas, a formação de microtrombos embólicos e a instabilidade cardiovascular como resultado da circulação de substâncias vasoativas. No entanto, a maioria dos pacientes não apresenta resposta adversa à aplicação de cimento ósseo.

(1) As manifestações clínicas da *síndrome da implantação do cimento ósseo* incluem hipóxia (aumento do *shunt* pulmonar), hipotensão, arritmias (incluindo bloqueio cardíaco e parada sinusal), hipertensão pulmonar (aumento da resistência vascular pulmonar) e diminuição do débito cardíaco. Embolias geralmente ocorrem durante a inserção da prótese femoral na artroplastia de quadril. As estratégias de tratamento para essa complicação envolvem aumento da concentração de oxigênio inspirado antes da cimentação, monitorização para manter a euvolemia e a pressão arterial em nível adequado, criação de um orifício de ventilação no fêmur distal para aliviar a pressão intramedular, realização da lavagem de alta pressão do eixo femoral para remover detritos que podem ser microembólicos, ou uso de um componente femoral que não precise de cimento.

Outro motivo de preocupação relacionado ao uso de cimento é a possibilidade de afrouxamento asséptico gradual da prótese. Os implantes sem cimento são concebidos com um revestimento poroso que permite que o osso natural cresça com eles. As próteses sem cimento oferecem a possibilidade de uma duração mais curta do procedimento cirúrgico e elimina as complicações relacionadas ao cimento. Contudo, esses implantes são mais adequados para pacientes mais jovens e ativos com boa qualidade óssea, uma vez que a formação óssea ativa é necessária, e o afrouxamento asséptico ainda é uma possível complicação. As próteses cimentadas são as melhores opções para pacientes mais velhos (> 80 anos) e menos ativos que normalmente são diagnosticados com osteoporose ou osso cortical fino. As práticas continuam evoluindo em relação à seleção de implantes cimentados e não cimentados, dependendo da articulação afetada, do paciente, da técnica cirúrgica e do surgimento de novos implantes.

Torniquetes pneumáticos

(2) O uso de um torniquete pneumático em uma extremidade bloqueia a circulação de sangue, o que pode facilitar a cirurgia. No entanto, os torniquetes podem gerar problemas, incluindo alterações

hemodinâmicas, dor, mudanças metabólicas, tromboembolismo arterial e embolia pulmonar. A pressão de insuflação, em geral, é ajustada aproximadamente a 100 mmHg acima da pressão arterial sistólica basal do paciente. A insuflação prolongada (> 2 h) pode levar à isquemia muscular e provocar rabdomiólise ou contribuir para neuropatia perioperatória. A insuflação do torniquete também está associada ao aumento da temperatura corporal de pacientes pediátricos submetidos à cirurgia de membros inferiores.

A exsanguinação de um membro inferior e a insuflação do torniquete causam uma rápida oscilação do volume sanguíneo para a circulação central. A exsanguinação bilateral de membros inferiores, embora não seja feita com frequência, pode resultar em aumentos na pressão venosa central e na pressão arterial que podem não ser bem tolerados em pacientes com ventrículos não complacentes e disfunção diastólica.

Espera-se que pacientes acordados apresentem dor causada pelo torniquete se pressões de insuflação de 100 mmHg acima da pressão arterial sistólica sejam empregadas por alguns minutos. *Durante a anestesia regional, a dor do torniquete pode ficar tão intensa que alguns pacientes pedem uma suplementação substancial de analgesia por via intravenosa, ou anestesia geral, apesar de o bloqueio que já foi empregado ser adequado para "cobrir" a incisão cirúrgica. Mesmo durante a anestesia geral, o estímulo nocivo da compressão do torniquete frequentemente é manifestado como uma pressão arterial média que cresce de maneira gradual, começando por volta de 1 hora depois da insuflação do* balonete. Sinais de ativação simpática progressiva incluem hipertensão acentuada, taquicardia e diaforese. A probabilidade de dor motivada pelo torniquete e a hipertensão associada a ele são influenciadas por muitos fatores, como a duração da insuflação do balonete, a técnica anestésica empregada (anestesia regional em relação à anestesia geral), a extensão dermatomal da anestesia ou a cobertura de nervos periféricos do bloqueio anestésico regional, a escolha do anestésico local e a dose ("densidade" do bloqueio) administrada e a suplementação com adjuvantes, seja por via intravenosa ou em combinação com soluções anestésicas locais quando for o caso.

O esvaziamento do balonete alivia inevitável e imediatamente a dor do torniquete e a hipertensão associada a ele. Na verdade, o esvaziamento do balonete pode ser acompanhado por uma diminuição abrupta da pressão venosa central e da pressão arterial. A frequência cardíaca costuma aumentar, e a temperatura central, diminuir. A eliminação dos resíduos metabólicos acumulados da extremidade isquêmica eleva a pressão parcial de dióxido de carbono no sangue arterial ($PaCO_2$), o dióxido de carbono expirado ($ETCO_2$) e os níveis séricos de lactato e potássio. Essas mudanças metabólicas podem causar aumento no volume-minuto do paciente que respira de maneira espontânea e, raramente, arritmias. A estase circulatória induzida pelo torniquete em uma extremidade inferior pode levar ao desenvolvimento de trombose venosa profunda. A ecocardiografia transesofágica pode identificar uma embolia pulmonar subclínica (embolias miliares no átrio direito e no ventrículo direito) após o esvaziamento do torniquete, mesmo em cirurgias ortopédicas menores. Episódios raros de embolia pulmonar maciça durante a artroplastia total do joelho foram relatados em associação à insuflação e ao esvaziamento do torniquete. Os torniquetes têm sido feitos de maneira segura em pacientes com doença falciforme, embora seja necessário prestar atenção à manutenção da oxigenação, à normocapnia ou à hipocapnia, à hidratação e à normotermia.

Síndrome da embolia gordurosa

Algum grau de embolia gordurosa deve ocorrer em todas as fraturas de ossos longos. A *síndrome da embolia gordurosa* é menos frequente, mas pode ser fatal (mortalidade de 10-20%). **Em geral, ela costuma aparecer dentro de 72 horas após a fratura de ossos longos ou de ossos da região pélvica, em conjunto com a tríade de dispneia, confusão e petéquias.** Essa síndrome também pode ser observada após a ressuscitação cardiopulmonar, a alimentação parenteral com infusão lipídica e a lipoaspiração. Uma teoria a respeito da patogênese dessa síndrome propõe que os glóbulos de gordura são liberados pela interrupção das células de gordura no osso fraturado e entram na circulação por meio de lacerações dos vasos medulares. Uma outra teoria sugere que os glóbulos de gordura são quilomícrons e resultam da agregação de ácidos graxos livres circulantes, a qual é gerada por alterações no metabolismo de ácidos graxos. Independentemente da fonte, o aumento dos níveis de ácidos graxos livres pode ter um efeito tóxico na membrana alveolocapilar, levando à liberação de aminas vasoativas e prostaglandinas e ao desenvolvimento da síndrome da angústia respiratória aguda (SARA; ver Capítulo 57). Manifestações neurológicas (p. ex., agitação, confusão, estupor ou coma) são prováveis resultados do dano capilar na circulação cerebral e do edema cerebral. Esses sinais podem ser exacerbados pela hipóxia.

O diagnóstico da síndrome da embolia gordurosa é feito pela identificação de petéquias no tórax, nos membros superiores, nas axilas e na conjuntiva. Os glóbulos de gordura podem ser detectados na retina (com oftalmoscopia), na urina ou no escarro. Anormalidades de coagulação, como trombocitopenia ou períodos de coagulação prolongados, eventualmente estão presentes. A atividade da lipase sérica pode estar elevada, mas não antecipa a gravidade da doença. O envolvimento pulmonar geralmente progride de hipóxia leve e radiografia de tórax normal para hipóxia grave ou insuficiência respiratória com opacidades pulmonares difusas identificadas pela radiografia. A maioria dos sinais e sintomas clássicos da síndrome da embolia gordurosa ocorre de 1 a 3 dias após o evento inicial. Durante a anestesia geral, os sinais estão relacionados à queda do $ETCO_2$ e da saturação arterial de oxigênio e ao aumento na pressão da artéria pulmonar. O eletrocardiograma pode mostrar alterações isquêmicas do segmento ST e um padrão de sobrecarga no lado direito do coração.

O manejo da síndrome da embolia gordurosa envolve um planejamento cauteloso que antecipa o possível problema e um suporte cardiopulmonar imediato caso o problema ocorra. A estabilização precoce da fratura diminui a probabilidade de ocorrência da síndrome da embolia gordurosa e, em particular, o risco de complicações pulmonares. O tratamento de suporte consiste em terapia com oxigênio com ventilação por pressão positiva contínua para prevenir a hipóxia e em estratégias específicas de ventilação no caso de SARA. A hipotensão sistêmica demanda suporte pressórico adequado, e a administração de vasodilatadores pulmonares seletivos pode ajudar no manejo da hipertensão pulmonar. O uso de corticosteroides na prevenção ou no tratamento da síndrome da embolia gordurosa ainda é controverso.

Trombose venosa profunda e tromboembolismo

4 A TVP e a EP podem causar morbidade e mortalidade durante e após cirurgias ortopédicas, sobretudo nos procedimentos cirúrgicos que envolvem a pelve e os membros inferiores. Os fatores de risco incluem obesidade, idade superior a 60 anos, cirurgias cuja duração seja superior a 30 minutos, uso de torniquete, fratura dos membros inferiores e imobilização por mais de 4 dias. Os pacientes ortopédicos com maior risco são aqueles submetidos à cirurgia de quadril ou à artroplastia do joelho ou a cirurgias de grande porte para reparar traumas dos membros inferiores. Esses pacientes apresentarão índices de TVP entre 40 a 80% sem profilaxia. Alguns estudos relatam que a incidência de EP clinicamente relevante após cirurgias de quadril pode chegar a 20%, enquanto a de EP fatal varia de 1 a 3%. Os mecanismos fisiopatológicos subjacentes incluem estase venosa com estado hipercoagulável em virtude de respostas inflamatórias locais e sistêmicas à cirurgia.

A profilaxia farmacológica e o uso rotineiro de dispositivos mecânicos, como a compressão pneumática intermitente (CPI), demonstraram diminuir a incidência de TVP e EP. Embora a tromboprofilaxia mecânica deva ser compreendida como uma possibilidade para todos os pacientes, o uso de anticoagulantes farmacológicos deve levar em consideração o risco de sangramento. Em pacientes que têm risco alto de TVP, mas apresentam risco "normal" de sangramento, a heparina não fracionada (HNF) de baixa dose subcutânea, a varfarina ou a HBPM em adição à profilaxia mecânica pode ser administrada. Pacientes que têm risco significativamente elevado de apresentar sangramento podem ser tratados apenas com a profilaxia mecânica até que esse risco diminua. Em geral, o uso de anticoagulantes começa no dia da cirurgia em pacientes sem implante de cateter epidural. Os anticoagulantes orais diretos que inibem o fator Xa ou a trombina apresentam um início de ação rápido, são excretados pelos rins e devem ter o uso avaliado com cuidado especial no contexto da anestesia regional.

5 A anestesia neuroaxial isolada ou combinada com a anestesia geral pode diminuir as complicações relacionadas à tromboembolia por vários mecanismos, incluindo aumento do fluxo sanguíneo venoso nos membros inferiores induzido por simpatectomia, efeitos anti-inflamatórios sistêmicos dos anestésicos locais, diminuição da reatividade das plaquetas, atenuação do aumento pós-operatório do fator VIII e do fator de von Willebrand, atenuação da redução pós-operatória da antitrombina III e alterações na liberação de hormônios do estresse.

De acordo com a quarta edição das diretrizes baseadas em evidências da American Society of Regional Anesthesia and Pain Medicine sobre anestesia regional e anticoagulação, a anestesia neuroaxial não é recomendada para pacientes que fazem uso de agentes antiplaquetários, trombolíticos, fondaparinux, inibidores diretos da trombina ou de regimes terapêuticos de HBPM em razão do risco intolerável de hematoma espinal ou epidural. Em pacientes que, para o manejo da tromboprofilaxia, recebem doses de HNF de 5.000 unidades entre 2 ou 3 vezes por dia, o bloqueio neuroaxial (ou a remoção de um cateter neuroaxial) pode ser realizado dentro de 4 a 6 horas após a última dose; a dose subsequente pode ser administrada 1 hora após a remoção do cateter.

Para pacientes que recebem HBPM profilática, as diretrizes variam com base no regime terapêutico e na fase perioperatória. **6** Antes da cirurgia, técnicas neuroaxiais podem ser realizadas após o intervalo de pelo menos 12 horas de uma dose profilática. No pós-operatório, os cateteres neuroaxiais podem ser mantidos em pacientes que recebem doses profiláticas diárias, mas esses cateteres devem ser removidos depois de um intervalo de pelo menos 12 horas da última dose de heparina. Após a remoção do cateter, a dose seguinte pode ser administrada depois de 4 horas. Em pacientes que estão no período pós-operatório e recebem doses profiláticas 2 vezes ao dia, os cateteres neuroaxiais não devem ser deixados *in situ* e precisam ser removidos 4 horas ou mais antes da primeira dose de HBPM. Para doses terapêuticas de HBPM, a recomendação é esperar 24 horas a partir da última dose antes de qualquer técnica neuroaxial ser empregada. Os pacientes submetidos à terapia com varfarina não devem receber bloqueio neuroaxial, a menos que o índice normalizado internacional (INR, do inglês *international normalized ratio*) esteja normal, e os cateteres devem ser removidos quando o INR for de 1,5 ou menos. A quarta edição dessas diretrizes também sugere que essas recomendações sejam aplicadas em casos de bloqueios profundos de nervos periféricos e quando cateteres de plexos são utilizados nesses bloqueios profundos (ver seção Leituras sugeridas deste capítulo). Essas diretrizes são atualizadas constantemente. *É essencial que os anestesiologistas façam o download e utilizem o aplicativo ("app") ASRA Coags da American Society of Regional Anesthesia and Pain Medicine como se ele fosse um livro de cabeceira capaz de auxiliar nas tomadas de decisão.*

Cirurgia de quadril

Os procedimentos mais comuns realizados em quadril nos adultos são reparo de fratura de quadril, artroplastia total do quadril (ATQ) e redução fechada de luxação de quadril.

FRATURA DO FÊMUR PROXIMAL

Considerações pré-operatórias

A maioria dos pacientes com fraturas no colo do fêmur são idosos e frágeis. Eventualmente, pode aparecer um paciente jovem com um trauma significativo no fêmur ou na pelve. Estudos apontam índices de mortalidade após fratura de quadril de até 10% durante a hospitalização inicial e mais de 20% em 1 ano. Muitos desses pacientes também apresentam doenças preexistentes, como doença arterial coronariana, doença cerebrovascular, doença pulmonar obstrutiva crônica ou diabetes.

Os pacientes com fraturas do fêmur costumam estar hipovolêmicos em razão da perda oculta de sangue e ingestão oral inadequada. Em geral, as fraturas intracapsulares (subcapitais, transcervicais) estão associadas a uma perda oculta de sangue menor do que as fraturas extracapsulares (base do colo do fêmur, intertrocantérica, subtrocantérica) (**Figura 38-1**). *Um hematócrito pré-operatório normal ou limítrofe baixo pode não ser um indicativo confiável, uma vez que a hemoconcentração mascara a perda oculta de sangue.*

Outra característica dos pacientes com fratura de quadril é a presença frequente de hipóxia no pré-operatório que pode, pelo menos em parte, ocorrer em função da embolia gordurosa; esses pacientes podem ter ainda atelectasia bibasilar em virtude da imobilidade, congestão (e efusão) pulmonar em razão da insuficiência cardíaca congestiva, consolidação graças a uma infecção ou condição pulmonar preexistente, como doença pulmonar obstrutiva crônica.

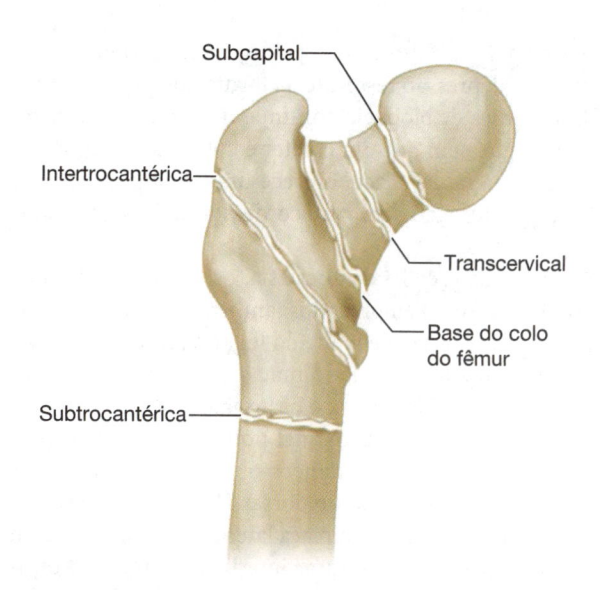

FIGURA 38-1 A perda de sangue na fratura de quadril depende da localização da fratura (subtrocantérica, intertrocantérica > base do colo do fêmur > transcervical, subcapital) porque a cápsula restringe a perda de sangue ao atuar como um torniquete.

Manejo intraoperatório

A escolha entre a anestesia regional (espinal ou epidural) e a anestesia geral foi extensivamente avaliada para a cirurgia de fratura de quadril. Uma metanálise de 15 ensaios clínicos randomizados demonstrou uma redução na TVP pós-operatória e na mortalidade em 1 mês quando a anestesia regional foi empregada, mas essas vantagens não duram mais de 3 meses. Uma pesquisa com um grande número de sujeitos que envolveu mais de 50.000 pacientes no estado de Nova York que receberam tratamento em razão de fratura de quadril também não identificou diferença na mortalidade no período de 30 dias com base na técnica anestésica empregada, mas o tempo de internação de pacientes que receberam anestesia regional foi um pouco mais curto. Um extenso estudo prospectivo multicêntrico não encontrou diferença entre a anestesia espinal e a anestesia geral em termos de mortalidade no período de 60 dias ou incidência de estado de confusão mental (*delirium*).

A técnica anestésica regional, com ou sem anestesia geral concomitante, costuma ter a vantagem de controlar a dor no pós-operatório. Se a anestesia espinal estiver planejada, anestésicos locais hipobáricos ou isobáricos facilitam o posicionamento do paciente, uma vez que ele pode permanecer na mesma posição tanto para o bloqueio quanto para a cirurgia. Opioides intratecais, como a morfina, podem prolongar a analgesia pós-operatória, mas exigem monitorização pós-operatória rigorosa em razão da depressão respiratória tardia que pode ocorrer. Uma técnica de bloqueio contínuo de nervos periféricos, como aquela em que um cateter é colocado no compartimento da fáscia ilíaca, oferece uma analgesia seletiva de longa duração sem o risco desses efeitos colaterais respiratórios.

Além da escolha da anestesia, os tipos de redução e fixação que serão empregados também precisam ser avaliados. Essa decisão depende do lugar da fratura, do grau de deslocamento, do estado funcional pré-operatório do paciente e da preferência do cirurgião. Fraturas sem deslocamento do fêmur proximal podem ser tratadas pela fixação com pinos percutâneos ou parafusos canulados com o paciente em decúbito dorsal. Um parafuso de compressão do quadril e uma placa lateral são utilizados com maior frequência em fraturas intertrocanterianas. Fraturas intracapsulares com deslocamento podem demandar fixação interna, hemiartroplastia ou artroplastia total do quadril (**Figura 38-2**). O tratamento cirúrgico de fraturas extracapsulares do quadril é realizado por meio da colocação de um implante extramedular (p. ex., parafuso deslizante e placa) ou de uma haste intramedular.

A hemiartroplastia e a artroplastia total do quadril são cirurgias mais demoradas e invasivas do que a maioria dos outros procedimentos ortopédicos. Em geral, elas são realizadas com o paciente em decúbito lateral e estão associadas a maior perda de sangue, o que pode resultar em alterações hemodinâmicas maiores, sobretudo se o cimento for usado. O acesso venoso deve possibilitar a realização de uma transfusão rápida.

ARTROPLASTIA TOTAL DE QUADRIL
Considerações pré-operatórias

A maioria dos pacientes submetidos à ATQ apresenta osteoartrite (doença degenerativa das articulações), fratura de quadril, necrose avascular ou condições autoimunes, como artrite reumatoide (AR). A osteoartrite é uma doença degenerativa que afeta a superfície articular das articulações (em geral, dos quadris e dos joelhos). A etiologia da osteoartrite pode estar relacionada a traumas repetitivos nas articulações. Como a osteoartrite também pode ser manifestada na coluna vertebral, a manipulação do pescoço durante a intubação traqueal deve ser mínima para evitar compressão das raízes nervosas ou protrusão do disco.

A AR é caracterizada pela destruição articular mediada pelo sistema imune, com inflamação crônica e progressiva das membranas sinoviais, ao contrário do desgaste articular da osteoartrite. A AR é uma doença sistêmica que afeta múltiplos órgãos (**Tabela 38-1**). A AR frequentemente afeta as pequenas articulações das mãos, dos punhos e dos pés, resultando em deformidades graves.

Casos extremos de AR afetam praticamente todas as membranas sinoviais, incluindo as da coluna cervical e da articulação temporomandibular. A *subluxação atlantoaxial*, diagnosticada por meio de radiografia, pode levar à

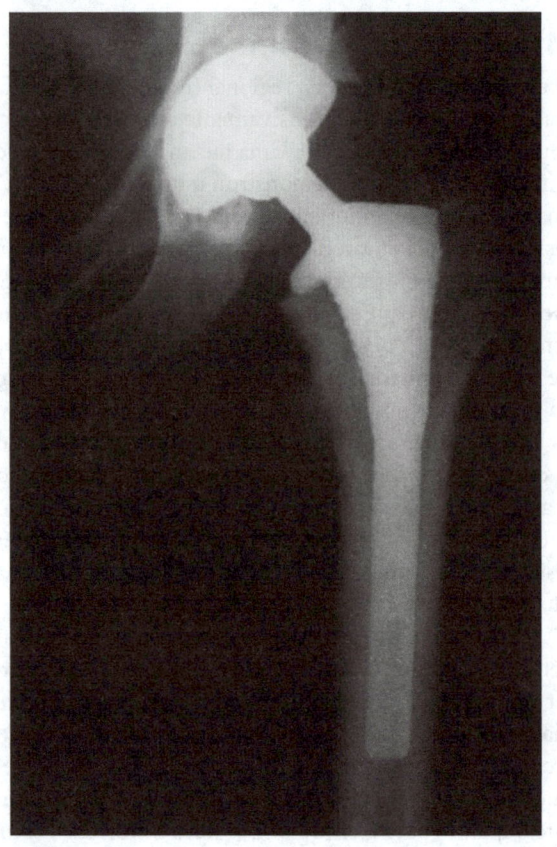

FIGURA 38-2 Artroplastia total do quadril não cimentada.

TABELA 38-1 Manifestações sistêmicas da artrite reumatoide

Sistema orgânico	Anormalidades
Cardiovascular	Espessamento e derrame pericárdico, miocardite, arterite coronária, defeitos de condução, vasculite, fibrose da valva cardíaca (regurgitação aórtica)
Pulmonar	Derrame pleural, nódulos pulmonares, fibrose pulmonar intersticial
Hematopoiético	Anemia, eosinofilia, disfunção plaquetária (em razão do uso de ácido acetilsalicílico), trombocitopenia
Endócrino	Insuficiência suprarrenal (em razão do uso de glicocorticoides), sistema imune comprometido
Dermatológico	Pele fina e atrófica em razão da doença e de fármacos imunossupressores

protrusão do processo odontoide no forame magno durante a intubação, comprometendo o fluxo sanguíneo vertebral e comprimindo a medula espinal ou o tronco cerebral (Figura 38-3). Radiografias laterais de flexão e extensão da coluna cervical devem ser feitas antes da cirurgia de pacientes com AR grave que fazem uso de esteroides ou outra terapia imunossupressora, incluindo fármacos à base de metotrexato. Se houver instabilidade atlantoaxial, a intubação deve ser realizada com estabilização alinhada utilizando laringoscopia por vídeo ou por fibra óptica. O envolvimento de uma articulação temporomandibular pode limitar a mobilidade da mandíbula e a amplitude do movimento a ponto de impossibilitar a intubação orotraqueal convencional. A rouquidão ou o estridor inspiratório podem indicar um estreitamento da abertura glótica causado pela artrite cricoaritenóidea. Essa condição pode levar à obstrução das vias aéreas pós-extubação, mesmo quando um tubo traqueal de diâmetro menor é usado.

Pacientes com AR ou osteoartrite costumam receber fármacos anti-inflamatórios não esteroides (AINEs) para o controle da dor. Esses fármacos podem ter efeitos colaterais graves, como sangramento gastrintestinal, toxicidade renal e disfunção plaquetária.

Manejo intraoperatório

A ATQ apresenta várias etapas cirúrgicas, incluindo o posicionamento do paciente (geralmente em decúbito lateral), o deslocamento e a remoção da cabeça do fêmur, o alargamento do acetábulo e a inserção de uma cúpula acetabular protética (com ou sem cimento), o alargamento do fêmur e a inserção de um componente femoral (cabeça do fêmur e haste) no eixo femoral com ou sem cimento. A ATQ está associada a três complicações que podem ser fatais: síndrome da implantação do cimento ósseo, hemorragia durante e após a cirurgia e tromboembolismo venoso. Portanto, a monitorização arterial invasiva pode ser fundamental para certos pacientes submetidos a esses

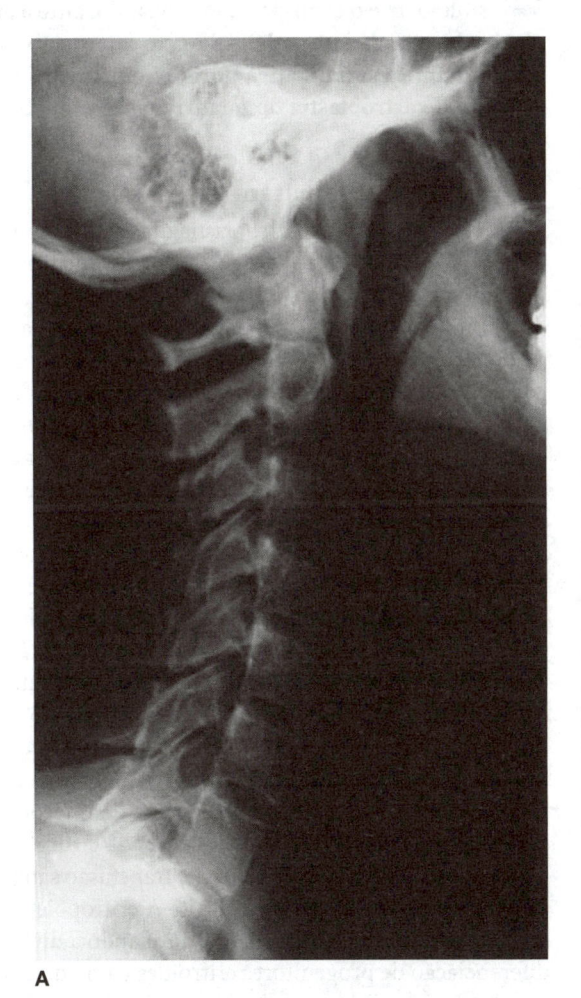

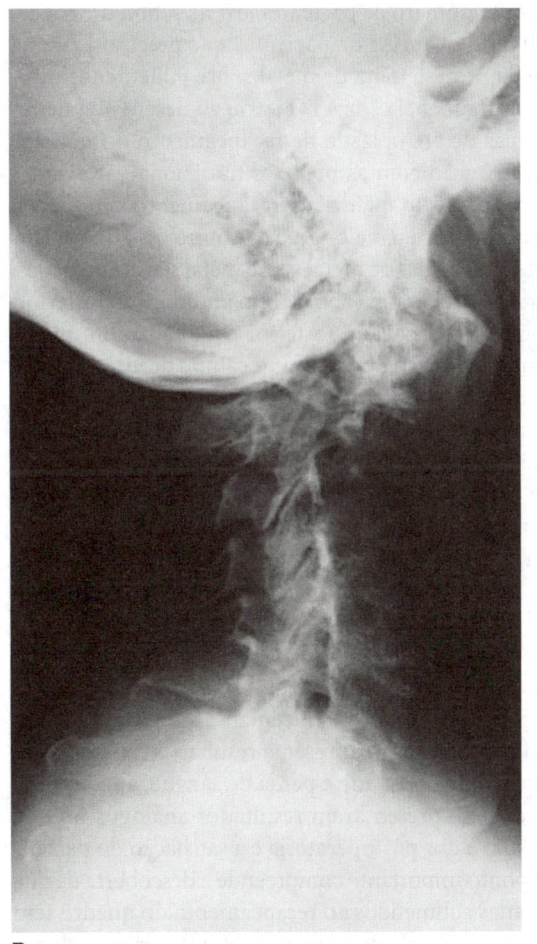

FIGURA 38-3 Como a instabilidade da coluna cervical pode ser assintomática, radiografias em perfil da coluna cervical são obrigatórias para pacientes com artrite reumatoide grave. **A**: Radiografia em perfil da coluna cervical normal. **B**: Radiografia em perfil da coluna cervical de um paciente com artrite reumatoide; observe a instabilidade grave de C1-C2.

procedimentos. A anestesia geral, a anestesia neuroaxial ou uma combinação de técnicas anestésicas possibilita condições cirúrgicas adequadas. A anestesia neuroaxial com ou sem anestesia geral para a ATQ é recomendada por um consenso internacional com base em dados que comprovam que a mortalidade e a incidência de complicações pós-operatórias, como infecções de todas as causas, lesão (insuficiência) renal aguda e tromboembolismo, diminuem. A administração neuroaxial de opioides, como morfina ou hidromorfona, no período perioperatório aumenta a duração da analgesia no pós-operatório. Diretrizes clínicas mais recentes indicam a administração rotineira de ácido tranexâmico antes da incisão para reduzir a perda de sangue. As duas vias de administração intravenosa e tópica apresentam evidências; no entanto, um regime de múltiplas doses não demonstrou influenciar consistentemente a quantidade de perda sanguínea ou a necessidade de transfusão sanguínea em comparação com uma única dose.

A. Artroplastia de recapeamento do quadril

O crescente número de pacientes jovens submetidos à artroplastia do quadril e de pacientes que precisam fazer a revisão da prótese (feita de metal sobre polietileno) utilizada com frequência em ATQ levou ao desenvolvimento de técnicas de artroplastia de recapeamento do quadril. Em comparação com as próteses tradicionais utilizadas em artroplastia do quadril, o recapeamento do quadril consegue manter em maior grau o próprio osso do paciente. Próteses híbridas de metal sobre metal são empregadas. A cirurgia pode ter uma abordagem anterior ou posterior, sendo que a abordagem posterior é adotada com maior frequência em razão de otimizar o campo de visão do médico. Como a cabeça do fêmur permanece intacta, o deslocamento e o reposicionamento do paciente durante a cirurgia podem, em teoria, comprometer o suprimento de sangue para o osso em questão. Na abordagem posterior, o paciente é colocado em decúbito lateral, posição parecida com a utilizada na artroplastia tradicional do quadril.

Os resultados relacionados ao recapeamento do quadril em relação à ATQ tradicional são controversos. Estudos prospectivos não identificaram a existência de diferenças na marcha ou no equilíbrio postural 3 meses após o procedimento. Uma metanálise apontou que o recapeamento do quadril apresenta resultados melhores em termos de funcionalidade e perda de sangue, apesar de as duas técnicas apresentarem resultados análogos no que diz respeito à dor pós-operatória e à satisfação do paciente. Um ponto importante compreende a descoberta de que os pacientes submetidos ao recapeamento do quadril têm quase o dobro de chances de necessitar de cirurgia de revisão do que aqueles submetidos à artroplastia tradicional do quadril. Existe uma maior incidência de afrouxamento asséptico dos componentes (possivelmente em virtude da hipersensibilidade ao metal) e de fratura do colo do fêmur, sobretudo em pacientes do sexo feminino. Por fim, a presença de detritos de metal no espaço articular (em razão do desgaste gerado pelo contato do metal sobre metal) levou à redução do emprego dessas próteses e desse procedimento. O monitoramento dos níveis séricos de cobalto e cromo é indicado para esses pacientes. Reações adversas locais nos tecidos, incluindo o acúmulo anormal de líquido e os pseudotumores, também podem ocorrer em razão desses detritos de metal que, o quanto antes forem identificados, melhor, para evitar danos permanentes aos músculos, ossos e tecidos moles.

B. Artroplastia bilateral

A artroplastia bilateral do quadril pode ser realizada de forma segura como um procedimento combinado em pacientes saudáveis, desde que não haja embolização pulmonar significativa após a inserção do primeiro componente femoral. A monitorização pode ser feita por meio de ecocardiografia. **A comunicação efetiva entre o anestesiologista e o cirurgião é essencial durante a artroplastia bilateral do quadril. Se ocorrer instabilidade hemodinâmica significativa durante o primeiro procedimento de artroplastia do quadril, o segundo deve ser adiado.**

C. Artroplastia de revisão

A cirurgia de revisão da artroplastia do quadril muitas vezes está associada a uma perda de sangue muito maior do que a do procedimento inicial. A perda de sangue depende de muitos fatores, incluindo a experiência e a habilidade do cirurgião. Evidências sugerem que a perda de sangue pode ser menor durante uma cirurgia de quadril se a anestesia neuroaxial (p. ex., anestesia espinal ou anestesia epidural) for empregada em comparação com a anestesia geral, mesmo que a média da pressão arterial seja semelhante. O mecanismo ainda é desconhecido. Dado que a necessidade de transfusão de sangue é uma possibilidade no período perioperatório, a doação autóloga antes da cirurgia e a recuperação de sangue durante o procedimento cirúrgico podem ser consideradas. A administração pré-operatória de vitaminas B_{12} e K e de ferro pode tratar formas leves de anemia crônica. De maneira alternativa, uma infusão intravenosa de ferro pode ser administrada. Por fim, uma opção mais dispendiosa, a eritropoietina humana recombinante, empregada na forma de injeções subcutâneas aplicadas semanalmente antes da cirurgia, também pode diminuir a necessidade de transfusão sanguínea alogênica no período perioperatório. A eritropoietina aumenta a produção de hemácias, estimulando a divisão e a diferenciação de progenitores eritroides na medula óssea. A manutenção da temperatura corporal dentro da faixa normal durante a cirurgia de artroplastia do quadril também reduz a perda de sangue.

D. Artroplastia minimamente invasiva

A cirurgia assistida por computador (CAC) é uma proposta para melhorar os resultados cirúrgicos e promover a reabilitação precoce por meio do uso de técnicas minimamente invasivas empregando implantes sem cimento, embora essa abordagem não tenha sido amplamente adotada. *Softwares* de computador podem reconstruir com precisão imagens tridimensionais de ossos e tecidos moles com base em radiografia, fluoroscopia, tomografia computadorizada ou ressonância magnética. O computador combina imagens pré-operatórias ou informações de planejamento com base na posição do paciente na mesa de cirurgia. Dispositivos de rastreamento são fixados nos ossos-alvo (**Figura 38-4**) e nos instrumentos utilizados durante a cirurgia, e o sistema de navegação utiliza câmeras ópticas e diodos emissores de luz infravermelha para detectar as posições necessárias. Portanto, a CAC permite a colocação precisa de próteses por meio de incisões menores, o que diminui o dano tecidual e muscular, podendo resultar em menos dor e em uma reabilitação mais rápida. Na abordagem lateral, uma única incisão é feita com o paciente em decúbito lateral (ver **Figura 38-4**), ao passo que, na abordagem anterior, duas incisões pequenas (uma para o componente acetabular e outra para o componente femoral) são feitas com o paciente em decúbito dorsal. Nenhuma evidência demonstra vantagem nos resultados obtidos por meio da CAC.

E. Artroscopia de quadril

Nos últimos anos, a artroscopia de quadril popularizou-se como uma alternativa minimamente invasiva à artrotomia aberta para uma variedade de indicações cirúrgicas, como impacto femoroacetabular (IFA), lesão labral acetabular, corpos livres intra-articulares e osteoartrite. Atualmente, existem evidências na literatura que corroboram a artroscopia de quadril para IFA; porém, para outros casos, os indícios existentes ainda são insuficientes.

REDUÇÃO FECHADA DE LUXAÇÃO DE QUADRIL

Existe uma incidência de 3% de luxação de quadril após artroplastia primária do quadril e uma incidência de 20% após a cirurgia de revisão da artroplastia total do quadril. *Uma vez que menos força é necessária para deslocar um quadril que tem prótese, pacientes com próteses de quadril precisam de cuidados especiais durante o posicionamento em procedimentos cirúrgicos subsequentes.* Flexão de quadril extensa, rotação interna e adução aumentam o risco de luxação. As luxações de quadril podem ser corrigidas com redução fechada facilitada por breve anestesia geral intravenosa, muitas vezes administrada em ambiente fora da sala cirúrgica, com monitorização adequada (p. ex., unidade de emergência). O relaxamento muscular temporário pode ser induzido por succinilcolina, se necessário, para facilitar a redução quando a musculatura do quadril estiver muito contraída. A sedação profunda ou a anestesia geral deve ser administrada por profissionais devidamente qualificados e credenciados, utilizando monitorização básica indicada pela ASA e com equipamentos e suplementos disponíveis para o manejo das vias aéreas de forma imediata. O sucesso da redução é confirmado por meio de radiografia.

Cirurgia de joelho

As cirurgias de joelho realizadas com maior frequência são a artroscopia e a artroplastia total ou parcial.

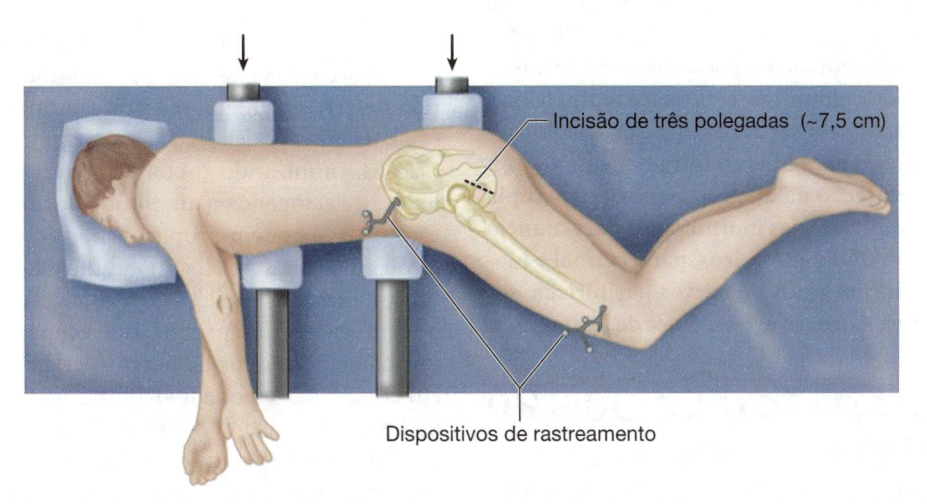

FIGURA 38-4 Artroplastia total do quadril minimamente invasiva: abordagem lateral. Observe a pequena incisão de três polegadas (~7,5 cm) e os dispositivos de rastreamento para o sistema de navegação da CAC.

ARTROSCOPIA DO JOELHO
Considerações pré-operatórias
A artroscopia revolucionou os procedimentos cirúrgicos de várias articulações, como quadril, joelho, ombro, tornozelo, cotovelo e punho. Artroscopias são geralmente realizadas como procedimentos ambulatoriais. Embora o paciente que costuma ser submetido à artroscopia do joelho seja com frequência considerado um atleta jovem e saudável, a artroscopia do joelho também pode ser realizada em pacientes idosos com múltiplos problemas médicos.

Manejo intraoperatório
Um campo cirúrgico sem sangue facilita a cirurgia artroscópica. A cirurgia de joelho tende a se beneficiar do torniquete pneumático, embora o uso seja opcional. A cirurgia é realizada como um procedimento ambulatorial. Técnicas anestésicas que costumam ser empregadas são: anestesia geral, anestesia neuroaxial, bloqueio de nervos periféricos, injeções periarticulares ou intra-articulares com soluções de anestésicos locais com ou sem adjuvantes combinados com sedação analgésica por via intravenosa.

Para pacientes submetidos à artroscopia de joelho, as técnicas anestésicas neuroaxiais incluem anestesia epidural e anestesia espinal. No entanto, na cirurgia ambulatorial, o tempo de alta de um paciente que recebeu a anestesia neuroaxial pode ser maior em comparação ao de um paciente que recebeu a anestesia geral.

Manejo da dor no pós-operatório
A recuperação bem-sucedida de um paciente que foi operado em ambiente ambulatorial depende de quão rápido ele conseguiu andar, da analgesia adequada, da administração de uma quantidade mínima de sedação, da náusea e do vômito. Técnicas que não utilizam altas doses de opioides sistêmicos são obviamente preferíveis. A bupivacaína ou ropivacaína intra-articular em geral propiciam analgesia satisfatória por várias horas após a cirurgia.

9 Há diversas combinações possíveis de adjuvantes, como opioides, clonidina, cetorolaco, epinefrina e neostigmina, que podem ser acrescentados às soluções de anestésicos locais para injeção intra-articular, a fim de prolongar a duração da analgesia após artroscopia do joelho. Outras estratégias multimodais para manejo da dor englobam AINEs sistêmicos, paracetamol e bloqueios únicos ou contínuos de nervos periféricos, sobretudo para a reconstrução artroscópica de ligamentos.

ARTROPLASTIA TOTAL DE JOELHO
Considerações pré-operatórias
Pacientes submetidos à artroplastia total de joelho (ATJ) (**Figura 38-5**) costumam apresentar comorbidades semelhantes às daqueles que são submetidos à ATQ.

Manejo intraoperatório
Durante a ATJ, os pacientes ficam em decúbito dorsal, e a perda sanguínea ao longo da cirurgia é reduzida em razão do torniquete. Recomenda-se o emprego da técnica anestésica neuroaxial, uma vez que ela está associada a índices mais baixos de infecções de várias causas, de lesão renal aguda, de insuficiência renal, de complicações pulmonares e tromboembólicas e de quedas quando comparada à anestesia geral. A síndrome da implantação do cimento ósseo após a inserção de uma prótese de fêmur pode ocorrer, mas é menos provável do que durante a ATQ. A presença de êmbolos na circulação sistêmica após a liberação do torniquete pode contribuir para a hipotensão sistêmica. A administração de ácido tranexâmico antes da incisão é recomendada para reduzir o sangramento cirúrgico, semelhante à ATQ.

10 Em geral, a dor é mais intensa e duradoura depois da ATJ do que após a ATQ. Uma analgesia multimodal eficaz no pós-operatório facilita a reabilitação física precoce, o que maximiza a amplitude de movimento após a cirurgia e previne aderências das articulações após a artroplastia do joelho. É importante manter o controle da dor e preservar o estado de alerta e cooperação do paciente durante a fisioterapia. A analgesia epidural pode ser uma opção adequada após a ATJ bilateral, dependendo do anticoagulante utilizado na profilaxia de casos de alto risco. *Para a artroplastia unilateral do joelho, os cateteres perineurais proporcionam uma analgesia equivalente à dos cateteres epidurais, enquanto os cateteres perineurais provocam menos efeitos colaterais (p. ex., prurido, náusea e vômito, retenção urinária ou tontura ortostática) e são propensos a facilitar a deambulação precoce.* O desempenho de analgesia regional no período pré-operatório em uma "sala de bloqueio" ou em uma unidade de indução pode minimizar atrasos na sala de cirurgia (**Figura 38-6**).

A artroplastia unicompartimental ou parcial do joelho e a artroplastia do joelho minimamente invasiva com abordagens que visam à economia muscular já foram descritas na literatura. Em determinados pacientes, essas técnicas podem reduzir o dano muscular do quadríceps, otimizando o cumprimento precoce dos objetivos relacionados à amplitude dos movimentos e do caminhar, e podem propiciar internações de curta duração ou até mesmo alta no mesmo dia em casos específicos. O manejo anestésico e a analgesia pós-operatória podem acelerar e aprimorar a recuperação. Bloqueios únicos ou contínuos de nervos periféricos, isolados ou em combinação, podem viabilizar o controle de dor de maneira direcionada e tornar a reabilitação mais rápida. Cateteres de bloqueio contínuo de nervos periféricos com infusões subsequentes de anestésicos locais perineurais mostraram-se capazes de diminuir o tempo de alta para a ATJ. O manejo de cateteres perineurais demanda

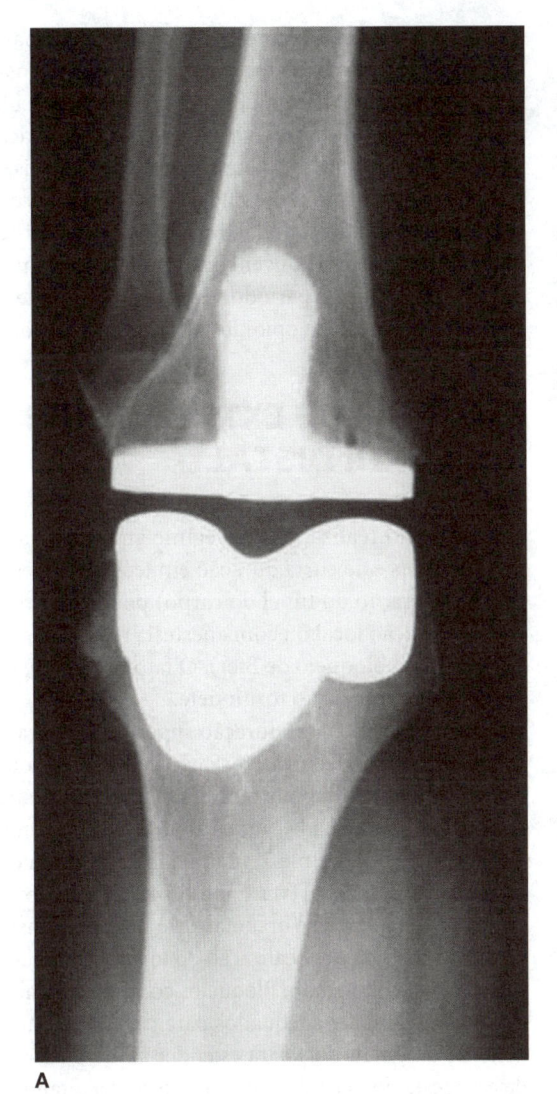

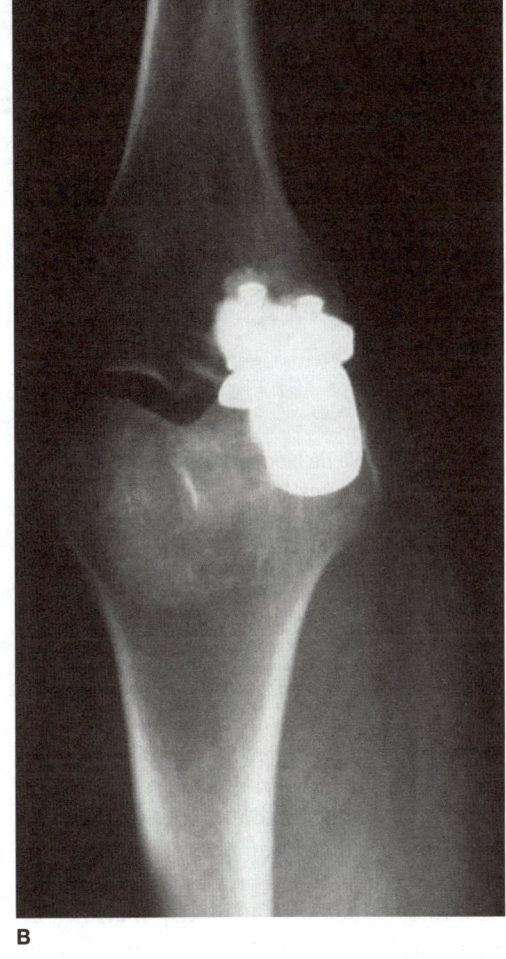

FIGURA 38-5 Artroplastia total (**A**) e parcial (**B**) do joelho.

uma abordagem proativa da equipe hospitalar com uma cobertura integral de 24 horas por dia, 7 dias por semana e 365 dias por ano.

Entre as complicações pós-operatórias relacionadas aos procedimentos de artroplastia de membros inferiores, as quedas que podem acontecer com o paciente compreendem o maior foco de preocupação, e programas abrangentes de prevenção de quedas devem ser implementados onde quer que essas cirurgias sejam realizadas, independentemente de os pacientes receberem anestesia regional ou não. Os opioides intratecais para o controle da dor no pós-operatório também são amplamente empregados em programas de recuperação mais elaborados. Por fim, a analgesia pós-operatória na forma de infiltração de anestésico local periarticular feita pelos cirurgiões, com ou sem adjuvantes, costuma ser administrada e corroborada por evidências.

Cirurgia nas extremidades superiores

Procedimentos nas extremidades superiores abrangem aqueles relacionados a distúrbios do ombro (p. ex., síndrome do impacto subacromial ou lesões do manguito rotador), fraturas traumáticas, síndromes de compressão de nervos (p. ex., síndrome do túnel do carpo) e doenças articulares autoimunes ou degenerativas.

CIRURGIA DE OMBRO

As cirurgias de ombro podem ser abertas ou artroscópicas. Esses procedimentos costumam ser realizados com o paciente na posição sentada ("cadeira de praia") ou, com menor frequência, em decúbito lateral. *A posição da*

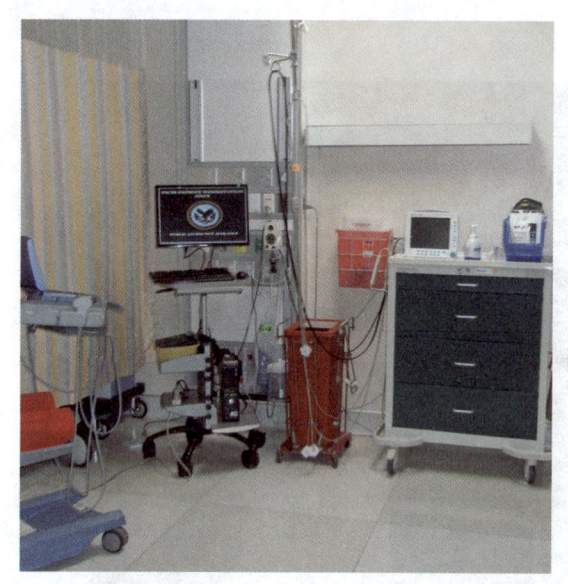

FIGURA 38-6 Uma "sala de bloqueio" pode estar localizada em uma área de avaliação pré-anestésica, em uma sala de indução ou e uma unidade de recuperação pós-anestésica e deve oferecer monitorização padrão (conforme estabelecido pela American Society of Anesthesiologists) e ampla armazenagem de suprimentos e equipamentos de anestesia regional.

cadeira de praia pode estar associada a menor ocorrência de perfusão cerebral. Cegueira, acidente vascular cerebral e até morte cerebral estão descritos na literatura, o que reforça a necessidade de medir com precisão a pressão arterial ao nível do cérebro. Ao utilizar monitorização não invasiva da pressão arterial, o manguito deve ser colocado na parte superior do braço, porque a pressão arterial sistólica aferida na panturrilha pode ser 40 mmHg mais alta do que a pressão aferida na parte do músculo braquial no mesmo paciente. Se o cirurgião solicitar a hipotensão controlada, a monitorização intra-arterial da pressão arterial deve ser realizada, e o transdutor precisa ser colocado ao nível do tronco encefálico (meato externo do ouvido).

11 **O bloqueio do plexo braquial interescalênico com ou sem um cateter perineural é ideal para procedimentos no ombro.** Bloqueios mais distais, como do tronco superior ou o bloqueio supraclavicular e o "bloqueio do ombro" (p. ex., bloqueios dos nervos supraescapular e axilar), são alternativas. Mesmo quando a anestesia geral é administrada, o bloqueio de nervos periféricos ou do plexo braquial pode complementar a anestesia ao proporcionar relaxamento muscular e analgesia eficaz nos períodos intra e pós-operatório.

A inserção pré-operatória de um cateter perineural com infusão subsequente de uma solução diluída de anestésico local possibilita a analgesia pós-operatória entre 48 e 72 horas com a maioria das bombas descartáveis de reservatório fixo após procedimentos artroscópicos ou abertos no ombro (ver Capítulo 46). Outra alternativa é o cirurgião inserir um cateter subacromial que proporciona infusão contínua de anestésico local para a analgesia pós-operatória. A colocação direta de cateteres intra-articulares na articulação glenoumeral com infusão de bupivacaína foi associada à condrólise glenoumeral em pesquisas feitas com humanos e animais e não é uma técnica recomendada. A analgesia multimodal, incluindo AINEs sistêmicos, paracetamol (se não houver contraindicação) e infusões de anestésicos locais no período perioperatório, pode ajudar a reduzir o emprego de opioides no pós-operatório.

CIRURGIA DE EXTREMIDADE SUPERIOR DISTAL

Procedimentos cirúrgicos de extremidade superior distal, em geral, são realizados em regime ambulatorial. Cirurgias menores e de curta duração em tecidos moles da mão (p. ex., liberação do túnel do carpo) podem ser realizadas com infiltração local ou com anestesia regional intravenosa (ARIV, ou bloqueio de Bier). O fator que pode limitar a ARIV é a tolerância ao torniquete.

Para cirurgias com duração superior a 1 hora ou para procedimentos mais invasivos envolvendo ossos ou articulações, o bloqueio do plexo braquial é a técnica anestésica regional mais adequada. Várias abordagens podem ser usadas para anestesiar o plexo braquial para cirurgia de extremidade superior distal (ver Capítulo 46). A seleção da técnica de bloqueio do plexo braquial deve levar em consideração o sítio da cirurgia e a localização do torniquete pneumático, caso ele seja empregado. Bloqueios contínuos de nervos periféricos podem ser adequados para procedimentos hospitalares e ambulatoriais para estender ainda mais a duração da analgesia no período pós-operatório, facilitando a fisioterapia ou o período pós-operatório também. Bloqueios do plexo braquial em geral não anestesiam a distribuição do nervo intercostobraquial, portanto, a infiltração subcutânea de anestésico local pode ser necessária para procedimentos que envolvam a parte medial superior do braço.

Considerações anestésicas para cirurgia distal de extremidade superior devem abranger a posição do paciente e o uso de um torniquete pneumático. A maioria dos procedimentos pode ser realizada com o paciente em decúbito dorsal; o braço operado abduzido em 90° e repousando sobre uma mesa; e a mesa da sala de cirurgia deve ser colocada em 90° para posicionar o braço operado no centro da sala. Exceções a essa regra em geral compreendem cirurgias ao redor do cotovelo e, para determinados procedimentos, o paciente deve ficar em decúbito lateral ou, até mesmo, em decúbito ventral. Como os pacientes muitas vezes recebem alta no mesmo dia, o manejo perioperatório deve se concentrar em garantir a recuperação rápida e o controle efetivo da dor, sem dores ou náuseas significativas (ver Capítulo 44).

DISCUSSÃO DE CASO

Manejo de perda de sangue em testemunhas de Jeová

Um paciente do sexo masculino de 58 anos que é testemunha de Jeová será submetido à hemipelvectomia para ressecamento de um tumor ósseo maligno (sarcoma osteogênico). O paciente recebeu quimioterapia com vários fármacos, incluindo doxorrubicina, nos últimos 2 meses. Ele não tem outras questões de saúde, e o hematócrito pré-operatório é de 47%.

Como o atendimento a pacientes que são testemunhas de Jeová pode ser desafiador à equipe de anestesia?

As testemunhas de Jeová, uma comunidade de mais de 1 milhão de norte-americanos, são contra a administração de sangue por qualquer motivo. Essa objeção baseia-se na interpretação deles a respeito da Bíblia ("Que vos abstenhais [...] do sangue", Atos 15:28,29), e não por motivos médicos (p. ex., receio de hepatite). Médicos e enfermeiros devem honrar o princípio da autonomia: os pacientes têm a palavra final sobre o que é feito com eles. As testemunhas de Jeová normalmente assinam uma declaração de renúncia que isenta os médicos da responsabilidade de quaisquer consequências relacionadas à recusa de sangue.

Quais fluidos intravenosos as testemunhas de Jeová aceitarão?

As testemunhas de Jeová abstêm-se de sangue e hemocomponentes (p. ex., concentrados de hemácias, plasma fresco congelado, plaquetas), mas não de soluções sem sangue. Eles aceitam soluções de reposição cristaloides, *hetastarch* e dextrana. Em geral, as testemunhas de Jeová concebem a albumina, eritropoietina (pelo uso da albumina), imunoglobulinas e preparações hemofílicas como uma questão indefinida cuja decisão depende da opinião pessoal do devoto.

Eles aceitam o uso de sangue autólogo?

De acordo com as testemunhas de Jeová, qualquer sangue removido do corpo deve ser descartado ("Não comerão o sangue; derramem-no no chão como se fosse água", Deuteronômio 12:24), não armazenado. Portanto, a prática habitual de coleta e armazenamento autólogos pré-operatórios não seria aceita. Técnicas de hemodiluição normovolêmica aguda e armazenamento de sangue durante a cirurgia são aceitas por algumas testemunhas de Jeová, desde que o sangue mantenha a continuidade com o sistema cardiovascular do próprio paciente o tempo todo. Por exemplo, até quatro unidades de sangue poderiam ser retiradas do paciente logo antes da cirurgia e armazenadas em bolsas com anticoagulantes que mantêm uma ligação constante com o corpo do paciente. O sangue poderia ser substituído por uma solução coloide ou cristaloide aceita por eles e, em seguida, reinfundido conforme necessário durante a cirurgia.

Como a incapacidade de transfusão de sangue afetaria as decisões de monitorização intraoperatória?

A hemipelvectomia envolve uma ressecção radical que pode levar à perda significativa de sangue. Isso ocorre sobretudo com tumores grandes que são extraídos por meio de uma abordagem interna mais invasiva. A colocação de cateter venoso intra-arterial e central é indicada para pacientes submetidos a esse procedimento. As técnicas que minimizam a perda de sangue durante a cirurgia (p. ex., hipotensão controlada, aprotinina) devem ser consideradas como uma opção. No caso de um paciente que é testemunha de Jeová, o manejo da anemia com risco de morte (Hb < 5 g/dL) pode ser restabelecido pela otimização do débito cardíaco, oferta e demanda de oxigênio.

Quais são os efeitos fisiológicos resultantes da anemia grave?

Presumindo a manutenção da normovolemia e a ausência de disfunção prévia significativa dos órgãos, a maioria dos pacientes tolera surpreendentemente bem a anemia grave. A diminuição da viscosidade sanguínea e a vasodilatação reduzem a resistência vascular sistêmica e aumentam o fluxo sanguíneo. O aumento do volume sistólico amplia o débito cardíaco, permitindo que a pressão arterial e a frequência cardíaca permaneçam relativamente inalteradas. Os fluxos sanguíneos coronarianos e cerebrais aumentam na ausência de doença arterial coronariana e estenose da artéria carótida. A diminuição na saturação de oxigênio venoso reflete um aumento na extração de oxigênio pelos tecidos. O escorrimento de feridas cirúrgicas como resultado de coagulopatia dilucional pode acompanhar graus extremos de anemia.

Quais são algumas das implicações anestésicas da terapia pré-operatória com doxorrubicina?

Esse agente quimioterápico de antraciclina tem efeitos colaterais cardíacos bem conhecidos, que variam desde arritmias transitórias e alterações eletrocardiográficas (p. ex., anormalidades do segmento ST e da onda T) até miocardiopatia irreversível e insuficiência cardíaca congestiva. O risco de miocardiopatia parece aumentar com uma dose cumulativa maior que 550 mg/m^2, radioterapia prévia e tratamento concomitante com ciclofosfamida. Graus leves de miocardiopatia podem ser detectados no pré-operatório com biópsia endomiocárdica, ecocardiografia ou angiografia de radionuclídeo de exercício. A outra toxicidade significativa da doxorrubicina é a mielossupressão que pode se manifestar como trombocitopenia, leucopenia e anemia.

Existem considerações especiais quanto ao manejo da dor pós-operatória em paciente testemunha de Jeová?

As testemunhas de Jeová normalmente se abstêm de qualquer droga ou fármaco que altere o estado mental, embora opioides prescritos por médicos para dor intensa sejam aceitos por alguns devotos. A inserção de um cateter epidural pode possibilitar uma analgesia aceitável com anestésicos locais, com ou sem opioides.

DIRETRIZES

Fillingham YA, Ramkumar DB, Jevsevar DS, et al. Tranexamic acid in total joint arthroplasty: the endorsed clinical practice guides of the American Association of Hip and Knee Surgeons, American Society of Regional Anesthesia and Pain Medicine, American Academy of Orthopaedic Surgeons, Hip Society, and Knee Society. *Reg Anesth Pain Med.* 2019;44:7

Horlocker TT, Vandermeuelen E, Kopp SL, Gogarten W, Leffert LR, Benzon HT. Regional anesthesia in the patient receiving antithrombotic or thrombolytic therapy: American Society of Regional Anesthesia and Pain Medicine evidence-based guidelines (fourth edition). *Reg Anesth Pain Med.* 2018;43:263.

Memtsoudis SG, Cozowicz C, Bekeris J, et al. Anaesthetic care of patients undergoing primary hip and knee arthroplasty: consensus recommendations from the International Consensus on Anaesthesia-Related Outcomes after Surgery group (ICAROS) based on a systematic review and meta-analysis. *Br J Anaesth.* 2019;123:269.

LEITURAS SUGERIDAS

Albrecht E, Mermoud J, Fournier N, Kern C, et al. A systematic review of ultrasound-guided methods for brachial plexus blockade. *Anaesthesia.* 2016;71:213.

Amundson AW, Johnson RL, Abdel MP, et al. A three-arm randomized clinical trial comparing continuous femoral plus single-injection sciatic peripheral nerve blocks versus periarticular injection with ropivacaine or liposomal bupivacaine for patients undergoing total knee arthroplasty. *Anesthesiology.* 2017;126:1139.

Andersen LØ, Kehlet H. Analgesic efficacy of local infiltration analgesia in hip and knee arthroplasty: a systematic review. *Br J Anaesth.* 2014;113:360.

Aprato A, Risitano S, Sabatini L, et al. Cementless total knee arthroplasty. *Ann Transl Med.* 2016;4:129.

Bin Abd Razak HR, Yung WY. Postoperative delirium in patients undergoing total joint arthroplasty: a systematic review. *J Arthroplasty.* 2015;30:1414.

Donaldson AJ, Thomson HE, Harper NJ, et al. Bone cement implantation syndrome. *Br J Anaesth.* 2009;102:12.

Elkassabany NM, Mariano ER. Aiming to refine the interscalene block: another bullseye or missing the mark? *Anesthesiology.* 2019;131:1207.

Guay J, Parker MJ, Gajendragadkar PR, Kopp S. Anaesthesia for hip fracture surgery in adults. *Cochrane Database Syst Rev.* 2016;(2):CD000521.

Gulihar A, Robati S, Twaij H, et al. Articular cartilage and local anaesthetic: a systematic review of the current literature. *J Orthop.* 2015;12(suppl 2):S200.

Højer Karlsen AP, Geisler A, Petersen PL, et al. Postoperative pain treatment after total hip arthroplasty: a systematic review. *Pain.* 2015;156:8.

Jones EL, Wainwright TW, Foster JD, et al. A systematic review of patient-reported outcomes and patient experience in enhanced recovery after orthopaedic surgery. *Ann R Coll Surg Engl.* 2014;96:89.

Kandarian BS, Elkassabany NM, Tamboli M, et al. Updates on multimodal analgesia and regional anesthesia for total knee arthroplasty patients. *Best Pract Res Clin Anaesthesiol.* 2019;33:111.

Mariano ER, Schatman ME. A common-sense patient-centered approach to multimodal analgesia within surgical enhanced recovery protocols. *J Pain Res.* 2019;12:3461.

Neuman M, Rosenbaum P, Ludwig, et al. Anesthesia technique, mortality, and length of stay after hip fracture surgery. *JAMA.* 2014;311:2508.

Neuman M, Feng R, Carson JL, et al. Spinal anesthesia or general anesthesia for hip surgery in older adults. N Engl J Med. 2021;385:2025.

Sershon R, Balkissoon R, Della Valle C. Current indications for hip resurfacing arthroplasty in 2016. *Curr Rev Musculoskeletal Med.* 2016;9:84.

Tria AJ, Scuderi GR. Minimally invasive knee arthroplasty: an overview. *World J Orthop.* 2015;6:804.

Van der List J, Chawla H, Joskowicz L, et al. Current state of computer navigation and robotics in unicompartmental and total knee arthroplasty: a systematic review with meta-analysis. *Knee Surg Sports Traumatol Arthros.* 2016;24:3482.

Webb C, Mariano E. Best multimodal analgesic protocol for total knee arthroplasty. *Pain Manag.* 2015;5:185.

Anestesia para trauma e cirurgia de emergência

CAPÍTULO 39

CONCEITOS-CHAVE

1. Deve-se considerar que todos os pacientes com trauma agudo estão com o estômago cheio e, portanto, apresentam maior risco de aspiração pulmonar.

2. Uma lesão da coluna cervical deve ser considerada como uma possibilidade em qualquer paciente com trauma que apresente dor no pescoço ou qualquer indício de lesão neurológica, assim como naqueles com perda de consciência, lesão significativa na cabeça ou intoxicação.

3. Em pacientes com contusão ou lesão penetrante, os profissionais da saúde devem manter a suspeita de lesão pulmonar que pode evoluir para pneumotórax hipertensivo a partir do momento em que se inicia a ventilação mecânica. Nenhum paciente com trauma pode morrer sem que um possível pneumotórax hipertensivo seja aliviado.

4. Em até 25% dos pacientes com trauma, a coagulopatia induzida por trauma (CIT) está presente logo após o trauma e antes de qualquer iniciativa de reanimação.

5. A administração equilibrada de hemácias, plasma fresco congelado e unidades de plaquetas (1:1:1) é chamada de *reanimação de controle de danos* (RCD). A administração de hemoderivados em proporções equivalentes no início da reanimação tornou-se uma abordagem aceita para evitar ou corrigir a CIT.

6. A *sobrecarga circulatória associada à transfusão* (TACO, do inglês *transfusion-related circulatory overload*) é mais perigosa para pacientes com trauma decorrente da RCD. A incidência de *lesão pulmonar aguda relacionada à transfusão* (TRALI) diminuiu consideravelmente por meio da restrição de quem pode ser doador de plasma e plaquetas – pessoas do sexo masculino, ou pessoas do sexo feminino que nunca engravidaram ou que apresentam resultado negativo para o exame de anti-HLA.

7. A *cirurgia de controle de danos* é uma intervenção destinada a interromper a hemorragia e limitar a contaminação gastrintestinal do compartimento abdominal em pacientes gravemente feridos e com hemorragia. Uma laparotomia exploradora de emergência é realizada com interrupções, a fim de identificar e controlar lesões hemorrágicas, enquanto oferece à equipe de anestesia intervalos para reanimar o paciente, evitando hipotensão e hipotermia prolongadas entre as intervenções cirúrgicas.

8. Deve-se considerar que qualquer paciente com trauma e alteração do nível de consciência pode ter sofrido traumatismo cranioencefálico (TCE) até que se prove o contrário. A presença ou a suspeita de TCE demanda atenção na manutenção da pressão de perfusão cerebral e oxigenação durante todos os momentos do atendimento. A Escala de Coma de Glasgow (ECG) é a ferramenta de avaliação clínica mais confiável na determinação da significância do TCE em um paciente não sedado e não paralisado.

9. As lesões cerebrais secundárias são consideradas lesões que podem ser evitadas. Hipotensão sistêmica (pressão arterial sistólica < 90 mmHg), hipóxia (PaO_2 < 60 mmHg), hipercapnia ($PaCO_2$ > 50 mmHg) e hipertermia (temperatura > 38 °C) têm um impacto negativo na morbidade e na mortalidade após lesões na cabeça, provavelmente porque contribuem para o aumento do edema cerebral e da pressão intracraniana (PIC).

10. As diretrizes atuais da Brain Trauma Foundation recomendam manter a pressão de perfusão cerebral entre 50 e 70 mmHg e a PIC abaixo de 20 mmHg em pacientes com lesão grave na cabeça.

11. Manter a pressão arterial média em níveis supranormais para garantir uma perfusão adequada da medula espinal em áreas de fluxo sanguíneo reduzido, em razão da compressão da medula ou do comprometimento vascular, pode ser mais adequado do que administrar esteroides.

Continua na próxima página

> *Continuação*
>
> **12** Queimaduras graves (de segundo ou terceiro grau, envolvendo ≥ 20% da superfície corporal total [SCT]) produzem uma resposta hemodinâmica única. O débito cardíaco diminui abruptamente em até 50% dentro de 30 minutos após a lesão, em razão da vasoconstrição maciça causada pela queimadura, o que resulta em um estado de hipoperfusão normovolêmica (*choque por queimadura*).
>
> **13** Ao contrário da contusão e da lesão penetrante em que o uso de fluidos cristaloides não é recomendado, a reanimação hídrica em casos de queimadura prioriza o uso de fluidos cristaloides balanceados em detrimento de albumina, hidroxietilamido, soro fisiológico normal ou hipertônico ou sangue.
>
> **14** O diagnóstico diferencial para alteração do estado mental após lesão por queimadura, inalação de fumaça, ou ambas, inclui intoxicação por monóxido de carbono e cianeto.
>
> **15** Tanto o período de 48 horas após uma lesão por queimadura grave quanto a administração de succinilcolina podem causar hipercalemia letal.
>
> **16** Idosos representam a população que mais cresce dentre aquelas que sofre traumas. Uma diminuição progressiva na sobrevida pós-trauma é observada a partir dos 50 anos de idade. Condições de saúde subjacentes significativas contribuem para o aumento da morbidade e da mortalidade relacionadas ao trauma após lesões moderadas.
>
> **17** Em casos de catástrofes em massa, a tecnologia de ultrassonografia à beira do leito oferece informações importantes e precisas para triagem de pacientes, identificando aqueles que precisarão ou não de cirurgia por meio da avaliação CAVEAT (do inglês *chest, abdomen, vena cava, and extremities* – tórax, abdome, veia cava e extremidades).

O trauma é uma das principais causas de morbidade e mortalidade em todos os grupos etários e uma das principais causas de óbito entre jovens (menos de 20 anos) e idosos (mais de 70 anos). Todos os aspectos do atendimento ao trauma, desde o atendimento prestado no local, o transporte, a reanimação, a cirurgia, os cuidados intensivos até a reabilitação, devem ser coordenados para oferecer aos pacientes com trauma a maior chance possível de uma recuperação total. O programa Advanced Trauma Life Support (ATLS), desenvolvido pelo Comitê de Trauma do American College of Surgeons (ACS), promove treinamentos e faz recomendações acerca de abordagens consistentes para reanimação em caso de trauma. O estabelecimento de critérios para os centros de trauma de nível 1 também melhorou o atendimento, direcionando pacientes gravemente feridos para as unidades com os recursos adequados. Embora a anestesia para trauma às vezes seja tratada como um tema à parte, muitos dos princípios para o manejo de pacientes com trauma são relevantes para qualquer paciente instável ou com hemorragia. Portanto, muitas questões comuns que costumam ser abordadas na prática anestésica são detalhadas neste capítulo.

AVALIAÇÃO INICIAL
Via aérea

Os técnicos de emergência médica – paramédicos (EMT-P, do inglês *Emergency Medical Technician-Paramedics*), os enfermeiros de cuidados intensivos em ambiente aeroespacial e os médicos emergencistas são treinados para saber manejar vias aéreas em ambientes pré-hospitalar e hospitalar. Por isso, na América do Norte, a função do anestesiologista na intervenção inicial de vias aéreas de pessoas com trauma tem diminuído. Como consequência, ao serem convocados para ajudar no manejo de vias aéreas na unidade de emergência, os anestesiologistas devem esperar uma via aérea desafiadora, uma vez que as técnicas empregadas na rotina do manejo de vias aéreas provavelmente foram malsucedidas.

Há três aspectos importantes no manejo de vias aéreas em relação à avaliação inicial de um paciente com trauma: (1) a necessidade de intervenção de suporte básico de vida; (2) a possibilidade de lesão da medula espinal cervical até que seja comprovado o contrário; e (3) a possibilidade de intubação endotraqueal malsucedida. Ao melhorar a oxigenação e reduzir a hipercapnia no paciente com trauma não responsivo, o suporte básico de vida adequado pode restabelecer o nível de consciência do paciente para descartar a necessidade de intubação. Em pacientes que permanecem não responsivos, o suporte básico de vida adequado melhora a pré-oxigenação e reduz o risco de hipóxia durante a intervenção nas vias aéreas.

1 Deve-se considerar que todos os pacientes com trauma agudo estão com o estômago cheio e, portanto, apresentam maior risco de aspiração pulmonar.

2 Uma lesão da coluna cervical deve ser considerada como uma possibilidade em qualquer paciente com trauma que apresente dor no pescoço ou qualquer indício de lesão neurológica, assim como naqueles com perda de consciência, lesão significativa na cabeça ou intoxicação.

Colocar o colar cervical antes do transporte protege a medula espinal cervical, limitando a extensão cervical, e esses colares precisam ser rígidos e bem desenhados (p. ex., colares das marcas Aspen, Miami-J, Philadelphia) para estabilizar a coluna cervical. *Os colares cervicais tradicionais e "confortáveis" não proporcionam uma estabilização adequada para a coluna cervical.* A estabilização da coluna cervical pelo colar rígido afeta de maneira negativa o posicionamento para a laringoscopia direta e para a intubação traqueal, e alternativas para o manejo de vias aéreas (p. ex., videolaringoscópio, fibrobroncoscópio) devem estar facilmente disponíveis. Se a intubação traqueal for necessária, a parte da frente do colar cervical pode ser retirada, desde que a cabeça e o pescoço do paciente fiquem em posição neutra enquanto um assistente mantém a estabilização manual em linha. Isso em geral é feito com o assistente em pé ao lado do torso ou ajoelhado na cabeceira da maca, segurando a cabeça do paciente ao nível das orelhas e deixando que a boca do paciente fique aberta durante a laringoscopia.

Dispositivos supraglóticos alternativos para manejo de vias aéreas (p. ex., dispositivo supralaríngeo King) podem ser usados em qualquer ambiente (do pré-hospitalar à unidade de terapia intensiva [UTI]) se a laringoscopia direta for malsucedida. Esses dispositivos são inseridos, às cegas, nas vias aéreas, isolando a abertura da glote entre um balonete grande insuflado, posicionado na base da língua, e o balonete distal que provavelmente está em cima do esôfago proximal **(Figura 39-1)**. A presença prolongada de dispositivos supraglóticos nas vias aéreas tem sido associada à ingurgitação da língua em razão do balonete grande proximal obstruir o fluxo venoso da língua, e, em alguns casos, a ingurgitação da língua é grave o suficiente para demandar uma traqueostomia antes de sua remoção.

Existem poucas evidências de que o manejo pré-hospitalar de vias aéreas em pacientes com trauma cause efeitos positivos. No entanto, a falha na intubação endotraqueal no ambiente pré-hospitalar, com certeza, expõe os pacientes a morbidades significativas. Tentativas fracassadas de intubação muitas vezes resultam em hipoxemia sistêmica, e a repetição de eventos hipoxêmicos, mesmo depois de uma lesão neurológica modesta, agravam ainda mais o insulto neurológico inicial (o fenômeno do *segundo impacto*).

O manejo de vias aéreas em pacientes com trauma costuma ser tranquilo na maioria das vezes. Cricotireoidotomias e traqueostomias raramente precisam ser feitas para estabilizar as vias aéreas em casos de traumatismo. No entanto, quando o traumatismo altera ou distorce significativamente a anatomia da face ou das vias aéreas superiores a ponto de impedir a ventilação adequada com máscara, ou quando a hemorragia nas vias aéreas impede que o paciente fique em decúbito dorsal, a possibilidade de fazer uma cricotireoidotomia ou traqueostomia eletiva deve ser considerada antes da administração de sedação ou de bloqueadores neuromusculares em preparação para a intubação oral.

Respiração

A lesão pulmonar pode não ser identificada logo quando o paciente com trauma chega ao hospital. Em pacientes com contusão ou lesão penetrante, os profissionais da saúde devem manter a suspeita de lesão pulmonar que pode evoluir para pneumotórax hipertensivo a partir do momento em que se inicia a ventilação mecânica. Nenhum paciente com trauma pode morrer sem que um possível pneumotórax hipertensivo seja aliviado. A pressão inspiratória máxima e os volumes correntes devem ser monitorados durante toda a reanimação inicial.

O colapso cardiovascular abrupto logo após a instituição da ventilação mecânica pode indicar a existência de pneumotórax. Qualquer colapso cardiovascular relacionado a trauma é tratado com o paciente fora da ventilação

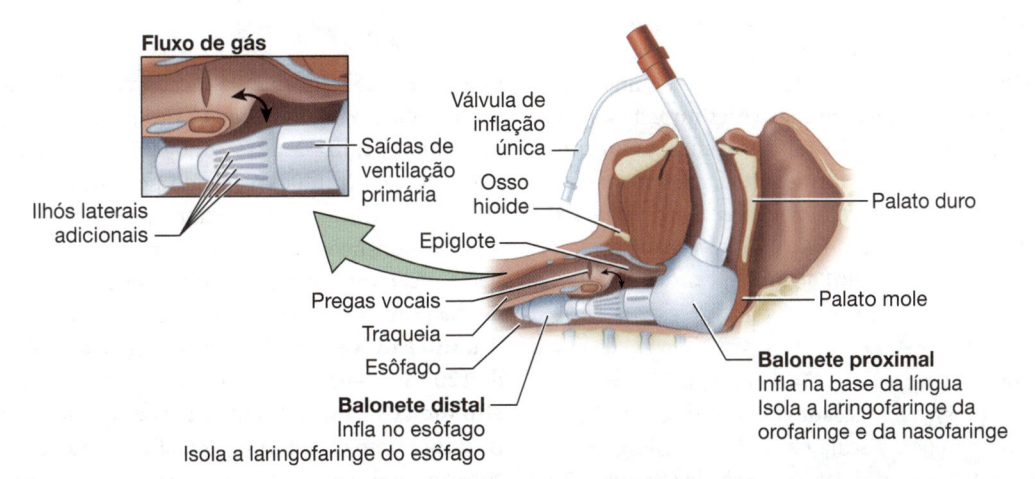

FIGURA 39-1 Dispositivo supralaríngeo King LT. A abertura glótica está localizada entre o balonete grande posicionado na base da língua e o balonete menor colocado no esôfago proximal. A via aérea não é protegida, apenas isolada entre o orofaringe e o esôfago proximal. (Reproduzida com permissão de King Systems Corporation, *KLTD/KLTSD Disposable Supralaryngeal Airways Inservice Program*, 23 de agosto de 2006.)

mecânica e por meio de toracostomia bilateral através de agulhas. Essa intervenção é realizada pela inserção de um cateter intravenoso (abocath) calibre 14G no segundo espaço intercostal na linha hemiclavicular, seguido por um tubo de toracostomia maior e mais eficaz colocado na linha axilar média.

Circulação

Durante a avaliação inicial do paciente com trauma, os sinais de pulso e a pressão arterial são verificados. Exceto nos casos em que o paciente chega ao hospital por outra maneira diferente da ambulância, a equipe de reanimação do hospital provavelmente já terá recebido informações sobre os sinais vitais do paciente por meio da equipe pré-hospitalar que fez o primeiro atendimento. A ausência de pulso após o trauma está associada a probabilidades mínimas de sobrevivência. Uma avaliação feita por meio de ultrassonografia torácica e abdominal à beira do leito deve ser realizada em qualquer paciente que chegue com parada cardíaca após um trauma, assim como toracostomias bilaterais com agulhas. A investigação pela ultrassonografia procura por indícios de exsanguinação (coração vazio) ou por acúmulo significativo de sangue no tórax ou no abdome.

O comitê de trauma do Colégio Americano de Cirurgiões não apoia mais o uso de toracotomia de emergência no tratamento de pacientes sem pressão arterial ou pulso palpável após trauma por *contusão*, dada a falta de evidência que corrobora a sobrevivência após essa intervenção. Em vítimas de trauma com lesão penetrante sem pulso ou pressão arterial, mas com ritmo cardíaco organizado, a toracotomia de reanimação pode oferecer certa chance de sobrevivência, mas a mortalidade continua sendo extremamente alta.

O uso de torniquete ainda não é muito empregado para hemorragias compressíveis. Para qualquer extremidade com lesão vascular significativa, deve-se fazer um torniquete o mais rápido possível ("parar o sangramento"). O receio de acontecer uma isquemia em algum membro causada pelo torniquete muitas vezes impede que os socorristas façam intervenções rápidas e eficazes no controle de hemorragias com o torniquete. *É a hemorragia, e não a isquemia em algum membro ou a perda de função dos membros, que mais ameaça a vida e deve ser controlada o quanto antes por qualquer medida que seja eficaz.*

Função neurológica

Uma vez confirmada a existência de circulação, um breve exame neurológico é realizado. O nível de consciência (em geral avaliado pela Escala de Coma de Glasgow), o tamanho e a reação das pupilas, os sinais de lateralização que sugerem lesões intracranianas ou extracranianas e a possibilidade de lesão da medula espinal são rapidamente avaliados. Como observado anteriormente, a hipercapnia costuma causar uma resposta neurológica deprimida após o trauma, que pode ser corrigida com intervenção de suporte básico de vida das vias aéreas. Outras causas de função neurológica deprimida (p. ex., intoxicação por álcool/drogas, efeito de drogas ilícitas ou fármacos prescritos, hipoglicemia, hipoperfusão, lesão cerebral ou lesão da medula espinal) também devem ser consideradas. Os mecanismos da lesão devem ser examinados, bem como outros fatores que podem indicar risco de trauma do sistema nervoso central precisam ser excluídos. Níveis de consciência que persistem deprimidos devem ser considerados como resultado de lesão do sistema nervoso central até que possam ser excluídos pelos exames diagnósticos de emergência (p. ex., tomografia computadorizada).

Avaliação de lesões

O corpo do paciente deve estar totalmente visível e ser examinado por completo para avaliar de maneira adequada a extensão das lesões. Essa exposição física acentua o risco de hipotermia, que está associada a um aumento do sangramento no paciente com trauma. As temperaturas da área de reanimação e da sala de cirurgia devem ser mantidas próximas da temperatura corporal (muito quentes), todos os fluidos intravenosos e os hemoderivados (exceto as plaquetas) devem ser aquecidos durante a administração, e dispositivos com aquecimento por sistema de ar forçado devem ser utilizados para manter o corpo do paciente aquecido. Embora essas intervenções sejam importantes para tratar a hipotermia, a eficiência meticulosa da equipe de trauma na identificação de lesões que ameaçam a vida é fundamental para a sobrevivência do paciente. Na maioria dos centros de trauma, a avaliação inicial que verifica a existência de algum trauma significativo é concluída dentro de 20 minutos a partir da chegada do paciente.

Exame FAST

O exame FAST (avaliação focada com ultrassonografia no trauma, do inglês *focused assessment with sonography in trauma*) utiliza a ultrassonografia à beira do leito do paciente com trauma, realizado por cirurgiões ou médicos emergencistas para detectar a presença de líquido nos espaços peri-hepático e periesplênico, no pericárdio e na pelve. **Pacientes com líquido nessas áreas, além de dois dos seguintes aspectos – lesão penetrante, pressão sistólica inferior a 90 mmHg ou frequência cardíaca acima de 120 batimentos por minuto –, podem apresentar um alto índice de mortalidade e coagulopatia induzida por trauma e demandam uma transfusão maciça.** Essas descobertas foram validadas por inúmeros estudos que investigaram traumas e são suficientes para justificar uma intervenção cirúrgica imediata para o controle da hemorragia.

REANIMAÇÃO

Hemorragia

Algumas terminologias relacionadas ao trauma devem ser entendidas e utilizadas pelos profissionais responsáveis pelo atendimento ao paciente com trauma para que essa equipe consiga se comunicar entre si de maneira adequada durante a reanimação ou ao longo dos procedimentos nos quais ocorre perda de sangue. *A classificação das hemorragias de I a IV, a reanimação de controle de danos e a cirurgia de controle de danos* são termos que transmitem rapidamente informações importantes, com base em um entendimento comum das várias intervenções que podem ser necessárias para reanimar um paciente com trauma ou um paciente com hemorragia durante uma cirurgia com risco de morte. O Colégio Americano de Cirurgiões estabelece quatro classes de hemorragia:

- **Hemorragia de classe I** compreende uma quantidade de sangue que pode ser perdida sem que haja consequências hemodinâmicas. Com a perda desse volume de sangue, a frequência cardíaca não muda e a pressão arterial não diminui. Na maioria dos casos, essa quantidade de sangue representa menos de 15% do volume de sangue circulante. Um adulto costuma ter um volume de sangue equivalente a 70 mL/kg. Para um paciente de 80 kg, o volume de sangue circulante é de aproximadamente 5,6 L. Considera-se que nas crianças esse volume de sangue é de 80 mL/kg e, nos bebês, 90 mL/kg. A reanimação intravenosa não é necessária se o sangramento for controlado imediatamente, como em cirurgias eletivas de menor porte.

- **Hemorragia de classe II** envolve uma quantidade de sangue que, se for perdida, provoca respostas simpáticas para manter a perfusão e representa a perda de 15 a 30% do volume de sangue circulante. A pressão arterial diastólica aumenta em virtude da vasoconstrição, e a frequência cardíaca intensifica-se para manter o débito cardíaco. A reposição de fluidos por via intravenosa é indicada para essa perda de sangue. Transfusões podem ser necessárias se o sangramento continuar, o que pode progredir para uma hemorragia de classe III.

- **Hemorragia de classe III** representa uma perda de 30 a 40% da quantidade de sangue circulante, o que resulta com frequência na diminuição da pressão arterial. Os mecanismos compensatórios de vasoconstrição e taquicardia não são suficientes para manter a perfusão tecidual e sustentar a demanda metabólica, e a análise de gases no sangue arterial indicará acidose metabólica. A transfusão de sangue é necessária para restaurar de maneira adequada a perfusão tecidual e a oxigenação. Todos os profissionais responsáveis pelo atendimento ao paciente com trauma devem ser informados se esse padrão de dependência de fluidos acontecer, para que inicie-se uma discussão sobre a possível necessidade de *cirurgia de controle de danos* (discutida adiante) para administração da hemorragia.

- **Hemorragia de classe IV** apresenta risco de morte e engloba a perda de mais de 40% do volume de sangue circulante. O paciente ficará sem resposta e hipotenso de maneira profunda, e o controle rápido do sangramento e a reanimação agressiva com sangue (*reanimação de controle de danos*) são necessários para evitar o óbito. Os pacientes que apresentam esse grau de hemorragia têm algum aspecto da CIT, precisam de transfusão maciça de sangue (mais de 10 unidades de hemácias em um período de 24 horas) e têm grandes chances de óbito. *A resposta à hemorragia desse nível deve ser a reanimação de controle de danos e a cirurgia de controle de danos* (ver discussão adiante).

Coagulopatia induzida por trauma

As anormalidades de coagulação são comuns após traumatismos graves, e a CIT é um fator de risco independente para a morte. Em até 25% dos pacientes com trauma, a CIT está presente logo após o trauma e antes de qualquer iniciativa de reanimação. Isso significa que a coagulopatia não pode ser resultado dos efeitos de diluição dos fluidos de reanimação. A hipoperfusão global dos tecidos parece desempenhar um papel fundamental no desenvolvimento da CIT. Em um relatório, a CIT relacionou-se apenas à presença de acidose metabólica grave (déficits de base > 6 mEq/L) e pareceu ter uma relação dose-dependente com o grau de hipoperfusão tecidual; 2% dos pacientes com déficits de base inferiores a 6 mEq/L desenvolveram coagulopatia em comparação com 20% dos pacientes com déficits de base superiores a 6 mEq/L. Embora os escores de gravidade de lesão possam ser mais altos nos pacientes com coagulopatia, apenas a ocorrência de acidose metabólica está correlacionada ao desenvolvimento da CIT.

Durante a hipoperfusão, o endotélio libera trombomodulina e proteína C ativada, que, ao nível da microcirculação, previne a trombose. A trombomodulina estabelece ligação com a trombina, impedindo, assim, que a trombina quebre o fibrinogênio em fibrina. O complexo trombomodulina-trombina ativa a proteína C, que, então, inibe a via de coagulação extrínseca por meio dos efeitos sobre os cofatores V e VIII (**Figura 39-2**). A proteína C ativada também bloqueia os inibidores-1 do ativador de plasminogênio, o que aumenta o ativador de plasminogênio tecidual (tPA, do inglês *tissue plasminogen activator*), resultando em hiperfibrinólise (**Figura 39-3**). Um estudo clínico prospectivo encontrou os seguintes efeitos da hipoperfusão nos parâmetros de coagulação:

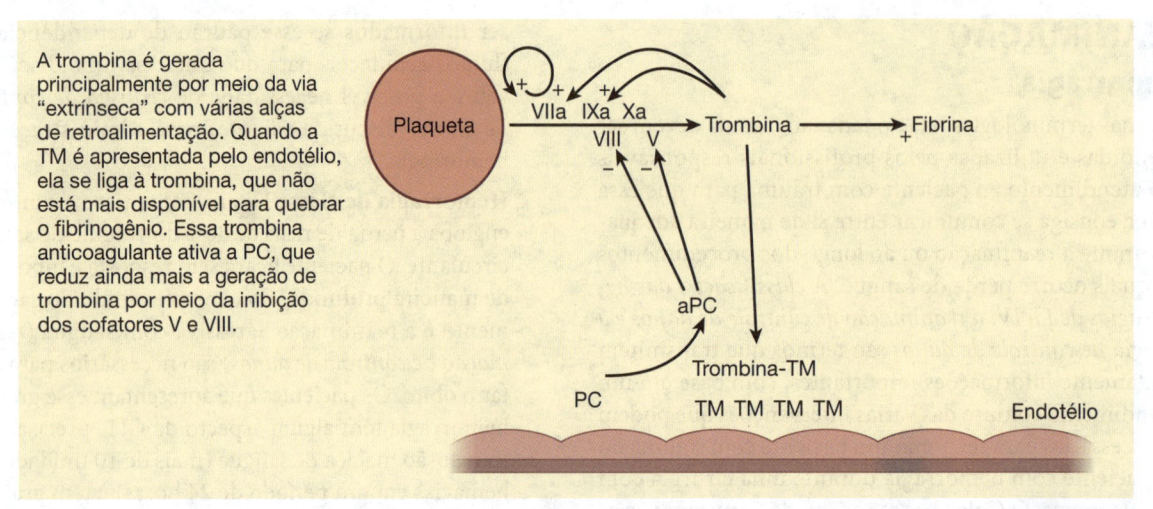

FIGURA 39-2 Mecanismo da coagulopatia induzida por trauma. Durante períodos de hipoperfusão tecidual, a trombomodulina (TM) liberada pelo endotélio se liga à trombina. Os complexos de trombina-TM impedem a quebra do fibrinogênio em fibrina e também ativam a proteína C (PC), reduzindo ainda mais a geração de trombina por meio dos cofatores V e VIII. (Reproduzida com permissão de Brohi K, Cohen MJ, Davenport RA. *Acute coagulopathy of trauma: Mechanism, identification and effect. Curr Opin Crit Care*. Dezembro de 2007;13(6):680-685.)

(1) coagulopatia progressiva à medida que o déficit de base aumenta; (2) trombomodulina plasmática aumenta e proteína C diminui (indicando ativação dos níveis de proteínas com aumento do déficit de base), o que corrobora o argumento de que os efeitos anticoagulantes dessas proteínas na presença de hipoperfusão estão relacionados ao prolongamento dos tempos de protrombina e tromboplastina parcial; e (3) CIT de início precoce e aumento da mortalidade.

A CIT não está relacionada apenas à formação comprometida de coágulos. Como observado anteriormente, a fibrinólise é um componente igualmente importante como resultado da atividade da plasmina em um coágulo existente. A administração de ácido tranexâmico está associada à diminuição do sangramento durante cirurgias cardíacas e ortopédicas, o que pode ser explicado pelas propriedades antifibrinolíticas desse ácido. Um estudo randomizado controlado envolvendo 20.000 pacientes que sofreram trauma com risco significativo de sangramento identificou a redução expressiva do risco de óbito por hemorragia quando a terapia com ácido tranexâmico (dose de ataque de 1 g por 10 minutos, seguida de uma

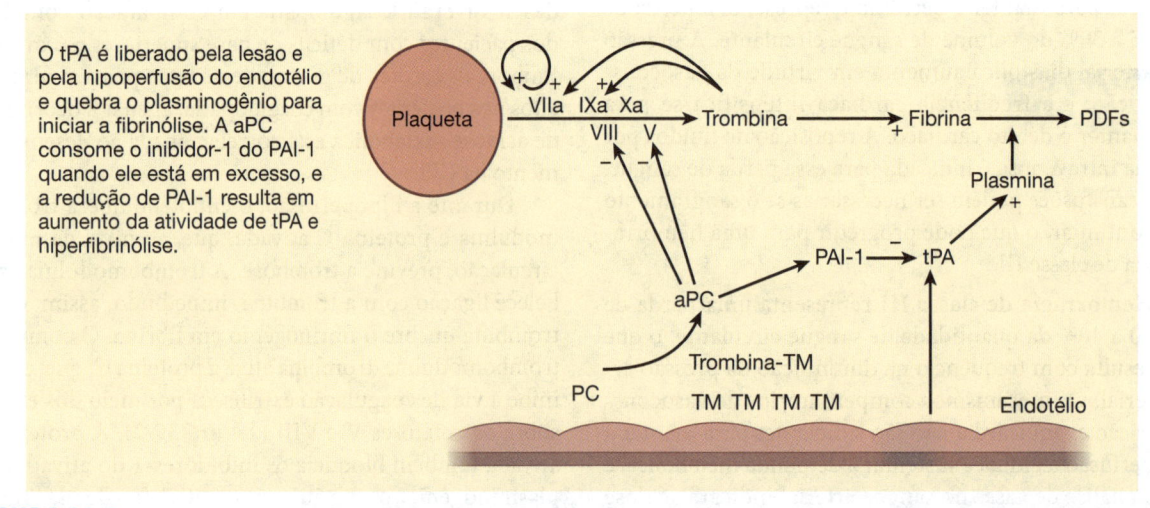

FIGURA 39-3 Mecanismo da hiperfibrinólise na hipoperfusão tecidual. O tPA liberado pelo endotélio durante os estados de hipoperfusão quebra o plasminogênio para iniciar a fibrinólise. A proteína C ativada (aPC, do inglês *activated protein C*) consome o inibidor-1 do ativador de plasminogênio (PAI-1, do inglês *plasminogen activator inhibitor-1*) quando ele está em excesso, e a redução de PAI-1 resulta em aumento da atividade de tPA e hiperfibrinólise. PDFs, produtos da degradação da fibrina; PC, proteína C; TM, trombomodulina. (Reproduzida com permissão de Brohi K, Cohen MJ, Davenport RA. *Acute coagulopathy of trauma: Mechanism, identification and effect. Curr Opin Crit Care*. Dezembro de 2007;13(6):680-685.)

infusão de 1 g por 8 horas) foi iniciada dentro das primeiras 3 horas após o trauma grave (estudo CRASH-II). A **Figura 39-4** demonstra o benefício de iniciar essa terapia em relação ao momento da lesão. Embora esse estudo tenha reconhecido o uso generalizado do ácido tranexâmico em traumas graves, as limitações dessa pesquisa (p. ex., um número muito pequeno dos 20.000 pacientes precisou de transfusão ou foi transfundido) incentivaram mais recentemente a reconsideração da administração de ácido tranexâmico no manejo de traumas.

Reanimação hemostática

A coagulopatia precoce no trauma está associada ao aumento da mortalidade. A experiência militar proveniente do tratamento de soldados e civis feridos em guerras gerou um extenso conhecimento sobre reanimação em casos de trauma e CIT. Os protocolos de reanimação no campo de batalha utilizavam todos os elementos do sangue. Esse tipo de reanimação é instituído em circunstâncias em que o número de vítimas excede a disponibilidade dos elementos do sangue, geralmente em bases remotas ou distantes dos arredores do local de confronto. O processo leva cerca de 1 hora para coletar, processar e, em seguida, entregar o sangue aos soldados. O sangue é aquecido, e os fatores de coagulação e as plaquetas estão em temperatura e pH ideais. Transfusões com todos os elementos do sangue nesses contextos podem salvar vidas. No entanto, na maioria dos casos, o Departamento de Defesa dos Estados Unidos utiliza as técnicas convencionais empregadas em hemocentros e deixa os hemoderivados para operações de treinamento, o que torna as transfusões com todos os elementos do sangue pouco frequentes.

Conflitos militares nos anos 2000 proporcionaram várias oportunidades para atualizar os protocolos de transfusão. A análise retrospectiva feita com base nos membros do serviço militar gravemente feridos constatou melhora na sobrevivência quando o plasma fresco congelado foi administrado antes do habitual em reanimações de trauma. Na tentativa de reproduzir todos os elementos do sangue, a administração equilibrada de hemácias, plasma fresco congelado e unidades de plaquetas (1:1:1) tornou-se o protocolo padrão de transfusão em casos de trauma em ambientes militares e não demorou para ser adotado pelos principais centros de trauma civis, que também observaram melhora na sobrevivência dos pacientes. Essa abordagem de transfusão é denominada *reanimação de controle de danos* (RCD).

A administração de hemoderivados em proporções equilibradas no início da reanimação tornou-se uma abordagem aceita para evitar ou corrigir a CIT. Embora essa combinação de hemoderivados tente reproduzir todos os elementos do sangue, o fluido resultante é pancitopênico, com apenas uma fração do hematócrito e da concentração de fatores de coagulação do sangue total. As hemácias melhoram o fornecimento de oxigênio aos tecidos hipoperfundidos e isquêmicos. O plasma fresco congelado garante os fatores de coagulação V e VIII em conjunto com o fibrinogênio, que melhora a coagulação, o que pode ser explicado pela sobrecarga do complexo trombomodulina-trombina. As plaquetas e o crioprecipitado, embora

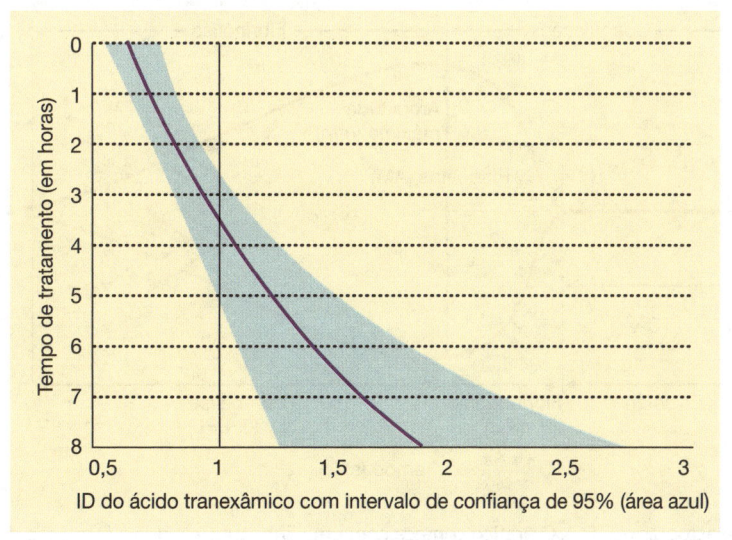

FIGURA 39-4 Influência do ácido tranexâmico na prevenção do óbito por sangramento. Os índices de desfechos (ID) do ácido tranexâmico com intervalo de confiança de 95% (*área azul*) no eixo x e o tempo de tratamento (h) no eixo y apontam melhora na sobrevivência do paciente se a terapia com ácido tranexâmico for iniciada dentro de 3 horas após a lesão. A área da curva à esquerda do ID 1.0 mostra os benefícios da terapia, enquanto a área à direita mostra os danos da intervenção. (Reproduzida com permissão de Roberts I, Shakur H, Afolabi A, et al. The importance of early treatment with tranexamic acid in bleeding trauma patients: An exploratory analysis of the CRASH-2 randomised controlled trial. *Lancet.* 26 de março de 2011;377(9771):1096-1101.)

façam parte no protocolo de RCD 1:1:1, provavelmente não são necessários na fase inicial de reanimação, em razão das concentrações normais de plaquetas e fibrinogênio observadas na coagulopatia precoce. O uso de fluidos cristaloides na reanimação precoce do trauma diminuiu significativamente com a ênfase crescente na administração precoce de hemoderivados.

A maioria dos centros de trauma tem disponível o sangue O negativo para ser liberado de maneira imediata para transfusão de pacientes com hemorragia grave. Dependendo da urgência da transfusão, a administração de hemoderivados geralmente começa com unidades de sangue O negativo, evolui para unidades do tipo específico de sangue que o paciente pode receber e depois passa para unidades combinadas à medida que a necessidade mais intensa diminui. Pacientes que recebem sangue O negativo não compatível são os que correm maior risco de precisar de transfusão maciça. À medida que a quantidade de sangue não compatível administrada aumenta para mais de oito unidades, a reanimação deve continuar usando o sangue O negativo, sem tentar mudar para o tipo de sangue compatível com o do paciente. Reverter para o tipo sanguíneo compatível com o do paciente nesse contexto pode gerar reações que irão complicar ainda mais a reanimação e a sobrevivência.

A maioria dos estudos clínicos que investigou a RCD foram retrospectivos. No entanto, um estudo prospectivo, randomizado e multicêntrico de transfusão maciça em 10 centros de trauma de nível 1 nos Estados Unidos (estudo PROMTT) foi conduzido e publicado em 2013, confirmando que quanto maiores a lesão e o choque hemorrágico concomitante, maior a probabilidade da CIT exigir transfusão maciça e maior o risco de morte. A contribuição da proteína C ativada para a CIT e os benefícios da reanimação hemostática, em vez da cristaloide, para choque hemorrágico também foram identificados.

Os exames que avaliam as funções da coagulação realizados à beira do leito são extremamente úteis para guiar o uso específico dos hemoderivados. A tromboelastografia (TEG) e a tromboelastometria rotacional (ROTEM, do inglês *rotation thromboelastometry*) identificam deficiências específicas, o que dispensa o profissional de depender exclusivamente da abordagem de transfusão RCD na proporção 1:1:1. Esses dois exames avaliam a taxa de formação de coágulos e a estabilidade do coágulo, o que mostra as interações entre as cascatas de coagulação, as plaquetas e o sistema fibrinolítico. A **Figura 39-5** exibe o padrão visto pela TEG. O uso dessa tecnologia nas reanimações em casos de trauma diminui a necessidade de hemoderivados (portanto, menos exposição a possíveis infecções e redução de custos) e identifica a fibrinólise.

Os prováveis perigos resultam da administração intensa de hemoderivados durante a fase de reanimação. Embora doenças transmitidas pelo sangue, como a síndrome da imunodeficiência adquirida (aids, do inglês *acquired immunodeficiency syndrome*) e as hepatites B e C,

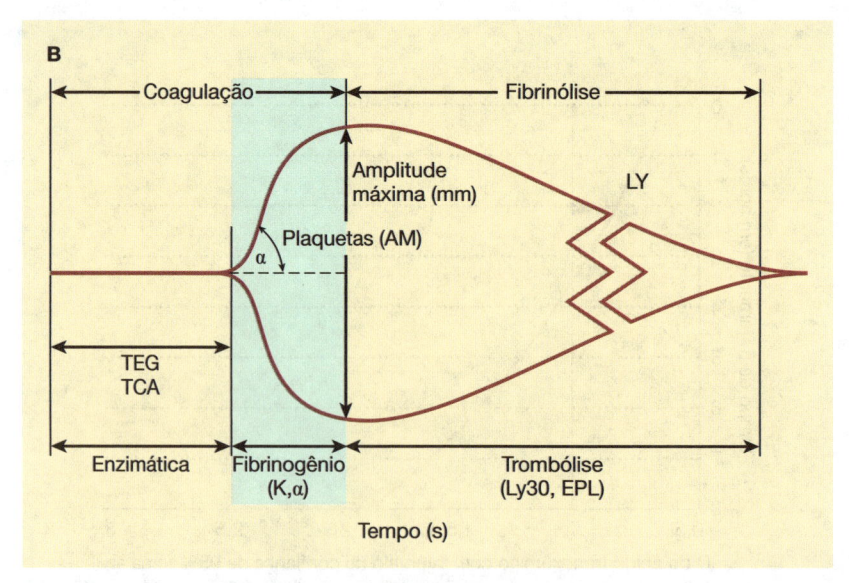

FIGURA 39-5 Tromboelastograma (TEG). O gráfico começa com uma linha reta até que a formação do coágulo inicia-se (fase enzimática da coagulação). Conforme o coágulo é formado, a resistência no medidor de tensão aumenta, criando um alargamento no gráfico. O padrão do gráfico sugere o estado das reservas de fibrinogênio (ângulo α) e a função das plaquetas (amplitude máxima, AM). Finalmente, a fibrinólise acontecerá, conforme demonstrado pelo estreitamento da AM. Deficiências de vários componentes da coagulação afetarão cada fase da TEG, enquanto o aumento da fibrinólise será identificado por uma queda precoce da amplitude máxima. TCA, tempo de coagulação ativado; EPL, Ly30, K, R, valores relacionados à taxa de diluição do coágulo. (Reproduzida com permissão de Kashuk JL, Moore EE, Sawyer M, et al. Postinjury coagulopathy management: Goal directed resuscitation via POC thrombelastography. Ann Surg. Setembro de 2010;251(4):604-614.)

sejam geralmente entendidas como riscos importantes relacionados à transfusão, a triagem atual de doadores feita pelos hemocentros diminuiu a incidência dessas infecções em até 10.000 vezes. A incidência de *lesão pulmonar aguda relacionada à transfusão* (TRALI), que até pouco tempo atrás era a principal causa de óbito relacionada à transfusão, também diminuiu consideravelmente. Com o reconhecimento de que a presença de anticorpos HLA no plasma do doador é o principal fator de risco para a TRALI, a maioria dos hemocentros atualmente aceita doações de plasma e plaquetas apenas de pessoas do sexo masculino ou de pessoas do sexo feminino que nunca engravidaram ou que apresentam resultado negativo para o exame de anti-HLA. Agora, o maior perigo relacionado à transfusão que os pacientes enfrentam durante a reanimação em casos de trauma é a *sobrecarga circulatória associada à transfusão* (TACO), que ocorre quando os hemoderivados são administrados em uma taxa maior do que o débito cardíaco do paciente. Isso acontece com mais frequência quando o profissional que administra os hemoderivados não identifica que a fonte do sangramento foi controlada com sucesso. A comunicação entre os membros da equipe responsáveis pela reanimação do paciente com hemoderivados e aqueles que tentam controlar a hemorragia é fundamental nessa situação.

Protocolos de transfusão maciça

A demora na obtenção de hemoderivados que não sejam hemácias representa um possível problema tanto para a reanimação em casos de trauma militar quanto civil. A evidência clínica corrobora a necessidade e os benefícios dos *protocolos de transfusão maciça* (PTMs), permitindo que o banco de sangue reúna hemoderivados nas quantidades prescritas para o suporte à reanimação hemostática em casos de trauma. Com os PTMs instalados, a reanimação hemostática pode continuar até que a demanda por hemoderivados acabe. *Uma reanimação hemostática orientada por PTMs, em vez de uma reanimação com base em cristaloides, melhora as chances de sobrevivência do paciente com trauma, reduz a utilização de todos os hemoderivados nas primeiras 24 horas após a lesão, diminui as complicações provenientes de infecções graves (sepse grave, choque séptico e pneumonia associada à ventilação mecânica) e atenua a disfunção orgânica pós-reanimação (uma redução de 80% na probabilidade de desenvolver insuficiência orgânica multissistêmica).*

Os PTMs apresentam benefícios tanto para o paciente (maiores chances de sobrevivência e menos complicações) quanto para a instituição (processos otimizados e eficazes na utilização de recursos escassos nos bancos de sangue). A maioria dos hospitais que realiza cirurgias complexas, transplantes ou reanimações de trauma atualmente tem PTMs em vigor, embora seja preciso reconhecer que as necessidades de transfusão de pacientes de transplante, com câncer e/ou cardíacos podem ser diferentes daquelas de pacientes com trauma. Estabelecer quem pode autorizar o início do PTM durante a reanimação de trauma é de grande importância, em razão dos gastos e das implicações para o banco de sangue em termos de inventário de hemoderivados, treinamento e disponibilidade de pessoal e interrupção das atividades de rotina do hemocentro. Revisões anuais dos PTMs devem ser feitas para garantir que o conhecimento, a tecnologia e os medicamentos mais modernos sejam empregados para otimizar a utilização de hemoderivados.

INTERVENÇÕES DEFINITIVAS EM SITUAÇÕES DE TRAUMA

O histórico inicial e o exame físico, os procedimentos de emergência e as avaliações utilizadas para determinar a extensão da lesão e a necessidade de reanimação e intervenção cirúrgica ocorrem fora da sala de cirurgia e muitas vezes antes que um anestesiologista seja avisado. No entanto, questões iniciais importantes que afetam o manejo anestésico de pacientes com trauma incluem o estabelecimento adequado da via aérea e do acesso vascular, a capacidade do paciente tolerar a anestesia, a prevenção da hipotermia, o acesso aos suprimentos apropriados do banco de sangue e a impossibilidade de administrar cristaloides e vasoconstritores até que a hemorragia seja controlada. Portanto, a inclusão do anestesiologista na unidade de emergência para a avaliação inicial de pacientes com trauma que estejam gravemente feridos é essencial.

Indução e manutenção anestésica

Pacientes com trauma que estão conscientes ao chegarem no hospital e são encaminhados à cirurgia de emergência devem passar por entrevista e exame breves, incluindo ênfase no consentimento para transfusões de sangue e orientação sobre a possibilidade de consciência intraoperatória durante a cirurgia de emergência. Como sempre, essas discussões devem estar documentadas no prontuário do paciente.

A sala de cirurgia deve estar bem aquecida. Aquecedores de fluidos intravenosos e dispositivos de infusão rápida devem estar disponíveis para serem utilizados. Como observado anteriormente, deve-se considerar que todos os pacientes encaminhados à cirurgia de trauma estão com o estômago cheio e apresentam risco elevado de aspiração de conteúdo gástrico; além disso, a presença de um colar cervical para estabilização da coluna cervical pode aumentar a dificuldade de intubação. Dispositivos para o manejo de vias aéreas (p. ex., broncoscópio de fibra óptica, videolaringoscópio) e equipamentos de sucção adequados devem estar disponíveis e prontos para serem utilizados.

O acesso intravenoso em geral é feito no ambiente pré-hospitalar ou na sala de emergência. Se as veias periféricas identificadas forem suficientes para a infusão de sangue sob pressão (p. ex., por meio de um dispositivo de infusão rápida), a punção de uma veia central talvez não seja necessária. No entanto, os pacientes podem chegar à sala de cirurgia tão hipotensos e hipovolêmicos que a identificação de uma veia periférica pode ser impossível. Nessas circunstâncias, um cateter subclávio ou um acesso intraósseo deve ser inserido e a reanimação hemostática iniciada. Em geral, a veia subclávia é a opção mais adequada para o acesso venoso central em pacientes profundamente hipotensos, já que essa veia está posicionada entre a clavícula e a primeira costela, o que tende a manter a veia subclávia aberta mesmo em casos de hipovolemia profunda. Um acesso intraósseo colocado por meio de uma pequena broca óssea no osso proximal da tíbia ou do úmero possibilita o acesso direto aos complexos venosos pela medula óssea. O uso do acesso intraósseo exige que os ossos proximal e distal perto do local da inserção estejam intactos; caso contrário, fluidos infundidos podem ser dispersados porque o fluido pode seguir o caminho com menor resistência (o sítio da fratura). Infusões intraósseas demandam pressão, não gravidade, para superar a resistência do fluxo proveniente da medula óssea. Finalmente, a ampla disponibilidade de aparelhos de ultrassom de à beira do leito na prática anestésica pode viabilizar a colocação segura de cateteres de grande calibre ou cateteres venosos centrais nas veias jugulares por meio da orientação guiada pelo ultrassom, mesmo se houver hipovolemia profunda.

A perda significativa de sangue e a instabilidade hemodinâmica criam uma situação perigosa para o paciente com trauma que está consciente e impõem uma decisão desafiadora para o anestesiologista que planeja a indução da anestesia geral. Pacientes com trauma gravemente feridos podem apresentar hipotensão profunda após doses, mesmo que pequenas (0,25-0,5 mg/kg via intravenosa), de propofol. O etomidato preserva o tônus simpático, o que o torna uma escolha um pouco mais segura do que o propofol. A cetamina também é uma opção razoável, sobretudo se ela for administrada em bólus intravenoso de 10 mg até que o paciente se torne não responsivo. A escopolamina, 0,4 mg via intravenosa, deve ser considerada como um agente amnésico para o paciente consciente, profundamente instável do ponto de vista hemodinâmico, mas com grande risco de colapso hemodinâmico na indução da anestesia para a cirurgia de emergência. O que é mais importante não é o agente anestésico intravenoso escolhido, mas, sim, a percepção de que *o paciente com trauma hemodinamicamente instável tolerará de maneira significativa menos medicamentos para a indução e a manutenção da anestesia do que em circunstâncias normais.*

O manejo de fluidos em reanimações de traumas graves prioriza o uso de hemoderivados em vez de fluidos cristaloides, como mencionado anteriormente. Um PTM deve ser estabelecido e seguido com o sangue que estiver imediatamente disponível quando o paciente chegar à sala de cirurgia. Todos os fluidos devem ser aquecidos, exceto as plaquetas. O cálcio ionizado sofre uma queda brusca e deve ser reposto quando os hemoderivados são infundidos rapidamente. Vasoconstritores não devem ser usados, se for possível, até que a fonte de sangramento esteja sob controle. Estudos sugerem que aumentar a pressão arterial com vasoconstritores durante a hemorragia dilui os coágulos recém-formados, resultando em maior sangramento.

A monitorização invasiva da pressão arterial é útil, mas não obrigatória na reanimação inicial da pessoa com trauma. Canular uma artéria em um paciente com hipotensão profunda pode ser difícil mesmo com o auxílio de ultrassonografia. As tentativas de colocação de monitores invasivos podem continuar à medida que o paciente é preparado para a incisão, incluindo, se necessário, a colocação da vestimenta e das luvas estéreis por parte da pessoa que está tentando canular a artéria ao lado do campo cirúrgico. A incisão cirúrgica não deve ser adiada mesmo que a canulação da artéria seja desafiadora. O controle cirúrgico do sangramento e a reanimação de controle de danos são as grandes prioridades na reanimação de trauma, não a canulação da artéria. Deve-se considerar que pacientes com esse grau de comprometimento hemodinâmico apresentam CIT e precisam de transfusão maciça. As tentativas de canulação da artéria podem ser retomadas e têm maior probabilidade de sucesso à medida que a pressão arterial do paciente melhora com a hemostasia cirúrgica e a transfusão de reanimação.

Cirurgia de controle de danos

7 Se um paciente com trauma precisar de laparotomia de emergência em razão de hemorragia intra-abdominal, o cirurgião realizará um procedimento mais rápido chamado de *cirurgia de controle de danos* (CCD). Essa intervenção cirúrgica destina-se a interromper a hemorragia e limitar a contaminação gastrintestinal do compartimento abdominal. Após fazer uma incisão na linha média, o cirurgião busca rapidamente por fontes de sangramento por meio da avaliação de cada quadrante. A reparação definitiva de lesões complexas não faz parte da CCD. A identificação e o controle de lesões de vasos sanguíneos e órgãos sólidos, bem como a inspeção de lesões em áreas relativamente inacessíveis às abordagens na linha média, mas que podem ser investigadas por meio de técnicas de radiologia intervencionista (p. ex., lacerações profundas no fígado, hemorragia retroperitoneal) ocorrem durante a CCD. Lesões em vísceras ocas são tratadas com ressecção, grampeamento ou os dois. Deixar os intestinos desconectados até que o paciente esteja mais estável reduz a contaminação intra-abdominal e o tempo de cirurgia.

A comunicação entre a equipe de trauma é essencial durante a CCD. O cirurgião deve saber se o paciente está ficando instável, hipotérmico ou se tem coagulopatia. A equipe de anestesia deve participar da discussão acerca da necessidade de interromper o procedimento cirúrgico para tentar a reanimação. Na interrupção da cirurgia, o cirurgião comprime ou tampa uma área que está sangrando durante os períodos de hipotensão profunda até que a transfusão restaure a pressão arterial sistólica (80-90 mmHg). Se essa interrupção da cirurgia não for bem-sucedida no que diz respeito à melhora da pressão arterial, o cirurgião pode comprimir a aorta diretamente. Essa intervenção fornece ao cirurgião um retorno imediato sobre a eficácia da transfusão – uma aorta mole indica hipovolemia profunda, enquanto o restabelecimento de uma aorta firme e pulsátil significa que o volume de sangue circulante está mais adequado. Um episódio rápido de bradicardia/assistolia pode ocorrer enquanto a aorta é comprimida diretamente. Quando as transfusões são ineficazes na manutenção da perfusão, a cirurgia deve ser interrompida, as áreas que estão sangrando devem ser tampadas, e uma decisão entre o cirurgião e a equipe de anestesia deve ser tomada acerca da transferência do paciente para a sala de radiologia intervencionista, a fim de tratar o sangramento de sítios que não estavam acessíveis na cirurgia, ou para a UTI, onde o reaquecimento, a correção da coagulopatia e a estabilização hemodinâmica podem ocorrer.

Um elemento fundamental da CCD é a realização de um procedimento cirúrgico eletivo assim que o paciente estiver mais estável. A conexão entre os intestinos pode ser restabelecida, ou uma colostomia pode ser feita posteriormente. Em geral, a fáscia abdominal não é definitivamente fechada após a CCD. A ferida pode ser tampada com um curativo oclusivo sobre um curativo a vácuo. O edema intestinal no contexto de fáscia abdominal fechada após transfusão maciça apresenta riscos de síndrome compartimental abdominal, comprometimento respiratório e falência múltipla de órgãos.

A sala de radiologia intervencionista é um componente cada vez mais importante da sequência de CCD. Técnicas intervencionistas que operam com base em cateteres vasculares podem alcançar praticamente qualquer vaso sanguíneo que esteja sangrando e depositar molas ou espumas que conseguem controlar a hemorragia, sobretudo em lesões hepáticas, renais e retroperitoneais. Hemorragias causadas por fraturas da pelve ou por lesões vasculares torácicas ou abdominais também podem ser controladas por meio dessas intervenções. Além disso, muitas vezes os pacientes são encaminhados à radiologia intervencionista após a CCD para avaliar o fluxo sanguíneo e a hemostasia em órgãos lesionados pelo trauma inicial ou que podem ter sido comprometidos na CCD.

TRAUMATISMO CRANIOENCEFÁLICO

8 **Deve-se considerar que qualquer paciente com trauma e alteração do nível de consciência pode ter sofrido TCE até que se prove o contrário** (ver Capítulo 27). A presença ou a suspeita de TCE demanda atenção na manutenção da pressão de perfusão cerebral e oxigenação durante todos os momentos do atendimento. A Escala de Coma de Glasgow (ECG; ver Tabela 27-2) é a ferramenta de avaliação clínica mais confiável na determinação da significância de TCE em um paciente não sedado e não paralisado. Uma diminuição do escore de função motora sugere deterioração neurológica progressiva, o que exige avaliação neurológica urgente e possível intervenção cirúrgica. Embora muitos pacientes com trauma apresentem lesões na cabeça, poucas delas precisam de intervenção neurocirúrgica de emergência. O TCE é categorizado como *primário* ou *secundário*. Lesões cerebrais primárias estão diretamente relacionadas ao trauma. Quatro categorias de lesões cerebrais primárias são identificadas: (1) hematoma subdural; (2) hematoma epidural; (3) hemorragia intraparenquimatosa e (4) lesão neuronal difusa não focal que compromete os axônios do sistema nervoso central. Essas lesões podem aumentar a PIC, comprometendo o fluxo sanguíneo cerebral. O óbito que ocorre logo após o trauma na cabeça em geral é resultado de uma lesão cerebral primária.

O hematoma subdural agudo é a lesão cerebral que leva, com maior frequência, a uma intervenção neurocirúrgica de emergência e está associado a um maior índice de mortalidade. Pequenas veias que ligam o crânio ao cérebro são rompidas em lesões por desaceleração ou por força contundente, resultando em acúmulo de sangue e compressão do tecido cerebral. O acúmulo de sangue aumenta a PIC e compromete o fluxo sanguíneo cerebral. A morbidade e a mortalidade estão relacionadas ao tamanho do hematoma e à magnitude do desvio da linha média dos conteúdos intracranianos. Os desvios da linha média dos conteúdos intracranianos podem exceder o tamanho do hematoma, o que indica uma contribuição significativa do edema cerebral ou a ocorrência de uma hemorragia intracerebral subjacente.

O *hematoma epidural* ocorre quando a artéria cerebral média ou outros vasos do crânio são rompidos, muitas vezes em associação com a fratura do crânio. Essa lesão representa menos de 10% das emergências de trauma neurocirúrgico e tem um prognóstico melhor do que o hematoma subdural agudo. O paciente com hematoma epidural pode estar consciente no início, evoluir para não responsividade progressiva e coma. A descompressão cirúrgica de emergência é indicada quando lesões supratentoriais ocupam mais de 30 mL de volume e lesões infratentoriais ocupam mais de 10 mL de volume (a compressão do tronco cerebral pode ocorrer com volumes de lesões muito menores). Um hematoma epidural pequeno pode não precisar ser operado imediatamente se o paciente estiver neurologicamente íntegro, a observação rigorosa e a repetição de exames neurológicos forem possíveis e os recursos neurocirúrgicos estiverem disponíveis caso a descompressão de emergência seja necessária.

As *lesões intraparenquimatosas* são causadas por desaceleração rápida do cérebro dentro do crânio, em geral envolvem as extremidades dos lobos frontal e temporal, e representam cerca de 20% das emergências de trauma neurocirúrgico. Essas lesões podem estar associadas a edema, necrose e infartos em áreas ao redor do tecido lesionado. A lesão intraparenquimatosa pode estar subjacente a um hematoma subdural. Não há consenso sobre as intervenções cirúrgicas que devem ser realizadas para tratar a hemorragia intraparenquimatosa, mas a descompressão cirúrgica pode ser necessária para reduzir a pressão intracraniana que se mantém elevada.

A *lesão neuronal difusa* ocorre em decorrência da desaceleração rápida ou do movimento do tecido cerebral que teve força suficiente para comprometer neurônios e axônios e é mais comum em crianças do que em adultos. A extensão da lesão pode não estar clara logo após o trauma, mas torna-se visível em ressonâncias magnéticas sequenciais. Quanto maior a extensão da lesão neuronal difusa após o trauma, maiores são as chances de mortalidade e a gravidade da deficiência. A intervenção cirúrgica não é indicada para essas lesões, a não ser que uma craniectomia de descompressão seja necessária para aliviar a pressão intracraniana refratária elevada.

9 As *lesões cerebrais secundárias* são consideradas lesões que podem ser evitadas. A hipotensão sistêmica (pressão arterial < 90 mmHg), hipóxia (PaO_2 < 60 mmHg), hipercapnia ($PaCO_2$ > 50 mmHg) e hipertermia (temperatura > 38 °C) têm um impacto negativo na morbidade e na mortalidade após lesões na cabeça, provavelmente porque contribuem para o aumento do edema cerebral e da PIC. *A hipotensão e a hipoxemia são entendidas como os fatores que contribuem de maneira mais significativa para uma recuperação neurológica ruim após o TCE grave. A hipoxemia é o parâmetro mais importante que tem correlação com uma recuperação neurológica desfavorável após o trauma craniano e deve ser corrigida o mais rápido possível.* A hipotensão (pressão arterial média < 60 mmHg) também deve ser tratada de maneira intensa por meio de fluidos, vasoconstritores ou os dois quando houver uma lesão craniana isolada.

O manejo de um TCE grave concomitante a outras lesões graves e hemorragia gera um dilema difícil acerca da reanimação. A realização simultânea da neurocirurgia de emergência e da laparotomia de controle de danos é praticamente impossível, e, na maioria dos casos, o controle da hemorragia que pode levar à morte tem prioridade sobre a intervenção neurocirúrgica. Tentar aumentar a pressão de perfusão cerebral na presença de hemorragia que pode levar à morte agravará a hemorragia. Assim que a hemorragia não neurocirúrgica for controlada, a atenção pode ser direcionada para a emergência neurocirúrgica, sobretudo para o restabelecimento da pressão de perfusão cerebral. Períodos prolongados de hipoperfusão cerebral nessa situação estão associados a resultados neurológicos negativos.

Considerações acerca do manejo para traumatismo cranioencefálico agudo

Na ausência de um coágulo intracraniano que exija cirurgia, as intervenções médicas são o principal meio de tratar a PIC elevada após traumatismo craniano. A pressão de perfusão cerebral (PPC) normal, a diferença entre a pressão arterial média (PAM) e a PIC, é de aproximadamente 80 a 100 mmHg (PAM − PIC = PPC; ver Capítulo 26). A monitorização da PIC não é necessária para pacientes que estão conscientes e alertas. Além disso, pacientes que não apresentam predisposição para formação de coágulos ou que têm diátese hemorrágica em resposta ao trauma não devem ser submetidos à monitorização da PIC. No entanto, um monitor de PIC deve ser colocado quando exames neurológicos em sequência e avaliações clínicas complementares revelarem comprometimento ou quando há um aumento do risco de PIC elevada (Tabela 39-1). Intervenções cirúrgicas para reduzir a PIC são indicadas quando as leituras estão acima de 20 a 25 mmHg, embora vários estudos tenham investigado intervenções destinadas a melhorar a PPC e manejar a PIC sem encontrar resultados claramente favoráveis para nenhum esquema de tratamento específico. **10** **As diretrizes atuais da Brain Trauma Foundation recomendam manter a PPC entre 50 e 70 mmHg e a PIC abaixo de 20 mmHg em pacientes com lesão grave na cabeça.**

O fluxo sanguíneo cerebral (FSC) está diretamente relacionado à concentração de dióxido de carbono nas artérias. A vasoconstrição no cérebro ocorre à medida que os níveis de dióxido de carbono nas artérias diminuem, reduzindo o FSC e a PIC. Por outro lado, a vasodilatação no cérebro ocorre conforme os níveis de dióxido de carbono nas artérias aumentam, elevando o FSC e a PIC. Alterações nos níveis de dióxido de carbono nas artérias impactam rapidamente as respostas de FSC e PIC, o que torna a hiperventilação uma intervenção terapêutica eficaz em casos de PIC elevada associada ao TCE. *No entanto, a*

TABELA 39-1 Indicações para monitorização intracraniana da PIC

Lesão craniana grave (definida com escore de ECG ≤ 8 após reanimação cardiopulmonar) *mais*
(a) TC de cabeça de admissão anormal; *ou*
(b) TC normal mais ≥ 2 de: idade > 40 anos, pressão arterial sistólica > 90 mmHg, postura de descerebração ou decorticação

Pacientes sedados; paciente em coma induzido após TCE grave

Lesão multissistêmica com nível de consciência alterado

Paciente submetido a tratamento que aumenta o risco de PIC elevada (p. ex., fluidos intravenosos em grande volume)

No pós-operatório após remoção ou massa intracraniana

Valores anormais na monitorização não invasiva da PIC, aumento da dinâmica de valores simulados ou formas anormais no padrão de velocidade do fluxo sanguíneo identificado por Doppler transcraniano (aumento da pulsatilidade) com exclusão de hipotensão arterial e hipocapnia

TC, tomografia computadorizada; ECG, Escala de Coma de Glasgow; PIC, pressão intracraniana; TCE, traumatismo cranioencefálico.
Reproduzida com permissão de Li LM, Timofeev I, Czosnyka M, et al. Review article: The surgical approach to the management of increased intracranial pressure after traumatic brain injury. Anesth Analg. Setembro de 2010;111(3):736-748.

hiperventilação na presença de hipotensão sistêmica, sobretudo em pacientes com trauma que apresentam hemorragia e estão instáveis hemodinamicamente, aumenta o risco de isquemia neurológica e não deve ser empregada até que a normotensão seja restabelecida.

A terapia diurética osmótica é outra intervenção utilizada com frequência e amplamente aceita para reduzir a PIC elevada. Doses intravenosas de manitol de 0,25 a 1,0 g/kg de acordo com o peso corporal são efetivas para levar o fluido extravascular do tecido cerebral para o sistema cardiovascular, diminuindo o edema cerebral e a PIC. Como essa intervenção também resulta em diurese rápida, a osmolalidade plasmática e os eletrólitos séricos devem ser monitorados.

O *coma barbitúrico* é empregado para reduzir, no cérebro, a taxa metabólica, o fluxo sanguíneo, a demanda de oxigênio e a hipertensão intracraniana até que a perfusão cerebral seja restabelecida. A hipotensão costuma ser associada a essa terapia, o que limita seu uso em pacientes instáveis hemodinamicamente. Os vasoconstritores podem ser usados para manter a PPC entre 50 e 70 mmHg nesses casos. A dose de pentobarbital (opção mais adequada que o tiopental) é decidida com base em evidências eletroencefalográficas (EEG) de surto-supressão e no limite máximo apontado pelo o EEG para redução da taxa metabólica cerebral de oxigênio e glicose.

O uso de cristaloides é mais adequado para a terapia de fluidos quando há TCE isolado. Embora o uso de coloides possa parecer vantajoso na prevenção do edema cerebral, em um estudo recente, a reanimação com base em albumina seguida de TCE quase dobrou a mortalidade. O TCE muitas vezes está associado ao comprometimento da barreira hematoencefálica, e a administração de albumina nesse contexto pode resultar em aumento do edema do tecido cerebral e PIC elevada, contribuindo para um maior índice de morbidade e mortalidade.

LESÃO DA MEDULA ESPINAL

A estrutura normal da coluna vertebral é constituída por três colunas: anterior, média e posterior. A *coluna anterior* compreende os dois terços anteriores do corpo vertebral e o ligamento longitudinal anterior. A *coluna média* engloba o terço posterior do corpo vertebral, o ligamento longitudinal posterior e o componente posterior do anel fibroso. A *coluna posterior* envolve as lâminas e as facetas, os processos espinhosos e os ligamentos interespinais. A instabilidade da coluna vertebral ocorre quando duas ou as três colunas são comprometidas.

A avaliação do paciente com trauma de mecanismo relevante (em geral, relacionado à força contundente envolvendo aceleração-desaceleração) deve considerar a suspeita de lesão medular até que essa possibilidade possa ser descartada por meio de exames de imagem. *Uma radiografia da lateral da coluna cervical que mostre toda a coluna cervical até o topo da vértebra T1 será capaz de identificar de 85 a 90% das anomalias significativas relacionadas à coluna cervical.* As radiografias da coluna cervical devem ser examinadas quanto à estrutura e ao alinhamento dos corpos vertebrais, estreitamento ou alargamento dos espaços interespinais e do canal central, alinhamento dos ligamentos longitudinais anterior e posterior e aparência da linha espinolaminar e dos processos espinhosos posteriores de C2 a C7. A presença de uma fratura da coluna vertebral está associada a uma incidência de 10 a 15% de uma segunda fratura vertebral.

As lesões toracolombares mais comuns envolvem as vértebras T11 a L3 como resultado de forças de flexão. A presença de uma lesão da coluna vertebral toracolombar está associada a uma probabilidade 40% maior de ter uma segunda fratura, neste caso, na parte caudal, provavelmente em razão da força necessária para fraturar a parte inferior da coluna vertebral. Fraturas bilaterais dos calcâneos também justificam uma avaliação minuciosa da coluna vertebral toracolombar em razão da maior probabilidade de fratura vertebral associada a esse padrão de lesão.

Lesões da coluna cervical acima de C2 estão associadas à apneia e ao óbito (raízes de C3-C5 formam o nervo frênico). *Lesões medulares altas normalmente são acompanhadas por choque neurogênico em virtude da perda do tônus simpático.* O choque neurogênico pode ser confundido com choque hemorrágico se houver um trauma grave porque a causa da hipotensão pode ser considerada hemorrágica em vez de neurológica. A presença de bradicardia profunda entre 24 e 48 horas após uma lesão medular alta na parte torácica pode indicar comprometimento da função cardioaceleradora encontrada na região de T1 a T4.

Os principais objetivos terapêuticos pós-lesão medular são evitar a exacerbação do comprometimento estrutural primário e minimizar o risco de extensão da lesão neurológica da hipoperfusão relacionada à hipotensão em áreas isquêmicas da medula espinal. Em pacientes com transecção completa da medula espinal, poucas intervenções influenciam na recuperação. Pacientes com lesões incompletas da medula espinal demandam manejo rigoroso dos parâmetros hemodinâmicos (p. ex., prevenção da hipotensão) e estabilização cirúrgica da coluna vertebral para evitar a extensão da lesão e a exacerbação dos déficits neurológicos.

A descompressão cirúrgica e a estabilização das fraturas da coluna vertebral são indicadas quando um corpo vertebral perde mais de 50% da altura normal ou estreita em mais de 30% o diâmetro normal do canal espinal. A metilprednisolona é geralmente administrada para lesões da medula espinal nesse contexto, uma vez que as propriedades anti-inflamatórias desse esteroide podem reduzir o edema da medula espinal em um canal espinal com espaço limitado. Apesar dos resultados de estudos que abordaram a lesão traumática da medula espinal em modelos animais demonstrarem benefício da intervenção cirúrgica precoce, da terapia com esteroides, ou dos dois, pesquisas em humanos não apontaram benefício consistente de qualquer uma dessas intervenções. A presença de uma lesão na área de uma transecção incompleta da medula espinal que não pode ter a pressão reduzida não é uma indicação para a intervenção cirúrgica precoce, a não ser que haja outras condições que apresentem maior risco de serem fatais.

11 Manter a pressão arterial média em níveis supranormais para garantir uma perfusão adequada da medula espinal em áreas de fluxo sanguíneo reduzido, em razão da compressão da medula ou do comprometimento vascular, pode ser mais adequado do que administrar esteroides. A hipotensão precisa ser evitada durante a indução da anestesia, durante a descompressão cirúrgica e a estabilização da lesão da coluna vertebral e durante a fase pós-operatória.

Os idosos apresentam maior risco de lesão da medula espinal em virtude da redução na mobilidade e na flexibilidade, da maior incidência de espondilose e osteófitos e do espaço limitado dentro do canal espinal para acomodar o edema da medula espinal pós-trauma. A incidência de lesão da medula espinal decorrente de quedas em idosos aproxima-se rapidamente daquela observada em jovens decorrente de acidentes de carro. A mortalidade pós-lesão da medula espinal em idosos, sobretudo com mais de 75 anos de idade, é maior do que em pacientes mais jovens com lesões semelhantes.

O padrão único de lesão penetrante da medula espinal precisa ser abordado de maneira específica. Ao contrário do trauma espinal resultante de uma contusão, é improvável que o trauma penetrante da medula espinal provocado por balas e estilhaços cause instabilidade da coluna vertebral. Como resultado, a imobilização com colar cervical ou com prancha de resgate pode não ser indicada em uma lesão penetrante isolada da medula espinal. A colocação do colar cervical quando há uma lesão penetrante da coluna cervical pode, de fato, prejudicar a observação do edema do tecido mole, do desvio traqueal ou de outros aspectos anatômicos que indiquem comprometimento iminente das vias aéreas. Diferentemente do trauma resultante de uma contusão, as lesões penetrantes da medula espinal causam danos no momento da lesão sem risco de exacerbação posterior da lesão. No entanto, como em outras lesões da medula espinal, a manutenção da perfusão da medula espinal, avaliada por meio dos níveis supranormais da pressão arterial média, é indicada até que a função da medula espinal possa ser avaliada integralmente.

QUEIMADURAS

As queimaduras são entendidas como uma lesão traumática única e bastante comum, ocupam o segundo lugar como a principal causa de morte acidental, ficando atrás apenas de acidentes de trânsito. A extensão da lesão por queimadura é determinada pela temperatura e pela duração do contato com o calor. Crianças, em razão de terem uma superfície corporal maior do que de massa, e idosos, cuja pele mais fina viabiliza a ocorrência de queimaduras mais profundas mesmo quando o insulto térmico é semelhante, apresentam maior risco de lesão grave por queimadura. As respostas fisiopatológicas e hemodinâmicas às queimaduras são únicas e precisam de atendimento especializado que pode ser feito, de maneira adequada, em centros de tratamento de queimaduras, sobretudo quando queimaduras de segundo ou terceiro grau envolvem mais de 20% da SCT de um paciente. Um entendimento básico da fisiopatologia das queimaduras e dos requisitos de reanimação, em particular do início precoce de certas terapias, como administração de oxigênio e reanimação hídrica intensa, pode melhorar a sobrevivência do paciente.

As queimaduras são classificadas em primeiro, segundo ou terceiro grau. As queimaduras de *primeiro grau* são lesões que não penetram na epiderme (p. ex., queimaduras solares e lesões térmicas superficiais). Nesse tipo de queimadura, a reposição de líquidos não é indicada, e a área da queimadura de primeiro grau não deve ser incluída no cálculo da reposição de líquidos quando queimaduras mais extensas ou significativas também estiverem presentes. As queimaduras de *segundo grau* são lesões de espessura parcial (superficial ou profunda) que penetram na epiderme, estendem-se para certa profundidade na derme e estão associadas a bolhas. A terapia de reposição de fluidos é indicada para pacientes com queimaduras de segundo grau quando mais de 20% da SCT está comprometida. Em alguns casos de queimaduras de segundo grau, o enxerto de pele também pode ser necessário, dependendo do tamanho e da localização da lesão. As queimaduras de *terceiro grau* são lesões que penetram toda a espessura da derme. Nervos, vasos sanguíneos, canais linfáticos e outras estruturas mais profundas podem estar comprometidas, criando uma lesão grave, mas que não é sentida pelo paciente, embora o tecido saudável ao redor da queimadura de terceiro grau fique muito dolorido. Desbridamento e enxerto de pele quase sempre precisam ser feitos para a recuperação das queimaduras de terceiro grau.

12 Queimaduras graves (de segundo ou terceiro grau, envolvendo ≥ 20% da SCT) produzem uma resposta hemodinâmica única. O débito cardíaco diminui em até 50% dentro de 30 minutos após a lesão, em razão da vasoconstrição maciça causada pela queimadura, o que resulta em um estado de hipoperfusão normovolêmica (*choque por queimadura*). Essa resposta hemodinâmica intensa pode ser mal tolerada por pacientes que tenham condições médicas subjacentes graves, e a sobrevivência depende da restauração do volume circulatório e da infusão de fluidos cristaloides de acordo com os protocolos recomendados (ver a seguir). Se a terapia intravenosa de fluidos for administrada de maneira adequada, a função cardíaca retorna ao normal dentro de 48 horas após a lesão e em geral progride para uma fisiologia hiperdinâmica à medida que o desafio metabólico da cicatrização começa. O volume plasmático e o débito urinário começam a diminuir após lesões graves por queimadura.

13 Ao contrário da contusão e da lesão penetrante em que o uso de fluidos cristaloides não é recomendado, a reanimação hídrica em casos de queimaduras prioriza o uso de fluidos cristaloides balanceados (ver Capítulo 51) em detrimento de albumina, hidroxietilamido, soro fisiológico normal ou hipertônico ou sangue. Após lesões por queimaduras, a lesão renal aguda é mais comum quando o soro fisiológico hipertônico é usado durante a reanimação hídrica inicial, há maiores chances de óbito quando o sangue é administrado, e os resultados são inalterados quando a albumina (em vez de fluidos cristaloides) é usada na reanimação.

A reposição de líquidos é contínua durante as primeiras 24 horas após a lesão por queimadura. Em geral, há dois protocolos que orientam a reposição de líquidos em casos de lesão por queimadura: a *fórmula de Parkland* e a *fórmula de Brooke modificada*. Nos dois casos, entender a *Regra dos Nove* (**Figura 39-6**) é fundamental para calcular os volumes de fluidos para reposição.

Para adultos, a fórmula de Parkland recomenda que 4 mL/kg/% da SCT queimada devem ser administrados nas primeiras 24 horas, sendo metade do volume administrado nas primeiras 8 horas e o restante ao longo das 16 horas seguintes. A fórmula de Brooke modificada orienta que 2 mL/kg/% da SCT queimada devem ser administrados, sendo metade do volume administrado nas primeiras 8 horas e o restante ao longo das 16 horas seguintes. As duas fórmulas usam o débito urinário como um indicador confiável para a reposição adequada de líquidos, visando um débito urinário, em adultos, de 0,5 a 1,0 mL/kg/h como um nível satisfatório de volume circulante. Se o débito urinário, em adultos, exceder 1,0 mL/kg/h, as infusões devem ser reduzidas. Nas duas fórmulas, uma quantidade equivalente à metade do volume administrado nas primeiras 24 horas deve ser administrada nas outras 24 horas após a lesão. O objetivo de manter o débito urinário, em adultos, de 0,5 a 1,0 mL/kg/h é mantido ao longo da fase inicial de reposição de líquidos.

As fórmulas de reposição de líquidos são as mesmas para adultos e crianças com queimaduras. Crianças com menos de 30 kg devem receber 5% de dextrose por meio dos fluidos intravenosos, e o valor almejado do débito urinário é de 1,0 mL/kg/h. O valor do débito urinário desejado para lactentes com menos de 1 ano de idade é de 1 a 2 mL/kg/h.

Considerações sobre o manejo de queimaduras

A. *Creep* de fluidos

As fórmulas de Parkland e de Brooke modificada utilizam o débito urinário como um indicador adequado de reanimação hídrica. No entanto, podem surgir circunstâncias em que o volume de líquido administrado excede o volume inicial pretendido. Por exemplo, os volumes iniciais de reanimação hídrica podem ser calculados de forma incorreta se queimaduras de primeiro grau forem incorporadas, por engano, ao valor de SCT. O uso prolongado de sedação pode resultar em hipotensão, o que leva à administração de mais fluidos em vez de vasoconstritores. O fenômeno do *creep* de fluidos ocorre quando o volume da terapia intravenosa com fluidos aumenta para além do cálculo feito inicialmente em resposta a alterações hemodinâmicas relacionadas a questões que não são volumes circulantes. O *creep* de fluidos está associado à síndrome compartimental abdominal e a complicações pulmonares e muitas vezes resulta em morbidade relacionada à reanimação.

B. Síndrome compartimental abdominal

A *síndrome compartimental abdominal* (SCA) é um risco para pacientes pediátricos e adultos com queimaduras na circunferência abdominal e para pacientes que recebem volumes intravenosos de fluidos maiores que 6 mL/kg/% da SCT queimada. A pressão intra-abdominal pode ser

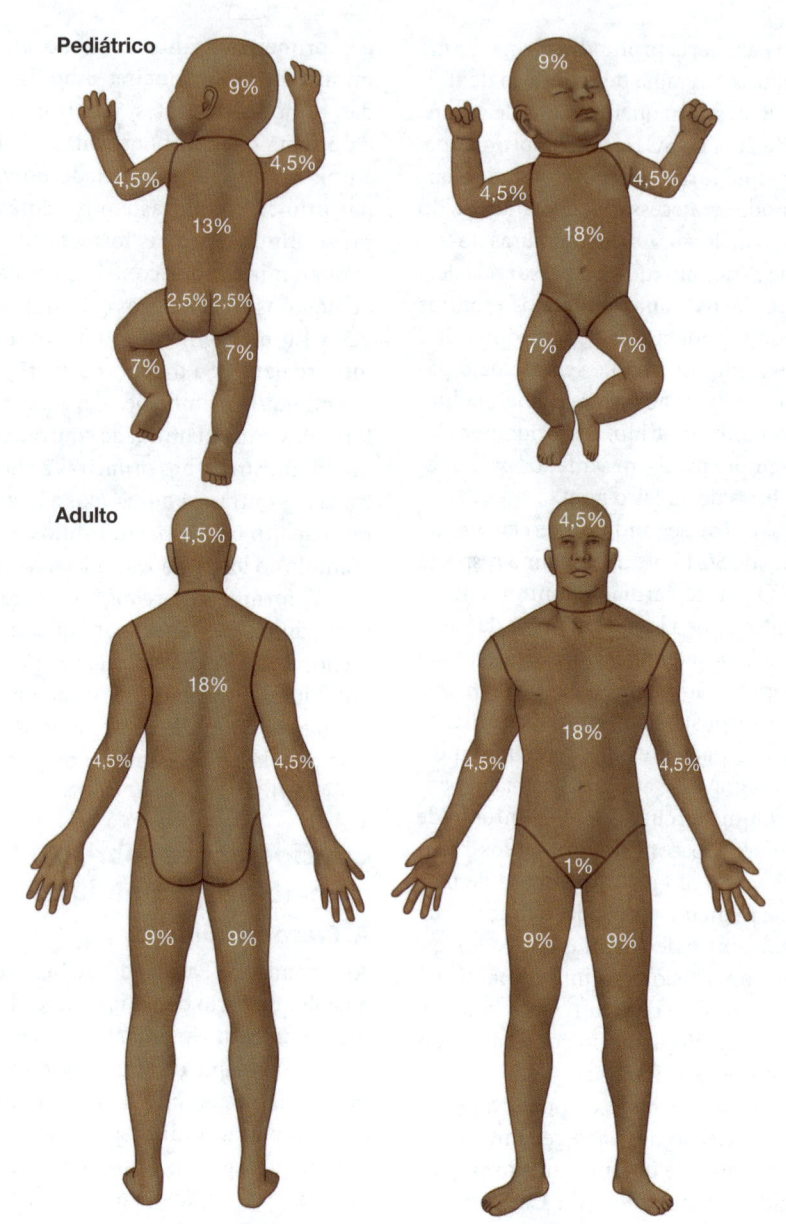

FIGURA 39-6 Regra dos Nove, utilizada para estimar a superfície corporal queimada como uma porcentagem da superfície corporal total (SCT). (Reproduzida com permissão do Colégio Americano de Cirurgiões. *ATLS: Advanced Trauma Life Support for Doctors (Student Course Manual)*. 9ª ed. Chicago, IL: ACS; 2012.)

determinada pela medição da pressão intraluminal da bexiga por meio de um cateter de Foley conectado a um transdutor de pressão. O transdutor é conectado a uma válvula de três vias no ponto em que o cateter de Foley conecta-se ao tubo de drenagem. Após o transdutor ser zerado na borda pélvica, 20 mL de líquido são instilados na bexiga. As leituras de pressão intra-abdominal são realizadas depois de 60 segundos da infusão de líquido na bexiga, o que permite o relaxamento do órgão. Pressões intra-abdominais superiores a 20 mmHg justificam a descompressão da cavidade abdominal. No entanto, um procedimento cirúrgico abdominal aumenta os riscos de o paciente com queimaduras ter uma infecção intra-abdominal por *Pseudomonas*, sobretudo se a incisão da laparotomia estiver próxima do tecido queimado. A avaliação precoce e periódica da pressão intra-abdominal e a consideração das possíveis etiologias de hipotensão no paciente com queimaduras, que não sejam relacionadas à hipovolemia, são medidas preventivas importantes para a SCA.

C. Complicações pulmonares

Volumes excessivos na reanimação hídrica estão associados a um aumento na incidência de pneumonia. Pacientes com queimaduras graves apresentam com frequência uma lesão pulmonar relacionada à queimadura. A diminuição da atividade ciliar traqueal, a presença de edema pulmonar induzido por reanimação, a redução da imunocompetência e a intubação traqueal predispõem os pacientes com queimaduras a ter pneumonia. A SCA pode ter um impacto adverso na função pulmonar. Os volumes de administração intravenosa de fluidos devem ser monitorados rigorosamente e documentados para estar em conformidade com as recomendações da Associação Americana de Queimaduras (i.e., as fórmulas de Parkland ou de Brooke modificada). A administração de fluidos que excede as recomendações precisa de uma avaliação cautelosa da justificativa.

D. Intoxicação por monóxido de carbono e cianeto

(14) O diagnóstico diferencial para alteração do estado mental após lesão por queimadura, inalação de fumaça, ou ambas, inclui intoxicação por monóxido de carbono e cianeto (ver Capítulo 57). A intubação endotraqueal e a ventilação mecânica com alta concentração de oxigênio inspirado são indicadas nessa situação. O monóxido de carbono liga-se à hemoglobina com uma afinidade por volta de 250 vezes maior que a do oxigênio. A carboxi-hemoglobina resultante (HbCO) deixa menos hemoglobina disponível para estabelecer ligação com o oxigênio e desloca a curva de dissociação O_2-Hb para a esquerda, comprometendo o fornecimento de oxigênio aos tecidos. *A oximetria de pulso revela uma falsa indicação de saturação elevada de oxigênio se houver exposição ao monóxido de carbono uma vez que o oxímetro não consegue distinguir hemoglobina oxigenada (HbO_2) de HbCO.* A gasometria arterial ou venosa pode medir diretamente a HbCO. Clinicamente, a intoxicação significativa por monóxido de carbono é observada quando os níveis de HbCO excedem 10% (fumantes apresentam níveis de HbCO de até 10%). Se a HbCO exceder 20%, a intubação e a ventilação mecânica são indicadas para melhorar a oxigenação dos tecidos locais e acelerar a eliminação do monóxido de carbono. O óbito por monóxido de carbono ocorre quando os níveis de HbCO excedem 60%. A oxigenoterapia hiperbárica é recomendada para intoxicação por monóxido de carbono de qualquer etiologia. Várias sessões de oxigenoterapia hiperbárica são necessárias para reduzir as consequências a longo prazo da intoxicação por monóxido de carbono.

Considerações anestésicas para tratamento de queimaduras

Uma característica comum em todos os pacientes com queimaduras é a incapacidade de regular a temperatura corporal. A temperatura do ambiente de reanimação deve ser mantida próxima da temperatura corporal por meio do uso de aquecimento radiante, dispositivos com aquecimento por sistema de ar forçado e dispositivos de aquecimento de fluidos. Todos os ambientes de atendimento a pacientes com queimaduras devem ser mantidos com temperatura em torno de 40 °C.

A avaliação do paciente com queimaduras começa com uma inspeção das vias aéreas. Embora a face possa estar queimada (pelo chamuscamento de cabelos faciais, vibrissas nasais), queimaduras faciais não justificam uma intubação traqueal. A necessidade de manejo urgente das vias aéreas, ventilação mecânica e oxigenoterapia é indicada por rouquidão, dispneia, taquipneia ou alteração do nível de consciência. A determinação do pH arterial deve ser obtida no início do processo de tratamento para avaliação do nível de HbCO. A ventilação mecânica deve ser ajustada para alcançar uma saturação adequada de oxigênio (com base na medição dos níveis de oxigênio em vez de oximetria de pulso) com o emprego do menor volume corrente possível.

A intubação traqueal no período inicial após a lesão por queimadura (até as primeiras 48 horas) pode ser otimizada pelo uso de succinilcolina para o relaxamento muscular. Em pacientes com queimaduras graves que excedem 20% da SCT, ocorrem a lesão e o comprometimento das placas neuromusculares, seguidos pela regulação positiva dos receptores de acetilcolina. (15) **Tanto o período de 48 horas após uma lesão por queimadura grave quanto a administração de succinilcolina podem causar hipercalemia letal.** Esse risco de hipercalemia induzida por succinilcolina persiste por até 2 anos após a lesão por queimadura.

A analgesia para pacientes com queimaduras é desafiadora. Preocupações acerca da tolerância a opioides e complicações psicossociais relacionadas à terapia de queimaduras são comuns. Abordagens multidisciplinares são vantajosas. A analgesia regional pode ser interessante; porém, depois do período inicial da queimadura, essa técnica pode mascarar os sintomas da síndrome compartimental ou de outros sinais e sintomas clinicamente relevantes relacionados à lesão por queimadura primária.

TENDÊNCIAS EMERGENTES NO ATENDIMENTO DE TRAUMAS

Idosos

(16) **Os idosos representam a população que mais cresce dentre aquelas observadas nos centros de trauma em todo o mundo. Eles apresentam maior risco de complicações graves e óbito após um trauma, mesmo que não seja um trauma grave.** As condições preexistentes que impactam negativamente a reserva fisiológica e a capacidade de se recuperar de um trauma são fatores mais relevantes para o maior índice de complicações e óbito após o trauma do que a idade em si. Embora o termo "geriátrico" não seja equivalente a uma idade específica,

com relação aos resultados do trauma "geriátrico", vários estudos observaram piores desfechos pós-trauma a partir de 45 a 55 anos, sugerindo que a diminuição da reserva fisiológica após o trauma pode começar em idades muito mais precoces do que se acreditava antes. Com o avanço da idade, várias pesquisas constataram que o risco de óbito após o trauma duplicava para vítimas com mais de 65 anos quando a gravidade da lesão era semelhante àquela de pacientes com menos de 65 anos.

A prevenção de quedas na população idosa é um problema emergente de saúde pública. Quedas em que a pessoa estava em pé são responsáveis por 90% das lesões em pacientes com mais de 65 anos. Hemorragias intracranianas relacionadas a quedas, fraturas esqueléticas e lesões vasculares torácicas ou intra-abdominais aumentam a morbidade e a mortalidade nessa parcela da população. Pacientes que tomam anticoagulante oral apresentam escores de ECG menores e maior morbidade do que pacientes idosos com lesões semelhantes que não fazem uso de anticoagulante oral. O uso de anticoagulante oral por essa parcela da população é um preditor independente de mortalidade depois de 30 dias da queda.

Incidentes com múltiplas vítimas

A preparação para *incidentes com múltiplas vítimas* tornou-se um exercício comum para os centros de trauma; e essa preparação deve incluir o serviço de anestesiologia. Embora não haja um número específico de vítimas que caracterize um incidente como de múltiplas vítimas, existem características que exigem certa explicação e compreensão; quase todas estão relacionadas à capacidade que uma unidade precisa ter para atender pacientes de emergência.

Incidentes com múltiplas lesões são circunstâncias em que mais de um paciente chega à mesma unidade após um evento traumático. Em um hospital pequeno, isso pode sobrecarregar os recursos disponíveis. No entanto, para a maioria das unidades de trauma nas grandes e pequenas cidades, um incidente desse porte pode significar simplesmente a realocação, por um período limitado, dos recursos disponíveis aos pacientes que não estão em estado crítico, o que não afetaria significativamente o funcionamento geral da unidade.

Incidentes com múltiplas vítimas são eventos em que o número de pacientes que chegam após um acontecimento traumático sobrecarrega os recursos hospitalares disponíveis, levando ao desvio de pacientes não críticos para outras unidades e interrompendo o funcionamento normal do hospital, incluindo as cirurgias eletivas. A triagem de pacientes é necessária para garantir que os recursos limitados sejam preservados para os pacientes com maior gravidade. **Em casos de catástrofes em massa, a tecnologia de ultrassonografia à beira do leito oferece informações importantes e precisas para triagem de pacientes, identificando aqueles que precisarão ou não de cirurgia por meio da avaliação CAVEAT.**

Embora os incidentes com múltiplas vítimas sejam eventos que gerem receio, alguns padrões previsíveis estão bem estabelecidos e merecem atenção. Em primeiro lugar, na maioria dos eventos com múltiplas vítimas, seja acidente de ônibus, colisão de trens, bombardeio civil em ambientes externos ou ataque terrorista sem vítimas presas nos escombros, 10% das vítimas morrerão no local, outras 10% estarão gravemente feridas e precisarão de cirurgia de emergência, 20% precisarão de cirurgia urgente dentro de 8 horas, e 30% precisarão de intervenções não emergenciais. O segredo é identificar a natureza e o número provável de vítimas envolvidas. Em segundo lugar, as vítimas desse tipo de incidente muitas vezes chegam aos hospitais sem aviso prévio. Civis ou agentes de segurança pública começam a transportar as vítimas para o hospital mais próximo, mesmo que este não atenda pacientes com trauma. Isso cria a necessidade de transportar os pacientes entre as unidades quando os recursos de primeiros socorros provavelmente já estarão sobrecarregados pelo incidente inicial. Por fim, os recursos devem ser reservados para as vítimas que apresentam chances de recuperação. O atendimento de pacientes com pulso deve ter prioridade, e somente esses pacientes devem utilizar os recursos cirúrgicos, os leitos de cuidados intensivos e os hemoderivados quando ocorre um incidente com múltiplas vítimas.

DISCUSSÃO DE CASO

Trauma abdominal em um paciente saudável

Um homem de 22 anos, saudável, com 70 kg, é levado pela mãe ao pronto-socorro (PS) às 9 horas da manhã depois de desmaiar em casa naquela manhã. Na noite anterior, ele se envolveu em uma briga em um bar durante a qual foi chutado repetidamente no estômago. O paciente está pálido, taquicárdico e letárgico. A pulsação dele é de 140 batimentos/min, e a pressão arterial é de 60/34 mmHg. Um exame FAST no PS revela fluido livre no abdome. Duas veias antecubitais de calibre 18 G são puncionadas, e uma amostra de sangue é enviada ao banco de sangue para tipagem e cruzamento. Um PTM é iniciado. O paciente é encaminhado à sala de cirurgia dentro de 16 minutos após a chegada dele ao PS.

Quais medidas devem ser tomadas antes da indução da anestesia?

O paciente apresenta lesões fatais. Embora a intervenção cirúrgica seja necessária, o intervalo entre a indução anestésica e a incisão cirúrgica deve ser o mais rápido possível. Evitar a hipotermia é fundamental. A temperatura da sala de cirurgia deve estar o mais quente possível até que o paciente seja coberto com o campo cirúrgico. Os cirurgiões devem estar preparados para operar imediatamente se ocorrer colapso hemodinâmico com a indução anestésica. Portanto, a pele do paciente deve ser preparada desde o queixo aos dedos dos pés para a incisão, com uma solução de preparação da pele aquecida antes e/ou durante a indução anestésica. O retardamento da incisão cirúrgica em razão da canulação arterial ou do acesso venoso central não deve ocorrer. As hemácias e outros hemoderivados devem estar disponíveis antes da indução anestésica.

Soluções intravenosas aquecidas devem ser infundidas rapidamente para evitar o colapso hemodinâmico durante a indução anestésica. Enquanto as soluções são infundidas, monitores nos padrões da Associação Americana de Anestesiologistas são colocados no paciente enquanto ele é pré-oxigenado. Os cirurgiões vestem a roupa cirúrgica e as luvas. Concentrados de hemácias O negativo, imediatamente liberadas e não cruzadas, são levados para a sala de cirurgia. A temperatura da sala está desconfortavelmente quente. Cateteres de monitorização hemodinâmica invasiva e dispositivos de ultrassom estão presentes e imediatamente disponíveis.

Quais são as prioridades da indução anestésica e da monitorização hemodinâmica?

O paciente está letárgico. Hipoperfusão cerebral, traumatismo cranioencefálico ou intoxicação não podem ser descartados. O mecanismo de lesão é de trauma contuso, justificando a necessidade de imobilização da coluna cervical até que uma avaliação neurológica mais completa possa ser realizada. O agente de indução anestésica deve ser escolhido com o propósito de evitar o colapso hemodinâmico. Benzodiazepínicos, opioides e propofol atenuam a resposta simpática, e a administração de qualquer um deles pode ser fatal nesse cenário. Considerando que todos os pacientes com trauma estão com estômago cheio, a indução/intubação anestésica em sequência rápida é a opção indicada. Se houver pessoal suficiente disponível, alguém da equipe de anestesia ou cirúrgica deve vestir a roupa cirúrgica e luvas, trabalhando ao lado dos cirurgiões para canular artérias e veias centrais, utilizando o auxílio de ultrassonografia à beira do leito, se necessário, no momento da incisão cirúrgica.

Com o paciente coberto com o campo cirúrgico, os cirurgiões prontos para incisão, e a chegada de sangue não cruzado na sala de cirurgia, a escopolamina, 0,4 mg, é injetada por via intravenosa, seguida imediatamente da succinilcolina, 100 mg, por via intravenosa. Com a manutenção da imobilização da coluna cervical, o tubo endotraqueal é passado com a ajuda de um videolaringoscópio. Uma vez confirmada e estabilizada a posição do tubo endotraqueal, os cirurgiões iniciam a incisão e prosseguem com a intervenção cirúrgica de controle de danos. Os cirurgiões fazem uma incisão laparotômica completa enquanto um colega de anestesia coloca um cateter venoso central subclávio esquerdo. Há colapso hemodinâmico à medida que o sangue escorre do sítio cirúrgico. A artéria ainda não foi canulada, mas o acesso venoso central via veia subclávia está presente. Os primeiros hemoderivados do PTM chegam à sala de cirurgia.

Quais são as implicações da CCD e da RCD?

Ao se depararem com instabilidade hemodinâmica durante hemorragia com risco de morte, os cirurgiões intervêm para interromper a hemorragia até que o *status* hemodinâmico possa ser estabilizado e, em caso de trauma abdominal, para limitar a contaminação gastrintestinal do compartimento abdominal. Isso representa a CCD. Neste caso, eles colocam tampões no abdome até que a reanimação hemostática possa restaurar as pressões sistólicas entre 80 e 90 mmHg, permitindo que a cirurgia continue.

A RCD é um protocolo de transfusão agressivo utilizado durante hemorragia com risco de morte que busca simular todos os elementos do sangue (i.e., unidades de hemácias, plasma fresco congelado e plaquetas em uma proporção de 1:1:1). Enfatizando a transfusão de hemoderivados aquecidos durante a hemorragia, reduz-se a hipotermia e a acidose, ao mesmo tempo em que se atenua a coagulopatia induzida por trauma (desde que a administração de cristaloides por via intravenosa seja mantida ao mínimo). Os hemoderivados, neste cenário, com exceção das plaquetas, devem ser infundidos por um aquecedor de fluidos capaz de fornecer volumes significativos.

O cirurgião coloca tampões no abdome e comprime a aorta. A compressão aórtica é a intervenção mais efetiva e prudente em colapsos hemodinâmicos relacionados à hemorragia; a reanimação cardiopulmonar (RCP) não é útil em cenários de perda de sangue. Os hemoderivados são administrados por meio de um dispositivo de infusão rápida na proporção 1:1:1. Agora, foi observado um aumento no rastreamento do dióxido de carbono no final da expiração, e o cirurgião nota que a aorta está mais firme. O manguito de pressão arterial não invasivo mostra uma pressão sistólica de 82 mmHg. O cirurgião remove um tampão abdominal e começa a explorar o abdome. Embora a reanimação com hemoderivados continue, a exploração cirúrgica é interrompida várias vezes em razão da instabilidade hemodinâmica. Finalmente, a artéria braquial é canulada para monitorização invasiva da pressão arterial com orientação da ultrassonografia à beira do leito.

Que tecnologia está disponível para ajustar de maneira mais precisa a administração de componentes sanguíneos neste caso?

A RCD enfatiza o uso de hemoderivados durante a reanimação hemorrágica. A experiência com essa intervenção que salva vidas sugere que a utilização de hemoderivados pode ser mais precisa se os exames de coagulação funcional (p. ex., TEG ou ROTEM) forem utilizados. Essas tecnologias avaliam o estado funcional da formação do coágulo, com resultados disponíveis dentro de 5 minutos da amostragem. Padrões de formação do coágulo podem orientar a administração de plaquetas, fibrinogênio e plasma. A trombólise também é detectada com essa tecnologia, proporcionando evidências da necessidade de terapias antitrombolíticas.

Uma amostra de gasometria sanguínea demonstra acidose metabólica e hemoglobina de 7,0 g/dL. O estudo de coagulação funcional (TEG ou ROTEM) demonstra um padrão hipercoagulável. Como resultado, o anestesiologista altera as proporções de transfusão para 3 unidades de hemácias: 1 unidade de plasma fresco congelado: 1 unidade de plaquetas. O cirurgião agora indica que as fontes de sangramento – um baço rompido e um rim lacerado – estão controladas. O anestesiologista notifica a equipe de que os hemoderivados não precisarão mais ser infundidos rapidamente, a menos que ocorra instabilidade hemodinâmica novamente.

Existem diretrizes para o uso de sangue em relação a vasoconstritores?

A questão de quando iniciar a administração de vasoconstritores durante a reanimação de trauma ainda não está definida. A chamada hipotensão permissiva durante a hemostasia cirúrgica ativa e a reanimação de controle de danos são ideais para evitar o comprometimento da formação do coágulo. Pressão arterial sistólica na faixa de 80 a 90 mmHg reduzem a perda de sangue e a necessidade de transfusão. No entanto, uma vez que a fonte de perda de sangue é controlada cirurgicamente, não existem diretrizes quanto ao momento em que a administração dos vasoconstritores deve ser iniciada em vez da continuação da transfusão de hemoderivados.

Enquanto os cirurgiões continuam avaliando a cavidade abdominal em busca de algum trauma relevante ainda não detectado, a pressão arterial sistólica do paciente diminui gradualmente para 70 mmHg. A temperatura central do paciente é de 35,5 °C, a gasometria mostra melhora da acidose metabólica, com um excesso de base de -4 mmol e hemoglobina de 10,0 g/dL. O TEG demonstra padrões de coagulação normais. O cálcio ionizado está dentro dos limites normais. A decisão de iniciar infusões com baixas doses de vasopressina e epinefrina, em vez de transfundir hemoderivados adicionais, é tomada; o paciente estava saudável antes dessa lesão, e a transfusão de hemoderivados adicionais aumenta o risco de TACO. A pressão arterial e a frequência cardíaca do paciente se estabilizam dentro dos limites normais, o abdome é temporariamente fechado, e o paciente é transferido para a unidade de recuperação pós-anestésica, permanecendo intubado e sedado.

Resumo

Este cenário típico de trauma aborda amplamente as decisões comuns de reanimação e manejo que são necessárias para a reanimação de traumas graves. No momento, aplicar esses conceitos de reanimação a hemorragias relacionadas à cirurgia intraoperatória não é recomendado. Ao contrário do trauma, em que o paciente em geral está hipotenso por um longo período (frequentemente mais de 1 hora), a hemorragia intraoperatória é em geral identificada imediatamente e tratada depressa. Em geral, esses pacientes não se tornam profunda e rapidamente acidóticos antes de as medidas de reanimação e transfusão serem iniciadas. Ao contrário da coagulopatia de trauma, a coagulopatia intraoperatória no contexto de hemorragia cirúrgica é provavelmente mais dilucional do que a que é derivada do endotélio (trombolítica), como no cenário de trauma. No entanto, em resposta à hemorragia aguda intraoperatória hemodinamicamente significativa, os conceitos básicos de reanimação de trauma permanecem relevantes: *permitir pressão sanguínea sistólica mais baixa até que a fonte de sangramento seja identificada e controlada, limitar a administração de cristaloides por via intravenosa durante a hemorragia em deferência à administração de hemoderivados, e utilizar TEG ou ROTEM para fornecer uma avaliação funcional da coagulação a fim de orientar a administração de hemoderivados.* Esses conceitos são intervenções aceitas e justificáveis em reanimação não relacionada ao trauma, para as quais pesquisas estão em andamento para esclarecer as melhores práticas.

LEITURAS SUGERIDAS

Adams SD, Holcomb JB. Geriatric trauma. *Curr Opin Crit Care*. 2015;21:520.

Allen CJ, Hannay WH, Murray CR, et al. Causes of death differ between elderly and adult falls. *J Trauma Acute Care Surg*. 2015;79:617.

Benz D, Balogh ZJ. Damage control surgery: current state and future directions. *Curr Opin Crit Care*. 2017;23:491.

Cannon JW, Mansoor A, Raja AS, et al. Damage control resuscitation in patients with severe traumatic hemorrhage: a practice management guideline from the Eastern Association for the Surgery of Trauma. *J Trauma Acute Care Surg*. 2017;82:605.

Cantle PM, Cotton BA. Balanced resuscitation in trauma management. *Surg Clin North Am*. 2017;97:999.

Clifford L, Qing J, Kor DJ, et al. Risk factors and clinical outcomes associated with perioperative transfusion-associated circulatory overload. *Anesthesiology*. 2017;126:409.

Curry N, Brohi K. Surgery in traumatic injury and perioperative considerations. *Semin Thromb Hemost*. 2020;46:73.

Dauer E, Goldberg A. What's new in trauma resuscitation? *Adv Surg*. 2019;53:221.

Holcomb JB, Tilley BC, Baraniuk S, et al. Transfusion of plasma, platelets and red blood cells in a 1:1:1 vs a 1:1:2 ratio and mortality in patients with severe trauma: the PROPPR randomized clinical trial. *JAMA*. 2015;313:471.

Kalkwarf KJ, Cotton BA. Resuscitation for hypovolemic shock. *Surg Clin North Am*. 2017;97:1307xs.

Leon M, Chavez L, Surani S. Abdominal compartment syndrome among surgical patients. *World J Gastrointest Surg*. 2021;13:330.

Mehta R, Chinthapalli K. Glasgow coma scale explained. *Br Med J*. 2019;365:l1296.

Moore EE, Moore HB, Kornblith LZ, et al. Trauma-induced coagulopathy. *Nat Rev Dis Primers*. 2021;7:30.

Newcombe VFJ, Chow A. The features of the typical traumatic brain injury patient in the ICU are changing: what will this mean for the intensivist? *Curr Opin Crit Care*. 2021;27:80.

Ramineni A, Roberts EA, Vora M, et al. Anesthesia considerations in neurological emergencies. *Neurol Clin*. 2021;39:319.

Savioli G, Ceresa IF, Caneva L, et al. Trauma-induced coagulopathy: overview of an emerging medical problem from pathophysiology to outcomes. *Medicines* (Basel). 2021;8:16.

Søvik S, Isachsen MS, Nordhuus KM, et al. Acute kidney injury in trauma patients admitted to the ICU: a systematic review and meta-analysis. *Intensive Care Med*. 2019;45:407.

Tisherman SA, Stein DM. ICU management of trauma patients. *Crit Care Med*. 2018;46:1991.

Wijayatilake DS, Jigajinni SV, Shrren PB. Traumatic brain injury: physiological targets for clinical practice in the prehospital setting and on the neuro-ICU. *Curr Opin Anesthesiol*. 2015;28:517-524.

Wray JP, Bridwell RE, Schauer SG, et al. The diamond of death: hypocalcemia in trauma and resuscitation. *Am J Emerg Med*. 2021;41:104.

Fisiologia materno-fetal e anestesia

Michael A. Frölich, M.D., M.S.

CAPÍTULO 40

CONCEITOS-CHAVE

1. A concentração alveolar mínima (CAM) diminui de maneira progressiva durante a gestação – até 40% em gestações a termo – para todos os agentes anestésicos gerais; a CAM retorna ao normal no terceiro dia após o parto.

2. Gestantes apresentam sensibilidade elevada aos anestésicos locais durante a anestesia regional e a analgesia, e o bloqueio neural é feito com concentrações reduzidas de anestésicos locais; a exigência de doses pode ser reduzida em até 30%.

3. A obstrução da veia cava inferior, em razão do crescimento do útero, distende o plexo venoso epidural, aumentando o volume sanguíneo nessa área.

4. Aproximadamente 5% das gestantes a termo desenvolvem a síndrome da hipotensão supina (compressão aortocava), que é caracterizada por hipotensão associada à palidez, à sudorese, à náusea e ao vômito.

5. O refluxo gastresofágico e a esofagite são comuns durante a gestação. A redução da motilidade gástrica e o deslocamento superior e anterior do estômago pelo útero diminui a capacidade de funcionamento do esfincter gastresofágico.

6. A efedrina, que tem uma atividade β-adrenérgica considerável, costuma ser a opção escolhida para tratar a hipotensão durante a gestação. No entanto, estudos clínicos sugerem que o agonista α-adrenérgico fenilefrina é mais eficaz no tratamento da hipotensão em gestantes e está associado a menor acidose fetal do que a efedrina.

7. Anestésicos inalatórios voláteis diminuem a pressão arterial e podem reduzir também o fluxo sanguíneo uteroplacentário. No entanto, em concentrações inferiores a 1 CAM, os efeitos desses fármacos costumam ser menos intensos, o que resulta em relaxamento uterino dose-dependente e reduções menores no fluxo sanguíneo uterino.

8. A maior tensão sobre o coração da parturiente ocorre logo após o parto, quando a contração intensa do útero e a involução aliviam de repente a obstrução da veia cava inferior e aumentam o débito cardíaco em até 80% em comparação aos valores do final do terceiro trimestre.

9. As técnicas atuais que empregam combinações diluídas de anestésico local (p. ex., bupivacaína, ≤ 0,125%) e um opioide (p. ex., fentanila, ≤ 5 mcg/mL) para analgesia epidural ou combinada espinal e epidural (CSE) não parecem prolongar a primeira fase do trabalho de parto ou aumentar a probabilidade de uma cesariana.

Este capítulo aborda as alterações fisiológicas normais associadas à gestação, ao trabalho de parto e ao parto em si. Ao final, o capítulo apresenta uma descrição da transição fisiológica da vida fetal para a neonatal.

ALTERAÇÕES FISIOLÓGICAS DURANTE A GESTAÇÃO

A gestação impacta a maioria dos sistemas orgânicos (Tabela 40-1). Muitas dessas alterações fisiológicas parecem ser acertadas e benéficas para a mãe tolerar os estresses relacionados à gestação, ao trabalho de parto e ao parto em si.

Efeitos no sistema nervoso central

1. **A CAM diminui de maneira progressiva durante a gestação – até 40% em gestações a termo – para todos os agentes anestésicos gerais; a CAM retorna ao normal no terceiro dia após o parto.** A progesterona, que é sedativa quando administrada em doses farmacológicas, aumenta até 20 vezes na gravidez, sendo, pelo menos, em parte, responsável por esse fenômeno. O aumento nos níveis de β-endorfina durante o trabalho de parto e o parto em si também pode desempenhar um papel importante.

2. **Gestantes apresentam sensibilidade elevada aos anestésicos locais durante a anestesia regional e a**

TABELA 40-1 Média máxima de alterações fisiológicas associadas à gestação[1]

Parâmetros	Alterações
Neurológico	
CAM	− 40%
Respiratório	
Consumo de oxigênio	+ 20 a 50%
Resistência das vias aéreas	− 35%
CRF	− 20%
Volume-minuto	+ 50%
Volume corrente	+ 40%
Frequência respiratória	+ 15%
PaO_2	+ 10%
$PaCO_2$	− 15%
HCO_3	− 15%
Circulatório	
Volume sanguíneo	+ 35%
Volume plasmático	+ 55%
Débito cardíaco	+ 40%
Volume sistólico	+ 30%
Frequência cardíaca	+ 20%
Pressão arterial sistólica	− 5%
Pressão arterial diastólica	− 15%
Resistência periférica	− 15%
Resistência pulmonar	− 30%
Hematológico	
Hemoglobina	− 20%
Plaquetas	− 10%
Fatores de coagulação[2]	+ 30 a 250%
Renal	
TFG	+ 50%

[1]CRF, capacidade residual funcional; TFG, taxa de filtração glomerular; CAM, concentração alveolar mínima.
[2]Varia com cada fator.

analgesia, e o bloqueio neural é feito com concentrações reduzidas de anestésicos locais; a exigência de doses pode ser reduzida em até 30%. O termo "*concentração analgésica local mínima*" (CALM) é usado em anestesia obstétrica para comparar as potências relativas de anestésicos locais e os efeitos dos aditivos; a CALM é definida como a concentração analgésica local que resulta em analgesia satisfatória em 50% dos pacientes (EC_{50}). A exigência de doses de anestésico local durante a anestesia epidural pode ser reduzida em até 30%, um fenômeno que parece ser mediado pelos hormônios, mas que também pode estar relacionado ao ingurgitamento do plexo venoso epidural. **A obstrução da veia cava inferior, em razão do crescimento do útero, distende o plexo venoso epidural, aumentando o volume sanguíneo nessa área. Este último causa três efeitos principais: (1) diminuição do volume do líquido cerebrospinal na medula espinal, (2) redução do potencial de volume do espaço epidural e (3) aumento da pressão epidural (espaço).** Os dois primeiros efeitos aumentam a disseminação cefálica das soluções anestésicas locais durante as anestesias espinal e epidural (ver Capítulo 45). Ao fazer força durante o trabalho de parto, todos esses efeitos são acentuados. Pressões epidurais positivas (em vez das pressões epidurais negativas normais) foram observadas em parturientes. O ingurgitamento das veias epidurais também aumenta a probabilidade de posicionamento da agulha ou do cateter epidural em uma veia, o que resulta em uma injeção intravascular não intencional.

Efeitos respiratórios

O consumo de oxigênio e o volume-minuto aumentam de maneira progressiva durante a gestação. O volume corrente e, em menor medida, a frequência respiratória e o volume de reserva inspiratório também aumentam. A termo, tanto o consumo de oxigênio quanto o volume-minuto aumentam até 50%. A $PaCO_2$ diminui para 28 a 32 mmHg; a prevenção da alcalose respiratória significativa ocorre em virtude da diminuição compensatória na concentração plasmática de bicarbonato. A hiperventilação também pode aumentar um pouco a PaO_2. Níveis elevados de 2,3-difosfoglicerato compensam o efeito da hiperventilação na afinidade da hemoglobina pelo oxigênio (ver Capítulo 23). A P_{50} para a hemoglobina aumenta de 27 para 30 mmHg; a combinação desta última com um aumento no débito cardíaco (ver seção Efeitos circulatórios) aumenta o fornecimento de oxigênio aos tecidos.

O padrão respiratório materno muda à medida que o útero se expande. No terceiro trimestre, a elevação do diafragma é compensada por um aumento no diâmetro anteroposterior do tórax, mas o movimento diafragmático não fica limitado. Tanto a capacidade vital quanto a capacidade de fechamento são minimamente afetadas, contudo, a capacidade residual funcional (CRF) diminui até 20% a termo; a CRF retorna ao normal dentro de 48 horas após o parto. Essa diminuição ocorre principalmente em razão de uma redução no volume de reserva expiratória como resultado de volumes correntes maiores que o normal. Os circuitos de fluxo-volume não são afetados, e a resistência das vias aéreas diminui. O espaço morto fisiológico diminui, mas o *shunt* intrapulmonar aumenta em direção ao termo. Uma radiografia de tórax pode mostrar marcas vasculares proeminentes em razão do aumento do volume de sangue nos pulmões e a um diafragma elevado. A vasodilatação pulmonar impede que a pressão nos pulmões aumente.

A combinação de diminuição da CRF e aumento do consumo de oxigênio promove uma rápida dessaturação de oxigênio durante os períodos de apneia. A pré-oxigenação (desnitrificação) antes da indução da anestesia geral é, portanto, obrigatória para evitar hipoxemia em gestantes. O volume de fechamento excede a CRF em algumas mulheres grávidas a termo quando ficam em decúbito dorsal. Nessas condições, atelectasias e hipoxemia ocorrem facilmente. A diminuição da CRF combinada com o aumento do volume-minuto acelera a captação de todos os anestésicos inalatórios. A redução do espaço morto estreita o gradiente alvéolo-arterial de CO_2 expirado.

O ingurgitamento da mucosa respiratória durante a gestação predispõe as vias aéreas superiores a traumas, sangramentos e obstruções. A laringoscopia realizada de maneira cuidadosa e o uso de tubos endotraqueais menores (6-6,5 mm) devem ser empregados durante a anestesia geral.

Efeitos circulatórios

O débito cardíaco e o volume sanguíneo aumentam para atender a ampliação das demandas metabólicas materna e fetal. No primeiro trimestre, há uma diminuição substancial na resistência vascular periférica, com um nadir durante o meio do segundo trimestre e um posterior platô ou leve aumento pelo resto da gestação. O aumento (55%) do volume plasmático e o aumento excessivo da massa de hemácias (45%) produz anemia dilucional (fisiológica) e reduz a viscosidade do sangue. A concentração de hemoglobina geralmente permanece maior que 11 g/dL. Além disso, a redução na concentração de hemoglobina é compensada pelo aumento do débito cardíaco e pelo deslocamento para a direita da curva de dissociação da hemoglobina (ver seção Efeitos respiratórios) para manter o fornecimento de oxigênio aos tecidos.

A termo, o volume de sangue aumenta, entre 1.000 e 1.500 mL na maioria das mulheres, o que possibilita que elas tolerem sem dificuldade a perda de sangue associada ao parto; o volume total de sangue chega a 90 mL/kg. Em média, a perda de sangue em um parto vaginal é de 200 a 500 mL, em comparação com 800 a 1.000 mL em uma cesariana. O volume de sangue retorna ao normal entre 1 e 2 semanas depois do parto.

O aumento do débito cardíaco (40% a termo) acontece em razão do aumento da frequência cardíaca (20%) e do volume sistólico (30%). As câmaras cardíacas ampliam-se, e a hipertrofia miocárdica é observada, com frequência, na ecocardiografia. As pressões venosa central, arterial pulmonar e de oclusão da artéria pulmonar permanecem inalteradas. A maioria desses efeitos é observada no primeiro trimestre e, em menor grau, no segundo trimestre. No terceiro trimestre, o débito cardíaco não aumenta consideravelmente, exceto durante o trabalho de parto. Os maiores aumentos no débito cardíaco são observados durante o trabalho de parto e logo após o parto (ver seção Efeito do trabalho de parto na fisiologia materna). O débito cardíaco muitas vezes retorna ao normal depois de 2 semanas do parto.

As diminuições no débito cardíaco podem ocorrer quando a gestante estiver na posição de decúbito dorsal após a vigésima semana da gestação. Essas reduções são secundárias à obstrução do retorno venoso ao coração, uma vez que o útero em crescimento comprime a veia cava inferior. **Aproximadamente 5% das gestantes a termo desenvolvem a *síndrome da hipotensão supina* (compressão aortocava), que é caracterizada por hipotensão associada à palidez, à sudorese, à náusea e ao vômito. A causa dessa síndrome parece estar relacionada à compressão da veia cava inferior pelo útero grávido.** *Quando combinada com os efeitos hipotensos da anestesia regional ou geral, a compressão aortocava pode facilmente levar à asfixia fetal. Colocar a gestante de lado, em geral, auxilia na restauração do retorno venoso da parte inferior do corpo e corrige a hipotensão nesses casos. Esse procedimento é facilmente realizado pela colocação de um suporte (> 15°) sob o quadril direito. O útero grávido também comprime a aorta na maioria das parturientes quando elas estão na posição de decúbito dorsal.* Este último efeito diminui o fluxo sanguíneo para os membros inferiores e, mais importante, para a circulação uteroplacentária. A contração uterina reduz a compressão da veia cava, mas agrava a compressão aórtica.

A obstrução parcial crônica da veia cava no terceiro trimestre predispõe à estase venosa, à flebite e ao edema nos membros inferiores. Além disso, a compressão da veia cava inferior, abaixo do diafragma, distende e aumenta o fluxo sanguíneo por meio do plexo venoso paravertebral (incluindo as veias epidurais) e, em menor grau, a parede abdominal.

Por fim, a elevação do diafragma desloca a posição do coração no tórax, o que resulta em um coração com tamanho maior que pode ser visto em uma simples radiografia torácica, em um desvio do eixo à esquerda e em alterações na onda T no eletrocardiograma. O exame físico frequentemente revela um sopro sistólico de ejeção de grau I ou II e um desdobramento exagerado do primeiro som cardíaco (S_1); um terceiro som cardíaco (S_3) pode ser audível. Algumas pacientes grávidas desenvolvem um pequeno derrame pericárdico assintomático.

Efeitos renais e gastrintestinais

O fluxo plasmático renal e a taxa de filtração glomerular aumentam durante a gestação; como resultado, a creatinina sérica e o nitrogênio ureico no sangue (BUN, do inglês *blood urea nitrogen*) podem diminuir até 0,5 mg/dL e 9 mg/dL, respectivamente. Uma diminuição no limiar tubular renal para glicose e aminoácidos é comum e frequentemente resulta em glicosúria leve (1-10 g/dia) ou proteinúria (< 300 mg/dia), ou nas duas condições. A osmolaridade plasmática diminui de 8 a 10 mOsm/kg.

O refluxo gastrosofágico e a esofagite são comuns durante a gestação. A redução da motilidade gástrica e o deslocamento superior e anterior do estômago pelo útero diminui a capacidade de funcionamento do esfíncter gastrosofágico. Esses fatores aumentam o risco

de a parturiente ter regurgitação e aspiração pulmonar. No entanto, nem a acidez gástrica nem o volume gástrico sofrem alterações significativas durante a gestação. Opioides e anticolinérgicos reduzem a pressão do esfíncter esofágico inferior, podem melhorar o refluxo gastresofágico e prolongar o esvaziamento gástrico.

Efeitos hepáticos

A função hepática geral e o fluxo sanguíneo não sofrem alterações; elevações leves nos níveis séricos de transaminases e desidrogenase láctica podem ser observadas no terceiro trimestre. Pequenos aumentos na fosfatase alcalina sérica ocorrem em razão da secreção desse elemento pela placenta. A diminuição leve na albumina sérica acontece em função da expansão do volume plasmático, e, como resultado, a pressão oncológica coloidal é reduzida. Uma diminuição de 25 a 30% na atividade sérica de pseudocolinesterase também está presente em gestantes a termo, mas raramente prolonga de maneira significativa o relaxamento muscular causado pela succinilcolina. O metabolismo dos anestésicos locais de éster não sofre alterações importantes. A atividade da pseudocolinesterase pode não voltar ao normal até 6 semanas depois do parto. Níveis elevados de progesterona parecem inibir a liberação de colecistoquinina, resultando em esvaziamento incompleto da vesícula biliar. Este último, em conjunto com a composição alterada dos ácidos biliares, pode levar à formação de cálculos biliares de colesterol durante a gestação.

Efeitos hematológicos

A gestação está associada a um estado hipercoagulável que pode ser benéfico na limitação da perda de sangue no parto. O fibrinogênio e as concentrações dos fatores VII, VIII, IX, X e XII aumentam; apenas os níveis do fator XI podem diminuir. A fibrinólise acelerada pode ser observada no final do terceiro trimestre. Além da anemia dilucional (ver seção Efeitos circulatórios), a leucocitose (até 21.000/μL) e uma diminuição de 10% no número de plaquetas podem ser identificadas durante o terceiro trimestre. Em função do uso compartilhado pelo feto, o desenvolvimento de anemia por deficiência de ferro e folato pode ocorrer facilmente se a suplementação desses nutrientes não for feita.

Efeitos metabólicos

Mudanças metabólicas e hormonais complexas ocorrem durante a gestação. O metabolismo alterado de carboidratos, gorduras e proteínas favorece o crescimento e o desenvolvimento do feto. Essas alterações assemelham-se à inanição porque os níveis de glicose e aminoácidos no sangue são baixos, e os níveis de ácidos graxos livres, cetonas e triglicerídeos são altos. No entanto, a gestação é um estado diabetogênico; os níveis de insulina aumentam constantemente durante a gravidez. A secreção de lactogênio placentário humano, também chamado de *somatomamotropina coriônica humana*, pela placenta pode ser responsável pela resistência à insulina na gestação. A hiperplasia das células beta pancreáticas ocorre em resposta a uma demanda maior pela secreção de insulina.

A secreção de gonadotropina coriônica humana e os níveis elevados de estrogênio resultam na hipertrofia da tireoide e aumentam a globulina de ligação à tireoide; embora os níveis de tiroxina (T_4) e tri-iodotironina (T_3) estejam elevados, o T_4 livre, o T_3 livre e a tireotropina (hormônio estimulante da tireoide) conservam-se normais. Os níveis de cálcio sérico diminuem, mas a concentração de cálcio ionizado permanece normal.

Efeitos musculoesqueléticos

Níveis elevados de *relaxina*, um hormônio secretado pela placenta e pelo endométrio ao longo da gestação, ajudam a preparar para o parto, deixando o colo do útero menos rígido, inibindo contrações uterinas e relaxando a sínfise púbica e as articulações pélvicas. O relaxamento dos ligamentos da coluna aumenta o risco de lesões na coluna, o que pode contribuir para a ocorrência relativamente frequente de dores nessa região durante a gestação.

CIRCULAÇÃO UTEROPLACENTÁRIA

Uma circulação uteroplacentária normal (**Figura 40-1**) é essencial para o desenvolvimento e a manutenção de um feto saudável. A insuficiência uteroplacentária é uma causa importante de atraso no crescimento fetal intrauterino e, quando grave, pode resultar em óbito do feto. A integridade dessa circulação, por sua vez, depende tanto do fluxo sanguíneo uterino adequado quanto da função placentária normal.

Fluxo sanguíneo uterino

Em gestantes a termo, o fluxo sanguíneo uterino representa cerca de 10% do débito cardíaco, ou 600 a 700 mL/min (em comparação com 50 mL/min no útero não grávido). Oitenta por cento do fluxo sanguíneo uterino costuma ser usado pela placenta; o restante desloca-se para o miométrio. A gestação dilata ao máximo a vasculatura uterina, de modo que não haja autorregulação, mas a vasculatura uterina permanece sensível aos agonistas α-adrenérgicos. O fluxo sanguíneo uterino, em geral, não é afetado de maneira significativa pelas tensões dos gases respiratórios, mas a hipocapnia extrema ($PaCO_2$ < 20 mmHg) pode reduzir o fluxo sanguíneo uterino e causar hipoxemia e acidose no feto.

O fluxo sanguíneo é diretamente proporcional à diferença entre as pressões arteriais e venosas uterinas, mas

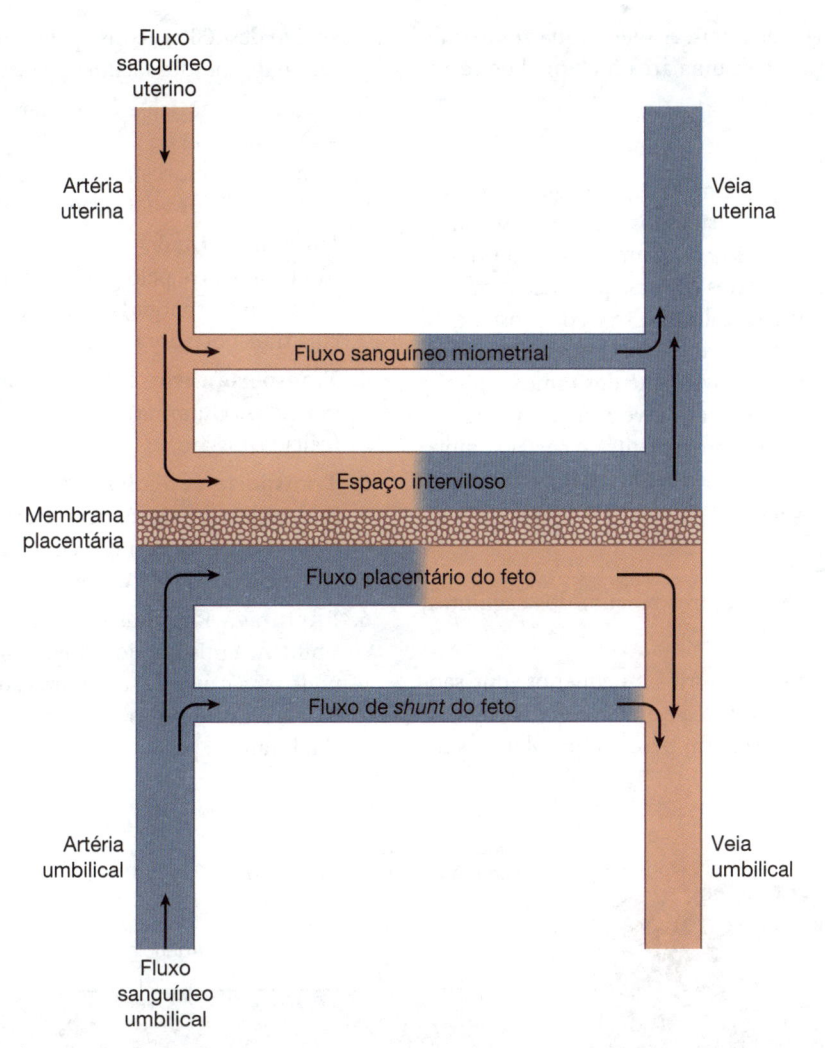

FIGURA 40-1 Circulação uteroplacentária. (Reproduzida com permissão de Shnider S, Levinson G. *Anesthesia for Obstetrics*. 2ª ed. Filadélfia, PA: Williams & Wilkins; 1987.)

inversamente proporcional à resistência vascular uterina. Embora não esteja sob controle neural considerável, a vasculatura uterina tem receptores α-adrenérgicos e pode ter também alguns receptores β-adrenérgicos.

Três fatores principais diminuem o fluxo sanguíneo uterino durante a gestação: (1) hipotensão sistêmica, (2) vasoconstrição uterina e (3) contrações uterinas. As causas mais comuns de hipotensão durante a gestação são compressão aortocava, hipovolemia e bloqueio simpático pós-anestesia regional. A liberação de catecolaminas endógenas induzida por estresse (ativação simpaticoadrenal) durante o trabalho de parto causa vasoconstrição arterial uterina. Qualquer fármaco com atividade α-adrenérgica (p. ex., fenilefrina) é potencialmente capaz de diminuir o fluxo sanguíneo uterino por vasoconstrição. A efedrina, que tem uma atividade β-adrenérgica considerável, costuma ser a opção escolhida para tratar a hipotensão durante a gestação.

No entanto, estudos clínicos sugerem que o agonista α-adrenérgico fenilefrina é mais eficaz no tratamento da hipotensão em gestantes e está associado a menor acidose fetal do que a efedrina.

Distúrbios hipertensivos frequentemente estão associados à diminuição do fluxo sanguíneo uterino em razão da vasoconstrição generalizada. As contrações uterinas diminuem o fluxo de sangue no útero, elevando a pressão venosa no útero e comprimindo as artérias à medida que atravessam o miométrio. Contrações hipertônicas durante o trabalho de parto ou durante infusões de ocitocina podem comprometer significativamente o fluxo de sangue no útero.

Função placentária

O feto depende da placenta para a troca de gases respiratórios, para a nutrição e para a eliminação de resíduos. A placenta é formada por tecidos da mãe e do feto e recebe suprimento de sangue dos dois. A membrana resultante que viabiliza essa troca tem uma área funcional de cerca de 1,8 m².

A. Anatomia fisiológica

A placenta (**Figura 40-2**) é composta por projeções de tecido fetal (vilosidades) que estão nos espaços vasculares maternos (espaços intervilosos). Como resultado dessa composição, os vasos capilares do feto, que estão localizados dentro das vilosidades, realizam a troca de substâncias com o sangue materno que o circunda. O sangue materno nos espaços intervilosos é proveniente dos ramos espirais da artéria uterina e é drenado para as veias uterinas. O sangue do feto nas vilosidades é proveniente do cordão umbilical, que o recebe por meio de duas artérias umbilicais e retorna ao feto por meio de uma única veia umbilical.

B. Troca placentária

A troca placentária pode ocorrer por um dos seguintes seis mecanismos.

1. **Difusão** – Gases respiratórios e pequenos íons são transportados por difusão. A maioria dos fármacos utilizados em anestesia tem pesos moleculares bem abaixo de 1.000 e, consequentemente, são capazes de serem difundidos facilmente pela placenta.
2. **Pressão osmótica e hidrostática (fluxo em massa)** – O transporte da água é feito por meio de pressões osmóticas e hidrostáticas. A água é a substância que entra em maior quantidade na circulação fetal.
3. **Difusão facilitada** – A entrada da glicose na circulação fetal ocorre pelo gradiente de concentração (sem consumo de energia) que é otimizado por uma molécula transportadora específica.
4. **Transporte ativo** – É o mecanismo utilizado por aminoácidos, vitamina B_{12}, ácidos graxos e alguns íons (cálcio e fosfato).
5. **Transporte vesicular** – Moléculas grandes, como imunoglobulinas, são transportadas por pinocitose. O ferro também entra na circulação fetal dessa forma, por meio do auxílio da ferritina e da transferrina.
6. **Rupturas** – Rupturas na membrana placentária possibilitam a mistura dos sangues materno e fetal, o que pode ser a causa da sensibilização ao Rh (ver Capítulo 51). A sensibilização ao Rh ocorre com mais frequência durante o parto.

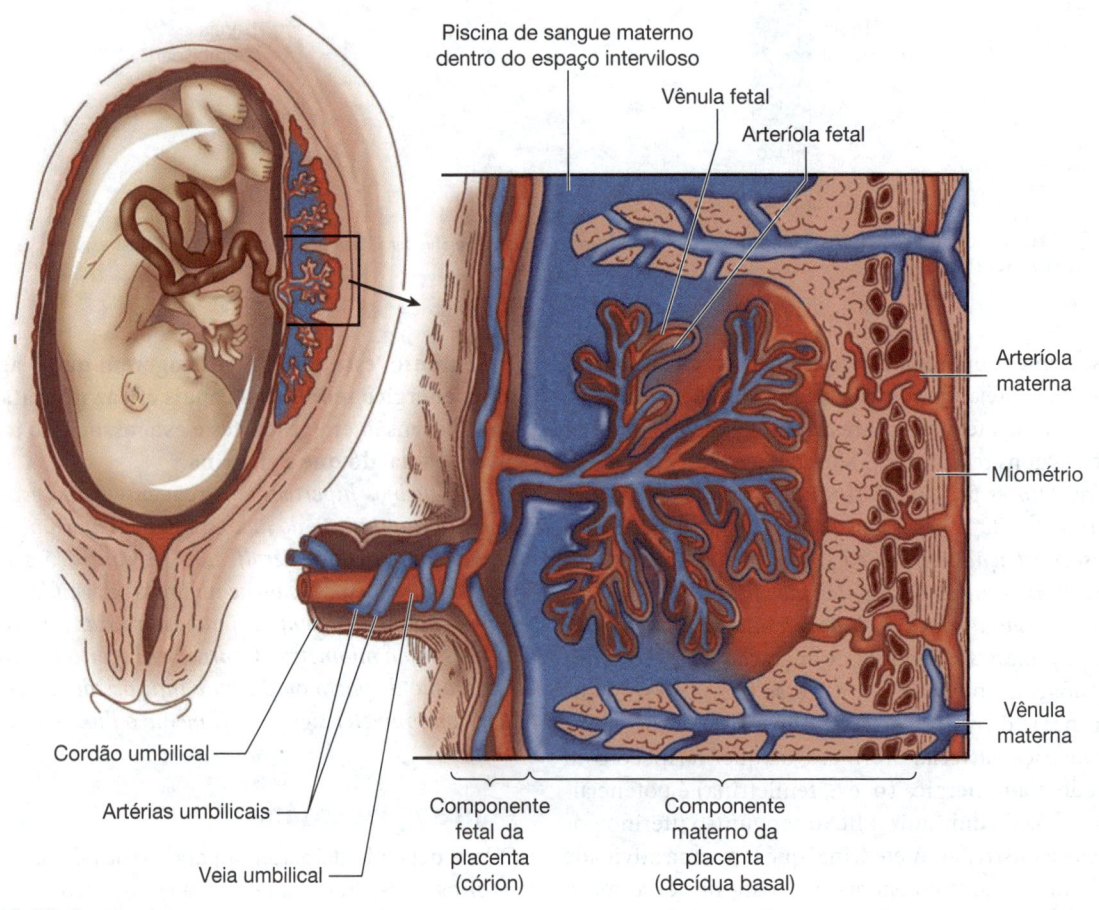

FIGURA 40-2 Placenta.

Troca de gases respiratórios

Em gestantes a termo, o consumo de oxigênio do feto é em média 7 mL/min/kg em relação ao peso do feto. Felizmente, graças a vários mecanismos adaptativos, um feto a termo pode sobreviver por 10 minutos ou mais em um total estado de privação de oxigênio, em vez de 2 minutos. A privação parcial ou total de oxigênio pode resultar da compressão do cordão umbilical, do prolapso do cordão umbilical, do descolamento prematuro da placenta, da hipoxemia materna grave ou da hipotensão. Os mecanismos compensatórios do feto envolvem a redistribuição do fluxo sanguíneo principalmente para o cérebro, o coração, a placenta e a glândula suprarrenal, a diminuição do consumo de oxigênio e o metabolismo anaeróbico.

A transferência de oxigênio por meio da placenta depende da relação entre o fluxo de sangue uterino da mãe e o fluxo de sangue umbilical do feto. A reserva de oxigênio para transferência é pequena mesmo durante uma gestação normal. O sangue normal do feto na placenta apresenta PaO_2 de apenas 30 a 35 mmHg. Para auxiliar na transferência de oxigênio, a curva de dissociação do oxigênio da hemoglobina fetal é desviada para a esquerda, de modo que a hemoglobina fetal estabeleça uma afinidade maior pelo oxigênio do que pela hemoglobina materna (cuja curva já está desviada para a direita; ver seção Efeitos respiratórios). Além disso, a concentração de hemoglobina fetal costuma ser de 15 g/dL (em comparação com aproximadamente 12 g/dL na mãe).

O dióxido de carbono é difundido facilmente pela placenta. A hiperventilação materna (ver seção Efeitos respiratórios) aumenta o gradiente para a transferência de dióxido de carbono do feto para a circulação materna. A hemoglobina fetal tem menor afinidade pelo dióxido de carbono do que as formas adultas de hemoglobina. O monóxido de carbono é difundido facilmente pela placenta, e a hemoglobina fetal tem uma afinidade maior pelo monóxido de carbono do que pelas formas adultas.

Transferência placentária de agentes anestésicos

A transferência de um fármaco por meio da placenta é refletida pela razão entre a veia umbilical do feto e as concentrações que estão nas veias maternas (VU/VM), enquanto a captação do fármaco pelos tecidos do feto pode ser correlacionada com a relação entre as concentrações na artéria umbilical e na veia umbilical do feto (AU/VU). Os efeitos no feto dos fármacos administrados às parturientes dependem de vários fatores, incluindo a via de administração (oral, intramuscular, intravenosa, epidural ou intratecal), a dosagem, o momento da administração (tanto em relação ao parto quanto às contrações) e a maturidade dos órgãos do feto (cérebro e fígado). Portanto, é improvável que um fármaco administrado horas antes do parto ou como uma única dose por via intravenosa durante uma contração uterina logo antes do parto (quando o fluxo de sangue no útero está reduzido ao máximo) chegue ao feto em níveis altos. Felizmente, as técnicas anestésicas na atualidade para o trabalho de parto e o parto, em geral, causam efeitos irrisórios no feto, apesar da transferência placentária significativa de agentes anestésicos e adjuvantes.

Todos os agentes inalatórios e a maioria dos agentes intravenosos atravessam a placenta sem dificuldade. Os agentes inalatórios geralmente produzem pouca depressão fetal quando são administrados em doses reduzidas (< 1 CAM), e o parto ocorre dentro de 10 minutos após a indução. A cetamina, o propofol e os benzodiazepínicos atravessam a placenta facilmente e podem ser identificados na circulação do feto. Felizmente, quando esses agentes são administrados em doses triviais para a indução, a distribuição do fármaco, o metabolismo e possivelmente a captação placentária reduzem os efeitos no feto. Embora a maioria dos opioides atravesse a placenta sem dificuldade, os efeitos deles nos recém-nascidos no momento do parto variam significativamente. Os recém-nascidos parecem ser mais sensíveis ao efeito depressor respiratório da morfina em comparação com outros opioides. Embora a meperidina produza depressão respiratória, atingindo o pico entre 1 e 3 horas depois da administração, ela gera menos efeitos colaterais do que a morfina; o butorfanol e a nalbufina causam ainda menos depressão respiratória, mas podem acarretar efeitos depressores neurocomportamentais importantes. O midazolam, administrado em dose única para a ansiedade materna, não tem efeito mensurável no feto. Embora a fentanila atravesse a placenta facilmente, ela parece ter efeitos ínfimos no feto, a não ser que doses intravenosas maiores (> 1 µg/kg) sejam administradas logo antes do parto. A fentanila epidural ou intratecal, a sufentanila e, em menor medida, a morfina costumam gerar efeitos mínimos no feto. A alfentanila causa depressão neonatal semelhante à meperidina. A remifentanila também atravessa a placenta sem dificuldade e pode gerar depressão respiratória em recém-nascidos. A concentração de remifentanila encontrada no sangue do feto, em geral, é reduzida pela metade em comparação à concentração identificada na mãe logo antes do parto. A proporção AU/VU é de cerca de 30%, o que sugere um metabolismo significativamente rápido de remifentanila no neonato. A natureza muito ionizada dos relaxantes musculares impede a transferência placentária, o que gera efeitos irrisórios no feto. Com base no tamanho molecular grande e na carga negativa do sugamadex, espera-se que ele não atravesse a placenta em quantidade relevante.

Os anestésicos locais são fármacos de base fraca que estabelecem ligação sobretudo com a α_1-glicoproteína ácida. A transferência placentária depende de três fatores:

(1) pK_a (ver Capítulo 16), (2) pH materno e fetal e (3) grau de ligação com proteína. Exceto para cloroprocaína, a acidose fetal aumenta as proporções feto-mãe do fármaco porque o estabelecimento de ligação dos íons de hidrogênio com a forma não ionizada causa a apreensão do anestésico local na circulação do feto. Agentes que têm facilidade de estabelecer ligação com proteínas difundem-se lentamente pela placenta; portanto, a facilidade da bupivacaína e da ropivacaína de estabelecer ligação com proteína, em comparação com a lidocaína, provavelmente explica os níveis mais baixos desses fármacos na circulação sanguínea do feto. A cloroprocaína é o fármaco que tem a menor transferência placentária porque é rapidamente hidrolisada pela colinesterase plasmática na circulação materna.

A maioria dos adjuvantes anestésicos utilizados com maior frequência também atravessa a placenta sem dificuldade. Portanto, a efedrina, os bloqueadores β-adrenérgicos (como labetalol e esmolol), os vasodilatadores, as fenotiazinas, os anti-histamínicos (H_1 e H_2) e a metoclopramida são adjuvantes que se forem administrados na mãe serão transferidos para o feto. Diferentemente do glicopirrolato, que tem a estrutura de amônio quaternário (ionizada), o que resulta em uma transferência placentária reduzida, a atropina e a escopolamina conseguem atravessar a placenta.

Efeito dos agentes anestésicos no fluxo sanguíneo uteroplacentário

Os agentes anestésicos intravenosos apresentam efeitos variados no fluxo sanguíneo uteroplacentário. Em geral, o propofol e os barbitúricos estão associados a pequenas reduções no fluxo sanguíneo uterino em razão da diminuição dose-dependente na pressão arterial da mãe. No entanto, uma baixa dose de indução pode produzir maiores reduções no fluxo de sangue como resultado da ativação simpatoadrenal (em virtude da anestesia superficial). A cetamina em doses inferiores a 1,5 mg/kg não altera o fluxo sanguíneo uteroplacentário; o efeito hipertensivo desse fármaco costuma neutralizar a vasoconstrição. A hipertonia uterina pode acontecer se a cetamina for administrada em doses maiores que 2 mg/kg. O etomidato provavelmente tem efeitos colaterais irrisórios, mas as ações desse agente na circulação uteroplacentária ainda precisam ser aprofundadas.

(7) Anestésicos inalatórios voláteis diminuem a pressão arterial e podem reduzir também o fluxo sanguíneo uteroplacentário. No entanto, em concentrações inferiores a 1 CAM, os efeitos desses fármacos costumam ser menos intensos, o que resulta em relaxamento uterino dose-dependente e reduções menores no fluxo sanguíneo uterino. O óxido nitroso tem efeitos ínfimos no fluxo sanguíneo uterino quando administrado com um agente volátil. Em estudos com animais, quando o óxido nitroso é administrado de maneira isolada, ele pode causar vasoconstrição nas artérias uterinas.

Níveis elevados de anestésicos locais no sangue, sobretudo de lidocaína, causam vasoconstrição arterial uterina. Esses níveis são observados quando injeções intravasculares acidentais são aplicadas e, às vezes, depois de bloqueios paracervicais (nos quais o local da injeção está perto das artérias uterinas), e não se pode descartar a absorção local ou a injeção nessas estruturas. As anestesias espinal e epidural não costumam diminuir o fluxo sanguíneo uterino, exceto quando ocorre hipotensão arterial. Além disso, o fluxo sanguíneo uterino durante o trabalho de parto pode melhorar em pacientes com pré-eclâmpsia depois da administração da anestesia epidural; a redução nas catecolaminas endógenas na circulação provavelmente diminui a vasoconstrição uterina. O acréscimo de concentrações diluídas de epinefrina às soluções anestésicas locais não altera de maneira relevante o fluxo sanguíneo uterino. A absorção intravascular da epinefrina por meio do espaço epidural pode resultar apenas em efeitos sistêmicos β-adrenérgicos menores.

FISIOLOGIA DO TRABALHO DE PARTO NORMAL

Em média, o trabalho de parto começa 40 ± 2 semanas depois da última menstruação. Os fatores envolvidos no início do trabalho de parto, em geral, englobam a distensão do útero, a maior sensibilidade do miométrio à ocitocina e a alteração da síntese de prostaglandina pelas membranas do feto e pelos tecidos decíduos. Embora os níveis de ocitocina na circulação não costumem aumentar no início do trabalho de parto, o número de receptores de ocitocina no miométrio aumenta rapidamente. Vários pródromos costumam acontecer entre 2 e 4 semanas antes do trabalho de parto real: o feto instala-se na pelve materna (*descida*); as gestantes passam a ter contrações uterinas (*de Braxton Hicks*) cujas características são frequência, duração e intensidade irregulares; e o colo do útero fica menos rígido e mais curto (*apagamento cervical*). Aproximadamente entre 1 semana até 1 hora antes do trabalho de parto, o tampão mucoso cervical (que muitas vezes está cheio de sangue) desprende-se (*aparecimento de sangue*).

O trabalho de parto real começa quando as contrações irregulares de Braxton Hicks ficam mais fortes (25-60 mmHg), ritmadas e frequentes (15-20 min de intervalo). A ruptura das membranas amnióticas pode acontecer de maneira espontânea antes ou depois do início do trabalho de parto. Após a dilatação cervical progressiva, as contrações primeiro impulsionam o feto e, depois, a placenta por meio da pelve e do períneo. *Por convenção, o trabalho de parto é dividido em três fases. A primeira fase é definida pelo início do trabalho de parto real e termina com a dilatação cervical completa. A segunda fase começa com a dilatação cervical completa, caracterizada pela descida do feto, e termina com a expulsão completa do feto. Finalmente, a terceira fase começa com o nascimento do bebê e termina com a expulsão da placenta.*

Com base na taxa de dilatação cervical, a primeira fase ainda é dividida em uma *fase latente* lenta, seguida de uma *fase ativa* mais rápida (**Figura 40-3**). A fase latente é caracterizada pelo apagamento cervical progressivo e pela dilatação menor (2-4 cm). A fase ativa subsequente é caracterizada por contrações mais frequentes (3-5 min de intervalo) e pela dilatação cervical progressiva de até 10 cm. A primeira fase geralmente dura de 8 a 12 horas em pacientes nulíparas e cerca de 5 a 8 horas em pacientes multíparas.

As contrações durante a segunda fase ocorrem em intervalos de 1 minuto a 2 minutos e duram entre 1 minuto e 1,5 minuto. Embora a intensidade das contrações não mude muito, a parturiente, ao fazer força, pode aumentar muito a pressão intrauterina e facilitar a expulsão do feto. A segunda fase geralmente dura de 15 a 120 minutos, e a terceira fase demora entre 15 e 30 minutos.

O curso do trabalho de parto é monitorado pela atividade uterina, pela dilatação cervical e pela descida do feto. A atividade uterina compreende a frequência e a magnitude das contrações uterinas. Esta última pode ser medida diretamente, através de um cateter inserido pelo colo do útero, ou indiretamente, através de um tocodinamômetro colocado ao redor do abdome da gestante. A dilatação cervical e a descida do feto são avaliadas por meio do exame pélvico. A *altura fetal* relaciona-se à descida (em centímetros) da apresentação do feto em relação às espinhas isquiáticas da mãe (p. ex., −1 ou +1).

Efeito do trabalho de parto na fisiologia materna

Durante as contrações com dor mais intensa, o volume-minuto materno pode aumentar até 300%. O consumo de oxigênio também fica 60% maior que os valores do terceiro trimestre. Com a hiperventilação excessiva, a $PaCO_2$ pode ficar abaixo de 20 mmHg. A hipocapnia maior pode causar períodos de hiperventilação transitória e hipóxia materna e fetal entre as contrações. A hiperventilação excessiva da mãe também reduz o fluxo sanguíneo uterino e causa acidose fetal.

Cada contração acrescenta uma carga ao coração, deslocando de 300 a 500 mL de sangue do útero para a circulação central (análogo a uma autotransfusão). O débito cardíaco fica 45% maior que os valores do terceiro trimestre. **No entanto, a maior tensão sobre o coração da parturiente ocorre logo após o parto, quando a contração intensa do útero e a involução aliviam de repente a obstrução da veia cava inferior e aumentam o débito cardíaco em até 80% em comparação aos valores do final do terceiro trimestre.**

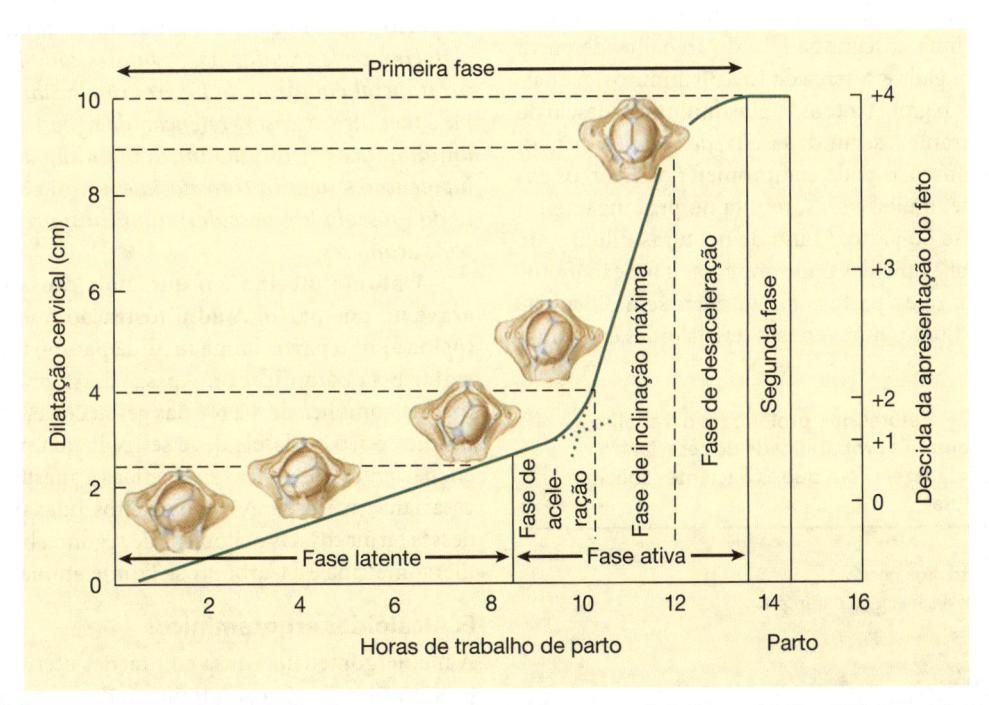

FIGURA 40-3 O curso normal do trabalho de parto. (Reproduzida com permissão de DeCherney AH, Pernoll ML. *Current Obstetric & Gynecologic Diagnosis & Treatment*, 9ª ed. Nova York, NY: McGraw Hill; 2001.)

Efeito dos agentes anestésicos na atividade uterina e no trabalho de parto

A. Agentes inalatórios

Sevoflurano, desflurano, isoflurano e halotano, em doses equipotentes, causam a mesma depressão da atividade uterina; todos resultam em relaxamento uterino dose-dependente. No entanto, doses baixas (< 0,75 CAM) desses agentes não interferem no efeito da ocitocina no útero. Doses mais altas podem resultar em atonia uterina e aumentar a perda de sangue no parto. Em relação aos efeitos do óxido nitroso, se houver algum, eles serão mínimos.

B. Agentes parenterais

Opioides causam uma redução muito pequena da progressão do trabalho de parto; a cetamina, em doses inferiores a 2 mg/kg, parece ter pouco efeito.

C. Anestesia regional

A analgesia epidural, em geral, é administrada com base na preferência da paciente, e muitas vezes é empregada em pacientes com fatores maternos ou fetais que aumentam a probabilidade de um trabalho de parto prolongado ou de cesariana (Tabela 40-2). **❾ As técnicas atuais que empregam combinações diluídas de anestésico local (p. ex., bupivacaína, ≤ 0,125%) e um opioide (p. ex., fentanila, ≤ 5 mcg/mL) para analgesia epidural ou CSE não parecem prolongar o trabalho de parto ou aumentar a probabilidade de uma cesariana.**

Quando concentrações maiores de anestésico local (p. ex., bupivacaína, 0,25%) são utilizadas para analgesia epidural contínua, a segunda fase do trabalho de parto pode ser prolongada em cerca de 15 a 30 minutos. A analgesia/anestesia regional intensa pode diminuir o desejo de fazer força durante a segunda fase (*reflexo de Ferguson*), e a fraqueza muscular pode comprometer os esforços expulsivos, o que, muitas vezes, resulta no prolongamento da segunda fase do parto. O uso de misturas diluídas de anestésico local e opioides pode preservar a função motora e possibilitar que a parturiente empurre sem dificuldade. A carga de fluidos intravenosos (cristaloides em bólus) utilizada com frequência para reduzir a gravidade da hipotensão após uma injeção epidural ou subaracnóidea, e o início da infusão profilática de fenilefrina no momento da injeção de anestésico local intratecal é eficaz na prevenção da hipotensão pós-espinal. A administração da carga de fluidos antes de um bloqueio em uma paciente euvolêmica não reduz a incidência de hipotensão e é capaz de minimizar a secreção de ocitocina endógena pela hipófise e diminuir a atividade uterina. Alguns pesquisadores atribuem, de maneira equivocada, certas atitudes comportamentais neonatais ou da primeira infância à anestesia epidural quando não levam em consideração o trabalho de parto difícil e prolongado.

D. Vasopressores

O músculo uterino tem receptores α e β. A estimulação do receptor $α_1$ causa contração uterina, enquanto a estimulação do receptor $β_2$ resulta em relaxamento. Além de causar constrição arterial uterina, doses altas de agentes α-adrenérgicos, como a fenilefrina, podem levar a contrações uterinas tetânicas. Doses baixas de fenilefrina (40 μg) podem aumentar o fluxo sanguíneo uterino em parturientes normais pelo aumento da pressão arterial. Em contrapartida, a efedrina causa pouco impacto nas contrações uterinas.

E. Ocitocina

A ocitocina é administrada por via intravenosa para induzir ou aumentar as contrações uterinas ou para manter o tônus uterino pós-parto. Ela tem uma meia-vida de 3 a 5 minutos. As doses de indução para o trabalho de parto variam de 0,5 a 8 mU/min. *A administração de ocitocina pode resultar nas seguintes complicações: sofrimento fetal em razão da hiperestimulação, tetania uterina e, em alguns casos, retenção de água materna (efeito antidiurético). A infusão intravenosa rápida pode causar hipotensão sistêmica transitória em razão do relaxamento do músculo liso vascular; taquicardia reflexa também pode acontecer.*

A atonia uterina é o que mais causa hemorragia grave no pós-parto. A administração imediata de ocitocina após o parto é uma medida padrão utilizada para evitar essa complicação. Apesar dessa prática, a atonia uterina complica de 4 a 6% das gestações. A concentração de anestésicos voláteis deve ser reduzida para 0,5 CAM em pacientes obstétricas submetidas à anestesia geral para cesariana, a fim de evitar os efeitos relaxantes uterinos desses fármacos. Os ocitócicos de segunda linha são a metilergometrina e a Carboprost Trometamina.

F. Alcaloides ergotamínicos

A metilergometrina causa contrações uterinas intensas e prolongadas. Por isso, é administrada apenas após o parto (pós-parto) para tratar a atonia uterina. Além disso, como

TABELA 40-2 Fatores que prolongam o trabalho de parto, aumentam a probabilidade de cesariana e com frequência fazem com que as pacientes solicitem analgesia epidural

Primeira gravidez
Trabalho de parto prolongado
Alta necessidade de analgesia parenteral
Uso de ocitocina
Bebê grande
Pelve pequena
Má apresentação fetal

causa contração do músculo liso vascular e pode resultar em hipertensão grave se for empregada como bólus intravenoso, em geral, ela é administrada apenas como dose única de 0,2 mg por via intramuscular ou em forma diluída como infusão intravenosa por 10 minutos.

G. Prostaglandinas

A Carboprost Trometamina (prostaglandina $F_{2\alpha}$) é um análogo sintético da prostaglandina $F_{2\alpha}$ que estimula as contrações uterinas. Ela é frequentemente usada para tratar a hemorragia pós-parto refratária. A dose inicial de 0,25 mg por via intramuscular pode ser repetida de 15 a 90 minutos até o máximo de 2 mg. Os efeitos colaterais comuns são náusea, vômito, broncoconstrição e diarreia. Ela é contraindicada para pacientes com asma. A prostaglandina E_1 (supositório retal) ou E_2 (supositório vaginal) às vezes é administrada e não causa efeito broncoconstritor.

H. Magnésio

O magnésio é usado em obstetrícia tanto para interromper o trabalho de parto prematuro (*tocólise*) quanto para prevenir convulsões eclâmpticas. Em geral, é administrado como uma dose de ataque por via intravenosa de 4 g por 20 minutos, seguida por uma infusão de 2 g/h. Os valores de 6 a 8 mg/dL são considerados níveis séricos terapêuticos. Os efeitos colaterais graves envolvem hipotensão, bloqueio cardíaco, fraqueza muscular e sedação. *Nessas doses e concentrações, o magnésio intensifica o bloqueio neuromuscular dos agentes adespolarizantes.*

I. Agonistas β_2

Os agonistas β_2-adrenérgicos ritodrina e terbutalina inibem as contrações uterinas e são usados para tratar o trabalho de parto prematuro.

FISIOLOGIA FETAL

A placenta, que recebe quase metade do débito cardíaco fetal, é responsável pela troca de gases respiratórios. Os pulmões do feto recebem pouco fluxo sanguíneo, e as circulações pulmonar e sistêmica são paralelas em vez de em série, como no adulto (**Figuras 40-4** e **40-5**). Essa disposição é possível graças aos dois *shunts* cardíacos: o *forame oval* e o *ducto arterioso*:

1. O sangue bem oxigenado da placenta (cerca de 80% de saturação de oxigênio) mistura-se com o sangue venoso que retorna da parte inferior do corpo (25% de saturação de oxigênio) e flui pela veia cava inferior até o átrio direito.
2. A anatomia do átrio direito direciona melhor o fluxo sanguíneo da veia cava inferior (67% de saturação de oxigênio) por meio do forame oval para o átrio esquerdo.
3. O sangue do átrio esquerdo é então bombeado pelo ventrículo esquerdo para a parte superior do corpo (principalmente para o cérebro e o coração).
4. O sangue pouco oxigenado da parte superior do corpo retorna por meio da veia cava superior para o átrio direito.
5. A anatomia do átrio direito direciona melhor o fluxo da veia cava superior para o ventrículo direito.
6. O sangue do ventrículo direito é bombeado para a artéria pulmonar.
7. Em razão da alta resistência vascular pulmonar, 95% do sangue ejetado pelo ventrículo direito (60% de saturação de oxigênio) é desviado por meio do ducto arterioso, para a aorta descendente, e volta para a placenta e a parte inferior do corpo.

A circulação paralela resulta em fluxos ventriculares desiguais; o ventrículo direito ejeta dois terços do débito ventricular combinado, enquanto o ventrículo esquerdo ejeta apenas um terço.

Até 50% do sangue bem oxigenado na veia umbilical pode passar diretamente para o coração por meio do ducto venoso, sem passar pelo fígado. O restante do fluxo sanguíneo da placenta mistura-se com o sangue da veia porta por meio do *seio portal* e passa pelo fígado antes de chegar ao coração. Este último pode ser importante para a degradação hepática de fármacos (ou toxinas) que são absorvidos da circulação materna de maneira um tanto quanto rápida.

A maturação dos pulmões, ao contrário da circulação fetal, ocorre mais tarde durante a vida intrauterina. A sobrevivência extrauterina é possível depois de 22 a 24 semanas de gestação, quando os vasos capilares dos pulmões estão formados e próximos de um epitélio alveolar imaturo. Com 30 semanas, o epitélio alveolar cúbico é achatado e começa a produzir surfactante pulmonar. Essa substância gera estabilidade alveolar e é necessária para manter a expansão pulmonar normal após o nascimento (ver Capítulo 23). Em geral, quantidade adequada de surfactante pulmonar usualmente está presente depois de 34 semanas de gestação. A administração de glicocorticoides pela mãe pode acelerar a produção de surfactante do feto.

TRANSIÇÃO FISIOLÓGICA DO FETO AO NASCER

As alterações adaptativas mais profundas ao nascer envolvem os sistemas circulatório e respiratório. A incapacidade de fazer essa transição com sucesso resulta em morte do feto ou danos neurológicos permanentes.

Em gestantes a termo, os pulmões do feto estão desenvolvidos, mas apresentam cerca de 90 mL de um

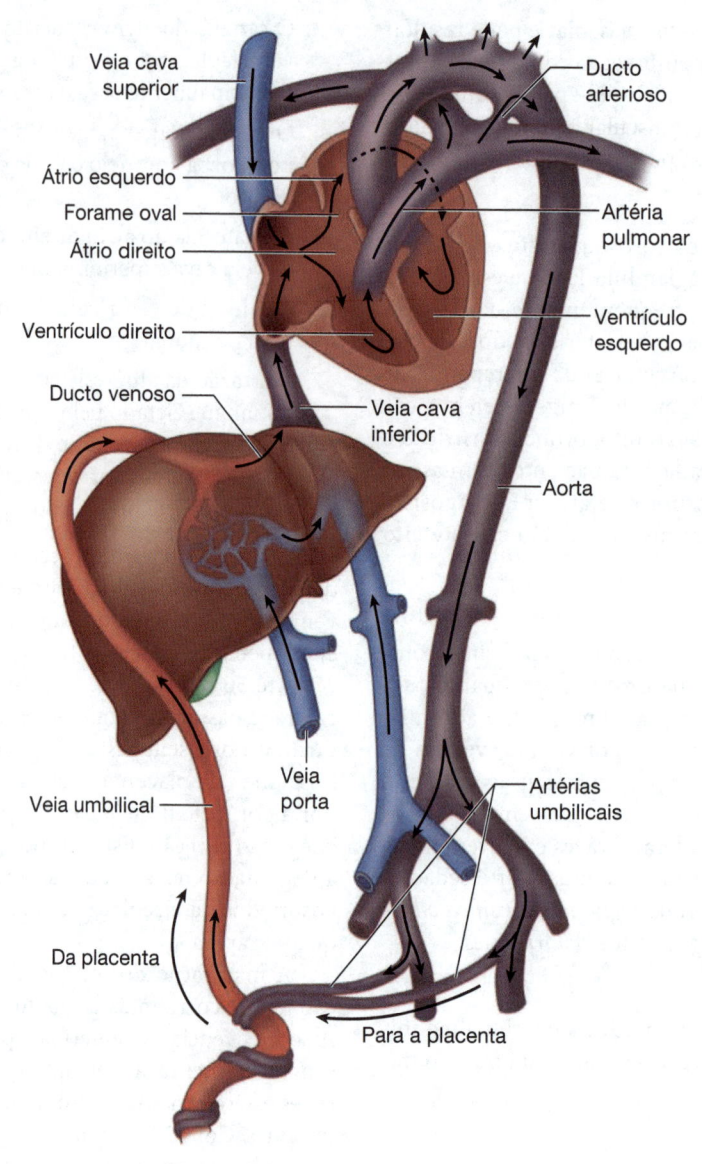

FIGURA 40-4 Circulação fetal antes e depois do nascimento. (Reproduzida com permissão de Ganong WF. *Review of Medical Physiology*, 24ª ed. Nova York, NY: McGraw Hill; 2012.)

plasma ultrafiltrado. Durante a expulsão do feto no parto, esse fluido costuma ser liberado dos pulmões pela força dos músculos da pelve e da vagina materna, o que impacta o feto (*compressão vaginal*). Qualquer fluido restante é reabsorvido pelos vasos capilares e linfáticos dos pulmões. Neonatos pequenos (pré-termo) e neonatos nascidos por cesariana não são beneficiados pela compressão vaginal e, portanto, podem apresentar maior dificuldade para manter a respiração (*taquipneia transitória do recém-nascido*). O esforço respiratório, em geral, começa dentro de 30 segundos após o nascimento e é sustentado por 90 segundos. A hipóxia e a acidose leves, bem como a estimulação sensorial – compressão do cordão umbilical, dor, toque e ruído –, ajudam a iniciar e sustentar as respirações, enquanto o recuo do peito para fora no nascimento ajuda a encher os pulmões com ar.

A expansão pulmonar aumenta tanto as tensões de oxigênio alveolar quanto arterial e diminui a resistência vascular pulmonar. A ampliação da tensão de oxigênio é um estímulo potente para a vasodilatação arterial pulmonar. O acréscimo resultante do fluxo sanguíneo pulmonar e do fluxo elevado para o lado esquerdo do coração aumenta a pressão do átrio esquerdo e encerra a função do forame oval. O aumento na tensão de oxigênio arterial também possibilita que o ducto arterioso seja contraído e tenha a função encerrada. Outros mediadores químicos que podem desempenhar um papel no fechamento do ducto incluem a acetilcolina, a bradicinina

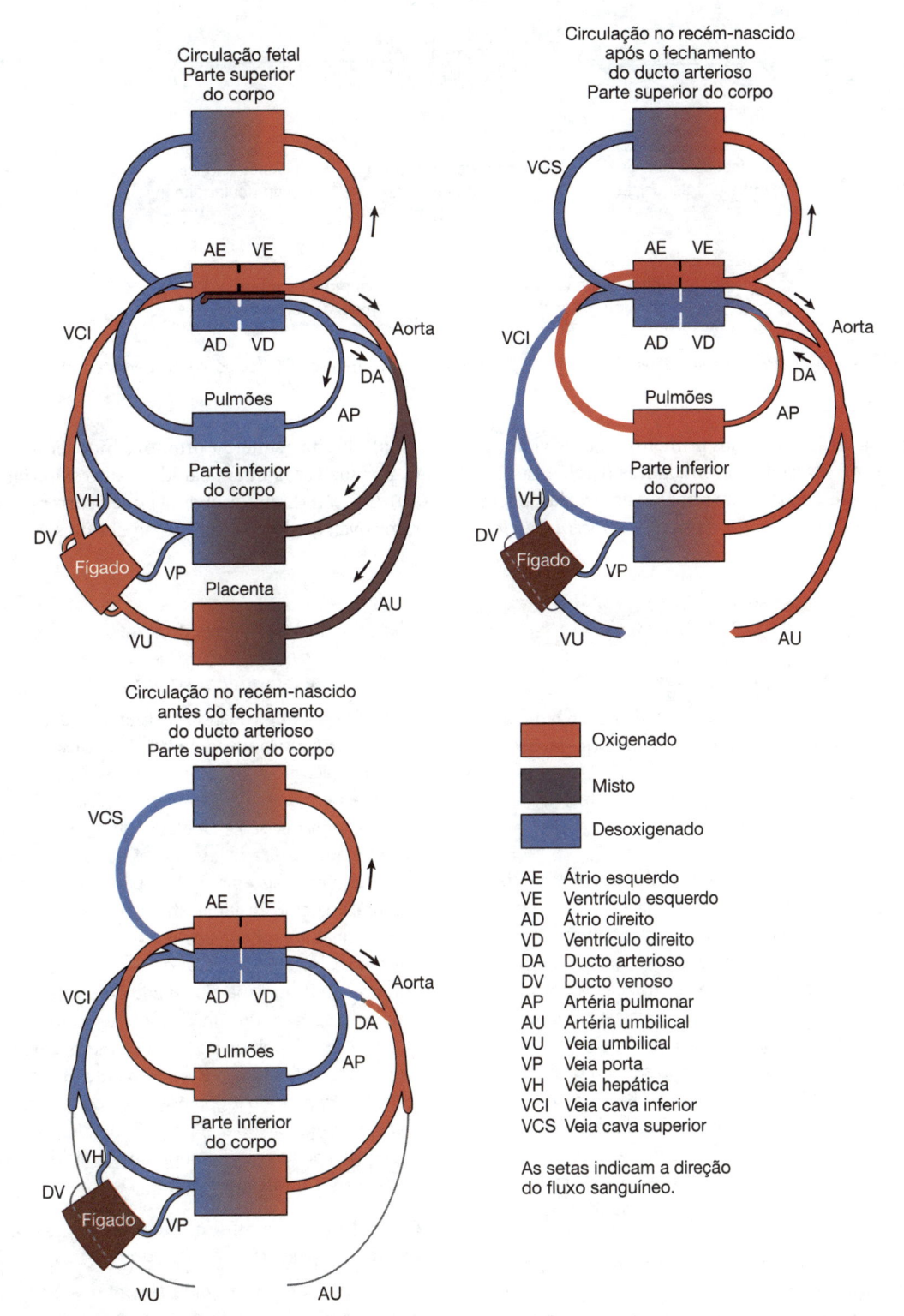

FIGURA 40-5 Comparação esquemática das circulações fetal e neonatal. (Reproduzida com permissão de Danforth DN, Scott JR. *Obstetrics and Gynecology*. 5ª ed. Filadélfia, PA: Lippincott Williams & Wilkins; 1986.)

e as prostaglandinas. O resultado é a eliminação do *shunt* direita-esquerda e o estabelecimento da circulação adulta (ver **Figura 40-5**). Em geral, o fechamento anatômico do ducto arterioso não ocorre até cerca de 2 a 3 semanas, enquanto o fechamento do forame oval leva meses e pode não ocorrer.

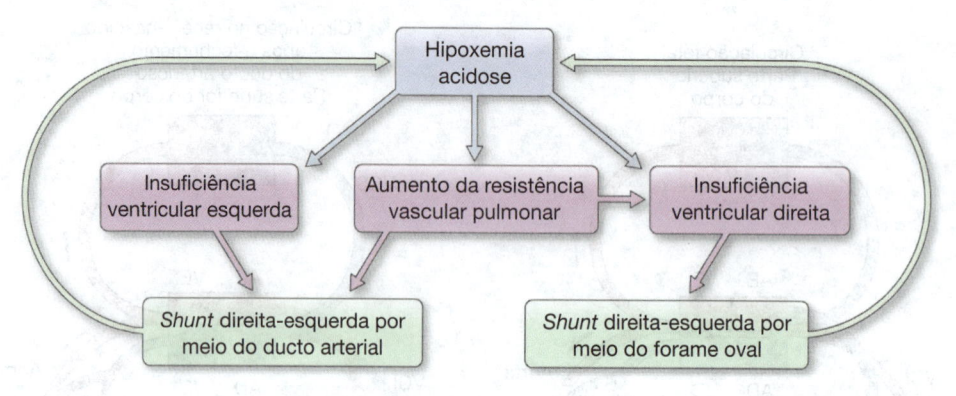

FIGURA 40-6 Fisiopatologia da hipertensão pulmonar persistente do recém-nascido (circulação fetal persistente).

A hipóxia ou a acidose nos primeiros dias de vida podem impedir ou reverter essas mudanças fisiológicas, resultando na persistência (ou no retorno) da circulação fetal ou da *hipertensão pulmonar persistente do recém-nascido*.

O *shunt* direita-esquerda promove hipoxemia e acidose, que, por sua vez, aumenta ainda mais o *shunting* (**Figura 40-6**). O *shunt* direita-esquerda pode ocorrer por meio do forame oval, do ducto arterioso ou dos dois.

DISCUSSÃO DE CASO

Laqueadura tubária pós-parto

Uma mulher de 36 anos será submetida a uma laqueadura tubária bilateral 12 horas após o parto de um bebê saudável.

Esta paciente ainda tem risco elevado de aspiração pulmonar?

Há certa controvérsia sobre quando o risco elevado de aspiração pulmonar diminui após a gravidez. Com certeza, muitos fatores que contribuem para a diminuição do esvaziamento gástrico melhoram logo após o parto: a distorção mecânica do estômago é aliviada, as dores do parto param e o nível circulante de progesterona diminui rapidamente. O volume gástrico e a acidez, em geral, não são diferentes em mulheres gestantes e não gestantes, embora de 30 a 60% das gestantes tenham um volume gástrico maior que 25 mL ou um pH do fluido gástrico inferior a 2,5. Nestas parturientes, o volume gástrico e o pH do fluido gástrico (ver seção Efeitos renais e gastrintestinais) voltam ao normal dentro de 24 horas após o parto. Portanto, a maioria dos médicos ainda considera a paciente que acabou de passar pelo parto como risco elevado de aspiração pulmonar e toma as precauções adequadas (ver Capítulos 17 e 41). Não se sabe quando o risco retorna ao mesmo nível dos pacientes de cirurgia eletiva. Embora algumas alterações fisiológicas associadas à gestação possam levar até 6 semanas para serem estabilizadas, o risco elevado de aspiração pulmonar provavelmente retorna ao "normal" bem antes desse período.

Além do risco de aspiração, que fatores determinam o momento "ideal" para a laqueadura pós-parto?

A decisão sobre quando realizar a laqueadura tubária pós-parto (ou laqueadura laparoscópica) é complexa e varia de acordo com as preferências da paciente e do obstetra, bem como com as práticas locais. Os fatores que influenciam a decisão envolvem o tipo de parto (vaginal ou cesariana) realizado e se o anestésico para o trabalho de parto (anestesia epidural) ou para o parto (anestesia epidural ou geral) foi administrado.

A laqueadura tubária pós-parto pode ser (1) realizada imediatamente após o parto do bebê e reparo do útero durante uma cesariana, (2) adiada de 8 a 48 horas após o parto para permitir um período de jejum eletivo ou (3) adiada até depois do período pós-parto (geralmente 6 semanas). A esterilização é tecnicamente mais fácil de ser realizada no período logo após o parto em razão do aumento do tamanho do útero e das tubas. As esterilizações depois do parto vaginal natural, em geral, são realizadas dentro de 48 horas após o parto.

Que fatores determinam a escolha da técnica anestésica para a esterilização pós-parto?

Quando a anestesia epidural contínua é administrada para o trabalho de parto e o parto vaginal, o cateter epidural pode ser mantido no local por até 48 horas para posterior laqueadura tubária. O adiamento viabiliza um período de jejum eletivo. Um nível sensorial de T4 a T5 com anestesia regional, em geral, é necessário para garantir uma experiência anestésica sem dor. Níveis sensoriais mais baixos (de apenas T10) podem ser adequados, no entanto, às vezes, não são capazes de evitar a dor causada pela tração cirúrgica nas vísceras.

Quando a paciente teve um parto sem anestesia, a esterilização pós-parto pode ser realizada sob anestesia regional ou geral. Em razão do aumento do risco de aspiração pulmonar, a anestesia regional costuma ser a opção mais adequada para a laqueadura tubária bilateral por minilaparotomia. Muitos médicos preferem a anestesia espinal em detrimento da anestesia epidural nesse contexto, pois a espinal faz efeito mais rápido, tem densidade de bloqueio maior e melhor confiabilidade (ver Capítulo 45). Além disso, a incidência de cefaleia pós-punção dural é de apenas 1% quando uma agulha ponta de lápis de calibre 25G ou inferior é usada. As necessidades de dosagem para anestesia regional, em geral, retornam ao normal dentro de 24 a 36 horas após o parto. Bupivacaína (8-12 mg) ou lidocaína (60-75 mg) podem ser usadas para a anestesia espinal. Para anestesia epidural, o mais comum é administrar de 15 a 30 mL de lidocaína 1,5 a 2% ou cloroprocaína 3%.

Em contrapartida, quando a laqueadura tubária laparoscópica é planejada, a anestesia geral endotraqueal é a opção mais adequada. A insuflação de gás durante a laparoscopia compromete a troca gasosa pulmonar e predispõe o paciente à náusea, ao vômito e possivelmente à aspiração pulmonar. A intubação endotraqueal, em geral, permite ventilação adequada e protege as vias aéreas.

Quais considerações são importantes para pacientes pós-parto submetidas à anestesia geral?

As preocupações pré-cirúrgicas envolvem o aumento persistente do risco de aspiração pulmonar. A anemia está presente quase sempre como resultado dos efeitos fisiológicos da gestação combinados com a perda de sangue durante e após o parto. As concentrações de hemoglobina geralmente são superiores a 9 g/dL, mas níveis menores, como 7 g/dL, são considerados seguros em geral. Felizmente, os procedimentos de esterilização raramente estão associados a perdas significativas de sangue.

O risco de aspiração pulmonar é reduzido quando um jejum de no mínimo 8 horas é feito, bem como a pré-medicação com um bloqueador H_2 (ranitidina), um antiácido (citrato de sódio) ou metoclopramida (ver Capítulos 17 e 41). Além disso, a indução da anestesia deve empregar uma técnica de sequência rápida antes da intubação endotraqueal, e a paciente deve ser extubada somente quando estiver acordada e os reflexos protetores das vias aéreas reestabelecidos. Os níveis plasmáticos de colinesterase diminuem após o parto (ver seção Efeitos hepáticos), prolongando um pouco o efeito da succinilcolina. Diferentemente da duração do atracúrio (ou cisatracúrio), a duração do rocurônio mostrou-se ser prolongada em mulheres no pós-parto. Concentrações excessivas de agentes voláteis devem ser evitadas em razão do risco de aumento da perda de sangue uterino ou indução de hemorragia pós-parto secundária ao relaxamento uterino. Opioides intravenosos podem ser usados para complementar os agentes inalatórios. Fármacos intravenosos administrados durante o procedimento (com exceção da meperidina e, em menor medida, morfina e hidromorfona) em mães que estão amamentando parecem ter efeitos mínimos ou inexistentes nos neonatos. Não há dados disponíveis sobre a cetamina. Salvo essas poucas exceções, as recomendações atuais orientam a amamentação imediata após a anestesia. A recomendação de alguns anestesiologistas para extrair e jogar fora o leite materno por 24 horas antes de retomar a amamentação já está defasada.

LEITURAS SUGERIDAS

Butwick AJ, McDonnell N. Antepartum and postpartum anemia: a narrative review. *Int J Obstet Anesth.* 2021;102985.

Chestnut DH, Wong CA, Tsen LC, et al. *Chestnut's Obstetric Anesthesia: Principals and Practice.* 6th ed. Mosby; 2019.

Cunningham F, Leveno KJ, Tsen LC, et al. *Williams Obstetrics.* 25th ed. McGraw-Hill Education; 2018.

Dalal PG, Bosak J, Berlin C. Safety of the breast-feeding infant after maternal anesthesia. *Paediatr Anaesth.* 2014;24:359.

Hussey H, Hussey P, Meng ML. Peripartum considerations for women with cardiac disease. *Curr Opin Anaesthesiol.* 2021;34:218.

Lim G, Facco FL, Nathan N, Waters JH, Wong CA, Eltzschig HK. A review of the impact of obstetric anesthesia on maternal and neonatal outcomes. *Anesthesiology.* 2018;129:192.

Suresh M. *Shnider and Levinson's Anesthesia for Obstetrics.* 5th ed. Lippincott Williams & Wilkins; 2013.

Anestesia obstétrica

Michael A. Frölich, M.D., M.S.

C A P Í T U L O
41

CONCEITOS-CHAVE

1. De acordo com os Centros de Controle e Prevenção de Doenças dos Estados Unidos (EUA), as principais causas de óbito associadas à gestação nos EUA em 2017 foram doenças cardiovasculares (14%), infecção/sepse (13%), miocardiopatia (12%), hemorragia (11%), embolia (10%), acidente vascular cerebral (8%) e distúrbios hipertensivos da gestação (7%). Outros óbitos associados à gestação foram causados por embolia de líquido amniótico (6%), homicídio (3%), lesão acidental (3%) e doença autoimune (2%). Apenas 0,4% dos óbitos maternos estavam relacionadas à anestesia.

2. Independentemente do horário da última ingestão oral, deve-se considerar que todas as pacientes estão com o estômago cheio e, portanto, em risco de aspiração pulmonar.

3. Quase todos os analgésicos e sedativos opioides parenterais atravessam facilmente a placenta e podem afetar o feto. As técnicas anestésicas regionais auxiliam no controle da dor durante o trabalho de parto.

4. O uso de uma mistura de anestésico local e opioide para analgesia epidural lombar durante o trabalho de parto reduz significativamente a necessidade de utilização de fármacos em comparação com o uso de qualquer agente usado de maneira isolada.

5. A analgesia durante a primeira fase do trabalho de parto requer o bloqueio neural no nível sensorial T10-L1, enquanto o alívio da dor durante a segunda fase do trabalho de parto requer o bloqueio neural em T10-S4.

6. A analgesia epidural lombar contínua é a técnica mais versátil e empregada com maior frequência, uma vez que pode ser usada para alívio da dor na primeira fase do trabalho de parto, bem como para analgesia/anestesia no parto vaginal ou na cesariana.

7. A analgesia epidural não aumenta as chances de parto vaginal operatório e tem pouco ou nenhum efeito no progresso do trabalho de parto quando misturas diluídas de um anestésico local e um opioide são utilizadas.

8. A colocação acidental intravascular ou intratecal de uma agulha ou de um cateter epidural pode ocorrer, mesmo quando a aspiração não refluir sangue ou líquido cerebrospinal (LCS).

9. A hipotensão é um efeito colateral comum das técnicas anestésicas regionais e pode ser tratada com administração de fenilefrina (40-120 µg) em bólus por via intravenosa, oxigênio suplementar, deslocamento uterino esquerdo e administração de fluido em bólus por via intravenosa para prevenir o comprometimento fetal.

10. As técnicas que utilizam analgesia e anestesia combinadas espinal-epidural (CSE, do inglês *combined spinal-epidural*) podem ser benéficas especialmente para pacientes com dor intensa no início do trabalho de parto e para aquelas que recebem analgesia/anestesia imediatamente antes do parto.

11. É preferível a anestesia espinal (raquianestesia) ou a anestesia epidural à anestesia geral para cesariana porque as técnicas anestésicas regionais estão relacionadas à menor flutuação hemodinâmica, resolução mais gradual do efeito da analgesia durante a recuperação pós-anestésica e menor índice de mortalidade materna.

12. A anestesia epidural contínua permite melhor controle do nível sensorial do que as técnicas de anestesia espinal de "administração única". Por outro lado, a anestesia espinal tem um início mais rápido e previsível, pode produzir um bloqueio mais denso (mais completo) e não tem potencial para toxicidade sistêmica grave devido à menor dose de anestésico local empregada.

Continua na próxima página

> *Continuação*
>
> **13** O risco de toxicidade sistêmica por anestésico local durante a analgesia e anestesia epidural é minimizado ao se administrar lentamente soluções diluídas para dor de parto e ao fracionar a dose total administrada para cesariana em incrementos de 5 mL.
>
> **14** A hemorragia materna é uma causa comum de morbidade materna. As causas da hemorragia pré-parto incluem placenta prévia, descolamento prematuro da placenta e ruptura uterina. As causas comuns de hemorragia pós-parto incluem atonia uterina, retenção da placenta, lacerações obstétricas, inversão uterina e o uso de agentes tocolíticos antes do parto.
>
> **15** A asfixia intrauterina durante o trabalho de parto é a causa mais comum de depressão neonatal. O benefício da monitorização contínua do ritmo cardíaco do feto durante o trabalho de parto é controverso, no entanto, é rotineiramente usado em combinação com outros métodos de observação fetal, a fim de orientar o manejo clínico das parturientes.

Este capítulo concentra-se na prática da anestesia obstétrica. Técnicas para analgesia e anestesia durante o trabalho de parto, vaginal e cesariana, são apresentadas. E, na conclusão do capítulo, uma revisão da reanimação neonatal é feita.

RISCO ANESTÉSICO EM PACIENTES OBSTÉTRICAS

Mesmo que a maioria das mulheres em idade fértil tenha um risco operatório mínimo, a gestação, determinados fatores materno-fetais e condições clínicas preexistentes aumentam significativamente os riscos cirúrgicos e obstétricos.

Mortalidade materna

A *mortalidade materna* geralmente é apresentada como o número de mulheres que vão a óbito enquanto estão grávidas ou dentro de 42 dias do término da gestação, após excluir acidentes e causas não relacionadas. Esse número muitas vezes é indexado ao número total de nascidos vivos. O índice de mortalidade materna diminuiu quase 100 vezes desde 1900. Nos Estados Unidos, a taxa de mortalidade materna foi de 17,4 óbitos por 100.000 nascidos vivos em 2018. A média mundial foi de 211 óbitos por 100.000 nascidos vivos em 2017. De todos os óbitos maternos do mundo, 99% ocorrem na África, Ásia, América Latina e no Caribe.

Nos Estados Unidos, o risco geral de mortalidade é maior para mulheres com mais de 40 anos, mulheres negras e mulheres que não recebem cuidados pré-natais. **1** De acordo com os Centers for Control Disease and Prevention dos EUA, as principais causas de óbito associadas à gestação nos EUA em 2017 foram doenças cardiovasculares (14%), infecção/sepse (13%), miocardiopatia (12%), hemorragia (11%), embolia (10%), acidente vascular cerebral (8%) e distúrbios hipertensivos da gestação (7%). Outros óbitos associados à gestação foram causados por embolia de líquido amniótico (6%), homicídio (3%), lesão acidental (3%) e doença autoimune (2%). Outras várias condições estão entre as demais causas de óbito materno, no entanto, apenas 0,4% estão relacionadas à anestesia. As diferenças mais significativas nos óbitos relacionados à gestação por raça foram as condições de pré-eclâmpsia e eclâmpsia (12% em negras, 5% em brancas) e de saúde mental (1% em negras, 11% em brancas).

A morbidade obstétrica grave pode ser um indicador mais útil do desfecho do periparto do que a mortalidade materna. Dados do Reino Unido sugerem que a incidência de morbidade obstétrica grave é de 12 a cada 1.000 partos, 100 vezes mais comum do que a mortalidade. Os fatores de risco incluem idade superior a 34 anos, pessoas não brancas, gestações múltiplas, histórico de hipertensão, hemorragia pós-parto prévia e cesariana de emergência. A Tabela 41-1 lista a incidência estimada das causas mais comuns de morbidade grave (não mortalidade); a doença tromboembólica foi deliberadamente excluída devido à

TABELA 41-1 Incidência de morbidade obstétrica grave[1]

Morbidade	Incidência por 1.000
Hemorragia grave	6,7
Pré-eclâmpsia grave	3,9
Síndrome HELLP[2]	0,5
Sepse grave	0,4
Eclâmpsia	0,2
Ruptura uterina	0,2

[1]Obs.: A tromboembolia foi excluída.
[2]A síndrome HELLP consiste em hemólise, elevação das enzimas hepáticas e baixa contagem de plaquetas.
Dados de Waterstone M, Bewley S, Wolfe C. *Incidence and predictors of severe obstetric morbidity: Case-control study.* BMJ. 5 de maio de 2001; 322(7294):1089-1093.

dificuldade de diagnóstico em casos não fatais. *Sem dúvida, as morbidades mais comumente encontradas na obstetrícia são a hemorragia grave e a pré-eclâmpsia grave.*

Mortalidade anestésica

Dados coletados entre 1985 e 1990 sugeriram uma taxa de mortalidade materna de 32 óbitos a cada 1.000.000 nascidos vivos devido à anestesia geral e 1,9 óbito a cada 1.000.000 nascidos vivos devido à anestesia regional. Dados mais recentes de 2006 a 2010 sugerem uma mortalidade materna geral mais baixa devido à anestesia (uma estimativa de 0,9% dos óbitos relacionados à gestação), com uma porcentagem estimada ainda menor (0,4%) de 2014 a 2017, possivelmente em razão do maior uso de anestesia regional para trabalho de parto e cesariana. A maioria dos óbitos ocorre durante ou após a cesariana. Além disso, o risco de um resultado adverso é muito maior em cesarianas de emergência do que em cesarianas eletivas.

Casos encerrados de anestesia obstétrica

O atendimento de anestesia obstétrica representa aproximadamente 3% dos casos do banco de dados de Casos Encerrados da American Society of Anesthesiologists (ASA) nos anos de 2000 a 2012. Uma comparação dos casos de anestesia obstétrica de 2000 a 2012 com os casos de 1993 a 1999 mostra que não houve mudança significativa no número de casos encerrados relativos à cesariana. Os pagamentos dos anestesiologistas ocorreram com atrasos no atendimento, houve falta de comunicação acerca do nível de urgência da cesariana, preocupações com o manejo de uma intubação difícil ou de um bloqueio anestésico alto, ou falhas no atendimento ou na manutenção de registros.

Abordagem geral à paciente obstétrica

Todas as pacientes encaminhadas à sala obstétrica podem precisar de serviços de anestesia. As pacientes que necessitam de atendimento anestésico para trabalho de parto ou cesariana devem passar por uma avaliação pré-anestésica o quanto antes, a qual deve enfocar a saúde da mãe, os históricos médicos e cirúrgicos, as anestesias prévias, o histórico obstétrico relacionado à anestesia, os sinais vitais, a avaliação das vias aéreas e o exame das costas para possível anestesia regional. A obesidade está se tornando muito mais prevalente nos Estados Unidos e está associada a um risco elevado de quase todas as complicações na gestação: hipertensão gestacional, pré-eclâmpsia, diabetes melito gestacional, parto de bebês maiores que a média para a idade gestacional e uma maior incidência de anomalias congênitas. Como a obesidade afeta muitos aspectos da anestesia obstétrica, a documentação do índice de massa corporal da paciente é um aspecto importante da avaliação pré-anestésica.

② Independentemente do horário da última ingestão oral, deve-se considerar que todas as pacientes estão com o estômago cheio e, portanto, em risco de aspiração pulmonar. Uma vez que a duração do trabalho de parto tende a se prolongar, as diretrizes geralmente permitem a ingestão de pequenas quantidades de líquidos claros durante um trabalho de parto sem complicações. O período mínimo de jejum para cesariana eletiva permanece uma questão controversa, contudo, geralmente é recomendado um jejum de 6 horas para refeições leves e 8 horas para refeições pesadas. A administração profilática de um antiácido líquido (15-30 mL de 0,3 M citrato de sódio oral) a cada 30 minutos antes da cesariana pode ajudar a manter o pH gástrico superior a 2,5 e a diminuir a probabilidade de pneumonite por aspiração grave. Um fármaco bloqueador de H_2 (p. ex., ranitidina, 100-150 mg por via oral ou 50 mg por via intravenosa) ou metoclopramida, 10 mg por via oral ou intravenosa, também deve ser considerado para pacientes de alto risco e para aquelas que provavelmente receberão anestesia geral. Os bloqueadores de H_2 reduzem tanto o volume gástrico quanto o pH, sem impactar o conteúdo gástrico já existente. A metoclopramida acelera o esvaziamento gástrico, diminui o volume gástrico e aumenta o tônus do esfíncter esofágico inferior. A posição de decúbito dorsal deve ser evitada, a menos que um dispositivo de deslocamento uterino à esquerda (suporte > 15°) seja colocado sob o quadril direito para evitar hipotensão.

Anestesia para trabalho de parto e parto vaginal

VIAS PARA DOR DURANTE O TRABALHO DE PARTO

A dor no trabalho de parto surge da contração do miométrio contra a resistência do colo do útero e do períneo, da dilatação progressiva do colo do útero e do segmento uterino inferior, bem como do estiramento e da compressão das estruturas pélvicas e perineais. O desconforto durante a primeira fase do trabalho de parto é sobretudo uma dor visceral, resultante das contrações uterinas e da dilatação cervical. Normalmente, essa dor começa confinada nos dermátomos T11–T12 durante a fase latente, mas, eventualmente, chega nos dermátomos T10–L1 à medida que o trabalho de parto entra na fase ativa. As fibras aferentes viscerais responsáveis pela dor no trabalho de parto primeiro se deslocam com as fibras nervosas simpáticas para o plexo uterovaginal, depois passam pelo plexo hipogástrico inferior, antes de entrar na medula espinal, nas raízes nervosas T10–L1. A dor, inicialmente, é percebida no baixo abdome, no entanto, pode progredir para a área lombossacral, para a região glútea e para as coxas à medida que o trabalho de parto evolui. A intensidade da dor também aumenta com a dilatação cervical progressiva e com a maior intensidade e frequência das contrações uterinas. As mulheres nulíparas geralmente sentem maior dor durante a primeira fase do trabalho de parto do que as mulheres multíparas.

O início da dor perineal no final da primeira fase sinaliza o começo da descendência fetal e da segunda fase do trabalho de parto. O estiramento e a compressão das estruturas pélvicas e perineais intensificam a dor. A inervação sensorial do períneo é fornecida pelos nervos pudendos (S2–4), portanto, a dor durante a segunda fase do trabalho de parto envolve os dermátomos T10–S4.

TÉCNICAS ANALGÉSICAS PSICOLÓGICAS E NÃO FARMACOLÓGICAS

As técnicas analgésicas psicológicas incluem as de Bradley, Dick-Read, Lamaze e LeBoyer. O conhecimento e condicionamento favorável da paciente sobre o processo do parto são essenciais para a aplicação dessas técnicas. A dor durante o trabalho de parto tende a ser acentuada pelo medo do desconhecido ou por experiências prévias desagradáveis. A técnica de Lamaze, uma das mais populares, instrui a parturiente a respirar fundo no início de cada contração e, em seguida, respirar rápido e de maneira superficial durante toda a contração. A parturiente também deve voltar a atenção para algum objeto no ambiente, desconcentrando-se da dor. Técnicas não farmacológicas menos comuns incluem hipnose, estimulação elétrica nervosa transcutânea, *biofeedback* e acupuntura. A eficácia de todas essas técnicas varia consideravelmente de pessoa para pessoa, e muitas pacientes precisam de formas adicionais de analgesia.

AGENTES PARENTERAIS

3 **Quase todos os analgésicos e sedativos opioides parenterais atravessam facilmente a placenta e podem afetar o feto. A preocupação com a depressão fetal limita o uso desses agentes nas primeiras fases do trabalho de parto ou nos casos em que as técnicas anestésicas regionais não estão disponíveis ou não são apropriadas.** A depressão do sistema nervoso central (SNC) no recém-nascido pode se manifestar por aumento no tempo de sustentação das respirações, acidose respiratória ou exame neurocomportamental alterado. Além disso, a perda de oscilação dos batimentos na frequência cardíaca fetal (observada na maioria dos depressores do SNC) e a diminuição dos movimentos fetais (devido à sedação do feto) complicam a avaliação do bem-estar do feto durante o trabalho de parto. As oscilações da frequência cardíaca fetal que duram por muito tempo são piores que as oscilações que duram menos tempo. O grau e a importância desses efeitos dependem do agente utilizado, da dose, do tempo decorrido entre a administração e o parto e da maturidade fetal. Os récem-nascidos prematuros são os mais sensíveis. Além da depressão respiratória materna, os opioides também podem fazer com que a mãe tenha náuseas e vômitos, retardando o esvaziamento gástrico.

A meperidina, um opioide muito usado, pode ser administrada em doses de 10 a 25 mg por via intravenosa ou em doses de 25 a 50 mg por via intramuscular, podendo chegar em um total de até 100 mg. A depressão respiratória materna e fetal máxima é observada de 10 a 20 minutos após a administração intravenosa e de 1 a 3 horas após a administração intramuscular. Por isso, a meperidina geralmente é administrada no início do trabalho de parto nos casos em que se espera que o parto não aconteça dentro de pelo menos 4 horas. A fentanila intravenosa, 25 a 100 µg/h, também tem sido utilizada para analgesia no trabalho de parto. Em doses de 25 a 100 µg, começa a ter efeito analgésico entre 3 e 10 minutos, inicialmente dura cerca de 60 minutos, podendo ter uma duração prolongada após múltiplas doses. No entanto, a depressão respiratória materna dura mais que a analgesia. Doses menores de fentanila podem estar associadas a pouco ou nenhum efeito depressor respiratório neonatal e não afetam os índices de Apgar. Evidências robustas respaldam o uso do opioide de ação ultrarrápida, remifentanila, para analgesia no trabalho de parto. Uma dessas evidências sugere que a remifentanila é equivalente ou mais eficaz do que outros opioides parenterais ou outras alternativas inalatórias, embora não ofereça o mesmo grau de alívio da dor que a analgesia neuroaxial.

Uma prática comum de analgesia controlada pela paciente é a administração de remifentanila em bólus de 40 µg com 2 minutos de bloqueio. Nesse caso, a monitorização rigorosa da paciente é obrigatória. Agentes com atividade agonista–antagonista mista (butorfanol, 1-2 mg, e nalbufina, 10-20 mg por via intravenosa ou intramuscular) também são eficazes e estão associados a pouco ou nenhum efeito depressor respiratório cumulativo, no entanto, a sedação excessiva com doses repetidas desses fármacos pode ser problemática.

A prometazina (25-50 mg por via intramuscular) e a hidroxizina (50-100 mg por via intramuscular) podem ser úteis de maneira isolada ou em combinação com opioides. Ambas reduzem a ansiedade, a necessidade de opioides e a incidência de náuseas, mas não contribuem significativamente para a diminuição de casos de depressão neonatal. Uma desvantagem importante da hidroxizina é a dor no local da injeção após a administração intramuscular. Agentes anti-inflamatórios não esteroides, como o cetorolaco, não são indicados para o pré-parto porque suprimem as contrações uterinas e promovem o fechamento do ducto arterial fetal.

Doses baixas (até 2 mg por via intravenosa) de midazolam podem ser administradas em combinação com uma dose baixa de fentanila (até 100 µg por via intravenosa) em parturientes saudáveis com o propósito de facilitar o efeito analgésico do bloqueio neuroaxial. Com essa dose, a amnésia materna não foi observada. A administração crônica do benzodiazepínico de ação mais longa diazepam foi associada à depressão fetal.

A cetamina intravenosa em baixa dose é um analgésico eficaz. Com doses de 10 a 15 mg aplicadas por via intravenosa, é possível obter uma analgesia adequada entre 2 e 5 minutos sem perda de consciência. Administrações maiores de cetamina em bólus (> 1 mg/kg) podem estar associadas a contrações uterinas hipertônicas. Uma dose baixa de cetamina é mais útil quando aplicada pouco antes do parto ou como um auxílio para a anestesia regional (ver Capítulo 9).

A inalação de óxido nitroso e oxigênio ainda é frequentemente utilizada para alívio de dor leve durante o trabalho de parto. Como observado anteriormente, o óxido nitroso tem pouco efeito no fluxo sanguíneo uterino ou nas contrações uterinas.

BLOQUEIO DO NERVO PUDENDO

Bloqueios do nervo pudendo são frequentemente combinados com a infiltração perineal de anestésico local para permitir a anestesia perineal durante a segunda fase do trabalho de parto, quando outras formas de anestesia não são empregadas ou se mostram inadequadas. Os bloqueios do plexo paracervical não são mais utilizados devido à sua associação com uma taxa relativamente alta de bradicardia fetal. A proximidade do lugar da aplicação da anestesia e da artéria uterina pode resultar em vasoconstrição arterial uterina, insuficiência uteroplacentária e níveis elevados de anestésico local no sangue fetal.

Durante o bloqueio do nervo pudendo, uma agulha específica (Koback), ou um guia (agulha Iowa), é usada para colocar a agulha de forma transvaginal sob a espinha isquiática de cada lado. A agulha é inserida a uma profundidade de 1 a 1,5 cm do ligamento sacroespinal, e 10 mL de lidocaína a 1% ou de cloroprocaína a 2% é injetado seguido da aspiração negativa da agulha. O guia da agulha é usado para limitar a profundidade da injeção e proteger o feto e a vagina da agulha. Outras complicações incluem injeção intravascular, hematoma retroperitoneal e abscesso retrolombar ou subglúteo.

TÉCNICAS ANESTÉSICAS REGIONAIS

A anestesia epidural ou a técnica intratecal, isoladas ou combinadas, são atualmente os métodos mais comuns para aliviar a dor durante o trabalho de parto e no parto. Elas podem proporcionar uma analgesia excelente ao mesmo tempo que permitem que a mãe fique acordada e participe do parto. Embora os opioides espinais ou os anestésicos locais possam isoladamente proporcionar uma analgesia adequada, técnicas que combinam os dois se mostraram as mais satisfatórias para a maioria das parturientes. **Além disso, a sinergia entre opioides e anestésicos locais diminui a necessidade de mais doses e proporciona excelente analgesia com poucos efeitos colaterais para a mãe e pouca ou nenhuma depressão neonatal.**

1. Uso isolado de opioides espinais

Os opioides podem ser administrados por via intratecal como uma única injeção ou de maneira intermitente por meio de um cateter epidural ou intratecal (Tabela 41-2). Doses relativamente altas são necessárias para analgesia durante o trabalho de parto quando opioides epidurais ou intratecais são usados isoladamente. Por exemplo, a ED_{50} durante o trabalho de parto é de 124 µg para fentanila epidural e de 21 µg para sufentanila epidural. Doses mais altas podem estar associadas a um maior risco de efeitos colaterais, principalmente depressão respiratória. Por essa razão, combinações de anestésicos locais e opioides são usadas com maior frequência (ver a discussão adiante). Técnicas que utilizam apenas opioides são mais efetivas para grupos de pacientes de alto risco que podem não tolerar a simpatectomia funcional associada à anestesia espinal ou epidural (ver Capítulo 45). Esse grupo inclui pessoas com hipovolemia ou com alguma doença cardiovascular importante, como estenose aórtica moderada ou grave, tetralogia de Fallot, síndrome de Eisenmenger ou hipertensão pulmonar. Com exceção da meperidina, que possui propriedades anestésicas locais, o uso isolado de outros opioides espinais não produz bloqueio motor ou simpatectomia. Portanto, não comprometem

TABELA 41-2 Dosagens de opioides espinais para trabalho de parto e parto

Agente	Intratecal	Epidural
Morfina	0,1 a 0,5 mg	5 mg
Meperidina	10 a 15 mg	50 a 100 mg
Fentanila	10 a 25 µg	50 a 150 µg
Sufentanila	3 a 10 µg	10 a 20 µg

a capacidade da parturiente de "fazer força". As desvantagens do uso isolado de opioides espinais incluem analgesia incompleta, falta de relaxamento perineal e efeitos colaterais significativos, como coceira, náusea, vômito, sedação e depressão respiratória. Os efeitos colaterais podem ser amenizados com doses baixas de naloxona (0,1-0,2 mg/h por via intravenosa).

Opioides intratecais

A morfina intratecal em doses de 0,1 a 0,3 mg tende a gerar uma analgesia eficaz e prolongada (4-6 h) durante a primeira fase do trabalho de parto. Lamentavelmente, essa analgesia demora para começar a fazer efeito (45-60 min), e essa quantidade de doses pode não ser a adequada para muitas pacientes. No entanto, dosagens maiores estão associadas a uma incidência relativamente alta de efeitos colaterais. Portanto, a morfina é raramente usada de maneira isolada. A combinação de morfina, 0,1 a 0,25 mg, e fentanila, 12,5 μg (ou sufentanila, 5 μg), pode resultar num início mais rápido de analgesia (5 min). Administrações em bólus intermitentes de 10 a 15 mg de meperidina, 12,5 a 25 μg de fentanila ou 3 a 10 μg de sufentanila por meio de um cateter intratecal também tendem a gerar uma analgesia eficaz para o trabalho de parto. Relatos iniciais de bradicardia fetal ocorridos depois das aplicações de opioides intratecais (p. ex., sufentanila) não foram confirmados em estudos posteriores. A hipotensão depois da administração de opioides intratecais no trabalho de parto pode ocorrer em função da analgesia resultante e da redução dos níveis circulantes de catecolaminas.

Opioides epidurais

São necessárias doses relativamente altas (≥ 7,5 mg) de morfina epidural para uma analgesia eficaz no trabalho de parto, no entanto, essa quantidade não é recomendada devido ao risco elevado de depressão respiratória tardia e ao fato da analgesia resultante ser eficaz apenas no início da primeira fase do trabalho de parto. Doses altas de morfina epidural podem demorar de 30 a 60 minutos para começar a fazer efeito, contudo, a analgesia dura de 12 a 24 horas (assim como o risco de depressão respiratória tardia). A meperidina epidural, 50 a 100 mg, proporciona uma analgesia adequada, mas relativamente breve (1-3 h). A fentanila epidural, 50 a 150 μg, ou a sufentanila, 10 a 20 μg, geralmente começa a fazer efeito dentro de 5 a 10 minutos, com poucos efeitos colaterais, mas tem uma curta duração (1-2 h). Embora os opioides epidurais de "dose única" não provoquem depressão neonatal com frequência, precauções devem ser tomadas depois de administrações repetidas. Combinações de uma dose mais baixa de morfina, 2,5 mg, com fentanila, 25 a 50 μg (ou sufentanila, 7,5-10 μg), tendem a começar a fazer efeito mais rápido, prolongar a analgesia (4-5 h) e ter menos efeitos colaterais.

2. Misturas de anestésicos locais/ anestésicos locais-opioides

As analgesias epidural e espinal (intratecal) utilizam com frequência anestésicos locais de maneira isolada ou em conjunto com opioides no trabalho de parto e no parto.

⑤ A analgesia durante a primeira fase do trabalho de parto requer o bloqueio neural no nível sensorial T10-L1, enquanto o alívio da dor durante a segunda fase do trabalho de parto requer o bloqueio neural em T10-S4. ⑥ A analgesia epidural com administração em PIEB e a analgesia epidural contínua são os métodos mais eficazes para o alívio da dor no trabalho de parto. Essas técnicas podem ser usadas para o alívio da dor durante a primeira fase do trabalho de parto, bem como para analgesia/anestesia no parto vaginal subsequente ou na cesariana, se necessário. A anestesia epidural, espinal ou combinada espinal-epidural de "dose única" pode ser adequada quando o processo para o alívio da dor começa logo antes do parto vaginal (segunda fase). O uso da anestesia epidural caudal em obstetrícia foi amplamente descontinuado devido à menor versatilidade dessa aplicação; embora fosse efetiva para analgesia/anestesia perineal, ela exigia grande volume de anestésico local para sedar os dermátomos lombares superiores e torácicos inferiores. Essa anestesia também foi associada à paralisia precoce dos músculos pélvicos, que pode interferir na rotação da cabeça do recém-nascido, e a um pequeno risco de punção acidental do feto.

As contraindicações para aplicação de anestesia regional incluem recusa da paciente, infecção no lugar da aplicação, coagulopatias, hipovolemia acentuada e alergia ao anestésico local. A dificuldade da paciente de cooperar pode impedir a eficácia da anestesia regional. A anticoagulação plena aumenta consideravelmente o risco de anestesia neuroaxial. A anestesia regional geralmente não deve ser realizada no prazo de 4 a 6 horas depois da aplicação subcutânea de uma dose de heparina não fracionada ou no prazo de 10 a 12 horas após a administração de heparina de baixo peso molecular (HBPM). A trombocitopenia ou a administração concomitante de um agente antiplaquetário aumenta o risco de hematoma espinal. O *parto vaginal após cesariana* (PVAC) não é uma contraindicação para a aplicação da anestesia regional durante o trabalho de parto. A preocupação de que a anestesia pode mascarar a dor associada à ruptura uterina durante o PVAC tende a não ser sustentada porque nem todas as deiscências causam dor, mesmo sem anestesia epidural; além disso, alterações no tônus uterino e no padrão de contração costumam ser sinais mais confiáveis de dor.

Quando qualquer anestesia regional é aplicada, equipamentos e suprimentos apropriados para reanimação devem estar prontamente disponíveis, incluindo oxigênio, sucção, máscara de pressão expiratória positiva, laringoscópio, lâminas para cada função, tubos endotraqueais (6 ou 6,5 mm), cânulas orofaríngeas e nasofaríngeas, fluidos intravenosos, efedrina, atropina, propofol e succinilcolina. O monitoramento da pressão arterial e da frequência cardíaca é obrigatório. Um oxímetro de pulso e um capnógrafo devem estar facilmente acessíveis, e a disponibilidade imediata de equipamentos, como um vídeolaringoscópio ou uma máscara laríngea para uso em uma via aérea difícil, é recomendada.

Analgesia epidural lombar

A analgesia epidural para o trabalho de parto pode ser administrada no início desse processo, após a paciente ter sido avaliada pelo obstetra. **A analgesia epidural não aumenta as chances de parto vaginal operatório e tem pouco ou nenhum efeito no progresso do trabalho de parto quando misturas diluídas de um anestésico local e um opioide são utilizadas. Preocupações relacionadas à probabilidade aumentada de estimulação de ocitocina, de parto vaginal operatório (p. ex., fórceps) ou de cesariana pelo uso de analgesia regional não apresentam fundamentos.** Relatos recentes sobre a associação entre a analgesia epidural e os transtornos do espectro autista não podem ser tratados como significativos, pois a duração do trabalho de parto e outros fatores de risco importantes no período do intraparto e que podem estar relacionados ao desenvolvimento da criança também precisam ser investigados. Costuma ser vantajoso colocar um cateter epidural no início do trabalho de parto, quando a paciente está menos desconfortável e pode ser posicionada mais facilmente. Além disso, caso uma cesariana de urgência ou emergência seja necessária, a presença de um cateter epidural tende a evitar a anestesia geral.

A. Técnica

As parturientes podem ser posicionadas de lado ou ficarem sentadas para o procedimento. Ficar sentada muitas vezes torna a identificação da linha média e da coluna vertebral mais fácil, principalmente em pacientes obesas. Quando a anestesia epidural é administrada para o parto vaginal (segunda fase do trabalho de parto), ficar sentada pode promover a expansão da abertura sacral.

A identificação do espaço epidural pode ser difícil, e a punção inadvertida da dura-máter pode ocorrer mesmo que o profissional seja experiente. A incidência de perda de líquido cerebrospinal em pacientes obstétricas é de 0,25 a 9%, dependendo da experiência do anestesiologista. Muitos profissionais colocam uma bolha de ar comprimido na seringa com solução fisiológica e pressionam o êmbolo para garantir que ele está se movimentando bem, sem grudar na parede da seringa (**Figuras 41-1A e 1C**). A maioria dos anestesiologistas opta pela abordagem mediana, enquanto uma minoria prefere a abordagem paramediana. Para a colocação de um cateter epidural lombar na paciente obstétrica, a maioria dos anestesiologistas avança a agulha epidural com a mão esquerda, que é apoiada nas costas da paciente, enquanto aplica uma pressão contínua no êmbolo da seringa de vidro com solução fisiológica estéril (**Figuras 41-1A e 1C**). Outra alternativa é usar as "asas" da agulha epidural de Weiss avançando-a com as duas mãos alguns milímetros por vez (**Figura 41-1B**).

Uma mudança na resistência do tecido é então testada continuamente por meio do *feedback* tátil durante o avanço da agulha e da pressão intermitente exercida na seringa de perda de resistência preenchida com ar. Esta última técnica permite um controle preciso do avanço da agulha e pode possibilitar uma melhor distinção de várias densidades de tecido. Se o ar for usado para detectar a perda de resistência, a quantidade injetada deve ser limitada. A injeção de volumes maiores de ar (> 2-3 mL) no espaço epidural foi associada a analgesia irregular ou unilateral e cefaleia. A profundidade média do espaço epidural lombar em pacientes obstétricas é de 6 cm a partir da pele. A inserção do cateter epidural no espaço intervertebral L3-4 ou L4-5 costuma ser ideal para se obter um bloqueio neural de T10-S5. Recentemente, o ultrassom tem sido utilizado como uma ferramenta para auxiliar na colocação do cateter epidural. Isso permite que o profissional avalie a profundidade do espaço epidural e estime melhor o ângulo de inserção da agulha. O potencial dessa técnica fica mais evidente em pacientes com obesidade que tenham marcos anatômicos desfavoráveis. No entanto, essa técnica é muito dependente do usuário, sendo adotada por poucos profissionais.

Se uma punção inadvertida ocorrer, o anestesiologista tem duas opções: (1) colocar o cateter epidural no espaço subaracnóideo para analgesia e anestesia espinal contínua (intratecal) (ver discussão adiante) ou (2) remover a agulha e tentar colocar o cateter em outro nível da coluna. O cateter epidural colocado de forma intratecal pode ser usado como uma anestesia espinal contínua. Se for esse o caso, uma infusão de bupivacaína a 0,0625% até 0,125% com fentanila, 2 a 3 μg/mL, começando com 1 a 3 mL/h, é frequentemente utilizada.

B. Escolha do cateter epidural

Muitos anestesiologistas defendem o uso de um cateter de múltiplos orifícios em vez de um cateter de um único orifício para anestesia obstétrica. O uso de um cateter de múltiplos orifícios pode estar associado a menor número de bloqueios unilaterais e à redução significativa da incidência de aspiração falso-negativa quando a colocação do

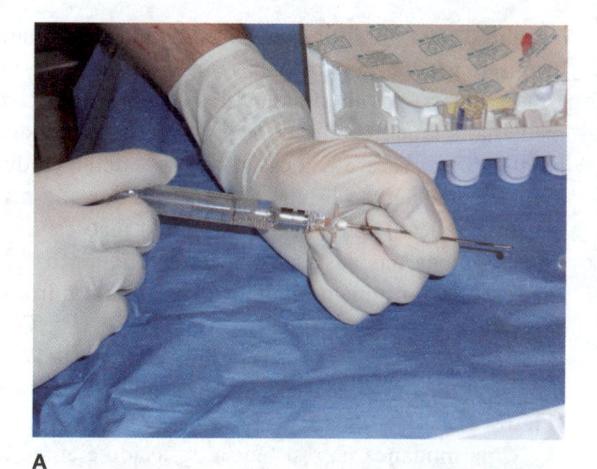

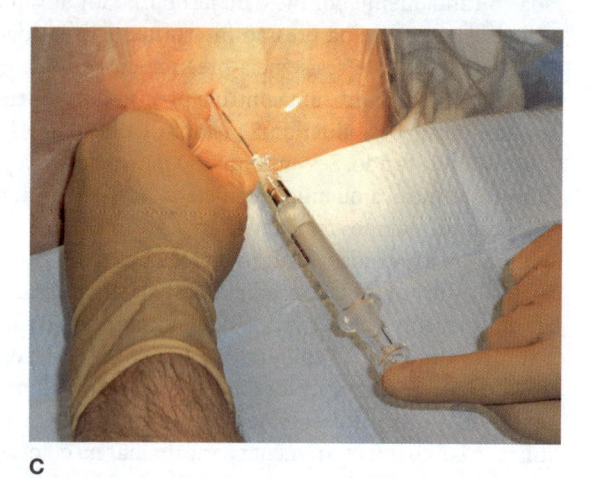

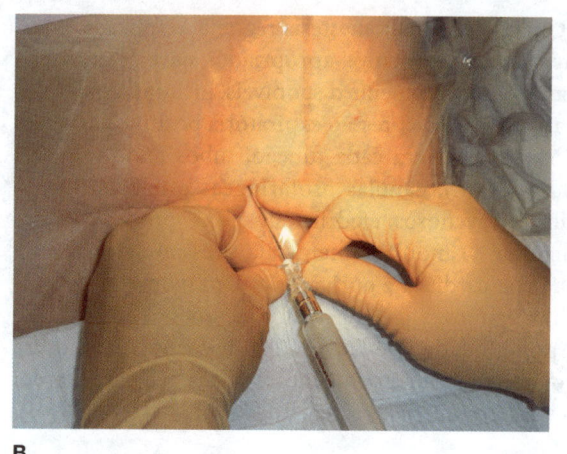

FIGURA 41-1 A: Avanço da agulha com uma mão; técnica de pressão contínua. O profissional aplica uma pressão contínua no êmbolo de uma seringa de perda de resistência preenchida com solução fisiológica e uma bolha de ar comprimido enquanto avança a agulha com a mão esquerda apoiada nas costas da paciente. **B:** Avanço da agulha com as duas mãos; técnica de pressão intermitente. O profissional avança a seringa de perda de resistência com as duas mãos, 2 a 3 mm de cada vez, enquanto avalia a resistência encontrada pela agulha. **C:** Entre os avanços da agulha, feitos com as duas mãos, o profissional testa a resistência do tecido na ponta da agulha, pressionando levemente o êmbolo da seringa de perda de resistência preenchida com ar. Muitos profissionais colocam uma bolha de ar comprimido em uma seringa preenchida com solução fisiológica e pressionam levemente o êmbolo para garantir que ele está se movimentando bem, sem grudar na parede da seringa.

cateter intravascular ou intratecal é avaliada. O avanço de um cateter de múltiplos orifícios de 4 a 6 cm dentro do espaço epidural parece ser a profundidade ideal para se obter níveis sensoriais adequados. Um cateter de orifício único precisa ter uma profundidade de 3 a 5 cm dentro do espaço epidural. A inserção do cateter em profundidades mais rasas no espaço epidural (< 5 cm) pode favorecer o deslocamento do cateter para fora do espaço epidural em pacientes com obesidade, após a realização de movimentos de flexão/extensão da coluna. A inserção mais profunda do cateter no espaço epidural pode aumentar o risco de analgesia unilateral, inserção em veias epidurais ou provocar nós no cateter. Os cateteres com reforço de fio espiral são muito resistentes no que diz respeito ao dobramento. Uma ponta espiral ou de mola, sobretudo quando usada sem um estilete, está associada a uma incidência reduzida e menos intensa de parestesia.

C. Escolha das soluções anestésicas locais

A adição de opioides às soluções anestésicas locais para anestesia epidural mudou drasticamente a prática da anestesia obstétrica. A sinergia entre opioides epidurais e soluções anestésicas locais age separadamente: nos receptores de opioides e nos axônios neurais, respectivamente. Quando os dois são combinados, baixas concentrações de cada um desses anestésicos locais e opioides podem ser usadas sem que haja perda da eficácia. Além disso, a incidência de efeitos colaterais adversos, como hipotensão e toxicidade de fármacos, é reduzida. Embora os anestésicos locais possam ser usados isoladamente, raramente há razão para fazê-lo. Também quando um opioide não é utilizado, torna-se necessária maior concentração de anestésico local (p. ex., bupivacaína a 0,25% e ropivacaína a 0,2%) para que a analgesia seja adequada, podendo comprometer a capacidade da parturiente de fazer força à medida que o trabalho de parto avança. A combinação mais comum de anestésico local/opioide usada para analgesia no trabalho de parto é a bupivacaína ou a ropivacaína em concentrações de 0,0625 a 0,125%, com fentanila de 2 a 3 µg/mL ou sufentanila de 0,3 a 0,5 µg/mL. Em geral, quanto menor a concentração de anestésico local, maior será a concentração de opioide necessária. Misturas muito diluídas de anestésico local (0,0625%) geralmente não produzem bloqueio motor e podem permitir que algumas pacientes caminhem (epidural com paciente "caminhando" ou "móvel"). A duração prolongada da ação da bupivacaína a torna um agente bastante utilizado para o trabalho de parto. A ropivacaína pode ser preferida devido à redução da potencial cardiotoxicidade (ver Capítulo 16). Em doses equianalgésicas, a ropivacaína e a bupivacaína parecem ser capazes de produzir o mesmo grau de bloqueio motor.

O efeito das soluções à base de epinefrina no curso do trabalho de parto é uma questão controversa. Muitos anestesiologistas usam soluções à base de epinefrina apenas para dose-teste intravascular, em razão do receio de que essas soluções possam retardar a progressão do trabalho de parto ou afetar de maneira negativa o feto; outros anestesiologistas usam apenas concentrações muito diluídas de epinefrina, como 1:800.000 ou 1:400.000. No entanto, estudos que comparam esses vários agentes não encontraram diferenças nos escores neonatais de Apgar, do estado ácido-base ou das avaliações neurocomportamentais.

D. Ativação epidural para a primeira fase do trabalho de parto

As primeiras injeções epidurais podem ser administradas antes ou depois da colocação do cateter. A administração por meio de agulha pode facilitar a colocação do cateter, enquanto a administração por meio de cateter oferece a segurança do funcionamento correto do próprio cateter. Os passos a seguir podem ser colocados em prática para a ativação epidural:

1. Testar possível posicionamento subaracnoide ou intravascular acidental da agulha ou do cateter utilizando uma dose de 3 mL de um anestésico local com epinefrina 1:200.000. Muitos anestesiologistas usam lidocaína a 1,5% por resultar em menos toxicidade após a injeção intravascular acidental e em um início mais rápido da anestesia espinal após a injeção intratecal acidental do que se usassem a bupivacaína ou ropivacaína. A dose teste deve ser injetada entre as contrações para ajudar a reduzir os sinais falso-positivos de uma injeção intravascular (i.e., taquicardia devido a uma contração dolorosa).

2. Se após 5 minutos não aparecerem sintomas de injeção intravascular ou intratecal, com a paciente em decúbito dorsal e com o deslocamento uterino para a esquerda, administre 10 mL da mistura de anestésico local-opioide em incrementos de 5 mL, aguardando de 1 a 2 minutos entre as doses, para obter um nível sensorial em T10–L1. A administração inicial em bólus costuma ser composta por 0,1 a 0,2% de ropivacaína ou 0,0625 a 0,125% de bupivacaína combinados com 50 a 100 μg de fentanila ou 10 a 20 μg de sufentanila.

3. Realize o monitoramento frequente dos sinais vitais por 20 a 30 minutos ou até que a paciente esteja estável. A oximetria de pulso deve ser usada. O oxigênio deve ser administrado por meio de máscara facial se ocorrer uma diminuição significativa da pressão arterial ou da saturação do oxigênio.

4. Repita os passos 2 e 3 se a dor voltar até o final da primeira fase do trabalho de parto. Outra alternativa é empregar uma técnica de infusão epidural contínua usando bupivacaína ou ropivacaína em concentrações de 0,0625 a 0,125% com fentanila, 1 a 5 μg/mL, ou sufentanila, 0,2 a 0,5 μg/mL, a uma taxa de 10 mL/h, que posteriormente será ajustada de acordo com as necessidades analgésicas da paciente (intervalo: 5-15 mL/h). Uma terceira opção é usar a **analgesia epidural controlada pela paciente (AECP)**. Algumas pesquisas sugerem que a quantidade total do fármaco pode ser menor e a satisfação da paciente pode ser maior com AECP em comparação com outras técnicas de analgesia epidural. As práticas tradicionais de AECP geralmente consistem em uma dose em bólus de 5 mL com um tempo de bloqueio de 5 a 10 minutos e uma taxa basal de 0 a 12 mL/h; a proporção de 15 a 25 mL a cada 1 hora é o limite frequentemente utilizado. Evidências recentes também sugerem que, em comparação com a infusão epidural basal, as técnicas de bólus intermitente programado (p. ex., 6 mL de bupivacaína a 0,0625% a cada 30 minutos, sem infusão basal) podem melhorar a satisfação da paciente. A migração do cateter epidural para um vaso sanguíneo durante a técnica de infusão contínua pode ser suspeitada quando houver redução da eficácia da analgesia; forte suspeita é necessária uma vez que os sinais evidentes de toxicidade sistêmica podem estar ausentes. A erosão da dura-máter pelo cateter resulta em um bloqueio motor progressivo dos membros inferiores e em um aumento do nível do bloqueio sensorial.

E. Administração epidural durante a segunda fase do trabalho de parto

A administração da analgesia epidural na segunda fase do trabalho de parto deve estender o bloqueio incluindo os dermátomos S2-4. Mesmo que o cateter já esteja no local ou a anestesia epidural tenha acabado de ser aplicada, os passos a seguir devem ser feitos:

1. Se a paciente ainda não tiver um cateter inserido no local adequado, estabeleça o acesso do espaço epidural enquanto a paciente estiver sentada. Se a paciente já tiver um cateter epidural, ela deve ficar quase sentada ou propriamente sentada antes da injeção.

2. Administre uma dose teste de 3 mL de anestésico local (p. ex., lidocaína 1,5%) com epinefrina a 1:200.000. Como observado anteriormente, a aplicação deve ser feita entre as contrações.

3. Se após 5 minutos não aparecerem sintomas de injeção intravascular ou intratecal, administre 10 a 15 mL a mais da mistura de anestésico local-opioide sem ultrapassar 5 mL a cada 1 ou 2 minutos.

4. Coloque a paciente em decúbito dorsal com deslocamento uterino para a esquerda e monitorize os sinais vitais a cada 1 ou 2 minutos nos primeiros 15 minutos e, em seguida, a cada 5 minutos.

F. Prevenção de injeções intravasculares e intratecais acidentais

A administração segura de analgesia e anestesia epidural depende da prevenção de injeções intratecais ou intravasculares acidentais. **A colocação acidental intravascular ou intratecal de uma agulha ou de um cateter epidural pode ocorrer, mesmo quando a aspiração não refluir sangue ou líquido cerebrospinal (LCS).** As incidências de colocação intravascular ou intratecal acidental de um cateter epidural são de 5 a 15% e 0,5 a 2,5%, respectivamente. Mesmo um cateter posicionado de maneira correta pode posteriormente erodir para dentro de uma veia epidural ou ficar em uma posição intratecal. Essa possibilidade deve ser considerada cada vez que o anestésico local é injetado por meio de um cateter epidural – para cada dose deve ser considerada uma dose teste.

Doses teste de lidocaína (45-60 mg), bupivacaína (7,5-10 mg), ropivacaína (6-8 mg) ou cloroprocaína (100 mg) podem ser administradas para descartar a possibilidade de colocação intratecal acidental. Sinais de bloqueio sensorial geralmente se tornam aparentes dentro de 2 a 3 minutos, e sinais de bloqueio motor, dentro de 3 a 5 minutos, se a injeção for intratecal.

Em pacientes que não recebem antagonistas β-adrenérgicos, a injeção intravascular com uma solução de anestésico local com 15 a 20 µg de epinefrina aumenta consistentemente a frequência cardíaca de 20 a 30 batimentos/minuto dentro de 30 a 60 segundos se a ponta do cateter ou da agulha epidural estiver intravascular. Essa técnica nem sempre é adequada para parturientes, porque, muitas vezes, elas já apresentam variações espontâneas significativas na frequência cardíaca basal em razão das contrações. Métodos alternativos para identificar a colocação intravascular acidental do cateter baseiam-se na detecção de sinais de toxicidade do SNC, incluindo zumbido, tontura, dormência perioral ou gosto metálico. O uso de soluções diluídas de anestésicos locais e a aplicação lenta das injeções com no máximo 5 mL por vez também podem beneficiar a detecção de injeções intravasculares acidentais antes que ocorram maiores complicações.

G. Manejo de complicações

1. Hipotensão – Geralmente definida como uma diminuição de mais de 20% na pressão arterial sistólica basal da paciente ou uma pressão arterial sistólica inferior a 100 mmHg, **a hipotensão é um efeito colateral comum da anestesia neuroaxial. Isso ocorre principalmente devido à diminuição do tônus simpático que é acentuado pela compressão aortocava ou pela posição ereta ou semiereta. O tratamento deve consistir na administração em bólus de fenilefrina (40-120 µg) por via intravenosa, uso de oxigênio suplementar, deslocamento uterino para a esquerda e administração em bólus de fluido por via intravenosa.** Embora o uso rotineiro de administração em bólus de fluido cristaloide antes da administração de uma dose em cateter epidural não seja eficaz na prevenção da hipotensão, garantir a hidratação intravenosa adequada da gestante é importante. O posicionamento em cefalodeclive (Trendelenburg) é controverso devido aos efeitos potencialmente prejudiciais na troca gasosa pulmonar.

2. Injeção intravascular acidental – O reconhecimento precoce da injeção intravascular facilitado pelo uso de baixas doses repetidas de anestésico local em vez de uma administração significativa em bólus pode prevenir sinais de toxicidade mais grave por anestésico local, como convulsões ou colapso cardiovascular. Injeções intravasculares de doses tóxicas de lidocaína ou cloroprocaína geralmente se manifestam como convulsões. O propofol, 20 a 50 mg, interrompe a atividade convulsiva. A manutenção de uma via aérea pérvia e uma oxigenação adequada são pontos críticos; no entanto, a administração de succinilcolina e a intubação endotraqueal raramente são necessárias. Injeções intravasculares de bupivacaína podem causar um rápido colapso cardiovascular, bem como atividade convulsiva. A reanimação cardíaca pode ser extremamente difícil e é agravada pela acidose e pela hipóxia. Uma infusão imediata de solução intralipídica 20% combinada com doses incrementais de epinefrina mostrou ser eficiente na reversão da toxicidade cardíaca induzida pela bupivacaína. A amiodarona tende a ser o agente escolhido para tratar arritmias ventriculares induzidas pelo anestésico local.

3. Injeção intratecal acidental – Mesmo quando a punção inadvertida da dura-máter é reconhecida imediatamente após a administração do anestésico local, a tentativa de aspiração desse anestésico tende a ser malsucedida. A paciente deve ser colocada em decúbito dorsal com deslocamento uterino para a esquerda. A elevação da cabeça acentua os efeitos adversos da hipotensão sobre o fluxo sanguíneo cerebral e deve ser evitada. A hipotensão deve ser tratada prontamente com fenilefrina e fluidos intravenosos. A hipotensão de moderada a profunda pode exigir a administração de epinefrina (10-50 µg) ou vasopressina (0,4-2,0 unidades intravenosas). Um bloqueio de nível espinal alto também pode resultar em paralisia do diafragma e dos músculos intercostais, o que requer intubação e ventilação com 100% de oxigênio. O início tardio de um bloqueio muito alto e frequentemente irregular ou unilateral pode ocorrer em decorrência de uma injeção subdural não reconhecida (ver Capítulo 45), sendo esse bloqueio tratado de maneira semelhante.

4. Cefaleia pós-punção da dura-máter (CPPD) – Na obstetrícia, existem muitas causas de cefaleia após anestesia regional. A cefaleia gerada pela abstinência de cafeína e a enxaqueca não são atípicas. A punção acidental da dura-máter com uma agulha epidural grossa irá comumente resultar em CPPD como consequência da diminuição da pressão intracraniana com vasodilatação cerebral compensatória (ver Capítulo 45). Repouso, hidratação, analgésicos orais e benzoato de sódio de cafeína (500 mg adicionados a 1.000 mL de fluidos intravenosos administrados a 200 mL/h) podem ser eficazes para pacientes com cefaleia leve e para tratamento temporário. A gabapentina intravenosa, hidrocortisona e a teofilina oral se mostraram eficazes em alguns estudos. Pacientes com cefaleia moderada a grave geralmente precisam de um tampão sanguíneo epidural (10-20 mL; ver Capítulo 45). Não se recomenda a aplicação de tampões sanguíneos epidurais de maneira profilática, uma vez que 25 a 50% das pacientes podem não necessitar de um tampão sanguíneo após a punção da dura-máter. Adiar o uso de um tampão sanguíneo por 24 horas aumenta a eficácia dele, contudo o repouso em decúbito dorsal por 24 horas enquanto se aguarda o seu uso torna-se uma opção desconfortável, inconveniente e impraticável para a mulher que acabou de virar mãe. O hematoma subdural intracraniano tem sido relatado como uma complicação rara que pode ocorrer de 1 a 6 semanas após a punção acidental da dura-máter em pacientes obstétricas.

5. Febre materna – A febre materna é frequentemente interpretada como corioamnionite e pode motivar o diagnóstico de sepse neonatal. Ao contrário do que alguns estudiosos relatam, não há evidência clara de que a anestesia epidural afeta a temperatura materna ou que a sepse neonatal é agravada com a analgesia epidural. A elevação da temperatura materna está associada a um índice de massa corporal elevado, à nuliparidade e ao trabalho de parto prolongado.

Analgesia combinada espinal-epidural e punção dural epidural

10 As técnicas que utilizam analgesia e anestesia combinadas espinal-epidural (CSE) podem ser benéficas especialmente para pacientes com dor intensa no início do trabalho de parto e para aquelas que recebem analgesia/anestesia imediatamente antes do parto. Opioides intratecais e anestésicos locais são injetados por meio de agulha espinal, em seguida, essa agulha espinal é retirada e um cateter epidural é colocado por meio da agulha epidural. Os fármacos intratecais possibilitam que a dor seja controlada imediatamente e apresentam poucos efeitos no progresso inicial do trabalho de parto, enquanto o cateter epidural fornece uma rota para a analgesia no trabalho de parto e no parto ou para a anestesia na cesariana. O acréscimo de uma pequena dose de anestésico local à injeção de opioide intratecal potencializa a eficácia do opioide e pode reduzir significativamente a necessidade de outras doses de opioides. Por isso, muitos anestesiologistas costumam injetar bupivacaína sem conservantes, 2,5 mg, ou ropivacaína, 3 a 4 mg, com opioide intratecal para analgesia na primeira fase do trabalho de parto. As doses de opioide intratecal mais utilizadas para CSE são fentanila, 10 a 12,5 µg, ou sufentanila, 5 µg. Alguns estudos sugerem que as técnicas de CSE podem estar associadas a maior satisfação da paciente e menor incidência de CPPD do que a utilização da analgesia epidural isolada. A técnica de **punção dural epidural** (PDE) é uma modificação da CSE. Na PDE, a perfuração dural é feita por meio de uma agulha espinal, mas a administração da medicação intratecal é retida. A técnica de PDE auxilia na qualidade da analgesia do parto com menos efeitos colaterais. Tanto na técnica de CSE quanto na de PDE, uma agulha espinal ponta de lápis de 24 G a 27 G (Whitacre, Sprotte ou Gertie Marx) é utilizada para minimizar a incidência de CPPD.

Para as técnicas de CSE, a agulha espinal e a agulha epidural podem ser inseridas em espaços distintos, no entanto, a maioria dos anestesiologistas usa a técnica de agulha através de agulha no mesmo espaço. A solução fisiológica utilizada para identificação do espaço epidural pode ser confundida com o LCS. Com a técnica de agulha através de agulha, a agulha epidural é colocada no espaço epidural, e uma agulha espinal longa é então introduzida por meio dela, avançando ainda mais no espaço subaracnóideo. Após a injeção intratecal e a retirada da agulha espinal, o cateter epidural é posicionado, e a agulha epidural é retirada. O risco do cateter epidural passar pelo orifício dural criado pela agulha espinal é irrelevante quando uma agulha espinal de 25 G ou menor é utilizada. No entanto, o cateter epidural deve ser aspirado cuidadosamente antes do uso, e o anestésico local deve ser sempre administrado lentamente e em pequenos incrementos para evitar injeções intratecais acidentais, tal como em todas as técnicas de analgesia e anestesia epidural. Além disso, os fármacos epidurais devem ser manipulados com cuidado porque o orifício dural pode facilitar a entrada desses fármacos no espaço intratecal e, assim, potencializar os efeitos dessas substâncias.

Anestesia espinal

A anestesia espinal administrada logo antes do parto, também conhecida como *bloqueio em sela*, proporciona uma anestesia profunda para o parto vaginal cirúrgico. O uso de uma agulha espinal ponta de lápis de 22 G ou menor

(Whitacre, Sprotte ou Gertie Marx) reduz a probabilidade de CPPD. A tetracaína hiperbárica, 3 a 4 mg, bupivacaína, 2,5 a 5 mg, ou lidocaína, 20 a 40 mg, costumam resultar em uma excelente analgesia perineal. O acréscimo de fentanila, 12,5 a 25 µg, ou sufentanila, 5 a 7,5 µg, potencializa significativamente o bloqueio. O nível sensorial de T10 pode ser obtido com quantidades ligeiramente maiores de anestésico local. Três minutos após a aplicação da injeção intratecal com solução hiperbárica, a paciente é colocada em posição de litotomia com deslocamento uterino para a esquerda.

ANESTESIA GERAL

Devido ao risco elevado de aspiração, a anestesia geral para o parto vaginal é evitada, exceto em casos de emergência. Se um cateter epidural já tiver sido inserido e houver tempo suficiente, anestesia regional de início de ação rápido pode ser obtida com lidocaína alcalinizada 2% ou cloroprocaína 3%. A Tabela 41-3 apresenta as indicações para anestesia geral durante o parto vaginal. Essas indicações são raras, e a maioria é feita em razão da necessidade de relaxamento uterino urgente.

Anestesia para cesariana

As principais indicações para cesariana estão detalhadas na Tabela 41-4. A escolha da anestesia na cesariana é determinada por múltiplos fatores, incluindo a indicação de parto cirúrgico, a urgência, as preferências da paciente e do obstetra e a habilidade do anestesiologista. Em um mesmo país, os índices de cesariana podem variar em até duas vezes conforme o hospital. Em alguns países, a cesariana ocorre com maior frequência que o parto normal, e os índices são muito maiores do que os dos Estados Unidos, onde variam entre 15 e 35% de hospital para hospital. Nos Estados Unidos, a maioria das cesarianas eletivas é realizada sob anestesia espinal. **É preferível a anestesia espinal ou a anestesia epidural à anestesia geral para cesariana porque as técnicas anestésicas regionais estão relacionadas à menor flutuação hemodinâmica, resolução mais gradual do efeito da analgesia durante a recuperação pós-anestésica e menor índice de mortalidade materna.** Os óbitos

TABELA 41-3 Indicações para anestesia geral durante o parto vaginal

Sofrimento fetal durante a segunda fase do trabalho de parto
Contrações uterinas tetânicas
Extração pélvica
Versão e extração
Remoção manual de placenta retida
Reposicionamento de útero invertido

TABELA 41-4 Principais indicações para cesariana

Trabalho de parto inseguro para mãe e feto
Risco elevado de ruptura uterina
Cesariana prévia
Miomectomia extensa ou reconstrução uterina prévia
Risco elevado de hemorragia materna
Placenta prévia central ou parcial
Descolamento prematuro da placenta
Reconstrução vaginal prévia
Distocia fetal
Relações feto-pélvicas anormais
Desproporção feto-pélvica
Apresentação fetal anormal
Posição transversa ou oblíqua
Apresentação pélvica
Atividade uterina disfuncional
Necessidade de parto de urgência ou de emergência
Sofrimento fetal
Prolapso do cordão umbilical com bradicardia fetal
Hemorragia materna
Herpes genital em conjunto com ruptura prematura de membranas
Óbito materno iminente

associados à anestesia geral costumam estar relacionados a problemas nas vias aéreas, como incapacidade de intubar, incapacidade de ventilar ou pneumonite por aspiração. No entanto, a maioria dos estudos que mostrava um risco maior da anestesia geral foi conduzido antes do desenvolvimento da videolaringoscopia e de outras técnicas avançadas destinadas às vias aéreas. Os óbitos associados à anestesia regional geralmente estão relacionados à disseminação excessiva do bloqueio por dermátomos ou à toxicidade do anestésico local.

Outras vantagens da anestesia regional incluem (1) menor exposição do recém-nascido a fármacos potencialmente depressores, (2) diminuição do risco de aspiração pulmonar materna, (3) preservação da consciência materna, possibilitando o acompanhamento do parto pela mãe, e (4) a opção de usar opioides espinais para alívio da dor no pós-operatório. **A anestesia epidural contínua permite melhor controle do nível sensorial do que as técnicas de anestesia espinal de "administração única".** Por outro lado, a anestesia espinal tem um início mais rápido e previsível, pode produzir um bloqueio mais denso (mais completo) e não tem potencial para toxicidade sistêmica grave devido à menor dose de anestésico local empregada. Independentemente da técnica regional escolhida, é necessário que o anestesiologista esteja preparado para administrar a anestesia geral a qualquer momento durante o procedimento. Além disso, a administração de um antiácido não particulado dentro de 30 minutos do início previsto da cirurgia deve ser considerada (ver anteriormente).

A anestesia geral dispõe de um início muito rápido e confiável e do controle sobre a via aérea e ventilação, mas está associada a maiores flutuações hemodinâmicas em comparação com a anestesia neuroaxial devido à resposta fisiológica relacionada à indução da anestesia e à manipulação das vias aéreas. Esses efeitos devem receber atenção especial em gestantes com distúrbios hipertensivos associados. Outras desvantagens da anestesia geral são risco de aspiração pulmonar, potencial incapacidade de intubar ou ventilar a paciente e depressão fetal induzida por fármacos. No entanto, as técnicas anestésicas atuais limitam a dose de agentes intravenosos de modo que a depressão fetal não costuma ser clinicamente significativa na anestesia geral, se o parto ocorrer dentro de 10 minutos após a indução da anestesia. Independentemente do tipo de anestesia, recém-nascidos após 3 minutos da incisão uterina apresentam escores de Apgar e valores de pH mais baixos.

ANESTESIA REGIONAL

Durante a cesariana, é necessário anestesiar os dermátomos até T4, incluindo este nível da medula espinal. Devido ao bloqueio simpático associado, as pacientes devem receber uma quantidade apropriada de fluidos intravenosos para eliminar qualquer hipovolemia preexistente. A hidratação profilática na paciente normovolêmica não foi comprovada como eficaz na redução da hipotensão associada às técnicas neuroaxiais. Concomitantemente à injeção de anestésico local, a fenilefrina pode ser manipulada para manter a pressão arterial dentro dos 20% da linha basal. Uma redução aproximada de 10% dos valores da pressão arterial é esperada. Alguns estudos sugerem que a fenilefrina produz menos acidose neonatal do que a efedrina, embora a administração de efedrina, 5 a 10 mg por via intravenosa, possa ser necessária para pacientes hipotensivas com frequência cardíaca reduzida.

Após a injeção anestésica espinal, a paciente é colocada em decúbito dorsal com deslocamento uterino para a esquerda; o oxigênio suplementar (40-50%) é administrado; e a pressão arterial é auferida a cada 1 ou 2 minutos até que se estabilize. A hipotensão após a administração da anestesia epidural geralmente tem um início mais lento. Ficar na posição de Trendelenburg, sem muita inclinação, facilita a obtenção de um nível sensorial de T4 e também pode ajudar a prevenir a hipotensão grave. No entanto, ficar na posição de Trendelenburg, com muita inclinação, pode interferir na troca gasosa pulmonar.

Anestesia espinal

A paciente geralmente é colocada em decúbito lateral ou sentada, e uma solução hiperbárica de lidocaína intratecal, 50 a 60 mg, ou bupivacaína, 10 a 15 mg, é injetada. Se o obstetra não conseguir concluir a cirurgia em 45 minutos ou menos, a bupivacaína é a substância mais apropriada. O uso de uma agulha espinal ponta de lápis de 22 G ou menor (Whitacre, Sprotte ou Gertie Marx) reduz a incidência de CPPD. O acréscimo de fentanila, 10 a 25 µg, ou sufentanila, 5 a 10 µg, à solução de anestésico local intratecal aumenta a intensidade e o tempo de duração do bloqueio espinal sem afetar de maneira negativa o nascimento. A inclusão de morfina livre de conservantes, 0,1 a 0,3 mg, pode prolongar a analgesia pós-operatória por até 24 horas, mas requer monitorização para depressão respiratória tardia após a administração. Independentemente dos agentes anestésicos utilizados, deve-se esperar variabilidade considerável na extensão dermatomal máxima da anestesia (ver Capítulo 45). Para pacientes com obesidade, uma agulha espinal padrão de 3,5 polegadas (9 cm) pode não ser longa o suficiente para alcançar o espaço subaracnóideo. Nesses casos, agulhas espinais mais longas de 4,75 polegadas (12 cm) a 6 polegadas (15,2 cm) podem ser necessárias. Para evitar que essas agulhas mais longas entortem, alguns anestesiologistas preferem agulhas de diâmetro maior, como a agulha Sprotte de 22 G. Outra alternativa é utilizar uma agulha espinal tipo Quincke de 20 G e 2,5 polegadas (6,3 cm) como introdutor longo e guia para uma agulha espinal ponta de lápis de 25 G.

A anestesia espinal contínua também é uma opção válida, especialmente para pacientes com obesidade, depois de punção dural acidental ocorrida ao tentar colocar um cateter epidural para cesariana. Depois que o cateter adentrar 3 a 5 cm do espaço subaracnóideo lombar e for posicionado de maneira adequada, ele pode ser usado para injetar agentes anestésicos; além de permitir a suplementação posterior da anestesia, se necessário.

Anestesia epidural

A anestesia epidural na cesariana geralmente é administrada por meio de um cateter, o que permite a suplementação da anestesia, se necessário, e proporciona uma excelente via para a administração pós-operatória de opioides.

(13) O risco de toxicidade sistêmica por anestésico local durante a analgesia e anestesia epidural é minimizado ao se administrar lentamente soluções diluídas para dor de parto e ao fracionar a dose total administrada para cesariana em incrementos de 5 mL. A lidocaína 2% (utilizada frequentemente com a epinefrina a 1:200.000) ou cloroprocaína 3% são usadas com frequência nos Estados Unidos. O acréscimo de fentanila, 50 a 100 µg, ou sufentanila, 10 a 20 µg, aumenta significativamente a intensidade e o tempo de duração da analgesia sem afetar de maneira negativa o nascimento. Alguns anestesiologistas também adicionam bicarbonato de sódio (solução de 7,5% ou 8,4%) às soluções de anestésico local (1 mEq de bicarbonato de sódio/10 mL de lidocaína) para aumentar a concentração da base livre não ionizada e estimular um início mais rápido e uma disseminação mais ágil da anestesia epidural. Se a dor aumentar à medida que o nível sensorial diminui, mais doses de anestésico local devem ser administradas em incrementos de 5 mL para manter o nível sensorial de T4. A anestesia "irregular" antes do parto pode ser manipulada com 10 a 20 mg de cetamina por via intravenosa em combinação com 1 a 2 mg de midazolam ou 30% de óxido nitroso. Após o parto, também pode ser utilizada suplementação de opioides por via intravenosa, desde que a sedação excessiva e a perda de consciência sejam evitadas. A dor que permanecer intolerável, apesar de um nível sensorial aparentemente adequado e que não responde a essas medidas, precisa de anestesia geral com intubação endotraqueal. A náusea pode ser tratada por via intravenosa com um antagonista do receptor $5\text{-}HT_3$, como ondansetrona, 4 mg.

Morfina epidural, 5 mg, ao término da cirurgia proporciona alívio da dor de bom a excelente no pós-operatório por 6 a 24 horas. Foi relatada uma maior incidência (3,5-30%) de infecção recorrente de herpes simples labial dentro de 2 a 5 dias após a administração de morfina epidural. A analgesia pós-operatória também pode ser administrada por infusões epidurais contínuas de fentanila, 25 a 75 μg/h, ou sufentanila, 5 a 10 μg/h, cujo volume de dispersão seja de aproximadamente 10 mL/h. O butorfanol epidural, 2 mg, também pode proporcionar alívio efetivo da dor no pós-operatório, no entanto, a sonolência acentuada é um efeito colateral comum.

Anestesia combinada espinal-epidural

A técnica para a CSE é descrita na seção sobre analgesia combinada espinal-epidural para o trabalho de parto e parto vaginal. Para a cesariana, a CSE combina o benefício do bloqueio rápido, adequado e intenso da anestesia espinal com a utilização flexível de um cateter epidural. Esse cateter também permite a suplementação da anestesia e pode ser usado para analgesia pós-operatória. Como observado anteriormente, os fármacos administrados por meio de anestesia epidural devem ser manipulados com cuidado porque o orifício dural criado pela agulha espinal pode facilitar o deslocamento desses fármacos para o líquido cerebrospinal, potencializando, como resultado, os efeitos dessas substâncias.

ANESTESIA GERAL

A aspiração pulmonar de conteúdo gástrico e intubação endotraqueal malsucedida são as principais causas de morbidade e mortalidade materna associadas à anestesia geral. Todas as pacientes devem receber profilaxia com antiácido contra pneumonia por aspiração com citrato de sódio 0,3 M, 30 mL, de 30 a 45 minutos antes da indução. Pacientes com fatores de risco adicionais predispostas à aspiração também devem receber ranitidina por via intravenosa, 50 mg, ou metoclopramida, 10 mg, ou ambas, de 1 a 2 horas antes da indução da anestesia geral; esses fatores de risco incluem obesidade mórbida, sintomas de refluxo gastroesofágico, via aérea potencialmente difícil ou parto cirúrgico de emergência sem período de jejum eletivo. A pré-medicação com omeprazol via oral, 40 mg, à noite e pela manhã, também parece ser altamente eficaz em pacientes de alto risco submetidas à cesariana eletiva. Embora os anticolinérgicos, em tese, possam reduzir o tônus do esfíncter esofágico inferior, a pré-medicação com glicopirrolato, 0,1 mg, ajuda a reduzir as secreções das vias aéreas e deve ser considerada em pacientes com via aérea potencialmente difícil.

A antecipação de uma intubação endotraqueal difícil pode ajudar a reduzir a probabilidade de intubação malsucedida. Observações destinadas a avaliar o pescoço, a mandíbula, a dentição e a orofaringe ajudam a identificar quais pacientes podem apresentar problemas. Sinais úteis de intubação difícil incluem classificação de Mallampati, pescoço curto, mandíbula retraída, incisivos maxilares proeminentes e histórico de intubação difícil (ver Capítulo 19). A maior incidência de intubação malsucedida em pacientes gestantes em relação a pacientes cirúrgicas não gestantes pode ocorrer em decorrência de edema das vias aéreas, dentição completa, observada com maior frequência em pacientes jovens, ou seios grandes que podem obstruir o cabo do laringoscópio em pacientes com pescoço curto. A posição adequada da cabeça e do pescoço pode facilitar a intubação endotraqueal em pacientes com obesidade: elevação dos ombros, flexão da coluna cervical e extensão da articulação atlanto-occipital (**Figura 41-2**). Uma variedade de lâminas de laringoscópio, um cabo curto de laringoscópio, pelo menos um tubo endotraqueal extraguiado (6 mm), pinças de Magill (para intubação nasal), uma máscara laríngea (ML), uma ML para intubação (Fastrach), um broncoscópio de fibra óptica, um videolaringoscópio (GlideScope ou Stortz CMAC), a possibilidade de ventilação por jato transtraqueal e, se possível, um combitube esofagotraqueal devem estar prontamente disponíveis (ver Capítulo 19).

Quando se suspeita de uma via aérea difícil, alternativas à indução em sequência rápida com laringoscopia convencional, como a anestesia regional ou técnicas de fibroscopia com a paciente acordada, devem ser consideradas. *A videolaringoscopia reduziu significativamente a probabilidade de intubação traqueal difícil ou malsucedida nas instituições avaliadas no presente estudo.* Além disso, um plano claro deve ser formulado em caso de uma intubação endotraqueal malsucedida após a indução da anestesia (**Figura 41-3**). Na ausência de sofrimento fetal, a paciente deve ser despertada, e uma intubação consciente com anestesia local regional ou tópica deve ser iniciada.

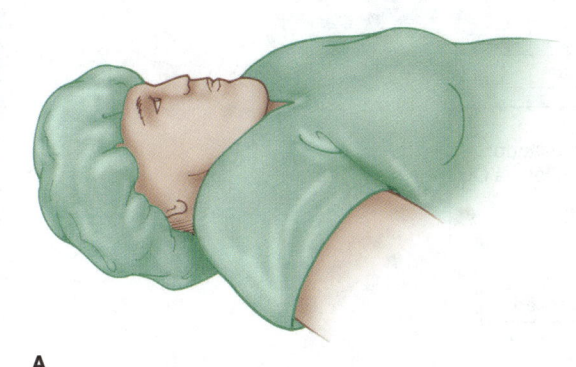

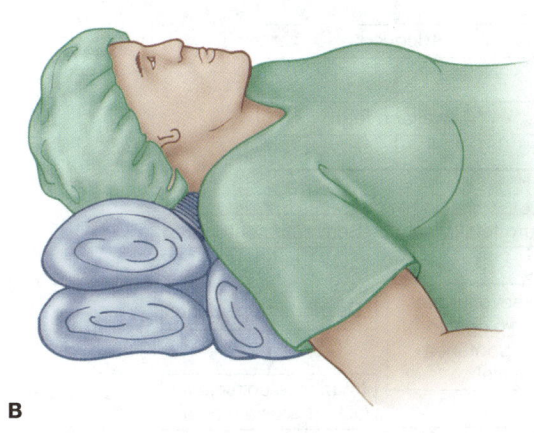

FIGURA 41-2 Posicionamento ideal para pacientes com obesidade e pescoço curto. **A:** A posição em decúbito dorsal padrão muitas vezes impede a extensão da cabeça e dificulta a intubação endotraqueal. **B:** A elevação do ombro permite um certo nível de flexão do pescoço com uma extensão mais adequada da cabeça na articulação atlanto-occipital, facilitando a intubação.

Na presença de sofrimento fetal, se a ventilação espontânea ou a ventilação com pressão positiva por máscara ou ML com pressão cricóidea for possível, o parto deve ser iniciado. Nesses casos, um agente volátil eficaz com oxigênio é usado para a anestesia geral, quando o feto é retirado, o óxido nitroso pode ser acrescentado para reduzir a concentração do agente volátil; o sevoflurano tende a ser o agente volátil mais adequado porque é menos provável que deprima a ventilação. A incapacidade de intubar ou de ventilar a paciente por meio de máscara ou ML exigirá ventilação por jato transtraqueal, cricotireoidostomia ou traqueostomia imediata.

Técnica sugerida para cesariana

1. A paciente é colocada em decúbito dorsal com um suporte sob o quadril direito para deslocamento uterino para a esquerda.
2. A desnitrogenação é realizada com oxigênio 100% por 3 a 5 minutos enquanto monitores são ligados à paciente.
3. A paciente é preparada e vestida para a cirurgia.
4. Quando os cirurgiões estiverem prontos, é realizada uma indução em sequência rápida com pressão cricóidea, usando propofol, 2 mg/kg, ou cetamina, 1 a 2 mg/kg, e succinilcolina, 1,5 mg/kg. A cetamina pode ser utilizada em vez do propofol em pacientes hipovolêmicos. Outros agentes, incluindo metoexital e etomidato, oferecem pouco ou nenhum benefício para pacientes obstétricas.
5. Com poucas exceções, a cirurgia é iniciada somente após a confirmação da colocação adequada do tubo endotraqueal. A hiperventilação excessiva ($PaCO_2$ < 25 mmHg) deve ser evitada porque pode reduzir o fluxo sanguíneo uterino e tem sido associada à acidose fetal.
6. Oxigênio com 50% de ar e com até uma concentração alveolar mínima (CAM) de agente volátil expirado é usado para manutenção da anestesia até o nascimento do bebê. Em seguida, o óxido nitroso até 70% pode ser adicionado com uma redução concomitante do agente volátil para 0,75% da CAM. A dose baixa de agente volátil ajuda a garantir a amnésia, no entanto, geralmente não é suficiente para causar relaxamento uterino excessivo ou evitar a contração uterina após a ocitocina. Um relaxante muscular de duração intermediária (cisatracúrio, vecurônio ou rocurônio) é usado para relaxamento, mas pode apresentar bloqueio neuromuscular prolongado em pacientes que recebem sulfato de magnésio.
7. Para a cesariana eletiva, uma infusão intravenosa lenta de 0,3 a 1 UI de ocitocina em bólus ao longo de 1 minuto seguida de uma infusão intravenosa de 5 a 10 UI/hora por 4 horas é uma abordagem baseada em evidências para dosagem em mulheres com baixo risco de hemorragia pós-parto. Outros agentes intravenosos, como o propofol, um opioide ou um benzodiazepínico, podem ser administrados para assegurar a amnésia.
8. Se o útero não contrair facilmente, um opioide deve ser administrado e o agente halogenado deve ser descontinuado. Metilergometrina, 0,2 mg em 100 mL de solução fisiológica como infusão intravenosa ao longo de 10 minutos, também pode ser administrado. 15-Metilprostaglandina $F_{2\alpha}$, 0,25 mg por via intramuscular, também pode ser utilizado.
9. Deve-se tentar aspirar o conteúdo gástrico por meio de uma sonda orogástrica antes do despertar da anestesia geral para reduzir o risco de aspiração pulmonar.
10. No final da cirurgia, o relaxante muscular é completamente revertido, a sonda orogástrica (se colocada) é removida, e a paciente é extubada quando acordada para reduzir o risco de aspiração.

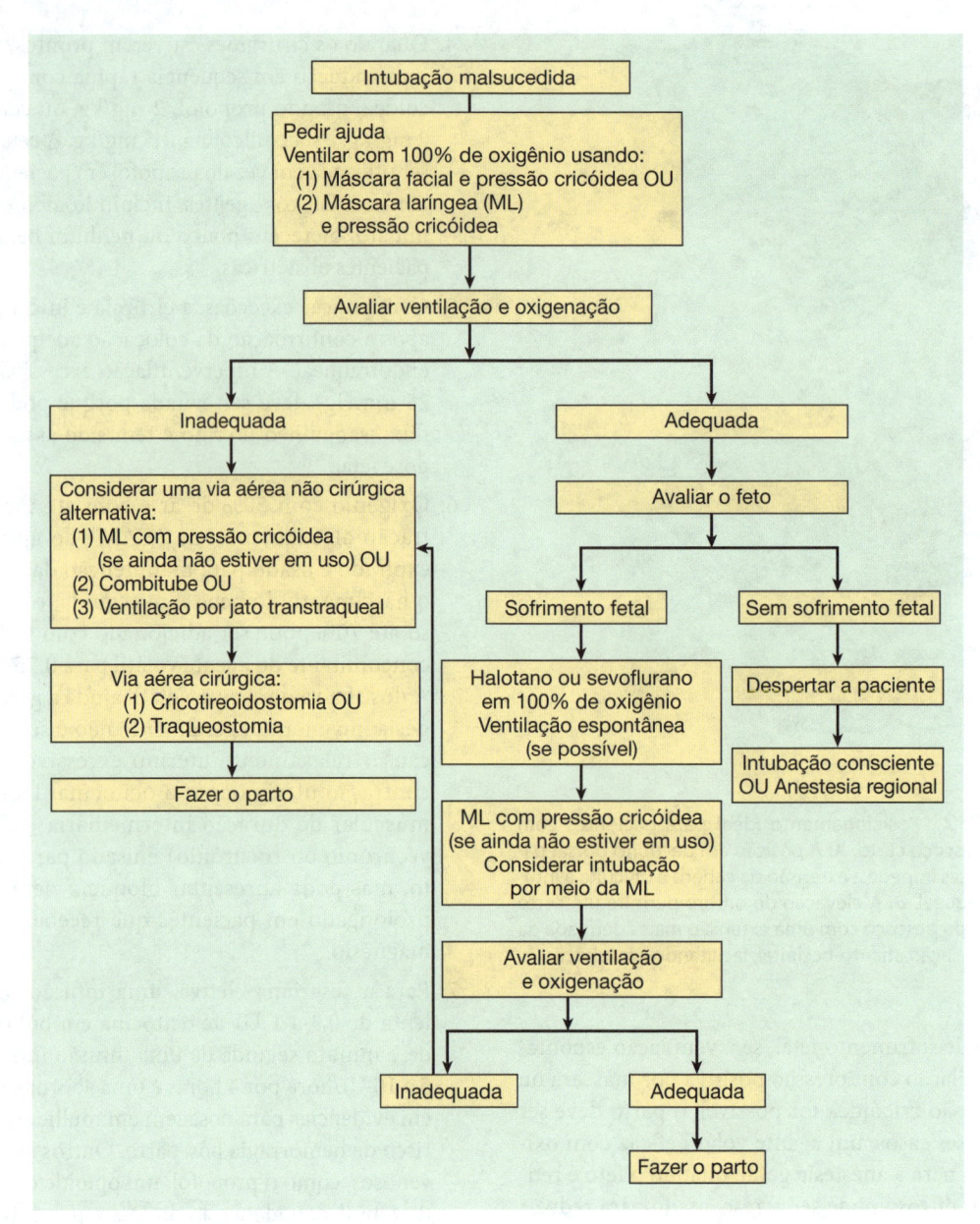

FIGURA 41-3 Algoritmo para intubação difícil em pacientes obstétricas.

ANESTESIA PARA CESARIANA DE EMERGÊNCIA

As indicações para cesariana de emergência incluem hemorragia maciça (placenta prévia ou acreta, descolamento prematuro da placenta ou ruptura uterina), prolapso do cordão umbilical e sofrimento fetal grave. Uma distinção precisa ser feita entre uma cesariana de emergência, que exige um parto imediato (anteriormente chamada de "*crash C-section*"), e outra urgente, em que a espera é possível. Uma comunicação adequada com o obstetra é essencial para determinar se o feto, a mãe ou ambos estão em risco eminente.

A escolha da técnica anestésica é feita com base na segurança materna (avaliação das vias aéreas e risco de aspiração), em questões técnicas e na *expertise* do anestesiologista. Os critérios que levam ao diagnóstico de sofrimento fetal devem ser recapitulados porque a avaliação fetal pode ser baseada em critérios com baixa acurácia preditiva e o estado fetal pode mudar. Essas informações são necessárias para eleger a técnica anestésica que produzirá o resultado mais efetivo para a mãe e o feto. A rápida instituição da anestesia regional é uma opção muito recomendada para pacientes com via aérea presumidamente difícil, alto risco de aspiração, ou ambos. Essa escolha pode ser problemática para pacientes com hipovolemia

TABELA 41-5 Sinais de sofrimento fetal

Padrão de frequência cardíaca fetal não tranquilizadora
Desacelerações tardias repetitivas
Perda de oscilações da frequência cardíaca fetal associada a desacelerações tardias ou profundas
Frequência cardíaca fetal sustentada < 80 batimentos/minuto
pH do couro cabeludo fetal < 7,20
Líquido amniótico com mecônio
Restrição de crescimento intrauterino

ou hipotensão graves. Se for anestesia geral, a desnitrogenação adequada pode ser obtida rapidamente com quatro respirações máximas de oxigênio a 100%, enquanto os monitores são ligados à paciente. A cetamina, 1 mg/kg, pode ser usada em substituição ao propofol em pacientes com hipovolemia ou hipotensão. É imprescindível dispor de um videolaringoscópio e de outros equipamentos que podem ser utilizados nas vias aéreas.

A **Tabela 41-5** apresenta os sinais mais comuns de *sofrimento fetal*, um termo impreciso e mal definido. Na maioria dos casos, o diagnóstico baseia-se principalmente na monitorização da frequência cardíaca fetal. Como os padrões de frequência cardíaca fetal preocupantes têm uma incidência relativamente alta de resultados falso-positivos, pode ser necessário interpretar cuidadosamente outros parâmetros, como o pH do couro cabeludo fetal ou a oximetria de pulso fetal. Além disso, a continuação da monitorização fetal na sala de cirurgia pode ajudar a evitar a indução desnecessária de anestesia geral motivada pelo sofrimento fetal quando houver tempo suficiente para a administração de anestesia regional. Em casos específicos em que o parto imediato não é absolutamente obrigatório, a anestesia epidural (com cloroprocaína a 3% ou lidocaína alcalinizada a 2%) ou a espinal podem ser adequadas.

Anestesia para gestação complicada

PROLAPSO DO CORDÃO UMBILICAL

O prolapso do cordão umbilical complica 0,2 a 0,6% dos partos. A compressão do cordão umbilical após o prolapso pode induzir rapidamente a asfixia fetal. Fatores que predispõem o prolapso do cordão umbilical incluem comprimento excessivo do cordão, má apresentação fetal, baixo peso ao nascer, número alto de gestações (mais de cinco), gestações de múltiplos e ruptura artificial das membranas. A suspeita de diagnóstico é avaliada após bradicardia fetal súbita ou desacelerações profundas, sendo confirmado por exame físico. O tratamento inclui ficar na posição de Trendelenburg de forma íngreme ou na posição de genupeitoral e empurrar manualmente a parte do feto que está aparente de volta para a pélvis até que a cesariana imediata sob anestesia geral possa ser realizada. Se o feto não for viável, o parto vaginal pode continuar.

DISTOCIA E APRESENTAÇÕES E POSIÇÕES FETAIS ANORMAIS

Trabalho de parto disfuncional primário

Uma *fase latente prolongada*, por definição, excede 20 horas em uma parturiente nulípara e 14 horas em uma paciente multípara. O colo do útero geralmente permanece com 4 cm ou menos, mas está completamente apagado. A etiologia costuma ser contrações ineficazes sem um ritmo miometrial dominante. Uma interrupção da dilatação ocorre quando o colo do útero não sofre mais alterações após 2 horas na fase ativa do trabalho de parto. Uma *fase ativa prolongada* diz respeito a uma dilatação cervical mais lenta do que o normal, definida como menos de 1,2 cm/h em nulíparas e menos de 1,5 cm/h em multíparas. Uma *fase prolongada de desaceleração* ocorre quando a dilatação cervical diminui acentuadamente depois de 8 cm. O colo se torna muito edemaciado e parece perder o apagamento. Uma *segunda fase prolongada* (*descida fetal lenta*) é definida como uma descida inferior a 1 cm/h e 2 cm/h em parturientes nulíparas e multíparas, respectivamente. Quando a cabeça do bebê não desce um centímetro mesmo depois de empurrar de maneira adequada, a parada de progressão é identificada.

A ocitocina é o tratamento utilizado com maior frequência para as anormalidades de contração uterinas. O fármaco é administrado por via intravenosa de 1 a 6 mU/min, aumentando os incrementos de 1 a 6 mU/min de 15 a 40 minutos, conforme o protocolo. O uso de amniotomia é uma questão controversa. O tratamento geralmente exige observação criteriosa, desde que o feto e a mãe estejam tolerando o trabalho de parto prolongado. O parto vaginal cirúrgico ou cesariana é indicado quando um teste de ocitocina é malsucedido ou quando a má apresentação ou a desproporção cefalopélvica também se manifestam.

Apresentação pélvica

As *apresentações pélvicas* complicam de 3 a 4% dos partos e aumentam significativamente os índices de morbidade e mortalidade materna e fetal. As apresentações pélvicas aumentam a incidência de prolapso do cordão mais de dez vezes. A versão externa pode ser tentada após 34 semanas de gestação e antes do início do trabalho de parto; no entanto, o feto pode retornar espontaneamente à apresentação pélvica antes do início do trabalho de parto. Alguns obstetras costumam administrar um agente tocolítico simultaneamente. A versão externa pode ser facilitada e seu índice de sucesso elevado ao administrar analgesia epidural com lidocaína a 2% e fentanila. Embora a versão externa seja bem-sucedida em 75% das pacientes, ela pode causar descolamento da placenta e compressão do cordão umbilical, necessitando de cesariana imediata.

Como os ombros ou a cabeça podem ficar presos após a expulsão do corpo do bebê, alguns obstetras optam pela cesariana para todas as apresentações pélvicas. Se o parto for vaginal, a extração pélvica parcial manual ou assistida por fórceps geralmente é necessária. A necessidade de extração pélvica não parece aumentar quando a anestesia epidural é usada para o trabalho de parto – se o trabalho de parto estiver bem avançado antes da epidural começar a fazer efeito. Além disso, a anestesia epidural pode diminuir a probabilidade da cabeça do bebê ficar presa porque relaxa o períneo. No entanto, a cabeça do feto pode ficar presa no útero mesmo durante a cesariana sob anestesia regional; a indução rápida da anestesia geral endotraqueal e a administração de um agente volátil pode ser utilizada em tais casos para relaxar o útero. Outra alternativa compreende a administração de nitroglicerina de 50 a 100 μg por via intravenosa.

Apresentações anômalas do ápice

Quando o occipício fetal não gira espontaneamente para a posição anterior, uma apresentação persistente do occipício posterior resulta em um trabalho de parto mais prolongado e doloroso. Geralmente é necessário realizar rotação manual, a vácuo ou com fórceps, mas isso aumenta a probabilidade de lesões maternas e fetais. A anestesia regional pode ser usada para proporcionar analgesia perineal e relaxamento pélvico, facilitando a rotação manual ou com fórceps, seguida do parto com fórceps.

A *apresentação facial* ocorre quando a cabeça fetal está hiperextendida e geralmente requer uma cesariana. A *apresentação composta* acontece quando uma extremidade entra na pelve junto com a cabeça ou as nádegas. O parto vaginal costuma ainda ser possível porque a extremidade muitas vezes se retrai à medida que o trabalho de parto progride.

A *distocia de ombro*, ou o impacto do ombro contra a sínfise púbica, complica de 0,2 a 2% dos partos e é uma das principais causas de lesões no nascimento. As distocias de ombro muitas vezes são difíceis de prever, e o fator de risco mais relevante é a macrossomia fetal. Vários procedimentos obstétricos podem ser usados para aliviar a distocia de ombro, contudo, um retardo prolongado no parto pode resultar em asfixia fetal. A indução de anestesia geral pode ser necessária se um cateter epidural ainda não estiver inserido.

GESTAÇÕES MÚLTIPLAS

Gestações múltiplas representam aproximadamente um a cada 150 nascimentos e frequentemente são complicadas por apresentação pélvica, prematuridade, ou ambas. A anestesia pode ser necessária para versão, extração ou cesariana. O segundo feto (e todos os subsequentes) geralmente estão mais deprimidos e asfixiados do que o primeiro. A anestesia regional proporciona alívio efetivo da dor durante o trabalho de parto, minimiza a necessidade de sedativos e analgésicos e pode encurtar o intervalo entre os nascimentos do primeiro e segundo feto. Alguns estudos sugerem que o estado ácido-base do segundo gêmeo é melhor quando a anestesia epidural é administrada. As pacientes com gestações múltiplas são mais propensas a desenvolver hipotensão devido à compressão aortocava, principalmente após a anestesia regional.

HEMORRAGIA PRÉ-PARTO

[14] **A hemorragia materna é uma causa comum de morbidade materna.** As causas da hemorragia pré-parto incluem placenta prévia, descolamento prematuro da placenta e ruptura uterina. As causas comuns de hemorragia pós-parto incluem atonia uterina, retenção da placenta, lacerações obstétricas, inversão uterina e o uso de agentes tocolíticos antes do parto.

Placenta prévia

A *placenta prévia* se manifesta quando a placenta está na frente da apresentação fetal, o que acontece em aproximadamente 0,5% das gestações. Isso geralmente ocorre em pacientes submetidas a uma cesariana prévia ou miomectomia uterina prévia. Outros fatores de risco incluem multiparidade, idade materna avançada e uma placenta grande. Uma placenta prévia marginal anterior aumenta o risco de sangramento excessivo na cesariana.

A placenta prévia geralmente se apresenta como um sangramento vaginal indolor e, embora em muitos casos esse sangramento pare de maneira espontânea, uma hemorragia grave pode ocorrer a qualquer momento. A paciente geralmente é tratada com repouso e observação se a gestação tiver menos de 37 semanas e o sangramento for de leve a moderado. Após 37 semanas de gestação, o parto é feito por cesariana. Pacientes com placenta de inserção baixa podem raramente ter parto vaginal se o sangramento for leve.

O sangramento ativo ou a instabilidade hemodinâmica necessitam de cesariana imediata sob anestesia geral. A paciente deve ter dois cateteres intravenosos de grande calibre inseridos; déficits de volume intravascular devem ser substituídos e ter sangue disponível para transfusão. O sangramento pode continuar após o parto, uma vez que o lugar de implantação placentária no segmento inferior do útero frequentemente não contrai tão bem como o resto do útero.

Um histórico de placenta prévia ou de cesariana aumenta o risco de implantação anormal da placenta.

Descolamento prematuro de placenta

A separação prematura de uma placenta normal, o *descolamento prematuro de placenta*, complica aproximadamente 1 a 2% das gestações. A maioria dos deslocamentos prematuros é leve (grau I), mas até 25% são graves (grau III). Os fatores de risco incluem hipertensão, trauma, cordão umbilical curto, multiparidade, ruptura prematura prolongada das membranas, abuso de álcool, uso de cocaína e útero anatomicamente anormal. As pacientes geralmente apresentam sangramento vaginal doloroso e sensibilidade à palpação. A ultrassonografia abdominal pode ajudar no diagnóstico. Os fatores a considerar na escolha entre anestesia regional e geral incluem urgência para o parto, estabilidade hemodinâmica materna e presença de coagulopatia. A hemorragia pode permanecer oculta dentro do útero, contribuindo para a subestimação da perda de sangue. Um deslocamento prematuro grave da placenta pode causar coagulopatia, sobretudo após o óbito fetal. Os níveis de fibrinogênio ficam levemente reduzidos (150-250 mg/dL) com deslocamentos moderados, mas geralmente ficam abaixo de 150 mg/dL com o óbito fetal. Presume-se que a coagulopatia ocorre em decorrência da ativação do plasminogênio circulante (fibrinólise) e da liberação de tromboplastinas teciduais que precipitam a coagulação intravascular disseminada (CIVD). A contagem de plaquetas e os fatores V e VIII ficam baixos, e os resultados da clivagem da fibrina, elevados. *O descolamento placentário grave é uma emergência que coloca a vida em risco e exige uma cesariana imediata. Deve-se antecipar a necessidade de transfusão sanguínea massiva, incluindo a reposição de fatores de coagulação e das plaquetas.*

Ruptura uterina

A ruptura uterina é relativamente incomum (1:1.000 a 3.000 partos), mas pode ocorrer durante o trabalho de parto como resultado de (1) deiscência de uma cicatriz de uma cesariana prévia (geralmente tradicional) (tal tentativa de parto é denominada PVAC); miomectomia extensa ou reconstrução uterina; (2) manipulações intrauterinas ou uso de fórceps (iatrogênico); ou (3) ruptura espontânea após trabalho de parto prolongado em pacientes com contrações hipertônicas (particularmente com infusões de ocitocina), desproporção feto-pélvica ou útero muito grande, fino e debilitado. A ruptura uterina pode se manifestar como hemorragia com sintomas evidentes, sofrimento fetal, perda de tônus uterino, hipotensão com sangramento oculto no abdome ou uma combinação desses fatores. Mesmo quando a anestesia epidural é administrada para o trabalho de parto, a ruptura uterina muitas vezes é diagnosticada pelo início abrupto de dor abdominal contínua e hipotensão. O tratamento requer reanimação volêmica e laparotomia imediata, geralmente sob anestesia geral. A ligadura das artérias ilíacas internas (hipogástricas), com ou sem histerectomia, pode ser necessária para controlar a hemorragia.

RUPTURA PREMATURA DE MEMBRANAS E CORIOAMNIONITE

A *ruptura prematura de membranas* (RPM) se manifesta quando ocorre vazamento de líquido amniótico antes do início do trabalho de parto. A confirmação desse diagnóstico frequentemente envolve o *teste de nitrazina*: o pH alcalino do líquido amniótico (> 7,1) causa a mudança de cor do papel de nitrazina de laranja para azul em contraste com as secreções vaginais normais, que são ácidas (pH < 6). A RPM tende a complicar 10% de todas as gestações e até 35% dos partos prematuros. Os fatores que predispõem a ocorrência de RPM incluem colo do útero curto, histórico prévio de RPM ou parto prematuro, infecção, gestações múltiplas, polidrâmnio e tabagismo. O trabalho de parto espontâneo começa em até 24 horas após a ruptura das membranas em 90% dos casos. O manejo da RPM equilibra o risco de infecção e o de prematuridade fetal. Normalmente, recomenda-se o parto em algum momento após 34 semanas de gestação. Pacientes com menos de 34 semanas de gestação podem ser tratadas com antibióticos profiláticos, tocolíticos e duas doses de glicocorticoide (para acelerar a maturação pulmonar) enquanto aguardam a maturação restante dos órgãos do feto. Quanto maior o intervalo entre a ruptura e o início do trabalho de parto, maior a probabilidade de corioamnionite. A RPM também predispõe o descolamento placentário e a endometrite pós-parto.

A *corioamnionite* indica infecção das membranas coriônicas e amnióticas e pode envolver placenta, útero, cordão umbilical e feto. Complica de 1 a 2% das gestações e geralmente, mas nem sempre, está associada a membranas rompidas. O conteúdo da cavidade amniótica é normalmente estéril, mas se torna vulnerável à infecção bacteriana ascendente a partir da vagina quando o colo do útero dilata ou as membranas se rompem. As infecções intra-amnióticas são causadas com menor frequência por disseminação hematogênica de bactérias ou semeadura retrógrada pelas trompas de Falópio. As principais complicações maternas da corioamnionite são trabalho de parto prematuro ou disfuncional, geralmente levando à cesariana, infecção intra-abdominal, sepse e hemorragia pós-parto. As complicações fetais incluem acidose, hipóxia e sepse.

Os sinais clínicos de corioamnionite são febre (> 38 °C), taquicardia materna e fetal, sensibilidade uterina e líquido amniótico com mau cheiro ou purulento. A contagem de leucócitos sanguíneos é útil somente se estiver drasticamente elevada, uma vez que ela costuma aumentar durante o trabalho de parto (média normal de 15.000/μL). Os níveis de proteína C-reativa geralmente estão altos (> 2 mg/dL). A coloração de Gram do líquido amniótico obtido por amniocentese é útil para descartar infecções.

O uso de anestesia regional em pacientes com corioamnionite é uma questão controversa devido ao risco teórico de promover o desenvolvimento de meningite ou abscesso epidural. No entanto, as evidências sugerem que esse risco é muito baixo e que essas preocupações provavelmente são infundadas. Na ausência de sinais evidentes de sepse, trombocitopenia ou coagulopatia, a maioria dos médicos administra anestesia regional para pacientes com corioamnionite submetidas à terapia com antibióticos.

TRABALHO DE PARTO PREMATURO

O *trabalho de parto prematuro*, por definição, ocorre entre as semanas 20 e 37 da gestação e é a complicação mais comum do terceiro trimestre. Aproximadamente 8% dos recém-nascidos nos Estados Unidos são prematuros. Fatores maternos importantes que contribuem para isso são idade nos extremos, cuidados pré-natais inadequados, anomalias corporais, aumento de atividade física, infecções, trabalho de parto prematuro anterior, gestações múltiplas e outras doenças ou complicações clínicas durante a gestação.

Devido ao tamanho pequeno e desenvolvimento incompleto, os bebês prematuros – especialmente aqueles com menos de 30 semanas de idade gestacional ou que pesam menos de 1.500 g – apresentam um número maior de complicações do que os bebês cujo nascimento foi a termo. A RPM costuma complicar um terço dos partos prematuros; a combinação de RPM e trabalho de parto prematuro aumenta a probabilidade de compressão do cordão umbilical, resultando em hipoxemia e asfixia fetal. Bebês prematuros com apresentação pélvica estão propensos ao prolapso do cordão umbilical durante o trabalho de parto. Além disso, a produção inadequada de surfactante pulmonar frequentemente leva à *síndrome de desconforto respiratório idiopático* (doença da membrana hialina) após o parto, já que os níveis de surfactante geralmente são estabelecidos somente depois da semana 35. Antigamente, o exame de maturidade pulmonar fetal (MPF) era usado para determinar se os pulmões do feto estavam suficientemente desenvolvidos para permitir partos prematuros ou partos pré-termos seguros. Recentemente, as diretrizes mudaram, afirmando que existem outros fatores que devem ser considerados para determinar se o parto deve ser feito, e os resultados do exame de MPF, que mostram se os pulmões estão maduros o suficiente para o nascimento, deixaram de ser um fator decisivo para proceder com o parto. Essas diretrizes atualizadas baseiam-se em vários estudos que apontaram piores desfechos de nascimentos pré-termo, mesmo com o exame de MPF demonstrando maturidade pulmonar, em comparação com os desfechos observados em nascimentos a termo. Por fim, um crânio macio e mal calcificado predispõe recém-nascidos prematuros a hemorragia intracraniana durante o parto vaginal.

Quando o parto prematuro ocorre antes da semana 35, repouso e terapia tocolítica costumam ser colocados em prática, com o objetivo de adiar o nascimento para permitir a administração materna de glicocorticoide (betametasona) para melhorar a maturidade pulmonar fetal. A terapia tocolítica retarda, com sucesso, o parto por 48 horas em 75% dos casos; no entanto, há poucas evidências de que o parto prematuro não ocorra. Os tocolíticos usados com maior frequência são o agonista β_2-adrenérgico terbutalina e o magnésio (6 g por via intravenosa durante 30 minutos, diminuindo, em seguida, para 2 a 4 g/h). A terbutalina, 2,5 a 5 mg por via oral a cada 4 ou 6 horas, também pode impactar a atividade no receptor β_1-adrenérgico, o que explica alguns de seus efeitos colaterais. Os efeitos colaterais maternos compreendem taquicardia, arritmia, isquemia miocárdica, hipotensão leve, hiperglicemia, hipocalemia e, raramente, edema pulmonar. Outros agentes tocolíticos incluem bloqueadores do canal de cálcio (nifedipino) e inibidores da síntese de prostaglandina. A constrição do ducto fetal pode ocorrer depois de 32 semanas de gestação com a administração de anti-inflamatórios não esteroides (AINEs), como indometacina, mas geralmente é transitória e resolve após a interrupção do fármaco; a lesão renal aguda associada a AINEs no feto pode causar oligoidrâmnio.

A anestesia frequentemente se torna necessária quando a terapia tocolítica é incapaz de interromper o trabalho de parto. O objetivo durante o parto vaginal de um feto prematuro é um parto lento e controlado com o mínimo de esforço por parte da mãe. Episiotomia e assistência com fórceps de baixa pressão normalmente são empregadas. A anestesia espinal ou epidural promove relaxamento completo da pélvis. A cesariana é indicada em casos de sofrimento fetal, apresentação pélvica, retardo do crescimento intrauterino ou falha na progressão do trabalho de parto. Efeitos residuais de agonistas β-adrenérgicos podem complicar a anestesia geral. Cetamina, efedrina e isoflurano devem ser usados com cautela devido à interação com tocolíticos. Em geral, a hipocalemia ocorre em decorrência de uma captação intracelular de potássio e raramente requer tratamento; no entanto, ela pode aumentar a sensibilidade aos relaxantes musculares. A terapia com magnésio potencializa os relaxantes musculares e pode predispor à hipotensão secundária à vasodilatação. Efeitos residuais de tocolíticos interferem na contração uterina após o parto. Por último, recém-nascidos prematuros frequentemente estão deprimidos no momento do parto e precisam de reanimação; portanto, a preparação para o processo de reanimação do recém-nascido antes do parto deve ser adotada.

DISTÚRBIOS HIPERTENSIVOS

A hipertensão durante a gestação pode ser classificada como *hipertensão induzida pela gestação* (HIG, também chamada frequentemente de pré-eclâmpsia), hipertensão crônica que precedeu a gestação ou hipertensão crônica com pré-eclâmpsia sobreposta. *A pré-eclâmpsia é geralmente definida como uma pressão arterial sistólica superior a 140 mmHg ou pressão diastólica superior a 90 mmHg em duas ocasiões, com pelo menos 4 horas de intervalo, após a semana 20 de gestação em uma mulher com pressão arterial normal até esse momento.* A proteinúria (> 300 mg/d ou proporção de proteína/creatinina superior a 0,3) não é necessária para o diagnóstico de pré-eclâmpsia, no entanto, está presente em aproximadamente 75% dos casos. Quando ocorrem convulsões, a síndrome é chamada de *eclâmpsia*. A *síndrome HELLP* descreve a pré-eclâmpsia associada à hemólise, a enzimas hepáticas elevadas e a uma contagem baixa de plaquetas. Nos Estados Unidos, a pré-eclâmpsia costuma complicar aproximadamente de 7 a 10% das gestações; a eclâmpsia é consideravelmente menos comum, ocorrendo uma a cada 10.000 a 15.000 gestações. A pré-eclâmpsia grave causa ou contribui para 7% dos óbitos maternos e aproximadamente 20% dos óbitos perinatais. Os óbitos maternos geralmente ocorrem devido a acidente vascular cerebral, edema pulmonar, necrose ou ruptura hepática, ou em razão dessas complicações em conjunto.

Fisiopatologia e manifestações

A fisiopatologia da pré-eclâmpsia está relacionada à disfunção vascular da placenta, resultando em metabolismo anormal de prostaglandinas. As pacientes com pré-eclâmpsia apresentam produção elevada de tromboxano A_2 (TXA_2) e reduzida de prostaciclina (PGI_2). O TXA_2 é um potente vasoconstritor e promotor de agregação plaquetária, enquanto a PGI_2 é um potente vasodilatador e inibidor de agregação plaquetária. A disfunção endotelial pode reduzir a produção de óxido nítrico e aumentar a produção de endotelina-1. Esta última é também um potente vasoconstritor e ativador de plaquetas. A reatividade vascular acentuada e a lesão endotelial reduzem a perfusão placentária e podem levar a manifestações sistêmicas generalizadas.

A pré-eclâmpsia grave aumenta substancialmente a morbidade e a mortalidade materna e fetal. As características da pré-eclâmpsia grave são as mesmas da pré-eclâmpsia em associação com qualquer um dos seguintes fatores: pressão arterial superior a 160/110 mmHg, trombocitopenia (< 100.000/μL), proteinúria superior a 5 g/dia, função hepática comprometida, insuficiência renal progressiva (concentração sérica de creatinina superior a 1,1 mg/dia, oligúria), edema pulmonar e sinais ou sintomas do SNC (cefaleia ou distúrbios visuais; Tabela 41-6*)*. *A ruptura hepática pode ocorrer em pacientes com síndrome HELLP.*

TABELA 41-6 Complicações da pré-eclâmpsia

Neurológicas
- Cefaleia
- Distúrbios visuais
- Hiperexcitabilidade
- Convulsões
- Hemorragia intracraniana
- Edema cerebral

Pulmonares
- Edema das vias aéreas superiores
- Edema pulmonar

Cardiovasculares
- Volume intravascular reduzido
- Resistência arteriolar elevada
- Hipertensão
- Insuficiência cardíaca

Hepáticas
- Comprometimento das funções
- Enzimas elevadas
- Hematoma
- Ruptura

Renais
- Proteinúria
- Retenção de sódio
- Redução na filtração glomerular
- Insuficiência renal

Hematológicas
- Coagulopatia
- Trombocitopenia
- Disfunção plaquetária
- Tempo de tromboplastina parcial prolongado
- Hemólise microangiopática

Pacientes com pré-eclâmpsia grave ou eclâmpsia apresentam perfis hemodinâmicos amplamente diferentes. A maioria das pacientes tem pressões de enchimento cardíaco de baixas a normais com aumento da resistência vascular sistêmica, no entanto, o débito cardíaco pode estar reduzido, normal ou elevado.

Tratamento

O tratamento da pré-eclâmpsia consiste em repouso, sedação, doses repetidas de fármacos anti-hipertensivos (geralmente labetalol, 5-10 mg, ou hidralazina, 5 mg por via intravenosa) e sulfato de magnésio (dose de ataque de 4 g seguida de 1-3 g/h por via intravenosa) para tratar hiper-reflexia e prevenir convulsões. Os níveis terapêuticos de magnésio são de 4 a 6 mEq/L. É recomendável que os corticosteroides sejam administrados se o feto for viável e tiver 33 semanas de gestação ou menos.

A monitorização arterial invasiva e venosa central são indicadas em pacientes com hipertensão grave, edema pulmonar, oligúria refratária ou uma combinação desses fatores; nessas pacientes, pode ser necessária uma infusão intravenosa de vasodilatador. O tratamento definitivo da pré-eclâmpsia é o parto do feto e da placenta.

Manejo anestésico

As práticas anestésicas padrão podem ser usadas em pacientes com pré-eclâmpsia leve. As anestesias espinal e epidural estão associadas a quedas similares na pressão arterial nessas pacientes. No entanto, pacientes com doenças graves estão em condição crítica e requerem estabilização antes da administração de qualquer anestésico, incluindo controle da hipertensão e correção da hipovolemia. *Na ausência de coagulopatia, a anestesia epidural contínua é a primeira opção para a maioria das pacientes com pré-eclâmpsia durante o trabalho de parto e o parto vaginal.* Além disso, a anestesia epidural contínua evita o risco elevado de intubação malsucedida que pode acontecer em razão de edema grave nas vias aéreas superiores.

Deve-se verificar a contagem de plaquetas e o perfil de coagulação antes da instituição da anestesia regional em pacientes com pré-eclâmpsia grave. A anestesia regional não é indicada se a contagem de plaquetas estiver inferior a 100.000/μL, no entanto, uma contagem de plaquetas de até 50.000/μL pode ser aceitável em casos específicos, principalmente se a contagem estiver estável e a coagulação global, testada por meio de tromboelastogramas, normal. A anestesia epidural contínua, nessas pacientes, diminui a secreção de catecolaminas e otimiza a perfusão uteroplacentária em até 75%, desde que a hipotensão seja evitável. A administração de fluidos criteriosos em bólus pode ser necessária para corrigir a hipovolemia. A terapia hemodinâmica e de fluidos guiada por onda de pulso arterial ou por outros monitores de função cardíaca não invasivos, como a ecocardiografia, pode ser empregada para orientar a reposição de fluidos. O uso de uma dose teste contendo epinefrina para a anestesia epidural é uma questão controversa devido à confiabilidade questionável desse fármaco (ver a seção Prevenção de injeções intravasculares e intratecais acidentais) e ao risco de hipertensão exacerbada. A hipotensão deve ser tratada com doses menores do que o habitual de vasopressores, uma vez que essas pacientes tendem a ser muito sensíveis a esses agentes. Evidências recentes sugerem que a anestesia espinal não resulta, como se pensava anteriormente, em uma redução grave da pressão arterial materna. *Portanto, tanto anestésicos espinais quanto epidurais são opções adequadas para a cesariana de uma paciente com pré-eclâmpsia.*

A monitorização da pressão intra-arterial é indicada para pacientes com hipertensão grave durante anestesias geral e regional. Infusões intravenosas de vasodilatadores podem ser necessárias para controlar a pressão arterial durante a anestesia geral. O labetalol por via intravenosa (incrementos de 5-10 mg) também pode ser eficaz no controle da resposta hipertensiva à intubação e não parece alterar o fluxo sanguíneo placentário. A administração de curto prazo de nicardipino ou clevidipino por via intravenosa pode ser utilizada para tratar a hipertensão no intraoperatório. Como o magnésio potencializa os relaxantes musculares, as doses de relaxantes musculares adespolarizantes devem ser reduzidas em pacientes submetidas à terapia com magnésio e devem ser guiadas por um estimulador de nervo periférico. A paciente com suspeita de toxicidade por magnésio, manifestada por hiporreflexia, sedação excessiva, visão turva, comprometimento respiratório e depressão cardíaca, pode receber tratamento por via intravenosa de gluconato de cálcio (1 g a cada 10 min).

DOENÇA CARDIOVASCULAR

As alterações cardiovasculares acentuadas associadas à gestação, ao trabalho de parto e ao parto geralmente levam 2% das parturientes com doença cardiovascular a ter que lidar com alguma questão relacionada a essas condições vasculares durante esse período. Embora a maioria das pacientes gestantes com doenças cardiovasculares tenha doença cardíaca reumática, um número crescente de parturientes tem apresentado lesões congênitas corrigidas ou atenuadas. O manejo anestésico é direcionado para empregar técnicas que minimizem as tensões adicionais do trabalho de parto e do parto, o manejo específico das várias lesões é discutido em outros momentos deste livro. A maioria das pacientes pode ser dividida em dois grupos. As pacientes do primeiro grupo se beneficiam da redução da resistência vascular sistêmica causada pela analgesia neuroaxial e pelas técnicas anestésicas, mas geralmente não se beneficiam da administração excessiva de fluidos. Essas pacientes incluem aquelas com insuficiência mitral ou aórtica, insuficiência cardíaca crônica ou lesões congênitas com *shunt* esquerda-direita. A simpatectomia induzida pelas técnicas espinal ou epidural reduz tanto a pré-carga quanto a pós-carga, alivia a congestão pulmonar e, em alguns casos, aumenta o débito cardíaco.

As pacientes do segundo grupo não se beneficiam da redução da resistência vascular sistêmica. Essas pacientes incluem aquelas com estenose aórtica, lesões congênitas com *shunt* direita-esquerda ou bidirecional ou hipertensão pulmonar primária. Reduções no retorno venoso (pré-carga) ou no pós-carga geralmente não são toleradas adequadamente. Essas pacientes são mais bem manejadas com opioides intraespinais isolados, medicamentos sistêmicos, bloqueios do nervo pudendo e, se necessário, anestesia geral.

EMBOLIA DE LÍQUIDO AMNIÓTICO

A *embolia de líquido amniótico* é uma complicação rara (1:20.000 partos), mas muitas vezes letal (índice de mortalidade de 86% em algumas séries) que pode ocorrer durante trabalho de parto, parto vaginal, cesariana ou pós-parto. O índice de mortalidade pode passar de 50% na primeira hora. A entrada de líquido amniótico na circulação materna pode ocorrer por meio de qualquer ruptura das membranas uteroplacentárias. Essas rupturas podem acontecer durante o parto normal ou a cesariana ou após o descolamento placentário, placenta prévia ou ruptura uterina. Além dos efeitos mecânicos dos detritos fetais, várias prostaglandinas e leucotrienos no líquido amniótico parecem desempenhar um papel importante na gênese dessa síndrome. O termo alternativo *síndrome anafilactoide da gravidez* tem sido utilizado para enfatizar o papel sistêmico dos mediadores químicos.

As pacientes geralmente apresentam taquipneia súbita, cianose, choque e sangramento generalizado. Três manifestações fisiopatológicas principais são responsáveis pela embolia de líquido amniótico: (1) embolia pulmonar aguda, (2) CIVD e (3) atonia uterina. Alterações do estado mental, incluindo convulsões e edema pulmonar, podem se desenvolver; o edema pulmonar apresenta componentes cardiogênicos e não cardiogênicos. A disfunção ventricular esquerda aguda é comum. Embora o diagnóstico possa ser estabelecido com maior segurança apenas pela demonstração de elementos fetais na circulação materna (geralmente em necropsia ou, com menor frequência, aspirando líquido amniótico de um cateter venoso central), deve-se suspeitar de embolia de líquido amniótico na presença de distúrbios respiratórios súbitos e de colapso circulatório. Inicialmente, os sintomas são similares aos da tromboembolia pulmonar aguda, da embolia gasosa venosa, da septicemia grave ou da ruptura hepática ou da hemorragia cerebral em uma paciente com toxemia.

O tratamento consiste em reanimação cardiopulmonar e cuidados de suporte. Quando a parada cardíaca ocorre antes do parto, a eficácia das compressões torácicas fechadas pode ser marginal no cenário mais otimista. A compressão aortocava impede a reanimação em decúbito dorsal, enquanto as compressões torácicas são menos eficazes em decúbito lateral inclinado. O parto rápido parece favorecer a mãe e o feto, por isso a cesariana imediata deve ser realizada. Uma vez que a paciente é reanimada, a ventilação mecânica, a reanimação com fluidos e inotrópicos são guiados de forma efetiva sob a orientação da monitorização hemodinâmica invasiva. A atonia uterina é tratada com ocitocina, metilergometrina e prostaglandina $F_{2\alpha}$, enquanto coagulopatias significativas são manejadas com plaquetas e fatores de coagulação com base nos resultados de exames laboratoriais.

HEMORRAGIA NO PÓS-PARTO

A *hemorragia no pós-parto* é a principal causa de mortalidade materna em países em desenvolvimento e é diagnosticada quando a perda de sangue pós-parto excede 500 mL. Até 4% das parturientes podem apresentar hemorragia no pós-parto, estando frequentemente associada a uma terceira fase prolongada do trabalho de parto, à pré-eclâmpsia, a gestações múltiplas e ao parto com fórceps. As causas comuns incluem atonia uterina, retenção da placenta, lacerações obstétricas, inversão uterina e uso de agentes tocolíticos antes do parto. A atonia está frequentemente associada a distensão uterina excessiva (gestação múltipla e polidrâmnio). Com menor frequência, distúrbios de coagulação podem ser responsáveis pela hemorragia no pós-parto.

O anestesiologista pode ser consultado para auxiliar no acesso venoso ou na reanimação com fluidos e sangue, bem como para administrar anestesia para o exame da vagina, do colo do útero e do útero. As lacerações perineais geralmente são reparadas com infiltração de anestésico local ou bloqueios do nervo pudendo. A anestesia residual proveniente da anestesia epidural ou espinal aplicada anteriormente facilita o exame da paciente; no entanto, o acréscimo de um opioide, óxido nitroso, ou ambos, pode ser necessário. A indução de anestesia espinal ou epidural deve ser evitada se houver hipovolemia acentuada. A anestesia geral costuma ser necessária para extração manual de placenta retida, reversão de útero invertido ou reparo de uma laceração significativa. A atonia uterina deve ser tratada com ocitocina (por via intravenosa de 0,3 a 1 UI de ocitocina em bólus/min, seguido de uma infusão de 5-10 UI/h), com metilergometrina (0,2 mg em 100 mL de solução fisiológica administrada durante 10 min por via intravenosa) e com prostaglandina $F_{2\alpha}$ (0,25 mg por via intramuscular). Laparotomia de emergência e histerectomia podem ser necessárias em casos raros. A ligadura precoce ou a embolização das artérias ilíacas internas (hipogástricas) pode ajudar a evitar a histerectomia e a reduzir a perda de sangue.

Reanimação fetal e neonatal

REANIMAÇÃO FETAL

A reanimação do neonato começa durante o trabalho de parto. Qualquer comprometimento da circulação uteroplacentária induz facilmente a asfixia fetal. **A asfixia intrauterina durante o trabalho de parto é a causa mais comum de depressão neonatal. O benefício da monitorização contínua do ritmo cardíaco do feto durante o trabalho de parto é controverso, no entanto, é rotineiramente usado em combinação com outros métodos de observação fetal, a fim de orientar o manejo clínico das parturientes.** Essas intervenções incluem correção da hipotensão materna com fluidos ou com vasopressores, administração de oxigênio suplementar e diminuição da contração uterina (descontinuando a ocitocina ou administrando tocolíticos). Alguns estudos sugerem que um feto normal pode compensar até 45 minutos de hipóxia relativa, um período chamado de *estresse fetal*; este último está associado a uma redistribuição acentuada do fluxo sanguíneo principalmente para o coração, o cérebro e as glândulas suprarrenais. Com o tempo, no entanto, a acidose láctica progressiva e a asfixia produzem aumento do sofrimento fetal que requer o parto imediato.

1. Monitorização da frequência cardíaca fetal

A monitorização da frequência cardíaca fetal (FCF) é atualmente a técnica mais útil na avaliação do bem-estar do feto, embora isoladamente apresente uma taxa de falso-positivos de 35 a 50% na previsão de comprometimento fetal. Por causa disso, o termo *sofrimento fetal*, no contexto da monitorização da FCF, está sendo amplamente substituído por FCF *não tranquilizadora*. A interpretação correta dos padrões de frequência cardíaca é crítica. Três parâmetros são avaliados: a frequência cardíaca basal, a oscilação basal e a relação com as contrações uterinas (padrões de desaceleração). A monitorização da frequência cardíaca costuma ser mais precisa quando são usados eletrodos no couro cabeludo do feto, mas isso pode exigir a ruptura das membranas e não está livre de complicações (p. ex., amnionite ou lesão fetal). Com base nas preocupações sobre a falta de consistência na interpretação e no manejo da FCF, uma classificaçãode FCF de três níveis foi desenvolvida. Os traçados da **categoria I** são normais. Os da **categoria II** são indeterminados e não preveem o estado ácido-base fetal anormal. Os da **categoria III** são anormais e incluem a falta de oscilação basal com desacelerações tardias ou oscilações recorrentes, bradicardia ou presença de um padrão sinusal, indicando um estado ácido-base fetal anormal.

Frequência cardíaca basal

O feto maduro normalmente apresenta uma frequência cardíaca basal de 110 a 160 batimentos/minuto. Um aumento da frequência cardíaca basal pode ocorrer em função de prematuridade, hipóxia fetal leve, corioamnionite, febre materna, fármacos administrados por meio da mãe (anticolinérgicos ou β-agonistas) ou, raramente, hipertireoidismo. Uma diminuição da frequência cardíaca basal pode ser causada por uma gestação pós-termo, bloqueio cardíaco fetal ou asfixia fetal.

Variabilidade basal

Um feto maduro e saudável normalmente apresenta oscilação da frequência cardíaca basal batimento a batimento (onda R a onda R) que pode ser classificada como *mínima* (< 5 batimentos/minuto), *moderada* (6-25 batimentos/minuto) ou *acentuada* (> 25 batimentos/minuto). A variabilidade basal, que costuma ser mais precisa quando são usados eletrodos no couro cabeludo do feto, tornou-se um sinal importante de bem-estar fetal e representa um sistema autônomo normofuncionante. *A diminuição sustentada na oscilação basal é um sinal proeminente de asfixia fetal.* Depressores do sistema nervoso central (opioides, barbitúricos, anestésicos voláteis, benzodiazepínicos ou sulfato de magnésio) e parassimpatolíticos (atropina) também diminuem a oscilação basal, assim como prematuridade, arritmias fetais e anencefalia. Um padrão sinusoide que se assemelha a uma onda senoidal suave está associado à depressão fetal (hipóxia, fármacos e anemia secundária à isoimunização Rh).

Acelerações

Acelerações da FCF são definidas como aumentos de 15 batimentos/minuto ou mais com duração superior a 15 segundos. As acelerações periódicas na FCF refletem oxigenação normal e geralmente estão relacionadas aos movimentos fetais e às respostas à pressão uterina. Essas acelerações costumam ser consideradas tranquilizadoras. A partir de 32 semanas, os fetos apresentam aumentos periódicos da frequência cardíaca basal, os quais estão relacionados aos movimentos fetais. Fetos normais apresentam de 15 a 40 acelerações/hora, e acredita-se que o mecanismo envolva aumentos na secreção de catecolaminas com diminuição do tônus vagal. As acelerações diminuem durante o sono do feto ou com alguns fármacos (opioides, magnésio e atropina), assim como a hipóxia fetal. As acelerações em resposta às estimulações fetal no couro cabeludo ou por vibroacústica são consideradas um sinal tranquilizador de bem-estar fetal. *A ausência tanto de variabilidade basal quanto de acelerações é preocupante e pode ser um sinal relevante de comprometimento fetal.*

Padrões de desaceleração

A. Desacelerações precoces (Tipo I)

A *desaceleração precoce* (geralmente de 10-40 batimentos/minuto) (**Figura 41-4A**) é considerada uma resposta vagal à compressão da cabeça fetal ou ao alongamento do pescoço durante as contrações uterinas. A frequência cardíaca forma uma imagem espelhada suave da contração. As desacelerações precoces geralmente não estão associadas a sofrimento fetal e ocorrem durante a descida da cabeça.

B. Desacelerações tardias (Tipo II)

As *desacelerações tardias* (**Figura 41-4B**) estão associadas à insuficiência placentária e ao comprometimento fetal e são caracterizadas por uma diminuição na frequência cardíaca no pico ou após o pico das contrações uterinas. As desacelerações tardias podem ser sutis (com

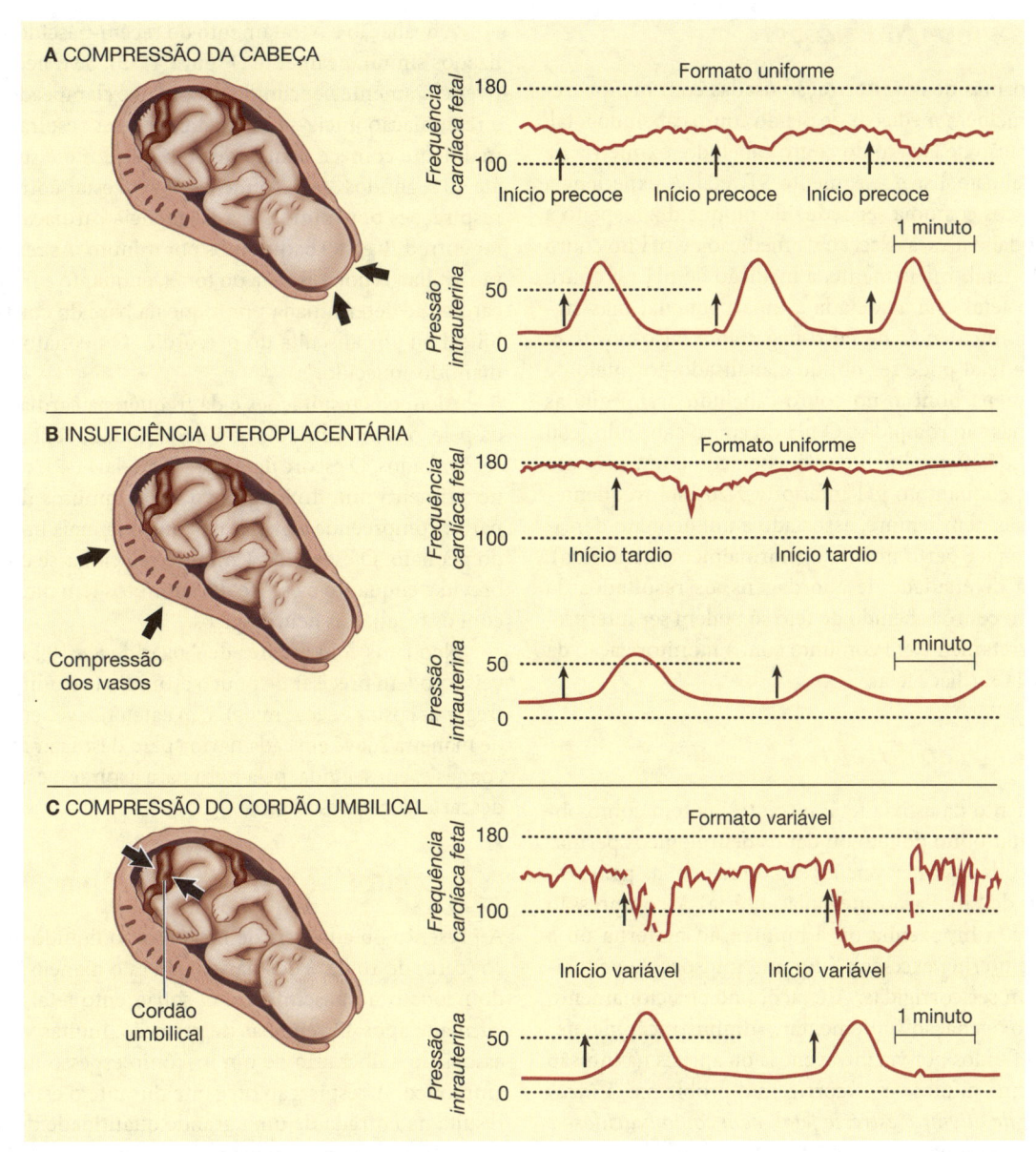

FIGURA 41-4 Alterações periódicas na frequência cardíaca fetal relacionadas à contração uterina. **A:** Desacelerações precoces (Tipo I). **B:** Desacelerações tardias (Tipo II). **C:** Desacelerações variáveis (Tipo III). (Reproduzida com permissão de Danforth DN, Scott JR. *Obstetrics and Gynecology.* 5ª ed. Filadélfia, PA: Lippincott Williams & Wilkins; 1986.)

apenas 5 batimentos/minuto) e são representativas do impacto da diminuição da tensão arterial de oxigênio nos quimiorreceptores atriais. Desacelerações tardias com oscilação normal podem ser observadas após insultos agudos (hipotensão ou hipoxemia materna) e geralmente são reversíveis com tratamento. Desacelerações tardias com diminuição da oscilação estão associadas a asfixia prolongada e podem ser um sinal para amostragem do couro cabeludo fetal (ver seção Outras monitorizações). *A abolição completa da oscilação nesse cenário é um sinal preocupante de descompensação grave e indica a necessidade de um parto imediato.*

C. Desacelerações variáveis (Tipo III)

O tipo mais comum de desaceleração é a *variável* (**Figura 41-4C**). Essas desacelerações têm início, duração e magnitude variáveis (muitas vezes > 30 batimentos/minuto). Elas costumam ser abruptas no início e são relacionadas à compressão do cordão umbilical e à diminuição intermitente aguda do fluxo sanguíneo umbilical. As desacelerações variáveis geralmente estão associadas à asfixia fetal, quando a frequência cardíaca fetal cai para menos de 60 batimentos/minuto, à bradicardia fetal, quando dura mais de 60 segundos, ou à bradicardia recorrente, quando ocorre em um padrão que persiste por mais de 30 minutos.

2. Outras monitorizações

Outras formas de monitorização usadas com menor frequência incluem medições de pH do couro cabeludo fetal, concentração de lactato do couro cabeludo, oximetria de pulso fetal e análise do segmento ST fetal. A experiência dos médicos costuma ser reduzida no que diz respeito a essas modalidades, à exceção da medição de pH no couro cabeludo fetal. Infelizmente, a medição de pH no couro cabeludo fetal está associada a uma pequena, mas significativa, incidência de falso-negativo e falso-positivo. O sangue fetal pode ser obtido e analisado por meio de uma pequena punção no couro cabeludo assim que as membranas são rompidas. O pH do couro cabeludo fetal superior a 7,20 geralmente está associado a um neonato saudável, enquanto o pH inferior a 7,20 está frequentemente, mas nem sempre, associado a um neonato deprimido e requer parto imediato (normalmente cirúrgico). Devido à diversidade de abordagens, os resultados da punção no couro cabeludo do feto só podem ser interpretados corretamente em conjunto com a monitorização da frequência cardíaca fetal.

3. Tratamento do feto

O tratamento da asfixia fetal intrauterina tem como objetivo evitar óbito do feto ou danos neurológicos permanentes. Todas as intervenções são direcionadas para restauração da circulação uteroplacentária. A compressão aortocava, a hipoxemia ou a hipotensão materna ou a atividade uterina excessiva (durante infusões de ocitocina) devem ser corrigidas. Alterações no posicionamento da mãe, oxigenação suplementar, administração de efedrina ou fluidos por via intravenosa ou ajustes na infusão de ocitocina muitas vezes corrigem o problema. *A incapacidade de aliviar o estresse fetal, bem como a acidose e a asfixia fetal progressivas indicam a necessidade de parto imediato.*

REANIMAÇÃO NEONATAL

1. Cuidados gerais com o neonato

Pelo menos um profissional de saúde qualificado, cuja única responsabilidade seja cuidar do neonato e que consiga realizar reanimação, deve estar presente no parto. À medida que a cabeça é expelida, o nariz, a boca e a faringe são aspirados com uma seringa bulbosa. Depois que o restante do corpo é expelido, a pele é seca com uma toalha estéril. Assim que o cordão umbilical para de pulsar ou o recém-nascido começa a respirar, o cordão é clampeado e o bebê é colocado em um berço aquecido levemente inclinado na posição de Trendelenburg.

A avaliação e o tratamento do recém-nascido são realizados simultaneamente (Figura 41-5). Se o neonato estiver claramente deprimido, o cordão é clampeado antes e a reanimação inicia-se imediatamente. A respiração normalmente começa dentro de 30 segundos e é sustentada até 90 segundos. As respirações devem estar entre 30 e 60 respirações por minuto, e a frequência cardíaca deve estar entre 120 e 160 batimentos por minuto. As respirações são avaliadas por ausculta do tórax, enquanto a frequência cardíaca é determinada por toque na base do cordão umbilical ou por ausculta do precórdio. O neonato deve ser mantido aquecido.

Além das respirações e da frequência cardíaca, a cor da pele, o tônus muscular e a irritabilidade reflexa devem ser avaliados. O escore de Apgar (Tabela 41-7), registrado no primeiro minuto e de novo em 5 minutos depois do parto, compreende a avaliação contínua mais importante do neonato. O escore de 1 minuto relaciona-se com a sobrevida, enquanto o escore de 5 minutos tem uma relação com os resultados neurológicos.

Neonatos com escores de Apgar de 8 a 10 são saudáveis e podem precisar de pouco estímulo (sacudir o pé, esfregar as costas e secar mais). Um cateter deve ser inserido de maneira suave em cada narina para descartar atresia de coanas e, em seguida, pela boca para aspirar o estômago e descartar atresia esofágica.

2. Neonatos expostos ao mecônio

A presença ou ausência de mecônio no líquido amniótico (cerca de 10-12% dos partos) altera o manejo imediato do neonato no nascimento. O sofrimento fetal, particularmente após 42 semanas de gestação, muitas vezes está associado à liberação de um mecônio espesso no líquido amniótico. A respiração ofegante durante o estresse fetal resulta na entrada de uma grande quantidade de líquido amniótico contendo mecônio nos pulmões. Quando o neonato inicia a respiração ao nascer, o mecônio se desloca da traqueia e das grandes vias aéreas em direção à periferia do pulmão. *O mecônio espesso ou as partículas de mecônio pode obstruir pequenos espaços das vias aéreas, o que causa desconforto respiratório grave em 15% dos neonatos expostos ao mecônio. Além disso, esses recém-nascidos podem desenvolver circulação fetal persistente.*

A menos que o neonato não consiga respirar ou esteja deprimido, o mecônio líquido e fino não requer aspiração para além da sucção cuidadosa do bulbo na orofaringe quando a cabeça emergir do períneo (ou do útero na cesariana). No entanto, quando o mecônio espesso está presente no líquido amniótico, alguns médicos optam por intubar e aspirar a traqueia imediatamente após o parto, antes da primeira respiração do recém-nascido. Contudo, evidências recentes têm questionado o benefício da aspiração

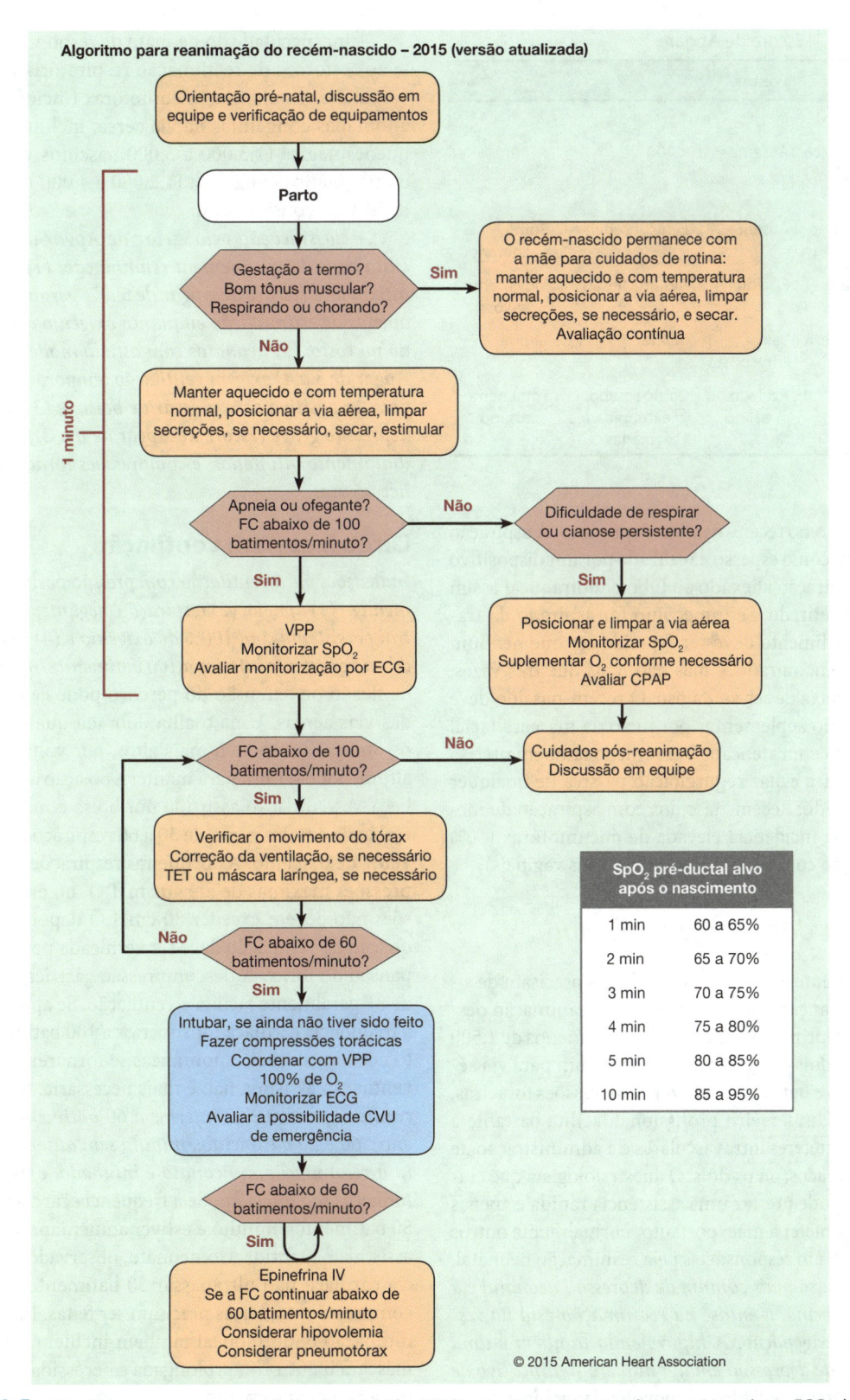

FIGURA 41-5 Algoritmo para reanimação do recém-nascido. CPAP, pressão positiva contínua nas vias aéreas; ECG, eletrocardiograma; TET, tubo endotraqueal; FC, frequência cardíaca; IV, intravenoso; VPP, ventilação com pressão positiva; CVU, cateter venoso umbilical. (Reproduzida com permissão de Wyckoff MH, Aziz K, Escobedo MB, et al. Part 13: Neonatal Resuscitation: 2015 American Heart Association Guidelines Update for Cardiopulmonary Resuscitation and Emergency Cardiovascular Care. Circulation. 3 de novembro de 2015;132(18 Supl. 2):S543-S560.)

TABELA 41-7 Escore de Apgar

Sinal	Pontos		
	0	1	2
Frequência cardíaca (batimentos/minuto)	Ausente	< 100	>100
Esforço respiratório	Ausente	Lento, irregular	Bom, chorando
Tônus muscular	Flácido	Alguma flexão	Movimento ativo
Irritabilidade reflexa	Sem resposta	Careta	Choro
Cor da pele	Azulado ou pálido	Corpo rosado, extremidades azuladas	Totalmente rosado

traqueal, mesmo no recém-nascido deprimido. A aspiração traqueal do mecônio espesso é realizada por um dispositivo especial de aspiração anexado ao tubo endotraqueal assim que o tubo é retirado. Se o mecônio for aspirado da traqueia, o procedimento deve ser repetido até que nenhum mecônio seja encontrado – mas não mais que três vezes, depois disso deixa de ser vantajoso. O recém-nascido deve receber oxigênio suplementar por meio da máscara facial e ser observado com atenção. O estômago também precisa ser aspirado para evitar regurgitação passiva de qualquer mecônio ingerido. Recém-nascidos com aspiração de mecônio têm uma incidência elevada de pneumotórax (10% em comparação com 1% para todos os partos vaginais).

3. Cuidados do neonato deprimido

Aproximadamente 6% dos recém-nascidos precisam de algum auxílio avançado para sobreviver. A reanimação desses neonatos deprimidos, cuja maioria pesa menos de 1.500 g, necessita de dois ou mais profissionais – um para via aérea e ventilação e outro para realizar compressões torácicas, se necessário. Um terceiro profissional facilita bastante a colocação de cateteres intravasculares e a administração de fluidos ou fármacos, ou os dois. O anestesiologista que cuida da mãe só pode prestar uma assistência rápida e apenas se não comprometer a mãe; portanto, normalmente outros profissionais ficam responsáveis pela reanimação neonatal.

Como a causa mais comum de depressão neonatal é a asfixia intrauterina, a ênfase na reanimação está na respiração e na oxigenação. A hipovolemia também é uma causa comum de depressão em um número significativo de neonatos. Fatores associados à hipovolemia incluem clampeamento precoce do cordão umbilical, deixar o neonato acima do introito materno antes do clampeamento, prematuridade, hemorragia materna, transecção placentária durante a cesariana, sepse e transfusão gemelar.

A incapacidade do neonato de responder rapidamente aos esforços de reanimação respiratória requer acesso vascular e gasometria; pneumotórax (incidência de 1%) e anomalias congênitas na via aérea, incluindo fístula traqueoesofágica (1:3.000 a 5.000 nascidos vivos) e hérnia diafragmática congênita (1:2.000 a 4.000 nascidos vivos) devem ser considerados.

A classificação pelo escore de Apgar de 1 minuto facilita consideravelmente a reanimação: (1) neonatos com asfixia leve (escore de Apgar de 5 a 7) geralmente precisam apenas de estimulação enquanto oxigênio a 100% é soprado no rosto; (2) neonatos com asfixia moderada (escore de Apgar de 3 a 4) exigem ventilação temporária assistida por pressão positiva com máscara e bolsa; e (3) neonatos com depressão grave (escore de Apgar de 0 a 2) devem ser imediatamente intubados, e compressões torácicas podem ser necessárias.

Diretrizes para ventilação

Indicações para ventilação com pressão positiva do neonato incluem (1) apneia, (2) respiração ofegante, (3) cianose central persistente com 100% de oxigênio e (4) frequência cardíaca persistente inferior a 100 batimentos/minuto. Excesso de flexão ou extensão do pescoço pode causar obstrução das vias aéreas. Uma toalha dobrada que consiga deixar os ombros um pouco mais altos, por volta de 2,5 cm de altura, pode ser útil para manter a posição adequada da cabeça. A ventilação assistida por bolsa e máscara deve ser realizada em um ritmo de 30 a 60 respirações/minuto com 100% de oxigênio. As primeiras respirações podem exigir pressões máximas de até 40 cmH_2O, no entanto, as pressões não devem exceder 30 cmH_2O depois disso. A adequação da ventilação deve ser verificada por ausculta e expansão do tórax. A descompressão gástrica com um tubo de 8F geralmente facilita a ventilação. Se após 30 segundos a frequência cardíaca for superior a 100 batimentos/minuto e as ventilações espontâneas se tornarem adequadas, a ventilação assistida não é mais necessária. *Se a frequência cardíaca permanecer inferior a 60 batimentos/minuto ou entre 60 e 80 batimentos/minuto sem aumento em resposta à reanimação, o neonato é intubado, e as compressões torácicas são iniciadas.* Se a frequência cardíaca for de 60 a 80 batimentos/minuto e estiver aumentando, a ventilação assistida é mantida, e o neonato, observado. Se a frequência cardíaca não ultrapassar 80 batimentos por minuto, compressões torácicas precisam ser feitas. Indicações para intubação endotraqueal também incluem ventilação sob máscara ineficaz ou prolongada e necessidade de administração de medicamentos.

A intubação (**Figura 41-6**) é realizada com uma lâmina de laringoscópio Miller 00, 0 ou 1, usando um tubo endotraqueal de 2,5; 3 ou 3,5 mm (para neonatos < 1 kg, 1-2 kg e > 2 kg, respectivamente). Lâminas neonatais

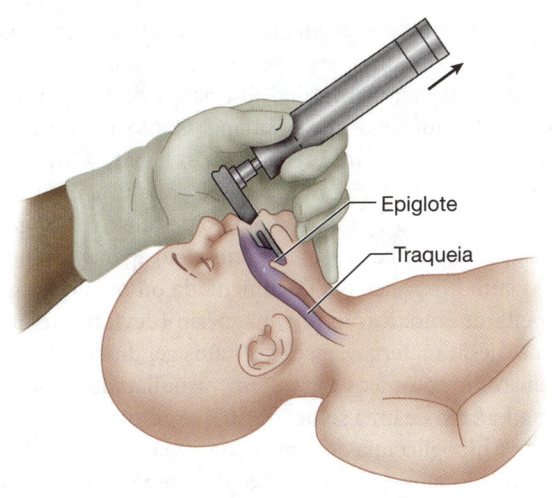

FIGURA 41-6 Intubação do neonato. A cabeça é colocada em posição neutra, e o cabo do laringoscópio é segurado com o polegar e o indicador enquanto o queixo é apoiado com os dedos restantes. A pressão aplicada sobre o osso hioide com o dedo mínimo deixará a laringe exposta. Uma lâmina reta, como a Miller 0 ou 1, geralmente permite uma melhor visualização.

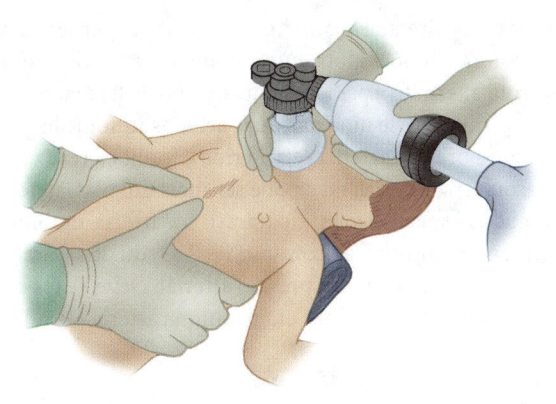

FIGURA 41-7 Compressões torácicas no neonato. O neonato é segurado com as duas mãos, enquanto cada polegar é colocado logo abaixo da linha que liga os mamilos e os dedos restantes envolvem o peito. O esterno é comprimido de 0,3 cm a 0,75 cm a uma taxa de 120/minuto. (Reproduzida com permissão de Rudolph CD, Rudolph AM, Lister GE, et al. Rudolph's Pediatrics, 22ª ed. Nova York, NY: McGraw Hill; 2011.)

também estão disponíveis para uso em dispositivos de videolaringoscopia e devem ser de fácil acesso na intubação neonatal. O tamanho correto do tubo endotraqueal deve estar de acordo com a vazão pequena com pressão de 20 cmH$_2$O. A intubação endobrônquica direita deve ser descartada pela ausculta torácica. A profundidade correta do tubo endotraqueal ("da ponta aos lábios") é geralmente de 6 cm mais o peso em quilogramas. A saturação de oxigênio pode ser medida por um oxímetro de pulso aplicado na palma da mão. A capnografia deve ser usada para confirmar a intubação endotraqueal. Sensores de oxigênio transcutâneos são úteis para medir a oxigenação do tecido, mas requerem tempo para o equilíbrio inicial. Relatos de uso da máscara laríngea (ML #1) em neonatos com peso superior a 2,5 kg foram encontrados na literatura, podendo ser útil se a intubação endotraqueal for difícil (p. ex., síndrome de Pierre Robin).

Diretrizes para compressões torácicas

As indicações para compressões torácicas englobam frequência cardíaca inferior a 60 batimentos/minuto ou 60 a 80 batimentos/minuto sem aumento após 30 segundos de ventilação adequada com 100% de oxigênio.

As compressões cardíacas devem ser realizadas a uma taxa de 120/minuto. Em geral, é preferível a técnica das duas mãos em torno do tórax (**Figura 41-7**), com os polegares posicionados abaixo de linha que liga os mamilos, uma vez que essa técnica parece gerar maiores pressões sistólicas máximas e perfusão coronariana. Outra alternativa compreende a técnica de dois dedos (**Figura 41-8**). A profundidade das compressões deve ser de aproximadamente um terço do diâmetro anteroposterior do peito e suficientes para gerar um pulso palpável.

As compressões devem ser intercaladas com a ventilação em uma proporção de 3:1, de modo que sejam realizadas 90 compressões e 30 ventilações por minuto. A frequência cardíaca deve ser verificada periodicamente. As compressões torácicas devem ser interrompidas quando a frequência cardíaca espontânea exceder 80 batimentos/minuto.

Acesso vascular

A canulação da veia umbilical com um cateter umbilical de 3,5F ou 5F é a técnica mais fácil e a utilizada com maior frequência. A ponta do cateter deve estar logo abaixo do nível da pele e permitir o livre refluxo do sangue; um avanço mais profundo pode resultar na infusão de soluções

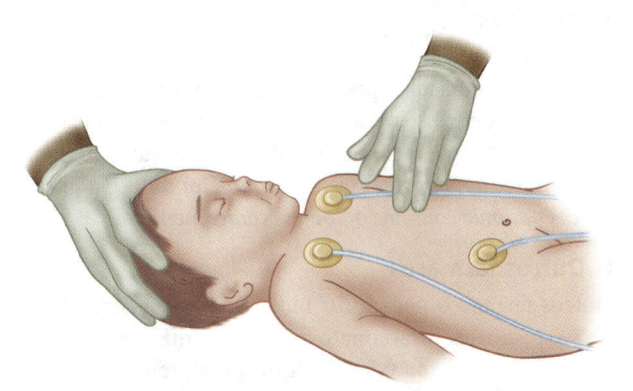

FIGURA 41-8 Técnica alternativa para compressões torácicas em neonatos: dois dedos são colocados no terço inferior do esterno em ângulo reto com relação ao peito. O peito é comprimido cerca de 1 cm a uma taxa de 120/minuto.

hipertônicas diretamente no fígado. Uma veia periférica ou até mesmo o tubo endotraqueal podem ser usados como uma rota alternativa para a administração de fármacos.

A canulação de uma das duas artérias umbilicais permite que a pressão arterial seja aferida e facilita a realização da gasometria arterial, mas pode ser mais difícil. Cateteres destinados especificamente para uso na artéria umbilical permitem monitorização contínua de PaO_2 ou da saturação de oxigênio, bem como da pressão arterial. Deve-se ter cuidado para não introduzir ar em nenhuma artéria ou veia.

Reanimação volêmica

Quase dois terços dos recém-nascidos prematuros que necessitam de reanimação estão hipovolêmicos ao nascimento. O diagnóstico baseia-se no exame físico e em uma resposta insatisfatória à reanimação. A pressão arterial neonatal geralmente correlaciona-se com o volume intravascular e, portanto, deve ser medida frequentemente. A pressão arterial normal depende do peso ao nascer e varia de 50/25 mmHg para neonatos de 1 kg a 2 kg e de 70/40 mmHg para aqueles acima de 3 kg. Baixa pressão arterial e palidez indicam hipovolemia. A expansão do volume pode ser realizada com 10 mL/kg de solução de Ringer lactato, solução fisiológica ou sangue tipo O negativo compatível com o sangue materno. Causas menos comuns de hipotensão incluem hipocalcemia, hipermagnesemia e hipoglicemia.

Terapia medicamentosa

A. Epinefrina

A epinefrina, 0,01 a 0,03 mg/kg (0,1-0,3 mL/kg de uma solução 1:10.000), deve ser administrada para assistolia ou se a frequência cardíaca espontânea estiver inferior a 60 batimentos/minuto, mesmo com a ventilação adequada e as compressões torácicas. Pode ser repetida a cada 3 ou 5 minutos e deve ser administrada em 1 mL de solução fisiológica por meio do tubo endotraqueal quando o acesso venoso não estiver disponível.

B. Naloxona

Naloxona, 0,1 mg/kg por via intravenosa ou 0,2 mg/kg por via intramuscular, pode ser administrada para reverter o efeito depressor respiratório dos opioides aplicados na mãe nas últimas 4 horas do trabalho de parto. *Sintomas de abstinência podem ser vistos de maneira antecipada em bebês cuja mãe consome opioides cronicamente.*

C. Outros fármacos

Outros fármacos podem ser indicados apenas em situações específicas. Bicarbonato de sódio (2 mEq/kg de uma solução de 4,2% ou 0,5 mEq/mL) geralmente deve ser administrado somente para acidose metabólica grave documentada por meio de medidas de gasometria arterial e quando a ventilação está adequada. Também pode ser administrado durante reanimação prolongada (> 5 min) – especialmente se as medidas de gasometria arterial não estiverem prontamente disponíveis. A taxa de infusão não deve exceder 1 mEq/kg/min para evitar hipertonicidade e hemorragia intracraniana. Conforme observado anteriormente, para prevenir lesão hepática induzida por hipertonicidade, a ponta do cateter da veia umbilical não deve estar no fígado. Gluconato de cálcio 100 mg/kg ($CaCl_2$, 30 mg/kg) deve ser administrado apenas em neonatos com hipocalcemia documentada ou naqueles com suspeita de intoxicação por magnésio (devido à terapia de magnésio materna); esses neonatos geralmente são hipotensos, hipotônicos e parecem vasodilatados. Glicose (8 mg/kg/min de uma solução a 10%) é administrada apenas para hipoglicemia documentada, uma vez que a hiperglicemia piora os déficits neurológicos hipóxicos. A glicemia deve ser medida já que até 10% dos neonatos podem apresentar hipoglicemia (glicose < 35 mg/dL), especialmente aqueles que nascem por cesariana. A dopamina pode ser iniciada em 5 μg/kg/min para regular a pressão arterial. Por último, o surfactante pode ser administrado por meio do tubo endotraqueal para neonatos prematuros com síndrome do desconforto respiratório.

DISCUSSÃO DE CASO

Apendicite em uma gestante

Uma mulher de 31 anos com 24 semanas de gestação será submetida a uma apendicectomia.

Como a gravidez complica o tratamento dessa paciente?

Aproximadamente 1 a 2% das pacientes gestantes precisam fazer alguma cirurgia durante a gestação. O procedimento mais comum durante o primeiro trimestre é a laparoscopia; apendicectomia (1:1.500 gestações) e colecistectomia (1:2.000 a 10.000 gestações) são os procedimentos cirúrgicos realizados com maior frequência. A cerclagem cervical pode ser necessária para algumas pacientes com incompetência cervical. Os efeitos fisiológicos da gestação podem alterar as manifestações da doença e dificultar o diagnóstico. Portanto, as pacientes podem sofrer com o avanço ou a complicação da doença. As alterações fisiológicas associadas à gestação (ver Capítulo 40) ainda predispõem a paciente a uma maior morbidade e mortalidade. Além disso, tanto a cirurgia quanto a anestesia podem afetar de maneira negativa o feto.

Quais são os efeitos potencialmente prejudiciais da cirurgia e da anestesia no feto?

O procedimento pode ter efeitos adversos imediatos e a longo prazo no feto. Hipotensão materna, hipovolemia, anemia grave, hipoxemia e aumento acentuado no tônus simpático podem comprometer seriamente a transferência de oxigênio e de outros nutrientes por meio da circulação uteroplacentária e promover asfixia fetal intrauterina. O estresse do procedimento cirúrgico e o processo de doença cirúrgica subjacente também podem precipitar o trabalho de parto prematuro, que muitas vezes segue a cirurgia intra-abdominal próxima do útero. A laparoscopia pode ser realizada com segurança. Hiperventilação materna de leve a moderada, a limitação da pressão de insuflação e a duração do procedimento limitam o grau de acidose fetal. Os efeitos prejudiciais a longo prazo estão relacionados a possíveis efeitos teratogênicos no feto em desenvolvimento.

Quando o feto é mais sensível a influências teratogênicas?

Geralmente, três estágios de suscetibilidade são reconhecidos. Nas primeiras 2 semanas de vida intrauterina, os teratógenos têm efeito letal ou nenhum efeito sobre o embrião. Entre as semanas três e oito, tem-se o período mais crítico, quando ocorre a organogênese; a exposição a fármacos durante esse período pode produzir anomalias de desenvolvimento significativas. A partir da oitava semana, a organogênese está completa e o crescimento dos órgãos ocorre. A exposição a teratógenos durante esse período geralmente resulta em anomalias morfológicas menores, mas pode produzir anomalias fisiológicas significativas e retardo de crescimento. Embora as influências teratogênicas de agentes anestésicos tenham sido extensamente estudadas em animais, estudos retrospectivos em humanos se mostraram inconclusivos. Preocupações comuns no passado sobre possíveis efeitos teratogênicos do óxido nitroso e de benzodiazepínicos não parecem ser justificadas. No entanto, a exposição a todos os agentes anestésicos deve ser mantida ao mínimo. Tende-se a administrar apenas aqueles agentes necessários para a paciente gestante – pela nossa experiência, o uso de óxido nitroso nunca é necessário, e a utilização de benzodiazepínicos é rara.

Qual seria a técnica anestésica ideal para essa paciente?

No final do segundo trimestre (após 20-24 semanas de gestação), a maior parte das principais alterações fisiológicas associadas à gravidez já ocorreram. A anestesia regional, quando viável, é melhor que a anestesia geral para diminuir os riscos de aspiração pulmonar e intubação malsucedida e para minimizar a exposição do feto a fármacos. A paciente deve ser colocada em decúbito dorsal com deslocamento uterino lateral para a esquerda. A exposição total a fármacos é menor com a anestesia espinal. Além disso, a anestesia espinal pode ser mais adequada que a anestesia epidural porque não está associada à injeção intravascular acidental ou à ocorrência de injeção intratecal acidental de altas doses epidurais de anestésico local. Por outro lado, a anestesia geral garante o conforto da paciente e, quando um agente volátil é usado, pode até mesmo suprimir o trabalho de parto prematuro (ver Capítulo 40). O óxido nitroso sem administração concomitante de um anestésico halogenado mostrou-se capaz de reduzir o fluxo sanguíneo uterino.

Embora a anestesia regional seja a mais apropriada para a maioria das instâncias, a escolha entre as anestesias regional e geral deve ser individualizada de acordo com a paciente, o anestesiologista e o tipo de cirurgia. A anestesia espinal é geralmente satisfatória para apendicectomias abertas, enquanto a anestesia geral é apropriada para procedimentos laparoscópicos, incluindo apendicectomia laparoscópica.

Algum monitor especial é indicado no período perioperatório?

Além dos monitores padrão, a frequência cardíaca fetal e a atividade uterina devem ser monitoradas com um Doppler e tocodinamômetro imediatamente antes da cirurgia e durante a recuperação da anestesia em grávidas com 24 semanas ou mais. Quando a atividade uterina regular e organizada é detectada, o tratamento precoce com um agonista β-adrenérgico, como a ritodrina, geralmente interrompe o trabalho de parto prematuro. O sulfato de magnésio e a indometacina oral ou retal também podem ser usados como tocolíticos.

Quando cirurgias eletivas devem ser realizadas durante a gestação?

Todas as cirurgias eletivas devem ser adiadas até 6 semanas após o parto. Apenas procedimentos de emergência que representam uma ameaça imediata para a mãe ou para o feto devem ser realizados com frequência. A necessidade de procedimentos semieletivos ou urgentes, como procedimentos para câncer, para doenças cardiovasculares ou para aneurismas intracranianos, deve ser avaliada de maneira individualizada considerando tanto a ameaça à saúde materna quanto o bem-estar fetal. A anestesia com hipotensão controlada (deliberada) tem sido utilizada para reduzir a perda de sangue durante cirurgias oncológicas extensas; nitroprussiato, nitroglicerina e hidralazina foram usados durante a gestação sem comprometimento fetal aparente. No entanto, altas doses e infusões prolongadas de nitroprussiato devem ser evitadas porque o fígado imaturo do feto pode ter uma capacidade limitada de metabolizar o produto da degradação do cianeto. A circulação extracorpórea foi empregada com sucesso em gestantes sem resultados adversos para o feto. O uso eletivo da parada circulatória na gravidez não é recomendado.

DIRETRIZES

Merchant RM, Topjian AA, Panchal AR, et al. Part 1: executive summary: 2020 American Heart Association guidelines for cardiopulmonary resuscitation and emergency cardiovascular care. *Circulation*. 2020;142:S337-357.

LEITURAS SUGERIDAS

Davis N, Smoots A, Goodman D. Pregnancy-related deaths: data from 14 U.S. maternal mortality review committees, 2008–2017. Atlanta, GA: Centers for Disease Control and Prevention, U.S. Department of Health and Human Services; 2019.

Frölich MA, Esame A, Zhang K, et al. What factors affect intrapartum maternal temperature? A prospective cohort study: maternal intrapartum temperature. *Anesthesiology*. 2012;117:302.

Guglielminotti J, Wong CA, Friedman AM, Li G. Racial and ethnic disparities in death associated with severe maternal morbidity in the United States: failure to rescue. *Obstet Gynecol*. 2021;137:791.

Heesen M, Rijs K, Hilber N, et al. Ephedrine versus phenylephrine as a vasopressor for spinal anaesthesia-induced hypotension in parturients undergoing high-risk caesarean section: meta-analysis, meta-regression and trial sequential analysis. *Int J Obstet Anesth*. 2019;37:16.

Hussey H, Hussey P, Meng ML. Peripartum considerations for women with cardiac disease. *Curr Opin Anaesthesiol*. 2021;34:218.

Ngan Kee, Warwick D. A random-allocation graded dose–response study of norepinephrine and phenylephrine for treating hypotension during spinal anesthesia for cesarean delivery. *Anesthesiology*. 2017;127:934.

Peterson W, Tse B, Martin R, et al. Evaluating hemostatic thresholds for neuraxial anesthesia in adults with hemorrhagic disorders and tendencies: a scoping review. *Res Pract Thromb Haemost*. 2021;5:e12491.

Taskforce on Hypertension and Pregnancy. *Hypertension in Pregnancy*. Washington, DC: American College of Obstetricians and Gynecologists; 2013;122:1122.

Weiniger CF. Gerard W. Ostheimer lecture: what's new in obstetric anesthesia 2018. *Anesth Analg*. 2020;131:307.

Anestesia pediátrica

Seamas Dore, M.D.

CAPÍTULO 42

CONCEITOS-CHAVE

1. A quantidade e o tamanho dos alvéolos em neonatos e lactentes são reduzidos, o que diminui a complacência pulmonar; por outro lado, a caixa torácica cartilaginosa torna a parede torácica deles muito complacente, aumentando a resistência das vias aéreas. O esforço respiratório é maior, e os músculos respiratórios se cansam de maneira mais fácil. Essas características promovem o colapso da parede torácica durante a inspiração e abaixam os volumes pulmonares residuais na expiração. A diminuição resultante da capacidade residual funcional (CRF) limita as reservas de oxigênio durante períodos de apneia (p. ex., tentativas de intubação) e predispõe neonatos e lactentes à atelectasia e à hipoxemia.

2. Em comparação com crianças mais velhas e adultos, neonatos e lactentes apresentam cabeça e língua proporcionalmente maiores, vias nasais mais estreitas, laringe anterior e cefálica, epiglote mais longa e traqueia e pescoço mais curtos. Essas características anatômicas obrigam que os neonatos e os lactentes mais novos respirem pelo nariz até cerca de 5 meses de idade. A cartilagem cricóidea é o ponto mais estreito das vias aéreas em crianças com menos de 5 anos de idade.

3. O volume sistólico em neonatos e lactentes é relativamente fixo pelo ventrículo esquerdo imaturo e não complacente. O débito cardíaco é, portanto, muito sensível às alterações na frequência cardíaca.

4. A pele fina, o baixo teor de gordura e uma superfície corporal maior em relação ao peso facilitam a perda de calor dos neonatos para o ambiente. A perda de calor pode ser agravada pela exposição prolongada ao ambiente da sala de cirurgia, que pode estar aquecido de maneira inadequada, pela administração de fluidos intravenosos em temperatura ambiente e de gases anestésicos desumidificados e pelos efeitos dos agentes anestésicos na regulação da temperatura. Mesmo graus leves de hipotermia podem causar atraso no despertar da anestesia, arritmias cardíacas, depressão respiratória, aumento da resistência vascular pulmonar e maior sensibilidade a anestésicos, bloqueadores neuromusculares e outros agentes.

5. Neonatos, lactentes e crianças mais novas apresentam ventilação alveolar relativamente maior e CRF reduzida em comparação com crianças mais velhas e adultos. Essa razão volume-minuto/maior contribui para que a concentração anestésica alveolar aumente de maneira mais rápida e, em combinação com um fluxo sanguíneo relativamente maior para o cérebro, acelere a indução anestésica inalatória.

6. A concentração alveolar mínima (CAM) de agentes halogenados é maior em lactentes do que em neonatos e adultos. Ao contrário de outros agentes, o aumento na CAM do sevoflurano entre neonatos e lactentes não pode ser observado. O sevoflurano parece ter um índice terapêutico superior ao do halotano e é o agente que costuma ser mais adequado para a indução anestésica inalatória na anestesia pediátrica.

7. As crianças são mais suscetíveis que os adultos às arritmias cardíacas, à hipercalemia, à rabdomiólise, à mioglobinemia, ao espasmo do masseter e à hipertermia maligna associada à succinilcolina. Quando uma criança sofre parada cardíaca após a administração de succinilcolina, o tratamento imediato para hipercalemia deve ser instituído.

8. Ao contrário dos adultos, as crianças podem apresentar bradicardia profunda e parada do nó sinoatrial após a primeira dose de succinilcolina, se o pré-tratamento com a atropina não tiver sido realizado.

9. Uma infecção viral entre 2 e 4 semanas antes da anestesia geral e da intubação endotraqueal tende a colocar a criança em maior risco de complicações pulmonares perioperatórias, como sibilância, laringoespasmo, hipoxemia e atelectasia.

Continua na próxima página

> *Continuação*
>
> **10** Pacientes pediátricos precisam ter a temperatura monitorada de maneira rigorosa em razão do maior risco de hipertermia maligna e da maior sensibilidade à hipotermia ou hipertermia no período intraoperatório.
>
> **11** A ingestão e a perda de fluidos em pacientes pediátricos mais jovens devem ser supervisionadas com atenção aos detalhes, uma vez que esses pacientes apresentam pouquíssima margem para erro. Uma bomba de infusão programável ou um equipo bureta com câmara graduada de microgotas são opções úteis para medidas precisas. Os fármacos podem ser aplicados utilizando-se seringas de baixo espaço morto para minimizar a administração desnecessária de fluidos.
>
> **12** O laringoespasmo, em geral, pode ser evitado quando a extubação é feita com o paciente acordado ou profundamente anestesiado; as duas técnicas estão previstas na literatura. No entanto, sabe-se que a extubação durante o período entre esses extremos é mais perigosa.
>
> **13** Pacientes com escoliose em razão de distrofia muscular estão predispostos à hipertensão maligna, às arritmias cardíacas e aos efeitos adversos da succinilcolina (hipercalemia, mioglobinúria e contraturas musculares sustentadas).

A anestesia pediátrica envolve mais do que simplesmente ajustar doses de fármacos e equipamentos para pacientes menores. Neonatos (0-1 mês), lactentes (1-12 meses), crianças mais novas (12-24 meses) e crianças mais velhas (2-12 anos) apresentam necessidades anestésicas distintas. Uma anestesia adequada demanda atenção às características fisiológicas, anatômicas e farmacológicas de cada grupo (Tabela 42-1). O risco, em geral, é inversamente proporcional à idade, e os lactentes apresentam maior risco de morbidade e mortalidade anestésicas do que crianças mais velhas. Além disso, os pacientes pediátricos estão suscetíveis a doenças que precisam de estratégias cirúrgicas e anestésicas únicas.

DESENVOLVIMENTO ANATÔMICO E FISIOLÓGICO

Sistema respiratório

A transição da fisiologia fetal para a neonatal é abordada no Capítulo 40. Em comparação com crianças mais velhas e adultos, os neonatos e lactentes apresentam músculos intercostais e diafragma mais fracos (em razão da escassez de fibras tipo I). Como consequência, a ventilação deles é menos eficiente, as costelas são mais maleáveis e proeminentes e o abdome é protuberante. Os alvéolos amadurecem totalmente por volta dos 8 anos de idade. A frequência respiratória é maior em neonatos e cai gradualmente, atingindo o mesmo nível dos adultos na adolescência. O volume corrente e o espaço morto por quilograma são quase constantes durante o desenvolvimento.

1 A quantidade e o tamanho dos alvéolos em neonatos e lactentes são reduzidos, o que diminui a complacência pulmonar; por outro lado, a caixa torácica cartilaginosa torna a parede torácica deles muito complacente, aumentando a resistência das vias aéreas. O esforço respiratório é maior, e os músculos respiratórios se cansam de maneira mais fácil. Essas características promovem o colapso da parede torácica durante a inspiração e abaixam os volumes pulmonares residuais na expiração. A diminuição resultante na CRF limita as reservas de oxigênio durante períodos de apneia (p. ex., tentativas de intubação) e predispõe neonatos e lactentes à atelectasia e à hipoxemia. Esses efeitos da redução da CRF podem ser exacerbados pela taxa relativamente maior de consumo de oxigênio de neonatos e lactentes, de 6 a 8 mL/kg/min em comparação com 3 a 4 mL/kg/min em adultos. Além disso, os *drives* ventilatórios hipóxico e hipercápnico não estão totalmente desenvolvidos nos neonatos e lactentes. Ao contrário dos adultos, a hipóxia e a hipercapnia podem causar a depressão da respiração em pacientes pediátricos.

2 Em comparação com crianças mais velhas e adultos, neonatos e lactentes apresentam cabeça e língua proporcionalmente maiores, vias nasais mais estreitas, laringe anterior e cefálica (a glote está ao nível vertebral de C4 em comparação ao nível C6 em adultos), epiglote mais longa e traqueia e pescoço mais curtos (Figura 42-1). Essas características anatômicas obrigam que os neonatos e os lactentes mais novos respirem pelo nariz até cerca de 5 meses de idade. **A cartilagem cricóidea é o ponto mais estreito das vias aéreas em crianças com menos de 5 anos de idade; em adultos, o ponto mais estreito é a glote (pregas vocais).** Um milímetro do edema formado por mucosa produzirá uma maior diminuição na área de secção transversal da traqueia e no fluxo de gás em crianças, já que a traqueia delas tem diâmetro menor.

TABELA 42-1 Características de neonatos e lactentes que os diferenciam de pacientes adultos

Fisiológicas
- Débito cardíaco dependente da frequência cardíaca
- Frequência cardíaca elevada
- Pressão arterial reduzida
- Frequência respiratória elevada
- Taxa metabólica elevada
- Complacência pulmonar reduzida
- Complacência da parede torácica elevada
- Capacidade residual funcional reduzida
- Superfície corporal maior em relação ao peso corporal
- Água corporal maior

Anatômicas
- Ventrículo esquerdo não complacente
- Circulação fetal residual
- Canulação venosa e arterial difícil
- Cabeça e língua relativamente maiores
- Vias nasais mais estreitas
- Laringe anterior e cefálica
- Epiglote relativamente mais longa
- Traqueia e pescoço mais curtos
- Adenoides e amígdalas mais proeminentes
- Músculos intercostais e diafragmáticos mais fracos
- Maior resistência ao fluxo de ar

Farmacológicas
- Biotransformação hepática imatura
- Proteína sanguínea reduzida para ligação de fármacos
- Aumento mais rápido em FA/FI[1] e indução e recuperação mais rápidas de anestésicos inalatórios
- Concentração alveolar mínima elevada
- Volume de distribuição relativamente maior para fármacos hidrossolúveis
- Junção neuromuscular imatura

[1]FA/FI, fração alveolar/fração inspirada.

TABELA 42-2 Alterações relacionadas à idade de acordo com os sinais vitais[1]

Idade	Frequência respiratória	Frequência cardíaca	Pressão arterial Sistólica	Pressão arterial Diastólica
Neonato	40	140	65	40
12 meses	30	120	95	65
3 anos	25	100	100	70
12 anos	20	80	110	60

[1]Os valores são médias provenientes de números base. Os intervalos normais podem incluir medidas que desviam desses valores entre 25 a 50%.

A depleção do volume intravascular em neonatos e lactentes pode ser percebida por hipotensão sem taquicardia.

Metabolismo e regulação de temperatura

Pacientes pediátricos apresentam uma superfície corporal por quilograma maior do que adultos (índice de massa corporal menor). O metabolismo e os parâmetros associados a ele (consumo de oxigênio, produção de CO_2, débito cardíaco e ventilação alveolar) correlacionam-se melhor com a superfície corporal do que com o peso.

④ A pele fina, o baixo teor de gordura e uma superfície corporal maior em relação ao peso facilitam a perda de calor dos neonatos para o ambiente. Esse aspecto pode ser agravado pela exposição prolongada ao ambiente da sala de cirurgia, que pode estar aquecido de maneira inadequada, pela administração de fluidos intravenosos em temperatura ambiente e de gases anestésicos desumidificados e pelos efeitos dos agentes anestésicos na regulação da temperatura (ver Capítulo 52). Mesmo graus leves de hipotermia podem causar atraso no despertar da anestesia, arritmias cardíacas, depressão respiratória, aumento da resistência vascular pulmonar e maior sensibilidade a anestésicos, bloqueadores neuromusculares e outros agentes. Os neonatos produzem calor pelo metabolismo da gordura marrom (*termogênese sem tremor*) e ao deslocar a fosforilação oxidativa hepática para uma via mais termogênica. No entanto, o metabolismo da gordura marrom é muito limitado em lactentes prematuros e neonatos doentes, os quais têm estoque de gordura insuficiente. Além disso, os anestésicos voláteis inibem esse processo.

Função renal e gastrintestinal

A função renal costuma se aproximar dos valores normais (corrigidos para o tamanho) aos 6 meses de idade, mas isso pode demorar até a criança completar 2 anos de idade. Neonatos prematuros frequentemente demonstram imaturidade renal por meio de pelo menos uma das seguintes condições: reduções na depuração de creatinina, na capacidade de diluição e na capacidade de concentração e/ou

Sistema cardiovascular

③ O volume sistólico em neonatos e lactentes é relativamente fixo pelo ventrículo esquerdo imaturo e não complacente. O débito cardíaco é, portanto, muito sensível às alterações na frequência cardíaca (ver Capítulo 20). Embora a frequência cardíaca basal seja maior em neonatos e lactentes do que em adultos (**Tabela 42-2**), a estimulação vagal, a superdosagem anestésica ou a hipóxia podem desencadear, de maneira rápida, a bradicardia com reduções profundas no débito cardíaco. Crianças doentes que são submetidas a cirurgias de emergência ou procedimentos cirúrgicos prolongados estão particularmente propensas a episódios de bradicardia que podem levar à hipotensão, à assistolia e ao óbito intraoperatório. O sistema nervoso simpático e os reflexos barorreceptores não estão totalmente maduros. O sistema cardiovascular dos lactentes apresenta uma resposta atenuada às catecolaminas exógenas. O coração imaturo é mais sensível à depressão pelos anestésicos voláteis e à bradicardia induzida por opioides. Lactentes não conseguem responder bem à hipovolemia com vasoconstrição compensatória.

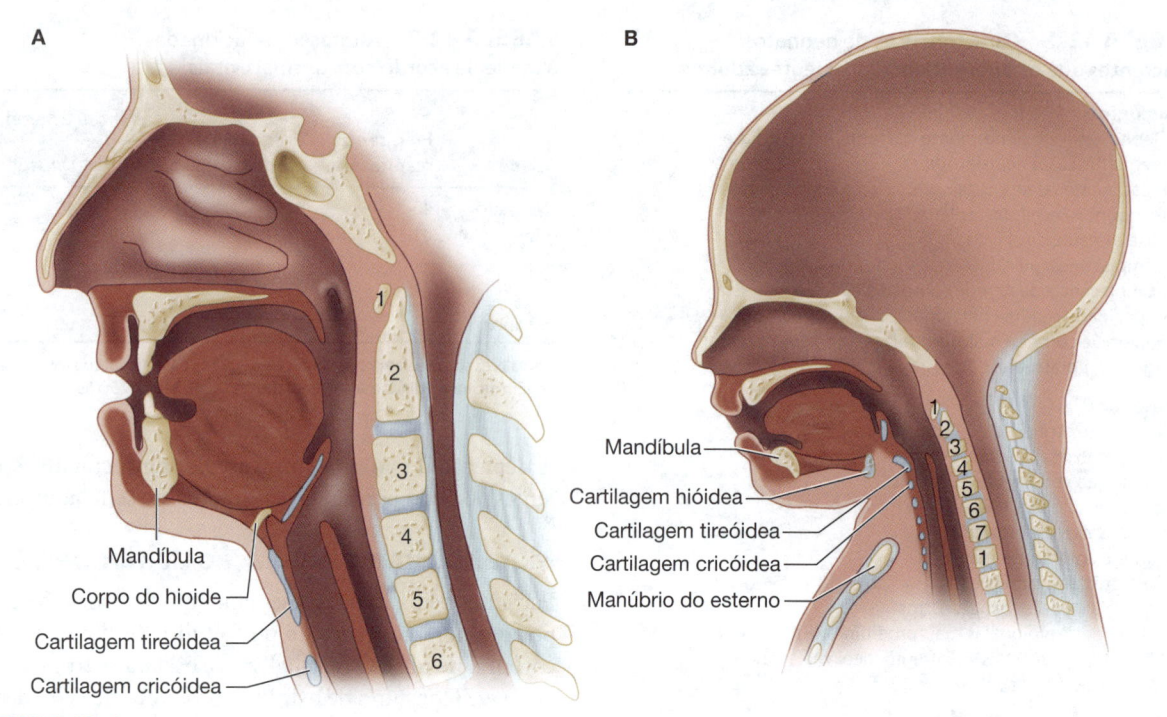

FIGURA 42-1 Secção sagital da via aérea adulta (**A**) e da infantil (**B**). (Reproduzida com permissão de Snell RS, Katz J. *Clinical Anatomy for Anesthesiologists*. Nova York, NY: Appleton & Lange; 1988)

comprometimentos na retenção de sódio, na excreção de glicose e na reabsorção de bicarbonato. Essas anormalidades enfatizam a importância da administração adequada de fluidos em neonatos.

Neonatos também apresentam uma maior probabilidade de refluxo gastroesofágico. O fígado imaturo conjuga fármacos e outras moléculas de forma menos imediata.

Homeostase da glicose

Neonatos apresentam estoques de glicogênio relativamente reduzidos, o que os deixa predispostos à hipoglicemia. Em geral, os neonatos que têm maior risco de hipoglicemia são prematuros ou apresentam baixo peso para a idade gestacional, recebem nutrição parenteral total ou a mãe tem diabetes.

DIFERENÇAS FARMACOLÓGICAS

A dosagem de fármacos pediátricos costuma ser ajustada, por conveniência, com base no peso em quilogramas (Tabela 42-3), embora muitos optem pela *dosagem alométrica*, em que os ajustes por peso não são feitos de maneira linear. Na primeira infância, o peso do paciente pode ser aproximado com base na idade em anos:

$$\text{Percentil 50 de peso (kg)} = (\text{Idade} \times 2) + 9$$

Ao contrário do ajuste de acordo com o peso para a dosagem de fármacos, os cálculos da dosagem alométrica levam em conta diferenças fisiológicas relacionadas à idade, como os compartimentos de fluido intravascular e extracelular pediátricos que são desproporcionalmente maiores, a imaturidade das vias de biotransformação hepática, o aumento do fluxo sanguíneo dos órgãos, a diminuição da proteína para a ligação do fármaco e a maior taxa metabólica.

Neonatos e lactentes têm uma proporção maior de água no corpo (70-75%) em comparação aos adultos (50-60%). O total de água no corpo diminui à medida que a gordura e o músculo aumentam com a idade. Como resultado, o volume de distribuição para muitos fármacos intravenosos (p. ex., bloqueadores neuromusculares) é desproporcionalmente maior em neonatos, lactentes e crianças mais novas, e, em geral, a dose ideal (por quilograma) é maior do que a de crianças mais velhas e adultos. A massa gorda e a massa magra desproporcionalmente menor em neonatos prolonga a duração clínica de ação de fármacos lipossolúveis, como propofol e fentanila, atrasando a redistribuição. Neonatos também apresentam redução na taxa de filtragem glomerular e no fluxo sanguíneo hepático, bem como comprometimento da função tubular renal e sistemas enzimáticos hepáticos imaturos. A pressão intra-abdominal elevada e a cirurgia abdominal podem reduzir ainda mais o fluxo sanguíneo hepático. Todos esses fatores podem comprometer o manejo renal de fármacos, o metabolismo hepático e a excreção biliar de fármacos em neonatos e lactentes mais novos.

TABELA 42-3 Dosagens de fármacos pediátricos

Fármaco	Comentário	Dose
Adenosina	Bólus IV rápido Repetir a dose Dose máxima	0,1 mg/kg 0,2 mg/kg 12 mg
Alfentanila	Suplemento anestésico (IV) Infusão de manutenção	20 a 25 µg/kg 1 a 3 µg/kg/min
Aminofilina	Dose de ataque administrada durante 20 minutos (IV) Dose de manutenção (índice terapêutico: 10 a 20 mg/mL)	5 a 6 mg/kg 0,5 a 0,9 mg/kg/h
Amiodarona	Dose de ataque (IV) Repetir a dose (lentamente) Infusão Dose máxima	5 mg/kg 5 mg/kg 5 a 10 µg/kg/min 20 mg/kg/dia
Amoxicilina	Oral	50 mg/kg
Ampicilina	IV	50 mg/kg
Ampicilina/sulbactam	IV	25 a 50 mg/kg
Anrinona	Dose de ataque (IV) Manutenção	1,5 mg/kg 5 a 10 µg/kg/min
Atracúrio	Por intubação (IV)	0,5 mg/kg
Atropina	IV IM Dose mínima Pré-medicação (oral)	0,01 a 0,02 mg/kg 0,02 mg/kg 0,1 mg 0,03 a 0,05 mg/kg
Berílio	Dose de ataque (IV)	5 mg/kg
Bicarbonato de sódio	IV	1 mEq/kg
Cafeína	IV	10 mg/kg
Cloreto de cálcio	IV (lentamente)	5 a 20 mg/kg
Cálcio, gluconato de	IV (lentamente)	15 a 100 mg/kg
Cefazolina	IV	25 mg/kg
Cefotaxima	IV	25 a 50 mg/kg
Cefotetana	IV	20 a 40 mg/kg
Cefoxitina	IV	30 a 40 mg/kg
Ceftazidima	IV	30 a 50 mg/kg
Ceftriaxona	IV	25 a 50 mg/kg
Cefuroxima	IV	25 mg/kg
Cetamina	Indução (IV) Indução (IM) Indução (via retal) Infusão de manutenção Pré-medicação (oral) Sedação (IV)	1 a 2 mg/kg 6 a 10 mg/kg 10 mg/kg 25 a 75 µg/kg/min 6 a 10 mg/kg 0,5 a 1 mg/kg
Cetorolaco	IV	0,5 a 0,75 mg/kg
Hidrato de cloral	Oral Retal	25 a 100 mg/kg 50 mg/kg
Cimetidina	IV ou oral	5 a 10 mg/kg
Cisatracúrio	Por intubação (IV)	0,15 mg/kg
Clindamicina	IV	20 mg/kg
Dantroleno	Dose inicial (IV) Dose máxima Tentativas subsequentes	2,5 mg/kg 10 mg/kg 4 J/kg
Desmopressina	IV	0,2 a 0,4 µg/kg

(Continua)

TABELA 42-3 Dosagens de fármacos pediátricos (*Continuação*)

Fármaco	Comentário	Dose
Dexametasona	IV	0,1 a 0,5 mg/kg
Dextrose	D25W ou D50W (IV)	0,5 a 1 g/kg
Digoxina	IV 3 doses ao longo de 24 h (IV)	0,1 a 0,2 mg/kg 15 a 30 µg/kg
Diltiazem	IV durante 2 minutos	0,25 mg/kg
Difenidramina	IV, IM ou oral	1 mg/kg
Dobutamina	Infusão	2 a 20 µg/kg/min
Dolasetrona	IV	0,35 mg/kg
Dopamina	Infusão	2 a 20 µg/kg/min
Droperidol	IV	50 a 75 µg/kg
Edrofônio	Depende do grau de paralisia (IV)	0,5 a 1 mg/kg
Efedrina	IV	0,1 a 0,3 mg/kg
Epinefrina	Bólus IV Dose endotraqueal Infusão	10 µg/kg 100 µg/kg 0,05 a 1 µg/kg/min
Epinefrina racêmica a 2,25%	Por nebulização	0,05 mL/kg em 3 mL de solução fisiológica
Esmolol	Bólus IV Infusão IV	100 a 500 µg/kg 25 a 200 µg/kg/min
Famotidina	IV	0,15 mg/kg
Fenilefrina	IV	1 a 10 µg/kg
Fenitoína	IV lentamente	5 a 20 mg/kg
Fenobarbital	Dose anticonvulsivante (IV)	5 a 20 mg/kg
Fentanila	Analgésico (IV) Analgésico (intranasal) Pré-medicação (Actiq via oral) Adjuvante anestésico (IV) Infusão de manutenção Anestesia principal (IV)	1 a 2 µg/kg 2 µg/kg 10 a 15 µg/kg 1 a 5 µg/kg 2 a 4 µg/kg/h 50 a 100 µg/kg
Fentolamina	IV	30 µg/kg
Fisostigmina	IV	0,01 a 0,03 mg/kg
Flumazenil	IV	0,01 mg/kg
Fosfenitoína	IV	15 a 20 mg/kg
Furosemida	IV	0,2 a 1 mg/kg
Gentamicina	IV	2 mg/kg
Glucagon	IV	0,5 a 1 mg
Glicose	IV	0,5 a 1 g/kg
Glicopirrolato	IV	0,01 mg/kg
Granisetrona	IV	0,04 mg/kg
Heparina	IV (para cirurgia não cardíaca) Dose para cirurgia cardíaca	100 unidades/kg 300 a 400 unidades/kg
Hidrocortisona	IV	1 mg/kg
Hidromorfona	IV	15 a 20 µg/kg
Ibuprofeno	Oral	4 a 10 mg/kg
Imipeném	IV	15 a 25 mg/kg
Insulina	Infusão	0,02 a 0,1 unidade/kg/h

(*Continua*)

TABELA 42-3 Dosagens de fármacos pediátricos (*Continuação*)

Fármaco	Comentário	Dose
Isoprenalina	Infusão	0,1 a 1 µg/kg/min
Labetalol	IV	0,25 mg/kg
Lidocaína	Dose de ataque Manutenção	1 mg/kg 20 a 50 µg/kg/min
Magnésio, sulfato de	IV (lentamente) Dose única máxima	25 a 50 mg/kg 2 g
Manitol	IV	0,25 a 1 g/kg
Meperidina	Analgésico (IV)	0,2 a 0,5 mg/kg
Metoexital	Indução (IV) Indução (via retal) Indução (IM)	1 a 2 mg/kg 25 a 30 mg/kg 10 mg/kg
Metilprednisolona	IV	2 a 4 mg/kg
Metoclopramida	IV	0,15 mg/kg
Metronidazol	IV	7,5 mg/kg
Midazolam	Pré-medicação (oral) Dose máxima (oral) Sedação (IM) Sedação (IV)	0,5 mg/kg 20 mg 0,1 a 0,15 mg/kg 0,05 mg/kg
Milrinona	Dose de ataque (IV) Manutenção	50 a 75 µg/kg 0,375 a 0,75 µg/kg/min
Morfina	Analgésico (IV) Pré-medicação (IM)	0,025 a 0,1 mg/kg 0,1 mg/kg
Naloxona	IV	0,01 mg/kg
Neostigmina	Depende do grau de paralisia (IV)	0,04 a 0,07 mg/kg
Nitroglicerina	IV	0,5 a 3 µg/kg/min
Nitroprussiato	Infusão	0,5 a 4 µg/kg/min
Norepinefrina	Infusão	0,05 a 2 µg/kg/min
Ondansetrona	IV	0,1 mg/kg
Oxacilina	IV	50 mg/kg
Pancurônio	IV	0,1 mg/kg
Paracetamol	Retal Oral IV (idade > 2 anos) Máximo (por dia)	40 mg/kg 10 a 20 mg/kg 15 mg/kg 60 mg/kg
Penicilina G	IV	50.000 unidades/kg
Pentobarbital	Pré-medicação (IM)	1 a 2 mg/kg
Prednisona	Oral	1 mg/kg
Procainamida	Dose de ataque (IV)	15 mg/kg
Propofol	Indução (IV) Infusão de manutenção	2 a 3 mg/kg 60 a 250 µg/kg/min
Propranolol	IV	10 a 25 µg/kg
Prostaglandina E1	Infusão	0,05 a 0,1 µg/kg/min
Protamina	IV	1 mg/100 unidades de heparina
Ranitidina	IV	0,25 a 1,0 mg/kg
Remifentanila	Bólus IV Infusão IV	0,25 a 1 µg/kg 0,05 a 2 µg/kg/min

(Continua)

TABELA 42-3 Dosagens de fármacos pediátricos (*Continuação*)

Fármaco	Comentário	Dose
Rocurônio	Intubação (IV)	0,6 a 1,2 mg/kg
Salbutamol	Por nebulização	1,25 a 2,5 mg em 2 mL de solução fisiológica
Succinilcolina	Intubação (IV) Intubação (IM)	1 a 2 mg/kg 4 mg/kg
Sugamadex[1]	Bloqueio moderado Bloqueio profundo	2 mg/kg 4 mg/kg
Sufentanila	Pré-medicação (intranasal) Adjuvante anestésico (IV) Infusão de manutenção Anestesia principal (IV)	2 µg/kg 0,5 a 1 µg/kg 0,5 a 2 µg/kg/h 10 a 15 µg/kg
Tiopental	Indução (IV)	5 a 6 mg/kg
Trimetoprima/sulfametoxazol	IV	4 a 5 mg/kg
Vancomicina	IV	20 mg/kg
Vecurônio	IV	0,1 mg/kg
Verapamil	IV	0,1 a 0,3 mg/kg

[1] Este fármaco ainda não foi aprovado para administração pediátrica.

Neonatos também apresentam diminuição da ligação de fármacos a proteínas, sobretudo para anestésicos locais e diversos antibióticos. No caso da bupivacaína, um aumento do fármaco livre pode aumentar o risco de toxicidade sistêmica.

Anestésicos inalatórios

5 Neonatos, lactentes e crianças mais novas apresentam ventilação alveolar relativamente maior e CRF reduzida em comparação com crianças mais velhas e adultos. Essa razão volume-minuto/CRF maior contribui para que a concentração anestésica alveolar aumente de maneira mais rápida e, em combinação com um fluxo sanguíneo relativamente maior para o cérebro, acelere a indução anestésica inalatória. Além disso, os coeficientes de partição sangue-gás de anestésicos voláteis são reduzidos em neonatos em comparação com adultos, contribuindo para induções mais rápidas e aumentando o risco de sobredose acidental.

6 A CAM de agentes halogenados é maior em lactentes do que em neonatos e adultos (Tabela 42-4). Ao contrário de outros agentes, o aumento na CAM do sevoflurano entre neonatos e lactentes não pode ser observado. O óxido nitroso não mostrou ser capaz de reduzir a CAM proveniente do uso do desflurano ou sevoflurano em crianças na mesma medida que outros agentes.

A pressão arterial de neonatos e lactentes mostra-se especialmente sensível aos anestésicos voláteis. Essa observação clínica é atribuída aos mecanismos compensatórios menos desenvolvidos (p. ex., vasoconstrição, taquicardia) e a maior sensibilidade do miocárdio imaturo aos depressores miocárdicos. O halotano (na atualidade, é raramente utilizado) torna o coração sensível às catecolaminas; assim, a dose máxima recomendada de epinefrina em soluções anestésicas locais durante a anestesia com halotano é reduzida. A depressão cardiovascular, a bradicardia e as arritmias são menos frequentes com o emprego do sevoflurano do que com halotano. O sevoflurano e o halotano são menos propensos a irritar as vias aéreas ou causar apneia ou laringoespasmo durante a indução do que outros agentes voláteis (ver Capítulo 8). Em geral, os anestésicos voláteis mostram-se capazes de deprimir a ventilação em lactentes, mas nem tanto em crianças mais velhas. O sevoflurano parece gerar a menor depressão respiratória. A disfunção hepática induzida pelo halotano é muito mais rara em crianças pré-púberes do que em adultos. Não há relatos de toxicidade renal em crianças atribuída à produção de fluoreto durante a anestesia com sevoflurano. O sevoflurano é o agente mais adequado para a indução anestésica inalatória em anestesia pediátrica.

TABELA 42-4 Valores aproximados de CAM[1] para pacientes pediátricos identificados em % de uma população[2]

Fármaco	Neonatos	Lactentes	Crianças mais novas	Adultos
Halotano	0,90	1,1 a 1,2	0,9	0,75
Sevoflurano	3,2	3,2	2,5	2
Isoflurano	1,6	1,8 a 1,9	1,3 a 1,6	1,2
Desflurano	8 a 9	9 a 10	7 a 8	6

[1] CAM, concentração alveolar mínima.
[2] Valores provenientes de várias fontes.

O despertar após o emprego do sevoflurano ou do desflurano é rápido, mas os dois fármacos estão associados à agitação ou ao *delirium* quando o despertar acontece, principalmente em crianças mais novas. Por esse motivo, alguns médicos optam por administrar o isoflurano para manutenção da anestesia após a indução com sevoflurano (ver discussão adiante).

Anestésicos não voláteis

Após o ajuste da dose de acordo com o peso, lactentes e crianças mais novas precisam de doses mais altas de propofol em razão do volume de distribuição maior em comparação com adultos. Crianças também apresentam meia-vida de eliminação mais curta e depuração plasmática mais alta para o propofol. A recuperação depois de uma única dose não é muito diferente da recuperação em adultos; no entanto, a recuperação após uma infusão contínua pode ser mais rápida. Pelos mesmos motivos, as crianças podem precisar de aumento nas taxas de infusão ajustadas de acordo com o peso para manutenção da anestesia (até 250 µg/kg/min). O propofol não é recomendado para sedação prolongada de pacientes pediátricos que estão em estado grave na unidade de terapia intensiva (UTI) já que ele está associado à mortalidade. A "síndrome da infusão de propofol" foi observada com maior frequência em crianças em estado grave, mas também foi identificada em adultos submetidos à sedação prolongada com o propofol, sobretudo quando doses mais altas (> 5 mg/kg/h) foram empregadas. As complicações mais importantes para o propofol incluem rabdomiólise, acidose metabólica, instabilidade hemodinâmica, hepatomegalia e falência múltipla de órgãos.

Crianças precisam de doses relativamente mais altas de tiopental em comparação com adultos. A meia-vida de eliminação é mais curta, e a depuração plasmática é maior do que em adultos. Em comparação, neonatos são mais sensíveis aos barbitúricos, estabelecem menos ligações com proteínas, têm meia-vida mais longa e depuração comprometida. A dose de indução de tiopental para neonatos é de 3 a 4 mg/kg e, para lactentes, é de 5 a 6 mg/kg.

Os opioides costumam ser mais potentes em neonatos do que em crianças mais velhas e adultos. O sulfato de morfina, sobretudo se houver repetição de doses, deve ser usado com cautela em neonatos, pois a conjugação hepática deles é reduzida e a depuração renal dos metabólitos de morfina diminui. As vias do citocromo P-450 amadurecem no final do período neonatal. Crianças mais velhas apresentam taxas relativamente maiores de biotransformação e eliminação como resultado do alto fluxo sanguíneo hepático. A depuração de remifentanila aumenta em neonatos e lactentes, mas a meia-vida de eliminação é semelhante à dos adultos. Neonatos e lactentes podem precisar de doses um pouco mais altas de cetamina do que os adultos, mas qualquer diferença, se estiver presente, é consideravelmente pequena. Os valores farmacocinéticos não são diferentes de maneira significativa daqueles dos adultos. O etomidato ainda não foi amplamente pesquisado em pacientes com menos de 10 anos de idade; o perfil dele em crianças mais velhas é semelhante ao de adultos. O midazolam apresenta a depuração mais rápida de todos os benzodiazepínicos, mas a depuração dele é significativamente reduzida em neonatos em comparação com crianças mais velhas.

A dexmedetomidina é amplamente utilizada para sedação e como suplemento à anestesia geral em crianças. Em pacientes sem acesso venoso, a dexmedetomidina pode ser administrada por via intranasal (1-2 µg/kg) para sedação.

Relaxantes musculares

Por muitas razões (incluindo diferenças farmacodinâmicas e variações de casos), os relaxantes musculares são usados com menor frequência durante a indução anestésica em crianças em comparação com a indução em adultos. Na América do Norte, muitas crianças são submetidas à colocação de uma máscara laríngea (ML) ou de um tubo endotraqueal após receberem uma indução por inalação, por inserção de um cateter intravenoso e pela administração de diferentes combinações de propofol, opioides ou lidocaína.

Em geral, todos os relaxantes musculares têm um início mais rápido (até 50% mais rápido) em pacientes pediátricos em razão do tempo de circulação mais curto em comparação com o de adultos. Tanto em crianças quanto em adultos, a succinilcolina via intravenosa (1-1,5 mg/kg) tem o início de ação mais rápido (ver Capítulo 11). Os lactentes recebem doses significativamente mais altas de succinilcolina (2-3 mg/kg) do que crianças mais velhas e adultos em razão do volume de distribuição relativamente maior (em um cálculo por quilograma). Essa discrepância desaparece se a dose for calculada com base na superfície corporal. A **Tabela 42-5** relaciona os relaxantes musculares utilizados com maior frequência e as respectivas DE_{95} (a dose que produz 95% de redução das contrações evocadas). Os lactentes precisam de doses significativamente menores de relaxantes musculares adespolarizantes do que crianças mais velhas (o cisatracúrio pode ser uma exceção). Além disso, com base no peso, crianças mais velhas precisam de doses mais altas do que adultos para alguns agentes bloqueadores neuromusculares (p. ex., o atracúrio, ver Capítulo 11).

A resposta dos neonatos aos relaxantes musculares adespolarizantes é variável. Explicações populares para isso incluem a "imaturidade da junção neuromuscular" (em neonatos prematuros), a tendência de aumento da sensibilidade (não comprovado), equilibrada por um

TABELA 42-5 DE$_{95}$ aproximada para relaxantes musculares em lactentes e crianças[1]

Fármaco	DE$_{95}$ em lactentes (mg/kg)	DE$_{95}$ em crianças (mg/kg)
Succinilcolina	0,7	0,4
Atracúrio	0,25	0,35
Cisatracúrio	0,05	0,06
Rocurônio	0,25	0,4
Vecurônio	0,05	0,08
Pancurônio	0,07	0,09

[1] Média de valores, obtida durante anestesia com óxido nitroso/oxigênio.

compartimento extracelular desproporcionalmente maior, reduzindo as concentrações de fármacos (comprovado). A relativa imaturidade da função hepática neonatal prolonga o efeito de fármacos que dependem principalmente do metabolismo hepático (p. ex., rocurônio, vecurônio, pancurônio). O atracúrio e o cisatracúrio não dependem da biotransformação hepática e costumam se comportar como relaxantes musculares de ação intermediária.

7 As crianças são mais suscetíveis que os adultos às arritmias cardíacas, à hipercalemia, à rabdomiólise, à mioglobinemia, ao espasmo do masseter e à hipertermia maligna associada à succinilcolina (ver Capítulo 52). Quando uma criança sofre parada cardíaca após a administração de succinilcolina, o tratamento imediato para hipercalemia deve ser instituído. Esforços de reanimação prolongados (que podem englobar a circulação extracorpórea) podem ser necessários. Por isso, a succinilcolina não deve ser empregada para a anestesia rotineira e eletiva na intubação de crianças e adolescentes.

8 As crianças podem apresentar bradicardia profunda e parada do nó sinoatrial após a primeira dose de succinilcolina, se o pré-tratamento com a atropina não tiver sido realizado. Portanto, em crianças, a atropina (0,1 mg no mínimo), em geral, é administrada antes da succinilcolina. As indicações amplamente aceitas para succinilcolina via intravenosa em crianças incluem a indução em sequência rápida com "estômago cheio" e o laringoespasmo sem resposta à ventilação com pressão positiva. Quando o relaxamento muscular tiver que acontecer de forma rápida, antes do acesso intravenoso (p. ex., por meio de induções inalatórias em pacientes com estômago cheio), a succinilcolina (4-6 mg/kg) em conjunto com a atropina (0,02 mg/kg) podem ser administradas por via intramuscular. Alguns médicos defendem a administração intralingual (2 mg/kg na linha média) como uma via de emergência alternativa para a succinilcolina.

Muitos profissionais consideram o rocurônio (0,6 mg/kg via intravenosa) o fármaco mais adequado (quando um relaxante intravenoso é usado) para intubação de rotina em pacientes pediátricos, uma vez que ele apresenta o início de ação mais rápido entre os bloqueadores neuromusculares adespolarizantes (ver Capítulo 11). Muitos profissionais preferem a administração de doses mais altas de rocurônio (0,9-1,2 mg/kg) para a indução em sequência rápida, se uma duração prolongada (até 90 min) não for uma preocupação. O rocurônio é o único bloqueador neuromuscular adespolarizante que foi, de fato, pesquisado para a administração intramuscular (1,0-1,5 mg/kg), mas esse método demanda de 3 a 4 minutos para iniciar o efeito. O atracúrio ou o cisatracúrio podem ser opções mais adequadas para lactentes mais novos, sobretudo para procedimentos rápidos, uma vez que esses fármacos apresentam duração de curta a intermediária.

Assim como em adultos, o efeito dos relaxantes musculares deve ser monitorado com um estimulador de nervo periférico. A sensibilidade varia muito entre os pacientes. No passado, o bloqueio adespolarizante costumava ser revertido com neostigmina (0,03-0,07 mg/kg) ou edrofônio (0,5-1 mg/kg) em conjunto com um agente anticolinérgico (glicopirrolato, 0,01 mg/kg, ou atropina, 0,01-0,02 mg/kg). Atualmente, o sugamadex, um antagonista específico para o rocurônio e o vecurônio, é o agente de reversão mais utilizado para esses fármacos.

RISCO ANESTÉSICO PEDIÁTRICO

O Registro de Parada Cardíaca Perioperatória Pediátrico (POCA, do inglês *Pediatric Perioperative Cardiac Arrest Registry*) engloba relatos de milhões de anestesias pediátricas administradas desde 1994. Os registros de casos de crianças que sofreram parada cardíaca ou óbito durante ou após a recuperação da anestesia foram investigados quanto a qualquer possível relação com a anestesia. Cento e cinquenta paradas cardíacas de 289 apresentaram relação com a anestesia. Portanto, o risco de parada cardíaca em casos de anestesia pediátrica parece ser de aproximadamente 1,4 em 10.000. Trinta e três por cento dos pacientes que sofreram uma parada cardíaca foram classificados como estado físico 1 ou 2 da American Society of Anesthesiologists (ASA). Cinquenta e cinco por cento de todas as paradas cardíacas relacionadas à anestesia em crianças ocorreram com lactentes, sendo que os que tinham menos de 1 mês de vida apresentaram maior risco. Após a parada cardíaca, a mortalidade foi de 26%. Seis por cento tiveram lesão permanente, mas a maioria (68%) não sofreu nenhuma lesão ou teve apenas uma lesão temporária. A mortalidade foi de 4% em pacientes classificados como estado físico 1 e 2 da ASA em comparação com 37% com estado físico de 3 a 5 da ASA. Assim como em adultos, o risco elevado de mortalidade está associado ao estado físico 3 ou superior da ASA e à cirurgia de emergência.

A maioria das paradas cardíacas ocorreu durante a indução da anestesia; bradicardia, hipotensão e baixa SpO_2 costumam preceder a parada. A maioria das paradas cardíacas estava relacionada a fármacos (**Figura 42-2**). A depressão cardiovascular decorrente do halotano, isoladamente ou em combinação com outros fármacos, foi considerada responsável por dois terços de todas as paradas cardíacas relacionadas a fármacos. Outros 9% aconteceram em razão da injeção intravascular de anestésico local, em geral, após a aspiração negativa e antes da tentativa de injeção caudal. Os mecanismos cardiovasculares que poderiam ter contribuído para esses resultados, em geral, não tinham etiologia clara; em mais de 50% desses casos, o paciente apresentava alguma doença cardíaca congênita. Se um mecanismo cardiovascular fosse identificado, ele costumava estar relacionado à hemorragia, à transfusão ou à fluidoterapia inadequada ou imprópria. Esses estudos precisam ser replicados na atualidade, em que os protocolos são praticamente "livres de halotano" e as técnicas de anestesia regional (o os prováveis riscos associados) são mais conhecidas.

Em relação aos mecanismos respiratórios, as ocorrências mais frequentes foram laringoespasmo, obstrução das vias aéreas e intubação difícil (em ordem decrescente). Na maioria dos casos, o laringoespasmo ocorreu durante a indução. Quase todos os pacientes que sofreram parada cardíaca em associação com obstrução das vias aéreas ou com intubação difícil apresentavam pelo menos uma doença subjacente significativa.

As paradas cardíacas mais comuns relacionadas a equipamentos ocorreram durante a tentativa de cateterismo venoso central (p. ex., pneumotórax, hemotórax ou tamponamento cardíaco).

Nos últimos anos, cresceu o interesse científico e a preocupação pública sobre a toxicidade de agentes anestésicos para o cérebro de crianças e lactentes. Os resultados dos experimentos realizados em animais mostram-se constantemente preocupantes, mas os dados clínicos disponíveis atualmente não identificaram resultados adversos como os observados em animais. O progresso nessa área pode ser acompanhado no site *SmartTots* (www.smarttots.org), mantido pela Sociedade Internacional de Pesquisa em Anestesia (ver Capítulo 8).

As crianças apresentam maior risco de desenvolver hipertermia maligna em comparação com os adultos. Esse tema complexo e importante é abordado com detalhes no Capítulo 52.

TÉCNICAS ANESTÉSICAS PEDIÁTRICAS
Considerações pré-operatórias
A. Entrevista pré-operatória

Dependendo da idade, das experiências e da maturidade, as crianças apresentam graus variáveis de medo ao se depararem com a possibilidade de procedimentos que precisam de anestesia. Ao contrário dos adultos, que, em geral, estão mais preocupados com a possibilidade de lesão ou óbito, as crianças, quando verbalizam suas preocupações, mencionam o medo da dor e da separação dos pais. Folhetos e vídeos adequados para a idade ou visitas guiadas podem ajudar a preparar tanto as crianças quanto os pais. Quando houver tempo suficiente, pode-se desmistificar o processo de anestesia e cirurgia explicando, em termos adequados para a idade, o que está por vir. Por exemplo, o anestesiologista pode trazer uma máscara de anestesia para a criança brincar durante a entrevista e descrevê-la como algo que os astronautas usam. Em alguns hospitais, os pais estão autorizados a acompanhar a preparação pré-anestésica e a indução da anestesia. Isso desempenha sobretudo um papel tranquilizador para crianças submetidas a procedimentos recorrentes (p. ex., administração de quimioterapia intratecal). Infelizmente, cirurgias ambulatoriais e aquelas que acontecem no mesmo dia da admissão, aliadas a um cronograma apertado da sala de cirurgia, muitas vezes impedem que os pais e o paciente sejam tranquilizados de maneira adequada. Portanto, a pré-medicação (discutida a seguir) pode ser útil. Alguns hospitais pediátricos têm salas de preparo adjacentes às salas de cirurgia que possibilitam a presença dos pais e um ambiente mais tranquilo para as induções anestésicas.

B. Infecção recente do trato respiratório superior

As crianças costumam ser submetidas à cirurgia com sinais e sintomas – nariz escorrendo com febre, tosse ou dor de garganta – de uma infecção viral do trato respiratório superior (ITRS). Tentativas para diferenciar as causas da infecção, que vão desde rinorreia a causas alérgicas ou vasomotoras, devem ser feitas. Uma infecção viral entre 2 e 4 semanas antes da anestesia geral e da intubação endotraqueal tende a colocar criança em maior risco de complicações pulmonares perioperatórias, como sibilância (dez vezes), laringoespasmo (cinco vezes),

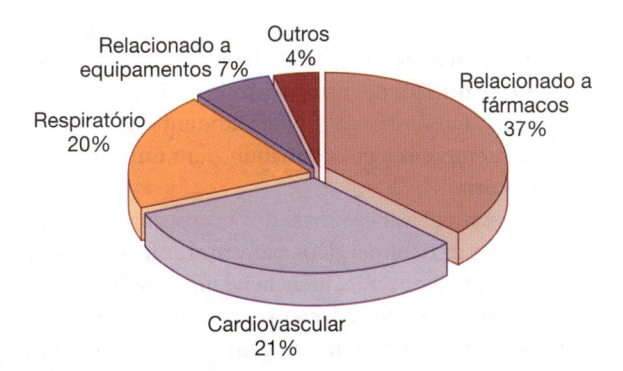

FIGURA 42-2 Mecanismos de parada cardíaca em pacientes pediátricos, com base em dados do POCA.

- Relacionado a equipamentos 7%
- Outros 4%
- Relacionado a fármacos 37%
- Respiratório 20%
- Cardiovascular 21%

hipoxemia e atelectasia. Isso acontece com maior frequência se a criança apresentar tosse intensa, febre alta ou história familiar de doença pulmonar reativa. Por outro lado, as crianças podem apresentar ITRS leves quase mensalmente. Agendar uma cirurgia para essas crianças torna-se quase impossível, uma vez que é difícil encontrar um momento em que elas não estejam com ITRS ou em recuperação. A decisão de anestesiar crianças com ITRS ainda é uma questão controversa e deve ser baseada na gravidade dos sintomas da ITRS, na urgência da cirurgia e na presença de outras doenças concomitantes. Quando a anestesia for administrada a uma criança com infecção respiratória, a pré-medicação com um anticolinérgico ou salbutamol inalado podem ser opções adequadas, evitando a intubação (se possível) e umidificando os gases inspirados. Pode ser necessário um tempo maior do que o habitual na sala de recuperação pós-anestésica.

C. Exames laboratoriais

Poucos exames laboratoriais pré-operatórios apresentam custo benefício interessante. Alguns hospitais pediátricos *não* exigem exames laboratoriais pré-operatórios em crianças *saudáveis* submetidas a procedimentos de *menor* porte. Obviamente, isso impacta na responsabilidade sobre o anestesiologista, cirurgião e pediatra para identificar corretamente os pacientes que precisam de exames pré-operatórios por razões específicas.

A maioria dos pacientes com sopros cardíacos assintomáticos não apresenta doença cardíaca significativa. Sopros inocentes podem ocorrer em mais de 30% das crianças normais. Eles costumam ser sopros sistólicos de ejeção que são mais bem identificados por meio da ausculta das bordas esternais superior ou inferior esquerdas, são suaves, curtos e não irradiam. Os sopros inocentes localizados na borda esternal superior esquerda costumam acontecer em função do fluxo pela valva do tronco pulmonar (ejeção pulmonar), enquanto aqueles na borda inferior esquerda, em geral, ocorrem em decorrência do fluxo do ventrículo esquerdo para a aorta (sopro vibratório de Still). O pediatra deve avaliar com cuidado os pacientes com um novo diagnóstico de sopro, sobretudo na infância. Uma consulta com um cardiologista pediátrico, uma ecocardiografia ou os dois devem ser feitos se o paciente apresentar sintomas (p. ex., alimentação deficiente, atraso no crescimento, fadiga facilmente). Sopros que são altos, "ásperos", holossistólicos, diastólicos ou que irradiam amplamente – ou pulsos que são intensos ou lentos em excesso – precisam ser avaliados e diagnosticados de maneira mais profunda.

D. Jejum pré-operatório

Como as crianças estão mais propensas à desidratação do que os adultos, a restrição hídrica no período pré-operatório sempre foi mais branda. No entanto, vários estudos identificaram pH gástrico baixo (< 2,5) e volumes residuais relativamente altos em pacientes pediátricos que são submetidos à cirurgia, o que sugere que as crianças apresentam maior risco de aspiração do que se pensava antigamente. A incidência de aspiração está por volta de 1 : 1.000. *Não há evidências de que o jejum prolongado diminua o risco de aspiração*. De fato, vários estudos demonstraram volumes residuais menores e pH gástrico mais alto em pacientes pediátricos que ingeriram líquidos claros algumas horas antes da indução (ver Capítulo 53). A diretriz sobre jejum pré-operatório estabelecida pela ASA especifica que lactentes podem ingerir leite materno até 4 horas antes da indução, e fórmula ou líquidos e uma refeição "leve" até 6 horas antes da indução. Líquidos claros podem ser oferecidos até 2 horas antes da indução. Essas recomendações são válidas para neonatos, lactentes e crianças saudáveis sem fatores de risco para redução de esvaziamento gástrico ou para aspiração. Para qualquer um desses casos, não há um número adequado de evidências clínicas que corroboram essas recomendações.

E. Pré-medicação

A pré-medicação sedativa, em geral, não é administrada para neonatos e lactentes doentes. Crianças que são propensas a apresentar ansiedade em razão da separação incontrolável podem receber um sedativo como o midazolam (0,3-0,5 mg/kg, máximo de 15 mg). A via oral costuma ser a melhor opção de administração, uma vez que é menos traumática do que uma injeção intramuscular, mas leva de 20 a 45 minutos para fazer efeito. Doses mais baixas de midazolam são empregadas em combinação com cetamina por via oral (4-6 mg/kg) em pacientes que estão internados. Para pacientes não cooperativos, o midazolam por via intramuscular (0,1-0,15 mg/kg, máximo de 10 mg) ou a cetamina (2-3 mg/kg) com a atropina (0,02 mg/kg) podem ser úteis. O midazolam por via retal (0,5-1 mg/kg, máximo de 20 mg) ou metoexital pela mesma via (25-30 mg/kg de solução a 10%) também podem ser administrados para esses casos enquanto a criança está nos braços dos pais. Alguns médicos administram dexmedetomidina (1-2 µg/kg) ou midazolam por via nasal como pré-medicação. A fentanila também pode ser administrada em formato de pirulito (Actiq, 5-15 µg/kg), mas os níveis de fentanila continuam aumentando durante o procedimento e podem contribuir para uma analgesia pós-operatória.

No passado, crianças mais novas costumavam receber fármacos anticolinérgicos para prevenir a bradicardia. A atropina reduz a incidência de hipotensão durante a indução em neonatos e lactentes com menos de 3 meses. Ela também pode evitar o acúmulo de secreções capazes de bloquear as vias aéreas mais estreitas e os tubos endotraqueais. As secreções podem ser particularmente problemáticas para crianças com infecções respiratórias ou que tenham recebido cetamina. A atropina pode ser administrada por via oral (0,05 mg/kg), por via intramuscular ou, às vezes, por via retal. Na prática atual, a maioria dos profissionais opta por administrar atropina por via intravenosa durante a indução.

Monitorização

Os requisitos de monitorização para lactentes e crianças costumam ser semelhantes aos de adultos, com algumas pequenas modificações. Os limites de alarme (p. ex., para frequência cardíaca) devem ser ajustados de maneira adequada. Eletrodos eletrocardiográficos menores podem ser úteis para evitar interferência no campo cirúrgico. Os manguitos para medida de pressão arterial devem ser de tamanho menor e posicionados de forma adequada. O uso de monitores de pressão arterial não invasivos é confiável para lactentes e crianças. Um estetoscópio precordial ou esofágico é uma forma com bom custo-benefício para monitorizar a frequência cardíaca, a qualidade dos sons cardíacos e a permeabilidade das vias aéreas. Às vezes, os monitores precisam ser fixados primeiro (ou fixados novamente) após a indução da anestesia em pacientes menos cooperativos.

A oximetria de pulso e a capnografia assumem um papel ainda mais importante em lactentes e crianças mais novas, porque a hipoxemia e a ventilação inadequada permanecem como causas comuns de morbidade e mortalidade no perioperatório. Em neonatos, o oxímetro de pulso deve ser colocado, de preferência, na mão direita ou na orelha para medir a saturação de oxigênio pré-ductal. Assim como em pacientes adultos, a análise do CO_2 expirado permite avaliar a adequação da ventilação, as alterações no débito cardíaco, a confirmação do posicionamento do tubo endotraqueal e o alerta precoce para hipertermia maligna. Os analisadores de fluxo (tipo *mainstream*), em geral, são menos precisos em pacientes com peso inferior a 10 kg. Mesmo com capnógrafos de aspiração (tipo *sidestream*), o CO_2 inspirado (basal) pode apresentar uma elevação falsa, e o CO_2 expirado (pico) pode estar com uma redução falsa. Medições erradas podem ser minimizadas por meio da colocação do local de amostragem o mais próximo possível da ponta distal do tubo endotraqueal, reduzindo o comprimento do tubo de amostragem e diminuindo as taxas de fluxo de amostragem dos gases (100-150 mL/min).

10 Pacientes pediátricos precisam ter a temperatura monitorada de maneira rigorosa em razão do maior risco de hipertermia maligna e da maior sensibilidade à hipotermia ou hipertermia no período intraoperatório. O risco de hipotermia pode ser reduzido se o ambiente da sala de cirurgia for mantido aquecido (26 °C ou mais), os gases inspirados forem aquecidos e umidificados, mantas e luzes de aquecimento forem utilizadas e todos os fluidos intravenosos e de irrigação forem aquecidos. Essas preocupações, embora sejam importantes para todos os pacientes, são essenciais para recém-nascidos. Deve-se tomar cuidado para evitar queimaduras acidentais e hipertermia relacionada a esforços excessivos de aquecimento.

Os monitores invasivos (p. ex., canulação arterial, cateterismo venoso central) exigem experiência e entendimento. As bolhas de ar devem ser removidas da tubulação de pressão, e volumes pequenos de irrigação devem ser usados para evitar embolia gasosa, heparinização não intencional ou sobrecarga hídrica. A artéria radial direita é frequentemente escolhida para canulação no neonato porque a localização pré-ductal dela mostra o conteúdo de oxigênio das artérias carótida e retiniana. Um cateter na artéria femoral pode ser uma alternativa adequada em neonatos muito pequenos. As artérias radiais esquerda ou as artérias no dorso do pé direito ou esquerdo são outras alternativas. Neonatos muito debilitados podem suportar um cateter na artéria umbilical. As abordagens jugular interna e subclávia são frequentemente utilizadas para acessos venosos centrais. A ultrassonografia deve ser utilizada durante a colocação de cateteres jugulares internos, proporcionando ainda informações úteis para a canulação arterial. O débito urinário é um indicador importante (mas não é sensível e nem específico) da adequação do volume intravascular e do débito cardíaco. Monitores não invasivos de volume sistólico apenas recentemente estão sendo testados em lactentes e crianças mais novas.

Neonatos prematuros ou com baixo peso para idade gestacional que receberam nutrição parenteral total ou cujas mães têm diabetes são propensos à hipoglicemia. Esses lactentes devem ter a glicose medida por meio do sangue periodicamente; níveis abaixo de 30 mg/dL no neonato, abaixo de 40 mg/dL em lactentes e abaixo de 60 mg/dL em crianças (e abaixo de 80 mg/dL em adultos) indicam hipoglicemia que precisa ser tratada imediatamente. A coleta de sangue para gasometrias arteriais, hemoglobina, potássio e concentração de cálcio ionizado pode ser valiosa em pacientes em estado grave submetidos a cirurgias de grande porte ou que receberam transfusões.

Indução

A anestesia geral costuma ser induzida por técnica intravenosa ou inalatória. A indução com cetamina por via intramuscular (5-10 mg/kg) é destinada para situações específicas, como aquelas que envolvem pacientes não cooperativos, principalmente crianças com alguma deficiência intelectual ou autismo. A indução intravenosa, em geral, ocorre quando o paciente é encaminhado à sala de cirurgia com um cateter intravenoso funcional ou que permite a canulação venosa mesmo estando consciente. A aplicação prévia do creme Emla® (*eutectic mixture of local anesthetic*) (ver Capítulo 16) pode tornar a canulação intravenosa menos dolorosa para o paciente e menos estressante para os pais e o anestesiologista. No entanto, esse creme não é uma solução ideal ou completa. Algumas crianças ficam ansiosas ao observar a agulha, sobretudo aquelas que têm história de várias punções de agulha, com ou sem Emla®. Além disso, pode ser difícil antecipar em qual extremidade a canulação intravenosa será bem-sucedida. Por fim, para ser eficaz, o creme Emla® deve permanecer em contato com a pele entre 30 a 60 minutos pelo menos. A intubação do paciente acordado ou desperto-sedado com anestesia tópica deve ser avaliada como uma alternativa para procedimentos de emergência em neonatos e lactentes mais novos quando estão em estado grave ou quando a via aérea pode ser difícil.

Indução intravenosa

A mesma sequência de indução empregada em adultos pode ser administrada em crianças: propofol (2-3 mg/kg) seguido de um relaxante muscular adespolarizante (p. ex., rocurônio, cisatracúrio, atracúrio) ou succinilcolina. Em geral, administra-se atropina antes da succinilcolina. As vantagens de uma técnica intravenosa incluem a disponibilidade de acesso intravenoso, caso fármacos de emergência precisem ser administrados, e a rapidez para a indução de crianças com risco de aspiração. Como alternativa (e muito comum na prática pediátrica), a intubação pode ser realizada após a combinação de propofol, lidocaína e um opioide, com ou sem um agente inalatório, evitando a necessidade de um agente paralisante. Por fim, agentes paralisantes não são necessários para a colocação de MLs, que costumam ser utilizadas em anestesia pediátrica.

Indução anestésica inalatória

A maioria das crianças não chega à sala de cirurgia com um acesso intravenoso colocado, e quase todas têm medo da picada da agulha. Felizmente, o sevoflurano pode deixar crianças mais novas inconscientes em questão de minutos. Isso é mais fácil em crianças que foram sedadas (normalmente com midazolam por via oral) antes de entrar na sala de cirurgia e que estão sonolentas o suficiente para serem anestesiadas sem presenciar o que aconteceu (*indução furtiva*). É possível também insuflar gases anestésicos pelo rosto, colocar uma gota de aromatizante dentro da máscara (p. ex., óleo de laranja) e permitir que a criança sente durante as primeiras fases da indução. Máscaras com contornos específicos minimizam o espaço morto (ver **Figura 19-11**).

Existem várias diferenças entre a anatomia de adultos e crianças que influenciam a ventilação sob máscara e a intubação. Equipamentos adequados para idade e tamanho devem ser utilizados (**Tabela 42-6**). Neonatos e a maioria dos lactentes mais novos são obrigatoriamente respiradores nasais e têm as vias nasais obstruídas facilmente. Cânulas orofaríngeas (Guedel) ajudam a deslocar uma língua maior; cânulas nasofaríngeas, tão úteis em adultos, podem traumatizar narinas pequenas ou adenoides proeminentes em crianças mais novas. A compressão dos tecidos moles submandibulares deve ser evitada durante a ventilação sob máscara para prevenir a obstrução das vias aéreas superiores.

Em geral, a criança pode ser estimulada a respirar uma mistura inodora de óxido nitroso (70%) e oxigênio (30%). Sevoflurano (ou halotano) pode ser adicionado à mistura de gases em incrementos de 0,5% após algumas respirações. Como discutido anteriormente, o sevoflurano é a opção mais adequada para a maioria das situações. O desflurano e o isoflurano devem ser evitados para indução anestésica inalatória porque são pungentes e estão

TABELA 42-6 Tamanho dos equipamentos para vias aéreas de crianças

	Prematuro (0 a 1 mês)	Neonato (0 a 1 mês)	Lactente (1 a 12 meses)	Criança (1 a 3 anos)	Criança (3 a 8 anos)	Criança (8 a 12 anos)
Peso (kg)	0,5 a 3	3 a 5	4 a 10	8 a 16	14 a 30	25 a 50
Tubo endotraqueal (ET)[1] (mm i.d.)	2,5 a 3	3 a 3,5	3,5 a 4	4 a 4,5	4,5 a 5,5	5,5 a 6 (c/ balonete)
Profundidade do TE (cm nos lábios)	6 a 9	9 a 10	10 a 12	12 a 14	14 a 16	16 a 18
Cânula de sucção (F)	6	6	8	8	10	12
Lâmina de laringoscópio	00	0	1	1,5	2	3
Tamanho da máscara	00	0	0	1	2	3
Cânula orofaríngea	000 a 00	00	0 (40 mm)	1 (50 mm)	2 (70 mm)	3 (80 mm)
Máscara laríngea (ML#)	–	1	1	2	2,5	3

[1]TE, tubo endotraqueal.

associados a maior ocorrência de tosse, apneia e laringoespasmo. Uma técnica de indução com uma respiração (às vezes duas) com sevoflurano (7-8% de sevoflurano em 60% de óxido nitroso) pode ser adotada para acelerar a indução em pacientes cooperativos. Após atingir uma profundidade anestésica adequada, um acesso intravenoso pode ser obtido, e o propofol em conjunto com um opioide (ou um relaxante muscular) podem ser administrados para facilitar a intubação. Os pacientes costumam passar por uma fase de agitação na qual qualquer estímulo pode induzir o laringoespasmo. A apneia voluntária deve ser distinguida do laringoespasmo. A administração constante de 10 cm de H_2O de pressão expiratória final positiva (PEEP, do inglês *positive end-expiratory pressure*) costuma melhorar o laringoespasmo.

Como alternativa, o anestesiologista pode aprofundar o nível da anestesia aumentando a concentração de anestésico inalatório e colocar uma ML ou intubar o paciente sob anestesia "profunda" com sevoflurano. Em razão da necessidade de maior profundidade anestésica para a intubação traqueal, o risco de depressão cardíaca, bradicardia ou laringoespasmo aumenta sem o acesso intravenoso, o que torna essa técnica menos adequada. A succinilcolina (4 mg/kg, não deve exceder 150 mg) e a atropina (0,02 mg/kg, não deve exceder 0,4 mg) via intramuscular devem estar disponíveis se ocorrer laringoespasmo ou bradicardia antes da obtenção de um acesso intravenoso.

A ventilação com pressão positiva durante a indução com máscara e antes da intubação pode, às vezes, causar distensão gástrica, com comprometimento da expansão pulmonar. A aspiração com tubo orogástrico ou nasogástrico irá descomprimir o estômago, mas deve ser feita sem traumatizar as delicadas membranas mucosas do paciente pediátrico.

Acesso intravenoso

A canulação intravenosa em lactentes pode ser um processo difícil, sobretudo para aqueles que passaram semanas em uma UTI neonatal e têm poucas veias intactas. Mesmo crianças saudáveis com 1 ano de idade podem representar um desafio em razão da grande quantidade de gordura subcutânea. A canulação venosa, em geral, torna-se mais fácil após os 2 anos de idade. A localização da veia safena no tornozelo não muda, e um profissional experiente costuma ser capaz de conseguir o acesso por ela, mesmo que a veia não esteja visível ou palpável. Uma transiluminação das mãos ou uma ultrassonografia muitas vezes revelam locais de canulação que estavam ocultos. Cateteres com agulha de calibre 24G são adequados para lactentes desde que transfusões de sangue não estejam previstas. Todas as bolhas de ar devem ser removidas do acesso intravenoso para reduzir o risco de embolia gasosa paradoxal em razão do forame oval patente oculto. Em casos de emergência onde não é possível obter um acesso intravenoso, os fluidos podem ser infundidos de maneira eficaz através de uma agulha de calibre 18G inserida nos seios medulares dentro do osso da tíbia. Essa infusão intraóssea pode ser usada para todos os medicamentos que costumam ser administrados por via intravenosa, com resultados bem semelhantes no que tange a rapidez (ver Capítulo 55), e é considerada parte dos protocolos de padrão de reanimação de trauma, de suporte avançado à vida cardiovascular (SAVC) e de suporte avançado de vida em pediatria (PALS, do inglês *pediatric advanced life support*) quando a obtenção do acesso intravenoso não é possível.

Intubação traqueal

O oxigênio a 100% deve ser administrado antes do período obrigatório de apneia durante a intubação. As decisões acerca de qual relaxante muscular deve ser escolhido já foram abordadas neste capítulo. Para intubações em lactentes ou neonatos acordados, uma pré-oxigenação adequada e uma insuflação contínua de oxigênio durante a laringoscopia podem ajudar a evitar a hipoxemia.

O occipício proeminente no lactente tende a colocar a cabeça em uma posição flexionada antes da intubação. Isso é facilmente corrigido por meio da elevação dos ombros com compressas e pela colocação da cabeça em uma almofada em formato de *donut* (coroa). Em crianças mais velhas, a proeminência do tecido tonsilar pode obstruir a visualização da laringe. Lâminas retas de laringoscópio ajudam na intubação da laringe anterior em neonatos, lactentes e crianças mais novas (ver **Tabela 42-6**). Tubos endotraqueais que passam pela glote ainda podem comprimir a cartilagem cricóidea, que é o ponto mais estreito das vias aéreas em crianças com menos de 5 anos. Forçar um tubo por meio da cartilagem cricóidea pode causar lesão na mucosa e resultar em edema, estridor, crupe e obstrução das vias aéreas no pós-operatório.

O diâmetro apropriado dentro do tubo endotraqueal pode ser estimado por uma fórmula com base na idade:

$$4 + Idade/4 = \text{Diâmetro do tubo (em mm)}$$

Por exemplo, uma criança de 4 anos precisaria de um tubo sem balonete de 5 mm. Essa fórmula, entretanto, serve apenas como um norte. Exceções incluem neonatos prematuros (tubo de 2,5-3 mm) e neonatos a termo (tubo de 3-3,5 mm). Como alternativa, o profissional precisa lembrar que um recém-nascido necessita de um tubo de 2,5 ou 3mm, e, uma criança de 5 anos, de um tubo de 5 mm. Identificar qual dos três tamanhos de tubo entre 3 e 5 mm é adequado para uma criança mais nova não deve ser uma tarefa difícil. Para crianças mais velhas, tubos pequenos com balonete (5-6 mm) podem ser usados, com ou sem o balonete inflado, para minimizar a necessidade de precisão no dimensionamento.

Tubos endotraqueais com 0,5 mm a mais ou a menos do que o que foi previsto devem estar imediatamente disponíveis no aparelho de anestesia. Antigamente, os tubos endotraqueais sem balonete eram recomendados para crianças de 5 anos ou menos na esperança de minimizar o risco de crupe pós-intubação. Atualmente, muitos anestesiologistas deixaram de usar tubos de 4,0 ou maiores sem balonete. O teste de vazamento minimiza a probabilidade de que um tubo muito largo tenha sido inserido. O tamanho correto do tubo e a inflação adequada do balonete são confirmados por meio da passagem fácil para a laringe e pela identificação de vazamento de gás a uma pressão de 15 a 25 cmH$_2$O. A ausência de vazamento indica um tubo muito grande ou um balonete superinflado que deve ser substituído ou desinflado para evitar um edema no pós-operatório, já um vazamento excessivo pode impedir a ventilação adequada e contaminar a sala de cirurgia com gases anestésicos. Como mencionado antes, muitos médicos usam um tubo com balonete de tamanho reduzido em pacientes mais novos com alto risco de aspiração; a inflação mínima do balonete pode parar qualquer vazamento de ar. Também há uma fórmula para estimar o comprimento endotraqueal:

12 + Idade/2 = Comprimento do tubo (em cm)

De novo, essa fórmula serve somente como uma orientação, e o resultado deve ser confirmado por ausculta e respaldo clínico. Para evitar uma intubação endobrônquica, a ponta do tubo endotraqueal deve passar apenas de 1 a 2 cm além da glote do lactente. Como alternativa, é possível avançar a ponta do tubo endotraqueal no brônquio principal direito e depois retirá-la até que os sons respiratórios estejam iguais nos dois lados torácicos.

Manutenção

A ventilação é quase sempre controlada durante a anestesia de neonatos e lactentes quando se usa um sistema convencional de circuito semifechado. Durante a ventilação espontânea, até mesmo a baixa resistência de um sistema circular pode se tornar um obstáculo significativo para um neonato doente. Válvulas unidirecionais, tubos respiratórios e absorvedores de dióxido de carbono representam a maior parte dessa resistência. Para pacientes com menos de 10 kg, alguns anestesiologistas preferem utilizar o sistema Mapleson D ou o sistema Bain em razão de terem baixa resistência e serem mais leves (ver Capítulo 3). No entanto, como a resistência do circuito respiratório é facilmente corrigida pela ventilação com pressão positiva, o sistema circular pode ser usado com segurança em pacientes de todas as idades se a ventilação for controlada. A monitorização da pressão das vias aéreas pode fornecer evidências precoces de obstrução em virtude de um tubo endotraqueal torcido ou do avanço acidental do tubo em um brônquio principal.

Muitos ventiladores de anestesia em aparelhos mais antigos são projetados para pacientes adultos e não podem fornecer de forma confiável os volumes correntes reduzidos e as taxas rápidas necessárias para neonatos e lactentes. A administração não intencional de volumes correntes grandes para uma criança mais nova pode gerar picos de pressão excessivos nas vias aéreas e causar barotrauma. A ventilação controlada por pressão, que faz parte de quase todos os ventiladores de anestesia mais recentes, deve ser utilizada em neonatos, lactentes e crianças mais novas. Volumes correntes reduzidos também podem ser fornecidos manualmente com maior facilidade por um balão respiratório de 1 L do que por um balão de 3 L para adultos. Para crianças com menos de 10 kg, volumes correntes adequados são obtidos com picos de pressões inspiratórias de 15 a 18 cmH$_2$O. Para crianças mais velhas, a ventilação controlada por volume pode ser empregada, e os volumes correntes podem ser ajustados para 6 a 8 mL/kg. Muitos espirômetros são menos precisos com volumes correntes mais baixos. Além disso, o gás perdido em circuitos respiratórios maiores e complacentes destinado aos adultos torna-se significativo em relação ao pequeno volume corrente de uma criança. Por esse motivo, os circuitos respiratórios pediátricos costumam ser menores, mais leves e menos complacentes. No entanto, deve-se enfatizar que o espaço morto adicionado pelo tubo e pelo sistema circular consiste apenas no volume do ramo distal do conector em Y e da porção do tubo endotraqueal que se estende além (proximal) das vias aéreas. Em outras palavras, o espaço morto não é alterado quando circuitos respiratórios pediátricos são utilizados em vez de um circuito respiratório adulto. Umidificadores condensadores ou unidades de troca de calor e umidade (HMEs, do inglês *heat and moisture exchangers*) podem adicionar um espaço morto considerável; dependendo do tamanho do paciente, eles não devem ser usados, ou um HME pediátrico de tamanho adequado deve ser adotado.

A anestesia pode ser mantida em pacientes pediátricos com os mesmos agentes utilizados em adultos. Alguns médicos optam pelo isoflurano após a indução com sevoflurano na esperança de reduzir a probabilidade de agitação ao despertar ou de *delirium* pós-operatório (ver discussão anterior). A administração de um opioide (p. ex., fentanila, 1-1,5 μg/kg) ou dexmedetomidina (0,5 μg/kg, administrado lentamente com monitoramento da frequência cardíaca) 15 a 20 minutos antes do final do procedimento pode reduzir a incidência de *delirium* e agitação ao despertar, caso o procedimento cirúrgico possa causar dor no pós-operatório. Embora a CAM seja maior em crianças do que em adultos (ver **Tabela 42-4**), os neonatos, em particular, estão suscetíveis aos efeitos cardíacos depressores dos anestésicos gerais e podem não tolerar as concentrações necessárias de agentes voláteis quando eles são empregados de maneira isolada para manter boas condições cirúrgicas.

Requisitos hídricos no perioperatório

11 A ingestão e a perda de fluidos em pacientes pediátricos mais jovens devem ser supervisionadas com atenção aos detalhes, uma vez que esses pacientes apresentam pouquíssima margem para erro. Uma bomba de infusão programável ou um equipo bureta com câmara graduada de microgotas são opções úteis para medidas precisas. Os fármacos podem ser aplicados utilizando-se seringas de baixo espaço morto para minimizar a administração desnecessária de fluidos. A sobrecarga hídrica é diagnosticada por veias proeminentes, pele avermelhada, aumento da pressão arterial, diminuição do sódio sérico e perda de dobras nas pálpebras superiores.

A fluidoterapia pode ser dividida em requisitos de manutenção, déficit e reposição.

A. Requisitos de fluidos de manutenção

Os requisitos de manutenção para pacientes pediátricos podem ser determinados pela "regra 4:2:1": 4 mL/kg/h para 10 kg, 2 mL/kg/h para outros 10 kg e 1 mL/kg/h para cada quilo restante. A escolha de fluidos de manutenção ainda é uma questão controversa. Uma solução glico-hipossódica como glicose a 5% + cloreto de sódio a 0,45% com 20 mEq/L de cloreto de potássio fornece glicose e eletrólitos adequados a essas taxas de infusão para manutenção. Uma solução de glicose a 5% + cloreto de sódio a 0,225% pode ser uma escolha mais propícia para neonatos em razão de terem capacidade limitada para lidar com cargas de sódio. Crianças com até 8 anos precisam de 6 mg/kg/min de glicose para manter a euglicemia (40-125 mg/dL); neonatos prematuros necessitam de 6 a 8 mg/kg/min. A euglicemia costuma ser mantida em crianças mais velhas e adultos por meio da glicogenólise e da gliconeogênese hepática, apesar da administração de soluções sem glicose. Tanto a hipoglicemia quanto a hiperglicemia não devem acontecer; no entanto, a produção hepática de glicose é muito variável durante cirurgias extensas e doenças mais graves. Portanto, as taxas de infusão de glicose durante cirurgias longas, especialmente em neonatos e lactentes, devem ser ajustadas com base nos níveis de glicemia.

B. Déficits

Além da infusão para manutenção, quaisquer déficits hídricos no pré-operatório devem ser repostos. Por exemplo, se um lactente de 5 kg não recebeu fluidos orais ou intravenosos por 4 horas antes da cirurgia, um déficit de 80 mL está acumulado (5 kg × 4 mL/kg/h × 4 h). Ao contrário dos adultos, os lactentes respondem à desidratação com diminuição da pressão arterial e sem aumento da frequência cardíaca. Déficits hídricos no pré-operatório costumam ser tratados com requisitos de manutenção horária em alíquotas de 50% na primeira hora e 25% na segunda e terceira horas. No exemplo mencionado anteriormente, um total de 60 mL seria administrado na primeira hora (80/2 + 20) e 40 mL na segunda e terceira horas (80/4 + 20). A administração em bólus de soluções fisiológicas com dextrose deve ser evitada para prevenir a hiperglicemia. Déficits hídricos no pré-operatório costumam ser repostos com solução cristaloide balanceada (p. ex., solução Ringer lactato) ou solução hipossódica de cloreto de sódio a 0,45%. A solução fisiológica tem a desvantagem de gerar acidose hiperclorêmica.

C. Requisitos de reposição

A reposição pode ser subdividida em perda de sangue e perda para o terceiro espaço.

1. Perda de sangue – O volume sanguíneo de neonatos prematuros (100 mL/kg), neonatos a termo (85-90 mL/kg) e lactentes (80 mL/kg) é proporcionalmente maior do que o de adultos (65-75 mL/kg). Um hematócrito inicial de 55% em um neonato a termo saudável cai de maneira gradual até 30% em um lactente de 3 meses antes de subir para 35% aos 6 meses. O tipo de hemoglobina (Hb) também sofre alterações durante esse período: de uma concentração de 75% de HbF (maior afinidade por oxigênio, PaO_2 reduzida, descarga tecidual ruim) no nascimento para quase 100% de HbA (menor afinidade por oxigênio, PaO_2 alta, descarga tecidual boa) aos 6 meses.

A perda de sangue costuma ser reposta com cristaloide sem glicose (p. ex., 3 mL de solução Ringer lactato para cada mililitro de sangue perdido) ou soluções coloides (p. ex., 1 mL de albumina a 5% para cada mililitro de sangue perdido) até que o hematócrito do paciente atinja um limite inferior predeterminado. Nos últimos anos, tem-se evitado a administração excessiva de fluidos; portanto, a perda de sangue, agora, em geral, é reposta por coloides (p. ex., albumina) ou concentrado de hemácias. Em neonatos prematuros e doentes, o hematócrito alvo (para transfusão) pode atingir 40%, enquanto em crianças mais velhas e saudáveis, um hematócrito de 20 a 26% é geralmente bem tolerado. Em razão do volume intravascular pequeno, neonatos e lactentes têm risco maior de distúrbios eletrolíticos (p. ex., hiperglicemia, hipercalemia, hipocalcemia) que podem ocorrer durante a transfusão sanguínea rápida. A dose das transfusões de concentrados de hemácias é discutida no Capítulo 51. Plaquetas e plasma fresco congelado, de 10 a 15 mL/kg, devem ser administrados quando a perda sanguínea exceder de um a dois volumes sanguíneos. A prática recente, principalmente para a perda de sangue por trauma, favorece a administração "precoce" de plasma e plaquetas como parte de um protocolo de transfusão maciça. Uma unidade de plaquetas a cada 10 quilos aumenta a contagem de plaquetas em cerca de 50.000/µL. A dose pediátrica de crioprecipitado é de uma unidade a cada 10 quilos.

2. Perda para o "terceiro espaço" – Essas perdas são impossíveis de medir e devem ser estimadas pela extensão do procedimento cirúrgico. Nos últimos anos, alguns pesquisadores questionaram a existência do terceiro espaço, outros afirmaram que o terceiro espaço existe como consequência da administração excessiva de fluidos.

Uma diretriz de administração de fluidos bastante comum é de 0 a 2 mL/kg/h para cirurgias com certo trauma (p. ex., correção de estrabismo, em que não deve haver perda para o terceiro espaço) e de 6 a 10 mL/kg/h para procedimentos cirúrgicos traumáticos (p. ex., abscesso abdominal). A perda para o terceiro espaço é geralmente reposta pela solução Ringer lactato (ver Capítulo 49). É certo dizer que todas as questões relacionadas ao terceiro espaço sempre foram muito controversas.

Anestesia e analgesia regional

O principal emprego das técnicas regionais em anestesia pediátrica compreende a complementação e redução das necessidades anestésicas gerais e a possibilidade de oferecer um alívio mais adequado da dor no pós-operatório. Os bloqueios variam em complexidade, desde bloqueios de nervos periféricos relativamente simples (p. ex., bloqueio peniano, bloqueio ilioinguinal) até bloqueios do plexo braquial, do nervo isquiático, do nervo femoral e do plano transverso do abdome (*TAP block*, do inglês *transversus abdominis plane block*), chegando aos grandes bloqueios condutivos (p. ex., técnicas espinais ou epidurais). Os bloqueios regionais em crianças (como em adultos) costumam ser otimizados por orientação de ultrassom e, com menor frequência, por estimulação de nervos.

Os bloqueios caudais mostram-se úteis após vários tipos de cirurgias, como circuncisão, herniorrafia inguinal, reparo de hipospádia, cirurgia anal, reparo de pé torto e outros procedimentos infraumbilicais. As contraindicações incluem infecção ao redor do hiato sacral, coagulopatia ou anomalias anatômicas. Em geral, o paciente é levemente anestesiado ou sedado e colocado em decúbito lateral.

Para a anestesia caudal em pacientes pediátricos, uma agulha com bisel curto de calibre 22G pode ser utilizada. Se a técnica de perda de resistência for empregada, a seringa de vidro deve ser preenchida com solução fisiológica, não com ar, em razão da possível associação deste último com casos de embolia gasosa. Após o "clique" característico que indica a penetração da membrana sacrococcígea, o ângulo de abordagem da agulha é reduzido e a agulha avança apenas alguns milímetros a mais para evitar a entrada no saco dural ou no corpo anterior do sacro. A aspiração é empregada para verificar a presença de sangue ou líquido cerebrospinal; assim, o anestésico local pode ser injetado lentamente; se a dose teste de 2 mL de anestésico local com epinefrina (1:200.000) não produzir taquicardia, a posição intravascular da ponta da agulha pode ser descartada.

Muitos agentes anestésicos são utilizados para anestesia caudal em pacientes pediátricos, sendo 0,125 a 0,25% de bupivacaína ou 0,2% de ropivacaína os mais comuns. A ropivacaína parece apresentar menos toxicidade cardíaca do que a bupivacaína quando comparada miligrama por miligrama. O acréscimo de epinefrina às soluções caudais tende a aumentar o grau de bloqueio motor. A clonidina, de maneira isolada ou combinada com anestésicos locais, também é amplamente utilizada. A morfina (25 µg/kg) ou hidromorfona (6 µg/kg) podem ser adicionadas à solução de anestésico local para prolongar a analgesia pós-operatória em pacientes internados, mas aumentam o risco de depressão respiratória pós-operatória tardia. O volume de anestésico local que será empregado depende do nível de bloqueio desejado, variando de 0,5 mL/kg para um bloqueio sacral a 1,25 mL/kg para um bloqueio hemitorácico. As injeções de administração única duram, em geral, de 4 a 12 horas. A colocação de cateteres caudais de calibre 20G com infusão contínua de anestésico local (p. ex., 0,125% de bupivacaína ou 0,1% de ropivacaína a 0,2-0,4 mg/kg/h) ou de um opioide (p. ex., fentanila, 2 µg/mL a 0,6 µg/kg/h) gera anestesia prolongada e analgesia pós-operatória. As complicações são raras, mas envolvem toxicidade por anestésico local em virtude do aumento das concentrações no sangue (p. ex., convulsões, hipotensão, arritmias), bloqueio espinal e depressão respiratória. A retenção urinária não é um problema após a anestesia caudal de dose única.

Os cateteres epidurais lombar e torácico podem ser inseridos em crianças anestesiadas por meio da técnica padrão de perda de resistência e da abordagem mediana ou paramediana. Em crianças mais novas, cateteres epidurais caudais foram inseridos em uma posição torácica com a ponta localizada por radiografia.

Os *TAP-blocks*, em geral, costumam ser empregados para analgesia após cirurgia de hérnia. Bloqueios bilaterais podem ser empregados para analgesia pós-operatória eficaz depois de cirurgia abdominal com uma incisão da linha média inferior. Bloqueios da bainha do músculo reto podem ser empregados para uma incisão da linha média no abdome superior.

A anestesia espinal é utilizada em alguns hospitais para procedimentos infraumbilicais em neonatos e lactentes. Em geral, os lactentes e as crianças apresentam hipotensão mínima em função da simpatectomia. O acesso intravenoso pode ser estabelecido (de preferência no pé) após a administração da anestesia espinal. Essa técnica é cada vez mais utilizada em neonatos e lactentes à medida que o potencial risco de neurotoxicidade da anestesia geral tem recebido maior atenção.

Muitas crianças não toleram a aplicação de bloqueios de nervos ou cateteres de bloqueios de nervos enquanto estão acordadas; no entanto, a maioria das técnicas de bloqueio periférico pode ser empregada, com segurança, em crianças anestesiadas. Quando a cirurgia for realizada em um membro superior, os procedimentos do plexo braquial que podem ser feitos de maneira mais fácil por meio da orientação por ultrassom, sobretudo os bloqueios axilar, supraclavicular e infraclavicular, são recomendados. O bloqueio interescalênico deve ser realizado em pacientes anestesiados somente por profissionais com experiência e habilidade em orientação por ultrassom e apenas para procedimentos em que outras técnicas de bloqueio sejam menos eficazes (p. ex., procedimentos no ombro) em razão da ocorrência rara de injeções intramedulares acidentais quando os bloqueios interescalênicos são realizados em adultos anestesiados. Bloqueios femorais de dose única e contínuos do canal dos adutores e do nervo isquiático são realizados, de maneira fácil, em crianças com orientação por ultrassom. Este último pode ser feito por meio de uma abordagem glútea ou poplítea.

Uma ampla variedade de outros bloqueios de nervos terminais (p. ex., nervo digital, nervo mediano, nervo occipital etc.) são realizados em crianças, sem dificuldade, para reduzir a dor pós-operatória.

Sedação para procedimentos dentro e fora da sala de cirurgia

A sedação é frequentemente solicitada para pacientes pediátricos dentro e fora da sala de cirurgia, incluindo procedimentos não cirúrgicos. Cooperação e imobilidade podem ser essenciais para alguns exames de imagem, broncoscopia, endoscopia gastrintestinal, cateterismo cardíaco, trocas de curativos e procedimentos menores (p. ex., engessamento e aspiração de medula óssea). Os requisitos variam de acordo com o paciente e o procedimento, desde ansiólise (sedação mínima) até sedação consciente (sedação e analgesia moderadas), sedação/analgesia profundas e, por fim, anestesia geral. Os anestesiologistas continuam sendo os responsáveis por esses padrões, independentemente da sedação ser moderada ou profunda ou de ser anestesia geral ou não. Isso inclui preparação pré-cirúrgica (p. ex., jejum), avaliação, monitorização e cuidados pós-operatórios. Obstrução das vias aéreas e hipoventilação são os problemas mais comuns associados à sedação moderada ou profunda. Depressão cardiovascular é um risco relacionado à sedação profunda ou à anestesia geral.

A Tabela 42-3 apresenta as doses indicadas para fármacos sedativos-hipnóticos. No passado, um dos sedativos utilizados com maior frequência por profissionais que não eram da área de anestesiologia era o hidrato de cloral, de 25 a 100 mg/kg por via oral ou retal. Ele tem um início de ação lento de até 60 minutos e uma meia-vida longa (8-11 h) que resulta em sonolência prolongada. O hidrato de cloral é uma escolha inadequada porque pode gerar arritmias cardíacas quando doses maiores são empregadas para garantir a sedação moderada. O midazolam, 0,5 mg/kg por via oral ou 0,1 a 0,15 mg/kg por via intravenosa, é particularmente útil porque os efeitos dele podem ser imediatamente revertidos com o flumazenil. As doses devem ser reduzidas sempre que mais de um agente for utilizado em razão do potencial sinérgico de depressão respiratória e cardiovascular.

O propofol é, com certeza, o fármaco sedativo-hipnótico mais útil, embora ele não seja aprovado para sedação de pacientes que estão em UTIs pediátricas e nem pode ser administrado por pessoas que não tenham treinamento para administração de anestesia geral. Fora dos Estados Unidos, o propofol é administrado, com frequência, por meio do Diprifusor, uma bomba de infusão controlada que mantém uma concentração constante no sítio efetor. O oxigênio suplementar e a monitorização rigorosa das vias aéreas, da ventilação e de outros sinais vitais é obrigatória (assim como acontece com outros fármacos). Uma ML costuma ser bem tolerada se doses mais altas de propofol forem utilizadas.

Para exames de imagem, a dexmedetomidina intranasal também pode ser adequada, principalmente em lactentes que não têm ou não precisam de acesso intravenoso.

Despertar e recuperação

Os pacientes pediátricos costumam ser vulneráveis a duas complicações pós-anestésicas comuns: laringoespasmo e crupe pós-intubação. Assim como em pacientes adultos, a dor pós-operatória demanda cuidado e atenção. A prática de anestesia pediátrica varia muito, sobretudo em relação à extubação após uma anestesia geral. Em alguns hospitais pediátricos, todas as crianças que serão extubadas após uma anestesia geral são encaminhadas à unidade de recuperação pós-anestésica ainda com o tubo ou a ML. Depois, elas serão extubadas por um profissional da unidade de recuperação quando os critérios predefinidos forem alcançados. Em outros hospitais, quase todas as crianças são extubadas na sala de cirurgia antes de serem encaminhadas à unidade de recuperação pós-anestésica. Nos dois protocolos, altos índices de qualidade e segurança são observados.

A. Laringoespasmo

O laringoespasmo é uma contração involuntária e intensa da musculatura laríngea causada pela estimulação do nervo laríngeo superior (ver Capítulo 19). Pode ocorrer durante a indução, o despertar ou entre esses momentos, mesmo que um tubo endotraqueal não esteja sendo utilizado. Em tese, o laringoespasmo também pode ocorrer quando um tubo está inserido, mas esse acontecimento pode passar despercebido. O laringoespasmo ocorre com maior frequência em pacientes pediátricos mais novos (quase um caso em cinquenta anestesias) do que em pacientes adultos, sendo ainda mais frequente em lactentes de 1 a 3 meses de idade. O laringoespasmo, em geral, pode ser evitado, quando a extubação é feita com o paciente acordado (abrindo os olhos) ou profundamente anestesiado (respirando de maneira espontânea, mas sem engolir ou tossir); as duas técnicas estão previstas na literatura, e, apesar de opiniões contundentes, não há evidências suficientes para comprovar qual é a melhor abordagem. No entanto, sabe-se que a extubação durante o período entre esses extremos é mais perigosa. Infecção respiratória recente ou exposição passiva ao tabagismo predispõe crianças ao laringoespasmo quando despertam da anestesia. O tratamento do laringoespasmo inclui ventilação com pressão positiva suave, tração da mandíbula, aprofundamento da anestesia com propofol por via intravenosa, lidocaína por via intravenosa (1-1,5 mg/kg) ou paralisia com succinilcolina por via intravenosa (0,5-1 mg/kg) ou rocurônio (0,4 mg/kg) e ventilação controlada. A succinilcolina por via intramuscular (4-6 mg/kg) com atropina ainda é uma alternativa possível em pacientes sem acesso intravenoso e nos quais as medidas conservadoras falharam. O laringoespasmo, em geral, é um evento que ocorre imediatamente após a cirurgia, mas ele pode ocorrer na sala de recuperação à medida que o paciente desperta e se engasga com secreções faríngeas. Por esse motivo, pacientes pediátricos sonolentos em recuperação devem ser posicionados em decúbito lateral para que as secreções orais acumuladas sejam drenadas longe das pregas vocais. Quando o paciente começa a recuperar a consciência, ter os pais por perto pode minimizar a ansiedade da criança.

B. Crupe pós-intubação

O crupe ocorre em função de edema glótico ou traqueal. Como a parte mais estreita da via aérea pediátrica é a cartilagem cricóidea, essa é a área mais suscetível. A ocorrência de crupe é menos frequente quando tubos endotraqueais de tamanho adequado são utilizados, os quais devem ser pequenos o suficiente para permitir um leve vazamento de gás a uma pressão entre 10 e 25 cmH_2O. O crupe pós-intubação está associado à primeira infância (1-4 anos de idade), às várias tentativas de intubação, aos tubos endotraqueais muito grandes, à cirurgia prolongada, aos procedimentos de cabeça e pescoço e à movimentação excessiva do tubo (p. ex., tossir com o tubo fixado, mover a cabeça do paciente). A dexametasona por via intravenosa (0,25-0,5 mg/kg) pode evitar a formação de edema, e a inalação de epinefrina racêmica por meio de nebulização (0,25-0,5 mL de uma solução a 2,25% em 2,5 mL de solução fisiológica) tende a ser um tratamento eficaz. Embora o crupe pós-intubação ocorra mais tarde do que o laringoespasmo, quase sempre se manifesta dentro de 3 horas após a extubação.

C. Manejo da dor pós-operatória

A dor em pacientes pediátricos tem sido abordada com mais atenção nos últimos anos, e, ao longo desse tempo, o uso de técnicas anestésicas e analgésicas regionais (como já detalhado neste capítulo) aumentou significativamente. Opioides parenterais utilizados com maior frequência são a fentanila (1-2 µg/kg), a morfina (0,05-0,1 mg/kg) e a hidromorfona (15 µg/kg). Uma técnica multimodal que administra o cetorolaco (0,5-0,75 mg/kg) e a dexmedetomidina por via intravenosa reduz a necessidade de opioides. O paracetamol por via oral, retal ou intravenosa também diminui a necessidade de opioides e pode ser um substituto para o cetorolaco.

A analgesia controlada pelo paciente (ver Capítulo 48) também pode ser empregada com sucesso em pacientes com 5 anos ou mais, dependendo da maturidade e da preparação pré-operatória. Os opioides utilizados com maior frequência incluem a morfina e a hidromorfona. Com um intervalo de bloqueio de 10 minutos, a dose intervalar recomendada é de 20 µg/kg de morfina ou de 5 µg/kg de hidromorfona. Assim como em adultos, infusões contínuas aumentam o risco de depressão respiratória; as doses mais utilizadas para a infusão contínua são de morfina, 0 a 12 µg/kg/h, ou de hidromorfona, 0-3 µg/kg/h. A via subcutânea pode ser usada para a morfina. A analgesia controlada por enfermeiros e pelos pais continua sendo uma técnica controversa, mas muito utilizada para o controle da dor em crianças.

Assim como em adultos, infusões epidurais para analgesia pós-operatória geralmente incluem um anestésico local combinado com um opioide. A bupivacaína, 0,1 a 0,125%, ou a ropivacaína, 0,1 a 0,2%, são frequentemente combinadas com fentanila, 2 a 2,5 µg/mL (ou concentrações equivalentes de morfina ou hidromorfona). As recomendações acerca das taxas de infusão dependem do tamanho do paciente, da concentração final do fármaco e da localização do cateter epidural e podem variar de 0,1 a 0,4 mL/kg/h. As infusões de anestésico local também podem ser empregadas com técnicas de bloqueio nervoso contínuo, mas isso ocorre com maior frequência em adultos.

Considerações anestésicas em condições pediátricas específicas

PREMATURIDADE

Fisiopatologia

A *prematuridade* é definida como o nascimento antes de 37 semanas de gestação. Isso é diferente do conceito de *pequeno para a idade gestacional*, que descreve um recém-nascido (a termo ou prematuro) cujo peso calculado para a idade é inferior ao quinto percentil. Os vários problemas médicos dos neonatos prematuros, em geral, ocorrem em função da imaturidade dos principais sistemas orgânicos ou da asfixia intrauterina. Complicações pulmonares incluem a doença da membrana hialina, os episódios de apneia e a displasia broncopulmonar. A terapia com o surfactante pulmonar exógeno mostra ser um tratamento eficaz para a síndrome do desconforto respiratório em recém-nascidos prematuros. O ducto arterioso patente leva a um *shunt* e pode ocasionar edema pulmonar e insuficiência cardíaca congestiva. A hipóxia ou o choque persistente podem resultar em isquemia intestinal e enterocolite necrosante. A prematuridade aumenta a suscetibilidade a infecções, hipotermia, hemorragia intracraniana e icterícia. Os neonatos prematuros também apresentam uma maior incidência de anomalias congênitas.

Considerações anestésicas

O tamanho pequeno (em geral < 1.000 g) e a condição médica frágil dos recém-nascidos prematuros exigem atenção especial em relação ao controle das vias aéreas, ao manejo de fluidos e à regulação da temperatura. O problema da *retinopatia da prematuridade*, uma proliferação fibrovascular que recobre a retina e que pode levar a uma perda visual progressiva, deve ser avaliado com cautela. Evidências recentes sugerem que os níveis de oxigênio flutuantes podem causar mais danos do que o aumento na tensão do oxigênio. Além disso, outros fatores com risco significativo, como desconforto respiratório, apneia, ventilação mecânica, hipóxia, hipercapnia, acidose, doença cardíaca, bradicardia, infecção, nutrição parenteral, anemia e várias transfusões sanguíneas, devem ser considerados. No entanto, a oxigenação deve ser monitorizada de maneira contínua (em geral, com oximetria de pulso), com atenção especial aos bebês com menos de 44 semanas pós-concepção. A PaO_2 normal é de 60 a 80 mmHg em neonatos. As concentrações excessivas de oxigênio inspirado podem ser evitadas quando o oxigênio é misturado com o ar. Tensões excessivas de oxigênio inspirado também podem predispor esses pacientes à doença pulmonar crônica.

Neonatos prematuros apresentam requisitos anestésicos reduzidos. Anestésicos à base de opioides costumam ser mais adequados do que as técnicas com base em anestésicos voláteis puros, já que estes últimos tendem a causar depressão miocárdica.

Recém-nascidos prematuros com idade inferior a 50 (alguns especialistas diriam 60) semanas pós-concepção no momento da cirurgia estão mais suscetíveis a episódios de apneia obstrutiva e central no pós-operatório por até 24 horas. Com certeza, até mesmo recém-nascidos a termo podem sofrer com episódios de apneia após a anestesia geral, embora sejam raros. **Os fatores de risco para apneia pós-anestésica incluem baixa idade gestacional ao nascimento, anemia (< 30%), hipotermia, sepse e anormalidades neurológicas.** O risco de apneia pós-anestésica pode ser reduzido pela administração por via intravenosa de cafeína (10 mg/kg) ou aminofilina.

Portanto, procedimentos eletivos (sobretudo ambulatoriais) devem ser adiados até que o bebê prematuro atinja a idade de pelo menos 50 semanas pós-concepção. Para bebês com histórico de episódios de apneia ou displasia broncopulmonar, a recomendação é um intervalo de 6 meses sem sintomas. Se a cirurgia precisar ser realizada antes disso, a monitorização com oximetria de pulso ao longo de 12 a 24 horas após a cirurgia é obrigatória para bebês com menos de 50 semanas pós-concepção; bebês entre 50 e 60 semanas de concepção devem ser observados rigorosamente na unidade de recuperação pós-anestesia por pelo menos 2 horas.

Recém-nascidos prematuros e doentes frequentemente recebem várias transfusões de sangue durante o período que permanecem na UTI neonatal. O estado imunocomprometido os torna predispostos à infecção por citomegalovírus após as transfusões. Medidas preventivas envolvem fazer as transfusões apenas com hemácias com redução de leucócitos.

MÁ ROTAÇÃO INTESTINAL E VOLVO

Fisiopatologia

A má rotação dos intestinos é uma anormalidade de desenvolvimento que resulta na rotação anormal espontânea do intestino médio ao redor do mesentério (artéria mesentérica superior). A incidência de má rotação é estimada em cerca de 1:500 nascimentos vivos. A maioria dos pacientes com má rotação do intestino médio tem, na infância, sintomas de obstrução intestinal. O enrolamento do duodeno com o cólon ascendente pode resultar em obstrução duodenal completa ou parcial. A complicação mais grave da má rotação, um volvo do intestino delgado, pode comprometer rapidamente o suprimento sanguíneo intestinal levando ao infarto. O volvo do intestino delgado é uma emergência cirúrgica que ocorre com mais frequência na infância, sendo que até um terço dos casos ocorre na primeira semana de vida. A taxa de mortalidade é alta (até 25%). Os sintomas mais comuns são vômito bilioso, distensão abdominal progressiva e sensibilidade, acidose metabólica e instabilidade hemodinâmica. Diarreia com sangue pode indicar infarto intestinal. O exame de imagem gastrintestinal superior confirma o diagnóstico.

Considerações anestésicas

A cirurgia é o único tratamento definitivo para a má rotação e o volvo do intestino delgado. Se houver uma obstrução, sem a ocorrência clara do volvo, a preparação pré-operatória pode envolver a estabilização de quaisquer condições coexistentes, a inserção de uma sonda nasogástrica (ou orogástrica) para descomprimir o estômago, o uso de antibióticos de amplo espectro e a reposição de fluidos e eletrólitos antes do deslocamento imediato para a sala de cirurgia.

Esses pacientes apresentam risco elevado de aspiração pulmonar. Dependendo do tamanho do paciente, a indução em sequência rápida (ou intubação consciente) deve ser adotada. Os pacientes com volvo, em geral, são hipovolêmicos e acidóticos e podem estar propensos à hipotensão. A ventilação pós-operatória costuma ser necessária, o que torna a anestesia à base de opioides uma opção adequada. A reanimação com fluidos, provavelmente com hemocomponentes e correção da acidose, em geral, tem que ser feita. Os acessos arterial e venoso central podem ser úteis. O tratamento cirúrgico envolve a redução do volvo, a liberação da obstrução e o ressecamento de qualquer alça intestinal que esteja claramente necrótica. O edema intestinal pode complicar o fechamento abdominal e gerar uma síndrome compartimental abdominal, que pode prejudicar a ventilação, dificultar o retorno venoso e causar lesão renal aguda; o atraso no fechamento da fáscia pode ser necessário. Uma laparotomia de "*second look*" pode ter que ser realizada entre 24 a 48 horas depois para garantir a viabilidade do intestino remanescente e fechar o abdome.

HÉRNIA DIAFRAGMÁTICA CONGÊNITA

Fisiopatologia

Durante o desenvolvimento fetal, o intestino pode formar uma hérnia em direção ao tórax por meio de um dos três defeitos diafragmáticos: os forames posterolaterais esquerdo ou direito de Bochdalek ou o forame anterior de Morgagni. A incidência observada de hérnia diafragmática é de 1 para 3.000 a 5.000 nascidos vivos. A hérnia formada no lado esquerdo é o tipo mais comum (90%). Os sinais característicos da **hérnia diafragmática** são hipoxemia, abdome escavado e evidência de intestino no tórax por ausculta ou exame de imagem. A hérnia diafragmática congênita muitas vezes é diagnosticada no pré-natal durante um exame de ultrassom de rotina. Uma redução nos alvéolos e bronquíolos (hipoplasia pulmonar) e a má rotação dos intestinos estão quase sempre presentes. O pulmão ipsilateral deve estar particularmente comprometido, e o intestino que formou a hérnia pode comprimir e atrasar a maturação dos dois pulmões. A hérnia diafragmática, frequentemente acompanhada por hipertensão pulmonar acentuada, está associada a uma mortalidade de 40 a 50%. O comprometimento cardiopulmonar ocorre principalmente em função da hipoplasia pulmonar e hipertensão pulmonar, em vez do efeito de massa das vísceras com hérnia.

O tratamento é direcionado à estabilização imediata com sedação, paralisia e hiperventilação moderada. A ventilação com pressão limitada é adotada. Alguns hospitais utilizam a hipercapnia permissiva ($PaCO_2$ pós-ductal < 65 mmHg) e aceitam uma hipoxemia leve (SpO_2 pré-ductal > 85%) na tentativa de reduzir o barotrauma pulmonar. A ventilação oscilatória de alta frequência (VOAF) pode melhorar a ventilação e a oxigenação com menos barotrauma. A inalação do óxido nítrico pode ser feita para reduzir as pressões da artéria pulmonar, mas não parece melhorar as chances de sobrevida. Se a hipertensão pulmonar estabilizar e houver pouco *shunt* direita-esquerda, a reparação cirúrgica precoce pode ser realizada. Caso contrário, a oxigenação por membrana extracorpórea (ECMO, do inglês *extracorporeal membrane oxygenation*) venoarterial pode ser utilizada. O tratamento pela cirurgia intrauterina, no pré-natal, não melhorou os resultados finais.

Considerações anestésicas

A distensão gástrica deve ser minimizada pela colocação de uma sonda nasogástrica e pela prevenção de altos níveis de ventilação com pressão positiva. O neonato é pré-oxigenado e costuma ser intubado sem o auxílio de relaxantes musculares. A anestesia é mantida com baixas concentrações de agentes voláteis ou opioides, relaxantes musculares e ar enriquecido com oxigênio. A hipóxia e a expansão de ar no intestino contraindicam o uso de óxido nitroso. Se for possível, as pressões inspiratórias máximas da via aérea devem ser inferiores a 30 cmH_2O. **Uma queda súbita na complacência pulmonar, na pressão arterial ou na oxigenação pode sinalizar a ocorrência de um pneumotórax contralateral (em geral do lado direito) e justificar a colocação de um dreno de tórax.** As gasometrias arteriais são monitoradas por amostragem de uma artéria pré-ductal, se um cateter de artéria umbilical ainda não tiver sido colocado. A reparação cirúrgica é realizada através de uma incisão subcostal do lado afetado; o intestino é reduzido na cavidade abdominal, e o diafragma é fechado. Tentativas agressivas de expansão do pulmão ipsilateral após a descompressão cirúrgica são prejudiciais. A extensão da hipoplasia pulmonar e a presença de outros defeitos congênitos determinam o prognóstico.

FÍSTULA TRAQUEOESOFÁGICA

Fisiopatologia

Existem vários tipos de fístulas traqueoesofágicas (**Figura 42-3**). A mais comum (tipo IIIB) é a combinação de um esôfago superior que termina em uma bolsa cega e um esôfago inferior que se conecta à traqueia. A respiração resulta em distensão gástrica, enquanto a alimentação leva

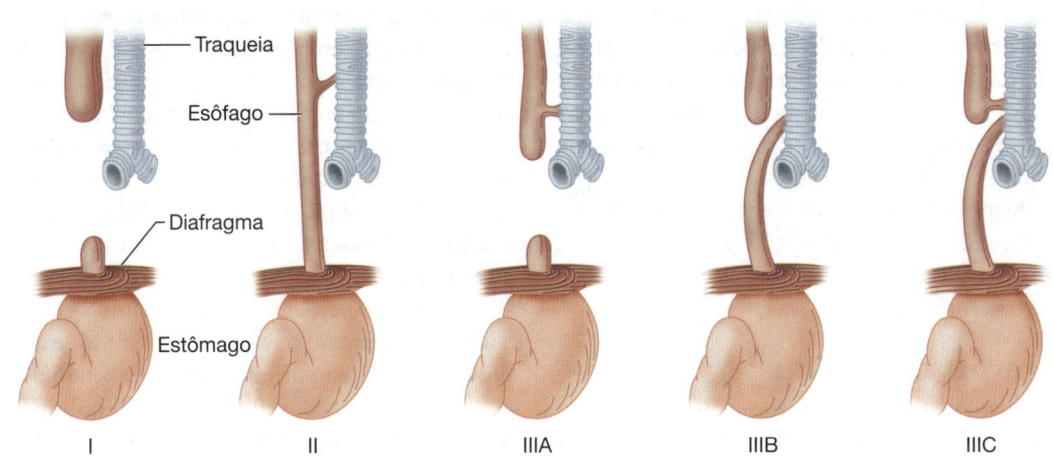

FIGURA 42-3 Dos cinco tipos de fístula traqueoesofágica, o tipo IIIB representa 90% dos casos.

à asfixia, tosse e cianose. A suspeita do diagnóstico surge quando há falha na tentativa de inserção de um cateter no estômago; e a confirmação ocorre ao visualizar o cateter enrolado em uma bolsa cega superior do esôfago. A pneumonia por aspiração e a coexistência de outras anomalias congênitas (p. ex., cardíacas) são comuns. Essas anomalias podem incluir a associação de defeitos *v*ertebrais, atresia *a*nal, fístula *t*raqueoesofágica com atresia *e*sofágica e displasia *r*adial, conhecida como *síndrome de VATER*. A variante VACTERL também apresenta anomalias cardíacas e de membros. O manejo pré-operatório tem o objetivo de identificar todas as anomalias congênitas e evitar a pneumonia por aspiração. Isso envolve manter o paciente com o tronco e a cabeça levantados, usar um tubo oral-esofágico e não deixar o paciente ingerir nada. A gastrostomia às vezes pode ser realizada sob anestesia local. O tratamento cirúrgico definitivo costuma ser adiado até que qualquer manifestação de pneumonia seja eliminada ou melhore com a terapia antibiótica.

Considerações anestésicas

Os neonatos com essa condição tendem a apresentar secreções faríngeas copiosas que demandam sucção frequente antes e durante a cirurgia. A ventilação com pressão positiva deve ser evitada antes da intubação, uma vez que a distensão gástrica resultante pode interferir na expansão pulmonar. A intubação costuma ser realizada com o paciente acordado e sem relaxantes musculares. Esse tipo de neonato costuma estar desidratado e desnutrido em razão da má ingestão oral.

A chave para a eficácia do tratamento é garantir que o tubo endotraqueal esteja posicionado corretamente. O mais adequado é que a ponta do tubo esteja distal à fístula e proximal à carina para que os gases anestésicos passem para os pulmões em vez do estômago. Isso é impossível se a fístula se conectar à carina ou a um brônquio principal. Nesses casos, o esvaziamento intermitente através de uma gastrostomia possibilita a ventilação com pressão positiva sem distensão excessiva do estômago. A sucção pela gastrostomia e do tubo da bolsa esofágica superior ajuda a prevenir a pneumonia por aspiração. A divisão cirúrgica da fístula e a anastomose esofágica são realizadas por meio de uma toracotomia extrapleural à direita com o paciente em posição lateral esquerda. Um estetoscópio precordial deve ser colocado na axila dependente (esquerda), uma vez que a obstrução do brônquio principal durante a retração cirúrgica não é incomum. Uma queda na saturação de oxigênio indica que o pulmão retrátil precisa ser expandido novamente. A retração cirúrgica também pode comprimir os grandes vasos, a traqueia, o coração e o nervo vago. A pressão arterial deve ser monitorizada continuamente com um acesso arterial. Os recém-nascidos com essa condição, com frequência, precisam de ventilação com oxigênio a 100%. Bolsas de sangue devem estar à disposição para transfusão. As complicações pós-operatórias incluem refluxo gastroesofágico, pneumonia por aspiração, compressão traqueal e vazamento anastomótico. A maioria dos pacientes deve permanecer intubada e receber ventilação com pressão positiva logo após a cirurgia. A extensão do pescoço e a instrumentação (p. ex., sucção) do esôfago podem comprometer a reparação cirúrgica e devem ser evitadas.

GASTROSQUISE E ONFALOCELE
Fisiopatologia

A gastrosquise e a onfalocele são distúrbios congênitos caracterizados por defeitos na parede abdominal que possibilitam a herniação externa das vísceras. As onfaloceles ocorrem na base do umbigo, apresentam um saco herniário e costumam estar associadas a outras anomalias congênitas, como trissomia do 21, hérnia diafragmática e malformações do coração e da bexiga. Por outro lado, o defeito de gastrosquise, em geral, está localizado na lateral do umbigo, não apresenta saco herniário e costuma ser uma condição isolada. O diagnóstico, no pré-natal, por meio de ultrassonografia, pode ser seguido de cesariana eletiva e reparo cirúrgico imediato às 38 semanas de gestação. O manejo perioperatório concentra-se em prevenir a hipotermia, infecção e desidratação. Esses problemas geralmente são mais graves na gastrosquise, uma vez que não há o saco herniário protetor.

Considerações anestésicas

O estômago é descomprimido com um tubo nasogástrico antes da indução. A intubação pode ser realizada com o paciente acordado ou anestesiado, com ou sem relaxamento muscular. O óxido nitroso deve ser evitado. O relaxamento muscular é necessário para recolocar o intestino na cavidade abdominal. Em geral, o fechamento em um estágio (reparo primário) não é aconselhável, uma vez que pode causar síndrome compartimental abdominal. Um fechamento em estágios com um "silo" temporário de silicone pode ser necessário, seguido de um segundo procedimento alguns dias depois para o fechamento completo. Os critérios preconizados para o fechamento em estágios incluem pressão intragástrica ou intravesical superior a 20 cmH_2O, pressão inspiratória máxima superior a 35 cmH_2O ou CO_2 expirado superior a 50 mmHg. O neonato permanece intubado após o procedimento e é retirado da ventilação depois de 1 a 2 dias na UTI.

ESTENOSE HIPERTRÓFICA DO PILORO

Fisiopatologia

A estenose hipertrófica do piloro dificulta o esvaziamento do conteúdo gástrico. **O vômito persistente diminui a quantidade de íons de potássio, cloreto, hidrogênio e sódio, causando alcalose metabólica hipoclorêmica.** Inicialmente, os rins tentam compensar a alcalose excretando bicarbonato de sódio na urina. Posteriormente, à medida que a hiponatremia e a desidratação pioram, os rins conservam o sódio, mesmo em detrimento da excreção de íons de hidrogênio (*acidúria paradoxal*). A correção dos déficits de volume e íons e da alcalose metabólica é uma indicação para a hidratação com uma solução de cloreto de sódio (em vez da solução Ringer lactato) com acréscimo de cloreto de potássio.

Considerações anestésicas

A cirurgia deve ser adiada até que as anormalidades de fluidos e eletrólitos tenham sido corrigidas. O procedimento para correção da estenose pilórica nunca tem caráter de emergência. O estômago deve ser esvaziado com uma sonda nasogástrica ou orogástrica; a sonda deve ser aspirada com o paciente em decúbito dorsal e lateral. O diagnóstico muitas vezes precisa ser feito por meio de radiografia com contraste, e todos os meios de contraste devem ser aspirados do estômago antes da indução. As técnicas de intubação e indução variam, mas, em todos os casos, o risco elevado de aspiração do paciente deve ser considerado. Profissionais experientes preferem a intubação consciente, a indução intravenosa em sequência rápida e até mesmo a indução cautelosa por inalação dependendo do paciente. A piloromiotomia costuma ser um procedimento rápido que pode precisar de relaxamento muscular. Neonatos com essa condição apresentam risco elevado de depressão respiratória e hipoventilação na sala de recuperação em virtude da alcalose metabólica persistente (mensurável no sangue arterial) ou no líquido cerebrospinal (apesar do pH arterial neutro).

CRUPE INFECCIOSO, ASPIRAÇÃO DE CORPO ESTRANHO E EPIGLOTITE AGUDA

Fisiopatologia

O crupe é a obstrução das vias aéreas caracterizada por tosse com som de latido. Um tipo de crupe, o crupe pós-intubação, já foi discutido neste capítulo. Um outro tipo acontece em razão de uma infecção viral. O **crupe infeccioso**, em geral, ocorre após uma infecção viral do trato respiratório superior em crianças de 3 meses a 3 anos de idade. Ele engloba a via aérea *abaixo* da epiglote (laringotraqueobronquite). O crupe infeccioso progride de maneira lenta e a intubação é rara. A **aspiração de corpo estranho** costuma ser observada em crianças de 6 meses a 5 anos de idade. Os objetos cuja aspiração é mais frequente são amendoim, moedas, pilhas pequenas, parafusos, pregos, tachinhas e peças pequenas de brinquedos. O início costuma ser agudo, e a obstrução pode ser supraglótica, glótica ou subglótica. O estridor é proeminente nas duas primeiras, enquanto o sibilo é mais comum na última. Um histórico claro de aspiração pode estar ausente. O índice de morbidade e mortalidade em lactentes e crianças em razão da aspiração ou ingestão de pilhas botão cresceu muito nas últimas duas décadas em virtude do diâmetro maior da pilha, aumentando a probabilidade de obstrução das vias aéreas ou do impacto no esôfago, e da maior corrente e tensão da pilha justificadas pela alteração na composição da pilha de lítio, levando a queimaduras teciduais mais rápidas e graves. A aspiração ou ingestão de uma pilha botão é uma emergência que demanda remoção imediata do objeto. A **epiglotite aguda** é uma infecção bacteriana (em geral, causada por *Haemophilus influenzae* tipo B) que afeta crianças de 2 a 6 anos de idade, mas também, às vezes, pode se manifestar em crianças mais velhas e adultos. Ela progride rapidamente de uma dor de garganta para disfagia e obstrução completa das vias aéreas. O termo *supraglotite* foi sugerido em razão da inflamação que costuma envolver todas as estruturas supraglóticas. A intubação endotraqueal e a terapia antibiótica podem salvar vidas. A epiglotite torna-se cada vez mais uma doença mais frequente em adultos em razão da ampla vacinação contra o *H. influenzae* em crianças.

Considerações anestésicas

O tratamento conservador de pacientes com crupe envolve oxigênio e terapia com nebulização. A nebulização da epinefrina racêmica e a administração da dexametasona por via intravenosa (0,25-0,5 mg/kg) são empregadas. Indicações para intubação incluem retrações intercostais progressivas, fadiga respiratória evidente e cianose central.

O manejo anestésico de uma aspiração de corpo estranho é desafiador, principalmente se houver obstrução supraglótica e glótica. Mesmo uma manipulação mínima da via aérea pode converter uma obstrução parcial em completa. Especialistas recomendam uma indução anestésica inalatória cautelosa para um objeto supraglótico e uma endoscopia delicada da via aérea superior para remover o objeto, estabilizar a via aérea ou os dois. Quando o objeto é subglótico, uma indução em sequência rápida ou inalatória costuma ser seguida pela broncoscopia rígida feita pelo cirurgião ou por intubação endotraqueal e broncoscopia flexível. As opções cirúrgicas podem variar de acordo com o tamanho do paciente e a natureza e localização do corpo estranho. O trabalho conjunto do cirurgião e do anestesiologista é essencial.

Crianças com obstrução iminente das vias aéreas em razão de epiglotite são encaminhadas à sala de cirurgia para diagnóstico definitivo por meio de laringoscopia seguida de intubação. Uma radiografia da lateral do pescoço no pré-operatório pode mostrar uma sombra epiglótica característica semelhante a um polegar, que é muito específica, mas muitas vezes está ausente. A radiografia também ajuda a revelar outras causas de obstrução, como a presença de corpo estranho.

Início e progressão rápidos do estridor, salivação excessiva, rouquidão, taquipneia, retrações do peito e uma preferência pela posição vertical são preditivos de obstrução das vias aéreas. A obstrução total pode ocorrer a qualquer momento, e a preparação para uma possível traqueostomia deve ser adotada antes da indução da anestesia geral. A laringoscopia não deve ser realizada antes da indução da anestesia em razão do risco elevado de laringoespasmo. Na maioria dos casos, uma indução anestésica inalatória é realizada com o paciente sentado, por meio da administração de um anestésico volátil e oxigênio. É feita uma tentativa de intubação oral com um tubo endotraqueal menor, com meio a um número menor do que o usual, assim que uma profundidade anestésica adequada for obtida. O tubo oral pode ser substituído por um tubo endotraqueal nasal bem fixado no final do procedimento, uma vez que este último é mais bem tolerado no período pós-operatório. Se a intubação for inviável, a broncoscopia de emergência ou a via aérea cirúrgica de emergência tornam-se necessárias.

AMIGDALECTOMIA E ADENOIDECTOMIA

Fisiopatologia

A hiperplasia linfoide pode levar à obstrução das vias aéreas superiores, respiração obrigatória pela boca e até hipertensão pulmonar com *cor pulmonale*. Embora esses extremos da patologia sejam incomuns, deve-se considerar que todas as crianças submetidas à amigdalectomia ou adenoidectomia apresentam risco elevado de problemas nas vias aéreas no período perioperatório.

Considerações anestésicas

A cirurgia deve ser adiada se houver evidência de infecção aguda ou suspeita de anormalidade de coagulação. A administração de um agente anticolinérgico diminui as secreções faríngeas. Um histórico de obstrução das vias aéreas ou de apneia sugere uma indução anestésica inalatória sem paralisia até que a capacidade de ventilação com pressão positiva seja estabelecida. Um tubo endotraqueal aramado pode reduzir o risco de torção pelo abridor de boca manipulado pelo cirurgião. A transfusão de sangue raramente é necessária, mas a perda oculta de sangue deve ser tratada como uma possibilidade. Antes da extubação, uma inspeção minuciosa e a sucção da faringe devem ser feitas. Embora a extubação profunda diminua a probabilidade de laringoespasmo e possa evitar o deslocamento de coágulos sanguíneos em virtude da tosse, a extubação consciente, em geral, é uma opção mais adequada para reduzir a probabilidade de aspiração. O vômito pós-operatório é comum, e a sucção gástrica costuma ser realizada antes da extubação. Deve-se estar alerta, na sala de recuperação, para a ocorrência de sangramento pós-operatório, cujos sinais podem incluir agitação, palidez, taquicardia ou hipotensão. Se for necessária uma nova cirurgia para controlar o sangramento, o volume intravascular deve ser reposto primeiro, a não ser que a obstrução das vias aéreas esteja presente ou seja iminente. A remoção do conteúdo do estômago com uma sonda nasogástrica é seguida da indução em sequência rápida. Em razão da possibilidade de sangramento e obstrução das vias aéreas, crianças com menos de 3 anos de idade podem permanecer internadas na primeira noite pós-operatória. Apneia do sono e infecção recente aumentam o risco de complicações pós-operatórias e podem exigir internação.

MIRINGOTOMIA OU TIMPANOTOMIA PARA INSERÇÃO DE TUBOS DE VENTILAÇÃO

Fisiopatologia

Crianças submetidas à miringotomia ou timpanotomia para inserção de tubos de ventilação apresentam um longo histórico de infecções do trato respiratório superior que se espalham pelo tubo de eustáquio, causando episódios recorrentes de otite média. Os organismos que causam essa condição, em geral, são bacterianos e incluem pneumococos, *H. influenzae*, *Streptococcus* e *Mycoplasma pneumoniae*. Para a miringotomia, uma incisão radial na membrana timpânica libera qualquer fluido que tenha se acumulado no ouvido médio. Os tubos de ventilação possibilitam que a drenagem seja feita a longo prazo. Por ser de natureza crônica e recorrente, é comum que os pacientes apresentem, com frequência, sintomas de infecção respiratória no dia programado para a cirurgia.

Considerações anestésicas

São procedimentos ambulatoriais muito rápidos (10-15 min). A indução anestésica inalatória é uma técnica empregada com frequência. Ao contrário da cirurgia de timpanoplastia, a difusão de óxido nitroso para o ouvido médio não é uma preocupação durante a miringotomia, em razão do período rápido de exposição anestésica antes do ouvido médio ser ventilado. Como a maioria desses pacientes é saudável e não há perda de sangue, o acesso intravenoso geralmente não é necessário. A ventilação sob máscara facial ou ML minimiza o risco de complicações respiratórias perioperatórias (como laringoespasmo) associadas à intubação.

SÍNDROME DA TRISSOMIA DO CROMOSSOMO 21 (SÍNDROME DE DOWN)

Fisiopatologia

O acréscimo do cromossomo 21 – parte ou inteiro – resulta no padrão mais comum de malformação congênita humana: a síndrome de Down. As anormalidades características de interesse para o anestesiologista envolvem o pescoço curto, a instabilidade atlanto-occipital, a dentição irregular, o déficit intelectual, a hipotonia e a língua grande. As anormalidades associadas incluem doença cardíaca congênita em 40% dos pacientes (especificamente defeitos do septo endocárdico e ventricular), estenose subglótica, fístula traqueoesofágica, infecções pulmonares crônicas e convulsões. Esses neonatos costumam ser prematuros e pequenos para a idade gestacional. Ao longo da vida, muitos pacientes com síndrome de Down podem ser submetidos a vários procedimentos que demandam anestesia geral.

Considerações anestésicas

Em razão das diferenças anatômicas, esses pacientes frequentemente apresentam vias aéreas difíceis, sobretudo durante a infância. O tamanho do tubo endotraqueal necessário costuma ser menor do que o previsto para a idade. Complicações respiratórias, como estridor pós-operatório e apneia, são comuns. A flexão do pescoço durante a laringoscopia e intubação pode resultar em deslocamento atlanto-occipital em função da frouxidão congênita desses ligamentos. A possibilidade de doenças congênitas associadas deve sempre ser considerada. Como em todos os pacientes pediátricos, é necessário ter cautela para evitar bolhas de ar no acesso intravenoso em virtude de possíveis *shunts* de direita para esquerda e êmbolos gasosos paradoxais.

FIBROSE CÍSTICA

Fisiopatologia

A fibrose cística é uma doença genética das glândulas exócrinas que afeta principalmente os sistemas pulmonar e gastrintestinal. Secreções espessas e viscosas associadas a uma atividade ciliar reduzida levam à pneumonia, ao sibilo no peito e à bronquiectasia. Estudos da função pulmonar revelam um aumento do volume residual e da resistência das vias aéreas com a diminuição da capacidade vital e do fluxo expiratório. A síndrome de má absorção pode levar à desidratação e gerar anormalidades eletrolíticas.

Considerações anestésicas

Fármacos anticolinérgicos são empregados sem efeitos colaterais, usá-los ou não parece ser uma decisão inconsequente. A indução com anestésicos inalatórios pode ser prolongada em pacientes com doença pulmonar grave. A intubação não deve ser realizada até que o paciente esteja profundamente anestesiado para evitar a tosse e a estimulação de secreções. Os pulmões do paciente devem ser aspirados durante a anestesia geral e antes da extubação para diminuir o acúmulo de secreções. O desfecho é influenciado de maneira positiva pela terapia respiratória pré e pós-operatória, que inclui broncodilatadores, espirometria de incentivo, drenagem postural e terapia com antibióticos específicos para patógenos.

ESCOLIOSE
Fisiopatologia

A escoliose consiste em rotação lateral e curvatura das vértebras e em uma deformidade da caixa torácica. Pode ter muitas etiologias, incluindo idiopática, congênita, neuromuscular e traumática. A escoliose pode afetar a função cardíaca e respiratória. A resistência vascular pulmonar elevada em razão da hipóxia crônica causa hipertensão pulmonar e hipertrofia ventricular direita. As anormalidades respiratórias incluem redução dos volumes pulmonares e da complacência da parede torácica. A PaO_2 é reduzida como resultado do desequilíbrio ventilação/perfusão, enquanto um aumento da $PaCO_2$ sinaliza doença grave.

Considerações anestésicas

A avaliação pré-operatória pode incluir exames da função pulmonar, gasometrias arteriais e eletrocardiografia. A cirurgia corretiva é dificultada pelo posicionamento do paciente, que deve ficar de bruços, pela possibilidade de perda significativa de sangue e pela paraplegia. A função da medula espinal pode ser avaliada pelo monitoramento neurofisiológico (potenciais evocados somatossensitivos e motores, ver Capítulos 6 e 26) ou despertando o paciente no intraoperatório para testar a força muscular dos membros inferiores. A intubação pós-operatória de pacientes com doenças respiratórias graves pode ser mantida.

13 Pacientes com escoliose em razão de distrofia muscular estão predispostos à hipertensão maligna, às arritmias cardíacas e aos efeitos adversos da succinilcolina (hipercalemia, mioglobinúria e contraturas musculares sustentadas).

DIRETRIZES

American Academy of Pediatrics–Section on Anesthesiology. Critical elements for the pediatric perioperative anesthesia environment. *Pediatrics*. 2015;136:1200.

Green SM, Leroy PL, Roback MG, et al; International Committee for the Advancement of Procedural Sedation. An international multidisciplinary consensus statement on fasting before procedural sedation in adults and children. *Anaesthesia*. 2020;75:374.

Ivani G, Suresh S, Ecoffey C, et al. The European Society of Regional Anaesthesia and Pain Therapy and the American Society of Regional Anaesthesia and Pain Medicine joint committee practice advisory on controversial topics in pediatric regional anesthesia. *Reg Anesth Pain Med*. 2015;40:526.

LEITURAS SUGERIDAS

Adler AC, Matisoff AJ, DiNardo JA, Miller-Hance WC. Point-of-care ultrasound in pediatric anesthesia: perioperative considerations. *Curr Opin Anaesthesiol*. 2020;33:343.

Boric K, Dosenovic S, Jelicic Kadic A, et al. Interventions for postoperative pain in children: an overview of systematic reviews. *Paediatr Anaesth*. 2017;27:893.

Cravero JP, Havidich JE. Pediatric sedation–evolution and revolution. *Paediatr Anaesth*. 2011;21:800.

Kramer RE, Lerner DG, Lin T, et al; North American Society for Pediatric Gastroenterology, Hepatology, and Nutrition Endoscopy Committee. Management of ingested foreign bodies in children: a clinical report of the NASPGHAN Endoscopy Committee. *J Pediatr Gastroenterol Nutr*. 2015;60:562.

Mitchell MC, Farid I. Anesthesia for common pediatric emergency surgeries. *Surg Clin North Am*. 2017;97:223.

Morray JP. Cardiac arrest in anesthetized children: recent advances and challenges for the future. *Paediatr Anaesth*. 2011;21:722.

Suresh S, Ecoffey C, Bosenberg A, et al. The European Society of Regional Anaesthesia and Pain Therapy/American Society of Regional Anaesthesia and Pain Medicine Recommendations on Local Anesthetics and Adjuvants Dosage in Pediatric Regional Anesthesia. *Reg Anesth Pain Med*. 2018;43:211.

Vanlinthout LE, Geniets B, Driessen JJ, et al. Neuromuscular-blocking agents for tracheal intubation in pediatric patients (0-12 years): a systematic review and meta-analysis. *Paediatr Anaesth*. 2020;30:401.

Vargas A, Sawardekar A, Suresh S. Updates on pediatric regional anesthesia safety data. *Curr Opin Anaesthesiol*. 2019;32:649.

Zuppa AF, Curley MAQ. Sedation analgesia and neuromuscular blockade in pediatric critical care: overview and current landscape. *Pediatr Clin North Am*. 2017;64:1103.

WEBSITE

Smart Tots. http://www.smarttots.org/.

CAPÍTULO 43

Anestesia geriátrica

CONCEITOS-CHAVE

1. Na ausência de doenças coexistentes, a função cardíaca sistólica em repouso parece ser mantida, mesmo em octogenários. A capacidade funcional inferior a quatro equivalentes metabólicos (METS) está associada a possíveis resultados adversos (ver o aumento do tônus vagal e a diminuição da sensibilidade dos receptores adrenérgicos que levam a uma redução da frequência cardíaca; a frequência cardíaca máxima diminui cerca de um batimento/minuto por ano de idade depois dos 50 anos).

2. Pacientes idosos submetidos à avaliação ecocardiográfica para cirurgia apresentam maior incidência de disfunção diastólica em comparação com pacientes mais jovens.

3. A redução da reserva cardíaca observada em muitos pacientes idosos pode se manifestar como diminuição acentuada da pressão arterial durante a indução da anestesia geral. O tempo de circulação prolongado atrasa o início de ação dos fármacos intravenosos, mas acelera a indução com agentes inalatórios.

4. O envelhecimento diminui a elasticidade do tecido pulmonar, permitindo a distensão em excesso dos alvéolos e o colapso de vias aéreas menores. O volume residual e a capacidade residual funcional aumentam com o envelhecimento. O colapso das vias aéreas amplia o volume residual e a capacidade de fechamento. Mesmo pessoas mais novas apresentam capacidade de fechamento maior que a capacidade residual funcional, aos 45 anos, em decúbito dorsal e, aos 65 anos, na posição sentada.

5. A resposta neuroendócrina ao estresse parece ser amplamente preservada ou, no máximo, apenas ligeiramente reduzida em pacientes idosos saudáveis. O envelhecimento está associado a uma diminuição na resposta a agentes β-adrenérgicos.

6. Reduções nas capacidades de controlar, concentrar e diluir Na^+ favorecem a predisposição de pacientes idosos à desidratação e à sobrecarga de líquidos.

7. A massa hepática e o fluxo sanguíneo hepático diminuem com o envelhecimento. A função hepática é reduzida de maneira proporcional à diminuição da massa hepática.

8. O envelhecimento gera alterações tanto farmacocinéticas (a relação entre a dose do fármaco e a concentração plasmática) quanto farmacodinâmicas (a relação entre a concentração plasmática e o efeito clínico). Alterações relacionadas a doenças e a ampla variabilidade de indivíduos em populações com características semelhantes impedem que generalizações adequadas sejam feitas.

9. A principal alteração farmacodinâmica associada ao envelhecimento compreende a redução das necessidades anestésicas, representada por uma concentração alveolar mínima (CAM) menor.

10. Pacientes idosos precisam de uma dose menor de propofol, etomidato, opioides, benzodiazepínicos e barbitúricos.

O paciente idoso, em geral, é encaminhado para cirurgia com várias condições clínicas crônicas, para além da condição que demandou a cirúrgica. A idade não compreende uma contraindicação para a anestesia e a cirurgia; no entanto, a morbidade e a mortalidade perioperatórias são maiores em pacientes idosos em comparação com pacientes mais jovens.

Assim como pacientes pediátricos, o manejo anestésico ideal para pacientes idosos depende da compreensão das alterações normais na fisiologia, na anatomia, na farmacocinética e na farmacodinâmica que acompanham o envelhecimento. De fato, existem muitas semelhanças entre pacientes idosos e pediátricos (Tabela 43-1). Polimorfismos genéticos individuais e escolhas relacionadas ao estilo de vida podem modificar a resposta inflamatória à cirurgia e à anestesia. Como resultado, a idade cronológica pode não refletir por completo a condição física de um paciente. A incidência relativamente alta de anormalidades fisiológicas graves em pacientes idosos exige que uma avaliação pré-operatória criteriosa seja feita.

TABELA 43-1 Semelhanças entre idosos e lactentes em comparação com a população geral

Redução na capacidade de aumentar a frequência cardíaca em resposta à hipovolemia, à hipotensão ou à hipóxia.
Diminuição da complacência pulmonar.
Redução da tensão arterial de oxigênio.
Habilidade comprometida para tossir.
Diminuição da função tubular renal.
Sensibilidade aumentada para hipotermia.

Em geral, pacientes idosos são tratados com β-bloqueadores. A administração crônica de β-bloqueadores deve ser mantida no período perioperatório para prevenir hipertensão, taquicardia e lesão miocárdica decorrente da retirada do β-bloqueador. Como pacientes idosos costumam tomar vários medicamentos para diversas condições, uma avaliação antes do dia da cirurgia, mesmo que seja uma cirurgia ambulatorial, em geral, é uma prática acertada. Uma análise detalhada dos medicamentos que o paciente toma pode revelar o uso contínuo de agentes orais hipoglicêmicos, inibidores da enzima conversora de angiotensina (IECAs) ou bloqueadores dos receptores da angiotensina, agentes antiplaquetários, estatinas e anticoagulantes. Pacientes com diabetes tipo 2 que fazem uso de inibidores de SGLT-2 e são submetidos à cirurgia ou estão hospitalizados por alguma doença grave apresentam risco de desenvolver cetoacidose diabética, incluindo cetoacidose diabética euglicêmica (ver Capítulo 35). No período que antecede o procedimento, esses pacientes precisam ser orientados a descontinuar tais medicamentos pelo menos três (canagliflozina, dapagliflozina ou empagliflozina) ou 4 dias (ertugliflozina) antes da data agendada para a cirurgia, a fim de minimizar o risco de cetoacidose diabética no pós-operatório. Os níveis de glicose no sangue devem ser monitorados e manejados de maneira adequada até que o paciente possa retomar a ingestão oral, depois da hospitalização ou do procedimento cirúrgico, nesse momento o medicamento inibidor de SGLT-2 pode voltar a ser utilizado pelo paciente. Os exames laboratoriais pré-operatórios devem ser orientados pela condição e pelo histórico do paciente. Os pacientes com *stents* cardíacos que precisam de terapia antiplaquetária apresentam problemas com complexidades específicas. O manejo desse tipo de paciente deve ser feito de maneira cuidadosa entre o cirurgião, o cardiologista e o anestesiologista, seguindo as diretrizes adequadas para tal manejo (ver Capítulo 21). Não se deve interromper a terapia antiplaquetária/anticoagulante sem discutir o plano com os médicos que acompanham o paciente.

AVALIAÇÃO PRÉ-OPERATÓRIA

Para promover um cuidado cirúrgico geriátrico adequado, várias diretrizes de melhores práticas foram desenvolvidas pelo American College of Surgeons National Surgical Quality Improvement Program (NSQIP) e pela American Geriatrics Society (AGS). Essas diretrizes possibilitam uma abordagem sistemática no cuidado geriátrico perioperatório. Em particular, elas preveem que a equipe de atendimento compreenda e documente os desejos do paciente em relação às preferências de tratamento e às diretrizes avançadas. Uma sugestão de *checklist* para garantir que o paciente geriátrico seja avaliado da maneira ideal antes de uma cirurgia pode ser vista adiante (Tabela 43-2).

É recomendada uma avaliação cognitiva, como o teste Mini-Cog, para pacientes que não têm histórico de demência nem comprometimento cognitivo (Figura 43-1). O rastreamento da depressão também deve ser realizado. A fragilidade, que reflete uma diminuição na capacidade de reserva funcional e uma incapacidade de responder aos desafios fisiológicos em decorrência do estresse causado pela cirurgia, pode ser avaliada por meio de um dos vários sistemas de pontuação. Um sistema de pontuação simples,

TABELA 43-2 *Checklist* para avaliação pré-operatória adequada do paciente geriátrico

Além de avaliar o histórico completo e realizar um exame físico no paciente, os seguintes passos são fortemente recomendados:
❏ Avaliar a **capacidade cognitiva** do paciente e a **capacidade** de entender a cirurgia prevista.
❏ Avaliar o paciente quanto à **depressão**.
❏ Identificar os fatores de risco que o paciente pode apresentar para desenvolvimento de *delirium* no pós-operatório.
❏ Investigar situações de **abuso/dependência** de álcool e outras **substâncias**.
❏ Fazer uma avaliação **cardíaca** pré-operatória com base no algoritmo do American College of Cardiology/American Heart Association para pacientes submetidos à cirurgia não cardíaca.
❏ Identificar os fatores de risco que o paciente pode apresentar para complicações **pulmonares** no pós-operatório e implementar estratégias adequadas para prevenção.
❏ Documentar a **condição funcional** e o histórico de **quedas** do paciente.
❏ Determinar o escore de **fragilidade** basal.
❏ Avaliar a **condição nutricional** do paciente e considerar a possibilidade de intervenções pré-operatórias se o paciente estiver sob risco nutricional grave.
❏ Obter o **histórico** preciso e detalhado dos **medicamentos** utilizados regularmente pelo paciente e considerar ajustes perioperatórios apropriados. O monitoramento quanto à **polifarmácia** deve ser feito.
❏ Determinar as **metas** e as **expectativas** de **tratamento** do paciente, considerando os possíveis resultados do tratamento.
❏ Estabelecer quem será a **rede de apoio familiar** e **social** do paciente.
❏ Solicitar os **exames** pré-operatórios adequados com enfoque nos pacientes idosos.

Reproduzida com permissão de Chow W, Rosenthal R, Merkow R, et al. Optimal preoperative assessment of the geriatric surgical patient: A best practice guideline from the American College of Surgeons National Surgical Quality Improvement Program and the American Geriatrics Society. *J Am Coll Surg*, out. de 2012;215(4):453-466.

Mini-Cog©

Instruções para Administração e Pontuação

ID:_____ Data:_____

Passo 1: Registrar Três Palavras

Olhe diretamente para a pessoa e diga: "Por favor, ouça com atenção. Vou dizer três palavras que você deve repetir agora e tentar memorizar. As palavras são [selecione uma das listas de palavras dentre as opções a seguir]. Por favor, repita-as para mim agora.". Se a pessoa não conseguir repetir as palavras após três tentativas, passe para o Passo 2 (desenho do relógio).

A lista abaixo e outras listas de palavras foram utilizadas em um ou mais estudos clínicos.[1-3] Para aplicações recorrentes, é recomendado o uso de uma lista de palavras diferente.

Lista 1	Lista 2	Lista 3	Lista 4	Lista 5	Lista 6
Banana	Líder	Vila	Rio	Capitão	Filha
Amanhecer	Estação	Cozinha	Nação	Jardim	Céu
Cadeira	Mesa	Bebê	Dedo	Quadro	Montanha

Passo 2: Desenhar um Relógio

Diga: "Agora, quero que você desenhe um relógio para mim. Primeiro, coloque todos os números nas respectivas posições.". Quando o paciente terminar, prossiga: "Agora, coloque os ponteiros para 11 horas e 10 minutos.".

Para este exercício, use o círculo previamente desenhado (ver a página seguinte). Repita as instruções conforme necessário, pois este não é um teste de memória. Passe para o Passo 3 se o relógio não estiver completo dentro de 3 minutos.

Passo 3: Lembrar as Três Palavras

Peça ao paciente para relembrar as três palavras que você falou no Passo 1. Diga: "Quais eram as três palavras que eu pedi para você memorizar?". Registre o número da lista de palavras e as respostas do paciente a seguir.

Número da lista de palavras: _____ Resposta do paciente: _____ _____ _____

Pontuação

Lembrou as palavras: ____ (0 a 3 pontos)	1 ponto para cada palavra lembrada espontaneamente sem dicas.
Desenho do relógio: ____ (0 ou 2 pontos)	Relógio normal = 2 pontos. Um relógio normal apresenta todos os números colocados na sequência correta e posicionados com exatidão aproximada (p. ex., 12, 3, 6 e 9 nas posições principais) sem números ausentes ou duplicados. Os ponteiros estão apontando para o 11 e o 2 (11h10). O comprimento dos ponteiros não é avaliado. Incapacidade ou recusa em desenhar um relógio (anormal) = 0 pontos
Pontuação total: ____ (0 a 5 pontos)	Pontuação total = pontuação da lembrança das palavras + pontuação do desenho do relógio. Um ponto de corte de < 3 no Mini-Cog™ foi validado para rastreamento de demência, mas muitos indivíduos com comprometimento cognitivo clinicamente significativo terão pontuações maiores. Quando se deseja uma sensibilidade maior, é recomendado um ponto de corte de < 4, pois pode indicar a necessidade de uma outra avaliação do estado cognitivo.

FIGURA 43-1 Avaliação cognitiva com o Mini-Cog: lembrança de três itens, desenho do relógio e interpretação. (Mini-Cog™ © S. Borson. Todos os direitos reservados. Reproduzida com permissão do autor exclusivamente para fins clínicos e educacionais. Não pode ser modificada ou utilizada para fins comerciais, de marketing ou de pesquisa sem permissão do autor (soob@uw.edu). v. 01.19.16.)

devolvido por Makary e colaboradores (2010), é apresentado na Tabela 43-3.

Uma avaliação pré-operatória fornece à equipe médica as informações necessárias para identificar pacientes com maior risco de ter resultados adversos e para implementar estratégias que possam contribuir, sempre que possível, para a redução desses riscos. Além disso, essa avaliação viabiliza discussões realistas sobre os possíveis desfechos do paciente quando intervenções cirúrgicas são consideradas.

Desenho do relógio   ID:_____ Data:_____

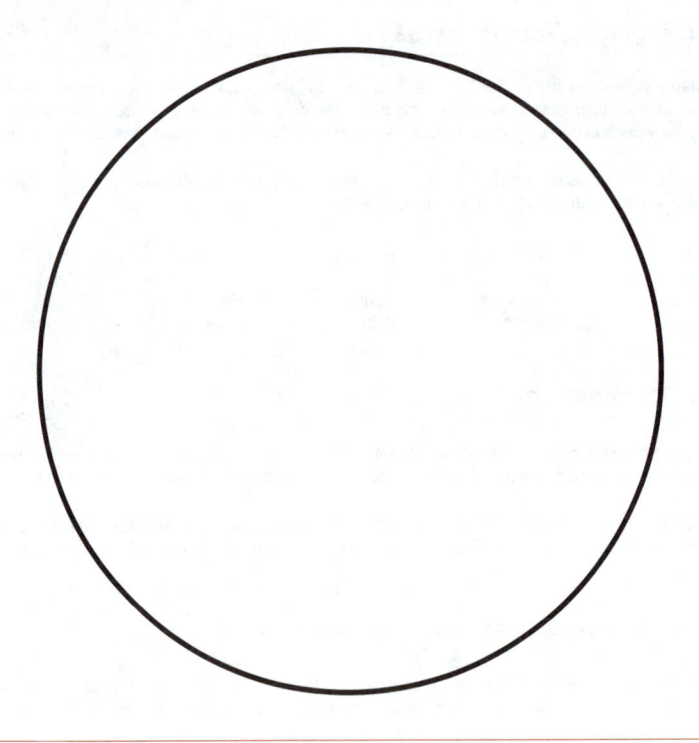

Referências

1. Borson S, Scanlan JM, Chen PJ et al. The Mini-Cog as a screen for dementia: Validation in a population based sample. J Am Geriatr Soc 2003; 51:1451 -1454.

2. Borson S, Scanlan JM, Watanabe J et al. Improving Identification of cognitive impairment in primary care. Int J Geriatr Psychiatry 2006;21: 349-355.

3. Lessig M, Scanlan J et al. Time that tells: Criticai clock-drawing errors for dementia screening. Int Psychogeriatr, jun. de 2008; 20(3): 459-470.

FIGURA 43-1 *(Continuação).*

Alterações anatômicas e fisiológicas relacionadas à idade

SISTEMA CARDIOVASCULAR

As doenças relacionadas ao sistema cardiovascular são mais prevalentes na população geriátrica em comparação à população em geral. Ainda assim, é importante distinguir entre alterações na fisiologia que ocorrem em decorrência do envelhecimento normal e alterações na fisiologia que são provocadas por doenças comuns na população geriátrica (Tabela 43-4). Por exemplo, a aterosclerose é patológica – não está presente em pacientes idosos saudáveis. Por outro lado, uma redução na elasticidade arterial causada pela fibrose da média faz parte do processo normal de envelhecimento. As alterações no sistema cardiovascular que acompanham o envelhecimento incluem diminuição da complacência vascular e miocárdica e da responsividade autonômica. Além da fibrose miocárdica, pode ocorrer a calcificação das valvas. Uma suspeita de estenose aórtica deve ser considerada em pacientes idosos que apresentam sopro sistólico. Contudo, na ausência de doenças coexistentes, a função cardíaca sistólica em repouso parece ser mantida, mesmo em octogenários. A capacidade funcional inferior a quatro equivalentes metabólicos (METS) está associada a possíveis resultados adversos (ver

TABELA 43-3 Pontuação para fragilidade (definição operacional)[1]

Critérios	Definição
Emagrecimento	Perda de peso não intencional ≥ 10 quilos no último ano
Fraqueza	Diminuição da força de preensão
Exaustão	Paciente relata ter pouca energia e resistência baixa
Pouca atividade física	Baixo gasto energético na semana
Lentidão	Marcha lenta

[1] O paciente recebe um ponto a cada critério atendido: 0 a 1, não frágil; 2 a 3, meio frágil (pré-frágil); 4 a 5, frágil.
As informações são de Makary MA, Segev DL, Pronovost PJ, et al. Frailty as a predictor of surgical outcomes in older patients. J Am Coll Surg, jun. de 2010;210(6):901-908.

Capítulo 21). O aumento do tônus vagal e a diminuição da sensibilidade dos receptores adrenérgicos levam a uma redução da frequência cardíaca; a frequência cardíaca máxima diminui cerca de um batimento/minuto por ano de idade depois dos 50 anos. A fibrose do sistema de condução e a perda de células do nó sinoatrial aumentam a incidência de arritmias, sobretudo fibrilação e *flutter* atriais. O risco pré-cirúrgico e a avaliação do paciente com doença cardíaca foram discutidos nos Capítulos 18, 20 e 21. A idade em si não exige nenhuma bateria particular de exames ou de ferramentas de avaliação, embora haja uma longa tradição de solicitar exames de rotina como um eletrocardiograma de 12 derivações em pacientes com idade superior a "x" anos. Além disso, as diretrizes de NSQIP/AGS recomendam que os exames de hemoglobina, da função renal e de albumina sejam feitos (Tabela 43-5).

TABELA 43-4 Alterações fisiológicas relacionadas à idade e doenças comuns em idosos

Alterações fisiológicas normais	Doenças comuns
Sistema cardiovascular	Aterosclerose
Redução da elasticidade arterial	Doença arterial coronariana
Pós-carga elevada	Hipertensão essencial
Aumento da pressão arterial sistólica	Insuficiência cardíaca congestiva
Hipertrofia ventricular esquerda	Arritmias cardíacas
Redução da atividade adrenérgica	Estenose aórtica
Diminuição da frequência cardíaca em repouso	
Diminuição da frequência cardíaca máxima	
Diminuição do reflexo barorreceptor	
Sistema respiratório	Enfisema
Redução da elasticidade pulmonar	Bronquite crônica
Diminuição da área de superfície alveolar	Pneumonia
Aumento do volume residual	
Aumento da capacidade de fechamento	
Incompatibilidade de ventilação/perfusão	
Diminuição da tensão arterial de oxigênio	
Aumento da rigidez da parede torácica	
Redução da força muscular	
Diminuição de ocorrências de tosse	
Diminuição da capacidade máxima de respiração	
Redução na resposta à hipercapnia e à hipóxia	
Sistema renal	Nefropatia diabética
Redução do fluxo sanguíneo renal	Nefropatia hipertensiva
Diminuição do fluxo plasmático renal	Obstrução prostática
Diminuição da taxa de filtração glomerular	Insuficiência cardíaca congestiva
Redução da massa renal	
Redução da função tubular	
Comprometimento no manejo do sódio	
Diminuição da capacidade de concentração	
Diminuição da capacidade de diluição	
Comprometimento no manejo de fluidos	
Diminuição da excreção de fármacos	
Redução da resposta renina-aldosterona	
Comprometimento na excreção de potássio	

TABELA 43-5	Exames pré-operatórios indicados para todos os pacientes geriátricos que passam por cirurgias
Exames pré-operatórios	Indicações
Hemoglobina	Todos os pacientes geriátricos submetidos a cirurgias, sobretudo aqueles que: São submetidos a procedimentos com previsão de perda de sangue clinicamente significativa ou podem ter necessidade de transfusão. Apresentam suspeita ou diagnóstico de anemia grave.
Exames da função renal (nitrogênio ureico no sangue, creatinina)	Todos os pacientes geriátricos submetidos a cirurgias, sobretudo aqueles que: São submetidos a cirurgia de grande porte.[1] Apresentam diabetes, hipertensão, doença relacionada ao sistema cardiovascular ou que usam medicamentos que afetam a função renal, inibidores da ECA, AINE.[2]
Albumina sérica	Todos os pacientes geriátricos submetidos a cirurgias, sobretudo aqueles que: Apresentam doença hepática, várias doenças crônicas graves e doenças graves cujo diagnóstico é recente. São submetidos a cirurgia de grande porte. Aparentam estar desnutridos.

[1]Cirurgias de grande porte envolvem procedimentos cardíacos, vasculares, torácicos e abdominais.
[2]ECA, enzima conversora de angiotensina; AINE, anti-inflamatório não esteroide.
Reproduzida com permissão de Chow W, Rosenthal R, Merkow R, et al. Optimal preoperative assessment of the geriatric surgical patient: A best practice guideline from the American College of Surgeons National Surgical Quality Improvement Program and the American Geriatrics Society. *J Am Coll Surg*, out. de 2012;215(4):453-466.

Alguns adultos mais velhos serão submetidos à cirurgia com condições que não foram identificadas antes e que precisam de intervenção, como arritmias, insuficiência cardíaca congestiva ou isquemia miocárdica. A avaliação do sistema cardiovascular deve ser conduzida pelas diretrizes da American Heart Association ou de outros órgãos nacionais ou internacionais relevantes.

2 Pacientes idosos submetidos à avaliação ecocardiográfica para cirurgia apresentam maior incidência de disfunção diastólica em comparação com pacientes mais jovens. A disfunção diastólica impede que o ventrículo relaxe de maneira adequada e, consequentemente, inibe o enchimento ventricular diastólico. O ventrículo torna-se menos complacente, e as pressões de enchimento aumentam.

Disfunção diastólica *não* é equivalente à insuficiência cardíaca diastólica. Em alguns pacientes com sintomas de insuficiência cardíaca, a função ventricular sistólica pode estar bem preservada, apesar da congestão secundária a uma disfunção diastólica grave. No entanto, na maioria dos casos, a insuficiência cardíaca diastólica coexiste com a disfunção sistólica.

A ecocardiografia é empregada para avaliar a disfunção diastólica. Uma razão superior a 15 entre a velocidade máxima E do enchimento diastólico transmitral e a velocidade do Doppler tecidual E' está associada à pressão diastólica final elevada do ventrículo esquerdo e à disfunção diastólica. Por outro lado, uma razão inferior a 8 é consistente com a função diastólica normal (**Figura 43-2**).

A disfunção diastólica acentuada pode ser observada em pacientes com hipertensão arterial sistêmica, doença arterial coronariana, miocardiopatias e doença valvular cardíaca (principalmente estenose aórtica), essas condições são mais comuns em pacientes mais velhos do que em pacientes mais jovens. Eles podem ser assintomáticos ou apresentar intolerância ao exercício físico, dispneia, tosse ou fadiga. A disfunção diastólica resulta em aumentos relativamente significativos na pressão ventricular diastólica final, com pequenas alterações no volume ventricular esquerdo; a contribuição atrial para o enchimento ventricular torna-se ainda mais importante nesses pacientes do que em pacientes mais jovens. O aumento do átrio predispõe os pacientes à fibrilação e *flutter* atriais. Os pacientes apresentam risco elevado de desenvolver insuficiência cardíaca congestiva. O paciente idoso com disfunção diastólica pode tolerar mal a administração perioperatória de líquidos, resultando em aumento da pressão ventricular diastólica final e congestão pulmonar.

3 A redução da reserva cardíaca observada em muitos pacientes idosos pode se manifestar como diminuição acentuada da pressão arterial durante a indução da anestesia geral. O tempo de circulação prolongado atrasa o início de ação dos fármacos intravenosos, mas acelera a indução com agentes inalatórios. Assim como lactentes, pacientes idosos têm menos capacidade de responder à hipovolemia, à hipotensão ou à hipóxia com um aumento na frequência cardíaca. Em última instância, doenças do sistema cardiovascular, como a insuficiência cardíaca, o acidente vascular cerebral, as arritmias, a hipertensão e a fragilidade, contribuem para aumentos do risco de morbidade e mortalidade e do custo relacionado aos cuidados de pacientes idosos.

SISTEMA RESPIRATÓRIO

4 O envelhecimento diminui a elasticidade do tecido pulmonar, permitindo a distensão em excesso dos alvéolos e o colapso de vias aéreas menores. O volume residual e a capacidade residual funcional aumentam com

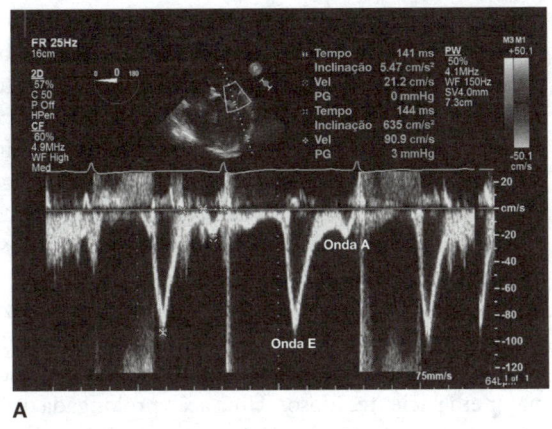

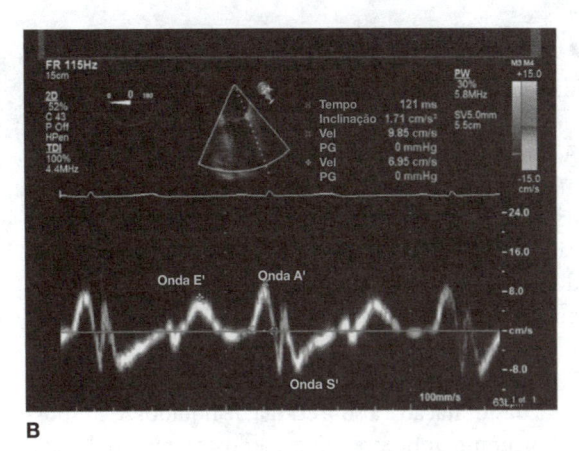

FIGURA 43-2 **A:** Neste exame de Doppler do fluxo diastólico, a onda E é vista com uma velocidade máxima de 90,9 cm/s. Esse exame de Doppler reflete a velocidade do sangue enquanto enche o ventrículo esquerdo no início da diástole. **B:** No Doppler tecidual, a velocidade do movimento do anel lateral da valva mitral é medida. A onda E', nesta imagem, é de 6,95 cm/s. Isso corresponde à movimentação do miocárdio durante a diástole. (Reproduzida com permissão de Wasnick J, Hillel Z, Kramer D, et al. *Cardiac Anesthesia & Transesophageal Echocardiography*. Nova York, NY: McGraw Hill; 2011.)

o envelhecimento. O colapso das vias aéreas amplia o volume residual e a capacidade de fechamento. Mesmo pessoas mais novas apresentam capacidade de fechamento maior que a capacidade residual funcional, aos 45 anos, em decúbito dorsal e, aos 65 anos, na posição sentada. Quando isso ocorre, algumas vias aéreas fecham durante a respiração normal, resultando em uma incompatibilidade entre ventilação e perfusão. O efeito aditivo dessas alterações diminui variavelmente a tensão arterial de oxigênio. Tanto o espaço morto anatômico quanto o fisiológico aumentam. Outros efeitos pulmonares do envelhecimento estão resumidos na Tabela 43-4.

A diminuição da função/massa muscular respiratória, a parede torácica menos complacente e as alterações intrínsecas na função pulmonar podem aumentar o esforço respiratório e dificultar a manutenção de uma reserva respiratória em pacientes idosos com episódios de doença grave (p. ex., infecção). Muitos pacientes também apresentam doenças pulmonares obstrutivas ou restritivas. Em pacientes que não têm doença pulmonar intrínseca, o envelhecimento não interfere na troca gasosa.

As medidas para prevenir a hipóxia perioperatória em pacientes idosos englobam um período maior de pré-oxigenação antes da indução, um aumento das concentrações de oxigênio inspirado durante a anestesia, a pressão expiratória final positiva e a desobstrução pulmonar. A pneumonia por aspiração é uma complicação que pode ser fatal para pacientes idosos. O comprometimento ventilatório na sala de recuperação é mais comum em pacientes idosos do que em pacientes mais jovens. Fatores associados a um maior risco de complicações pulmonares pós-operatórias envolvem idade avançada, doença pulmonar obstrutiva crônica, apneia do sono, desnutrição e incisões cirúrgicas abdominais ou torácicas.

FUNÇÃO METABÓLICA E ENDÓCRINA

Os consumos basal e máximo de oxigênio diminuem com a idade. Depois de atingir o peso máximo por volta dos 60 anos, a maioria dos homens e mulheres começa a perder peso; homens e mulheres idosos têm, em média, um peso menor do que pessoas mais novas do mesmo sexo. A produção de calor diminui, a perda de calor aumenta, e os centros hipotalâmicos que regulam a temperatura podem ficar estáveis em um nível mais baixo.

O diabetes atinge aproximadamente 15% dos pacientes com mais de 70 anos. O impacto dessa condição em diversos sistemas orgânicos pode complicar o manejo perioperatório. A neuropatia diabética e a disfunção autonômica compreendem problemas específicos para o idoso.

O aumento da resistência à insulina leva a uma diminuição progressiva na capacidade de evitar a hiperglicemia gerada pela glicose alta. Cada hospital costuma ter seus próprios protocolos acerca do manejo e do aumento da glicose no sangue no período perioperatório, e esses protocolos refletem o consenso, em constante evolução, sobre os níveis adequados da glicose no sangue. Tentativas de manter a glicose no sangue rigorosamente dentro do intervalo normal durante a cirurgia, a anestesia ou uma doença grave podem levar à hipoglicemia e a resultados adversos. Os anestesiologistas devem estar familiarizados com os referenciais de desempenho, em constante evolução, relacionados aos níveis adequados de glicose.

5 A resposta neuroendócrina ao estresse parece ser amplamente preservada ou, no máximo, apenas ligeiramente reduzida em pacientes idosos saudáveis. O envelhecimento está associado a uma diminuição na resposta a agentes β-adrenérgicos.

FUNÇÃO RENAL

O fluxo sanguíneo nos rins e a massa renal (p. ex., número glomerular e comprimento tubular) diminuem com a idade. A função renal, determinada pela taxa de filtração glomerular e pela depuração de creatinina, é reduzida (ver Tabela 43-4). A concentração sérica de creatinina não é alterada em razão da diminuição da massa muscular e da produção de creatinina, enquanto o nitrogênio ureico no sangue aumenta gradualmente com o envelhecimento.

6 Reduções nas capacidades de controlar, concentrar e diluir Na^+ favorecem a predisposição de pacientes idosos à desidratação e à sobrecarga de líquidos. A resposta ao hormônio antidiurético e à aldosterona é reduzida, bem como a capacidade de reabsorção da glicose. A diminuição do fluxo sanguíneo nos rins em conjunto com a redução da massa de néfrons em pacientes idosos aumentam o risco de lesão renal aguda no período pós-operatório, sobretudo quando os pacientes são expostos a fármacos e a técnicas nefrotóxicas.

Conforme reduções da função renal acontecem, a capacidade dos rins de excretar fármacos também é enfraquecida. A redução na capacidade de aguentar maiores quantidades de água e eletrólitos piora o manejo adequado de fluidos; pacientes idosos estão mais predispostos a desenvolver hipocalemia e hipercalemia. Isso se complica ainda mais pelo uso habitual de diuréticos por parte da população idosa. A busca por fármacos que possam proteger os rins no período perioperatório, bem como por perfis genéticos específicos de pacientes com maior risco de lesão renal perioperatória, ainda está em andamento.

FUNÇÃO GASTRINTESTINAL

7 A massa hepática e o fluxo sanguíneo hepático diminuem com o envelhecimento. A função hepática é reduzida de maneira proporcional à diminuição da massa hepática. Portanto, a taxa de biotransformação e a produção de albumina diminuem. Os níveis plasmáticos de colinesterase são reduzidos em homens idosos. A desnutrição está associada a resultados cirúrgicos adversos. A avaliação nutricional deve fazer parte do pré-operatório. As diretrizes da NSQIP/AGS, em particular, preveem que um risco nutricional grave está presente quando:

1. O índice de massa corporal (IMC) é inferior a 18,5 kg/m^2.
2. A albumina sérica é inferior a 3 g/dL.
3. A perda de peso não intencional é superior a 10% em 6 meses.

SISTEMA NERVOSO

A massa cerebral diminui com a idade; a perda neuronal é proeminente no córtex cerebral, sobretudo nos lobos frontais. O fluxo sanguíneo cerebral também diminui cerca de 10 a 20% em proporção à perda neuronal. Isso está intimamente relacionado à taxa metabólica, e a autorregulação fica intacta. Os neurônios perdem a complexidade da árvore dendrítica e o número de sinapses. A síntese de neurotransmissores é reduzida. Os sítios de ligação serotoninérgicos, adrenérgicos e ácido γ–aminobutírico (GABA) também diminuem. O número de astrócitos e de células microgliais aumenta.

As doses de anestésicos gerais (CAM) são reduzidas. A administração epidural de um determinado volume de anestésico local tende a resultar em uma distribuição maior em pacientes idosos. Uma ação prolongada deve ser esperada a partir da administração espinal de uma determinada dose de anestésico local.

Atualmente, muitos profissionais dedicam-se a determinar se a cirurgia e a anestesia comprometem o cérebro de alguma maneira. Ao contrário do *delirium*, que é um diagnóstico clínico de um estado de confusão mental, a disfunção cognitiva pós-operatória (DCPO) é diagnosticada por testes neurocomportamentais. Até 30% dos pacientes idosos podem apresentar testes neurocomportamentais anormais dentro da primeira semana depois da cirurgia; no entanto, esses exames podem identificar disfunções já presentes nesses indivíduos antes de qualquer exposição à cirurgia ou à anestesia. Em última instância, a pergunta se os agentes anestésicos gerais podem, de maneira isolada, causar neurotoxicidade no cérebro do idoso (ou da criança) continua sem resposta. Também é possível que os efeitos colaterais da doença (p. ex., inflamação) e a resposta de estresse neuroendócrino contribuam para a lesão cerebral perioperatória de alguma forma, independentemente da anestesia. Em um estudo, 20% dos pacientes idosos submetidos à cirurgia eletiva de artroplastia total de articulação demonstraram comprometimento cognitivo pré-operatório; além disso, a DCPO ocorreu independentemente do tipo de anestesia ou de cirurgia aos 3 meses do pós-operatório. O *delirium* pós-operatório é comum em pacientes idosos, sobretudo naqueles com comprometimento pré-operatório. A fragilidade é comum em pacientes idosos no período pré-operatório e prevê *delirium* pós-operatório. Há uma incidência particularmente frequente de *delirium* após cirurgia de quadril. Fatores associados ao *delirium* pós-operatório em pacientes idosos e maneiras de preveni-lo são apresentados nas Tabelas 43-6 e 43-7.

A AGS desenvolveu diretrizes para a prevenção e o tratamento do *delirium* pós-operatório em idosos. Essas diretrizes sugerem que técnicas de analgesia sem opioides sejam adotadas sempre que possível para reduzir a probabilidade de *delirium* pós-operatório. Além disso, o emprego de meperidina, de fármacos com efeitos anticolinérgicos e benzodiazepínicos não é recomendado.

TABELA 43-6 Fatores que predispõem e precipitam o *delirium* no pós-operatório

Fatores predisponentes, pré-operatórios	Fatores precipitantes	
	Intraoperatórios	Pós-operatórios
Demografia	Tipo de cirurgia	Complicações precoces da cirurgia
Idade avançada	Fratura de quadril	Hematócrito baixo
Sexo masculino	Cirurgia cardíaca	Choque cardiogênico
Comorbidades	Cirurgia vascular	Hipoxemia
Cognição comprometida	Complexidade da cirurgia	Intubação prolongada
Demência	Duração da cirurgia	Manejo da sedação
Comprometimento cognitivo leve	Choque/hipotensão	Dor
Queixa de memória no pré-operatório	Arritmia	Complicações posteriores à cirurgia
Aterosclerose	Redução do débito cardíaco	Albumina baixa
Estenose intracraniana	Cirurgia de emergência	Eletrólitos anormais
Estenose carotídea	Fatores cirúrgicos	Complicações iatrogênicas
Doença vascular periférica	Temperatura intraoperatória	Dor
Acidente vascular cerebral/isquemia transitória prévios	Administração de benzodiazepínicos	Infecção
Diabetes	Administração de propofol	Insuficiência hepática
Hipertensão	Transfusão de sangue	Insuficiência renal
Fibrilação atrial	Fatores anestésicos	Distúrbio do ciclo sono-vigília
Albumina baixa	Tipo de anestesia	Síndrome de abstinência alcoólica
Anormalidades eletrolíticas	Duração da anestesia	
Distúrbios psíquicos	Medicamentos que ativam a cognição	
Ansiedade		
Depressão		
Uso de benzodiazepínicos		
Funcionalidade		
Estado funcional comprometido		
Comprometimento sensorial		
Fatores de estilo de vida		
Consumo de álcool		
Privação de sono		
Tabagismo		

Reproduzida com permissão de Rudoph J, Marcantonio E. Postoperative delirium: acute change with long term implications. *Anesth Analg*, maio de 2011;112(5): 1202-1211.

Estudos ainda não demonstraram uma relação entre o aumento da profundidade da anestesia geral e o *delirium* pós-operatório.

Pacientes idosos, em geral, levam mais tempo para se recuperar dos efeitos da anestesia geral no sistema nervoso central, sobretudo se estiverem confusos ou desorientados antes da cirurgia. Isso é um fator importante em cirurgias ambulatoriais quando a ausência de um cuidador em casa pode exigir que os pacientes assumam um nível maior de autocuidado. Na ausência de alguma doença, uma redução na função cognitiva no perioperatório costuma ser irrelevante. A memória de curto prazo parece ser a mais afetada. As atividades física e intelectual contínuas parecem ter um efeito positivo na preservação das funções cognitivas.

A etiologia da DCPO pode ser multifatorial e envolver efeitos medicamentosos, dor, disfunção cerebral subjacente, hipotermia e distúrbios metabólicos. Pacientes idosos são particularmente sensíveis aos agentes anticolinérgicos que atuam de maneira central, como a escopolamina e a atropina. Alguns pacientes apresentam DCPO prolongada ou permanente após a cirurgia e a anestesia. Alguns estudos sugerem que a DCPO pode ser detectada entre 10 e 15% dos pacientes com mais de 60 anos até 3 meses depois de cirurgias de grande porte. Em alguns casos (p. ex., após procedimentos cardíacos e ortopédicos de grande porte), os êmbolos arteriais intraoperatórios podem ser fatores que contribuem para o aparecimento da DCPO. Estudos com animais sugerem que a administração de anestesia sem a realização de uma cirurgia pode comprometer a aprendizagem por semanas, principalmente em animais mais velhos. Pacientes idosos hospitalizados têm maior risco de DCPO do que pacientes idosos cujo atendimento é apenas ambulatorial.

Cada vez mais, o termo *transtornos neurocognitivos perioperatórios* é utilizado para descrever tanto a disfunção cognitiva pré quanto pós-operatória. O mecanismo exato do declínio cognitivo não é claro. Teorias sobre

TABELA 43-7 Prevenção de *delirium* depois da cirurgia

Módulo	Intervenção pós-operatória
Estimulação cognitiva	Orientação (relógio, calendário, quadro de rotina)
	Evitar medicamentos que afetam a cognição
Melhoria na resposta sensorial	Óculos
	Aparelhos auditivos/amplificadores
Mobilização	Mobilização e reabilitação precoce
Evitar medicamentos psicoativos	Eliminação de medicamentos desnecessários
	Protocolo de manejo da dor
Fluidos e nutrição	Manejo de fluidos
	Monitoramento e reposição de eletrólitos
	Protocolo adequado de nutrição
Evitar complicações hospitalares	Protocolo intestinal
	Remoção precoce de cateteres urinários
	Suprimento adequado de O_2 para o sistema nervoso central, incluindo O_2 suplementar e transfusão para hematócrito muito baixo
	Protocolo de monitoramento para complicações pós-operatórias

Reproduzida com permissão de Rudoph J, Marcantonio E. Postoperative delirium: acute change with long term implications. *Anesth Analg*, maio de 2011;112(5):1202-1211.

neurotoxicidade anestésica em adultos são discutidas no Capítulo 28. Alguns estudos sugerem que monitorar a profundidade da anestesia com o índice bispectral (BIS) pode ser útil para reduzir a incidência de declínio cognitivo. Outras pesquisas têm como objetivo a redução da resposta inflamatória à cirurgia para diminuir de alguma maneira a disfunção cognitiva perioperatória. Da mesma forma, investigações estão sendo conduzidas para identificar os biomarcadores de lesão neuronal perioperatória.

SISTEMA MUSCULOESQUELÉTICO

A massa muscular é reduzida em pacientes idosos. Com o envelhecimento, a pele atrofia e fica mais suscetível a traumas pela remoção de curativos, de placas de eletrocautério e eletrodos eletrocardiográficos. As veias costumam ficar mais frágeis e podem ser rompidas com maior facilidade por meio de cateteres intravenosos. As articulações artríticas podem interferir no posicionamento do paciente ou na administração da anestesia regional. A doença degenerativa da coluna cervical pode limitar a extensão do pescoço, tornando a intubação mais difícil.

Alterações farmacológicas relacionadas à idade

8 O envelhecimento gera alterações tanto farmacocinéticas (a relação entre a dose do fármaco e a concentração plasmática) quanto farmacodinâmicas (a relação entre a concentração plasmática e o efeito clínico). Alterações relacionadas a doenças e a ampla variabilidade de indivíduos em populações com características semelhantes impedem que generalizações adequadas sejam feitas.

A diminuição progressiva na massa muscular e o aumento na gordura corporal (sobretudo em mulheres idosas) resultam em uma redução do volume total de água no corpo. A redução do volume de distribuição para fármacos hidrossolúveis pode levar a maiores concentrações plasmáticas; de maneira inversa, um aumento do volume de distribuição para fármacos lipossolúveis poderia, em teoria, reduzir a concentração plasmática desses fármacos. Qualquer alteração no volume de distribuição que seja suficiente para mudar significativamente as concentrações influenciará o tempo de eliminação. Como as funções renal e hepática diminuem com a idade, as reduções na depuração prolongam a duração de ação de muitos fármacos.

A distribuição e a eliminação dos fármacos também são afetadas por concentrações alteradas de proteínas plasmáticas. A albumina estabelece ligação com fármacos ácidos (p. ex., barbitúricos, benzodiazepínicos, agonistas opioides). A α_1-glicoproteína ácida estabelece ligação com fármacos básicos (p. ex., anestésicos locais). As concentrações dessas proteínas de ligação podem variar dependendo de qual(is) doença(s) associada(s) ao envelhecimento estiver(em) presente(s).

9 A principal alteração farmacodinâmica associada ao envelhecimento compreende a redução das necessidades anestésicas, representada por uma CAM menor. A titulação cautelosa dos agentes anestésicos ajuda a evitar os efeitos colaterais adversos e a inesperada duração prolongada; agentes intravenosos de ação curta, como o propofol, a remifentanila e a succinilcolina, podem ser particularmente úteis para pacientes idosos. Fármacos que não dependem significativamente das funções hepática ou renal ou do fluxo sanguíneo, como os anestésicos inalatórios, atracúrio ou cisatracúrio, são opções interessantes.

ANESTÉSICOS INALATÓRIOS

A CAM para agentes inalatórios é reduzida em 4% a cada década de vida depois dos 40 anos. Os anestésicos reduzem a conectividade de diferentes partes do cérebro, levando à perda da consciência. Os padrões de conectividade funcional no cérebro são afetados pelo envelhecimento, e essas alterações podem contribuir para a sensibilidade elevada de adultos mais velhos a anestésicos. O início da anestesia por inalação é mais rápido se o débito cardíaco estiver deprimido, mas é mais demorado se houver uma anormalidade significativa na ventilação/perfusão. A recuperação da anestesia com um anestésico volátil pode ser prolongada em razão de um aumento no volume de distribuição (aumento da gordura corporal) e da redução na troca de gases pulmonares. A diminuição da função hepática não é tão importante, uma vez que os agentes inalatórios modernos sofrem pouca metabolização. Fármacos modernos que são eliminados com maior rapidez (como o sevoflurano ou o desflurano) são opções adequadas para acelerar o despertar do paciente idoso.

AGENTES ANESTÉSICOS NÃO VOLÁTEIS

Em geral, pacientes idosos precisam de uma dose menor de propofol, etomidato, opioides, benzodiazepínicos e barbitúricos. A partir dos 80 anos, os pacientes necessitam de uma dose de indução menor de propofol do que a necessária para pacientes com 20 anos.

Embora o propofol seja considerado um agente ideal para a indução de pacientes idosos em razão da rápida eliminação, esse fármaco costuma gerar mais casos de apneia e hipotensão em idosos que em pacientes mais jovens. Tanto fatores farmacocinéticos quanto farmacodinâmicos são responsáveis por essa sensibilidade maior. Pacientes idosos precisam ter quase 50% a menos de propofol na corrente sanguínea para serem anestesiados em comparação com pacientes mais jovens. Além disso, tanto o volume do compartimento periférico que é equilibrado rapidamente quanto a depuração sistêmica do propofol são reduzidos de maneira significativa em pacientes idosos. O volume inicial de distribuição para o etomidato diminui de maneira considerável com o envelhecimento: doses menores são necessárias para atingir o mesmo ponto final eletroencefalográfico em pacientes idosos (em comparação com pacientes mais jovens).

A maior sensibilidade à fentanila, alfentanila e sufentanila é sobretudo farmacodinâmica. A farmacocinética desses opioides não é significativamente afetada pela idade. A dosagem necessária para se obter o mesmo resultado de eletroencefalograma (EEG) usando fentanila e alfentanila é 50% menor em pacientes idosos.

O envelhecimento amplia o volume de distribuição para todos os benzodiazepínicos em razão do aumento relativo de gordura, prolongando de maneira efetiva a meia-vida de eliminação desses fármacos. A maior sensibilidade farmacodinâmica aos benzodiazepínicos também é observada. A dosagem necessária para o midazolam costuma ser 50% menor em pacientes idosos, e a meia-vida de eliminação desse fármaco é prolongada em cerca de 50%.

Os fármacos anticolinérgicos e benzodiazepínicos estão associados a um maior risco de *delirium* no pós-operatório. Por outro lado, uma única administração em bólus de cetamina (0,5 mg/kg) é sugerida em um estudo para reduzir a incidência de *delirium*. O uso de agentes sedativos e antieméticos com propriedades anticolinérgicas e antidopaminérgicas pode produzir efeitos adversos em pacientes com doença de Parkinson.

RELAXANTES MUSCULARES

10 A resposta à succinilcolina não é alterada pelo envelhecimento. No entanto, reduções no débito cardíaco e no fluxo sanguíneo muscular podem prolongar até duas vezes o início do bloqueio neuromuscular em pacientes idosos. A recuperação dos efeitos de relaxantes musculares adespolarizantes que dependem da excreção pelos rins (p. ex., pancurônio) pode ser prolongada em razão da depuração reduzida do fármaco. Da mesma forma, a excreção hepática reduzida em razão da perda de massa hepática prolonga a meia-vida de eliminação e a duração de ação do rocurônio e do vecurônio. Os perfis farmacológicos do atracúrio e do cisatracúrio não são afetados de maneira significativa pela idade.

DISCUSSÃO DE CASO

Paciente idoso com fratura de quadril

Um paciente de 86 anos será submetido à redução aberta e à fixação interna de uma fratura subtrocantérica do fêmur.

Como esse paciente deve ser avaliado quanto ao risco de morbidade perioperatória?

O risco anestésico tem maior correlação com a ocorrência de doenças coexistentes do que com a idade cronológica. Portanto, a avaliação pré-anestésica deve se concentrar na identificação de doenças relacionadas à idade (ver Tabela 43-4) e na estimativa da reserva fisiológica. Existe uma grande diferença fisiológica entre um paciente que tem o costume de caminhar três quarteirões até o supermercado e um paciente que está acamado, mesmo que os dois tenham a mesma idade. Claramente, qualquer condição que possa ser atenuada com a terapia pré-operatória (p. ex., administração de broncodilatadores) deve ser identificada e tratada. Por outro lado, adiamentos podem comprometer a reparação cirúrgica e aumentar consideravelmente a probabilidade de mortalidade do paciente idoso com fratura de quadril.

Quais fatores podem influenciar a escolha entre anestesia regional ou geral?

A idade avançada não é uma contraindicação para a anestesia regional ou geral. Contudo, cada técnica tem suas vantagens e desvantagens em relação à população idosa. Para a cirurgia de quadril, a anestesia regional pode ser obtida com um bloqueio espinal ou epidural, o qual deve ser estendido até o nível sensorial T10. Esses dois bloqueios exigem cooperação do paciente e capacidade de permanecer imóvel ao longo do procedimento. Uma abordagem paramediana pode ser útil quando a posição ideal não é possível. A menos que a anestesia regional seja acompanhada de sedação profunda, a confusão e a desorientação no pós-operatório podem ser menos preocupantes do que após a anestesia geral. Alterações relacionadas ao sistema cardiovascular, em geral, limitam-se a diminuição da pressão arterial à medida que o bloqueio simpático é estabelecido. Embora essa redução possa ser tratada com carga de fluidos, um paciente com função cardíaca limítrofe pode desenvolver insuficiência cardíaca congestiva quando o bloqueio se dissipa e o tônus simpático retorna. Vasoconstritores podem ser usados para suportar a pressão arterial durante os períodos de bloqueio simpático. A redução da resistência vascular periférica pode resultar em hipotensão profunda e parada cardíaca em pacientes com estenose aórtica, uma lesão valvular comum na população idosa. Da mesma forma, os pacientes podem ficar profundamente hipotensos em razão da redução da resistência vascular periférica que acompanha a anestesia neuroaxial. A monitorização invasiva da pressão arterial, às vezes, pode ser uma opção interessante quando o paciente idoso é submetido a uma cirurgia. Monitores da função hemodinâmica com análise do contorno do pulso que estimam a variação do volume sistólico, além de ecocardiografia transesofágica, podem ser adotados para orientar a fluidoterapia. Os benefícios da ecocardiografia transesofágica devem ser considerados se o paciente idoso estiver sob risco de ruptura esofágica e mediastinite.

Existem vantagens ou desvantagens específicas para a técnica regional em pacientes idosos submetidos à cirurgia de quadril?

Uma grande vantagem da anestesia regional – sobretudo para a cirurgia de quadril – é uma menor incidência de tromboembolismo no pós-operatório. Isso parece estar relacionado à vasodilatação periférica e à manutenção do fluxo sanguíneo venoso nos membros inferiores. Muitos anestesiologistas acreditam que a anestesia regional mantém a função respiratória de maneira mais adequada do que a anestesia geral. A não ser que o nível anestésico envolva a musculatura intercostal, a ventilação e o reflexo de tosse são preservados. Os estudos apresentam resultados conflitantes em relação à possibilidade de a anestesia regional oferecer uma vantagem em termos de mortalidade no tratamento cirúrgico de fraturas do quadril.

Problemas técnicos associados à anestesia regional em idosos compreendem a existência de pontos de referência obscuros que são resultado da degeneração da coluna vertebral e a dificuldade de assegurar uma posição adequada do paciente em razão da dor relacionada à fratura. Uma solução hipobárica ou isobárica pode ser injetada de maneira intratecal para evitar que o paciente tenha que deitar em cima da fratura. A cefaleia pós-punção da dura-máter é menos preocupante na população idosa.

Se o paciente não quiser receber a anestesia regional, a anestesia geral é uma possibilidade aceitável?

A anestesia geral é uma alternativa aceitável às técnicas neuroaxiais. Uma vantagem desse tipo de anestesia é que o paciente pode ser induzido no leito e transportado para a mesa cirúrgica depois da intubação, evitando a dor resultante do posicionamento.

Quais fatores específicos devem ser considerados durante a indução e a manutenção da anestesia geral nesse paciente?

É importante lembrar que, como uma fratura subtrocantérica pode estar associada a mais de 1 litro de perda oculta de sangue, a indução com propofol pode levar a uma redução ainda maior da pressão arterial. A hipotensão inicial pode ser substituída por hipertensão e taquicardia durante a laringoscopia e a intubação. Essa variação de pressão arterial em forma de "montanha-russa" aumenta o risco de isquemia miocárdica. Pacientes idosos, em geral, apresentam menor complacência vascular e amplas pressões de pulso, levando a oscilações drásticas tanto na pressão arterial sistólica quanto na diastólica durante a anestesia.

A paralisia intraoperatória com relaxante muscular adespolarizante melhora as condições cirúrgicas e possibilita a manutenção de um plano anestésico mais leve. A redução da profundidade anestésica, orientada por monitores de processamento eletroencefalográfico, pode resultar em menor incidência de *delirium* no pós-operatório, embora essa ainda seja uma questão controversa.

LEITURAS SUGERIDAS

Akhtar S. Pharmacological consideration in the older adult. *Curr Opin Anesthesiol*. 2018;31:11.

Akhtar S, Ramachandran R. Geriatric pharmacology. *Anesthesiol Clin*. 2015;33:457.

Alvis B, Hughes C. Physiology considerations in geriatric patients. *Anesthesiol Clin*. 2015;33:447.

American Geriatrics Society Expert Panel on Postoperative Delirium in Older Adults. American Geriatrics Society abstracted clinical practice guideline for postoperative delirium in older adults. *J Am Geriatr Soc*. 2015;63:142.

Berger M, Nadler J, Browndyke J, et al. Postoperative cognitive dysfunction: minding the gaps in our knowledge of a common postoperative problem in the older adult. *Anesthesiol Clin.* 2015;33:517.

Chow W, Rosenthal R, Merkow R, et al. Optimal preoperative assessment of the geriatric surgical patient: a best practice guideline from the American College of Surgeons National Surgical Quality Improvement Program and the American Geriatrics Society. *J Am Coll Surg.* 2012;215:453.

Costa-Martins I, Carreteiro J, Santos A, et al. Post-operative delirium in older hip fracture patients: a new onset or was it already there? *Eur Geriatr Med.* 2021;12:777.

Dalton A, Zafirova Z. Preoperative management of the geriatric patient: frailty and cognitive impairment assessment. *Anesthesiol Clin.* 2018;36:599.

Evered L, Scott D, Silbert B. Cognitive decline associated with anesthesia and surgery in the older adult: does this contribute to dementia prevalence? *Curr Opin Psychiatry.* 2017;20:220.

Evered LA, Silbert BS. Postoperative cognitive dysfunction and noncardiac surgery. *Anesth Analg.* 2018;127:496.

Evered L, Silbert B, Knopman DS, et al; Nomenclature Consensus Working Group. Recommendations for the nomenclature of cognitive change associated with anaesthesia and surgery-2018. *Anesth Analg.* 2018;127:1189.

Evered LA, Vitug S, Scott DA, Silbert B. Preoperative frailty predicts postoperative neurocognitive disorders after total hip joint replacement surgery. *Anesth Analg.* 2020;131:1582.

Guay J, Parker MJ, Gajendragadkar PR, Kopp S. Anaesthesia for hip fracture surgery in adults. Cochrane Database Syst Rev. 2016 Feb;2:CD000521.

Khan KT, Hemati K, Donovan AL. Geriatric physiology and the frailty syndrome. *Anesthesiol Clin.* 2019;37:453.

Murthy S, Hepner D, Cooper Z, et al. Controversies in anaesthesia for noncardiac surgery in older adults. *Br J Anaesth.* 2015;115(suppl 2):ii15.

Nakhaie M, Tsai M. Preoperative assessment of geriatric patients. *Anesthesiol Clin.* 2015;33:471.

Peden CJ, Miller TR, Deiner SG, Eckenhoff RG, Fleisher LA; Members of the Perioperative Brain Health Expert Panel. Improving perioperative brain health: an expert consensus review of key actions for the perioperative care team. *Br J Anaesth.* 2021;126:423.

Safavynia SA, Goldstein PA. The role of neuroinflammation in postoperative cognitive dysfunction: moving from hypothesis to treatment. *Front Psychiatry.* 2019;9:752.

Sillner AY, McConeghy RO, Madrigal C, Culley DJ, Arora RC, Rudolph JL. The association of a frailty index and incident delirium in older hospitalized patients: an observational cohort study. *Clin Interv Aging.* 2020;15:2053.

Soffin EM, Gibbons MM, Wick EC, et al. Evidence review conducted for the Agency for Healthcare Research and Quality Safety Program for Improving Surgical Care and Recovery: focus on anesthesiology for hip fracture surgery. *Anesth Analg.* 2019;128:1107.

CAPÍTULO

Anestesia ambulatorial e não cirúrgica

44

CONCEITOS-CHAVE

1. A anestesia não cirúrgica demanda que o anestesiologista trabalhe em locais distintos da sala de cirurgia, onde o acesso ao paciente e ao equipamento de anestesia tende a ser limitado; além disso, a equipe que auxilia o anestesiologista nesses locais pode não estar familiarizada com os requisitos para uma administração segura da anestesia.

2. Os anestesiologistas devem verificar se tanto a infraestrutura quanto as políticas operacionais nesses ambientes estão condizentes com os padrões aceitáveis para a prática anestésica antes que a anestesia seja administrada.

3. Em geral, os procedimentos ambulatoriais têm uma complexidade e uma duração que possibilitam que o paciente tenha uma recuperação rápida e não precise de internação hospitalar depois do procedimento.

4. Os fatores observados que indicam se um paciente está autorizado ou não a passar por procedimentos ambulatoriais envolvem doenças sistêmicas e como está o manejo atual dessas doenças, problemas de manejo das vias aéreas, apneia do sono, obesidade mórbida, resultados adversos que já aconteceram com o paciente antes da administração da anestesia em questão (p. ex., hipertermia maligna), alergias e a existência de uma rede de apoio (p. ex., disponibilidade de uma pessoa que possa se responsabilizar pelo paciente por 24 h).

A anestesia ambulatorial é uma subespecialidade da anestesiologia, ela é responsável por tratar do cuidado anestésico pré-operatório, intraoperatório e pós-operatório de pacientes submetidos a procedimentos cirúrgicos eletivos realizados sem necessidade de hospitalização. Os pacientes submetidos a uma cirurgia ambulatorial raramente precisam ficar internados e apresentam um quadro clínico bom o suficiente para serem liberados do centro cirúrgico em menos de 24 horas depois do procedimento.

A anestesia não cirúrgica (NORA, do inglês *non-operating room anesthesia*; também chamada de *anestesia fora do ambiente da sala de cirurgia*) abrange tanto pacientes internados quanto pacientes de cirurgia ambulatorial que são submetidos a anestesia em locais fora de uma sala de cirurgia tradicional. Esses pacientes podem variar de maneira considerável, eles vão desde indivíduos claustrofóbicos que precisam de anestesia para exames de ressonância magnética (RM) até pacientes sépticos em situação grave que são submetidos à colangiopancreatografia retrógrada endoscópica na sala de endoscopia.

1. A NORA demanda que o anestesiologista trabalhe em locais distintos da sala de cirurgia, onde o acesso ao paciente e ao equipamento de anestesia tende a ser limitado; além disso, a equipe que auxilia o anestesiologista nesses locais pode não estar familiarizada com os requisitos para uma administração segura da anestesia.

A anestesia em consultório compreende a administração anestésica em uma sala de procedimentos do consultório médico. Essa anestesia é administrada com frequência a pacientes submetidos a cirurgias plásticas ou a procedimentos dentários.

Embora as técnicas anestésicas empregadas para pacientes internados, pacientes de centro cirúrgico ambulatorial, pacientes não cirúrgicos e pacientes de anestesia em consultório possam ser semelhantes, esses pacientes têm necessidades diferentes. Portanto, existem diretrizes e informações da American Society of Anesthesiologists (ASA) que são específicas para esses locais. Todas as recomendações devem ser sempre verificadas no site da ASA (www.asahq.org/For-Healthcareprofessionals/Standards-Guidelines-and-Statements.aspx), uma vez que estão sujeitas a atualizações e mudanças. Agências de acreditação, como a The Joint Commission (TJC), a Accreditation Association for Ambulatory Healthcare e a American Association for the Accreditation of Ambulatory Surgical Facilities, conduzem diversas inspeções e avaliações para garantir que as instalações estejam de acordo com os padrões aceitáveis para os procedimentos oferecidos por esses estabelecimentos. Os anestesiologistas devem ❷ verificar se tanto a infraestrutura quanto as políticas operacionais nesses ambientes estão condizentes com os padrões aceitáveis para a prática anestésica antes que a anestesia seja administrada.

PACIENTES PARA A ANESTESIA AMBULATORIAL E EM CONSULTÓRIO

Atualmente, pacientes com diferentes comorbidades são encaminhados a procedimentos ambulatoriais. Cada paciente deve ser avaliado de acordo com as suas comorbidades, o tipo de cirurgia a ser realizada e a resposta esperada à anestesia. Em geral, os procedimentos ambulato- ❸ riais têm uma complexidade e uma duração que possibilitam que o paciente tenha uma recuperação rápida e não precise de internação hospitalar depois do procedimento. O estado físico desenvolvido pela ASA e a história clínica completa do indivíduo são essenciais na avaliação inicial de quais pacientes podem passar por procedimentos ambulatoriais ou em consultório. A avaliação inicial muitas vezes pode ser realizada por telefone e pode identificar os pacientes que se beneficiarão da consulta e da examinação antes do dia da cirurgia e também aqueles pacientes que não estão aptos para uma cirurgia ambulatorial. Os pacientes 4 e 5 da ASA geralmente não podem ser submetidos a uma cirurgia ambulatorial. Os pacientes 3 da ASA com diabetes, hipertensão e doença arterial coronariana estável podem ser submetidos a um procedimento ambulatorial, desde que as condições desses pacientes estejam bem controladas. Por fim, o cirurgião e o anestesiologista devem conseguir identificar em quais pacientes os benefícios de um ambiente ambulatorial ou de em consultório (como conveniência, redução de custos e taxas) provavelmente superem os riscos (como a indisponibilidade imediata dos serviços hospitalares, a ausência de uma sala hemodinâmica, a inexistência de *stents* cardiovasculares de emergência, a falta de assistência para a recuperação das vias aéreas e a impossibilidade de consultas rápidas).

❹ Os fatores observados que indicam se um paciente está autorizado ou não a passar por procedimentos ambulatoriais envolvem doenças sistêmicas e como está o manejo atual dessas doenças, problemas de manejo das vias aéreas, apneia do sono, obesidade mórbida, resultados adversos que já aconteceram com o paciente antes da administração da anestesia em questão (p. ex., hipertermia maligna), alergias e a existência de uma rede de apoio (p. ex., disponibilidade de uma pessoa que possa se responsabilizar pelo paciente por 24 h). Pacientes com vias aéreas difíceis não costumam estar aptos para procedimentos realizados em consultório médico; no entanto, podem ser atendidos de maneira adequada em um centro cirúrgico ambulatorial bem equipado e com a equipe necessária. Para esses pacientes, alguns aspectos importantes envolvem a disponibilidade de equipamentos para vias aéreas difíceis, como uma máscara laríngea para intubação e um videolaringoscópio, o acesso a um anestesiologista extra que seja experiente e um profissional capaz de realizar uma traqueostomia/cricotireoidostomia de emergência. Se houver preocupações quanto à capacidade de manejo da via aérea em um ambiente de cirurgia ambulatorial, o paciente será atendido de maneira mais adequada em um ambiente hospitalar.

Da mesma forma, pacientes com comorbidades instáveis, como insuficiência cardíaca congestiva descompensada ou hipertensão não controlada, podem se beneficiar da realização do procedimento em um hospital em vez de um consultório ou uma clínica. O centro cirúrgico ambulatorial dentro de um hospital oferece a esses pacientes tanto a disponibilidade dos recursos do hospital quanto a conveniência de ser um paciente ambulatorial. Se a condição desse paciente exigir cuidados adicionais, a internação hospitalar é possível; no entanto, essa flexibilidade implica em custos adicionais relacionados ao atendimento hospitalar.

Procedimentos condizentes com a cirurgia ambulatorial devem envolver um risco mínimo de hemorragia perioperatória, de comprometimento das vias aéreas e nenhuma necessidade específica de cuidados pós-operatórios especializados. Com base na identificação de risco, o anestesiologista deve ser capaz de reduzir a probabilidade de eventos adversos que não estavam previstos. Embora a medicina atual baseada em evidências possa fornecer recomendações para algumas questões ambulatoriais de alto risco, as evidências são insuficientes para a maioria desses casos.

CONDIÇÕES ESPECÍFICAS DO PACIENTE E A CIRURGIA AMBULATORIAL

Obesidade e apneia obstrutiva do sono

A obesidade está associada a algumas doenças concomitantes, como a hipertensão, o diabetes, a hiperlipidemia, a combinação dessas três doenças (síndrome metabólica) e a apneia obstrutiva do sono (AOS). Os distúrbios fisiológicos que acompanham essas condições englobam alterações na demanda de oxigênio, na produção de dióxido de carbono, na ventilação alveolar e no débito cardíaco. Não há um índice de massa corporal (IMC) de "corte" que seja preciso para indicar os pacientes que podem e os que não podem ser submetidos a uma cirurgia ambulatorial.

No entanto, Joshi e colaboradores (2010; 2012) sugerem que pacientes com um IMC inferior a 40 kg/m² tendem a tolerar bem uma cirurgia ambulatorial, desde que as comorbidades estejam sob controle. Por outro lado, pacientes com IMC superior a 50 kg/m² são considerados de maior risco no contexto da cirurgia ambulatorial. Pacientes com obesidade e síndrome da apneia e hipopneia obstrutiva do sono (SAHOS) apresentam um risco elevado de complicações respiratórias pós-operatórias, como obstrução prolongada das vias aéreas e apneia, sobretudo se receberem opioides após a cirurgia. Escores que preveem a probabilidade dessas complicações podem ajudar na avaliação pré-operatória e no encaminhamento para um ambiente hospitalar (Tabelas 44-1 e 44-2).

No entanto, as diretrizes da ASA apontam que a literatura é insuficiente para oferecer orientação sobre quais pacientes com SAHOS podem ser atendidos com segurança em regime de internação ou de ambulatório. Embora o estudo do sono seja a forma padrão de diagnosticar a apneia do sono, muitos pacientes com SAHOS nunca foram diagnosticados como portadores dessa condição. Como consequência, um anestesiologista pode ser o primeiro médico a identificar a presença ou o risco de apneia do sono. O tratamento pré-operatório de pressão positiva contínua nas vias aéreas (CPAP, do inglês *continuous positive airway pressure*) pode reduzir a incidência de complicações cardíacas pós-operatórias, de acordo com as diretrizes da ASA. A diminuição do uso de depressores

TABELA 44-1 Identificação e avaliação da apneia obstrutiva do sono: exemplo[1]

A. Sinais e sintomas clínicos que indicam a possibilidade de SAHOS:
  1. Características físicas que predispõem à SAHOS
      a. IMC de 35 kg/m² [percentil 95 para idade e gênero][2]
      b. Circunferência do pescoço de 43,18 cm (homens) ou 40,64 cm (mulheres)
      c. Anormalidades craniofaciais que afetam a via aérea
      d. Obstrução nasal anatômica
      e. Amígdalas tocam, ou quase tocam, a linha média
  2. Histórico de obstrução aparente da via aérea durante o sono (presença de dois ou mais dos seguintes sinais; se o paciente mora sozinho ou não tem o sono observado por outra pessoa, então apenas um dos seguintes sinais precisa estar presente)
      a. Ronco (alto o suficiente para ser ouvido por meio de uma porta fechada)
      b. Ronco frequente
      c. Pausas na respiração são observadas durante o sono
      d. Despertares com sensação de sufocamento
      e. Despertar com frequência durante o sono
      f. [Vocalização intermitente durante o sono][2]
      g. [Os pais relatam que o sono da criança é agitado e que ela tem dificuldade para respirar ou apresenta esforço respiratório durante o sono][3]
  3. Sonolência (presença de um ou mais dos seguintes sinais)
      a. Sonolência frequente ou fadiga apesar de ter um "sono" adequado
      b. Adormece facilmente em um ambiente não estimulante (p. ex., assistindo TV, lendo, viajando de carro ou dirigindo) apesar de ter um "sono" adequado
      c. [Observações dos pais ou professores de que a criança parece sonolenta durante o dia, distraída, excessivamente agressiva ou com dificuldade de concentração][3]
      d. [Dificuldade frequente de acordar a criança no horário habitual][2]

Se um paciente apresenta sinais ou sintomas para duas ou mais das categorias acima, há uma probabilidade significativa de que ele ou ela tenha SAHOS. A gravidade da SAHOS pode ser determinada por meio do estudo do sono (a seguir). Se a realização do estudo do sono não for possível, esses pacientes devem ser atendidos como se tivessem apneia do sono moderada, a não ser que um ou mais dos sinais ou dos sintomas acima estejam gravemente anormais (p. ex., aumento acentuado do índice de massa corporal ou circunferência do pescoço, pausas respiratórias que preocupam o observador, paciente adormece com frequência em poucos minutos após um período sem estímulos), nesses casos, os pacientes devem ser atendidos como se tivessem apneia do sono grave.

B. Se um estudo do sono foi realizado, os resultados devem ser usados para determinar o manejo anestésico perioperatório do paciente. No entanto, como cada laboratório do sono pode apresentar seus próprios critérios para detectar episódios de apneia e de hipopneia, a American Society of Anesthesiologists (ASA) acredita que a avaliação do laboratório do sono (nenhum, leve, moderado ou grave) deve ter precedência sobre o índice da apneia-hipopneia (IAH) (número de episódios por hora de sono em que houve respiração desordenada). Se a gravidade geral não estiver indicada, ela pode ser determinada pela tabela abaixo:

Gravidade da SAHOS	IAH adulto	IAH pediátrico
Nenhuma	0 a 5	0
SAHOS leve	6 a 20	1 a 5
SAHOS moderada	21 a 40	6 a 10
SAHOS grave	> 40	> 10

[1]IAH, índice de apneia-hipopneia; IMC, índice de massa corporal; SAHOS, síndrome da apneia e hipopneia obstrutiva do sono; TV, televisão.
[2]Os itens entre colchetes referem-se aos pacientes pediátricos.
Reproduzida com permissão de Gross JB, Bachenberg KL, Benumof JL e colaboradores. Practice guidelines for the perioperative management of patients with obstructive sleep apnea: A report by the American Society of Anesthesiologists Task Force on Perioperative Management of patients with obstructive sleep apnea. *Anesthesiology*, maio de 2006;104(5):1081.

TABELA 44-2 Sistema de pontuação para a apneia obstrutiva do sono: exemplo[1,2]

	Pontos
A. A gravidade da apneia do sono com base no estudo do sono (ou em indicadores clínicos se o estudo do sono não tiver sido realizado). Pontuação _____ (0 a 3)[1,2]	
Gravidade da SAHOS (Tabela 44-1)	
Nenhuma	0
Leve	1
Moderada	2
Grave	3
B. Quão invasivas são a cirurgia e a anestesia. Pontuação _____ (0 a 3)	
Tipo de cirurgia e de anestesia	
Cirurgia superficial sob anestesia local ou bloqueio nervoso periférico sem sedação	0
Cirurgia superficial com sedação moderada ou anestesia geral	1
Cirurgia periférica com anestesia espinal ou epidural (com, no máximo, sedação moderada)	1
Cirurgia periférica com anestesia geral	2
Cirurgia de via aérea com sedação moderada	2
Cirurgia de grande porte com anestesia geral	3
Cirurgia de via aérea com anestesia geral	3
C. Necessidade de opioides no pós-operatório. Pontuação _____ (0 a 3)	
Necessidade de opioides	
Nenhuma	0
Baixas doses de opioides orais	1
Altas doses de opioides orais, parenterais ou neuroaxiais	3
D. Estimativa de risco perioperatório. Resultado final = pontuação para A mais a maior pontuação entre B ou C. Pontuação _____ (0 a 6)[3,4]	

[1]Um sistema de pontuação semelhante ao desta tabela pode ser usado para estimar se um paciente apresenta risco perioperatório elevado de complicações decorrentes da SAHOS. O exemplo detalhado nesta tabela, cuja validação clínica ainda não foi realizada, serve apenas como um guia, e a avaliação clínica deve ser feita para identificar o risco de cada paciente, de maneira individual.
[2]Um ponto pode ser subtraído se o paciente já estiver com CPAP nas vias aéreas ou com VNIPP antes da cirurgia e estiver usando o aparelho de maneira consistente durante o período pós-operatório.
[3]Um ponto deve ser adicionado se o paciente com SAHOS leve ou moderada também apresentar, em repouso, pressão parcial de dióxido de carbono arterial ($PaCO_2$) superior a 50 mmHg.
[4]Pacientes com pontuação 4 podem ter risco perioperatório elevado de SAHOS; pacientes com pontuação entre 5 e 6 podem ter risco perioperatório significativamente elevado de SAHOS.
Reproduzida com permissão de Gross JB, Bachenberg KL, Benumof JL e colaboradores. Practice guidelines for the perioperative management of patients with obstructive sleep apnea: A report by the American Society of Anesthesiologists Task Force on Perioperative Management of patients with obstructive sleep apnea. *Anesthesiology*, maio de 2006;104(5):1081-1093.

respiratórios, na medida do possível, por meio do uso de técnicas de analgesia multimodal em que os opioides são utilizados com cautela, bem como o emprego da anestesia neuroaxial e regional são sugeridos quando for adequado (estratégias que visam o uso moderado de opioides também são importantes para minimizar o risco de náuseas e vômitos no período pós-operatório). Além dos critérios habituais para a alta, a ASA também recomenda que pacientes com alto risco de SAHOS sejam mantidos em um ambiente monitorizado até que não apresentem risco de depressão respiratória perioperatória. Outras recomendações da ASA incluem:

- Retorno da saturação de oxigênio do ar ambiente aos níveis basais antes da alta.
- Observação da função respiratória quando não estimulada, como durante o sono.
- Consideração de CPAP ou de ventilação não invasiva com pressão positiva (VNIPP) se a obstrução das vias aéreas for frequente ou se houver desenvolvimento de hipoxemia após a cirurgia.
- Um possível período prolongado de observação pós-operatória para garantir que os pacientes com SAHOS não apresentem um risco elevado de depressão respiratória pós-operatória em comparação com pacientes não diagnosticados com SAHOS submetidos a procedimentos semelhantes.

A literatura existente não é capaz de orientar sobre o momento adequado para a alta de pacientes com SAHOS da unidade cirúrgica.

A Sociedade de Anestesia Ambulatorial emitiu o próprio consenso a respeito do tratamento da SAHOS perioperatória (Tabela 44-3). Esse consenso recomenda o uso dos critérios de STOP-Bang para avaliação

TABELA 44-3 Questionário STOP-Bang para avaliação de pacientes com o objetivo de determinar o risco de apneia obstrutiva do sono[1]

S = Ronco. Você ronca alto (mais alto do que quando conversa ou alto o suficiente para ser ouvido mesmo com portas fechadas)?
T = Cansaço. Você costuma se sentir cansado, fatigado ou sonolento durante o dia?
O = Observação da apneia. Alguém já viu você parar de respirar enquanto dorme?
P = Pressão. Você tem ou faz tratamento para pressão alta?
B = IMC > 35 kg/m^2
A = Idade > 50 anos
N = Circunferência do pescoço > 40 cm
G = Sexo masculino

[1]Menos que três perguntas com respostas positivas: baixo risco de SAHOS; três ou mais perguntas com respostas positivas: alto risco de SAHOS; de cinco a oito perguntas com respostas positivas: alta probabilidade de SAHOS moderada a grave.
Dados de Chung F, Yegneswaran B, Liao P e colaboradores. STOP questionnaire: A tool to screen patients for obstructive sleep apnea. *Anesthesiology*, maio de 2008;108(5):812-821.

pré-operatória de SAHOS. Além disso, essa declaração fornece uma árvore de decisão para ajudar a determinar quais pacientes com diagnóstico ou suspeita de SAHOS estão aptos para uma cirurgia ambulatorial (**Figura 44-1**). A Anesthesia and Sleep Medicine também estabeleceu diretrizes para auxiliar na avaliação de SAHOS. As recomendações dessa sociedade estão resumidas na **Tabela 44-4**. As recomendações de 2018 salientam que:

- Pacientes com SAHOS devem ser considerados como de risco para via aérea difícil, tanto para intubação quanto para ventilação. Precauções para vias aéreas difíceis devem ser feitas para pacientes com apneia obstrutiva do sono.
- O bloqueio neuromuscular pode aumentar o risco de insuficiência respiratória no período depois da cirurgia em pacientes com SAHOS.
- Os opioides também podem contribuir para um aumento do risco de complicações respiratórias nessa população.
- Os pacientes com SAHOS que recebem propofol para sedação procedimental podem ter maior risco de hipóxia.

Cada vez mais, as complicações perioperatórias associadas à SAHOS são objetos de ações judiciais por erro médico. O manejo de vias aéreas difíceis e a parada cardiorrespiratória que podem levar ao óbito ou à lesão cerebral costumam ser a base dessas alegações.

Condições cardíacas

Pacientes encaminhados para procedimentos ambulatoriais podem apresentar uma variedade de condições cardíacas que podem ser tratadas tanto com medicamentos quanto de maneira mecânica (p. ex., terapia de ressincronização cardíaca, cardioversores-desfibriladores implantáveis [CDIs], colocação de *stents*). A equipe de anestesia que trabalha em ambulatórios provavelmente encontrará um grande número desses pacientes que, apesar de terem um histórico cardíaco substancial, no momento, estão clinicamente estáveis. Pacientes com *stents* costumam ser submetidos a tratamentos antiplaquetários. Como sempre, os fármacos que fazem parte desse tratamento não devem ser descontinuados, a não ser que o paciente, o cardiologista e o cirurgião já tenham conversado sobre a necessidade da cirurgia e os riscos que envolvem a interrupção da terapia antiplaquetária. Da mesma forma, os β-bloqueadores devem ser mantidos no período

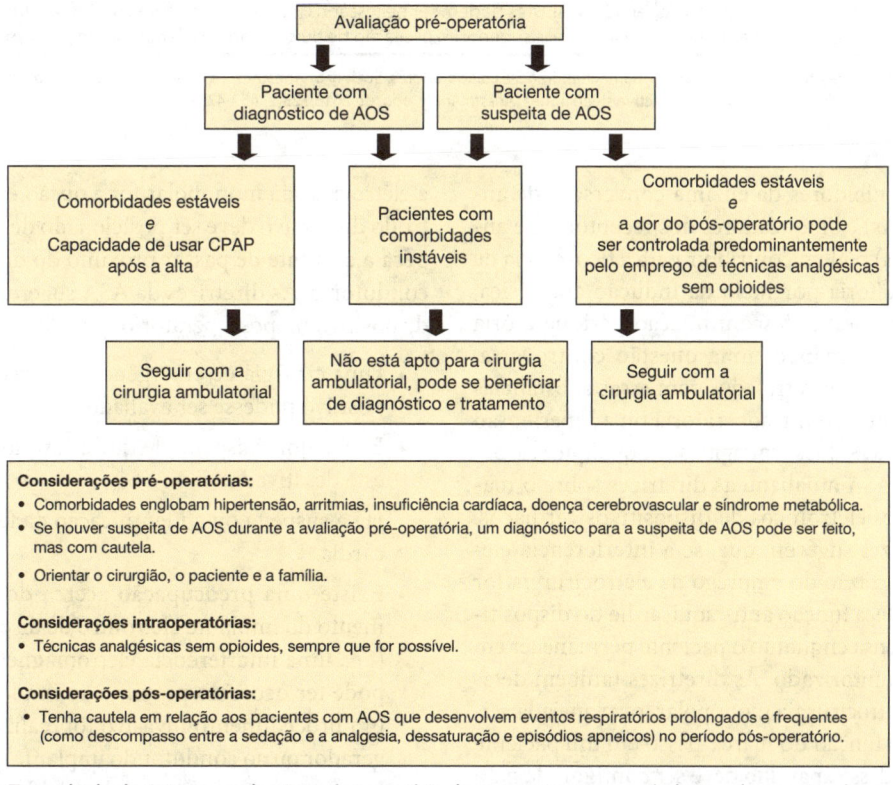

FIGURA 44-1 Tomada de decisão na avaliação pré-operatória de um paciente com síndrome de apneia e hipopneia obstrutiva do sono (SAHOS) que será submetido a uma cirurgia ambulatorial. CPAP, pressão positiva contínua. (Reproduzida com permissão de Joshi G, Ankichetty S, Gan T, Chung F. Society for Ambulatory Anesthesia consensus statement on preoperative selection of adult patients with obstructive sleep apnea scheduled for ambulatory surgery. *Anesth Analg*, nov. de 2012;115(5):1060-1068.)

TABELA 44-4 Recomendações da Sociedade de Anestesia e Medicina do Sono para apneia obstrutiva do sono

- Pacientes com síndrome da apneia e hipopneia obstrutiva do sono (SAHOS) submetidos a procedimentos sob anestesia apresentam risco elevado de complicações perioperatórias em comparação com pacientes sem o diagnóstico da doença. Identificar pacientes com risco elevado de SAHOS antes da cirurgia, a fim de tomar precauções e fazer intervenções perioperatórias direcionadas pode ajudar a reduzir as complicações do paciente no perioperatório.

- **Ferramentas de avaliação ajudam a estabelecer, com uma precisão razoável, o risco de pacientes com suspeita de SAHOS.** Os profissionais responsáveis pelo atendimento ao paciente devem considerar a triagem de SAHOS como parte da avaliação padrão pré-anestésica.

- **Não há evidência suficiente na literatura atual para respaldar o cancelamento ou o adiamento da cirurgia para que o diagnóstico formal (polissonografia laboratorial ou domiciliar) de pacientes com suspeita de SAHOS seja feito,** a não ser que haja evidência de uma doença sistêmica significativa ou descontrolada associada ou existência de problemas adicionais com ventilação ou troca gasosa.

- O paciente e a equipe médica devem estar cientes de que tanto a SAHOS diagnosticada (tratada, parcialmente tratada ou não tratada) quanto a suspeita de SAHOS podem estar associadas a uma maior morbidade pós-operatória.

- Se estiver disponível, deve-se considerar a obtenção dos resultados do estudo do sono e, quando aplicável, a configuração recomendada de pressão positiva nas vias aéreas (PAP, do inglês *positive airway pressure*) do paciente antes da cirurgia.

- Se os recursos permitirem, as instalações devem considerar a disponibilidade de equipamentos de PAP para uso perioperatório ou solicitar que os pacientes levem seu próprio equipamento de PAP para a unidade cirúrgica.

- **Deve-se considerar uma avaliação adicional para permitir a otimização cardiopulmonar pré-operatória em pacientes com diagnóstico de SAHOS, parcialmente tratada/não tratada e com suspeita, em que houver indícios de uma doença sistêmica significativa ou descontrolada associada ou de problemas adicionais com ventilação ou troca gasosa, como: (i) síndromes de hipoventilação, (ii) hipertensão pulmonar grave e (iii) hipoxemia em repouso na ausência de outras doenças cardiopulmonares.**

- **Quando as comorbidades estiverem estáveis, pacientes com diagnóstico de SAHOS, parcialmente tratada/não tratada ou com suspeita, podem seguir com a cirurgia, desde que estratégias para diminuição de complicações pós-operatórias sejam implementadas.**

- Os riscos e os benefícios da decisão de seguir ou de adiar a cirurgia devem englobar uma consulta e a discussão com o cirurgião e o paciente.

- **O uso da terapia de PAP em pacientes previamente não diagnosticados, mas com suspeita de SAHOS, deve ser considerado caso a caso.** Em razão da falta de evidências dos ensaios controlados randomizados, não é pertinente recomendar o uso rotineiro de PAP.

- É recomendado o uso contínuo da terapia de PAP com base nas instruções prescritas anteriormente durante períodos de sono enquanto hospitalizado, tanto no pré quanto no pós-operatório. Ajustes podem ser necessários nas instruções para considerar alterações perioperatórias, como edema facial, edema das vias aéreas superiores, oscilação de fluidos, farmacoterapia e função respiratória.

Reproduzida com permissão de Chung F, Memtsoudis S, Ramachandran S e colaboradores. Society of Anesthesia and Sleep Medicine guidelines on preoperative screening and assessment of adult patients with obstructive sleep apnea. *Anesth Analg*, ago. de 2016;123(2):452-473.

perioperatório. Inibidores da enzima conversora de angiotensina (IECAs) e bloqueadores dos receptores de angiotensina (BRAs) podem contribuir para a ocorrência de hipotensão transitória por meio da indução anestésica, mas a continuação ou a descontinuação perioperatória desses fármacos permanece uma questão controversa, uma vez que os pacientes tratados com essas substâncias podem ter a hipotensão intraoperatória ou a hipertensão pós-operatória, ou as duas, corrigidas em qualquer caso.

Em 2020, a ASA atualizou as diretrizes sobre o manejo de implantes eletrônicos de dispositivos cardíacos. As novas diretrizes sugerem que, se a interferência eletromagnética em razão do emprego da eletrocirurgia for uma possibilidade, a função anti-taquicardia do dispositivo deve ser suspensa enquanto o paciente permanecer em um ambiente monitorizado. As diretrizes também detalham que, se a eletrocirurgia monopolar for planejada acima do umbigo, a função do marca-passo em um paciente que dependente desse aparelho deve ser configurada para o modo assíncrono. Essas diretrizes também ressaltam que a eletrocirurgia bipolar deve ser realizada sempre que possível em detrimento da eletrocirurgia monopolar. Se a eletrocirurgia monopolar for a opção empregada, o eletrodo dispersivo deve ser posicionado de maneira que impeça a corrente de passar próximo do dispositivo ou dos condutores. As diretrizes da ASA sugerem a avaliação do dispositivo no pós-operatório quando:

- Uma cirurgia de emergência ocorreu sem que o dispositivo pudesse ser avaliado.
- Existe uma suspeita de que a função antitaquicardia está desativada.
- Há a suspeita ou a identificação da terapia antitaquicardia.
- Existe uma preocupação acerca do mau funcionamento do implante eletrônico de dispositivo cardíaco (i.e., uma interferência eletromagnética significativa pode ter ocorrido próximo ao implante cardíaco ou um procedimento invasivo foi realizado próximo ao gerador ou ao condutor do implante cardíaco, ou deslocamentos significativos de líquido ocorreram).

Um desfibrilador externo deve estar disponível sempre que a função antitaquicardia do CDI estiver suspensa.

Controle glicêmico

Uma declaração emitida pela Sociedade de Anestesiologia Ambulatorial sobre o controle perioperatório da glicose aponta que não há evidências suficientes para fazer recomendações concretas acerca do manejo da glicose em pacientes ambulatoriais, e, por isso, as sugestões de manejo são as mesmas estabelecidas para a população hospitalizada, cujo nível de glicose no sangue deve ser inferior a 180 mg/dL no período intraoperatório.

Hipertermia maligna

Pacientes com histórico de hipertermia maligna podem receber anestésicos não desencadeantes com segurança e receber alta como pacientes ambulatoriais. O dantroleno profilático não deve ser administrado.

CONSIDERAÇÕES INTRAOPERATÓRIAS

O manejo intraoperatório em pacientes ambulatoriais submetidos à cirurgia tem como objetivo promover o despertar rápido, a analgesia adequada após o procedimento, a redução do risco de náusea e vômito no pós-operatório (NVPO) e a recuperação rápida para a alta, ao mesmo tempo em que proporciona condições cirúrgicas adequadas. Muitas vezes, esses objetivos são conflitantes. Embora a anestesia inalatória com sevoflurano possa agilizar o despertar, em comparação com a anestesia intravenosa total (TIVA, do inglês *total intravenous anesthesia*), a probabilidade de NVPO pode ser maior se um fármaco profilático adicional não for administrado. Vários estudos mostram como a anestesia regional pode agilizar o tempo de alta de pacientes ambulatoriais, em comparação com os anestésicos gerais – em parte, pela redução potencial da incidência de NVPO e da necessidade de analgesia opioide. O óxido nitroso aumenta a probabilidade de ocorrência de NVPO, mas esse efeito pode ser controlado pelo acréscimo de um agente antiemético profilático. Da mesma forma, a analgesia perioperatória multimodal pode ser abordada pelo emprego de uma ampla variedade de fármacos, incluindo anestésicos locais, paracetamol e agentes anti-inflamatórios não esteroides (AINEs), para diminuir o uso de opioides, que contribuem para o risco maior de NVPO.

A tromboembolia permanece como um risco após uma cirurgia em ambulatório e em consultório, assim como em procedimentos cirúrgicos em hospital. Dispositivos de compressão pneumática e tromboprofilaxia farmacológica devem ser usados em pacientes que têm risco elevado de desenvolver essa condição. Durante a monitorização anestésica, o oxigênio suplementar pode contribuir para o risco de incêndio na sala de cirurgia, já que ele cria um ambiente bem oxigenado que facilita a ignição pelos dispositivos de cauterização. Durante cirurgia de cabeça e pescoço, os anestesiologistas devem ficar atentos para não criarem um potencial risco de incêndio. Quando o oxigênio é administrado por uma cânula nasal ou por uma máscara facial, a quantidade mínima de oxigênio suplementar, se houver, deve ser entregue ao paciente, e o acúmulo de campos cirúrgicos ao redor da cabeça do paciente deve ser evitado.

RECUPERAÇÃO PÓS-ANESTÉSICA E ALTA

O manejo do despertar do paciente, da dor pós-operatória e de NVPO é essencial para agilizar a alta. Um plano padronizado para abordar complicações, como dor no pós-operatório e NVPO, deve ser estabelecido antes da cirurgia para facilitar o manejo o máximo possível.

Toda a prática anestésica da cirurgia ambulatorial deve se concentrar na segurança do paciente, minimizando as complicações, sobretudo a dor pós-operatória e a ocorrência de NVPO, e facilitando a alta. Abordagens multimodais são recomendadas; ver Capítulo 17 para uma discussão sobre profilaxia e manejo de NVPO. O uso de uma combinação de agentes (p. ex., ondansetrona e dexametasona) mostrou ser mais eficaz que a monoterapia (p. ex., ondansetrona isoladamente) em pacientes que têm alto risco de NVPO. Da mesma forma, regimes de analgesia que diminuem ou evitam o uso de opioides reduzem o risco de NVPO.

O manejo da dor é centrado no uso combinado de técnicas regionais, opioides e AINEs (analgesia multimodal). Gabapentinoides (gabapentina, pregabalina) podem ter efeitos benéficos como parte do tratamento multimodal para melhora da dor. Da mesma forma, paracetamol por via oral, retal ou intravenosa ou AINEs, ou os dois, podem ser úteis no contexto ambulatorial.

CRITÉRIOS DE ALTA

Sistemas de pontuação foram desenvolvidos para avaliar a viabilidade da alta após uma cirurgia ambulatorial e facilitar a alta no tempo adequado e de maneira segura da sala de recuperação pós-anestésica (SRPA). A Escala de Aldrete, que inclui atividade, respiração, circulação, consciência e saturação de oxigênio, ajuda a orientar a recuperação na SRPA ambulatorial. Sistemas de pontuação e diretrizes que padronizam a alta do paciente do centro cirúrgico ambulatorial para a casa também estão disponíveis (Tabelas 44-5 a 44-8).

Os critérios para a alta geralmente exigem que o paciente:

- Esteja alerta e consiga se orientar quanto ao tempo e ao lugar.
- Apresente estabilidade dos sinais vitais.
- Tenha a dor controlada por analgésicos orais, bupivacaína lipossomal ou bloqueio nervoso periférico.

TABELA 44-5 Estágios de recuperação

Estágio de recuperação	Definição clínica
Recuperação inicial	Despertar e recuperação dos reflexos vitais
Recuperação intermediária	Recuperação clínica imediata Prontidão para a alta
Recuperação tardia	Recuperação completa Recuperação psicológica

Dados de Steward DJ, Volgyesi G. Stabilometry: A new tool for measuring recovery following general anaesthesia. *Can Anaesth Soc J*, jan. de 1978;25(1):4-6.

- Deve ter náusea ou vômito controlados.
- Seja capaz de caminhar sem tontura.
- Não apresente sangramento inesperado no sítio cirúrgico.
- Seja capaz de ingerir líquidos por via oral e urinar.
- Tenha recebido as instruções pós-cirúrgicas e as receitas do cirurgião e do anestesiologista.
- Concorde que está pronto para receber alta.
- Esteja acompanhado por um adulto responsável.

TABELA 44-6 Modificação da Escala de Aldrete para determinar quando os pacientes estão aptos para a alta da sala de recuperação pós-anestesica[1,2]

Atividade: capacidade de movimentação voluntária ou de acordo com um comando	
4 membros	2
2 membros	1
0 membro	0
Respiração	
Capacidade de respirar profundamente e tossir livremente	2
Dispneia, respiração superficial ou limitada	1
Apneia	0
Circulação	
PA ± 20 mm do nível pré-anestésico	2
PA ± 20 a 50 mm do nível pré-anestésico	1
PA ± 50 mm do nível pré-anestésico	0
Consciência	
Totalmente acordado	2
Desperta ao ser chamado	1
Sem resposta	0
Saturação de O_2	
Capacidade de manter a saturação de O_2 > 92% no ar ambiente	2
Necessita de inalação de O_2 para manter a saturação de O_2 > 90%	1
Saturação de O_2 < 90% mesmo com suplementação de O_2	0

[1]PA, pressão arterial.
[2]É necessária uma pontuação ≥ 9 para a alta.
Reproduzida com permissão de Aldrete AL. The post anesthesia recovery score revisited (letter). *Clin Anesth*, fev. de 1995;7(1):89-91.

TABELA 44-7 Diretrizes para a alta segura após uma cirurgia ambulatorial

Os sinais vitais devem estar estáveis por pelo menos 1 hora
O paciente deve estar/ser
    Orientado como pessoa, quanto ao lugar e ao tempo
    Capaz de reter líquidos administrados por via oral
    Capaz de urinar
    Capaz de se vestir
    Capaz de caminhar sem ajuda
O paciente não deve apresentar
    Náusea e vômito piores que mínimos
    Dor em excesso
    Sangramento
O paciente deve ser liberado tanto pela pessoa que administrou a anestesia quanto pela pessoa que realizou a cirurgia, ou por seus substitutos. Instruções por escrito para o período pós-operatório em casa, incluindo o contato dos consultórios e dos médicos, devem ser reforçadas.
O paciente deve ser acompanhado e observado em casa por um adulto responsável.

Reproduzida com permissão de Korttila K. Recovery from outpatient anaesthesia, factors affecting outcome. *Anaesthesia*, out. de 1995;50(supl.):22-28.

É cada vez mais comum que os pacientes não precisem beber líquido ou urinar para que possam receber alta dos centros cirúrgicos ambulatoriais (CCAs). Esses pacientes devem ter planejamento e instrução sobre os cuidados necessários após a alta caso a reidratação e o cateterismo vesical sejam necessários.

HOSPITALIZAÇÃO NÃO PREVISTA APÓS CIRURGIA AMBULATORIAL

Eventualmente, um paciente de cirurgia ambulatorial precisa ser transferido para um hospital. Algumas complicações cirúrgicas não podem ser corrigidas na sala de cirurgia ambulatorial. *O controle inadequado da dor, a náusea e o vômito pós-operatórios são as causas mais frequentes de internação hospitalar não planejada proveniente de centros cirúrgicos ambulatoriais e de consultórios.* Agências de acreditação exigem que salas de cirurgia em consultórios disponham de equipamentos, medicamentos e protocolos adequados para que o paciente possa ser transferido até o hospital mais próximo em caso de emergência. Além de medicamentos cardíacos avançados que podem auxiliar na recuperação vital do paciente, o dantroleno e a emulsão lipídica intravenosa devem estar disponíveis para tratar a hipertermia maligna e a toxicidade sistêmica do anestésico local, respectivamente. Além disso, cirurgiões que atuam em consultórios particulares devem ter acordos com hospitais próximos para que a admissão do paciente seja facilitada ou acordos com médicos que trabalhem nesses hospitais e que possam tratar o paciente transferido.

TABELA 44-8 Sistema de pontuação de alta pós-anestesia (PADS) para determinar se o paciente está pronto para receber a alta[1,2]

Sinais vitais	
Os sinais vitais devem estar estáveis e condizentes com a idade e o nível basal pré-operatório	
PA e pulso dentro de 20% do nível basal pré-operatório	2
PA e pulso entre 20 e 40% do nível basal pré-operatório	1
PA e pulso > 40% do nível basal pré-operatório	0
Nível de atividade	
O paciente deve conseguir caminhar igual ao período pré-operatório	
Marcha firme, sem tontura ou caminha igual ao período pré-operatório	2
Precisa de assistência	1
Não consegue caminhar	0
Náusea e vômito	
O paciente deve apresentar o mínimo possível de náusea e vômito antes da alta	
Mínimo: tratado com sucesso por meio de medicação oral	2
Moderado: tratado com sucesso por meio de medicação intramuscular	1
Grave: continua mesmo após a repetição do tratamento	0
Dor	
O paciente deve apresentar o mínimo possível de dor ou estar sem dor antes da alta	
O nível de dor que o paciente sente deve ser aceitável para ele	
A dor deve ser controlada por meio de analgésicos orais	
A localização, o tipo e a intensidade da dor devem ser condizentes com o desconforto esperado no pós-operatório	
Aceitabilidade	
Sim	2
Não	1
Sangramento cirúrgico	
O sangramento depois da cirurgia deve ser condizente com a perda de sangue esperada para o procedimento realizado	
Mínimo: o curativo não precisa ser trocado	2
Moderado: o curativo precisa ser trocado até duas vezes	1
Grave: o curativo precisa ser trocado mais de três vezes	0

[1]PA, pressão arterial.
[2]Pontuação máxima = 10; pacientes com pontuação ≥ 9 estão aptos para alta. Reproduzida com permissão de Marshall SI, Chung F. Assessment of "home readiness": Discharge criteria and postdischarge complications. *Curr Opin Anesthiol*, dez. de 1997;10(6):445-450.

ANESTESIA NÃO CIRÚRGICA

A anestesia fora do ambiente da sala de cirurgia (anestesia não cirúrgica, NORA) engloba todas as sedações/anestesias administradas por anestesiologistas fora do ambiente da sala de cirurgia. Nossa experiência mostra que o número de demandas para esses serviços em locais remotos tem aumentado constantemente e, em alguns hospitais, atualmente, mais anestesias são administradas rotineiramente para procedimentos fora do centro cirúrgico do que dentro dele. Nós e outros autores atribuímos o termo "tempo de bloqueio" (*block time*) para tais procedimentos, assim como nomeamos vários cirurgiões e tipos de cirurgias. Nós e outras instituições construímos salas de procedimentos onde broncoscopia, endoscopia gastrintestinal e outros procedimentos podem ser realizados em uma área centralizada, o que aumenta a segurança e a eficiência do procedimento. Os mesmos padrões básicos de cuidados anestésicos devem ser colocados em prática, independentemente do local. Além disso, ambientes desconhecidos e distantes da sala de cirurgia podem ser desafiadores porque exigem planejamento avançado para os anestesiologistas que não estão acostumados com tais locais.

Ao contrário dos pacientes submetidos a procedimentos em consultórios ou centros cirúrgicos ambulatoriais, os pacientes que recebem NORA frequentemente estão entre os mais debilitados em comparação com os outros pacientes internados. Normalmente, locais como salas de endoscopia, salas hemodinâmicas, laboratórios de eletrofisiologia, salas de radiologia ou unidades de radioterapia são construídos sem considerar que a administração de anestesia pode ter que ser feita nesses ambientes. Consequentemente, o espaço destinado à anestesia é, em geral, apertado, e o acesso ao paciente é limitado. Além disso, os médicos e a equipe auxiliar desses locais muitas vezes não entendem o que é necessário para que a administração da anestesia seja feita com segurança (o que justifica o pedido frequente para "borrifar" propofol) e não sabem como ajudar o(s) anestesiologista(s) quando dificuldades aparecem. Como observado nas diretrizes da ASA, o padrão básico de cuidado para NORA é o mesmo que para a sala de cirurgia (Tabela 44-9) – e os pacientes por isso esperam!

Os princípios básicos para avaliar e diminuir o risco da NORA podem, em geral, ser classificados em três categorias: fatores do paciente, questões ambientais e aspectos relacionados ao procedimento. Os fatores do paciente incluem comorbidades, avaliação da via aérea, estágio de jejum e monitoramento. As questões ambientais envolvem equipamentos de anestesia, de emergência e os riscos magnéticos e de radiação. Os aspectos relacionados ao procedimento englobam duração, nível de desconforto, posição do paciente e suporte cirúrgico.

Uma análise do banco de dados da ASA, que armazena os casos finalizados, mostrou que nos casos em que a NORA foi empregada a gravidade da lesão foi maior do que naqueles em que a anestesia foi realizada na sala de cirurgia. O monitoramento do cuidado anestésico foi a principal técnica empregada em mais da metade dos casos analisados. Muitos desses casos foram motivados por lesões relacionadas à oxigenação/ventilação inadequadas durante a endoscopia.

TABELA 44-9 Diretrizes da American Society of Anesthesiologists (ASA) para locais de anestesia não cirúrgica

Fonte confiável de O_2 com reserva	Espaço suficiente para acomodar a equipe de anestesia e os equipamentos
Aparelho de aspiração	Carrinho de emergência, desfibrilador, medicamentos etc.
Eliminação de gases residuais	Meios confiáveis de comunicação bidirecional
Equipamentos de monitorização adequados	Atendimento aos códigos de segurança e às normas aplicáveis à instalação
Tomadas elétricas sem estragos	Manejo adequado pós-anestesia
Iluminação adequada e gerador de energia	

Dados das diretrizes da ASA para locais de anestesia não cirúrgica (2008). Comitê de Origem: Padrões e Parâmetros de Prática (aprovado pela Assembleia de Delegados da ASA em 15 de outubro de 2003 e alterado em 22 de outubro de 2008).

Cada vez mais profissionais que trabalham na realização de endoscopias e/ou em salas de urgências e que não têm formação em anestesia sedam os pacientes com uma variedade de agentes. Na verdade, alguns relatos indicam que esse tipo de profissional administra sedações e analgesias para quase 40% dos procedimentos realizados nos Estados Unidos. As diretrizes da ASA e da Joint Commission estabelecem o *continuum* de profundidade de sedação, variando de sedação mínima à anestesia geral (Tabela 44-10). Os centros de serviços Medicare e Medicaid, que estão relacionados a programas de serviços médicos e de saúde dos EUA, exigem que todas as sedações realizadas em um hospital sejam supervisionadas por um médico – geralmente, o diretor do serviço de anestesiologia. Consequentemente, os anestesiologistas não devem apenas administrar anestesia em ambientes não cirúrgicos de tempos em tempos, eles também devem desenvolver políticas e mecanismos que garantam a qualidade do serviço prestado por profissionais que não têm formação em anestesiologia, mas podem administrar sedações de maneira segura e legal. Essas políticas devem se concentrar em garantir que aqueles que administram ou supervisionam a sedação tenham as habilidades necessárias para resgatar o paciente caso o progresso de uma sedação leve ou moderada alcance involuntariamente uma sedação profunda ou uma anestesia geral.

Os riscos associados à sedação e aos analgésicos estão detalhados na Tabela 44-11. Os profissionais que administram sedações e não têm formação em anestesiologia devem saber como reverter benzodiazepínicos e opioides, como fornecer suporte com bolsa/máscara para vias aéreas e como empregar adjuvantes para vias aéreas com habilidade. Um mecanismo que garanta a chegada adequada de uma equipe de anestesiologia capaz de fazer o resgate das vias aéreas também deve ser incorporado a essas políticas.

CONSIDERAÇÕES ESPECIAIS PARA AMBIENTES DENTRO E FORA DA SALA DE CIRURGIA

Demandas por serviços de anestesia acontecem em vários ambientes de um hospital; alguns desses ambientes são apresentados na Tabela 44-12. A estruturação pós-procedimento (seja alta ou admissão) precisa ser coordenada de maneira adequada pelo anestesiologista para cuidados pós-anestesia ou para a transferência segura da unidade remota, ou os dois.

O grupo de pacientes submetidos à endoscopia gastrintestinal inclui indivíduos saudáveis que realizam o procedimento para avaliação diagnóstica de rotina, bem como indivíduos com colangite aguda, sepse ou hemorragia ou obstrução gastrintestinal. Como sempre, a doença e as comorbidades do paciente, como também o procedimento diagnóstico/terapêutico específico, determinam tanto as técnicas anestésicas (sedação ou anestesia geral) quanto a monitorização necessária.

TABELA 44-10 *Continuum* de profundidade de sedação/analgésicos/anestesia

Nível	Tipo	Resposta	Via aérea	Ventilação espontânea	Função cardiovascular
1	Mínimo	Normal quando recebe estímulo verbal	Não afetada	Não afetada	Não afetada
2	Moderado	Resposta proposital quando recebe estímulo verbal ou tátil	Não precisa de intervenção	Adequada	Costuma ser mantida
3	Profundo	Resposta proposital após estímulos repetidos ou dolorosos	Intervenção pode ser necessária	Pode estar inadequada	Costuma ser mantida
4	Anestesia geral	Não desperta quando recebe estímulo doloroso	Intervenção frequentemente necessária	Frequentemente inadequada	Pode estar comprometida

Dados da ASA.

TABELA 44-11 Complicações associadas à sedação e à analgesia

Via aérea
 Obstrução das vias aéreas
 Aspiração
 Regurgitação
 Lesão nos dentes/no tecido mole

Respiratórias
 Depressão respiratória
 Hipoxemia
 Hipercapnia
 Apneia

Cardiovasculares
 Hipotensão
 Arritmias cardíacas

Neurológicas
 Nível de sedação mais profundo
 Incapacidade de resposta

Outras
 Movimentação indesejada do paciente
 Interações medicamentosas
 Reações adversas
 Admissão não planejada

Dados da ASA.

TABELA 44-12 Ambientes onde a anestesia não cirúrgica ocorre com frequência[1]

Radiologia
 Radiologia neurointervencionista
 Radiologia vascular
 RNM/TC
 PET

Setor de endoscopia
 Setor gastrintestinal
 Setor de broncoscopia

Unidade de terapia intensiva
 Traqueostomia, gastrostomia percutânea
 Colocação de cateter intracraniano e outros
 Explorações abdominais/pélvicas

Setor de hemodinâmica
 Sala de hemodinâmica
 Cardioversão
 Sala de eletrofisiologia

Radioterapia

Setor de emergência

Psiquiatria
 Sala de eletroconvulsoterapia

Urologia
 Litotripsia

Cirurgia odontológica

[1]TC, tomografia computadorizada; RNM, ressonância nuclear magnética; PET, tomografia por emissão de pósitrons.
Dados da ASA.

Pacientes submetidos a um cateterismo cardíaco costumam ser sedados por cardiologistas sem o envolvimento de um anestesiologista. Eventualmente, um paciente com comorbidades significativas (p. ex., obesidade mórbida) demanda a presença de um anestesiologista. A anestesia geral, às vezes, é necessária para a colocação de *stents* aórticos, um procedimento cada vez mais realizado por cardiologistas na sala de hemodinâmica. A realização de procedimentos vasculares abertos ou feitos por meio de cateteres é viabilizada pela construção de salas cirúrgicas híbridas desenvolvidas especialmente para tal finalidade. Cada vez mais, o manejo de pacientes submetidos à substituição transcateter da válvula da aorta (TAVR, do inglês *transcatheter aortic valvereplacement*) é feito com anestesia local e sedação em vez de anestesia geral. Protocolos institucionais e características específicas do indivíduo determinam o manejo anestésico/sedativo para esses pacientes. A anestesia geral é frequentemente administrada a pacientes na sala de neurointervenção para o tratamento de aneurismas cerebrais e acidentes vasculares cerebrais isquêmicos.

Os pacientes que necessitam passar por procedimentos de eletrofisiologia para ablação de arritmia mediada por cateter muitas vezes precisam de anestesia geral ou sedação profunda. Esses pacientes podem apresentar insuficiência cardíaca, o que pode resultar em dificuldades hemodinâmicas no perioperatório. A hipotensão súbita pode indicar o desenvolvimento de tamponamento cardíaco secundário à perfuração do coração pelo cateter.

Como a indutibilidade do ritmo pode ser afetada por agentes anestésicos, a maioria das unidades de eletrofisiologia estabelece seus próprios protocolos para administração de anestesia ou de sedação, dependendo de quais ritmos serão ablacionados. Outros pacientes precisam de sedação para a colocação de CDIs. Uma vez colocado, o dispositivo será testado por meio da indução da fibrilação ventricular. Durante os testes, níveis mais profundos de sedação são necessários, uma vez que o choque de desfibrilação pode ser assustador e muito desconfortável. Da mesma forma, a equipe de anestesiologia é convocada para administrar a anestesia para a cardioversão de pacientes em fibrilação atrial. Esses pacientes, em geral, são diagnosticados com doenças cardíacas associadas e precisam da administração por via intravenosa de anestésicos breves para facilitar a cardioversão. Muitas vezes, um ecocardiograma transesofágico deve ser realizado antes da cardioversão para descartar coágulo no apêndice atrial esquerdo. Em tais casos, a equipe de anestesia também pode administrar sedação para esse procedimento. A decisão sobre a necessidade de sedação ou de anestesia geral com ou sem intubação depende da avaliação de rotina do paciente.

Crianças e alguns adultos (i.e., aqueles que são claustrofóbicos, com algum transtorno do neurodesenvolvimento ou têm condições que os impedem de permanecer imóveis ou deitados) precisam de anestesia ou de sedação para exames de ressonância magnética e tomografia computadorizada (TC). Além disso, biópsias dolorosas direcionadas por TC ou procedimentos ablativos podem demandar a administração de anestesia. A técnica anestésica depende do procedimento e das comorbidades do paciente.

A ressonância magnética cria vários problemas para a equipe de anestesia. Primeiro, todos os materiais ferromagnéticos devem ser retirados da área magnética. A maioria das instituições implementa políticas e protocolos de treinamento para evitar catástrofes (p. ex., cilindros de oxigênio são deslocados para o interior do *scanner*). Segundo, todo o equipamento anestésico deve ser compatível com a magnética em uso. Terceiro, os pacientes não podem ter implantes que possam interagir com a área magnética, como marca-passos, clipes vasculares, CDIs e bombas de infusão. Como em todas as anestesias NORA, a escolha exata da técnica depende das comorbidades do paciente. Abordagens de sedação profunda e anestesia geral com intubação ou vias aéreas supraglóticas podem ser empregadas, dependendo da preferência do anestesiologista e das necessidades do paciente.

Os pacientes muitas vezes precisam de anestesia geral e de controle rigoroso da pressão arterial para facilitar a embolização de aneurismas cerebrais, malformações arteriovenosas ou colocação de *stents* e remoção de coágulos resultantes de acidentes vasculares cerebrais agudos. Pacientes encaminhados à sala de radiologia para alívio da hipertensão portal (ver Capítulos 33 e 34) por meio da criação de um *shunt* portossistêmico transjugular intra-hepático (TIPS, do inglês *transjugular intrahepatic portosystemic shunt*) frequentemente apresentam hipovolemia com ascite profunda e têm risco de sangramento varicoso esofágico e aspiração. A anestesia geral com intubação é a opção mais adequada para o procedimento TIPS.

A anestesia para eletroconvulsoterapia geralmente é administrada em uma sala separada na unidade de psiquiatria ou em uma área monitorada no hospital (p. ex., sala de recuperação pós-anestésica). A comorbidade do paciente, as interações farmacológicas com diferentes medicamentos psicotrópicos, os múltiplos procedimentos anestésicos e os efeitos dos agentes anestésicos na qualidade da eletroconvulsoterapia também precisam ser considerados (ver Capítulo 28).

Os anestesiologistas são, eventualmente, chamados para administrar anestesia na unidade de terapia intensiva (UTI) para traqueostomia à beira do leito, exploração de emergência do tórax e/ou do abdome ou procedimentos endoscópicos gastrintestinais em pacientes gravemente debilitados para tolerar o transporte até a sala do procedimento. Na maioria desses casos, a equipe de anestesiologia costuma utilizar o ventilador e os monitores da própria UTI. Agentes intravenosos normalmente são administrados em conjunto com relaxantes musculares. Quando a anestesia para a traqueostomia à beira de leito for administrada, é importante que o tubo endotraqueal não seja retirado da traqueia até que o CO_2 expirado seja medido por meio do novo tubo de traqueostomia colocado.

DISCUSSÃO DE CASO

Hipóxia aguda após realização do procedimento TIPS na sala de radiologia

Uma mulher de 58 anos com cirrose criptogênica descompensada e ascite refratária, atualmente na lista de transplante hepático, será submetida a um procedimento TIPS urgente.

O que envolve um procedimento TIPS? Quais as suas indicações e contraindicações?

O TIPS envolve a passagem de um cateter, em geral, inserido pela veia jugular interna e direcionado ao fígado, que cria um conduto de baixa resistência entre uma veia porta e uma veia hepática por implantação de um *stent* intra-hepático expansível. Em termos hemodinâmicos, isso possibilita a descompressão imediata da hipertensão portal por desvio parcial ou completo do fluxo portal dos sinusoides hepáticos para a veia cava inferior e a circulação sistêmica.

As indicações para o procedimento TIPS incluem sangramento varicoso não controlado por terapia endoscópica ou medicamentosa, ascite que não pode ser tratada, hidrotórax hepático, síndrome de Budd-Chiari, síndrome hepatorrenal, síndrome hepatopulmonar e ponte para transplante hepático. Algumas contraindicações do TIPS são prevenção primária de hemorragia varicosa, insuficiência cardíaca congestiva, hipertensão pulmonar grave e regurgitação tricúspide, insuficiência hepática grave, carcinoma hepatocelular, infecção intra-hepática ou sistêmica ativa e coagulopatia grave ou trombocitopenia.

Quais são as estratégias anestésicas para o TIPS? Quais são as preocupações pré-operatórias e intraoperatórias para esses pacientes?

O TIPS pode ser realizado sob sedação moderada, monitoramento dos cuidados anestésicos ou anestesia geral. Dada a necessidade de imobilização prolongada, potencial risco de aspiração e comorbidade significativa, a anestesia geral é frequentemente o plano anestésico recomendado.

Considerações pré-operatórias incluem risco de aspiração, sangramento gastrintestinal, redução da capacidade funcional residual em razão da ascite, derrames pleurais, coagulopatia, trombocitopenia e encefalopatia hepática. Considerações intraoperatórias devem englobar monitorização hemodinâmica cautelosa (geralmente via cateter arterial) e avaliação frequente de gasometria arterial, de eletrólitos e de parâmetros de coagulação. As alterações na farmacocinética dos agentes anestésicos em razão da insuficiência hepática também devem ser avaliadas.

O paciente é induzido com etomidato, fentanila e succinilcolina, usando a indução em sequência rápida; a intubação traqueal sem trauma é realizada sem complicações. Antes da colocação do TIPS, o radiologista retira aproximadamente oito litros de líquido ascítico.

Quais são suas preocupações sobre essa paracentese? Como você equilibraria as oscilações hemodinâmicas de fluidos?

Acredita-se que a paracentese de grande volume seja um procedimento relativamente seguro e eficaz; no entanto, pode levar à disfunção circulatória induzida por paracentese, caracterizada por uma ativação acentuada do eixo renina-angiotensina, bem como pelo aumento da vasodilatação arteriolar presente em pacientes com cirrose. A administração de albumina pode diminuir os efeitos hemodinâmicos da paracentese de grande volume.

DIRETRIZES

American Society of Anesthesiologists Task Force on Perioperative Management of Patients with Cardiac Implantable Electronic Devices. Practice advisory for the perioperative management of patients with cardiac implantable electronic devices: pacemakers and implantable cardioverter-defibrillators 2020. *Anesthesiology*. 2020;132:225.

American Society of Anesthesiologists Task Force on Perioperative Management of Patients with Obstructive Sleep Apnea. Practice guidelines for the perioperative management of patients with obstructive sleep apnea. *Anesthesiology*. 2014;120:268.

Chung F, Memtsoudis S, Ramachandran S, et al. Society of Anesthesia and Sleep Medicine guidelines on preoperative screening and assessment of adult patients with obstructive sleep apnea. *Anesth Analg*. 2016;123:452.

Joshi G, Ankichetty S, Gan T, Chung F. Society for Ambulatory Anesthesia consensus statement on preoperative selection of adult patients with obstructive sleep apnea scheduled for ambulatory surgery. *Anesth Analg*. 2012;115:1060.

Joshi G, Chung F, Vann M, et al. Society for Ambulatory Anesthesia consensus statement on perioperative blood glucose management in diabetic patients undergoing ambulatory surgery. *Anesth Analg*. 2010;111:1378.

Memtsoudis SG, Cozowicz C, Nagappa M, et al. Society of Anesthesia and Sleep Medicine guideline on intraoperative management of adult patients with obstructive sleep apnea. *Anesth Analg*. 2018;127:967.

LEITURAS SUGERIDAS

Balciscueta I, Barberà F, Lorenzo J, Martínez S, Sebastián M, Balciscueta Z. Ambulatory laparoscopic cholecystectomy: systematic review and meta-analysis of predictors of failure. *Surgery*. 2021;170:373.

Chang B, Urman RD. Non-operating room anesthesia: the principles of patient assessment and preparation. *Anesthesiol Clin*. 2016;34:223.

Dziadzko M, Aubrun F. Management of postdischarge nausea and vomiting. *Best Pract Res Clin Anaesthesiol*. 2020;34:771.

Elvir-Lazo O, White P. The role of multimodal analgesia in pain management after ambulatory surgery. *Curr Opin Anesthesiol*. 2010;23:697.

Fouladpour N, Jesudoss R, Bolden N, et al. Perioperative complications in obstructive sleep apnea patients undergoing surgery; a review of the legal literature. *Anesth Analg*. 2016;122:145.

Gerstein NS, Young A, Schulman PM, Stecker EC, Jessel PM. Sedation in the electrophysiology laboratory: a multidisciplinary review. *J Am Heart Assoc*. 2016;5:e003629.

Metzner J, Domino K. Risks of anesthesia or sedation outside the operating room: the role of the anesthesia care provider. *Curr Opin Anaesthesiol*. 2010;23:523.

Okocha O, Gerlach RM, Sweitzer B. Preoperative evaluation for ambulatory anesthesia: what, when, and how? *Anesthesiol Clin*. 2019;37:195.

Roberts JD. Ambulatory anesthesia for the cardiac catheterization and electrophysiology laboratories. *Anesthesiol Clin*. 2014;32:381.

Rubin D. Anesthesia for ambulatory diagnostic and therapeutic radiology procedures. *Anesthesiol Clin*. 2014;32:371.

Shapiro F, Punwani N, Rosenberg N, et al. Office-based anesthesia: safety and outcomes. *Anesth Analg*. 2014;119:276.

Smith I, Jackson I. Beta-blockers, calcium channel blockers, angiotensin-converting enzyme inhibitors and angiotensin receptor blockers: should they be stopped or not before ambulatory anaesthesia? *Curr Opin Anesthesiol*. 2010;23:687.

White P, Tang J, Wender R, et al. The effects of oral ibuprofen and celecoxib in preventing pain, improving recovery outcomes and patient satisfaction after ambulatory surgery. *Anesth Analg*. 2011;112:323.

SEÇÃO IV — Anestesia regional e manejo da dor

CAPÍTULO 45

Bloqueios espinais, epidurais e caudais

CONCEITOS-CHAVE

1. A anestesia neuroaxial amplia muito o arsenal dos anestesiologistas ao oferecer, em muitos casos, alternativas à anestesia geral. A anestesia neuroaxial também pode ser usada simultaneamente com anestesia geral ou posteriormente para analgesia pós-operatória. Os bloqueios neuroaxiais podem ser realizados como uma única injeção ou com um cateter para permitir infusões em bólus intermitentes ou infusões contínuas.

2. Em geral, realizar uma punção lombar (subaracnóidea) abaixo de L1 em um adulto (L3 em uma criança) evita possíveis traumas punctórios à medula espinal.

3. Acredita-se que o principal local de ação para o bloqueio neuroaxial seja a raiz nervosa, pelo menos durante o início do bloqueio.

4. Normalmente o bloqueio diferencial resulta em bloqueio simpático (julgado por sensibilidade à temperatura), que pode ser dois ou mais segmentos mais cefálicos do que o bloqueio sensorial (dor, toque leve), que, por sua vez, em geral abrange vários segmentos mais cefálicos do que o bloqueio motor.

5. A interrupção da transmissão autonômica eferente nas raízes espinais nervosas durante os bloqueios neuroaxiais produz bloqueio simpático.

6. Em geral, os bloqueios neuroaxiais produzem reduções variáveis na pressão arterial que podem ser acompanhadas por uma diminuição na frequência cardíaca.

7. Devem ser previstos efeitos cardiovasculares deletérios e atitudes devem ser tomadas para minimizar o grau de hipotensão. No entanto, tem sido repetidamente demonstrado que a reposição de volume com 10 a 20 mL/kg de fluido intravenoso em um paciente saudável fracassa na prevenção de hipotensão (na ausência de hipovolemia preexistente).

8. A bradicardia excessiva ou sintomática deve ser tratada com atropina, e a hipotensão deve ser tratada com vasopressores.

9. As principais contraindicações à anestesia neuroaxial incluem falta de consentimento, anormalidades de coagulação, hipovolemia grave, pressão intracraniana elevada e infecção no local da injeção.

10. Para anestesia epidural, quando a agulha passa pelo ligamento amarelo e entra no espaço epidural, encontra-se uma súbita perda de resistência (à injeção de ar ou soro fisiológico). Para anestesia espinal, a agulha avança pelo espaço epidural, penetra nas membranas dura-máter e subaracnoide, e é sinalizada pelo líquido cerebrospinal (LCS), fluindo livremente.

11. A anestesia epidural contínua é uma técnica neuroaxial que oferece um rol de aplicações mais amplo do que a anestesia espinal em dose única. Um bloqueio epidural pode ser realizado em nível lombar, torácico ou cervical.

12. As técnicas epidurais são amplamente utilizadas para anestesia cirúrgica, analgesia obstétrica, controle da dor pós-operatória e controle da dor crônica.

13. A anestesia epidural é mais lenta no início (10-20 min) e pode não ser tão densa quanto a anestesia espinal, uma característica que pode ser útil em termos clínicos.

14. A quantidade (volume e concentração) de anestésico local para a anestesia epidural é maior do que a necessária para a anestesia espinal. Existe quase uma garantia de ocorrência de efeitos colaterais tóxicos se uma "dose epidural completa" for injetada por via intratecal ou intravascular.

15. A anestesia epidural caudal é uma técnica regional comum em pacientes pediátricos.

Os primeiros bloqueios espinais, caudais e epidurais para procedimentos cirúrgicos foram feitos na virada do século XX. Esses bloqueios centrais eram amplamente utilizados no mundo inteiro até surgirem relatos de lesões neurológicas permanentes, mais proeminentemente no Reino Unido. No entanto, um estudo epidemiológico em larga escala realizado na década de 1950 provou que as complicações eram raras quando esses bloqueios eram realizados com habilidade, com atenção à assepsia e quando eram usados anestésicos locais mais novos e seguros. Hoje, os bloqueios neuroaxiais são rotineiramente utilizados para analgesia de parto, parto cesariano, cirurgia ortopédica, analgesia perioperatória e controle da dor crônica. Entretanto, assim como é verdade para todos os procedimentos médicos, estão associados a complicações, e muita literatura tem examinado a incidência de complicações após bloqueios neuroaxiais em pacientes com diferentes estados de adoecimento.

1 A *anestesia neuroaxial*, termo coletivo para as anestesias caudal, epidural e espinal, amplia muito o arsenal dos anestesiologistas ao oferecer, em muitos casos, alternativas à anestesia geral. A anestesia neuroaxial pode também ser usada simultaneamente com anestesia geral ou posteriormente para analgesia pós-operatória. Os bloqueios neuroaxiais podem ser realizados como uma injeção única ou com um cateter para permitir infusões em bólus intermitentes ou infusões contínuas.

As reações adversas e as complicações associadas à anestesia neuroaxial variam de dor lombar autolimitada a déficits neurológicos debilitadores permanentes e até mesmo a morte. Portanto, o anestesiologista deve estar plenamente familiarizado com a anatomia relevante e com a farmacologia e as dosagens tóxicas dos agentes utilizados. O anestesiologista deve cuidadosamente utilizar técnicas estéreis e responder com rapidez a disfunções que surgirem a partir das técnicas neuroaxiais.

O PAPEL DA ANESTESIA NEUROAXIAL NA PRÁTICA ANESTÉSICA

Alguns estudos sugerem que a morbidade pós-operatória pode ser reduzida quando o bloqueio neuroaxial for usado sozinho ou em combinação com anestesia geral. Alguns estudos menos convincentes sugerem que os bloqueios neuroaxiais estão associados à redução da mortalidade perioperatória. Os bloqueios neuroaxiais podem reduzir a incidência de trombose venosa e embolia pulmonar, complicações cardíacas em pacientes de alto risco, sangramento e necessidades de transfusão, oclusão de enxerto vascular, e pneumonia e depressão respiratória após cirurgia abdominal alta ou torácica em pacientes com doença pulmonar crônica. Os bloqueios neuroaxiais também podem permitir o retorno mais precoce da função gastrintestinal após a cirurgia. Os mecanismos propostos (além de evitar a necessidade de doses maiores de anestésicos sistêmicos e opioides) incluem reduzir o estado hipercoagulável associado à cirurgia, aumentar o fluxo sanguíneo tecidual, melhorar a oxigenação ao diminuir o *splinting*, aumentar o peristaltismo e suprimir a resposta neuroendócrina ao estresse à cirurgia. A redução da administração sistêmica de opioides pode reduzir a incidência de atelectasia, hipoventilação e pneumonia por aspiração e reduzir a duração do íleo. A analgesia epidural pós-operatória também pode minimizar significativamente tanto a necessidade de ventilação mecânica como sua duração após uma cirurgia abdominal grande ou torácica.

Anestesia neuroaxial *versus* geral no paciente idoso doente

Os anestesiologistas estão muito familiarizados com situações em que um médico "libera" um paciente doente mais velho com doença cardíaca para cirurgia "sob anestesia espinal." Um anestésico espinal com pouca ou nenhuma sedação intravenosa pode reduzir a probabilidade de *delirium* ou disfunção cognitiva no pós-operatório, às vezes observados na população adulta mais idosa. Infelizmente, muitos pacientes precisarão de alguma sedação durante o procedimento, seja por conforto ou para facilitar a cooperação. A anestesia espinal sempre é mais segura em um paciente com doença arterial coronariana grave ou com uma fração de ejeção diminuída? Idealmente, uma técnica anestésica não deve produzir nem hipotensão (que diminui a pressão de perfusão do miocárdio), nem hipertensão e taquicardia (que aumentam o consumo de oxigênio do miocárdio). A anestesia espinal pode produzir tanto hipotensão como bradicardia. A administração de grandes volumes intravenosos pode levar à sobrecarga de fluidos no paciente idoso com disfunção diastólica, especialmente após a resolução do bloqueio simpático no pós-operatório. A anestesia geral, por outro lado, também apresenta problemas potenciais para pacientes com comprometimento cardíaco. A maioria dos anestésicos gerais são depressores cardíacos, e muitos causam vasodilatação. A anestesia profunda pode causar imediatamente hipotensão, enquanto a anestesia superficial em relação ao nível de estimulação causa hipertensão e taquicardia. Há pesquisas em andamento para discernir se as técnicas neuroaxiais oferecem sobrevida e outros benefícios aos pacientes em comparação com os anestésicos gerais para cirurgias grandes, como redução aberta e fixação interna de fraturas do colo do fêmur. Até o momento, os resultados são conflitantes. Um estudo de coorte de 2018 utilizando dados canadenses demonstrou que os hospitais nos quais 20 a 25% dos pacientes com fratura de quadril são tratados com anestesia neuroaxial têm melhores taxas de sobrevida. É claro que essa associação pode refletir processos gerais aperfeiçoados (com reparos cirúrgicos imediatos) em hospitais onde a equipe é particularmente hábil em oferecer anestesia neuroaxial à população com fratura de quadril. No entanto, uma metanálise de 2017 não conseguiu demonstrar um benefício de sobrevida com anestesia neuroaxial em pacientes submetidos a cirurgias de grande porte do tronco ou de membros inferiores. Aliás, essa revisão sugeriu que a anestesia geral pode proteger contra o infarto do miocárdio em comparação com a anestesia neuroaxial. No entanto, foram observadas diminuições em complicações pulmonares, em admissões em unidades de terapia intensiva (UTI), em eventos tromboembólicos e em infecções no sítio da cirurgia em pacientes que receberam anestesia neuroaxial apenas ou em combinação com um anestésico geral.

Paciente obstétrica

Atualmente, a anestesia epidural é amplamente utilizada para analgesia em mulheres em trabalho de parto e durante o parto vaginal. A cesariana é mais comumente realizada sob anestesia espinal ou epidural. Ambos os bloqueios permitem que a mãe permaneça acordada e vivencie o nascimento de seu filho. Grandes estudos populacionais na Grã-Bretanha e nos Estados Unidos mostraram que a anestesia regional para cesariana está associada a menores morbidade e mortalidade maternas do que a anestesia geral. Isso pode ter sido, em grande parte, devido a uma redução na incidência de aspiração pulmonar e de falha na intubação quando a anestesia neuroaxial é empregada. Felizmente, o aumento da disponibilidade de videolaringoscópios também pode reduzir a incidência de desfechos adversos relacionados a dificuldades das vias aéreas associadas à anestesia geral para cesariana.

Anatomia

COLUNA VERTEBRAL

A coluna é composta pelos ossos vertebrais e pelos discos intervertebrais (**Figura 45-1**). Existem sete vértebras cervicais (C), 12 torácicas (T) e cinco lombares (L) (**Figura 45-2**). O sacro é uma fusão de cinco vértebras sacrais (S), e existem pequenas vértebras coccígeas rudimentares. A coluna vertebral como um todo fornece suporte estrutural para o corpo e proteção para a medula espinal e os nervos e permite um grau de mobilidade em vários planos espaciais. Em cada nível vertebral, pares de nervos espinais emergem do sistema nervoso central (ver **Figura 45-2**).

As vértebras diferem em forma e tamanho em vários níveis. A primeira vértebra cervical, *atlas*, não tem corpo e possui articulações únicas com a base do crânio e com a segunda vértebra. Consequentemente, a segunda vértebra, chamada *áxis*, também possui superfícies articulares atípicas. Todas as 12 vértebras torácicas se articulam com suas costelas correspondentes. As vértebras lombares têm um grande corpo vertebral cilíndrico anterior. Um anel oco é definido anteriormente pelo corpo vertebral, lateralmente pelos *pedículos* e *processos transversos*, e posteriormente pelas *lâminas* e *processos espinhosos* (ver **Figuras 45-1B e C**). As lâminas se prolongam entre os processos transversos e os processos espinhosos, e o pedículo se prolonga entre o corpo vertebral e os processos transversos. Quando sobrepostos verticalmente, os anéis ocos se tornam o canal espinal no qual se localizam a medula espinal e suas membranas de revestimento. Os corpos vertebrais individuais são conectados pelos *discos intervertebrais*. Existem quatro pequenas articulações sinoviais em cada vértebra, duas articulando-se com a vértebra acima dela e duas com a vértebra abaixo. Estas são as *articulações facetárias*, que são adjacentes aos processos transversos (ver **Figura 45-1C**). Os pedículos são chanfrados superior e inferiormente, e essas chanfraduras formam os forames intervertebrais dos quais os nervos espinais emergem. Normalmente as vértebras sacrais se fundem em um osso grande, o sacro, mas cada uma retém foraminas intervertebrais anteriores e posteriores distintas. As lâminas de S5 e de toda ou parte de S4 normalmente não se fundem, deixando uma abertura caudal para o canal espinal, o hiato sacral (**Figura 45-3**).

Normalmente a coluna vertebral forma um duplo C, sendo convexa anteriormente nas regiões cervical e lombar (ver **Figura 45-2**). Os elementos ligamentares fornecem suporte estrutural e, juntamente com os músculos de suporte, ajudam a manter o formato singular. Ventralmente, os corpos vertebrais e os discos intervertebrais são conectados e apoiados pelos ligamentos longitudinais anterior e posterior (ver **Figura 45-1A**). Dorsalmente, o *ligamento amarelo*, o *ligamento interespinhoso* e o *ligamento supraespinhoso* fornecem estabilidade adicional. Na abordagem pela linha média, uma agulha passa através desses três ligamentos dorsais e através de um espaço oval entre a lâmina óssea e os processos espinhosos de vértebras adjacentes (**Figura 45-4**).

MEDULA ESPINAL

O canal espinal contém a medula espinal com suas membranas de revestimento (as meninges), tecido adiposo e um plexo venoso (**Figura 45-5**). As meninges são compostas por três camadas: *pia-máter*, *aracnoide* e *dura-máter*; todas são contíguas com suas equivalentes cranianas (**Figura 45-6**). A pia-máter é aderida à medula espinal, enquanto, em geral, a aracnoide é aderida à dura-máter, que é mais espessa e densa. O LCS está contido entre a pia-máter e a aracnoide no espaço subaracnóideo. Em geral,

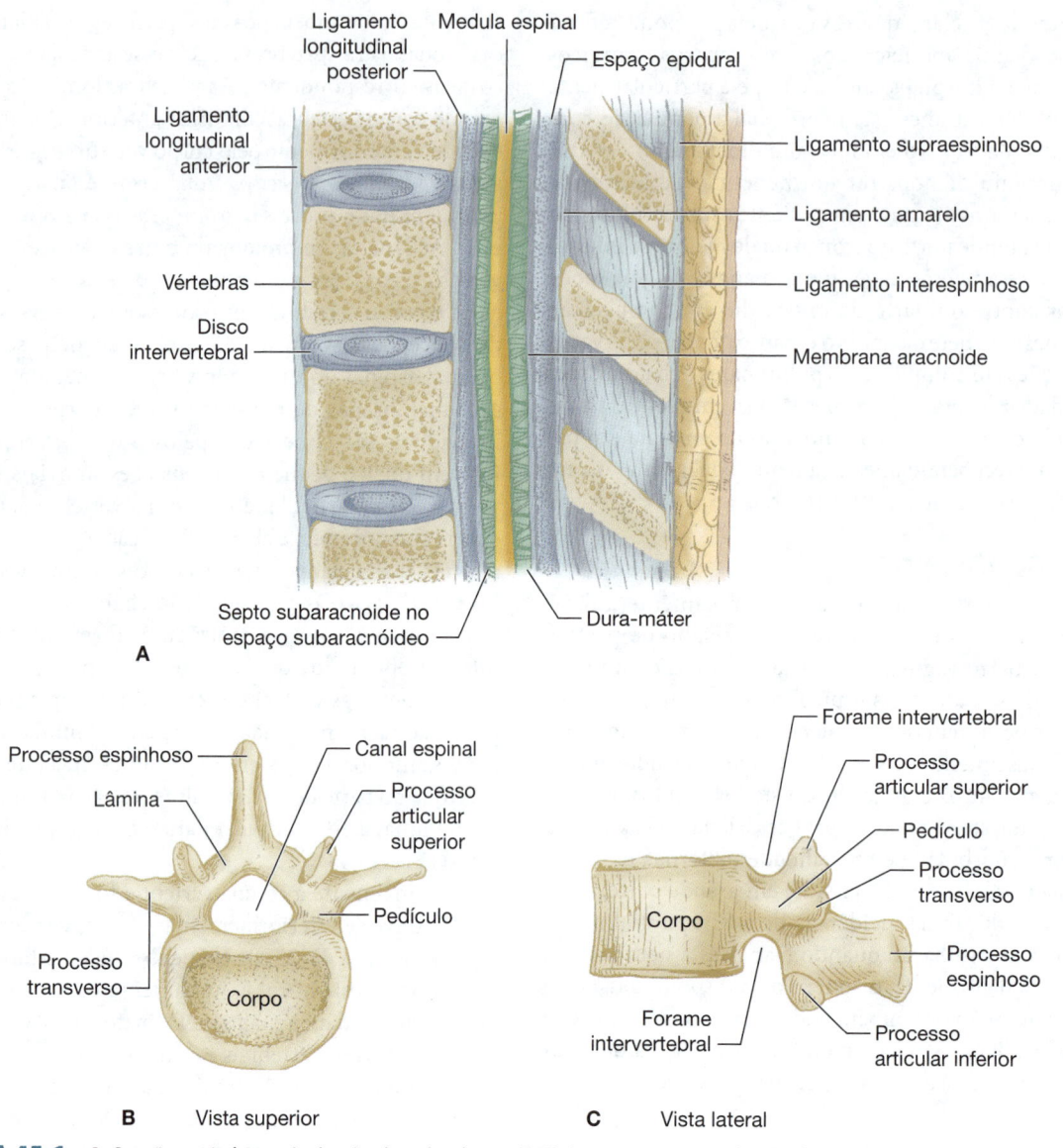

FIGURA 45-1 **A:** Secção sagital através de vértebras lombares. **B, C:** Aspectos comuns da vértebras.

o *espaço subdural* espinal é um espaço mal demarcado e potencial que existe entre as membranas dura-máter e aracnoide. Em comparação, o *espaço epidural* é um espaço mais bem definido delimitado pela dura-máter e pelo ligamento amarelo (ver Figuras 45-1 e 45-5).

Normalmente, a medula espinal se prolonga a partir do forame magno até o nível de L1 em adultos (Figura 45-7). Em crianças, a medula espinal termina em L3 e avança para cima com a idade. As raízes nervosas anterior e posterior em cada nível da coluna se unem e emergem dos forames intervertebrais, formando nervos espinais de C1 a S5 (ver Figura 45-2). Em nível cervical, os nervos emergem acima de suas respectivas vértebras; porém, começando em T1, emergem abaixo de suas vértebras. Como resultado, existem oito raízes nervosas cervicais, mas apenas sete vértebras cervicais. As raízes nervosas cervicais e torácicas superiores emergem da medula espinal e saem dos forames vertebrais quase no mesmo nível (ver Figura 45-2). No entanto, como normalmente a medula espinal termina em L1, as raízes nervosas inferiores percorrem alguma distância antes de saírem dos forames intervertebrais. Esses nervos espinais inferiores formam a *cauda equina* (ver Figura 45-2).

2 Portanto, realizar uma punção lombar (subaracnóidea) abaixo de L1 em um adulto (L3 em uma criança) em geral evita possíveis traumas punctórios à medula espinal; o dano à cauda equina é improvável, pois essas raízes nervosas flutuam no saco dural abaixo de L1 e tendem a ser empurradas (em vez de perfuradas) por uma agulha em inserção.

CAPÍTULO 45 Bloqueios espinais, epidurais e caudais **845**

se prolongam para S2 em adultos e muitas vezes para S3 em crianças, considerações importantes para evitar a punção dural acidental durante a anestesia caudal. Uma extensão da pia-máter, o *filamento terminal*, penetra a dura-máter e liga a extremidade terminal da medula espinal (*cone medular*) ao periósteo do cóccix (ver **Figura 45-7**).

O suprimento sanguíneo para a medula espinal e as raízes nervosas é derivado de uma única artéria espinal e um par de artérias espinais posteriores (**Figura 45-8**). A artéria espinal anterior é formada a partir da artéria vertebral na base do crânio e desce ao longo da superfície anterior da medula. A artéria espinal anterior alimenta os dois terços anteriores da medula, enquanto as duas artérias espinais posteriores alimentam o terço posterior. As artérias espinais posteriores emergem das artérias cerebelares posteriores inferiores e descem ao longo da superfície dorsal da medula até as raízes nervosas dorsais. A artéria espinal anterior e as posteriores recebem fluxo sanguíneo adicional das artérias intercostais no tórax e das artérias lombares no abdome. Uma dessas artérias radiculares em geral é grande, a *artéria de Adamkiewicz*, ou *artéria radicular magna*, emergindo da aorta (ver **Figura 45-8A**). Em geral é unilateral e quase sempre emerge no lado esquerdo, fornecendo o principal suprimento sanguíneo para os dois terços anteriores e inferiores da medula espinal. Uma lesão a essa artéria pode resultar na *síndrome da artéria espinal anterior* (ver Capítulo 22).

Mecanismo de ação

3 Acredita-se que o principal local de ação para o bloqueio neuroaxial seja a raiz nervosa, pelo menos durante o início do bloqueio. Os anestésicos locais também podem atuar em estruturas dentro da medula espinal durante a anestesia epidural e espinal. O anestésico local é injetado no LCS (anestesia espinal) ou no espaço epidural (anestesia epidural e caudal) e banha a raiz nervosa no espaço subaracnóideo ou no espaço epidural, respectivamente. A injeção direta de anestésico local no LCS para anestesia espinal permite que uma pequena dose e um volume relativamente pequeno de anestésico local resultem em um denso bloqueio sensorial e motor. Em comparação, o bloqueio neuroaxial é alcançado apenas com volumes e quantidades muito maiores de moléculas de anestésico local durante a anestesia epidural e caudal. Idealmente, o local da injeção (nível da coluna vertebral) para anestesia epidural é o ponto médio dos dermátomos que devem ser anestesiados. O bloqueio de transmissão (condução) neural nas fibras de raízes nervosas posteriores interrompe a sensação somática e visceral, enquanto o bloqueio de fibras de raízes nervosas anteriores previne a reação motora e autônoma.

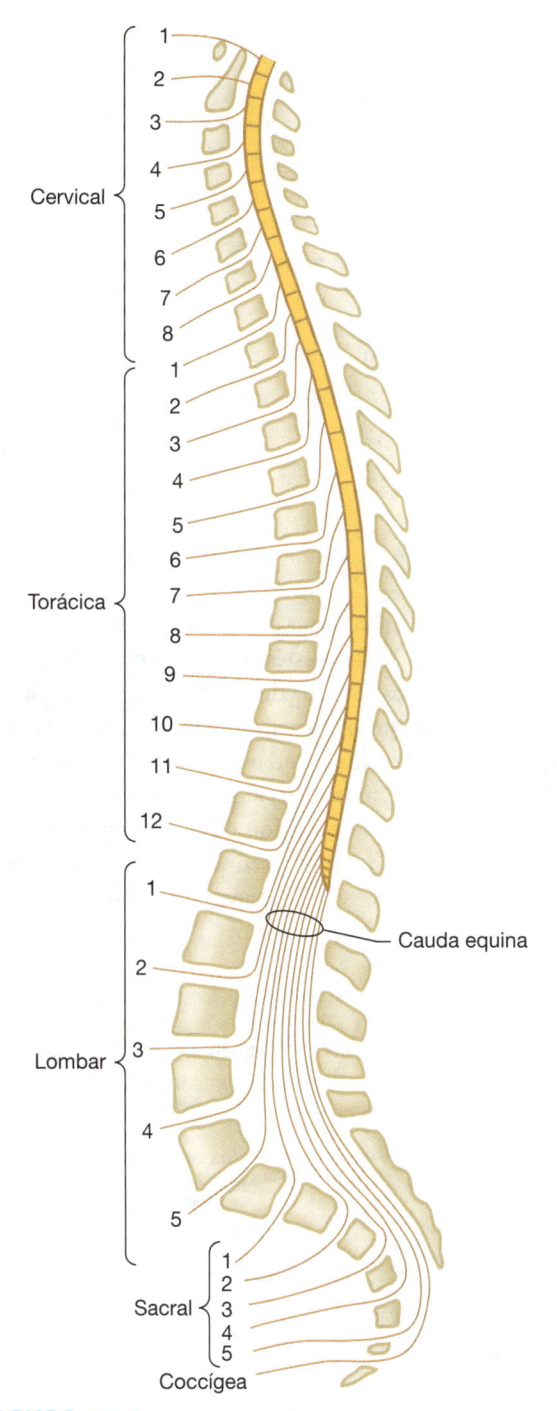

FIGURA 45-2 Coluna vertebral. (Adaptada com permissão de Waxman SG. *Correlative Neuroanatomy*, 24th ed. New York, NY: McGraw Hill; 2000.)

Uma *bainha dural* envolve a maior parte das raízes nervosas por uma distância pequena, mesmo depois que emergiram do canal espinal (ver **Figura 45-5**). Portanto, os bloqueios de nervos próximos ao forame intervertebral correm o risco de injeção subdural ou subaracnóidea. Em geral, o saco dural e os espaços subaracnóideo e subdural

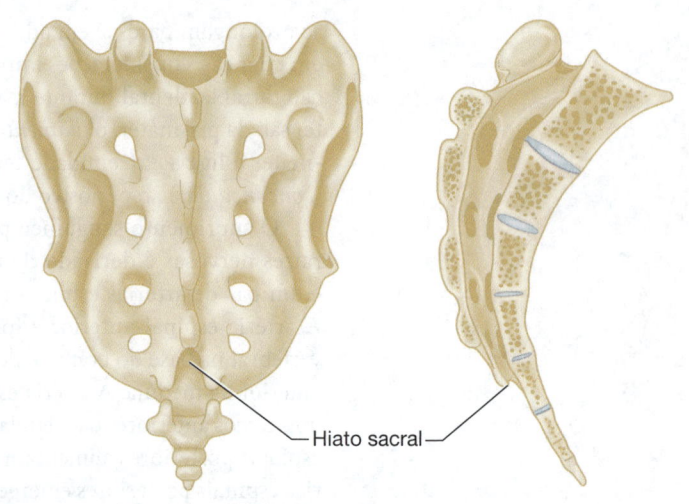

FIGURA 45-3 Vistas posterior e sagital do sacro e do cóccix.

BLOQUEIO SOMÁTICO

Os bloqueios neuroaxiais oferecem excelentes condições de operação, interrompendo a transmissão aferente de estímulos dolorosos e abolindo os impulsos eferentes responsáveis pelo tônus muscular esquelético. O bloqueio sensorial interrompe tanto a estimulação dolorosa somática como a visceral. O mecanismo de ação dos agentes anestésicos locais é discutido no Capítulo 16. Em geral, as fibras menores e mielinizadas são bloqueadas com maior facilidade do que as maiores e não mielinizadas.

O tamanho e a característica dos tipos de fibras, e o fato de que a concentração de anestésico local diminui com o aumento da distância a partir do nível de injeção, explica o fenômeno do *bloqueio diferencial* durante a anestesia neuroaxial. Normalmente o bloqueio diferencial resulta em bloqueio simpático (julgado pela sensibilidade à temperatura), que pode ser dois ou mais segmentos mais cefálicos do que o bloqueio sensorial (dor, toque leve), que, por sua vez, em geral abrange vários segmentos mais cefálicos do que o bloqueio motor.

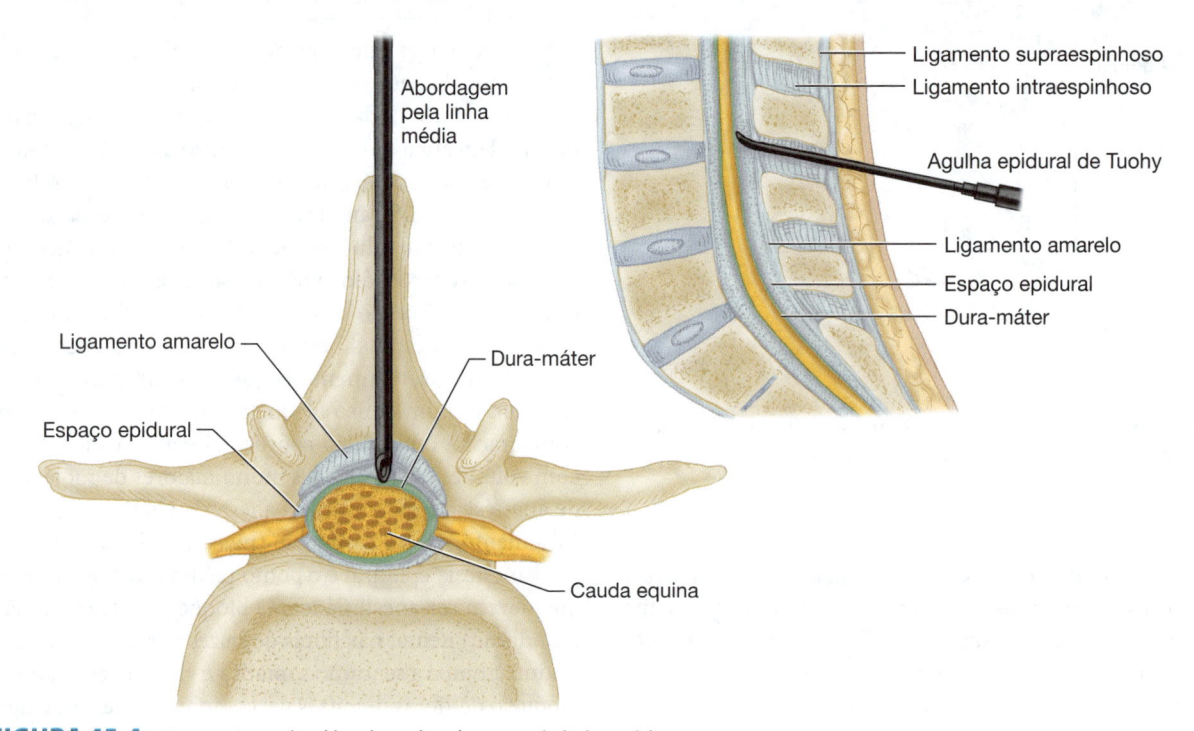

FIGURA 45-4 Anestesia epidural lombar; abordagem pela linha média.

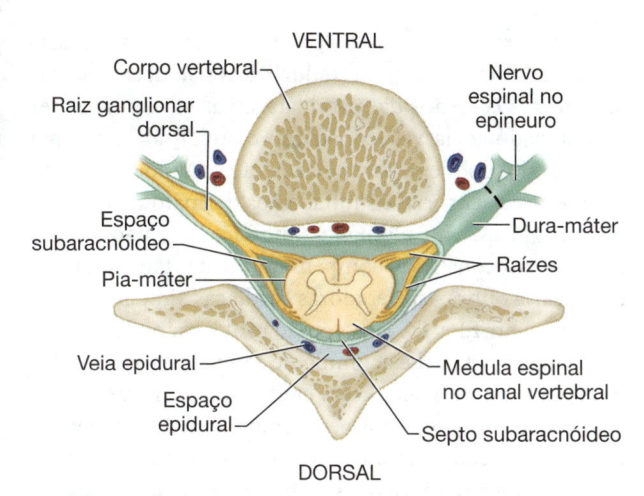

FIGURA 45-5 Saída dos nervos espinais. (Adaptada com permissão de Waxman SG. *Correlative Neuroanatomy*, 24th ed. New York, NY: McGraw Hill; 2000.)

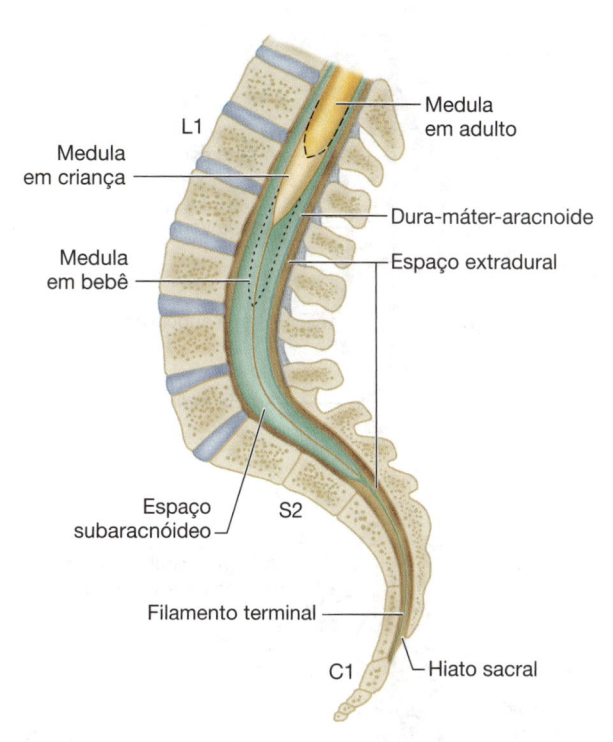

FIGURA 45-7 Vista sagital por meio das vértebras lombares e sacro. Observe que a extremidade da medula espinal ascende com o desenvolvimento de aproximadamente L3 para L1. Normalmente o saco dural termina em S2.

BLOQUEIO AUTÔNOMO

5 A interrupção da transmissão autonômica eferente nas raízes nervosas espinais durante os bloqueios neuroaxiais produz bloqueio simpático. A reação simpática a partir da medula espinal pode ser descrita como *toracolombar*, enquanto a reação parassimpática é *craniossacral*. As fibras nervosas pré-ganglionares simpáticas (pequenas fibras B mielinizadas) emergem da medula espinal com os nervos espinais de T1-L2 e podem percorrer muitos níveis para cima ou para baixo na cadeia simpática antes de estabelecerem sinapse com uma célula pós-ganglionar em um gânglio simpático. Em comparação, as fibras pré-ganglionares parassimpáticas emergem da medula espinal com os nervos cranianos e sacrais. A anestesia neuroaxial não bloqueia o nervo vago (décimo nervo craniano). Portanto, as respostas fisiológicas ao bloqueio neuroaxial resultam de redução do tônus simpático ou do tônus parassimpático livre, ou de ambos.

Manifestações cardiovasculares

6 Em geral, os bloqueios neuroaxiais produzem reduções variáveis na pressão arterial que podem ser acompanhadas por uma diminuição na frequência cardíaca. Em geral, esses efeitos aumentam com níveis dermatomais mais cefálicos e simpatectomia mais extensa.

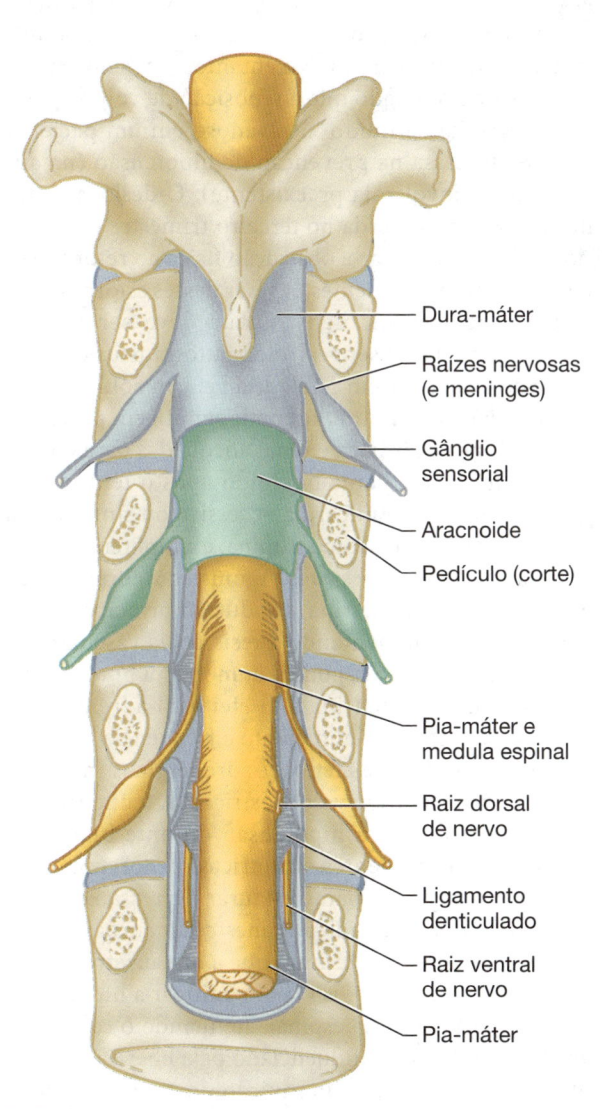

FIGURA 45-6 Medula espinal.

848 SEÇÃO IV Anestesia regional e manejo da dor

A

— Artéria espinal anterior
— Artéria vertebral
— Artéria subclávia
— Artéria radicular
— Artéria radicular magna (artéria de Adamkiewicz)

Artéria radicular lombar

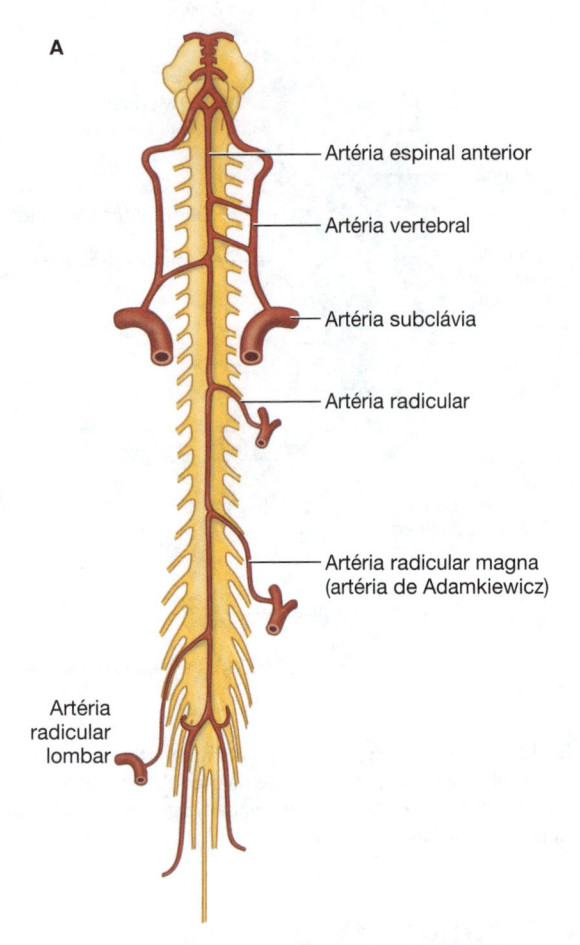

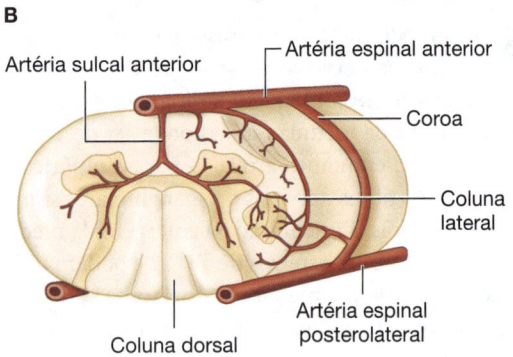

B

Artéria sulcal anterior — Artéria espinal anterior
— Coroa
— Coluna lateral
Coluna dorsal — Artéria espinal posterolateral

FIGURA 45-8 Suprimento sanguíneo para a medula espinal. **A**: Vista anterior mostrando as principais fontes de suprimento sanguíneo. **B**: Vista transversal através da medula espinal mostrando o par de artérias espinais posteriores e uma única artéria espinal anterior. (Adaptada com permissão de Waxman SG. *Correlative Neuroanatomy*, 24th ed. New York, NY: McGraw Hill; 2000.)

O tônus vasomotor é determinado principalmente por fibras simpáticas que emergem de T5 a L1, inervando o músculo liso arterial e venoso. O bloqueio desses nervos causa vasodilatação dos vasos de capacitância venosa e acúmulo de sangue nas vísceras e extremidades inferiores, diminuindo assim o volume sanguíneo circulante efetivo e muitas vezes reduzindo o débito cardíaco. A vasodilatação arterial também pode reduzir a resistência vascular sistêmica. Os efeitos da vasodilatação arterial podem ser minimizados pela vasoconstrição compensatória acima do nível do bloqueio, particularmente quando a extensão da anestesia sensorial é limitada aos dermátomos torácicos inferiores. Um bloqueio simpático alto não apenas previne vasoconstrição compensatória, mas também pode bloquear as fibras aceleradoras cardíacas simpáticas que emergem em T1 a T4. Hipotensão profunda pode resultar de dilatação arterial e acúmulo de sangue venoso combinado com bradicardia. Esses efeitos são exagerados se o acúmulo de sangue venoso estiver ainda mais aumentado por uma posição de cefaloaclive ou pelo peso de um útero gravídico sobre a veia cava. O tônus vagal livre pode explicar a bradicardia súbita, o bloqueio cardíaco completo ou a parada cardíaca ocasionalmente observados com a anestesia espinal.

7 Devem ser previstos efeitos cardiovasculares deletérios e atitudes devem ser tomadas para minimizar o grau de hipotensão. No entanto, tem sido repetidamente demonstrado que a reposição de volume com 10 a 20 mL/kg de fluido intravenoso em um paciente saudável fracassa na prevenção de hipotensão (na ausência de hipovolemia preexistente). O deslocamento uterino para a esquerda no terceiro trimestre da gestação ajuda a minimizar a obstrução física ao retorno venoso em algumas pacientes. Apesar desses esforços, ainda pode ocorrer hipotensão, que deve ser tratada prontamente. Pode ser realizada autotransfusão posicionando o paciente em cefalodeclive. Um bólus de fluido intravenoso (5-10 mL/kg) pode ser útil em pacientes que têm função cardíaca e renal adequadas para conseguir "lidar" com a carga de fluido após o término do bloqueio. A bradicardia excessiva ou sintomática

8 deve ser tratada com atropina, e a hipotensão deve ser tratada com vasopressores. Agonistas α-adrenérgicos diretos (como a fenilefrina) produzem principalmente vasoconstrição, aumentando a resistência vascular sistêmica e, como reflexo, podem aumentar a bradicardia. O agente "misto" efedrina tem efeitos β-adrenérgicos diretos e indiretos que aumentam a frequência cardíaca e a contratibilidade, e efeitos α-adrenérgicos indiretos que também produzem vasoconstrição. A fenilefrina é o agente preferido para hipotensão durante bloqueios neuroaxiais em pacientes obstétricas. A norepinefrina também foi sugerida para restaurar a pressão arterial após hipotensão induzida por anestesia neuroaxial. Alguns pesquisadores sugeriram que a ondansetrona, antagonista do receptor 5-HT, pode mitigar a hipotensão induzida pela anestesia espinal, atenuando o reflexo de Bezold-Jarisch, que é influenciado pela liberação de serotonina secundária à diminuição do retorno venoso durante a anestesia espinal.

Manifestações pulmonares

As alterações na fisiologia pulmonar em geral são mínimas com bloqueios neuroaxiais porque o diafragma é inervado pelo nervo frênico, com fibras originadas de C3 a C5. Mesmo com níveis torácicos elevados, o volume corrente permanece inalterado; há apenas uma pequena diminuição da capacidade vital, que resulta de uma perda da contribuição dos músculos abdominais para a expiração forçada.

Pacientes com doença pulmonar crônica grave podem contar com os músculos acessórios da respiração (músculos intercostais e abdominais) para inspirar ou expirar ativamente. Altos níveis de bloqueio neural prejudicam esses músculos. Da mesma forma, a tosse e a limpeza eficaz das secreções exigem esses músculos para expiração. Por essas razões, os bloqueios neuroaxiais devem ser usados com cautela em pacientes com reserva respiratória limitada. Esses efeitos deletérios precisam ser pesados em relação às vantagens de evitar a instrumentação das vias aéreas e a ventilação com pressão positiva. Para procedimentos cirúrgicos acima do umbigo, uma técnica puramente regional pode não ser a melhor escolha em pacientes com doença pulmonar grave. Por outro lado, esses pacientes podem se beneficiar dos efeitos da analgesia epidural torácica (usando anestésicos locais diluídos e opioides) ou opioides intratecais no período pós-operatório, particularmente após cirurgia abdominal superior ou torácica. Algumas evidências sugerem que a analgesia epidural torácica pós-operatória em pacientes de alto risco pode melhorar os resultados pulmonares ao reduzir a incidência de pneumonia e insuficiência respiratória, melhorar a oxigenação e reduzir a duração do suporte ventilatório mecânico.

Manifestações gastrintestinais

A simpatectomia induzida por bloqueio neuroaxial permite "dominância" vagal com um intestino delgado contraído e peristaltismo ativo. Isso pode melhorar as condições operacionais durante a cirurgia intestinal quando usado como um complemento à anestesia geral. A analgesia epidural pós-operatória com anestésicos locais e quantidade mínima de opioides sistêmicos acelera o retorno da função gastrintestinal após procedimentos abdominais abertos.

O fluxo sanguíneo hepático diminuirá com reduções da pressão arterial média devido a qualquer técnica anestésica, incluindo anestesia neuroaxial.

Manifestações do trato urinário

O fluxo sanguíneo renal é mantido por meio da autorregulação, e há pouco efeito da anestesia neuroaxial na função renal com pressões arteriais sistêmicas normais. A anestesia neuroaxial nos níveis lombar e sacral bloqueia o controle simpático e parassimpático da função da bexiga. A perda do controle autônomo da bexiga resulta em retenção urinária até que o bloqueio passe. Se não for colocada nenhuma sonda vesical no perioperatório, é prudente usar o anestésico local de menor duração suficiente para o procedimento cirúrgico e administrar o volume mínimo seguro de fluido intravenoso. Pacientes com histórico de retenção urinária devem ser examinados quanto à distensão da bexiga após anestesia neuroaxial.

Manifestações metabólicas e endócrinas

O trauma cirúrgico produz uma *resposta sistêmica neuroendócrina ao estresse* por meio da ativação de fibras nervosas aferentes somáticas e viscerais, além de uma resposta inflamatória localizada. Essa resposta sistêmica inclui concentrações aumentadas de hormônio adrenocorticotrópico, cortisol, epinefrina, norepinefrina e níveis de vasopressina, bem como ativação do sistema renina-angiotensina-aldosterona. As manifestações clínicas incluem hipertensão intraoperatória e pós-operatória, taquicardia, hiperglicemia, catabolismo proteico, respostas imunes suprimidas e função renal alterada. O bloqueio neuroaxial pode suprimir parcialmente (durante cirurgia abdominal ou torácica mais invasivas) ou bloquear totalmente (durante cirurgia das extremidades inferiores) a resposta neuroendócrina ao estresse. O bloqueio neuroaxial deve preceder a incisão e continuar no pós-operatório para maximizar essa atenuação da resposta neuroendócrina ao estresse.

Considerações clínicas comuns ao bloqueio espinal e epidural

Indicações

Os bloqueios neuroaxiais podem ser usados isoladamente ou em conjunto com a anestesia geral para muitos procedimentos abaixo do pescoço. Como método anestésico principal, os bloqueios neuroaxiais provaram ser mais úteis em cirurgia abdominal inferior, inguinal, urogenital, retal e de extremidade inferior. A cirurgia de coluna lombar também pode ser realizada sob anestesia espinal. Procedimentos abdominais superiores (p. ex., gastrectomia) foram realizados com anestesia espinal ou epidural, mas como pode ser difícil alcançar com segurança um nível sensorial adequado para conforto do paciente, essas técnicas são menos usadas.

Se estiver sendo considerado um anestésico neuroaxial, os riscos e benefícios devem ser discutidos com o paciente, e o consentimento informado deve ser obtido. O paciente deve estar mentalmente preparado para a anestesia neuroaxial – e esta deve ser apropriada ao tipo de cirurgia. Os pacientes devem compreender que terão pouca ou nenhuma função motora na extremidade inferior até que o bloqueio termine. Os procedimentos que exigirem manobras que possam comprometer a função respiratória (p. ex., pneumoperitônio ou pneumotórax) ou cirurgias que forem excepcionalmente longas em geral são realizados com anestesia geral, com ou sem bloqueio neuroaxial.

Contraindicações

9 As principais contraindicações para a anestesia neuroaxial incluem falta de consentimento, anormalidades de coagulação, hipovolemia grave, pressão intracraniana elevada (particularmente com uma massa intracraniana) e infecção no local da injeção. Outras indicações relativas incluem estenose aórtica ou atrioventricular esquerda (mitral) grave e obstrução grave do fluxo de saída do ventrículo esquerdo (miocardiopatia obstrutiva hipertrófica). No entanto, com rigoroso monitoramento e controle do nível anestésico, a anestesia neuroaxial pode ser realizada com segurança em pacientes com doença cardíaca valvular estenótica, particularmente se a extensa disseminação dermatomal da anestesia não for necessária (p. ex., anestesia espinal de bloqueio em sela).

As contraindicações relativas e controversas também são mostradas na Tabela 45-1. A inspeção e a palpação das costas podem revelar cicatrizes cirúrgicas, escoliose, lesões cutâneas e se os processos espinhosos podem ou não ser identificados. Embora não haja necessidade de exames de triagem pré-operatória em pacientes saudáveis submetidos a bloqueio neuroaxial, devem ser realizados exames apropriados se a história clínica sugerir uma anormalidade da coagulação. A anestesia neuroaxial na presença de sepse ou bacteriemia poderia, teoricamente, predispor os pacientes à disseminação dos agentes infecciosos para o espaço epidural ou subaracnóideo.

Pacientes com déficits neurológicos preexistentes ou doenças desmielinizantes podem relatar piora dos sintomas após um bloqueio neuroaxial. Pode ser impossível discernir os efeitos ou as complicações do bloqueio de déficits preexistentes ou exacerbação não relacionada de doença preexistente. Por essas razões, alguns profissionais avessos ao risco evitam a anestesia neuroaxial nesses pacientes. Um exame neurológico pré-operatório deve documentar minuciosamente quaisquer deficiências. Em um estudo retrospectivo examinando os registros de 567 pacientes com neuropatias preexistentes, dois dos pacientes desenvolveram nova neuropatia ou seu agravamento após anestesia neuroaxial. Embora esse achado indique um risco relativamente baixo de novas lesões, os pesquisadores do estudo sugerem que um nervo lesionado é vulnerável a lesões adicionais, aumentando a probabilidade de resultados neurológicos ruins. No entanto, uma história de déficits neurológicos preexistentes ou doença desmielinizante é, na melhor das hipóteses, uma contraindicação relativa, e o equilíbrio dos riscos perioperatórios nessa população de pacientes pode favorecer a anestesia neuroaxial em pacientes selecionados.

A anestesia regional requer pelo menos algum grau de cooperação do paciente. Isso pode ser difícil ou impossível para pacientes com demência, psicose ou instabilidade emocional. A decisão deve ser individualizada. Crianças pequenas não sedadas podem não ser adequadas para técnicas regionais puras; no entanto, a anestesia regional é frequentemente usada com anestesia geral em crianças.

Bloqueio neuroaxial no contexto de anticoagulantes e agentes antiplaquetários

Pode ser problemático indicar se um bloqueio deve ser realizado no contexto de anticoagulantes e agentes antiplaquetários. A American Society of Regional Anesthesia and Pain Medicine (ASRA) publicou diretrizes sobre esse assunto. Como as diretrizes são revisadas e atualizadas com frequência, os profissionais são aconselhados a procurarem a edição mais recente. Felizmente, a incidência de hematoma epidural é relatada como infrequente (1 em 150.000 anestesias epidurais). O uso de medicamentos anticoagulantes e antiplaquetários continua a aumentar, colocando um número cada vez maior de pacientes em risco potencial de hematomas epidurais. No entanto,

TABELA 45-1 Contraindicações ao bloqueio neuroaxial

Absolutas
- Infecção no local da injeção
- Falta de consentimento
- Coagulopatia ou outra diátese hemorrágica
- Hipovolemia grave
- Pressão intracraniana aumentada

Relativas
- Sepse
- Paciente não cooperativo
- Déficits neurológicos preexistentes
- Lesões desmielinizantes
- Lesões valvulares estenóticas do coração
- Obstrução do fluxo de saída do ventrículo esquerdo (miocardiopatia obstrutiva hipertrófica)
- Deformidade espinal grave

Controversas
- Cirurgia prévia na coluna no local de injeção
- Cirurgia complicada
- Cirurgia prolongada
- Grande perda de sangue
- Manobras que comprometem a respiração

devido à raridade dos hematomas epidurais, a maioria das diretrizes é baseada em opiniões de especialistas e revisões de séries de casos, pois os ensaios clínicos não são viáveis.

A. Anticoagulantes orais

Se a anestesia neuroaxial for usada em pacientes recebendo terapia com varfarina, em geral será documentado um tempo normal de protrombina e um índice normalizado internacional antes do bloqueio, a menos que o fármaco tenha sido descontinuado por semanas. A equipe de anestesia sempre deve consultar os médicos de referência do paciente ao considerar a interrupção da terapia antiplaquetária ou antitrombótica. Novos agentes, como dabigatrana (inibidor direto de trombina), rivaroxabana e apixabana (inibidores do fator X), são cada vez mais encontrados pelos anesthesiologistas (**Figura 45-9**).

As recomendações relacionadas aos agentes antifator Xa incluem:

- A rivaroxabana deve ser descontinuada 72 horas antes de um bloqueio neuroaxial. Se um bloqueio for considerado menos de 72 horas após a descontinuação da rivaroxabana, pode-se checar a atividade do antifator Xa; no entanto, não foi determinado um nível aceitável de atividade. Cateteres neuroaxiais devem ser removidos 6 horas antes da primeira dose pós-operatória. Se for necessário administrar rivaroxabana antes da remoção do cateter, deve-se esperar de 22 a 26 horas até a remoção do cateter ou avaliar um teste de antifator Xa antes da remoção do cateter.

- As recomendações para apixabana são semelhantes àquelas para rivaroxabana, exceto que sugerem esperar de 26 a 30 horas para remoção do cateter na eventualidade de que uma dose pós-operatória tenha sido inadvertidamente administrada.

- As recomendações para edoxabana são semelhantes; no entanto, as diretrizes sugerem esperar de 20 a 28 horas para remoção do cateter ou efetuar um teste de antifator Xa.

- A betrixabana deve ser descontinuada três dias antes do bloqueio neuroaxial, e o bloqueio neuroaxial não deve ser realizado em pacientes com uma depuração de creatinina inferior a 30 mL/min. Os cateteres neuroaxiais devem ser removidos 5 horas antes da retomada da betrixabana no pós-operatório.

A dabigatrana é um inibidor direto da trombina. Como a dabigatrana é dependente da função renal, as recomendações podem ser ajustadas com base no estadiamento do paciente (p. ex., se a função renal for determinada de maneira confiável e o paciente não tiver mais de 65 anos de idade, não for hipertenso, ou não estiver tomando medicamentos antiplaquetários). Essas recomendações incluem:

- A dabigatrana deve ser descontinuada 72 horas antes da anestesia neuroaxial em pacientes com depuração de creatinina superior a 80 mL/min. Sugere-se o monitoramento do tempo de protrombina ou do tempo de coagulação da ecarina se a anestesia neuroaxial for considerada em menos de 72 horas desde a descontinuação da terapia. No entanto, não foi determinado um nível aceitável de atividade da dabigatrana.

- Sugere-se um período de descontinuação de 96 horas antes da anestesia neuroaxial em pacientes com uma depuração de creatinina de 50 a 79 mL/min e de 120 horas para pacientes com depuração de creatinina de 30 a 49 mL/min. A anestesia neuroaxial não é recomendada para pacientes ingerindo dabigatrana com uma depuração da creatinina inferior a 30 mL/min.

- Os cateteres devem ser removidos 6 horas antes de retomar o tratamento com dabigatrana. No caso de dose de um paciente com dabigatrana na presença de um cateter de longa permanência, deve-se esperar de 34 a 36 horas antes da remoção do cateter.

Podem ser usados testes de tempo de coagulação da trombina para detectar os efeitos da dabigatrana. Da mesma forma, os inibidores do fator Xa podem ser avaliados por meio de ensaios de inibição do fator Xa. Os anestesiologistas que planejam procedimentos neuroaxiais devem consultar cuidadosamente os médicos de referência do paciente para identificar se a suspensão da anticoagulação pode ser feita com segurança ao considerar uma técnica

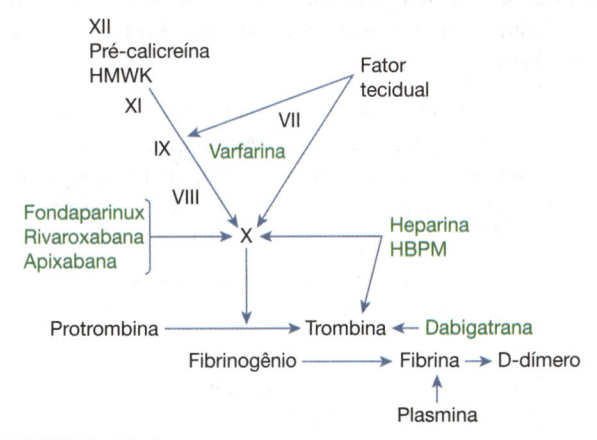

FIGURA 45-9 Sítios de ação de fármacos anticoagulantes. Os fatores de coagulação são indicados em números romanos. A varfarina reduz a produção de fatores VII, IX, X e protrombina. A heparina e a HBPM inibem o fator Xa e a trombina. Fondaparinux, rivaroxabana e apixabana são inibidores diretos do fator Xa. A dabigatrana é um inibidor direto da trombina. HMWK, cininogênio de alto peso molecular; HBPM, heparina de baixo peso molecular. (Reproduzida com permissão de Benzon H, Avram M, Green D, Bonow R. New oral anticoagulants and regional anesthesia. *Br J Anaesth*. 2013 Dec;111(Suppl 1):i96-i113.)

neuroaxial. A terapia de ponte com heparina pode ser considerada durante o tempo em que a anticoagulação oral for suspensa se houver aumento do risco trombótico.

B. Fármacos antiplaquetários

Por si só, o ácido acetilsalicílico e outros fármacos anti-inflamatórios não esteroides (AINEs) não aumentam o risco de hematoma espinal devido a procedimentos de anestesia neuroaxial ou remoção de cateter epidural. Isso pressupõe um paciente normal com um perfil de coagulação normal que não esteja recebendo outros medicamentos capazes de afetar os mecanismos de coagulação. Em comparação, agentes mais potentes devem ser interrompidos e, em geral, o bloqueio neuroaxial deve ser administrado somente após seus efeitos terem desaparecido. O período de espera depende do agente específico: para ticlopidina, é de 10 dias; clopidogrel, 5 a 7 dias; prasugrel, 7 a 10 dias; ticagrelor, 5 a 7 dias; abciximabe, 24 a 48 horas; e eptifibatida, 4 a 8 horas. Técnicas neuroaxiais devem ser evitadas em pacientes recebendo medicamentos antiplaquetários até que a função plaquetária tenha sido recuperada. Metabólitos do clopidogrel e do prasugrel bloqueiam o receptor P2Y12, impedindo a agregação plaquetária. O ticagrelor inibe diretamente o receptor P2Y12. Tanto o prasugrel quanto o ticagrelor têm maior inibição plaquetária em comparação com o clopidogrel. Em pacientes com um *stent* cardíaco recentemente colocado, a descontinuação da terapia antiplaquetária pode resultar em trombose do *stent* e infarto agudo do miocárdio com elevação do segmento ST. Os riscos *versus* os benefícios de uma técnica neuroaxial devem ser discutidos com o paciente e com seus médicos de referência.

A retomada dos medicamentos antiplaquetários pode ocorrer no momento da remoção do cateter com terapia com tienopiridina (ticlopidina, clopidogrel, prasugrel), a menos que uma dose de ataque seja administrada. Neste último caso, a terapia medicamentosa deve ser retomada 6 horas após a remoção do cateter. Uma recomendação semelhante é oferecida para o ticagrelor.

As diretrizes sugerem que o dipiridamol seja descontinuado 24 horas antes do bloqueio neuroaxial e que seja retomado 6 horas após a remoção do cateter.

C. Heparina padrão (não fracionada)

A profilaxia com heparina subcutânea (SC) em baixa dose não é uma contraindicação à anestesia neuroaxial ou à remoção do cateter epidural. As diretrizes sugerem que a anestesia neuroaxial ocorra 4 a 6 horas após a administração de 5.000 unidades de heparina subcutânea. Atrasos adicionais são indicados para pacientes que recebem tromboprofilaxia SC de dose mais alta. A remoção do cateter deve ocorrer 4 a 6 horas após a administração de uma dose baixa de heparina SC. Em pacientes que receberão heparina sistêmica no intraoperatório, os bloqueios podem ser realizados 1 hora ou mais antes da administração da heparina. Uma colocação de cateter epidural ou espinal com sangue não necessariamente exige o cancelamento da cirurgia, mas a discussão dos riscos com o cirurgião e o monitoramento pós-operatório cuidadoso são necessários. A remoção de um cateter epidural deve ocorrer 1 hora antes ou 2 a 4 horas após a administração subsequente de heparina. O estado de coagulação do paciente deve ser avaliado antes da remoção do cateter.

A anestesia neuroaxial deve ser evitada em doentes com doses terapêuticas de heparina intravenosa e com aumento do tempo de tromboplastina parcial. Se o paciente iniciar o uso de heparina após a colocação de um cateter epidural, o cateter deve ser removido somente após a descontinuação ou interrupção da infusão de heparina e a avaliação do estado de coagulação. O risco de hematoma espinal não é claro no contexto da anticoagulação necessária para cirurgia cardíaca, e são usadas técnicas epidurais para controle da dor após procedimentos como *bypass* coronariano sem circulação extracorpórea apenas nos raros casos em que os benefícios antecipados excedem os riscos percebidos. O diagnóstico imediato e a drenagem de hematomas epidurais sintomáticos aumentam a probabilidade de que a função neurológica seja preservada.

D. Heparina de baixo peso molecular

Foram relatados vários casos de hematoma espinal associados à anestesia neuroaxial após os pacientes começarem a receber heparina de baixo peso molecular (HBPM), enoxaparina, nos Estados Unidos em 1993. **Muitos desses casos envolveram o uso de HBPM intraoperatório ou pós-operatório precoce, e vários pacientes estavam recebendo medicamento antiplaquetário concomitante.** As diretrizes incluem:

- Pode ocorrer trombocitopenia induzida por heparina durante a terapia com HBPM e, como tal, antes do bloqueio neuroaxial, deve ser feita uma contagem de plaquetas em pacientes recebendo HBPM por mais de quatro dias.

- A terapia com HBPM deve ser adiada no caso de um bloqueio neuroaxial com sangramento por 24 horas em consulta com o cirurgião.

- O bloqueio neuroaxial deve ocorrer 12 horas após a administração de HBPM.

- Em pacientes recebendo doses mais altas de HBPM (p. ex., enoxaparina 1 mg/kg a cada 12 h), o bloqueio neuroaxial deve ser adiado por 24 horas. A atividade do antifator Xa deve ser verificada em pacientes adultos mais velhos e naqueles com função renal reduzida.

- A terapia de HBPM duas vezes ao dia deve ser iniciada no pós-operatório, não antes de 12 horas após o bloqueio neuroaxial. Os cateteres devem ser removidos antes da terapia com HBPM. A HBPM deve ser administrada 4 horas após a remoção do cateter.

- A dose diária única da terapia de HBPM deve começar não antes de 12 horas após a inserção da agulha para bloqueio neuroaxial, e a segunda dose deve ocorrer não antes de 24 horas após a primeira dose. Cateteres neuroaxiais de longa permanência podem ser mantidos, desde que não sejam administrados outros medicamentos que alterem a hemostasia. A remoção do cateter deve ocorrer 12 horas após a última dose de HBPM, e a dose subsequente não deve ocorrer até 4 horas após a remoção do cateter.

O agente antifator Xa fondaparinux é sugerido para uso como tromboprofilaxia no contexto de anestesia neuroaxial somente se realizado sob as condições usadas em ensaios clínicos, como punção única da agulha, realização atraumática do bloqueio e prevenção de cateteres de longa permanência. Se essas condições não forem viáveis, devem ser considerados métodos alternativos de tromboprofilaxia.

E. Terapia fibrinolítica ou trombolítica

A anestesia neuroaxial não deve ser realizada se um paciente tiver recebido terapia fibrinolítica ou trombolítica.

A ASRA desenvolveu um aplicativo para *smartphone* (ASRA Coags Regional app) a fim de auxiliar no manejo perioperatório de pacientes que tomam fármacos que afetam a coagulação. Incentivamos veementemente os profissionais de anestesia regional a utilizarem esse recurso.

F. Considerações para anestesia obstétrica

A Society for Obstetric Anesthesia and Perinatology preparou uma declaração de consenso sobre o manejo da tromboprofilaxia de pacientes grávidas e em pós-parto. Ela fornece informações auxiliares para orientar na decisão sobre o manejo da anestesia neuroaxial em condições de urgência e emergência (**Figuras 45-10** e **45-11**).

Embora a incidência de formação de hematoma após a anestesia neuroaxial seja baixa, existe um arsenal em expansão de medicamentos anticoagulantes e antiplaquetários utilizados na prática clínica. Por consequência, os profissionais são fortemente aconselhados a revisarem continuamente as recomendações atuais das várias organizações.

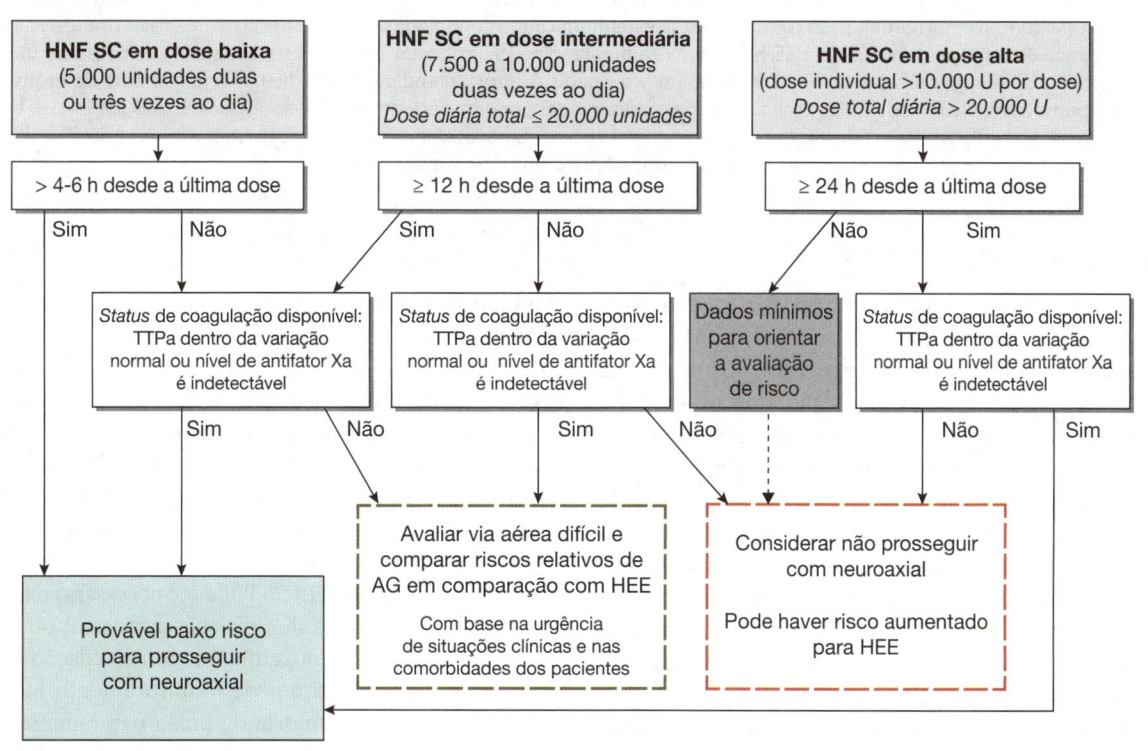

FIGURA 45-10 Auxílio à decisão para procedimentos neuroaxiais urgentes ou de emergência na paciente obstétrica recebendo HNF. *Assumir função renal normal, peso corporal > 40 kg e nenhuma outra contraindicação à anestesia neuroaxial. TTPa, tempo de tromboplastina parcial ativado; AG, anestesia geral; HEE, hematoma epidural espinal; SC, subcutâneo; HNF, heparina não fracionada. Nota: Esta declaração de consenso da SOAP não se destina a estabelecer um padrão legal de atendimento e não substitui o atendimento médico ou o julgamento do profissional médico responsável, considerando todas as circunstâncias apresentadas por uma paciente individual. (Reproduzida com permissão de Leffert L, Butwick A, Carvalho B, et al: The Society for Obstetric Anesthesia and Perinatology Consensus Statement on the Anesthetic Management of Pregnant and Postpartum Women Receiving Thromboprophylaxis or Higher Dose Anticoagulants, *Anesth Analg.* 2018 Mar;126(3):928-944.)

Baixa dose de HBPM
por exemplo, enoxaparina ≤ 40 mg SC 1 vez ao dia ou 30 mg SC 2 vezes ao dia ou dalteparina 5.000 U SC 1 vez ao dia

Dose intermediária de HBPM
por exemplo, enoxaparina > 40 mg SC 1 vez ao dia ou 30 mg SC 2 vezes ao dia e < 1 mg/kg SC 2 vezes ao dia ou 1,5 mg/kg SC 1 vez ao dia ou dalteparina > 5.000 unidades SC 1 vez ao dia e < 120 U/kg SC 2 vezes ao dia ou 2.000 U/kg SC 1 vez ao dia

Dose alta de HBPM
por exemplo, enoxaparina 1 mg/kg SC 2 vezes ao dia ou 1,5 mg/kg SC 1 vez ao dia ou dalteparina 120 U/kg SC 2 vezes ao dia ou 200 U/kg SC 1 vez ao dia

≥ 12 h desde a última dose — Não / Sim

Dados publicados insuficientes para recomendar um intervalo específico entre 12-24 h para adiar anestesia neuroaxial

≥ 24 h desde a última dose — Sim / Não

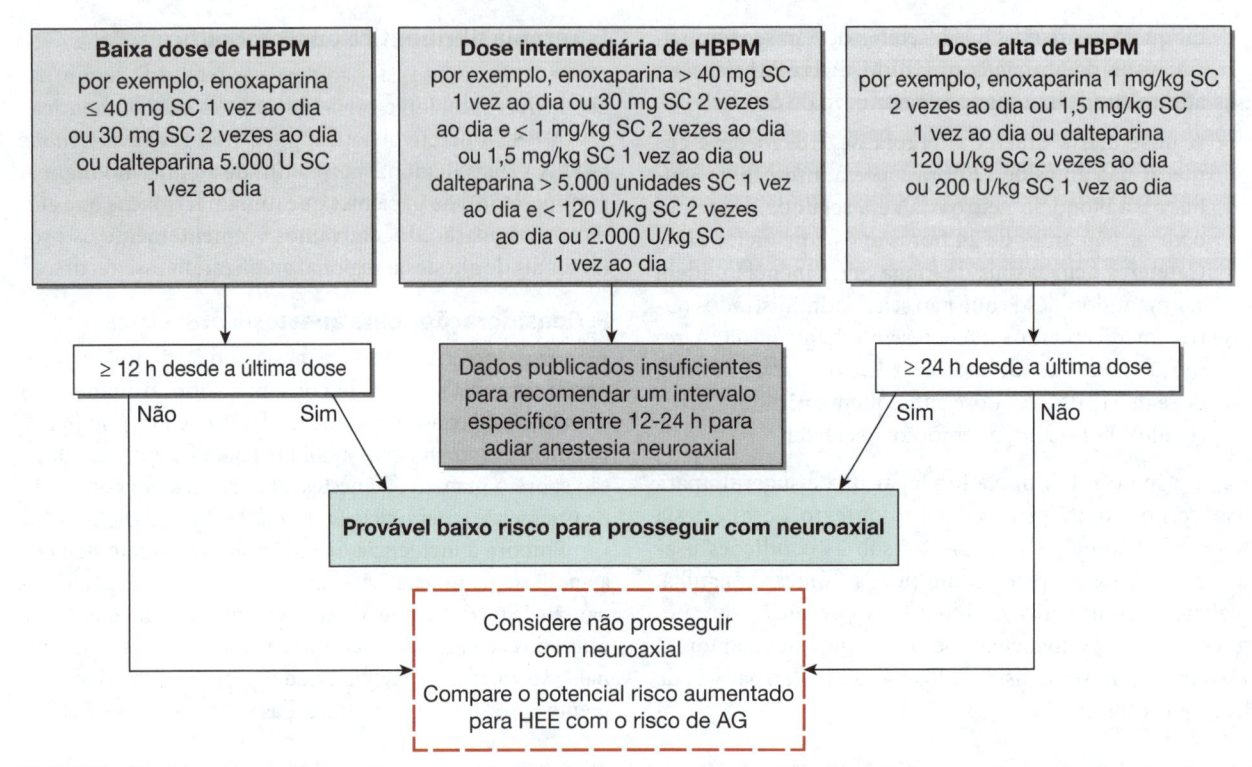

Provável baixo risco para prosseguir com neuroaxial

Considere não prosseguir com neuroaxial
Compare o potencial risco aumentado para HEE com o risco de AG

FIGURA 45-11 Auxílio à decisão para procedimentos neuroaxiais urgentes ou de emergência na paciente obstétrica recebendo HBPM. *Assumir função renal normal, peso corporal > 40 kg e nenhuma outra contraindicação à anestesia neuroaxial. AG, anestesia geral; HBPM, heparina de baixo peso molecular; HEE, hematoma epidural espinal; SC, subcutâneo. Nota: Esta declaração de consenso da SOAP não se destina a estabelecer um padrão legal de atendimento e não substitui o atendimento médico ou o julgamento do profissional médico responsável, considerando todas as circunstâncias apresentadas por uma paciente individual. (Reproduzida com permissão de Leffert L, Butwick A, Carvalho B, et al: The Society for Obstetric Anesthesia and Perinatology Consensus Statement on the Anesthetic Management of Pregnant and Postpartum Women Receiving Thromboprophylaxis or Higher Dose Anticoagulants, *Anesth Analg.* 2018 Mar;126(3):928-944.)

Acordado ou dormindo?

Quando usada em conjunto com anestesia geral, a anestesia neuroaxial lombar deve ser realizada após a indução da anestesia geral? Isso é controverso. Os principais argumentos para ter o paciente dormindo são que (1) a maioria dos pacientes, se pudesse escolher, preferiria estar dormindo, e (2) a possibilidade de movimento súbito do paciente causar uma lesão é significativamente diminuída. O principal argumento a favor da aplicação de bloqueio neuroaxial apenas enquanto o paciente ainda está acordado é que o paciente pode alertar o médico para parestesia e dor na injeção nessa circunstância, ambas associadas a déficits neurológicos pós-operatórios. Embora muitos médicos se sintam à vontade para realizar punção epidural ou espinal lombar em adultos anestesiados ou profundamente sedados, há um consenso maior, embora não uma opinião unânime, de que as punções torácicas e cervicais devem, exceto em circunstâncias incomuns, ser realizadas apenas em pacientes acordados e responsivos. Os bloqueios neuroaxiais pediátricos, particularmente os bloqueios caudais e epidurais, geralmente são realizados sob anestesia geral.

Considerações técnicas

Os bloqueios neuroaxiais devem ser realizados apenas em um ambiente no qual todos os equipamentos e fármacos necessários para intubação, ressuscitação e anestesia geral estejam imediatamente disponíveis. A anestesia regional é grandemente facilitada pela preparação adequada do paciente e por pré-medicação. O paciente deve ser informado sobre o que esperar para minimizar a ansiedade. Isto é particularmente importante em situações em que a pré-medicação não é usada, como normalmente é o caso na anestesia obstétrica. Pode ser necessário oxigênio suplementar por meio de uma máscara facial ou cânula nasal para evitar hipoxemia quando a sedação é usada. Os requisitos mínimos de monitoramento incluem pressão arterial e oximetria de pulso para analgesia de parto. O monitoramento de bloqueios administrados para anestesia cirúrgica é o mesmo que para anestesia geral.

Anatomia da superfície

Os processos espinhosos são geralmente palpáveis e ajudam a definir a linha média. O ultrassom pode ser usado

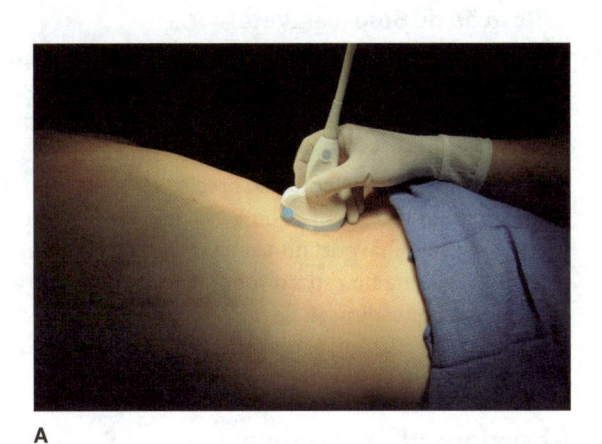

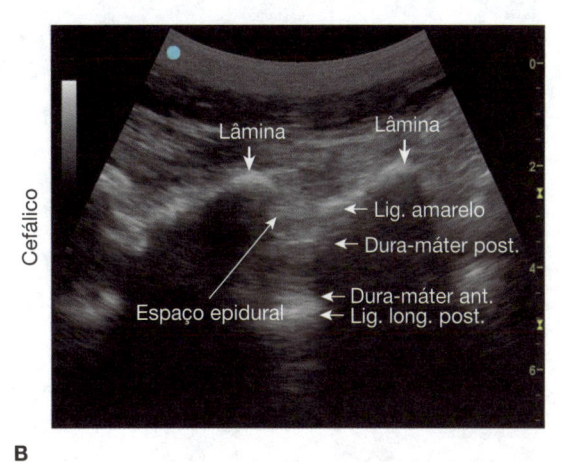

FIGURA 45-12 **A**: Posição do transdutor para imagem do espaço epidural paramediano na coluna lombar, vista longitudinal. **B**: Imagem de ultrassom correspondente. Dura-máter ant., dura-máter anterior; Lig. amarelo, ligamento amarelo; Dura-máter post., dura-máter posterior; Lig. long. post., ligamento longitudinal posterior. (Reproduzida com permissão de Hadzic, A. *Peripheral Nerve Blocks and Anatomy for Ultrasound-Guided Regional Anesthesia,* 2nd ed. New York, NY: McGraw Hill; 2012.)

quando os pontos de referência não forem palpáveis (Figura 45-12). O ultrassom é menos útil em pacientes com pontos de referência facilmente identificados. Os processos espinhosos da coluna cervical e lombar são quase horizontais, enquanto os da coluna torácica se inclinam em uma direção caudal e podem se sobrepor significativamente (ver Figura 45-2). Portanto, ao realizar um bloqueio epidural lombar ou cervical (com flexão máxima da coluna vertebral), a agulha é direcionada com apenas um ligeiro ângulo cefalizado, se houver; enquanto, para um bloqueio torácico, a agulha deve ser angulada significativamente mais cefalizada para penetrar no espaço epidural torácico. Na área cervical, o primeiro processo espinhoso palpável é o de C2, mas o mais proeminente é o de C7 (*vértebra proeminente*). Com os braços ao lado, o processo espinhoso de T7 geralmente está no mesmo nível que o ângulo inferior das escápulas (Figura 45-13). Uma linha traçada entre os pontos mais altos de ambas as cristas ilíacas (*linha de Tuffier*) geralmente cruza o corpo de L4 ou o interespaço L4-L5. A contagem de processos espinhosos para cima ou para baixo a partir desses pontos de referência identifica outros níveis da coluna. Uma linha que ligue a espinha ilíaca posterossuperior atravessa os forames posteriores S2. Em pessoas magras, o sacro é facilmente palpável e o hiato sacral é sentido como uma depressão logo acima ou entre as fendas glúteas e acima do cóccix, definindo o ponto de entrada para bloqueios caudais.

Posicionamento do paciente

A. Posição sentada

Muitas vezes é mais fácil identificar a linha média anatômica quando o paciente está sentado do que quando está na posição de decúbito lateral (Figura 45-14). Isto é especialmente verdadeiro em pacientes obesos. Os pacientes sentam-se com os cotovelos apoiados nas coxas ou em uma mesa auxiliar, ou podem abraçar um travesseiro. A flexão da coluna vertebral (arqueando as costas "como um gato raivoso") maximiza a "área-alvo" entre os processos espinhosos adjacentes e aproxima a coluna vertebral da superfície da pele (Figura 45-15).

B. Decúbito lateral

Muitos médicos preferem a posição lateral para bloqueios neuroaxiais (Figura 45-16). Os pacientes deitam-se de lado com os joelhos flexionados e puxados para cima contra o abdome ou peito, assumindo uma "posição fetal". Um assistente pode ajudar o paciente a assumir e manter essa posição.

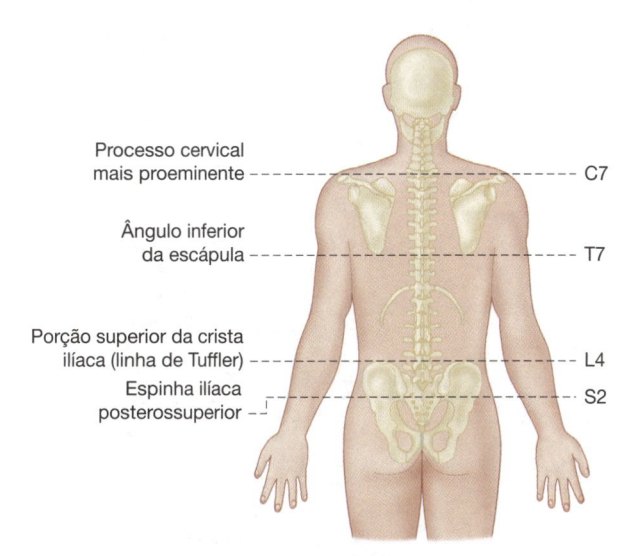

FIGURA 45-13 Marcos de superfície para identificar os níveis da coluna vertebral.

C. Posição de Buie (canivete)

Esta posição pode ser usada para procedimentos anorretais utilizando uma solução anestésica isobárica ou hipobárica (ver discussão posterior). A vantagem é que o bloqueio é feito na mesma posição do procedimento cirúrgico para que o paciente não precise ser movido após o bloqueio. A desvantagem é que o LCS não fluirá livremente através da agulha; portanto, a inserção correta da extremidade da agulha no espaço subaracnóideo precisará ser confirmada por aspiração do LCS. Quando for necessária orientação fluoroscópica, normalmente é usada a posição prona.

Abordagem anatômica

A. Abordagem de linha média

A coluna vertebral é palpada e o corpo do paciente é posicionado de modo que uma agulha passada paralela ao chão permaneça na linha média à medida que se aprofunda (ver **Figura 45-4**). É colocado um campo estéril com uma solução antibacteriana apropriada. É aplicado um campo fenestrado estéril. Depois que a solução de preparação secar, a depressão entre os processos espinhosos das vértebras acima e abaixo do nível a ser usado é palpada; este será o local de entrada da agulha. Uma pápula de pele é levantada no nível do interespaço escolhido com

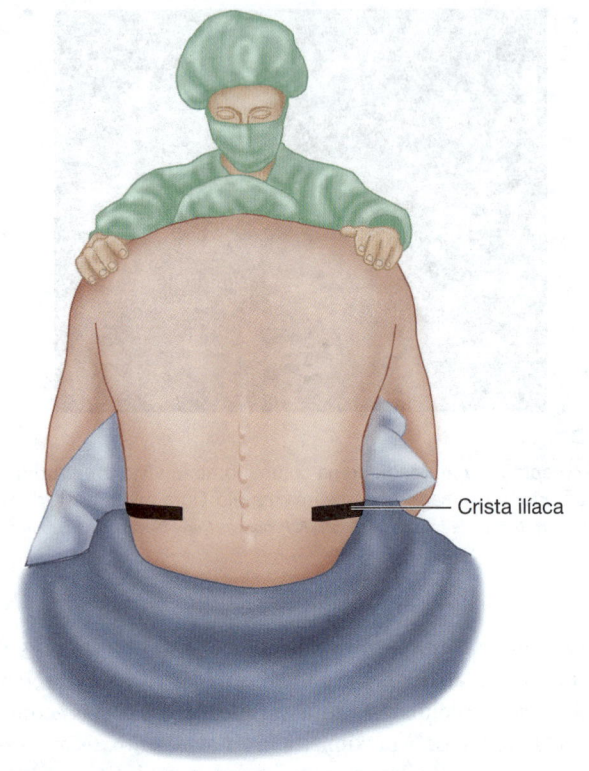

FIGURA 45-14 Posição sentada para bloqueio neuroaxial. Observe que um assistente ajuda a obter a flexão espinal máxima.

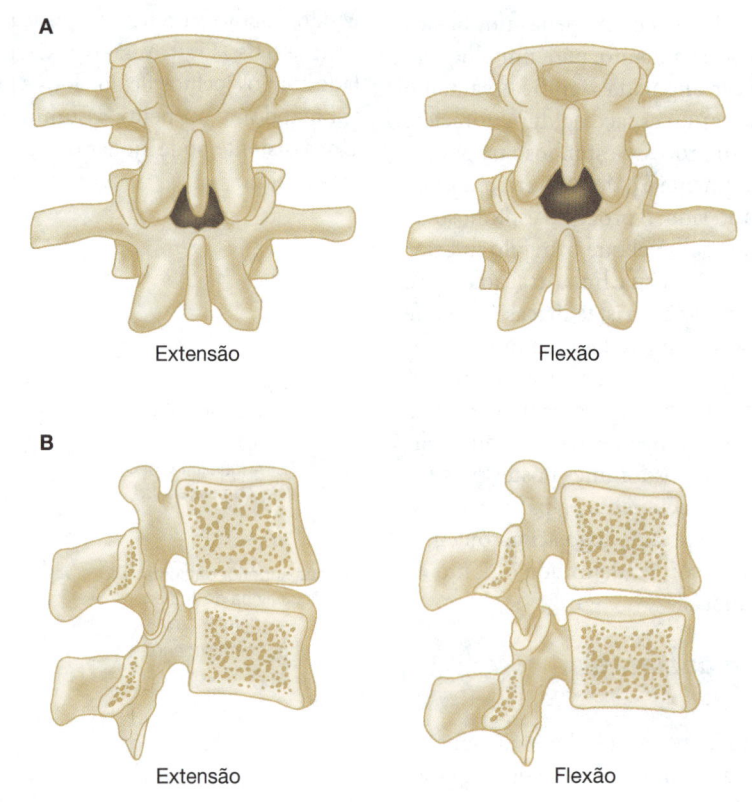

FIGURA 45-15 Efeito da flexão nas vértebras adjacentes. **A**: Vista posterior. **B**: Vista lateral. Observe que a área-alvo (forame interlaminar) para bloqueios neuroaxiais aumenta de tamanho com a flexão.

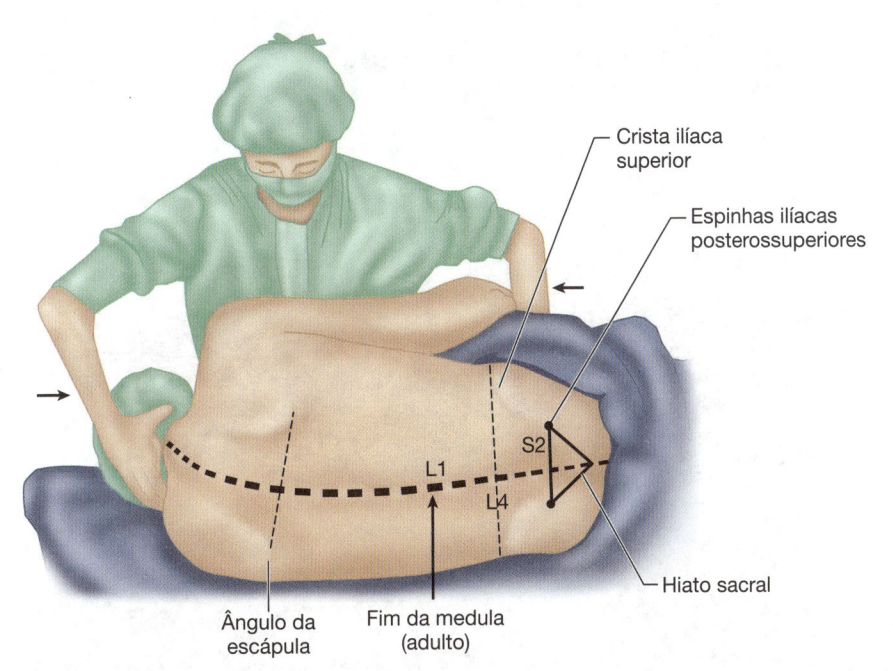

FIGURA 45-16 Posição do decúbito lateral para bloqueio neuroaxial. Observe novamente o assistente ajudando a fornecer flexão máxima da coluna.

um anestésico local usando uma agulha pequena (calibre 25G). Uma agulha mais longa pode ser usada para uma infiltração mais profunda do anestésico local.

Em seguida, a agulha do procedimento é introduzida na linha média. Como os processos espinhosos se orientam na direção caudal a partir de sua origem na coluna vertebral, a agulha será direcionada em direção ligeiramente cefálica. Os tecidos subcutâneos oferecem pouca resistência à agulha. À medida que a agulha se aprofunda, ela penetrará nos ligamentos supraespinhosos e interespinhosos, sentidos como um aumento na resistência do tecido. A agulha também se sente mais firmemente implantada na parte de trás (como "uma flecha em um alvo"). Se houver contato superficial com o osso, provavelmente a agulha de linha média está atingindo o processo espinhoso inferior. O contato com o osso em um nível mais profundo geralmente indica que a agulha está na linha média e atingindo o processo espinhoso superior ou que está lateral à linha média e atingindo uma lâmina. Em ambos os casos, a agulha deve ser redirecionada. À medida que a agulha penetra no ligamento amarelo, um aumento óbvio na resistência é encontrado. Nesse ponto, os procedimentos para anestesia espinal e epidural diferem.

10 Para anestesia epidural, quando a agulha passa pelo ligamento amarelo e entra no espaço epidural, encontra-se uma súbita perda de resistência (à injeção de ar ou soro fisiológico). Para a anestesia espinal, a agulha avança pelo espaço epidural e penetra nas membranas dura-máter e subaracnoide, e é sinalizada pelo LCS, fluindo livremente.

B. Abordagem paramediana

A técnica paramediana pode ser selecionada, particularmente se o bloqueio epidural ou subaracnóideo for difícil, em especial em pacientes que não podem ser posicionados facilmente (p. ex., aqueles com artrite grave, cifoescoliose ou cirurgia prévia da coluna vertebral) (**Figura 45-17**). Muitos médicos usam rotineiramente a abordagem paramediana para punção epidural torácica. Após a preparação da pele e a colocação do campo fenestrado estéril (como descrito anteriormente), a pápula da pele para uma abordagem paramediana é levantada 2 cm lateral à porção inferior do processo espinhoso superior do nível desejado. Como essa abordagem é lateral à maioria dos ligamentos interespinhosos e penetra nos músculos paraespinhosos, inicialmente a agulha pode encontrar pouca resistência e pode não parecer estar no tecido firme. A agulha é direcionada e inserida em um ângulo de 10° a 25° em direção à linha média. Se for encontrado osso em uma profundidade rasa com a abordagem paramediana, provavelmente a agulha está em contato com a parte medial da lâmina inferior e deve ser redirecionada principalmente para cima e talvez um pouco mais lateralmente. Por outro lado, se o osso for encontrado profundamente, em geral a agulha está em contato com a parte lateral da lâmina inferior e deve ser redirecionada apenas ligeiramente na direção cranial, mais para a linha média (**Figura 45-18**).

C. Avaliando o nível de bloqueio

Com o conhecimento dos dermátomos sensoriais (ver Apêndice), a extensão do bloqueio sensorial pode ser avaliada por uma agulha romba ou um pedaço de gelo.

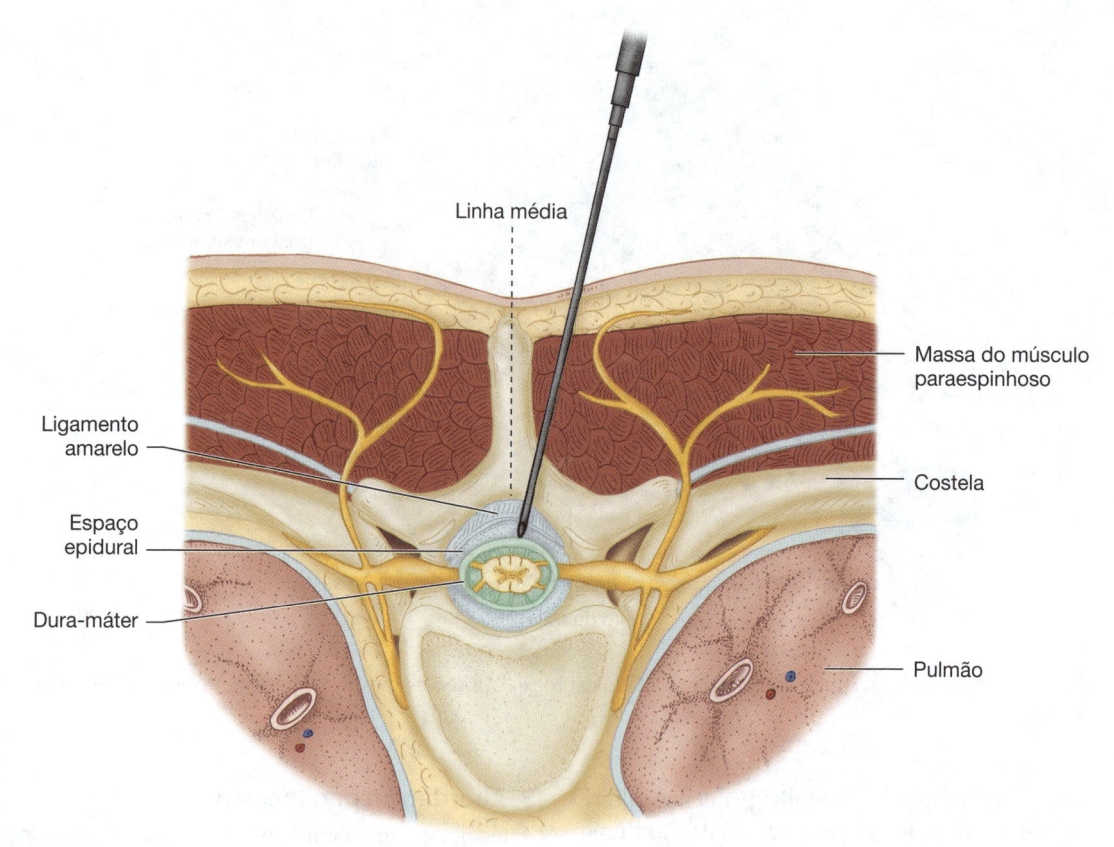

FIGURA 45-17 Abordagem paramediana.

D. Bloqueio neuroaxial guiado por ultrassom ou fluoroscopia

Embora ainda não tenha transformado a prática do bloqueio neuroaxial da mesma maneira que para outros procedimentos, a orientação ultrassonográfica pode facilitar o bloqueio neuroaxial em pacientes com marcos pouco palpáveis. Assim como acontece com outros usos do ultrassom, é necessário treinamento específico para que os profissionais identifiquem corretamente os marcos e interespaços necessários para o bloqueio neuroaxial. Alguns médicos usam rotineiramente a fluoroscopia para realizar procedimentos epidurais torácicos, o que lhes permite confirmar a colocação correta com corante de radiocontraste.

Agulhas espinais

As agulhas espinais estão comercialmente disponíveis em uma variedade de tamanhos, comprimentos e desenhos de bisel e extremidade (Figura 45-19). Todas devem ter uma lanceta removível bem ajustada que oclui completamente o lúmen para evitar arrastar células epiteliais ao espaço subaracnóideo. Em termos gerais, podem ser divididas em agulhas pontiagudas (cortantes) e rombas. A agulha Quincke é uma agulha cortante com injeção final. A introdução de agulhas de extremidade romba (ponta de lápis) diminuiu acentuadamente a incidência de cefaleia pós-punção dural. As agulhas Whitacre e outras agulhas com ponta de lápis têm pontos arredondados e injeção lateral. A Sprotte é uma agulha de injeção lateral com uma abertura longa. Tem a vantagem de um fluxo mais vigoroso do LCS quando comparada com agulhas de calibre semelhante. No entanto, isso pode levar à falha no bloqueio se a parte distal da abertura estiver subaracnóidea (com LCS fluindo livremente), a parte proximal não tiver passado a dura-máter e a dose total de medicamento não for administrada por via intratecal. Em geral, quanto menor o calibre da agulha (juntamente com o uso de uma agulha de extremidade romba), menor a incidência de cefaleia.

Cateteres espinais

Cateteres maiores projetados para uso epidural são frequentemente utilizados para anestesia espinal contínua após punção dural acidental durante a realização da anestesia epidural. Os cateteres devem ser cuidadosamente rotulados como subaracnóideos, em oposição a epidurais, para evitar o potencial de dosagem excessiva.

Técnica específica para anestesia espinal

As abordagens de linha média ou paramediana, com o paciente posicionado em decúbito lateral, sentado ou em

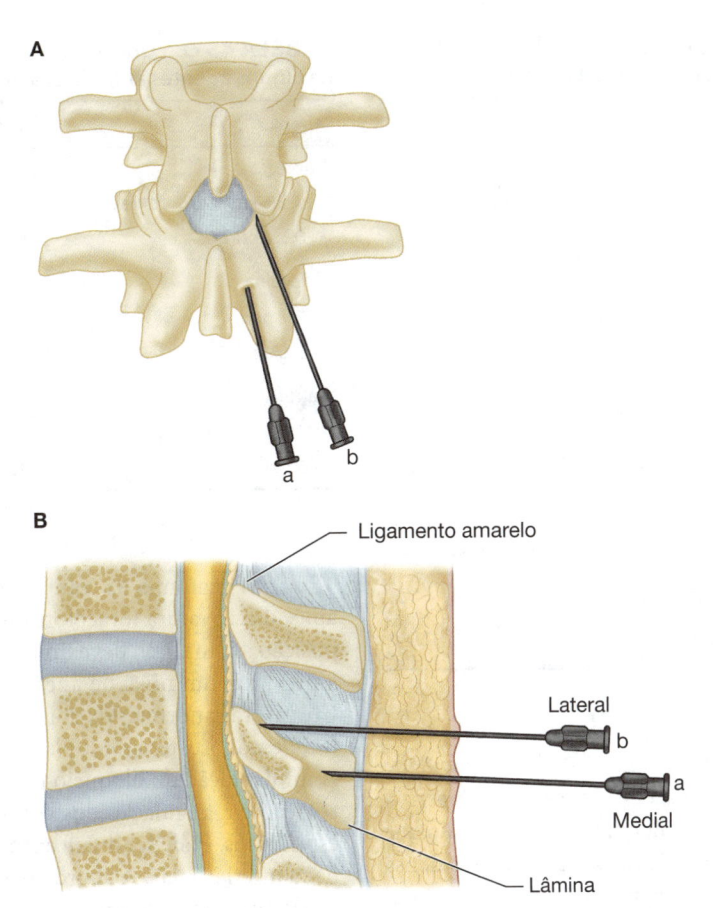

FIGURA 45-18 Abordagem paramediana. Uma agulha que encontra osso a uma profundidade rasa (a) geralmente está atingindo a lâmina medial, enquanto uma que encontra o osso profundamente (b) está mais lateral da linha média. **A**: Vista posterior. **B**: Vista parassagital.

posição prona, podem ser usadas para anestesia espinal. Conforme foi discutido anteriormente, a agulha é inserida a partir da pele, através das estruturas mais profundas, até que dois "cliques" sejam sentidos. O primeiro é a penetração do ligamento amarelo, e o segundo é a penetração das membranas dura-máter e aracnoide. A punção dural bem-sucedida é confirmada retirando a lanceta para verificar o livre fluxo do LCS. Com agulhas de pequeno calibre (calibre < 25G), pode ser necessário aspirar para detectar o LCS. Se o fluxo livre ocorrer inicialmente, mas o LCS não puder ser aspirado após a fixação da seringa, provavelmente a agulha terá se movido. Parestesia persistente ou dor com injeção de fármacos deve levar o médico a retirar e redirecionar a agulha.

Fatores que influenciam o nível de bloqueio espinal

A Tabela 45-2 lista os fatores que demonstraram afetar o nível de bloqueio neural após a anestesia espinal. Os determinantes mais importantes são a baricidade da solução anestésica local, a posição do paciente durante e imediatamente após a injeção e a dose do fármaco. Em geral, quanto maior a dose ou mais cefálico for o local da injeção, mais cefálico o nível de anestesia que será obtido. Além disso, a migração do anestésico local em direção cefálica no LCS depende de sua densidade em relação ao LCS (*baricidade*). O LCS tem uma gravidade específica de

FIGURA 45-19 Agulhas espinais.

TABELA 45-2 Fatores que afetam a disseminação dermatomal da anestesia espinal

Fatores mais importantes
Baricidade da solução anestésica
Posição do paciente
Durante a injeção
Imediatamente após a injeção
Dose do fármaco
Local da injeção
Outros fatores
Idade
Líquido cerebrospinal
Curvatura da coluna vertebral
Volume de fármaco
Pressão intra-abdominal
Direção da agulha
Altura do paciente
Gestação

TABELA 45-3 Gravidades específicas de alguns agentes anestésicos espinais

Agente	Gravidade específica
Bupivacaína	
0,5% em 8,25% de dextrose	1,0227-1,0278
0,5% pura	0,9990-1,0058
Lidocaína	
2% pura	1,0004–1,0066
5% em 7,5% de dextrose	1,0262-1,0333
Tetracaína	
0,5% em água	0,9977-0,9997
0,5% em D_5W	1,0133-1,0203

1,003 a 1,008 em 37 °C. A **Tabela 45-3** lista a gravidade específica das soluções anestésicas. Uma solução *hiperbárica* de anestésico local é mais densa (mais pesada) do que o LCS, enquanto uma solução *hipobárica* é menos densa (mais leve) do que o LCS. As soluções de anestésico local podem ser tornadas hiperbáricas pela adição de glicose ou hipobáricas pela adição de água estéril ou fentanila. Assim, com o paciente na posição de cefalodeclive, uma solução hiperbárica se espalha na direção cefálica e uma solução anestésica hipobárica se move na direção caudal. Uma posição de cefaloaclive faz uma solução hiperbárica se assentar caudalmente e uma solução hipobárica ascender cefalicamente. Da mesma forma, quando um paciente permanece em uma posição lateral, uma solução espinal hiperbárica terá um efeito maior no lado dependente (para baixo), enquanto uma solução hipobárica alcançará um nível mais alto no lado não dependente (para cima).

Uma solução *isobárica* tende a permanecer no nível de injeção. Agentes anestésicos sem glicose podem ser misturados com LCS (pelo menos 1:1) para tornar suas soluções isobáricas. Outros fatores que afetam o nível de bloqueio neural incluem o nível de injeção e a altura do paciente e a anatomia da coluna vertebral. A direção do bisel da agulha ou do orifício de injeção também pode desempenhar um papel; níveis mais elevados de anestesia são alcançados se a injeção for dirigida cefalicamente do que se o ponto de injeção for orientado lateral ou caudalmente.

As soluções hiperbáricas tendem a se mover para a área mais dependente da coluna vertebral (normalmente T4-T8 na posição supina).

Com anatomia da coluna vertebral espinal normal, o ápice da curvatura toracolombar é T4 (**Figura 45-20**). Na posição supina, isso deve limitar uma solução hiperbárica a produzir um nível de anestesia igual ou inferior a T4. Curvaturas anormais da coluna vertebral, como escoliose e cifoescoliose, têm múltiplos efeitos na anestesia espinal. A implantação do bloqueio torna-se mais difícil devido à rotação e à angulação dos corpos vertebrais e processos espinhosos. Pode ser difícil encontrar a linha média e o espaço interlaminar. A abordagem paramediana para punção lombar pode ser preferível em pacientes com escoliose e cifoescoliose graves. Pode ser útil revisar radiografias da coluna vertebral antes de tentar o bloqueio. A curvatura da coluna vertebral afeta o nível máximo, alterando o contorno do espaço subaracnóideo. Cirurgia da coluna vertebral anterior pode igualmente resultar em dificuldades técnicas na implantação de um bloqueio. Pode ser difícil identificar corretamente os espaços interespinhosos e interlaminares nos níveis de laminectomia anterior ou fusão da coluna vertebral. A abordagem paramediana pode ser mais fácil, ou pode ser escolhido um nível acima do local cirúrgico. Como resultado de alterações anatômicas pós-cirúrgicas, o bloqueio pode ser incompleto ou o nível pode ser diferente do previsto.

O volume do LCS lombar correlaciona-se inversamente com a disseminação dermatomal da anestesia espinal. Aumento da pressão intra-abdominal ou outras condições que causarem o ingurgitamento das veias epidurais, diminuindo assim o volume de LCS, estão associados a uma maior disseminação dermatomal para determinado volume de injetado. Isso incluiria condições como gestação, ascite e grandes tumores abdominais. Nessas situações clínicas, níveis mais elevados de anestesia são alcançados com determinada dose de anestésico local do que seria esperado de outra forma. Para anestesia espinal em um parto a termo, alguns médicos reduzem a dose de anestésico em um terço em comparação

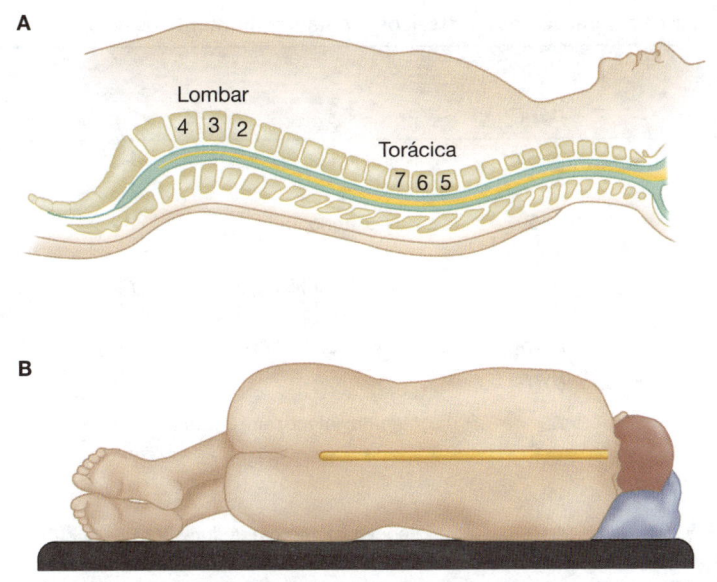

FIGURA 45-20 Posição do canal medular na posição supina (**A**) e na posição de decúbito lateral (**B**). Observe que, em geral, o ponto mais baixo é entre T5 e T7, onde uma solução hiperbárica tende a se estabelecer quando o paciente é posicionado em posição supina.

com uma paciente não grávida, particularmente quando o bloqueio será iniciado com a paciente na posição lateral. Diminuições no volume do LCS relacionadas à idade são provavelmente responsáveis pelos níveis mais elevados de anestesia alcançados em idosos para determinada dose de anestésico espinal. Cifose ou cifoescoliose graves também podem estar associadas a uma diminuição do volume de LCS e muitas vezes resultam em um nível mais alto do que o esperado, particularmente com uma técnica hipobárica ou injeção rápida.

Agentes anestésicos espinais

No passado, muitos anestésicos locais foram usados para anestesia espinal, mas apenas alguns estão atualmente em uso (Tabela 45-4). Somente são usadas soluções anestésicas locais sem conservantes. A adição de vasoconstritores (agonistas α-adrenérgicos, epinefrina [0,1-0,2 mg]) e opioides aumenta a qualidade ou prolonga a duração da anestesia espinal, ou ambos. Os vasoconstritores parecem retardar a captação de anestésicos locais do LCS e podem ter propriedades analgésicas espinais fracas. Os opioides e a clonidina também podem ser adicionados aos anestésicos espinais para melhorar a qualidade e a duração do bloqueio subaracnóideo.

Até muito recentemente, na América do Norte, a anestesia espinal hiperbárica era mais comumente usada do que as técnicas hipobáricas ou isobáricas. O nível de anestesia é então dependente da posição do paciente durante e imediatamente após a injeção. Na posição sentada, pode ser alcançado um bloqueio em sela ao manter o paciente sentado por 3 a 5 minutos após a injeção, de modo que apenas os nervos lombares inferiores e os nervos sacrais sejam bloqueados. Se o paciente for movido de uma posição sentada para uma posição supina imediatamente após a injeção, o agente se moverá mais cefalicamente para a região dependente definida pela curva toracolombar. Os anestésicos hiperbáricos injetados intratecalmente com o paciente em decúbito lateral podem ser usados para procedimentos unilaterais de membros inferiores. O paciente é posicionado lateralmente, com a extremidade a ser operada em uma posição dependente. Se o paciente for mantido nessa posição por cerca de 5 minutos após a injeção, o bloqueio tenderá a ser mais denso e alcançará um nível mais alto no lado operatório e dependente.

Se for escolhida a anestesia regional para procedimentos cirúrgicos envolvendo fratura de quadril ou de membros inferiores, a anestesia espinal hipobárica ou isobárica pode ser útil porque o paciente não precisa se deitar sobre a extremidade fraturada.

Anestesia epidural

11 A anestesia epidural contínua é uma técnica neuroaxial que oferece um rol de aplicações mais amplo do que a anestesia espinal de dose única. Um bloqueio epidural pode ser realizado em nível lombar, torácico ou cervical. A anestesia epidural sacral é referida como um *bloqueio de canal* e é descrita no final deste capítulo.

12 As técnicas epidurais são amplamente utilizadas para anestesia cirúrgica, analgesia obstétrica, controle da dor pós-operatória e controle da dor crônica. As epidurais podem ser usadas como uma técnica de injeção única ou com um cateter que permita bólus intermitentes ou infusão contínua, ou ambos. O bloqueio motor pode variar de nenhum a total. Todas essas variáveis são

TABELA 45-4 Dosagens, usos e duração dos anestésicos espinais comumente usados[1]

Fármaco	Preparação	Dose (mg)	Processos	Duração (h) Pura	Duração (h) Epinefrina
2-cloroprocaína	1%, 2%, 3%	30-60	Ambulatório, T8	1-2	Não recomendado (sintomas semelhantes aos da *influenza*)
Lidocaína	2%	40-50	Ambulatório, T8	1-2	Apenas efeito modesto, não recomendado
Mepivacaína[2]	1,5%	30 (T9)	Cirurgia ambulatorial, artroscopia do joelho, RTUP	1-2	Não recomendado
		45 (T6)[3]		1,5-3	
		60 (T5)		2-3,5	
Bupivacaína	0,5%	7,5	Membro inferior ambulatorial	1-2	
		10	ATQ, ATJ, RAFI do fêmur	2	
		15		3	4-5
Bupivacaína	0,75% em 8,25% de dextrose	4-10	Períneo, membros inferiores[4]	1,5-2	1,5-2,5
		12-14	Abdome inferior		
		12-18	Abdome superior		
Ropivacaína	0,5%, 0,75%	15-17,5	Nível T10	2-3	Não prolonga o bloqueio
		18-22,5	Nível T8	3-4	
	1% + 10% de dextrose (volumes iguais D_{10} e ropivacaína)	18-22,5	Nível T4	1,5-2	
Tetracaína	1% + 10% de dextrose (0,5% hiperbárica)	4-8	Períneo/extremidades inferiores	1,5-2,	3,5-4
		10-12	Abdome inferior		
		10-16	Abdome superior		

Adjuvante	Dose (µg)	Duração (h)	Comentários/Efeitos colaterais
Fentanila	10-25	1-2	Coceira; náusea; retenção urinária; sedação. Íleo; depressão respiratória (retardada com morfina – ↓ dose com adultos mais velhos ou pacientes com apneia do sono)
Sufentanila	1,25-5	1	
Morfina	125-250	4-24	
Epinefrina	100-200		Prolonga a exposição do nervo ao anestésico local + modulação α-adrenérgica
Fenilefrina	1.000-2.000		Hipotensão. Prolonga a tetracaína, mas não a bupivacaína. Prolonga a tetracaína melhor do que a epinefrina. Pode causar SNT
Clonidina	15-150		Hipotensão. Sedação. Prolonga o bloqueio sensorial e motor

[1] ATQ, artroplastia total do quadril; ATJ, artroplastia total do joelho; SNT, sintomas neurológicos transitórios; RTUP, ressecção transuretral da próstata; RAFI, redução aberta e fixação interna.
[2] Usada como alternativa à lidocaína, mas também ocorre a SNT com a mepivacaína.
[3] Cada alteração de 15 mg prolonga ou acelera os marcos ambulatoriais em 20 a 30 minutos. A fentanila, 10 µg, prolonga o bloqueio cirúrgico, mas não os tempos de recuperação ambulatorial e provavelmente deve ser adicionada se estiver sendo usada uma dose de 30 mg para garantir a duração adequada.
[4] Dose muito baixa (4-5 mg) funciona bem para cirurgia ambulatorial unilateral do joelho. Manter o paciente na posição lateral, com o lado afetado para baixo, por 6 minutos após o bloqueio.
Reproduzida com permissão de Atchabahian A, Gupta R: *The Anesthesia Guide*. New York, NY: McGraw-Hill.

controladas pela escolha do fármaco, da concentração, da dose e do nível de injeção.

O espaço epidural envolve a dura-máter posterior, lateral e anteriormente. As raízes nervosas percorrem neste espaço à medida que emergem lateralmente por meio do forame e rumam para fora a fim de se tornarem nervos periféricos. Outros conteúdos do espaço epidural lombar incluem tecido conectivo adiposo, plexo linfático e um rico plexo venoso (Batson). Estudos fluoroscópicos demonstraram a presença de septos ou bandas de tecido conectivo dentro do espaço epidural, possivelmente explicando o bloqueio epidural unilateral ocasional. A anestesia epidural é mais lenta no início (10-20 min) e pode não ser tão densa quanto a anestesia espinal, uma característica que pode ser útil em termos clínicos. Por exemplo, ao usar concentrações relativamente diluídas de um anestésico local combinado com um opioide, uma epidural fornece analgesia sem bloqueio motor. Isso é comumente empregado para trabalho de parto e analgesia pós-operatória. Além disso, um bloqueio segmentar é possível porque o anestésico pode ser confinado perto do nível em que foi injetado. Um bloqueio segmentar é caracterizado por uma faixa bem definida de anestesia em certas raízes nervosas, deixando as raízes nervosas acima e abaixo sem bloqueio. Isso pode ser observado com uma epidural torácica que fornece anestesia abdominal superior, poupando raízes nervosas cervicais e lombares.

A anestesia epidural é mais frequentemente realizada nas regiões torácica e lombar. Podem ser usadas abordagens de linha média (ver **Figura 45-4**) ou paramediana (ver **Figura 45-17**). Como a medula espinal normalmente termina no nível L1, há uma medida extra de segurança na realização do bloqueio nos interespaços lombares inferiores, particularmente se ocorrer uma punção dural acidental (ver "Complicações", mais adiante).

Os bloqueios epidurais torácicos são tecnicamente mais difíceis de realizar do que os bloqueios lombares devido à maior angulação e à sobreposição dos processos espinhosos no nível vertebral (**Figura 45-21**). Além disso, o risco potencial de lesão medular com punção dural acidental, embora extremamente pequeno com uma boa técnica, pode ser maior do que no nível lombar. Os bloqueios epidurais torácicos podem ser realizados tanto com uma abordagem de linha média como paramediana. A técnica epidural torácica é mais comumente usada para analgesia pós-operatória do que como anestésico primário. Técnicas de injeção única ou por cateter são usadas para o tratamento de dor crônica. As infusões através de

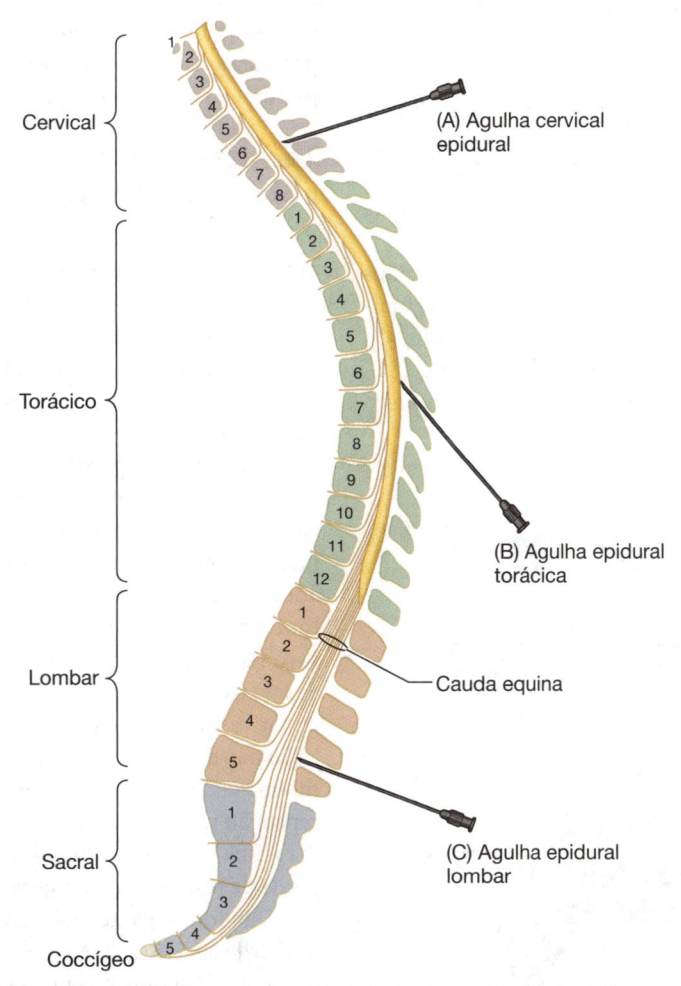

FIGURA 45-21 Angulação da agulha epidural nos níveis cervical (**A**), torácico (**B**) e lombar (**C**). Observe que é necessária uma angulação aguda (30-50°) para um bloqueio epidural torácico, enquanto geralmente é necessária apenas uma ligeira orientação cefálica para bloqueios epidurais cervicais e lombares.

um cateter epidural são úteis para fornecer durações prolongadas de analgesia e podem evitar ou encurtar a ventilação pós-operatória em pacientes com doença pulmonar subjacente e após cirurgia torácica.

Os bloqueios epidurais cervicais são geralmente realizados com o paciente sentado, com o pescoço flexionado, usando a abordagem da linha média. São usados com mais frequência para o tratamento de dor aguda e crônica.

Agulhas epidurais

A agulha epidural padrão normalmente tem um calibre de 17G a 18G, comprimento de 3 ou 3,5 polegadas, e um bisel rombo com uma curva suave de 15° a 30° na extremidade. A Agulha epidural de Tuohy é mais comumente usada (Figura 45-22). A extremidade curva e romba teoricamente ajuda a afastar a dura-máter depois de passar pelo ligamento amarelo em vez de penetrá-la. Agulhas retas sem extremidade curva (agulhas de Crawford) podem ter maior incidência de punção dural. As modificações da agulha incluem aletas e dispositivos introdutores inseridos no canhão projetados para orientar a colocação do cateter.

Cateteres epidurais

A inserção de um cateter no espaço epidural permite infusão contínua ou técnicas de bólus intermitente. Além de prolongarem a duração do bloqueio, as técnicas de cateter podem permitir o uso de uma dose total mais baixa de anestésico.

Os cateteres epidurais são úteis para anestesia epidural intraoperatória e analgesia pós-operatória. Normalmente, um cateter de calibre 19G ou 20G é introduzido por meio de uma agulha epidural de calibre 17G ou 18G. Ao usar uma agulha com extremidade curva, a abertura do bisel é direcionada para a região cefálica ou caudal, e o cateter é inserido de 2 a 6 cm no espaço epidural. Quanto menor a distância em que o cateter for inserido, maior a probabilidade de se deslocar. Por outro lado, quanto mais inserido o cateter, maior a chance de haver um bloqueio unilateral (devido à extremidade do cateter sair do espaço epidural por meio de um forame intervertebral ou percorrer os recessos anterolaterais do espaço epidural), de "ficar preso" e/ou de penetrar uma veia epidural. Depois que o cateter for inserido até a profundidade desejada, a agulha é removida e o cateter é deixado no lugar. O cateter pode ser preso com fita adesiva ou fixado de outra forma ao longo das costas. Cateteres que permanecerão no lugar por períodos prolongados (p. ex., por mais de uma semana) podem ser tunelizados sob a pele. Os cateteres têm uma único orifício na extremidade distal ou múltiplos orifícios laterais próximos a uma extremidade fechada; alguns têm uma lanceta para facilitar a inserção ou para ajudar a orientar sua passagem no espaço epidural com orientação fluoroscópica. Cateteres reforçados com fio em espiral são muito resistentes a dobras. A extremidade em espiral ou mola está associada a poucas e menos intensas parestesias e pode estar associada à menor incidência de perfuração intravascular inadvertida.

Técnicas específicas para anestesia epidural

Por meio das abordagens de linha média ou paramediana detalhadas anteriormente, o anestesiologista introduz a agulha epidural através da pele e do ligamento amarelo. A agulha deve parar antes de perfurar a dura-máter. Duas técnicas permitem determinar quando a extremidade da agulha entrou no espaço epidural (potencial): as técnicas de "perda de resistência" e de "gota suspensa".

A técnica de perda de resistência é preferida pela maioria dos médicos. A agulha é inserida através dos tecidos subcutâneos com o mandril no lugar até que o ligamento interespinhoso seja penetrado, observado por um aumento na resistência do tecido. O mandril ou introdutor é removido, e uma seringa de vidro é preenchida com soro fisiológico ou ar e conectada ao canhão da agulha. Se a extremidade da agulha estiver dentro do ligamento, tentativas suaves de injeção sofrem com resistência, e a injeção não é possível. A agulha é então lentamente inserida, milímetro por milímetro, com tentativas contínuas ou de repetição rápida na injeção. Como a extremidade da agulha acaba de penetrar no espaço epidural, há uma súbita perda de resistência, e a injeção agora é fácil.

Quando o ligamento interespinhoso for penetrado e o mandril removido, a técnica de gota suspensa requer que o canhão da agulha seja preenchido com solução para que uma gota fique suspensa em sua abertura externa. A agulha é então lentamente inserida mais profundamente.

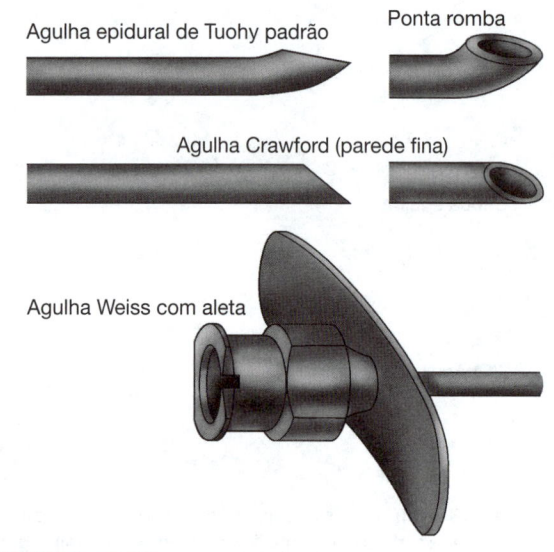

FIGURA 45-22 Agulhas epidurais.

Enquanto a extremidade da agulha permanecer dentro das estruturas ligamentares, a gota permanece "suspensa". No entanto, quando a extremidade da agulha entra no espaço epidural, ela cria pressão negativa, e a gota de fluido é sugada para dentro da agulha. Se a agulha ficar obstruída, a gota não será puxada para dentro do canhão da agulha, e pode ocorrer punção dural acidental. Alguns médicos preferem usar essa técnica para a abordagem paramediana e para epidurais cervicais. Em geral, os "epiduralistas" experientes sentirão o "clique" em suas mãos à medida que a extremidade da agulha epidural passa pelo ligamento amarelo e confiam na perda de resistência ou na gota suspensa como confirmação (e não como o teste primário) de que a agulha penetrou no espaço epidural.

Ativando uma epidural

14 A quantidade (volume e concentração) de anestésico local para anestesia epidural é maior do que a necessária para a anestesia espinal. Existe quase uma garantia de ocorrência de efeitos colaterais tóxicos se uma "dose epidural completa" for injetada por via intratecal ou intravascular. As salvaguardas contra efeitos colaterais epidurais tóxicos incluem dose-teste e dose incremental. Essas salvaguardas se aplicam tanto se a injeção for através da agulha ou através de um cateter epidural.

As doses-teste são projetadas para detectar tanto a injeção subaracnóidea como a intravascular. A dose-teste clássica combina anestésico local e epinefrina, normalmente 3 mL de lidocaína a 1,5% com epinefrina 1:200.000 (0,005 mg/mL). Os 45 mg de lidocaína, se injetados por via intratecal, produzirão anestesia espinal que deve ser rapidamente aparente. Alguns médicos sugeriram o uso de doses-teste mais baixas de anestésico local porque uma injeção não intencional de 45 mg de lidocaína intratecal pode ser difícil de manejar em áreas como salas de parto. A dose de 15 µg de epinefrina, se injetada por via intravascular, deve produzir um aumento perceptível na frequência cardíaca (20% ou mais), com ou sem hipertensão. Infelizmente, a epinefrina não é ideal como marcador de injeção intravenosa. Podem ocorrer falso-positivos (uma contração uterina causando dor ou um aumento na frequência cardíaca coincidente com a dose teste) e falso-negativos (bradicardia e hipertensão exagerada em resposta à epinefrina em pacientes que tomam β-bloqueadores). **A simples aspiração antes da injeção é insuficiente para evitar a injeção intravenosa acidental**; a maioria dos profissionais experientes encontrou aspirações falso-negativas através tanto de agulha como de cateter.

A dosagem incremental é um método muito eficaz para evitar complicações graves ("toda dose é uma dose-teste"). Se a aspiração for negativa, uma fração da dose total pretendida de anestésico local é injetada, normalmente 5 mL. Essa dose deve ser grande o suficiente para produzir a ocorrência de sintomas (zumbido ou gosto metálico) ou sinais (fala arrastada, atividade mental alterada) leves de injeção intravascular, mas pequena o suficiente para evitar convulsões ou comprometimento cardiovascular. Isso é particularmente importante para epidurais de parto que devem ser usadas para cesariana. Se o bólus epidural inicial do trabalho de parto foi administrado através da agulha e o cateter inserido posteriormente, pode ser erroneamente presumido que o cateter está bem-posicionado porque a paciente ainda está confortável a partir do bólus inicial. Se o cateter for inserido em um vaso sanguíneo, ou se migrar intravascularmente após a colocação inicial bem-sucedida, provavelmente resultará em toxicidade sistêmica se for injetada a dose total do anestésico. Os cateteres podem migrar intratecalmente ou intravascularmente de uma posição epidural inicialmente correta a qualquer momento após a colocação, mas a migração é mais provável de ocorrer com o movimento da paciente.

Se um médico usar uma dose-teste inicial, empenhar-se em aspirar antes de cada injeção e sempre usar dosagem incremental, os principais efeitos colaterais tóxicos sistêmicos e a anestesia espinal total por injeções intratecais acidental serão raros. A emulsão lipídica de resgate (20% de Intralipid 1,5 mL/kg) deve estar disponível sempre que bloqueios epidurais forem realizados em caso de toxicidade sistêmica do anestésico local.

Fatores que afetam o nível de bloqueio

Os fatores que afetam o nível de anestesia epidural podem não ser tão previsíveis quanto com a anestesia espinal. Em adultos, 1 a 2 mL de anestésico local por segmento a ser bloqueado é uma diretriz aceita em geral. Por exemplo, para atingir um nível sensorial T4 a partir de uma injeção em L4-L5, seriam necessários cerca de 12 a 24 mL. Para bloqueios segmentares ou analgésicos, é necessário um menor volume.

A dose necessária para atingir o mesmo nível de anestesia diminui com a idade. Provavelmente isso é resultado de diminuições relacionadas à idade no tamanho ou na complacência do espaço epidural. Embora haja pouca correlação entre o peso corporal e as necessidades de dose epidural, a altura do paciente afeta a extensão da disseminação cefálica. Assim, pacientes mais baixos podem necessitar de apenas 1 mL de anestésico local por segmento para serem bloqueados, enquanto pacientes mais altos geralmente necessitam de 2 mL por segmento. Embora menos dramática do que com a anestesia espinal hiperbárica ou hipobárica, a dispersão dos anestésicos locais epidurais tende a ser parcialmente afetada pela gravidade. As posições de decúbito lateral, Trendelenburg e Trendelenburg reversa podem ser usadas para ajudar a alcançar o bloqueio nos dermátomos desejados.

Aditivos ao anestésico local, particularmente os opioides, tendem a ter um efeito maior na qualidade ("densidade") da anestesia epidural do que na duração do bloqueio. A epinefrina em concentrações de 5 µg/mL prolonga o efeito de lidocaína, mepivacaína e cloroprocaína epidurais mais do que o de bupivacaína, levobupivacaína ou ropivacaína. Além de prolongar a duração e melhorar a qualidade do bloqueio, a epinefrina retarda a absorção vascular e reduz os níveis sanguíneos sistêmicos máximos de todos os anestésicos locais administrados por via epidural.

Agentes anestésicos epidurais

O agente epidural é escolhido com base no efeito clínico desejado, seja para ser usado como anestésico primário, suplementação de anestesia geral ou analgesia. A duração prevista do procedimento pode exigir um anestésico de injeção única de ação curta ou longa ou a inserção de um cateter (Tabela 45-5). Os agentes de ação curta a intermediária comumente usados para anestesia cirúrgica incluem cloroprocaína, lidocaína e mepivacaína. Agentes de ação mais prolongada incluem bupivacaína, levobupivacaína e ropivacaína.

Após o bólus inicial de 1 a 2 mL por segmento (em doses fracionadas), doses repetidas administradas através de um cateter epidural são feitas em um intervalo de tempo fixo (como um bólus ou como infusão contínua), com base na experiência do profissional com o agente, ou apenas redosadas quando o bloqueio demonstra algum grau de regressão. Uma vez que a regressão no nível sensorial tenha ocorrido, de um terço à metade da dose inicial de ativação pode ser em geral reinjetada com segurança em doses incrementais.

Deve-se observar que a cloroprocaína, um éster com início rápido, curta duração e toxicidade sistêmica extremamente baixa, pode interferir nos efeitos analgésicos dos opioides epidurais. Formulações anteriores de cloroprocaína com conservantes, especificamente bissulfeto e ácido etilenodiaminotetracético (EDTA), produziram síndrome da cauda equina quando injetadas acidentalmente em grande volume por via intratecal. Acredita-se que as preparações bissulfeto de cloroprocaína estejam associadas à neurotoxicidade, enquanto as formulações de EDTA foram associadas à dor lombar grave (presumivelmente devido à hipocalcemia localizada). A maioria das preparações atuais de cloroprocaína é livre de conservantes e sem essas complicações, e pelo menos uma formulação é aprovada para anestesia espinal.

A anestesia cirúrgica é obtida com uma formulação de bupivacaína a 0,5%. A formulação de bupivacaína a 0,75% não é mais utilizada em obstetrícia porque seu uso em parto cesáreo foi associado a relatos de parada cardíaca após injeção intravenosa acidental. Concentrações muito diluídas de bupivacaína (p. ex., 0,0625%) são comumente combinadas com fentanila e usadas para analgesia de parto e para controle da dor pós-operatória. Em comparação com a bupivacaína, a ropivacaína pode produzir menos bloqueio motor em concentrações semelhantes, mantendo um bloqueio sensorial satisfatório.

Ajuste do pH do anestésico local

As soluções de anestésico local têm um pH ácido para estabilidade química e bacteriostase. As soluções anestésicas locais formuladas com epinefrina pelo fabricante são mais ácidas do que as soluções "puras" que não contém epinefrina. Por serem bases fracas, elas existem principalmente na forma iônica em preparações comerciais. O início do bloqueio neural requer a permeação de barreiras lipídicas pela forma não carregada do anestésico local. O aumento

TABELA 45-5 Agentes para anestesia epidural

Agente	Concentração	Início	Bloqueio sensorial	Bloqueio motor
Cloroprocaína	2%	Rápido	Analgésico	Leve a moderado
	3%	Rápido	Denso	Denso
Lidocaína	≤1%	Intermediário	Analgésico	Mínimo
	1,5%	Intermediário	Denso	Leve a moderado
	2%	Intermediário	Denso	Denso
Mepivacaína	1%	Intermediário	Analgésico	Mínimo
	2-3%	Intermediário	Denso	Denso
Bupivacaína	≤ 0,25%	Lento	Analgésico	Mínimo
	0,5%	Lento	Denso	Leve a moderado
	0,75%	Lento	Denso	Moderado a denso
Ropivacaína	0,2%	Lento	Analgésico	Mínimo
	0,5%	Lento	Denso	Leve a moderado
	0,75-1,0%	Lento	Denso	Leve a moderado

do pH das soluções aumenta a fração da forma não carregada do anestésico local. A adição de bicarbonato de sódio (1 mEq/10 mL de anestésico local) à solução anestésica local imediatamente antes da injeção pode, portanto, acelerar o início do bloqueio neural. Normalmente não é adicionado bicarbonato de sódio à bupivacaína, que precipita acima de um pH de 6,8.

Bloqueios epidurais falhos

Ao contrário da anestesia espinal, na qual o desfecho do procedimento em geral é muito claro (LCS de fluxo livre), o início é muito rápido, e a técnica tem uma alta taxa de sucesso, a anestesia epidural depende da detecção de uma perda de resistência mais subjetiva (ou gota suspensa). Além disso, o início da anestesia epidural é mais lento, e a anatomia mais variável do espaço epidural e a disseminação menos previsível do anestésico local tornam a anestesia epidural inerentemente menos previsível do que a anestesia espinal.

Podem ocorrer injeções equivocadas de anestésico local em várias situações. Em alguns pacientes, os ligamentos espinais são maleáveis, e uma boa resistência nunca é encontrada, ou há uma falsa perda de resistência. Da mesma forma, a penetração nos músculos paraespinais durante uma abordagem fora da linha média pode causar uma falsa perda de resistência. Outras causas de falha na anestesia epidural (como injeção intratecal, subdural e intravenosa) são discutidas em uma seção posterior deste capítulo sobre complicações.

Pode ocorrer um bloqueio unilateral se o medicamento for administrado através de um cateter que tenha saído do espaço epidural ou o percorrido lateralmente. A chance de isso ocorrer aumenta à medida que longos comprimentos de cateter são introduzidos no espaço epidural. Quando ocorre bloqueio unilateral, o problema pode ser superado ao retroceder o cateter 1 a 2 cm e reinjetar com o paciente virado com o lado não bloqueado para baixo.

A falta de efeito em um segmento, que pode ser devido a septações dentro do espaço epidural, também pode ser corrigida pela injeção de anestésico local adicional com o segmento não bloqueado posicionado para baixo. O grande tamanho das raízes nervosas L5, S1 e S2 pode retardar a penetração adequada do anestésico local e acredita-se ser o responsável pela falta de efeito sacral. Este último é particularmente um problema para cirurgia no joelho, tornozelo ou pé; nesses casos, as ações de elevar a cabeceira da mesa de cirurgia e reinjetar no cateter com solução anestésica adicional às vezes podem alcançar um bloqueio mais intenso dessas grandes raízes nervosas. Os pacientes podem relatar dor visceral apesar de um bloqueio epidural aparentemente bom. Em alguns casos (p. ex., tração no ligamento inguinal e no cordão espermático), um alto nível sensorial torácico pode aliviar a dor; em outros casos (tração no peritônio), pode ser necessária a suplementação intravenosa com opioides ou outros agentes. Fibras aferentes viscerais que acompanham o nervo vago podem ser responsáveis.

Anestesia caudal

15 A anestesia epidural caudal é uma técnica regional comum em pacientes pediátricos. Também pode ser usada para cirurgia anorretal em adultos. O espaço caudal é a porção sacral do espaço epidural. A anestesia caudal envolve a penetração de agulha ou cateter do ligamento sacrococcígeo cobrindo o hiato sacral que é criado pelas lâminas S4 e S5 não fundidas. O hiato pode ser sentido como um sulco ou desnível acima do cóccix e entre duas proeminências ósseas, os *cornos sacrais* (ver **Figura 45-3**). Sua anatomia é de fácil avaliação em bebês e crianças (**Figura 45-23**). As espinhas ilíacas posterossuperiores e o hiato sacral definem um triângulo equilátero (ver **Figura 45-16**). A calcificação do ligamento

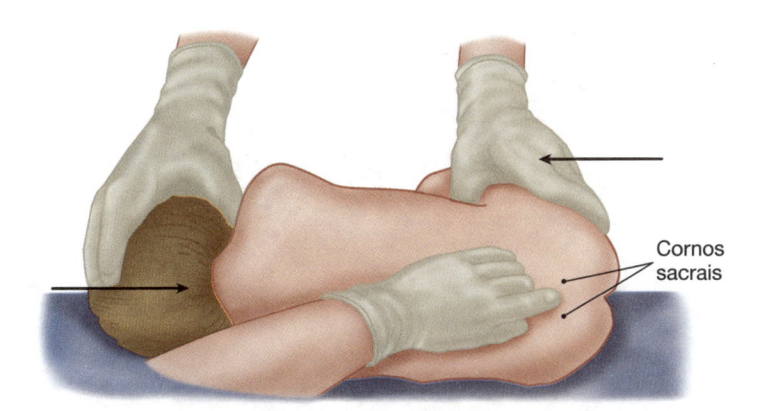

FIGURA 45-23 Posicionamento de uma criança anestesiada para bloqueio caudal e palpação do hiato sacral. Um auxiliar ajuda a flexionar suavemente a coluna.

sacrococcígeo pode dificultar ou impossibilitar a anestesia caudal em idosos. Conforme foi observado anteriormente, o saco dural se prolonga até a primeira vértebra sacral em adultos e até a terceira vértebra sacral em bebês, tornando a injeção intratecal acidental uma preocupação comum em bebês.

Em crianças, a anestesia caudal é normalmente combinada com anestesia geral para suplementação intraoperatória e analgesia pós-operatória. É comumente usada para procedimentos abaixo do diafragma, incluindo cirurgia urogenital, retal, inguinal e de membros inferiores. Os bloqueios caudais pediátricos são mais comumente realizados após a indução da anestesia geral. No entanto, as técnicas regionais são cada vez mais utilizadas para anestesia cirúrgica em bebês e crianças pequenas devido a preocupações com os possíveis efeitos neurotóxicos da anestesia geral nessa população. O paciente é posicionado na posição lateral ou prona com um ou ambos os quadris flexionados, e o hiato sacral é palpado. Após a preparação estéril da pele, uma agulha ou um cateter intravenoso (calibre 18G a 23G) é inserido em um ângulo cefálico de 45° até que seja sentido um "clique" quando a agulha perfura a ligação sacrococcígea. O ângulo da agulha é então nivelado e inserido (**Figura 45-24**). É feita aspiração para sangue e LCS e, se negativa, a injeção pode prosseguir.

Alguns médicos recomendam a dose teste, como com outras técnicas epidurais, embora muitos simplesmente confiem na dosagem incremental com aspiração frequente. A taquicardia (se for usada a epinefrina) ou o aumento do tamanho das ondas T no eletrocardiograma podem indicar injeção intravascular. Felizmente as complicações são infrequentes, mas incluem injeção espinal e intravenosa total, causando convulsão ou parada cardíaca. O ultrassom também tem sido empregado na realização de bloqueios caudais.

Pode ser usada uma dose de 0,5 a 1,0 mL/kg de bupivacaína (ou ropivacaína) de 0,125 a 0,25% com ou sem epinefrina. Opioides também podem ser adicionados (p. ex., 30-40 µg/kg de morfina). A clonidina também é frequentemente incluída. Os efeitos analgésicos do bloqueio podem se prolongar por horas até durante o período pós-operatório.

Para adultos submetidos a procedimentos anorretais, a anestesia caudal pode fornecer bloqueio sensorial sacral denso com propagação cefálica limitada. Além disso, a injeção pode ser administrada com o paciente na posição de canivete, que é a mesma posição usada para a cirurgia (**Figura 45-25**). Uma dose de 15 a 20 mL de lidocaína de 1,5 a 2,0%, com ou sem epinefrina, é geralmente eficaz. Fentanila, 50 a 100 µg, também pode ser

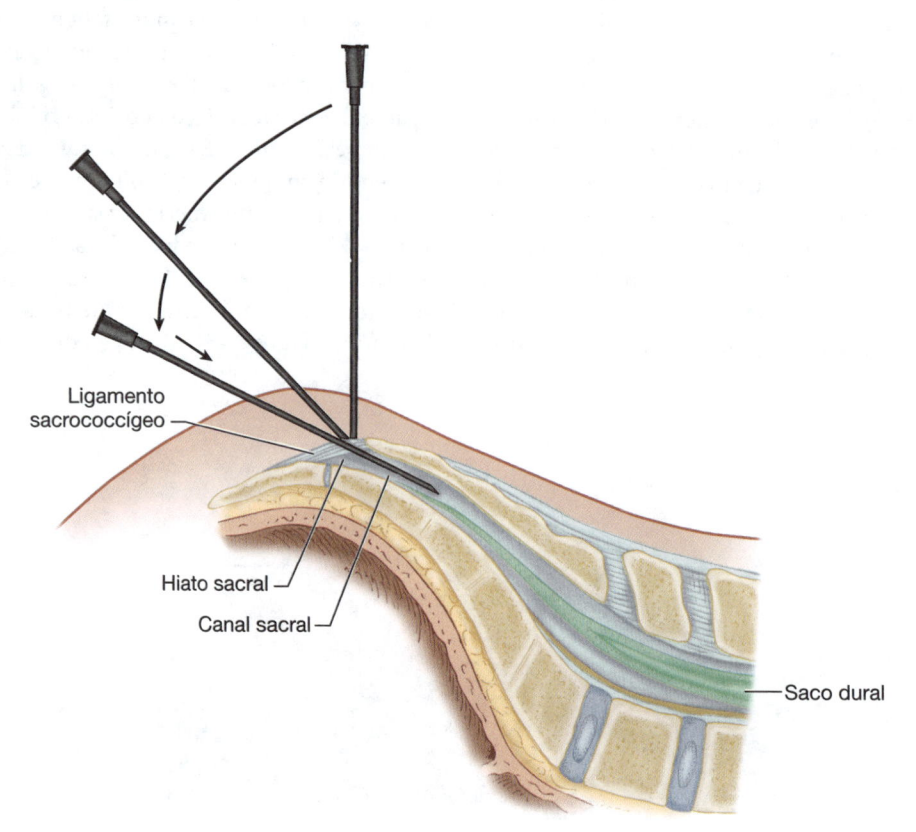

FIGURA 45-24 Bloqueio caudal. Observe que o ligamento sacrococcígeo é penetrado com a agulha quase a 90° e, em seguida, ela deve ser inclinada para baixo e inserida para penetrar no hiato sacral.

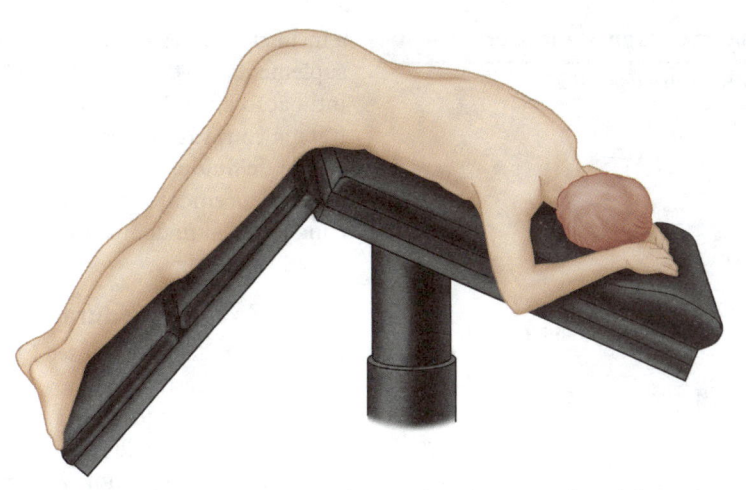

FIGURA 45-25 A posição de canivete frequentemente usada para cirurgia anorretal também pode ser usada para anestesia caudal em adultos. (Reproduzida com permissão de Lambert DH, Covino BG. Anestesia espinal hiperbárica, hipobárica e isobárica. *Res Staff Phys*. Setembro de 1987;10(33):79-87.)

adicionada. Esta técnica deve ser evitada em pacientes com cistos pilonidais porque a agulha pode atravessar o trato do cisto e potencialmente introduzir bactérias no espaço epidural caudal.

Complicações dos bloqueios neuroaxiais

As complicações dos anestésicos epidurais, espinais ou caudais variam de leves a incapacitantes e fatais (Tabela 45-6). Em termos gerais, complicações das técnicas neuroaxiais são secundárias aos efeitos fisiológicos de um fármaco adequadamente injetado, à lesão por inserção de agulha ou cateter e à toxicidade sistêmica de anestésico local.

Uma pesquisa muito grande de anestésicos regionais fornece uma indicação da incidência relativamente baixa de complicações graves da anestesia espinal e da epidural (Tabela 45-7). O Closed Claims Project da American Society of Anesthesiologists (ASA) ajuda a identificar as causas mais comuns de reclamações de responsabilidade envolvendo anestesia regional no ambiente da sala de cirurgia. Em um período de 20 anos (1980-1999), a anestesia regional foi responsável por 18% de todas as reclamações de responsabilidade. Na maioria dessas queixas, as lesões foram julgadas como temporárias ou não incapacitantes (64%). Lesões graves nas reclamações restantes incluíram óbito (13%), lesão de nervo permanente (10%), danos cerebrais permanentes (8%) e outras lesões permanentes (4%). A maioria das queixas referentes à anestesia regional envolveu anestesia epidural lombar (42%) ou anestesia espinal (34%) e tende a ocorrer principalmente em pacientes obstétricas.

Complicações associadas a respostas excessivas a fármacos adequadamente injetados

A. Bloqueio neural alto

A disseminação dermatomal exagerada do bloqueio neural pode ocorrer prontamente com anestesia espinal ou epidural. A administração de uma dose excessiva, a falha em reduzir as doses-padrão em pacientes selecionados (p. ex., idosos e pacientes que estão grávidas, obesos ou muito baixos) ou a sensibilidade incomum ou a dispersão do anestésico local podem ser responsáveis. Os pacientes podem relatar dispneia e apresentar dormência ou fraqueza nas extremidades superiores. A náusea muitas vezes precede a hipotensão. Quando for reconhecida uma disseminação exagerada da anestesia, os pacientes devem ser assegurados com suplementação de oxigênio ou suporte de vias aéreas, e a bradicardia e a hipotensão devem ser tratadas.

A anestesia espinal ascendente para os níveis cervicais causa hipotensão grave, bradicardia e insuficiência respiratória. Inconsciência, apneia e hipotensão resultantes de altos níveis de anestesia espinal são referidas como "anestesia espinal alta"; ou, quando o bloqueio se estender aos nervos cranianos, como "anestesia espinal total". Essas condições também podem ocorrer após a tentativa de anestesia epidural ou caudal se houver injeção intratecal acidental (ver discussão posterior). A apneia é mais frequentemente resultante de hipotensão sustentada grave e hipoperfusão medular do que de uma resposta à paralisia do nervo frênico por anestesia das raízes C3 a C5. Foi relatada síndrome da artéria espinal anterior após anestesia neuroaxial, presumivelmente devido à hipotensão grave prolongada combinada com um aumento na pressão intraespinal.

TABELA 45-6 Complicações da anestesia neuroaxial

Respostas fisiológicas adversas ou exageradas
  Retenção urinária
  Bloqueio alto
  Anestesia espinal total
  Parada cardíaca
  Síndrome da artéria espinal anterior
  Síndrome de Horner

Complicações relacionadas à inserção de agulha/cateter
  Dor lombar
  Punção/extravasamento dural
    Cefaleia pós-punção dural
    Diplopia
    Zumbido
  Lesão neural
    Dano à raiz nervosa
    Dano à medula espinal
    Síndrome da cauda equina
  Sangramento
    Hematoma intraespinal/epidural
  Deslocamento
    Anestesia sem efeito/inadequada
    Bloqueio subdural
    Bloqueio subaracnóideo inadvertido[1]
    Injeção intravascular inadvertida
  Ruptura/retenção de cateter
  Inflamação
    Aracnoidite
  Infecção
    Meningite
    Abscesso epidural

Toxicidade do fármaco
  Toxicidade sistêmica ao anestésico local
  Sintomas neurológicos transitórios
  Síndrome da cauda equina

[1] Apenas para bloqueio epidural.

O tratamento de um bloqueio neuroaxial excessivamente alto envolve a manutenção de oxigenação e ventilação arterial adequadas e o suporte à circulação. Quando a insuficiência respiratória for evidente, além de oxigênio suplementar e ventilação assistida, podem ser necessárias intubação e ventilação mecânica. A hipotensão pode ser tratada com vasopressores intravenosos e administração rápida de fluidos intravenosos. Bradicardia pode ser tratada precocemente com atropina. A efedrina ou a epinefrina também podem aumentar a frequência cardíaca e a pressão arterial.

B. Parada cardíaca durante a anestesia espinal

O exame dos dados do Closed Claims Project da ASA identificou vários casos de parada cardíaca durante a anestesia espinal. Como muitos desses casos antecederam ao uso rotineiro da oximetria de pulso, sedação excessiva, hipoventilação e hipóxia não identificadas podem ter contribuído. No entanto, grandes estudos prospectivos continuam a relatar uma incidência relativamente alta (talvez tão alta quanto 1:1.500) de parada cardíaca em pacientes que receberam um anestésico espinal. Muitas dessas paradas cardíacas foram precedidas por bradicardia, e muitas ocorreram em pacientes jovens e saudáveis. O tratamento medicamentoso imediato de hipovolemia, hipotensão e bradicardia é altamente recomendado para evitar que isso ocorra.

C. Retenção urinária

O bloqueio anestésico local das fibras radiculares S2 a S4 diminui o tônus da bexiga urinária e inibe o reflexo miccional. Os opioides epidurais também podem interferir na micção normal.

Complicações associadas à inserção de agulhas ou cateteres

A. Anestesia ou analgesia inadequada

Assim como acontece com outras técnicas de anestesia regional, os bloqueios neuroaxiais estão associados a uma taxa de falha baixa, mas mensurável, que em geral é inversamente proporcional à experiência do médico. Ainda pode ocorrer falha mesmo quando o LCS é obtido durante a anestesia espinal. O movimento da agulha durante a injeção, a entrada completa da abertura da agulha no espaço subaracnóideo, a injeção subdural ou a injeção da solução anestésica local em uma bainha de raiz nervosa podem ser responsáveis. As causas para bloqueios epidurais falhos foram discutidas anteriormente (ver "Bloqueios epidurais falhos").

TABELA 45-7 Incidência de complicações graves de anestesia espinal e epidural

Técnica	Parada cardíaca	Óbito	Convulsão	Síndrome da cauda equina	Paraplegia	Radiculopatia
Anestesia espinal (n = 40.640)	26	6	0	5	0	19
Epidural (n = 30.413)	3	0	4	0	1	5

Dados de Auroy Y, Narchi P, Messiah A, et al. Serious complications related to regional anesthesia: Results of a prospective survey in France. *Anesthesiology*. 1997 Sep;87(3):479-486.

B. Injeção intravascular

A injeção intravascular acidental do anestésico local para anestesia epidural e caudal pode produzir níveis séricos muito altos de fármacos e toxicidade sistêmica por anestésico local (LAST, do inglês *local anesthetic systemic toxicity*), que pode afetar o sistema nervoso central (convulsão e inconsciência) e o sistema cardiovascular (hipotensão, arritmias, contratilidade deprimida, assistolia). Como a dose de medicamento para anestesia espinal é relativamente pequena, a LAST é observada após bloqueios epidurais e caudais (mas não espinais). O anestésico local pode ser injetado diretamente em uma veia epidural através de uma agulha ou posteriormente através de um cateter que tenha penetrado em uma veia. A incidência de injeção intravascular pode ser minimizada ao aspirar cuidadosamente a agulha (ou cateter) antes de cada injeção, usar uma dose-teste, sempre injetar anestésico local em doses incrementais e observar atentamente sinais precoces de injeção intravascular (zumbido, sensações linguais). Ao administrar doses fracionadas de anestésico local epidural, deve-se sempre lembrar do ditado médico: "Toda dose é uma dose-teste". O suporte cardíaco de vida avançado (ACLS) deve ser iniciado se ocorrer parada cardíaca. Deve ser administrada emulsão lipídica, bólus de 20% 1,5 mL/kg, seguida de infusão de 0,25 mL/kg. A emulsão lipídica fornece um reservatório no sangue para coletar e transferir o anestésico local para longe do coração e do cérebro. Doses incrementais de 1 μg/kg de epinefrina devem ser administradas em vez de doses maiores de 10 μg/kg. Caso a função cardíaca não seja restaurada, a emulsão lipídica adicional pode ser administrada até 10 mL/kg. A circulação extracorpórea pode ser usada caso o paciente não responda aos esforços de reanimação. Os anestésicos locais variam em sua propensão a produzir toxicidade cardíaca grave. A ordem de classificação da potência do anestésico local na produção de convulsões e toxicidade cardíaca é a mesma que a ordem de classificação da potência nos bloqueios de nervos. A cloroprocaína tem potência relativamente baixa e também é metabolizada muito rapidamente; lidocaína e mepivacaína são intermediárias em potência e toxicidade; e levobupivacaína, ropivacaína, bupivacaína e tetracaína são mais potentes e mais tóxicas.

C. Anestesia espinal total

A anestesia espinal total pode ocorrer após a tentativa de anestesia epidural ou caudal se houver injeção intratecal acidental. Em geral, o início é rápido porque a quantidade de anestésico necessária para a anestesia epidural e caudal é de 5 a 10 vezes a necessária para a anestesia espinal. Aspiração cuidadosa, uso de uma dose-teste e técnicas de injeção incremental (lembre-se, "toda dose é uma dose-teste") durante a anestesia epidural e caudal podem ajudar a evitar essa complicação.

D. Injeção subdural

Devido à maior quantidade de anestésico local administrada, a injeção subdural acidental de anestésico local durante a tentativa de anestesia epidural é muito mais grave do que durante a tentativa de anestesia espinal. Uma injeção subdural de doses epidurais de anestésico local produz uma apresentação clínica semelhante à da anestesia espinal alta, exceto que o início pode ser retardado por 15 a 30 minutos e o bloqueio pode ser "irregular". O espaço subdural espinal é um espaço potencial entre a dura-máter e a aracnoide que se prolonga intracranialmente, de modo que o anestésico local injetado no espaço subdural espinal pode ascender para níveis mais altos do que quando injetado no espaço epidural. Assim como acontece com a anestesia espinal alta, o tratamento é de suporte e pode exigir intubação, ventilação mecânica e suporte cardiovascular. Os efeitos geralmente duram de uma a várias horas.

E. Dor lombar

À medida que uma agulha atravessa a pele, os tecidos subcutâneos, os músculos e ligamentos, ela causa vários graus de trauma tecidual. Contusões e uma resposta inflamatória localizada com ou sem espasmo muscular reflexo podem ser responsáveis por dor lombar pós-operatória. Deve-se lembrar que até 25 a 30% dos pacientes que recebem anestesia geral também relatam dor lombar no pós-operatório, e uma porcentagem significativa da população em geral tem dor lombar crônica. Em geral, a dor lombar pós-operatória é leve e autolimitada, embora possa durar várias semanas. Se for procurado tratamento, paracetamol ou AINEs devem ser suficientes. Embora a dor lombar seja geralmente benigna, pode ser um sinal clínico importante de complicações muito mais graves, como hematoma epidural e abscesso (ver discussão adiante).

F. Cefaleia pós-punção dural

Qualquer ruptura da dura-máter pode resultar em uma cefaleia pós-punção dural (CPPD). Isso pode seguir-se a uma punção lombar diagnóstica, um mielograma, um anestésico espinal ou uma "punção" epidural na qual a agulha epidural passou pelo espaço epidural e penetrou o espaço subaracnóideo. Da mesma forma, um cateter epidural pode perfurar a dura-máter a qualquer momento e resultar em CPPD. Uma punção epidural muitas vezes é imediatamente reconhecida como LCS extravasando da agulha epidural ou aspirado de um cateter epidural. No entanto, a CPPD pode seguir-se a um anestésico epidural aparentemente descomplicado e pode ser o resultado de apenas a extremidade da agulha arranhar a dura-máter. Normalmente, a CPPD é bilateral, frontal, retro-orbital ou occipital e se estende até o pescoço. Pode ser latejante ou constante e associada a fotofobia e náusea. A característica da CPPD é a sua associação com a posição do corpo.

A dor é agravada ao estar sentado ou em pé e aliviada ou diminuída ao estar deitado. O início da cefaleia em geral é de 12 a 72 horas após o procedimento; no entanto, pode ser observada quase imediatamente.

Acredita-se que a CPPD resulte de extravasamento do LCS de um defeito dural e da subsequente hipotensão intracraniana. A perda de LCS em uma taxa mais rápida do que pode ser produzido causa tração nas estruturas que sustentam o cérebro, particularmente as meninges, dura-máter e tentório. O aumento da tração nos vasos sanguíneos e nervos cranianos também pode contribuir para a dor. A tração nos nervos cranianos pode ocasionalmente causar diplopia (em geral o sexto nervo craniano) e zumbido. Pode ocorrer um hematoma subdural após uma ruptura das veias intracerebrais secundária à hipotensão intracraniana devido à perda do LCS. A incidência de CPPD está fortemente relacionada ao tamanho da agulha, ao tipo de agulha e à população de pacientes. Quanto maior a agulha, maior a probabilidade de ocorrer CPPD. As agulhas cortantes estão associadas a uma maior incidência de CPPD do que as agulhas ponta de lápis do mesmo calibre. Fatores que aumentam o risco de CPPD incluem idade jovem, sexo feminino e gestação. O maior risco, então, seria esperado após uma punção dural acidental com uma agulha epidural grande em uma jovem grávida (talvez tão alta quanto 20-50%). A menor incidência seria esperada em um homem adulto mais velho ao usar uma agulha ponta de lápis de calibre 27G (< 1%). Estudos de pacientes obstétricas submetidas à anestesia espinal para cesariana com agulhas ponta de lápis de pequeno calibre mostraram taxas tão baixas quanto 3 ou 4%.

O tratamento conservador da CPPD envolve posicionamento reclinado, analgésicos, administração intravenosa ou oral de fluidos e cafeína. Manter o paciente em decúbito dorsal diminuirá a pressão hidrostática, expulsando o fluido do orifício dural e minimizando a cefaleia. O medicamento analgésico pode variar de paracetamol a AINEs e opioides. A hidratação e a cafeína funcionam para estimular a produção de LCS. A cafeína ajuda ainda mais ao vasoconstringir os vasos intracranianos, pois acredita-se que a vasodilatação cerebral seja uma resposta à hipotensão intracraniana secundária ao extravasamento de LCS. Os laxantes emolientes e uma dieta suave são usados para minimizar a tensão de Valsalva. O bloqueio do gânglio esfenopalatino foi sugerido como uma abordagem para CPPD. O anestésico local é aplicado através de cotonetes inseridos na faringe nasal posterior. A cefaleia pode persistir por dias, apesar da terapia conservadora.

Um tampão sanguíneo epidural é um tratamento eficaz e frequentemente usado para CPPD. Envolve a injeção de 15 a 20 mL de sangue autólogo no espaço epidural, ou em um interespaço abaixo, do nível da punção dural. Acredita-se que impeça o extravasamento adicional de LCS por efeito de massa ou coagulação. Em geral, a resolução da cefaleia é imediata e completa, mas pode levar várias horas, pois a produção de LCS reconstrói lentamente a pressão intracraniana. Cerca de 90% dos pacientes responderão a um único tampão sanguíneo, e 90% dos que não respondem inicialmente obterão alívio com uma segunda injeção. Não recomendamos tampão sanguíneo profilático após uma punção epidural. Nem todos os pacientes desenvolverão CPPD após uma punção epidural; em qualquer caso, a profilaxia não se mostrou altamente eficaz. Ao avaliar pacientes com CPPD presumível, outras fontes de cefaleia, incluindo enxaqueca, abstinência de cafeína, infecção meníngea e hemorragia subaracnóidea, devem ser consideradas no diagnóstico diferencial.

G. Lesão neurológica

Talvez nenhuma complicação seja mais perturbadora ou desconcertante do que déficits neurológicos persistentes após um bloqueio neuroaxial aparentemente rotineiro. Deve ser descartado um hematoma epidural ou um abscesso. Raízes nervosas ou medula espinal podem ter sido lesionadas. Este último caso pode ser evitado se o bloqueio neuroaxial for realizado abaixo da terminação do cone (L1 em adultos e L3 em crianças). As neuropatias periféricas pós-operatórias podem ser devidas a trauma físico direto às raízes nervosas. Embora a maioria seja resolvida espontaneamente, algumas são permanentes. Qualquer parestesia sustentada durante a anestesia/analgesia neuroaxial deve alertar o médico para redirecionar a agulha. Se a injeção estiver associada à dor, as injeções devem ser imediatamente interrompidas e a agulha retirada. A injeção direta na medula espinal pode causar paraplegia. Danos ao cone medular podem causar disfunção isolada do nervo sacral. Nem todas as deficiências neurológicas relatadas após um anestésico regional são resultado direto do procedimento de bloqueio. Déficits neurológicos pós-parto, incluindo neuropatia do nervo cutâneo femoral lateral e queda do pé, foram reconhecidos como complicações antes da era da anestesia/analgesia epidural obstétrica de rotina.

H. Hematoma espinal ou epidural

Em geral, o trauma por agulha ou cateter nas veias epidurais causa um sangramento menor no canal espinal, embora isso geralmente não tenha consequências. A incidência de hematomas espinais foi estimada em cerca de 1:150.000 para bloqueios epidurais e 1:220.000 para anestésicos espinais. A grande maioria dos casos relatados ocorreu em pacientes com coagulação anormal secundária a doença ou fármacos. Alguns hematomas ocorreram imediatamente após a remoção de um cateter epidural. Assim, tanto a inserção quanto a remoção de um cateter epidural podem levar à formação de hematoma epidural.

O diagnóstico e o tratamento devem ser imediatos para evitar sequelas neurológicas permanentes secundárias à isquemia neuronal. O início dos sintomas é normalmente mais súbito do que com abscesso epidural. **Os sintomas incluem dor lombar aguda e pernas com fraqueza motora ou disfunção do esfíncter, ou ambos**. Quando existe suspeita de hematoma, a ressonância magnética (RM) ou a tomografia computadorizada (TC) e a consultoria neurocirúrgica devem ser obtidas imediatamente. Em muitos casos, houve boa recuperação neurológica em pacientes que foram submetidos à descompressão cirúrgica imediata.

A anestesia neuroaxial deve ser evitada em pacientes com coagulopatia, trombocitopenia significativa, disfunção plaquetária ou aqueles que receberam terapia fibrinolítica ou trombolítica. As diretrizes práticas devem ser revisadas ao considerar a anestesia neuroaxial nesses pacientes, e o risco *versus* benefício dessas técnicas deve ser pesado e delineado no processo de consentimento informado.

I. Meningite e aracnoidite

A infecção do espaço subaracnóideo pode seguir-se a bloqueios neuroaxiais como resultado da contaminação do equipamento ou de soluções injetadas ou como consequência de organismos arrastados a partir da pele. Os cateteres de longa permanência podem ser colonizados por organismos da pele.

Deve ser empregada uma técnica estéril rigorosa. Atenção cuidadosa é particularmente requerida na sala de parto, onde os membros da família estão frequentemente curiosos para ver o que está sendo feito para mitigar a dor da parturiente. Se a política do hospital permitir sua presença durante a inserção epidural, esses indivíduos devem ser aconselhados a evitar a contaminação da bandeja. Os membros da família também devem usar máscara para evitar a contaminação da bandeja epidural com a microbiota oral.

J. Abscesso epidural

O abscesso epidural espinal (AE) é uma complicação rara, mas potencialmente devastadora, da anestesia neuroaxial. A incidência relatada varia amplamente, de 1:6.500 a 1:500.000 epidurais. A maioria dos casos relatados relacionados à anestesia envolve cateteres epidurais. Em uma série relatada, houve uma média de cinco dias desde a inserção do cateter até o desenvolvimento dos sintomas, embora a apresentação possa ser adiada por semanas.

Existem quatro estágios clínicos clássicos de AE, embora a progressão e o curso do tempo possam variar. Inicialmente, os sintomas incluem dor lombar que é intensificada pela percussão sobre a coluna vertebral. A seguir, desenvolve-se dor na raiz nervosa ou dor radicular. O terceiro estágio é marcado por déficits motores ou sensoriais ou disfunção esfincteriana. Paraplegia ou paralisia marca o quarto estágio. Idealmente, o diagnóstico é feito nos estágios iniciais. O prognóstico tem sido consistentemente correlacionado com o grau de disfunção neurológica no momento em que o diagnóstico é feito. Dor lombar e febre após anestesia epidural devem alertar o médico para considerar um AE. Dor radicular ou déficit neurológico aumenta a urgência de investigação. Uma vez que se suspeite de AE, o cateter deve ser removido (se ainda estiver presente), e a extremidade cultivada. O local da injeção é examinado em busca de evidências de infecção; se houver secreção de pus, ele é enviado para cultura. Devem ser obtidas culturas de sangue. Se a suspeita for alta e as culturas tiverem sido obtidas, a cobertura anti-*Staphylococcus* pode ser instituída, pois os organismos mais comuns que causam AE são *Staphylococcus aureus* e *S. epidermidis*. Deve ser realizada RM ou TC para confirmar ou descartar o diagnóstico. Recomendamos contato imediato com especialistas em doenças neurocirúrgicas e infecciosas. Além dos antibióticos, o tratamento do AE geralmente envolve descompressão (laminectomia), embora a drenagem percutânea com orientação fluoroscópica ou TC tenha sido usada. As estratégias sugeridas para proteger contra a ocorrência de AE incluem (1) minimizar as manipulações do cateter e manter um sistema fechado quando possível; (2) usar um filtro bacteriano de microporo (0,22 μm); e (3) remover um cateter epidural ou pelo menos mudar o cateter, o filtro e a solução após um intervalo de tempo definido (p. ex., alguns médicos substituem ou removem todas as epidurais após quatro dias).

K. Rompimento de um cateter epidural

Existe o risco de cateteres neuroaxiais se romperem e se partirem nos tecidos se forem retirados através da agulha. Se um cateter precisar ser retirado enquanto a agulha permanecer *in situ*, ambos devem ser cuidadosamente retirados *juntos*. Se um cateter se romper dentro do espaço epidural, muitos especialistas sugerem deixá-lo e observar o paciente. Se, no entanto, a ruptura ocorrer em tecidos superficiais, o cateter deve ser removido cirurgicamente.

Complicações associadas à toxicidade de fármacos

A. Toxicidade sistêmica de anestésicos locais

A absorção de quantidades excessivas de anestésicos locais pode produzir níveis sanguíneos tóxicos (ver "Injeção intravascular"). A absorção excessiva de bloqueios epidurais ou caudais é rara quando são usadas doses apropriadas de anestésico local.

B. Sintomas neurológicos transitórios

Descritos pela primeira vez em 1993, os **sintomas neurológicos transitórios** (SNTs), também conhecidos como *irritação radicular transitória* (IRT), são caracterizados por dor lombar irradiando para as pernas sem deficiências sensoriais ou motoras, ocorrendo após a resolução da anestesia espinal e se resolvendo espontaneamente dentro de vários dias. São mais comumente associados à lidocaína hiperbárica (incidência de até 12%), mas também foram relatados com tetracaína (2%), bupivacaína (1%), mepivacaína, prilocaína, procaína e ropivacaína subaracnóidea. Há também relatos de casos de SNT após anestesia epidural. A incidência dessa síndrome é maior entre os pacientes ambulatoriais, particularmente homens submetidos à cirurgia na posição de litotomia, e menor entre os pacientes internados submetidos à cirurgia em posições diferentes da litotomia.

DISCUSSÃO DE CASO

Anestesia neuroaxial para cistoscopia e colocação de *stent* ureteral

Um homem de 56 anos apresenta-se para cistoscopia e colocação de *stent* para um cálculo renal grande. O paciente tem uma longa história de problemas na coluna vertebral e foi submetido à fusão da coluna cervical (C3-C6) e à laminectomia com fusão da coluna lombar inferior (L3-L5). Ao exame, ele não tem flexão ou extensão do pescoço e tem uma via aérea Mallampati classe IV.

Que tipos de anestesia são apropriados para este paciente?

Cistoscopia e colocação de *stent* geralmente requerem anestesia geral ou neuroaxial. Como sempre, a seleção do tipo de anestesia deve ser baseada na preferência do paciente após o consentimento informado. Este paciente apresenta dificuldades potenciais tanto para anestesia geral como para regional. A excursão limitada da coluna cervical, juntamente com a anatomia de uma via aérea classe IV, torna quase certa a dificuldade na intubação e, possivelmente, na ventilação. A indução da anestesia geral seria mais segura após a via aérea ser protegida com uma intubação com fibrobroncoscopia com paciente acordado.

A anestesia regional também apresenta um problema, já que o paciente passou por cirurgia prévia na coluna lombar, onde a anestesia neuroaxial é mais comumente realizada. A distorção pós-operatória da anatomia torna o bloqueio tecnicamente desafiador e pode aumentar a probabilidade de falha, punção dural inadvertida durante a anestesia epidural, parestesia e disseminação imprevisível dos anestésicos locais.

Se o paciente optar pela anestesia neuroaxial, a anestesia espinal ou a epidural seriam mais apropriadas?

A simpatectomia associada e a queda subsequente da pressão arterial são mais graduais após a anestesia epidural do que após a anestesia espinal. Com qualquer tipo de anestesia, a hipotensão significativa deve ser tratada com vasoconstritores e fluidos, e a bradicardia deve ser tratada com anticolinérgicos.

Após uma explicação das opções, o paciente parece entender os riscos de ambos os tipos de anestesia e deseja anestesia epidural. A colocação de um cateter epidural é tentada no interespaço L1 a L2, mas ocorre uma punção dural acidental. Que opções estão agora disponíveis?

As opções incluem injetar uma dose espinal de anestésico local através da agulha epidural para induzir a anestesia espinal, passar um cateter epidural no espaço subaracnóideo para realizar uma anestesia espinal contínua ou prosseguir com uma intubação com fibrobroncoscopia com paciente acordado antes da anestesia geral. Se for injetada uma dose espinal de anestésico local, a seringa e a agulha devem ser mantidas no lugar por alguns momentos para evitar extravasamento retrógrado de anestésico através do grande orifício dural. A inserção de um cateter epidural através da agulha no espaço subaracnóideo permite a redosagem subsequente e pode reduzir a incidência de cefaleia por punção dural. Quando um cateter é inserido no espaço subaracnóideo bem abaixo de L2, ele não deve ser inserido mais de 2 a 3 cm para evitar lesões na cauda equina.

Como uma punção dural pode afetar a anestesia epidural ou espinal subsequente?

Um risco potencial de anestesia epidural em um nível adjacente a uma grande punção dural é a possibilidade de que algum anestésico local passe através da punção dural para o espaço subaracnóideo. Isso pode resultar em um nível de bloqueio sensorial e motor maior do que o esperado.

DIRETRIZES

American Society of Regional Anesthesia and Pain Medicine. ASRA guideline apps. https://www.asra.com/page/150/asra-apps.

Leffert L, Butwick A, Carvalho B, et al; members of the SOAP VTE Taskforce. The Society for Obstetric Anesthesia and Perinatology consensus statement on the anesthetic management of pregnant and postpartum women receiving thromboprophylaxis or higher dose anticoagulants. *Anesth Analg.* 2018;126:928.

LEITURAS SUGERIDAS

Benzon H, Asher Y, Hartrick C. Back pain and neuraxial anesthesia. *Anesth Analg* 2016;122:2047.

Cappelleri G, Fanelli A. Use of direct oral anticoagulants with regional anesthesia in orthopedic patients. *J Clin Anesth.* 2016;32:224.

Chin KJ, Karmakar M, Peng P. Ultrasonography of the adult thoracic and lumbar spine for central neuraxial blockade. *Anesthesiology.* 2011;114:1459.

Fettiplace MR, Weinberg G. The mechanisms underlying lipid resuscitation therapy. *Reg Anesth Pain Med.* 2018;43:138.

Forster J. Short-acting spinal anesthesia in the ambulatory setting. *Curr Opin Anesthesiol.* 2014;27:597.

Gaiser RR. Postdural puncture headache: an evidence-based approach. *Anesthesiol Clin* 2017;35:157.

Goeller J, Bhalla T, Tobias J. Combined use of neuraxial and general anesthesia during major abdominal procedures in neonates and infants. *Pediatr Anesth.* 2014;24:553.

Guay J, Suresh S, Kopp S. The use of ultrasound guidance for perioperative neuraxial and peripheral nerve blocks in children. *Cochrane Database Syst Rev.* 2016:CD011436.

Gupta R, McEvoy M. Initial experience of the American Society of Regional Anesthesia and Pain Medicine coags regional smartphone application. *Reg Anesth Pain Med.* 2016;41:334.

Hadzic A. *Hadzic's Textbook of Regional Anesthesia and Acute Pain Management.* 2nd ed. McGraw-Hill; 2017.

Hampl K, Stenfeldt T, Wulf H. Spinal anesthesia revisited: toxicity of new and old drugs and compounds. *Curr Opin Anesthesiol.* 2014;27:549.

Hebl J, Horlocker T, Kopp S, et al. Neuraxial blockade in patients with preexisting spinal stenosis, lumbar disk disease, or prior spine surgery: efficacy and neurologic complications. *Anesth Analg.* 2010;111:1511.

Heesen M, Klimek M, Hoeks SE, Rossaint R. Prevention of spinal anesthesia-induced hypotension during cesarean delivery by 5-hydroxytryptamine-3 receptor antagonists: a systematic review and meta-analysis and meta-regression. *Anesth Analg.* 2016;123:977.

Horlocker TT, Vandermeulen E, Kopp SL, Gogarten W, Leffert LR, Benzon HT. Regional anesthesia in the patient receiving antithrombotic or thrombolytic therapy: American Society of Regional Anesthesia and Pain Medicine evidence-based guidelines (fourth edition). *Reg Anesth Pain Med.* 2018;43:263.

Johnson R, Kopp S, Burkle C, et al. Neuraxial vs general anesthesia for total hip and total knee arthroplasty: a systematic review of comparative effectiveness research. *Br J Anaesth.* 2016;116:163.

Kocarev M, Khalid F, Khatoon F, Fernando R. Neuraxial labor analgesia: a focused narrative review of the 2017 literature. *Curr Opin Anaesthesiol.* 2018;31:251.

Lee JE, George RB, Habib AS. Spinal-induced hypotension: incidence, mechanisms, prophylaxis, and management: summarizing 20 years of research. *Best Pract Res Clin Anaesthesiol.* 2017;31:57.

Lee LA, Posner KL, Domino KB, et al. Injuries associated with regional anesthesia in the 1980s and 1990s: a closed claims analysis. *Anesthesiology.* 2004;101:143.

Lees D, Frawley G, Taghavi K, Mirjalili S. A review of the surface and internal anatomy of the caudal canal in children. *Pediatr Anesth.* 2014;24:799.

Leffert LR, Dubois HM, Butwick AJ, Carvalho B, Houle TT, Landau R. Neuraxial anesthesia in obstetric patients receiving thromboprophylaxis with unfractionated or low-molecular-weight heparin: a systematic review of spinal epidural hematoma. *Anesth Analg.* 2017;125:223.

Marhofer P, Keplinger M, Klug W, Metzelder M. Awake caudals and epidurals should be used more frequently in neonates and infants. *Pediatr Anesth.* 2015;25:93.

Narouze S, Benzon H, Provenzano D, et al. Interventional spine and pain procedures in patients on antiplatelet and anticoagulant medications: guidelines from the American Society of Regional Anesthesia and Pain Medicine, the European Society of Regional Anaesthesia and Pain Therapy, the American Academy of Pain Medicine, the International Neuromodulation Society, the North American Neuromodulation Society, and the World Institute of Pain. *Reg Anesth Pain Med.* 2015;40:182.

Neal J, Kopp S, Pasternak J, et al. Anatomy and pathophysiology of spinal cord injury associated with regional anesthesia and pain medicine. *Reg Anesth Pain Med.* 2015;40:506.

Neuman M, Rosenbaum P, Ludwig J, et al. Anesthesia technique, mortality, and length of stay after hip fracture surgery. *JAMA.* 2014;311:2508.

Peralta F, Devroe S. Any news on the postdural puncture headache front? *Best Pract Res Clin Anaesthesiol.* 2017;31:35.

Perlas A, Chaparro LE, Chin KJ. Lumbar neuraxial ultrasound for spinal and epidural anesthesia: a systematic review and meta-analysis. *Reg Anesth Pain Med.* 2016;41:251.

Sachs A, Smiley R. Post dural puncture headache: the worst common complication in obstetric anesthesia. *Sem Perinatol.* 2014;38:386.

Vasques F, Behr A, Weinberg G, et al. A review of local anesthetic systemic toxicity cases since publication of the American Society of Regional Anesthesia recommendations: to whom it may concern. *Reg Anesth Pain Med.* 2015;40:698.

Volk T, Kubulus C. New oral anticoagulants and neuraxial regional anesthesia. *Curr Opin Anesthesiol.* 2015;28:605.

Wiegele M, Marhofer P, Longqvist P. Caudal epidural blocks in paediatric patients: a review and practical considerations. *Br J Anaesth* 2019;122:509.

Bloqueios de nervos periféricos

CAPÍTULO 46

John J. Finneran IV, M.D. and
Brian M. Ilfeld, M.D., M.S. (Clinical Investigation)

CONCEITOS-CHAVE

1. Além da analgesia potente, a anestesia regional pode levar à redução da resposta ao estresse, das necessidades de analgesia sistêmica, dos efeitos colaterais relacionados aos opioides, das necessidades de anestesia geral e, possivelmente, do desenvolvimento de dor crônica pós-operatória. A analgesia regional pode acelerar a convalescença pós-operatória.

2. Os anestésicos regionais devem ser administrados em um local onde haja pronta disponibilidade de monitores anestésicos padrão, oxigênio suplementar e medicamentos e equipamentos de ressuscitação.

3. Na última década, os *bloqueios dos planos fasciais* tornaram-se uma alternativa popular aos bloqueios convencionais de nervos periféricos ou à analgesia epidural torácica. Esses bloqueios dependem do depósito de um grande volume de anestésico local em planos fasciais nos quais os nervos de interesse estão contidos.

4. O anestésico local pode ser depositado em qualquer ponto ao longo do plexo braquial, dependendo dos efeitos de bloqueio desejados: interescalênico para procedimentos cirúrgicos do ombro e úmero proximal; e supraclavicular, infraclavicular ou axilar para cirurgias distais ao úmero diafisário.

5. Um bloqueio interescalênico realizado de maneira adequada quase invariavelmente bloqueia o nervo frênico ipsilateral. Portanto, deve-se considerar de maneira cuidadosa os pacientes com doença pulmonar grave ou paralisia do nervo frênico contralateral preexistente. Bloqueios interescalênicos bilaterais são absolutamente contraindicados.

6. O bloqueio do plexo braquial em nível fascicular proporciona uma excelente anestesia para procedimentos no cotovelo ou distais a ele. A parte superior do braço e o ombro não são anestesiados com essa abordagem. Tal como acontece com outros bloqueios do plexo braquial, o nervo intercostobraquial (dermátomo T2) é poupado.

7. Os nervos axilar, musculocutâneo e cutâneo braquial medial se ramificam do plexo braquial proximal ao local onde o anestésico local é depositado para bloqueio do plexo braquial axilar e, portanto, em geral são poupados do bloqueio. O nervo musculocutâneo pode ser bloqueado independentemente para anestesiar o antebraço lateral.

8. Muitas vezes é necessário anestesiar um único nervo terminal, seja para procedimentos cirúrgicos menores com um campo limitado ou como suplemento a um bloqueio incompleto do plexo braquial. Os nervos terminais podem ser anestesiados em qualquer ponto ao longo de seu trajeto.

9. A anestesia regional intravenosa, também denominada de *bloqueio de Bier*, pode proporcionar anestesia cirúrgica intensa para procedimentos cirúrgicos relativamente breves (45-60 min) e superficiais em uma extremidade.

10. Raramente um bloqueio do nervo femoral sozinho proporcionará anestesia cirúrgica adequada, mas muitas vezes é usado para proporcionar analgesia pós-operatória em procedimentos de quadril, coxa, joelho e tornozelo.

11. Pacientes com cateter de canal adutor contínuo são capazes de deambular mais no primeiro dia após artroplastia total do joelho do que pacientes com bloqueio femoral (limitados por enfraquecimento) ou sem bloqueio (limitados por dor).

12. O bloqueio do nervo isquiático pode ocorrer em qualquer ponto ao longo de seu trajeto e é indicado para procedimentos cirúrgicos envolvendo a coxa posterior, joelho, perna, tornozelo e pé.

13. Os bloqueios do nervo poplíteo proporcionam excelente cobertura para da função motora cirurgia do pé e tornozelo, poupando grande parte da função motora dos músculos isquiotibiais, permitindo a elevação do pé com flexão do joelho e, assim, facilitando a deambulação. Nenhum bloqueio do

(Continua na próxima página)

(Continuação)

nervo isquiático proporciona anestesia completa para a região cutânea medial da perna e a cápsula da articulação do tornozelo, mas quando um bloqueio do nervo safeno (ou femoral) é adicionado, é fornecida anestesia completa abaixo do joelho.

14 Um bloqueio completo do tornozelo requer uma série de cinco bloqueios de nervos, mas o processo pode ser readequado para minimizar as inserções da agulha. Todas as cinco injeções são necessárias para anestesiar todo o pé; no entanto, os procedimentos cirúrgicos podem não exigir que todos os nervos terminais sejam bloqueados.

15 O bloqueio superficial do plexo cervical é direcionado aos ramos cutâneos do plexo cervical, enquanto o bloqueio profundo do plexo cervical tem como direção as raízes nervosas C2 a C4 à medida que emergem dos forames vertebrais. Estudos clínicos randomizados não conseguiram encontrar diferença na qualidade da anestesia cirúrgica produzida por qualquer técnica, e a paralisia hemidiafragmática pode ocorrer com qualquer uma delas.

16 Os bloqueios intercostais resultam em níveis sanguíneos mais elevados de anestésico local por dose de anestésico local injetada entre qualquer procedimento de bloqueio nervoso, e, se forem realizados vários bloqueios, deve-se tomar cuidado para evitar níveis tóxicos de anestésico local.

17 O espaço paravertebral torácico é definido posteriormente pelo ligamento costotransverso superior, anterolateralmente pela pleura parietal, medialmente pelas vértebras e pelos forames intervertebrais, e inferior e superiormente pelas cabeças das costelas.

18 Os nervos subcostal (T12), ilioinguinal (L1) e ilio-hipogástrico (L1) são os alvos no bloqueio do plano transverso abdominal (TAP block), proporcionando anestesia ao abdome inferior ipsilateral abaixo do umbigo.

Um anestesiologista com boa formação precisa compreender anatomia e técnicas de anestesia regional. Embora as relações anatômicas não tenham mudado ao longo do tempo, nossa capacidade de identificá-las melhorou. Desde as técnicas de busca de parestesia descritas por Winnie até a popularização do estimulador de nervos e a introdução da orientação ultrassonográfica, os anestesiologistas e seus pacientes têm se beneficiado da evolução e do aprimoramento das técnicas. Portanto, o campo da anestesia regional expandiu-se para atender não apenas às preocupações intraoperatórias do anestesiologista, mas também àquelas referentes ao manejo da dor perioperatória a longo prazo e à aceleração da recuperação. Além da analgesia potente, **(1)** a anestesia regional pode levar à redução da resposta ao estresse, das necessidades analgésicas sistêmicas, dos efeitos colaterais relacionados aos opioides, das necessidades de anestesia geral e, possivelmente, do desenvolvimento de dor crônica pós-operatória.

SELEÇÃO DOS PACIENTES

A seleção de uma técnica anestésica regional é um processo que começa com a história clínica e um exame físico completos. Assim como acontece em qualquer procedimento médico, deve ser realizada uma análise de risco-benefício. Muitas vezes a relação risco-benefício favorece a anestesia regional em pacientes com múltiplas comorbidades para os quais um anestésico geral acarreta maior risco. Além disso, pacientes intolerantes a opioides (p. ex., aqueles com apneia obstrutiva do sono ou com alto risco de náusea) podem se beneficiar dos efeitos não opioides de um analgésico regional. Pacientes que provavelmente terão dor pós-operatória prolongada e aqueles com dor crônica ou tolerância a opioides podem receber analgesia ideal com um bloqueio de nervo periférico contínuo (infusão de anestésico local perineural).

Para selecionar a técnica anestésica regional apropriada, é importante contar com um conhecimento abrangente da anatomia regional e uma compreensão do procedimento cirúrgico planejado. Se possível, deve ser realizada uma discussão avançada de várias considerações (colocação de torniquete, coleta de autoenxerto de pele ou osso, duração cirúrgica projetada) com a equipe cirúrgica. Além disso, o conhecimento do curso previsto de recuperação e do nível antecipado de dor pós-operatória geralmente influenciará decisões específicas em relação a uma técnica anestésica regional (p. ex., injeção única *versus* bloqueio nervoso contínuo).

RISCOS E CONTRAINDICAÇÕES

A compreensão e a cooperação do paciente são fundamentais para o sucesso e a segurança de todos os procedimentos anestésicos regionais; os pacientes que não conseguem permanecer quietos para um procedimento podem estar em maior risco. Exemplos incluem pacientes pediátricos e alguns indivíduos com atraso no desenvolvimento, bem como aqueles com demência ou distúrbios do movimento. Para esses pacientes, os riscos de realizar o bloqueio sob sedação profunda ou anestesia geral devem ser pesados em relação ao benefício do bloqueio nervoso. Distúrbios hemorrágicos e anticoagulação farmacológica aumentam o risco de hematoma ou hemorragia local, e esse risco deve ser comparado com os possíveis benefícios do bloqueio regional. Locais específicos de bloqueio de nervo periférico que justificam a maior preocupação são o plexo lombar posterior e os bloqueios paravertebrais, devido à sua relativa proximidade com o espaço retroperitoneal e o neuroeixo, respectivamente. Além disso, bloqueios paravertebrais, bloqueios do nervo intercostal e bloqueios do plexo braquial supraclavicular apresentam risco de pneumotórax.

A inserção de uma agulha de bloqueio através de um sítio de infecção pode, teoricamente, deslocar o material infeccioso para uma região mais profunda no corpo, onde representa um risco para o nervo de interesse e as estruturas circundantes. Portanto, a presença de infecção local é uma contraindicação relativa a realizar um bloqueio de nervo periférico. Os cateteres perineurais de demora podem servir como foco de infecção; no entanto, o risco em pacientes com infecção sistêmica permanece desconhecido. A taxa de colonização bacteriana dos cateteres de demora aumenta com a duração do tratamento, e esses pacientes devem ser monitorados quanto a sinais e sintomas de infecção. No entanto, não há um momento específico em que um cateter deva ser removido se continuar a proporcionar benefícios e se não houver infecção relacionada.

Embora a lesão do nervo seja sempre uma possibilidade com um anestésico regional, alguns pacientes correm maior risco. Indivíduos com uma condição nervosa preexistente (p. ex., neuropatia periférica ou lesão de nervo anterior) podem ter maior incidência de complicações, incluindo bloqueio sensório-motor prolongado ou permanente. Os sintomas neuropáticos persistentes são mais comuns após bloqueios do plexo braquial e bloqueios distais de membros superiores do que com bloqueios de membros inferiores ou tronculares. Os mecanismos precisos ainda não foram claramente definidos, mas podem envolver isquemia local por alta pressão de injeção ou vasoconstritores, efeito neurotóxico de anestésicos locais ou trauma direto no tecido nervoso. Os sintomas mais comuns incluem menor parestesia e sensação subjetivamente diminuída. A tranquilidade do paciente e o acompanhamento intermitente são importantes, pois, em geral, esses sintomas se resolvem espontaneamente. Se sintomas mais preocupantes estiverem presentes (p. ex., déficit motor persistente, ausência de sensação ou dor intensa), pode ser necessário realizar uma consultoria em neurologia e efetuar estudos de condução nervosa. A estreita comunicação com a equipe cirúrgica é fundamental para tomar tais decisões.

Outros riscos associados à anestesia regional incluem toxicidade sistêmica do anestésico local por injeção intravascular ou absorção perivascular. No caso de uma reação tóxica sistêmica de anestésico local, pode ocorrer atividade convulsiva e colapso cardiovascular. Devem ser tomadas medidas de apoio imediatamente. No caso de colapso cardiovascular, deve-se pedir assistência (talvez por um "código azul"), iniciar a ressuscitação cardiopulmonar, administrar doses incrementais de epinefrina, infundir emulsão lipídica intravenosa e, se tudo mais falhar, preparar a circulação extracorpórea. É importante ressaltar que existem várias diferenças adicionais em relação às medidas-padrão de ressuscitação do suporte avançado à vida cardiovascular (SAVC) para um paciente com colapso cardiovascular secundário à toxicidade sistêmica do anestésico local. Estas incluem reduzir a dose de epinefrina e evitar o uso de lidocaína, como antiarrítmico, β-bloqueadores, bloqueadores dos canais de cálcio e vasopressina.

Os riscos específicos do local também devem ser considerados para cada paciente individualmente. Em um paciente com comprometimento pulmonar grave ou paralisia hemidiafragmática, por exemplo, um bloqueio interescalênico contralateral ou do plexo cervical com bloqueio resultante do nervo frênico poderia ser catastrófico.

ESCOLHA DO ANESTÉSICO LOCAL

A decisão sobre qual anestésico local empregar para determinado bloqueio nervoso depende do início, da duração e do bloqueio relativo das fibras sensoriais e motoras desejados. Devem ser considerados o potencial de toxicidade sistêmica e os riscos específicos do local. Uma discussão detalhada sobre anestésicos locais é feita em outra parte (ver Capítulo 16).

PREPARAÇÃO

2 Os anestésicos regionais devem ser administrados em um local onde haja pronta disponibilidade de monitores anestésicos padrão, oxigênio suplementar e medicamentos e equipamentos de ressuscitação. Os pacientes devem ser monitorizados com oximetria de pulso, pressão arterial não invasiva e eletrocardiograma; também devem estar disponíveis a medição da pressão expiratória final de dióxido de carbono (CO_2) e a fração inspirada de oxigênio (FiO_2). O posicionamento deve ser ergonomicamente favorável para o profissional e confortável para o paciente. Pode ser empregada pré-medicação intravenosa para aliviar a ansiedade e minimizar o desconforto. São usados com maior frequência um benzodiazepínico e opioide de ação relativamente curta, devendo ser titulados para conforto, garantindo que os pacientes possam responder a sugestões verbais. A técnica estéril deve ser rigorosamente observada.

TÉCNICAS DE BLOQUEIO

Técnica do bloqueio regional

Um *bloqueio regional* é uma injeção de anestésico local que tem como alvo os nervos cutâneos terminais (**Figura 46-1**). Os bloqueios regionais são comumente empregados pelos cirurgiões para minimizar a dor incisional e podem ser usados como uma técnica suplementar ou como anestésico único para procedimentos menores e superficiais. Os anestesiologistas costumam usar bloqueios regionais para anestesiar o plexo cervical superficial para procedimentos envolvendo o pescoço ou o ombro; o nervo intercostobraquial para cirurgia envolvendo a extremidade superior medial proximal ao cotovelo (em combinação com um bloqueio nervoso do plexo braquial); e os nervos subcutâneos que inervam o pé e o tornozelo como parte de um "pentabloqueio", conforme descrito mais adiante neste capítulo. Os bloqueios regionais podem ser indesejáveis nos casos em que mascaram ou distorcem a anatomia operatória ou nos quais a acidose tecidual proveniente de infecção impede a função anestésica local eficaz.

Técnica da parestesia

Anteriormente considerada o esteio da anestesia regional, esta técnica raramente é ensinada agora para localização de nervo. Tendo como guia relações anatômicas e marcos anatômicos de superfície, uma agulha de bloqueio é inserida em direção ao nervo ou plexo de interesse. A parestesia (sensação anormal) é provocada na área de distribuição sensorial quando uma agulha faz contato direto com um nervo sensorial. Com técnicas de localização nervosa mais modernas, em geral a parestesia é evitada. Se ocorrer parestesia, a agulha deve ser redirecionada. A parestesia que ocorre durante a injeção pode indicar uma localização intraneural da extremidade da agulha.

Técnica da estimulação nervosa

Para esta técnica, uma agulha isolada concentra a corrente elétrica na sua extremidade, enquanto um fio conectado ao canhão da agulha se conecta a um estimulador de nervo – um aparelho alimentado por bateria que emite uma pequena quantidade (0-5 mA) de corrente elétrica em uma frequência definida (geralmente 1 ou 2 Hz). Um eletrodo de aterramento é conectado ao paciente para completar o

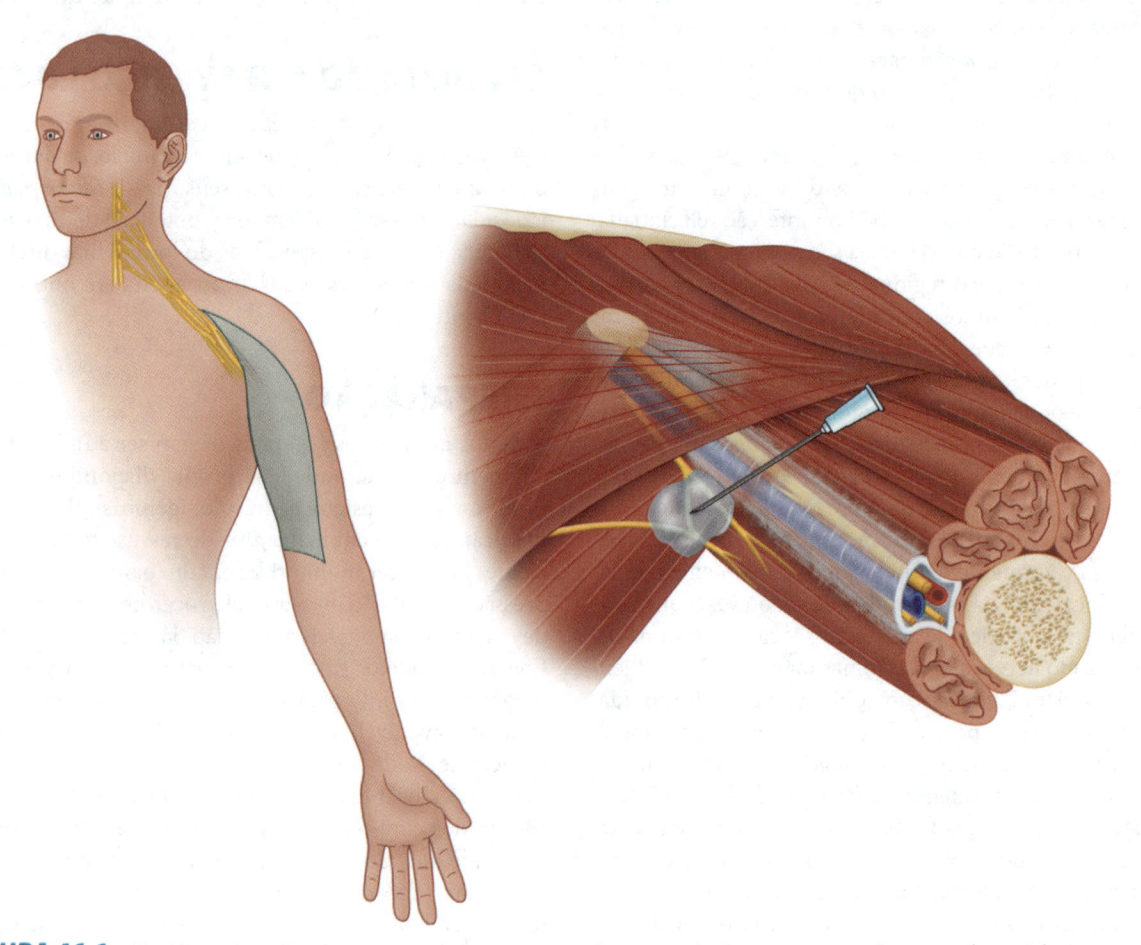

FIGURA 46-1 Um bloqueio regional tem como alvo os nervos cutâneos terminais, como o nervo intercostobraquial.

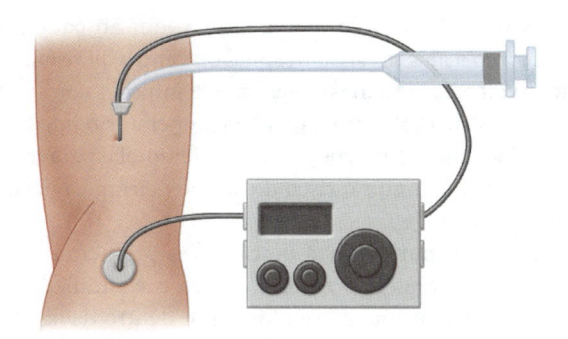

FIGURA 46-2 Um estimulador de nervo envia uma pequena quantidade de corrente elétrica à agulha de bloqueio para facilitar a localização do nervo.

circuito (**Figura 46-2**). Quando a extremidade da agulha isolada é colocada na proximidade de um nervo motor, contrações musculares específicas são induzidas e o anestésico local é injetado. Embora seja comum redirecionar a agulha de bloqueio até que as contrações musculares ocorram em uma corrente inferior a 0,5 mA, há poucas evidências para apoiar essa corrente específica em todos os casos. Da mesma forma, embora alguns tenham sugerido que a contração muscular com corrente inferior a 0,2 mA implica a colocação de agulha intraneural, existem poucas evidências para apoiar esse ponto de corte específico. No entanto, a maioria dos profissionais injeta anestésico local quando a corrente entre 0,2 e 0,5 mA resulta em resposta motora. Para a maioria dos bloqueios que utilizam essa técnica em adultos, em geral são injetados 30 a 40 mL de anestésico com aspiração suave entre doses divididas.

Técnica do ultrassom

Nos últimos anos, a ultrassonografia tornou-se a modalidade esmagadoramente dominante ensinada para localização de nervos e orientação de agulhas. Portanto, as técnicas guiadas por ultrassom serão o foco principal deste capítulo. O ultrassom pode ser usado sozinho ou combinado com outras modalidades, como a estimulação nervosa. O ultrassom usa ondas sonoras de alta frequência (1-20 MHz) emitidas a partir de cristais piezoelétricos que são refletidas em variados graus por tecidos de diferentes densidades, devolvendo, assim, um sinal para o transdutor. Dependendo da amplitude e do tempo dos sinais recebidos, os elementos piezoelétricos se deformam para criar uma tensão eletrônica que é convertida em uma imagem bidimensional em escala de cinza. O grau de eficiência com que o som passa ou é refletido por uma substância determina sua ecogenicidade. Estruturas e substâncias pelas quais o som passa facilmente são descritas como *hipoecoicas* e aparecem escuras ou pretas na tela do ultrassom. Em comparação, as estruturas que refletem mais ondas sonoras parecem mais brilhantes ou brancas e são denominadas *hiperecoicas*.

O transdutor ideal varia dependendo da profundidade do nervo de interesse e do ângulo de aproximação da agulha em relação ao transdutor (**Figura 46-3**). Os transdutores de alta frequência proporcionam uma imagem de alta resolução com uma imagem relativamente clara, mas oferecem pouca penetração nos tecidos e, portanto, são usados predominantemente para nervos mais superficiais. Os transdutores de baixa frequência proporcionam uma imagem de pior qualidade, mas têm melhor penetração nos tecidos e, portanto, são usados para estruturas mais profundas. Os transdutores de *feixe linear* propiciam uma imagem não distorcida e, portanto, muitas vezes constituem a primeira escolha entre os profissionais. No entanto, quando é necessária uma trajetória íngreme da agulha em relação ao longo eixo do transdutor, os transdutores de feixe linear visualizarão mal a agulha. Para nervos-alvo mais profundos, que requerem um ângulo mais agudo

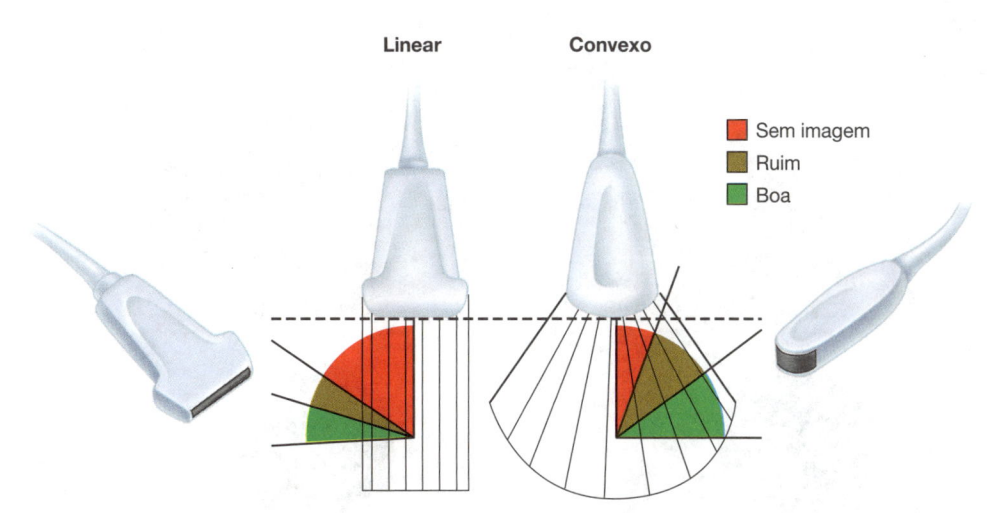

FIGURA 46-3 Um transdutor linear de ultrassom proporciona maior resolução com menos penetração. Um transdutor convexo de ultrassom proporciona melhor penetração com menor resolução.

entre a agulha e o transdutor, um transdutor *convexo* (*curvo*) maximizará as ondas de ultrassom de retorno, proporcionando a imagem ideal da agulha (ver **Figura 46-3**). Os nervos são mais bem visualizados na seção transversal, quando têm uma aparência característica de favo de mel (*eixo curto*). A inserção da agulha pode passar paralela (*em plano*) ou não paralela (*fora de plano*) ao plano das ondas de ultrassom (**Figura 46-4**). A técnica em plano é utilizada com maior frequência, pois toda a haste da agulha pode ser visualizada à medida que se aproxima do nervo de interesse e transita pelas estruturas circundantes. Ao contrário da estimulação nervosa isolada, a orientação ultrassonográfica permite que um volume variável de anestésico local seja injetado, com a quantidade final determinada pelo que for observado sob visualização ultrassonográfica direta. Em geral, o objetivo será uma disseminação circunferencial ao redor do nervo de interesse, e essa técnica comumente resulta em um volume injetado menor (10-30 mL) de anestésico local.

Bloqueios de nervos periféricos contínuos

Também denominados como *infusão de anestésico local perineural*, os bloqueios de nervos periféricos contínuos envolvem a colocação de um cateter percutâneo adjacente a um nervo periférico, seguindo-se a administração de anestésico local para prolongar um bloqueio nervoso (**Figura 46-5**). As vantagens em potencial incluem mais comumente reduções na dor em repouso e dinâmica, necessidades analgésicas suplementares, efeitos colaterais relacionados a opioides e distúrbios do sono. Em alguns casos, a satisfação do paciente, a deambulação e o funcionamento podem ser melhorados, podendo ser alcançada a retomada acelerada da amplitude de movimento articular passivo e a redução do tempo até a condição para alta, bem como a alta em si do hospital ou centro de reabilitação. Evidências recentes sugerem que infusões contínuas de anestésico local perineural no pós-operatório imediato para bloqueio dos nervos isquiático, femoral e paravertebral podem diminuir o risco de dor pós-cirúrgica persistente ("crônica").

Existem muitos tipos de cateteres perineurais, incluindo cateteres não estimuladores e estimuladores, flexíveis e relativamente rígidos, e por dentro da agulha, por cima da agulha e de sutura. Atualmente, há poucas evidências de que um único *design* resulte em efeitos superiores. Os anestésicos locais de ação prolongada (p. ex., ropivacaína ou bupivacaína) são usados para infusões quase exclusivamente, uma vez que proporcionam uma razão de bloqueio sensorial para motor mais favorável. O anestésico local diluído (p. ex., ropivacaína ou bupivacaína 0,1-0,2%) é frequentemente infundido com o objetivo de minimizar o bloqueio motor induzido; no entanto, evidências sugerem que a massa total do fármaco (dose) – e não a concentração – determina os efeitos do bloqueio. Ao contrário dos bloqueios de nervos periféricos de *injeção única*, nenhum adjuvante adicionado a uma *infusão* de anestésico local perineural demonstrou ser benéfico. O anestésico local pode ser administrado exclusivamente como doses em bólus (controladas ou automatizadas pelo paciente) ou uma infusão basal, e muitas vezes esses métodos são utilizados em combinação. Os bloqueios de nervos periféricos contínuos podem ser feitos ambulatorialmente usando uma bomba de infusão pequena e portátil (**Figura 46-6**).

Assim como ocorre com todos os procedimentos médicos, existem riscos em potencial associados a bloqueios

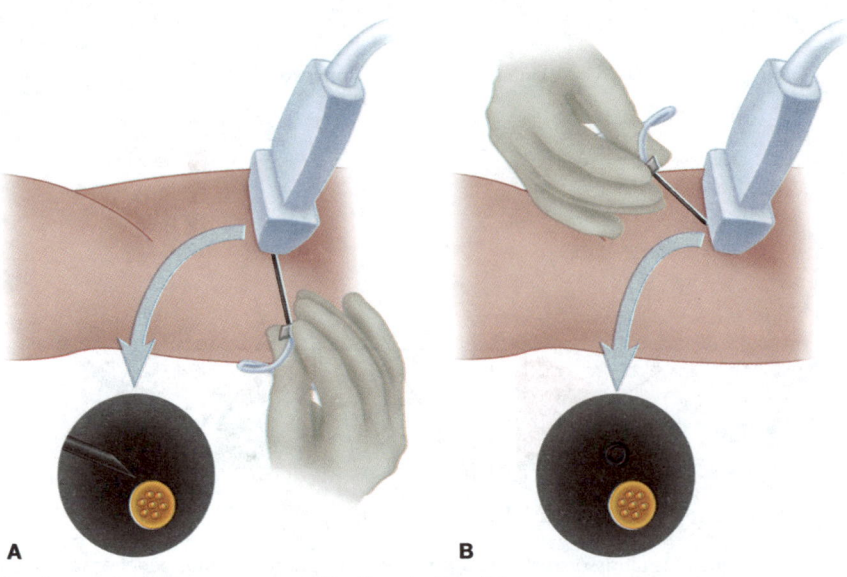

FIGURA 46-4 Abordagens de ultrassom *em plano* (**A**) e *fora de plano* (**B**).

CAPÍTULO 46 Bloqueios de nervos periféricos 883

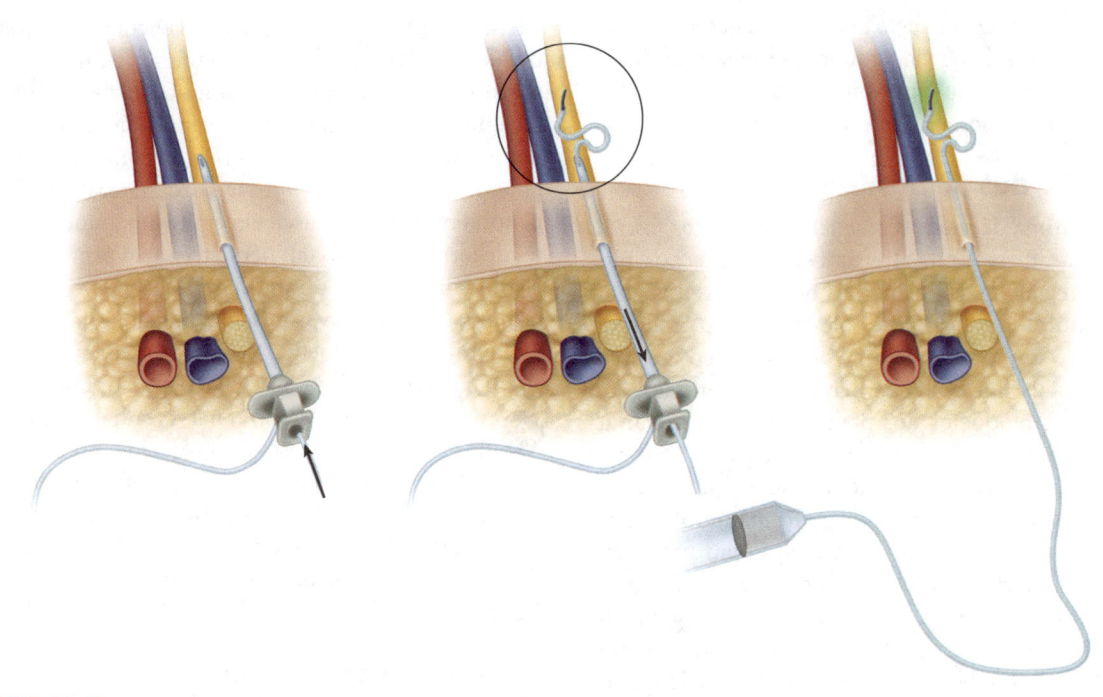

FIGURA 46-5 Colocação de um cateter percutâneo adjacente a um nervo periférico.

de nervos periféricos contínuos. Portanto, em geral essas infusões são reservadas para pacientes com procedimentos que devem resultar em dor pós-operatória difícil de controlar com analgésicos orais e que não se resolverá em menos tempo do que a duração de um bloqueio de nervo periférico de injeção única. Complicações graves, que são relativamente raras, incluem toxicidade anestésica local sistêmica, retenção de cateter, lesão de nervo e infecção. Além disso, uma infusão perineural que afete o nervo femoral (incluindo bloqueios do plano fascial cujo efeito é

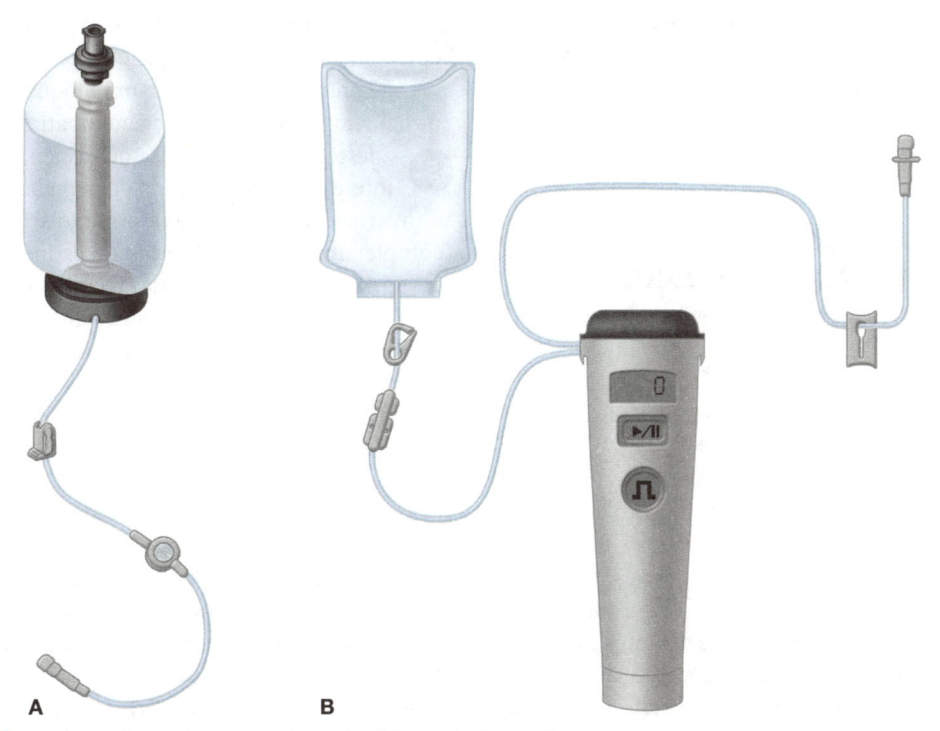

FIGURA 46-6 Bombas elastomérica (**A**) e eletrônica (**B**) de infusão portáteis.

principalmente mediado pelo bloqueio do nervo femoral) aumenta o risco de queda, embora permaneçam desconhecidos em que grau e por qual mecanismo específico (p. ex., déficits sensoriais, motores ou de propriocepção).

Bloqueios dos planos fasciais

❸ Na última década, os *bloqueios dos planos fasciais* tornaram-se uma alternativa popular aos bloqueios convencionais dos nervos periféricos ou à analgesia epidural torácica. Esses bloqueios dependem do depósito de um grande volume de anestésico local em planos fasciais nos quais os nervos de interesse estão contidos. Os bloqueios dos planos fasciais têm vantagens e desvantagens quando comparados com suas respectivas alternativas convencionais de bloqueio nervoso. Muitas vezes, vários nervos ou dermátomos podem ser anestesiados por uma única injeção em um plano fascial que exigiria múltiplas injeções para cobrir nervos ou dermátomos individuais caso fossem feitos bloqueios convencionais de nervos. Em geral, os bloqueios dos planos fasciais também são mais superficiais do que os bloqueios de nervos ou epidurais convencionais. Ambos os fatores contribuem para o aumento potencial da segurança dos bloqueios dos planos fasciais. No entanto, como os bloqueios dos planos fasciais costumam requerer um grande volume, em geral a concentração de anestésico local é menor, reduzindo a probabilidade de que o bloqueio forneça anestesia cirúrgica. Além disso, uma vez que os bloqueios dos planos fasciais não têm como objetivo nervos individuais, a probabilidade de bloquear com sucesso o nervo de interesse é menor quando comparada com a injeção direta de anestésico local em torno de um nervo. Por essas razões, os bloqueios dos planos fasciais são mais bem usados quando o objetivo é a analgesia, não a anestesia.

BLOQUEIOS DOS NERVOS PERIFÉRICOS DAS EXTREMIDADES SUPERIORES

Anatomia do plexo braquial

O plexo braquial é formado pela união das divisões primárias anteriores (*ramos ventrais*) do quinto ao oitavo nervos espinais cervicais (C5-C8) e do primeiro nervo espinal torácico (T1). Em geral, as contribuições de C4 e T2 são menores ou ausentes. As raízes nervosas convergem à medida que deixam os forames intervertebrais, formando sucessivamente *troncos*, *divisões*, *fascículos*, *ramos* e, por fim, nervos terminais. Os três **troncos** distintos formados entre os músculos escalenos anterior e médio são denominados *superior*, *médio* e *inferior* com base em sua orientação vertical. À medida que os troncos passam pela borda lateral da primeira costela e sob a clavícula, cada tronco se divide em **divisões** *anterior* e *posterior*. À medida que o plexo braquial emerge abaixo da clavícula, as fibras se combinam novamente para formar três **fascículos** que são nomeados de acordo com sua relação com a artéria axilar: *lateral*, *medial* e *posterior*. Na borda lateral do músculo peitoral menor, cada fascículo emite um grande ramo antes de terminar como um nervo terminal principal. O fascículo lateral emite o ramo lateral do nervo mediano e termina como o nervo musculocutâneo; o fascículo medial emite o ramo medial do nervo mediano e termina como o nervo ulnar; e o fascículo posterior emite o nervo axilar e termina como o nervo radial. O anestésico local pode ser depositado em qualquer ponto ao longo do plexo braquial, dependendo dos efeitos de bloqueio desejados (**Figura 46-7**): interescalênico para procedimentos cirúrgicos do ombro e úmero proximal; e supraclavicular, infraclavicular e axilar para cirurgias distais ao úmero diafisário.

❹

Bloqueio interescalênico

Um bloqueio do plexo braquial interescalênico é indicado para procedimentos envolvendo o ombro e o braço (**Figura 46-8**). As raízes C5 a C7 são mais densamente bloqueadas com essa abordagem, e em geral o nervo ulnar originário de C8 e T1 é poupado. Portanto, os bloqueios interescalênicos não são apropriados para cirurgia no cotovelo ou distal ao cotovelo. Para anestesia cirúrgica completa do ombro, bem como analgesia pós-operatória após redução e fixação cirúrgica da clavícula, o nervo supraclavicular (ramo cutâneo de C3 e C4) pode precisar ser suplementado com um bloqueio do plexo cervical.

As contraindicações para um bloqueio interescalênico incluem infecção local, coagulopatia grave, alergia a anestésico local e recusa do paciente. Um bloqueio interescalênico realizado de maneira adequada quase invariavelmente bloqueia o nervo frênico ipsilateral (completamente com técnicas de estimulação nervosa, mas menos com determinadas técnicas de baixo volume guiadas por ultrassom). Portanto, deve-se considerar de maneira cuidadosa os pacientes com doença pulmonar grave ou paralisia do nervo frênico contralateral preexistente. Bloqueios interescalênicos bilaterais são absolutamente contraindicados. A paresia hemidiafragmática pode resultar em dispneia, hipercapnia e hipoxemia. A síndrome de Horner (miose, ptose e anidrose) muitas vezes resulta do deslocamento proximal do anestésico local e do bloqueio das fibras simpáticas ao gânglio cervicotorácico. O envolvimento recorrente do nervo laríngeo muitas vezes induz a rouquidão. Em um paciente com paralisia contralateral das pregas vocais, pode ocorrer desconforto respiratório. Outros riscos específicos à localização incluem injeção da artéria vertebral (suspeita se for

❺

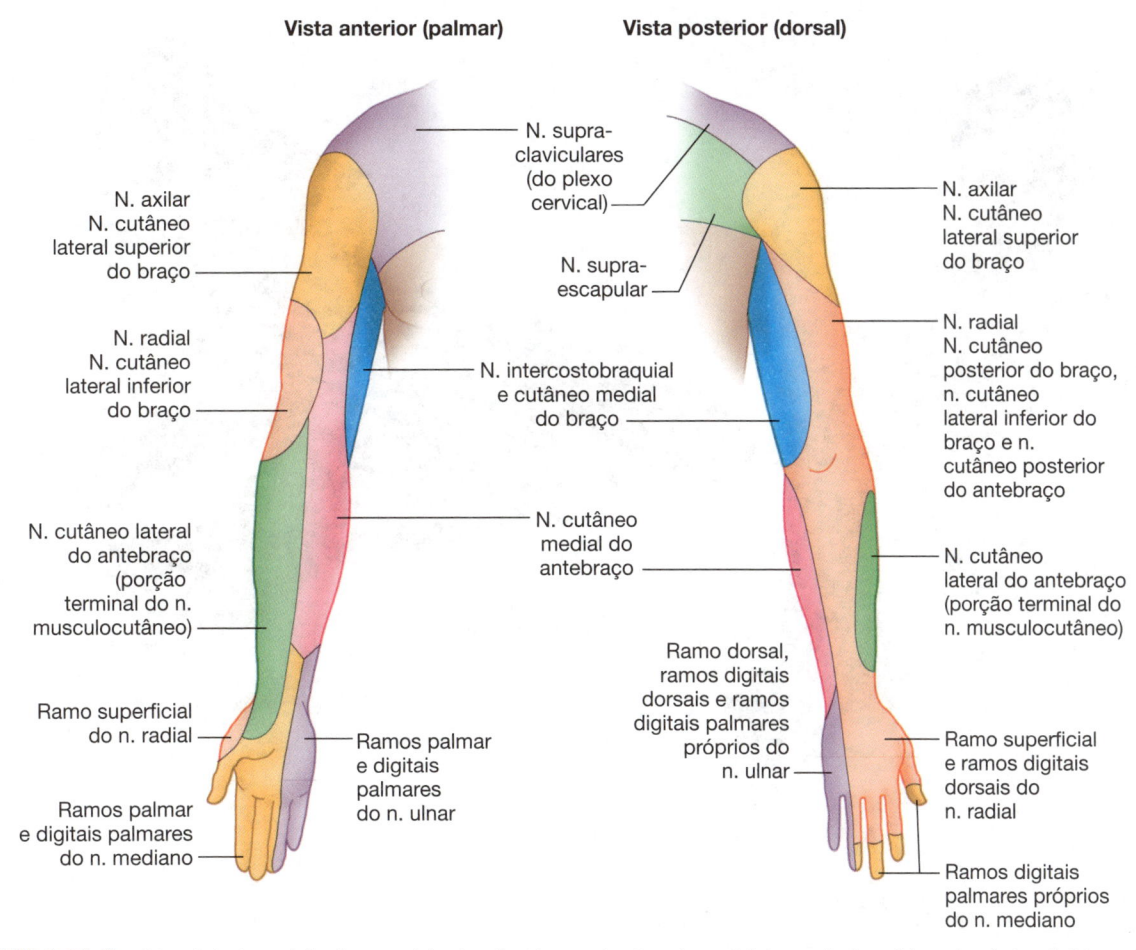

FIGURA 46-7 O local da deposição de anestésico local ao longo do plexo braquial depende dos efeitos desejados do bloqueio.

observada atividade convulsiva imediata), injeção medular ou epidural e pneumotórax; no entanto, essas complicações foram relatadas principalmente com bloqueios não guiados por ultrassom. Apenas 1 mL de anestésico local administrado na artéria vertebral pode induzir uma convulsão. Da mesma forma, é possível haver disseminação do anestésico local para as regiões intratecal, subdural e epidural; foi relatada siringe cervical devida à injeção na medula espinal. Por fim, é possível ocorrer pneumotórax devido à proximidade da pleura apical.

O plexo braquial passa entre os músculos escalenos anterior e médio no nível da cartilagem cricóidea, ou C6 (**Figura 46-9**). A palpação do sulco interescalênico é comumente realizada com o paciente em decúbito dorsal e a cabeça girada 30° ou menos para o lado contralateral. A veia jugular externa muitas vezes atravessa o sulco interescalênico ao nível da cartilagem cricóidea. Fazer o paciente elevar e girar a cabeça contra a resistência em geral ajuda a delinear a anatomia. Se for desejada anestesia cirúrgica para todo o ombro, em geral o intercostobraquial (T2) e o supraclavicular (C3 e C4) devem ser anestesiados separadamente. Os bloqueios interescalênicos contínuos proporcionam analgesia potente após a cirurgia do ombro.

Em geral é usada a técnica de agulha em plano, e pode ser usada uma agulha isolada anexada a um estimulador de nervo para confirmar com precisão a estrutura de interesse. Após a identificação do músculo esternocleidomastóideo e do sulco interescalênico no nível aproximado de C6, um transdutor linear de ultrassom de alta frequência é colocado perpendicularmente ao longo dos músculos escalenos (eixo curto; **Figura 46-10**). O plexo braquial e os músculos escalenos anterior e médio devem ser visualizados em seção transversal (**Figura 46-11**). O plexo braquial aparece mais comumente neste nível como três círculos hipoecoicos com bordas hiperecoicas. Com frequência, esses círculos correspondem às raízes nervosas de C5, C6 e C7; a C5 e duas raízes de C6 (C6 A e B); ou, raramente, aos troncos superior, médio e inferior. Não é necessário rastrear essas estruturas proximalmente, mas isso pode ser feito para determinar suas verdadeiras identidades anatômicas. Considerando que o bloqueio interescalênico é usado para analgesia do ombro, o objetivo primário para o anestésico local deve estar entre os dois nervos mais

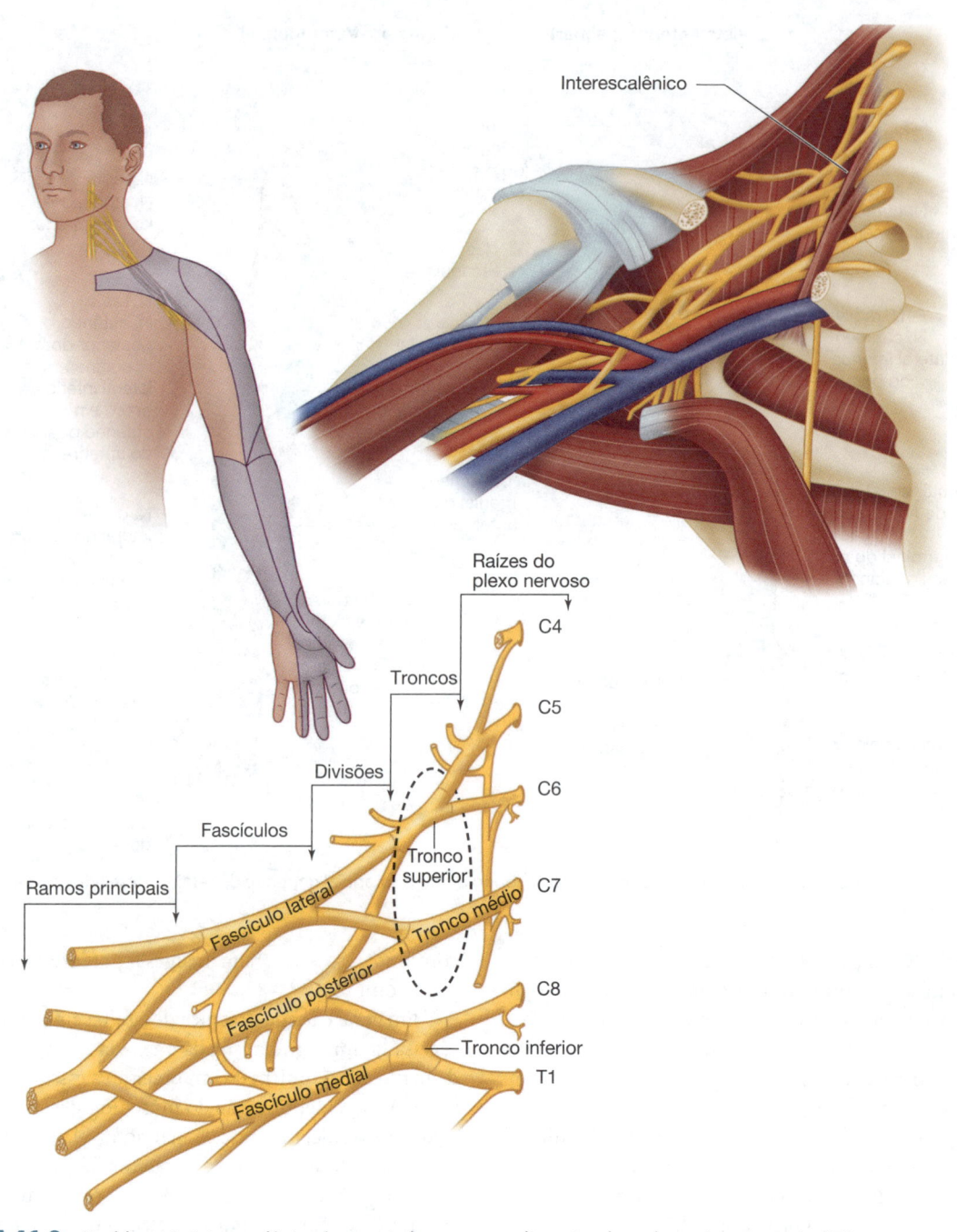

FIGURA 46-8 Um bloqueio interescalênico é apropriado para procedimentos de ombro e úmero proximal. Os ramos ventrais de C5 a C8 e T1 formam o plexo braquial.

superficiais (mais comumente C5 e C6). A artéria carótida e a veia jugular interna podem ser vistas anteriormente ao músculo escaleno anterior; o esternocleidomastóideo é visível superficialmente à medida que se afunila para formar sua borda posterior.

Usando a técnica em plano, o anestesiologista insere a agulha apenas posterolateralmente ao transdutor de ultrassom em uma direção exatamente paralela ao feixe de ultrassom e a aprofunda em uma direção anteromedial.

Pode ser importante que o paciente gire na direção ligeiramente lateral com o lado cirúrgico para cima a fim de facilitar a manipulação da agulha. Como alternativa, toalhas ou cobertores dobrados sob a cabeça e o ombro a ser operado podem criar um espaço para as mãos do operador ao manipular a agulha. A agulha é inserida através do músculo escaleno médio até passar pela fáscia anteriormente ao sulco interescalênico. A extremidade e a haste da agulha devem ser visualizadas durante todo o

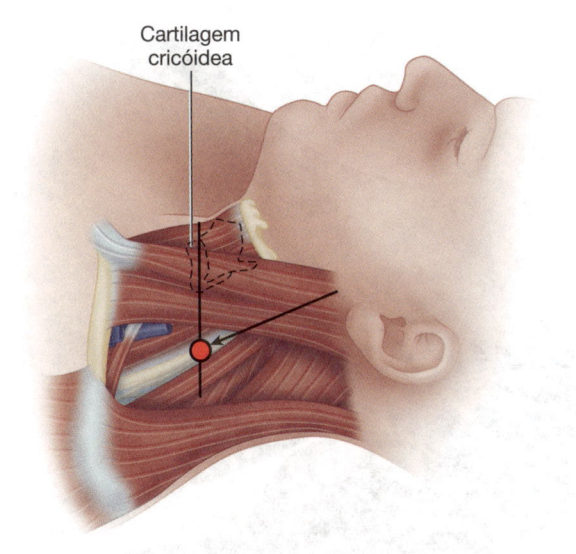

FIGURA 46-9 O plexo braquial passa entre os músculos escalenos anterior e médio ao nível da cartilagem cricóidea, ou a vértebra C6.

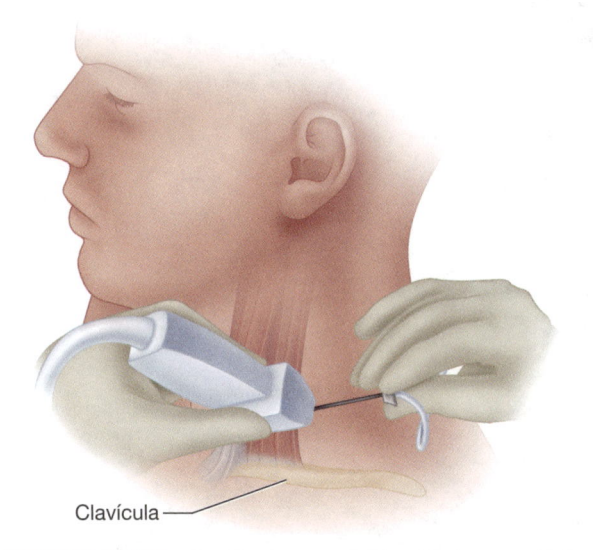

FIGURA 46-10 Posicionamento do bloqueio interescalênico.

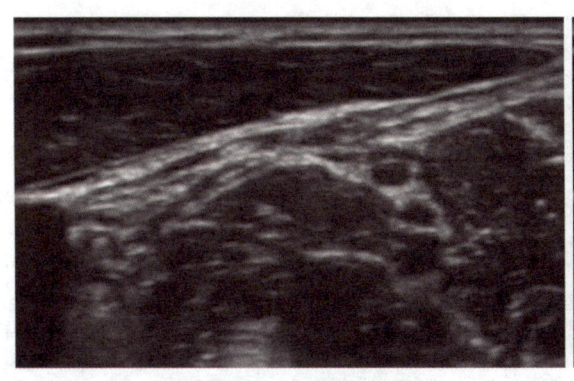

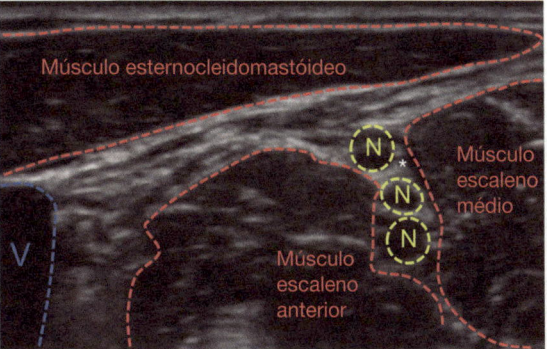

FIGURA 46-11 Bloqueio interescalênico. N, raízes nervosas do plexo braquial em corte transversal; V, veia jugular interna; o asterisco indica a localização alvo para o anestésico local.

procedimento do bloqueio. Dependendo da propagação visualizada em relação ao(s) nervo(s) de interesse, pode ser empregado um volume menor (10 mL) para analgesia pós-operatória, enquanto um volume maior (20-30 mL) é comumente usado para anestesia cirúrgica. Quanto maior o volume usado, maior a probabilidade de bloqueio acidental do nervo frênico.

Bloqueio supraclavicular

Antigamente descrito como "espinal do braço" devido ao seu início relativamente rápido e à sua confiabilidade, um bloqueio supraclavicular proporciona uma densa anestesia do plexo braquial para procedimentos cirúrgicos no cotovelo ou distais a ele (Figura 46-12). Historicamente, o bloqueio supraclavicular caiu em desuso devido à incidência relativamente maior de pneumotórax que ocorria com parestesia e técnicas de estimulação nervosa. Ressurgiu nos últimos anos com o uso de orientação por ultrassom, o que pode reduzir significativamente (mas não eliminar) o risco de pneumotórax. O bloqueio supraclavicular não anestesia de maneira confiável o nervo supraescapular. Assim, o bloqueio supraclavicular não é ideal para cirurgia do ombro, a menos que seja combinado com um bloqueio do nervo supraescapular. Os ramos distais, mais comumente o nervo ulnar, podem não ser anestesiados. Isso pode ser evitado visualizando cuidadosamente o plexo cefalicamente e caudalmente com ultrassom para identificar o tronco inferior e garantir que tenha sido anestesiado. Os cateteres perineurais supraclaviculares proporcionam analgesia inferior quando comparados com a infusão de cateter perineural infraclavicular, e são deslocados com maior frequência com o movimento.

As precauções tomadas com a seleção do paciente para um bloqueio interescalênico também devem ser exercidas para um bloqueio supraclavicular. Quase metade dos pacientes submetidos ao bloqueio supraclavicular experimentará paralisia do nervo frênico ipsilateral, embora a orientação ultrassonográfica possa diminuir essa incidência, facilitando a redução do volume do anestésico

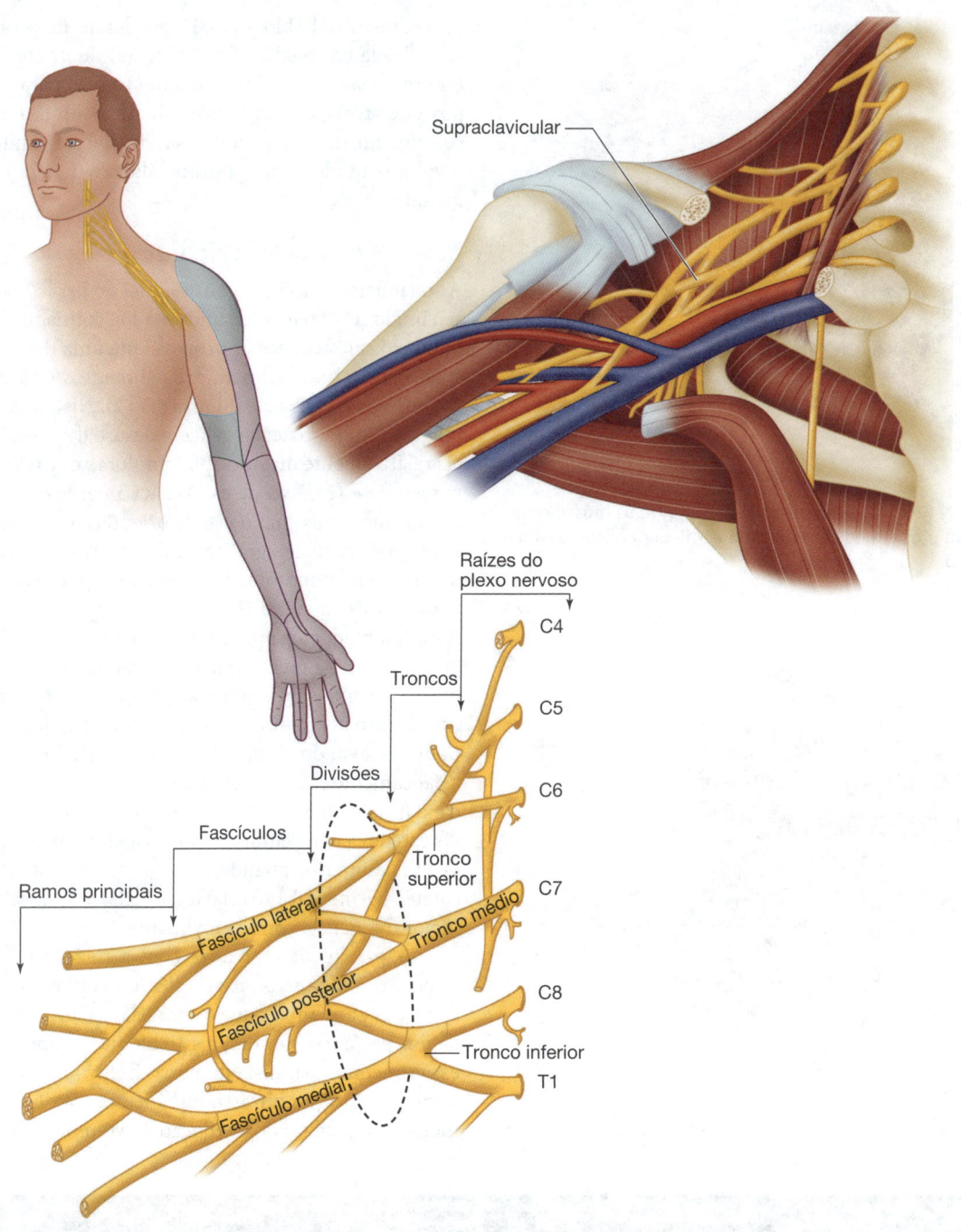

FIGURA 46-12 Um bloqueio supraclavicular pode proporcionar anestesia densa para procedimentos no cotovelo ou distais a ele. O sombreado em azul-claro indica regiões de bloqueio variável; o sombreado em púrpura indica regiões de bloqueio mais confiável.

local. Também podem ocorrer síndrome de Horner e paralisia do nervo laríngeo recorrente. Os riscos de pneumotórax e punção da artéria subclávia permanecem, embora teoricamente sejam menos prováveis com orientação ultrassonográfica.

O paciente deve ser posicionado em decúbito dorsal com a cabeça virada 30° em direção ao lado contralateral. Um transdutor linear de ultrassom de alta frequência é colocado na fossa supraclavicular superior à clavícula e ligeiramente inclinado em direção ao tórax (**Figura 46-13**). A artéria subclávia é facilmente identificada. O plexo braquial aparece como múltiplos discos hipoecoicos (parecidos com um cacho de uvas), superficiais e posterolaterais à artéria subclávia (**Figura 46-14**). Existe variabilidade anatômica; no entanto, as mais frequentes são nas divisões anterior e posterior de cada

CAPÍTULO 46 Bloqueios de nervos periféricos **889**

anestésico local a esse local reduz a incidência de bloqueio do nervo frênico enquanto ainda proporciona anestesia cirúrgica à extremidade superior.

Bloqueio infraclavicular

À medida que o plexo braquial cruza além da primeira costela e penetra na axila, os fascículos são nomeados por suas posições em relação à artéria axilar: *medial*, *lateral* e *posterior*.

⑥ O bloqueio do plexo braquial em nível fascicular proporciona uma excelente anestesia para procedimentos no cotovelo ou distais a ele (Figura 46-15). A parte superior do braço e o ombro não serão totalmente anestesiados com essa abordagem. Assim como acontece com outros bloqueios do plexo braquial, o nervo intercostobraquial (dermátomo T2) é poupado. Os riscos específicos ao local da abordagem infraclavicular incluem punção vascular e pneumotórax, embora sejam menos comuns do que com o bloqueio supraclavicular. É prudente considerar uma abordagem alternativa para pacientes com cateter vascular de demora na região subclávia ipsilateral e para pacientes com marca-passo transvenoso ipsilateral.

Com o paciente em decúbito dorsal, um transdutor linear de alta frequência ou convexo pequeno de ultrassom é colocado no plano parassagital sobre um ponto 2 cm medial e 2 cm caudal ao processo coracoide (Figura 46-16). O uso de um transdutor linear de ultrassom de alta frequência proporcionará uma imagem de maior resolução dos nervos de interesse; no entanto, um transdutor convexo pequeno de ultrassom visualizará melhor a agulha devido ao ângulo acentuado, especialmente em pacientes maiores. A abdução do braço em 90° melhora bastante a visualização da artéria axilar e do plexo braquial. Para pacientes com fraturas de cotovelo ou rádio, uma tala pode dificultar ou impossibilitar esse posicionamento. Nesses casos, considere discutir a remoção

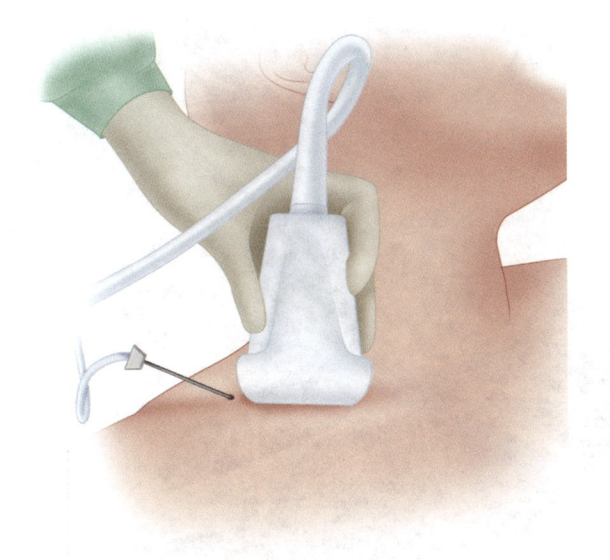

FIGURA 46-13 Posicionamento do bloqueio supraclavicular.

tronco. A primeira costela também deve ser identificada como uma linha hiperecoica um pouco mais densa do que a artéria. A pleura pode ser identificada adjacente à costela e pode ser diferenciada do osso por seu movimento com a respiração.

A agulha de bloqueio é inserida posterolateralmente ao transdutor na direção anteromedial, paralela ao feixe de ultrassom. A agulha é aprofundada medialmente em direção à artéria subclávia até que a extremidade seja visualizada próxima ao plexo braquial, lateral e superficial à artéria. A disseminação do anestésico local deve ser visualizada ao redor do plexo após aspiração cuidadosa e injeção incremental, o que geralmente requer injeções em vários locais com um volume muito variável (20-30 mL). Evidências recentes sugerem que o local de injeção mais importante é a interseção entre a artéria, o plexo e a primeira costela. Relatos também sugeriram que confinar o

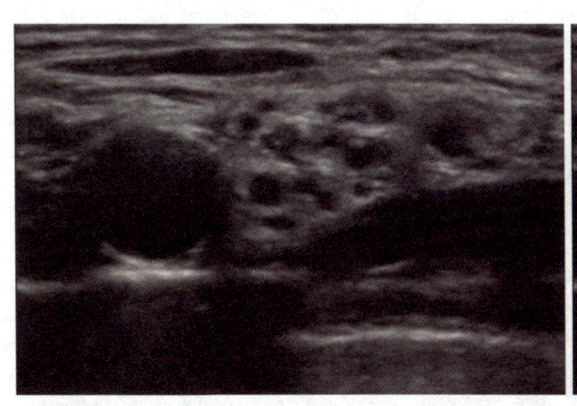

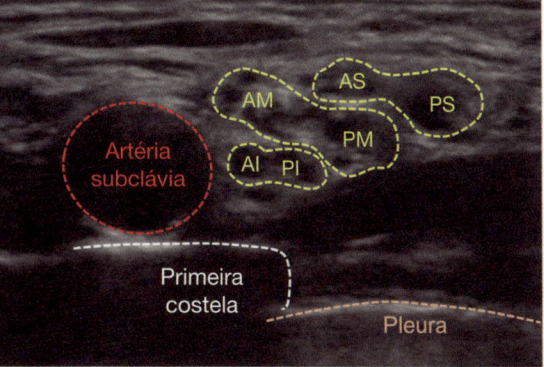

FIGURA 46-14 Bloqueio do plexo braquial supraclavicular. AI, divisão anterior do tronco inferior; PI, divisão posterior do tronco inferior; AM, divisão anterior do tronco médio; PM, divisão posterior do tronco médio; AS, divisão anterior do tronco superior; PS, divisão posterior do tronco superior.

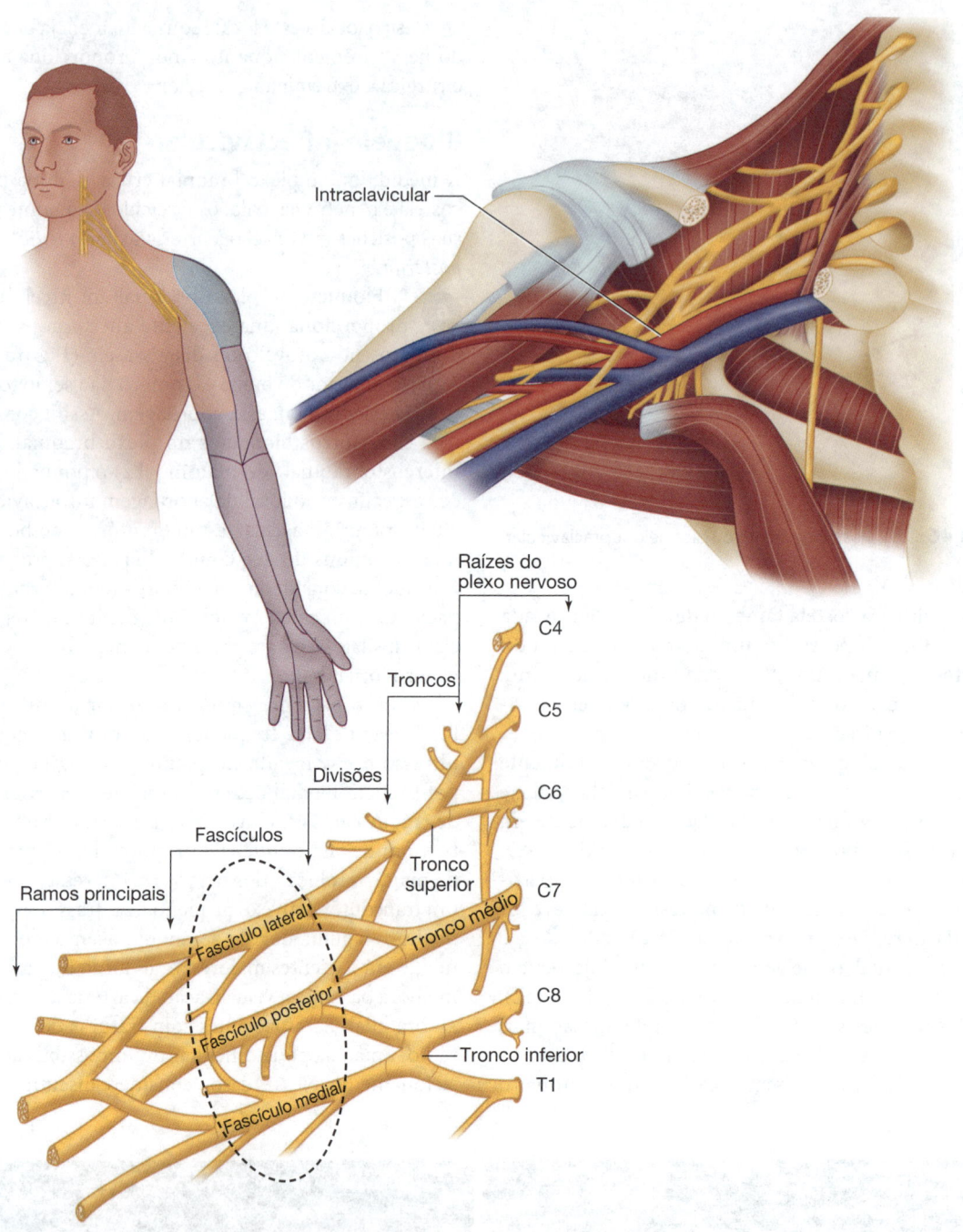

FIGURA 46-15 Cobertura e anatomia do bloqueio infraclavicular. O sombreado em azul-claro indica regiões de bloqueio variável; o sombreado em púrpura indica regiões de bloqueio mais confiável.

da tala com a equipe cirúrgica antes do bloqueio (de qualquer maneira, a tala será removida em breve para a cirurgia). Pode ser necessária analgesia suplementar com opioides ou quetamina para realizar esse posicionamento em pacientes com fraturas.

A artéria axilar e a veia axilar são identificadas em seção transversal (**Figura 46-17**). Os fascículos medial, lateral e posterior aparecem como feixes hiperecoicos posicionados caudal, cefalica e posteriormente à artéria, respectivamente. Uma agulha longa (10 cm) é inserida de 1 a 3 cm na direção cefálica em relação ao transdutor. O posicionamento ideal da agulha é entre a artéria axilar e o fascículo posterior, onde uma única injeção de 30 mL é tão eficaz quanto as injeções individuais do fascículo. A inserção de um cateter perineural deve estar no mesmo local posterior à artéria axilar.

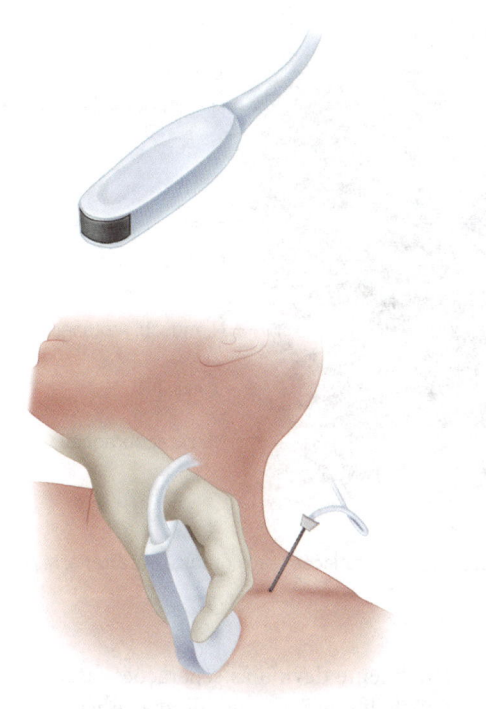

FIGURA 46-16 Posicionamento do bloqueio infraclavicular.

A infusão perineural infraclavicular demonstrou proporcionar analgesia superior às infusões supraclavicular e axilar.

Bloqueio do plexo braquial via axilar

Na borda lateral do músculo peitoral menor, os fascículos do plexo braquial formam grandes ramos terminais orientados em torno da artéria axilar (**Figura 46-18**). Os nervos axilar, musculocutâneo e cutâneo braquial medial se ramificam do plexo braquial proximal ao local onde o anestésico local é depositado para bloqueio do plexo braquial axilar e, portanto, em geral são poupados do bloqueio (**Figura 46-19**). Neste nível, os nervos terminais principais são frequentemente separados por fáscias; portanto, podem ser necessárias múltiplas injeções (5-10 mL cada) para produzir de maneira confiável a anestesia do braço distalmente ao cotovelo (**Figura 46-20**).

Há poucas contraindicações para os bloqueios do plexo braquial via axilar. Infecção local, neuropatia e risco de sangramento devem ser considerados. Dado que a axila é altamente vascularizada, existe o risco de captação de anestésico local por meio de pequenas veias traumatizadas pela inserção da agulha. A axila também é um local abaixo do ideal para colocação de cateter perineural devido à analgesia muito inferior em relação à infusão infraclavicular, bem como ao aumento teórico dos riscos de infecção e de deslocamento do cateter.

O paciente deve ser posicionado em decúbito dorsal, com o braço abduzido em 90° ou com a mão a ser operada colocada atrás da cabeça. A cabeça é virada para o lado contralateral. O pulso da artéria axilar deve ser palpado,

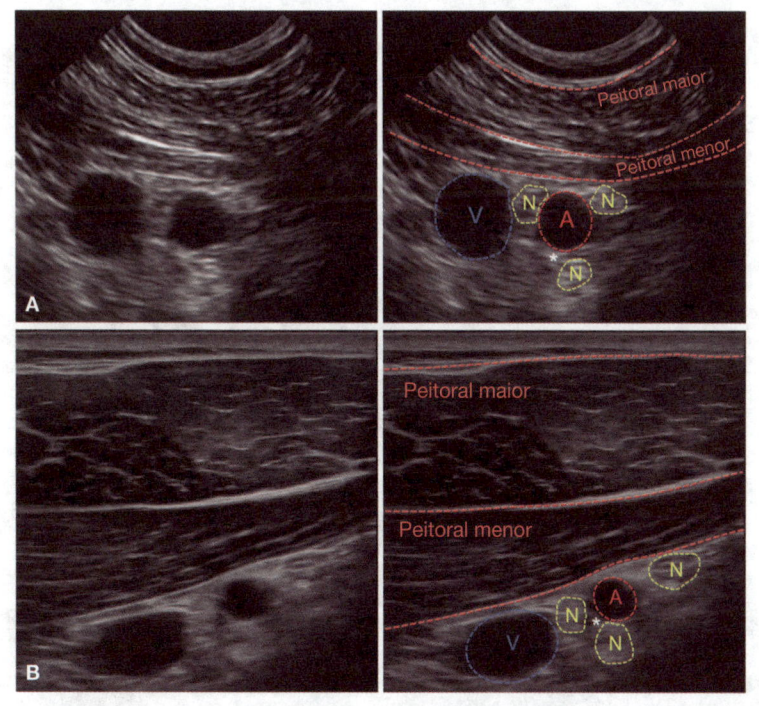

FIGURA 46-17 Bloqueio infraclavicular com (**A**) transdutor convexo pequeno de ultrassom e (**B**) transdutor linear de ultrassom de alta frequência: A, artéria axilar; N, fascículos medial, lateral e posterior do plexo braquial; V, veia axilar. O asterisco indica a localização da deposição de anestésico local.

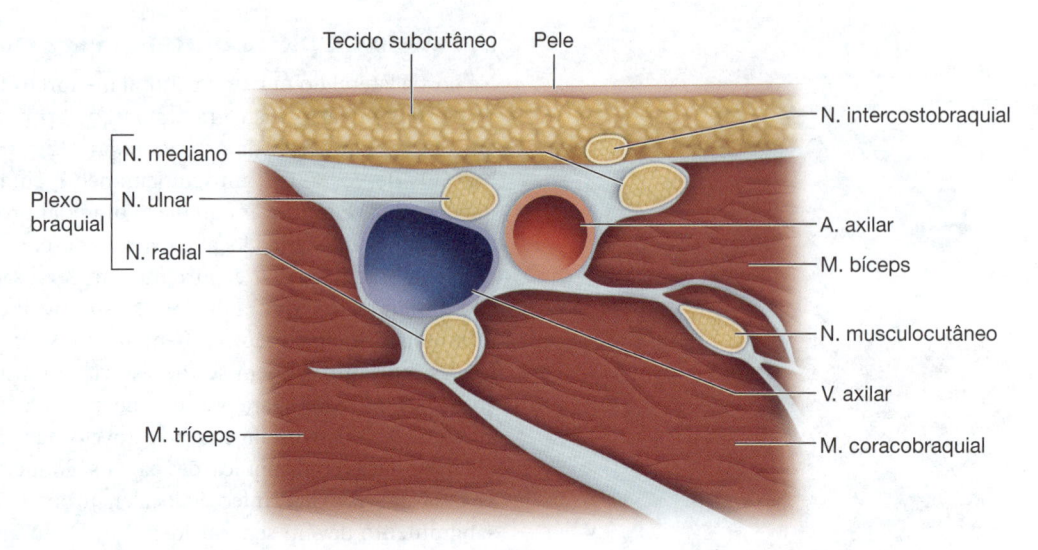

FIGURA 46-18 Posicionamento dos nervos terminais em torno da artéria axilar (variações são comuns). A., artéria; M., músculo; N., nervo; V., veia.

e sua localização deve ser marcada como ponto de referência. A artéria e a(s) veia(s) axilares são visualizadas em seção transversal com um transdutor ultrassônico de feixe linear de alta frequência. O plexo braquial pode ser identificado ao redor da artéria (Figura 46-21). A agulha é inserida superiormente (lateralmente) ao transdutor e é aprofundada inferiormente (medialmente) em direção ao plexo sob visualização direta. Os nervos devem ser mirados individualmente devido às separações fasciais entre eles, sendo injetados de 5 a 10 mL de anestésico local em torno de cada nervo. O nervo musculocutâneo pode ser visualizado entre as duas cabeças do coracobraquial ou entre os músculos coracobraquial e o bíceps braquial, e esse nervo termina como nervo cutâneo lateral do antebraço. Portanto, o nervo musculocutâneo também deve ser anestesiado se a cirurgia envolver a região lateral do antebraço.

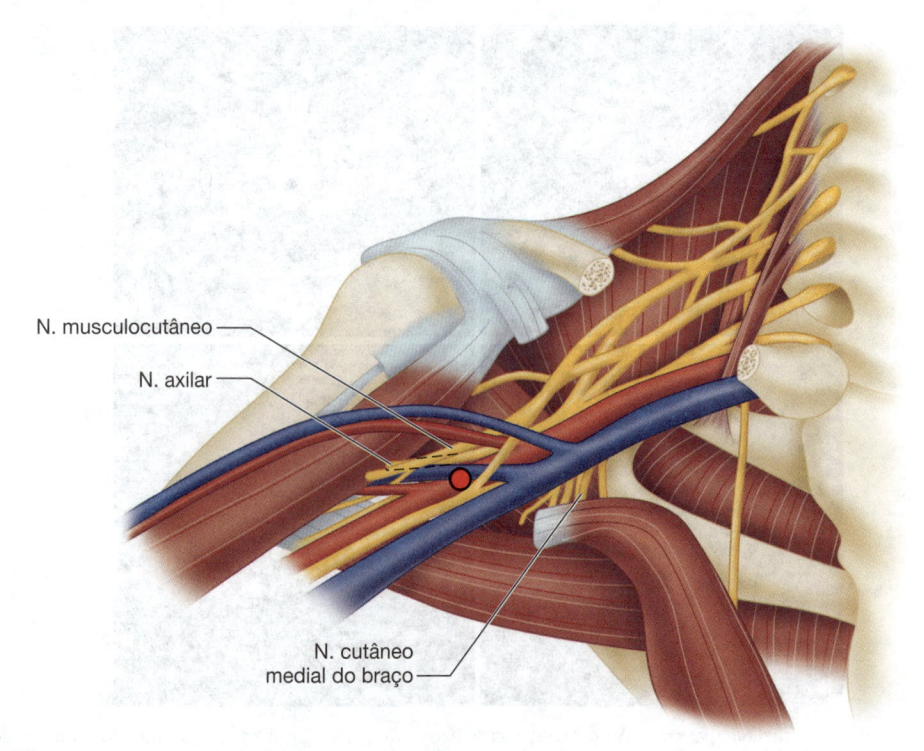

FIGURA 46-19 Bloqueio axilar. Em geral, os nervos axilar, musculocutâneo e cutâneo medial do braço são poupados com uma abordagem axilar. O ponto vermelho indica o alvo para anestésico local. N., nervo.

CAPÍTULO 46 Bloqueios de nervos periféricos **893**

O nervo supraescapular pode ser bloqueado por diversas técnicas, incluindo a baseada em marcos anatômicos, fluoroscopia, estimulação nervosa e orientação por ultrassom. Quando combinada com um bloqueio de plexo braquial via infraclavicular, pode ser realizada a analgesia do ombro, minimizando o risco de paralisia hemidiafragmática associada a um bloqueio de plexo braquial via interescalênica. Com uma abordagem guiada por ultrassom, o nervo pode ser localizado anteriormente à medida que segue profundamente rumo ao músculo omo-hióideo ou posteriormente, pois percorre a fossa supraespinhosa (Figura 46-23). Em ambos os locais, 5 a 10 mL de anestésico local devem ser suficientes para bloquear o nervo.

B. Bloqueio do nervo mediano

O nervo mediano é derivado dos fascículos lateral e medial do plexo braquial. Penetra no braço e segue medialmente rumo à artéria braquial (Figura 46-24). À medida que penetra no espaço antecubital, encontra-se medial à artéria braquial perto da inserção do tendão do bíceps. Logo distal a este ponto, emite numerosos ramos motores para o punho e os flexores dos dedos das mãos e segue a membrana interóssea rumo ao punho. Ao nível da prega proximal de flexão do punho, situa-se diretamente na profundidade do tendão palmar longo no túnel do carpo. O nervo mediano proporciona a inervação motora primária aos músculos do antebraço anterior responsáveis por flexionar os dedos e o punho (com alguma contribuição do nervo ulnar), bem como aos músculos tenares. Proporciona inervação sensorial à mão, conforme é visto na Figura 46-25. O bloqueio isolado do nervo mediano pode ser necessário para procedimentos menores na lateral da palma da mão ou na região palmar dos primeiros três dedos e metade do quarto dedo, seja usado em combinação com outros bloqueios de nervos distais para anestesiar toda ou parte da mão, seja realizado como um bloqueio de resgate se um bloqueio do plexo braquial não conseguir anestesiar essa área da mão.

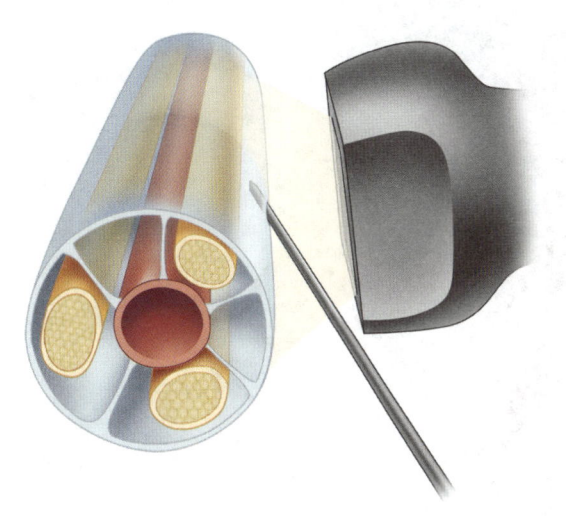

FIGURA 46-20 Uma técnica de injeção múltipla é mais eficaz para o bloqueio do plexo braquial via axilar devido à separação fascial entre os nervos.

Bloqueios dos nervos terminais

8 Muitas vezes é necessário anestesiar um único nervo terminal, seja para procedimentos cirúrgicos menores com um campo limitado ou como suplemento a um bloqueio incompleto do plexo braquial. Os nervos terminais podem ser anestesiados em qualquer ponto ao longo de seu trajeto.

A. Bloqueio do nervo supraescapular

O nervo supraescapular é um ramo proximal do plexo braquial, originário do tronco superior. Esse nervo proporciona a inervação primária para a articulação glenoumeral e, portanto, deve ser anestesiado para analgesia após cirurgia do ombro. Depois da ramificação do tronco superior, o nervo cruza profundamente rumo ao músculo omo-hióideo, segue através da incisura supraescapular e para a fossa supraespinal antes de inervar os músculos do manguito rotador e da articulação glenoumeral (Figura 46-22).

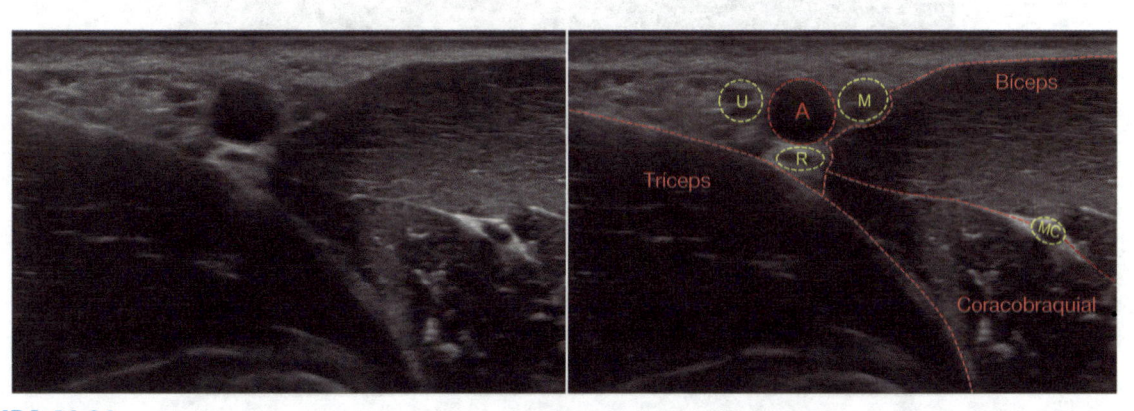

FIGURA 46-21 Bloqueio do plexo braquial via axilar. A, artéria axilar; M, nervo mediano; MC, nervo musculocutâneo; R, nervo radial; U, nervo ulnar.

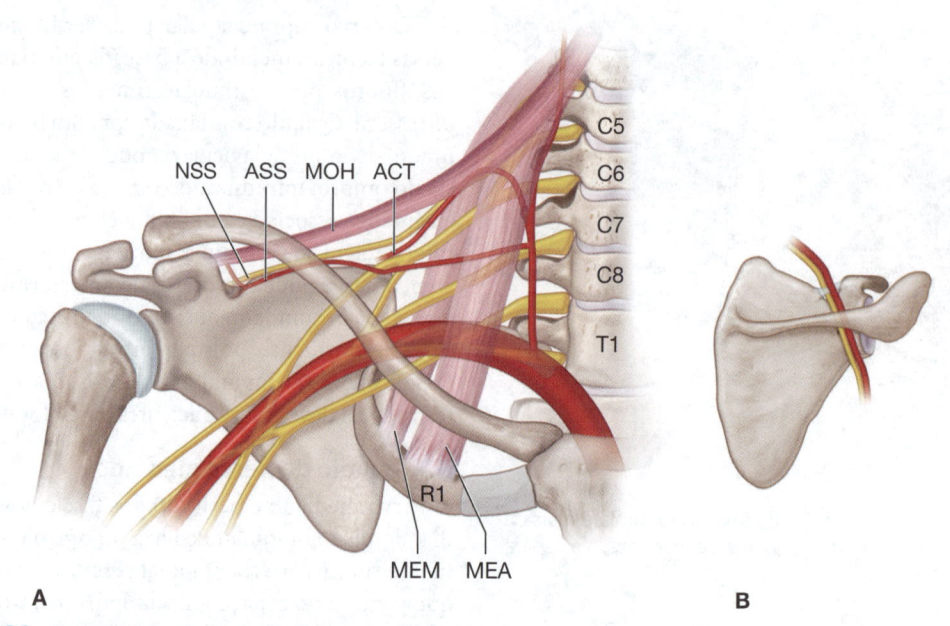

FIGURA 46-22 Trajeto do nervo supraescapular. **(A)** Trajeto do nervo supraescapular no ombro anterior: NSS, nervo supraescapular; ASS, artéria supraescapular, MOH, músculo omo-hióideo; ACT, artéria cervical transversal, MEM, músculo escaleno médio; MEA, músculo escaleno anterior; R1, primeira costela. **(B)** Trajeto do nervo supraescapular no ombro posterior.

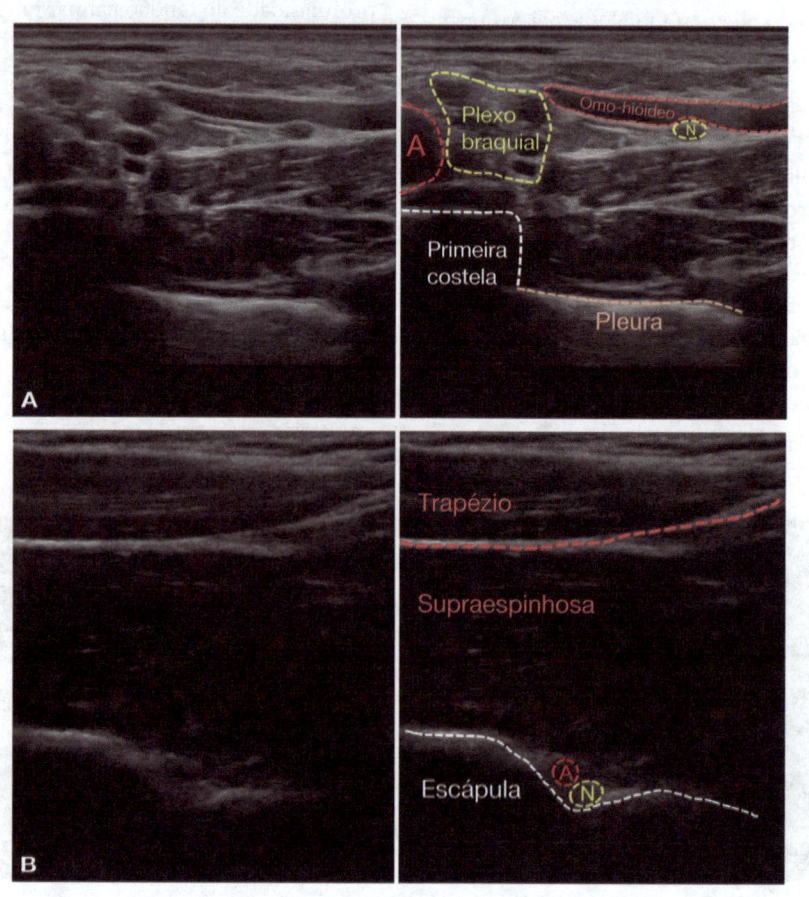

FIGURA 46-23 Bloqueio do nervo supraescapular realizado **(A)** proximalmente profundo ao músculo omo-hióideo e **(B)** distalmente na fossa supraespinhosa. A, artéria supraescapular; N, nervo supraescapular.

CAPÍTULO 46 Bloqueios de nervos periféricos **895**

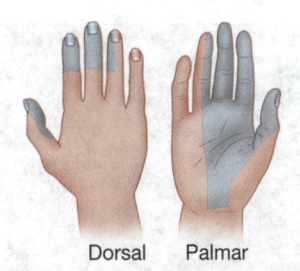

FIGURA 46-25 Distribuição sensorial do nervo mediano.

C. Bloqueio do nervo ulnar

O nervo ulnar é a continuação do fascículo medial do plexo braquial e mantém uma posição medial às artérias axilar e braquial na parte superior do braço (**Figura 46-27**). No terço distal do úmero, o nervo se move mais medialmente e passa sob o ligamento arqueado do epicôndilo medial. O nervo é frequentemente palpável logo proximal ao epicôndilo medial, e a compressão nesse local resulta em síndrome do túnel cubital. No antebraço médio, o nervo se localiza entre o flexor profundo dos dedos, o flexor superficial dos dedos e o flexor ulnar do carpo. No punho, é lateral ao tendão do flexor ulnar do carpo e medial à artéria ulnar. O nervo ulnar fornece inervação motora aos músculos intrínsecos da mão (exceto os músculos tenares) e contribui para a flexão do punho. A distribuição sensorial do nervo ulnar é vista na **Figura 46-28**.

As indicações para bloqueio do nervo ulnar são semelhantes às descritas para o nervo mediano. O nervo é mais facilmente identificado no terço distal do antebraço, onde segue paralelo à artéria ulnar. A palpação para o pulso da artéria pode ajudar a determinar a colocação do transdutor. Após a identificação do nervo na seção transversal, deve ser localizado proximalmente a um ponto em que não esteja mais diretamente adjacente à artéria para evitar a injeção intravascular acidental. Assim como acontece com o bloqueio do nervo mediano, uma agulha curta de calibre 22G é inserida na região medial do ultrassom e avançada em uma direção de ulnar para radial (medial para lateral). O anestésico local (4-8 mL) é depositado circunferencialmente ao redor do nervo (**Figura 46-29**).

D. Bloqueio do nervo radial

O nervo radial – ramo terminal do fascículo posterior do plexo braquial – percorre os trajetos posteriores até o úmero, inervando o músculo tríceps e penetrando no sulco espiral do úmero antes de se deslocar lateralmente no cotovelo (**Figura 46-30**). Essa relação anatômica deve ser de particular importância para o profissional que aplicará a anestesia regional, pois as fraturas de úmero nesse local (ou a fixação cirúrgica de tais fraturas) podem resultar em aprisionamento ou laceração do nervo. Os ramos sensoriais terminais incluem o nervo cutâneo lateral do braço e o nervo cutâneo posterior do antebraço. Depois de

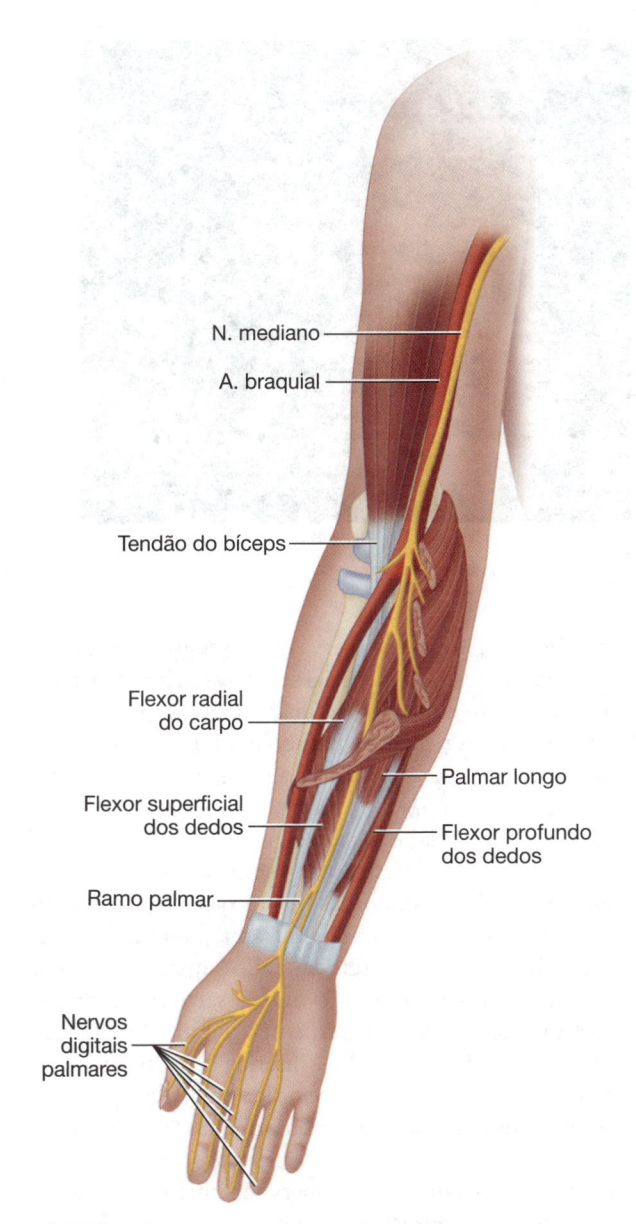

FIGURA 46-24 Trajeto do nervo mediano.

O nervo mediano pode ser bloqueado com orientação ultrassonográfica em qualquer ponto do antebraço. No entanto, é mais facilmente visualizado e bloqueado ao nível do antebraço médio, onde é comprimido entre os ventres musculares dos músculos flexor profundo dos dedos e flexor superficial dos dedos (**Figura 46-26**). Nesse local, os tendões desses músculos podem ser facilmente confundidos com o nervo; no entanto, o escaneamento proximal com o transdutor revelará que os tendões se fundem com o músculo circundante, enquanto o nervo permanece constante. Uma agulha curta de calibre 22G é inserida na região medial do ultrassom em uma direção ulnar-radial (medial-lateral), e o anestésico local (4-8 mL) é depositado circunferencialmente ao redor do nervo.

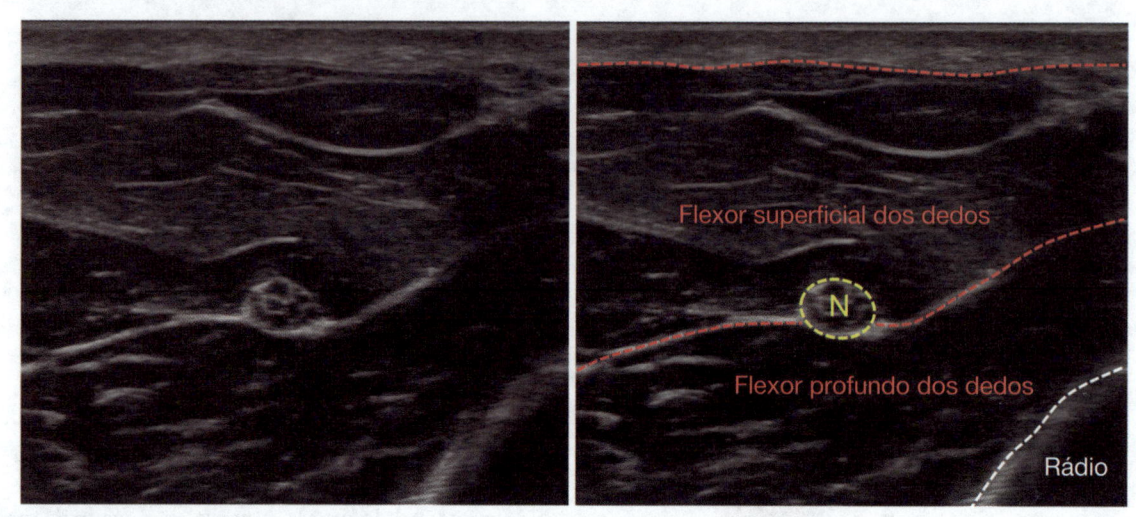

FIGURA 46-26 Bloqueio do nervo mediano. N, nervo mediano.

sair do sulco espiral, o nervo segue posteriormente para o epicôndilo lateral e profundamente para o músculo braquiorradial. Nesse local, o nervo radial se separa em ramos superficial e profundo. O ramo profundo permanece próximo ao periósteo e inerva os músculos extensores do antebraço. O ramo superficial segue a artéria radial, emergindo debaixo do braquiorradial, e atravessa a fossa radial para inervar as regiões radiais do punho dorsal e a região dorsal dos três dedos laterais e a metade lateral do quarto dedo (**Figura 46-31**).

O nervo radial é mais facilmente visualizado ao ultrassom como uma estrutura composta por dois círculos hipoecoicos com bordas hiperecoicas imediatamente profundas ao músculo braquiorradial no antebraço, 2 a 3 cm distais ao epicôndilo lateral. A aparência característica do nervo no local levou-o a ser frequentemente referido como "olhos de serpente" (**Figura 46-32**). Uma agulha curta de calibre 22G é inserida no lado anterior do transdutor de ultrassom e avançada na direção posterior. Após perfurar a fáscia do braquiorradial, são injetados de 4 a 8 mL de anestésico local para proporcionar cobertura circunferencial do nervo. O nervo também pode ser bloqueado usando ultrassom o mais distante possível em que é visualizado no braço distal, saindo do sulco espiral do úmero, ou distalmente o mais distante possível no antebraço distal onde o ramo superficial segue paralelo à artéria radial.

FIGURA 46-27 Trajeto do nervo ulnar. A., artéria; N., nervo.

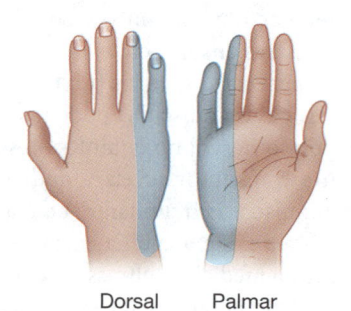

FIGURA 46-28 Distribuição sensorial do nervo ulnar.

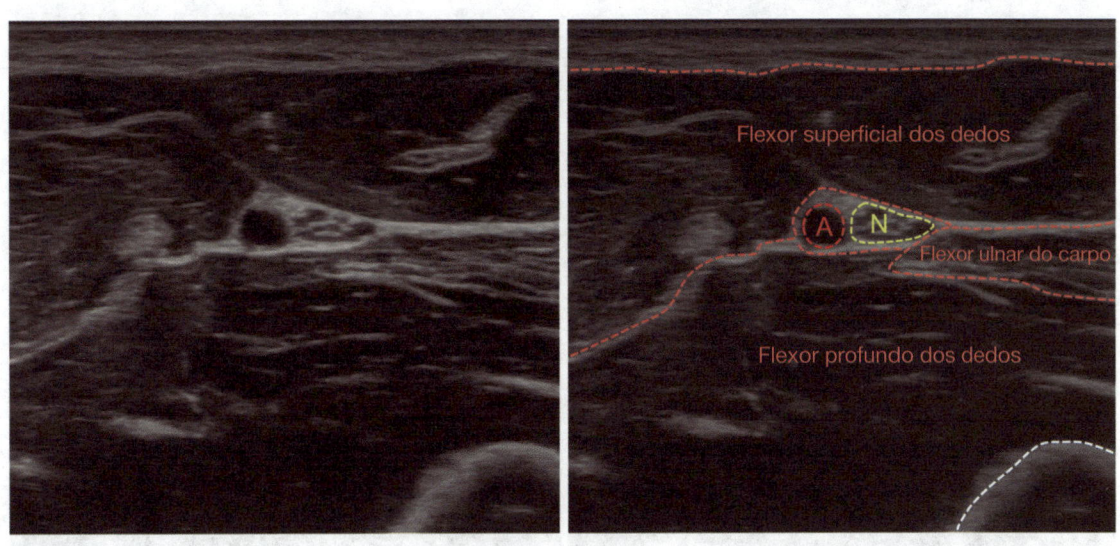

FIGURA 46-29 Bloqueio do nervo ulnar. A, artéria ulnar; N, nervo ulnar.

Como alternativa, o anestésico local pode ser injetado como um bloqueio regional no tecido subcutâneo dorsal proximal à base do polegar e do dedo indicador.

E. Bloqueio do nervo musculocutâneo

O bloqueio do nervo musculocutâneo é essencial para completar a anestesia do antebraço e do punho ao realizar um bloqueio do plexo braquial via axilar. O nervo musculocutâneo é o ramo terminal do fascículo lateral do plexo braquial e o mais proximal dos nervos principais que emergem do plexo (Figura 46-33). Esse nervo inerva os músculos coracobraquial e bíceps braquial e em seguida termina distalmente como o nervo cutâneo lateral do antebraço, proporcionando funções receptivas para a região lateral do antebraço e do punho.

Para atingir o nervo musculocutâneo após um bloqueio via axilar guiado por ultrassom, a agulha é redirecionada lateralmente (ver Figura 46-21) em direção ao nervo musculocutâneo situado entre as cabeças do músculo coracobraquial ou entre os músculos coracobraquial e bíceps braquial. Depois de inserir a agulha em direção ao nervo, 4 a 8 mL de anestésico local são injetados ao redor do nervo.

F. Bloqueios de nervos digitais

Os bloqueios de nervos digitais são usados para pequenas cirurgias nos dedos ou como suplemento a bloqueios braquiais incompletos ou bloqueios de nervos terminais. A inervação sensorial de cada dedo é fornecida por quatro pequenos nervos digitais que penetram em cada dedo em

FIGURA 46-30 Trajeto do nervo radial. A., artéria; M., músculo; N., nervo.

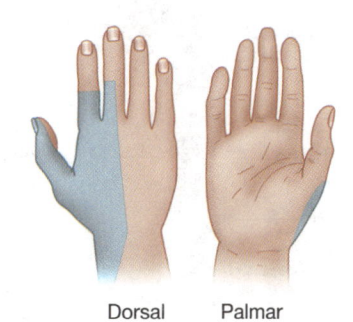

FIGURA 46-31 Distribuição sensorial do nervo radial.

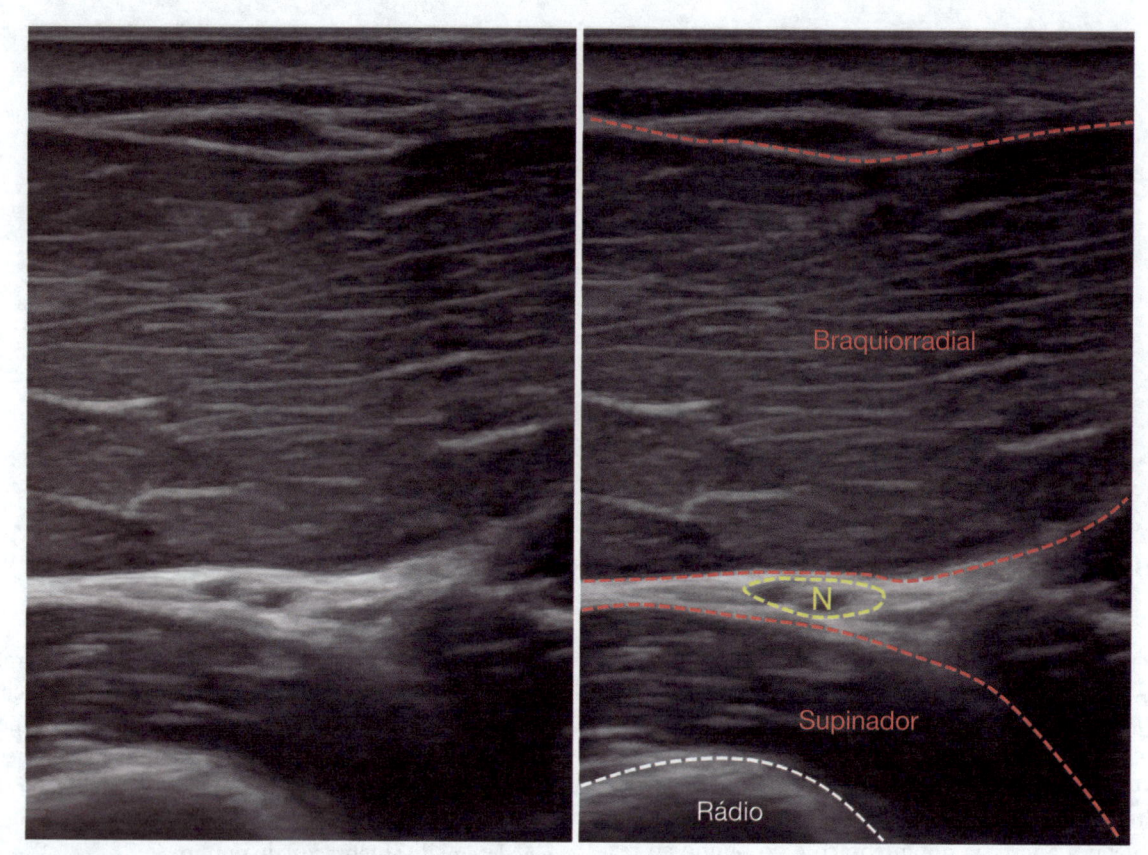

FIGURA 46-32 Bloqueio do nervo radial. N, nervo radial.

sua base em cada um dos quatro cantos (Figura 46-34). Uma agulha de pequeno calibre é inserida nas regiões medial e lateral da base do dedo selecionado, e são injetados 2 a 3 mL de anestésico local. A adição de um vasoconstritor (epinefrina) ao anestésico local reduz o fluxo sanguíneo para o dedo; no entanto, não há relato de casos de necrose após o uso de epinefrina com lidocaína ou outros anestésicos locais modernos. Entretanto, parece ser prudente incluir a epinefrina apenas como uma decisão *cirúrgica* para evitar a necessidade de um torniquete.

G. Bloqueio do nervo intercostobraquial

O *nervo intercostobraquial* origina-se no tórax superior (T2) e torna-se superficial na parte superior medial do braço. Proporciona inervação cutânea para a região medial proximal do braço e *não* é anestesiado com um bloqueio do plexo braquial (Figura 46-35). Já que frequentemente é local de um torniquete durante cirurgias de membros superiores, o bloqueio do nervo intercostobraquial é muitas vezes realizado como um complemento ao bloqueio do plexo braquial para cirurgia de membros superiores em pacientes acordados sob anestesia regional. O paciente deve estar em decúbito dorsal com o braço abduzido e girado externamente. Começando na proeminência deltoide e prosseguindo em direção posterior, o anestesiologista realiza um bloqueio regional de maneira linear usando 5 mL de anestésico local, estendendo-se para a região mais posterior do braço medial (Figura 46-36).

Anestesia regional intravenosa

A anestesia regional intravenosa, também denominada *bloqueio de Bier* em homenagem a Augustus

FIGURA 46-33 Trajeto do nervo musculocutâneo.

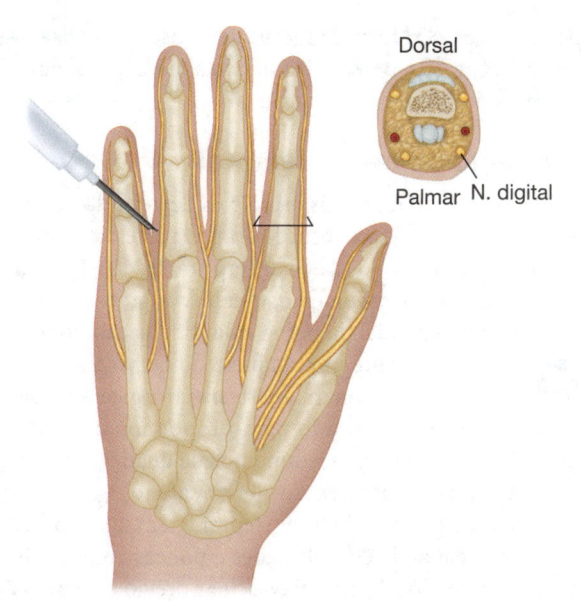

FIGURA 46-34 A inervação sensorial dos dedos é fornecida pelos nervos digitais.

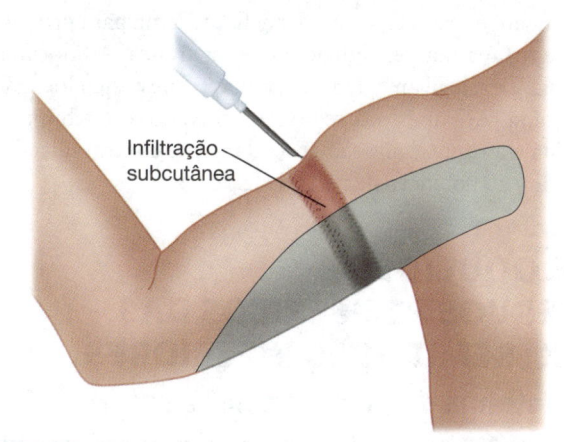

FIGURA 46-36 Bloqueio do nervo intercostobraquial.

Karl Gustav Bier, pode proporcionar anestesia cirúrgica para procedimentos cirúrgicos relativamente breves (45-60 min) e superficiais em uma extremidade (p. ex., liberação do túnel do carpo). Em geral, um cateter intravenoso é inserido no dorso da mão (ou do pé), e um torniquete pneumático duplo é colocado no antebraço ou no braço ou abaixo do joelho ou na coxa. A extremidade é elevada para bloqueio passivo da circulação sanguínea e, em seguida, ativo ao se envolver firmemente uma faixa elástica de Esmarch de uma direção distal para proximal. Para profissionais com experiência limitada no uso da faixa de Esmarch, considere permitir que o cirurgião exerça essa tarefa, pois isso também proporcionará o bloqueio cirúrgico da circulação. A falha em realizar adequadamente o bloqueio da circulação na extremidade vai interferir tanto na anestesia quanto na cirurgia. O torniquete proximal (mais próximo do coração do paciente) é inflado, a faixa de Esmarch é removida, e lidocaína a 0,5% (30-40 mL para um antebraço ou tornozelo, 50 mL para um braço ou abaixo do joelho, e 100 mL para um torniquete de coxa) é injetada durante 2 a 3 minutos através do cateter, que é subsequentemente removido (**Figura 46-37**). Se a sedação não for administrada antes da infiltração do anestésico local, isso pode causar desconforto. Em geral, a anestesia inicia após 5 a 10 minutos. Comumente a dor do torniquete se desenvolve após 20 a 30 minutos, momento em que o torniquete distal é inflado e o torniquete proximal é subsequentemente esvaziado. Os pacientes costumam tolerar o torniquete distal por mais 15 a 20 minutos porque ele é inflado sobre uma área anestesiada. Mesmo para procedimentos cirúrgicos de duração muito curta, o torniquete *deve* ser deixado inflado por um total de pelo menos 15 a 20 minutos para evitar um bólus intravenoso rápido de anestésico local que resulte em toxicidade sistêmica.

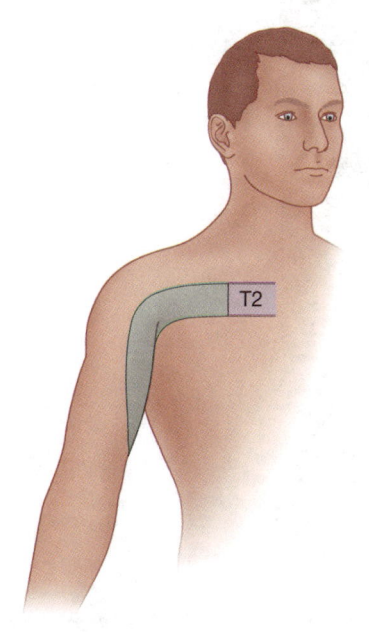

FIGURA 46-35 Inervação cutânea do nervo intercostobraquial.

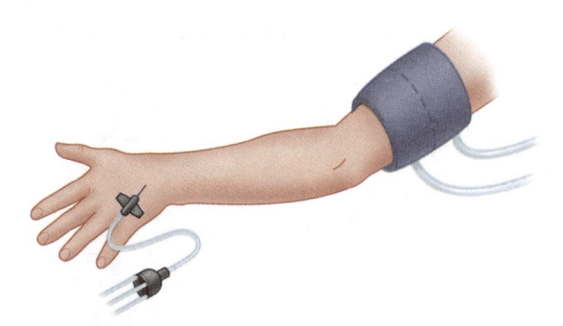

FIGURA 46-37 A anestesia regional intravenosa proporciona anestesia cirúrgica para procedimentos de curta duração.

Também é recomendada uma deflação lenta para proporcionar uma margem adicional de segurança. A lidocaína é quase exclusivamente usada como o anestésico local de escolha para anestesia regional intravenosa, e a bupivacaína e a ropivacaína são absolutamente contraindicadas devido ao potencial de toxicidade cardíaca.

BLOQUEIOS DE NERVOS PERIFÉRICOS DAS EXTREMIDADES INFERIORES

Anatomia do plexo lombar e sacral

O *plexo lombossacral* fornece inervação para as extremidades inferiores (**Figura 46-38**). O plexo lombar é formado pelos ramos ventrais de L1 a L4, com contribuição ocasional de T12. Encontra-se no interior do músculo psoas, com ramos descendendo para a coxa proximal. Três nervos principais do plexo lombar contribuem para o membro inferior: o *femoral* (L2-4), o *cutâneo femoral lateral* (L2-3) e o *obturatório* (L2-4). Eles proporcionam inervação motora e sensorial para a porção anterior da coxa e inervação sensorial para a região medial da perna. O plexo sacral emerge de L4 a L5 e de S1 a S4. A coxa posterior e a maior parte da perna e do pé são supridas pelas porções *tibial* e *fibular* do nervo isquiático. O *nervo cutâneo femoral posterior* (S1-S3) fornece inervação sensorial à coxa posterior; segue com o nervo isquiático à medida que emerge ao redor do músculo piriforme.

Bloqueio do nervo femoral

O nervo femoral inerva os principais flexores do quadril e extensores do joelho e fornece grande parte da inervação sensorial do quadril e da coxa (**Figura 46-40**). Seu ramo mais medial é o *nervo safeno*, que inerva grande parte da pele da região medial da perna e da articulação do tornozelo. Raramente um bloqueio do nervo femoral sozinho proporcionará anestesia cirúrgica adequada, mas muitas vezes é usado para proporcionar analgesia pós-operatória para procedimentos de quadril, coxa, joelho e tornozelo (através do nervo safeno) (ver **Figura 46-39**). Os bloqueios do nervo femoral têm uma taxa relativamente baixa de complicações e poucas contraindicações. Infecção local, enxerto vascular prévio e adenopatia local devem ser cuidadosamente considerados na seleção do paciente. Além disso, todos os profissionais de saúde e o paciente devem ser informados de que não será possível apoiar-se sobre a perna afetada até a resolução do bloqueio. Considerando que proporciona a única inervação motora para o quadríceps, o bloqueio do nervo femoral resultará em joelho instável se houver tentativa de suportar peso.

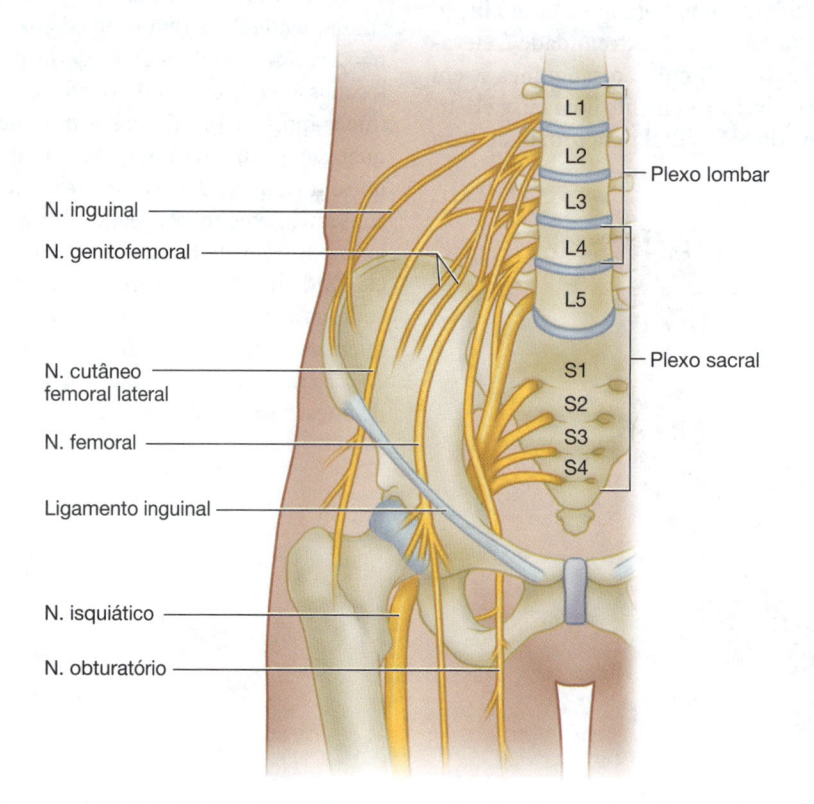

FIGURA 46-38 Os ramos ventrais de L1 a L5 e de S1 a S4 formam o plexo lombossacral, que fornece inervação para as extremidades inferiores.

Bloqueios de extremidades inferiores e indicações	
Indicação	Bloqueios
Quadril	
RAFI do acetábulo	Fáscia ilíaca suprainguinal, bloqueio do nervo femoral (considere seriamente neuroaxial)
Artroplastia, fratura, RAFI do quadril	Fáscia ilíaca suprainguinal, bloqueio do nervo femoral, fáscia ilíaca infrainguinal (pondere seriamente o risco de queda)
Artroscopia do quadril	Fáscia ilíaca suprainguinal (risco potencial de queda), bloqueio do grupo de nervos pericapsulares
Coxa	
RAFI de haste femoral	Bloqueio do nervo femoral, fáscia ilíaca infrainguinal, fáscia ilíaca suprainguinal
RAFI de fêmur distal	Bloqueio do nervo femoral, fáscia ilíaca infrainguinal (bloqueio do nervo isquiático +/– subglúteo)
Coleta de enxerto de pele da coxa	Femoral (anterior) ou NCFL (lateral), fáscia ilíaca infrainguinal
Amputação acima do joelho	Bloqueios do nervo femoral + isquiático subglúteo (considere seriamente bloqueios contínuos)
Joelho	
Artroplastia do joelho	Bloqueio do canal dos adutores (plexo lombar + isquiático subglúteo para anestésico cirúrgico)
Artroscopia do joelho	Bloqueio do canal dos adutores
RAFI patelar ou reparo de tendão	Bloqueio femoral (presumindo que será usado um imobilizador do joelho)
Reconstrução do ligamento cruzado anterior	Bloqueio do canal dos adutores (considere acrescentar o isquiático subglúteo se for planejado autoenxerto do isquiotibial)
RAFI do platô tibial	Bloqueio do nervo isquiático subglúteo (material de síntese lateral) *versus* bloqueio do nervo femoral (material de síntese medial). Considere realizar bloqueio no DPO 1 se houver alta preocupação com síndrome compartimental. **Sempre discuta o risco de síndrome compartimental com o cirurgião.**
Perna	
RAFI de haste tibial ou parafuso intramedular	Bloqueio do nervo isquiático (+/– bloqueio do canal dos adutores se o parafuso for colocado anterógrado através do joelho). Considere realizar bloqueio no DPO 1 se houver alta preocupação com síndrome compartimental.
Amputação abaixo do joelho	Bloqueios do nervo isquiático + canal dos adutores (ou femoral)
Tornozelo e pé	
Artroplastia, fusão ou RAFI do tornozelo	Bloqueios dos nervos isquiático e safeno subsartorial
RAFI do metatarso	Bloqueio do nervo isquiático (+ bloqueio do nervo safeno distal para primeiro metatarso)
Correção de deformidade do hálux valgo	Bloqueio do nervo isquiático + bloqueio do nervo safeno distal
Amputação transmetatarsal	Bloqueio do nervo isquiático + bloqueio do nervo safeno distal
Amputação de dedo	Pentabloqueio

FIGURA 46-39 Bloqueios de extremidades inferiores e indicações. NCFL, nervo cutâneo femoral lateral; RAFI, redução aberta e fixação interna; DPO 1, dia um pós-operatório.

Um transdutor linear de ultrassom de alta frequência é colocado sobre a área do vinco inguinal, e a artéria femoral e a veia femoral são visualizadas em seção transversal com a fáscia ilíaca sobrejacente (**Figura 46-41**). Logo lateral à artéria e profundamente à fáscia ilíaca, o nervo femoral aparece em seção transversal como uma estrutura

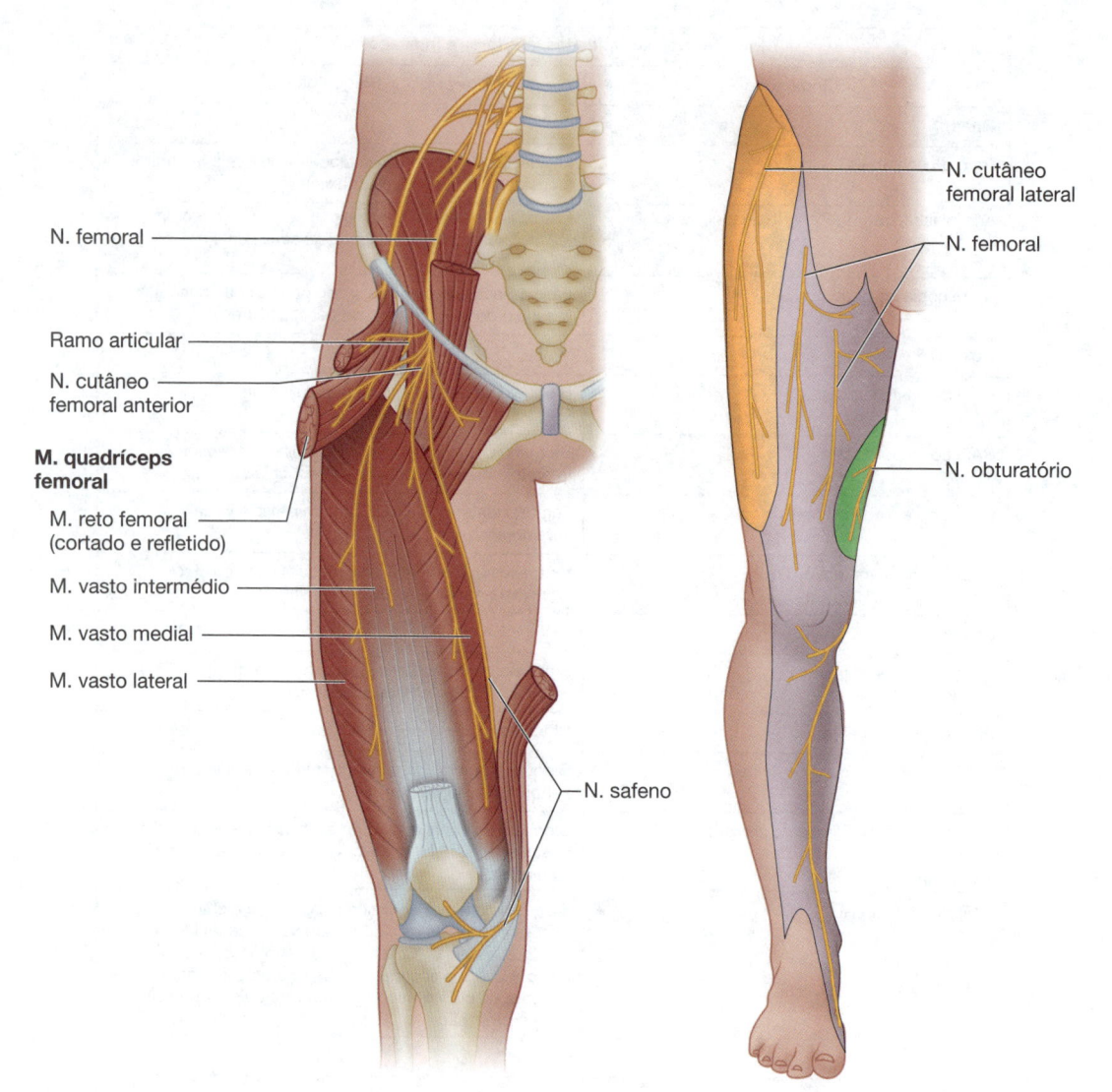

FIGURA 46-40 O nervo femoral fornece inervação sensorial ao quadril e à coxa, e para a região medial da perna através de seu ramo terminal, o nervo safeno.

em formato de fuso com uma textura de "favo de mel" (**Figura 46-42**). Considerando que as ondas de ultrassom atravessam estruturas cheias de fluido com maior facilidade do que o tecido sólido, pode haver uma área de brilho artificial profunda à artéria femoral. Anestesiologistas iniciantes podem confundir esse artefato com o nervo femoral.

Usando a técnica em plano, a agulha de bloqueio é inserida paralela ao transdutor do ultrassom logo lateral à borda externa. A agulha é inserida através do músculo sartório, profundamente em relação à fáscia ilíaca, até que seja visualizada apenas lateralmente ao nervo femoral. O anestésico local é injetado enquanto se observa sua disseminação hipoecoica profunda para a fáscia ilíaca e ao redor do nervo. Ao realizar um bloqueio contínuo do nervo femoral, a colocação do cateter superficial ao nervo produzirá menos bloqueio motor, mas nenhuma diminuição na analgesia quando comparada com a colocação do cateter profundamente no nervo.

Bloqueio do plano da fáscia ilíaca

O objetivo de um *bloqueio do plano da fáscia ilíaca* é semelhante ao de um bloqueio do nervo femoral (analgesia do quadril, coxa e joelho), mas a abordagem é ligeiramente diferente. Por ser um bloqueio do plano, o bloqueio da fáscia ilíaca depende da infiltração de um grande volume de anestésico local sob a fáscia ilíaca com disseminação para os ramos terminais do plexo lombar. Historicamente era usada uma técnica cega baseada na sensação de dois "cliques" enquanto a agulha atravessava a fáscia lata e a fáscia ilíaca e fornecia um nível de anestesia relativamente confiável. No entanto, as técnicas guiadas por ultrassom

Bloqueio da fáscia ilíaca infrainguinal

O *bloqueio da fáscia ilíaca infrainguinal* é semelhante ao bloqueio baseado em marcos anatômicos. Os vasos femorais e a fáscia ilíaca são identificados da mesma maneira que um bloqueio do nervo femoral guiado por ultrassom. A fáscia é então localizada lateralmente até que o músculo sartório seja visualizado. A agulha de bloqueio penetra na pele lateralmente ao transdutor de ultrassom e deve perfurar a fáscia em um local correspondendo aproximadamente ao terço lateral do ligamento inguinal. Um grande volume de anestésico local (30–50 mL) é infiltrado, sendo a disseminação sob a fáscia ilíaca visualizada no ultrassom. Em geral, esse bloqueio anestesia tanto o nervo femoral como os nervos cutâneos femorais laterais, pois o anestésico local é depositado sob a fáscia ilíaca entre os dois nervos que correm no mesmo plano entre a fáscia e os músculos subjacentes (Figura 46-44). Apesar do nome histórico desse bloqueio como "bloqueio 3-em-1", raramente o nervo obturatório é anestesiado com sucesso usando essa técnica.

Bloqueio da fáscia ilíaca suprainguinal

O *bloqueio da fáscia ilíaca suprainguinal* é uma modificação da técnica infrainguinal. Ao se deslocar o alvo do anestésico local em direção cefálica para o ligamento inguinal, o objetivo desse bloqueio é confinar a disseminação do anestésico local para a bacia da pelve. Nesse local, os nervos terminais do plexo lombar estão mais próximos uns dos outros, e os nervos femoral, cutâneo femoral lateral e obturatório podem ser bloqueados de maneira mais confiável em comparação com a técnica infrainguinal. Além disso, como esses nervos são bloqueados em um local mais proximal quando comparados com a técnica infrainguinal, pode haver uma maior chance de anestesiar os ramos articulares para o quadril.

Um transdutor linear de ultrassom é colocado em uma orientação parassagital com uma ligeira rotação oblíqua em um ponto logo medial à espinha ilíaca anterossuperior (ver Figura 46-43) sobre e aproximadamente

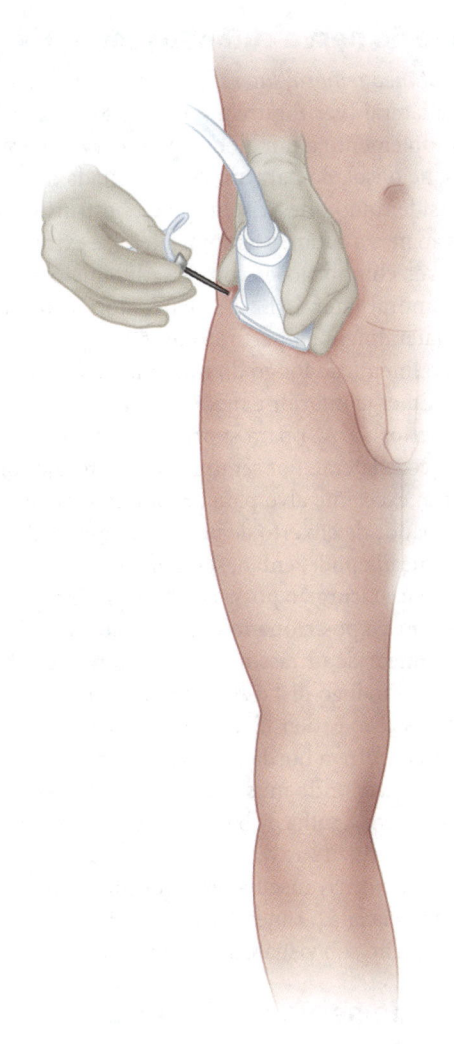

FIGURA 46-41 Posicionamento do bloqueio do nervo femoral.

tornaram-se o método preferido para a realização de bloqueios da fáscia ilíaca. O bloqueio da fáscia ilíaca pode ser feito com uma técnica *infrainguinal* convencional ou *suprainguinal*, mais recente (Figura 46-43).

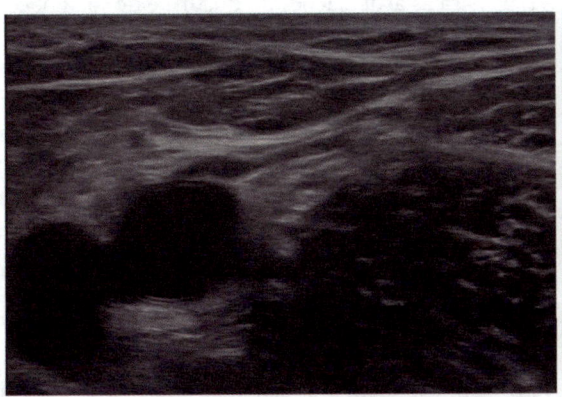

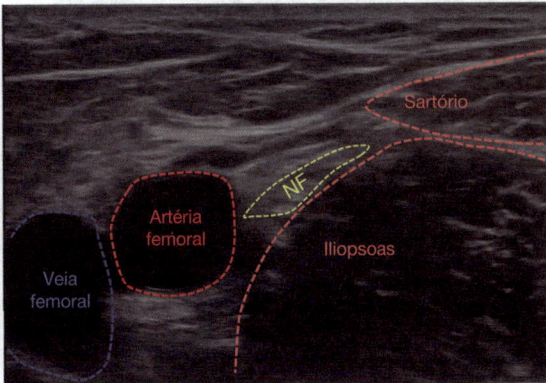

FIGURA 46-42 Bloqueio do nervo femoral. NF, nervo femoral.

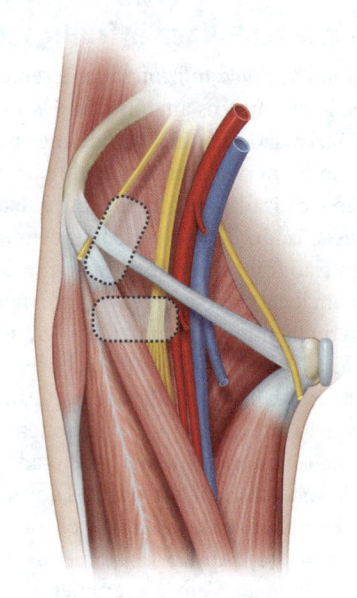

FIGURA 46-43 Orientação do transdutor de ultrassom para bloqueios da fáscia ilíaca suprainguinal e infrainguinal.

perpendicular ao ligamento inguinal. A fáscia ilíaca é identificada como uma linha hiperecoica na borda superficial do músculo ilíaco, e os músculos oblíquo interno e sartório se encontram no ligamento inguinal (muitas vezes referido como "gravata-borboleta"). A agulha de bloqueio penetra no nível do ligamento inguinal ou apenas caudal ao ligamento e é inserida até perfurar a fáscia ilíaca (Figura 46-45). Um grande volume de anestésico local (50-60 mL) é injetado, sendo a disseminação visualizada entre a fáscia ilíaca e o músculo ilíaco.

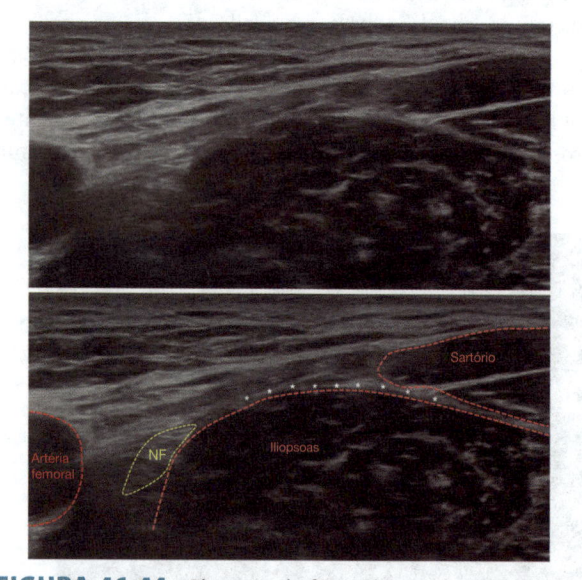

FIGURA 46-44 Bloqueio da fáscia ilíaca infrainguinal. NF, nervo femoral; o asterisco indica a área de interesse da fáscia ilíaca para o anestésico local.

Bloqueio do nervo cutâneo femoral lateral

O *nervo cutâneo femoral lateral* fornece inervação sensorial à coxa lateral (ver Figura 46-40). Pode ser anestesiado como suplemento a um bloqueio do nervo femoral ou como bloqueio isolado para anestesia limitada da coxa lateral. Considerando que existem poucas estruturas vitais próximas ao nervo cutâneo femoral lateral, é extremamente raro haver complicações com esse bloqueio. O nervo cutâneo femoral lateral (L2-L3) parte do plexo lombar, atravessa lateralmente a partir do músculo psoas e segue anterolateralmente ao longo do músculo ilíaco (ver Figura 46-38). Emerge inferior e medialmente à espinha ilíaca anterossuperior (EIAS) para suprir a inervação sensorial cutânea da coxa lateral. Por ser um nervo sem componente motor, é um excelente alvo para proporcionar analgesia a um local doador de enxerto de pele de espessura dividida. A área bloqueada pode, então, ser marcada no pré-operatório para que o cirurgião possa coletar a partir desse local.

O paciente é posicionado em decúbito dorsal, e um transdutor linear de ultrassom é usado para identificar o músculo sartório logo distal ao ligamento inguinal (Figura 46-46). O nervo é identificado no eixo curto no espaço intermuscular entre a borda posterior do músculo sartório e a borda anterior do músculo tensor da fáscia lata (Figura 46-47). Uma agulha de bloqueio curta de calibre 22G é inserida lateralmente ao transdutor de ultrassom e avançada até o plano intermuscular entre os músculos sartório e tensor da fáscia lata. O anestésico local (5-10 mL) é infiltrado nesse plano sob visualização por ultrassom.

Bloqueio do nervo obturatório

Um bloqueio do *nervo obturatório* é geralmente necessário para anestesia completa do joelho e muitas vezes é realizado em combinação com bloqueios do nervo femoral e isquiático para esse fim. O bloqueio do nervo obturatório também pode ser realizado para prevenir espasmos do músculo adutor durante ressecção transuretral da bexiga se não for usado um relaxante muscular adespolarizante. O nervo obturatório contribui com ramos sensoriais para as articulações do quadril e do joelho, com um grau variável de sensação para a coxa medial e com inervação motora para os adutores do quadril (Figura 46-48).

Na coxa medial, o nervo obturatório se divide em um ramo anterior e um posterior. Um transdutor linear de ultrassom é colocado na coxa medial aproximadamente 1 a 2 cm distal à prega inguinal, e os músculos adutores longo, curto e magno são identificados. Os nervos são visualizados como estruturas delgadas e fusiformes com o ramo anterior entre os músculos adutor longo e adutor curto e o ramo posterior entre os músculos adutor curto e adutor magno (Figura 46-49). O anestésico local (8-10 mL) é injetado entre as camadas musculares para anestesiar ambos os ramos do nervo.

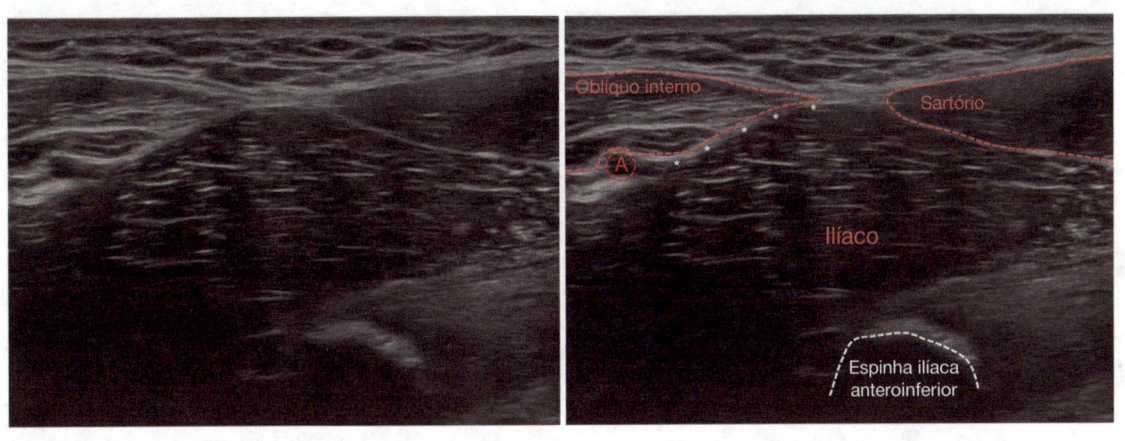

FIGURA 46-45 Bloqueio da fáscia ilíaca suprainguinal. A, artéria ilíaca circunflexa profunda; o asterisco representa a área de interesse da fáscia ilíaca para o anestésico local.

Bloqueio do plexo lombar posterior (compartimento do psoas)

Os *bloqueios do plexo lombar posterior* são importantes para procedimentos cirúrgicos envolvendo áreas inervadas pelos nervos femoral, cutâneo femoral lateral e obturatório (**Figura 46-50**). Estes incluem procedimentos no quadril, joelho e coxa anterior. A anestesia completa do joelho pode ser obtida em combinação com um bloqueio do nervo isquiático proximal. O plexo lombar está em estreita proximidade com múltiplas estruturas sensíveis (**Figura 46-51**), e, para alcançá-lo, é necessária uma agulha longa. Assim, o bloqueio do plexo lombar posterior tem uma das maiores taxas de complicações de qualquer bloqueio de nervo periférico; os riscos incluem hematoma retroperitoneal, injeção de anestésico local intravascular com toxicidade, injeções intratecais e epidurais e punção capsular renal.

As raízes nervosas lombares emergem dos forames vertebrais para o corpo do músculo psoas e seguem no interior do compartimento muscular antes de saírem como nervos terminais (ver **Figura 46-38**). Os bloqueios do plexo lombar posterior depositam anestésico local no interior do corpo do músculo psoas. O paciente é posicionado em decúbito lateral para uma técnica baseada em marcos anatômicos, e em decúbito lateral, sentado ou em decúbito ventral para uma técnica guiada por ultrassom. Se posicionado em decúbito lateral, o lado a ser bloqueado está na posição não dependente (**Figura 46-52**).

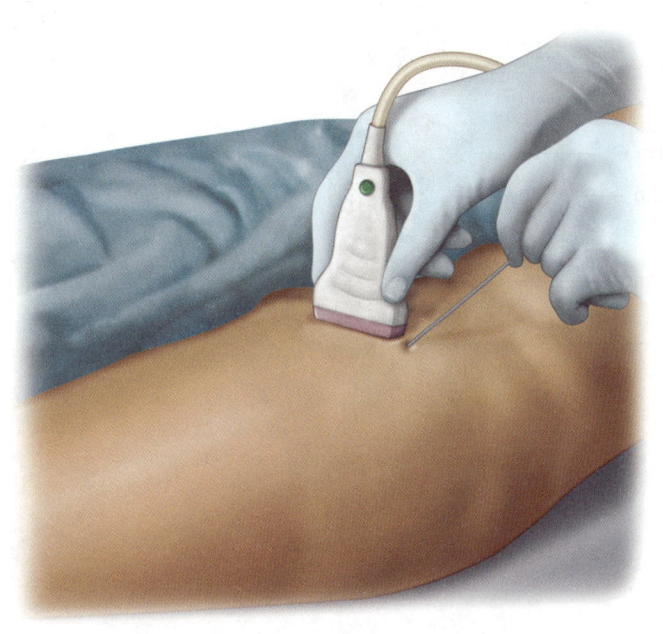

FIGURA 46-46 Posicionamento do bloqueio do nervo cutâneo femoral lateral.

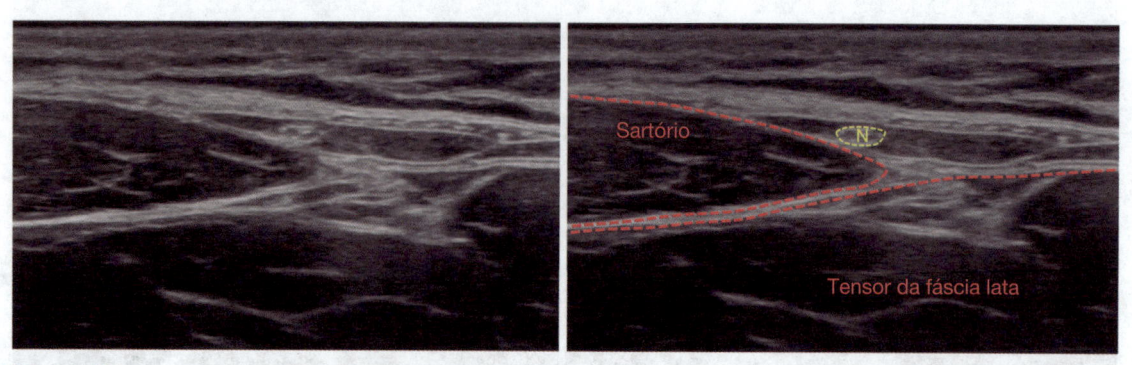

FIGURA 46-47 Nervo cutâneo femoral lateral. N, nervo cutâneo femoral lateral.

A. Técnica baseada em marcos anatômicos

A linha média é palpada e, se possível, os processos espinhosos são identificados. Primeiro uma linha é desenhada por meio dos processos espinhosos lombares, e ambas as cristas ilíacas são identificadas e conectadas com uma linha para se aproximar do nível de L4. Então a espinha ilíaca posterossuperior é palpada, e uma linha é desenhada em direção cefálica, paralela à primeira linha. Uma agulha isolada longa (10-15 cm) é inserida no ponto de interseção entre a linha transversal (intercristal) e a interseção dos terços lateral e médio das duas linhas sagitais. Pode ser usado um transdutor convexo grande

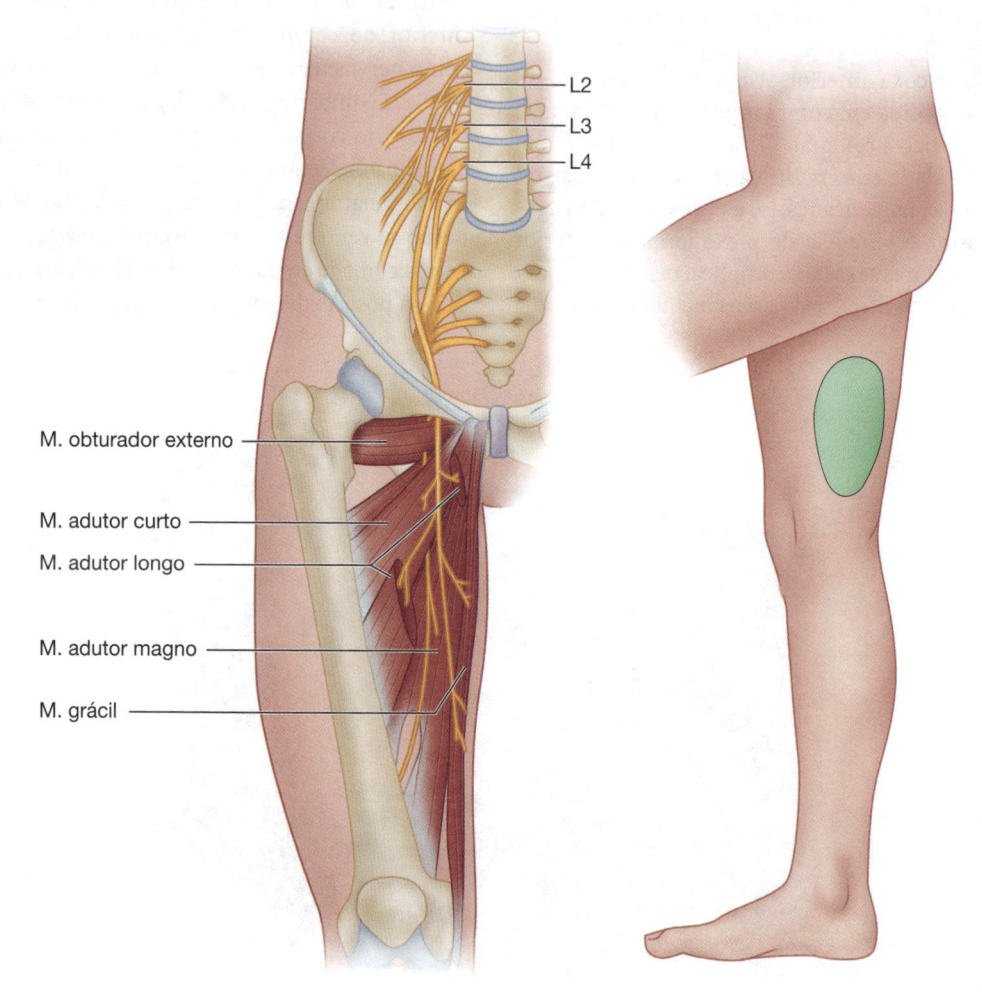

FIGURA 46-48 Inervação do nervo obturatório.

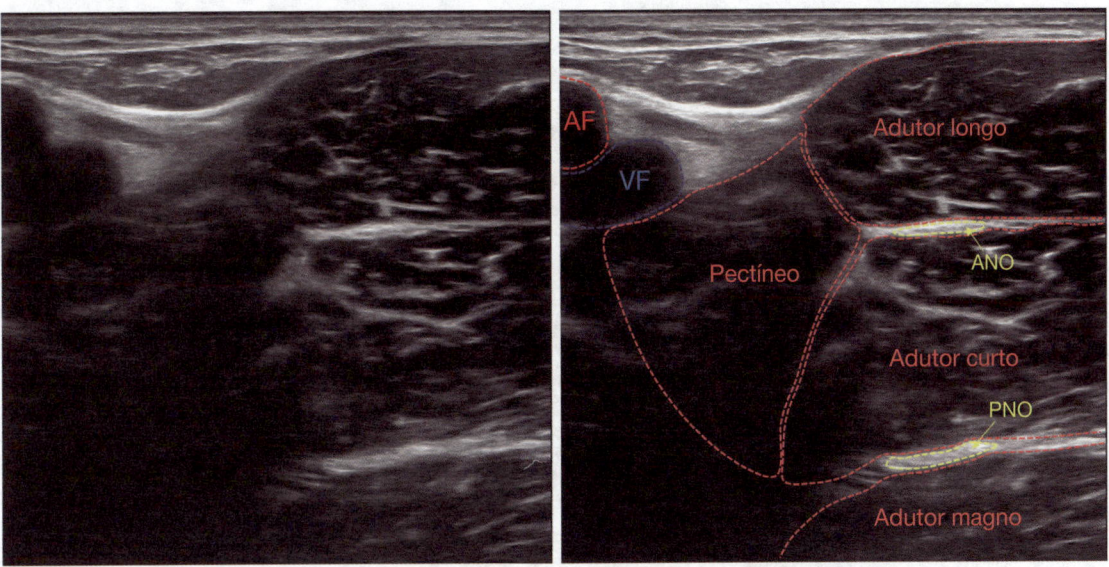

FIGURA 46-49 Bloqueio do nervo obturatório. ANO, ramo anterior do nervo obturatório; AF, artéria femoral; VF, veia femoral; PNO, ramo posterior do nervo obturatório.

de ultrassom para estimar a profundidade do processo transversal, e isso tem sido sugerido para melhorar o sucesso e a segurança. A agulha é inserida em uma direção anterior até que seja provocada uma resposta motora femoral (contração do quadríceps). Se houver contato com o processo transverso, a agulha deve ser ligeiramente retirada e "afastada" do processo transverso em uma direção caudal, mantendo a agulha no plano parassagital. A agulha nunca deve ser inserida mais de 3 cm após a profundidade na qual o processo transversal foi originalmente tocado para evitar sair do músculo psoas anteriormente. Volumes de anestésico local acima de 20 mL

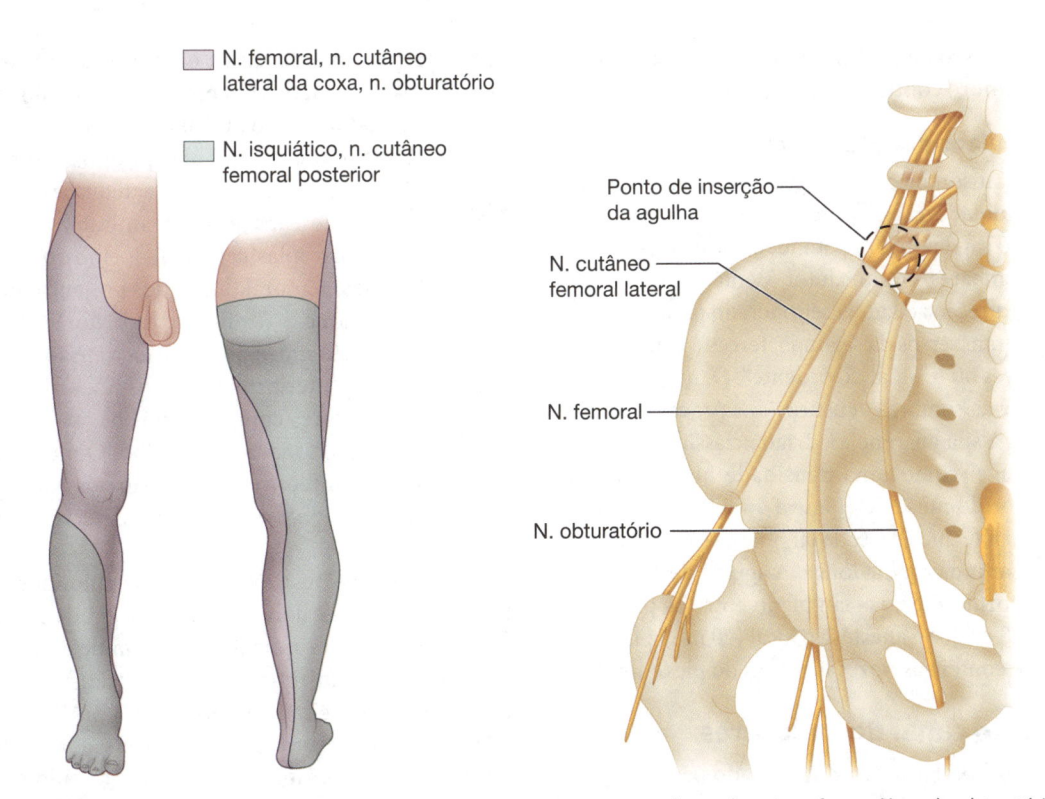

FIGURA 46-50 Os bloqueios do plexo lombar proporcionam anestesia aos nervos femoral, cutâneo femoral lateral e obturatório. N., nervo.

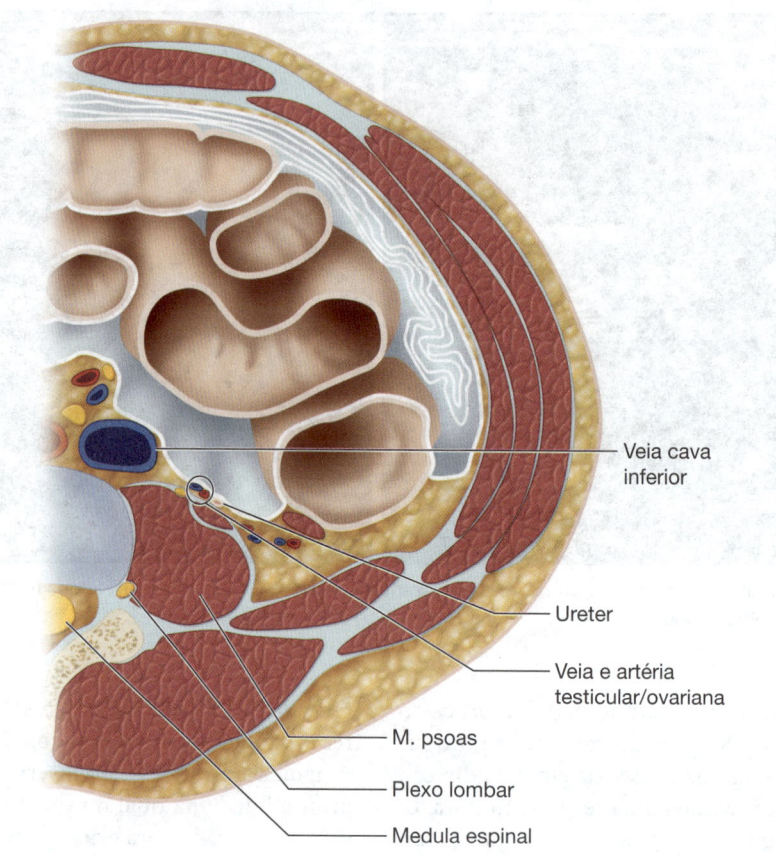

FIGURA 46-51 O plexo lombar encontra-se em estreita proximidade com muitas estruturas vitais.

aumentarão o risco de disseminação bilateral e envolvimento do membro contralateral.

B. Técnica guiada por ultrassom

É usado um transdutor convexo grande de ultrassom devido à profundidade da estrutura de interesse, sendo colocado no plano sagital médio para identificar os processos espinhosos lombares. O transdutor é, então, movido lateralmente em direção ao lado a ser operado para visualizar os processos transversos da segunda, terceira e quarta vértebras lombares ou o "sinal do tridente". O músculo psoas é visível entre as sombras acústicas dos processos transversos graças à sua aparência estriada clássica, e o plexo lombar é visível como uma densidade hiperecoica na parte posterior do músculo (Figura 46-53). Assim como acontece com a técnica baseada em marcos anatômicos, é necessário usar uma agulha longa. A agulha de bloqueio é inserida conforme a técnica em plano entre os processos transversos L3 e L4, e o anestésico local (20 mL) é injetado no plano que contém as raízes nervosas do plexo lombar.

Bloqueio do canal dos adutores

O *bloqueio do canal dos adutores* é usado para analgesia do joelho e da região medial da perna; podem ser usadas as técnicas de injeção única ou contínua. Os músculos quadríceps são afetados em menor grau por um bloqueio do canal dos adutores do que por um bloqueio femoral, o que pode facilitar a deambulação após a cirurgia do joelho. Aliás, pacientes com cateter de canal adutor contínuo são capazes de deambular mais no primeiro dia após artroplastia total do joelho do que pacientes com bloqueio femoral (limitados por enfraquecimento) ou sem bloqueio (limitados por dor). Delimitado medialmente pelo músculo sartório, anteriormente pelo vasto medial e posteriormente pelos músculos adutores, o canal dos adutores contém vários nervos que proporcionam inervação sensorial ao joelho. O mais evidente é o nervo safeno, embora esse bloqueio possa afetar a divisão posterior do nervo obturatório e o nervo para o vasto medial.

O paciente é posicionado em decúbito dorsal com o joelho ligeiramente dobrado e a perna girada externamente. Um transdutor linear de ultrassom de alta frequência é posicionado em uma orientação transversal sobre a coxa medial, a meio caminho entre a EIAS e o polo patelar superior (Figura 46-54). A artéria e a veia femoral são visualizadas profundamente ao músculo sartório, e o nervo safeno se localiza logo anteriormente aos vasos

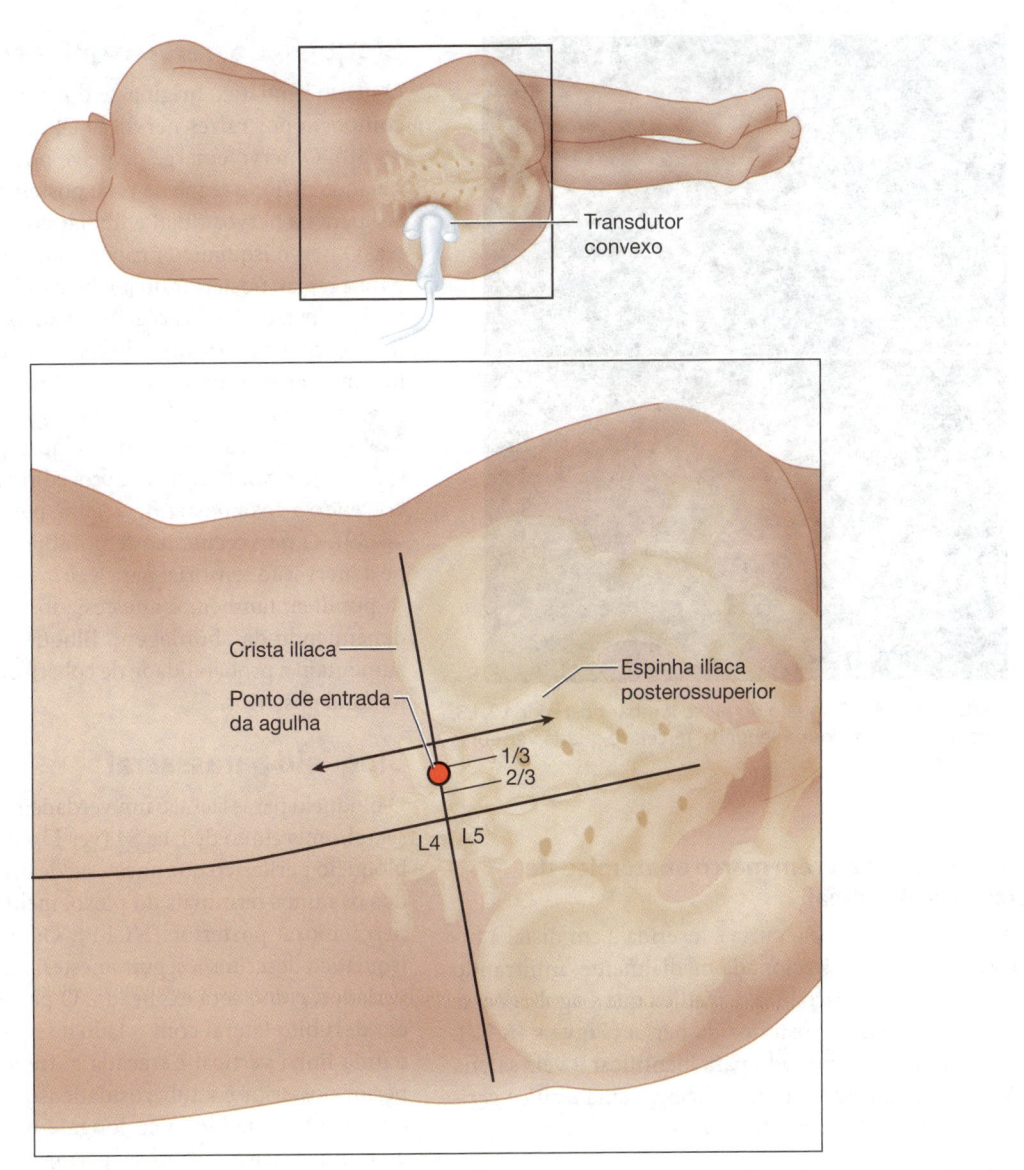

FIGURA 46-52 Posicionamento do paciente, marcos anatômicos de superfície e orientação do transdutor de ultrassom para bloqueio do plexo lombar posterior.

(Figura 46-55). A agulha de bloqueio é colocada 2 a 3 cm lateralmente ao transdutor e inserida no plano rumo ao espaço triangular profundo ao músculo sartório e anterior à artéria. Após cuidadosa aspiração em busca de não surgimento de sangue, 15 a 20 mL de anestésico local são injetados.

Bloqueio do nervo safeno

O nervo safeno é o ramo mais medial do nervo femoral e inerva a pele sobre a região medial da perna e a articulação do tornozelo (ver Figura 46-40). Portanto, esse bloqueio é usado principalmente em conjunto com um bloqueio do nervo isquiático para proporcionar anestesia/analgesia completa abaixo do joelho.

A. Técnica subsartorial guiada por ultrassom

O nervo safeno pode ser acessado proximalmente ao joelho, apenas profundamente ao músculo sartório. É usado um transdutor linear de ultrassom de alta frequência para identificar a junção entre os músculos sartório e o vasto medial em seção transversal distal ao canal dos adutores. Uma agulha de bloqueio é inserida de medial para lateral, e 5 a 10 mL de anestésico local são depositados dentro desse plano fascial (Figura 46-56). O nervo é frequentemente visível entre os músculos sartório e vasto medial e, em caso afirmativo, deve ser o alvo do anestésico local. Se o nervo não for visível, a hidrodissecção desse plano com anestésico local também produz um bloqueio confiável do nervo safeno.

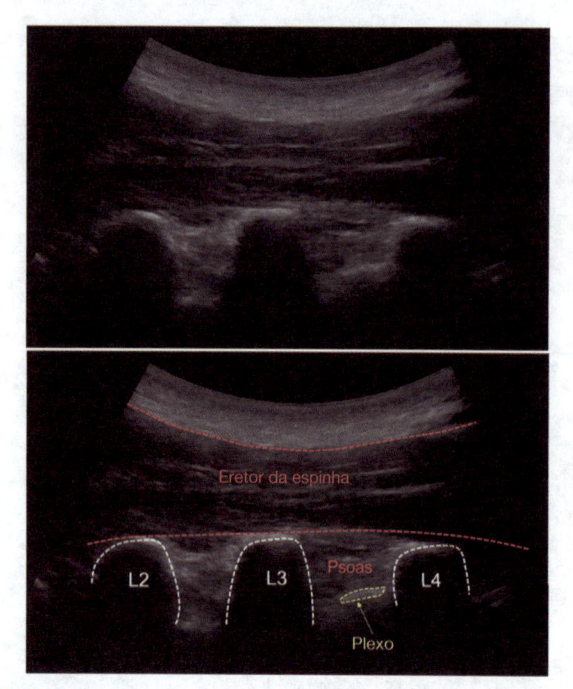

FIGURA 46-53 Bloqueio do plexo lombar posterior. L2, L3, L4, processos transversos da segunda, terceira e quarta vértebras lombares.

B. Técnica baseada em marco anatômico de referência proximal

Uma agulha de bloqueio curta é inserida 2 cm distal à tuberosidade tibial e direcionada medialmente, infiltrando 5 a 10 mL de anestésico local à medida que a agulha passa em direção à região posterior da perna (**Figura 46-57**). O ultrassom pode ser usado para identificar a veia safena próxima à tuberosidade tibial e facilitar uma *técnica perivascular* com infiltração sobre a veia.

C. Técnica do safeno distal

O maléolo medial é identificado, infiltrando 5 mL de anestésico local em uma linha que corre medialmente ao redor do tornozelo (consulte "Pentabloqueio", adiante).

Bloqueio do nervo isquiático

O nervo isquiático origina-se do tronco lombossacral e é composto por raízes nervosas L4 a L5 e S1 a S3 (**Figura 46-58**). O nervo emerge da pelve por meio do forame isquiático maior e segue na coxa posterior antes de se bifurcar para os nervos tibial e fibular comum na fossa poplítea. O nervo isquiático proporciona a inervação sensorial para a região posterior do joelho e toda a perna, tornozelo e pé, com exceção das regiões mediais da perna e do tornozelo, que é inervado pelo nervo safeno. É responsável por inervar os músculos isquiotibiais e toda a inervação motora distal ao joelho. O bloqueio do nervo isquiático pode ocorrer em qualquer ponto ao longo de seu trajeto e é indicado para procedimentos cirúrgicos envolvendo a coxa posterior, joelho, perna e pé (ver **Figura 46-39**). O nervo cutâneo femoral posterior, responsável pela inervação sensorial para a coxa posterior e para a fossa poplítea, também é anestesiado de maneira variável, dependendo da abordagem. Bloqueios mais cefalizados aumentam a probabilidade de cobertura do nervo cutâneo femoral posterior.

Bloqueio parassacral

O bloqueio parassacral é um verdadeiro bloqueio do plexo sacral, emergindo de L4 a S4 (ver **Figura 46-38**), e o único bloqueio periférico que anestesia de maneira confiável todos os ramos terminais do plexo, incluindo o nervo cutâneo femoral posterior (NCFP). Os bloqueios do nervo isquiático descritos a seguir anestesiam o NCFP em graus variados, como será explicado. O paciente é posicionado em decúbito lateral com o lado a ser operado para cima, e uma linha vertical é traçada entre a espinha ilíaca superior posterior e a tuberosidade isquiática. Uma agulha estimuladora de bloqueio longa é inserida 6 cm abaixo da espinha ilíaca posterossuperior ao longo dessa linha, com uma orientação parassagital perpendicular ao eixo do corpo. A agulha é inserida até que seja provocada uma resposta motora na perna ou no pé, em geral ocorrendo a uma profundidade de aproximadamente 7 cm. Deve ser

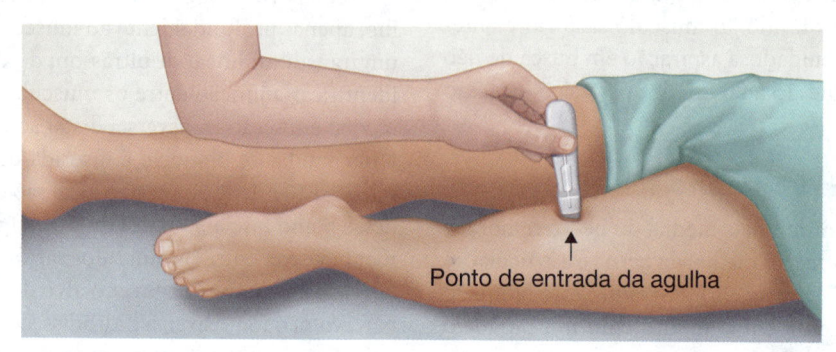

FIGURA 46-54 Posicionamento para bloqueio do canal dos adutores. O paciente é posicionado em decúbito dorsal com a perna girada externamente. Um transdutor linear de ultrassom de alta frequência é colocado em uma orientação transversal no meio da coxa.

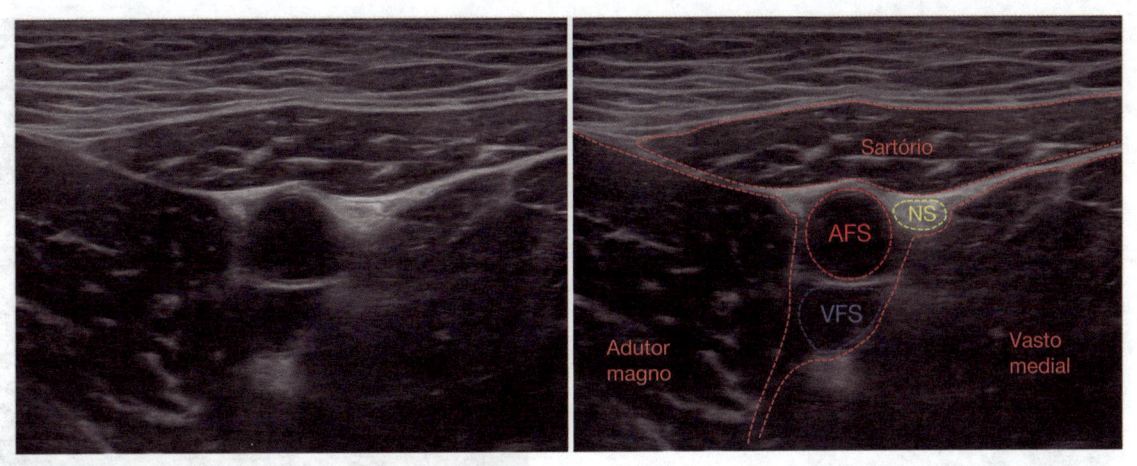

FIGURA 46-55 Bloqueio do canal dos adutores. AFS, artéria femoral superficial; VFS, veia femoral superficial; NS, nervo safeno.

tomado muito cuidado ao realizar o bloqueio porque existe o risco potencial de provocar lesão das vísceras pélvicas.

A. Abordagem subglútea

Uma abordagem subglútea ao nervo isquiático é logo distal à clássica "abordagem Labat" baseada em estimulador de nervo, que tinha a desvantagem de ser um bloqueio muito profundo, onde o nervo isquiático está mais próximo das vísceras pélvicas e é mal visualizado com ultrassom. A abordagem subglútea é importante quando é necessária a cobertura da região posterior do joelho e do NCFP (embora o NCFP seja menos frequentemente anestesiado quando comparado com o bloqueio parassacral). Essa abordagem é preferível para cirurgias do joelho (p. ex., fixação cirúrgica de fratura do platô tibial, artroplastia do joelho, amputação abaixo do joelho) se combinada com o nervo femoral ou o bloqueio do plexo lombar. Se for desejada a deambulação durante o efeito do anestésico local, considere uma abordagem poplítea (consulte a próxima seção), que não afetará os músculos isquiotibiais no mesmo grau, permitindo que a flexão do joelho eleve o pé com o uso de muletas.

O paciente é posicionado na posição de Sim (**Figura 46-59**) ou decúbito ventral, e um transdutor convexo grande de ultrassom (linear pode ser suficiente para indivíduos muito magros) é colocado sobre o ponto médio entre a tuberosidade isquiática e o trocanter maior em uma orientação transversal. Ambas as estruturas ósseas devem ser visíveis simultaneamente no campo do ultrassom. Os músculos glúteos são identificados superficialmente, juntamente com a camada fascial que define sua borda profunda. O nervo isquiático triangular deve ser visível em seção transversal logo profundo a essa camada em um local aproximadamente a meio caminho entre a tuberosidade isquiática e o trocanter maior, superficial ao músculo quadrado femoral (**Figura 46-60**).

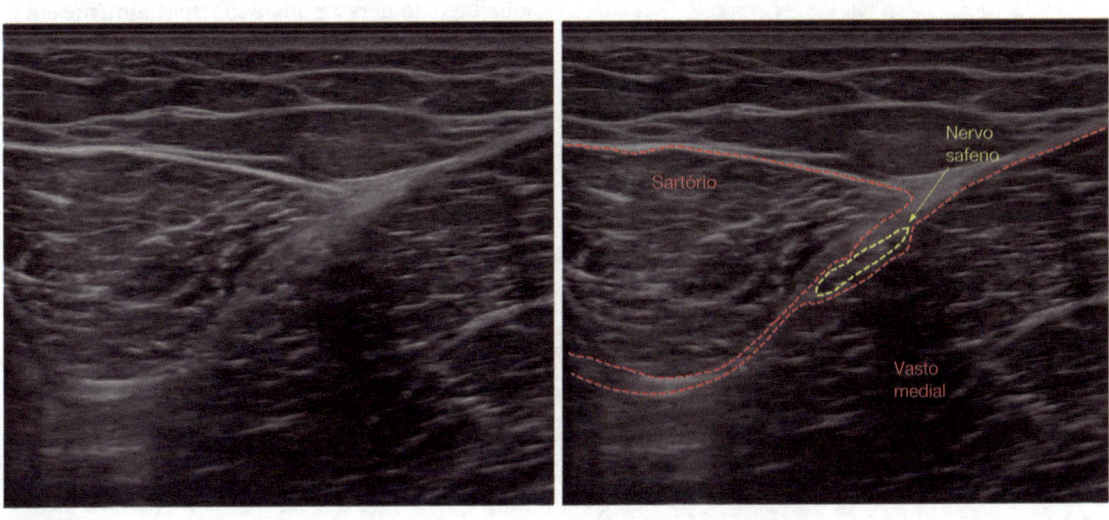

FIGURA 46-56 Bloqueio subsartorial do nervo safeno.

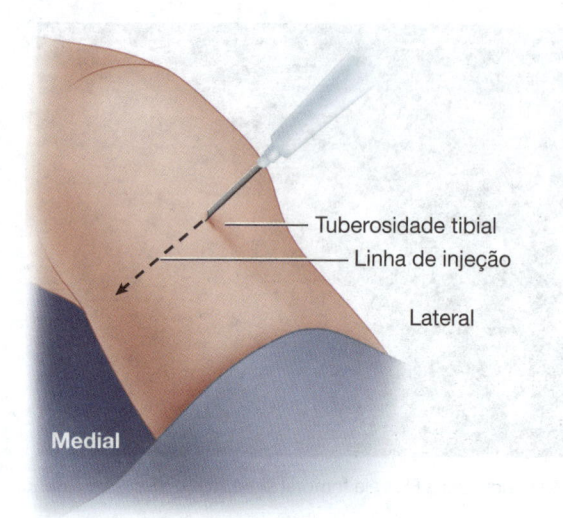

FIGURA 46-57 Bloqueio proximal do nervo safeno baseado em marcos anatômicos.

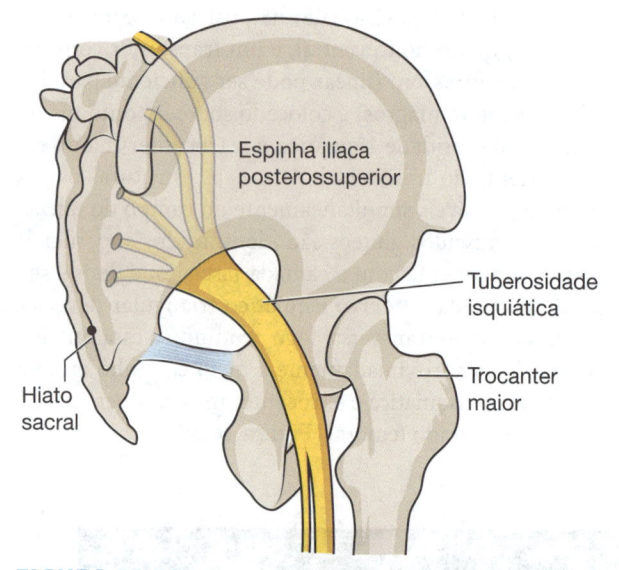

FIGURA 46-58 Anatomia do nervo isquiático proximal.

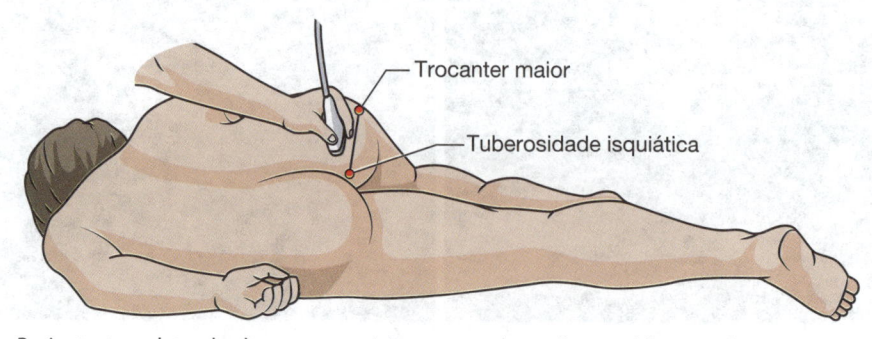

FIGURA 46-59 Paciente, transdutor de ultrassom e posicionamento da agulha para bloqueio do nervo isquiático proximal.

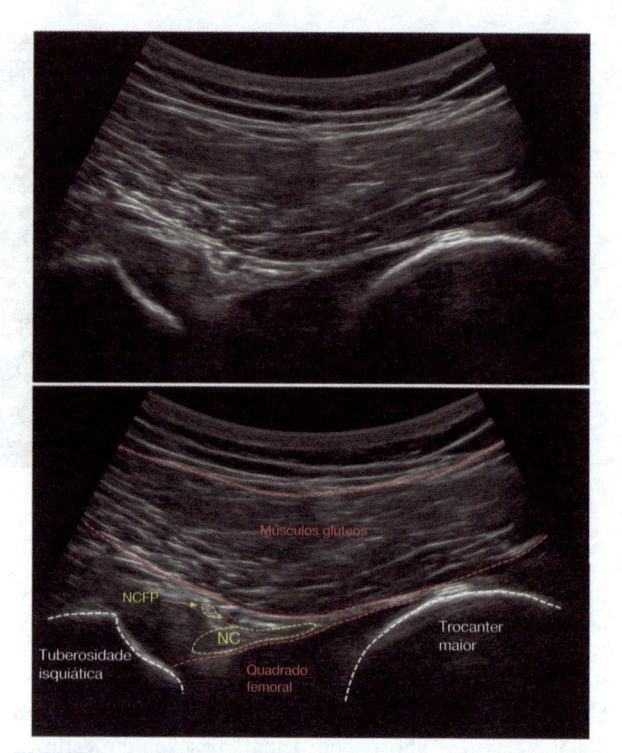

FIGURA 46-60 Bloqueio subglúteo do nervo isquiático. NCFP, nervo cutâneo femoral posterior; NC, nervo isquiático; círculos vermelhos e azuis delineiam a artéria glútea inferior e a veia, respectivamente.

A agulha de bloqueio é inserida logo lateralmente ao transdutor de ultrassom próximo ao trocanter maior. É avançada através do campo do feixe de ultrassom até que a extremidade seja visível profundamente ao glúteo máximo, ao lado do nervo isquiático, devendo ser observado o anestésico local disseminado ao redor do nervo. A estimulação nervosa pode ser um complemento importante à orientação ultrassonográfica para bloqueio subglúteo do nervo isquiático, especialmente em pacientes obesos ou amputados que resultam em relações anatômicas alteradas.

B. Abordagem poplítea

13 Os *bloqueios do nervo poplíteo* proporcionam excelente cobertura para cirurgia do pé e tornozelo, poupando grande parte da função motora dos músculos isquiotibiais, permitindo a elevação do pé com flexão do joelho e, assim, facilitando a deambulação. Nenhum bloqueio do nervo isquiático proporciona anestesia completa para a região cutânea medial da perna e a cápsula da articulação do tornozelo, mas quando um bloqueio do nervo safeno (ou femoral) é adicionado, é fornecida anestesia completa abaixo do joelho. O principal risco específico do local de um bloqueio poplíteo é a punção vascular, devido à proximidade do nervo isquiático com os vasos poplíteos nesse local.

O nervo isquiático se divide em nervo tibial e fibular comum dentro ou logo proximal à fossa poplítea (**Figura 46-61**). A fossa poplítea superior é delimitada lateralmente pelo tendão do bíceps femoral e medialmente pelos tendões semitendíneo e semimembranoso. Cefalicamente ao sulco de flexão do joelho, a artéria poplítea é imediatamente lateral ao tendão do semitendíneo. A veia poplítea é lateral à artéria, e os nervos tibial e fibular comum são logo superficiais e laterais à veia e mediais ao tendão do bíceps, 2 a 6 cm de profundidade na pele. O nervo tibial continua profundamente atrás do músculo gastrocnêmio, e o nervo fibular comum emerge da fossa poplítea entre a cabeça e o pescoço da fíbula para suprir a parte inferior da perna.

Com o paciente em decúbito ventral, o ápice da fossa poplítea é identificado (**Figura 46-62**). Usando um transdutor linear de ultrassom de alta frequência colocado em uma orientação transversal, o fêmur, o músculo bíceps femoral, os vasos poplíteos e o nervo isquiático ou ramos são identificados na seção transversal (**Figura 46-63**). Em geral, o nervo é superficial e lateral aos vasos e muitas vezes está localizado em estreita relação com o músculo bíceps femoral adjacente à sua borda medial.

A agulha de bloqueio é inserida usando a técnica em plano, lateral ao transdutor de ultrassom e atravessando o músculo bíceps femoral. A agulha é inserida no plano do ultrassom, e sua abordagem profunda ou superficial ao nervo é visualizada.

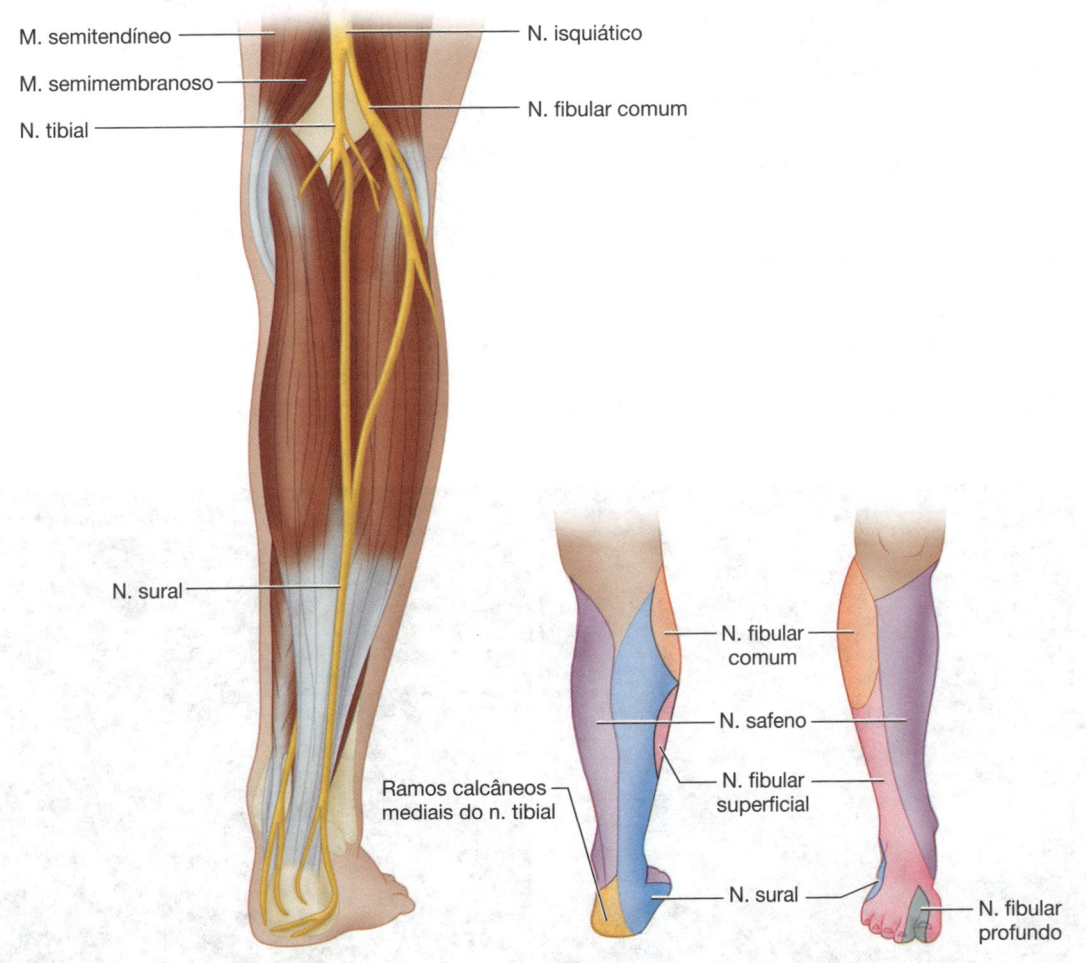

FIGURA 46-61 O nervo isquiático se divide em ramos tibial e fibular, logo proximal à fossa poplítea, e fornece inervação sensorial para grande parte da parte inferior da perna.

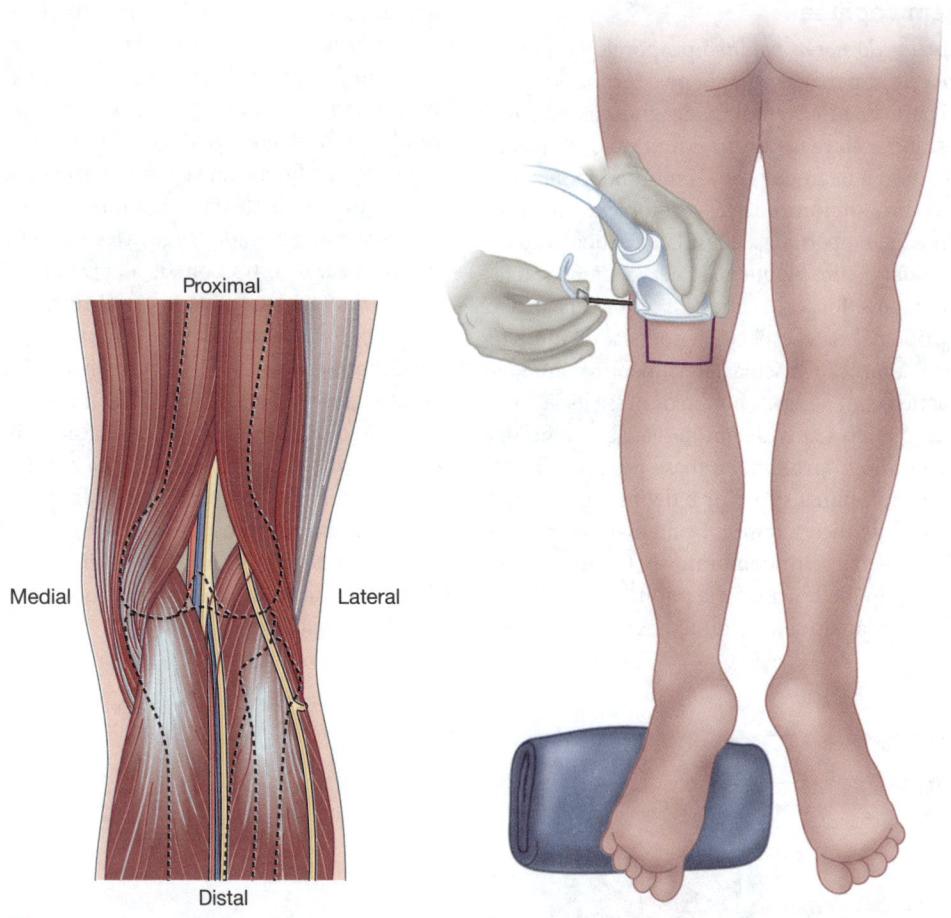

FIGURA 46-62 (**A**) Anatomia do nervo isquiático na fossa poplítea e (**B**) posicionamento do paciente, transdutor e orientação da agulha para bloqueio do nervo isquiático poplíteo.

Se for desejada anestesia cirúrgica, o anestésico local deve ser visualizado ao redor de todos os lados do nervo, o que em geral requer múltiplos redirecionamentos da extremidade da agulha com injeções incrementais. Para analgesia isolada, uma única injeção de anestésico local profundo ou superficial ao nervo é aceitável. A injeção no

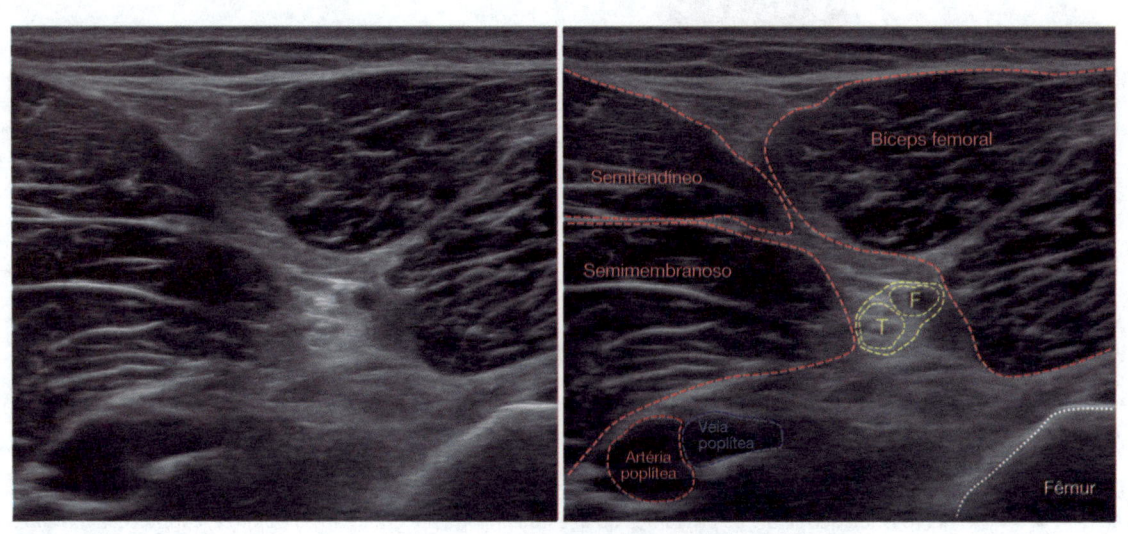

FIGURA 46-63 Bloqueio poplíteo do nervo isquiático. F, nervo fibular comum; T, nervo tibial.

interior da bainha paraneural (*bloqueio subparaneural*) acelera o início e reduz o volume necessário para alcançar um bloqueio cirúrgico. No entanto, deve-se ter cuidado ao usar essa técnica para evitar a injeção intrafascicular, pois isso pode resultar em lesão axonal irreversível. Se a anestesia cirúrgica não for necessária, há um benefício limitado para um bloqueio subparaneural. Da mesma forma, a técnica subparaneural não confere nenhum benefício para bloqueios contínuos do nervo isquiático poplíteo além daqueles mencionados para bloqueios de injeção única.

Os bloqueios isquiático poplíteos guiados por ultrassom podem ser realizados com o paciente em decúbito lateral ou dorsal (este último com a perna elevada em vários travesseiros), mas isso torna os procedimentos tecnicamente mais desafiadores.

Pentabloqueio

Para procedimentos cirúrgicos do pé, o pentabloqueio é um meio de proporcionar anestesia rápida, de baixa tecnologia e baixo risco. Para minimizar o risco de complicações isquêmicas, deve ser evitado o volume excessivo de injeção e o uso de vasoconstritores como a epinefrina. Uma vez que esse bloqueio inclui cinco injeções separadas, muitas vezes é desconfortável para os pacientes, e sedação adequada e pré-medicação analgésica são especialmente importantes.

Cinco nervos proporcionam sensação ao pé (**Figura 46-64**). O *nervo safeno* é um ramo terminal do nervo femoral e a única inervação do pé que não é um ramo do nervo isquiático. Proporciona sensação cutânea ao pé anteromedial e é mais consistentemente localizado imediatamente antes do maléolo medial. O *nervo fibular profundo* segue pelo compartimento anterior da perna após ramificar-se do nervo fibular comum, penetrando no tornozelo entre o extensor longo do hálux e os tendões do extensor longo dos dedos (**Figura 46-65**), logo lateral à artéria pedonal dorsal. Proporciona inervação aos extensores dos dedos do pé e sensação ao primeiro espaço entre dedos e região dorsal próxima. O *nervo fibular superficial*, também ramo do nervo fibular comum, desce em direção ao tornozelo no compartimento lateral, fornecendo ramos motores aos músculos de eversão do pé. Penetra no tornozelo logo superficialmente ao extensor longo dos dedos e ao retináculo extensor e proporciona sensação cutânea ao dorso do pé e dedos dos pés (exceto o primeiro espaço entre dedos). O *nervo tibial* atravessa a perna na superfície profunda do músculo sóleo e penetra no pé posteriormente ao maléolo medial, ramificando-se nos nervos calcâneo, plantar lateral e plantar medial. Está localizado atrás da artéria tibial posterior no nível do maléolo medial e fornece inervação sensorial para o calcanhar, a sola medial e parte da sola lateral do pé, bem como as pontas dos dedos dos pés. O *nervo sural* é um ramo do nervo tibial e penetra no pé entre o tendão de Aquiles e o maléolo lateral para proporcionar sensação ao pé lateral.

14 Um bloqueio completo do tornozelo requer uma série de cinco bloqueios de nervos, mas o processo pode ser readequado para minimizar as inserções da agulha (**Figura 46-66**). Todas as cinco injeções são necessárias para anestesiar todo o pé; no entanto, os procedimentos cirúrgicos podem não exigir que todos os nervos terminais sejam bloqueados. Além disso, ao contrário de um bloqueio do nervo isquiático, um pentabloqueio não proporciona analgesia para a dor do torniquete (abaixo do joelho), nem permite a inserção do cateter perineural. O sulco entre o extensor longo do hálux e o extensor longo dos dedos é identificado para bloquear o nervo fibular profundo. Muitas vezes o pulso do dorso do pé é palpável nesse ponto. Uma agulha de bloqueio de pequeno calibre é inserida perpendicularmente à pele logo lateral ao pulso, o osso é tocado, e 5 mL de anestésico local são infiltrados à medida que a agulha é retirada. A partir desse local de inserção, uma

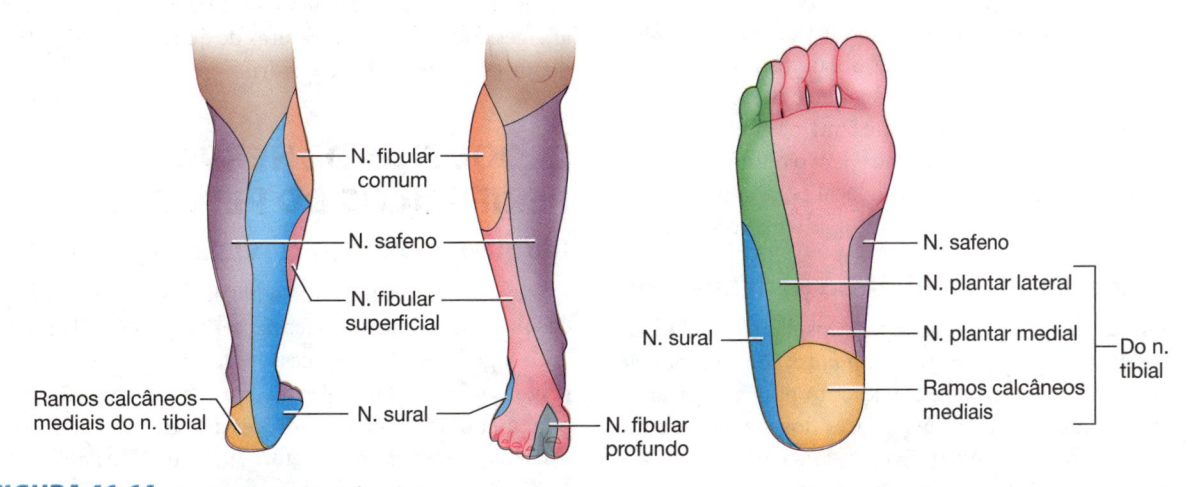

FIGURA 46-64 Inervação cutânea do pé.

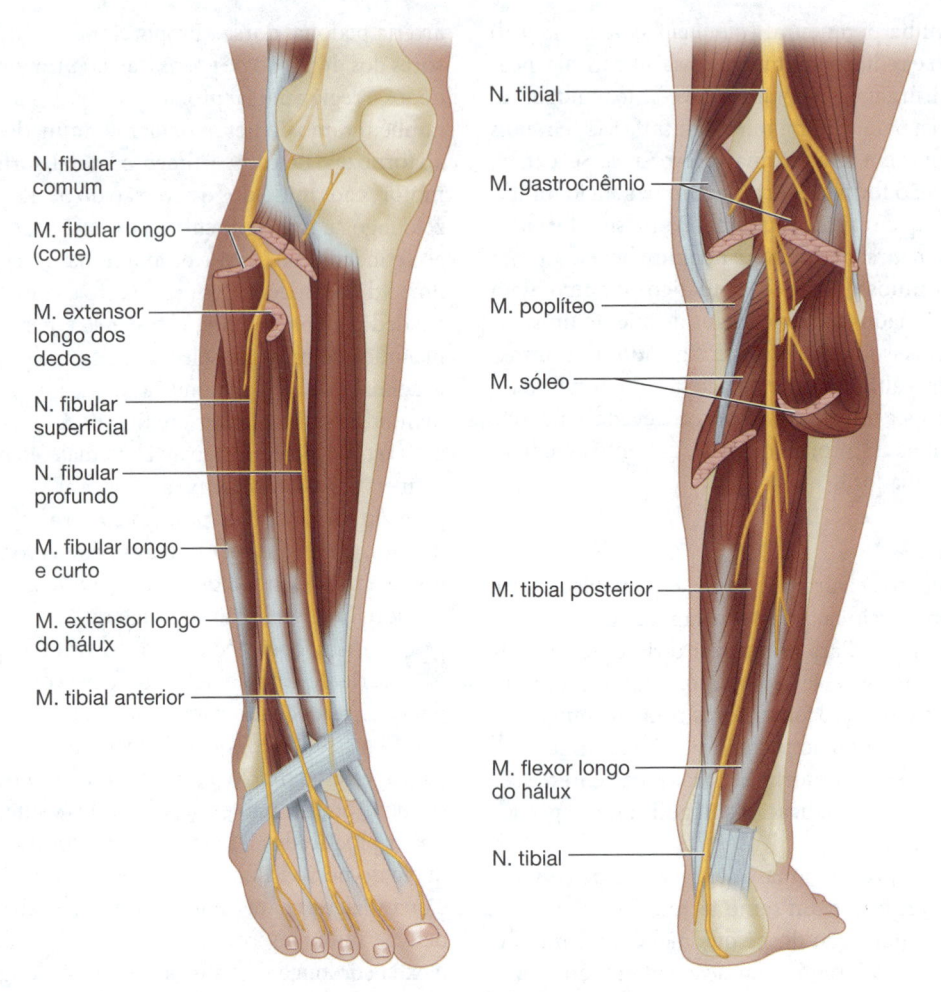

FIGURA 46-65 Trajetos do nervo tibial e do fibular comum. M., músculo; N., nervo.

pápula subcutânea de 5 mL de anestésico local é estendida em direção ao maléolo lateral para atingir o nervo fibular superficial. A agulha é retirada e redirecionada a partir do mesmo local em direção medial, infiltrando 5 mL de anestésico local em direção ao maléolo medial para atingir o nervo safeno. O nervo tibial posterior pode ser localizado identificando o pulso da artéria tibial posterior atrás do maléolo medial. Uma agulha de bloqueio de pequeno calibre é inserida logo após a artéria, e 5 mL de anestésico local são distribuídos na bolsa profunda para o retináculo flexor. São injetados 5 mL de anestésico local por via subcutânea posterior ao maléolo lateral para atingir o nervo sural.

Bloqueio do grupo nervoso pericapsular

O bloqueio do grupo nervoso pericapsular (PENG *block*, do inglês *pericapsular nerve group block*) é um bloqueio do plano fascial recentemente descrito para analgesia do quadril visando os ramos articulares dos nervos femoral e obturatório, pois inervam a cápsula da articulação anterior do quadril. Esse bloqueio propicia a encorajadora possibilidade de analgesia do quadril sem bloqueio motor. Até o momento, há apenas evidências de séries de casos para apoiar seu uso; no entanto, há ensaios clínicos em andamento. Podem eventualmente demonstrar que esse bloqueio é uma alternativa motora importante para a analgesia relacionada a fraturas de quadril, artroplastia de quadril e artroscopia de quadril.

BLOQUEIOS DE NERVOS PERIFÉRICOS DO PESCOÇO

Bloqueio do plexo cervical

O plexo cervical é formado a partir dos ramos anteriores das primeiras quatro vértebras cervicais (C1-C4) no pescoço logo lateral aos processos transversos das vértebras (**Figura 46-67**). O plexo tem quatro ramos cutâneos (occipital menor, auricular maior, cervical transversal e supraclavicular) e três ramos motores principais (os nervos frênico e alça cervical e um ramo sem nome para os músculos

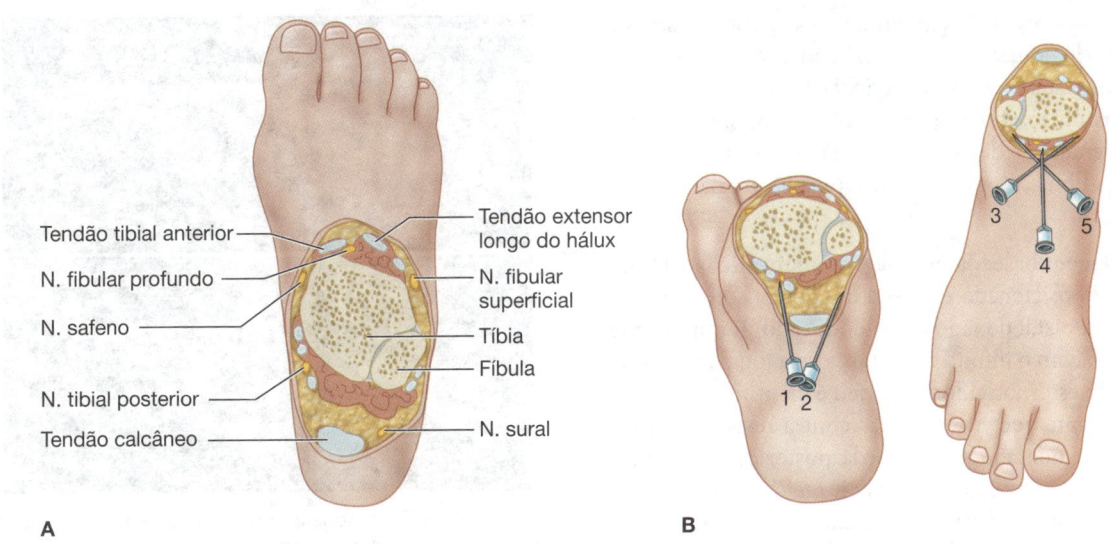

FIGURA 46-66 Posicionamento da agulha para pentabloqueio: 1 – bloqueio tibial; 2 – bloqueio sural; 3 – bloqueio safeno; 4 – bloqueio fibular profundo; 5 – bloqueio fibular superficial.

posteriores do pescoço). Proporciona sensação à mandíbula, ao pescoço, ao occipício e a áreas do tórax e do ombro, e o bloqueio é indicado para cirurgia unilateral do pescoço (p. ex., endarterectomia carotídea) ou como suplemento ao bloqueio interescalênico para anestesia/analgesia da clavícula ou do ombro. O plexo cervical pode ser bloqueado com uma técnica *superficial* ou *profunda*.

⑮ O *bloqueio superficial do plexo cervical* é direcionado aos ramos cutâneos do plexo cervical, enquanto o *bloqueio profundo do plexo cervical* tem como direção as raízes nervosas C2 e C4 à medida que emergem dos forames vertebrais. Embora teoricamente este último possa proporcionar melhor analgesia para as estruturas mais profundas do pescoço, estudos clínicos randomizados não conseguiram encontrar diferença na qualidade da anestesia cirúrgica produzida por qualquer técnica. Pode ocorrer paralisia hemidiafragmática com bloqueios profundos e superficiais; assim, as mesmas precauções discutidas para bloqueios interescalênicos se aplicam aos bloqueios do plexo cervical.

A. Bloqueio superficial do plexo cervical

O *bloqueio superficial do plexo cervical* proporciona analgesia cutânea para procedimentos cirúrgicos no pescoço, ombro anterior e clavícula. Essa técnica aproveita a curiosa relação anatômica de que todos os ramos cutâneos do

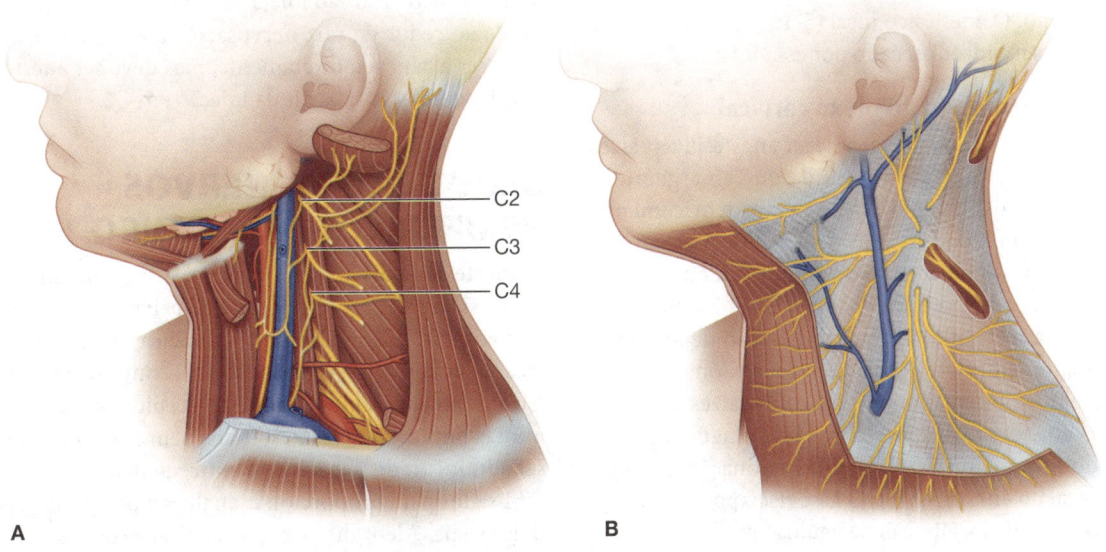

FIGURA 46-67 (**A**) Anatomia profunda e (**B**) superficial do plexo cervical.

plexo cervical se aglutinam em um ponto logo posterior ao esternocleidomastóideo, aproximadamente a meio caminho entre sua origem na clavícula e a inserção no processo mastóideo (ver **Figura 46-67B**). Todos os nervos cutâneos emergem desse ponto para inervar a pele que cobre a mandíbula, o pescoço, o occipício e a região medial do ombro.

1. Abordagem baseada em marcos anatômicos – O paciente está posicionado em decúbito dorsal com a cabeça virada para distal do lado a ser bloqueado. É importante identificar, com o intuito de evitar, a veia jugular externa. O músculo esternocleidomastóideo é identificado pedindo ao paciente que vire a cabeça contra resistência para o lado a ser operado, e sua borda posterior é marcada. Em um ponto aproximadamente a meio caminho entre o mastoide e a clavícula, uma agulha de bloqueio curta é inserida, direcionada cefalicamente em direção ao processo mastoide, e 5 a 10 mL de anestésico local são injetados em um plano subcutâneo. A agulha é virada e inserida em uma direção caudal, mantendo um caminho ao longo da borda posterior do músculo esternocleidomastóideo. Um adicional de 5 a 10 mL de anestésico local é infiltrado por via subcutânea. Uma concentração diluída de anestésico local (p. ex., 0,25% de bupivacaína) é apropriada, pois este é essencialmente um bloqueio regional.

2. Abordagem guiada por ultrassom – O paciente é posicionado da mesma maneira que para a técnica de marcos anatômicos, e um transdutor linear de ultrassom de alta frequência é colocado em orientação transversal no músculo esternocleidomastóideo a meio caminho entre o mastoide e a clavícula. Os nervos cutâneos do plexo cervical podem ser identificados como estruturas redondas e hipoecoicas no plano fascial profundo do esternocleidomastóideo (**Figura 46-68**). Uma agulha de bloqueio curta é inserida no lado posterior do transdutor e direcionada para este plano. O anestésico local (5-10 mL) é injetado, e o plano deve ser hidrodissecado por essa injeção.

B. Bloqueio profundo do plexo cervical

O *bloqueio profundo do plexo cervical* anestesia as raízes nervosas do plexo cervical à medida que emergem dos forames vertebrais. Isso deve, pelo menos teoricamente, proporcionar um bloqueio mais denso para as estruturas mais profundas do pescoço. No entanto, em ensaios clínicos randomizados, não foi encontrado que o bloqueio profundo seja mais eficaz na administração de anestesia cirúrgica para endarterectomia carotídea. Considerando que esse bloqueio tem como objetivo as raízes nervosas próximas aos forames, existe o risco de a agulha passar através do forame, resultando na disseminação epidural ou intratecal do anestésico local. Esse risco pode ser reduzido com o uso da localização da agulha em plano. A artéria vertebral também passa perto dos nervos de interesse,

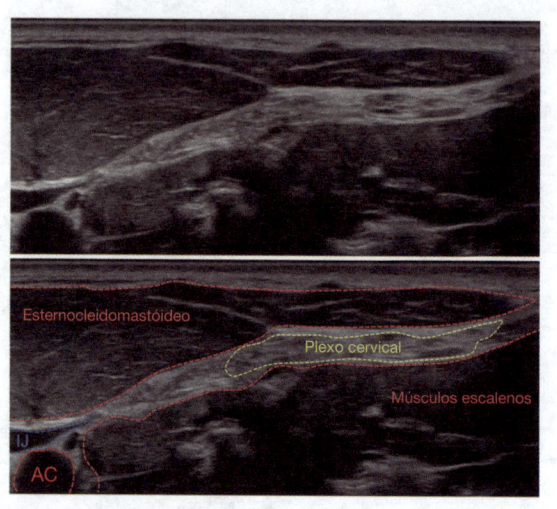

FIGURA 46-68 Bloqueio superficial do plexo cervical guiado por ultrassom. AC, artéria carótida.

e mesmo uma dose muito pequena de anestésico local injetada na artéria será transportada diretamente para o cérebro e provavelmente resultará em uma convulsão.

O posicionamento para o bloqueio profundo é semelhante ao do bloqueio superficial. Com o uso de um transdutor convexo pequeno de ultrassom colocado no pescoço lateral em orientação transversal, o processo transversal da sexta vértebra cervical (C6) é identificado por seu tubérculo anterior proeminente aproximadamente ao nível da cartilagem cricóidea. Os processos transversos de C5 a C2 são identificados em sequência por escaneamento cefálico em uma linha em direção ao processo mastoide. Em cada nível de C2 a C4, uma agulha de bloqueio de pequeno calibre é inserida imediatamente posterior ao transdutor de ultrassom e inserida até um ponto adjacente à raiz nervosa (**Figura 46-69**). Após cuidadosa aspiração de sangue, 5 mL de anestésico local são injetados com disseminação visualizada ao redor da raiz nervosa. A raiz do nervo C1 não pode ser alcançada diretamente, mas deve ser anestesiada por disseminação a partir da injeção em C2.

BLOQUEIOS DE NERVOS PERIFÉRICOS DO TRONCO

A anestesia neuroaxial é o padrão-ouro para anestesia e analgesia do tórax, do abdome e da pelve. As técnicas neuroaxiais anestesiam as paredes torácica, abdominal e pélvica, bem como os órgãos viscerais contidos no interior. No entanto, as técnicas de anestesia epidural e espinal têm muitas limitações. Os anestésicos neuroaxiais não podem ser administrados a pacientes anticoagulados, nem podem ser usados para proporcionar analgesia para cirurgias ambulatoriais. Além disso, essas técnicas estão associadas a riscos de lesão da medula espinal ou das raízes nervosas,

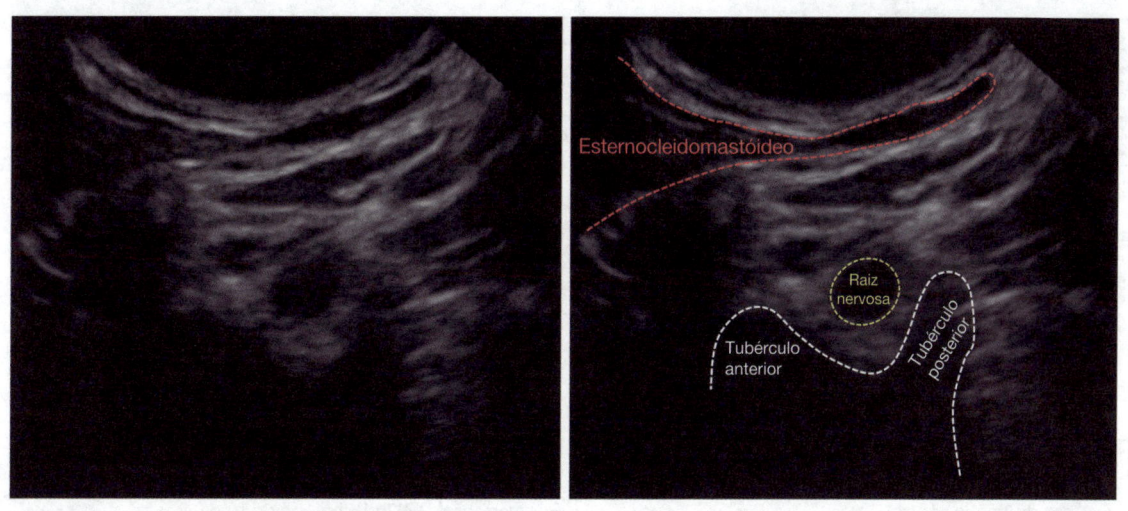

FIGURA 46-69 Bloqueio profundo do plexo cervical guiado por ultrassom.

hematoma resultando em isquemia da medula espinal ou da raiz nervosa, hipotensão profunda e infecção epidural ou meníngea.

Dadas as limitações da analgesia neuroaxial, inúmeras técnicas foram concebidas para proporcionar analgesia troncular em pacientes que são candidatos problemáticos à anestesia espinal ou epidural (**Figura 46-70**). O bloqueio paravertebral foi uma das primeiras técnicas e propicia muitas das vantagens associadas à analgesia epidural; no entanto, os riscos do bloqueio paravertebral incluem hipotensão e pneumotórax significativos. Os bloqueios intercostais proporcionam um bloqueio denso para um único dermátomo torácico, mas também estão associados a pneumotórax e exigem que o bloqueio seja realizado em todos os níveis dermatomais que devem ser anestesiados. Nos últimos anos, tem havido um forte interesse na comunidade de anestesia regional em elaborar novos bloqueios de plano fascial para proporcionar analgesia para as paredes torácicas, abdominais e pélvicas que possam ser administrados como uma única injeção para cada lado, ter uma duração relativamente longa de ação e estar associados a um mínimo de riscos e efeitos colaterais. Essa tendência reflete a evolução das técnicas cirúrgicas no mesmo período, pois os procedimentos cirúrgicos se tornaram menos invasivos, e a alta no mesmo dia tornou-se mais comum.

Bloqueio intercostal

Os bloqueios intercostais proporcionam analgesia após cirurgia torácica e abdominal superior e alívio da dor associada a fraturas de costela, herpes-zóster e câncer. Esses bloqueios requerem injeções individuais administradas em cada um dos nervos intercostais que inervam os dermátomos a serem anestesiados. Os bloqueios intercostais resultam em níveis sanguíneos mais elevados de anestésico local por dose de anestésico local injetada entre qualquer procedimento de bloqueio nervoso, e, se forem realizados vários bloqueios, deve-se tomar cuidado para evitar níveis tóxicos de anestésico local. O bloqueio intercostal tem uma das maiores taxas de complicações de qualquer bloqueio nervoso periférico devido à proximidade da artéria e da veia intercostal (injeção de anestésico local intravascular) e da pleura subjacente (pneumotórax). Além disso, a duração é impressionantemente curta devido ao alto fluxo vascular e à alta taxa de captação e remoção do anestésico dos tecidos locais, e a colocação de um cateter perineural é frágil, na melhor das hipóteses. Com o advento da orientação ultrassonográfica e dos bloqueios dos planos fasciais para analgesia toracoabdominal, os bloqueios do nervo intercostal foram amplamente substituídos por outros bloqueios que requerem apenas uma única injeção para cobrir uma grande área da parede torácica.

Os nervos intercostais emergem dos ramos dorsal e ventral dos nervos espinais torácicos. Emergem da coluna vertebral no forame intervertebral e penetram em um sulco na parte inferior da costela correspondente, seguindo com a artéria e a veia intercostal. Em geral, o nervo é a estrutura mais inferior no feixe neurovascular entre os músculos intercostais internos e íntimos (**Figura 46-71**). Cada nervo fornece inervação sensorial ao seu dermátomo correspondente, com ramos emergentes ao longo do comprimento do nervo.

Com o paciente em decúbito lateral, dorsal ou ventral, o nível de cada costela na linha axilar média e posterior é palpado e marcado. Uma agulha de pequeno calibre é inserida na borda inferior de cada uma das costelas selecionadas, o osso é tocado e a agulha é então "afastada" inferiormente (ver **Figura 46-71**). A agulha é avançada aproximadamente 0,25 cm. Após a aspiração, observando se há sangue ou ar, 3 a 5 mL de anestésico local são

Bloqueios tronculares e indicações	
Indicação	Bloqueios
Torácica	
Cirurgia mamária	Paravertebral (T2-T6), plano do serrátil anterior, peitoral, plano do eretor da espinha.
Toracotomia e cirurgia videotoracoscópica (VATS)	Paravertebral, intercostal, plano do eretor da espinha (considere seriamente neuroaxial).
Fraturas de costela ou esterno	Paravertebral, intercostal, plano do serrátil anterior, peitoral, plano do eretor da espinha (considere seriamente neuroaxial se a espirometria de incentivo ainda estiver limitada por dor após o bloqueio).
Abdominal e pélvica	
Reparo de hérnia ventral	Paravertebral (T7-T11), bainha do reto.
Laparotomia exploradora	Bainha do reto (considere seriamente neuroaxial).
Cirurgia abdominal laparoscópica	Plano do transverso abdominal, plano do eretor da espinha, quadrado lombar.
Reparo de hérnia inguinal	Plano do transverso abdominal, paravertebral (T9-T11).
Cesárea	Quadrado lombar, plano do transverso abdominal (*versus* administração de opioides neuroaxiais).
Cirurgia ginecológica laparoscópica	Quadrado lombar, plano do transverso abdominal.
Cirurgia ginecológica aberta	Quadrado lombar, plano do transverso abdominal (considere neuroaxial).
Lesões abdominais penetrantes	Bainha do reto, plano do transverso abdominal, paravertebral (considere seriamente neuroaxial se o paciente tiver lesões viscerais extensas).

FIGURA 46-70 Bloqueios tronculares para várias indicações.

injetados em cada nível desejado. A orientação por ultrassom também pode ser usada e pode permitir que vários níveis sejam alcançados por meio de um único ponto de entrada na pele ao redirecionar uma agulha de bloqueio longa (**Figura 46-72**).

Bloqueio paravertebral

Os bloqueios paravertebrais proporcionam anestesia cirúrgica ou analgesia pós-operatória para procedimentos envolvendo a parede torácica ou abdominal, mastectomia, reparo de hérnia inguinal ou abdominal, e procedimentos abdominais unilaterais mais invasivos, como nefrectomia ou colecistectomia aberta. Em geral, os bloqueios paravertebrais cobrem um a dois dermátomos acima e abaixo do nível de injeção. Portanto, dependendo da área da parede corporal a ser anestesiada, pode ser necessário administrar múltiplas injeções em vários níveis vertebrais. Por exemplo, uma mastectomia simples exigiria cobertura dos dermátomos T2 a T6, e os bloqueios paravertebrais nos níveis T3 e T5 devem proporcionar cobertura. Para dissecção de nódulo axilar, deve ser feita uma injeção adicional em T2 para cobrir os dermátomos C7 a T2. Para reparo de hérnia inguinal, devem ser feitos bloqueios para proporcionar cobertura de T10 a L2. Hérnias ventrais requerem injeções bilaterais correspondentes ao nível do sítio cirúrgico. A principal complicação das injeções paravertebrais torácicas é o pneumotórax, enquanto as estruturas retroperitoneais podem estar em risco com injeções de nível lombar. Podem ser observadas hipotensão e bradicardia secundárias à simpatectomia com bloqueios torácicos multiníveis. Diferentemente da abordagem intercostal, o anestésico local de ação prolongada terá uma duração de quase 24 horas, e a inserção de cateter perineural é uma opção (embora a disseminação do anestésico local de um único cateter para vários níveis seja variável).

Cada nervo espinal emerge dos forames intervertebrais e se divide em dois ramos: um *ramo anterior* maior, que inerva os músculos e a pele sobre a parede anterolateral e os

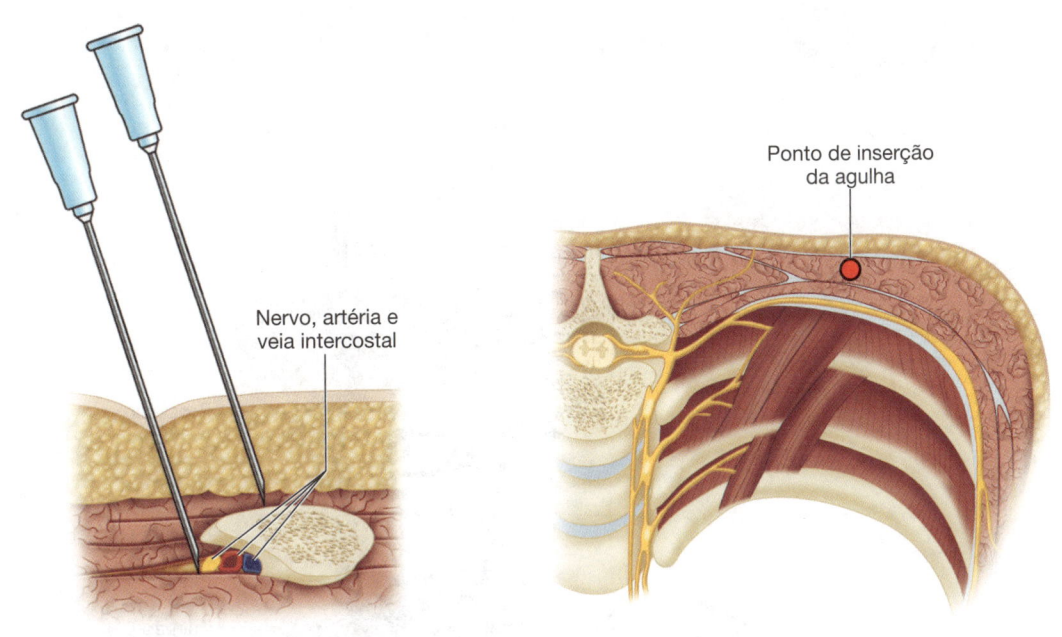

FIGURA 46-71 Anatomia e posicionamento da agulha para bloqueio do nervo intercostal.

membros do corpo, e um *ramo posterior* menor, que reflete posteriormente e inerva a pele e os músculos das costas e do pescoço (**Figura 46-73**). O espaço torácico paravertebral é definido posteriormente pelo ligamento costotransverso superior, anterolateralmente pela pleura parietal, medialmente pelas vértebras e pelos forames intervertebrais, e inferior e superiormente pelas cabeças das costelas.

Com o paciente sentado e a coluna vertebral flexionada, cada processo espinhoso é palpado, contando a partir da C7 proeminente para bloqueios torácicos, e tendo as cristas ilíacas como referência para os níveis lombares. A partir do ponto médio da parte superior de cada processo espinhoso, um ponto é medido e marcado a 2,5 cm lateralmente. No tórax, o nervo de interesse está localizado lateralmente ao processo espinhoso *acima* dele devido à angulação acentuada dos processos espinhosos torácicos (p. ex., a raiz nervosa T4 está localizada lateralmente ao processo espinhoso de T3). Se for usada uma abordagem guiada por ultrassom, os processos transversos podem alternativamente ser numerados fazendo a contagem para baixo a partir da primeira costela (T1) ou para cima a partir da décima segunda costela (T12).

A. Técnica baseada em marcos anatômicos

Uma agulha epidural de Tuohy de calibre 20G é inserida em cada ponto e aprofundada perpendicularmente à pele (ver **Figura 46-73**). Após o contato com o processo transverso, a agulha é ligeiramente retirada e redirecionada mais 1 cm em direção caudal. Pode ser sentido um "clique" ou uma perda de resistência à medida que a agulha

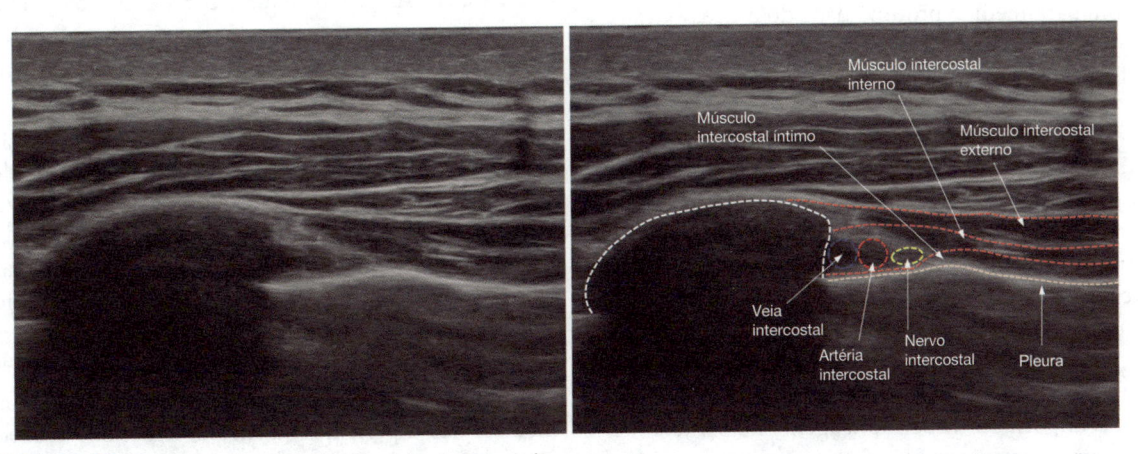

FIGURA 46-72 Bloqueio do nervo intercostal guiado por ultrassom.

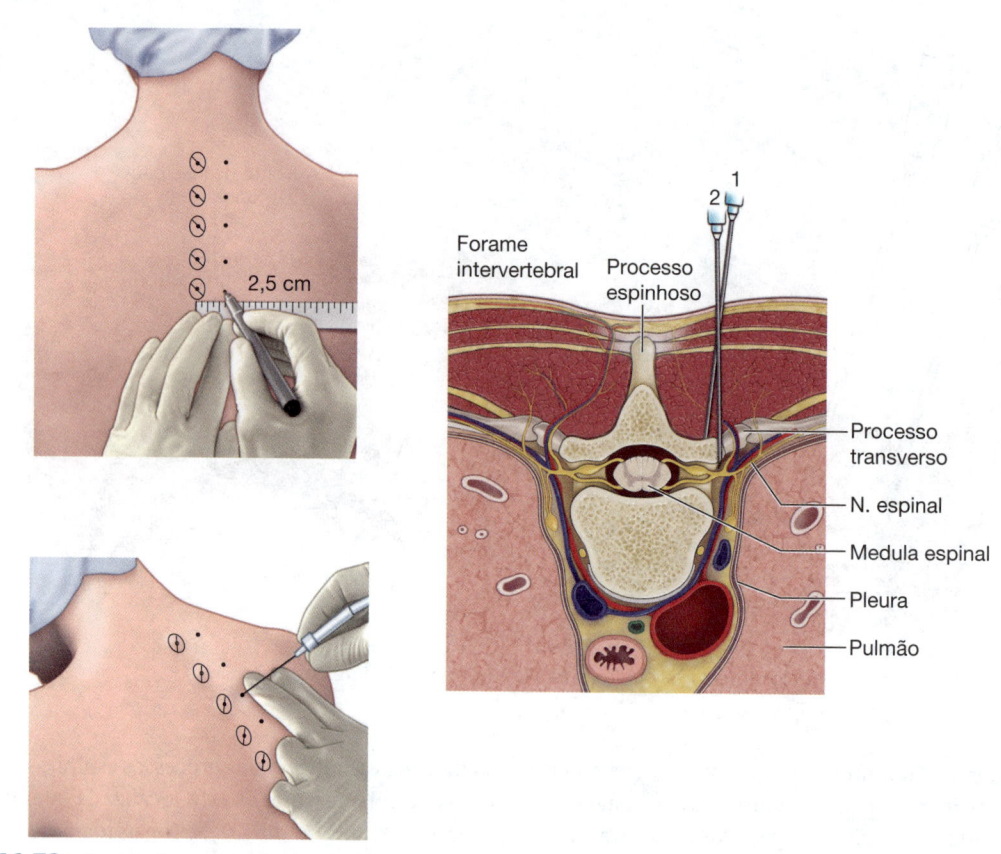

FIGURA 46-73 Anatomia paravertebral e abordagem tradicional. Anatomia de superfície. Os processos espinhosos são identificados por círculos, e os locais de inserção da agulha para processos transversos são identificados por pontos. A agulha é primeiro inserida perpendicularmente ao plano da pele para entrar em contato com o processo transversal (1), depois redirecionada caudalmente (2) e avançada 1 cm.

passa pelo ligamento costotransverso. Alguns profissionais usam uma seringa de perda de resistência para orientar a colocação; outros preferem usar um estimulador de nervo com movimento da parede torácica para o ponto final. São injetados 5 mL de anestésico local em cada nível. A dificuldade com essa técnica é que a profundidade do processo transverso é simplesmente estimada; assim, o risco de pneumotórax é relativamente alto. O uso de ultrassom para medir a profundidade do processo transverso antes da inserção da agulha teoricamente diminui o risco de pneumotórax.

B. Técnica guiada por ultrassom

É usado um transdutor convexo grande de ultrassom, e o feixe é orientado em um plano parassagital ou transversal. O processo transverso, a cabeça da costela, o ligamento costotransverso e a pleura são identificados. O espaço paravertebral pode ser abordado a partir de uma direção caudal para cefálica com uma orientação parassagital do ultrassom (**Figura 46-74**) ou lateral para medial com uma orientação de ultrassom transversal (**Figura 46-75**). É importante visualizar a agulha no plano à medida que passa pelo ligamento costotransverso e observar um deslocamento descendente da pleura à medida que o anestésico local é injetado. São injetados de 5 a 10 mL de anestésico local em cada nível.

Bloqueio do plano do eretor da espinha

O *bloqueio do plano do eretor da espinha (PEE)* está se tornando uma alternativa importante ao bloqueio paravertebral para cirurgia envolvendo a parede toracoabdominal e pode proporcionar analgesia para fraturas de costela. Foi descrito pela primeira vez em 2016 como uma terapia analgésica para dor neuropática na parede torácica, e sua popularidade aumentou bastante nos anos seguintes. O mecanismo subjacente para esse bloqueio do plano fascial não foi totalmente elucidado; no entanto, talvez o anestésico local se difunda para o espaço paravertebral. Embora estudos randomizados tenham encontrado que o bloqueio do PEE proporciona uma analgesia de nível inferior quando comparado ao bloqueio paravertebral, a simplicidade da técnica pode torná-la uma opção preferível para analgesia do tórax ou parede abdominal nas mãos de médicos não experientes ou em ambientes não bem equipados para manejar as potenciais complicações associadas

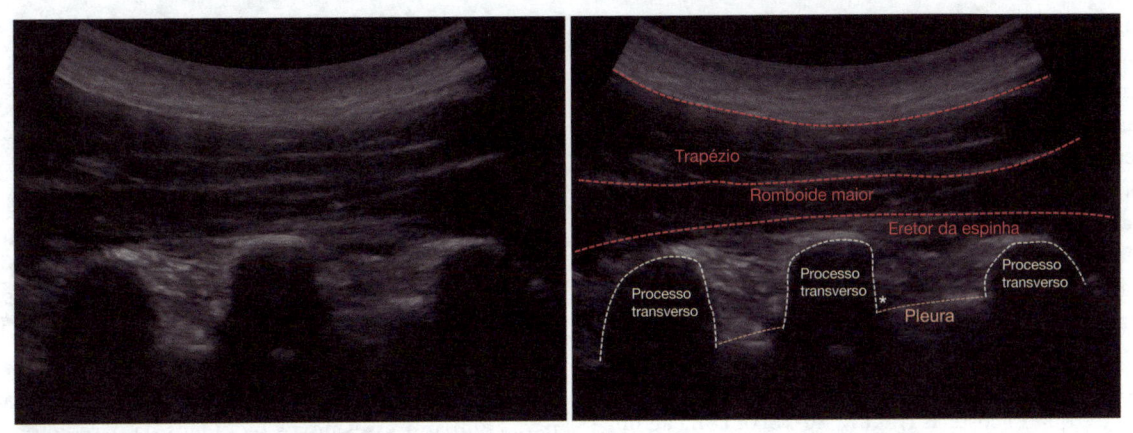

FIGURA 46-74 Bloqueio paravertebral com técnica guiada por ultrassom parassagital. O asterisco indica o alvo do anestésico local. A pleura deve ser empurrada na direção anterior com injeção de anestésico local.

aos bloqueios paravertebrais. No entanto, deve-se observar que o pneumotórax tem sido relatado como uma complicação desse bloqueio.

O grupo eretor da espinha consiste em três músculos, o iliocostal, o longuíssimo e o espinal, que atuam juntos para retificar e girar o esqueleto axial. Na região torácica alta, os músculos se localizam profundamente em relação ao trapézio e aos músculos romboides, enquanto na região torácica baixa, são profundos em relação ao músculo grande dorsal. O objetivo do bloqueio do plano do eretor da espinha é depositar um grande volume de anestésico local no plano profundo para os músculos eretores da espinha, entre o músculo e o processo transverso.

Um transdutor de ultrassom de feixe linear ou convexo grande é colocado nas costas em uma orientação parassagital, e os músculos trapézio, romboide e eretores da espinha são visualizados superficialmente aos processos transversos (ver **Figura 46-74**). Uma agulha de bloqueio longa é inserida caudalmente ao transdutor de ultrassom e direcionada superiormente ou cefalicamente ao transdutor e direcionada inferiormente. A agulha é guiada no plano para entrar em contato com o processo transverso. O anestésico local é injetado e deve ser visualizado ao se disseminar profundamente rumo aos eretores da espinha ao longo de vários níveis da coluna vertebral acima e abaixo do nível de injeção. Considerando que este é um bloqueio de plano fascial e o objetivo é cobrir muitos dermátomos com uma única injeção, é usado um grande volume (30-50 mL).

Bloqueio Pecs I/II

O bloqueio do *nervo peitoral*, ou *bloqueio Pecs*, é uma alternativa menos invasiva ao bloqueio paravertebral para cirurgia envolvendo a parede torácica. O bloqueio Pecs I foi descrito pela primeira vez em 2011 como um bloqueio do plano da fáscia visando os nervos peitorais medial e lateral do plano entre os músculos peitoral maior e menor, daí o nome *bloqueio do nervo peitoral*. O bloqueio é obtido ao depositar anestésico local no plano entre os músculos peitoral maior e peitoral menor ao nível da terceira

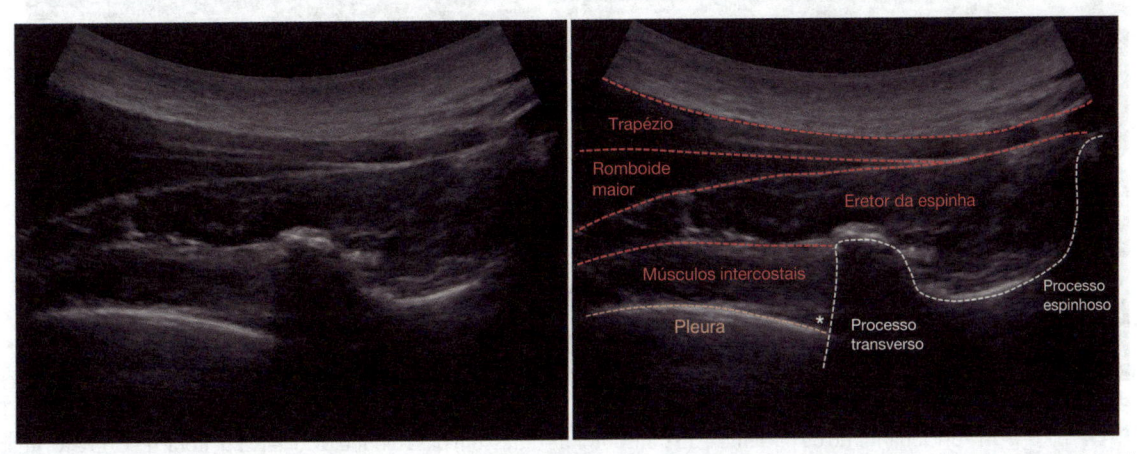

FIGURA 46-75 Bloqueio paravertebral com técnica guiada por ultrassom transversal. O asterisco indica o alvo do anestésico local.

costela. No ano seguinte, foi descrito o bloqueio Pecs II ou Pecs modificado visando os nervos intercostobraquiais, do terceiro ao sexto intercostais, e os nervos torácicos longos, além daqueles bloqueados pelo Pecs I, adicionando uma injeção entre os músculos peitoral menor e serrátil anterior.

Um transdutor linear de ultrassom de alta frequência é colocado na linha clavicular média com uma orientação oblíqua ao plano parassagital (**Figura 46-76A**). Os vasos peitoral maior, peitoral menor e axilar são identificados. Localizando os músculos em direção à sua inserção, o músculo serrátil anterior pode, então, ser identificado profundamente aos músculos peitorais e superficial à terceira e à quarta costelas (**Figura 46-76B**). Uma agulha é inserida lateral ao transdutor e aprofundada no plano para atingir o plano interfascial entre os músculos peitoral maior e menor. Após a injeção de 10 a 15 mL de anestésico local nesse plano com disseminação visualizada entre os músculos (Pecs I), a agulha é inserida através do peitoral menor para injetar mais 10 a 15 mL de anestésico local entre os músculos peitoral menor e serrátil anterior.

Bloqueio do plano do serrátil anterior

O *bloqueio do plano do serrátil anterior (PSA)* é uma modificação adicional do bloqueio do nervo peitoral, deslocando o alvo de injeção para o anestésico local proximalmente ao plano entre os músculos serrátil anterior e grande dorsal. Este é o local aproximado onde os ramos cutâneos laterais dos nervos intercostais perfuram o músculo serrátil anterior, e o bloqueio visa anestesiar o hemitórax por meio desses ramos. Semelhante aos bloqueios PEE e Pecs, o bloqueio PSA é uma alternativa mais superficial ao bloqueio paravertebral para anestesia/analgesia unilateral da parede torácica. No entanto, mais estudos são necessários para comparar esses novos bloqueios da parede torácica entre si, bem como o bloqueio paravertebral.

O paciente é colocado em decúbito ventral com o ombro ipsilateral abduzido e o braço apoiado atrás da cabeça. Um transdutor linear de ultrassom é colocado no peito na orientação sagital, e as costelas são contadas para baixo até o nível da quarta ou quinta costela (**Figura 46-77A**). Mantendo essas costelas em seção transversal,

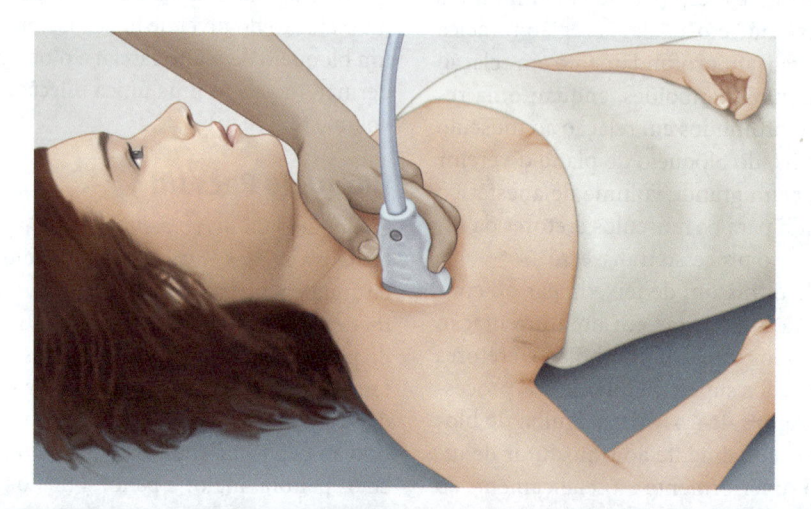

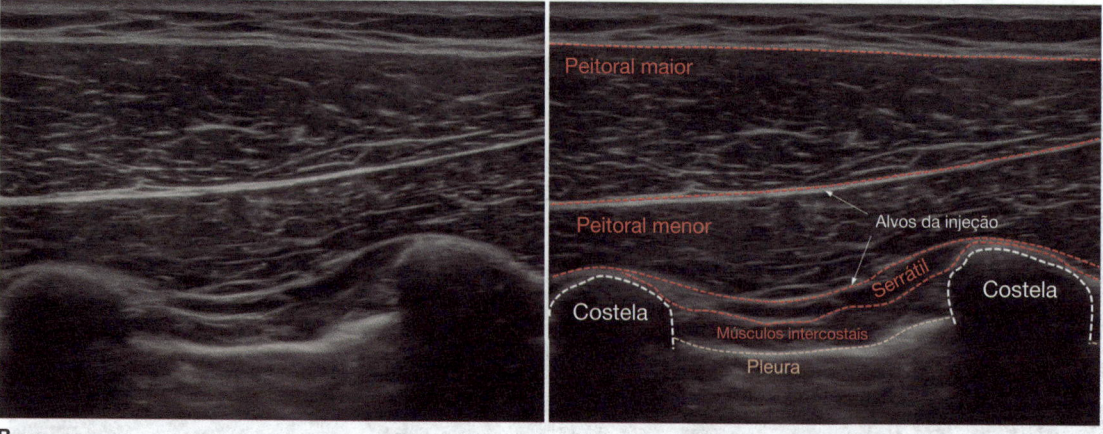

FIGURA 46-76 (**A**) Posicionamento de paciente e do transdutor de ultrassom para bloqueio do nervo peitoral (Pecs II) e (**B**) imagem de Pecs II: as setas indicam os alvos do anestésico local.

o anestesiologista move o transdutor lateralmente à linha axilar média, eventualmente produzindo uma orientação quase coronal do transdutor de ultrassom. O músculo serrátil anterior é identificado diretamente superficial às costelas na posição da linha axilar média, e o músculo grande dorsal é identificado superficialmente ao serrátil neste local. A agulha de bloqueio é inserida no lado superomedial do transdutor e direcionada inferolateralmente em direção ao plano entre os músculos grande dorsal (superficial) e serrátil anterior (profundo) (Figura 46-77B). O anestésico local é injetado para hidrodissecção desse plano, e podem ser depositados 20 a 30 mL. Mesmo em indivíduos obesos, a profundidade-alvo não deve ser superior a 1 a 3 cm. Deve ser tomado cuidado para evitar aprofundar demais e lesionar a pleura.

Bloqueio do plano transverso abdominal (TAP *block*)

O bloqueio do *plano transverso abdominal* (TAP, do inglês *transversus abdominis plane*) é usado com maior frequência para proporcionar anestesia cirúrgica a procedimentos menores e superficiais na parede abdominal inferior ou analgesia pós-operatória a procedimentos abaixo do umbigo. Para cirurgias de hérnia inguinal, pode ser necessária suplementação intravenosa ou local para proporcionar anestesia durante a tração peritoneal. Complicações em

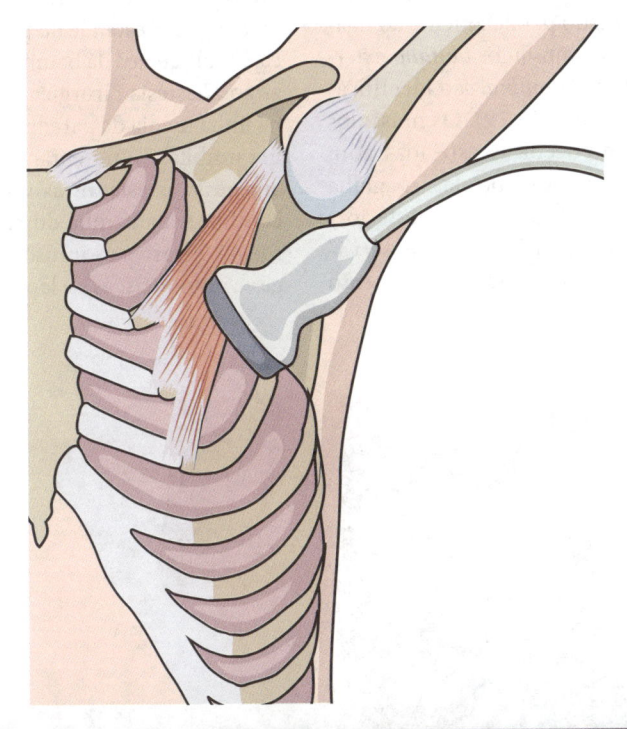

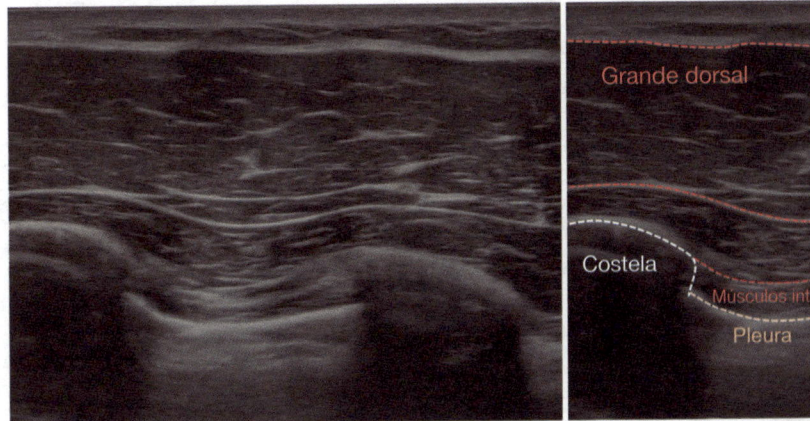

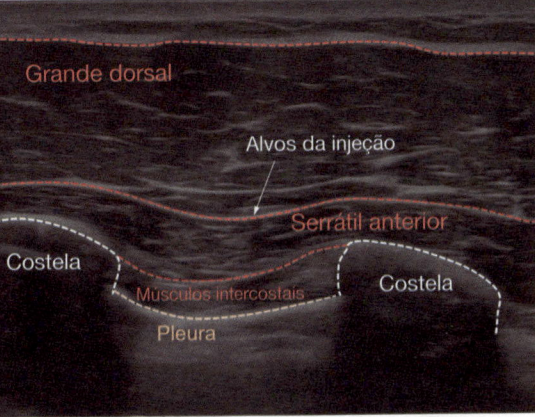

FIGURA 46-77 (**A**) Posicionamento para o bloqueio do plano do serrátil anterior (PSA) e (**B**) imagem do bloqueio PSA: a seta indica o alvo do anestésico local.

potencial incluem violação do peritônio com ou sem perfuração intestinal, sendo altamente recomendado o uso de ultrassom para minimizar esse risco.

18 Os nervos *subcostal* (T12), *ilioinguinal* (L1) e *ilio-hipogástrico* (L1) são os alvos no TAP *block*, proporcionando anestesia ao abdome inferior ipsilateral abaixo do umbigo (**Figura 46-78**). Durante parte de seu trajeto, esses três nervos seguem no plano muscular entre os músculos oblíquo interno e transverso abdominal. A agulha deve ser inserida entre as duas camadas fasciais desses músculos, com a anestesia local preenchendo o plano transverso abdominal. Idealmente, o paciente está posicionado em decúbito lateral, mas se a mobilidade for limitada, o bloqueio pode ser realizado em decúbito dorsal.

Com um transdutor de feixe linear (ou convexo para pacientes muito obesos) orientado paralelamente ao ligamento inguinal, as camadas dos músculos *oblíquo externo*, *oblíquo interno* e *transverso abdominal* são identificadas logo superiores à EIAS (**Figura 46-79**). Os músculos aparecem como estruturas hipoecoicas estriadas com camadas hiperecoicas de fáscia em suas bordas. A agulha de bloqueio é inserida no plano logo lateral (posterior) ao transdutor e aprofundada, à medida que é observado *feedback* tátil dos planos fasciais, para o apagamento hiperecoico da borda profunda do oblíquo interno e da borda superficial do transverso abdominal. Assim como acontece com outros bloqueios dos planos fasciais, é usado um grande volume de anestésico local. Aproximadamente 30 mL de anestésico local são injetados, observando-se uma separação elíptica entre as duas camadas fasciais.

Bloqueio da bainha do reto

O bloqueio da *bainha do reto* é um bloqueio regional abdominal guiado por ultrassom direcionado aos ramos cutâneos anteriores do sétimo ao décimo segundo nervos intercostais à medida que perfuram o reto abdominal (**Figura 46-80A**). O anestésico local é depositado profundamente nos músculos retos abdominais bilateralmente, produzindo uma distribuição elíptica de bloqueio da linha média que se estende do processo xifoide até a sínfise púbica. Os bloqueios da bainha do reto de injeção única produzirão anestesia cirúrgica para procedimentos superficiais na linha média da parede abdominal (p. ex., reparo de hérnia umbilical); no entanto, não será fornecida nenhuma analgesia às estruturas viscerais. Os bloqueios bilaterais contínuos da bainha do reto constituem uma alternativa menos invasiva às infusões epidurais torácicas para analgesia após incisões de laparotomia de linha média.

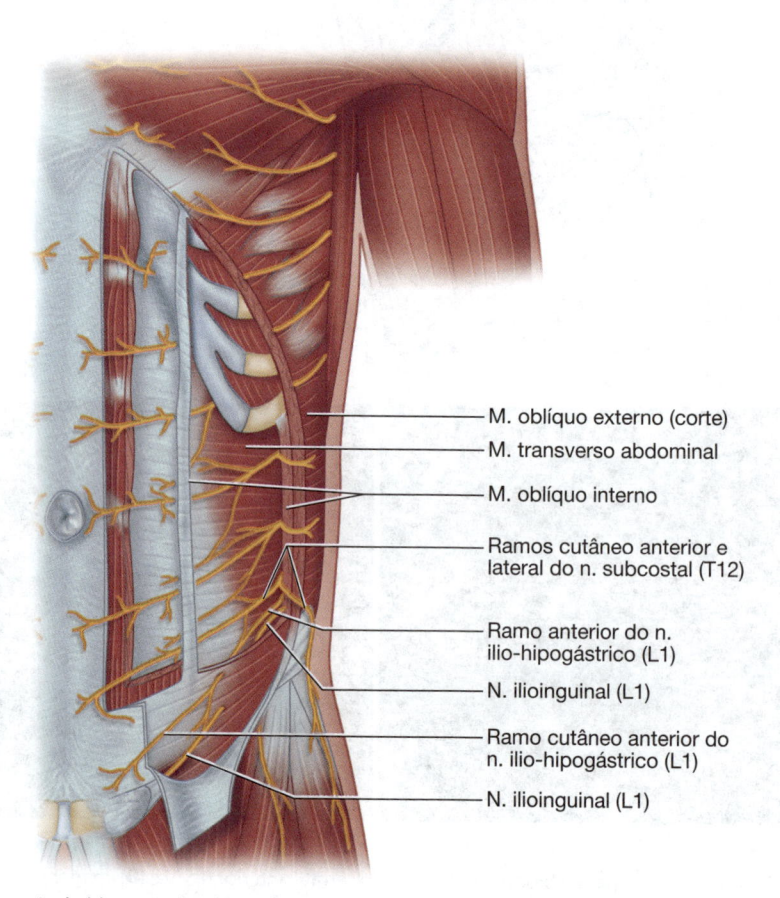

FIGURA 46-78 Anatomia do bloqueio do plano transverso abdominal (TAP *block*).

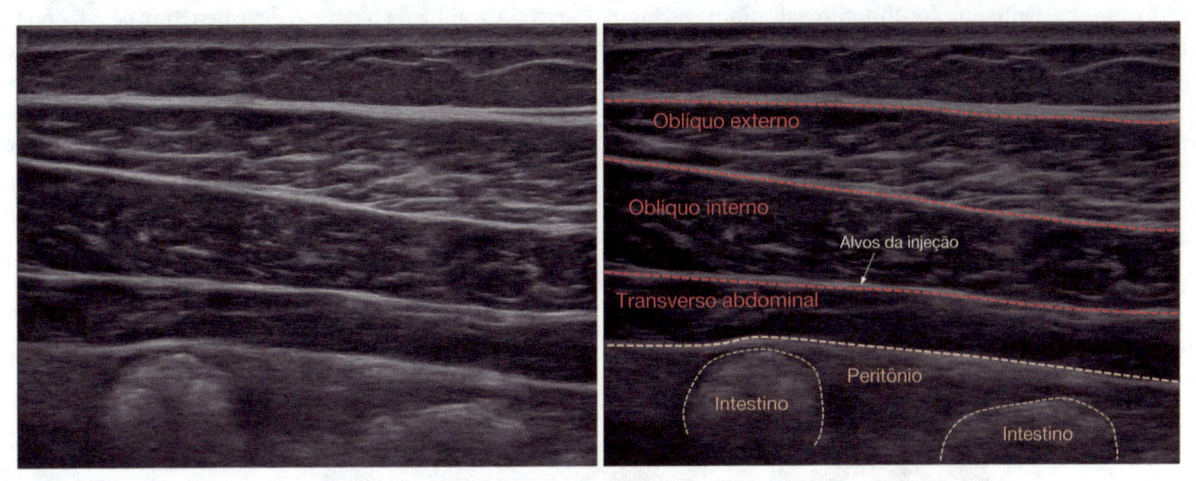

CAPÍTULO 46 Bloqueios de nervos periféricos 927

FIGURA 46-79 Bloqueio do plano transverso abdominal (TAP *block*).

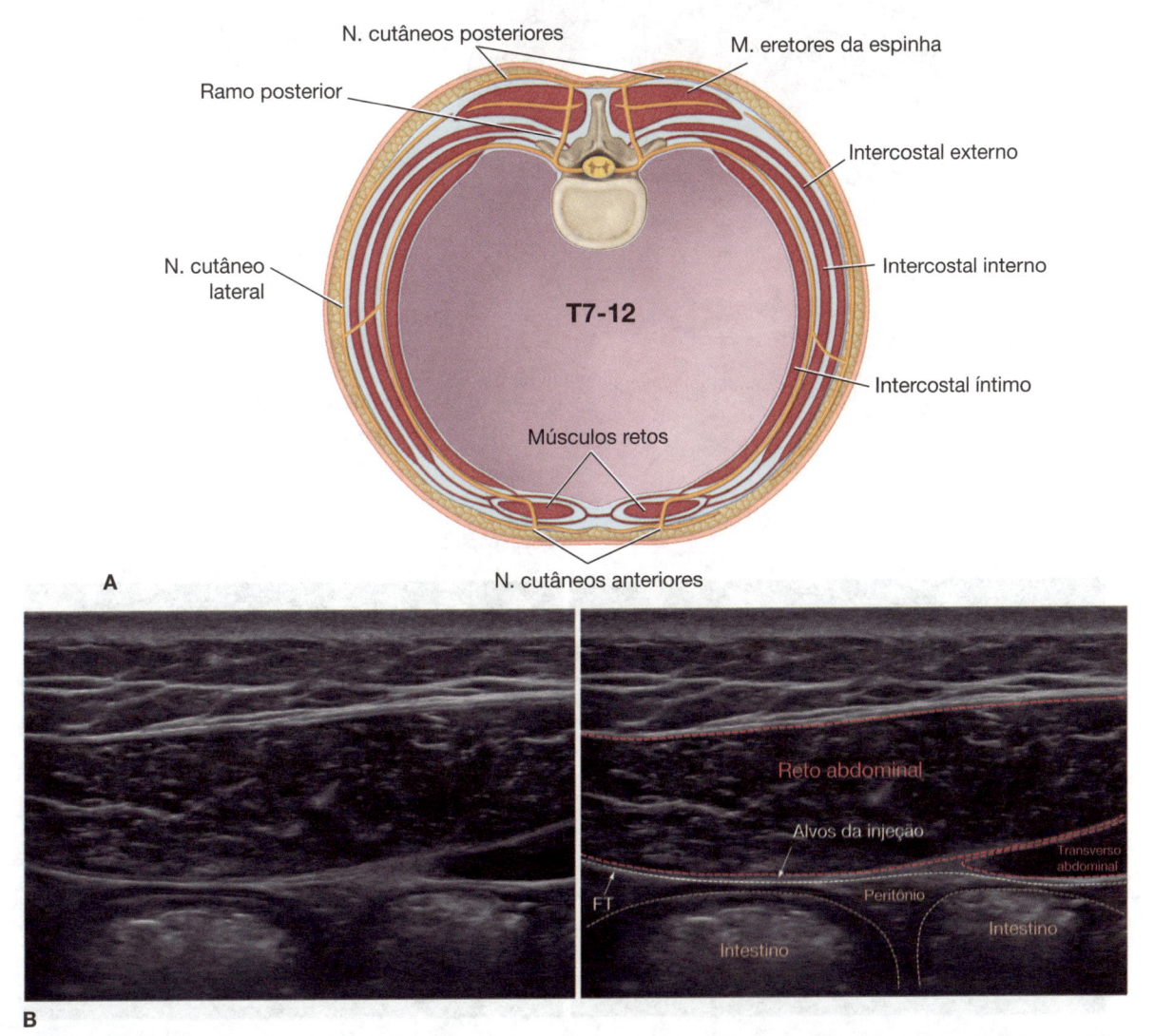

FIGURA 46-80 (**A**) Trajeto dos nervos intercostais e dos ramos cutâneos anteriores; o anestésico local é depositado profundamente no músculo reto abdominal para anestesiar os ramos cutâneos anteriores. (**B**) Bloqueio da bainha do reto. FT, fáscia transversal; a seta indica o alvo do anestésico local.

Com o paciente em decúbito dorsal, um transdutor linear de ultrassom é colocado sobre a linha média do abdome em uma orientação transversal. A linha hiperecoica alba é encontrada na linha média entre os músculos retos de ambos os lados. Examinando lateralmente, o músculo reto abdominal é observado como um músculo hipoecoico em formato de fuso com fáscia hiperecoica superficial e profunda ao músculo, abrangendo a bainha do reto. A agulha de bloqueio deve penetrar pelo lado lateral do transdutor, mantendo um ângulo raso em relação ao transdutor para evitar uma perfuração muito profunda se o paciente repentinamente se mover. A agulha é inserida através do músculo reto até sua superfície profunda, e 20 mL de anestésico local são injetados para hidrodissecar a bainha do reto da fáscia transversal subjacente (**Figura 46-80B**).

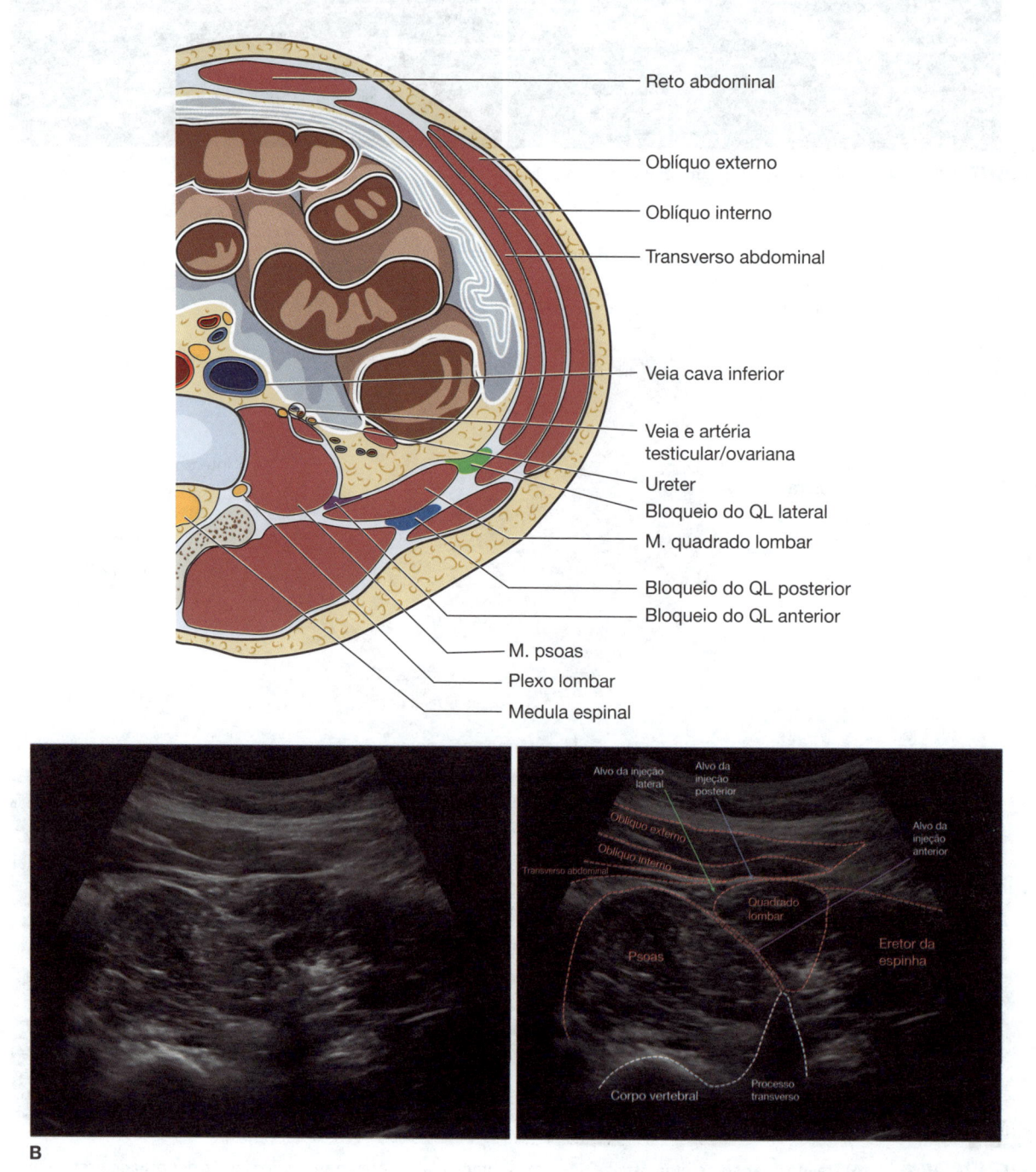

FIGURA 46-81 (**A**) Anatomia do bloqueio do quadrado lombar (QL). (**B**) bloqueio do QL. Seta azul, abordagem de bloqueio do QL posterior; seta verde, abordagem de bloqueio do QL lateral; seta púrpura, abordagem de bloqueio do QL anterior.

Bloqueios do quadrado lombar

Os bloqueios do *quadrado lombar* (QL) constituem um grupo de bloqueios recentemente descritos que direcionam o anestésico local para várias superfícies do músculo quadrado lombar (Figura 46-81A) para anestesiar as regiões torácica e lombar inferior. Foram descritos três bloqueios distintos visando à superfície lateral (tipo 1), à superfície posterior (tipo 2) e à região anterior entre os músculos quadrado e psoas (transmuscular). Na época da redação deste capítulo, havia poucos dados clínicos comparando as três técnicas. A grande maioria das publicações relacionadas aos vários bloqueios do QL estava no formato de séries de casos ou estudos de cadáveres, mas ensaios clínicos demonstraram benefício após cesariana e cirurgia ginecológica laparoscópica. Foram propostos diferentes mecanismos de ação para cada uma das técnicas baseadas em evidências a partir de estudos cadavéricos; no entanto, a discussão de cada um desses mecanismos está além do escopo deste capítulo.

A. Bloqueio do quadrado lombar tipo 1

O *bloqueio do quadrado lombar tipo 1* (QL1), também conhecido como *bloqueio do quadrado lombar lateral*, direciona o anestésico local para a região lateral do músculo quadrado lombar, profundamente até a aponeurose posterior do músculo transverso abdominal. O paciente é posicionado em decúbito dorsal ou lateral com um transdutor linear ou convexo grande de ultrassom em orientação transversal colocado na linha axilar média. A agulha de bloqueio é inserida anterolateralmente ao transdutor e avançada para punção através da aponeurose posterior do músculo transverso abdominal, e é feita injeção de anestésico local (20-30 mL) na região lateral do músculo quadrado lombar.

B. Bloqueio do quadrado lombar tipo 2

O *bloqueio do quadrado lombar tipo 2* (QL2), também conhecido como *bloqueio do quadrado lombar posterior*, direciona o anestésico local para a região posterior do músculo quadrado lombar, entre este músculo e o grupo muscular eretor da espinha sobrejacente. Com o paciente em decúbito lateral, um transdutor linear ou convexo de ultrassom é colocado em orientação transversal na linha axilar média e a seguir movido na direção posterior para identificar a borda entre os músculos quadrado lombar e eretor da espinha. A agulha de bloqueio é inserida na região lateral do transdutor de ultrassom e avançada no plano até essa camada fascial. O anestésico local (20-30 mL) é injetado para hidrodissecar esse plano fascial.

C. Bloqueio transmuscular do quadrado lombar

O *bloqueio transmuscular do quadrado lombar*, também conhecido como *bloqueio do quadrado lombar anterior*, requer que a agulha do bloqueio atravesse o ventre muscular do quadrado lombar e direcione o anestésico local para a região anterior do quadrado lombar, onde faz limite com o músculo psoas. O paciente é posicionado em decúbito lateral ou ventral, e um transdutor convexo grande de ultrassom é colocado na linha axilar média e a seguir é movido na direção posterior para identificar os músculos quadrado lombar, eretor da espinha e psoas. A agulha de bloqueio é inserida no lado posteromedial do transdutor de ultrassom e perfura sequencialmente os músculos eretor da espinha e quadrado lombar para alcançar a borda entre o aspecto anterior do quadrado lombar e o músculo psoas. A injeção de anestésico local (20-30 mL) deve se disseminar entre esses dois músculos.

LEITURAS SUGERIDAS

Chin KJ, McDonnell JG, Carvalho B, Sharkey A, Pawa Amit, Gadsden J. Essentials of our current understanding: abdominal wall blocks. *Reg Anesth Pain Med* 2017;42:133.

Hadzic A, ed. *Peripheral Nerve Blocks and Anatomy for Ultrasound-Guided Regional Anesthesia*. 2nd ed. McGraw-Hill; 2012.

Hebl JR, Lennon RL, eds. *Mayo Clinic Atlas of Regional Anesthesia and Ultrasound-Guided Nerve Blockade*. Oxford University Press; 2010.

Ilfeld BM. Continuous peripheral nerve blocks: an update of the published evidence and comparison with novel alternative analgesic modalities. *Anesth Analg*. 2017;124:308.

Kang RA, Chung YH, Ko JS, Yang MK, Choi DH. Reduced hemidiaphragmatic paresis with a "corner pocket" technique for supraclavicular brachial plexus block: single-center, observer-blinded, randomized controlled trial. *Reg Anesth Pain Med*. 2018;43:720.

Perlas A, Chan VW, Simons M. Brachial plexus examination and localization using ultrasound and electrical stimulation: a volunteer study. *Anesthesiology*. 2003;99:429.

Sites BD, Brull R, Chan VW, et al. Artifacts and pitfall errors associated with ultrasound-guided regional anesthesia. Part I: understanding the basic principles of ultrasound physics and machine operations. *Reg Anesth Pain Med*. 2007;32:412.

Sites BD, Brull R, Chan VW, et al. Artifacts and pitfall errors associated with ultrasound-guided regional anesthesia. Part II: A pictorial approach to understanding and avoidance. *Reg Anesth Pain Med*. 2007;32:419.

Tratamento da dor crônica

Bruce M. Vrooman, M.D., M.S.; Kimberly M. Youngren, M.D.

CAPÍTULO 47

CONCEITOS-CHAVE

1. A dor pode ser classificada de acordo com a fisiopatologia (p. ex., dor nociceptiva ou neuropática), a etiologia (p. ex., artrite ou dor oncológica) ou a área afetada (p. ex., cefaleia ou dor lombar).

2. A dor *nociceptiva* é causada pela ativação ou sensibilização de *nociceptores* periféricos, receptores especializados que transduzem estímulos nocivos. A dor *neuropática* é resultado de lesão ou anormalidades adquiridas de estruturas neurais periféricas ou centrais.

3. A *dor aguda* é causada por estimulação nociva devido a uma lesão, a um processo mórbido ou à função anormal de músculo ou vísceras. Quase sempre é nociceptiva.

4. *Dor crônica* é a dor que persiste além do curso normal de uma doença aguda ou após um tempo razoável para que a cura ocorra, em geral de 1 a 6 meses. A dor crônica pode ser *nociceptiva*, *neuropática* ou *mista*.

5. A *modulação* da dor ocorre perifericamente no nociceptor, na medula espinal ou em estruturas supraespinais. A modulação pode inibir (suprimir) ou facilitar (intensificar) a dor.

6. Pelo menos três mecanismos são responsáveis pela *sensibilização central* na medula espinal: (1) *wind-up* e sensibilização de neurônios de faixa dinâmica ampla de segunda ordem; (2) expansão do campo receptor de neurônio do corno dorsal; e (3) hiperexcitabilidade dos reflexos de flexão.

7. A dor crônica pode ser causada por uma combinação de mecanismos periféricos, centrais e psicológicos.

8. A dor aguda de moderada a grave, independentemente do local, pode afetar a função de quase todos os órgãos e pode influenciar adversamente a recuperação e os desfechos perioperatórios.

9. A avaliação de qualquer paciente com dor deve incluir vários componentes-chave, como localização, início e qualidade da dor; quaisquer fatores aliviadores ou exacerbadores; e um histórico da dor, incluindo tratamentos prévios e alterações nos sintomas ao longo do tempo.

10. A avaliação psicossocial é importante sempre que a avaliação clínica não revelar uma causa aparente para a dor, a intensidade da dor for desproporcional à doença ou lesão, ou questões psicológicas ou sociais, ou ambas, forem evidentes.

11. *Síndromes dolorosas miofasciais* são transtornos comuns caracterizados por dor muscular, espasmo muscular, rigidez, fraqueza e, ocasionalmente, disfunção autonômica.

12. Noventa por cento das hérnias de disco ocorrem em L5-S1 ou L4-L5. Em geral, os sintomas se desenvolvem após lesões por flexão ou por levantar peso e podem estar associados a abaulamento, protrusão ou extrusão do disco.

13. Dor lombar causada por estenose espinal geralmente irradia para as nádegas, coxas e pernas. Denominada *pseudoclaudicação* ou *claudicação neurogênica*, essa dor costuma piorar com o exercício e ser aliviada pelo repouso, particularmente ao sentar-se com a coluna flexionada.

14. A neuropatia diabética é o tipo mais comum de dor neuropática.

15. A *síndrome da dor regional complexa* (SDRC) é um transtorno de dor neuropática com características autonômicas significativas que em geral é subdividido em duas variantes: *SDRC tipo 1*, anteriormente conhecida como *distrofia simpaticorreflexa* (DSR), e *SDRC tipo 2*, anteriormente conhecida como *causalgia*. A principal diferença entre as duas é a ausência ou a presença, respectivamente, de lesão de nervo documentada.

16. A *neuralgia do trigêmeo* (*tic douloureux*) é classicamente unilateral e em geral localizada no ramo V2 ou V3 do nervo trigêmeo. Tem uma característica de choque elétrico, com episódios que duram de

(Continua na próxima página)

(Continuação)

segundos a minutos, e muitas vezes é provocada pelo contato com um gatilho específico.

17 Os antidepressivos são mais importantes para pacientes com dor neuropática e demonstram um efeito analgésico que ocorre com uma dose menor do que a necessária para a atividade antidepressiva.

18 Os medicamentos anticonvulsivantes são importantes para pacientes com dor neuropática, especialmente neuralgia do trigêmeo e neuropatia diabética.

19 Pacientes que experimentam *tolerância a opioides* requerem doses crescentes de opioides para manter o mesmo efeito analgésico. A *dependência física* manifesta-se como *abstinência* de opioides quando o medicamento é abruptamente descontinuado ou a dose é abrupta e significativamente reduzida. A *dependência psicológica*, caracterizada por mudanças comportamentais com foco no desejo por consumir o fármaco, é rara em pacientes oncológicos.

20 Além da injeção intravascular e subaracnóidea, outras complicações do bloqueio do gânglio estrelado incluem, hematoma, pneumotórax, anestesia epidural, bloqueio do plexo braquial, rouquidão devido ao bloqueio do nervo laríngeo recorrente e, raramente, osteomielite ou mediastinite.

21 O *bloqueio do gânglio ímpar* é eficaz para pacientes com dor visceral ou sustentada simpaticamente na área perineal.

22 Os *bloqueios neurolíticos* são indicados para pacientes com dor oncológica grave e intratável nos quais a terapia mais convencional se mostra inadequada ou as modalidades analgésicas convencionais são acompanhadas por efeitos colaterais inaceitáveis.

23 A estimulação da medula espinal pode ser mais eficaz para a dor neuropática; as indicações aceitas incluem dor mediada simpaticamente, lesões da medula espinal com dor segmentar localizada, dor no membro fantasma, dor isquêmica nas extremidades inferiores devido a doença vascular periférica, aracnoidite adesiva, neuropatias periféricas, dor pós-toracotomia, neuralgia intercostal, neuralgia pós-herpética, angina, dor abdominal visceral e dor pélvica visceral.

24 Pacientes com fratura por compressão vertebral patológica ou osteoporótica podem se beneficiar do *aumento vertebral* com cimento de polimetilmetacrilato. A *vertebroplastia* envolve a injeção do cimento através de uma agulha trocater. A *cifoplastia* envolve a insuflação de um balão inserido através de uma agulha trocater introduzida percutaneamente, com posterior injeção de cimento.

25 A acupuntura pode ser um complemento importante para pacientes com dor crônica, particularmente aquela associada a transtornos musculoesqueléticos crônicos e cefaleias.

A dor é o sintoma mais comum que leva os pacientes a consultarem um médico, e o sintoma pode ter uma ampla diversidade de causas, variando de problemas relativamente benignos a lesão aguda, isquemia do miocárdio, alterações degenerativas ou malignidade. Na maioria dos casos, após o diagnóstico são prescritas medidas conservadoras, e o paciente responde com sucesso. Em outros, o encaminhamento para um especialista em dor para avaliação e tratamento melhora os desfechos e economiza recursos de saúde, e, em alguns, haverá indicação de cirurgia. Ainda em outras situações, a dor persiste e os pacientes desenvolvem dor crônica, cuja causa permanece obscura após investigações preliminares terem excluído doenças graves e com risco de vida e, se realizada, após a intervenção cirúrgica não ter conseguido aliviar a dor ou ter produzido nova síndrome dolorosa.

Em um sentido geral, o termo *manejo da dor* se aplica a toda a disciplina de anestesiologia, mas seu uso moderno envolve mais especificamente o manejo da dor durante o período perioperatório, bem como da dor não cirúrgica tanto em ambientes hospitalares como ambulatoriais. A prática da medicina da dor pode ser amplamente dividida em manejo de dores *aguda* e *crônica*. O primeiro lida principalmente com pacientes em recuperação pós-cirurgia ou com problemas clínicos agudos em um ambiente hospitalar ou ambulatorial (ver Capítulo 48), enquanto o último inclui pacientes quase sempre atendidos em ambulatório. Infelizmente, essa distinção é artificial e existe considerável sobreposição; um bom exemplo é o paciente oncológico que frequentemente requer tratamento da dor a curto e longo prazos em ambientes hospitalares e ambulatoriais.

A prática contemporânea de controle da dor não se limita aos anestesiologistas, mas muitas vezes é baseada em equipe e inclui outros médicos (fisiatras, cirurgiões, internistas, oncologistas, psiquiatras, neurologistas) e não médicos (enfermeiros, psicólogos, fisioterapeutas, acupunturistas, hipnotizadores). As abordagens mais eficazes são as multidisciplinares, nas quais o paciente é avaliado por um ou mais médicos, que realizam um exame inicial, elaboram um diagnóstico e formulam um plano de tratamento, normalmente usando os serviços e recursos de outros profissionais de saúde.

Os anestesiologistas com formação em controle da dor estão em uma posição única para coordenar centros multidisciplinares de controle da dor devido ao seu amplo treinamento em lidar com uma larga variedade de pacientes de subespecialidades cirúrgicas, obstétricas, pediátricas e médicas e à sua experiência em farmacologia clínica e neuroanatomia aplicada, incluindo o uso de bloqueios de nervos periféricos e centrais.

DEFINIÇÕES E CLASSIFICAÇÃO DA DOR

Semelhante às sensações conscientes, a percepção normal da dor depende de neurônios especializados que atuam como receptores, detectando um estímulo nocivo e, em seguida, o transduzem e conduzem para o sistema nervoso central (SNC). Com frequência, a sensação é descrita como *protopática* (nociva) ou *epicrítica* (não nociva). As sensações epicríticas (toque leve, pressão, propriocepção e discriminação de temperatura) são caracterizadas por receptores de baixo limiar e em geral são conduzidas por grandes fibras nervosas mielinizadas. Em comparação, as sensações protopáticas (dor) são detectadas por receptores de alto limiar (também chamados de *nociceptores*) e conduzidas por fibras nervosas mielinizadas (Aδ) e não mielinizadas (C) menores.

O que é a dor?

A dor não é apenas uma modalidade sensorial, mas uma experiência. A International Association for the Study of Pain define a dor como **uma experiência sensorial e emocional desagradável associada ou semelhante àquela relacionada com danos reais ou potenciais nos tecidos.** Essa definição reconhece a interação entre os aspectos sensoriais objetivos e fisiológicos da dor e seus componentes subjetivos, emocionais e psicológicos.

A resposta à dor pode ser altamente variável entre diferentes indivíduos, bem como na mesma pessoa em momentos distintos. Existem diferenças relacionadas ao gênero e à idade na percepção da dor e nas experiências e estratégias de enfrentamento. A ativação cerebral e os padrões de imagem cerebral diferem entre os gêneros, sendo que algumas dessas diferenças diminuem com a idade e desaparecem inteiramente após os 40 anos.

O termo *nocicepção* é derivado de *noci* (dano ou lesão em latim) e é usado para descrever respostas neurais a estímulos traumáticos ou nocivos. Toda nocicepção produz dor, mas nem toda dor resulta da nocicepção. Muitos pacientes sentem dor na ausência de estímulos nocivos. Portanto, é clinicamente importante dividir a dor em uma de duas categorias: (1) *dor aguda*, que é principalmente devida à nocicepção, e (2) *dor crônica*, que pode ou não ser devida à nocicepção e na qual muitas vezes fatores psicológicos e comportamentais desempenham um papel importante. A Tabela 47-1 lista os termos frequentemente usados na descrição da dor.

1 A dor pode ser classificada de acordo com a fisiopatologia (p. ex., dor nociceptiva ou neuropática), a etiologia (p. ex., artrite ou dor oncológica) ou a área afetada (p. ex., cefaleia ou dor lombar). Essas classificações são importantes na escolha de modalidades de tratamento e terapia medicamentosa. **2** A dor *nociceptiva* é causada pela ativação ou sensibilização de *nociceptores* periféricos, receptores especializados que transduzem estímulos nocivos. A dor *neuropática* é resultado de lesão ou anormalidades adquiridas de estruturas neurais periféricas ou centrais.

A. Dor aguda

3 A *dor aguda* é causada por estimulação nociva devido a uma lesão, a um processo mórbido ou à função anormal de músculo ou vísceras. Quase sempre

TABELA 47-1 Termos utilizados no controle da dor

Termo	Descrição
Alodinia	Percepção de um estímulo normalmente não nocivo como dor
Analgesia	Ausência de percepção da dor
Anestesia	Ausência de qualquer sensação
Anestesia dolorosa	Dor em uma área que não tem sensação
Disestesia	Sensação desagradável ou anormal com ou sem estímulo
Hipalgesia (hipoalgesia)	Diminuição da resposta à estimulação nociva (p. ex., agulhada)
Hiperalgesia	Aumento da resposta à estimulação nociva
Hiperestesia	Aumento da resposta à estimulação leve
Hiperpatia	Presença de hiperestesia, alodinia e hiperalgesia geralmente associada a reação exagerada e persistência da sensação após o estímulo
Hipestesia (hipoestesia)	Sensação cutânea reduzida (p. ex., toque leve, pressão, temperatura)
Neuralgia	Dor no ramo de um nervo ou grupo de nervos
Parestesia	Sensação anormal percebida sem um estímulo aparente
Radiculopatia	Anormalidade funcional de uma ou mais raízes nervosas

é nociceptiva. A dor nociceptiva serve para detectar, localizar e limitar o dano tecidual. Quatro processos fisiológicos estão envolvidos: *transdução, transmissão, modulação* e *percepção*. A dor aguda é comumente associada a uma resposta neuroendócrina sistêmica ao estresse que é proporcional à intensidade da dor. As causas mais comuns de dor aguda incluem trauma, cirurgia e parto (obstétrico), bem como dor associada a problemas de saúde agudos, como infarto do miocárdio, pancreatite e cálculo renal. A maior parte das formas de dor aguda desaparece espontaneamente ou com tratamento em poucos dias ou semanas. Quando a dor não se resolve devido à cicatrização anormal ou ao tratamento inadequado, torna-se *crônica*. Dois tipos de dor aguda (nociceptiva) – *somática* e *visceral* – são diferenciados com base na origem e nas características.

1. Dor somática – A dor somática pode ainda ser classificada como superficial ou profunda. A dor somática superficial é devida à aferência nociceptiva da pele, dos tecidos subcutâneos e das membranas mucosas. É bem localizada e descrita como uma sensação aguda, em agulhada, latejante ou em queimação.

A dor somática profunda provém de músculos, tendões, articulações ou ossos. Em comparação com a dor somática superficial, em geral é difusa e latejante e menos bem localizada. Uma característica adicional é que tanto a intensidade quanto a duração do estímulo afetam o grau de localização. Por exemplo, a dor após um breve trauma menor na articulação do cotovelo é localizada no cotovelo, mas o trauma grave ou sustentado geralmente causa dor em todo o braço.

2. Dor visceral – A dor visceral aguda é devida a um processo mórbido ou à função anormal envolvendo um órgão interno ou seu revestimento (p. ex., pleura parietal, pericárdio ou peritônio). São descritos quatro subtipos: (1) dor visceral localizada verdadeira, (2) dor parietal localizada, (3) dor visceral referida e (4) dor parietal referida. A dor visceral verdadeira é incômoda, difusa e geralmente acompanha a linha média. Com frequência é associada à atividade autônoma anormal, causando náuseas, vômitos, sudorese e alterações na pressão arterial e na frequência cardíaca. A dor parietal é comumente aguda e muitas vezes descrita como uma sensação de facada que está localizada na área ao redor do órgão ou referida de uma localização distante (Tabela 47-2). O fenômeno da dor visceral ou parietal referida a áreas cutâneas resulta de padrões de desenvolvimento embrionário e migração de tecidos e da convergência de *input* aferente visceral e somático no SNC. Assim, a dor que envolve o peritônio ou a pleura sobre o diafragma central é muitas vezes referida no pescoço e no ombro, enquanto a dor que envolve as superfícies parietais do diafragma periférico é referida no tórax ou na parede abdominal superior.

TABELA 47-2 Padrões de dor referida

Localização	Dermátomo cutâneo
Diafragma central	C4
Pulmões	T2-T6
Aorta	T1-L2
Coração	T1-T4
Esôfago	T3-T8
Pâncreas e baço	T5-T10
Estômago, fígado e vesícula biliar	T6-T9
Glândulas suprarrenais	T8-L1
Intestino delgado	T9-T11
Cólon	T10-L1
Rim, ovários e testículos	T10-L1
Ureteres	T10-T12
Útero	T11-L2
Bexiga e próstata	S2-S4
Uretra e reto	S2-S4

B. Dor crônica

④ *Dor crônica* é a dor que persiste além do curso normal de uma doença aguda ou após um tempo razoável para que a cura ocorra, em geral de 1 a 6 meses. A dor crônica pode ser *nociceptiva, neuropática* ou *mista*. Muitas vezes, mecanismos psicológicos ou fatores ambientais, ou ambos, desempenham um papel importante. Os pacientes com dor crônica frequentemente apresentam respostas neuroendócrinas ao estresse atenuadas ou ausentes relacionadas à dor e transtornos proeminentes de sono e de humor. Classicamente, a dor neuropática é paroxística e lancinante, apresenta-se em queimação e está associada com *hiperpatia* – uma resposta desconfortável ou dolorosa a um estímulo normalmente inócuo. Quando também está associada à perda de estímulos sensoriais (p. ex., amputação) no SNC, é denominada *dor por desaferentação*. Quando o sistema simpático desempenha um papel importante, muitas vezes é denominada *dor simpaticamente mantida*.

As formas mais comuns de dor crônica incluem aquelas associadas a transtornos musculoesqueléticos, transtornos viscerais crônicos, lesões de nervos periféricos, raízes nervosas ou gânglios da raiz dorsal (incluindo neuropatia diabética, causalgia, dor no membro fantasma e neuralgia pós-herpética), lesões do SNC (acidente vascular cerebral [AVC], lesão da medula espinal, esclerose múltipla) e dor oncológica. A dor da maioria dos transtornos musculoesqueléticos (p. ex., artrite reumatoide e osteoartrite) é principalmente nociceptiva, enquanto a dor associada a transtornos neurais periféricos ou centrais é principalmente neuropática. A dor associada a alguns transtornos, como câncer e dor lombar crônica (particularmente após cirurgia), muitas vezes é mista.

Anatomia e fisiologia da nocicepção

VIAS DA DOR

A dor é conduzida ao longo de três vias neuronais que transmitem estímulos nociceptivos da periferia para o córtex cerebral (**Figura 47-1**). Os corpos celulares dos neurônios aferentes primários estão localizados nos gânglios da raiz dorsal, que se encontram nos forames vertebrais em cada nível da medula espinal. Cada neurônio tem um único axônio que se bifurca, emitindo uma extremidade para os tecidos periféricos que inerva e a outra para o *corno dorsal* da medula espinal. No corno dorsal, o neurônio aferente primário faz sinapse com um neurônio de segunda ordem cujo axônio cruza a linha média e ascende no *trato espinotalâmico* contralateral para alcançar o tálamo. Neurônios de segunda ordem fazem sinapse em núcleos talâmicos com neurônios de terceira ordem que, por sua vez, emitem projeções por meio da cápsula interna e da coroa radiada para o giro pós-central do córtex cerebral (**Figura 47-2**).

Neurônios de primeira ordem

A maior parte dos neurônios de primeira ordem emite a extremidade proximal de seus axônios para a medula espinal pela raiz espinal dorsal (sensorial) em cada nível cervical, torácico, lombar e sacral. Foi demonstrado que algumas fibras aferentes não mielinizadas (C) entram na medula espinal por meio da raiz do nervo ventral (motor), levando em conta as observações de que alguns pacientes continuam a sentir dor mesmo após a transecção da raiz do nervo dorsal (rizotomia) e relatam dor após a estimulação da raiz ventral. Uma vez no corno dorsal, além de fazerem sinapse com neurônios de segunda ordem, os axônios dos neurônios de primeira ordem podem fazer sinapse com interneurônios, neurônios simpáticos e neurônios motores do corno ventral.

As fibras da dor originadas da cabeça são transportadas pelos nervos trigêmeo (V), facial (VII), glossofaríngeo (IX) e vago (X). O gânglio trigeminal contém os corpos celulares de fibras sensoriais das divisões oftálmica, maxilar e mandibular do nervo trigêmeo. Os corpos celulares dos neurônios aferentes de primeira ordem do nervo facial estão localizados no gânglio geniculado; os do nervo glossofaríngeo estão em seus gânglios superiores e petrosos; e os do nervo vago estão localizados no gânglio jugular (somático) e no gânglio nodoso (visceral). Os processos axonais proximais dos neurônios de primeira ordem nesses gânglios alcançam os núcleos do tronco encefálico por meio de seus respectivos nervos cranianos, onde fazem sinapse com neurônios de segunda ordem nos núcleos do tronco encefálico.

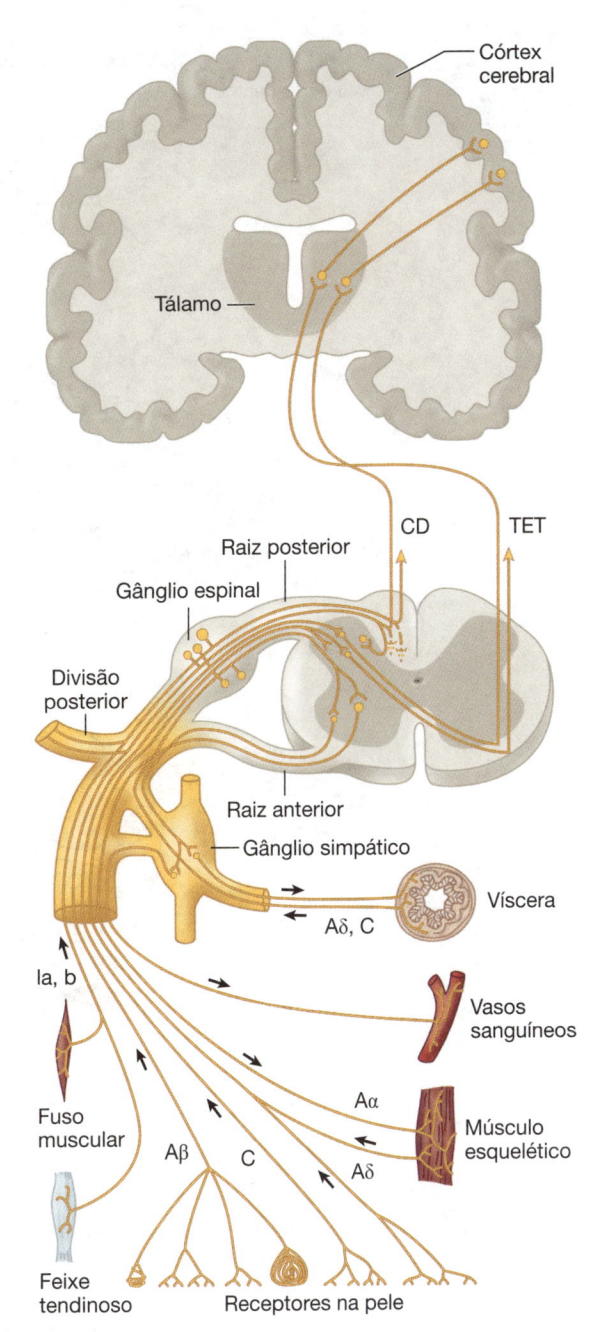

FIGURA 47-1 Vias da dor. CD, coluna dorsal; TET, tratos espino-talâmicos.

NEURÔNIOS DE SEGUNDA ORDEM

As fibras aferentes se separam de acordo com o tamanho à medida que entram na medula espinal – as fibras grandes e mielinizadas se tornam mediais e pequenas, e as fibras não mielinizadas se tornam laterais. As fibras da dor podem estender-se para cima ou para baixo de um a três segmentos da medula espinal no *trato de Lissauer* antes de fazerem sinapse com neurônios de segunda ordem na substância cinzenta do corno dorsal ipsilateral. Em muitos

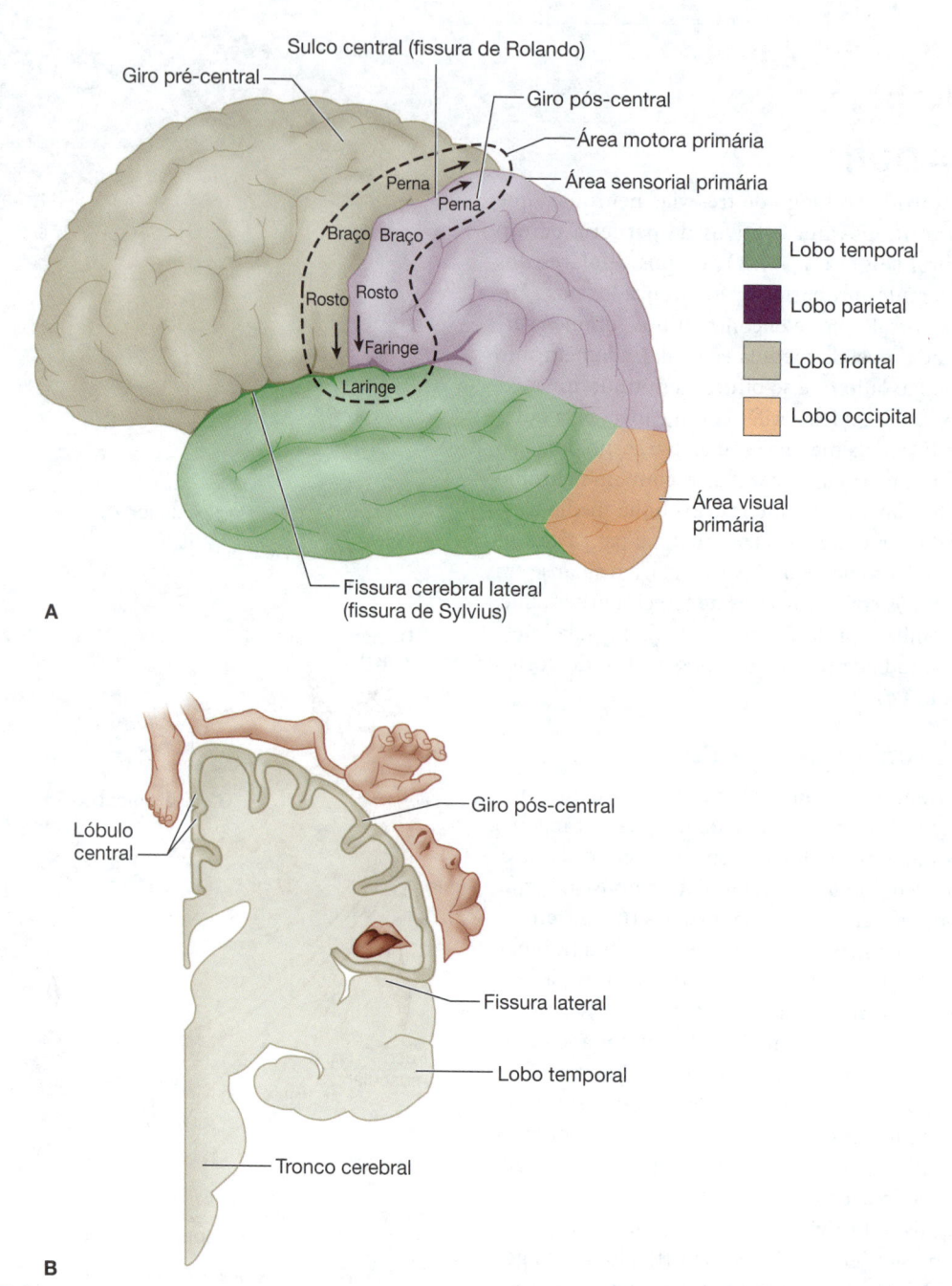

FIGURA 47-2 As vistas lateral (**A**) e coronal (**B**) do cérebro mostram a localização do córtex sensorial primário. Observe a representação cortical de partes do corpo, o homúnculo sensorial (**B**).

casos, elas se comunicam com neurônios de segunda ordem por meio de interneurônios.

A substância cinzenta da medula espinal foi dividida por Rexed em dez lâminas (**Figura 47-3** e **Tabela 47-3**). As primeiras seis lâminas, que compõem o *corno dorsal*, recebem toda a atividade neural aferente e representam o principal local de modulação da dor por vias neurais ascendentes e descendentes. Os neurônios de segunda ordem são neurônios *nociceptivos específicos* ou de *faixa dinâmica ampla* (WDR, do inglês *wide dynamic range*). Os neurônios específicos nociceptivos servem apenas para estímulos nocivos, mas os neurônios WDR também recebem *input* aferente não nocivo de fibras Aβ, Aδ e C. Os neurônios nociceptivos específicos são dispostos somatotopicamente na lâmina I e têm campos receptores somáticos específicos; normalmente são silenciosos e respondem apenas à estimulação nociva de alto limiar, codificando mal a intensidade do estímulo. Os neurônios WDR

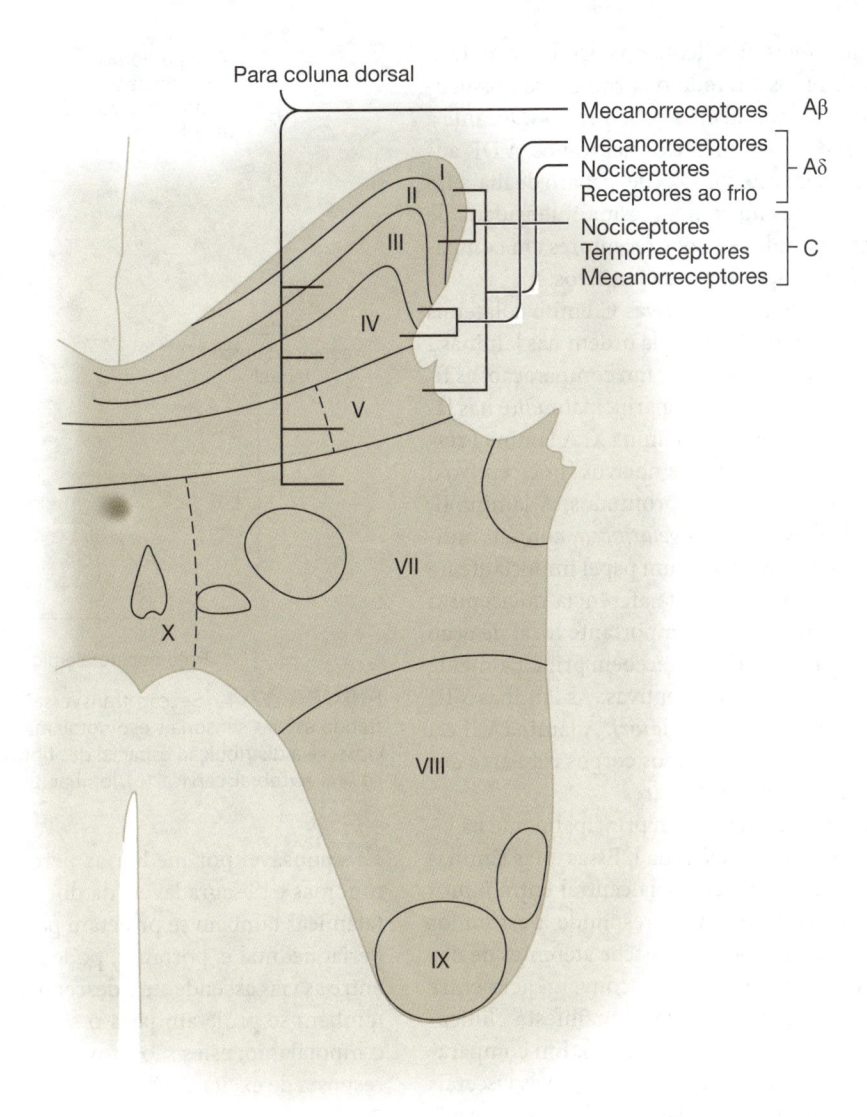

FIGURA 47-3 Lâminas da medula espinal de Rexed. Observe a terminação dos diferentes tipos de neurônios aferentes primários.

TABELA 47-3 Lâminas da medula espinal

Lâmina	Função predominante	Input	Nome
I	Termorrecepção de nocicepção somática	Aδ, C	Camada marginal
II	Termorrecepção de nocicepção somática	C, Aδ	Substância gelatinosa
III	Mecanorrecepção somática	Aβ, Aδ	Núcleo próprio
IV	Mecanorrecepção	Aβ, Aδ	Núcleo próprio
V	Nocicepção e mecanorrecepção visceral e somática	Aβ, Aδ, (C)	Neurônios WDR do núcleo próprio[1]
VI	Mecanorrecepção	Aβ	Núcleo próprio
VII	Simpático		Coluna intermediolateral
VIII		Aβ	Corno motor
IX	Motor	Aβ	Corno motor
X		Aβ, (Aδ)	Canal central

[1]WDR, faixa dinâmica ampla.

são o tipo de célula mais prevalente no corno dorsal. Embora sejam encontrados em todo o corno dorsal, os neurônios WDR são mais abundantes na lâmina V. Durante a estimulação repetida, comumente os neurônios WDR aumentam exponencialmente sua taxa de disparo de maneira gradual (*wind-up*), mesmo com a mesma intensidade de estímulo. Eles têm grandes campos receptores em comparação com neurônios específicos nociceptivos.

A maioria das fibras nociceptivas C emite colaterais ou termina em neurônios de segunda ordem nas lâminas I e II e, em menor grau, na lâmina V. Em comparação, as fibras nociceptivas Aδ fazem sinapse principalmente nas lâminas I e V e, em menor grau, na lâmina X. A lâmina I responde principalmente a estímulos nocivos (nociceptivos) de tecidos somáticos cutâneos e profundos. A lâmina II, também chamada de *substância gelatinosa*, contém muitos interneurônios e desempenha um papel importante no processamento e na modulação da aferência nociceptiva de nociceptores cutâneos. É um importante local de ação para opioides. As lâminas III e IV recebem principalmente informações sensoriais não nociceptivas. As lâminas VIII e IX compõem o *corno anterior (motor)*. A lâmina VII é a *coluna intermediolateral* e contém os corpos celulares dos neurônios simpáticos pré-ganglionares.

Os aferentes viscerais terminam principalmente na lâmina V e, em menor grau, na lâmina I. Essas duas lâminas representam pontos de convergência central entre *inputs* somáticos e viscerais. A lâmina V responde a estímulos sensoriais nocivos e não nocivos e recebe aferentes de dor visceral e somática. O fenômeno de convergência entre *input* sensorial visceral e somático se manifesta clinicamente como *dor referida* (ver Tabela 47-2). Em comparação com as fibras somáticas, as fibras nociceptivas viscerais são menos numerosas, mais amplamente distribuídas, ativam proporcionalmente um maior número de neurônios espinais e não são organizadas de forma somatotópica.

A. O trato espinotalâmico

Os axônios da maioria dos neurônios de segunda ordem cruzam a linha média perto de seu nível dermatomal de origem (na comissura anterior) para o lado contralateral da medula espinal antes de formarem o *trato espinotalâmico* e emitirem suas fibras para o tálamo, a formação reticular, o núcleo magno da rafe e a substância cinzenta periaquedutal. O trato espinotalâmico, que é classicamente considerado a principal via de dor, encontra-se anterolateralmente na substância branca da medula espinal (**Figura 47-4**). Esse trato ascendente pode ser dividido em um trato *lateral* e um trato *medial*. O trato espinotalâmico lateral (neoespinotalâmico) projeta-se principalmente para o núcleo posterolateral ventral do tálamo e transporta aspectos discriminativos da dor, como localização, intensidade e duração. O trato espinotalâmico medial (paleoespinotalâmico) se projeta para o tálamo medial e

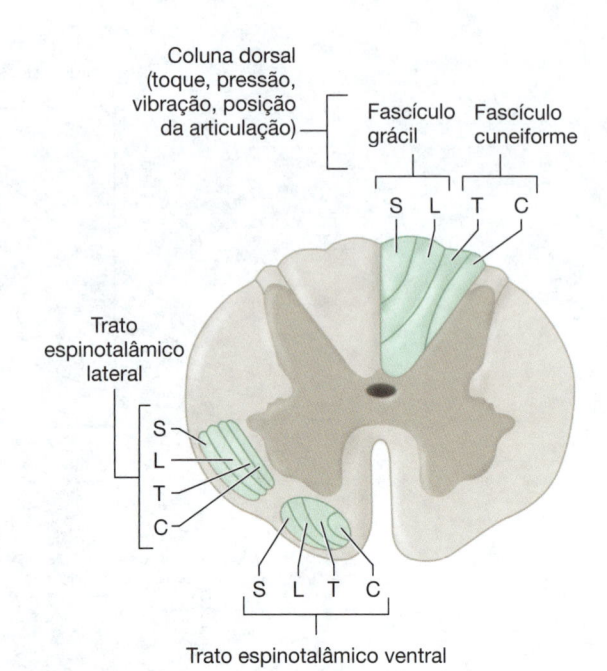

FIGURA 47-4 Secção transversal da medula espinal mostrando as vias sensoriais espinotalâmicas e outras ascendentes. Observe a distribuição espacial das fibras de diferentes níveis da coluna vertebral: cervical (C), lombar (L), sacral (S) e torácica (T).

é responsável por mediar as percepções emocionais autônomas e desagradáveis da dor. Algumas fibras espinotalâmicas também se projetam para a substância cinzenta periaquedutal e, portanto, podem ser um elo importante entre as vias ascendente e descendente. As fibras colaterais também se projetam para o sistema ativador reticular e o hipotálamo; estes são provavelmente responsáveis pela resposta de excitação à dor.

B. Vias alternativas da dor

Assim como acontece com a sensação epicrítica, as fibras da dor ascendem de maneira difusa, ipsilateral e contralateralmente; alguns pacientes continuam a perceber a dor após a ablação do trato espinotalâmico contralateral e, portanto, outras vias ascendentes de dor também são importantes. Acredita-se que o trato espinorreticular faça a mediação das respostas excitatórias e autonômicas à dor. O trato espinomesencefálico pode ser importante na ativação de vias antinociceptivas descendentes, pois possui algumas projeções para a substância cinzenta periaquedutal. Os tratos espino-hipotalâmico e espinotelencefálico ativam o hipotálamo e evocam comportamento emocional. O trato espinocervical ascende sem cruzar até o núcleo cervical lateral, que retransmite as fibras para o tálamo contralateral; é provável que esse trato seja uma importante via alternativa para a dor. Por fim, algumas fibras nas colunas dorsais (que carregam principalmente toque leve e propriocepção) respondem à dor; elas ascendem medial e ipsilateralmente.

C. Integração com os sistemas simpático e motor

Os aferentes somáticos e viscerais estão totalmente integrados com os sistemas motor esquelético e simpático na medula espinal, no tronco encefálico e em centros superiores. Os neurônios aferentes do corno dorsal fazem sinapse direta e indiretamente com os neurônios motores do corno anterior. Essas sinapses são responsáveis pela atividade muscular reflexa – normal ou anormal – associada à dor. De maneira semelhante, as sinapses entre neurônios nociceptivos aferentes e neurônios simpáticos na coluna intermediolateral resultam em vasoconstrição reflexa simpaticamente mediada, espasmo muscular liso e liberação de catecolaminas, tanto localmente como a partir da medula suprarrenal.

Neurônios de terceira ordem

Os neurônios de terceira ordem estão localizados no tálamo e emitem fibras para as áreas somatossensoriais I e II no giro pós-central do córtex parietal e na parede superior da fissura de Sylvius, respectivamente. A percepção e a localização específica da dor ocorrem nessas áreas corticais. Embora a maior parte dos neurônios do núcleo talâmico lateral se projete para o córtex somatossensorial primário, os neurônios dos núcleos intralaminar e medial se projetam para o giro cingulado anterior e provavelmente estão envolvidos na mediação dos componentes de sofrimento e emocionais da dor.

FISIOLOGIA DA NOCICEPÇÃO

1. Nociceptores

Os nociceptores são caracterizados por um alto limiar de ativação e codificam a intensidade da estimulação, aumentando suas taxas de descarga de forma gradual. Após estimulação repetida, caracteristicamente exibem adaptação, sensibilização e pós-descargas tardias.

Muitas vezes as sensações nocivas podem ser divididas em dois componentes: uma sensação rápida, aguda e bem localizada ("primeira dor"), que é conduzida com uma latência curta (0,1 s) por fibras Aδ (testadas por agulhada); e uma sensação de início mais lento, mais incômoda e muitas vezes mal localizada ("segunda dor"), que é conduzida por fibras C. Em comparação com a sensação *epicrítica* bem localizada, que pode ser transduzida por órgãos terminais especializados no neurônio aferente (p. ex., corpúsculo de Pacini para toque), a sensação *protopática* menos bem localizada é transduzida principalmente por *nociceptores* de terminações nervosas livres que sentem calor e danos mecânicos e químicos nos tecidos. Os tipos de nociceptores incluem (1) *mecanonociceptores*, que respondem a beliscões e agulhadas, (2) *nociceptores silenciosos*, que respondem apenas na presença de inflamação, e (3) nociceptores de mecanoaquecimento *polimodais*. Estes últimos são os mais prevalentes e respondem à pressão excessiva, a extremos de temperatura (> 42 °C e < 40 °C) e substâncias nocivas, como bradicinina, histamina, serotonina, H+, K+, algumas prostaglandinas, capsaicina e possivelmente trifosfato de adenosina (ATP, do inglês *adenosine triphosphate*). Foram identificados pelo menos dois receptores nociceptores (contendo canais iônicos nas terminações nervosas), TRPV1 e TRPV2. Ambos respondem a altas temperaturas. A capsaicina estimula o receptor TRPV1. Os nociceptores polimodais são lentos para se adaptarem à pressão forte e exibirem sensibilização ao calor.

Nociceptores cutâneos

Os nociceptores estão presentes nos tecidos somáticos e viscerais. Os neurônios aferentes primários alcançam os tecidos ao acompanharem o trajeto dos nervos somáticos, simpáticos ou parassimpáticos da coluna vertebral. Os nociceptores somáticos incluem aqueles na pele (cutâneos) e nos tecidos profundos (músculo, tendões, fáscia, osso), enquanto os nociceptores viscerais incluem aqueles em órgãos internos. A córnea e a polpa dentária são singulares, pois são quase exclusivamente inervadas por fibras nociceptivas Aδ e C.

Nociceptores somáticos profundos

Os nociceptores somáticos profundos são menos sensíveis a estímulos nocivos do que os nociceptores cutâneos, mas são facilmente sensibilizados pela inflamação. A dor decorrente deles é caracteristicamente incômoda e mal localizada. Existem nociceptores específicos nos músculos e nas cápsulas articulares, e eles respondem a estímulos mecânicos, térmicos e químicos.

Nociceptores viscerais

Em geral, os órgãos viscerais são tecidos insensíveis que contêm principalmente nociceptores silenciosos. Alguns órgãos parecem ter nociceptores específicos, como o coração, o pulmão, o testículo e os ductos biliares. A maior parte dos outros órgãos, como os intestinos, é inervada por nociceptores polimodais que respondem a espasmos dos músculos lisos, isquemia e inflamação. Em geral, esses receptores não respondem ao corte, à queimadura ou ao esmagamento que ocorre durante a cirurgia. Alguns órgãos, como o cérebro, não possuem nociceptores; no entanto, os revestimentos meníngeos do cérebro contêm nociceptores.

Semelhantes aos nociceptores somáticos, aqueles nas vísceras são as terminações nervosas livres dos neurônios aferentes primários cujos corpos celulares se encontram no corno dorsal. No entanto, muitas vezes essas fibras nervosas aferentes acompanham o trajeto de fibras nervosas simpáticas eferentes para chegarem às vísceras. A atividade aferente desses neurônios ingressa na medula espinal entre T1 e L2. As fibras nociceptivas C do esôfago, da laringe e da traqueia acompanham o trajeto do nervo vago para entrarem no núcleo solitário no tronco cerebral. Fibras da dor aferentes oriundas da bexiga, próstata, reto, colo do útero e uretra e genitália são transmitidas para a medula espinal por meio dos nervos parassimpáticos ao nível das raízes nervosas S2 a S4. Embora sejam relativamente poucas em comparação com fibras da dor somática, as fibras de neurônios aferentes viscerais primários penetram na medula e fazem sinapse mais difusamente com fibras únicas, muitas vezes estabelecendo sinapse com múltiplos níveis dermatomais e, muitas vezes, cruzando para o corno dorsal contralateral.

2. Mediadores químicos da dor

Vários neuropeptídeos (p. ex., *substância P* e *peptídeo relacionado ao gene da calcitonina* [CGRP, do inglês *calcitonin gene-related peptide*]) e aminoácidos excitatórios (p. ex., glutamato) atuam como neurotransmissores para neurônios aferentes que respondem à dor (Tabela 47-4). Muitos, se não a maior parte, desses neurônios contêm mais de um neurotransmissor, todos os quais são liberados simultaneamente.

TABELA 47-4 Principais neurotransmissores que fazem mediação ou modulam a dor

Neurotransmissor	Receptor[1]	Efeito na nocicepção
Substância P	Neurocinina-1	Excitatório
Peptídeo relacionado ao gene da calcitonina		Excitatório
Glutamato	NMDA, AMPA, cainato, quisqualato	Excitatório
Aspartato	NMDA, AMPA, cainato, quisqualato	Excitatório
Trifosfato de adenosina (ATP)	P_1, P_2	Excitatório
Somatostatina		Inibitório
Acetilcolina	Muscarínico	Inibitório
Encefalinas	μ, δ, κ	Inibitório
β-Endorfina	μ, δ, κ	Inibitório
Norepinefrina	α_2	Inibitório
Adenosina	A_1	Inibitório
Serotonina	5-HT_1 (5-HT_3)	Inibitório
Ácido gama-aminobutírico (GABA)	A, B	Inibitório
Glicina		Inibitório

[1]AMPA, ácido 2-(aminometil)fenilacético; NMDA, *N*-metil-D-aspartato; 5-HT, 5-hidroxitriptamina.

A substância P é um peptídeo de 11 aminoácidos sintetizado e liberado por neurônios de primeira ordem tanto perifericamente quanto no corno dorsal. Também encontrado em outras partes do sistema nervoso e nos intestinos, facilita a transmissão em vias da dor por meio da ativação do receptor de neuroquinina-1. Na periferia, os neurônios da substância P emitem colaterais que estão intimamente associados aos vasos sanguíneos, às glândulas sudoríparas, aos folículos pilosos e aos mastócitos na derme. A substância P sensibiliza os nociceptores, desgranula a histamina dos mastócitos e a serotonina das plaquetas e é um potente vasodilatador e quimioatrativo para leucócitos. Os neurônios liberadores de substância P também inervam as vísceras e emitem fibras colaterais aos gânglios simpáticos paravertebrais. Portanto, a estimulação intensa das vísceras pode causar descarga simpática pós-ganglionar direta.

Tanto os receptores opioides como os α_2-adrenérgicos foram descritos em ou perto dos terminais dos nervos periféricos não mielinizados. Embora seu papel fisiológico não seja claro, este último pode explicar a analgesia observada de opioides aplicados perifericamente, em particular na presença de inflamação.

3. Modulação da dor

5 A *modulação* da dor ocorre perifericamente no nociceptor, na medula espinal ou em estruturas supraespinais. A modulação pode inibir (suprimir) ou facilitar (intensificar) a dor.

Modulação periférica da dor

Os nociceptores e seus neurônios demonstram *sensibilização* após estimulação repetida. A sensibilização pode se manifestar como uma resposta aumentada à estimulação nociva ou uma capacidade de resposta recém-adquirida a uma gama mais ampla de estímulos, inclusive estímulos não nocivos.

A. Hiperalgesia primária

A sensibilização dos nociceptores resulta em diminuição no limiar, aumento na resposta de frequência à mesma intensidade de estímulo, diminuição na latência de resposta e disparo espontâneo mesmo após a cessação do estímulo (pós-descargas). Essa sensibilização, denominada *hiperalgesia primária*, comumente ocorre por uma lesão ou após a aplicação de calor e é mediada pela liberação de substâncias nocivas dos tecidos danificados. A histamina é liberada a partir de mastócitos, basófilos e plaquetas, enquanto a serotonina é liberada a partir de mastócitos e plaquetas. A bradicinina liberada dos tecidos após a ativação do fator XII ativa as terminações nervosas livres por meio de receptores B_1 e B_2 específicos.

As prostaglandinas são produzidas após dano tecidual por ação da fosfolipase A_2 sobre fosfolipídeos liberados das membranas celulares para formar ácido araquidônico (**Figura 47-5**). A via da cicloxigenase (COX) então o converte em endoperóxidos, que, por sua vez, são transformados em prostaciclina, prostaglandinas e tromboxanos. A via da lipoxigenase converte o ácido araquidônico em compostos hidroperóxidos, que são subsequentemente convertidos em leucotrienos. O ácido acetilsalicílico, os anti-inflamatórios não esteroides (AINEs) e provavelmente também o paracetamol produzem analgesia por inibição da COX. O efeito analgésico dos corticosteroides é provavelmente o resultado da inibição da produção de prostaglandinas por meio do bloqueio da ativação da fosfolipase A_2.

B. Hiperalgesia secundária

A *inflamação neurogênica*, também chamada de *hiperalgesia secundária*, desempenha um papel importante na sensibilização periférica após a lesão. Manifesta-se pela *resposta tripla de Lewis*: um rubor vermelho em torno do local da lesão (*flare*), edema tecidual local e sensibilização a estímulos nocivos. A hiperalgesia secundária é principalmente devida à liberação antidrômica da substância P (e provavelmente CGRP). A substância P desgranula a histamina e o 5-HT, vasodilata os vasos sanguíneos, causa edema tecidual e induz a formação de leucotrienos. A origem neural dessa resposta é apoiada pelos seguintes achados: (1) pode ser produzida pela estimulação elétrica de um nervo sensorial, (2) não é observada na pele desnervada e (3) é reduzida pela injeção de um anestésico local. A *capsaicina* aplicada topicamente em gel, creme ou adesivo esgota a substância P, diminui a inflamação neurogênica e é importante para alguns pacientes com neuralgia pós-herpética.

Modulação central da dor

A. Facilitação

Pelo menos três mecanismos são responsáveis pelo fenômeno de *sensibilização central* na medula espinal:

1. *Wind-up* e sensibilização de neurônios de segunda ordem. Os neurônios WDR aumentam sua frequência de descarga com os mesmos estímulos repetitivos e exibem descarga prolongada, mesmo após a interrupção do *input* da fibra C aferente.

2. Expansão do campo receptor. Os neurônios do corno dorsal aumentam seus campos receptores de modo que os neurônios adjacentes se tornam sensíveis a estímulos (nocivos ou não) aos quais não respondiam anteriormente.

3. Hiperexcitabilidade dos reflexos de flexão. O aumento dos reflexos de flexão é observado tanto ipsilateralmente quanto contralateralmente.

Os mediadores neuroquímicos de sensibilização central incluem a substância P, o CGRP, o peptídeo intestinal vasoativo (VIP, do inglês *vasoactive intestinal peptide*), a colecistoquinina (CCK), a angiotensina e a galanina, bem como os aminoácidos excitatórios L-glutamato e L-aspartato. Essas substâncias desencadeiam alterações na excitabilidade da membrana ao interagirem com os receptores de membrana acoplados à proteína G nos neurônios (ver **Figura 47-5**).

O L-glutamato e o L-aspartato desempenham papéis importantes no *wind-up*, por meio da ativação do *N*-metil-D-aspartato (NMDA) e de outros mecanismos

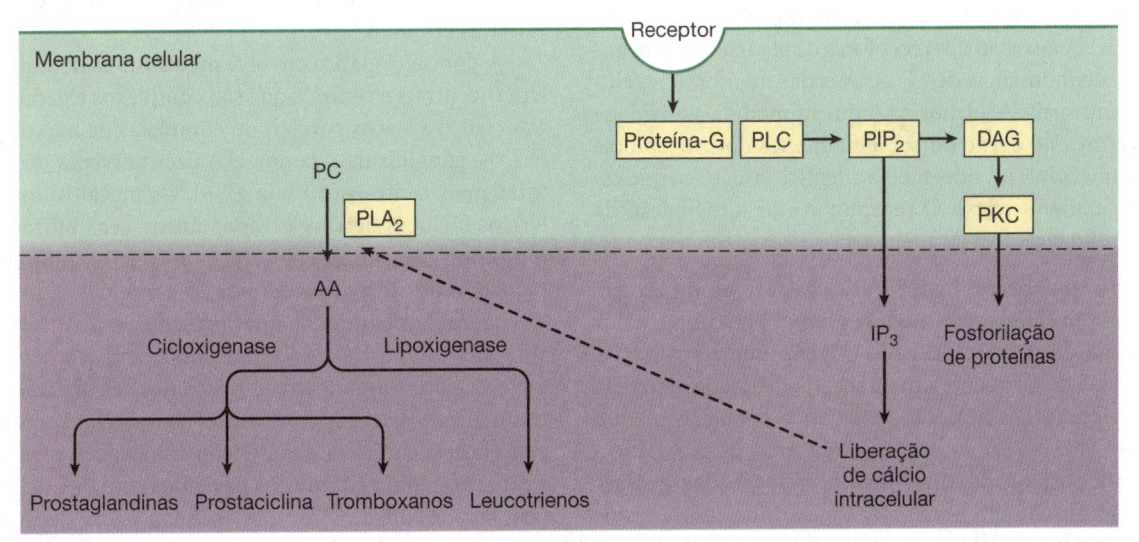

FIGURA 47-5 A fosfolipase C (PLC) catalisa a hidrólise do 4,5-bisfosfato de fosfatidilinositol (PIP2) para produzir trifosfato de inositol (IP3) e diacilglicerol (DAG). A proteína cinase C (PKC) também é importante. A fosfolipase A_2 (PLA_2) catalisa a conversão da fosfatidilcolina (PC) em ácido araquidônico (AA).

receptores e na indução e manutenção da sensibilização central. A ativação dos receptores NMDA também induz a sintetase de óxido nítrico, aumentando a formação de óxido nítrico. Tanto as prostaglandinas como o óxido nítrico facilitam a liberação de aminoácidos excitatórios na medula espinal. Assim, os inibidores de COX, como o ácido acetilsalicílico (AAS) e os AINEs, têm importantes ações analgésicas na medula espinal.

B. Inibição

A transmissão da aferência nociceptiva na medula espinal pode ser inibida por atividade segmentar na própria medula, bem como pela atividade neural descendente a partir dos centros supraespinais.

1. Inibição segmentar – A ativação de grandes fibras aferentes que servem à sensação inibe a atividade do neurônio WDR e do trato espinotalâmico. Além disso, a ativação de estímulos nocivos em partes não contíguas do corpo inibe os neurônios WDR em outros níveis, o que pode explicar por que a dor em uma parte do corpo inibe a dor em outras partes. Esses dois fenômenos apoiam uma teoria do "portão" para o processamento da dor na medula espinal, como foi inicialmente suposto por Melzack e Wall.

A glicina e o ácido γ-aminobutírico (GABA) são aminoácidos que atuam como neurotransmissores inibitórios e provavelmente desempenham um papel importante na inibição segmentar da dor na medula espinal. O antagonismo da glicina e do GABA resulta na poderosa facilitação dos neurônios WDR e produz alodinia e hiperestesia. Existem dois subtipos de receptores GABA: $GABA_A$, do qual o muscimol é um agonista, e $GABA_B$, do qual o baclofeno é um agonista. A inibição segmentar parece ser mediada pela atividade do receptor $GABA_B$. O receptor $GABA_A$, que é ativado por benzodiazepínicos, inclui um canal Cl^-. A ativação dos receptores de glicina também aumenta a condutância de Cl^- através das membranas celulares neuronais. A adenosina também modula a atividade nociceptiva no corno dorsal. Pelo menos dois receptores são conhecidos: A_1, que inibe a adenilciclase, e A_2, que estimula a adenilciclase. O receptor A_1 faz a mediação da ação antinociceptiva da adenosina.

2. Inibição supraespinal – Várias estruturas supraespinais emitem fibras pela medula espinal para inibir a dor no corno dorsal. Os locais de origem importantes para essas vias descendentes incluem a substância cinzenta periaquedutal, a formação reticular e o núcleo magno da rafe (NMR). A estimulação da área da substância cinzenta periaquedutal no mesencéfalo produz analgesia generalizada em humanos. Os axônios desses tratos atuam pré-sinapticamente nos neurônios aferentes primários e pós-sinapticamente nos neurônios de segunda ordem (ou interneurônios). Essas vias fazem mediação de sua ação antinociceptiva via mecanismos receptores α_2-adrenérgicos, serotoninérgicos e opioides (μ, δ e κ). Essas vias explicam a eficácia analgésica dos antidepressivos que bloqueiam a recaptação de catecolaminas e serotonina.

As vias adrenérgicas inibitórias se originam principalmente da área da substância cinzenta periaquedutal e da formação reticular. A noradrenalina faz mediação dessa ação ao ativar receptores α_2 pré-sinápticos ou pós-sinápticos. Pelo menos parte da inibição descendente da substância cinzenta periaquedutal é retransmitida primeiro para o NMR e a formação reticular medular; fibras serotoninérgicas do NMR então retransmitem a inibição para neurônios do corno dorsal por meio do funículo dorsolateral.

O *sistema opioide endógeno* (principalmente o NMR e a formação reticular) atua via metionina encefalina, leucina encefalina e β-endorfina, todos antagonizados pela naloxona. Esses opioides agem pré-sinapticamente para hiperpolarizarem os neurônios aferentes primários e inibirem a liberação da substância P; também parecem causar alguma inibição pós-sináptica. Os opioides exógenos atuam principalmente pós-sinapticamente nos neurônios de segunda ordem ou interneurônios na substância gelatinosa.

FISIOPATOLOGIA DA DOR CRÔNICA

7 **A dor crônica pode ser causada por uma combinação de mecanismos periféricos, centrais e psicológicos.** A sensibilização dos nociceptores desempenha um papel importante na origem da dor associada a mecanismos periféricos, como transtornos musculoesqueléticos e viscerais crônicos.

A dor neuropática envolve mecanismos neurais periférico-centrais e centrais que são complexos e geralmente associados a lesões parciais ou completas de nervos periféricos, gânglios da raiz dorsal, raízes nervosas ou estruturas mais centrais (Tabela 47-5). Os mecanismos periféricos incluem descargas espontâneas, sensibilização de receptores (a estímulos mecânicos, térmicos e químicos) e regulação positiva de receptores adrenérgicos. A inflamação neural também pode estar presente. A administração sistêmica de anestésicos locais e anticonvulsivantes suprime o disparo espontâneo de neurônios sensibilizados ou traumatizados, e essa observação laboratorial é reforçada pela eficácia clínica de agentes como lidocaína, mexiletina e carbamazepina em muitos pacientes com dor neuropática. Os mecanismos centrais incluem perda de inibição segmentar, *wind-up* de neurônios WDR, descargas espontâneas em neurônios desaferentados e reorganização de conexões neurais.

TABELA 47-5 Mecanismos da dor neuropática

Atividade neuronal espontânea autossustentável no neurônio aferente primário (como um neuroma)
Mecanossensibilidade marcada associada à compressão crônica do nervo
Curtos-circuitos entre fibras da dor e outros tipos de fibras após desmielinização, resultando na ativação de fibras nociceptivas por estímulos não nocivos no local da lesão (transmissão efáptica)
Reorganização funcional dos campos receptores nos neurônios do corno dorsal, de modo que o *input* sensorial dos nervos intactos circundantes enfatize ou intensifique qualquer *input* a partir da área da lesão
Atividade elétrica espontânea em células do corno dorsal ou núcleos talâmicos
Liberação de inibição segmentar na medula espinal
Perda de influências inibitórias descendentes que dependem do *input* sensorial normal
Lesões do tálamo ou de outras estruturas supraespinais

O sistema nervoso simpático parece desempenhar um papel importante em alguns pacientes com dor crônica. A eficácia dos bloqueios de nervos simpáticos em alguns desses pacientes apoia o conceito de dor mantida simpaticamente. Transtornos dolorosos que muitas vezes respondem a bloqueios simpáticos incluem síndrome de dor regional complexa, síndromes de desaferentação devido a avulsão nervosa ou amputações e neuralgia pós-herpética. No entanto, a teoria simplista da atividade simpática aumentada, resultando em vasoconstrição, edema e hiperalgesia, não leva em conta a pele quente e o eritema observados em alguns pacientes. Da mesma forma, observações clínicas e experimentais não embasam satisfatoriamente a teoria da transmissão aberrante (*efáptica*) entre fibras da dor e fibras simpáticas desmielinizadas adjacentes.

Raramente os mecanismos psicológicos ou fatores ambientais são os únicos contribuintes para a dor crônica, mas são comumente observados em combinação com outros mecanismos (Tabela 47-6).

TABELA 47-6 Mecanismos psicológicos ou fatores ambientais associados à dor crônica

Mecanismos psicofisiológicos nos quais fatores emocionais atuam como a causa inicial (p. ex., cefaleias tensionais)
Comportamento aprendido ou operante em que os padrões de comportamento crônico são recompensados (p. ex., pela atenção de um cônjuge) após uma lesão geralmente leve
Psicopatologia, como transtornos afetivos maiores (depressão), esquizofrenia e transtornos de somatização (histeria de conversão) em que o paciente tem uma preocupação anormal com as funções corporais
Mecanismos psicogênicos puros (transtorno da dor somatoforme), nos quais o sofrimento é experimentado apesar da ausência da aferência nociceptiva

RESPOSTAS SISTÊMICAS À DOR

Respostas sistêmicas à dor aguda

A dor aguda é comumente associada a uma resposta neuroendócrina sistêmica ao estresse que é proporcional à intensidade da dor. As vias de dor que fazem mediação da parte aferente dessa resposta foram discutidas anteriormente. A parte eferente é mediada pelos sistemas nervoso simpático e endócrino. A ativação simpática aumenta o tônus simpático eferente para todas as vísceras e libera catecolaminas da medula suprarrenal. A resposta hormonal resulta do aumento do tônus simpático e dos reflexos mediados hipotalamicamente. *A dor aguda moderada a grave, independentemente do local, pode afetar adversamente a recuperação e os desfechos perioperatórios.*

(8)

A. Efeitos cardiovasculares

Os efeitos cardiovasculares da dor aguda geralmente incluem hipertensão, taquicardia, irritabilidade miocárdica elevada e aumento da resistência vascular sistêmica. O débito cardíaco aumenta na maioria dos pacientes normais, mas pode diminuir em pacientes com função ventricular comprometida. Devido à ampliação da demanda de oxigênio pelo miocárdio, a dor pode piorar ou precipitar a isquemia desse músculo.

B. Efeitos respiratórios

Um aumento no consumo total de oxigênio corporal e na produção de dióxido de carbono promove uma amplificação na ventilação por minuto. Esta última aumenta o trabalho da respiração, particularmente em pacientes com doença pulmonar subjacente. A dor devido a incisões abdominais ou torácicas compromete ainda mais a função pulmonar devido à proteção (imobilização). A diminuição do movimento da parede torácica reduz o volume corrente e a capacidade residual funcional, promovendo atelectasia, *shunt* intrapulmonar, hipoxemia e, menos comumente, hipoventilação. Reduções na capacidade vital prejudicam a tosse e a eliminação de secreções.

C. Efeitos gastrintestinais e urinários

O tônus simpático aumentado eleva o tônus esfincteriano e diminui a motilidade intestinal e da bexiga, promovendo íleo e retenção urinária. A hipersecreção do ácido gástrico pode promover úlcera de estresse. Náuseas, vômitos e constipação são comuns. Além disso, os opioides sistêmicos usados para tratar a dor pós-operatória (e também administrados como componente da anestesia cirúrgica) são uma causa comum de íleo pós-operatório e retenção urinária.

D. Efeitos endócrinos

O estresse aumenta a liberação de hormônios catabólicos (catecolaminas, cortisol, glucagon) e inibe a liberação de hormônios anabólicos (insulina e testosterona). Os pacientes desenvolvem um balanço negativo de nitrogênio, intolerância a carboidratos e aumento da lipólise. O aumento de cortisol, renina, angiotensina, aldosterona e hormônio antidiurético resulta em retenção de sódio, retenção de água e expansão secundária do espaço extracelular.

E. Efeitos hematológicos

A resposta neuroendócrina ao estresse à dor aguda pode aumentar a adesividade plaquetária, reduzir a fibrinólise e promover um estado hipercoagulável.

F. Efeitos imunes

A resposta neuroendócrina ao estresse produz leucocitose e pode predispor os pacientes à infecção. Agravar a intolerância a carboidratos com hiperglicemia sustentada também aumenta o risco de infecção. A imunodepressão relacionada ao estresse pode aumentar o crescimento e a metástase tumoral.

G. Efeitos psicológicos

Ansiedade e transtornos do sono são reações comuns à dor aguda. A depressão é comum com dor prolongada. Alguns pacientes reagem com frustração e raiva que podem ser dirigidas à família, aos amigos e à equipe médica.

Respostas sistêmicas à dor crônica

A resposta neuroendócrina ao estresse no início da dor crônica em geral é observada apenas em pacientes com dor recorrente grave devido a mecanismos periféricos (nociceptivos) e em pacientes com mecanismos centrais proeminentes, como dor associada à paraplegia. Transtornos do sono e afetivos, particularmente a depressão, muitas vezes são proeminentes em pacientes com dor crônica, e muitos desses pacientes também experimentam alterações significativas no apetite e aumento do estresse relacionado às relações sociais.

Avaliação do paciente com dor crônica

(9) A avaliação de qualquer paciente com dor deve incluir vários componentes-chave, como localização, início e qualidade da dor; quaisquer fatores aliviadores ou exacerbadores; e um histórico da dor, incluindo tratamentos prévios e alterações nos sintomas ao longo do tempo. Em geral, a dor crônica inclui um componente psicológico que deve ser abordado. Questionários, diagramas e escalas de dor são ferramentas úteis que auxiliam os pacientes a descreverem adequadamente as características de sua dor e como ela afeta sua qualidade de vida. As informações coletadas durante a história e o exame físico podem ajudar a distinguir a localização da dor, o tipo e as sequelas sistêmicas, se houver. Estudos de imagem, como radiografias simples, tomografia computadorizada (TC), ressonância magnética (RM) e escaneamento ósseo, muitas vezes podem ajudar a delinear causas fisiológicas. Antes de determinar as opções de tratamento adequadas, é necessário fazer uma avaliação abrangente.

MEDIÇÃO DA DOR

A dor é uma experiência subjetiva que é influenciada por variáveis psicológicas, sociais, culturais e outras. É necessário haver definições claras, pois a dor pode ser descrita em termos de destruição tecidual ou reação corporal ou emocional.

A escala de classificação numérica, a escala de classificação de faces de Wong-Baker, a escala visual analógica (EVA) e o Questionário de Dor de McGill (MPQ) são mais comumente usados. Na escala numérica, 0 corresponde a nenhuma dor, e 10 destina-se a refletir a pior dor possível. A escala de dor de faces de Wong-Baker, projetada para crianças de 3 anos ou mais, é importante em pacientes com os quais a comunicação pode ser difícil. O paciente é solicitado a apontar para várias expressões faciais que variam de um rosto sorridente (sem dor) até um extremamente infeliz que expressa a pior dor possível. A EVA é uma linha horizontal de 10 cm marcada como "sem dor" em uma extremidade e "pior dor imaginável" na outra. O paciente é solicitado a marcar nessa linha onde está a intensidade da dor. A distância entre "sem dor" e a marca do paciente quantifica numericamente a dor. A EVA é um método simples e eficiente que se correlaciona bem com outros métodos confiáveis.

O MPQ é uma lista de verificação de palavras que descrevem os sintomas. Ao contrário de outros métodos de classificação da dor que assumem que a dor seja unidimensional e descrevem intensidade, mas não qualidade, o MPQ tenta definir a dor em três dimensões principais: (1) sensorial-discriminativa (vias nociceptivas), (2) motivacional-afetiva (estruturas reticulares e límbicas) e (3) cognitivo-avaliativa (córtex cerebral). Contém 20 conjuntos de palavras descritivas que são divididas em quatro grupos principais: 10 sensoriais, cinco afetivos, um avaliativo e quatro diversos. O paciente seleciona os conjuntos que se aplicam à sua dor e circula em cada conjunto as palavras que melhor descrevem a dor.

AVALIAÇÃO PSICOSSOCIAL

(10) A avaliação psicossocial é importante sempre que a avaliação clínica não revelar uma causa aparente para a dor, a intensidade da dor for desproporcional à doença ou lesão, ou questões psicológicas ou sociais, ou ambas, forem evidentes. Esses tipos de avaliações ajudam a esclarecer o papel dos fatores comportamentais. Os testes psicológicos mais comumente usados são o Inventário Multifásico de Personalidade Minnesota (MMPI) e o Inventário de Depressão de Beck. O MMPI é usado principalmente para confirmar impressões clínicas sobre o papel dos fatores psicológicos; não pode distinguir entre dor "orgânica" e "funcional" de forma confiável. A depressão é muito comum em pacientes com dor crônica. Muitas vezes é difícil determinar a contribuição relativa da depressão para o sofrimento associado à dor. O Inventário de Depressão de Beck é um teste importante para identificar pacientes com transtorno depressivo maior.

Vários testes foram desenvolvidos para avaliar limitações funcionais ou deficiência (incapacidade) e qualidade de vida. Incluem-se aqui o Inventário Multidimensional de Dor (MPI), o Medical Outcomes Survey 36-Item Short Form (SF-36), o Índice de Incapacidade Relacionada à Dor (PDI) e o Índice de Incapacidade Oswestry (ODI).

Os transtornos emocionais são comumente associados a relatos de dor crônica, e a dor crônica geralmente resulta em graus variados de sofrimento psicológico. Tanto a dor quanto o sofrimento emocional precisam ser tratados. A Tabela 47-7 lista os transtornos emocionais nos quais o tratamento deve ser direcionado principalmente ao transtorno emocional.

TABELA 47-7 Transtornos emocionais e relacionados comumente associados à dor crônica

Transtorno	Descrição breve
Transtorno de somatização	Sintomas físicos de um problema médico que não podem ser explicados, resultando em sofrimento involuntário e deficiência física
Transtorno conversivo	Sintomas de déficits motores voluntários ou sensoriais que sugerem um problema médico; os sintomas não podem ser explicados clinicamente, mas estão associados a fatores psicológicos e não são intencionalmente simulados
Hipocondria	Preocupação prolongada (> 6 meses) com o medo de ter uma doença grave, apesar de avaliação clínica adequada e tranquilizadora
Simulação	Produção intencional de sintomas físicos ou psicológicos motivada por incentivos externos (p. ex., evitar trabalhar ou obter compensação financeira)
Transtornos relacionados a substâncias	Uso indevido habitual de substâncias prescritas ou ilícitas que muitas vezes precede e gera queixas de dor e comportamento de busca de drogas

ELETROMIOGRAFIA E ESTUDOS DE CONDUÇÃO NERVOSA

Eletromiografia e **estudos de condução nervosa** se complementam e são importantes para confirmar o diagnóstico de síndromes de aprisionamento, síndromes radiculares, trauma neural e polineuropatias. Muitas vezes conseguem diferenciar entre transtornos neurogênicos e miogênicos. Padrões de anormalidades podem localizar uma lesão na medula espinal, na raiz nervosa, no plexo do membro ou em nervo periférico. Além disso, também podem ser importantes para esclarecer a contribuição de transtornos "orgânicos" quando há suspeita de dor psicogênica ou síndrome "funcional".

A eletromiografia emprega eletrodos de agulha para registrar potenciais em músculos individuais. Os potenciais musculares são registrados primeiro enquanto o músculo está em repouso e, em seguida, quando o paciente é solicitado a movimentá-lo. Achados anormais sugestivos de desnervação incluem potenciais de inserção persistentes, presença de ondas agudas positivas, fibrilações ou potenciais de fasciculação. Anormalidades nos músculos produzem alterações em amplitude e duração, bem como potenciais de ação polifásicos. Estudos de condução nervosa periférica empregam estímulos supramáximos do nervo motor ou sensório-motor misto, enquanto potenciais de ação motora complexos são registrados sobre o músculo apropriado. O tempo entre a estimulação e o início do potencial muscular (latência) é uma medida das fibras motoras condutoras mais rápidas no nervo. A amplitude do potencial registrado indica o número de unidades motoras funcionais, enquanto sua duração reflete a faixa de velocidades de condução no nervo. A velocidade de condução pode ser obtida estimulando o nervo a partir de dois pontos e comparando as latências. Quando um nervo sensorial puro é avaliado, o nervo é estimulado enquanto os potenciais de ação são registrados tanto proximal como distalmente (condução antidrômica).

Estudos de condução nervosa diferenciam mononeuropatias (devido a trauma, compressão ou aprisionamento) e polineuropatias. Estas últimas incluem neuropatias agudas ou crônicas que são generalizadas e simétricas (p. ex., relacionadas a diabetes, abuso de álcool, desnutrição, toxinas ou drogas, como agentes quimioterápicos) ou focais, mas aleatórias (p. ex., mononeuropatia múltipla).

Síndromes dolorosas selecionadas

SÍNDROMES DE APRISIONAMENTO

A compressão neural pode ocorrer onde quer que um nervo atravesse por uma passagem anatomicamente reduzida, e *as neuropatias de aprisionamento* podem envolver nervos sensoriais, motores ou mistos. Provavelmente estão envolvidos fatores genéticos e macrotrauma ou microtrauma repetitivo, e muitas vezes a tenossinovite adjacente é responsável. A Tabela 47-8 lista as síndromes de

TABELA 47-8 Neuropatias de aprisionamento

Nervo	Local de aprisionamento	Local da dor
Nervos cranianos VII, IX e X	Processo estiloide ou ligamento estilo-hióideo	Tonsila ipsilateral, base da língua, articulação temporomandibular e orelha (síndrome de Eagle)
Plexo braquial	Músculo escaleno anterior ou costela cervical	Lado ulnar do braço e antebraço (síndrome do escaleno anterior)
Nervo supraescapular	Incisura supraescapular	Ombro posterior e lateral
Nervo mediano	Músculo pronador redondo	Antebraço proximal e superfície palmar dos três primeiros dedos da mão (síndrome do pronador)
Nervo mediano	Túnel do carpo	Superfície palmar dos três primeiros dedos da mão (síndrome do túnel do carpo)
Nervo ulnar	Fossa cubital (cotovelo)	Quarto e quinto dedos da mão (síndrome do túnel cubital)
Nervo ulnar	Canal de Guyon (punho)	Quarto e quinto dedos da mão
Nervo cutâneo femoral lateral	Espinha ilíaca anterior sob o ligamento inguinal	Coxa anterolateral (meralgia parestésica)
Nervo obturatório	Canal obturatório	Coxa superior medial
Nervo safeno	Túnel subsartorial (canal adutor)	Panturrilha medial
Nervo isquiático	Incisura isquiática	Nádega e perna (síndrome do piriforme)
Nervo fibular comum	Colo da fíbula	Perna distal lateral e pé
Nervo fibular profundo	Túnel do tarso anterior	Dedo grande do pé ou pé
Nervo fibular superficial	Fáscia profunda acima do tornozelo	Tornozelo anterior e dorso do pé
Nervo tibial posterior	Túnel do tarso posterior	Superfície inferior do pé (síndrome do túnel do tarso)
Nervo interdigital	Ligamento transverso profundo	Entre os dedos do pé e o pé (neuroma de Morton)

aprisionamento mais comumente reconhecidas. Quando um nervo sensorial está envolvido, os pacientes relatam dor e dormência em seu ramo distal ao local do aprisionamento; ocasionalmente, um paciente pode relatar dor referida proximal ao local do aprisionamento. O aprisionamento do nervo isquiático pode imitar uma hérnia de disco intervertebral. O aprisionamento de um nervo motor produz fraqueza nos músculos inervados por ele. Mesmo os aprisionamentos de nervos motores "puros" podem produzir uma dor vaga que pode ser mediada por fibras aferentes de músculos e articulações. Em geral, o diagnóstico pode ser confirmado por eletromiografia e estudos de condução nervosa. O bloqueio neural do nervo com anestésico local, com ou sem corticosteroide, pode ser diagnóstico e proporcionar alívio temporário da dor. Em geral, o tratamento é sintomático, com analgésicos orais e imobilização temporária, mas no fim pode incluir descompressão cirúrgica. O desenvolvimento de síndrome de dor regional complexa pode responder a bloqueios simpáticos.

DOR MIOFASCIAL

11 *Síndromes dolorosas miofasciais* são transtornos comuns caracterizados por dor muscular, espasmo muscular, rigidez, fraqueza e, ocasionalmente, disfunção autônomica. Os pacientes têm áreas específicas (*pontos-gatilho*) de sensibilidade acentuada em um ou mais músculos ou no tecido conectivo associado. A palpação dos músculos envolvidos pode revelar bandas de tensão sobre os pontos-gatilho. Sinais de disfunção autônomica (vasoconstrição ou piloereção) nos músculos sobrejacentes podem estar presentes. A dor irradia caracteristicamente em um padrão fixo que não segue os dermátomos.

Trauma grave ou microtrauma repetitivo pode desempenhar um papel importante no início de síndromes de dor miofascial. Os pontos-gatilho se desenvolvem após uma lesão aguda; a estimulação desses pontos-gatilho ativos produz dor, e o espasmo muscular subsequente sustenta a dor. Quando o episódio agudo desaparece, os pontos-gatilho tornam-se *latentes* (sensíveis, mas não produtores de dor), prestes a serem reativados posteriormente pelo estresse subsequente. A fisiopatologia é pouco compreendida.

O diagnóstico de uma síndrome dolorosa miofascial é sugerido pelo caráter da dor e pela palpação de pontos-gatilho específicos que a reproduzem. Síndromes comuns produzem pontos-gatilho nos músculos elevadores da escápula, masseter, quadrado lombar e glúteo médio. As duas últimas síndromes produzem dor lombar e devem ser consideradas em todos os pacientes com dor lombar; além disso, os pontos-gatilho glúteos podem imitar a radiculopatia de S1.

Embora a dor miofascial possa se resolver espontaneamente sem sequelas, muitos pacientes continuam a ter pontos-gatilho latentes. Quando os pontos-gatilho estão ativos, o tratamento é direcionado para recuperar o comprimento e a elasticidade do músculo. Pode ser oferecida analgesia mediante injeções de anestésico local (1-3 mL) no ponto-gatilho. O resfriamento tópico com um jato de cloreto de etila ou fluorocarboneto (fluorometano) também pode induzir o relaxamento muscular reflexo, facilitando a massagem ("alongamento e jato") e a terapia por ultrassom. A fisioterapia é importante para estabelecer e manter a amplitude normal de movimento dos músculos afetados, e o *biofeedback* pode ser útil.

FIBROMIALGIA

O American College of Rheumatology identificou três critérios que, se cumpridos, sugerem o diagnóstico de *fibromialgia*:

1. Pontuação do Índice de Dor Generalizada (WPI, do inglês *Widespread Pain Index*) de 7 ou superior e pontuação da Escala de Gravidade dos Sintomas (SS, do inglês *Symptom Severity*) de 5 ou superior, ou pontuação WPI de 3 a 6 e pontuação da Escala SS de 9 ou superior.
2. Os sintomas permanecem em um nível semelhante durante pelo menos três meses.
3. Ausência de outro transtorno que, de outra forma, explicaria a dor.

O tratamento da fibromialgia pode incluir condicionamento cardiovascular, treinamento de força, melhoria da higiene do sono, terapia cognitivo-comportamental, *tai chi*, educação do paciente e farmacoterapia. Os medicamentos aprovados pela Food and Drug Administration (FDA) dos EUA para o tratamento da fibromialgia incluem pregabalina, duloxetina e milnaciprana. O uso de baixas doses de naltrexona está atualmente sendo investigado.

DOR LOMBAR E SÍNDROMES RELACIONADAS

A dor lombar é uma queixa comum e uma das principais causas de incapacidade. Distensão lombossacral, doença degenerativa do disco e síndromes miofasciais são as causas mais comuns. A dor lombar, com ou sem dor associada nas pernas, também pode ter causas congênitas, traumáticas, degenerativas, inflamatórias, infecciosas, metabólicas, psicológicas ou neoplásicas. Além disso, a dor lombar pode ser devida a processos mórbidos no abdome e na pelve, particularmente aqueles que afetam estruturas retroperitoneais (pâncreas, rins, ureteres, aorta), o útero e anexos, a próstata ou o cólon retossigmoide. Transtornos do quadril também podem imitar transtornos das costas.

Um *sinal de Patrick* (ou *teste de Patrick*) positivo – isto é, a geração de dor no quadril ou na articulação sacroilíaca quando o examinador coloca o calcanhar ipsilateral do paciente em decúbito dorsal no joelho contralateral e pressiona o joelho ipsilateral – ajuda a identificar dor lombar devido a transtornos do quadril ou da articulação sacroilíaca. Esse sinal também é referido pela sigla FABERE (sinal) (em inglês) porque o movimento da perna envolve *f*lexão, *ab*dução, *r*otação *e*xterna *e* *e*xtensão.

1. Anatomia aplicada das costas

As costas podem ser descritas em termos de elementos *anteriores* e *posteriores*. Os elementos anteriores consistem em corpos vertebrais cilíndricos interligados por discos intervertebrais e sustentados por ligamentos longitudinais anteriores e posteriores. Os elementos posteriores são arcos ósseos que se estendem de cada corpo vertebral, consistindo em dois pedículos, dois processos transversos, duas lâminas e um processo espinhoso. Os processos transversais e espinhosos fornecem pontos de fixação para os músculos que se movimentam e protegem a coluna vertebral. As vértebras adjacentes também se articulam posteriormente por duas articulações facetárias deslizantes.

As estruturas espinais são inervadas pelos ramos sinuvertebrais e pelos ramos posteriores dos nervos espinais. O nervo sinuvertebral emerge antes de cada nervo espinal se dividir em ramos anterior e posterior e reingressa no forame intervertebral para inervar o ligamento longitudinal posterior, o anel posterior fibroso, o periósteo, a dura e os vasos epidurais. As estruturas paraespinais são supridas pelo ramo posterior primário. Cada articulação facetária é inervada pelo *ramo medial* dos ramos posteriores primários dos nervos espinais acima e abaixo da articulação.

À medida que as raízes do nervo espinal lombar emergem do saco dural, seguem lateralmente por 1 a 2 cm antes de emergirem por meio de seus respectivos forames intervertebrais; assim, por exemplo, a raiz do nervo L5 deixa o saco dural no nível do disco L4-L5 (onde é mais provável que seja comprimido), mas deixa o canal espinal abaixo do pedículo L5 oposto ao disco L5-S1.

2. Entorse/distensão do músculo paravertebral e articulação lombossacra

Aproximadamente 80 a 90% dos relatos de dor lombar provêm de entorse ou distensão associada a levantamento de objetos pesados, quedas ou movimentos anormais repentinos da coluna vertebral. O termo *entorse* é geralmente usado quando a dor está relacionada a uma lesão aguda bem definida, enquanto *distensão* é usado quando a dor é mais crônica e provavelmente está relacionada a lesões repetitivas menores.

Lesões nos músculos e ligamentos paravertebrais resultam em espasmos musculares reflexos, que podem ou não estar associados a pontos-gatilho. Em geral, a dor é difusa e ocasionalmente irradia para baixo ao longo das nádegas ou quadris. A entorse é um processo benigno autolimitado que se resolve em 1 a 2 semanas. O tratamento sintomático consiste em repouso e analgésicos orais.

A articulação sacroilíaca é particularmente vulnerável a lesões rotacionais. É uma das maiores articulações do corpo e funciona para transferir peso da parte superior do corpo às extremidades inferiores. Lesões agudas ou crônicas podem causar *subluxação* (deslizamento) da articulação. A dor originada dessa articulação localiza-se caracteristicamente ao longo do íleo posterior e irradia para baixo ao longo dos quadris e da coxa posterior até os joelhos. O diagnóstico é sugerido por sensibilidade à palpação, particularmente no aspecto medial da espinha ilíaca posterossuperior, e por dor à compressão das articulações. O alívio da dor após injeção com anestésico local (3 mL) na articulação é diagnóstico e também pode ser terapêutico. Pode ser considerada a injeção de medicamento esteroide intra-articular. Para uma duração de analgesia potencialmente mais longa, pode ser realizada ablação por radiofrequência no ramo dorsal de L5, bem como nos ramos laterais dos nervos S1, S2 e S3, se o paciente tiver inicialmente respondido bem às injeções de anestésico local na articulação sacroilíaca ou às injeções diagnósticas desses nervos.

3. Dor nas nádegas

A dor nas nádegas pode resultar de vários fatores diferentes e pode ser bastante debilitante. A *coccidínia* pode resultar de trauma no cóccix ou nos ligamentos circundantes. Pode ser resolvida por meio de fisioterapia, bloqueios do nervo coccígeo para os aspectos laterais do cóccix ou procedimentos ablativos ou neuromoduladores. A *síndrome do piriforme* apresenta-se como dor na nádega, que pode ser acompanhada de dormência e formigamento no ramo do nervo isquiático. O nervo pode estar aprisionado ou não. A injeção de anestésico local no ventre desse músculo ou em pontos-gatilho localizados na origem e na inserção do músculo pode ajudar a aliviar a dor. Estenose espinal e doença de disco também podem produzir dor nas nádegas.

4. Doença degenerativa do disco

Os discos intervertebrais suportam pelo menos um terço do peso da coluna vertebral. Sua porção central, o *núcleo pulposo*, é composta por material gelatinoso no início da vida. Esse material se degenera e se torna fibrótico com o avanço da idade e após um trauma. O núcleo pulposo é circundado pelo *anel fibroso*, que é mais fino posteriormente e delimitado superior e inferiormente por placas cartilaginosas. A *dor discogênica* pode ser devida a um de dois mecanismos principais: (1) protrusão ou extrusão do núcleo pulposo posteriormente ou (2) perda de altura do disco, resultando na formação reativa de esporões ósseos (osteófitos) das bordas dos corpos vertebrais acima e abaixo do disco. A doença degenerativa do disco acomete mais comumente a coluna lombar por estar submetida ao maior movimento e porque o ligamento longitudinal posterior é mais delgado em L2-L5. Fatores como o aumento do peso corporal e o tabagismo podem desempenhar um papel no desenvolvimento da doença do disco lombar. O papel do disco na produção de dor lombar crônica não é claramente compreendido. Em pacientes com dor lombar axial persistente, a história e o exame físico podem fornecer pistas. Pode haver um elemento de dor discogênica se o paciente sentir desconforto ao sentar-se ou ficar em pé, ou ao manter determinada posição por um longo período.

Discografia é um procedimento às vezes usado para tentar fornecer alguma evidência objetiva do papel de determinado disco na produção de dor lombar de um paciente. A pressão de abertura pode ser avaliada por meio de uma agulha inserida no disco, e uma injeção subsequente de material de radiocontraste normalmente produz uma pressão aumentada que pode reproduzir a dor do paciente e pode fornecer identificação radiográfica de anormalidades anatômicas no disco (p. ex., rompimento ou rasgo). Se a dor produzida com a injeção for semelhante àquela que o paciente experimenta diariamente, é considerada dor *concordante*. Caso contrário, é considerada *discordante*. Em algumas circunstâncias, a pressão no disco após a injeção não é significativamente maior do que a pressão de abertura, e isso pode ser devido à presença de uma fissura no disco que prossegue até o espaço epidural. As opções de tratamento para dor discogênica incluem terapia conservadora, injeções de esteroides no disco, aquecimento do anel posterior do disco por meio de ablação por radiofrequência, remoção cirúrgica de fragmentos de disco herniados e fusão cirúrgica com enxerto ósseo ou colocação de implante metálico. Cada opção tem demonstrado graus mistos de sucesso. A avaliação e o tratamento da dor discogênica são um campo de significativa controvérsia e de pesquisa em andamento. Na presença de dor lombar axial com alterações degenerativas ao longo da placa terminal do corpo vertebral, pode-se contar com a ablação por radiofrequência do nervo basivertebral intraósseo para o que for considerado dor *vertebrogênica*. Esse procedimento transpedicular pode evitar a necessidade de um procedimento de discografia diagnóstica e tem sido apoiado em ensaios clínicos recentes. As **Figuras 47-6A**, **B e C** ilustram o procedimento de radiofrequência do nervo basivertebral.

CAPÍTULO 47 Tratamento da dor crônica 949

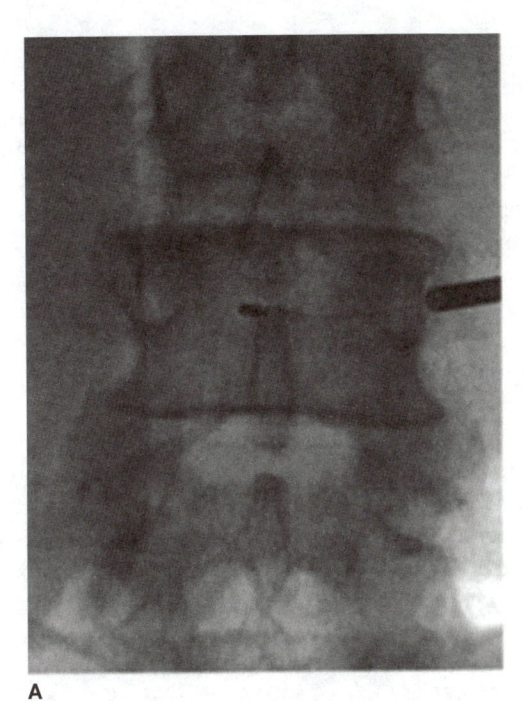

A
FIGURA 47-6A Ablação por radiofrequência do nervo basivertebral. Na imagem fluoroscópica anterior/posterior, um trocarte foi inserido através do pedículo direito da vértebra L4, e uma sonda curvilínea foi inserida além da linha média, 1 cm anterior à face central posterior do corpo vertebral e no ramo do nervo basivertebral.

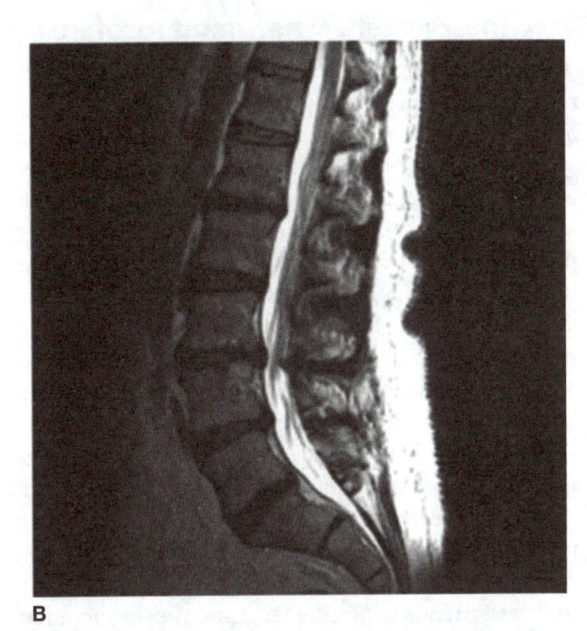

B
FIGURA 47-6B Ablação por radiofrequência do nervo basivertebral. Na vista sagital subsequente da imagem por ressonância magnética ponderada em T2 pós-procedimento, lesões esféricas de 1 cm a partir desse procedimento de ablação por radiofrequência em dois níveis podem ser observadas em L3 e L4, com alterações degenerativas (Modic) observadas na placa terminal inferior de L3 e na placa terminal superior de L4.

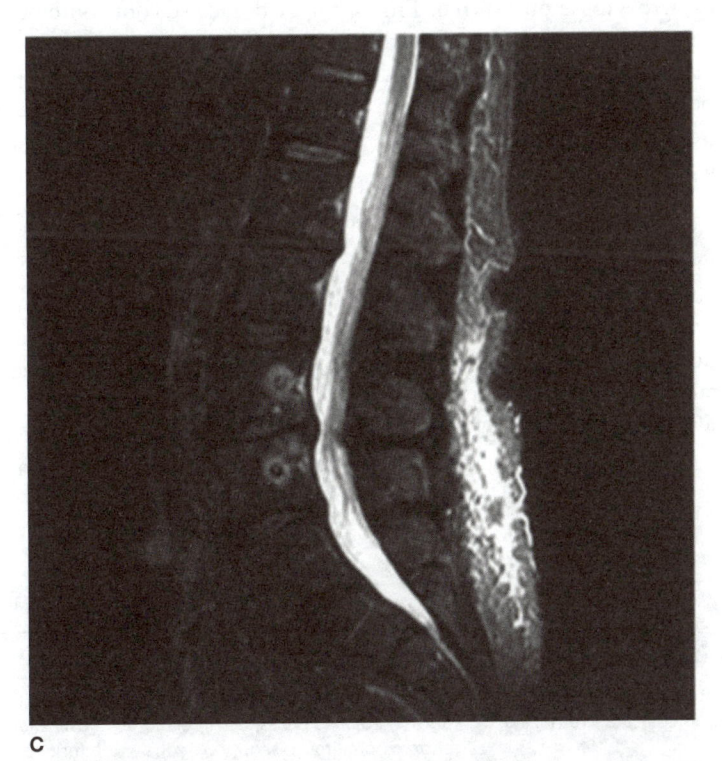

C
FIGURA 47-6C Ablação por radiofrequência do nervo basivertebral. A imagem de ressonância magnética de recuperação de inversão de tau curta (STIR) correspondente revela alterações inflamatórias ativas nas respectivas placas terminais de L3 e L4, indicativas de degeneração vertebral ativa. Uma sequência STIR é uma técnica de ressonância magnética que suprime o sinal da gordura e aumenta o sinal do tecido neoplásico e inflamatório.

Disco intervertebral herniado (prolapso)

A fraqueza e a degeneração do anel fibroso e do ligamento longitudinal posterior podem permitir a herniação do núcleo pulposo posteriormente no canal espinal.

12 **Noventa por cento das hérnias de disco ocorrem em L5-S1 ou L4-L5. Em geral, os sintomas se desenvolvem após lesões por flexão ou por levantar peso e podem estar associados a abaulamento, protrusão ou extrusão do disco.** As hérnias de disco geralmente ocorrem lateroposteriormente e muitas vezes resultam na compressão das raízes nervosas adjacentes, produzindo dor que irradia ao longo do dermátomo correspondente (*radiculopatia* ou *dor radicular*). A dor *isquiática* descreve dor ao longo do nervo isquiático devido à compressão das raízes do nervo lombar inferior. Quando o material do disco sofre extrusão por meio do anel fibroso e do ligamento longitudinal posterior, fragmentos livres podem ficar presos no canal espinal ou nos forames intervertebrais. Menos comumente, grandes protuberâncias discais ou fragmentos extruem na região posterior, comprimindo a cauda equina no saco dural; nesses casos, os pacientes podem sentir dor bilateral, retenção urinária ou, menos comumente, incontinência fecal.

A dor associada à doença do disco é agravada pelos movimentos de flexão, levantar-se, sentar-se por longo tempo ou por qualquer atividade que aumente a pressão intra-abdominal, como espirros, tosse ou esforço. Em geral é aliviada quando o paciente se deita. Dormência ou fraqueza é indicativa de radiculopatia (Tabela 47-9). O abaulamento do disco por meio do ligamento longitudinal posterior também pode produzir dor lombar que irradia para os quadris ou as nádegas. *Testes de elevação das pernas retas* podem ser usados para avaliar a compressão da raiz nervosa. Com o paciente em decúbito dorsal e o joelho totalmente estendido, a perna do lado afetado é elevada, e o ângulo em que a dor se desenvolve é observado; a dorsiflexão do tornozelo com a perna elevada normalmente exacerba a dor ao estender ainda mais o plexo lombossacral. Dor ao elevar a perna contralateral é um sinal ainda mais confiável de compressão do nervo.

A avaliação da coluna vertebral por RM aumentou drasticamente na última década em associação com um crescimento muito grande na quantidade de cirurgias nas costas – sem melhorar o desfecho do paciente. As diretrizes de prática clínica da American Pain Society para dor lombar não recomendam exames de imagem de rotina ou outros testes de diagnóstico para pacientes com dor lombar inespecífica. Até 30 a 40% das pessoas assintomáticas têm anormalidades das estruturas da coluna vertebral em TC ou RM. Além disso, a consciência do paciente sobre suas anormalidades de imagem pode influenciar a autopercepção de saúde e a capacidade funcional.

Devem ser realizados estudos de imagem e outros exames quando déficits neurológicos graves ou progressivos estiverem presentes ou houver suspeita de problemas subjacentes graves. A mielografia computadorizada é o exame mais sensível para avaliar a compressão neural sutil. A discografia pode ser considerada quando o padrão de dor não corresponder aos achados clínicos. Em geral, uma hérnia de disco centralizada causará dor no nível inferior, e um disco lateralmente protruído causará dor no mesmo nível que o disco. Por exemplo, uma hérnia de disco localizada centralmente em L4-L5 pode comprimir a raiz nervosa L5, enquanto uma hérnia de disco localizada lateralmente nesse nível pode comprimir a raiz nervosa L4.

Em geral, o curso natural da hérnia de disco é benigno, e a duração da dor comumente é inferior a dois meses. Mais de 75% dos pacientes tratados não cirurgicamente, mesmo aqueles com radiculopatia, evoluem para alívio completo ou quase completo da dor. Os objetivos do tratamento devem ser, portanto, aliviar a dor e reabilitar o paciente para que retorne a uma qualidade de vida e ao emprego o mais funcional possível (se for empregado). A dor aguda nas costas devido a uma hérnia de disco pode ser inicialmente tratada com modificação da atividade e com medicamentos como AINEs e paracetamol. Um tratamento breve com opioides pode ser considerado para pacientes com dor intensa. Depois que os sintomas agudos diminuírem, o paciente pode ser encaminhado a um fisioterapeuta para aprender instruções sobre exercícios para melhorar a saúde da região lombar. Os pacientes

TABELA 47-9 Radiculopatias discais lombares

	Nível do disco		
	L3-L4 (Nervo L4)	**L4-L5 (Nervo L5)**	**L5-S1 (Nervo S1)**
Distribuição da dor	Coxa anterolateral, panturrilha anteromedial até o tornozelo	Coxa lateral, panturrilha anterolateral, dorso medial do pé, especialmente entre o primeiro e o segundo dedos do pé	Região glútea, coxa posterior, panturrilha posterolateral, dorso lateral e superfície inferior do pé, particularmente entre o quarto e quinto dedos
Fraqueza	Quadríceps femoral	Dorsiflexão do pé	Flexão plantar do pé
Reflexo afetado	Joelho	Nenhum	Tornozelo

tabagistas devem ser aconselhados a pararem de fumar, não apenas pelos benefícios óbvios para a saúde, mas também porque a nicotina pode comprometer ainda mais o fluxo sanguíneo para o disco intervertebral relativamente avascularizado. A descompressão percutânea do disco envolvendo a extração de uma pequena quantidade de núcleo pulposo pode ajudar a descomprimir a raiz nervosa. Para pacientes com fraqueza de início agudo correlacionada com o nível da hérnia de disco, o tratamento cirúrgico deve ser considerado.

Quando os sintomas persistirem para além de três meses, a dor pode ser considerada crônica e pode exigir uma abordagem multidisciplinar. A fisioterapia continua a ser um componente muito importante da reabilitação. AINEs e antidepressivos também são importantes, e intervenções percutâneas podem ser consideradas. Digno de nota, o uso de suporte para as costas deve ser desestimulado porque pode enfraquecer os músculos paraespinais.

Estenose espinal

A *estenose espinal* é uma doença do avanço da idade. A degeneração do núcleo pulposo reduz a altura do disco e leva à formação de osteófitos (*espondilose*) nas placas terminais dos corpos vertebrais adjacentes. Em conjunto com a hipertrofia articular facetária e a hipertrofia e calcificação do ligamento amarelo, esse processo leva ao estreitamento progressivo dos forames neurais e do canal espinal. A compressão neural pode causar radiculopatia que imita uma hérnia de disco. A formação extensa de osteófitos pode comprimir múltiplas raízes nervosas e causar dor bilateral. Dor lombar causada por estenose espinal geralmente irradia para as nádegas, coxas e pernas. Costuma piorar com o exercício e ser aliviada pelo repouso, particularmente ao sentar-se com a coluna flexionada (*sinal do carrinho de compras*). Os termos *pseudoclaudicação* e *claudicação neurogênica* são usados para descrever essa dor que se desenvolve com a permanência prolongada em pé ou com a deambulação. O diagnóstico é sugerido pela apresentação clínica e é confirmado por RM, TC ou mielografia. Estudos de eletromiografia e condução nervosa podem ser importantes na avaliação do grau de comprometimento neurológico.

Pacientes com estenose leve a moderada e sintomas radiculares podem se beneficiar de injeções epidurais de esteroides por meio de uma abordagem transforaminal, interlaminar ou caudal, o que pode ajudar esses indivíduos a tolerarem a fisioterapia. Aqueles com estenose moderada a grave podem ser candidatos ao procedimento de descompressão lombar minimamente invasiva (DLMI), que envolve esculpir percutaneamente a lâmina e o ligamento amarelo para reduzir a compressão do canal central. Sintomas graves e em multinível podem justificar a descompressão cirúrgica.

5. Síndrome facetária

Alterações degenerativas nas articulações facetárias (zigapofisárias) também podem produzir dor lombar. A dor pode estar próxima da linha média; irradiar para a região glútea, coxa e joelho; e estar associada a espasmos musculares. Em geral, a hiperextensão e a rotação lateral da coluna vertebral exacerbam a dor. O diagnóstico pode ser confirmado se o alívio da dor for obtido após a injeção intra-articular de solução anestésica local nas articulações afetadas ou por bloqueio do ramo medial da divisão posterior (ramo) dos nervos espinais que as inervam. Estudos de longo prazo sugerem que os bloqueios de nervos do ramo medial são mais eficazes do que as injeções nas articulações facetárias. A rizotomia do ramo medial pode fornecer analgesia de longa duração para pacientes com doença articular facetária.

6. Dor cervical

Embora a maior parte das dores relacionadas à coluna em razão de doença de disco, estenose espinal ou alterações degenerativas nas articulações zigapofisárias seja sentida nas extremidades lombares e inferiores, os pacientes podem ter dor cervical atribuída a esses processos. *Uma diferença anatômica-chave é que as raízes nervosas cervicais, ao contrário daquelas na coluna torácica e lombar, emergem dos forames acima dos corpos vertebrais para os quais são nomeadas.* Isso ocorre até o nível de C7, onde as raízes nervosas extracervicais, C8, emergem abaixo dos pedículos de C7, fazendo, assim, a transição para a nomenclatura dos corpos vertebrais de nível torácico e lombar e denominações de raiz nervosa. O exame clínico pode ajudar a identificar a raiz nervosa que é afetada com a confirmação por um bloqueio seletivo da raiz nervosa. Os riscos inerentes aos procedimentos cervicais percutâneos incluem injeção intravascular acidental de anestésico local ou esteroide. *Injeções de esteroides particulados no pescoço têm sido associadas a resultados devastadores e devem ser evitadas.*

Para dor principalmente axial no pescoço com extensão para a cabeça ou para os ombros, os bloqueios do ramo medial cervical podem esclarecer o diagnóstico. Analgesia de longa duração pode ser obtida com ablação por radiofrequência dos ramos mediais que inervam as articulações zigapofisárias.

7. Anormalidades congênitas

As anormalidades congênitas das costas podem ser assintomáticas e permanecer ocultas por muitos anos. A mecânica espinal anormal pode tornar o paciente propenso a dor lombar e, em alguns casos, a deformidades progressivas. Anomalias relativamente comuns incluem a sacralização de L5 (o corpo vertebral é fusionado com o sacro), a lombarização de S1 (funciona como uma sexta vértebra lombar), a *espondilólise* (ruptura da *pars interarticularis*), a *espondilolistese* (deslocamento anterior de um corpo vertebral sobre o próximo devido à ruptura dos elementos posteriores, geralmente a *pars interarticularis*) e a *espondiloptose* (subluxação de um corpo vertebral sobre o outro, resultando em um corpo na frente do próximo). Esses diagnósticos são feitos com estudos de imagem radiográfica. Pode ser necessário fazer a fusão espinal para pacientes com sintomas progressivos e instabilidade espinal.

8. Tumores

Um longo rol de tumores benignos e malignos pode levar à dor lombar. Quando diagnosticados apenas por imagem, esses tumores serão manejados por neurocirurgiões, radioterapeutas e/ou oncologistas, não por especialistas em dor.

9. Infecção

As infecções bacterianas da coluna vertebral geralmente começam como uma discite antes de progredirem para osteomielite e podem ser devidas a organismos piogênicos e tuberculosos. Os pacientes podem apresentar dor crônica nas costas sem febre ou leucocitose (p. ex, tuberculose espinal). Aqueles com discite aguda, osteomielite ou abscesso epidural apresentam dor aguda, febre, leucocitose, taxa de sedimentação elevada e proteína C-reativa elevada, justificando o início imediato dos antibióticos. A intervenção cirúrgica urgente é indicada quando o paciente também apresenta fraqueza aguda.

10. Artrites

A *espondilite anquilosante* é um transtorno familiar associado ao antígeno HLA-B27. Geralmente se apresenta como dor lombar associada à rigidez matinal em um paciente jovem do sexo masculino. A dor tem um começo sutil e inicialmente pode melhorar com a atividade. Depois de alguns meses a anos, a dor se intensifica gradualmente e se associa à progressiva restrição de movimento da coluna vertebral. O diagnóstico pode ser difícil no início da doença, mas a evidência radiográfica de sacroileíte em geral está presente. À medida que a doença progride, a coluna vertebral desenvolve uma aparência radiográfica característica "semelhante ao bambu". Alguns pacientes desenvolvem artrite dos quadris e ombros, bem como manifestações inflamatórias extra-articulares. O tratamento é direcionado principalmente para a preservação funcional da postura. Os AINEs são analgésicos eficazes que reduzem a rigidez matinal. Agentes antifator de necrose tumoral-α, incluindo infliximabe, etanercepte, adalimumabe e golimumabe, diminuem a progressão da espondilite anquilosante quando administrados no início do tratamento. No entanto, os pacientes tratados com esses medicamentos podem estar sob maior risco de infecção e desenvolvimento de linfoma.

Pacientes com síndrome de Reiter, artrite psoriática ou doença inflamatória intestinal também podem apresentar dor lombar, mas as manifestações extraespinais geralmente são mais proeminentes. Em geral, a artrite reumatoide poupa a coluna, exceto as articulações zigapofisárias da coluna cervical.

DOR NEUROPÁTICA

A dor neuropática tende a ser paroxística e às vezes lancinante, com uma caraterística de queimação, e geralmente é acompanhada de hiperpatia. Está associada a neuropatia diabética, causalgia, membros fantasmas, neuralgia pós-herpética, acidente vascular cerebral, lesão medular e esclerose múltipla. A dor oncológica e a dor lombar crônica também podem ter componentes neuropáticos proeminentes. Os mecanismos de dor neuropática são revisados anteriormente neste capítulo.

Muitas vezes a dor neuropática é difícil de tratar, e podem ser necessárias múltiplas modalidades terapêuticas. As opções de tratamento incluem anticonvulsivantes (p. ex., gabapentina, pregabalina), antidepressivos (antidepressivos tricíclicos ou inibidores da recaptação da serotonina-noradrenalina), antiarrítmicos (mexiletina), agonistas α_2-adrenérgicos (clonidina), agentes tópicos (lidocaína ou capsaicina) e analgésicos (AINEs e opioides). É importante observar que os antidepressivos tricíclicos podem ter efeitos colaterais anticolinérgicos significativos que podem limitar sua tolerabilidade; aminas secundárias, como nortriptilina ou desipramina, podem ter menos efeitos colaterais anticolinérgicos ou menos graves do que aminas terciárias, como amitriptilina ou imipramina. Os bloqueios simpáticos são eficazes em transtornos selecionados (ver discussão posterior). A estimulação da medula espinal pode ser eficaz para pacientes que não toleram ou não respondem a outros tratamentos. Os opioides espinais podem ser eficazes e apropriados para pacientes selecionados.

Neuropatia diabética

14 A *neuropatia diabética* é o tipo mais comum de dor neuropática e uma das principais causas de morbidade e incapacidade. Sua fisiopatologia pode estar relacionada a microangiopatia e glicação anormal de proteínas como consequência de hiperglicemia crônica.

A neuropatia diabética pode ser generalizada, simétrica, focal ou multifocal, afetando os nervos periféricos (sensoriais ou motores), cranianos ou autonômicos.

A síndrome de neuropatia diabética mais comum é a *polineuropatia periférica*, que resulta em dormência simétrica (distribuição em "meia-luva"), parestesia, disestesia e dor. A dor varia em intensidade, pode ser grave e muitas vezes piora à noite. A perda da propriocepção pode levar a transtornos da marcha, e os déficits sensoriais podem levar a lesões traumáticas repetitivas. As mononeuropatias isoladas que afetam nervos individuais podem levar à fraqueza do punho ou do pé ou à paralisia do nervo craniano. As mononeuropatias em geral têm início súbito e são autolimitadas, durante algumas semanas. Normalmente a neuropatia autonômica afeta o trato gastrintestinal, causando diarreia, retardo no esvaziamento gástrico e transtornos da motilidade esofágica. Hipotensão ortostática e outras formas de disfunção autonômica são comuns.

O tratamento da neuropatia diabética é sintomático e direcionado ao controle glicêmico ideal para retardar a progressão. Em geral, o paracetamol e os AINEs são ineficazes para dor moderada a grave, e os riscos associados aos opioides limitam seu uso. Os medicamentos adjuvantes desempenham um papel importante. A combinação de um medicamento antiepiléptico e um antidepressivo tricíclico pode ser particularmente eficaz.

Dor mantida simpaticamente e simpaticamente independente

15 A *síndrome da dor regional complexa* (SDRC) é um transtorno de dor neuropática com características autonômicas significativas que em geral é subdividido em duas variantes: *SDRC tipo 1*, anteriormente conhecida como *distrofia simpaticorreflexa* (DSR), e *SDRC tipo 2*, anteriormente conhecida como *causalgia*. A principal diferença entre as duas é a ausência ou a presença, respectivamente, de lesão de nervo documentada. Sinais, sintomas, fisiopatologia e resposta ao tratamento são bastante semelhantes. Anteriormente, pensava-se que esse problema representasse dor mantida simpaticamente, mas há evidências recentes de que, em alguns casos, a dor pode ser simpaticamente independente.

A SDRC é um problema largamente subdiagnosticado que afeta pelo menos 50.000 pacientes por ano apenas nos Estados Unidos. Afeta indivíduos desde a infância até o final da idade adulta e pode ocorrer mais comumente em mulheres. Muitas vezes os pacientes apresentam dor neuropática em queimação acompanhada de hiperalgesia e alodinia. O sistema nervoso autônomo pode estar envolvido, o que é exemplificado por alterações na sudorese (alterações sudomotoras), cor e temperatura da pele, e por alterações tróficas na pele, no cabelo ou nas unhas. Diminuições na força e na amplitude de movimento na extremidade afetada podem estar presentes. A SDRC tipo 2 pode se desenvolver após lesão mínima, embora os eventos iniciais mais comuns sejam cirurgia, fraturas, lesões por esmagamento e entorses.

A fisiopatologia da SDRC tipo 1 e tipo 2 provavelmente envolve tanto o sistema nervoso simpático quanto o SNC. Pode haver alterações na inervação cutânea após uma lesão de nervo, juntamente com alterações na sensibilização central e periférica. Fatores genéticos, inflamatórios e psicológicos podem ter seus papéis. A causalgia (que significa dor em queimação), identificada pela primeira vez por Weir Mitchell em veteranos feridos da Guerra Civil Americana, em geral se segue a ferimentos a bala ou outro trauma importante a grandes nervos. A dor geralmente tem início imediato e está associada a alodinia, hiperpatia e disfunção vasomotora e sudomotora. É exacerbada por fatores que aumentam o tônus simpático, como medo, ansiedade, luz, ruído ou toque. A síndrome tem uma duração que pode variar de dias a meses ou pode ser permanente. A causalgia comumente afeta o plexo braquial, particularmente o nervo mediano, e a divisão tibial do nervo isquiático na extremidade inferior.

Muitas vezes os pacientes com SDRC respondem a bloqueios simpáticos, mas deve ser utilizada uma abordagem terapêutica multidisciplinar para evitar incapacidade funcional e psicológica em longo prazo. Alguns pacientes se recuperam espontaneamente, mas se a SDRC não for tratada, outros pacientes podem progredir para incapacidade funcional grave e irreversível. Os bloqueios simpáticos e o bloqueio simpatolítico regional intravenoso são igualmente eficazes; esses bloqueios devem ser continuados até que a cura seja alcançada ou que sejam estabelecidos platôs de resposta terapêutica. Os bloqueios facilitam a fisioterapia, que desempenha um papel central e normalmente consiste em movimento ativo sem pesos e terapia de dessensibilização. Muitos pacientes necessitam de uma série de três a sete bloqueios. A probabilidade de cura é maior (> 90%) se o tratamento for iniciado dentro de um mês após o início dos sintomas e parece diminuir ao longo do tempo com o retardo terapêutico.

Alguns pacientes se beneficiam da terapia de estimulação elétrica nervosa transcutânea (TENS, do inglês *transcutaneous electrical nerve stimulation*). A estimulação da medula espinal pode ser particularmente eficaz em situações agudas e crônicas. Na fase aguda do tratamento, existe crescente interesse pela colocação de cateteres epidurais tunelizados para terapia de infusão, ou eletrodos percutâneos para ensaios prolongados de estimulação da medula espinal, a fim de ajudar os pacientes a tolerarem a fisioterapia. Muitos pacientes se beneficiam da implantação cirúrgica de estimuladores nervosos periféricos inseridos diretamente em nervos lesionados maiores.

Para a dor mantida simpaticamente, os bloqueadores α-adrenérgicos orais, como a fenoxibenzamina não seletiva ou a prazosina seletiva α₁, podem ser benéficos. Pode ocorrer hipotensão ortostática com esses agentes e a dose deve ser aumentada gradualmente. Medicamentos anticonvulsivantes e antidepressivos também podem ser benéficos.

A simpatectomia cirúrgica em pacientes com sintomas crônicos frequentemente resulta em alívio transitório apenas e, em alguns casos, nova síndrome de dor alternativa. Pacientes com dor refratária a terapias médicas ou procedimentais anteriores podem responder a infusões intravenosas de cetamina em um ambiente monitorizado.

HERPES-ZÓSTER AGUDO E NEURALGIA PÓS-HERPÉTICA

O vírus da varicela-zóster (VVZ) infecta os gânglios da raiz dorsal durante uma infecção inicial de varicela na infância, onde permanece latente até a reativação. O herpes-zóster agudo, que representa a reativação do VZV, manifesta-se como uma erupção vesicular eritematosa (*herpes-zóster*) em uma distribuição dermatomal que geralmente está associada à dor intensa. Os dermátomos mais comumente afetados são T3-L3. Em geral, a dor precede a erupção em 48 a 72 horas, e a erupção geralmente dura de 1 a 2 semanas. O herpes-zóster pode ocorrer em qualquer idade, mas é mais comum em adultos mais velhos e indivíduos imunocomprometidos. Aproximadamente uma em cada três pessoas irá desenvolver herpes-zóster durante a vida. É um transtorno autolimitado em pacientes jovens e saudáveis (< 50 anos de idade). O tratamento é principalmente de suporte, consistindo em analgésicos orais e aciclovir oral, famciclovir, ganciclovir ou valaciclovir. A terapia antiviral reduz a duração da erupção cutânea e acelera a cicatrização. Pacientes imunocomprometidos com infecção disseminada (distribuição não dermatomal de vesículas) precisam de terapia intravenosa com aciclovir.

A incidência de dor radicular grave após a resolução do herpes-zóster agudo, um problema denominado *neuralgia pós-herpética* (NPH), é estimada em 50% em pacientes com mais de 50 anos de idade. Muitas vezes, a NPH é debilitante e pode ser muito difícil de tratar, frequentemente durando de meses a anos. Um tratamento oral de corticosteroides durante o zóster agudo pode reduzir a incidência de NPH, mas continua controverso e pode aumentar a probabilidade de disseminação viral em pacientes imunocomprometidos. Os bloqueios simpáticos realizados durante o episódio agudo de herpes-zóster muitas vezes produzem excelente analgesia e podem reduzir a incidência de NPH, embora isso seja controverso. Alguns estudos sugerem que, quando os bloqueios simpáticos são iniciados dentro de dois meses da erupção cutânea, a NPH se resolve em até 80% dos pacientes. No entanto, quando a neuralgia está bem estabelecida, os bloqueios simpáticos, como outros tratamentos, em geral são ineficazes. Antidepressivos, anticonvulsivantes e TENS podem ser importantes em alguns pacientes. Os antidepressivos tricíclicos podem ser particularmente eficazes, embora seu uso muitas vezes seja limitado por efeitos colaterais anticolinérgicos. A aplicação de um adesivo transdérmico de lidocaína a 5% sobre a área mais dolorosa pode ajudar a aliviar os sintomas, presumivelmente diminuindo a sensibilização periférica das terminações nervosas e dos receptores. A aplicação de creme de capsaicina ou um adesivo transdérmico de capsaicina a 8% pode ser importante; no entanto, esse adesivo deve ser administrado em um ambiente monitorizado. A administração de creme Emla® (*eutectic mixture of local anesthetic*) 1 hora antes da aplicação do adesivo transdérmico de capsaicina pode reduzir a incidência e a gravidade da dor pela capsaicina no adesivo. Não foi comprovado que injeções epidurais de esteroides previnam a NPH. O tratamento ideal do herpes-zóster e da NPH é a *prevenção*, e a vacina contra o zóster é fortemente recomendada para todos os indivíduos imunocompetentes com 50 anos de idade ou mais que não tenham contraindicações.

CEFALEIA

A cefaleia afeta quase todos em algum momento da vida. Na grande maioria dos casos, as cefaleias não são de gravidade ou frequência suficiente para que o indivíduo procure atendimento médico e não refletem um transtorno subjacente grave. No entanto, como acontece com outros relatos de dor, a possibilidade de um transtorno subjacente clinicamente importante sempre deve ser considerada. O médico deve questionar sobre outros sintomas associados ou achados clínicos que sugiram doença subjacente grave. A Tabela 47-10 lista causas importantes de cefaleia. Existe uma significativa variabilidade na apresentação clínica e na sobreposição nos sintomas das principais síndromes de cefaleia, particularmente entre cefaleia tensional e enxaqueca.

Cefaleia tensional

As cefaleias tensionais são classicamente descritas como uma dor ou desconforto que pressiona, semelhante a uma faixa, que é frequentemente associada à tensão muscular no pescoço. A cefaleia pode ser frontal, temporal ou occipital e é mais comumente bilateral do que unilateral. Em geral, a intensidade aumenta gradativamente e varia, durante horas a dias. Pode estar associada a estresse emocional ou depressão. O tratamento é sintomático e mais comumente consiste em AINEs ou paracetamol, ou ambos, com cafeína, muitas vezes combinando os dois agentes em um único medicamento.

TABELA 47-10 Classificação das cefaleias
Síndromes clássicas de cefaleia
Enxaqueca
Tensional
Em salvas
Transtornos vasculares
Arterite temporal
Acidente vascular cerebral
Trombose venosa
Neuralgias
Trigeminal
Glossofaríngea
Occipital
Doença intracraniana
Tumor
Vazamento de líquido cerebrospinal
Pseudomotora cerebral
Meningite
Aneurisma
Transtornos oculares
Glaucoma
Neurite óptica
Doença sinusal
Alérgica
Bacteriana
Transtorno da articulação temporomandibular
Problemas dentários
Induzida por medicamentos
Ingestão aguda
Abstinência (p. ex., cafeína e álcool)
Doenças sistêmicas
Infecções
Viral (p. ex., *influenza*)
Bacteriana
Fúngica
Metabólica
Hipoglicemia
Hipoxemia
Hipercarbia
Trauma
Diversas
Estímulo pelo frio (ingerir líquido frio)

Cefaleia da enxaqueca

A cefaleia da enxaqueca costuma ser descrita como latejante ou pulsátil e frequentemente associada a fotofobia, escotoma, náuseas e vômitos e disfunção neurológica transitória localizada (aura). Esta última pode ser sensorial, motora, visual ou olfativa. Por definição, as *enxaquecas clássicas* são precedidas por uma aura, enquanto as *enxaquecas comuns* não. A dor dura de 4 a 72 horas e geralmente é unilateral, mas pode ser bilateral com localização frontotemporal. As enxaquecas afetam principalmente crianças (ambos os sexos igualmente) e adultos jovens (predominantemente as mulheres). Muitas vezes existe história familiar. É comum ser provocada por odores, determinados alimentos (p. ex., vinho tinto), menstruação e privação de sono. Normalmente, o sono alivia a cefaleia. A fisiopatologia é complexa e pode incluir disfunção vasomotora, autonômica (sistemas serotoninérgicos do tronco encefálico) e do núcleo trigêmeo. O tratamento é de interrupção e profilático. O tratamento para interrupção rápida inclui oxigênio, sumatriptano (6 mg por via subcutânea), di-hidroergotamina (1 mg por via intramuscular ou subcutânea), lidocaína intravenosa (100 mg), butorfanol nasal (1-2 mg) e bloqueio do gânglio esfenopalatino. Outras opções para interrupção incluem *spray* nasal de zolmitriptano ou sumatriptano, *spray* nasal de di-hidroergotamina ou um agonista oral do receptor de serotonina 5-HT1B/1D (almotriptano, frovatriptano, naratriptano, rizatriptano, eletriptano ou sumatriptano). O tratamento profilático pode incluir bloqueadores β-adrenérgicos, bloqueadores dos canais de cálcio, ácido valproico, amitriptilina e injeções de OnabotulinumtoxinA. Em 2018, a FDA aprovou uma nova classe de medicamentos preventivos para enxaqueca que consiste em erenumabe, fremanezumabe e galcanezumabe, todos direcionados ao CGRP.

Cefaleia em salvas

A cefaleia em salvas é classicamente unilateral e periorbitária, ocorrendo em grupos de um a três ataques por dia durante um período de 4 a 8 semanas. A dor é descrita como uma sensação de queimação ou perfuração que pode despertar o paciente do sono. Cada episódio dura de 30 a 120 minutos. É comum haver remissões com duração de um ano de cada vez. Olhos vermelhos, lacrimejamento, congestão nasal, ptose e síndrome de Horner são achados clássicos. As cefaleias costumam ser episódicas, mas podem se tornar crônicas sem remissões. Cefaleias em salvas afetam principalmente os homens (90%). Os tratamentos de interrupção incluem oxigênio e bloqueio esfenopalatino. Lítio, um tratamento breve com medicamento esteroide e verapamil podem ser usados para profilaxia.

Arterite temporal

A arterite temporal é um transtorno inflamatório das artérias extracranianas. A cefaleia pode ser bilateral ou unilateral e está localizada na área temporal em pelo menos 50% dos pacientes. A dor se desenvolve ao longo de algumas horas, geralmente é difusa, mas às vezes pode ser lancinante, e muitas vezes é pior à noite e no clima frio. Em geral existe sensibilidade do couro cabeludo. A arterite temporal é frequentemente acompanhada por polimialgia reumática, febre e perda de peso. É um transtorno relativamente comum em pacientes mais velhos (> 55 anos), com uma incidência de cerca de 1 em 10.000 por ano e uma ligeira predominância feminina. O diagnóstico precoce e o tratamento com esteroides são importantes porque a progressão pode levar à cegueira pelo envolvimento da artéria oftálmica.

Neuralgia do trigêmeo

16 A *neuralgia do trigêmeo (tic douloureux)* é classicamente unilateral e em geral localizada no ramo V2 ou V3 do nervo trigêmeo. Tem uma característica de choque elétrico, com episódios que duram de segundos a minutos, e muitas vezes é provocada pelo contato com um gatilho específico. Podem estar presentes espasmos faciais musculares. Adultos de meia-idade e idosos são afetados, com uma proporção de 2:1 de mulheres para homens. Causas comuns de neuralgia do trigêmeo incluem compressão do nervo pela artéria cerebelar superior quando emerge do tronco cerebral, esclerose múltipla e tumor do ângulo cerebelopontino. O fármaco de escolha para o tratamento é a carbamazepina, embora apresente risco de agranulocitose. A fenitoína ou o baclofeno podem ser adicionados, particularmente se os pacientes não tolerarem doses suficientes de carbamazepina. Tratamentos mais invasivos para pacientes que não respondem à terapia medicamentosa incluem injeção de glicerol, ablação por radiofrequência, compressão por balão do gânglio trigeminal e descompressão microvascular do nervo trigêmeo.

DOR ABDOMINAL

A dor abdominal crônica tem uma diversidade de causas, e é importante distinguir entre as origens da dor *somatossensorial*, *visceral* e *centralizada*. Um bloqueio epidural diferencial pode ajudar a elucidar a fonte primária, mas é demorado e pode ser difícil de interpretar e, portanto, raramente é usado. Quando se pensa que um paciente pode ter dor abdominal originária da parede abdominal, um bloqueio do plano transverso abdominal (TAP *block*) com orientação ultrassonográfica pode ser diagnóstico e terapêutico (ver Capítulo 46). Se não houver nenhum alívio ao longo da duração do anestésico local, a dor pode ter origem visceral ou central. Bloqueio do nervo abdominal cutâneo anterior, bem como injeções em ponto-gatilho da parede abdominal são opções de tratamento para pacientes com dor somatossensorial na parede abdominal. A dor visceral pode responder melhor a um bloqueio do nervo celíaco ou esplâncnico e, possivelmente, à ablação esplâncnica por radiofrequência subsequente. Pacientes com dor que é principalmente de origem central podem responder à terapia multidisciplinar, incluindo aconselhamento e treinamento de *biofeedback*.

DOR RELACIONADA AO CÂNCER

A dor relacionada ao câncer pode ser devida à própria lesão primária do câncer, à doença metastática, a complicações como compressão neural ou infecção, ou a tratamento como cirurgia, quimioterapia ou radioterapia. Além disso, o paciente oncológico pode ter dor aguda ou crônica que não está totalmente relacionada ao câncer. Portanto, o profissional que controla a dor deve ter uma compreensão completa sobre a natureza do câncer, seu estágio, a presença de doença metastática e tratamentos.

A maior parte das dores oncológicas pode ser tratada com analgésicos orais. A Organização Mundial da Saúde (OMS) recomenda uma abordagem progressiva em três etapas: (1) analgésicos não opioides, como ácido acetilsalicílico, paracetamol ou um AINE para dor leve, (2) opioides orais "fracos", como codeína ou oxicodona para dor moderada, e (3) opioides mais fortes, como morfina ou hidromorfona para dor intensa (**Tabelas 47-11** e **47-12**). A terapia parenteral é necessária quando os pacientes têm dor refratária, não conseguem tomar medicamento por via oral ou têm má absorção enteral. Independentemente do agente selecionado, na maioria dos casos, a terapia medicamentosa deve ser fornecida em um cronograma fixo e não conforme necessário, com medicamento adicional de ação curta disponível para *dor aguda*. A terapia medicamentosa adjuvante, incluindo antidepressivos e anticonvulsivantes, pode ser usada para aumentar a qualidade da analgesia e reduzir os efeitos colaterais relacionados aos opioides (**Tabelas 47-13** e **47-14**). Os sistemas de administração de fármacos intratecais podem melhorar a analgesia e, por meio de um efeito poupador de medicações, também ajudam a reduzir os efeitos colaterais associados a agentes orais ou intravenosos. Numerosos agentes intratecais têm sido estudados, e os opioides têm sido utilizados isoladamente e em combinação com outros medicamentos. A ziconotida é um bloqueador dos canais de cálcio do tipo N de ação direta que pode ser importante para a dor refratária ou como agente de primeira linha. É administrada por via intratecal e atua diminuindo a liberação da substância P do terminal do nervo pré-sináptico no corno dorsal da medula espinal. Seus efeitos colaterais dependentes da dose incluem alucinações auditivas e piora de depressão ou psicose preexistente. Não leva a sintomas de abstinência significativos se descontinuada abruptamente.

Cirurgia, radioterapia, quimioterapia e cuidados paliativos abrangentes podem prolongar a sobrevida de pacientes oncológicos. No entanto, ela pode ser acompanhada por dor aguda ou crônica relacionada à terapia, incluindo fibrose por radiação ou neuropatia periférica induzida por quimioterapia, ou ambas.

TABELA 47-11 Analgésicos orais não opioides selecionados

Analgésico	Início (h)	Dose (mg)	Intervalo de doses (h)	Dose diária máxima (mg)
Salicilatos				
Ácido acetilsalicílico	0,5-1,0	500-1.000	4	3.600-6.000
Diflunisal	1-2	500-1.000	8-12	1.500
Trisalicilato de colina e magnésio	1-2	500-1.000	12	2.000-3.000
p-Aminofenóis				
Paracetamol	0,5	500-1.000	4	1.200-4.000
Ácidos propriônicos				
Ibuprofeno	0,5	400	4-6	3.200
Naproxeno	1	250-500	12	1.500
Naproxeno sódico	1-2	275-550	6-8	1.375
Indol				
Indometacina	0,5	25-50	8-12	150-200
Cetorolaco	0,5-1	10	4-6	40
Inibidores de COX-2				
Celecoxibe	3	100-200	12	400

TABELA 47-12 Opioides orais

Opioide	Início (h)	Potência relativa	Dose inicial (mg)	Intervalo de doses (h)
Codeína	0,25-1,0	20	30-60	4
Hidromorfona	0,3-0,5	0,6	2-4	4
Hidrocodona[1]	0,5-1,0	3	5-7,5	4-6
Oxicodona	0,5	3	5-10	6
Levorfanol	1-2	0,4	4	6-8
Metadona	0,5-1,0	1	20	6-8
Propoxifeno	1-2	30	100	6
Tramadol	1-2	30	50	4-6
Solução de morfina	0,5-1	1	10	3-4
Morfina de liberação sustentada[1]	1	1	15	8-12
Sulfato de morfina de liberação prolongada (cáps.) (Kadian®)	1	1	10-20	12-24
Sulfato de morfina de liberação prolongada (cáps.) (Avinza®)	1	1	30	24

[1]Usada principalmente para dor oncológica.

Terapias intervencionistas

As opções de terapia intervencionista para a dor oncológica incluem tratamento farmacológico, bloqueios de nervos com anestésicos locais e esteroides ou uma solução neurolítica, ablação por radiofrequência, técnicas neuromoduladoras ou tratamento multidisciplinar (intervenções psicológicas, terapia física ou ocupacional ou modalidades como acupuntura).

INTERVENÇÕES FARMACOLÓGICAS

As intervenções farmacológicas no tratamento da dor incluem paracetamol, inibidores da COX, antidepressivos, agentes neurolépticos, anticonvulsivantes, corticosteroides, administração sistêmica de anestésicos locais e opioides.

Paracetamol

O paracetamol (acetaminofeno) é um agente analgésico e antipirético oral que também está disponível como

TABELA 47-13 Antidepressivos selecionados

Medicamento	Inibição da recaptação de noradrenalina	Inibição da recaptação de serotonina	Sedação	Atividade antimuscarínica	Hipotensão ortostática	Meia-vida (h)	Dose diária (mg)
Amitriptilina	++	++++	Elevada	Elevada	Moderada	30-40	25-300
Bupropiona	+	+	Baixa	Baixa	Baixa	11-14	300-450
Citalopram	0	+++	Baixa	Baixa	Baixa	35	20-40
Clomipramina	+++	+++	Elevada	Moderada	Moderada	20-80	75-300
Desipramina	+++	0	Baixa	Baixa	Baixa	12-50	50-300
Doxepina	+	++	Elevada	Elevada	Moderada	8-24	75-400
Escitalopram	0	+++	Baixa	Baixa	Baixa	27-32	10-20
Fluoxetina	0	+++	Baixa	Baixa	Baixa	160-200	20-80
Imipramina	++	+++	Moderada	Moderada	Elevada	6-20	75-400
Nefazodona	0	+	Baixa	Baixa	Baixa	2-4	300-600
Nortriptilina	++	+++	Moderada	Moderada	Baixa	15-90	40-150
Paroxetina	0	+++	Baixa	Baixa	Baixa	31	20-40
Sertralina	0	+++	Baixa	Baixa	Baixa	26	50-200
Trazodona	0	++	Elevada	Baixa	Moderada	3-9	150-400
Venlafaxina	+	+++	Baixa	Baixa	Baixa	5-11	75-375

preparação intravenosa. Inibe a síntese de prostaglandinas, mas carece de atividade anti-inflamatória significativa. O paracetamol tem poucos efeitos colaterais, mas é hepatotóxico em altas doses. O limite máximo diário recomendado para adultos é de 3.000 mg por dia, reduzido de um limite previamente recomendado de 4.000 mg por dia. Isoniazida, zidovudina, barbitúricos e consumo de álcool podem potencializar a toxicidade do paracetamol.

TABELA 47-14 Anticonvulsivantes possivelmente importantes no controle da dor

Anticonvulsivante	Meia-vida (h)	Dose diária (mg)	Nível terapêutico[1] (µg/mL)
Carbamazepina	10-20	200-1.200	4-12
Clonazepam	40-30	1-40	0,01-0,08
Gabapentina	5-7	900-4.000	> 2
Lamotrigina	24	25-400	2-20
Fenitoína	22	200-600	10-20
Pregabalina	6	150-600	2,8-8,2
Topiramato	20-30	25-200	Desconhecido
Ácido valproico	6-16	750-1.250	50-100

[1]A eficácia no tratamento da dor pode não se correlacionar com o nível sanguíneo.

Anti-inflamatórios não esteroides

Os analgésicos orais não opioides incluem salicilatos, paracetamol e AINEs (ver Tabela 47-11). Os AINEs inibem a síntese de prostaglandinas inibindo a atividade da COX. As prostaglandinas sensibilizam e amplificam a aferência nociceptiva, e o bloqueio de sua síntese resulta nas propriedades analgésicas, antipiréticas e anti-inflamatórias características dos AINEs. Pelo menos dois tipos de COX são reconhecidos. A COX-1 é encontrada em todos os tecidos do corpo, com funções que incluem a promoção da produção de muco gástrico, que protege o revestimento do estômago, e estimulação da produção de tromboxano A_2 nas plaquetas, que induz a agregação plaquetária. A COX-2 é induzida principalmente pela inflamação. Os inibidores de COX provavelmente têm importantes ações no sistema nervoso periférico e no central. Sua ação analgésica é limitada por efeitos colaterais e toxicidade em doses mais altas, especialmente úlcera péptica e insuficiência renal. Inibidores seletivos da COX-2, como o celecoxibe, têm um risco menor de úlcera péptica, mas estão associados a um risco aumentado de eventos trombóticos, inclusive infarto do miocárdio. O inibidor de COX-2 rofecoxibe foi retirado do mercado nos Estados Unidos por esse motivo. Alguns tipos de dor, particularmente a dor que se segue à cirurgia ortopédica e ginecológica, respondem muito bem aos inibidores de COX.

Todos os analgésicos orais não opioides são bem absorvidos por via enteral. Os alimentos retardam a absorção, mas de outra forma não têm efeito sobre a biodisponibilidade. Como a maior parte desses agentes é altamente ligada à proteína (> 80%), podem deslocar outros fármacos altamente ligados, como a varfarina. Todos sofrem metabolismo hepático e são excretados pelo rim. Em pacientes com insuficiência hepática ou renal, as doses devem, portanto, ser reduzidas, ou devem ser selecionados medicamentos alternativos.

Os efeitos colaterais mais comuns do ácido acetilsalicílico e de outros AINEs são dor de estômago, azia, náusea e ulceração da mucosa gástrica. O diclofenaco está disponível como preparação oral e gel tópico ou adesivo, com menor probabilidade de contribuir para o desconforto gástrico.

Outros efeitos colaterais dos AINEs incluem tontura, cefaleia e sonolência. Com exceção dos inibidores seletivos da COX-2, todos os inibidores de COX diminuem a agregação plaquetária. O ácido acetilsalicílico inibe irreversivelmente a agregação plaquetária por 1 a 2 semanas, enquanto o efeito antiplaquetário de outros AINEs é reversível e dura aproximadamente cinco meias-vidas de eliminação (24-96 h). Essa inibição da agregação plaquetária não aumenta sensivelmente a incidência de hemorragia pós-operatória após a maior parte dos procedimentos ambulatoriais. Os AINEs podem exacerbar o broncoespasmo em pacientes com a tríade pólipos nasais, rinite e asma. O ácido acetilsalicílico não deve ser utilizado em crianças com varicela ou infecções por *influenza*, uma vez que pode precipitar a síndrome de Reye. Os AINEs podem causar lesão renal aguda, particularmente em pacientes com disfunção renal subjacente.

Antidepressivos

17 Os antidepressivos são mais importantes para pacientes com dor neuropática e demonstram um efeito analgésico que ocorre com uma dose menor do que a necessária para a atividade antidepressiva. Ambas as ações são devidas ao bloqueio da recaptação pré-sináptica de serotonina, noradrenalina, ou ambas. Os agentes tricíclicos mais antigos parecem ser analgésicos mais eficazes do que os inibidores seletivos da recaptação da serotonina (ISRSs). Os inibidores da recaptação da serotonina e da noradrenalina (IRSNs) podem oferecer o equilíbrio mais favorável entre a eficácia analgésica e os efeitos colaterais. Os antidepressivos potencializam a ação dos opioides e frequentemente ajudam a normalizar os padrões de sono.

Todos os medicamentos antidepressivos sofrem extenso metabolismo hepático de primeira passagem e são muito ligados às proteínas. A maioria é altamente lipofílica e tem grandes volumes de distribuição. A meia-vida de eliminação da maioria desses medicamentos varia entre 1 e 4 dias, e muitos têm metabólitos ativos. Os agentes disponíveis diferem em seus efeitos colaterais (ver Tabela 47-13), que incluem efeitos antimuscarínicos (xerostomia, acomodação visual prejudicada, retenção urinária, constipação), efeitos anti-histamínicos (sedação e aumento do pH gástrico), bloqueio α-adrenérgico (hipotensão ortostática) e um efeito semelhante ao da quinidina (bloqueio atrioventricular, prolongamento do intervalo QT, *torsades de pointes*).

Inibidores de recaptação de serotonina e noradrenalina

Os IRSNs milnaciprana e duloxetina foram aprovados nos Estados Unidos para tratamento da fibromialgia. A milnaciprana tem uma meia-vida de eliminação de 8 horas, é minimamente metabolizada pelo fígado e é principalmente excretada inalterada na urina. A duloxetina também é importante no tratamento da dor neuropática e na depressão. Tem meia-vida de 12 horas, é metabolizada pelo fígado, e a maior parte de seus metabólitos é excretada na urina.

As contraindicações absolutas e relativas para o uso de IRSNs incluem hipersensibilidade conhecida, uso de outros fármacos que atuam no SNC (incluindo inibidores da monoaminoxidase [iMAOs]), insuficiência hepática e renal, glaucoma de ângulo estreito não controlado e ideação suicida. Os efeitos colaterais comuns incluem náusea, cefaleia, tontura, constipação, insônia, hiperidrose, ondas de calor, vômitos, palpitações, xerostomia e hipertensão.

Neurolépticos

Os medicamentos neurolépticos podem ocasionalmente ser importantes para pacientes com dor neuropática refratária e podem ser mais importantes em pacientes com agitação acentuada ou sintomas psicóticos. Os agentes mais comumente usados são flufenazina, haloperidol, clorpromazina e perfenazina. Sua ação terapêutica parece ser devida ao bloqueio de receptores dopaminérgicos em sítios mesolímbicos. Infelizmente, a mesma ação nas vias nigroestriatais pode produzir efeitos colaterais extrapiramidais indesejáveis, como fácies de rosto mascarado, marcha festinante, rigidez muscular e bradicinesia. Alguns pacientes também desenvolvem reações distônicas agudas, como crise oculogírica e torcicolo. Os efeitos colaterais a longo prazo incluem acatisia (inquietação extrema) e discinesia tardia (movimentos coreoatetoides involuntários da língua, estalo labial e instabilidade do tronco). Assim como os antidepressivos, muitos desses medicamentos também têm efeitos anti-histamínicos, antimuscarínicos e bloqueadores α-adrenérgicos.

Antiespasmódicos e relaxantes musculares

Os antiespasmódicos podem ser importantes para pacientes com entorse musculoesquelética e dor associada a espasmos ou contraturas. A tizanidina é um agonista α_2-adrenérgico de ação central usado no tratamento de espasmos musculares em condições como esclerose múltipla, dor lombar e diplegia espástica. A ciclobenzaprina também pode ser eficaz para esses problemas. Seu mecanismo preciso de ação é desconhecido.

O baclofeno, um agonista do receptor $GABA_B$, é particularmente eficaz no tratamento de espasmos musculares associados à esclerose múltipla ou à lesão da medula espinal quando administrado por infusão intratecal contínua de fármacos. A interrupção abrupta desse medicamento tem sido associada a febre, estado mental alterado, espasticidade ou rigidez muscular pronunciada, rabdomiólise e morte.

Corticosteroides

Os glicocorticoides são amplamente utilizados no tratamento da dor por suas ações anti-inflamatórias e possivelmente analgésicas. Podem ser administrados por via tópica, oral ou parenteral (por via intravenosa, subcutânea, intrabursal, intra-articular ou epidural). A Tabela 47-15 lista os agentes mais comumente usados, que diferem em potência, atividade relativa de glicocorticoides e mineralocorticoides e duração da ação. Grandes doses ou administração prolongada resultam em efeitos colaterais significativos. O excesso de atividade glicocorticoide pode produzir hipertensão, hiperglicemia, aumento da suscetibilidade à infecção, úlceras pépticas, osteoporose, necrose asséptica da cabeça femoral, miopatia proximal, catarata e, raramente, psicose. Pacientes com diabetes podem ter níveis elevados de glicose no sangue após injeções de corticosteroides. Os pacientes também podem desenvolver as características físicas da síndrome de Cushing. O excesso de atividade mineralocorticoide causa retenção de sódio e hipocalemia e pode precipitar insuficiência cardíaca congestiva.

Muitas preparações de corticosteroides são suspensões em vez de soluções, e o tamanho relativo das partículas de determinada suspensão de glicocorticoides pode afetar o risco de danos neurais devido à oclusão arterial quando ocorre injeção arterial acidental. A dexametasona é o corticosteroide preferido para procedimentos de injeção envolvendo áreas relativamente vasculares, como a região da cabeça e do pescoço, devido ao tamanho relativamente pequeno de suas partículas em suspensão.

Anticonvulsivantes

18 Os medicamentos anticonvulsivantes são importantes para pacientes com dor neuropática, especialmente neuralgia do trigêmeo e neuropatia diabética, porque podem suprimir as descargas neurais espontâneas que desempenham um papel importante nesses transtornos. Os agentes mais comumente utilizados são fenitoína, carbamazepina, ácido valproico, clonazepam e gabapentina (ver Tabela 47-14). Pregabalina foi aprovada para o tratamento da neuropatia periférica diabética e da fibromialgia e é amplamente prescrita para todas as formas de dor neuropática. Lamotrigina e topiramato também podem ser eficazes. Todos são altamente ligados a proteínas e têm meias-vidas relativamente longas. A carbamazepina tem uma absorção lenta e imprevisível, que requer monitoramento dos níveis sanguíneos para eficácia ideal. A fenitoína pode ser eficaz, mas está associada ao efeito colateral da hiperplasia gengival. Levetiracetam e oxcarbazepina têm sido utilizados como terapias adjuvantes da dor. A gabapentina e a pregabalina também podem ser adjuvantes eficazes para o tratamento da dor aguda pós-operatória.

TABELA 47-15 Corticosteroides selecionados

Medicamento	Vias de administração[1]	Atividade glicocorticoide	Atividade mineralocorticoide	Dose equivalente (mg)	Meia-vida (h)
Hidrocortisona	O, I, T	1	1	20	8-12
Prednisona	O	4	0,8	5	12-36
Prednisolona	O, I	4	0,8	5	12-36
Metilprednisolona	O, I, T	5	0,5	4	12-36
Triancinolona	O, I, T	5	0,5	4	12-36
Betametasona	O, I, T	25	0	0,75	36-72
Dexametasona	O, I, T	25	0	0,75	36-72

[1]O, oral; I, injetável; T, tópico.
Dados de Goodman LS, Gilman AG. *A Base Farmacológica da Terapêutica*. 8. ed. New York, NY: Pergamon, 1990.

Anestésicos locais

A infusão sistêmica de medicamento anestésico local produz sedação e analgesia central e é ocasionalmente utilizada no tratamento de pacientes com dor neuropática. A analgesia resultante pode superar o perfil farmacocinético do anestésico local e interromper o chamado ciclo da dor. Lidocaína e procaína são os agentes mais comumente usados. São administrados como um bólus lento ou por infusão contínua. A lidocaína é administrada por infusão durante 5 a 30 minutos para um total de 1 a 5 mg/kg. A procaína, 200 a 400 mg, pode ser administrada por via intravenosa ao longo de 1 a 2 horas. A monitorização por pessoal médico qualificado deve incluir eletrocardiografia, pressão arterial, respiração, oximetria de pulso e estado mental, e equipamento de ressuscitação completo deve estar imediatamente disponível. Sinais de toxicidade, como zumbido, fala arrastada, sedação excessiva ou nistagmo, exigem retardar ou interromper a infusão para evitar a progressão para convulsões. Pacientes que não respondem satisfatoriamente aos anticonvulsivantes, mas respondem aos anestésicos locais intravenosos, podem se beneficiar da terapia antiarrítmica oral crônica. Mexiletina (150-300 mg a cada 6-8 h) é um antiarrítmico de classe 1B comumente usado e bem tolerado em geral.

Preparações tópicas de lidocaína em concentrações de até 5% podem ser importantes no tratamento de algumas situações de dor neuropática. Um adesivo transdérmico de lidocaína a 5% contendo 700 mg de lidocaína foi aprovado para o tratamento da NPH. Um a três adesivos podem ser aplicados na pele seca e intacta, alternando 12 horas com adesivo e 12 horas sem.

Agonistas α_2-adrenérgicos

O efeito primário dos agonistas α_2-adrenérgicos é a ativação de vias inibitórias descendentes no corno dorsal da medula espinal. Os agonistas α_2-adrenérgicos epidurais e intratecais são particularmente eficazes no tratamento da dor neuropática e da tolerância aos opioides. A clonidina, um agonista α_2-adrenérgico de ação direta, é eficaz como medicamento adjuvante no tratamento da dor intensa. A dose oral é de 0,1 a 0,3 mg duas vezes ao dia; um adesivo transdérmico (0,1-0,3 mg por dia) também está disponível e geralmente é aplicado por sete dias. Quando usado em combinação com um anestésico local ou opioide em uma infusão epidural ou intratecal, a clonidina pode contribuir para um efeito analgésico sinérgico ou prolongado, ou ambos, especialmente para dor neuropática.

Opioides

Os agentes opioides orais mais comumente prescritos são codeína, oxicodona e hidrocodona. São facilmente absorvidos, mas o metabolismo hepático de primeira passagem limita o fornecimento sistêmico. Como outros opioides, sofrem biotransformação hepática e conjugação antes da eliminação renal. A codeína é transformada pelo fígado em morfina. Os efeitos colaterais dos opioides administrados por via oral são semelhantes aos dos opioides sistêmicos. Quando prescritos em um horário fixo, amaciadores de fezes ou laxantes são frequentemente indicados. O tramadol é um opioide oral sintético que também bloqueia a recaptação neuronal de noradrenalina e serotonina. Parece ter a mesma eficácia que a combinação de codeína e paracetamol, mas está associado a significativamente menos depressão respiratória e tem pouco efeito no esvaziamento gástrico. Tramadol é contraindicado em pacientes que tomam ISRSs, IRSNs e IMAOs devido ao risco de síndrome serotoninérgica.

A dor oncológica de moderada a grave pode ser tratada com uma preparação de morfina oral de liberação imediata, que tem uma meia-vida efetiva de 2 a 4 horas. Quando as necessidades diárias do paciente estiverem determinadas, a mesma dose pode ser administrada na forma de uma preparação de morfina de liberação sustentada, que é dosada a cada 8 a 24 h. A preparação de liberação imediata é então usada apenas conforme necessário para a dor aguda. As pastilhas de fentanila transmucosa oral (200-1.600 µg) também podem ser usadas para dor aguda, mas são muito caras. A sedação excessiva pode ser tratada com dextroanfetamina ou metilfenidato, 5 mg pela manhã e 5 mg no início da tarde. A maioria dos pacientes que tomam medicamentos opioides crônicos necessita de um amaciador de fezes. A náusea pode ser tratada com escopolamina transdérmica, meclizina oral ou metoclopramida. A hidromorfona é uma excelente alternativa à morfina, particularmente em pacientes adultos mais velhos, graças a menos efeitos colaterais, e em pacientes com função renal prejudicada. A metadona tem uma meia-vida de 15 a 30 h, mas sua duração clínica é mais curta e bastante variável (geralmente 6-8 h). A naloxona também pode ser prescrita para depressão respiratória potencial induzida por opioides.

(19) Pacientes que experimentam *tolerância a opioides* precisam de doses crescentes de opioides para manter o mesmo efeito analgésico. A *dependência física* manifesta-se em sintomas de *abstinência* de opioide quando o medicamento opioide é abruptamente descontinuado ou a dose é abrupta e significativamente reduzida. A *dependência psicológica*, caracterizada por mudanças comportamentais com foco no desejo por consumir o fármaco, é rara em pacientes oncológicos. O desenvolvimento da tolerância aos opioides é altamente variável, mas resulta em alguns efeitos desejáveis, como a diminuição de sedação relacionada aos opioides, das náuseas e da depressão respiratória. Infelizmente, apesar da tolerância, muitos pacientes continuam a sofrer de constipação. A dependência física ocorre em todos os pacientes que recebem grandes doses de opioides por períodos prolongados. Os fenômenos de abstinência de opioides podem ser precipitados pela administração de antagonistas opioides. O uso concomitante de antagonistas opioides periféricos que não atravessam a barreira hematoencefálica, como metilnaltrexona e alvimopana, pode ajudar a reduzir os efeitos colaterais sistêmicos dos opioides sem afetar significativamente a analgesia.

O tapentadol, um agonista do receptor μ-opioide que também tem propriedades de inibição da recaptação de noradrenalina, foi introduzido para o tratamento da dor aguda e crônica. Esse opioide pode estar associado a menos náuseas e vômitos e menos constipação. Não deve ser usado concomitantemente com IMAO, ISRS ou IRSN devido ao risco de síndrome serotoninérgica.

A. Administração parenteral de opioides

As vias de administração intravenosa, intraespinal (epidural ou intratecal) ou transdérmica de opioides podem ser utilizadas quando o paciente não responde adequadamente ou é incapaz de tolerar regimes orais. No entanto, quando a dor do paciente aumenta significativamente ou sofre acentuada alteração de qualidade, é igualmente importante reavaliá-lo quanto à adequação do diagnóstico de dor e quanto ao potencial de progressão da doença. Em pacientes oncológicos, tratamentos adjuvantes – como cirurgia, radiação, quimioterapia, terapia hormonal e neurólise – podem ser importantes. Raramente a administração intramuscular de opioides é a ideal devido à variabilidade na absorção sistêmica e aos consequentes atraso e variação no efeito clínico.

B. Terapia opioide intravenosa

A terapia opioide parenteral em geral é mais bem realizada por infusão intravenosa intermitente ou contínua, ou ambas, mas também pode ser administrada por via subcutânea. Os dispositivos portáteis de infusão contemporâneos têm a capacidade de analgesia controlada pelo paciente (PCA, do inglês *patient-controlled analgesia*), permitindo que o paciente trate a si mesmo para a dor aguda.

C. Terapia com opioides espinais

O uso de opioides intraespinais é uma excelente alternativa para pacientes que obtêm pouco alívio com outras técnicas analgésicas ou que experimentam efeitos colaterais inaceitáveis. Os opioides epidurais e intratecais oferecem alívio da dor com doses totais substancialmente mais baixas de opioides e menos efeitos colaterais sistêmicos. Quando comparadas com bólus intermitentes, as técnicas de infusão intraespinal contínua reduzem a necessidade de medicamentos, minimizam os efeitos colaterais e diminuem a probabilidade de oclusão do cateter intratecal ou epidural. Ocasionalmente pode ser observada atividade mioclônica com morfina via intratecal ou hidromorfona.

Cateteres epidurais ou intratecais podem ser implantados por via percutânea ou cirúrgica para proporcionar alívio eficaz da dor a longo prazo. Cateteres epidurais podem ser anexados a bombas externas leves que podem ser usadas por pacientes ambulatoriais. Um cateter temporário deve ser inserido primeiro para confirmar a eficácia da técnica. A colocação correta do cateter permanente deve ser confirmada usando fluoroscopia com corante de contraste. Cateteres intratecais completamente implantáveis com bombas programáveis externamente também podem ser usados para infusão contínua (**Figura 47-7**). O reservatório da bomba implantada (**Figura 47-8**) é recarregado periodicamente por via percutânea. Os sistemas implantáveis são mais apropriados para pacientes com expectativa de vida de vários meses ou mais, enquanto os cateteres epidurais tunelizados são apropriados para pacientes com expectativa de vida de apenas semanas. Uma massa inflamatória (granuloma) na ponta do cateter intratecal pode se formar e reduzir a eficácia.

O problema associado aos opioides intratecais mais frequentemente encontrado é a tolerância, que geralmente, mas nem sempre, é um fenômeno de desenvolvimento lento. Pode ser usada terapia adjuvante para resolver esse problema, podendo incluir anestésicos locais intermitentes ou uma mistura de opioides com anestésicos locais (bupivacaína ou ropivacaína 2-24 mg por dia), clonidina (2-4 μg/kg/h ou 48-800 μg por dia, respectivamente) ou o agonista GABA baclofeno. A clonidina é particularmente importante para a dor neuropática. Em doses elevadas, é mais provável que esteja associada a hipotensão e bradicardia.

As complicações da terapia com opioides espinais incluem infecção local da pele, infecção intratecal da bolsa da bomba, meningite, outras infecções e morte ou lesão permanente relacionada a programação da bomba, recarga da bomba ou erros de diluição do medicamento. As infecções superficiais podem ser reduzidas pelo uso de um balonete impregnado de prata perto do local de saída. Outras complicações da terapia com opioides espinais incluem hematoma epidural, que pode se tornar clinicamente aparente imediatamente após a colocação do cateter ou vários dias depois, e depressão respiratória. A depressão respiratória secundária à sobredosagem com opioides na coluna vertebral pode ser tratada com a diminuição da taxa de infusão da bomba para o seu nível mais baixo e por uma infusão intravenosa de naloxona.

D. Fentanila transdérmica

A fentanila transdérmica é uma alternativa às preparações orais de morfina e oxicodona de liberação prolongada, particularmente quando não é possível administrar o medicamento por via oral. Os adesivos atualmente

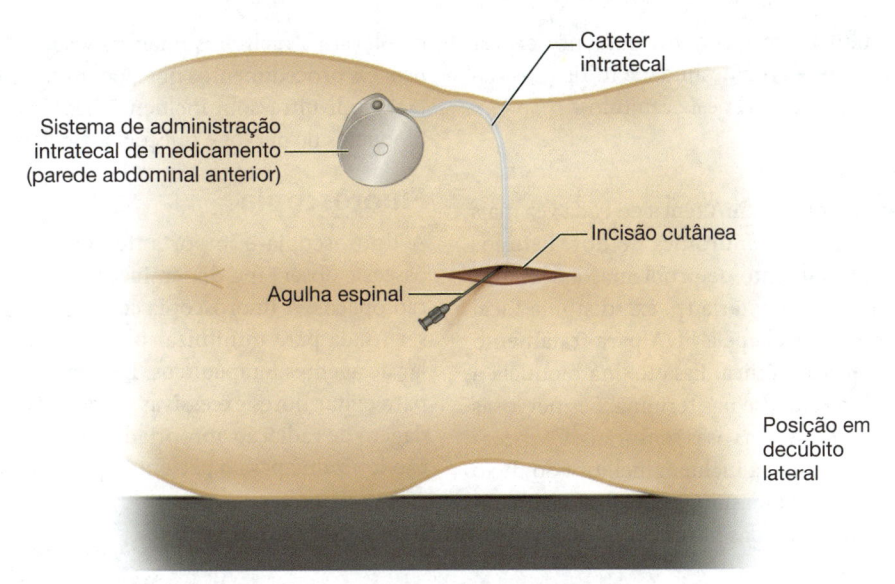

FIGURA 47-7 Colocação de um sistema de administração intratecal de medicamento. Com o paciente em decúbito lateral direito, otimiza-se o acesso ao espaço intratecal e à parede abdominal anterior. Depois que a incisão posterior é feita, uma agulha é inserida através da incisão no espaço intratecal e um cateter é inserido através da agulha no espaço intratecal posterior. Depois que a extremidade proximal do cateter é ancorada, a extremidade distal do cateter é tunelizada ao redor do flanco, abaixo da margem costal e em direção ao aspecto anterolateral da parede abdominal.

disponíveis são fabricados como um reservatório de medicamento que é separado da pele por uma membrana microporosa limitadora de fluxo e um polímero adesivo. Uma quantidade muito grande de fentanila (10 mg) fornece uma grande força para a difusão transdérmica. Os adesivos transdérmicos de fentanila estão disponíveis em tamanhos de 25, 50, 75 e 100 μg/h e fornecem distribuição de medicamento por 2 a 3 dias. O maior adesivo é equivalente a 60 mg por dia de morfina intravenosa. O principal obstáculo para a absorção de fentanila através da pele é o estrato córneo. Como a derme atua como um reservatório secundário, a absorção de fentanila continua por várias horas após a remoção do adesivo. A via transdérmica evita o metabolismo hepático de primeira passagem.

As principais desvantagens da via transdérmica são a taxa lenta de início de administração do fármaco e a incapacidade de alterar rapidamente a dose em resposta a alterações nas necessidades de opioides. Os níveis sanguíneos de fentanila aumentam e atingem um platô em 12 a 40 h, fornecendo concentrações médias de 1, 1,5 e 2 ng/mL para os adesivos de 50, 75 e 100 μg/h, respectivamente. A grande variabilidade interpaciente resulta em taxas de administração reais variando de 50 a 200 μg/h. Os adesivos transdérmicos de fentanila são frequentemente desviados para uso ilícito, resultando em inúmeras mortes acidentais.

E. Riscos dos opioides e a crise de abuso de opioides

Foi identificado que os medicamentos opioides oferecem maiores riscos para os pacientes do que era anteriormente considerado, incluindo dependência, abuso, *overdose*, alterações endócrinas, comprometimento imune, hiperalgesia e depressão respiratória, os quais podem ser fatais. A eficácia e a adequação do tratamento com opioides para dor benigna crônica também têm sido cada vez mais questionadas, pois os riscos podem superar os benefícios potenciais ou reais. Em 2016, os Centers for Disease Control

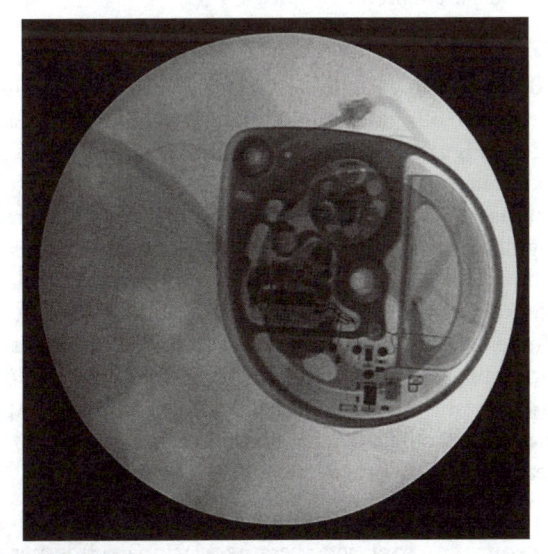

FIGURA 47-8 Imagem fluoroscópica mostrando uma bomba intratecal de fármaco implantada na parede anterolateral do abdome. O cateter que conecta a bomba ao espaço intratecal é tunelizado ao redor do flanco.

and Prevention publicaram diretrizes para prescrever opioides para dor crônica a fim de ajudar a mitigar os riscos (consulte Diretrizes no final deste capítulo).

Toxina botulínica

A injeção de OnabotulinumtoxinA tem sido cada vez mais utilizada no tratamento de síndromes de dor. Estudos apoiam seu uso no tratamento de problemas associados à contração muscular involuntária (p. ex., distonia focal e espasticidade), e é aprovada pela FDA para tratamento profilático da enxaqueca crônica. Essa toxina bloqueia a acetilcolina liberada na sinapse nas terminações nervosas motoras, mas não nas fibras nervosas sensoriais. Os mecanismos propostos de analgesia incluem melhora do fluxo sanguíneo local, alívio dos espasmos musculares e liberação da compressão muscular das fibras nervosas.

TERAPIA PROCEDIMENTAL

1. Bloqueios diagnósticos e terapêuticos

Os bloqueios de nervo com anestésicos locais são importantes no delineamento dos mecanismos da dor e desempenham um papel importante no manejo de pacientes com dor aguda ou crônica. O alívio da dor após o bloqueio diagnóstico de nervo traz implicações prognósticas favoráveis para uma série subsequente de bloqueios terapêuticos. Essa técnica pode identificar pacientes que exibem uma resposta placebo e aqueles com mecanismos psicogênicos. Em pacientes selecionados, bloqueios neurolíticos "permanentes" do nervo podem ser apropriados.

A eficácia dos bloqueios de nervos deve-se à interrupção da atividade nociceptiva aferente, que pode ser adicional ou combinada com o bloqueio de ramos aferentes e eferentes de atividade reflexa anormal envolvendo fibras nervosas simpáticas e inervação do músculo esquelético. Muitas vezes, o alívio da dor vai além da duração farmacológica conhecida do agente empregado por horas ou até várias semanas. A seleção do tipo de bloqueio depende da localização da dor, do seu mecanismo presumido e da experiência e da habilidade do médico assistente. As soluções de anestésico local podem ser infiltradas localmente ou injetadas em nervo periférico específico, plexo somático, gânglios simpáticos ou locais de raízes nervosas, ou podem ser administradas por via epidural ou intratecal.

Procedimentos guiados por ultrassom

O uso do ultrassom na medicina intervencionista da dor aumentou drasticamente nas últimas duas décadas devido à sua importância na visualização precisa de estruturas vasculares, neurais e outras estruturas anatômicas, ao seu papel como alternativa ao uso de agentes de fluoroscopia e radiocontraste e a melhorias progressivas na tecnologia que levam a melhores imagens visuais e simplicidade de uso. Os procedimentos que podem se beneficiar da orientação por ultrassom incluem injeções em ponto-gatilho, bloqueios de nervos e injeções articulares.

Fluoroscopia

A fluoroscopia é importante para visualizar estruturas ósseas e observar a disseminação de agentes de contraste radiopacos. A fluoroscopia com agente de contraste pode ser usada para minimizar o risco de injeção intravascular de agentes terapêuticos. Devem ser tomados cuidados para evitar doses excessivas de radiação e empregar blindagem de radiação apropriada devido aos riscos de radiação ionizante para o paciente e para a equipe de saúde.

2. Bloqueios de nervos somáticos

Bloqueio do nervo trigêmeo

A. Indicações

As duas principais indicações para bloqueio do nervo trigêmeo são neuralgia do trigêmeo e dor intratável do câncer facial. Dependendo do local da dor, esses bloqueios podem ser realizados no próprio gânglio trigeminal, em uma das principais divisões (oftálmica, maxilar ou mandibular) ou em um de seus ramos nervosos menores.

B. Anatomia

As raízes do V par craniano emergem do tronco cerebral e se reúnem para formar um gânglio sensorial em forma semilunar (Gasser) no *cavo de Meckel*. A maior parte do gânglio é recoberta por uma bainha dural. As três subdivisões do nervo trigêmeo emergem dos gânglios e deixam o crânio separadamente (Figura 47-9A).

C. Técnica

1. Bloqueio do gânglio de Gasser – A orientação fluoroscópica é obrigatória para a realização desse procedimento (Figura 47-9B). Uma agulha de calibre 22 de 8 a 10 cm é inserida aproximadamente 3 cm na direção lateral à comissura labial no nível do segundo molar superior. A agulha é então inserida posteromedialmente e angulada na direção superior para alinhá-la com a pupila no plano anterior e com o arco médio-zigomático no plano lateral. Sem penetrar na boca, a agulha deve passar entre o ramo mandibular e a maxila e lateral ao processo pterigóideo para ingressar no crânio por meio do forame oval. Após uma aspiração negativa para líquido cerebrospinal e sangue, o anestésico local é injetado.

2. Bloqueios do nervo oftálmico e de seus ramos – Neste procedimento, para evitar ceratite relacionada à desnervação, apenas o ramo supraorbitário é bloqueado na maioria dos casos (Figura 47-9C); a divisão oftálmica em si não é bloqueada. O nervo é facilmente localizado e bloqueado

CAPÍTULO 47 Tratamento da dor crônica 965

A. Bloqueios do nervo trigêmeo

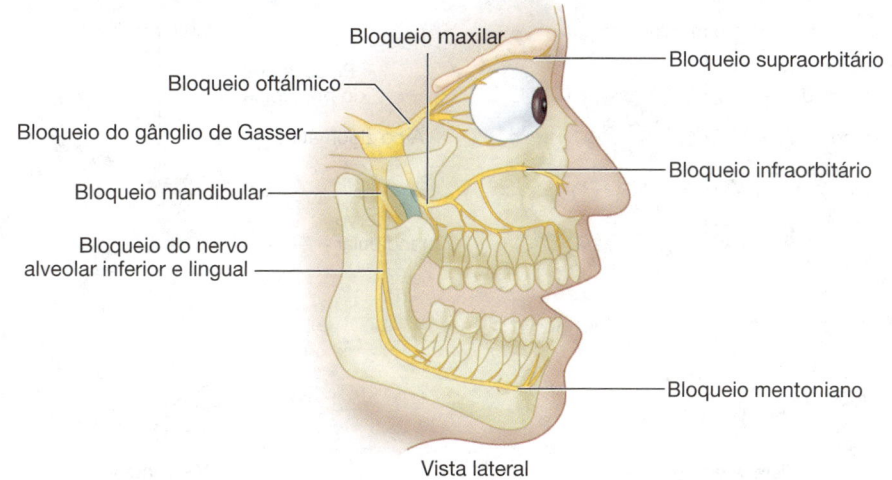

- Bloqueio maxilar
- Bloqueio oftálmico
- Bloqueio do gânglio de Gasser
- Bloqueio mandibular
- Bloqueio do nervo alveolar inferior e lingual
- Bloqueio supraorbitário
- Bloqueio infraorbitário
- Bloqueio mentoniano

Vista lateral

B. Bloqueio do gânglio de Gasser

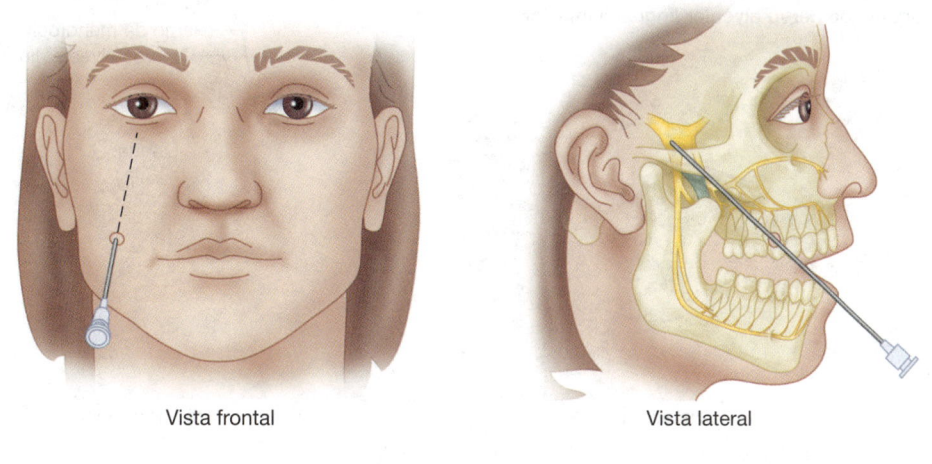

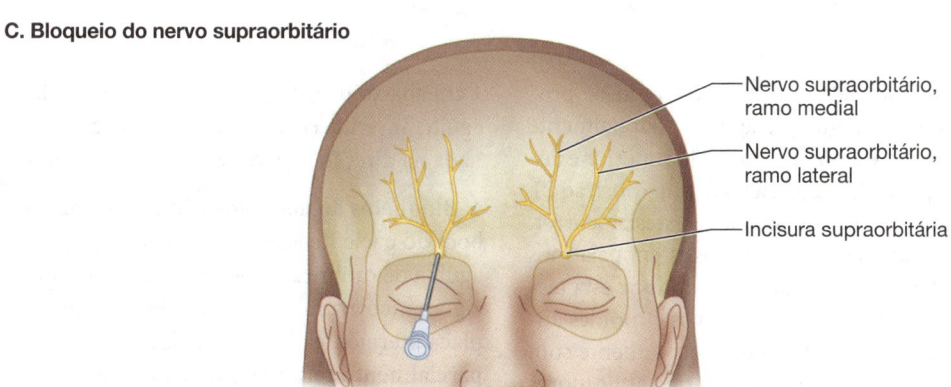

Vista frontal Vista lateral

C. Bloqueio do nervo supraorbitário

- Nervo supraorbitário, ramo medial
- Nervo supraorbitário, ramo lateral
- Incisura supraorbitária

Vista frontal

FIGURA 47-9 A-F: Bloqueios do nervo trigêmeo. (*Continua*)

com anestésico local na *incisura supraorbit*ária, que está localizada na crista supraorbitária acima da pupila. O ramo supratroclear também pode ser bloqueado com anestésico local no canto medial superior da crista orbitária.

3. Bloqueios do nervo maxilar e de seus ramos – Com a boca do paciente ligeiramente aberta, uma agulha de calibre 22 de 8 a 10 cm é inserida entre o arco zigomático e a incisura da mandíbula (**Figura 47-9D**). Após contato

D. Bloqueio do nervo maxilar

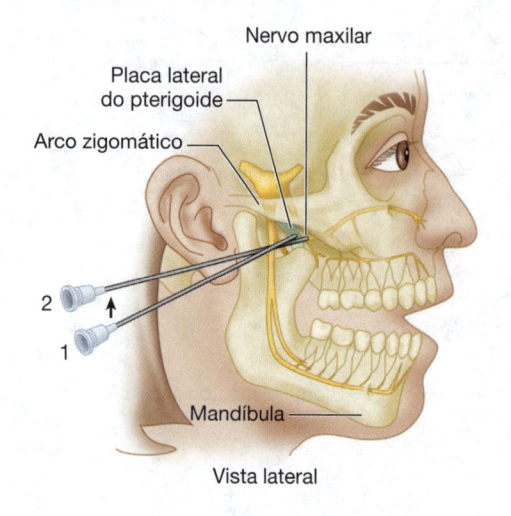

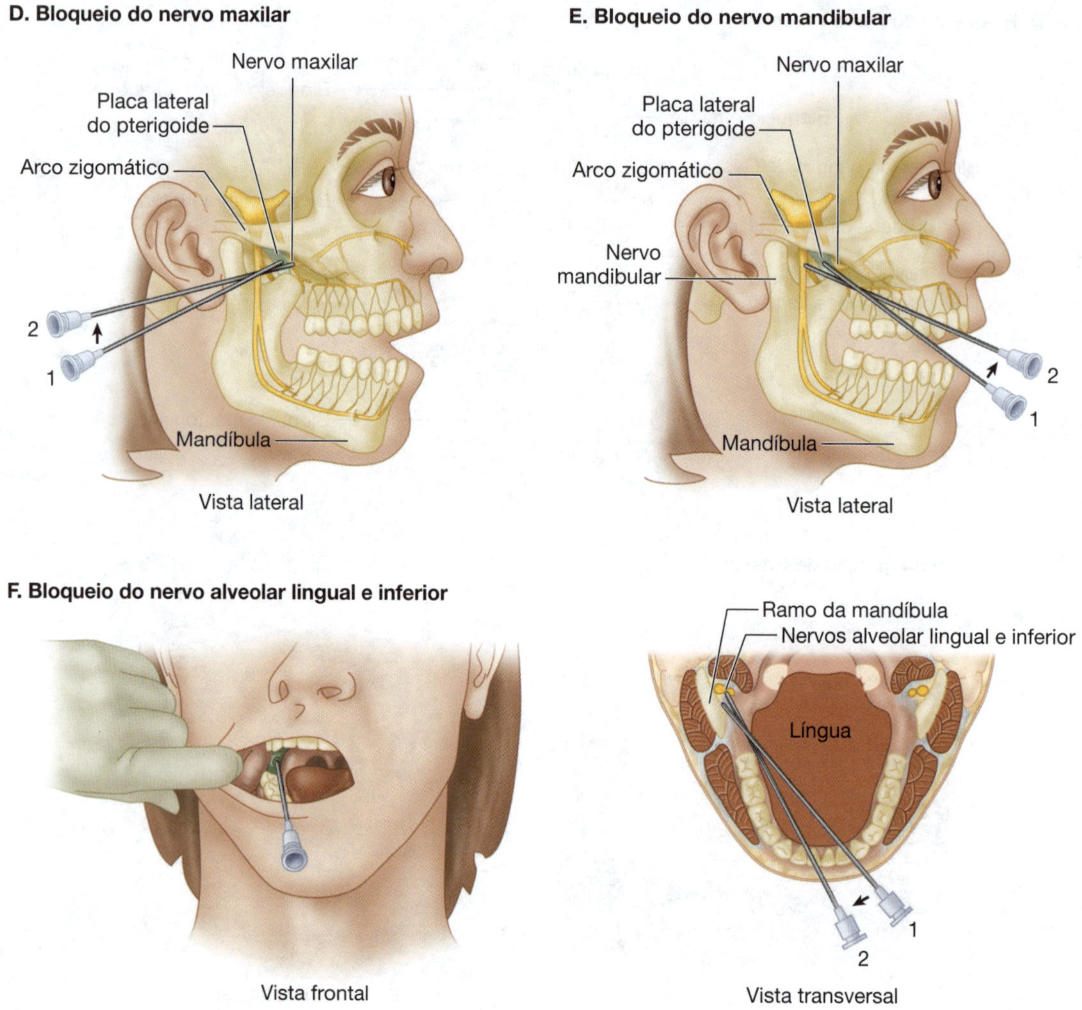

Nervo maxilar
Placa lateral do pterigoide
Arco zigomático
Mandíbula
Vista lateral

E. Bloqueio do nervo mandibular

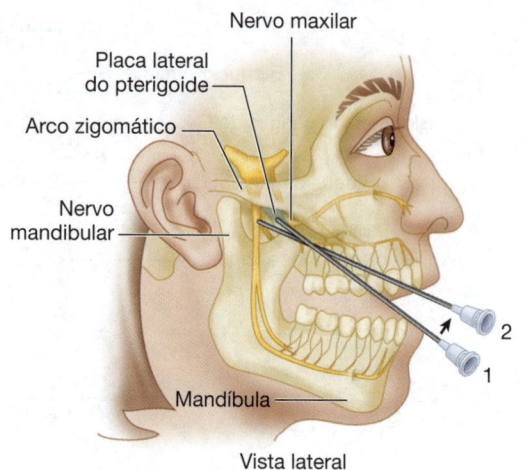

Nervo maxilar
Placa lateral do pterigoide
Arco zigomático
Nervo mandibular
Mandíbula
Vista lateral

F. Bloqueio do nervo alveolar lingual e inferior

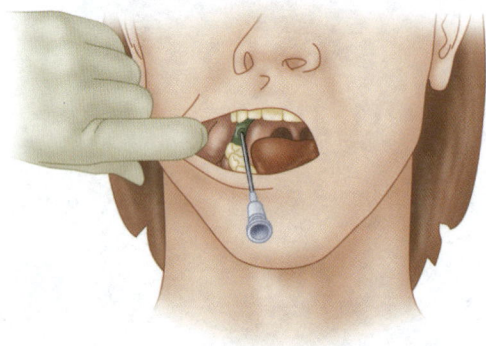

Vista frontal

Ramo da mandíbula
Nervos alveolar lingual e inferior
Língua
Vista transversal

FIGURA 47-9 *(Continuação)*

com a placa pterigóidea lateral a cerca de 4 cm de profundidade (posição 1 na Figura), a agulha é parcialmente retirada e ligeiramente angulada na direção superior e anterior para passar para a fossa pterigopalatina (posição 2). O anestésico local é injetado quando a parestesia ocorrer. Tanto o nervo maxilar quanto os gânglios esfenopalatinos (pterigopalatinos) em geral são anestesiados por esta técnica. O gânglio esfenopalatino (e os nervos etmoides anteriores) podem ser anestesiados transmucosamente com anestésico tópico aplicado pelo nariz; vários aplicadores de algodão embebidos com anestésico local (cocaína ou lidocaína) são inseridos ao longo da parede medial da cavidade nasal na área do recesso esfenopalatino. O bloqueio do gânglio esfenopalatino pode ser importante para pacientes com dor nasal crônica, cefaleia em salvas ou neuralgia de Sluder.

O ramo infraorbitário do V par craniano passa pelo forame infraorbitário, onde pode ser bloqueado com anestésico local. Esse forame está localizado aproximadamente 1 cm abaixo da órbita e geralmente é localizado com uma agulha inserida cerca de 2 cm lateral à asa nasal e direcionada na direção superior, posterior e ligeiramente lateral.

4. Bloqueios do nervo mandibular e seus ramos – Com a boca do paciente ligeiramente aberta (**Figura 47-9E**), uma agulha de calibre 22G de 8 a 10 cm é inserida entre o arco zigomático e a incisura mandibular. Após contato com a placa pterigóidea lateral (posição 1 na figura), a agulha é parcialmente retirada e inclinada ligeiramente na direção superior e posterior em direção à orelha (posição 2). O anestésico local é injetado quando a parestesia ocorrer.

Os ramos alveolares lingual e inferior do nervo mandibular podem ser bloqueados por via intraoral utilizando uma agulha de calibre 22G de 10 cm (**Figura 47-9F**). O paciente é solicitado a abrir a boca ao máximo, e a incisura coronoide é palpada com o dedo indicador da mão não operatória. A agulha é então introduzida no mesmo nível (aproximadamente 1 cm acima da superfície do último molar), medial ao dedo, mas lateral à prega pterigomandibular (posição 1 na figura). Avança posteriormente 1,5 a 2 cm ao longo do lado medial do ramo mandibular, fazendo contato com o osso (posição 2). Em geral, ambos os nervos são bloqueados após a injeção de anestésico local.

A porção terminal do nervo alveolar inferior pode ser bloqueada quando emerge do forame mentoniano na porção medial da mandíbula, logo abaixo da comissura labial. O anestésico local é injetado quando a parestesia ocorrer ou for sentido que a agulha entrou no forame.

D. Complicações

As complicações de um bloqueio do gânglio de Gasser incluem injeção intravascular acidental, injeção subaracnóidea, síndrome de Horner e bloqueio motor dos músculos da mastigação. O potencial de hemorragia grave é maior para o bloqueio do nervo maxilar. O nervo facial pode ser bloqueado involuntariamente durante bloqueios do ramo mandibular.

Bloqueio do nervo facial

A. Indicações

O bloqueio do nervo facial é ocasionalmente indicado para aliviar a contração espástica dos músculos faciais, tratar o herpes-zóster envolvendo o nervo facial e facilitar determinados procedimentos cirúrgicos envolvendo o olho.

B. Anatomia

O nervo facial pode ser bloqueado no ponto onde sai do crânio através do forame estilomastóideo. Um pequeno componente sensorial fornece sensação especial (paladar) aos dois terços anteriores da língua e sensação geral à membrana timpânica, ao meato auditivo externo, ao palato mole e à parte da faringe.

C. Técnica

O ponto de entrada é imediatamente anterior ao processo mastoide, abaixo do meato auditivo externo e no ponto médio do ramo mandibular. O nervo está a aproximadamente 1 a 2 cm de profundidade e é bloqueado com anestésico local logo abaixo do processo estilomastóideo.

D. Complicações

Se a agulha for inserida muito profundamente além do nível do osso estiloide, os nervos glossofaríngeo e vago também podem ser bloqueados. *É necessário fazer uma aspiração cuidadosa devido à proximidade do nervo facial com a artéria carótida e a veia jugular interna.*

Bloqueio glossofaríngeo

A. Indicações

O bloqueio do nervo glossofaríngeo pode ser usado para pacientes com dor devido ao câncer envolvendo a base da língua, a epiglote ou as tonsilas palatinas. Também pode ser usado para diferenciar a neuralgia glossofaríngea da neuralgia trigeminal e geniculada.

B. Anatomia

O nervo emerge do crânio por meio do forame jugular medial para o processo estiloide e corre na direção anteromedial para suprir o terço posterior da língua, os músculos faríngeos e a mucosa. Os nervos acessórios vago e espinal também emergem do crânio por meio do forame jugular e estendem-se para baixo ao lado do nervo glossofaríngeo, em estreita proximidade com a veia jugular interna.

C. Técnica

O bloqueio é realizado usando uma agulha de calibre 22G de 5 cm inserida logo posteriormente ao ângulo da mandíbula (Figura 47-10). O nervo está a aproximadamente 3 a 4 cm de profundidade; portanto, o uso de um estimulador de nervo facilita a inserção correta da agulha. Uma abordagem alternativa é a partir de um ponto sobre o processo estiloide, a meio caminho entre o processo mastoide e o ângulo da mandíbula; o nervo está localizado na direção imediatamente anterior.

D. Complicações

As complicações incluem disfagia e bloqueio vagal, resultando em paralisia das pregas vocais ipsilaterais e taquicardia. O bloqueio do nervo acessório e do nervo hipoglosso causa paralisia ipsilateral do músculo trapézio e da língua, respectivamente. É necessário fazer aspiração cuidadosa para evitar a injeção intravascular.

Bloqueio do nervo occipital

A. Indicações

O bloqueio do nervo occipital é importante em termos diagnósticos e terapêuticos em pacientes com cefaleia occipital e neuralgias.

B. Anatomia

O *nervo occipital maior* é derivado dos ramos dorsais primários dos nervos espinais C2 e C3, enquanto o *nervo occipital menor* emerge dos ramos ventrais das mesmas raízes.

C. Técnica

O nervo occipital maior é bloqueado aproximadamente 3 cm na direção lateral da proeminência occipital ao nível da linha nucal superior (Figura 47-11); o nervo está localizado imediatamente medial à artéria occipital, que é frequentemente palpável. O nervo occipital menor é bloqueado 2 a 3 cm mais lateralmente ao longo da crista nucal. A orientação por ultrassom pode ser empregada para ajudar a identificar os nervos. Para pacientes que responderam bem, mas temporariamente, a bloqueios do nervo occipital, a implantação de um estimulador do nervo occipital pode proporcionar alívio prolongado.

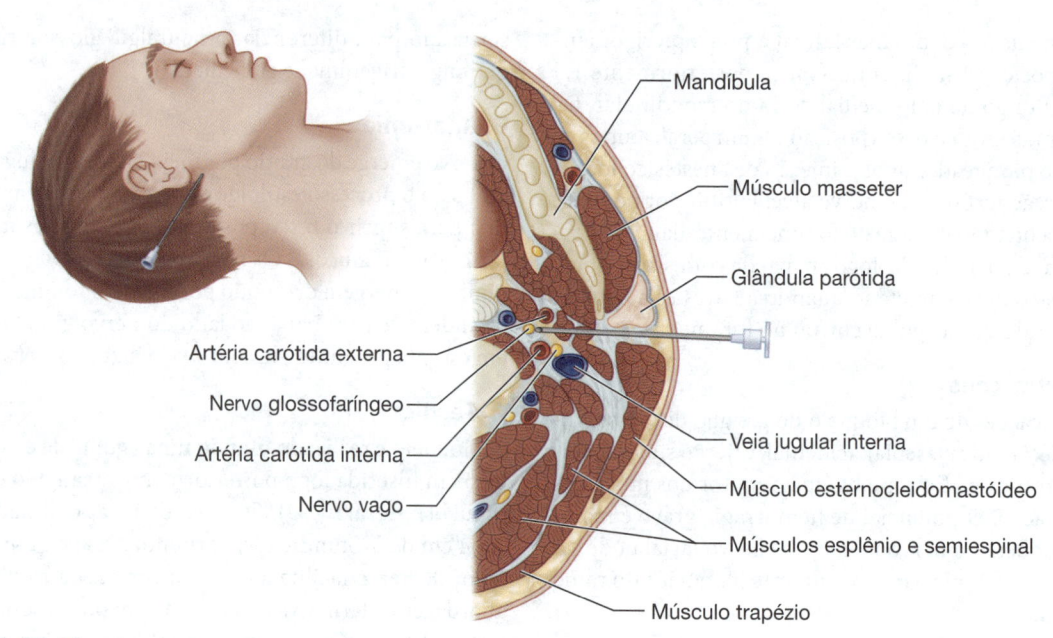

FIGURA 47-10 Bloqueio do nervo glossofaríngeo.

D. Complicações
Raramente, podem ocorrer injeções intravasculares.

Bloqueio do nervo supraescapular
A. Indicações
Este bloqueio é importante para condições dolorosas decorrentes do ombro, incluindo artrite, bursite e dor miofascial.

B. Anatomia
O nervo supraescapular é o principal nervo sensorial da articulação do ombro. Emerge do plexo braquial (C4-C6) e passa pela borda superior da escápula na incisura supraescapular para entrar na fossa supraescapular.

C. Técnica
O nervo é bloqueado na *incisura supraescapular*, que está localizada na junção dos terços lateral e médio da borda escapular superior (**Figura 47-12**). A colocação correta da agulha é determinada por parestesia, ultrassom ou uso de estimulador de nervo.

D. Complicações
É possível ocorrer pneumotórax se a agulha for inserida anteriormente demais. A paralisia dos músculos supraespinal e infraespinal resultará em abdução do ombro prejudicada.

Bloqueios do nervo paravertebral cervical
A. Indicações
Os bloqueios do nervo paravertebral cervical podem ser importantes tanto em termos diagnósticos como em terapêuticos para pacientes com deslocamento do disco cervical, estenose foraminal cervical ou dor oncológica proveniente da coluna cervical ou ombro.

B. Anatomia
Os nervos espinais cervicais encontram-se no sulco do processo transversal de seus respectivos níveis vertebrais. *Conforme foi observado anteriormente neste capítulo, ao*

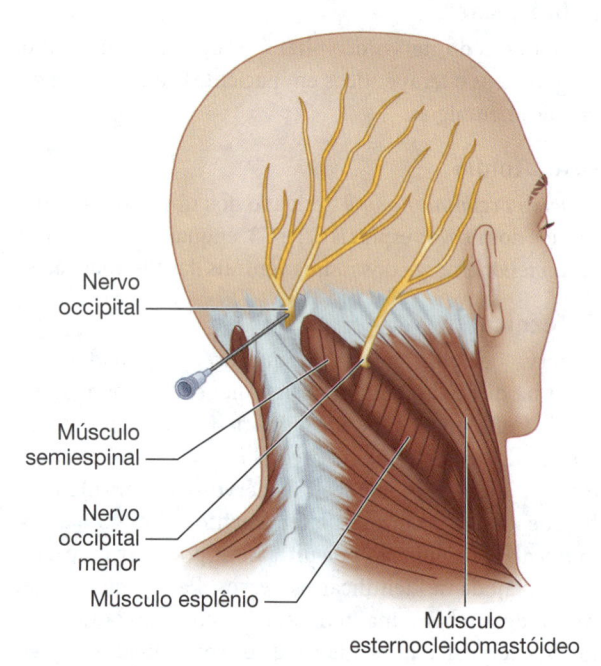

FIGURA 47-11 Bloqueios do nervo occipital.

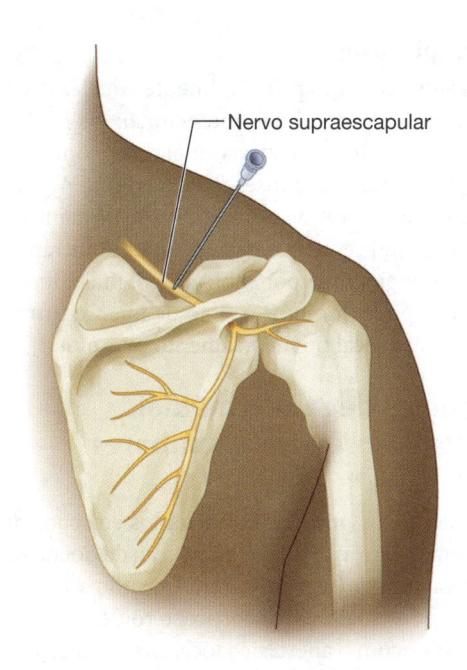

FIGURA 47-12 Bloqueio do nervo supraescapular.

contrário das raízes nervosas torácicas e lombares, as da coluna cervical emergem dos forames acima dos corpos vertebrais segundo os quais são nomeadas.

C. Técnica

A abordagem lateral é mais comumente usada para bloquear C2-C7 (**Figura 47-13**). Os pacientes são convidados a virarem a cabeça para o lado oposto enquanto estão sentados ou em decúbito dorsal. Uma linha é então traçada entre o processo mastoide e o tubérculo do processo transversal C6 (*tubérculo de Chassaignac*). Uma série de injeções é feita com uma agulha de calibre 22G de 5 cm ao longo de uma segunda linha paralela 0,5 cm posterior à primeira linha. No caso de bloqueios diagnósticos, pode ser importante usar um volume de injeção menor para minimizar a disseminação do anestésico local para estruturas adjacentes e, assim, aumentar a especificidade do bloqueio. Como o processo transversal de C2 em geral é difícil de palpar, a injeção para esse nível é aplicada 1,5 cm abaixo do processo mastoide. Os outros processos transversais são geralmente interespaçados a 1,5 cm de distância e estão a 2,5 a 3 cm de profundidade. A fluoroscopia é importante na identificação de níveis vertebrais específicos durante os bloqueios diagnósticos, e esse bloqueio também pode ser realizado com orientação ultrassonográfica.

D. Complicações

A anestesia intratecal ou epidural não intencional nesse nível rapidamente causa paralisia respiratória e hipotensão. A injeção de até mesmo pequenos volumes de anestésico local na artéria vertebral causa inconsciência e convulsões. Outras complicações incluem síndrome de Horner e bloqueio dos nervos laríngeo recorrente e frênico.

Têm ocorrido complicações embólicas cerebrovasculares e da medula espinal como resultado da injeção de esteroides particulados com esse bloqueio. O esteroide particulado não deve ser usado com bloqueios do nervo paravertebral cervical devido a uma possível anatomia anômala da artéria vertebral nessa região.

Bloqueio do nervo torácico paravertebral

Esta técnica pode ser usada para bloquear os segmentos do dermátomos torácicos superiores porque a escápula interfere com a técnica intercostal nesses níveis. Ao contrário

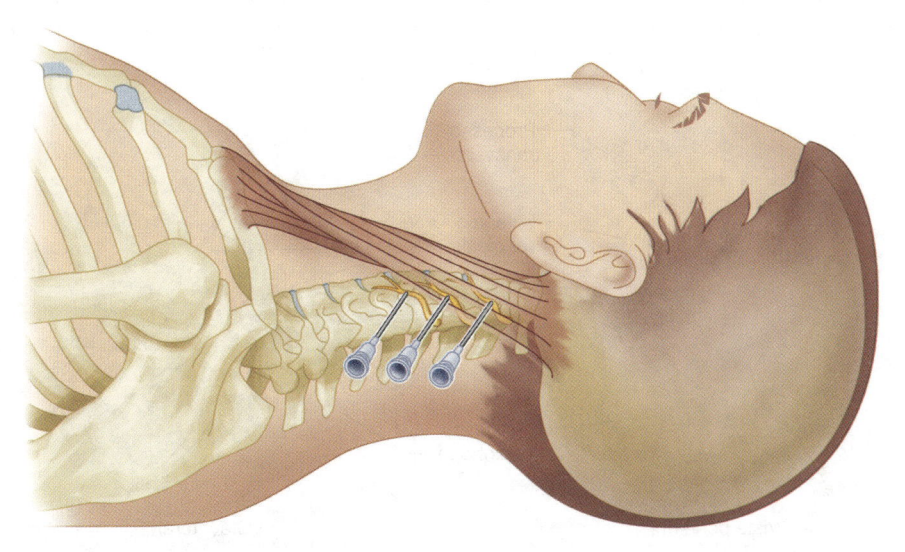

FIGURA 47-13 Bloqueio do nervo paravertebral cervical.

de um bloqueio do nervo intercostal, um bloqueio do nervo paravertebral torácico anestesia os ramos dorsal e ventral dos nervos espinais. Portanto, é importante em pacientes com dor originada da coluna torácica, caixa torácica ou parede abdominal, incluindo fraturas por compressão, fraturas proximais da costela e herpes-zóster agudo. Esse bloqueio também é frequentemente utilizado para anestesia intraoperatória e para o tratamento da dor pós-operatória em cirurgia de mama e é descrito em detalhes no Capítulo 46.

Bloqueios do nervo paravertebral lombar

A. Indicações
Os bloqueios do nervo paravertebral lombar podem ser importantes na avaliação de dor devido a transtornos que envolvem a coluna lombar ou nervos espinais.

B. Anatomia
Os nervos espinais lombares entram no *compartimento do psoas* depois de emergirem dos forames intervertebrais abaixo dos pedículos e processos transversos. Esse compartimento é formado pela fáscia do psoas anteriormente, pela fáscia do quadrado lombar posteriormente e pelos corpos vertebrais medialmente.

C. Técnica
A abordagem dos nervos espinais lombares é essencialmente a mesma que para o bloqueio paravertebral torácico (**Figura 47-14**). Uma agulha de calibre 22G de 8 cm é geralmente usada, e a confirmação radiográfica do nível correto é importante. Para bloqueios diagnósticos, apenas 2 mL de anestésico local são injetados em qualquer nível, porque volumes maiores podem bloquear mais de um nível. Maiores volumes de anestésico local são usados para bloqueios terapêuticos ou para produzir bloqueio somático e simpático completo dos nervos lombares.

D. Complicações
As complicações são principalmente aquelas de anestesia intratecal ou epidural não intencional. Os pacientes podem experimentar parestesia se ocorrer contato nervoso inadvertido durante a inserção da agulha. Alguns médicos defendem o uso de uma agulha de ponta romba para (teoricamente) reduzir o risco de injeção intraneural acidental. A angiografia por subtração digital com contraste radiopaco pode diminuir o risco de injeção intravascular de anestésico local ou medicamento esteroide.

Bloqueios de ramos mediais cervicais, torácicos e lombares

A. Indicações
Esses bloqueios podem ser utilizados em pacientes com dor lombar para avaliar a contribuição da doença articular da faceta lombar (zigapofisária). Quando a técnica intra-articular é a escolhida, os corticosteroides são comumente injetados com o anestésico local. As articulações facetárias cervicais, torácicas ou lombares podem ser injetadas para fins diagnósticos e potencialmente terapêuticos.

B. Anatomia
Cada articulação facetária é inervada pelos ramos mediais da divisão primária posterior dos nervos espinais acima e abaixo da articulação (**Figura 47-15**). Assim, cada articulação é suprida por dois ou mais nervos espinais adjacentes. Cada ramo medial atravessa a borda superior do processo transversal inferior correndo em uma ranhura entre a raiz do processo transverso e o processo articular superior.

C. Técnica
Esses bloqueios são realizados sob orientação fluoroscópica com o paciente em decúbito ventral ou na posição lateral para procedimentos cervicais. Uma vista anteroposterior facilita a visualização da coluna vertebral para

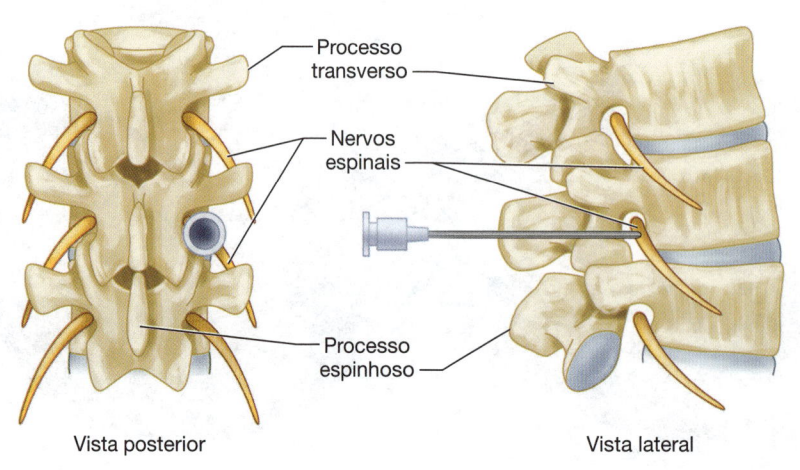

FIGURA 47-14 Bloqueios do nervo paravertebral lombar.

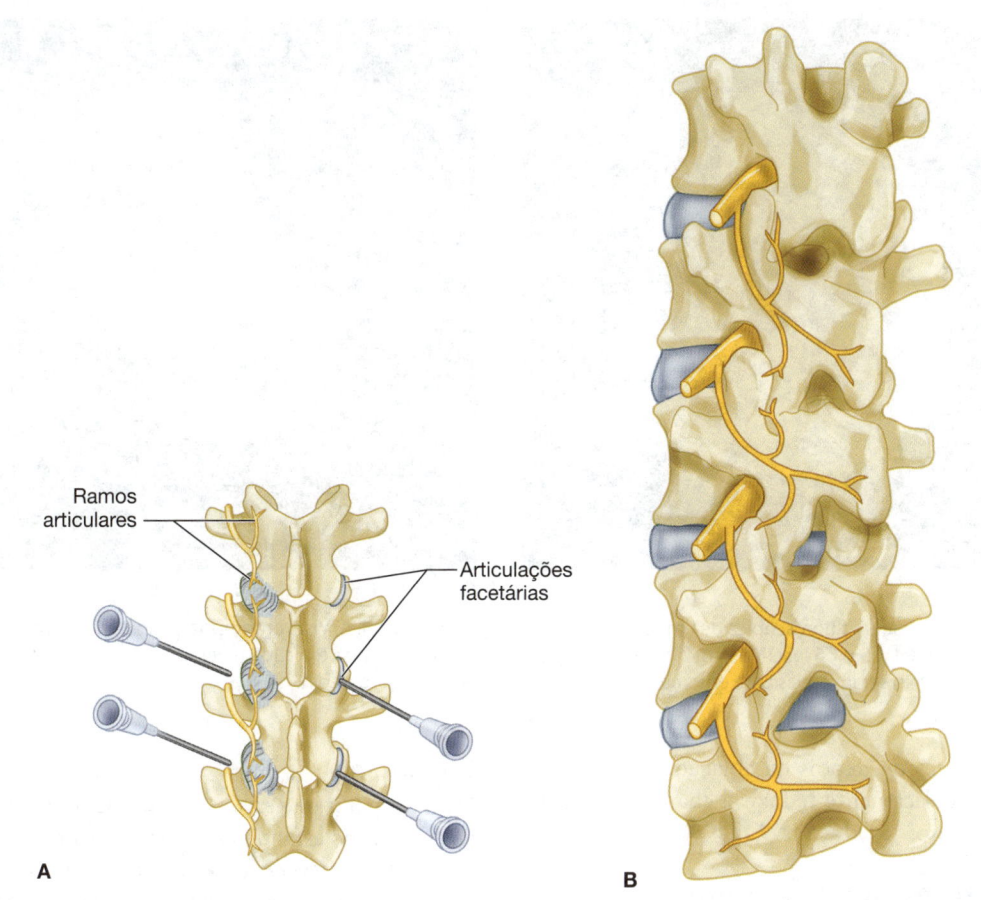

FIGURA 47-15 Bloqueio do nervo medial lombar e bloqueio facetário. **A**: Vista posterior; **B**: vista posterior oblíqua a 30°.

bloqueios do ramo medial lombar. Uma agulha de calibre 22G de 10 cm é inserida 3 a 4 cm lateral ao processo espinhoso no nível desejado e direcionada anteriormente em direção à junção do processo transversal e do processo articular superior para bloquear o ramo medial da divisão posterior do nervo espinal (**Figuras 47-16, 47-17, 47-18**).

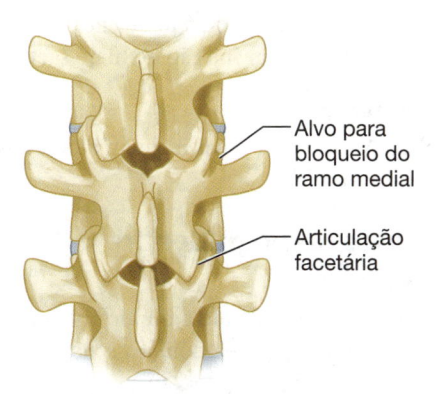

FIGURA 47-16 Anatomia da articulação da faceta lombar e localização para bloquear o ramo medial da divisão primária posterior dos nervos espinais lombares acima e abaixo da articulação.

Como alternativa, um anestésico local com ou sem corticosteroide pode ser injetado diretamente na articulação facetária. Posicionar o paciente em decúbito ventral e usar uma visualização fluoroscópica oblíqua facilita a identificação do espaço articular. A colocação correta da agulha pode ser confirmada pela injeção de contraste radiopaco antes da injeção de anestésico local. Idealmente os volumes totais de injeção devem ser limitados a menos de 1 mL para evitar a ruptura da cápsula articular.

D. Complicações

A injeção em uma bainha dural resulta em bloqueio subaracnóideo, enquanto a injeção perto da raiz do nervo espinal resulta em bloqueio sensorial e motor nesse nível. Como normalmente a articulação tem um pequeno volume, injeções maiores podem causar ruptura da cápsula articular.

Se um paciente conseguir melhorar o controle da dor após um bloqueio diagnóstico, ele pode ser considerado para ablação por radiofrequência do ramo medial. Existem discussões se um segundo bloqueio diagnóstico confirmatório deve ser realizado antes da ablação por radiofrequência. A injeção de esteroides pode ser

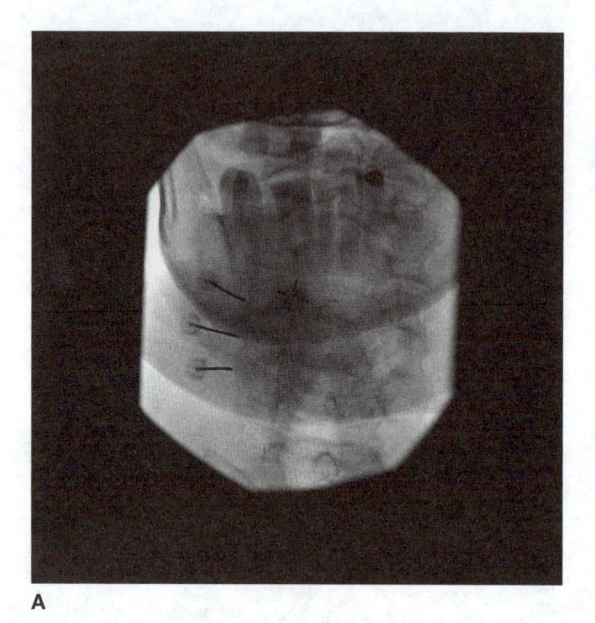

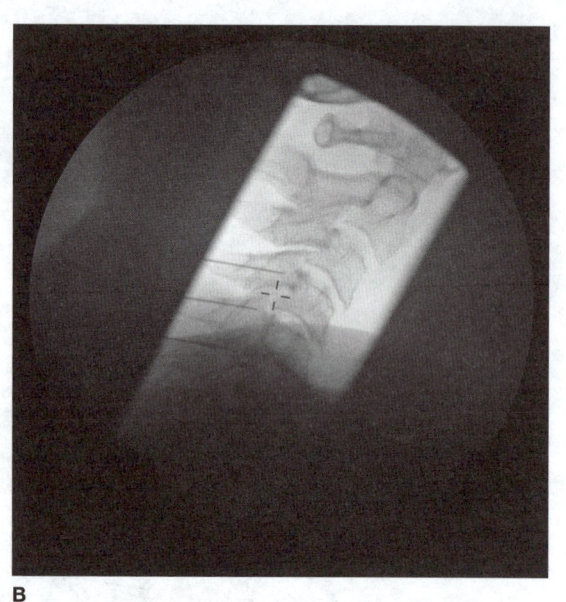

FIGURA 47-17 Imagem fluoroscópica de um bloqueio do ramo medial cervical. **A**: Vista anteroposterior; **B**: vista lateral. A vista lateral revela as agulhas em C4, C5 e C6 inseridas em direção ao trapezoide do pilar articular em cada nível. Observe a "cintura" das vértebras. Agulhas espinais podem ser inseridas para entrar em contato com o ramo medial do nervo.

considerada antes ou depois da ablação por radiofrequência para teoricamente reduzir a chance de neurite pós-procedimento.

Bloqueio transsacral de nervos

A. Indicações
Esta técnica é importante no diagnóstico e no tratamento da dor pélvica e perineal. Além disso, o bloqueio da raiz espinal S1 pode ajudar a definir seu papel na dor lombar.

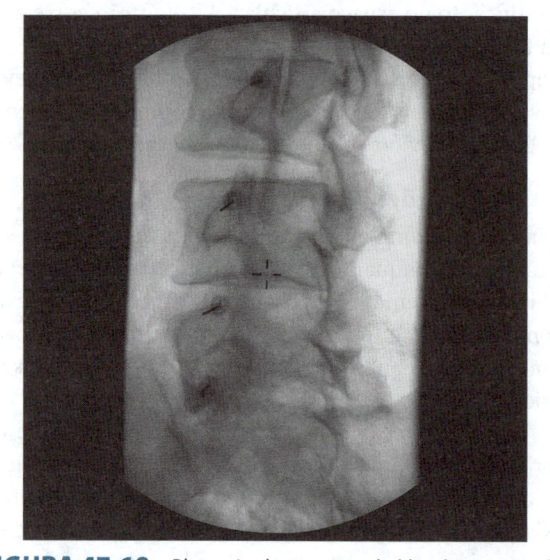

FIGURA 47-18 Bloqueio do ramo medial lombar esquerdo, vista oblíqua.

B. Anatomia
Os cinco pares de nervos espinais sacrais e um par de nervos coccígeos estendem-se para baixo no canal sacral, e cada nervo emerge através do seu respectivo forame intervertebral. Os nervos S5 e coccígeo emergem pelo hiato sacral.

C. Técnica
Com o paciente posicionado em decúbito ventral, os forames sacrais são identificados com uma agulha ao longo de uma linha desenhada 1,5 cm medial à espinha ilíaca posterossuperior e 1,5 cm lateral ao corno sacral ipsilateral (**Figura 47-19**). O posicionamento correto requer a entrada da agulha no forame sacral posterior e geralmente produz parestesia. Em geral, a raiz nervosa S1 está 1,5 cm acima do nível da espinha ilíaca posterossuperior ao longo dessa linha imaginária. O bloqueio dos nervos S5 e coccígeo pode ser realizado por injeção no hiato sacral.

D. Complicações
As complicações são raras, mas incluem danos aos nervos e injeção intravascular.

Bloqueio do nervo pudendo

A. Indicações
O bloqueio do nervo pudendo é importante na avaliação de pacientes com dor perineal somatossensorial.

B. Anatomia
O nervo pudendo emerge de S2-S4 e segue entre os ligamentos sacroespinhoso e sacrotuberoso para alcançar o períneo.

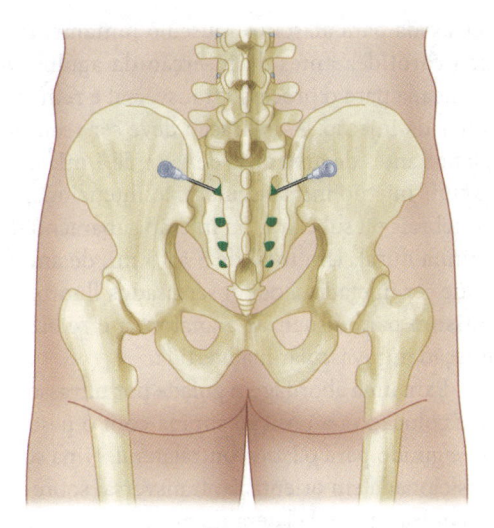

FIGURA 47-19 Bloqueio do nervo transsacral.

C. Técnica

Este bloqueio é, em geral, realizado transperinealmente com o paciente na posição de litotomia (Figura 47-20), embora possa ser feito por meio de uma abordagem posterior em decúbito ventral. A injeção de anestésico é realizada por via percutânea logo após a espinha isquiática na fixação do ligamento sacroespinhoso. A espinha isquiática pode ser palpada transrretal ou transvaginalmente. Como alternativa, esse procedimento pode ser feito em decúbito ventral com uma agulha de calibre 22G direcionada para a base da espinha isquiática. Os pacientes devem ser avisados de que podem ter dormência da genitália por várias horas após a realização do procedimento.

D. Complicações

As complicações potenciais incluem bloqueio isquiático não intencional e injeção intravascular.

3. Bloqueios de nervos simpáticos

O bloqueio simpático pode ser realizado por uma diversidade de técnicas, incluindo bloqueios intratecais, epidurais e paravertebrais. Infelizmente, essas abordagens geralmente bloqueiam as fibras somáticas e simpáticas. Problemas com técnicas diferenciais de coluna vertebral e epidural são discutidos mais adiante nesta seção. As seguintes técnicas bloqueiam especificamente as fibras simpáticas e podem ser usadas para definir o papel do sistema simpático na dor de um paciente e, possivelmente, fornecer alívio da dor a longo prazo. As indicações mais comuns para bloqueios do nervo simpático incluem distrofia simpática reflexa, dor visceral, neuralgia herpética aguda, dor pós-herpética e doença vascular periférica. O bloqueio simpático isolado a uma região é caracterizado pela perda do tônus simpático, como evidenciado pelo aumento do fluxo sanguíneo cutâneo e da temperatura cutânea, e pela sensação somática inalterada. Outros testes incluem perda da condutância da pele (reflexo simpatogalvânico) e resposta do suor (ninidrina, azul de cobalto ou testes de amido) após um estímulo doloroso.

Bloqueio cervicotorácico (estrelado)

A. Indicações

Este bloqueio é frequentemente usado para pacientes com cefaleia, dor no pescoço, no braço e na parte superior do peito. É comumente referido como *bloqueio estrelado* ou *bloqueio do gânglio estrelado*, e em geral bloqueia o gânglio

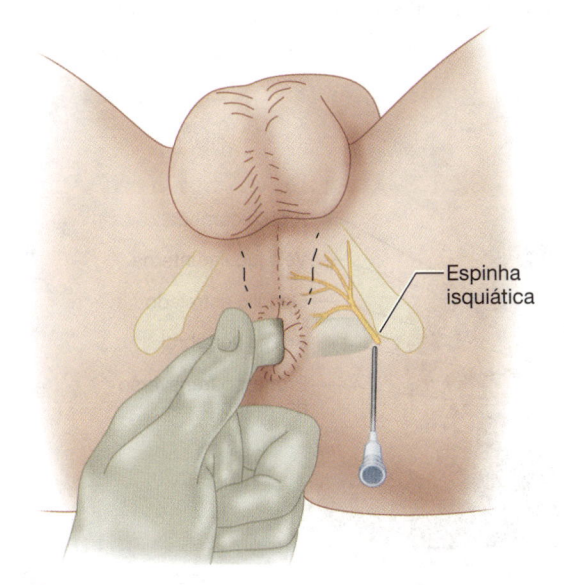

FIGURA 47-20 Bloqueio do nervo pudendo.

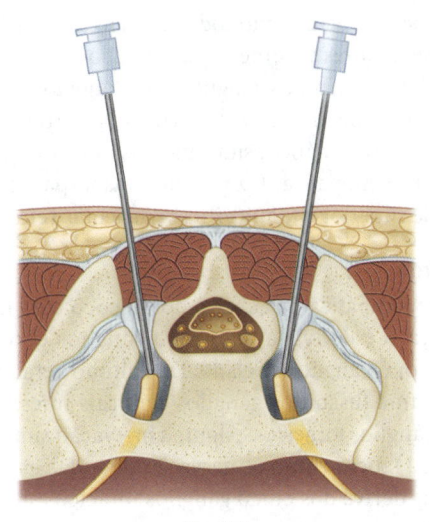

torácico superior, bem como todos os gânglios cervicais. A injeção de maiores volumes de anestésico muitas vezes estende o bloqueio para os gânglios T5. Bloqueios do gânglio estrelado também têm sido usados para transtorno de estresse pós-traumático, sintomas vasomotores graves associados à menopausa, transtornos vasoespásticos da extremidade superior e taquicardia ventricular refratária.

B. Anatomia

A inervação simpática da cabeça, do pescoço e da maior parte do braço é derivada de quatro gânglios cervicais, sendo o maior o gânglio estrelado. Este último geralmente representa uma fusão dos gânglios cervicais inferiores e primeiros gânglios torácicos. Alguma inervação simpática do braço (T1), bem como a inervação de todas as vísceras torácicas deriva dos cinco gânglios torácicos superiores. Em alguns indivíduos, o suprimento simpático para o braço também pode se originar de T2-T3 por meio de nervos anatomicamente distintos (*nervos de Kuntz*) que se juntam ao plexo braquial alto na axila. Esses nervos podem "escapar" de um bloqueio do gânglio estrelado, mas não de um bloqueio axilar. O ponto de injeção está no nível do gânglio estrelado, que fica posterior à origem da artéria vertebral da artéria subclávia, anterior ao músculo longo do colo e à primeira costela, anterolateral à fáscia pré-vertebral e medial aos músculos escalenos.

C. Técnica

A técnica paratraqueal é mais comumente usada (Figura 47-21), embora uma abordagem oblíqua ou posterior também possa ser feita. Com a cabeça do paciente estendida, uma agulha de calibre 22G de 4 a 5 cm é inserida na borda medial do músculo esternocleidomastóideo logo abaixo do nível da cartilagem cricóidea na altura do processo transverso de C6 (tubérculo de Chassaignac) ou C7 (3-5 cm acima da clavícula). A mão não operatória deve ser usada para afastar o músculo juntamente com a bainha carotídea antes da inserção da agulha. A agulha é avançada para o processo transversal e retirada 2 a 3 mm antes da injeção. A aspiração deve ser realizada em dois planos antes de uma dose de teste de 1 mL ser usada para excluir injeção intravascular não intencional nas artérias vertebrais ou subclávia ou injeção subaracnóidea em uma bainha dural. Um total de 5 a 10 mL de anestésico local pode ser injetado. Podem ser usados fluoroscopia ou ultrassom para visualizar a anatomia e reduzir o risco de injeção intravascular inadvertida.

Para uma abordagem guiada por ultrassom, o paciente é colocado na posição supina com o pescoço estendido e girado para o lado contralateral. Uma sonda linear é posicionada em orientação transversal sobre a cartilagem cricóidea e movida lateralmente até que o processo transverso de C6 (tubérculo de Chassaignac) seja visualizado, além da artéria carótida adjacente, da veia jugular interna e do músculo longo do pescoço. Em seguida, uma agulha de calibre 22G de 4 a 5 cm é inserida no plano de uma abordagem lateral para medial, estando o alvo medial ao tubérculo de Chassaignac e anterior à fáscia pré-vertebral. O nível de C6 é preferido para evitar a punção inadvertida da artéria vertebral, o que é possível em C7. Uma dose-teste de 1 mL de anestésico local deve ser injetada após aspiração negativa para excluir a injeção intravascular ou subaracnóidea não intencional e garantir o preenchimento do anestésico local no plano esperado. Em seguida, um adicional de 4 a 5 mL de anestésico local pode ser injetado.

A colocação correta da agulha é geralmente seguida prontamente por um aumento na temperatura da pele do braço ipsilateral e pelo início da *síndrome de Horner*. Esta última consiste em ptose ipsilateral, miose, enoftalmia, congestão nasal e anidrose do pescoço e da face.

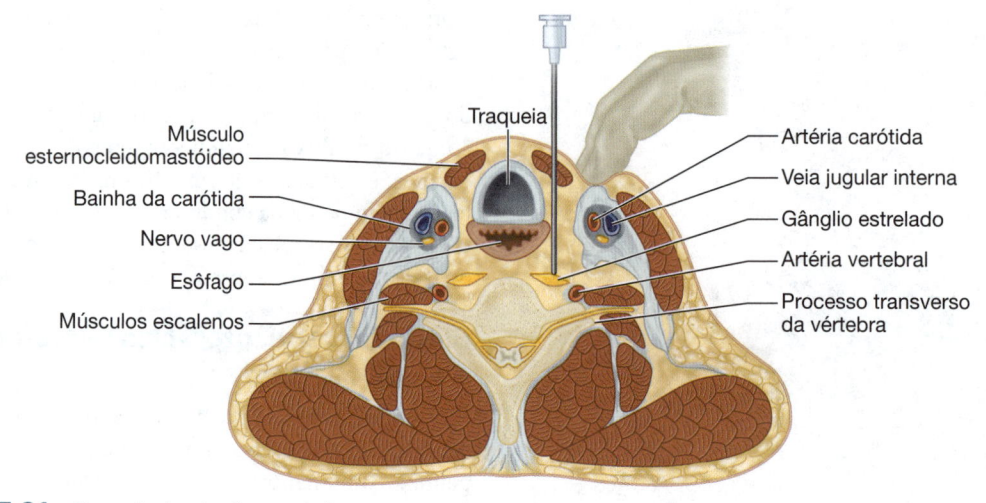

FIGURA 47-21 Bloqueio do gânglio estrelado.

D. Complicações

[20] Além da injeção intravascular e subaracnóidea, outras complicações do bloqueio do gânglio estrelado incluem hematoma, pneumotórax, anestesia epidural, bloqueio do plexo braquial, rouquidão devido ao bloqueio do nervo laríngeo recorrente e, raramente, osteomielite ou mediastinite após punção esofágica, particularmente se for feita uma abordagem pelo lado esquerdo. A abordagem posterior pode ter a maior incidência de pneumotórax.

Bloqueio da cadeia simpática torácica

Os gânglios simpáticos torácicos encontram-se lateralmente aos corpos vertebrais e anteriormente às raízes nervosas da coluna vertebral, mas esse bloqueio geralmente não é usado devido a um risco significativo de pneumotórax.

Bloqueio de nervos esplâncnicos

Três grupos de nervos esplâncnicos (maiores, menores e mínimos) emergem dos sete gânglios simpáticos torácicos inferiores de cada lado e estendem-se para baixo ao lado dos corpos vertebrais para se comunicarem com os gânglios celíacos. *Embora semelhante ao bloqueio do plexo celíaco (ver adiante), o bloqueio dos nervos esplâncnicos pode ser preferido porque é menos provável que bloqueie a cadeia simpática lombar e por requerer menos anestésico.*

A agulha é inserida a 6 a 7 cm da linha média na extremidade inferior do processo espinhoso de T11 e avançada sob orientação fluoroscópica para a superfície anterolateral de T12. Dez mL de anestésico local são injetados em cada lado. A agulha deve manter contato com o corpo vertebral em todos os momentos para evitar um pneumotórax. Outras complicações podem incluir hipotensão e possível lesão da veia ázigo à direita ou da veia hemiázigo e do ducto torácico à esquerda.

Se a dor de um paciente diminui após um bloqueio de nervos esplâncnicos, o procedimento pode ser repetido para garantir que este desfecho não tenha resultado de efeito placebo. Além disso, se o paciente obteve alívio da dor a partir do bloqueio inicial, posteriormente pode se beneficiar da ablação por radiofrequência dos nervos esplâncnicos em T11 e T12, com duração potencialmente maior da analgesia. Devido ao risco de pneumotórax, é aconselhável realizar o procedimento de um lado inicialmente e depois do outro lado em um dia subsequente.

Bloqueio do plexo celíaco

A. Indicações

O bloqueio do plexo celíaco é indicado para pacientes com dor originada das vísceras abdominais, particularmente por câncer.

B. Anatomia

Os gânglios celíacos variam em número (de um a cinco), forma e posição. Geralmente estão agrupados ao nível do corpo de L1, posteriores à veia cava à direita, apenas laterais à aorta à esquerda e posteriores ao pâncreas.

C. Técnica

O paciente é colocado em decúbito ventral, e uma agulha de calibre 22G de 15 cm é usada para injetar 15 a 20 mL de anestésico local (**Figura 47-22**). Cada agulha é inserida a 7 a 8 cm da linha média na borda inferior do processo espinhoso de L1 e avançada sob orientação fluoroscópica em direção à linha média. A agulha passa sob a borda da 12ª costela e deve ser posicionada anterior ao corpo de L1 na visualização radiográfica lateral e próxima à linha média,

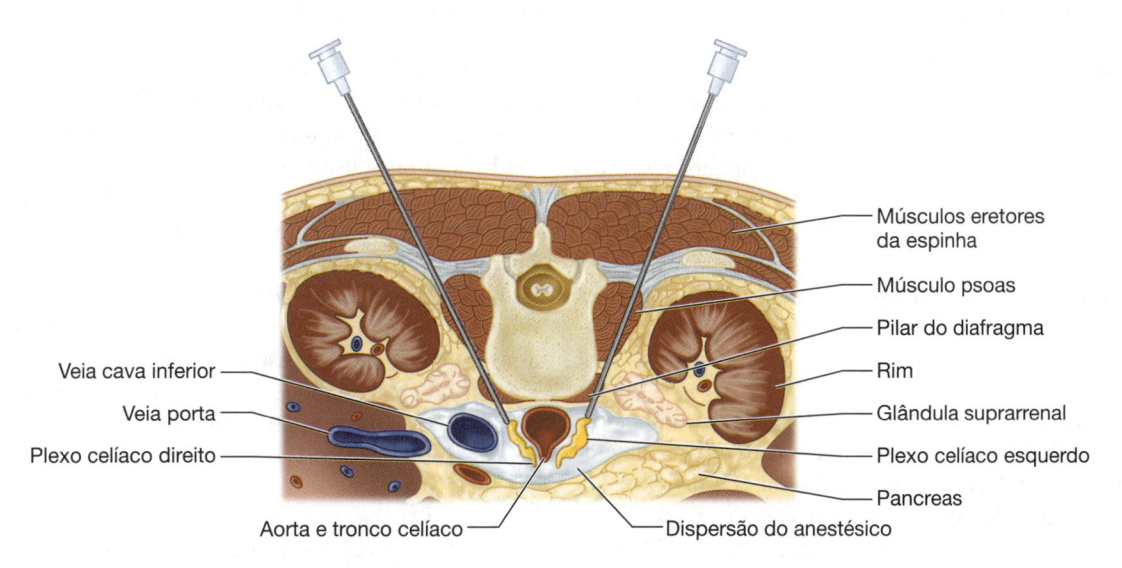

FIGURA 47-22 Bloqueio do plexo celíaco.

sobrepondo-se ao mesmo corpo vertebral na vista anteroposterior. Quando é usada orientação por TC, a ponta da agulha deve ficar anterolateral à aorta em um nível entre as artérias celíaca e mesentérica superior.

O bloqueio do plexo celíaco pode ser realizado a partir de múltiplas abordagens, incluindo a abordagem retrocrural posterior, a anterocrural posterior, a transaórtica posterior ou a anterior. Esses bloqueios podem ser facilitados com orientação fluoroscópica, tomográfica ou ultrassonográfica.

D. Complicações

A complicação mais comum é a hipotensão postural por bloqueio da inervação simpática visceral e vasodilatação resultante. Por essa razão, os pacientes devem ser adequadamente hidratados por via intravenosa antes desse bloqueio, e devem ser tomadas precauções para minimizar o risco de tontura ortostática ou síncope. A injeção intravascular acidental na veia cava tem maior probabilidade de produzir uma reação sistêmica grave do que a injeção intra-aórtica acidental. Outras complicações menos comuns incluem pneumotórax, hemorragia retroperitoneal, lesão nos rins ou pâncreas, disfunção sexual ou, raramente, paraplegia (devido a espasmo ou lesão da artéria lombar de Adamkiewicz). Bloquear a cadeia simpática pode resultar em atividade parassimpática relativamente sem oposição, o que pode levar ao aumento da motilidade gastrintestinal e diarreia. A dor lombar é outro efeito colateral comum de um bloqueio do plexo celíaco.

Bloqueio simpático lombar

A. Indicações

O bloqueio simpático lombar pode ser indicado para condições dolorosas envolvendo a pelve ou as extremidades inferiores e, possivelmente, para alguns pacientes com doença vascular periférica.

B. Anatomia

A cadeia simpática lombar contém de três a cinco gânglios e é uma continuação da cadeia torácica. Também fornece fibras simpáticas ao plexo pélvico e aos gânglios. Os gânglios da cadeia simpática lombar estão em uma posição mais anteromedial aos corpos vertebrais do que os gânglios torácicos e são anteriores ao músculo psoas e à fáscia. Em geral, a cadeia lombar é posterior à veia cava à direita, mas é imediatamente lateral à aorta à esquerda.

C. Técnica

Uma técnica de agulha única no nível L3 em ambos os lados é mais comumente empregada com o paciente em decúbito ventral ou em posição lateral (**Figura 47-23**). A agulha é inserida na borda superior do processo espinhoso e é direcionada acima ou imediatamente lateral ao processo transversal das vértebras (dependendo da

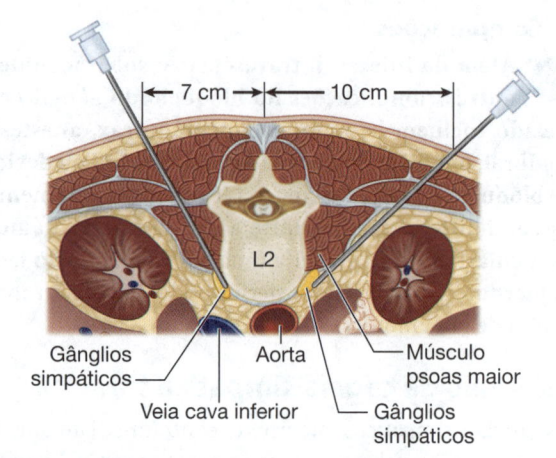

FIGURA 47-23 Bloqueio simpático lombar.

distância da linha média). A orientação fluoroscópica ou ultrassonográfica é frequentemente usada.

D. Complicações

As complicações incluem injeção intravascular na veia cava, na aorta ou nos vasos lombares e bloqueio de nervo somático do plexo lombar. Em particular, o nervo genitofemoral pode ser bloqueado.

Bloqueio do plexo hipogástrico superior

A. Indicações

Este procedimento é indicado para dor pélvica que não responde a bloqueios epidurais lombares ou caudais. O plexo hipogástrico contém fibras sensoriais viscerais que contornam a medula espinal inferior. Esse bloqueio é muitas vezes apropriado para pacientes com câncer de colo do útero, útero, bexiga, próstata ou reto e também pode ser eficaz para algumas mulheres com dor pélvica crônica não oncológica.

B. Anatomia

O plexo hipogástrico contém não apenas fibras pós-ganglionares derivadas da cadeia simpática lombar, mas também fibras sensoriais viscerais do colo do útero, útero, bexiga, próstata e reto. O plexo hipogástrico superior em geral fica imediatamente à esquerda da linha média no corpo vertebral L5 e abaixo da bifurcação da aorta. As fibras desse plexo dividem-se em ramos esquerdo e direito e estendem-se para baixo rumo aos órgãos pélvicos através dos plexos hipogástrico inferior esquerdo e direito e pélvico. O plexo hipogástrico inferior recebe adicionalmente fibras parassimpáticas pré-ganglionares das raízes nervosas espinais S2-S4.

C. Técnica

O paciente é posicionado em decúbito ventral, e uma agulha de 15 cm é inserida aproximadamente 7 cm lateral ao interespaço espinal L4-L5. A agulha é direcionada medial e caudalmente sob orientação fluoroscópica ou ultrassonográfica para que passe pelo processo transversal de L5. Em sua posição final, a agulha deve ficar anterior ao disco intervertebral entre L5 e S1 e dentro de 1 cm dos corpos vertebrais na vista anteroposterior. Quando a fluoroscopia é usada, a injeção de contraste radiopaco confirma que a agulha está corretamente posicionada no espaço retroperitoneal, e 8 a 10 mL de anestésico local são, então, injetados. O bloqueio do plexo hipogástrico superior também pode ser realizado por via transdiscal, embora essa técnica esteja associada ao risco de discite.

D. Complicações
As complicações incluem injeção intravascular e disfunção transitória do intestino e da bexiga.

Bloqueio do gânglio ímpar
A. Indicações
21 O *bloqueio do gânglio ímpar* é eficaz para pacientes com dor visceral ou sustentada simpaticamente na área perineal.

B. Anatomia
O gânglio ímpar (*gânglio de Walther*) é a parte mais caudal dos troncos simpáticos. Os dois gânglios simpáticos pélvicos mais baixos geralmente se fundem, formando um gânglio na linha média imediatamente anterior ao cóccix.

C. Técnica
O paciente pode ser posicionado em decúbito ventral, decúbito lateral ou litotomia. Uma agulha de calibre 22G é inserida através do ligamento sacrococcígeo e do disco rudimentar para uma posição imediatamente anterior ao cóccix. Esse procedimento pode ser facilitado com fluoroscopia ou ultrassom. A ablação por radiofrequência ou, em alguns casos, uma injeção neurolítica pode proporcionar maior duração da analgesia para essa dor mediada simpaticamente.

D. Complicações
Injeção intravascular e disfunção transitória do intestino ou da bexiga são possíveis. Abordagens alternativas incluem a inserção da agulha através do ligamento anococcígeo, embora tenha maior risco de perfuração retal.

Bloqueio regional intravenoso
Um *bloqueio de Bier* (ver Capítulo 46) utilizando solução anestésica local com ou sem adjuvantes pode ser usado para interromper a inervação simpática para uma extremidade. Em geral é injetado um volume total de 50 mL de lidocaína a 0,5%, sozinha ou em combinação com clonidina (150 μg) e, em alguns casos, cetorolaco (15-30 mg). Essa técnica é descrita no Capítulo 46.

4. Injeções epidurais
Injeções epidurais de esteroides (**Figura 47-24**) são usadas para alívio sintomático da dor radicular associada à compressão de raiz nervosa. Estudos de patologia frequentemente demonstram alterações inflamatórias locais após hérnia de disco, e a melhora clínica parece estar correlacionada com a resolução do edema resultante na raiz nervosa. As injeções epidurais de esteroides são claramente superiores aos anestésicos locais isoladamente. São mais eficazes quando administradas dentro de duas semanas após o início da dor, mas parecem ser de pouco benefício na ausência de compressão neural ou irritação. Estudos de longo prazo não mostraram nenhum benefício persistente após três meses, e essas injeções podem alterar o curso do alívio da dor sem alterar os desfechos a longo prazo.

Os dois agentes mais comumente utilizados são acetato de metilprednisolona (40-80 mg) e diacetato de triancinolona (40-80 mg). A dexametasona está sendo usada com maior frequência devido ao menor tamanho de suas partículas (menor que um eritrócito). A injeção intravascular de suspensão de esteroides com partículas maiores pode levar a complicações embólicas. O esteroide pode ser injetado com diluente (solução salina) ou anestésico local em volumes de 6 a 10 mL ou 10 a 20 mL para injeções lombares e caudais, respectivamente. A injeção simultânea de opioides não oferece nenhum benefício adicional e pode aumentar significativamente os riscos. A agulha epidural deve estar livre de esteroide antes de sua retirada para evitar a formação de um trato de fístula ou descoloração da pele. A injeção de anestésico local juntamente com o esteroide pode ser importante se o paciente tiver espasmo muscular significativo, mas está associada a riscos de injeção intratecal ou subdural, resultando em fraqueza das extremidades inferiores com risco de queda do paciente e injeção intravascular. A dor presente é frequentemente intensificada de forma transitória após a injeção, e o anestésico local proporciona alívio imediato da dor até que os efeitos anti-inflamatórios esteroides ocorram, geralmente dentro de 12 a 48 h.

Injeções epidurais de esteroides podem ser mais eficazes quando a injeção for no local da lesão. Apenas uma única injeção é administrada se o alívio completo da dor for alcançado. Se houver uma resposta boa, mas temporária, uma segunda injeção pode ser administrada 2 a 4 semanas depois. Doses maiores ou mais frequentes aumentam o risco de supressão suprarrenal e efeitos colaterais sistêmicos. A maioria dos profissionais de manejo da dor utiliza fluoroscopia para injeção epidural e confirma a colocação correta com injeção de contraste radiopaco (**Figuras 47-25, 47-26** e **47-27**). Uma *injeção epidural transforaminal de esteroides* (IPTFE) pode ser mais eficaz do que a técnica epidural interlaminar padrão,

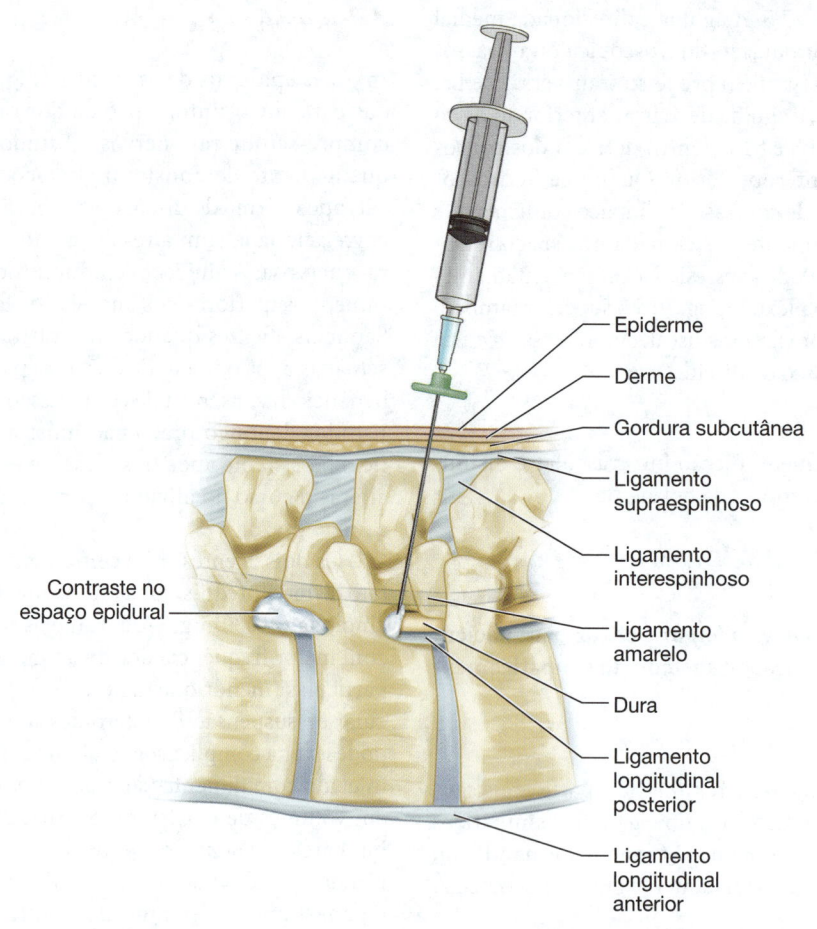

FIGURA 47-24 Injeção epidural.

especialmente para dor radicular. A agulha é direcionada sob orientação fluoroscópica para o forame da raiz nervosa afetada; o contraste é então injetado para confirmar a disseminação para o espaço epidural e a ausência de injeção intravascular antes da injeção de esteroides. Essa técnica difere de um *bloqueio seletivo da raiz nervosa* (BSRN) de duas maneiras importantes; com um BSRN, a agulha não penetra no forame, e a solução injetada segue ao longo do nervo, mas não no espaço epidural. O BSRN pode ser importante como procedimento diagnóstico para o cirurgião que está considerando uma foraminotomia em determinado nível afetado com base na imagem, na apresentação clínica e nos desfechos do BSRN. A IPTFE pode ser particularmente eficaz para o tratamento da dor radicular. No entanto, uma técnica interlaminar parassagital pode produzir desfechos semelhantes com uma abordagem tecnicamente mais direta.

Injeções epidurais caudais de esteroides podem ser usadas em pacientes com cirurgia prévia nas costas quando cicatrizes e distorção anatômica tornam as injeções epidurais lombares mais difíceis. Infelizmente, a migração do esteroide para o local da lesão pode não ser ideal devido à distorção anatômica do espaço epidural. O uso de um cateter guiado por estilete para direcionar a injeção mais precisamente dentro do canal sacral e epidural pode melhorar os resultados. No entanto, acima do nível de S2, existe o risco de perfuração tecal com um cateter guiado por estilete. Injeções intratecais de esteroides não são recomendadas porque o conservante etilenoglicol na suspensão foi implicado na aracnoidite após injeções subaracnoides não intencionais.

5. Ablação por radiofrequência e crioneurólise

A *ablação percutânea por radiofrequência* (RFA), se baseia no calor produzido pelo fluxo de corrente de um eletrodo ativo que é incorporado à extremidade de uma agulha especial. A agulha é posicionada usando orientação fluoroscópica. Estimulação elétrica (2 Hz para respostas motoras, 50 Hz para respostas sensoriais) e medição de impedância por meio do eletrodo antes da ablação também ajudam a confirmar o posicionamento correto do

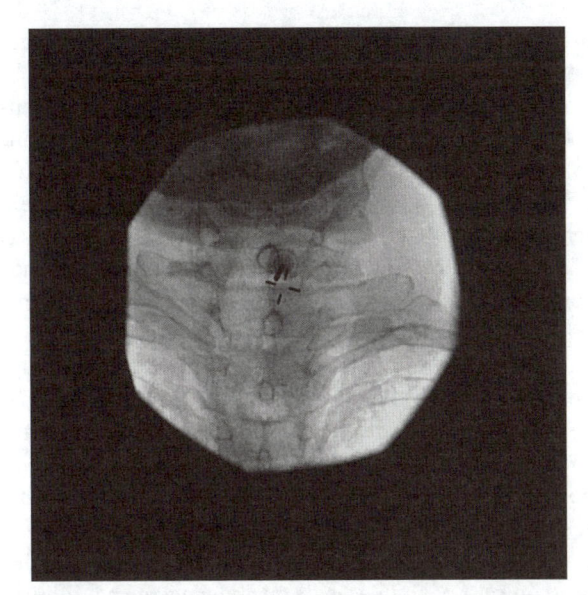

FIGURA 47-25 Imagem fluoroscópica de uma injeção de esteroide epidural C7-T1; vista anteroposterior. Observe que a agulha de Tuohy avançou imediatamente à direita da linha média para tratamento de doença degenerativa do disco e dor radicular direita.

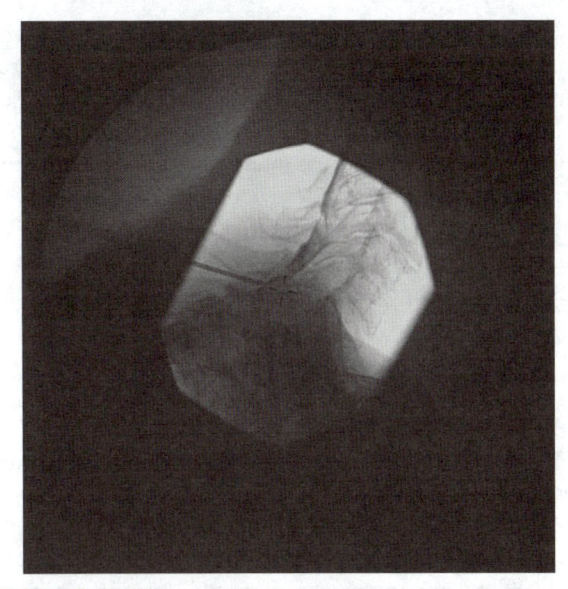

FIGURA 47-26 Imagem fluoroscópica de uma injeção de esteroide epidural C7-T1 com contraste; vista lateral. Observe a confirmação de contraste radiopaco da agulha no espaço epidural. A fluoroscopia ao vivo é usada para minimizar o risco de injeção intravascular inadvertida.

eletrodo. Dependendo da localização do bloqueio, a temperatura de aquecimento gerada no eletrodo é controlada com precisão (60-90 °C por 1–3 min) para ablação do nervo sem causar danos excessivos ao tecido colateral. A RFA é comumente usada para rizotomia do trigêmeo e rizotomia do ramo medial (faceta). Também tem sido usada para rizotomia da raiz dorsal e simpatectomia lombar, e pode ser eficaz para ramos mediais dos nervos espinais que inervam as articulações das facetas. O alívio da dor é geralmente limitado a 3 a 12 meses devido à regeneração do nervo após a RFA. A lesão da RFA térmica costuma ser de forma ovoide e depende de fatores como o calibre da agulha, a temperatura da extremidade da agulha e a duração do procedimento de aquecimento. O resfriamento da agulha de RFA com um sistema de água estéril pode reduzir a carbonização associada à lesão térmica e estender a propagação da lesão enquanto aquece a temperaturas mais baixas. A radiofrequência pulsada a 42 °C também está sendo avaliada para várias condições de dor.

A *crioneurólise* pode produzir analgesia temporária (*crioanalgesia*) por semanas a meses, congelando e descongelando o tecido. A temperatura na extremidade de uma criossonda cai rapidamente à medida que o dióxido de carbono ou óxido nitroso em alta pressão se expande. A extremidade da sonda, que pode atingir temperaturas de –50 °C a –70 °C, é introduzida através de um cateter de calibre 12 a 16G. A estimulação elétrica (2-5 Hz para respostas motoras e 50-100 Hz para respostas sensoriais) ajuda a confirmar o posicionamento correto da sonda. Em geral são administrados dois ou mais ciclos de 2 minutos de congelamento e descongelamento. A crioneurólise é mais comumente usada para alcançar o bloqueio a longo prazo dos nervos periféricos e pode ser particularmente importante para a dor pós-toracotomia. Os pacientes em geral têm dor neuropática após toracotomia ou cirurgia semelhante. Os bloqueios de nervos intercostais diagnósticos usando um anestésico local podem ser importantes

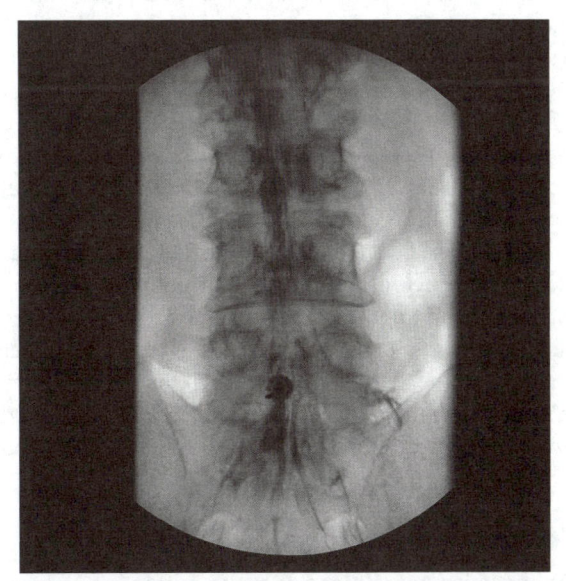

FIGURA 47-27 Injeção epidural lombar de esteroide, vista anteroposterior. A injeção epidural de contraste seguida de solução anestésica local e esteroide resulta em disseminação em múltiplos níveis do espaço epidural e através do neuroforame.

para identificar o(s) nervo(s) que possivelmente esteja(m) contribuindo para a dor torácica ou abdominal crônica, e os bloqueios de nervos intercostais também podem ser utilizados para analgesia a longo prazo. Os principais riscos dos bloqueios de nervos intercostais são o pneumotórax e a toxicidade do anestésico local. A RFA dos nervos intercostais pode ser importante como terapia paliativa para a neuralgia intercostal, embora haja risco de dor por desaferentação após esse procedimento.

6. Neurólise química

22 Os *bloqueios neurolíticos* **são indicados para pacientes com dor oncológica grave e intratável nos quais a terapia mais convencional se mostra inadequada ou as modalidades analgésicas convencionais são acompanhadas por efeitos colaterais inaceitáveis.** As técnicas neurolíticas químicas mais comuns utilizadas para pacientes oncológicos são os bloqueios do plexo celíaco, da cadeia simpática lombar, do plexo hipogástrico e do gânglio ímpar. A neurólise química também pode ser usada ocasionalmente em pacientes com neuralgia benigna refratária e, raramente, em pacientes com doença vascular periférica. Esses bloqueios podem estar associados a uma morbidade considerável (perda da função motora e sensorial); portanto, os pacientes devem ser selecionados com cuidado e somente após uma consideração completa das modalidades analgésicas alternativas. Além disso, embora o resultado inicial possa ser excelente, a dor original pode se repetir, ou nova desaferentação ou dor central pode se desenvolver na maioria dos pacientes dentro de semanas a meses.

A destruição temporária de fibras nervosas ou gânglios pode ser realizada por injeção de álcool ou fenol. Esses agentes neurolíticos não são seletivos, afetando igualmente as fibras viscerais, sensoriais e motoras. O álcool etílico 50 a 100% provoca extração de fosfolipídeos de membrana e precipitação de lipoproteínas em axônios e células de Schwann, enquanto o fenol 6 a 12% coagula proteínas. O álcool causa dor intensa na injeção; assim, o anestésico local geralmente é administrado primeiro. Para bloqueios de nervos periféricos, o álcool pode ser administrado não diluído, mas para bloqueios simpáticos nos quais grandes volumes são injetados, é administrado em uma mistura 1:1 com bupivacaína. O fenol é geralmente indolor quando injetado como uma solução aquosa de 6 ou 8% ou em glicerol; uma solução de fenol de 12% pode ser preparada em solução de contraste radiopaca.

Técnicas neurolíticas

Os bloqueios neurolíticos do plexo celíaco ou do nervo esplâncnico podem ser eficazes para neoplasias intra-abdominais dolorosas, especialmente câncer de pâncreas. Os bloqueios neurolíticos simpáticos lombares, do plexo hipogástrico ou do gânglio ímpar podem ser usados para dor secundária a neoplasias pélvicas. O bloqueio neurolítico em sela pode proporcionar alívio da dor para pacientes com dor refratária por malignidade pélvica; no entanto, deve ser esperada a ocorrência de disfunção intestinal e da bexiga. Os bloqueios intercostais neurolíticos podem ser importantes para pacientes com metástases dolorosas nas costelas. Procedimentos neurodestrutivos adicionais, como adenólise hipofisária e cordotomia, podem ser importantes em cuidados paliativos de fim de vida.

Ao considerar qualquer técnica neurolítica, pelo menos um bloqueio diagnóstico isolado com uma solução de anestésico local deve ser realizado inicialmente para confirmar a(s) via(s) de dor envolvida(s) e para avaliar as potenciais eficácia e morbidade da neurólise planejada. A solução anestésica local deve ser injetada de novo imediatamente antes do agente neurolítico sob orientação fluoroscópica. Após a injeção de qualquer agente neurolítico, a agulha deve ser limpa com ar ou solução salina antes da retirada para evitar danos às estruturas superficiais.

Muitos médicos preferem álcool para bloqueio do plexo celíaco e fenol para bloqueio simpático lombar. Para técnicas neurolíticas subaracnoides, são injetadas quantidades muito pequenas de agente neurolítico (0,1 mL). O álcool é hipobárico, enquanto o fenol na glicerina é hiperbárico. O paciente submetido à neurólise subaracnóidea é cuidadosamente posicionado de modo que a solução seja levada até o nível apropriado e seja confinada à região do corno dorsal após a administração subaracnóidea.

Com frequência, pacientes oncológicos recebem terapia anticoagulante se estiverem em risco elevado de fenômenos tromboembólicos venosos. Quando um paciente como esse interrompeu o medicamento anticoagulante em preparação para um bloqueio anestésico local diagnóstico, pode ser mais prático obter consentimento para um procedimento neurolítico com antecedência. A seguir, deve-se fazer o bloqueio diagnóstico imediatamente com neurólise química se o procedimento diagnóstico tiver resultado em alívio da dor.

7. Bloqueio neural diferencial

O bloqueio neural diferencial farmacológico ou anatômico tem sido defendido como um método para distinguir mecanismos de dor somática, simpática e psicogênica. O procedimento é controverso devido aos desafios de interpretar os dados e à incapacidade de definir exatamente quais fibras ou vias nervosas estão bloqueadas e, por isso, raramente é usado. Teoricamente, a abordagem farmacológica baseia-se na sensibilidade diferencial das fibras nervosas aos anestésicos locais. As fibras simpáticas pré-ganglionares (B) são relatadas como mais sensíveis, seguidas de perto pelas fibras da dor (Aδ), fibras somatossensoriais

(Aβ), fibras motoras (Aα) e, finalmente, fibras C. Ao usar diferentes concentrações de anestésico local, pode ser possível bloquear seletivamente determinados tipos de fibras, preservando a função de outras. O desafio é que a concentração crítica necessária para bloquear as fibras simpáticas pode variar consideravelmente entre os pacientes, e o bloqueio condutivo por anestésicos locais depende não apenas do tamanho da fibra, mas também da duração do contato, do comprimento do nervo exposto ao anestésico e da frequência de impulsos conduzidos. Muitos médicos, portanto, abandonaram o uso de bloqueios neurais diferenciais farmacológicos em favor do bloqueio diferencial anatômico.

Os bloqueios do gânglio estrelado podem ser usados para bloquear seletivamente fibras simpáticas na cabeça, no pescoço e no braço. O plexo celíaco, o plexo hipogástrico e os bloqueios simpáticos paravertebrais lombares podem ser usados para bloqueios simpáticos do abdome, da pelve e da perna, respectivamente. Os bloqueios de raiz nervosa seletiva, intercostal, plexo cervical, plexo braquial ou do plexo lombossacral podem ser usados para bloqueio de nervo somático.

Os bloqueios epidurais diferenciais podem ser usados para dor torácica quando as técnicas de bloqueio simpático apresentam um risco significativo de pneumotórax (Tabela 47-16). Após cada injeção epidural, o paciente é avaliado quanto ao alívio da dor, a sinais de bloqueio simpático (p. ex., diminuição da pressão arterial), à sensação de agulhada e ao toque leve e à função motora. Se a dor desaparecer após a injeção de solução salina, o paciente tem dor psicogênica (geralmente um efeito profundo e duradouro) ou está apresentando um efeito placebo (geralmente de curta duração). Se o alívio da dor coincide com sinais isolados de bloqueio simpático, é provável que seja mediado por fibras simpáticas. Se o alívio da dor segue apenas o bloqueio somatossensorial, é provável que seja mediado por fibras somáticas. Por fim, se a dor persistir mesmo após sinais de bloqueio motor, a dor é central (supraespinal) ou psicogênica.

O bloqueio epidural diferencial acarreta o risco de qualquer bloqueio neuroaxial e a possibilidade de hipotensão e bloqueio das fibras aceleradoras cardíacas em T1-T4.

TABELA 47-16 Soluções para bloqueio epidural diferencial

Solução	Epidural[1]
Placebo	Salina
Simpatolítica	Lidocaína a 0,5%
Somática	Lidocaína a 1%
Todas as fibras	Lidocaína a 2%

[1]Pode ser usada cloroprocaína em seu lugar.

Devido a esses riscos, o nível não deve se estender acima do dermátomo T5. Após a inserção do cateter, as injeções devem ser administradas com o paciente em um ambiente monitorizado durante o restante do procedimento.

Embora o bloqueio epidural diferencial tenha limitações, pode ser importante identificar a dor primariamente central quando um paciente continua a ter um nível significativo de dor, apesar do bloqueio dermatomal multinível da região dolorosa. É improvável que um bloqueio do nervo subsequente ajude a tratar a condição dolorosa.

Quando se pensa que um paciente pode ter dor abdominal da parede abdominal anterior, um TAP *block* pode ser realizado usando orientação por ultrassom. Isso pode oferecer alívio potencial a curto ou longo prazo e pode ser considerada uma alternativa ao bloqueio epidural diferencial. Se nenhum alívio for obtido, a dor pode ter uma origem visceral ou uma causa central. A dor visceral pode responder melhor a um bloqueio do nervo celíaco ou esplâncnico e, possivelmente, a uma RFA esplâncnica subsequente ou neurólise química. Pacientes com dor que é principalmente de origem central podem responder à terapia multidisciplinar, incluindo aconselhamento e treinamento de *biofeedback*.

8. Neuromodulação

A estimulação elétrica do sistema nervoso pode produzir analgesia em pacientes com dor aguda e crônica. A corrente pode ser aplicada transcutaneamente, epiduralmente ou por eletrodos implantados no SNC.

Estimulação elétrica nervosa transcutânea

Acredita-se que a TENS produza analgesia ao estimular grandes fibras aferentes. Pode ter um papel para pacientes com dor aguda leve a moderada e aqueles com dor lombar crônica, artrite e dor neuropática. A teoria do portão do processamento da dor sugere que a entrada aferente de grandes fibras epicríticas compete com a das fibras da dor menores. Uma teoria alternativa propõe que, em altas taxas de estimulação, a TENS causa bloqueio condutivo em pequenas fibras da dor aferentes. Com a TENS convencional, os eletrodos são aplicados no mesmo dermátomo que a dor e são estimulados periodicamente por corrente contínua de um gerador (em geral por 30 minutos várias vezes ao dia). Uma corrente de 10 a 30 mA com uma largura de pulso de 50 a 80 μs é aplicada a uma frequência de 80 a 100 Hz. Alguns pacientes cuja dor é refratária à TENS convencional respondem à TENS de baixa frequência (TENS semelhante à acupuntura), que emprega estímulos com uma largura de pulso superior a 200 μs em frequências inferiores a 10 Hz (por 5-15 min). Ao contrário da TENS convencional, a estimulação de baixa frequência é pelo menos parcialmente revertida pela naloxona, sugerindo um papel para os opioides endógenos. Essa técnica também é chamada de *estimulação da coluna dorsal* porque originalmente se pensava que produzia analgesia estimulando diretamente grandes fibras Aβ nas colunas dorsais da medula espinal.

Estimulação da medula espinal

A estimulação da medula espinal (SCS, do inglês *spinal cord stimulation*) pode ser mais eficaz para a dor neuropática; as indicações aceitas incluem dor mediada simpaticamente, lesões da medula espinal com dor segmentar localizada, dor em membro fantasma, dor isquêmica nas extremidades inferiores devido à doença vascular periférica, aracnoidite adesiva, neuropatias periféricas, dor pós-toracotomia, neuralgia intercostal, neuralgia pós-herpética, angina, dor abdominal visceral e dor pélvica visceral. Os pacientes com dor persistente após cirurgia nas costas, que normalmente é um transtorno nociceptivo-neuropático misto, também parecem se beneficiar com a SCS.

Inicialmente, são inseridos eletrodos temporários no espaço epidural posterior, os quais são conectados a um gerador de pulso elétrico externo para avaliar a eficácia em um ensaio de 5 a 7 dias (**Figuras 47-28** e **47-29**). O estudo pode ser estendido, particularmente se permitir que um paciente, como alguém com SDRC, tolere uma fisioterapia mais agressiva. Se a resposta for favorável, é inserido um sistema totalmente implantável. Infelizmente, a eficácia da técnica diminui com o tempo em alguns pacientes.

A *estimulação do gânglio da raiz dorsal (GRD)* demonstrou ser uma terapia eficaz e alternativa à SCS para ajudar a tratar a SDRC nas extremidades inferiores e melhorar a tolerância à fisioterapia (**Figura 47-30**).

As complicações da estimulação SCS e do GRD incluem infecção, migração do estimulador e ruptura do estimulador.

Estimulação de nervo periférico

A *estimulação de nervo periférico* (ENP) difere da SCS na medida em que os condutores são inseridos em estreita proximidade anatômica com um nervo periférico lesionado. Os estimuladores podem ser inseridos por via percutânea, com ou sem orientação ultrassonográfica, ou cirurgicamente sob observação direta do nervo. Os estimuladores do nervo occipital são uma forma de estimulador do nervo periférico que pode ser importante no tratamento da neuralgia occipital e da enxaqueca (**Figura 47-31**). O uso de ENP expandiu-se nos últimos anos, com o desenvolvimento de estimuladores implantáveis e removíveis menos invasivos com geradores de pulso externos, em vez de implantados.

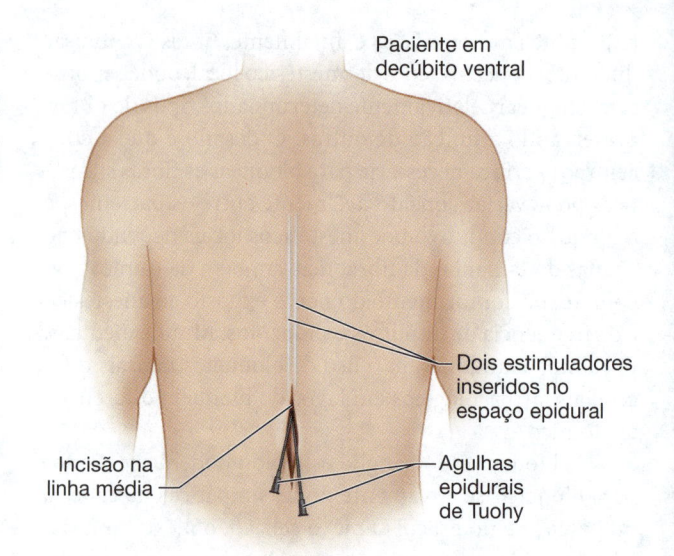

FIGURA 47-28 Posicionamento do paciente para inserção de um estimulador da medula espinal (SCS) com orientação fluoroscópica.

Estimulação cerebral profunda

A *estimulação cerebral profunda* (DBS, do inglês *deep brain stimulation*) é usada para dor oncológica intratável e dor neuropática não maligna intratável. Para dor nociceptiva, os eletrodos são implantados estereotaticamente nas áreas cinzentas periaquedutal e periventricular, geralmente em pacientes oncológicos ou com dor lombar crônica. Para dor neuropática, os eletrodos são frequentemente implantados nos núcleos talâmicos posterolateral ventral e posteromedial ventral. A DBS também pode ser importante para pacientes com transtornos do movimento, cefaleia e transtornos neuropsiquiátricos. As complicações mais graves são hemorragia intracraniana e infecção.

9. Aumento vertebral

Pacientes com fraturas por compressão vertebral patológicas ou osteoporóticas podem se beneficiar do *aumento vertebral* com cimento de polimetilmetacrilato (PMMA). A *vertebroplastia* envolve a injeção do cimento através da agulha trocater. A *cifoplastia* envolve a insuflação de um balão inserido através de uma agulha trocater introduzida percutaneamente, com posterior injeção de cimento (**Figura 47-32**). As vistas fluoroscópicas anteroposterior e lateral facilitam a colocação ideal do cimento. Para pacientes com fratura sacral por insuficiência, a *sacroplastia com cimento* pode ajudar a estabilizar a fratura. Os riscos do aumento vertebral incluem lesão de nervo direta (devido à inserção da agulha trocater), hemorragia, extravasamento de cimento e eventos embólicos.

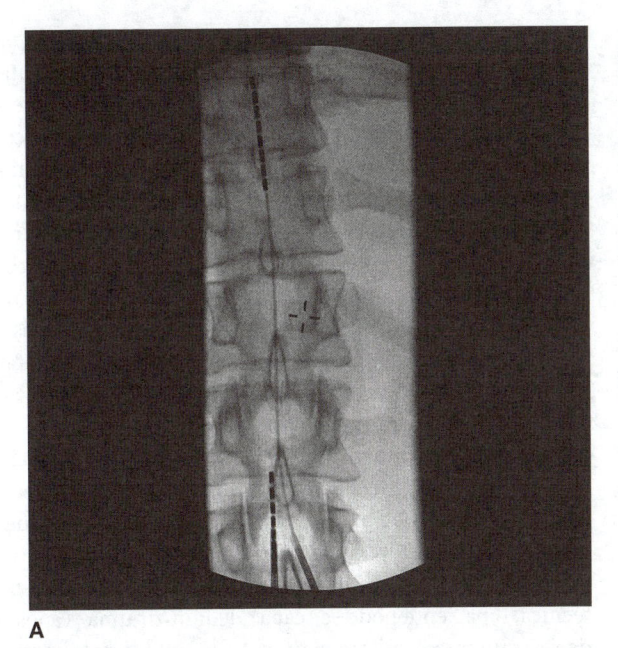

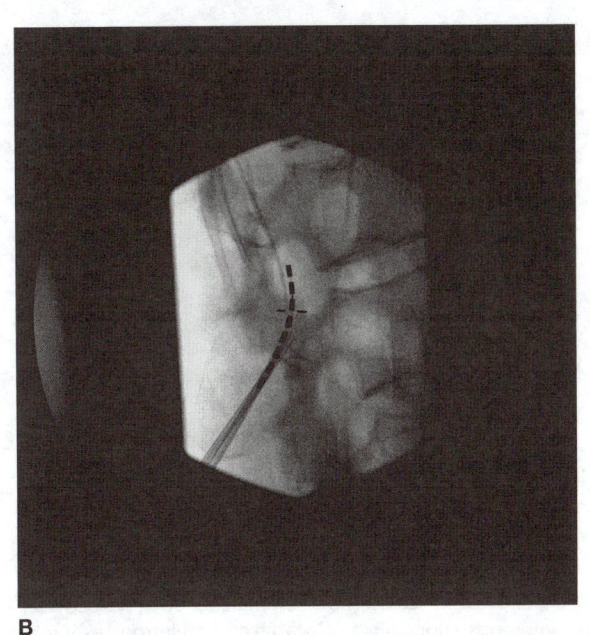

FIGURA 47-29 Colocação de dois estimuladores SCS. **A**: Vista anteroposterior. O eletrodo direito foi inserido até sua posição final no topo de T10. O eletrodo esquerdo é inserido através da agulha de Tuohy. **B**: Vista lateral. O primeiro eletrodo está em posição, com o eletrodo esquerdo entrando no espaço epidural.

O *aumento vertebral pelo sistema Kiva VCF* está disponível como abordagem alternativa para aumentar a altura vertebral após uma fratura por compressão recente. O procedimento Kiva envolve a colocação de uma bobina no corpo vertebral, sobre a qual pode ser inserido um implante de polieteretercetona (PEEK). O cimento PMMA pode ser injetado subsequentemente no implante PEEK (**Figura 47-33**).

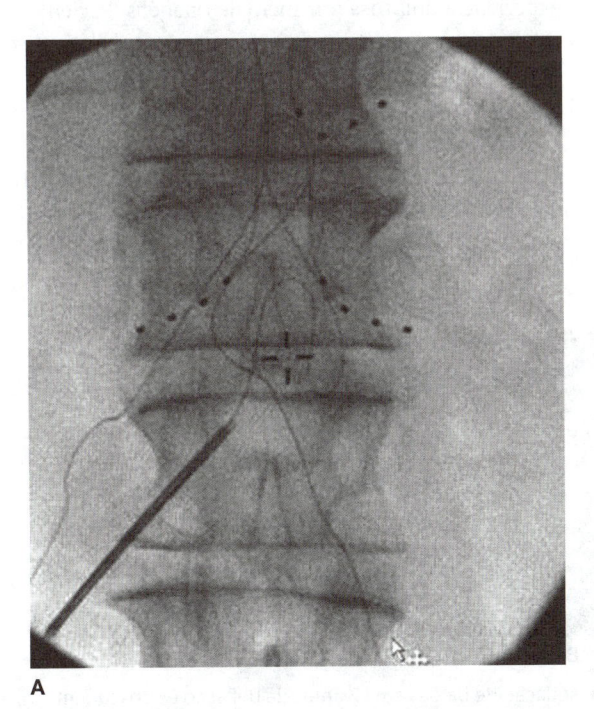

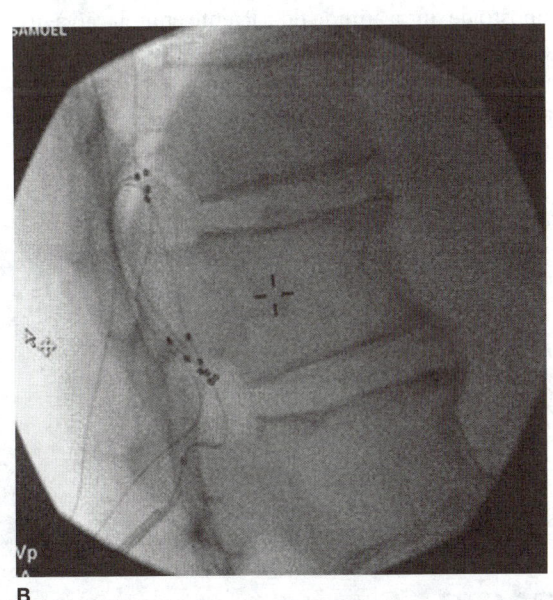

FIGURA 47-30 Estimulação do gânglio da raiz dorsal (GRD). **A**: Vista anteroposterior. Estimulação do gânglio da raiz dorsal à direita em T11 e bilateral em T12. Observe a entrada da agulha de Tuohy no aspecto lateral do espaço epidural um nível abaixo do estimulador que sai do forame contralateral. **B**: Vista lateral revela um estimulador do gânglio da raiz dorsal em T11 e dois em T12.

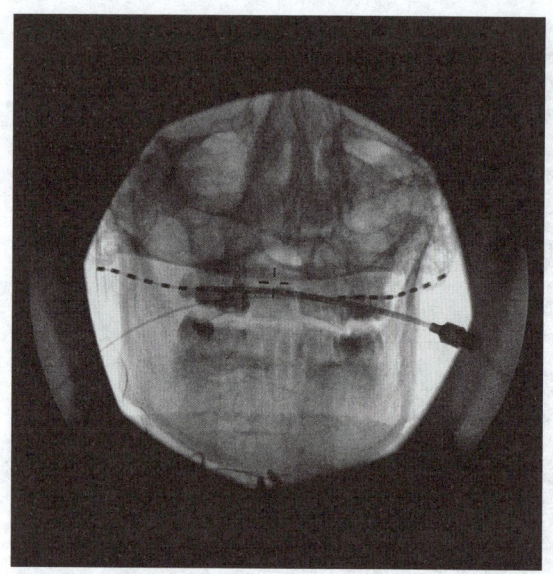

FIGURA 47-31 Colocação de estimulador do nervo occipital, vista anteroposterior. Após a colocação de um eletrodo estimulador do nervo occipital direito abaixo da crista nucal, um eletrodo estimulador do nervo occipital esquerdo foi introduzido através da agulha introdutora.

TRATAMENTO MULTIDISCIPLINAR
Intervenções psicológicas

As técnicas psicológicas, incluindo terapia cognitiva, terapia comportamental, *biofeedback*, técnicas de relaxamento e hipnose, são amplamente utilizadas como parte de uma abordagem multidisciplinar para controle da dor. As intervenções cognitivas baseiam-se no pressuposto de que a atitude do paciente em relação à dor pode influenciar a percepção da dor. As atitudes desadaptativas contribuem para o sofrimento e a incapacidade. As habilidades de enfrentamento da dor são ensinadas individualmente ou em terapia de grupo. As técnicas mais comuns incluem *desvio de atenção* e *imagens*. A *terapia comportamental (operante)* baseia-se na premissa de que o comportamento em pacientes com dor crônica é determinado pelas consequências do comportamento. Reforçadores positivos (como a atenção de um cônjuge) tendem a permitir ou intensificar a dor, enquanto reforçadores negativos reduzem a dor. O papel do terapeuta é orientar a modificação do comportamento com a ajuda de membros da família e profissionais médicos para encorajar os reforçadores negativos e minimizar os reforçadores positivos.

As *técnicas de relaxamento* ensinam o paciente a alterar a resposta de excitação e o aumento do tônus simpático associado à dor. A técnica mais comumente empregada é um exercício de relaxamento muscular progressivo. *Biofeedback* e *hipnose* são intervenções intimamente relacionadas. Todas as formas de *biofeedback* são baseadas no princípio de que os pacientes podem ser ensinados a controlar parâmetros fisiológicos involuntários. Uma vez proficiente na técnica, o paciente pode ser capaz de induzir uma resposta de relaxamento e aplicar mais efetivamente as habilidades de enfrentamento para controlar fatores fisiológicos (p. ex., tensão muscular) que pioram a dor. Os parâmetros fisiológicos mais comumente utilizados no *biofeedback* são a tensão muscular (*biofeedback* eletromiográfico) e a temperatura (*biofeedback* térmico). A eficácia da hipnose varia consideravelmente entre os indivíduos. As técnicas hipnóticas ensinam os pacientes a alterarem a percepção da dor, fazendo-os se concentrarem em outras sensações, localizarem a dor em outro local e se dissociarem de uma experiência dolorosa por meio de imagens. Pacientes com cefaleias crônicas e transtornos musculoesqueléticos se beneficiam mais dessas técnicas de relaxamento.

Fisioterapia

O calor e o frio podem proporcionar alívio da dor, aliviando o espasmo muscular. Além disso, o calor diminui a rigidez articular e aumenta o fluxo sanguíneo, enquanto o

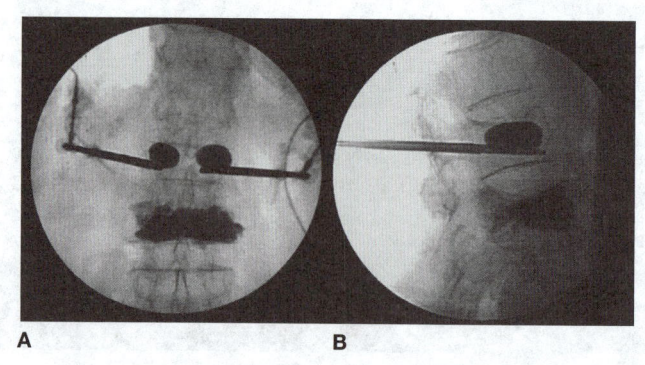

FIGURA 47-32 Cifoplastia. **A**: A vista anteroposterior revela a insuflação de balões em L2 antes da deflação e subsequente injeção de polimetilmetacrilato (PMMA) nesse nível. O PMMA injetado anteriormente pode ser observado em L3 na cavidade criada pela insuflação e deflação do balão bilateral. **B**: Vista lateral. Os balões são inflados acima dos introdutores em L2. O PMMA previamente injetado pode ser observado no corpo vertebral L3.

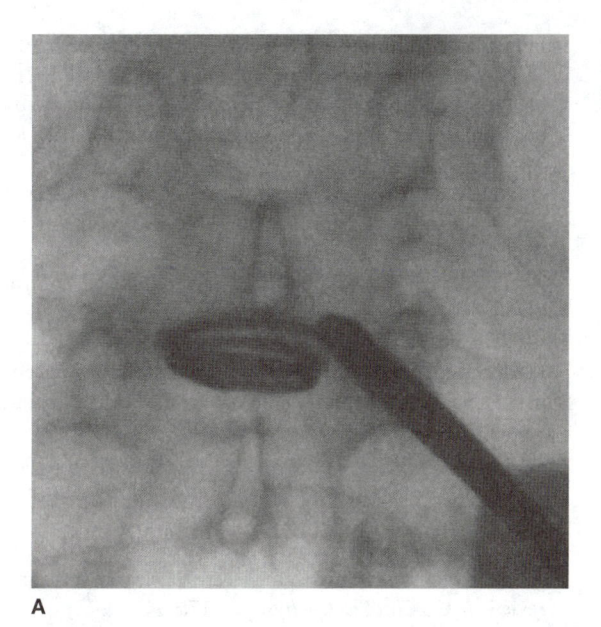

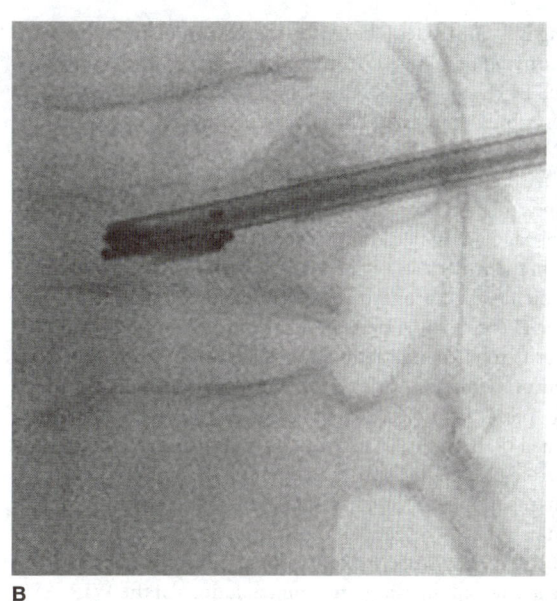

FIGURA 47-33 Sistema Kiva (KCF) para aumento vertebral de fratura por compressão vertebral. **A**: A vista anteroposterior revela a largura apropriada da bobina para permitir a implantação subsequente do implante de polieteretercetona (PEEK). **B**: A vista lateral revela o avanço da bobina para criar uma cavidade e permitir o avanço e a implantação de um implante PEEK e a subsequente injeção de PMMA.

frio causa vasoconstrição e pode reduzir o edema tecidual. A ação analgésica do calor e do frio pode ser explicada, pelo menos parcialmente, pela teoria do portão de processamento da dor.

As modalidades de aquecimento superficial incluem técnicas condutoras (compressas quentes, banhos de parafina, fluidoterapia), convectivas (hidroterapia) e radiantes (infravermelho). As técnicas para aplicação de calor profundo incluem ultrassom, bem como diatermia de ondas curtas e micro-ondas. Essas modalidades são mais eficazes para a dor envolvendo articulações e músculos profundos. O frio é mais eficaz para a dor associada a lesões agudas e edema, além de poder aliviar o espasmo muscular. A aplicação pode assumir a forma de compressas frias, massagem com gelo ou *sprays* de refrigeradores (cloreto de etila ou fluorometano).

O exercício deve fazer parte de qualquer programa de reabilitação para dor crônica. Um programa de exercícios gradual evita rigidez articular, atrofia muscular e contraturas, as quais podem contribuir para a dor do paciente e as deficiências funcionais. Os exercícios de McKenzie são particularmente úteis para pacientes com deslocamento do disco lombar. Os pacientes podem afirmar que a fisioterapia não ajudou no passado; no entanto, a eficácia de técnicas anteriores de fisioterapia deve ser avaliada, e a adequação das sessões atuais de fisioterapia e do programa de exercícios em casa também. Ao facilitar o aumento da amplitude de movimento e fornecer resistência constante, a hidroterapia pode ser particularmente importante para pacientes que não são capazes de tolerar outras formas de terapia.

Acupuntura

[25] **A acupuntura pode ser um complemento importante para pacientes com dor crônica, particularmente aquela associada a transtornos musculoesqueléticos crônicos e cefaleias.** A técnica envolve a inserção de agulhas em pontos específicos, anatomicamente definidos, chamados de *meridianos*. A estimulação da agulha após a inserção assume a forma de torção ou de aplicação de uma corrente elétrica suave. Os pontos de inserção parecem não estar relacionados à anatomia convencional do sistema nervoso. Embora a literatura científica sobre o mecanismo de ação e o papel da acupuntura no controle da dor sejam controversos, alguns estudos sugerem que a acupuntura estimula a liberação de opioides endógenos, pois seus efeitos podem ser antagonizados pela naloxona.

DIRETRIZES

Benzon HT, Maus TP, Kang HR, et al. The use of contrast agents in interventional pain procedures: a multispecialty and multisociety practice advisory on nephrogenic systemic fibrosis, gadolinium deposition in the brain, encephalopathy after unintentional intrathecal gadolinium injection, and hypersensitivity reactions. *Anesth Analg.* 2021;133:535.

Cohen SP, Bhaskar A, Bhatia A, et al. Consensus practice guidelines on interventions for lumbar facet joint pain from a multispecialty, international working group. *Reg Anesth Pain Med.* 2020;45:424.

Deer TR, Pope JE, Hyek SM, et al. The Polyanalgesic Consensus Conference (PACC): recommendations on intrathecal drug infusion systems best practices and guidelines. *Neuromodulation*. 2017;20:96.

Dowell D, Haegerich TM, Chou R. CDC guidelines for prescribing opioids for chronic pain–United States, 2016. *MMWR Recomm Rep*. 2016;65:1.

Narouze S, Benzon HT, Provenzano D, et al. Interventional spine and pain procedures in patients on antiplatelet and anticoagulant medications (second edition): guidelines From the American Society of Regional Anesthesia and Pain Medicine, the European Society of Regional Anaesthesia and Pain Therapy, the American Academy of Pain Medicine, the International Neuromodulation Society, the North American Neuromodulation Society, and the World Institute of Pain. *Reg Anesth Pain Med*. 2018;43:225.

Rathmell JP, Benzon HT, Dreyfuss T, et al. Safeguards to prevent neurologic complications after epidural steroid injections: consensus opinions from a multidisciplinary working group and national organizations. *Anesthesiology*. 2015;122:974.

Van Boxem K, Rijsdijk M, Hans G, et al. Safe use of epidural corticosteroid injections: recommendations of the WIP Benelux Work Group. *Pain Pract*. 2019;19:61.

LEITURAS SUGERIDAS

Abd-Elsayed A, Karri J, Michael A, et al. Intrathecal drug delivery for chronic pain syndromes: a review of considerations in practice management. *Pain Physician*. 2020;23:E591.

Cheng J, Chen SL, Zimmerman N, et al. A new radiofrequency ablation procedure to treat sacroiliac joint pain. *Pain Physician*. 2016;19:603.

Cohen I, Lema MJ. What's new in chronic pain pathophysiology. *Can J Pain*. 2020;4:13.

Culp C, Kim HK, Abdi S. Ketamine use for cancer and chronic pain management. *Front Pharmacol*. 2021;11:599721.

Davis T, Loudermilk E, Depalma M, et al. Prospective, multicenter, randomized, crossover clinical trial comparing the safety and effectiveness of cooled radiofrequency ablation with corticosteroid injection in the management of knee pain from osteoarthritis. *Reg Anesth Pain Med*. 2018;43:84.

Deer TR, Esposito MF, McRoberts WP, et al. A systematic literature review of peripheral nerve stimulation therapies for the treatment of pain. *Pain Medicine*. 2020;21:1590.

Deer TR, Levy RM, Kramer J, et al. Dorsal root ganglion stimulation yielded higher treatment success rate for complex regional pain syndrome and causalgia at 3 and 12 months: a randomized comparative trial. *Pain*. 2017;158:669.

Desai MJ, Kapural L, Petersohn JD, et al. A prospective, randomized, multicenter, open-label clinical trial comparing intradiscal biacuplasty to conventional medical management for discogenic lumbar back pain. *Spine*. 2016;41:1065.

Encinosa W, Bernard D, Selden TM. Opioid and non-opioid analgesic prescribing before and after the CDC's 2016 opioid guideline. *Int J Health Econ Manag*. 2021:1.

Gilmore CA, Ilfeld BM, Rosenow JM, et al. Percutaneous 60-day peripheral nerve stimulation implant provides sustained relief of chronic pain following amputation: 12-month follow-up of a randomized, double-blind, placebo-controlled trial. *Reg Anesth Pain Med*. 2020;45:44.

Kapural L, Yu C, Doust MW, et al. Comparison of 10-kHz high-frequency and traditional low-frequency spinal cord stimulation for the treatment of chronic back and leg pain: 24-month results from a multicenter, randomized, controlled pivotal trial. *Neurosurgery*. 2016;79:667.

Khalil JG, Smuck M, Koreckij T, et al. A prospective, randomized, multicenter study of intraosseous basivertebral nerve ablation for the treatment of chronic low back pain. *Spine*. 2019;19:1620.

Long Y, Yi W, Yang D. Advances in vertebral augmentation systems for osteoporotic vertebral compression fractures. *Pain Res Manag*. 2020;2020:3947368.

Meng L, Tseng CH, Shivkumar K, Ajijola O. Efficacy of stellate ganglion blockade in managing electrical storm: a systematic review. *JACC Clin Electrophysiol*. 2017;3:942.

Ni Y, Yang L, Han R, et al. Implantable peripheral nerve stimulation for trigeminal neuropathic pain: a systematic review and meta-analysis. *Neuromodulation*. 2021;24:983.

Niraj G, Kamel Y. Ultrasound-guided subcostal TAP block with depot steroids in the management of chronic abdominal pain secondary to chronic pancreatitis: a three-year prospective audit in 54 patients. *Pain Medicine*. 2020;21:118.

Otten LA, Bornemann R, Jansen TR, et al. Comparison of balloon kyphoplasty with the new Kiva VCF system for the treatment of vertebral compression fractures. *Pain Physician*. 2013;16:E505.

Provenzano DA, Watson TW, Somers DL, et al. The interaction between the composition of preinjected fluids and duration of radiofrequency on lesion size. *Reg Anesth Pain Med*. 2015;40:112.

Smuck M, Khalil J, Barrette K, et al; INTRACEPT Trial Investigators. Prospective, randomized, multicenter study of intraosseous basivertebral nerve ablation for the treatment of chronic low back pain: 12-month results. *Reg Anesth Pain Med*. 2021;46:683.

Strand NH, D'Souza R, Wie C, et al. Mechanism of action of peripheral nerve stimulation. *Curr Pain Headache Rep*. 2021;25:47.

Suri H, Ailani J. Cluster headache: a review and update in treatment. *Curr Neurol Neurosci Rep*. 2021;21:31.

Toljan K, Vrooman B. Low-dose naltrexone (LDN)–review of therapeutic utilization. *Medical Sciences*. 2018;6:82.

Vrooman B, Kapural L, Sarwar S, et al. Lidocaine 5% patch for treatment of acute pain after robotic cardiac surgery and prevention of persistent incisional pain: a randomized, placebo-controlled, double-blind trial. *Pain Medicine*. 2015;16:1610.

Protocolos de otimização da recuperação e otimização de resultados perioperatórios

CAPÍTULO 48

Gabriele Baldini, M.D., M.Sc.

CONCEITOS-CHAVE

1. Um programa de otimização da recuperação (ERP, do inglês *enhanced recovery program*) que funcione bem utiliza práticas baseadas em evidências para garantir a continuidade dos cuidados, diminuir a variação no manejo clínico, minimizar a disfunção orgânica, reduzir as complicações pós-operatórias e acelerar o convalescimento. A adesão às vias do ERP está associada a melhores desfechos pós-operatórios, à aceleração do convalescimento e a custos mais baixos.

2. A unidade cirúrgica perioperatória (PSH, do inglês *perioperative surgical home*) foi definida como um "modelo inovador, centrado no paciente, de prestação de cuidados de saúde durante toda a experiência cirúrgica/procedimental do paciente; desde o momento da decisão da cirurgia até que o paciente se recupere e retorne aos cuidados de sua unidade médica centrada no paciente ou ao seu profissional de atenção primária". A PSH "fornece coordenação de cuidados em todos os microssistemas clínicos de atendimento". Os programas de PSH podem ser considerados uma evolução dos ERPs porque incluem vários elementos de ERP perioperatórios, mas são adaptados ao ambiente clínico local.

3. A dor pós-cirúrgica persistente (dor crônica que continua além do período típico de cicatrização de 1 a 2 meses após a cirurgia ou bem além do período normal de acompanhamento pós-operatório) é cada vez mais reconhecida como um problema comum e desconfortável após a cirurgia.

4. A magnitude da resposta ao estresse cirúrgico está relacionada à intensidade da estimulação cirúrgica, à hipotermia e ao estresse psicológico. Pode ser moderada por intervenções perioperatórias, incluindo bloqueio neural e redução da invasividade do procedimento.

5. O bloqueio neuroaxial de estímulos nociceptivos por anestésicos epidurais e espinais locais atenua as respostas metabólica, inflamatória e neuroendócrina ao estresse pela cirurgia. Em grandes procedimentos abdominais e torácicos abertos, o bloqueio epidural torácico com anestésico local é um componente anestésico recomendado de um ERP pós-operatório, proporcionando excelente analgesia, facilitando a mobilização e a fisioterapia e diminuindo a incidência e a gravidade do íleo.

6. O bloqueio epidural com solução de anestésico local e opioide em baixa dosagem proporciona melhor analgesia pós-operatória em repouso e em movimento do que os opioides sistêmicos. Ao evitar o uso de opioides e minimizar a incidência de efeitos colaterais sistêmicos relacionados a essas substâncias, a analgesia epidural facilita a mobilização precoce e a retomada precoce da nutrição oral, acelerando a atividade física e atenuando a perda de massa corporal.

7. Os bloqueios de nervos periféricos (BNPs) com anestésicos locais (infusão única ou contínua) bloqueiam as vias nociceptivas aferentes e são uma excelente maneira de minimizar a necessidade de opioides sistêmicos e, assim, reduzir a incidência de efeitos colaterais relacionados a eles.

8. A lidocaína (bólus intravenoso de 100 mg ou 1,5-2 mg/kg, seguido de infusão intravenosa contínua de 1,5-3 mg/kg/h ou 2-3 mg/min) tem propriedades analgésicas, anti-hiperalgésicas e anti-inflamatórias.

9. A analgesia multimodal combina diferentes classes de medicamentos que possuem mecanismos farmacológicos de ação distintos (*multimodais*), resultando em efeitos aditivos ou sinérgicos para reduzir a dor pós-operatória e suas sequelas.

10. A adição de anti-inflamatórios não esteroides (AINEs) à analgesia opioide sistêmica diminui a intensidade da dor pós-operatória, reduz as necessidades de opioides e minimiza os efeitos colaterais relacionados aos opioides, como náuseas e vômitos pós-operatórios (NVPO), sedação e retenção urinária. No entanto, os AINEs podem aumentar o risco de sangramento gastrintestinal e de feridas

Continua na próxima página

Continuação

operatórias, afetar negativamente a função renal e prejudicar a cicatrização de feridas operatórias.

11 A administração de opioides por analgesia controlada pelo paciente proporciona melhor controle da dor, maior satisfação do paciente e menos efeitos colaterais pelos opioides quando comparada à administração parenteral de opioides conforme a demanda (PRN, do latim *pro re nata* [segundo as circunstâncias]) administrada por enfermeiro.

12 O bloqueio de nervo periférico único e contínuo é frequentemente utilizado para cirurgia ortopédica ambulatorial e hospitalar rápida e pode acelerar a recuperação da cirurgia e melhorar a analgesia e a satisfação do paciente.

13 O íleo pós-operatório retarda a retomada pós-operatória da alimentação enteral, muitas vezes é fonte de considerável desconforto para o paciente e é uma das causas mais comuns de tempo de internação hospitalar pós-operatório prolongado e de custos de hospitalização evitáveis. Sempre que possível, as sondas nasogástricas devem ser desencorajadas ou usadas apenas por um período muito curto, mesmo com cirurgia gastrintestinal. Evitar opioides na analgesia multimodal encurta a duração do íleo pós-operatório ou pode preveni-lo completamente.

14 Como a fluidoterapia perioperatória em excesso ou exageradamente restrita aumenta a incidência e a gravidade do íleo pós-operatório, uma estratégia de administração de fluidos guiada por meta pode ser benéfica, especialmente em pacientes submetidos a cirurgias de grande porte associadas a longos deslocamentos de fluidos ou pacientes com alto risco de desenvolver complicações gastrintestinais pós-operatórias.

Evolução dos programas de recuperação otimizada

Os avanços no manejo cirúrgico e anestésico têm diminuído progressivamente a mortalidade e a morbidade perioperatórias ajustadas ao risco. A melhoria contínua nos resultados perioperatórios, incluindo convalescimento pós-operatório acelerado e diminuição das complicações perioperatórias, depende da evolução contínua de abordagens integradas e multidisciplinares em equipe aos cuidados perioperatórios. O objetivo do cuidado em equipe é combinar elementos individuais baseados em evidências de cuidados perioperatórios (p. ex., regimes analgésicos, intervenções nutricionais, fisioterapia) – os quais podem ter benefícios modestos quando usados isoladamente – em um esforço fortemente coordenado que tem efeitos sinérgicos e benéficos significativos sobre os resultados cirúrgicos (a *teoria da agregação de ganhos marginais*).

Esses programas de cuidados perioperatórios coordenados e multidisciplinares são denominados *programas de otimização da recuperação* (ERPs, do inglês *enhanced recovery programs*), *cirurgia rápida* ou *otimização da recuperação pós-operatória* (ERAS, do inglês *enhanced recovery after surgery*) (Figura 48-1). Um ERP que funcione bem

1 utiliza práticas baseadas em evidências para garantir a continuidade dos cuidados, diminuir a variação no manejo clínico, minimizar a disfunção orgânica, reduzir as complicações pós-operatórias e acelerar o convalescimento (Figura 48-2). O sucesso dos ERPs reside nos efeitos aditivos ou sinérgicos das intervenções incluídas nesses programas. A adesão às vias do ERP está associada a melhores desfechos pós-operatórios, à aceleração do convalescimento e a custos mais baixos.

É fundamental avaliar os resultados após a adoção do ERP. O tempo de internação hospitalar é uma medida de sucesso comumente usada, embora em muitos sistemas de saúde o momento da alta hospitalar seja mais influenciado por questões administrativas e organizacionais do que por marcos cirúrgicos e médicos específicos na recuperação pós-operatória do paciente. Poucas pesquisas foram realizadas para definir o processo de recuperação pós-operatória, e há apenas um consenso limitado quanto às medidas de desfecho que confirmam que a recuperação pós-operatória foi alcançada para determinada doença cirúrgica. Outras medidas de implementação bem-sucedida de ERPs incluem redução nas taxas de reinternação hospitalar e nas taxas e na gravidade das complicações perioperatórias. Dados promissores sugerem que os ERPs podem melhorar os resultados oncológicos após a cirurgia.

As intervenções anestésicas que reduzem a dor, facilitam a mobilização pós-operatória precoce e permitem a retomada precoce da alimentação oral aceleram o ritmo de recuperação perioperatória. Nesse contexto, o anestesiologista deve não apenas fornecer o manejo anestésico ideal durante todo o procedimento, mas também ajudar a melhorar o cuidado perioperatório geral. Esses objetivos são alcançados por meio da otimização da condição clínica pré-operatória do paciente, evitando o jejum prolongado, moderando os efeitos adversos da resposta ao estresse neuroendócrino intraoperatório e proporcionando manejo multimodal da dor e dos sintomas para acelerar a recuperação pós-operatória.

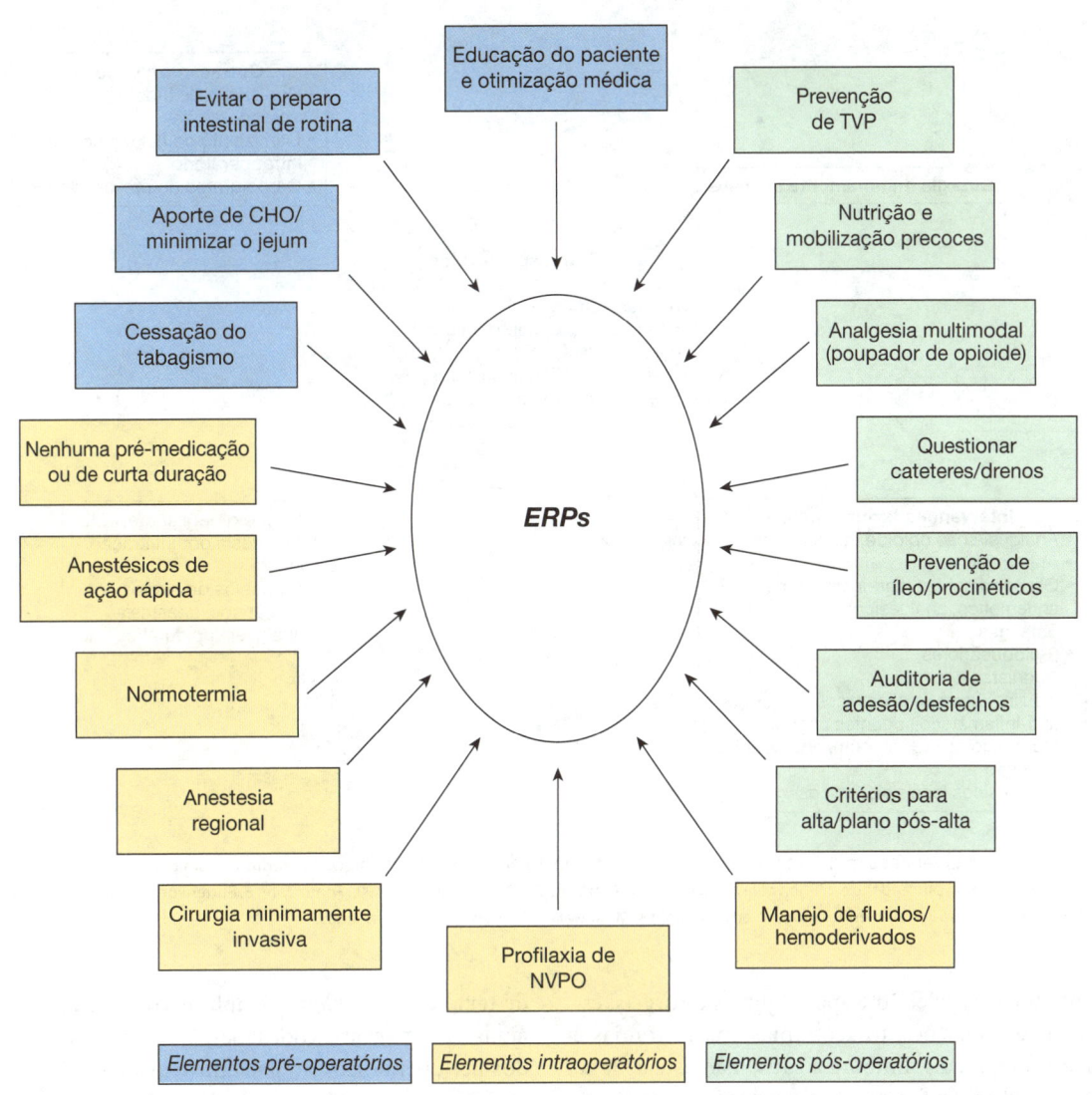

FIGURA 48-1 Elementos perioperatórios que contribuem para otimização da recuperação pós-operatória (ERAS). CHO, carboidrato; ERPs, programas de otimização da recuperação; TVP, trombose venosa profunda; NVPO, náuseas e vômitos pós-operatórios. (Reproduzida com permissão de Fearon KC, Ljungqvist O, Von Meyenfeldt M et al. Enhanced recovery after surgery: A consensus review of clinical care for patients undergoing colonic resection. *Clin Nutr*. 2005 June;24(3):466-477.) Fonte: John F. Butterworth IV, David C. Mackey, John D. Wasnick: Morgan & Mikhail's Clinical Anesthesiology, 7. ed. Copyright © McGraw Hill. Todos os direitos reservados.

Inicialmente desenvolvidos para pacientes submetidos à cirurgia colorretal e cardíaca, os ERPs também foram desenvolvidos para pacientes submetidos à maioria das outras formas de cirurgia de grande porte. Muitas diretrizes de ERP e declarações de consenso estão disponíveis nas várias sociedades de especialidades cirúrgicas.

2 A *unidade cirúrgica perioperatória (PSH)* foi definida como um "modelo inovador, centrado no paciente, de prestação de cuidados de saúde durante toda a experiência cirúrgica/procedimental do paciente; desde o momento da decisão da cirurgia até que o paciente se recupere e retorne aos cuidados de sua unidade médica centrada no paciente ou ao seu profissional de atenção primária". A PSH "fornece coordenação de cuidados em todos os microssistemas clínicos de atendimento". Os programas de PSH podem ser considerados uma evolução dos ERPs porque incluem vários elementos de ERP perioperatórios, mas são adaptados ao ambiente clínico local. Os anestesiologistas geralmente desempenham um papel fundamental e coordenador na PSH, integrando os cuidados médicos, anestésicos e cirúrgicos perioperatórios prestados aos pacientes cirúrgicos. Assim, os programas de residência em anestesiologia e as bolsas de estudo devem expandir seus currículos para incluírem esses aspectos ampliados.

3 A *dor pós-cirúrgica persistente* (dor crônica que continua além do período típico de cicatrização de 1 a 2 meses após a cirurgia ou bem além do período normal de acompanhamento pós-operatório) é cada vez mais reconhecida como um problema comum e desconfortável após a cirurgia. A incidência de dor pós-cirúrgica

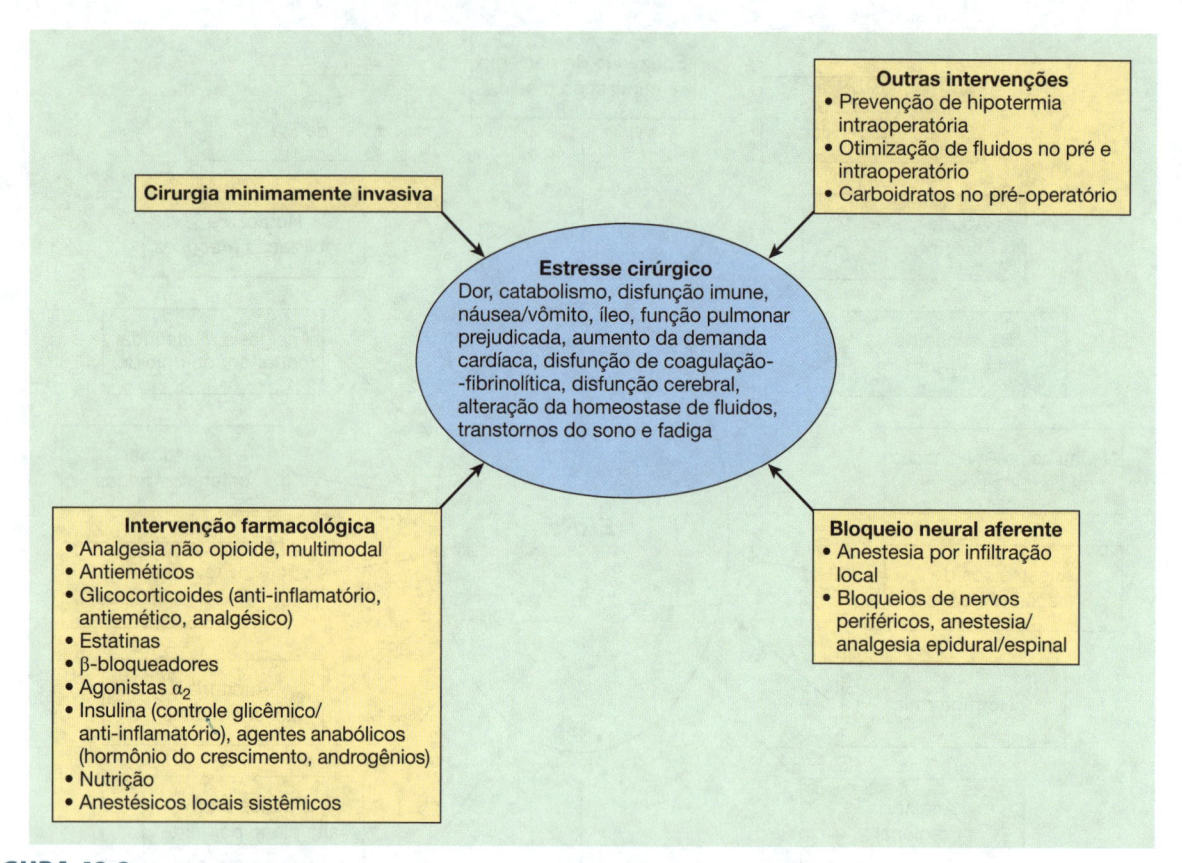

FIGURA 48-2 Intervenções multimodais para atenuar a resposta ao estresse cirúrgico. (Reproduzida com permissão de Kehlet H, Wilmore DW. Evidence-based surgical care and the evolution of fast-track surgery. Ann Surg. 2008 Aug;248(2):189-198.) Fonte: John F. Butterworth IV, David C. Mackey, John D. Wasnick: Morgan & Mikhail's Clinical Anesthesiology, 7. ed. Copyright © McGraw Hill. Todos os direitos reservados.

persistente pode exceder 30% após algumas cirurgias, especialmente amputações, toracotomias, mastectomias e herniorrafias inguinais. Embora a causa não esteja clara, vários fatores de risco foram identificados (**Figura 48-3**). O controle multimodal da dor perioperatória é frequentemente sugerido como uma estratégia preventiva fundamental para reduzir a incidência de dor pós-cirúrgica persistente (ver Capítulo 47).

Fatores relacionados ao manejo anestésico que contribuem para uma recuperação otimizada

PERÍODO PRÉ-OPERATÓRIO

Educação do paciente

O paciente e a família devem cooperar e participar ativamente para que um ERP seja eficaz. A orientação no pré-operatório deve usar linguagem simples e evitar jargões médicos. Materiais impressos, vídeo e materiais *on-line* bem elaborados na língua nativa do paciente são úteis para introduzir ERPs. Muitas vezes são utilizados mensagens de texto de *smartphones* e aplicativos de navegação para ajudar a organizar e coordenar a continuidade dos cuidados perioperatórios do paciente e avaliar a qualidade do atendimento e o desempenho da equipe de atendimento. Recomendamos essa prática.

Avaliação do risco pré-operatório e otimização do *status* funcional

Reduzir a probabilidade de complicações perioperatórias melhora a recuperação cirúrgica. A avaliação pré-operatória é discutida em detalhes no Capítulo 18. Embora as diretrizes internacionais que avaliam o risco de desenvolver complicações cardiovasculares, respiratórias ou metabólicas tenham sido extensivamente revisadas e publicadas, menos atenção tem sido dada à avaliação e à otimização dos estados funcional e fisiológico pré-operatórios. No entanto, algumas recomendações podem ser feitas. Por exemplo, os β-bloqueadores perioperatórios devem ter seu uso continuado em pacientes que já recebem essa terapia. As estatinas perioperatórias parecem diminuir as complicações cardiovasculares pós-operatórias e não devem ser descontinuadas abruptamente no perioperatório. Vários sistemas de pontuação específica do procedimento

CAPÍTULO 48 Protocolos de otimização da recuperação e otimização de resultados perioperatórios

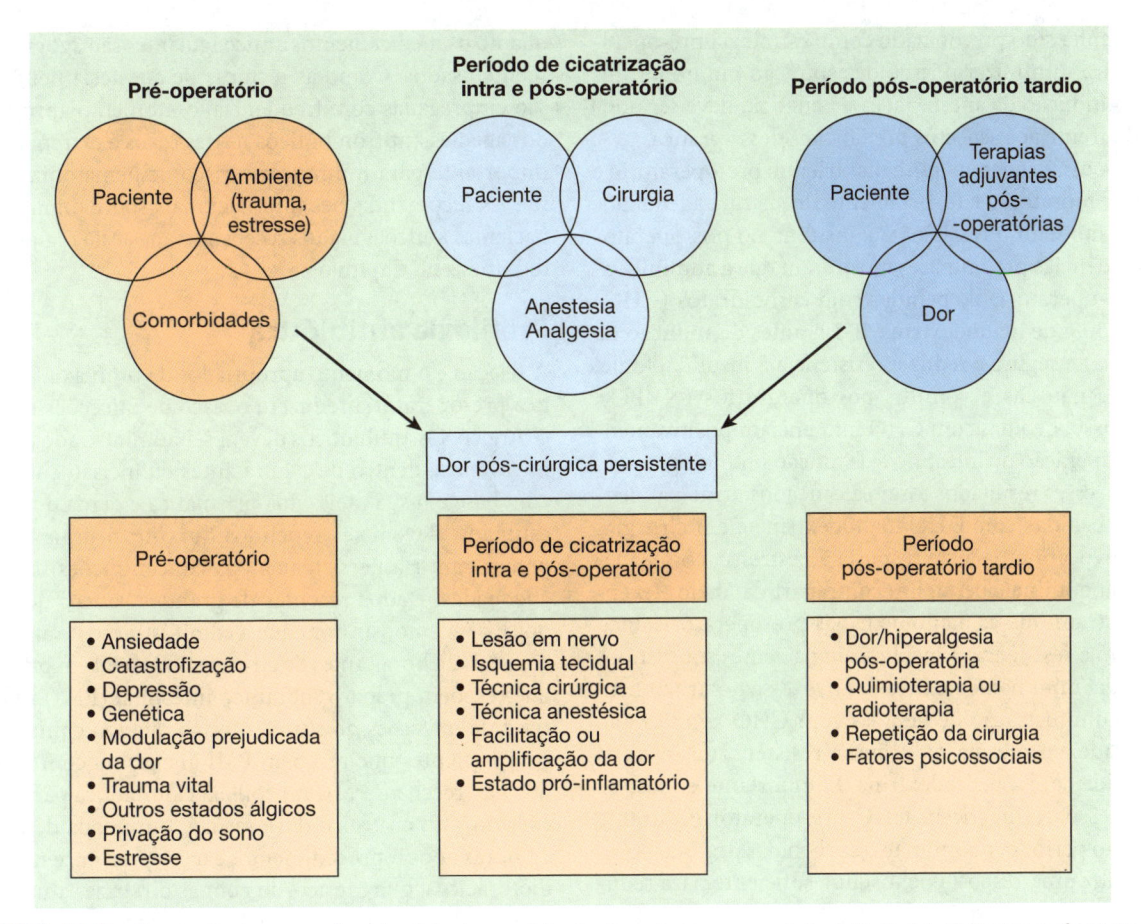

FIGURA 48-3 Fatores de risco para dor pós-cirúrgica persistente. (Reproduzida com permissão de Wu CL, Raja SN. Treatment of acute postoperative pain. *Lancet.* 2011;377(9784):2215-2225.) Fonte: John F. Butterworth IV, David C. Mackey, John D. Wasnick: Morgan & Mikhail's Clinical Anesthesiology, 7. ed. Copyright © McGraw Hill. Todos os direitos reservados.

com base na comorbidade do paciente, no tipo de cirurgia e em dados bioquímicos estão sendo usados para prever a mortalidade e a morbidade pós-operatórias. Além disso, sistemas de pontuação ajustados ao risco, como o American College of Surgeons National Surgical Quality Improvement Program (NSQIP) e o Society of Thoracic Surgeons National Database, podem ser usados para comparar resultados entre instituições.

Cessação de tabagismo e álcool

A avaliação pré-operatória do risco cirúrgico e a otimização das comorbidades médicas constituem uma oportunidade para modificar hábitos que podem impactar negativamente a saúde e a qualidade de vida do paciente a curto e longo prazos. Tabagismo, abuso de drogas e uso excessivo de álcool são fatores de risco para complicações pós-operatórias. As intervenções perioperatórias podem reduzir os riscos de complicações, acelerar a recuperação cirúrgica e reduzir os custos perioperatórios. Uma metanálise recente constatou que, para qualquer tipo de cirurgia, a cessação do tabagismo no pré-operatório reduziu as complicações pós-operatórias em 41%, especialmente aquelas relacionadas à cicatrização de feridas operatórias e aos pulmões. Programas intensos de cessação do tabagismo pré-operatório com 3 a 4 semanas de duração que incluem intervenções farmacológicas (p. ex., terapia de reposição de nicotina) e aconselhamento ao paciente produzem resultados melhores do que intervenções breves e isoladas de cessação do tabagismo pré-operatório. Muitas estratégias psicológicas e farmacológicas também estão disponíveis para ajudar os pacientes a interromperem o consumo excessivo de álcool e reduzirem o risco de abstinência de álcool.

Diretrizes para ingestão de alimentos e fluidos

O jejum pré-operatório e o estresse cirúrgico induzem a resistência à insulina. Além disso, os pacientes que não podem ingerir fluidos após um jejum noturno, especialmente aqueles que recebem preparo mecânico intestinal, sofrem de desidratação, o que pode aumentar o desconforto e causar sonolência e tontura ortostática. Embora o jejum tenha sido preconizado como estratégia pré-operatória para minimizar o risco de aspiração pulmonar durante a indução da anestesia, esse benefício deve ser ponderado frente aos aspectos prejudiciais dessa prática.

Pesquisas sugerem que evitar o jejum pré-operatório e garantir hidratação e fornecimento de energia adequados podem moderar a resistência à insulina no pós-operatório. Evidências preliminares mostraram que a administração pré-operatória de bebidas com carboidratos (CHO) (p. ex., 50 g de maltodextrina, 2-3 h antes da indução da anestesia) é segura e reduz a resistência à insulina, fome, fadiga e náuseas e vômitos pós-operatórios (NVPO). Além disso, bebidas com CHO influenciam positivamente a recuperação do intestino e da função imunológica. No entanto, esses resultados foram alcançados principalmente com bebidas com CHO maltodextrina e em cirurgias que provocam uma forte resposta ao estresse, como a cirurgia abdominal aberta. Em contrapartida, dados recentes mostram que as maltodextrinas pré-operatórias não atenuam a resistência à insulina em pacientes submetidos à cirurgia minimamente invasiva. Deve-se notar também que a administração de bebidas com CHO simples não desencadeia a mesma redução na resistência à insulina observada com a maltodextrina. É importante educar os pacientes para ingerirem CHO pré-operatório durante um curto período, pois tomar essas bebidas durante horas não induz uma resposta de insulina suficiente para reduzir a resistência à insulina.

As diretrizes de jejum contemporâneas nos Estados Unidos e em outros lugares permitem fluidos claros até 2 horas antes da indução da anestesia em pacientes com baixo risco de aspiração pulmonar (ver Capítulo 18). A segurança de permitir fluidos claros, bebidas com CHO, ou ambos, 2 horas antes da indução da anestesia foi demonstrada por estudos de ressonância magnética em voluntários saudáveis. O volume gástrico residual 2 horas após 400 mL de carboidrato oral (12,5% de maltodextrinas) foi semelhante ao volume gástrico residual após um jejum noturno (volume médio de 21 mL). A segurança dessa prática foi testada em pacientes com diabetes melito tipo 2 não complicada, sem evidência de piora do risco de aspiração. Apesar de vários ensaios clínicos demonstrarem que o jejum prolongado prejudica a recuperação pós-operatória, a conformidade com as diretrizes de jejum baseadas em evidências infelizmente permanece baixa, já que os médicos continuam a pedir *nada por via oral* (NPO) após a meia-noite.

PERÍODO INTRAOPERATÓRIO

Profilaxia antitrombótica

A profilaxia antitrombótica reduz o risco de tromboembolismo venoso perioperatório e a morbimortalidade relacionada. Tanto os dispositivos de compressão pneumática quanto os medicamentos anticoagulantes são agora comumente usados. Como as técnicas de anestesia neuroaxial são empregadas com frequência, o momento apropriado dos agentes antitrombóticos nesses casos é extremamente importante para minimizar o risco de hematoma epidural. As recomendações internacionais sobre o manejo de pacientes anticoagulados recebendo anestesia regional são discutidas no Capítulo 45.

Profilaxia antibiótica

A seleção e o momento apropriados da profilaxia antibiótica pré-operatória reduzem o risco de infecções no local cirúrgico. Os antibióticos devem ser administrados por via intravenosa dentro de 1 hora antes da incisão cutânea e, com base em sua meia-vida plasmática e perda de sangue estimada, devem ser repetidos durante cirurgias longas para garantir a persistência das concentrações teciduais adequadas. Dados recentes de grandes bancos de dados dos EUA demonstraram que a administração de antibióticos orais 24 horas antes da cirurgia colorretal em pacientes que recebem preparo mecânico intestinal (PMI) reduz o risco de infecções do sítio cirúrgico quando comparados com pacientes que recebem PMI apenas ou com aqueles que não recebem PMI. A profilaxia antibiótica para infecções do sítio cirúrgico deve ser descontinuada dentro de 24 horas após o procedimento, exceto para pacientes cardiotorácicos, que (de acordo com as diretrizes atuais) podem receber antibióticos por 48 horas após uma cirurgia.

Estratégias para minimizar a resposta ao estresse cirúrgico

A resposta ao estresse cirúrgico é caracterizada por alterações neuroendócrinas, metabólicas, inflamatórias e imunológicas iniciadas pela invasão fisiológica da incisão cirúrgica e por subsequentes procedimentos invasivos. A resposta ao estresse pode afetar adversamente a função dos órgãos e os resultados perioperatórios e pode incluir a indução de um estado catabólico, bem como um estado transitório, mas reversível, de resistência à insulina, caracterizado pela diminuição da captação periférica de glicose e pelo aumento da produção endógena de glicose.

④ A magnitude da resposta ao estresse cirúrgico está relacionada à intensidade da estimulação cirúrgica, à hipotermia e ao estresse psicológico. Pode ser moderada por intervenções perioperatórias, incluindo bloqueio neural e redução da invasividade do procedimento. Muitas iniciativas recentes têm se concentrado no desenvolvimento de técnicas cirúrgicas e anestésicas que reduzam a resposta ao estresse cirúrgico, com o objetivo de diminuir o risco de disfunção orgânica perioperatória e de complicações perioperatórias. Segue-se uma visão geral de várias técnicas que se mostraram eficazes em protocolos ERP.

A. Cirurgia minimamente invasiva

Está bem estabelecido que procedimentos cirúrgicos minimamente invasivos estão associados a um estresse cirúrgico significativamente menor do que os procedimentos "abertos" correspondentes. Os dados publicados destacam a segurança de procedimentos minimamente invasivos nas mãos de cirurgiões adequadamente treinados e experientes. Além disso, um impacto salutar de longo prazo é alcançado quando as técnicas laparoscópicas são incluídas nos ERPs. Por exemplo, os procedimentos laparoscópicos estão associados a uma incidência reduzida de complicações cirúrgicas, sobretudo infecções do sítio cirúrgico, quando comparados com os mesmos procedimentos realizados de forma "aberta". Uma abordagem laparoscópica também está associada a menos dor cirúrgica pós-operatória, melhor função respiratória pós-operatória e menor morbidade em pacientes idosos pós-operatórios. Avanços nos cuidados cirúrgicos nas últimas duas décadas, como cirurgia robótica, extração de peças para biópsia de orifício natural durante a cirurgia laparoscópica, abordagens cirúrgicas endoscópicas e cirurgia ortopédica minimamente invasiva, abrandaram ainda mais o estresse pela cirurgia, e esperamos que esse progresso continue.

B. Técnicas de anestesia/analgesia regional

Uma variedade de procedimentos cirúrgicos rápidos tem tirado vantagem dos efeitos clínicos e metabólicos benéficos das técnicas de anestesia/analgesia regional (Tabela 48-1).

5 O bloqueio neuroaxial de estímulos nociceptivos por anestésicos epidurais e espinais locais atenua as respostas metabólica, inflamatória e neuroendócrina ao estresse pela cirurgia. Em grandes procedimentos abdominais e torácicos abertos, o bloqueio epidural torácico com anestésico local é um componente anestésico recomendado de um ERP pós-operatório, proporcionando excelente analgesia, facilitando a mobilização e a fisioterapia e diminuindo a incidência e a gravidade do íleo. No entanto, as vantagens do bloqueio epidural nesses casos não são tão claras quando são usadas técnicas cirúrgicas minimamente invasivas, e, em certos casos, o bloqueio epidural pode atrasar a recuperação e prolongar a permanência hospitalar. A anestesia/analgesia epidural lombar deve ser desencorajada para cirurgia abdominal, pois muitas vezes não fornece analgesia segmentar adequada para uma incisão abdominal. Além disso, frequentemente causa retenção urinária e bloqueio sensorial e motor dos membros inferiores, aumentando a necessidade de cateteres de drenagem urinária (com aumento do risco de infecção do trato urinário), retardando a mobilização e a recuperação e aumentando o risco de quedas.

6 O bloqueio epidural com solução de anestésico local e opioide em baixa dosagem proporciona melhor analgesia pós-operatória em repouso e em movimento do que os opioides sistêmicos (Figura 48-4 e Tabela 48-2). Ao evitar o uso de opioides e minimizar a incidência de

TABELA 48-1 Programas de otimização da recuperação que incorporam técnicas de anestesia/analgesia regional[1]

Tipo de cirurgia	Incisão	Técnicas de anestesia/analgesia regional	Tempo de internação
Ressecção colorretal	Laparotomia, laparoscopia	AET, analgesia intratecal, infusão contínua de ropivacaína na ferida operatória pré-peritoneal, anestésico local intraperitoneal, lidocaína intravenosa, *TAP block*	2–4 d
Reparo de hérnia	Aberta	Infiltração local, BNI, *TAP block*	2-4 h
Gastrectomia	Laparotomia, laparoscopia	AET, infusão de anestésico local na ferida operatória, *TAP block* (subcostal)	3-4 d
Cirurgia torácica	Toracotomia	AET, BIC	1-4 d
Cirurgia esofágica	Laparotomia	AET	3-5 d
Cirurgia aórtica aberta	Laparotomia	AET	3-5 d
Cirurgia hepática	Laparotomia	AET, analgesia intratecal, infusão de anestésico local na ferida operatória	4 d
Pancreatoduodenectomia	Laparotomia, laparoscopia	AET, infusão de anestésico local na ferida operatória, *TAP block*	5-8 d
Nefrectomia	Laparotomia, laparoscopia	AET	2-4 d
Histerectomia	Laparotomia, laparoscopia	*TAP block*	1-2 d
Cistectomia radical	Laparotomia	AET, infusão de anestésico local na ferida operatória	5-7 d
Artroplastia (quadril, joelho)	Aberta	BNPCs (femoral e ciático), infiltração periarticular de alto volume	1-3 d

[1]BNPC, bloqueio nervoso periférico contínuo; BIC, bloqueio intercostal; BNI, bloqueio do nervo ilioinguinal; *TAP block*, bloqueio do plano transverso do abdome; AET, analgesia epidural torácica.

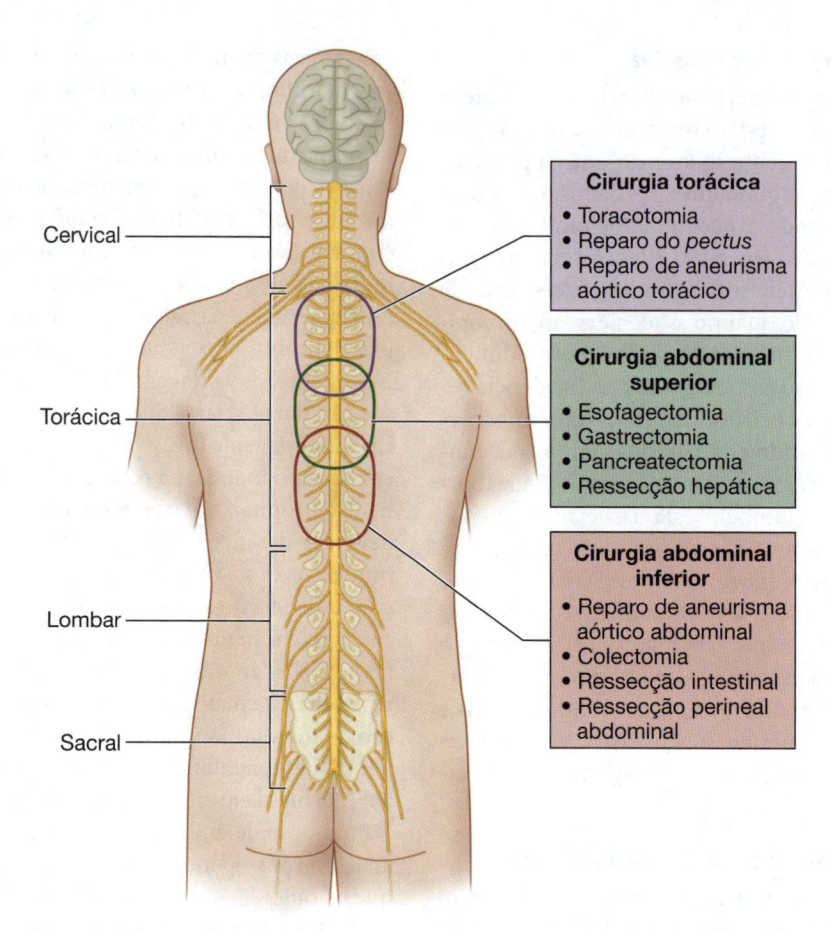

FIGURA 48-4 Regiões ideais para a colocação de um cateter epidural na coluna vertebral adulta ao administrar anestesia/analgesia epidural para procedimentos torácicos e abdominais. (Reproduzida com permissão de Manion SC, Brennan TJ. Thoracic epidural analgesia and acute pain management. *Anesthesiology*. 2011 July;115(1):181-188.) Fonte: John F. Butterworth IV, David C. Mackey, John D. Wasnick: Morgan & Mikhail's Clinical Anesthesiology, 7. ed. Copyright © McGraw Hill. Todos os direitos reservados.

TABELA 48-2 Opções para composição de soluções de analgesia de infusão epidural torácica

Anestésico local	Opioide	Vantagens	Desvantagens
Bupivacaína, 0,125%	Nenhum	↓ Náusea/vômito ↓ Prurido ↓ Sedação ↓ Depressão respiratória	↑ Hipotensão ↑ Bloqueio motor
Bupivacaína, 0,1%	Hidromorfona, 5-10 µg/mL ou Fentanila, 2-5 µg/mL	↓ Efeitos colaterais hemodinâmicos e por opioides	–
Bupivacaína, 0,05%	Hidromorfona, 5-10 µg/mL ou Fentanila, 2-5 µg/mL	↓ Efeitos colaterais hemodinâmicos e por opioides	–
Bupivacaína, 0,05%	Hidromorfona, 20 µg/mL ou Fentanila, 5-10 µg/mL	↓ Efeitos colaterais hemodinâmicos e por opioides	–
Nenhum	Hidromorfona, 20-40 µg/mL	↓ Hipotensão ↓ Bloqueio motor	↑ Náusea/vômito ↑ Prurido ↑ Sedação ↑ Depressão respiratória

Reproduzida com permissão de Manion SC, Brennan TJ. Thoracic epidural analgesia and acute pain management. *Anesthesiology*. 2011 July;115(1):181.

efeitos colaterais sistêmicos relacionados a essas substâncias, a analgesia epidural facilita a mobilização precoce e a retomada precoce da nutrição oral, acelerando a atividade física e atenuando a perda de massa corporal. Minimiza a resistência pós-operatória à insulina, atenuando a resposta hiperglicêmica pós-operatória e facilitando a utilização de glicose exógena, evitando, assim, a perda pós-operatória de aminoácidos e conservando a massa corporal magra.

Se for usada anestesia espinal para cirurgia rápida (e especialmente ambulatorial), deve-se considerar a possível recuperação tardia devido ao bloqueio motor persistente. O uso de doses menores de anestésicos locais intratecais (lidocaína, 30-40 mg; bupivacaína, 3-10 mg; ou ropivacaína, 5-10 mg) com opioides intratecais lipofílicos (fentanila, 10-25 μg, ou sufentanila, 5-10 μg) pode prolongar a analgesia pós-operatória e minimizar o bloqueio motor sem atrasar a recuperação da anestesia. A introdução de agentes intratecais de ação ultracurta, como a 2-cloroprocaína (ainda controversa no momento), pode acelerar ainda mais o processo rápido. Os opioides espinais estão associados a efeitos colaterais como náusea, prurido e retenção urinária pós-operatória. Adjuvantes como a clonidina são alternativas eficazes aos opioides intratecais, com o objetivo de evitar efeitos colaterais dos opioides que podem retardar a alta hospitalar. Por exemplo, a clonidina intratecal adicionada ao anestésico local espinal proporciona analgesia eficaz com menos retenção urinária do que a morfina intratecal. Em um estudo recente, níveis mais baixos de cortisol e glicose foram observados em pacientes colorretais recebendo anestesia espinal com anestésico local intratecal e morfina em comparação com pacientes recebendo opioides sistêmicos; no entanto, a resposta inflamatória não diferiu entre as duas técnicas analgésicas. São necessários mais estudos para definir a segurança e a eficácia das técnicas de anestesia regional em cirurgia cardíaca rápida, pois os estudos atualmente disponíveis produziram achados contraditórios.

7 Os BNPs com anestésicos locais (infusão única ou contínua) bloqueiam as vias nociceptivas aferentes e são uma excelente maneira de minimizar a necessidade de opioides sistêmicos e, assim, reduzir a incidência de efeitos colaterais relacionados a eles (ver Capítulo 46). A escolha do anestésico local, da dosagem e da concentração deve ser feita com o objetivo de evitar bloqueio motor prolongado e atraso na mobilização e na alta.

C. Infusão intravenosa de lidocaína

8 A lidocaína (bólus intravenoso de 100 mg ou 1,5-2 mg/kg, seguido de infusão intravenosa contínua de 1,5-3 mg/kg/h ou 2-3 mg/min) tem propriedades analgésicas, anti-hiperalgésicas e anti-inflamatórias. Em pacientes submetidos a cirurgias de próstata colorretal e retropúbica radical, a lidocaína intravenosa reduz a necessidade de opioides e anestésicos gerais, proporciona analgesia satisfatória, facilita o retorno precoce da função intestinal e acelera a alta hospitalar. Embora a infusão de lidocaína possa potencialmente substituir o bloqueio neuroaxial e a anestesia regional em algumas circunstâncias, são necessários mais estudos para confirmar a eficácia dessa técnica no contexto dos ERPs. A dose mais eficaz e a duração da infusão para vários procedimentos cirúrgicos ainda precisam ser determinadas; mesmo uma curta duração da infusão de lidocaína pode oferecer benefícios.

D. Tratamento com β-bloqueio

Os β-bloqueadores amenizam a resposta simpática durante a laringoscopia e a intubação e atenuam o aumento das catecolaminas circulantes no estresse induzido pela cirurgia. Também foi demonstrado que previnem eventos cardiovasculares adversos perioperatórios em pacientes de risco submetidos à cirurgia não cardíaca e ajudam a manter a estabilidade hemodinâmica durante o período intraoperatório e durante o despertar da anestesia. Eles têm propriedades anticatabólicas, o que pode ser explicado pela redução das necessidades energéticas associadas à diminuição da estimulação adrenérgica. O esmolol intravenoso reduz a necessidade de agentes anestésicos voláteis e diminui os valores mínimos de concentração alveolar; também foi demonstrado que reduz a intensidade da dor pós-operatória, o consumo de opioides e NVPO. Foi relatado um balanço proteico positivo em pacientes críticos quando o β-bloqueio é combinado com nutrição parenteral. No entanto, o papel preciso dos β-bloqueadores como analgésicos adjuvantes no contexto de ERPs permanece indeterminado. Além disso, há evidências inequívocas de que a terapia com β-bloqueador não deve ser iniciada para profilaxia contra eventos cardíacos no período perioperatório devido ao aumento da mortalidade e do risco de acidente vascular cerebral associado a essa estratégia.

E. Tratamento com agonistas α_2

Tanto a clonidina quanto a dexmedetomidina têm propriedades anestésicas e analgésicas. A clonidina diminui a dor pós-operatória, reduz o consumo de opioides e os efeitos colaterais relacionados a eles e prolonga o bloqueio anestésico local do nervo neuroaxial e periférico. Ambas têm sido associadas com hipotensão e bradicardia. Em pacientes submetidos à cirurgia cardiovascular rápida, a morfina espinal com clonidina diminui o tempo de extubação, proporciona analgesia eficaz e melhora a qualidade da recuperação. O papel da dexmedetomidina nas vias de ERP não foi extensamente estudado.

Uso de agentes intravenosos e inalatórios de curta ação

A. Anestésicos intravenosos
O propofol intravenoso é o agente de sedação profunda e indução de anestesia geral escolhido para a maioria dos procedimentos cirúrgicos. A anestesia intravenosa total (TIVA, do inglês *total intravenous anesthesia*) com propofol é frequentemente usada como parte de um regime multimodal para pacientes com alto risco de NVPO.

B. Anestésicos inalatórios
Quando comparados com outros agentes anestésicos voláteis, desflurano e sevoflurano podem encurtar o despertar da anestesia, reduzir o tempo de permanência na sala de recuperação pós-anestésica (SRPA) e diminuir os custos associados à recuperação. Há evidências controversas de que evitar a anestesia geral profunda pelo uso de monitoramento do índice bispectral (BIS) pode melhorar os resultados, incluindo uma redução da incidência de *delirium* pós-operatório e disfunção cognitiva. O óxido nitroso, devido aos seus efeitos poupadores de anestésicos e analgésicos, ao perfil farmacocinético rápido e ao baixo custo, às vezes é administrado com outros agentes inalatórios. No entanto, a administração rotineira de óxido nitroso diminuiu nas últimas três décadas porque pode causar distensão intestinal e prejudicar a visão do cirurgião laparoscópico das estruturas anatômicas e aumentar o risco de NVPO (ver Capítulo 8).

C. Opioides
Opioides de ação curta, como fentanila, alfentanila e remifentanila, são comumente usados durante a cirurgia rápida em combinação com agentes inalatórios ou propofol e com técnicas de anestesia/analgesia regional ou local. No entanto, a administração intraoperatória de remifentanila a pacientes que apresentarão dor pós-operatória extensa tem sido associada à hiperalgesia induzida por opioides, tolerância aguda a opioides e aumento das necessidades analgésicas durante o período pós-operatório. Há evidências crescentes de que o uso de opioides deve ser minimizado em todas as fases do curso perioperatório como parte de uma técnica de analgesia multimodal para reduzir os efeitos colaterais dos opioides e otimizar a recuperação. A anestesia livre de opioides demonstrou reduzir a NVPO e o uso de opioides no pós-operatório quando comparada à anestesia baseada em opioides. Ela pode ser uma técnica alternativa atraente, especialmente em pacientes com alto risco de NVPO, apneia do sono ou depressão respiratória. No entanto, um recente estudo multicêntrico randomizado controlado (interrompido prematuramente devido a preocupações de segurança em pacientes recebendo dexmedetomidina) mostrou que a substituição de opioides intraoperatórios por infusão de dexmedetomidina durante cirurgia não cardíaca aumenta o risco de bradicardia, hipóxia e tempo prolongado de permanência na sala de recuperação, apesar de uma redução observada na NVPO e no consumo de opioides.

Manutenção da normotermia
Os efeitos inibitórios dos agentes anestésicos sobre a termorregulação, a exposição ao ambiente relativamente frio da sala de cirurgia e a perda de calor intraoperatória podem levar à hipotermia em todos os pacientes submetidos a procedimentos cirúrgicos. A duração e a extensão do procedimento cirúrgico correlacionam-se diretamente com o risco de hipotermia. A hipotermia perioperatória aumenta a morbidade cardiovascular e o risco de infecção da ferida operatória, aumentando a descarga simpática e inibindo a resposta imune celular. Uma diminuição na temperatura corporal central de 1,9 °C triplica a incidência de infecção da ferida cirúrgica. O risco de sangramento e necessidade de transfusão de sangue também é aumentado com hipotermia. Além disso, ao prejudicar o metabolismo de muitos agentes anestésicos, a hipotermia pode prolongar significativamente a recuperação da anestesia (ver Capítulo 52).

Manutenção de oxigenação tecidual adequada
O estresse cirúrgico leva ao comprometimento da função pulmonar e à vasoconstrição periférica, resultando em hipoxemia tecidual arterial e local, respectivamente. A hipóxia perioperatória pode aumentar as complicações cardiovasculares e cerebrais, e muitas estratégias devem ser adotadas durante o período perioperatório para prevenir seu desenvolvimento.

A manutenção da oxigenação perioperatória adequada pela suplementação de oxigênio tem sido associada à melhora de alguns desfechos clinicamente relevantes. Ensaios iniciais mostraram que concentrações de oxigênio inspiradas no período intraoperatório e pós-operatório (por 2 h) superiores a 60% aumentam a tensão arterial e subcutânea de oxigênio e podem diminuir a taxa de infecção da ferida operatória e a incidência de NVPO sem aumentar as complicações potenciais associadas à alta fração inspirada de oxigênio, como atelectasia e hipercapnia. No entanto, as evidências permanecem inconclusivas para recomendar o uso rotineiro de altas frações de oxigênio, uma vez que uma das últimas metanálises não conseguiu refutar um aumento de 20% na mortalidade. As técnicas de anestesia regional diminuem a resistência vascular e podem melhorar a perfusão e a oxigenação do tecido periférico e o risco de trombose venosa profunda. Finalmente, ao fazer mobilização precoce e evitar repouso no leito, há melhora na oxigenação tecidual central e periférica no pós-operatório e possível diminuição do risco de trombose venosa profunda.

Náusea pós-operatória e profilaxia do vômito

NVPO é uma complicação frequente que retarda a alimentação precoce e a recuperação pós-operatória. O risco de NVPO pode ser facilmente estratificado antes da cirurgia para facilitar estratégias preventivas adequadas. Estratégias preventivas que minimizam o risco de NVPO são fortemente defendidas para qualquer tipo de cirurgia, e diretrizes consensuais para prevenção e manejo de NVPO estão disponíveis na literatura atual (ver Capítulos 17 e 56).

Terapia hemodinâmica de fluidos direcionada ao objetivo

Há evidências crescentes de que a administração de fluidos perioperatórios afeta o desfecho do paciente após uma cirurgia de grande porte, estando a quantidade de fluido administrada – muito restrita ou muito livre – associada ao aumento da incidência de complicações pós-operatórias. Estudos observacionais revelam grandes variações nas estratégias de gerenciamento de fluidos dos profissionais. A maior atenção está focada em evitar a hipovolemia, enquanto a administração excessiva de fluidos e seus efeitos adversos, embora mais difíceis de observar na sala de cirurgia, são provavelmente mais comuns. A sobrecarga de fluidos, especialmente de cristaloides, tem sido associada a redução da oxigenação tecidual, vazamento de anastomose, edema pulmonar, pneumonia, infecção de feridas operatórias, íleo pós-operatório e hospitalização prolongada. Além disso, o excesso de fluidos comumente aumenta o peso corporal em 3 a 6 kg e pode prejudicar a mobilização pós-operatória. O maior estudo multicêntrico randomizado controlado até o momento comparando fluidoterapia restritiva (≤ 5 mL/kg/h) com fluidoterapia mais liberal (8 mL/kg/h) usando soluções cristaloides isotônicas (estudo RELIEF) descobriu que a lesão renal aguda ocorreu com mais frequência em pacientes tratados com fluidoterapia restritiva. Notavelmente, apesar de os pacientes no grupo de terapia de fluidos liberal receberem mais fluidos, seu ganho de peso em 24 horas foi inferior a 2 kg, e os resultados pós-operatórios não foram piores. Com base nesses resultados, a fluidoterapia em pacientes submetidos a cirurgias de grande porte não cardíacas deve ter como objetivo alcançar um balanço hídrico positivo de 1 a 2 L no final da cirurgia, infundindo soluções cristaloides isotônicas e balanceadas.

O conceito de fluidoterapia guiada por meta (GDFT, do inglês *goal-directed fluid therapy*) baseia-se na otimização de medidas hemodinâmicas, como frequência cardíaca, pressão arterial, volume sistólico, variação da pressão de pulso e variação do volume sistólico obtida por dispositivos de saída cardíaca não invasivos, como análise da forma da onda arterial de contorno de pulso, ecocardiografia transesofágica ou Doppler esofágico (ver Capítulo 5). O GDFT tem como objetivo evitar tanto a hipovolemia quanto o excesso de fluidos e é a abordagem ideal para administração de fluidos em pacientes cirúrgicos de alto risco.

O tipo de fluido infundido também é importante: cristaloide equilibrado e isotônico deve ser usado para substituir as perdas extracelulares, enquanto os coloides iso-oncóticos são comumente usados para substituir as perdas sanguíneas fisiologicamente importantes (Tabela 48-3).

PERÍODO PÓS-OPERATÓRIO

Cuidado pós-operatório imediato

A. Estratégias para minimizar o tremor pós-operatório

A principal causa de tremores pós-operatórios é a hipotermia perioperatória, embora outros mecanismos não termorregulatórios possam estar envolvidos. O tremor pós-operatório pode aumentar muito o consumo de oxigênio, a liberação de catecolaminas, o débito cardíaco, a frequência cardíaca, a pressão arterial e a pressão intracraniana e intraocular. Isso aumenta a morbidade cardiovascular, especialmente em pacientes idosos, e eleva o tempo de permanência na SRPA e o custo perioperatório. O tremor é incomum em pacientes idosos e hipóxicos; a eficácia da termorregulação diminui com o envelhecimento, e a hipóxia pode inibir diretamente o tremor. Muitos fármacos, notadamente meperidina, clonidina

TABELA 48-3 Substituição de fluido de primeira linha com base fisiológica para terapia guiada por meta

Requisito fisiológico	Substituir por	Quantidade
Extracelular		
Transpiração imperceptível	Cristaloides[1]	
Abdome fechado		0,5 mL/kg/h
Abdome aberto		1 mL/kg/h
Produção de urina	Cristaloides	Medida da produção[3]
Intravascular		
Perda de sangue	Coloides[2]	Perdas estimadas
Déficit adicional de pré-carga	Coloides	De acordo com estimativa clínica[4]

[1] Os cristaloides devem ser administrados na forma isotônica balanceada.
[2] Os coloides devem ser administrados na forma iso-oncótica em soluções balanceadas.
[3] Abordagem de primeira linha em rins saudáveis.
[4] Se possível, use monitorização estendida (p. ex., sistema PiCCO, Doppler esofágico).

Reproduzida com permissão de Chappell D, Jacob M. Influence of non-ventilatory options on postoperative outcome. *Best Pract Res Clin Anaesthesiol.* 2010 June;24(2):267-281.

e tramadol, podem ser usados para reduzir o tremor pós-operatório; no entanto, a prevenção por meio de estratégias destinadas a minimizar a perda de calor é a ideal (ver Capítulo 52).

B. Tratamento de NVPO

O tratamento farmacológico de NVPO deve ser iniciado imediatamente após terem sido excluídas as causas médicas ou cirúrgicas (ver Capítulos 17 e 56).

C. Analgesia multimodal

9 A analgesia multimodal combina diferentes classes de medicamentos que possuem mecanismos farmacológicos de ação distintos (*multimodais*), resultando em efeitos aditivos ou sinérgicos para reduzir a dor pós-operatória e suas sequelas. Essa abordagem pode alcançar os efeitos analgésicos desejados, reduzindo a dosagem de analgésicos e os efeitos colaterais associados. O manejo multimodal da dor geralmente inclui a utilização de técnicas analgésicas regionais, como infusão da ferida operatória com anestésico local, analgesia epidural/intratecal ou bloqueio de nervo periférico único/contínuo. A analgesia multimodal é rotineiramente utilizada em ERPs para melhorar os resultados pós-operatórios. A discussão aqui se concentra nas principais intervenções analgésicas usadas em regimes de analgesia multimodal perioperatória.

10 **1. Anti-inflamatórios não esteroides** – A adição de AINEs à analgesia opioide sistêmica diminui a intensidade da dor pós-operatória, reduz as necessidades de opioides e minimiza os efeitos colaterais relacionados aos opioides, como NVPO, sedação e retenção urinária. No entanto, os AINEs podem aumentar o risco de sangramento gastrintestinal e de feridas operatórias, afetar negativamente a função renal e prejudicar a cicatrização de feridas operatórias. É controverso se os AINEs podem ter um efeito prejudicial na cicatrização da anastomose do trato gastrintestinal e aumentar o risco de vazamento de anastomose.

A administração perioperatória de AINEs inibidores seletivos da cicloxigenase-2 (COX-2) também reduz a dor pós-operatória e diminui o consumo de opioides e os efeitos colaterais relacionados aos opioides. Embora seu uso reduza a incidência de disfunção plaquetária relacionada aos AINEs e sangramento gastrintestinal, os potenciais efeitos adversos dos inibidores da COX-2 na função renal permanecem controversos. Preocupações também foram levantadas, principalmente com rofecoxibe e valdecoxibe, em relação à segurança da COX-2 para pacientes submetidos à cirurgia cardiovascular. O aumento do risco cardiovascular associado ao uso perioperatório de celecoxibe ou valdecoxibe em pacientes com fatores de risco cardiovascular mínimos e submetidos à cirurgia não vascular não está comprovado. Mais estudos são necessários para estabelecer a eficácia analgésica e a segurança dos inibidores da COX-2, seu impacto clínico nos resultados pós-operatórios e seu papel preciso nos ERPs.

2. Paracetamol (acetaminofeno) – O paracetamol oral, retal ou parenteral é um componente comum da analgesia multimodal. O efeito analgésico do paracetamol é de 20 a 30% menor do que o dos AINEs, mas seu perfil farmacológico é mais seguro. A eficácia analgésica melhora quando o fármaco é administrado em conjunto com AINEs, reduz significativamente a intensidade da dor e evita o consumo de opioides após cirurgia ortopédica e abdominal. No entanto, o paracetamol pode não reduzir os efeitos colaterais relacionados aos opioides. A administração rotineira de paracetamol em combinação com técnicas regionais de anestesia e analgesia pode permitir que os AINEs sejam reservados para o controle da dor lancinante, limitando assim o potencial de efeitos colaterais relacionados aos AINEs.

3. Gabapentinoides – A gabapentina e a pregabalina oral administradas em dose única no pré-operatório podem diminuir a dor pós-operatória e o consumo de opioides nas primeiras 24 horas após a cirurgia. Há um debate sobre a dose e a duração do uso perioperatório desses medicamentos e se eles podem potencialmente alterar a incidência de dor crônica após a cirurgia. Os efeitos colaterais comuns incluem sedação e tontura, especialmente em pacientes adultos mais velhos, o que pode aumentar o risco de quedas do paciente.

4. Antagonistas do receptor de *N*-metil-D-aspartato (NMDA) – Cetamina: A baixa dose perioperatória de cetamina (bólus, infusão) tem sido associada a uma redução significativa na dor, NVPO e no consumo de opioides. A cetamina também demonstrou ser particularmente benéfica em pacientes que fazem uso uso crônico de opioides.

Magnésio: O magnésio também pode reduzir a dor pós-operatória e o consumo de opioides, embora a dosagem ideal seja incerta. Os efeitos colaterais incluem hipotensão e potencialização do bloqueio neuromuscular.

5. Lidocaína intravenosa – Recentemente, a analgesia por infusão intravenosa de lidocaína tornou-se mais popular porque há boas evidências para apoiar seu uso como componente da analgesia multimodal. Na cirurgia abdominal de grande porte, está associada ao retorno mais rápido da função intestinal e à diminuição do tempo de internação hospitalar. A monitorização cardiovascular contínua é frequentemente defendida para pacientes que recebem lidocaína intravenosa e, portanto, seu uso é atualmente limitado a ambientes como a SRPA, unidade de terapia intensiva (UTI) ou uma enfermaria hospitalar monitorada. No entanto, vários centros desenvolveram e implementaram protocolos perioperatórios para o uso seguro de lidocaína intravenosa em enfermarias cirúrgicas sem monitorização cardiovascular contínua.

6. Opioides – Apesar do uso crescente de novos medicamentos e adjuvantes analgésicos não opioides e de técnicas de anestesia regional e analgesia destinadas a minimizar as necessidades de opioides e os efeitos colaterais relacionados a eles (Tabela 48-4), o uso de opioides sistêmicos continua sendo a base no manejo da dor cirúrgica. Os opioides parenterais são frequentemente prescritos no pós-operatório durante a fase de transição para analgesia oral. A administração de opioides por analgesia controlada pelo paciente proporciona melhor controle da dor, maior satisfação do paciente e menos efeitos colaterais dos opioides quando comparada à administração parenteral de opioides por demanda (PRN) administrada por enfermeiro. A administração oral de opioides, como oxicodona ou hidrocodona, em combinação com AINEs ou paracetamol, ou ambos, é comum no período perioperatório.

7. Analgesia epidural – Além de proporcionar excelente analgesia, o bloqueio epidural atenua a resposta neuroendócrina ao estresse associada à cirurgia, diminui a morbidade pós-operatória, atenua o catabolismo e acelera a recuperação funcional pós-operatória. Em comparação com a analgesia opioide sistêmica, a analgesia epidural torácica proporciona melhor alívio estático e dinâmico da dor. No entanto, esses benefícios têm sido observados principalmente em pacientes submetidos à cirurgia abdominal e torácica aberta; sua utilidade em pacientes submetidos à cirurgia abdominal e torácica minimamente invasiva é questionável, pois estudos recentes sugeriram que ela pode realmente prolongar a recuperação intra-hospitalar nesses casos. Anestésicos locais de ação prolongada, como ropivacaína (0,2%), bupivacaína (0,0625-0,125%) e levobupivacaína (0,1-0,125%) são comumente administrados em conjunto com opioides lipofílicos por infusão epidural contínua ou por analgesia epidural controlada pelo paciente (AECP). Como observado anteriormente, a administração de baixas doses de anestésico local via infusão epidural torácica em vez de níveis lombares evita o bloqueio motor das extremidades inferiores, o qual pode atrasar a mobilização e a recuperação pós-operatórias e aumentará o risco de quedas do paciente. A adição de opioides aos anestésicos locais epidurais melhora a qualidade da analgesia pós-operatória sem retardar a recuperação da função intestinal.

8. Bloqueios de nervos paravertebrais – Os bloqueios de nervos paravertebrais e outros bloqueios de troncos nervosos fornecem analgesia parietal semelhante ao bloqueio epidural, mas sem o risco de efeitos colaterais relacionados a este. No entanto, têm sido pouco estudados no contexto dos ERPs.

9. Bloqueio de nervo periférico – O bloqueio de nervo periférico único e o contínuo é frequentemente utilizado para cirurgia ortopédica ambulatorial e hospitalar rápida e pode acelerar a recuperação da cirurgia e melhorar a analgesia e a satisfação do paciente (ver Capítulos 38 e 46). Para alguns procedimentos, o bloqueio de múltiplos nervos pode fornecer benefícios analgésicos superiores ao bloqueio de um único nervo. O efeito poupador de opioides dos bloqueios de nervos minimiza o risco de efeitos colaterais sistêmicos relacionados aos opioides. A seleção adequada do paciente e a adesão rigorosa às vias clínicas institucionais ajudam a garantir o sucesso do bloqueio de nervo periférico como técnica de analgesia ortopédica rápida e a minimizar seus riscos.

Os avanços na tecnologia e nas técnicas de imagem por ultrassonografia aceleraram o interesse pelo bloqueio de parede abdominal e torácica, facilitando a localização seletiva de nervos específicos e a deposição direta de soluções anestésicas locais nas proximidades dos compartimentos onde os nervos específicos estão localizados (ver Capítulos 38 e 46).

A administração perineural única de bupivacaína lipossomal tem sido usada recentemente para estender a duração analgésica dos bloqueios de nervos periféricos até 72 horas após a cirurgia. No entanto, estudos preliminares não mostraram consistentemente os benefícios esperados, e o papel das preparações de anestésico local lipossomal na analgesia pós-operatória e nos ERPs ainda não foi definido com precisão.

10. Analgesia por infiltração de anestésico local de alto volume e infusão de ferida operatória – A analgesia por infiltração de anestésico local de alto volume com uma mistura de anestésico local e epinefrina, com ou sem AINEs sistêmicos, ganhou recentemente popularidade em pacientes submetidos a artroplastia total de quadril e de joelho e atualmente está substituindo bloqueios de nervos periféricos em muitas instituições, sobretudo no contexto de um ERP (ver Capítulo 38). No entanto, atualmente há carência de evidências que demonstrem que essa técnica é superior ao bloqueio do nervo periférico. Além disso, seu impacto nas respostas metabólicas e inflamatórias e nos desfechos não analgésicos permanece desconhecido. O impacto dos bloqueios de nervos periféricos e da terapia de reabilitação nos resultados funcionais também não foi ainda completamente estudado.

A infusão de anestésico local pode ser usada para melhorar o controle da dor pós-operatória e reduzir a necessidade de opioides, especialmente em pacientes submetidos à cirurgia abdominal aberta e nos quais a analgesia epidural é contraindicada. A eficácia analgésica da infusão da ferida operatória com anestésico local também foi estabelecida para vários outros procedimentos cirúrgicos. Os resultados inconsistentes da infusão da ferida operatória podem ser secundários ao tipo, à concentração e à dose do anestésico local empregado; à colocação do cateter; e ao modo de administração do anestésico local.

TABELA 48-4 Adjuvantes analgésicos no período perioperatório[1,2]

Adjuvante	Tipo de cirurgia ou ambiente clínico	Eficácia analgésica como adjuvante	Doses utilizadas (bólus, IC)	Administração		Duração pós-operatória	Monitoramento
				Rota	Período		
Lidocaína	Tonsilectomia	−	1,5 mg/kg, seguida por 1,5-2 mg/kg/h CI (intra, até o fechamento da pele) seguida por 1 mg/kg/h IC (Pós)	IV	Pré,[3] intra, peri	30 min-48 h	Sinais de toxicidade anestésica local (SNC, cardiovascular)
	Cardíaca	+					
	Abdominal (laparotomia, laparoscopia)	+					
	Toracotomia	+					
	Histerectomia	+					
	Prostatectomia laparoscópica	+					
	Ortopédica	−					
Cetamina	Cardíaca	+	0,5-1 mg/kg, seguida por 2-10 µg/kg/min CI	IV	Pré, pós (ACP[4]), peri	4-72 h	SNC[5] (nível de sedação, nistagmo, alucinações), cardiovascular
	Toracotomia	+					
	Abdominal	+					
	Ginecologia	−					
	Ortopédica	−					
	Coluna	+/−					
	Uso crônico de opioides	+					
	Prevenção da dor crônica	+/−					
	HIO	+/−					
Gabapentinoides							
Gabapentina	Colecistectomia	−	300-1.200 mg	PO	Pré,[6] pós		SNC[5] (nível de sedação, sonolência, tontura), edema nas pernas
	Histerectomia	+					
	Coluna	+					
	Artroplastia do quadril	−					
	Prevenção da dor crônica	+/−					
Pregabalina	Histerectomia	+	75-300 mg	PO	Pré, pós		
	Colecistectomia laparoscópica	−					
	Prevenção da dor crônica	+/−					

CAPÍTULO 48 Protocolos de otimização da recuperação e otimização de resultados perioperatórios

MgSO$_4$	Cardíaca	+	30-50 mg/kg, seguida por 8-15 mg/kg/h IC	IV	Pré, intra	SNC (sonolência), função neuromuscular, depressão respiratória, cardiovascular (bradicardia)
	Colecistectomia	+				
	Ortopédica de membros inferiores	+				
	Ginecológica	+				
	Ambulatorial	+				
Esteroides	Artroplastia do quadril	+	Dexametasona: 8-16 mg Metilprednisolona: 125 mg	IV	Pré	Glicemia, sangramento gastrintestinal, cicatrização de ferida operatória
	Mama	+				
	Colecistectomia laparoscópica	+				
Agonista α$_2$ Clonidina	PO		PO 3-5 µg/kg	PO, IV	Pré,[7] intra, pós (ACP[8])	SNC[5] (nível de sedação), cardiovascular (hipotensão, bradicardia)
	Abdominal	−				
	Artroplastia total do joelho	+				
	Histerectomia	+				
	Prostatectomia	−				
	IV		IV 150 µg			
	Colecistectomia	−				
	Abdominal	+				
	Coluna	+				
Dexmedetomidina	Toracotomia	+	Dose de ataque 0,5-1 µg/kg, seguida por 0,2-0,4 µg/kg/h IC	IV	Pré, intra, pós (ACP[9])	
	Abdominal	+				
	Histerectomia	+				
	Bariátrica	+				

[1] A eficácia desses agentes como analgésicos adjuvantes foi demonstrada por uma redução da dor ou do consumo de opioides, ou ambos; ou efeitos colaterais dos opioides; ou todos os três.
[2] IC, infusão contínua; SNC, sistema nervoso central; GI, gastrintestinal; Intra, período intraoperatório; IV, intravenoso; HIO, hiperalgesia induzida por opioides; ACP, analgesia controlada pelo paciente; Peri, períodos pré-operatório, intraoperatório e pós-operatório; PO, oral; Pós, período pós-operatório; Pré, período pré-operatório durante a indução.
[3] Bólus, ou 30 minutos antes da indução da anestesia.
[4] Como uma dose de demanda de 1 mg, tempo de bloqueio de 7 minutos.
[5] Os efeitos secundários psicotomiméticos são dose-dependentes.
[6] Dose única, 1-2,5 horas antes da cirurgia.
[7] Dado PO 60-90 minutos antes da cirurgia.
[8] Como uma dose de demanda de 20 µg, tempo de bloqueio de 5 minutos.
[9] Como uma dose de demanda de 5 µg, tempo de bloqueio de 5 minutos.

11. Instilação intraperitoneal e nebulização de anestésico local – A instilação e a nebulização do anestésico local intraperitoneal diminuem a intensidade da dor e o consumo de opioides após cirurgia abdominal aberta e laparoscópica. No entanto, o papel preciso dessas técnicas no gerenciamento multimodal ainda precisa ser determinado.

Estratégias para facilitar a recuperação na sala cirúrgica

A. Organização de cuidados cirúrgicos multidisciplinares

O aspecto multidisciplinar da assistência pós-operatória deve reunir cirurgião, equipe de anestesia, enfermeiros, nutricionista, fisioterapeuta, farmacêutico, especialistas e gestores de caso/assistente social em um esforço interdisciplinar da equipe para otimizar a assistência a cada paciente com base em protocolos de procedimento padronizados e específicos. Cadeiras confortáveis e andadores devem estar prontamente disponíveis perto do leito de cada paciente para incentivá-los a sentarem, ficarem em pé e andarem a fim de minimizar o risco de quedas. O repouso de rotina após a cirurgia deve ser evitado. Os pacientes devem ser encorajados a sentarem-se em uma cadeira à tarde ou à noite após a cirurgia e começarem a deambulação no mesmo dia ou no dia seguinte. Se os pacientes não conseguirem sair do leito, devem ser instruídos e incentivados a realizarem exercícios físicos e de respiração profunda em seus leitos.

B. Otimização da analgesia para facilitar a recuperação funcional

Um serviço de dor aguda (SDA) bem-organizado e bem treinado, utilizando protocolos clínicos específicos do procedimento para controlar de forma ideal a analgesia e os efeitos colaterais relacionados, ajuda a impulsionar os ERPs. A qualidade do alívio da dor e do controle dos sintomas influencia fortemente a recuperação pós-operatória; a mobilização ideal e a ingestão dietética dependem de analgesia adequada com efeitos colaterais mínimos relacionados ao analgésico. O cirurgião e o SDA devem identificar e empregar técnicas analgésicas ótimas adaptadas ao paciente e ao procedimento cirúrgico específico, e a qualidade da analgesia e o risco de efeitos colaterais relacionados ao analgésico devem ser avaliados de perto e continuamente. O objetivo não é alcançar "dor zero", mas deixar os pacientes razoavelmente confortáveis enquanto caminham e realizam fisioterapia, com efeitos colaterais mínimos, como tontura, sedação, náuseas e vômitos, retenção urinária, íleo e fraqueza nas pernas. *Deve-se notar que NVPO relacionada a opioides é a causa mais comum de internação hospitalar não planejada após cirurgia ambulatorial, e o íleo relacionado a opioides é uma das causas mais comuns de tempo prolongado de internação hospitalar. Ambos os problemas aumentam significativamente os custos perioperatórios.*

C. Estratégias para minimizar o íleo pós-operatório

O íleo pós-operatório retarda a retomada pós-operatória da alimentação enteral, muitas vezes é fonte de considerável desconforto para o paciente e é uma das causas mais comuns de tempo de internação hospitalar pós-operatório prolongado e de custos de hospitalização evitáveis. Como a nutrição enteral precoce está associada à diminuição da morbidade pós-operatória, *intervenções e estratégias destinadas a minimizarem o risco e a gravidade do íleo pós-operatório são essenciais para os pacientes em um ERP*. Quatro mecanismos principais contribuem para o íleo: reflexos inibitórios simpáticos, inflamação local iniciada pelo procedimento operatório, opioides sistêmicos administrados no intraoperatório e no pós-operatório e edema intestinal causado pela administração em excesso de fluido intravenoso. *As sondas nasogástricas, frequentemente inseridas após a cirurgia abdominal, não aceleram a recuperação da função intestinal e podem aumentar a morbidade pulmonar, aumentando o risco de aspiração. As sondas nasogástricas devem ser desencorajadas sempre que possível ou usadas apenas por um período muito curto, mesmo com cirurgia gastrintestinal.*

A analgesia multimodal com técnicas poupadoras de opioide encurta a duração do íleo pós-operatório ou pode preveni-lo completamente. Técnicas cirúrgicas minimamente invasivas estão associadas a menos estresse cirúrgico e inflamação do que os procedimentos abertos, resultando em um retorno mais rápido da função intestinal. Para procedimentos abdominais abertos, as infusões de anestésico local epidural torácica não apenas proporcionam analgesia superior, mas também aceleram a recuperação da função intestinal, suprimindo reflexos inibitórios da medula espinal simpática que promovem o desenvolvimento e a gravidade do íleo pós-operatório. A analgesia epidural não parece ter o mesmo impacto após procedimentos laparoscópicos. Laxativos como leite de magnésia e bisacodil reduzem a duração do íleo pós-operatório. Medicamentos procinéticos como a metoclopramida são ineficazes. A neostigmina aumenta o peristaltismo, mas também pode aumentar a incidência de NVPO.

Ao estimular os reflexos gastrintestinais (alimentação simulada), a goma de mascar pós-operatória tem sido proposta como uma intervenção segura e de baixo custo para acelerar a recuperação da função intestinal. No entanto, os resultados de um recente estudo multicêntrico randomizado controlado não apoiam a implementação de goma de mascar para melhorar os resultados pós-operatórios se for no contexto de um ERP. Os antagonistas periféricos dos receptores tipo μ opioides metilnaltrexona e alvimopan minimizam os efeitos adversos dos opioides na função intestinal sem antagonizar a analgesia opioide sistêmica devido à sua capacidade limitada de atravessar a barreira hematoencefálica. Em pacientes laparotomizados recebendo altas doses de analgesia com morfina intravenosa, o alvimopan diminui a duração do íleo pós-operatório em 16 a 18 horas, diminui a incidência de reinserção da sonda nasogástrica, encurta o tempo de internação hospitalar e reduz as taxas de reinternação hospitalar, especialmente em pacientes submetidos à ressecção intestinal. No entanto, a recuperação da função intestinal pós-operatória em tais pacientes tratados com alvimopan e analgesia sistêmica com morfina em altas doses permanece mais lenta do que a de pacientes que utilizam ERPs multimodais sem uso de opioides. Uma metanálise recente demonstrou que os benefícios do alvimopan são mais evidentes em pacientes submetidos à cirurgia aberta do que em pacientes submetidos à cirurgia minimamente invasiva e tratados com um ERP.

A administração excessiva de fluido perioperatório geralmente causa edema da mucosa intestinal e retarda o retorno pós-operatório da função intestinal. Como a fluidoterapia perioperatória em excesso ou exageradamente restrita aumenta a incidência e a gravidade do íleo pós-operatório, uma estratégia de administração de fluidos guiada por meta pode ser benéfica, especialmente em pacientes submetidos a longas cirurgias associadas a grandes deslocamentos de fluidos ou pacientes com alto risco de desenvolver complicações gastrintestinais pós-operatórias.

Questões relativas à implementação de programas de otimização da recuperação

O sucesso dos ERPs depende da capacidade e da vontade das partes interessadas da equipe perioperatória de alcançar um consenso interdisciplinar baseado em evidências. Muitos aspectos tradicionais dos cuidados perioperatórios, como o uso de drenos, restrições alimentares e de atividade, manejo excessivo ou exageradamente restritivo de fluidos e repouso no leito, não têm base de evidências. Essas medidas devem ser extensivamente examinadas e revisadas nos ERPs. O envolvimento do paciente e as expectativas do paciente e da família são aspectos fundamentalmente importantes, mas muitas vezes negligenciados desses programas. Novas técnicas cirúrgicas, como incisões transversas ou cirurgia minimamente invasiva, podem exigir que os cirurgiões adquiram e aperfeiçoem novas habilidades. Da mesma forma, a ênfase no bloqueio epidural torácico ou nos bloqueios de nervos periféricos, na modulação farmacológica da resposta do estresse neuroendócrino à cirurgia, na terapia hemodinâmica e de fluidos guiada por meta e no envolvimento integral de um SDA bem-organizado e gerenciado requer uma expansão substancial dos papéis tradicionais dos anestesiologistas e da equipe de cuidados anestésicos. A analgesia agressiva e o manejo dos sintomas, a deambulação precoce e a fisioterapia, a alimentação precoce e a remoção precoce ou a evitação total dos cateteres de drenagem urinária representam mudanças significativas nas formas tradicionais em que os pacientes pós-operatórios foram atendidos no passado. A implementação bem-sucedida de tais inovações requer uma equipe de enfermagem bem organizada, bem conduzida, altamente treinada e motivada.

Embora existam estudos publicados de ERPs bem-sucedidos, não existem protocolos "prontos para uso" com aplicação universal: diferenças locais em metas, conhecimentos, experiência, recursos e política influenciam marcadamente o desenvolvimento, a implementação e o gerenciamento de ERPs para cada instituição ou sistema de saúde. Todo ERP deve ser considerado um exercício contínuo de melhoria da qualidade. Cada família de procedimentos cirúrgicos semelhantes requer um protocolo ou uma diretriz clínica interdisciplinar padronizada, com contribuições especializadas de uma equipe com experiência em cuidar desses pacientes. Essa equipe interdisciplinar deve incluir representação da cirurgia, da anestesiologia, da enfermagem, da farmácia, da fisioterapia, da nutrição e da administração e deve ser responsável não apenas pela criação de cada protocolo clínico, mas também por monitorar continuamente sua eficácia e seu custo e por instituir modificações de protocolo relacionadas à melhoria contínua e ao *feedback* do provedor, conforme indicado pelos dados de desfecho (**Figura 48-5**).

O cuidado perioperatório ideal requer que o profissional da anestesia seja parte integrante da liderança e do gerenciamento da equipe de cuidados cirúrgicos perioperatórios. Os conjuntos de habilidades do anestesiologista e da equipe de cuidados anestésicos são essenciais para o sucesso dos ERPs e têm benefícios potenciais para a prestação de cuidados cirúrgicos em uma base global, desde o diagnóstico cirúrgico inicial, a avaliação pré-operatória e a preparação pré-cirúrgica até a recuperação pós-operatória e o retorno do paciente ao seu profissional de atenção primária. O conceito de unidade cirúrgica perioperatória representa um acúmulo de avanços resultantes de uma recuperação otimizada, rápida, minimamente invasiva e ambulatorial e de cuidados cirúrgicos em equipe interdisciplinar; e permite que variáveis relacionadas à qualidade e aos custos sejam analisadas e otimizadas a partir da perspectiva do paciente (p. ex., incidência e gravidade de complicações perioperatórias, tempo de internação hospitalar, taxa de reinternação hospitalar, retorno ao trabalho, retorno à quimioterapia). Ao otimizar essas muitas variáveis, a PSH contribui com uma experiência cirúrgica de maior valor para o paciente. Isso requer novos padrões para educação e treinamento clínico.

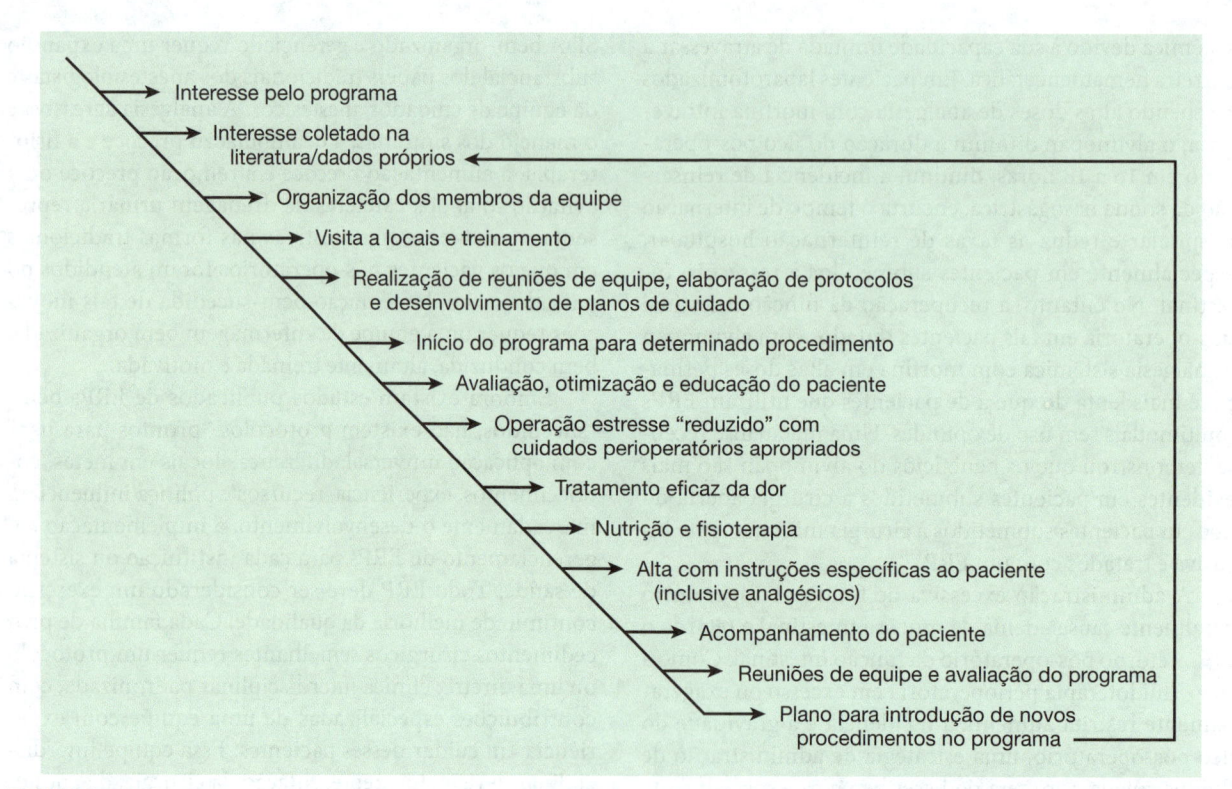

FIGURA 48-5 Processo passo a passo para iniciar e implementar um programa de otimização da recuperação. (Reproduzida com permissão de Kehlet H, Wilmore DW. Evidence-based surgical care and the evolution of fast-track surgery. *Ann Surg*. 2008 Aug;248(2):189-198.) Fonte: John F. Butterworth IV, David C. Mackey, John D. Wasnick: Morgan & Mikhail's Clinical Anesthesiology, 7. ed. Copyright © McGraw Hill. Todos os direitos reservados.

DIRETRIZES E DECLARAÇÕES DE CONSENSO

Bratzler DW, Dellinger EP, Olsen KM, et al. Clinical practice guidelines for antimicrobial prophylaxis in surgery. *Am J Health Syst Pharm*. 2013;70:195.

Enhanced Recovery Society Guidelines: https://erassociety.org/guidelines/list-of-guidelines/. Accessed June 1, 2021.

Holubar SD, Hedrick T, Gupta R, et al. American Society for Enhanced Recovery (ASER) and Perioperative Quality Initiative (POQI) joint consensus statement on prevention of postoperative infection within an enhanced recovery pathway for elective colorectal surgery. *Perioper Med (Lond)*. 2017;6:4.

McEvoy MD, Scott MJ, Gordon DB, et al. American Society for Enhanced Recovery (ASER) and Perioperative Quality Initiative (POQI) joint consensus statement on optimal analgesia within an enhanced recovery pathway for colorectal surgery: Part 1–from the preoperative period to PACU. *Perioper Med (Lond)*. 2017;6:8.

Moonesinghe SR, Grocott MPW, Bennett-Guerrero E, et al. American Society for Enhanced Recovery (ASER) and Perioperative Quality Initiative (POQI) joint consensus statement on measurement to maintain and improve quality of enhanced recovery pathways for elective colorectal surgery. *Perioper Med (Lond)*. 2017;6:6.

Scott MJ, McEvoy MD, Gordon DB, et al. American Society for Enhanced Recovery (ASER) and Perioperative Quality Initiative (POQI) joint consensus statement on optimal analgesia within an enhanced recovery pathway for colorectal surgery: Part 2–from PACU to the transition home. *Perioper Med (Lond)*. 2017;6:7.

Thiele RH, Raghunathan K, Brudney C, et al. American Society for Enhanced Recovery (ASER) and Perioperative Quality Initiative (POQI) joint consensus statement on perioperative fluid management within an enhanced recovery pathway for colorectal surgery. *Periop Med (Lond)*. 2016;5:24.

LEITURAS SUGERIDAS

Aarts M-A, Okrainec A, Glicksman A, et al. Adoption of enhanced recovery after surgery (ERAS) strategies for colorectal surgery at academic teaching hospitals and impact on total length of hospital stay. *Surg Endosc*. 2012;26:442.

Aldecoa C, Bettelli G, Bilotta F, et al. European Society of Anaesthesiology evidence-based and consensus-based guideline on postoperative delirium. *Eur J Anaesthesiol*. 2017;34:192.

Alhasashemi M, Hamad R, El-Kefraoui C, et al. The association of alvimopan treatment with postoperative outcomes after abdominal surgery: a systematic review across different surgical procedures and contexts of perioperative care. *Surgery*. 2021;169:934.

Alvis BD, Amsler RG, Leisy PJ, et al. Effects of an anesthesia perioperative surgical home for total knee and hip arthroplasty at a Veterans Affairs Hospital: a quality improvement before-and-after cohort study. *Can J Anaesth*. 2021;68:367.

Amir A, Jolin S, Amberg S, Nordstrom S. Implementation of Pecs I and Pecs II blocks as part of opioid-sparing approach to breast surgery. *Reg Anesth Pain Med*. 2016;41:544.

Baldini G. Perioperative smoking and alcohol cessation. In: Ljungqvist O, Nader F, Urman RD, eds. *Enhanced Recovery After Surgery*. Springer; 2020.

Beloeil H, Garot M, Lebuffe G, et al. Balanced opioid-free anesthesia with dexmedetomidine *versus* balanced anesthesia with remifentanil for major or intermediate noncardiac surgery: the Postoperative and Opioid-free Anesthesia (POFA) randomized clinical trial. *Anesthesiology*. 2021;134:541.

Carli F, Kehlet H, Baldini G, et al. Evidence basis for regional anesthesia in multidisciplinary fast-track surgical care pathways. *Reg Anesth Pain Med*. 2011;36:63.

Day AR, Smith RV, Scott MJ, et al. Randomized clinical trial investigating the stress response from two different methods of analgesia after laparoscopic colorectal surgery. *Br J Surg*. 2015;102:1473.

de Leede EM, van Leersum NJ, Kroon HM. Multicentre randomized clinical trial of the effect of chewing gum after abdominal surgery. *Br J Surg* 2018;105:820.

Fiore JF Jr, Castelino T, Pecorelli N, et al. Ensuring early mobilization within an enhanced recovery program for colorectal surgery: a randomized controlled trial. *Ann Surg*. 2016;666:223.

Foo I, Macfarlane AJR, Srivastava D, et al. The use of intravenous lidocaine for postoperative pain and recovery: international consensus statement on efficacy and safety. *Anaesthesia*. 2021;76:238.

Gillis C, Carli F. Promoting perioperative metabolic and nutritional care. *Anesthesiology*. 2015;123:1455.

Gómez-Izquierdo JC, Trainito A, Mirzakandov D, et al. Goal-directed fluid therapy does not reduce primary postoperative ileus after elective laparoscopic colorectal surgery: a randomized controlled trial. *Anesthesiology*. 2017;127:36.

Hamilton TW, Athanassoglou V, Mellon S, et al. Liposomal bupivacaine infiltration at the surgical site for the management of postoperative pain. *Cochrane Database Syst Rev*. 2017;(2):CD011419.

Hubner M, Blanc C, Roulin D, et al. Randomized clinical trial on epidural versus patient-controlled analgesia for laparoscopic colorectal surgery within an enhanced recovery pathway. *Ann Surg*. 2015;261:648.

Ji YD, Harris JA, Gibson LE, et al. The efficacy of liposomal bupivacaine for opioid and pain reduction: a systematic review of randomized clinical trials. *J Surg Res*. 2021;264:510.

Joshi GP, Kehlet H. Meta-analyses of gabapentinoids for pain management after knee arthroplasty: a caveat emptor? A narrative review. *Acta Anaesthesiol Scand*. 2021;65:865.

Kain ZN, Vakharia S, Garson L. The perioperative surgical home as a future perioperative practice model. *Anesth Analg*. 2014;118:1126.

Levy BF, Scott MJ, Fawcett W, et al. Randomized clinical trial of epidural, spinal or patient-controlled analgesia for patients undergoing laparoscopic colorectal surgery. *Br J Surg*. 2011;98:1068.

Ljungqvist O, Scott M, Fearon KC. Enhanced recovery after surgery: a review. *JAMA Surg*. 2017;152:292.

Miller TE, Roche AM, Mythen M. Fluid management and goal-directed therapy as an adjunct to enhanced recovery after surgery (ERAS). *Can J Anesthesia*. 2015;62:158.

Myles P, Bellomo R, Corcoran T et al. Restrictive versus liberal fluid therapy for major abdominal surgery. *N Engl J Med*. 2018;378:2263.

Nicklas J, Diener O, Leistenschneider M et al. Personalised haemodynamic management targeting baseline cardiac index in high-risk patients undergoing major abdominal surgery: a randomised single-centre clinical trial. *Br J Anaesth* 2020;125:122.

Odor PM, Bampoe S, Gilhooly D, Creagh-Brown B, Moonesinghe SR. Perioperative interventions for prevention of postoperative pulmonary complications: systematic review and meta-analysis. *BMJ*. 2020;368:m540.

Pecorelli N, Hershorn O, Baldini G, et al. Impact of adherence to care pathway interventions on recovery following bowel resection within an established enhanced recovery program. *Surg Endosc*. 2017;31:1760.

Shanthanna H, Ladha KS, Kehlet H, et al. Perioperative opioid administration. *Anesthesiology*. 2021;134:645.

Smith MD, McCall J, Plank L, et al. Preoperative carbohydrate treatment for enhancing recovery after elective surgery. *Cochrane Database Syst Rev*. 2014;(8): CD009161.

Terkawi AS, Mavridis D, Sessler DI, et al. Pain management modalities after total knee arthroplasty: a network meta-analysis of 170 randomized controlled trials. *Anesthesiology*. 2017;126:923.

Wetterslev J, Meyhoff CS, Jørgensen LN, Gluud C, Lindschou J, Rasmussen LS. The effects of high perioperative inspiratory oxygen fraction for adult surgical patients. *Cochrane Database Syst Rev*. 2015;2015: CD008884.

Ziemann-Gimmel P, Goldfarb AA, Koppman J, et al. Opioid-free total intravenous anaesthesia reduces postoperative nausea and vomiting in bariatric surgery beyond triple prophylaxis. *Br J Anaesth*. 2014;112:906.

SEÇÃO V — Medicina perioperatória e intensiva

CAPÍTULO 49

Manejo de pacientes com distúrbios hidreletrolíticos

CONCEITOS-CHAVE

1. A pressão osmótica geralmente depende apenas do número de partículas de soluto não difusíveis. Isso ocorre porque a energia cinética média das partículas em solução é semelhante, independentemente de sua massa.

2. O potássio é o determinante mais importante da pressão osmótica intracelular, enquanto o sódio é o determinante mais importante da pressão osmótica extracelular.

3. A troca de líquidos entre os espaços intracelular e intersticial é regida pelas forças osmóticas criadas pelas diferenças nas concentrações de solutos não difusíveis.

4. As manifestações graves de hiponatremia geralmente estão associadas a concentrações plasmáticas de sódio inferiores a 120 mEq/L.

5. A correção excessivamente rápida da hiponatremia tem sido associada a lesões desmielinizantes na ponte (*mielinólise pontina central*) e mais geralmente em estruturas do sistema nervoso central tanto pontinas quanto extrapontinas (*síndrome da desmielinização osmótica*), resultando em sequelas neurológicas temporárias e permanentes.

6. Um grande risco do aumento do volume extracelular é o comprometimento da troca de gases causado por edema intersticial pulmonar, edema alveolar ou acúmulos significativos de líquido pleural ou ascítico.

7. A reposição intravenosa de cloreto de potássio é, em geral, reservada para pacientes com manifestações cardíacas significativas ou fraqueza muscular grave ou para aqueles que estejam em risco de desenvolvê-las. O objetivo da terapia intravenosa é remover o paciente do perigo imediato, não corrigir todo o déficit de potássio.

8. Devido ao seu potencial letal, a hipercalemia acima de 6 mEq/L deve sempre ser corrigida.

9. A hipercalcemia sintomática requer tratamento rápido. O tratamento inicial mais eficaz é a reidratação seguida de diurese rápida (débito urinário de 200-300 mL/h) usando uma infusão intravenosa de solução salina e um diurético de alça para acelerar a excreção de cálcio.

10. A hipocalcemia sintomática é uma emergência médica e deve ser tratada imediatamente com cloreto de cálcio intravenoso (3-5 mL de uma solução a 10%) ou gluconato de cálcio (10-20 mL de uma solução a 10%).

11. Alguns pacientes com hipofosfatemia grave podem precisar de ventilação mecânica no pós-operatório devido à fraqueza muscular.

12. A hipermagnesemia grave pode provocar paradas respiratória e cardíaca.

13. A hipomagnesemia isolada deve ser corrigida antes de procedimentos eletivos devido ao seu potencial de causar arritmias cardíacas.

Distúrbios hidreletrolíticos são comuns no período perioperatório. Além disso, volumes significativos de líquidos intravenosos e hemocomponentes geralmente são necessários para corrigir déficits de líquidos e compensar a perda sanguínea durante a cirurgia. Distúrbios importantes no equilíbrio hidreletrolítico podem alterar rapidamente as funções cardiovascular, neurológica e neuromuscular, portanto, os anestesiologistas devem ter uma compreensão clara da fisiologia normal de água e eletrólitos. Este capítulo examina os compartimentos de líquidos do corpo e os desequilíbrios comuns de água e eletrólitos, seu tratamento e as implicações anestésicas. Os distúrbios do equilíbrio ácido-base e a terapia intravenosa com fluidos e sangue são discutidos nos Capítulos 50 e 51.

Nomenclatura das soluções

O sistema de unidades internacionais (SI) ainda não obteve aceitação universal na prática clínica, e muitas expressões mais antigas de concentração ainda são comuns. Assim, por exemplo, a quantidade de um soluto em uma solução pode ser expressa em gramas, moles ou equivalentes. Para complicar ainda mais, a concentração de uma solução pode ser expressa tanto como a quantidade de soluto por volume de solução quanto como a quantidade de soluto por peso do solvente.

MOLARIDADE, MOLALIDADE E EQUIVALÊNCIA

Um *mol* de uma substância representa $6{,}02 \times 10^{23}$ moléculas. A *molaridade* é a unidade padrão SI de concentração que expressa o número de moles de soluto por *litro de solução* (mol/L, ou M). A *molalidade* é um termo alternativo que expressa os moles de soluto por *quilograma de solvente*. A equivalência também é normalmente usada para substâncias que ionizam: o número de equivalentes de um íon em solução é o número de moles multiplicado por sua carga (valência). Portanto, uma solução 1 M de $MgCl_2$ produz 2 equivalentes de magnésio por litro e 2 equivalentes de cloreto por litro.

OSMOLARIDADE, OSMOLALIDADE E TONICIDADE

A *osmose* é o movimento líquido de água através de uma membrana semipermeável, como resultado da diferença nas concentrações de solutos não difusíveis através da membrana. A *pressão osmótica* é a pressão que deve ser aplicada ao lado com mais soluto a fim de evitar o movimento líquido de água pela membrana e diluir o soluto.

1 A pressão osmótica geralmente depende apenas do número de partículas de soluto não difusíveis. Isso ocorre porque a energia cinética média das partículas em solução é semelhante, independentemente de sua massa. Um *osmol* (Osm) equivale a 1 mol de substâncias não dissociáveis. No caso de substâncias que ionizam, cada mol resulta em *n* Osm, em que *n* é o número de espécies iônicas produzidas. Portanto, 1 mol de uma substância altamente ionizada, como NaCl, dissolvida em solução, deve produzir 2 Osm; na realidade, a interação iônica entre o cátion e o ânion reduz a atividade efetiva de cada um, de modo que o NaCl se comporta como se estivesse apenas 75% ionizado. Uma diferença de 1 mOsm/L entre duas soluções resulta em uma pressão osmótica de 19,3 mmHg. A osmolaridade de uma solução é equivalente ao número de osmoles por *litro* de solução, enquanto a osmolalidade é equivalente ao número de osmoles por *quilograma* de solvente. A *tonicidade*, um termo frequentemente usado de forma intercambiável com osmolaridade e osmolalidade, refere-se ao efeito que uma solução tem sobre o volume celular. Uma solução *isotônica* não tem efeito sobre o volume celular, enquanto soluções *hipotônicas* e *hipertônicas* aumentam e diminuem o volume celular, respectivamente.

Compartimentos de líquidos

A água corporal é distribuída entre dois principais compartimentos de líquidos, separados por membranas celulares: o líquido intracelular (LIC) e o líquido extracelular (LEC). Este último pode ser subdividido em compartimentos intravascular e intersticial. O interstício inclui todo o líquido que está fora das células e fora do endotélio vascular. As contribuições relativas de cada compartimento para o total de água corporal (TAC) e o peso corporal são delineadas na **Tabela 49-1**.

O volume de líquido (água) em cada compartimento é determinado por sua composição de solutos e concentrações (**Tabela 49-2**). As diferenças nas concentrações de solutos são em grande parte devido às características das barreiras físicas que separam os compartimentos. *As forças osmóticas criadas pelos solutos "presos" regem a distribuição de água entre os compartimentos e, por fim, o volume de cada compartimento.*

LÍQUIDO INTRACELULAR

A membrana externa das células desempenha um papel importante na regulação do volume e da composição intracelular. Uma bomba dependente de trifosfato de adenosina (ATP, do inglês *adenosine triphosphate*) na membrana troca Na^+ por K^+ em uma proporção de 3:2. Como

TABELA 49-1 Compartimentos de líquidos corporais (com base em um homem médio de 70 kg)

Compartimento	Líquidos como porcentagem do peso corporal (%)	Total de água corporal (%)	Volume de líquido (L)
Intracelular	40	67	28
Extracelular			
Intersticial	15	25	10,5
Intravascular	5	8	3,5
Total	60	100	42

TABELA 49-2 A composição dos compartimentos de líquidos

	Peso molecular (g)	Intracelular (mEq/L)	Extracelular	
			Intravascular (mEq/L)	Intersticial (mEq/L)
Sódio	23,0	10	145	142
Potássio	39,1	140	4	4
Cálcio	40,1	<1	3	3
Magnésio	24,3	50	2	2
Cloreto	35,5	4	105	110
Bicarbonato	61,0	10	24	28
Fósforo	31,0[1]	75	2	2
Proteína (g/dL)		16	7	2

[1]PO_4^{3-} é 95 g.

as membranas celulares são relativamente impermeáveis aos íons de sódio e, em menor grau, aos íons de potássio, o potássio é concentrado intracelularmente, enquanto o sódio é concentrado extracelularmente. Como resultado, **o potássio é o determinante mais importante da pressão osmótica intracelular, enquanto o sódio é o determinante mais importante da pressão osmótica extracelular.**

A impermeabilidade das membranas celulares à maioria das proteínas resulta em alta concentração intracelular de proteínas. Como as proteínas atuam como solutos não difusíveis (ânions), a relação desigual de troca de 3 Na^+ por 2 K^+ pela bomba de membrana celular é crítica para prevenir a hiperosmolaridade intracelular relativa. A interferência na atividade da Na^+-K^+-ATPase, como ocorre durante a isquemia ou hipóxia, resulta no inchaço progressivo das células.

LÍQUIDO EXTRACELULAR

A principal função do LEC é fornecer um meio para suprir as células de nutrientes e eletrólitos e para a remoção de produtos celulares residuais. A manutenção do volume extracelular normal, especialmente o componente circulante (volume intravascular), é crítica. Pelas razões descritas anteriormente, o sódio é quantitativamente o mais importante cátion extracelular e o principal determinante da pressão osmótica e do volume extracelular. *Alterações no volume do LEC, portanto, estão relacionadas às alterações no conteúdo total de sódio no corpo.* Este último é uma função de ingestão de sódio, excreção renal de sódio e perdas de sódio extrarrenais (ver a discussão posterior).

Líquido intersticial

Muito pouco líquido intersticial está normalmente na forma de líquido livre. A maior parte da água intersticial está em associação química com proteoglicanos extracelulares, formando um gel. A pressão do líquido intersticial é geralmente negativa (cerca de –5 mmHg). Aumentos no volume extracelular são normalmente refletidos proporcionalmente no volume intravascular e intersticial. No entanto, à medida que o volume do líquido intersticial aumenta progressivamente, a pressão intersticial também aumenta e eventualmente se torna positiva. Quando isso ocorre, o líquido livre na matriz de gel intersticial aumenta rapidamente, e o resultado é uma expansão apenas do compartimento de líquido intersticial (**Figura 49-1**). Dessa forma, o compartimento intersticial atua como um reservatório de transbordamento para o compartimento intravascular, como observado clinicamente no edema tecidual.

Como apenas pequenas quantidades de proteínas plasmáticas normalmente conseguem atravessar as fendas capilares, o teor proteico do líquido intersticial é relativamente baixo (2 g/dL). As proteínas que entram no espaço intersticial são devolvidas ao sistema vascular por meio do sistema linfático.

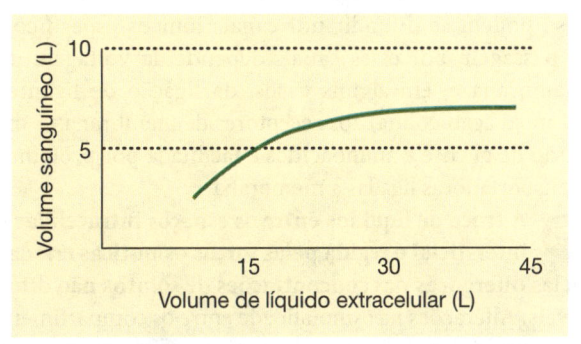

FIGURA 49-1 A relação entre o volume sanguíneo e o volume de líquido extracelular. (Modificada com permissão de Guyton AC. *Textbook of Medical Physiology*, 7ª ed. Filadélfia, PA: WB Saunders; 1986.)

Líquido intravascular

O líquido intravascular, normalmente referido como *plasma*, é restrito ao espaço intravascular pelo endotélio vascular. A maioria dos eletrólitos (pequenos íons) passa livremente entre o plasma e o interstício, resultando em composição eletrolítica quase idêntica. No entanto, as junções intercelulares estreitas entre células endoteliais adjacentes impedem a passagem de proteínas plasmáticas para fora do compartimento intravascular. Como resultado, as proteínas plasmáticas (principalmente albumina) são os únicos solutos osmoticamente ativos no líquido não trocados normalmente entre o plasma e o líquido intersticial.

TROCA ENTRE OS COMPARTIMENTOS DE LÍQUIDOS

A *difusão* é causada pelo movimento aleatório das moléculas devido à sua energia cinética e é responsável pela maioria das trocas de líquidos e solutos entre os compartimentos. A taxa de difusão de uma substância através de uma membrana depende (1) de sua permeabilidade através da membrana; (2) da diferença de concentração dessa substância entre os dois lados; (3) da diferença de pressão entre os lados, pois a pressão confere maior energia cinética; e (4) do potencial elétrico através da membrana para substâncias carregadas.

Difusão através de membranas celulares

A difusão entre o líquido intersticial e o LIC pode ocorrer por um dos vários mecanismos: (1) diretamente através da bicamada lipídica da membrana celular, (2) por meio de canais iônicos dentro da membrana, ou (3) por ligação reversível a uma proteína transportadora que pode atravessar a membrana (*difusão facilitada*). O oxigênio, o dióxido de carbono (CO_2), água e moléculas solúveis em lipídeos penetram diretamente na membrana celular. Cátions como Na^+, K^+ e Ca_2^+ penetram mal na membrana lipídica e só podem se difundir por canais iônicos específicos. A passagem por esses canais depende da voltagem da membrana e, em alguns casos, da ligação de ligantes (como a acetilcolina) aos receptores de membrana. A difusão de glicose e aminoácidos é facilitada por proteínas transportadoras ligadas à membrana.

3 A troca de líquidos entre os espaços intracelular e intersticial é regida pelas forças osmóticas criadas pelas diferenças nas concentrações de solutos não difusíveis. Alterações na osmolalidade entre os compartimentos intracelular e intersticial resultam em um movimento líquido da água do compartimento relativamente hipo-osmolar para o compartimento relativamente hiperosmolar.

Difusão pelo endotélio capilar

As paredes capilares têm geralmente 0,5 μm de espessura e consistem em uma única camada de células endoteliais com sua membrana basal. As fendas intercelulares, de 6 a 7 nm de largura, separam cada célula de suas vizinhas. Oxigênio, CO_2, água e substâncias lipossolúveis podem penetrar diretamente por ambos os lados da membrana celular endotelial. Somente substâncias solúveis em água e de baixo peso molecular, como sódio, cloreto, potássio e glicose, atravessam facilmente as fendas intercelulares. Substâncias de alto peso molecular, como proteínas plasmáticas, penetram mal as fendas endoteliais, com exceção do fígado e dos pulmões, onde as fendas são maiores.

A troca de líquidos através das paredes capilares difere da troca através das membranas celulares pelo fato de ser regida por diferenças de pressões hidrostáticas, bem como por forças osmóticas (**Figura 49-2**). Essas forças são operantes em ambos os extremos arteriais e venosos dos capilares, com uma tendência para que o líquido saia dos capilares no extremo arterial e volte para os capilares no extremo venoso. Além disso, a magnitude dessas forças difere entre os vários leitos teciduais. A pressão capilar arterial é determinada pelo tônus do esfíncter pré-capilar. Portanto, os capilares que requerem alta pressão, como os glomérulos, têm baixo tônus do esfíncter pré-capilar, enquanto os capilares musculares, normalmente de baixa pressão, têm alto tônus do esfíncter pré-capilar. Normalmente, todo o volume, exceto 10% do líquido filtrado, é reabsorvido de volta aos capilares. O que não é reabsorvido (cerca de 2 mL/min) entra no líquido intersticial e é então devolvido ao compartimento intravascular pelo líquido linfático.

Distúrbios do equilíbrio hídrico

O corpo humano, ao nascer, é composto por cerca de 75% de água em peso. Com 1 mês, esse valor diminui para 65% e, na idade adulta, aumenta para 60% nos homens e 50% nas mulheres. O maior teor de gordura nas mulheres diminui o teor de água. Por esse mesmo motivo, a obesidade e a idade avançada diminuem ainda mais o teor de água.

EQUILÍBRIO NORMAL DE ÁGUA

A ingestão diária normal de água em um adulto é em média de 2.500 mL, incluindo aproximadamente 300 mL como subproduto do metabolismo dos substratos energéticos. A perda diária de água é em média de 2.500 mL e é em geral composta por 1.500 mL de urina, 400 mL de

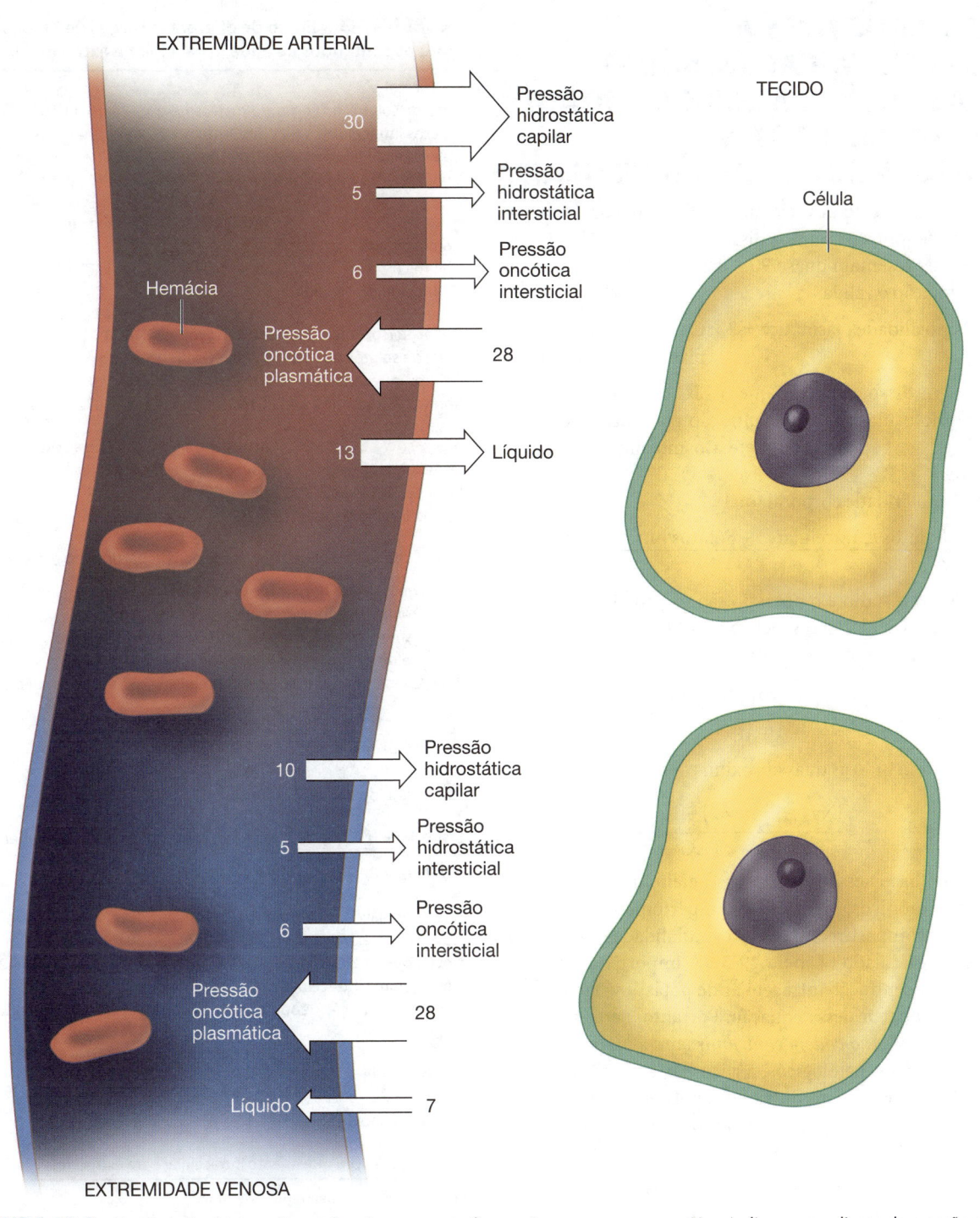

FIGURA 49-2 Troca de líquidos capilares. Os números nesta figura são expressos em mmHg e indicam o gradiente de pressão para as respectivas pressões. "Líquido" refere-se à pressão resultante em cada extremidade do capilar (i.e., 13 mmHg na extremidade arterial e 7 mmHg na extremidade venosa do capilar).

evaporação no trato respiratório, 400 mL de evaporação na pele, 100 mL de suor e 100 mL de fezes. A perda evaporativa é muito importante na termorregulação, pois esse mecanismo normalmente representa de 20 a 25% da perda de calor.

As osmolalidades tanto do LIC como do LEC são rigidamente reguladas para manterem o teor normal de água nos tecidos. Alterações no teor de água e no volume celular podem induzir uma disfunção significativa, especialmente no encéfalo (ver a discussão posterior).

RELAÇÃO ENTRE A CONCENTRAÇÃO DE SÓDIO PLASMÁTICO, A OSMOLALIDADE EXTRACELULAR E A OSMOLALIDADE INTRACELULAR

A osmolalidade do LEC é equivalente à soma das concentrações de todos os solutos dissolvidos. Como Na^+ e seus ânions representam quase 90% desses solutos, a seguinte aproximação é válida:

$$\text{Osmolalidade plasmática} = 2 \times \text{Concentração plasmática de sódio}$$

Além disso, uma vez que o LIC e o LEC estão em equilíbrio osmótico, a concentração plasmática de sódio $[Na^+]_{plasmático}$ geralmente reflete a osmolalidade total do corpo:

$$\text{Osmolaridade corporal total} = \frac{\text{Solutos extracelulares} + \text{Solutos intracelulares}}{\text{TAC}}$$

Como o sódio e o potássio são os principais solutos intra e extracelulares, respectivamente:

$$\text{Osmolaridade corporal total} = \frac{(Na^+_{extracelular} \times 2) + (K^+_{intracelular} \times 2)}{\text{TAC}}$$

Combinando as duas aproximações:

$$[Na^+]_{plasma} \approx \frac{(Na^+_{extracelular} \times 2) + (K^+_{intracelular} \times 2)}{\text{TAC}}$$

Com base nesses princípios, o efeito de cargas de líquidos isotônicos, hipotônicos e hipertônicos no teor de água do compartimento e na osmolalidade plasmática pode ser calculado (Tabela 49-3). A importância potencial da concentração intracelular de potássio é facilmente aparente a partir dessa equação. Portanto, *perdas significativas de potássio podem contribuir para a hiponatremia*.

Em estados patológicos, a glicose e, em muito menor medida, a ureia podem contribuir significativamente para a osmolalidade extracelular. Uma aproximação mais precisa da osmolalidade plasmática é dada pela seguinte equação:

$$\text{Osmolalidade plasmática (mOsm/kg)} = [Na^+] \times 2 + \frac{\text{BUN}}{2,8} + \frac{\text{Glicose}}{18}$$

em que $[Na^+]$ é expresso como mEq/L; e o nitrogênio ureico no sangue (BUN, do inglês *blood urea nitrogen*) e a glicose, em mg/dL. A ureia é um osmólito ineficaz porque permeia facilmente as membranas celulares e, portanto, é frequentemente omitida deste cálculo:

$$\text{Osmolalidade plasmática efetiva} = [Na^+] \times 2 + \frac{\text{Glicose}}{18}$$

TABELA 49-3 Efeito de diferentes cargas de fluidos sobre os conteúdos de água intracelular e extracelular[1]

A. Normal
Total de solutos no corpo = 280 mOsm/kg × 42 kg = 11.760 mOsm
Solutos intracelulares = 280 mOsm/kg × 25 kg = 7.000 mOsm
Solutos extracelulares = 280 mOsm/kg × 17 kg = 4.760 mOsm
Concentração de sódio extracelular = 280 ÷ 2 = 140 mEq/L

	Intracelular	Extracelular
Osmolalidade		
Volume (L)	25	17
Ganho líquido de água	0	0

B. Carga isotônica: 2 L de soro isotônico (NaCl)
Total de solutos no corpo = 280 mOsm/kg × 44 kg = 12.320 mOsm
Solutos intracelulares = 280 mOsm/kg × 25 kg = 7.000 mOsm
Solutos extracelulares = 280 mOsm/kg × 19 kg = 5.320 mOsm

	Intracelular	Extracelular
Osmolalidade	280	280
Volume (L)	25	19
Ganho líquido de água	0	2

Efeito líquido: O líquido permanece no compartimento extracelular.

C. Carga de água livre (hipotônica): 2 L de água
Novo volume corporal de água = 42 + 2 = 44 kg
Nova osmolalidade corporal = 11.760 mOsm ÷ 44 kg = 267 mOsm/kg
Novo volume intracelular = 7.000 mOsm ÷ 267 mOsm/kg = 26,2 kg
Nova concentração de sódio extracelular = 267 ÷ 2 = 133 mEq/L

	Intracelular	Extracelular
Osmolalidade	267,0	267,0
Volume (L)	26,2	17,8
Ganho líquido de água	+1,2	+0,8

Efeito líquido: O líquido se distribui entre ambos os compartimentos.

D. Carga hipertônica: 600 mEq de NaCl (sem água)
Total de solutos no corpo = 11.760 + 600 = 12.360 mOsm/kg
Nova osmolalidade corporal = 12.360 mOsm/kg ÷ 42 kg = 294 mOsm
Novo soluto extracelular = 600 + 4.760 = 5.360 mOsm
Novo volume extracelular = 5.360 mOsm ÷ 294 mOsm/kg = 18,2 kg
Novo volume intracelular = 42 − 18,2 = 23,8 kg
Nova concentração de sódio extracelular = 294 ÷ 2 = 147 mEq/L

	Intracelular	Extracelular
Osmolalidade	294,0	294,0
Volume (L)	23,8	18,2
Ganho líquido de água	−1,2	+1,2

Efeito líquido: Um movimento intracelular para extracelular de água.

[1]Com base em um homem adulto de 70 kg.

A osmolalidade plasmática normal varia entre 280 e 290 mOsm/L. A concentração plasmática de sódio diminui aproximadamente 1 mEq/L para cada aumento de 62 mg/dL na concentração de glicose. Uma discrepância entre a osmolalidade medida e calculada é referida como um *intervalo osmolar*. Intervalos osmolares significativos podem indicar uma alta concentração de uma molécula anormal osmoticamente ativa no plasma, como etanol, manitol, metanol, etilenoglicol ou álcool isopropílico. Intervalos osmolares também podem ser observados em pacientes com doença renal crônica (atribuídos à retenção de pequenos solutos), pacientes com cetoacidose (como resultado de alta concentração de corpos cetônicos) e aqueles que recebem quantidades significativas de glicina (como durante ressecção transuretral da próstata). Por fim, intervalos osmolares também podem estar presentes em pacientes com hiperlipidemia ou hiperproteinemia acentuadas.

Nessas circunstâncias, a parte proteica ou lipídica do plasma contribui significativamente para o volume plasmático; embora o [Na^+] plasmático seja reduzido, o [Na^+] na fase aquosa do plasma (osmolalidade verdadeira do plasma) permanece normal. A fase aquosa do plasma normalmente corresponde a apenas 93% do seu volume; os 7% restantes consistem em lipídeos e proteínas plasmáticas.

CONTROLE DA OSMOLALIDADE PLASMÁTICA

A osmolalidade plasmática é controlada rigorosamente pelo hipotálamo, que controla tanto a secreção do hormônio antidiurético (ADH) quanto o mecanismo da sede. Portanto, a osmolalidade plasmática é mantida dentro de limites relativamente estreitos por meio do controle tanto da ingestão quanto da excreção de água.

Secreção do hormônio antidiurético

Neurônios especializados no hipotálamo são sensíveis a alterações na osmolalidade extracelular. Quando a osmolalidade do LEC aumenta, essas células encolhem e causam a liberação de ADH da neuro-hipófise. O ADH aumenta acentuadamente a reabsorção de água nos ductos coletores renais (ver Capítulo 30), o que reduz a osmolalidade plasmática de volta ao normal. Por outro lado, uma diminuição na osmolalidade extracelular faz os osmorreceptores incharem e inibirem a liberação de ADH. A diminuição da secreção de ADH permite a diurese de água, o que aumenta a osmolalidade para o normal. O pico de diurese ocorre uma vez que o ADH circulante é metabolizado (90-120 min). Com a supressão completa da secreção de ADH, os rins podem excretar até 10 a 20 L de água por dia.

Liberação não osmótica do hormônio antidiurético

Os barorreceptores carotídeos (receptores de volume), bem como os receptores de volume de baixa pressão nos átrios, nas veias cavas e artérias pulmonares, também influenciam a liberação de ADH. Uma queda na tensão da parede resulta em aumento reflexo da secreção de ADH pela neuro-hipófise. Não apenas um aumento da tensão desses receptores suprime a secreção de ADH, como também o aumento do estiramento do receptor de volume atrial eleva a secreção do *peptídeo natriurético atrial* (PNA; ver a discussão posterior), que promove a excreção renal de sódio e água. A atividade simpática elevada associada a condições como dor, estresse emocional e hipóxia também promove a liberação de ADH.

Sede

A ativação dos osmorreceptores nos neurônios da área pré-óptica lateral do hipotálamo por aumentos na osmolalidade do LEC induz a sede, estimulando o indivíduo a beber água. Por outro lado, a hipo-osmolalidade suprime a sede. *A sede é o principal mecanismo de defesa contra a hiperosmolalidade e a hipernatremia*, pois é o único mecanismo que aumenta a ingestão de água.

HIPEROSMOLALIDADE E HIPERNATREMIA

A hiperosmolalidade ocorre sempre que a quantidade total de solutos do corpo aumenta em relação ao total de água corporal e geralmente, mas nem sempre, está associada à hipernatremia ([Na^+] > 145 mEq/L). A hiperosmolalidade sem hipernatremia pode ser observada durante uma hiperglicemia acentuada ou após o acúmulo de substâncias osmoticamente ativas anormais no plasma (ver a discussão anterior). Nesses dois últimos casos, a concentração plasmática de sódio pode realmente diminuir à medida que a água é retirada do compartimento intracelular para o extracelular. Para cada aumento de 100 mg/dL na concentração plasmática de glicose, a concentração plasmática de sódio diminui aproximadamente 1,6 mEq/L.

Os pacientes hipernatrêmicos podem estar hipovolêmicos, euvolêmicos ou hipervolêmicos (Tabela 49-4). No entanto, *a hipernatremia é quase sempre o resultado de uma perda de água em excesso em relação ao sódio (perda de líquido hipotônico) ou da retenção de grandes quantidades de sódio*. Mesmo quando a capacidade de concentração renal está comprometida, a sede é normalmente muito eficaz na prevenção da hipernatremia. A hipernatremia é, portanto, observada com maior frequência em pacientes debilitados que são incapazes de beber, nos muito idosos, nos muito jovens e em pacientes com estado mental alterado. Uma quantidade considerável do sódio total do corpo é armazenada na pele, no osso e na cartilagem, que servem como um reservatório para o restante do corpo, e pacientes com disnatremias podem ter um conteúdo total de sódio corporal baixo, normal ou alto (Figura 49-3).

Hipernatremia e baixo conteúdo total de sódio corporal

Os pacientes com essa condição perderam tanto sódio quanto água; no entanto, a perda de água é relativamente maior do que a perda de sódio. As perdas hipotônicas podem ser renais (diurese osmótica) ou extrarrenais (diarreia ou sudorese). Em qualquer caso, os pacientes geralmente apresentam sinais de hipovolemia (ver Capítulo 51). A concentração de sódio urinário costuma ser superior a 20 mEq/L com perdas renais e inferior a 10 mEq/L com perdas extrarrenais.

Hipernatremia e conteúdo total de sódio corporal

Este grupo de pacientes geralmente apresenta sinais de perda de água sem hipovolemia evidente, a menos que a perda de água seja maciça. O conteúdo total de sódio corporal geralmente é normal. Perdas quase puras de água podem ocorrer por meio da pele, do trato respiratório ou dos rins. Ocasionalmente, observa-se hipernatremia transitória com o movimento de água para dentro das células após exercício, convulsões ou rabdomiólise. *A causa mais comum de hipernatremia em pacientes conscientes com conteúdo total normal de sódio no corpo é o diabetes insípido*. O diabetes insípido (DI) é caracterizado por um comprometimento acentuado na capacidade de concentração renal, que se deve a uma diminuição na secreção de ADH (*DI central*) ou a uma falha dos túbulos renais em responder normalmente ao ADH circulante (*DI nefrogênico*). Raramente, a *hipernatremia essencial* é observada em pacientes com distúrbios do sistema nervoso central. Esses pacientes parecem ter osmorreceptores "reajustados" que atuam em uma osmolalidade basal mais alta.

TABELA 49-4 Diagnóstico diferencial da hipernatremia

Hipernatremia hipovolêmica
- Perda de fluidos corporais (p. ex., queimaduras, sudorese)
- Uso de diuréticos
- Perda gastrintestinal (p. ex., vômitos, diarreia, fístulas)
- Lesão térmica
- Diurese osmótica (p. ex., coma hiperomolar não cetótico, alimentação enteral)
- Diurese pós-obstrutiva

Hipernatremia euvolêmica
- Diabetes insípido central
- Diabetes insípido nefrogênico
- Febre
- Hiperventilação/ventilação mecânica
- Hipodipsia
- Medicamentos (p. ex., anfotericina, aminoglicosídeos, lítio, fenitoína)
- Doença falciforme
- Tumores suprasselares e infrasselares

Hipernatremia hipervolêmica
- Síndrome de Cushing
- Hemodiálise
- Hiperaldosteronismo
- Iatrogênico (p. ex., ingestão de comprimidos de sal ou água salgada, infusões de soro fisiológico, enemas de solução salina, bicarbonato intravenoso, alimentação enteral)

Dados de Braun MM, Barstow CH, Pyzocha NJ. *Diagnosis and management of sodium disorders: Hyponatremia and hypernatremia. Am Fam Phys*. 1 de março de 2015;91(5):299-307.

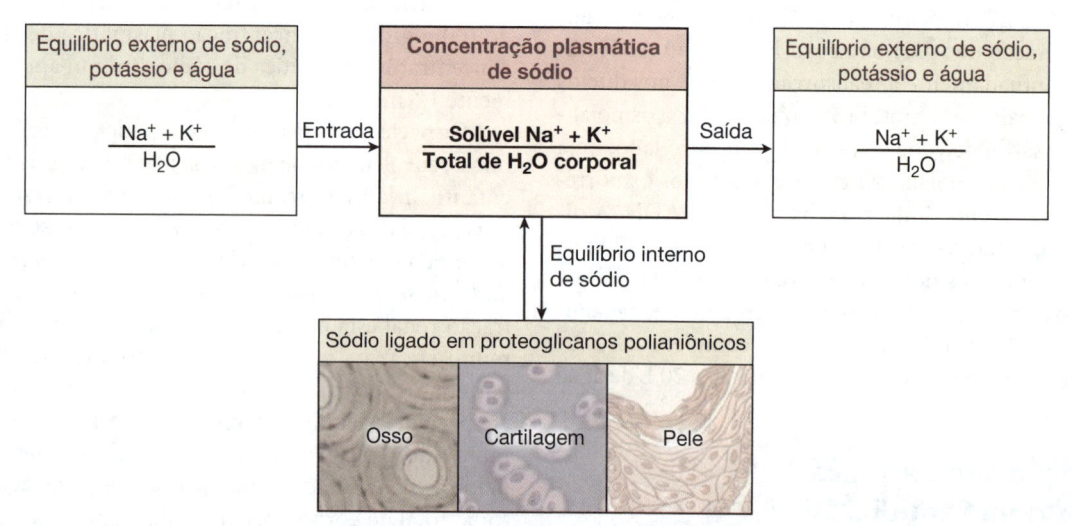

FIGURA 49-3 Equilíbrio de solutos e água e concentração plasmática de sódio. A concentração plasmática de sódio é determinada de acordo com a relação entre sódio e potássio e o total de água no corpo. Essa concentração é alterada pelo equilíbrio líquido de entrada/saída externa de sódio, potássio e água, e pelas trocas internas entre o sódio livre em solução e o sódio ligado a proteoglicanos polianiônicos em ossos, cartilagens e pele. (Reproduzida com permissão de Sterns RH. *Disorders of plasma sodium–Causes, consequences, and correction. N Engl J Med*. 1 de janeiro de 2015;372(1):55-65.)

A. Diabetes insípido central

Lesões na hipófise ou no hipotálamo frequentemente produzem DI. O DI costuma se desenvolver com morte cerebral. O DI transitório também é observado com frequência após procedimentos neurocirúrgicos e traumas cranioencefálicos. O diagnóstico é sugerido por um histórico de polidipsia, poliúria (geralmente > 6 L/dia) e ausência de hiperglicemia. No cenário perioperatório, o diagnóstico de DI é sugerido por poliúria acentuada sem glicosúria e uma osmolalidade urinária menor do que a osmolalidade plasmática. A ausência de sede em indivíduos inconscientes leva a perdas acentuadas de água e pode produzir hipovolemia rapidamente. O diagnóstico de DI central é confirmado pelo aumento da osmolalidade urinária após a administração de ADH exógeno. A vasopressina aquosa (5-10 unidades subcutâneas ou intramusculares a cada 4-6 h) é o tratamento de escolha para o DI central agudo. A vasopressina em óleo (0,3 mL intramuscular por dia) é mais duradoura, mas mais propensa a causar intoxicação hídrica. Desmopressina (DDAVP), um análogo sintético do ADH com duração de ação de 12 a 24 horas, está disponível como preparação intranasal (10-40 µg/dia, seja em dose única diária ou dividida em duas doses) que pode ser usada tanto em ambientes ambulatoriais quanto perioperatórios.

B. Diabetes insípido nefrogênico

O DI nefrogênico pode ser congênito, no entanto, é, com maior frequência, secundário a outras doenças, incluindo doença renal crônica, hipocalemia, hipercalcemia, doença falciforme e hiperproteinemia. O DI nefrogênico também pode ser secundário aos efeitos colaterais de alguns fármacos (anfotericina B, lítio, demeclociclina, ifosfamida, manitol). A secreção de ADH no DI nefrogênico é normal; no entanto, os rins não respondem ao ADH, e a capacidade de concentração urinária é, portanto, comprometida. O diagnóstico é confirmado pela incapacidade dos rins de produzirem urina hipertônica após a administração de ADH exógeno. O tratamento é geralmente direcionado à doença subjacente e a garantir uma ingestão adequada de líquidos. A depleção de volume por um diurético tiazídico pode paradoxalmente diminuir o débito urinário, reduzindo o fornecimento de água aos ductos coletores. A restrição de sódio e proteínas também pode reduzir o débito urinário.

Hipernatremia e alto conteúdo total de sódio corporal

Essa condição é mais frequente em pacientes que recebem grandes quantidades de soluções salinas hipertônicas (3% de NaCl ou 7,5% de $NaHCO_3$). Pacientes com hiperaldosteronismo primário e síndrome de Cushing também podem apresentar elevações na concentração sérica de sódio, juntamente com sinais de retenção de sódio.

Manifestações clínicas da hipernatremia

As manifestações neurológicas são predominantes em pacientes com hipernatremia sintomática, e inquietação, letargia e hiper-reflexia podem progredir para convulsões, coma e, em última instância, óbito. Os sintomas correlacionam-se mais estreitamente com a taxa de movimento da água para fora das células cerebrais do que com o nível absoluto de hipernatremia. A diminuição rápida do volume cerebral pode romper veias cerebrais e resultar em hemorragia intracerebral ou subaracnóidea focal. Convulsões e danos neurológicos graves são comuns, especialmente em crianças com hipernatremia aguda quando o [Na^+] plasmático excede 158 mEq/L. A hipernatremia crônica é geralmente mais bem tolerada do que a forma aguda. Após 24 a 48 horas, a osmolalidade intracelular começa a aumentar como resultado da elevação das concentrações intracelulares de inositol e aminoácidos, e o conteúdo de água intracelular do encéfalo retorna lentamente ao normal.

Tratamento da hipernatremia

O tratamento da hipernatremia tem como objetivos restaurar a osmolalidade plasmática para o normal e corrigir a causa subjacente. Déficits de água devem ser corrigidos em geral em 48 horas, uma vez que a correção rápida (ou correção excessiva) pode causar edema cerebral. A administração de água livre enteral é preferível quando possível, contudo, uma solução intravenosa hipotônica, como dextrose a 5% em água, também pode ser usada (ver a discussão posterior).

As anormalidades no volume extracelular também devem ser corrigidas (Figura 49-4). Pacientes hipernatrêmicos com diminuição do sódio total no corpo devem receber líquidos isotônicos para restaurar o volume plasmático ao normal *antes* do tratamento com uma solução hipotônica. Pacientes hipernatrêmicos com aumento do sódio total no corpo devem ser tratados com um diurético de alça juntamente com dextrose a 5% em água intravenosa. O tratamento de DI é discutido na seção anterior.

A correção rápida da hipernatremia pode resultar em convulsões, edema cerebral, danos neurológicos permanentes e até óbito. As osmolalidades séricas de Na^+ devem ser obtidas durante o tratamento. Em geral, as reduções na concentração de sódio plasmático não devem progredir a uma taxa superior a 0,5 mEq/L/h.

Exemplo: Um homem de 70 kg apresenta [Na^+] plasmático de 160 mEq/L. Qual é o seu déficit hídrico?

Se presumirmos que a hipernatremia nesse caso representa apenas perda de água, então os osmoles totais do

```
                        Hipernatremia
                    ↙        ↓         ↘
        Perda de água e Na⁺  Perda de água  Aumento do conteúdo de Na⁺
              ↓                  ↓                    ↓
       Repor a perda isotônica  Repor o déficit hídrico  Diurético de alça
              ↓                                         ↓
       Repor o déficit hídrico                  Repor qualquer déficit hídrico
```

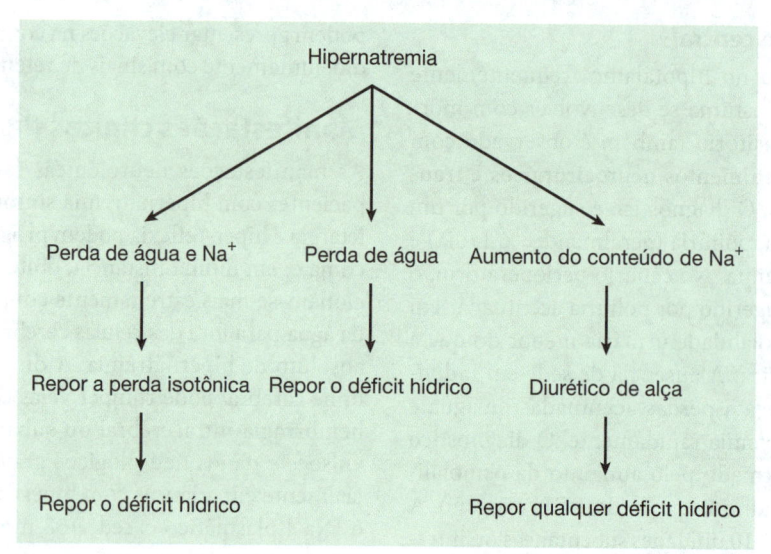

FIGURA 49-4 Algoritmo para o tratamento da hipernatremia.

corpo não se alteram. Portanto, presumindo [Na⁺] normal de 140 mEq/L e um teor total de água corporal que corresponde a 60% do peso corporal:

TAC normal × 140 = TAC presente × $[Na^+]_{plasmático}$ ou
(70 × 0,6) × 140 = TAC presente × 160

Resolvendo a equação:

TAC presente = 36,7 L

Déficit hídrico = TAC normal − TAC presente ou
(70 × 0,6) − 36,7 = 5,3 L

Para repor esse déficit em 48 horas, é necessário administrar 5,3 L de água livre enteral em pequenas quantidades durante 48 horas, ou dextrose a 5% em água intravenosa, 5.300 mL durante 48 horas, ou 110 mL/h.

Observe que esse método ignora quaisquer déficits de líquidos isotônicos coexistentes, que, se presentes, devem ser repostos por uma solução isotônica.

Considerações anestésicas

Foi demonstrado em estudos com animais que a hipernatremia aumenta a concentração alveolar mínima para anestésicos inalatórios, mas sua significância clínica está mais relacionada aos déficits de líquidos associados. A hipovolemia acentua qualquer vasodilatação ou depressão cardíaca de agentes anestésicos e predispõe à hipotensão e à hipoperfusão tecidual. Diminuições no volume de distribuição de fármacos exigem reduções na dose da maioria dos agentes intravenosos, enquanto diminuições no débito cardíaco aumentam a captação de anestésicos inalatórios.

Até mesmo elevações leves de sódio sérico estão associadas a maior morbidade perioperatória, mortalidade e tempo de hospitalização, e, portanto, a hipernatremia não deve ser ignorada. Anestesias eletivas devem ser adiadas em pacientes com hipernatremia significativa (> 150 mEq/L) até que a causa seja estabelecida e o sódio total do corpo, ou o TAC, ou ambos, corrigidos.

HIPO-OSMOLALIDADE E HIPONATREMIA

A hipo-osmolalidade está quase sempre associada à hiponatremia ([Na⁺] < 135 mEq/L). A **Tabela 49-5** relaciona casos raros em que a hiponatremia não reflete necessariamente hipo-osmolalidade (*pseudo-hiponatremia*). A mensuração rotineira da osmolalidade plasmática em pacientes hiponatrêmicos descarta prontamente a pseudo-hiponatremia.

A hiponatremia reflete invariavelmente a retenção de água, seja por um aumento absoluto no TAC ou por uma perda de sódio em excesso relativa à perda de água.

TABELA 49-5 Causas de pseudo-hiponatremia

Hiponatremia com osmolalidade plasmática normal
Assintomática
Hiperlipidemia acentuada
Hiperproteinemia acentuada
Sintomática
Absorção acentuada de glicina durante a cirurgia transuretral
Hiponatremia com osmolalidade plasmática elevada
Hiperglicemia
Administração de manitol

Adaptada com permissão de Rose RD. *Clinical Physiology of Acid-Base and Electrolyte Disorders*. 3ª ed. Nova York, NY: McGraw Hill; 1989.

A capacidade normal dos rins de produzirem urina diluída com uma osmolalidade tão baixa quanto 40 mOsm/kg (gravidade específica de 1,001) permite que eles excretem mais de 10 L de água livre por dia, se necessário. Devido a essa enorme reserva, a hiponatremia é quase sempre o resultado de um defeito na capacidade de diluição urinária (osmolalidade urinária > 100 mOsm/kg ou gravidade específica > 1,003, ou seja, a capacidade limitada dos rins para excretarem água livre). Casos raros de hiponatremia sem anormalidade na capacidade de diluição renal (osmolalidade urinária < 100 mOsm/kg) são geralmente atribuídos à polidipsia primária ou a um reajuste dos osmorreceptores; essas duas condições podem ser diferenciadas pela restrição de água.

Clinicamente, a hiponatremia é mais bem classificada de acordo com o conteúdo total de sódio corporal (Tabela 49-6). A hiponatremia associada à ressecção transuretral da próstata é discutida no Capítulo 32.

Hiponatremia e baixo conteúdo total de sódio corporal

Perdas progressivas tanto de sódio quanto de água eventualmente levam a uma depleção do volume extracelular. À medida que o déficit de volume intravascular se aproxima de 5 a 10%, a secreção não osmótica de ADH é ativada (ver a discussão anterior). Com mais depleção de volume, os estímulos para a liberação não osmótica de ADH superam qualquer supressão da hiponatremia induzida pelo ADH, e a preservação do volume circulatório ocorre à custa da osmolalidade plasmática.

TABELA 49-6 Classificação da hiponatremia hipo-osmolal

Diminuição do conteúdo total de sódio corporal
Renal
    Diuréticos
    Deficiência de mineralocorticoides
    Nefropatias perdedoras de sal
    Diurese osmótica (glicose, manitol)
    Acidose tubular renal
Extrarrenal
    Vômito
    Diarreia
    Perda tegumentar (sudorese, queimaduras)

Conteúdo total normal de sódio corporal
Polidipsia primária
Síndrome de secreção inapropriada de hormônio antidiurético
Deficiência de glicocorticoides
Hipotireoidismo
Induzida por fármacos

Aumento do conteúdo total de sódio corporal
Insuficiência cardíaca congestiva
Cirrose
Síndrome nefrótica

As perdas hídricas que resultam em hiponatremia podem ter origem renal ou extrarrenal. As perdas renais estão relacionadas com maior frequência aos diuréticos tiazídicos e resultam em um [Na^+] urinário superior a 20 mEq/L. As perdas extrarrenais em geral são gastrintestinais e estão associadas a um [Na^+] urinário inferior a 10 mEq/L. Uma exceção evidente a isso é a hiponatremia devido ao vômito, que pode resultar em um [Na^+] urinário superior a 20 mEq/L. Nesse caso, a compensação renal pela alcalose metabólica associada resulta em bicarbonatúria, com excreção concomitante de Na^+ com HCO_3 para manter a neutralidade elétrica na urina; no entanto, a concentração urinária de cloreto geralmente é inferior a 10 mEq/L.

Hiponatremia e alto conteúdo total de sódio corporal

As doenças edematosas são caracterizadas por um aumento tanto no conteúdo total de sódio quanto no TAC. Quando o aumento do TAC é relativamente maior do que o aumento no conteúdo total de sódio, ocorre hiponatremia. As doenças edematosas incluem insuficiência cardíaca congestiva, cirrose, insuficiência renal e síndrome nefrótica. A hiponatremia nesses cenários resulta do comprometimento progressivo da excreção renal de água livre e geralmente acompanha a gravidade da doença subjacente. Mecanismos fisiopatológicos incluem liberação não osmótica de ADH e diminuição do suprimento de líquidos aos segmentos distais de diluição do néfron (ver Capítulo 30).

Hiponatremia e conteúdo total normal de sódio corporal

A hiponatremia na ausência de edema ou hipovolemia pode ser observada com insuficiência de glicocorticoides, hipotireoidismo, terapia medicamentosa e síndrome da secreção inapropriada do hormônio antidiurético (SIADH, também referida como *síndrome da antidiurese inapropriada* [SIAD]; Tabela 49-7). A hiponatremia associada à hipofunção suprarrenal pode ser devida à cossecreção de ADH com o fator liberador de corticotrofina (CRF, do inglês *corticotropin-releasing factor*). O diagnóstico da SIADH requer a exclusão de outras causas de hiponatremia e a ausência de hipovolemia, edema e doença suprarrenal, renal ou tireoidiana. Vários tumores malignos, doenças pulmonares e distúrbios do sistema nervoso central estão comumente associados à SIADH. Na maioria desses casos, a concentração plasmática de ADH não está elevada, mas é inadequadamente suprimida em relação ao grau de hipo-osmolalidade no plasma; a osmolalidade urinária é geralmente superior a 100 mOsm/kg, e a concentração urinária de sódio é superior a 40 mEq/L.

A *perda de sal cerebral* (CSW, do inglês *cerebral salt wasting*) é uma síndrome que consiste em perda de sódio renal

TABELA 49-7 Causas de SIADH[1]
Doença pulmonar
Pneumonia
Tuberculose
Abscesso
Asma
Malignidade
Pulmonar
Gastrintestinal
Geniturinária
Doença do SNC
Hemorragia
Hematoma
Infecção
Tumores
Fármacos
Estimulam a liberação de AVP
Clorpropamida
Clofibrato
Carbamazepina
Vincristina
ISRSs
MDMA
Ifosfamida
Antipsicóticos
Opioides
Potencializam a ação da AVP
Clorpropamida
AINEs
Ciclofosfamida
São análogos de AVP
Desmopressina
Ocitocina
Vasopressina

[1]AVP, arginina vasopressina; SNC, sistema nervoso central; MDMA, 3,4-metilenodioxi-*N*-metanfetamina; AINEs, anti-inflamatórios não esteroides; SIADH, síndrome de secreção inapropriada de hormônio antidiurético; ISRSs, inibidores seletivos da recaptação da serotonina.
Adaptada com permissão de Buffington MA, Abreo K. *Hyponatremia: A review. J Intens Care Med*. Maio de 2016;31(4):223-236.

inapropriada e hiponatremia com poliúria e hipovolemia; pode ser observada com doença intracraniana, incluindo tumores cerebrais, hemorragia subaracnóidea, hematoma subdural, meningite e traumatismo cranioencefálico.

Mecanismos propostos para esse distúrbio incluem excesso de secreção de peptídeos natriuréticos e alteração da estimulação simpática nos rins. Tanto SIADH quanto CSW são caracterizadas por elevação da concentração de sódio na urina, baixa osmolalidade sérica e alta osmolalidade urinária. No entanto, pacientes com SIADH geralmente são euvolêmicos ou levemente hipervolêmicos, enquanto pacientes com CSW são hipovolêmicos, e, portanto, os tratamentos para esses dois distúrbios são muito diferentes. O tratamento da SIADH é restrição de água livre; o de CSW é reposição de volume e sódio com solução salina normal ou hipertônica.

Manifestações clínicas de hiponatremia

Os sintomas de hiponatremia são principalmente neurológicos e causados por um aumento na água intracelular. Sua gravidade está geralmente relacionada à rapidez com que a hipo-osmolalidade extracelular se desenvolve. Pacientes com hiponatremia leve a moderada ([Na^+] > 125 mEq/L) são, com frequência, assintomáticos. Os sintomas iniciais costumam ser inespecíficos e podem incluir anorexia, náusea e fraqueza. No entanto, o edema cerebral progressivo causa letargia, confusão, convulsões, coma e, em última instância, óbito. **As manifestações graves de hiponatremia geralmente estão associadas a concentrações plasmáticas de sódio inferiores a 120 mEq/L.**

Pacientes com hiponatremia de desenvolvimento lento ou crônica geralmente apresentam menos sintomas, provavelmente devido à perda gradual compensatória de solutos intracelulares (sobretudo Na^+, K^+ e osmólitos orgânicos), o que restaura o volume celular para próximo do normal. Os sintomas neurológicos em pacientes com hiponatremia crônica podem estar mais relacionados a alterações no potencial de membrana celular (devido a uma baixa concentração extracelular de [Na^+]) do que a alterações no volume celular.

Tratamento da hiponatremia

Assim como na hipernatremia, o tratamento da hiponatremia (Figura 49-5) tem como objetivo corrigir tanto o distúrbio subjacente quanto a concentração plasmática de [Na^+]. *A solução salina isotônica geralmente é o tratamento de escolha para pacientes hiponatrêmicos com conteúdo total de sódio corporal reduzido.* Uma vez corrigido o déficit do LEC, ocorre uma diurese espontânea de água, o que restaura a concentração plasmática de [Na^+] para níveis normais. *Por outro lado, a restrição de água é o tratamento principal para pacientes hiponatrêmicos com conteúdo total normal ou alto de sódio corporal.* Tratamentos mais específicos, como reposição hormonal em pacientes com hipofunção suprarrenal ou tireoidiana, e medidas voltadas para melhorar o débito cardíaco em pacientes com insuficiência cardíaca, também podem ser indicados. A demeclociclina, um antibiótico tetraciclina que antagoniza a atividade do ADH nos túbulos renais, frequentemente é usada como um coadjuvante no tratamento da SIADH quando a restrição de água sozinha é insuficiente.

A hiponatremia aguda e sintomática requer tratamento imediato. Nesses casos, a correção da concentração plasmática de [Na^+] para valores acima de 125 mEq/L geralmente é suficiente para aliviar os sintomas e sinais. A quantidade de NaCl necessária para elevar a concentração plasmática de [Na^+] ao valor desejado, o déficit de Na^+, pode ser estimada pela seguinte fórmula:

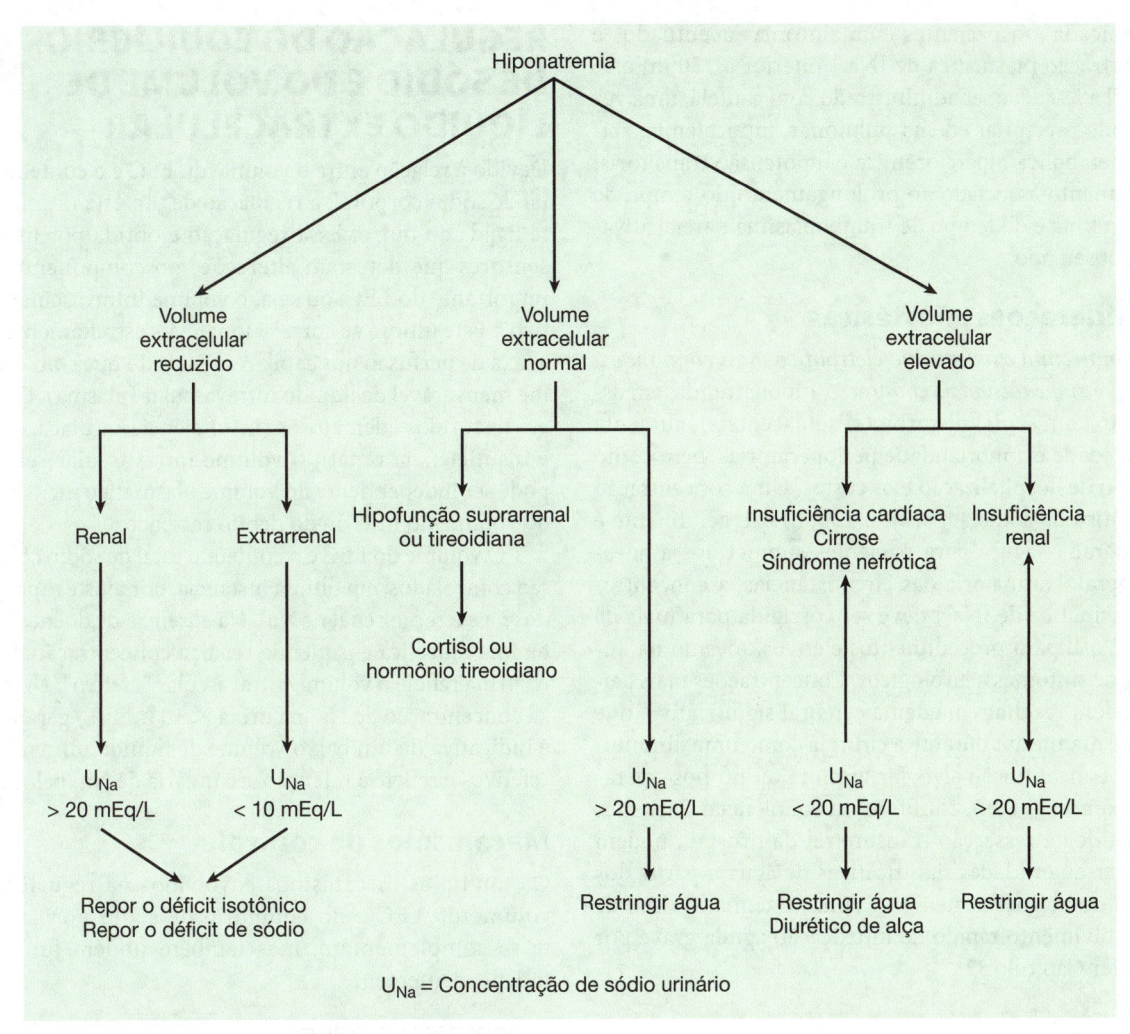

FIGURA 49-5 Algoritmo para o tratamento da hiponatremia.

Déficit de Na⁺ = TAC × (concentração de [Na⁺] desejada − concentração de [Na⁺] presente)

5 A correção excessivamente rápida da hiponatremia tem sido associada a lesões desmielinizantes na ponte (*mielinólise pontina central*) e mais geralmente em estruturas do sistema nervoso central tanto pontinas quanto extrapontinas (*síndrome da desmielinização osmótica*), resultando em sequelas neurológicas temporárias e permanentes. A rapidez com que a hiponatremia é corrigida deve ser adaptada à gravidade dos sintomas. As seguintes taxas de correção têm sido sugeridas: para sintomas leves, 0,5 mEq/L/h ou menos; para sintomas moderados, 1 mEq/L/h ou menos; e para sintomas graves, 1,5 mEq/L/h ou menos.

Exemplo: Uma mulher de 80 kg está letárgica e apresenta uma concentração plasmática de [Na⁺] de 118 mEq/L. Quanto NaCl deve ser administrado para elevar sua concentração plasmática de [Na⁺] para 130 mEq/L?

Déficit de Na⁺ = TAC × (130 − 118) mEq

O TAC é aproximadamente 50% do peso corporal em mulheres:

Déficit de Na⁺ = 80 kg × 0,5 × (130 − 118) mEq = 480 mEq

Como a solução salina normal (isotônica) contém 154 mEq/L, a paciente deve receber 480 mEq ÷ 154 mEq/L, ou 3,12 L de solução salina normal. Para uma taxa de correção de 0,5 mEq/L/h, essa quantidade de solução salina deve ser administrada ao longo de 24 horas (130 mL/h).

Observe que esse cálculo não leva em consideração nenhum déficit adicional de líquido isotônico que possa estar presente e que também deve ser reposto. Uma correção mais rápida da hiponatremia pode ser obtida ao administrar um diurético de alça para induzir diurese de água, enquanto se repõem as perdas de Na⁺ urinário com solução salina isotônica. Correções ainda mais rápidas podem ser obtidas com solução salina hipertônica intravenosa (NaCl a 3%). A solução salina hipertônica pode ser indicada em pacientes com sintomas acentuados e concentração plasmática de [Na^+] inferior a 110 mEq/L. O NaCl a 3% deve ser administrado com cautela, uma vez que pode precipitar edema pulmonar, hipocalemia, acidose metabólica hiperclorêmica e hipotensão transitória; sangramento associado ao prolongamento do tempo de protrombina e do tempo de tromboplastina parcial ativada foi observado.

Considerações anestésicas

A hiponatremia é o distúrbio eletrolítico mais comum, e a SIADH é sua causa mais comum. A hiponatremia, em associação com seu(s) distúrbio(s) subjacente(s), aumenta a morbidade e a mortalidade perioperatórias, bem como o tempo de hospitalização e os custos. Uma concentração plasmática de sódio superior a 130 mEq/L geralmente é considerada segura para pacientes submetidos à anestesia geral. Na maioria das circunstâncias, a concentração plasmática de [Na^+] deve ser corrigida para mais de 130 mEq/L para procedimentos eletivos, mesmo na ausência de sintomas neurológicos. Concentrações mais baixas podem resultar em edema cerebral significativo, que pode se manifestar durante a cirurgia como uma diminuição na concentração alveolar mínima ou no pós-operatório como agitação, confusão ou sonolência. Pacientes submetidos à ressecção transuretral da próstata podem absorver quantidades significativas de água a partir dos fluidos de irrigação (até 20 mL/min) e têm alto risco de desenvolvimento rápido de intoxicação aguda grave por água (ver Capítulo 32).

Distúrbios do equilíbrio do sódio

O volume do LEC é diretamente proporcional ao conteúdo total de sódio corporal. Variações no volume do LEC resultam de alterações no conteúdo total de sódio corporal. Um equilíbrio de sódio positivo aumenta o volume do LEC, enquanto um equilíbrio de sódio negativo diminui o volume do LEC. *A concentração extracelular (plasmática) de Na^+ é mais indicativa do equilíbrio hídrico do que o conteúdo total de sódio corporal.*

EQUILÍBRIO NORMAL DE SÓDIO

O equilíbrio líquido de sódio é equivalente à ingestão total de sódio (para adultos, em média, 170 mEq/dia) menos a excreção renal de sódio e as perdas de sódio extrarrenais. (Um grama de sódio produz 43 mEq de íons Na^+, enquanto 1 grama de cloreto de sódio produz 17 mEq de íons Na^+). A capacidade dos rins de variar a excreção urinária de Na^+ de menos de 1 mEq/L a mais de 100 mEq/L permite que desempenhem um papel crítico no equilíbrio de sódio (ver Capítulo 30).

REGULAÇÃO DO EQUILÍBRIO DE SÓDIO E DO VOLUME DE LÍQUIDO EXTRACELULAR

Devido à relação entre o volume do LEC e o conteúdo total de sódio corporal, a regulação de um está intimamente ligada ao outro. Essa regulação é obtida por meio de sensores que detectam alterações no componente mais importante do LEC, ou seja, o volume intravascular "efetivo". Este último se correlaciona mais estreitamente com a taxa de perfusão nos capilares renais do que com o volume mensurável de líquido intravascular (plasma). De fato, em distúrbios edematosos (insuficiência cardíaca, cirrose e insuficiência renal), o volume intravascular "efetivo" pode ser independente do volume plasmático mensurável, do volume do LEC ou do débito cardíaco.

O volume do LEC e o conteúdo total de sódio corporal são controlados, em última instância, por ajustes apropriados na excreção renal de Na^+. Na ausência de doença renal, terapia diurética e isquemia renal, a concentração de Na^+ na urina reflete o volume intravascular "efetivo". Uma baixa concentração de Na^+ na urina (< 10 mEq/L) geralmente é indicativa de um baixo volume de líquido intravascular "efetivo" e reflete a retenção secundária de Na^+ pelos rins.

Mecanismos de controle

Os múltiplos mecanismos envolvidos na regulação do volume do LEC e do equilíbrio de sódio normalmente se complementam, mas também podem funcionar independentemente.

A. Sensores de volume

Os barorreceptores são os principais receptores de volume no corpo. Alterações significativas no volume intravascular (pré-carga) afetam não apenas o débito cardíaco, mas também a pressão arterial. Os barorreceptores no seio carotídeo e nas arteríolas renais aferentes (aparelho justaglomerular) funcionam indiretamente como sensores de volume intravascular. Alterações na pressão arterial no seio carotídeo modulam a atividade do sistema nervoso simpático e a secreção de ADH não osmótico, enquanto as alterações nas arteríolas renais aferentes modulam o sistema renina-angiotensina-aldosterona (SRAA). Como mencionado anteriormente, os receptores de estiramento em ambos os átrios são afetados pelas alterações no volume intravascular, e o grau de distensão atrial modula a liberação do hormônio natriurético atrial e do ADH.

B. Efeitos da alteração de volume

Independentemente do mecanismo, os efetores da alteração de volume acabam por alterar a excreção urinária de Na^+. *Diminuições no volume intravascular "efetivo" reduzem a excreção urinária de Na^+, enquanto aumentos* *no volume intravascular "efetivo" intensificam a excreção urinária de Na⁺.* Esses mecanismos incluem o seguinte:

1. **Sistema renina-angiotensina-aldosterona** – A secreção de renina aumenta a formação de angiotensina II. Esta última eleva a secreção de aldosterona e tem um efeito direto no aumento da reabsorção de Na⁺ nos túbulos renais proximais. A angiotensina II também é um potente vasoconstritor direto e potencializa as ações da norepinefrina. A secreção de aldosterona aumenta a reabsorção de Na⁺ no néfron distal (ver Capítulo 30) e é um determinante importante da excreção urinária de Na⁺.

2. **Peptídeo natriurético atrial (PNA)** – Este peptídeo é normalmente liberado tanto pelas células atriais direitas quanto pelas células atriais esquerdas em resposta à distensão atrial. O PNA parece ter duas ações principais: vasodilatação arterial e aumento da excreção urinária de sódio e água nos ductos coletores renais. A dilatação da arteríola aferente mediada por Na⁺ e a constrição da arteríola eferente também podem aumentar a taxa de filtração glomerular (TFG). Outros efeitos incluem a inibição da secreção tanto da renina quanto da aldosterona e a antagonização do ADH.

3. **Peptídeo natriurético cerebral (BNP, do inglês *brain natriuretic peptide*)** – BNP, PNA e peptídeo natriurético tipo C são peptídeos estruturalmente relacionados. O BNP é liberado pelos ventrículos cardíacos em resposta ao aumento do volume e da pressão ventricular, incluindo a distensão excessiva do ventrículo, e também pelo encéfalo em resposta ao aumento da pressão arterial. Os níveis de BNP geralmente correspondem a cerca de 20% dos níveis de PNA; no entanto, na insuficiência cardíaca congestiva, os níveis de BNP podem superar os de PNA.

4. **Atividade do sistema nervoso simpático** – A atividade simpática elevada aumenta a reabsorção de Na⁺ nos túbulos renais proximais, resultando em retenção de Na⁺, e aumenta a vasoconstrição renal, o que reduz o fluxo sanguíneo renal (ver Capítulo 30). Por outro lado, a estimulação dos receptores de estiramento do átrio esquerdo resulta em diminuição do tônus simpático renal e aumento do fluxo sanguíneo renal (*reflexo cardiorrenal*) e da filtração glomerular.

5. **Taxa de filtração glomerular e concentração plasmática de sódio** – A quantidade de Na⁺ filtrada nos rins é diretamente proporcional ao produto da TFG e da concentração plasmática de Na⁺. Como a TFG geralmente é proporcional ao volume intravascular, a expansão do volume intravascular pode aumentar a excreção de Na⁺. Por outro lado, a depleção do volume intravascular diminui a excreção de Na⁺. Da mesma forma, até pequenos aumentos na pressão arterial podem resultar em um aumento relativamente significativo na excreção urinária de Na⁺ devido ao aumento resultante no fluxo sanguíneo renal e na taxa de filtração glomerular. A diurese induzida pela pressão arterial (natriurese por pressão) parece ser independente de qualquer mecanismo conhecido mediado por substâncias humorais ou neurais.

6. **Equilíbrio tubuloglomerular** – Apesar das variações significativas na quantidade de Na⁺ filtrada nos néfrons, a reabsorção de Na⁺ nos túbulos renais proximais é normalmente controlada dentro de limites estreitos. Os fatores considerados responsáveis pelo equilíbrio tubuloglomerular incluem a taxa de fluxo tubular renal e as alterações nas pressões hidrostática e oncótica capilares peritubulares.

7. **Hormônio antidiurético** – Embora a secreção de ADH normalmente tenha pouco efeito na excreção de Na⁺, a secreção não osmótica desse hormônio (ver anteriormente) pode desempenhar um papel importante na manutenção do volume extracelular com diminuição moderada a grave do volume intravascular "efetivo".

Osmorregulação *vs.* regulação de volume extracelular

A osmorregulação protege a relação normal de solutos para água, enquanto a regulação do volume extracelular preserva a quantidade absoluta de solutos e água (Tabela 49-8). Como observado anteriormente, a regulação do volume geralmente tem precedência sobre a osmorregulação.

Implicações anestésicas

Problemas relacionados ao desequilíbrio de sódio (*disnatremia*) resultam de suas manifestações diretas, bem como das doenças subjacentes. Embora os pacientes com distúrbios do equilíbrio de sódio possam estar euvolêmicos, geralmente apresentam hipovolemia (déficit de sódio) ou hipervolemia (excesso de sódio); (ver Tabelas 49-4 e 49-6). Ambos os distúrbios devem ser corrigidos antes de procedimentos cirúrgicos eletivos. As funções cardíaca, hepática e renal também devem ser avaliadas cuidadosamente na presença de excesso de sódio (geralmente manifestado como edema tecidual).

Pacientes hipovolêmicos são sensíveis aos efeitos vasodilatadores e inotrópicos negativos dos anestésicos por inalatórios, do propofol e da liberação de histamina induzida por fármacos. As doses de outros fármacos podem ser reduzidas para compensar as diminuições em seu volume de distribuição. Pacientes hipovolêmicos são particularmente sensíveis ao bloqueio simpático causado pela anestesia espinal ou epidural. Se a anestesia geral precisar ser administrada antes da correção adequada da hipovolemia, o etomidato ou a cetamina podem ser os agentes de indução de escolha.

TABELA 49-8 Osmorregulação vs. regulação de volume

	Regulação de volume	Osmorregulação
Objetivo	Controlar o volume extracelular	Controlar a osmolalidade extracelular
Mecanismo	Variar a excreção renal de Na^+	Variar a ingestão de água Variar a excreção renal de água
Sensores	Arteríolas renais aferentes Barorreceptores carotídeos Receptores de estiramento atrial	Osmorreceptores hipotalâmicos
Efetores	Renina-angiotensina-aldosterona Sistema nervoso simpático Equilíbrio tubuloglomerular Natriurese por pressão renal Peptídeo natriurético atrial Hormônio antidiurético Peptídeo natriurético cerebral	Sede Hormônio antidiurético

Adaptada com permissão de Rose RD. *Clinical Physiology of Acid-Base and Electrolyte Disorders*. 3ª ed. Nova York, NY: McGraw Hill; 1989.

A hipervolemia pode ser corrigida pré-operatoriamente com diuréticos. **Um grande risco do aumento do volume extracelular é o comprometimento da troca de gases causado por edema intersticial pulmonar, edema alveolar ou acúmulos significativos de líquido pleural ou ascítico.**

Distúrbios do equilíbrio de potássio

O potássio desempenha um papel importante na regulação do potencial de membrana, bem como na síntese de carboidratos e proteínas (ver a discussão posterior). A concentração intracelular de potássio é estimada em 140 mEq/L, enquanto a concentração normal de potássio extracelular é de aproximadamente 4 mEq/L.

EQUILÍBRIO NORMAL DE POTÁSSIO

A ingestão dietética de potássio é em média de 80 mEq/dia em adultos (variação de 40-140 mEq/dia). Cerca de 70 mEq dessa quantidade é excretada normalmente na urina, enquanto os outros 10 mEq são perdidos pelo trato gastrintestinal.

A excreção renal de potássio pode variar de apenas 5 mEq/L a mais de 100 mEq/L. Quase todo o potássio filtrado nos glomérulos é normalmente reabsorvido no túbulo proximal e na alça de Henle. Como componente do SRAA, a aldosterona é secretada pelo córtex suprarrenal em resposta à estimulação pela angiotensina II. Atuando nos receptores mineralocorticoides nos túbulos distais e ductos coletores do rim, a aldosterona promove a reabsorção de sódio diretamente acoplada à secreção de potássio. A aldosterona também atua diretamente no equilíbrio de potássio por meio de sua influência na reabsorção/perda de sódio nos rins e na influência regulatória resultante na reabsorção/perda de água pelos rins, no volume sanguíneo e na pressão arterial (ver a discussão anterior e o Capítulo 30). *Antagonistas dos receptores mineralocorticoides* (ARMs) bloqueiam os efeitos de retenção de sódio/perda de potássio da aldosterona. Os diuréticos *poupadores de potássio* espironolactona e eplerenona são ARMs que exemplificam esses efeitos ao promoverem a perda de sódio e água junto com a retenção de potássio. Amilorida e triantereno também antagonizam os efeitos de retenção de sódio/perda de potássio da aldosterona, mas fazem isso bloqueando os canais de sódio nas células epiteliais dos ductos coletores renais.

REGULAÇÃO DA CONCENTRAÇÃO DE POTÁSSIO EXTRACELULAR

A concentração de potássio extracelular é determinada pela atividade de Na^+-K^+-ATPase na membrana celular e pelo $[K^+]$ plasmático, sendo influenciada pelo equilíbrio entre a ingestão e a excreção total de potássio pelo corpo. A atividade de Na^+-K^+-ATPase na membrana celular regula a distribuição de potássio entre as células e o LEC, enquanto o $[K^+]$ plasmático, a carga de Na^+ no néfron e a aldosterona são os principais determinantes da excreção de potássio pela urina.

DESLOCAMENTOS INTERCOMPARTIMENTAIS DE POTÁSSIO

Sabe-se que ocorrem deslocamentos intercompartimentais de potássio após alterações no pH extracelular (ver Capítulo 50), nos níveis circulantes de insulina, na atividade circulante de catecolaminas e na osmolaridade plasmática. A insulina e as catecolaminas afetam diretamente a atividade da Na^+-K^+-ATPase e diminuem o $[K^+]$ plasmático. O exercício físico pode aumentar transitoriamente o $[K^+]$ plasmático devido à liberação de K^+ pelas células musculares; o aumento no $[K^+]$ plasmático (0,3-2 mEq/L) é proporcional à intensidade e à duração da atividade muscular. Deslocamentos intercompartimentais de potássio também provavelmente são responsáveis pelas alterações no $[K^+]$ plasmático em síndromes de *paralisia periódica* (ver Capítulo 29).

Como o LIC pode tamponar até 60% da carga ácida (ver Capítulo 50), alterações na concentração extracelular de íons de hidrogênio (pH) afetam diretamente o [K⁺] extracelular. Na acidose, os íons de hidrogênio extracelulares entram nas células, deslocando os íons de potássio intracelulares; o movimento resultante de íons de potássio para fora das células mantém o equilíbrio elétrico, mas aumenta o [K⁺] extracelular e plasmático. Por outro lado, durante a alcalose, os íons de potássio extracelulares se movem para dentro das células para equilibrar a saída de íons de hidrogênio das células; como resultado, o [K⁺] plasmático diminui. Embora a relação seja variável, uma regra geral pertinente é que a concentração plasmática de potássio muda aproximadamente 0,6 mEq/L por cada alteração de 0,1 unidade no pH arterial (variação de 0,2-1,2 mEq/L por cada 0,1 unidade).

Alterações nos níveis circulantes de insulina podem alterar diretamente o [K⁺] plasmático independentemente do efeito desse hormônio no transporte de glicose. A insulina aumenta a atividade de Na⁺-K⁺-ATPase ligada à membrana, aumentando a captação celular de potássio no fígado e no músculo esquelético.

A estimulação simpática aumenta a captação intracelular de potássio, melhorando a atividade de Na⁺-K⁺-ATPase por meio da ativação dos receptores β_2-adrenérgicos. O [K⁺] plasmático frequentemente diminui após a administração de agonistas β_2-adrenérgicos devido à captação de potássio pelos músculos e pelo fígado. Por outro lado, a atividade α-adrenérgica pode comprometer o movimento intracelular de K⁺.

Aumentos agudos na osmolaridade plasmática (hipernatremia, hiperglicemia ou administração de manitol) podem aumentar o [K⁺] plasmático (cerca de 0,6 mEq/L a cada 10 mOsm/L). Nesses casos, o movimento de água para fora das células (a favor de seu gradiente osmótico) é acompanhado pelo movimento de K⁺ para fora das células.

Relatos indicam que a hipotermia diminui o [K⁺] plasmático devido à captação celular. O reaquecimento reverte esse deslocamento e pode resultar em hipercalemia transitória se tiver sido administrado potássio durante a hipotermia.

Excreção urinária de potássio

A excreção urinária de potássio geralmente acompanha sua concentração extracelular (ver a discussão anterior). O [K⁺] extracelular é um determinante importante da secreção de aldosterona pela glândula suprarrenal: a hipercalemia estimula a secreção de aldosterona, enquanto a hipocalemia suprime a secreção de aldosterona. O fluxo tubular renal no néfron distal também pode ser um determinante importante da excreção urinária de potássio, uma vez que altas taxas de fluxo tubular (como durante a diurese osmótica) aumentam a secreção de potássio, mantendo o gradiente capilar para secreção de potássio elevado. Por outro lado, taxas lentas de fluxo tubular aumentam [K⁺] no líquido tubular e diminuem o gradiente para secreção de K⁺, reduzindo, assim, a excreção renal de potássio.

HIPOCALEMIA

A hipocalemia, definida como [K⁺] plasmático inferior a 3,5 mEq/L, pode ocorrer como resultado de (1) deslocamento intercompartimental de K⁺, (2) perda elevada de potássio ou (3) ingestão inadequada de potássio (Tabela 49-9). A concentração plasmática de potássio geralmente correlaciona-se mal com o déficit total de potássio. Uma redução no [K⁺] plasmático de 4 mEq/L para 3 mEq/L geralmente representa um déficit total do corpo de 100 a 200 mEq, enquanto um [K⁺] plasmático inferior a 3 mEq/L pode representar um déficit de 200 a 400 mEq.

Hipocalemia devido ao movimento intracelular de potássio

A hipocalemia devido ao movimento intracelular de potássio ocorre com alcalose, administração de insulina, agonistas β_2-adrenérgicos e hipotermia e durante ataques

TABELA 49-9 Principais causas de hipocalemia

Perda renal excessiva
Excesso de mineralocorticoides
Hiperaldosteronismo primário (síndrome de Conn)
Hiperaldosteronismo corrigível por glicocorticoides
Excesso de renina
Hipertensão renovascular
Síndrome de Bartter
Síndrome de Liddle
Diurese
Alcalose metabólica crônica
Antibióticos
Carbenicilina
Gentamicina
Anfotericina B
Acidose tubular renal
Distal, limitada pelo gradiente
Proximal
Ureterossigmoidostomia
Perdas gastrintestinais
Vômito
Diarreia, especialmente diarreias secretoras
Deslocamentos LEC → LIC
Alcalose aguda
Paralisia periódica hipocalêmica
Ingestão de bário
Terapia com insulina
Terapia com vitamina B_{12}
Tireotoxicose (raramente)
Ingestão inadequada

de paralisia periódica hipocalêmica. A captação celular de K^+ por hemácias e plaquetas também contribui para a hipocalemia observada em pacientes recentemente tratados com folato ou vitamina B_{12} para anemia megaloblástica.

Hipocalemia devido a perdas elevadas de potássio

A perda excessiva de potássio geralmente ocorre nos rins ou no trato gastrintestinal. O desperdício renal de potássio ocorre, com maior frequência, em função da diurese ou da atividade elevada de mineralocorticoides. Outras causas renais incluem hipomagnesemia, acidose tubular renal (ver Capítulo 30), cetoacidose, nefropatias perdedoras de sal e algumas terapias medicamentosas (p. ex., anfotericina B). A perda gastrintestinal elevada de potássio ocorre com maior frequência devido à aspiração nasogástrica ou a vômitos ou diarreia persistentes. Outras causas gastrintestinais incluem perdas por fístulas, abuso de laxantes, adenomas vilosos e tumores pancreáticos que secretam peptídeo intestinal vasoativo.

O aumento crônico da formação de suor ocasionalmente causa hipocalemia quando a ingestão de potássio é limitada. A diálise com um dialisato com baixo conteúdo de potássio também pode causar hipocalemia. Pacientes urêmicos podem apresentar um déficit total de potássio (principalmente intracelular) apesar de uma concentração plasmática normal ou até alta; a ausência de hipocalemia nesses casos provavelmente se deve a deslocamentos intercompartimentais induzidos pela acidose. A diálise nesses pacientes revela o déficit total de potássio no organismo e frequentemente resulta em hipocalemia.

Um $[K^+]$ urinário inferior a 20 mEq/L geralmente indica aumento das perdas extrarrenais de K^+, enquanto concentrações superiores a 20 mEq/L sugerem desperdício renal de K^+.

Hipocalemia devido à ingestão reduzida de potássio

Devido à capacidade do rim de reduzir a excreção urinária de potássio para apenas 5 a 20 mEq/L, são necessárias reduções acentuadas na ingestão de potássio para causar hipocalemia. No entanto, a baixa ingestão de potássio frequentemente acentua os efeitos da perda elevada de potássio.

Manifestações clínicas de hipocalemia

A hipocalemia pode causar disfunção generalizada dos órgãos (Tabela 49-10). A maioria dos pacientes é assintomática até que o $[K^+]$ plasmático caia abaixo de 3 mEq/L. Os efeitos cardiovasculares são os mais clinicamente significativos e incluem um eletrocardiograma anormal (ECG; Figura 49-6), arritmias, diminuição da contratilidade cardíaca e pressão arterial lábil devido à disfunção

TABELA 49-10 Efeitos da hipocalemia

Cardiovasculares
  Alterações eletrocardiográficas/arritmias
  Disfunção miocárdica

Neuromusculares
  Fraqueza muscular esquelética
  Tetania
  Rabdomiólise
  Íleo

Renais
  Poliúria (diabetes insípido nefrogênico)
  Produção elevada de amônia
  Reabsorção elevada de bicarbonato

Hormonais
  Secreção reduzida de insulina
  Secreção reduzida de aldosterona

Metabólicos
  Equilíbrio negativo de nitrogênio
  Encefalopatia em pacientes com doença hepática

Adaptada com permissão de Schrier RW. *Renal and Electrolyte Disorders*. 3ª ed. Filadélfia, PA: Little, Brown and Company; 1986.

autonômica. *As manifestações no ECG são causadas principalmente pela repolarização ventricular tardia e incluem achatamento e inversão da onda T, uma onda U cada vez mais proeminente, depressão do segmento ST, aumento da amplitude da onda P e prolongamento do intervalo P-R. Aumento da automaticidade das células miocárdicas e repolarização tardia promovem tanto arritmias atriais quanto ventriculares.*

Os efeitos neuromusculares da hipocalemia incluem fraqueza muscular esquelética, hiporreflexia, cãibras musculares, íleo e, raramente, paralisia flácida ou rabdomiólise. A hipocalemia induzida por diuréticos geralmente está associada à alcalose metabólica; à medida que os rins absorvem sódio para compensar a depleção do volume intravascular, e na presença de hipocloremia induzida por diuréticos, o bicarbonato é absorvido e o potássio é excretado. O resultado final é hipocalemia e alcalose metabólica hipoclorêmica. A disfunção renal é observada devido à capacidade de concentração comprometida (resistência ao ADH, resultando em poliúria) e ao aumento da produção de amônia, causando o comprometimento da acidificação urinária. A produção elevada de amônia representa acidose intracelular; íons de hidrogênio se movem intracelularmente para compensar as perdas intracelulares de potássio. A alcalose metabólica resultante, juntamente com o aumento da produção de amônia, pode precipitar encefalopatia em pacientes com doença hepática avançada.

Tratamento da hipocalemia

O tratamento da hipocalemia depende da presença e da gravidade de qualquer disfunção orgânica associada.

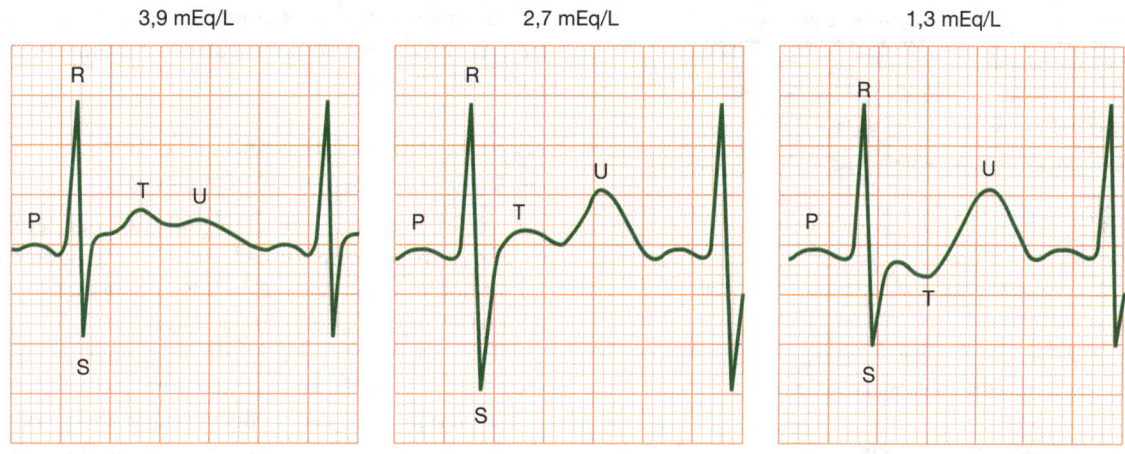

FIGURA 49-6 Efeitos eletrocardiográficos da hipocalemia aguda. Observe o achatamento progressivo da onda T, uma onda U cada vez mais proeminente, aumento da amplitude da onda P, prolongamento do intervalo P-R e depressão do segmento ST.

Alterações significativas no ECG, como alterações no segmento ST ou arritmias, exigem monitorização contínua do ECG, especialmente durante a reposição intravenosa de K^+. A digoxina sensibiliza o coração a alterações na concentração de íons de potássio.

Na maioria dos casos, o método mais seguro para corrigir um déficit de potássio é a reposição oral ao longo de vários dias (60-80 mEq/dia). **A reposição intravenosa de cloreto de potássio é, em geral, reservada para pacientes com manifestações cardíacas significativas ou fraqueza muscular grave ou para aqueles que estejam em risco de desenvolvê-las. O objetivo da terapia intravenosa é remover o paciente do perigo imediato, não corrigir todo o déficit de potássio.** Devido ao efeito irritativo do potássio nas veias periféricas, a reposição intravenosa periférica não deve exceder 8 mEq/h. A reposição intravenosa mais rápida de potássio (10-20 mEq/h) requer administração por via venosa central e monitorização contínua do ECG. A reposição intravenosa geralmente não deve exceder 240 mEq/dia. Soluções contendo dextrose devem ser evitadas em casos de hipocalemia, uma vez que a hiperglicemia resultante e a secreção secundária de insulina podem agravar a baixa concentração plasmática de $[K^+]$.

O cloreto de potássio é o sal de potássio preferível quando uma alcalose metabólica também está presente, pois também corrige o déficit de cloreto discutido anteriormente. O bicarbonato de potássio ou equivalentes (acetato de K^+ ou citrato de K^+) podem ser usados em pacientes com acidose metabólica. O fosfato de potássio é uma alternativa adequada com hipofosfatemia concomitante (p. ex., cetoacidose diabética).

Considerações anestésicas

A hipocalemia ocorre com frequência no pré-operatório. A decisão de prosseguir com a cirurgia eletiva geralmente se baseia em uma concentração plasmática de $[K^+]$ não inferior a 3 mEq/L. No entanto, a decisão também deve ser baseada no ritmo em que a hipocalemia se desenvolveu, bem como na presença ou ausência de disfunção orgânica secundária. Em geral, uma hipocalemia crônica leve (3-3,5 mEq/L) sem alterações no ECG não aumenta o risco anestésico. *A exceção é o raro paciente que recebe digoxina e corre o risco de desenvolver toxicidade por digoxina devido à hipocalemia; concentrações plasmáticas de $[K^+]$ acima de 4 mEq/L são desejáveis nesses pacientes.*

O manejo intraoperatório da hipocalemia requer monitorização contínua do ECG. O potássio intravenoso deve ser administrado se ocorrerem arritmias atriais ou ventriculares. Soluções intravenosas sem glicose devem ser utilizadas, e a hiperventilação deve ser evitada para prevenir uma maior diminuição da concentração plasmática de $[K^+]$. Pode ocorrer aumento da sensibilidade aos bloqueadores neuromusculares (BNMs).

HIPERCALEMIA

A hipercalemia ocorre quando a concentração plasmática de $[K^+]$ excede 5,5 mEq/L e raramente ocorre em indivíduos normais devido à capacidade dos rins de excretar quantidades significativas de potássio. Quando a ingestão de potássio aumenta lentamente, os rins podem excretar até 500 mEq de K^+ por dia. O sistema nervoso simpático e a secreção de insulina também desempenham papéis importantes na prevenção de aumentos agudos na concentração plasmática de $[K^+]$ após cargas de potássio adquiridas.

A hipercalemia pode ser causada por (1) um deslocamento intercompartimental de íons de potássio, (2) diminuição da excreção urinária de potássio ou, raramente, (3) aumento da ingestão de potássio ou liberação elevada de um órgão anteriormente isquêmico (**Tabela 49-11**).

TABELA 49-11	Causas de hipercalemia
Pseudo-hipercalemia	
Hemólise de hemácias	
Leucocitose/trombocitose acentuadas	
Deslocamentos intercompartimentais	
Acidose	
Hipertonicidade	
Rabdomiólise	
Exercício excessivo	
Paralisia periódica	
Succinilcolina	
Redução da excreção renal de potássio	
Insuficiência renal	
Atividade reduzida de mineralocorticoides e reabsorção de Na^+ comprometida	
Síndrome da imunodeficiência adquirida	
Diuréticos poupadores de potássio	
Espironolactona	
Eplerenona	
Amilorida	
Triantereno	
Inibidores de ECA[1]	
Anti-inflamatórios não esteroides	
Pentamidina	
Trimetoprima	
Aumento da reabsorção de Cl^-	
Síndrome de Gordon	
Ciclosporina	
Aumento da ingestão de potássio	
Sal *light*	

[1]ECA, enzima conversora de angiotensina.

As medições da concentração plasmática de potássio podem apresentar níveis falsamente altos se as hemácias hemolisarem em uma amostra de sangue. A liberação *in vitro* de potássio pelos leucócitos da amostra de sangue também pode indicar falsamente níveis elevados na concentração plasmática medida de $[K^+]$ quando a contagem de leucócitos excede $70.000 \times 10^9/L$. Uma liberação semelhante de potássio pode ocorrer das plaquetas quando a contagem de plaquetas excede $1.000.000 \times 10^9/L$.

Hipercalemia devido ao movimento extracelular de potássio

O movimento de K^+ para fora das células pode ocorrer com acidose, lise celular após quimioterapia, hemólise, rabdomiólise, trauma tecidual maciço, hiperosmolaridade, superdosagem de digitálicos, paralisia periódica hipercalêmica e com administração de succinilcolina, bloqueadores β_2-adrenérgicos e cloridrato de arginina. O aumento médio na concentração plasmática de $[K^+]$ de 0,5 mEq/L após a administração de succinilcolina pode ser exagerado em pacientes com queimaduras extensas, trauma muscular grave ou desnervação muscular. A succinilcolina deve ser evitada nesses casos.

Hipercalemia devido à redução da excreção renal de potássio

A redução da excreção renal de potássio pode ser causada por (1) reduções acentuadas na filtração glomerular, (2) diminuição da atividade da aldosterona ou (3) um defeito na secreção de potássio no néfron distal.

TFGs inferiores a 5 mL/min estão quase sempre associadas à hipercalemia. Pacientes com graus menores de comprometimento renal também podem desenvolver hipercalemia facilmente quando confrontados com cargas elevadas de potássio (dietéticas, catabólicas ou iatrogênicas). A uremia também pode comprometer a atividade de Na^+-K^+-ATPase.

A hipercalemia devido à diminuição da atividade da aldosterona pode ser causada por um defeito primário na síntese hormonal suprarrenal ou por um defeito no SRAA. Pacientes com insuficiência suprarrenal primária (doença de Addison) e aqueles com deficiência isolada da enzima suprarrenal 21-hidroxilase apresentam grave comprometimento da síntese de aldosterona. Pacientes com síndrome de hipoaldosteronismo isolado (também chamado de *hipoaldosteronismo hiporreninêmico* ou acidose tubular renal tipo IV) são geralmente pacientes com diabetes e comprometimento renal; eles apresentam uma capacidade reduzida de aumentar a secreção de aldosterona em resposta à hipercalemia. Esses pacientes desenvolvem hipercalemia quando aumentam a ingestão de potássio ou quando recebem diuréticos poupadores de potássio. Eles também frequentemente apresentam graus variados de perda de Na^+ e acidose metabólica hiperclorêmica.

Fármacos que interferem no SRAA têm o potencial de causar hipercalemia, especialmente na presença de doença renal. Anti-inflamatórios não esteroides (AINEs) inibem a liberação de renina mediada pelas prostaglandinas. Inibidores da enzima conversora de angiotensina (IECAs) e bloqueadores dos receptores de angiotensina (BRAs) interferem na liberação de aldosterona mediada pela angiotensina II. A heparina usada em esquemas de tromboprofilaxia pode causar hipercalemia (*hipercalemia induzida por heparina* [HIH]) ao interferir na secreção de aldosterona e antagonizar a atividade dos receptores de angiotensina II. Os diuréticos poupadores de potássio antagonizam a atividade da aldosterona no rim, comprometendo a excreção de potássio (ver a discussão anterior).

A redução da excreção renal de potássio também pode ocorrer como resultado de um defeito intrínseco ou adquirido na capacidade do néfron distal de secretar potássio. Esses defeitos podem ocorrer mesmo na presença de função renal normal e não respondem ao tratamento com mineralocorticoides. Os rins de pacientes com *pseudo-hipoaldosteronismo* apresentam resistência intrínseca à aldosterona. Defeitos adquiridos têm sido associados ao lúpus eritematoso sistêmico, à anemia falciforme, a obstruções uropáticas e à nefropatia por ciclosporina em rins transplantados.

Hipercalemia devido à ingestão elevada de potássio

Cargas elevadas de potássio raramente causam hipercalemia em indivíduos normais, a menos que quantidades significativas sejam administradas rapidamente e por via intravenosa. No entanto, a hipercalemia pode ser observada quando a ingestão de potássio aumenta em pacientes que recebem β-bloqueadores ou em pacientes com função renal comprometida. Fontes não reconhecidas de potássio incluem penicilina potássica, substitutos de sódio (principalmente sais de potássio) e transfusão de sangue total armazenado. A concentração plasmática de [K^+] em uma unidade de sangue total pode aumentar para 30 mEq/L após 21 dias de armazenamento. O risco de hipercalemia por múltiplas transfusões (*hipercalemia associada à transfusão*) é reduzido, embora não eliminado, ao se minimizar o volume de plasma administrado por meio do uso de transfusões de concentrado de hemácias ou pelo uso de hemácias lavadas (ver Capítulo 51).

Manifestações clínicas da hipercalemia

Os efeitos mais importantes da hipercalemia são nos músculos esqueléticos e cardíacos. Fraqueza muscular esquelética geralmente não é observada até que o [K^+] plasmático seja superior a 8 mEq/L. As manifestações cardíacas (**Figura 49-7**) ocorrem principalmente devido à despolarização tardia e estão consistentemente presentes quando o [K^+] plasmático é superior a 7 mEq/L. As alterações no ECG progridem de ondas T simetricamente pontiagudas (frequentemente com encurtamento do intervalo QT) → alargamento do complexo QRS → prolongamento do intervalo P-R → perda da onda P → perda da amplitude da onda R → depressão do segmento ST (ocasionalmente elevação) → um ECG que se assemelha a uma onda senoidal, antes de progredir para fibrilação ventricular e assistolia. A contratilidade pode ser relativamente bem preservada até o final do curso da hipercalemia progressiva. Hipocalcemia, hiponatremia e acidose acentuam os efeitos cardíacos da hipercalemia.

Tratamento da hipercalemia

8 **Devido ao seu potencial letal, a hipercalemia acima de 6 mEq/L deve sempre ser corrigida.** O tratamento é direcionado para reversão das manifestações cardíacas e da fraqueza muscular esquelética e para a restauração de um [K^+] plasmático normal. As modalidades terapêuticas empregadas dependem da causa da hipercalemia e da gravidade das manifestações. A hipercalemia associada ao hipoaldosteronismo pode ser tratada com reposição de mineralocorticoides. Fármacos que contribuem para a hipercalemia devem ser descontinuados, e fontes de aumento na ingestão de potássio devem ser reduzidas ou interrompidas.

Sais de cálcio (5-10 mL de gluconato de cálcio a 10% ou 3-5 mL de cloreto de cálcio a 10%) antagonizam parcialmente os efeitos cardíacos da hipercalemia e são úteis em pacientes sintomáticos com hipercalemia grave. Os efeitos dos sais de cálcio são rápidos, porém de curta duração. Deve-se ter cuidado ao administrar sais de cálcio a pacientes que estão recebendo digoxina, uma vez que o cálcio potencializa a toxicidade da digoxina.

Uma infusão intravenosa de glicose e insulina (30-50 g de glicose com 10 unidades de insulina) promove

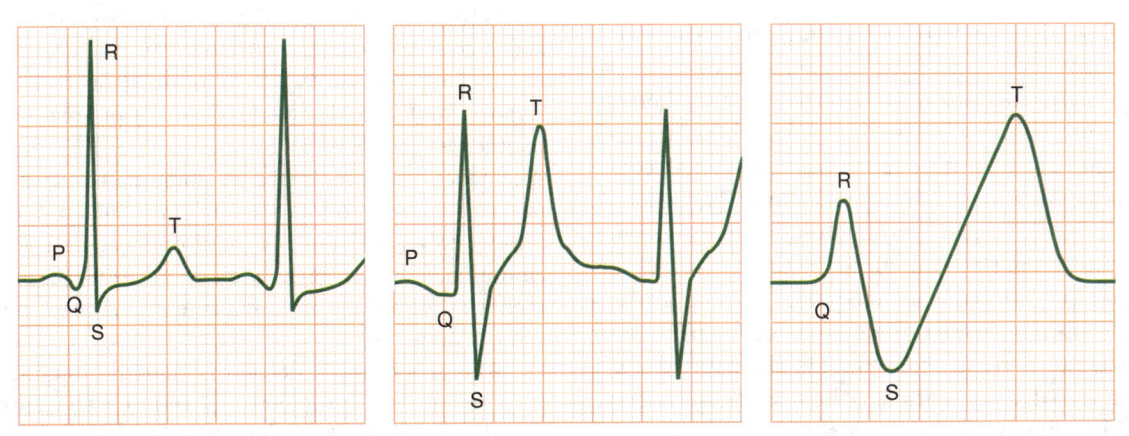

FIGURA 49-7 Efeitos eletrocardiográficos da hipercalemia. As alterações eletrocardiográficas progridem caracteristicamente de ondas T com picos simétricos, muitas vezes com encurtamento do intervalo QT, para alargamento do complexo QRS, prolongamento do intervalo P-R, perda da onda P, perda da amplitude da onda R e depressão do segmento ST (ocasionalmente elevação) – para um ECG que se assemelha a uma onda senoidal – antes da progressão final para fibrilação ventricular ou assistolia.

a captação celular de potássio e reduz a concentração plasmática de [K⁺], no entanto, pode levar até 1 hora para alcançar o efeito máximo. Quando há acidose metabólica, o bicarbonato de sódio intravenoso promove a captação celular de potássio e reduz a concentração plasmática de [K⁺] em 15 minutos. Os β-agonistas promovem a captação celular de potássio e podem ser úteis no tratamento da hipercalemia aguda associada a transfusões maciças; a infusão de epinefrina em baixa dose muitas vezes reduz rapidamente a concentração plasmática de [K⁺] e fornece suporte inotrópico nesse contexto.

O objetivo final do tratamento de urgência ou emergência da hipercalemia é a redução do potássio total no organismo. A diurese forçada com um diurético de alça é um tratamento eficaz para a hipercalemia aguda em pacientes com função renal adequada, e a diálise é a modalidade terapêutica definitiva e urgente para pacientes com função renal comprometida. A eliminação do excesso de potássio também pode ser feita por administração oral ou retal da resina não absorvível de troca catiônica, sulfonato de poliestireno de sódio (SPS). No entanto, a segurança e a eficácia do SPS têm sido repetidamente questionadas, e um aviso de segurança (advertência no rótulo) da Food and Drug Administration (FDA) alerta sobre seu uso em pacientes com função intestinal anormal devido ao risco de necrose intestinal nessas circunstâncias. O SPS não deve ser utilizado para tratar hipercalemia de urgência ou emergência, pois leva várias horas para apresentar efeito.

O *patiromer*, um polímero não absorvível de troca catiônica que se liga ao potássio em troca de cálcio no trato gastrintestinal, é aprovado pela FDA como tratamento eficaz para hipercalemia crônica. Assim como o SPS, ele não deve ser usado para tratar hipercalemia de urgência ou emergência devido ao seu início de ação tardio.

Considerações anestésicas

Cirurgia eletiva não deve ser realizada em pacientes com hipercalemia significativa. O manejo anestésico de pacientes perioperatórios com hipercalemia tem como objetivo tanto reduzir a concentração plasmática de potássio quanto prevenir qualquer aumento adicional, com a abordagem de tratamento dependendo da gravidade da situação. O ECG deve ser monitorado rigorosamente. A succinilcolina é contraindicada, assim como o uso de soluções intravenosas contendo potássio. Evitar a acidose metabólica ou respiratória é fundamental para evitar aumentos adicionais na concentração plasmática de [K⁺]. A ventilação deve ser controlada durante a anestesia geral, e uma leve hiperventilação pode ser desejável. Por fim, a função neuromuscular deve ser monitorizada rigorosamente, uma vez que a hipercalemia pode acentuar os efeitos dos bloqueadores neuromusculares.

Distúrbios do equilíbrio do cálcio

Embora 98% do cálcio total do corpo esteja nos ossos, a manutenção de uma concentração normal de cálcio extracelular é fundamental para a homeostase. Íons de cálcio estão envolvidos em quase todas as funções biológicas essenciais, incluindo contração muscular, liberação de neurotransmissores e hormônios, coagulação sanguínea e metabolismo ósseo. Anormalidades no equilíbrio do cálcio podem resultar em distúrbios fisiológicos profundos.

EQUILÍBRIO NORMAL DE CÁLCIO

A ingestão de cálcio em adultos é em média de 600 a 800 mg/dia, e sua absorção ocorre principalmente no intestino delgado proximal. O cálcio também é secretado no trato intestinal, um fenômeno que parece ser constante e independente da absorção. Até 80% da ingestão diária de cálcio é normalmente perdida nas fezes.

Os rins são responsáveis pela maior parte da excreção de cálcio, a qual é, em média, de 100 mg/dia, mas pode variar de 50 mg/dia a mais de 300 mg/dia. Normalmente, 98% do cálcio filtrável é reabsorvido. A reabsorção de cálcio acompanha a do sódio nos túbulos renais proximais e na alça ascendente de Henle. Nos túbulos distais, no entanto, a reabsorção de cálcio depende da secreção do hormônio da paratireoide (PTH, do inglês *parathyroid hormone*), enquanto a reabsorção de sódio depende da secreção de aldosterona. Níveis elevados de PTH aumentam a reabsorção distal de cálcio e, por consequência, diminuem a excreção de cálcio na urina.

Concentração plasmática de cálcio

A concentração normal de cálcio no plasma é de 8,5 a 10,5 mg/dL (2,1-2,6 mmol/L). Aproximadamente 50% estão na forma livre e ionizada, 40% estão ligados a proteínas (principalmente à albumina) e 10% estão complexados com ânions como citrato e aminoácidos. A concentração de cálcio livre e ionizado ([Ca^{2+}]) é a mais importante fisiologicamente. O [Ca^{2+}] plasmático normalmente varia de 4,75 a 5,3 mg/dL (1,19-1,33 mmol/L). Alterações na concentração de albumina no plasma afetam a concentração total de cálcio, mas não o cálcio ionizado: para cada aumento ou diminuição de 1 g/dL na albumina, a concentração total de cálcio no plasma aumenta ou diminui aproximadamente 0,8 a 1,0 mg/dL, respectivamente.

Alterações no pH do plasma afetam diretamente o grau de ligação às proteínas e, portanto, a concentração de cálcio ionizado. O cálcio ionizado aumenta cerca de 0,16 mg/dL para cada diminuição de 0,1 unidade no pH do plasma e diminui pela mesma quantidade para cada aumento de 0,1 unidade no pH.

Regulação da concentração de cálcio ionizado extracelular

O cálcio normalmente entra no LEC por absorção no trato intestinal ou reabsorção óssea; apenas 0,5 a 1% do cálcio nos ossos é trocável com o LEC. Em contrapartida, o cálcio normalmente sai do compartimento extracelular por (1) deposição nos ossos, (2) excreção urinária, (3) secreção no trato intestinal e (4) formação de suor. O [Ca^{2+}] extracelular é regulado rigorosamente por três hormônios – PTH, vitamina D e calcitonina – que atuam principalmente nos ossos, nos túbulos renais distais e no intestino delgado. O controle hormonal do cálcio pelo eixo PTH-vitamina D é descrito no Capítulo 35.

HIPERCALCEMIA

A hipercalcemia pode ocorrer como resultado de uma variedade de distúrbios (Tabela 49-12). No *hiperparatireoidismo primário*, a secreção de PTH aumenta de forma inadequada em relação ao [Ca^{2+}]. Em contrapartida, no *hiperparatireoidismo secundário* (p. ex., insuficiência renal crônica ou síndromes de má absorção), os níveis de PTH se elevam em resposta à hipocalcemia crônica. No entanto, o hiperparatireoidismo secundário prolongado pode causar ocasionalmente a secreção autônoma de PTH, resultando em [Ca^{2+}] normal ou elevado (*hiperparatireoidismo terciário*).

Pacientes oncológicos podem apresentar hipercalcemia independentemente da presença de metástases ósseas. Isso ocorre mais frequentemente devido à destruição óssea direta, à secreção de mediadores humorais de hipercalcemia (substâncias semelhantes ao PTH, citocinas, prostaglandinas) ou a ambos. A hipercalcemia devido ao aumento da renovação do cálcio dos ossos também pode ser observada em pacientes com condições benignas, como doença de Paget e imobilização crônica. O aumento da absorção gastrintestinal de cálcio pode levar à hipercalcemia em pacientes com *síndrome leite-álcali* (aumento acentuado da ingestão de cálcio), na ingestão excessiva de vitamina D ou na doença granulomatosa (sensibilidade elevada à vitamina D).

Manifestações clínicas da hipercalcemia

A hipercalcemia frequentemente causa anorexia, náuseas, vômitos, fraqueza e poliúria. Ataxia, irritabilidade, letargia ou confusão podem progredir rapidamente para coma. A hipertensão geralmente está presente inicialmente antes que ocorra hipovolemia. Os sinais de ECG incluem encurtamento do segmento ST e encurtamento do intervalo QT. A hipercalcemia aumenta a sensibilidade cardíaca a *digitálicos*. A hipercalcemia pode promover pancreatite, úlcera péptica e insuficiência renal.

Tratamento da hipercalcemia

9 A hipercalcemia sintomática requer tratamento rápido. O tratamento inicial mais eficaz é a reidratação seguida de diurese rápida (débito urinário de 200-300 mL/h) usando uma infusão intravenosa de solução salina e um diurético de alça para acelerar a excreção de cálcio. A terapia prematura com diuréticos antes da reidratação pode agravar a hipercalcemia ao exacerbar a depleção de volume. A perda renal de potássio e magnésio geralmente ocorre durante a diurese, exigindo monitorização laboratorial rigorosa e reposição intravenosa, conforme necessário. Embora a hidratação e a diurese possam remover o risco potencial de complicações cardiovasculares e neurológicas da hipercalcemia, o nível sérico de cálcio geralmente permanece elevado acima do normal. Terapia adicional com um bisfosfonato ou calcitonina pode ser necessária para reduzir ainda mais o nível sérico de cálcio. Hipercalcemia grave (> 15 mg/dL) geralmente requer terapia adicional após a hidratação com solução salina e furosemida. Os bisfosfonatos ou calcitonina são os agentes preferíveis. A administração intravenosa de pamidronato ou etidronato é frequentemente utilizada nesse contexto. A hemodiálise é muito eficaz na correção da hipercalcemia grave e pode ser necessária na presença de insuficiência renal ou cardíaca. O tratamento adicional depende da causa subjacente da hipercalcemia e pode incluir glicocorticoides no caso de hipercalcemia induzida por vitamina D, como em estados de doença granulomatosa.

É necessário buscar a etiologia subjacente e direcionar o tratamento apropriado para a causa da hipercalcemia assim que qualquer ameaça de hipercalcemia crítica tenha sido controlada. *Aproximadamente 90% de todas as hipercalcemias ocorrem em função de malignidade ou hiperparatireoidismo. O melhor exame laboratorial para distinguir entre essas duas principais categorias de hipercalcemia é a dosagem de PTH.* A concentração sérica de PTH geralmente está suprimida em estados de malignidade e está elevada no hiperparatireoidismo.

TABELA 49-12   Causas de hipercalcemia

Hiperparatireoidismo
Malignidade
Ingestão excessiva de vitamina D
Doença óssea de Paget
Distúrbios granulomatosos (sarcoidose, tuberculose)
Imobilização crônica
Síndrome leite-álcali
Insuficiência suprarrenal
Induzida por fármacos
Diuréticos tiazídicos
Lítio

Considerações anestésicas

A hipercalcemia significativa é uma emergência médica e deve ser corrigida antes da administração de qualquer anestésico eletivo. Os níveis de cálcio ionizado devem ser monitorados rigorosamente. Se a cirurgia for necessária, a diurese salina deve ser continuada no intraoperatório com cuidado para evitar hipovolemia; terapia apropriada de manejo hemodinâmico e fluidoterapia guiada por metas (ver Capítulo 51) deve ser utilizada, especialmente para pacientes com comprometimento cardíaco ou renal. Medições em série de $[K^+]$ e $[Mg^{2+}]$ são obtidas em antecipação à hipocalemia e à hipomagnesemia relacionadas à diurese. As respostas aos agentes anestésicos e bloqueadores neuromusculares não são previsíveis. A ventilação deve ser controlada sob anestesia geral. A acidose deve ser evitada para não piorar a elevação de $[Ca^{2+}]$ plasmático.

HIPOCALCEMIA

A hipocalcemia deve ser diagnosticada apenas com base na concentração plasmática de cálcio ionizado. Quando as medições diretas de $[Ca^{2+}]$ plasmático não estão disponíveis, a concentração total de cálcio deve ser corrigida para diminuições na concentração plasmática de albumina (ver a discussão anterior). As causas de hipocalcemia estão relacionadas na Tabela 49-13.

A hipocalcemia devido ao hipoparatireoidismo é uma causa relativamente comum de hipocalcemia sintomática. O hipoparatireoidismo pode ser cirúrgico (ver Capítulo 37), idiopático, parte de defeitos endócrinos múltiplos (mais frequentemente com insuficiência suprarrenal) ou associado à hipomagnesemia. A deficiência de magnésio pode comprometer a secreção de PTH e antagonizar os efeitos do PTH no osso. A sepse muitas vezes é acompanhada pela supressão da liberação de PTH, resultando em hipocalcemia. A hiperfosfatemia (ver discussão posterior) também é uma causa relativamente comum de hipocalcemia, especialmente em pacientes com insuficiência renal crônica. A hipocalcemia devido à deficiência de vitamina D pode ocorrer em função de uma ingestão drasticamente reduzida (nutricional), má absorção de vitamina D ou metabolismo anormal de vitamina D.

A quelação de íons cálcio com íons citrato em conservantes de sangue é uma causa pertinente de hipocalcemia perioperatória em pacientes transfundidos; reduções transitórias semelhantes em $[Ca^{2+}]$ também são possíveis após infusões rápidas de volumes significativos de albumina. A hipocalcemia pós-pancreatite aguda é atribuída à precipitação de cálcio com gorduras (sabões) após a liberação de enzimas lipolíticas e necrose de gordura; a hipocalcemia pós-embolia gordurosa pode ter uma base semelhante. A hipocalcemia pós-rabdomiólise é causada pela precipitação de cálcio no tecido muscular lesionado ou pela diurese forçada utilizada para prevenir lesão renal aguda nessa condição, ou ambas.

A *síndrome de lise tumoral*, outra causa de hipocalcemia, é o resultado da rápida destruição de células malignas por quimioterapia ou radioterapia e pode ter uma incidência de até 25% no tratamento de alguns cânceres. Trata-se da emergência oncológica mais comum, sendo resultado da rápida redistribuição de potássio, fósforo e material de ácido nucleico para o espaço extracelular, sobrecarregando os mecanismos homeostáticos normais que, de outra forma, compensariam. Lesão renal aguda ou falência renal secundária à nefropatia aguda por ácido úrico devido ao metabolismo de ácidos nucleicos liberados degrada ou abole a capacidade do rim de excretar potássio e fosfato. A hiperfosfatemia promove a quelação de fosfato com cálcio, resultando em hipocalcemia aguda. Também resulta na deposição de sais de cálcio-fosfato nos rins, promovendo ainda mais a lesão renal aguda ou insuficiência renal. A hipocalcemia aguda e a hipercalemia da síndrome de lise tumoral podem causar fraqueza muscular, tetania, arritmia cardíaca, convulsões e óbito.

Causas menos comuns de hipocalcemia incluem carcinoma medular da tireoide secretor de calcitonina, doença metastática osteoblástica (câncer de mama e próstata) e *pseudo-hipoparatireoidismo* (resistência familiar ao PTH). Hipocalcemia transitória pode ser observada após administração de heparina, protamina ou glucagon.

Manifestações clínicas de hipocalcemia

As manifestações da hipocalcemia incluem parestesia, confusão, estridor laríngeo (laringospasmo), espasmo carpopedal (sinal de Trousseau), espasmo do masseter (sinal de Chvostek) e convulsões. Cólica biliar e broncoespasmo também foram relatados. O ECG pode revelar

TABELA 49-13 Causas de hipocalcemia

Hipoparatireoidismo
Pseudo-hipoparatireoidismo
Deficiência de vitamina D
Nutricional
Má-absorção
Pós-cirúrgica (gastrectomia, intestino curto)
Doença inflamatória intestinal
Metabolismo alterado de vitamina D
Hiperfosfatemia
Precipitação de cálcio
Pancreatite
Rabdomiólise
Embolia gordurosa
Quelação de cálcio
Múltiplas transfusões rápidas de hemácias ou infusão rápida de quantidades significativas de albumina

irritabilidade cardíaca ou prolongamento do intervalo QT, que pode não se correlacionar em gravidade com o grau de hipocalcemia. A redução da contratilidade cardíaca pode causar insuficiência cardíaca, hipotensão, ou ambos. Também pode ocorrer diminuição da resposta à digoxina e aos agonistas β-adrenérgicos.

Tratamento da hipocalcemia

10 A hipocalcemia sintomática é uma emergência médica e deve ser tratada imediatamente com cloreto de cálcio intravenoso (3-5 mL de uma solução a 10%) ou gluconato de cálcio (10-20 mL de uma solução a 10%). Dez mL de $CaCl_2$ a 10% contêm 272 mg de Ca^{2+}, enquanto 10 mL de gluconato de cálcio a 10% contêm 93 mg de Ca^{2+}. O cálcio intravenoso não deve ser administrado com soluções contendo bicarbonato ou fosfato para evitar precipitação. O monitoramento em série do cálcio ionizado é obrigatório. Pode ser necessário repetir a administração em bólus por via intravenosa ou administrar uma infusão contínua (Ca^{2+} em 1-2 mg/kg/h). A concentração plasmática de magnésio deve ser verificada para descartar a hipomagnesemia. Na hipocalcemia crônica, a reposição oral de cálcio ($CaCO_3$) e vitamina D é geralmente é adequada.

Considerações anestésicas

A hipocalcemia significativa deve ser corrigida antes da cirurgia. Os níveis séricos de cálcio ionizado devem ser monitorados intraoperatoriamente em pacientes com histórico de hipocalcemia. A alcalose deve ser evitada para prevenir maiores reduções de $[Ca^{2+}]$. Pode ser necessário administrar cálcio intravenoso após transfusões rápidas de hemocomponentes citratados ou volumes significativos de soluções de albumina (ver Capítulo 51). A potenciação dos efeitos inotrópicos negativos dos anestésicos deve ser esperada. As respostas aos BNMs são inconsistentes e requerem monitorização com estimulador de nervo.

Distúrbios do equilíbrio de fósforo

O fósforo é um importante constituinte intracelular. Sua presença é necessária para a síntese de fosfolipídeos e fosfoproteínas nas membranas celulares e organelas intracelulares, fosfonucleotídeos envolvidos na síntese de proteínas e reprodução, e ATP usado para armazenar energia. Apenas 0,1% do fósforo total do corpo está no LEC, com 85% nos ossos e 15% no líquido intracelular.

EQUILÍBRIO NORMAL DE FÓSFORO

A ingestão de fósforo é em média de 800 a 1.500 mg/dia em adultos, e 80% dessa quantidade é normalmente absorvida no intestino delgado proximal. A vitamina D aumenta a absorção intestinal de fósforo. Os rins são a principal via de excreção de fósforo e são responsáveis por regular o conteúdo total de fósforo no corpo. A excreção urinária de fósforo depende tanto da ingestão quanto da concentração plasmática. A secreção de PTH promove a excreção urinária de fósforo ao inibir a reabsorção tubular proximal. Esse efeito pode ser compensado pela liberação de fosfato do osso induzida pelo PTH.

Concentração plasmática de fósforo

O fósforo plasmático existe em formas orgânicas e inorgânicas. O fósforo orgânico encontra-se principalmente na forma de fosfolipídeos. Da fração de fósforo inorgânico, 80% são filtráveis nos rins e 20% estão ligados a proteínas. A maior parte do fósforo inorgânico está na forma de $H_2PO_4^-$ e HPO_4^{2-} em uma proporção de 1:4. Por convenção, o fósforo plasmático é medido em miligramas de fósforo elementar. A concentração plasmática normal de fósforo é de 2,5 a 4,5 mg/dL (0,8-1,45 mmol/L) em adultos e até 6 mg/dL em crianças. A concentração plasmática de fósforo geralmente é medida durante o jejum, uma vez que a ingestão recente de carboidratos diminui transitoriamente a concentração plasmática de fósforo. A hipofosfatemia aumenta a produção de vitamina D, enquanto a hiperfosfatemia a deprime. Esta última desempenha um papel importante na gênese do hiperparatireoidismo secundário em pacientes com doença renal crônica (ver Capítulo 31).

HIPERFOSFATEMIA

A hiperfosfatemia pode ser observada com aumento da ingestão de fósforo (abuso de laxantes fosfatados ou administração excessiva de fosfato de potássio), diminuição da excreção de fósforo (doença renal crônica) ou síndrome da lise tumoral (ver a discussão anterior).

Manifestações clínicas da hiperfosfatemia

Embora a hiperfosfatemia em si não pareça ser diretamente responsável por quaisquer distúrbios funcionais, uma hiperfosfatemia significativa pode causar hipocalcemia por meio da quelação de fosfato com $[Ca^{2+}]$ plasmático e também pode causar lesão renal aguda por meio de depósitos parenquimatosos e tubulares de sais de fosfato de cálcio. A hiperfosfatemia está associada à maior mortalidade em pacientes com doença renal crônica e insuficiência renal, e é manejada nessa população de pacientes por restrição dietética, uso de quelantes de fosfato, diálise ou uma combinação desses métodos.

Tratamento da hiperfosfatemia

A hiperfosfatemia geralmente é tratada com antiácidos quelantes de fosfato, como hidróxido de alumínio ou carbonato de alumínio.

Considerações anestésicas

Embora interações específicas entre hiperfosfatemia e anestesia não tenham sido relatadas, a função renal deve ser avaliada, e a hipocalcemia deve ser descartada.

HIPOFOSFATEMIA

A hipofosfatemia geralmente é resultado de um equilíbrio negativo de fósforo ou da captação celular de fósforo extracelular (um deslocamento intercompartimental). Os deslocamentos intercompartimentais de fósforo podem ocorrer durante alcalose e após a ingestão de carboidratos ou a administração de insulina. Altas doses de antiácidos contendo alumínio ou magnésio, queimaduras graves, suplementação insuficiente de fósforo durante nutrição parenteral total, cetoacidose diabética, abstinência alcoólica e alcalose respiratória prolongada podem resultar em equilíbrio negativo de fósforo e levar a uma hipofosfatemia grave (< 0,3 mmol/dL ou < 1,0 mg/dL). Ao contrário da alcalose respiratória, a alcalose metabólica raramente leva a uma hipofosfatemia grave.

Manifestações clínicas da hipofosfatemia

A hipofosfatemia leve a moderada (1,5-2,5 mg/dL) geralmente é assintomática. Por outro lado, a hipofosfatemia grave (< 1,0 mg/dL) está associada a maiores morbidade e mortalidade em pacientes gravemente enfermos. Miocardiopatia, suprimento reduzido de oxigênio (níveis reduzidos de 2,3-difosfoglicerato), hemólise, função leucocitária comprometida, disfunção plaquetária, encefalopatia, arritmia, miopatia esquelética, insuficiência respiratória, rabdomiólise, desmineralização esquelética, acidose metabólica e disfunção hepática têm sido associadas à hipofosfatemia grave. No entanto, atualmente não se sabe se a hipofosfatemia é uma contribuinte direta e independente para essas morbidades graves ou para a mortalidade, ou se é apenas um marcador da gravidade da doença.

Tratamento da hipofosfatemia

A reposição oral de fósforo geralmente é preferível à reposição parenteral devido ao aumento do risco de precipitação de fosfato com cálcio, resultando em hipocalcemia, e também devido aos riscos elevados de hipofosfatemia, hipomagnesemia e hipotensão. Por consequência, a terapia de reposição intravenosa geralmente é reservada para casos de hipofosfatemia sintomática e níveis extremamente baixos de fosfato (< 0,32 mmol/L). Em casos em que a reposição oral de fosfato é utilizada, a vitamina D é necessária para a absorção intestinal de fosfato.

Considerações anestésicas

O manejo anestésico de pacientes com hipofosfatemia requer familiaridade com suas complicações potenciais (ver a discussão anterior). A hiperglicemia e a alcalose respiratória devem ser evitadas para prevenir maiores reduções na concentração plasmática de fósforo. A função neuromuscular deve ser monitorizada rigorosamente quando BNMs são administrados. **Alguns pacientes com hipofosfatemia grave podem precisar de ventilação mecânica no pós-operatório devido à fraqueza muscular.**

Distúrbios do equilíbrio de magnésio

O magnésio atua como cofator em muitas vias enzimáticas. Apenas 1 a 2% do total de reservas de magnésio do corpo estão presentes no compartimento do LEC, com 67% contidos no osso e os 31% restantes no líquido intracelular. O magnésio diminui as necessidades anestésicas, atenua a nocicepção, reduz a resposta cardiovascular à laringoscopia e à intubação e potencializa os BNMs. Mecanismos sugeridos de ação incluem a alteração da liberação de neurotransmissores do sistema nervoso central, a moderação da liberação de catecolaminas da medula suprarrenal e a antagonização do efeito do cálcio no músculo liso vascular. O magnésio compromete a liberação pré-sináptica de acetilcolina mediada por cálcio e pode diminuir a sensibilidade da placa motora à acetilcolina e alterar o potencial da membrana miocítica.

Além do tratamento da deficiência de magnésio, o magnésio é usado para tratar pré-eclâmpsia e eclâmpsia, *torsades de pointes* e taquiarritmias cardíacas induzidas por digoxina.

EQUILÍBRIO NORMAL DE MAGNÉSIO

A ingestão de magnésio varia de 20 a 30 mEq/dia (240-370 mg/d) em adultos. Dessa quantidade, apenas 30 a 40% são absorvidos, principalmente no intestino delgado distal. A excreção renal é a principal via de eliminação, com média de 6 a 12 mEq/dia. A reabsorção de magnésio pelos rins é muito eficiente. Vinte e cinco por cento do magnésio filtrado são reabsorvidos no túbulo proximal, e 50 a 60% são reabsorvidos no ramo espesso da alça de Henle. Fatores que efetivamente aumentam a reabsorção de magnésio nos rins incluem hipomagnesemia, PTH, hipocalcemia, depleção de LEC e alcalose metabólica. Fatores que efetivamente aumentam a excreção renal incluem hipermagnesemia, expansão aguda do volume, aldosterona, hipercalcemia, cetoacidose, diuréticos, depleção de fosfato e ingestão de álcool.

Concentração plasmática de magnésio

A concentração plasmática de $[Mg^{2+}]$ é rigorosamente regulada entre 1,7 e 2,1 mEq/L (0,7-1 mmol/L ou 1,7-2,4 mg/dL) por meio da interação entre trato gastrintestinal (absorção), osso (armazenamento) e rins (excreção). Aproximadamente 50 a 60% do magnésio plasmático estão livres e difusíveis.

HIPERMAGNESEMIA

Aumentos no [Mg^{2+}] plasmático ocorrem quase sempre em função do consumo excessivo (antiácidos ou laxantes contendo magnésio: hidróxido de magnésio, leite de magnésia), comprometimento renal (TFG < 30 mL/min), ou ambos. Causas menos comuns incluem insuficiência suprarrenal, hipotireoidismo, rabdomiólise e administração de lítio. A terapia com sulfato de magnésio para pré-eclâmpsia e eclâmpsia pode causar hipermagnesemia materna e fetal.

Manifestações clínicas da hipermagnesemia

A hipermagnesemia sintomática geralmente se manifesta com sintomas neurológicos, neuromusculares e cardíacos, incluindo hiporreflexia, sedação, fraqueza muscular e depressão respiratória. A vasodilatação, a bradicardia e a depressão miocárdica podem causar hipotensão. Os sinais no ECG podem incluir prolongamento do intervalo P-R e alargamento do complexo QRS. **A hipermagnesemia grave pode provocar paradas respiratória e cardíaca.**

12

Tratamento da hipermagnesemia

Em casos de hipermagnesemia relativamente leve, em geral é suficiente descontinuar a(s) fonte(s) de ingestão de magnésio (mais frequentemente antiácidos ou laxantes). Em casos de concentrações relativamente altas de [Mg^{2+}], e em especial na presença de sinais clínicos de toxicidade por magnésio, a administração intravenosa de cálcio pode temporariamente antagonizar a maioria dos efeitos da toxicidade clínica. A diurese forçada com um diurético de alça e reposição intravenosa de fluidos aumenta a excreção urinária de magnésio em pacientes com função renal adequada. Quando a administração de diuréticos com infusão intravenosa é usada para aumentar a excreção de magnésio em casos de urgência ou emergência de toxicidade por magnésio, medições em série de [Ca^{2+}] e [Mg^{2+}] devem ser obtidas, um uma sonda vesical é necessária, e o manejo hemodinâmico e de fluidos guiado por metas deve ser considerado. A diálise será necessária para pacientes com comprometimento renal significativo ou insuficiência renal. O suporte ventilatório ou circulatório, ou ambos, podem ser necessários.

Considerações anestésicas

A hipermagnesemia requer monitorização rigorosa do ECG, da pressão arterial e da função neuromuscular. É esperada a potenciação das propriedades vasodilatadoras e inotrópicas negativas dos anestésicos. As doses dos BNMs adespolarizantes devem ser reduzidas.

HIPOMAGNESEMIA

A hipomagnesemia é um problema comum, sobretudo em pacientes gravemente enfermos, e muitas vezes está associada à deficiência de outros componentes intracelulares, como potássio e fósforo. É comumente observada em pacientes submetidos a cirurgias cardiovasculares ou abdominais extensas, e sua incidência entre pacientes em unidades de terapia intensiva (UTI) pode exceder 50%. Deficiências de magnésio geralmente são resultado de ingestão inadequada, redução da absorção gastrintestinal, aumento da excreção renal ou uma combinação desses fatores (**Tabela 49-14**). Fármacos que causam perda renal de magnésio incluem etanol, teofilina, diuréticos, cisplatina, aminoglicosídeos, ciclosporina, anfotericina B, pentamidina e fator estimulante de colônias de granulócitos. A hipomagnesemia também tem sido associada ao uso prolongado de inibidores de bomba de prótons (IBPs), sendo que tais casos são atribuídos à absorção intestinal de magnésio comprometida. No entanto, a prevalência de hipomagnesemia entre pacientes com uso crônico de IBPs provavelmente é inferior a 1%. A menos que os pacientes recebam suplementação intraoperatória, a hipomagnesemia é comum após a circulação extracorpórea devido à hemodiluição e ao uso frequente de albumina, transfusão e outros componentes redutores de magnésio na solução de preparo.

TABELA 49-14 Causas de hipomagnesemia

Ingestão inadequada
Nutricional

Redução da absorção gastrintestinal
Síndromes de má-absorção
Fístulas do intestino delgado ou biliar
Aspiração nasogástrica prolongada
Vômitos ou diarreia graves
Abuso crônico de laxantes
Uso crônico de inibidores de bomba de prótons (IBPs)

Aumento das perdas renais
Diurese
Cetoacidose diabética
Hiperparatireoidismo
Hiperaldosteronismo
Hipofosfatemia
Fármacos nefrotóxicos
Diurese pós-obstrutiva

Multifatoriais
Alcoolismo crônico
Desnutrição proteico-calórica
Hipertireoidismo
Pancreatite
Queimaduras

Manifestações clínicas da hipomagnesemia

A maioria dos pacientes com hipomagnesemia é assintomática; no entanto, fraqueza, fasciculação, parestesia, confusão, ataxia e convulsões podem ser observadas. A hipomagnesemia está frequentemente associada tanto à hipocalcemia (secreção prejudicada do PTH) quanto à hipocalemia (devido à excreção renal de K^+). Manifestações cardíacas incluem arritmias e potenciação da toxicidade da digoxina; ambas são agravadas pela hipocalemia. A hipomagnesemia está associada a um aumento da incidência de fibrilação atrial. O prolongamento dos intervalos P-R e QT também pode estar presente.

Tratamento da hipomagnesemia

A hipomagnesemia assintomática pode ser tratada por via oral ou intramuscular. Manifestações graves, como convulsões, devem ser tratadas com sulfato de magnésio intravenoso, de 1 a 2 g (8-16 mEq ou 4-8 mmol), administrado ao longo de 10 a 60 minutos.

Considerações anestésicas

Embora não haja interações anestésicas específicas relatadas, distúrbios eletrolíticos concomitantes, como hipocalemia, hipofosfatemia e hipocalcemia, frequentemente estão presentes e devem ser corrigidos antes da cirurgia.

13 **A hipomagnesemia isolada deve ser corrigida antes de procedimentos eletivos devido ao seu potencial de causar arritmias.** Além disso, o magnésio parece ter propriedades antiarrítmicas intrínsecas e possivelmente efeitos protetores cerebrais (ver Capítulo 26). Ele é frequentemente administrado de forma preventiva a pacientes submetidos à cirurgia cardíaca.

DISCUSSÃO DE CASO

Anormalidades eletrolíticas pós-derivação urinária

Um homem de 70 anos com carcinoma de bexiga será submetido a uma cistectomia radical e derivação urinária com alça ileal. Ele pesa 70 kg e tem um histórico de 20 anos de hipertensão. As medições laboratoriais pré-operatórias revelaram concentrações plasmáticas normais de eletrólitos e uma ureia de 20 mg/dL com uma creatinina sérica de 1,5 mg/dL. A cirurgia dura 4 horas e é realizada sob anestesia geral. A perda estimada de sangue é de 900 mL. A reposição de fluidos consiste em 3.500 mL de solução de Ringer lactato e 750 mL de albumina a 5%.

Uma hora após a admissão na unidade de cuidados pós-anestésicos, o paciente está consciente, sua pressão arterial é de 130/70 mmHg e ele parece estar respirando bem (18 respirações/min, FiO_2 = 0,4). O débito urinário foi de apenas 20 mL na última hora. As medições laboratoriais são as seguintes: Hb, 10,4 g/dL; Na^+ plasmático, 133 mEq/L; K^+, 3,8 mEq/L; Cl^-, 104 mEq/L; CO_2 total, 20 mmol/L; PaO_2, 156 mmHg; pH arterial, 7,29; $PaCO_2$, 38 mmHg; e HCO_3^- calculado, 18 mEq/L. (Consulte a Tabela 49-15 para verificar os intervalos normais ou valores comuns de eletrólitos.)

Qual é a explicação mais provável para a hiponatremia?

Vários fatores tendem a promover a hiponatremia no pós-operatório, incluindo a secreção não osmótica de ADH devido ao estresse cirúrgico, hipovolemia ou dor; grandes perdas evaporativas e funcionais (sequestro tecidual) de líquido; e a administração de fluidos intravenosos hipotônicos. A hiponatremia é particularmente comum no pós-operatório em pacientes que receberam quantidades relativamente consideráveis de solução de Ringer lactato ($[Na^+]$ 130 mEq/L); o $[Na^+]$ plasmático pós-operatório geralmente se aproxima de 130 mEq/L nesses pacientes. (A reposição de líquidos nesse paciente foi adequada, considerando as necessidades básicas de manutenção, perda sanguínea e as perdas adicionais de líquido geralmente associadas a esse tipo de cirurgia.)

Por que o paciente apresenta hipercloremia e acidose (o pH arterial normal é de 7,35-7,45)?

As cirurgias para derivação urinária supravesical utilizam um segmento do intestino (íleo, segmento ileocecal, jejuno ou cólon sigmoide) que é transformado em um conduto ou reservatório. O procedimento mais simples e comum utiliza uma alça isolada de íleo como conduto: a extremidade proximal é anastomosada aos ureteres, e a extremidade distal é trazida para fora da pele, formando um estoma.

Sempre que a urina entra em contato com a mucosa intestinal, existe o potencial de troca significativa de líquidos e eletrólitos. O íleo absorve ativamente cloreto em troca de bicarbonato e sódio em troca de potássio ou íons de hidrogênio. Quando a absorção de cloreto excede a absorção de sódio, a concentração plasmática de cloreto aumenta, enquanto a concentração plasmática de bicarbonato diminui, estabelecendo uma acidose metabólica hiperclorêmica. Além disso, o cólon absorve NH_4^+ diretamente da urina; este último também pode ser produzido por bactérias que decompõem a ureia. A hipocalemia ocorre se quantidades significativas de

TABELA 49-15 Intervalos fisiológicos normais dos eletrólitos comuns e efeitos do excesso ou déficit

Eletrólito	Valores normais (mmol/L)	Efeito do excesso	Efeito do déficit
Cátion			
Sódio	136 a 145	Hemorragia cerebral e trombose venosa, alteração do estado mental, convulsões e coma. Edema cerebral se corrigido muito rapidamente.	Excitabilidade neuromuscular (p. ex., hiper-reflexia), alteração do estado mental, letargia, irritabilidade, convulsões e coma. Síndromes de desmielinização se corrigido muito rapidamente.
Potássio	3,5 a 5,0	Ondas T apiculadas, alargamento do QRS, arritmias ventriculares, parada cardíaca. Paralisia flácida (especialmente na paralisia periódica familiar hipercalêmica).	Segmentos ST deprimidos, ondas T bifásicas, ondas U proeminentes/taquiarritmias. Fraqueza muscular, tetania e cãibras, rabdomiólise, íleo, insuficiência respiratória, poliúria com polidipsia secundária.
Cálcio	Total: 2,10 a 2,60; ionizado: 1,10 a 1,35	Neurológico (cefaleia, fadiga, apatia, confusão), gastrintestinal (dor, constipação, vômitos), renal (poliúria, nefrolitíase, insuficiência renal), cardiovascular (arritmias, intervalo QT curto e bloqueio atrioventricular ou de ramo) e esquelético (dor, artralgia).	Tetania, encefalopatia difusa, convulsões, hiper-reflexia, laringospasmo, desidratação secundária ao diabetes insípido nefrogênico hipercalcêmico.
Magnésio	0,6 a 1,2	Intervalo PR prolongado, QRS alargado, hiporreflexia, depressão respiratória, parada cardíaca.	Fraqueza muscular, tetania, hiper-reflexia, convulsões, arritmias cardíacas. Frequentemente associado a hipocalcemia e hipocalemia.
Ânion			
Cloreto	95 a 105	Possível comprometimento renal agudo.	Desconhecido/relacionado à anormalidade associada.
Fosfato	0,8 a 1,5	Sintomas de hipocalcemia aguda, necrose tubular aguda, calcificação ectópica.	Inferior a 0,32 mmol/L: disfunção muscular respiratória, deslocamento à esquerda da curva de dissociação da oxi-hemoglobina, disfunção miocárdica, arritmias, miopatia, encefalopatia, irritabilidade, convulsões, coma, rabdomiólise, anemia hemolítica.

Reproduzida com permissão de Tan SC, Freebairn R. *Electrolyte disorders in the critically ill. Anaesth Intens Care Med.* Março de 2017;18(3):133-137.

Na^+ forem trocadas por K^+. As perdas de potássio pelo conduto aumentam com altas concentrações de sódio na urina. Além disso, pode haver um déficit de potássio, mesmo na ausência de hipocalemia, porque o movimento de K^+ para fora das células (devido à acidose) pode impedir uma redução considerável no $[K^+]$ plasmático extracelular.

Existem fatores que aumentam a probabilidade de ocorrer acidose metabólica hiperclorêmica após a derivação urinária?

Quanto mais tempo a urina ficar em contato com o intestino, maior será a chance de ocorrer hipercloremia e acidose. Problemas mecânicos, como esvaziamento inadequado ou a redundância do conduto, juntamente com a hipovolemia, predispõem à acidose metabólica hiperclorêmica. A doença renal preexistente também parece ser um fator de risco importante e provavelmente representa uma incapacidade de compensar as perdas excessivas de bicarbonato.

Qual tratamento, se houver, é necessário para este paciente?

A alça ileal deve ser irrigada com solução salina para descartar a obstrução parcial e garantir o livre escoamento da urina. A hipovolemia deve ser considerada e tratada com base em terapia hemodinâmica e fluidoterapia guiada por metas ou na resposta a um desafio de fluidos (ver Capítulo 51). Uma acidose sistêmica leve a moderada (pH arterial > 7,25) é geralmente bem tolerada pela maioria dos pacientes. Além disso, a acidose metabólica hiperclorêmica após os condutos ileais costuma ser transitória e normalmente ocorre em função da estase urinária. Uma acidose persistente ou mais grave requer tratamento com bicarbonato de sódio. A reposição de potássio também pode ser necessária se houver hipocalemia.

> **As anormalidades eletrolíticas são observadas com outros tipos de desvio urinário?**
>
> Os procedimentos que utilizam o intestino como conduto (íleo ou cólon) têm menos probabilidade de resultar em acidose metabólica hiperclorêmica do que aqueles em que o intestino atua como um reservatório. A incidência de acidose metabólica hiperclorêmica chega a 80% após ureterossigmoidostomias.

SITES

Endotext (fonte gratuita de informação sobre endocrinologia) www.endotext.org (acessado em 21 de junho de 2021)

LEITURAS SUGERIDAS

Al Dhaybi O, Bakris G. Mineralocorticoid antagonists in chronic kidney disease. *Curr Opin Nephrol Hypertens.* 2017;26:50.

Awad S, Allison SP, Lobo DN. The history of 0.9% saline. *Clin Nutr.* 2008;27:179.

Ball SG, Iqbal Z. Diagnosis and treatment of hyponatraemia. *Best Pract Res Clin Endocrinol Metabol.* 2016;30:161.

Bernardi M, Zaccherini G. Approach and management of dysnatremias in cirrhosis. *Hepatol Int.* 2018;12:487.

Buffington MA, Abreo K. Hyponatremia: a review. *J Intensive Care Med.* 2016;31:223.

Campese VM, Adenuga G. Electrophysiological and clinical consequences of hyperkalemia. *Kidney Int Suppl.* 2016;6:16.

Clase CM, Carrero J-J, Ellison DH, et al. Potassium homeostasis and management of dyskalemia in kidney diseases: conclusions from a Kidney Disease: Improving Global Outcomes (KDIGO) controversies conference. *Kidney Int.* 2020;97:42.

Cuesta M, Thompson CJ. The syndrome of inappropriate antidiuresis (SIAD). *Best Pract Res Clin Endocrinol Metabol.* 2016;30:175.

El-Sharkawy AM, Sahota O, Maughan RJ, et al. The pathophysiology of fluid and electrolyte balance in the older adult surgical patient. *Clin Nutr.* 2014;33:6.

Epstein M, Lifschitz MD. Potassium homeostasis and dyskalemias: The respective roles of renal, extrarenal, and gut sensors in potassium handling. *Kidney Int Suppl.* 2016;6:7.

Fairley JL, Zhang L, Glassford NJ, et al. Magnesium status and magnesium therapy in cardiac surgery: a systematic review and meta-analysis focusing on arrhythmia prevention. *J Crit Care.* 2017;42:69.

Filippatos TD, Liamis G, Christopoulou F, et al. Ten common pitfalls in the evaluation of patients with hyponatremia. *Eur J Internal Med.* 2016;29:22.

Findakly D, Luther RD 3rd, Wang J. Tumor lysis syndrome in solid tumors: a comprehensive literature review, new insights, and novel strategies to improve outcomes. *Cureus.* 2020;12:e8355.

Giordano M, Ciarambino T, Lo Priore E, et al. Serum sodium correction rate and the outcome in severe hyponatremia. *Am J Emerg Med.* 2017;35:1691.

Joergensen D, Tazmini K, Jacobsen D. Acute dysnatremias–a dangerous and overlooked clinical problem. *Scand J Trauma Resusc Emerg Med.* 2019;27:58.

Kovesdy CP. Updates in hyperkalemia: outcomes and therapeutic strategies. *Rev Endocr Metab Disord.* 2017;18:41.

Krummel T, Prinz E, Metten M-A, et al. Prognosis of patients with severe hyponatraemia is related to not only to hyponatraemia but also to comorbidities and to medical management: results of an observational retrospective study. *BMC Nephrol.* 2016;17:159.

Lepage L, Desforges K, Lafrance J-P. New drugs to prevent and treat hyperkalemia. *Curr Opin Nephrol Hypertens.* 2016;25:524.

Liamis G, Filippatos TD, Elisaf MS. Electrolyte disorders associated with the use of anticancer drugs. *Eur J Pharmacol.* 2016;777:78.

Lippi G, South AM, Henry BM. Electrolyte imbalances in patients with severe coronavirus disease 2019 (COVID-19). *Ann Clin Biochem.* 2020;57:262.

Muhsin SA, Mount DB. Diagnosis and treatment of hypernatremia. *Best Pract Res Clin. Endocrinol Metab.* 2016;30:189.

Palmer BF, Clegg DJ. Physiology and pathophysiology of potassium homeostasis: core curriculum 2019. *Am J Kidney Dis.* 2019;74:682.

Patel S, Rauf A, Khan H, et al. Renin–angiotensin–aldosterone (RAAS): the ubiquitous system for homeostasis and pathologies. *Biomed Pharmacother.* 2017;94:317.

Pepe J, Colangelo L, Biamonte F, et al. Diagnosis and management of hypocalcemia. *Endocrine.* 2020;69:485.

Robertson GL. Diabetes insipidus: differential diagnosis and management. *Best Pract Res Clin Endocrinol Metabol.* 2016;30:205.

Rossignole P, Legrand M, Kosiborod M, et al. Emergency management of severe hyperkalemia: guideline for best practice and opportunities for the future. *Pharmacol Res.* 2016;113:585.

Sarwar CMS, Papadimitriou L, Pitt B, et al. Hyperkalemia in heart failure. *J Am Coll Cardiol.* 2016;68:1575.

Schaefer JA, Gales MA. Potassium-binding agents to facilitate renin–angiotensin–aldosterone system inhibitor therapy. *Ann Pharmacother.* 2016;50:502.

Srinutta T, Chewcharat A, Takkavatakarn K, et al. Proton pump inhibitors and hypomagnesemia. A meta-analysis of observational studies. *Medicine.* 2019;98:e17788.

Sterns RH. Disorders of plasma sodium–causes, consequences, and correction. *N Engl J Med.* 2015;372:55.

Tan SC, Freebairn R. Electrolyte disorders in the critically ill. *Anaesth Intens Care Med.* 2017;18:133.

Tinawi M. New trends in the utilization of intravenous fluids. *Cureus.* 2021;13:e14619.

Van Laecke S. Hypomagnesemia and hypermagnesemia. *Acta Clin Belg.* 2019;74:41.

Vu BN, De Castro AM, Shottland D, et al. Patiromer. The first potassium binder approved in over 50 years. *Cardiol In Rev*. 2016;24:316.

Weir MR. Current and future treatment options for managing hyperkalemia. *Kidney Int Suppl*. 2016;6:29.

Weir MR, Bakris GL, Bushinksky DA, et al. Patiromer in patients with kidney disease and hyperkalemia receiving RAAS inhibitors. *N Engl J Med*. 2015;372:211.

Yamada S, Inaba M. Potassium metabolism and management in patients with CKD. *Nutrients*. 2021;13:1751.

Zhu CY, Surgeon C, Yeh MW. Diagnosis and management of primary hyperparathyroidism. *J Am Med Assoc*. 2020;323:1186.

Manejo ácido-base

CAPÍTULO 50

CONCEITOS-CHAVE

1. Atualmente, sabe-se que a diferença de íons fortes (SID, do inglês *strong ion difference*), a PaCO$_2$ e a concentração total de ácido fraco (ATOT) explicam melhor o equilíbrio ácido-base em sistemas fisiológicos.

2. O sistema tampão de bicarbonato é eficaz contra distúrbios metabólicos, mas não contra distúrbios ácido-base respiratórios.

3. Ao contrário do tampão de bicarbonato, a hemoglobina é capaz de neutralizar tanto ácidos carbônicos (CO$_2$) quanto ácidos não carbônicos (não voláteis).

4. Como regra geral, espera-se que a PaCO$_2$ aumente de 0,25 a 1 mmHg para cada aumento de 1 mEq/L de [HCO$_3^-$].

5. A resposta renal à acidemia é tripla: (1) aumento da reabsorção de [HCO$_3^-$] filtrado, (2) aumento da excreção de ácidos tituláveis e (3) aumento da produção de amônia.

6. Com a acidose respiratória crônica, o [HCO$_3^-$] plasmático aumenta aproximadamente 4 mEq/L para cada aumento de 10 mmHg na PaCO$_2$ acima de 40 mmHg.

7. A diarreia é uma causa comum de acidose metabólica hiperclorêmica.

8. A distinção entre alcalose respiratória aguda e crônica nem sempre é feita, porque a resposta compensatória à alcalose respiratória crônica é consideravelmente variável: o [HCO$_3^-$] plasmático geralmente diminui de 2 a 5 mEq/L para cada redução de 10 mmHg na PaCO$_2$ abaixo de 40 mmHg.

9. O vômito ou a perda contínua de líquido gástrico pela drenagem gástrica (aspiração nasogástrica) podem resultar em alcalose metabólica acentuada, depleção de volume extracelular e hipocalemia.

10. A combinação de alcalemia e hipocalemia pode precipitar arritmias atriais e ventriculares graves.

11. As oscilações de temperatura afetam a PaCO$_2$, a PaO$_2$ e o pH. A diminuição da temperatura reduz a pressão parcial de um gás em solução – mesmo que o conteúdo total de gás não se altere – porque a solubilidade do gás é inversamente proporcional à temperatura. Portanto, tanto a PaCO$_2$ quanto a PaO$_2$ diminuem durante a hipotermia; no entanto, o pH aumenta porque a temperatura não altera significativamente o [HCO$_3^-$] e a dissociação da água diminui (reduzindo H$^+$ e aumentando o pH).

Quase todas as reações bioquímicas no corpo dependem da manutenção de uma concentração fisiológica de íons hidrogênio, e concentrações anormais de íons hidrogênio estão associadas à disfunção de vários órgãos. Os distúrbios nessa regulação, geralmente referidos como *equilíbrio ácido-base*, são de extrema importância em doenças críticas. As alterações na ventilação e na perfusão, bem como a infusão de soluções contendo eletrólitos, são comuns durante a anestesia e podem alterar rapidamente o equilíbrio ácido-base.

Nosso entendimento sobre o equilíbrio ácido-base está evoluindo. Anteriormente, o foco estava na concentração de íons hidrogênio [H$^+$], no equilíbrio de dióxido de carbono (CO$_2$) e no excesso/déficit de base.

1. Atualmente, sabe-se que a *diferença de íons fortes* (SID), a PaCO$_2$ e a *concentração total de ácido fraco* (A$_{TOT}$) explicam melhor o equilíbrio ácido-base em sistemas fisiológicos.

Este capítulo examina a fisiologia ácido-base e as implicações no cuidado perioperatório de distúrbios comuns. Parâmetros clínicos de gasometria e sua interpretação são revisadas.

Definições

QUÍMICA ÁCIDO-BASE

Concentração de íons hidrogênio e pH

Em soluções aquosas, as moléculas de água se dissociam reversivelmente em íons hidrogênio e hidróxido:

$$H_2O \leftrightarrow H^+ + OH^-$$

Esse processo é descrito pela constante de dissociação, K_W:

$$K_W = [H^+] + [OH^-] = 10^{-14}$$

A concentração de água é omitida do denominador dessa expressão porque ela não varia consideravelmente e já está incluída na constante. Portanto, dado $[H^+]$ ou $[OH^-]$, a concentração do outro íon pode ser prontamente calculada.

Exemplo: Se $[H^+] = 10^{-8}$ nEq/L,
então $[OH^-] = 10^{-14} \div 10^{-8} = 10^{-6}$ nEq/L.

O $[H^+]$ arterial é normalmente de 40 nEq/L, ou 40×10^{-9} mol/L. A concentração de íons de hidrogênio é normalmente expressa como pH, que é definido como o logaritmo negativo (base 10) de $[H^+]$ (**Figura 50-1**). O pH arterial normal é, portanto, $-\log(40 \times 10^{-9}) = 7,40$. Concentrações de íons hidrogênio entre 16 e 160 nEq/L (pH 6,8-7,8) são compatíveis com a vida.

Como a maioria das constantes de dissociação, K_W é afetada por alterações na temperatura. Assim, o ponto de eletroneutralidade para a água ocorre em um pH de 7,0 a 25 °C, mas em um pH de aproximadamente 6,8 a 37 °C; alterações relacionadas à temperatura podem ser importantes durante a hipotermia (ver Capítulo 22).

Em razão de os líquidos fisiológicos serem soluções aquosas complexas, a SID, a $PaCO_2$ e a A_{TOT} são outros fatores que afetam a dissociação da água em H^+ e OH^-.

Ácidos e bases

Um *ácido* é geralmente definido como uma espécie química que pode atuar como um doador de prótons (H^+), e uma *base* é uma espécie que pode atuar como um aceptor de prótons (definições de Brönsted-Lowry). Em soluções fisiológicas, é provavelmente melhor usar as definições de Arrhenius: um ácido é um composto que contém hidrogênio e reage com a água para formar íons hidrogênio. Uma base é um composto que produz íons de hidroxila em água. Usando essas definições, a SID torna-se importante porque outros íons em soluções (cátions e ânions) afetarão a constante de dissociação da água e, portanto, a concentração de íons hidrogênio. Um *ácido forte* é uma substância que cede prontamente e quase irreversivelmente um H^+ e aumenta $[H^+]$; já uma *base forte* liga avidamente o H^+ e diminui $[H^+]$. Por outro lado, *ácidos fracos* doam H^+ reversivelmente, enquanto *bases fracas* ligam H^+ reversivelmente; ambos tendem a ter menos efeito sobre $[H^+]$ (para uma determinada concentração do composto progenitor) do que ácidos e bases fortes. *Compostos biológicos são geralmente ácidos fracos ou bases fracas.*

Para uma solução contendo o ácido fraco HA, em que

$$HA \leftrightarrow H^+ + A^-$$

uma constante de dissociação, K, pode ser definida da seguinte forma:

$$K = \frac{[H^+][A^-]}{[HA]} \quad \text{ou} \quad [H^+] = \frac{K[HA]}{[A^-]}$$

A forma logarítmica negativa da última equação é chamada de *equação de Henderson-Hasselbalch*:

$$pH = pK + \log\left(\frac{[A^-]}{[HA]}\right)$$

Com base nessa equação, é evidente que o pH dessa solução está relacionado com a proporção do ânion dissociado para o ácido não dissociado.

Essa abordagem funciona bem com água pura: a concentração de $[H^+]$ deve ser equivalente a $[OH^-]$. Mas as soluções fisiológicas são muito mais complexas. Mesmo em uma solução complexa como essa, o $[H^+]$ pode ser previsto usando três variáveis: a SID, a $PaCO_2$ e a A_{TOT}.

Diferença de íons fortes

A SID é a soma de todos os cátions fortes completamente ou quase completamente dissociados (Na^+, K^+, Ca^{2+}, Mg^{2+}) menos os ânions fortes (p. ex., Cl^-, lactato$^-$; **Figura 50-2**). Embora seja possível calcular a SID, devido às leis da eletroneutralidade, se houver uma SID, outros íons não medidos devem estar presentes. A $PaCO_2$ é uma variável independente, presumindo que a ventilação seja contínua. A base conjugada de HA é A^- e é composta principalmente por fosfatos e proteínas que não mudam independentemente das outras duas variáveis. A^- mais AH é uma variável independente porque seu valor não é determinado por nenhuma outra variável. Observe que $[H^+]$ não é um íon forte (a água não se dissocia completamente), mas pode, consegue e deve mudar em resposta a qualquer alteração

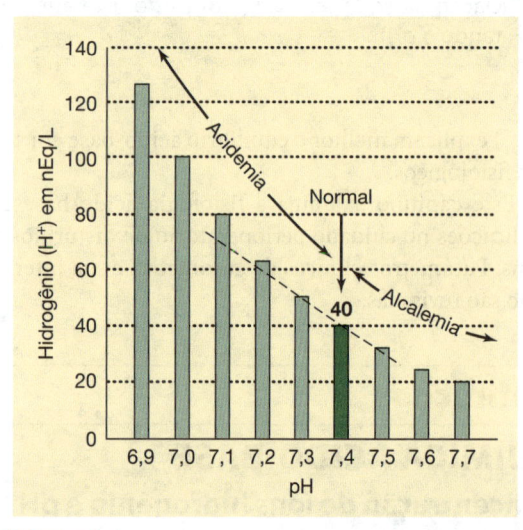

FIGURA 50-1 A relação entre pH e $[H^+]$. Observe que entre um pH de 7,10 e 7,50, a relação entre pH e $[H^+]$ é quase linear. (Reproduzida com permissão de Narins RG, Emmett M. *Simple and mixed acid-base disorders: A practical approach. Medicine.* Maio de 1980;59(3):161-187.)

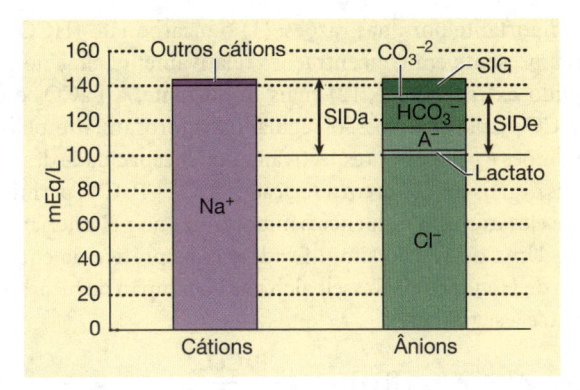

FIGURA 50-2 A diferença de íons fortes (SID). SIDa, diferença de íons fortes aparente; SIDe, diferença de íons fortes efetiva. O intervalo de íons fortes (SIG) é a diferença entre SIDa e SIDe e representa o ânion *gap*. (Reproduzida com permissão de Greenbaum J, Nirmalan M. *Acid-base balance: Stewart's physiochemical approach. Curr Anaesth Crit Care.* Junho de 2005; 16(3):133-135.)

TABELA 50-1 Definição de distúrbios ácido-base

Distúrbio	Alteração primária	Resposta compensatória
Respiratório		
Acidose	↑ $PaCO_2$	↑ HCO_3^-
Alcalose	↓ $PaCO_2$	↓ HCO_3^-
Metabólico		
Acidose	↓ HCO_3^-	↓ $PaCO_2$
Alcalose	↑ HCO_3^-	↑ $PaCO_2$

na SID, na $PaCO_2$ ou na A_{TOT} para observar as leis da eletroneutralidade e conservação de massa. Íons de hidrogênio são criados ou consumidos com base em alterações na dissociação da água.

Pares conjugados e tampões

Como discutido anteriormente, quando o ácido fraco HA está em solução, ele pode atuar como um ácido doando um H^+, e A^- pode atuar como uma base recebendo um H^+. Portanto, A^- é normalmente referido como a *base conjugada* de HA. Um conceito semelhante pode ser aplicado a bases fracas. Considere a base fraca B, em que

$$B + H^+ \leftrightarrow BH^+$$

Portanto, BH^+ é a base conjugada de B.

Um *tampão* é uma solução que contém um ácido fraco e sua base conjugada ou uma base fraca e seu ácido conjugado (pares conjugados). Tampões minimizam qualquer alteração em $[H^+]$ ao prontamente aceitarem ou doarem íons hidrogênio. É facilmente perceptível que os tampões são mais eficientes em minimizar alterações no $[H^+]$ de uma solução (i.e., $[A^-] = [HA]$) quando o pH = pK. Além disso, o par conjugado deve estar presente em quantidades significativas na solução para atuar como um tampão eficaz.

DISTÚRBIOS CLÍNICOS

Uma compreensão clara dos distúrbios ácido-base e das respostas fisiológicas compensatórias requer terminologia precisa (Tabela 50-1). O sufixo "-ose" é adotado aqui para denotar qualquer processo patológico que altera o pH arterial. Consequentemente, qualquer distúrbio que tende a reduzir o pH para um valor inferior ao normal é uma *acidose*, enquanto um que tende a aumentar o pH é denominado *alcalose*. Se o distúrbio afeta principalmente $[HCO_3^-]$, é denominado *metabólico*. Se o distúrbio afeta principalmente $PaCO_2$, é denominado *respiratório*. Respostas compensatórias secundárias (discutidas na próxima seção) devem ser referidas apenas como tal e não como uma "-ose". Por exemplo, pode-se referir a uma acidose metabólica com compensação respiratória.

Quando apenas um processo patológico ocorre isoladamente, o distúrbio ácido-base é considerado *simples* (Figura 50-3). A presença de dois ou mais processos primários indica um distúrbio ácido-base *misto*.

O sufixo "-emia" é adotado para denotar o efeito líquido de todos os processos primários e as respostas fisiológicas compensatórias (descritas a seguir) no pH do sangue arterial. Uma vez que o pH do sangue arterial é normalmente de 7,35 a 7,45 em adultos, o termo *acidemia* significa um pH inferior a 7,35, enquanto *alcalemia* significa um pH superior a 7,45.

Mecanismos de compensação

As respostas fisiológicas às alterações em $[H^+]$ são caracterizadas por três fases: (1) tamponamento químico imediato, (2) compensação respiratória (quando possível) e (3)

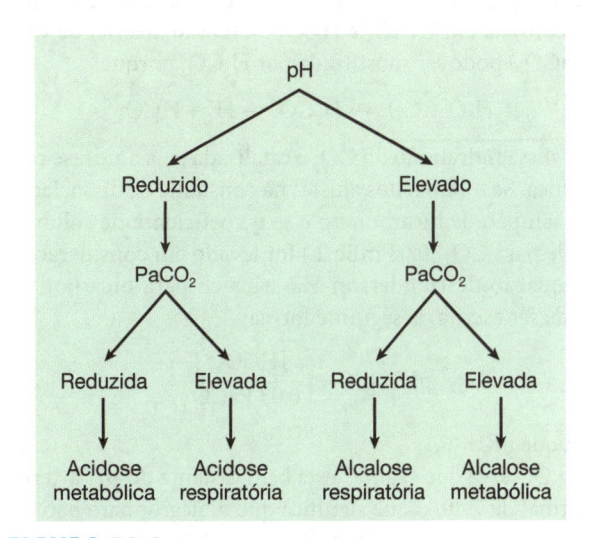

FIGURA 50-3 Diagnóstico de distúrbios simples do equilíbrio ácido-base.

uma resposta renal compensatória mais lenta, mas mais efetiva, que pode normalizar quase completamente o pH arterial, mesmo que o processo patológico subjacente ainda esteja presente.

TAMPÕES CORPORAIS

Os tampões fisiologicamente importantes em humanos incluem bicarbonato (H_2CO_3/HCO_3^-), hemoglobina (HbH/Hb$^-$), outras proteínas intracelulares (PrH/Pr$^-$), fosfatos ($H_2PO_4^-/HPO_4^{2-}$) e amônia (NH_3/NH_4^+). A eficácia desses tampões nos vários compartimentos de líquidos está relacionada à sua concentração. O bicarbonato é o tampão mais importante no compartimento de líquidos extracelulares. A hemoglobina, embora restrita dentro das hemácias, também atua como um importante tampão no sangue. Outras proteínas provavelmente desempenham um papel importante no tamponamento do compartimento de líquidos intracelulares. Os íons fosfato e amônio são tampões urinários importantes.

O tamponamento do compartimento extracelular também pode ser realizado pela troca de H$^+$ extracelular por íons Na$^+$ e Ca^{2+} do osso e pela troca de H$^+$ extracelular por K$^+$ intracelular. As cargas ácidas podem desmineralizar o osso e liberar compostos alcalinos ($CaCO_3$ e $CaHPO_4$). As cargas alcalinas ($NaHCO_3$) aumentam a deposição de carbonato no osso.

O tamponamento pelo bicarbonato plasmático é quase imediato, enquanto o pelo bicarbonato intersticial requer de 15 a 20 minutos. Em contrapartida, o tamponamento por proteínas intracelulares e osso é mais lento (2-4 h). Até 50 a 60% das cargas ácidas podem ser, em última análise, tamponadas por ossos e tampões intracelulares.

O tampão de bicarbonato

Embora, no sentido mais estrito, o tampão de bicarbonato consista em H_2CO_3 e HCO_3^-, a tensão arterial de CO_2 ($PaCO_2$) pode ser substituída por H_2CO_3 porque:

$$H_2O + CO_2 \leftrightarrow H_2CO_3 \leftrightarrow H^+ + HCO_3^-$$

Essa hidratação do CO_2 é catalisada pela anidrase carbônica. Se forem feitos ajustes na constante de dissociação do tampão de bicarbonato e se o coeficiente de solubilidade para CO_2 (0,03 mEq/L) for levado em consideração, a equação de Henderson-Hasselbalch para bicarbonato pode ser escrita da seguinte forma:

$$pH = pK' + \left(\frac{[HCO_3^-]}{0,03\ PaCO_2}\right)$$

em que $pK' = 6,1$.

Observe que seu pK' está bem distante do pH arterial normal de 7,40, o que significa que o bicarbonato não seria esperado como um tampão extracelular eficiente (ver a discussão anterior). No entanto, o sistema de bicarbonato é importante por duas razões: (1) o bicarbonato (HCO_3^-) está presente em concentrações relativamente altas no líquido extracelular e, (2) mais importante, a $PaCO_2$ e o $[HCO_3^-]$ plasmático são regulados rigorosamente pelos pulmões e pelos rins, respectivamente. A capacidade desses dois órgãos de alterarem a relação $[HCO_3^-]/PaCO_2$ permite que eles exerçam influências importantes no pH arterial.

Uma derivação simplificada e mais prática da equação de Henderson-Hasselbalch para o tampão de bicarbonato é a seguinte:

$$[H^+] = 24 \times \frac{PaCO_2}{[HCO_3^-]}$$

Essa equação é muito útil clinicamente porque o pH pode ser facilmente convertido em $[H^+]$ (Tabela 50-2). Observe que abaixo de 7,40, $[H^+]$ aumenta 1,25 nEq/L para cada diminuição de 0,01 no pH; acima de 7,40, $[H^+]$ diminui 0,8 nEq/L para cada aumento de 0,01 no pH.

Exemplo: Se o pH arterial for 7,28 e a $PaCO_2$ for 24 mmHg, qual deve ser o $[HCO_3^-]$ plasmático?

$$[H^+] = 40 + [(40 - 28) \times 1,25] = 55\ nEq/L$$

Portanto,

$$55 = 24 \times \frac{24}{[HCO_3^-]} \quad e$$

$$[HCO_3^-] = \frac{(24 \times 24)}{55} = 10,5\ mEq/L$$

2 O sistema tampão de bicarbonato é eficaz contra distúrbios metabólicos, mas não contra distúrbios ácido-base respiratórios. Se 3 mEq/L de um ácido forte não volátil, como HCl, são adicionados ao líquido extracelular, a seguinte reação ocorre:

$$3\ mEq/L\ de\ H^+\ 24\ mEq/L\ de\ HCO_3^- \rightarrow H_2CO_3 + H_2O + 3\ mEq/L\ de\ CO_2 + 21\ mEq/L\ de\ HCO_3^-$$

TABELA 50-2 A relação entre pH e [H$^+$]

pH	[H$^+$] nEq/L
6,80	158
6,90	126
7,00	100
7,10	79
7,20	63
7,30	50
7,40	40
7,50	32
7,60	25
7,70	20

Observe que o HCO_3^- reage com H^+ para produzir CO_2. Além disso, o CO_2 gerado é normalmente eliminado pelos pulmões, de modo que a $PaCO_2$ não sofre alterações. Por consequência, $[H^+] = 24 \times 40 \div 21 = 45,7$ nEq/L e pH = 7,34. Além disso, a diminuição no $[HCO_3^-]$ reflete a quantidade de ácido não volátil adicionado.

Em contrapartida, um aumento na tensão de CO_2 (ácido volátil) tem um efeito mínimo sobre o $[HCO_3^-]$. Se, por exemplo, a $PaCO_2$ aumenta de 40 para 80 mmHg, o CO_2 dissolvido aumenta apenas de 1,2 mEq/L para 2,2 mEq/L. Além disso, a constante de equilíbrio para a hidratação do CO_2 é tal que um aumento dessa magnitude desloca minimamente a reação para a esquerda:

$$H_2O + CO_2 \leftrightarrow H_2CO_3 \leftrightarrow H^+ + HCO_3^-$$

Se a suposição de que $[HCO_3^-]$ não sofre alterações significativas for válida, então $[H^+]$ aumenta em 40 nEq/L, e uma vez que HCO_3^- é produzido em uma proporção 1:1 com H^+, $[HCO_3^-]$ também aumenta em 40 nEq/L.

$$[H^+] = \frac{(24 \times 80)}{24} = 80 \text{ nEq/L} \quad e \quad pH = 7,10$$

Dessa forma, $[HCO_3^-]$ extracelular aumenta de forma negligível, de 24 mEq/L para 24,000040 mEq/L. Portanto, **o tampão de bicarbonato não é efetivo contra elevações na $PaCO_2$, e as alterações em $[HCO_3^-]$ não refletem a gravidade de uma acidose respiratória.**

Hemoglobina como tampão

A hemoglobina é rica em histidina, que é um tampão efetivo de pH 5,7 a 7,7 (pK_a 6,8). **A hemoglobina é o tampão não carbônico mais importante no líquido intravascular.** Simplificadamente, a hemoglobina pode ser pensada como existindo em equilíbrio nas hemácias como um ácido fraco (HHb) e um sal de potássio (KHb).

③ Ao contrário do tampão de bicarbonato, a hemoglobina é capaz de neutralizar tanto ácidos carbônicos (CO_2) quanto ácidos não carbônicos (não voláteis):

$$H^+ + KHb \leftrightarrow HHb + K^+ \quad e$$
$$H_2CO_3 + KHb \leftrightarrow HHb + HCO_3^-$$

COMPENSAÇÃO RESPIRATÓRIA

As alterações na ventilação alveolar responsáveis pela compensação respiratória de $PaCO_2$ são mediadas por quimiorreceptores no tronco cerebral e nos corpos carotídeos e aórticos (ver Capítulo 23). Esses receptores respondem às alterações no pH do líquido cerebrospinal. O volume-minuto aumenta de 1 a 4 litros/minuto para cada aumento de 1 mmHg (agudo) na $PaCO_2$. Na verdade, os pulmões são responsáveis por eliminar aproximadamente 15.000 a 20.000 mEq de CO_2 produzidos todos os dias como subproduto do metabolismo de carboidratos e gorduras. As respostas compensatórias respiratórias também são importantes na defesa contra alterações acentuadas no pH durante distúrbios metabólicos.

Compensação respiratória durante a acidose metabólica

Diminuições no pH arterial estimulam os centros respiratórios medulares. O aumento resultante na ventilação alveolar reduz a $PaCO_2$ e tende a estabilizar o pH arterial de volta ao normal. A resposta respiratória para diminuir a $PaCO_2$ ocorre rapidamente, mas pode não atingir um estado estacionário previsível até 12 a 24 horas; o pH nunca é completamente estabilizado de volta ao normal. A $PaCO_2$ normalmente diminui 1 a 1,5 mmHg abaixo de 40 mmHg para cada diminuição de 1 mEq/L no $[HCO_3^-]$ plasmático.

Compensação respiratória durante a alcalose metabólica

Elevações no pH arterial deprimem os centros respiratórios. A hiperventilação alveolar resultante tende a elevar a $PaCO_2$ e estabilizar o pH arterial de volta ao normal. A resposta respiratória à alcalose metabólica geralmente é menos previsível do que a resposta respiratória à acidose metabólica. Hipoxemia, como resultado da hiperventilação progressiva, eventualmente ativa quimiorreceptores sensíveis ao oxigênio; estes estimulam a ventilação e limitam a resposta respiratória compensatória. Por consequência, a $PaCO_2$ geralmente não aumenta acima de 55 mmHg em resposta à alcalose metabólica. Como **④** regra geral, espera-se que a $PaCO_2$ aumente de 0,25 a 1 mmHg para cada aumento de 1 mEq/L de $[HCO_3^-]$.

COMPENSAÇÃO RENAL

A capacidade dos rins de controlar a quantidade de HCO_3^- reabsorvida do líquido tubular filtrado, formar novos HCO_3^- e eliminar H^+ na forma de ácidos e íons amônio (ver Capítulo 30) permite que eles exerçam uma influência significativa no pH durante distúrbios ácido-base metabólicos e respiratórios. Os rins são responsáveis por eliminar cerca de 1 mEq/kg por dia de ácido sulfúrico, ácido fosfórico, ácido úrico e ácidos orgânicos incompletamente oxidados que são normalmente produzidos pelo metabolismo de proteínas dietéticas e endógenas, nucleoproteínas e fosfatos orgânicos (de fosfoproteínas e fosfolipídeos). O metabolismo incompleto de ácidos graxos e glicose produz cetoácidos e ácido láctico. Bases endógenas são produzidas durante o metabolismo de alguns aminoácidos aniônicos (p. ex., glutamato e aspartato) e outros compostos orgânicos (p. ex., citrato, acetato e lactato); no entanto, a quantidade é insuficiente para compensar a produção endógena de ácidos.

Compensação renal durante a acidose

5 A resposta renal à acidemia é tripla: (1) aumento da reabsorção do HCO_3^- filtrado, (2) aumento da excreção de ácidos e (3) aumento da produção de amônia. Embora esses mecanismos provavelmente sejam ativados imediatamente, seus efeitos geralmente não são consideráveis por 12 a 24 horas e podem não ser máximos por até 5 dias.

A. Aumento da reabsorção de HCO_3^-

A reabsorção de bicarbonato é mostrada na **Figura 50-4**. O CO_2 dentro das células tubulares renais combina-se com a água na presença da anidrase carbônica. O ácido carbônico (H_2CO_3) formado rapidamente se dissocia em H^+ e HCO_3^-. O íon bicarbonato então entra na corrente sanguínea enquanto o H^+ é secretado no túbulo renal, onde reage com o HCO_3^- filtrado para formar H_2CO_3. A anidrase carbônica associada à borda em escova luminal catalisa a dissociação de H_2CO_3 em CO_2 e H_2O. O CO_2 assim formado pode se difundir de volta à célula tubular renal para substituir o CO_2 originalmente consumido. Os túbulos proximais normalmente reabsorvem 80 a 90% da carga filtrada de bicarbonato, juntamente com sódio, enquanto os túbulos distais são responsáveis pelos 10 a 20% restantes. Ao contrário da bomba de H^+ proximal, a bomba de H^+ nos túbulos distais não está necessariamente ligada à reabsorção de sódio e é capaz de gerar gradientes acentuados de H^+ entre o líquido tubular e as células tubulares. O pH urinário pode atingir um nível inferior de 4,4 (comparado a um pH de 7,40 no plasma).

B. Aumento da excreção de ácidos

Uma vez que todo o HCO_3^- no líquido tubular é recuperado, o H^+ secretado no lúmen tubular pode se combinar com HPO_4^{2-} para formar $H_2PO_4^-$ (**Figura 50-5**); este último não é prontamente reabsorvido devido à sua carga e, portanto, é eliminado na urina. O resultado líquido é que o H^+ é excretado do corpo como $H_2PO_4^-$, e o HCO_3^- gerado no processo pode entrar na corrente sanguínea.

Com um pK de 6,8, o par $H_2PO_4^-/HPO_4^{2-}$ é normalmente um tampão urinário ideal. No entanto, quando o pH urinário se aproxima de 4,4, todo o fosfato que chega aos túbulos distais está na forma de $H_2PO_4^-$; íons HPO_4^{2-} não estão mais disponíveis para eliminar H^+.

C. Aumento da formação de amônia

Após a reabsorção completa de HCO_3^- e o consumo do tampão de fosfato, o par NH_3/NH_4^+ torna-se o tampão urinário mais importante (**Figura 50-6**). A desaminação de glutamina dentro das mitocôndrias das células tubulares proximais é a principal fonte de produção de NH_3 nos rins. A acidemia aumenta drasticamente a produção renal de NH_3. A amônia formada é, então, capaz de atravessar passivamente a membrana luminal da célula, entrar no líquido tubular e reagir com o H^+ para formar NH_4^+. Ao contrário

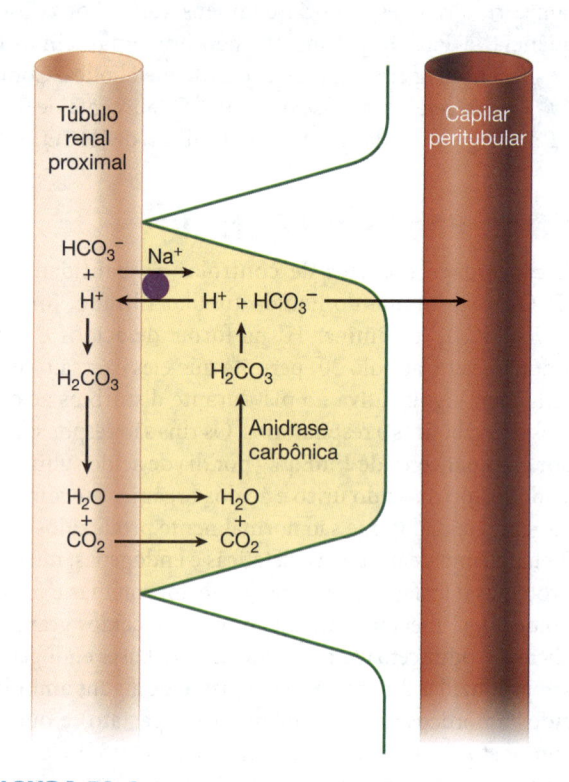

FIGURA 50-4 Recuperação de HCO_3^- filtrado pelos túbulos renais proximais.

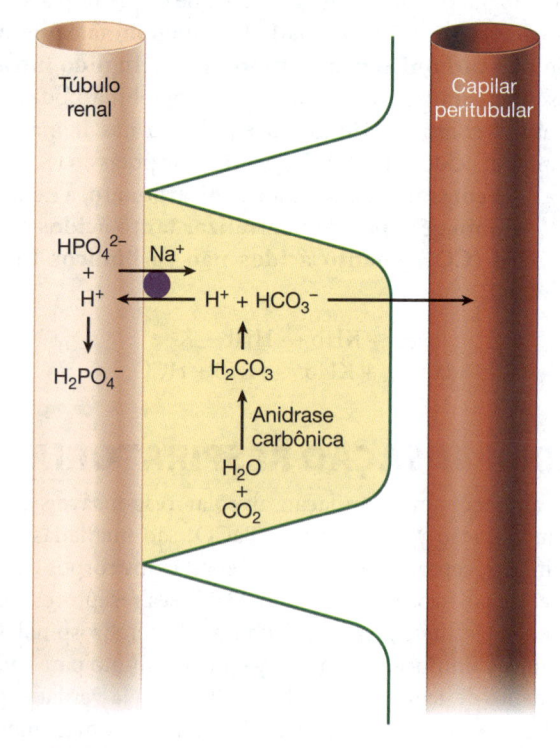

FIGURA 50-5 Formação de um ácido titulável na urina.

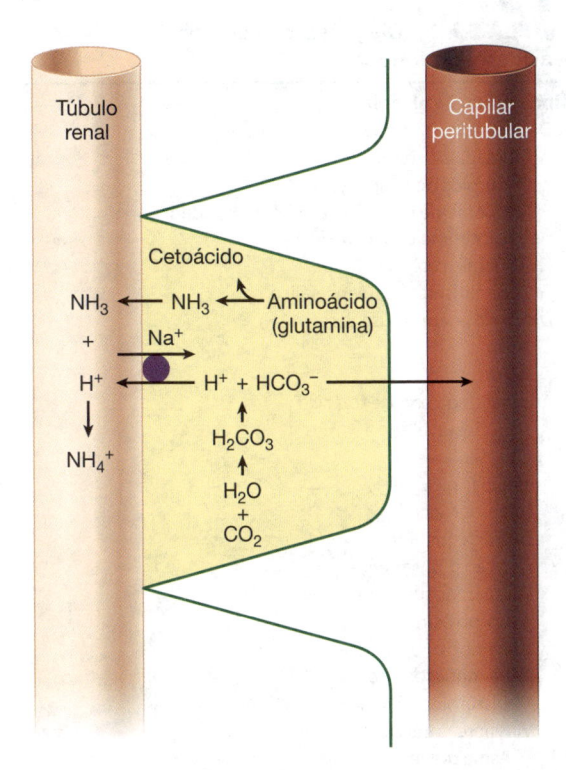

FIGURA 50-6 Formação de amônia na urina.

do NH_3, o NH_4^+ não penetra facilmente na membrana luminal e é, portanto, retido nos túbulos. Como consequência, a excreção de NH_4^+ na urina elimina efetivamente o H^+.

Compensação renal durante a alcalose

A quantidade significativa de HCO_3^- normalmente filtrada (e normalmente reabsorvida posteriormente) permite que os rins excretem rapidamente quantidades relevantes de bicarbonato, se necessário (ver Capítulo 49). Como resultado, os rins são bastante eficazes na proteção contra a alcalose metabólica, que em geral ocorre apenas em associação com deficiência de sódio ou excesso de mineralocorticoides simultaneamente. A depleção de sódio diminui o volume de líquido extracelular e aumenta a reabsorção de Na^+ no túbulo proximal. O íon Na^+ é transportado com um íon Cl^- para manter a neutralidade. À medida que os íons Cl^- diminuem em número (< 10 mEq/L de urina), o HCO_3^- deve ser reabsorvido. O aumento da secreção de H^+ em troca do aumento da reabsorção de Na^+ favorece a formação de HCO_3^- com alcalose metabólica. Da mesma forma, a atividade elevada de mineralocorticoides aumenta a reabsorção de Na^+ mediada por aldosterona em troca da secreção de H^+ nos túbulos distais. O aumento resultante na formação de HCO_3^- pode iniciar ou propagar a alcalose metabólica. A alcalose metabólica é normalmente associada a uma atividade elevada de mineralocorticoides, mesmo na ausência de depleção de sódio e cloreto.

Excesso de base

O *excesso de base* é definido como a quantidade de ácido ou base (expressa em mEq/L) que deve ser adicionada para que o pH do sangue retorne a 7,40 e a $PaCO_2$ retorne a 40 mmHg à saturação total de O_2 e 37 °C. Além disso, ele se ajusta para o tamponamento não carbônico no sangue. Simplificando, *o excesso de base representa o componente metabólico de um distúrbio ácido-base. Um valor positivo indica alcalose metabólica, enquanto um valor negativo denota acidose metabólica.* O excesso de base normalmente deriva de um nomograma e requer a medição da concentração de hemoglobina.

Acidose

EFEITOS FISIOLÓGICOS DA ACIDEMIA

As reações bioquímicas são muito sensíveis às alterações no $[H^+]$. O $[H^+]$ é estritamente regulado (36-43 nmol/L), uma vez que os íons H^+ têm densidades de carga elevadas e campos elétricos "grandes" que podem afetar a força das ligações de hidrogênio presentes na maioria das moléculas fisiológicas. Os efeitos gerais da acidemia representam o equilíbrio entre os efeitos bioquímicos diretos do H^+ e os efeitos da ativação simpatoadrenal induzida pela acidemia. Com acidose grave (pH < 7,20), a depressão direta do músculo cardíaco e liso reduz a contratilidade cardíaca e a resistência vascular periférica, resultando em hipotensão progressiva. A acidose grave pode levar à hipóxia tecidual, apesar de um desvio para a direita na afinidade da hemoglobina pelo oxigênio. Tanto o músculo cardíaco quanto o liso vascular se tornam menos responsivos a catecolaminas endógenas e exógenas, e o limiar de fibrilação ventricular é diminuído. O deslocamento de K^+ para fora das células em troca do aumento de H^+ extracelular resulta em hipercalemia, que também é potencialmente fatal. *O $[K^+]$ plasmático aumenta aproximadamente 0,6 mEq/L para cada diminuição de 0,10 no pH.*

A depressão do sistema nervoso central é mais proeminente na acidose respiratória do que na acidose metabólica. Esse efeito é geralmente chamado de *narcose por CO_2*. Ao contrário do CO_2, os íons H_+ não penetram facilmente na barreira hematoencefálica.

ACIDOSE RESPIRATÓRIA

A *acidose respiratória* é definida como um aumento primário na $PaCO_2$. Esse aumento direciona a reação

$$H_2O + CO_2 \leftrightarrow H_2CO_3 \leftrightarrow H^+ + HCO_3^-$$

para a direita, levando a um aumento do $[H^+]$ e a uma diminuição do pH arterial. Pelos motivos descritos anteriormente, o $[HCO_3^-]$ é minimamente afetado.

A PaCO$_2$ representa o equilíbrio entre a produção e a eliminação de CO$_2$:

$$PaCO_2 = \frac{\text{Produção de } CO_2}{\text{Ventilação alveolar}}$$

O CO$_2$ é um subproduto do metabolismo de gordura e carboidratos – e a atividade muscular, a temperatura corporal e a atividade hormonal da tireoide podem ter influências importantes na produção de CO$_2$. No entanto, a produção de CO$_2$ não varia consideravelmente na maioria das circunstâncias, e a acidose respiratória é geralmente o resultado de uma hipoventilação alveolar (Tabela 50-3). Contudo, em pacientes com capacidade limitada para aumentar a ventilação alveolar, o aumento da produção de CO$_2$ (p. ex., hipertermia maligna, estado epiléptico, tempestade tireoidiana, síndrome neuroléptica maligna, síndrome da serotoninérgica) pode precipitar a acidose respiratória.

Acidose respiratória aguda

A resposta compensatória às elevações agudas (6-12 h) na PaCO$_2$ é limitada. O tamponamento é promovido principalmente pela hemoglobina e pela troca de H$^+$ extracelular por Na$^+$ e K$^+$ do osso e do compartimento líquido intracelular (ver a discussão anterior). A resposta renal para reter mais bicarbonato é agudamente muito limitada. Como resultado, o [HCO$_3^-$] plasmático aumenta apenas cerca de 1 mEq/L para cada aumento de 10 mmHg na PaCO$_2$ acima de 40 mmHg.

Acidose respiratória crônica

A compensação renal na acidose respiratória é considerável somente após 12 a 24 horas e pode não ser máxima até que 3 a 5 dias tenham passado. Com a acidose respiratória crônica, o [HCO$_3^-$] plasmático aumenta aproximadamente 4 mEq/L para cada aumento de 10 mmHg na PaCO$_2$ acima de 40 mmHg.

Tratamento da acidose respiratória

A acidose respiratória é tratada revertendo-se o desequilíbrio entre a produção de CO$_2$ e a ventilação alveolar. Na maioria dos casos, isso é alcançado pelo aumento da ventilação alveolar. Medidas destinadas a reduzir a produção de CO$_2$ são úteis apenas em casos específicos (p. ex., dantroleno para hipertermia maligna, paralisia muscular para estado epiléptico, medicamentos antitireoidianos para tempestade tireoidiana, redução da ingestão calórica em pacientes que recebem nutrição enteral ou parenteral excessiva). As medidas destinadas a melhorar a ventilação alveolar (além da ventilação mecânica controlada) incluem broncodilatação, reversão da narcose e melhoria da complacência pulmonar via diurese. A acidose grave (pH < 7,20), a narcose por CO$_2$ e a fadiga muscular respiratória são indicações para ventilação mecânica. Uma concentração inspiratória elevada de oxigênio também é geralmente necessária, uma vez que a hipoxemia concomitante é comum. A administração intravenosa de NaHCO$_3$ raramente é necessária, a menos que o pH seja inferior a 7,10 e o [HCO$_3^-$] seja inferior a 15 mEq/L. A terapia com bicarbonato de sódio, especialmente quando administrada em bólus, aumentará transitoriamente a PaCO$_2$:

$$H^+ + HCO_3^- \leftrightarrow CO_2 + H_2O$$

Tampões que não produzem CO$_2$, como o Carbicarb ou a trometamina (THAM), são alternativas teoricamente

TABELA 50-3 Diagnóstico diferencial de acidose respiratória

Hipoventilação alveolar
  Depressão do sistema nervoso central
    Induzida por fármacos
    Distúrbios do sono
    Síndrome de hipoventilação por obesidade (síndrome de Pickwick)
    Isquemia cerebral
    Traumatismo cranioencefálico
  Distúrbios neuromusculares
    Miopatias
    Neuropatias
  Anomalias da parede torácica
    Tórax instável
    Cifoescoliose
  Anomalias pleurais
    Pneumotórax
    Derrame pleural
  Obstrução das vias aéreas
    Vias aéreas superiores
      Corpo estranho
      Tumor
      Laringoespasmo
      Distúrbios do sono
    Vias aéreas inferiores
      Asma grave
      Doença pulmonar obstrutiva crônica
      Tumor
  Doença pulmonar parenquimatosa
    Edema pulmonar
      Cardiogênico
      Não cardiogênico
    Embolia pulmonar
    Pneumonia
    Aspiração
    Doença pulmonar intersticial
  Mau funcionamento do ventilador

Aumento da produção de CO$_2$
  Cargas calóricas significativas
  Hipertermia maligna
  Tremores intensos
  Atividade convulsiva prolongada
  Tempestade tireoidiana
  Lesão térmica extensiva (queimaduras)

atrativas; no entanto, não há quase nenhuma evidência de que eles tenham maior eficácia do que o bicarbonato. O Carbicarb é uma mistura de 0,3 M de bicarbonato de sódio e 0,3 M de carbonato de sódio; o tamponamento por essa mistura produz principalmente bicarbonato de sódio em vez de CO_2. A trometamina tem a vantagem adicional de não conter sódio e pode ser um tampão intracelular mais efetivo. Nem o Carbicarb, nem a trometamina estão atualmente disponíveis para uso clínico nos Estados Unidos.

Os pacientes com acidose respiratória crônica requerem consideração especial. Quando esses pacientes desenvolvem insuficiência ventilatória aguda, o objetivo da terapia deve ser retornar a $PaCO_2$ à linha basal "normal" do paciente. Normalizar a $PaCO_2$ do paciente para 40 mmHg produz o equivalente a uma alcalose respiratória (ver a discussão posterior). A terapia com oxigênio também deve ser cautelosamente controlada, uma vez que a estimulação respiratória nesses pacientes pode depender da hipoxemia, não da $PaCO_2$. A *"normalização" da $PaCO_2$ ou a hiperóxia relativa pode precipitar hipoventilação grave nesses casos.*

ACIDOSE METABÓLICA

A acidose metabólica é definida como uma diminuição primária no [HCO_3^-]. Processos patológicos podem iniciar a acidose metabólica por um dos três mecanismos: (1) consumo de HCO_3^- por um ácido não volátil forte, (2) desperdício renal ou gastrintestinal de bicarbonato, ou (3) diluição rápida do compartimento líquido extracelular com um líquido sem bicarbonato.

Uma queda no [HCO_3^-] plasmático sem uma redução proporcional na $PaCO_2$ diminui o pH arterial. A resposta compensatória pulmonar em uma acidose metabólica simples (ver a discussão anterior) não reduz o $PaCO_2$ a um nível que normalize completamente o pH, mas ainda pode produzir hiperventilação acentuada (*respiração de Kussmaul*).

A Tabela 50-4 relaciona os distúrbios que podem causar acidose metabólica. Observe que o diagnóstico diferencial da acidose metabólica pode ser facilitado pelo cálculo do ânion *gap*.

O ânion *gap*

O ânion *gap*, ou intervalo aniônico, no plasma geralmente é definido como a diferença entre os principais cátions e ânions medidos:

$$\text{Ânion } gap = \text{principais cátions} - \text{principais ânions}$$
$$\text{no plasma} \qquad \text{no plasma}$$

Ou

$$\text{Ânion } gap = ([Na^+]) - ([Cl^-] + [HCO_3^-])$$

TABELA 50-4 Diagnóstico diferencial de acidose metabólica

Ânion *gap* elevado
  Produção elevada de ácidos não voláteis endógenos
    Insuficiência renal
    Cetoacidose
      Diabética
      De jejum
    Acidose láctica
    Mista
      Coma hiperosmolar não cetótico
      Alcoólica
    Erros inatos do metabolismo
  Ingestão de toxinas
    Salicilato
    Metanol
    Etilenoglicol
    Paraldeído
    Tolueno
    Enxofre
    Rabdomiólise

Ânion *gap* normal (hiperclorêmico)
  Perdas gastrintestinais elevadas de HCO_3^-
    Diarreia
    Resinas de troca aniônica (colestiramina)
    Ingestão de $CaCl_2$, $MgCl_2$
    Fístulas (pancreáticas, biliares ou intestinais pequenas)
    Ureterossigmoidostomia ou alça ileal obstruída
  Perdas renais elevadas de HCO_3^-
    Acidose tubular renal
    Inibidores da anidrase carbônica
    Hipoaldosteronismo
  Dilucional
    Quantidade significativa de líquidos sem bicarbonato (p. ex., 0,9% NaCl)
  Nutrição parenteral total (sais de Cl^- de aminoácidos)
  Ingestão elevada de ácidos contendo cloreto
    Cloreto de amônio
    Hidrocloreto de lisina
    Hidrocloreto de arginina

Alguns profissionais também incluem o K^+ plasmático no cálculo. Usando valores normais,

$$\text{Ânion } gap = 140 - (104 + 24) = 12 \text{ mEq/L}$$
$$(\text{intervalo normal} = 7 - 14 \text{ mEq/L})$$

Na realidade, o ânion *gap* não pode existir porque a eletroneutralidade deve ser mantida no corpo; a soma de todos os ânions deve ser equivalente à soma de todos os cátions.
Portanto,

$$\text{Ânion } gap = \text{ânions} - \text{cátions}$$
$$\text{não medidos} \quad \text{não medidos}$$

"Cátions não medidos" incluem K^+, Ca^{2+} e Mg^{2+}, enquanto "ânions não medidos" incluem todos os ânions orgânicos (incluindo proteínas plasmáticas), fosfatos e sulfatos. A albumina plasmática geralmente representa a maior fração do ânion *gap* (cerca de 11 mEq/L). O ânion *gap* diminui em 2,5 mEq/L para cada redução de 1 g/dL na concentração de albumina plasmática. *Qualquer processo que aumente os "ânions não medidos" ou diminua os "cátions não medidos" aumentará o ânion gap. Por outro lado, qualquer processo que diminua os "ânions não medidos" ou aumente os "cátions não medidos" diminuirá o ânion gap.*

Elevações leves do ânion *gap* plasmático de até 20 mEq/L podem não ser úteis para diagnóstico durante a acidose; no entanto, valores acima de 30 mEq/L geralmente indicam a presença de acidose com alto ânion *gap*. A alcalose metabólica também pode produzir um ânion *gap* elevado devido à depleção do volume extracelular, um aumento de carga na albumina e um aumento compensatório na produção de lactato. Um baixo ânion *gap* plasmático pode ser observado com hipoalbuminemia, intoxicação por brometo ou lítio e mieloma múltiplo.

Acidose metabólica com ânion *gap* elevado

A acidose metabólica com ânion *gap* elevado é caracterizada por um aumento em ácidos relativamente fortes. Esses ácidos se dissociam em H^+ e seus respectivos ânions; o H^+ consome HCO_3^- para produzir CO_2, enquanto seus ânions (bases conjugadas) se acumulam e assumem o lugar do HCO_3^- no líquido extracelular (portanto, o ânion *gap* aumenta). Ácidos não voláteis podem ser produzidos endogenamente ou ingeridos.

A. Incapacidade de excretar ácidos não voláteis endógenos

Os ácidos orgânicos produzidos endogenamente são normalmente eliminados pelos rins na urina (como descrito anteriormente). Taxas de filtração glomerular inferiores a 20 mL/min (lesão ou insuficiência renal) geralmente resultam em acidose metabólica progressiva pelo acúmulo desses ácidos.

B. Produção elevada de ácidos não voláteis endógenos

Hipóxia tecidual grave após hipoxemia, hipoperfusão (isquemia) ou incapacidade de utilizar oxigênio (intoxicação por cianeto) pode resultar em acidose láctica. O ácido láctico é o produto final do metabolismo anaeróbico da glicose (glicólise) e pode se acumular rapidamente nessas condições. A diminuição da utilização de lactato pelo fígado e, em menor grau, pelos rins é responsável, com menor frequência, pela acidose láctica; as causas incluem hipoperfusão, alcoolismo e doença hepática. Os níveis de lactato podem ser facilmente medidos e normalmente variam de 0,3 a 1,3 mEq/L. A acidose resultante do ácido D-láctico, que não é reconhecido pela α-lactato desidrogenase (e não é medido por exames de rotina), pode ser observada em pacientes com síndromes do intestino curto; o ácido D-láctico é formado por bactérias colônicas a partir da glicose e do amido dietéticos e é absorvido sistemicamente.

Uma ausência absoluta ou relativa de insulina pode resultar em hiperglicemia e cetoacidose progressiva pelo acúmulo de ácido β-hidroxibutírico e acetoacético (cetoacidose diabética). A cetoacidose também pode ser observada após inanição ou consumo excessivo de álcool. A fisiopatologia da acidose frequentemente associada à intoxicação alcoólica grave e ao coma hiperosmolar não cetótico é complexa e pode representar o acúmulo de ácidos láctico, cetogênico ou outros ácidos desconhecidos.

Alguns erros inatos do metabolismo, como doença da urina de xarope de bordo, acidúria metilmalônica, acidemia propiônica e acidemia isovalérica, produzem uma acidose metabólica de ânion *gap* elevado devido ao acúmulo de aminoácidos anormais.

C. Ingestão de ácidos não voláteis exógenos

A ingestão de quantidades significativas de salicilatos pode resultar em acidose metabólica. O ácido salicílico e outros intermediários ácidos acumulam-se rapidamente e produzem uma acidose de ânion *gap* elevado. Como os salicilatos também produzem estimulação respiratória direta, a maioria dos adultos desenvolve uma acidose metabólica mista com alcalose respiratória sobreposta. A ingestão de metanol (álcool metílico) frequentemente produz acidose e retinite. Os sintomas são retardados até que a oxidação lenta do metanol pela álcool desidrogenase produza ácido fórmico, que é altamente tóxico para a retina. O ânion *gap* elevado representa o acúmulo de muitos ácidos orgânicos, incluindo ácido acético. A toxicidade do etilenoglicol é também o resultado da ação da álcool desidrogenase para produzir ácido glioxílico. O ácido glioxílico, a principal causa da acidose, sofre metabolização adicional para formar ácido oxálico, que pode ser depositado nos túbulos renais e causar uma lesão renal aguda.

Acidose metabólica com ânion *gap* normal

A acidose metabólica associada a um ânion *gap* normal costuma ser caracterizada por hipercloremia. O $[Cl^-]$ plasmático aumenta para substituir os íons HCO_3^- que são perdidos. A *acidose metabólica hiperclorêmica* ocorre com maior frequência em decorrência de perdas gastrintestinais ou renais anormais de HCO_3^- ou da administração intravenosa excessiva de solução de NaCl a 0,9%.

O cálculo do ânion *gap* na urina pode ser útil para diagnosticar uma acidose com ânion *gap* normal.

$$\text{Ânion } gap \text{ na urina} = ([Na^+] + [K^+]) - [Cl^-]$$

O ânion *gap* na urina geralmente é positivo ou próximo de zero. O principal cátion urinário não medido é normalmente o NH_4^+, que deve aumentar (junto com o Cl^-) durante uma acidose metabólica; o último resulta em um ânion *gap* urinário negativo. O comprometimento da secreção de H^+ ou NH_4^+, como ocorre na insuficiência renal ou na acidose tubular renal (discutida adiante), resulta em um hiato aniônico positivo na urina, apesar da acidose sistêmica.

A. Perdas gastrintestinais elevadas de HCO_3^-

7 A diarreia é uma causa comum de acidose metabólica hiperclorêmica. O líquido diarreico contém 20 a 50 mEq/L de HCO_3^-. Os líquidos do intestino delgado, biliar e pancreático são todos ricos em HCO_3^-. A perda de volumes significativos desses líquidos pode levar à acidose metabólica hiperclorêmica. Pacientes com ureterossigmoidostomias e aqueles com neobexigas em alça ileal muito longas ou parcialmente obstruídas frequentemente desenvolvem acidose metabólica hiperclorêmica. A ingestão de resinas de troca aniônica contendo cloreto (colestiramina) ou quantidades significativas de cloreto de cálcio ou magnésio pode resultar em aumento da absorção de cloreto e perda de íons bicarbonato. As resinas não absorvíveis se ligam aos íons bicarbonato, enquanto o cálcio e o magnésio se combinam com o bicarbonato para formar sais insolúveis no intestino.

B. Perdas renais elevadas de HCO_3^-

A perda renal de HCO_3^- pode ocorrer como resultado da incapacidade de reabsorver o HCO_3^- filtrado ou de secretar quantidades adequadas de H^+ na forma de ácido titulável ou íon amônio. Esses defeitos são observados em pacientes que tomam inibidores da anidrase carbônica, como a acetazolamida, e naqueles com acidose tubular renal.

A *acidose tubular renal* (ATR) é uma doença de acidose sistêmica decorrente da compensação renal inadequada para a produção sistêmica de ácido. Os rins são incapazes de acidificar adequadamente a urina, e o pH urinário é inapropriadamente alto em relação à acidemia sistêmica. A função renal é normal. A ATR envolve um defeito na secreção tubular renal distal de H^+ (ATR tipo 1), na reabsorção tubular renal proximal de HCO_3^- filtrado (ATR tipo 2) ou em ambas (ATR tipo 3). A ATR tipo 4 é o resultado de hipoaldosteronismo ou insensibilidade renal à aldosterona.

C. Outras causas de acidose hiperclorêmica

A *acidose hiperclorêmica por diluição* pode ocorrer quando o volume extracelular é rapidamente expandido com um líquido livre de bicarbonato e rico em cloreto, como solução salina normal. O $[HCO_3^-]$ plasmático diminui proporcionalmente à quantidade de líquido infundido à medida que o HCO_3^- extracelular é diluído, e essa queda no $[HCO_3^-]$ é compensada por um aumento em $[Cl^-]$.

Esta é uma razão pela qual soluções salinas balanceadas são preferíveis em vez de solução salina a 0,9% para a reanimação por fluidos. As infusões de aminoácidos (hiperalimentação parenteral) contêm cátions orgânicos em excesso em relação aos ânions orgânicos e podem produzir acidose metabólica hiperclorêmica porque o cloreto é geralmente usado como ânion para os aminoácidos catiônicos. Por último, a administração de quantidades excessivas de ácidos contendo cloreto, como cloreto de amônio ou hidrocloro de arginina (em geral administrados para tratar uma alcalose metabólica), pode causar acidose metabólica hiperclorêmica.

Tratamento da acidose metabólica

Várias medidas gerais podem ser tomadas para controlar a gravidade da acidemia até que os processos subjacentes sejam corrigidos. Qualquer componente respiratório da acidemia deve ser corrigido. A respiração deve ser controlada, se necessário; uma $PaCO_2$ na casa dos 30 pode ser desejável para retornar parcialmente o pH ao normal. Se o pH do sangue arterial permanecer abaixo de 7,20, a terapia alcalina, geralmente na forma de uma solução de $NaHCO_3$ a 7,5%, pode ser necessária. A $PaCO_2$ pode aumentar transitoriamente à medida que o HCO_3^- é consumido pelos ácidos, enfatizando a necessidade de controlar a ventilação na acidemia grave. A quantidade de $NaHCO_3$ administrada é decidida empiricamente como uma dose fixa (1 mEq/kg) ou é derivada do excesso de base e do espaço de bicarbonato calculado (discutido a seguir). Em qualquer caso, gasometrias em série são obrigatórias para evitar complicações (p. ex., alcalose excessiva e sobrecarga de sódio) e para orientar a terapia adicional. Aumentar o pH arterial acima de 7,25 geralmente é suficiente para controlar os efeitos fisiológicos adversos da acidemia. A acidemia profunda ou refratária pode exigir hemodiálise aguda com um dialisato de bicarbonato.

O uso rotineiro de quantidades significativas de $NaHCO_3$ no tratamento de parada cardíaca e estados de baixo fluxo, especialmente quando não orientado pela análise laboratorial, não é recomendado. A acidose intracelular paradoxal pode ocorrer, principalmente quando a eliminação de CO_2 está comprometida, uma vez que o CO_2 formado entra facilmente nas células, mas o íon bicarbonato não. Tampões alternativos que não produzem CO_2, como Carbicarb ou trometamina (THAM), podem ser teoricamente preferíveis; no entanto, não são comprovados clinicamente.

A terapia específica para cetoacidose diabética inclui, primeiro, a reposição do déficit de líquidos existente resultante de uma diurese osmótica hiperglicêmica, bem como insulina, potássio, fosfato e magnésio. O tratamento da acidose láctica deve ser direcionado primeiro para a restauração da oxigenação adequada e da perfusão tecidual. A alcalinização da urina com $NaHCO_3$ para um pH superior a 7,0 aumenta a eliminação de salicilato após intoxicação por salicilato. As opções de tratamento para intoxicação por etanol ou etilenoglicol incluem infusão de etanol ou administração de fomepizol, que inibem competitivamente a álcool desidrogenase, e hemodiálise ou hemofiltração.

Espaço de bicarbonato

O *espaço de bicarbonato* é definido como o volume para o qual o HCO_3^- se distribuirá quando administrado por via intravenosa. Embora isso teoricamente deva ser equivalente ao espaço de líquido extracelular (aproximadamente 25% do peso corporal), na realidade, varia entre 25 e 60% do peso corporal, dependendo da gravidade e da duração da acidose. Essa variação está, no mínimo, parcialmente relacionada à quantidade de tamponamento intracelular e ósseo que ocorreu.

Exemplo: Calcule a quantidade de $NaHCO_3$ necessária para corrigir um déficit de base (DB) de –10 mEq/L para um homem de 70 kg com um espaço de HCO_3^- estimado de 30%:

$NaHCO_3$ = DB × 30% × peso corporal em L
$NaHCO_3$ = –10 mEq/L × 30% × 70 L = 210 mEq

Na prática, apenas 50% da dose calculada (p. ex., 105 mEq) é geralmente infundida, após a qual outra gasometria é realizada.

CONSIDERAÇÕES ANESTÉSICAS PARA PACIENTES COM ACIDOSE

A acidemia pode potencializar os efeitos depressores da maioria dos sedativos e anestésicos nos sistemas nervoso central e circulatório. Como a maioria dos opioides é uma base fraca, a acidose pode aumentar a fração do fármaco na forma não ionizada e facilitar a penetração do opioide no cérebro, potencializando seu efeito sedativo. Os efeitos depressores circulatórios de anestésicos voláteis e intravenosos também podem ser exacerbados. Além disso, qualquer agente que diminua rapidamente o tônus simpático pode permitir potencialmente uma depressão circulatória sem oposição no contexto da acidose. O halotano é mais arritmogênico na presença de acidose. A succinilcolina deve ser evitada em pacientes acidóticos com hipercalemia para prevenir aumentos adicionais no $[K^+]$ plasmático.

Alcalose

EFEITOS FISIOLÓGICOS DA ALCALOSE

A alcalose aumenta a afinidade da hemoglobina pelo oxigênio e desloca a curva de dissociação do oxigênio para a esquerda, tornando mais difícil para a hemoglobina liberar oxigênio para os tecidos. O deslocamento de H^+ para fora das células em troca do deslocamento de K^+ extracelular para dentro das células pode produzir hipocalemia. A alcalose aumenta o número de sítios de ligação aniônicos para Ca^{2+} nas proteínas plasmáticas e, portanto, pode diminuir o $[Ca^{2+}]$ ionizado plasmático, levando à depressão circulatória e à irritabilidade neuromuscular. A alcalose respiratória reduz o fluxo sanguíneo cerebral. Nos pulmões, a alcalose respiratória aumenta o tônus do músculo liso brônquico (broncoconstrição), mas diminui a resistência vascular pulmonar.

ALCALOSE RESPIRATÓRIA

A *alcalose respiratória* é definida como uma diminuição primária na $PaCO_2$. O mecanismo é geralmente um aumento inadequado na ventilação alveolar em relação à produção de CO_2. A Tabela 50-5 relaciona as causas mais comuns de alcalose respiratória. A distinção entre alcalose respiratória aguda e crônica nem sempre é feita, porque a resposta compensatória à alcalose respiratória crônica é consideravelmente variável: o $[HCO_3^-]$ plasmático geralmente diminui de 2 a 5 mEq/L para cada redução de 10 mmHg na $PaCO_2$ abaixo de 40 mmHg.

TABELA 50-5 Diagnóstico diferencial de alcalose respiratória

Estimulação central
Dor
Ansiedade
Isquemia
Acidente vascular cerebral
Tumor
Infecção
Febre
Induzida por fármacos
Salicilatos
Progesterona (gestação)
Analépticos (doxapram)
Estimulação periférica
Hipoxemia
Altitude elevada
Doença pulmonar
Insuficiência cardíaca congestiva
Edema pulmonar não cardiogênico
Asma
Embolia pulmonar
Anemia grave
Mecanismo desconhecido
Sepse
Encefalopatias metabólicas
Iatrogênico
Induzido por ventilação

Tratamento da alcalose respiratória

A correção do processo subjacente é o único tratamento para a alcalose respiratória. Para alcalemia grave (pH arterial > 7,60), o uso de ácido clorídrico, cloreto de arginina ou cloreto de amônio intravenoso pode ser indicado (ver a discussão posterior).

ALCALOSE METABÓLICA

A *alcalose metabólica* é definida como um aumento primário no $[HCO_3^-]$ plasmático. A maioria dos casos de alcalose metabólica pode ser dividida (1) naqueles associados à deficiência de NaCl e depleção do líquido extracelular, muitas vezes descritos como *sensíveis ao cloreto*, e (2) naqueles associados a uma atividade elevada de mineralocorticoides, normalmente referidos como *resistentes ao cloreto* (Tabela 50-6).

Alcalose metabólica sensível ao cloreto

A depleção do líquido extracelular faz os túbulos renais reabsorverem avidamente Na^+. Uma vez que não há cloreto suficiente disponível para acompanhar todos os íons Na^+ reabsorvidos, é necessário um aumento na secreção de H^+ para manter a eletroneutralidade. Na prática, os íons HCO_3^- que seriam excretados são reabsorvidos, resultando em alcalose metabólica. Fisiologicamente, a manutenção do volume de líquido extracelular é priorizada em relação ao equilíbrio ácido-base. Como a secreção do íon K^+ também pode manter a eletroneutralidade, a secreção de potássio também aumenta. Além disso, a hipocalemia aumenta a secreção de H^+ (e a reabsorção de HCO_3^-) e ainda propaga a alcalose metabólica. De fato, a hipocalemia grave isoladamente pode causar alcalose. As concentrações urinárias de cloreto durante uma alcalose metabólica sensível ao cloreto são caracteristicamente baixas (< 10 mEq/L).

A terapia diurética é a causa mais comum de alcalose metabólica sensível ao cloreto. Os diuréticos, como furosemida, ácido etacrínico e tiazidas, aumentam a excreção de Na^+, Cl^- e K^+, resultando em depleção de NaCl, hipocalemia e geralmente uma alcalose metabólica leve. A perda de líquido gástrico também é uma causa comum de alcalose metabólica sensível ao cloreto. **O vômito ou a perda contínua de líquido gástrico pela drenagem gástrica (aspiração nasogástrica) podem resultar em alcalose metabólica acentuada, depleção de volume extracelular e hipocalemia.** As secreções gástricas contêm 25 a 100 mEq/L de H^+, 40 a 160 mEq/L de Na^+, cerca de 15 mEq/L de K^+ e em torno de 200 mEq/L de Cl^-. A normalização rápida da $PaCO_2$ após o aumento do $[HCO_3^-]$ plasmático na acidose respiratória crônica resulta em alcalose metabólica (*alcalose pós-hipercápnica*; ver a seção anterior). Lactentes alimentados com fórmulas contendo Na^+ sem cloreto desenvolvem facilmente alcalose metabólica devido ao aumento da secreção de H^+ (ou K^+) que deve acompanhar a absorção de sódio.

Alcalose metabólica resistente ao cloreto

O aumento da atividade mineralocorticoides geralmente causa alcalose metabólica, mesmo quando não está associado à depleção do volume extracelular. Aumentos inadequados na atividade mineralocorticoides causam retenção de sódio e expansão do volume de líquido extracelular. Uma secreção elevada de H^+ e K^+ ocorre para equilibrar a reabsorção maior de sódio mediada pelo mineralocorticoide, resultando em alcalose metabólica e hipocalemia. As concentrações urinárias de cloreto costumam ser superiores a 20 mEq/L nesses casos.

Outras causas de alcalose metabólica

A alcalose metabólica raramente é observada em pacientes mesmo com altas doses de $NaHCO_3$, a menos que a excreção renal de HCO_3^- esteja comprometida. A administração de quantidades significativas de hemocomponentes e

TABELA 50-6 Diagnóstico diferencial de alcalose metabólica

Sensíveis ao cloreto
  Gastrintestinal
    Vômitos
    Drenagem gástrica
    Diarreia por cloreto
    Adenoma viloso
  Renal
    Diuréticos
    Pós-hipercápnica
    Baixa ingestão de cloreto
  Sudorese
    Fibrose cística

Resistentes ao cloreto
  Atividade elevada de mineralocorticoides
    Hiperaldosteronismo primário
    Distúrbios edematosos (hiperaldosteronismo secundário)
    Síndrome de Cushing
    Ingestão de alcaçuz
    Síndrome de Bartter
  Hipocalemia grave

Outros
  Transfusão maciça de sangue
  Soluções coloidais à base de acetato
  Administração alcalina com insuficiência renal
    Terapia alcalina
    Terapia combinada de antiácido e resina de troca catiônica
  Hipercalcemia
    Síndrome leite-álcali
    Metástases ósseas
  Penicilinas sódicas
  Alimentação de glicose após jejum

algumas soluções coloidais contendo proteínas plasmáticas frequentemente resulta em alcalose metabólica porque o citrato, o lactato e o acetato contidos nesses líquidos são convertidos pelo fígado em HCO_3^-. Pacientes que recebem altas doses de penicilina sódica (particularmente carbenicilina) podem desenvolver alcalose metabólica. Como as penicilinas atuam como ânions não absorvíveis nos túbulos renais, a secreção elevada de H^+ (ou K^+) deve acompanhar a absorção de sódio. A hipercalcemia resultante de causas não paratireoidianas (síndrome leite-álcali e metástases ósseas) também está frequentemente associada à alcalose metabólica.

Tratamento da alcalose metabólica

Como em outros distúrbios ácido-base, a correção da alcalose metabólica nunca é completa até que o distúrbio subjacente seja corrigido. Quando a ventilação é controlada, qualquer componente respiratório que contribua para a alcalemia deve ser corrigido, diminuindo a ventilação minuto para normalizar a $PaCO_2$. O tratamento de escolha para alcalose metabólica sensível ao cloreto é a administração de solução salina intravenosa (NaCl) e potássio (KCl). A terapia com bloqueadores H_2 é útil quando a perda excessiva de líquido gástrico é um fator. A acetazolamida também pode ser útil em pacientes edematosos. A alcalose associada a aumentos primários na atividade mineralocorticoides responde prontamente aos antagonistas da aldosterona (espironolactona). Quando o pH do sangue arterial é superior a 7,60, deve-se considerar o tratamento com ácido clorídrico intravenoso (0,1 mol/L), cloreto de amônio (0,1 mol/L), cloridrato de arginina ou hemodiálise.

CONSIDERAÇÕES ANESTÉSICAS PARA PACIENTES COM ALCALEMIA

A isquemia cerebral pode ocorrer devido a uma redução acentuada no fluxo sanguíneo cerebral durante a alcalose respiratória, especialmente durante a hipotensão. **A combinação de alcalemia e hipocalemia pode precipitar arritmias cardíacas graves.** Os relatos sobre os efeitos da alcalemia nos bloqueadores neuromusculares são inconsistentes.

DIAGNÓSTICO DE DISTÚRBIOS ÁCIDO-BASE

A interpretação do estado ácido-base a partir da gasometria requer uma abordagem sistemática. Segue uma abordagem recomendada (ver **Figura 50-3**):

1. Examine o pH arterial: Há acidemia ou alcalemia presentes?
2. Examine a $PaCO_2$: A alteração na $PaCO_2$ é consistente com um componente respiratório?
3. Se a alteração na $PaCO_2$ não explicar a alteração no pH arterial, a alteração no $[HCO_3^-]$ indica um componente metabólico?
4. Faça um diagnóstico preliminar (ver **Tabela 50-1**).
5. Compare a alteração no $[HCO_3^-]$ com a alteração na $PaCO_2$. Existe uma resposta compensatória (**Tabela 50-7**)? Como o pH arterial está relacionado com a relação $PaCO_2/[HCO_3^-]$, os mecanismos compensatórios respiratórios e renais sempre fazem a $PaCO_2$ e o $[HCO_3^-]$ se alterarem no mesmo sentido. Uma alteração em direções opostas implica um distúrbio ácido-base misto.
6. Se a resposta compensatória for superior ou inferior em relação ao esperado, por definição, existe um distúrbio ácido-base misto.
7. Calcule o ânion *gap* plasmático no caso de acidose metabólica.
8. Meça a concentração de cloreto urinário no caso de alcalose metabólica.

Uma abordagem alternativa que é rápida, embora menos precisa, é correlacionar as alterações no pH com as alterações no CO_2 ou no HCO_3. Para um distúrbio respiratório, cada alteração de 10 mmHg no CO_2 deve alterar o pH arterial em aproximadamente 0,08 no sentido oposto. Durante distúrbios metabólicos, cada alteração de 6 mEq no HCO_3 também altera o pH arterial em 0,1 no mesmo sentido. Se a alteração no pH for superior ou inferior ao previsto, é provável que haja um distúrbio misto do equilíbrio ácido-base.

TABELA 50-7 Respostas compensatórias normais em distúrbios ácido-base

Distúrbios	Resposta	Alteração esperada
Acidose respiratória	↑ $[HCO_3^-]$	
Aguda	↑ $[HCO_3^-]$	Aumento de 1 mEq/L/ 10 mmHg na $PaCO_2$
Crônica		Aumento de 4 mEq/L/ 10 mmHg na $PaCO_2$
Alcalose respiratória	↓ $[HCO_3^-]$	
Aguda	↓ $[HCO_3^-]$	Redução de 2 mEq/L/ 10 mmHg na $PaCO_2$
Crônica		Redução de 4 mEq/L/ 10 mmHg na $PaCO_2$
Acidose metabólica	↓ $PaCO_2$	1,2 × a diminuição em $[HCO_3^-]$
Alcalose metabólica	↑ $PaCO_2$	0,7 × o aumento em $[HCO_3^-]$

MEDIÇÃO DAS TENSÕES DE GASES SANGUÍNEOS E PH

Os valores obtidos rotineiramente pela gasometria incluem as tensões de oxigênio e dióxido de carbono (PaO_2 e $PaCO_2$), pH, [HCO_3^-], excesso de base, hemoglobina e a porcentagem de saturação de oxigênio da hemoglobina. Em geral, apenas PaO_2, $PaCO_2$ e pH são medidos. A hemoglobina e a porcentagem de saturação de oxigênio são medidas com um cooxímetro. O [HCO_3^-] é derivado do cálculo usando a equação de Henderson-Hasselbalch e o excesso de base do nomograma de Siggaard-Andersen.

Origem e coleta da amostra

As amostras de sangue arterial são aquelas usadas com maior frequência em um contexto clínico, embora sangue capilar ou venoso possa ser usado se forem observadas limitações dessas amostras. A tensão de oxigênio no sangue venoso (normalmente 40 mmHg) reflete a extração tecidual, não a função pulmonar. A $PaCO_2$ venosa é geralmente de 4 a 6 mmHg mais alta do que a $PaCO_2$. Por consequência, o pH do sangue venoso é geralmente 0,05 menor do que o pH do sangue arterial. Apesar dessas limitações, o sangue venoso é frequentemente útil para determinar o estado ácido-base. O sangue capilar representa uma mistura de sangue arterial e venoso, e os valores obtidos refletem esse fato. As amostras são geralmente coletadas em seringas revestidas com heparina e devem ser analisadas o mais breve possível. As bolhas de ar devem ser eliminadas, e a amostra deve ser vedada e colocada no gelo para evitar a absorção significativa de gases pelas células sanguíneas ou a perda de gases para a atmosfera. Embora a heparina seja altamente ácida, o excesso de heparina na seringa de amostra costuma reduzir o pH apenas minimamente, no entanto, diminui a $PaCO_2$ proporcionalmente à porcentagem de diluição e tem um efeito variável na PaO_2.

Correção de temperatura

11 As oscilações de temperatura afetam a $PaCO_2$, a PaO_2 e o pH. A diminuição da temperatura reduz a pressão parcial de um gás em solução – mesmo que o conteúdo total de gás não se altere – porque a solubilidade do gás é inversamente proporcional à temperatura. Portanto, tanto a $PaCO_2$ quanto a PaO_2 diminuem durante a hipotermia; no entanto, o pH aumenta porque a temperatura não altera significativamente o [HCO_3^-] e a dissociação da água diminui (reduzindo H^+ e aumentando o pH). Como as tensões de gases sanguíneos e o pH são sempre medidos a 37 °C, existe controvérsia sobre se os valores medidos devem ser corrigidos para a temperatura real do paciente. Os valores "normais" em temperaturas diferentes de 37 °C não são conhecidos. Muitos médicos usam as medidas a 37 °C diretamente (método α-stat), independentemente da temperatura real do paciente (ver Capítulo 22).

DISCUSSÃO DE CASO

Um distúrbio ácido-base complexo

Um lactente do sexo masculino de 1 mês com uma malformação anorretal é submetido a uma anoplastia. No pós-operatório, ele é diagnosticado com insuficiência cardíaca congestiva decorrente de coarctação da aorta. Observa-se que ele apresenta taquipneia, diminuição do débito urinário, perfusão periférica deficiente, hepatomegalia e cardiomegalia. Após a intubação traqueal, o lactente é colocado em um ventilador (ventilação com suporte de pressão, fração inspirada de oxigênio [FiO_2] = 1,0). As medidas iniciais de gasometria arterial, hemoglobina e eletrólitos são as seguintes:

$PaCO_2$ = 11 mm
pH = 7,47
PaO_2 = 209 mmHg
[HCO_3^-] calculado = 7,7 mEq/L
Déficit de base (DB) = −14,6 mEq/L
Hemoglobina (Hb) = 9,5 g/dL
[Na^+] = 135 mEq/L
[Cl^-] = 95 mEq/L
[K^+] = 5,5 mEq/L
[CO_2 total] = 8 mEq/L

Observe que o [CO_2 total] normalmente medido com eletrólitos inclui tanto [HCO_3^-] plasmático quanto CO_2 dissolvido no plasma.

Qual é o distúrbio ácido-base?

Usando a abordagem descrita anteriormente, fica evidente que o paciente apresenta alcalose (pH > 7,45), que é, no mínimo, parcialmente de origem respiratória ($PaCO_2$ < 40 mmHg). Como a $PaCO_2$ diminuiu em quase 30 mmHg, era esperado que o [HCO_3^-] fosse de 18 mEq/L:

$$(40 - 10) \times \frac{2\,mEq/L}{10} = 6\,mEq/L \text{ inferior a } 24\,mEq/L$$

Na verdade, o [HCO_3^-] do paciente é quase 10 mEq/L menor do que o esperado! O paciente também apresenta um distúrbio misto do equilíbrio ácido-base: alcalose respiratória primária e acidose metabólica primária. Observe que a diferença entre o [HCO_3^-] do paciente e o [HCO_3^-] esperado para uma alcalose respiratória pura corresponde aproximadamente ao excesso de base.

Quais são as causas prováveis desses distúrbios?

A alcalose respiratória provavelmente é resultado de insuficiência cardíaca congestiva, enquanto a acidose metabólica decorre de acidose láctica secundária à má perfusão. A última é sugerida pelo cálculo do ânion *gap* plasmático:

$$\text{Ânion } gap = 135 - (95 + 8) = 32 \text{ mEq/L}$$

De fato, o nível de lactato foi medido e considerado elevado em 14,4 mEq/L. É provável que a sobrecarga de líquidos tenha precipitado a insuficiência cardíaca congestiva.

Qual tratamento é indicado?

O tratamento deve ser direcionado ao processo primário (i.e., a insuficiência cardíaca congestiva). O paciente foi tratado com diurese e inotrópicos.

Após a diurese, a taquipneia do paciente melhorou, mas a perfusão ainda parece ser inadequada. As medidas laboratoriais repetidas são as seguintes ($Fio_2 = 0,5$):

$PaCO_2 = 23$ mmHg
pH = 7,52
$PaO_2 = 136$ mmHg
$[HCO_3^-]$ calculado = 18 mEq/L
DB = −3,0 mEq/L
Hb = 10,3 g/dL
$[Na^+] = 137$ mEq/L
$[Cl^-] = 92$ mEq/L
$[K^+] = 3,9$ mEq/L
$[CO_2 \text{ total}] = 18,5$ mEq/L

Qual é o distúrbio ácido-base?

A alcalose respiratória ainda está presente, enquanto o DB melhorou. Observe que a concentração de hemoglobina aumentou ligeiramente, no entanto, o $[K^+]$ diminuiu como resultado da diurese. Com a nova $PaCO_2$, o $[HCO_3^-]$ esperado deve ser 20,6 mEq/L:

$$(40 - 10) \times \frac{2 \text{ mEq/L}}{10} = 3,4 \text{ mEq/L inferior a 24 mEq/L}$$

Portanto, o paciente ainda apresenta acidose metabólica porque o $[HCO_3^-]$ é 2 mEq/L menor. Observe novamente que essa diferença está próxima do DB dado e que o ânion *gap* ainda está alto:

$$\text{Ânion } gap = 137 - (92 + 18) = 27$$

A medição repetida do lactato agora é de 13,2 mEq/L. O alto ânion *gap* e o nível de lactato explicam por que o paciente ainda não está bem e indicam que um novo processo está mascarando a gravidade da acidose metabólica (que essencialmente permanece inalterada).

Dado o quadro clínico, é provável que o paciente agora apresente um distúrbio ácido-base triplo: alcalose respiratória, acidose metabólica e alcalose metabólica. Esta última provavelmente ocorreu em função da hipovolemia secundária à diurese excessiva (alcalose metabólica sensível a cloreto). Observe também que a alcalose metabólica é quase equivalente em magnitude à acidose metabólica.

Posteriormente, o paciente recebeu concentrados de hemácias em solução salina e, dentro de 24 horas, todos os três distúrbios começaram a melhorar:

$PaCO_2 = 35$ mmHg
pH = 7,51
$PaO_2 = 124$ mmHg
$[HCO_3^-]$ calculado = 26,8 mEq/L
Excesso de base = +5,0 mEq/L
Hb = 15 g/dL
$[Na^+] = 136$ mEq/L
$[Cl^-] = 91$ mEq/L
$[K^+] = 3,2$ mEq/L
$[CO_2 \text{ total}] = 27$ mEq/L
Lactato = 2,7 mEq/L

Desfecho

A alcalose respiratória e a acidose metabólica foram tratadas, e a alcalose metabólica agora é a mais proeminente.

A reposição intravenosa de KCl e uma pequena quantidade de solução salina foram administradas com cautela, seguidas pela resolução completa da alcalose metabólica. Posteriormente, o paciente foi submetido à correção cirúrgica da coarctação.

LEITURAS SUGERIDAS

Ayers P, Dixon C, Mays A. Acid-base disorders: learning the basics. *Nutr Clin Pract.* 2015;30:14.

Dhondup T, Qian Q. Electrolyte and acid-base disorders in chronic kidney disease and end-stage kidney failure. *Blood Purif.* 2017;43:179.

Dzierba AL, Abraham P. A practical approach to understanding acid-base abnormalities in critical illness. *J Pharm Pract.* 2011;24:17.

Filis C, Vasileiadis I, Koutsoukou A. Hyperchloraemia in sepsis. *Ann Intensive Care.* 2018;8:43.

Kilic O, Gultekin Y, Yazici S. The impact of intravenous fluid therapy on acid-base status of critically ill adults: a Stewart approach-based perspective. *Int J Nephrol Renovasc Dis.* 2020;13:219.

Kimura S, Shabsigh M, Morimatsu H. Traditional approach versus Stewart approach for acid-base disorders: inconsistent evidence. *SAGE Open Med.* 2018;6:2050312118801255.

Kraut JA, Madias NE. Metabolic acidosis: pathophysiology, diagnosis, and management. *Nature Rev Nephrol.* 2010;6:274.

Seifter JL, Chang H-Y. Disorders of acid-base balance: new perspectives. *Kidney Dis.* 2016;2:170.

Yessayan L, Yee J, Finak S, et al. Continuous renal replacement therapy for the management of acid-base and electrolyte imbalances in acute kidney injury. *Adv Chron Kidney Dis.* 2016;23:203.

Manejo de fluidos e terapia com hemocomponentes

CAPÍTULO 51

CONCEITOS-CHAVE

1. Enquanto a meia-vida intravascular de uma solução cristaloide é de 20 a 30 minutos, a maioria das soluções coloidais tem meia-vida intravascular entre 3 e 6 horas.

2. Pacientes com hematócrito normal geralmente devem ser transfundidos apenas após perdas maiores que 10 a 20% do seu volume sanguíneo. O momento de início da transfusão é definido com base no procedimento do paciente, nas condições comórbidas e na taxa de perda sanguínea.

3. As reações transfusionais mais graves ocorrem em função de incompatibilidade ABO; anticorpos adquiridos naturalmente podem reagir contra os antígenos estranhos transfundidos, ativar o complemento e resultar em hemólise intravascular.

4. Em pacientes anestesiados, uma reação hemolítica aguda pode se manifestar por aumento da temperatura, taquicardia inexplicável, hipotensão, hemoglobinúria, exsudação difusa no campo cirúrgico ou uma combinação desses sintomas.

5. A transfusão alogênica de hemocomponentes pode diminuir a imunorresponsividade e promover inflamação.

6. Pacientes imunocomprometidos e imunossuprimidos (p. ex., recém-nascidos prematuros, receptores de transplante de órgãos, pacientes com câncer) são particularmente suscetíveis a infecções graves pelo citomegalovírus (CMV) relacionadas à transfusão. Idealmente, esses pacientes devem receber apenas unidades negativas para CMV.

7. A causa mais comum de sangramento não cirúrgico após transfusão maciça de sangue é a trombocitopenia dilucional.

8. Hipocalcemia clinicamente relevante, que causa depressão cardíaca, não ocorrerá na maioria dos pacientes normais, a menos que a taxa de transfusão exceda uma unidade a cada 5 minutos, e sais de cálcio intravenosos raramente devem ser necessários na ausência de hipocalcemia mensurada.

9. Uma vez que a perfusão tecidual normal seja restaurada, a acidose metabólica normalmente é controlada, e a alcalose metabólica geralmente ocorre à medida que o citrato e o lactato contidos em transfusões e fluidos de reanimação são convertidos em bicarbonato pelo fígado.

Quase todos os pacientes submetidos a procedimentos cirúrgicos requerem acesso venoso para administração de fluidos intravenosos e medicamentos, e alguns pacientes necessitarão de transfusão de hemocomponentes. O anestesiologista deve ser capaz de avaliar o fluido intravascular, os eletrólitos e os hemocomponentes com precisão suficiente para corrigir anormalidades existentes e substituir perdas contínuas. Erros na reposição de fluidos e eletrólitos ou na transfusão podem resultar em morbidade ou óbito.

Avaliação do volume intravascular

O volume intravascular pode ser estimado com base no histórico do paciente, no exame físico e na análise laboratorial, muitas vezes com o auxílio de técnicas sofisticadas de monitorização hemodinâmica. Independentemente do método utilizado, avaliações em série são necessárias para confirmar as impressões iniciais e orientar a terapia de fluidos, eletrólitos e hemocomponentes. Todos os parâmetros são medidas indiretas e não específicas do volume; portanto, a dependência de um parâmetro pode levar a conclusões equivocadas.

HISTÓRICO DO PACIENTE

O histórico do paciente pode revelar ingestão oral recente, vômitos ou diarreia persistentes, aspiração gástrica, perda significativa de sangue ou drenagem de feridas, administração de fluidos intravenosos e sangue e diálise recente se o paciente apresentar insuficiência renal.

EXAME FÍSICO

Indicações de hipovolemia incluem turgor anormal da pele, desidratação das mucosas, pulsos periféricos filiformes, aumento da frequência cardíaca em repouso, diminuição da pressão arterial, diminuição do débito urinário ou alterações ortostáticas na frequência cardíaca e pressão arterial de decúbito dorsal para posição sentada ou em pé (Tabela 51-1). Infelizmente, medicamentos administrados durante a anestesia, assim como a resposta ao estresse neuroendócrino causado por cirurgia e anestesia, com frequência alteram esses sinais e os tornam pouco confiáveis no período pós-operatório imediato. Durante a cirurgia, além da frequência cardíaca e da pressão arterial, a plenitude de um pulso periférico, a taxa de fluxo urinário e sinais indiretos, como a resposta da pressão arterial à ventilação com pressão positiva e aos efeitos vasodilatadores ou negativos inotrópicos dos anestésicos, são frequentemente usados como guias.

Edema depressível – pré-sacral no paciente acamado ou pré-tibial no paciente ambulatorial – e aumento do fluxo urinário são sinais de excesso de água extracelular e provável hipervolemia em pacientes com função cardíaca, hepática e renal normais. Sinais tardios de hipervolemia em situações como insuficiência cardíaca congestiva podem incluir taquicardia, taquipneia, pressão de pulso jugular elevada, crepitações pulmonares, sibilos, cianose e secreções pulmonares espumosas e rosadas.

AVALIAÇÃO LABORATORIAL

Várias medições laboratoriais podem ser usadas como indicadores de volume intravascular e adequação da perfusão tecidual, incluindo hematócrito sérico, pH arterial do sangue, gravidade específica ou osmolalidade urinária, concentração urinária de sódio ou cloreto, sódio sérico e relação entre o nitrogênio ureico no sangue (BUN, do inglês *blood urea nitrogen*) e a creatinina sérica.

No entanto, essas medidas são apenas índices indiretos de volume intravascular. Além disso, elas são afetadas por muitos fatores perioperatórios e frequentemente não podem ser confiáveis durante a cirurgia. Os sinais laboratoriais de desidratação podem incluir aumento do hematócrito e da hemoglobina, acidose metabólica progressiva (incluindo acidose láctica), densidade urinária superior a 1,010, sódio urinário inferior a 10 mEq/L, osmolalidade urinária superior a 450 mOsm/L, hipernatremia e razão de BUN/creatinina superior a 10:1. A hemoglobina e o hematócrito geralmente não sofrem alterações em pacientes com hipovolemia aguda secundária à perda sanguínea aguda, pois não há tempo suficiente para que o líquido extravascular se desloque para o espaço intravascular. A ultrassonografia pode revelar uma veia cava quase colapsada ou câmaras cardíacas incompletamente enchidas. Indicadores radiográficos de sobrecarga de volume incluem aumento dos padrões vasculares e intersticiais pulmonares (*linhas "B" de Kerley*), infiltrados alveolares difusos, ou ambos.

MEDIDAS HEMODINÂMICAS

A monitorização hemodinâmica é discutida no Capítulo 5. A monitorização da pressão venosa central (PVC) é utilizada quando o estado do volume é difícil de avaliar por outros meios ou quando alterações rápidas ou relevantes são esperadas. No entanto, leituras únicas de PVC não fornecem uma indicação precisa ou confiável do estado do volume.

A monitorização da pressão arterial pulmonar é utilizada em situações em que as leituras de PVC não se correlacionam com a avaliação clínica ou quando o paciente apresenta disfunção ventricular direita primária ou secundária, esta última geralmente ocorre em função de doença pulmonar ou ventricular esquerda, respectivamente. Leituras de pressão de oclusão da artéria pulmonar (POAP)

TABELA 51-1 Sinais de perda de fluidos (hipovolemia)

Sinal	Perda de fluido (expressa como porcentagem do peso corporal)		
	5%	10%	15%
Membranas mucosas	Secas	Muito secas	Ressecadas
Sensório	Normal	Letárgico	Obtundido
Alterações ortostáticas	Nenhuma	Presentes	Acentuadas
Na frequência cardíaca			> 15 bpm ↑[1]
Na pressão arterial			> 10 mmHg ↓
Taxa de fluxo urinário	Levemente reduzida	Reduzida	Altamente reduzida
Pulsação arterial	Normal ou elevada	Elevada > 100 bpm	Altamente elevada > 120 bpm
Pressão arterial	Normal	Levemente reduzida com variação respiratória	Reduzida

[1]bpm, batimentos por minuto.

inferiores a 8 mmHg podem indicar hipovolemia em pacientes com complacência ventricular esquerda normal; no entanto, valores inferiores a 15 mmHg podem estar associados à hipovolemia relativa em pacientes com baixa complacência ventricular. As medições de POAP acima de 18 mmHg são elevadas e podem implicar sobrecarga de volume do ventrículo esquerdo. A relação normal entre POAP e volume diastólico final do ventrículo esquerdo é alterada pela presença de doença da valva atrioventricular esquerda (mitral), estenose aórtica grave ou mixoma ou trombo atrial esquerdo, bem como pelo aumento das pressões torácicas e das vias aéreas pulmonares (ver Capítulos 5, 20, 21 e 22). Todas as medições de POAP devem ser obtidas no final da expiração e interpretadas no contexto clínico. Por fim, deve-se reconhecer que vários estudos não conseguiram mostrar que a monitorização da pressão da artéria pulmonar leva a melhores desfechos em pacientes gravemente enfermos e que a ecocardiografia fornece uma estimativa muito mais precisa e menos invasiva do enchimento e da função cardíacos.

O estado do volume intravascular pode ser difícil de avaliar, devendo ser consideradas avaliações não invasivas, usando análise do contorno do pulso arterial e estimativa da variação do volume sistólico (p. ex., LIDCOunity, Vigileo FloTrak), Doppler esofágico, ecocardiografia transesofágica e transtorácica) quando uma determinação precisa do estado hemodinâmico e de fluidos é importante. A variação do volume sistólico (VVS) é calculada da seguinte forma:

$$VVS = VS_{máx} - VS_{mín}/VS_{média}$$

Os VSs máximo, mínimo e médio são calculados por um período determinado pelos vários dispositivos de medição. Durante a ventilação espontânea, a pressão arterial diminui na inspiração. Durante a ventilação com pressão positiva, o oposto ocorre. O VVS normal é inferior a 10 a 15% para pacientes em ventilação controlada. Pacientes com graus maiores de VVS provavelmente são responsivos à fluidoterapia. Além de oferecerem uma melhor avaliação do volume e do estado hemodinâmico do que a obtida com a monitorização de PVC, essas modalidades não invasivas evitam múltiplos riscos associados a cateteres venosos centrais e pulmonares. Como consequência, raramente cateteres de artéria pulmonar são adotados para orientar a terapia hemodinâmica.

Fluidos intravenosos

A terapia com fluidos intravenosos pode consistir em infusões de cristaloides, coloides ou uma combinação de ambos. As soluções cristaloides são soluções aquosas de íons (sais) com ou sem glicose, enquanto as soluções coloidais também contêm substâncias de alto peso molecular, como proteínas ou grandes polímeros de glicose. As soluções coloidais ajudam a manter a pressão oncótica coloidal do plasma (ver Capítulo 49) e, na maioria dos casos, permanecem intravasculares, enquanto as soluções cristaloides se equilibram rapidamente e se distribuem por todo o espaço extracelular.

Ainda há controvérsias sobre o uso de fluidos coloidais ou cristaloides em pacientes cirúrgicos. Os defensores dos coloides argumentam justificadamente que, ao manter a pressão oncótica do plasma, os coloides são mais eficientes (i.e., é necessária uma quantidade menor de coloides do que de cristaloides para produzir o mesmo efeito) na restauração do volume intravascular normal e do débito cardíaco. Por outro lado, os defensores dos cristaloides argumentam que as soluções cristaloides são igualmente eficazes quando administradas em quantidades adequadas e são muito menos dispendiosas. As preocupações de que os coloides possam aumentar a formação de líquido de edema pulmonar em pacientes com aumento da permeabilidade capilar pulmonar não têm fundamento (ver Capítulo 23). Várias generalizações podem ser inferidas:

1. Cristaloides, quando administrados em quantidades suficientes, são tão eficazes quanto coloides em restaurar o volume intravascular.
2. A substituição de um déficit de volume intravascular com cristaloides geralmente requer de 3 a 4 vezes o volume necessário quando se usa coloides.
3. Pacientes cirúrgicos podem apresentar um déficit de líquido extracelular que excede o déficit intravascular.
4. Déficits graves de líquidos intravasculares podem ser corrigidos mais rapidamente usando soluções coloidais.
5. A administração rápida de volumes significativos de cristaloides (> 4-5 L) geralmente causa edema tecidual.

O edema tecidual secundário à administração excessiva de fluidos pode comprometer o transporte de oxigênio, a cicatrização dos tecidos e o retorno da função intestinal após a cirurgia e pode aumentar o risco de infecção do sítio cirúrgico.

SOLUÇÕES CRISTALOIDES

Cristaloides são frequentemente considerados o fluido de reanimação inicial em pacientes com choque hemorrágico e séptico, em pacientes com queimaduras, em pacientes com lesão cerebral (para manter a pressão de perfusão cerebral) e em pacientes submetidos à plasmaférese e ressecção hepática.

Coloides podem ser incluídos nos esforços de reanimação após a administração inicial de soluções cristaloides, dependendo das preferências do anestesista e dos protocolos institucionais.

Uma ampla variedade de soluções está disponível, e a escolha é feita de acordo com o tipo de perda de fluido em substituição. Para perdas que envolvam principalmente água, a reposição é feita com soluções hipotônicas, e se as perdas envolverem tanto água quanto eletrólitos, a reposição é feita com soluções eletrolíticas isotônicas. A glicose é fornecida em algumas soluções para manter a tonicidade ou prevenir cetonemia e hipoglicemia devido a jejum ou por tradição. As crianças são propensas a desenvolverem hipoglicemia (glicose sérica < 50 mg/dL) após jejuns de 4 a 8 horas.

Como a maioria das perdas de fluidos no intraoperatório é isotônica, soluções cristaloides isotônicas, como solução salina normal, ou soluções eletrolíticas *balanceadas* (cristaloides de baixo conteúdo de Cl⁻, que possuem "equilíbrio" iônico preservado, substituindo Cl⁻ por lactato, gluconato ou acetato), como a solução de Ringer lactato ou PlasmaLyte, são usadas com maior frequência para reposição (Tabela 51-2). **Solução salina normal, quando administrada em grandes volumes, produz acidose metabólica hiperclorêmica devido ao seu alto conteúdo de cloreto e à falta de bicarbonato** (ver Capítulo 50). **Além disso, cristaloides ricos em cloreto, como solução salina normal, podem contribuir para a lesão renal aguda no perioperatório. Portanto, soluções salinas balanceadas são preferíveis para a maioria dos usos perioperatórios.** Solução salina normal é a solução preferível para corrigir a alcalose metabólica hipoclorêmica e para diluir os concentrados de hemácias (CHs) antes da transfusão. A solução de dextrose a 5% em água (SG5%) é usada para a reposição de déficits de água pura e como fluido de manutenção para pacientes em restrição de sódio. A solução salina hipertônica a 3% é ocasionalmente utilizada na terapia da hiponatremia sintomática grave (ver Capítulo 49). Soluções hipotônicas devem ser administradas lentamente para evitar induzir hemólise.

SOLUÇÕES COLOIDAIS

A atividade osmótica de substâncias de alto peso molecular em coloides tende a manter essas soluções no intravascular. Enquanto a meia-vida intravascular de uma solução cristaloide é de 20 a 30 minutos, a maioria das soluções coloidais tem meia-vida intravascular entre 3 e 6 horas. O custo relativamente maior e as complicações ocasionais associadas aos coloides podem limitar seu uso.

Indicações geralmente aceitas para o uso de coloides incluem (1) reanimação com fluidos em pacientes com déficits graves de fluidos intravasculares (p. ex., choque hemorrágico) antes da chegada de sangue para transfusão e (2) reanimação com fluidos na presença de hiperalbuminemia grave ou condições associadas a perdas significativas de proteína, como queimaduras. Para pacientes com queimaduras, os coloides não são incluídos na maioria dos protocolos iniciais de reanimação, mas podem ser considerados após a reanimação inicial em lesões mais extensas durante procedimentos cirúrgicos subsequentes.

Muitos profissionais clínicos também usam soluções coloidais em conjunto com cristaloides quando os requisitos de reposição de fluidos excedem 3 a 4 L antes da transfusão de sangue. Deve-se observar que as soluções coloidais são preparadas em solução salina normal (Cl⁻ 145-154 mEq/L) e, portanto, também podem causar

TABELA 51-2 Composição de plasma, solução salina a 0,9% e cristaloides balanceados normalmente utilizados

	Plasma humano	Cloreto de sódio 0,9%	De Hartmann	Ringer com lactato	Ringer com acetato	Plasma-Lyte 148	Plasma-Lyte A pH 7,4	Sterofundin/ Ringerfundin
Osmolaridade (mOsm/L)	275 a 295	308	278	273	276	295	295	309
pH	7,35 a 7,45	4,5 a 7,0	5,0 a 7,0	6,0 a 7,5	6,0 a 8,0	4,0 a 8,0	7,4	5,1 a 5,9
Sódio (mmol/L)	135 a 145	154	131	130	130	140	140	145
Cloreto (mmol/L)	94 a 111	154	111	109	112	98	98	127
Potássio (mmol/L)	3,5 a 5,3	0	5	4	5	5	5	4
Cálcio (mmol/L)	2,2 a 2,6	0	2	1,4	1	0	0	2,5
Magnésio (mmol/L)	0,8 a 1,0	0	0	0	1	1,5	1,5	1
Bicarbonato (mmol/L)	24 a 32							
Acetato (mmol/L)	1	0	0	0	27	27	27	24
Lactato (mmol/L)	1 a 2	0	29	28	0	0	0	0
Gluconato (mmol/L)	0	0	0	0	0	23	23	0
Maleato (mmol/L)	0	0	0	0	0	0	0	5
Relação Na:Cl	1,21:1 a 1,54:1	1:1	1,18:1	1,19:1	1,16:1	1.43:1	1.43:1	1,14:1

Reproduzida com permissão de Lobo DN, Awad S. *Should chloride-rich crystalloids remain the mainstay of fluid resuscitation to prevent "prerrenal" acute kidney injury?: Con. Kidney Int.* Dezembro de 2014;86(6):1096-1105.

alcalose metabólica hiperclorêmica (ver a discussão anterior). Alguns profissionais sugerem que, durante a anestesia, os requisitos de fluido de manutenção (e outros) sejam supridos com soluções cristaloides e a perda sanguínea seja substituída em uma base de mililitro por mililitro com soluções coloidais (incluindo hemocomponentes).

Diferentes soluções coloidais estão geralmente disponíveis. Todas são derivadas de proteínas plasmáticas ou polímeros sintéticos de glicose e são fornecidas em soluções eletrolíticas isotônicas.

Os coloides derivados de sangue incluem albumina (soluções de 5% e 25%) e fração proteica plasmática (solução de 5%, por exemplo, Plasmanate). Ambas são aquecidas a 60 °C por pelo menos 10 horas para minimizar o risco de transmissão de hepatite e outras doenças virais. A fração proteica plasmática contém α e β-globulinas, além de albumina, e ocasionalmente resultou em reações alérgicas hipotensivas, sobretudo com infusão rápida (> 10 mL/min). Coloides sintéticos incluem gelatinas e amidos de dextrose. As *gelatinas* (p. ex., Gelofusine) estão associadas a reações alérgicas mediadas por histamina e não estão disponíveis nos Estados Unidos. *Dextrana* é um polissacarídeo complexo disponível como dextrana 70 e dextrana 40, que têm pesos moleculares médios de 70.000 e 40.000, respectivamente. A dextrana é utilizada como expansora de volume, mas também reduz a viscosidade sanguínea, o fator de von Willebrand, a adesão plaquetária e a agregação de hemácias. Devido a essas últimas propriedades, as dextranas são utilizadas para melhorar o fluxo microcirculatório e diminuir o risco de formação de trombos após cirurgia microvascular. Infusões que excedam 20 mL/kg por dia podem interferir na tipagem sanguínea, prolongar o tempo de sangramento e estar associadas a complicações hemorrágicas. A dextrana foi associada a lesão e insuficiência renal aguda e não deve ser administrada a pacientes com histórico de doença renal ou aqueles em risco de lesão renal aguda (p. ex., pacientes idosos ou criticamente enfermos). Reações anafilactoides e anafiláticas foram observadas. A dextrana 1 atua como hapteno e se liga a anticorpos circulantes de dextrana e, portanto, pode ser administrada antes da dextrana 40 ou dextrana 70 para prevenir reações anafiláticas graves.

O *hetastarch* (amido hidroxietílico) está disponível em múltiplas formulações que são designadas por concentração, peso molecular, grau de substituição do amido (em base molar) e relação de hidroxilação entre as posições C2 e C6. Portanto, em alguns países, uma ampla variedade de formulações está disponível com concentrações entre 6 e 10%, pesos moleculares entre 200 e 670 e grau de substituição molar entre 0,4 e 0,7. Moléculas de amido menores são eliminadas pelos rins, enquanto moléculas grandes devem primeiro ser degradadas por amilase. O *hetastarch* é altamente eficaz como expansor de plasma e é menos caro do que a albumina. Reações alérgicas são raras; no entanto, reações anafilactoides e anafiláticas foram observadas. O *hetastarch* pode diminuir os níveis do fator de von Willebrand e prolongar o tempo de protrombina e foi associado a complicações hemorrágicas. É potencialmente nefrotóxico e não deve ser administrado a pacientes em risco de lesão renal aguda, incluindo pacientes idosos e aqueles que estão criticamente enfermos ou com histórico de doença renal. Seu uso perioperatório em pacientes que não estão criticamente enfermos ou não estão em maior risco de lesão renal aguda permanece controverso.

Fluidoterapia perioperatória

A fluidoterapia perioperatória tem como objetivo substituir as perdas normais (requisitos de manutenção) e corrigir déficits de fluidos preexistentes e perdas cirúrgicas (incluindo perda sanguínea).

REQUISITOS NORMAIS DE MANUTENÇÃO

Na ausência de ingestão oral, déficits de líquidos e eletrólitos podem se desenvolver rapidamente como resultado de formação contínua de urina, secreções gastrintestinais, transpiração e perdas insensíveis da pele e dos pulmões. Os requisitos normais de manutenção podem ser estimados a partir da Tabela 51-3.

DÉFICITS PREEXISTENTES

Os pacientes que serão submetidos à cirurgia após um jejum noturno tradicional sem ingestão de líquidos terão um déficit preexistente proporcional à duração do jejum. O déficit pode ser estimado multiplicando-se a taxa normal de manutenção pela duração do jejum. Para uma pessoa média de 70 kg em jejum por 8 horas, isso equivale a (40 + 20 + 50) mL/h × 8 h, ou 880 mL (Tabela 51-3). Na verdade, o déficit real é menor como resultado da conservação renal – afinal, quantos de nós sentiriam a necessidade de consumir quase 1 L de líquido ao acordar após 8 horas de sono? A prática atual de anestesia geralmente

TABELA 51-3 Estimativa dos requisitos de líquidos de manutenção[1]

Peso	Taxa
Para os primeiros 10 kg	4 mL/kg/h
Para os próximos 10 kg	Adicionar 2 mL/kg/h
Para cada kg acima de 20 kg	Adicionar 1 mL/kg/h

[1]Exemplo: Quais são os requisitos de líquidos de manutenção para uma criança de 25 kg? Resposta: 40 + 20 + 5 = 65 mL/h.

permite a ingestão de líquidos orais até 2 horas antes de um procedimento, e o regime pré-operatório pode incluir a carga de fluidos de carboidratos (ver Capítulos 18 e 48). Esses pacientes serão submetidos a cuidados cirúrgicos ou procedimentos com essencialmente nenhum déficit de líquidos, assim como o paciente hospitalizado que recebeu fluidos de manutenção intravenosos pré-operatórios.

Perdas anormais de fluidos frequentemente contribuem para déficits pré-operatórios. Em geral, sangramento pré-operatório, vômito, aspiração nasogástrica, diurese e diarreia são fatores contribuintes. Perdas (na verdade, redistribuição; ver a próxima seção) devido ao sequestro de fluidos por tecidos traumatizados ou infectados, à formação de hematoma oculto relacionado à coagulopatia ou à ascite também podem ser substanciais. O aumento de perdas insensíveis em razão de hiperventilação, febre e sudorese muitas vezes é negligenciado.

Idealmente, os déficits devem ser repostos pré-operatoriamente em pacientes cirúrgicos, e os fluidos administrados devem ser similares em composição aos fluidos perdidos (Tabela 51-4).

PERDAS DE FLUIDOS CIRÚRGICOS
Perda sanguínea

Uma das tarefas mais importantes, mas difíceis, na anestesia é estimar a perda sanguínea para orientar a fluidoterapia e a transfusão. Essas estimativas podem ser complicadas por sangramento oculto na ferida, em uma víscera oca ou sob os campos cirúrgicos.

O método usado com maior frequência para estimar a perda sanguínea é a medição de sangue no recipiente de aspiração cirúrgica e uma estimativa visual do sangue nas compressas cirúrgicas ("4 por 4") e nos tampões de laparotomia ("compressas de laparotomia"). Em geral, considera-se que um "4 × 4" totalmente encharcado contenha 10 mL de sangue, enquanto uma "compressa" encharcada pode conter de 100 a 150 mL. Estimativas mais precisas são obtidas se as compressas e os tampões são pesados antes e depois do uso, o que é especialmente importante durante procedimentos pediátricos. O uso de soluções de irrigação complica as estimativas, e seu volume deve ser subtraído. Hematócritos ou concentrações de hemoglobina em série refletem a relação entre hemácias e plasma, não necessariamente perda sanguínea, e deslocamentos rápidos de fluidos e reposição intravenosa afetam tais medidas.

Outras perdas de fluidos

Muitos procedimentos cirúrgicos estão associados a perdas obrigatórias de fluidos que não são sangue. Essas perdas ocorrem principalmente devido à evaporação e à redistribuição interna de fluidos corporais. Perdas evaporativas são mais significativas com feridas extensas, especialmente queimaduras, e são proporcionais à área de superfície exposta e à duração do procedimento cirúrgico.

A redistribuição interna de fluidos – frequentemente chamada de *terceiro espaço* – pode causar deslocamentos maciços de fluidos e depleção intravascular grave em pacientes com peritonite, queimaduras e situações similares caracterizadas por tecido inflamado ou infectado. Tecidos traumatizados, inflamados ou infectados podem sequestrar quantidades significativas de fluidos no espaço intersticial e translocar fluido por meio de superfícies serosas (ascite) ou para o lúmen intestinal. O deslocamento de líquido intravascular para o espaço intersticial (edema) é especialmente importante; o deslocamento de fluido livre de proteínas através de uma barreira vascular intacta para o espaço intersticial é exacerbado pela hipervolemia (excesso de água e sódio), e a alteração patológica da barreira vascular permite o deslocamento de fluidos ricos em proteínas.

REPOSIÇÃO FLUÍDICA INTRAOPERATÓRIA

A terapia intravenosa intraoperatória deve suprir os requisitos básicos de fluidos e substituir déficits pré-operatórios

TABELA 51-4 Conteúdo eletrolítico dos fluidos corporais

Fluido	Na⁺ (mEq/L)	K⁺ (mEq/L)	Cl⁻ (mEq/L)	HCO₃⁻ (mEq/L)
Sudorese	30 a 50	5	45 a 55	
Saliva	2 a 40	10 a 30	6 a 30	30
Suco gástrico				
Alta acidez	10 a 30	5 a 40	80 a 150	
Baixa acidez	70 a 140	5 a 40	55 a 95	5 a 25
Secreções pancreáticas	115 a 180	5	55 a 95	60 a 110
Secreções biliares	130 a 160	5	90 a 120	30 a 40
Líquido ileal	40 a 135	5 a 30	20 a 90	20 a 30
Fezes diarreicas	20 a 160	10 a 40	30 a 120	30 a 50

residuais, bem como perdas intraoperatórias (perda sanguínea, redistribuição de fluidos, evaporação). A seleção do tipo de solução intravenosa pode ser orientada pelo procedimento cirúrgico e pela perda sanguínea esperada. Para procedimentos menores que envolvam perda sanguínea mínima ou nenhuma perda, é administrado o mínimo ou nenhum fluido além da administração de medicamentos e da manutenção da permeabilidade do acesso. Para todos os outros procedimentos, um cristaloide balanceado, como solução de Ringer lactato ou PlasmaLyte, geralmente é utilizado para os requisitos de manutenção.

Fluidoterapia guiada por metas

O conceito de fluidoterapia direcionada por meta (GDFT, do inglês *goal-directed fluid therapy*) surgiu a partir de um estudo de 1983 de Shoemaker e colaboradores que demonstrou menor mortalidade em pacientes gravemente enfermos nos quais o suprimento de oxigênio ao tecido foi otimizado por "metas fisiológicas" relacionadas ao débito cardíaco e à administração de fluidos. O conceito atual de GDFT tem muitas variações, mas em geral usa variáveis hemodinâmicas, como volume de ejeção, débito cardíaco, índice cardíaco e pressão arterial média, para determinar a responsividade à administração de volume de fluidos e orientar a administração de fluidos em bólus. Alguns anestesiologistas também incorporam o uso de inotrópicos e vasopressores em seus regimes de GDFT. A GDFT foi amplamente incorporada em protocolos de recuperação avançada; no entanto, estudos de GDFT se mostraram inconsistentes até o momento, com alguns investigadores relatando menos complicações pós-operatórias e menor tempo de internação hospitalar. Relatos incertos de resultados de GDFT podem ser devidos a regimes de GDFT inconsistentes ou à possibilidade de que nem todos os procedimentos (p. ex., aqueles com menos lesões fisiológicas, como procedimentos laparoscópicos ou robóticos) exijam GDFT.

Substituição de perda sanguínea

Idealmente, a perda sanguínea deve ser reposta com soluções coloidais ou cristaloides suficientes para manter a normovolemia até que o perigo de anemia supere os riscos da transfusão. Nesse ponto, a perda adicional de sangue é reposta com transfusão de hemácias para manter a concentração de hemoglobina (ou hematócrito) em um nível aceitável. Não existem gatilhos obrigatórios para transfusão. O ponto em que os benefícios da transfusão superam seus riscos deve ser considerado caso a caso.

Abaixo de uma concentração de hemoglobina de 7 g/dL, o débito cardíaco em repouso aumenta para manter o suprimento normal de oxigênio. Uma concentração elevada de hemoglobina pode ser apropriada para pacientes mais idosos e mais doentes com doença cardíaca ou pulmonar, especialmente quando há evidência clínica (p. ex., redução da saturação venosa mista de oxigênio e taquicardia persistente) sugerindo que uma transfusão será benéfica.

Em cenários que não envolvem trauma maciço, a maioria dos profissionais clínicos administra solução de Ringer lactato ou PlasmaLyte em aproximadamente três a quatro vezes o volume de sangue perdido, ou coloide em um volume equivalente à perda sanguínea, até que o ponto de gatilho de transfusão seja atingido. Nesse momento, o sangue é substituído unidade por unidade à medida que é perdido com concentrados de hemácias reconstituídos (ver Capítulo 39).

O ponto de transfusão pode ser determinado pré-operatoriamente a partir do hematócrito e estimando o volume sanguíneo (Tabela 51-5). Pacientes com hematócrito normal geralmente devem ser transfundidos apenas após perdas maiores que 10 a 20% do seu volume sanguíneo. O momento de início da transfusão é definido com base no procedimento do paciente, nas condições comórbidas e na taxa de perda sanguínea. A quantidade de perda sanguínea necessária para que o hematócrito caia para 30% pode ser calculada da seguinte forma:

1. Estime o volume sanguíneo a partir da Tabela 51-5.
2. Estime o volume de hemácias (VH) no hematócrito pré-operatório ($VH_{pré-op}$).
3. Estime o VH em um hematócrito de 30% ($VH_{30\%}$), assumindo que o volume sanguíneo normal é mantido.
4. Calcule o VH perdido quando o hematócrito é 30%; $VH_{perdido} = VH_{pré-op} - VH_{30\%}$.
5. Perda sanguínea permitida = $VH_{perdido} \times 3$.

Exemplo: Uma mulher de 85 kg tem um hematócrito pré-operatório de 35%. Quanta perda sanguínea diminuirá seu hematócrito para 30%?

Volume sanguíneo estimado = 65 mL/kg × 85 kg
= 5.525 mL.
$VH_{35\%}$ = 5.525 × 35% = 1.934 mL.
$VH_{30\%}$ = 5.525 × 30% = 1.658 mL.
Perda de hemácias a 30% = 1.934 − 1.658 = 276 mL.
Perda sanguínea permitida = 3 × 276 mL = 828 mL.

TABELA 51-5 Volume sanguíneo médio

Idade	Volume sanguíneo
Neonatos	
Prematuros	95 mL/kg
A termo	85 mL/kg
Lactentes	80 mL/kg
Adultos	
Homens	75 mL/kg
Mulheres	65 mL/kg

Portanto, a transfusão deve ser considerada apenas quando a perda sanguínea dessa paciente exceder 800 mL. **Cada vez mais, as transfusões não são recomendadas até que o hematócrito diminua para 24% ou menos (hemoglobina < 8,0 g/dL); no entanto, as decisões de transfusão devem ser tomadas de forma individualizada e levar em conta o potencial de perda sanguínea adicional, a taxa de perda sanguínea e as doenças concomitantes (p. ex., doença cardíaca).**

As diretrizes clínicas para transfusões normalmente adotadas incluem: (1) a transfusão de uma unidade de hemácias aumentará a hemoglobina em 1 g/dL e o hematócrito em 2 a 3% em adultos; e (2) uma transfusão de 10 mL/kg de hemácias aumentará a concentração de hemoglobina em 3 g/dL e o hematócrito em 10%.

Substituição das perdas redistributivas e evaporativas

Como as perdas redistributivas e evaporativas estão principalmente relacionadas ao tamanho da ferida, à extensão da dissecção e da manipulação cirúrgicas e à duração do procedimento, os procedimentos podem ser classificados de acordo com o grau de trauma tecidual. Essas perdas adicionais de fluido podem ser substituídas de acordo com a Tabela 51-6, com base no grau de trauma tecidual, que pode ser mínimo, moderado ou grave. Esses valores são apenas diretrizes, e os requisitos reais variam consideravelmente de paciente para paciente. A reposição de fluidos também pode ser orientada por um regime de GDFT.

Transfusão

GRUPOS SANGUÍNEOS

Estima-se que as membranas das hemácias do sangue humano contenham pelo menos 300 diferentes determinantes antigênicos, e pelo menos 20 sistemas de antígenos sanguíneos separados são conhecidos. Felizmente, apenas os sistemas ABO e Rh são importantes na maioria das transfusões de sangue. Os indivíduos frequentemente produzem anticorpos (aloanticorpos) para os alelos que não possuem dentro de cada sistema. Esses anticorpos são responsáveis pelas reações mais graves às transfusões.

TABELA 51-6 Redistribuição e perda de fluidos cirúrgicos evaporativos

Grau de trauma tecidual	Requisito adicional de fluidos
Mínimo (p. ex., herniorrafia)	0 a 2 mL/kg
Moderado (p. ex., colecistectomia aberta)	2 a 4 mL/kg
Grave (p. ex., ressecção intestinal aberta)	4 a 8 mL/kg

Os anticorpos podem ocorrer espontaneamente ou em resposta à sensibilização em uma transfusão anterior ou gestação.

O sistema ABO

A tipagem sanguínea do grupo ABO é determinada pela presença ou ausência de antígenos de superfície de hemácias A ou B: o sangue tipo A tem antígeno de hemácia A, o sangue tipo B tem antígeno de hemácia B, o sangue tipo AB tem antígeno de hemácia A e B, e o sangue tipo O não tem antígeno de hemácia A nem B presente. Quase todos os indivíduos que não possuem os antígenos A ou B produzem anticorpos, principalmente imunoglobulina (Ig) M, contra esses antígenos ausentes ao longo do primeiro ano de vida.

O sistema Rh

Existem aproximadamente 46 antígenos de superfície de hemácias do grupo Rhesus, e os pacientes com o antígeno Rhesus D são considerados *Rh-positivos*. Aproximadamente 85% da população branca e 92% da população negra têm o antígeno D, e os indivíduos que não possuem esse antígeno são chamados de *Rh-negativos*. Ao contrário dos grupos ABO, pacientes Rh-negativos geralmente desenvolvem anticorpos contra o antígeno D somente após uma transfusão Rh-positiva ou durante a gestação, no caso de uma mãe Rh-negativa que dá à luz um bebê Rh-positivo.

Outros sistemas de antígenos de hemácias

Outros sistemas de antígenos de hemácias incluem Lewis, P, Ii, MNS, Kidd, Kell, Duffy, Lutheran, Xg, Sid, Cartright, YK, Ss e Chido Rodgers. Felizmente, com algumas exceções (Kell, Kidd, Duffy e Ss), os aloanticorpos contra esses antígenos raramente causam reações hemolíticas graves.

EXAME DE COMPATIBILIDADE

O objetivo do exame de compatibilidade é prever e prevenir reações antígeno-anticorpo resultantes de transfusões de hemácias.

Exame ABO-Rh

[3] As reações transfusionais mais graves ocorrem em razão de incompatibilidade ABO; anticorpos adquiridos naturalmente podem reagir contra os antígenos estranhos transfundidos, ativar o complemento e resultar em hemólise intravascular. As hemácias do paciente são testadas com soro que contém anticorpos contra A e contra B para determinar o tipo sanguíneo. Devido à quase prevalência universal de anticorpos ABO naturais,

a confirmação do tipo sanguíneo é então feita testando o soro do paciente contra hemácias com um tipo de antígeno conhecido.

As hemácias do paciente também são testadas com anticorpos anti-D para determinar o *status* de Rh. Se o indivíduo for Rh-negativo, a presença de anticorpo anti-D é verificada misturando o soro do paciente com hemácias Rh-positivas. A probabilidade de desenvolver anticorpos anti-D após uma única exposição ao antígeno Rh é de 50 a 70%.

Triagem de anticorpos

O objetivo desse exame é detectar no soro a presença dos anticorpos associados com maior frequência a reações hemolíticas não ABO. O exame (também conhecido como *teste de Coombs indireto*) requer 45 minutos e envolve a mistura do soro do paciente com hemácias de composição antigênica conhecida; se anticorpos específicos estiverem presentes, eles cobrirão a membrana das hemácias, e a adição subsequente de um anticorpo antiglobulina resultará em aglutinação das hemácias. As triagens de anticorpos são rotineiramente realizadas em todos os sangues doados e frequentemente feitas para um potencial receptor em vez de um *cruzamento* (descrito a seguir).

Cruzamento

Um cruzamento simula a transfusão: hemácias do doador são misturadas com o soro do receptor. **O cruzamento tem três funções: (1) confirmar os tipos ABO e Rh, (2) detectar anticorpos em relação aos outros sistemas de grupos sanguíneos, e (3) detectar anticorpos em títulos baixos ou aqueles que não aglutinam facilmente.**

Tipagem e cruzamento *vs.* tipagem e triagem

Na situação de uma triagem de anticorpos negativa sem cruzamento, a incidência de uma reação hemolítica grave com transfusão compatível com ABO e Rh é inferior a 1:10.000. No entanto, o cruzamento garante segurança ideal e detecta a presença de anticorpos menos comuns geralmente não testados em uma triagem. Devido ao custo e ao tempo envolvidos (45 min), cruzamentos agora são frequentemente realizados antes da necessidade de transfusão somente quando a triagem de anticorpos do paciente é positiva, quando a probabilidade de transfusão é alta ou quando o paciente está em risco de aloimunização.

TRANSFUSÕES DE EMERGÊNCIA

Quando um paciente está exsanguinando, a necessidade urgente de transfusão pode surgir antes da conclusão de um cruzamento, uma triagem ou mesmo uma tipagem sanguínea. **Se o tipo sanguíneo do paciente for conhecido, um cruzamento abreviado, exigindo menos de 5 minutos, confirmará a compatibilidade ABO. Se o tipo sanguíneo e o *status* de Rh do receptor não forem conhecidos com certeza e a transfusão tiver de ser iniciada antes da determinação, hemácias do tipo O Rh-negativo (*doador universal*) podem ser usadas.** As hemácias, o plasma fresco congelado (PFC) e as plaquetas são frequentemente transfundidos em uma proporção equilibrada (1:1:1) em *protocolos de transfusão maciça* e em *reanimação com controle de danos* em trauma (ver a discussão posterior e o Capítulo 39).

PRÁTICAS DE BANCO DE SANGUE

Os doadores de sangue são avaliados para descartar condições clínicas que possam afetar adversamente o doador ou o receptor. Após a coleta do sangue, ele é tipado, examinado quanto a anticorpos e testado para hepatite B, hepatite C, sífilis e vírus da imunodeficiência humana (HIV, do inglês *human immunodeficiency virus*). Uma solução anticoagulante-preservadora é adicionada. A solução utilizada com maior frequência é a **CPDA-1**, que contém citrato como anticoagulante (o citrato atua nessa condição ligando-se ao cálcio), fosfato como tampão, dextrose como fonte de energia para as hemácias e adenosina como precursora para a síntese de trifosfato de adenosina (ATP). O sangue preservado com CPDA-1 pode ser armazenado por 35 dias, após os quais a viabilidade das hemácias diminui rapidamente. Como alternativa, o uso de AS-1 (Adsol) ou AS-3 (Nutrice) estende a vida útil para 6 semanas.

Quase todas as unidades coletadas são separadas em suas partes componentes (i.e., hemácias, plaquetas e plasma), e as unidades de sangue total raramente estão disponíveis para transfusão na prática civil. Quando centrifugada, uma unidade de sangue total produz aproximadamente 250 mL de concentrado de hemácias com um hematócrito de 70%; após a adição de preservativo de soro fisiológico, o volume de uma unidade de concentrado de hemácias em geral atinge 350 mL. As hemácias são normalmente armazenadas de 1 °C a 6 °C, no entanto, podem ser congeladas em solução hipertônica de glicerol por até 10 anos. Essa técnica costuma ser reservada para o armazenamento de sangue com fenótipos raros.

O sobrenadante é centrifugado para produzir plaquetas e plasma. A unidade de plaquetas obtida geralmente contém 50 a 70 mL de plasma e pode ser armazenada de 20 °C a 24 °C por 5 dias. O sobrenadante de plasma restante é processado novamente e congelado para produzir PFC; o congelamento rápido ajuda a prevenir a inativação dos fatores de coagulação lábeis V e VIII. O descongelamento lento do PFC produz um precipitado gelatinoso (crioprecipitado) que contém concentrações aumentadas de fator VIII e fibrinogênio. Uma vez separado, o crioprecipitado pode ser congelado novamente para armazenamento. Uma unidade de sangue produz cerca de 200 mL de plasma, que é congelado para armazenamento; uma vez descongelado, ele deve ser transfundido dentro de 24 horas. Atualmente, a maioria das plaquetas é obtida de doadores por aférese, e uma única unidade de aférese de plaquetas equivale ao número de plaquetas derivadas de 6 a 8 unidades de sangue total.

O uso de hemocomponentes com redução de leucócitos (*leucorredução*) tem sido rapidamente adotado por muitos países, incluindo os Estados Unidos, para diminuir o risco de reações febris relacionadas à transfusão, a infecções e à imunossupressão.

PRÁTICAS DE TRANSFUSÃO INTRAOPERATÓRIA

Hemácias

As transfusões de sangue geralmente devem ser dadas como concentrados de hemácias, o que permite a utilização ideal dos recursos do banco de sangue. Os pacientes cirúrgicos necessitam tanto de volume quanto de hemácias, e cristaloides ou coloides podem ser infundidos simultaneamente por uma segunda via intravenosa para reposição de volume.

Antes da transfusão, cada unidade deve ser cuidadosamente conferida com a etiqueta do banco de sangue e a pulseira de identificação do paciente. O tubo de transfusão deve conter um filtro de 170 μm para capturar quaisquer coágulos ou detritos. O sangue para transfusão intraoperatória deve ser aquecido a 37 °C durante a infusão, especialmente quando mais de duas a três unidades forem transfundidas; não fazer isso pode resultar em hipotermia profunda. Os efeitos aditivos da hipotermia e dos baixos níveis típicos de 2,3-difosfoglicerato (2,3-DPG) no sangue armazenado podem causar um deslocamento acentuado para a esquerda da curva de dissociação da oxi-hemoglobina (ver Capítulo 23) e, pelo menos teoricamente, promover hipóxia tecidual.

Plasma fresco congelado

O PFC contém todas as proteínas do plasma, incluindo a maioria dos fatores de coagulação. **A transfusão de PFC é indicada para tratar deficiências isoladas de fatores, reverter a terapia com varfarina e corrigir coagulopatia associada a doenças hepáticas.** Cada unidade de PFC costuma aumentar o nível de cada fator de coagulação em 2 a 3% em adultos. A dose terapêutica inicial geralmente é de 10 a 15 mL/kg. O objetivo é alcançar 30% da concentração normal de fatores de coagulação. A administração de PFC e plaquetas no tratamento da coagulopatia é frequentemente orientada pela análise de coagulação à beira do leito, como a tromboelastografia (TEG), a tromboelastometria rotacional (ROTEM, do inglês *rotation thromboelastometry*) ou Sonoclot, uma prática que recomendamos.

O PFC também pode ser usado em pacientes que receberam transfusões maciças de sangue (ver a discussão posterior e o Capítulo 39) e continuam a sangrar após transfusões de plaquetas. Os pacientes com deficiência de antitrombina III ou púrpura trombocitopênica trombótica também se beneficiam das transfusões de PFC.

Cada unidade de PFC implica o mesmo risco infeccioso que uma unidade de sangue total. Além disso, pacientes ocasionais podem se sensibilizar às proteínas do plasma. Unidades ABO-compatíveis geralmente são administradas, mas não são obrigatórias. Assim como as hemácias, o PFC deve ser aquecido a 37 °C antes da transfusão.

Plaquetas

As transfusões de plaquetas devem ser administradas a pacientes com sangramento associado à trombocitopenia ou a plaquetas disfuncionais. Transfusões profiláticas de plaquetas também são indicadas em pacientes com contagem de plaquetas abaixo de 10.000 a 20.000 $\times 10^9$/L devido a um aumento do risco de hemorragia espontânea.

Contagens de plaquetas inferiores a 50.000 $\times 10^9$/L estão associadas a um aumento da perda sanguínea durante a cirurgia, e tais pacientes muitas vezes recebem transfusões profiláticas de plaquetas antes da cirurgia ou de procedimentos invasivos. O parto vaginal e procedimentos cirúrgicos menores podem ser realizados em pacientes com função plaquetária normal e contagens superiores a 50.000 $\times 10^9$/L. A administração de uma única unidade de plaquetas pode aumentar a contagem de plaquetas em 5.000 a 10.000 $\times 10^9$/L, e com a administração de uma unidade de aférese de plaquetas, em 30.000 a 60.000 $\times 10^9$/L.

Transfusões de plaquetas ABO-compatíveis são desejáveis, mas não necessárias. As plaquetas transfundidas geralmente sobrevivem apenas 1 a 7 dias após a transfusão. A compatibilidade ABO pode aumentar a sobrevida das plaquetas. A sensibilização Rh pode ocorrer em receptores Rh-negativos devido à presença de algumas hemácias em unidades de plaquetas Rh-positivas. Além disso, anticorpos anti-A ou anti-B nos 70 mL de plasma em cada unidade de plaquetas podem causar uma reação hemolítica contra as hemácias do receptor quando um número significativo de unidades de plaquetas ABO-incompatíveis é administrado. A administração de imunoglobulina Rh para indivíduos Rh-negativos pode proteger contra a sensibilização Rh após transfusões de plaquetas Rh-positivas.

Transfusões de granulócitos

Transfusões de granulócitos, preparadas por leucoaférese, podem ser indicadas em pacientes neutropênicos com infecções bacterianas que não respondem aos antibióticos. Os granulócitos transfundidos têm um tempo de vida circulatória muito curto, portanto, geralmente são necessárias transfusões diárias de 10^{10} granulócitos. A irradiação dessas unidades diminui a incidência de reações do enxerto contra o hospedeiro, danos endoteliais pulmonares e outros problemas associados à transfusão de leucócitos (ver a próxima seção); no entanto, pode afetar adversamente a função granulocítica. A disponibilidade de fator estimulador de colônias de granulócitos (G-CSF, do inglês *granulocyte colony-stimulating factor*) e fator estimulador de colônias de granulócitos e macrófagos (GM-CSF, do inglês *granulocyte-macrophage colony-stimulating factor*) reduziu significativamente a necessidade de transfusões de granulócitos.

Indicações para transfusões de agentes pró-coagulantes

Os hemocomponentes podem ser mal utilizados em contextos cirúrgicos. O uso de um algoritmo de transfusão, especialmente para componentes como plasma, plaquetas e crioprecipitado, e sobretudo quando o algoritmo é orientado por exames laboratoriais adequados, reduzirá a transfusão desnecessária desses recursos úteis, dispendiosos e potencialmente perigosos (ver Capítulo 22). Seguindo a experiência militar, as unidades de cuidados de trauma civil comunitário com atendimento de emergência normalmente realizam transfusões de hemocomponentes em proporções equivalentes no início da reanimação de pacientes com traumatismo grave para prevenir ou corrigir coagulopatia induzida por trauma. Essa abordagem equilibrada para transfusão de hemocomponentes, 1:1:1 (uma unidade de PFC e uma unidade de plaquetas com cada unidade de concentrado de hemácias), é denominada *reanimação com controle de danos* (ver o Capítulo 39). Com base em estudos de trauma militar e em estudos em cirurgia cardíaca e ortopédica eletiva, o ácido tranexâmico ou o ácido épsilon-aminocaproico são com frequência administrados profilaticamente para reduzir a perda sanguínea. Além disso, o uso de concentrados de fatores de coagulação (p. ex., concentrado de complexo protrombínico, fator VIIa recombinante) é incorporado ao tratamento de coagulopatia e hemorragia perioperatórias quando o benefício supera qualquer aumento potencial do risco de trombose.

Complicações da transfusão sanguínea

COMPLICAÇÕES IMUNOLÓGICAS

Complicações imunológicas após transfusões sanguíneas ocorrem principalmente em função de sensibilização do receptor às hemácias, aos leucócitos, às plaquetas ou proteínas plasmáticas do doador. Com menor frequência, os glóbulos ou o soro transfundidos podem formar uma resposta imune contra o receptor.

1. Reações hemolíticas

Reações hemolíticas geralmente envolvem a destruição específica das hemácias transfundidas pelos anticorpos do receptor. Com menor frequência, a hemólise das hemácias do receptor ocorre como resultado da transfusão de anticorpos de hemácias. Unidades incompatíveis de concentrados de plaquetas, PFC, concentrados de fatores de coagulação ou crioprecipitado podem conter pequenas quantidades de plasma com aloanticorpos anti-A ou anti-B (ou ambos). Transfusões de volumes significativos dessas unidades podem levar à hemólise intravascular. Reações hemolíticas são comumente classificadas como *agudas* (intravasculares) ou *tardias* (extravasculares).

Reações hemolíticas agudas

Em geral, a hemólise intravascular aguda ocorre em função de incompatibilidade do grupo sanguíneo ABO, e a frequência observada é de aproximadamente 1:38.000 transfusões. **A causa mais comum é a identificação equivocada do paciente, da amostra de sangue ou da unidade de transfusão, um risco que não é eliminado com a transfusão autóloga de sangue.** Normalmente, essas reações são graves e podem ocorrer após a infusão de apenas 10 a 15 mL de sangue incompatível com o grupo ABO. O risco de uma reação hemolítica fatal é de cerca de 1 em 100.000 transfusões. Em pacientes acordados, os sintomas incluem calafrios, febre, náusea, dor no peito e no flanco.

❹ **Em pacientes anestesiados, uma reação hemolítica aguda pode se manifestar por aumento da temperatura, taquicardia inexplicável, hipotensão, hemoglobinúria, exsudação difusa no campo cirúrgico ou uma combinação desses sintomas.** Coagulação intravascular disseminada, choque e insuficiência renal aguda podem se desenvolver rapidamente. A gravidade da reação frequentemente depende do volume de sangue incompatível que foi administrado.

O manejo das reações hemolíticas pode ser resumido da seguinte forma:

1. Se houver suspeita de reação hemolítica, a transfusão deve ser interrompida imediatamente e o banco de sangue deve ser notificado.
2. A unidade deve ser verificada novamente em relação à etiqueta do banco de sangue e à pulseira de identidade do paciente.
3. O sangue deve ser coletado para identificar hemoglobina no plasma, repetir os testes de compatibilidade e obter exames de coagulação e contagem de plaquetas.
4. Um cateter vesical deve ser inserido, e a urina deve ser testada para hemoglobina.
5. A diurese forçada deve ser iniciada com manitol, fluidos intravenosos e um diurético de alça, se necessário.

Reações hemolíticas

Uma reação hemolítica tardia – também chamada de *hemólise extravascular* – é geralmente leve, sendo causada por anticorpos contra antígenos não D do sistema Rh ou alelos estranhos em outros sistemas, como os antígenos Kell, Duffy ou Kidd. Após uma transfusão compatível com ABO e Rh D, os pacientes têm uma chance de 1 a 1,6% de formarem anticorpos direcionados contra antígenos estranhos nesses outros sistemas. No momento em que quantidades significativas desses anticorpos são formadas (em semanas a meses), as hemácias transfundidas são eliminadas da circulação. Além disso, o título desses anticorpos subsequentemente diminui e pode se tornar indetectável. No entanto, a reexposição ao mesmo antígeno estranho durante uma transfusão subsequente de hemácias desencadeia uma resposta anamnéstica de anticorpos contra o antígeno estranho. Portanto, a reação hemolítica é tardia, ocorrendo cerca de 2 a 21 dias após a transfusão, e os sintomas costumam ser leves, consistindo em mal-estar, icterícia e febre. O hematócrito do paciente geralmente não aumenta ou aumenta apenas transitoriamente, apesar da transfusão e da ausência de sangramento. A bilirrubina não conjugada do soro aumenta como resultado da degradação da hemoglobina.

O diagnóstico de reações hemolíticas mediadas por anticorpos tardios pode ser facilitado pelo teste de antiglobulina (Coombs). O teste de *Coombs direto* detecta a presença de anticorpos na membrana das hemácias. Nesse contexto, no entanto, esse teste não pode distinguir entre anticorpos do receptor revestidos em hemácias do doador e anticorpos do doador revestidos em hemácias do receptor. Este último requer um reexame mais detalhado de amostras pré-transfusionais do paciente e do doador.

O tratamento de reações hemolíticas tardias é principalmente de suporte. A frequência de reações hemolíticas transfusionais tardias é estimada em cerca de 1:12.000 transfusões. A gestação (exposição a hemácias fetais) também pode ser responsável pela formação de aloanticorpos para as hemácias.

2. Reações imunes não hemolíticas

As reações imunes não hemolíticas ocorrem em função de sensibilização do receptor aos leucócitos, às plaquetas ou às proteínas plasmáticas do doador; o risco dessas reações pode ser minimizado pelo uso de hemocomponentes leucorreduzidos.

Reações febris

A sensibilização dos leucócitos ou plaquetas em geral se manifesta como uma reação febril. Essas reações são relativamente comuns (1 a 3% dos episódios de transfusão) e são caracterizadas por aumento de temperatura sem evidência de hemólise. Pacientes com histórico de reações febris recorrentes devem receber apenas transfusões leucorreduzidas.

Reações urticariformes

As reações urticariformes geralmente são caracterizadas por eritema, urticária e coceira sem febre. Elas são relativamente comuns (1% das transfusões), e acredita-se que sejam causadas pela sensibilização do paciente às proteínas plasmáticas transfundidas. As reações urticariformes podem ser tratadas com fármacos anti-histamínicos (bloqueadores H_1 e talvez H_2) e esteroides.

Reações anafiláticas

As reações anafiláticas são raras (aproximadamente 1:150.000 transfusões). Essas reações graves podem ocorrer após apenas alguns mililitros de sangue terem sido administrados, normalmente em pacientes com deficiência de IgA com anticorpos anti-IgA que recebem transfusões de sangue contendo IgA. A prevalência de deficiência de IgA é estimada em 1:600 a 1:800 na população em geral. Essas reações requerem tratamento com epinefrina, líquidos, corticosteroides e bloqueadores H_1 e H_2. Pacientes com deficiência de IgA devem receber concentrados de hemácias lavados, hemácias congeladas deglicerolizadas ou unidades de sangue livres de IgA.

Lesão pulmonar aguda relacionada à transfusão

A *lesão pulmonar aguda relacionada à transfusão* (TRALI, do inglês *transfusion-related acute lung injury*) se manifesta como hipóxia aguda e edema pulmonar não cardíaco ocorrendo dentro de 6 horas da transfusão de hemocomponentes. Pode ocorrer com frequência de 1:5.000 unidades transfundidas e com transfusão de qualquer componente sanguíneo, mas especialmente de plaquetas e PFC. O tratamento é semelhante ao da síndrome da angústia respiratória aguda (ver Capítulo 58), com a diferença importante de que a TRALI pode ser controlada em poucos dias com terapia de suporte. A incidência de TRALI, até recentemente a principal causa de óbito relacionada à transfusão, diminuiu consideravelmente com o reconhecimento de que a presença de anticorpos HLA no plasma do doador é o principal fator de risco para TRALI, e que esse risco pode ser mitigado ao aceitar doações de plasma e plaquetas apenas de homens, ou de mulheres que nunca estiveram grávidas ou que foram testadas e apresentaram resultado negativo para anti-HLA (ver Capítulo 39).

Sobrecarga circulatória associada à transfusão

A *sobrecarga circulatória associada à transfusão* (TACO, do inglês *transfusion-related circulatory overload*) ocorre quando hemocomponentes são administrados em uma taxa excessiva, geralmente em um contexto de reanimação de hemorragia maciça. Isso é mais provável de ocorrer quando o profissional continua a administrar hemocomponentes sem reconhecer que a fonte de sangramento foi controlada. A comunicação entre os membros da equipe que reanimam o paciente com hemocomponentes e aqueles que tentam controlar a hemorragia é fundamental (ver Capítulo 39). *A TACO substituiu a TRALI como o principal risco relacionado à transfusão em pacientes traumatizados.*

Doença do enxerto *versus* hospedeiro

Esse tipo de reação pode ser observado em pacientes imunocomprometidos. Hemocomponentes celulares contêm linfócitos capazes de formar uma resposta imune contra o receptor comprometido. O uso de filtros especiais de leucócitos isoladamente não previne de maneira confiável a doença do enxerto *versus* hospedeiro; a irradiação de hemocomponentes de hemácias, granulócitos e plaquetas elimina efetivamente os linfócitos sem alterar a eficácia dessas transfusões.

Púrpura pós-transfusional

Púrpura pós-transfusional é um distúrbio trombocitopênico potencialmente fatal que ocorre, raramente, após transfusão de sangue ou plaquetas. É causada pelo desenvolvimento de aloanticorpos plaquetários que destroem as próprias plaquetas do paciente. O número de plaquetas em geral cai abruptamente de 5 a 10 dias após a transfusão. O tratamento pode incluir IgG intravenoso e plasmaférese.

Imunomodulação relacionada à transfusão

5 A transfusão alogênica de hemocomponentes pode diminuir a imunorresponsividade e promover inflamação. Imunomodulação relacionada à transfusão é claramente evidente em pacientes transplantados renais, nos quais a transfusão pré-operatória de sangue melhora a sobrevida do enxerto. *Estudos recentes sugerem que a transfusão perioperatória pode aumentar o risco de infecção bacteriana pós-operatória, recorrência de câncer e mortalidade, o que enfatiza a necessidade de evitar a administração desnecessária de hemocomponentes.*

COMPLICAÇÕES INFECCIOSAS

Infecções virais

A. Hepatite

A incidência de hepatite viral pós-transfusional varia muito, de aproximadamente 1:200.000 transfusões (para hepatite B) a cerca de 1:1.900.000 (para hepatite C). A maioria dos casos agudos é anictérica. O vírus da hepatite C é a infecção mais grave; a maioria dos casos progride para hepatite crônica, com o desenvolvimento de cirrose em 20% dos portadores crônicos e de carcinoma hepatocelular em até 5% dos portadores crônicos.

B. Síndrome da imunodeficiência adquirida

Todo o sangue é testado para a presença de anticorpos anti-HIV-1 e anti-HIV-2. A exigência de testar o sangue doador pela Food and Drug Administration (FDA) reduziu o risco de transmissão transfusional do vírus da imunodeficiência humana (HIV, do inglês *human immunodeficiency virus*) para aproximadamente 1:1.900.000 transfusões.

C. Outras infecções virais

O CMV e o vírus Epstein-Barr (EBV) geralmente causam doenças sistêmicas assintomáticas ou leves. Alguns indivíduos infectados por esses vírus se tornam portadores assintomáticos e contagiosos; os leucócitos em unidades de sangue desses doadores são capazes de transmitir qualquer um dos vírus. **6** Pacientes imunocomprometidos e imunossuprimidos (p. ex., recém-nascidos prematuros, receptores de transplante de órgãos e pacientes com câncer) são particularmente suscetíveis a infecções graves pelo CMV relacionadas à transfusão. Idealmente, esses pacientes devem receber apenas unidades negativas para CMV. No entanto, estudos recentes indicam que o risco de transmissão de CMV a partir de hemocomponentes leucorreduzidos é equivalente a unidades com teste de CMV negativo. Os vírus linfotrópicos humanos de células T 1 e 2 (HTLV-1 e HTLV-2) são vírus de leucemia e linfoma, respectivamente, cuja transmissão, acredita-se, ocorre por transfusão de sangue; o primeiro também foi associado à mielopatia. A transmissão do parvovírus foi observada após transfusão de concentrados de fatores de coagulação e pode resultar em crises aplásticas transitórias em hospedeiros imunocomprometidos. A infecção pelo vírus do Nilo Ocidental pode resultar em encefalite com uma taxa de mortalidade de até 10%, e a transmissão desse vírus por transfusão foi observada. O risco de infecção por covid-19 transmitida por transfusão a partir de doadores de sangue assintomáticos ou de doadores de sangue que desenvolvem sintomas após uma doação é considerado muito baixo na data desta publicação; no entanto, a covid-19 é uma doença relativamente nova e, portanto, o risco de transmissão de doenças relacionadas à transfusão não é precisamente conhecido neste momento.

Infecções parasitárias

Doenças parasitárias que podem ser transmitidas por transfusão incluem malária, toxoplasmose e doença de Chagas. Casos dessa natureza são muito raros em países desenvolvidos.

Infecções bacterianas

A contaminação bacteriana de hemocomponentes é a segunda principal causa de mortalidade associada à transfusão. A prevalência de culturas bacterianas positivas em hemocomponentes varia de 1:2.000 para plaquetas a 1:7.000 para concentrados de hemácias e pode ocorrer em função da bacteriemia do doador ou de uma antissepsia inadequada durante a flebotomia. A prevalência de sepse devido à transfusão sanguínea varia de 1:25.000 para plaquetas a 1:250.000 para concentrados de hemácias. Tanto bactérias gram-positivas (*Staphylococcus*) quanto gram-negativas (*Yersinia* e *Citrobacter*) podem contaminar transfusões de sangue e transmitir doenças. Os hemocomponentes devem ser administrados por um período inferior a 4 horas a fim de evitar a possibilidade de contaminação bacteriana. Doenças bacterianas específicas raramente transmitidas por transfusão sanguínea de doadores incluem sífilis, brucelose, salmonelose, yersiniose e várias rickettsioses.

TRANSFUSÃO DE SANGUE MACIÇA

A *transfusão maciça* é frequentemente definida como a necessidade de transfundir o volume sanguíneo total estimado do paciente em menos de 24 horas, ou metade do volume sanguíneo total estimado do paciente em 1 hora. Para a maioria dos pacientes adultos, o volume sanguíneo total estimado equivale a 10 a 20 unidades. A abordagem da transfusão maciça (e em graus menores de transfusão) após trauma foi amplamente influenciada pela recente experiência militar, na qual os desfechos melhoraram com a transfusão simultânea de concentrados de hemácias, PFC e plaquetas para evitar coagulopatia dilucional (ver Capítulo 39).

Coagulopatia

7 **A causa mais comum de sangramento não cirúrgico após transfusão maciça de sangue é a trombocitopenia dilucional**, embora diluição clinicamente significativa de fatores de coagulação também possa ocorrer. Estudos de coagulação e contagem de plaquetas à beira do leito devem orientar a transfusão de plaquetas e PFC. Embora a maioria dos profissionais clínicos esteja familiarizada com exames de coagulação "rotineiros" (p. ex., tempo de protrombina [TP], tempo de tromboplastina parcial ativada [TTPa], índice normalizado internacional [INR], contagem de plaquetas, fibrinogênio), vários estudos mostram que a análise viscoelástica da coagulação do sangue total (tromboelastografia, tromboelastometria de rotação ou análise de Sonoclot) é mais útil na reanimação, no transplante hepático e na cirurgia cardíaca. É altamente recomendável o uso dessa tecnologia nesses contextos.

Toxicidade por citrato

A ligação do cálcio pelo conservante citrato pode se tornar importante após a transfusão de volumes significativos de sangue ou hemocomponentes. **8** Hipocalcemia clinicamente relevante, que causa depressão cardíaca, não ocorrerá na maioria dos pacientes normais, a menos que a taxa de transfusão exceda uma unidade a cada 5 minutos, e sais de cálcio intravenosos raramente devem ser necessários na ausência de hipocalcemia mensurada. Como o metabolismo do citrato é principalmente hepático, pacientes com doença ou disfunção hepáticas (e possivelmente pacientes hipotérmicos) podem desenvolver hipocalcemia e requerer infusão de cálcio durante transfusão de grande volume, assim como crianças pequenas e outras pessoas com função relativamente comprometida da vitamina D da paratireoide.

Hipotermia

A transfusão maciça de sangue é uma indicação absoluta para aquecer todos os hemocomponentes e fluidos intravenosos à temperatura corporal normal. Arritmias ventriculares que progridem para fibrilação geralmente ocorrem em temperaturas próximas a 30 °C, e a hipotermia dificulta a reanimação cardíaca. O uso comum de dispositivos de infusão rápida com capacidade eficiente de transferência de calor reduziu a incidência de hipotermia relacionada à transfusão.

Equilíbrio ácido-base

Embora o sangue armazenado seja ácido devido ao anticoagulante ácido cítrico e ao acúmulo de metabólitos das hemácias (dióxido de carbono e ácido láctico), a acidose metabólica devido à transfusão é incomum, uma vez que o ácido cítrico e o ácido láctico são rapidamente metabolizados em bicarbonato pelo fígado normal. No entanto, na situação de transfusão maciça de sangue, o estado ácido-base depende em grande parte da perfusão tecidual, da taxa de transfusão de sangue e do metabolismo do citrato. **9** Uma vez que a perfusão tecidual normal seja restaurada, a acidose metabólica normalmente é controlada, e a alcalose metabólica geralmente ocorre à medida que o citrato e o lactato contidos em transfusões e fluidos de reanimação são convertidos em bicarbonato pelo fígado.

Concentração sérica de potássio

A concentração extracelular de potássio no sangue armazenado aumenta constantemente com o tempo, embora a quantidade de potássio extracelular transfundido com cada unidade seja inferior a 4 mEq por unidade. A hipercalemia pode se desenvolver independentemente da idade do sangue quando as taxas de transfusão excedem 100 mL/min. O tratamento da hipercalemia é discutido

Estratégias alternativas para o manejo de perda sanguínea durante a cirurgia

TRANSFUSÃO AUTÓLOGA

Pacientes submetidos a procedimentos cirúrgicos eletivos com alta probabilidade de transfusão podem doar seu próprio sangue para uso durante a cirurgia. A coleta geralmente é iniciada 4 a 5 semanas antes do procedimento. O paciente geralmente pode doar uma unidade, desde que o hematócrito seja de pelo menos 34% ou a hemoglobina seja de pelo menos 11 g/dL. É necessário, no mínimo, um intervalo de 72 horas entre as doações para garantir que o volume plasmático tenha retornado ao normal. Com suplementação de ferro e terapia com eritropoietina, pelo menos três ou quatro unidades podem ser coletadas antes do procedimento. As transfusões autólogas provavelmente não afetam adversamente a sobrevida em pacientes submetidos a cirurgias oncológicas. Embora as transfusões autólogas possam reduzir o risco de infecção e reações transfusionais, elas não estão isentas de riscos. Os riscos incluem reações imunes decorrentes de erros de coleta, rotulagem e administração; contaminação bacteriana; e armazenamento inadequado. Reações alérgicas podem ocorrer quando alérgenos (p. ex., óxido de etileno) se dissolvem no sangue provenientes do equipamento de coleta e armazenamento.

RECUPERAÇÃO E REINFUSÃO DE SANGUE

Trata-se de uma técnica amplamente utilizada durante cirurgias cardíacas, vasculares extensas e ortopédicas (ver Capítulo 22). O sangue drenado é aspirado no intraoperatório em um reservatório e misturado com heparina. Após uma quantidade suficiente de sangue ser coletada, as hemácias são concentradas e lavadas para remover detritos e anticoagulante e, em seguida, reintroduzidas no paciente. Os concentrados obtidos geralmente apresentam hematócritos de 50 a 60%. Para ser usada efetivamente, essa técnica requer perda sanguínea superior a 1.000 a 1.500 mL. Contraindicações à recuperação e à reinfusão de sangue incluem contaminação séptica da ferida e, talvez, malignidade. Novos sistemas mais simples permitem a reinfusão de sangue drenado sem centrifugação.

HEMODILUIÇÃO NORMOVOLÊMICA

A *hemodiluição normovolêmica aguda* baseia-se na premissa de que, se a concentração de hemácias for reduzida, menos massa de hemácias é perdida quando quantidades significativas de sangue são drenadas; além disso, o débito cardíaco permanece normal porque o volume intravascular é mantido. Em geral, uma ou duas unidades de sangue são retiradas logo antes da cirurgia a partir de um cateter intravenoso de grande calibre e substituídas por cristaloides e coloides para que o paciente permaneça normovolêmico, mas com um hematócrito de 21 a 25%. O sangue retirado é armazenado em uma bolsa para coleta tipo CPD à temperatura ambiente (até 6 h) para preservar a função plaquetária; o sangue é reinfundido no paciente após a perda sanguínea, ou antes, se necessário. Atualmente, o uso da hemodiluição normovolêmica é raro devido a melhorias progressivas na segurança das transfusões.

TRANSFUSÕES DIRECIONADAS PELO DOADOR

Os pacientes podem solicitar sangue doado de familiares ou amigos conhecidos por serem compatíveis com o grupo sanguíneo. A maioria dos bancos de sangue desencoraja essa prática e geralmente exige a doação pelo menos 7 dias antes da cirurgia para processar o sangue doado e verificar a compatibilidade. Estudos comparando a segurança das unidades direcionadas pelo doador com a segurança das unidades aleatórias de bancos de sangue observaram ou nenhuma diferença ou que as unidades aleatórias são mais seguras do que as unidades direcionadas.

DISCUSSÃO DE CASO

Uma paciente com doença falciforme

Uma mulher de 24 anos com histórico de anemia falciforme apresenta dor abdominal e será submetida a uma colecistectomia.

O que é anemia falciforme?

A **anemia falciforme** é uma anemia hemolítica hereditária resultante da formação de uma hemoglobina anormal (HbS). A HbS difere estruturalmente da hemoglobina adulta normal (HbA) apenas na substituição da valina pelo ácido glutâmico na sexta posição da cadeia β. Funcionalmente, a hemoglobina falciforme tem menos afinidade pelo oxigênio (P_{50} = 31 mmHg) e também é menos solúvel. Ao ocorrer a desoxigenação, a HbS prontamente se polimeriza e precipita dentro das hemácias, causando sua falcização. Pacientes com anemia falciforme produzem quantidades variáveis (2-20%) de hemoglobina fetal (HbF), sendo provável que células com quantidade significativa de HbF estejam, de alguma forma, protegidas da falcização. A destruição contínua de células falcizadas irreversíveis leva à anemia, e o hematócrito é de 18 a 30% devido à hemólise extravascular. A sobrevida das hemácias é reduzida para 10 a 15 dias, em comparação com até 120 dias em indivíduos normais.

Qual é a diferença entre anemia falciforme e traço falciforme?

Quando o defeito genético da hemoglobina adulta está presente em ambos os cromossomos materno e paterno, o paciente é homozigoto para HbS e apresenta *anemia falciforme* (HbSS). Quando apenas um cromossomo tem o gene falciforme, o paciente é heterozigoto e apresenta *traço falciforme* (HbAS). Pacientes com traço falciforme produzem quantidades variáveis de HbA (55-60%) e HbS (35-40%). Ao contrário daqueles com HbSS, eles geralmente não são anêmicos, são assintomáticos e têm uma expectativa de vida normal. A falcização ocorre apenas em hipoxemia extrema ou em estados de baixo fluxo sanguíneo. A falcização é particularmente propensa a ocorrer na medula renal; de fato, muitos pacientes com traço falciforme têm a capacidade de concentração renal comprometida. Pacientes com HbAS podem ter infartos renais medulares, esplênicos e pulmonares.

A anemia falciforme é principalmente uma doença de indivíduos de ascendência centro-africana. Cerca de 0,2 a 0,5% dos afro-americanos são homozigotos para o gene falciforme, e aproximadamente 8 a 10% são heterozigotos. A anemia falciforme é observada com menos frequência em pacientes de ascendência mediterrânea.

Qual é a fisiopatologia?

Condições que favorecem a formação de desoxi-hemoglobina (p. ex., hipoxemia, acidose, hipertonicidade intracelular ou desidratação, aumento dos níveis de 2,3-DPG, aumento da temperatura) podem precipitar a falcização em pacientes com HbSS. A hipotermia também pode ser prejudicial devido à vasoconstrição associada (ver adiante). A polimerização intracelular da HbS distorce as hemácias e as torna menos maleáveis e mais "pegajosas", aumentando a viscosidade do sangue. A falcização pode ser inicialmente reversível, mas eventualmente se torna irreversível em algumas hemácias. A formação de agregados de hemácias em capilares pode obstruir a microcirculação do tecido, e um ciclo vicioso é estabelecido em que a estase circulatória leva à hipóxia localizada, que, por sua vez, causa mais falcização.

Quais sintomas os pacientes com anemia falciforme geralmente apresentam?

Os pacientes com HbSS geralmente desenvolvem sintomas na infância, quando os níveis de HbF diminuem. A doença é caracterizada tanto por crises episódicas agudas quanto por características crônicas e progressivas (Tabela 51-7). As crianças apresentam atraso no crescimento e têm infecções recorrentes. Infarto esplênico recorrente leva à atrofia esplênica e à asplenia funcional na adolescência. Os pacientes podem ir a óbito de infecções recorrentes ou insuficiência renal. A dor abdominal, óssea e articular crônica é típica e muitas vezes complicada por crises recorrentes de falcização aguda e dolorosa, de modo que os pacientes frequentemente recebem terapia crônica com opioides.

Devido a questões relacionadas à tolerância e à dependência de analgésicos, esses pacientes geralmente se beneficiam do manejo direcionado por especialistas em dor. As crises são frequentemente precipitadas por infecção, tempo frio, desidratação ou outras formas de estresse. As crises podem ser categorizadas em três tipos:

1. **Crises vaso-oclusivas:** Esses episódios agudos podem resultar em micro ou macroinfartos, dependendo dos vasos envolvidos. Acredita-se que a maioria das crises dolorosas ocorra em função de microinfartos em vários tecidos. Clinicamente, elas se manifestam como dor aguda abdominal, torácica, nas costas ou nas articulações. A diferenciação entre causas cirúrgicas e não cirúrgicas de dor abdominal é difícil. A maioria dos pacientes forma cálculos biliares pigmentados na idade adulta e muitos apresentam colecistite aguda. Fenômenos vaso-oclusivos em vasos maiores podem produzir tromboses, causando infartos esplênicos, cerebrais, pulmonares, hepáticos, renais e, com menor frequência, infartos do miocárdio.
2. **Crises aplásticas:** Anemia profunda (Hb 2-3 g/dL) pode ocorrer rapidamente quando a produção de hemácias na medula óssea é esgotada ou suprimida. Infecções e deficiência de folato podem desempenhar um papel importante. Alguns pacientes também desenvolvem leucopenia.
3. **Crises de sequestro esplênico:** O acúmulo repentino de sangue no baço pode ocorrer em lactentes e crianças pequenas e pode causar hipotensão com risco de vida. Acredita-se que o mecanismo seja a obstrução parcial ou completa da drenagem venosa do baço.

Como é diagnosticada a anemia falciforme?

As hemácias dos pacientes com anemia falciforme sofrem falcização prontamente após a adição de um

TABELA 51-7 Manifestações da anemia falciforme

Neurológicas
Acidente vascular cerebral
Hemorragia subaracnóidea
Coma
Convulsões

Oculares
Hemorragia vítrea
Infartos oculares
Retinopatia proliferativa
Descolamento da retina

Pulmonares
Aumento do *shunt* intrapulmonar
Pleurisia
Infecções pulmonares recorrentes
Infartos pulmonares

Cardiovasculares
Insuficiência cardíaca congestiva
Cor pulmonale
Pericardite
Infarto do miocárdio

Gastrintestinais
Colecistolitíase (pedras pigmentadas)
Colecistite
Infartos hepáticos
Abscessos hepáticos
Fibrose hepática

Hematológicas
Anemia
Anemia aplástica
Infecções recorrentes
Infartos esplênicos
Sequestro esplênico
Asplenia funcional

Geniturinárias
Hematúria
Necrose papilar renal
Capacidade de concentração renal comprometida
Síndrome nefrótica
Insuficiência renal
Falência renal
Priapismo

Esqueléticas
Sinovite
Artrite
Necrose asséptica da cabeça femoral
Pequenos infartos ósseos na mão e nos pés (dactilite)
Vértebras bicôncavas ("boca de peixe")
Osteomielite

Cutâneas
Úlceras crônicas

---

reagente consumidor de oxigênio (metabissulfito) ou uma solução iônica hipertônica (teste de solubilidade). A confirmação requer eletroforese de hemoglobina.

Qual seria a melhor maneira de preparar pacientes com anemia falciforme para cirurgia?

A preparação pré-operatória ideal inclui o seguinte: os pacientes devem estar bem hidratados, as infecções devem ser controladas e a concentração de hemoglobina deve estar em um nível aceitável.

A transfusão pré-operatória deve ser individualizada para o paciente e para o procedimento cirúrgico. As transfusões parciais de troca antes de procedimentos cirúrgicos extensos são geralmente recomendadas, diminuindo a viscosidade do sangue, aumentando a capacidade de transporte de oxigênio no sangue e diminuindo a probabilidade de falcização de hemácias. O objetivo de tais transfusões é geralmente alcançar um hematócrito de 35 a 40% com 40 a 50% de hemoglobina normal (HbA). O manejo crônico da doença falciforme foi revolucionado pela introdução da hidroxiureia.

Existem considerações intraoperatórias especiais?

Condições que possam promover a dessaturação da hemoglobina ou estados de baixo fluxo devem ser evitadas. Todos os esforços devem ser direcionados para evitar hipotermia, hipertermia, acidose e até mesmo graus leves de hipoxemia, hipotensão ou hipovolemia. Hidratação relativamente generosa e uma tensão de oxigênio inspirada relativamente alta (> 50%) são importantes. O mecanismo compensatório principal para o fornecimento de oxigênio tecidual comprometida nesses pacientes é o aumento do débito cardíaco, que deve ser mantido no intraoperatório. A GDFT pode ser útil. Uma alcalose leve pode ajudar a evitar a falcização; no entanto, mesmo graus moderados de alcalose respiratória podem ter um efeito adverso no fluxo sanguíneo cerebral. O uso de torniquete, exceto por curtos períodos, deve ser evitado.

Existem considerações pós-operatórias especiais?

A maioria dos óbitos perioperatórios ocorre no período pós-operatório, e os mesmos princípios de manejo aplicados no intraoperatório devem ser adotados após a cirurgia. Hipoxemia e complicações pulmonares são fatores de risco importantes. Oxigênio suplementar, manejo otimizado de hemodinâmica, fluidos e dor e sintomas; e a fisioterapia pulmonar com mobilização precoce ajudam a minimizar o risco dessas complicações.

Qual é a fisiopatologia da talassemia?

A talassemia é um defeito hereditário na produção de uma ou mais das subunidades normais da hemoglobina. Os pacientes com talassemia podem produzir HbA normal, mas têm quantidades reduzidas de produção de cadeia α ou β; a gravidade desse defeito depende da subunidade afetada e do grau em que a produção de hemoglobina é afetada. Os sintomas variam de ausentes a graves. Os pacientes com alfa-talassemia produzem quantidades reduzidas da subunidade α, enquanto os pacientes com beta-talassemia produzem quantidades reduzidas da subunidade β. A formação de hemoglobina com composição anormal de subunidades pode alterar a membrana de hemácias e levar a graus variáveis de hemólise, bem como hematopoiese ineficaz. Esta última pode resultar em hipertrofia da medula óssea e frequentemente em um esqueleto anormal. A *hipertrofia maxilar* pode dificultar a intubação traqueal. As talassemias são mais comuns em pacientes de ascendência do sudeste asiático, africana, mediterrânea e indiana.

O que é a doença da hemoglobina C?

A substituição de lisina por ácido glutâmico na posição 6 na subunidade β resulta em hemoglobina C (HbC). Aproximadamente 0,05% dos afro-americanos carregam o gene para HbC. Pacientes homozigotos para HbC em geral apresentam apenas anemia hemolítica leve e esplenomegalia e raramente desenvolvem complicações significativas. A tendência da HbC a cristalizar em ambientes hipertônicos é provavelmente responsável pela hemólise e produz *células em alvo* no esfregaço de sangue periférico.

Qual é a importância do genótipo HbSC?

Cerca de 0,1% dos afro-americanos são simultaneamente heterozigotos para HbS e HbC (HbSC). Esses pacientes geralmente apresentam anemia hemolítica leve a moderada. Alguns pacientes ocasionalmente têm crises dolorosas, infartos esplênicos e disfunção hepática. Manifestações oculares semelhantes às associadas à doença HbSS são particularmente proeminentes. Mulheres com HbSC têm alta taxa de complicações durante o terceiro trimestre de gestação e o parto.

O que é a hemoglobina E?

A hemoglobina E é o resultado de uma única substituição na cadeia β e é a segunda variante de hemoglobina mais comum em todo o mundo. É mais comum em pacientes do sudeste asiático. Embora a afinidade de ligação ao oxigênio seja normal, a substituição compromete a produção de cadeias β (semelhante à beta-talassemia). Pacientes homozigotos apresentam microcitose acentuada e células em alvo proeminentes, mas geralmente não são anêmicos e não apresentam outras manifestações.

Qual é a importância hematológica da deficiência de glicose-6-fosfato desidrogenase (G6PD)?

As hemácias são normalmente bem protegidas contra agentes oxidantes. Os grupos sulfidrila na hemoglobina são protegidos pelo glutationa reduzida. Esta última é regenerada por NADPH (forma reduzida de nicotinamida adenina dinucleotídeo fosfato), que, por sua vez, é regenerada pelo metabolismo da glicose na via da pentose fosfato. A G6PD é uma enzima crítica nessa via. Um defeito nessa via resulta em uma quantidade inadequada de glutationa reduzida, o que pode potencialmente resultar na oxidação e precipitação da hemoglobina nas hemácias (observadas como *corpos de Heinz*) e em hemólise.

Anormalidades na G6PD são relativamente comuns, com mais de 400 variantes descritas. As manifestações clínicas são variáveis, dependendo da importância funcional da anormalidade da enzima. Até 15% dos homens afro-americanos têm a variante comum e clinicamente relevante A⁻. Uma segunda variante é comum em indivíduos de ascendência do leste do Mediterrâneo, e uma terceira é encontrada em indivíduos de ascendência chinesa. Como o lócus da enzima está no cromossomo X, as anormalidades são traços ligados ao X, com os homens sendo os principais afetados. A atividade da G6PD diminui à medida que as hemácias envelhecem; portanto, as hemácias envelhecidas são mais suscetíveis à oxidação. Essa deterioração é acelerada acentuadamente em pacientes com a variante do Mediterrâneo, mas apenas moderadamente em pacientes com a variante A⁻.

A maioria dos pacientes com deficiência de G6PD não é anêmica, mas pode desenvolver hemólise após estresses, como infecções virais e bacterianas ou após a administração de determinados fármacos (Tabela 51-8). Episódios hemolíticos podem ser precipitados por acidose

TABELA 51-8 Fármacos a serem evitados em pacientes com deficiência de G6PD[1]

Fármacos que podem causar hemólise
Sulfonamidas
Medicamentos antimaláricos
Nitrofurantoína
Ácido nalidíxico
Probenecida
Ácido aminossalicílico
Fenacetina
Acetanilida
Ácido ascórbico (em doses elevadas)
Vitamina K
Azul de metileno
Quinina[2]
Quinidina[3]
Cloranfenicol
Penicilamina
Dimercaprol
Outros fármacos
Prilocaína
Nitroprussiato

[1]G6PD, glicose-6-fosfato desidrogenase.
[2]Pode ser seguro em pacientes com variante A⁻.
[3]Deve ser evitado devido ao potencial de causar metemoglobinemia.

metabólica (p. ex., cetoacidose diabética) e podem se manifestar com hemoglobinúria e hipotensão. Esses episódios são geralmente autolimitados porque apenas a população mais antiga de hemácias é destruída. As variantes do Mediterrâneo podem estar associadas à anemia hemolítica crônica de gravidade variável e podem incluir a característica clássica de sensibilidade acentuada a favas.

O tratamento da deficiência de G6PD é principalmente preventivo, evitando fatores conhecidos por promoverem ou exacerbarem a hemólise. Medidas voltadas para a preservação da função renal (ver anteriormente) são indicadas em pacientes que desenvolvem hemoglobinúria.

LEITURAS SUGERIDAS

Abboud MR. Standard management of sickle cell disease complications. *Hematol Oncol Stem Cel Ther*. 2020;13:85.

Abeysiri S, Chau M, Richards T. Perioperative anemia management. *Semin Thromb Hemost*. 2020;46:8.

Avery P, Morton S, Tucker H, et al. Whole blood transfusion versus component therapy in adult trauma patients with acute major haemorrhage. *Emerg Med J*. 2020;37:370.

Bariteau CM, Bochey P, Lindholm PF. Blood transfusion utilization in hospitalized COVID-19 patients. *Transfusion*. 2020;60:1919.

Boer C, Bossers SM, Koning NJ. Choice of fluid type: physiological concepts and perioperative indications. *Br J Anaesth*. 2018;120:384.

Bolcato M, Russo M, Trentino K, et al. Patient blood management: the best approach to transfusion medicine risk management. *Transfus Apher Sci*. 2020;59:102779.

Bulman J, Chacko B. What is the best fluid type for management of patients with an identified acute kidney injury? *Clin Nephrol*. 2019;91:269.

Cap AP, Beckett A, Benov A, et al. Whole blood transfusion. *Mil Medicine*. 2018;183 Suppl:44.

Cappy P, Candotti D, Sauvage V, et al. No evidence of SARS-CoV-2 transfusion transmission despite RNA detection in blood donors showing symptoms after donation. *Blood*. 2020;136:1888.

Cohen T, Haas T, Cushing MM. The strengths and weaknesses of viscoelastic testing compared to traditional coagulation testing. *Transfusion*. 2020;60 Suppl 6:S2.

DeLoughery TG. Transfusion replacement strategies in Jehovah's Witnesses and others who decline blood products. *Clin Adv Hematol Oncol*. 2020;18:826.

Fellahi JL, Futier E, Vaisse C, et al. Perioperative hemodynamic optimization: from guidelines to implementation-an experts' opinion paper. *Ann Intensive Care*. 2021;11:58.

Franchini M, Mannuccio Mannucci P. The never ending success story of tranexamic acid in acquired bleeding. *Haematologica*. 2020;105:1201.

Gordon D, Spiegel R. Fluid resuscitation: history, physiology, and modern fluid resuscitation strategies. *Emerg Med Clin North Am*. 2020;38:783.

Grottke O, Mallaiah S, Karkouti K, et al. Fibrinogen supplementation and its indications. *Semin Thromb Hemost*. 2020;46:38.

Harada M, Ko A, Barmparas G, et al. 10-Year trend in crystalloid resuscitation: reduced volume and lower mortality. *Int J Surg*. 2017;38:78.

Hervig TA, Doughty HA, Cardigan RA, et al. Re-introducing whole blood for transfusion: considerations for blood providers. *Vox Sang*. 2021;116:167.

Hoorn E. Intravenous fluids: balancing solutions. *J Nephrol*. 2017;30:385.

Joosten A, Coeckelenbergh S, Alexander B, et al. Hydroxyethyl starch for perioperative goal-directed fluid therapy in 2020: a narrative review. *BMC Anesthesiol*. 2020;20:209.

Lin SY, Chang YL, Yeh HC. Blood transfusion and risk of venous thromboembolism. A population-based cohort study. *Thromb Haemost*. 2020;120:156.

Lippi G, Favolaro EJ, Buoro S. Platelet transfusion thresholds: how low can we go in respect to platelet counting? *Semin Thromb Hemost*. 2020;46:238.

MacDonald N, Pearse RM. Are we close to the ideal intravenous fluid? *Br J Anaesth*. 2017;119:i63.

Makaryus R, Miller TE, Gan TJ. Current concepts of fluid management in enhanced recovery pathways. *Br J Anaesth*. 2018;120:376.

Malbrain MLNG, Langer T, Annane D, et al. Intravenous fluid therapy in the perioperative and critical care setting: executive summary of the International Fluid Academy (IFA). *Ann Intens Care*. 2020;10:64.

McSorley ST, Tham A, Dolan RD, et al. Perioperative blood transfusion is associated with postoperative systemic inflammatory response and poorer outcomes following surgery for colorectal cancer. *Ann Surg Oncol*. 2020;27:833.

Meneses E, Boneva D, McKenney M, Elkbuli A. Massive transfusion protocol in adult trauma population. *Am J Emerg Med*. 2020;38:2661.

Meyhoff TS, Møller MH, Hjortrup PB, et al. Lower vs higher fluid volumes during initial management of sepsis: a systematic review with meta-analysis and trial sequential analysis. *Chest*. 2020;157:1478.

Nederpelt CJ, Hechi EI, Kongkaewpaisan N, et al. Fresh frozen plasma-to-packed red blood cell ratio and mortality in traumatic hemorrhage: nationwide analysis of 4,427 patients. *J Am Coll Surg*. 2020;230:893.

Pau AK, Aberg J, Baker J, et al. Convalescent plasma for the treatment of COVID-19: perspectives of the National Institutes of Health COVID_19 Treatment Guidelines Panel. *Ann Intern Med*. 2021;174:93.

Prodger CF, Rampotas A, Estcourt LJ. Platelet transfusion: alloimmunization and refractoriness. *Semin Hematol*. 2020;57:92.

Puckett J, Pickering J, Palmer S, et al. Low versus standard urine output targets in patients undergoing major abdominal surgery. A randomized noninferiority trial. *Ann Surg*. 2017;265:874.

Rasmussen KC, Secher NH, Pedersen T. Effect of perioperative crystalloid or colloid fluid therapy on hemorrhage, coagulation competence, and outcome. A systematic review and stratified meta-analysis. *Medicine*. 2016;95:311(e4498).

Rollins KE, Lobo DN. Intraoperative goal-directed fluid therapy in elective major abdominal surgery: a meta-analysis of randomized controlled trials. *Ann Surg*. 2016;263:465.

Salinas Cisneros G, Thein SL. Recent advances in the treatment of sickle cell disease. *Front Physiol*. 2020;11:435.

Seifter J, Change HY. Extracellular acid-base balance and ion transport between body fluid compartments. *Physiology*. 2017;32:367.

Shah A, Stanworth SJ, Docherty AB. Restrictive blood transfusion–is less really more? *Anaesthesia*. 2020:75:433.

Shoemaker WC, Appel P, Bland R. Use of physiologic monitoring to predict outcome and to assist in clinical decisions in critically ill postoperative patients. *Am J Surg*. 1983;146:43.

Solves AP. Platelet transfusion: an update on challenges and outcomes. *J Blood Med*. 2020;11:19.

Thiele T, Greinacher A. Platelet Transfusion in perioperative medicine. *Semin Thromb Hemost*. 2020;46:50.

Tseng CH, Chen TT, Wu MY, et al. Resuscitation fluid types in sepsis, surgical, and trauma patients: a systematic review and sequential network meta-analyses. *Crit Care*. 2020;24:693.

Vlaar AP, Oczkowski S, de Bruin S, et al. Transfusion strategies in non-bleeding critically ill adults: a clinical practice guideline from the European Society of Intensive Care Medicine. *Intensive Care Med*. 2020;46:673.

Wang AS, Dhillon NK, Linaval NT, et al. The impact of IV electrolyte replacement on the fluid balance of critically ill surgical patients. *Am Surg*. 2019;85:1171.

Wise R, Faurie M, Mailbrain M, et al. Strategies for intravenous fluid resuscitation in trauma patients. *World J Surg*. 2017;41:1170.

Xu Y, Wang S, He L, et al. Hydroxyethyl starch 130/0.4 for volume replacement therapy in surgical patients: a systematic review and meta-analysis of randomized controlled trials. *Perioper Med* (Lond). 2021;10:16.

Termorregulação, hipotermia e hipertermia maligna

CAPÍTULO 52

CONCEITOS-CHAVE

1. Quando não há tentativa de aquecimento ativo de um paciente anestesiado, a temperatura central geralmente diminui de 1 °C a 2 °C durante a primeira hora da anestesia geral (fase um), seguida por uma queda mais gradual durante as próximas 3 a 4 horas (fase dois), eventualmente chegando a um ponto de estado estacionário (fase três).

2. No paciente normal não anestesiado, o hipotálamo mantém a temperatura central do corpo dentro de tolerâncias muito pequenas, denominada *faixa interlimiar*, com o limiar para sudorese e vasodilatação em um extremo e o limiar para vasoconstrição e tremores no outro.

3. Os anestésicos inibem a termorregulação central interferindo nessas respostas reflexas hipotalâmicas.

4. A hipotermia pós-operatória deve ser tratada com um dispositivo de aquecimento por sistema de ar forçado, se disponível; como alternativa, luzes de aquecimento ou mantas térmicas podem ser usadas para normalizar a temperatura corporal.

5. Cerca de 50% dos pacientes que sofrem um episódio de hipertermia maligna (HM) tiveram pelo menos uma exposição anterior não problemática à anestesia, durante a qual receberam um agente desencadeante reconhecido. O motivo de a HM não ocorrer após cada exposição a um agente desencadeante não está claro.

6. Os primeiros sinais de HM durante a anestesia incluem rigidez muscular, taquicardia, hipercapnia inexplicável e aumento da temperatura.

7. A suscetibilidade à HM pode aumentar em várias doenças musculoesqueléticas. Essas condições incluem a doença do núcleo central, a miopatia multiminicore e a síndrome de King-Denborough.

8. O tratamento de um episódio de HM é direcionado para interromper o episódio e tratar complicações como hipertermia e acidose. A taxa de mortalidade para HM, mesmo com tratamento imediato, varia de 5 a 30%. Em primeiro lugar, e mais importante, o agente desencadeante deve ser descontinuado; em segundo lugar, o dantroleno deve ser administrado imediatamente.

9. O dantroleno, um derivado de hidantoína, interfere diretamente na contratura muscular ao se ligar ao canal do receptor Ryr1 e inibir a liberação de íons de cálcio do retículo sarcoplasmático. A dose é de 2,5 mg/kg por via intravenosa a cada 5 minutos até que o episódio seja interrompido (limite superior de 10 mg/kg). O dantroleno deve ser continuado por 24 horas após o tratamento inicial.

10. Propofol, etomidato, benzodiazepínicos, cetamina, tiopental, metoexital, opioides, droperidol, óxido nitroso, relaxantes musculares adespolarizantes e todos os anestésicos locais são seguros para uso em pacientes suscetíveis à HM.

TERMORREGULAÇÃO E HIPOTERMIA

A anestesia e a cirurgia predispõem os pacientes à **hipotermia**, geralmente definida como uma temperatura corporal inferior a 36 °C. A hipotermia perioperatória não intencional é mais comum em pacientes nos extremos de idade e naqueles submetidos à cirurgia abdominal ou a procedimentos de longa duração, especialmente com uma temperatura fria na sala de cirurgia; ocorrerá em quase todos esses pacientes, a menos que medidas sejam tomadas para prevenir essa complicação.

A hipotermia (na ausência de tremores) reduz os requisitos metabólicos de oxigênio e pode ter uma natureza de proteção durante a isquemia cerebral ou cardíaca. **No entanto, a hipotermia tem múltiplos efeitos fisiológicos prejudiciais (Tabela 52-1).** Na verdade, a hipotermia perioperatória não intencional tem sido associada a uma taxa de mortalidade aumentada.

TABELA 52-1	Efeitos prejudiciais da hipotermia
Arritmias cardíacas e isquemia	
Resistência vascular periférica elevada	
"Desvio para a esquerda" da curva de saturação de oxigênio da hemoglobina	
Coagulopatia reversível (disfunção plaquetária)	
Aumento do catabolismo proteico pós-operatório e resposta ao estresse	
Alteração do estado mental	
Comprometimento da função renal	
Metabolismo retardado de fármacos	
Cicatrização de feridas comprometida	
Aumento do risco de infecção	

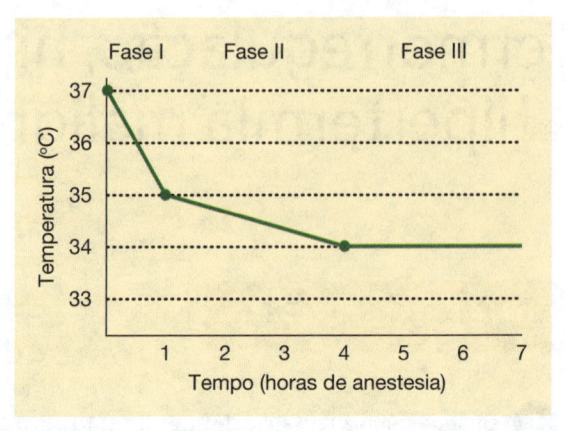

FIGURA 52-1 Padrão típico da hipotermia não intencional durante a anestesia geral: uma queda acentuada da temperatura central durante a primeira hora (fase I, redistribuição), seguida por uma queda gradual nas próximas 3 a 4 horas (fase II, perda de calor), eventualmente atingindo um estado estacionário (fase III).

A temperatura central do corpo normalmente é a mesma que a temperatura do sangue venoso central (exceto durante períodos de alterações de temperatura relativamente rápidas, como pode ocorrer durante e após perfusão extracorpórea). Quando não há tentativa de aquecimento ativo de um paciente anestesiado, a temperatura central geralmente diminui de 1 °C a 2 °C durante a primeira hora da anestesia geral (fase um), seguida por uma queda mais gradual durante as próximas 3 a 4 horas (fase dois), eventualmente chegando a um ponto de estado estacionário (fase três). Com a anestesia geral, epidural ou espinal, a maior parte da queda inicial de temperatura durante a fase um é explicada pela redistribuição de calor de compartimentos "centrais" quentes (p. ex., abdome, tórax) para tecidos periféricos mais frios (p. ex., braços, pernas) devido à vasodilatação induzida pelo anestésico. Essa perda inicial de calor pode ser reduzida significativamente aquecendo o paciente antes da cirurgia. A perda real de calor do paciente para o ambiente é um fator mínimo.

A perda contínua de calor para o ambiente é o principal fator para a queda mais lenta durante a fase dois. No estado estacionário, a perda de calor é equivalente à produção de calor metabólico (**Figura 52-1**).

No paciente normal não anestesiado, o hipotálamo mantém a temperatura central do corpo dentro de tolerâncias muito pequenas, denominada *faixa interlimiar*, com o limiar para sudorese e vasodilatação em um extremo e o limiar para vasoconstrição e tremores no outro. Aumentar a temperatura central em uma fração de grau induz sudorese e vasodilatação, enquanto uma redução mínima da temperatura central desencadeia vasoconstrição e tremores. Os anestésicos inibem a termorregulação central interferindo nessas respostas reflexas hipotalâmicas. Por exemplo, o isoflurano produz uma diminuição dependente da concentração no limiar de temperatura que desencadeia vasoconstrição (3 °C de diminuição para cada porcento de isoflurano inalado). Tanto anestesias gerais como neuroaxiais aumentam a *faixa interlimiar*, embora por mecanismos diferentes. As anestesias espinal e epidural, assim como as anestesias gerais, levam à hipotermia por causarem vasodilatação e redistribuição interna de calor. A deficiência termorregulatória da anestesia de condução que permite a perda de calor contínua provavelmente também ocorre em função da percepção alterada pelo hipotálamo da temperatura nos dermátomos anestesiados.

Considerações pré-operatórias

Pré-aquecer o paciente durante meia hora com mantas de aquecimento por convecção por sistema de ar forçado reduz a queda de temperatura central na fase um, diminuindo o gradiente de temperatura central e periférica.

Considerações intraoperatórias

Uma temperatura ambiente fria na sala de cirurgia, a exposição prolongada de uma ferida extensa e o uso de quantidades significativas de fluidos intravenosos à temperatura ambiente ou de altos fluxos de gases não umidificados podem contribuir para a hipotermia. Métodos para minimizar a perda de calor da fase dois durante a anestesia incluem o uso de mantas de aquecimento por convecção por sistema de ar forçado e mantas de aquecimento com água, umidificação aquecida dos gases inspirados, aquecimento dos fluidos intravenosos e aumento da temperatura ambiente da sala de cirurgia. Isoladores passivos, como mantas de algodão aquecidas ou as chamadas mantas de emergência Mylar, têm utilidade limitada, a menos que todo o corpo seja coberto.

Considerações pré-operatórias

Tremores podem ocorrer em salas de recuperação pós-anestésica (SRPA) ou unidades de cuidados críticos como resultado de hipotermia real ou efeitos neurológicos dos agentes anestésicos gerais. Tremores também são comuns imediatamente após o parto. Tremores nesses casos representam o esforço do corpo para aumentar a produção de calor e elevar a temperatura corporal e podem estar associados à vasoconstrição intensa. O despertar até mesmo de anestesia geral breve às vezes também está associado a tremores. Embora o tremor possa ser parte dos sinais neurológicos não específicos (postura, clônus, sinal de Babinski) às vezes observados durante o despertar, ele costuma ser associado à hipotermia, a períodos prolongados de cirurgia e ao uso de concentrações maiores de anestésicos voláteis. Ocasionalmente, o tremor é intenso o suficiente para causar hipertermia (38-39 °C) e acidose metabólica, ambas as quais são normalizadas prontamente quando o tremor para. Tanto a anestesia espinal quanto a epidural reduzem o limiar de tremor e a resposta vasoconstritiva à hipotermia; o tremor também pode ser observado na SRPA após a anestesia regional. Outras causas de tremor devem ser descartadas, como sepse, alergia a fármacos ou reação transfusional. O tremor intenso pode aumentar o consumo de oxigênio, a produção de dióxido de carbono (CO_2) e o débito cardíaco. Esses efeitos fisiológicos muitas vezes são mal tolerados por pacientes com comprometimento cardíaco ou pulmonar preexistente.

O tremor pós-operatório pode aumentar o consumo de oxigênio em até cinco vezes, diminuir a saturação de oxigênio arterial e estar associado a um aumento do risco de isquemia miocárdica. Embora o tremor pós-operatório possa ser tratado com eficácia com pequenas doses intravenosas de meperidina (12,5-25 mg) em adultos, a melhor opção é reduzir a probabilidade de tremor mantendo a normotermia. O tremor em pacientes intubados e ventilados mecanicamente também pode ser controlado com sedação e um relaxante muscular até que a normotermia seja alcançada e todos os efeitos da anestesia sejam dissipados.

A hipotermia pós-operatória deve ser tratada com um dispositivo de aquecimento por sistema de ar forçado, se disponível; como alternativa, luzes de aquecimento ou mantas térmicas podem ser usadas para normalizar a temperatura corporal. Além do aumento da incidência de isquemia miocárdica, a hipotermia tem sido associada a arritmias, hipertensão, comprometimento da hemostasia e aumento dos requisitos de transfusão, aumento da incidência de infecções no sítio da cirurgia, prolongamento da estadia na SRPA e aumento da duração dos efeitos do relaxante muscular, o último dos quais pode ser especialmente prejudicial para o paciente que acabou de ser extubado.

HIPERTERMIA MALIGNA

A HM é uma doença muscular hipermetabólica genética rara (1:15.000 em pacientes pediátricos e 1:40.000 em pacientes adultos), cujos sinais e sintomas fenotípicos característicos surgem com maior frequência devido à exposição a anestésicos gerais inalatórios ou à succinilcolina (agentes desencadeantes). A HM pode eventualmente se manifestar mais de uma hora após o despertar de uma anestesia e raramente pode ocorrer sem exposição a agentes desencadeantes conhecidos. A maioria dos casos foi observada em jovens do sexo masculino; quase nenhum foi observado em lactentes e poucos foram observados na população idosa. No entanto, todas as idades e ambos os sexos podem ser afetados. A incidência de suscetibilidade à HM varia muito de país para país e até entre diferentes áreas geográficas dentro do mesmo país, refletindo distintos *pools* genéticos. A zona norte da região Centro-Oeste dos Estados Unidos parece ter a maior prevalência de suscetibilidade à HM.

Fisiopatologia

Um agente anestésico halogenado isoladamente pode desencadear um episódio de HM (Tabela 52-2). Em muitos dos casos relatados no início, tanto a succinilcolina quanto um agente anestésico halogenado foram usados, e a rigidez do músculo masseter foi observada. No entanto, a succinilcolina é usada com menos frequência na prática moderna, e cerca de metade dos casos na última década foi associada a um anestésico volátil como o único agente desencadeante. Se a succinilcolina é um desencadeador na ausência de um agente volátil é atualmente uma questão controversa. Cerca de 50% dos pacientes que sofrem um episódio de HM tiveram pelo menos uma exposição anterior não problemática à anestesia, durante a qual receberam um agente desencadeante reconhecido. O motivo de a HM não ocorrer após cada exposição a um agente desencadeante não está claro. Investigações sobre as causas bioquímicas da suscetibilidade à HM revelam

TABELA 52-2 Fármacos que desencadeiam hipertermia maligna

Anestésicos gerais inalatórios
Éter
Halotano
Metoxiflurano
Enflurano
Isoflurano
Desflurano
Sevoflurano
Relaxante muscular despolarizante
Succinilcolina

um aumento incontrolável do cálcio intracelular no músculo esquelético. A liberação súbita de cálcio do retículo sarcoplasmático remove a inibição da troponina, resultando em contratura muscular sustentada. A atividade elevada de adenosina trifosfatase de forma acentuada resulta em um estado hipermetabólico incontrolável, com aumento significativo do consumo de oxigênio e da produção de CO_2, produzindo acidose láctica grave e hipertermia.

A maioria dos pacientes com um episódio de HM tem familiares que sofreram um episódio semelhante ou que apresentaram um teste de contração ao halotano-cafeína anormal (ver a discussão posterior). A complexidade dos padrões de herança genética em famílias reflete o fato de que a HM pode estar associada a uma variedade de mutações diferentes. O foco principal das investigações sobre os mecanismos genéticos da HM tem sido o gene do receptor de rianodina (Ryr_1), localizado no cromossomo 19. Ryr_1 é um canal de cálcio responsável pela liberação de cálcio do retículo sarcoplasmático e desempenha um papel importante na despolarização muscular. A maioria das famílias com suscetibilidade à HM abriga uma das mutações conhecidas de Ryr_1.

Manifestações clínicas

6 Os primeiros sinais de HM durante a anestesia incluem rigidez muscular, taquicardia, hipercapnia inexplicável e aumento da temperatura (Tabela 52-3). Dois ou mais desses sinais aumentam consideravelmente a probabilidade de que os sinais clínicos sejam o resultado de HM. A hipercapnia (devido ao aumento da produção de CO_2) causa taquipneia quando o paciente está respirando espontaneamente. A hiperatividade do sistema nervoso simpático produz taquiarritmias, hipertensão e cianose marmórea. A hipertermia pode ser um sinal precoce e, quando ocorre, a temperatura central pode aumentar até 1 °C a cada 5 minutos. Uma rigidez muscular generalizada nem sempre se manifesta. A hipertensão pode ser prontamente seguida por hipotensão e depressão cardíaca. A urina escura geralmente identifica mioglobinúria.

Os exames laboratoriais costumam revelar acidose metabólica e respiratória mista com um déficit de base acentuado, hipercalemia, hipermagnesemia e saturação reduzida de oxigênio venoso misto. Alguns relatos de casos descrevem acidose respiratória isolada no início do episódio de HM. A concentração sérica de cálcio ionizado é variável: pode aumentar inicialmente e diminuir posteriormente. Os pacientes em geral apresentam aumento de mioglobina sérica, creatina cinase (CK), desidrogenase láctica e níveis de aldolase. Quando os níveis máximos de CK sérica (o máximo é geralmente medido 12-18 horas

TABELA 52-3 Sinais de hipertermia maligna

Aumento acentuado do metabolismo
- Aumento da produção de dióxido de carbono
- Aumento do consumo de oxigênio
- Redução da tensão venosa mista de oxigênio
- Acidose metabólica
- Cianose
- Pele mosqueada

Aumento da atividade simpática
- Taquicardia
- Hipertensão
- Arritmias

Danos musculares
- Espasmo de masseter
- Rigidez generalizada
- Aumento da creatina cinase sérica
- Hipercalemia
- Hipernatremia
- Hiperfosfatemia
- Mioglobinemia
- Mioglobinúria

Hipertermia
- Febre
- Sudorese

após a anestesia) excedem 20.000 UI/L, há uma suspeita contundente do diagnóstico. Deve-se observar que a administração de succinilcolina a alguns pacientes sem HM pode causar aumento acentuado dos níveis séricos de mioglobina e CK.

Grande parte do problema no diagnóstico de HM surge de sua apresentação variável. Uma duplicação ou triplicação não antecipada do CO_2 expirado (na ausência de alteração ventilatória) é um indicador precoce e sensível de HM. Se o paciente sobrevive à apresentação inicial, a insuficiência renal aguda e a coagulação intravascular disseminada (CIVD) podem ocorrer rapidamente. Outras complicações de HM incluem edema cerebral com convulsões e insuficiência hepática. A maioria dos óbitos por HM devido à CIVD e à insuficiência de órgãos ocorre em virtude de tratamento tardio ou ausência de tratamento com dantroleno.

7 A suscetibilidade à HM pode aumentar em várias doenças musculoesqueléticas. Essas condições incluem a doença do núcleo central, a miopatia multiminicore e a síndrome de King-Denborough. A distrofia muscular de Duchenne e outras distrofias musculares, miopatias inespecíficas, insolação e osteogênese imperfeita foram associadas a sintomas semelhantes aos de HM em alguns relatos; no entanto, sua associação com HM permanece uma questão controversa.

Outros possíveis indícios de suscetibilidade incluem histórico familiar de complicações anestésicas ou histórico de febres inexplicadas ou cãibras musculares. Existem vários relatos de episódios de HM ocorrendo em pacientes com histórico de rabdomiólise induzida por exercício. Anestesias anteriores sem incidentes e a ausência de histórico familiar positivo são preditores notoriamente pouco confiáveis da não suscetibilidade à HM. Qualquer paciente que desenvolva rigidez muscular da mandíbula durante a indução da anestesia deve ser considerado potencialmente suscetível à HM.

Considerações intraoperatórias

⑧ O tratamento de um episódio de HM é direcionado para interromper o episódio e tratar complicações como hipertermia e acidose. A taxa de mortalidade para HM, mesmo com tratamento imediato, varia de 5 a 30%. A Tabela 52-4 ilustra um protocolo padrão para o tratamento da HM.

A. Medidas de tratamento agudo

Em primeiro lugar e mais importante, os agentes voláteis e a succinilcolina devem ser descontinuados imediatamente. Mesmo pequenas quantidades de anestésicos liberados da cal sodada, dos tubos respiratórios e dos balões respiratórios podem ser prejudiciais. O paciente deve ser hiperventilado com oxigênio 100% para combater os efeitos da produção de CO_2 descontrolada e do aumento do consumo de oxigênio.

B. Terapia com dantroleno

O pilar da terapia para HM é a administração imediata de dantroleno intravenoso. Suas segurança e eficácia exigem seu uso imediato nesta situação potencialmente fatal.

⑨ O dantroleno, um derivado de hidantoína, interfere diretamente na contratura muscular ao se ligar ao canal do receptor Ryr_1 e inibir a liberação de íons de cálcio do retículo sarcoplasmático. A dose é de 2,5 mg/kg por via intravenosa a cada 5 minutos até que o episódio seja interrompido (limite superior de 10 mg/kg). O dantroleno deve ser continuado por 24 horas após o tratamento inicial. O dantroleno "convencional" é comercializado como um pó liofilizado de 20 mg que deve ser dissolvido em 60 mL de água estéril, o que pode tornar a reconstituição da dose inicial inevitavelmente demorada. Uma nova formulação, mais cara, está disponível, na qual 250 mg podem ser reconstituídos em 5 mL, tornando-se uma opção atrativa para a dose "inicial" de dantroleno administrada como tratamento de emergência quando HM é diagnosticada pela primeira vez (Tabela 52-5). A meia-vida efetiva do dantroleno é de cerca de 6 horas.

Após o controle inicial dos sintomas, 1 mg/kg de dantroleno intravenoso é recomendado a cada 6 horas durante 24 a 48 horas para evitar recaídas (HM pode recorrer dentro de 24 horas após um episódio inicial). O dantroleno também é usado para diminuir a temperatura em pacientes com "tempestade" tireoidiana e síndrome neuroléptica maligna. Quando administrado cronicamente para distúrbios espásticos, tem sido associado à disfunção hepática.

A complicação mais grave após a administração aguda é a fraqueza muscular generalizada, possivelmente com insuficiência respiratória ou pneumonia por aspiração. O dantroleno pode causar flebite e deve ser administrado por meio de um acesso venoso central, se estiver disponível. Após a administração de dantroleno, a maioria dos pacientes retorna prontamente ao estado ácido-base normal e não requer tratamento farmacológico adicional.

TABELA 52-4 Protocolo para o tratamento imediato da hipertermia maligna

1. Descontinuar anestésicos voláteis e succinilcolina. Informar o cirurgião. Solicitar ajuda.
2. Misturar dantroleno sódico com água destilada estéril e administrar 2,5 mg/kg por via intravenosa o mais rápido possível.
3. Administrar bicarbonato para acidose metabólica.
4. Instituir medidas de resfriamento (lavagem, manta refrigerada, soluções intravenosas frias).
5. Tratar hipercalemia grave com dextrose, 25 a 50 g por via intravenosa, e insulina regular, 10 a 20 unidades por via intravenosa (dose adulta).
6. Administrar agentes antiarrítmicos, se necessário, apesar da correção da hipercalemia e da acidose.
7. Monitorizar a tensão de CO_2 expirado, eletrólitos, gases sanguíneos, creatina cinase, mioglobina sérica, temperatura central, débito urinário e coloração da urina e estado de coagulação.
8. Se necessário, consultar médicos de especialista de telemedicina*.

Dados do protocolo MHAUS disponíveis em https://www.mhaus.org/healthcareprofessionals/mhaus-recommendations/.

*N. de R.T. No Brasil, desde 1991 existe um serviço de atendimento telefônico para informação e orientação durante crise de hipertermia maligna, disponível 24 horas por dia, chamado Hotline, (11) 5575 9873 ou (11) 99745 7730.

TABELA 52-5 Formulações de dantroleno

Revonto	Ryanodex
Um frasco contém 20 mg	Um frasco contém 250 mg
Misturar com 60 mL de água estéril	Misturar com 5 mL de água estéril
Contém 3.000 mg de manitol	Contém 125 mg de manitol
pH da solução ~9,5	pH da solução ~10,3
Validade de 3 anos	Validade de 2 anos
Custo $ 62/frasco[1]	Custo $ 2.581/frasco[1]
Permanece sem restrição para doses subsequentes de tratamento	Com restrição de uso, limitando o seu uso à dose inicial

[1]Comunicação Pessoal de Rodney Stiltner, VCU Health System, Richmond, VA; 23 de abril de 2018.

C. Correção de desequilíbrios ácido-base/eletrolíticos

A acidose metabólica persistente deve ser tratada com bicarbonato de sódio intravenoso, reconhecendo que esse tratamento piorará a hipercapnia. A hipercalemia deve ser tratada com glicose, insulina e diurese. Não há papel útil para os sais de cálcio intravenosos no tratamento da HM. Agentes antiarrítmicos, vasopressores e inotrópicos devem ser administrados se indicados. Os bloqueadores dos canais de cálcio não devem ser administrados a pacientes que recebem dantroleno, uma vez que essa combinação parece promover a hipercalemia. A furosemida pode ser usada para estabelecer a diurese e prevenir a insuficiência renal aguda, que pode se desenvolver como consequência da mioglobinúria. O dantroleno contém uma quantidade considerável de manitol (3 g por frasco de 20 mg); portanto, furosemida ou bumetanida devem ser usados em vez do manitol para diurese.

D. Resfriamento do paciente

Se houver febre, as medidas de resfriamento devem ser instituídas imediatamente. O resfriamento superficial com bolsas de gelo sobre as artérias principais, a convecção de ar frio e as mantas de resfriamento são usados. A lavagem com solução salina gelada do estômago e de quaisquer cavidades corporais abertas (p. ex., em pacientes submetidos à cirurgia abdominal) também deve ser instituída. O uso da circulação cardiopulmonar extracorpórea hipotérmica pode ser apropriado se outras medidas não obtiverem resultados.

E. Manejo do paciente com rigidez muscular isolada do músculo masseter

A rigidez muscular do músculo masseter, ou trismo, é uma contratura dolorosa da musculatura da mandíbula que impede a abertura completa da boca. Isso deve ser distinguido do relaxamento incompleto da mandíbula devido à dosagem inadequada ou ao atraso inadequado após a administração de relaxantes musculares. Tanto a miotonia quanto a HM podem causar espasmo do masseter.

Os dois distúrbios podem ser diferenciados por histórico médico, exame neurológico e eletromiografia. A incidência histórica de rigidez muscular do músculo masseter após a administração de succinilcolina com halotano a pacientes pediátricos foi de 1% ou mais; felizmente, apenas uma pequena fração desses pacientes efetivamente desenvolveu HM. Atualmente, a rigidez muscular isolada do músculo masseter representa, em grande parte, apenas um interesse histórico, dada a rara combinação de halotano e succinilcolina na prática pediátrica atual. Com espasmo do músculo masseter, mas sem nenhum outro sinal de HM, a maioria dos anestesiologistas permitiria que a cirurgia prosseguisse usando agentes anestésicos não desencadeantes. Níveis elevados de CK sérica após um episódio de rigidez do músculo masseter podem indicar uma miopatia subjacente.

Considerações pré-operatórias

A. Confirmação do diagnóstico

Os pacientes que sobreviveram a um episódio inequívoco de HM são considerados suscetíveis. Se o diagnóstico permanecer em dúvida no pós-operatório, é indicado fazer exames. A CK basal pode estar elevada cronicamente em 50 a 70% das pessoas em risco de HM, mas não é diagnóstica. Para o teste de contração ao halotano-cafeína, será necessário que uma amostra fresca de biópsia de músculo esquelético vivo seja exposta a um banho de cafeína, halotano ou combinação de cafeína e halotano. O teste de contração ao halotano-cafeína pode apresentar uma taxa de falso-positivo de 10 a 20%; no entanto, a taxa de falso-negativo é próxima de zero. Poucos centros em todo o mundo realizam esse teste. O teste genético de pacientes e familiares de primeiro grau é a abordagem atual mais adotada e muito mais prática.

Tanto os registros europeus quanto os norte-americanos de HM foram estabelecidos para ajudar os médicos a identificarem e tratarem pacientes com suspeita de HM, além de promoverem padronização para diagnóstico e exames. A Malignant Hyperthermia Association of the United States (MHAUS, telefone 1-800-986-4287) opera uma linha direta 24 horas (1-800-644-9737) e um *site* (http://www.mhaus.org). Esse *site* oferece uma seção frequentemente atualizada sobre testes genéticos e diagnóstico de pacientes com suspeita de HM.

1. Diagnóstico diferencial – Várias doenças podem se assemelhar superficialmente à HM (Tabela 52-6). No entanto, a HM está associada a maiores graus de acidose metabólica e dessaturação venosa do que qualquer uma dessas outras condições. Na prática atual, a condição mais comum confundida com HM é a hipercapnia pela insuflação de CO_2 para laparoscopia. Essa condição pode resultar em um aumento inesperado do CO_2

TABELA 52-6 Diagnóstico diferencial de hipertermia nos períodos intraoperatório e pós-operatório imediato

Hipertermia maligna
Síndrome neuroléptica maligna
Tempestade tireoidiana
Feocromocitoma
Hipertermia induzida por fármacos
Síndrome serotoninérgica
Hipertermia iatrogênica
Lesão no tronco cerebral/hipotálamo
Sepse
Reação transfusional

expirado acompanhado de taquicardia. A cirurgia e a anestesia podem precipitar uma tempestade tireoidiana em pacientes com hipertireoidismo não diagnosticado ou malcontrolado. Os sinais da tempestade tireoidiana incluem taquicardia, taquiarritmias (particularmente fibrilação atrial), hipertermia (em geral ≥ 40 °C), hipotensão e, em alguns casos, insuficiência cardíaca congestiva. Ao contrário da HM, a hipocalemia é muito comum na tempestade tireoidiana. Diferentemente da HM típica, a tempestade tireoidiana geralmente se desenvolve no pós-operatório (ver Capítulo 35). O feocromocitoma está associado a aumentos drásticos na frequência cardíaca e na pressão arterial, mas não a um aumento na produção de CO_2, no CO_2 expirado ou na temperatura (ver Capítulo 35). Arritmias ou isquemia cardíaca também podem ser proeminentes. Raramente, esses pacientes podem apresentar hipertermia (> 38 °C) devido ao aumento da taxa metabólica mediado por catecolaminas, juntamente com a diminuição da eliminação de calor pela intensa vasoconstrição. A sepse compartilha várias características com a HM, incluindo febre, taquipneia, taquicardia e acidose metabólica (ver Capítulo 57). A sepse pode ser difícil de diagnosticar se não houver um sítio primário de infecção óbvio.

Com menor frequência, pode ser observada hipertermia induzida por fármacos no período perioperatório. Nesses casos, os fármacos parecem aumentar acentuadamente a atividade da serotonina no cérebro, causando hipertermia, confusão, tremores, diaforese, hiper-reflexia e mioclonia. As combinações de fármacos associadas a essa síndrome da serotoninérgica incluem inibidores da monoaminoxidase (IMAOs) e meperidina, e IMAOs e inibidores seletivos da recaptação da serotonina (ISRSs). A hipertermia também pode ser causada por algumas drogas ilícitas, incluindo 3,4-metilenodioximetanfetamina (MDMA ou "ecstasy"), cocaína, anfetaminas, fenciclidina (PCP) e dietilamida do ácido lisérgico (LSD).

A hipertermia iatrogênica também é uma possibilidade, especialmente em pacientes pediátricos. Fontes comuns de calor excessivo na sala de cirurgia incluem umidificadores em ventiladores, mantas aquecedoras, lâmpadas de calor e aumento da temperatura ambiente. As lesões no tronco cerebral, hipotálamo ou regiões próximas podem estar associadas à hipertermia acentuada.

2. Síndrome neuroléptica maligna – A síndrome neuroléptica maligna (SNM) é caracterizada por hipertermia, rigidez muscular com sinais extrapiramidais (discinesia), estado mental alterado e labilidade autonômica em pacientes que recebem agentes antidopaminérgicos. A síndrome é causada por um desequilíbrio de neurotransmissores no sistema nervoso central. Ela pode ocorrer durante a terapia medicamentosa com agentes antidopaminérgicos (p. ex., fenotiazinas, butirofenonas, tioxantenos, metoclopramida) ou, com menor frequência, após a abstinência de agonistas dopaminérgicos (levodopa ou amantadina) em pacientes com doença de Parkinson. Portanto, a SNM parece envolver uma atividade dopaminérgica central anormal, em oposição à liberação de cálcio periférico alterado observada na HM; relaxantes adespolarizantes revertem a rigidez da SMN, mas não a rigidez associada à HM.

A SNM não parece ser herdada e geralmente leva horas a semanas para se desenvolver; a maioria dos episódios se desenvolve dentro de 2 semanas após um ajuste de dose. A hipertermia geralmente tende a ser leve e parece ser proporcional à quantidade de rigidez. A disfunção autonômica resulta em taquicardia, pressão arterial lábil, sudorese, aumento de secreções e incontinência urinária. A rigidez muscular pode produzir dispneia e dificuldade respiratória e, juntamente com o aumento das secreções, pode promover pneumonia por aspiração. Os níveis de CK geralmente estão elevados; alguns pacientes podem desenvolver rabdomiólise resultando em mioglobinemia, mioglobinúria e insuficiência renal aguda.

Formas leves de SNM são controladas prontamente após a descontinuação do fármaco causador (ou reinstituição da terapia antiparkinsoniana). O tratamento inicial de formas mais graves de SNM deve incluir terapia com oxigênio e intubação endotraqueal para dificuldade respiratória ou estado mental alterado. A rigidez muscular acentuada pode ser controlada com paralisia muscular, dantroleno ou um agonista dopaminérgico (amantadina, bromocriptina, levodopa), dependendo da gravidade e da acuidade da síndrome. A normalização da rigidez muscular geralmente diminui a temperatura corporal.

Essa síndrome é considerada uma entidade separada da HM; no entanto, alguns médicos acreditam que a SNM pode predispor os pacientes à HM e recomendam que os pacientes com SNM não recebam succinilcolina ou um anestésico volátil. Em contrapartida aos pacientes com SNM, pacientes suscetíveis à HM podem receber fenotiazinas com segurança.

B. Profilaxia, cuidados pós-anestésico e alta

(10) Propofol, etomidato, benzodiazepínicos, cetamina, tiopental, metoexital, opioides, droperidol, óxido nitroso, relaxantes musculares adespolarizantes e todos os anestésicos locais são seguros para uso em pacientes suscetíveis à HM. Deve-se sempre dispor de uma quantidade adequada de dantroleno intravenoso nos locais onde a anestesia geral é administrada. A administração profilática de dantroleno intravenoso para pacientes suscetíveis não é apropriada se um anestésico não desencadeante for administrado.

Para pacientes suscetíveis à HM, o consenso é que os vaporizadores devem ser removidos do aparelho de anestesia (ou desligados) e o aparelho deve ser lavado com 10 L/min de gás fresco (ar ou oxigênio) por pelo menos 5 minutos. Esse passo deve reduzir as concentrações de anestésicos voláteis para menos de 1 parte por milhão. Além disso, o absorvedor de CO_2 e as mangueiras do sistema de circuito fechado (ou outro circuito anestésico) devem ser trocados. **Os fabricantes de aparelhos modernos de anestesia fazem recomendações diferentes (com base no *design* de seus equipamentos) sobre como preparar seus aparelhos para manejar pacientes suscetíveis à HM. É altamente recomendável que o leitor reveja as recomendações específicas para o(s) aparelhos(s) de anestesia em seu hospital.**

Pacientes suscetíveis à HM que foram submetidos a um procedimento sem complicações com um anestésico não desencadeante podem receber alta da sala de recuperação pós-anestésica ou da unidade de cirurgia ambulatorial quando atenderem aos critérios-padrão. Não há relatos de casos de pacientes suscetíveis à HM desenvolvendo HM após receberem anestesia não desencadeante durante cirurgia sem complicações.

LEITURAS SUGERIDAS

Arrich J, Holzer M, Havel C, Müllner M, Herkner H. Hypothermia for neuroprotection in adults after cardiopulmonary resuscitation. *Cochrane Database Syst Rev.* 2016;(2):CD004128.

Baldo BA, Rose MA The anaesthetist, opioid analgesic drugs, and serotonin toxicity: a mechanistic and clinical review. *Br J Anaesth.* 2020;124:44.

Campbell G, Alderson P, Smith AF, Warttig S. Warming of intravenous and irrigation fluids for preventing inadvertent perioperative hypothermia. *Cochrane Database Syst Rev.* 2015;(4):CD009891.

De Wel B, Claes KG. Malignant hyperthermia: still an issue for neuromuscular disease? *Curr Opin Neurol.* 2018;31:628.

Dietrich WD, Bramlett HM. Therapeutic hypothermia and targeted temperature management in traumatic brain injury: clinical challenges for successful translation. *Brain Res.* 2016;1640(Pt A):94.

Ellinas H. Albrecht MA. Malignant hyperthermia update. *Anesthesiol Clin.* 2020;38:165.

Galvin IM, Levy R, Boyd JG, Day AG, Wallace MC. Cooling for cerebral protection during brain surgery. *Cochrane Database Syst Rev.* 2015;(1):CD006638.

Maryansky A, Rose JC, Rosenblatt MA, et al. Postoperative hyperthermia and hemodynamic instability in a suspected malignant hyperthermia-susceptible patient: a case report. *Anesth Analg Prac.* 2021;15:e01314.

Sessler DI. Perioperative temperature monitoring. *Anesthesiology.* 2021;134:111.

Sessler DI. Perioperative thermoregulation and heat balance. *Lancet.* 2016;387:2655.

Van Rensburg R, Decloedt EH. An approach to the pharmacotherapy of neuroleptic malignant syndrome. *Psychopharmacol Bull.* 2019;49:84.

SITES

Association of Anaesthetists of Great Britain & Ireland. http://www.aagbi.org/

Malignant Hyperthermia Association of the United States. http://www.mhaus.org/

Nutrição em cuidados perioperatórios e críticos

CAPÍTULO 53

CONCEITOS-CHAVE

1. O paciente saudável e bem-nutrido submetido a uma cirurgia eletiva pode ficar em jejum por até uma semana após a cirurgia sem efeitos adversos aparentes nos resultados, desde que as necessidades de líquidos e eletrólitos sejam atendidas. Por outro lado, múltiplos estudos demonstram que pacientes desnutridos, incluindo aqueles que sofrem de sarcopenia associada à covid-19, provavelmente se beneficiam da reposição nutricional via enteral ou parenteral antes e após a cirurgia.

2. As indicações para nutrição parenteral total (NPT) são limitadas, incluindo pacientes que não podem absorver soluções enterais (p. ex., obstrução do intestino delgado, síndrome do intestino curto); a nutrição parenteral parcial pode ser indicada para complementar a nutrição enteral (NE) quando esta não pode atender totalmente às necessidades nutricionais.

3. A NPT geralmente requer que um acesso venoso seja colocado com a ponta do cateter na veia cava superior. O cateter ou acesso pelo qual a solução de NPT será infundida deve ser dedicado a esse propósito, se possível, e técnicas estritas de assepsia devem ser adotadas para inserção e manejo do cateter.

4. Em um paciente com doença crítica, interromper a infusão de NE pode exigir vários ajustes potencialmente perigosos nas infusões de insulina e das taxas de líquidos intravenosos de manutenção. Enquanto isso, não há evidências concretas de que as infusões de NE administradas por um tubo de alimentação gastrintestinal colocado adequadamente aumentem o risco de pneumonite por aspiração.

5. Independentemente de a infusão de NPT ser continuada, reduzida, substituída por dextrose a 10% ou interrompida, a monitorização da glicemia será necessária durante todos os procedimentos cirúrgicos, exceto os procedimentos rápidos e simples.

Questões relacionadas à nutrição geralmente não fazem parte das preocupações usuais do anestesiologista cirúrgico, exceto aquelas relacionadas ao jejum do paciente agendado para cirurgia eletiva pelo intervalo que a instituição ou os colegas determinam (esse tema altamente controverso também é abordado no Capítulo 19). Por outro lado, o suporte nutricional adequado tem sido reconhecido como fundamental para desfechos favoráveis em pacientes com doenças críticas, para os quais atendimento procedimental será necessário. A desnutrição grave causa disfunção orgânica generalizada e aumenta o risco de morbidade e mortalidade perioperatórias. A reposição nutricional pode melhorar a cicatrização de feridas, restaurar a competência imune e reduzir as taxas de morbidade e mortalidade em pacientes criticamente enfermos. O suporte nutricional é um elemento essencial de um programa de recuperação aprimorado (esses temas são tratados no Capítulo 48).

Este capítulo não fornece uma revisão completa da nutrição para o paciente submetido à cirurgia ou com doença crítica, mas oferece a estrutura para promover suporte nutricional básico a esses pacientes. É considerado, por exemplo, qual tipo de nutrição (NE ou NP) atenderá melhor às necessidades de um paciente individual. Este capítulo também revisa brevemente as condições em que as necessidades nutricionais contínuas dos pacientes podem entrar em conflito com as preferências anestésicas e os dogmas, como o tempo pelo qual os pacientes devem ficar sem receber NE antes de se submeterem à anestesia geral.

NECESSIDADES NUTRICIONAIS BÁSICAS

A manutenção de massa, composição, estrutura e função corporal normais requer a ingestão de água, substratos energéticos e nutrientes específicos. Íons e compostos que não podem ser sintetizados a partir de outros nutrientes são caracterizados como "essenciais". Relativamente poucos nutrientes essenciais são necessários para formar os milhares de compostos do corpo. Os nutrientes essenciais conhecidos incluem oito a 10 aminoácidos, dois ácidos graxos, 13 vitaminas e aproximadamente 16 minerais.

A energia é normalmente derivada de carboidratos, gorduras e proteínas dietéticas ou endógenas. A degradação metabólica desses substratos produz o trifosfato de adenosina (ATP, do inglês *adenosine triphosphate*) necessário para a função celular normal. Em geral, as gorduras e os carboidratos da alimentação fornecem a maior parte da energia necessária para o corpo. As proteínas dietéticas fornecem aminoácidos para a síntese de proteínas; no entanto, quando o suprimento excede os requisitos, os aminoácidos também atuam como substratos energéticos. As vias metabólicas dos substratos de carboidratos, gorduras e aminoácidos se sobrepõem, de modo que algumas interconversões podem ocorrer (ver Figura 33-4). Os aminoácidos em excesso podem ser convertidos em precursores de carboidratos ou ácidos graxos. O excesso de carboidratos é armazenado como glicogênio no fígado e no músculo esquelético. Quando as reservas de glicogênio estão saturadas (200-400 g em adultos), o excesso de carboidratos é convertido em ácidos graxos e armazenado como triglicerídeos, principalmente nas células adiposas.

Durante a inanição, o conteúdo de proteínas dos tecidos essenciais é poupado. Conforme a concentração de glicose no sangue começa a cair durante o jejum, a secreção de insulina diminui e os hormônios contrarreguladores (p. ex., glucagon) aumentam. A glicogenólise hepática e, em menor grau, a gliconeogênese renal aumentam. À medida que as reservas de glicogênio são esgotadas (dentro de 24 horas), a gliconeogênese a partir de aminoácidos se torna cada vez mais importante. Apenas o tecido neural, as células medulares renais e os eritrócitos continuam a utilizar glicose, poupando efetivamente as proteínas dos tecidos. A lipólise aumenta, e as gorduras tornam-se a principal fonte de energia. Glicerol dos triglicerídeos entra na via glicolítica, e os ácidos graxos são degradados em acetil coenzima A (acetil-CoA). O excesso de acetil-CoA resulta na formação de corpos cetônicos (cetose). Alguns ácidos graxos podem contribuir para a gliconeogênese. Se a inanição é prolongada, o cérebro, os rins e os músculos também começam a utilizar os corpos cetônicos de maneira eficiente.

❶ O paciente saudável e bem-nutrido submetido a uma cirurgia eletiva *pode* ficar em jejum por até uma semana após a cirurgia sem defeitos adversos aparentes nos resultados, desde que suas necessidades de líquidos e eletrólitos sejam atendidas. Se o suporte nutricional pós-operatório precoce influencia os desfechos ou não provavelmente depende do grau de desnutrição pré-operatória, do número de deficiências nutricionais e da gravidade da doença, lesão ou procedimento cirúrgico. O tempo e a quantidade ideais de suporte nutricional após doenças agudas ainda são desconhecidos. Por outro lado, múltiplos estudos demonstram que pacientes desnutridos, incluindo aqueles que sofrem de sarcopenia associada à covid-19, provavelmente se beneficiam da reposição nutricional via enteral ou parenteral antes e após a cirurgia.

A prática cirúrgica moderna evoluiu com uma expectativa de recuperação acelerada ("melhorada"). Os programas de recuperação acelerada geralmente incluem alimentação enteral precoce, mesmo em pacientes submetidos à cirurgia no trato gastrintestinal, portanto, períodos prolongados de jejum pós-operatório não são mais práticas comuns. Esses protocolos muitas vezes especificam uma bebida com carboidratos na noite anterior à cirurgia e novamente pouco antes da cirurgia. Pacientes previamente bem-nutridos devem receber suporte nutricional após no máximo 5 dias de jejum pós-operatório, e aqueles com doenças críticas em curso ou os desnutridos graves devem receber suporte nutricional imediatamente. A cicatrização de feridas requer energia, proteínas, lipídeos, eletrólitos, oligoelementos e vitaminas. A depleção de qualquer um desses substratos pode retardar a cicatrização de feridas e predispor a complicações, como infecção. A depleção nutricional também pode retardar a função muscular ideal, o que é importante para suportar demandas respiratórias elevadas e a mobilização precoce do paciente.

A taxa metabólica em repouso pode ser medida (mas muitas vezes com imprecisão) por meio da calorimetria indireta (conhecida como *metabolic cart*) ou pela estimativa do gasto de energia usando nomogramas padrão (como a equação de Harris-Benedict) para se aproximar dos requisitos diários de energia. Como alternativa, uma abordagem simples e prática presume que os pacientes requerem de 25 a 30 kcal/kg diariamente. O peso geralmente é considerado como o peso corporal ideal ou o peso corporal ajustado. Por consequência, pacientes obesos requerem uma estimativa do peso corporal ideal para evitar alimentação em excesso. Determinam-se as demandas diárias para garantir que os pacientes não sejam alimentados em excesso desnecessariamente, reconhecendo que as necessidades nutricionais podem aumentar consideravelmente acima dos níveis basais em certas condições (p. ex., queimaduras).

COMO ALIMENTAR O PACIENTE

Após a NPT ter sido estabelecida como uma abordagem viável para alimentar pacientes que não têm um trato gastrintestinal funcional, os médicos estenderam a prática da NPT para muitos casos em que a "lógica" ou a "experiência clínica" sugeriam que seria melhor do que a NE. No passado, uma dessas indicações foi a pancreatite aguda: na década de 1970, muitos clínicos pensavam que um período de NPT colocaria o trato gastrintestinal e o pâncreas em "repouso", permitindo ganho de peso e controle da dor. Infelizmente, tanto a "lógica" quanto a "experiência clínica" estavam equivocadas. Hoje, o consenso mundial expresso em diretrizes de prática clínica é que os pacientes com pancreatite aguda (e, de fato, todos os outros com trato gastrintestinal funcional) terão desfechos piores se receberem NPT em vez de NE. As indicações para NPT são limitadas e incluem pacientes que não podem absorver soluções enterais (p. ex., obstrução do intestino delgado e síndrome do intestino curto); a nutrição parenteral parcial pode ser indicada para complementar a NE quando esta não pode atender totalmente às necessidades nutricionais.

A NP parcial pode ser indicada para complementar a NE quando esta não pode fornecer totalmente as necessidades nutricionais. Neste último caso, evidências recentes respaldam a postergação da NP suplementar em pacientes previamente bem-nutridos. A iniciativa mais precoce da NP suplementar em pacientes previamente bem-nutridos, como era recomendado em algumas diretrizes europeias, resultou em desfechos piores em um amplo ensaio clínico randomizado; no entanto, ensaios clínicos randomizados menores sugeriram resultados diferentes. Os resultados divergentes desses ensaios podem estar associados ao tipo de formulação parenteral sendo usada, aos tipos de pacientes estudados, ao momento da administração da NP e ao tratamento nos grupos-controle. Portanto, estudos adicionais são necessários para melhor definir os pacientes que podem se beneficiar da NP, bem como o momento e as formulações ideais para a alimentação. Em resumo, a NE deve ser o modo primário de suporte nutricional, e a NP deve ser utilizada quando a NE não é indicada, tolerada ou não é suficiente.

Houve uma época em que quase todos os médicos que atendiam pacientes gravemente enfermos estavam na posição de prescrever NPT com frequência. Isso não é mais o caso, visto que a NE atualmente é bem mais adotada. Como consequência, muitos hospitais e sistemas de saúde exigem que uma equipe de suporte nutricional assuma a responsabilidade pelos pacientes mais raros que receberão NPT.

De maneira geral, pacientes com doenças críticas devem ser submetidos à reanimação hemodinâmica inicial necessária antes do início do suporte nutricional (seja NE ou NP). A absorção, a distribuição e o metabolismo de nutrientes exigem fluxo sanguíneo tecidual, oxigênio e remoção de dióxido de carbono. Um fluxo sanguíneo tecidual adequado requer um paciente apropriadadamente reanimado. Pacientes com doenças críticas que requerem NE em geral demandam a colocação de um tubo de alimentação. Tubos de alimentação podem ser colocados no estômago em pacientes com esvaziamento gástrico adequado e baixo risco de aspiração. Em pacientes com retardo no esvaziamento gástrico ou naqueles com alto risco de aspiração, os tubos de alimentação são mais bem colocados no intestino delgado. Idealmente, a ponta desses tubos será localizada dentro do intestino delgado, seja pela colocação transpilórica de um tubo nasoenteral ou diretamente no jejuno (por via percutânea) durante a cirurgia abdominal, reduzindo a probabilidade de distensão gástrica e regurgitação. Pacientes que não conseguem comer, mas precisam de NE por períodos prolongados, frequentemente são submetidos à colocação endoscópica percutânea de tubos de gastrostomia (as pontas desses tubos podem ser localizadas distais ao piloro). Deve-se confirmar que as pontas de todos os tubos de alimentação estão adequadamente localizadas antes do início da alimentação, para reduzir a probabilidade de que as soluções de NE sejam acidentalmente infundidas, por exemplo, na árvore traqueobrônquica ou na cavidade abdominal.

A NPT geralmente requer que um acesso venoso seja colocado com a ponta do cateter na veia cava superior. A NP pode ser administrada por meio de um cateter intravenoso periférico, mas exigirá volumes maiores de fluido (para acomodar o requisito de menor osmolaridade) e aumentará o risco de flebite. O cateter ou acesso pelo qual a solução de NPT será infundida deve ser dedicado a esse propósito, se possível, e técnicas estritas de assepsia devem ser adotadas para inserção e manejo do cateter.

COMPLICAÇÕES DO SUPORTE NUTRICIONAL

A diarreia é um problema comum com a NE e pode estar relacionada à hiperosmolaridade da solução ou à intolerância à lactose. A distensão gástrica é outra complicação que aumenta o risco de regurgitação e aspiração pulmonar; o uso de tubos duodenais ou jejunais deve diminuir a probabilidade de distensão gástrica. As complicações da NPT são metabólicas ou relacionadas ao acesso venoso central (Tabela 53-1). As septicemias associadas a acessos venosos centrais e periféricos permanecem uma grande preocupação, especialmente em pacientes com doenças críticas e estados imunocomprometidos.

A superalimentação com excesso de glicose pode aumentar os requisitos energéticos e a produção de dióxido de carbono; o quociente respiratório pode ser superior a 1 devido à lipogênese. A superalimentação pode levar à icterícia colestática reversível. Elevações leves de transaminases séricas e fosfatase alcalina podem refletir infiltração gordurosa do fígado como resultado da superalimentação.

NUTRIENTES ESPECÍFICOS

Certos nutrientes foram associados a desfechos melhores. A cirurgia e a anestesia são indutores de inflamação bem reconhecidos, produzindo alterações nas concentrações locais (próximas à ferida) e plasmáticas de neuro-hormônios, citocinas e outros mediadores. Muitos investigadores levantaram a hipótese de que as respostas neuro-hormonais e inflamatórias adversas à cirurgia e à anestesia podem ser melhoradas por meio de dietas específicas. Vários ensaios clínicos (e uma metanálise recente) sugerem que a adição de nutrientes "imunomoduladores" (especificamente arginina e óleo de "peixe") à NE pode

TABELA 53-1 Complicações da nutrição parenteral total

Complicações relativas ao cateter
- Pneumotórax
- Hemotórax
- Quilotórax
- Hidrotórax
- Embolia gasosa
- Tamponamento cardíaco
- Trombose de veia central
- Septicemia

Complicações metabólicas
- Azotemia
- Disfunção hepática
- Colestase
- Hiperglicemia
  - Coma hiperosmolar
  - Cetoacidose diabética
- Produção excessiva de dióxido de carbono
- Hipoglicemia (devido à interrupção da infusão)
- Acidose ou alcalose metabólica
- Hipernatremia
- Hipercalemia
- Hipocalemia
- Hipocalcemia
- Hipofosfatemia
- Hiperlipidemia
- Pancreatite
- Síndrome de embolia gordurosa
- Anemia
  - Deficiência de ferro
- Deficiência de vitaminas D, K ou B_{12}
- Deficiência de ácidos graxos essenciais
- Hipervitaminose A
- Hipervitaminose D

reduzir o risco de infecção e diminuir o tempo de internação hospitalar em pacientes cirúrgicos de alto risco. Da mesma forma, as diretrizes atuais para NP perioperatória também defendem a inclusão de ácidos graxos n-3. Há algumas evidências de que a inclusão de ácidos graxos poli-insaturados de cadeia longa n-3 (AGPIs n-3), ácidos graxos monoinsaturados de cadeia longa (encontrados no azeite) ou ácidos graxos de cadeia média pode ser preferível ao uso de soluções (como lipídeos derivados da soja) ricas em AGPI n-6 de cadeia mais longa. Contudo, essas soluções (embora amplamente disponíveis em muitos países) não são aprovadas para uso nos Estados Unidos*.

No passado, era costume individualizar as soluções de NPT para cada paciente. Há pouca evidência de que isso seja necessário, exceto em pacientes que não podem suportar uma carga de sódio (p. ex., aqueles com insuficiência cardíaca grave). Ajustes também podem ser feitos para pacientes que requerem terapia de substituição renal; no entanto, na maioria dos casos, isso não é necessário. Da mesma forma, exceto em pacientes que já sofrem de encefalopatia hepática, a maioria dos pacientes com doença hepática pode receber soluções de aminoácidos padrão com segurança. Portanto, grande parte dos pacientes que recebem NE e NP pode ser manejada com formulações nutricionais padronizadas "prontas para uso". Ambas as formulações padronizadas de NE e NP estão disponíveis em formatos prontos para uso que diminuem os tempos de preparação, reduzem os riscos de contaminação durante a formulação e estão associados a custos mais baixos e desfechos semelhantes aos das soluções compostas.

NUTRIÇÃO ENTERAL E REGRAS DE JEJUM ANTES DE CIRURGIA ELETIVA

Muito antes do reconhecimento por Mendelsohn do problema representado pela pneumonite por aspiração, os anestesiologistas relutavam em anestesiar pacientes agendados para cirurgia eletiva se estes não tivessem passado a noite em jejum. Com o tempo, a duração padrão de não ingestão de alimentos sólidos por via oral tem diminuído constantemente, sobretudo em lactentes e crianças pequenas. Em um paciente com doença crítica, interromper a infusão de NE pode exigir vários ajustes potencialmente perigosos nas infusões de insulina e das taxas de líquidos intravenosos de manutenção. Enquanto isso, não há evidências concretas de que as infusões de NE administradas por um tubo de alimentação gastrintestinal colocado adequadamente aumentem o risco de pneumonite por aspiração. Também é relativamente fácil esvaziar o estômago imediatamente antes da anestesia e da cirurgia usando 5 a 10 minutos de sucção intermitente através de um tubo nasogástrico. Portanto, as diretrizes em vigor e as evidências publicadas atuais respaldam a continuação das infusões de NE (particularmente quando são administradas distalmente ao piloro) no perioperatório e intraoperatório. Da mesma forma, permitir que pacientes pré-operatórios consumam líquidos claros, como desejado, até o momento da cirurgia parece não ter influência no risco de desfechos adversos de pneumonite por aspiração. Além disso, há evidências abundantes de que a administração pré-operatória de uma "carga" de carboidratos a pacientes não diabéticos pouco antes da cirurgia terá o efeito metabólico salutar de aumentar as concentrações plasmáticas de insulina, diminuir a resistência à insulina no pós-operatório, reduzir a probabilidade de instabilidade hemodinâmica e minimizar a probabilidade de náusea ou vômito no pós-operatório (ver Capítulo 48). Essa carga pré-operatória de carboidratos não é tão comum quanto deveria ser.

---

*N. de R.T. No Brasil, existem emulsões lipídicas ricas em ácidos graxos de cadeias média e longa aprovadas pela Agência Nacional de Vigilância Sanitária (Anvisa) e disponíveis para uso.

NPT E CIRURGIA

Pacientes que recebem NPT com frequência necessitam de procedimentos cirúrgicos. As anormalidades metabólicas são relativamente comuns e, idealmente, devem ser corrigidas no pré-operatório. Por exemplo, a hipofosfatemia é uma complicação grave e muitas vezes não reconhecida que pode contribuir para fraqueza muscular e insuficiência respiratória no pós-operatório.

Quando as infusões de NPT são abruptamente interrompidas ou diminuídas no perioperatório, pode ocorrer hipoglicemia. Medições frequentes da concentração de glicose no sangue são, portanto, necessárias nesses casos durante a anestesia geral. Por outro lado, se a solução de NPT for continuada sem alterações, é possível ocorrer hiperglicemia excessiva resultando em coma hiperosmolar não cetótico ou cetoacidose (em pacientes com diabetes). A resposta neuroendócrina ao estresse cirúrgico frequentemente agrava a intolerância à glicose.

5 Independentemente de a infusão de NPT ser continuada, reduzida, substituída por dextrose a 10% ou interrompida, a monitorização da glicemia será necessária durante todos os procedimentos cirúrgicos, exceto os procedimentos rápidos e simples.

DIRETRIZES

American Dietetic Association. Critical illness evidence-based nutrition practice guideline. http://www.guidelines.gov/content.aspx?id=12818&search=ada+critical+illness+nutrition

American Society for Parenteral and Enteral Nutrition. http://www.nutritioncare.org/Guidelines_and_Clinical_Resources/Clinical_Guidelines/

European Society for Clinical Nutrition and Metabolism. http://www.espen.org/education/espen-guidelines

LEITURAS SUGERIDAS

De Waele E, Jakubowski JR, Stocker R, Wischmeyer PE. Review of evolution and current status of protein requirements and provision in acute illness and critical care. *Clin Nutr*. 2021;40:2958.

Escuro AA, Hummell AC. Enteral formulas in nutrition support practice: is there a better choice for your patient? *Nutr Clin Pract*. 2016;31:709.

Fukatsu K. Role of nutrition in gastroenterological surgery. *Ann Gastroenterol Surg*. 2019;3:160.

Magee G, Zaloga GP, Turpin RS, Sanon M. A retrospective, observational study of patient outcomes for critically ill patients receiving parenteral nutrition. *Value Health*. 2014;17:328.

Marcotte E, Chand B. Management and prevention of surgical and nutritional complications after bariatric surgery. *Surg Clin North Am*. 2016;96:843.

Patkova A, Joskova V, Havel E, et al. Energy, protein, carbohydrate, and lipid intakes and their effects on morbidity and mortality in critically ill adult patients: a systematic review. *Adv Nutr*. 2017;8:624.

Reintam Blaser A, Starkopf J, Alhazzani W, et al; ESICM Working Group on Gastrointestinal Function. Early enteral nutrition in critically ill patients: ESICM clinical practice guidelines. *Intensive Care Med*. 2017;43:380.

Sandrucci S, Cotogni P, De Zolt Ponte B Impact of artificial nutrition on postoperative complications. *Healthcare* (Basel). 2020;8:559.

Scott M, Martindale R. Perioperative nutrition: a high-impact, low-risk, low-cost intervention. *Anesth Analg*. 2018;126:1803.

Weimann A, Braga M, Carli F, et al. ESPEN guideline: clinical nutrition in surgery. *Clin Nutr*. 2017;36:623.

Wischmeyer PE, Carli F, Evans DC, et al; Perioperative Quality Initiative (POQI) 2 Workgroup. American Society for Enhanced Recovery and Perioperative Quality Initiative joint consensus statement on nutrition screening and therapy within a surgical enhanced recovery pathway. *Anesth Analg*. 2018;126:1883.

Yao H, He C, Deng L, Liao G. Enteral versus parenteral nutrition in critically ill patients with severe pancreatitis: a meta-analysis. *Eur J Clin Nutr*. 2018;72:66.

Yeung SE, Hilkewich L, Gillis C, Heine JA, Fenton TR. Protein intakes are associated with reduced length of stay: a comparison between Enhanced Recovery After Surgery (ERAS) and conventional care after elective colorectal surgery. *Am J Clin Nutr*. 2017;106:44.

Zaloga GP. Parenteral nutrition in adult inpatients with functioning gastrointestinal tracts: Assessment of outcomes. *Lancet*. 2006;367:1101.

Complicações anestésicas

CAPÍTULO 54

CONCEITOS-CHAVE

1. A probabilidade de complicações anestésicas nunca será zero. Todos os profissionais de anestesia, independentemente de sua experiência, habilidades, diligência e melhores intenções, se encontrarão em situações nas quais a anestesia está associada a lesões ao paciente.

2. O erro médico ocorre quando quatro requisitos são atendidos: (1) o profissional deve ter um dever para com o paciente; (2) deve ter havido violação do dever (desvio do padrão de atendimento); (3) o paciente (requerente) deve ter sofrido uma lesão; e (4) a causa próxima da lesão deve ter sido a violação do padrão de atendimento pelo profissional.

3. Os acidentes anestésicos podem ser categorizados como evitáveis ou inevitáveis. Entre os incidentes evitáveis, a maioria envolve erro humano, em detrimento de mau funcionamento do equipamento.

4. A diminuição relativa de óbitos atribuídos a eventos prejudiciais respiratórios, em vez de cardiovasculares, durante o período de revisão, tem sido atribuída ao aumento do uso de oximetria de pulso e capnometria.

5. Muitas fatalidades anestésicas ocorrem somente após uma série de circunstâncias coincidentes, erros de julgamento e erros técnicos combinados (*cadeia de erros*).

6. Apesar dos mecanismos diferentes, as reações anafiláticas e anafilactoides são típica e clinicamente indistinguíveis e igualmente fatais.

7. A verdadeira anafilaxia devido a agentes anestésicos é rara; as reações anafilactoides são muito mais comuns.

8. Pacientes com espinha bífida, lesão medular e anomalias congênitas do trato geniturinário têm uma incidência consideravelmente maior de alergia ao látex. A incidência de anafilaxia ao látex em crianças é estimada em 1 em 10.000.

9. Não há evidências claras de que a exposição a quantidades mínimas de agentes anestésicos apresente um risco para a saúde do pessoal da sala de cirurgia. No entanto, a U.S. Occupational Health and Safety Administration continua a estabelecer concentrações máximas aceitáveis de traços de menos de 25 ppm para óxido nitroso e 0,5 ppm para anestésicos halogenados (2 ppm se o agente halogenado for usado isoladamente).

10. As agulhas ocas (hipodérmicas) representam risco maior do que as agulhas sólidas (cirúrgicas) devido ao inóculo potencialmente maior. O uso de luvas, de sistemas sem agulha e dispositivos com agulha protegida pode diminuir a incidência de alguns (mas não todos) tipos de lesões.

11. A anestesiologia é uma especialidade médica de alto risco para o abuso de substâncias.

12. Os três métodos mais importantes para minimizar as doses de radiação são limitar o tempo total de exposição durante os procedimentos, usar barreiras apropriadas e maximizar a distância da fonte de radiação.

---

1. A probabilidade de complicações anestésicas nunca será zero. Todos os profissionais de anestesia, independentemente de sua experiência, habilidades, diligência e melhores intenções, se encontrarão em situações nas quais a anestesia está associada a lesões ao paciente. Além disso, desfechos perioperatórios adversos inesperados podem levar a ações judiciais, mesmo que esses desfechos não tenham sido causados diretamente por um manejo anestésico inadequado. Este capítulo revisa abordagens de manejo para complicações secundárias à anestesia e discute questões legais e de erro médico do ponto de vista dos EUA. Leitores de outros países podem não achar esta seção tão relevante para suas práticas.

AÇÃO JUDICIAL E COMPLICAÇÕES ANESTÉSICAS

Todos os profissionais de anestesia terão pacientes com desfechos adversos e, nos Estados Unidos, a maioria dos anestesiologistas, em algum momento de suas carreiras, estará envolvida, de alguma forma, em ações judiciais por erro médico. Como consequência, os profissionais de anestesia devem esperar que as ações judiciais sejam uma parte de suas vidas profissionais e devem contratar um seguro de responsabilidade profissional adequado com cobertura apropriada para a comunidade em que atuam.

Quando eventos inesperados ocorrem, os profissionais de anestesia devem gerar um diagnóstico diferencial apropriado, fazer as consultas necessárias e executar um plano de tratamento para mitigar (na maior medida possível) qualquer lesão do paciente. A documentação apropriada e atualizada no prontuário do paciente é fundamental, uma vez que os resultados adversos serão revisados pelas autoridades de garantia de qualidade e aprimoramento do desempenho. Desvios da prática aceitável provavelmente serão registrados no arquivo de garantia de qualidade do profissional. Caso um desfecho adverso resulte em ação judicial, o prontuário médico documenta as ações do profissional no momento do incidente. Podem se passar anos antes que o profissional de anestesia seja questionado sobre o caso em questão. Embora as memórias se desvaneçam, um registro completo e claro de anestesia pode fornecer evidências de que uma complicação foi reconhecida e tratada adequadamente.

Muitas vezes, é difícil prever quais casos serão objeto de ações judiciais. A ação judicial pode ocorrer quando está evidente (pelo menos para a equipe de defesa) que o cuidado com a anestesia cumpriu os padrões, e, inversamente, um processo pode não ser aberto mesmo quando houver culpa óbvia da anestesia. Dito isto, anestesias que resultam em óbito, paralisia ou lesão cerebral inesperadas de indivíduos jovens e economicamente produtivos são particularmente interessantes para os advogados dos reclamantes. Quando um paciente é alvo de um desfecho inesperadamente negativo, deve-se esperar uma ação judicial independentemente do relacionamento "positivo" com o paciente ou com a sua família ou seus tutores.

2 O erro médico ocorre quando quatro requisitos são atendidos: (1) o profissional deve ter um dever para com o paciente; (2) deve ter havido violação do dever (desvio do padrão de atendimento); (3) o paciente (requerente) deve ter sofrido uma lesão; e (4) a causa próxima da lesão deve ter sido a violação do padrão de atendimento pelo profissional. Um dever é estabelecido quando o profissional tem a obrigação de prestar cuidados (relação médico/paciente). A incapacidade do profissional de cumprir esse dever constitui uma violação. Os danos podem ser físicos, morais ou financeiros. O nexo de causalidade é estabelecido se, não fosse a violação do dever, o paciente não teria sofrido a lesão. Quando uma reivindicação tem mérito, o sistema de responsabilidade civil tenta compensar o paciente lesionado ou seus familiares, ou ambos, concedendo-lhes uma indenização financeira. Ser processado é muito estressante, independentemente do "mérito" percebido da reivindicação.

A preparação para a defesa começa antes que ocorra uma lesão. O paciente concede o consentimento informado após uma discussão dos riscos e benefícios das opções de anestesia disponíveis e razoáveis. O consentimento informado não consiste apenas em entregar ao paciente um formulário para assinar; ele requer que o paciente entenda as escolhas apresentadas. Como observado anteriormente, a documentação adequada das atividades de cuidados ao paciente, dos diagnósticos diferenciais e das intervenções terapêuticas ajuda a fornecer um registro defensável do cuidado prestado, resistente à passagem do tempo e ao estresse da experiência litigiosa.

Quando ocorre um desfecho adverso, o grupo de gerenciamento de riscos do hospital ou da clínica, ou ambos, deve ser notificado imediatamente. Da mesma forma, a seguradora de responsabilidade civil deve ser informada da possibilidade de um pedido indenizatório. Algumas apólices preveem uma cláusula que impede o profissional de admitir erros aos pacientes e suas famílias. Por consequência, é importante conhecer e respeitar a abordagem da instituição e da seguradora em relação a desfechos adversos. No entanto, a maioria dos gerenciadores de risco defende uma conversa franca e honesta sobre eventos adversos com os pacientes ou seus familiares designados. É possível expressar tristeza por um desfecho adverso sem admitir "culpa". Pode ser útil ter tais discussões acompanhado pelo pessoal de gerenciamento de riscos ou um líder do departamento.

Deve-se ter em mente que o sistema de responsabilidade civil se baseia no contraditório. Infelizmente, isso torna cada paciente um possível adversário em um tribunal. As seguradoras de responsabilidade civil contratarão um escritório de defesa jurídica para representar o profissional de anestesia envolvido. Normalmente, vários profissionais e os hospitais onde atuam serão implicados com o objetivo de envolver o maior número de apólices de seguro passíveis de pagamento em caso de vitória do autor e garantir que os réus não possam optar por atribuir "culpa" pelo evento adverso a qualquer pessoa física ou jurídica que não tenha sido implicada na ação. Em alguns sistemas (geralmente quando todos os profissionais de um sistema de saúde são segurados pela mesma seguradora), todas as entidades implicadas são representadas pela mesma equipe de defesa. No entanto, é mais comum que várias seguradoras e advogados representem profissionais específicos e prestadores institucionais. Nesse caso, os envolvidos podem desviar e difundir a culpa de si mesmos e imputar a culpa a outros também implicados na ação. A *produção antecipada de provas* é o processo pelo qual os advogados do autor acessam os prontuários médicos e interrogam testemunhas sob juramento para estabelecer os elementos do caso: dever, violação, lesão e nexo de causalidade. O falso testemunho pode levar a acusações criminais de perjúrio. Não se deve discutir elementos de qualquer caso com ninguém que não seja um gerenciador de risco, seguradora ou advogado, uma vez que outras interações não estão protegidas contra a produção antecipada de provas.

Muitas vezes, a rapidez e a exposição ao risco financeiro falarão mais alto a favor da conciliação das partes. O profissional pode ou não participar dessa decisão, dependendo da apólice de seguro. Os casos resolvidos por conciliação são registrados no National Practitioner Data Bank, o banco de dados operado pelo Departamento de Saúde e Serviços Humanos dos EUA, e se tornam parte do registro do profissional. Além disso, ações por erro médico, acordos e sentenças devem ser relatados às autoridades do hospital como parte do processo de credenciamento. É preciso comunicar todas essas ações ao se candidatar a uma licença ou consulta hospitalar, caso contrário, pode haver consequências adversas.

Para um réu médico, o processo de litígio começa com a entrega de uma intimação indicando que uma ação está em curso. Uma vez entregue, o réu anestesista deve contatar sua seguradora de responsabilidade civil profissional/departamento de gerenciamento de riscos, que nomeará um advogado. Tanto o advogado do autor quanto o da defesa vão identificar "peritos independentes especialistas" para analisar os casos. Esses peritos são remunerados por seu tempo e despesas e podem chegar a avaliações drasticamente diferentes dos materiais do caso. Após a análise pelos peritos especialistas, o advogado do autor pode interrogar os principais agentes envolvidos no caso. Prestar testemunho será estressante. Em geral, deve-se seguir a orientação do próprio advogado, que preparará o profissional com antecedência para o depoimento extrajudicial, durante o qual estará presente. Muitas vezes, os advogados do autor tentarão irritar ou confundir o depoente, esperando provocar uma resposta favorável à reivindicação. A maioria dos advogados de defesa aconselhará seus clientes a responderem às perguntas de forma literal e simples, sem oferecer comentários desnecessários. Caso o advogado do autor se torne abusivo ou tente induzir ao erro, o advogado de defesa fará sua objeção. No entanto, os depoimentos extrajudiciais, também conhecidos como "produção antecipada de prova testemunhal", não são prestados perante um juiz (apenas os advogados, o depoente, o[s] escrivão[ões] da ata e, às vezes, um videografista estão presentes).

Após a produção antecipada de provas, as seguradoras, os autores e advogados de defesa "valorizarão" o caso e tentarão monetizar os danos. Elementos como danos morais, privação dos direitos conjugais, salários perdidos e muitos outros fatores são incluídos na determinação do valor da causa. Também durante esse período, o advogado de defesa pode solicitar ao tribunal que conceda aos réus um "julgamento antecipado da lide", extinguindo o réu do caso se não houver evidência de erro médico durante o processo de produção antecipada de provas. Ocasionalmente, os advogados do autor extinguirão a ação contra determinados indivíduos envolvidos depois que eles prestarem testemunho, sobretudo quando seu testemunho implicar outros réus nomeados.

As negociações de conciliação ocorrerão em quase todas as ações. Os júris são imprevisíveis, e ambas as partes geralmente hesitam em levar um caso a julgamento. Existem despesas associadas à litigância, e ambos os advogados de acusação e defesa tentarão evitar incertezas.

Muitos anestesiologistas optam por não chegarem a um acordo porque a conciliação deve ser informada. No entanto, uma sentença superior ao valor máximo da apólice de seguro pode (dependendo da jurisdição) colocar em risco os bens pessoais dos réus. É importante enfatizar que uma sentença condenatória pode surgir de um caso em que a maioria dos anestesiologistas consideraria que o atendimento atendeu aos padrões aceitáveis!

Quando um caso vai a julgamento, o primeiro passo é a seleção do júri no processo de *voir dire* – do francês "ver, dizer." Nesse processo, os advogados do autor e do réu adotarão várias técnicas de análise de perfil para tentarem identificar (e remover) jurados que são menos propensos a serem simpáticos ao seu caso, enquanto mantêm os jurados considerados mais propensos a favorecerem o seu lado. Cada advogado pode eliminar um certo número de jurados da seleção. Os jurados serão questionados sobre temas como sua escolaridade, histórico judicial, profissões e assim por diante.

Após a seleção do júri, o caso é apresentado. Cada advogado tenta explicar a situação aos jurados – que geralmente têm um conhecimento limitado sobre cuidados de saúde (médicos e enfermeiros costumam ser eliminados do júri) – quanto ao padrão de atendimento para um determinado procedimento e como os réus infringiram ou não infringiram seu dever de manter esses padrões para com o paciente. Os peritos judiciais tentarão definir qual é o padrão de atendimento para a comunidade, e o autor e o réu apresentarão peritos com opiniões favoráveis à sua respectiva causa. Os advogados tentarão desacreditar os peritos da parte adversa e contestar suas opiniões. Provas são frequentemente usadas para explicar ao júri o que deveria ou não deveria ter acontecido e por que as lesões pelas quais as indenizações são pleiteadas foram causadas por erro médico do profissional.

Depois que os advogados concluem suas observações finais, o juiz "instrui" os jurados sobre seu dever e delineia o que eles podem considerar ao tomarem sua decisão. Uma vez que um caso está nas mãos de um júri, qualquer coisa pode acontecer. Muitos casos serão resolvidos por conciliação durante o curso do julgamento, pois nenhuma das partes deseja estar sujeita às decisões arbitrárias de um júri imprevisível. Caso não haja um acordo entre as partes, os jurados chegarão a um veredito. Quando um júri determina que os réus foram negligentes e que o erro foi a causa das lesões do autor, o júri determinará uma indenização apropriada. Se o valor da indenização for excepcionalmente alto, sendo considerado inconsistente com as indenizações por lesões semelhantes, o juiz pode reduzir seu valor. Obviamente, após qualquer veredicto, inúmeros recursos podem ser movidos. É importante observar que os recursos geralmente não se relacionam com os aspectos médicos do caso, mas são movidos porque o processo de julgamento em si foi de alguma forma falho.

Infelizmente, uma ação por erro médico pode levar anos para chegar a uma conclusão. O acompanhamento com um profissional de saúde mental pode ser apropriado para o réu quando o processo de litígio resulta em estresse e depressão.

Determinar o que constitui o "padrão de atendimento" é cada vez mais complicado. Nos Estados Unidos, a definição de "padrão de atendimento" varia por estado. O padrão de atendimento *não* engloba necessariamente "melhores práticas" ou mesmo o atendimento que outro médico preferiria. Em geral, o padrão de atendimento é exercido quando um paciente recebe cuidados que outros médicos sensatos em circunstâncias semelhantes considerariam adequados. A American Society of Anesthesiologists (ASA) publicou padrões que fornecem uma estrutura básica para a prática anestésica de rotina (p. ex., monitorização). Cada vez mais, uma miríade de "diretrizes" tem sido desenvolvida por várias sociedades especializadas para identificar melhores práticas de acordo com avaliações da evidência na literatura. O crescente número de diretrizes propostas pelas diversas sociedades de anestesia e outras sociedades e sua frequente atualização pode tornar difícil para os médicos se manterem informados sobre a natureza mutável da prática. Isso se torna um problema quando duas sociedades elaboram diretrizes conflitantes sobre o mesmo tema usando os mesmos dados. Da mesma forma, as informações nas quais as diretrizes se baseiam podem variar desde ensaios clínicos randomizados até a opinião de "especialistas" no campo. Por consequência, as diretrizes não têm o mesmo peso que os padrões. As diretrizes elaboradas por sociedades renomadas geralmente incluirão um aviso apropriado com base no nível de evidência usado para gerar a diretriz. No entanto, os advogados dos autores tentarão usar as diretrizes para estabelecer um "padrão de atendimento", quando, na verdade, as diretrizes clínicas são desenvolvidas para ajudar a orientar a administração da terapia. Contudo, se o desvio das diretrizes for necessário para um bom atendimento ao paciente, a justificativa para tais ações deve ser documentada no registro de anestesia, já que os advogados dos autores podem tentar usar a diretriz como um padrão de atendimento de fato.

DESFECHOS ANESTÉSICOS ADVERSOS

Incidência

Existem várias razões pelas quais é complicado mensurar com precisão a incidência de desfechos adversos relacionados à anestesia. Em primeiro lugar, muitas vezes é difícil determinar se um desfecho negativo é causado pela doença subjacente do paciente, pelo procedimento cirúrgico ou pelo manejo anestésico. Em alguns casos, os três fatores contribuem para um desfecho negativo. Desfechos clinicamente importantes e mensuráveis são relativamente raros após anestesias eletivas. Por exemplo, o óbito é um desfecho claro, e óbitos perioperatórios ocorrem com certa regularidade. No entanto, como os óbitos atribuíveis à anestesia são muito mais raros, um número consideravelmente alto de pacientes deve ser estudado para reunir conclusões com significância estatística. Mesmo assim, muitos estudos tentaram determinar a incidência de complicações devido à anestesia. Infelizmente, os estudos variam nos critérios para definir um desfecho adverso relacionado à anestesia e são limitados pela análise retrospectiva.

A mortalidade perioperatória é geralmente definida como óbito dentro de 48 horas após a cirurgia. É claro que a maioria dos óbitos perioperatórios ocorre em razão de doença pré-operatória do paciente ou do procedimento cirúrgico. Em um estudo conduzido entre 1948 e 1952, a mortalidade por anestesia nos Estados Unidos foi de aproximadamente 5.100 óbitos por ano ou 3,3 óbitos por 100.000 habitantes. Uma revisão dos arquivos de causa de morte nos Estados Unidos mostrou que a taxa de óbitos relacionados à anestesia foi de 1,1 em 1.000.000 habitantes ou um óbito anestésico a cada 100.000 procedimentos entre 1999 e 2005 (**Figura 54-1**). Esses resultados sugerem uma diminuição de 97% na mortalidade por anestesia desde a década de 1940. No entanto, um estudo de 2002 relatou uma taxa estimada de 1 óbito a cada 13.000 anestesias. Devido às diferenças na metodologia, existem discrepâncias na literatura quanto ao desempenho da anestesiologia em alcançar uma prática segura. Em um estudo de 2008 feito com 815.077 pacientes (ASA classe 1, 2 ou 3) que foram submetidos à cirurgia eletiva em hospitais do *Veterans Affairs* dos Estados Unidos, a taxa de mortalidade foi de 0,08% no dia da cirurgia.

As associações mais fortes com óbito perioperatório foram relacionadas ao tipo de cirurgia (**Figura 54-2**). Outros fatores pré-operatórios associados a um aumento do

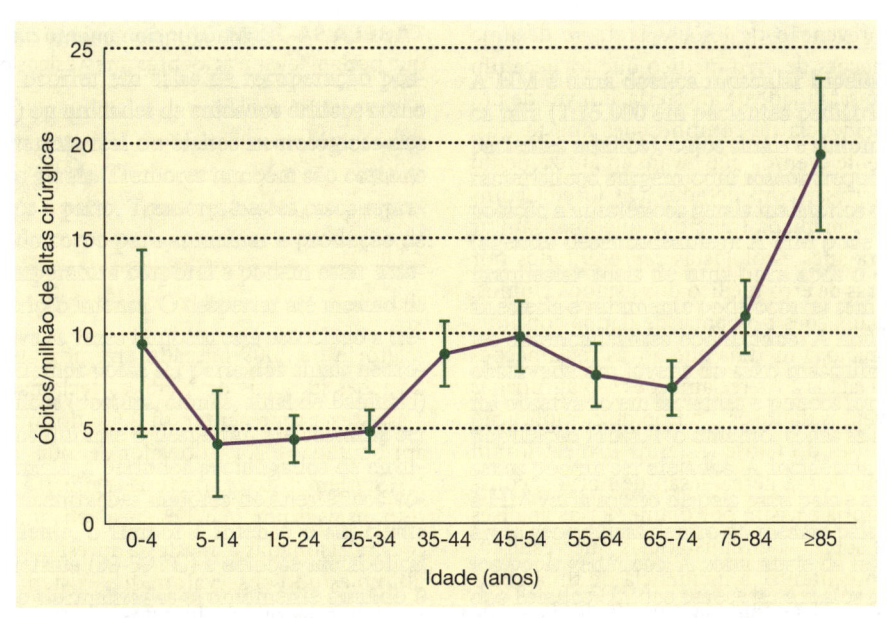

FIGURA 54-1 Taxas anuais de óbitos intra-hospitalares relacionados à anestesia por milhão de altas cirúrgicas hospitalares e intervalos de confiança de 95% por idade, Estados Unidos, 1999-2005. (Reproduzida com permissão de Li G, Warner M, Lang B, et al. Epidemiology of anesthesia-related mortality in the United States 1999–2005. Anesthesiology. Abril de 2009;110(4):759-765.)

risco de óbito incluíram dispneia, redução da concentração de albumina, aumento da bilirrubina e aumento da concentração de creatinina. Uma revisão subsequente dos 88 óbitos ocorridos no dia da cirurgia observou que 13 pacientes poderiam ter se beneficiado de um melhor cuidado anestésico, e as estimativas sugerem que o óbito poderia ter sido evitado por uma melhor prática anestésica em 1 a cada 13.900 casos. Além disso, esse estudo relatou que o período pós-cirúrgico imediato tendia a ser o momento de mortalidade inesperada. De fato, as oportunidades perdidas para melhorar o cuidado anestésico muitas vezes ocorrem após complicações, quando a "falha no resgate" contribui para o óbito do paciente.

Closed Claims Project da ASA

O objetivo do Closed Claims Project (Projeto de Casos Encerrados) da ASA é identificar eventos comuns que levam a reclamações em anestesia, padrões de lesões e

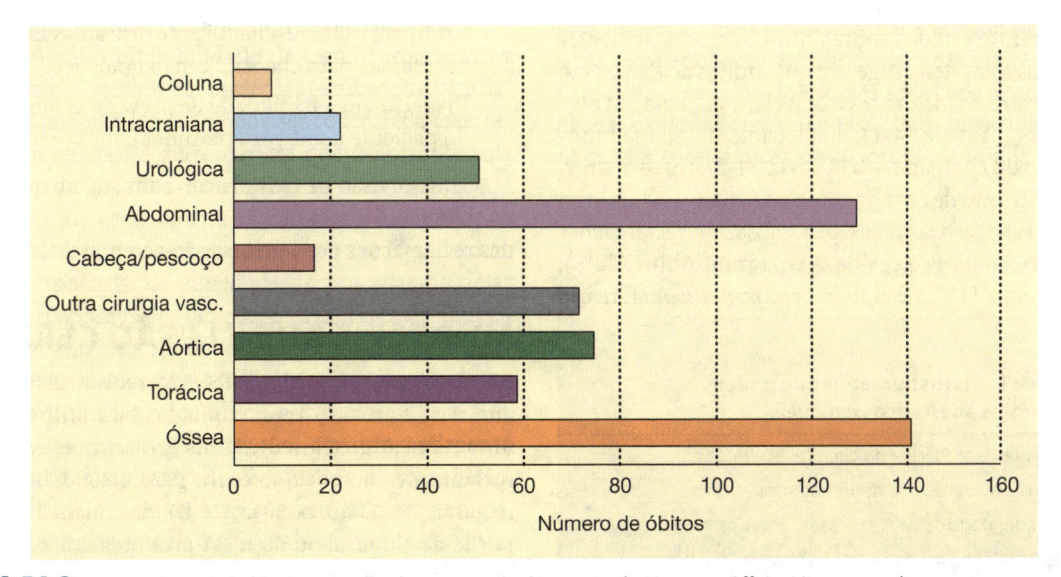

FIGURA 54-2 Número total de óbitos por tipo de cirurgia em hospitais do *Veterans Affairs*. Vasc., vascular. (Reproduzida com permissão de Bishop M, Souders J, Peterson C, et al. Factors associated with unanticipated day of surgery deaths in Department of Veterans Affairs hospitals. Anesth Analg. Dezembro de 2008;107(6):1924-1935.)

estratégias para prevenção de lesões. Trata-se de uma coleção de reclamações de erro médico que fornece um "quadro" da responsabilidade da anestesia, em vez de um estudo sobre a incidência de complicações anestésicas, uma vez que somente eventos que levam ao ajuizamento de uma ação por erro são considerados. O Closed Claims Project consiste em médicos treinados que analisam as reclamações contra anestesiologistas representados por algumas seguradoras de erro médico dos Estados Unidos. O número de reclamações no banco de dados continua a aumentar a cada ano, à medida que novas reclamações são encerradas e relatadas. As reclamações são agrupadas de acordo com eventos danosos e o tipo de complicação específica. As análises do Closed Claims Project foram relatadas para lesão de via aérea, lesão de nervos, consciência intraoperatória e assim por diante. Essas análises fornecem *insights* sobre as circunstâncias que resultam em reclamações; no entanto, a incidência de uma complicação não pode ser determinada a partir de dados de casos encerrados, porque não se sabe nem a incidência real da complicação (alguns pacientes com a complicação podem não entrar com uma ação judicial), nem quantas anestesias foram administradas para as quais a complicação específica poderia se desenvolver. Outras análises semelhantes foram realizadas no Reino Unido, onde as reclamações da Autoridade de Litígios do National Health Service (NHS) são revisadas.

Causas

❸ Os acidentes anestésicos podem ser categorizados como evitáveis ou inevitáveis. Exemplos de acidentes inevitáveis incluem reações medicamentosas idiossincráticas fatais ou qualquer desfecho negativo que ocorra apesar do manejo adequado.

No entanto, estudos sobre óbitos ou quase acidentes relacionados à anestesia sugerem que muitos acidentes são evitáveis. Entre os incidentes evitáveis, a maioria envolve erro humano (Tabela 54-1), em detrimento de mau funcionamento do equipamento (Tabela 54-2). Infelizmente, determinado grau de erro humano é inevitável. Durante a década de 1990, as três principais causas de reclamações no Closed Claims Project da ASA foram óbito (22%), lesão de nervo (18%) e danos cerebrais (9%). Em um

TABELA 54-1 Erros humanos que podem levar a acidentes anestésicos evitáveis

Desconexão não reconhecida do circuito respiratório
Administração equivocada de medicamentos
Manuseio inadequado das vias aéreas
Uso incorreto do aparelho de anestesia
Administração inadequada de fluidos
Desconexão do acesso intravenoso

TABELA 54-2 Mau funcionamento de equipamentos que podem levar a acidentes anestésicos evitáveis

Circuito respiratório
Dispositivo de monitorização
Ventilador
Aparelho de anestesia
Laringoscópio

relatório de 2009 baseado em uma análise de registros de ações judiciais da NHS, as reclamações relacionadas à anestesia representaram 2,5% do total de reclamações apresentadas e 2,4% do valor de todas as reclamações da NHS. Além disso, a anestesia regional e a obstétrica foram responsáveis por 44 e 29%, respectivamente, das reclamações relacionadas à anestesia apresentadas. Os autores do último estudo observaram que existem duas maneiras de examinar dados relacionados aos danos ao paciente: análises de incidentes críticos e de casos encerrados. Os dados do incidente clínico (ou crítico) consideram eventos que causam danos ou resultam em um "quase acidente". A comparação entre os conjuntos de dados de incidentes clínicos e as análises de casos encerrados demonstra que nem todos os eventos críticos geram reclamações e que as reclamações podem ser apresentadas na ausência de cuidados negligentes. Como consequência, os relatórios de casos encerrados devem sempre ser considerados nesse contexto.

Acredita-se que os erros de consciência situacional contribuam consideravelmente para lesões no paciente. A consciência situacional consiste em três elementos:

- **Percepção** ou detecção de informações relevantes.
- **Compreensão** ou a habilidade de usar as informações percebidas para chegar a um diagnóstico.
- **Projeção** ou a habilidade de prever a evolução clínica do paciente e mitigar quaisquer danos potenciais.

Uma revisão de casos encerrados sugere que erros de consciência situacional contribuíram para três quartos das reclamações por óbito e lesão cerebral de 2002 a 2013.

MORTALIDADE E LESÃO CEREBRAL

As tendências de óbito e lesão cerebral relacionadas à anestesia têm sido acompanhadas há muitos anos. Em um relatório do Closed Claims Project que examinou as reclamações no período entre 1975 e 2000, houve 6.750 reclamações (Figura 54-3A e B), das quais 2.613 foram por lesão cerebral ou óbito. A proporção de reclamações por lesão cerebral ou óbito era de 56% em 1975, diminuindo para 27% em 2000. Os mecanismos patológicos primários pelos quais esses desfechos ocorreram estavam

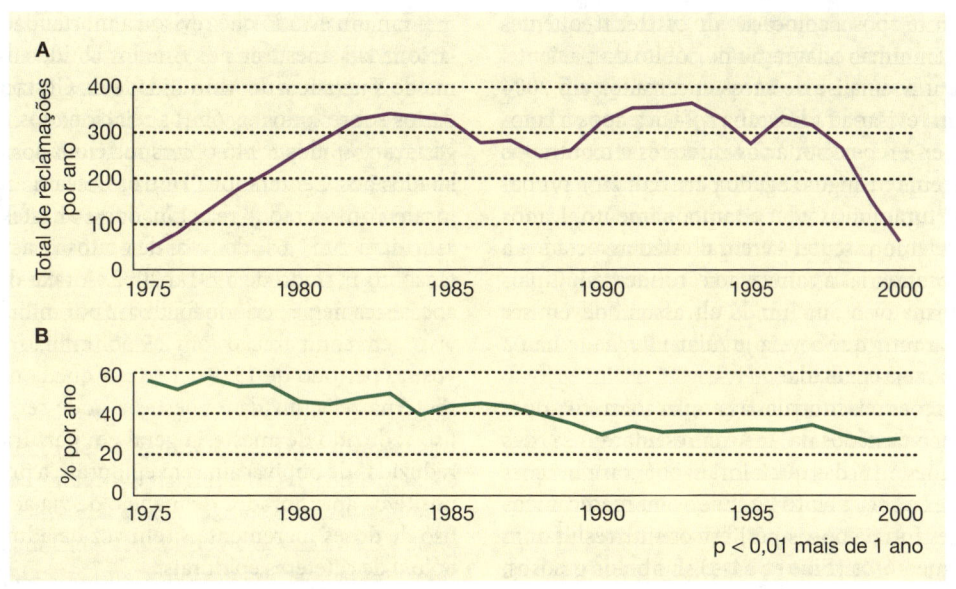

FIGURA 54-3 **A:** Número total de reclamações por ao ano. A coleta retrospectiva de dados iniciou em 1985 e seguiram sendo coletados até dezembro de 2003. **B:** As reclamações por morte ou danos cerebrais permanentes por ano como porcentagem do total de reclamações de lesão por ano. (Reproduzida com permissão de Cheney FW, Domino KB, Caplan RA, Posner KL. Nerve injury associated with anesthesia: A closed claims analysis. *Anesthesiology*. 1999 Apr; 90(4):1062-1069.)

relacionados a problemas cardiovasculares ou respiratórios. No início do período de estudo, eventos prejudiciais relacionados à respiração foram responsáveis por mais de 50% das reclamações por lesão cerebral/óbito, enquanto eventos prejudiciais relacionados ao sistema cardiovascular foram responsáveis por 27% dessas reclamações. No entanto, até o final dos anos 1980, a porcentagem de eventos prejudiciais relacionados à respiração havia diminuído, e eventos respiratórios e cardiovasculares tinham a mesma probabilidade de contribuir para lesões cerebrais graves ou óbito. Eventos prejudiciais respiratórios incluíam via aérea difícil, intubação esofágica e extubação inesperada. Eventos prejudiciais cardiovasculares geralmente eram multifatoriais. Os revisores de casos encerrados descobriram que o cuidado anestésico foi insatisfatório em 64% das reclamações em que as complicações respiratórias contribuíram para a lesão cerebral ou o óbito, mas em apenas 28% dos casos em que o principal mecanismo de lesão do paciente foi de natureza cardiovascular. A intubação esofágica, a extubação prematura e a ventilação inadequada foram os principais mecanismos pelos quais se acredita que o cuidado anestésico menos que ideal tenha contribuído para lesões respiratórias dos pacientes. A diminuição relativa de óbitos atribuídos a eventos prejudiciais respiratórios, em vez de cardiovasculares durante o período de revisão tem sido atribuídos ao aumento do uso da oximetria de pulso e da capnometria. No entanto, a falha em interpretar corretamente as leituras capnográficas contribui para a incapacidade de detectar intubações esofágicas. Uma revisão de 2019 de reclamações de intubação traqueal difícil observou que as falhas no julgamento clínico eram comuns e que os atrasos persistiam na obtenção de uma via aérea cirúrgica no cenário de "não intubo, não ventilo".

Um estudo de 2010 que examinou o conjunto de dados da Autoridade de Litígios da NHS observou que alegações relacionadas à via aérea levaram a indenizações mais altas e a desfechos piores do que as alegações não relacionadas à via aérea. De fato, a manipulação da via aérea e o cateterismo venoso central nesse banco de dados foram mais associados ao óbito de pacientes. O trauma na via aérea também gera reclamações significativas se ocorrer ruptura esofágica ou traqueal. A mediastinite pós-intubação deve sempre ser considerada quando há manipulações repetidas sem sucesso na via aérea, uma vez que a intervenção precoce apresenta a melhor oportunidade para mitigar quaisquer lesões sofridas.

CANULAÇÃO VASCULAR

As reclamações relacionadas ao acesso venoso central no banco de dados da ASA foram associadas ao óbito do paciente em 47% das vezes e representaram 1,7% das 6.449 reclamações revisadas. Complicações secundárias a embolia por fio-guia ou cateter, tamponamento, septicemia, punção da artéria carótida, hemotórax e pneumotórax contribuíram para a lesão do paciente. Embora as embolias por fio-guia e cateter geralmente estejam associadas a lesões menos graves nos pacientes, essas complicações normalmente são atribuídas a cuidados insuficientes.

O tamponamento após a colocação do cateter frequentemente resulta em uma reclamação por óbito do paciente. Os autores de uma análise de casos encerrados em 2004 recomendaram revisar a radiografia torácica após a colocação do cateter e reposicionar os cateteres encontrados no coração ou em um ângulo agudo para reduzir a probabilidade de perfuração vascular e tamponamento. Danos cerebrais e acidente vascular cerebral estão associados a reclamações secundárias à canulação carotídea. Múltiplos métodos confirmatórios, incluindo ultrassom, devem ser usados para garantir que a veia jugular interna, e não a artéria carótida, seja canulada.

As reclamações relacionadas à canulação vascular periférica no banco de dados da ASA representaram 2% das 6.849 reclamações, 91% das quais foram por complicações secundárias a extravasamento de fluidos ou medicamentos de cateteres intravenosos periféricos que resultaram em lesão dos membros (Figura 54-4). Êmbolos gasosos, infecções e insuficiência vascular secundária a espasmo ou trombose arterial também resultaram em reclamações. É interessante observar que as reclamações por cateter intravenoso em pacientes submetidos à cirurgia cardíaca formaram a maior coorte de reclamações relacionadas a cateteres intravenosos periféricos, provavelmente devido à prática rotineira de colocar os braços ao lado do paciente durante o procedimento, colocando-os fora da vista do anestesiologista. Cateteres na artéria radial parecem gerar poucos casos encerrados; no entanto, cateteres na artéria femoral podem levar a maiores complicações e potencialmente aumentar a exposição à responsabilidade.

ANESTESIA OBSTÉTRICA

Tanto a análise de incidentes críticos quanto a de casos encerrados foram relatadas em relação a complicações e mortalidade associadas à anestesia obstétrica.

Em um estudo que revisou a mortalidade materna relacionada à anestesia nos Estados Unidos usando o Sistema de Vigilância de Mortalidade na Gestação, que coleta dados sobre todos os óbitos relacionados causalmente à gestação, 86 dos 5.946 óbitos relacionados à gestação relatados aos Centers for Control Disease and Prevention foram considerados relacionados à anestesia – ou aproximadamente 1,6% do total de óbitos relacionados à gestação no período de 1991 a 2002. A taxa de mortalidade anestésica nesse período foi de 1,2 por milhão de nascidos vivos, em comparação com 2,9 por milhão de nascidos vivos no período de 1979 a 1990. A queda na mortalidade materna relacionada à anestesia pode ser secundária ao uso reduzido de anestesia geral em parturientes, a doses reduzidas de bupivacaína em epidurais, a protocolos e dispositivos aprimorados de manejo de via aérea e ao maior uso de doses incrementais (em vez de administração em bólus) de cateteres epidurais.

Em um estudo de 2009 que examinou a epidemiologia de complicações relacionadas à anestesia durante o trabalho de parto e parto no estado de Nova York, de 2002 a 2005, uma complicação relacionada à anestesia foi relatada em 4.438 de 957.471 partos (0,5%). A incidência de complicações foi maior em pacientes submetidas a cesarianas, em pacientes que moravam em áreas rurais e em pacientes com outras condições clínicas. As complicações da anestesia neuroaxial (p. ex., cefaleia pós-punção dural) foram as mais comuns, seguidas por complicações sistêmicas, incluindo aspiração ou eventos cardíacos. Outros problemas relatados estavam relacionados à dose anestésica administrada e sobredosagens não intencionais.

Análises do Closed Claims Project da ASA foram relatadas em 2009 para o período de 1990 a 2003. Desse período, 426 reclamações foram comparadas com 190 reclamações no banco de dados anterior a 1990. Após 1990, a proporção de reclamações por óbito materno ou

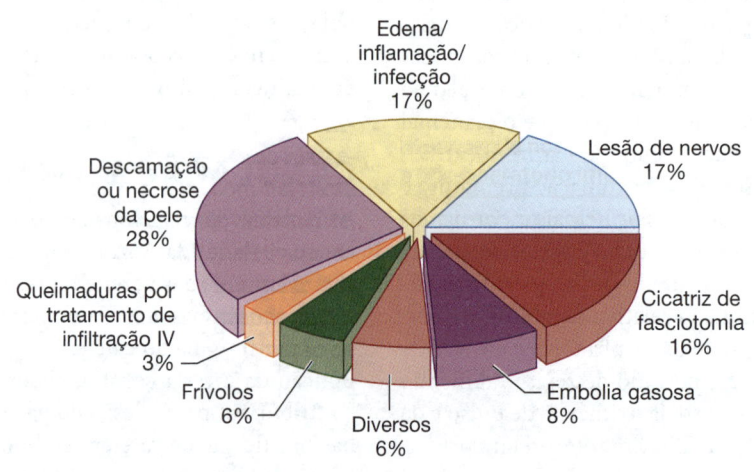

FIGURA 54-4 Lesões relacionadas a cateteres IV (n = 127). (Reproduzida com permissão de Bhananker S, Liau D, Kooner P, et al. Liability related to peripheral venous and arterial catheterization: A closed claims analysis. Anesth Analg. Julho de 2009;109(1):124-129.)

fetal foi menor do que a registrada antes de 1990. Também após 1990, o número de reclamações por lesão de nervo materna aumentou. Na revisão de reclamações em que se acreditava que a anestesia havia contribuído para o desfecho adverso, o atraso na anestesia, a má comunicação e os cuidados abaixo do padrão resultaram em desfechos negativos para o recém-nascido. Tentativas prolongadas de garantir o bloqueio neuroaxial no contexto de uma cesariana de emergência podem contribuir para desfechos fetais adversos. Além disso, a análise de casos encerrados indicou que a falta de comunicação entre o obstetra e o anestesiologista em relação à urgência do parto do recém-nascido também foi considerada um fato contributivo para o óbito neonatal e para as lesões cerebrais neonatais.

As reclamações por óbito materno foram secundárias a dificuldades respiratórias, hemorragia materna e bloqueio neuroaxial alto. A reclamação mais comum associada à anestesia obstétrica foi relacionada a lesões de nervo após anestesia regional. Lesões de nervo podem ser secundárias à anestesia e à analgesia neuroaxiais; no entanto, também podem resultar de causas obstétricas. Fragmentos retidos de cateter epidural também constituem uma fonte de reclamações relacionadas à anestesia obstétrica. A consulta neurológica precoce para identificar a fonte da lesão de nervo é sugerida para discernir se a lesão pode ser secundária a intervenções obstétricas em vez de à anestesia. Uma análise de casos encerrados de 2019 identifica bloqueio neuroaxial alto, eventos embólicos e falha na intubação como as causas de óbito materno ou lesão cerebral mais prováveis de resultarem em uma indenização.

ANESTESIA REGIONAL

Em uma análise de casos encerrados, os bloqueios de nervos periféricos estiveram envolvidos em 159 das 6.894 reclamações analisadas. As reclamações por bloqueio nervoso periférico referiram-se a óbito (8%), lesões permanentes (36%) e lesões temporárias (56%). O plexo braquial foi o local mais comum para lesão de nervo. Além de lesões oculares, a parada cardíaca pós-bloqueio retrobulbar contribuiu para reclamações de anestesiologia. A parada cardíaca e os hematomas epidurais são dois dos eventos prejudiciais mais comuns que levam a lesões graves relacionadas à anestesia regional. Hematomas neuroaxiais em pacientes obstétricos e não obstétricos foram associados à coagulopatia (seja intrínseca ao paciente ou secundária a intervenções médicas). Em um estudo, parada cardíaca relacionada à anestesia neuroaxial contribuiu com cerca de um terço das reclamações por óbito ou lesão cerebral em pacientes obstétricos e não obstétricos. Injeção intravenosa acidental e toxicidade pelo anestésico local também contribuíram para reclamações por lesão cerebral ou óbito.

As lesões nervosas constituem a terceira fonte mais comum de ações judiciais relacionadas à anestesia. Uma revisão retrospectiva dos prontuários de pacientes e de um banco de dados de reclamações mostrou que 112 de 380.680 pacientes (0,03%) apresentaram lesão de nervo perioperatória. Pacientes com hipertensão e diabetes e tabagistas tinham maior risco de desenvolver lesão de nervo perioperatória. Lesões nervosas perioperatórias podem ser causadas por compressão, estiramento, isquemia, outros eventos traumáticos e causas desconhecidas. A posição inadequada pode causar compressão nervosa, isquemia e lesão; no entanto, nem toda lesão de nervo é resultado de posição inadequada. O atendimento recebido por pacientes com lesão do nervo ulnar raramente foi considerado inadequado no banco de dados de casos encerrados da ASA. Observou-se que mesmo pacientes acordados submetidos à anestesia espinal sofreram lesões nas extremidades superiores. Além disso, muitas lesões de nervos periféricos não se manifestam até mais de 48 horas após a anestesia e a cirurgia, sugerindo que algumas lesões nervosas que ocorrem em pacientes cirúrgicos podem surgir de eventos que acontecem após o paciente deixar o ambiente da sala de cirurgia.

Uma revisão de casos encerrados de 2018 sobre lesões de nervos periféricos pós-anestesia geral não conseguiu detectar uma etiologia em quase 50% dos casos e constatou que, em 91% dos casos, o cuidado anestésico foi adequado. Isquemia, inflamação, predisposição genética e o fenômeno de "dupla compressão" podem contribuir para o desenvolvimento de neuropatia perioperatória pós-anestesia geral.

ANESTESIA PEDIÁTRICA

Em um estudo de 2007 que revisou 532 reclamações em pacientes pediátricos com menos de 16 anos de idade no banco de dados de casos encerrados da ASA de 1973 a 2000 (Figura 54-5), foi observada uma diminuição na proporção de reclamações por morte e danos cerebrais permanentes ao longo das três décadas. Da mesma forma, a porcentagem de reclamações relacionadas a eventos respiratórios também diminuiu. Em comparação a antes de 1990, a porcentagem de reclamações secundárias a eventos respiratórios diminuiu durante os anos de 1990 a 2000, representando apenas 23% das reclamações nos últimos anos do estudo em comparação com 51% das reclamações na década de 1970. Além disso, a porcentagem de reclamações que poderiam ser evitadas por meio de uma melhor monitorização diminuiu de 63% na década de 1970 para 16% na década de 1990. Óbito e danos cerebrais constituem as principais complicações pelas quais são apresentadas reclamações. Na década de 1990, eventos cardiovasculares se juntaram a complicações respiratórias como causas primárias de ações

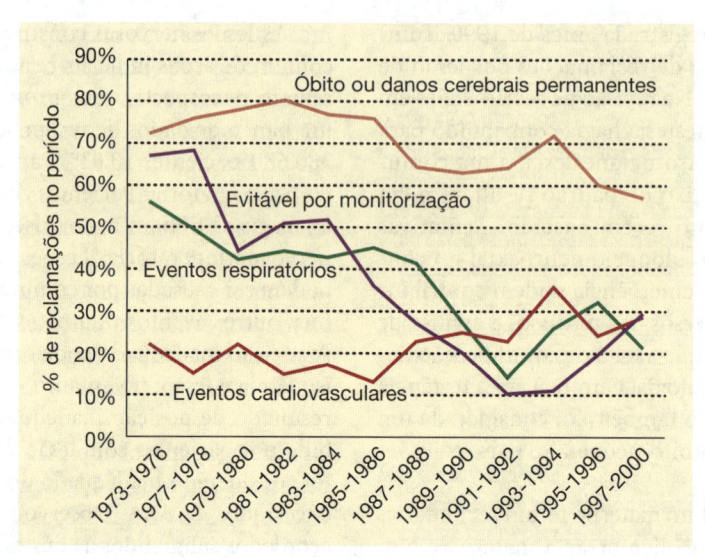

FIGURA 54-5 Tendências ao longo do tempo. Desfecho, tipo de evento e prevenção por monitorização adequada. Os anos estão agrupados para fins de ilustração. (Reproduzida com permissão de Jimenez N, Posner K, Cheney F, et al. *An update on pediatric anesthesia liability: A closed claims analysis. Anesth Analg.* Janeiro de 2007;104(1):147-129.)

judiciais de anestesia pediátrica. No estudo mencionado anteriormente, uma melhor monitorização e novas técnicas de manejo das vias aéreas podem ter reduzido a incidência de eventos respiratórios que levam a complicações passíveis de ação judicial nos últimos anos do período de revisão. Além disso, a possibilidade de uma reclamação ser apresentada devido a óbito ou lesão cerebral é maior em crianças que se enquadram nas classes 3, 4 ou 5 da ASA.

Em uma revisão do POCA (Registro de Parada Cardíaca Perioperatória Pediátrica), que coleta informações de cerca de 80 instituições norte-americanas que administram anestesia pediátrica, 193 paradas cardíacas foram relatadas em crianças entre 1998 e 2004. Durante o período de estudo, 18% das paradas cardíacas foram "relacionadas a medicamentos", em comparação com 37% de todas as paradas cardíacas durante os anos de 1994 a 1997. As paradas cardiovasculares ocorreram com mais frequência (41%), sendo hipovolemia e hipercalemia as causas mais comuns. As paradas respiratórias (27%) foram associadas com maior frequência ao laringoespasmo. A colocação de cateter venoso central com lesão vascular resultante também contribuiu para algumas paradas perioperatórias. As paradas cardíacas devido a causas cardiovasculares ocorreram com mais frequência durante a cirurgia, enquanto as paradas devido a causas respiratórias tenderam a ocorrer após a cirurgia.

Uma revisão de dados do POCA com foco em crianças com cardiopatia congênita constatou que essas crianças tinham mais probabilidade de sofrer uma parada perioperatória secundária a uma causa cardiovascular. Em particular, crianças com um ventrículo único apresentaram um risco elevado de parada perioperatória. Crianças com estenose aórtica e miocardiopatia também manifestaram um risco elevado de parada cardíaca perioperatória.

Cada vez mais, crianças obesas são submetidas à anestesia e à cirurgia. Essas crianças têm um risco particular de apneia obstrutiva do sono, sensibilidade elevada aos opioides e parada respiratória. Em particular, óbito e lesão neurológica foram relatadas após a amigdalectomia em crianças com risco de apneia do sono. Crianças em risco exigem um período prolongado de monitorização pós-operatória para prevenir o óbito por apneia perioperatória.

ANESTESIA FORA DA SALA DE CIRURGIA E CUIDADO ANESTÉSICO MONITORADO

A revisão do banco de dados do Closed Claims Project da ASA indica que a anestesia em locais remotos (fora da sala de cirurgia) representa um risco para os pacientes devido a hipoventilação e sedação excessivas. O cuidado com a anestesia em locais remotos era mais passível de envolver reclamações por óbito do que o cuidado com a anestesia na sala de cirurgia (54% *vs.* 29%, respectivamente). A sala de endoscopia e o laboratório de cateterismo cardíaco foram os locais mais citados nas reclamações. O cuidado anestésico monitorado (CAM) foi a técnica mais comum adotada nessas reclamações. Eventos respiratórios adversos foram de longe os responsáveis com mais frequência pela lesão.

Uma análise do banco de dados do Closed Claims Project da ASA focando no CAM também revelou que a sedação excessiva e a parada respiratória levaram frequentemente a reclamações. Reclamações por queimaduras sofridas em incêndios na sala de cirurgia também foram encontradas no banco de dados. Oxigênio suplementar, campos cirúrgicos, mistura de soluções preparatórias antissépticas inflamáveis e cauterização cirúrgica se combinam para produzir o potencial de incêndios na sala de cirurgia (ver Capítulo 2).

PROBLEMAS DE EQUIPAMENTO

"Problemas de equipamento" é provavelmente um termo inadequado; a revisão do Closed Claims Project da ASA de 72 reclamações envolvendo sistemas de distribuição de gases descobriu que o *uso inadequado* do equipamento era três vezes mais comum do que a *falha do equipamento*. As reclamações de distribuição de gases anestésicos diminuíram nos últimos anos, representando apenas 1% das reclamações no novo milênio. O uso inadequado do equipamento pelo profissional foi associado a lesões graves do paciente.

Erros na administração de medicamentos também geralmente envolvem erro humano. Estima-se que até 20% das doses de medicamentos administrados a pacientes hospitalizados estejam incorretas. Erros na administração de medicamentos representam 4% dos casos no Closed Claims Project da ASA. Erros que resultam em reclamações ocorrem com maior frequência devido à dose incorreta ou à administração não intencional do medicamento errado (troca de seringas). Nesta última categoria, a administração acidental de epinefrina se mostrou particularmente perigosa.

Outro tipo de erro humano ocorre quando o problema mais crítico é ignorado porque a atenção do anestesiologista está inadequadamente focada em um problema menos importante ou em uma solução incorreta (*erro de fixação*). Muitos acidentes anestésicos graves estão frequentemente associados a distrações e outros fatores (Tabela 54-3). O impacto prejudicial da maioria das falhas de equipamento pode ser reduzido ou evitado quando o problema é identificado durante a inspeção e a verificação pré-operatórias obrigatórias da estação de trabalho de anestesia. Muitas fatalidades anestésicas ocorrem somente após uma série de circunstâncias coincidentes, erros de julgamento e erros técnicos combinados (*cadeia de erros*).

Prevenção

As seringas e ampolas de medicamentos no local de trabalho devem ser restritas às necessárias para o paciente atual a fim de minimizar erros na administração de medicamentos. Os medicamentos devem ser consistentemente diluídos na mesma concentração e da mesma maneira para cada uso, e devem ser claramente rotulados. Sistemas informatizados para leitura de rótulos de medicamentos com código de barras podem ajudar a reduzir erros de medicação.

A conduta de todas as anestesias deve seguir um padrão previsível em que o anestesiologista avalia ativamente os monitores, o campo cirúrgico e o paciente de forma recorrente. Em particular, o posicionamento do paciente deve ser frequentemente reavaliado para evitar a possibilidade de lesões por compressão ou estiramento nervoso. Cada vez mais, protocolos ou algoritmos, ou ambos, são disponibilizados em áreas de anestesia para garantir a conformidade com listas de verificação antes do procedimento, padronizar as respostas a eventos adversos e minimizar erros relacionados à transferência de atendimento do paciente entre os profissionais médicos. De acordo com um estudo de coorte retrospectivo de 2018, a transferência de cuidados de anestesia entre os profissionais está associada a uma maior incidência de eventos pós-operatórios adversos em comparação com casos em que nenhuma transferência intraoperatória ocorreu. Como consequência, esforços para minimizar o número de transferências de cuidados e padronizar o processo para as transferências necessárias são elementos-chave da gestão de qualidade do paciente.

LESÃO DAS VIAS AÉREAS

A inserção diária de tubos endotraqueais (particularmente com estiletes), máscaras laríngeas, cânulas orais/nasais, tubos gástricos, sondas de ecocardiografia transesofágica (ETE), dilatadores esofágicos (*bougie*) e vias aéreas de emergência envolve o risco de danos às vias aéreas. Relatos comuns de pacientes, como dor de garganta e disfagia, geralmente são autolimitantes, mas também podem ser sintomas inespecíficos de complicações mais graves.

TABELA 54-3 Fatores associados a erros humanos e ao uso inadequado do equipamento

Fator	Exemplo
Preparação inadequada	Falta de verificação do aparelho ou de avaliação pré-operatória; pressa e descuido; pressão de produção
Experiência e treinamento inadequados	Falta de familiaridade com a técnica ou equipamento anestésico
Limitações ambientais	Incapacidade de visualizar o campo cirúrgico; falta de comunicação com cirurgiões
Fatores físicos e emocionais	Fadiga; distração causada por problemas pessoais

A lesão persistente mais comum nas vias aéreas é a lesão dental. Em um estudo retrospectivo de 600.000 casos cirúrgicos, a incidência de lesões que exigiram intervenção e reparo dentário foi de aproximadamente 1 em 4.500. Na maioria dos casos, a laringoscopia e a intubação endotraqueal estavam envolvidas, e os incisivos superiores foram aqueles que sofreram lesões com maior frequência. Os principais fatores de risco para lesão dental incluíram intubação traqueal, má dentição preexistente e características do paciente associadas ao manejo difícil das vias aéreas (incluindo movimento limitado do pescoço, cirurgia anterior de cabeça e pescoço, anormalidades craniofaciais e histórico de intubação difícil).

As lesões laríngeas incluíram paralisia das pregas vocais, granuloma e deslocamento de aritenoides. A maioria das lesões traqueais estava associada à traqueotomia cirúrgica de emergência; no entanto, algumas estavam relacionadas à intubação endotraqueal. Algumas lesões ocorreram durante intubações aparentemente fáceis e rotineiras. Os mecanismos propostos incluem movimento excessivo do tubo na traqueia e inflação excessiva do balonete, levando à necrose por pressão. Perfurações esofágicas contribuíram para o óbito de 5 dos 13 pacientes analisados. A perfuração esofágica muitas vezes se manifesta com enfisema subcutâneo ou pneumotórax de início tardio, estado febril inesperado e sepse. A perfuração faringoesofágica está associada à intubação difícil, à idade superior a 60 anos e ao sexo feminino. Assim como na perfuração traqueal, os sinais e sintomas são frequentemente tardios no início. Dor de garganta, dor cervical e tosse no início evoluem para febre, disfagia e dispneia, à medida que a mediastinite, o abscesso ou a pneumonia se desenvolvem. Taxas de mortalidade de até 50% foram relatadas após perfuração esofágica, com melhores desfechos atribuíveis à detecção e ao tratamento rápidos.

Minimizar o risco de lesão das vias aéreas começa com a avaliação pré-operatória. A documentação da dentição atual (incluindo procedimentos dentários) deve ser incluída. O algoritmo da ASA para manejo de via aérea difícil é um guia útil que deve estar imediatamente disponível em todas as áreas de anestesia.

LESÃO DE NERVO PERIFÉRICO

O nervo periférico lesionado com maior frequência é o nervo ulnar (Figura 54-6). Em um estudo retrospectivo com mais de 1 milhão de pacientes, a neuropatia ulnar (persistente por mais de 3 meses) ocorreu em aproximadamente 1 de 2.700 pacientes. De interesse, os sintomas iniciais foram observados com mais frequência mais de 24 horas após um procedimento cirúrgico. Os fatores de risco incluíram sexo masculino, período de hospitalização

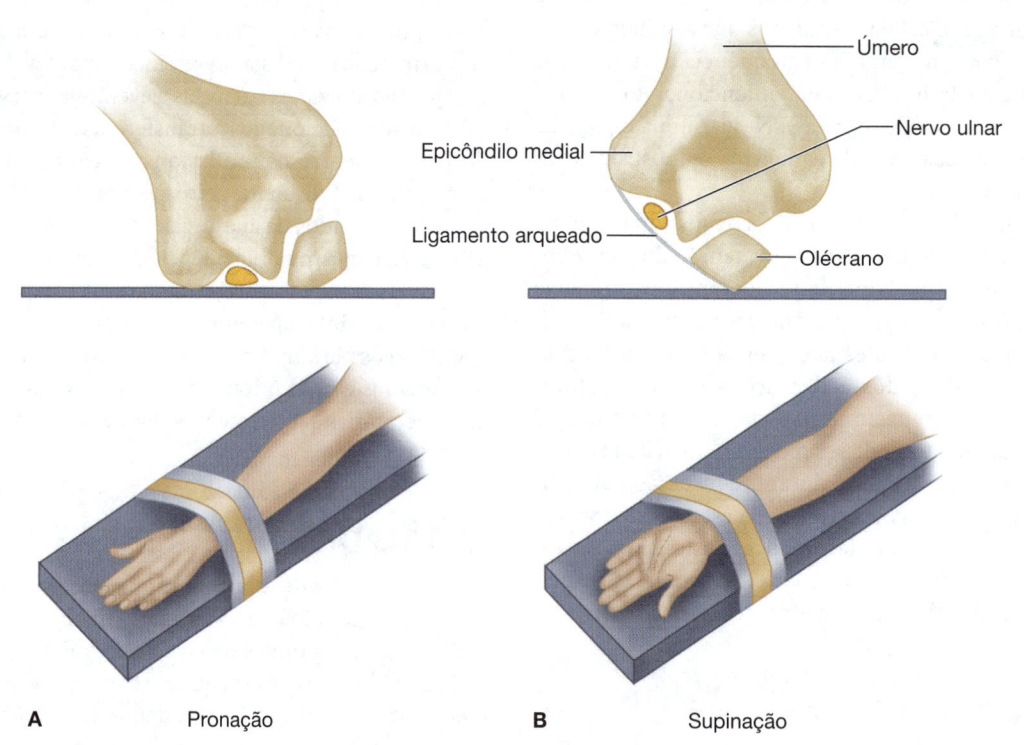

FIGURA 54-6 **A:** A pronação do antebraço pode causar compressão externa do nervo ulnar no túnel cubital. **B:** A supinação do antebraço evita esse problema. (Modificada com permissão de Wadsworth TG. *The cubital tunnel and the external compression syndrome. Anesth Analg.* Março--Abril de 1974;53(2):303-308.)

superior a 14 dias e biotipo corporal muito magro ou obeso. Mais de 50% desses pacientes recuperaram a função sensorial e motora completa em 1 ano. A técnica anestésica não foi implicada como fator de risco; 25% dos pacientes com neuropatia ulnar passaram por cuidados monitorados ou técnica regional de membros inferiores. Muitas neuropatias ulnares ocorreram apesar da anotação de acolchoamento extra sobre a área do cotovelo.

O papel do posicionamento

A pressão externa sobre um nervo pode comprometer sua perfusão e prejudicar sua integridade celular, resultando em edema, isquemia e necrose. Lesões por pressão são particularmente prováveis quando os nervos passam por compartimentos fechados ou seguem um curso superficial (p. ex., o nervo fibular ao redor da fíbula). Neuropatias pós-operatórias nos membros inferiores, especialmente aquelas que envolvem o nervo fibular, foram associadas à posição de litotomia com ângulos extremos (altos) ou durações prolongadas (maiores que 2 h). Outros fatores de risco para neuropatia pós-operatória nos membros inferiores incluem hipotensão, hábito corporal magro, idade avançada, doença vascular, diabetes e tabagismo. Um "rolo" axilar (torácico) é comumente usado para reduzir a pressão no ombro inferior e no plexo braquial de pacientes na posição lateral. Esse rolo deve estar localizado abaixo da axila para evitar pressão direta no plexo braquial e deve ser grande o suficiente para aliviar qualquer pressão do colchão sobre o ombro inferior.

Os dados são convincentes de que algumas lesões nervosas periféricas pós-operatórias não são evitáveis. O risco de neuropatia periférica deve ser incluído em discussões que levem a um consentimento informado. Quando possível, pacientes com contraturas (ou outras causas de flexibilidade limitada) podem ser posicionados antes da indução da anestesia para verificar a viabilidade e o desconforto. A posição final deve ser avaliada antes do cobrimento com o campo cirúrgico. Na maioria das circunstâncias, a cabeça e o pescoço devem ser mantidos em uma posição neutra. Os suportes de ombro para pacientes mantidos na posição de Trendelenburg íngreme devem ser evitados, se possível (assim como a posição de Trendelenburg íngreme em si, se viável), e a abdução e a rotação lateral do ombro devem ser minimizadas. Os membros superiores não devem ser estendidos além de 90°. (Não deve haver compressão externa contínua no joelho, tornozelo ou calcanhar.) Embora as lesões ainda possam ocorrer, o uso de almofadas adicionais pode ser útil em áreas vulneráveis. A documentação deve incluir informações sobre a posição, incluindo a presença de almofadas. Por fim, os pacientes que relatam disfunção sensorial ou motora no período pós-operatório devem ser tranquilizados de que isso é geralmente uma condição temporária, e a função motora e sensorial deve ser documentada. Quando os sintomas persistem por mais de 24 horas, o paciente deve ser encaminhado para um neurologista, fisiatra ou cirurgião de mão que tenha conhecimento sobre lesões de nervos perioperatórios para avaliação. Testes fisiológicos, como exames de condução nervosa e eletromiográficos, podem ser úteis para documentar se as lesões de nervos são uma condição nova ou crônica. Neste último caso, fibrilações serão observadas em músculos cronicamente desnervados. Fibrilações não devem estar presentes nos primeiros dias após uma lesão de nervo aguda.

Complicações relacionadas à posição

As mudanças de posição corporal têm consequências fisiológicas que podem ser exageradas em estados patológicos. A anestesia geral e regional pode limitar a resposta cardiovascular a essa mudança. Mesmo as posições que são seguras por curtos períodos podem eventualmente levar a complicações em pessoas que não conseguem se mover em resposta à dor. A anestesia regional e a geral anulam os reflexos de proteção e predispõem os pacientes a lesões.

Muitas complicações, incluindo embolia gasosa, cegueira devido à pressão sustentada no globo ocular e amputação de dedos após lesão por esmagamento, podem ser causadas por uma posição inadequada do paciente (Tabela 54-4). Essas complicações são mais bem evitadas avaliando as limitações posturais do paciente durante a visita pré-anestésica; acolchoando pontos de pressão, nervos suscetíveis e qualquer área do corpo que *possivelmente* entrará em contato com a mesa de cirurgia ou seus acessórios; evitando a flexão ou extensão de uma articulação até o seu limite; fazendo o paciente acordado assumir a posição cirúrgica para garantir o conforto; e compreendendo as potenciais complicações de cada posição. Os monitores muitas vezes precisam ser desconectados durante o reposicionamento do paciente, tornando esse um momento de maior risco para distúrbios hemodinâmicos ou de hipoventilação não reconhecidos.

Síndromes compartimentais podem ser causadas por hemorragia em um espaço fechado após punção vascular ou obstrução prolongada do fluxo venoso, particularmente quando associadas à hipotensão. Em casos graves, isso pode causar necrose muscular, mioglobinúria e danos nos rins, a menos que a pressão dentro do compartimento da extremidade seja aliviada por meio de descompressão cirúrgica (fasciotomia) ou no compartimento abdominal por laparotomia.

CONSCIÊNCIA SOB ANESTESIA GERAL

Uma série contínua de relatos da mídia tem incutido o medo da consciência sob anestesia geral na mente da população. Relatos de recordação e impotência enquanto

TABELA 54-4 Complicações associadas à posição do paciente

Complicação	Posição	Prevenção
Embolia gasosa venosa	Sentado, pronado, Trendelenburg invertido	Manter pressão venosa adequada; ligar veias "abertas"
Alopecia	Decúbito dorsal, litotomia, Trendelenburg	Evitar hipotensão prolongada, acolchoamento e rotação ocasional da cabeça
Dor lombar	Qualquer uma	Manter suporte lombar, acolchoamento e leve flexão do quadril
Síndromes compartimentais dos membros	Especialmente em litotomia	Manter a pressão de perfusão e evitar compressão externa
Abrasão de córnea	Qualquer posição, mas especialmente decúbito ventral	Proteger com fita ou lubrificação do olho
Amputação de dedos	Qualquer uma	Verificar a presença de dedos salientes antes de alterar a configuração da mesa
Paralisias nervosas		
Plexo braquial	Qualquer uma	Evitar estiramentos ou compressão direta no pescoço, ombro ou axila
Peroneal comum	Posição de litotomia, decúbito lateral	Evitar pressão sustentada na face lateral da fíbula superior
Radial	Qualquer uma	Evitar compressão do úmero lateral
Ulnar	Qualquer uma	Evitar pressão sustentada no sulco ulnar
Isquemia da retina	Decúbito ventral, sentado	Evitar pressão sobre o globo ocular
Necrose de pele	Qualquer uma	Evitar pressão sustentada sobre proeminências ósseas

paralisados tornaram a inconsciência uma preocupação primária de pacientes submetidos à anestesia geral. Quando a consciência intraoperatória não intencional ocorre, os pacientes podem apresentar sintomas que variam de leve ansiedade a transtorno de estresse pós-traumático (p. ex., distúrbios do sono, pesadelos, dificuldades sociais).

Embora a incidência seja difícil de mensurar, aproximadamente 2% dos casos encerrados no banco de dados do Closed Claims Project da ASA dizem respeito à consciência sob anestesia. A análise do banco de dados da Autoridade de Litígios da NHS de 1995 a 2007 revelou que 19 das 93 reclamações relevantes envolviam "paralisia consciente". Claramente, a consciência é de grande preocupação para os pacientes e pode levar a ações judiciais. Determinados tipos de cirurgias são mais frequentemente associados à consciência, incluindo as de trauma grave, obstetrícia e procedimentos cardíacos extensos. Em alguns casos, a consciência durante a anestesia pode ser resultado da redução da profundidade da anestesia que é tolerada pelo paciente. Estudos iniciais relataram taxas de recordação de eventos intraoperatórios durante cirurgias de trauma extensas de até 43%; a incidência de consciência durante cirurgias cardíacas e cesarianas é de 1,5 e 0,4%, respectivamente. Em 1999, o Closed Claims Project da ASA relatou 79 reclamações por consciência; cerca de 20% das reclamações foram de paralisia consciente, e o restante foi de recordações durante a anestesia geral. A maioria das reclamações de paralisia consciente foi considerada resultado de erros na rotulagem e na administração de medicamentos, como administrar paralisantes antes de induzir a anestesia. Desde a revisão de 1999, mais 71 casos apareceram no banco de dados. Reclamações de recordações foram mais comuns em mulheres submetidas à anestesia geral sem agente volátil. Pacientes com histórico de abuso de substâncias de longo prazo podem ter requisitos elevados de anestesia que, se não atendidos, podem levar à consciência.

Outras causas específicas de consciência incluem administração inadequada de anestésico inalatório (p. ex., devido a mau funcionamento do vaporizador) e erros de medicação. Alguns pacientes podem relatar consciência quando, na verdade, receberam anestesia monitorada ou anestesia regional com sedação moderada; portanto, os anestesiologistas devem garantir que os pacientes tenham expectativas apropriadas quando as técnicas regionais ou locais são utilizadas. Da mesma forma, pacientes que solicitam anestesia regional ou local porque querem "ver tudo" ou "manter o controle" muitas vezes podem ficar irritados quando a sedação reduz a sua memória da experiência perioperatória. Em todos os casos, uma discussão franca entre a equipe de anestesia e o paciente é necessária para evitar expectativas irreais.

Alguns profissionais médicos rotineiramente discutem a possibilidade de recordações intraoperatórias e as medidas que serão tomadas para minimizá-las como parte do consentimento informado para a anestesia geral. Isso faz sentido particularmente para aqueles procedimentos nos quais a recordação é mais provável. Também é aconselhável lembrar os pacientes que estão passando por anestesia monitorada com sedação que a consciência é esperada. Os anestésicos voláteis devem ser administrados em um nível consistente com a amnésia. Se isso não for possível, benzodiazepínicos (ou escopolamina, ou ambos) podem ser administrados. O movimento do paciente pode indicar profundidade anestésica inadequada. A documentação deve incluir concentrações finais de gases anestésicos (quando disponíveis) e dosagens de fármacos amnésticas. O uso de um monitor de índice bispectral (BIS) ou monitores similares pode ser útil, embora estudos clínicos randomizados tenham falhado em demonstrar uma redução na incidência de consciência com o uso do BIS quando comparado com concentrações apropriadas de agentes voláteis. Por fim, se houver evidência de consciência intraoperatória durante as visitas pós-operatórias, o médico deve obter um relato detalhado da experiência, responder às perguntas do paciente, ser muito empático e encaminhar o paciente para acompanhamento psicológico, se apropriado. De acordo com um relatório do North American Anaesthesia Awareness Registry, a maioria dos pacientes que relatam consciência estão insatisfeitos com a forma como suas preocupações são abordadas.

LESÃO OCULAR

Uma gama de lesões oculares perioperatórias, desde abrasão simples da córnea até cegueira, foi relatada. A abrasão da córnea é de longe a lesão ocular mais comum e transitória. O Closed Claims Project da ASA identificou um pequeno número de reclamações por abrasão, em que a causa raramente foi identificada (20%) e a incidência de lesão permanente foi baixa (16%). Também identificou um subconjunto de reclamações por cegueira causada pelo movimento do paciente durante a cirurgia oftalmológica. Esses casos ocorreram em pacientes que receberam tanto anestesia geral quanto cuidados anestésicos monitorados.

Embora a causa da abrasão da córnea possa não ser óbvia, fechar firmemente as pálpebras com fita adesiva ou uma bandagem adesiva transparente após a perda de consciência (mas antes da intubação) e evitar o contato direto entre os olhos e as máscaras de oxigênio, cortinas, acessos e travesseiros (particularmente durante cuidados anestésicos monitorados, transporte e posições não supinas) pode ajudar a minimizar a possibilidade de lesão. A profundidade anestésica adequada (e, na maioria dos casos, a paralisia) deve ser mantida para evitar movimentos durante a cirurgia oftalmológica sob anestesia geral. Os pacientes submetidos a CAM devem entender que o movimento sob cuidados monitorados é perigoso e, portanto, que apenas sedação mínima pode ser administrada para garantir que possam cooperar. Deve-se manter vigilância em relação à propensão dos pacientes em querer esfregar os olhos após despertar da anestesia, especialmente em resposta à visão borrada secundária ao uso residual de lubrificante oftálmico. O tratamento inicial consiste em agentes anestésicos tópicos, profilaxia antibiótica e colírios lubrificantes para os olhos. A maioria das abrasões da córnea cicatriza em 72 horas. Uma consulta oftalmológica é indicada se a cicatrização se prolongar ou se os sintomas piorarem.

A perda de visão no pós-operatório ocorre com maior frequência após circulação extracorpórea, dissecção radical de pescoço e cirurgias espinais em decúbito ventral, e os sintomas variam de diminuição da acuidade visual até cegueira completa. A neuropatia óptica isquêmica (NOI) é agora a causa mais comum de perda de visão no pós-operatório. Tanto fatores pré-operatórios quanto intraoperatórios podem contribuir. Muitos relatos de casos implicam hipertensão preexistente, diabetes, doença arterial coronariana e tabagismo, sugerindo que anormalidades vasculares pré-operatórias podem desempenhar um papel. Hipotensão deliberada intraoperatória e anemia também foram implicadas em cirurgias da coluna vertebral, talvez por seu potencial de reduzir o suprimento de oxigênio. Por fim, o tempo cirúrgico prolongado em posições que comprometem o fluxo venoso (decúbito ventral, cefalodeclive, abdome comprimido) também foi considerado um fator nas cirurgias de coluna. Os sintomas geralmente se manifestam imediatamente após o despertar da anestesia, contudo, foram relatados até 12 dias após a cirurgia. A análise dos registros de casos enviados para o Registro de Perda de Visão Pós-Operatória da ASA revelou que a perda de visão foi secundária à NOI em 83 de 93 casos. A instrumentação da coluna vertebral foi associada à NOI quando a cirurgia durou mais de 6 horas e a perda de sangue foi superior a 1 L. A NOI pode ocorrer em pacientes cujos olhos estão livres de pressão secundária ao uso de fixação por pinos, indicando que pressão direta no olho não é necessária para produzir NOI. A cegueira cortical também pode ocorrer perioperatoriamente em associação com hipoperfusão profunda ou cargas embólicas. A recuperação da cegueira cortical é mais provável do que de outras causas de perda de visão perioperatória. O aumento da pressão venosa em pacientes na posição de Trendelenburg pode reduzir o fluxo sanguíneo para o nervo óptico.

É difícil formular recomendações para prevenir essa complicação porque os fatores de risco para NOI muitas vezes são inevitáveis. Passos que podem ser tomados incluem (1) limitar o grau e a duração da hipotensão controlada (deliberada), (2) transfundir pacientes gravemente anêmicos que parecem estar em risco de NOI e (3) discutir com o cirurgião a possibilidade de procedimentos em estágios nos pacientes de alto risco para limitar procedimentos prolongados.

É importante observar que a perda de visão no pós-operatório também pode ser causada por outros mecanismos, incluindo glaucoma de ângulo fechado, fenômeno embólico no córtex ou na retina ou síndrome de encefalopatia posterior reversível (SEPR). Esta última está relacionada a edema cerebral nas regiões parietais e occipitais. A avaliação imediata é aconselhável nessas circunstâncias.

PARADA CARDIORRESPIRATÓRIA DURANTE ANESTESIA ESPINAL

A parada cardiorrespiratória súbita durante uma anestesia espinal (raquianestesia) rotineira é uma complicação incomum. O relato inicial publicado foi uma análise de casos encerrados de 14 pacientes jovens (idade média de 36 anos), relativamente saudáveis (estado físico I a II da ASA) que receberam doses apropriadas de anestésico local, produzindo um nível de bloqueio dermatomal alto antes da parada (nível T4). A insuficiência respiratória com hipercapnia devido a sedativos foi considerada um fator contribuinte potencial. O tempo médio desde a indução da anestesia espinal até a parada foi de 36 minutos e, em todos os casos, a parada foi precedida por um declínio gradual na frequência cardíaca e na pressão arterial. Logo antes da parada, os sinais mais comuns foram bradicardia, hipotensão e cianose. O tratamento consistiu em suporte ventilatório, efedrina, atropina, reanimação cardiopulmonar (duração média de 10,9 min) e epinefrina. Apesar dessas intervenções, 10 pacientes permaneceram em coma e quatro pacientes recuperaram a consciência com déficits neurológicos significativos. Um estudo subsequente concluiu que tais paradas tinham pouca relação com a sedação, mas estavam relacionadas a graus extensos de bloqueio simpático, com tônus vagal sem oposição e bradicardia profunda. O tratamento rápido e apropriado da bradicardia e da hipotensão deve minimizar a probabilidade de bradicardia profunda, bloqueio cardíaco completo ou parada cardíaca. O tratamento precoce da bradicardia com atropina pode prevenir uma espiral descendente. Doses graduais de efedrina, epinefrina e outros fármacos vasoativos devem ser administradas para tratar a hipotensão. Se ocorrer uma parada cardiorrespiratória, suporte ventilatório, reanimação cardiopulmonar e doses completas de atropina e epinefrina devem ser administrados prontamente.

PERDA AUDITIVA

A perda auditiva no período perioperatório geralmente é transitória e muitas vezes não é reconhecida. A incidência de perda auditiva de baixa frequência após punção da dura-máter pode atingir um nível de 50%. Isso parece ocorrer devido ao vazamento do líquido cerebrospinal e, se persistente, pode ser aliviado com um tampão sanguíneo epidural (*blood patch*). A perda auditiva após a anestesia geral pode ocorrer em razão de uma variedade de causas e é muito menos previsível. Os mecanismos incluem barotrauma da orelha média, lesão vascular e ototoxicidade de fármacos (aminoglicosídeos, diuréticos de alça, anti-inflamatórios não esteroides, agentes antineoplásicos).

REAÇÕES ALÉRGICAS

As reações de hipersensibilidade (ou alérgicas) são respostas imunes exageradas à estimulação antigênica em pessoas previamente sensibilizadas. O antígeno, ou alérgeno, pode ser uma proteína, polipeptídeo ou molécula menor. Além disso, o alérgeno pode ser a própria substância, um metabólito ou um produto de degradação. Os pacientes podem ser expostos a antígenos por meio do trato respiratório, trato gastrintestinal, olhos e pele e de exposição intravenosa, intramuscular ou peritoneal prévia.

A *anafilaxia* ocorre quando agentes inflamatórios são liberados de basófilos e mastócitos como resultado de um antígeno interagindo com imunoglobulina (Ig) E. As *reações anafilactoides* se manifestam da mesma forma que as reações anafiláticas, mas não são o resultado de uma interação com IgE. Ativação direta do complemento e ativação do complemento mediada por IgG podem resultar em liberação e atividade de mediadores inflamatórios semelhantes.

Dependendo do antígeno e dos componentes do sistema imune envolvidos, as reações de hipersensibilidade são tradicionalmente divididas em quatro tipos (Tabela 54-5). Em muitos casos, um alérgeno (p. ex., látex) pode causar mais de um tipo de reação de hipersensibilidade. As reações do tipo I envolvem antígenos que

TABELA 54-5 Reações de hipersensibilidade

Tipo I (imediato)
Atopia
Urticária-angioedema
Anafilaxia
Tipo II (citotóxico)
Reações transfusionais hemolíticas
Anemia hemolítica autoimune
Trombocitopenia induzida por heparina
Tipo III (complexo imune)
Reação de Arthus
Doença do soro
Pneumonite de hipersensibilidade aguda
Tipo IV (celular, tardio)
Dermatite de contato
Hipersensibilidade tipo tuberculínica
Pneumonite de hipersensibilidade crônica

se ligam a anticorpos IgE, desencadeando a liberação de mediadores inflamatórios dos mastócitos. Nas reações do tipo II, anticorpos IgG que se fixam ao complemento (fixação de C1) ligam-se aos antígenos nas superfícies celulares, ativando a via clássica do complemento e lisando as células. Exemplos de reações do tipo II incluem reações transfusionais hemolíticas e trombocitopenia induzida por heparina. As reações do tipo III ocorrem quando complexos imunes antígeno-anticorpo (IgG ou IgM) são depositados nos tecidos, ativando o complemento e gerando fatores quimiotáticos que atraem neutrófilos para a área. Os neutrófilos ativados causam lesões teciduais, liberando enzimas lisossômicas e produtos tóxicos. Reações tipo III incluem reações de doença do soro e pneumonite de hipersensibilidade aguda. Reações tipo IV, frequentemente chamadas de *reações de hipersensibilidade tardia*, são mediadas por linfócitos T CD4$^+$ que foram sensibilizados por uma exposição anterior a um antígeno específico. Exemplos de reações tipo IV estão associados a tuberculose, histoplasmose, esquistossomose, pneumonite de hipersensibilidade e alguns distúrbios autoimunes.

1. Reações de hipersensibilidade imediata

A exposição inicial de uma pessoa suscetível a um antígeno induz os linfócitos T CD4$^+$ a produzirem linfocinas que ativam e transformam os linfócitos B específicos em células plasmáticas, produzindo anticorpos IgE específicos para o antígeno (**Figura 54-7**). A porção Fc desses anticorpos, então, se associa com receptores de alta afinidade na superfície celular de mastócitos teciduais e basófilos circulantes. Durante exposições subsequentes ao antígeno, este se liga à porção Fab de anticorpos IgE adjacentes na superfície dos mastócitos, induzindo a degranulação e a liberação de mediadores lipídicos inflamatórios e citocinas adicionais a partir do mastócito. O resultado final é a liberação de histamina, triptase, proteoglicanos (heparina e sulfato de condroitina) e carboxipeptidases. Uma concentração elevada de triptase no contexto de sinais clínicos de hipersensibilidade indica a ativação do mastócito e é o exame diagnóstico de escolha para reações anafiláticas. Os efeitos combinados desses mediadores podem produzir vasodilatação arteriolar, aumento da permeabilidade vascular, aumento da secreção de muco, contratura da musculatura lisa e outras manifestações clínicas de reações tipo I.

As reações de hipersensibilidade tipo I são classificadas como atópicas ou não atópicas. As doenças atópicas costumam afetar a pele ou o trato respiratório e incluem rinite alérgica, dermatite atópica e asma alérgica. As doenças de hipersensibilidade não atópica incluem *urticária*, *angioedema* e *anafilaxia*; quando essas reações são leves, elas são limitadas à pele (urticária) ou moderadas e envolvem o tecido subcutâneo (angioedema). Reações graves tornam-se emergências médicas fatais (anafilaxia). As lesões urticariformes são pápulas cutâneas bem circunscritas com bordas eritematosas elevadas e centro esbranquiçado; elas são intensamente pruriginosas. O angioedema manifesta-se como edema cutâneo não palpável e profundo devido à vasodilatação acentuada e ao aumento da permeabilidade dos vasos sanguíneos subcutâneos. Quando o angioedema é extenso, pode estar associado a deslocamentos significativos de fluidos; quando envolve a mucosa faríngea ou laríngea, pode comprometer rapidamente as vias aéreas.

O angioedema pode levar a um comprometimento das vias aéreas e é frequentemente a causa da consulta ao serviço de anestesiologia para manejo das vias aéreas no departamento de emergência. O angioedema é secundário ao aumento da permeabilidade capilar, que, por sua vez, é secundária à ativação de mastócitos ou à mediação da bradicinina. Pacientes que tomam inibidores da enzima conversora de angiotensina (ECA) podem apresentar angioedema mediado por bradicinina. A bradicinina é inativada pela ECA e, consequentemente, pode acumular-se quando a ECA é inibida. O angioedema hereditário pode ocorrer em pacientes com quantidades insuficientes de inibidor do complemento (C1-INH). O tratamento para angioedema concentra-se primeiro no manejo das vias aéreas, conforme necessário. Plasma fresco congelado pode ser administrado para aumentar a ECA se a inibição dela estiver contribuindo para o angioedema. O antagonista do receptor de bradicinina icatibanto pode ser administrado se disponível. A proteína de substituição do C1-INH também está disponível para inibir a síntese de bradicinina. O inibidor de calicreína ecalantida também pode ser usado para diminuir a produção de bradicinina (**Figura 54-8**).

2. Reações anafiláticas

A **anafilaxia** é uma resposta exagerada a um alérgeno (p. ex., um antibiótico) que é mediada por uma reação de hipersensibilidade do tipo I. A síndrome se manifesta minutos após a exposição a um antígeno específico em uma pessoa sensibilizada e se apresenta como uma crise respiratória aguda, choque circulatório, ou ambos. O óbito pode ocorrer por asfixia ou choque circulatório irreversível. A incidência de reações anafiláticas durante anestesia foi estimada em uma taxa de 1:3.500 a 1:20.000 anestesias. Um estudo com 789 reações anafiláticas e anafilactoides relatou que as fontes de antígenos mais comuns foram bloqueadores neuromusculares (58%), látex (17%) e antibióticos (15%).

Os mediadores mais importantes da anafilaxia são histamina, leucotrienos, calicreína basófila (BK-A) e

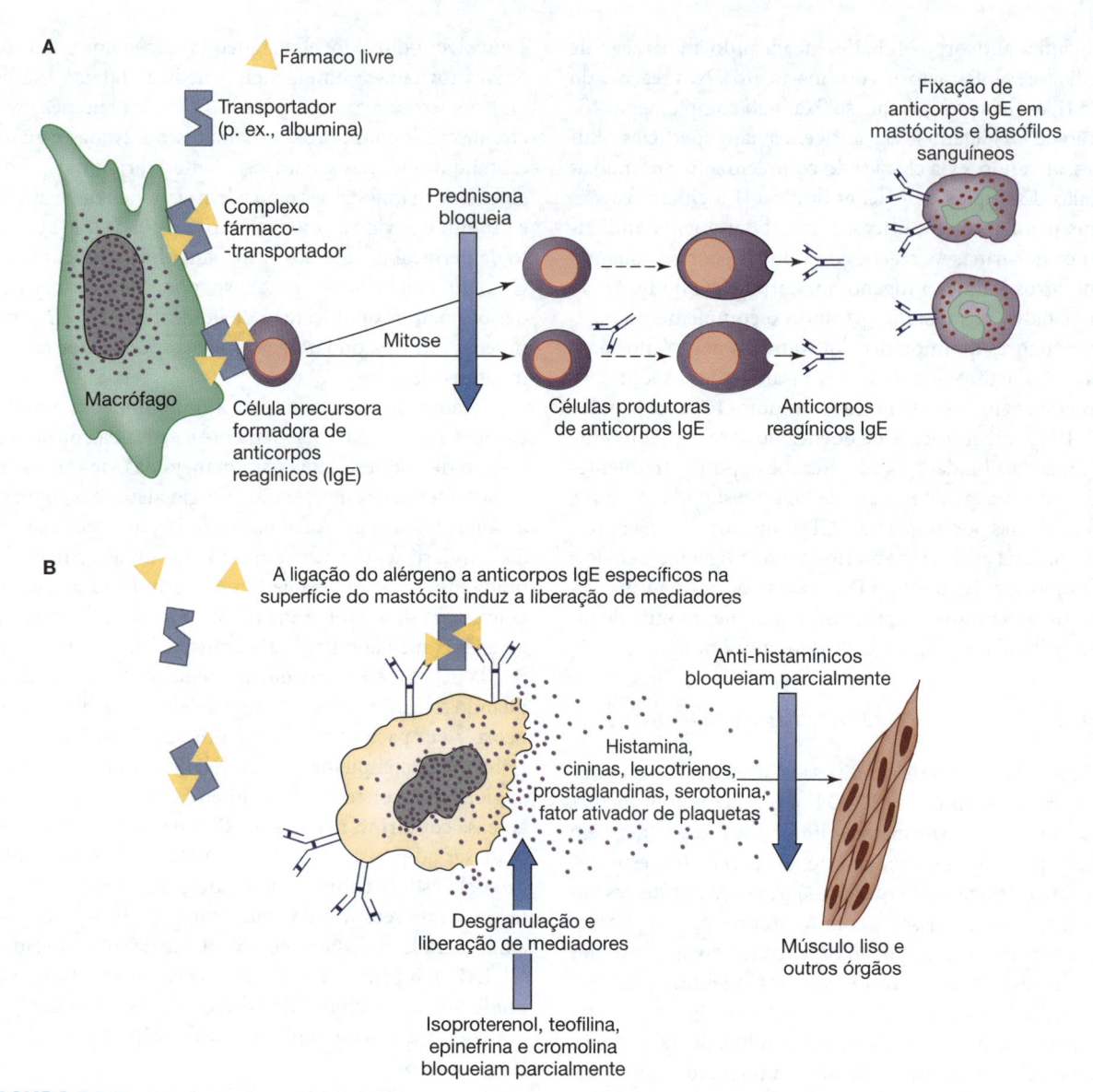

FIGURA 54-7 **A:** Indução de sensibilidade alérgica mediada por IgE a fármacos e outros alérgenos. **B:** Resposta de células sensibilizadas por IgE à exposição subsequente a alérgenos. Ig, imunoglobulina. (Reproduzida com permissão de Katzung BG: *Basic & Clinical Pharmacology*, 8ª ed. Nova York, NY: McGraw Hill; 2001.)

fator ativador de plaquetas. Eles aumentam a permeabilidade vascular e contraem o músculo liso. A ativação do receptor H_1 contrai o músculo liso bronquial, enquanto a ativação do receptor H_2 causa vasodilatação, secreção de muco, taquicardia e aumento da contratilidade miocárdica. O BK-A cliva a bradicinina do cininogênio, e a bradicinina aumenta a permeabilidade vascular e a vasodilatação e contrai o músculo liso. A ativação do fator Hageman pode iniciar a coagulação intravascular. O fator quimiotático eosinofílico da anafilaxia, o fator quimiotático neutrofílico e o leucotrieno B_4 atraem células inflamatórias que medeiam lesões adicionais aos tecidos. O angioedema de faringe, laringe e traqueia produz obstrução das vias aéreas superiores, enquanto o broncoespasmo e o edema da mucosa resultam na obstrução das vias aéreas inferiores. A transudação de fluido para a pele (angioedema) e as vísceras produz hipovolemia, enquanto a vasodilatação arteriolar diminui a resistência vascular sistêmica. A hipoperfusão coronariana e a hipoxemia arterial promovem arritmias e isquemia miocárdica. Os mediadores de leucotrienos e prostaglandinas também podem causar vasoespasmo coronariano. O choque circulatório prolongado leva à acidose láctica progressiva e a danos isquêmicos aos órgãos vitais. A **Tabela 54-6** resume as manifestações importantes das reações anafiláticas.

CAPÍTULO 54 Complicações anestésicas 1107

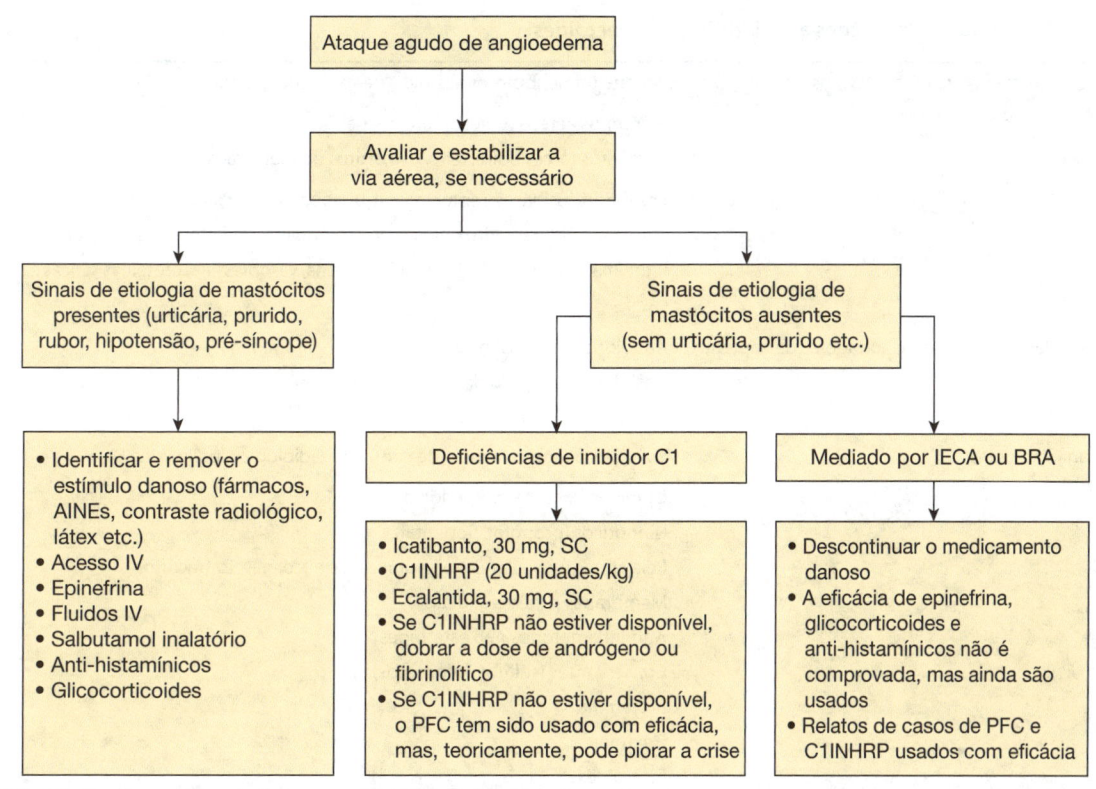

FIGURA 54-8 Tratamento de ataques agudos de angioedema baseado na etiologia subjacente. IECA, inibidor da enzima conversora de angiotensina; BRA, bloqueador do receptor de angiotensina; C1INHRP, proteína de reposição do inibidor C1; PFC, plasma fresco congelado; IV, intravenoso; AINEs, anti-inflamatórios não esteroides. (Reproduzida com permissão de Barbara D, Ronan K, Maddox D, et al. Perioperative angioedema; background, diagnosis and management. J Clin Anesth. Junho de 2013;25(4):335-343.)

As **reações anafilactoides** se assemelham à anafilaxia, contudo, não dependem da interação de anticorpos IgE com o antígeno. Um fármaco pode liberar diretamente histamina dos mastócitos (p. ex., urticária após sulfato de morfina em alta dose) ou ativar o complemento.

6 Apesar dos mecanismos diferentes, as reações anafiláticas e anafilactoides são típica e clinicamente indistinguíveis e igualmente fatais. A Tabela 54-7 lista as causas comuns de reações anafiláticas e anafilactoides.

A medição da triptase sérica é útil para confirmar o diagnóstico de uma reação anafilática. O tratamento deve ser imediato e adaptado à gravidade da reação (Tabela 54-8).

TABELA 54-6 Manifestações clínicas de anafilaxia

Sistema orgânico	Sinais e sintomas
Cardiovascular	Hipotensão,[1] taquicardia, arritmias
Pulmonar	Broncoespasmo,[1] tosse, dispneia, edema pulmonar, edema laríngeo, hipóxia
Dermatológico	Urticária,[1] edema facial, prurido

[1] Sinais-chave durante a anestesia geral.

3. Reações alérgicas a agentes anestésicos

7 A verdadeira anafilaxia devido a agentes anestésicos é rara; as reações anafilactoides são muito mais comuns. Fatores de risco associados à hipersensibilidade a anestésicos incluem sexo feminino, histórico atópico, alergias preexistentes e exposições anestésicas anteriores. Estima-se que 1 em 6.500 pacientes tenha uma reação alérgica a um relaxante muscular. Em muitas instâncias, o paciente não teve exposição prévia ao agente. Os investigadores opinam que medicamentos de venda livre, cosméticos e produtos alimentícios, muitos dos quais contêm íons de amônio terciários ou quaternários, podem sensibilizar indivíduos suscetíveis.

A incidência de anafilaxia para propofol e tiopental é de 1 em 60.000 e 1 em 30.000, respectivamente. Reações alérgicas ao etomidato, à cetamina e aos benzodiazepínicos são extremamente raras. As verdadeiras reações anafiláticas devido a opioides são consideravelmente menos comuns do que a liberação de histamina não imune. Da mesma forma, as reações anafiláticas aos anestésicos locais são consideravelmente menos comuns do que as reações vasovagais, reações tóxicas às injeções intravenosas

TABELA 54-7 Causas de reações anafiláticas e anafilactoides

Reações anafiláticas contra polipeptídeos	Veneno (himenópteros, formiga-de-fogo, cobra, água-viva)
	Alérgenos aéreos (pólen, mofo, caspa)
	Alimentos (amendoim, leite, ovo, frutos do mar, grãos)
	Enzimas (tripsina, estreptocinase, quimopapaína, asparaginase)
	Soro heterólogo (antitoxina tetânica, globulina antilinfócito, antiveneno)
	Proteínas humanas (insulina, corticotropina, vasopressina, proteínas séricas e seminais)
	Látex
Reações anafiláticas contra transportadores de haptenos	Antibióticos (penicilina, cefalosporinas, sulfonamidas)
	Desinfetantes (óxido de etileno, clorexidina)
	Anestésicos locais (procaína)
Reações anafilactoides	Soluções poliônicas (meio de contraste radiológico, polimixina B)
	Opioides (morfina, meperidina)
	Hipnóticos (propofol, tiopental)
	Relaxantes musculares (rocurônio, succinilcolina, cisatracúrio)
	Membranas sintéticas (diálise)
	Anti-inflamatórios não esteroides
	Conservantes (sulfitos, benzoatos)
	Protamina
	Dextrana
	Esteroides
	Exercício
	Idiopáticas

Adaptada com permissão de Bochner BS, Lichtenstein LM. *Anaphylaxis*. *N Engl J Med*. 20 de junho de 1991;324(25):1785-1790.

acidentais e efeitos colaterais da epinefrina absorvida ou injetada intravenosamente. Reações mediadas por IgE a determinados anestésicos locais do tipo éster (p. ex., procaína e benzocaína), no entanto, são bem descritas como secundárias a uma reação ao metabólito ácido para-aminobenzoico. Em comparação, a verdadeira anafilaxia devido a anestésicos locais do tipo amida é muito rara; em alguns casos, o conservante (parabeno ou metilparabeno) foi considerado responsável por uma aparente reação anafilática a um anestésico local. Além disso, a reatividade cruzada entre anestésicos locais do tipo amida parece ser baixa. Anestésicos voláteis não são suscetíveis de iniciar anafilaxia.

4. Alergia ao látex

A gravidade das reações alérgicas a produtos que contêm látex varia de dermatite de contato leve a anafilaxia fatal. Atualmente, a alergia ao látex associada à anafilaxia durante a anestesia é muito mais rara devido à remoção de produtos que contêm látex do ambiente médico. A maioria das reações graves parece envolver uma resposta imune direta mediada por IgE a polipeptídeos no látex natural, embora alguns casos de dermatite de contato possam ocorrer em função de uma reação de sensibilidade do tipo IV a produtos químicos introduzidos no processo de fabricação. No entanto, uma relação entre a ocorrência de dermatite de contato e a probabilidade futura de anafilaxia foi sugerida. A exposição crônica ao látex e o histórico de atopia aumentam o risco de sensibilização. Os profissionais de saúde e os pacientes submetidos a procedimentos frequentes com itens de látex (p. ex.,

TABELA 54-8 Tratamento de reações anafiláticas e anafilactoides

Descontinuar a administração do fármaco
Administrar oxigênio a 100%
Epinefrina (0,01-0,5 mg, IV ou IM)[1]
Considerar intubação
Administração em bólus de fluido intravenoso
Difenidramina (50-75 mg, IV)
Ranitidina (150 mg, IV)
Hidrocortisona (até 200 mg, IV) ou metilprednisolona (1-2 mg/kg)

[1]A dose e a via de administração da epinefrina dependem da gravidade da reação. Uma infusão de 1 a 5 μg/min pode ser necessária em adultos.

cateterismo vesical repetido, exames de enema de bário) devem, portanto, ser considerados em risco elevado.

8 Pacientes com espinha bífida, lesão medular e anomalias congênitas do trato geniturinário têm uma incidência consideravelmente maior de alergia ao látex. A incidência de anafilaxia ao látex em crianças é estimada em 1 em 10.000. Deve-se investigar histórico de sintomas alérgicos ao látex em todos os pacientes durante a entrevista pré-anestésica. Alimentos que apresentam reatividade cruzada com o látex incluem manga, *kiwi*, castanha, abacate, maracujá e banana. Polimorfismos de nucleotídeo único de interleucina (IL)-18 e IL-13 podem afetar a sensibilidade dos indivíduos ao látex e promover respostas alérgicas.

Reações anafiláticas ao látex podem ser confundidas com reações a outras substâncias (p. ex., fármacos, hemocomponentes) porque o início dos sintomas pode ser retardado por mais de 1 hora após a exposição inicial. O tratamento é o mesmo que para outras formas de reações anafiláticas. A prevenção de uma reação em pacientes sensibilizados inclui profilaxia farmacológica e evitamento absoluto do látex. A administração pré-operatória de antagonistas de histamina H_1 e H_2 e esteroides pode fornecer alguma proteção, embora seu uso seja controverso. Apesar de a maioria dos equipamentos anestésicos agora ser livre de látex, alguns ainda podem conter o produto. Os fabricantes de produtos médicos que contêm látex devem rotular seus produtos adequadamente. **Apenas dispositivos que declarada e especificamente não contêm látex (como luvas de polivinil ou neopreno, tubos endotraqueais ou máscaras laríngeas de silicone e máscaras faciais de plástico) podem ser usados em pacientes com alergia ao látex.**

5. Alergias a antibióticos

Muitas alergias verdadeiras a medicamentos em pacientes cirúrgicos ocorrem em razão de antibióticos, principalmente antibióticos beta-lactâmicos, como penicilinas e cefalosporinas. Embora de 1 a 4% das administrações de beta-lactâmicos resultem em reações alérgicas, apenas 0,004 a 0,015% dessas reações causam anafilaxia. Até 2% da população em geral é alérgica à penicilina; no entanto, apenas 0,01% das administrações de penicilina resultam em anafilaxia. A sensibilidade cruzada da cefalosporina em pacientes com alergia à penicilina é estimada em 2 a 7%; contudo, um histórico de reação anafilática à penicilina aumenta a taxa de reatividade cruzada para até 50%. No entanto, esses números provavelmente exageram a sensibilidade cruzada entre reações alérgicas mediadas por IgE à penicilina e algumas cefalosporinas que diferem estruturalmente da penicilina (cefazolina). Além disso, o risco da alternativa à cefalosporina em pacientes alérgicos à penicilina (geralmente vancomicina) pode ser maior para o paciente do que a cefalosporina! A alergia a sulfonamidas também é relativamente comum em pacientes cirúrgicos. Os medicamentos sulfonamidas incluem antibióticos sulfonamidas, furosemida, hidroclorotiazida e captopril. Felizmente, a frequência de sensibilidade cruzada entre esses agentes é baixa.

Assim como as cefalosporinas, a vancomicina costuma ser usada para profilaxia antibiótica em pacientes cirúrgicos. A vancomicina está associada a uma reação (síndrome do "homem vermelho" ou "pescoço vermelho") que consiste em prurido intenso, rubor e eritema da cabeça e da parte superior do tronco, além de hipotensão arterial. A hipotensão sistêmica isolada parece ser principalmente mediada pela liberação de histamina, uma vez que o pré-tratamento com anti-histamínicos H_1 e H_2 pode prevenir a hipotensão, mesmo com taxas rápidas de administração de vancomicina. Vancomicina também pode produzir reações anafiláticas ou anafilactoides verdadeiras. A protamina geralmente causa hipotensão vasodilatadora e, com menor frequência, se manifesta como uma reação anafilactoide com hipertensão pulmonar e hipotensão sistêmica.

Mecanismos imunes estão associados a outras doenças perioperatórias. A lesão pulmonar relacionada à transfusão pode ser secundária à atividade de anticorpos no plasma do doador, produzindo uma reação de hipersensibilidade que leva a infiltrados pulmonares e hipoxemia (ver Capítulo 51). A formação de anticorpos IgG direcionados a complexos heparina-PF4 resulta em ativação plaquetária, trombose e trombocitopenia induzida por heparina.

MANEJO DE QUALIDADE

Programas de gerenciamento de risco e melhoria contínua da qualidade em nível departamental podem reduzir as taxas de morbidade e mortalidade anestésica e diminuir os custos perioperatórios, abordando padrões de monitorização, equipamentos, diretrizes de prática, ensino continuado, variação de cuidados e qualidade do atendimento, além de questões de pessoal e de "sistema". As responsabilidades específicas dos comitês de revisão por pares incluem identificar e prevenir problemas potenciais, formular e revisar periodicamente as políticas departamentais, garantir a disponibilidade de equipamentos anestésicos adequadamente funcionais, fazer cumprir os padrões exigidos para privilégios clínicos e avaliar a adequação e a qualidade do atendimento ao paciente. Um sistema de melhoria da qualidade revisa imparcial e continuamente complicações, conformidade com padrões e indicadores de qualidade (ver Capítulo 59).

Os interessados em adquirir serviços de saúde buscam o máximo valor em saúde.

$$\text{Valor} = \frac{\text{Qualidade}}{\text{Custo}}$$

Como consequência, os anestesiologistas devem fornecer consistentemente resultados de alta qualidade, minimizando despesas. Para obter o valor, hospitais e profissionais buscam adotar princípios de melhoria contínua utilizados na indústria. Adaptando o trabalho de W. Edwards Deming, as instituições de saúde frequentemente empregam o ciclo planejar/fazer/estudar/agir (PDSA, do inglês *plan-do-study-act*) para promover a melhoria contínua, padronizar resultados e reduzir desperdício (**Figura 54-9**). Estratégias de gestão enxuta são implementadas para obter o valor máximo em cuidados de saúde ao tentar melhorar continuamente processos a fim de minimizar a variabilidade, garantindo resultados otimizados com um mínimo de desperdício.

RISCOS OCUPACIONAIS NA ANESTESIOLOGIA

Os anestesiologistas passam grande parte do expediente expostos a gases anestésicos, radiação ionizante de baixa dose, campos eletromagnéticos, hemocomponentes e estresse no local de trabalho. Cada um desses fatores pode contribuir para efeitos negativos na saúde. Um artigo de 2000 comparou os riscos de mortalidade de anestesiologistas e internistas. Óbito por doenças cardíacas ou câncer não diferiram entre os grupos; no entanto, anestesiologistas apresentaram um índice elevado de óbito por suicídio e uso ilícito de drogas (**Tabela 54-9**). Anestesiologistas também tinham maior chance de óbito por causas externas, como acidentes de barco, bicicleta e aeronáuticos em comparação com internistas. No entanto, tanto anestesiologistas quanto internistas apresentaram menor mortalidade do que a população em geral, provavelmente devido ao seu *status* socioeconômico mais alto. O acesso dos anestesiologistas a opioides parenterais pode contribuir para um risco de óbito por uso de drogas mais de duas vezes maior em comparação com o dos internistas.

1. Exposição crônica a gases anestésicos

Não há evidências claras de que a exposição a quantidades mínimas de anestésicos apresente um risco para a saúde do pessoal da sala de cirurgia. No entanto, como estudos anteriores que investigaram esse problema apresentaram resultados conflitantes e falhos, a U. S. Occupational Health and Safety Administration (OSHA) continua a estabelecer concentrações máximas aceitáveis de traços de menos de 25 ppm para óxido nitroso e 0,5 ppm para anestésicos halogenados (2 ppm se o agente halogenado for usado isoladamente). Obter essas concentrações minúsculas depende de equipamentos de eliminação eficientes, ventilação adequada da sala de cirurgia e técnica anestésica consciente. A maioria das pessoas não consegue detectar o odor de agentes voláteis em concentrações inferiores a 30 ppm. Se não houver um sistema eficiente de eliminação de gases, as concentrações de gases anestésicos na sala de cirurgia podem atingir 3.000 ppm para óxido nitroso e 50 ppm para agentes voláteis.

2. Doenças infecciosas

Os trabalhadores hospitalares estão expostos a muitas doenças infecciosas prevalentes na comunidade (p. ex., infecções virais respiratórias, rubéola, tuberculose e, atualmente, SARS-CoV-2). O panarício herpético é uma infecção do dedo com o vírus herpes simples tipo 1 ou 2 e geralmente envolve contato direto da pele previamente traumatizada com secreções orais contaminadas. A prevenção envolve o uso de luvas ao entrar em contato com secreções orais.

O DNA viral foi identificado na fumaça gerada durante o tratamento a *laser* de condilomas. A possibilidade teórica de transmissão viral a partir dessa fonte pode ser minimizada pelo uso de evacuadores de fumaça, luvas e máscaras apropriadas, aprovadas pela OSHA.

Também é preocupante a possibilidade de adquirir infecções graves transmitidas pelo sangue, como hepatite B, hepatite C ou vírus da imunodeficiência humana (HIV, do inglês *human immunodeficiency virus*). Embora a transmissão parenteral dessas doenças possa ocorrer após exposição a fluidos corporais infectados por membranas mucosas, cutâneas ou percutâneas, a lesão acidental com uma agulha contaminada com sangue infectado representa o mecanismo ocupacional mais comum. O risco de transmissão pode ser estimado se três fatores forem conhecidos: a prevalência da infecção na população de

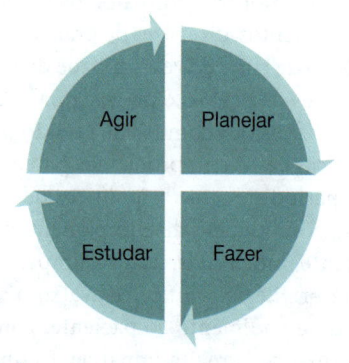

FIGURA 54-9 Ciclo de planejar/fazer/estudar/agir (PDSA) para melhoria. (Reproduzida com permissão de Moriates C, Arora V, Shah N: *Understanding Value-Based Healthcare.* Nova York, NY: McGraw Hill; 2015.)

TABELA 54-9 Razões de taxas relativas de mortes por drogas e suicídio comparando anestesiologistas com internistas antes e depois de 1º de janeiro de 1987[1]

		Anestesiologistas (N)	Internistas (N)	RR[2]	IC 95%
Todas as mortes relacionadas a drogas	< 1987	36	14	2,65	1,42-4,91
	≥ 1987	55	19	2,87	1,71-4,84
Suicídios relacionados a drogas	< 1987	16	11	1,48	0,69-3,20
	≥ 1987	32	11	2,88	1,45-5,71
Suicídios	< 1987	42	33	1,25	0,79-1,97
	≥ 1987	62	38	1,60	1,07-2,39

[1]IC, intervalo de confiança.
[2]Proporção relativa (RR) de anestesiologistas em comparação com internistas naquele período, a RR é ajustada para idade, sexo e raça.
Reproduzida com permissão de Alexander B, Checkoway H, Nagahama S, Domino K. Cause-specific mortality risks of anesthesiologists. *Anesthesiology.* Outubro de 2000;93(4):922-930.

pacientes, a incidência de exposição (p. ex., frequência de ferimentos por agulha) e a taxa de soroconversão após uma única exposição. A taxa de soroconversão após uma exposição específica depende de vários fatores, incluindo a infectividade do organismo, o estágio da doença do paciente (extensão da viremia), o tamanho do inóculo e o estado imune do profissional de saúde. As taxas de soroconversão após uma única lesão com agulha são estimadas entre 0,3 e 30%. As agulhas ocas (hipodérmicas)

10 representam um risco maior do que as agulhas sólidas (cirúrgicas) devido ao inóculo potencialmente maior. O uso de luvas, de sistemas sem agulha e dispositivos com agulha protegida pode diminuir a incidência de alguns (mas não todos) tipos de lesões.

O manejo inicial das lesões com agulhas envolve a limpeza da ferida e a notificação da autoridade apropriada dentro do estabelecimento de saúde. Após uma exposição, os anestesiologistas devem se reportar ao departamento de emergência ou saúde do funcionário de sua instituição para orientação apropriada sobre opções de profilaxia pós-exposição. Todos os profissionais na sala de cirurgia devem ser informados sobre o procedimento de notificação de saúde do empregado da instituição para agulhadas e outros ferimentos.

A hepatite B fulminante (1% das infecções agudas) tem uma taxa de mortalidade de 60%. A hepatite crônica ativa (< 5% de todos os casos) está associada a uma incidência elevada de cirrose hepática e carcinoma hepatocelular. A transmissão do vírus ocorre principalmente por meio do contato com hemocomponentes ou fluidos corporais. O diagnóstico é confirmado pela detecção do antígeno de superfície da hepatite B (HBsAg). A recuperação não complicada é sinalizada pelo desaparecimento de HBsAg e o aparecimento de anticorpos para o antígeno de superfície (anti-HBs). Uma vacina contra a hepatite B está disponível e é altamente recomendada profilaticamente para o pessoal de anestesia. O aparecimento de anti-HBs após um regime de três doses indica imunização bem-sucedida.

A hepatite C é outro importante risco ocupacional na anestesiologia. Muitas dessas infecções causam a hepatite crônica, que, embora geralmente assintomática, pode progredir para insuficiência hepática e óbito. Atualmente, é possível curar a hepatite C com regimes de medicamentos antivirais.

Profissionais de anestesia parecem estar sob baixo risco de contrair HIV ao exercerem a prática. Precauções universais de contato devem ser rotineiramente empregadas para mitigar o risco de transmissão de doenças infecciosas aos anestesiologistas.

A covid-19 continua sendo uma preocupação para os profissionais de saúde, especialmente aqueles envolvidos em procedimentos de aerossolização, como intubação, ou aqueles que se responsabilizam por um paciente com tosse. À data desta publicação, a vacinação continua em andamento. No entanto, o surgimento de variantes do SARS-CoV-2 e a capacidade incerta das vacinas atuais de prevenir doenças graves ou óbito por variantes enfatizam a necessidade de os profissionais permanecerem vigilantes ao usarem equipamentos de proteção pessoal e manterem práticas básicas de higiene pessoal, como lavagem das mãos e uso de álcool em gel.

3. Abuso de substâncias

11 A anestesiologia é uma especialidade médica de alto risco para o abuso de substâncias. As razões para isso incluem o estresse da prática anestésica e a fácil disponibilidade de fármacos com potencial para vício (o que pode atrair pessoas em risco de dependência para a área). A probabilidade de desenvolver abuso de substâncias é aumentada por problemas pessoais coexistentes.

O uso voluntário de medicamentos psicoativos não prescritos é uma doença. Se não tratado, o abuso de substâncias geralmente leva à óbito por *overdose* – intencional ou não. Um dos maiores desafios no tratamento do abuso de medicamentos é identificar o indivíduo afetado, uma vez que a negação é uma característica consistente. Infelizmente, as mudanças evidentes para um observador externo muitas vezes são vagas e tardias: menor envolvimento em atividades sociais, mudanças sutis na aparência, oscilações extremas de humor e alterações nos hábitos de trabalho. As opções relacionadas a testes de drogas de rotina e por justa causa no local de trabalho podem ser exploradas com um diretor de revisão médica certificado (MRO, do inglês *medical review officer*). O tratamento começa com uma intervenção cuidadosa e bem planejada. Aqueles sem experiência nessa área devem consultar um especialista em dependência química ou o departamento de saúde do funcionário, a sociedade médica local ou a autoridade de licenciamento sobre como proceder. O objetivo é matricular o indivíduo em um programa formal de reabilitação. A possibilidade de perder a licença médica e ficar impossibilitado de retornar à prática é uma motivação convincente. Alguns programas de suspensão condicional relatam uma taxa de sucesso de aproximadamente 70%; no entanto, a maioria dos programas de reabilitação relata uma taxa de recorrência de pelo menos 25%. A adesão a longo prazo geralmente envolve a participação contínua em grupos de apoio (p. ex., Narcóticos Anônimos), exames aleatórios de urina e terapia oral com naltrexona (um antagonista opioide de ação prolongada). Estratégias eficazes de prevenção são difíceis de formular; a dependência de drogas e álcool é um impulso comportamental imensamente potente, sendo improvável que um "melhor" controle da disponibilidade de drogas desencoraje um indivíduo obstinado. Apesar dos bem-intencionados requisitos do Comitê de Revisão de Residência, é improvável que a conscientização sobre as graves consequências do abuso de substâncias traga informações novas e confiáveis que façam mudar o comportamento do potencial anestesiologista usuário de drogas. Ainda há controvérsias em relação ao índice de reincidência ao qual a equipe de anestesia será submetido. Muitos especialistas defendem uma política de "tolerância zero" para residentes de anestesiologia que abusam de drogas injetáveis. A decisão de permitir que um médico totalmente treinado e certificado, cujo abuso de drogas injetáveis foi descoberto, retorne à prática anestésica após concluir um programa de reabilitação depende das regras e diretrizes do grupo de prática, do centro médico, do conselho de licenciamento médico relevante e da probabilidade percebida de reincidência. Médicos que retornam à prática após a conclusão bem-sucedida de um programa devem ser rigorosamente monitorados a longo prazo, uma vez que as recaídas podem ocorrer anos após uma reabilitação aparentemente eficaz. O abuso de álcool é um problema comum entre médicos e enfermeiros, e o pessoal de anestesiologia não é exceção. As intervenções para o abuso de álcool, assim como para o abuso de drogas injetáveis, devem ser cuidadosamente orquestradas. É altamente recomendável buscar orientação de um especialista em dependência química, do programa de saúde do funcionário, da sociedade médica local ou da autoridade de licenciamento.

4. Exposição à radiação ionizante

O uso frequente de equipamentos de imagem (p. ex., fluoroscopia) durante a cirurgia e com cuidados procedimentais fora da sala de cirurgia expõe o anestesiologista aos riscos da radiação ionizante. Os três métodos mais importantes de minimizar as doses de radiação são limitar o tempo total de exposição durante os procedimentos, usar barreiras apropriadas e maximizar a distância da fonte de radiação. Anestesiologistas que realizam rotineiramente procedimentos invasivos guiados por imagem fluoroscópica e anestesiologistas que prestam rotineiramente cuidados para procedimentos guiados por imagem que envolvam radiação ionizante devem considerar o uso de óculos de proteção com proteção contra radiação. Divisórias de vidro ou aventais de chumbo com protetores de tireoide são obrigatórios para todo o pessoal exposto à radiação ionizante. A lei do inverso do quadrado afirma que a dosagem de radiação varia inversamente com o quadrado da distância. Portanto, a exposição a 4 m será um décimo sexto da exposição a 1 m. A exposição ocupacional máxima recomendada ao corpo inteiro é de 5 rem/ano. Isso deve ser monitorado com um crachá de exposição. O impacto da exposição à radiação eletromagnética na saúde ainda não está claro. Tontura e náusea foram observadas em funcionários expostos a campos magnéticos.

DISCUSSÃO DE CASO

Taquicardia e hipertensão intraoperatórias inexplicáveis

Um paciente de 73 anos será submetido a um procedimento de alívio de emergência de uma obstrução intestinal por volvo de sigmoide. O paciente teve um infarto do miocárdio há 1 mês que foi complicado por insuficiência cardíaca congestiva. A pressão arterial é de 160/90 mmHg, a frequência cardíaca é de 110 batimentos/min, a frequência respiratória é de 22 respirações/min e a temperatura é de 38,8 °C.

Por que este caso é uma emergência?

O estrangulamento do intestino começa com obstrução venosa, mas pode progredir rapidamente para oclusão arterial, isquemia, infarto e perfuração. A peritonite aguda pode causar desidratação grave, sepse, choque e falência de múltiplos órgãos.

Que monitorização especial é apropriada para este paciente?

Devido ao histórico recente de infarto do miocárdio e insuficiência cardíaca congestiva, um acesso arterial seria útil. Ecocardiografia transesofágica (ETE) e monitores de débito cardíaco por análise do contorno do pulso podem ser usados. Cateteres de flutuação arterial pulmonar foram frequentemente usados no passado, mas estão associados a complicações significativas, e seu uso não melhora os desfechos do paciente. Deslocamentos significativos de fluidos devem ser antecipados. Além disso, informações sobre o suprimento de oxigênio do miocárdio (pressão arterial diastólica) e a demanda (pressão arterial sistólica, estresse da parede ventricular esquerda, frequência cardíaca) devem estar continuamente disponíveis.

Que medicamentos cardiovasculares podem ser úteis durante a anestesia geral?

Deve-se evitar taquicardia grave ou extremos na pressão arterial. Durante a laparotomia, observa-se um aumento gradual da frequência cardíaca e da pressão arterial. Elevações do segmento ST aparecem no eletrocardiograma. Uma infusão de nitroglicerina é iniciada. A frequência cardíaca agora é de 130 batimentos/min, e a pressão arterial é de 220/140 mmHg. A concentração de anestésico volátil é elevada, e metoprolol é administrado por via intravenosa em incrementos de 1 mg. Isso resulta em uma diminuição da frequência cardíaca para 115 batimentos/min, sem alteração na pressão arterial. De repente, o ritmo cardíaco se converte em taquicardia ventricular, com uma queda profunda na pressão arterial. Enquanto a amiodarona é administrada e a unidade de desfibrilação é preparada, o ritmo degenera em fibrilação ventricular.

O que pode explicar essa série de eventos?

Um diagnóstico diferencial de taquicardia pronunciada e hipertensão pode incluir feocromocitoma, hipertermia maligna ou tempestade tireoidiana. Nesse caso, uma investigação mais aprofundada da infusão de nitroglicerina revela um erro de rotulagem: embora o tubo tenha sido rotulado como "nitroglicerina", a bolsa de infusão foi rotulada como "epinefrina".

Como isso explica a resposta paradoxal ao metoprolol?

O metoprolol é um antagonista β_1-adrenérgico. Ele inibe a estimulação β_1 da epinefrina na frequência cardíaca, mas não antagoniza a vasoconstrição α induzida. O resultado líquido é uma diminuição na frequência cardíaca e um aumento sustentado na pressão arterial.

Qual é a causa da taquicardia ventricular?

Uma sobredose de epinefrina pode causar arritmias ventriculares fatais. Além disso, se um cateter venoso central estiver mal posicionado com sua ponta no ventrículo direito, a ponta do cateter pode ter estimulado arritmias ventriculares.

Quais outros fatores podem ter contribuído para este incidente anestésico?

Múltiplos fatores geralmente se agrupam para criar um acidente anestésico. A rotulação incorreta de medicamentos é apenas um exemplo de erros que podem resultar em lesões ao paciente. Preparação inadequada, falhas técnicas, déficits de conhecimento e fadiga ou distração do profissional podem contribuir para desfechos adversos. A adesão rigorosa às políticas hospitalares, às listas de verificação, aos procedimentos de identificação do paciente e aos bloqueios cirúrgicos e regionais pode ajudar a prevenir complicações iatrogênicas.

DIRETRIZES

Institute for Healthcare Improvement. PDSA cycles. http://www.ihi.org/resources/pages/tools/plandostudyactworksheet.aspx. Accessed October 18, 2017.

Practice advisory for the prevention of perioperative peripheral neuropathies: a report by the American Society of Anesthesiologists Task Force on prevention of peripheral neuropathies. *Anesthesiology*. 2011;114:1.

Practice advisory for perioperative visual loss associated with spine surgery 2019: an updated report by the American Society of Anesthesiologists task force on perioperative visual loss, the North American Neuro-Ophthalmology Society, and the Society for Neuroscience in Anesthesiology and Critical Care. *Anesthesiology*. 2019;130:12.

LEITURAS SUGERIDAS

Berge E, Seppala M, Lanier W. The anesthesiology community's approach to opioid and anesthetic abusing personnel: time to change course. *Anesthesiology*. 2008;109:762.

Bhananker S, Liau D, Kooner P, et al. Liability related to peripheral venous and arterial catheterization; a closed claims analysis. *Anesth Analg*. 2009;109:124.

Bhananker S, Posner K, Cheney F, et al. Injury and liability associated with monitored anesthesia care. *Anesthesiology.* 2006;104:228.

Bishop M, Souders J, Peterson C, et al. Factors associated with unanticipated day of surgery deaths in Department of Veterans Affairs hospitals. *Anesth Analg.* 2008;107:1924.

Bryson E, Silverstein J. Addiction and substance abuse in anesthesiology. *Anesthesiology.* 2008;109:905.

Caplan RA, Ward RJ, Posner K, Cheney FW. Unexpected cardiac arrest during spinal anesthesia: a closed claims analysis of predisposing factors. *Anesthesiology.* 1988;68:5.

Cheesman K, Brady J, Flood P, Li G. Epidemiology of anesthesia-related complications in labor and delivery, New York state, 2002–2005. *Anesth Analg.* 2009;109:1174.

Cheney F, Posner K, Lee L, et al. Trends in anesthesia-related death and brain damage. *Anesthesiology.* 2006;105:1071.

Chui J, Murkin JM, Posner KL, Domino KB. Perioperative peripheral nerve injury after general anesthesia: a qualitative systematic review. *Anesth Analg.* 2018;127:134.

Cima R, Brown M, Hebl J, et al. Use of Lean and Six Sigma methodology to improve operating room efficiency in a high volume tertiary care academic medical center. *J Am Coll Surg.* 2011;213:83.

Cook T, Bland L, Mihai R, Scott S. Litigation related to anaesthesia: an analysis of claims against the NHS in England 1995-2007. *Anaesthesia.* 2009;64:706.

Cook T, Scott S, Mihai R. Litigation related to airway and respiratory complications of anaesthesia: an analysis of claims against the NHS in England 1995–2007. *Anaesthesia.* 2010;65:556.

Cranshaw J, Gupta K, Cook T. Litigation related to drug errors in anaesthesia: an analysis of claims against the NHS in England 1995–2009. *Anaesthesia.* 2009;64:1317.

Crosby E. Medical malpractice and anesthesiology: literature review and role of the expert witness. *Can J Anesth.* 2007;54:227.

Davies J, Posner K, Lee L, et al. Liability associated with obstetric anesthesia. *Anesthesiology.* 2009;110:131.

Fitzgibbon DR, Posner KL, Domino KB, et al. Chronic pain management: American Society of Anesthesiologists Closed Claims Project. *Anesthesiology.* 2004;100:98.

Fitzsimons MG, Baker K, Malhotra R, Gottlieb A, Lowenstein E, Zapol WM. Reducing the incidence of substance use disorders in anesthesiology residents: 13 years of comprehensive urine drug screening. *Anesthesiology.* 2018;129:821.

Gayer S. Prone to blindness: answers to postoperative visual loss. *Anesth Analg.* 2011;112:11.

Grocott M, Mythen M. Perioperative medicine: the value proposition for anesthesia? *Anesthesiol Clin.* 2015;33:617.

Hawkins J, Chang J, Palmer S, et al. Anesthesia-related maternal mortality in the United States: 1979–2002. *Obstet Gynecol.* 2011;117:69.

Hewson DW, Bedforth NM, Hardman JG. Peripheral nerve injury arising in anaesthesia practice. *Anaesthesia.* 2018;73 Suppl 1:51.

Honardar M, Posner K, Domino K. Delayed detection of esophageal intubation in anesthesia malpractice claims; brief report of a case series. *Anesth Analg.* 2017;125:1948.

Hyman SA, Shotwell MS, Michaels DR, et al. A survey evaluating burnout, health status, depression, reported alcohol and substance use, and social support of anesthesiologists. *Anesth Analg.* 2017;125:2009.

Jimenez N, Posner K, Cheney F, et al. An update on pediatric anesthesia liability: a closed claims analysis. *Anesth Analg.* 2007;104:147.

Jones PM, Cherry RA, Allen BN, et al. Association between handover of anesthesia care and adverse postoperative outcomes among patients undergoing major surgery. *JAMA.* 2018;319:143.

Kannan J, Bernstein J. Perioperative anaphylaxis: diagnosis, evaluation and management. *Immunol Allergy Clin N Am.* 2015;35:321.

Kent CD, Posner KL, Mashour GA, et al. Patient perspectives on intraoperative awareness with explicit recall: report from a North American anaesthesia awareness registry. *Br J Anaesth.* 2015;115 Suppl 1:i114-i121.

Kla K, Lee L. Perioperative visual loss. *Best Pract Res Clin Anaesthesiol.* 2016;30:69.

Kovacheva VP, Brovman EY, Greenberg P, Song E, Palanisamy A, Urman RD. A contemporary analysis of medicolegal issues in obstetric anesthesia between 2005 and 2015. *Anesth Analg.* 2019;128:1199.

Lee LA, Rothe S, Posner KL, et al. The American Society of Anesthesiologists Postoperative Visual Loss Registry: Analysis of 93 spine surgery cases with postoperative visual loss. *Anesthesiology.* 2006;105:652.

Li G, Warner M, Lang B, et al. Epidemiology of anesthesia-related mortality in the United States 1999–2005. *Anesthesiology.* 2009;110:759.

Liang B. "Standards" of anesthesia: Law and ASA guidelines. *J Clin Anesth.* 2008;20:393.

Lineberger C. Impairment in anesthesiology: awareness and education. *Int Anesth Clin.* 2008;46:151.

Mackey DC, Carpenter RL, Thompson GE, Brown DL, Bodily MN. Bradycardia and asystole during spinal anesthesia: a report of three cases without morbidity. *Anesthesiology.* 1989;70:866.

Malafa MM, Coleman JE, Bowman RW, Rohrich RJ. Perioperative corneal abrasion: updated guidelines for prevention and management. *Plast Reconstr Surg.* 2016;137:790e.

María LT, Alejandro GS, María Jesús PG. Central venous catheter insertion: review of recent evidence. *Best Pract Res Clin Anaesthesiol.* 2021;35:135.

Martin L, Mhyre J, Shanks A, et al. 3,423 emergency tracheal intubations at a university hospital: airway outcomes and complications. *Anesthesiology.* 2011;114:42.

McCombe K, Bogod DG. Learning from the law. A review of 21 years of litigation for nerve injury following central neuraxial blockade in obstetrics. *Anaesthesia.* 2020;75:541.

McCombe K, Bogod D. Regional anaesthesia: risk, consent, and complications. *Anaesthesia.* 2021;76 Suppl 1:18.

Mertes P, Demoly P, Malinovsky J. Hypersensitivity reactions in the anesthesia setting/allergic reactions to anesthetics. *Curr Open Allergy Clin Immunol.* 2012;12:361.

Mertes PM, Volcheck GW, Garvey LH, et al. Epidemiology of perioperative anaphylaxis. *Presse Med.* 2016;45:758.

Metzner J, Posner K, Domino K. The risk and safety of anesthesia at remote locations: the US closed claims analysis. *Curr Opin Anaesthesiol.* 2009;22:502.

Moellman J, Bernstein J, Lindsell C, et al. A consensus parameter for the evaluation and management of angioedema in the emergency department. *Acad Emerg Med.* 2014;21:469.

Monitto C, Hamilton R, Levey E, et al. Genetic predisposition to natural rubber latex allergy differs between health care workers and high-risk patients. *Anesth Analg.* 2010;110:1310.

Ramamoorthy C, Haberkern C, Bhananker S, et al. Anesthesia-related cardiac arrest in children with heart disease: data from the pediatric perioperative cardiac arrest (POCA) registry. *Anesth Analg.* 2010;110:1376.

Robinson S, Kirsch J. Lean strategies in the operating room. *Anesthesiol Clin.* 2015;33:713.

Rose G, Brown R. The impaired anesthesiologist: not just about drugs and alcohol anymore. *J Clin Anesthesiol.* 2010;22:379.

Savic L, Stannard N, Farooque S. Allergy and anaesthesia: managing the risk. *BJA Educ.* 2020;20:298.

Schulz CM, Burden A, Posner KL, et al. Frequency and type of situational awareness errors contributing to death and brain damage: a closed claims analysis. *Anesthesiology.* 2017;127:326.

Sprung J, Bourke DL, Contreras MG, et al. Perioperative hearing impairment. *Anesthesiology.* 2003;98:241.

Stojiljkovic L. Renin-angiotensin system inhibitors and angioedema: anesthetic implications. *Curr Opin Anaesthesiol.* 2012;25:356.

Szokol JW, Chamberlin KJ. Value proposition and anesthesiology. *Anesthesiol Clin.* 2018;36:227.

Tanaka KA, Mondal S, Morita Y, Williams B, Strauss ER, Cicardi M. Perioperative management of patients with hereditary angioedema with special considerations for cardiopulmonary bypass. *Anesth Analg.* 2020;131:155.

van Cuilenborg VR, Hermanides J, Bos EME Drs, et al. Perioperative approach of allergic patients. *Best Pract Res Clin Anaesthesiol.* 2021;35:11.

Vorobeichik L, Weber EA, Tarshis J. Misconceptions surrounding penicillin allergy: implications for anesthesiologists. *Anesth Analg.* 2018;127:642.

Welch M, Brummett C, Welch T, et al. Perioperative nerve injuries: a retrospective study of 380,680 cases during a 10-year period at a single institution. *Anesthesiology.* 2009;111:490.

Wilson SR, Shinde S, Appleby I, et al. Guidelines for the safe provision of anaesthesia in magnetic resonance units 2019: Guidelines from the Association of Anaesthetists and the Neuro Anaesthesia and Critical Care Society of Great Britain and Ireland. *Anaesthesia.* 2019;74:638.

Winters M, Rosenbaum S, Vilke G, et al. Emergency department management of patients with ace inhibitor angioedema. *J Emergency Med.* 2013;45:775.

Woodward ZG, Urman RD, Domino KB. Safety of non-operating room anesthesia: a closed claims update. *Anesthesiol Clin.* 2017;35:569.

Reanimação cardiopulmonar

CAPITULO 55

George W. Williams, M.D., F.A.S.A., F.C.C.M., F.C.C.P.

CONCEITOS-CHAVE

1. A reanimação cardiopulmonar (RCP) e os cuidados cardiovasculares de emergência (CCE) devem ser considerados sempre que uma pessoa não conseguir oxigenar ou perfundir adequadamente os órgãos vitais – não apenas após parada cardíaca ou respiratória.

2. Independentemente do sistema de ventilação transtraqueal a jato adotado, ele deve estar prontamente disponível, usar tubos de baixa complacência e ter conexões seguras.

3. As compressões torácicas e a ventilação não devem ser adiadas para a intubação se uma via aérea patente for estabelecida por meio da manobra de elevação da mandíbula. A intubação pode ser realizada durante a RCP ou durante a verificação do pulso.

4. As tentativas de intubação endotraqueal não devem interromper a ventilação por mais de 10 segundos.

5. A circulação tem precedência sobre as intervenções nas vias aéreas e a respiração no paciente em parada cardíaca. As compressões torácicas devem ser iniciadas antes da administração das respirações no paciente sem pulso. A circulação tem precedência sobre as intervenções nas vias aéreas e a respiração no paciente em parada cardíaca.

6. Seja a reanimação de adultos realizada por um único socorrista ou por dois socorristas, duas respirações são administradas a cada 30 compressões (30:2), permitindo de 3 a 4 segundos para cada duas respirações. A frequência de compressão cardíaca deve ser de 100 a 120/min independentemente do número de socorristas.

7. Profissionais de saúde que trabalham em hospitais e clínicas de atendimento ambulatorial devem ser capazes de aplicar desfibrilação precoce a pacientes em colapso com fibrilação ventricular o mais rápido possível.

8. Se a canulação intravenosa for difícil, uma infusão intraóssea pode permitir acesso vascular de emergência em crianças e adultos.

9. Lidocaína, epinefrina, atropina, naloxona e vasopressina (mas *não* bicarbonato de sódio) podem ser administradas por meio de um cateter cuja ponta se estende além do tubo endotraqueal. Notavelmente, a American Heart Association recomenda a administração de fármacos por via endotraqueal apenas quando a administração por via intravenosa e intraóssea não é possível. Dosagens 2 a 2½ vezes maiores do que as recomendadas para uso intravenoso, diluídas em 5 a 10 mL de solução salina normal ou água destilada, são recomendadas para pacientes adultos.

10. Como o dióxido de carbono, mas não o bicarbonato, atravessa facilmente as membranas celulares e a barreira hematoencefálica, a hipercapnia arterial causa acidose tecidual intracelular.

11. Um complexo QRS amplo após um pico de estimulação indica captura elétrica; no entanto, a captura mecânica (ventricular) deve ser confirmada por uma melhora no pulso ou na pressão arterial.

---

1. **A RCP e os CCE devem ser considerados sempre que uma pessoa não conseguir oxigenar ou perfundir adequadamente os órgãos vitais – não apenas após parada cardíaca ou respiratória.**

Este capítulo apresenta uma visão geral das **Diretrizes de 2020 da American Heart Association (AHA) para Reanimação Cardiopulmonar e Cuidados Cardiovasculares de Emergência**, que fornece recomendações revisadas para o estabelecimento e a manutenção da sequência *CABD* da reanimação cardiopulmonar: *circulação*, *abertura das vias aéreas*, *respiração* (breathing) e *desfibrilação* (**Tabela 55-1**, **Figuras 55-1** e **55-2**). As diretrizes de 2020 para RCP-CCE foram atualizadas com novas recomendações baseadas em evidências. Pontos de particular importância para leigos são que o pulso não deve ser verificado e a compressão torácica sem ventilação pode ser tão eficaz quanto a compressão com ventilação nos primeiros minutos. Se um segundo reanimador leigo não estiver disponível para realizar a ventilação boca-a--máscara, compressões torácicas isoladas são preferíveis

TABELA 55-1 Cuidados cardíacos de emergência (CCE)

1. Reconhecimento de evento iminente
2. Ativação do sistema de resposta a emergências
3. Suporte básico à vida
4. Desfibrilação
5. Ventilação
6. Farmacoterapia

a tentar fazer ambos os procedimentos. Para o profissional de saúde qualificado, a desfibrilação usando corrente elétrica bifásica funciona melhor, e a colocação do tubo endotraqueal (TET) deve ser confirmada com análise quantitativa do formato de onda capnográfica. Mais importante ainda, nas novas diretrizes, foi dada ênfase à qualidade e à adequação das compressões, minimizando o tempo de interrupção das compressões e reduzindo a *pausa pré-choque* (o tempo entre a última compressão e a aplicação do choque).

A sequência de etapas na reanimação foi alterada desde as diretrizes de 2010 de ABC (abertura das vias aéreas e respiração primeiro, antes da compressão) para CAB (compressão primeiro, com abertura das vias aéreas e respiração aplicadas posteriormente). As diretrizes anteriores opinam que a titulação dos esforços de reanimação para parâmetros fisiológicos não melhora os desfechos. No entanto, os métodos de monitoração fisiológica para otimizar a qualidade da RCP e o *retorno da circulação*

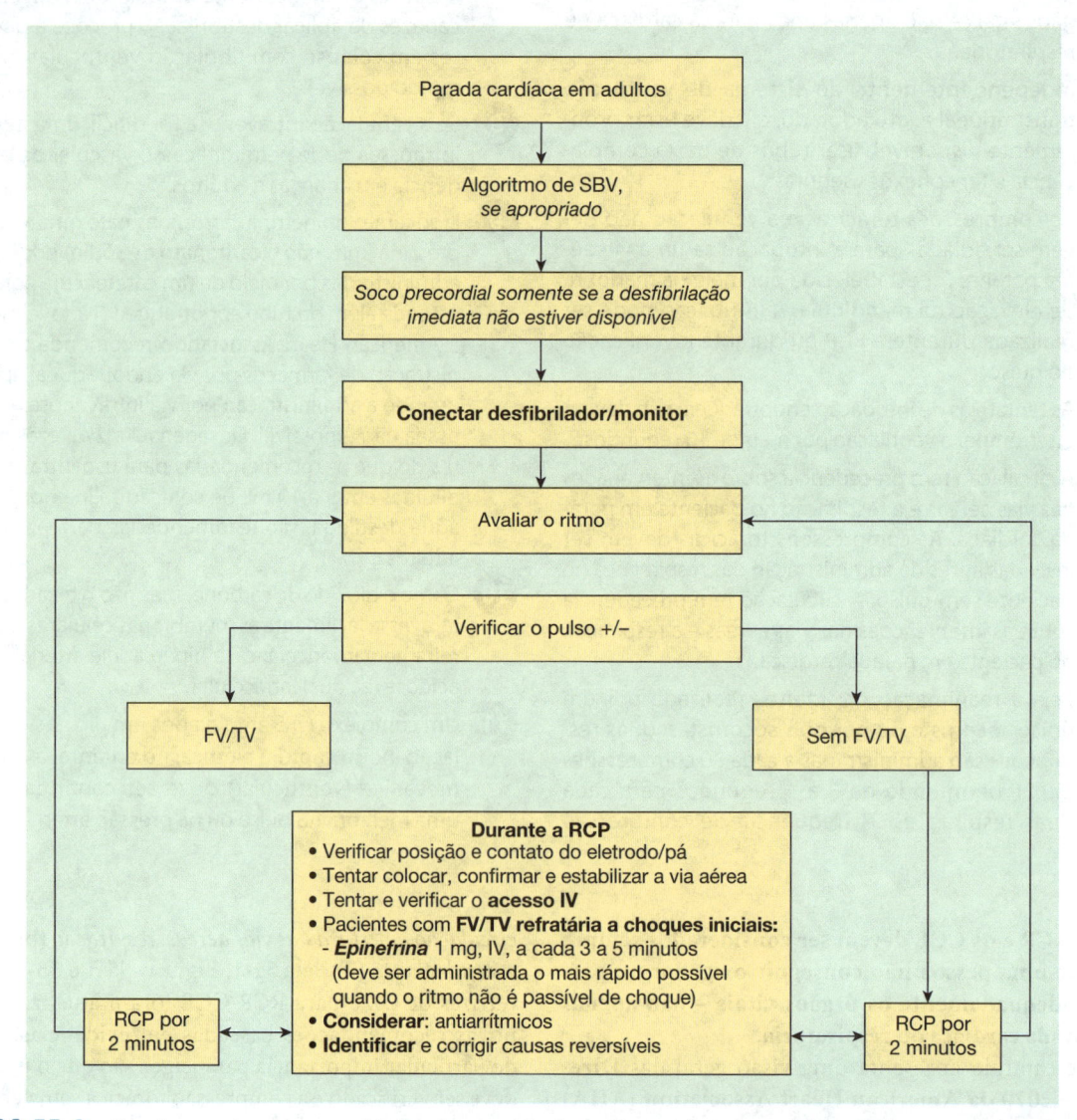

FIGURA 55-1 Algoritmo universal para cuidados de emergência cardiovasculares em adultos. SBV, suporte básico à vida; RCP, reanimação cardiopulmonar; IV, intravenoso; FV/TV, fibrilação ventricular e taquicardia ventricular sem pulso. (Dados de Panchal AR, Bartos JA, Cabañas JG, et al.: *Part 3: Adult Basic and Advanced Life Support: 2020 American Heart Association Guidelines for Cardiopulmonary Resuscitation and Emergency Cardiovascular Care, Circulation.* 20 de outubro de 2020;142(16_supl_2): S366-S468.)

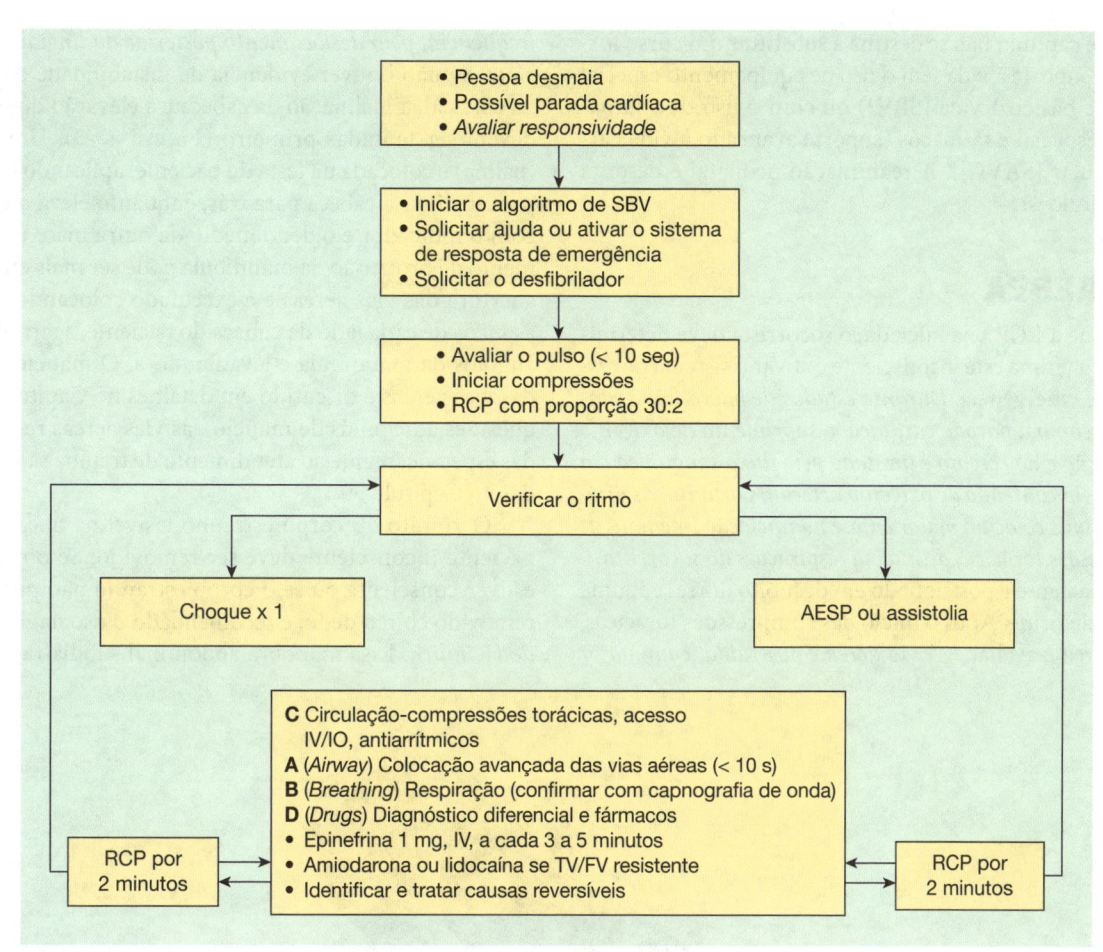

```
┌─────────────────────────────────┐
│ • Pessoa desmaia                │
│ • Possível parada cardíaca      │
│ • Avaliar responsividade        │
└─────────────────────────────────┘
                │
                ▼
┌─────────────────────────────────────┐
│ • Iniciar o algoritmo de SBV        │
│ • Solicitar ajuda ou ativar o sistema│
│   de resposta de emergência         │
│ • Solicitar o desfibrilador         │
└─────────────────────────────────────┘
                │
                ▼
┌─────────────────────────────────┐
│ • Avaliar o pulso (< 10 seg)    │
│ • Iniciar compressões           │
│ • RCP com proporção 30:2        │
└─────────────────────────────────┘
                │
                ▼
       ┌─────────────────┐
       │ Verificar o ritmo│
       └─────────────────┘
        /               \
┌──────────────┐    ┌────────────────────┐
│  Choque x 1  │    │ AESP ou assistolia │
└──────────────┘    └────────────────────┘
```

C Circulação-compressões torácicas, acesso IV/IO, antiarrítmicos
A (*Airway*) Colocação avançada das vias aéreas (< 10 s)
B (*Breathing*) Respiração (confirmar com capnografia de onda)
D (*Drugs*) Diagnóstico diferencial e fármacos
• Epinefrina 1 mg, IV, a cada 3 a 5 minutos
• Amiodarona ou lidocaína se TV/FV resistente
• Identificar e tratar causas reversíveis

RCP por 2 minutos ↔ [caixa acima] ↔ RCP por 2 minutos

FIGURA 55-2 Algoritmo abrangente de cuidados cardíacos de emergência. SBV, suporte básico à vida; RCP, reanimação cardiopulmonar; IO, intraósseo; IV, intravenoso; AESP, atividade elétrica sem pulso; FV/TV, fibrilação ventricular e taquicardia ventricular sem pulso.

espontânea (ROSC, do inglês *return of spontaneous circulation*) ainda são úteis. **A regra dos dez e múltiplos pode ser aplicada: menos de 10 segundos para verificar o pulso; menos de 10 segundos para colocar e estabilizar a via aérea; adequação das compressões torácicas para manter a pressão expiratória final de dióxido de carbono (PetCO$_2$) superior a 10 mmHg; e compressão torácica adequada para manter a pressão arterial diastólica superior a 20 mmHg e a saturação venosa central de oxigênio (SvcO$_2$) superior a 30%.** As diretrizes atuais sugerem que a falta de uma PetCO$_2$ superior a 10 mmHg após 20 minutos em um paciente intubado está associada a uma menor probabilidade de ROSC. Uma exceção a essa determinação se aplica a pacientes não intubados, nos quais um limite específico de PetCO$_2$ não deve ser usado para ajudar na decisão de descontinuar os esforços de reanimação.

As alterações nas recomendações de fármacos são uma notável reafirmação da epinefrina durante parada cardíaca. Além disso, a vasopressina, isoladamente ou em combinação com a epinefrina, não oferece nenhuma vantagem em relação à epinefrina em dose normal (1 mg a cada 3-5 min) na reanimação de adultos após parada cardíaca. Amiodarona ou lidocaína podem ser consideradas para fibrilação ventricular que não responde a esforços de reanimação.

Embora o uso de oxigenação por membrana extracorpórea (ECMO, do inglês *extracorporeal membrane oxygenation*; também referida como *reanimação cardiopulmonar extracorpórea* [ECPR, do inglês *extracorporeal cardiopulmonary resuscitation*]) tenha sido um tema de grande interesse e esteja cada vez mais disponível, seu uso rotineiro para parada cardíaca ainda não é recomendado. No entanto, as diretrizes sugerem que, quando a etiologia da parada cardíaca é potencialmente reversível, o uso de ECPR pode ser considerado. As diretrizes também permitem o uso de ultrassom à beira do leito, mas não o exigem. As técnicas de ultrassom só devem ser realizadas por pessoal qualificado, e as intervenções de ultrassom não devem interromper as práticas e os protocolos normais de reanimação. É importante enfatizar que o uso da ultrassonografia aumenta as interrupções nas compressões torácicas.

Este capítulo não se destina a substituir um curso formal em suporte à vida sem o uso de equipamento especial (suporte básico à vida [SBV]) ou com o uso de equipamento especial e fármacos (suporte avançado à vida cardiovascular [SAVC]). A reanimação neonatal é descrita no Capítulo 41.

VIA AÉREA

Antes que a RCP seja iniciada, o socorrista deve determinar que a vítima está inconsciente e ativar o sistema de resposta de emergência. *Durante estados de baixo fluxo sanguíneo, como a parada cardíaca, o suprimento de oxigênio ao coração e ao cérebro é limitado pelo fluxo sanguíneo em vez de pelo conteúdo de oxigênio arterial; portanto, as diretrizes atuais colocam maior ênfase na iniciação imediata de compressões torácicas do que na respirações do socorrista.*

O paciente é posicionado em decúbito dorsal em uma superfície firme. Após o início das compressões torácicas, a via aérea é avaliada. *A via aérea é obstruída, com maior frequência, pelo deslocamento posterior da língua ou epiglote.* Se não houver evidência de instabilidade da coluna cervical, a inclinação da cabeça e a elevação do queixo devem ser tentadas primeiro (Figura 55-3). Uma mão (palma) é colocada na testa do paciente, aplicando pressão para inclinar a cabeça para trás, enquanto eleva o queixo com o indicador e o dedo médio da outra mão. O movimento de protrusão da mandíbula pode ser mais eficaz na abertura das vias aéreas e é executado colocando ambas as mãos de cada lado da cabeça do paciente, agarrando os ângulos da mandíbula e levantando-a. O manejo básico das vias aéreas é discutido em detalhes no Capítulo 19, e questões adicionais de manejo das vias aéreas relacionadas especificamente ao atendimento de trauma são revisadas no Capítulo 39.

O vômito ou corpo estranho visível na boca de um paciente inconsciente deve ser removido. Se o paciente estiver consciente ou se o corpo estranho não puder ser removido com o dedo, é recomendado o uso da *manobra de Heimlich*. Essa manobra abdominal subdiafragmática

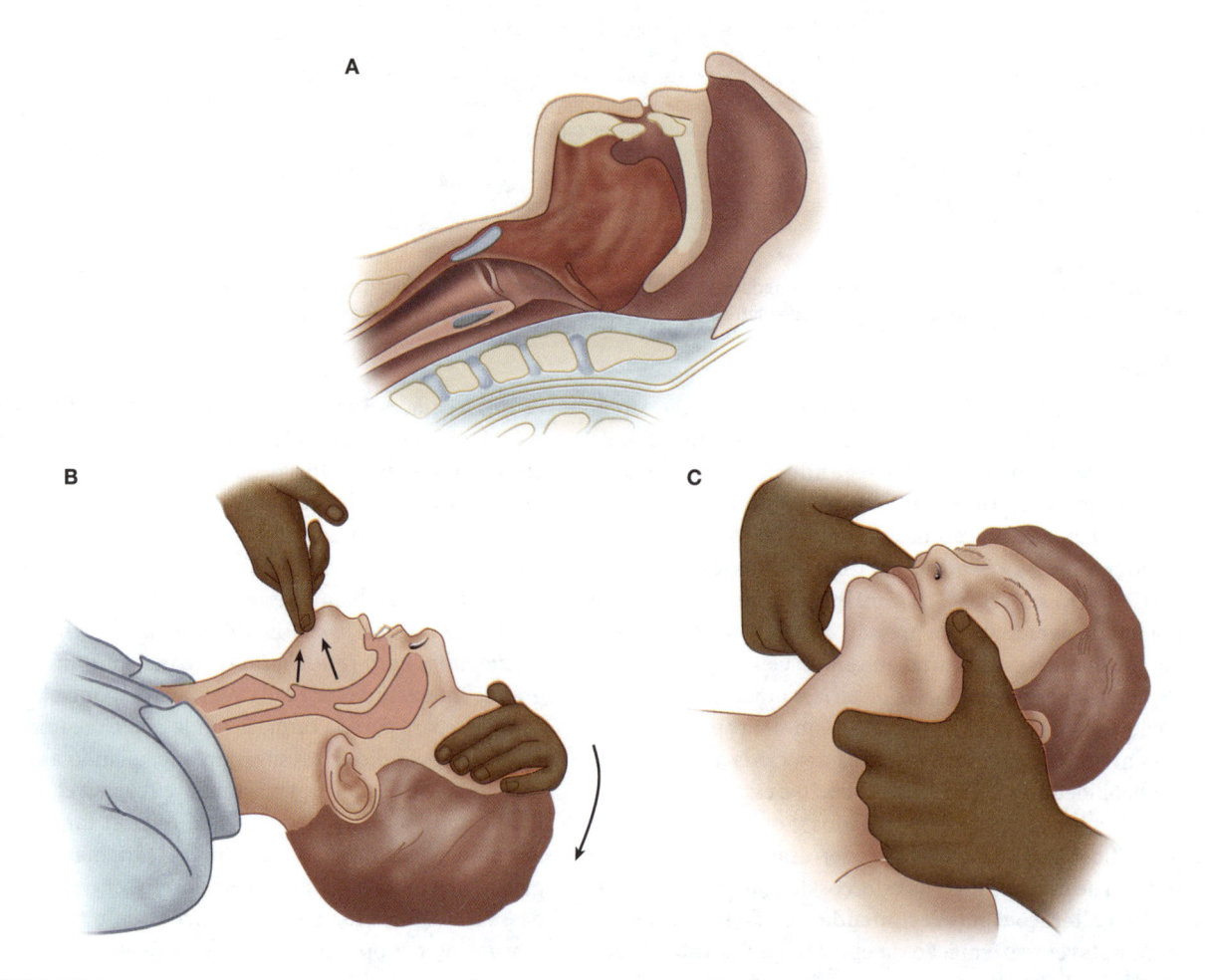

FIGURA 55-3 A perda de consciência geralmente é acompanhada pela perda do tônus muscular submandibular (**A**). A obstrução da via aérea pela língua pode ser aliviada por inclinação da cabeça e elevação do queixo (**B**) ou elevação da mandíbula (**C**). Em pacientes com possível lesão da coluna cervical, os ângulos da mandíbula devem ser levantados anteriormente sem hiperextensão do pescoço.

eleva o diafragma, expelindo uma rajada de ar dos pulmões que desloca o corpo estranho (**Figura 55-4**). As complicações da manobra de Heimlich incluem fratura de costela, trauma em vísceras internas e regurgitação com aspiração. Uma combinação de pancadas nas costas e pressão no peito é recomendada para desobstruir o corpo estranho em bebês (**Tabela 55-2**).

Se, após a abertura das vias aéreas, a respiração permanecer inadequada, o socorrista deve iniciar a ventilação assistida inflando os pulmões da vítima a cada respiração por meio de um dispositivo de bolsa-máscara (ver Capítulo 19).

As respirações são aplicadas lentamente (tempo inspiratório de ½-1 s) a uma taxa de cerca de 10 respirações/minuto, com volumes correntes menores (V_T) para minimizar o efeito adverso na pré-carga cardíaca. *As compressões torácicas (100-120/min) não devem ser interrompidas durante a RCP realizada por duas pessoas para permitir a ventilação, a menos que a ventilação não seja possível durante as compressões.*

A insuflação gástrica com regurgitação e aspiração subsequente é possível, mesmo com um pequeno V_T. Portanto, as vias aéreas devem ser estabilizadas com um TET assim que possível, ou, se isso não for possível, uma via aérea alternativa deve ser inserida. Não há evidências adequadas para respaldar o momento ideal da colocação de uma via aérea avançada (dispositivo supraglótico, TET); no entanto, as compressões torácicas não devem ser interrompidas por mais de 10 segundos para colocar qualquer dispositivo avançado de via aérea. O benefício de uma via aérea avançada deve ser considerado levando em conta o risco de interrupção potencial nas compressões. As vias aéreas avançadas incluem o tubo esofágico-traqueal (Combitube) (TEC), a máscara laríngea (ML), a cânula faringotraqueal, o tubo laríngeo King e a cânula orofaríngea com balonete. O TEC e a ML, juntamente com as cânulas oral e nasofaríngea, as máscaras faciais, os laringoscópios e os tubos endotraqueais, são discutidos no Capítulo 19. Dentre estes, a ML vem sendo adotada como a opção preferível para paradas cardiorrespiratórias intra-hospitalares. A escolha entre ventilação com bolsa-máscara ou colocação de uma via aérea avançada depende da experiência dos profissionais envolvidos. Estudos não entram em consenso quanto ao uso ideal de técnicas avançadas de manejo das vias aéreas em comparação com a ventilação com bolsa-máscara.

Independentemente do adjuvante de via aérea utilizado, as diretrizes afirmam que os socorristas devem confirmar a colocação do tubo endotraqueal com um detector de $PetCO_2$ – um indicador, um capnógrafo ou um dispositivo capnométrico. A escolha ideal para confirmação da colocação do tubo endotraqueal é a análise contínua da onda capnográfica. Todos os dispositivos de confirmação são considerados adjuvantes às técnicas de confirmação clínica (p. ex., auscultação). *Uma vez que uma via aérea artificial é colocada com sucesso, ela deve*

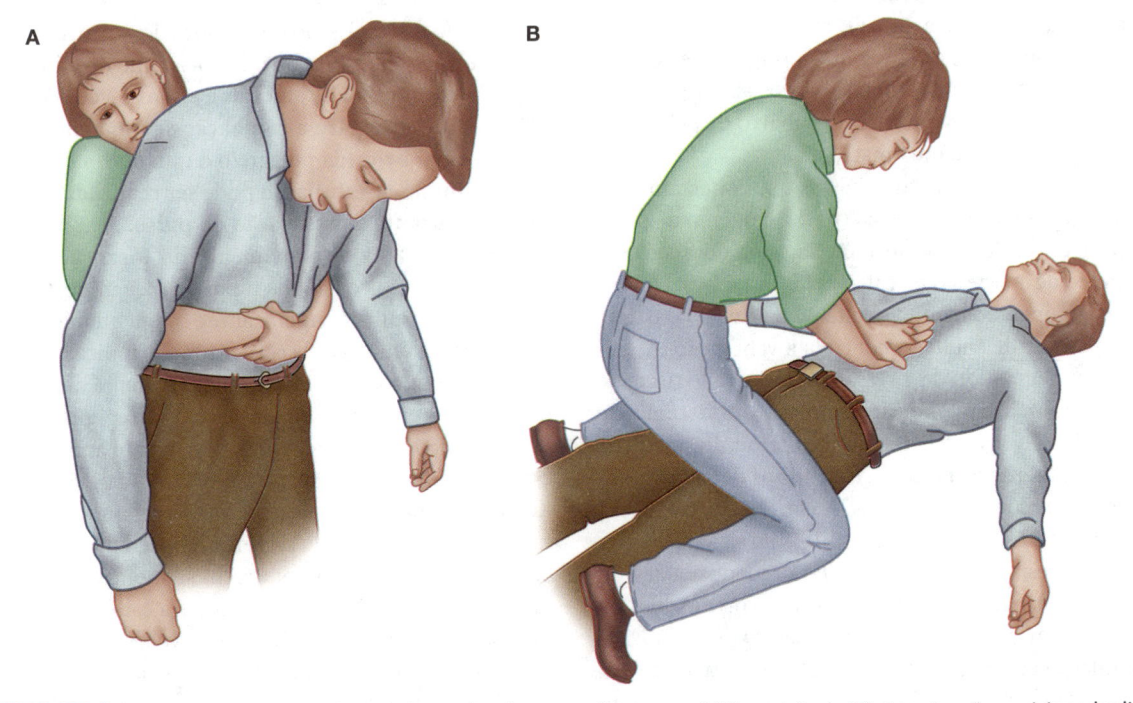

FIGURA 55-4 A manobra de Heimlich pode ser realizada com a vítima em pé (**A**) ou deitada (**B**). As mãos são posicionadas ligeiramente acima do umbigo e bem abaixo do processo xifoide e, em seguida, pressionadas no abdome com um impulso rápido para cima. A manobra pode precisar ser repetida.

TABELA 55-2 Resumo das técnicas recomendadas de suporte básico à vida

	Lactente (1 a 12 meses)	Criança (> 12 meses)	Adulto
Frequência respiratória	20 a 30 respirações/min	20 a 30 respirações/min	6 respirações/min[1]
Verificação do pulso	Braquial	Carotídeo	Carotídeo
Frequência de compressão	> 100/min	100/min	100 a 120/min
Método de compressão	Técnica de dois ou três dedos ou mãos entrelaçadas	Região hipotenar da palma da mão	Mãos entrelaçadas
Razão compressão/ventilação	30:2	30:2	30:2
Obstrução por corpo estranho	Pancadas nas costas seguidas de compressões torácicas	Manobra de Heimlich	Manobra de Heimlich

[1]Diminuir para 8 a 10 respirações/min se a via aérea estiver estabilizada com um tubo traqueal.

ser cuidadosamente fixada com um cadarço ou fita porque até 25% das vias aéreas se deslocam durante o transporte.

Algumas causas de obstrução das vias aéreas podem não ser aliviadas pelos métodos convencionais. Além disso, a intubação endotraqueal pode ser tecnicamente impossível de ser realizada em certas circunstâncias (p. ex., trauma facial grave), ou tentativas repetidas podem ser imprudentes (p. ex., trauma na coluna cervical). Nessas situações, pode ser necessário realizar uma cricotireoidostomia ou uma traqueotomia. A *cricotireoidostomia* envolve a colocação de um cateter intravenoso grande ou uma cânula disponível comercialmente na traqueia através da linha média da membrana cricotireóidea (**Figura 55-5**). A localização adequada é confirmada pela aspiração de ar. Um cateter de calibre 12 ou 14G requer uma pressão de condução de 50 psi para gerar fluxo de gás suficiente para ventilação transtraqueal a jato. O cateter deve ser adequadamente fixado à pele, uma vez que a pressão de ventilação a jato pode facilmente impulsionar o cateter para fora da traqueia e, se a ponta permanecer abaixo da pele, pode causar enfisema subcutâneo maciço.

Vários sistemas estão disponíveis que conectam uma fonte de oxigênio de alta pressão (p. ex., oxigênio de parede central, oxigênio de cilindro ou da saída de gás fresco do aparelho de anestesia) ao cateter (**Figura 55-6**). Um injetor de jato operado manualmente ou a válvula de oxigênio do aparelho de anestesia controla a ventilação. A adição de um regulador de pressão minimiza o risco de barotrauma. **② Independentemente do sistema de ventilação transtraqueal a jato adotado, ele deve estar prontamente disponível, usar tubos de baixa complacência e ter conexões seguras.** A conexão direta de um cateter intravenoso de calibre 12 ou 14G ao sistema de circuito de anestesia não permite ventilação adequada devido à alta complacência do tubo respiratório corrugado e do balão respiratório. Da mesma forma, não é possível fornecer ventilação aceitável de forma confiável através de um cateter de calibre 12 ou 14G com uma bolsa de reanimação autoinflável. As abordagens de acesso às vias aéreas na frente do pescoço são revisadas em detalhes no Capítulo 19.

A adequação da ventilação, especialmente da expiração, é avaliada pela observação do movimento da parede torácica e pela ausculta dos sons respiratórios. As complicações agudas incluem pneumotórax, enfisema subcutâneo, enfisema mediastinal, sangramento, perfuração esofágica, aspiração e acidose respiratória. As complicações a longo prazo incluem traqueomalácia, estenose subglótica e alterações nas pregas vocais. A cricotireoidostomia geralmente não é recomendada em crianças menores de 10 anos de idade.

A traqueotomia pode ser realizada de maneira mais controlada após a oxigenação ter sido restaurada por cricotireoidostomia (ver Capítulo 9).

RESPIRAÇÃO

A avaliação da respiração espontânea deve ocorrer imediatamente após a abertura ou o estabelecimento da via aérea.

③ As compressões torácicas e a ventilação não devem ser adiadas para a intubação se uma via aérea patente for estabelecida por meio da manobra de elevação da mandíbula. A intubação pode ser realizada durante a RCP ou durante a verificação do pulso. A apneia é confirmada pela falta de movimento do tórax, ausência de sons respiratórios e falta de fluxo de ar; é importante ressaltar que a respiração agonizante é frequentemente observada durante uma parada cardíaca e não indica um esforço respiratório verdadeiro. Independentemente dos métodos de via aérea e respiração adotados, um regime específico de ventilação foi proposto para o paciente apneico e descrito anteriormente neste capítulo. De início, são administradas lentamente duas respirações (2 segundos por respiração em adultos, 1 a 1½ segundo em lactentes e crianças). Se essas respirações não puderem ser aplicadas, é porque ou a via aérea ainda está obstruída e a cabeça e o pescoço precisam ser reposicionados e possivelmente uma cânula oral deve ser colocada, ou um corpo estranho está presente e deve ser removido.

A ventilação de resgate com bolsa-máscara deve ser instituída no paciente apneico quando esses dispositivos

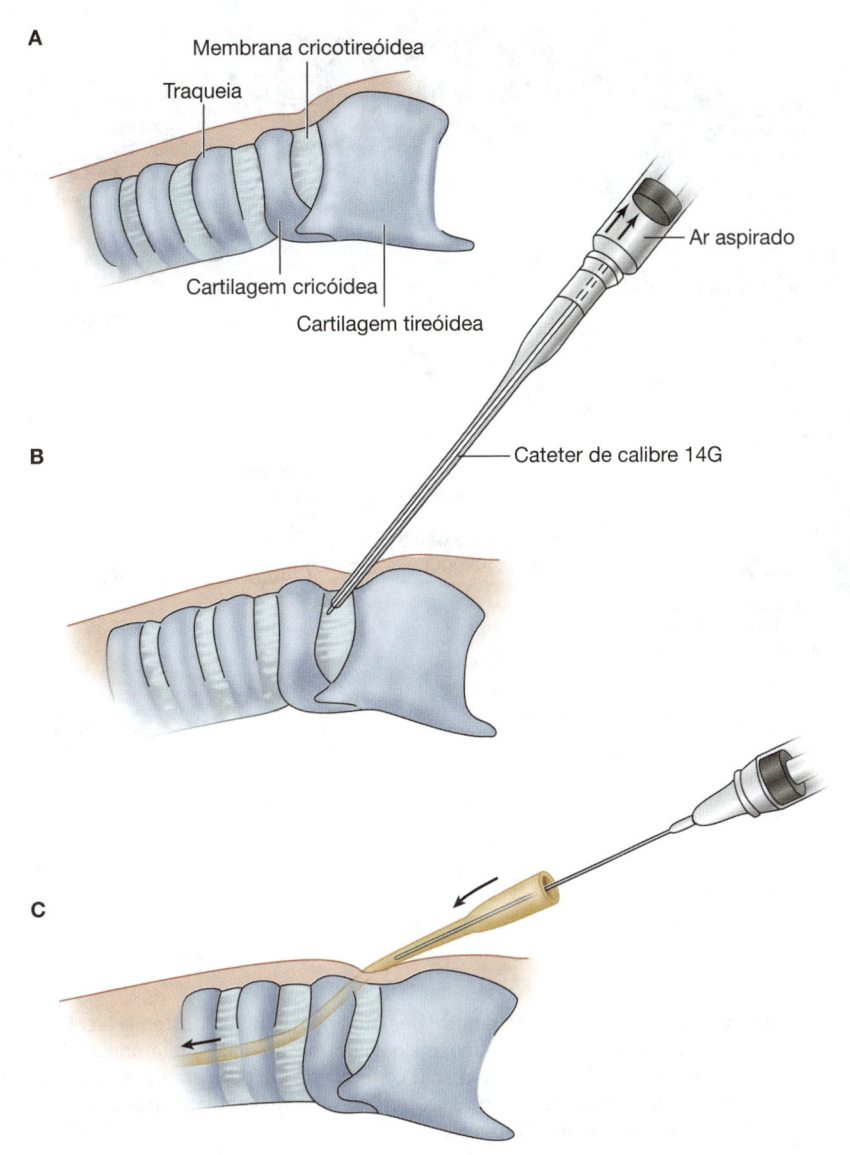

FIGURA 55-5 Cricotireoidotomia percutânea com cateter intravenoso de agulha calibre 14G. **A**: Localize a membrana cricotireóidea. **B**: Perfure a membrana na linha média enquanto estabiliza a traqueia com a outra mão. A localização adequada é confirmada pela fácil aspiração do ar. **C**: Avance o cateter e retire a agulha. Conecte a seringa ao cateter e aspire novamente após o cateter avançar para confirmar que o cateter permanece no lúmen traqueal.

estiverem imediatamente disponíveis. O oxigênio suplementar, preferencialmente a 100%, deve ser sempre usado se disponível. A respiração de resgate bem-sucedida, *com 500 a 600 mL de volume corrente, 6 vezes por minuto em um adulto com uma via aérea segura e uma relação de 30 compressões para duas ventilações se a via aérea não estiver segura*, é confirmada observando o tórax subir e descer com cada respiração e ouvindo e sentindo a saída de ar durante a expiração.

Dispositivos que evitem o uso da boca do socorrista devem estar imediatamente disponíveis em todos os lugares do hospital. A ventilação sob máscara pode ser realizada na maioria dos pacientes ajustando a via aérea ou tornando a vedação hermética mais eficaz (ver Capítulo 19). O uso da pressão cricoide para prevenir a regurgitação durante a reanimação da parada cardíaca pode ser considerado; no entanto, não há dados que respaldem sua eficácia nessa (ou em qualquer outra) circunstância, e seu uso rotineiro não é recomendado.

A intubação endotraqueal por pessoal competente deve ser tentada assim que for possível. **As tentativas de intubação endotraqueal não devem interromper a ventilação por mais de 10 segundos.** Após a intubação, o paciente pode ser ventilado com altas concentrações de oxigênio. Deve-se manter uma frequência respiratória de 6 respirações/minuto, uma vez que taxas respiratórias

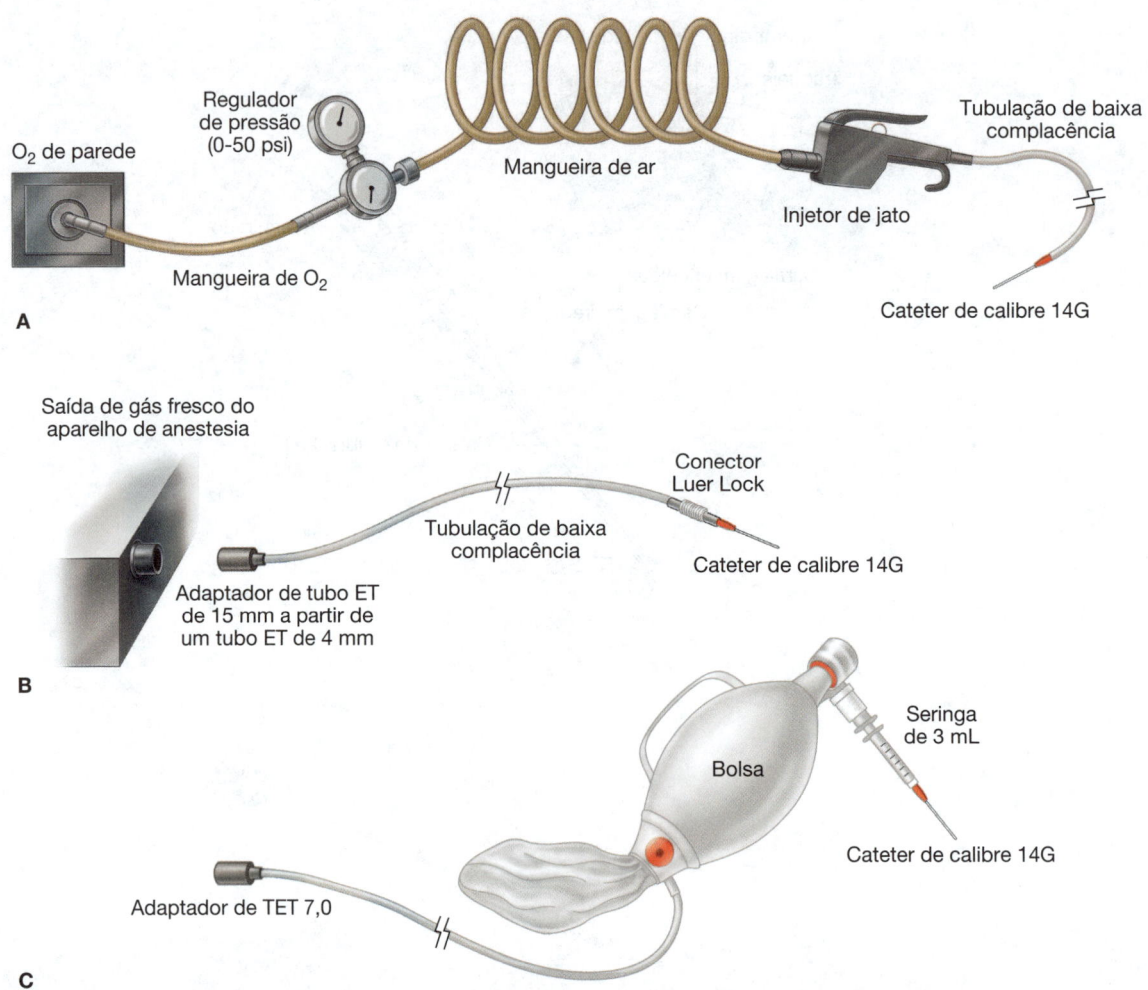

FIGURA 55-6 **A, B**: Dois sistemas para ventilação transtraqueal por jato após cricotireoidostomia (ver **Figura 55-5**). Um ventilador a jato e um regulador de pressão (como mostrado em A) permitem melhor controle do ciclo inspiratório. Ambos os sistemas usam tubos de baixa complacência e uma fonte de oxigênio de alta pressão. **C**: O conector de um tubo endotraqueal (TET) 7,0 pode ser adaptado para conectar-se a um cateter de calibre 14G e a uma seringa de 3 mL para administrar ventilação por jato com oxigênio quando fora da sala de cirurgia ou quando a ventilação por jato não está disponível.

maiores podem comprometer o débito cardíaco durante a RCP em uma situação de parada cardíaca.

A relação entre o espaço morto fisiológico e o volume corrente (V_D/V_T) reflete a eficiência da eliminação de CO_2. O V_D/V_T aumenta durante a RCP como resultado do baixo fluxo sanguíneo pulmonar e das altas pressões alveolares. Portanto, o volume-minuto pode precisar ser aumentado em 50 a 100% assim que a circulação for restabelecida, uma vez que o CO_2 da periferia é levado de volta aos pulmões.

CIRCULAÇÃO

A circulação tem precedência sobre as intervenções nas vias aéreas e a respiração no paciente em parada cardíaca.

5 **As compressões torácicas devem ser iniciadas antes da administração das respirações no paciente sem pulso.** As ações subsequentes para avaliar a circulação podem variar dependendo se o socorrista é leigo ou profissional de saúde. *Embora os socorristas leigos devam presumir que um paciente sem resposta está em parada cardíaca e não precisam verificar o pulso, os profissionais de saúde devem avaliar a presença ou ausência de pulso.*

Se o paciente tiver um pulso adequado (artéria carótida em um adulto ou criança, artéria braquial ou femoral em um lactente) ou pressão arterial, a respiração é continuada a uma taxa de 6 respirações/minuto para um adulto ou uma criança com mais de 8 anos e de 20 a 30 respirações/minuto para um lactente ou uma criança com menos de 8 anos de idade (ver **Tabela 55-2**). Se o paciente estiver sem pulso ou com hipotensão grave, o sistema circulatório deve receber suporte por meio de uma combinação de compressões torácicas externas, administração de fármacos intravenosos e desfibrilação, quando apropriado. O início das compressões torácicas é determinado pela inadequação da perfusão periférica, e as escolhas de fármacos e níveis de energia da desfibrilação normalmente dependem de um diagnóstico eletrocardiográfico de arritmias.

Compressão torácica externa

As compressões torácicas forçam o sangue a fluir, seja aumentando a pressão intratorácica (bomba torácica) ou comprimindo diretamente o coração (bomba cardíaca). Durante a RCP de curta duração, o fluxo sanguíneo é promovido principalmente pelo mecanismo da bomba cardíaca; à medida que a RCP continua, o coração se torna menos complacente, e o mecanismo da bomba torácica se torna mais importante. Embora a frequência e a intensidade das compressões sejam importantes para manter o fluxo sanguíneo, a perfusão efetiva do coração e do encéfalo é mais bem alcançada quando a compressão torácica consome 50% do ciclo de trabalho, com os 50% restantes dedicados à fase de relaxamento (permitindo que o sangue retorne ao tórax e ao coração). *Feedback* audiovisual em tempo real (i.e., verbal ou com um metrônomo) durante a RCP pode melhorar o desempenho e a sobrevida do paciente, uma vez que pode haver uma significativa variabilidade na frequência das compressões torácicas, especialmente quando os socorristas sofrem fadiga.

Para aplicar compressões torácicas no paciente não responsivo ou sem pulso, o processo xifoide é localizado, e a região hipotenar da palma da mão do socorrista é posicionada sobre a metade inferior do esterno. A outra mão é colocada sobre a mão que está no esterno com os dedos entrelaçados ou estendidos, mas sem tocar o tórax. Os ombros do socorrista devem estar posicionados diretamente sobre as mãos com os cotovelos travados na posição e os braços estendidos de forma que o peso do corpo superior seja usado para as compressões. Com um impulso descendente direto, o esterno é deprimido aproximadamente 2 polegadas (5 cm) em adultos e 1 a 1,5 polegada (2-4 cm) em crianças. Em seguida, permite-se que retorne à sua posição normal. Para um bebê, compressões com profundidade de ½ a 1 polegada (1,5-2,5 cm) são realizadas com os dedos médio e anelar no esterno um dedo abaixo da linha do mamilo. Os tempos de compressão e liberação devem ser equivalentes.

6 Seja a reanimação de adultos realizada por um único socorrista ou por dois socorristas, duas respirações são administradas a cada 30 compressões (30:2), permitindo de 3 a 4 segundos para cada duas respirações. A frequência de compressão cardíaca deve ser de 100 a 120/minuto independentemente do número de socorristas. Uma frequência ligeiramente maior de compressão acima de 100/minuto é sugerida para lactentes, com duas respirações aplicadas a cada 30 compressões.

Avaliação da adequação das compressões torácicas

A adequação do débito cardíaco pode ser estimada monitorando a $PetCO_2$, (> 10 mmHg), a $SvcO_2$ (> 30%) e/ou pulsos arteriais (com pressão diastólica arterial de relaxamento > 20 mmHg). As pulsações arteriais durante as compressões torácicas não são uma medida precisa de compressão torácica adequada; no entanto, as pulsações arteriais espontâneas são um indicador de ROSC. Parâmetros fisiológicos, como $PetCO_2$, $SvcO_2$ e pressão arterial diastólica, podem ajudar a avaliar a adequação das compressões torácicas, mas não podem ser usados exclusivamente para determinar se a RCP deve ser interrompida.

1. **$PetCO_2$** – Em um paciente intubado, uma $PetCO_2$ superior a 10 mmHg indica compressões torácicas de boa qualidade; uma $PetCO_2$ inferior a 10 mmHg mostrou-se um preditor de desfechos negativos da RCP (probabilidade reduzida de ROSC) na RCP com duração superior a 20 minutos. Um aumento transitório na $PetCO_2$ pode ser observado com a administração de bicarbonato de sódio; no entanto, um aumento abrupto e sustentado de $PetCO_2$ é um indicador de ROSC.

2. **Pressão de perfusão coronariana (PPC)** – Trata-se da diferença entre a pressão diastólica aórtica e a pressão diastólica do átrio direito. A pressão diastólica arterial na artéria radial, braquial ou femoral é um bom indicador de PPC. A pressão diastólica arterial superior a 20 mmHg é um indicador de compressões torácicas adequadas.

3. **$SvcO_2$** – Uma $SvcO_2$ inferior a 30% na veia jugular está associada a desfechos negativos. Se a $SvcO_2$ for inferior a 30%, devem ser consideradas tentativas de melhorar a qualidade da RCP, seja melhorando a qualidade das compressões ou por meio da administração de fármacos.

DESFIBRILAÇÃO

A fibrilação ventricular é observada com maior frequência em adultos que sofrem parada cardíaca não traumática. O tempo entre o colapso e a desfibrilação é o fator mais importante para determinar a sobrevida. As chances de sobrevida diminuem de 7 a 10% a cada minuto sem desfibrilação (Figura 55-7). Portanto, pacientes que sofrem parada cardíaca devem ser desfibrilados o mais breve possível. Profissionais de saúde

7 que trabalham em hospitais e clínicas de atendimento ambulatorial devem ser capazes de aplicar desfibrilação precoce a pacientes em colapso com fibrilação ventricular o mais rápido possível. O choque deve ser aplicado no momento em que o compressor do tórax remove as mãos do tórax.

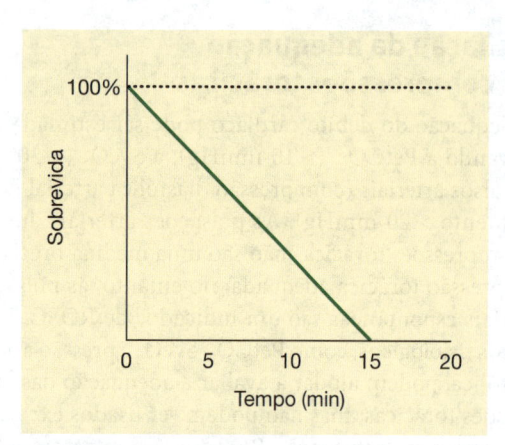

FIGURA 55-7 Eficácia da desfibrilação em relação ao tempo. A probabilidade de desfibrilação bem-sucedida de um paciente com fibrilação ventricular diminui de 7 a 10% por minuto.

Não há uma relação definitiva entre o requisito de energia para desfibrilação bem-sucedida e o tamanho do corpo. Um choque com um nível de energia muito baixo não desfibrilará com eficácia; por outro lado, um nível de energia muito alto pode resultar em lesão miocárdica. Desfibriladores suprem energia em formas de onda monofásicas ou bifásicas. As formas de onda bifásicas são recomendadas para cardioversão, uma vez que alcançam o mesmo grau de sucesso, mas com menos energia e teoricamente menos dano miocárdico; os desfibriladores fabricados mais recentemente usam formas de onda bifásicas.

Desfibriladores externos automáticos (DEAs) estão disponíveis em muitos estabelecimentos de saúde. O uso desses dispositivos é cada vez mais difundido em comunidades por policiais, bombeiros, pessoal de segurança, profissionais de esportes, membros do grupo de patrulha de esqui e comissários de bordo, entre outros. Em geral, são disponibilizados em qualquer local público onde 20.000 ou mais pessoas passem por dia. Os DEAs são dispositivos controlados por microprocessador capazes de fazer análise eletrocardiográfica com alta especificidade e sensibilidade na diferenciação de ritmos desfibriláveis e não desfibriláveis.

Todos os DEAs fabricados atualmente aplicam um choque de forma de onda bifásica. Em comparação com choques monofásicos, os choques bifásicos fornecem energia em dois sentidos com eficácia equivalente em níveis de energia mais baixos e possivelmente com menos lesão miocárdica. Esses dispositivos aplicam choques de compensação de impedância empregando morfologia *bifásica exponencial truncada* (BTE, do inglês *biphasic truncated exponential*) ou de *onda bifásica retilínea* (RBW, do inglês *rectilinear biphasic wave*). Choques bifásicos que suprem baixa energia para desfibrilação (120-200 joules [J]) mostraram-se tão ou mais eficazes do que choques de forma de onda *senoidal amortecida monofásica* (MDS, do inglês *monophasic damped sine*) de 200 a 360 J. No uso de DEAs, um eletrodo é colocado ao lado da borda superior direita do esterno, logo abaixo da clavícula, e o outro é colocado lateralmente ao mamilo esquerdo, com a parte superior do eletrodo a alguns centímetros abaixo da axila.

Uma diminuição no intervalo de tempo entre a última compressão e a aplicação de um choque (a *pausa pré-choque*) recebeu ênfase especial nas diretrizes de 2020. A *desfibrilação dupla sequencial* (aplicando dois ou mais choques em sucessão imediata sem compressões intervencionais) não demonstrou melhorar os desfechos, aumentando o tempo para a próxima compressão. Além disso, foi observado que o primeiro choque está geralmente associado a uma eficácia de 90%. *Portanto, as diretrizes recomendam um único choque, seguido imediatamente pela retomada das compressões torácicas.*

Para cardioversão da fibrilação atrial, podem ser utilizados 120 a 200 J inicialmente, com escalonamento se necessário. Para *flutter* atrial ou taquicardia supraventricular paroxística (TSVP), um nível de energia inicial de 50 a 100 J muitas vezes é adequado. Todos os choques monofásicos devem começar com 200 J. As instruções do fabricante geralmente informam o nível de energia de choque inicial recomendado específico para o dispositivo.

A taquicardia ventricular, particularmente a taquicardia monomórfica ventricular, responde bem a choques em níveis de energia inicial de 100 J. Para taquicardia polimórfica ventricular ou para fibrilação ventricular, a energia inicial pode ser definida em 120 a 200 J, dependendo do tipo de forma de onda bifásica sendo usada. Aumentos escalonados nos níveis de energia podem ser adotados se o primeiro choque for ineficaz, embora alguns DEAs operem com um protocolo de energia fixa de 150 J com índice de sucesso muito alto no controle da fibrilação ventricular (ver **Tabela 55-3**).

A cardioversão deve ser sincronizada com o complexo QRS e é recomendada para taquicardia de complexo largo hemodinamicamente estável que exige cardioversão, TSVP, fibrilação atrial e *flutter* atrial. A taquicardia polimórfica ventricular deve ser tratada como fibrilação ventricular com choques não sincronizados.

Reanimação cardiopulmonar invasiva

Toracotomia e massagem cardíaca de tórax aberto não fazem parte da RCP de rotina devido à incidência frequente de complicações. No entanto, essas técnicas invasivas podem ser úteis em circunstâncias específicas fatais que impedem uma massagem eficaz no tórax fechado. Indicações possíveis incluem parada cardíaca associada a trauma torácico penetrante ou contuso, trauma abdominal penetrante, deformidade torácica grave, tamponamento cardíaco ou embolia pulmonar. A ECMO é cada vez mais adotada quando a causa da parada (p. ex., toxicidade sistêmica por anestésico local) é reversível.

Acesso intravenoso

Estabelecer um acesso intravenoso confiável é uma alta prioridade, mas não deve ter precedência sobre as compressões torácicas iniciais, o manejo das vias aéreas ou a desfibrilação. Um cateter jugular interno ou subclávio preexistente é ideal para acesso venoso durante a reanimação. Se não houver possibilidade de acesso central, deve-se tentar estabelecer acesso venoso periférico na veia antecubital ou jugular externa. Os sítios intravenosos periféricos estão associados a um atraso significativo de 1 a 2 minutos entre a administração do fármaco e o suprimento ao coração, uma vez que o fluxo sanguíneo periférico é drasticamente reduzido durante a RCP. A administração de fármacos por meio de um acesso periférico intravenoso deve ser seguida por uma lavagem intravenosa (p. ex., administração em bólus de fluido de 20 mL em adultos) ou por elevação do membro por 10 a 20 segundos, ou ambos. Estabelecer acesso à veia central pode potencialmente interromper a RCP, no entanto, deve ser considerado se uma resposta inadequada for observada aos fármacos administrados perifericamente.

8 **Se a canulação intravenosa for difícil, uma *infusão intraóssea* pode permitir acesso vascular de emergência em crianças e adultos.** Uma agulha espinal rígida de calibre 18G com um estilete ou uma pequena agulha trefina de medula óssea pode ser inserida no fêmur distal ou na tíbia proximal. Se a tíbia for escolhida, uma agulha é inserida 2 a 3 cm abaixo da tuberosidade tibial em um ângulo de 45° distante da placa epifisária (**Figura 55-8**). Uma vez que a agulha é avançada através do córtex, ela deve ficar em pé sem suporte. A colocação correta é confirmada pela capacidade de aspirar a medula óssea através da agulha e fornecer uma infusão suave de fluido. Uma rede de sinusoides venosos dentro da cavidade medular dos ossos longos é drenada para a circulação sistêmica por meio de veias nutrícias ou emissárias. Essa via é muito eficaz para a administração de fármacos, cristaloides, coloides e sangue e pode atingir taxas de fluxo superiores a 100 mL/h sob gravidade. Taxas de fluxo muito maiores são possíveis se o fluido for colocado sob pressão (p. ex., 300 mmHg) com uma bolsa de infusão. O início da ação do fármaco pode ser ligeiramente retardado em comparação com a administração intravenosa ou traqueal. A via intraóssea pode exigir uma dose maior de alguns fármacos (p. ex., epinefrina) do que a recomendada para administração intravenosa. Foi descrito o uso de infusão intraóssea para indução e manutenção de anestesia geral, antibioticoterapia, controle de convulsões e suporte inotrópico. (Observe que a maioria dos estudos avaliou a colocação de acesso intraósseo em pacientes com hemodinâmica intacta ou estados hipovolêmicos, não em situações de parada cardíaca.) No entanto, devido aos riscos de osteomielite e síndrome compartimental, as infusões intraósseas devem ser substituídas por uma via intravenosa convencional o mais rápido possível. Além disso, devido ao risco teórico de embolia de medula óssea ou gordura, as infusões intraósseas devem ser evitadas, se possível, em pacientes com *shunts* da direita para a esquerda, hipertensão pulmonar ou insuficiência pulmonar grave. Alguns fármacos de reanimação são razoavelmente bem absorvidos após a administração por meio de um TET. **9** **Lidocaína, epinefrina, atropina, naloxona e vasopressina (mas *não* bicarbonato de sódio) podem ser administradas por meio de um cateter cuja ponta se estende além do TET. Notavelmente, a American Heart Association recomenda a administração de fármacos por via endotraqueal apenas quando a administração por via intravenosa e intraóssea não é possível. Dosagens 2 a 2½ vezes maiores do que as recomendadas para uso intravenoso, diluídas em 5 a 10 mL de solução salina normal ou água destilada, são recomendadas para pacientes adultos.** É importante observar que pode ocorrer alguma regurgitação de volume no TET, o que pode causar indicações imprecisas de $ETCO_2$.

Reconhecimento de arritmia

A interpretação das faixas de ritmo em meio a uma situação de reanimação é frequentemente complicada por artefatos e variações nas técnicas de monitorização (p. ex., sistemas de eletrodos, equipamentos, movimentação). No entanto, a eficácia do tratamento farmacológico e elétrico da parada cardíaca (**Figura 55-9**) depende da identificação definitiva da arritmia subjacente.

Administração de fármacos

Muitos dos fármacos administrados durante a RCP foram descritos em outras partes deste texto. A **Tabela 55-3** resume as ações cardiovasculares, indicações e dosagens de medicamentos comumente usados durante a reanimação.

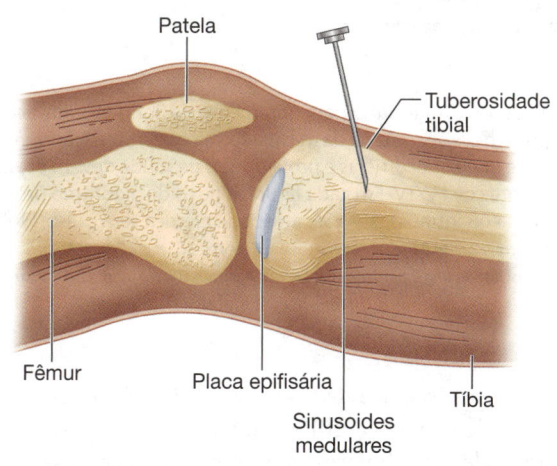

FIGURA 55-8 As infusões intraósseas fornecem acesso de emergência à circulação venosa em pacientes pediátricos por meio dos grandes canais venosos medulares. A agulha é direcionada para longe da placa epifisária a fim de minimizar o risco de lesão.

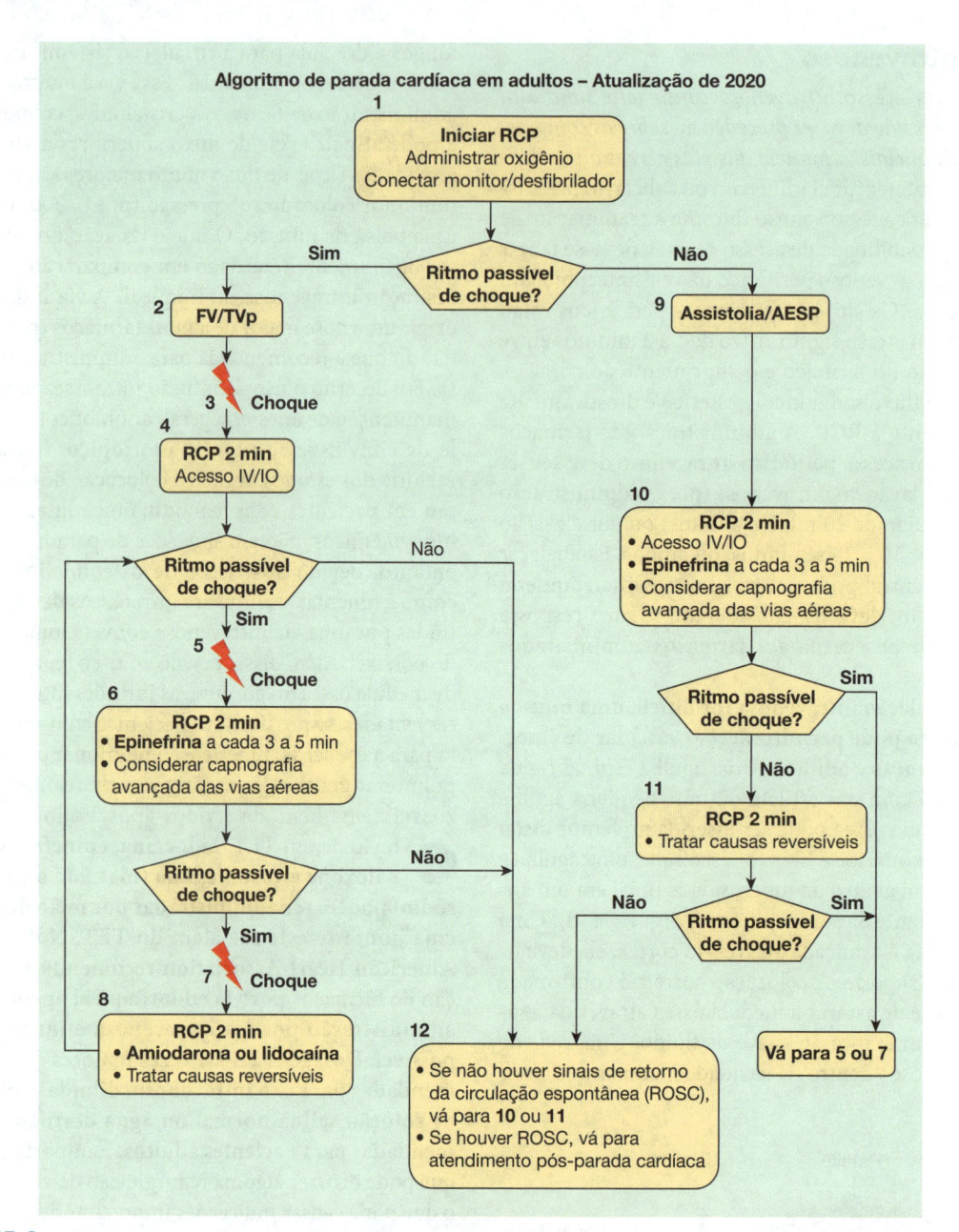

FIGURA 55-9 Algoritmo de parada cardíaca em adultos – atualização de 2020. Algoritmo para tratamento de fibrilação ventricular e taquicardia ventricular sem pulso (FV/TV). A taquicardia ventricular sem pulso deve ser tratada da mesma forma que a fibrilação ventricular. Observação: esta figura e as **Figuras 55-1** e **55-2** enfatizam o conceito de que os socorristas e profissionais de saúde devem presumir que todas as paradas cardíacas não monitorizadas em adultos são decorrentes de FV/TV. Em cada figura, o fluxo do algoritmo presume que a arritmia continua. RCP, reanimação cardiopulmonar; IV/IO, intravenosa ou intraóssea; AESP, atividade elétrica sem pulso; FV/TVp, fibrilação ventricular e taquicardia ventricular sem pulso. (Reproduzida com permissão de Panchal AR, Bartos JA, Cabañas JG, et al.: Part 3: Adult Basic and Advanced Life Support: 2020 American Heart Association Guidelines for Cardiopulmonary Resuscitation and Emergency Cardiovascular Care. Circulation. 20 de outubro de 2020;142(16_supl_2):S366-S468.) *(Continua)*

A atropina é razoável para o tratamento da bradicardia sintomática. As infusões de fármacos cronotrópicos (p. ex., dopamina, epinefrina, isoproterenol) podem ser consideradas como alternativa ao uso de marca-passo se a atropina for ineficaz no tratamento da bradicardia sintomática. *Cloreto de cálcio, bicarbonato de sódio e bretílio estão visivelmente ausentes desta tabela.* Cálcio (2-4 mg/kg do sal de cloreto) é útil no tratamento da hipocalcemia, hipercalemia e hipermagnesemia documentadas ou sobredose de bloqueador de canal de cálcio. Quando usado, cloreto de cálcio a 10% pode ser administrado de 2 a 4 mg/kg a cada 10 minutos. *A solução de bicarbonato de*

Qualidade da RCP
- Empurre com força (≥ 2 polegadas [5 cm]) e rapidamente (≥ 100/min) e permita o recuo completo do tórax
- Minimize as interrupções nas compressões
- Evite ventilação excessiva
- Alterne o compressor a cada 2 minutos
- Se não houver via aérea avançada, relação compressão-ventilação de 30:2
- Capnografia quantitativa com formato de onda
- $PetCO_2$ < 10 mmHg após 20 minutos sugere desfecho negativo e pode ser usada em combinação com outros fatores clínicos (abordagem multimodal) para considerar a descontinuação da reanimação

Pressão intra-arterial
- Se a pressão da fase de relaxamento (diastólica) < 20 mmHg, tente melhorar a qualidade da RCP
  Retorno da circulação espontânea (ROSC)
- Pulso e pressão arterial
- Aumento sustentado abrupto em $PetCO_2$ (normalmente ≥ 40 mmHg)
- Ondas espontâneas de pressão arterial com monitorização intra-arterial

Energia de choque
- Bifásico: Recomendação do fabricante (p. ex., dose inicial de 120-200 J); se desconhecido, use o máximo disponível. A segunda dose e as subsequentes devem ser equivalentes, e doses mais altas podem ser consideradas.
- Monofásico: 360 J

Terapia medicamentosa
- Dose de epinefrina IV/IO:
  1 mg a cada 3 a 5 minutos
- Dose de amiodarona IV/IO:
  Primeira dose: Em bólus de 300 mg
  Segunda dose: 150 mg (manter dose extra de amiodarona se houver suspeita de infarto do miocárdio)
  - Dose de lidocaína IV/IO:
  Primeira dose: 1 a 1,5 mg/kg
  Segunda dose: 0,5 a 0,75 mg/kg

Via aérea avançada
- Via aérea avançada supraglótica ou intubação endotraqueal
- Capnografia com formato de onda para confirmar e monitorizar a colocação do tubo ET
- 8 a 10 respirações por minuto com compressões torácicas contínuas

Causas reversíveis
- Hipovolemia
- Hipóxia
- Íon hidrogênio (acidose)
- Hipo/hipercalemia
- Hipotermia
- Pneumotórax de tensão
- Tamponamento cardíaco
- Toxinas
- Trombose pulmonar
- Trombose coronária

FIGURA 55-9 *(Continuação)*

sódio (0,5-1 mEq/kg) não é recomendada nas diretrizes e deve ser considerada apenas em situações específicas, como acidose metabólica preexistente ou hipercalemia ou no tratamento de sobredose de antidepressivos tricíclicos ou barbitúricos. Bicarbonato de sódio eleva o pH plasmático combinando-se com íons de hidrogênio para formar ácido carbônico, que prontamente se dissocia em CO_2 e água.

10 Como o CO_2, mas não o bicarbonato, atravessa facilmente as membranas celulares e a barreira hematoencefálica, a hipercapnia arterial causa acidose tecidual intracelular. Embora a desfibrilação bem-sucedida não esteja relacionada ao pH *arterial*, o aumento do CO_2 *intramiocárdico* pode reduzir a possibilidade de reanimação cardíaca bem-sucedida. Além disso, a administração de bicarbonato pode levar a alterações prejudiciais na osmolalidade e na curva de dissociação da oxi-hemoglobina. *Portanto, a hiperventilação alveolar efetiva e a perfusão tecidual adequada são os tratamentos de escolha para as acidoses respiratória e metabólica que acompanham a reanimação.*

A fluidoterapia intravenosa, com soluções coloidais ou salinas balanceadas, é indicada em pacientes com

TABELA 55-3 Efeitos cardiovasculares, indicações e dosagens de fármacos de reanimação

Fármaco	Efeitos cardiovasculares	Indicações	Dose Inicial Adulto	Dose Inicial Pediátrico	Comentários
Adenosina	Retarda a condução nodal AV.	Taquicardias de complexo estreito, taquicardia supraventricular estável e taquicardia de complexo largo se de origem supraventricular	6 mg em 1 a 3 s; dose repetida de 12 mg	Dose inicial de 0,1 a 0,2 mg/kg; doses subsequentes dobradas para dose única máxima de 12 mg	Recomendada como manobra diagnóstica ou terapêutica para taquicardias supraventriculares; administrar em bólus IV rápido. Vasodilata, a pressão arterial pode diminuir. Risco teórico de angina, broncoespasmo, ação pró-arrítmica. Interação medicamentosa com teofilina, dipiridamol.
Atropina	Anticolinérgico (parassimpatolítico). Aumenta a taxa e a automaticidade do nó sinoatrial; aumenta a condução do nó AV.	Bradicardia sintomática, bloqueio AV	0,5 a 1,0 mg repetido a cada 3 a 5 minutos	0,02 mg/kg	Repetir as doses de atropina a cada 5 minutos até uma dose total de 3 mg em adultos ou 0,5 mg em crianças, 1 mg em adolescentes. A dose pediátrica mínima é de 0,1 mg. Não usar para bloqueio infranodal (Mobitz II).
Epinefrina	Efeitos α-adrenérgicos aumentam o fluxo sanguíneo miocárdico e cerebral. Efeitos β-adrenérgicos podem aumentar o trabalho miocárdico e diminuir a perfusão subendocárdica e o fluxo sanguíneo cerebral.	FV/TV, dissociação eletromecânica, assistolia ventricular, bradicardia grave não responsiva à atropina ou à estimulação cardíaca. Hipotensão grave	1 mg, IV 0,03 µg/kg/min em infusão aumentada até o efeito	Dose inicial de 0,01 mg/kg, IV; repetir o mesmo para doses subsequentes 1 µg/kg	Repetir doses a cada 3 a 5 minutos, conforme necessário. Uma infusão de epinefrina (p. ex., 1 mg em 250 mL de SG5% ou SF, 4 µg/mL) pode ser titulada para efeito em adultos (1–4 µg/min) ou crianças (0,1 a 1 µg/kg/min). A administração por tubo traqueal requer doses mais altas (2 a 2,5 mg em adultos, 0,1 mg/kg em crianças). A epinefrina em dose elevada (0,1 mg/kg) em adultos é recomendada somente após ineficácia da terapia padrão.
Lidocaína	Diminui a taxa de despolarização da fase 4 (diminui a automaticidade); deprime a condução em vias de reentrada. Eleva o limiar de FV. Reduz a disparidade na duração do potencial de ação entre o tecido normal e isquêmico. Reduz a duração do potencial de ação e do período refratário efetivo.	TV que respondeu à desfibrilação; contrações ventriculares prematuras. Use somente após ROSC; mostrou-se menos eficaz do que a amiodarona em FV ou TV sem pulso após PCEH.	1 a 1,5 mg/kg	1 mg/kg	Doses de 0,5 a 1,5 mg/kg podem ser repetidas a cada 5 a 10 minutos até uma dose total de 3 mg/kg. Após o infarto ou reanimação bem-sucedida, uma infusão contínua (p. ex., 1 g em 500 mL de SG5%, 2 mg/mL) deve ser administrada a uma taxa de 20 a 50 µg/kg/min (2 a 4 mg/min na maioria dos adultos). Os níveis terapêuticos no sangue geralmente estão entre 1,5 e 6 µg/mL.
Vasopressina	Vasoconstritor periférico não adrenérgico; estimulação direta dos receptores V₁	Varizes esofágicas com sangramento; FV refratária a choque em adultos; suporte hemodinâmico em choque vasodilatador (séptico)	40 unidades IV, dose única, 1 vez apenas	Não é recomendada	Pode ser considerada isoladamente ou em combinação com epinefrina; no entanto, não há vantagem como substituto da epinefrina em parada cardíaca; tem meia-vida de 10 a 20 minutos.

Fármaco	Mecanismo	Indicações	Dose	Comentários
Procainamida	Suprime tanto arritmias atriais quanto ventriculares	FA/*flutter* atrial; arritmias atriais pré-excitadas com resposta ventricular rápida; taquicardia de complexo largo que não pode ser distinguida como TV ou TSV	20 mg/min até que a arritmia seja suprimida, ocorra hipotensão, o complexo QRS aumente em > 50%, ou a dose total de 17 mg/kg seja infundida. Em situações de urgência, podem ser administrados 50 mg/min até um máximo de 17 mg/kg. Infusão de manutenção, 1 a 4 mg/min	Contraindicada em sobredose de antidepressivos tricíclicos ou outros antiarrítmicos. Doses em bólus podem resultar em toxicidade. Não deve ser usada em prolongamento preexistente do intervalo QT ou *torsades de pointes*. Os níveis sanguíneos devem ser monitorados em pacientes com função renal comprometida e quando a infusão constante for > 3 mg/min por > 24 h.
Amiodarona	Fármaco complexo com efeitos nos canais de sódio, potássio e cálcio, bem como propriedades bloqueadoras α- e β-adrenérgicas.	TSV com condução de via acessória; TV e FV instável; TV estável, TV polimórfica, taquicardia de complexo largo de origem incerta; FA/*flutter* atrial com ICC; FA pré-excitada/*flutter* atrial; adjuvante para cardioversão elétrica em TSVP refratária, taquicardia atrial e FA	150 mg em 10 minutos, seguidos de 1 mg/min por 6 horas, depois 0,5 mg/min, com infusão suplementar de 150 mg, conforme necessário, até 2 g. Para TV/FV sem pulso, a administração inicial é de 300 mg por infusão rápida diluída em 20 a 30 mL de solução salina ou glicose em água	Dose de ataque: 15 mg/kg; infusão por 30 a 60 minutos; o uso rotineiro em combinação com fármacos que prolongam o intervalo QT não é recomendado	Antiarrítmico de escolha, especialmente se a função cardíaca estiver comprometida, FE < 40%, ou ICC. O uso rotineiro em combinação com fármacos que prolongam o intervalo QT não é recomendado. Os efeitos colaterais mais frequentes são hipotensão e bradicardia.
Verapamil	Agente bloqueador do canal de cálcio usado para retardar a condução e aumentar a refratariedade no nó atrioventricular, controlando arritmias reentrantes que requerem condução nodal atrioventricular para continuação	Controla a taxa de resposta ventricular em FA/*flutter* atrial e TAM; controle da frequência cardíaca em FA; terminação de TSVP de complexo estreito	2,5 a 5 mg, IV, em 2 minutos; sem resposta, repetir a dose com 5 a 10 mg a cada 15 a 30 minutos, até um máximo de 20 mg	5 mg/kg para TV/FV sem pulso; para taquicardia perfusiva, dose de ataque de 5 mg/kg IV/IO; dose máxima de 15 mg/kg/dia	Use apenas em pacientes com TSVP de complexo estreito ou arritmia supraventricular. Não use na presença de função ventricular comprometida ou ICC.
Diltiazem	Agente bloqueador do canal de cálcio usado para retardar a condução e aumentar a refratariedade no nó atrioventricular, controlando arritmias reentrantes que requerem condução nodal atrioventricular para continuação	Retarda a condução e aumenta a refratariedade no nó AV. Pode terminar arritmias reentrantes. Controla a taxa de resposta ventricular em FA/*flutter* atrial e TAM	0,25 mg/kg, seguido de segunda dose de 0,35 mg/kg se necessário; infusão de manutenção de 5 a 15 mg/h em FA/*flutter* atrial		Pode exacerbar a ICC em disfunção ventricular grave do VE; pode diminuir a contratilidade miocárdica, mas menos do que o verapamil.
Dobutamina	Catecolamina sintética e agente inotrópico potente com efeitos predominantes de estimulação do receptor β-adrenérgico que aumentam a contratilidade cardíaca de maneira dose-dependente, acompanhada por uma diminuição nas pressões de enchimento do VE.	Insuficiência cardíaca sistólica grave	5 a 20 μg/kg/min		Os desfechos hemodinâmicos, em vez de doses específicas, são o objetivo. Adultos mais velhos têm resposta significativamente reduzida. Pode induzir ou exacerbar a isquemia miocárdica com aumento da frequência cardíaca.

(Continua)

TABELA 55-3 Efeitos cardiovasculares, indicações e dosagens de fármacos de reanimação *(Continuação)*

Fármaco	Efeitos cardiovasculares	Indicações	Dose Inicial Adulto	Dose Inicial Pediátrico	Comentários
Flecainida	Bloqueador potente do canal de sódio com efeitos significativos de retardamento da condução	FA/*flutter* atrial, arritmias ventriculares e arritmias supraventriculares sem doença cardíaca estrutural, doença atrial ectópica, taquicardia por reentrada nodal AV, taquicardias supraventriculares associadas a uma via acessória, incluindo fibrilação atrial pré-excitada	2 mg/kg a 10 mg/min (uso IV não aprovado nos Estados Unidos)		Não deve ser usado em pacientes com função ventricular esquerda comprometida ou quando a doença da artéria coronária é suspeita.
Ibutilida	Antiarrítmico de curta duração que prolonga a duração do potencial de ação e aumenta o período refratário	Conversão aguda ou adjuvantes à cardioversão elétrica de FA/*flutter* atrial de curta duração	Em pacientes com mais de 60 kg, a dose inicial é de 1 mg (10 mL) em 10 minutos; uma segunda dose semelhante pode ser repetida em 10 minutos. Em pacientes com menos de 60 kg, a dose inicial é de 0,01 mg/kg		Os pacientes devem ser monitorizados para arritmias por 4 a 6 horas e por mais tempo naqueles com disfunção hepática.
Magnésio	A hipomagnesemia está associada a arritmias, insuficiência cardíaca e morte súbita; pode precipitar FV refratária; pode dificultar a reposição de K⁺	*Torsades de pointes* com prolongamento do intervalo QT, mesmo com níveis séricos normais de magnésio	1 a 2 g em 50 a 100 mL SG5% em 15 minutos	500 mg/mL, IV/IO: 25 a 50 mg/ kg; dose máxima: 2 g por dose	Para *torsades de pointes* ou suspeita de hipomagnesemia, a infusão IV rápida não é recomendada em parada cardíaca, exceto quando há suspeita de arritmia.
Propafenona	Efeitos significativos de desaceleração de condução e inotrópicos negativos. Propriedades bloqueadoras β-adrenérgicas não seletivas	FA/*flutter* atrial, arritmias ventriculares e arritmias supraventriculares sem doença cardíaca estrutural, doença atrial ectópica, taquicardia por reentrada nodal AV, taquicardias supraventriculares associadas a uma via acessória	2 mg/kg a 10 mg/min (uso IV não aprovado nos Estados Unidos)		Deve ser evitada em pacientes com função ventricular esquerda comprometida ou quando a DAC é suspeita.
Sotalol	Prolonga a duração do potencial de ação e aumenta a refratariedade do tecido cardíaco. Propriedades bloqueadoras β-adrenérgicas não seletivas	FA pré-excitada/*flutter* atrial, arritmias ventriculares e supraventriculares	1 a 1,5 mg/kg a uma taxa de 10 mg/min		Limitado pela necessidade de ser infundido lentamente. Deve ser evitado em pacientes com síndrome do QT longo.

FA, fibrilação atrial; AV, atrioventricular; PA, pressão arterial; DAC, doença arterial coronariana; ICC, insuficiência cardíaca congestiva; FE, fração de ejeção; IV/IO, intravenosa/intraóssea; VE, ventrículo esquerdo; TAM, taquicardia atrial multifocal; PCEH, parada cardíaca extra-hospitalar; AESP, atividade elétrica sem pulso; TSVP, taquicardia supraventricular paroxística; ROSC, retorno da circulação espontânea; TSV, taquicardia supraventricular; FV, fibrilação ventricular; TV, taquicardia ventricular. Dados de Link MS, Berkow LC, Kudenchuk PJ, et al.: *Part 7: Adult Advanced Cardiovascular Life Support: 2015 American Heart Association Guidelines Update for Cardiopulmonary Resuscitation and Emergency Cardiovascular Care, Circulation*. 3 de novembro de 2015;132(18 Supl. 2):S444-S464.

depleção do volume intravascular (p. ex., perda aguda de sangue, cetoacidose diabética, queimaduras térmicas). Soluções à base de dextrose podem piorar os desfechos neurológicos e podem levar à diurese hiperosmótica. Devem ser evitadas, a menos que haja suspeita de hipoglicemia. Da mesma forma, a administração de água livre (p. ex., SG5%) pode causar edema cerebral.

Terapia com marca-passo de emergência

A *estimulação cardíaca transcutânea* (ECT) é um método não invasivo de tratamento rápido de arritmias causadas por distúrbios de condução ou impulso anormal. A ECT não é rotineiramente recomendada na parada cardíaca. O uso de ECT pode ser considerado para tratar a assistolia, a bradicardia causada por bloqueio cardíaco ou a taquicardia de mecanismo reentrante. Se houver preocupação com o uso de atropina em bloqueios de alto grau, a ECT é sempre apropriada. Se o paciente estiver instável com bradicardia acentuada, a ECT deve ser implementada imediatamente enquanto se aguarda a resposta ao tratamento com fármacos. Unidades de marca-passo estão integradas em alguns modelos de desfibriladores. Eletrodos descartáveis de marca-passo geralmente são posicionados no paciente de maneira anteroposterior. A colocação do eletrodo negativo corresponde a uma posição do eletrocardiograma V_2, enquanto o eletrodo positivo é colocado no tórax posterior esquerdo abaixo da escápula e lateral à coluna vertebral. Observe que essa posição não interfere na colocação das pás durante a desfibrilação. A falha na captura pode ser devido ao mau posicionamento do eletrodo, ao mau contato entre o eletrodo e a pele ou ao aumento da impedância transtorácica (p. ex., tórax em barril, derrame pericárdico). A saída de corrente é aumentada lentamente até que a estimulação obtenha (11) captura elétrica e mecânica. Um complexo QRS amplo após um pico de estimulação indica captura *elétrica*; no entanto, a captura *mecânica* (ventricular) deve ser confirmada por uma melhora no pulso ou na pressão arterial. Pacientes conscientes podem requerer sedação para tolerar o desconforto das contraturas dos músculos esqueléticos. A estimulação transcutânea pode fornecer uma terapia temporária eficaz até que a estimulação transvenosa ou outro tratamento definitivo possa ser iniciado. A estimulação transcutânea tem muitas vantagens sobre a estimulação transvenosa, uma vez que pode ser adotada por quase todos os profissionais de cuidados agudos, pode ser iniciada rapidamente à beira do leito e não envolve o risco e o tempo de colocação associados ao acesso venoso central.

Soco precordial

O soco precordial deve ser considerado apenas para taquicardia ventricular sem pulso observada, monitorizada, quando um desfibrilador não está imediatamente disponível. Ele aplica apenas de 5 a 10 J de energia mecânica ao coração. Estudos recentes sugerem que o soco precordial raramente promove o retorno da circulação espontânea e geralmente resulta em nenhuma mudança no ritmo ou deterioração em fibrilação ventricular ou assistolia. Esta última situação pode representar o fenômeno conhecido como *commotio cordis*, no qual o impacto contundente no peito, sem trauma estrutural, resulta em arritmias ventriculares ou assistolia.

Parada cardíaca na gestação

A prioridade na paciente gestante é administrar RCP de alta qualidade e alcançar a resolução da compressão aortocava. Maior prioridade é dispensada ao manejo das vias aéreas do que no adulto geral, uma vez que as pacientes gestantes são mais propensas à hipóxia (e o consumo de oxigênio é 30% acima do normal em uma paciente gestante). A monitorização fetal não deve ser tentada durante a RCP. No início da parada cardíaca, se a paciente estiver na segunda metade da gestação, recursos locais para uma cesariana de emergência devem ser imediatamente solicitados. Se o ROSC não for alcançado mesmo após o deslocamento uterino esquerdo ou no contexto de trauma não sobrevivível, uma *histerotomia reanimadora* (cesariana *perimortem*) deve ser tentada dentro de 5 minutos da parada cardíaca, se pessoal apropriado estiver disponível.

PROTOCOLOS RECOMENDADOS DE REANIMAÇÃO E DE CUIDADOS PÓS-PARADA CARDÍACA

Durante cada reanimação, deve haver um líder de equipe que integre a avaliação do paciente, incluindo as informações históricas disponíveis e o diagnóstico eletrocardiográfico, com a terapia elétrica e farmacológica (Tabela 55-4). Essa pessoa deve ter um bom conhecimento das diretrizes para parada cardíaca apresentadas nos algoritmos de RCP-CCE (Figuras 55-9 a 55-13). É importante enfatizar que o SAVC na pandemia de covid-19 inspirou discussões sobre limites éticos da discussão do *status* de ordens de não reanimação e garantia da segurança do pessoal de saúde; no momento, no entanto, não há modificações aceitas nas diretrizes do SAVC para pacientes infectados com covid-19. As diretrizes de 2020 enfatizam o cuidado pós-parada cardíaca e a transição resultante para o manejo de cuidados críticos. A atenção rápida à intervenção cardíaca ou neuroproteção deve ser prontamente iniciada, conforme mostrado na Figura 55-14. Além disso, a equipe de resgate deve realizar uma revisão pós-evento para fornecer alívio emocional e psicológico e otimizar a funcionalidade da equipe no futuro.

TABELA 55-4 Passos para cardioversão sincronizada

Cardioversão sincronizada

A cardioversão sincronizada é o tratamento de escolha quando um paciente apresenta uma taquicardia supraventricular ou ventricular sustentada e sintomática (instável) com pulsos e é recomendada para tratar fibrilação atrial e *flutter* atrial instáveis.

É improvável que a cardioversão seja eficaz no tratamento da taquicardia juncional ou de taquicardias atriais ectópicas ou multifocais, uma vez que esses ritmos têm um foco automático decorrente de células que estão se despolarizando espontaneamente em uma taxa rápida. A administração de um choque geralmente pode não cessar esses ritmos e pode, na verdade, aumentar a taxa da taquiarritmia.

Na cardioversão sincronizada, os choques são administrados por meio de eletrodos adesivos ou pás portáteis com o desfibrilador/monitor no modo sincronizado (*sync*). O modo *sync* aplica energia imediatamente após a onda R do complexo QRS.

Siga estes passos para realizar a cardioversão sincronizada, modificando-os para o seu dispositivo específico:

1. Sede todos os pacientes conscientes, a menos que estejam instáveis ou se deteriorem rapidamente.
2. Ligue o desfibrilador (monofásico ou bifásico).
3. Conecte os cabos de monitorização ao paciente e certifique-se da exibição adequada do ritmo do paciente. Posicione os eletrodos adesivos no paciente.
4. Pressione o botão de controle de sincronização para ativar o modo de sincronização.
5. Observe os marcadores da onda R indicando o modo de sincronização.
6. Ajuste o ganho do monitor, se necessário, até que os marcadores de sincronização ocorram com cada onda R.
7. Selecione o nível de energia apropriado. Administre choques sincronizados de acordo com o nível de energia recomendado pelo seu dispositivo para maximizar a eficácia do primeiro choque.
8. Avise os membros da equipe em alta voz: "Carregando desfibrilador – afastem-se!".
9. Pressione o botão de carga.
10. Afaste-se do paciente quando o desfibrilador estiver carregado.
11. Pressione o(s) botão(ões) de choque.
12. Verifique o monitor. Se a taquicardia persistir, aumente o nível de energia (joules) de acordo com as recomendações do fabricante do dispositivo.
13. Ative o modo de sincronização após a aplicação de cada choque sincronizado. A maioria dos desfibriladores retorna ao modo não sincronizado após a aplicação de um choque sincronizado. Esse padrão permite um choque imediato se a cardioversão produzir fibrilação ventricular.

Reimpressa com permissão de *ACLS Advanced Cardiovascular Life Support Provider Manual* © 2020 American Heart Association, Inc.

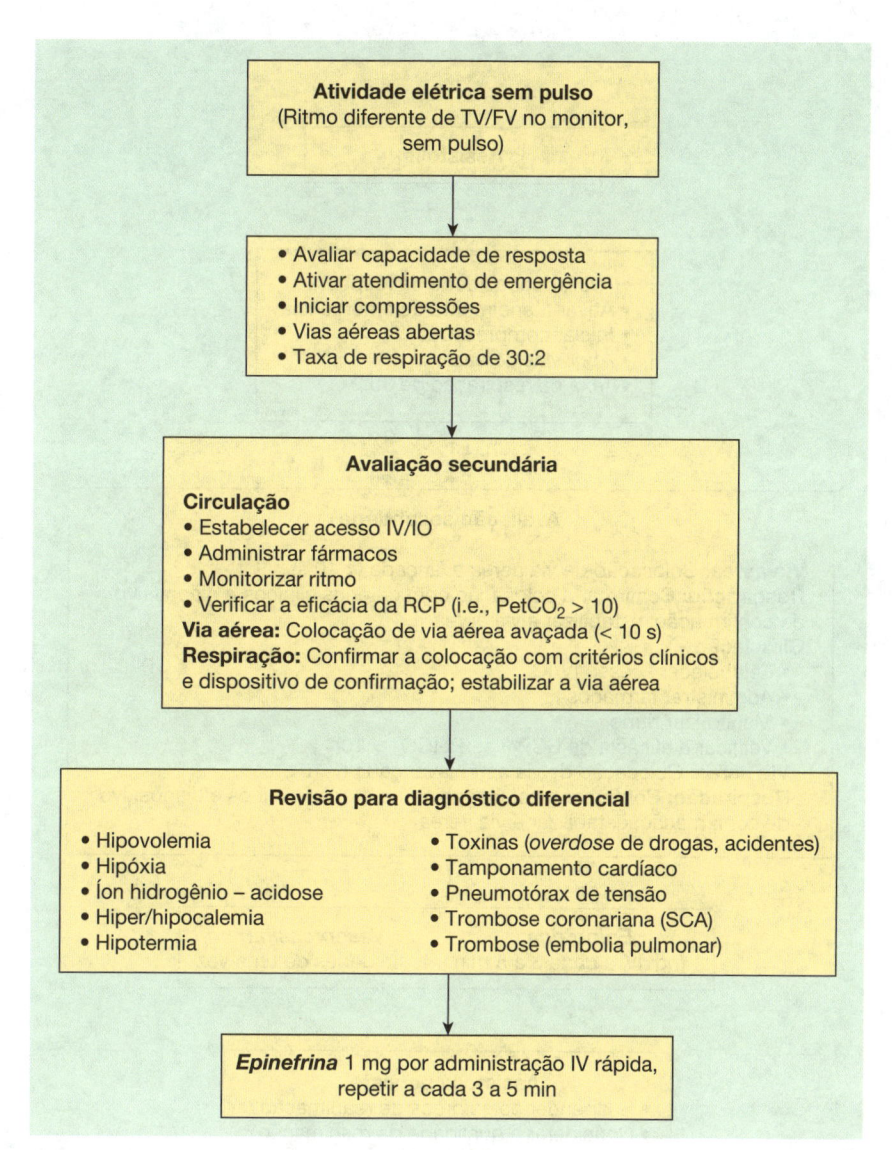

```
┌─────────────────────────────────┐
│     Atividade elétrica sem pulso│
│  (Ritmo diferente de TV/FV no   │
│       monitor, sem pulso)       │
└────────────────┬────────────────┘
                 ↓
┌─────────────────────────────────┐
│ • Avaliar capacidade de resposta│
│ • Ativar atendimento de         │
│   emergência                    │
│ • Iniciar compressões           │
│ • Vias aéreas abertas           │
│ • Taxa de respiração de 30:2    │
└────────────────┬────────────────┘
                 ↓
┌─────────────────────────────────────────────────┐
│            Avaliação secundária                 │
│ Circulação                                      │
│  • Estabelecer acesso IV/IO                     │
│  • Administrar fármacos                         │
│  • Monitorizar ritmo                            │
│  • Verificar a eficácia da RCP (i.e., PetCO₂ >10)│
│ Via aérea: Colocação de via aérea avaçada (<10 s)│
│ Respiração: Confirmar a colocação com critérios │
│ clínicos e dispositivo de confirmação;          │
│ estabilizar a via aérea                         │
└────────────────┬────────────────────────────────┘
                 ↓
┌─────────────────────────────────────────────────┐
│        Revisão para diagnóstico diferencial     │
│ • Hipovolemia      • Toxinas (overdose de       │
│ • Hipóxia            drogas, acidentes)         │
│ • Íon hidrogênio – • Tamponamento cardíaco      │
│   acidose          • Pneumotórax de tensão      │
│ • Hiper/hipocalemia• Trombose coronariana (SCA) │
│ • Hipotermia       • Trombose (embolia pulmonar)│
└────────────────┬────────────────────────────────┘
                 ↓
┌─────────────────────────────────────────────────┐
│ *Epinefrina* 1 mg por administração IV rápida,  │
│         repetir a cada 3 a 5 min                │
└─────────────────────────────────────────────────┘
```

FIGURA 55-10 Algoritmo de atividade elétrica sem pulso (AESP). SCA, síndrome coronariana aguda; RCP, reanimação cardiopulmonar; IV/IO, intravenoso ou intraósseo; $PetCO_2$, pressão expiratória final de dióxido de carbono; FV/TV, fibrilação ventricular e taquicardia ventricular sem pulso.

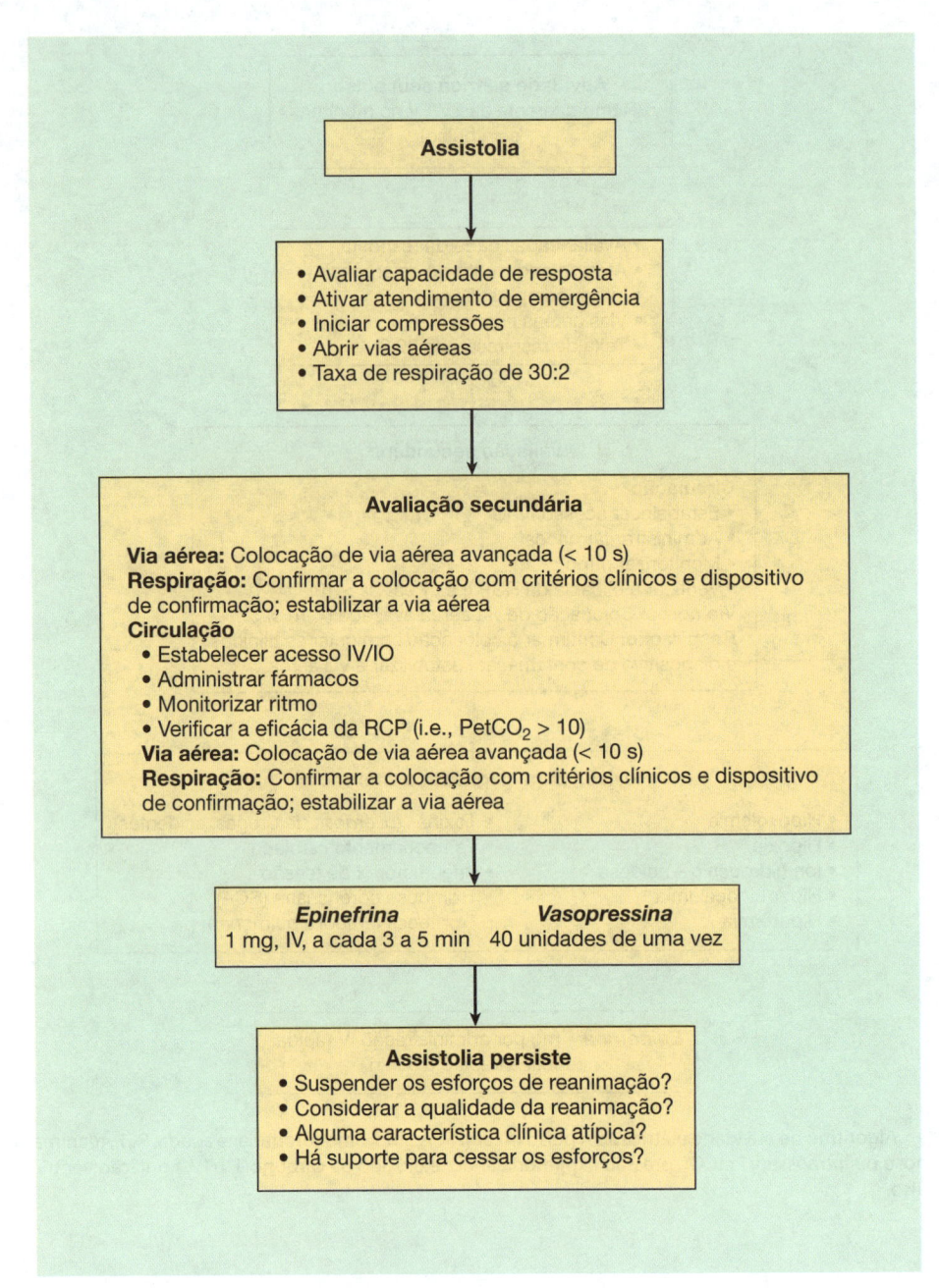

```
┌─────────────────────┐
│      Assistolia     │
└──────────┬──────────┘
           ▼
┌─────────────────────────────────┐
│ • Avaliar capacidade de resposta│
│ • Ativar atendimento de emergência│
│ • Iniciar compressões           │
│ • Abrir vias aéreas             │
│ • Taxa de respiração de 30:2    │
└──────────┬──────────────────────┘
           ▼
┌─────────────────────────────────────────────────┐
│            Avaliação secundária                 │
│                                                 │
│ Via aérea: Colocação de via aérea avançada (< 10 s)│
│ Respiração: Confirmar a colocação com critérios │
│ clínicos e dispositivo de confirmação;          │
│ estabilizar a via aérea                         │
│ Circulação                                      │
│  • Estabelecer acesso IV/IO                     │
│  • Administrar fármacos                         │
│  • Monitorizar ritmo                            │
│  • Verificar a eficácia da RCP (i.e., PetCO₂ > 10)│
│ Via aérea: Colocação de via aérea avançada (< 10 s)│
│ Respiração: Confirmar a colocação com critérios │
│ clínicos e dispositivo de confirmação;          │
│ estabilizar a via aérea                         │
└──────────┬──────────────────────────────────────┘
           ▼
┌─────────────────────────────────────────┐
│  *Epinefrina*           *Vasopressina*  │
│ 1 mg, IV, a cada 3 a 5 min  40 unidades de uma vez│
└──────────┬──────────────────────────────┘
           ▼
┌─────────────────────────────────────────┐
│           Assistolia persiste           │
│ • Suspender os esforços de reanimação?  │
│ • Considerar a qualidade da reanimação? │
│ • Alguma característica clínica atípica?│
│ • Há suporte para cessar os esforços?   │
└─────────────────────────────────────────┘
```

FIGURA 55-11 Assistolia: o algoritmo do coração silencioso. IV/IO, intravenoso ou intraósseo; PetCO$_2$, pressão expiratória final de dióxido de carbono; SvcO$_2$, saturação venosa central de oxigênio; FV/TV, fibrilação ventricular e taquicardia ventricular sem pulso.

Algoritmo de bradicardia com pulso em adultos

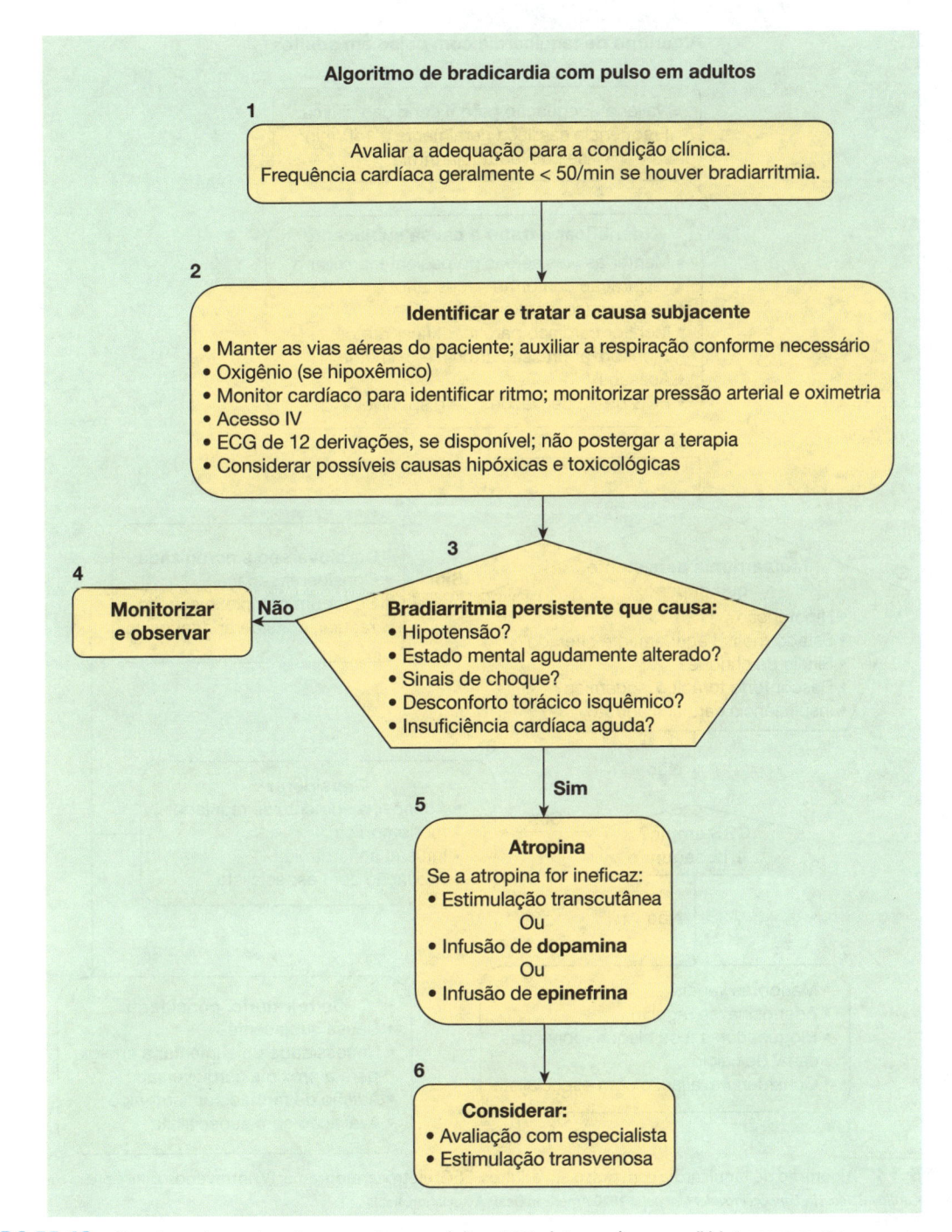

1. Avaliar a adequação para a condição clínica. Frequência cardíaca geralmente < 50/min se houver bradiarritmia.

2. Identificar e tratar a causa subjacente
- Manter as vias aéreas do paciente; auxiliar a respiração conforme necessário
- Oxigênio (se hipoxêmico)
- Monitor cardíaco para identificar ritmo; monitorizar pressão arterial e oximetria
- Acesso IV
- ECG de 12 derivações, se disponível; não postergar a terapia
- Considerar possíveis causas hipóxicas e toxicológicas

3. Bradiarritmia persistente que causa:
- Hipotensão?
- Estado mental agudamente alterado?
- Sinais de choque?
- Desconforto torácico isquêmico?
- Insuficiência cardíaca aguda?

4. Não → Monitorizar e observar

5. Atropina
Se a atropina for ineficaz:
- Estimulação transcutânea
Ou
- Infusão de **dopamina**
Ou
- Infusão de **epinefrina**

6. Considerar:
- Avaliação com especialista
- Estimulação transvenosa

FIGURA 55-12 Algoritmo de taquicardia com pulso em adultos. ECG, eletrocardiograma; IV, intravenoso. (Reimpressa com permissão de *ACLS Advanced Cardiovascular Life Support Provider Manual* © 2020 American Heart Association, Inc.)

Algoritmo de taquicardia com pulso em adultos

1. Avaliar a adequação para a condição clínica. Frequência cardíaca geralmente ≥ 150/min se houver taquiarritmia.

2. Identificar e tratar a causa subjacente
- Manter as vias aéreas do paciente; auxiliar a respiração conforme necessário
- Oxigênio (se hipoxêmico)
- Monitor cardíaco para identificar ritmo; monitorizar pressão arterial e oximetria
- Acesso IV
- ECG de 12 derivações, se disponível

3. Taquiarritmia persistente que causa
- Hipotensão?
- Estado mental agudamente alterado?
- Sinais de choque?
- Desconforto torácico isquêmico?
- Insuficiência cardíaca aguda?

→ **Sim** →

4. Cardioversão sincronizada
- Considerar sedação
- Se for um complexo estreito regular, considerar adenosina

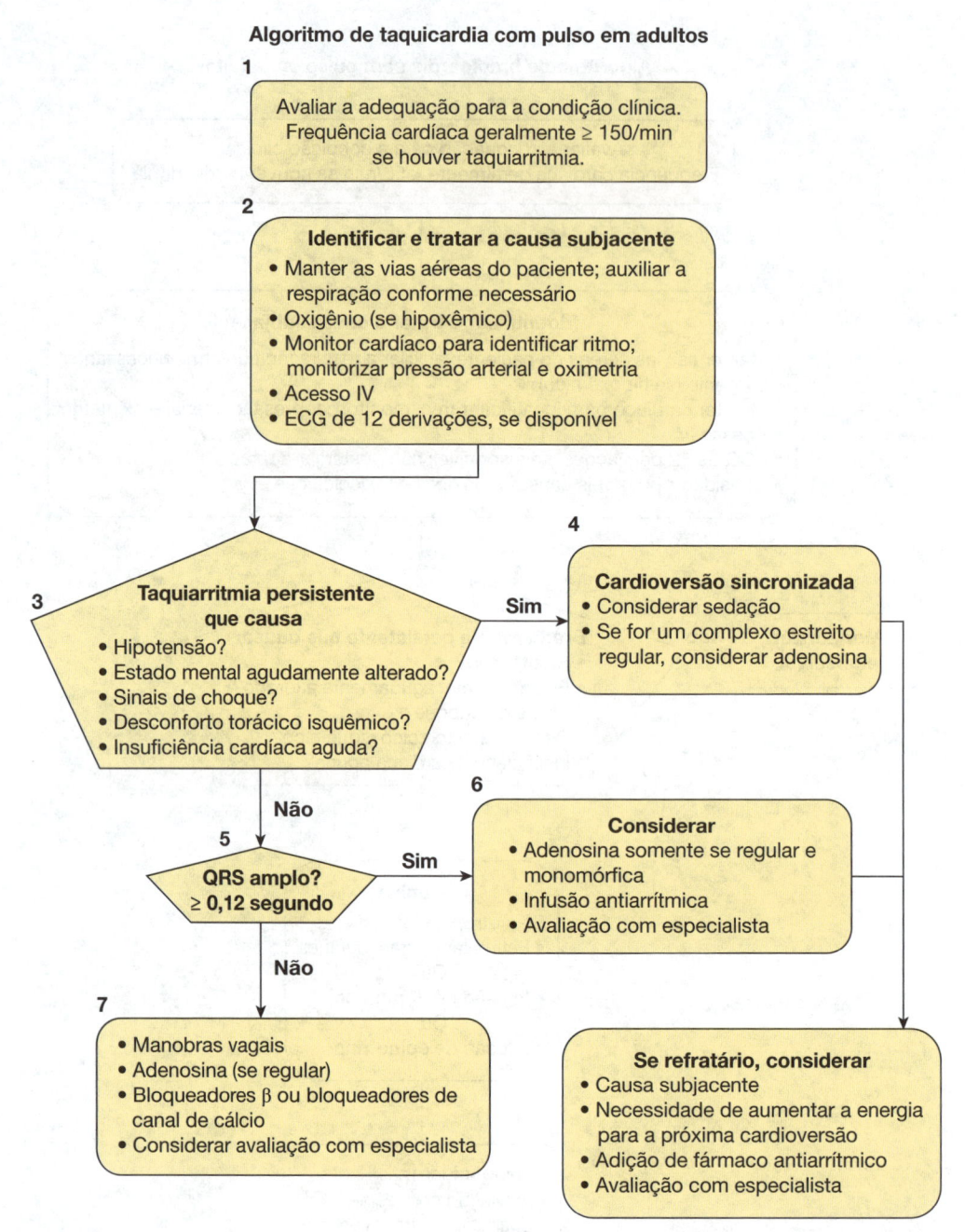

↓ **Não**

5. QRS amplo? ≥ 0,12 segundo

→ **Sim** →

6. Considerar
- Adenosina somente se regular e monomórfica
- Infusão antiarrítmica
- Avaliação com especialista

↓ **Não**

7.
- Manobras vagais
- Adenosina (se regular)
- Bloqueadores β ou bloqueadores de canal de cálcio
- Considerar avaliação com especialista

Se refratário, considerar
- Causa subjacente
- Necessidade de aumentar a energia para a próxima cardioversão
- Adição de fármaco antiarrítmico
- Avaliação com especialista

FIGURA 55-13 Algoritmo de taquicardia com pulso em adultos. ECG, eletrocardiograma; IV, intravenoso. (Reimpressa com permissão de *ACLS Advanced Cardiovascular Life Support Provider Manual* © 2020 American Heart Association, Inc.) *(Continua)*

Doses/detalhes

Cardioversão sincronizada:
Consulte a energia recomendada pelo seu dispositivo específico para maximizar a eficácia do primeiro choque.

Dose de adenosina IV:
Primeira dose: 6 mg por administração IV rápida; seguido de um *flush* com solução salina.
Segunda dose: 12 mg, se necessário

Infusões antiarrítmicas para taquicardia com QRS largo estável
Dose de procainamida IV:
20 a 50 mg/min até que a arritmia seja suprimida, ocorra hipotensão, a duração do QRS aumente em > 50% ou a dose máxima de 17 mg/kg seja administrada.
Infusão de manutenção: 1 a 4 mg/min.
Evitar em caso de QT prolongado ou ICC.

Dose de amiodarona IV:
Primeira dose: 150 mg em 10 minutos.
Repetir conforme necessário se a TV recorrer.
Seguir com uma infusão de manutenção de 1 mg/min nas primeiras 6 horas.

Dose de sotalol IV:
100 mg (1,5 mg/kg) em 5 minutos.
Evitar em caso de QT prolongado.

FIGURA 55-13 *(Continuação)*

DISCUSSÃO DE CASO

Hipotensão e parada cardíaca intraoperatórias

Um jovem de 16 anos é encaminhado às pressas para a sala de cirurgia para laparotomia e toracotomia de emergência após sofrer múltiplas perfurações abdominais e torácicas. No local, os paramédicos intubaram o paciente, iniciaram dois acessos intravenosos de grande calibre, começaram a reanimação com fluidos e inflaram um traje antichoque pneumático. Ao chegar à sala de cirurgia, não foi possível obter a pressão arterial do paciente, a frequência cardíaca é de 128 batimentos/minuto (taquicardia sinusal) e a ventilação está sendo controlada por meio de um dispositivo bolsa-válvula.

O que deve ser feito imediatamente?

A reanimação cardiopulmonar deve ser iniciada imediatamente; as compressões torácicas externas devem ser iniciadas assim que a pressão arterial for considerada inadequada para a perfusão dos órgãos vitais. Como o paciente já está intubado, a posição do tubo endotraqueal deve ser confirmada com ausculta torácica e capnografia quantitativa com formato de onda (se disponível, para confirmar a localização do tubo e avaliar a adequação da RCP), e oxigênio a 100% deve ser administrado.

Qual sequência de RCP é mais adequada para essa situação?

A ausência de pulso na presença de ritmo sinusal sugere hipovolemia grave, tamponamento cardíaco, ruptura ventricular, aneurisma aórtico dissecante, pneumotórax de tensão, hipoxemia profunda e acidose ou embolia pulmonar. Epinefrina, 1 mg, deve ser administrada por via intravenosa.

Qual é a causa mais provável da hipotensão profunda desse paciente?

A presença de múltiplas lesões de facadas sugere fortemente hipovolemia. A ultrassonografia abdominal à beira do leito pode identificar rapidamente uma veia cava colapsada, o que é patognomônico da hipovolemia. Fluidos aquecidos devem ser administrados rapidamente.

Outro acesso venoso adicional pode ser procurado enquanto outros membros da equipe da sala de cirurgia administram fluidos por meio de bombas de sangue ou outros dispositivos de infusão rápida. Solução de albumina a 5% ou solução de Ringer lactato são aceitáveis até que hemocomponentes estejam disponíveis. A ativação de um protocolo de transfusão maciça é indicada.

Quais são os sinais de pneumotórax de tensão e tamponamento cardíaco?

Os sinais de *pneumotórax de tensão* – a presença de ar sob pressão positiva no espaço pleural – incluem aumento da pressão inspiratória máxima, taquicardia e hipotensão

Algoritmo de cuidados pós-parada cardíaca em adultos

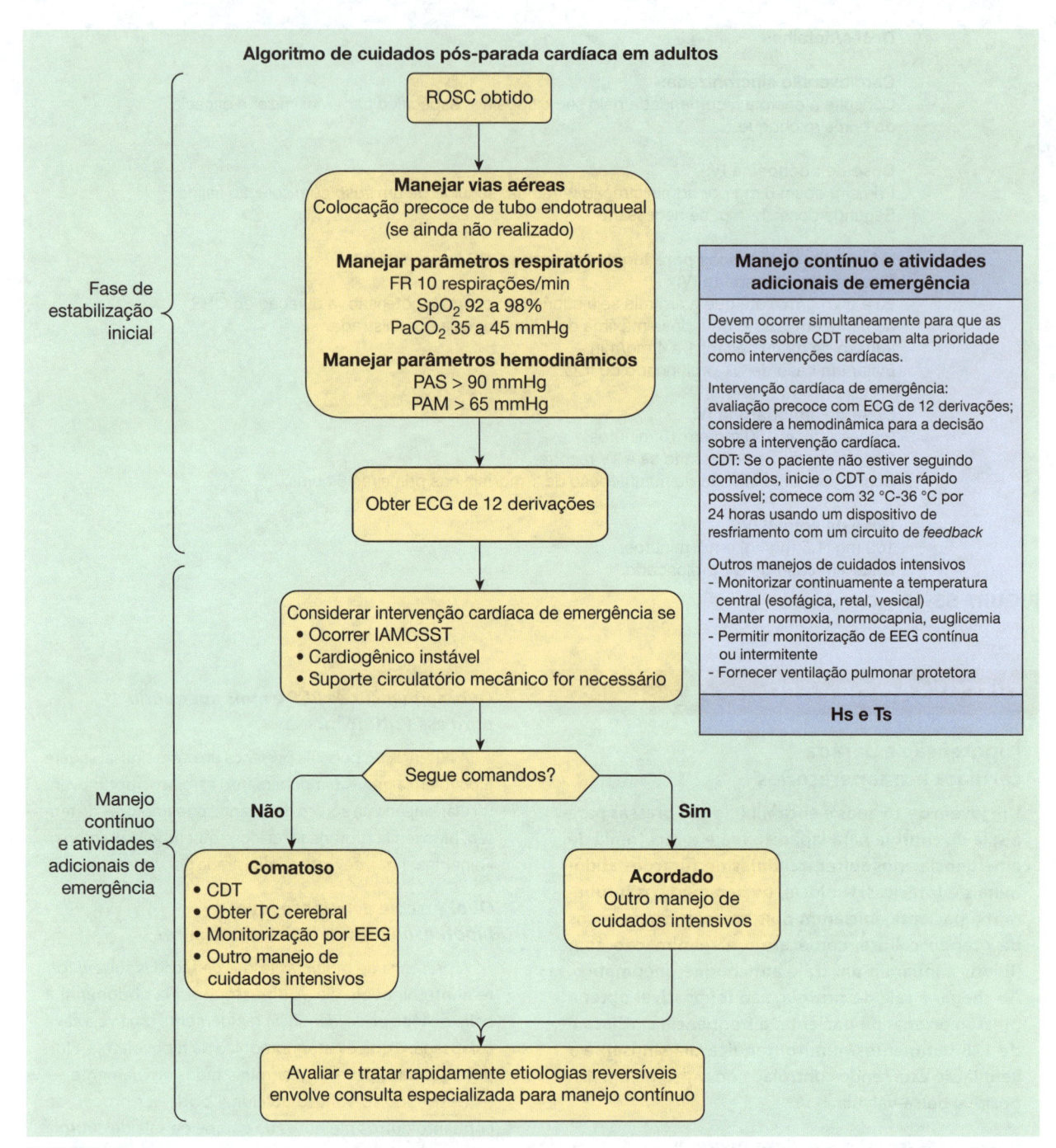

ROSC obtido

Fase de estabilização inicial

- **Manejar vias aéreas**
  Colocação precoce de tubo endotraqueal (se ainda não realizado)
- **Manejar parâmetros respiratórios**
  FR 10 respirações/min
  SpO_2 92 a 98%
  $PaCO_2$ 35 a 45 mmHg
- **Manejar parâmetros hemodinâmicos**
  PAS > 90 mmHg
  PAM > 65 mmHg

Obter ECG de 12 derivações

Considerar intervenção cardíaca de emergência se
- Ocorrer IAMCSST
- Cardiogênico instável
- Suporte circulatório mecânico for necessário

Manejo contínuo e atividades adicionais de emergência

Segue comandos?

Não → Comatoso
- CDT
- Obter TC cerebral
- Monitorização por EEG
- Outro manejo de cuidados intensivos

Sim → Acordado
- Outro manejo de cuidados intensivos

Avaliar e tratar rapidamente etiologias reversíveis envolve consulta especializada para manejo contínuo

Manejo contínuo e atividades adicionais de emergência

Devem ocorrer simultaneamente para que as decisões sobre CDT recebam alta prioridade como intervenções cardíacas.

Intervenção cardíaca de emergência: avaliação precoce com ECG de 12 derivações; considere a hemodinâmica para a decisão sobre a intervenção cardíaca.
CDT: Se o paciente não estiver seguindo comandos, inicie o CDT o mais rápido possível; comece com 32 °C-36 °C por 24 horas usando um dispositivo de resfriamento com um circuito de *feedback*

Outros manejos de cuidados intensivos
- Monitorizar continuamente a temperatura central (esofágica, retal, vesical)
- Manter normoxia, normocapnia, euglicemia
- Permitir monitorização de EEG contínua ou intermitente
- Fornecer ventilação pulmonar protetora

Hs e Ts

FIGURA 55-14 Algoritmo de cuidados pós-parada cardíaca em adultos. TC, tomografia computadorizada; ECG, eletrocardiograma; EEG, eletrencefalograma; TET, tubo endotraqueal; PAM, pressão arterial média; ROSC, retorno da circulação espontânea; FR, frequência respiratória; PAS, pressão arterial sistólica; IAMCSST, infarto agudo do miocárdio com supradesnivelamento do segmento ST; CDT, controle direcionado da temperatura.

(diminuição do retorno venoso), hipóxia (atelectasia), veias do pescoço distendidas, sons respiratórios desiguais, desvio traqueal e deslocamento mediastinal para longe do pneumotórax. A ultrassonografia à beira do leito também pode ser usada para identificação de pneumotórax de tensão (e para o diagnóstico de tamponamento cardíaco), no entanto, não deve interromper as compressões torácicas.

O *tamponamento cardíaco* – compressão cardíaca devido ao conteúdo pericárdico – deve ser suspeitado em qualquer paciente com pressão de pulso estreita, *pulso paradoxal* (> 10 mmHg de queda na pressão arterial sistólica com a inspiração), pressão venosa central elevada com distensão das veias do pescoço, sons cardíacos distantes, taquicardia, hipotensão e equalização das pressões diastólicas finais venosas, atriais e ventriculares centrais. Muitos desses sinais podem ser mascarados pelo choque hipovolêmico concomitante.

A administração de fluidos e as compressões cardíacas externas adequadamente realizadas não resultam em pulsações carotídeas ou femorais satisfatórias. O que mais deve ser feito?

Como as compressões torácicas externas frequentemente são ineficazes em pacientes com trauma, uma toracotomia de emergência deve ser realizada o mais rápido possível para clampear a aorta torácica, aliviar um pneumotórax de tensão ou tamponamento cardíaco, identificar possível hemorragia intratorácica e realizar compressões cardíacas com tórax aberto. O clampeamento cruzado da aorta torácica aumenta a perfusão cerebral e miocárdica e diminui a hemorragia subdiafragmática, e a falta de resposta ao clampeamento cruzado é um forte preditor de óbito.

A seleção de pacientes é um importante preditor de sobrevida, uma vez que pacientes que não apresentam sinais de vida na chegada ao hospital raramente (~2%) sobrevivem até a alta hospitalar.

Qual é a função do traje antichoque pneumático e como ele deve ser removido?

A inflação das bolsas dentro de um traje antichoque pneumático aumenta a pressão arterial, elevando a resistência vascular periférica. Funcionalmente, o traje tem o mesmo efeito que o clampeamento cruzado da aorta torácica, diminuindo o fluxo sanguíneo e a hemorragia na metade inferior do corpo. Complicações da inflação da seção abdominal do traje antichoque pneumático incluem lesão renal aguda, alterações nos volumes pulmonares e lesão visceral durante as compressões torácicas externas. O traje só deve ser desinflado após a restauração dos parâmetros hemodinâmicos. Mesmo assim, a desinflação deve ser gradual, uma vez que pode ser acompanhada de hipotensão acentuada e acidose metabólica causada pela reperfusão de tecidos isquêmicos.

DIRETRIZES

Kwon OY. The changes in cardiopulmonary resuscitation guidelines: from 2000 to the present. *J Exerc Rehabil.* 2019;15:738.

Lavonas E, Magid D, Aziz K et al. Highlights of the 2020 AHA Guidelines for CPR and ECC. American Heart Association; 2020.

Merchant RM, Topjian AA, Panchal AR, et al; Adult Basic and Advanced Life Support, Pediatric Basic and Advanced Life Support, Neonatal Life Support, Resuscitation Education Science, and Systems of Care Writing Groups. Part 1: Executive summary: 2020 American Heart Association guidelines for cardiopulmonary resuscitation and emergency cardiovascular care. *Circulation.* 2020;142(Suppl 2): S337.

Panchal AR, Bartos JA, Cabañas JG, et al; Adult Basic and Advanced Life Support Writing Group. Part 3: Adult Basic and Advanced Life Support: 2020 American Heart Association Guidelines for cardiopulmonary resuscitation and emergency cardiovascular care. *Circulation.* 2020;142(Suppl 2):S366.

Topjian AA, Raymond TT, Atkins D, et al; Pediatric Basic and Advanced Life Support Collaborators. Part 4: Pediatric basic and advanced life support: 2020 American Heart Association guidelines for cardiopulmonary resuscitation and emergency cardiovascular care. *Circulation.* 2020;142(Suppl 2): S469.

LEITURAS SUGERIDAS

ATLS Subcommittee; American College of Surgeons Committee on Trauma; International ATLS Working Group. Advanced trauma life support (ATLS): the ninth edition. *J Trauma Acute Care Surg.* 2013;74:1363.

Bornstein K, Long B, Porta AD, et al. After a century, epinephrine's role in cardiac arrest resuscitation remains controversial. *Am J Emerg Med.* 2021;39:168.

Kramer DB, Lo B, Dickert NW. CPR in the Covid-19 era–an ethical framework. *N Engl J Med.* 2020;383:e6.

Kumar A, Avishay DM, Jones CR, et al. Sudden cardiac death: epidemiology, pathogenesis and management. *Rev Cardiovasc Med.* 2021;22:147.

Mody P, Brown SP, Kudenchuk PJ, et al. Intraosseous versus intravenous access in patients with out-of-hospital cardiac arrest: insights from the resuscitation outcomes consortium continuous chest compression trial. *Resuscitation.* 2019;134:69.

Polat O, Oguz AB, Eneyli MG, et al. Applied anatomy for tibial intraosseous access in adults: a radioanatomical study. *Clin Anat.* 2018;31:593.

Scrivens A, Reynolds PR, Emery FE, et al. Use of intraosseous needles in neonates: a systematic review. *Neonatology.* 2019;116:305.

Sinz E, Navarro K, Cheng A et al. *Advanced Cardiovascular Life Support Instructor Manual.* American Heart Association; 2020.

Sinz E, Navarro K, Cheng A et al. *Advanced Cardiovascular Life Support Provider Manual.* American Heart Association; 2020.

Tyler JA, Perkins Z, De'Ath HD. Intraosseous access in the resuscitation of trauma patients: a literature review. *Eur J Trauma Emerg Surg.* 2021;47:47.

Whitney R, Langhan M. Vascular Access in Pediatric Patients in the emergency department: types of access, indications, and complications. *Pediatr Emerg Med Pract.* 2017;14:1.

Cuidados pós-anestesia

CAPÍTULO 56

CONCEITOS-CHAVE

1. Os pacientes que estão despertando da anestesia não devem sair da sala de cirurgia até que tenham uma via aérea permeável, ventilação e oxigenação adequadas e estejam hemodinamicamente estáveis. Pessoal qualificado de anestesiologia deve estar presente durante a transferência para a sala de recuperação pós-anestésica (SRPA).

2. Antes que o paciente se recupere completamente, a dor pode se manifestar como inquietação ou agitação pós-operatória. Distúrbios sistêmicos significativos (p. ex., hipoxemia, acidose respiratória ou metabólica, hipotensão), distensão da bexiga ou complicação cirúrgica (p. ex., hemorragia intra-abdominal oculta) devem ser considerados no diagnóstico diferencial de inquietação ou agitação pós-operatória.

3. Náusea e vômito no pós-operatório (NVPO; ver Capítulo 17) são as complicações imediatas mais comuns após a anestesia geral, ocorrendo em cerca de 30% ou mais de todos os pacientes.

4. Tremores intensos causam aumento abrupto do consumo de oxigênio, da produção de dióxido de carbono (CO_2) e do débito cardíaco, o que pode ser mal tolerado por pacientes com comprometimento cardíaco e/ou pulmonar.

5. Problemas respiratórios são as complicações graves mais frequentes na SRPA. A grande maioria está relacionada a obstrução das vias aéreas, hipoventilação, hipoxemia ou uma combinação desses problemas.

6. A hipoventilação na SRPA ocorre com maior frequência devido aos efeitos depressores residuais dos agentes anestésicos e analgésicos sobre o *drive* respiratório, muitas vezes agravados pela apneia obstrutiva do sono preexistente.

7. Hipoventilação com obnubilação, depressão circulatória e acidose grave (pH arterial < 7,15) é uma indicação para intervenção ventilatória e hemodinâmica imediata e decisiva, incluindo suporte de via aérea e inotrópico conforme necessário.

8. Após a administração de naloxona, os pacientes devem ser observados atentamente quanto à recorrência da depressão respiratória induzida por opioides ("renarcotização"), uma vez que a naloxona tem duração de ação mais curta do que muitos opioides.

9. O aumento do *shunt* intrapulmonar devido à diminuição da capacidade residual funcional (CRF) em relação à capacidade de fechamento é a causa mais comum de hipoxemia após a anestesia geral.

10. A possibilidade de um pneumotórax pós-operatório deve sempre ser considerada após a colocação de um cateter central, bloqueios supraclaviculares ou intercostais, traumas abdominais ou torácicos (incluindo fraturas de costelas), dissecção de pescoço, tireoidectomia (especialmente se a dissecção da tireoide se estender para o tórax), traqueostomia, nefrectomia ou outros procedimentos retroperitoneais ou intra-abdominais (incluindo laparoscopia), sobretudo se houver a possibilidade de o diafragma ter sido penetrado ou rompido.

11. A hipovolemia é a causa mais comum de hipotensão na SRPA e pode resultar de reposição inadequada de líquidos, drenagem de ferida ou hemorragia.

12. Estimulação nociceptiva da dor incisional, intubação endotraqueal, distensão da bexiga ou descontinuação pré-operatória de medicamentos anti-hipertensivos é normalmente a responsável pela hipertensão pós-operatória.

Historicamente, a expectativa rotineira de cuidados de enfermagem pós-anestésicos especializados foi motivada pelo reconhecimento de que muitos óbitos evitáveis ocorriam imediatamente após a anestesia e a cirurgia. A experiência da Segunda Guerra Mundial em prestar cuidados cirúrgicos a vítimas de combate contribuiu para a tendência pós-guerra de salas de recuperação centralizadas, onde enfermeiras qualificadas podiam atender simultaneamente vários pacientes pós-operatórios. Recentemente, alguns pacientes pós-operatórios passaram a receber cuidados com maior frequência em pernoite em uma SRPA ou equivalente, quando há escassez de leitos de cuidados intensivos cirúrgicos.

Outra alteração recente nos cuidados pós-anestésicos está relacionada à mudança de cirurgia com internação para cirurgia ambulatorial. Atualmente, mais de 70% dos procedimentos cirúrgicos nos Estados Unidos são realizados em regime ambulatorial. Duas fases de recuperação podem ser reconhecidas para a cirurgia ambulatorial. A *fase 1* é o atendimento imediato aos pacientes durante a emergência e o despertar da anestesia, que continua até que os critérios-padrão de alta da SRPA sejam atendidos (ver Critérios de alta, mais adiante neste capítulo). A *fase 2* é um atendimento de nível mais baixo que continua até que o paciente esteja pronto para ir para casa. A "aceleração" (*fastracking*) de pacientes ambulatoriais selecionados pode permitir que eles evitem com segurança a recuperação da fase 1 e vão diretamente para o nível de atendimento da fase 2.

Em muitas instituições, a SRPA também atua como um local mais intensamente monitorado para pacientes perioperatórios e de dor crônica submetidos a procedimentos como bloqueios de nervos de aplicação única (*single-shot*) e colocação de cateteres nervosos epidurais e periféricos, bem como para pacientes submetidos a outros procedimentos invasivos, como a colocação de acessos centrais, eletroconvulsoterapia, toracocentese, paracentese ou cardioversão. A SRPA deve ter equipe e equipamentos apropriados para manejar esses pacientes e suas possíveis complicações. Por exemplo, em áreas onde os bloqueios regionais e epidurais são administrados, a emulsão lipídica deve ser estocada em antecipação ao tratamento potencial da toxicidade sistêmica por anestésico local.

Este capítulo revisa os componentes essenciais de uma SRPA moderna, o atendimento geral de pacientes em recuperação aguda de anestesia e cirurgia, e as complicações respiratórias e circulatórias observadas com maior frequência na SRPA.

A UNIDADE DE CUIDADOS PÓS-ANESTÉSICOS

Ao final de qualquer procedimento que requer anestesia, o paciente que recobre a consciência é encaminhado para a SRPA por um ou mais profissionais de anestesia qualificados, frequentemente auxiliados por outros profissionais. Durante o transporte, oxigênio suplementar é suprido por meio de cânula nasal ou máscara, e o paciente é monitorado com oximetria de pulso. Após a anestesia geral, se um tubo endotraqueal (TET) ou uma máscara laríngea (ML) tiver sido utilizado(a), será removido(a) antes do transporte. Os pacientes também são rotineiramente observados na SRPA após a anestesia regional ou a anestesia monitorada (anestesia local com sedação). A maioria dos locais tem protocolos que exigem que os pacientes sejam admitidos na SRPA após qualquer tipo de anestesia, exceto por ordem específica do anestesiologista responsável. Após um breve relatório de transição para o enfermeiro da SRPA, o paciente é deixado na SRPA até que os principais efeitos da anestesia tenham passado e quaisquer complicações significativas relacionadas à anestesia ou à cirurgia tenham sido adequadamente tratadas. Esse período requer observação máxima, pois é caracterizado por uma incidência elevada de complicações respiratórias e circulatórias potencialmente fatais.

A anestesia é frequentemente administrada em áreas remotas da sala de cirurgia principal, como salas de endoscopia gastrintestinal e pulmonar, radiologia intervencionista e salas de ressonância magnética. Os pacientes em recuperação da anestesia administrada nessas áreas devem receber o mesmo padrão de atendimento que os pacientes cirúrgicos em recuperação da anestesia. Algumas instituições têm SRPA "satélites" para atender cada uma dessas áreas remotas individualmente, e outras encaminham pacientes de suas várias áreas de procedimentos para uma SRPA centralizada. *No entanto, o padrão de prestação de cuidados pós-anestesia deve ser o mesmo para todas as SRPAs dentro de uma determinada instituição.*

Design

A SRPA deve estar localizada próxima das salas de cirurgia e áreas de procedimentos. Uma localização central na ala cirúrgica é desejável, pois garante que o paciente possa ser prontamente reencaminhado à cirurgia, se necessário, e que os membros da equipe da sala de cirurgia possam tratar rapidamente complicações urgentes ou emergentes de atendimento ao paciente na SRPA. A proximidade de centros de realização de exames radiográficos e laboratoriais, bem como unidades de cuidados intensivos também é importante. Transferências prolongadas para ou de locais remotos submetem pacientes gravemente enfermos a maiores riscos de problemas urgentes que possam surgir ao longo do percurso.

Uma configuração de ala aberta facilita a observação de vários pacientes simultaneamente. No entanto, espaços individualmente fechados são necessários para pacientes que precisam de isolamento para controle de infecção. Muitas instituições que constroem novas SRPAs optam por isolar completamente todos os leitos para controle de infecção e privacidade (discussões importantes entre o paciente, a família e a equipe de atendimento frequentemente envolvem questões sensíveis e confidenciais). Uma relação de 1,5 leito de SRPA por sala de cirurgia é comum, embora essa relação varie de acordo com o tipo e o volume de casos, a duração média dos casos e a acuidade do paciente na respectiva sala de cirurgia. Cada espaço reservado ao paciente deve ser bem iluminado e grande o suficiente para permitir fácil acesso aos pacientes para bombas de infusão intravenosa, ventiladores e equipamentos de imagem. As diretrizes de construção geralmente especificam um mínimo de 2,1 metros entre leitos e 11 m^2 por paciente. Múltiplas tomadas elétricas, incluindo pelo menos uma com energia de emergência de *backup* e pelo menos uma tomada cada para oxigênio e aspiração, devem estar presentes em cada espaço de leito.

Equipamentos

A monitorização inadequada na SRPA pode levar a lesões graves ou óbito. A oximetria de pulso (SpO_2), o eletrocardiograma (ECG) e os monitores automatizados de pressão arterial não invasiva (PANI) são obrigatórios para cada paciente. Embora ECG, SpO_2 e PANI devam ser utilizados para cada paciente na fase inicial de recuperação da anestesia (fase 1), monitorização menos intensa pode ser adequada posteriormente. O equipamento apropriado deve estar disponível para pacientes com monitorização intra-arterial, venosa central, arterial pulmonar ou intracraniana da pressão. A capnografia está sendo cada vez mais adotada para pacientes intubados e extubados. A temperatura corporal do paciente deve ser avaliada. Um dispositivo de aquecimento por sistema de ar forçado, lâmpada de aquecimento ou manta de aquecimento/resfriamento deve estar disponível.

A SRPA deve ter seus próprios suprimentos de equipamentos básicos e de emergência, separados dos suprimentos da sala de cirurgia, incluindo equipamento e suprimentos para vias aéreas, como cânulas de oxigênio, uma seleção de máscaras, cânulas orofaríngeas e nasofaríngeas, laringoscópios, tubos endotraqueais, MLs, um *kit* de cricotireoidostomia e bolsas autoinfláveis para ventilação. Equipamentos de terapia respiratória para tratamentos com broncodilatadores em aerossol, pressão positiva contínua nas vias aéreas (CPAP, do inglês *continuous positive airway pressure*) e ventiladores devem estar próximos à sala de recuperação. Um carrinho com equipamentos e suprimentos para vias aéreas difíceis, com um broncoscópio e um videolaringoscópio, deve estar imediatamente disponível.

Um suprimento prontamente disponível de cateteres para canulação venosa, arterial e venosa central é obrigatório em um ambiente hospitalar. Um desfibrilador cardíaco com capacidades de estimulação transcutânea, e um carrinho de emergência com medicamentos e suprimentos para suporte avançado à vida (ver Capítulo 55) e bombas de infusão devem estar presentes e ser periodicamente inspecionados de acordo com os padrões de acreditação. Cateteres de estimulação transvenosa, geradores de pulso e bandejas para traqueostomia, dreno de tórax e dissecção vascular geralmente estão presentes, dependendo da população de pacientes cirúrgicos. Equipamentos de ultrassonografia à beira do leito devem estar disponíveis para a colocação de cateteres centrais e perineurais, a avaliação do estado hemodinâmico, do posicionamento do tubo endotraqueal e do volume gástrico e vesical e a detecção de derrame pleural, pneumotórax e outras doenças pulmonares.

Equipe

A falta de pessoal adequado frequentemente favorece os incidentes na SRPA. A SRPA deve ser operada por enfermeiros especificamente treinados e credenciados no atendimento de pacientes que emergem da anestesia. Eles devem ter experiência em manejo das vias aéreas e suporte avançado à vida em cardiologia, bem como em problemas normalmente observados em pacientes cirúrgicos relacionados a cuidados com lesões, cateteres de drenagem e hemorragia pós-operatória.

Os pacientes na SRPA devem estar sob a direção clínica de um médico, em geral um anestesiologista, que deve estar imediatamente disponível para responder a problemas urgentes ou emergentes de atendimento ao paciente. Instituições cirúrgicas de atendimento terciário de alto volume podem ter um anestesiologista atribuído em tempo integral à SRPA. O manejo adequado de um paciente na SRPA pode exigir um esforço coordenado envolvendo anestesiologistas, cirurgiões, enfermeiros, fisioterapeutas respiratórios e consultores apropriados. A equipe de anestesia enfatiza o manejo da analgesia, das vias aéreas, dos problemas cardíacos, pulmonares e metabólicos, enquanto a equipe cirúrgica costuma manejar quaisquer problemas diretamente relacionados ao procedimento cirúrgico em si. Uma relação de um enfermeiro para dois pacientes em recuperação em geral é satisfatória; no entanto, o pessoal deve ser adaptado às necessidades únicas de cada paciente e cada instalação. Se o cronograma da sala de cirurgia regularmente incluir pacientes pediátricos ou procedimentos rápidos frequentes, uma relação de um enfermeiro para um paciente é normalmente necessária. Um enfermeiro responsável deve ser designado para garantir um manejo ideal dos recursos de pessoal em todos os momentos, incluindo a resposta apropriada a problemas urgentes ou emergentes de atendimento ao paciente.

Cuidados do paciente

DESPERTAR DA ANESTESIA GERAL

O despertar da anestesia geral é idealmente caracterizado por um despertar suave e gradual em um ambiente controlado. No entanto, problemas como obstrução das vias aéreas, tremores, agitação, delírio, dor, náusea e vômito, hipotermia e labilidade autonômica são normalmente observados. Os pacientes que recebem anestesia espinal ou epidural podem apresentar diminuição da pressão arterial durante o transporte ou a recuperação; os efeitos simpatolíticos dos principais bloqueios de condução podem impedir a vasoconstrição reflexa compensatória quando os pacientes se movimentam ou se sentam.

Após uma anestesia inalatória, a velocidade do despertar é diretamente proporcional à ventilação alveolar, mas inversamente proporcional à solubilidade sanguínea do agente (ver Capítulo 8). A hipoventilação retarda o despertar da anestesia inalatória. À medida que a duração da anestesia aumenta, o despertar também se torna cada vez mais dependente da absorção total do tecido, que é uma função da solubilidade do agente, da concentração média usada e da duração da exposição ao anestésico. A recuperação da maioria dos agentes intravenosos depende principalmente da redistribuição em vez de do metabolismo e da eliminação. No entanto, à medida que a dose administrada total aumenta, os efeitos cumulativos tornam-se clinicamente evidentes na forma de despertar prolongado, e o término da ação torna-se cada vez mais dependente do metabolismo ou da eliminação. Esta é a base para o conceito de *meia-vida contexto-dependente* (ver Capítulo 7). Idade avançada ou doença renal ou hepática podem prolongar o despertar (ver Capítulo 9). Agentes anestésicos de ação curta e ultracurta, como propofol e remifentanila, diminuem significativamente o despertar e o tempo de alta. O uso de um monitor de índice bispectral (BIS) (ver Capítulo 6) pode reduzir a dosagem total de fármacos e encurtar a recuperação e o tempo de alta. A velocidade do despertar também pode ser influenciada por medicamentos pré-operatórios. A pré-medicação com agentes que duram mais do que o procedimento (p. ex., lorazepam) pode prolongar o despertar. A curta duração de ação do midazolam o torna um agente de pré-medicação adequado para procedimentos rápidos.

Despertar tardio

A causa mais frequente de *despertar tardio* (quando o paciente não recobra a consciência dentro de um período esperado após a anestesia geral) é o efeito residual do fármaco. O despertar tardio pode ocorrer como resultado de uma sobredose absoluta ou relativa do fármaco. Os efeitos da privação de sono no pré-operatório ou da ingestão de drogas (álcool, sedativos) podem se somar aos efeitos dos agentes anestésicos na produção de despertar prolongado. A naloxona intravenosa (em incrementos de 80 µg em adultos) e o flumazenil (em incrementos de 0,2 mg em adultos) revertem prontamente os efeitos do opioide ou benzodiazepínico, respectivamente. A fisostigmina intravenosa (1-2 mg) pode reverter parcialmente o efeito de outros agentes. Um estimulador de nervo pode ser usado para excluir um bloqueio neuromuscular persistente em pacientes pouco responsivos em um ventilador mecânico que apresentam volumes correntes espontâneos inadequados.

Causas menos comuns do despertar tardio incluem hipotermia, distúrbios metabólicos graves e acidente vascular cerebral perioperatório. Uma temperatura central inferior a 33 °C tem um efeito anestésico e potencializa consideravelmente as ações dos depressores do sistema nervoso central. Dispositivos de aquecimento por sistema de ar forçado são mais eficazes na elevação da temperatura corporal. Hipoxemia e hipercapnia são prontamente descartadas por oximetria de pulso, capnografia e/ou gasometria. Hipercalcemia, hipermagnesemia, hiponatremia, hipoglicemia e hiperglicemia são causas menos comuns de despertar tardio que exigem medições laboratoriais para diagnóstico. O acidente vascular cerebral perioperatório é raro, exceto após cirurgia neurológica, cardíaca e cerebrovascular (ver Capítulo 28); o diagnóstico é facilitado por avaliação neurológica e imagem radiológica.

TRANSPORTE DA SALA DE CIRURGIA PARA A SRPA

Esse período aparentemente breve pode ser complicado pela falta de monitorização adequada e de acesso a medicamentos ou equipamento de via aérea e reanimação.

① Os pacientes que estão despertando da anestesia não devem sair da sala de cirurgia até que tenham uma via aérea permeável, ventilação e oxigenação adequadas e estejam hemodinamicamente estáveis. Pessoal qualificado de anestesiologia deve estar presente durante a transferência para a SRPA.

Hipoxemia transitória ($SpO_2 < 90\%$) pode se desenvolver em até 30 a 50% de pacientes "normais" durante o transporte enquanto respiram ar ambiente; recomenda-se oxigênio suplementar para todos os pacientes transportados, especialmente se a SRPA não estiver em proximidade imediata com a sala de cirurgia. Pacientes instáveis devem permanecer intubados e ser transportados com um monitor portátil (ECG, SpO_2 e pressão arterial) e um suprimento de fármacos de emergência. Uma vez que a transferência de pacientes intubados sempre envolverá o risco de deslocamento não intencional do tubo endotraqueal, o equipamento e os suprimentos adequados de via aérea devem ser incluídos no processo de transferência, especialmente se a distância do percurso for longa ou incluir um elevador.

Todos os pacientes devem ser encaminhados para a SRPA em uma cama ou maca que possa ser colocada na posição em cefalodeclive (Trendelenburg) ou possa elevar as costas. A posição em cefalodeclive é útil para o manejo de pacientes hipovolêmicos, enquanto a posição de costas elevadas é útil para pacientes com disfunção pulmonar subjacente (ver Capítulos 20 e 23). Pacientes com risco elevado de vômito ou sangramento das vias aéreas superiores (p. ex., após amigdalectomia) devem ser transportados em decúbito lateral, o que ajuda a prevenir a obstrução das vias aéreas e facilita a drenagem de secreções.

RECUPERAÇÃO DE ROTINA
Anestesia geral

A permeabilidade das vias aéreas, os sinais vitais, a oxigenação e o nível de consciência devem ser avaliados imediatamente após a chegada à SRPA. Medições subsequentes de pressão arterial, frequência cardíaca e frequência respiratória são feitas rotineiramente pelo menos a cada 5 minutos por 15 minutos, ou até a estabilidade, e a cada 15 minutos após isso. A oximetria de pulso e o ECG são monitorados continuamente em todos os pacientes. Nos pacientes conscientes na SRPA, a função neuromuscular deve ser avaliada clinicamente (p. ex., levantamento da cabeça e força de preensão). Pelo menos uma medição de temperatura também deve ser obtida. A dor, a presença ou ausência de náusea ou vômito e a adequação da hidratação e do débito (incluindo o fluxo de urina, drenagem cirúrgica e sangramento) devem ser avaliadas.

Após o registro dos sinais vitais iniciais, o anestesiologista deve fornecer um relatório para o enfermeiro da SRPA que inclui (1) histórico pré-operatório relevante (incluindo estado mental e quaisquer problemas de comunicação, como barreiras de idioma, surdez, cegueira ou deficiência intelectual); (2) eventos intraoperatórios pertinentes (tipo de anestesia, procedimento cirúrgico, perda sanguínea, reposição de fluidos, administração de antibióticos e outros medicamentos relevantes e quaisquer complicações); (3) quaisquer problemas pós-operatórios esperados; (4) qualquer necessidade antecipada de administração de medicamentos na SRPA, como antibióticos; e (5) ordens pós-anestesia. As ordens pós-operatórias devem abordar a analgesia e a terapia de náusea/vômito; cuidados com cateter epidural ou perineural, incluindo a necessidade de envolvimento do serviço de dor aguda; administração de fluidos ou hemocomponentes; ventilação pós-operatória; e radiografias torácicas para acompanhamento do cateterismo venoso central.

Todos os pacientes em recuperação da anestesia geral devem receber oxigênio suplementar e monitorização de oximetria de pulso durante o despertar, uma vez que a hipoxemia transitória pode se desenvolver mesmo em pacientes saudáveis. Uma decisão sobre a continuação da terapia com oxigênio suplementar no momento da alta da SRPA pode ser tomada com base nas leituras de SpO_2 em ar ambiente. Medições de gasometria arterial podem ser obtidas para confirmar leituras anormais de oximetria, mas geralmente não são necessárias. A oxigenoterapia deve ser cautelosamente controlada em pacientes com potencial de retenção de CO_2. Os pacientes devem ser atendidos na posição em que as costas estão levantadas para otimizar a oxigenação. No entanto, elevar a cabeceira da cama antes que o paciente esteja responsivo pode levar à obstrução das vias aéreas. Nesses casos, uma cânula orofaríngea ou nasofaríngea preexistente deve ser deixada no lugar até que o paciente esteja acordado e seja capaz de manter a via aérea. A respiração profunda e a tosse devem ser incentivadas periodicamente.

Anestesia regional

Pacientes que estão profundamente sedados ou hemodinamicamente instáveis após a anestesia regional também devem receber oxigênio suplementar na SRPA. Os níveis sensoriais e motores devem ser periodicamente registrados após a anestesia regional para documentar a regressão do bloqueio. Precauções na forma de acolchoamento ou advertência recorrente podem ser necessárias para evitar autolesão devido a movimentos de braço descoordenados após bloqueios do plexo braquial. A pressão arterial deve ser monitorada rigorosamente após a anestesia espinal e a epidural. O cateterismo vesical pode ser necessário para pacientes que foram submetidos à anestesia espinal ou à epidural.

Controle da dor

A dor pós-operatória moderada a grave é normalmente tratada com opioides orais ou parenterais. No entanto, a administração perioperatória de opioides está associada a efeitos colaterais (náuseas e vômitos, depressão respiratória, prurido, íleo e retenção urinária), que frequentemente têm efeitos adversos significativos na recuperação pós-operatória. Em resposta a esse problema, várias estratégias *poupadoras de opioides* foram adotadas nas últimas duas décadas para diminuir a dose de opioides e os efeitos colaterais relacionados a eles, mantendo uma analgesia satisfatória (ver Capítulo 47). A administração oral pré-operatória de anti-inflamatórios não esteroides (AINEs), paracetamol (acetaminofeno) e gabapentina ou pregabalina pode reduzir significativamente as necessidades de opioides pós-operatórios, e esses medicamentos podem ser administrados novamente no pós-operatório quando o paciente puder retomar a medicação oral. Modalidades analgésicas adicionais que utilizam anestésicos locais também reduzem as necessidades de opioides analgésicos no pós-operatório e, portanto, reduzem os efeitos colaterais relacionados a opioides.

A dor pós-operatória leve a moderada pode ser tratada oralmente com paracetamol, AINEs, hidrocodona ou oxicodona. Como alternativa, pode-se administrar intravenosamente cetorolaco (15-30 mg em adultos), uma dose equivalente de diclofenaco ou ibuprofeno, ou paracetamol (15 mg/kg, ou 1 g se o paciente pesar > 50 kg).

Em situações em que há dor pós-operatória moderada a grave ou a analgesia oral não é possível, opioides parenterais ou intratecais, bloqueios de nervos de dose única ou contínuos, infiltração na ferida, bloqueios de campo, infusão intravenosa de lidocaína ou analgesia epidural contínua são usados, frequentemente em técnicas combinadas (ver Seção IV). Opioides parenterais são administrados com maior segurança pela titulação cautelosa de pequenas doses. É de se esperar variabilidade considerável nos requisitos de opioides, e uma analgesia adequada deve ser equilibrada contra o risco de sedação excessiva e depressão respiratória. Em geral, opioides intravenosos de duração intermediária a longa, como hidromorfona, 0,25 a 0,5 mg (0,015-0,02 mg/kg em crianças), ou morfina, 2 a 4 mg (0,025-0,05 mg/kg em crianças), são os mais usados. Meperidina intravenosa é usada em pequenas doses para tratar tremores pós-operatórios. É comum haver pacientes pós-operatórios com histórico de uso crônico de opioides, e os requisitos de opioides costumam aumentar acentuadamente nesses pacientes devido à tolerância a opioides e, principalmente, à dependência psicológica. A consulta a um especialista em dor muitas vezes é útil nessas situações. Se a infiltração de bupivacaína lipossomal na ferida for usada, deve-se adotar comunicação escrita e verbal adequada para evitar o uso de anestésicos locais adicionais que possam levar à toxicidade sistêmica por anestésico local.

Os efeitos analgésicos dos opioides intravenosos geralmente atingem o pico dentro de minutos após a administração, embora a depressão respiratória máxima, sobretudo com morfina e hidromorfona, possa ocorrer apenas 20 a 30 minutos depois. A analgesia controlada pelo paciente pode ser instituída em pacientes internados quando estiverem completamente acordados. A administração intramuscular de opioides é desvantajosa devido ao início tardio e variável (10-20 min ou mais) e à depressão respiratória tardia (até 1 h).

Quando um cateter epidural é usado, a administração epidural em bólus de fentanila (50-100 µg) ou sufentanila (10-20 µg) com 5 a 10 mL de bupivacaína a 0,1% pode proporcionar excelente alívio da dor em adultos. A morfina epidural (3-5 mg) também pode ser usada; no entanto, a depressão respiratória tardia com a administração epidural desse opioide exige monitorização rigorosa durante as 24 horas seguintes (ver Capítulo 48).

Agitação

2 **Antes que o paciente se recupere completamente, a dor pode se manifestar como inquietação ou agitação pós-operatória. Distúrbios sistêmicos significativos (p. ex., hipoxemia, acidose respiratória ou metabólica, hipotensão), distensão da bexiga ou complicação cirúrgica (p. ex., hemorragia intra-abdominal oculta) também devem ser considerados no diagnóstico diferencial de inquietação ou agitação pós-operatória.**

Agitação acentuada pode exigir o uso de contenção nos braços e nas pernas para evitar autolesão, especialmente em crianças. Quando distúrbios fisiológicos graves são descartados, demonstração de afeto e palavras gentis de um atendente simpático ou, de preferência, dos pais geralmente acalmam o paciente pediátrico. Outros fatores contribuintes para a agitação incluem ansiedade e medo acentuados no pré-operatório, bem como efeitos adversos de fármacos (altas doses de agentes anticolinérgicos centrais, fenotiazinas ou cetamina). A fisostigmina, 1 a 2 mg intravenosos (0,05 mg/kg em crianças), é mais eficaz no tratamento de delírio causado por atropina e escopolamina. Se distúrbios sistêmicos graves e dor forem descartados, a agitação persistente pode exigir sedação com doses intravenosas intermitentes de midazolam, 0,5 a 1 mg (0,05 mg/kg em crianças).

Náusea e vômito

3 **Náusea e vômito no pós-operatório (NVPO; ver Capítulo 17) são as complicações imediatas mais comuns após a anestesia geral, ocorrendo em cerca de 30% ou mais de todos os pacientes.** Além disso, NVPO ocorrem em casa dentro de 24 horas de uma alta sem intercorrências (*náusea e vômito pós-alta*) em muitos pacientes submetidos a cirurgias ambulatoriais. A etiologia de NVPO geralmente é multifatorial e associada a agentes anestésicos e analgésicos, ao tipo de procedimento cirúrgico e a fatores intrínsecos do paciente, como histórico de enjoo de movimento. Também é importante reconhecer que a náusea é observada com frequência no início da hipotensão, especialmente após a anestesia espinal ou epidural.

A Tabela 56-1 relaciona os fatores de risco reconhecidos com frequência para NVPO. Um histórico pré-operatório de tabagismo diminui a probabilidade de NVPO, e a anestesia com propofol reduz a incidência de NVPO. A maior incidência parece ocorrer em mulheres jovens. A administração de opioides e cirurgias intraperitoneais (especialmente laparoscópicas), de mama ou de estrabismo aumenta o risco de NVPO. O aumento do tônus vagal, manifestado como bradicardia súbita, normalmente precede ou coincide com o vômito. Antagonistas seletivos do receptor 3 de 5-hidroxitriptamina (serotonina) (5-HT_3), como ondansetrona, 4 mg (0,1 mg/kg em crianças), granisetrona, 0,01 a 0,04 mg/kg, e dolasetrona, 12,5 mg (0,035 mg/kg em crianças), são eficazes na prevenção de NVPO e, em menor grau, no tratamento de NVPO estabelecidos. Deve-se observar que, ao contrário da ondansetrona, que

TABELA 56-1 Fatores de risco para náusea e vômito no pós-operatório
Fatores do paciente
Idade jovem
Sexo feminino, especialmente se menstruando no dia da cirurgia ou no primeiro trimestre da gestação
Corpo de grande porte
Histórico de êmese pós-operatória anterior
Histórico de enjoo de movimento
Técnicas anestésicas
Anestesia geral
Fármacos
Opioides
Agentes voláteis
Óxido nitroso
Procedimentos cirúrgicos
Cirurgia de estrabismo
Cirurgia de ouvido
Laparoscopia
Orquidopexia
Coleta de óvulos
Amigdalectomia
Cirurgia de mama
Fatores pós-operatórios
Dor pós-operatória
Hipotensão

geralmente tem efeito imediato, a dolasetrona requer 15 minutos para o início da ação. Uma preparação de comprimido de desintegração oral de ondansetrona (8 mg) pode ser útil para o tratamento e a profilaxia contra náuseas e vômitos pós-alta.

A metoclopramida (0,15 mg/kg) é uma alternativa menos eficaz aos antagonistas de 5-HT_3, que não estão associados às manifestações extrapiramidais (distônicas) agudas e às reações disfóricas que podem ocorrer com metoclopramida ou antieméticos do tipo fenotiazina. A escopolamina transdérmica é eficaz; no entanto, pode estar associada a efeitos colaterais, incluindo sedação, disforia, visão turva, boca seca, retenção urinária ou exacerbação do glaucoma, especialmente em pacientes idosos. A dexametasona intravenosa, 4 a 10 mg (0,10 mg/kg em crianças), quando usada como antiemético, tem as vantagens adicionais de proporcionar um grau variável de analgesia e uma sensação de bem-estar ou euforia leve para o paciente. Além disso, parece ser eficaz por até 24 horas e, portanto, pode ser útil para náusea e vômito pós-alta. O aprepitanto oral (40 mg) pode ser administrado até 3 horas antes da indução da anestesia. O droperidol intravenoso, 0,625 a 1,25 mg (0,05-0,075 mg/kg em crianças), quando administrado no intraoperatório, diminui significativamente a probabilidade de NVPO. Infelizmente, o droperidol possui um aviso de "caixa preta" da Food and Drug Administration (FDA), indicando que doses elevadas (5-15 mg) podem prolongar o intervalo QT e causar arritmias cardíacas fatais. A profilaxia não farmacológica contra NVPO inclui garantir hidratação adequada e estimulação do ponto de acupuntura P6 (aspecto volar do pulso). Este último pode incluir a aplicação de pressão, corrente elétrica ou injeções.

Existe controvérsia quanto à profilaxia rotineira de NVPO para todos os pacientes. Devido ao custo do tratamento de NVPO estabelecidos, parece ser economicamente viável administrar profilaxia a todos os pacientes em certas populações (p. ex., pacientes ambulatoriais). Evidentemente, pacientes com múltiplos fatores de risco devem receber profilaxia. Além disso, o uso de dois ou três agentes que atuam em receptores diferentes é mais eficaz do que a profilaxia com um único agente.

Tremores e hipotermia

Os tremores podem ocorrer na SRPA como resultado de hipotermia intraoperatória ou dos efeitos dos agentes anestésicos, ou ambos, e também são comuns no período pós-parto imediato. A causa mais importante da hipotermia é a redistribuição de calor do núcleo do corpo para os compartimentos periféricos (ver Capítulo 52). Uma temperatura ambiente relativamente baixa na sala de cirurgia, exposição prolongada de uma lesão extensa e o uso de quantidades significativas de fluidos intravenosos não aquecidos ou fluxos elevados de gases sem umidificação também podem ser contributivos. Quase todos os anestésicos, particularmente agentes voláteis e anestesia espinal e epidural, diminuem a resposta vasoconstritora normal à hipotermia, reduzindo o tônus simpático. Embora os agentes anestésicos também diminuam o limiar de tremores, os tremores observados com frequência durante ou após o despertar da anestesia geral costumam representar o esforço do corpo para aumentar a produção de calor e elevar sua temperatura central; além disso, podem estar associados a uma vasoconstrição intensa. O despertar de uma anestesia geral breve às vezes também está associado a arrepios, e embora os arrepios possam ser um dos vários sinais neurológicos inespecíficos (p. ex., postura, clônus, sinal de Babinski) que são observados durante o despertar, eles ocorrem com maior frequência devido à hipotermia. Independentemente do mecanismo, os tremores parecem estar relacionados à duração da cirurgia e ao uso de um agente volátil. Os tremores ocasionalmente podem ser suficientemente intensos a ponto de causarem hipertermia (38-39 °C) e acidose metabólica significativa, sendo que ambos desaparecem prontamente quando os tremores param. Outras causas de tremor devem ser descartadas, como bacteriemia e sepse, alergia a fármacos ou reação transfusional.

A hipotermia deve ser tratada com um dispositivo de aquecimento por sistema de ar forçado ou (menos satisfatoriamente) com luzes ou mantas térmicas para normalizar a temperatura corporal. Tremores intensos causam aumento abrupto do consumo de oxigênio, da produção de CO_2 e do débito cardíaco, o que pode ser mal tolerado por pacientes com comprometimento cardíaco e/ou pulmonar. A hipotermia tem sido associada a um aumento na incidência de isquemia miocárdica, arritmias, coagulopatia com aumento dos requisitos de transfusão e efeitos prolongados de relaxantes musculares. Baixas doses por via intravenosa de meperidina (10-25 mg) podem reduzir ou até mesmo interromper o tremor. Pacientes intubados, mecanicamente ventilados e sedados podem receber relaxante muscular (uma dose baixa apenas suficiente para controlar o tremor) até que a normotermia seja restabelecida por reaquecimento ativo.

Critérios de alta

A. SRPA

Os padrões para a alta de pacientes da SRPA são estabelecidos pelo departamento de anestesiologia e pela equipe médica do hospital. Eles podem permitir que enfermeiros da SRPA determinem quando os pacientes podem ser transferidos sem a presença de um anestesiologista qualificado se todos os critérios de alta da SRPA forem atendidos. Os critérios podem variar de acordo com a alta do paciente para uma unidade de terapia intensiva (UTI), enfermaria regular, fase 2 de recuperação ou diretamente para casa.

Antes da alta da SRPA, os pacientes devem ter sido observados quanto à depressão respiratória por pelo menos 20 a 30 minutos após a última dose de opioide parenteral. Outros critérios mínimos de alta para pacientes em recuperação de anestesia geral geralmente incluem:

1. Facilidade de despertar.
2. Orientação total.
3. Capacidade de manter e proteger as vias aéreas.
4. Sinais vitais estáveis por pelo menos 15 a 30 minutos.
5. Capacidade de chamar ajuda, se necessário.
6. Ausência de complicações cirúrgicas óbvias (como sangramento ativo).

A dor, a náusea e o vômito no pós-operatório devem ser controlados, e a normotermia deve ser restabelecida antes da alta da SRPA. Os sistemas de pontuação de pacientes da SRPA são amplamente utilizados. A maioria avalia SpO_2 (ou coloração), consciência, circulação, respiração e atividade motora (Tabela 56-2). Grande parte dos pacientes atende aos critérios de alta dentro de 60 minutos da chegada à SRPA, e esforços devem ser envidados para

TABELA 56-2 Pontuação da escala de Aldrete para recuperação pós-anestésica[1]

Critérios originais	Critérios modificados	Pontuação
Coloração	**Oxigenação**	
Corado	SpO_2 > 92% no ar ambiente	2
Pálido ou sem cor	SpO_2 > 90% com oxigênio	1
Cianótico	SpO_2 < 90% com oxigênio	0
Respiração		
Consegue respirar profundamente e tossir	Respira profundamente e tosse livremente	2
Troca adequada, mas superficial	Dispneico, respiração superficial ou limitada	1
Apneia ou obstrução	Apneia	0
Circulação		
Pressão arterial dentro de 20% do normal	Pressão arterial ± 20 mmHg do normal	2
Pressão arterial dentro de 20 a 50% do normal	Pressão arterial ± 20-50 mmHg do normal	1
Pressão arterial desviando > 50% do normal	Pressão arterial mais de ± 50 mmHg do normal	0
Consciência		
Acordado, alerta e orientado	Totalmente acordado	2
Capaz de despertar, mas volta a dormir facilmente	Desperta ao ser chamado	1
Sem resposta	Não responsivo	0
Atividade		
Movimenta todos os membros	Igual	2
Movimenta dois membros	Igual	1
Sem movimento	Igual	0

[1]Idealmente, o paciente deve receber alta quando a pontuação total for 10, mas é necessário um mínimo de 9.
Dados de Aldrete JA, Kronlik D. *A postanesthetic recovery score. Anesth Analg.* 1970;49:924; e Aldrete JA. *The post-anesthesia recovery score revisited. J Clin Anesth.* Fevereiro de 1995;7(1):89.

liberá-los prontamente a fim de economizar custos e aumentar a disponibilidade de leitos da SRPA. Os pacientes a serem transferidos para outras áreas de terapia intensiva não precisam atender a todos os requisitos.

Além dos critérios anteriores, os pacientes que recebem anestesia regional também devem ser avaliados quanto à regressão tanto do bloqueio sensorial quanto do motor. A resolução completa do bloqueio antes da alta da SRPA evita lesões acidentais devido à fraqueza motora ou a déficits sensoriais; no entanto, muitas instituições têm protocolos que permitem alta mais cedo para áreas monitoradas adequadamente. Os pacientes podem receber alta com bloqueios de nervos periféricos de infusões de cateter perineural de dose única ou contínua com o objetivo de promover a analgesia regional. Documentar a regressão do bloqueio é importante. Se um bloqueio espinal ou epidural não se resolver em até 6 horas após a última dose de anestésico local, é possível que haja um hematoma subdural ou epidural na coluna vertebral, o que deve ser investigado imediatamente por meio de avaliação neurológica e exame radiológico.

Um dos principais objetivos da maioria dos anestésicos deve ser a recuperação rápida e confortável com risco mínimo de NVPO e dor pós-operatória, a fim de minimizar o tempo necessário de recuperação e facilitar a transferência para a próxima fase de recuperação. Pacientes ambulatoriais que atendem aos critérios de alta quando saem da sala de cirurgia podem ser "acelerados", pulando o encaminhamento à SRPA e indo diretamente para a fase 2 da área de recuperação. Da mesma forma, pacientes internados que atendem aos mesmos critérios podem ser transferidos diretamente da sala de cirurgia para a enfermaria, se houver monitorização e equipe adequados presentes.

B. Pacientes ambulatoriais

Além da emergência e do despertar, a recuperação da anestesia após procedimentos ambulatoriais inclui duas etapas adicionais: prontidão para ir para casa (fase 2 de recuperação) e recuperação psicomotora completa. Um sistema de pontuação foi desenvolvido para ajudar a avaliar a prontidão para alta (Tabela 56-3). A recuperação da propriocepção, do tônus simpático, da função da bexiga e da força motora são critérios adicionais após a anestesia regional. Por exemplo, a propriocepção intacta do dedo grande do pé, alterações mínimas na pressão arterial ortostática ou na frequência cardíaca, e flexão plantar normal do pé são sinais importantes de recuperação após anestesia espinal. Urinar, beber ou comer antes da alta geralmente não são mais necessários; exceções incluem pacientes com histórico de retenção urinária e aqueles com diabetes.

Após a anestesia geral, todos os pacientes ambulatoriais devem receber alta acompanhados de um adulto responsável que permanecerá com eles durante a noite. Os pacientes e seus acompanhantes adultos devem receber instruções escritas pós-operatórias informando tanto os cuidados de acompanhamento de rotina quanto a assistência de urgência/emergência. A avaliação da prontidão para alta é responsabilidade de um anestesiologista qualificado, embora a autoridade para dar alta a um paciente para casa possa ser delegada a um enfermeiro se os critérios de alta aprovados forem aplicados.

A prontidão para ir para casa não implica que o paciente tenha a capacidade de tomar decisões importantes, dirigir ou voltar ao trabalho. Essas atividades exigem uma recuperação psicomotora completa, que muitas vezes não é alcançada até 24 a 72 horas após o procedimento. Todos os centros ambulatoriais devem usar algum sistema de acompanhamento pós-operatório, preferencialmente contato telefônico ou, com maior frequência, um aplicativo para *smartphone*/Internet no dia seguinte à alta.

TABELA 56-3 Sistema de pontuação de alta pós-anestesia (PADS)[1]

Critérios	Pontos
Sinais vitais	
Dentro de 20% do valor pré-operatório	2
Dentro de 20 a 40% do valor pré-operatório	1
> 40% do valor pré-operatório	0
Nível de atividade	
Marcha firme, sem tontura, no nível pré-operatório	2
Requer assistência	1
Incapaz de caminhar	0
Náusea e vômito	
Mínimo, tratado com medicamento oral	2
Moderado, tratado com medicamento parenteral	1
Continua após medicação repetida	0
Dor: mínima ou nenhuma, aceitável para o paciente, controlada com medicamento oral	
Sim	2
Não	1
Sangramento cirúrgico	
Mínimo: nenhuma troca de curativo necessária	2
Moderado: até duas trocas de curativo	1
Grave: três ou mais trocas de curativo	0

[1]Uma pontuação de ≥ 9 é necessária para a alta.
Modificada com permissão de Marshall SI, Chung F. *Discharge criteria and complications after ambulatory surgery*. Anesth Analg. Março de 1999;88(3):508-517.

Manejo de complicações

COMPLICAÇÕES RESPIRATÓRIAS

5 Problemas respiratórios são as complicações graves mais frequentes na SRPA. A grande maioria está relacionada a obstrução das vias aéreas, hipoventilação, hipoxemia ou uma combinação desses problemas.

Como a hipoxemia é a via final comum para lesões graves ou óbito, a monitorização rotineira da oximetria de pulso na SRPA resulta em identificação precoce dessas complicações e menos desfechos adversos, portanto deve ser adotada para todos os pacientes da SRPA. A capnografia está sendo cada vez mais utilizada rotineiramente após a sedação profunda ou anestesia geral.

Obstrução das vias aéreas

A obstrução das vias aéreas em pacientes inconscientes é causada com maior frequência pela queda da língua na faringe posterior e muitas vezes é observada em pacientes com apneia obstrutiva do sono (ver Capítulo 19). Outras causas de obstrução das vias aéreas incluem laringospasmo, edema glótico, aspiração de vômito, uma gaze retida na garganta, secreções ou sangue nas vias aéreas ou pressão externa na traqueia (p. ex., a partir de um hematoma no pescoço). A obstrução parcial das vias aéreas geralmente se manifesta como respiração ruidosa. A obstrução quase total ou total causa cessação do fluxo de ar e ausência de sons respiratórios e pode ser acompanhada por movimento *paradoxal* (oscilante) do tórax. O abdome e o tórax normalmente se elevam juntos durante a inspiração; no entanto, com obstrução das vias aéreas, o tórax desce enquanto o abdome se eleva durante cada inspiração (movimento paradoxal do tórax). Os pacientes com obstrução das vias aéreas devem receber oxigênio suplementar enquanto medidas corretivas são tomadas. Uma manobra combinada de elevação da mandíbula e inclinação da cabeça puxa a língua para a frente e abre as vias aéreas, e a inserção de uma cânula orofaríngea ou nasofaríngea geralmente alivia o problema. As cânulas nasofaríngeas podem ser mais bem toleradas do que as cânulas orofaríngeas por pacientes que estão despertando da anestesia, especialmente quando é usado lubrificante à base de lidocaína, e podem diminuir a probabilidade de trauma nos dentes se o paciente morder. As cânulas nasofaríngeas são mais fáceis de inserir, com menor risco de sangramento nasal significativo, se um vasoconstritor nasal em *spray*, como fenilefrina ou oximetazolina, for administrado primeiro. Eles devem ser inseridos com cautela, se necessário, em pacientes com coagulopatia.

O laringospasmo deve ser considerado se as manobras acima falharem em restabelecer uma via aérea patente. O laringospasmo é geralmente caracterizado por ruídos estridentes durante a ventilação, no entanto, ficará silencioso com o fechamento glótico completo. O espasmo das pregas vocais é mais propenso a ocorrer após trauma das vias aéreas, instrumentação repetida ou estimulação por secreções, sangue ou outro material estranho nas vias aéreas. A manobra de elevação da mandíbula, particularmente quando combinada com pressão positiva suave nas vias aéreas por meio de uma máscara facial bem ajustada, geralmente controla o laringospasmo. A inserção de uma cânula orofaríngea ou nasofaríngea também é útil para garantir uma via aérea patente até o nível das pregas vocais. As secreções, sangue ou outros materiais estranhos na hipofaringe devem ser aspirados para prevenir a recorrência. O laringospasmo refratário deve ser tratado com uma baixa dose de succinilcolina intravenosa (10-20 mg em adultos) e ventilação com pressão positiva com oxigênio a 100%. A intubação endotraqueal pode ocasionalmente ser necessária para restabelecer a ventilação adequada; a cricotireoidostomia de emergência ou a ventilação transtraqueal a jato é indicada se a intubação não for bem-sucedida em tais casos.

O edema glótico após instrumentação das vias aéreas é uma causa importante de obstrução das vias aéreas em lactentes e crianças pequenas devido ao lúmen das vias aéreas relativamente pequeno. O edema faríngeo e glótico significativo e irritabilidade, com mucosa orofaríngea friável e exsudativa, são comuns em pacientes submetidos à radioterapia de cabeça e pescoço. Os corticosteroides intravenosos (dexametasona, 0,5 mg/kg, dose máxima de 10 mg) e/ou epinefrina racêmica aerossolizada (0,5 mL de uma solução a 2,25% com 3 mL de solução salina normal) são frequentemente úteis nesses casos. Hematomas de lesão no pós-operatório após procedimentos no pescoço, como tireoide e artéria carótida, podem rapidamente comprometer as vias aéreas, e a abertura da ferida alivia imediatamente a compressão traqueal na maioria dos casos. Raramente, uma gaze pode ser deixada involuntariamente na hipofaringe após uma cirurgia oral e pode causar obstrução completa imediata ou tardia das vias aéreas.

A decanulação de uma traqueostomia recente é perigosa porque a recanulação pode ser difícil ou impossível quando a ferida ainda não tiver cicatrizado e formado uma trilha bem definida. Quando uma traqueostomia tiver sido realizada nas últimas 4 semanas, a substituição intencional de um cateter de traqueostomia deve ser realizada apenas com um cirurgião à beira do leito e com um conjunto de instrumentos de traqueostomia, juntamente com equipamentos adicionais apropriados para vias aéreas difíceis, imediatamente disponíveis.

Hipoventilação

A hipoventilação, que é geralmente definida como uma $PaCO_2$ superior a 45 mmHg, é comum após a anestesia geral. Na maioria dos casos, essa hipoventilação é leve e não é reconhecida. A hipoventilação significativa geralmente se manifesta com sinais clínicos quando a $PaCO_2$ é superior a 60 mmHg ou o pH arterial do sangue é menor que 7,25, incluindo sonolência excessiva, obstrução das vias aéreas, respiração lenta, taquipneia com respiração superficial ou respiração difícil. A acidose respiratória leve a moderada pode causar taquicardia, hipertensão e irritabilidade cardíaca por meio da estimulação simpática; no entanto, uma acidose mais grave produz depressão circulatória (ver Capítulo 50). Se houver suspeita de hipoventilação clinicamente relevante, a avaliação e o tratamento são facilitados pela capnografia ou medição de gases no sangue arterial, ou por ambas.

6 **A hipoventilação na SRPA ocorre com maior frequência devido aos efeitos depressores residuais dos agentes anestésicos e analgésicos sobre o *drive* respiratório, muitas vezes agravados pela apneia obstrutiva do sono preexistente.** A depressão respiratória induzida por opioides produz caracteristicamente uma frequência respiratória lenta, muitas vezes com volumes correntes grandes. O paciente está sonolento, mas frequentemente responde a estímulos verbais e físicos e é capaz de respirar sob comando. A ocorrência tardia de depressão respiratória foi observada com todos os opioides. Os mecanismos propostos incluem variações na intensidade da estimulação durante a recuperação e liberação tardia do opioide de compartimentos de tecido periférico à medida que o paciente se reaquece ou começa a se mover.

As causas da fraqueza muscular residual na SRPA incluem reversão inadequada do relaxamento muscular, interações medicamentosas que potencializam relaxantes musculares, farmacocinética alterada dos relaxantes musculares (devido a hipotermia, volumes de distribuição alterados e disfunção renal ou hepática) e fatores metabólicos, como hipocalemia, hiper ou hipomagnesemia ou acidose respiratória. Independentemente da causa, fraqueza generalizada, movimentos descoordenados ("peixe fora d'água"), volumes correntes superficiais e taquipneia geralmente são evidentes. O diagnóstico de reversão inadequada do bloqueio neuromuscular pode ser feito com um estimulador de nervo em pacientes inconscientes; a elevação da cabeça e a força de preensão podem ser avaliadas em pacientes acordados e cooperativos. A imobilização devido à dor incisional, a disfunção diafragmática após cirurgia abdominal superior ou torácica, a distensão abdominal e curativos abdominais apertados são outros fatores que podem contribuir para a hipoventilação. Aumento da produção de CO_2 devido a tremor, hipertermia ou sepse também pode aumentar a $PaCO_2$, mesmo em pacientes normais em recuperação de anestesia geral. A hipoventilação acentuada e a acidose respiratória podem ocorrer quando esses fatores são sobrepostos a uma reserva ventilatória comprometida devido a doença pulmonar, neuromuscular ou neurológica preexistente.

Tratamento da hipoventilação

O tratamento deve ser direcionado geralmente à causa subjacente; no entanto, a hipoventilação acentuada sempre requer ventilação assistida ou controlada até que os fatores causais sejam identificados e corrigidos.

7 **Hipoventilação com obnubilação, depressão circulatória e acidose grave (pH arterial < 7,15) é uma indicação para intervenção ventilatória e hemodinâmica imediata e decisiva, incluindo suporte de via aérea e inotrópico conforme necessário.** Se a naloxona intravenosa for usada para reverter a depressão respiratória induzida por opioides, a titulação em doses baixas (80 μg em adultos) em geral evita complicações e minimiza a probabilidade de que a analgesia seja completamente revertida. A antagonização da depressão induzida por opioides com doses altas de naloxona costuma resultar em dor súbita e aumento acentuado do tônus simpático. Este último pode precipitar uma crise hipertensiva, edema pulmonar e isquemia ou infarto do miocárdio. Após a administração de naloxona, os

8 pacientes devem ser observados atentamente quanto à recorrência da depressão respiratória induzida por opioides ("renarcotização"), uma vez que a naloxona tem duração de ação mais curta do que muitos opioides. Se houver paralisia muscular residual, o sugamadex (se o rocurônio ou vecurônio tiver sido administrado) ou um inibidor adicional da colinesterase podem ser administrados. A reversão inadequada, apesar de uma dose completa de sugamadex ou um inibidor da colinesterase, torna necessária a ventilação controlada sob observação rigorosa até que ocorra recuperação adequada da força muscular. Hipoventilação devido à dor e à imobilização após procedimentos abdominais superiores ou torácicos deve ser tratada com analgesia multimodal, incluindo administração de opioides intravenosos ou intradurais, paracetamol intravenoso ou AINEs, ou com técnicas de anestesia regional.

Hipoxemia

A hipoxemia leve é comum em pacientes em recuperação da anestesia sem administração de oxigênio suplementar. Hipoxemia leve a moderada (PaO_2 de 50-60 mmHg) em pacientes jovens e saudáveis pode ser bem tolerada inicialmente; no entanto, com aumento da duração ou gravidade, a estimulação simpática inicial frequentemente observada é substituída por acidose progressiva e depressão circulatória. A cianose pode não ser detectada se a concentração de hemoglobinas estiver reduzida. Também é possível suspeitar de hipoxemia a partir de inquietação, agitação, taquicardia ou arritmias atriais ou ventriculares. Obnubilação, bradicardia, hipotensão e parada cardíaca são sinais tardios. A oximetria de pulso facilita a detecção precoce da hipoxemia e deve ser utilizada rotineiramente na SRPA. Medições de gasometria arterial podem ser realizadas para confirmar o diagnóstico e orientar a terapia.

A hipoxemia na SRPA geralmente é causada por hipoventilação com ou sem obstrução, aumento do *shunt* intrapulmonar direita-esquerda, ou ambos. Uma diminuição no débito cardíaco ou um aumento no consumo de oxigênio (como nos tremores) acentuará a hipoxemia. A *hipóxia por difusão* (ver Capítulo 8) é uma causa incomum de hipoxemia quando pacientes em recuperação recebem oxigênio suplementar. Hipoxemia decorrente exclusivamente de hipoventilação sem obstrução também é incomum em pacientes que recebem oxigênio suplementar, a menos que haja hipercapnia acentuada ou aumento concomitante de *shunt* intrapulmonar. **O aumento do *shunt* intrapulmonar devido à diminuição da CRF em relação à capacidade de fechamento é a causa mais comum de hipoxemia após a anestesia geral.** As maiores reduções na CRF ocorrem após cirurgias abdominais superiores e torácicas. A perda de volume pulmonar é com frequência atribuída à microatelectasia, uma vez que a atelectasia normalmente não é identificada em radiografias de tórax. Uma posição semi-inclinada ajuda a manter a CRF.

O *shunting* intrapulmonar $\dot{Q}_S/\dot{Q}_T$ acentuado direita-esquerda geralmente é causado por atelectasia devido a hipoventilação intraoperatória prolongada com volumes correntes baixos, intubação endobrônquica não intencional, colapso lobar devido à obstrução brônquica por secreções ou sangue, aspiração pulmonar, edema pulmonar, derrame pleural significativo ou pneumotórax. O edema pulmonar pós-operatório pode se manifestar como sibilo ou fluido espumoso e rosado nas vias aéreas. O edema pulmonar pode ocorrer em função de insuficiência ventricular esquerda (cardiogênica), síndrome da angústia respiratória aguda ou alívio da obstrução prolongada das vias aéreas (*edema pulmonar por pressão negativa*). Ao contrário do sibilo associado ao edema pulmonar, o sibilo devido à doença pulmonar obstrutiva primária, que também frequentemente resulta em aumentos significativos no *shunting* intrapulmonar, não está associado a fluido de edema nas vias aéreas ou infiltrados na radiografia de tórax.

A possibilidade de um pneumotórax pós-operatório deve sempre ser considerada após a colocação de um cateter central, bloqueios supraclaviculares ou intercostais, traumas abdominais ou torácicos (incluindo fraturas de costelas), dissecção de pescoço, tireoidectomia (especialmente se a dissecção da tireoide se estender para o tórax), traqueostomia, nefrectomia ou outros procedimentos retroperitoneais ou intra-abdominais (incluindo laparoscopia), sobretudo se houver a possibilidade de o diafragma ter sido penetrado ou rompido. Os pacientes com bolhas subpleurais ou bolhas extensas também podem desenvolver pneumotórax durante ventilação com pressão positiva.

Tratamento da hipoxemia

A oxigenoterapia, com ou sem pressão positiva nas vias aéreas, e o alívio de qualquer obstrução das vias aéreas existente com manobras das vias aéreas, uma via aérea oral ou nasal ou aspiração orofaríngea, constituem a base do tratamento da hipoxemia. A administração rotineira de oxigênio a 30 a 60% geralmente é suficiente para prevenir a hipoxemia mesmo com hipoventilação e hipercapnia moderadas. É importante ressaltar que os sinais clínicos de hipoventilação e hipercapnia podem ser mascarados pela administração rotineira de oxigênio. Pacientes com doenças pulmonares ou cardíacas subjacentes podem requerer concentrações mais elevadas de oxigênio; a oxigenoterapia deve ser guiada por medições de SpO_2 ou gasometria arterial. A concentração de oxigênio deve ser rigorosamente controlada em pacientes com retenção crônica de CO_2 para evitar a precipitação de insuficiência respiratória aguda. Pacientes com hipoxemia grave ou persistente devem receber oxigênio a 100% por meio de uma máscara não reinalante, ML ou tubo endotraqueal até que a causa seja estabelecida e a terapia adequada seja instituída; ventilação mecânica controlada ou assistida também pode ser necessária. A radiografia de tórax (preferencialmente com o paciente posicionado sentado) é útil na avaliação do volume pulmonar e do tamanho do coração e na demonstração de pneumotórax, atelectasia ou infiltrados pulmonares. No entanto, em casos de aspiração pulmonar, os infiltrados em geral estão inicialmente ausentes. Se houver suspeita de pneumotórax, uma radiografia de tórax realizada no final da expiração ajuda a realçar o pneumotórax, fornecendo o maior contraste entre o tecido pulmonar e o ar adjacente no espaço pleural. No paciente intubado com hipoxemia, a radiografia de tórax deve ser usada para verificar a posição adequada do tubo endotraqueal. A ultrassonografia transtorácica à beira do leito é uma ferramenta alternativa útil para avaliação rápida e precisa da posição do tubo endotraqueal e para o diagnóstico de consolidação lobar, derrame pleural e pneumotórax.

O tratamento adicional da hipoxemia deve ser direcionado à causa subjacente. Um dreno de tórax ou uma válvula de Heimlich deve ser inserido(a) para qualquer pneumotórax sintomático ou um que seja superior a 15 a 20%. Um pneumotórax assintomático pode ser aspirado ou acompanhado por observação. O broncoespasmo deve ser tratado com terapia broncodilatadora aerossolizada, e a obstrução potencial ou parcial secundária ao edema glótico ou faríngeo pode ser tratada com epinefrina racêmica ou corticosteroides, ou ambos. Os diuréticos devem ser administrados em caso de sobrecarga de fluidos. Hipoxemia persistente, apesar de 50% de oxigênio, em geral é uma indicação para ventilação com pressão expiratória final positiva ou pressão positiva contínua nas vias aéreas. A broncoscopia terapêutica é frequentemente útil na reexpansão da atelectasia lobar causada por tampões brônquicos ou aspiração de partículas. No caso de um paciente intubado, as secreções ou detritos devem ser removidos por aspiração e também por lavagem, se necessário, e um tubo endotraqueal mal posicionado deve ser adequadamente reposicionado.

COMPLICAÇÕES CIRCULATÓRIAS

Os distúrbios circulatórios mais comuns na SRPA são hipotensão, hipertensão e arritmias. *Deve-se sempre considerar a possibilidade de que a anormalidade circulatória seja secundária a um distúrbio respiratório subjacente antes de qualquer outra intervenção, especialmente em crianças.*

Hipotensão

Normalmente, a hipotensão ocorre em função de hipovolemia, disfunção ventricular esquerda ou vasodilatação arterial excessiva. A hipovolemia é a causa mais comum de hipotensão na SRPA e pode resultar de reposição inadequada de líquidos, drenagem de ferida ou hemorragia. A vasoconstrição devido à hipotermia pode mascarar a hipovolemia até que a temperatura do paciente comece a subir; a vasodilatação periférica subsequente durante o reaquecimento expõe a hipovolemia e resulta em hipotensão. A anestesia espinal e a epidural produzem hipotensão devido a uma combinação de vasodilatação arterial e acúmulo venoso de sangue. Assim como a nitroglicerina, os bloqueios neuroaxiais produzem acúmulo venoso e reduzem o volume de sangue circulante efetivo, apesar de um volume intravascular normal (ver Capítulo 45). A hipotensão associada a sepse e reações alérgicas geralmente é resultado de hipovolemia e vasodilatação. A hipotensão decorrente de pneumotórax de tensão ou tamponamento cardíaco é resultado de retorno venoso comprometido ao átrio direito. A remoção de mais de 500 a 1.000 mL de líquido ascítico durante um procedimento cirúrgico ou paracentese pode resultar em hipotensão subsequente, uma vez que fluido adicional migra do espaço intravascular para o abdome.

A disfunção ventricular esquerda em pessoas previamente saudáveis é incomum, a menos que associada a distúrbios metabólicos graves (hipoxemia, acidose, sepse). A hipotensão decorrente de disfunção ventricular é observada principalmente em pacientes com doença arterial coronariana ou valvular ou insuficiência cardíaca congestiva subjacentes e é geralmente precipitada por sobrecarga de fluido, isquemia miocárdica, aumento agudo da pós-carga ou arritmias.

Tratamento da hipotensão

A hipotensão leve durante a recuperação da anestesia é comum e geralmente não requer tratamento intensivo. A hipotensão significativa é frequentemente definida como uma redução de 20 a 30% na pressão arterial abaixo do nível basal do paciente e em geral requer correção. O tratamento depende da capacidade de avaliar o volume intravascular. Recomenda-se o uso do ultrassom à beira do leito. Um aumento na pressão arterial após uma administração em bólus de fluidos (250-500 mL de cristaloide ou 100-250 mL de coloide) geralmente confirma a hipovolemia. Com hipotensão grave, pode ser necessário o uso de um vasopressor ou inotrópico (dopamina ou epinefrina) para aumentar a pressão arterial até que o déficit de volume intravascular possa ser corrigido, pelo menos parcialmente. Deve-se procurar sinais de disfunção cardíaca em pacientes com doença cardíaca conhecida ou fatores de risco cardíacos. A ausência de resposta imediata ao tratamento inicial em um paciente com hipotensão grave requer a realização de exame ecocardiográfico ou monitorização hemodinâmica invasiva (ver Capítulo 5). Ocasionalmente, são necessárias manipulações da pré-carga, da contratilidade e da pós-carga cardíacas para restaurar a pressão arterial a níveis aceitáveis. A presença de um pneumotórax de tensão, sugerido por hipotensão com diminuição unilateral dos sons respiratórios, hiper-ressonância e desvio traqueal, é uma indicação para aspiração imediata do espaço pleural, mesmo antes da confirmação ultrassonográfica ou radiográfica. Da mesma forma, a hipotensão decorrente de tamponamento cardíaco, em geral após trauma torácico ou cirurgia torácica, normalmente requer pericardiocentese imediata ou exploração cirúrgica.

Hipertensão

A hipertensão pós-operatória é comum na SRPA e geralmente ocorre nos primeiros 30 minutos após a admissão. Estimulação nociceptiva da dor incisional, intubação endotraqueal, distensão da bexiga ou descontinuação pré-operatória de medicamentos anti-hipertensivos é normalmente a responsável pela hipertensão pós-operatória. A hipertensão pós-operatória também pode refletir a resposta ao estresse neuroendócrino à cirurgia ou o aumento do tônus simpático secundário à hipoxemia, à hipercapnia ou à acidose metabólica. Pacientes com histórico de hipertensão têm maior probabilidade de desenvolver hipertensão na SRPA. A sobrecarga de fluidos ou a hipertensão intracraniana também podem ocasionalmente se manifestar como hipertensão pós-operatória.

Tratamento da hipertensão

A hipertensão leve geralmente não requer tratamento; no entanto, uma causa reversível deve ser procurada. A hipertensão acentuada pode precipitar sangramento pós-operatório, isquemia miocárdica, insuficiência cardíaca ou hemorragia intracraniana. Embora as decisões de tratar a hipertensão pós-operatória devam ser individualizadas, em geral, elevações na pressão arterial superiores a 20 a 30% da linha basal do paciente ou aquelas associadas a efeitos adversos como isquemia miocárdica, insuficiência cardíaca ou sangramento devem ser tratadas. Após o controle da dor e possível distensão da bexiga, elevações leves a moderadas podem ser tratadas com labetalol via intravenosa, um inibidor da enzima conversora de angiotensina, como enalapril, ou um bloqueador dos canais de cálcio, como o nicardipino. Hidralazina e nifedipino sublingual (quando administrados a pacientes que não recebem β-bloqueadores) podem causar taquicardia e isquemia e infarto do miocárdio. A hipertensão acentuada em pacientes com reserva cardíaca limitada requer monitorização intra-arterial direta da pressão e deve ser tratada com infusão intravenosa de nitroprussiato, nitroglicerina, nicardipino, clevidipino ou fenoldopam. O objetivo do tratamento deve ser consistente com a pressão arterial normal do próprio paciente.

Arritmias

Distúrbios respiratórios, particularmente hipoxemia, hipercapnia e acidose, geralmente provocam arritmias cardíacas. Os efeitos residuais de agentes anestésicos, o aumento da atividade do sistema nervoso simpático, outras anormalidades metabólicas e doenças cardíacas ou pulmonares preexistentes também predispõem os pacientes a arritmias na SRPA.

A bradicardia geralmente representa os efeitos residuais de inibidores da colinesterase, opioides ou β-bloqueadores. Em geral, a taquicardia na SRPA é causada por dor, hipovolemia ou febre, mas também pode ocorrer em função dos efeitos de um agente anticolinérgico, um β-agonista como o salbutamol ou taquicardia reflexa da hidralazina. A depressão induzida pela anestesia da função dos barorreceptores torna a frequência cardíaca um monitor pouco confiável do volume intravascular na SRPA.

Batimentos atriais e ventriculares prematuros podem ser resultado de hipocalemia, hipomagnesemia, aumento do tônus simpático ou, com menor frequência, isquemia miocárdica. Esta última pode ser diagnosticada com um ECG de 12 derivações. Batimentos atriais ou ventriculares prematuros observados na SRPA sem causa discernível também serão observados frequentemente no ECG pré-operatório do paciente, se disponível. Taquiarritmias supraventriculares, incluindo taquicardia supraventricular paroxística, *flutter* atrial e fibrilação atrial, são observações típicas em pacientes com histórico dessas arritmias e normalmente se manifestam após cirurgia torácica. O manejo de arritmias é discutido nos Capítulos 21 e 55.

DISCUSSÃO DE CASO

Febre e taquicardia em um jovem adulto

Um rapaz de 19 anos sofreu uma fratura fechada do fêmur em um acidente de carro. Ele foi colocado em tração por 3 dias antes da cirurgia. Durante esse período, foram observadas uma febre persistente de baixa intensidade (37,5-38,7 °C oralmente), hipertensão leve (150-170/70-90 mmHg) e taquicardia (100-126 batimentos/min). Seu hematócrito permaneceu em 30%. Foi iniciada a cobertura antibiótica de espectro amplo.

Ele será submetido à redução aberta e à fixação interna da fratura. Quando o paciente é levado para a sala de cirurgia, os sinais vitais são os seguintes: pressão arterial 160/95 mmHg, pulso 150 batimentos/min, 20 respirações/min e temperatura oral de 38,1 °C. Ele apresenta sudorese e ansiedade. Em um exame minucioso, observa-se uma tireoide levemente aumentada.

A equipe cirúrgica deve prosseguir com o procedimento?

O procedimento proposto é eletivo; portanto, anormalidades significativas devem ser diagnosticadas e tratadas adequadamente no pré-operatório, se possível, a fim de preparar o paciente para a cirurgia de forma ideal. Se o paciente apresentasse uma fratura aberta, o risco de infecção exigiria a realização imediata do procedimento. Mesmo com uma fratura femoral fechada, cancelamentos ou atrasos devem ser evitados, uma vez que o tratamento não cirúrgico potencializa os riscos associados ao repouso no leito, incluindo atelectasia, pneumonia, trombose venosa profunda e tromboembolismo pulmonar potencialmente fatal. Ao decidir se deve prosseguir com a cirurgia, o anestesiologista deve fazer as seguintes perguntas:

1. Quais são as causas mais prováveis das anormalidades com base na apresentação clínica?
2. Que investigações ou consultas adicionais, se houver, poderiam ser úteis?
3. Como essas ou outras anormalidades geralmente associadas afetariam o manejo anestésico?
4. As possíveis interações anestésicas são graves o suficiente para adiar a cirurgia até que a causa suspeita seja descartada conclusivamente? A taquicardia de 150 batimentos/min e a febre de baixa intensidade, portanto, requerem avaliação adicional antes da cirurgia.

Quais são as prováveis causas de taquicardia e febre neste paciente?

Essas duas anormalidades podem refletir um mesmo processo ou entidades separadas (Tabelas 56-4 e 56-5). Além disso, embora múltiplos fatores possam com frequência ser identificados simultaneamente, sua contribuição relativa nem sempre é prontamente evidente. A febre é comum após traumatismo grave; fatores contribuintes podem incluir a reação inflamatória ao traumatismo tecidual, infecção sobreposta (mais frequentemente em feridas, pulmões ou urina), terapia antibiótica (reação a fármacos) ou tromboflebite. A infecção deve ser seriamente considerada neste paciente devido ao risco

TABELA 56-4 Causas perioperatórias de taquicardia

Ansiedade
Dor
Febre (ver Tabela 56-5)
Respiratórias
   Hipoxemia
   Hipercapnia
Circulatórias
   Hipotensão
   Anemia
   Hipovolemia
   Insuficiência cardíaca congestiva
   Tamponamento cardíaco
   Pneumotórax de tensão
   Tromboembolismo
Induzida por fármacos
   Agentes antimuscarínicos
   Agonistas β-adrenérgicos
   Vasodilatadores
   Alergia
   Abstinência de drogas
Distúrbios metabólicos
   Hipoglicemia
   Tireotoxicose
   Feocromocitoma
   Crise suprarrenal (addisoniana)
   Síndrome carcinoide
   Porfiria aguda

TABELA 56-5 Causas perioperatórias de febre

Infecções
   Processos imunologicamente mediados
   Reações a medicamentos
   Reações transfusionais
   Destruição tecidual (rejeição)
   Distúrbios do tecido conectivo
   Distúrbios granulomatosos
Danos teciduais
   Trauma
   Infarto
   Trombose
Distúrbios neoplásicos
Distúrbios metabólicos
   Tempestade tireoidiana (crise tireotóxica)
   Crise suprarrenal (addisoniana)
   Feocromocitoma
   Hipertermia maligna
   Síndrome neuroléptica maligna
   Gota aguda
   Porfiria aguda

de bactérias se infiltrarem e infectarem o dispositivo de fixação metálica colocado durante a cirurgia. Embora a taquicardia seja comumente associada à febre de baixa intensidade, em geral não atinge essa magnitude em um paciente de 19 anos. Dor moderada a grave, ansiedade, hipovolemia ou anemia podem ser outros fatores contribuintes. A embolia pulmonar também deve ser considerada em qualquer paciente com fratura de osso longo, especialmente quando se manifestam hipoxemia, taquipneia ou alterações no estado mental. Por fim, a possibilidade de tireoide aumentada, sudorese e aparência ansiosa, juntamente com febre e taquicardia, sugerem tireotoxicose.

Quais medidas adicionais (se houver) podem ser úteis na avaliação da febre e da taquicardia?

Gasometrias arteriais, ecocardiografia e radiografia de tórax seriam úteis na identificação de embolia pulmonar. Uma repetição da medição do hematócrito ou da concentração de hemoglobina descartaria o agravamento da anemia; taquicardia significativa pode ser esperada quando o hematócrito estiver abaixo de 25 a 27% (hemoglobina < 8 g/dL) na maioria dos pacientes. A resposta a um desafio fluídico intravenoso com 250 a 500 mL de uma solução coloidal ou cristaloide pode ser útil; uma diminuição na frequência cardíaca após a administração de fluido em bólus seria altamente sugestiva de hipovolemia. Da mesma forma, a resposta da frequência cardíaca à sedação e à analgesia opioide adicional seria útil para descartar ansiedade e dor, respectivamente, como causas. Embora um diagnóstico provisório de hipertireoidismo possa ser feito com base em fundamentos clínicos, a confirmação requer a medição de hormônios tireoidianos séricos. Sinais de infecção – como aumento da inflamação ou pus em uma ferida, secreção purulenta, infiltrado na radiografia de tórax, piúria ou leucocitose com leucócitos prematuros em um esfregaço de sangue ("desvio para a esquerda") – devem alertar para culturas e um adiamento da cirurgia até que os resultados sejam obtidos e a cobertura antibiótica correta seja confirmada.

O paciente é transferido para a SRPA para avaliação adicional. Um ECG de 12 derivações confirma taquicardia sinusal de 150 batimentos/min. Uma radiografia de tórax apresenta resultados normais. As medidas da gasometria arterial em ar ambiente são normais (pH 7,44, $PaCO_2$ 41 mmHg, PaO_2 87 mmHg e HCO_3^- 27 mEq/L). A concentração de hemoglobina é de 11 g/dL. O sangue para testes de função tireoidiana é enviado ao laboratório. O paciente é sedado com midazolam (2 mg) e fentanila (50 μg) intravenosos e recebe 500 mL de albumina a 5%. Ele aparenta estar relaxado e sem dor; no entanto, a frequência cardíaca diminui apenas para 144 batimentos/min. A decisão é tomada para proceder com a cirurgia usando anestesia epidural lombar contínua com lidocaína a 2%. Esmolol é administrado lentamente até que seu pulso diminua para 120 batimentos/min, e uma infusão contínua de esmolol é administrada a uma taxa de 300 μg/kg/min.

O procedimento é concluído em 3 horas. Embora o paciente não tenha relatado dor durante o procedimento e tenha recebido apenas sedação adicional mínima (midazolam, 2 mg), ele está delirante ao ser admitido na SRPA. A infusão de esmolol continua a uma taxa de 500 μg/kg/min. A perda estimada de sangue foi de 500 mL, e a reposição de fluidos consistiu em duas unidades de concentrados de hemácias, 500 mL de solução de albumina a 5% e 2.000 mL de infusão de Ringer lactato. Os sinais vitais são os seguintes: pressão arterial a 105/40 mmHg, pulso a 124 batimentos/min, 30 respirações/min e temperatura retal a 38,8 °C. As medidas da gasometria arterial constam como segue: pH 7,37, $PaCO_2$ 37 mmHg, PaO_2 91 mmHg e HCO_3^- 22 mEq/L.

Qual é o diagnóstico mais provável?

O paciente aparenta estar em um estado hipermetabólico manifestado por atividade adrenérgica excessiva, febre e agravamento do estado mental. A ausência de acidose metabólica significativa e a não exposição a um agente desencadeador conhecido descartam a hipertermia maligna (ver Capítulo 52). Outras possibilidades incluem uma reação transfusional, sepse ou um feocromocitoma não diagnosticado. A sequência de eventos torna as duas primeiras improváveis, e a diminuição da proeminência da hipertensão (agora substituída por hipotensão relativa) e o aumento da febre também tornam a última improvável. A apresentação clínica sugere agora uma tempestade tireoidiana. Ele também recebeu uma dose muito alta de esmolol por várias horas, e isso pode estar contribuindo para a pressão arterial relativamente baixa, apesar da administração agressiva de fluidos.

Uma consulta de emergência é marcada com um endocrinologista, que concorda com o diagnóstico de tempestade tireoidiana e auxilia no seu manejo. Como é manejada a tempestade tireoidiana?

A tempestade tireoidiana (crise tireotóxica) é uma emergência médica que apresenta um índice de mortalidade de 10 a 50%. Em geral, é observada em pacientes com doença de Graves mal controlada ou não diagnosticada. Fatores precipitantes incluem (1) o estresse da cirurgia e da anestesia, (2) trabalho de parto e parto, (3) infecção grave e, raramente, (4) tireoidite de 1 a 2 semanas após a administração de iodo radioativo. As manifestações geralmente incluem alterações no estado mental (irritabilidade, delírio, coma), febre, taquicardia e hipotensão. Arritmias atriais e ventriculares são comuns, especialmente a fibrilação atrial.

Insuficiência cardíaca congestiva se desenvolve em 25% dos pacientes. A hipertensão, que muitas vezes precede a hipotensão, a intolerância ao calor com sudorese profusa, náusea e vômito e diarreia podem ser proeminentes inicialmente. Hipocalemia está presente em até 50% dos pacientes. Os níveis de hormônios tireoidianos se elevam no plasma, mas correlacionam-se mal com a gravidade da crise. A exacerbação repentina da tireotoxicose pode representar uma mudança rápida do hormônio do estado ligado à proteína para o estado livre ou aumento da sensibilidade aos hormônios tireoidianos no nível celular.

O tratamento é direcionado para reverter a crise e suas complicações. Altas doses de corticosteroides inibem a síntese, a liberação e a conversão periférica de tiroxina (T_4) para a tri-iodotironina (T_3) mais ativa. Os corticosteroides também impedem a insuficiência suprarrenal relativa secundária ao estado hipermetabólico. A propiltiouracila é administrada para inibir a síntese de hormônio tireoidiano, e iodo é dado para inibir a liberação de hormônios tireoidianos da glândula. Propranolol não apenas antagoniza os efeitos periféricos da tireotoxicose, mas também pode inibir a conversão periférica de T_4. A combinação de bloqueio $β_1$ e $β_2$ é preferível ao antagonismo seletivo $β_1$ (esmolol ou metoprolol) porque a atividade excessiva do receptor $β_2$ é responsável pelos efeitos metabólicos. O bloqueio do receptor $β_2$ também reduz o fluxo sanguíneo muscular e pode diminuir a produção de calor. Medidas de suporte incluem resfriamento superficial (manta térmica), paracetamol (o ácido acetilsalicílico não é recomendado porque pode deslocar o hormônio tireoidiano das proteínas transportadoras plasmáticas) e reposição intravenosa generosa de líquidos. Vasopressores frequentemente são necessários para manter a pressão arterial.

O controle da frequência ventricular é indicado em pacientes com fibrilação atrial. Ecocardiografia e monitoração hemodinâmica podem facilitar o manejo de pacientes com sinais de insuficiência cardíaca congestiva ou hipotensão persistente. O bloqueio β-adrenérgico é contraindicado em pacientes com insuficiência cardíaca congestiva.

Propranolol, dexametasona, propiltiouracila e iodeto de sódio são administrados; o paciente é admitido na UTI, onde o tratamento é continuado. Nos 3 dias seguintes, seu estado mental melhora significativamente. Os níveis de T_3 e T_4 total no dia da cirurgia se elevaram para 250 ng/dL e 18,5 ng/dL, respectivamente. Ele recebeu alta para ir para casa 6 dias depois com indicação de acompanhamento com o endocrinologista, seguindo um regime de propranolol e propiltiouracila, com pressão arterial de 124/80 mmHg, pulso de 92 batimentos/min e temperatura oral de 37,3 °C.

LEITURAS SUGERIDAS

Apfelbaum J, Silverstein J, Chung F, et al. Practice guidelines for postanesthetic care: an updated report by the American Society of Anesthesiologists Task Force on Postanesthetic Care. *Anesthesiology*. 2013;118:291.

Chen Q, Chen E, Qian X. A narrative review on perioperative pain management strategies in enhanced recovery pathways–the past, present, and future. *J Clin Med*. 2021;10:2568.

Doleman B, Leonardi-Bee J, Heinink TP, et al. Pre-emptive and preventive NSAIDs for postoperative pain in adults undergoing all types of surgery. *Cochrane Database Syst Rev*. 2021;6:CD012978.

Dwyer-Hemmings L, Hampson A, Fairhead C, et al. A systematic review and meta-analysis of post-operative urinary retention with anaesthetic and analgesic modalities. *J Clin Anesth*. 2021;72:110280.

Elhassan MG, Chao PW, Curiel A. The conundrum of volume status assessment: revisiting current and future fools available for physicians at the bedside. *Cureus*. 2021;13:e15253.

Gali B, Gritzner SR, Henderson AJ, et al. Respiratory depression following ambulatory urogynecologic procedures: a retrospective analysis. *Mayo Clin Proc Innov Qual Outcomes*. 2019;3:169

Halterman RS, Gaber M, Janjua MST, et al. Use of a checklist for the postanesthesia care unit patient handoff. *J Perianesth Nurs*. 2019;34:834.

Ludbrook G, Lloyd C, Story D, et al. The effect of advanced recovery room care on postoperative outcomes in moderate-risk surgical patients: a multicentre feasibility study. *Anaesthesia*. 2021;76:480.

Luo J, Min S. Postoperative pain management in the postanesthesia care unit: an update. *J Pain Res*. 2017; 10:2687.

Ramsingh D, Christian Fox J, Wilson WC. Perioperative point-of-care ultrasonography: an emerging technology to be embraced by anesthesiologists. *Anesth Analg*. 2015; 120:990.

Schlesinger T, Weibel S, Meybohm P, et al. Drugs in anesthesia: preventing postoperative nausea and vomiting. *Curr Opin Anaesthesiol*. 2021;34:421.

Urits I, Peck J, Giacomazzi S, et al. Emergence delirium in perioperative pediatric care: a review of current evidence and new directions. *Adv Ther*. 2020;37:1897.

Wei B, Feng Y, Chen W, et al. Risk factors for emergence agitation in adults after general anesthesia: a systematic review and meta-analysis. *Acta Anaesthesiol Scand*. 2021; 65:719.

Preocupações clínicas comuns na medicina intensiva

Pranav Shah, M.D.

CAPÍTULO 57

CONCEITOS-CHAVE

1. Em geral, o edema pulmonar ocorre em razão de um aumento na pressão hidrostática líquida pelos capilares (edema pulmonar hemodinâmico ou cardiogênico) ou de um aumento na permeabilidade da membrana alveolocapilar (edema de permeabilidade aumentada ou edema pulmonar não cardiogênico).

2. Volumes correntes reduzidos estão associados à maior melhoria no desfecho após a síndrome da angústia respiratória aguda (SARA) do que qualquer intervenção submetida a um ensaio clínico randomizado até a presente data.

3. A intubação traqueal eletiva precoce é aconselhável quando há sinais óbvios de lesão por calor nas vias aéreas. Pacientes com rouquidão e estridor requerem intubação traqueal imediata ou uma via aérea cirúrgica.

4. Os critérios desenvolvidos pela Acute Kidney Injury Network são agora os mais usados para classificar a lesão renal aguda (LRA). A LRA é diagnosticada observando um aumento na creatinina sérica de mais de 50% ou um aumento absoluto de 0,3 mg/dL, e uma redução no débito urinário para menos de 0,5 mL/kg/h por 6 horas ou mais, com todos os achados desenvolvendo-se em 48 horas ou menos.

5. O *choque séptico* é definido como insuficiência circulatória aguda em um paciente com sepse ou, mais especificamente, pressão arterial sistólica inferior a 90 mmHg que não responde à reanimação volêmica e requer vasopressores para suporte à vida.

6. Pacientes gravemente enfermos com frequência apresentam defesas anormais do hospedeiro devido a idade avançada, desnutrição, terapia medicamentosa, perda da integridade das barreiras mucosas e cutâneas e doenças subjacentes. Portanto, idade acima de 70 anos, terapia com corticosteroides, quimioterapia oncológica, uso prolongado de dispositivos invasivos, insuficiência respiratória, insuficiência renal, traumatismo cranioencefálico e queimaduras são fatores de risco estabelecidos para infecções nosocomiais.

7. O *pool* sistêmico de sangue e transudação de fluidos nos tecidos resultam em hipovolemia relativa em pacientes com sepse.

Escopo

A gama de condições que os especialistas em medicina intensiva devem abordar é extraordinariamente ampla. Muitas preocupações frequentes do intensivista são abordadas em outros capítulos e não serão discutidas aqui para evitar repetição. Portanto, para uma visão geral da medicina intensiva, o leitor precisará consultar capítulos em que são discutidos o manejo das vias aéreas (Capítulo 19), a terapia inalatória e o manejo de ventiladores (Capítulo 58), agonistas adrenérgicos (Capítulo 14), vasodilatadores (Capítulo 15), fluidos e eletrólitos (Capítulos 49 a 51), lesões por queimadura (Capítulo 39), arritmias (Capítulo 21), hipertensão aguda (Capítulo 21), asma e doença pulmonar obstrutiva crônica (Capítulo 24), insuficiência hepática (Capítulo 34), doença renal (Capítulo 31), reanimação (Capítulo 55), traumatismo cranioencefálico e monitorização da pressão intracraniana (Capítulo 39), lesão da medula espinal (Capítulo 39), diabetes (Capítulo 35), nutrição (Capítulo 53) e *delirium* (Capítulos 28 e 54).

Intoxicação e sobredose por medicamentos são razões comuns pelas quais os pacientes são admitidos na unidade intensiva, e este capítulo contém uma descrição de caso sobre o tema. O tratamento inicial desses pacientes é geralmente iniciado no departamento de emergência. Os possíveis medicamentos (e combinações medicamentosas) são tão numerosos que os leitores interessados serão encaminhados a outras fontes. Detalhes específicos sobre sobredose por fármacos anestésicos são discutidos nos Capítulos 7 e 10. Hipotermia e hipertermia maligna são discutidas no Capítulo 52. Há um interesse cada vez maior em prevenir transtorno de estresse pós-traumático (TEPT) após uma doença crítica. Estudos mostram que isso pode ocorrer em até 25% dos pacientes que sobrevivem a uma estadia na unidade de terapia intensiva (UTI). Esta edição foi concluída durante a pandemia de SARS-CoV-2, na qual os padrões de terapia intensiva sofreram mudanças com frequência. Por fim, há um interesse crescente em prevenir TEPT e *burnout* nos médicos, enfermeiros e terapeutas que cuidam de pacientes com doenças críticas. A pandemia de SARS-CoV-2 exacerbou consideravelmente essa última preocupação. Portanto, o escopo da terapia intensiva é vasto, e nem todos os tópicos importantes podem ser discutidos aqui.

Insuficiência respiratória

A insuficiência respiratória pode ser definida como um distúrbio de troca gasosa grave o suficiente para justificar uma intervenção terapêutica aguda. Definições baseadas em gasometrias arteriais podem não se aplicar a pacientes com doenças pulmonares crônicas. Por exemplo, dispneia e acidose respiratória progressiva podem estar presentes em pacientes com retenção crônica de dióxido de carbono (CO_2). Os gases no sangue arterial geralmente seguem um dos vários padrões em pacientes com insuficiência respiratória (Figura 57-1). Em um extremo, o distúrbio afeta principalmente a transferência de oxigênio dos alvéolos para o sangue, dando origem à hipoxemia (insuficiência respiratória hipóxica); nesses pacientes, a eliminação de CO_2 é normal ou mesmo elevada, a menos que haja uma incompatibilidade grave de ventilação/perfusão.

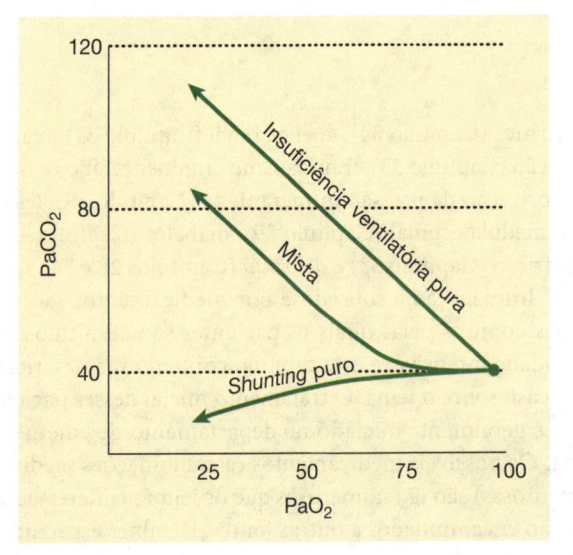

FIGURA 57-1 Padrões de tensão de gás arterial (ar ambiente) durante a insuficiência respiratória aguda.

Em outro extremo, a insuficiência ventilatória pura afeta principalmente a eliminação de CO_2, resultando em hipercapnia; a incompatibilidade de ventilação e perfusão geralmente está ausente ou é mínima. No entanto, a hipoxemia pode ocorrer com a insuficiência ventilatória pura quando a tensão arterial de CO_2 atinge 75 a 80 mmHg em pacientes que respiram ar ambiente (ver a equação de gás alveolar no Capítulo 23). Poucos pacientes com insuficiência respiratória apresentam um padrão tão "puro" quanto esses exemplos extremos.

Tratamento

Independentemente da doença, o tratamento da insuficiência respiratória é principalmente de suporte enquanto os componentes reversíveis da(s) doença(s) subjacente(s) são tratados. A hipoxemia é tratada com oxigenoterapia, pressão positiva nas vias aéreas (se a capacidade residual funcional estiver reduzida) ou talvez com "pronação"; já a hipercapnia (insuficiência ventilatória) é tratada com ventilação mecânica quando não há contramedida farmacológica efetiva (p. ex., naloxona para graus mais leves de sobredose de opioides). Outras medidas gerais podem incluir o uso de broncodilatadores em aerossol, antibióticos intravenosos e diuréticos para sobrecarga hídrica, terapia para melhorar a função cardíaca e suporte nutricional.

EDEMA PULMONAR
Fisiopatologia

O edema pulmonar resulta da transudação de fluido, primeiro dos capilares pulmonares para os espaços intersticiais e, em seguida, dos espaços intersticiais para os alvéolos. O fluido no espaço intersticial e nos alvéolos é coletivamente referido como *água extravascular do pulmão*. O movimento de água através dos capilares pulmonares é semelhante ao que ocorre em outros leitos capilares e pode ser expresso pela equação de Starling:

$$Q = K \times [(Pc' - Pi) - \sigma(\pi c' - \pi i)]$$

em que Q é o fluxo líquido através do capilar; Pc' e Pi são as pressões hidrostáticas capilar e intersticial, respectivamente; $\pi c'$ e πi são as pressões oncótica capilar e intersticial, respectivamente; K é um coeficiente de filtração relacionado à área de superfície capilar efetiva por massa de tecido; e σ é um coeficiente de reflexão que expressa a permeabilidade do endotélio capilar à albumina. A albumina é particularmente importante nesse contexto porque mais água será perdida para o interstício quando a albumina também for perdida para o interstício. Um σ com valor de 1 implica que o endotélio é completamente impermeável à albumina, enquanto um valor de 0 indica passagem livre de albumina e outras partículas/moléculas. O endotélio pulmonar normalmente é parcialmente permeável à albumina, de modo que a concentração intersticial de albumina é cerca de metade da do plasma; portanto, sob condições normais, πi deve ser de aproximadamente 14 mmHg (metade da do plasma). A pressão hidrostática capilar pulmonar depende da gravidade e, portanto, da altura vertical no pulmão. Normalmente, varia de 0 a 15 mmHg (média de 7 mmHg). Como se acredita que Pi é normalmente de cerca de –4 a –8 mmHg, as forças que favorecem a transudação de fluido (Pc′, Pi e πi) são geralmente quase equilibradas pelas forças que favorecem a reabsorção (πc′). A quantidade líquida de fluido que normalmente sai dos capilares pulmonares é pequena (cerca de 10-20 mL/h em adultos) e é rapidamente removida pelos linfáticos pulmonares, que o devolvem ao sistema venoso central.

A membrana epitelial alveolar em geral é permeável a água e gases; no entanto, é impermeável à albumina (e outras proteínas). Um movimento líquido de água do interstício para os alvéolos ocorre apenas quando a Pi normalmente negativa se torna positiva (em relação à pressão atmosférica). Felizmente, devido à ultraestrutura única do pulmão e à sua capacidade de aumentar o fluxo linfático, o interstício pulmonar geralmente acomoda grandes aumentos na transudação capilar antes que a Pi se torne positiva. Quando essa capacidade de reserva é excedida, o edema pulmonar se desenvolve.

Causas de edema pulmonar

1 Em geral, o edema pulmonar ocorre em razão de um aumento na pressão hidrostática líquida pelos capilares (edema pulmonar hemodinâmico ou cardiogênico) ou de um aumento na permeabilidade da membrana alveolocapilar (edema de permeabilidade aumentada ou edema pulmonar não cardiogênico). Se um cateter de artéria pulmonar estiver presente, a distinção pode ser baseada na pressão de oclusão da artéria pulmonar, que, se superior a 18 mmHg, indica que a pressão hidrostática está envolvida em forçar o fluido através dos capilares para o interstício e os alvéolos. No entanto, o cateter de artéria pulmonar pode proporcionar orientação incorreta sobre a etiologia: no caso de edema pulmonar rápido, a pressão de oclusão da artéria pulmonar pode agora ser normal, apesar de ter sido elevada no momento em que o edema pulmonar foi induzido. O conteúdo de proteína do fluido do edema também pode ajudar a diferenciar os dois. O fluido devido ao edema hemodinâmico apresenta um baixo teor de proteína, enquanto o fluido devido ao edema de permeabilidade aumentada tem alto teor de proteína.

Causas menos comuns de edema incluem obstrução prolongada grave das vias aéreas (edema pulmonar por pressão negativa), expansão rápida de um pulmão colapsado, altitude elevada, obstrução linfática pulmonar e lesão craniana grave, embora os mesmos mecanismos (i.e., alterações nos parâmetros hemodinâmicos ou permeabilidade capilar) também expliquem esses diagnósticos. O edema pulmonar associado à obstrução das vias aéreas pode resultar de um aumento na pressão transmural pelos capilares pulmonares associado a uma pressão hidrostática intersticial acentuadamente negativa. O edema pulmonar neurogênico parece estar relacionado a um aumento acentuado no tônus simpático, que causa hipertensão pulmonar grave e ruptura da membrana alveolocapilar.

1. Edema pulmonar por pressão transmural elevada (edema pulmonar "cardiogênico")

Aumentos significativos na Pc′ podem aumentar a água pulmonar extravascular e resultar em edema pulmonar. Como observado na equação de Starling, uma diminuição na πc′ pode acentuar os efeitos de qualquer aumento na Pc′. Dois principais mecanismos aumentam a Pc′: hipertensão venosa pulmonar e um fluxo sanguíneo pulmonar acentuadamente elevado. Qualquer elevação da pressão venosa pulmonar é transmitida passivamente para os capilares pulmonares e aumenta secundariamente a Pc′. A hipertensão venosa pulmonar pode ser causada por insuficiência ventricular esquerda, estenose atrioventricular esquerda (mitral) ou obstrução atrial esquerda. Aumentos no fluxo sanguíneo pulmonar que excedem a capacidade do sistema vascular pulmonar também elevarão a Pc′. Aumentos acentuados no fluxo sanguíneo pulmonar podem ocorrer em razão de grandes *shunts* cardíacos ou periféricos esquerda-direita, hipervolemia (sobrecarga hídrica) ou extremos de anemia ou exercício.

Tratamento

O manejo do edema pulmonar cardiogênico envolve a diminuição da pressão nos capilares pulmonares. Em geral, isso inclui medidas para melhorar a função ventricular esquerda, corrigir a sobrecarga hídrica com diuréticos ou reduzir o fluxo sanguíneo pulmonar. O tratamento farmacológico do edema pulmonar cardiogênico agudo incluiu oxigênio, morfina, diuréticos (especialmente diuréticos de alça), vasodilatadores como nitratos e inotrópicos como dobutamina ou milrinona. Ao reduzir a pressão atrial esquerda, a congestão pulmonar é aliviada; ao reduzir a resistência vascular sistêmica, o débito cardíaco pode ser melhorado. A terapia com pressão positiva nas vias aéreas também é um adjuvante útil para melhorar a oxigenação. Quando o edema pulmonar é uma consequência da insuficiência ventricular esquerda devido à isquemia coronariana aguda, pode ser necessário o uso de balão intra-aórtico de contrapulsação ou de outros dispositivos de assistência cardíaca, além de trombólise e revascularização.

2. Edema pulmonar por permeabilidade elevada (edema pulmonar não cardiogênico): lesão pulmonar aguda e síndrome da angústia respiratória aguda

A água extravascular no pulmão aumenta em pacientes com edema pulmonar devido à permeabilidade elevada ou à ruptura da membrana capilar-alveolar. O efeito protetor da pressão oncótica plasmática é perdido à medida que quantidades elevadas de albumina "vazam" para o interstício pulmonar; pressões hidrostáticas capilares normais – ou até baixas – não têm oposição e causam a transudação de líquido para os pulmões. O edema por permeabilidade é observado na *lesão pulmonar aguda* (relação de $PaO_2:FiO_2 \leq 300$) e é frequentemente associado à sepse, a trauma e à aspiração pulmonar; quando grave (relação de $PaO_2:FiO_2 < 200$), é referida como *síndrome da angústia respiratória aguda* (SARA).

Fisiopatologia

A lesão pulmonar aguda e a SARA são causadas por lesão grave da membrana capilar-alveolar, normalmente devido à síndrome da resposta inflamatória sistêmica (SIRS, do inglês *systemic inflammatory response syndrome*). Independentemente da causa incitante da SIRS, o pulmão parece responder de forma semelhante à resposta inflamatória subsequente. Os mediadores secundários liberados aumentam a permeabilidade capilar pulmonar, induzem vasoconstrição pulmonar e inibem a vasoconstrição pulmonar hipóxica. A destruição das células epiteliais alveolares é proeminente. O alvéolo é inundado com uma diminuição na produção de surfactante (devido à perda de pneumócitos tipo II), o que leva ao colapso alveolar. A fase exsudativa da SARA persistirá por um período variável e é frequentemente seguida por uma fase fibrótica (alveolite fibrosante), que pode causar cicatrizes permanentes.

Manifestações clínicas

O diagnóstico de lesão pulmonar aguda ou SARA requer uma relação de $PaO_2:FiO_2$ inferior a 300 (lesão pulmonar aguda) ou inferior a 200 (SARA) e a presença de infiltrados difusos na radiografia torácica, enquanto também se descarta disfunção significativa do ventrículo esquerdo. O pulmão é frequentemente afetado em um padrão não homogêneo, embora áreas dependentes tendam a ser mais afetadas.

A lesão pulmonar aguda e a SARA são comumente observadas em associação com sepse ou trauma. Os pacientes apresentam dispneia grave e respiração difícil. A hipoxemia devido ao *shunt* intrapulmonar é universal. Embora a ventilação do espaço morto aumente, a pressão arterial de CO_2 diminui devido a um aumento acentuado na ventilação-minuto. A insuficiência ventilatória pode ser observada em casos graves devido à fadiga dos músculos respiratórios ou à destruição acentuada da membrana capilar-alveolar. A hipertensão pulmonar e pressões de enchimento baixas ou normais do ventrículo esquerdo são achados hemodinâmicos característicos.

Tratamento

Além do cuidado respiratório intensivo, o tratamento deve ser direcionado a processos reversíveis, como sepse ou hipotensão. A hipoxemia é tratada com oxigenoterapia. Casos mais leves podem ser tratados com suporte respiratório não invasivo; no entanto, a maioria dos pacientes requer intubação e ventilação mecânica. **Pressões P_{plt} elevadas (> 30 cmH$_2$O) e V_T elevado (> 6 mL/kg) devem ser evitados porque a distensão excessiva dos alvéolos pode induzir lesão pulmonar iatrogênica, assim como (provavelmente) FiO_2 superior a 0,5.** Embora a lesão causada pelo aumento da FiO_2 não tenha sido conclusivamente demonstrada em humanos, um V_T de 12 mL/kg foi associado a uma maior mortalidade do que um V_T de 6 mL/kg (e P_{plt} inferior a 30 cmH$_2$O) em pacientes com SARA. Portanto, volumes correntes reduzidos estão associados à maior melhoria no desfecho após a SARA do que qualquer intervenção submetida a um ensaio clínico randomizado até a presente data.

Se possível, a FiO_2 deve ser mantida em 0,5 ou menos, principalmente aumentando a pressão expiratória final positiva (PEEP, do inglês *positive end-expiratory pressure*). Outras manobras para melhorar a oxigenação podem incluir o uso de óxido nítrico inalatório, prostaciclina inalatória ou prostaglandina E_1 (PGE$_1$) e ventilação em decúbito ventral. Essas três técnicas melhoram a oxigenação em muitos pacientes; no entanto, não estão isentas de riscos. Uma metanálise concluiu que doses moderadas de corticosteroides provavelmente melhoram os desfechos de morbidade e mortalidade na SARA; contudo, os dados subjacentes ainda são controversos. Os esteroides têm se mostrado benéficos em pacientes com doença pulmonar por covid-19. Os pacientes com covid-19 têm maior risco de embolia pulmonar, e a terapia anticoagulante também faz parte do regime de manejo de pacientes gravemente enfermos. O decúbito ventral também demonstrou melhorar a oxigenação nessa população de pacientes. No momento em que esta publicação foi escrita, estavam sendo desenvolvidas terapias adicionais para covid-19, e os leitores são aconselhados a verificar as diretrizes e recomendações para o cuidado de pacientes com covid-19 em UTI, que estão em constante evolução.

A morbidade e a mortalidade da SARA geralmente decorrem da causa precipitante ou das complicações, em vez de da própria insuficiência respiratória. Entre as complicações graves mais comuns estão a sepse, a insuficiência renal aguda e a hemorragia gastrintestinal. A pneumonia nosocomial é frequentemente difícil de diagnosticar; os antibióticos em geral são indicados quando há uma alta suspeita (febre, secreções purulentas, leucocitose, alteração no raio X do tórax). Escovados e amostragem de lavado broncoalveolar por meio de um broncoscópio flexível podem ser úteis. A violação das barreiras mucocutâneas por cateteres, a desnutrição e a imunidade do hospedeiro alterada contribuem para uma incidência frequente de infecção. A lesão (insuficiência) renal aguda pode resultar de diversas combinações de fluxo sanguíneo e pressão de perfusão renais inadequados, sepse ou nefrotoxinas. A insuficiência renal aumenta a taxa de mortalidade para a SARA para mais de 60%. A profilaxia contra hemorragia gastrintestinal é recomendada.

3. Edema pulmonar por pressão negativa

A inspiração forçada contra uma glote fechada ou uma via aérea obstruída pode levar a edema pulmonar por pressão negativa. Em adultos, isso muitas vezes ocorre em consequência de laringospasmo durante ou após uma anestesia geral, enquanto, em crianças, é frequentemente consequência de obstrução das vias aéreas por infecção (como epiglotite) ou tumor. Outras causas potenciais incluem obstrução ou oclusão do tubo endotraqueal e praticamente qualquer outra causa de obstrução das vias aéreas. Em adultos, a incidência parece ser maior em pacientes mais saudáveis (classe 1 ou 2 da American Society of Anesthesiologists) do que em pacientes mais enfermos e maior em homens do que em mulheres, o que provavelmente ocorre em consequência de esforços inspiratórios mais fortes por pacientes saudáveis do sexo masculino. O início é extremamente rápido, e, com o tratamento apropriado, a recuperação também pode ser muito mais rápida do que em outras formas de edema pulmonar.

4. Edema pulmonar neurogênico

Traumatismo cranioencefálico, sangramento intracraniano e reversão abrupta da dosagem excessiva de opioides com naloxona podem precipitar o edema pulmonar. Embora a fisiopatologia precisa dessa condição não seja bem compreendida, há muito se presume que um aumento abrupto e significativo na atividade simpática seja o evento precipitante. Com frequência, o edema pulmonar neurogênico se manifesta muito rapidamente após o evento incitante e depois se dissipa ao longo de cerca de 24 horas. Em outros casos, a manifestação pode ocorrer em 12 a 18 horas. Lesões neurológicas graves podem produzir efeitos no coração, de modo que a distinção entre edema pulmonar neurogênico e cardiogênico nem sempre é fácil, e as duas condições podem se sobrepor.

AFOGAMENTO E QUASE AFOGAMENTO

O afogamento consiste em asfixia e óbito enquanto submerso na água. O quase afogamento é a sufocação enquanto submerso com (pelo menos temporariamente) sobrevida. A sobrevida depende da intensidade e da duração da hipóxia e da temperatura da água.

Fisiopatologia

Tanto o afogamento quanto o quase afogamento podem ocorrer independentemente da aspiração de água. Se a água não entra nas vias aéreas, o paciente sofre principalmente asfixia; no entanto, se o paciente inala água, ocorre também um *shunt* intrapulmonar significativo. Noventa por cento dos pacientes afogados aspiram líquido: água doce, água salgada, água salobra ou outros fluidos. Embora a quantidade de líquido aspirado geralmente seja pequena, uma incompatibilidade acentuada de ventilação/perfusão pode ocorrer em razão de fluidos no pulmão, broncoespasmo reflexo e perda de surfactante pulmonar. A aspiração de conteúdo gástrico também pode complicar o afogamento antes ou depois da perda de consciência ou durante a reanimação.

A água hipotônica aspirada após o afogamento em água doce é rapidamente absorvida pela circulação pulmonar; a água geralmente não pode ser recuperada das vias aéreas. Se uma quantidade significativa for absorvida (> 800 mL em um adulto de 70 kg), pode ocorrer hemodiluição transitória, hiponatremia e até hemólise. Por outro lado, a aspiração de água salgada (que é hipertônica) retira água da circulação pulmonar para os alvéolos, inundando-os e às vezes também causando hemoconcentração e hipernatremia. Hipermagnesemia e hipercalcemia também foram observadas após o quase afogamento em água salgada.

Pacientes que sofrem o quase afogamento em água fria perdem a consciência quando a temperatura central do corpo diminui abaixo de 32 °C. A fibrilação ventricular ocorre por volta de 28 °C a 30 °C; no entanto, em relação ao quase afogamento normotérmico, a hipotermia tem um efeito protetor no encéfalo e pode melhorar os desfechos, desde que a reanimação seja bem-sucedida.

Manifestações clínicas

Quase todos os pacientes com um episódio verdadeiro de quase afogamento terão hipoxemia e hipercapnia com acidose metabólica e respiratória. Os pacientes também podem sofrer outras lesões, como fraturas na coluna após acidentes de mergulho. O dano cerebral está geralmente relacionado à duração da submersão e à gravidade da asfixia. O edema cerebral muitas vezes complica a reanimação após a asfixia prolongada. Lesão pulmonar aguda e SARA desenvolvem-se em muitos pacientes após a reanimação bem-sucedida.

Tratamento

O tratamento inicial do quase afogamento é direcionado para restaurar ventilação, perfusão, oxigenação e equilíbrio ácido-básico o mais rápido possível. As medidas imediatas incluem o estabelecimento de uma via aérea segura e desobstruída, a administração de oxigênio e o início da reanimação cardiopulmonar. A estabilização em linha da coluna cervical é necessária ao intubar pacientes que sofreram quase afogamento após um mergulho. A instituição de reanimação cardiopulmonar não deve ser adiada por tentativas de drenar água salgada dos pulmões. Os esforços de reanimação não devem ser suspensos por futilidade até que o paciente seja reaquecido após um quase afogamento em água fria. A recuperação completa é possível em tais casos, mesmo após períodos prolongados de asfixia. Após a reanimação inicial, o manejo posterior geralmente incluirá ventilação com pressão positiva e PEEP. O broncoespasmo deve ser tratado com broncodilatadores, as anormalidades eletrolíticas devem ser corrigidas, e lesão pulmonar aguda e SARA devem ser tratados conforme discutido anteriormente.

INALAÇÃO DE FUMAÇA

A inalação de fumaça é a principal causa de óbito em incêndios. As pessoas afetadas podem ou não ter sofrido uma queimadura. Vítimas de queimaduras que sofrem inalação de fumaça têm um índice de mortalidade maior do que outros pacientes com queimaduras comparáveis sem inalação de fumaça. Qualquer exposição à fumaça em um incêndio requer um diagnóstico presumível de inalação de fumaça até que seja comprovado o contrário. Um histórico sugestivo pode incluir perda de consciência ou desorientação em um paciente exposto a um incêndio ou com queimaduras adquiridas em um espaço fechado.

Fisiopatologia

As consequências da inalação de fumaça são complexas, uma vez que podem envolver três tipos de lesões: lesão por calor nas vias aéreas, exposição a gases tóxicos e queimadura química com deposição de partículas carbonáceas nas vias aéreas inferiores. A resposta pulmonar à inalação de fumaça é igualmente complexa e depende da duração da exposição, da composição do material queimado e da presença de qualquer doença pulmonar subjacente. A combustão de materiais sintéticos pode produzir gases tóxicos como monóxido de carbono, cianeto de hidrogênio, sulfeto de hidrogênio, cloreto de hidrogênio, amônia, cloro, benzeno e aldeídos. Quando esses gases reagem com água nas vias aéreas, eles podem produzir ácido clorídrico, acético, fórmico e sulfúrico. A intoxicação por monóxido de carbono e cianeto é comum.

Após a inalação de fumaça, uma lesão mucosa direta pode resultar em edema, inflamação e descamação. A perda da atividade ciliar compromete a limpeza do muco e das bactérias. As manifestações da lesão pulmonar aguda e da SARA geralmente aparecem 2 a 3 dias após a lesão e parecem relacionadas ao desenvolvimento tardio da SIRS em vez de à inalação aguda de fumaça em si.

Manifestações clínicas

Os pacientes podem ter sintomas iniciais mínimos após inalação de fumaça. Achados físicos sugestivos incluem queimaduras faciais ou intraorais, pelos nasais queimados, tosse, escarro carbonáceo e sibilância. O diagnóstico é confirmado quando a broncoscopia da via aérea superior e da árvore traqueobrônquica revela eritema, edema, ulcerações da mucosa e depósitos carbonáceos. Os gases no sangue arterial inicialmente podem ser normais ou revelar apenas hipoxemia leve e acidose metabólica devido ao monóxido de carbono. A radiografia torácica geralmente é normal na apresentação.

A lesão térmica das vias aéreas geralmente é limitada às estruturas supraglóticas, a menos que haja exposição prolongada ao vapor. A rouquidão progressiva e o estridor sugerem obstrução iminente das vias aéreas, que pode se desenvolver em 12 a 18 horas. A reanimação hídrica de lesão por queimadura frequentemente exacerba o edema das vias aéreas.

A intoxicação por monóxido de carbono é geralmente definida como carboxi-hemoglobina no sangue superior a 15%. O diagnóstico é feito por cooximetria do sangue arterial. O monóxido de carbono tem 210 vezes mais afinidade do que o oxigênio pela hemoglobina. Quando uma molécula de CO se combina com a hemoglobina para formar a carboxi-hemoglobina, ela diminui a afinidade dos outros sítios de ligação para o oxigênio, deslocando a curva de dissociação da hemoglobina para a direita. O resultado líquido é uma redução acentuada na capacidade de transporte de oxigênio do sangue. O monóxido de carbono também tem uma afinidade 60 vezes maior do que o oxigênio pela mioglobina, o que pode levar à depressão miocárdica.

O monóxido de carbono se dissocia lentamente da hemoglobina: a meia-vida de cerca de 5 horas ao respirar ar ambiente diminui para 72 minutos ao respirar oxigênio a 100%. As manifestações clínicas ocorrem em razão da hipóxia tecidual causada pelo suprimento comprometido de oxigênio. Níveis de carboxi-hemoglobina superiores a 20 a 40% estão associados a comprometimento neurológico, náusea, fadiga, desorientação e choque. Níveis mais baixos também podem produzir sintomas porque o monóxido de carbono também se liga ao citocromo c e à mioglobina. Mecanismos compensatórios incluem aumento do débito cardíaco e vasodilatação periférica.

A toxicidade por cianeto pode ocorrer após incêndios que contêm materiais sintéticos, especialmente aqueles contendo poliuretano. Depois que o cianeto é inalado ou absorvido pelas superfícies mucosas e pela pele, ele se liga às enzimas do citocromo e inibe a produção celular de trifosfato de adenosina (ATP, do inglês *adenosine triphosphate*). Os pacientes apresentam comprometimento neurológico e acidose láctica, muitas vezes acompanhados por arritmias, aumento do débito cardíaco e vasodilatação acentuada.

Uma queimadura química da mucosa respiratória ocorre após a inalação de quantidades significativas de detritos queimados ou em chamas, principalmente quando combinados com vapores tóxicos. A inflamação das vias aéreas resulta em broncorreia e sibilo no peito. O edema brônquico e a descamação da mucosa levam à obstrução das vias aéreas inferiores e à atelectasia. O descompasso progressivo entre ventilação e perfusão pode levar a uma hipoxemia acentuada ao longo de 24 a 48 horas, às vezes atendendo aos critérios de lesão pulmonar aguda ou SARA.

Tratamento

A broncoscopia pode diagnosticar uma lesão por inalação. Em pacientes não intubados, sugere-se realizá-la com um tubo traqueal carregado sobre o broncoscópio para que a intubação possa ocorrer rapidamente se o edema ameaçar a patência das vias aéreas. A intubação traqueal eletiva precoce é aconselhável quando há sinais óbvios de lesão por calor nas vias aéreas. Pacientes com rouquidão e estridor requerem intubação traqueal imediata ou uma via aérea cirúrgica.

Intoxicação por monóxido de carbono ou cianeto acompanhada de obnubilação ou coma também requer intubação traqueal imediata e ventilação com oxigênio. O diagnóstico de intoxicação por monóxido de carbono requer cooximetria, pois os oxímetros de pulso não conseguem diferenciar confiavelmente entre carboxi-hemoglobina e oxi-hemoglobina. A meia-vida da carboxi-hemoglobina é significativamente reduzida com oxigênio a 100%, e a oxigenoterapia hiperbárica é útil quando o paciente não responde ao oxigênio a 100%. O diagnóstico de intoxicação por cianeto é difícil porque medições confiáveis de cianeto não estão prontamente disponíveis (níveis normais são < 0,1 mg/L). A enzima rodanase converte normalmente o cianeto em tiocianato, que é posteriormente eliminado pelos rins. O tratamento para intoxicação grave por cianeto consiste em administrar nitrito de sódio, 300 mg por via intravenosa como solução a 3% por 3 a 5 minutos, seguido de tiossulfato de sódio, 12,5 g por via intravenosa sob a forma de solução a 25% por 1 a 2 minutos. O nitrito de sódio converte a hemoglobina em meta-hemoglobina, que tem uma afinidade maior pelo cianeto do que a citocromo oxidase; o cianeto, que é liberado lentamente da cianometemoglobina, é convertido pela rodanase em tiocianato menos tóxico.

A hipoxemia acentuada devido ao *shunt* intrapulmonar deve ser tratada com intubação traqueal, oxigenoterapia, broncodilatadores, ventilação com pressão positiva e PEEP. Os corticosteroides são ineficazes e aumentam a taxa de infecções; portanto, não devem ser utilizados.

Infarto agudo do miocárdio

O infarto agudo do miocárdio (IAM) é uma complicação temida da doença cardíaca isquêmica, com uma taxa de mortalidade geral de 25%. Mais da metade desses óbitos ocorre logo após a manifestação inicial, geralmente devido a arritmias (fibrilação ventricular). Com os avanços recentes na cardiologia intervencionista, o índice de mortalidade hospitalar foi reduzido para menos de 10%.

O diagnóstico de IAM pode ser feito com combinações de concentrações elevadas de troponina no sangue, achados no eletrocardiograma e história clínica. O diagnóstico perioperatório pode ser difícil e pode depender principalmente de medições de troponina. Os IAMs são divididos entre aqueles com supradesnivelamento do segmento ST (IAMCSST) e aqueles sem supradesnivelamento do segmento ST (IAMSSST). Estes últimos são geralmente diagnosticados por elevações de biomarcadores, sendo a troponina o mais frequente. Um esquema de classificação cada vez mais popular divide o IAM em cinco tipos (tipo 1, decorrente de um evento espontâneo, como ruptura da placa; tipo 2, devido a aumento da demanda ou diminuição do suprimento de oxigênio; tipo 3, morte súbita cardíaca associada a sintomas ou evidência *post mortem* de isquemia do miocárdio; tipo 4, IAM em associação com intervenções coronarianas percutâneas; tipo 5, IAM em associação com cirurgia de revascularização do miocárdio).

Fisiopatologia

A maioria dos infartos do miocárdio ocorre em pacientes com mais de uma artéria coronária gravemente estreitada (> 75% de estreitamento da área transversal). IAMCSSTs (mais comumente IAMs do tipo 1) ocorrem em uma área distal a uma oclusão completa. Pacientes que vão a óbito dentro de 24 horas após IAM podem apresentar aterosclerose coronariana como a única anormalidade cardíaca identificada em necropsia. A oclusão ocorre quase sempre em razão de trombose em uma placa ateromatosa estenótica. Embolia coronariana ou espasmo grave são as causas menos comuns. IAMSSSTs (IAMs do tipo 2) ocorrem com mais frequência em um quadro de redução da perfusão miocárdica devido à hipotensão ou à hemorragia da íntima, muitas vezes em uma situação de aumento da demanda de oxigênio miocárdico, e, com menor frequência, após ruptura e trombose de placa coronariana. O tamanho e a localização do infarto dependem da distribuição do vaso obstruído e se os vasos colaterais se formaram. Infartos anteriores, apicais e septais do ventrículo esquerdo ocorrem geralmente em razão de trombose na circulação da artéria descendente anterior esquerda; infartos laterais e posteriores do ventrículo esquerdo resultam de oclusões no sistema circunflexo esquerdo, enquanto infartos do ventrículo direito e posteroinferiores do ventrículo esquerdo são causados por trombose na artéria coronária direita.

Após episódios breves de isquemia grave, pode ser observada disfunção miocárdica persistente com retorno lento e incompleto da contratilidade. Esse fenômeno de "atordoamento" pode contribuir para a disfunção ventricular após IAM. O alívio da isquemia nessas áreas pode restaurar a função contrátil, embora não imediatamente. O atordoamento pode ser observado após o clampeamento cruzado da aorta durante a circulação extracorpórea como um débito cardíaco reduzido ao tentar separação do *bypass* (ver Capítulo 22). Quando é observada hipocinesia ou acinesia grave em um quadro de isquemia crônica grave, pode-se dizer que o miocárdio nessas áreas não infartadas, mas pouco contráteis, está "hibernando". Esse diagnóstico pode ser confirmado observando-se tecido viável com tomografia por emissão de pósitrons ou pela demonstração de que o miocárdio hipocontrátil responde à dobutamina.

Tratamento

Na ausência de contraindicações (p. ex., diretivas avançadas contraditórias), o tratamento imediato do IAMCSST é a trombólise e a intervenção coronariana percutânea no laboratório de cateterismo cardíaco. Anteriormente, o oxigênio era rotineiramente administrado a todos os pacientes com IAM; no entanto, agora é reservado para aqueles com saturação arterial reduzida. Como o prognóstico após IAM é, em geral, inversamente proporcional à extensão da necrose, o foco no manejo de um IAMCSST em evolução permanece na reperfusão imediata. Com base em recursos locais, tempo e achados anatômicos durante a angiografia, pode ser indicado o uso de *stents* ou cirurgia de revascularização coronariana. O tratamento do IAMSSST varia, dependendo do momento do diagnóstico e do risco percebido de progressão. As diretrizes para o tratamento de IAM evoluem com frequência e são regularmente publicadas pelo American College of Cardiology/American Heart Association e pela European Society of Cardiology. É altamente recomendável que as diretrizes atuais sejam consultadas.

As diretrizes atuais especificam que após o IAM, todos os pacientes sem contraindicações devem receber ácido acetilsalicílico e β-bloqueadores. Outros medicamentos e tratamentos, como inibidores da enzima conversora de angiotensina (ECA), estatinas e cessação do tabagismo, são essenciais para a prevenção secundária. Os pacientes que apresentam angina recorrente devem receber nitratos. Se a angina persistir ou se houver contraindicação para β-bloqueadores, os bloqueadores dos canais de cálcio devem ser administrados. A angina persistente ou recorrente sinaliza a necessidade de angiografia.

A contrapulsação com balão intra-aórtico era comumente usada no passado em pacientes hemodinamicamente comprometidos com isquemia refratária; no entanto, há evidências limitadas de melhoria nos desfechos com essa terapia. A estimulação temporária após o IAM é indicada para bloqueio do tipo Mobitz II e bloqueio cardíaco completo, um novo bloqueio bifascicular e bradicardia com hipotensão. O tratamento de emergência de arritmias está em constante evolução, sendo recomendável que as diretrizes de suporte avançado à vida em cardiologia sejam seguidas. Em geral, a taquicardia ventricular, se tratada clinicamente, é mais bem manejada com amiodarona (150 mg em bólus intravenoso por 10 min). A cardioversão sincronizada pode ser usada em pacientes com taquicardia ventricular e pulso. Os pacientes com taquicardia supraventricular de complexo estreito estável devem ser tratados com amiodarona. Os pacientes com taquicardia paroxística supraventricular cuja fração de ejeção é preservada devem ser tratados com um bloqueador dos canais de cálcio, um β-bloqueador ou cardioversão elétrica. Os pacientes hipotensos instáveis devem ser submetidos à cardioversão. Pacientes com taquicardia atrial ectópica ou multifocal não devem receber cardioversão elétrica, mas sim ser tratados com bloqueadores de canal de cálcio, β-bloqueadores ou amiodarona.

Lesão renal aguda e insuficiência renal

A LRA é uma rápida deterioração da função renal que não é imediatamente reversível pela normalização da pressão arterial, do volume intravascular ou do débito cardíaco ou pelo alívio da obstrução urinária. A característica da LRA é a azotemia, frequentemente acompanhada de oligúria. A azotemia pode ser classificada como pré-renal, renal ou pós-renal. O diagnóstico de azotemia renal é feito por exclusão: as causas pré-renal e pós-renal devem sempre ser descartadas. No entanto, nem todos os pacientes com azotemia aguda apresentam insuficiência renal. Da mesma forma, um débito urinário superior a 500 mL/dia não implica que a função renal esteja normal. Basear o diagnóstico de LRA nos níveis de creatinina ou no aumento do nitrogênio ureico no sangue (BUN, do inglês *blood urea nitrogen*) também é problemático, porque a depuração da creatinina nem sempre é uma boa medida da taxa de filtração glomerular. Os critérios desenvolvidos pela Acute Kidney Injury Network são agora os mais usados para classificar a LRA (ver Capítulo 30). A LRA é diagnosticada observando um aumento na creatinina sérica de mais de 50% ou um aumento absoluto de 0,3 mg/dL, e uma redução no débito urinário para menos de 0,5 mL/kg/h por 6 horas ou mais, com todos os achados desenvolvendo-se em 48 horas ou menos.

AZOTEMIA PRÉ-RENAL

A azotemia pré-renal resulta da hipoperfusão dos rins; se não for tratada, ela progride para LRA. A hipoperfusão renal resulta de diminuição da pressão de perfusão arterial, aumento acentuado da pressão venosa ou vasoconstrição renal (Tabela 57-1). A diminuição da pressão de perfusão geralmente está associada à liberação de noradrenalina, angiotensina II e vasopressina. Esses hormônios contraem a musculatura cutânea e os vasos esplâncnicos e promovem retenção de sal e água. A síntese de prostaglandinas vasodilatadoras (prostaciclina e prostaglandina E_2 [PGE_2]) e óxido nítrico nos rins e a ação intrarrenal da angiotensina II ajudam a manter a filtração glomerular. No caso de azotemia pré-renal acentuada, o uso de inibidores da ciclo-oxigenase (p. ex., cetorolaco para controle da dor pós-operatória) ou inibidores da ECA pode precipitar LRA. Normalmente, suspeita-se do diagnóstico de azotemia pré-renal a partir do quadro clínico, sendo confirmado por índices laboratoriais urinários (Tabela 57-2). O tratamento da azotemia pré-renal inclui corrigir déficits de volume intravascular, melhorar a função cardíaca, restaurar a pressão arterial normal e reverter o aumento da resistência vascular renal. A *síndrome hepatorrenal* é discutida no Capítulo 33.

TABELA 57-2 Índices urinários na azotemia

Índice	Pré-renais	Renais	Pós-renais
Gravidade específica	> 1,018	< 0,012	Variável
Osmolalidade (mmol/kg)	> 500	< 350	Variável
Razão de nitrogênio ureico na urina/plasma	> 8	< 3	Variável
Razão de creatinina na urina/plasma	> 40	< 20	Variável
Urina/sódio (mEq/L)	< 10	> 40	Variável
Excreção fracionada de sódio (%)	< 1	> 3	Variável
Índice de insuficiência renal	< 1	> 1	Variável

AZOTEMIA PÓS-RENAL

A azotemia devido à obstrução do trato urinário é denominada *azotemia pós-renal*. A obstrução do fluxo urinário de ambos os rins geralmente é necessária para a azotemia e oligúria/anúria nessas condições. A obstrução completa eventualmente evolui para LRA e insuficiência renal, enquanto a obstrução parcial prolongada leva a uma deterioração renal crônica. O diagnóstico e o alívio rápidos da obstrução aguda geralmente restauram a função renal normal, com frequência acompanhados por diurese pós-obstrutiva. A obstrução pode ser diagnosticada por exame físico (o limite superior da bexiga pode ser submetido à percussão) ou ultrassonografia à beira do leito que mostra uma bexiga distendida, ou sugerida por radiografia do abdome (revelando cálculos renais bilaterais). Contudo, é diagnosticada com segurança pela demonstração de dilatação do trato urinário proximal ao sítio da obstrução em exames de imagem. O tratamento depende do sítio da obstrução. A obstrução na saída da bexiga pode ser aliviada com cateterismo da bexiga ou cistostomia suprapúbica, enquanto a obstrução ureteral requer nefrostomia ou *stents* ureterais.

AZOTEMIA REVERSÍVEL *VS.* LRA

Além do diagnóstico físico e por imagem, o diagnóstico e o tratamento podem ser facilitados pela urinálise (ver Tabela 57-2); a composição urinária na azotemia pós-renal é variável e depende da duração e da gravidade da obstrução. Na azotemia pré-renal, a capacidade de concentração tubular é preservada e refletida por uma baixa concentração de sódio na urina e uma alta razão de urina/soro de creatinina. O cálculo da *excreção fracionária*

TABELA 57-1 Possíveis causas reversíveis de azotemia

Pré-renais
  Perfusão renal diminuída
    Hipovolemia
    Débito cardíaco reduzido
    Hipotensão
    Síndrome compartimental abdominal
  Resistência vascular renal elevada
    Neural
    Humoral/farmacológica
    Tromboembólica

Pós-renais
  Obstrução uretral
  Obstrução da saída da bexiga
    Bexiga neurogênica
  Obstrução bilateral dos ureteres
    Intrínseca
      Cálculos
      Tumor
      Coágulos sanguíneos
      Necrose papilar
    Extrínseca
      Tumor abdominal ou pélvico
      Fibrose retroperitoneal
      Pós-operatória (ligadura)

de sódio filtrado (F_{ENa}^+) pode ser extremamente útil na presença de oligúria:

$$F_{ENa}^+ = \frac{\text{Sódio na urina /sódio no soro}}{\text{Creatinina na urina/creatinina no soro}} \times 100\%$$

O F_{ENa}^+ é inferior a 1% em pacientes oligúricos com azotemia pré-renal, mas geralmente excede 3% em pacientes com LRA oligúrica. Valores de 1 a 3% podem estar presentes em pacientes com LRA não oligúrica. O *índice de insuficiência renal*, que é a concentração de sódio na urina dividida pela razão urina/plasma de creatinina, é um índice sensível para diagnosticar insuficiência renal. O uso de diuréticos aumenta a excreção de sódio na urina e invalida índices que dependem da concentração de sódio na urina como medida da função tubular. Além disso, doenças renais intrínsecas que afetam principalmente a vasculatura ou os glomérulos renais podem não afetar a função tubular e, portanto, são associadas a índices semelhantes aos da azotemia pré-renal. A medição da depuração de creatinina pode estimar a taxa residual de filtração glomerular, mas pode subestimar o grau de comprometimento renal quando a concentração sérica de creatinina ainda está aumentando.

Etiologia de LRA

As causas de LRA estão relacionadas na Tabela 57-3. Até 50% dos casos ocorrem após traumas graves ou cirurgia; na maioria dos casos, a isquemia e as nefrotoxinas são responsáveis.

TABELA 57-3 Causas da lesão renal aguda

Isquemia renal
- Hipotensão
- Hipovolemia
- Débito cardíaco comprometido
- Síndrome compartimental abdominal

Nefrotoxinas
- Pigmentos endógenos
  - Hemoglobina (hemólise)
  - Mioglobina (rabdomiólise devido a esmagamento ou queimaduras)
- Agentes de contraste radiográfico
- Fármacos
  - Antibióticos (aminoglicosídeos, anfotericina)
  - Anti-inflamatórios não esteroides
  - Agentes quimioterápicos (cisplatina, metotrexato)
- Cristais tubulares
  - Ácido úrico
  - Oxalato
  - Sulfonamidas
- Intoxicação por metais pesados
  - Solventes orgânicos
  - Proteína do mieloma

Doença renal intrínseca
- Doença glomerular
- Nefrite intersticial

A LRA associada à isquemia é denominada *necrose tubular aguda*. A LRA pós-isquêmica segue certos procedimentos cirúrgicos com mais frequência do que outros: ressecção aberta de aneurisma da aorta abdominal, cirurgia cardíaca com circulação extracorpórea e procedimentos para aliviar icterícia obstrutiva. Aminoglicosídeos, anfotericina B, corantes radiográficos, ciclosporina e cisplatina são as nefrotoxinas exógenas implicadas com maior frequência. Anfotericina B, corantes de contraste e ciclosporina também parecem produzir vasoconstrição intrarrenal direta. Hemoglobina e mioglobina são nefrotoxinas potentes quando são liberadas durante hemólise intravascular e rabdomiólise, respectivamente. Os anti-inflamatórios não esteroides podem desempenhar um papel importante em alguns pacientes. A inibição da síntese de prostaglandina pelo último grupo de agentes diminui a vasodilatação renal mediada por prostaglandina, permitindo vasoconstrição renal não oponente. Outros fatores predisponentes à LRA incluem comprometimento renal preexistente, idade avançada, doença vascular aterosclerótica, diabetes e desidratação.

Patogênese da LRA

A sensibilidade dos rins à lesão pode ser explicada por sua taxa metabólica muito alta e sua capacidade de concentrar substâncias potencialmente tóxicas. A patogênese da LRA é complexa e provavelmente tem uma base tanto endotelial vascular quanto epitelial renal (tubular). O suprimento inadequado de oxigênio ao rim é o evento desencadeante provável, provocando constrição arteriolar aferente, diminuição da permeabilidade glomerular, aumento da permeabilidade vascular, coagulação alterada, inflamação, ativação de leucócitos, lesão direta de células epiteliais e obstrução tubular. Todos podem diminuir a filtração glomerular. Um vazamento de solutos filtrados por porções danificadas dos túbulos renais pode permitir a reabsorção de creatinina, ureia e outros resíduos nitrogenados.

LRA oligúrica *vs.* não oligúrica

A LRA é frequentemente classificada como não oligúrica (volume urinário > 400 mL/dia), oligúrica (volume urinário < 400 mL/dia) ou anúrica (volume urinário < 100 mL/dia). A LRA não oligúrica representa até 50% dos casos. As concentrações de sódio urinário em pacientes com LRA não oligúrica são mais baixas do que aquelas em pacientes oligúricos. Por anos, especulou-se que se poderia converter LRA oligúrica em LRA não oligúrica administrando manitol, furosemida, doses "renais" de dopamina (1-2 μg/kg/min) ou fenoldopam. Teoricamente, o aumento resultante do débito urinário pode ser terapêutico, impedindo a obstrução tubular. No entanto, estudos recentes têm observado aumento na mortalidade em pacientes com LRA que receberam diuréticos, e uma metanálise não mostrou melhora na mortalidade ou redução na necessidade de diálise; portanto, diuréticos não devem ser administrados rotineiramente a pacientes com LRA.

Tratamento da LRA

A LRA representa aproximadamente 15% das admissões em UTI. O índice de mortalidade e o custo do tratamento da LRA continuam altos, e o tratamento é principalmente de suporte. Os diuréticos continuam sendo úteis para indicações médicas convencionais (p. ex., sobrecarga de volume ou rabdomiólise). A LRA causada por glomerulonefrite ou vasculite pode responder a glicocorticoides. O tratamento padrão para pacientes oligúricos e anúricos inclui restrição de fluidos, sódio, potássio e fósforo. A pesagem diária ajuda a orientar a fluidoterapia. A hiponatremia pode ser tratada com restrição de água. A hipercalemia pode justificar a administração de uma resina de troca iônica (poliestireno de sódio), glicose e insulina, gluconato de cálcio ou bicarbonato de sódio. A terapia com bicarbonato de sódio também pode ser necessária para acidose metabólica quando o nível de bicarbonato sérico diminui para menos de 15 mEq/L. A hiperfosfatemia requer restrição dietética de fosfato e ligantes de fosfato, como hidróxido de alumínio, carbonato de cálcio ou acetato de cálcio. As doses de fármacos sujeitos à excreção renal devem ser ajustadas à taxa de filtração glomerular estimada ou à depuração de creatinina medida.

A terapia de substituição renal pode ser utilizada para tratar ou prevenir complicações urêmicas (ver **Tabela 31-7**). Um cateter de duplo lúmen colocado na veia jugular interna, subclávia ou femoral é geralmente usado. As altas taxas de morbidade e mortalidade associadas à LRA sugerem que a diálise precoce seria a melhor opção; no entanto, a diálise não parece acelerar a recuperação e pode piorar a lesão renal se ocorrer hipotensão ou remoção excessiva de fluidos.

Devido à preocupação de que a hemodiálise intermitente associada à hipotensão possa perpetuar a lesão renal, a terapia de substituição renal contínua (TSRC; hemofiltração venovenosa contínua ou hemodiálise venovenosa contínua, que remove fluidos e solutos em uma taxa lenta e controlada) tem sido usada em pacientes criticamente enfermos com LRA urêmica que não toleram os efeitos hemodinâmicos da hemodiálise intermitente "padrão". O principal problema associado à TSRC é o custo, uma vez que a membrana é propensa à formação de coágulos e, portanto, deve ser substituída periodicamente. Apesar dessa limitação, muitos especialistas acreditam que a TSRC é a melhor opção para manejar pacientes com LRA urêmica na UTI. As indicações para TSRC estão sendo expandidas de oligúria e uremia para acidose metabólica, sobrecarga hídrica e hipercalemia. No entanto, observa-se que ensaios clínicos não mostraram benefício da técnica contínua em relação à hemodiálise intermitente nesses pacientes gravemente enfermos.

O manejo nutricional de LRA com uremia continua a evoluir. Há agora consenso entre nefrologistas, intensivistas e nutricionistas de que a nutrição deve ser fornecida e que pode ser administrada 1 a 1,5 g/kg/dia de proteína, especialmente para pacientes em TSRC.

Infecções e sepse

A resposta inflamatória sistêmica à infecção, denominada *síndrome da sepse* (**Figura 57-2**), não necessariamente indica a presença de bacteriemia. Além disso, a resposta inflamatória não é exclusiva de infecções graves: manifestações semelhantes podem ser observadas em doenças não infecciosas. Embora o uso do termo *síndrome da resposta inflamatória sistêmica* (SIRS) tenha sido sugerido pelas Society of Critical Care Medicine (SCCM), European Society of Intensive Care Medicine (ESICM), American College of Chest Physicians (ACCP), American Thoracic Society (ATS) e Surgical Infection Society (SIS), estes e outros grupos agora estão se afastando da ênfase na SIRS durante a identificação e o tratamento de pacientes com sepse (ver as definições de consenso internacional da ESICM e da SCCM para sepse e choque séptico [Sepsis-3]) (**Tabela 57-4**).

A sepse pode ser classificada com base em predisposição, insulto, infecção, resposta e disfunção orgânica. A sepse grave inclui disfunção orgânica. O termo *síndrome da disfunção de múltiplos órgãos* (SDMO) foi sugerido para descrever a disfunção de dois ou mais órgãos associados à sepse. O *choque séptico* é definido como insuficiência circulatória aguda em um paciente com

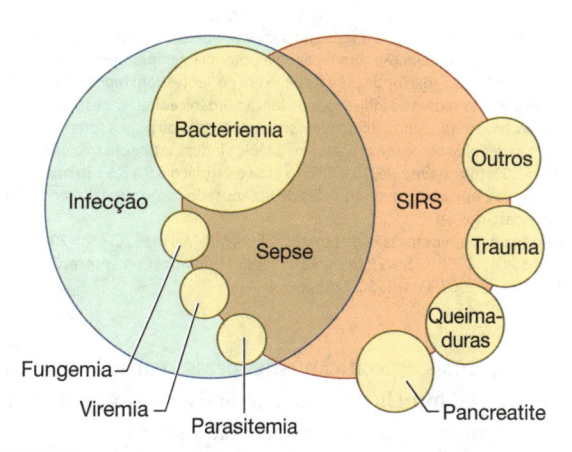

FIGURA 57-2 A relação entre infecção, sepse e síndrome da resposta inflamatória sistêmica (SIRS). (Modificada com permissão da Conferência de Consenso do American College of Chest Physicians/Society of Critical Care Medicine: *Definitions for sepsis and organ failure and guidelines for the use of innovative therapies in sepsis. Crit Care Med.* Junho de 1992;20(6):864-874.)

TABELA 57-4 Critérios diagnósticos para sepse[1,2]

Infecção[3] documentada ou suspeita e alguns dos seguintes:
Variáveis gerais
  Febre (temperatura central > 38,3 °C)
  Hipotermia (temperatura central < 36 °C)
  Frequência cardíaca > 90/min ou > 2 DP acima do valor normal para idade
  Taquipneia
  Alteração do estado mental
  Edema significativo ou balanço hídrico positivo (> 20 mL/kg em 24 horas)
  Hiperglicemia (glicose plasmática > 120 mg/dL ou 7,7 mmol/L) na ausência de diabetes
Variáveis inflamatórias
  Leucocitose (contagem de leucócitos > 12.000/µL)
  Leucopenia (contagem de leucócitos < 4.000/µL)
  Contagem normal de leucócitos com > 10% de formas imaturas
  Proteína C-reativa plasmática > 2 DP acima do valor normal
  Procalcitonina plasmática > 2 DP acima do valor normal
Variáveis hemodinâmicas
  Hipotensão arterial[4] (PAS < 90 mmHg, PAM < 70 mmHg, ou diminuição da PAS > 40 mmHg em adultos ou < 2 DP abaixo do valor normal para a idade)
  $S\bar{v}O_2$ > 70%[4]
  Índice cardíaco[4] > 3,5 L/min/m^2
Variáveis de disfunção orgânica
  Hipoxemia arterial (PaO_2/FiO_2 < 300)
  Oligúria aguda (débito urinário < 0,5 mL/kg/h ou 45 mmol/L por pelo menos 2 h)
  Aumento da creatinina > 0,5 mg/dL
  Anormalidades da coagulação (INR > 1,5 ou TTPa > 60 s)
  Íleo (ausência de sons intestinais)
  Trombocitopenia (contagem de plaquetas < 100.000 µ/L)
  Hiperbilirrubinemia (bilirrubina plasmática total > 4 mg/dL ou 70 mmol/L)
Variáveis de perfusão tecidual
  Hiperlactatemia (> 1 mmol/L)
  Diminuição do enchimento capilar ou mosqueteamento

[1]TTPa, tempo de tromboplastina parcial ativada; INR, índice normalizado internacional; PAM, pressão arterial média; PAS, pressão arterial sistólica; DP, desvio-padrão; $S\bar{v}O_2$, saturação venosa mista de oxigênio.
[2]Os critérios diagnósticos para sepse na população pediátrica são sinais e sintomas de inflamação mais infecção com hiper ou hipotermia (temperatura retal > 38,4 °C ou < 35 °C), taquicardia (pode estar ausente em pacientes com hipotermia) e pelo menos uma das seguintes indicações de função orgânica alterada: estado mental alterado, hipoxemia, aumento do nível sérico de lactato ou pulsos fortes.
[3]Infecção definida como um processo patológico induzido por um microrganismo.
[4]$S\bar{v}O_2$ > 70% (normalmente, 75 a 80%) e índice cardíaco 3,5 a 5,5 são normais em crianças; portanto, nenhum deles deve ser usado como sinal de sepse em recém-nascidos ou crianças.
Reproduzida com permissão de Levy MM, Fink MP, Marshall JC, et al. 2001 SCCM/ESICM/ACCP/ATS/SIS International Sepsis Definitions Conference. Crit Care Med. Abril de 2003;31(4):1250-1256.

sepse ou, mais especificamente, pressão arterial sistólica inferior a 90 mmHg que não responde à reanimação volêmica e requer vasopressores para suporte à vida.

Fisiopatologia da SIRS

Uma leve resposta inflamatória sistêmica a uma lesão, infecção ou outra agressão corporal podem ter efeitos benéficos. No entanto, uma resposta acentuada ou prolongada, como a resposta associada a infecções graves, pode resultar em disfunção de vários órgãos. Embora os organismos gram-negativos sejam responsáveis pela maioria dos casos de SIRS relacionados a infecções, muitos outros agentes infecciosos são capazes de induzir a mesma síndrome. Esses organismos elaboram toxinas ou estimulam a liberação de substâncias que desencadeiam essa resposta. Os iniciadores reconhecidos com maior frequência são os lipopolissacarídeos liberados por bactérias gram-negativas. Os lipopolissacarídeos são compostos por um O-polissacarídeo, um núcleo e um lipídeo A. O lipídeo A, uma endotoxina, é responsável pela toxicidade dos compostos, que pode afetar quase todos os órgãos.

O mecanismo central na iniciação da SIRS parece ser a secreção anormal de citocinas. Esses peptídeos e glicoproteínas de baixo peso molecular atuam como mediadores intercelulares que regulam processos biológicos como respostas imunes locais e sistêmicas, inflamação, cicatrização de feridas e hematopoiese. A resposta inflamatória resultante inclui a liberação de fosfolipídeos potencialmente prejudiciais, a atração de neutrófilos e a ativação das cascatas de complemento, cinina e coagulação.

INFECÇÕES NA UTI

Infecções são uma das principais causas de óbito em pacientes em estado crítico. Infecções graves podem ser "adquiridas na comunidade" ou ocorrer posteriormente à hospitalização por uma doença não relacionada. O termo *infecção nosocomial* descreve as infecções adquiridas no hospital que se desenvolvem pelo menos 48 horas após a admissão. A maioria das infecções nosocomiais surge da flora bacteriana endógena do paciente. Além disso, muitos pacientes gravemente enfermos podem se tornar colonizados por cepas bacterianas resistentes. Infecções urinárias, em geral causadas por organismos gram-negativos e associadas a cateteres permanentes ou obstrução urinária, são responsáveis por muitas infecções nosocomiais. A incidência de infecções do trato urinário associadas à corrente sanguínea e a cateteres urinários tem diminuído significativamente com a atenção rigorosa à lavagem das mãos, a colocação asséptica de cateteres venosos centrais e a remoção precoce de cateteres de bexiga. A elevação rotineira da cabeceira da cama levou a uma redução acentuada da pneumonia associada à ventilação mecânica. Infecções do sítio cirúrgico, outras infecções de feridas e pneumonia adquirida na comunidade permanecem problemas. A nutrição enteral reduz a translocação bacteriana pelo intestino e reduz a probabilidade de sepse (ver Capítulo 53) em relação à fome ou à nutrição parenteral.

Cepas de bactérias resistentes aos antibióticos normalmente usados são, em geral, responsáveis por infecções em pacientes com doenças críticas. A imunidade do hospedeiro desempenha um papel importante não apenas na determinação do curso de uma infecção, mas também nos tipos de organismos que podem causar a infecção. Portanto, organismos que normalmente não causam infecções graves em pacientes imunocompetentes podem produzir infecções potencialmente fatais em pacientes imunocomprometidos (Tabela 57-5). Pacientes gravemente enfermos com frequência apresentam defesas anormais do hospedeiro devido a idade avançada, desnutrição, terapia medicamentosa, perda da integridade das barreiras mucosas e cutâneas e doenças subjacentes. Portanto, idade acima de 70 anos, terapia com corticosteroides, quimioterapia oncológica, uso prolongado de dispositivos invasivos, insuficiência respiratória, insuficiência renal, traumatismo cranioencefálico e queimaduras são fatores de risco estabelecidos para infecções nosocomiais. Pacientes com queimaduras que envolvam mais de 40% da superfície corporal apresentam risco significativamente elevado de mortalidade por infecções. Após a lesão por queimadura, a remoção precoce do esfacelo necrótico seguida de enxerto de pele e fechamento da ferida parece reverter defeitos imunes e reduzir o risco de infecção.

Casos de pneumonia nosocomial são geralmente causados por organismos gram-negativos. A preservação da acidez gástrica inibe o crescimento excessivo de organismos gram-negativos no estômago e sua subsequente migração para a orofaringe. A intubação traqueal não proporciona proteção completa, uma vez que os pacientes ainda podem aspirar fluido gástrico, apesar de o balonete do tubo endotraqueal estar funcionando corretamente. Nebulizadores e umidificadores também podem ser fontes de infecção. A descontaminação seletiva do intestino com antibióticos não absorvíveis pode reduzir a incidência de infecção, mas não altera o desfecho. Como observado anteriormente, elevar a cabeceira da cama em 30 graus ou mais reduzirá a probabilidade de pneumonia associada à ventilação, reduzindo o refluxo gastroesofágico.

As feridas são fontes comuns de sepse em pacientes pós-operatórios e de trauma; restringir a profilaxia antibiótica ao período perioperatório imediato parece diminuir a incidência de infecções pós-operatórias. Infecções intra-abdominais devido a úlcera perfurada, diverticulite, apendicite e colecistite acalculosa podem se desenvolver em pacientes gravemente enfermos, independentemente de estarem se recuperando de um procedimento cirúrgico. Infecções relacionadas a cateter intravascular são causadas com maior frequência por *Staphylococcus epidermidis*, *Staphylococcus aureus*, estreptococos, espécies de *Candida* e bastonetes gram-negativos. A sinusite bacteriana pode ser uma fonte não reconhecida de sepse em pacientes ventilados por tubos nasotraqueais. A ampla administração de antibióticos levou ao desenvolvimento de microrganismos resistentes à maioria dos antimicrobianos padrão. Organismos que eram anteriormente raros, como *Clostridium difficile* ("c. diff.") e organismos multirresistentes, são agora problemas preocupantes para aqueles que cuidam de pacientes doentes em hospitais terciários.

CHOQUE SÉPTICO

A Conferência de Consenso SCCM/ESICM/ACCP/ATS/SIS definiu o *choque séptico* como sepse associada à hipotensão (pressão arterial sistólica < 90 mmHg, pressão arterial média < 60 mmHg ou pressão arterial sistêmica < 40 mmHg em relação à linha basal) apesar de reanimação hídrica adequada.

O choque séptico é geralmente caracterizado por perfusão tecidual inadequada e disfunção celular difusa. Ao contrário de outras formas de choque (hipovolêmico, cardiogênico, neurogênico ou anafilático), a disfunção celular no choque séptico não está necessariamente relacionada à hipoperfusão. Em vez disso, bloqueios metabólicos nos níveis celulares e de microcirculação podem contribuir para a oxidação celular comprometida. Uma definição diferente, escolhida pelo Terceiro Consenso Internacional de Definições para Sepse e Choque Séptico em 2016, diminuiu o papel da inflamação sistêmica no diagnóstico de sepse, enquanto enfatizou o papel da disfunção orgânica, em si. Atualmente, não está claro quem vencerá o debate sobre a SIRS! Enquanto isso, a pontuação qSOFA (*quick Sepsis-related Organ Failure Assessment* – Avaliação Rápida de Insuficiência Orgânica Relacionada à Sepse) usando apenas alteração do estado mental (uma pontuação na Escala de Coma de Glasgow < 15), taquipneia (frequência respiratória ≥ 20/min) e hipotensão (pressão arterial sistólica ≤ 100 mmHg) para uma pontuação máxima de 3 e mínima de 0 é cada vez mais usada para identificar pacientes com suspeita de infecção que estão em maior risco de um desfecho negativo.

Fisiopatologia

Um processo infeccioso que induz inflamação sistêmica grave ou prolongada pode resultar em choque séptico. Em pacientes hospitalizados, o choque séptico ocorre com maior frequência após infecções por gram-negativos no trato geniturinário ou nos pulmões. Em até 50% dos casos de sepse grave, nenhum organismo pode ser cultivado a partir do sangue. A hipotensão é causada por um volume intravascular circulante reduzido resultante de um extravasamento capilar difuso. Os pacientes também podem apresentar depressão miocárdica induzida por sepse. A ativação de plaquetas e coagulação pode levar a agregados de fibrina/plaquetas, comprometendo ainda mais o fluxo sanguíneo tecidual. A hipoxemia da SARA acentua a hipóxia tecidual. A liberação de substâncias vasoativas e a formação de microtrombos na circulação pulmonar aumentam a resistência vascular pulmonar.

TABELA 57-5 Patógenos comumente associados a infecções graves em pacientes na unidade de terapia intensiva

Infecção ou sítio	Patógenos
Pneumonia	
Adquirida na comunidade (hospedeiro não imunocomprometido)	Streptococcus pneumoniae Haemophilus influenzae Moraxella catarrhalis Mycoplasma pneumoniae Legionella pneumophila Chlamydia pneumoniae Staphylococcus aureus resistente à meticilina (MRSA) Influenzavírus
Associada ao atendimento médico	MRSA Pseudomonas aeruginosa Klebsiella pneumoniae Espécies de Acinetobacter Espécies de Stenotrophomonas L. pneumophila
Hospedeiro imunocomprometido	
Neutropenia	Qualquer patógeno listado acima Espécies de Aspergillus Espécies de Candida
Vírus da imunodeficiência humana	Qualquer patógeno listado acima Pneumocystis jirovecii (anteriormente P. carinii) Mycobacterium tuberculosis Histoplasma capsulatum Outros fungos Citomegalovírus
Transplante de órgãos sólidos ou transplante de medula óssea	Qualquer patógeno listado acima (Pode variar dependendo do momento da infecção para o transplante)
Fibrose cística	H. influenzae (precoce) S. aureus P. aeruginosa Burkholderia cepacia
Abscesso pulmonar	Espécies de Bacteroides Espécies de Peptostreptococcus Espécies de Fusobacterium Nocardia (pacientes imunocomprometidos) Amebiano (quando sugestivo por exposição)
Empiema	
Geralmente agudo	S. aureus S. pneumoniae Estreptococos do grupo A H. influenzae
Geralmente subagudo ou crônico	Bactérias anaeróbias Enterobacteriaceae M. tuberculosis
Meningite	
	S. pneumoniae Neisseria meningitidis Listeria monocytogenes H. influenzae
Neonatos	Escherichia coli Estreptococos do grupo B
Pós-cirúrgica ou pós-trauma	S. aureus Enterobacteriaceae P. aeruginosa

(Continua)

TABELA 57-5 Patógenos comumente associados a infecções graves em pacientes na unidade de terapia intensiva
(*Continuação*)

Infecção ou sítio	Patógenos
Abscesso cerebral	Estreptococos Espécies de *Bacteroides*
Pós-cirúrgica ou pós-trauma	Enterobacteriaceae *S. aureus*
Imunocomprometidos ou infectados pelo vírus da imunodeficiência humana (HIV)	*Nocardia* *Toxoplasma gondii*
Encefalite	Vírus do Nilo Ocidental Vírus herpes simples Arbovírus Vírus da raiva *Bartonella henselae*
Endocardite	*Streptococcus viridans* Espécies de *Enterococcus* *S. aureus* *Streptococcus bovis*
Usuário de drogas intravenosas, válvulas protéticas	MRSA
Válvula protética	Espécies de *Candida*
Bacteriemia associada a cateter	Espécies de *Candida* *S. aureus* Espécie de *Enterococcus* Enterobacteriaceae *P. aeruginosa*
Pielonefrite	Enterobacteriaceae *E. coli* Espécies de *Enterococcus*
(Este grupo é associado a cateter, pós-cirúrgico)	*P. aeruginosa* Espécies de *Acinetobacter*
Peritonite	
Primária ou espontânea	Enterobacteriaceae *S. pneumoniae* Espécies de *Enterococcus* Bactérias anaeróbicas (raras)
Secundária (perfuração intestinal)	Enterobacteriaceae Espécies de *Bacteroides* Espécies de *Enterococcus* *P. aeruginosa* (incomum)
Terciária (cirurgia intestinal, hospitalizado com antibióticos)	*P. aeruginosa* MRSA Espécies de *Acinetobacter* Espécies de *Candida*
Infecções da estrutura cutânea	
Celulite	Estreptococos do grupo A *S. aureus* Enterobacteriaceae (pacientes diabéticos)

(*Continua*)

TABELA 57-5 Patógenos comumente associados a infecções graves em pacientes na unidade de terapia intensiva (*Continuação*)

Infecção ou sítio	Patógenos
Úlcera de decúbito	Polimicrobiano *Streptococcus pyogenes* Espécies de *Enterococcus* Enterobacteriaceae Estreptococos anaeróbicos *P. aeruginosa* *S. aureus* Espécies de *Bacteroides*
Fasceíte necrosante	Espécies de *Streptococcus* Espécies de *Clostridia* Bactérias aeróbias/anaeróbias mistas
Infecção muscular	
Mionecrose (gangrena gasosa)	*Clostridium perfringens* Outras espécies de *Clostridia*
Piomiosite	*S. aureus* Estreptococos do grupo A Bactérias anaeróbias Bactérias gram-negativas (raras)
Choque séptico	
Adquirido na comunidade	*S. pneumoniae* *N. meningitidis* *H. influenzae* *E. coli* *Capnocytophaga* (com esplenectomia)
Associada ao atendimento médico	MRSA *P. aeruginosa* Espécies de *Acinetobacter* Espécies de *Candida*
Síndrome do choque tóxico	*S. aureus* Espécies de *Streptococcus*
Doença regional ou circunstâncias especiais	Espécies de rickettsia Espécies de *Ehrlichia* Espécies de *Babesia* *B. henselae* (hospedeiros imunocomprometidos) *Yersinia pestis* *Francisella tularensis* *Leptospira* *Salmonella enteritidis* *Salmonella typhi*

Reproduzida com a permissão de Gabrielli A, Layon AJ, Yu M. *Civetta, Taylor & Kirby's Critical Care*. 4ª ed. Filadélfia, PA: Lippincott Williams & Wilkins; 2009.

Subconjuntos hemodinâmicos

A circulação em pacientes com choque séptico é frequentemente descrita como hiperdinâmica ou hipodinâmica. Na realidade, ambas representam o mesmo processo, no entanto, sua expressão depende da função cardíaca preexistente, do volume intravascular e da resposta do paciente. O *pool* sistêmico de sangue e a transudação de fluidos nos tecidos resultam em hipovolemia relativa em pacientes com sepse. O choque séptico hiperdinâmico é caracterizado por débito cardíaco normal ou elevado e resistência vascular sistêmica profundamente reduzida.

A diminuição da contratilidade miocárdica com frequência é demonstrável por ecocardiografia, mesmo em pacientes com débito cardíaco acentuadamente aumentado. A saturação venosa mista de oxigênio é elevada na ausência de hipoxemia e provavelmente reflete o aumento do débito cardíaco e do defeito metabólico celular na utilização de oxigênio. Os pacientes com choque séptico geralmente requerem suporte vasopressor para manter uma pressão arterial média de 65 mmHg ou mais, apesar de um volume sanguíneo circulante adequado, e apresentam níveis séricos de lactato acima de 2 mmol/L.

Costumava-se aceitar a teoria de que a diminuição do débito cardíaco com resistência vascular sistêmica baixa ou normal era geralmente observada posteriormente no curso do choque. Essa visão é equivocada. É mais provável ser observada em pacientes gravemente hipovolêmicos e naqueles com doença cardíaca subjacente. A depressão miocárdica é proeminente. A saturação venosa mista de oxigênio é reduzida nesses pacientes. A hipertensão pulmonar é com frequência proeminente e pode contribuir para a disfunção ventricular direita.

Manifestações clínicas

As manifestações clínicas do choque séptico parecem estar relacionadas principalmente à resposta do hospedeiro em vez de ao agente infeccioso. O choque séptico geralmente se manifesta após um início abrupto de calafrios, febre, náusea (e muitas vezes vômitos), com taquipneia, hipotensão, taquicardia e rebaixamento do nível de consciência. O paciente pode parecer ruborizado e sentir-se quente (hiperdinâmico) ou pálido com extremidades frias e muitas vezes cianóticas (hipodinâmico). Em pacientes idosos e debilitados e em lactentes, o diagnóstico muitas vezes é menos óbvio, e a hipotermia pode ser observada.

Leucocitose com um desvio à esquerda para formas celulares prematuras é típica; no entanto, a leucopenia, um sinal preocupante, pode ser observada com sepse generalizada. A acidose metabólica progressiva (geralmente láctica) pode ser parcialmente compensada por uma alcalose respiratória concomitante. Níveis elevados de lactato refletem tanto a produção aumentada resultante da má perfusão tecidual quanto a diminuição da captação pelo fígado e pelos rins. A hipoxemia pode indicar o início da SARA. Hipovolemia e hipotensão podem levar à oligúria, que frequentemente progredirá para LRA. Elevações nos níveis séricos de aminotransferases e bilirrubina ocorrem em razão da disfunção hepática. Resistência à insulina está uniformemente presente e produz hiperglicemia. Trombocitopenia é comum e costuma ser um sinal precoce de sepse. Evidências laboratoriais de coagulação intravascular disseminada (CIVD) estão presentes com frequência; no entanto, raramente estão associadas a sangramento. Úlcera de estresse na mucosa gástrica é comum. A insuficiência respiratória e a renal são as principais causas de óbito em pacientes sépticos.

Pacientes neutropênicos (contagem absoluta de neutrófilos de 500/µL) podem desenvolver lesões cutâneas capazes de ulcerar e se tornar gangrenosas (ectima gangrenoso). Essas lesões são comumente associadas à septicemia por *Pseudomonas*, mas podem ser causadas por outros organismos. Abscessos perirretais podem se desenvolver muito rapidamente em pacientes neutropênicos com poucos sinais externos; pacientes conscientes podem relatar apenas dor perirretal.

Tratamento

Choque séptico é uma emergência médica que requer intervenção imediata. O tratamento se dá em três vias: (1) controle e erradicação da infecção por antibióticos intravenosos apropriados e oportunos, drenagem de abscessos, desbridamento de tecidos necróticos e remoção de corpos estranhos infectados; (2) manutenção de perfusão adequada com fluidos intravenosos e agentes inotrópicos e vasopressores; e (3) tratamento de suporte de complicações, como SARA, insuficiência renal, sangramento gastrintestinal e CIVD.

O tratamento com antibióticos geralmente é iniciado antes que os patógenos sejam identificados, mas somente após a obtenção de culturas adequadas (normalmente, sangue, urina, feridas e escarro). Na pendência dos resultados das culturas e exames de sensibilidade a antibióticos, geralmente é indicada a terapia combinada com dois ou mais antibióticos. A escolha depende de quais organismos são observados com maior frequência no centro médico. Exames diagnósticos adicionais podem ser indicados (p. ex., toracentese, paracentese, punção lombar ou exame de imagem), dependendo da história clínica e do exame físico.

A terapia empírica com antibióticos em pacientes imunocomprometidos deve ser baseada em patógenos que geralmente estão associados ao defeito imune (ver **Tabela 57-5**). A vancomicina é adicionada se houver suspeita de infecção relacionada a cateter intravascular. Clindamicina ou metronidazol podem ser administrados a pacientes neutropênicos se houver suspeita de abscesso retal. Muitos profissionais clínicos iniciam a terapia para uma infecção fúngica presumida quando um paciente imunocomprometido continua a apresentar febre apesar da terapia antibiótica. O fator estimulante de colônias de granulócitos ou o fator estimulante de colônias de granulócitos e macrófagos podem ser usados para encurtar o período de neutropenia; a transfusão de granulócitos pode ocasionalmente ser usada em bacteriemia gram-negativa refratária. Infiltrados intersticiais difusos em uma radiografia de tórax podem sugerir patógenos bacterianos, parasitários ou virais incomuns; muitos médicos iniciam terapia empírica com sulfametoxazol e trimetoprima e eritromicina nesses casos. Infiltrados nodulares em uma radiografia sugerem pneumonia fúngica e podem justificar terapia antifúngica. A terapia antiviral deve ser considerada em pacientes sépticos com mais de um mês de pós-transplante de medula óssea ou órgão sólido. A consulta com um especialista em doenças infecciosas será útil.

Em geral, a terapia deve seguir as diretrizes mais recentes. A presença de perfusão inadequada é determinada pela medição do lactato sanguíneo. Anteriormente, a fluidoterapia guiada por metas era recomendada por muitos grupos; no entanto, vários ensaios clínicos randomizados não conseguiram demonstrar benefício no choque séptico.

Atualmente, a maioria dos especialistas recomenda uma abordagem mais restrita à reanimação hídrica e à monitorização invasiva. As transfusões de concentrados de hemácias são administradas para manter os níveis de hemoglobina pelo menos em 8 g/dL, especialmente quando o débito cardíaco e a saturação venosa central de oxigênio estão abaixo dos objetivos. O "terceiro espaçamento" acentuado há muito tempo é considerado uma característica do choque séptico; no entanto, atualmente há debate sobre a existência real do terceiro espaço e se a administração de volumes significativos de fluido intravenoso é a causa ou o tratamento. Soluções coloidais restauram mais rapidamente o volume intravascular em comparação com soluções cristaloides, mas não oferecem benefício adicional comprovado. **A terapia com vasopressores é geralmente iniciada se a hipotensão (pressão arterial média < 65 mmHg) ou os níveis elevados de lactato sanguíneo persistirem após a administração de fluidos intravenosos.** A norepinefrina é preferível; fármacos inotrópicos positivos (p. ex., epinefrina) são indicados quando a norepinefrina "falha" apesar da reanimação volêmica adequada. A glicose sanguínea deve ser controlada com um valor-alvo inferior a 180 mg/dL. Em pacientes com hipotensão refratária à combinação norepinefrina mais epinefrina, a vasopressina pode ser administrada para melhorar a pressão arterial. A acidose grave pode diminuir a eficácia dos inotrópicos e, portanto, deve ser corrigida (pH > 7,20) com infusão de bicarbonato ou trometamina (THAM) em pacientes com hipotensão refratária. As doses "renais" de dopamina ou fenoldopam podem aumentar o débito urinário e tranquilizar os profissionais médicos, mas não melhoram ou protegem a função renal ou os desfechos dos pacientes. Os ensaios clínicos de naloxona, fibronectina, inibidores da cascata de coagulação e anticorpos monoclonais direcionados contra o lipopolissacarídeo têm sido unanimemente decepcionantes no choque séptico.

Hemorragia gastrintestinal

A hemorragia gastrintestinal aguda é uma razão comum para admissão na UTI. Idade avançada (> 60 anos), doenças concomitantes, hipotensão, perda de sangue acentuada (> 5 unidades) e hemorragia recorrente estão associadas a aumento da mortalidade. O tratamento começa com a reanimação e a identificação rápida do local do sangramento. O médico deve diferenciar entre hemorragia gastrintestinal superior e inferior. Um histórico de hematêmese indica sangramento proximal ao ligamento de Treitz. Melena geralmente indica sangramento proximal ao ceco. Hematoquezia (sangue vermelho vivo do reto) indica sangramento gastrintestinal superior muito rápido (provavelmente associado à hipotensão) ou, com maior frequência, hemorragia gastrintestinal inferior. A presença de fezes marrons avermelhadas em geral localiza o sangramento na área entre o intestino delgado distal e o cólon direito.

Pelo menos uma cânula intravenosa de grande calibre deve ser colocada, e sangue deve ser enviado para análise laboratorial e compatibilidade. As diretrizes de reanimação hídrica são discutidas no Capítulo 51. As medições em série de hemoglobina ou hematócrito podem não refletir com precisão a perda aguda de sangue durante a hemorragia em curso. A colocação de uma sonda nasogástrica pode ajudar a identificar a fonte de hemorragia gastrintestinal superior se sangue vermelho vivo ou material com aparência de "borra de café" puder ser aspirado; no entanto, a incapacidade de aspirar sangue não descarta uma fonte de sangramento gastrintestinal superior.

Sangramento gastrintestinal superior

A lavagem gástrica por meio de uma sonda nasogástrica pode ajudar a avaliar a taxa de sangramento e facilitar a realização de uma esofagogastroduodenoscopia (EGD). A EGD deve ser realizada sempre que possível para diagnosticar a causa do sangramento. A arteriografia deve ser realizada se o sítio do sangramento não puder ser visualizado com a endoscopia. Em pacientes não selecionados, as causas mais comuns de sangramento gastrintestinal superior, em ordem decrescente de probabilidade, são úlcera duodenal, úlcera gástrica, gastrite erosiva e varizes esofágicas. A gastrite erosiva pode ser causada por estresse, álcool, ácido acetilsalicílico, anti-inflamatórios não esteroides e corticosteroides. Causas menos comuns de sangramento gastrintestinal superior incluem angiodisplasia, esofagite erosiva, laceração de Mallory-Weiss, tumor gástrico e fístula aortoentérica.

Tanto a endoscopia intervencionista quanto a arteriografia intervencionista podem ser usadas terapeuticamente para localizar e interromper o sangramento de úlceras pépticas (gástricas ou duodenais). A cirurgia (ou, cada vez mais, a radiologia intervencionista) é geralmente indicada para hemorragia grave (> 5 unidades) e sangramento recorrente. Os bloqueadores dos receptores H_2 e os inibidores da bomba de prótons são ineficazes na interrupção da hemorragia, mas podem reduzir a probabilidade de ressangramento. A gastrite erosiva é mais bem prevenida do que tratada. Inibidores de bomba de prótons, bloqueadores dos receptores H_2, antiácidos e sucralfato são todos eficazes para profilaxia.

No entanto, o uso excessivo de inibidores de bomba de prótons está associado a um aumento da incidência de pneumonia hospitalar. Os dados mostram que os pacientes que necessitam de ventilação mecânica por mais de 48 horas ou que são coagulopatas obtêm o maior benefício da profilaxia. Outros grupos de pacientes que apresentam benefício relativo da profilaxia incluem aqueles com lesão renal aguda, sepse, insuficiência hepática, hipotensão, lesão cerebral traumática, histórico de sangramento gastrintestinal prévio, cirurgia extensa recente ou aqueles que recebem terapia com corticosteroides em doses elevadas.

Uma vez que o sangramento tenha começado, geralmente não há terapia específica além de embolização ou coagulação. A endoscopia intervencionista ou a angiografia intervencionista reduzem as transfusões de sangue, o ressangramento, o período de hospitalização e a necessidade de cirurgia de emergência. O tamponamento com balão (tubos Sengstaken-Blakemore, Minnesota ou Linton) pode ser usado como terapia adjuvante para sangramento varicoso, mas geralmente requer intubação endotraqueal concomitante para proteger as vias aéreas contra aspiração.

Sangramento gastrintestinal inferior

Causas comuns de sangramento gastrintestinal inferior incluem doença diverticular, angiodisplasia, neoplasias, doença inflamatória intestinal, colite isquêmica, colite infecciosa e doença anorretal (hemorroidas, fissura, fístula). A inspeção e a sigmoidoscopia geralmente conseguem diagnosticar as lesões mais distais. A colonoscopia em geral permite um diagnóstico definitivo (sobretudo para sítios de sangramento mais proximais) e com frequência é útil terapeuticamente. A endoscopia intervencionista ou a angiografia intervencionista são as escolhas usuais para sangramento persistente. O tratamento cirúrgico é reservado para hemorragia grave ou recorrente.

Delirium

Anteriormente, pacientes com doença crítica e *delirium* eram imobilizados mecanicamente e recebiam fármacos sedativos ou paralíticos, ou ambos. Todas essas abordagens foram associadas a consequências adversas. Restrições são desumanas, a menos que usadas apenas como último recurso para proteção do paciente. O uso prolongado de propofol levou à "síndrome da infusão de propofol", especialmente em crianças. O uso prolongado de bloqueadores neuromusculares foi associado à miopatia da doença crítica. Felizmente, fármacos aprimorados para sedação (p. ex., dexmedetomidina) são mais eficazes e têm menos consequências adversas.

Transtorno do estresse pós-traumático

Tanto pacientes sobreviventes quanto cuidadores consideram a hospitalização na unidade de cuidados intensivos estressante. Cada vez mais atenção clínica e de pesquisa está sendo dedicada a essas preocupações. O TEPT foi um problema particular para cuidadores durante a pandemia de covid-19.

Cuidados ao final da vida

Nos Estados Unidos, a morte é um assunto tabu para muitas pessoas. Muitos se preocupam com testamentos, planejamento imobiliário e obrigações fiscais; no entanto, menos de 15% da população adulta tomou decisões antecipadas sobre restrições a medidas de suporte à vida. Contudo, as pesquisas consistentemente mostram uma ampla preferência por uma morte digna, confortável e pacífica em casa e um desejo amplamente compartilhado de evitar morrer em um hospital, sobretudo em uma UTI.

O dilema sobre o que fazer é particularmente angustiante quando se trata de um paciente cirúrgico que buscou alívio dos sintomas, com melhora da funcionalidade e qualidade de vida, mas que, após sofrer complicações, agora requer medidas de suporte à vida contínuas com pouca perspectiva de alcançar os objetivos do procedimento. Alguns médicos acham difícil discutir tais situações de forma humanitária e não confrontante, e têm dificuldade em lidar com as acusações, raiva e desespero dos familiares e amigos cujas expectativas não foram atendidas. Uma boa comunicação é fundamental. A comunicação com família, amigos e todos os cuidadores deve ser oportuna, consistente (ter apenas um médico como porta-voz é vantajoso), precisa, clara para leigos, consultiva sem ser ditatorial, focada no que é melhor para o paciente e alinhada com os desejos do paciente. Uma abordagem gradual e passo a passo ao longo do tempo permite que os familiares e amigos tenham tempo para assimilar as informações, superar suas reações iniciais à má notícia e tomar a difícil decisão de retirar o suporte intensivo.

Por fim, é importante reconhecer dois princípios éticos relevantes aqui. O primeiro é o princípio da mão dupla. Todas as intervenções médicas têm benefícios potenciais, bem como ônus e riscos. Se as doses de morfina ou medicamento sedativo necessárias para aliviar a dor e a agitação resultarem em efeitos colaterais não intencionais, eles são aceitos, mesmo que o resultado seja o óbito. *Isso não é eutanásia*. O segundo princípio é que a retirada de terapias e intervenções médicas não é diferente de retê-las: ambas podem ser feitas para respeitar a autonomia do paciente. Existe um amplo consenso religioso de que medidas heroicas não são obrigatórias para manter os batimentos cardíacos no final da vida.

DISCUSSÃO DE CASO

Uma jovem obtusa

Uma mulher de 23 anos, obtusa, com respirações lentas (7 respirações/min), é admitida no hospital. A pressão arterial é de 90/60 mmHg, e a frequência cardíaca é de 90 batimentos/min. Ela foi encontrada em casa, na cama, com frascos vazios de diazepam, paracetamol com hidrocodona e fluoxetina ao seu lado.

Como é feito o diagnóstico de sobredose de medicamentos?

O diagnóstico presuntivo de sobredose de medicamentos geralmente deve ser feito com base no histórico, nas evidências circunstanciais e nas testemunhas. Sinais e sintomas podem não ser úteis. A confirmação de uma suspeita de sobredose de medicamentos ou ingestão de veneno geralmente requer exames laboratoriais tardios para o agente suspeito em fluidos corporais. Sobredoses intencionais (autointoxicação) são o mecanismo mais comum e em geral ocorrem em adultos jovens deprimidos. A ingestão de múltiplos fármacos é comum. Os benzodiazepínicos, antidepressivos, ácido acetilsalicílico, paracetamol e álcool são os agentes ingeridos com maior frequência.

Sobredoses acidentais ocorrem com frequência por usuários de drogas intravenosas e crianças. Substâncias cujo abuso é comum incluem opioides, estimulantes (cocaína e metanfetamina) e alucinógenos (cetamina e fenciclidina [PCP]). Crianças mais novas ocasionalmente ingerem acidentalmente álcalis cáusticos domésticos (p. ex., desentupidores de ralo), ácidos e hidrocarbonetos (p. ex., produtos à base de petróleo), além de medicamentos de todos os tipos não guardados de forma segura. Intoxicação por organofosforados (parationa e malationa) geralmente ocorre em adultos após exposição agrícola. Sobredoses e intoxicações ocorrem com menor frequência como tentativa de homicídio.

Quais são os passos apropriados para o manejo desta paciente?

Independentemente do tipo de droga ou veneno ingerido, os princípios do cuidado de suporte inicial são os mesmos. A permeabilidade das vias aéreas com ventilação e oxigenação adequadas deve ser obtida. A menos que haja contraindicação, a oxigenoterapia deve ser usada para manter a saturação arterial normal. Hipoventilação e reflexos de via aérea obtusos requerem intubação traqueal e ventilação mecânica. Muitos profissionais clínicos administram rotineiramente naloxona (até 2 mg), dextrose 50% (50 mL) e tiamina (100 mg) por via intravenosa a todos os pacientes obtusos ou comatosos até que seja estabelecido um diagnóstico; isso pode ajudar a descartar ou tratar sobredose de opioides, hipoglicemia e síndrome de Wernicke-Korsakoff, respectivamente. A dextrose pode ser omitida quando uma mensuração de glicose indicar que não é necessária. Nesta paciente, a intubação deve ser realizada antes da naloxona porque a depressão respiratória provavelmente ocorre tanto em função da hidrocodona quanto do diazepam.

Devem ser obtidas amostras de sangue, urina e fluido gástrico e enviadas para triagem toxicológica. O sangue também é enviado para exames hematológicos e químicos de rotina (incluindo a função hepática). A urina geralmente é obtida após o cateterismo da bexiga, e o fluido gástrico pode ser aspirado de um tubo nasogástrico; este último deve ser colocado após a intubação para evitar aspiração pulmonar. Como alternativa, o material de vômito pode ser testado quanto à presença de drogas em pessoas conscientes.

Hipotensão geralmente deve ser tratada com fluidos intravenosos, a menos que o paciente esteja claramente com edema pulmonar; um inotrópico ou vasopressor pode ser necessário em alguns casos. A atividade convulsiva pode ser causada por hipóxia ou ação farmacológica de um medicamento (antidepressivos tricíclicos) ou veneno. A atividade convulsiva é improvável nesta paciente porque ela ingeriu diazepam, um potente anticonvulsivante.

Flumazenil deve ser administrado?

Flumazenil geralmente não deve ser administrado a pacientes que sofrem sobredose de benzodiazepínicos e antidepressivos ou que têm histórico de convulsões. A reversão da ação anticonvulsivante do benzodiazepínico pode precipitar atividade convulsiva nesses casos. Além disso, assim como acontece com a naloxona e os opioides, a meia-vida do flumazenil é mais curta do que a dos benzodiazepínicos. Portanto, muitas vezes é preferível ventilar o paciente até que o efeito do benzodiazepínico se dissipe, o paciente recupere a consciência e a depressão respiratória seja controlada.

Algum outro antídoto deve ser administrado?

Como a paciente também ingeriu uma quantidade desconhecida de paracetamol, a administração de N-acetilcisteína (NAC) deve ser considerada. A toxicidade do paracetamol ocorre em razão da depleção de glutationa hepática, resultando no acúmulo de intermediários metabólicos tóxicos. A toxicidade hepática é geralmente associada à ingestão de mais de 140 mg/kg de paracetamol. A NAC previne danos hepáticos agindo como doadora de sulfidrila e restaurando os níveis de glutationa hepática. Se houver suspeita de que a paciente tenha ingerido uma dose tóxica de paracetamol, uma dose inicial de NAC (140 mg/kg por via oral ou por sonda nasogástrica) deve ser administrada mesmo antes da obtenção dos níveis plasmáticos de paracetamol; doses adicionais são dadas de acordo com o nível plasmático mensurado. Se a paciente não puder tolerar a administração oral ou gástrica de NAC, se a paciente estiver grávida ou se o risco de hepatotoxicidade for alto, a NAC deve ser administrada por via intravenosa.

Quais medidas podem limitar a toxicidade dos medicamentos?

A toxicidade pode ser reduzida pela diminuição da absorção do medicamento ou pela melhora da eliminação. A absorção gastrintestinal de uma substância ingerida pode ser reduzida esvaziando o conteúdo estomacal e administrando carvão ativado. Ambos os métodos podem ser eficazes até 12 horas após a ingestão. Se a paciente estiver intubada, o estômago é lavado cuidadosamente para evitar aspiração pulmonar. O vômito pode ser induzido em pacientes conscientes com xarope de ipeca 30 mL (15 mL em crianças). A lavagem gástrica e o vômito induzido geralmente são contraindicados para pacientes que ingerem substâncias cáusticas ou hidrocarbonetos devido ao alto risco de aspiração e piora da lesão mucosa.

O carvão ativado, 1 a 2 g/kg, é administrado por via oral ou por sonda nasogástrica com um diluente. O carvão ativado liga irreversivelmente a maioria das drogas e venenos no intestino, permitindo que sejam eliminados nas fezes. Na verdade, o carvão ativado pode criar um gradiente de difusão negativo entre o intestino e a circulação, permitindo que a droga, o medicamento ou o veneno seja efetivamente removido do corpo.

A alcalinização do soro com bicarbonato de sódio para sobredose de antidepressivos tricíclicos é benéfica porque, ao aumentar o pH, a ligação às proteínas é melhorada; se ocorrerem convulsões, a alcalinização previne a cardiotoxicidade induzida pela acidose.

Que outros métodos podem aumentar a eliminação dos medicamentos?

O método mais fácil de aumentar a eliminação do medicamento é a diurese forçada. Infelizmente, esse método tem uso limitado para fármacos que são altamente ligados a proteínas ou têm grandes volumes de distribuição. O manitol ou a furosemida com solução salina podem ser usados. A administração concomitante de álcali (bicarbonato de sódio) melhora a eliminação de medicamentos fracamente ácidos, como salicilatos e barbitúricos; a alcalinização da urina aprisiona a forma ionizada desses medicamentos nos túbulos renais e melhora a eliminação urinária. A hemodiálise geralmente é reservada para pacientes com toxicidade grave que continuam a piorar apesar da terapia de suporte agressiva.

SITES

Acute Kidney Injury Network. http://www.akinet.org/
American Association of Poison Control Centers. http://www.aapcc.org/
American Heart Association. http://cpr.heart.org/AHAECC/CPRAndECC/ResuscitationScience/Guidelines/UCM_473201_Guidelines.jsp
Quick Sepsis-Related Organ Function Assessment. http://www.qsofa.org/
SOFA calculator. http://clincalc.com/IcuMortality/SOFA.aspx
Surviving Sepsis campaign. http://www.survivingsepsis.org/

LEITURAS SUGERIDAS

Andrews LJ, Benken ST. COVID-19: ICU delirium management during SARS-CoV-2 pandemic-pharmacological considerations. *Crit Care.* 2020;24:375.

Aslakson RA, Curtis JR, Nelson JE. The changing role of palliative care in the ICU. *Crit Care Med.* 2014;42:2418.

Botti C, Lusetti F, Peroni S, et al. The role of tracheotomy and timing of weaning and decannulation in patients affected by severe COVID-19. *Ear Nose Throat J.* 2021;100(2_suppl):116S.

Dellinger RP, Levy MM, Rhodes A, et al; Surviving Sepsis Campaign Guidelines Committee including the Pediatric Subgroup. Surviving sepsis campaign: international guidelines for management of severe sepsis and septic shock: 2012. *Crit Care Med.* 2013;41:580.

Finsterer J. Neurological perspectives of neurogenic pulmonary edema. *Eur Neurol.* 2019;81:94.

Grigonis AM, Mathews KS, Benka-Coker WO, et al. Long-term acute care hospitals extend ICU capacity for COVID-19 response and recovery. *Chest.* 2021;159:1894.

Hasan Z. A review of acute respiratory distress syndrome management and treatment. *Am J Ther.* 2021;28:e189.

Kim L, Garg S, O'Halloran A, Whitaker M, et al. Risk factors for intensive care unit admission and in-hospital mortality among hospitalized adults identified through the US Coronavirus disease 2019 (COVID-19)-associated hospitalization surveillance network (COVID-NET). *Clin Infect Dis.* 2021;72:e206.

Leisman DE, Deutschman CS, Legrand M. Facing COVID-19 in the ICU: vascular dysfunction, thrombosis, and dysregulated inflammation. *Intensive Care Med.* 2020;46:1105.

Levey AS, James MT. Acute kidney injury. *Ann Intern Med.* 2017;167:ITC66.

Liu R, Wang J, Zhao G, Su Z. Negative pressure pulmonary edema after general anesthesia. *Medicine* (Baltimore). 2019;98:e15389.

Menk M, Estenssoro E, Sahetyat SK, et al. Current and evolving standards of care for patients with ARDS. *Intensive Care Med.* 2020;46:2157.

Michalsen A, Sadovnikoff N. *Compelling Ethical Challenges in Critical Care and Emergency Medicine.* Springer; 2020.

Musick S, Alberico A. Neurologic assessment of the neurocritical care patient. *Front Neurol.* 2021;12:588989.

Oropello JM, Pastores SM, Kvetan V. *Critical Care.* McGraw-Hill/Lange; 2017.

Seymour CW, Liu VX, Iwashyna TJ, et al. Assessment of clinical criteria for sepsis: for the Third International Consensus Definitions for Sepsis and Septic Shock (Sepsis-3). *JAMA*. 2016;315:762. Erratum in: *JAMA*. 2016;315:2237.

Sharif S, Owen JJ, Upadhye S. The end of early goal-directed therapy? *Am J Emerg Med*. 2016;34:292.

Singer M, Deutschman CS, Seymour CW, et al. The Third International Consensus definitions for sepsis and septic shock (Sepsis-3). *JAMA*. 2016;315:801.

Vijayan A. Tackling AKI: prevention, timing of dialysis and follow-up. *Nat Rev Nephrol*. 2021;17:87.

Vincent J-L, Abraham E, Kochanek P, et al, eds. *Textbook of Critical Care*. 7th ed. Elsevier Saunders; 2017.

Terapia inalatória e ventilação mecânica na sala de recuperação pós-anestésica e na UTI

CAPÍTULO 58

CONCEITOS-CHAVE

1. A hiperoxemia e a hipoxemia são fatores de risco para a retinopatia da prematuridade (RDP), mas não são suas causas primárias. O risco de RDP em neonatos aumenta com baixo peso ao nascer e a complexidade das comorbidades (p. ex., sepse).

2. A desvantagem da ventilação controlada por pressão (VCP) convencional é que o volume corrente (V_T) não é garantido (embora existam modos nos quais a pressão consistente fornecida pela VCP possa ser combinada com um fornecimento de volume predefinido).

3. A VCP é semelhante à ventilação com suporte de pressão no controle do pico de pressão da via aérea, mas é diferente porque uma frequência e tempo inspiratórios mandatórios são selecionados. Assim como no suporte de pressão, o fluxo de gás cessa quando o nível de pressão é atingido; no entanto, o ventilador não cicla para a expiração até que o tempo de inspiração predefinido tenha decorrido.

4. Tanto a intubação nasotraqueal quanto a orotraqueal parecem ser relativamente seguras por pelo menos 2 a 3 semanas.

5. Quando deixados no local por mais de 2 a 3 semanas, tanto os tubos orotraqueais quanto os nasotraqueais predispõem os pacientes à estenose subglótica. Se períodos mais longos de ventilação mecânica forem necessários, o tubo endotraqueal deve geralmente ser substituído por um tubo de traqueostomia com balonete.

6. Em comparação com um V_T de 12 mL/kg, um V_T de 6 mL/kg e pressão de platô (P_{plt}) inferior a 30 cmH$_2$O foram associados a uma redução na mortalidade em pacientes com síndrome da angústia respiratória aguda (SARA).

7. O principal efeito da pressão expiratória final positiva (PEEP, do inglês *positive end-expiratory pressure*) e da pressão positiva contínua nas vias aéreas (CPAP, do inglês *continuous positive airway pressure*) nos pulmões é aumentar a capacidade residual funcional (CRF). Em pacientes com diminuição do volume pulmonar, níveis apropriados de PEEP ou CPAP aumentarão a CRF e a ventilação corrente acima da capacidade de fechamento. Isso melhorará a complacência pulmonar e corrigirá as anormalidades de ventilação/perfusão.

8. Uma maior incidência de barotrauma pulmonar é observada com PEEP ou CPAP excessivo em níveis superiores a 20 cmH$_2$O.

9. Manobras que produzem insuflação pulmonar máxima sustentada, como o uso de um espirômetro de incentivo, podem ser úteis para induzir tosse, bem como prevenir atelectasia e preservar o volume pulmonar normal.

Cuidados respiratórios incluem tanto a administração de terapia pulmonar quanto a realização de exames diagnósticos. O escopo de prática dos terapeutas respiratórios engloba terapia com gases medicinais, administração de medicamentos em aerossol, manejo de vias aéreas, ventilação mecânica, terapia de pressão positiva nas vias aéreas, monitorização em cuidados intensivos, reabilitação cardiopulmonar e aplicação de várias técnicas coletivamente denominadas *fisioterapia torácica*. Esta última inclui a administração de aerossóis, limpeza de secreções pulmonares, reexpansão do pulmão atelectásico e preservação da função pulmonar normal no pós-operatório ou durante doenças. Os serviços diagnósticos podem incluir exames de função pulmonar, gasometria arterial e avaliação dos distúrbios respiratórios do sono. Esses procedimentos e serviços são bem descritos nas diretrizes de prática clínica desenvolvidas pela American Association of Respiratory Care.

TERAPIA COM GASES MEDICINAIS

Gases medicinais terapêuticos incluem oxigênio em pressão ambiente ou hiperbárica, misturas de hélio e oxigênio (heliox) e óxido nítrico. O oxigênio está disponível em cilindros de alta pressão, por meio de sistemas de tubulação, concentradores de oxigênio e em forma líquida. O heliox, devido à sua densidade relativamente baixa, é ocasionalmente utilizado para reduzir o esforço respiratório elevado causado pela obstrução parcial das vias aéreas superiores. O óxido nítrico é administrado como um vasodilatador pulmonar seletivo e direto.

O objetivo principal da oxigenoterapia é prevenir ou corrigir a hipoxemia ou a hipóxia tecidual. A **Tabela 58-1** identifica as categorias clássicas de hipóxia. Fazer um paciente inalar uma concentração elevada de oxigênio isoladamente pode não corrigir a hipoxemia ou a hipóxia.

A CPAP ou a PEEP podem ser necessárias para recrutar alvéolos colapsados. Pacientes com hipercapnia profunda podem precisar de assistência ventilatória. Concentrações elevadas de oxigênio (possivelmente em pressões hiperbáricas) podem ser indicadas para condições que exigem a remoção de gases aprisionados (p. ex., nitrogênio) de cavidades corporais ou vasos. A inalação de curto prazo de concentrações elevadas de oxigênio é relativamente livre de complicações.

O oxigênio suplementar é indicado para adultos, crianças e lactentes (maiores de 1 mês) quando a PaO_2 é inferior a 60 mmHg (8 kPa) ou a SaO_2 ou SpO_2 é inferior a 90% ao respirar ar ambiente. Em neonatos, a terapia é recomendada se a PaO_2 for inferior a 50 mmHg (6,7 kPa) ou a SaO_2 for inferior a 88% (ou se a PO_2 capilar for inferior a 40 mmHg [5,3 kPa]).

A terapia pode ser indicada para pacientes quando se suspeita de hipoxemia ou hipóxia com base no histórico médico e no exame físico. O oxigênio suplementar é administrado durante o período perioperatório porque a anestesia geral normalmente causa uma diminuição na PaO_2 devido ao aumento do desequilíbrio pulmonar de ventilação/perfusão e à diminuição da CRF. O oxigênio suplementar deve ser administrado antes de procedimentos como aspiração traqueal ou broncoscopia, que geralmente causam dessaturação arterial. Há evidências de que a oxigenoterapia suplementar é eficaz em prolongar a sobrevida de pacientes com doença pulmonar obstrutiva crônica (DPOC) quando sua PaO_2 em repouso é inferior a 60 mmHg ao nível do mar. A oxigenoterapia suplementar também parece ter um leve efeito benéfico na pressão arterial pulmonar média e nos índices subjetivos de dispneia dos pacientes.

EQUIPAMENTOS DE OXIGENOTERAPIA AMBIENTE

Classificação de equipamentos de oxigenoterapia

O oxigênio administrado isoladamente ou em um gás pode ser misturado com ar como suplemento parcial para o volume corrente dos pacientes ou servir como a única fonte do volume inspirado. Os dispositivos ou sistemas usados para isso são classificados com base em suas taxas máximas de fluxo e em um intervalo de frações de oxigênio inspirado (FiO_2). Outros aspectos considerados na seleção da técnica de administração de oxigênio incluem a adesão do paciente, a presença e o tipo de via aérea artificial e a necessidade de um sistema de umidificação ou de administração de aerossol.

A. Equipamentos de baixo fluxo ou desempenho variável

O oxigênio (geralmente 100%) é administrado em um fluxo fixo que é apenas uma parte do gás inspirado. Esses dispositivos (p. ex., cânulas nasais) são geralmente destinados a pacientes com padrões respiratórios estáveis. À medida que as demandas ventilatórias mudam, quantidades variáveis de ar ambiente diluem o fluxo de oxigênio.

TABELA 58-1 Classificação da hipóxia[1]

Hipóxia	Categoria fisiopatológica	Exemplo clínico
Hipóxia hipóxica	↓ P_{Barom} ou ↓ FiO_2 (< 0,21) Hiperventilação alveolar Defeito de difusão pulmonar Incompatibilidade pulmonar de $\dot{V}/\dot{Q}$ Shunt D → E	Altitude, erro no equipamento de O_2. Sobredose de medicamentos, exacerbação da DPOC. Enfisema, fibrose pulmonar. Asma, embolia pulmonar. Atelectasia, cardiopatia congênita cianótica.
Hipóxia circulatória	Débito cardíaco reduzido Disfunção microvascular	Insuficiência cardíaca grave, desidratação. Sepse, SIRS.
Hipóxia anêmica	Conteúdo reduzido de hemoglobina Função reduzida da hemoglobina	Anemias. Carboxi-hemoglobinemia, metemoglobinemia.
Hipóxia de demanda Hipóxia histotóxica	↑ Consumo de O_2 Incapacidade das células de utilizar O_2	Febre, convulsões. Toxicidade por cianeto, ↑TNF, sepse tardia.

[1]DPOC, doença pulmonar obstrutiva crônica; FiO_2, fração inspirada de oxigênio; O_2, oxigênio; P_{Barom}, pressão barométrica; D → E, direita para esquerda; SIRS, síndrome da resposta inflamatória sistêmica; TNF, fator de necrose tumoral; $\dot{V}/\dot{Q}$, ventilação/perfusão.

Os sistemas de baixo fluxo são adequados para pacientes com:

- Ventilação-minuto inferior ou equivalente a 8 a 10 L/min.
- Frequências respiratórias superiores ou equivalentes a 20 respirações/min.
- Volumes correntes (V_T) inferiores ou equivalentes a 0,8 L.
- Fluxo inspiratório normal (10-30 L/min).

B. Equipamentos de alto fluxo ou desempenho fixo

O gás inspirado em uma FiO_2 predefinida é administrado continuamente em um fluxo alto ou por meio de um reservatório de gás pré-misturado suficientemente grande. Idealmente, a FiO_2 administrada não é afetada por variações no nível ventilatório ou no padrão respiratório. Os sistemas de alto fluxo são indicados para pacientes que requerem:

- FiO_2 consistente.
- Fluxos inspiratórios de gás maiores (> 40 L/min).

1. Equipamentos de desempenho variável

Cânulas nasais

A cânula nasal (ou óculos nasal) está disponível como um tubo plástico flexível de ponta única com uma alça elástica sobre a orelha ou como fluxo duplo (para ambas as narinas) com ajuste de alça sob o queixo. Tamanhos adequados para adultos, crianças e lactentes estão disponíveis. As cânulas são conectadas a fluxômetros com tubos de pequeno diâmetro. Os tubos devem ser ajustados para evitar feridas de pressão nas orelhas, bochechas e no nariz. Os pacientes que recebem oxigenoterapia de longo prazo geralmente usam cânula nasal. O aparelho costuma ser bem tolerado, permitindo fala, alimentação e ingestão de líquidos sem impedimentos. As cânulas podem ser combinadas com armações por conveniência ou para melhorar a aparência. Como o oxigênio flui continuamente, cerca de 80% do gás são desperdiçados durante a expiração.

A FiO_2 efetivamente administrada a adultos com cânulas nasais é determinada por fluxo de oxigênio, volume nasofaríngeo e fluxo inspiratório do paciente (este último depende tanto do V_T quanto do tempo inspiratório) (Tabela 58-2). O oxigênio da cânula pode preencher a nasofaringe após a expiração; contudo, com a inspiração, o oxigênio e o ar arrastado são aspirados para dentro da traqueia. O percentual de oxigênio inspirado no ar inspirado aumenta em aproximadamente 2% (acima de 21%) por litro de fluxo de oxigênio com a respiração silenciosa em adultos; portanto, pode-se esperar que as cânulas

TABELA 58-2 Dispositivos e sistemas de administração de oxigênio

Dispositivo/sistema	Taxa de fluxo de oxigênio (L/min)	Intervalo de FiO_2[1]
Cânula nasal	1	0,21 a 0,24
	2	0,23 a 0,28
	3	0,27 a 0,34
	4	0,31 a 0,38
	5 a 6	0,32 a 0,44
Máscara simples	5 a 6	0,30 a 0,45
	7 a 8	0,40 a 0,60
Máscara com reservatório	5	0,35 a 0,50
Máscara de reinalação parcial com bolsa	7	0,35 a 0,75
	15	0,65 a 1,00
Máscara sem reinalação com bolsa	7 a 15	0,40 a 1,00
Máscara de Venturi e nebulizador de jato	4 a 6 (fluxo total = 15)	0,24
	4 a 6 (fluxo total = 45)	0,28
	8 a 10 (fluxo total = 45)	0,35
	8 a 10 (fluxo total = 33)	0,40
	8 a 12 (fluxo total = 33)	0,50

[1]FiO_2, fração inspirada de oxigênio.

forneçam concentrações de oxigênio inspirado de até 30% com a respiração normal e fluxos de oxigênio de 4 L/min. Níveis de 40% ou mais podem ser obtidos com fluxos de oxigênio de 10 L/min ou mais; no entanto, fluxos superiores a 5 L/min são mal tolerados devido ao desconforto da pressão do gás na cavidade nasal e à secura e às crostas da mucosa nasal.

Dados coletados de "indivíduos que respiram normalmente" podem não ser precisos para pacientes com taquipneia aguda. Aumentar o V_T e reduzir o tempo inspiratório diluirá o pequeno fluxo de oxigênio. Proporções diferentes de respiração somente pela boca em relação à respiração somente pelo nariz e fluxo inspiratório variado podem alterar a FiO_2 em até 40%. Na prática clínica, o fluxo deve ser titulado de acordo com os sinais vitais e a oximetria de pulso ou medidas de gasometria arterial. Alguns pacientes com DPOC tendem a hipoventilar mesmo com fluxos de oxigênio modestos, mas apresentam hipoxemia em ar ambiente. Eles podem responder bem a fluxos de cânula inferiores a 2 L/min.

Cânulas especiais permitem que os lactentes mamem sem interromper o oxigênio suplementar, e essas cânulas têm menos probabilidade de traumatizar o rosto e o nariz do que as máscaras de oxigênio. Devido à redução da ventilação-minuto dos lactentes, o fluxo pela cânula deve ser proporcionalmente reduzido. Isso geralmente requer um fluxômetro de compensação de pressão preciso na administração de fluxos de oxigênio no intervalo inferior a 3 L/min. A amostragem de oxigênio hipofaríngeo de lactentes que respiram com cânulas demonstrou uma média de FiO_2 de 0,35, 0,45, 0,6 e 0,68 com fluxos de 0,25, 0,5, 0,75 e 1,0 L/min, respectivamente.

Máscara nasal

A máscara nasal é um híbrido da cânula nasal e da máscara facial. A borda inferior das abas da máscara repousa sobre o lábio superior, envolvendo o nariz externo. As máscaras nasais fornecem oxigênio suplementar equivalente ao da cânula nasal em condições de baixo fluxo em pacientes adultos. Muitos pacientes acham a máscara nasal mais confortável do que a cânula nasal. A máscara nasal não produz feridas ao redor das narinas externas e não aplica oxigênio seco na cavidade nasal. Ela deve ser considerada se melhorar o conforto e a adesão do paciente.

Máscara de oxigênio "simples"

A máscara de oxigênio "simples" é um dispositivo descartável de plástico leve que cobre tanto o nariz quanto a boca. Ela não tem bolsa de reservatório. As máscaras são fixadas no rosto do paciente pelo ajuste de uma faixa elástica para a cabeça. A vedação raramente é completa: em geral há fuga "interna". Portanto, os pacientes recebem uma mistura de oxigênio e ar ambiente secundariamente arrastado, dependendo do tamanho do escape, do fluxo de oxigênio e do padrão respiratório.

O corpo da máscara atua como um reservatório para oxigênio e dióxido de carbono (CO_2) expirado. Um fluxo mínimo de oxigênio de aproximadamente 5 L/min é aplicado à máscara para limitar a reinalação e o consequente aumento do esforço respiratório. Usar qualquer tipo de máscara por longos períodos é desconfortável. A fala é abafada, e beber e comer se tornam tarefas difíceis.

É difícil prever a FiO_2 fornecida em taxas de fluxo de oxigênio específicas. Durante a respiração normal, é razoável esperar uma FiO_2 de 0,3 a 0,6 com fluxos de 5 a 10 L/min, respectivamente. Os níveis de oxigênio podem ser aumentados com menor volume corrente ou taxas de respiração mais lentas. Com fluxos mais altos e condições ideais, a FiO_2 pode se aproximar de 0,7 ou 0,8.

Máscaras sem reservatórios de oxigênio podem ser mais adequadas para pacientes que necessitam de concentrações de oxigênio não facilmente alcançáveis usando cânulas, mas que requerem oxigenoterapia por períodos curtos. Exemplos incluem transporte médico ou terapia na unidade de cuidados pós-anestésicos ou na sala de emergência. Não é o dispositivo de escolha para pacientes que estão profundamente hipoxêmicos, taquipneicos ou são incapazes de proteger suas vias aéreas da aspiração.

Máscaras com reservatórios de gás

Incorporar um reservatório de gás expande a aplicabilidade da máscara simples. Dois tipos de máscaras com reservatório são normalmente usados: a máscara de reinalação parcial e a máscara sem reinalação. Ambas são descartáveis, leves, de plástico transparente e com um reservatório sob o queixo. A diferença entre as duas está relacionada ao uso de válvulas na máscara e entre a máscara e a bolsa reservatório. Os reservatórios de máscara geralmente contêm menos de 600 mL de volume de gás. O termo "reinalação parcial" é usado porque "parte" do V_T expirado do paciente reabastece a bolsa. Como o gás expirado é, em grande parte, proveniente da "ventilação do espaço morto", a reinalação significativa de CO_2 geralmente não ocorre.

A máscara não reinalatória usa o mesmo sistema básico que a de reinalação parcial, mas incorpora válvulas do tipo *flap* entre a bolsa e a máscara e em pelo menos uma das portas de expiração da máscara. A fuga interna é comum, e o ar ambiente entrará durante os fluxos inspiratórios intensos, mesmo quando a bolsa contiver gás. A falta de vedação facial completa e o reservatório relativamente pequeno limitam a concentração de oxigênio fornecido. O fator-chave na aplicação bem-sucedida da máscara é usar um fluxo de oxigênio suficientemente alto para que a bolsa reservatório esteja pelo menos parcialmente cheia durante a inspiração. Os fluxos mínimos típicos de oxigênio são de 10 a 15 L/min. Máscaras de reinalação parcial bem ajustadas fornecem um intervalo de FiO_2 de 0,35 a 0,60 com fluxos de oxigênio de até 10 L/min. Com fluxos de entrada de 15 L/min ou mais e condições respiratórias ideais, a FiO_2 pode chegar a 1,0. Qualquer estilo de máscara é indicado para pacientes com hipoxemia significativa e ventilação-minuto espontânea relativamente normal.

2. Equipamentos de desempenho fixo (alto fluxo)

Pacientes profundamente dispneicos com respiração ofegante podem ser atendidos por um sistema de oxigênio de desempenho fixo e alto fluxo.

Bolsa de anestesia ou sistemas de bolsa-máscara-válvula

As bolsas autoinfláveis consistem em um balão de cerca de 1,5 L, geralmente com um reservatório de entrada de oxigênio. As bolsas de anestesia são reservatórios não autoinfláveis de 1, 2 ou 3 L com uma entrada de gás. As máscaras são projetadas para fornecer uma vedação confortável e sem fugas para ventilação manual. Os sistemas de válvula inspiratória/expiratória podem variar. O fluxo para o reservatório deve ser mantido alto para que as bolsas não desinflem substancialmente. Ao usar uma bolsa de anestesia, com frequência pode ser necessário que o profissional ajuste o fluxo de oxigênio e a válvula de escape para responder às mudanças nos padrões ou demandas respiratórias, especialmente quando é difícil manter uma vedação completa entre a máscara e o rosto.

Os sistemas mais comuns para bolsas de reanimação autoinfláveis descartáveis e permanentes utilizam um fluxo unidirecional de gás. Embora esses dispositivos ofereçam o potencial de uma FiO_2 constante superior a 0,9, as válvulas de entrada não se abrem para pacientes que respiram espontaneamente. A abertura das válvulas requer a pressão negativa pelo recuo da bolsa após a compressão. Se essa situação não for reconhecida, os profissionais clínicos podem se equivocar ao pensarem que o paciente está recebendo uma concentração maior de oxigênio do que realmente é o caso.

Existem limites para a capacidade de cada sistema de manter suas características de desempenho fixo. A FiO_2 fornecida pode chegar a 1,0 tanto com bolsas de anestesia quanto com bolsas autoinfláveis. Os pacientes que respiram espontaneamente só podem respirar o conteúdo do sistema se a vedação da máscara estiver apertada e o reservatório estiver adequadamente mantido.

A incapacidade de manter um suprimento adequado de oxigênio no reservatório e no fluxo de entrada representa uma preocupação. A válvula com mola das bolsas de anestesia deve ser ajustada para evitar a distensão excessiva da bolsa. As bolsas autoinfláveis parecem iguais, independentemente de o fluxo de oxigênio para a unidade ser adequado ou não, e elas vão injetar ar ambiente na bolsa, diminuindo assim a FiO_2 fornecida.

Máscaras de Venturi

A administração de gás com máscaras de Venturi (de arrastamento de ar) é diferente daquela com um reservatório de oxigênio. O objetivo é criar um sistema aberto com fluxo elevado ao redor do nariz e da boca, com uma FiO_2 fixa. O oxigênio é direcionado por tubos de pequeno diâmetro para um jato de mistura; a concentração final de oxigênio depende da razão de ar aspirado pelas portas de entrada. Os fabricantes desenvolveram seleções de entrada de ar fixas e ajustáveis em um intervalo de FiO_2. A maioria fornece instruções para o profissional ajustar um fluxo mínimo de oxigênio. A **Tabela 58-3** identifica o fluxo total em vários fluxos de entrada e FiO_2.

Apesar do conceito de alto fluxo, a FiO_2 real pode variar até 6% do valor previsto. As máscaras de arrastamento de ar são uma escolha lógica para pacientes que necessitam de FiO_2 superior àquela fornecida por dispositivos como cânulas nasais. Pacientes com DPOC que tendem a hipoventilar com uma FiO_2 moderada são candidatos ao uso da máscara de Venturi. Os profissionais clínicos que

TABELA 58-3 Fluxo de entrada da máscara de arraste de ar vs. fluxo total em diferentes FiO_2.[1]

FiO_2	Fluxo de oxigênio de entrada (mínimo)	Fluxo total (L/min)
0,24	4	97
0,28	6	68
0,3	6	54
0,35	8	45
0,4	12	50
0,5	12	33
0,7	12	19
0,8	12	16
1,0	12	12

[1]FiO_2, fração inspirada de oxigênio.

fornecem oxigenoterapia com máscaras de Venturi devem estar cientes dos problemas mencionados anteriormente. A FiO_2 pode aumentar se as portas de arrastamento de ar forem obstruídas pelas mãos do paciente, por lençóis ou por condensação de água. Os profissionais devem incentivar o paciente e os cuidadores a manterem a máscara no rosto continuamente: a interrupção da administração de oxigênio pode ser potencialmente fatal em pacientes instáveis com hipoxemia. A análise precisa da FiO_2 fornecida durante a respiração com máscaras de arrastamento de ar é difícil. A oximetria de pulso (ou gasometria arterial) e a frequência respiratória do paciente devem orientar os profissionais quanto à adequação do fluxo da máscara às necessidades do paciente.

Nebulizadores de arrastamento de ar

Nebulizadores de grande volume, alta produção ou "polivalentes" são usados em cuidados respiratórios há muitos anos para fornecer terapia por nebulização com algum controle da FiO_2. Essas unidades são normalmente usadas em pacientes após extubação por suas propriedades produtoras de aerossol. Assim como as máscaras de arrastamento de ar, os nebulizadores usam um jato pneumático e um orifício ajustável para variar o ar arrastado para diferentes níveis de FiO_2. Muitos desses dispositivos toleram, no máximo, 15 L/min quando a pressão de origem é de 50 psi. Isso significa que, na configuração de 100% (sem arrastamento de ar), o fluxo de saída é apenas de 15 L/min. Somente pacientes que respiram lentamente com pequenos volumes correntes receberão oxigênio a 100%. Esse problema foi resolvido por nebulizadores de alto fluxo e alta FiO_2. Para aplicações mais comuns que usam uma FiO_2 de 0,3 a 0,5, o ar ambiente é misturado, reduzindo a FiO_2 e aumentando o fluxo total de saída para 40 a 50 L/min.

O conhecimento da relação ar/oxigênio e da taxa de entrada de fluxo de oxigênio permite o cálculo do fluxo total de saída. Os sistemas de nebulização podem ser aplicados ao paciente com muitos dispositivos diferentes, incluindo cúpula/colar de traqueostomia, tenda facial e adaptador em T. Esses dispositivos podem todos ser conectados ao nebulizador por meio de tubulação de grande calibre. Esse sistema aberto permite a ventilação livre dos gases inspiratórios e expiratórios ao redor do rosto do paciente ou por meio de uma porta distal de um adaptador em T. Infelizmente, a ausência de qualquer válvula permite que os pacientes arrastem o ar ambiente secundariamente. É prática comum usar uma bolsa de reserva antes do tubo em T e/ou um tubo de reserva na extremidade distal do tubo em T para fornecer um volume maior de gás do que aquele proveniente do nebulizador. Uma preocupação típica daqueles que aplicam terapia de aerossol com concentração de oxigênio controlada é se o sistema fornecerá um fluxo adequado. Os profissionais clínicos devem observar o vapor como um rastreador para determinar a adequação do fluxo. Quando um tubo em T é usado e o vapor visível (saindo da porta distal) desaparece durante a inspiração, o fluxo está inadequado.

Um problema clínico comum ocorre quando excesso de água se acumula na tubulação, obstruindo completamente o fluxo de gás ou aumentando a resistência ao fluxo. Outras complicações incluem broncoespasmo ou laringoespasmo como consequência da irritação das vias aéreas por gotículas de água estéreis (condensado do aerossol). Nesses casos, um sistema de umidificação aquecido (não aerossol) deve ser usado.

Sistemas de ar e oxigênio de alto fluxo

Fluxômetros duplos de ar e oxigênio e misturadores de ar e oxigênio são normalmente usados para administração de oxigênio, bem como sistemas CPAP independentes e sistemas ventilatórios "complementares". Esses sistemas diferem dos nebulizadores de arrastamento de ar, pois seus fluxos totais de saída não diminuem em FiO_2 superiores a 0,4. Com esses sistemas de alto fluxo, o fluxo total para o paciente e a FiO_2 podem ser ajustados independentemente para atender às necessidades do paciente. Isso pode ser feito usando uma bolsa reservatória grande ou fluxos constantes no intervalo de 50 a mais de 100 L/min. Os profissionais podem usar uma variedade de dispositivos com esses sistemas, incluindo máscaras de aerossol, tendas faciais ou máscaras bem ajustadas sem reinalação com misturadores de ar e oxigênio. Os sistemas de máscara de vedação facial também podem ser construídos com uma bolsa reservatória e uma válvula de segurança para permitir a respiração se o misturador falhar. Os altos fluxos de gás requerem o uso de umidificadores aquecidos do tipo comumente usado em ventiladores mecânicos. A umidificação oferece uma vantagem para pacientes com vias aéreas reativas.

Devido aos altos fluxos, esses sistemas são usados para aplicar CPAP ou pressão positiva de dois níveis nas vias aéreas (BiPAP, do inglês *bilevel positive airway pressure*) para pacientes em respiração espontânea.

Campânulas de oxigênio

Muitos lactentes e recém-nascidos não toleram aparelhos faciais. As campânulas de oxigênio cobrem apenas a cabeça, permitindo o acesso à parte inferior do corpo da criança, além de viabilizarem o uso de uma incubadora padrão ou fonte de calor radiante. A campânula é ideal para oxigenoterapia de curto prazo para recém-nascidos e lactentes inativos. No entanto, para bebês móveis que requerem terapia de longo prazo, a cânula nasal, a máscara facial ou o compartimento de leito total permitem maior mobilidade.

Normalmente, o oxigênio e o ar são pré-misturados por um misturador de ar e oxigênio e passados por um umidificador aquecido. Nebulizadores devem ser evitados. A maioria dos nebulizadores pneumáticos tipo jato cria níveis de ruído (> 65 dB) que podem causar perda auditiva em recém-nascidos. As campânulas são concebidas em diferentes tamanhos. Algumas são simples caixas de acrílico; outras têm sistemas elaborados para vedar a abertura do pescoço. Não há tentativa de selar completamente o sistema porque é necessário um fluxo constante de gás para remover o CO_2 (fluxo mínimo > 7 L/min). Os fluxos de entrada da campânula de 10 a 15 L/min são adequados para a maioria dos pacientes.

Terapia com hélio e oxigênio

As misturas de hélio e oxigênio (heliox) são fornecidas em várias combinações padrão. A mistura mais popular é 79% de hélio e 21% de oxigênio, que tem uma densidade que é 40% a do oxigênio puro. As misturas de hélio e oxigênio estão disponíveis em cilindros de gás comprimido de grande porte.

Na prática anestésica, as pressões necessárias para ventilar pacientes com tubos endotraqueais de pequeno diâmetro podem ser substancialmente reduzidas quando a mistura 79%/21% é usada. O heliox pode fornecer aos pacientes com lesões que obstruem as vias aéreas superiores (p. ex., edema subglótico, corpos estranhos, tumores traqueais) alívio do sofrimento agudo na ausência de um tratamento mais definitivo. O benefício é menos convincente no tratamento da obstrução das vias aéreas inferiores por DPOC ou asma aguda. As misturas de hélio também podem ser usadas como gás propulsor para nebulizadores de pequeno volume na terapia broncodilatadora para asma. No entanto, com heliox, o fluxo do nebulizador precisa ser aumentado para 11 L/min em detrimento dos habituais 6 a 8 L/min com oxigênio. O esforço respiratório dos pacientes pode ser reduzido com heliox em comparação a uma mistura convencional de gás oxigênio/nitrogênio.

Oxigênio hiperbárico

A oxigenoterapia hiperbárica usa uma câmara pressurizada para expor o paciente a tensões de oxigênio que excedem a pressão barométrica ambiente (ao nível do mar, a pressão ambiente é de 760 mmHg). Com uma câmara hiperbárica individual, o oxigênio a 100% é geralmente usado para pressurizar a câmara. Câmaras maiores permitem o tratamento simultâneo de vários pacientes e a presença de pessoal médico na câmara com os pacientes. As câmaras múltiplas usam ar para pressurizar a câmara, enquanto os pacientes recebem oxigênio a 100% por máscara, campânula ou tubo endotraqueal. As indicações comuns para o oxigênio hiperbárico, nas quais os benefícios do desfecho foram comprovados, incluem doença de descompressão (o "mal dos mergulhadores"), certas formas de embolia gasosa, gangrena gasosa, infecções bacterianas anaeróbicas, intoxicação por monóxido de carbono e tratamento de determinadas feridas crônicas.

3. Riscos da oxigenoterapia

A terapia com oxigênio (O_2) pode causar toxicidade respiratória e não respiratória. Fatores importantes incluem a suscetibilidade do paciente, a FiO_2 e a duração da terapia.

Hipoventilação

Essa complicação é frequentemente observada em pacientes com DPOC com retenção crônica de CO_2 ou em pacientes que recebem opioides. Os pacientes que retêm CO_2 persistentemente apresentam um *drive* respiratório que se torna, pelo menos em parte, dependente da manutenção de hipoxemia relativa. A elevação da tensão arterial de O_2 para o "normal" pode, portanto, desencadear hipoventilação grave nesses pacientes. A terapia com O_2 pode ser indiretamente perigosa para pacientes monitorizados com oximetria de pulso enquanto recebem opioides para dor. A hipoventilação induzida por opioides pode não causar dessaturação arterial de O_2, apesar das taxas respiratórias acentuadamente reduzidas. Assim, o O_2 suplementar torna a oximetria de pulso um monitor inadequado para a depressão respiratória induzida por opioides.

Atelectasia por absorção

Altas concentrações de O_2 podem causar atelectasia pulmonar em áreas de baixa relação $\dot{V}/\dot{Q}$. À medida que o nitrogênio é "lavado" dos pulmões, a tensão de gás reduzida no sangue capilar pulmonar resulta em aumento da captação de gás alveolar e atelectasia por absorção. Se a área permanecer perfundida, mas não ventilada, o *shunt* intrapulmonar resultante com aumento da "mistura venosa" pode levar ao alargamento progressivo do gradiente alveoloarterial (A-a).

Toxicidade pulmonar

A exposição prolongada a altas concentrações de O_2 pode comprometer os pulmões. A toxicidade depende tanto da pressão parcial de O_2 no gás inspirado quanto da duração da exposição. A tensão de O_2 alveolar, em vez de a arterial, é mais importante no desenvolvimento da toxicidade por O_2. Embora O_2 a 100% por até 10 a 20 horas seja geralmente considerado seguro, concentrações superiores a 50 a 60% são indesejáveis por períodos mais longos, uma vez que podem levar à toxicidade pulmonar.

A toxicidade por O_2 é atribuída à geração intracelular de metabólitos de O_2 altamente reativos (radicais livres), como o superóxido e os íons hidroxila ativados, o O_2 singleto e o peróxido de hidrogênio. Uma alta concentração de O_2 aumenta a probabilidade de geração de espécies tóxicas. Esses metabólitos são citotóxicos porque reagem prontamente com DNA, proteínas e lipídeos. Duas enzimas celulares, superóxido dismutase e catalase, protegem contra a toxicidade convertendo o superóxido primeiro em peróxido de hidrogênio e depois em água. Antioxidantes e eliminadores de radicais livres podem promover proteção adicional; no entanto, não há evidência clínica adequada de que esses agentes previnam a toxicidade pulmonar. A toxicidade do O_2 pode se manifestar inicialmente como traqueobronquite em alguns pacientes. A toxicidade pulmonar por O_2 em recém-nascidos se manifesta como displasia broncopulmonar. Em cobaias, a lesão pulmonar mediada por O_2 produz uma condição indistinguível da SARA.

Retinopatia da prematuridade

A RDP, anteriormente denominada *fibroplasia retrolental*, é uma doença retiniana neovascular que se desenvolve na grande maioria dos sobreviventes prematuros nascidos com menos de 28 semanas de gestação. A RDP pode incluir proliferação vascular desorganizada e fibrose e pode causar descolamento de retina e cegueira. A RDP se resolve em aproximadamente 80% desses casos sem perda visual por descolamentos ou cicatrizes retinianas. A RDP era muito comum nas décadas de 1940 e 1950, quando O_2 em alto fluxo não monitorado (> 0,5 FiO_2) era administrado com frequência a recém-nascidos prematuros.

❶ No entanto, atualmente sabe-se que a hiperoxemia *e* a hipoxemia são fatores de risco para RDP, mas não as suas causas primárias. O risco de RDP em neonatos aumenta com baixo peso ao nascer e a complexidade das comorbidades (p. ex., sepse). Ao contrário da toxicidade pulmonar, a RDP se correlaciona melhor com a tensão de O_2 arterial do que com a alveolar. As concentrações arteriais recomendadas para recém-nascidos prematuros que recebem O_2 são de 50 a 80 mmHg (6,6-10,6 kPa). Se um lactente precisar de saturação arterial de O_2 de 96 a 99%

por razões cardiopulmonares, o receio de causar ou piorar a RDP não é motivo para não administrar o O_2.

Toxicidade por O_2 hiperbárico

As tensões elevadas de O_2 inspirado associadas à terapia com O_2 hiperbárico aceleram significativamente a toxicidade por O_2. O risco e o grau esperado de toxicidade estão diretamente relacionados às pressões usadas, bem como à duração da exposição. A exposição prolongada a pressões parciais de O_2 superiores a 0,5 atm pode causar toxicidade pulmonar por O_2. Isso pode se manifestar inicialmente com queimação retroesternal, tosse e aperto no peito. Haverá um comprometimento progressivo da função pulmonar com a exposição contínua. Pacientes expostos a O_2 em 2 atm ou mais também estão em risco de toxicidade do sistema nervoso central, que pode se manifestar como alterações comportamentais, náusea, vertigem, contrações musculares ou convulsões.

Risco de incêndio

O O_2 promove altamente a combustão. O potencial de misturas gasosas enriquecidas com O_2 não contidas para promover incêndios e explosões é discutido no Capítulo 2.

VENTILAÇÃO MECÂNICA

Pacientes em estado crítico muitas vezes requerem ventilação mecânica para substituir ou complementar a ventilação espontânea normal. Em alguns casos, o problema é principalmente de eliminação comprometida de CO_2 (insuficiência ventilatória). Em outros casos, a ventilação mecânica pode ser usada como um adjuvante (geralmente à terapia de pressão positiva, conforme discutido a seguir) no tratamento da hipoxemia. A decisão de iniciar a ventilação mecânica é feita com base em critérios clínicos, mas certos parâmetros foram sugeridos como diretrizes (Tabela 58-4).

Das duas técnicas disponíveis, ventilação com pressão positiva e ventilação com pressão negativa (pulmão de aço), a primeira tem aplicações muito mais amplas e é quase universalmente utilizada. Embora a ventilação com pressão negativa não exija intubação traqueal, ela não pode controlar aumentos substanciais na resistência das vias aéreas ou diminuições na complacência pulmonar e limita o acesso ao paciente.

Durante a ventilação com pressão positiva, a insuflação pulmonar é alcançada aplicando periodicamente pressão positiva às vias aéreas superiores por meio de uma máscara justa (ventilação mecânica não invasiva) ou por um tubo traqueal ou traqueostomia. Aumentos na resistência das vias aéreas e diminuição da complacência pulmonar podem ser controlados por manipulação do fluxo e da pressão inspiratória do gás. As principais

TABELA 58-4 Indicadores da necessidade de ventilação mecânica

Critério	Medição
Medição direta	
Tensão arterial de oxigênio	< 50 mmHg em ar ambiente
Tensão arterial de CO_2	> 50 mmHg na ausência de alcalose metabólica
Índices derivados	
Relação PaO_2/FiO_2	< 300 mmHg
Gradiente $PA\text{-}aO_2$	> 350 mmHg
VD/V_T	> 0,6
Índices clínicos	
Frequência respiratória	> 35 respirações/min
Índices mecânicos	
Volume corrente	< 5 mL/kg
Capacidade vital	< 15 mL/kg
Força inspiratória máxima	> −25 cmH_2O (p. ex., −15 cmH_2O)

CO_2, dióxido de carbono; FiO_2, fração inspirada de oxigênio; PaO_2, pressão parcial de oxigênio no sangue arterial; VD/V_T, relação entre espaço morto e volume corrente.

desvantagens da ventilação com pressão positiva são as alterações nas relações ventilação/perfusão, os potenciais efeitos adversos na circulação e o risco de barotrauma e volutrauma pulmonares. A ventilação com pressão positiva aumenta o espaço morto fisiológico porque o fluxo de gás é direcionado preferencialmente para as áreas mais complacentes e não dependentes dos pulmões, enquanto o fluxo sanguíneo (influenciado pela gravidade) favorece as áreas dependentes. Reduções no débito cardíaco ocorrem principalmente em razão do retorno sanguíneo comprometido ao coração devido ao aumento da pressão intratorácica. O barotrauma está intimamente relacionado às altas pressões de insuflação de pico repetitivas e à doença pulmonar subjacente, enquanto o volutrauma está relacionado ao colapso e à reexpansão repetitivos dos alvéolos.

1. Ventiladores de pressão positiva

Ventiladores de pressão positiva criam periodicamente um gradiente de pressão entre o circuito do aparelho e os alvéolos, resultando em fluxo de gás inspiratório. A expiração ocorre passivamente. Os ventiladores e seus mecanismos de controle podem ser pneumáticos (por uma fonte de gás pressurizado), elétricos ou por ambos os mecanismos. O fluxo de gás é derivado diretamente da fonte de gás pressurizado ou produzido pela ação de um pistão rotativo ou linear. Esse fluxo de gás é então direcionado para o paciente (sistema de circuito único) ou, como ocorre comumente em ventiladores de salas cirúrgicas, comprime um reservatório ou fole que faz parte do circuito do paciente (sistema de circuito duplo).

Todos os ventiladores têm quatro fases: inspiração; mudança de inspiração para expiração (ciclagem); expiração; e mudança de expiração para inspiração (disparo) (ver Capítulo 4). Essas fases são definidas por V_T, taxa ventilatória, tempo inspiratório, fluxo de gás inspiratório e tempo expiratório.

Classificação dos ventiladores

Os ventiladores modernos são complicados e desafiam uma classificação simples. A incorporação de microprocessadores nos ventiladores complicou ainda mais essa tarefa. A complexidade da nomenclatura dos ventiladores combinada com um esquema de nomeação proprietário para funcionalidades de ventiladores similares tem respaldado pedidos por uma taxonomia uniforme para os modos de ventilação. Chatburn oferece uma dessas nomenclaturas, e os pontos principais de seu esquema são usados para enquadrar a discussão seguinte sobre modos de ventilação.

Variáveis de fase

O período de respiração pode ser dividido em quatro fases: (1) mudança da expiração para a inspiração (disparo), (2) inspiração (alvo), (3) mudança da inspiração para a expiração (ciclo) e (4) expiração. A variável de disparo inicia a inspiração quando atinge um valor predefinido (pressão, volume, fluxo ou tempo). Quando o tempo é o disparo, as respirações são iniciadas em uma frequência definida, independentemente do esforço do paciente (**Figura 58-1**). Como alternativa, disparos de pressão, fluxo ou volume iniciam uma respiração quando o ventilador detecta uma mudança na pressão, no fluxo ou no volume, respectivamente, causada pelo esforço do paciente.

A variável alvo (pressão, volume ou fluxo) deve atingir um nível especificado antes que a inspiração termine. Isso costumava ser chamado de "limite"; no entanto, as nomenclaturas mudaram. A variável alvo não define o fim da inspiração, mas apenas o limite superior para cada respiração. Quando a variável de ciclo é atingida, a inspiração termina. As opções incluem pressão, volume, fluxo ou tempo.

Ventiladores ciclados à pressão entram na fase expiratória quando a pressão nas vias aéreas atinge um limite predefinido. O V_T e o tempo inspiratório variam, estando relacionados à resistência das vias aéreas e à complacência pulmonar e do circuito. Uma fuga significativa no circuito do paciente pode impedir a elevação necessária da pressão do circuito e o ciclo do aparelho. Por outro lado, um aumento agudo da resistência das vias aéreas ou uma

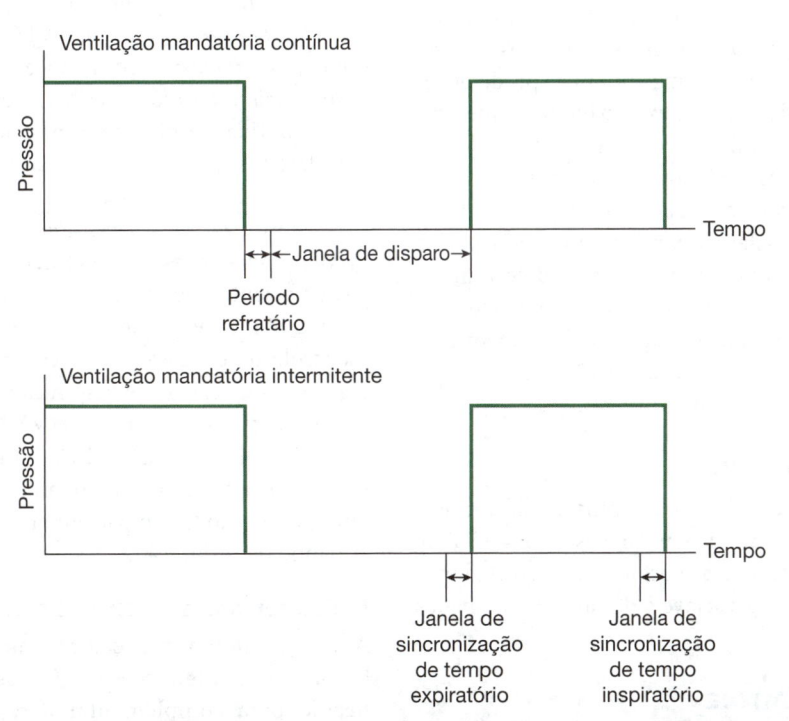

FIGURA 58-1 Janelas de disparo e sincronização. Se um sinal do paciente ocorrer dentro da janela de disparo, a inspiração é disparada pelo paciente. Se um sinal do paciente ocorrer dentro da janela de sincronização, a inspiração é iniciada pelo ventilador (ou ciclada se no final da inspiração) e sincronizada pelo paciente. Observe que, em geral, uma janela de disparo é usada com ventilação mandatória contínua, e uma janela de sincronização é usada com ventilação mandatória intermitente. (Reproduzida com permissão de Chatburn RL, Khatib M, Mireles-Cabodevila E. *A taxonomy for mechanical ventilation: 10 fundamental maxims*. Resp Care. Novembro de 2014;59(11):1747-1763.)

diminuição da complacência pulmonar ou da complacência do circuito (p. ex., um tubo dobrado) causa ciclagem prematura e diminui o V_T fornecido. Os ventiladores ciclados à pressão têm sido usados com mais frequência para indicações de curto prazo (p. ex., transporte).

Os ventiladores ciclados a volume encerram a inspiração quando um volume pré-selecionado é fornecido. Muitos ventiladores para adultos têm ciclo de volume, mas também têm limites secundários de pressão inspiratória para protegerem contra o barotrauma pulmonar. Se a pressão inspiratória exceder o limite de pressão, a máquina cicla para a expiração, mesmo que o V_T selecionado não tenha sido fornecido.

Ventiladores ciclados a volume que funcionam adequadamente não fornecem o V_T definido ao paciente. Uma porcentagem do V_T definido é sempre perdida devido à expansão do circuito respiratório durante a inspiração. A complacência do circuito geralmente é de cerca de 3 a 5 mL/cmH$_2$O; assim, se uma pressão de 30 cmH$_2$O for gerada durante a inspiração, de 90 a 150 mL do V_T definido serão perdidos para o circuito. A perda de V_T devido à expansão do circuito respiratório é inversamente relacionada à complacência pulmonar. Para a medição precisa do V_T exalado, o espirômetro deve ser colocado no tubo traqueal em vez de na válvula expiratória do ventilador.

Ventiladores ciclados a fluxo possuem sensores de pressão e fluxo que permitem que o ventilador monitore o fluxo inspiratório a uma pressão inspiratória fixa pré-selecionada; quando esse fluxo atinge um nível predeterminado (em geral 25% da taxa de fluxo inspiratório mecânico de pico inicial), o ventilador cicla da inspiração para a expiração (ver as seções posteriores sobre ventilação com suporte de pressão e controlada por pressão).

Os ventiladores ciclados por tempo passam para a fase expiratória assim que um intervalo predeterminado decorre desde o início da inspiração. O V_T é o produto do tempo inspiratório definido e da taxa de fluxo inspiratório. Os ventiladores ciclados por tempo são normalmente usados em neonatos e em salas cirúrgicas.

Modos de ventilação

Um modo de ventilação é uma combinação de variável de controle, sequência de respiração e esquema de alvo. Além disso, para entender a mecânica do ventilador, é necessário considerar as variáveis de fase mencionadas anteriormente.

Variáveis de controle

A variável de controle é a variável independente no modo de ventilação (Figura 58-2). As escolhas são pressão, volume e fluxo. Na VCP, a pressão é uma variável independente, e a forma de onda de pressão é especificada (p. ex., forma de onda retangular). Na ventilação controlada por volume (VCV), uma forma de onda de volume é definida. Em terminologia comum, a ventilação controlada por fluxo não é usada normalmente porque o fluxo é derivado do volume. Quando se controla diretamente o volume, o fluxo é controlado indiretamente.

Esquema de alvo

O esquema de alvo é um projeto de controle de *feedback* para fornecer um padrão específico. Um tipo de esquema de alvo chamado de *esquema de alvo de ponto de ajuste* é o mais básico. Define-se um valor, e o ventilador procura entregá-lo. Para VCV, os pontos de ajuste seriam V_T e fluxo. Para VCP, normalmente seriam pressão inspiratória e tempo inspiratório.

Sequência de respiração

A sequência de respiração é o padrão de respirações mandatórias ou espontâneas em um modo de ventilador, ou ambas (Figura 58-3). Em uma respiração espontânea, o paciente determina tanto o tempo quanto o tamanho da respiração. Portanto, é disparada e ciclada pelo paciente. Uma *respiração mandatória* é qualquer respiração que não é espontânea. Uma *respiração assistida* é uma respiração na qual o ventilador faz parte do trabalho para uma respiração iniciada pelo paciente.

Existem três sequências de respiração possíveis. *Ventilação espontânea contínua* (VEC) é uma sequência na qual todas as respirações são espontâneas. *Ventilação mandatória intermitente* (VMI) é uma sequência na qual são permitidas respirações espontâneas entre respirações mandatórias. Se uma respiração mandatória é disparada pelo paciente, trata-se de uma respiração mandatória "sincronizada". Na *ventilação mandatória contínua* (VMC), todas as respirações (incluindo aquelas por esforço do paciente) são mandatórias.

Combinando os dois tipos de variáveis de controle (controle de pressão [CP] e controle de volume [CV]) com três sequências de respiração, temos cinco padrões de respiração: CV-VMC, CV-VMI, CP-VMC, CP-VMI e CP-VEC. O sexto, CV-VEC, significaria que o paciente especificaria o tempo e o tamanho da respiração; no entanto, no modo CV, o paciente não poderia especificar o tamanho da respiração.

A. Sequências de respiração de VMI

A VMI permite ventilação espontânea. Um número selecionado de respirações mecânicas (com V_T fixo) é fornecido para complementar a respiração espontânea. Com taxas mandatórias aumentadas (10-12 respirações/min), a VMI fornece essencialmente toda a ventilação do paciente; com taxas reduzidas (1-2 respirações/min), ela fornece ventilação mecânica mínima e permite que

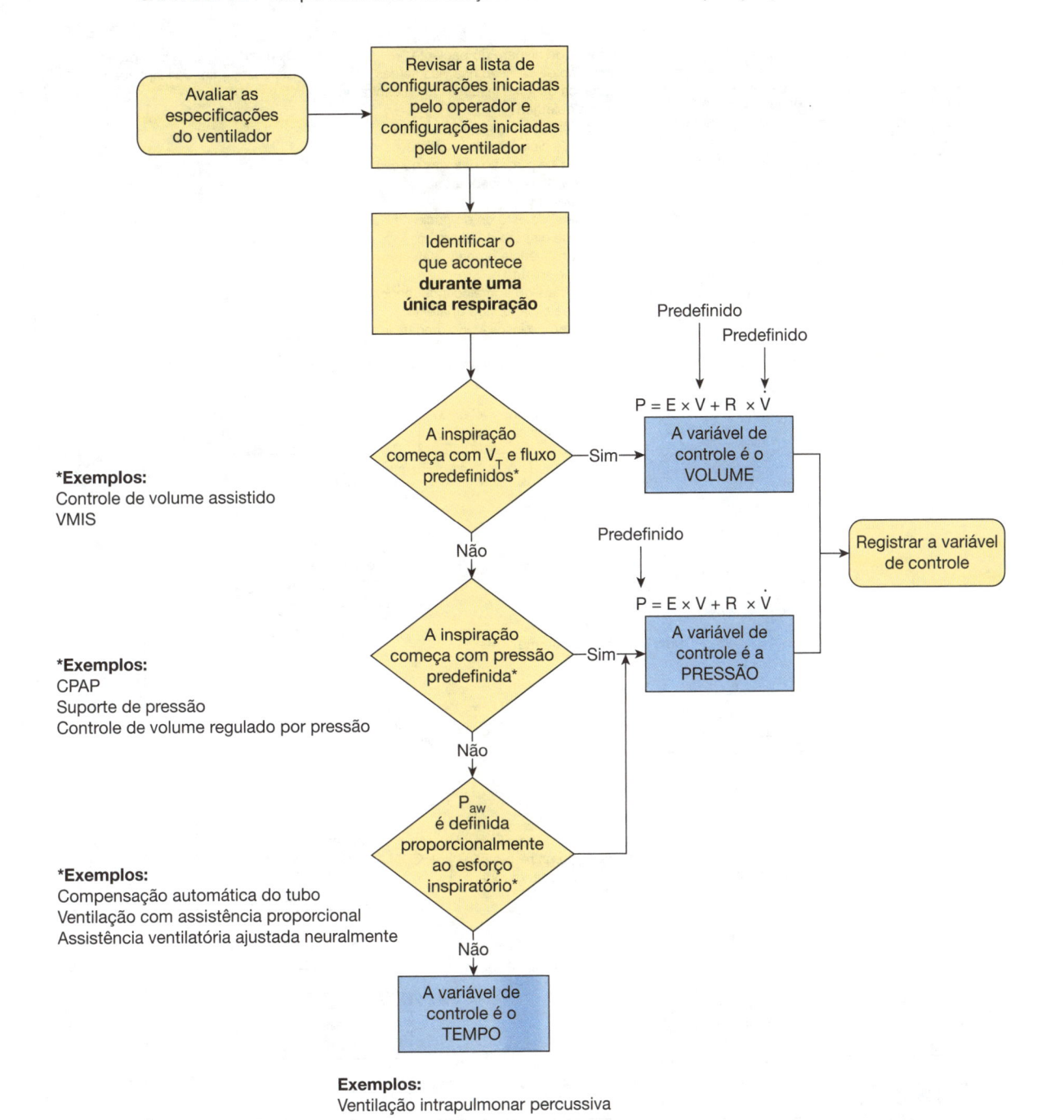

FIGURA 58-2 Rubrica para determinar a variável de controle de um modo. CPAP, pressão positiva contínua nas vias aéreas; E, elastância; P, pressão; P_{aw}, pressão nas vias aéreas; R, resistência; VMIS, ventilação mandatória intermitente sincronizada; V, volume; $\dot{V}$, fluxo inspiratório; V_T, volume corrente. (Reproduzida com permissão de Mandu Press. Cleveland, Ohio.)

o paciente respire quase de modo independente. A frequência e o V_T das respirações espontâneas são determinados pelo impulso ventilatório e pela força muscular do paciente. A taxa de VMI pode ser ajustada para manter a ventilação-minuto desejada. A VMI tem sido amplamente adotada como técnica de desmame.

A *ventilação mandatória intermitente sincronizada (VMIS)* sincroniza a respiração mecânica, sempre que possível, com o início de um esforço espontâneo. A sincronização adequada impede a sobreposição (empilhamento) de uma respiração mecânica no meio de uma respiração espontânea, o que poderia resultar em um V_T consideravelmente grande. Assim como a VMC e *ventilação assistocontrolada (AC)* (discutidas a seguir), as configurações que limitam a pressão inspiratória evitam o barotrauma pulmonar. A grande vantagem da VMIS sobre

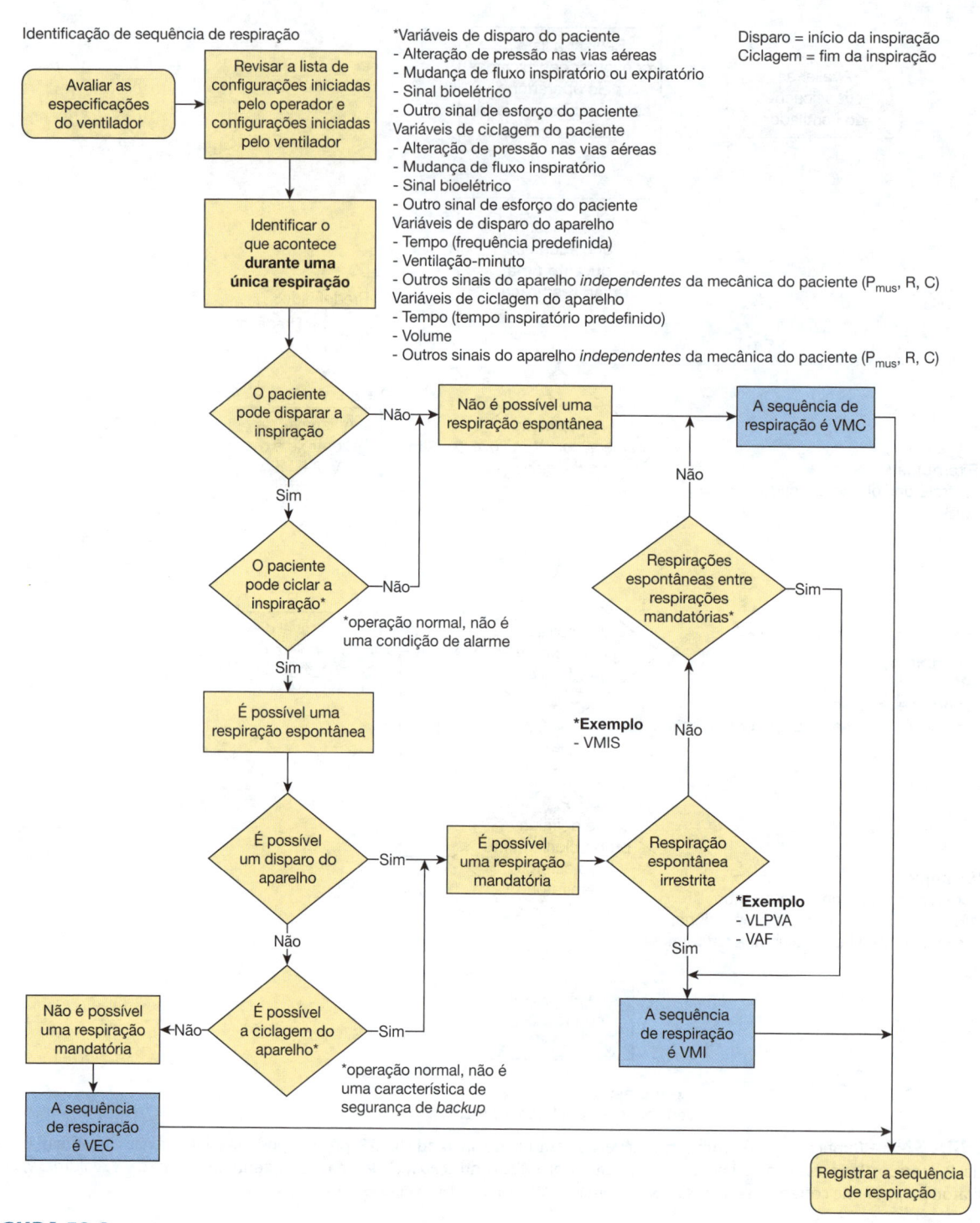

FIGURA 58-3 Rubrica para determinar a sequência de respiração de um modo. VLPVA, ventilação com liberação de pressão nas vias aéreas; C, complacência; VMC, ventilação mandatória contínua; VEC, ventilação espontânea contínua; VAF, ventilação de alta frequência; VMI, ventilação mandatória intermitente; P_{mus}, pressão muscular ventilatória; R, resistência. (Reproduzida com permissão de Mandu Press. Cleveland, Ohio.)

a VMI é que ela proporciona maior conforto ao paciente. Quando a VMI ou a VMIS são usadas para o desmame, as respirações do aparelho fornecem uma reserva se o paciente ficar fadigado. No entanto, se for definida uma taxa muito baixa (4 respirações/min), a reserva pode ser insuficiente, especialmente para pacientes debilitados que não conseguem lidar com o esforço respiratório adicionado durante as respirações espontâneas.

Circuitos de VMI fornecem um fluxo contínuo de gás para a ventilação espontânea entre as respirações mecânicas. Ventiladores modernos incorporam a VMIS em seu *design*; no entanto, modelos mais antigos exigem modificação com um circuito paralelo, um sistema de fluxo contínuo ou uma válvula de fluxo de demanda. Independentemente do sistema, uma função adequada de válvulas unidirecionais e um fluxo de gás suficiente são necessários para evitar um aumento do esforço respiratório do paciente, sobretudo quando a PEEP também é usada.

Até o momento, a discussão acerca da VMI pressupôs que se trata de um formato limitado por volume; no entanto, a VMI também pode ser fornecida em um formato limitado por pressão, se desejado (como descrito na próxima seção).

B. Sequências de respiração controlada por pressão (CP-VMC, CP-VMI e CP-VEC)

Sequências de respiração CP podem ser usadas nos modos AC e VMI. No modo AC, todas as respirações (iniciadas pelo aparelho ou pelo paciente) são cicladas por tempo e limitadas por pressão. Na VMI, as respirações iniciadas pelo aparelho são cicladas por tempo e limitadas por pressão. O paciente pode respirar espontaneamente entre a taxa definida, e o V_T das respirações espontâneas é determinado pelo paciente. A vantagem da VCP é que, ao limitar a pressão inspiratória, os riscos de barotrauma e volutrauma podem ser reduzidos. Além disso, estendendo o tempo inspiratório, melhores mistura e recrutamento de alvéolos colapsados ou inundados podem ser alcançados quando usados com níveis adequados de PEEP.

2 A desvantagem da VCP convencional é que o volume corrente (V_T) não é garantido (embora existam modos nos quais a pressão consistentemente fornecida pela VCP possa ser combinada com um fornecimento de volume predefinido). Alterações na complacência ou resistência afetarão o V_T fornecido. Trata-se de uma grande preocupação em relação a pacientes com lesão pulmonar aguda, porque se a complacência diminuir e o limite de pressão não for aumentado, o V_T adequado pode não ser atingido. A VCP tem sido utilizada em pacientes com lesão pulmonar aguda ou SARA, muitas vezes com um tempo inspiratório prolongado ou *ventilação com razão inspiração/expiração (I:E) inversa* (VRI) (ver discussão posterior) em uma tentativa de recrutar alvéolos colapsados e inundados. A desvantagem do uso de VRI com VCP é que os pacientes precisarão de sedação profunda, possivelmente com paralisia, para tolerar esse modo ventilatório.

Com VCP, a pressão e o tempo inspiratório são pré-estabelecidos, enquanto o fluxo e o volume são variáveis e dependentes da resistência e da complacência do paciente. Por outro lado, com a ventilação por volume, o tempo inspiratório também é predefinido; no entanto, o fluxo e o V_T também são predefinidos, e com o aumento da resistência ou da redução da complacência, a pressão inspiratória pode ser elevada consideravelmente.

3 A VCP é semelhante à ventilação com suporte de pressão (VSP) no controle do pico de pressão da via aérea, mas é diferente porque uma frequência e tempo inspiratório mandatórios são selecionados. Assim como no suporte de pressão, o fluxo de gás cessa quando o nível de pressão é atingido; no entanto, o ventilador não cicla para a expiração até que o tempo de inspiração predefinido tenha decorrido.

Exemplos de modos

A. Ventilação mandatória contínua (exemplo de padrão respiratório CV-VMC)

Neste modo, o ventilador cicla da expiração para a inspiração após um intervalo de tempo fixo. O intervalo determina a taxa ventilatória. As configurações típicas desse modo fornecem um V_T fixo e uma taxa fixa (e, portanto, ventilação-minuto) independentemente do esforço do paciente, porque *ele não pode respirar de forma espontânea*. Configurações para limitar a pressão inspiratória protegem contra barotrauma pulmonar, e, de fato, a VMC pode ser fornecida de forma limitada por pressão (em vez de volume). A ventilação controlada é mais bem reservada para pacientes capazes de pouco ou nenhum esforço ventilatório. Pacientes acordados com esforço ventilatório ativo exigem sedação, possivelmente com paralisia muscular, para receberem a VMC com segurança.

B. Ventilação assistocontrolada (exemplo de padrão respiratório CV-VMC, ou pode ser ajustada como CP-VMC)

A incorporação de um sensor de pressão no circuito respiratório dos ventiladores AC permite que o esforço inspiratório do paciente seja usado para disparar a inspiração. Um controle de sensibilidade permite a seleção do esforço inspiratório necessário. *O ventilador pode ser ajustado para uma taxa ventilatória fixa; no entanto, cada esforço inspiratório de magnitude suficiente do paciente desencadeará o V_T estabelecido*. Se os esforços inspiratórios espontâneos não forem detectados, o aparelho funcionará como se estivesse no modo controlado. Na maioria das vezes, a ventilação AC é usada em um formato limitado por volume, mas também pode ser fornecida de forma limitada por pressão (conforme discutido posteriormente).

C. Ventilação com suporte de pressão (exemplo de padrão respiratório CP-VEC)

A VSP foi projetada para aumentar o V_T de pacientes que respiram espontaneamente e superar qualquer resistência inspiratória elevada do tubo traqueal, circuito respiratório (tubulação, conectores e umidificador) e ventilador (circuito pneumático e válvulas). Aparelhos controlados por microprocessador possuem esse modo, que fornece fluxo de gás suficiente com cada esforço inspiratório para manter uma pressão positiva predeterminada durante toda a inspiração. Quando o fluxo inspiratório diminui para um nível predeterminado, o circuito de *feedback* (servo) do ventilador cicla o aparelho para a fase expiratória, e a pressão nas vias aéreas retorna à linha basal (**Figura 58-4**). O único ajuste neste modo é a pressão inspiratória. O paciente determina a frequência respiratória, e o V_T varia de acordo com o fluxo de gás inspiratório, a mecânica pulmonar e o próprio esforço inspiratório do paciente. Níveis baixos de VSP (5-10 cmH_2O) geralmente são suficientes para superar qualquer resistência adicionada imposta pelo aparato respiratório. Níveis mais altos (10-40 cmH_2O) podem funcionar como modo ventilatório autônomo se o paciente tiver uma ventilação espontânea suficiente e mecânica pulmonar estável. As principais vantagens da VSP são suas capacidades de aumentar o V_T espontâneo, diminuir o esforço respiratório e melhorar o conforto do paciente. No entanto, se o paciente se fadiga ou a mecânica pulmonar muda, o V_T pode ser inadequado, e não há taxa de *backup* se a frequência respiratória intrínseca do paciente diminuir (p. ex., após administração de opioides).

Observe que é possível adicionar "suporte de pressão" às sequências respiratórias da VMI (**Figura 58-5**). As respirações mandatórias do aparelho da VMI fornecem *backup*, e um baixo nível de suporte de pressão é usado para compensar o aumento do esforço respiratório resultante do tubo endotraqueal, do circuito respiratório e do aparelho durante as respirações espontâneas.

D. Modos de ventilação com razão I:E inversa, incluindo a ventilação com liberação de pressão de via aérea (geralmente exemplos do padrão respiratório CP-VMI)

A VRI inverte a razão normal de tempo de I:E de 1:3 ou mais para uma razão de mais de 1:1 (p. ex., 1,5:1). Isso pode ocorrer ao adicionar uma pausa inspiratória, diminuir o fluxo inspiratório máximo durante a ventilação controlada por volume (VCV) ou ajustar o tempo inspiratório para que a inspiração seja mais longa do que a expiração durante a VCP (CP-VRI). A PEEP intrínseca pode ser produzida durante a VRI e é causada por aprisionamento de ar ou esvaziamento incompleto do pulmão até a pressão basal antes da iniciação da próxima respiração. Esse aprisionamento de ar aumenta a CRF até que um novo equilíbrio seja alcançado. Esse modo não permite a respiração espontânea e requer sedação profunda ou bloqueio neuromuscular. VRI com PEEP é eficaz para melhorar a oxigenação em pacientes com CRF reduzida.

E. Ventilação com liberação de pressão de via aérea

A ventilação com liberação de pressão de via aérea (VLPVA), ou ventilação em dois níveis, é um modo no qual uma PEEP relativamente alta é usada, apesar de permitir que o paciente respire de forma espontânea. Intermitentemente, o nível de PEEP diminui para ajudar a aumentar a eliminação de CO_2 (**Figura 58-6**). Os tempos inspiratórios e expiratórios, os níveis de PEEP alto e baixo e a atividade respiratória espontânea determinam a ventilação-minuto. As configurações iniciais incluem uma PEEP mínima de 10 a 12 cmH_2O e um nível de liberação de 5 a 10 cmH_2O. Normalmente, 10 a 12 liberações são escolhidas como ponto de partida, junto com um tempo

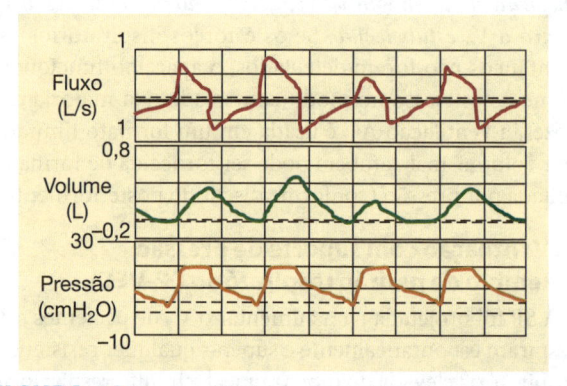

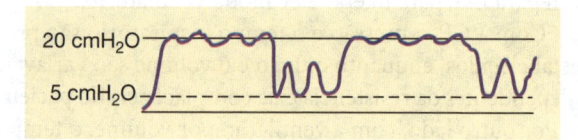

FIGURA 58-4 Ventilação com suporte de pressão. O paciente inicia uma respiração; o aparelho é ajustado para fornecer pressão de 15 cmH_2O (acima de 5 cmH_2O de CPAP). Quando o fluxo cessa, o aparelho cicla para o modo expiratório.

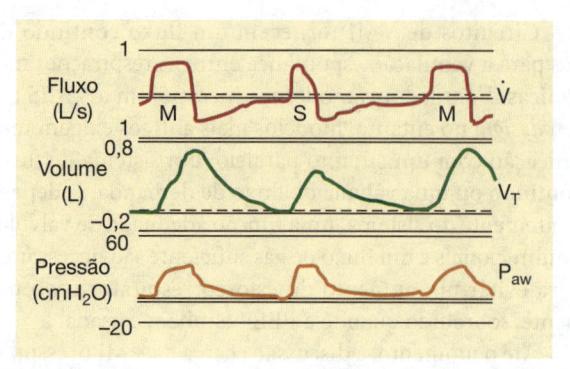

FIGURA 58-5 Ventilação mecânica intermitente com suporte de pressão. M = respiração do aparelho → V_T ajustado fornecido. S = respiração espontânea, 15 cm de suporte de pressão sobre 5 cm de pressão expiratória final positiva. O V_T depende do esforço do paciente e da mecânica pulmonar. V, fluxo; P_{aw}, pressão parcial nas vias aéreas.

FIGURA 58-6 Ventilação com liberação de pressão de via aérea.

em PEEP baixo para permitir apenas 50 a 70% do fluxo expiratório (para fornecer "autoPEEP"). As vantagens da VLPVA parecem ser menos depressão circulatória e barotrauma pulmonar, bem como menor necessidade de sedação. Essa técnica parece ser uma alternativa atraente para CP-VRI para controlar problemas com altas pressões inspiratórias de pico em pacientes com complacência pulmonar reduzida.

Mecânica básica dos ventiladores

A maioria dos ventiladores modernos assemelha-se a geradores de fluxo. Os geradores de fluxo constante fornecem um fluxo de gás inspiratório constante independentemente da pressão do circuito da via aérea. O fluxo constante é produzido pelo uso de uma válvula solenoide (liga/desliga) com uma fonte de gás de alta pressão (5-50 psi) ou por meio de um injetor de gás (Venturi) com uma fonte de pressão mais baixa. Aparelhos com fontes de gás de alta pressão permitem que o fluxo de gás inspiratório permaneça constante, independentemente de mudanças significativas na resistência das vias aéreas ou na complacência pulmonar. O desempenho do ventilador varia com a pressão nas vias aéreas para os injetores de gás. Geradores de fluxo não constante variam consistentemente o fluxo inspiratório em cada ciclo inspiratório (como por um pistão rotativo); um padrão de onda senoidal de fluxo é típico.

Geradores de pressão constante mantêm a pressão nas vias aéreas constante durante toda a inspiração, independentemente do fluxo de gás inspiratório. O fluxo de gás cessa quando a pressão nas vias aéreas atinge a pressão inspiratória definida. Geradores de pressão operam em baixas pressões de gás (apenas acima da pressão inspiratória de pico).

Ciclagem (mudança de inspiração para expiração)

Os ventiladores ciclados por tempo passam para a fase expiratória assim que um intervalo predeterminado decorre desde o início da inspiração. O V_T é o produto do tempo inspiratório definido e da taxa de fluxo inspiratório. Os ventiladores ciclados por tempo são normalmente usados em neonatos e em salas cirúrgicas.

Os ventiladores ciclados a volume encerram a inspiração quando um volume pré-selecionado é fornecido. Muitos ventiladores para adultos têm ciclo de volume, mas também possuem limites secundários de pressão inspiratória para protegerem contra o barotrauma pulmonar. Se a pressão inspiratória exceder o limite de pressão, o aparelho cicla para a expiração, mesmo que o volume selecionado não tenha sido fornecido.

Ventiladores ciclados à pressão entram na fase expiratória quando a pressão nas vias aéreas atinge um nível predefinido. O V_T e o tempo inspiratório variam, estando relacionados à resistência das vias aéreas e à complacência pulmonar e do circuito. Uma fuga significativa no circuito do paciente pode impedir a elevação necessária da pressão do circuito e o ciclo do aparelho. Por outro lado, um aumento agudo da resistência das vias aéreas ou uma diminuição da complacência pulmonar ou da complacência do circuito (dobra) causa ciclagem prematura e diminui o V_T fornecido.

Ventiladores ciclados a fluxo têm sensores de pressão e fluxo que permitem que o ventilador monitore o fluxo inspiratório a uma pressão inspiratória fixa pré-selecionada; quando esse fluxo atinge um nível predeterminado (em geral 25% da taxa de fluxo inspiratório mecânico de pico inicial), o ventilador cicla da inspiração para a expiração (ver as seções anteriores sobre ventilação com suporte de pressão e controlada por pressão).

Ventiladores controlados por microprocessador

Esses aparelhos versáteis podem ser configurados para funcionar em qualquer um dos vários padrões de fluxo inspiratório e ciclagem. Ventiladores controlados por microprocessador são a norma atual em unidades de terapia intensiva (UTIs) e em aparelhos de anestesia mais recentes.

Ventilação de alta frequência

A ventilação de alta frequência é tão suficientemente diferente dos modos convencionais de ventilação mecânica que sua mecânica requer menção separada. Três formas de ventilação de alta frequência (VAF) estão disponíveis. A ventilação positiva de alta frequência envolve o fornecimento de um pequeno V_T "convencional" a uma taxa de 60 a 120 respirações/minuto. A ventilação de jato de alta frequência (VJAF) utiliza uma pequena cânula na via aérea ou dentro dela, por meio da qual um jato pulsado de gás de alta pressão é fornecido a uma frequência definida de 120 a 600 vezes/minuto (2-10 Hz). O jato de gás pode arrastar ar (efeito de Bernoulli), o que pode aumentar o V_T. A oscilação de alta frequência emprega um dispositivo (em geral um pistão) que cria movimento de ida e volta de gás na via aérea a taxas de 180 a 3.000 vezes/min (3-50 Hz).

Essas formas de ventilação produzem V_T no espaço morto anatômico ou abaixo dele. O mecanismo exato de troca gasosa não é claro, mas provavelmente é uma combinação de efeitos. A ventilação por jato vem sendo amplamente adotada na sala de cirurgia para procedimentos laríngeos, traqueais e brônquicos. Na UTI, a VJAF pode ser útil no manejo de alguns pacientes com fístulas broncopleurais e traqueoesofágicas quando a ventilação convencional não é eficaz. Ocasionalmente, a VJAF ou a oscilação de alta frequência é usada em pacientes com SARA para tentar melhorar a oxigenação. No entanto, o aquecimento e a umidificação inadequados dos gases inspirados durante a VAF prolongada podem ser um problema. As configurações iniciais para a VJAF são uma taxa de 120 a 240 respirações/min, um tempo inspiratório de 33% e uma pressão motriz de 15 a 30 psi. A pressão média das vias aéreas deve ser medida na traqueia pelo menos 5 cm abaixo do injetor para evitar um erro artificial de arrastamento de gás. A eliminação de CO_2 geralmente aumenta pela elevação da pressão motriz, enquanto a adequação da oxigenação está relacionada à pressão média das vias aéreas. Um efeito de PEEP intrínseca é observado durante a VJAF em pressões motrizes elevadas e tempos inspiratórios superiores a 40%.

Ventilação pulmonar diferencial

Essa técnica, também conhecida como *ventilação pulmonar independente*, pode ser usada em pacientes com doença pulmonar unilateral grave ou com fístulas broncopleurais. O uso de ventilação convencional com pressão positiva e PEEP em tais casos pode agravar o desequilíbrio ventilação/perfusão ou, em pacientes com fístula, resultar em ventilação inadequada do pulmão não afetado. Em pacientes com doença restritiva de um pulmão, a superdistensão do pulmão normal pode levar à piora da hipoxemia ou a barotrauma. Com a colocação correta de um tubo endotraqueal de duplo lúmen, a ventilação com pressão positiva pode ser aplicada em cada pulmão independentemente usando dois ventiladores. Quando dois ventiladores são usados, é comum haver a sincronização do tempo das respirações mecânicas, com um ventilador, o "primário", definindo a taxa para o ventilador "secundário".

2. Cuidados com pacientes que requerem ventilação mecânica

Intubação traqueal

A intubação traqueal é realizada com maior frequência em pacientes criticamente enfermos para manejo da insuficiência pulmonar com ventilação mecânica. Tanto a intubação nasotraqueal quanto a orotraqueal parecem ser relativamente seguras por pelo menos 2 a 3 semanas. Quando comparada à intubação orotraqueal, a intubação nasotraqueal pode ser mais confortável e segura para o paciente (menos casos de extubação acidental). No entanto, a intubação nasal tem seu próprio conjunto de eventos adversos associados, incluindo sangramento nasal, bacteriemia transitória, dissecção submucosa da nasofaringe ou orofaringe e sinusite ou otite média (por obstrução do fluxo sinusal ou dos tubos auditivos). As intubações nasais geralmente incorporam um tubo de diâmetro menor do que as intubações orotraqueais, e isso pode dificultar a remoção de secreções e limitar o médico a broncoscópios de fibra óptica menores.

A intubação muitas vezes pode ser realizada sem o uso de sedação ou paralisia muscular em pacientes agônicos ou inconscientes. No entanto, a anestesia tópica das vias aéreas e a sedação são úteis em pacientes que ainda apresentam reflexos ativos das vias aéreas. Pacientes mais vigorosos e inquietos requerem diferentes graus de sedação. Pequenas doses de agentes de relativa curta duração costumam ser usadas; os agentes populares incluem midazolam, etomidato, dexmedetomidina e propofol. Se necessário, um bloqueador neuromuscular pode ser usado para paralisia após a administração de um hipnótico.

O momento da intubação endotraqueal e do início da ventilação mecânica pode ser um período de grande instabilidade hemodinâmica. Hipertensão, hipotensão, bradicardia ou taquicardia podem ser observados como consequência de estimulação nas vias aéreas, efeitos medicamentosos, esforço do paciente e redução do retorno venoso devido à pressão positiva nas vias aéreas. Monitorização rigorosa é necessária durante e imediatamente após a intubação de pacientes em estado crítico.

Quando deixados no local por mais de 2 a 3 semanas, tanto os tubos orotraqueais quanto os nasotraqueais predispõem os pacientes à estenose subglótica. Se períodos mais longos de ventilação mecânica forem necessários, o tubo endotraqueal deve geralmente ser substituído por um tubo de traqueostomia com balonete. Se ficar evidente que um tubo endotraqueal será necessário por mais de duas semanas, uma traqueostomia pode ser realizada logo após a intubação. Embora a traqueostomia precoce não reduza a mortalidade, pode reduzir a incidência de pneumonia, a duração da ventilação mecânica e o tempo de internação.

Configurações iniciais do ventilador

Dependendo do tipo de insuficiência pulmonar, a ventilação mecânica é usada para fornecer suporte ventilatório parcial ou total. Para suporte ventilatório total, geralmente é empregado o modo de VMC, AC ou VPC, com uma frequência respiratória de 10 a 14 respirações/min, um V_T de 6 mL/kg e PEEP de 5 a 10 cmH_2O. Essas configurações reduzem a probabilidade de altas pressões inspiratórias de pico (superiores a 35-40 cmH_2O), barotrauma e volutrauma. Pressões de via aérea excessivas que superdistendem os alvéolos (pressão transalveolar > 35 cmH_2O) promovem lesão pulmonar em ambiente experimental.

Da mesma forma, em comparação com um V_T de 12 mL/kg, um V_T de 6 mL/kg e pressão de platô (P_{plt}) inferior a 30 cmH_2O foram associados a uma redução na mortalidade em pacientes com SARA. O suporte ventilatório parcial é geralmente fornecido por configurações mais baixas de VMIS (< 8 respirações/min), com ou sem suporte de pressão. É recomendada uma P_{plt} inferior (< 20-30 cmH$_2$O) para preservar melhor o débito cardíaco e reduzir os efeitos adversos nas relações ventilação/perfusão.

Os pacientes que respiram espontaneamente com VMIS devem superar as resistências adicionais do tubo endotraqueal, das válvulas de demanda e do circuito respiratório do ventilador. Essas resistências impostas aumentam o esforço respiratório. Tubos menores (< 7,0 mm de diâmetro interno em adultos) aumentam a resistência e devem ser evitados, se possível. O uso simultâneo de suporte de pressão de 5 a 15 cmH$_2$O durante a VMIS pode compensar a resistência do tubo e do circuito.

A adição de 5 a 8 cmH$_2$O de PEEP durante a ventilação com pressão positiva preserva a CRF e a troca gasosa. Esta PEEP "fisiológica" destina-se a compensar a perda de uma quantidade similar de PEEP intrínseca (e diminuição da CRF) em pacientes após intubação traqueal. Suspiros periódicos (grandes V_T) não são necessários quando uma PEEP de 5 a 8 cmH$_2$O acompanha V_T com volumes apropriados.

Sedação e paralisia

Sedação e paralisia podem ser necessárias para pacientes que ficam agitados e oferecem resistência ao ventilador. Tosse repetitiva (reflexo de tosse) e esforço podem ter efeitos hemodinâmicos adversos, podem interferir com a troca gasosa e predispor a barotrauma pulmonar e lesão autoinfligida. A sedação com ou sem paralisia também pode ser desejável quando os pacientes continuam a apresentar taquipneia apesar de altas taxas respiratórias mecânicas (> 16-18 respirações/min).

Sedativos normalmente usados incluem opioides (morfina ou fentanila), benzodiazepínicos (em geral midazolam), propofol e dexmedetomidina. Esses agentes podem ser usados isoladamente ou em combinação e costumam ser administrados por infusão contínua. O propofol é evitado para sedação prolongada devido a preocupações com a *síndrome da infusão de propofol* (ver Capítulo 9). Agentes paralisantes adespolarizantes são usados em combinação com a sedação quando a ventilação não pode ser realizada de outra forma.

Monitorização

Pacientes gravemente enfermos que recebem ventilação mecânica devem ser cuidados em posição de cabeceira elevada a fim de reduzir o risco de pneumonia associada à ventilação, a menos que seja necessária a posição em decúbito ventral para otimizar a oxigenação (p. ex., pacientes com covid-19). Pacientes em ventilação mecânica requerem monitorização contínua para detectar efeitos hemodinâmicos e pulmonares adversos decorrentes da pressão positiva nas vias aéreas. Eletrocardiografia contínua, oximetria de pulso e capnometria são quase universais. A monitorização direta da pressão intra-arterial é frequentemente empregada para a amostragem do sangue arterial para gasometria. O registro preciso da ingestão e da saída de líquidos é necessário para avaliar o equilíbrio hídrico. Uma sonda vesical permanente levará a um aumento do risco de infecções do trato urinário e deve ser evitada sempre que possível; no entanto, se mostra útil para monitorar o débito urinário. Radiografias de tórax são frequentemente realizadas para confirmar a posição do tubo endotraqueal e do cateter venoso central, avaliar evidências de barotrauma pulmonar ou doença pulmonar e identificar sinais de edema pulmonar.

As pressões das vias aéreas (basal, pico, platô e média), o V_T inspirado e expirado (mecânico e espontâneo) e a concentração fracionada de O$_2$ devem ser monitorados rigorosamente. A monitorização desses parâmetros não só permite o ajuste ideal das configurações do ventilador, mas também ajuda a detectar problemas com o tubo endotraqueal, o circuito respiratório ou o ventilador. Por exemplo, um aumento de P_{plt} para um V_T definido pode indicar agravamento da complacência. Uma queda na pressão arterial e um aumento de P_{plt} devido à hiperinsuflação dinâmica (autoPEEP) podem ser rapidamente diagnosticados e tratados ao retirar o paciente do ventilador. A aspiração inadequada de secreções das vias aéreas e a presença de tampões mucosos grandes são frequentemente manifestadas como aumento das pressões de pico de insuflação (um sinal de aumento da resistência ao fluxo de gás) e diminuição do V_T expirado. Um aumento abrupto da pressão de pico de insuflação, juntamente com hipotensão repentina, sugere fortemente um pneumotórax.

3. Descontinuação da ventilação mecânica

Existem duas fases para a descontinuação da ventilação mecânica. Na primeira, "teste de prontidão", parâmetros de desmame e outras avaliações são usados para determinar se o paciente pode tolerar a retirada progressiva do suporte do ventilador mecânico. A segunda fase, "desmame" ou "liberação", descreve a maneira como o suporte mecânico é removido.

O teste de prontidão deve incluir a determinação se o processo que exigiu a ventilação mecânica foi revertido ou controlado. Fatores complicadores, incluindo broncoespasmo, insuficiência cardíaca, infecção, desnutrição, aumento da produção de CO$_2$ devido a cargas de carboidratos elevadas, distúrbios ácido-base, anemia, estado mental alterado e privação de sono devem ser adequadamente tratados. Além das condições relacionadas, doença pulmonar crônica e perda de massa muscular respiratória devido ao desuso prolongado (fraqueza) podem levar a desmames ineficazes ou prolongados.

Desmame da ventilação mecânica deve ser considerado quando os pacientes não atendem mais aos critérios para ventilação mecânica (ver **Tabela 58-4**). Em geral, isso ocorre quando os pacientes apresentam um pH superior a 7,25, saturação arterial adequada de O_2 enquanto recebem FiO_2 inferior a 0,5, são capazes de respirar espontaneamente, são hemodinamicamente estáveis e não apresentam sinais atuais de isquemia miocárdica. Índices mecânicos adicionais também foram sugeridos (**Tabela 58-5**). Parâmetros de desmame úteis incluem as tensões de gases no sangue arterial, frequência respiratória e o índice de respiração rápida e superficial (IRRS). Para um desmame e uma extubação bem-sucedidos, reflexos das vias aéreas íntegros são obrigatórios e um paciente cooperativo é útil, a menos que o paciente retenha um tubo de traqueostomia insuflado. Da mesma forma, uma oxigenação adequada (saturação arterial de O_2 > 90% com O_2 a 40-50% e < 5 cmH_2O de PEEP) é obrigatória antes da extubação. Quando o paciente é desmamado da ventilação mecânica e a extubação é planejada, o IRRS é frequentemente usado para ajudar a prever quem pode ser desmamado da ventilação mecânica e extubado. Com o paciente respirando espontaneamente em um tubo em T, o V_T (em litros) e a frequência respiratória (f) são medidos:

$$IRRS = \frac{f(\text{respirações/min})}{V_T(L)}$$

A maioria dos pacientes com um IRRS inferior a 105 respirações/min/L pode ser extubada com sucesso. Aqueles com um IRRS superior a 120 devem manter algum grau de suporte mecânico ventilatório.

As técnicas comuns para retirar o paciente do ventilador incluem VMIS, suporte de pressão ou períodos de respiração espontânea somente em um tubo em T ou em níveis baixos de CPAP. Muitas instituições usam a "compensação automática do tubo" para fornecer somente suporte de pressão suficiente com o objetivo de compensar a resistência à respiração devido ao tubo endotraqueal. Os ventiladores mecânicos mais recentes têm uma configuração que ajusta automaticamente o fluxo de gás para fazer essa compensação. Na prática, em adultos que respiram por tubos de tamanho convencional (7,5-8,5), o ajuste geralmente será de suporte de pressão de 5 cmH_2O e PEEP de 5 cmH_2O.

Desmame com VMIS

Com VMIS, o número de respirações mecânicas é progressivamente reduzido (em 1-2 respirações/min) desde que a tensão arterial de CO_2 e a frequência respiratória permaneçam aceitáveis (em geral < 45-50 mmHg e < 30 respirações/min, respectivamente). Se o suporte de pressão for usado concomitantemente, em geral deve ser reduzido para 5 a 8 cmH_2O. Em pacientes com distúrbios ácido-base ou retenção crônica de CO_2, o pH sanguíneo arterial (> 7,35) é mais útil do que a tensão de CO_2. As gasometrias podem ser verificadas após um mínimo de 15 a 30 minutos em cada configuração. Quando se atinge uma VMI de 2 a 4 respirações, a ventilação mecânica é interrompida se a oxigenação arterial permanecer aceitável.

Desmame com VSP

O desmame com VSP isoladamente é realizado gradualmente diminuindo o nível de suporte de pressão em 2 a 3 cmH_2O enquanto o V_T, as tensões medidas por gasometria e a frequência respiratória são monitorados (usando os mesmos critérios da VMI). O objetivo é tentar garantir um V_T de 4 a 6 mL/kg e uma f inferior a 30 com PaO_2 e $PaCO_2$ aceitáveis. Quando um nível de suporte de pressão de 5 a 8 cmH_2O é atingido, o paciente é considerado passível de desmame.

Desmame com um tubo em T ou CPAP

Os testes com um tubo em T permitem a observação enquanto o paciente respira espontaneamente sem nenhuma respiração mecânica. O tubo em T é conectado diretamente ao tubo endotraqueal ou ao tubo de traqueostomia e possui tubulação corrugada nos outros dois lados. Uma mistura umidificada de oxigênio e ar flui para o lado proximal e sai pelo lado distal. Deve ser fornecido fluxo de gás suficiente no lado proximal para evitar que o vapor seja completamente atraído de volta ao lado distal durante a inspiração; isso garante que o paciente esteja recebendo a concentração de oxigênio desejada. O paciente é observado rigorosamente durante esse período; novos sinais óbvios de fadiga, retrações torácicas, taquipneia, taquicardia, arritmias ou hipertensão ou hipotensão devem encerrar o teste. Se o paciente parecer tolerar o período de teste e o IRRS for inferior a 105, a ventilação mecânica pode ser permanentemente descontinuada. Se o paciente também for capaz de proteger e desobstruir as vias aéreas, o tubo endotraqueal pode ser removido.

Se o paciente tiver sido intubado por um período prolongado ou apresentar doença pulmonar subjacente

TABELA 58-5 Critérios mecânicos para desmame/extubação

Critério	Medição
Pressão inspiratória	<–25 cmH_2O
Volume corrente	> 5 mL/kg
Capacidade vital	> 10 mL/kg
Ventilação-minuto	< 10 mL
Índice de respiração rápida e superficial	< 100

grave, podem ser necessários testes sequenciais com tubo em T. Testes periódicos de 10 a 30 minutos são iniciados e progressivamente aumentados, em geral por 5 a 10 minutos por teste, desde que o paciente pareça confortável, mantenha uma saturação arterial aceitável e não fique hipercápnico.

Muitos pacientes desenvolvem atelectasias progressivas durante testes prolongados com tubo em T. Isso pode refletir a ausência de PEEP "fisiológica" normal quando a laringe é contornada por um tubo endotraqueal. Se isso for uma preocupação, testes de respiração espontânea com baixos níveis (5 cmH_2O) de CPAP podem ajudar a manter a CRF e prevenir atelectasias.

TERAPIA DE PRESSÃO POSITIVA NAS VIAS AÉREAS

A terapia de pressão positiva nas vias aéreas pode ser usada em pacientes que respiram espontaneamente e em pacientes em ventilação mecânica. A principal indicação para a terapia de pressão positiva nas vias aéreas é a diminuição da CRF que resulta em hipoxemia absoluta ou relativa. Ao aumentar a pressão de distensão transpulmonar, a terapia de pressão positiva nas vias aéreas pode aumentar a CRF, melhorar (aumentar) a complacência pulmonar e reverter o desequilíbrio ventilação/perfusão. A melhora deste último parâmetro será evidenciada pela diminuição da mistura venosa e pela melhora da tensão arterial de O_2.

Pressão expiratória final positiva

A aplicação de pressão positiva durante a expiração como um adjuvante a uma respiração mecânica é referida como *pressão expiratória final positiva ou PEEP*. A válvula de PEEP do ventilador fornece um limiar de pressão que permite que o fluxo expiratório ocorra somente quando a pressão nas vias aéreas exceder o nível de PEEP selecionada.

Pressão positiva contínua nas vias aéreas

A aplicação de um limiar de pressão positiva durante a inspiração e a expiração com respiração espontânea é referida como *CPAP*. Níveis constantes de pressão só podem ser obtidos se uma fonte de gás de alto fluxo (inspiratório) for fornecida. Quando o paciente não tem uma via aérea artificial, máscaras bem ajustadas podem ser usadas. O uso de máscaras de CPAP deve ser feito apenas em pacientes com reflexos de via aérea intactos e com níveis de CPAP inferiores a 15 cmH_2O (menores que a pressão do esfíncter esofágico inferior em pessoas normais) devido aos riscos de distensão gástrica e regurgitação. Pressões expiratórias superiores a 15 cmH_2O devem ser administradas apenas por tubo traqueal ou traqueostomia.

CPAP ou PEEP

A distinção entre PEEP e CPAP é frequentemente confusa no ambiente clínico, uma vez que os pacientes podem respirar com uma combinação de respirações mecânicas e espontâneas. Portanto, os dois termos são usados de forma intercambiável. No sentido estrito, a PEEP "pura" é fornecida como uma respiração ciclada pelo ventilador. Em contrapartida, um sistema "puro" de CPAP fornece apenas fluxos de gás contínuos ou "sob demanda" suficientes (60-90 L/min) para impedir que a pressão inspiratória da via aérea caia perceptivelmente abaixo do nível expiratório durante as respirações espontâneas (**Figura 58-7**). Alguns ventiladores com sistemas de CPAP baseados em válvulas de demanda podem não ser adequadamente responsivos e resultar em aumento do trabalho inspiratório durante a respiração. Essa situação pode ser corrigida adicionando níveis baixos de VSP (inspiratória) se estiver em um modo de alvo por volume ou mudando para um modo de alvo por pressão.

Na prática clínica, a ventilação controlada, a VSP e o suporte de CPAP/PEEP podem ser administrados pela maioria dos ventiladores modernos em UTI. Os fabricantes também desenvolveram dispositivos específicos para fornecer pressão positiva nas vias aéreas inspiratórias bilaterais (IPAP, do inglês *inspiratory positive airway pressure*) com pressão positiva nas vias aéreas expiratórias (EPAP, do inglês *expiratory positive airway pressure*) de forma espontânea ou com tempo ciclado. O termo *pressão positiva de dois níveis nas vias aéreas* (BiPAP) se tornou comum, adicionando à confusão da terminologia de pressão nas vias aéreas.

Efeitos pulmonares de PEEP e CPAP

7 O principal efeito da PEEP e da CPAP nos pulmões é aumentar a CRF. Em pacientes com volume pulmonar diminuído, níveis apropriados de PEEP ou CPAP

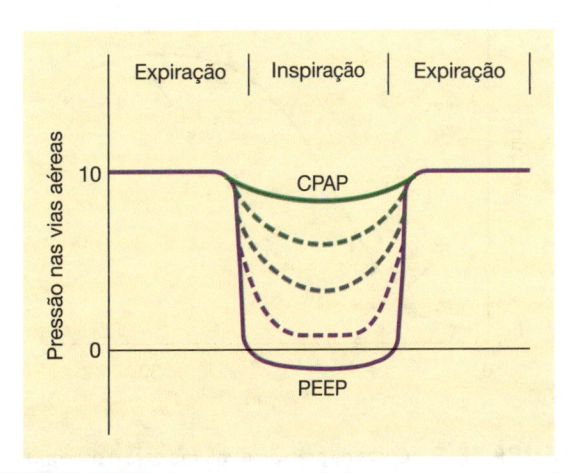

FIGURA 58-7 Pressão nas vias aéreas durante a pressão expiratória final positiva (PEEP) e a pressão positiva contínua das vias aéreas (CPAP). Observe que, aumentando os fluxos gasosos inspiratórios, a PEEP se torna progressivamente CPAP.

aumentarão a CRF e a ventilação corrente acima da capacidade de fechamento. Isso melhorará a complacência pulmonar e corrigirá as anormalidades de ventilação/perfusão. A redução resultante do *shunt* intrapulmonar melhora a oxigenação arterial. O mecanismo principal de ação tanto da PEEP quanto da CPAP parece ser a expansão dos alvéolos parcialmente colapsados. O recrutamento (reexpansão) de alvéolos colapsados ocorre em níveis de PEEP ou CPAP acima do ponto de inflexão, definido como o nível de pressão em uma curva de pressão e volume no qual os alvéolos colapsados são recrutados (abertos); com pequenas mudanças na pressão, há grandes mudanças no volume (**Figura 58-8**). Embora nem PEEP, nem CPAP diminuam a água pulmonar extravascular total, estudos sugerem que redistribuem a água pulmonar extravascular do espaço intersticial entre alvéolos e células endoteliais para áreas peribrônquicas e peri-hilares. Ambos os efeitos podem potencialmente melhorar a oxigenação arterial.

No entanto, PEEP ou CPAP excessivas podem superdistender alvéolos (e brônquios), aumentando a ventilação do espaço morto e reduzindo a complacência pulmonar; ambos os efeitos podem aumentar significativamente o esforço respiratório. Ao comprimir os capilares alveolares, a superdistensão de alvéolos normais também pode aumentar a resistência vascular pulmonar e a pós-carga do ventrículo direito.

8 Uma maior incidência de barotrauma pulmonar é observada com PEEP ou CPAP excessivos, em níveis superiores a 20 cmH$_2$O. A ruptura dos alvéolos permite que o ar se desloque intersticialmente ao longo dos brônquios para o mediastino (pneumomediastino). A partir do mediastino, o ar pode então se romper no espaço pleural (pneumotórax) ou no pericárdio (pneumopericárdio) ou pode dissecar ao longo de planos teciduais por via subcutânea (enfisema subcutâneo) ou para dentro do abdome (pneumoperitônio ou pneumorretroperitônio). Uma fístula broncopleural ocorre quando uma fuga de ar não se fecha. Embora o barotrauma deva ser considerado em qualquer discussão sobre CPAP e PEEP, na verdade, pode estar mais claramente associado a pressões inspiratórias de pico mais altas que resultam do aumento do nível de PEEP ou CPAP. Outros fatores que podem aumentar o risco de barotrauma incluem doença pulmonar subjacente (asma, doença pulmonar intersticial, DPOC), hiperinsuflação dinâmica (frequência respiratória muito alta ou tempos expiratórios muito curtos, levando à PEEP intrínseca [ou automática]), e V_T excessiva (> 10-15 mL/kg).

Efeitos adversos não pulmonares de PEEP e CPAP

Os efeitos adversos não pulmonares são principalmente circulatórios e ocorrem em razão da transmissão da pressão elevada das vias aéreas para o conteúdo do tórax. A transmissão está diretamente relacionada à complacência pulmonar; assim, os pacientes com diminuição da complacência pulmonar (a maioria dos pacientes que necessitam de PEEP) são os menos afetados.

Reduções progressivas no débito cardíaco podem ser observadas à medida que a pressão média das vias aéreas e a pressão intratorácica média aumentam. O mecanismo principal parece ser a inibição do retorno do sangue venoso ao coração devido ao aumento da pressão intratorácica. Outros mecanismos podem incluir redução do enchimento ventricular esquerdo pelo deslocamento para a esquerda do septo interventricular (quando a hiperdistensão dos alvéolos e o aumento da resistência vascular pulmonar levam ao aumento do volume ventricular direito). Quando isso ocorre, a complacência ventricular esquerda pode ser reduzida, requerendo uma pressão de enchimento mais elevada para alcançar o mesmo débito cardíaco. Um aumento no volume intravascular costuma, pelo menos parcialmente, compensar os efeitos de CPAP e PEEP no débito cardíaco. A depressão circulatória está mais frequentemente associada a pressões expiratórias finais superiores a 15 cmH$_2$O.

As elevações induzidas por PEEP na pressão intratorácica e as reduções no débito cardíaco diminuem o fluxo sanguíneo renal e hepático. O débito urinário, a filtração glomerular e a depuração de água livre diminuem.

Pressões expiratórias finais elevadas impedem o retorno sanguíneo do encéfalo para o coração e podem aumentar a pressão intracraniana em pacientes cuja complacência intracraniana está reduzida. Portanto, com evidência de aumento da pressão intracraniana, o nível de PEEP deve ser cuidadosamente escolhido para equilibrar as necessidades de oxigenação contra os efeitos adversos potenciais na pressão intracraniana.

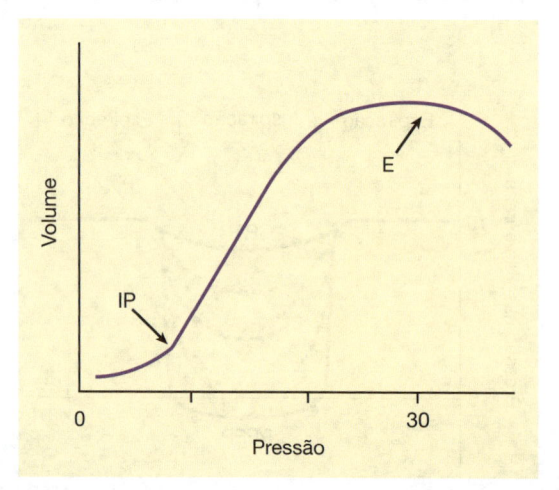

FIGURA 58-8 Curva de pressão e volume para o sistema pulmonar (p. ex., pulmão, torácico). Ponto de inflexão (PI) acima do qual a maioria dos alvéolos é recrutada. E, resultado de pressão excessiva quando os alvéolos estão distendidos demais e a complacência pulmonar diminui.

Uso ideal de PEEP e CPAP

O objetivo da terapia de pressão positiva é aumentar o suprimento de oxigênio aos tecidos, evitando as sequelas adversas de FiO₂ excessivamente elevada (> 0,5). A necessidade de FiO₂ excessiva é mais bem evitada com um débito cardíaco adequado e concentração de hemoglobina. Idealmente, as tensões de oxigênio venoso misto devem ser monitoradas. Como enfatizado repetidamente, o efeito benéfico de PEEP (ou CPAP) na tensão arterial de oxigênio deve ser equilibrado com qualquer efeito prejudicial no débito cardíaco. A infusão de volume ou o suporte inotrópico podem ser necessários.

Na PEEP ideal, os benefícios da PEEP superam qualquer risco. Na prática, a PEEP é geralmente adicionada em incrementos de 2 a 5 cmH₂O até que o desfecho terapêutico desejado seja alcançado. O desfecho sugerido com maior frequência é a saturação arterial de oxigênio da hemoglobina superior a 88 a 90% em uma concentração inspirada de oxigênio não tóxica (≤ 50%). Muitos médicos preferem reduzir a concentração inspirada de oxigênio para 50% ou menos devido ao potencial efeito adverso de concentrações de oxigênio maiores no pulmão. Como alternativa, a PEEP pode ser titulada para a saturação de oxigênio venoso misto (> 50-60%).

OUTRAS TÉCNICAS DE ASSISTÊNCIA RESPIRATÓRIA

Outras técnicas de assistência respiratória, incluindo a administração de água em aerossol ou broncodilatadores e a desobstrução de secreções pulmonares, preservam ou melhoram a função pulmonar.

Um vapor em aerossol é um gás ou uma mistura de gases contendo uma suspensão de partículas líquidas. Água em aerossol pode ser administrada para soltar secreções espessas e facilitar sua remoção da árvore traqueobrônquica. Vapores em aerossol também são usados para administrar broncodilatadores, agentes mucolíticos ou vasoconstritores (inaladores dosimetrados são preferíveis para administração de broncodilatadores). Uma tosse normal requer uma capacidade inspiratória adequada, uma glote intacta e força muscular adequada (músculos abdominais e diafragma). Vapores em aerossol com ou sem broncodilatadores podem induzir tosse, bem como soltar secreções. A instilação de solução salina hipertônica tem sido utilizada como mucolítico e como indutor de tosse. Medidas adicionais eficazes incluem percussão torácica ou terapia de vibração e drenagem postural dos vários lobos pulmonares.

⑨ Manobras que produzem insuflação pulmonar máxima sustentada, como o uso de um espirômetro de incentivo, podem ser úteis para induzir tosse, bem como prevenir atelectasia e preservar o volume pulmonar normal. Os pacientes devem ser instruídos a inspirarem maximamente e segurarem a respiração por 2 a 3 segundos antes da expiração.

Quando secreções espessas e copiosas estão associadas à atelectasia e à hipoxemia, medidas mais agressivas podem ser adotadas. Isso inclui aspiração do paciente com um cateter ou broncoscópio de fibra óptica. Quando há atelectasia sem retenção de secreções, um breve período de CPAP com máscara ou ventilação por pressão positiva por um tubo traqueal geralmente é eficaz.

LEITURAS SUGERIDAS

Chatburn RL, Khatib M Mireles-Cabodevila E. A taxonomy for mechanical ventilation: 10 fundamental maxims. *Resp Care.* 2014;59:1747.

Liu R, Wang J, Zhao G, Su Z. Negative pressure pulmonary edema after general anesthesia. *Medicine* (Baltimore). 2019;98:e15389.

Menk M, Estenssoro E, Sahetyat SK, et al. Current and evolving standards of care for patients with ARDS. *Intensive Care Med.* 2020;46:2157.

Vincent J-L, Abraham E, Kochanek P, et al, eds. *Textbook of Critical Care.* 7th ed. Elsevier Saunders; 2017.

Melhoria da segurança, qualidade e desempenho

CAPÍTULO 59

CONCEITOS-CHAVE

1. Na década de 1980, a anestesiologia foi reconhecida como a primeira especialidade médica a adotar diretrizes obrigatórias de prática clínica relativas à segurança. A adoção dessas diretrizes levantou algumas controvérsias, já que, pela primeira vez, a American Society of Anesthesiologists (ASA) estava "ditando" como os médicos deveriam atuar. A adoção de padrões para monitorização básica durante a anestesia geral (que incluíam detecção de dióxido de carbono no gás exalado) foi associada a uma redução no número de pacientes que sofreram danos cerebrais ou óbito secundários a acidentes de ventilação durante a anestesia geral.

2. Em 1999, o Instituto de Medicina (IOM) da Academia Nacional de Ciências dos EUA resumiu as informações disponíveis sobre segurança em seu relatório intitulado *"To Err Is Human: Building a Safer Healthcare System"* (Errar é Humano: Construindo um Sistema de Saúde Mais Seguro). Esse documento levantou muitas oportunidades para melhorar a qualidade e a segurança no sistema de saúde dos Estados Unidos.

3. Há muito tempo se reconhece que a qualidade e a segurança estão intimamente relacionadas à consistência e à redução da variação da prática.

4. Na manufatura e na medicina, há uma tendência natural de presumir que os erros podem ser prevenidos por meio de melhor instrução, melhor desempenho ou melhor manejo dos trabalhadores individuais. Em outras palavras, há uma tendência a olhar para os erros como falhas individuais cometidas por trabalhadores individuais, em vez de falhas de um sistema ou processo. Para reduzir erros, muda-se o sistema ou processo a fim de diminuir a variação indesejada, de modo que os erros aleatórios sejam menos prováveis.

QUESTÕES DE SEGURANÇA DO PACIENTE

Como profissão, a anestesiologia tem liderado os esforços para melhorar a segurança dos pacientes. Alguns dos primeiros estudos para avaliar a segurança do atendimento se concentraram na prestação e nas sequelas da anestesia. Quando a anestesia espinal foi praticamente abandonada no Reino Unido (como resposta a dois pacientes que desenvolveram paraplegia subsequente), os Drs. Robert Drips e Leroy Vandam ajudaram a evitar que a anestesia espinal fosse abandonada na América do Norte, relatando cautelosamente os desfechos de 10.098 pacientes submetidos a essa técnica. Eles determinaram que apenas um paciente (que se provou portar um meningioma espinal previamente não diagnosticado) desenvolveu sequelas neurológicas graves e de longo prazo.

Após a introdução do halotano na prática clínica em 1954, surgiram preocupações sobre a sua possível associação a um risco elevado de lesão hepática. O Estudo Nacional do Halotano, realizado muito antes do termo *pesquisa de desfechos* ser amplamente adotado, demonstrou a segurança notável do então agente relativamente novo em comparação com as alternativas. No entanto, esse estudo não conseguiu provar a existência da "hepatite por halotano".

1. Na década de 1980, a anestesiologia foi reconhecida como a primeira especialidade médica a adotar diretrizes *obrigatórias* de prática clínica relativas à segurança. A adoção dessas diretrizes levantou algumas controvérsias, já que, pela primeira vez, a American Society of Anesthesiologists (ASA) estava "ditando" como os médicos deveriam atuar. A adoção de padrões para monitorização básica durante a anestesia geral (que incluíam detecção de dióxido de carbono no gás exalado) foi associada a uma redução no número de pacientes que sofreram danos cerebrais ou óbito secundários a acidentes de ventilação. Um resultado positivo associado foi a redução do custo da cobertura de seguro de responsabilidade médica para anestesiologistas americanos.

Em 1984, o Dr. Ellison Pierce, então presidente da ASA, criou o Comitê de Segurança do Paciente e Manejo de Riscos. A Anesthesia Patient Safety Foundation (APSF), que celebrou seu 35º aniversário em 2021, também foi criada pelo Dr. Pierce. A APSF continua liderando esforços para tornar a anestesia e o cuidado perioperatório mais seguros para pacientes e profissionais. Da mesma forma, por meio de suas diretrizes, declarações, avisos e parâmetros de prática, a ASA permanece promovendo a segurança e fornecendo orientação aos profissionais médicos. Como observou o Dr. Pierce, "a segurança do paciente não é uma moda passageira. Não é uma preocupação do passado. Não é um objetivo que foi cumprido ou um reflexo de um problema que foi resolvido. A segurança do paciente é uma necessidade contínua. Deve ser promovida por meio de pesquisa, treinamento e aplicação diária no local de trabalho".

Enquanto isso, outras especialidades médicas começaram a dar mais ênfase à qualidade e à segurança.

2 Em 1999, o Instituto de Medicina (IOM) da Academia Nacional de Ciências dos Estados Unidos resumiu as informações disponíveis sobre segurança em um relatório intitulado *"To Err Is Human: Building a Safer Healthcare System"* (Errar é Humano: Construindo um Sistema de Saúde Mais Seguro). Esse documento levantou muitas oportunidades para melhorar a qualidade e a segurança no sistema de saúde dos Estados Unidos. Um relatório posterior do IOM, *"Crossing the Quality Chasm: A New Health System for the 21st Century"* (Atravessando o Abismo da Qualidade: Um Novo Sistema de Saúde para o Século XXI), explorou as formas pelas quais a variação desnecessária na prática médica reduzia a qualidade e a segurança. Mais recentemente, o Instituto para Melhoria da Saúde tem "motivado e promovido o desejo por mudanças, identificando e testando novos modelos de atendimento em parceria com pacientes e profissionais de saúde e garantindo a adoção mais ampla possível das melhores práticas e inovações eficazes", como descrito em seu *site*. Enquanto isso, a ASA continua trabalhando para a melhoria da qualidade, financiando e patrocinando o Instituto de Qualidade de Anestesia, que permite que práticas individuais e médicos individuais comparem seu desempenho com aqueles em um banco de dados nacional de dezenas de milhões de anestesias.

QUALIDADE DO CUIDADO E QUESTÕES DE MELHORIA DE DESEMPENHO

3 Há muito tempo se reconhece que a qualidade e a segurança estão intimamente relacionadas à consistência e à redução da variação do processo. Os movimentos de qualidade e segurança na medicina têm suas origens no trabalho de Walter Shewhart e seu associado W. Edwards Deming, que popularizaram o uso de estatísticas e gráficos de controle para melhorar a confiabilidade dos processos industriais. Na manufatura (onde essas ideias foram inicialmente aplicadas), a redução da taxa de erro diminui a frequência de produtos defeituosos e a necessidade de inspeções do produto e aumenta a satisfação do cliente com o produto e o fabricante. Na medicina, reduzir a taxa de erros para tudo, desde o tempo preciso e a administração de antibióticos profiláticos até garantir a cirurgia ou bloqueios anestésicos regionais "no lado e no local corretos", reduz danos evitáveis aos pacientes, elimina os custos adicionais decorrentes desses erros e melhora a qualidade.

Estratégias para reduzir erros de desempenho

4 Na manufatura e na medicina, há uma tendência natural de presumir que os erros podem ser prevenidos por meio de melhor instrução, melhor desempenho ou melhor manejo dos *trabalhadores individuais*. Em outras palavras, há uma tendência a olhar para os erros como falhas individuais cometidas por trabalhadores individuais, em vez de falhas de um sistema ou processo. Para reduzir erros, muda-se o sistema ou processo a fim de diminuir a variação indesejada, de modo que os erros aleatórios sejam menos prováveis. Isso é exemplificado pela chamada análise de causa-raiz. Existem múltiplos fatores, não uma única causa-raiz, que levam a uma falha do sistema. Como foi observado inicialmente por Arthur Jones e posteriormente popularizado por Paul Batalden, "todas as organizações são perfeitamente concebidas para obter os resultados que obtêm!", e os "acidentes" estão incluídos entre os resultados sobre os quais ele fala! Portanto, ao adotar um ponto de vista organizacional ou sistêmico (como defendido por Deming) para reduzir erros evitáveis, altera-se o sistema ou processo para tornar esses erros evitáveis menos prováveis. Um exemplo excelente disso é o "protocolo universal" antes de procedimentos invasivos. A adesão ao protocolo universal garante que o procedimento correto seja realizado na região correta do paciente correto pelo médico correto, que o paciente tenha dado seu consentimento informado, que todo o equipamento e os exames de imagem necessários estejam disponíveis e que (se necessário) o antibiótico profilático correto tenha sido administrado na hora certa.

Um exemplo relacionado de uma abordagem simples para melhorar a segurança e a qualidade de um procedimento é o uso de assistência cognitiva, como um *checklist* padronizado, conforme descrito na imprensa popular pelo Dr. Atul Gawande. A importância dos *checklists* é abordada em outros lugares deste livro, por exemplo, no Capítulo 2, no contexto do desenvolvimento de uma cultura de segurança na sala de cirurgia. Esses *checklists* fornecem o "roteiro" para o protocolo universal pré-procedimento (**Figura 59-1**). Estudos têm mostrado que a incidência de infecções relacionadas a cateteres pode ser reduzida quando os cateteres venosos centrais são inseridos após limpeza e desinfecção adequadas das mãos do operador, uso de touca cirúrgica, máscara, roupa estéril e luvas; uso de clorexidina (em vez de iodopovidona) para a preparação da pele do sítio de inserção e com campos

Nome **PRONTUÁRIO N.º** Identificação do paciente	**Pré-procedimento e pausa** Documentação

Procedimento 1: _____

Verificação pré-procedimento	Circule Uma		
➢ Identidade do paciente confirmada usando dois identificadores	Sim	Não	
➢ Procedimento confirmado e consistente com documentos, por exemplo, histórico e exame físico, notas de progresso	Sim	Não	
➢ Local e lateralidade do procedimento verificados	Sim	Não	N/A
➢ Imagens relevantes revisadas/disponíveis	Sim	Não	N/A
➢ Local do procedimento marcado (necessário para procedimentos envolvendo lateralidade, lesões, níveis, dedos)	Sim	Não	N/A
➢ Riscos/benefícios discutidos e/ou formulário de consentimento preenchido	Sim	Não	N/A

Verificação de pausa (Realizada imediatamente antes do procedimento)	Circule Uma		
➢ Identidade do paciente confirmada usando dois identificadores	Sim	Não	
➢ Local e lateralidade do procedimento verificados	Sim	Não	N/A
➢ Procedimento correto confirmado	Sim	Não	
➢ Posição correta do paciente confirmada	Sim	Não	N/A
➢ Disponibilidade de implantes/equipamento especial confirmada	Sim	Não	N/A

Assinatura e nome por extenso ou registro do profissional que **realiza o procedimento** Data Horário

Assinatura, cargo e nome por extenso da pessoa que **preenche o formulário** Data Horário

Procedimento 2: _____
(a ser usado para o segundo bloqueio ou sempre que a posição do paciente for alterada [i.e., de decúbito dorsal para ventral])

Verificação pré-procedimento	Circule Uma		
➢ Identidade do paciente confirmada usando dois identificadores	Sim	Não	
➢ Procedimento confirmado e consistente com documentos, por exemplo, histórico e exame físico, notas de progresso	Sim	Não	
➢ Local e lateralidade do procedimento verificados	Sim	Não	N/A
➢ Imagens relevantes revisadas/disponíveis	Sim	Não	N/A
➢ Local do procedimento marcado (necessário para procedimentos envolvendo lateralidade, lesões, níveis, dedos)	Sim	Não	N/A
➢ Riscos/benefícios discutidos e/ou formulário de consentimento preenchido	Sim	Não	N/A

Verificação de pausa (Realizada imediatamente antes do procedimento)	Circule Uma		
➢ Identidade do paciente confirmada usando dois identificadores	Sim	Não	
➢ Local e lateralidade do procedimento verificados	Sim	Não	N/A
➢ Procedimento correto confirmado	Sim	Não	
➢ Posição correta do paciente confirmada	Sim	Não	N/A
➢ Disponibilidade de implantes/equipamento especial confirmada	Sim	Não	N/A

Assinatura e nome por extenso ou registro do profissional que **realiza o procedimento** Data Horário

Assinatura, cargo e nome por extenso da pessoa que **preenche o formulário** Data Horário

Comentários: _____

FIGURA 59-1 Lista de verificação de "pausa" usada no Sistema de Saúde da Universidade da Commonwealth da Virginia antes de todos os procedimentos de anestesia regional. Há espaço para duas pausas separadas. Uma pausa adicional é realizada sempre que a posição do paciente for alterada para um segundo bloqueio regional (com maior frequência na cirurgia de extremidade inferior). Por conveniência, a lista de verificação de pausa da anestesia regional é impressa no verso do termo de consentimento para anestesia. (Reproduzida com permissão da Universidade da Commonwealth de Virginia Health System.)

estéreis de tamanho adequado para manter uma área estéril. Elementos individuais nesse "pacote" de acesso central são muito menos propensos a serem omitidos quando um *checklist* é exigido antes de cada inserção; um exemplo de *checklist* é mostrado na **Figura 59-2**.

Benefícios da comunicação eficaz

As listas de verificação enfatizam dois princípios importantes sobre a melhoria da qualidade e da segurança no ambiente cirúrgico. Primeiro, o uso adequado de um *checklist* requer que um médico se comunique com

NOME DO PACIENTE

PRONTUÁRIO N.º
(ou ETIQUETA DO PACIENTE)

DOCUMENTO DE QUALIDADE. NÃO FAZ PARTE DO PRONTUÁRIO MÉDICO PERMANENTE.
Devolva à área designada em sua unidade.

Lista de verificação de inserção de cateter de acesso intravascular

Objetivo: Trabalhar em equipe para reduzir danos ao paciente causados por infecções relacionadas ao cateter.
Quando: Durante todas as inserções ou substituições de cateter venoso central.
Quem: O assistente deve preencher este formulário durante a inserção do cateter.

1. Data: _____ Horário: _____ manhã tarde/noite

2. Local do procedimento: _____ ☐ Novo ☐ Substituição

3. O procedimento é: ☐ Eletivo ☐ Emergencial

4. Antes do procedimento, a(s) pessoa(s) que realiza(m) o procedimento:
   ➢ Lavou(aram) as mãos imediatamente antes do procedimento?   ☐ Sim ☐ Não
   ➢ Esterilizou(aram) o local do procedimento (com clorexidina)?   ☐ Sim ☐ Não
   ➢ Cobriu(ram) todo o paciente de forma estéril?   ☐ Sim ☐ Não

5. Durante o procedimento, a(s) pessoa(s) que realiza(m) o procedimento:
   ➢ Usou(aram) luvas estéreis?   ☐ Sim ☐ Não
   ➢ Usou(aram) touca e máscara?   ☐ Sim ☐ Não
   ➢ Usou(aram) vestimenta estéril?   ☐ Sim ☐ Não
   ➢ Manteve(tiveram) o campo estéril?   ☐ Sim ☐ Não

6. **Todos** os funcionários que ajudaram com o procedimento seguiram a política?   ☐ Sim ☐ Não

7. O procedimento foi interrompido em qualquer momento devido à contaminação do campo estéril?   ☐ Sim ☐ Não

Se sim, ações corretivas tomadas:
☐ A pessoa que realizou o procedimento aplicou a barreira apropriada, preparou o paciente novamente e o cobriu com o campo estéril. ☐ Nova lista de verificação iniciada.
☐ Reorganização completa: barreiras da equipe, preparação, colocação de um novo cateter. ☐ Nova lista de verificação iniciada.

   ☐ O médico ou profissional responsável foi chamado e o problema foi corrigido.
   ☐ O médico ou profissional responsável foi chamado e o problema não foi corrigido.

8. Após o procedimento:
   ➢ Curativos estéreis foram aplicados no local?   ☐ Sim ☐ Não
   ➢ Uma nova bolsa e equipo IV foram implementados?   ☐ Sim ☐ Não
   ➢ Novas dânulas e dispositivos de acesso foram usados?   ☐ Sim ☐ Não
   ➢ Todos os acessos foram vedados com tampas estéreis?   ☐ Sim ☐ Não

9. Comentários – Anote quaisquer ações corretivas adicionais tomadas: _____

PARE O assistente deve **PARAR** qualquer procedimento que não atenda a este padrão de cuidado. O procedimento não deve continuar até que todos estejam em conformidade com as diretrizes. O assistente entrará em contato imediatamente com o responsável da unidade ou divisão caso um membro da equipe se recuse a cumprir esta política.

Nome da pessoa que realizou o procedimento (e n.º de registro)
NOME POR EXTENSO

Assistente que preencheu a lista de verificação
NOME POR EXTENSO

FIGURA 59-2 Lista de verificação obrigatória para a inserção de cateteres venosos centrais em pacientes que não foram submetidos à anestesia e à cirurgia no Sistema de Saúde da Universidade da Commonwealth de Virginia. Um documento eletrônico semelhante está incluído no registro eletrônico de informações de anestesia para acessos venosos centrais. (Reproduzida com permissão da Universidade da Commonwealth de Virginia Health System.)

outros membros da equipe. A comunicação eficaz entre membros da equipe previne erros, melhora a qualidade e aumenta a satisfação com o ambiente de trabalho. É fácil encontrar exemplos de estratégias de comunicação eficaz. Ao anunciar de forma clara e firme que a infusão de protamina foi iniciada (após a perfusão extracorpórea ter sido interrompida durante uma cirurgia cardíaca), o anestesiologista ajuda a prevenir que o cirurgião e o perfusionista cometam um erro crítico, como usar o "aspirador de bomba" para aspirar sangue do campo cirúrgico ou retomar a perfusão extracorpórea sem heparina adicional. Um esclarecimento preciso e completo do procedimento cirúrgico pretendido oferece outra oportunidade para uma comunicação eficaz. Dessa forma, o cirurgião ajuda os enfermeiros da sala de cirurgia a prepararem a instrumentação necessária para o procedimento. O esclarecimento preciso e completo ajuda a garantir que a anestesia regional apropriada seja administrada. Selecionamos esses exemplos de comunicação eficaz porque sabemos de pacientes que sofreram lesões como consequência da falta de comunicação dessas informações específicas.

A participação em um *checklist* lembra a cada um dos membros da equipe cirúrgica que todos têm interesse na segurança do paciente e em desfechos cirúrgicos positivos. O membro da equipe que registra os "resultados" da lista de verificação geralmente não é um médico, mas tem a autoridade implícita para fazer cumprir a adesão ao *checklist*. Pode haver deferência excessiva às figuras de autoridade em equipes pouco entrosadas. Os membros da equipe podem sentir que suas opiniões não são desejadas ou valorizadas e podem temer retaliação se levantarem preocupações de segurança. Em equipes entrosadas, há um "nivelamento" da hierarquia, de forma que cada membro da equipe tem autoridade e sente a obrigação de interromper o procedimento para evitar possíveis danos ao paciente. A Toyota Corporation é conhecida por permitir que qualquer membro da equipe interrompa a linha de produção automotiva caso suspeite de algum problema.

Medidas de melhoria e garantia da qualidade

Na cirurgia, existem indicadores bem reconhecidos de boa qualidade, como uma incidência muito baixa de infecções no sítio cirúrgico ou de mortalidade perioperatória. No entanto, atualmente não há consenso sobre as medidas importantes que podem ser usadas para avaliar a qualidade do cuidado anestésico. Contudo, indicadores anestésicos substitutos têm sido monitorados por uma variedade de órgãos bem-intencionados. Exemplos incluem a seleção e o horário de administração de antibióticos pré-operatórios e a temperatura dos pacientes na unidade de recuperação pós-anestésica após cirurgia colorretal.

O Physician Quality Reporting System (PQRS) estimula profissionais elegíveis e grupos de prática a enviarem informações sobre a qualidade dos cuidados prestados ao programa Medicare dos EUA. O PQRS foi iniciado pelos Centros de Serviços Medicare e Medicaid em 2006 como um programa de "recompensa por desempenho" que pagava um bônus para aqueles que relatavam medidas de qualidade. Desde 2015, o PQRS não paga mais bônus por relatos, mas emite uma penalidade de 0,5% para aqueles que não relatam essas medidas. Desde 2013, todos os anestesiologistas, especialistas em dor e enfermeiros anestesistas registrados devem relatar as medidas de qualidade do PQRS do Medicare.

Ciente da importância de ter medidas precisas e relevantes de desfechos, a ASA encarregou o Instituto de Qualidade de Anestesia (em 2009) de desenvolver e coletar indicadores de qualidade válidos para cuidados anestésicos que podem ser usados em programas de melhoria da qualidade. A agregação da quantidade significativa de dados necessária para a validade estatística depende da adoção generalizada de prontuários médicos eletrônicos (EMRs, do inglês *electronic medical records*) e sistemas de gerenciamento de informações de anestesia (AIMS, do inglês *anesthesia information management systems*) (discutidos no Capítulo 18). Esperamos que os dados e indicadores coletados e agregados forneçam uma maior compreensão sobre como a qualidade dos cuidados anestésicos pode influenciar os desfechos clínicos que são importantes para os pacientes.

Em qualquer departamento ou centro médico individual, deve haver inúmeras oportunidades para melhorar a qualidade do atendimento; membros do departamento de anestesiologia precisam estar envolvidos em muitas delas. Atualmente, o Accreditation Council for Graduate Medical Education especifica que os residentes participem de exercícios de melhoria da qualidade. Trata-se de um desenvolvimento muito bem-vindo; contudo, apenas um número limitado de anestesiologistas está familiarizado com a metodologia. O Institute for Health Care Improvement (IHI) oferece uma variedade de ferramentas de ensino para facilitar a melhoria do desempenho em saúde.

É altamente recomendável que cada centro médico utilize um formato padrão para planejar e conduzir esses projetos. Alguns centros médicos preferem o chamado programa 6 sigma. Trata-se de uma abordagem razoável; no entanto, ela exige mais treinamento especializado. Preferimos os ciclos planejar/fazer/estudar/agir (PDSA, do inglês *plan-do-study-act*) do Dr. Shewhart (como adaptados pelo Dr. Deming e também pelo IHI) porque são simples, diretos e facilmente colocados em prática sem a necessidade de treinamento especializado. Independentemente do autor, o sucesso requer planejamento adequado. Especificamente, não se pode melhorar a qualidade se não se definir um objetivo e como o sucesso em relação a alcançar esse objetivo será mensurado. Por outro lado, um grupo não pode se permitir ficar parado em um estado perpétuo de planejamento. Após "fazer" a mudança e estudar os resultados, o grupo pode agir, colocando-os em prática ao decidir como evoluir melhor o plano de melhoria do processo atual. Em um verdadeiro programa de "melhoria contínua da qualidade", a menos que os ciclos PDSA continuem indefinidamente, haverá um inevitável "desvio" em direção a um desempenho pior.

LEITURAS SUGERIDAS

Berwick DM. Controlling variation in health care: a consultation from Walter Shewhart. *Medical Care*. 1991;29:1212.

Dekker S. *Drift into Failure: From Hunting Broken Components to Understanding Complex Systems*. CRC Press; 2011.

Deming WE. *Out of the Crisis*. MIT Press; 1986.

Dripps RD, Vandam LD. Long-term follow-up of patients who received 10,098 spinal anesthetics: failure to discover major neurological sequelae. *JAMA*. 1954;156:1486.

Gawande A. *The Checklist Manifesto: How to Get Things Right*. Metropolitan Books/Henry Holt; 2009.

Institute of Medicine. *Crossing the Quality Chasm: A New Health System for the 21st Century*. National Academy Press; 2001. Available at http://www.nap.edu/

Institute of Medicine. *To Err Is Human: Building a Safer Healthcare System*. National Academy Press; 2000. Available at http://www.nap.edu/

Maltby JR, Hutter CDD, Clayton KC. The Woolley and Roe case. *Br J Anaesth*. 2000;84:121.

Methangkool E, Cole DJ, Cannesson M. Progress in patient safety in anesthesia. *JAMA*. 2020;324:2485.

Perrow C. *Normal Accidents: Living With High-risk Technologies*. Princeton University Press; 1999.

Pierce EC Jr. The 34th Rovenstine Lecture. 40 years behind the mask: safety revisited. *Anesthesiology*. 1996;84:965.

Summary of the National Halothane Study. Possible association between halothane anesthesia and postoperative hepatic necrosis. *JAMA*. 1966;197:775.

SITES

American Society of Anesthesiologists standards, guidelines, statements, and other documents. https://www.asahq.org/quality-and-practice-management/standards-and-guidelines

Center for Medicare and Medicaid Services, "About PQRS." http://www.cms.gov

Institute for Healthcare Improvement. http://www.ihi.org.

The W. Edwards Deming Institute. https://www.deming.org/

Índice

Observação: Páginas seguidas por f e t indicam figuras e tabelas, respectivamente.

A

Ablação por radiofrequência (RFA), 616-617, 978-980
Abordagem de Labat, 910-911
Abordagem transesfenoidal, 537-539
Abscesso epidural espinal (AE), 872-874
Abscesso perirretal, 1177-1178
Absorção, 119-120
Abuso de substâncias, 167, 552-553, 552-553t
Accreditation Council forGraduate Medical Education, 1209
Acebutolol, 346t
Aceleromiografia, 113-114, 176-177
Acetazolamida, 678-679t, 1051-1052
Acetil-CoA, 626-627, 1083
Acetilcolina
   efeitos sistêmicos de, 678-679t
   estrutura química de, 177f
   síntese e hidrólise, 191-192f
   sistema nervoso parassimpático, 192f
Acetilcolinesterase, 191-192, 203-204
Acidemia, 1041-1042
Acidente vascular cerebral, 520
Acidente vascular cerebral isquêmico agudo, 535-536
Ácido, 1039-1040
Ácido 5-hidroxi-indolacético (5-HIAA), 245-246
Ácido acetilsalicílico, 167-168, 250-251, 957t, 1167-1168
Ácido aminocaproico, 403-404, 412-413, 609-610, 633-634, 654-655
Ácido barbitúrico, 147-148f
Ácido clorídrico, 239-240f
Ácido etilenodiaminotetracético (EDTA), 865-866
Ácido forte, 1039-1040
Ácido glicólico, 1048-1049
Ácido láctico, 1048-1049
Ácido tranexâmico, 403, 412-413, 633-634, 654-655, 719-721, 721-722f
Ácido trifluoroacético, 140
Ácido valproico, 545t, 958-959t
Ácido vanilmandélico, 208f
Ácido τ-aminobutírico (GABA), 544-546
   canal de cloreto ativado, 132-133
   sistema de receptor, 154-155
   sítios de ligação, 820

Ácido γ-aminobutírico tipo A ($GABA_A$), 147-148
Ácidos graxo, 625-627
Ácidos graxos livres, 391-392
Acidose, 1040-1141, 1044-1050
Acidose hiperclorêmica dilucional, 1049-1050
Acidose láctica, 1048-1049
   reanimador Laerdal, 39-40f
Acidose metabólica, 1043, 1047-1048t, 1047-1050, 1052-1053t
   com ânion *gap* elevado, 1047-1049
   hiperclorêmica, 1034-1036, 1048-1049
Acidose respiratória, 183, 1045-1046t, 1046-1047, 1052-1053t
Acidose tubular renal, 1049-1050
Acidúria paradoxal, 808-809
Acinesia, 395-397
Ácino, 623-625
Acoplamento de excitação-contração, 305-308, 305-307f
Acupuntura, 985-986
Adenilato ciclase, 206-207, 207-208f
Adenoidectomia, 809-810
Adenomas, 538-539
   brônquicos, 489-490
   hipofisários, 537-538
Adenopatia mediastinal, 504-505
Adenosina, 329t, 330t, 787-788t, 1130t
Adenosina trifosfatase (ATPase), 301-302
Adenosina trifosfato (ATP), 133-134, 305, 507-508, 625
Adesivo Duragesic, 962-964
Administração oral de fármacos, 119-120
Administração transdérmica de fármacos, 119-120
Adrenoceptores (receptores adrenérgicos), 205-209, 311-312
   $α_1$, 206-207
   $α_2$, 206-208
   $β_1$, 207-209
   $β_2$, 208-209
   $β_3$, 208-209
   fisiologia de, 205-209
   no sistema nervoso simpático, 205, 206f
   receptores de dopamina, 208-209
   síntese de epinefrina, 206-207f

   síntese de norepinefrina, 206f, 206-207f
Afastador Octopus, 413-414f
Afogamento, 1165-1167
Agentes analgésicos, 161-170. *Ver também agentes específicos*
   inibidores da cicloxigenase, 167-169
   não opioides, 957t
   opioides, 161-168
Agentes anestésicos, 518, 592-597
   de indução, 342-343
   de manutenção, 342-343
   escolha de, 342-343
   imunomodulação, 134-135
   inalatórios, 595-596
      agentes anestésicos voláteis, 595-596
      óxido nitroso, 595-596
   intravenosos, 595-596
      agentes anticolinérgicos, 595
      barbitúricos, 595
      benzodiazepínicos, 595
      bloqueadores dos receptores H_2, 595-596
      cetamina, 595
      etomidato, 595
      fenotiazinas, 595-596
      opioides, 595
      propofol, 595
   relaxantes musculares, 595-597
      agentes de reversão, 595-597
      atracúrio, 595-596
      cisatracúrio, 595-596
      curare (d-tubocurarina), 595-596
      pancurônio, 595-596
      rocurônio, 595-596
      succinilcolina, 595-596
      vasopressores, 342-343
      vecurônio, 595-596
Agentes antianginosos, 346t
Agentes antifibrinolíticos, 403
Agentes anti-hipertensivos, 340-342t, 603-604. *Ver também* Agentes hipotensores
Agentes bloqueadores neuromusculares
   agentes de reversão não clássicos, 196-197
   antagonistas farmacológicos para, 191-199

bloqueio despolarizante *vs.* bloqueio
   adespolarizante, 172-177, 176-177f
   mecanismos de ação de, 173-175
   resposta à estimulação do nervo
      periférico de, 175-177
   reversão de ações de, 175-176
considerações, 196-197
descrição de, 113-114, 139-140, 171-
   189, 494-495, 500-501, 517-518, 525-
   526, 546-547, 647-648
estruturas químicas, 177f
farmacologia colinérgica, 191-196
   características farmacológicas
      gerais, 192-196
   farmacologia clínica, 192-196
   mecanismo de ação, 191-193
histórico de, 3-4
inibidores da colinesterase, 195-198
   edrofônio, 196
   fisostigmina, 196-197
   neostigmina, 195-196
   piridostigmina, 195-196
insuficiência respiratória, 197-199
L-cisteína, 196-198
potenciação e resistência, 178-179t
recuperação tardia da anestesia geral,
   discussão de caso, 188-189
relaxantes musculares
   adespolarizantes, 181-189, 676-677,
   684-685
      atracúrio, 183-186
      cisatracúrio, 185-186
      pancurônio, 186-187
      rocurônio, 187-189
      vecurônio, 186-188
relaxantes musculares despolarizantes,
   177-182
sugamadex, 196-198
transmissão neuromuscular, 171-173
Agentes de reversão não clássicos,
   196-197
Agentes hipotensores, 219-225
   bloqueadores dos canais de cálcio,
      223-225
   discussão de caso de hipotensão
      controlada, 224-225
   fenoldopam, 223-224
   hidralazina, 222-224
   nitroglicerina, 221-223
   nitroprussiato de sódio, 220-222
   pressão diastólica, 219-220f
Agentes indutores. *Ver também agentes
específicos*
   barbitúricos, 514-515
   benzodiazepínicos, 515
   cetamina, 515, 515-517f
   etomidato, 515
   fisiologia cerebral afetada por, 514-515
   histórico de, 3-4
   opioides, 515
   propofol, 515

Agentes inotrópicos, 410t
Agentes nervosos de guerra química,
   192-193
Agonistas adrenérgicos
   α-bloqueadores, 213-214
   ß-bloqueadores, 213-215
   antagonistas mistos (labetalol),
      213-214
   carvedilol, 215-216
   discussão de caso de feocromocitoma,
      215-217
   esmolol, 214-215
   metoprolol, 214-215
   nebivolol, 215-216
   propranolol, 214-216
   terapia perioperatória com
      β-bloqueadores, 215-216
Agonistas adrenérgicos, 208-213. *Ver
   também agentes específicos*
   α_2, 210-211
   discussão de caso de feocromocitoma,
      215-217
   discussão de caso sobre, 215-217
   efeitos de, 209-210t
   estrutura de, 209-210f
   seletividade de, 208-210t
Agonistas α_2 centrais, 342t
Agonistas α_2-adrenérgicos, 961
   anestésicos locais, 960-961
   anticonvulsivantes, 960-961
   antidepressivos, 958-960
   antiespasmódicos/relaxantes
      musculares, 959-960
   anti-inflamatórios não esteroides
      (AINEs), 958-959
   corticosteroides, 959-961
   descrição de, 956-958
   neurolépticos, 958-959
   opioides, 961-964
   toxina botulínica, 963-964
Água pulmonar extravascular. (APEV),
   88-89
Agulha Crawford, 863-864, 864-865f
Agulha epidural, 863-864f
Agulha epidural de Tuohy, 864-865f,
   977-978f
Agulha Koback, 756-757
Agulha Quincke, 858
Agulhas espinais, 858, 858-859f
Alanina aminotransferase (ALT), 628-
   630t, 630-631, 641-642
Alarme, 15-17
Albumina, 626-627, 628-630t, 1162-1163
Albumina sérica, 630-631
Alcalemia, 1041-1042
Alcalose
   definição de, 1040-1141
   efeitos fisiológicos, 1050
   metabólica. *Ver* Alcalose metabólica
   respiratória, 1050t, 1050-1051,
      1052-1053t

Alcalose metabólica, 1043, 1052-1053t
   causas de, 1051-1052
   resistente ao cloreto, 1051-1052
   sensível ao cloreto, 1051
   tratamento de, 1051-1052
Alcalose perpépnica, 1051
Alcalose pós-hipercápnica, 1051
Alcalose respiratória, 1050t, 1050-1051,
   1052-1053t
Alças espirométricas, 105-106
Alças fluxo-volume, 105-106f, 498-499,
   499f
Aldosterona
   descrição de, 574, 666-667, 1021-1022
   hipersecreção de, 666-668
Alergia ao látex, 1107-1109
α_1-antitripsina, 470-471
α_1 glicoproteína ácida (AAG), 120-121
α_2-agonistas, 210-211
α-bloqueadores, 213-214, 339-341t
Alfentanila
   biotransformação de, 167-168
   características de, 162-164t
   depressão neonatal causada por,
      743-744
   dosagem de, 167t
   dosagem pediátrica de, 787-788t
   estrutura química de, 163f
   indicações para, 167t
Aliscireno, 342t
Alodinia, 933t
Alprenolol, 345-347t
Alterações fisiológicas relacionadas à
   idade, 816-818, 819t
Alternâncias elétricas, 419-420
Alvimopan, 1002-1003
Alvo de ponto de ajuste, 1191-1192
American Association of Nurse
   Anesthesiology (AANA), 5-6
American Association of Nurse
   Anesthesists, 5-6
American Board of Anesthesiology, 5-6
American College of Cardiology (ACC),
   333-334
American College of Cardiology/
   American Heart Association, 260-261
American College of Physicians, 261-262
American College of Surgeons (ACS) -
   Comitê de trauma, 715-716
American Heart Association (AHA),
   333-335
American National Standards Institute
   (ANSI), 21-22, 44-48
American Society of Anesthesiologists
   (ASA)
   classificação de, 260-261, 260-261t
   Closed Claims Project, 44, 835-836,
      869, 1092-1094, 1096, 1101-1103
   descrição de, 44, 827-828, 1205-1206
American Society of Regional Anesthesia
   and Pain Medicine, 262-263, 850-851

Amidas, 229-230, 231t, 233-234, 234t
Amido hidroxietílico, 601
Amigdalectomia, 809-810
Amilorida, 584-585
Aminofilina, 468-469, 787-788t
Aminotransferases séricas, 630-631
Amiodarona, 237-238, 329t, 330, 330t, 787-788t, 1131t
Amissulprida, 248-250
Amitriptilina, 958t
Amoxicilina, 787-788t
Ampicilina, 787-788t
Ampicilina/sulbactam, 787-788t
Amsorb, 36-37
Anafilaxia, 1104-1105, 1107t
Analgesia
   definição de, 933t
   epidural. *Ver* Analgesia epidural
   para queimaduras, 731-732
   pós-operatória, 496-497
Analgesia combinada espinal e epidural, 745-746, 765-766
Analgesia controlada pelo paciente, 804-805
Analgesia epidural
   com administração em bólus intermitente programado (PIEB), 758-759
   contínua, 745-746, 758-759, 764-765, 774
   controlada pelo paciente, 761, 998-999
   descrição de, 496-497, 761-762
   lombar, 758-763
   por punção dural (PPD), 762-764
Analgesia multimodal, 167-168
Analisadores de CO_2 expirado ($ETco_2$), 116-117
Analisadores de oxigênio, 54-56
Análise biespectral, 107
Análise de gases anestésicos, 103-106
   análise paramagnética, 105-106
   análise piezoelétrica, 103-105
   célula galvânica, 105
   considerações clínicas, 105-106
   espirometria, 105-106
   indicações em, 103-105
   técnicas para, 103-105
Análise paramagnética, 105-106
Análise piezoelétrica, 103-105
Análise *Sonoclot*, 653-654
Anatomia paravertebral, 920-921f
Anatomia respiratória, funcional, 431-436
   árvore traqueobrônquica, 432-433, 433-434f
      alvéolos, 432-434, 434-435f
   caixa torácica e músculos da respiração, 431-433
   capilares pulmonares, 434-436

   circulação pulmonar e linfática, 433-435
   inervação, 435-436
Andrews, Edmund, 2-3
Anemia falciforme, 1069-1070, 1070-1071t
Anestesia
   ambulatorial. *Ver* Anestesia ambulatorial
   anestesiologistas, 7-8
   complicações de. *Ver* Complicações anestésicas
   considerações fisiológicas em, 481-485
      pneumotórax aberto em, 481-484
      posição de decúbito lateral em, 481-483, 483-484f
   definição de, 933t
   dispositivos, 107f
   epidural. *Ver* Anestesia epidural
   escopo de, 5-6
   espinal. *Ver* Anestesia espinal
   geral. *Ver* Anestesia geral
   geriátrica. *Ver* Anestesia geriátrica
   histórico de. *Ver* Histórico, de anestesia
   inalatório. *Ver* Anestésicos inalatórios
   intravenosa. *Ver* Anestesia intravenosa
   pressão positiva excessiva, 62-64
      acoplamento do ventilador ao fluxo de gás fresco, 61-64
      discrepâncias no volume corrente, 62-64
      problemas associados a, 61-64
   profundidade de, 108t
   regional. *Ver* Anestesia regional
   ventiladores utilizados em
Anestesia ambulatorial, 827-831l, 835
   anatomia paravertebral, 920-921f
   bloqueio do plano transverso do abdome, 925f-928f, 925-928
   bloqueio do plexo cervical superficial, 916-917
   bloqueio intercostal, 918-920
   bloqueio paravertebral, 919-922, 920-921f, 922-924f
Anestesia balanceada, 3-5
Anestesia caudal, 866-869
Anestesia com gota aberta, 30-31
Anestesia dissociativa, 152-153
Anestesia dolorosa, 933t
Anestesia *draw-over*, 30-32, 31-32f, 31-32t
Anestesia em consultório, 827, 827-831
Anestesia epidural, 367, 857-858, 861-867
   agentes para, 865-866t, 865-867
   agulhas para, 864-865, 864-865f
   ajuste de pH do anestésico local, 866-867
   ativação de, 865

   bloqueios epidurais ineficazes, 866-867
   cateteres usados em, 856-857
   contínuo, 610-611
   fatores que afetam o nível de, 865-866
   técnicas para, 864-865
Anestesia espinal
   agentes para, 859-860t, 862t
   descrição de, 764-766
   intratecal
      agentes anestésicos espinais, 860-863
      agulhas espinais, 858
      bloqueio espinal, fatores que influenciam o nível, 859-861
      cateteres espinais, 858-859
      técnica específica para, 858-860
Anestesia fora da sala de cirurgia, 827
Anestesia geral
   cuidados pós-anestésicos, 1146-1148
   despertar de, 1146-1147
   efeitos de pré-medicação, 158-159
   em cirurgia geniturinária, 606-608, 610-611
   indução de, 400
   mistura venosa afetada por, 450-452
   recuperação de rotina de, 1146-1148
   recuperação tardia de, 188-189
   sedação intravenosa *vs.*, 114-116
   sons respiratórios reduzidos durante, 462-464
   usos da cirurgia da artéria carótida, 426-428
   usos de cesariana de, 766-768
   usos de cirurgia oftalmológica. *Ver* Cirurgia oftálmica, anestesia geral para
   usos obstétricos de, 763-764, 763-764t
Anestesia geriátrica, 813. *Ver também* Idosos
   alterações anatômicas/fisiológicas relacionadas à idade
      doenças comuns, 819t
      função gastrintestinal, 820
      função metabólica/endócrina, 818-819
      função renal, 820
      musculoesquelético, 821-823
      sistema cardiovascular, 816-819
      sistema nervoso, 820-822
      sistema respiratório, 818-819
   alterações farmacológicas relacionadas à idade
      agentes anestésicos não voláteis, 822-823
      anestésicos inalatórios, 822-823
      relaxantes musculares, 822-824
   delirium, 820t-822t
   discussão de caso, 823-825
   influxo diastólico, exame de *Doppler* de, 819f

Anestesia inalatória. *Ver agentes específicos*
Anestesia intravenosa. *Ver também agentes específicos; cirurgias específicas*
  agentes bloqueadores neuromusculares, 3-4
  agentes indutores, 3-4
  anestesia geral *vs.*, 114-116
  histórico de, 3-5
  opioides, 3-5
Anestesia não cirúrgica (NORA), 424-426, 827, 835-836, 836-837*t*
Anestesia neuroaxial, 261-263, 704-706, 841-843
  bloqueio autonômico, 845-850
  bloqueio somático, 845-848
  coluna vertebral, 843-843
  discussão de caso, 873-875
  mecanismo de ação, 845-850
  lombar, 852
  medula espinal, 843-848
  paciente idoso doente, 842-843
  paciente obstétrica, 842-843
Anestesia obstétrica, 753-754
  abordagem geral, 754-756
  analgesia combinada espinal e epidural, 745-746, 765-766
  anestesia geral, 763-764, 763-764*t*
  bloqueio do nervo pudendo, 756-758
  cesariana, 763-764*t*, 763-766
    anestesia geral, 766-768
    anestesia regional, 764-766
    para emergência, 767-769
  risco anestésico
    casos encerrados de anestesia obstétrica, 754-755
    mortalidade anestésica, 754-755
    mortalidade materna, 753-755
  técnicas anestésicas regionais
    analgesia epidural lombar, 758-763
    analgesia espinal e epidural combinada, 762-764
    anestesia espinal, 763-764
    misturas de anestésico local/anestésico local-opioide, 758-759
    opioides epidurais, 757-759
    opioides espinais, 757-759
    opioides intratecais, 757-758
  trabalho de parto/parto vaginal
    agentes parenterais, 755-757
    técnicas psicológicas/não farmacológicas, 755-756
    vias da dor, 755-756
Anestesia opioide de "alta dose", 400-402
Anestesia para trauma, 715-716
Anestesia pediátrica, 795-805
  alterações relacionadas à idade, 787*t*
  anestesia regional e analgesia, 801-803
  anestésicos não voláteis, 792-793
  descrição de, 792-795
  desenvolvimento anatômico/fisiológico, 785-788
    função renal/gastrintestinal, 787-788
    homeostase da glicose, 787-788
    regulação do metabolismo/temperatura, 786-787
    sistema cardiovascular, 786-787
    sistema respiratório, 785-787
  despertar/recuperação
    crupe pós-intubação, 803-804
    laringoespasmo, 803-804
    manejo da dor pós-operatória, 803-805
  diferenças farmacológicas, 787-792
  ED_{95}, 793-794*t*
  entrevista pré-operatória, 795-796
  equipamento de via aérea usado em, 798-799*t*
  exames laboratoriais, 795-797
  inalatória
    anestésicos para, 788-793
    indução para, 798-800
  indução, 797-800
  intravenosa
    acesso, 799-800
    indução, 797-799
  intubação traqueal, 799-800
  jejum pré-operatório, 796-797
  manutenção, 800-801
  monitorização de, 796-798
  neonatos/lactentes, 786-787*t*
  parada cardíaca, 794-795*f*
  prematuridade
    considerações anestésicas, 804-806
    fisiopatologia, 804-805
  pré-medicação, 796-797
  relaxantes musculares para
  requisitos hídricos no perioperatório, 800-802
  riscos associados a, 794-796
  sedação, 802-804
  seção sagital de, 787*f*
  usos clínicos de
    amigdalectomia/adenoidectomia, 809-810
    aspiração de corpo estranho, 808-809
    crupe infeccioso, 808-809
    epiglotite aguda, 808-809
    escoliose, 810-811
    estenose hipertrófica do piloro, 808-809
    fibrose cística, 809-811
    fístula traqueoesofágica, 806-808, 807-808*f*
    gastrosquise/onfalocele, 807-809
    hérnia diafragmática congênita, 805-807
    infecção do trato respiratório superior, 795-796
    má rotação intestinal/vólvulo, 805-806
    síndrome da trissomia, 808-810
    tubos de timpanostomia, miringotomia/inserção, 809-810
  valores CAM, 788-792*t*
Anestesia regional
  usos de cirurgia geniturinária de, 606-608, 610-611
  usos de cirurgia oftalmológica
    anestesia tópica, 681-682
    bloqueio do nervo facial, 681-682
    bloqueio peribulbar, 680-682
    bloqueio retrobulbar, 680-681
    bloqueio subtenoniano, 681-682
    sedação intravenosa, 682-683
  usos obstétricos de, 757-764
    analgesia epidural lombar, 758-763
    anestesia espinal, 763-764
    analgesia espinal e epidural combinada, 762-764
    misturas de anestésico local/anestésico local-opioide, 758-759
    opioides epidurais, 757-759
    opioides espinais, 757-759
    opioides intratecais, 757-758
Anestesia regional intravenosa, 712-713, 898-900*f*
Anestesia, adjuvantes para, 239-257, 515, 517-518
  aspiração de, 239-244
    antagonistas dos receptores de histamina, 239-243
    antiácidos, 242-244
    inibidores de bomba de prótons, 243-244
    metoclopramida, 243-244
  fármacos usados como, 248-254
    cetorolaco, 248-251
    clonidina, 250-252
    dexmedetomidina, 251-252
    doxapram, 252-253
    flumazenil, 252-254
    naloxona, 252-253
    naltrexona, 252-253
  náuseas e vômitos pós-operatórios (NVPO), 244-250, 244*f*-248*f*
    antagonista do receptor de neuroquinina-1, 248-250
    antagonistas do receptor 5-HT_3, 245-247
    butirofenonas, 246-250
    dexametasona, 248-250
    estratégias de, 248-250
    fatores de risco para, 245*t*
  pneumonia por aspiração, 242*t*, 253-257

Anestésico(s)
  acidentes, 1092-1094
  curso de, 127-128
  gerais. *Ver agentes específicos*
  inalatórios. *Ver* Anestésicos inalatórios
  intravenosos. *Ver* Anestésicos intravenosos
Anestésico de base inalatória, 1145-1146
Anestésicos inalatórios, 1-3. *Ver também agentes específicos*
  agentes, 127-128f
  farmacocinética de, 127-133
    coeficientes de partição em, 128-129, 128-129t
    concentração alveolar, 128-132
    concentração arterial, 131-132
    concentração inspiratória, 127-129
    eliminação em, 131-133
  farmacodinâmica de, 132-137
    concentração alveolar mínima, 133f, 134-135t, 134-137, 136t
    neuroproteção anestésica e pré-condicionamento cardíaco, 133-135
    neurotoxicidade anestésica, 133-134
  farmacologia clínica de, 135-144, 137t
  óxido nitroso, 135-139
  teorias de ação, 132-133
Anestésicos intravenosos, 3-5, 147-159. *Ver também agentes específicos*
  barbitúricos, 147-150
  benzodiazepínicos, 150-153
  cetamina, 152-155
  discussão de caso sobre, 158-159
  etomidato, 154-156
  propofol, 155-158
Anestésicos locais, 227-267. *Ver também agentes específicos*
  absorção de, 232-233
  amidas, 233-234
  biotransformação de, 233-234
  canais de sódio dependentes de voltagem, 228-229f
  classificação de fibra nervosa de, 229-230t
  coeficiente de partição tecido/sangue, 233-234
  deposição de, 884-885f
  distribuição de, 232-234
  dor intervencionista controlada com, 960-961
  efeitos nos sistemas de órgãos, 233-237
    cardiovasculares, 234-236
    hematológicos, 236-237
    imunes, 235-236
    musculoesqueléticos, 235-237
    neurológicos, 234-235
    respiratórios, 234-235

  ésteres, 233-234
  excreção de, 233-234
  farmacocinética de, 232-234
  farmacologia clínica, 232-237
  interações medicamentosas, 236-237
  local de infusão de, 232-233
  massa tecidual, 233-234
  mecanismos de ação, 227-230, 228-229f
  neurotoxicidade, 133-134
  perfusão tecidual, 232-234
  propriedades físico-químicas de, 231t
  relacionamentos estrutura-atividade, 229-233
  sobredose, discussão de caso sobre, 236-238
  transferência placentária de, 743-744
  uso clínico de, 234t
  vasoconstritor, presença de, 232-233
Anestésicos voláteis, 36-37, 50-51, 135-137, 469-470, 514-515. *Ver também* Desflurano; Halotano; Isoflurano; Sevoflurano
  dinâmica do líquido cerebrospinal afetada por, 514-515
  fluxo sanguíneo cerebral e, 513-515
  pressão intracraniana afetada por, 514-515
  taxa metabólica cerebral afetada por, 513
Anestesiologia
  nos Estados Unidos, 1
  prática clínica, 119
  prática de, 1-6, 1-2t
Anestesiologista, 1, 799-800, 827-828
Anesthesia Patient Safety Foundation (APSF), 1205-1206
Aneurismas
  cerebrais
    considerações pré-operatórias em, 532-533
    manejo intraoperatório em, 534-536
    manejo pré-operatório em, 534-535
    não roto, 533
    roto, 533-535
  saculares, 532-533
  sifilíticos, 422-423
Aneurismas cerebrais
  considerações pré-operatórias em, 532-533
  manejo intraoperatório em, 534-536
  manejo pré-operatório em, 534-535
  não roto, 533
  roto, 533-535
Angina
  estável crônica, 342-345
  instável, 344-345
Angina instável, 344-345
Angioedema, 1104-1105, 1105-1107f
Angiotensina I, 462-463

Angiotensina II, 462-463, 574-575
Anidrase carbônica, 458-459, 1042-1043
Ânions, 1035t
Anlodipino, 342t, 347t
Anomalias regionais do movimento da parede, 397-399f
Ansiedade, 158-159
Antagonista do receptor de neuroquinina-1, 248-250
Antagonistas colinérgicos, 201
Antagonistas da aldosterona, 584-585
Antagonistas do receptor 5-hidroxitriptamina (5-HT)$_3$, 245-247
Antagonistas dos receptores de histamina
  H$_1$, 240-242, 504-505
  H$_2$, 241-243, 254-255, 595-596
  fisiologia de, 239-241
    cardiovasculares, 240-241
    dérmicos, 240-241
    gastrintestinais, 240-241
    imunes, 240-241
    respiratórios, 240-241
Antagonistas dos receptores de mineralocorticoides, 1021-1022
Antagonistas mistos, 213-214. *Ver também* Labetalol
Antiácidos
  dosagem, 243-244
  interações medicamentosas, 243-244
  mecanismo de ação, 242-243
  usos clínicos, 242-244
Antiácidos não particulados, 242-243, 242t
Antiarrítmicos, 327-328, 328t-330t
Anticoagulantes, 347-348, 850-852
Anticolinérgicos, 201-204, 468-469, 595. *Ver também fármacos específicos*
  características farmacológicas, 202t, 202-203
    cardiovasculares, 202-203
    cerebrais, 202-203
    gastrintestinais, 202-203
    geniturinárias, 202-203
    oftálmicas, 202-203
    respiratórias, 202-203
    termorregulatórias, 202-203
  discussão de casos, 203-204
  estrutura física de, 202f
  farmacologia clínica, 202-203
  intoxicação, 203-204
  mecanismos de ação, 201
Anticolinesterásicos, 557-558
Anticonvulsivos, 958-959t, 960-961
Anticorpos de imunoglobulina G (IgG), 555-557
Antidepressivos, 549-551, 958t, 958-960
Antiepilépticos, 545t
Antiespasmódicos, 959-960

Antígeno de superfície da hepatite B (HBsAg), 636-637, 1110
Anti-histamínicos, 241-242
Anti-inflamatórios não esteroides (AINEs), 167-169, 248-250, 577-579, 589-590
Antimuscarínicos, 201
Antiplaquetários, 852
Antitrombina III, 403
AORN. *Ver* Association of Perioperative Registered Nurses
Aorta
  aneurismas de, 422-423
  coarctação de, 422-423
  dissecção de, 421-423
  doença oclusiva de, 422-423
  trauma em, 422-423
Aorta ascendente, 423
Aorta torácica descendente, 423-425
Apagamento cervical, 744
Aparelho de anestesia moderno, 45*f*
Aparelhos de anestesia, 32, 43-67, 105.
  aparelho moderno, 45*f*
  aspectos básicos, 44-48, 47*t*
  circuito respiratório em, 54-57. *Ver também* Circuitos respiratórios
  circuitos de controle de fluxo em, 49-55. *Ver também* Circuitos de controle de fluxo
  configuração do circuito de, 46*f*
  discussão de caso sobre, 64-67
  esquema, 49*f*
    funcionais, 49*f*
      vaporizador tipo caldeira de cobre, 51-52*f*
      vaporizadores de desvio variável, 52-54, 53*f*
  gases, pressão de vapor, 51-52*f*
  lista de verificação para, 64, 65*t*-66*t*
  pressões das vias aéreas, 63*f*
  recursos de segurança, 44-48, 47*t*
  sistema de coleta de gases residuais, 62-64
  suprimento de gases, 44-50
  trocador de calor e umidade (HME), 57-58*f*
  ventiladores em, 56-64. *Ver também* Ventiladores
  visão geral, 44-48
Aparência de "vidro fosco", 473-474
Apendicite, 782-784
Apixabana, 851-852
Apneia, 1122
Apneia obstrutiva do sono (AOS), 828-832, 831*t*
  algoritmo de cirurgia ambulatorial para paciente com, 832*f*
  obesidade e, 669-670

recomendações da Society of Anesthesia and Sleep Medicine para, 834*t*
sistema de pontuação, 831-832*t*
Apneia pós-anestésica, 805-806
Apoplexia hipofisária, 537-538
Aprepitanto, 1149
Apresentação composta, 769-770
Apresentação de sangue, 744
Apresentação do occipício posterior, 769-770
Apresentação facial, 769-770
Apresentação pélvica, 769-770
Aprotinina, 391-392
Ar
  cilindros de gás medicinal, 10*t*
  em sistemas de gases medicinais, 9-11
Aracnoidite, 872-873
Arco aórtico, 400*f*
Área de superfície corporal (ASC), 308-310
Área de superfície corporal total (ASCT), 728-729
Arginina, 1085-1086
Arginina vasopressina (AVP), 319, 410-411, 574
Arritmia sinusal, 307-308
Arritmias
  antiarrítmicos para, 328*t*-330*t*
  pancurônio como causa de, 186-187
Arritmias ventriculares, 356, 357*t*-358*t*
Artéria axilar, 73-75, 891-892*f*
Artéria braquial, 73-75
Artéria circunflexa (CX), 319
Artéria coronária direita (ACD), 319
Artéria de Adamkiewicz, 424, 845
Artéria descendente anterior (ADA) esquerda, 319
Artéria descendente posterior (ADP), 319-321
Artéria dorsal do pé, monitoramento da pressão arterial via, 73-75
Artéria femoral, monitorizaação da pressão arterial via, 73-75
Artéria hepática
  descrição de, 625
  vasoespasmo de, 139-140
Artéria radial
  canulação de, 73-76, 75*f*
  monitorização da pressão arterial via, 73-75
Artéria radicular magna, 845-848
Artéria tibial posterior, 73-75
Artéria ulnar, monitorização da pressão arterial via, 73-75
Artérias, 313-315
Artérias arqueadas, 575-576
Artérias coronárias
  anatomia de, 319-321*f*

para os ventrículos direito e esquerdo, 319-321*f*
suprimento de ventrículos esquerdo e direito em, 400*f*
visões angiográficas de, 399-400*f*
Artérias interlobulares, 575-576
Arteríola aferente, 576-577
Arteríolas, 313-315
Arterite temporal, 955-956
Articaína, 3-4, 229-232
Articulações zigapofisárias, 952
Artrite cervical, 296-297
Artrite, 952
Artrite reumatoide (AR), 706-707*t*, 706-708
Artroplastia bilateral, 708
Artroplastia de joelho, 710-711*f*
Artroplastia de quadril
  considerações pré-operatórias, 706-708
  manejo intraoperatório, 707-709
Artroplastia de recapeamento do quadril, 708
Artroplastia de revisão, 708
Artroplastia minimamente invasiva, 709, 709*f*
Artroplastia total de quadril
  ilustração de, 709*f*
  não cimentada, 706-707*f*
Artroplastia total do joelho, 709-712
Artroscopia do joelho, 709-710
Artroscopia do quadril, 709
Árvore traqueobrônquica, 486*f*
Ascite, 646-647
Asfixia
  fetal, 775-778
  intrauterina, 775-776
  relacionada a afogamento, 1165-1167
Asma
  agentes simpatomiméticos para, 468-469
  considerações anestésicas, 468-470
  considerações pré-operatórias, 467-469
  descrição de, 441-442
  fisiopatologia, 467-469
  manejo intraoperatório de, 469-470, 470*f*
  tratamento de, 468-469
Asma extrínseca, 467-468
Asma intrínseca, 467-468
Aspartato aminotransferase (AST), 628-630*t*, 630-631, 641-642
Aspartato, 941-942
Aspiração pulmonar, 750-751
Assertividade, 22
Assistolia, 1136*f*
Association of Perioperative Registered Nurses, 22-23

Ataques isquêmicos transitórios (AITs), 425-427, 541
Atelectasia, 450-452
Atelectasia por reabsorção, 450-452
Atenolol, 213-214*t*, 339-341*t*, 345-347*t*
Aterosclerose, 816-818
Ativador de plasminogênio tecidual (tPA), 535-536, 633-634, 721*f*
Atividade uterina, 745-747
Atlas, 843
Atonia uterina, 746-747
Atordoamento miocárdico, 321-323, 389-390, 1167-1168
Atracúrio
  broncoespasmo e, 185-186
  características de, 181*t*, 182*t*
  considerações clínicas para, 185-186
  considerações de sensibilidade à temperatura e pH, 185-186
  descrição de, 185-186, 595-596, 671-672, 793-794
  dosagem pediátrica de, 787-788*t*, 793-794*t*
  efeitos colaterais de, 185-186
  estrutura física, 183-185
  estrutura química de, 177*f*
  hipotensão e, 185
  incompatibilidade química de, 185-186
  metabolismo e excreção de
    eliminação de Hofmann, 185
    hidrólise de éster, 183-185
  reações alérgicas a, 185-186
  taquicardia e, 185
  toxicidade de laudanosina, 185-186
Atresia tricúspide, 375-376
Atrito de fricção, 419-420
Atropina, 678-679*t*, 1128-1129, 1130*t*
  considerações clínicas, 202-204
  dosagem e embalagem, 202-203
  dosagem pediátrica de, 789*t*
  estrutura física, 202-203
Aumento vertebral pelo sistema Kiva VCF, 982-984, 984-985*f*
Ausculta
  para monitoramento da pressão arterial, 71-71
  sítios para, 286-287*f*
AutoPEEP, 441-442
Autorregulação, 139-140
  da circulação, 316-318
Autorregulação cerebral, 520, 542-543*f*
  curva, 510*f*
Avaliação focada com ultrassonografia para trauma (FAST), 718-719
Avaliação pré-operatória, 259-264
  avaliação laboratorial em, 263-264
  exame físico em, 263
  histórico pré-operatório de, 260-263
  manejo pré-operatório, 501-503

problemas cardiovasculares, 260-262
problemas de coagulação, 261-263
problemas endócrinos e metabólicos, 261-262
problemas gastrintestinais, 262-263
problemas pulmonares, 261-262
Avanço da agulha com uma mão, 760*f*
AVC em evolução, 425-426
AVC perioperatório, 541
AVC, isquêmico agudo, 535-536
Azatioprina, 558*t*
Azotemia, 1168-1169, 1168-1169*t*
  pós-renal, 1169-1170
  pré-renal, 1168-1170
Azul de metileno, 233-234

B

Baclofeno, 959-960
Bacteremia associada a cateter, 1175*t*
Bainha dura, 843-845
Banco de sangue, 1063-1064
Bandagem (faixa elástica) de Esmarch, 898-900
Baqueteamento digital, 414-415
Barbitúrico(s), 3-4, 147-150, 514-515, 595, 627-628. *Ver também agentes específicos*
  absorção de, 147-148
  biotransformação de, 148-149
  distribuição de, 147-149, 148-149*f*
  dosagens de, 149-150*t*
  efeitos da fisiologia cerebral de, 513*t*
  efeitos nos sistemas de órgãos, 148-150
    cardiovasculares, 148-150
    cerebrais, 149-150
    hepáticos, 149-150
    imunes, 150
    renais, 149-150
    respiratórios, 149-150
  estrutura de, 147-148*f*
  excreção de, 148-149
  farmacocinética, 147-149
  interações medicamentosas, 150
  isoflurano *vs.*, 514-515
  mecanismos de ação, 147-148
  relações estrutura-atividade, 147-148
Barbitúricos lipossolúveis, 148-149
Baricidade, 859-860
Barorreceptor carotídeo, 319
Barorreceptores, 1020-1021
Barotrauma, 55-56, 494-495, 1190
Barreira hematoencefálica, 511
Base conjugada, 1040-1141
Base forte, 1039-1040
Base fraca, 1039-1040
Base, 1039-1040
Batimentos atriais/ventriculares prematuros, 1155-1156
Bebidas com carboidratos, 990-993

Benzocaína, 233-234, 234*t*
Benzodiazepínicos
  absorção de, 150-152
  biotransformação de, 150-152
  descrição de, 150-153, 515, 595, 627-628, 1081-1082
  distribuição de, 150-152
  doses de, 150-152*t*
  efeitos da fisiologia cerebral de, 513*t*
  efeitos nos sistemas de órgãos, 150-153
    cardiovasculares, 150-152
    cerebrais, 152-153
    respiratórios, 150-153
  estrutura química de, 151*f*
  excreção de, 150-152
  farmacocinética, 150-152
  interações medicamentosas, 152-153
  mecanismos de ação, 150
  relações estrutura-atividade, 150-152
  usos pré-medicação de, 159
Bepridil, 347*t*
ß-bloqueadores
Betametasona, 960-961*t*
Betanecol, 191-192
Betaxolol, 345-347*t*
Betrixabana, 851-852
Bicarbonato de sódio, 424, 781-782, 792*t*, 866-867, 1129-1133
Bier, August, 2-3
Bilirrubina, 628-631, 641-642
Bilirrubina sérica, 628-631
Biodisponibilidade, 119-120
Biofeedback, 984-985
Bioimpedância torácica, 90-92
Biotransformação, 121-123
Biotransformação metabólica, 121-122
Bisfosfonatos intravenosos, 664-665
Bisoprolol, 345-347*t*
Bloqueadores brônquicos, 488-490, 497-498
Bloqueadores dos canais de cálcio, 223-225, 305, 346*t*, 345-347, 347*t*
Bloqueadores dos canais de cálcio di-hidropiridínicos, 223-224
Bloqueadores dos receptores de angiotensina (BRAs), 342*t*
Bloqueadores ganglionares, 342*t*
Bloqueio atrioventricular de primeiro grau, 378-379
Bloqueio atrioventricular de segundo grau, 378-379
Bloqueio atrioventricular de terceiro grau, 378-379
Bloqueio autonômico, nas raízes nervosas espinais
  manifestações cardiovasculares, 845-849
  manifestações do trato urinário, 849-850

manifestações gastrintestinais, 848-849
manifestações metabólicas/endócrinas, 849-850
manifestações pulmonares, 848-849
Bloqueio axilar, 891-893f
Bloqueio bifascicular, 378-380
Bloqueio caudal, 801-802, 861-863, 867-869, 869f-869f
Bloqueio cervicotorácico, 972-976
Bloqueio da bainha do reto, 926-928, 928f
Bloqueio da cadeia simpática torácica, 975-976
Bloqueio da fáscia ilíaca suprainguinal, 903-904, 904f
Bloqueio da fase I, 173-175
Bloqueio de Atkinson, 680-681f, 681-682
Bloqueio de Bier, 2-3, 712-713, 898-900, 976-977
Bloqueio de campo, 881f
Bloqueio de fase II, 173-175
Bloqueio de gânglio ímpar, 976-977
Bloqueio de nervos esplâncnicos, 975-976
Bloqueio de O'Brien, 680-681f, 681-682
Bloqueio de ramo direito (BRD), 378-379
Bloqueio de ramo esquerdo (BRE), 378-379
Bloqueio de ramo medial lombar, esquerdo, 970f
Bloqueio de van Lint, 680-681f, 681-682
Bloqueio dependente de uso, 229-230
Bloqueio do canal adutor, 907-910, 908f-910f
Bloqueio do compartimento do psoas.
 Ver Bloqueio do plexo lombar posterior
Bloqueio do gânglio de Gasser, 964-967, 966f
Bloqueio do gânglio estrelado, 972-974, 981
Bloqueio do grupo nervoso pericapsular, 916
Bloqueio do músculo eretor da espinha, 921-924
 eritropoietina, 598-599
Bloqueio do nervo alveolar inferior, 966-967f
Bloqueio do nervo cutâneo femoral lateral, 904-905f
Bloqueio do nervo facial
 anatomia, 967
 complicações, 967
 indicações, 967
 técnicas, 680-681f, 681-682
Bloqueio do nervo femoral
 anatomia de, 901-902f
 descrição de, 900-903

estimulação nervosa para, 902-903f
ultrassom, 902-903f
Bloqueio do nervo intercostobraquial, 898-900f
Bloqueio do nervo isquiático, 910-915
Bloqueio do nervo isquiático proximal, 911-913f
Bloqueio do nervo lingual, 966-967f
Bloqueio do nervo mandibular, 964-967, 966-967f
Bloqueio do nervo maxilar, 964-966, 966-967f
Bloqueio do nervo mediano
 no cotovelo, 895f-896f
 no pulso, 895f
Bloqueio do nervo occipital, 967-968, 967-968f
Bloqueio do nervo paravertebral torácico, 970-972
Bloqueio do nervo pudendo, 756-758, 972-974, 972-974f
Bloqueio do nervo radial, 896-897f
 no cotovelo, 895-897
Bloqueio do nervo safeno proximal, 910-911f
Bloqueio do nervo supraescapular, 892-893, 893f, 893-895f, 967-968, 968-969f
Bloqueio do nervo supraorbital, 966f
Bloqueio do nervo transsacral, 972
Bloqueio do nervo trigêmeo
 anatomia, 964-966
 bloqueio do gânglio de Gasser, 964-967, 966f
 complicações, 966-967
 ilustração de, 966f
 indicações, 964-967
 nervo mandibular, 964-967, 966-967f
 nervo maxilar, 964-966, 966-967f
 nervo oftálmico, 964-966
Bloqueio do nervo ulnar, 895, 896f
Bloqueio do plano anterior de Serratus (PAS), 924-926, 924f
Bloqueio do plano da fáscia ilíaca, 902-903, 902-904f
Bloqueio do plano transverso do abdome ("TAP block")
 descrição de, 925f-928f, 925-928, 955-956
 usos de anestesia pediátrica, 801-803
Bloqueio do plexo celíaco, 975-976, 976f
Bloqueio do plexo cervical, 427-428
Bloqueio do plexo cervical superficial, 916-917f, 917-918
 anatomia de, 916-917, 916-917f
 profundo, 917-919, 918-919f
 superficial, 917-918
Bloqueio do plexo hipogástrico superior, 976-977
Bloqueio do plexo lombar posterior, 904-908, 908f-910f

Bloqueio do quadrado lombar, 929, 928f
Bloqueio do quadrado lombar tipo 1, 929
Bloqueio do quadrado lombar tipo 2, 929
Bloqueio do ramo medial cervical, 970-972f
Bloqueio do tornozelo
 descrição de, 913-916
 posicionamento da agulha para, 916-917f
Bloqueio em sela, 763-764, 861-863
Bloqueio epidural, 981t
Bloqueio estrelado, 972-974, 974f. Ver também Bloqueio cervicotorácico
Bloqueio infraclavicular, 888-892, 890f-891f
Bloqueio interescalênico, 886f-885-886f
Bloqueio isquiático subglúteo, 911-913f
Bloqueio neuromuscular, 196-197t
Bloqueio parassacral, 910-915
Bloqueio paravertebral, 919-922, 920f-922f, 998-999
Bloqueio peitoral, 922-924, 924f
Bloqueio peribulbar/subtenoniano (episcleral), 680
Bloqueio profundo do plexo cervical, 917-919, 918-919f
Bloqueio regional intravenoso, 976-977
Bloqueio retrobulbar, 680-681
Bloqueio seletivo da raiz nervosa (BSRN), 978-980
Bloqueio simpático lombar, 976f, 976-977
Bloqueio subparaneural, 913-915
Bloqueio supraclavicular
 bloqueio supraclavicular, 888f
 colocação de sonda de ultrassom, 889f
Bloqueio transmuscular do quadrado lombar, 929
Bloqueio transtraqueal, 297-298
Bloqueio trifascicular, 378-380
Bloqueios de nervos digitais, 897-898
Bloqueios de nervos periféricos
 anestésicos locais com, 879-881, 993-995
 bloqueio do
  bloqueio da bainha do reto, 926-928, 928f
  bloqueio do plano serrátil anterior, 924-926, 924f
  bloqueio do quadrado lombar, 929, 928f
  bloqueio intercostal, 918-920, 919-920f
  bloqueio paravertebral, 919-922, 920f-922f
  plano do eretor de tronco da espinha, 921-924

bloqueio do nervo intercostal, 919-920f
bloqueio do plexo cervical, 916-919
cateter percutâneo adjacente a, 883f
contínuo, 882-884
estimuladores, 115f
localização de, ultrassom para, 879-881
membro inferior
  anatomia do plexo lombar/sacral, 898-900
  bloqueio da fáscia ilíaca suprainguinal, 903-904, 904f
  bloqueio de tornozelo, 913-916
  bloqueio do grupo nervoso pericapsular, 916
  bloqueio do nervo femoral, 900-903
  bloqueio do nervo isquiático, 910-915
  bloqueio do nervo obturador, 904-905
  bloqueio do nervo safeno, 908-910
  bloqueio do plano da fáscia ilíaca, 902-903, 903-904f
  bloqueio do plexo lombar posterior, 904-908
  nervo cutâneo femoral lateral, 904
preparação, 879-881
riscos e contraindicações, 878-881
seleção de pacientes, 877-879
técnicas, 879-884. *Ver também* Membro superior
  bloqueios contínuos, 882-884
  técnica de bloqueio de campo, 879-881
  técnica de estimulação nervosa, 879-881
  técnica de parestesia, 879-881
  técnica de ultrassom, 881-883
Bloqueios de nervos periféricos contínuos (BNPCs), 994t, 998
Bloqueios de nervos periféricos de membros inferiores
  anatomia do plexo sacral, 898-900
  anatomia lombar, 898-900
  bloqueio da fáscia ilíaca suprainguinal, 903-904, 904f
  bloqueio do grupo nervoso pericapsular, 916
  bloqueio do nervo cutâneo femoral lateral, 904
  bloqueio do nervo femoral, 900-903
  bloqueio do nervo obturador, 904-905
  bloqueio do plano da fáscia ilíaca, 902-903, 903-904f
  bloqueio do plexo lombar posterior, 904-908
  resumo de, 901f

Bloqueios de nervos terminais, 892-900
  anestesia regional intravenosa, 898-900
  bloqueio do nervo digital, 897-898
  bloqueio do nervo mediano, 893-895
  bloqueio do nervo musculocutâneo, 896-897
  bloqueio do nervo radial, 895-897
  bloqueio do nervo ulnar, 895
Bloqueios de ramo medial lombar, 970-972
Bloqueios do nervo paravertebral cervical, 968-969f, 968-970
Bloqueios do nervo paravertebral lombar, 969-970
Bloqueios do nervo simpático, 972-977
Bloqueios do plano fascial, 883-884
Bloqueios epidurais cervicais, 863-864
Bloqueios epidurais torácicos, 861-863
Bloqueios espinais/peridurais
  bloqueio neuroaxial, 850-851
    anticoagulantes orais, 850-852
    antiplaquetários, 852
    heparina de baixo peso molecular (HBPM), 851-854
    heparina padrão/não fracionada, 852
    terapia fibrinolítica/trombolítica, 852-854
  contraindicações, 849-851, 850-851t
  indicações para, 849-850
Bloqueios neuroaxiais, 841-842, 849-850
  abordagem anatômica, 856-858
  abordagem paramediana, 856f, 857-858, 858f-858-859f
  anatomia de superfície, 854-856
  complicações de, 869t, 869-874
    anestesia espinal, 871
    bloqueio neural alto, 869-870
    inserção de agulha/cateter
      abscesso epidural espinal (AE), 872-874
      anestesia espinal total, 871
      anestesia/analgesia inadequada, 869-870
      aracnoidite, 872-873
      cateter epidural, cisalhamento de, 873-874
      cefaleia pós-punção dural, 871-872
      dor lombar, 871
      hematoma espinal/epidural, 872-873
      injeção intravascular, 869-871
      injeção subdural, 871
      lesão neurológica, 872-873
      meningite, 872-873
      parada cardíaca durante anestesia espinal, 869-870
      retenção urinária, 869-870

decúbito lateral, 855-856, 857-858f
guiado por ultrassom, 857-858
posição de Buie (canivete), 855-857
posição sentada, 855-856, 856f
posicionamento do paciente, 855-857
Blue bloater" versus *"pink puffer"*, 470-471
Bolsa reservatório (bolsa respiratória), 32-35, 32-35f
Bolsa válvula-máscara, 292-293
Bomba de aspiração de cardiotomia, 388-389
Bomba de balão intra-aórtico, 409-410
  monitorização intra-arterial da pressão arterial, 774
Bomba de cardioplegia, 388-389
Bomba de fármaco intratecal, 962-963f
Bomba de sódio-potássio que consome energia, 227-228
Bombas centrífugas, 387-389
Bombas de infusão, 883f
Bombas de infusão portáteis, 883f
Bombas de rolos, 387-388
Botulismo, 561-562
Bougie, 286-287, 287-291f, 531-532
Bougie de intubação, 286-287
  monitorização invasiva, 797-798
Bradiarritmias, 378
Bradicardia
  algoritmo, 1137f
  descrição de, 179-180, 520, 1155-1156
Bradicinina, 939-940
Bretílio, 789t
Broncodilatadores, 469-470
Broncoespasmo, 185-186, 276-278
Broncoespasmo intraoperatório, 470
Broncoespasmo reflexo, 469-470
Broncoscopia, 256-257, 500-502
Broncoscopia rígida
  oxigenação apneica, 500-501
  ventilação a jato, 499-500
Broncoscópio de fibra óptica, 282-283f, 291-292f
Bronquiectasia, 491-493
Bronquíolos, 432-433
Bronquite crônica, 470-471
Buchanan, Thomas D., 5-6
Bupivacaína, 231t, 234t, 235-238, 303-305, 859-860t, 862t, 865-866t, 867-869, 994t
Bupropiona, 958t
Butirofenonas, 246-250
Bypass cardiopulmonar (DCP), 386-392, 502-503
  cardioplegia de potássio em, 390-391
  circuito básico em, 386-390
    bomba principal, 387-389
    bombas e dispositivos acessórios, 388-390
    filtro arterial, 388-389

oxigenador, 387-388
reservatório, 387-388
trocador de calor, 387-388
efeitos fisiológicos de, 390-392
efeitos na farmacocinética, 391-392
respostas hormonais, humorais e imunes, 390-392
hipotermia em, sistêmica, 389-390
preservação do miocárdio em, 389-391
Bypass morno, 389-390

C

Cafeína, 789*t*
Caixa torácica, 431-433
Cal sodada, 36, 143-144
Calabadion, 196-198
Cálcio
  calcitonina, 1029-1030
  concentração ionizada extracelular de, 1028-1029
  concentração plasmática de, 1028-1029
  distúrbios de. *Ver* Hipercalcemia; Hipocalcemia
  hormônios que regulam, 664-665*t*
  valor normal para, 1035*t*
  vitamina D, 1029-1030
Cálcio sérico, 666
Calcitonina, 664, 664-665*t*, 671-672, 1029-1030
Câmara de vaporização, 52-54
Campânulas de oxigênio, 1188-1189
Campo de segurança, 14-15
Canais de cálcio tipo L, 305-307
Canais de cálcio tipo T, 305-307
Canais de sódio controlados por voltagem, 227-228, 301-302
Canais iônicos cardíacos, 302-304*t*
Canais iônicos controlados por ligantes, 132-133
Canais senoidais, 623-625
Canal de sódio, 172-173*f*
Canal espinal, 860-861*f*
Canalículos biliares, 623-625
Câncer de bexiga, 613-615
Câncer de próstata, 612-614
Cânceres broncogênicos, 489-490
Cânula, 1184-1186
Cânula nasal, 1184-1186
Canulação da veia umbilical, 781-782
Canulação, 81*f*
  artéria radial, 73-76, 75*f*
  complicações de, 75-76
  leituras digitais *vs.* forma de onda arterial em, 76-78
  seleção de artéria para, 73-75
  sistema cateter-tubo-transdutor, 75-76
  técnica de Seldinger, 80-81, 81*f*
  técnicas para, 80-81

veia jugular interna, 80-81
veia subclávia, 80-81, 80-81*f*
Canulação venosa central, 81-82
Capacidade de difusão de oxigênio, 452-453
Capacidade de fechamento, 444-445
Capacidade pulmonar de difusão de monóxido de carbono (DLCO), 491-493
Capacidade pulmonar total (CPT), 438*t*, 467-468
Capacidade residual funcional (CRF)
  descrição de, 274-275, 438*t*, 438-441, 440*f*-441*f*, 465-466, 481-483, 738-739, 785-787, 1183-1184
  doença pulmonar, 438-441
  hábito corporal, 438
  postura, 438-441
  sexo, 438
  tônus diafragmático, 438-441
Capacidade vital (CV), 438-441
Capacidade vital forçada (CVF), 441-442
Capilares, 313-315
Capilares peritubulares, 571
Capilares pulmonares, 462-463
Capnografia, 102-105, 688-689
  aplicações pediátricas de, 796-797
  capnógrafos de fluxo lateral (*sidestream*), 103-105
  complicações de, 103-105
  considerações clínicas, 103-105
  indicações e contraindicações, 102-105
  técnicas para, 103-105
Capnógrafo, 105*f*, 285-286
Capnógrafos de fluxo lateral (*sidestream*), 103-105
Capsaicina, 252, 941
Caput medusae, 643-644
Carbamazepina, 545*t*, 955-956, 958-959*t*, 960-961
Carboprost trometamina, 746-747
Carboxiemoglobina (COHb), 102-103, 731-732, 1166-1167
Carboxi-hemoglobinemia, 221-222
Carcinoides pulmonares, 489-490
Carcinoma de células renais, 615-616, 617*f*
Cardioplegia, no período de desvio de cirurgia cardíaca, 404-406
Cardioplegia sanguínea com depleção de leucócitos, 391-392
Cardioversão, 428-430, 1126-1127, 1167-1168
Cardioversão de corrente direta (CD), 428-429, 1167-1168
Cardioversore desfibrilador implantável (CDI), 356-359, 831-832
Cardioversor desfibrilador interno (CDI), 347-348

Carina, 271-272*f*
Carteolol, 345-347*t*
Cartilagem cricoide, 432-433, 786-787
Carvão ativado, 1180-1181
Carvedilol, 215-216, 339-341*t*, 345-347*t*
Catarata induzida por radiação, 14
Catecol-*O*-metiltransferase, 206, 206-207*f*
Cateter
  artéria pulmonar, 83-84, 84*f*
  flutuação da artéria pulmonar com ponta de balão (Swan-Ganz), 83-84*f*
  venoso central, 81-82*f*
Cateter através de uma canulação de agulha, 80-81
Cateter de Foley, 113-114
Cateter percutâneo, colocação de, 883*f*
Cateter sobre uma canulação de agulha, 80-81
Cateter sobre uma canulação de fio-guia, 80-81
Cateteres de artéria pulmonar, 393-394
Cateteres de artéria radial, 392-393
Cateteres epidurais, 864-865, 994*f*
Cateteres espirais reforçados com arame, 864-865
Cateterismo, 111-114
Cateterismo cardíaco
  laboratório/sala para, 424-426
  sedação para, 836-837
Cateterismo da artéria pulmonar, 82-87, 83-84*f*, 87*t*, 369-370, 392-393
  complicações de, 85
  considerações clínicas, 85-87
  contraindicações, 83-84
  incidência de, 84*f*
  técnicas e complicações, 83-84*f*, 83-85
Cateterismo venoso central, 78-83
  considerações clínicas, 82-83
  indicações e contraindicações, 78-80
  técnicas e complicações, 80-82
Cathelin, Ferdinand, 2-3
Cátions, 1035*t*
Cauda equina, 843-845
Causalgia, 953
Cefaleia
  arterite temporal, 955-956
  classificação de, 954-955*t*
  em salvas, 955-956
  enxaqueca, 954-956
  neuralgia do trigêmeo, 955-956
  tensional, 954-955
Cefaleia pós-punção dural (CPPD), 762-763, 871-872
Cefazolina, 789*t*
Cefotetana, 789*t*
Cefoxitina, 789*t*
Ceftazidima, 789*t*
Ceftriaxona, 789*t*
Celecoxibe, 957*t*, 958-959

Célula de combustível, 105. *Ver também* Célula galvânica a combustível
Célula galvânica a combustível, 54-55, 105
Células C, 664
Células C parafoliculares, 664
Células de captação e descarboxilação de precursores de aminoácidos (CDPA), 433-434
Células de Kupffer, 623-625, 628-630
Células I, 574
Células intercaladas, 574
Células mesangiais intraglomerulares, 569-571
Células mesangiais, 569-571
Células miocárdicas, 305
Células parietais, 239-240
Células principais, 574
Celulite, 1176t
Centro apnêustico, 459-460
Centro pneumotáxico, 459-460
Centros de cirurgia ambulatorial, 834
Centros para Serviços *Medicare* e *Medicaid*, 22-23, 265-266, 835-836
Cesariana, 763-764t, 763-766
　anestesia geral, 766-768
　anestesia regional, 764-766
　para emergência, 767-769
"Cesariana de emergência", 767-768
Cetamina
　absorção de, 153
　aplicações em trabalho de parto de, 756-757
　biotransformação de, 153
　contraindicações para, 216-217
　delirium tratado com, 822-823
　depressão tratada com, 549-550
　descrição de, 152-155, 297-298, 375-376, 515, 515-517f, 595, 663-664, 1081-1082
　distribuição de, 153
　dosagem pediátrica de, 791t
　doses de, 153t, 415-417
　efeitos da fisiologia cerebral de, 513t
　efeitos neuroprotetores de, 513-514f, 518
　efeitos nos sistemas de órgãos, 154-155
　　cardiovasculares, 154
　　cerebrais, 154-155
　　respiratórios, 154
　em cesariana, 767-768
　em idosos, 822-823
　em pacientes asmáticos, 469-470
　estrutura de, 153f
　excreção de, 154
　farmacocinética, 153-154
　hipertensão causada por, 342-343
　histórico de, 3-4
　interações medicamentosas, 154-155
　mecanismos de ação, 152-153
　propofol e, 154-155
　relações estrutura-atividade, 152-153
　usos de tamponamento cardíaco, 420-421
　usos perioperatórios de, 998, 1000t
Cetamina intravenosa em baixa dose, 756-757
Cetirizina, 240-241t
Cetoacidose alcoólica, 658-659
Cetoacidose diabética (CAD), 658-659, 1048-1049
Cetorolaco, 168-169, 248-251, 957t
Chiado, 467-468
Choque de queimadura, 728-729
Choque monofásico de onda senoidal amortecida, 1126-1127
Choque neurogênico, 727-728
Choque séptico, 1176t, 1173-1178
Cianometemoglobina, 220-221
Cianose, 372-373
Ciclo cardíaco, 307-310, 309f
Ciclo de planejar-fazer-estudar-agir (PDSA), 1109-1110, 1110f, 1209
Ciclo de volume-pressão, 105-106f
Ciclobenzaprina, 959-960
Ciclodextrinas, 191-192
Ciclofosfamida, 558t
Ciclopentolato, 678-679t
Cicloplegia, 202-203
Ciclopropano, 2-3
Ciclosporina, 502-503, 558t
Cifoplastia, 982-984
Cilindro de oxigênio de emergência, 8-9, 10t, 49
Cilindros E, 8-9, 49
Cimetidina, 242-243, 242t, 789t
Ciproeptadina, 240-241t
Circuito de Bain, 32-35, 54-55
Circuitos Mapleson, 31-36, 33t, 32f-36f, 38-39
　bolsa reservatório (bolsa respiratória), 32-35, 32-35f
　características de desempenho de, 32-36
　classificação e características de, 33t
　componentes de, 31-35, 32f
　em anestesia com gota aberta, 30-31
　em reanimação, 38-40, 39-40f
　entrada de gás fresco, 32
　tubos respiratórios, 32
　válvula de limitação de pressão ajustável (válvula de alívio de pressão, válvula de segurança), 32
Circuito Mapleson D, 33t, 32-35
Circuito pressão-volume, 314f
Circuitos de controle de fluxo, 49-55
　dispositivos de proteção contra falha de suprimento de oxigênio, 49
　regulador de pressão, 49-50
　saída de gás comum (fresco), 54-55
　válvulas de fluxo e fluxômetros, 49-51
　vaporizadores, 50-55
Circuitos respiratórios, 29-30, 54-57
　características de, 35-36t
　espirômetros, 55-56
　pressão do circuito, 55-56
　umidificadores, 55-57
　válvula de limitação de pressão ajustável (APL), 32, 37-38, 37-38f, 55-56
Circulação
　coronariana, 319-323
　　anatomia em, 319-321
　　equilíbrio de oxigênio miocárdico em, 321-323
　　perfusão coronariana em, 320-321
　renal, 575-576f, 575-577
　sistêmica, 313-325
　　autorregulação de, 316-318
　　controle autonômico da vasculatura sistêmica em, 316-319
　　fatores derivados do endotélio, 316-318
　　pressão arterial em, 318-319
Circulação cerebral, 515-517f
Circulação coronariana
　anatomia de, 319-321
　equilíbrio de oxigênio miocárdico em, 321-323
　perfusão coronariana em, 320-321
Circulação fetal, 748f
Circulação fetal/neonatal, 749f
Circulação sistêmica, 313-325
Circulação uteroplacentária, 740-744, 741-742f
　agentes anestésicos, transferência placentária de, 743-744
　fluxo sanguíneo uterino, 740-741
　fluxo sanguíneo uteroplacentário, 744
　função placentária, 740-743
　　anatomia fisiológica, 741-742
　　troca placentária, 741-743
　　troca gasosa respiratória, 742-744
Cirrose, 639-640
Cirurgia ambulatorial
　condições cardíacas, 831-833
　controle de glicose, 833
　diretrizes de alta segura, 834t
　hipertermia maligna, 833
　hospitalização não prevista, 834
　obesidade/apneia obstrutiva do sono, 827-828
Cirurgia assistida por computador, 709
Cirurgia cardíaca, 391-417. *Ver também* Cirurgia cardiovascular; *cirurgias específicas*
　período de *bypass* em
　　anestesia em, 406-408
　　fluxo e pressão em, 403-405

hipotermia e cardioplegia em, 404-406
iniciação em, 403-404
manejo de gás respiratório em, 406-407
monitorização em, 404-405
proteção cerebral em, 407-408
ventilação em, 405-406
período pós-*bypass* em
anestesia em, 412-413
anticoagulação, reversão de, 410-412
sangramento persistente em, 411-413
transporte em, 412-413
período pós-operatório em, 412-414
período pré-desvio em
anticoagulação em, 403
canulação, 403-404
profilaxia de sangramento, 403-404
período pré-indução em
acesso venoso em, 392-393
agentes anestésicos em, 400-403
anestesia intravenosa total (TIVA), 400-402
anestesia mista intravenosa/inalatória, 402-403
anestesia opioide de "alta dose", 400-402
relaxantes musculares, 402-403
indução em, 400-402
monitorização em, 392-400
campo cirúrgico, 393-394
débito urinário, 393-394
Doppler transcraniano, 399-400
ecocardiografia transesofágica, 393-400
eletrencefalografia, 399-400
eletrocardiografia, 392-393
parâmetros laboratoriais, 393-394
pressão arterial, 392-393
pressão venosa central e pressão da artéria pulmonar, 392-394
temperatura, 393-394
pré-medicação em, 391-392
preparação em, 392-393
término do *bypass* em, 407-411
desmame em, 408-411
subgrupos hemodinâmicos, 409-410*t*
Cirurgia cardíaca, em crianças
avaliação pré-operatória em, 414-415
bypass cardiopulmonar em, 416-417
indução para, 415-417
acesso venoso em, 415-416
monitorização, 415-416
objetivos anestésicos hemodinâmicos, 415-416
rota de, 415-417
manutenção em, 416-417

período de pré-indução em, 414-416
pré-medicação em, 414-416
requisitos de jejum em, 414-415
período pós-desvio em, 417
Cirurgia cardiovascular
anestesia para, 385-430
cirurgia cardíaca, 391-417. *Ver também* Cirurgia cardíaca
cirurgia de revascularização do miocárdio sem circulação extraporpórea, 413-414. *Ver também* Cirurgia de revascularização miocárdica
cirurgia vascular, 421-429. *Ver também* Cirurgia vascular
discussão de caso de cardioversão, 428-430
doença pericárdica, 418-422
bypass cardiopulmonar, 386-392. *Ver Bypass* cardiopulmonar
transplante cardíaco, 417-419
Cirurgia da carótida
anestesia geral, 426-428
anestesia regional, 427-429
avaliação e manejo anestésico pré-operatório, 426-427
considerações pré-operatórias, 425-427
monitorização da função cerebral, 427-428
Cirurgia da coluna, 536-537
Cirurgia da extremidade superior distal, 712-713
Cirurgia da fossa posterior, 526-529
complicações de
embolia gasosa venosa, 528-529
hidrocefalia obstrutiva, 527-528
lesão do tronco encefálico, 527-528
pneumoencéfalo, 527-528
posicionamento em, 527-528, 527-528*f*
para hidrocefalia obstrutiva, 527-528
pneumoencéfalo em, 527-528
posicionamento em, 527-528, 527-528*f*
Cirurgia das vias aéreas a *laser*, 20-21, 689-690
Cirurgia de câncer de cabeça/pescoço, 692-695
Cirurgia de controle de danos (CCD), 723-725, 733-734
Cirurgia de emergência. *Ver* Cirurgia de trauma/emergência
Cirurgia de ouvido
considerações sobre náusea/vômito, 697-698
hemostasia para, 697-698
identificação do nervo facial em, 697-698
manejo intraoperatório de, 696-698

óxido nitroso para, 696-697
procedimentos, 697-698
vertigem depois, 697-698
Cirurgia de revascularização miocárdica, sem circulação extracorpórea, 386-387*f*, 413-414
Cirurgia de trauma/emergência
abdominal, 732-735
avaliação de lesões, 718-719
circulação, 717-718
cranioencefálico. *Ver* Traumatismo cranioencefálico
discussão de caso sobre, 732-735
em idosos, 731-732
função neurológica, 717-719
incidentes com vítimas em massa, 732
intervenções definitivas de trauma
cirurgia de controle de danos, 723-725
indução anestésica e manutenção, 723-724
reanimação
coagulopatia induzida por trauma, 719-721
hemorragia, 718-721
protocolos de transfusão em massa, 723
reanimação hemostática, 721-723
respiração, 716-718
via aérea, 715-717
Cirurgia do joelho
considerações pré-operatórias, 709-710
manejo da dor pós-operatória, 709-710
manejo intraoperatório, 709-712
Cirurgia do ombro, 711-713
Cirurgia esofágica, 503-505
Cirurgia estereotáxica, 529-530, 529-530*t*
Cirurgia geniturinária, 605-606
cistoscopia, 605-608
discussão de caso, 618-621
litotripsia, 610-612
ressecção transuretral da próstata. *Ver* Ressecção transuretral da próstata
transplante renal, 618-619
ureter superior/rim, 611-612
Cirurgia hepática, 648-652
Cirurgia laparoscópica, 476-479
Cirurgia não cardíaca
avaliação perioperatória e preparação, 334-360, 340-341*t*
doença arterial coronariana, 335-337
doença cardíaca isquêmica, 344-348
hipertensão, 337-339
insuficiência cardíaca, 358-360
Cirurgia nasal/sinusal
cirurgia das vias aéreas a *laser*, tubos traqueais para, 689-690*t*

considerações pré-operatórias, 690-691
manejo intraoperatório, 690-692
estabilidade cardiovascular, 688-689
oxigenação, 688-689
ventilação, 688-689
protocolo de incêndio na via aérea, 690-691t
Cirurgia ocular, 679-680
Cirurgia oftálmica, 675-676
anestesia geral para
extubação/despertar, 679-680
indução, 678-680
monitorização/manutenção, 679-680
pré-medicação, 678-679
anestesia regional
bloqueio do nervo facial, 681-682
bloqueio peribulbar, 680-682
bloqueio retrobulbar, 680-681
bloqueio subtenoniano, 681-682
ocular, anestesia tópica, 681-682
sedação intravenosa, 682-683
bloqueio do nervo facial, 680-681f
bloqueio retrobulbar, 681f
bloqueios oculares, agulha/cateter, 681-682f
discussão de caso, 682-685
efeitos sistêmicos de, 678-679t
expansão de gás intraocular, 677-678
fármacos para, 677-679
pressão intraocular
efeito de fármacos anestésicos, 676-677
fisiologia de, 675-676
procedimentos cirúrgicos com olho aberto, 675-676t
reflexo oculocardíaco, 676-678
tubo endotraqueal RAE oral, 679-681f
Cirurgia ortognática, 695-697
Cirurgia ortopédica
cimento ósseo, 701-703
cirurgia de quadril. *Ver* Fratura de quadril
discussão de caso, 712-714
embolia pulmonar, 703-705
síndrome de embolia gordurosa, 703-704
torniquetes pneumáticos, 702-704
trombose venosa profunda, 703-705
Cirurgia otorrinolaringológica
cirurgia de câncer de cabeça/pescoço, 692-695
cirurgia de ouvido. *Ver* Cirurgia de ouvido
cirurgia nasal/sinusal, 690-692
cirurgia ortognática, 695-697
discussão de caso, 698-699
endoscopia, 687-691
reconstrução maxilofacial, 695-697

Cirurgia rápida, 987-988, 993-995
Cirurgia sinusal. *Ver* Cirurgia nasal/sinusal
Cirurgia toracoscópica videoassistida, 489-490, 493-494
Cirurgia torácica, 481-506. *Ver também cirurgias específicas*
anestesia para, considerações fisiológicas em, 481-485
pneumotórax aberto em, 481-484
posição de decúbito lateral em, 481-483, 483-484f
broncoscopia para, 500-502
cirurgia esofágica, 503-505
cirurgia toracoscópica videoassistida, 499-501
discussão de caso sobre, 504-505
mediastinoscopia, 501-502
procedimentos torácicos diagnósticos, 500-502
ressecção pulmonar, 489-499. *Ver também* Ressecção pulmonar
ressecção traqueal, 498-500. *Ver também* Ressecção traqueal
transplante de pulmão, 501-504
ventilação monopulmonar, 483-489
considerações anatômicas em, 485-487
tubos brônquicos de duplo lúmen em
colocação de, 487-489
complicações de, 488-489
descrição de, 485-489
tubos traqueais de lúmen único com bloqueador brônquico em, 488-490
Cirurgia toracoscópica videoassistida
descrição de, 490-491, 499-501
sem câmara, 489-490, 493-494
Cirurgia vascular, 421-429
aorta/lesões aórticas, 421-423
aneurismas em, 422-423
coarctação de, 422-423
dissecção de, 421-423
doença oclusiva de, 422-423
trauma em, 422-423
cirurgia da carótida
anestesia geral, 426-428
anestesia regional, 427-429
avaliação e manejo anestésico pré-operatório, 426-427
considerações pré-operatórias, 425-427
monitorização da função cerebral, 427-428
manejo anestésico de, 423-425
cirurgia da aorta abdominal, 424-425
cirurgia da aorta ascendente, 423

cirurgia da aorta torácica descendente, 423-425
cirurgia do arco aórtico, 423
considerações pós-operatórias, 424-425
insuficiência renal, 424-425
paraplegia, 424-425
Cisatracúrio
características de, 181t, 182t
considerações clínicas para, 185-186
descrição de, 185-186, 595-596, 618-619
dosagem pediátrica de, 789t, 793-794t
dosagem, 185-186
efeitos colaterais de, 185-186
estrutura física, 185-186
excreção de, 185-186
metabolismo de, 185-186
Cistectomia radical, 614-615
Cisteína, 191-192
Cistos pilonidais, 867-869
Cistoscopia, 605-608, 873-875
Citalopram, 958t
Citomegalovírus (CMV), 1067
Clampeamento cruzado da aorta, 389-390
Clark, William E., 1-2
Classificação da Child, para cirurgia hepática, 645t
Classificação de Child para, 645t
Classificação de Kidney Disease Improving Global Outcomes (KDIGO), 590-591, 593t
Classificação do estado físico da American Society of Anesthesiologists, 260-261t
nota pré-operatória em, 263-265
notas pós-operatórias em, 265-266
plano anestésico, 260-261
registro de anestesia intraoperatória em, 264-266
Claudicação neurogênica, 951-952
Clevidipino, 223-224, 343-345, 343-344t, 410-411t
Clindamicina, 789t
Clobazam, 545t
Clomipramina, 550-551, 958t
Clonazepam, 545t, 958-959t
Clonidina (Catapres)
descrição de, 210-211, 232-233, 250-252, 339-341t, 867-869, 961, 993-995, 1001t
dosagem de, 251-252, 862t
efeitos colaterais de, 251-252
interações medicamentosas para, 251-252
mecanismo de ação, 250-252
usos clínicos de, 251-252
usos pediátricos de, 801-802
Clopidogrel, 262-263, 852

Clordiazepóxido, 3-4
Cloreto de cálcio, 424, 789t
Cloreto de potássio, 1025
Cloreto, 1035t
Clorfeniramina, 240-241t
Clorofórmio, 1-5
Clorofumaratos, 188-189
Cloroprocaína, 2-3, 231t, 234t, 234-235, 744, 865-866t
Clortalidona, 339-341t
Clostridium botulinum, 561-562
Clostridium tetani, 560-561
CO$_2$ expirado (ETco$_2$), 102-105, 276-278, 292-294, 475-476, 478-479, 703-704
Coagulação intravascular disseminada (CIVD), 633-635, 770-771, 774-775, 1078-1079
Coagulopatia induzida por trauma, 721f
Coagulopatia, 631-632, 650-651, 1067-1068
Coarctação pós-ductal, 423
Coartação pré-ductal, 423
Cobreiro, 953-954
Cocaína, 2-3, 231t, 234t, 234-236
Coccidínia, 947-948
Cóccix, 844f
Codeína, 164-165, 957t
Coeficiente de amortecimento, 75-76
Coeficiente de Hill, 125
Coeficientes de partição, 128-129, 128-129t
Colar cervical, 296-297f, 716-717, 728-729
Colar cervical, 716-717, 728-729
Colecistectomia laparoscópica, 476-477
Colecistectomia, 476-477
Colinesterase plasmática, 627-628
Colocação de eletrodos de três derivações, reorganizados, 76-78, 78-80f
Colocação de stent, 428-429
Colocação do estimulador do nervo occipital, 982-984f
Colocação endoscópica percutânea de tubos de gastrostomia (PEG), 1084-1085
Colton, Gardner, 2-3
Coluna cervical
 ilustração de, 707-708f
 lesões em, 716-717, 727-728
Coluna vertebral, 843
Coluna vertebral, 844f
Coma barbitúrico, 148-149, 726-727
Coma mixedematoso, 664
Coma não cetótico hiperosmolar, 658-659
Combitube esofágico-traqueal (ETC), 279, 1121
Combitube, 279f
Comissão Mista (TJC), 22-23, 264-265

Commotio cordis, 1129-1133
Compartimentos de líquidos
 descrição de, 1007-1012, 1008-1009t
 difusão da membrana celular, 1009-1012
 difusão do endotélio capilar, 1010-1012
Complacência pulmonar, 437-438
Complacência ventricular, 310-311f
Complexo de protrombina concentrado, 412-413
Complexo hóspede-anfitrião, 196-197
Complexos QRS, 327-328
Complicações anestésicas
 ação judicial, 1089-1092
 anestesia obstétrica, 1096-1097
 anestesia pediátrica, 1096-1099
 anestesia regional, 1096-1097
 canulação vascular, 1095-1096
 consciência, 1101-1104
 desfechos anestésicos adversos
  causas, 1092-1095
  Closed Claims Project da ASA, 44, 835-836, 869, 1092-1094, 1096
  erros humanos, 1094-1095t
  incidência, 1092-1094
 discussão de casos, 1112-1113
 fora da sala de cirurgia, 1098-1099
 lesão cerebral, 1094-1096
 lesão das vias aéreas, 1099-1101
 lesão de nervo periférico, 1099-1103
  posicionamento, complicações, 1101t, 1101-1103
  posicionamento, papel do, 1099-1101
 lesão ocular, 1103-1104
 manejo de qualidade, 1109-1110
 mortalidade/lesão cerebral, 1094-1096
  cateteres intravenosos, lesões, 1096f
  coleta retrospectiva de dados, 1095-1096f
  falhas de equipamento, 1094-1095t
 parada cardiorrespiratória durante anestesia espinal, 1104
 perda auditiva, 1104
 reações alérgicas, 1104-1110
  a agentes anestésicos, 1107-1109
  a antibióticos, 1107-1110
  alergia ao látex, 1107-1109
  reações anafiláticas, 1105-1107, 1107t
  reações de hipersensibilidade imediata, 1104-1105
 relacionadas ao equipamento, 1098-1101
 riscos ocupacionais, 1109-1112
  abuso de substâncias, 1110-1112
  exposição à radiação ionizante, 1112

  exposição crônica a gases anestésicos, 1110
  exposição crônica, 1110
Composição do grupo teciduais, 119-120t
Composto A, 36-37, 143-144
Compressão de quiasma óptico, 537-538
Compressão pneumática intermitente (CPI), 704-705
Compressões torácicas, 781, 1121, 1123-1126
Comunicação, 22
Concentração alveolar (F$_A$)
 captação em, 128-129t, 128-132, 130-131f
 de anestésicos inalatórios, 128-132
 ventilação em, 129-130
Concentração alveolar mínima (CAM), 52-54, 132-133, 230-232, 450-452, 469-470, 493-494, 526-527, 737-738, 820, 822-823
 de anestésicos inalatórios, 134-137
Concentração analgésica local mínima (CALM), 737-738
Concentração arterial (F$_A$)
 de anestésicos inalatórios, 131-132
 incompatibilidade de ventilação/perfusão, 131-132
Concentração inspiratória (FI), 127-129
Concentrados de hemácias, 1063-1064
Condução oculta, 327-328
Conduto ileal, 614-615
Cone medular, 845
Conector tipo Y, 55-56
Consciência situacional, 22, 1094-1095
Consentimento informado, 266-267
Conservação de calor, 38-39
Consumo basal/máximo de oxigênio, 818-819
Consumo de oxigênio, 738-739
Consumo fetal de oxigênio, 742-743
Contaminação bacteriana, 38-39
Contração atrial prematura (CAP), 326-327
Contração cardíaca, 82-83
Contrações de Braxton Hicks, 744
Contrações uterinas, 740-741
Contrações ventriculares prematuras (CVPs), 356
Contrapulsação de balão intra-aórtico, 410f, 1167-1168
Contratilidade cardíaca, 311-312
Contratilidade miocárdica, 311-312
Contratilidade, 311-312
Controlador do monitor de taxa de oxigênio (CMTO), 50-51
Convulsões do tipo grande mal, 543-544
Convulsões generalizadas, 236-238, 543-544
Convulsões parciais, 543-544

Convulsões tônico-clônicas, 543-544
Coote, Holmes, 1-2
Coração transplantado
  considerações pré-operatórias, 376-377
  manejo anestésico, 376-378
  paciente com, 376-378
Coração, 301-315. *Ver também entradas cardíacas e miocárdicas específicas*
  avaliações da função ventricular, 312-315
  ciclo cardíaco em, 307-310, 309*f*
  desempenho ventricular, 308-313
  impulso cardíaco, iniciação e condução, 302-305
  inervação de, 307-308
  lei de Starling, 310*f*
  potenciais de ação, 301-303
  transplantado, 376-378
Corante de sulfobromoftaleína (BSP), 140
Cordus, Valerius, 1-2
Corioamnionite, 762-763, 771-772
Corno dorsal, 935-938
Cornos sacrais, 866-867
Corpos aórticos, 460-461
Corpos carotídeos, 460-461
Corpos de Heinz, 1072-1073
Corpos lamelares, 433-434
Corpúsculo renal, 569-571
Corticosteroides, 960-961*t*
Covid-19
  considerações sobre anestesia em, 475-477
  doença pulmonar e, 1164-1165
  elevações de enzimas hepáticas em, 640-641
  embolia pulmonar e, 1164-1165
  incompatibilidade de ventilação-perfusão afetada por, 448-449
  intubação endotraqueal em pacientes com, 295-296
  lesão renal aguda em, 577-579
  profissionais de saúde e, 1110-1112
  sarcopenia associada a, 1083-1084
  status de ordem de não reanimar e, 1133
  transmitida por transfusão, 1067
CPDA-1, 1063-1064
Crachás de identificação do funcionário (ID), 24-25
Craniectomia descompressiva, 524-525
Craniotomia consciente, 546-547
Craniotomia, para lesões de massa
  despertar em, 526-527
  indução em, 525-526
  manejo intraoperatório de, 524-527
  manejo pré-operatório de, 524-525
  manutenção da anestesia em, 526-527
  monitorização em, 524-526
  posicionamento em, 525-527
  pré-medicação em, 524-525
Creatina cinase, 562-563
Creatinina sérica, 591-592*f*, 592-595
Creep de fluidos, 729-731
Crianças. *Ver entradas pediátricas específicas*
Cricotireoidostomia cirúrgica, 291-292
Cricotireoidostomia percutânea, 1122*f*
Cricotireoidostomia, 291-292, 291-293*f*, 1122, 1122*f*
Crioablação percutânea, 616-617
Crioanalgesia, 978-980
Crioneurólise, 978-980
Crioprecipitado, 1063-1064
Crise addisoniana, 667-668
Crise aplástica, 1070-1071
Crise colinérgica, 557-558
Crise de sequestro esplênico, 1070-1071
Crise hipertensiva, 243-244
Crises de ausência, 543-544
Crises vasoclusivas, 1070-1071
Critérios de alta, 833-834
Cromogranina A, 671
Crossing the Quality Chiasm: A New Health System for the 21st Century, 1205-1206
Crupe infeccioso, 808-809
Crupe pós-intubação, 294
Crupe, pós-intubação, 294
Cruzamento, 1062-1063
Cruzamento, 1062-1063
Cuidados ao fim da vida, 1178-1180
Cuidados cardíacos de emergência (CCE), 1117-1120, 1118*f*
Cuidados com anestesia monitorada (CAM), 24-26, 610-611, 1098-1099
Cuidados pós-anestésicos, 1143-1144
  complicações circulatórias
    arritmias, 1155-1156
    hipertensão, 1155-1156
    hipotensão, 1155
  complicações respiratórias, 1151-1155
    hipoventilação, 1152-1154
    hipoxemia, 1153-1155
    obstrução das vias aéreas, 1151-1153
  critérios de alta
    pacientes ambulatoriais, 1151-1152
    UCPA, 1149-1151
  despertar da anestesia geral
    despertar tardio, 1146-1147
    sala de cirurgia para UCPA, 1146-1147
  estudos de caso, 1155-1159
  recuperação de rotina
    agitação, 1148-1149
    anestesia geral, 1146-1148
    anestesia regional, 1147-1148
    controle da dor, 1147-1149
    náuseas e vômitos, 1148-1149
    tremores e hipotermia, 1149-1151
Cuidados respiratórios
  hipóxia, 1183-1184*t*
  terapia com gases medicinais, 1183-1185
Curare (d-tubocurarina), 3-4, 595-596
Curso do nervo mediano, 895*f*
Curso do nervo radial, 896*f*
Curva de dissociação de oxigênio-hemoglobina, 102-103, 454-455, 455-457*f*
Curva de dissociação hemoglobina-oxigênio, 454-455, 455-457*f*
Curva de Starling, 324-325
Curva de termodiluição, 86-87, 86-89*f*
Curva indicadora de corante, 89-90
Curvas de função ventricular, 312-313, 312-313*f*
CW002, 188-189

D

Dabigatrana, 475, 851-852
Dantroleno, 789*t*, 1079-1080, 1079-1080*t*
Débito cardíaco (DC)
  alterações relacionadas à gestação em, 738-739
  bioimpedância torácica, 90-92
  cálculo de, 90-92, 308-310
  descrição de, 76-78, 86-99, 128-129, 148-149
  diluição de corante, 89-90
  dispositivos de contorno de pulso, 90-92
  Doppler esofágico, 90-92
  ecocardiografia, 92-99
  efeitos de pós-carga em, 311-312
  indicações para medição de, 86-87
  princípio de Fick, 90-93
  técnicas e complicações, 86-99
  termodiluição, 86-90
Débito urinário
  considerações clínicas, 113-114
  indicações e contraindicações, 111-113
  na monitorização não cardiovascular, 111-114
  técnicas e complicações, 111-114
Defeito do septo ventricular (DSV), 373-375
Defeitos do septo atrial (DSAs), 373-374
Defeitos do septo atrioventricular, 374-375
Deficiência de G6PD, 1072-1073*t*
Deficiência de glicose-6-fosfato desidrogenase (G6PD), 1072-1073
Deficiência do fator VIII, 635-636
Deficiência do fator XIII, 635-636
Deformação longitudinal, 313
Delirium, 820, 820*t*-822*t*, 1178-1179

Demanda de oxigênio do miocárdio, 367
Deming, W. Edwards, 1107-1109
Dependência física, 961
Dependência psicológica, 961
Depressão
  antidepressivos tricíclicos para, 549-551
  inibidores da monoaminoxidase para, 550-552
  inibidores seletivos da recaptação de serotonina para, 549-550
Depressor direto do miocárdio, 154
Depuração de creatinina, 576-577, 592-595
Depuração renal, 576-577
Derivação urinária, 614-615, 1034-1036
Desaminação, 626-627
Descarte de resíduos de gás anestésico (DRGA), 9-14
Descompressão lombar minimamente invasiva (DLMI), 951-952
Desfibrilação sequencial dupla, 1126-1127
Desfibrilação, 1125-1133
  acesso intravenoso, 1126-1128
  administração de fármacos, 1127-1133
  arritmia, 1127-1128
  reanimação cardiopulmonar invasiva, 1126-1127
  terapia com marca-passo de emergência, 1129-1133
Desfibriladores externos automáticos (DEAs), 1125-1126
Desflurano
  biotransformação de, 141-143
  coeficiente de partição de, 128-129t
  contraindicações, 142-143
  descrição de, 518-519
  efeitos da fisiologia cerebral de, 513t
  efeitos eletroencefalográficos de, 518-519
  efeitos nos sistemas de órgãos
    cardiovasculares, 141-142
    cerebrais, 141-142
    hepáticos, 141-142
    neuromusculares, 141-142
    renais, 141-142
    respiratórios, 141-142
  epinefrina e, 142-143
  estrutura química de, 134-135t
  farmacologia clínica de, 130-131f, 137t, 140-143
  histórico de, 2-3
  interações medicamentosas, 142-143
  propriedades físicas de, 140-141
  toxicidade de, 141-143
  usos pediátricos de, 788-792t
  vaporizador, 54
Desipramina, 958t
Deslocamento de cloreto, 458-459

Deslocamento de Hamburger, 458-459
Deslocamento do mediastino, 483-484, 484f
Desmame
  bypass cardiopulmonar, 408-411
  ventilação mecânica, 1199-1200t, 1199-1201
Desmopressina (DDAVP), 412-413, 635-636, 789t, 1015
Desoxi-hemoglobina, 101-102f
Despolarização da placa terminal, 173-175
Despolarizações de disseminação cortical (DDCs), 534-535, 558
Dexametasona, 232-233, 248-250, 789t, 960-961, 960-961t, 977
Dexmedetomidina
  absorção de, 157-158
  características de, 157-159
  descrição de, 210-211, 251-252, 287-291, 297-298, 515, 1001t
  dosagem, 153t, 251-252
  efeitos colaterais, 251-252
  efeitos neuroprotetores de, 518
  efeitos nos sistemas de órgãos, 157-159
  em crianças, 792-793, 800
  estrutura química de, 153t
  farmacocinética de, 157-158
  interações medicamentosas, 158-159, 252
  mecanismo de ação, 251-252
  usos clínicos de, 157-158, 251-252
Dextrana, 1059
Dextrose, 789t
Diabetes insípido, 532-533, 543-544t, 1014-1015
  central, 1015
  nefrogênico, 584-585, 1015
Diabetes melito, 657-663
  diagnóstico e classificação, 658t
  em idosos, 819
  manejo perioperatório de insulina, 660-661t
Diacetilcolina. *Ver* Succinilcolina
Diafragma da sela, 537-538
Diagramas pressão-volume ventriculares, 313f
Diálise, 599-600t
3,4-Diaminopiridina (DAP), 560
Diástole, 307-308
Diátese hemorrágica, 636-637
Diazepam
  absorção de, 150-152
  estrutura química de, 151f
  usos e doses de, 150-152t
Diazóxido, 342t
Dibucaína, 2-3, 236-237
Diclofenaco, 958-959

Dietilamina do ácido lisérgico (LSD), 1081-1082
Difenidramina, 240-241, 240-241t, 544-546, 789t
Diferença arteriovenosa, 457-458
Diferença de íons fortes, 1039-1141, 1040-1041f
Difficult Airway Society (DAS), 286-287, 289f
Diflunisal, 957t
2,3-difosfoglicerato, 454-456, 456-457f, 598-599, 738-739
Difusão facilitada, 1009-1010
Digoxina, 307-308t, 309f, 330, 789t, 1024-1025
1,25-di-hidroxivitamina D_3, 664-665
Dilatação cervical, 744-745
Diltiazem, 330t, 342t, 346t, 345-347, 347t, 789t, 1132t
Diluição de corante, 89-90
Dimenidrinato, 240-241t
Diodo emissor de luz, 102-103
Dióxido de carbono (CO_2)
  absorvedor, 35-37, 36-37f
  absorvente, 35-37, 36-37f
  acúmulo, 29-30
  armazenamentos de, 459-460
  bicarbonato, 458-459
  compostos de carbamino, 458-459
  curva de dissociação, 459-460, 460f
  dióxido de carbono dissolvido, 458-459
  efeito de tamponamento da hemoglobina no transporte, 458-460, 460t
  em sistemas de gases medicinais, 9-11
  transporte sanguíneo de, 457-460, 458-459t
Diprifusor, 156-157
Diretrizes da American College of Cardiology/American Heart Association, 219-220, 335-337, 354-356, 360-361, 370
  descrição de, 140, 213-215, 219-221, 339-341t, 342t, 346t-347t, 345-347
  farmacologia de, 213-214t
Diretrizes de prática clínica relacionadas à segurança, 1205
Disautonomia, 547-548
Discinese, 395-397
Discografia, 948
Discos intervertebrais, 843
Disestesia, 933t
Disfunção autônomica, 547-548
Disfunção cognitiva pós-operatória (DCPO), 820-822
Disfunção diastólica, 323-324, 816-819
Disfunção do nódulo sinusal, 378
Disfunção renal diabética, 659-660
Disopiramida, 330t

Dispneia, 466-467f
  no esforço, 503-504
Dispositivo de assistência ventricular direita (DAVD), 409-410, 418-419
Dispositivo de assistência ventricular esquerda (DAVE), 377-378, 377-378f, 409-410, 417-419, 418-419f
Dispositivo de proteção contra falha na administração de oxigênio, 49-50, 50-51f
Dispositivo Doppler, 90-92
Dispositivos cardíacos eletrônicos implantáveis (DCEI), 349t
Dispositivos de contorno de pulso, 90-92
Dispositivos de proteção contra falha de suprimento de oxigênio, 49
Dispositivos de via aérea supraglóticos (DVASs), 276-279
Dissecção do linfonodo retroperitoneal, 615-616
Dissociação atrioventricular, 378-379
Distância tireomental, 272-273
Distensão gástrica, 806-807
Distocia de ombro, 769-770
Distribuição, 119-122
Distrofia de Erb, 563-564
Distrofia facioescapuloumeral, 563-564
Distrofia miotônica, 563-564
Distrofia muscular de Becker, 563-564
Distrofia muscular de cinturas, 563-564
Distrofia simpática reflexa, 953
Distrofias de Leyden-Mobius, 563-564
Distrofias musculares
  considerações pré-operatórias, 562-563
  distrofia facioescapuloumeral, 563-564
  distrofia miotônica, 563-564
  distrofia muscular de Becker, 563-564
  distrofia muscular de cinturas, 563-564
  distrofia muscular de Duchenne, 562-564
  distrofias musculares de Duchenne/Becker, 562-565
Distrofina, 305
Distúrbio de descida, 768-769
Distúrbios ácido-base, 1051-1053
Distúrbios convulsivos, 542-546
  classificação de, 543-544t
  considerações pré-operatórias, 542-544
  manejo intraoperatório, 543-546
  manejo pré-operatório, 543-544
Distúrbios da fala, 271-272, 271-272t
Distúrbios da tireoide
  fisiologia, 662-663
  hipotireoidismo, 662-664
  hipotireoidismo, 663-664

Distúrbios do potássio
  deslocamentos intercompartimentais, 1022-1023
  equilíbrio normal, 1021-1022
  hipercalemia
    aumento da ingestão de potássio, 1026-1028
    causas de, 1025t
    considerações anestésicas, 1028
    efeitos eletrocardiográficos, 1027-1028f
    manifestações clínicas, 1027-1028
    movimento extracelular de potássio, 1026-1027
    redução da excreção renal, 1026-1027
    tratamento de, 1027-1028
  hipocalemia, 1022-1025
    considerações anestésicas, 1025
    manifestações clínicas, 1023-1025
    movimento intracelular de, 1023-1024
    perdas elevadas de potássio, 1023-1024
    redução da ingestão de potássio, 1023-1024
    tratamento de, 1024-1025
Distúrbios eletrolíticos, 352-354, 1007-1008. Ver também transtorno específico
Distúrbios hidreletrolíticos, 543-544t
Distúrbios hídricos, 1007-1008
  compartimentos de fluidos, troca, 1009-1010
    difusão da membrana celular, 1009-1012
    difusão do endotélio capilar, 1010-1012
  distúrbios da água, 1010-1012
    concentração plasmática de sódio, 1010-1013
    equilíbrio hídrico normal, 1010-1012
  distúrbios do cálcio. Ver Cálcio, distúrbios de
  distúrbios do fósforo. Ver Fósforo
  distúrbios do magnésio. Ver Magnésio
  distúrbios do potássio. Ver Distúrbios do potássio
  distúrbios do sódio. Ver Sódio
  hiperosmolalidade/hipernatremia
    aumento do conteúdo total de sódio corporal, 1015, 1017-1018
    baixo conteúdo total de sódio no corpo, 1014, 1016-1018
    considerações anestésicas, 1015-1017, 1020-1021
    diabetes insípido central, 1015
    diabetes insípido nefrogênico, 1015
    manifestações clínicas, 1015, 1018-1019

    teor normal de sódio corporal total, 1014-1015, 1017-1019
    tratamento de, 1015-1016, 1018-1020
  hormônio antidiurético, 1013
  osmolalidade plasmática, controle de, 1013
  sede, 1013
Distúrbios neurocognitivos perioperatórios, 821-822
Diuréticos, 339-341t, 342t, 581-586
  de alça, 342t, 582-584
  inibidores da anidrase carbônica, 585-586
  osmóticos, 581-583
  poupadores de potássio, 584-586
  terapia, 1051
  tiazida/semelhante a tiazida, 342t, 583-585
Diuréticos de alça, 339-341t, 342t, 582-584
Diuréticos osmóticos, 581-583
  efeitos colaterais, 583-584
  terapia, 726-727
Diuréticos poupadores de potássio, 342t, 584-586, 1021-1022
Diuréticos poupadores de potássio não competitivos, 584-586
Diuréticos tiazídicos/tipo tiazídico, 339-341t, 342t, 583-585
  diabetes insípido nefrogênico, 584-585
  distúrbios edematosos (sobrecarga de sódio), 583-584
  dosagens intravenosas, 584-585
  efeitos colaterais, 584-585
  hipercalciúria, 584-585
  hipertensão, 583-584
Divertículo de Zenker, 503-504
DNA viral, 1110
Dobutamina, 209-210t, 212-213, 307-308t, 309f, 410t, 410-411, 789t, 1132t
Documentação, 263-267
Doença arterial coronariana (DAC), 335-337, 344-345
Doença bipolar, 551-552
Doença cardíaca congênita, 370-372t, 370-377
  atresia tricúspide, 375-376
  classificação de, 372-373t
  considerações pré-operatórias, 370-373
  defeito do septo ventricular, 373-375
  defeitos do septo atrial, 373-374
  defeitos do septo atrioventricular, 374-375
  estenose pulmonar, 373
  lesões obstrutivas, 373
  manejo anestésico, 372-373
  persistência do ducto arterioso, 374-375

retorno venoso anômalo parcial, 374-375
risco perioperatório para, 373t
shunts predominantemente da direita para a esquerda (complexos), 374-377
shunts predominantemente da esquerda para a direita (simples), 373-375
síndrome da hipoplasia do coração esquerdo, 376-377
sobreviventes de cirurgia, 373t
tetralogia de Fallot, 374-376
transposição de grandes artérias, 375-377
truncus arteriosus, 376-377
Doença cardíaca isquêmica, 344-348
angina estável crônica, 344-345
angina instável, 344-345
arritmias, marca-passos e manejo de cardioversor desfibrilador interno, 352-359
considerações pré-operatórias, 344-345
manejo intraoperatório, 351-352
manejo pré-operatório
angiografia coronária, 351-352
avaliação laboratorial, 348-351
ecocardiografia, 351-352
eletrocardiografia de exercício, 348-351
estudos especializados, 348-352
exame físico, 348-351
histórico de, 347-348
monitoramento por Holter, 348-351
pré-medicação, 351-352
varreduras de perfusão miocárdica e técnicas de imagiologia, 348-352
monitorização
ecocardiografia transesofágica, 352-354
eletrocardiografia, 352-354
monitorização hemodinâmica, 352-354
tratamento de
agentes bloqueadores β-adrenérgicos, 345-347
bloqueadores dos canais de cálcio, 345-347
nitratos, 347-348
terapia combinada, 347-348
Doença cardíaca valvar, 359-372
anticoagulação, 370-372
avaliação geral de pacientes, 359-362
avaliação laboratorial, 360-361
estenose aórtica, 366-368
estenose mitral, 361-364
exame físico, 360-361
exames especiais, 360-362
histórico de, 360-361
insuficiência aórtica, 367-370

insuficiência mitral, 363-366
insuficiência tricúspide, 369-370
profilaxia de endocardite, 370-372
prolapso da valva atroventricular esquerda, 364-367
Doença cardiovascular
congênita. *Ver* Doença cardíaca congênita
isquêmica. *Ver* Doença cardíaca isquêmica
loops de pressão-volume, 362-363f
valvar. *Ver* Doença cardíaca valvar
Doença cerebrovascular
considerações pré-operatórias, 541-542
lesões de massa intracraniana, 542-543
manejo intraoperatório, 541-543
Doença da hemoglobina C, 1071-1072
Doença da hemoglobina SC, 1071-1072
Doença da membrana hialina, 771-772
Doença de Addison, 667-668
Doença de Alzheimer, 133-134, 546-547
Doença de Christmas, 635-636
Doença de Cushing, 241-242, 538-539
Doença de Graves, 662-663
Doença de Parkinson, 243-244, 248-250, 544-547
Doença de von Willebrand, 635-636
Doença do refluxo gastresofágico, 241-242, 262-263, 503-505, 739-740
Doença falciforme, 1069-1073
Doença hepática
anormalidades nos exames de coagulação, 639-640t
cirrose, 643-649, 644-645t
cirurgia hepática, 648-652
classificação de Child para, 645t
coagulação, 639-641
fármacos que causam, 641-642t
hepatite, 640-643
aguda
considerações intraoperatórias, 642-643
induzida por fármacos, 640-643
viral, 640-641
hipertensão portopulmonar, 646t
manejo anestésico, crônico, 642-643
pontuação de Modelo para doença hepática terminal (MELD), 649-650, 650-651f
síndrome hepatopulmonar, 646t
substâncias que causam, 641-642t
Doença hepática cirrótica, 183-185
Doença pericárdica, 418-422
Doença pulmonar obstrutiva crônica (DPOC), 470-473, 470-471t, 495-496
Doença pulmonar obstrutiva, 466-473
asma, 467-470. *Ver também* Asma
bronquite crônica, 470-471
crônica, 470-473, 470-471t

enfisema, 470-471
manejo intraoperatório, 471-473
manejo pré-operatório. 471-472
tratamento para, 471-472
Doença pulmonar obstrutiva, 466-473
asma, 467-470. *Ver também* Asma
bronquite crônica, 470-471
crônica, 470-473, 470-471t
enfisema, 470-471
manejo intraoperatório, 471-473
manejo pré-operatório. 471-472
tratamento para, 471-472
Doença pulmonar restritiva, 472-475
Doença renal crônica, 596-598, 597-598t
Doença respiratória, 465-479
discussão de caso sobre, 476-479
doença pulmonar obstrutiva, 466-473. *Ver* Doença pulmonar obstrutiva
doença pulmonar restritiva, 472-475
extrínseca, 474-475
intrínseca aguda, 472-474
intrínseca crônica, 473-475
embolia pulmonar, 474-476
fatores de risco pulmonar e, 465-466t, 465-467, 466-467f
Doenças cardiovasculares, 333-383, 816-819
cirurgia não cardíaca, 334-360, 349t-350t
coração transplantado, paciente com, 376-378
discussão de caso sobre, 377-382
doença cardíaca congênita, 370-377
doença cardíaca valvar, 359-372
Doenças degenerativas e desmielinizantes, 544-549. *Ver também doença específica*
Doenças endócrinas
diabetes melito, 657-663
discussão de caso, 671-672
excesso de catecolaminas, 668-670
glândula suprarrenal, 666-670
glândula tireoide, 662-663
glicocorticoides
deficiência, 667-669
excesso, 667-668
hiperparatireoidismo, 664-666
hipoparatireoidismo, 666
hipotireoidismo, 662-664
hipotireoidismo, 663-664
mineralocorticoides
deficiência, 667-668
excesso, 667-668
obesidade, 669-671
pâncreas, 657-658
síndrome carcinoide, 671t, 671-672
Doenças neurológicas
cerebrovascular, 541-543
disfunção autonômica, 547-548
distúrbios convulsivos, 542-546

doença de Alzheimer, 546-547
doença de Parkinson, 544-547
doenças degenerativas e desmielinizantes, 544-549
  esclerose lateral amiotrófica, 547
  esclerose múltipla, 546-547
  lesão da medula espinal, 548-550
  síndrome de Guillain-Barré, 547-548
  siringomielia, 548-549
Doenças neuromusculares, 555-557t
  considerações anestésicas, 558-560
  diagnóstico diferencial de, 555-557t
  discussão de caso, 566-567
  distrofias musculares, 562-566
    de Becker, 563-564
    considerações pré-operatórias, 562-563
    de cinturas, 563-564
    de Duchenne, 562-564
    de Duchenne/Becker, 562-565
    facioescapuloumeral, 563-564
    miotônica, 563-564
  fármacos, 557t
  miastenia *gravis*, 555-560
    considerações anestésicas, 558-560
    mulheres, 558-560
  miotonias, 563-566
  paralisia periódica, 565-566
  paramiotonia congênita, 565-566
  síndromes neuromusculares paraneoplásicas, 560-561
    considerações anestésicas, 560-561
    encefalite límbica, 560
    neuromiotonia, 560
    polimiosite, 560-561
    síndrome da pessoa rígida, 560-561
    síndrome miastênica de Lambert-Eaton, 560
Dofetilida, 329t, 330t
Dolasetrona, 789t
Dopamina, 209-210t, 211-213, 307-308t, 309f, 410t, 789t
Doppler de fluxo colorido, 364-366
Doppler de onda contínua, 395-397f
Doppler esofágico, 90-92
Doppler tecidual, 317-318f
Doppler transcraniano, 399-400, 507-508
Dor
  abdominal, 955-956
  aguda, 932-935
  crônica. *Ver* Manejo da dor crônica
  definição de, 932-933
  irruptiva, 956
  modulação de, 940-942
  neuropática. *Ver* Dor neuropática
  pós-operatória. *Ver* Dor pós-operatória
  relacionada ao câncer, 956-958

teoria do portão de controle de, 941-942
  visceral, 934-935
Dor abdominal, 955-956
Dor aguda, 932-935
Dor cervical, 951-952
Dor de torniquete, 702-703
Dor discogênica, 947-948
Dor irruptiva, 956
Dor mantida simpaticamente, 934-935
Dor nas nádegas, 947-948
Dor neuropática, 933-934, 942-943, 942-943t, 952
  dor simpaticamente mantida/simpaticamente independente, 953-954
  herpes-zóster aguda/neuralgia pós-herpética, 953-954
  neuropatia diabética, 952-953
  síndrome de dor regional complexa (SDRC), 953
Dor no peito, 361-362
Dor nociceptiva, 933-934
Dor por desaferentação, 934-935
Dor pós-cirúrgica persistente, 989-990, 989-990f
Dor pós-operatória
  analgesia epidural, 998-999
  analgesia multimodal, 998-1002
  analgesia para facilitar a recuperação funcional, 999-1002
  anti-inflamatórios não esteroides, 998
  bloqueio do nervo periférico, 998-999
  cuidados cirúrgicos multidisciplinares, 999-1002
  infusão de ferida anestésica local, 998-1002
  minimização de tremores, estratégias, 997-998
  minimizar íleo pós-operatório, 999-1003
  opioides, 998-999
  paracetamol para, 998
  tratamento de NVPO, 996-997
Dor referida, 934-935t, 938
Dor relacionada ao câncer, 956-958
Dor somática profunda, 933-934
Dor vertebrogênica, 948
Dor visceral, 934-935
Dores musculares, 180-181
Dorr, Henry Isaiah, 5-6
Dosagens de fármacos pediátricos, 787t-792t
Doxapram, 252-253
Doxazosina, 339-341t
Doxepina, 958t
Dronedarona, 329t, 330t
Droperidol, 246-247, 515, 790t, 1081-1082, 1149
Ducto arterioso, 746-747

Ducto colédoco, 627-628
Duloxetina, 959-960

E

E_1, 410-411t, 414-415, 792t
Eclâmpsia, 772-773
Ecocardiografia, 92-99, 93f-99f, 363-364, 816
  sondas, 1099-1101
  transesofágica, 81-82, 81-82f, 92-95, 312-313, 352-354, 363-364, 368-369f, 385-386, 394f-400f, 425-426, 528-529, 616-617, 646
  transtorácica, 92-95, 312-313, 352
  tridimensional, 364-366
Ecocardiografia Doppler, 313-315f
Ecocardiografia transesofágica (ETE), 81-82, 81-82f, 92-95, 312-313, 352-354, 363-364, 368-369f, 385-386, 394f-400f, 425-426, 528-529, 616-617, 646
  sondas, 1099-1101
Ecocardiografia transtorácica (ETT), 92-95, 312-313, 352
Ecocardiografia transtorácica avaliada com foco (FATE), 92-93, 93f-94f
Ecocardiografia tridimensional, 364-366
Ecotiofato, 677-678, 678-679t
Edema cerebral, 523-524
Edema depressível, 1055-1056
Edema glótico, 1152-1153
Edema laríngeo, 698-699
Edema pulmonar, 1154-1155
  cardiogênico, 1163-1164
  causas de, 1162-1190
  fisiopatologia de, 1162-1163
  não cardiogênico, 1163-1165
  neurogênico, 1162-1190, 1165-1166
  por pressão negativa, 1164-1166
  tratamento de, 1163-1165
Edema vasogênico, 523-524
Edoxabana, 851-852
Edrofônio, 193-195, 196, 790t
Efedrina, 209-210t, 211-212, 410t, 740-741, 790t
Efeito de *aliasing*, 95-96
Efeito de Bohr, 455-456
Efeito de concentração, 129-132
Efeito de Haldane, 458-459
Efeito de influxo aumentado, 131-132
Efeito de Venturi, 688-689
Efeito Doppler, 71
Egípcios, 1-2
Einhorn, Alfred, 2-3
Eixo, 843
Elastância intracraniana, 511-513
Eletrocardiograma/eletrocardiografia (ECG)
  achados de hipocalemia, 1024-1025f
  considerações clínicas, 76-80

descrição de, 76-80, 80f, 82-83f, 101,
  659-660
durante cirurgia cardíaca, 80f
indicações e contraindicações, 76-78
técnicas e complicações, 76-78
Eletrocautério, 17-20
Eletrocirurgia, 17-20
Eletroconvulsoterapia (ECT), 549-550,
  553-554
  considerações clínicas, 107-110
  descrição de, 105-110, 149-150, 165-
    167, 507-508
  eletrencefalograma/eletrencefalografia
    (EEG)
  indicações e contraindicações,
    105-106
  técnicas e complicações, 105-107
Eletrodo de Clark, 54-55
Eletromiografia, 944-946
Embolectomia pulmonar, 475-476
Embolia de líquido amniótico, 774-775
Embolia gasosa paradoxal, 188-189, 502-
  503, 528-529
Embolia gasosa venosa, 527-529
  cateterismo venoso central, 528-529
  monitorização para, 528-529
  tratamento de, 529
Embolia por dióxido de carbono,
  478-479
Embolia pulmonar, 474-475t, 474-476,
  703-704
  diagnóstico de, 475
  fisiopatologia, 474-475
  intraoperatória, 475-476
  manejo pré-operatório. 475-476
  tratamento e prevenção, 475-476
Emergência hipertensiva, 337
Êmese, 679-680
Emla, 232-233, 797-798, 953-954
Empiema, 1174t
Emulsão lipídica de resgate, 865
Enalaprilato, 224-225, 343-344t
Encefalite, 549-550, 1175t
Encefalite límbica, 560
Encéfalo. *Ver também* Neurofisiologia;
  Neurocirurgia
  abscesso de, 1175t
  hérnia de, 511-513f
  lesão traumática de. *Ver* Traumatismo
    cranioencefálico
  oximetria cerebral e monitores de,
    110-111
  requisitos de oxigênio de, 507-508f
Encefalopatia hepática, 647-648
Encefalopatia metabólica, 647-648
Encerramento, 938, 941
Endarterectomia carotídea, 426-427,
  518-521
Endocardite, 367-368t, 370-372, 1175t

Endoscopia
  considerações pré-operatórias,
    687-688
  manejo intraoperatório, 687-689
  precauções com *laser*, 689-691
  usos de fratura orbital de, 691-692f
Energia, 1083-1084
Enfisema, 441-442, 470-471, 497-498
Enfisema centrolobular, 470-471
Enfisema panlobular, 470-471
Enteropatia perdedora de proteínas,
  630-631
Entrada de gás fresco, 32
Entropia, 108t
Enzima conversora de angiotensina
  (ECA), 574-575, 1026-1027
Enzimas do citocromo P-450 (CYP)
  descrição de, 164-165, 627-628
  oxidases de função mista, 242-243
Enzimas hepáticas, 153
Epiglotite, aguda, 808-809
Epinefrina
  descrição de, 209-210t, 210-212, 410-
    411, 462-463, 781-782, 849-850, 865-
    866, 1130t
  desflurano e, 142-143
  dosagem de, 790t, 862t
  dosagem de infusão, 410t
  dosagem pediátrica de, 790t
  efeitos sistêmicos de, 678-679t
  em colírios, 678-679
  em soluções anestésicas locais,
    230-232
  síntese de, 206-207f
  vasoconstrição causada por, 232-233
Eplerenona, 339-341t, 584-585
Equação de Bernoulli, 94-95, 97-98f
Equação de Bohr, 446-447
Equação de Fick, 457-458
Equação de Harris-Benedict, 1084-1085
Equação de Henderson-Hasselbalch,
  1040-1043
Equação de Starling, 1162-1163
Equilíbrio ácido-base, 1039, 1067-1069
Equilíbrio de oxigênio no miocárdio,
  321-323, 321-323t
Equilíbrio tubuloglomerular, 1021
Equipamentos das vias aéreas, 798-799t
Equipamentos de oxigenoterapia
  ambiente, 1184-1190
Equipamentos médicos eletrônicos, 14
Equipe de indução, 23-24
Equivalência, 1007-1008
Equivalentes metabólicos (METS),
  816-818
Eritrocitose compensada, 372-373
Erro de fixação, 1098-1099
Erro médico, 265-267, 1089-1090
Erros humanos, 1098-1099t

Erva-de-são-joão, 550-551
Escala analógica visual, 944-945
Escala de classificação de faces de Wong-
  Baker, 944-945
Escala Hunt e Hess, 533, 533t
Escitalopram, 958t
Esclerose lateral amiotrófica (ELA), 547,
  562-563
Esclerose múltipla, 546-547
Escoliose, 810-811
Escopolamina, 1-2, 203-204, 678-679t,
  723-724, 1149
Escore MELD, 632-633, 643-644
Escores de Apgar, 778-780t
Esforço respiratório, 442-445, 444-445f
Esmolol, 213-214t, 214-215, 330t, 343-
  347t, 525-526, 603-604, 790t
Esofagectomia torácica, 504-505
Esofagectomia trans-hiatal, 504-505
Esofagite, 739-740
Esofagogastroduodenoscopia (EGD),
  1178
Espaço de bicarbonato, 1049-1050
Espaço de Disse, 623-625
Espaço epidural, 843-845
Espaço morto, 38-39, 446-447t
Espaço morto alveolar, 445-446, 448-449
Espaço morto anatômico, 445-446
Espaço morto fisiológico, 445-446,
  1123-1125
Espaço subdural, 843-845
Espasmo biliar, 165-167
Especificidade, 263, 263t
Espectrometria de massa, 103-105
Espectroscopia de infravermelho
  próximo (NIRS), 110-111, 508-510
Espectroscopia Raman, 103-105
Espinha ilíaca anterossuperior, 926-928
Espinha ilíaca posterossuperior, 905-907
Espirometria, 105-106
Espirômetros, 55-56
Espironolactona, 584-585
Espondilite anquilosante, 952
Espondilólise, 951-952
Espondilolistese, 951-952
Espondiloptose, 951-952
Espondilose, 950-951
Esquizofrenia, 551-552
Estado estacionário, 125-129
Estado hipercoagulável, 739-740
Estágio de narcotendência, 108t
Esteatose hepática não alcoólica
  (NASH), 632-633
Estenose aórtica, 366-368
Estenose espinal, 950-952
Estenose mitral
  considerações pré-operatórias,
    361-362
  fisiopatologia, 361-363

manejo anestésico, 362-364
tratamento, 362-363
Estenose pulmonar, 373
Estenose valvar aórtica, 366-367
Ésteres, 229-230, 231*t*, 233-236, 234*t*
Estetoscópios, 101-102
Estetoscópios esofágicos, 101-102, 101-102*f*
Estetoscópios precordiais, 101-102
Estilete óptico de intubação, 281*f*
Estimulação, 113-114, 114*f*, 379-380
Estimulação atrioventricular sequencial, 379-381
Estimulação cardíaca transcutânea, 1129-1133
Estimulação cerebral profunda (DBS), 981-984
Estimulação da coluna dorsal, 981-982
Estimulação da medula espinal, 981-982, 981*f*-983*f*
Estimulação de nervo periférico, 113-116, 981-982
  considerações clínicas, 114-116
  indicações e contraindicações, 113-114
  técnicas e complicações, 113-114
Estimulação de quatro estímulos, 114, 114*f*, 175-176
Estimulação do gânglio da raiz dorsal (GRD), 981-982, 981*f*-983*f*
Estimulação do nervo facial, 113-114
Estimulação elétrica nervosa transcutânea (TENS), 953-954, 981-982
Estimulação em dupla salva, 114, 115*f*, 175-176
Estimulação vagal, 478-479
Estimulação ventricular, 379-380
Estimulador da medula espinal, 981*f*-983*f*
Estimulador de nervo periférico, 193-195
Estimulador de nervos, 881*f*
Estresse fetal, 775-776
Estridor, 698-699
Estridor inspiratório, 698-699
Esvaziamento do manguito, 702-703
Éter dietílico, 1-2
Etidocaína, 2-3, 231*t*
Etomidato
  absorção de, 154-155
  biotransformação de, 154-155
  descrição de, 154-156, 515, 595, 1081-1082
  distribuição de, 154-155
  doses de, 153*t*, 402-403
  efeitos da fisiologia cerebral de, 513*t*
  efeitos nos sistemas de órgãos, 154-156
    cardiovasculares, 154-156

cerebrais, 155-156
endócrinos, 155-156
respiratórios, 155-156
  em doença renal, 600-601
  em pacientes com doenças cardíacas, 683-684
  estrutura de, 153*f*
  excreção de, 154-155
  farmacocinética, 154-155
  histórico de, 3-4
  interações medicamentosas, 155-156
  mecanismos de ação, 154-155
  relações estrutura-atividade, 154-155
  usos pediátricos de, 792-793
  usos pré-medicação de, 429
Euglicemia, 800-801
Eventos cardíacos adversos maiores, 335-337
Exames de elevação da perna reta, 950
Exames de função hepática, 141-142
Exames de função pulmonar (EFPs), 465-466
Exames hepáticos, 628-632
  albumina sérica, 630-631
  aminotransferases séricas, 630-631
  amônia sanguínea, 630-631
  anormalidades em, 631-632*t*
  bilirrubina sérica, 628-631
  fosfatase alcalina sérica, 630-631
  monitorização de coagulação viscoelástica à beira do leito, 631-633
  tempo de protrombina, 630-631
Excesso de base, 1044-1045
Excreção, 122-123
Excreção fracionada de sódio, 1169-1170
Exocitose, 205
Extensômetro, 76
Extintor de incêndio, 21-22

F

Facetas articulares, 843
Faixa limite, 1075-1076
Falso-negativos, 263*t*
Falso-positivos, 263*t*
Famotidina, 242-243, 242*t*, 790*t*
Faringe, 269-271, 269-271*f*
Fármaco(s). *Ver também fármacos específicos*
  classes de, 239
  dosagens pediátricas para, 787*t*-792*t*
  moléculas, 120-121
  receptores, 125-126
  toxicidade, complicações de, 873-874
Farmacocinética, 119-125 *Ver também agentes específicos*
  absorção, 119-120
  biotransformação, 121-123
  definição, 119
  distribuição, 119-122

excreção, 122-123
modelos de compartimento, 122-125
Farmacodinâmica, 124-126. *Ver também agentes específicos*
  receptores de fármacos, 125-126
  relações exposição-resposta, 124-126
Fármacos ácidos, 120-121
Fármacos ionizados (carregados), 119-120
Fármacos não ionizados (sem carga), 119-120
Fasceíte necrosante, 1176*t*
Fáscia de Gerota, 616-617
Fáscia de Tenon, 681-682
Fasciculações, 179-180
Fase anepática, 651-653
Fase neo-hepática, 651-653
Fase pré-hepática, 651-653
Fator de crescimento fibroblástico 23 (FGF23), 664
Fator de Hageman, 1105-1107
Fator de von Willebrand (FvW), 639-640
Fator estimulante de colônia de granulócitos (G-CSF), 1064-1065, 1177-1178
Fator estimulante de colônia de granulócitos e macrófagos (GM-CSF), 1064-1065, 1177-1178
Fator librador de corticotropina (CRF), 1017-1018
Fator relaxante derivado do endotélio, 220-221
Fatores derivados do endotélio, 316-318. *Ver também fatores específicos*
Fatores relacionados ao manejo anestésico que contribuem para uma recuperação otimizada, 990-992
Febre, 1156-1157*t*
Febre materna, 762-763
Feedback tubuloglomerular, 577-579
Feixe de His, 378-379
Feixe de Kent, 325-326
Felodipino, 347*t*
Fenciclidina, 152-153
Fenelzina, 550-551
Fenilefrina, 209-210*t*, 209-211, 286-287, 330, 342-343, 363-364, 410*t*, 678-679*t*, 740-741, 745-746, 792*t*, 848-849, 862*t*
Fenitoína, 545*t*, 792*t*, 958-959*t*
Fenobarbital, 147-148, 147-148*f*, 545*t*, 792*t*
Fenoldopam
  considerações clínicas, 212-213
  descrição de, 209-210*t*, 212-213, 223-224, 342*t*, 412-413, 1178
  dosagem e embalagem de, 212-213, 410-411*t*, 415-416
  efeitos nos sistemas de órgãos, 223-224

hipertensão tratada com, 343-344, 343-344t
mecanismo de ação, 223-224
metabolismo de, 223-224
usos clínicos, 223-224
Fenômeno de roubo circulatório, 514-515
Fenômeno do segundo impacto, 716-717
Fenotiazinas, 595-596
Fenoxibenzamina, 216-217, 668-669
Fentanila. *Ver também* Opioide(s)
condução cardíaca afetada por, 303-305
descrição de, 3-4, 155-156, 163f, 162-164, 162-164t, 759-761, 803-805, 1148-1149
dosagem de, 167t, 402-403t, 862t
dosagem pediátrica de, 790t
indicações para, 167t
transdérmica, 962-964
transferência placentária de, 743-744
transmucosa, 961
usos de anestesia obstétrica de, 756-757, 757-758t
Fentolamina, 216-217, 669-670, 792t
Feocromocitoma, 215-217, 243-244, 668-669
Feto, ao nascer, 747-750
Fexofenadina, 241t
Fibras C, 935-938
Fibrilação atrial, 327-328, 354-356, 429
Fibrilação ventricular, 325-326
Fibrinólise primária, 634-635
Fibrose cística, 809-811, 1174t
Fígado
anormalidades, 628-630
encefalopatia, 647-648
enzimas de, 153
exames de função de, 141-142
fisiologia de. *Ver* Fisiologia hepática
fluxo sanguíneo de, 623-625, 625f, 848-849
funções metabólicas de, 626-627t
insuficiência relacionada ao vecurônio de, 187-188
no metabolismo de proteínas, 626-627
Filo terminal, 845
Filtros de partículas de alta eficiência (VPAF), 12-14
Fisiologia cardiovascular
circulação coronária sistêmica em, 319-323
circulação em, 313-325. *Ver também* Circulação
discussão de caso de, 325-331
Fisiologia cerebral, 507-513
agentes de indução e, 514-515
efeito de anestésicos voláteis em, 514-515

efeito dos agentes anestésicos, 513t, 513-518
efeitos adjuvantes anestésicos em, 515, 517-518
efeitos do bloqueador neuromuscular em, 517-518
efeitos do óxido nitroso em, 514-515
efeitos vasodilatadores em, 517-518
efeitos vasopressores sobre, 517-518
Fisiologia fetal, 746-750
Fisiologia hepática
anatomia funcional, 623-630
anormalidades nos exames de coagulação, 631-632t
bile, 627-628t, 627-630
complacência venosa hepática, 625f
discussão de caso, 633-637
exames hepáticos, 628-632
albumina sérica, 630-631
aminotransferases séricas, 630-631
amônia sanguínea, 630-631
anormalidades em, 631-632t
bilirrubina sérica, 628-631
fosfatase alcalina sérica, 630-631
monitorização de coagulação viscoelástica à beira do leito, 631-633
tempo de protrombina, 630-631
fatores de coagulação, 626-627t
fluxo sanguíneo hepático, 623-625, 625f
função de reservatório, 625
função hepática, efeitos da anestesia, 631-633
funções metabólicas, 625-628, 626-627t
hepatócitos, 625-626f
icterícia pós-operatória, 632-633t
lóbulo hepático, 625f
metabolismo de fármacos, 627-628
sistema biliar, 628-630f
traçados de tromboelastógrafo, 631-632f
vias de coagulação intrínseca/extrínseca, 629f
Fisiologia renal, 569-588. *Ver também* Diuréticos
anestesia e cirurgia de, 577-580
circulação em, 575-577
discussão de caso sobre, 585-587
néfron em, 569-577. *Ver também* Néfron
Fisiologia respiratória, 431-464
controle da respiração, 459-462
centros respiratórios centrais, 459-460
efeitos da anestesia em, 461-462, 461-462f
quimiorreceptores periféricos, 460-461

receptores pulmonares, 460-462
sensores centrais, 459-461, 460-461f
sensores periféricos, 460-461f, 460-462
discussão de caso sobre, 462-464
gases respiratórios sanguíneos, transporte de, 454-460
dióxido de carbono, 457-460
oxigênio, 454-458
perfusão pulmonar, 446-448
distribuição de, 448, 448-449f
razões de ventilação/perfusão, 448-449, 448-449f
pulmonar, 461-463
respiração, 435-437
ventilação espontânea, 435-437, 436f
ventilação mecânica, 436-437
shunts, 448-452, 449-450f
mistura venosa, 449-452, 453f
tensão de dióxido de carbono
arterial, 454
capilar pulmonar final, 454-455
expirado, 454-455
tensão alveolar, 453-454, 454f
tensão venosa mista, 453-454
tensão de oxigênio
arterial, 452-454
capilar pulmonar final, 452-453
tensão alveolar, 450-453
tensão arterial, 453-454t, 454f
tensão venosa mista, 453-454, 454t
troca de gás, 450-452
ventilação, 445-447
constantes de tempo de, 446-447
distribuição de, 446-447, 448f
Fisioterapia torácica, 1183-1184
Fisostigmina, 196-197, 1148-1149
considerações clínicas, 196-197
dosagem de, 196t
dosagem e embalagem, 196
dosagem pediátrica de, 792t
estrutura física, 196
estrutura molecular, 195-196f
reversão anticolinérgica usando, 202-203
Fístula traqueoesofágica, 806-808, 807-808f
Flecainida, 328t, 330t, 1132t
FloTrac, 90-92
Fluidoterapia guiada por metas, 997, 1060-1061, 1177-1178
Fluidoterapia intraoperatória, 1060-1062
Fluidoterapia intravenosa, 1056-1059, 1129-1133
Fluidoterapia perioperatória
déficits preexistentes, 1059-1060
fluidoterapia intraoperatória, 1060-1062
substituição de perda sanguínea, 1060-1062

substituição de perdas redistributivas/evaporativas, 1061-1062
perdas de fluidos cirúrgicos
perda de fluidos no terceiro espaço, 1060-1061
perda sanguínea, 1059-1060
requisitos normais de manutenção, 1059, 1059t
Flumazenil
descrição de, 150, 1146-1147, 1180-1181
dosagem de, 252-254
efeitos colaterais de, 253-254
estrutura química de, 151f
interações medicamentosas para, 253-254
mecanismo de ação, 252-253
usos clínicos, 253-254
Fluoreto de hidrogênio, 143-144
Fluoroscopia, 963-966
Fluoxetina, 958t
Flush de atropina, 202-203
Fluxo laminar, 438-441
Fluxo plasmático renal, 576-577, 739-740
Fluxo sanguíneo cerebral (FSC), 131-132, 221-222, 507-511, 523-524, 726-727
autorregulação, 508-510
dióxido de carbono arterial e, 726-727
mecanismos extrínsecos, 510-511
pressão de perfusão cerebral, 508-510
reduções relacionadas à idade em, 820
regulação de, 508-511
tensões de gases respiratórios arteriais e, 510-511f
Fluxo sanguíneo pulsátil, 388-389
Fluxo sanguíneo renal, 574-577, 820
feedback tubuloglomerular, 577-579
regulação hormonal, 577-579
regulação intrínseca, 576-577
regulação neuronal e parácrina, 577-579
Fluxômetro de oxigênio auxiliar, 48-49
Fluxômetro duplo de ar e oxigênio, 1187-1189
Fluxômetros, 49-50
mau funcionamento, 50-51
oxigênio auxiliar, 48-49
sequência de, 50-51f
Fluxômetros de orifício variável de pressão constante, 50f
Fluxômetros eletrônicos, 50-51
Fondaparinux, 852-854
Food and Drug Administration (FDA) dos EUA, 64-66, 246-247
Forame de Luschka, 511
Forame de Magendie, 511
Forame oval, 746-747

Forma de onda arterial, 76f
Fórmula de Brooke modificada, 729
Fórmula de Parkland, 729
Fosfatase alcalina, 628-630t, 630-631, 641-642
Fosfatase alcalina sérica, 630-631
Fosfato, 1035t
Fosfenitoína, 790t
Fosfolipase C, 161-162, 239-240, 941f
Fósforo
concentração plasmática normal de, 1031-1032
hiperfosfatemia, 1031-1032
hipofosfatemia, 1031-1032
Fospropofol, 157-158
Fração de ejeção (FE), 312-313
Fração de filtração (FF), 576-577
Fração de oxigênio inspirado (FiO_2), 11
Fração de proteína plasmática, 1058-1059
Fragilidade, 820
Fratura
de quadril. *Ver* Fratura de quadril
orbital, 691-692f
Fratura de LeFort I, 695-696f
Fratura de LeFort II, 695-696f
Fratura de LeFort III, 695-696f
Fratura de quadril
considerações pré-operatórias, 704-706
discussão de caso, 377-382
em idosos, 823-825
manejo intraoperatório, 705-707
perda sanguínea, 705-706f
Fratura orbital, 691-692f
Fraturas de crânio, 530-531
Frequência cardíaca fetal (FCF)
alterações periódicas em, 779f
monitorização de, 775-778
Frequência cardíaca, 308-310. *Ver também* Arritmias
fetal. *Ver* Frequência cardíaca fetal
tempo diastólico e, 320-321f
Freud, Sigmund, 2-3
Fuga de corrente, 14
Função diastólica, 313-315
Função renal, 577-580, 787-788
avaliação, 589-595
creatinina sérica, 592-595, 592f
depuração de creatinina, 592-595
efeitos anestésicos diretos, 580-581
agentes intravenosos, 580-581
agentes voláteis, 580-581
fármacos, 580-581
efeitos cirúrgicos diretos, 580-582
efeitos indiretos, 580
cardiovasculares, 580
endócrinos, 580
neurológicos, 580
nitrogênio ureico no sangue, 591-592

razão de nitrogênio ureico no sangue:creatinina, 592-595
urinálise, 592-595
Função sistólica, 312-313
Função sistólica ventricular, 308-310
Furosemida, 339-341t, 582-583, 790t

G

Gabapentina, 168-170, 252, 958-959t, 998, 1000t
Gabapentinoides, 833, 998, 1000t
Galope cardíaco S_3, 339
γ-glutamiltranspeptidase, 628-630t
Gânglio de Gasser, 935
Gangrena gasosa, 1176t
Gantacúrio, 175-176, 181t-182t, 188-189
Gás(es)
pressão de vapor, 51-52f
respiratórios, 454-460
Gás fresco, 37-39
Gasometria arterial, 1161-1162, 1161-1162f
Gastroparesia diabética, 659-660
Gel condutor, 76-78
Gelatinas, 1059
Gentamicina, 790t
Geradores de fluxo constante, 57-58
Geradores de pressão constante, 57-58, 1197-1198
Geradores inconstantes, 57-58
Gerenciamento de estatísticas de α, 406-407
Gerenciamento de estatísticas de pH, 406-407
Gerenciamento de recursos de equipe (GRE), 22-23
Gestação. *Ver também* Trabalho de parto e parto
alterações fisiológicas durante, 737-738t
renais e gastrintestinais, 739-740
sistema cardiovascular, 738-740
sistema hematológico, 739-740
sistema hepático, 739-740
sistema metabólico, 739-741
sistema musculoesquelético, 740-741
sistema nervoso central, 737-738
sistema respiratório, 737-739
apendicite em, 782-784
corioamnionite, 770-772
discussão de caso, 782-784
distocia/apresentações fetais anormais/posições em
apresentação pélvica, 769-770
apresentações anômalas do vértice, 769-770
trabalho de parto disfuncional primário, 768-770

distúrbios hipertensivos, 772-774
   fisiopatologia e manifestações, 772-774
   manejo anestésico, 773-774
   tratamento, 768-774
doença cardíaca e, 425-426, 774
embolia de líquido amniótico, 774-775
gestações múltiplas, 769-770
hemorragia anteparto, 769-771
   descolamento prematuro da placenta, 770-771
   placenta prévia, 769-771
   ruptura uterina, 770-771
hemorragia pós-parto, 774-775
parada cardíaca em, 1129-1133, 1140f
prolapso do cordão umbilical, 768-769
ruptura prematura de membranas, 770-772
trabalho de parto prematuro, 771-773
Glândula suprarrenal, 666-667
   deficiência de, 667-669
   deficiência, 667-668
   excesso de catecolaminas, 668-670
   excesso, 666-668
   fisiologia, 666-667
   glicocorticoides
   mineralocorticoides
Glândulas paratireoides
   fisiologia, 664-665
   hiperparatireoidismo, 664-666
   hipoparatireoidismo, 666
Glaucoma agudo de ângulo fechado, 202-203
Glicemia, 659-660
Glicocorticoides
   deficiência de, 667-669
   descrição de, 468-469, 666-667, 959-960
   excesso de, 667-668
Gliconeogênese, 625-626
Glicopirrolato
   considerações clínicas, 203-204
   descrição de, 254-255, 297-298, 687-688
   dosagem e embalagem, 203-204
   dosagem pediátrica de, 790t
   estrutura física, 203-204
   fisostigmina e, 196-197
   início de ação, 195-196
Glicose
   descrição de, 790t
   homeostase de, 787-788
Glicosídeos digitálicos, 305-307
Glicosúria, 592-595
GlideScope, 281-282, 281-282f
Gluconato de cálcio, 789t
Glutamato, 941-942
Golpe precordial, 1129-1133
Gradiente alveoloarterial (A-a), 452-454, 483-484

Grandes artérias, transposição de, 375-377
Granisetrona, 790t
Grânulos absorvedores, 36-37
Griffith, Harold, 3-5
Grupo rico em vasos, 119-120, 122-123
Grupos sanguíneos, 1061-1063
   sistema ABO, 1061-1063
   sistema Rh, 1062-1063
   sistemas de antígenos de hemácias, 1062-1063
Guanetidina, 339-341t
Guia tipo "trombeta", 756-757

H

Halotano
   biotransformação e toxicidade, 140
   coeficiente de partição de, 128-129t
   concentração alveolar mínima de, 134-135t
   contraindicações, 140
   disfunção hepática induzida por, 792-793
   efeitos da fisiologia cerebral de, 513t
   efeitos nos sistemas de órgãos
      cardiovasculares, 139-140
      cerebrais, 139-140
      hepáticos, 139-140
      neuromusculares, 139-140
      renais, 139-140
      respiratórios, 139-140
   em acidose, 1050
   estrutura química de, 134-135t
   farmacologia clínica de, 137t, 137-140
   interações medicamentosas, 140
   modelo hipóxico, 140
   pressão de vapor de, 52-54
   propriedades físicas de, 137-139
   sevoflurano *vs.*, 52-54
   usos pediátricos de, 788-792t
   vaporizador, 52-54
Halsted, William, 2-3
Hematoma epidural, 542-543, 725-726, 850-851
Hematoma subdural, 542-543, 725-726
   subdural agudo, 725-726
Hematoquezia, 1178
Hemiartroplastia, 705-706
Hemibloqueio, 378-379
Hemiplegia, 519-522
Hemodiálise venovenosa contínua (HDVVC), 650-652
Hemofilia A, 635-636
Hemofilia B, 635-636
Hemoglobina A_{1c}, 261-262, 657-658
Hemoglobina desoxigenada, 110-111
Hemoglobina E, 1072-1073
Hemoglobina F, 800-801
Hemoglobina fetal, 800-801
Hemoglobina glicada (HbA1C), 657-658

Hemoglobina S, 1069-1070
Hemólise extravascular, 1065-1066
Hemoptise, 361-362
Hemoptise maciça, 497-498
Hemorragia
   gastrintestinal, 1178-1179
   gastrintestinal aguda, 1178
   intracerebral, 542-543
   pós-parto, 774-775
   pulmonar maciça, 497-498
   reanimação para, 718-721
   relacionada à gestação, 769-771
      descolamento prematuro da placenta, 770-771
      placenta prévia, 769-771
      ruptura uterina, 770-771
   subaracnóidea, 532-533, 533t
Hemorragia gastrintestinal aguda, 1178
Hemorragia gastrintestinal, 1178-1179
Hemorragia intracerebral, 542-543
Hemorragia pós-parto, 774-775
Hemorragia subaracnóidea (HSA), 532-533, 533t
Hemostasia primária, 633
Hemostasia secundária, 633
Hemostasia, 633
Heparina
   baixo peso molecular, 475, 704-705, 758-759, 851-854, 855-856f
   curva de dose-resposta, 405-406f
   dosagem pediátrica de, 790t
   intravenosa, 262-263
   mecanismo de ação, 633-634
   não fracionada, 704-705, 852, 854-855f
Heparinização, 403-404
Hepatite, 640-643
   aguda
      considerações intraoperatórias, 642-643
      induzida por fármacos, 640-643
      viral, 636-637
   alcoólica, 641-642
   C, 640-641, 1110-1112
   infecções virais pós-transfusionais, 1067
   manejo anestésico, crônico, 642-643
   por halotano, 140
Hepatócitos, 627-628
Hepatotoxinas, 641-642
Hérnia de hiato, 253-255
Hérnia diafragmática, 806-807
Herpes-zóster aguda/neuralgia pós-herpética, 953-954
Hetastarch, 1059
Hewitt, Frederic, 4-5
Hexafluoreto de enxofre, 677-678
Hialuronidase, 680-681
Hidralazina, 222-224, 344t, 343-344
Hidrato de cloral, 3-4, 802-803

Hidrato de cloro, 789t
Hidroclorotiazida, 339-341t
Hidrocodona, 957t
Hidrocortisona, 668-669, 790t, 960-961t
Hidromorfona, 412-413, 615-616, 961
  dosagem de, 167t, 957t
  dosagem pediátrica de, 790t
  indicações para, 167t
Hidróxido de bário, 36, 143-144
Hidroxizina, 240-241t
Hidroxocobalamina, 221-222
Hiperalgesia, 933t, 940-941
Hiperalgesia induzida por opioides, 165-167
Hiperalgesia primária, 940-941
Hiperalgesia secundária, 941
Hiperamonemia, 608-609
Hiperbilirrubinemia, 630-631
Hipercalcemia, 1146-1147
  causas de, 1028-1029t
  considerações anestésicas, 1029-1030
  diuréticos de alça para, 583-584
  manifestações clínicas, 1028-1029
  tratamento de, 1028-1030
Hipercalciúria, 584-585
Hipercalemia, 598-599
  associada à transfusão, 1027-1028
  aumento da ingestão de potássio, 1026-1028
  causas de, 1025t
  considerações anestésicas, 1028
  efeitos eletrocardiográficos, 1027-1028f
  induzida por heparina, 1026-1027
  induzida por succinilcolina, 179-181, 180-181t, 731-732
  manifestações clínicas, 1027-1028
  movimento extracelular de potássio, 1026-1027
  redução da excreção renal, 1026-1027
  tratamento de, 1027-1028
Hipercapnia, 477-478
  permissiva, 494-495
Hiperecoico, 881-882
Hiperfibrinólise, 639-640
Hiperfosfatemia, 1029-1032
Hiperglicemia, 507-508, 526-527, 659-660
Hiperglicinemia, 608-609
Hipermagnesemia, 183, 598-599, 1146-1147
Hipernatremia, 1013-1017
  aumento do conteúdo total de sódio corporal, 1015, 1017-1018
  baixo conteúdo total de sódio no corpo, 1014, 1016-1018
  considerações anestésicas, 1015-1017, 1020-1021
  diabetes insípido central, 1015
  diabetes insípido nefrogênico, 1015

manifestações clínicas, 1015, 1018-1019
  teor normal de sódio corporal total, 1014-1015, 1017-1019
  tratamento de, 1015-1016, 1018-1020
Hipernatremia essencial, 1015
Hipernatremia euvolêmica, 1014t
Hipernatremia hipervolêmica, 1014t
Hipernatremia hipovolêmica, 1014t
Hiperosmolalidade
  aumento do conteúdo total de sódio corporal, 1015, 1017-1018
  baixo conteúdo total de sódio no corpo, 1014, 1016-1018
  considerações anestésicas, 1015-1017, 1020-1021
  diabetes insípido central, 1015
  diabetes insípido nefrogênico, 1015
  manifestações clínicas, 1015, 1018-1019
  teor normal de sódio corporal total, 1014-1015, 1017-1019
  tratamento de, 1015-1016, 1018-1020
Hiperparatireoidismo ectópico, 664-665
Hiperparatireoidismo primário, 1028-1029
Hiperparatireoidismo secundário, 1028-1029
Hiperparatireoidismo terciário, 1028-1029
Hiperpatia, 933t, 934-935
Hiperplasia fibromuscular, 602-603
Hiperplasia linfoide, 809
Hiperplasia prostática benigna (HPB), 606-608
Hiper-ressonância, 75-76
Hipertensão, 337-339
  agentes parenterais para, 343-344t
  complicações de, 337
  discussão de caso, 602-604
  diuréticos de alça para, 583-584
  diuréticos tiazídicos para, 583-584
  durante a gestação, 772-773
  fisiopatologia, 337-339
  intraoperatória, 1112-1113
  manejo intraoperatório, 342-344
    agentes anestésicos, escolha de, 342-344
    indução de, 342-343
    monitoramento, 342-343
    objetivos, 342-343
  manejo pós-operatório, 343-345
  manejo pré-operatório, 339-342
    exame físico e avaliação laboratorial, 342-342
    histórico de, 339
    pré-medicação, 342
  pancurônio como causa de, 186-187
  renovascular, 602-603
  sem controle, 602-604

  tratamento de longo prazo, 336-339
  tratamento de, 343-344t
Hipertensão arterial, 671
Hipertensão intra-abdominal, 581-582t
Hipertensão intracraniana, 523-525
Hipertensão intraoperatória, 165
  monitorização intraoperatória dos nervos, 692-694
Hipertensão limítrofe, 342-343
Hipertensão portal, 644-645
Hipertensão portopulmonar, 646
Hipertensão pulmonar, 475-476
Hipertensão pulmonar persistente do recém-nascido, 747-750f
Hipertensão renovascular, 602-603
Hipertermia, 111-113
Hipertermia maligna (HM), 293-294, 1076-1082
  cirurgia ambulatorial, 833
  considerações intraoperatórias, 1078-1081
  considerações pós-operatórias, 1080-1082
  fármacos que desencadeiam, 1077-1078t
  fisiopatologia, 1077-1078
  manifestações clínicas, 1077-1079
  sinais de, 1077-1078t
  succinilcolina como causa de, 180-181
  tratamento de, 1078-1079t
Hipertireoidismo, 662-663
Hipertrofia concêntrica, 325
Hipertrofia ventricular esquerda (HVE), 337, 342
Hipertrofia ventricular, 325
Hiperuricemia, 372-373
Hiperventilação, 189, 513-514, 530-531
Hipervolemia, 1021-1022
Hipestesia, 933t
Hipnose, 984-985
Hipoalbuminemia, 641-642
Hipoaldosteronismo hiporeninêmico, 1026-1027
Hipoalgesia, 933t
Hipocalcemia, 183, 695, 1029-1030t, 1029-1031
Hipocalemia, 183, 342, 413-414, 1022-1025, 1023-1024t, 1024-1025f
Hipocapnia, 514-515
Hipocinese, 311-312, 395-397
Hipocondria, 945-946t
Hipoglicemia, 507-508, 641-642, 658-659
Hipomagnesemia, 342, 413-414, 1033-1034
Hiponatremia
  descrição de, 1016-1017t, 1016-1021, 1020f
  diuréticos de alça para, 583-584
Hiponatremia hiposmolal, 1016-1017t

Hipoparatireoidismo, 663-664, 666, 695, 1029-1030
Hipoperfusão tecidual, 721f
Hipotensão, 319, 761-762
  atracúrio como causa de, 185
  controlada, 224-225
  discussões de caso, 224-225, 618-621
  em cirurgia de traumatismo cranioencefálico, 531-532
  fluxo sanguíneo uterino afetado por, 740-741
  na sala de recuperação, 618-621
Hipotensão da artéria radial, 408-409
Hipotensão sistêmica, 740-741
Hipotermia
  considerações pós-operatórias, 1076-1077
  descrição de, 111-113, 177-178, 510-511, 518, 1075-1077, 1149-1151
  diagnóstico diferencial de, 1080-1081t, 1080-1082
  efeitos deletérios de, 1075-1076, 1075-1076f, 1075-1076t
  não intencional, durante anestesia geral, 1075-1076f
  no período de desvio de cirurgia cardíaca, 404-406
  perioperatória, 997
Hipotermia perioperatória, 997
Hipotermia pós-operatória, 1076-1077
Hipoventilação, 1152-1154
Hipovolemia, 1055-1056t
Hipoxemia
  descrição de, 466-467, 1153-1155
  desfechos neurológicos e, 725-726
  intervenções, 494-496
  mecanismos de, 453-454t
Hipóxia, 321-323, 447-448, 494-496, 747-750
Hipóxia de difusão, 131-132, 1153-1154
Histamina, 462-463
Histerostomia de reanimação, 1133
Histórico, de anestesia, 1-6
  anestesia intravenosa, 3-5
    agentes indutores, 3-4
    agentes bloqueadores neuromusculares, 3-4
    opioides, 3-5
  especialidade, evolução de, 4-6
    origens britânicas, 4-5
    origens americanas, 4-6
    reconhecimento oficial, 5-6
  inalatória, 1-3
  local e regional, 2-4
Holmes, Oliver Wendell, 1
Hormônio adrenocorticotrófico (ACTH), 489-490, 536-537, 666-667
Hormônio antidiurético (ADH), 574, 1013, 1021

Hormônio liberador de tireotropina (TRH), 662-663
Hormônio tireoidiano, 662-663
Hospitalização não revista, após cirurgia ambulatória, 834

I

Ibuprofeno, 790t, 957t
Ibutilida, 330t, 1132t
Icterícia, pós-operatória, 632-633t
Idosos. *Ver também* Anestesia geriátrica
  alterações anatômicas/fisiológicas em doenças comuns, 819t
    função gastrintestinal, 820
    função metabólica/endócrina, 818-819
    função renal, 820
    musculoesquelético, 821-823
    sistema cardiovascular, 816-819
    sistema nervoso, 820-822
    sistema respiratório, 818-819
  alterações farmacológicas em
    agentes anestésicos não voláteis, 822-823
    anestésicos inalatórios, 822-823
    relaxantes musculares, 822-824
  avaliação pré-operatória em, 813-815, 819t
  β-bloqueadores em, 813-815
  lactentes e, comparação entre, 813-815t
  trauma em, 731-732
Iluminação, 744
Imidazobenzodiazepínico. *Ver* Flumazenil
Imipeném, 790t
Imipramina, 958t
Impacto femoroacetabular (IFA), 709
Impulso cardíaco, 302-305
Implante de polietereterceteona (PEEK), 982-984, 984-985f
Imunoglobulina E (IgE), 467-468, 1104-1105f
Imunoglobulina intravenosa, 558t
Imunomodulação, 134-135
Inalação de fumaça, 1166-1167
Incêndio(s)
  gerenciamento de recursos de equipe, 22-23
  prevenção e preparação, 18-22
  sala de cirurgia, 18-20, 20-21t
    algoritmo de prevenção para, 20f
    projeto de fluxo de trabalho, 23-24
    tecnologia de identificação por radiofrequência, 24-25
    tecnologia de intertravamento de segurança, 22-24
  segurança do *laser*, 21-22
  tubo traqueal, 20-21t
Incidentes com múltiplas vítimas, 732

Incisura, 308
Índice autoagressivo A-Line (AAI), 108t
Índice bispectral (BIS), 106-109, 108t, 107f-110f, 821-822, 1101-1103, 1145-1146
Índice cardíaco, 87t
Índice de Dor Generalizada (IDG), 946-947
Índice de estado cerebral (CSI), 108t
Índice de estado do paciente (PSI), 108t
Índice de insuficiência renal, 1169-1170
Índice de massa corporal (IMC), 669-670, 828-831
Índice de narcotendência, 108t
Índice de resistência vascular sistêmica (IRVS), 311-312
Índice de trabalho sistólico do ventriculo direito, 87t
Índice de trabalho sistólico do ventriculo esquerdo, 87t
Índice normalizado internacional (INR), 360-361, 639-640, 704-705
Índice sistólico, 87t
Índice terapêutico, 125-126
Indometacina, 957t
Indução de roubo, 798-799
Indução em sequência rápida, 255-256
Inervação sensorial, dos dedos, 897-898f
Infarto agudo do miocárdio (IAM), 1167-1168
Infarto do miocárdio (IM), 334-337, 1167-1168
Infarto do miocárdio com supradesnivelamento do segmento ST (IAMCSST), 1167
Infarto do miocárdio sem supradesnivelamento do segmento ST (IAMSSST), 1167
Infecção do trato respiratório superior, 795-796
Infecção hospitalar, 1172-1173
Infecção muscular, 1176t
Infecção por *Helicobacter pylori*, 241-242
Infecções bacterianas, 952
Infecções da estrutura cutânea, 1176t
Inflamação neurogênica, 941
Infusão de anestésico local perineural, 878-879
Infusões intraósseas, 1127-1128f
Inibição da COX-1, 167-168
Inibidor-1 do ativador de plasminogênio (PAI-1), 721f
Inibidores da anidrase carbônica, 585-586
Inibidores da bomba de prótons (IBPs), 243-244
Inibidores da cicloxigenase (COX), 161
  absorção de, 167-169
  biotransformação de, 168-169
  distribuição de, 168-169

efeitos nos sistemas de órgãos, 165-167
  cardiovasculares, 168-169
  gastrintestinais, 168-169
  respiratórios, 168-169
excreção de, 168-169
farmacocinética, 167-169
mecanismos de ação, 167-168
relações estrutura-atividade, 167-168
Inibidores da colinesterase, 195-198
  dose de, 196t
  duração clínica de, 192-193
  edrofônio, 196
  fisostigmina, 196-197
  neostigmina, 195-196
  piridostigmina, 195-196
  uso clínico, 191-192
Inibidores da enzima conversora de angiotensina, 325, 339, 342t, 603-604
Inibidores da monoaminoxidase (IMAOs), 1081-1082
Inibidores da recaptação de serotonina e norepinefrina (IRSNs), 958-960
Inibidores de catecol-O-metiltransferase, 544-546
Inibidores de COX. *Ver* Inibidores da ciclooxigenase (COX)
Inibidores de renina, 342t
Inibidores diretos da trombina, 475
Inibidores do cotransportador sódio-glicose 2 (SGLT2), 661-662, 813-815
Inibidores do fator Xa, 475
Inibidores seletivos da recaptação de serotonina (ISRSs), 549-550, 958-959
Injeção de esteroides, imagem fluoroscópica de, 979f
Injeção epidural, 977-978f
Injeção epidural lombar de esteroides, 977-978f
Injeção epidural transforaminal de esteroides, 977-978
Injeção retrobulbar, 680-681
Injeções epidurais de esteroides, 976-980
Inodilatadores, 224-225
Institute for Health Care Improvement (IHI), 1209
Instituto de Medicina (IOM), 1206
Instrumentação das vias aéreas, 294-296
Insuficiência aórtica
  considerações pré-operatórias, 367-368
  fisiopatologia, 367-369
  manejo anestésico, 368-370
    escolha de agentes, 368-370
    monitorização, 368-369
    objetivos, 368-369
    tratamento, 368-369
Insuficiência aórtica aguda, 368-369
Insuficiênci aórtica crônica, 367-369

Insuficiência cardíaca
  biventricular, 414-415
  congestiva, 372-373
  fisiologia de, 358-360
  fisiopatologia, 321-325
  mecanismos compensatórios em, 324-325
  tratamento de, 359f
Insuficiência de contrarregulação, 658-659
Insuficiência mitral, 363-366
Insuficiência renal, 424-425, 596-601. *Ver também* Lesão renal aguda
  aguda, 596-597, 596-597t
  avaliação pré-operatória, 599-601
  considerações intraoperatórias, 600-601
  considerações pré-operatórias, 596-601
  fármacos com potencial para, 600-601t
  fluidoterapia, 601-602
  indução, 600-601
  leve a moderada, 601-602
  manifestações cardiovasculares de, 598-599
  manifestações de, 597-600
  manifestações endócrinas de, 599-600
  manifestações gastrintestinais de, 599-600
  manifestações hematológicas de, 598-599
  manifestações metabólicas de, 597-599
  manifestações neurológicas de, 599-600
  manifestações pulmonares de, 598-599
  manutenção da anestesia, 600-601
  monitorização, 601-602
  pré-medicação, 600-601
Insuficiência renal aguda, 596-597
Insuficiência respiratória, 1161-1162f, 1161-1163
Insuficiência suprarrenal aguda, 667-668
Insuficiência tricúspide, 369-370
Insuflação, 29f-31f, 29-31
Insulina
  características de biodisponibilidade, 661-662t
  descrição de, 657-658
  dosagem pediátrica de, 791t
  efeitos de, 658t
Insulina de protamina neutra de Hagedorn, 660-662
International Anesthesia Research Society (IARS), 4-6
International Association for the Study of Pain, 932-933
Interposição colônica, 503-505
Intervalo osmolar, 1012-1013

Intervalo P-R curto, 325-331
Intervalo P-R, 202, 325-331
Intervalo QT longo, 348-351
Intestinal, má rotação, 805-806
Introdutor percutâneo, 84, 84f
Intubação
  complicações de, 294t
  condições associadas a, 295-296t
  fibra óptica, 287-292
  nasotraqueal, 286-291
  neonatal, 780-781f
  orotraqueal, 285-287
Intubação com fibra óptica (FOI), 287-292
Intubação endotraqueal, 279-281, 477-478
  broncoscópios flexíveis de fibra óptica, 282-283
  em pacientes com covid-19, 295-296
  em pacientes com queimaduras, 731-732
  tubos traqueais, 280-281
Intubação retrógrada, 292-293
Inventário Multifásico de Personalidade de Minnesota (IMPM), 944-945
Iodo radioativo, 662-663
Ipratrópio, 202-203, 468-469
Irritação radicular, 234-235
Isoflurano
  barbitúricos *vs.*, 514-515
  biotransformação de, 140-141
  coeficiente de partição de, 128-129t
  concentração alveolar mínima de, 134-135t, 135-137
  contraindicações, 140-141
  efeitos da fisiologia cerebral de, 513t
  efeitos eletroencefalográficos de, 518-519
  efeitos nos sistemas de órgãos
    cardiovasculares, 140-141
    cerebrais, 140-141
    hepáticos, 140-141
    neuromusculares, 140-141
    renais, 140-141
    respiratórios, 140-141
  em pacientes com doença hepática, 642-643
  estrutura química de, 134-135t
  farmacologia clínica de, 137t, 140-141
  interações medicamentosas, 140-141
  propriedades físicas de, 140
  toxicidade de, 140-141
  usos pediátricos de, 788-792t
Isoproterenol, 209-210t, 212-213, 410t, 791t
Isquemia, 354f
Isquemia cerebral tardia (ICT), 533-535
Isquemia global, 518
Isquemia miocárdica, 344-345, 360-361, 403

Isquiático, 950
Isradipino, 347t
Istaroxima, 305-307, 307-308t, 309f

J

Janela terapêutica, 125-126
Jejum, 796-797, 1083-1084
Johnson, Enid, 3-4
Junção neuromuscular, 171-172f

K

Klotho, 664
Koller, Carl, 2-3

L

Labetalol, 213-214, 213-214t, 342t-347t, 791t
Laboratório/sala de cateterismo eletrofisiológico, 425-426
Lacosamida, 545t
Lactulose oral, 647-648
Lâmina de Macintosh, 285f
Lâminas de Macintosh e Miller, 280-281, 487
Lâminas de Rexed da medula espinal, 935-938f
Lâminas, 843
Lamotrigina, 545t, 958-959t
Laqueadura tubária pós-parto, 750-751
Laringe, 271f, 271-272t
Laringoscopia
  complicações de
    erros de posicionamento do tubo traqueal, 294-295
      instrumentação das vias aéreas, respostas fisiológicas, 294-296
      mau funcionamento do tubo traqueal, 295-296
    direta, 283-292
    glote, 285-286f
    indireta, 281-283
    laringoespasmo, 294-295, 1151-1153
Laringoscopia direta e indireta, 283-292
Laringoscópio McGrath, 281-282, 281-282f
Laringoscópio óptico Airtraq, 281-282, 281-282f
Laringoscópio, 280-281
    lâminas, 281f, 780-781
    rígido, 280-281f
Laser de dióxido de carbono, 689-690
Lavagem broncoalveolar, 501-502
Lavagem pulmonar, 256-257
L-cisteína, 196-198
Lei da pressão parcial de Dalton, 52-54
Lei de Beer-Lambert, 103-105
Lei de Henry, 454-455
Lei de Lambert-Beer, 101-102
Lei de Laplace, 310-311, 437-438
Lei de Poiseuille, 50

Lei de Starling, 310f
Lei do inverso do quadrado, 1112
Lesão da medula espinal
  considerações anestésicas, 548-550
  considerações pré-operatórias, 548-549
  descrição de, 727-729
  encefalite, 549-550
  transecção aguda, 548-550
  transecção crônica, 549-550
Lesão de isquemia-reperfusão, 390-391, 494-495
Lesão do nervo laríngeo, 271-272t
Lesão neuronal difusa, 725-726
Lesão ocular aberta, 682-683
Lesão pulmonar aguda, 494-495, 1163-1164, 1166-1167
Lesão pulmonar aguda relacionada à transfusão (TRALI), 723, 1066-1067
Lesão renal aguda (LRA), 577-580, 580t, 589-590
  azotemia associada a, 1168-1169, 1168-1169t
  biomarcadores de, 592f
  critérios RIFLE para, 593t
  descrição de, 1168-1169
  diagnóstico diferencial, 589-590f
  em pacientes de alto risco, 582-583
  etiologia de, 1169-1170t, 1169-1171
  fármacos que causam, 580-581t
  gravidade de, 590-591t
  índice de risco, 580t
  manejo nutricional de, 1171-1172
  não oligúrica, 1170-1171
  oligúrica, 1170-1171
  patogênese de, 1170-1171
  pós-isquêmica, 1170-1171
  terapia de substituição renal para, 1170-1172
  toxinas que causam, 580-581t
  tratamento de, 1170-1172
Lesões aórticas, 421-423
  aneurismas em, 422-423
  coarctação de, 422-423
  dissecção de, 421-423
  doença oclusiva de, 422-423
  trauma em, 422-423
Lesões cerebrais primárias, 724-725
Lesões cerebrais secundárias, 724-726
Lesões intraparenquimatosas, 725-726
Lesões mistas, 375-376
Lesões nervosas, 1096-1097
Lesões obstrutivas, 373
Lesões oculares penetrantes, 682-683
Lesões por agulhas, 1110-1112
Lesões toracolombares, 727-728
Leucocitose, 1177-1178
Leucorredução, 1063-1064
Levetiracetam, 545t
Levobupivacaína, 2-3

Levodopa, 544-546
Levorfanol, 957t
Levosimendana, 224-225, 307-308t
Liderança, 22
Lidocaína
  descrição de, 2-3, 231t, 234t, 234-235, 297-298, 328t, 330t, 469-470, 679-680, 764-765, 865-866t, 960-961, 995, 998-999, 1000t, 1130t
  dosagem de, 791t, 862t
  dosagem pediátrica de, 791t
  efeitos de fisiologia cerebral de, 513t, 515
  em doença renal, 600-601
  gravidade específica de, 859-860t
  para laringoespasmo, 803-804
Ligações carbono-fluoreto, 137-139
Ligamento falciforme, 623-625
Limiar apneico, 139-140, 165, 460-461
Linha de Tuffier, 855-856
Líquido cerebrospinal (LCS), 507, 510-511f, 511-513, 843-845, 858-863, 872
Líquido extracelular, 1008-1010, 1009-1010f
Líquido intersticial, 1009-1010
Líquido intracelular, 1007-1009
Líquido intravascular, 1009-1010
Lítio, 551-552
Litotripsia extracorpórea por ondas de choque (LEOC), 610-611
Localização do nervo, 881f
Long, Crawford W., 1-2
Loops fluxo-volume. *Ver* Alças fluxo-volume
Loratadina, 240-241t
Lorazepam
  absorção de, 150-152
  estrutura química de, 151f
  usos e doses de, 150-152t
Losartana, 342t
Lúmen traqueal, 487-488f
Luxação do quadril, 709

M

M. orbicular do olho, 113-114
Macintosh, Robert, 5-6
Mácula densa, 574-575
Magnésio
  concentração plasmática de, 1032-1034
  descrição de, 330t, 998, 1032-1034, 1035t, 1132t
  discussão de caso, 1034-1036
  equilíbrio normal de, 1032-1034
  hipermagnesemia, 1033-1034
  hipomagnesemia, 1033-1034
Malformação de Arnold-Chiari, 548-549
Malformações arteriovenosas (MAV), 523-524, 535-536
Malignidades urológicas, 611-618

Manejo ácido-base, 1039
  acidemia, 1044-1046
  ácidos/bases, 1039-1141
  acidose hiperclorêmica, 1049-1050
  acidose metabólica
    ânion *gap*, 1046-1048
    tratamento de, 1049-1050
  acidose metabólica com ânion *gap* elevado, 1047-1049
    ácidos não voláteis exógenos, ingestão de, 1048-1049
    incapacidade de excretar ácidos não voláteis endógenos, 1047-1048
    produção elevada de ácidos não voláteis endógenos, 1047-1049
  acidose metabólica com ânion *gap* normal
    descrição de, 1048-1050
    HCO_3, 1048-1050
  acidose respiratória, 183, 1045-1046t, 1045-1047, 1052-1053t
  acidose, 1044-1050
  alcalemia, 1051-1052
  alcalose
    efeitos fisiológicos, 1050
    respiratória, 1050-1051
  alcalose metabólica
    causas de, 1051-1052
    resistente ao cloreto, 1051-1052
    sensível ao cloreto, 1051
    tratamento de, 1051-1052
  alcalose respiratória, 1050t, 1050-1053t
  compensação renal, 1043-1045
    ácidos tituláveis, 1044f
    amônia, 1044-1045
    durante a acidose, 1044-1045
    excesso de base, 1044-1045
    HCO_3, 1043-1045
  compensação respiratória, 1043
  concentração de íons hidrogênio, 1039-1040
  considerações anestésicas, 1050
  definições de, 1039-1141
  diferença de íons fortes, 1040-1141, 1040-1041f
  discussão de casos, 1052-1054
  distúrbios ácido-base, 1051-1053
  distúrbios clínicos, 1040-1042
  mecanismos compensatórios, 1041-1042
  pares conjugados/tampões, 1040-1141
  pH, 1039-1040
  tampões
    bicarbonato, 1041-1043
    hemoglobina, 1043
  tensões de gases no sangue/pH, medição de
    correção de temperatura, 1052-1053
    fonte/coleta da amostra, 1052-1053

Manejo da dor crônica, 932-935, 942-943t, 945-946t
  definições, 932-933
  dor aguda, 932-935
  dor somática, 933-934
  dor visceral, 934-935
  termos usados em, 933t
Manejo da dor perioperatória
  anestésicos inalatórios, 995-996
  anestésicos intravenosos, 995-996
  normotermia, 996-997
  opioides, 996-997
  oxigenação tecidual, 996-997
  período intraoperatório, 992-997
  profilaxia pós-operatória de náuseas e vômitos, 996-997
  resposta ao estresse cirúrgico, 992-996
  terapia hemodinâmica/fluidoterapia guiada por meta, 996-997
Manejo da dor. *Ver também* Terapia intervencionista da dor
  terapia processual, 963-964
    ablação por radiofrequência (RFA), 978-980
    aumento vertebral, 982-984
    bloqueio neural diferencial, 980-981
    bloqueios diagnósticos/ terapêuticos, 963-966
    bloqueios do nervo simpático, 972-977
    bloqueios do nervo somático, 964-974
    crioneurólise, 978-980
    injeções epidurais, 976-980
    neurólise química, 978-980
    neuromodulação, 981-984
  termos usados em, 933t
  tratamento multidisciplinar
    acupuntura, 985-986
    fisioterapia, 984-986
    intervenções psicológicas, 982-986
Manejo de vias aéreas, 269-300
  cânulas nasofaríngeas, 273-274
  cânulas orofaríngeas, 273-274
  classificação de Mallampati da abertura oral, 272-273f
  de lesão traqueal alta, 499-500f
  descrição de, 280-281
  design e técnica da máscara facial, 273-275
  discussão de caso, 24-25
  equipamentos em, 273-275
  intubação endotraqueal, 279-281
  intubação. *Ver* Intubação
  laringoscopia. *Ver* Laringoscopia
  laringoscópios
    pós-intubação, 292-294
    pré-oxigenação, 274-275
  rotina, 271-272
  técnica para, 296-297f

técnicas cirúrgicas para, 291-293
técnicas de extubação, 293-294
técnicas de laringoscopia direta/indireta e intubação, 283-292
tubos laríngeos King, 279
ventilação com bolsa e máscara, 274-278
vídeo, 280-283
Manejo de fluidos, 1055-1073
Manejo rotineiro das vias aéreas, 271-272
Manguito de pressão arterial, 72-73, 72-73f
Manitol, 511, 523-524, 581-583, 791t
Manobra de Sellick, 239-240, 255-256, 531-532
Marca-passo, 380-381, 381t
Máscara coberta de gaze. *Ver* Máscara Schimmelbusch
Máscara de oxigênio simples, 1185-1186
Máscara de oxigênio, 1185-1186
Máscara de reinalação parcial, 1186-1187
Máscara facial
  adulto transparente, 273-274f
  design e técnica, 273-275
  pediátrica Rendell-Baker-Soucek, 274-275f
  uso de, 273-275
Máscara facial pediátrica Rendell-Baker-Soucek, 274-275f
Máscara laríngea
  ilustração de, 279f
  inserção de, 280t
Máscara nasal, 1185-1186
Máscara Schimmelbusch, 30-31
Máscara sem reinalação, 1186-1187
Máscaras, 1185-1188
Mastócitos, 239-240
Mecânica pulmonar, 437-446
  complacência em, 437-438
  esforço inspiratório, 442-445, 444-445f
  forças de tensão superficial, 437-438
  mecânica pulmonar
    anestesia, 444-446
    esforço respiratório, 445-446
    na resistência das vias aéreas, 445-446
    padrão respiratório, 445-446
    volumes pulmonares e complacência, 444-446
  resistência elástica em, 437-438
  resistência tecidual, 442-444
  resistências inelásticas em, 438-442
  volumes pulmonares em. *Ver* Volumes pulmonares
Mecanismo de contração, 305-308
Mecanismo multiplicador de contracorrente, 572-574, 574f

Mecanismos eletrofisiológicos principais, 355f
Meclizina, 240-241t
Média ponderada pelo tempo (TWA), 12-14
Mediastinite pós-intubação, 1095-1096
Medicamentos. *Ver* Fármacos
Medicina intensiva
  afogamento, 1165-1167
  choque séptico, 1176t, 1173-1178
  cuidados ao fim da vida, 1178-1180
  delirium, 1178-1179
  discussão de caso sobre, 1179-1181
  edema pulmonar
    cardiogênico, 1163-1164
    causas de, 1162-1190
    fisiopatologia de, 1162-1163
    não cardiogênico, 1163-1165
    neurogênico, 1162-1190, 1165-1166
    pressão negativa, 1164-1166
    tratamento de, 1163-1165
  equipamentos de oxigenoterapia ambiente, 1184-1190
  escopo das condições em, 1161-1162
  hemorragia gastrintestinal, 1178-1179
  inalação de fumaça, 1166-1167
  infarto agudo do miocárdio, 1167-1168
  infecções, 1171-1177, 1174t-1174t
  insuficiência respiratória, 1161-1162f, 1161-1163
  lesão renal aguda. *Ver também* Lesão renal aguda
    azotemia associada a, 1168-1169t
    descrição de, 1168-1169
    etiologia de, 1169-1170t, 1169-1171
    manejo nutricional de, 1171-1172
    não oligúrica, 1170-1171
    oligúrica, 1170-1171
    patogênese de, 1170-1171
    pós-isquêmica, 1170-1171
    terapia de substituição renal para, 1170-1172
    tratamento de, 1170-1172
  quase afogamento, 1165-1167
  sepse, 1171-1172, 1172-1173t
  transtorno de estresse pós-traumático, 1178-1179
Medula espinal, 843-848, 844f-845f
Meia-vida contexto-dependente, 122, 1145-1146
Meia-vida de eliminação, 124-125
Melena, 1178
Membrana alveolocapilar, 446-448
Membrana cricotireóidea, 271-272
Membranas pós-sinápticas, 207-208
Membro superior
  anatomia do plexo braquial, 883-884
  anestesia regional intravenosa, 898-900
  bloqueio axilar, 891-893
  bloqueio infraclavicular, 888-892
  bloqueio interescalênico, 883-889
  bloqueio supraclavicular, 887-888
  bloqueios de nervos periféricos, 883-900
  bloqueios de nervos terminais, 892-900
  cirurgia distal de, 712-713
  cirurgia do ombro, 711-713
Meningite, 872-873, 1175t
Meperidina, 164-165
  aplicações em trabalho de parto de, 756-757
  características de, 162-164t
  depressão respiratória causada por, 743-744
  dosagem pediátrica de, 791t
  estrutura química de, 163f
  tremores pós-operatórios, 1076-1077
  usos de anestesia obstétrica de, 757-758t
Mepivacaína, 2-3, 231t, 234t, 235-236, 862t, 865-866t
Meridianos, 985-986
Metabolismo cerebral, 507-508
Metacolina, 191-192
Metadona, 957t
Metal de Wood, 8-9
Metemoglobina, 456-457
Metemoglobinemia, 102-103, 225, 456-457
Metildopa, 339-341t
Metilergonovina, 746-747
Metilnaltrexona, 1002-1003
Metilparabeno, 235-236
Metilprednisolona, 727-728, 791t, 960-961t, 977
Metilxantinas, 468-469
Metoclopramida, 242t, 243-244, 254-255, 683-684, 791t, 1149
Método manguito de dedo, para monitoramento da pressão arterial, 72f, 72-73
Metodologia ágil, 23-25
Metoexital, 3-4, 147-149, 147-148f, 149-150t, 553-554, 791t, 1081-1082
Metolazona, 582-583
Metoprolol, 213-214t, 214-215, 339-341t, 343-344t, 345-347t, 1113
Metotrexato, 558t
Mexiletina, 330t, 961
Mialgia, 180-181
Miastenia *gravis*
  classificação de, 557t
  considerações anestésicas, 558-560
  crise de, 557
  diagnóstico diferencial de, 557t
  mulheres, 558-560
Micofenolato de mofetila, 558t
Microchoque, 14
Micrognatia, 263
Midazolam
  descrição de, 151f, 150-152, 150-152t, 402-403, 796-797
  dosagem pediátrica de, 791t, 792-793
  usos de anestesia obstétrica de, 756-757
  usos de cessação de convulsões de, 236-237
Midazolam retal, 796-797
Midríase, 202-203
Mielinólise pontina central, 1018-1019
Milrinona, 224-225, 305-307, 307-308t, 410t, 410-411, 534-535, 791t
Mineralocorticoides
  deficiência, 667-668
  excesso, 666-668
Mini-Cog, 813-815, 815f-816f
Minoxidil, 342t
Miocardiopatia hipertrófica, 359-360, 849-850
Miócitos cardíacos, 305-307
Mionecrose, 236-237, 1176t
Miopatia, 566
Mioquimia, 560
Miotonia, 563-566
Miringotomia, 809-810
Mistura venosa, 463-464
Misturas de hélio e oxigênio (heliox), 1188-1189
Mivacúrio, 182t, 185-187
Modelo de dois compartimentos, 123-124, 123-124f
Modelos de cinética de distribuição inicial, 123-124
Modelos de compartimento, 122-125
Molalidade, 1007-1008
Molaridade, 1007-1008
Monitor de isolamento de linha, 14-17, 15-17f
Monitores de pressão arterial automatizados, 71
Monitores cardiovasculares, 69-100
  cateterismo da artéria pulmonar. *Ver* Cateterismo da artéria pulmonar
  cateterismo venoso central, 78-83
  débito cardíaco, 86-99
  discussão de caso sobre, 96-99
  eletrocardiografia, 76-80, 80f
  pressão arterial, 69-78
Monitores de oximetria cerebral não invasivos, 102-103
Monitores de troca gasosa respiratória, 101-106
  análise de gases anestésicos, 103-106
  capnografia, 102-105
  estetoscópios esofágicos, 101-102, 101-102f

estetoscópios precordiais, 101-102
oximetria de pulso, 101-103
Monitores do sistema neurológico
eletrencefalografia, 105-110
encéfalo, oximetria cerebral e monitores de, 110-111
potenciais evocados, 109-111
Monitorização não cardiovascular, 101-117
conscientização, lista de verificação para prevenção, 107-109t
débito urinário em, 111-114
discussão de caso sobre, 114-117
estimulação nervosa periférica, 113-116
monitores de troca gasosa respiratória, 101-106
monitores do sistema neurológico, 105-111
temperatura em, 110-113
Monoaminoxidase, 206-207f
Monofosfato de adenosina cíclico (cAMP), 241, 306-307, 468-469
Monofosfato de guanosina cíclico (cGMP), 306-307, 467-468
Monóxido de carbono
afinidade de hemoglobina de, 455-457
intoxicação causada por, 142-143, 729-732, 1166-1167
Morbidade obstétrica, 754-755, 754-755t
Morfina, 412-413, 671-672. Ver também Opioide(s)
características de, 162-164t
dosagem de, 167t, 862t
dosagem pediátrica de, 791t, 792-793, 801-802
estrutura química de, 163f
histórico de, 3-5
indicações para, 167t
usos de anestesia obstétrica de, 757-758t
usos pré-medicação de, 1-2
Morfina epidural, 765-766
Morfina intratecal, 757-758
Mortalidade perioperatória, 1092
Morte súbita cardíaca, 356
Morton, William T.G., 1-2
Murmúrio do tipo "roda de moinho", 529
Murmúrios, 361-362
Muscarina
efeitos colaterais, 193-195t
estruturas moleculares, 192-193f
Muscimol, 941-942
Músculo uterino, 745-746
Músculos esternocleidomastóideos, 431-432
Músculos papilares, 396f
Músculos respiratórios
degeneração de, 562-563
descrição de, 431-433

N

Na^+-K^{2+}-ATPase, 571-572, 1008-1009
N-acetilcisteína, 580-581, 1180-1181
Nadolol, 345-347t
Naloxona, 781-782, 941-942
dosagem pediátrica de, 791t
dosagem, 252-253
efeitos colaterais, 252-253
estrutura química de, 163f
interações medicamentosas, 252-253
mecanismo de ação, 252-253
usos clínicos, 252-253
Naltrexona, 252-253
Naproxeno, 957t
Narcose por dióxido de carbono, 460, 1045-1046
National Fire Protection Association (NFPA), 7-8, 12-14
National Institute for Occupational Safety and Health (NIOSH), 65
National Surgical Quality Improvement Program (NSQIP), 815
Náusea e vômito
pós-alta, 245-246
pós-operatório, 244f-248f, 697-698, 833, 990-992, 996-997, 1148-1149
vias neurológicas envolvidas, 246-247f
Náuseas e vômitos pós-alta (NVPA), 247
Náuseas e vômitos pós-operatórios (NVPO)
antagonista do receptor de neuroquinina-1, 248-250
antagonistas do receptor 5-HT_3, 245-247
butirofenonas, 246-250
descrição de, 244-250, 244f-248f, 697-698, 833-833, 990-992, 996-997, 1148-1149
dexametasona, 248-250
estratégias de, 248-250
fatores de risco para, 245t
Nebivolol, 215-216
Necrose centrolobular, 140
Necrose medial cística, 421-422
Necrose miocárdica, 389-390
Necrose tubular aguda, 1170-1171
Nefazodona, 958t
Nefrectomia radical, 616-618
Néfron, 569-577
alça de Henle, 571-574
aparelho justaglomerular, 574-575f, 574-576
corpúsculo renal em, 569-571
divisão funcional de, 569-571t
divisões anatômicas de, 570f
ducto coletor em, 574-575
reabsorção de sódio em, 571f
reabsorção de soluto em, 571-572f
túbulo distal, 572-574
túbulo proximal em, 571-572

Néfrons corticais, 571-572
Néfrons justamedulares, 572-574
Negligência, 265-266
Neobexiga, 614-615
Neonato
compressões torácicas, 781f
depressão do sistema nervoso central em, 755-756
intubação, 780-781f
Neoplasia endócrina múltipla, 671-672
Neostigmina, 192-193
considerações clínicas, 195-196
dosagem de, 196t
dosagem pediátrica de, 791t
estrutura física, 195-196
estrutura molecular, 195-196f
Nervo cutâneo femoral posterior, 900, 910-911
Nervo de Hering, 319
bloqueio infraclavicular, 890f
bloqueio interescalênico usando, 885f-886f
estimulação nervosa
Nervo frênico, 234-235, 848-849
Nervo glossofaríngeo
bloqueio de, 967, 967-968f
descrição de, 269-271
Nervo intercostal
bloqueio de, 918-920, 919-920f
paralisia de, 234-235
Nervo intercostobraquial
bloqueio, 897-900, 898-900f
descrição de, 881f
inervação cutânea, 897-898f
Nervo isquiático, 913-915f
anatomia de, 910-911f, 915f
em ramos tibial e fibular, 913-915f
na fossa poplítea, 915f
subglúteo, 911-913f
Nervo laríngeo recorrente, 269-271, 696f
Nervo laríngeo superior
anatomia de, 696f
bloqueio de, 297-298
Nervo musculocutâneo, 891-892
bloqueio, 896-897
curso, 897-898f
Nervo obturatório
bloqueio de, 907-908f
inervação de, 905-907f
Nervo olfativo, 269-271
Nervo safeno
bloqueio de, 908-910
descrição de, 900, 915
Nervo sural, 915
Nervo tibial, 915, 916f
Nervo ulnar
curso, 895-896f
Nervo vago, 269-271, 435-436, 696f
Neuralgia, 933t
Neuralgia do trigêmeo, 955-956

Neuralgia pós-herpética, 168-169, 953-954
Neurocirurgia funcional, 529
Neurocirurgia, 523-539
  cirurgia da coluna, 536-537
  craniotomia e anestesia em
    para aneurismas intracranianos, 532-536
    para lesões de massa, 524-527. *Ver também* Craniotomia, para lesões de massa
    para malformação arteriovenosa, 535-536
  discussão de caso sobre, 536-539
  estereotáxica, 529-530
  fossa posterior, 526-529
  hipertensão intracraniana, 523-525
  traumatismo cranioencefálico, 529-533
Neurofisiologia, 507-522
  barreira hematoencefálica, 511
  cerebral. *Ver também* Fisiologia cerebral
    descrição de, 507-513
    efeito dos agentes anestésicos em, 513-518
  discussão de caso sobre hemiplegia pós-operatória, 519-522
  fluxo sanguíneo cerebral, 507-511
    autorregulação, 508-510
    mecanismos extrínsecos, 510-511
    pressão de perfusão cerebral (PPC), 508-510
    regulação de, 508-511
  líquido cerebrospinal, 511-513
  metabolismo cerebral, 507-508
  pressão intracraniana, 511-513
  proteção cerebral em, 517-518
    agentes intravenosos em, 518-519
    anestésicos inalatórios em, 518-519
    efeitos da anestesia na monitorização eletrofisiológica, 518-519
    eletroencefalografia em, 518-519, 518-519t
    estratégias para, 518
    isquemia cerebral em, 517-518
    potenciais evocados em, 518-521
Neurólise química, 978-980
Neurônios de faixa dinâmica ampla (WDR), 935-938
Neurônios de primeira ordem, 935
Neuropatia autonômica diabética, 659-660, 659-660t
Neuropatia diabética, 952-953
Neuropatia óptica isquêmica (NOI), 1103-1104
Neuropatias motoras infecciosas, 560-562

Neutropenia, 1174t, 1177-1178
Nicardipino, 224-225, 343-344, 343-344t, 346t, 347t, 410-411t, 669-670
Nicotina, 192-193f
Niemann, Alfred, 2-3
  nifedipino, 342t, 346t, 347, 347t
Nimodipino, 346t, 347t
Nitratos, 347-348
Nitrogênio
  cilindros de gás medicinal, 10t
  em sistemas de gases medicinais, 9-11
Nitrogênio ureico no sangue (BUN), 591-592, 1056-1057
Nitroglicerina
  descrição de, 119-120, 221-223, 343-344, 343-344t
  dosagem de, 410-411t
  dosagem pediátrica de, 791t
  mecanismo de ação, 221-223
  metabolismo, 222-223
  usos clínicos, 222-223
Nitroprussiato, 342t, 343-344t, 410-411t, 791t
Nitroprussiato de sódio, 125-126, 220-222, 221-222f
Nizatidina, 242-243, 242t
Nó sinoatrial, 302-305
Nocicepção, 933-934
  anatomia
    encéfalo, vistas laterais/coronais, 936f
    lâminas de Rexed da medula espinal, 935-938f
    medula espinal, seção transversal de, 938-939f
    neurônios de primeira ordem, 935
    segunda ordem, 935-939, 935-938f
    vias alternativas de dor, 938-939
    sistemas simpático/motor, integração, 938-939
    trato espinotalâmico, 938-939
    vias da dor, 934-935, 935f
  avaliação do paciente, 943-946
    avaliação psicológica, 944-945
    exames de eletromiografia/condução nervosa, 944-946
    medição da dor, 944-945
  dor crônica, 941-943
  fibromialgia, 946-947
  lâminas da medula espinal, 937t
  mediadores químicos de, 939-941
  modulação central
    facilitação, 941-942
    inibição, 941-942
  modulação de, 940-942
    hiperalgesia primária, 940-941
    hiperalgesia secundária, 941
  nociceptores, 938-940
    nociceptores viscerais, 939-940
    somática profunda, 939-940

respostas sistêmicas, à dor aguda, 942-944
  efeitos cardiovasculares, 943-944
  efeitos endócrinos, 943-944
  efeitos gastrintestinais/urinários, 943-944
  efeitos hematológicos, 943-944
  efeitos imunes, 943-944
  efeitos psicológicos, 943-944
  efeitos respiratórios, 943-944
respostas sistêmicas, à dor crônica, 943-944
síndromes de dor miofascial, 946-947
síndromes de dor, selecionadas, 945-946
  neuropatias por aprisionamento, 946t
  síndromes de aprisionamento, 945-946
terceira ordem, 938-939
Nociceptores, 933-934, 938-940
Nociceptores polimodais, 939-940
Nociceptores somáticos, 939-940
Norepinefrina, 205-206, 209-210t, 211-212, 307-308, 410-411, 848-849
  considerações clínicas, 211-212
  dosagem de infusão, 410t
  dosagem e embalagem, 211-212
  dosagem pediátrica de, 792t
  mecanismo de ação, 307-308t
  síntese, 206f, 206-207f
Nortriptilina, 958t
Núcleo magno da rafe (NMR), 941-942
Núcleo pulposo, 947-948
5'-nucleosidase, 628-630t
Número de dibucaína, 177-178
Número de Reynolds, 441
Nutrição
  enterais, 1086-1087
  necessidades básicas para, 1083-1085
  reposição de, 1083
  triagem de, 820
Nutrição enteral (NE), 1083, 1086-1087
Nutrição parenteral (NP), 1083
Nutrição parenteral total (NPT), 1084-1087
Nutrientes imunomoduladores, 1085-1086
Nutrientes, 1085-1087

O

Obesidade/pacientes obesos
  algoritmo para, 766-767f
  descrição de, 669-671
  na gestação, 754-755
  posicionamento ideal para, 766, 767f
Occupational Safety and Health Administration (OSHA), 12-14
Ocitocina, 744-747, 768-769, 774-775

Ocupação do receptor, 125-126
Ocupação fracionária do receptor, 125-126
Oftalmoscopia, 339
Óleo de peixe, 1085-1086
"Olhos de serpente", 896, 897f
Olhos de guaxinim, 531-532
Oligúria, 582-583, 585-587
Omecamtiv mecarbil, 305-307, 307-308t
On the Inhalation of de Vapour Ether, 5
OnabotulinumtoxinA, 963-964
OnabotulinumtoxinA. *Ver* Toxina botulínica
Onda bifásica exponencial truncada (BTE), 1126-1127
Onda de pulso arterial, 75-76
Ondansetrona, 245-247, 792t
Ondas a, 82-83, 307-308
Ondas alfa, 106-107
Ondas beta, 106-107
Ondas c, 82-83, 307-308
Ondas cv, 308
Ondas delta, 106-107
Ondas v, 82-83, 308
Opioide(s), 1081-1082
    absorção de, 161-164
    abuso de, 167
    administração espinal de, 961-963
    administração intravenosa de, 961-962
    administração parenteral de, 961-962
    agonistas, 163f
    "alta dose", 400-402
    antagonistas, 163f
    biotransformação de, 164-165
    características de, 957t
    características físicas, 162-164t
    depressão da ventilação causada por, 165f
    depressão respiratória induzida por, 1152-1153
    descrição de, 515, 552-553, 595, 757-759, 792-793
    distribuição de, 162-165
    dor perioperatória controlada com, 996-997
    dosagem de, 167t, 402-403t
    efeitos da fisiologia cerebral de, 513t
    efeitos nos sistemas de órgãos, 165-167
        cardiovasculares, 165
        cerebrais, 165-167
        endócrinos, 167
        gastrintestinais, 165-167
        respiratórios, 165-167, 252-253
    efeitos renais de, 580-581
    estratégias de poupar, 1147-1148
    estrutura química, 163f
    excreção de, 164-165
    farmacocinética, 161-165
    histórico de, 3-5
    interações medicamentosas, 167-168
    mecanismos de ação, 161-162
    recorrência do câncer e, 167
    relações estrutura-atividade, 163t
    tolerância a, 961
    usos de, 167t
Opioides lipossolúveis, 162-164
Opistótono, 560-561
Organização Mundial da Saúde (OMS), 7-8
Organofosfatos, 178-179, 192-193, 203-204
Órgãos de acreditação, 22-23
Orquiectomia bilateral, 613-614
Orquiectomia radical, 615-616
Oscilometria, 71-72
Osmolaridade plasmática, 1012-1013
Osteoartrite, 706-708
Osteomalácia, 666-667
Osteotomias de LeFort, 695
Overdose de drogas, 1179-1180
Oxacilina, 792t
Oxibarbitúricos, 147-148
Oxicodona, 957t
Óxido nítrico, 220-221, 410-411t
Óxido nitroso, 514-515, 1081-1082
    biotransformação e toxicidade, 137-139
    cilindros de gás medicinal, 10t
    coeficiente de partição de, 128-129t
    contraindicações, 137-139, 402-403, 416-417, 472-473, 478-479, 497-498, 653-654
    contratilidade cardíaca afetada por, 307-308
    efeitos da fisiologia cerebral de, 513t
    efeitos nos sistemas de órgãos, 135-139
        cardiovasculares, 135-137, 307-308
        cerebrais, 135-137
        gastrintestinais, 137-139
        hepáticos, 137-139
        neuromusculares, 137
        renais, 137
        respiratórios, 135-137
    em sistemas de gases medicinais, 9-11
    farmacologia clínica de, 130-131f, 134-135t, 135-139, 137t
    histórico de, 2-3
    interações medicamentosas, 137-139
    propriedades físicas de, 135-137
    temperatura crítica, 9
    xenônio *vs.*, 143-144
Oxiemoglobina, 101-102f
Oxigenação apneica, 274-275, 495-496, 500-501
Oxigenação por membrana extracorpórea (ECMO), 474-475, 503-504, 1117-1120

Oxigênio
    administração de, 20-21
    armazenamentos de, 457-458
    cilindro de emergência de, 8-9, 10t, 49
    cilindros de alta pressão, 8-9, 8-9f
    conteúdo de, 456-458
    dissolvido, 454-455
    em sistemas de gases medicinais, 7-9, 8-9f, 9f
    gases respiratórios sanguíneos, transporte de, 454-458
    hemoglobina, 454-457
    sistema de armazenamento de oxigênio líquido, 8-9, 9f
    suplementação de, 24-26
    transporte de, 457-458
Oxigênio pressurizado, 59
Oxigenoterapia, 1154-1155, 1183-1185
    dispositivo/sistema, 1185-1186t
    equipamento de alto fluxo/desempenho fixo para, 1184-1185
        campânulas de oxigênio, 1188-1189
        máscaras de Venturi de arrastamento, 1186-1188
        nebulizadores de arrastamento, 1187-1188
        oxigenoterapia hiperbárica, 1189-1190
        sistemas de ar-oxigênio, 1187-1189
        sistemas de bolsa de anestesia/bolsa-máscara-válvula, 1186-1187
        terapia com hélio-oxigênio, 1188-1189
    equipamento de desempenho variável para, 1184-1187
        cânula nasal, 1184-1186
        máscara de oxigênio simples, 1185-1186
        máscara nasal, 1185-1186
        máscaras, com reservatório de gás, 1186-1187
    perigos de, 1188-1190
        atelectasia por absorção, 1189-1190
        hipoventilação, 1189-1190
        retinopatia da prematuridade (RDP), 1189-1190
        risco de incêndio, 1190
        toxicidade do oxigênio hiperbárico, 1189-1190
        toxicidade pulmonar, 1189-1190
Oxigenoterapia hiperbárica, 1188-1189
Oximetria cerebral por infravermelho próximo (NIRS), 399-400
Oximetria de pulso, 101-103, 648-649, 796-797
Oximetria de tecido cerebral, 508-510
Oximetria de transmitância, 101-102
Oxímetros de pulso, 101-103
Oxprenolol, 345-347t

P

Padrão de atendimento, 266-267, 1091-1092
Painel de alarme principal, 11-12f
Palpação, para monitoramento da pressão arterial, 69-71
p-amino-hipurato (PAH), 576-577
Panarício herpético, 1110
Pâncreas, 657-658, 658t
Pancurônio
  características de, 181t, 182t
  descrição de, 186-187, 402-403, 595-596
  dosagem pediátrica de, 792t, 793-794t
  dosagem, 186-187
  efeitos colaterais e considerações clínicas, 186-187
    arritmias, 186-187
    hipertensão e taquicardia, 186-187
    reações alérgicas, 186-187
  estrutura física, 186-187
  estrutura química de, 177f
  metabolismo e excreção, 186-187
"Para trás, para cima, para a direita, pressão" (BURP), 285
Paracentese, 838-839
Paracentese de grande volume, 838-839
Paracetamol, 789t, 956-958
  dosagem de, 957t
  ingestão, 641-642
  intravenoso, 250-251
  toxicidade, 168-169
Parada cardíaca hipercalêmica, 179-180
Parada cardíaca na gestação, 1129-1133, 1140f
Parada cardíaca perioperatória pediátrica, 794-795
Parada de descida, 768-769
Paralisia flácida aguda, 560-561
Paralisia periódica, 565-566
Paralisia periódica hipercalêmica, 565-566
Paralisia periódica hipocalêmica, 565-566
Paralisia periódica tireotóxica, 565-566
Paralisia relacionada à succinilcolina, 181-182
Paramiotonia, 565-566
Paramiotonia congênita, 565-566
Paraplegia, 424-425
Paratormônio (PTH), 664, 664-665t, 1028
Paresia hemidiafragmática, 884-885
Parestesia, 933t
Paroxetina, 958t
Parto. *Ver* Trabalho de parto e parto
Parto vaginal pós-cesariana, 758-759, 770-771
Patiromer, 1028
Pé, 915-916f

Peça de auscultação Wenger. *Ver* Estetoscópios precordiais
Pedículos, 843
Pendolol, 345-347t
Pentobarbital, 147-148f, 149-150t
Penumbra, 542-543f
Peptídeo natriurético atrial, 571, 577-579, 1013, 1021
Peptídeo natriurético cerebral, 325, 359, 1021
Peptídeo natriurético cerebral recombinante, 325
Peptídeo relacionado ao gene da calcitonina, 939-940
Peptídeo relacionado ao paratormônio, 664-665
Pequeno para a idade gestacional, 804-805
Percursos do nervo tibial/fibular comum, 916f
Perda de sal cerebral, 543-544t, 1017-1019
Perda de visão perioperatória, 536-537
Perda de visão pós-operatória, 1103-1104
Perda para o "terceiro espaço", 801-802
Perfurações esofágicas, 1099-1101
Perfusão luxuriante, 514-515
Perfusão pulmonar, 446-448
  distribuição de, 448, 448-449f
  razões de ventilação/perfusão, 448-449, 448-449f
Pericárdio parietal, 418-419
Pericardite constritiva, 420-422
Período refratário absoluto, 302-303
Período refratário relativo, 302-303
Peritonite, 1176t
Persistência do ducto arterioso, 374-375
Peso da tara, 9-11
$PetCO_2$, 1125-1126
pH
  corante indicador, 36
  sensibilidade devido ao atracúrio, 185-186
pH urinário, 592-595
Physician Quality Reporting System (PQRS), 1209
Pia-máter, 843
Pielonefrite, 1175t
Pilar tonsilar anterior, 297-298
Piloromiotomia, 808-809
Pindolol, 345-347t
Piomiosite, 1176t
Piridostigmina, 192-193, 195-196f, 195-196, 196t, 557, 558t
Placenta, 742-743f, 743-744
Placenta prévia, 769-771
Plaqueta(s), 1063-1064
Plasma, 1063-1064

Plasma fresco congelado, 642-643, 1064-1065
Plasmaférese, 558
PlasmaLyte, 1057-1058
Plasmina, 633-634
Plasminogênio, 633-634
Plexo braquial, 883-884, 885f-889f
Plexo corióideo, 511
Plexo lombar, 907-908f
  bloqueios, 907f
Plexo lombossacral, 900f
  ramos ventrais, 900f
Plicamicina (Mitramicina), 664-665
Pneumócitos tipo I, 433-434
Pneumócitos tipo II, 433-434
Pneumonectomia, 490-491, 492f
Pneumonia
  associada a cuidados de saúde, 1174t
  por aspiração, 242t, 253-257, 296-297, 683-684t, 818-819
Pneumonia adquirida na comunidade, 1174t
Pneumonite de hipersensibilidade, 473-474
Pneumoperitônio, 849-850
Pneumotórax, 472-473, 497-498
Pneumotórax aberto, 481-484
  deslocamento do mediastino, 483-484, 484f
  respiração paradoxal, 483-484, 484f
Pneumotórax de tensão, 497-498, 1139-1141
Polimetilmetacrilato, 701-702
Polineuropatia periférica, 953
Pólipos nasais, 690-691
Ponte de Wheatstone, 76, 76f
Pontes de miosina, 305
Ponto de igual pressão, 441-442
Ponto diastólico final, 312-313
Ponto sistólico final, 312-313
Pontos de disparo, 946
Pontuação da escala de Aldrete para recuperação, 1150t
Pontuação da escala de coma de Glasgow, 530-531, 530-531t, 724-725
Pontuação de Aldrete modificada, 834t
Pontuação de Child-Turcotte-Pugh, 632-633
Pontuação de fragilidade, 818-819t
Pontuação de Gleason, 612-613
Porta do fígado, 623-625
Posição de decúbito lateral, 481-483, 483-484f
  estado consciente, 481-483, 483-484f
  indução da anestesia, 481-483, 484f
  ventilação com pressão positiva, 481-483
Posição de litotomia, 605-608, 607f
Posição de Sims, 910-911, 911-913f

Posição de Trendelenburg, 462-463, 476-478, 605-608
Posição prona de canivete, 867-869, 870f
Potássio, 330t, 1008-1009, 1021-1028, 1035t
Potenciação pós-tetânica, 175-176
Potenciais de ação, 227-228, 228-229f
Potenciais de ação cardíaca, 301-303, 303f, 302-304t
Potenciais elétricos, 105-106
Potenciais evocados
  considerações clínicas, 110-111
  em neuroproteção, 518-521
  indicações e contraindicações, 109-110
  motores, 109-111
  somatossensoriais, 109-111
  técnicas e complicações, 109-111
Potenciais evocados motores, 109-111, 110f
Potenciais evocados somatossensoriais, 109-111, 110f, 427-428, 518-519
Potencial de placa terminal, 172
Pralidoxima, 203-204
Prasugrel, 852
Prazosina, 339-341t
Pré-carga
  em mecanismos compensatórios, 324-325
  enchimento ventricular em, 310-311
  na função diastólica e complacência ventricular, 310-311
  ventricular, 310t
Precauções universais, 640-641
Pré-condicionamento isquêmico, 133-134
Prednisolona, 558t, 960-961t
Prednisona, 558t, 792t, 960-961t
Pré-eclâmpsia, 772-773, 773-774t
Pré-excitação, 325-326
Pregabalina, 168-170, 252, 958-959t, 1000t
Pré-medicação, 158-159, 263-264. *Ver também agentes e cirurgias específicos*
Pré-oxigenação, 274-275
Preparações cutâneas contendo álcool, 20-21
Pressão arterial
  controle de longo prazo, 319
  controle imediato, 318-319
  controle intermediário, 319
  invasiva, 73-78
  monitorização de, 69-78, 69-71f, 71f
    canulação em
      complicações de, 75-76
      da artéria radial, 73-76, 75f
      seleção de artéria para, 73-75
    considerações clínicas em, 75-78
    indicações e contraindicações para, 73-76

  movimento periférico do pulso em, 69, 69-71f
  não invasiva, 69-73
    ausculta em, 71-71
    automática, 72-73
    considerações clínicas em, 72-73, 72-73f
    indicações e contraindicações para, 69-71
    método do manguito com dedo, 72f, 72-73
    oscilometria em, 71f, 71-72
    palpação em, 69-71
    sonda Doppler em, 71, 71f
    tonometria arterial em, 72f, 72-73
  sítio de medição em, 69-71, 71f
Pressão arterial diastólica (PAD), 69
Pressão arterial média, 69, 318-319, 508-510
Pressão arterial não invasiva, 1144-1145
Pressão arterial sistólica, 69
Pressão atmosférica, 51-52
Pressão de oclusão capilar pulmonar (pressão de "cunha"), 311-312
Pressão cricoide, 255-256
Pressão da artéria pulmonar, 392-394
Pressão da linha, 8-9
Pressão de CO_2 expirado ($ETCO_2$), 165, 463-464
Pressão de dióxido de carbono
  alveolar, 453-454
  arterial, 454
  capilar pulmonar final, 454-455
  expirado, 454-455
  tensão alveolar, 454f
  tensão venosa mista, 453-454
Pressão de filtração glomerular, 571
Pressão de oclusão capilar pulmonar (POCP), 82-83
Pressão de oclusão da artéria pulmonar, 84, 1056-1057
Pressão de oxigênio
  arterial, 452-454
  capilar pulmonar final, 452-453
  tensão alveolar, 450-453
  tensão arterial, 453-454t, 454f
  tensão venosa mista, 453-454, 454t
Pressão de perfusão cerebral, 149-150, 508-510, 510f, 525-526, 650-651, 726-727
Pressão de perfusão coronariana, 320-321, 1125-1126
Pressão de platô, 61-62
Pressão diastólica, 219
Pressão diastólica final do ventrículo esquerdo, 82-83, 85, 310-311, 313-315, 320-321
Pressão do cilindro, 8-9
Pressão do circuito, 55-56

Pressão expiratória final positiva (PEEP), 31-32, 44-48f, 58-59, 441, 450-452, 484-485, 526-527, 648-649, 1164-1165, 1183-1184, 1200-1203, 1201f
Pressão expiratória final positiva intrínseca (iPEEP), 472-473
Pressão expiratória positiva nas vias aéreas, 1201-1202
Pressão inspiratória positiva nas vias aéreas, 1201-1202
Pressão intra-abdominal, 438
Pressão intracraniana (PIC)
  descrição de, 508-510, 513-513f, 523, 725-726
  monitorização de, 651-652, 726-727t
Pressão intraocular (PIO)
  descrição de, 675-676
  efeito dos agentes anestésicos em, 676-677t
  prevenção de, 682-683t
  variáveis cardíacas/respiratórias que afetam, 675-676t
Pressão intrapleural, 436-437
Pressão osmótica, 1007-1008
Pressão parcial alveolar, 130-131f
Pressão parcial de dióxido de carbono, 510, 703-704
Pressão parcial de oxigênio, 452
Pressão pericárdica, 419-420
Pressão pleural, 441-442
Pressão positiva contínua nas vias aéreas (CPAP)
  descrição de, 31-32, 495-496, 671, 828-831, 1200-1201
  efeitos adversos não pulmonares, 1202-1203
  efeitos pulmonares de, 1201-1203
  pressão expiratória final positiva vs., 1200-1202
  sistema de suprimento para, 493
  uso ideal de, 1202-1203
Pressão positiva nas vias aéreas em dois níveis (BiPAP), 1201-1202
Pressão sistólica ventricular direita (PSVD), 97-98f
Pressão sistólica ventricular esquerda (PSVE), 97-98f
Pressão transpulmonar, 436-437, 446-447, 447-448f
Pressão venosa central
  descrição de, 310-311, 392-394, 493, 650-652
  monitorização de, 1056-1057
Pressões das vias aéreas, 63f, 1199
Pressões de pulso ampliadas, 219-220
Priestley, Joseph, 2-3
Prilocaína, 2-3, 231t, 233-234, 234t
Princípio de Fick, 90-93
Princípio do duplo efeito, 1179-1180
Princípio Doppler, 90-92, 94-95

Princípios de exposição à radiação "tão baixa quanto razoavelmente viável" (ALARP), 12-14
Princípios farmacológicos, 119-126
　farmacocinética. Ver Farmacocinética
　farmacodinâmica, 124-126
Problemas de melhoria de desempenho
　estratégias para redução de erros de desempenho, 1205-1209
　lista de verificação de inserção de cateter venoso central, 1208f
　lista de verificação de pausa, 1207f
　listas de verificação padronizadas, 1206-1209
　medidas de garantia de qualidade, 1206-1209
Procaína, 2-3, 231t, 234t, 960-961
Procainamida, 328t, 330, 330t, 792t, 1131t
Procedimento de radiofrequência do nervo basivertebral, 948, 949f
Procedimento Rastelli, 376-377
Procedimentos fluoroscópicos, 12-14
Procedimentos odontológicos, profilaxia de endocardite em, 370, 370t
Processos espinhosos, 854-855
Proclorperazina, 248-250
Produção de espécies reativas de oxigênio, 133-134
Produtos de degradação da fibrina, 634-635
Profissionais médicos, 7-8
Profundidade da sedação/analgesia/anestesia, 835-836t
Progesterona, 737-738
Programas para assistentes de anesthesiologia, 5-6
Programas de recuperação otimizadas
　avaliação de risco em, 990-992
　descrição de, 6, 987-988
　diretrizes de ingestão de alimentos/líquidos para, 990-993
　elementos perioperatórios, 988f
　evolução de, 987-990
　fatores relacionados ao manejo anestésico, 990-992
　implementação, 1002-1004, 1003f
　informação ao paciente, 990-992
　parar de fumar/beber álcool para, 990-992
　período intraoperatório, 992-997
　profilaxia antibiótica em, 992-993
　profilaxia antitrombótica em, 992-993
　resposta ao estresse cirúrgico em, 992-996
Prometazina, 240-241t, 756-757
Propafenona, 330t, 1132t
Propofol
　absorção de, 155-156
　anafilaxia causada por, 1107-1109
　biotransformação de, 156-157
　cetamina e, 154-155
　descrição de, 155-158, 515, 595, 995-996, 1081-1082
　distribuição de, 156-157
　dosagem pediátrica de, 792t
　doses de, 153t, 402-403, 415-416
　efeitos da fisiologia cerebral de, 513t
　efeitos da pressão intraocular de, 683-684
　efeitos nos sistemas de órgãos, 156-158
　　cardiovasculares, 156-157
　　cerebrais, 156-158
　　respiratórios, 156-157
　efeitos renais de, 580-581
　em crianças, 792-793
　em doença renal, 600-601
　em idosos, 822-823
　em procedimentos cirúrgicos orais, 697-698
　estrutura de, 153f
　excreção de, 156-157
　farmacocinética de, 155-157
　histórico de, 3-4
　interações medicamentosas, 157-158
　mecanismos de ação, 155-156
　relações estrutura-atividade, 155-156
　uso de anestesia de eletroconvulsoterapia, 553-554
　usos de cessação de convulsões de, 234, 236-237
Propoxifeno, 957t
Propranolol, 213-214t, 214-216, 328t, 330t, 345-347t, 792t
Prostaciclina (PGI$_2$), 633-634, 773-774
Prostaglandinas
　descrição de, 168-169, 939-940, 958
Próstata, ressecção transuretral de
　absorção de fluido de irrigação, 608-609
　complicações cirúrgicas, 608-609t
　considerações intraoperatórias, 606-610
　　anestesia, escolha de, 609-610
　　coagulopatia, 609-610
　　hipotermia, 609-610
　　monitorização, 609-610
　　perfuração da bexiga, 609-610
　　septicemia, 609-610
　　síndrome de RTUP, 606-610
　considerações pré-operatórias, 606-608
　manifestações de, 608-609t
　perfuração da bexiga, 609-610
Prostatectomia radical
　laparoscopia assistida por robô, 613-614
　retropúbica, 612-614

Prostatectomia radical laparoscópica assistida por robô, 613-614
Protamina, 404-405, 410-412, 792t
Proteção, 12-14
Proteção cerebral, 517-518
　agentes intravenosos em, 518-519
　anestésicos inalatórios em, 518-519
　efeitos da anestesia na monitorização eletrofisiológica, 518-519
　eletrencefalografia em, 518-519
　estratégias para, 518
　isquemia cerebral em, 517-518
　potenciais evocados em, 518-521
Proteína C ativada, 719-721, 721f
Proteína tau, 133-134
Proteínas de troca diretamente ativadas por cAMP, 305-307
Proteínas G, 206
Proteinúria, 772-773
Proximetacaína, 681-682
Pseudoaneurisma, 422-423
Pseudoclaudicação, 951-952
Pseudocolinesterase, 175-178, 177-178t, 627-628, 739-740
Pseudocolinesterase atípica hereditária, 189
Pseudo-hipertrofia, 562-563
Pseudo-hiponatremia, 1016-1017, 1016-1017t
Pseudo-hipoparatireoidismo, 1030-1031
Pulmão(ões), 461-463
　abscesso de, 1174t
　doenças obstrutivas de. Ver Doença pulmonar obstrutiva
　função de filtração e reservatório, 461-463
　funções não respiratórias de, 461-463
　metabolismo, 462-463
Pulsus bisferiens, 368-369
Pulsus paradoxus, 419-420, 468-469
Púrpura pós-transfusional, 1067

Q

Qualidade de atendimento, 1205-1209
Quase afogamento, 1165-1167
Quedas, 731-732
Queimadura eletrocirúrgica, 15-17f
Queimadura(s), 728-732
　complicações pulmonares de, 729-731
　considerações anestésicas, 731-732
　creep de fluidos, 729-731
　inalação de fumaça associada, 1166-1167
　intoxicação por monóxido de carbono, 729-732, 1166-1167
　reanimação hídrica para, 729
　regra dos noves para, 730f, 729-731
　síndrome compartimental abdominal, 729-731
Queimaduras de primeiro grau, 728-729

Queimaduras de segundo grau, 728-729
Queimaduras de terceiro grau, 728-729
Questionário de Dor de McGill (QDM), 944-945
Questionário STOP-Bang, 828-831, 831-832t
Questões de segurança do paciente, 1205-1206. *Ver também* Problemas de melhoria de desempenho
Quimiorreceptores centrais, 459-460
Quinidina, 330t

R
Rabdomiólise, 1030-1031
Radiação ionizante, 12-14
Radiculopatia, 933t, 950
RAE oral Mallinckrodt, 691-692
Raízes nervosas lombares, 905-907
Ranitidina, 242-243, 242t, 683-684, 792t
Raquitismo, 666-667
Razão de nitrogênio ureico no sangue:creatinina, 592-595
Reações alérgicas, 1104-1110
   a agentes anestésicos, 1107-1109
   a antibióticos, 1107-1110
   a atracúrio, 185-186
   a pancurônio, 186-187
   látex, 1107-1109
   reações anafiláticas, 1105-1107, 1107t
   reações de hipersensibilidade imediata, 1104-1105
Reações anafilactoides, 1104, 1105-1107, 1107t
Reações anafiláticas ao látex, 1107-1109
Reações de fase I, 627-628
Reações de fase II, 627-628
Reações de hipersensibilidade tipo I, 1104t, 1104-1105
Reações hemolíticas, 1065-1067
   agudas, 1065-1066
   tardias, 1065-1067
Reanimação, 38-40, 39-40f
   bolsas, 38-39
   neonatal. *Ver* Reanimação neonatal
Reanimação cardiopulmonar, 1117-1120
   algoritmo de atividade elétrica sem pulso, 1133f
   algoritmo de bradicardia, 1137f
   algoritmo de taquicardia, 1138f-1139f
   algoritmo de tratamento de fibrilação ventricular/taquicardia ventricular sem pulso (FV/TV), 1128f-1129f
   assistolia, 1136f
   cardioversão sincronizada, incrementos, 1133t
   circulação, 1123-1126
   compressão torácica, 1123-1126
   cricotireoidostomia percutânea, 1122f
   cuidados cardiovasculares de emergência, 1118-1120t

desfibrilação, 1125-1133
   acesso intravenoso, 1126-1128
   administração de fármacos, 1127-1133
   arritmia, 1127-1128
   reanimação cardiopulmonar invasiva, 1126-1127
   terapia com marca-passo de emergência, 1129-1133
estudos de caso, 1139-1141
fármacos usados em, 1130t-1132t
protocolos para, 1133-1136, 1133f-1139f
respiração, 1122-1123
ventilação transtraqueal a jato pós-cricotireoidostomia, 1122-1123f
via aérea, 1120-1122
   algoritmo de cuidados cardíacos de emergência para adultos, 1118f
   manobra de Heimlich, 1120-1121, 1121f
   perda de consciência, 1120-1121f
   técnicas de suporte básico à vida, 1122t
Reanimação cardiopulmonar e cuidados cardiovasculares de emergência, 1117-1120
Reanimação cardiopulmonar extracorpórea, 1117-1120
Reanimação com controle de danos, 719-722, 733-734, 1065-1066
Reanimação fetal
   acelerações, 775-778
   feto, tratamento, 776-778
   frequência cardíaca basal, 775-776
   monitorização da frequência cardíaca fetal (FCF), 775-778
   padrões de desaceleração, 776-778
   variabilidade basal, 775-776
Reanimação fetal/neonatal, 775-782
Reanimação hídrica para queimaduras, 729
Reanimação neonatal
   acesso vascular, 781-782
   compressões torácicas, diretrizes, 781
   cuidados gerais com, 776-780
   epinefrina em, 781-782
   naloxona em, 781-782
   neonato deprimido, 778-781
   neonatos expostos ao mecônio, 778-780
   reanimação volêmica, 781-782
   ventilação, diretrizes, 780-781
Recém-nascido, 779f
Receptor de histamina (H_2), 236-237
Receptor de potencial transitório vaniloide tipo 1, 229-230
Receptor de rianodina, 305, 1077-1078
Receptores cardiovasculares, 192-193

Receptores cerebrais, 193-195
Receptores colinérgicos, 191-192
Receptores de acetilcolina (ACh), 172, 172f
Receptores de dopamina
   agonistas, 544-546
   descrição de, 208-209
Receptores de dopamina D_1, 223-224
Receptores de estiramento, 460-461
Receptores de N-metil-D-aspartato (NMDA)
   antagonistas de, 998
   descrição de, 132-133, 152-153, 168-169, 515
Receptores de vitamina D, 664-665
Receptores gastrintestinais, 193-195
Receptores justacapilares, 461-462
Receptores muscarínicos, 202, 307-308
Receptores nicotínicos, 126, 191-192
Receptores opioides, 161, 161-162t
Receptores pré-juncionais, 173-175
Receptores pulmonares, 193-195
Recirculação êntero-hepática, 122-123
Reconstrução maxilofacial, 695-697
Recuperação, estágios de, 834t
Recuperação otimizada após a cirurgia, 167-168, 259-260, 987-988
Recuperação pós-anestésica e alta, 833-834
Recuperação tardia da anestesia geral, 188-189
Reentrada, 326-327, 326-327f
Refletor de volume, 46f-48f
Reflexo barorreflexo, 318-319
Reflexo de Bezold-Jarisch, 156-157, 848-849
Reflexo de Cushing, 532-533
Reflexo de deflação, 460-461
Reflexo de Ferguson, 745-746
Reflexo de inflação de Hering-Breuer, 460-461
Reflexo faríngeo, 239-240
Reflexo oculocefálico, 680-681
Registro de microeletrodo, 529-530
Regra de Meyer-Overton, 132-133
Regra dos Noves, 730f, 729-731
Regulador de equilíbrio Datex-Ohmeda, 50-51f
Regulador de equilíbrio, 49-50
Regulador de pressão, 49-50
Relação concentração-resposta, 124-125
Relação de Lindegaard, 508-510, 534-535
Relação dose-resposta, 124-125, 125f
Relação E/A, 323-324
Relação pressão-volume ventricular, 323-324f
Relações exposição-resposta, 124-126
Relaxamento do miocárdio, 359-360

Relaxantes musculares adespolarizantes, 181-189, 191-192, 1081-1082. *Ver também fármacos específicos*
  características clínicas de, 182*t*
  características farmacológicas de, 181-185
    adequação para intubação, 181-183
    anormalidades eletrolíticas, 183
    depuração hepática, 183
    doença concomitante, 183-185
    efeitos colaterais autonômicos, 183
    equilíbrio ácido-base, 183
    excreção renal, 183
    grupos musculares, 183-185
    idade, 183, 183-185*t*
    interações medicamentosas, 183-185
    liberação de histamina, 183
    potenciação por anestésicos inalatórios, 182-183
    potenciação por outros adespolarizadores, 183
    prevenção de fasciculações, adequação para, 182-183
    relaxamento de manutenção, 182-183
    temperatura, 183
  farmacologia de, 181*t*
  respostas evocadas, 176-177*f*
Relaxantes musculares despolarizantes, 176-177*f*, 177-182
Relaxantes musculares, 171-172, 595-597. *Ver também agentes específicos*
  adespolarizantes. *Ver* Relaxantes musculares adespolarizantes; *agentes específicos*
  despolarizantes, 177-182
    respostas evocadas, 176-177*f*
    succinilcolina, 177-182
  doenças com, 185*t*
Remifentanila. *Ver também* Opioide(s)
  características de, 162-164*t*
  concentração plasmática de, 164-165*f*
  dosagem de, 167*t*, 402-403*t*
  dosagem pediátrica de, 792*t*, 792-793
  estrutura do éster, 164-165
  estrutura química de, 163*f*
  farmacocinética de, 595
  histórico de, 4-5
  indicações para, 167*t*
  meia-vida de, 164-165
  transferência placentária de, 743-744
Renina, 221-222
Res ipsa loquitur, 267
Reserpina, 339-341*t*
Reservatórios de gás, 1186-1187
Residência cirúrgica perioperatória, 989-990
Resistência, 38-39
Resistência à insulina, 819
Resistência das vias aéreas, 446-447
Resistência periférica total, 87*t*
Resistência vascular pulmonar, 87*t*, 311-312, 361-362, 373-374, 415-416, 646
Resistência vascular sistêmica, 310-312, 337, 363-364, 373-374, 404-405
Respiração. *Ver também entradas respiratórias específicas*
  centros respiratórios centrais, 459-460
  efeitos da anestesia em, 461-462, 461-462*f*
  mecanismos de, 435-437
  quimiorreceptores periféricos, 460-461
  receptores pulmonares, 460-462
  sensores centrais em, 459-461, 460-461*f*
  sensores periféricos em, 460-461*f*, 460-462
  ventilação espontânea, 435-437, 436*f*
  ventilação mecânica, 436-437
Respiração assistida, 1191-1192
Respiração controlada, 5-6
Respiração de resgate com bolsa e máscara, 1122-1123
Respiração mandatória, 1191-1192
Respiração paradoxal, 483-484, 484*f*
Respirômetro de Wright, 55-56
Respirômetros. *Ver* Espirômetros
Resposta ao estresse cirúrgico, 992-996
  β-bloqueadores, 995
  cirurgia minimamente invasiva, 992-995
  infusão de lidocaína, intravenosa, 995
  intervenções multimodais, 988-989*f*
  técnicas de anestesia/analgesia regional, 993-995, 994*t*
  terapia α$_2$-agonista, 995-996
Resposta ao estresse neuroendócrino, 849-850
Resposta Cushing, 523-524
Resposta tripla de Lewis, 941
Respostas evocadas auditivas do tronco encefálico (REATEs), 109-110, 518-519
Ressecção de manga, 490-491
Ressecção de pulmão aberto, 493
Ressecção pulmonar, 489-499
  abscessos pulmonares, 498-499
  bronquiectasia, 491-493
  cisto pulmonar e bolha, 497-498
  considerações, 497-499
  fístulas broncopleurais, 496-499
  hemorragia pulmonar maciça, 497-498
  infecção em, 491-493
  manejo intraoperatório
    acesso venoso, 493
    indução da anestesia, 493-494
    manutenção da anestesia, 493-495
    monitorização, 493-494
    posicionamento, 493-494
    preparação, 493
  manejo pós-operatório
    analgesia pós-operatória, 496-497
    complicações pós-operatórias, 496-498
    cuidados gerais, 495-497
  manejo pré-operatório, 493
  tumores tratados com, 489-493
Ressecção transuretral da bexiga, 613-615
Ressecção transuretral da próstata (RTP)
  absorção de fluido de irrigação, 608-609
  complicações cirúrgicas, 608-609*t*
  considerações intraoperatórias, 606-610
    anestesia, escolha de, 609-610
    coagulopatia, 609-610
    hipotermia, 609-610
    monitorização, 609-610
    perfuração da bexiga, 609-610
    septicemia, 609-610
    síndrome de RTUP, 606-610
  considerações pré-operatórias, 606-608
  manifestações de, 608-609*t*
  perfuração da bexiga, 609-610
Ressecção transuretral de tumores da bexiga (RTUTB), 613-614
Ressecção traqueal, 498-500, 499-500*f*
Ressonância magnética (RM), 114-117, 524-525
Retenção de ar, 441-442
Retinopatia da prematuridade, 804-805, 1189-1190
Retirada do tratamento, 1179-1180
Retorno venoso pulmonar anômalo parcial, 374-375
Rigidez do músculo masseter, 1079-1081
Rim(ns)
  circulação de, 575-576*f*, 575-577
  doença de, 589-604, 590-591*t*
    agentes anestésicos, 592-597
    avaliação da função renal, 589-595
    discussão de caso sobre, 602-604
    insuficiência renal leve a moderada, 601-602
  fisiologia de
    anestesia e cirurgia de, 577-580
    circulação em, 575-577
    discussão de caso sobre, 585-587
  fluxo sanguíneo de. *Ver* Fluxo sanguíneo renal
  função de. *Ver* Função renal
  insuficiência de. *Ver* Insuficiência renal
  lesão aguda de. *Ver* Lesão renal aguda
  néfron de. *Ver* Néfron

Riscos de aspiração
  antagonistas dos receptores de histamina para, 239-243
  antiácidos para, 242-244
  inibidores de bomba de prótons para, 243-244
  metoclopramida para, 243-244
Riso sardônico, 560-561
Ritodrina, 746-747
Rituximabe, 558*t*
Rivaroxabana, 850-852
Rocurônio, 181*t*, 187-189, 531-532, 595-596
  características de, 182*t*
  considerações clínicas para, 188-189
  dores musculares aliviadas com, 180-181
  dosagem pediátrica de, 792*t*, 793-794*t*
  dosagem, 187-189
  efeitos colaterais de, 188-189
  em idosos, 793-794
  estrutura física, 187-188
  estrutura química de, 177*f*
  excreção de, 187-188
  metabolismo de, 187-188
Rodanese, 1167
Roentgen equivalente no homem (REM), 12-14
Rofecoxibe, 958-959
Ropivacaína, 2-3, 231*t*, 234*t*, 235-236, 801-802, 862*t*, 865, 865-866*t*, 867-869
Roubo intracoronário, 221-222
Rouquidão/estridor inspiratório, 706-707
Ruído em salas cirúrgicas, 12-14
Ruptura prematura de membranas, 770-772

S

Sacro, 843, 844*f*
Safar, Peter, 6
Saída de gás fresco, 54-55
Sais de cálcio, 1027-1028
Sala de cirurgia
  cultura de segurança, 7-8
  design futuro de, 22-25
  discussão de caso sobre, 24-26
  fatores ambientais em, 11-14
  incêndios e explosões em, 18-22, 20*f*
  locais, considerações especiais, 836-838
  projeto de fluxo de trabalho, 23-24
  segurança elétrica em, 14-20. *Ver também* Segurança elétrica
  sistemas de gases medicinais em, 7-12. *Ver também* Sistemas de gases medicinais
  tecnologia de identificação por radiofrequência (RFID), 24-25
  tecnologia de intertravamento de segurança, 22-24
Sala do bloqueio, área de espera pré-operatória, 711-712*f*
Salas cirúrgicas, 23-24
Salbutamol, 787-788*t*
Salicilatos, 957*t*
Sangramento gastrintestinal inferior, 1178-1179
Sangramento gastrintestinal superior, 1178-1179
Sangue
  gases respiratórios em, 454-460
  transfusão de. *Ver* Transfusão sanguínea
  transporte de dióxido de carbono em, 457-460
  transporte de oxigênio em, 454-458
Sarcômeros, 325
SARS-CoV-2, 475-477. *Ver também* Covid-19
Saturação de oxigênio do seio coronário, 321-323
Saturação do bulbo venoso jugular, 110-111
Saturação venosa central de oxigênio ($SCVO_2$), 78-80, 1125-1126
Secobarbital, 147-148*f*
Sedação consciente, 529-530*t*
Sede, 1013
Segmento de conexão, 572-574
Segundo efeito do gás, 131-132
Segurança elétrica
  diatermia cirúrgica em, 17-20
  monitor de isolamento de linha, 15-17*f*
  proteção contra choque elétrico em, 14-15*f*, 14-18
  risco de eletrocussão em, 14
  transformador de isolamento e monitor, diagrama de circuito, 16*f*
Seio portal, 747
Seleção de tubo endotraqueal a *laser*, 21-22
Sensação epicrítica, 939-940
Sensação protopática, 939-940
Sensações nocivas, 939-940
Sensibilidade, 263, 263*t*
Sensibilização central, 941
Sensor mal posicionado, 102-103
Sensores paramagnéticos, 54-55
Sepse relacionada a feridas, 1173
Sepse, 1171-1172, 1172-1173*t*
Septo interventricular hipertrofiado, 359-360*f*
Serotonina, 245-246
Sertralina, 958*t*
Sevoflurano
  biotransformação e toxicidade, 143-144
  coeficiente de partição de, 128-129*t*
  contraindicações, 143-144
  descrição de, 416-417
  efeitos da fisiologia cerebral de, 513*t*
  efeitos eletroencefalográficos de, 518-519
  efeitos nos sistemas de órgãos
    cardiovasculares, 142-143
    cerebrais, 142-143
    hepáticos, 143-144
    neuromusculares, 142-143
    renais, 142-144
    respiratórios, 142-143
  em crianças, 792-793
  em pacientes asmáticos, 469-470
  em pacientes com doença hepática, 642-643
  estrutura química de, 134-135*t*
  farmacologia clínica de, 137*t*, 142-144
  halotano *vs.*, 52-54
  interações medicamentosas, 143-144
  popularidade de, 2-3
  propriedades físicas de, 142-143
  usos pediátricos de, 788-792*t*
Shunt absoluto, 449-450
Shunt Blalock-Thomas-Taussig, 376-377
Shunt da direita para a esquerda, 372-373, 646-647, 1153-1154
Shunt da esquerda para a direita, 372-373
Shunt intrapulmonar, 438-441, 448-449, 483-484
Shunt portossistêmico intra-hepático transjugular (TIPS), 632-633, 644-645, 838-839
Shunt relativo, 449-450
Shunts, 448-452, 449-450*f*
Shunts predominantemente da direita para a esquerda (complexos), 374-377
Shunts predominantemente da esquerda para a direita (simples), 373-375
  mistura venosa, 449-452, 453*f*
Sibilo, 467-468
Sicard, Jean, 2-3
Simpatectomia, 873-874
Simpatoplégicos de ação central, 339-341*t*
Simpson, James, 1-3
Simulação, 945-946*t*
Sinal de Battle, 531-532
Sinal de Chvostek, 666, 1030-1031
Sinal de FABERE, 946-947
Sinal de Kussmaul, 420-421
Sinal de Patrick, 946-947
Sinal de Trousseau, 666, 1030-1031
Sinal do carrinho de compras, 951-952
"Sinal do tridente", 907-908
Síncope, 326-327, 378*t*
Síncope de esforço, 367
Síncope vasodepressora, 316-318

Síncope vasovagal, 316-318
Síndrome anafilactoide da gestação, 774-775
Síndrome anticolinérgica central, 203-204
Síndrome carcinoide, 671t, 671-672
Síndrome compartimental abdominal, 582t, 729-731
Síndrome da angústia respiratória aguda (SARA), 703-704, 1163-1167
Síndrome da artéria espinal anterior, 845-848
Síndrome da cauda equina, 234-235
Síndrome da doença eutireoidiana, 664
Síndrome da hipoplasia do coração esquerdo, 376-377
Síndrome da implantação do cimento ósseo, 701-703, 709-710
Síndrome da imunodeficiência adquirida (aids), 1067
Síndrome da pessoa rígida, 560-561
Síndrome da resposta inflamatória sistêmica (SIRS), 1163-1164, 1171-1173
Síndrome da veia cava superior, 504-505
Síndrome de apneia por bloqueio pós-retrobulbar, 680-681
Síndrome de Banti, 643-644
Síndrome de Barlow, 364-366
Síndrome de Budd-Chiari, 643-644
Síndrome de Crigler-Najjar, 630-631
Síndrome de Cushing, 538-539, 667-668
Síndrome de desequilíbrio de diálise, 597-598
Síndrome de desmielinização osmótica, 1018-1019
Síndrome de disfunção de múltiplos órgãos, 1171-1172
Síndrome de dor miofascial, 946-947
Síndrome de dor regional complexa, 953
Síndrome de Down, 809-810
Síndrome de Dubin-Johnson, 630-631
Síndrome de Ehlers-Danlos, 421-422
Síndrome de Eisenmenger, 373-374
Síndrome de embolia gordurosa, 703-704
Síndrome de encefalopatia posterior reversível, 1103-1104
Síndrome de Gilbert, 630-631
Síndrome de Guillain-Barré (GBS), 547-548, 561-563
Síndrome de hipotensão supina, 738-740
Síndrome de Horner, 966-967
Síndrome de infusão de propofol, 156-157, 792-793, 1178-1179
Síndrome de King-Denborough, 1078-1079
Síndrome de Korsakoff, 552-553
Síndrome de lise tumoral, 1030-1031
Síndrome de Mendelson, 253-254
Síndrome de Pancoast, 490-491

Síndrome de reperfusão, 653
Síndrome de sepse, 1171-1172, 1171-1172f
Síndrome de Shy-Drager, 547-548
Síndrome de taquicardia-bradicardia, 378
Síndrome de VATER, 806-807
Síndrome de Wolff-Parkinson-White, 325-328, 330, 352-354
Síndrome de Zollinger-Ellison, 241-242
Síndrome do choque tóxico, 1174t
Síndrome do "homem vermelho", 1107-1109
Síndrome do hormônio antidiurético inapropriado (SIADH), 543-544t, 1017-1018t, 1017-1019
Síndrome do "pescoço vermelho", 1107-1109
Síndrome do piriforme, 947-948
Síndrome do rotor, 630-631
Síndrome facetária, 951-952
Síndrome HELLP, 772-773
Síndrome hepatopulmonar, 646t
Síndrome hepatorrenal, 646-647
Síndrome leite-álcali, 1028-1029
Síndrome Marfan, 421-422
Síndrome miastênica de Eaton-Lambert, 172-173
Síndrome miastênica de Lambert-Eaton, 490-491, 560
Síndrome nefrótica, 630-631
  bloqueios de nervos
    eficácia de, 963-964
    periféricos. Ver Bloqueios de nervos periféricos
Síndrome neuroléptica maligna, 180-181, 551-553, 1081-1082
Síndrome serotoninérgica, 245-246, 550-551, 1081-1082
Síndromes compartimentais, 606, 1101-1103
Síndromes de dor lombar, 946-952
  anatomia de, 946-948
  anormalidades congênitas, 951-952
  artrite, 952
  da síndrome facetária, 951-952
  disco intervertebral com hérnia/prolapso, 950-951
  doença degenerativa do disco, 947-948
  dor cervical, 951-952
  dor nas nádegas, 947-948
  entorse/distensão da articulação lombossacra, 947-948
  estenose espinal, 950-952
  infecções bacterianas, 952
  músculo paravertebral, 947-948
  radiculopatias do disco lombar, 950-951t
  tumores, 952

Síndromes de dor nas costas. Ver Síndromes de dor lombar
Síndromes neuromusculares paraneoplásicas
  considerações anestésicas, 560-561
  encefalite límbica, 560
  neuromiotonia, 560
  polimiosite, 560-561
  síndrome da pessoa rígida, 560-561
  síndrome miastênica de Lambert-Eaton, 560
Síntese de DNA, 137-139
Sintomas neurológicos transitórios, 873-874
Siringomielia, 548-549
Sistema ABO, 1061-1063
Sistema biliar, 628-630f
Sistema cardiovascular, 301-302
Sistema cateter-tubo-transdutor, 75-76
Sistema circular, 35-36t, 35-39, 36f
  absorvedor de dióxido de carbono e absorvente, 35-37, 36-37f
  características de desempenho de, 38-39
  componentes de, 35-38
  contaminação bacteriana, 38-39
  desvantagens de, 38-39
  espaço morto, 38-39
  otimização de, 37-38
  requisitos de gás fresco, 37-39
  resistência, 38-39
  umidade e conservação de calor, 38-39
  válvulas unidirecionais, 36-38, 37-38f
Sistema de administração intratorácica de fármacos, 961-962, 962-963f
Sistema de armazenamento de oxigênio líquido, 8-9, 9f
Sistema de classificação da Acute Kidney Injury Network (AKIN), 590-591, 593t
Sistema de coleta de gases residuais, 62-64
Sistema de defletores, 36-37
Sistema de duplo circuito, 59-60, 60-61f
Sistema de eliminação, 64, 65f
Sistema de eliminação de interface aberta, 65f
Sistema de pontuação de alta pós-anestésica (SPAP), 835t, 1151-1152t
Sistema de segurança de índice de diâmetro (DISS), 44-49
Sistema de segurança de índice de pinos, 11, 12f, 49
Sistema de vácuo, em sistemas de gases medicinais, 9-11
Sistema de ventilação a jato, 292-293
Sistema de Vigilância de Mortalidade na Gestação, 1096
Sistema endógeno de opioides, 941-942
Sistema fibrinolítico, 633-634

Índice 1251

Sistema His-Purkinje, 326-327
Sistema internacional, 7-17, 106-107f
Sistema LiDCO™, 89-90, 586
Sistema nervoso central (SNC)
 depressão de, 1045-1046
 descrição de, 127-128, 511-513
Sistema nervoso parassimpático, 192f, 316-318
Sistema peritubular, 576-577
Sistema renina-angiotensina-aldosterona, 325, 336-339, 578f, 1020-1021
Sistema Rh, 1062-1063
Sistema Toyota de Produção (Toyota Production System), 23-25
Sistemas de antígenos de hemácias, 1062-1063
Sistemas de gáses medicinais
 cilindros, 10t
 sistema de segurança de índice de pinos, 12f
 oxigênio, 7-9, 8-9f, 9f
 fontes de, 7-11
 ar, 9-11
 dióxido de carbono, 9-11
 nitrogênio, 9-11
 óxido nitroso, 9-11
 sistema de vácuo, 9-11
 painel de alarme principal, 11-12f
 suprimento de, 9-12, 12f
Sistemas de gerenciamento de informações de anestesia (AIMS), 264-265, 1209
Sistemas de informação hospitalar, 44-48
Sistemas de quantificação de movimento cardíaco (CMQ), 313f
Sistemas Mapleson, 31-32
Sistemas respiratórios de reanimação, 38-39
 descrição de, 36f, 38-40
 reanimador Laerdal, 39-40f
Sistemas respiratórios, 29-41, 29f-31f
 anestesia draw-over em, 30-32, 31-32f, 31-32t
 características de, 33t
 classificação de, 33t
 discussão de caso sobre, 39-41
 insuflação em, 29f-31f, 29-31
 sistema circular, 35-36t, 35-39, 36f.
 Ver também Sistema circular
Sístole, 307-308
SmartTots, 133-134
Snow, John, 4-6
Sobrecarga circulatória associada à transfusão (TACO), 723, 1066-1067
Sobrecarga ventricular direita, 475
Society for Ambulatory Anesthesia (SAMBA), 244

Sódio, 1020-1022
 concentração plasmática de, 1010-1013
 descrição de, 1035t
 hipernatremia. Ver Hipernatremia
 hiponatremia. Ver Hiponatremia
 regulação do volume do líquido extracelular
  implicações anestésicas, 1021-1022
  mecanismos de controle, 1020-1021
  osmorregulação vs. regulação de volume, 1021, 1021t
Sofrimento fetal, 768-769, 768-769t, 775-776
Solução de Ringer, 618-619, 800-801, 1057-1058
Solução hipertônica, 1007-1008
Solução hipobárica, 859-860
Solução hipotônica, 1007-1008
Solução isobárica, 859-860
Solução isotônica, 1007-1008
Solução salina hipertônica, 524-525
Soluções
 molaridade/molalidade/equivalência de, 1007-1008
 osmolalidade de, 1007-1008
 osmose de, 1007-1008
 tonicidade de, 1007-1008
Soluções coloides, 1057-1059
Soluções cristaloides, 726-727, 1056-1058, 1058-1059t
Soluções hiperbáricas, 859-860
Somatostatina, 671
Sonda curvilínea, 881-882f
Sonda de eco, 95f
Sonda Doppler para monitoramento da pressão arterial, 71, 71f
Sondas nasofaríngeas, 111-113
Sons de Korotkoff, 71-71
"Sopradores rosados", 470-471
Sotalol, 329t, 330t, 345-347t, 1132t
Sprotte, 858
Stent ureteral, 873-875
Stents coronários, 354-356f
Subluxação, 947-948
Subluxação atlantoaxial, 706-707
Substância gelatinosa, 938
Substância P, 248-250, 252, 939-941
Substituição transcateter da valva da aorta (STVA), 425-426, 836-837
Substituição percutânea de valva, 413-415
Succinilcolina
 características de, 182t
 contraindicações de paralisia hipercalêmica para, 566
 contraindicações para, 566, 1028
 descrição de, 175-182, 402-403, 595-596, 676-677
 dosagem pediátrica de, 792t, 793-794t

 dosagem, 178-180, 416-417
 efeito dos inibidores da acetilcolinesterase em, 192-193
 efeitos colaterais e considerações clínicas, 177
  cardiovasculares, 179-180
  contrações generalizadas, 180-181
  dores musculares, 180-181
  elevação da pressão intragástrica, 180-181
  elevação da pressão intraocular, 180-181
  fasciculações, 179-180
  hipercalemia, 179-181, 180-181t
  hipertermia maligna, 180-181
  liberação de histamina, 181-182
  paralisia prolongada, 181-182
  pressão intracraniana, 181-182
  rigidez do músculo masseter, 180-181
 efeitos da pressão intraocular de, 683-684
 em acidose, 1050
 em doença renal, 600-601
 em idosos, 793-794
 em idosos, 822-823
 estrutura química de, 177f
 excreção de, 177-178
 histórico de, 3-4
 interações medicamentosas, 177-179
  inibidores da colinesterase, 177-179
  relaxantes adespolarizantes, 177-179
 metabolismo de, 177-178
 para laringoespasmo, 803-804
 pressão intracraniana afetada por, 517-518, 525-526, 531-532
 uso de anestesia de eletroconvulsoterapia, 554
 usos de cessação de convulsões de, 236-237
Sufentanila. Ver também Opioide(s)
 condução cardíaca afetada por, 303-305
 descrição de, 3-4, 163f, 162-164t
 dosagem de, 167t, 402-403t, 415-416, 862t
 dosagem pediátrica de, 792t
 indicações para, 167t
 usos de anestesia obstétrica de, 757-758t
Sugamadex, 175-176, 196-198, 470, 596-597, 688-689, 792t, 794-795
Sulco interescalênico, 885-889
Sulfato de magnésio, 468-469, 791t
Sulfonato de poliestireno de sódio, 1028
Suporte nutricional, 1084-1085
Suprimento de gás, em aparelhos de anestesia, 44-50
Suprimento de oxigênio miocárdico, 367

Surfactante, 437-438, 771-772, 1163-1164
Surfactante pulmonar, 437-438
Suxametônio. *Ver* Succinilcolina

T

Tabagismo, 471-472
Tacrolimo, 558*t*
Talassemia, 1071-1072
Tálio-201, 348-351
Tampão
   bicarbonato, 1041-1043
   definição de, 1040-1141
   hemoglobina como, 1043
Tampão faríngeo posterior, 691-692
Tampão sanguíneo epidural, 872
Tamponamento cardíaco, 419-421
Tamponamento pericárdico, 1139-1141
Tapentadol, 961-962
Taquicardia
   algoritmo para, 1138*f*-1139*f*
   atracúrio como causa de, 185
   causas perioperatórias de, 1156-1157*t*
   intraoperatória, 1112-1113
   pancurônio como causa de, 186-187
Taquicardia paroxística supraventricular, 325-327
Taquicardia reflexa, 343-344
Taquicardia ventricular, 347-348, 1113, 1126-1127
Taquicardias supraventriculares, 352-354
Taxa de extração, 122-123
Taxa de filtração glomerular (TFG), 576-579, 589-590, 1021
Taxa de fluxo mesoexpiratório máximo (FMEM$_{25-75\%}$), 442-444*f*
Taxa metabólica cerebral, 507-508
Taxa metabólica de consumo de oxigênio cerebral, 135-137, 141-142
Taxa metabólica de repouso, 1083-1084
Taxas de fluxo mesoexpiratório máximo, 465-466
Tecnécio-99m, 348-351
Técnica anestésica de midazolam-cetamina, 253-254
Técnica da "gota suspensa", 864-865
Técnica de anestesia intravenosa total, 147, 154-155, 400-402, 498-499, 526-527, 833, 995-996
Técnica de apneia intermitente, 688-689
Técnica de clampeamento "*clamp-and-run*", 423
Técnica de indução, 525-526
Técnica de Lamaze, 755-756
Técnica de máscara facial com uma mão, 275-276*f*
Técnica de Nadbath, 681-682
Técnica de "perda de resistência", 864-865

Técnica de pressão contínua, 760*f*
Técnica de Seldinger, 80-81, 81f, 84, 291-292
Técnica de ultrassom fora do plano, 881-882, 882*f*
Técnica de ultrassom no plano, 881-882, 882*f*, 885-889
Técnica perivascular, 910
Técnica poupadora de nervos, para prostatectomia retropúbica radical, 612-614
Técnicas cirúrgicas de vias aéreas, 291-293
Técnicas de extubação, 293-294
Técnicas neuroaxiais, 841-842
Técnicas neurolíticas, 980
Tecnologia de identificação por radiofrequência (RFID), 24-25
Tecnologia de intertravamento de segurança em salas de cirurgia, 22-24
Tecnologia Doppler, 71
Temperatura
   em salas de cirurgia, 11-14
   na monitorização não cardiovascular, 110-113
   sensibilidade devido ao atracúrio, 185-186
Tempestade tireoidiana, 663-664, 1157-1159
Tempo de coagulação ativada, 393-394, 411-412, 634-635
Tempo de desaceleração, 313-315
Tempo de diminuição, 121-122
Tempo de protrombina (TP), 628-630*t*, 630-631
Tempo de trombina (TT), 634-635
Tempo médio de trânsito, 88-89
Tempo de tromboplastina parcial ativada (TTPa), 634-635
Tensão, 314-313
Teofilina, 468-469
Teoria da agregação de ganhos marginais, 987-988
Terapia anti-hipertensiva de longa duração, 342*t*
Terapia antiplaquetária dupla, 262-263
Terapia antitrombótica, 850-851
Terapia com hemocomponentes, 1055-1073
   avaliação laboratorial, 1055-1057
   estimativas de volume intravascular, 1055-1057
   exame físico, 1055-1056
   histórico do paciente, 1055-1056
   medições hemodinâmicas, 1056-1057
Terapia perioperatória com β-bloqueadores, 215-216
Terapia combinada, 347-348
Terapia de substituição renal, 597-598, 599-600*t*, 1170-1172

Terapia de substituição renal contínua, 599-600, 1171-1172
Terapia "triplo H", 534-535
Terapia gênica SERCA2a, 307-308*t*
Terapia intervencionista da dor paracetamol, 956-958
Terapia expulsiva medicamentosa, 611
Terapia tocolítica, 772-773
Terapia trombolítica, 475
Teratógenos, 782-783
Terazosina, 339-341*t*
Terbutalina, 746-747, 772-773
Termistores, 111-113
Termodiluição transcardiopulmonar, 89*f*
Termodiluição transpulmonar, 87-89
Termodiluição, 86-90
Termogênese sem tremores, 787
Termopar, 111-113
Termorregulação, 1075-1077
Teste de Allen, 73-75
Teste de contratura halotano-cafeína, 1077-1078
Teste de edrofônio, 558
Teste de esforço cardiopulmonar, 491-493
Teste de maturidade pulmonar fetal, 771-773
Teste de nitrazina, 771-772
Teste de Tensilon, 558
Teste direto de Coombs, 1066-1067
Teste indireto de Coombs, 1062-1063
Testemunha de Jeová, manejo de perda sanguínea em, 712-714
Testes de coagulação, 634-635
Tetania, 115*f*, 175-176
Tétano, 560-562
Tetanospasmina, 560-561
Tetracaína, 2-3, 231*t*, 234*t*, 859-860*t*, 862*t*
Tetralogia de Fallot, 374-376
Tiamilal, 147-148*f*
Ticagrelor, 852
Timolol, 345-347*t*, 678-679, 678-679*t*
Timpanoplastia, 696-697
Tiobarbitúricos, 147-148
Tiocianato, 221-222
Tiopental, 147-148*f*, 149-150*t*, 1081-1082
   anafilaxia causada por, 1107-1109
   dosagem pediátrica de, 788-792*t*
   histórico de, 3-4
Tireoidectomia, 663-664
Tireotoxicose, 663-664
Tiroxina (T$_4$), 627-628, 662-663
Tizanidina, 959-960
To Err Is Human: Building a Safer Healthcare System, 1206
Tomografia computadorizada (TC), 524-525

Tonometria arterial, 72f, 72-73
Tônus simpático na insuficiência cardíaca, 324-325
Topiramato, 545t, 958-959t
Toracotomia lateral, 493-494f
Torniquetes, 717-718
Torniquetes pneumáticos, 702-704
Torsades des pointes, 248-250, 356-358
Toxicidade de cianeto, 220-222, 1166-1167
Toxicidade de citrato, 1067-1068
Toxicidade de laudanosina, 185-186
Toxicidade sistêmica do anestésico local, 234, 235-238, 869-870, 873-874
Toxina botulínica (Botox), 963-964
Trabalho de parto e parto. *Ver também* Gestação
   administração epidural durante, 761-762
   agentes anestésicos, 745-747
      agentes inalatórios, 745-746
      agentes parenterais, 745-746
      agonistas β_2-adrenérgicos, 746-747
      alcaloides ergotamínicos, 746-747
      anestesia regional, 745-746
      magnésio, 746-747
      ocitocina, 745-747
      prostaglandinas, 746-747
      vasopressores, 745-746
   curso de, 744-745f
   dosagens de opioides espinais para, 757-758t
   fisiologia de, 744-747
   fisiologia materna, 744-746
Tramadol, 957t, 961
Transaminase glutâmico-oxalacética sérica. *Ver* Aspartato aminotransferase
Transaminase glutâmico-pirúvica sérica. *Ver* Alanina aminotransferase
Transdutor de matriz curva, 881-882
Transdutores de extensômetro, 76-78
Transformador de isolamento, 14-15, 16f
Transfusão de emergência, 1063-1064
Transfusão maciça, 1067-1069
Transfusão. *Ver também* Transfusão sanguínea
   concentrados de hemácias, 1063-1064
   emergência, 1063-1064
   exame de compatibilidade
      cruzamento, 1062-1063
      cruzamento, 1062-1063
      exame ABO-Rh, 1062-1063
      triagem de anticorpos, 1062-1063
   granulócitos, 1064-1065
   grupos sanguíneos, 1061-1063
      sistema ABO, 1061-1063
      sistema Rh, 1062-1063
      sistemas de antígenos de hemácias, 1062-1063
   intraoperatória, 1063-1066

   plaquetas, 1064-1065
   plasma fresco congelado, 1064-1065
   práticas de banco de sangue, 1063-1064
   pró-coagulantes, 1064-1066
Transfusão sanguínea, 1065-1069. *Ver também* Transfusão
   autóloga, 1068-1069
   complicações imunes de, 1065-1069
   complicações infecciosas de
      infecções bacterianas, 1067-1067
      infecções parasitárias, 1067-1068
      infecções virais, 1067-1068
   direcionada pelo doador, 1068-1070
   discussão de caso, 1069-1073
   hemodiluição normovolêmica, 1068-1069
   reações hemolíticas, 1065-1067
   reações imunes não hemolíticas
      doença do enxerto *versus* hospedeiro, 1067
      imunomodulação relacionada à transfusão, 1067
      lesão pulmonar aguda relacionada à transfusão, 1066-1067
      púrpura pós-transfusional, 1067
      reações anafiláticas, 1066-1067
      reações febris, 1066-1067
      reações urticariformes, 1066-1067
   salvamento/reinfusão, 1068-1069
   transfusão maciça
      coagulopatia, 1067-1068
      concentração sérica de potássio, 1068-1069
      equilíbrio ácido-base, 1067-1069
      hipotermia, 1067-1068
      toxicidade de citrato, 1067-1068
Transfusões de granulócitos, 1064-1065
Transfusões de plaquetas, 644-645
Transmissão neuromuscular, 171-173
Transplante
   cardíaco
      considerações pré-operatórias em, 417
      doença pericárdica em, 418-422
      manejo anestésico em, 417-419
   coração-pulmão, 502-503
   de fígado. *Ver* Transplante hepático
   de pulmão. *Ver* Transplante de pulmão
Transplante cardíaco
   considerações pré-operatórias em, 417
   doença pericárdica em, 418-422
   manejo anestésico em, 417-419
Transplante de coração-pulmão, 502-503. *Ver também* Transplante cardíaco
Transplante de doador vivo, 652
Transplante de pulmão
   considerações pré-operatórias, 501-503

   indicações para, 501-502t
   manejo intraoperatório, 502-504
      indução e manutenção, 502-503
      manejo pós-transplante, 502-504
      monitorização, 502-503
      transplante de coração-pulmão, 502-503
      transplante de pulmão único, 502-503
   manejo pós-operatório, 503-504
Transplante hepático, 649-652
   contraindicações, 649-650t
   discussão de caso sobre, 652-655
   doador vivo, 652
   indicações para, 649-650t, 652
   índices de sobrevida para, 652
Transplante hepático pediátrico, 651-652
Transtorno de conversão, 945-946t
Transtorno de estresse pós-traumático, 1178-1179
Transtorno de somatização, 945-946t
Transtornos psiquiátricos, 549-553
   abuso de substâncias, 552-553
   depressão, 549-552
   discussão de caso sobre, 553-554
   esquizofrenia, 551-552
   síndrome neuroléptica maligna, 551-553
   transtorno bipolar, 551-552
Traqueostomia, 291-292, 692-694
Traqueotomia, 1122
Trato de Lissauer, 935-938
Trato espinotalâmico lateral, 938
Trato espinotalâmico medial, 938
Trato espinotalâmico, 935, 938
Tratos de desvio, 325-326
Trauma abdominal, 732-735
Trauma cervical, 296-297
Trauma dentário, 1099-1101
Traumatismo cranioencefálico, 531-532, 724-728
   agudo, 726-727
   escala de coma de Glasgow para, 530-531t
   lesão neuronal difusa, 725-726
   lesões cerebrais primárias, 724-725
   lesões cerebrais secundárias, 725-726
   lesões intraparenquimatosas, 725-726
   pressão intracraniana, 725-726
Trazodona, 958t
Tremores, 619-621, 1075-1077, 1149-1151
Tríade do fogo, 19
Triancinolona, 960-961t
Triângulo do fogo, 19
Triângulo equilátero, 867-869
Triantereno, 584-585
Trifosfato de guanosina (GTP), 206-207
Tri-iodotironina (T_3), 627-628, 662-663

Trimetoprima/sulfametoxazol, 788-792*t*
Triptase sérica, 1107
Trisalicilato de colina e magnésio, 957*t*
Trismo. *Ver* Rigidez do músculo masseter
Troca de fluido capilar, 1011*f*
Troca de gás, 450-452
Troca gasosa pulmonar, 646
Trocador de Na^+-Ca^{2+}, 305
Trocadores de calor e umidade, 56-57, 57-58*f*, 800
Trombina, 633, 721*f*
Trombo tumoral, 618
Trombocitopenia, 758-759
Trombocitopenia induzida por heparina, 403
Tromboelastografia (TEG), 393-394, 630-631, 631-632*f*, 722, 722*f*
Tromboelastometria rotacional (ROTEM), 630-631, 722
Tromboembolismo, 833
Trombomodulina (TM), 719-721, 721*f*
Tromboplastina, 633, 701-702
Trombose venosa profunda (TVP), 474-475*t*, 612-613, 703-705
Tromboxano A_2 (TXA_2), 635-636, 773-774
Trometamina, 390, 1046-1047, 1049-1050
Tronco, bloqueios de nervos periféricos de
 bloqueio do plano transverso do abdome "TAP *block*"), 925*f*-928*f*, 925-928
 bloqueio do plexo cervical superficial, 916-917
 bloqueio intercostal, 918-920
 bloqueio paravertebral, 919-922
 bloqueio peitoral, 922-924, 924*f*
Tropomiosina, 309*f*
Troponina, 305
Truncus arteriosus, 376-377
Tubérculo de Chassaignac, 968-969, 974
Tubo de Thorpe, 50
Tubo endotraqueal (TET), 276-278, 462-463, 695-696*f*
 descrição de, 285*f*, 1117-1120, 1121
 desvantagens de envolver, 689-690*t*
Tubo endotraqueal de Murphy, 280*f*
Tubo endotraqueal Medtronic Xomed NIM de monitorização eletromiográfica (EMG) de integridade do nervo, 694*f*
Tubo endotraqueal oral, 280*t*
Tubo RAE, 809
Tubos brônquicos de duplo lúmen
 colocação de, 487-489
 complicações de, 488-489
 descrição de, 485-489, 487*f*-488*f*, 487-488*t*
 do lado direito, 488-489
 do lado esquerdo, 488-489
 mau posicionamento de, 488-489
Tubos compatíveis com ND:YAG, 21-22
Tubos de timpanostomia, miringotomia/inserção de, 809-810
Tubos laríngeos (TLs) King, 279, 279*f*, 716-717, 717-718*f*
Tubos respiratórios, 32
Tumor hipofisário, 536-539
Tumores, 952
Tumores testiculares, 615-616

U

Úlcera de decúbito, 1176*t*
Ultrafiltração, 388-390
Ultrassom/ultrassonografia
 bloqueio do plexo cervical superficial guiado com, 917-918, 917-918*f*
 bloqueio intercostal guiado usando, 919-920*f*
 bloqueio interescalênico guiado usando, 887-889*f*
 bloqueio paravertebral guiado usando, 921-922, 922-924*f*
 bloqueio profundo do plexo cervical guiado usando, 917-919, 918-919*f*
Umidade, 38-39
 em salas de cirurgia, 12-14
Umidade relativa, 55-57
Umidificador de bolhas, 56-57
Umidificador de fase de vapor, 56-57
Umidificador de pavio, 56-57
Umidificadores, 55-57
Umidificadores ativos, 56-57
Umidificadores passivos, 56-57
Unidade de litotripsia sem câmara de ar, 610*f*
Unidade de terapia intensiva (UTI), 56-57
Unidades de cuidados pós-anestésicos, 265-266, 429, 803-804, 834*t*, 1076-1077, 1143-1146
Unidades eletrocirúrgicas, 17-18
Urgência hipertensiva, 337
Urinálise, 592-595
Urocinase, 633-634

V

VACTERL, 806-807
Valva aórtica, 395-397*f*
 manejo anestésico, 367-368
 escolha de agentes, 367-368
 monitorização, 367
 objetivos, 367
 substituição percutânea de, 413-415
 tratamento, 367
Valva aórtica medioesofágica, 97-98*f*
Valva atrioventricular esquerda
 anatomia de, 398*f*
 aparelho, 398*f*
 movimento do folheto, 363-364, 365*f*
 prolapso de, 364-367
Valva da aorta estenótica, 366-367*f*
Valvoplastia transeptal percutânea com balão, 362-363
Válvula APL, 60-61
Válvula de não reinalação, 38-39
Válvulas de alívio de pressão. *Ver* Válvulas de limitação de pressão ajustáveis
Válvulas de fluxo e fluxômetros, 49-51
Válvulas de limitação de pressão ajustáveis, 32, 37-38, 37-38*f*, 55-56
Válvulas unidirecionais, 36-38, 37-38*f*
Vancomicina, 788-792*t*, 1109-1110
Vapor aerossolizado, 1202-1203
Vaporização, 50-52
Vaporizador convencional moderno, 52-54
Vaporizador de cassete Aladin, 44-48*f*, 54-55
Vaporizador tipo caldeira de cobre, 51-52*f*, 51-54
Vaporizadores, 50-55
Vaporizadores de desvio variável, 52-54, 53*f*
Vaporizadores eletrônicos, 52-55
 eletrônico, 52-55
 moderno convencional, 52-54
 tipo chaleira de cobre, 51-54
Variação de pressão de pulso, 89
Variação do volume sistólico, 1056-1057
Vasoconstrição, 1155
Vasoconstrição induzida pelo simpático, 316-318
Vasoconstrição pulmonar hipóxica, 221-222, 447-448, 450-452, 483-485, 503-504
Vasodilatadores, 342*t*, 342*t*, 410-411*t*, 517-518
Vasopressina, 342-343, 410*t*, 536-537, 574, 644-645, 1131*t*
Vasopressores, 366-367, 410*t*, 517-518, 733-734, 1178
Vecurônio
 características de, 181*t*, 182*t*
 descrição de, 186-188, 595-596
 dosagem pediátrica de, 788-792*t*, 793-794*t*
 dosagem, 187-188
 efeitos colaterais e considerações clínicas, 187-188
 estrutura física, 186-187
 estrutura química de, 177*f*
 metabolismo e excreção, 186-188
VEF_1/CVF, 442
Veia centrolobular, 623-625
Veia jugular interna, 81-82*f*
Veias, 313-315
Veias jugulares externas, 80-81

Venlafaxina, 958t
Ventilação, 445-447 Ver também
Respiração; *entradas respiratórias específicas*
constantes de tempo de, 446-447
distribuição de, 446-447, 448f
em salas de cirurgia, 12-14
espontânea Ver Ventilação espontânea
mecânica. Ver Ventilação mecânica
monopulmonar. Ver Ventilação monopulmonar
Ventilação a jato de alta frequência, 495-496, 499-500, 499-500f, 688-689
Ventilação a jato manual, 688-689
Ventilação alveolar (V_A), 445-447, 454
Ventilação bipulmonar, 495-496
Ventilação com bolsa-máscara, 274-278
dispositivos de via aérea supraglóticos, 276-279
tubo esofágico-traqueal (*Combitube*), 279
Ventilação com pressão positiva, 477-478, 481-483, 495-496, 505, 780-781, 799-800
Ventilação com pressão positiva intermitente, 31-32
Ventilação com relação I:E inversa, 61-62, 1192-1197
Ventilação com suporte de pressão, 1195-1196, 1195-1196f
Ventilação controlada por pressão, 1191-1192
Ventilação controlada por volume, 1191-1192
Ventilação de alta frequência, 1197-1198
Ventilação de pressão positiva de alta frequência, 495-496
Ventilação espontânea, 32-35, 459-460. *Ver também* Respiração
Ventilação espontânea contínua, 1191-1192
Ventilação mandatória intermitente sincronizada, 1192-1195
Ventilação mecânica
atendimento ao paciente submetido a configurações iniciais do ventilador, 1198-1199
intubação traqueal, 1198-1199
monitorização, 1199
sedação e paralisia, 1199
ciclo do ventilador ciclado a tempo, 1191-1192
classificação de, 1190-1191
descontinuação, 1199-1201
tubo em T/CPAP, 1199-1201
ventilação mandatória intermitente sincronizada, 1199-1200
ventilação com suporte de pressão, 1199-1200
descrição de, 436-437

desmame de, 1199-1200t, 1199-1201
indicadores de, 1190t
técnicas de cuidados respiratórios, 1202-1203
terapia de pressão positiva nas vias aéreas, 1200-1203
CPAP *vs.* PEEP, 1200-1202
PEEP/CPAP, 1201-1203
pressão positiva contínua nas vias aéreas, 1200-1201
ventilação assisto-controlada, 1192-1195
ventilação com controle de pressão, 1192-1195
ventilação com relação I:E inversa, 61-62, 1192-1197
ventilação com suporte de pressão, 1195-1196, 1195-1196f
ventilação de alta frequência, 1197-1198
ventilação de liberação de pressão nas vias aéreas, 1196-1197, 1196-1197f
ventilação mandatória contínua, 1192-1195
ventilação mandatória intermitente, 1192-1195, 1196-1197f
ventilação pulmonar diferencial, 1197-1199
ventiladores controlados por microprocessador, 1197-1198
ventiladores de pressão positiva, 1190-1199
Ventilação monopulmonar, 483-489
alternativas para, 495-496
considerações anatômicas em, 485-487, 486f, 487
indicações para, 485-487t
manejo de, 494-495
tubos brônquicos de duplo lúmen em
colocação de, 487-489
complicações de, 488-489
descrição de, 485-489, 487f-488f, 487-488t
tubos traqueais de lúmen único com bloqueador brônquico em, 488-490
Ventilação oscilatória de alta frequência, 806-807
Ventilação transtraqueal por jato, 1122-1123f
Ventilação ventricular esquerda, 388-389
Ventilação-minuto, 105-106
Ventilação-perfusão (V/Q)
cintilografia, 491-493
desequilíbrio, 467-468
incompatibilidade, 470-471
razões, 454-455
Ventilador de pistão, 60-61
Ventilador mecânico, 44-48
Ventiladores, 56-64
alarmes, 61-62

anestesia, 61-64
expiração para inspiração, fase de transição de, 58-59
fase expiratória, 58-59
fase inspiratória, 57-58
função, 57-58
inspiração para expiração, fase de transição de, 58-59
mecânica de, 1196-1198
monitorização de pressão e volume, 61-62
projeto de circuito de, 59-62
válvula de escape, 60-62
ventiladores de pistão, 60-61
ventiladores de circuito duplo, 59-60, 60-61f
visão geral, 57-59
Ventiladores ciclados à pressão, 1197-1198
Ventiladores ciclados a tempo, 58-59, 1197-1198
ciclo, 1191-1192
Ventiladores ciclados a volume, 1191-1192
Ventiladores de fluxo cíclico, 1191-1192, 1197-1198
Ventiladores de circuito duplo, 59-60, 60-61f
Verapamil, 329t, 330, 330t, 342t, 346t, 345-347, 347t, 788-792t, 1132t
Verdadeiro-negativos, 263t
Verdadeiro-positivos, 263t
Vernakalant, 329t, 330t
Vértebra proeminente, 854-855
Vértebras lombares, 844f, 845f
Vértebras sacrais, 843
Vértebras, 843-843
Vertebroplastia, 982-984
Vestuário antichoque pneumático, 1139-1141
Via aérea. *Ver também* Manejo de vias aéreas
anatomia de, 269-271f, 269-272
avaliação de, 271-273
dificuldade, 275-276f
algoritmo, 288f
bloqueio do nervo em, 297-298f
bloqueio do nervo laríngeo superior e bloqueio transtraqueal em, 297-298f
discussão de caso sobre, 295-300
máscara laríngea de intubação, 299-300f
posicionamento em, 274-275
unidade de armazenamento portátil para, 298-299t
divisão dicotômica de, 433-434f
inervação sensorial de, 271f
nasal, 273-274
oral, 273-274

orofaríngeo, 273-274f
patência, 1146-1147
resistência ao fluxo de ar, 438-442
   capacidade vital forçada, 441-442, 442-444f
   colapso das vias aéreas relacionado ao fluxo, 441-442, 442f
   colapso das vias aéreas relacionado ao volume, 441, 441-442f
   trauma, 294
Via aérea difícil, 275-276f
   algoritmo de, 288f
   bloqueio do nervo em, 297-298f
   bloqueio do nervo laríngeo superior e bloqueio transtraqueal em, 297-298f
   condições associadas a, 295-296t
   discussão de caso sobre, 295-300
   máscara laríngea de intubação, 299-300f
   posicionamento em, 274-275
   unidade de armazenamento portátil para, 298-299t
Via da cicloxigenase (COX), 940-941
Via de saída do ventrículo esquerdo, 359-360, 359-360f
Via respiratória do tipo máscara laríngea, 276-279, 280t, 493-494, 529-530, 766-768, 792-793, 827-828, 1121, 1143-1144
   intubação, 299-300f

vantagens e desvantagens, 280t
variações no *design*, 279
Vias adrenérgicas inibitórias, 941-942
Videolaringoscópios, 280-283, 487
Vírus da imunodeficiência humana, 1174t
Vírus Epstein-Barr, 1067
Vitamina D, 664-667, 664-665t, 1029-1030
Vitamina K, 627-631
Volume corrente, 103-105, 438t, 1123-1125
Volume de distribuição (V_d), 121-122
Volume de reserva expiratória, 438t
Volume de reserva inspiratória, 438t
Volume diastólico final global, 88-89
Volume residual, 438t
Volume sanguíneo, 1061-1062t
Volume sanguíneo intratorácico, 88-89
Volume sistólico (VS), 82-83, 308-313
   contratilidade em, 311-312
   em crianças, 786-787
   fatores que afetam, 308-310t
   fórmula para, 87t
   pós-carga em, 310-312
   pré-carga em, 308-311
      anomalias do movimento da parede em, 311-312
      disfunção valvar em, 311-313

enchimento ventricular em, 310-311
função diastólica e complacência ventricular, 310-311
Volume térmico intratorácico, 88-89
Volume térmico pulmonar (VTP), 88-89
Volumes pulmonares, 437-441, 439f, 438t
   capacidade de fechamento, 438-441, 440f-441f
   capacidade residual funcional, 438-441, 440f-441f
   capacidade vital, 438-441
Vólvo do intestino médio, 805-806
Vômito. *Ver* Náuseas e vômitos pós-alta; Náuseas e vômitos pós-operatórios

W
Wells, Horace, 2-3
Wood, Alexander, 3-4

X
Xenônio
   efeito antiapoptótico de, 133-135
   efeitos neuroprotetores de, 518
   farmacologia clínica de, 143-144
   vantagens e desvantagens de, 137t

Z
Ziconotida, 956